中国器官移植临床诊疗指南丛书

# CLINICAL GUIDELINES FOR KIDNEY TRANSPLANTATION IN CHINA

# 中国肾移植临床诊疗指南

组织编写 ｜ 中华医学会器官移植学分会
中国医师协会器官移植医师分会
中国器官移植发展基金会

总 主 编 ｜ 薛武军　徐　骁

主　　编 ｜ 薛武军

U0288469

人民卫生出版社
·北 京·

图书在版编目（CIP）数据

中国肾移植临床诊疗指南 / 中华医学会器官移植学分会，中国医师协会器官移植医师分会，中国器官移植发展基金会组织编写；薛武军主编 . -- 北京 ：人民卫生出版社，2025. 2. --（中国器官移植临床诊疗指南丛书）.
ISBN 978-7-117-37653-2

Ⅰ. R699. 2-62

中国国家版本馆 CIP 数据核字第 2025A4Q175 号

| 人卫智网 | www.ipmph.com | 医学教育、学术、考试、健康，购书智慧智能综合服务平台 |
| 人卫官网 | www.pmph.com | 人卫官方资讯发布平台 |

中国器官移植临床诊疗指南丛书
中国肾移植临床诊疗指南
Zhongguo Qiguan Yizhi Linchuang Zhenliao Zhinan Congshu
Zhongguo Shenyizhi Linchuang Zhenliao Zhinan

组织编写：中华医学会器官移植学分会
　　　　　中国医师协会器官移植医师分会
　　　　　中国器官移植发展基金会
主　　编：薛武军
出版发行：人民卫生出版社（中继线 010-59780011）
地　　址：北京市朝阳区潘家园南里 19 号
邮　　编：100021
E - mail：pmph @ pmph.com
购书热线：010-59787592　010-59787584　010-65264830
印　　刷：北京盛通印刷股份有限公司
经　　销：新华书店
开　　本：889×1194　1/16　印张：77
字　　数：2013 千字
版　　次：2025 年 2 月第 1 版
印　　次：2025 年 3 月第 1 次印刷
标准书号：ISBN 978-7-117-37653-2
定　　价：498.00 元

打击盗版举报电话：010-59787491　E-mail：WQ @ pmph.com
质量问题联系电话：010-59787234　E-mail：zhiliang @ pmph.com
数字融合服务电话：4001118166　　E-mail：zengzhi @ pmph.com

# 编委会名单

# 审稿专家名单

《 中国器官移植临床诊疗指南丛书 》
# 编委会名单

# 序

器官移植是20世纪最令人瞩目的医学领域中伟大的成就之一,被誉为21世纪医学之巅。器官移植不仅促进了现代外科学、免疫学、遗传学等学科的发展,也是一个国家整体医疗水平的综合体现。我国的器官移植研究始于20世纪60年代,历经几代器官移植工作者的艰辛探索,技术上已经逐渐成熟,挽救了越来越多罹患终末期器官功能衰竭患者的生命。自2015年1月1日起,公民自愿捐献成为我国器官移植唯一合法的器官来源,中国的器官移植事业实现了器官来源的根本转型,走上了规范化、法治化、国际化发展的道路,建立起了遵循《伊斯坦布尔宣言》和WHO人体器官移植指导原则,以"人体器官捐献体系""人体捐献器官获取与分配体系""人体器官移植临床服务体系""人体器官移植科学注册体系"和"人体器官捐献与移植监管体系"五大体系为工作框架,符合国情和伦理规范的中国器官捐献与移植体系,推动器官捐献与移植事业健康可持续地发展。一个公平、透明、阳光的公民自愿器官捐献的大气候正在全社会逐步形成。我国器官捐献和移植数量位居世界第二位,器官移植技术水平和移植质量得到不断提升,移植物存活率等指标达到国际先进水平。已有一批国际大中心,多家医院肝、肾、心、肺移植数量与质量都位居世界前列。近年来,公民逝世后遗体器官捐献工作有序推进,器官移植数量迅速增加,我国器官移植技术不断创新突破,如劈离式肝移植、无缺血肝移植、活体供受者血型不相容肾移植、机器人辅助肾移植、器官保存与供体器官维护、劈裂式肺移植、无缺血心脏移植和自体肝移植等技术,为世界器官移植发展提供了"中国经验和智慧"。

2023年12月14日国务院《人体器官捐献和移植条例》颁布,自2024年5月1日起施行。这是对2007年颁布实施的《人体器官移植条例》的重大修订。新修订的《人体器官捐献和移植条例》,较2007年条例加了"捐献"二字,彰显了党和国家对人体器官捐献的重视,为人体器官捐献事业的高质量发展提供了有力的法律保障,向世界展示中国政府的决心和信心。

当前,我国器官移植事业进入了实现高质量发展的新阶段,以科学和规范的方式推动我国的移植事业健康发展。除了要建设我国系统化、标准化的器官移植发展体系,实现全国各移植中心器官获取和移植技术的同质化及各相关学科协同发展之外,充分总结中国在器官移植发展过程中积累的已有经验,结合国际医学新进展,建设标准化、规范化的诊疗体系也是提升移植质量的重要措施。

目前我国已经在器官捐献、移植技术、伦理法规、质量控制等方面取得了显著的进步和成果,为了总结中国技术、中国标准、中国经验,更好地指导器官移植临床实践,更好地规范我国器官移植的临床诊疗行为,保障患者的权益,使器官移植的临床医疗工作有章可循、有据可依,推动器官移植临床诊疗与相关技术操作全面地科学化、规范化和标准化,实现器官捐献专业化、OPO建设学科化、器官移植学科体系化的建设与发展目标,中华医学会器官移植学分会组织全国器官移植与相关领域专家,系统、全面制订了《中国器官移植临床诊疗指南丛书》,分为《中国肾移植临床诊疗指南》《中国肝移植临床诊疗指南》《中国心脏移植临床诊疗指南》《中国肺移植临床诊疗指南》等分册,由全国顶尖、著名的器官移植及相关领域的专家参与撰写、讨论、审稿和定稿。其中《中国肾移植临床诊疗指南》包含指南72部,覆盖了器官移植从供者评估与维护、器官获取与保存修复、供受者选择、移植手术及相关技术、术后处理、并发症防治、长期健康管理等的所有临床技术,基于临床问题提出了具体的指导性推荐意见。该指南密切结合临床实际,以循证医学证据和我国器官移植临床实践经验为依据,具有较强的临床实际指导作用。

《中国器官移植临床诊疗指南丛书》的出版,标志着我国器官移植事业迈入了新的发展阶段。我期待广大医务工作者能够认真学习、深入领会本指南的精神实质,将其转化为临床实践中的具体行动,为推动我国与世界器官移植事业的健康发展作出新的更大贡献。我热忱地推荐本书,特为之作序。

中国人体器官捐献与移植委员会主任委员
中国器官移植发展基金会顾问委员会主席
2024 年 5 月 5 日

# 前　言

2015 年 6 月,中华医学会器官移植学分会和中国医师协会器官移植医师分会联合决定,组织全国器官移植各专业学组(委员会)、各领域权威专家和青年学者在《临床诊疗指南器官移植学分册(2010版)》的基础上编写《中国器官移植临床诊疗指南(2017 版)》,其中包括了器官移植部分领域规范性质的指南 27 部,于 2017 年正式出版,使器官移植医师的临床医疗工作有章可循,有据可依,推动了器官移植临床诊疗与相关技术操作的科学化、规范化,提升了器官移植医疗质量。

随着遗体器官捐献工作的有序推进,2015 年公民自愿器官捐献成为唯一合法的器官来源后,我国器官移植飞速发展,器官移植数量和质量得到了迅速提高。我国器官移植技术水平和移植质量得到不断提升,移植物存活率等指标达到国际先进水平,肾移植已有一批国际大中心,多家医院肝、心、肺移植数量位居世界前列。我国的器官移植技术创新也不断涌现,如自体肝移植、无缺血肝移植、供受者血型不相容肾移植等技术的实施和开展,改善了受者的预后,扩大了供体范围;器官保存与供体器官维护技术逐渐成熟,有效地保证了供体质量,改善了受者的预后。

2017 年出版的《中国器官移植临床诊疗指南》迄今已有 7 年,相对于新时代我国捐献和器官移植的发展,需全面、系统总结我国器官移植的临床技术,特别是新经验、新理念、新方法,纳入新的技术进展,精准针对临床问题制订具体的推荐意见,以促进我国器官捐献和器官移植医疗水平和质量的提高。在中华医学会部署下,器官移植学分会成立了由中国科学院和中国工程院器官移植领域的 11 位院士担任顾问、黄洁夫教授和郑树森院士及陈实教授担任名誉总主编、第八和第九届委员组成的编委会,组织全国专家,系统、全面制订了《中国器官移植临床诊疗指南丛书》,分为《中国肾移植临床诊疗指南》《中国肝移植临床诊疗指南》《中国心脏移植临床诊疗指南》《中国肺移植临床诊疗指南》等分册,由全国顶尖、著名的器官移植及相关领域的专家参与撰写、讨论、审稿和定稿,全面覆盖了器官捐献和移植相关临床技术,基于临床问题提出了具体的指导性推荐意见。该指南密切结合临床实际,以循证医学证据和我国器官移植临床实践经验为依据,具有较强的临床实际指导作用。

本分册为《中国肾移植临床诊疗指南》,由中华医学会器官移植学分会组织全国肾移植和相关学科领域知名专家编写、讨论、审稿、定稿。执笔编写的专家共 200 余位,组成 72 个编写小组,查阅了国内外大量相关文献,总结了肾移植的中国技术和经验,并结合国内移植中心多年积累的成熟经验,保证了《中国肾移植临床诊疗指南》的科学性、实际性和可操作性。为了保证内容的权威性和准确性,器官移植学分会组织了学术造诣高、临床经验丰富、国内著名的 27 位专家担任指南主审专家,组织了全国知名肾移植及相关学科领域的 220 余位专家参与指南的审定,线上线下共召开 180 次审稿会和定稿会,经过反复论证和征求意见,数易其稿,历时 1 年完成了 72 部指南的编写任务,并于 2024 年3 月 29 日中华医学会器官移植学分会常委会通过。另外还有很多专家、研究生参与了问卷调查、资料检索、证据评价等工作,由于人数众多,编委会中未能一一列出,再次表示感谢。

《中国肾移植临床诊疗指南》具有如下特点:① 72 部指南涉及面广,全面覆盖了肾移植从供者评估与维护、器官获取与保存修复、供受者选择、移植手术及相关技术、术后处理、并发症防治、长期健康管理等的所有临床技术,整部指南分十四部分,包括遗体器官捐献与肾脏评估、维护和修复9部指南,组织配型及免疫监测2部指南,肾移植手术5部指南,肾移植麻醉及围手术期管理3部指南,肾移植免疫抑制治疗与排斥反应2部指南,活体肾移植4部指南,儿童肾移植6部指南,肾移植术后外科并发症5部指南,肾移植术后内科并发症8部指南,肾移植受者感染20部指南,移植肾慢性损害3部指南,供肾与移植肾病理1部指南,肾移植长期健康与生育管理2部指南,多器官联合移植2部指南。②每部指南均以临床问题为导向,明确给出具体的推荐意见,推荐意见根据牛津分级系统明确推荐强度和证据等级,72部指南共提出1 300余个临床问题,1 800余条推荐意见。③指南总结了肾移植的中国技术和经验,制订了中国实施标准,指导中国实践、提高技术水平和效果,对建立器官捐献和移植中国模式和体系,引领发展起到非常重要的作用。④本次指南编制过程是一场"全国范围的大规模学术运动",是总结经验、学习技术、发现不足、展望未来的过程,强度、广度、精度前所未有,将在器官移植学分会留下楷模式的篇章,同时造福广大移植受者!

中华医学会器官移植学分会组织如此大规模、系统的编写工作,工作量大、环节繁多,而且器官移植的发展日新月异,《中国肾移植临床诊疗指南》中存在问题和不足在所难免,希望广大临床医务人员将应用中发现的问题及时反馈给我们,以便再版时予以修订,让《中国肾移植临床诊疗指南》更好地服务于肾移植临床工作,促进我国器官移植事业科学、规范和高质量发展。

中华医学会器官移植学分会主任委员

2024 年 6 月 20 日

# 指南制订方法

《中国肾移植临床诊疗指南》中所收录的所有指南均已在国际实践指南注册与透明化平台（Practice Guideline Registration for transPAREncy，PREPARE）上以中英双语注册。

临床问题的遴选及确定：指南编写工作组对国内外该领域发表的指南和共识进行对比，针对既往指南中没有涉及和有研究进展的内容及临床医生重点关注的内容，经过问卷调查和专家组会议讨论，最终形成 1 300 余个临床问题，全面覆盖了肾移植从供者评估与维护、器官获取与保存修复、供受者选择、移植手术及相关技术、术后处理、并发症防治、长期健康管理等的所有临床技术。

证据检索与筛选：按照人群、干预、对照、结局（population，intervention，comparison，outcome，PICO）的原则对纳入的临床问题进行检索，检索 MEDLINE（PubMed）、Web of Science、万方知识数据服务平台和中国知网数据库，纳入指南、共识、规范、系统评价和 meta 分析，随机对照试验（randomized controlled trial，RCT）、非 RCT 队列研究和病例对照研究等类型的证据。完成证据检索后，每个临床问题均由共识专家组成员按照题目、摘要和全文的顺序逐级独立筛选文献，确定纳入符合具体临床问题的文献，完成筛选后两人进行核对，如存在分歧，则通过共同讨论或咨询第三方协商确定。

证据分级和推荐强度分级：《中国肾移植临床诊疗指南》采用 2009 版牛津大学证据等级分级体系对推荐意见的支持证据体系进行评级，对部分无证据支持的临床问题，依据专家临床经验，形成基于专家共识的推荐意见（表 1）。其中《遗体器官捐献工作指南》《遗体器官捐献协调工作指南》，以及《遗体捐献器官获取工作指南》依据国际通则、国家法规制度、地方政策、实际工作经验及专家意见分为强推荐、中推荐和一般推荐 3 个级别（表 2）。

表 1　2009 版牛津大学循证医学中心的证据分级与推荐强度标准

| 推荐强度 | 证据等级 | 具体描述 |
| --- | --- | --- |
| A | 1a | 随机对照研究的系统评价 |
|  | 1b | 结果可信区间小的随机对照研究 |
|  | 1c | 显示"全或无效应"的任何证据 |
| B | 2a | 队列研究的系统评价 |
|  | 2b | 单个队列研究 |
|  | 2c | 基于患者结局的研究 |
|  | 3a | 病例对照研究的系统评价 |
|  | 3b | 单个病例对照研究 |
| C | 4 | 病例系列报告、低质量队列研究和低质量病例对照研究 |
| D | 5 | 专家意见 |

表 2 推荐强度分级

| 推荐强度 | 定义 |
| --- | --- |
| 强推荐 | 国际通则或国家法规制度明确规定 |
| 中推荐 | 国家法规制度没有明确规定,但具有省级制度<br>虽没有制度规定,但已在行业内形成共识 |
| 一般推荐 | 目前没有形成统一共识,基于其他管理规定,经专家讨论形成的推荐意见 |

推荐意见的形成:综合考虑证据以及我国肾移植临床诊疗经验等因素后,指南工作组提出了我国肾移植临床诊疗实际问题的 1 800 余条推荐意见。推荐意见达成共识后,工作组完成初稿的撰写,经中华医学会器官移植学分会组织全国器官移植与相关学科专家两轮及以上会议集体讨论,根据其反馈意见对初稿进行修改,最终形成指南终稿,经中华医学会器官移植学分会常委会审议通过。

# 声　明

1. 本书的 72 部指南均在中华医学会器官移植学分会公众号发布。

2. 部分指南已在或即将在《中华医学杂志》《中华器官移植杂志》《器官移植》《中华移植杂志(电子版)》《中国医学前沿杂志(电子版)》《中华传染病杂志》等杂志发表。

# 目　录

# 第一部分

# 遗体器官捐献与肾脏评估、维护和修复

## 1 遗体器官捐献工作指南

我国自 2010 年启动遗体器官捐献试点工作,经过十几年的发展,已经建立了符合我国国情、文化和伦理的遗体器官捐献与移植体系,涵盖器官捐献、获取与分配、移植临床服务、质量控制、监管五大工作体系,并建立了一系列的法规制度规范器官捐献工作,器官捐献法制化建设取得显著成效,器官捐献数量已位列全球第二,器官捐献"中国模式"受到国际社会的高度认可。2023 年 12 月,《人体器官捐献和移植条例》的颁布,进一步凸显了器官捐献的重要性,器官捐献事业进入新的历史发展时期。但目前捐献数量与移植需求仍然存在较大的缺口,区域间发展不平衡问题仍然严峻,大众对器官捐献缺乏清晰的认识,器官捐献学科体系建设缺乏系统性捐献管理技术,制度建设未实现捐献环节内容全覆盖。因此,有必要对遗体器官捐献实施过程中相关的管理和规范问题进一步明确,为此中华医学会器官移植学分会组织全国器官捐献与移植领域专家制订《遗体器官捐献工作指南》,以指导器官获取组织(Organ Procurement Organizations,OPO)和医疗机构规范开展遗体器官捐献工作。

### 一、指南形成的方法

本指南已在国际实践指南注册与透明化平台(Practice Guide Registration for TransPAREncy,PREPARE)上以中英双语注册(注册号:PREPARE-2023CN827)。

指南问题的构建:通过专家访谈、调研的方法对遗体器官捐献工作中重点关注的管理问题进行讨论,最终共识出本指南拟解决的 22 个管理问题,内容涉及器官捐献意愿登记、器官获取伦理审查、器官分配与共享、人道关怀、捐献病历五大方面。

证据的检索与筛选:证据评价组按照人群、干预、对照、结局(population,interventions,comparisons,outcomes,PICO)的原则对纳入的临床问题进行检索,通过国家政府相关网站检索自 2005 年以来关于遗体器官捐献政策、制度,检索中国知网数据库(CNKI)、万方知识数据服务平台、维普中文期刊服务平台和 PubMed,纳入指南、共识、政策、系统性评价 /meta 分析等,政策法规的检索时间为 2005 年至 2024 年,其他文献检索时间为 2015 年至 2024 年,检索词包括:"器官捐献""移植伦理""器官分配""器官共享""人道关怀""捐献病历""志愿登记""器官移植"等。由编写小组成员按照指南大纲完成文献的筛选,确定纳入的文献。

推荐等级依据国际通则、国家法规制度、地方政策、实际工作经验及专家意见分为强推荐、中推荐和一般推荐 3 个级别。

推荐意见的形成：基于我国相关法规制度、国际通则、国内各地经验，综合考虑可操作性以及大众接受度等因素，提出了符合我国实际的遗体器官捐献工作规范推荐意见，同时对于专家组提出的反馈意见进行修改完善，形成最终的推荐意见。中华医学会器官移植学分会组织全国器官捐献和移植与相关学科专家经过两轮会议集体讨论定稿。

## 二、遗体器官捐献意愿登记

**问题 1：遗体器官捐献意愿登记人需要满足什么基本条件？**

推荐意见 1：推荐遗体器官捐献意愿登记人为具有完全民事行为能力的自然人（强推荐）。

推荐意见说明：

2015 年 1 月 1 日起，公民自愿捐献成为我国移植器官唯一合法来源[1]。国家法律层面对公民器官捐献条件进行了明确的界定，《中华人民共和国民法典》（简称《民法典》）[2]与《人体器官捐献和移植条例》[3]规定，具有完全民事行为能力的公民有权依法自主决定捐献其人体器官。《中华人民共和国民法典》[2]中对完全民事行为能力人进行明确的界定，"18 周岁以上的自然人为成年人。成年人为完全民事行为能力人，可以独立实施民事法律行为。16 周岁以上的未成年人，以自己的劳动收入为主要生活来源的，视为完全民事行为能力人。不能完全辨认自己行为的成年人，视为限制民事行为能力人。不能辨认自己行为的成年人，视为无民事行为能力人"。

《世界卫生组织人体细胞、组织和器官移植指导原则》中同样明确不得从活着的未成年人体内摘取任何细胞、组织或器官用于移植，适用于未成年人的规定同样适用于任何在法律上无行为能力的人[4]。《人体器官捐献和移植条例》[3]也明确规定任何组织或者个人不得获取未满 18 周岁公民的活体器官用于移植。未成年人即使有捐献器官的意愿，也不具备法律效力，视为无效。

《中华人民共和国民法典》在人体器官捐献表述中使用的是自然人，而《人体器官捐献和移植条例》在表述中使用的是公民。公民属于一个政治概念，从 17、18 世纪民族国家形成以来，与国家联系在一起，作为具有一个国家国籍的自然人而存在[5]，在法学中，公民通常是指获得或拥有一个国家国籍的人[6]。因此，公民一词的使用具有一定的局限性。自然人是指基于自然规律出生的人[7]，没有严格的国籍限制。随着全球化的发展，人员交往的常态化，在器官捐献实践工作中，外籍人员在我国实施器官捐献的情况时有发生[8-9]，外籍人员同样也可以在我国器官捐献志愿登记网站进行意愿登记。因此，推荐遗体器官捐献意愿登记人为具有完全民事行为能力的自然人。

**问题 2：公民生前表示捐献其遗体器官意愿有哪些方式？**

推荐意见 2：推荐公民一是采取书面的形式或订立遗嘱表示遗体器官捐献的意愿，二是通过国家建立的登记服务系统表示捐献其遗体器官的意愿（强推荐）。

推荐意见说明：

国家鼓励遗体器官捐献，《中华人民共和国民法典》规定，完全民事行为能力人表示捐献其人体器官的意愿应当采用书面形式，也可以订立遗嘱[2]。《人体器官捐献和移植条例》[3]中明确了公民可以通过中国红十字会总会建立的登记服务系统表示捐献其遗体器官的意愿。2021 年，中国红十字总会、国家卫生健康委联合下发《人体器官捐献登记管理办法》[10]进一步细化了遗体捐献意愿登记的方式包括：通过中国人体器官捐献管理中心官方网站（www.codac.org.cn）和"中国人体器官捐献"微信公众号、支付宝生活号进行登记，填写并提交《中国人体器官捐献志愿登记表》；通过居住地红十字会人体器官捐献相关机构进行现场书面登记;通过各级红十字会人体器官捐献管理机构授权的其他单位和组织进行登记。

施予受器官捐献志愿者服务网(www.savelife.org.cn)和"施予受"微信公众号、支付宝生活号,以及其他合法的公益宣传二维码也可实现遗体器官捐献意愿登记[11]。通过这些不同方式登记的遗体器官捐献意愿,都会与中国人体器官捐献志愿登记系统数据对接,实现器官捐献志愿登记对外统一的志愿登记总量[12]。

**问题3:已登记的遗体器官捐献意愿能否撤销?**

推荐意见3:已登记的遗体器官捐献意愿可以撤销或改变,推荐通过人体器官捐献管理相关部门表达撤销意愿或在志愿登记网站进行撤销(强推荐)。

推荐意见说明:

遗体器官捐献是法律赋予每个公民的权利,获得捐献人的同意是器官捐献的前提,公民有权捐献或者不捐献其人体器官。《中华人民共和国民法典》[2]规定,完全民事行为能力人有权依法自主决定无偿捐献其人体细胞、人体组织、人体器官、遗体。《人体器官捐献和移植条例》[3]明确人体器官捐献应当遵循自愿、无偿的原则,公民享有捐献或者不捐献其人体器官的权利,对已经表示捐献其人体器官的意愿,有权予以撤销。同时,人体器官捐献的意愿必须是捐献人真实意愿的表达,任何组织和个人不得强迫、欺骗、利诱捐献。公民有权随时撤销捐献意愿也体现公民对人体器官捐献的自决权。

《世界卫生组织人体细胞、组织和器官移植指导原则》也规定捐献人应是自愿的,不受任何不当影响或胁迫[4]。对于以书面形式向红十字会或人体器官捐献管理机构表达捐献意愿的,可以向相关部门提出撤销遗体器官捐献意愿;对于以网络形式登记的捐献意愿,可以在相应的登记页面上变更或撤销捐献意愿。

**问题4:生前未进行遗体器官捐献意愿登记,逝世后如何实现捐献?**

推荐意见4:生前未表示不同意捐献遗体器官,推荐逝世后由其配偶、成年子女、父母共同决定捐献,决定应当采取书面的形式;生前明确表示不同意捐献遗体器官,逝世后不得进行捐献(强推荐)。

推荐意见说明:

对于生前未进行遗体器官捐献意愿登记的可以分为两种情况,即没有明确表示不同意,或明确表达过不愿意捐献其遗体器官,对于以上两种情况,国家相关政策均有明确的规定。《中华人民共和国民法典》[2]规定,自然人生前未表示不同意捐献的,该自然人死亡后,其配偶、成年子女、父母可以共同决定捐献。《人体器官捐献和移植条例》在《中华人民共和国民法典》的基础上对遗体器官捐献知情同意进一步明确,规定公民生前表示不同意捐献其遗体器官的,任何组织或者个人不得捐献、获取该公民的遗体器官;公民生前未表示不同意捐献其遗体器官的,该公民死亡后,其配偶、成年子女、父母可以共同决定捐献。两者在表述上,主语的使用虽略有区别,但总体意思表达一致。自然人生前表示同意捐献的,本着尊重本人意愿的原则,其逝世后即便没有直系亲属,也可以捐献。

### 三、遗体器官获取伦理审查

**问题5:遗体器官获取前是否需要伦理审查?**

推荐意见5:推荐OPO获取遗体器官前向其所在医疗机构的人体器官移植伦理委员会提出获取遗体器官伦理审查申请,人体器官移植伦理委员会同意,方可获取遗体器官(强推荐)。

**推荐意见说明：**

遗体器官捐献关乎人的尊严，器官同样也是一种短缺的社会资源，其供需的严重失衡导致伦理问题渗透在器官捐献和移植的各个环节，包括捐献自愿、接受权平等、分配公平以及社会伦理道德等问题[13]，因此，开展捐献器官获取的伦理审查是必要的。《人体器官捐献和移植条例》[3]对遗体器官获取伦理审查做出规定，要求遗体器官获取前，负责遗体器官获取的部门应向其所在医疗机构人体器官移植伦理委员会提出获取遗体器官审查申请，经三分之二以上委员同意，方可出具同意获取遗体器官的书面意见。人体器官移植伦理委员会同意获取，OPO方可获取遗体器官。同时，《人体器官捐献和移植条例》[3]对医疗机构未经人体器官移植伦理委员会审查同意获取人体器官的情况和人体器官移植伦理委员会审查获取人体器官申请时违反伦理原则或者出具虚假审查意见的情况，明确了处罚标准，对人体器官捐献工作进行了更加严格的要求，保障捐献工作依法依规开展。这也是对捐献器官获取工作合理和必要性原则的重要体现。

### 问题6：人体器官移植伦理委员会的成员构成有无要求？

**推荐意见6：**推荐人体器官移植伦理委员会由医学、法学、伦理学等方面专家组成，委员会中从事人体器官移植的医学专家不超过委员人数的四分之一（强推荐）。

**推荐意见说明：**

2023年颁布的《人体器官捐献和移植条例》[3]，明确规定人体器官移植伦理委员会由医学、法学、伦理学等方面专家组成，委员会中从事人体器官移植的医学专家不超过委员人数的四分之一。《涉及人的生命科学和医学研究伦理审查办法》[14]对于伦理委员会的成员人数和准入资格做出了详细的规定，要求伦理审查委员会的委员应当从生命科学、医学、生命伦理学、法学等领域的专家和非本机构的社会人士中遴选产生，人数不得少于7人，并且应当有不同性别的委员，民族地区应当考虑少数民族委员。伦理审查委员会委员应当具备相应的伦理审查能力，定期接受生命科学和医学研究伦理知识及相关法律法规知识培训。

在其他开展器官捐献和移植的国家，也有专门的伦理委员会对器官获取和移植进行审查，只是名称和人员构成要求不同。在菲律宾，卫生部要求所有移植中心均设立医院移植伦理委员会，一般5~6名委员会成员，包括各专业的医师、神职人员、社会工作者、和平信徒等，且成员大多数拥有法律学位[15]。在英国，捐献伦理委员会由临床医师、伦理学家、律师和非专业人士组成，但由于2016年底英国卫生部撤回对伦理委员会的资助而提前解散[16]。

虽然各国伦理委员会的名称和成员有所差异，但其成员基本包括医学、法学、伦理学方面的专家，我国规定委员会中从事人体器官移植的医学专家不超过委员人数的四分之一，从而保证伦理委员会能够从供受者双方不同的角度进行考量和伦理审查。

### 问题7：遗体器官获取伦理审查内容有哪些？

**推荐意见7：**推荐遗体器官获取伦理审查内容包括遗体器官捐献意愿是否真实、有无买卖或者变相买卖遗体器官的情形（强推荐）。

**推荐意见说明：**

知情同意在医疗行为中起着关键的作用，是诊断、治疗或研究的伦理或法律合理性的先决条件。对于器官捐献与移植，知情同意是伦理审查的核心，也是器官切取的先决条件[17]。由于器官资源的短缺，使得器官捐献与移植过程中容易出现违法行为，因此，有必要对可能存在买卖或变相买卖器官的情形进行审查，避免出现买卖器官的违法行为。我国相关制度规定人体器官移植伦理委员会收到获取遗体器官审查申请后,应对遗体器官捐献意愿、有无买卖或者变相买卖遗体器官的情形进行审查[3]。在遗体器官捐献实际工作中,人体器官移植伦理委员会一般通过审查捐献人身份证明材料、家庭关系证明、器官捐献知情同意、捐献器官评估材料、死亡判定材料等资料,确保遗体器官捐献符合国家相关法规,并遵循医学伦理原则。

## 四、遗体捐献器官分配与共享

**问题 8:** 遗体捐献器官分配与共享的基本原则是什么?

**推荐意见 8:** 推荐遗体捐献器官的分配按照医疗需求,遵循公平、公正和公开的原则,依据病情优先、区域优先、儿童优先、等待时间优先、捐献人亲属优先、供受者匹配原则(强推荐)。

**推荐意见说明:**

2015 年至 2020 年,我国累计实施公民遗体器官捐献 29 334 例,每百万人口捐献率(per million population,PMP)[18]从 2015 年 2.01 上升至 2020 年 3.70,2023 年每百万人口捐献率增长至 4.58,同期器官移植等待者 160 767 人,但移植手术仅有 23 905 例,捐献器官远不能满足移植医疗需求。捐献器官与移植需求的严重失衡,导致捐献器官成为医疗领域中稀缺的公共资源,进而衍生出器官资源在分配中患者平等医疗权的问题[19]。如何公平公正地分配捐献器官,就显得尤为重要。

2010 年,卫生部印发《中国人体器官分配与共享基本原则和肝脏与肾移植核心政策》[20],制定了肝脏、肾脏的分配与共享政策。2018 年,国家卫生健康委对原文件进行修订完善,增加了心脏、肺脏分配与共享的核心政策,形成《中国人体器官分配与共享基本原则和核心政策》(以下简称《核心政策》)[21],规定人体器官分配与共享应当符合医疗需求,遵循公平、公正和公开的原则。《人体器官捐献和移植条例》中对器官分配的原则也做了同样的规定。

《核心政策》明确器官分配与共享的目标是降低等待者死亡率、提高器官移植受者的术后生存率、保障人体器官分配与共享的公平性、减少人体器官的浪费。同时,《核心政策》也细化了不同器官的具体分配要求,每个器官根据其涉及疾病的紧急程度不同,都有其特异性的分配原则,但综合考虑移植等待者医疗紧急程度、区域因素、年龄因素、移植等待时间以及捐献器官与移植等待者的匹配程度,减少器官浪费,提高器官使用率。因此,遗体器官的分配总体按照病情优先、区域优先、儿童优先、等待时间优先、捐献人亲属优先、供受者匹配的原则。病情优先主要针对肝脏、心脏、肺脏等待者,因其疾病的变化较快,对于医疗紧急程度高的等待者可以优先;区域优先是指产出捐献区域的等待者优先;儿童优先是指儿童捐献器官优先分配给儿童等待者;等待时间优先是指在同一分配层级内其他匹配因素相同的移植等待者中,等待时间较长的等待者优先获取器官分配;捐献人亲属优先是指在同一分配层级内,遗体器官捐献人的直系亲属、配偶、三代以内旁系血亲排序时将获得优先权;供受者匹配原则包括供受者的血型匹配与 HLA 配型匹配度较高的肾移植等待者优先。

器官分配中的公平、公开、透明也是国际通用准则[4]。由国际器官移植协会发起,加拿大器官捐献和移植协会与多个国家和国际器官捐献和移植组织共同主办国际论坛形成的"器官捐献组织架构共识",认为器官匹配应考虑临床和伦理因素,减少偏见,最大限度地提高器官效用公平性[22]。降低等待者死亡率,救治他人生命为我国器官分配政策制定的第一目标,因此,在规则制定过程中,优先考虑疾病紧急程度。2018 年,美国心脏分配目标调整为降低等待者死亡率,政策的调整可以减少候补名单时间并改善候补名单死亡率,而不会对移植后的生存产生重大影响。欧洲移植组织地区和法国的心脏分配系统均主要基于医疗紧急性[23]。

研究表明,冷缺血时间是影响移植器官存活能力的最重要因素[24],最大化地降低冷缺血时间,将有效提高器官利用率,因此,区域也作为器官分配政策制定中主要考虑因素。巴西[25]在器官分配时,按照每个器官的单一区域等候名单进行分配。

器官分配政策规定儿童捐献器官优先分配给儿童。欧洲、美国、英国、新西兰、澳大利亚、德国等在器官分配中均设立了儿童优先规则[26],2023年,国际儿科移植协会声明支持优先考虑儿科接受者进行遗体捐献器官分配[27]。对于儿童优先规则既有支持者,也有反对者,但综合考虑儿童捐献器官移植给儿童受者移植成功率、移植效益以及保护未成年人的角度,儿童优先权也能够被广泛接受。

等待时间优先体现器官分配中的公平性。捐献人亲属优先政策是基于鼓励捐献、扩大器官来源的原则,伦理学专家认为器官捐献原则中包含的器官捐献人直系亲属、配偶、三代以内旁系血亲优先原则极具伦理价值及社会效益[28]。《人体器官捐献和移植条例》也明确规定患者申请人体器官移植手术,其配偶、直系血亲或者三代以内旁系血亲曾经捐献遗体器官的,在同等条件下优先排序。2008年,以色列[29]通过的移植法规定,在被列为等待者之前已登记为器官捐献人至少3年的等待者、捐献人近亲属以及活体捐献人在等待移植中能够获得一定的优先分配权[30]。

**问题9:遗体捐献器官如何分配?**

推荐意见9:推荐每一个遗体捐献器官通过中国人体器官分配与共享计算机系统进行统一分配,保证每个捐献器官公正分配,移植器官可溯源(强推荐)。

推荐意见说明:

实现捐献器官的公平分配,必须最大化减少人为因素的干扰。《人体器官捐献和移植条例》[3]规定,遗体器官应当通过国务院卫生健康部门建立的分配系统统一分配,禁止医疗机构及其医务人员使用未经分配系统分配的遗体器官或者来源不明的人体器官实施人体器官移植。2019年,国家卫生健康委印发的《人体捐献器官获取与分配管理规定》[31],明确将潜在捐献人、捐献人及其捐献器官的临床数据和合法性文件上传至中国人体器官分配与共享计算机系统(China Organ Transplant Response System,COTRS),使用COTRS启动捐献器官的自动分配,按照分配结果与移植医院进行捐献器官的交接确认是OPO的职责,规定捐献器官必须通过COTRS进行分配,任何机构、组织和个人不得在COTRS外擅自分配捐献器官,不得干扰、阻碍器官分配。COTRS能够对分配全过程实施监控,也是执行器官公正分配的关键环节[32]。欧洲[33]、美国[34]、韩国[35]等均采用统一的器官分配系统,确保器官共享的有效性、效率和公平性。在印度[36]虽然没有完全统一的器官分配系统,但2022年,由全国肝脏研究协会专家共识建议基于分配政策,建立统一器官分配系统。

**问题10:移植医院响应器官分配系统的时间有无要求?**

推荐意见10:推荐移植医院在接到分配信息后30min内响应,并在60min内做出接受或拒绝分配器官的决定并回复(强推荐)。

推荐意见说明:

《人体捐献器官获取与分配管理规定》[31]对器官分配中OPO分配及移植医院响应时间都有明确规定,要求OPO应当及时启动器官分配系统自动分配捐献器官,器官分配系统按照《人体器官分配与共享基本原则》和《核心政策》生成匹配名单,并向移植医院发送分配通知。移植医院接到器官分配通知后,应当在30min内登录器官分配系统查看捐献人和捐献器官的相关医学信息,并依据医学判断和等待者意愿在60min内作出接受或拒绝人体器官分配的决定并回复。拒绝接受人体器官分配的,应当在器官分配系统中说明理由。CORTS 数据中心将 OPO 的分配时间以及移植医院的响应与答复时间作为器官分配系统重点监测指标,进行定期通报。政策对移植中心响应分配系统的时间有明确的要求,是因为综合考虑到捐献时间的紧急性,目的是提高器官分配的效率,最大化利用捐献器官。

### 问题 11:遗体捐献器官移植前是否需要完成器官分配?

推荐意见 11:推荐按照先分配后移植的原则,在移植器官前必须完成器官分配,并按照系统分配的结果,为接受人实施移植手术(强推荐)。

推荐意见说明:

器官分配与移植是捐献环节中重要的组成部分,对于分配与移植先后顺序的确定,国家相关法律法规也进行了明确的规定。遗体器官应当通过国务院卫生健康部门建立的分配系统统一分配,医疗机构及其医务人员应当执行分配系统分配结果,按照分配结果实施器官移植手术,禁止医疗机构及其医务人员使用未经分配系统分配的遗体器官或者来源不明的人体器官实施人体器官移植[31]。国家对每一例捐献进行全流程追踪,严禁先移植后分配,严厉打击未通过分配系统分配遗体器官、不执行分配系统分配结果、使用未经分配系统分配的遗体器官以及使用来源不明的人体器官实施人体器官移植。

### 问题 12:器官分配系统中信息录入与数据管理有哪些要求?

推荐意见 12:推荐 OPO 与移植医院指定专人负责器官分配系统数据的管理,如实、及时、准确录入捐献者与移植等待者相关信息并按要求及时更新(强推荐)。

推荐意见说明:

按照我国器官分配制度,每一个遗体捐献器官必须通过 COTRS 进行分配[3],这就要求在分配前,必须将遗体捐献人与移植等待者信息录入分配系统[31],按照分配原则,相关数据会直接影响器官分配结果,为保障器官分配的公平公正,对信息录入提出了更高的要求。相关法规明确规定如实、准确录入捐献人与移植等待者相关信息并及时更新,不得伪造、篡改数据。《人体器官捐献和移植条例》中明确了对伪造、篡改数据等方式干扰遗体器官分配的行为进行处罚的措施[3]。COTRS 将分配前 12h 内定向录入等待者名单与分配前 1h 内改动捐献人与移植等待者信息的情况纳入监控,作为负向指标,定期通报。

《个人信息保护法》将个人生物识别、宗教信仰、特定身份、医疗健康等信息列为敏感信息,对信息的处理提出了更高的要求[37]。器官捐献与移植属于医疗过程,在资料收集过程中涵盖捐献人身份信息、家庭信息、病史、医疗评估、捐献意愿以及移植受者医疗信息等,内容涉及多个项目。人体器官捐献与移植工作涉及法律、伦理和社会公平,捐献与移植数据极为敏感,因此对器官分配系统的信息管理提出了更高的要求。2010 年,卫生部印发的《关于加强人体器官移植数据网络直报管理的通知》[38]要求各级卫生行政部门与医疗机构制订保密制度,做好移植数据的安全保密工作,并指定专人负责本单位移植数据的填报及其他相关工作,配备专用计算机设备,该设备不得用于其他用途,以确保数据安全。2022 年,国家卫生健康委下发《关于加强人体捐献与移植管理有关工作的函》,进一步强调了器官捐献与移植数据的保密要求,明确要求严格控制知悉范围。2011 年,在马德里举办的世界卫生组织(WHO)第三次器官捐献和移植磋商会同样强调了数据保护,认为器官捐献和移植数据均为敏感数据,需要严格的规则保护数据安全[39]。

## 五、遗体器官捐献人道关怀

**问题 13：遗体器官捐献人道关怀的对象有哪些？**

推荐意见 13：推荐遗体器官捐献人道关怀的对象为器官捐献人以及捐献人亲属（强推荐）。

推荐意见说明：

遗体器官捐献是一项传递大爱、无私奉献的高尚行为，对于捐献人来说，在他生命的最后时刻，捐献出自己可用的器官，用来挽救他人的生命，是值得尊敬的。对于捐献人，始终要保持敬畏之心，在工作中方方面面体现对捐献人的人道关怀。《人体器官捐献和移植条例》[3]规定中国红十字会总会、国务院卫生健康部门应当定期组织开展遗体器官捐献人缅怀纪念活动，从事遗体器官获取的医疗机构及其医务人员应当维护遗体器官捐献人的尊严；获取器官后，应当对遗体进行符合伦理原则的医学处理，除用于移植的器官以外，应当恢复遗体外观。这些行为均体现了对捐献人的人道关怀。

同样，对于捐献人的亲属来说，做出捐献亲人器官的决定，也是一种社会大爱之举。捐献人亲属一方面要面对亲人离世的悲痛，另一方面要在短时间内接受亲人离世并做出捐献其器官的决定，对捐献人亲属来说都会产生心理伤害[40]，他们往往需要承受多方面的压力，从医疗救治到最终死亡，捐献人的家庭也常常面临更加困难的境地。因此，人道关怀不仅需要对捐献人保持尊重和敬畏，同时需要对捐献人亲属在情感、心理、家庭等多方面进行人道关怀。

**问题 14：对遗体器官捐献人及其亲属实施人道关怀的主体有哪些？**

推荐意见 14：建议社会各界广泛开展遗体器官捐献人道关怀，红十字会、民政等政府部门、OPO以及社会公益组织是人道关怀的主体（中推荐）。

推荐意见说明：

遗体器官捐献是一项无私奉献、传递大爱的行为，应动员全社会的力量开展针对器官捐献人及其家属的人道关怀。各级红十字会、民政部门和慈善基金会、OPO 等机构都可以对器官捐献人家庭进行人道关怀[11]。《人体器官捐献和移植条例》规定红十字会依法参与、推动人体器官捐献工作，开展人体器官捐献的宣传动员、意愿登记、捐献见证、缅怀纪念、人道关怀等工作[3]。《国务院关于促进红十字事业发展的意见》[41]也提出探索在省级以上红十字会设立人体器官捐献救助基金，为捐受双方提供必要的人道关怀，贵州省、江苏省、重庆市明确规定在省/市红十字会设立人体器官捐献救助金，对经济困难的捐献人家庭实施人道关怀和救助[42-44]。2012 年 7 月 6 日经中央机构编制委员会办公室《关于设立中国人体器官捐献管理中心的批复》(中央编办复字〔2012〕151 号)批准成立人体器官捐献管理中心，主要负责参与人体器官捐献的宣传动员、报名登记、捐献见证、救助激励、缅怀纪念及信息平台建设等相关工作，随后全国各省市均成立地方人体器官捐献管理机构，负责各地区人体器官捐献相关工作，《人体器官捐献登记管理办法》[10]进一步明确了省级红十字会人体器官捐献管理机构负责本行政区域内人体器官捐献登记的具体管理和服务工作。

OPO 作为遗体器官捐献的具体实施机构，国家明确规定 OPO 应参与对捐献人的缅怀和慰问工作，配合各级红十字会人体器官捐献管理机构做好人体器官捐献宣传动员、缅怀纪念工作[31]。为了鼓励遗体器官捐献工作，建议发挥民政部门、社会公益组织力量，积极参与对捐献人及其亲属的人道关怀。

**问题 15：遗体器官捐献人道关怀的内容有哪些？**

推荐意见 15：推荐遗体器官捐献人道关怀内容包括器官获取前对捐献人默哀致敬，获取器官后对捐献人遗体进行符合伦理的医学处理,捐献完成后开展缅怀纪念活动,对捐献人亲属情感和心理的支持,对有困难的捐献人家庭适当的困难救助(强推荐)。

推荐意见说明:

对捐献人及其亲属的人道关怀,是器官捐献中国模式的重要组成部分。目前,人道关怀贯穿于遗体器官捐献的始终,包括在器官获取手术前对捐献人表示敬畏的默哀仪式,体现对捐献人的尊重与缅怀;在获取手术结束后对捐献人遗体的手术切口仔细缝合和遗体遗容恢复,都是对捐献人大爱的感激之情和对捐献人人道关怀的一种表达方式;捐献结束后为捐献人家属颁发捐献证书、配合捐献人家属完成善后事宜、开展缅怀纪念活动,这也是协调员和OPO的工作职责[10],同时体现了对捐献人的人道关怀。《人体器官捐献和移植条例》[3]规定向遗体器官捐献人亲属颁发捐献证书,动员社会各方力量设置遗体器官捐献人缅怀纪念设施,定期组织开展遗体器官捐献人缅怀纪念活动。近年来,全国各地先后修建多处人体器官捐献纪念园,以缅怀捐献人,并为捐献人家属提供追思怀念平台。在纪念日期间,各省市红十字会也积极组织器官捐献人家属开展各种形式的纪念活动,缅怀捐献人。

有研究表明,遗体器官捐献人亲属对社会支持、物质和情感需求较大[45],在面对悲痛的时刻,他们需要获得理解、支持和安慰,来缓解情绪上的痛苦和压力,作出决定后更需要时间来对决策进行沉思和反省[46]。对捐献人亲属的心理救助是对器官捐献者家庭的一种特殊救助,体现了国家和社会对器官捐献者家庭的人文关怀[40]。因此,在器官捐献过程中,家属的情感需求也应得到关注和重视。

遗体器官捐献工作中,国家层面除了给予捐献人缅怀纪念、荣誉表彰等精神激励外,还制订了人道主义援助捐献人家庭的举措[11,47]。捐献人家庭人道救助政策一般结合当地经济发展、医疗费用自付比例和国际惯例情况来制订,OPO可以对有困难的捐献人家庭给予适当的困难救助,一般包括捐献人遗体殡葬等后事费用、捐献人救治期间医疗补助费用、捐献人家属在依法办理器官捐献事宜期间的交通、食宿、误工等。在浙江省,明确为器官捐献人免除遗体接运费、遗体停放费、遗体火化费和骨灰寄存费等4项基本服务项目费,对捐献人的墓地墓位、骨灰存放处格位购置所需费用,由省财政予以部分补助[48]。陕西省、贵州省、重庆市也出台相应的政策规定民政部门应当减免捐献人的基本殡葬费用,并为殡葬事宜提供便利条件[42,44,49]。在实际工作中,OPO发挥了主要作用。

**问题16:对遗体器官捐献人的亲属有哪些优待政策?**

推荐意见16:推荐对遗体器官捐献人直系亲属、配偶、三代以内旁系血亲在同等条件下,移植等待优先排序(强推荐);建议有条件的地区,开展对遗体器官捐献人亲属的优先就医等优待政策(一般推荐)。

推荐意见说明:

为鼓励遗体器官捐献,《人体器官捐献和移植条例》与《核心政策》规定申请人体器官移植手术的患者,其配偶、直系血亲或者三代以内旁系血亲曾经捐献遗体器官的,在同等条件下优先排序[3,21]。这是从国家政策层面鼓励遗体器官捐献工作的重要体现。

捐献人家庭在遗体器官捐献之后,由于家庭劳动力的缺失等原因,常常面临更加困难的境地,各省市红十字会在有条件的情况下组织探望、慰问器官捐献人家属,对捐献困难家庭提供子女助学等。对于有就医需求的捐献人亲属,建议OPO与移植医院为其就医提供一定的便捷和优惠,目前,国内已有医院在院内就医系统为捐献人近亲属实行挂号就医优先的先例[50]。

## 六、遗体器官捐献病历管理

**问题 17：完整的捐献病历包含哪些内容？**

**推荐意见 17：**建议 OPO 建立完整捐献病历，内容包含捐献人基本信息、死亡判定、亲属知情同意、捐献意愿、伦理审批、评估与维护记录、获取记录、器官分配结果、遗体处理以及相关临床信息等（中推荐）。

**推荐意见说明：**

遗体器官捐献病历（以下简称"捐献病历"）是捐献实施过程、亲属捐献意愿、知情同意的完整记录，是依法依规实施捐献的重要体现，也是各方权益的必要保障，OPO 应建立完整的捐献病历并存档备查[31]。2019 年印发的《人体捐献器官获取与分配管理规定》[31]对捐献病历内容有明确的要求，但目前没有统一的捐献病历模板，关于对捐献病历的管理要求也不多。《中国人体器官捐献登记管理办法》[10]对捐献案例上报内容进行规定，但文件对捐献病历要求的内容不够完善，无法涵盖捐献实施过程的全部记录。根据相关制度，结合医疗机构移植资质评审要求与捐献实施过程，遵循依法依规、科学规范的原则，推荐完整的捐献病历应包含以下内容：

捐献病历应包括捐献人基本信息、捐献人评估记录、人体器官捐献知情同意书、亲属关系确认、亲属关系证明材料、获取见证记录、捐献完成结果、死亡判定记录、伦理审批材料、器官获取知情同意、器官获取手术记录、获取器官质量评估记录、器官分配记录、器官接收确认书、捐献人入院记录、病危（病重）通知单、死亡证明、缅怀照片、临床检验报告单、医学影像检查资料、病理资料等，涉及转院的应提供捐献医院出院记录。

脑死亡捐献病历应包含脑损伤检查知情同意、脑死亡捐献知情同意、脑损伤评价过程记录、脑死亡判定结果。

捐献人需要进行转运的，捐献病历还应包含转运知情同意书。

捐献案例中涉及器官弃用情况的，病历中应附加器官照片、病理报告或弃用情况说明等资料。

**问题 18：如何进行捐献病历的信息采集？**

**推荐意见 18：**建议 OPO 工作人员现场及时采集捐献病历所要求的信息（中推荐）。

**推荐意见说明：**

完整的捐献病历包含的内容较多，涉及亲属关系、知情同意、评估维护信息、获取记录以及死亡判定等内容，其中涉及需要收集的内容包括潜在捐献人身份信息、现病史、既往史、生化检查和影像学检查、亲属关系及其证明材料等。均需要第一时间完成，OPO 协调员等工作人员需要尽快到达捐献医院，保证及时、准确地采集到相关信息，为后续捐献协调、评估维护、器官获取等工作提供保障。同时，与捐献者亲属沟通需要现场完成，核实捐献意愿，见证完成相关文件的签署。

**问题 19：遗体器官捐献资料上报有哪些要求？**

**推荐意见 19：**推荐在捐献完成后 24h 内登录中国人体器官捐献案例报告管理系统填报相关表格信息（强推荐）；推荐在捐献完成后 72h 内向 COTRS 上报捐献见证、死亡判定等相关补充资料（强推荐）；建议在捐献完成后 72h 内将相关资料整理，完成捐献病历，提交 OPO 存档（一般推荐）。

**推荐意见说明：**

《人体器官捐献登记管理办法》中明确要求 OPO 和协调员在捐献完成后 24h 内将相关表格信息录入中国人体器官捐献案例报告管理系统[10]，包括人体器官捐献亲属确认登记表、人体器官捐献获取见证登记表以及人体器官捐献完成结果登记表。COTRS 要求与器官分配相关的资料在启动分配前完成录入，包括捐献人基本信息、病史、知情同意、捐献人与捐献器官评估以及死亡信息，并完成相关资料的上传。但对于捐献人死亡判定医疗证明、红会见证记录以及器官接收确认书，这些无法提前采集的资料，要求 72h 内补充上报。完整的捐献病历需要由协调员、评估医师、获取医师、脑损伤评价医师等多个环节不同的人员完成整理，根据临床病历的提交要求，结合器官捐献工作实际，推荐在器官获取完成后的 72h 内，各环节负责人将捐献病历资料提交 OPO 病历管理人员审核、存档。

**问题 20：捐献病历的保存时限？**

**推荐意见 20：**推荐捐献病历保存时间自器官获取完成之日起不少于 30 年，建议永久保存（中推荐）。

**推荐意见说明：**

捐献病历归档保存是依法依规实施捐献的重要体现，也是保障各方权益的必要措施。相关政策对于完整的捐献病历的归档时限、保存时限均没有明确的规定。基于《医疗机构病历管理规定》[51]，综合考虑捐献工作的复杂性，涉及伦理、社会公平等问题，建议捐献病历的保存不少于 30 年，对于有条件的单位，建议永久保存。

**问题 21：捐献病历保管的基本要求有哪些？**

**推荐意见 21：**建议 OPO 安排专人负责捐献病历的保管，建立专门的捐献病历资料室，规范捐献病历管理、查阅、借阅和复制的制度和流程（一般推荐）。

**推荐意见说明：**

捐献病历涵盖内容较多，涉及捐献人及其亲属的个人信息，医疗机构、OPO 协调员以及相关工作人员均应严格保护捐献者及其亲属的隐私[3]，国家法律与相关制度也对捐献资料提出了保密要求。因此，OPO 应安排专人负责捐献病历的管理工作，签署相关保密协议，建立专门的资料室保管捐献病历，同时制订捐献病历管理规范，明确捐献病历管理要求，强化对捐献病历资料的管理，严格控制捐献病历的知悉范围，建立规范的捐献病历借阅、查阅以及复制的流程，对于电子的捐献病历应具备安全管理体系和安全保障机制，具备对电子病历创建、修改、归档等操作的追溯。

**问题 22：捐献病历管理质量控制指标有哪些？**

**推荐意见 22：**建议捐献病历管理质量控制指标包含：时效性指标、规范性指标、完整性指标、符合性指标（一般推荐）。

**推荐意见说明：**

遗体器官捐献是一项集医疗、社会、伦理、管理、法律、经济、人文等多学科融合的、复杂的工作[52]，对捐献病历同样提出了更高的要求。捐献病历是器官捐献实施过程的完整记录，捐献病历质量是落实器官捐献依法依规实施的重要体现，因此 OPO 应建立捐献病历质量控制制度，明确捐献病历质控指标，并对每一份捐献病历进行质量检查，以提高捐献病历质量，规范捐献行为。根据国家卫生健康委《病案管理质量控制指标》[53]，结合器官捐献工作实际，建议捐献病历管理质控指标包含时效性指标、规范性指标、完整性指标、符合性指标。

时效性指标包括案例报告系统上报的及时率、捐献病历资料提交的及时率。规范性指标包括知情同意签署的规范率、获取手术记录填写的规范率、评估记录填写的规范率，要求按照《病历书写基本规范》[54]填写各项数据和信息。完整性指标包括资料填写的完整率、资料提交的完整率。符合性指标包括器官评估结果与成功移植的符合率、死亡判定的符合率。

## 七、小结

遗体器官捐献工作的规范开展是国家医学发展和社会文明进步的重要体现。本指南基于国际通则、国家法规政策、实际工作经验,针对遗体器官捐献工作管理中的常见问题进行推荐和说明,包括捐献意愿表达、器官获取伦理审批、器官分配与共享、人道关怀、捐献病历五大方面。

有关捐献意愿表达与器官分配与共享均有相关法律法规明确的规定,相关研究具有较多的证据支持。器官获取伦理审批方面的内容,目前仅在《人体器官捐献和移植条例》中有一定的要求,但相关文献研究较少,仍然需要更加深入地研究和讨论。针对人道关怀部分内容,国家制度建设仍然不足,对于捐献人亲属优待方面的政策文件较少,对此,各地区都在进行不同程度的探索。对于捐献病历管理的政策与研究不足,本指南中主要根据医疗病历管理相关规范结合专家意见提出捐献病历管理推荐意见。

随着国家法规制度不断完善、遗体器官捐献管理工作实践经验积累,以及相关研究的不断深入,我们将对指南进行更新和补充。

**执笔作者**:魏靖(西安交通大学第一附属医院),白玲(西安交通大学第一附属医院),范晓礼(武汉大学中南医院),江文诗(广西医科大学第二附属医院),何湘湘(广西医科大学第二附属医院)

**通信作者**:薛武军(西安交通大学第一附属医院),丁晨光(西安交通大学第一附属医院),任莉(西安交通大学第一附属医院)

**主审专家**:薛武军(西安交通大学第一附属医院),霍枫(中国人民解放军南部战区总医院),叶啟发(武汉大学中南医院),武小桐(山西省人体器官获取与分配服务中心),程颖(中国医科大学附属第一医院)

**审稿专家**:于涛(中国人民解放军总医院第八医学中心),王鑫(复旦大学附属中山医院),史赢(国家卫生健康委员会医疗大数据中心),刘源(首都医科大学附属北京佑安医院),孙百军(清华大学附属北京清华长庚医院),孙永康(山西省人体器官获取与分配服务中心),邱涛(武汉大学人民医院),姚自勤(中国科学技术大学附属第一医院),胡婷婷(西安交通大学第一附属医院),钟林(南昌大学第二附属医院),郭勇(中南大学湘雅二医院),顾民(南京医科大学第二附属医院),蒋继贫(华中科技大学同济医学院附属同济医院),蒋文涛(天津市第一中心医院),廖吉祥(广西医科大学第二附属医院)

**利益冲突**:所有作者声明无利益冲突。

## 参考文献

[1] 赵红, 吴宁. 公民自愿捐献是器官移植使用的唯一渠道——专访中国器官移植界的掌门人黄洁夫 [J]. 医院领导决策参考, 2015 (2): 24-27.
[2] 中华人民共和国民法典 [N]. 人民日报, 2020-06-02 (1).
[3] 人体器官捐献和移植条例 [N]. 人民日报, 2024-01-15 (19).
[4] SIXTY-THIRD W H A. WHO Guiding principles on human cell, tissue and organ transplantation [J]. Cell and Tissue Banking, 2010, 11 (4): 413-419.
[5] 张镇镇. 公民概念的变迁与人的发展 [J]. 学校党建与思想教育, 2010,(13): 65-67.
[6] 商红日. 公民概念与公民身份理论——兼及中国公民身份问题的思考 [J]. 上海师范大学学报 (哲学社会科学版),

2008,(6): 1-6.

［7］王春梅. 走过历史: "公民"与"自然人"的博弈与启示 [J]. 华东政法大学学报, 2015, 18 (4): 133-140.

［8］生命跨越国界 37 岁希腊小伙捐器官救 4 名中国患者 [J]. 人人健康, 2018, 000 (17): P. 10-11.

［9］他们, 让生命得以延续 [J]. 三月风, 2015 (6): 33.

［10］中国红十字会总会 国家卫生健康委员会关于印发《人体器官捐献登记管理办法》的通知 [EB/OL].(2021-05-20)
[2024-03-19].

［11］霍枫, 齐海智. 中国公民逝世后器官捐献流程和规范 (2019 版)[J]. 器官移植, 2019, 10 (2): 122-127.

［12］施予受- 关于我们 ABOUT US- 器官捐献志愿者服务网 [EB/OL].(2018-11-27)[2024-03-19].

［13］ELIAS R, IQBAL R. Ethics of Transplantation [M]. Wiley-Blackwell, 2012.

［14］国家卫生健康委, 教育部, 科技部, 中医药局关于印发《涉及人的生命科学和医学研究伦理审查办法》的通知
[EB/OL].(2023-02-18)[2024-03-19].

［15］ABACAN M A. Profile of hospital transplant ethics committees in the Philippines [J]. Developing World Bioethics,
2021, 21 (3): 139-146.

［16］DAVID S. The untimely death of the UK Donation Ethics Committee [J]. Journal of Medical Ethics, 2017, 43 (1): 63-64.

［17］ŁUKÓW P. The ethical significance of consent to postmortem organ retrieval [J]. Bioethics, 2023, 37 (5): 489-497.

［18］王潇雨. 中国器官移植发展报告发布 [N]. 健康报, 2022-06-17 (2).

［19］黄洁夫. 中国器官移植发展报告 (2021)[M]. 北京: 人民卫生出版社, 2022.

［20］卫生部关于印发《中国人体器官分配与共享基本原则和肝脏与肾脏移植核心政策》的通知 [J]. 中华人民共和国
卫生部公报, 2011,(1): 48-54.

［21］关于印发中国人体器官分配与共享基本原则和核心政策的通知 [J]. 中华人民共和国国家卫生健康委员会公报,
2018,(7): 11-24.

［22］WILLIMENT C, BEAULIEU L, CLARKSON A, et al. Organ Donation Organization architecture: recommendations
from an International Consensus Forum [J]. Transplantation Direct, 2023, 9 (5): e1440.

［23］DORENT R, JASSERON C, AUDRY B, et al. New French heart allocation system: comparison with Eurotransplant
and US allocation systems [J]. Am J Transplant, 2020, 20 (5): 1236-1243.

［24］MICHAEL TOLKACZ J M F N. United network for organ sharing rule changes and their effects on kidney and liver
transplant outcomes [J]. Exp Clin Transplant, 2022, 3 (20): 246-252.

［25］GARCIA V D, ABBUD-FILHO M, FELIPE C, et al. An overview of the current status of organ donation and trans-
plantation in brazil [J]. Transplantation, 2015, 99 (8): 1535-1537.

［26］SCHICKTANZ S, SIMON A, RAPHAEL S, et al. The ethical debate over child priority in post-mortem organ alloca-
tion: a scoping review and practical-ethical outlook [J]. Transplantation Reviews, 2020, 34 (3): 100543.

［27］FREEMAN M A, BOTHA J, BREWER E, et al. International Pediatric Transplant Association (IPTA) position state-
ment supporting prioritizing pediatric recipients for deceased donor organ allocation [J]. Pediatric Transplantation,
2023, 27 (Suppl 1): e14358.

［28］王明旭, 范瑞平. 器官捐献与分配: 为中国的家庭优先原则辩护 [J]. 中国医学伦理学, 2017, 30 (10): 1187-1191.

［29］LAVEE J, BROCK D W. Prioritizing registered donors in organ allocation: an ethical appraisal of the Israeli organ
transplant law [J]. Current Opinion in Critical Care, 2012, 18 (6): 707-711.

［30］LAVEE J, ASHKENAZI T, STOLER A, et al. Preliminary marked increase in the national organ donation rate in Israel
following implementation of a new organ transplantation law.[J] Am J Transplant, 2013, 13 (3): 780-785.

［31］国家卫生健康委关于印发人体捐献器官获取与分配管理规定的通知 [J]. 中华人民共和国国家卫生健康委员会
公报, 2019,(1): 5-9.

［32］李怀瑞. 制度何以失灵? ——多重逻辑下的捐献器官分配正义研究 [J]. 社会学研究, 2020, 35 (1): 170-193.

［33］LANGER R M, COHEN B, RAHMEL A. History of Eurotransplant [J]. Transplant Proc, 2012, 44 (7): 2130-2131.

［34］GERALDINE ZINGRAF D M D Y. U. S. Organ transplantation system-its history, present, and future [J]. Nephrol
Nurs J, 2023, 3 (50): 197-202.

［35］MIN S, HA J. Recent progresses in organ donation and transplantation in Korea [J]. Transplantation, 2015, 99 (12):
2431-2433.

［36］ REDDY M S, MATHUR S K, SUDHINDRAN S, et al. National liver allocation policy—consensus document by the liver transplantation society of India for a nationally uniform system of allocation of deceased donor liver grafts [J]. Journal of Clinical and Experimental Hepatology, 2023, 13 (2): 303-318.

［37］ 吴凌放.《个人信息保护法》实施下的医疗数据管理和应用探讨 [J]. 卫生软科学, 2022, 36 (1): 5-7.

［38］ 国家卫生部办公厅. 关于加强人体器官移植数据网络直报管理的通知 [EB/OL].(2010-06-29)[2024-03-19].

［39］ Report of the Madrid Consultation. Part 1: European and universal challenges in organ donation and transplantation searching for global solutions [J]. Transplantation, 2011, 91 (Suppl 11): S39-S66.

［40］ 杨顺良, 黄丽婷, 谭建明. 器官捐献后的心理救助 [J]. 器官移植, 2016, 7 (2): 89-93.

［41］ 国务院. 关于促进红十字事业发展的意见 [EB/OL].(2012-07-10)[2024-03-19].

［42］ 重庆市遗体和人体器官捐献条例. 重庆日报 [N], 2016-04-12 (9).

［43］ 中共江苏省委, 江苏省人民政府. 关于进一步促进红十字事业发展的意见 [EB/OL].(2021-01-05)[2024-03-19].

［44］ 贵州省人体器官捐献条例. 贵州日报 [N], 2015-10-07 (4).

［45］ 谢文照, 贺海燕, 邓渲桐等. 器官移植捐献者家属社会支持需求研究 [J]. 医学与哲学, 2021, 42 (22): 23-27.

［46］ 张永慧, 陈玉, 鲁静雅, 等. 器官捐献家属支持需求研究进展 [J]. 医学与哲学, 2023, 44 (10): 48-51.

［47］ 黄洁夫. 中国器官捐献的发展历程与展望 [J]. 武汉大学学报 (医学版), 2016, 37 (4): 517-522.

［48］ 浙江省红十字会. 关于做好人体器官捐献者丧葬服务有关工作的通知 [EB/OL].(2012-10-31)[2024-1-29].

［49］ 陕西省人大常委会. 陕西省实施《中华人民共和国红十字会法》办法 [EB/OL].(2022-10-11)[2024-03-19].

［50］ 兰雨薇. 西北首家医院开通器官捐献者亲属就医绿色通道 [EB/OL].(2023-03-21)[2024-03-19].

［51］ 国家卫生部, 国家中医药管理局. 医疗机构病历管理规定 [EB/OL].(2013-06-05)[2024-03-19].

［52］ 中国人体健康科技促进会人体器官和组织捐献专业委员会. 器官捐献: 我国新时代下多学科共创的新生学科 [J]. 器官移植, 2020, 11 (5): 614-621.

［53］ 国家卫生健康委办公厅. 关于印发病案管理质量控制指标 (2021 年版) 的通知 [EB/OL].(2021-01-21)[2024-03-19].

［54］ 卫生部. 关于印发《病历书写基本规范》的通知 [EB/OL].(2010-02-04)[2024-03-19].

# 2  遗体器官捐献协调工作指南

随着我国器官捐献法制化建设的逐步完善,遗体器官捐献事业得到了快速发展,正逐步迈向高质量发展的重要过程,对捐献协调工作与协调员均提出了更高的要求。协调员是捐献实施过程中最重要的角色之一,其行为的规范是依法依规、科学规范遗体器官捐献工作的重要体现,同时,其工作开展成效往往决定着捐献成功与否的关键。为了进一步明确遗体器官捐献协调中相关问题,由中华医学会器官移植学分会组织制订《遗体器官捐献协调指南》,旨在进一步规范我国遗体器官捐献协调工作的实施,推动我国器官捐献事业高质量发展。

## 一、指南形成的方法

本指南已在国际实践指南注册与透明化平台(Practice Guide Registration for TransPAREncy, PREPARE)上以中英双语注册(注册号: PREPARE-2023CN825)。

本指南在制订过程中通过专家访谈和调研,对遗体器官捐献协调工作中的关键问题进行梳理、归纳和整合。最终,形成了 16 个捐献协调的问题。在证据检索与筛选方面,编写小组成员按照人群、干预、对照、结局(population, intervention, comparison, outcome, PICO)的原则,通过检索国家政府相关网站和近五年中国知网数据库(CNKI)、万方知识数据服务平台、重庆维普中文科技期刊数据库、中国生物医学文献服务系统(CBM)和 MEDLINE(PubMed)等渠道,纳入指南、共识、政策、系统性评价 /meta 分析等相关文献。检索词汇涉及"捐献者家庭支持""器官捐献""捐献协调""协调沟通""协调员"等。由编写小组成员按照指南大纲完成文献的筛选,确定纳入的文献。

推荐等级依据国际通则、国家法规制度、地方性法规制度、实际工作经验及专家意见分为强推荐、中推荐和一般推荐 3 个级别。

推荐意见的形成基于国家法规、政策、国际通则与实际工作经验和专家共识,兼顾可操作性和大众接受度等因素,提出了符合我国实际的器官捐献协调工作指南推荐意见。指南工作组经过多轮讨论对器官捐献协调工作的 16 个问题提出了符合中国实际指导具体工作的 20 条推荐意见,经中华医学会器官移植学分会组织全国器官捐献和移植及相关学科专家两轮会议集体讨论定稿。

## 二、推荐意见及说明

### 问题 1:如何确认遗体器官捐献者身份?

推荐意见 1:推荐通过核实捐献者身份证,户籍证明,港澳台居民身份证和 / 或港澳居民来往内地通行证、台湾居民来往大陆通行证,护照等相关身份证明确认器官捐献者身份(强推荐)。

推荐意见说明:

遗体器官捐献者基本要求是身份必须明确。在捐献前,认真核实捐献者身份,确保身份真实有效。身份证,户籍证明,港澳台居民身份证和 / 或港澳居民来往内地通行证、台湾居民来往大陆通行证,外国人护照都是能够证明遗体器官捐献者身份的有效证件。对于我国大陆公民,捐献者在捐献前必须提供居民身份证,通过核实捐献者身份证或户籍证明确认捐献者身份信息准确无误。身份证指中华人民共和国居民身份证,用于证明居住在中华人民共和国境内的公民身份证明文件,保障公民的合法权益。在中国大陆,中国香港同胞、中国澳门同胞迁入内地定居的,中国台湾同胞迁入大陆定居的,华侨回国定居的,以及外国人、无国籍人在中华人民共和国境内定居并被批准加入或者恢复中华人民共和国国籍的,在办理常住户口登记时,应当依照本法规定申请领取居民身份证[1]。身份证实名认证是基于公安部授权的官方数据接口,通过"姓名"和"身份证号"信息比对,实现不同应用场景下实时准确地验证用户身份是否一致,实时查询、证明公民身份的法定证件。其内含个人的多种信息等,可以根据独特的身份信息,定位到个人。身份证是公民日常生活中必不可少的重要证件,具有多种用途和功能,户口簿与身份证一样具有证明公民身份的效力[2]。根据相关法律规定,户口登记簿和户口簿登记的事项,具有证明公民身份的效力。

港澳居民来往内地通行证是中国香港、中国澳门同胞来往内地持有的证明个人身份的有效证件,台湾居民来往大陆通行证是中国台湾同胞来往大陆持有的证明个人身份的有效证件。根据《中华人民共和国外国人入境出境管理条例》,外籍人员的身份识别主要涉及护照、签证,外籍人员还可以选择申请外国人永久居留身份证,这也是一种法定身份证明。

### 问题 2:如何确认捐献者能捐献的器官?

推荐意见 2:建议通过捐献者原发病及相关信息,明确无捐献禁忌,捐献器官可用于移植来综合考虑确定捐献者能否捐献的器官(中推荐)。

推荐意见说明:

捐献者评估和维护及器官功能评估、维护、保存和运输是遗体器官捐献过程中的重要内容,决定了临床器官移植安全与疗效。不是所有疾病不可逆的患者都可以捐献器官,而是有严格的评估标准与捐献适应证。捐献者评估首先要收集捐献者的基本信息和相关医疗信息,包括年龄、性别、身高、体重、体温、心率、呼吸、血压等以了解捐献者基本情况,有利于捐献者和捐献器官功能的维护;其次要明确原发病的详细信息,常见的原发病包括五大类,包括脑外伤、脑血管意外、缺血缺氧性脑损伤、中毒和脑肿瘤,昏迷原因明确,排除各种可逆性昏迷;再次排除捐献禁忌证,避免供者来源性疾病的发生,保障器官移植的安全[3]。器官捐献的绝对禁忌证包括:原因不明的昏迷、侵袭性或血液系统恶性肿瘤、恶性传染病[如获得性免疫缺陷综合征(acquired immunodeficiency syndrome,AIDS)、狂犬病等]、严重的未经治疗或未控制的败血症(特别是由多重耐药菌引起的败血症)、特殊类型的感染(如血行播散型肺结核、毛霉和隐球菌感染、破伤风等)[4];第四要确认捐献器官种类及其数量,了解捐献器官的功能情况,捐献器官的种类和数量在尊重捐献者及其家属意愿的基础上,还需要考虑捐献者的身体状况、捐献器官的功能状况等因素,经OPO、相关移植科室专业的医疗人员评估可用于移植来确定。近年来高血压及糖尿病的捐献者增多,其血管并发症可存在于包括肾脏在内的多个器官。高血压可以导致肾小球硬化,糖尿病可以导致肾脏微血管病变,因此要对捐献的器官进行详细的评估,以确认捐献的器官能否用于移植,例如,对肾功能的评判不但要结合目前的肾脏功能(血肌酐、肾小球滤过率、尿蛋白、既往肾脏功能),必要时还要结合肾脏穿刺病理等检查结果,以确保捐献的器官能用于移植。

**问题3:捐献者的捐献意愿如何确认?**

**推荐意见3:** 推荐通过亲属确认捐献者生前有无表达器官捐献的意愿、志愿捐献文书或遗嘱,通过中国人体器官捐献志愿登记网站,核实捐献者遗体器官捐献志愿登记的记录(强推荐)。

**推荐意见说明:**

根据《人体器官捐献和移植条例》具有完全民事行为能力的公民有权依法自主决定捐献其人体器官。公民表示捐献其人体器官的意愿,应当采用书面形式,也可以订立遗嘱[5]。公民捐献其人体器官应当有书面形式的捐献意愿,志愿无偿捐献遗体器官者需填写申请。人体器官捐献志愿登记有三种途径:①通过国家管理中心官方网站和微信公众号进行网络登记;②通过居住地的红十字会人体器官捐献管理机构进行现场书面登记;③通过施予受器官捐献志愿者服务网进行网络登记;④通过中国红十字总会及各级红十字会人体器官捐献管理机构授权的其他单位和组织进行登记。授权的其他单位和组织应统一到国家管理中心备案。人体器官捐献志愿登记可以采用书面或网络方式登记,网络登记与现场书面登记具有同等法律效力[6]。为了确认潜在捐献者生前的捐献意愿,可以通过省级器官捐献管理机构登录中国人体器官捐献志愿登记管理系统,了解捐献者生前是否有遗体器官捐献的意愿。除了以上登记方式外,有捐献者生前签署器官捐献志愿文书或遗嘱,也有捐献者生前口头表述逝世后捐献器官意愿的情况,通过与亲属沟通了解捐献者生前是否有捐献器官意愿的表述,亲属进行确认签署相关文件。

**问题4:捐献器官的种类和数量如何确认?**

**推荐意见4:** 推荐根据捐献者生前和/或亲属的捐献意愿,经OPO与相关移植科室专业评估可用于移植,最终确定捐献器官的种类和数量(强推荐)。

**推荐意见说明:**

若捐献者生前登记遗体器官捐献志愿,一般会明确其愿意捐献的器官种类和数量。也有可能捐献者生前仅表达过捐献意愿,未明确捐献器官种类和数量的表述。捐献者生前未表示不同意捐献器官的,无论有无捐献器官及其种类和数量的意愿,捐献者逝世后,都需要其配偶、成年子女、父母共同书面签署人体器官捐献志愿书确定捐献器官种类和数量,OPO根据捐献者亲属签署的人体器官捐献志愿书中确定的器官和数量进行捐献器官的获取。捐献器官的种类和数量在充分尊重捐献者和/或其家属意愿的基础上,还需要考虑捐献者的身体状况、捐献器官的功能状况等因素,经OPO、相关移植科室专业的医务人员评估可用于移植。在捐献者逝世后按照《人体器官获取标分配管理规定》[7]实施器官获取,获取的器官种类和数量应当与人体器官捐献志愿书一致。捐献器官的相关信息录入中国人体器官分配与共享计算机系统(China Organ Transplant Response System,COTRS)进行管理和统一分配。

**问题5:捐献者生前未表达捐献意愿的,如何确认同意遗体器官捐献?**

推荐意见5:捐献者生前未表示不同意捐献的,推荐通过捐献者的配偶、成年子女、父母共同书面同意捐献(强推荐)。

推荐意见6:捐献者生前表达不同意捐献意愿的,无配偶、成年子女,或者其父母已经过世,其他近亲属都不能决定捐献(一般推荐)。

推荐意见说明:

《人体器官捐献和移植条例》和《中华人民共和国民法典》都明确规定:自然人生前未表示不同意捐献的,该自然人逝世后,其配偶、成年子女、父母可以以书面形式共同表示同意捐献器官的意愿[5]。《中华人民共和国民法典》对人体器官捐献亲属知情同意作出了明确规定,规定了人体捐献直系亲属决定权的行使主体为成年子女、配偶、父母一致同意[8]。

根据《中华人民共和国民法典》亲属包括有血缘关系的亲属为血亲,也包括拟制血亲,拟制血亲是指本来没有血缘关系,或没有直接血缘关系,但法律确定地位与血亲相同的亲属。如因收养形成的父母子女关系。民法中规定父母,包括生父母、养父母和有扶养关系的继父母;子女,包括婚生子女、非婚生子女、养子女和有扶养关系的继子女;兄弟姐妹,包括同父母的兄弟姐妹、同父异母或者同母异父的兄弟姐妹、养兄弟姐妹、有扶养关系的继兄弟姐妹。

未成年人的父母已经死亡或者没有监护能力的,由下列有监护能力的人按顺序担任监护人:祖父母、外祖父母;兄、姐;其他愿意担任监护人的个人或者组织,但是须经未成年人住所地居民委员会、村民委员会或者民政部门同意。无民事行为能力或者限制民事行为能力的成年人,由下列有监护能力的人按顺序担任监护人:配偶;父母、子女;其他近亲属;其他愿意担任监护人的个人或者组织,但是须经被监护人住所地居民委员会、村民委员会或者民政部门同意。监护人的职责是代理被监护人实施民事法律行为,保护被监护人的人身权利、财产权利以及其他合法权益等。监护人依法履行监护职责产生的权利,受法律保护。

在签署同意书前需要对亲属的身份进行核实,可以通过户口本、结婚证、出生证明等核实,对于上述证明不能证明其亲属关系的,需要户籍所在地的公安部门或民政部门出具证明,确保关系明确。同意书应该详细记录亲属的姓名、联系方式、关系等确切信息。总之,确认捐献者亲属关系需要严格遵守相关法律法规和伦理原则,确保整个过程合法合规。同时,也需要充分尊重亲属的意愿,保护捐献者及亲属的隐私。

当然,在实际工作中,也会遇到捐献者无配偶、成年子女或者父母均已去世的情况,若捐献者生前表达不同意捐献的,其他近亲属等都不能决定捐献。

**问题6:捐献者生前有捐献意愿,逝世后如何实施捐献?**

推荐意见7:推荐其配偶、成年子女、父母共同书面同意捐献器官(强推荐)。

推荐意见8:无配偶、成年子女以及父母去世的,本人生前有捐献意愿的可以捐献(中推荐)。

推荐意见说明：

根据《中华人民共和国民法典》规定[8]，完全民事能力人有权依法自主决定无偿捐献其人体器官，任何组织或者个人不得强迫、欺骗、利诱其捐献。

本着尊重公民享有自愿逝世后器官捐献权益的原则，完全民事行为能力人在生前表达过捐献器官意愿的，该完全民事行为能力人逝世后可以捐献其器官。有配偶、成年子女、父母的，必须经其一致同意后才能执行捐献者意愿，因此在实施捐献时，获得亲属的理解和支持非常重要。

捐献者生前有捐献意愿，但无配偶、成年子女或父母去世的，本着尊重本人意愿的原则，其逝世后也可以捐献。

捐献意愿的表达需要按照相关的法律规定实施，《人体器官捐献和移植条例》规定了具有完全民事行为能力的公民有权依法自主决定捐献其人体器官，公民表示捐献其人体器官的意愿，应当采取书面形式，也可以订立遗嘱[5]；也可以登录在国家器官捐献志愿登记网站进行捐献意愿登记；也可以前往当地红十字会填写器官捐献志愿书。

根据《中华人民共和国民法典》相关规定，遗嘱可以通过自书、公证等形式，也可以在两个以上见证人在现场见证下，通过打印、代书、录音、录像等形式订立，危急情况下还可以口头立遗嘱，但需要满足两个以上见证人在场见证。

**问题 7：捐献者捐献类型如何确定？**

**推荐意见 9：**推荐经脑损伤评价符合脑死亡标准，亲属接受脑死亡，并同意在脑死亡状态下行捐献器官获取手术，确定为中国一类（C-Ⅰ）器官捐献，即国际标准化脑死亡器官捐献（DBD）（强推荐）。

**推荐意见 10：**推荐在心脏停搏（循环停止）后，超过 2~5min 未恢复，主管医师宣布临床死亡，亲属接受死亡，同意捐献器官获取手术，确定为中国二类（C-Ⅱ）器官捐献，即国际标准化心脏死亡器官捐献（DCD）（强推荐）。

**推荐意见 11：**推荐经脑损伤评价符合脑死亡标准，亲属接受脑死亡，亲属同意在心脏死亡后实施捐献器官获取手术，确定为中国三类（C-Ⅲ）器官捐献，即脑—心双死亡器官捐献（DBCD）（强推荐）。

推荐意见说明：

根据《关于启动心脏死亡捐献器官移植试点工作的通知》[9]，我国遗体器官捐献分为三大类：中国一类，脑死亡器官捐献（DBD）；中国二类，心死亡器官捐献（DCD）；中国三类，脑—心双死亡捐献（DBCD）[10]。死亡标准的确立对遗体器官捐献意义重大，器官捐献的原则是先死亡后捐献。在我国，死亡标准判定一般采用脑死亡和心死亡判定标准。心死亡一般为心跳、呼吸、脉搏、血液循环完全停止、血压消失、体温下降为判断标准，属于死亡判定的传统方式，在临床被普遍采用，也被公众熟知并接受。应用心电图判定心脏死亡由于在循环停止后的几分钟内心电活动仍可能存在，不能真实反映循环（心脏）死亡，所以采用有创动脉血压监测和多普勒超声进行循环（心脏）死亡确认更准确。由主管医师详细记录死亡过程及死亡时间，宣布临床死亡[11]。脑死亡是指包括脑干在内的全脑功能不可逆转地丧失，根据《中国成人脑死亡判定标准与操作规范》[13]首先脑死亡的先决条件是昏迷原因明确，排除各种原因的可逆性昏迷；其次是脑死亡的临床判定标准，深昏迷、脑干反射消失、无自主呼吸，依赖呼吸机维持通气，自主呼吸激发试验证实无自主呼吸，以上三项临床判定标准必须全部符合；再次是确认试验标准，脑电图（EEG），短潜伏期体感诱发电位（SLSEP），经颅多普勒超声（TCD）以上三项确认试验至少两项符合。在满足脑死亡判定的先决条件前提下，3 项临床判定和 2 项确认试验完整，并均符合脑死亡，即可判定为脑死亡[12]。

**问题8:遗体器官捐献协调员有什么要求?**

推荐意见12:推荐从事器官捐献协调员具备医学专业大专及以上学历,两年以上临床工作经验的执业医师或执业护士,接受国家人体器官捐献管理中心组织的入职培训和考核,并在国家管理中心备案(强推荐)。

推荐意见说明:

2021年,中国红十字总会与国家卫生健康委联合印发《人体器官捐献协调员管理办法》[6],明确规定了协调员的资格和工作职责,要求协调员具有医学等相关专业大专以上学历,具有2年以上相关工作经历,同时在协调员的注册部分,新增协调员必须参加国家人体器官捐献管理中心组织的协调员入职培训,接受综合测评,测评合格并取得培训合格证书,由国家人体器官捐献管理中心统一颁发制作的协调员合格证书及工作证件。

在捐献案例实施过程中,协调员往往是第一个接触捐献者的人员,有效地识别捐献者是医疗机构协调员的核心工作之一,其中包含对捐献者医疗情况初步评估,因此要求必须为医学相关专业,并从事相关工作,才能保证准确对潜在捐献者评估。协调员的工作显著提高了器官捐献率以及捐献质量[13,14]。

在德国,器官捐献协调员也称为移植协调员,要求协调员应参加专业的培训,而获得协调员资格的先决条件是在重症监护医学方面具有足够经验的专家或从事护理工作的人员[10]。协调员在捐献过程中发挥着关键作用,潜在捐献者的识别,维护捐献者的血流动力学及器官灌注、与家属的沟通,都需要接受专业培训的[15]。

协调员需要掌握医疗和器官捐献政策、规定、程序和术语以确保与家属进行有效的沟通[16]。协调员还需有较强的学习能力、信息获取能力、组织协调能力、观察能力、沟通能力、适应能力、宣传能力和抗压能力。器官捐献涉及众多伦理和道德问题,因此,协调员也须坚持践行社会主义核心价值观,发扬人道、博爱、奉献的精神,具备良好的职业道德和业务素养,依法履行相关工作职责,遵纪守法,自觉遵守相关行为规范[6]。

**问题9:协调员在捐献协调、见证工作中的职责有哪些?**

推荐意见13:推荐协调员在器官捐献过程中履行以下工作职责:采集并上报捐献者信息,宣讲器官捐献相关法规、政策和规定,见证亲属签署器官捐献和器官获取意愿文件,协助捐献者评估与维护工作,组织参与对捐献者默哀,见证捐献器官获取、遗体遗容恢复,完成捐献案例信息的上报(强推荐)。

推荐意见说明:

根据中国红十字总会与国家卫生健康委联合印发《人体器官捐献协调员管理办法》的规定[6],首先协调员需积极参与遗体器官捐献的宣传动员工作,向公众普及人体器官捐献知识,努力提高公众对人体器官捐献的认识和接受度,促进整个社会对于器官捐献的正确认知[17],以提高我国的器官捐献率。协调员可通过组织公共教育、社区活动、合作伙伴关系等方法,积极促进社会正确认识器官捐献。协调员具体职责:①通过与社会各界合作,宣传普及人体器官捐献知识,传播器官捐献理念,参与组织器官捐献宣传活动,分享成功经验,开展主题活动,倡导器官捐献文化;②协调员在医疗机构发现潜在捐献者的,及时上报,采集捐献者相关信息,协助进行相关的医学评估并进行维护;③核实潜在捐献者亲属关系,给捐献者亲属讲解遗体器官捐献知识及相关法规政策,取得亲属同意并见证签署器官捐献确认文书;④需全程参与并见证捐献器官的获取过程,确保捐献过程的合法性和合规性;⑤见证遗体遗容的恢复;⑥在器官获取手术前组织现场人员对捐献者默哀;⑦按要求将捐献见证各环节的相关信息录入遗体器官捐献案例报告信息管理系统,并将捐献病历与资料收集整理归档[6]。

**问题 10:捐献协调介入的时机如何选择?**

**推荐意见 14:**建议在患者生命不可挽救,格拉斯哥评分低于 5 分或疑似临床脑死亡,亲属放弃治疗的情况下,介入器官捐献协调(中推荐)。

**推荐意见说明:**

遗体器官捐献过程中,协调员需要与捐献医院的主管医师充分沟通,尽早识别潜在捐献者,主管医师组织讨论患者疑似临床脑死亡,或生命不可逆,没有挽救希望、格拉斯哥评分低于 5 分,已无继续治疗意义后,协调员首先收集潜在捐献者的相关信息、对捐献者的病情和亲属关系进行了解和确认,选择捐献协调介入的时间。在亲属接受病情并决定放弃治疗后,协调员积极介入捐献协调,通过与亲属共情,在其情绪稳定的情况下,向亲属宣讲器官捐献法规、政策、意义和流程等相关事宜,与亲属进行捐献协商[18],了解家庭困难及亲属需求,使用通俗易懂的语言宣讲脑死亡的概念[19]。协助主管医师和评估医师维护捐献者生命体征及其器官功能稳定。

不同的文化和宗教观念对于死亡和捐献有着各自的理解和接受度[20]。因此,协调员在与亲属沟通过程中不仅需要在亲属的情感状态和器官捐献之间寻找平衡,还要充分尊重潜在捐献者亲属的文化、宗教和工作及社会环境背景,要考虑到家庭的特殊情况,对潜在捐献者及其亲属予以充分尊重和理解,以确保捐献过程在充分尊重和理解的基础上进行。

**问题 11:协调员与捐献者亲属沟通方式有哪些?**

**推荐意见 15:**建议首选面对面的沟通方式,特殊情况无法面对面时,根据具体情况可选择视频、电话、微 / 短信、网络方式沟通(中推荐)。

**推荐意见说明:**

沟通是一个互动的过程,也是一个与亲属逐步建立信任的过程。在与捐献者亲属沟通时,选择现场面对面的方式是最好的,在这一过程中,协调员可以充分表达出共情和理解,可以通过提供情感支持、回答问题,倾听亲属的感受和顾虑,帮助亲属缓解焦虑和压力[21]。这种交流方式为处理复杂的情绪提供了有效手段,因为它能更直接地和亲属达到共情[22]。实践表明,面对面的交流中,非语言沟通,如身体语言和面部表情,在传达同情和理解方面发挥着重要作用[23]。协调员与亲属面对面沟通时,协调员需要展现高度的专业性和同理心,适当地处理亲属的情感反应,这样能够更好地感知亲属的情绪状态,通过观察他们的表情和肢体语言更准确地理解他们的需求和心理状态。这种直接的、真实的交流方式有助于建立信任和共鸣,为处理潜在的捐献问题创造了更有利的氛围。沟通过程中应以开放、诚实、合作、共情的态度争取亲属的理解和认可,耐心倾听,注意语速,逐渐寻求和扩大沟通共识,在沟通过程中,协调员需要随时注意亲属的情绪、感受、认知和期望,不断调整沟通计划,灵活运用不同的沟通方式。在实际工作中,需要经过多次反复的沟通和不同的沟通方式,给予亲属充分的时间和空间去考虑,确保沟通过程既能够传递关键信息,又能够尊重亲属的感受。这样可以更好地回顾和分析沟通中涉及的关键信息,了解亲属的态度、顾虑和期望。在亲属表达情感时,协调员要善于倾听、理解,并及时提供必要的医学、心理等方面的支持,通过积极、关切的态度,协调员可以在与亲属的面对面交流中构建起更为紧密和有效的沟通关系。在特殊情况下,如捐献者亲属不能及时到场,根据《中华人民共和国民事诉讼法》相关规定[24],协调员可以根据不同亲属的情况,在核准相关信息后,采取视频、电话、微短信、网络等方式与家属进行沟通,做好沟通记录,保留语音或视频资料,若条件允许也可采取家庭访问的形式沟通。协调员在与亲属沟通时需要时刻保持开放的沟通渠道、需要运用情感支持、专业知识和沟通技巧。通过建立信任关系、透明传达信息、表达出共情和支持,促进亲属对器官捐献的理解和支持,最终推动器官捐献的成功实施。

**问题 12:协调员与捐献者亲属沟通首选在哪些地方?**

**推荐意见 16:**建议与捐献者亲属进行沟通的地点首选私密性较好的地点,一般选择医院的会议室、办公室、谈话间,以保护捐献者及其亲属的隐私(中推荐)。

**推荐意见说明:**

国外的前瞻性研究中,与捐献者亲属进行沟通时选择合适的地点对于亲属的同意率产生显著影响,选择私密性较好的地点能够显著提高亲属的同意率[25]。因此,在与捐献者亲属沟通时,沟通地点的选择需要特别谨慎,需要确保亲属的隐私,需要私密性及舒适性较好的场合。理想的沟通环境应该是一个安静、独立的空间,既可以帮助亲属放松,又可以保护他们的隐私。在温馨、安静的环境下,捐献者亲属的紧张和悲伤情绪可以得到放松,有助于提高捐献的同意率。沟通的地点离捐献者所在的医院太远时,效果并不理想,最好在医院的单独房间。如医院的会议室,是理想的选择。在医院会议室中,可以提供舒适的座位,捐献者亲属紧张的情绪得到放松,悲哀的心情也会得到缓解,使亲属感到安心,并同时保护其隐私。这种沟通方式需要提前安排,以确保亲属在合适的时间和地点与协调员进行面对面交流。沟通地点的选择可能受到多方面因素的影响,包括距离、方便性、环境等[26]。总的来说,与捐献者亲属沟通的地点需要考虑到便利性、舒适性以及尊重亲属的隐私,在私密环境中与亲属沟通器官捐献,确保有效、尊重地沟通。

**问题 13:协调员与捐献者亲属需要沟通的内容有哪些?**

**推荐意见 17:**建议协调员与亲属沟通时重点了解亲属对脑死亡及生命不可挽回的理解和接受程度,对器官捐献的知晓程度,向亲属介绍器官捐献及相关法规、意义和流程等知识,了解捐献者生前的捐献意愿及亲属的捐献意愿(中推荐)。

**推荐意见说明:**

协调员在与捐献者亲属的沟通过程中扮演着至关重要的角色。这个过程充满了情感复杂性,涉及高度的专业知识和沟通技巧[27]。在整个沟通过程中,协调员要明确沟通内容和目标。从告知亲属患者脑死亡、生命不可挽回的事实开始,到解释器官捐献的概念和可能性,协调员需要以适当的方式进行信息传递。有些敏感信息的沟通需要在适当的时机和情境中进行,以避免引发亲属的不适情绪[28]。这一阶段需要表达同情心,让亲属感受到关怀和理解[29,30]。在捐献者脑死亡或生命不可挽回的情况下,协调员需要充分了解亲属对于患者生命不可挽回的了解和接受程度,在亲属充分接受脑死亡、生命不可挽回的情况下,简单而清晰地表达器官捐献的概念,在适当的时机向亲属讲解器官捐献知识,国家相关法规和政策,以及对拯救其他终末期器官功能衰竭患者生命的重要性。这是一个非常敏感但至关重要的问题,尊重亲属的意愿是沟通工作的基石[31]。面对亲属可能的情感波动,协调员需耐心倾听,使用简单明了的语言解释复杂的概念是有效沟通的关键,避免使用过于专业的术语,确保亲属能够理解信息。这一阶段需要协调员巧妙地平衡情感支持和信息传递,表现出理解、关心、尊重和支持的态度,帮助亲属理解器官捐献的意义,在尊重个人选择的同时提供必要的信息和建议,并为他们提供足够的时间和空间来做出这一决策。同时,协调员需要了解捐献者生前是否曾表达过器官捐献的意愿,以尊重捐献者的意愿并帮助家属做出决策。

**问题 14：捐献器官获取见证工作规定是什么?**

**推荐意见 18：**推荐 2 名器官捐献协调员前往现场进行捐献见证工作(强推荐)。

推荐意见说明：

器官捐献协调员作为桥梁在整个捐献环节起到非常重要的作用[32]，在捐献实施过程中，他们一方面承担潜在捐献者的发现、亲属的沟通、捐献确认、各方协调沟通以及协助亲属对捐献者后事的处理，更重要的是承担现场捐献见证工作，其工作效率直接影响捐献与移植结果[33]。《人体器官捐献和移植条例》《人体器官捐献协调员管理办法》《人体捐献器官获取与分配管理规定》对捐献见证的要求中，规定捐献见证由两名协调员在现场共同完成，一名为红十字会协调员，一名为医疗机构红十字志愿者(OPO 协调员)，红十字会协调员通过现场捐献见证，充分体现了红十字会参与推动人体器官捐献工作的实施，作为第三方见证捐献的公平、公正，是保障捐献者及其亲属权益和意愿的必要手段。

**问题 15：器官捐献实施过程中，协调员见证的内容有哪些?**

**推荐意见 19：**推荐在器官捐献实施的整个过程中，协调员要见证的内容主要包含核查死亡判定结果、亲属捐献意愿书签署、捐献器官获取手术、获取器官的种类与数量、遗体遗容复原过程，完成各环节信息的采集(强推荐)。

推荐意见说明：

国家相关政策在协调员职责中规定，协调员应见证 OPO 捐献器官获取及遗体遗容恢复过程，完成各个环节的信息采集并录入人体器官捐献案例报告信息系统[6]。

死亡的概念与定义涉及哲学、伦理、宗教等很多方面[34]。在目前临床工作中，心脏死亡一直是传统临床确定死亡的标准。随着脑死亡概念的出现并逐步被接受，脑死亡状态下器官获取没有热缺血时间，移植后效果更佳，脑死亡器官捐献大大推动了器官移植的发展[35]。在我国，虽然脑死亡没有立法规定，但卫生部在 2011 年启动我国心脏死亡捐献器官移植试点工作时，公布的中国心脏死亡器官捐献分类标准中包括脑死亡下的器官捐献[11]。因器官捐献中的死亡判定涉及法律和伦理问题[36]，无论是脑死亡或是心脏死亡都有严格的标准和流程。遗体器官捐献的基本条件是先死亡后捐献，因此协调员的见证工作首先是要核查捐献者死亡判定的结果。遗体器官捐献的首要目的是挽救终末期器官衰竭患者的生命，捐献器官质量对移植效果起着至关重要的作用，协调员作为捐献全程参与者，首先确保亲属捐献意愿的真实性，见证亲属共同签署器官捐献志愿同意书。其次人体器官捐献协调员和红十字会协调员见证器官获取全过程，严格按照捐献志愿书的内容见证器官获取的种类和数量。OPO 医务人员应尊重捐献者的尊严对获取器官完毕的遗体，进行符合伦理原则的医学处理，认真缝合器官获取手术切口，恢复捐献者遗体遗容[37]，协调员应见证捐献者遗体遗容恢复过程，确保医务人员对捐献者遗体进行符合规范的处理。最后协调员也应见证各环节的相关信息录入遗体器官捐献案例报告信息管理系统，并收集整理归档捐献病历与资料。

**问题 16：如何与捐献医院医务人员进行协调沟通?**

**推荐意见 20：**建议协调员保持与各级医疗机构医务人员紧密联系，做好对医务人员器官捐献相关专业知识的普及和培训，包括如何识别和上报潜在捐献者、如何做好亲属对捐献者疾病及生命不可挽回的了解及接受、如何配合器官捐献的协调、维护与获取工作(中推荐)。

推荐意见说明：

协调员与各级医疗机构特别是神经外科、神经内科、ICU 和急诊科等科室的医务工作人员和医政管理的密切联络,是捐献成功的必要渠道,对器官捐献工作起着特殊而重要的作用。协调员需要与医务人员建立良好的关系,给医务人员宣传普及遗体器官捐献相关知识,提高他们对器官捐献重要性的认识,掌握器官捐献相关知识。医务人员尽早识别潜在捐献者,及早通知协调员与家属宣传沟通[15],可以更好地推进器官捐献工作,让更多需要器官移植的患者得到救治。捐献医院医务人员早期确认和及时转介潜在器官捐献者是促进和确保器官捐献的先决条件,也是 OPO 和服务区医院在器官捐献与获取方面合作效率的直接体现。

医务人员首先需要了解捐献者的病因、病情、年龄、身份等信息,比如因脑外伤、脑出血等原因导致的病情严重并且满足一定的捐献条件,那么他们就可能被认定为潜在捐献者。其专业知识水平和对器官捐献工作的认知对潜在器官捐献者的识别、亲属沟通、初步评估及了解亲属的器官捐献意向都有着重大影响。一旦发现符合标准的潜在捐献者,医务人员应第一时间将潜在捐献者的信息上报给所属区域的 OPO,他们是直接与潜在捐献者亲属接触的人员,是一线信息的发掘者和掌握者。其次要确保亲属们了解捐献者的病情和预后。这包括疾病的性质、严重程度、可能的治疗方式以及预期的寿命等等。在这个过程中,尽可能地给亲属提供准确和全面的信息,以便亲属们能够做出捐献的决定。要用简单、通俗易懂的语言解释捐献的重要性和意义,这可以帮助他们更好地理解捐献者的决定,也减轻他们的担忧和疑虑。

移植医疗机构对捐献者器官有专业的评估标准,也最熟悉捐献者与捐献器官功能维护的方式和重点所在,及时与移植医疗机构专业人员联系与沟通,积极协助和配合 OPO 做好协调、器官功能的维护和获取工作,有助于提高捐献成功率[38]。

通过向各级医院医务人员宣传普及,让更多的医务人员了解并参与到器官捐献工作中,形成密切协作,加强器官捐献全链条的专业人员技能培训,使医务人员掌握器官捐献专业知识,及时发现潜在捐献者与家属沟通、组织讨论、死亡判定、告知病情,了解亲属基本意向,及早通知协调员与家属宣传沟通[15]。

通过各级医疗机构加大社会面器官捐献宣传力度,增强公民器官捐献意识,让更多人理解、支持这项伟大事业,从源头解决器官短缺问题[39]。

## 三、小结

随着遗体器官捐献事业的高速发展,如何规范地开展捐献协调员工作是目前关注的重点。本指南基于现有研究证据和实践经验,对器官捐献协调工作的各个环节进行了详细规范和说明,为相关从业人员提供了重要的指导和参考。然而,任何指南都存在一定的局限性。随着医学科技的不断进步和临床实践经验的积累,原有的指南可能需要不断补充、完善和更新。特别是在器官捐献协调工作这一复杂而敏感的领域,新的规定、新的方法不断涌现,需要及时纳入到指南中,以确保指南内容与最新实践保持一致。因此,我们呼吁相关领域的专家学者和实践者积极参与到中国遗体器官捐献协调工作指南的补充、完善和更新中来。通过共同努力,可以使这一指南更加贴近实际工作需求,更具操作性和实用性,为器官捐献协调工作贡献自己的力量。希望通过不断地更新和完善,中国遗体器官捐献协调工作指南能够更好地服务于我国器官移植事业的发展,为更多需要帮助的患者带来希望。

**执笔作者**：花静(西安交通大学第一附属医院),刘林娟(西安交通大学第一附属医院),廖苑(中山大学附属第一医院),闫娟(山西省人体器官获取与分配服务中心),李翠英(中南大学湘雅三医院)

**通信作者:**薛武军(西安交通大学第一附属医院),丁晨光(西安交通大学第一附属医院),任莉(西安交通大学第一附属医院)

**主审专家:**薛武军(西安交通大学第一附属医院),武小桐(山西省人体器官获取与分配服务中心)、霍枫(中国人民解放军南部战区总医院),叶啟发(武汉大学中南医院),程颖(中国医科大学附属第一医院)

**审稿专家:**马麟(广东省中医院)、文全(海南医学院第二附属医院)、曲卫昆(大连医科大学附属第二医院)、江文诗(广西医科大学第二附属医院)、孙百军(清华大学附属北京清华长庚医院)、杨青彦(郑州市第七人民医院)、邱小红(中山大学孙逸仙纪念医院)、胡婷婷(西安交通大学第一附属医院)、钟林(南昌大学第二附属医院)、施辉波(华中科技大学同济医学院附属同济医院)、姚自勤(中国科学技术大学附属第一医院)、郭勇(中南大学湘雅二院)、黄伟(武汉大学中南医院)、路保赛(河北医科大学第二医院)、廖吉祥(广西医科大学第二附属医院)、魏靖(西安交通大学第一附属医院)

**利益冲突:**所有作者声明无利益冲突。

## 参考文献

[ 1 ] 中华人民共和国居民身份证法 [J]. 中华人民共和国全国人民代表大会常务委员会公报, 2003 (4): 354-356.

[ 2 ] 中华人民共和国户口登记条例 [J]. 中华人民共和国国务院公报, 1958 (2): 44-48.

[ 3 ] 彭龙开. 尸体器官捐献供体及器官评估和维护规范 (2019 版)[J]. 器官移植, 2019, 10 (3): 253-262.

[ 4 ] 孙煦勇, 秦科. 中国公民逝世后捐献供器官功能评估和维护专家共识 (2016 版)[J]. 中华移植杂志 (电子版), 2016, 10 (4): 145-153.

[ 5 ] 中华人民共和国国务院令. 人体器官捐献和移植条例 [EB/OL].[2024-02-02].

[ 6 ] 中国红十字会总会  国家卫生健康委员会关于印发《人体器官捐献登记管理办法》的通知 [EB/OL].(2021-05-20) [2024-03-19].

[ 7 ] 左舒颖.《人体捐献器官获取与分配管理规定》发布. 中华医学信息导报 [J]. 2019, 34 (3): 7.

[ 8 ] 2021 年 1 月 1 日《中华人民共和国民法典》正式实施 [J]. 中国民政, 2021 (1): 2.

[ 9 ] 卫生部办公厅关于启动心脏死亡捐献器官移植试点工作的通知 [J]. 实用器官移植电子杂志, 2013, 1 (1): 8.

[ 10 ] SINNER B, SCHWEIGER S. The role of the transplant coordinator [J]. Anaesthesist, 2021, 70 (11): 911-921.

[ 11 ] 刘永锋. 中国心脏死亡器官捐献工作指南 (第 2 版)[J]. 实用器官移植电子杂志, 2013, 1 (1): 9-12.

[ 12 ] 宿英英.《中国成人脑死亡判断标准与操作规范 (第二版)》解读 [J]. 中华医学杂志, 2019, 99 (17): 1286-1287.

[ 13 ] SALIM A, BROWN C, INABA K, et al. Improving consent rates for organ donation: the effect of an inhouse coordinator program [J]. J Trauma, 2007, 62 (6): 1411-1414, 1414-1415.

[ 14 ] 侯晓丽, 国航, 任敬, 等. 器官捐献协调员劝捐协调现状及影响因素研究 [J]. 器官移植, 2023, 14 (1): 120-127.

[ 15 ] VANHOLDER R, DOMINGUEZ-GIL B, BUSIC M, et al. Organ donation and transplantation: a multi-stakeholder call to action [J]. Nat Rev Nephrol, 2021, 17 (8): 554-568.

[ 16 ] 院级人体器官获取组织 (OPO) 建设指导意见的专家共识 [J]. 中华器官移植杂志, 2018, 39 (3): 171-173.

[ 17 ] JOHNETON-WEBBER C, MAH J, PRIONAS A, et al. Solid organ donation and transplantation in the United Kingdom: good governance is key to success [J]. Transpl Int, 2023, 36: 11012.

[ 18 ] 李小杉, 胡春晓, 杨雅君, 等. 基于器官捐献视角论我国脑死亡标准的立法 [J]. 器官移植, 2020, 11 (6): 737-742.

[ 19 ] METZGER R A, TAYLOR G J, MCGAW L J, et al. Research to practice: a national consensus conference [J]. Prog Transplant, 2005, 15 (4): 379-384.

[ 20 ] ANKER A E, FEELEY T H. Why families decline donation: the perspective of organ procurement coordinators [J]. Prog Transplant, 2010, 20 (3): 239-246.

[ 21 ] DARNELL W H, REAL K, BERNARd A. Exploring family decisions to refuse organ donation at imminent death [J].

Qual Health Res, 2020, 30 (4): 572-582.

［22］ SALIM A, BERRY C, LEY E J, et al. In-house coordinator programs improve conversion rates for organ donation [J]. J Trauma, 2011, 71 (3): 733-736.

［23］ DE GROOT J, VAN HOEK M, HOEDEMEAKERS C, et al. Decision making on organ donation: the dilemmas of relatives of potential brain dead donors [J]. BMC Med Ethics, 2015, 16 (1): 64.

［24］ 全国人民代表大会常务委员会关于修改《中华人民共和国民事诉讼法》的决定 [J]. 中华人民共和国全国人民代表大会常务委员会公报, 2023 (6): 635-671.

［25］ GORTMAKER S L, BEASLEY C L, SHEEHY E, et al. Improving the request process to increase family consent for organ donation [J]. J Transpl Coord, 1998, 8 (4): 210-217.

［26］ 雷志影, 孙煦勇, 莫园园, 等. 潜在脑死亡器官捐献者家属沟通策略的研究现状 [J]. 中文科技期刊数据库 (全文版) 医药卫生, 2022 (12): 169-172.

［27］ 午建全, 商曼曼, 郑桂芳, 等. 基于洋葱模型的人体器官捐献协调员岗位胜任力模型构建研究 [J]. 器官移植, 2023, 14 (5): 714-722.

［28］ MAH J, JOHNSTON-WEBBER C, PRIONAS A, et al. How to structure a successful organ donation and transplantation system in eight (not so easy) steps: an Italian case study [J]. Transpl Int, 2023, 36: 11010.

［29］ 邢冰玉, 梁冠冕, 舒婉, 等. 器官捐献者家属对预立医疗照护计划认知状况的质性研究 [J]. 中国医学伦理学, 2022, 35 (3): 267-272.

［30］ 李庆, 邱天, 雷朋, 等. 人体器官捐献协调工作的问题和解决方案 [J]. 现代医药卫生, 2015, 31 (18): 2880-2881.

［31］ 葛文杰, 缪群芳. 遗体捐献者家属丧亲哀伤的复杂性和特异性分析 [J]. 解放军护理杂志, 2019, 36 (12): 25-28.

［32］ 郑志, 叶啟发, 司晶, 等. 浅析中国人体器官捐献协调员的重要作用 [J]. 武汉大学学报 (医学版), 2017, 38 (6): 950-953.

［33］ 袁和静, 邱晴. 我国器官捐献协调员工作模式分析 [J]. 昆明理工大学学报 (社会科学版), 2020 (3): 34-40.

［34］ SHEMIE S D, HORNBY L, BAKER A, et al. International guideline development for the determination of death [J]. Intensive Care Med, 2014, 40 (6): 788-797.

［35］ DOMINGUEZ-GIL B, ASCHER N, CAPRON A M, et al. Expanding controlled donation after the circulatory determination of death: statement from an international collaborative [J]. Intensive Care Med, 2021, 47 (3): 265-281.

［36］ TOEWS M, CHANDLER J A, POPE T, et al. Legislation and policy recommendations on organ and tissue donation and transplantation from an International Consensus Forum [J]. Transplant Direct, 2023, 9 (5): e1395.

［37］ 霍枫, 齐海智. 中国公民逝世后器官捐献流程和规范 (2019 版)[J]. 器官移植, 2019, 10 (2): 122-127.

［38］ 黄伟, 司晶, 徐哲, 等. 移植医院协调员队伍建设及工作流程探讨 [J]. 武汉大学学报 (医学版), 2016, 37 (4): 670-673.

［39］ 金律, 范晓礼, 叶啟发. 国外捐献器官获取质量管理与控制进展 [J]. 器官移植, 2024, 15 (2): 191-199.

# 3　遗体捐献器官获取工作指南

器官捐献是一项伟大的事业,它为需要器官移植的患者提供了新的生命希望。自 2010 年我国启动器官捐献试点工作以来,经过多年的努力和探索,我国的器官捐献体系逐渐完善,取得了显著成效。2023 年,《人体器官捐献和移植条例》的颁布,进一步凸显了器官捐献的重要性,开启了器官捐献事业的新阶段。随着遗体器官捐献工作的不断推进,也暴露出一些问题和挑战。目前,国内尚缺乏遗体器官获取方面的规范与指南。为了更好地指导器官获取组织 (Organ Procurement Organizations, OPO) 规范地开展遗体器官获取工作,由中华医学会器官移植学分会组织专家制订了《遗体捐献器官获取工作指南》,推动我国遗体器官捐献事业更加科学、规范。

## 一、指南形成的方法

本指南已在国际实践指南注册与透明化平台（Practice Guide Registration for TransPAREncy，PREPARE）上以中英双语注册（注册号：PREPARE-2023CN826）。

指南问题的构建：通过专家访谈、调研具体情况对遗体器官捐献获取工作中重点关注的问题进行讨论，最终提出 28 个问题，内容涉及器官捐献者的识别、器官捐献者信息的采集、中国遗体器官捐献分类实施程序、遗体捐献器官获取实施要求、遗体捐献器官获取实施过程、捐献器官转运与交接、弃用器官处置及资料收集。

证据的检索与筛选：通过国家政府相关网站检索自 2015 年以来关于遗体器官捐献获取政策、制度，并按照人群、干预、对照、结局（population，intervention，comparison，outcome，PICO）的原则对纳入的问题进行检索，检索了中国知网数据库（CNKI）、万方知识数据服务平台、重庆维普中文科技期刊数据库、中国生物医学文献服务系统（CBM）和 MEDLINE（PubMed），纳入指南、共识、政策、系统性评价 /meta 分析等，检索词包括："器官捐献""器官获取""脑死亡捐献""心脏死亡捐献""器官保存""供体维护""器官功能评估""器官分配""人道关怀""捐献病历"等。由编写小组成员按照指南大纲完成文献的筛选，最终确定纳入的文献。

证据的分级与强度推荐：本指南根据具体内容采用了下面两种推荐强度标准：2009 版牛津大学循证医学中心的证据分级与推荐强度标准和强推荐、中推荐、一般推荐的推荐强度标准。

推荐意见的形成：基于我国相关法规制度、国际通则、遗体器官获取工作实践经验，综合考虑可操作性，提出了符合我国实际的遗体器官捐献获取工作推荐意见，经编写小组反复讨论，指南审定专家组集体讨论修改完善，最终形成 31 条指南推荐意见。中华医学会器官移植学分会组织全国器官移植与相关学科专家经两轮会议集体讨论定稿。

## 二、器官捐献者的识别

临床问题 1：如何甄别潜在器官捐献者？

推荐意见 1：推荐潜在器官捐献者为疑似脑死亡、生命不可逆的患者（强推荐）。

推荐意见说明：

随着医疗技术的日益发展与成熟，器官移植作为治疗器官功能衰竭患者的有效办法已经被广泛地应用于临床，很多发达国家都已建立起了较为成熟的器官移植体系[1]。自 2010 年我国开展公民遗体器官捐献试点工作以来，我国器官捐献体系已逐步建立，但器官短缺仍然是器官移植事业发展的主要障碍，因此，及时地发现潜在器官捐献者，并对捐献器官功能进行及时、准确的评估和维护，是保证获得较好移植效果的关键因素之一[1]。

遗体器官捐献是在死亡后实施的器官捐献，按照目前我国器官捐献实施要求，分为脑死亡器官捐献（DBD）、心脏死亡器官捐献（DCD）和脑—心双死亡器官捐献（DBCD）。当患者处于需要机械通气和 / 或循环支持的严重神经损伤和 / 或其他器官衰竭状态，无法避免发生心脏死亡。主管医师组织讨论患者疑似临床脑死亡，或生命不可逆没有挽救希望、格拉斯哥评分低于 5 分，已无继续治疗意义，即可视为潜在器官捐献者[2-3]。主管医师告知亲属上述情况后，亲属接受病情或脑死亡，有放弃继续生命支持措施意愿，主管医师将潜在捐献者信息通报该院所属服务区域 OPO[4]，OPO 工作人员到达潜在捐献者所在医院并核实相关信息、征询其直系亲属是否有在患者逝世后进行器官捐献的意愿。如亲属有在患者逝世后进行器官捐献的意愿,协调员联系捐献评估专家对捐献者脏器功能和全身情况进行评估与维护[2]。

《人体器官捐献和移植条例》[4]《人体捐献器官获取与分配管理办法》[5]规定,医疗机构发现潜在捐献者后,需要向所属区域OPO报告。OPO应当在省级卫生健康行政部门划定的服务区域内实施捐献器官的获取,严禁跨范围转运潜在捐献者、获取器官[4]。

临床问题2:哪些情况为器官捐献者的禁忌证?

推荐意见2:推荐下列情况为器官捐献者的禁忌证:患者有高风险传播给移植受者的未经治愈的恶性肿瘤,有活动性、未经治疗的全身性感染,捐献器官功能不符合移植要求(中推荐)。

推荐意见说明:

捐献器官目的是给等待移植的患者移植功能良好的器官,挽救其生命,因此捐献的器官要符合移植的要求。捐献者和器官的评估是为了排除影响移植受者预后的不利因素,判断捐献者的哪些器官可以用于移植并且恢复正常功能,不会引起对移植受者不必要的伤害。排除器官捐献的禁忌证,可以避免供者来源性疾病的发生,保障器官移植的安全开展[6]。

对于遗体器官捐献,不适合捐献的情况包括严重的、未经治疗的全身活动性感染、传播高风险的恶性肿瘤等病史以及拟捐献器官本身就不符合捐献要求的潜在捐献者[7]。

一般认为,下列感染性疾病患者禁止进行器官捐献:①多重耐药菌特别是耐碳青霉烯类肠杆菌菌血症;②活动性结核;③未经治疗的细菌或真菌脓毒症(如假丝酵母菌血症);④地方性流行真菌病的活动性感染(如芽生菌、孢子菌、组织胞浆菌);⑤中枢神经系统感染,包括不明原因的感染(脑炎、脑膜炎);⑥艾滋病病毒感染;⑦未经治疗的寄生虫感染(枯氏锥虫、杜氏利什曼原虫、粪类圆线虫)[6]等。

除上述感染性疾病以外,传播高风险的恶性肿瘤患者也禁止进行器官捐献,包括:恶性黑色素瘤、乳腺癌>0期、结肠癌>0期、绒毛膜癌、中枢神经系统肿瘤(任何)伴脑室腹腔或脑室—心房分流术、白血病或淋巴瘤、黑色素瘤、小细胞肺癌或神经内分泌癌的病史、转移癌、肉瘤、肺癌(Ⅰ~Ⅳ期)、肾细胞癌>7cm或Ⅱ~Ⅳ期[7]等。

临床问题3:器官捐献者的年龄有无要求?

推荐意见3:器官捐献者年龄一般无严格限制,建议对高龄捐献者,需进行全面评估,综合考虑具体情况决定能否捐献(推荐强度B,证据等级2a)。

推荐意见说明:

目前,器官捐献者年龄对于器官移植治疗效果的影响,在世界范围内存在争议。对于器官捐献者的选择,一直没有明确的年龄界限。一般认为,最佳的捐献者年龄为18~49岁;其次为13~17岁,以及50~59岁年龄段;再次为6~12岁和60~65岁年龄段;有研究表明,<6岁以及>65岁的遗体捐献器官,在临床上也取得了较好的效果[8-10]。

研究表明,高龄捐献者肾脏活检显示肾脏呈进行性局灶性节段性肾小球硬化、肾小管间质纤维化和肾小动脉玻璃样变,且随着年龄的增大,肾小球的滤过率降低,肾的代偿功能下降[11]。但器官衰老的个体差异性也很大,需要根据捐献者的个体情况全面评估。

由于复杂的肝脏病理生理作用,扩大标准器官捐献者(expanded criteria donors,ECD)供肝(捐献者年龄>65岁、血钠>155mmol/L、大泡性脂肪变性>40%、冷缺血时间>12h、劈离式肝移植、DCD供肝)或血流动力学不稳定的捐献者对缺血/再灌注损伤耐受性更差[12],术后发生原发性无功能(primary graft nonfunction,PNF)或移植物功能延迟恢复(delayed graft function,DGF)的风险更高[13]。

心脏捐献者年龄取决于当地法规及受者条件。捐献者冠状动脉疾病及其他心脏病的发病率随着年龄增长而升高,因此尽管有一些成功案例的报道,高龄心脏捐献者仍较少。一般心脏捐献者年龄不超过 55 岁,55 岁以上的捐献者合并 1 个或 1 个以上冠状动脉疾病高危因素,建议行冠脉造影。受者需根据捐献者情况仔细甄选,特别是对于循环不稳定的捐献者[14]。

肺脏捐献者的年龄取决于个体化的供、受者评估。有经验的移植中心可将肺捐献的年龄上限提至 80 岁。80 岁以下的肺脏捐献者,$PaO_2/FIO_2>250mmHg$,经评估和肺复张后,可考虑捐献[14]。

胰腺捐献者年龄取决于当地规定,一些国家规定小于 55 岁且 $BMI<30kg/m^2$ 的捐献者应首选用于胰腺移植[14]。小肠捐献者年龄取决于当地规定,一般认为小于 50 岁均可考虑捐献肠管。有些医疗机构曾成功移植年龄超过 50 岁捐献者的肠管[14]。

虽然随着年龄的增长,器官的质量也会有所下降,但器官衰老个体差异也很大,器官捐献者的年龄是器官评估过程中的重要因素之一,需要根据捐献者的个体情况全面评估,根据具体情况决定能否进行捐献。

### 三、器官捐献者信息的采集

**临床问题 4:需要采集器官捐献者的哪些基础信息?**

**推荐意见 4:**建议采集器官捐献者基本信息、临床信息、影像学检查、实验室检查和病原微生物检测结果(推荐强度 B,证据等级 2c)。

**推荐意见说明:**

捐献者是一个有机的整体,需要全面、系统地了解病情、查缺补漏,而且需要动态评估器官功能状态。在捐献器官获取前,对捐献者进行全面的评估,以提高器官利用率,保障移植效果,降低移植术后并发症的发生[15]。器官捐献者评估综合考虑捐献者年龄、体重、身高、既往病史以及相关的临床信息及其各项检查结果进行评估,判断器官是否可用于移植手术[14]。器官捐献者的基本信息包括:年龄、性别、身高、体重等。临床信息包括原发病、手术史、个人史、家族史、既往史、ICU 住院时间及目前的临床状况等[3]。影像学检查包括:头颅 CT、磁共振检查、胸腹部器官的超声或 CT 检查等。实验室检查包括:血型、血常规、尿常规、肝肾功、电解质、血糖、动脉血气分析、凝血全套、肿瘤标记物检测、病毒感染性疾病检测等。

**临床问题 5:捐献者标本的留取、保存与送检有哪些要求?**

**推荐意见 5:**建议常规留取捐献者的体液、捐献器官组织和其他必要的组织进行相关检测。留取标本按照不同检查项目的要求保存和送检,及时追查检查结果(推荐强度 B,证据等级 2c)。

**推荐意见说明:**

遗体捐献器官是我国移植器官的主要来源,随着等待移植受者的数量不断增加,ECD 比例逐年增多,DGF 和 PNF 成为器官移植工作中最常见的临床问题[3],这给器官移植带来了诸多挑战,因此,更需要对捐献者及捐献器官进行详细的医学评估。

捐献者维护通常需要一些生命支持治疗措施,包括气管插管、气管切开、机械通气、留置深静脉导管及尿管、血液透析以及体外膜肺氧合(extracorporeal membrane oxygenation,ECMO)[16]等,这些有创操作与治疗,都有可能导致捐献者并发感染。若并发感染,捐献者不一定会出现明显的感染症状,有可能处于潜伏感染状态,甚至捐献器官内可能携带定植菌,这些病原可通过器官移植在受者体内导致感染发生[17]。供者来源性感染(donor derived infection,DDI)的总体发生率不高,但一旦发生即可造成受者并发感染、二次手术、移植物丢失,甚至死亡等严重后果[17]。在捐献器官的评估过程中,对于一些难以通过常规检查明确器官功能及潜在风险时,还需要留取捐献器官组织、其他必要的组织进行相关病理检查,明确捐献器官损害程度和功能状态[15]。

因此留取器官捐献者的体液、捐献器官组织和其他必要的组织进行相关的检查和检测,对器官功能的评估和维护具有明确的指导作用。

### 四、中国遗体器官捐献分类及实施程序

临床问题6:中国一类捐献实施的条件有哪些?

推荐意见6:推荐中国一类器官捐献的实施应符合以下三个条件:①脑损伤评价符合脑死亡标准;②亲属接受脑死亡并同意在脑死亡状态下实施捐献器官获取手术;③经人体器官移植伦理委员会审查同意(强推荐)。

推荐意见说明:

中国一类(C-Ⅰ)为国际标准脑死亡捐献,当临床上考虑患者疑似脑死亡时,主管医师及时申请脑损伤评价专家组进行脑损伤评价[2-3]。C-Ⅰ器官捐献实施的前提是潜在器官捐献者昏迷原因明确,并且处于脑死亡状态。对于昏迷原因不明确者不能实施脑死亡判定,需要排除各种原因导致的可逆性昏迷,如急性中毒包括一氧化碳中毒、乙醇中毒、镇静催眠药、抗精神病药、全身麻醉药、肌肉松弛药等;休克;严重电解质及酸碱平衡紊乱;严重代谢及内分泌功能障碍,如肝性脑病、肾性脑病、低血糖或高血糖性脑病等[18]。当脑损伤评价符合脑死亡标准,亲属接受脑死亡,亲属同意在脑死亡状态下实施捐献器官获取手术,经人体器官移植伦理委员会审查同意,可实施DBD捐献[2,4]。

临床问题7:中国一类实施流程是什么?

推荐意见7:推荐中国一类按照以下流程进行:

1)脑损伤评价符合脑死亡标准并宣布脑死亡,亲属接受脑死亡,签署脑死亡器官捐献志愿书,OPO向人体器官移植伦理委员会提交遗体器官获取伦理审查申请(强推荐)。

2)人体器官移植伦理委员会审查通过后,经COTRS启动器官分配,在医疗机构实施捐献器官获取手术,术后恢复捐献者遗体遗容(强推荐)。

推荐意见说明:

当重症脑病监护人员(ICU、神经内外科或急诊科等)发现潜在器官捐献者后,应首先申请进行脑损伤评价。脑损伤评价人员为具备资质的临床医学专家,应由2名以上专家独立完成,其中1名为神经学专家。依据标准为国家卫生健康委员会脑损伤评价质控中心制订的《中国成人脑死亡判定标准与操作规范》[19](第2版)或《中国儿童脑死亡判定标准与操作规范》[20]。

当潜在器官捐献者由具备判定资质的临床医学专家评价确认脑死亡后,主管医师告知亲属脑死亡诊断后,可征询亲属是否接受脑死亡为最终死亡及是否有器官捐献意愿。如亲属接受脑死亡为最终死亡且有器官捐献意愿,OPO捐献评估专家对捐献者主要脏器功能和全身情况进行评估与维护。

人体器官捐献协调员需核实潜在捐献者及其亲属关系、器官捐献意愿的真实性。如果潜在器官捐献者亲属同意器官捐献,由两名协调员现场见证捐献者亲属签署器官捐献知情同意书。人体器官捐献协调员核实捐献者与其直系亲属的身份和关系的证明材料原件,包括户口本、身份证(或出生证明)、结婚证、直系亲属死亡证明、直系亲属委托书等,收集归档上述证明材料复印件。必要时,人体器官捐献协调员可协助家属到户籍所在地派出所、居委会、村委会开具上述证明材料。完成上述证明材

料查证归档工作后,器官捐献确认工作完成[2]。

完成捐献确认后,捐献者所在医院主管医师与直系亲属或/和委托人签署《终止治疗同意书》,捐献者亲属或/和委托人签署脑死亡器官捐献志愿同意书后,OPO 医师向直系亲属或/和委托人详细解释器官获取方式,征询直系亲属或/和委托人是否同意在脑死亡状态下进行器官获取,如同意脑死亡状态下进行器官获取,签署人体捐献器官获取手术知情同意书,即可进行脑死亡器官捐献。

器官获取前,OPO 向人体器官移植伦理委员会提交人体器官捐献伦理审查申请书及相关捐献材料[4]。伦理委员会审查同意后 OPO 按家属签署的捐献志愿书表达的捐献器官种类和数量意愿实施器官获取。人体器官捐献协调员核实脑死亡判定结果,见证亲属捐献意愿书签署及捐献器官获取全过程。器官获取后,器官获取医师填写器官获取有关数据和手术记录。

按照国家相关管理规定,捐献器官必须由 OPO 通过中国人体器官分配与共享计算机系统(China Organ Transplant Response System,COTRS)进行分配与共享[5,21]。捐献确认后,OPO 专人将捐献者相关数据及时准确地录入 COTRS,并第一时间启动分配。OPO 按照 COTRS 分配结果及时与移植医院取得联系,回复移植医院提出的问题并提供相应帮助,选择恰当的器官获取时间,组织好器官获取团队。捐献确认后启动分配前,如遇捐献者突发病情变化,需紧急实施器官获取,OPO 应在器官获取手术同时启动器官分配,并积极与有关移植医院沟通。

获取器官按相关技术规范进行保存和运输,OPO 适时启动人体捐献器官转运绿色通道[22],提供移植中心器官接收确认书,专人将捐献器官送到移植医院并进行交接,OPO 收回由移植中心负责人或指定人员签字的"移植中心器官接收确认书"。完成器官移植后,人体器官捐献协调员填写《中国人体器官捐献完成登记表》存档,将《人体器官捐献登记表》和捐献者直系亲属身份证明材料上报省级人体器官捐献办公室。

参加器官获取人员应维护捐献者的尊严,器官获取手术后,对捐献者遗体进行符合伦理原则的医学处理,认真缝合器官获取手术切口,放置防缺损组织替代物,恢复捐献者遗容[4]。

临床问题 8:中国二类器官捐献的实施条件有哪些?

推荐意见 8:推荐可控性心脏死亡器官捐献的实施条件是器官捐献者未完全达到脑死亡标准,但生命不可逆,亲属放弃治疗,撤除辅助生命支持后心脏(循环)死亡(强推荐)。

推荐意见 9:推荐不可控心脏死亡器官捐献的实施条件是器官捐献者突发心脏死亡或院外心脏死亡(强推荐)。

推荐意见说明:

中国二类(C-Ⅱ)为国际标准心脏死亡器官捐献,心脏死亡 Maastricht 标准分类共有 M-Ⅰ~Ⅴ类者[2,23]。其中不可控 M-Ⅰ、M-Ⅱ、M-Ⅳ、M-Ⅴ几乎没有争议,实施的条件是捐献者已经心脏(循环)死亡,由于 OPO 得到相关信息时间较晚,成功概率较小,热缺血时间较长导致器官质量也较差,其器官产出对医疗技术、组织结构及运作效率的依赖性极强。M-Ⅲ,即可控性心脏死亡捐献,虽然捐献者生命不可逆,但由于没有达到脑死亡标准,是继续全力救治,还是放弃治疗捐献器官,尚缺乏权威性的标准、共识或指南来规范[18]。伦理和法律风险比较大,实施操作需要十分谨慎。实施的基本条件是评估结论为捐献者脑损伤不可逆,生命不可挽回,继续治疗无意义,其亲属主动放弃继续生命辅助支持治疗[24]。

临床问题 9:中国二类器官捐献的实施流程是什么?

推荐意见 10:推荐可控性心脏死亡器官捐献按照以下流程进行:

1)主治医师组织相关学科专家讨论,确定捐献者生命不可逆,亲属放弃辅助生命支持治疗,签署终止生命支持治疗意愿书和心脏死亡器官捐献志愿书,OPO 向人体器官移植伦理委员会提交遗体器官获取伦理审查申请(强推荐)。

2)人体器官移植伦理委员会审查通过后,经 COTRS 启动器官分配,捐献者转运至手术室,主管医师撤除辅助生命支持措施,等待捐献者心脏死亡(强推荐)。

3)观察 2~5min 心脏死亡不可逆,宣布临床死亡,实施捐献器官获取手术,术后恢复捐献者遗体遗容(强推荐)。

推荐意见 11:推荐不可控心脏死亡器官捐献按照以下流程进行:

1)确认器官捐献者心脏死亡后,亲属同意并签署心脏死亡器官捐献志愿书;OPO 向人体器官移植伦理委员会提交遗体器官获取伦理申请(强推荐)。

2)伦理委员会审查同意后,经 COTRS 启动器官分配,在医疗机构实施捐献器官获取手术,术后恢复捐献者遗容(强推荐)。

推荐意见说明:

C-Ⅱ实施的基本前提条件是捐献者已心脏(循环)死亡,实施流程的关键是诊断心脏死亡后获取捐献器官。不可控性心脏死亡捐献,是院前已死亡或院内发生心脏死亡的患者,OPO 接触时捐献者已经心脏死亡,在主管医师诊断死亡,征得捐献者亲属同意捐献器官并签署器官捐献志愿书后,获取捐献器官。

可控性心脏死亡捐献,捐献者脑损伤评价未达到脑死亡状态,但主治医师组织讨论生命不可逆且生命不可挽回、继续治疗无意义,告知捐献者亲属,亲属完全理解和接受捐献者的生命状态、主动放弃辅助生命支持治疗,签署终止治疗意愿书,同意捐献器官,在签署器官捐献志愿书后,OPO 获取捐献器官。

关于可控型 C-Ⅱ(M-Ⅲ)实施,应包含以下几个方面内容[23,25-27]:①不可逆性脑损伤或其他严重疾病;②治疗小组判断生命不可逆不可挽回;③家属接受生命不可逆事实,主动放弃辅助生命支持治疗并签署了放弃治疗意愿书;④拟捐献器官功能良好;⑤预计撤除生命支持治疗 60min 内死亡;⑥无恶性肿瘤、病毒和细菌感染等绝对禁忌证。其中 60min 内死亡可能性评估十分重要,超 60min 死亡的供体被认为热缺血时间过长多主张放弃使用。60min 死亡可能性评估常用的方法有两种,一是威斯康星大学(University of Wisconsin,UW)评分表[28],当 UW 评分 ≥ 19 分时,推测 60min 内死亡准确率为 83.7%;二是器官资源共享网络(United Network for Organ Sharing,UNOS)评估系统[29],≥3 项 UNOS 标准推测 60min 内死亡率为 80%。

心脏死亡的判定标准,即呼吸和循环停止,反应消失。由于 DCD 对于时间的限制,需要运用监测技术快速而准确地判断循环的停止。判定心脏死亡时,由于在循环停止后的几分钟内心电活动仍可能存在,应用心电监测(心电图)判定心脏死亡不能真实反映循环(心脏)死亡。所以,在可能的情况下,尽可能应用有创动脉血压监测和多普勒超声进行心脏死亡(循环停止)确认。为确定循环停止的不可逆性或永久性,应观察一段时间再宣布死亡。观察期为 2~5min。由主管医师宣布心脏死亡,详细记录死亡过程及死亡时间。在宣布死亡后,可以进行捐献器官获取的有关工作[5]。

临床问题 10:**中国三类器官捐献的实施条件有哪些?**

推荐意见 12:推荐实施中国三类器官捐献的条件是器官捐献者达到脑死亡状态,亲属接受脑死亡,同意在心脏死亡后进行捐献器官获取(强推荐)。

推荐意见说明:

中国三类(C-Ⅲ)为中国过渡时期脑—心双死亡标准器官捐献[2]。C-Ⅲ与 Maastricht 标准的Ⅳ类相似,属可控制类型心脏死亡器官捐献,只不过 C-Ⅲ 捐献者符合脑死亡诊断标准并宣布脑死亡[19-20],亲属接受脑死亡,但不同意在脑死亡状态下行器官获取,同意在心脏死亡后进行捐献器官获取。对于此类捐献者,需要亲属放弃辅助生命支持治疗并签署放弃治疗意愿书,在主管医师撤除生命支持措施,宣布心脏死亡后,OPO 获取捐献器官[5]。实际上是脑死亡捐献者按照心脏死亡器官捐献流程捐献器官。

临床问题 11:C-Ⅲ 捐献的实施流程是什么?

推荐意见 13:推荐 C-Ⅲ 器官捐献按照下列流程进行:

1)脑损伤评价符合脑死亡标准并宣布脑死亡,亲属接受脑死亡,同意心脏死亡后进行捐献器官获取手术,签署终止辅助生命支持治疗意愿书和心脏死亡器官捐献志愿书,OPO 向人体器官移植伦理委员会提交遗体器官获取伦理申请(强推荐)。

2)伦理委员会审查同意后,经 COTRS 启动器官分配,转运捐献者至手术室,主管医师撤除捐献者的辅助生命支持治疗措施,等待捐献者心脏死亡(强推荐)。

3)观察 2~5min 心脏死亡不可逆,宣布临床死亡,实施捐献器官获取手术,术后恢复捐献者遗体遗容(强推荐)。

推荐意见说明:

经过严格的脑死亡判定程序后确认捐献者脑死亡,由主管医师告知捐献者亲属病情及脑死亡状态,亲属完全理解并认可脑死亡状态、选择终止治疗,主管医师与家属签署终止治疗意愿书。

患者家属签署终止治疗志愿书、器官捐献志愿书后,OPO 医师和主治医师做好捐献者生命体征和器官功能评估和维护,并向家属详细讲解脑死亡及心死亡状态下实施器官获取手术的过程和区别,征询家属意愿,如家属选择在脑死亡状态下实施器官获取手术,则按 C-Ⅰ 实施[5]。若家属接受脑死亡事实,但不接受在脑死亡状态下进行器官获取手术,家属同意在心脏死亡后获取器官,签署人体捐献心脏死亡器官获取手术知情同意书,在主治医师撤除辅助生命支持治疗、宣布心脏死亡后,OPO 实施捐献器官获取手术[2]。

若在器官捐献过程中需要使用 ECMO 保护捐献器官,应向家属详细讲解 ECMO 技术的原理及在脑—心双死亡器官捐献中的应用[2,16],如家属同意,需同时签署 ECMO 使用知情同意书和人体捐献器官获取手术知情同意书,否则仅签署人体捐献器官获取手术知情同意书,签署知情同意书后按照《中国肾移植临床诊疗指南》的 ECMO 应用指南操作。

## 五、实施遗体捐献器官获取工作要求

临床问题 12:器官获取人员需具备什么资质?

推荐意见 14:建议器官获取人员具备人体器官移植外科医师、护士的相关专业工作经历和资质(中推荐)。

推荐意见说明:

根据《人体捐献器官获取与分配管理规定》文件要求,省级卫生行政部门必须在国家卫生健康委员会的统一领导下,成立一个或多个由人体器官移植外科医师、神经内外科医师、重症医学科医师及护士等组成的人体器官获取组织(OPO)。捐献器官的获取工作必须由 OPO 按照中国遗体器官捐献分类标准实施[5]。

器官捐献获取人员的组成根据获取器官的种类而定,主要来自移植中心、OPO 和捐献者所在医院的医务人员,其规模大小以能提供最优化的捐献者管理、器官获取高效实施为宜[14]。器官移植医师规范化培训管理规定对器官移植医师参与器官获取手术有相应要求[30]。

器官移植医师在器官获取手术中负责及时对捐献的器官进行评估和修复处理,负责器官获取全过程,保障获取器官质量及其移植后的效果。因此器官获取团队人员除包括专门负责器官获取的医师、助理医师、全程见证捐献过程的协调员和负责器官灌注保存的技术人员外,一定要有与获取器官相适应的相关移植学科的外科医师。为了最大程度减轻器官损伤和降低器官弃用率,获取团队成员必须接受适当的培训熟练掌握所有的工作流程,确保顺利完成获取任务,包括在必要时使用新技术进行器官灌注和保存。据研究报道[31],美国移植外科医师协会(American Society of Transplant Surgeons,ASTS)的一个核心培训任务是针对移植外科毕业生多器官获取方面的能力培训。

临床问题 13：捐献器官在什么时候可以获取?

推荐意见 15：推荐在捐献者达到捐献分类实施的死亡标准,通过医学评估捐献器官能用于移植手术,亲属签署器官捐献和捐献器官获取意愿书,经人体器官移植伦理委员会审查同意后,实施捐献器官获取手术(强推荐)。

推荐意见说明：

捐献器官经评估能用于移植的情况下,OPO 在捐献者死亡后,按照人体器官获取标准流程和技术规范实施捐献器官获取手术[5,32-35]。获取捐献器官的种类和数量应与人体器官捐献知情同意书一致。不管是心死亡还是脑死亡状态下的器官获取,每个器官获取团队/移植中心都必须有明确的书面协议。当心胸获取团队和腹部器官获取团队同时进行捐献器官获取手术时,各自的专科医师必须在获取手术开始前进行讨论、制订所有细节操作流程,以降低对捐献器官造成不良影响[14]。

完成捐献确认后,捐献者所在医院主管医师与其亲属或/和委托人签署《终止治疗同意书》(C-Ⅰ、C-Ⅲ 和 M-Ⅲ),如捐献者已判定脑死亡,主管医师诊断脑死亡后,如直系亲属或/和委托人接受脑死亡,OPO 医师向直系亲属详细解释器官获取方式及脑死亡、脑—心双死亡器官获取的方式及对器官功能的影响,征询亲属是否同意在脑死亡状态下进行器官获取,如同意在脑死亡状态下进行器官获取,则签署脑死亡人体捐献器官获取手术知情同意书,按照 C-Ⅰ流程实施捐献器官获取手术。如不同意在脑死亡下进行器官获取手术,同意在心脏死亡后进行获取器官手术后,签署心脏死亡捐献器官获取手术知情同意书,按照 C-Ⅲ流程实施捐献器官获取手术。对心脏死亡器官捐献根据 C-Ⅱ捐献类型的流程实施捐献器官获取手术[2]。在决定捐献器官获取手术时机时应按照捐献流程和标准,此外还要密切关注捐献者的各项指标变化,综合考虑捐献器官转运至移植中心的交通、天气等方面的影响因素。

临床问题 14：捐献器官在什么地点获取?

推荐意见 16：推荐捐献器官获取手术应在医疗机构内实施,首选在医疗机构的手术室(强推荐)。

推荐意见说明：

《人体捐献器官获取与分配管理规定》明确要求 OPO 应当在红十字会人体器官捐献协调员现场见证下获取捐献器官,不得在医疗机构以外实施捐献器官获取手术[5]。因手术室具有完备的设施设备保障手术的顺利实施,因此建议捐献器官获取手术首选在手术室内进行。按照国家相关要求,捐献者所在医院应提供器官获取手术场地,并提供适当的设施和人员将捐献者从急诊室或重症监护室转运到手术室,以避免转运途中捐献者出现循环不稳定的情况[9]。医疗机构应当为 OPO 配备洁净手术室,其建筑布局、基本配备、净化标准和用房分级等应当符合国家和行业强制性标准。设置有达到Ⅰ级洁净手术室标准的手术室,能够进行心、肺、脑抢救复苏,有氧气通道、麻醉机、除颤仪、吸引器等必要的急救设备和药品。

临床问题 15:器官获取需准备哪些物品?

推荐意见 17:推荐器官获取需准备所需的手术器械、器官灌注保存液、药品以及所需的物品和设备,根据具体情况携带机械灌注保存装置及其物品(推荐强度 B,证据等级 2c)。

推荐意见说明:

完备的器官获取、保存和运输的物品准备,能够确保器官获取团队安全地获取、保存和运输捐献者的器官并用于移植[22,36]。器官获取团队需在获取手术前为捐献者使用抗生素进行感染防治[17]。器官获取团队应根据器官获取的种类和数量,准备器官获取手术的手术器械、器官灌注保存液、器官灌注管路、无菌冰、药品(包括供者感染防治的抗生素、抗凝、溶栓、抗氧化、血液制品、缓解痉挛、改善微循环的药品)等[8];必要的血液试管、容器和冷藏运输箱;获取器官保存所需的保存袋,进行机械灌注保存的器官需准备相应的保存装置及专用的器官灌注保存液。

获取的器官一般需要再灌注后冷保存。灌注保存液要符合现行国家相关规定,器官获取原位灌注和工作台再灌注,按照相关制造商、国家规定及行业和技术标准实施。避免器官在获取、灌注、保存的过程中污染[14]。

获取器官置入专用保存运输箱运送至移植中心,应用机械灌注的器官在持续机械灌注保存下运送。注意检查保存转运箱的密闭,确保器官保存温度 1~6℃[14]。

临床问题 16:器官获取过程及获取后需要留取哪些标本送检?

推荐意见 18:建议捐献器官获取过程及获取后留取捐献者的血液、体液、器官灌注流出液等标本进行病原学检测,必要时留取捐献器官及其他必要组织行病理学检查(强推荐)。

推荐意见说明:

器官获取团队详细记录器官获取全过程[5]。在器官获取过程中,探查捐献者的腹腔、胸腔脏器有无异常及其他可疑的病变。腹部器官获取时注意髂血管的探查与获取髂血管。

《人体器官获取组织基本要求和质量控制指标》中将器官保存液细菌培养阳性率纳入 OPO 的质量控制与管理指标[15],OPO 对捐献者的血液、痰液、尿液等体液标本以及获取器官的灌注流出液进行相关病原学检测,为诊断供者来源感染提供原始医学证据。有条件时留取获取器官组织和其他相关组织标本做病理检查。

临床问题 17:捐献者遗体如何处理?

推荐意见 19:推荐器官获取人员应当维护器官捐献者的尊严,获取器官后,对捐献者遗体进行符合伦理原则的医学处理,除获取的器官、组织以外,应当恢复遗容遗体(强推荐)。

推荐意见说明:

器官获取人员应维护捐献者的尊严,对获取器官后的遗体,应进行符合伦理原则的医学处理,认真缝合器官获取手术切口,放置缺损组织替代物,恢复捐献者遗体遗容[4,37]。对于有遗体捐献意愿者,由 OPO 或省级人体器官捐献办公室(省级红十字会)协助联系接收单位,协助办理遗体移交手续。对没有捐献遗体意愿或不符合接收条件的遗体,OPO 获取人员或省级人体器官捐献办公室(省级红十字会)协助亲属处理善后事宜。

## 六、遗体捐献器官获取实施过程

**临床问题 18：器官获取手术方式有哪些？**

**推荐意见 20：** 建议根据捐献者捐献器官的种类、数量及捐献者血流动力学等情况，采取胸部、腹部单独或胸腹部联合器官获取手术（推荐强度 B，证据等级 2c）。

**推荐意见说明：**

无论是心死亡或脑死亡状态下的器官获取，OPO 在器官获取手术前须与捐献者亲属签署相应的捐献器官获取手术同意书。器官获取手术方式根据拟获取捐献器官的种类采取胸腹联合、胸部多器官联合或单器官、腹部多器官联合或单器官获取的方式，仅双肾获取可采取双肾联合或单肾分别获取[38]。多器官获取通常从腹部手术切口开始，如果胸腔被打开，应对胸部器官进行探查，以排除恶性肿瘤和其他可能不利于移植的病变。对主动脉和腔静脉实施快速插管以便通过尽快对拟获取器官冷灌注。对于临床情况良好的捐献者，可以考虑进行原位肝脏劈离，但应保护其他器官的质量和完整性。捐献者情况不允许时，实施非原位肝劈离[14]。

涉及胸部和腹部器官联合捐献的时候，可以同时进行胸部器官和腹部器官的获取手术。负责器官获取的主刀医师可以根据情况决定原位游离获取器官，或者整块切取后再分离肝、肾等器官。

获取过程中的任何异常情况（无论是意外还是预先存在）必须采取及时的应对措施[14]。器官获取医师评估获取器官的质量及其移植的可能性，标记术中发现的任何解剖和其他异常，必要时留取影像和活检记录，并将相关信息及时传递给接受器官的移植中心[14]。

**临床问题 19：如何选择肝脏灌注保存液？**

**推荐意见 21：** 肝脏的灌注和保存常使用 UW 液、HTK 液（推荐强度 B，证据等级 2a）。

**推荐意见说明：**

自 20 世纪器官移植技术开展以来，器官保存技术一直是该领域的研究热点。器官保存液如 Collins 液、UW 保存液、组氨酸 - 色氨酸 - 酮戊二酸盐液（histidine-tryptophan-keto-glutarate solution，HTK 液）等相继问世，促进了器官静态冷保存（static cold storage，SCS）技术的迅速发展。

供肝离体保存效果直接影响供肝质量，而供肝质量直接关系到受者移植手术的成功率及预后。供肝获取过程中一般以 UW 液或 HTK 液等器官保存液充分灌洗，在体灌注不充分时，可在获取后离体再灌注。SCS 是目前供肝保存应用最广泛的方法。UW 液和 HTK 液是国际上应用最广泛的供肝冷保存液[32]，其他保存液如 Celsior、Institute Georges Lopez-1（IGL）、Leeds solution（LS）等也有报道应用[34-35]。一项超过 2 000 例器官保存的 meta 分析显示，不同保存液对于肝移植术后肝功能恢复、原发性无功能及胆道并发症无显著影响[39]。

**临床问题 20：如何选择肾脏灌注保存液？**

**推荐意见 22：** 在中国内地肾脏获取常使用 HC-A 液进行灌注（推荐强度 D，证据等级 5）。

**推荐意见 23：** 遗体供肾的静态冷保存最常使用的保存液包括：UW 液、HTK 液、IGL-1 液以及 HC-A Ⅱ 液（推荐强度 A，证据等级 1b）。

**推荐意见说明：**

高渗枸橼酸腺嘌呤溶液（hypertonic citrate adenine solution，HC-A 液）是原上海第二军医大学附属长征医院与上海市中心血站于 1980 年研制成功的一种肾脏灌洗保存液。HC-A 液的基本成分与 Ross 溶液相同，添加了腺嘌呤为供肾提供必要的能量代谢底物；将原渗透压由 400mOsm/L 降为

380mOsm/L,减轻保存肾脏的脱水程度[40]。HC-A液疗效确切、配置方便、价格便宜。在中国内地肾脏获取时一般使用该溶液灌注[32,41]。

由于经济、简便和有效的优势,SCS在移植器官保存中迄今仍然占有主导地位[32,33]。肾脏SCS液主要包括:UW液、HTK液、Marshall液(the Marshall's hypertonic citrate solution)、HC-AⅡ液(hypertonic citrate adenine solution-Ⅱ)、Celsior液、IGL-1液等,其中UW液和HTK液最为常用[33,42]。近期有研究表明IGL-1液在肾移植中应用可以达到与UW液以及HTK液相当的效果[43-44]。此外,一些研究发现在上述保存液中添加某些成分,例如M101和抗氧化剂等,可以提升供肾保存效果[45-46]。尽管保存液不断优化,但过长冷缺血时间是导致肾移植术后DGF的独立危险因素,特别是已经经历了热缺血的供肾,应尽可能缩短供肾冷保存时间以提高肾移植预后[47-48]。

UW液是美国威斯康星大学的Belzer和Southard于1988年成功研发的一种仿细胞内液型器官保存液,目前广泛应用于保存不同类型的器官。高钾(125mmol/L)、低钠(30mmol/L),其中非渗透性乳糖醛酸盐、棉子糖代替葡萄糖防止细胞水肿,羟乙基淀粉作为胶体防止细胞间质肿胀,谷胱甘肽清除氧自由基,别嘌呤醇抑制黄嘌呤氧化酶的活性,腺苷作为合成ATP的底物,磷酸盐防止细胞酸中毒。同时,UW液不含$Ca^{2+}$,可防止细胞缺血时钙超载[49-50]。其缺点是高黏滞度使灌洗时间延长,液体中高钾会加重血管挛缩,可能加剧微循环损伤。尽管如此,UW液仍然是世界范围内临床使用最为广泛和获得最多临床验证的肾脏保存液。

HTK液是德国Hlscher和Groenewoud[51]研制的仿细胞内液型保存液。低钾(10mmol/L)、低钠(15mmol/L),其中高浓度组氨酸可明显抑制组织酸化,色氨酸清除自由基和稳定细胞膜,α-酮戊二酸作为能量底物,甘露醇可防止细胞水肿。与UW液相比,HTK液具有较低的黏度,能保证在相同灌注压力的条件下快速均匀地灌注器官,低钾可以减轻钙超载造成的细胞损伤[52]。目前HTK液主要用于心脏、肾脏和肝脏等器官的保存,在短时间保存期内(小于24h)与UW液的疗效相当[53-54]。

IGL-1液在UW液和HTK液基础上进行了改进,高钠(125mmol/L)、低钾(30mmol/L),以磷酸盐作为缓冲对,用聚乙二醇替代羟乙基淀粉,其余组分与UW液基本相同,其黏度低于UW液,高于HTK液[55-56]。IGL-1液中含有谷胱甘肽和别嘌呤醇抗氧化剂,有助于减轻缺血再灌注损伤。IGL-1液自2003年开始在临床使用,主要应用于腹部器官的保存。2020年一项多中心前瞻性队列研究,纳入7 640例供肾,比较了5种不同的保存液(IGL-1、UW、SCOT、Celsior和HTK)对脑死亡捐献者肾移植的影响,结果显示,使用IGL-1液的肾移植后有最低的DGF风险[57]。另一项回顾性分析纳入1 943例DCD肾移植受者,比较IGL-1、UW和HTK三种肾脏保存液的效果,与UW液或HTK液相比,IGL-1液在DGF、估算肾小球滤过率(estimated glomerular filtration rate,eGFR)、蛋白尿、急性排斥、移植物存活和患者存活方面没有区别,提示IGL-1可以安全地应用于保存DCD肾脏[58]。

HC-AⅡ液,是国产高渗枸橼盐腺嘌呤溶液(HC-A液)的改进型。HC-AⅡ保存液具有柠檬酸和磷酸盐双缓冲对,添加精氨酸、色氨酸和川芎嗪成分,具有稳定细胞膜和抗氧化的作用,克服了低温下易析出和pH值不稳定等缺点,增加了能量底物的含量,在维护器官性能上得到明显提升[59-61]。一项多中心RCT研究,比较HC-AⅡ和HTK保存液在肾脏保存方面的效果和安全性(HC-AⅡ组,n=137;HTK组,n=140),结果显示,两组在DGF发生率、受体或移植物存活率、28d内血清肌酐恢复正常的比例和安全性评估等方面没有显著差异(P>0.05)。提示HC-AⅡ与HTK保存液在肾脏保存方面具有相似的效果[31]。此外,HC-AⅡ液尚具有配制方便、价格低廉等优势。目前,HC-AⅡ液对肾脏的保存效果的临床数据有限,有待更多临床试验的验证。

**临床问题 21: 如何选择胰腺灌注保存液?**

推荐意见 24: 胰腺的灌注和保存常选择 UW 液(推荐强度 B, 证据等级 2a)。

推荐意见说明:

目前胰腺移植和胰岛移植手术主要应用于 1 型及部分 2 型糖尿病患者。胰腺移植分为胰肾联合移植、肾移植后胰腺移植和胰腺单独移植。胰岛移植技术要求简单,手术创伤小,安全性好。

胰腺的保存方法主要有 SCS、双层保存法和机械灌注。SCS 仍是目前胰腺获取后的主要保存方法,可使冷缺血时间延长至 12h[62]。在静态冷保存液方面,HTK 液可能导致胰腺细胞水肿,与移植后早期移植物失功和移植后胰腺炎相关[63],Celsior 溶液可能会增加胰腺免疫反应性胰岛素,而 UW 液可有效保护获取后的胰腺组织,因此,胰腺和胰岛体外保存多选用 UW 液[64]。

双层保存法是指使用含有 UW 液和全氟化合物的保存体系,将离体胰腺保存在两层不相融的液体中间,为保存的胰腺提供氧气,可延长冷保存时间及提高边缘供者胰腺的利用率。机械灌注在胰腺保存修复中的应用仍处于实验研究阶段,需开展不同保存技术的前瞻性临床研究。

**临床问题 22: 如何选择小肠灌注保存液?**

推荐意见 25: 小肠的灌注和保存常选择 UW 液和 HTK 液(推荐强度 B, 证据等级 2a)。

推荐意见说明:

小肠移植是治疗肠衰竭最有效的方法,小肠对缺血损伤尤为敏感,缺血损伤可致肠黏膜受损,肠道细菌移位至肝脏、脾脏等肠外器官导致全身感染,且作为一种非特异性损伤会提高移植物免疫原性,加重急、慢性排斥反应。因此,供器官保护在小肠移植中尤其重要。

目前,低温灌注及 SCS 是小肠获取及保存中减少小肠损伤的重要手段。与其他实质性器官不同,由于肠腔内含有大量消化酶、细菌及毒素,小肠保存时需行血管和肠管双重灌洗。小肠获取时首次血管灌洗是有益的,不推荐保存结束前二次血管灌洗。在供肠获取时,应尽量缩短热缺血时间,一般不超过 60min[65]。

在血管灌洗及离体保存中,较多选用 UW 液,但 HTK 液亦有应用报道[66]。HTK 液与 UW 液在小肠移植受者早期生存率、肠道功能、并发症发生率等方面无明显差异[67]。HTK 液较 UW 液价格便宜,且黏度低,更利于微血管的灌洗[68]。IGL-1 液能够更好保存肠道[69],已安全地用于临床,且获得了良好的短期效果[70]。但目前何种保存液最利于小肠保存尚无定论。

**临床问题 23: 如何选择心脏灌注保存液?**

推荐意见 26: 心脏灌注和保存常选择 UW 液、HTK 液和 Celsior 液(推荐强度 B, 证据等级 2a)。

推荐意见说明:

目前心脏移植主要选择 DBD 捐献者,供心获取过程与供心质量密切相关,离体供心保存与修复技术包括 SCS、低温机械灌注(hypothermic machine perfusion, HMP)和常温机械灌注(normothermic machine perfusion, NMP),其中 SCS 应用最广泛。SCS 是将供心浸泡于含 0~4℃保存液的容器中,在低温条件下保存并转运。

在供心保存液方面,应用最普遍的有 UW 液、HTK 液以及 Celsior 液。UW 液是具有较高渗透压和黏度的高钾溶液,应用于机械灌注时,组织水肿发生率比 Celsior 液低,但易导致心脏血管异常收缩;HTK 液是一种低钠低钙微高钾且富含组氨酸的器官保存液,具有较强的缓冲能力,可减轻心肌细胞水肿;Celsior 液兼具 UW 液的渗透功效和 HTK 液的缓冲能力,但是长时间保存易导致心肌水肿。目前尚无一种心肌保存液有绝对的优势[71]。近来新型心肌保存液或改良保存液,如细胞外液型保存液

Somah、在 Celsior 液基础上发展起来的 CRMB 液以及在 HTK 液基础上发展而来的 Custodiol-N 液,虽然从理论上有着更多的优势和心肌保护效果,但目前仍处于实验研究阶段,需进一步得到临床验证。

**临床问题 24:如何选择肺脏灌注保存液?**

**推荐意见 27:**肺脏灌注和保存常使用 Perfadex 液(推荐强度 B,证据等级 2a)。

**推荐意见说明:**

供肺的获取和保存直接影响供肺质量。近年来,随着肺移植需求日益增加,以及相应保存与修复技术的发展,越来越多的边缘供肺应用于临床,并取得与标准供肺相似的效果。

SCS 作为目前广泛应用的离体肺保存技术,有多种适用于 SCS 的保存液在供肺保存方面已取得较满意的效果。相比细胞内液型,细胞外液型保存液中低钾浓度避免了肺动脉收缩,延长冷缺血保存时间,有更佳的 $PaO_2/FiO_2$ 值、更短的机械通气时间及减少术后 ICU 入住时间,故目前临床首选细胞外液型供肺保存液,其中最常用的为 Perfadex 液[72]。

## 七、遗体捐献器官转运与交接

**临床问题 25:获取器官如何转运?**

**推荐意见 28:**推荐选择最便捷、快速的交通方式按照器官分配结果将获取器官转运至受者所在移植医院,转运过程中携带器官接收确认书(强推荐)。

**推荐意见说明:**

OPO 按照 CORTS 器官分配结果将捐献器官转运至受者所在的移植医院,转运过程中携带器官接收确认书[5,22,32]。到达移植医院后与移植中心负责人或指定的专人确认并交接捐献器官的来源、类型、数量及移植中心器官接收确认书[5,14]。对于医院之间的运输,包装箱应符合国家和国际准规。运输时间尽量缩短,并在运输过程中保持冷藏(如适用)。运输的方式和路线妥善记录,以便随时追踪器官。器官接收单位验证器官在保存运输期间是否保持在合适的储存温度。

**临床问题 26:获取器官转运容器如何标识相关信息?**

**推荐意见 29:**推荐转运器官容器应在外部标记匿名的捐献者身份信息,器官类型和数量,目的地,接收人详细信息,容器储存温度等相关信息(强推荐)。

**推荐意见说明:**

获取器官转运容器应在外部标记所有的识别细节,同时保持捐献者信息的匿名[14]。标签包括以下内容:①匿名的捐献者身份信息;②保存的内容,包括器官类型以及相关生物样本,并注明是右侧器官或左侧器官;③目的地的地址,包括抵达时接收人的详细信息;④运输机构的地址和紧急联系人的详细信息;⑤推荐的运输要求,包括将容器保持在适当温度和位置的说明,以及警示性及注意事项的标记[5,14]。器官在经航空或高铁转运时,需在转运冰箱上粘贴人体器官运输专用标志。

**临床问题 27:获取器官如何交接?**

**推荐意见 30:**获取器官转运到达移植医院后与移植医院指定的专人确认并交接获取器官,核实器官的来源、类型、数量及受者身份,OPO 收回器官分配接收书(强推荐)。

**推荐意见说明:**

OPO 获取捐献器官种类和数量,应当与人体器官捐献知情同意书一致。OPO 的职责包括获取、保存、运送捐献器官,OPO 应当按照器官分配结果将捐献器官转运至受者所在移植医院,转运过程中应当携带器官接收确认书。并按照器官分配系统的分配结果与获得该器官的人体器官移植等待者所在的具备人体器官移植资质的医院进行捐献器官的交接确认[5]。到达移植医院后应当与移植中心负责人或指定的专人确认并交接捐献器官的来源、类型、数量及受者身份。移植器官交接后，OPO 收回由移植中心负责人或指定的专人签名的器官接收确认书。特殊原因致受者无法进行移植手术的，移植医院应当立即通知 OPO，由 OPO 使用 COTRS 分配系统进行再分配，不能移植的捐献器官按照弃用器官处理。

### 八、遗体捐献弃用器官处置及资料收集

临床问题 28：如何处理弃用器官？

推荐意见 31：建议遗体捐献弃用器官按照病理性废物进行收集和处理，获取器官经评估不可用于移植时，在中国人体器官分配与共享计算机系统中说明弃用原因及弃用后处理情况，对弃用器官建议有条件时进行病理学检查，将相关资料归档捐献者病历中存档（中推荐）。

推荐意见说明：

弃用的人体器官属于病理性废物[73]，病理性废物是在诊疗过程中产生的人体废弃物和医学实验动物尸体等。病理性废物常见的组分或废物名称包括：①手术及其他医学服务过程中产生的废弃的人体组织、器官，获取后弃用的遗体捐献器官按此类处理；②病理切片后废弃的人体组织、病理蜡块；③废弃的医学实验动物的组织和尸体；④ 16 周胎龄以下或重量不足 500g 的胚胎组织等；⑤确诊、疑似传染病或携带传染病病原体的产妇的胎盘。病理性废物的收集方式如下：①收集于符合《医疗废物专用包装袋、容器和警示标志标准（HJ421）》的医疗废物包装袋中；②确诊、疑似传染病产妇或携带传染病病原体的产妇的胎盘应使用双层医疗废物包装袋盛装；③可进行防腐或者低温保存。

OPO 将器官捐献相关资料整理归档，器官捐献资料需完整记录捐献器官使用情况及弃用器官的处理结果，对每一个捐献的器官进行如实、规范地记录和描述。结合 CORTS 系统的工作要求[5]，捐献器官不适宜进行移植手术时，有条件做病理检查的需补充弃用器官的病理检查结果，说明弃用器官的处理去向，对每一个捐献器官的监管能够可溯源。

### 九、小结

本指南是基于现有研究证据和临床经验总结而来，存在一定局限性，随着临床经验的不断积累、临床研究的不断深入，将对指南进行不断补充、完善和更新。一些证据级别不高的临床问题将成为未来研究的方向，以增强我们对器官捐献获取工作的理解和实践。同时，在实际工作中不断积累经验并进行进一步的实践探索，以充实现有知识，提高并促进相关领域的发展。总之，希望本指南能为 OPO 工作提供实用的指导，同时也欢迎各界专家学者和实践者积极参与本指南的完善和更新工作，共同推动中国遗体器官捐献获取工作的进步和发展。

**执笔作者：**陈国振（西安交通大学第一附属医院），刘海平（西安交通大学第一附属医院），项和立（西安交通大学第一附属医院）

**通信作者：**薛武军（西安交通大学第一附属医院），项和立（西安交通大学第一附属医院），丁晨光（西安交通大学第一附属医院）

**主审专家：**薛武军（西安交通大学第一附属医院），霍枫（中国人民解放军南部战区总医院），叶啟发（武汉大学中南医院），武小桐（山西省人体器官获取与分配服务中心），程颖（中国医科大学附属第一医院）

**审稿专家:** 王鑫(复旦大学附属中山医院),文全(海南医学院第二附属医院),曲卫昆(大连医科大学附属第二医院),刘源(首都医科大学附属北京佑安医院),孙永康(山西省人体器官获取与分配服务中心),孙百军(清华大学附属北京清华长庚医院),邱涛(武汉大学人民医院),周威(武汉大学中南医院),钟林(南昌大学第二附属医院),姚自勤(中国科学技术大学附属第一医院),胡婷婷(西安交通大学第一附属医院),顾民(南京医科大学第二附属医院),郭勇(中南大学湘雅二医院),蒋文涛(天津市第一中心医院),蒋继贫(华中科技大学同济医学院附属同济医院),路保赛(河北医科大学第二医院),廖吉祥(广西医科大学第二附属医院)

**利益冲突:** 所有作者声明无利益冲突。

## 参考文献

[1] 朱有华, 张玮晔.《欧洲移植器官质量与安全性评估指南》解读 [J]. 实用器官移植电子杂志, 2018, 6 (1): 1-7.

[2] 霍枫, 齐海智. 中国公民逝世后器官捐献流程和规范 (2019 版)[J]. 器官移植. 2019, 10 (2): 122-127.

[3] 中华医学会器官移植学分会. 尸体器官捐献供体及器官评估和维护规范 (2019 版)[J]. 器官移植, 2019, 10 (3): 253-262.

[4] 中国人民共和国国务院. 人体器官捐献和移植条例 [EB/OL].(2023-12-14)[2024-04-08].

[5] 国家卫生健康委关于印发人体捐献器官获取与分配管理规定的通知 [J]. 中华人民共和国国家卫生健康委员会公报, 2019,(1): 5-9.

[6] 蔡常洁, 范欣, 黄海辉, 等. 中国实体器官移植供者来源感染防控专家共识 (2018 版)[J]. 中华器官移植杂志, 2018, 39 (1): 41-52.

[7] 孙煦勇, 秦科. 中国公民逝世后捐献供器官功能评估和维护专家共识 (2016 版)[J]. 中华移植杂志 (电子版), 2016, 10 (4): 145-153.

[8] 郑树森, 叶啟发, 李建辉, 等. 中国移植器官保护专家共识 (2016 版)[J]. 中华消化外科杂志, 2016, 15 (7): 645-654.

[9] BANG K, LEE H K, HUH W, et al. Assessment of deceased donor kidneys using a donor scoring system [J]. Yonsei Med J, 2010, 51 (6): 870-876.

[10] MA M K, LIM W H, CRAIG J C, et al. Mortality among younger and older recipients of kidney transplants from expanded criteria donors compared with standard criteria donors [J]. Clin J Am Soc Nephrol, 2016, 11 (1): 128-136.

[11] KARAM Z, TUAZON J. Anatomic and physiologic changes of the aging kidney [J]. Clin Geriatr Med, 2013, 29 (3): 555-564.

[12] PERALTA C, JIMÉNEZ-CASTRO M B, GRACIA-SANCHO J. Hepatic ischemia and reperfusion injury: effects on the liver sinusoidal milieu [J]. J Hepatol, 2013, 59 (5): 1094-106.

[13] THULUVATH P J, GUIDINGER M K, FUNG J J, et al. Liver transplantation in the United States, 1999—2008 [J]. Am J Transplant, 2010, 10: 1003-1019.

[14] 张雷. European committee (partial agreement) on organ transplantation (CD-P-TO) EDQM [M]. 北京: 科学出版社, 2019.

[15] 范晓礼, 叶啟发, 黄伟, 等. 人体器官获取组织 (OPO) 质量控制与管理指标 [J]. 武汉大学学报 (医学版), 2021, 42 (2): 182-186.

[16] 丁利民, 李新长, 徐志丹, 等. ECMO 技术在公民逝世后器官捐献供肝保护中的临床应用 [J]. 器官移植, 2019, 10 (5): 594-598.

[17] 叶伯根, 张雷.《移植器官质量与安全指南 (第 6 版)》解读——感染性疾病传播的风险 [J]. 器官移植, 2020, 11 (2): 282-287.

[18] 国家卫生健康委员会脑损伤质控评价中心, 中华医学会神经病学分会神经重症协作组, 中国医师协会神经内科医师分会神经重症专业委员会.《脑死亡判定标准与操作规范: 专家补充意见 (2021)》[J]. 中华医学杂志, 2021, 101 (23): 1758-1765.

［19］ 国家卫生健康委员会脑损伤质控评价中心, 中华医学会神经病学分会神经重症协作组, 中国医师协会神经内科医师分会神经重症专业委员会. 中国成人脑死亡判定标准与操作规范 (第二版)[J]. 中华医学杂志, 2019, 99 (17): 1288-1292.

［20］ 国家卫生健康委员会脑损伤质控评价中心. 中国儿童脑死亡判定标准与操作规范 [J]. 中华儿科杂志, 2019, 57 (5): 331-335.

［21］ 石炳毅. 继往开来, 中国器官移植的发展现状——在 2018 年中华医学会器官移植学年会上的报告 [J]. 器官移植, 2019, 10 (1): 32-35.

［22］ 国家卫生和计划生育委员会. 关于建立人体捐献器官转运绿色通道的通知 [J]. 器官移植, 2016, 7 (4): 324-326.

［23］ THUONG M, RUIZ A, EVRARD P, et al. New classification of donation after circulatory death donors definitions and terminology [J]. Transpl Int, 2016, 29 (7): 749-759.

［24］ 霍枫, 汪邵平, 李鹏, 等. 心脏死亡器官捐献获取流程探讨 [J]. 中国普外基础与临床杂志, 2012, 19 (5): 468-472.

［25］ CROOME K P, BARBAS A S, WHITSON B, et al. American Society of Transplant Surgeons recommendations on best practices in donation after circulatory death organ procurement [J]. Am J Transplant, 2023, 23 (2): 171-179.

［26］ MORRISSEY P E, MONACO A P. Donation after circulatory death [J]. Transplantation, 2014, 97 (3): 258-264.

［27］ REICH D J, MULLIGAN D C, ABT P L, et al. ASTS recommended practice guidelines for controlled donation after cardiac death organ procurement and transplantation [J]. Am J Transplant, 2009, 9 (9): 2004-2011.

［28］ LEWIS J, PELTIER J, NELSON H et al. Development of the University of Wisconsin donation after cardiac death evaluation tool [J]. Prog Transplant, 2003, 13 (4): 265-273.

［29］ DEVITA MA, BROOKS MM, ZAWISTOWSKI C, et al. Donors after cardiac death: validation of identification criteria (DVIC) study for predictors of rapid death [J]. Am J Transplant, 2008, 8 (2): 432-441.

［30］ 国家卫生健康委办公厅. 关于印发人体器官移植技术临床应用管理规范 (2020 年版) 的通知 [EB/OL].(2020-08-26)[202-4-16].

［31］ CONNELLY CR, QUILLIN RC, BIESTERVELD BE, et al. Training experiences of American Society of Transplant Surgeons fellows in deceased donor organ procurement [J]. Transplantation, 2021, 105 (8): e87-e88.

［32］ 李建辉, 徐骁, 王彦峰, 等. 中国移植器官保护专家共识 (2022 版)[J]. 武汉大学学报 (医学版), 2022, 43 (3): 345-59.

［33］ LEGEAI C, DURAND L, SAVOYE E, et al. Effect of preservation solutions for static cold storage on kidney transplantation outcomes: A National Registry Study [J]. Am J Transplant, 2020, 20 (12): 3426-3442.

［34］ YAGI S, DOORSCHODT B M, AFIFY M, et al. Improved preservation and microcirculation with POLYSOL after partial liver transplantation in rats [J]. J Surg Res, 2011, 167 (2): e375-e383.

［35］ CORPS CL, AHMED I, MCKENZIE S, et al. Functional and histological comparison of rat liver preserved in university of wisconsin solution compared with tissue preserved in a novel solution [J]. Transplant Proc, 2010, 42 (9): 3427-3430.

［36］ 郑树森, 徐骁, 庄莉, 等. 中国心脏死亡捐献器官评估与应用专家共识 (2014 版)[J]. 中华消化外科杂志, 2015, 14 (1): 6-12.

［37］ 国家卫生健康委. 关于印发人体捐献器官获取与分配管理规定的通知 [EB/OL].(2019-01-28)[2024-4-16].

［38］ BENOIT G, ESCHWEGE P, DECAUX A, et al. Cadaver donor nephrectomy. surgical technique in the context of multi-organ donation [J]. Prog Urol, 1996, 6 (1): 114-122.

［39］ ADAM R, CAILLIEZ V, SEGEV DL, et al. A systematic review and meta-analysis of cold in situ perfusion and preservation of the hepatic allograft: working toward a unified approach [J]. Liver Transpl, 2018, 24 (8): 1142-1143.

［40］ 高毅, 陈保华, 李浩, 等. 低温灌洗保存大鼠供肝时 TET 对 HCA 液优化作用及与 UW 液的保存效果比较 [J]. 中华肝胆外科杂志, 2004, 9: 43-46.

［41］ 中华医学会器官移植学分会. 尸体供肾体外机械灌注冷保存技术操作规范 (2019 版)[J]. 器官移植, 2019, 10 (3): 263-266.

［42］ CHEN Y, SHI J, XIA TC, et al. Preservation solutions for kidney transplantation: history, advances and mechanisms [J]. Cell Transplant, 2019, 28 (12): 1472-1489.

［43］ HABRAN M, DE BEULE J, JOCHMANS I. IGL-1 preservation solution in kidney and pancreas transplantation: a systematic review [J]. PLoS One, 2020, 15 (4): e231019.

［44］ TINGLE S J, FIGUEIREDO R S, MOIR J A, et al. Machine perfusion preservation versus static cold storage for deceased donor kidney transplantation [J]. Cochrane Database Syst Rev, 2019, 3 (3): D11671.

［45］ HAMED M, LOGAN A, GRUSZCZYK A V, et al. Mitochondria-targeted antioxidant MitoQ ameliorates ischaemia-reperfusion injury in kidney transplantation models [J]. Br J Surg, 2021, 108 (9): 1072-1081.

［46］ LE MEUR Y, BADET L, ESSIG M, et al. First-in-human use of a marine oxygen carrier (M101) for organ preservation: a safety and proof-of-principle study [J]. Am J Transplant, 2020, 20 (6): 1729-1738.

［47］ PETERS-SENGERS H, HOUTZAGER JHE, IDU M M, et al. Impact of cold ischemia time on outcomes of deceased donor kidney transplantation: an analysis of a national registry [J]. Transplant Direct, 2019, 5 (5): e448.

［48］ KOX J, MOERS C, MONBALIU D, STRELNIECE A, et al. The benefits of hypothermic machine preservation and short cold ischemia times in deceased donor kidneys [J]. Transplantation, 2018, 102 (8): 1344-1350.

［49］ BELZER F O, GLASS N R, SOLLINGER H W, et al. A new perfusate for kidney preservation [J]. Transplantation, 1982, 33 (3): 322-323.

［50］ SOUTHARD J H, SENZIG KA, HOFFMAN R M, et al. Energy metabolism in kidneys stored by simple hypothermia [J]. Transplant Proc, 1977, 9 (3): 1535-1539.

［51］ GUBERNATIS G, PICHLMAYR R, LAMESCH P, et al. HTK-solution (Bretschneider) for human liver transplantation. first clinical experiences [J]. Langenbecks Arch Chir, 1990, 375 (2): 66-70.

［52］ FRIDELL J A, MANGUS R S, TECTOR A J. Clinical experience with histidine-tryptophan-ketoglutarate solution in abdominal organ preservation: a review of recent literature [J]. Clin Transplant, 2009, 23 (3): 305-312.

［53］ DE BOER J, SMITS J M, DE MEESTER J, et al. A randomized multicenter study on kidney preservation comparing HTK with UW [J]. Transplant Proc, 1999, 31 (5): 2065-2066.

［54］ GROENEWOUD A F, THOROGOOD J. Current status of the Eurotransplant randomized multicenter study comparing kidney graft preservation with histidine-tryptophan-ketogluterate, University of Wisconsin, and Euro-Collins solutions. the HTK study group [J]. Transplant Proc, 1993, 25 (1 Pt 2): 1582-1585.

［55］ ADAM R, DELVART V, KARAM V, et al. Compared efficacy of preservation solutions in liver transplantation: a long-term graft outcome study from the European liver transplant registry [J]. Am J Transplant, 2015, 15 (2): 395-406.

［56］ MAATHUIS M H, OTTENS P J, VAN GOOR H, et al. Static cold storage preservation of ischemically damaged kidneys. a comparison between IGL-1 and UW solution.[J] Transpl Int, 2008, 21 (5): 473-482.

［57］ LEGEAI C, DURAND L, SAVOYE E, et al. Effect of preservation solutions for static cold storage on kidney transplantation outcomes: a national registry study [J]. Am J Transplant, 2020, 20 (12): 3426-3442.

［58］ DE BEULE J, FIEUWS S, MONBALIU D, et al. The effect of IGL-1 preservation solution on outcome after kidney transplantation: a retrospective single-center analysis [J]. Am J Transplant, 2021, 21 (2): 830-837.

［59］ 赵闻雨, 朱有华, 曾力, 等. HC-A Ⅱ 器官保存液保存供肾的多中心随机对照临床研究 [J]. 中华器官移植杂志. 2012, 33 (8): 474-476.

［60］ 鲁可权, 朱有华, 张纯, 等. 改良 HCA 肾保存液对肾脏低温保存效果的动物实验研究 [J]. 山东医药, 2004, 44 (29): 7-9.

［61］ 吴渊文, 朱有华, 杨军昌, 等. HCA-Ⅱ 肾保存液对肾脏低温保存效果的实验研究 [J]. 第二军医大学学报, 2004, 25 (8): 852-854.

［62］ PRUDHOMME T, RENAUDIN K, LO F M, et al. Ex situ hypothermic perfusion of nonhuman primate pancreas: A feasibility study [J]. Artif Organs, 2020, 44 (7): 736-743.

［63］ STEWART Z A, CAMERON A M, SINGER A L, et al. Histidine-tryptophan-ketoglutarate (HTK) is associated with reduced graft survival in pancreas transplantation [J]. Am J Transplant, 2009, 9 (1): 217-221.

［64］ KUWAE K, MIYAGI-SHIOHIRA C, HAMADA E, et al. Excellent islet yields after 18-hporcine pancreas preservation by ductal injection, pancreas preservation with MK solution, bottle purification, and islet purification using iodixanol with UW solution and iodixanol with MK solution [J]. J Clin Med, 2019, 8 (10): 1561.

［65］ RAMISCH D, RUMBO C, ECHEVARRIA C, et al. Long-term outcomes of intestinal and multivisceral transplantation at a single center in argentina [J]. Transplant Proc, 2016, 48 (2): 457-462.

［66］ ABU-ELMAGD K M, COSTA G, BOND G J, et al. Five hundred intestinal and multivisceral transplantations at a single center: major advances with new challenges [J]. Ann Surg, 2009, 250 (4): 567-581.

［67］MANGUS R S, TECTOR A J, FRIDELL J A, et al. Comparison of histidine-tryptophan-ketoglutarate solution and University of Wisconsin solution in intestinal and multivisceral transplantation [J]. Transplantation, 2008, 86 (2): 298-302.

［68］NICKKHOLGH A, CONTIN P, ABU-ELMAGD K, et al. Intestinal transplantation: review of operative techniques [J]. Clin Transplant, 2013, 27 (Suppl 25): 56-65.

［69］OLTEAN M, JOSHI M, HERLENIUS G, et al. Improved intestinal preservation using an intraluminal macromolecular solution: evidence from a rat model [J]. Transplantation, 2010, 89 (3): 285-290.

［70］CANOVAI E, OLTEAN M, HERLENIUS G, et al. IGL-1 as a preservation solution in intestinal transplantation: a multicenter experience [J]. Transpl Int, 2020, 33 (8): 963-965.

［71］CARTER KT, LIRETTE ST, BARAN DA, et al. The effect of cardiac preservation solutions on heart transplant survival [J]. J Surg Res, 2019, 242: 157-165.

［72］MARASCO SF, BAILEY M, MCGLADE D, et al. Effect of donor preservation solution and survival in lung trans-plantation [J]. J Heart Lung Transplant, 2011, 30 (4): 414-419.

［73］国家卫生健康委生态环境部. 关于印发医疗废物分类目录 (2021 年版) 的通知 [EB/OL].(2021-12-01)[2024-4-16].

# 4　遗体器官捐献者及肾脏功能评估与维护指南

遗体器官捐献者评估和维护是器官捐献体系中的重要一环。评估包括捐献者整体情况评估和肾脏评估,捐献者维护包括重症加强护理病房(intensive care unit, ICU)管理、液体复苏、药物治疗等多个方面。

遗体器官捐献者和肾脏评估的根本目的是全面了解供者的医疗信息和供肾形态及功能,排除影响受者的不利因素,减少对受者不必要的伤害,最大程度上降低供者来源性疾病传播风险,全面了解供肾形态及功能。捐献者维护的目的是制订具体而明确的管理目标,建立有效的标准化措施,最大程度上保护供器官,制订具体而明确的管理目标,建立有效的标准化措施,是保证移植成功和移植肾长期存活的关键步骤。在过去几十年中,越来越多的扩大标准供肾被临床使用,部分取得了理想的疗效。随着临床经验的积累,循证医学证据的不断更新,捐献者和肾脏评估标准及维护手段也经历了很大变化。

鉴于此,中华医学会器官移植学分会组织器官捐献与获取相关专家、移植专家及重症医学专家,在《肾移植尸体供者的选择和评估操作规范(2019 版)》基础上,基于当前可以获得的最佳证据,明确证据质量和推荐强度,制订《遗体器官捐献者及肾脏评估与维护指南》,以期为临床实践做参考。

## 一、指南形成方法

本指南已在国际实践指南注册与透明化平台(Practice Guide Registration for TransPAREncy, PREPARE)上以中英双语注册(注册号: PREPARE-2023CN821)。

临床问题的遴选及确定:工作组对国内外该领域发表的指南和共识进行比对,针对既往指南中没有涉及和有研究进展的内容及临床医师重点关注的内容,初步形成 62 个临床问题。经过问卷调查和专家组会议讨论,最终形成本指南覆盖的 35 个临床问题,主要涉及捐献者评估、供肾评估、捐献者维护等方面。

证据检索与筛选:证据评价组按照人群、干预、对照、结局(population,intervention,comparison,outcome,PICO)的原则对纳入的临床问题进行解构和检索,检索 MEDLINE(PubMed)、The Cochrane Library、中国生物医学文献服务系统(CBM)、万方知识数据服务平台和中国知网数据库(CNKI),纳入指南、共识、系统评价和 meta 分析、随机对照试验(randomized controlled trial,RCT)、非 RCT 队列研究和病例对照研究等类型的证据;检索词包括:"器官捐献""供肾评估""潜在捐献者""肝炎病毒""高危因素""感染风险"和"移植肾功能延迟恢复"。文献的检索时间为 1991 年 12 月至 2023 年 12 月。完成证据检索后,每个临床问题均由共识专家组成员按照题目、摘要和全文的顺序逐级独立筛选文献,确定纳入符合具体临床问题的文献,完成筛选后两人进行核对,如存在分歧,则通过共同讨论或咨询第三方协商确定。

证据分级和推荐强度分级:本指南使用 2009 版牛津大学循证医学中心的证据分级与推荐强度标准对每个临床问题的证据质量和推荐强度进行分级。

推荐意见的形成:综合考虑证据以及我国患者的偏好与价值观、公平性和可及性等多方面的因素后,指南工作组提出了符合我国临床诊疗实践的 35 条推荐意见。推荐意见达成共识后,工作组完成初稿的撰写,中华医学会器官移植学分会组织全国器官移植与相关学科专家经两轮会议集体讨论,根据其反馈意见对初稿进行修改,最终形成指南终稿。

## 二、遗体器官捐献者及肾脏评估

临床问题 1:如何评估潜在捐献者是否适合捐献?

推荐意见 1:在捐献前,尽可能获取潜在捐献者详尽的信息以便对其科学评估,包括基本信息、现病史、既往史、个人史和家族史以及住院诊疗信息等(推荐强度 B,证据等级 2a)。

推荐意见说明:

通过科学的评估方法来确定其是否适合作为器官捐献者:

1. 与主管医师及床位护士进行交谈,明确潜在捐献者的病因病史,以及目前疾病状态[1]。

2. 根据潜在捐献者目前生命体征及身体状况,明确潜在器官捐献者的捐献类型[2]。

3. 与家属进行交谈,明确潜在捐献者生前及家属捐献意愿,以及既往疾病史;详细查看本次入院检查检验结果,尽最大可能排除捐献禁忌证;器官捐献的绝对禁忌证包括:大部分未治愈的恶性肿瘤和转移性肿瘤(详见推荐意见 20);人类免疫缺陷病毒(human immunodeficiency virus,HIV)感染者(对于非 HIV 感染受者而言)、狂犬病毒感染者以及无法控制的感染等[3]。

4. 对于潜在捐献者的拟捐献的器官功能进行评估,初步拟定捐献器官质量和数量。

临床问题 2:需要收集的潜在捐献者信息包括什么?

推荐意见 2:需要收集潜在捐献者的信息包括基本信息,疾病原因及入院时间,诊疗经过,既往史以及家族史。对于捐献前诊疗信息的评估,应该包括原发病基本信息,机械通气参数及时间,临床检验检查结果等(推荐强度 B,证据等级 2a)。

推荐意见说明:

应尽可能全面地收集潜在捐献者的信息(表 4-1),这对全面详细评估供器官质量,降低供者来源性疾病传播风险是至关重要的。

表 4-1 建议收集的潜在捐献者信息与意义

| | 建议收集信息 | 意义 |
|---|---|---|
| 潜在捐献者基本信息[4] | 年龄,性别,身高,体重 | 对于潜在捐献者来说,详细评估其基础资料对于评估其目前身体状况是不可缺少的。同时,对于基本信息的收集还有利于供受者之间的匹配 |
| | 血型、HLA 分型[5] | 检测潜在捐献者的 ABO 血型及 RH 血型,以及 HLA 中高分型,有利于供受者之间的匹配 |
| | 疾病原因 | 有助于判断潜在捐献者的捐献类型 |
| 诊疗经过 | 有无心搏骤停 / 心肺复苏史[6] | 对于心搏骤停应明确其持续时间,心肺复苏持续时间以及血流动力学特征和应用的医疗手段,例如气管插管、电除颤、血管活动药物的名称、使用时间及剂量 |
| | 有无休克 / 低血压史 | 在病程发展过程中,明确是否有休克及低血压史,明确休克和低血压的病因以及治疗手段 |
| | 体温监测 | 根据体温情况,判断潜在捐献者是否有感染风险 |
| | 尿量 | 根据尿量情况判断潜在捐献者容量和血流动力学水平,尿量也可以反映肾脏功能水平 |
| | 血流动力学监测[7] | 监测潜在捐献者的血流动力学,预防高血压、低血压、心律失常、休克、心搏骤停,保持动脉压稳定,保持器官灌注 |
| | 机械通气参数及血气分析 | 确保气体交换正常,维持血氧饱和度、电解质、酸碱平衡 |
| 既往史 | 高血压史[8] | 明确潜在捐献者高血压疾病史以及治疗过程和治疗质量,有助于判断器官功能,以及血管情况。长期控制不良的高血压,可以造成血管壁增厚,管腔狭窄甚至闭塞 |
| | 糖尿病史 | 判断糖尿病类型、持续时间、治疗手段、治疗结果、空腹血糖控制情况、糖化血红蛋白,有助于提示器官损伤的风险。长期控制不良的糖尿病可以造成糖尿病肾病、动脉硬化、动脉狭窄。实验室检查可以通过血糖、糖化血红蛋白、尿蛋白肌酐比,判断肾脏功能 |
| | 吸烟史 | 明确吸烟的持续时间、数量,完善相关检查,排除肿瘤风险 |
| | 酗酒史 | 明确饮酒持续时间及饮酒量,长期饮酒可以造成器官损伤 |
| | 传染性疾病史 | 应明确潜在捐献者的传染性疾病史,以及治疗过程。防止疾病传播和扩散。实验室检查通过检测 HBV 抗原、HCV 抗体、梅毒以及 HIV 等 |
| | 用药史 | 长期使用或滥用药物会对器官造成损伤 |
| | 肿瘤疾病史 | 明确潜在捐献者肿瘤相关情况、手术情况以及治疗和随访情况 |
| | 既往手术史 | 对于潜在捐献者,需要明确有无既往手术史,包括手术名称、类型(腹腔镜手术 / 开放手术)、手术日期、是否输血、是否涉及脏器缺失或修补。需要重点关注所有关于恶性肿瘤的信息,例如组织病理、分期、分级、是否转移等 |
| | 外伤史 | 需要关注潜在捐献者外伤史,明确外伤类型、处理方式,以及是否有内脏损伤 |
| 家族史 | | 了解患者父母及兄弟姐妹健康情况,以及家族是否有遗传病及类型,需要重点关注所有关于恶性肿瘤的信息 |
| 体表检查 | | 要关注体表伤口,检查新 / 老伤痕、愈合 / 脓性伤口,皮疹以及可触及的体表占位性病变。对于注射伤口及文身,需要警惕存在潜在传染病可能性 |
| 临床检验检查结果 | 电解质 | 纠正离子紊乱是防止器官损伤的重要措施 |
| | 血清肌酐、尿素氮 | 血清肌酐及尿素氮水平是反映肾功能的关键指标 |
| | 尿常规 / 尿沉渣 | 尿常规测试的如尿蛋白、细胞、红细胞和葡萄糖等,均能反映肾脏功能 |
| | 尿白蛋白肌酐比 | 尿白蛋白 / 肌酐比可快速、精确识别微量蛋白尿异常,有助于识别糖尿病、高血压及其他具有肾脏疾病高危因素的潜在捐献者是否存在早期肾损伤 |
| | 双肾彩超或 CT | 了解肾脏大小、结构及血流等情况 |

**临床问题3：如何评估潜在捐献者的感染及传播风险？**

**推荐意见3**：建议通过了解病史、临床评估以及实验室检验检查等方面判断潜在捐献者是否存在感染以及传播风险（推荐强度B，证据等级2b）。

**推荐意见说明：**

可以通过移植传播的病原体主要包括病毒、细菌、真菌、寄生虫、分枝杆菌等[9]。

潜在捐献者发生感染的高危因素主要包括：①入住ICU时间较长（入住天数≥2d）；②有外伤史或者手术史；③气管插管或气管切开时间较长；④有深静脉置管或血透治疗；⑤留置导尿管等。因此，对于潜在捐献者感染风险的评估，推荐从以下三个方面进行，分别是详细的病史询问、全面的临床评估以及实验室检验检查[10]。

病史询问：对于潜在捐献者的病史询问至关重要，包括其现病史，既往史，个人史，家族史等。询问病史时，应尤其注意传染性疾病相关情况，例如注意询问既往是否有乙肝、丙肝、梅毒、结核等传染病疾病史或接触史。同时，还要尽可能地了解潜在捐献者是否有血制品应用史、手术史、外伤史以及免疫抑制类药物或毒麻类药物接触史。

临床评估：临床评估是对潜在捐献者整体状况的评估，全面细致的体格检查对于感染状态以及可能的病原体评估具有不可替代的作用。在进行体格检查时，应对潜在捐献者的身高、体重、体温、心率、血压、呼吸以及血氧饱和度进行综合评估。对突发意识障碍的潜在捐献者，如果体温≥38℃或≤36℃，呼吸频率加快（RR≥22次/min），血压偏低（收缩压≤90mmHg，舒张压≤60mmHg），血氧饱和度下降（$SpO_2$≤90%），应注意排除感染性因素，加强感染指标的检测和微生物培养[11]。体格检查应注意观察潜在捐献者的体表，例如仔细查看体表是否有破溃、脓肿、淋巴结肿大、动物齿痕，以及创伤口、手术部位是否有感染的表现。也要关注皮肤表面是否有针眼，耳洞或者其他不能解释的创伤。如果有上述情况，需要检测病毒学指标，并对细菌学指标进行持续性检测。

实验室检验检查：对所有的潜在捐献者应常规进行实验室检验和检查。主要包括全血细胞分析、尿常规、C反应蛋白、降钙素原、乙型肝炎病毒（hepatitis B virus，HBV）五项、丙型肝炎病毒（hepatitis C virus，HCV）抗体、梅毒确诊试验、HIV抗体检测。在条件允许的情况下，应针对巨细胞病毒（cytomegalovirus，CMV）、EB病毒（Epstein-Barr virus，EBV）、BK病毒等进行相关检测，做T-SPOT、G试验、GM试验。同时，应该常规留取潜在捐献者的血、尿、痰、伤口分泌物进行细菌、真菌的培养和检测。如果条件允许，可利用宏基因组二代测序技术（metagenomics next generation sequencing，mNGS）等手段对血液、痰液等体液进行核酸高通量测序检测病原体。对于可能发生感染的部位进行影像学评估，例如胸部X线片或电子计算机断层扫描（computed tomography，CT），腹部CT或超声，注意判断有无肺部感染以及腹腔脏器脓肿[12]。

急性或潜伏期的感染，可以通过移植物传播给受者，导致受者出现严重的感染甚至死亡。在进行器官捐献前对捐献者进行感染风险的评估，目的是避免感染性疾病可能给受者带来的意想不到的并发症和风险，慎重权衡感染风险和器官利用之间的关系。对于可以预见的感染，例如感染HBV、HCV等疾病的捐献者，可以选择特定受者，通过监测或预防性治疗等措施，最大程度降低受者的发病率和死亡率[13-14]。

**临床问题4：潜在捐献者必须进行的HBV检测项目有哪些？ HBV核酸定量检测是否纳入必须筛查项目？**

**推荐意见4**：推荐潜在捐献者HBV检测项目包括HBV血清标志物检测，如果条件允许建议进行HBV核酸定量检测（推荐强度B，证据等级2b）。

推荐意见说明：

HBV 血清标志物包括乙型肝炎表面抗原（hepatitis B surface antigen，HBsAg）及其抗体（抗 -HBs）、乙型肝炎 e 抗原（hepatitis B e antigen，HBeAg）及其抗体（抗 -HBe）和乙型肝炎核心抗体（抗 -HBc）检测。基于目前我国人体器官获取组织（Organ Procurement Organization，OPO）分布及诊治水平，应对潜在捐献者进行 HBV 详尽的检测和评估，以便评估其传染风险，为受者预防处理提供指导依据。目前 UNOS/OPTN 政策要求针对 HBV 筛查必须至少包含 HBsAg 及乙型肝炎核心病毒抗体（HBcAb）（区分 IgG、IgM 可更有效地筛查窗口期的感染者）。虽然 HBsAg 检测可以筛查出绝大多数 HBV 感染者，但隐匿性感染者（HBsAg 阴性但 HBV-DNA 阳性）仍需要核酸定量检测以反映 HBV 复制的水平，对 HBV 携带者的筛查有重要的评估意义[15-17]。

临床问题 5：HBsAg 阳性的潜在捐献者是否可以捐献肾脏？ 应如何选择受者？

推荐意见 5：HBsAg 阳性的潜在捐献者可进行捐献，首先选择 HBsAg 阳性或 HBsAb 阳性的受者，如选择 HBsAg 和 HBsAb 均阴性的受者，必须告知受者移植后可能感染的风险（推荐强度 B，证据等级 2b）。

推荐意见说明：

大量证据已经证明，在不断涌现新型抗 HBV 药物的背景下，受者 HBV 感染状态并不影响肾移植受者及移植物的存活，但可增加受者肝衰竭风险[18-20]。使用 HBsAg 阳性捐献来源的供肾使受者暴露于感染 HBV 的风险当中，但结合我国的 HBV 流行现状，拒绝 HBsAg 阳性捐献将会显著降低等待者接受肾移植的机会。捐献者通过肾移植感染受者的途径主要是血液传播，肾脏组织本身不存在 HBV 携带或整合的 HBV DNA，而是通过残存于肾脏组织中的捐献者的血液及外周血单核细胞（peripheral blood mononuclear cell，PBMC）感染受者[21]。

美国移植学会（American Society of Transplantation，AST）感染疾病分会指南[22]不推荐接受 HBsAg 阳性捐献者。但部分移植中心会使用这类捐献者给 HBsAb 阳性的受者，或者对受者进行预处理；对于 HBsAg 阳性捐献来源肾移植给 HBsAb 阴性受者，HBV 感染风险较高。

国内的一项 HBV 活体肾移植研究显示，83 例 HBsAg 阳性给 HBsAg 阴性受者的病例中，受者转阳 2 例，均发生在 HBsAb/HBcAb 阴性受者，发生比例 2/11；83 例患者中，使用和不使用乙肝免疫球蛋白（hepatitis B immunoglobulin，HBIG）、抗 HBV 病毒药的受者之间 HBV 感染率及其他并发症指标无明显差别[23]。无表面抗体的受者感染风险偏高，此类受者接受 HBV 阳性捐献者应当慎重考虑。

在受者等待期间强化 HBV 免疫接种，维持 HBV 表面抗体滴度是有效的预防措施，建议保持 HBsAb 滴度在 100IU/L 以上，至少应 >10IU/L。此外，为阻断 HBV 感染传播，预防性使用 HBIG 可能有一定效果，但目前缺乏明确的高质量证据。推荐术后长期口服核苷（酸）类似物（NAs）抗病毒药，但 NAs 抗病毒药的使用时长需要根据供受者 HBV 感染状态确定，详细参考《肾移植受者乙型肝炎病毒感染诊疗指南》。

临床问题 6：潜在捐献者必须进行的 HCV 筛查项目有哪些？

推荐意见 6：潜在捐献者应检测 HCV 抗体，条件允许可进一步检测 HCV-RNA（推荐强度 B，证据等级 2b）。

推荐意见说明：

应对潜在捐献者进行 HCV 详尽地检测和评估，以便评估其传染风险，为受者预防处理提供指导依据。HCV 检测至少应包括 HCV 抗体。美国的研究指出 HCV-RNA 阳性患者中，3.5% 患者筛查时

anti-HCV 为阴性。通过 HCV-RNA 检测可以降低感染的风险[16-17]。因此,建议如果条件允许,检测 HCV-RNA。

**临床问题 7:HCV-RNA 阳性潜在捐献者是否可以捐献肾脏? HCV-RNA 阳性捐献者能否捐献给 HCV 阴性受者?**

**推荐意见 7:**HCV-RNA 阳性潜在捐献者可以捐献肾脏,HCV-RNA 阳性捐献者可捐献给 HCV 阴性受者,需明确告知并取得知情同意(推荐强度 A,证据等级 1b)。

**推荐意见说明:**

HCV 感染者的抗病毒治疗已经进入直接抗病毒药物(direct acting antiviral agent,DAA)时代,高达 95% 的患者可获得临床治愈。在这样的背景下,HCV 感染从肾移植手术相对禁忌证逐渐变为非禁忌证。研究发现 HCV 捐献者阳性 / 受者阴性与捐献者阴性 / 受者阴性的肾移植术后血清肌酐、肾小球滤过率估计值(estimated glomerular filtration rate,eGFR)水平、受者及移植物存活率、急性排斥反应和移植肾功能延迟恢复(delayed graft function,DGF)的发生风险差异无统计学意义[24-27],推荐使用直接抗病毒药物治疗。

**临床问题 8:HIV 感染潜在捐献者是否可以捐献肾脏?**

**推荐意见 8:**HIV 感染潜在捐献者可以捐献肾脏,但仅捐献给 HIV 感染受者(推荐强度 B,证据等级 2b)。

**推荐意见说明:**

2008 年,南非格罗特舒尔医院将 4 个 HIV 感染供肾移植给了 4 例 HIV 感染患者,术后 1 年,4 例受者均存活,移植肾功能良好,这是首次报道的 HIV 感染供、受者之间的移植;将 HIV 感染纳入到可捐献的范畴,的确扩大了供肾池,并且极大地满足了 HIV 感染患者的移植需求[28]。一项多中心研究结果显示,接受 HIV 感染供肾的肾移植受者术后 1、3、5 年的生存率分别为 84%、84%、74%,移植肾存活率分别为 93%、84%、84%;术后 1 年和 3 年急性排斥发生率分别为 8% 和 22%。HIV 感染患者接受 HIV 感染供肾,术后受者及移植肾存活时间与接受非 HIV 感染者供肾相比,差异无统计学意义[29]。HIV 感染患者接受 HIV 感染供肾,术后严重的不良事件、HIV 相关并发症等发生率并未增加[30-32]。

**临床问题 9:梅毒抗体阳性的潜在捐献者是否可以捐献肾脏?**

**推荐意见 9:**梅毒抗体阳性的潜在捐献者可以捐献肾脏(推荐强度 C,证据等级 4)。

**推荐意见说明:**

理论上梅毒能通过器官移植传播,但文献报道的相关病例却很少,当前大多数学者认为梅毒抗体阳性并非器官捐献的禁忌证[33,34]。对于梅毒抗体阳性供肾,受者在移植后接受适当疗程的青霉素治疗,梅毒很少能通过移植肾传播。预防性抗生素治疗阻断梅毒传播的可靠性也在肝脏、肺和心脏移植中得到证实[35,36]。

**临床问题 10:狂犬病病毒感染是否是捐献禁忌证?**

**推荐意见 10:**狂犬病病毒感染是捐献的绝对禁忌证(推荐强度 B,证据等级 2c)。

**推荐意见说明:**

狂犬病病毒感染可引起病毒性脑炎。目前已知角膜移植、肾移植,甚至血管移植都可传播狂犬病,器官和组织都可以作为狂犬病病毒传播的潜在媒介。目前无有效的治疗药物,移植受者接种狂犬疫苗也无法有效阻止病毒传播[17,37-39]。

临床问题 11：**潜在捐献者 CMV、EB 病毒感染是否可以捐献？**

推荐意见 11：潜在捐献者 CMV、EB 病毒感染可以捐献肾脏，如果条件允许，应行病毒感染筛查（推荐强度 B 级，证据等级 2a）。

推荐意见说明：

实验室筛查 CMV 感染方法包括 CMV-DNA、CMV-IgG、CMV-IgM 等，其中 CMV-DNA 是首选的诊断测试方法。CMV-IgM/G 可存在于正常人中，因此 CMV-IgM/G 仅能评估捐献者是否感染过 CMV，以及移植后 CMV 再次激活并患病的风险[40,41]。

EBV-DNA 载量测定已经被广泛应用于 EBV 相关疾病的诊断、病情监测、治疗效果评估和预后判断等，因此对于捐献者 EBV（+）/受体 EBV（-）的病例，术后应定期监测 EBV-DNA 载量[42,43]。

临床问题 12：**病原体不明的中枢神经系统感染是否是捐献禁忌证？**

推荐意见 12：病原体不明的中枢神经系统感染是捐献禁忌证（推荐强度 A，证据等级 1b）。

推荐意见说明：

实体器官移植受者发生与供者病原体相关的中枢神经系统（central nervous system，CNS）感染的病例并不少见，受者预后一般较差[44-49]，部分原因是缺乏有效的治疗手段。CNS 感染病原体检出率较低，捐献前应尽量采用 mNGS 技术提高检出率。为降低供者传播性疾病发生，不推荐使用病原体不明的 CNS 感染供者来源的器官。

临床问题 13：**血培养结果为多重耐药细菌感染的潜在捐献者是否可以捐献肾脏？**

推荐意见 13：建议谨慎使用潜在捐献者血培养存在多重耐药细菌感染的供肾。需结合临床实际综合考虑（推荐强度 C，证据等级 4）。

推荐意见说明：

脑死亡或心脏死亡器官捐献已成为移植的主要来源。这些潜在捐献者在 ICU 往往接受手术、各种侵入性治疗或操作以及广谱抗生素使用，容易受到各种感染的影响，特别是耐药细菌感染。鉴于肾移植受者术后管理的复杂性、混合感染风险高、药物相互作用等情况，对于多重耐药菌血症潜在捐献者，有条件情况下，全面检查后评估及慎重使用。目前缺少研究明确捐献者血培养存在多重耐药菌感染下，移植受者出现供者来源耐药菌感染的发病率。国内对供者来源的多重耐药菌感染研究发现，肾移植术后供者来源的耐药菌感染发病率为 2.2%，其中术后尿培养阳性为 18.8%，血培养阳性为 81.2%，多重耐药革兰氏阳性菌感染的总体生存率高于多重耐药革兰氏阴性菌[50]。有研究表明，肾移植术后耐甲氧西林金黄色葡萄球菌感染（methicillin-resistant staphylococcus aureus，MRSA）定植/感染的发生率不高，且与移植失败无关[51]。有研究中心表明肾移植术后耐万古霉素耐药肠球菌（vancomycin-resistant enterococci，VRE）的发病率为 2.3%，与术后 1 或 5 年生存率、生存天数无关[52]。肾移植术后产超广谱 β-内酰胺酶（extended-spectrum beta-lactamase，ESBL）肠杆菌科感染与死亡率增高相关，但移植 5 年存活率不受明显影响[53]。而肾移植术后感染耐碳青霉烯类肠杆菌属的死亡率相对较高，为 33%~41%[54]，因此对于耐碳青霉烯类细菌感染的捐献者需慎重考虑。对于药敏结果为非全耐药的多重耐药菌，结合药物试敏、二代测序（next generation sequencing，NGS）等检测方法，制订科学的抗感染方案可减少相关并发症的发生风险。有文献报道，通过调研收集欧洲的 65 家移植中心的意见，29 家移植中心认为在围手术期使用抗生素对预防供者来源的感染有效[55]。参考美国移植传染病社区实践学会指南，建议菌血症捐献者捐献前至少进行 24~48h 针对性抗菌药物治疗，受者术后进行 7~14d 针对病原菌的抗生素治疗；多药耐药细菌感染的捐献者需要仔细评估并拟定抗生素方案[56]。故此,多重耐药细菌感染不列为捐献禁忌证,但此类供肾须谨慎使用[57]。

**临床问题 14:潜在捐献者肺部感染是否可以捐献肾脏?**

**推荐意见 14:**潜在捐献者肺部感染可以捐献肾脏,但仍需结合临床实际综合考虑(推荐强度 B,证据等级 3b)。

**推荐意见说明:**

原发于肺部的感染,痰培养阳性,如果血、尿培养为阴性,则不应列为绝对禁忌证[10]。美国研究表明,捐献者呼吸道分泌物培养阳性的多重耐药/广泛耐药革兰氏阴性菌并未致使肾移植受者感染,表明捐献者呼吸道分泌物培养结果与肾移植后感染并无明确相关性,并不影响肾移植术后管理[58]。肾移植术后合并真菌感染,可能出现血管并发症,导致移植肾动脉破裂,术后应高度警惕[59]。但是也有文献报道,使用新型抗菌药物治疗肾移植术后侵袭性曲霉菌感染,效果良好[60]。因此,捐献者肺部真菌感染也不应该作为禁忌证,应对供受者进行早期抗真菌治疗。

**临床问题 15:未经治疗的或治疗后病情尚未完全得到控制的细菌感染,如感染病原体明确,存在治疗有效的药物,是否可以捐献肾脏?**

**推荐意见 15:**感染病原体明确,且存在治疗有效的药物时,可考虑捐献肾脏,但仍需结合临床实际综合考虑(推荐级别 B,证据等级 3b)。

**推荐意见说明:**

感染仍然是肾移植受者出现并发症和死亡的主要原因。在获得病原菌培养结果的情况下,药敏结果提示有敏感的治疗药物时,可以考虑捐献。感染耐碳青霉烯类肺炎克雷伯菌的受者在使用某些新型抗生素后仍然可以获得良好的预后[61]。随着抗生素的发展,陆续有文献报道,使用新型的抗生素或者联合用药,对某些耐药病原体可以获得较好的治疗效果[62]。目前正在测试使用联合疗法、新型药物和雾化形式的抗菌药物治疗一些耐药微生物引起的感染,部分研究显示得到较好的结果[63],但仍需结合临床实际综合进行判断。

**临床问题 16:未经治疗的或治疗后病情未得到控制的血源性真菌感染是否适合捐献?**

**推荐意见 16:**明确有血源性真菌感染,尚未治疗或治疗后仍未控制的情况下,不适合捐献(推荐强度 B,证据等级 2b)。

**推荐意见说明:**

通过灌注液的培养和捐献者血培养的结果分析,捐献者血源性真菌感染仍然是肾移植受者移植物失功和死亡的主要原因。在有限的报道中可以看出术后早期处于严重免疫抑制状态下的肾移植受者,感染真菌后发生严重动脉炎导致血管破裂的风险较高,部分受者甚至出现死亡。因此,在明确有血源性真菌感染,尚未治疗或治疗后仍未控制的情况下,不适合捐献[64,65]。

**临床问题 17:潜在捐献者结核感染是否可以捐献肾脏?**

**推荐意见 17:**患有结核的潜在捐献者已接受正规治疗大于 6 个月以上,且结核得到有效控制,可考虑捐献;对于潜在捐献者明确诊断结核,但是没有证据证明其活动性的,并非捐献禁忌证;潜在捐献者结核诊断明确,且证明其具有活动性,不适合捐献(推荐强度 B,证据等级 2a)。

**推荐意见说明:**

器官移植术后,感染结核,会导致严重的并发症。当捐献者存在活动性结核,移植术后出现结核传播的概率约为 30%,尽管接受了治疗,死亡率仍为 6%~22%[66]。有文献报道称,大多数结核病被认为是潜伏感染的再激活且多发生在实体器官移植的 1 年之后;早发型病例主要见于捐献者来源的结核病病例,发热是其最常见的症状;1 719 名肾移植术后患者肺外结核和播散性结核的发生率分别为29.84% 和 15.96%;移植术后抗结核治疗的中位时间为 10.54~12.01 个月,其中多重耐药结核菌很少见,却由于药物毒性常导致肝脏毒性以及移植肾功能障碍[67,68]。为预防捐献者来源的结核病,明确诊断为活动性结核潜在捐献者,不适合捐献肾脏;如果潜在捐献者患有结核,但已接受大于 6 个月以上的正规治疗,可考虑捐献;对于结核诊断明确的潜在捐献者,但是没有证据证明其具有活动性的,虽不列为捐献禁忌证,但移植术后,应该对受者进行及时的预防治疗[69]。

**临床问题 18:潜在捐献者的活动性寄生虫病是否是肾脏捐献的禁忌证?**

**推荐意见 18:**潜在捐献者活动性寄生虫病是肾脏捐献的相对禁忌证,部分较少累及肾脏的寄生虫感染捐献者,其供肾可谨慎使用(推荐强度 C,证据等级 4)。

**推荐意见说明:**

潜在捐献者活动性寄生虫病是肾脏捐献的相对禁忌证,如有药物等有效治疗手段,在排除风险的情况下可考虑捐献。潜在捐献者需排除疟原虫血症,在疟疾治愈后可捐献。克氏锥虫感染捐献者的心脏和小肠应弃用,但可以移植包括肾脏在内的其他器官。潜在捐献者应排除播散性棘球蚴病,不推荐使用受影响的器官,如肝脏,可使用其他器官,传播风险低。阿米巴原虫主要限于小肠和肝脏,可谨慎使用肾脏等器官。线虫、吸虫、绦虫等蠕虫感染,建议咨询传染病专家,避免使用受影响的靶器官及传播风险[17,70-73]。

**临床问题 19:如何评估潜在捐献者的潜在肿瘤风险?**

**推荐意见 19:**建议对潜在捐献者进行详尽评估肿瘤相关的既往史、个人史、家族史,完善体格检查及临床辅助检验检查等,以最大程度减少恶性肿瘤传播的风险(推荐强度 B,证据等级 2b)。

**推荐意见说明:**

对于潜在捐献者术前肿瘤方面的评估应该尽量详尽,并重点关注以下信息[74]:

1. 是否存在与肿瘤相关的长期生活习惯 吸烟史、酗酒史、咀嚼槟榔史等。是否存在与肿瘤相关的病史 乙型肝炎、丙型肝炎、肝硬化等。

2. 近期是否存在与肿瘤性疾病相关的特征 例如非计划性的体重下降、不规则出血等情况。

3. 既往肿瘤病史 需要了解所有既往肿瘤病史,包括诊断时间、手术时间、病理报告、接受过的治疗(放疗、化疗、免疫治疗等)、随访情况(日期、结果、肿瘤有无复发)。

此外,还需要对捐献者进行全面的体格检查,注意皮肤情况,是否存在可视及或触及的肿物,是否有手术瘢痕,以及异常的皮肤色素沉积等。

实验室检查方面,如果捐献者有既往肿瘤病史或怀疑患有恶性肿瘤,推荐检测相关的肿瘤标志物,并与既往随访结果进行对比。

在物理检查方面,应完善影像学检查。在条件允许的情况下,应行全身 CT 和腹腔脏器超声检查。

在器官获取时,获取医师应该全面评估胸腹脏器的术中情况,发现可疑肿物或肿大淋巴结应及时送检病理,以快速明确肿物性质。

**临床问题 20:患有肿瘤 / 有肿瘤病史的潜在捐献者是否可以捐献肾脏?**

**推荐意见 20:**大部分未治愈的恶性肿瘤患者和转移性肿瘤患者,不适合捐献肾脏,应根据肿瘤传播风险进行取舍(推荐强度 B,证据等级 2b)。

**推荐意见说明:**

捐献者如罹患恶性肿瘤,有传播至受者体内的风险[75,76]。必须认真筛选,从而减少肿瘤性疾病传

播的风险,需特别注意以下问题:

1. 在器官捐献或者评估过程中首次确诊的恶性肿瘤,需要详细地评估,大部分肿瘤未治愈的患者不能捐献器官;患有转移性肿瘤患者,不能捐献器官。

2. 潜在捐献者如有恶性肿瘤病史,在进行器官捐献前,应实现至少5年内肿瘤完全缓解,无复发和转移。对该类潜在捐献者应详细了解相关信息,包括肿瘤性质、病理类型、肿瘤分期、治疗方式、无瘤生存期、是否复发等。如缺乏手术干预,随访不完善或已经开始接受姑息治疗,则不能捐献器官。

3. 在手术前,应获得受者的知情同意,充分告知其肿瘤复发和传播风险及后续治疗方案。

4. 捐献者来源传播恶性肿瘤风险如何分级?

本指南中所提及的肿瘤传播低风险、中等风险、高风险以及绝对禁忌定义如下(表4-2):

低风险:捐献器官在移植中心充分评估后,所有受者均可接受。

中等风险:移植中心需要根据受者的具体健康状况或临床严重程度来判断风险是否可接受。

高风险:仅仅在某些特殊情况下讨论其是否可接受,其他治疗无效、需要通过肾移植挽救生命者,经过合理的风险—效益评估,并获得受者的知情同意。

绝对禁忌:明确具有传播风险,且无效治疗方法。

在临床实践中,需要根据传播风险决定是否使用。

表4-2 各肿瘤说明与风险、推荐等级

| 肿瘤名称 | 说明 | 风险分级 | 推荐强度及证据等级 |
|---|---|---|---|
| 甲状腺癌[77,78] | 获取过程中或新近发现的孤立性乳头状甲状腺癌,滤泡癌 | 低风险至中等风险 | B,2a |
| | 获取过程中或既往发现的髓样癌,间变性甲状腺癌 | 高风险至绝对禁忌 | B,2b |
| | 经治疗的,体积小,分化良好(乳头状癌,髓样癌),随访过程无复发及远处转移 | 低风险至中等风险 | B,2b |
| 乳腺癌[79,80] | 获取过程中诊断出的乳腺癌及转移性乳腺癌 | 高风险至绝对禁忌 | B,2a |
| | 既往乳腺癌病史,未发生转移,且手术治疗后,无复发时间大于5年者 | 低风险至中等风险 | B,2a |
| 肺癌[81] | 获取过程中或近期诊断的任何组织类型的肺癌以及转移性肺癌 | 高风险至绝对禁忌 | C,4 |
| | 原位肺癌行治愈治疗后 | 低风险至中等风险 | C,4 |
| 食管癌[82] | 获取过程发现或既往病史 | 高风险至绝对禁忌 | C,4 |
| 胃癌[83] | 获取过程发现或既往病史 | 高风险至绝对禁忌 | C,4 |
| 胰腺癌[84] | 获取过程发现或既往病史 | 高风险至绝对禁忌 | C,4 |
| 肝癌[85] | 获取过程发现或既往病史 | 高风险至绝对禁忌 | C,4 |
| 胆管癌[85] | 获取过程发现或既往病史 | 高风险至绝对禁忌 | C,4 |
| 结直肠癌[86] | 获取过程发现或新近发现的活跃性肿瘤 | 高风险至绝对禁忌 | C,4 |
| | 既往原位结直肠癌,无远处转移,且手术治疗,随访大于5年无复发 | 低风险至中等风险 | C,4 |

| 肿瘤名称 | 说明 | 风险分级 | 推荐强度及证据等级 |
|---|---|---|---|
| 肾细胞癌[87] | 获取过程中诊断为肾细胞癌。完全切除肿瘤后获得准确的肿瘤病理分期，且切缘阴性为肾细胞癌可接受的先决条件。同时检查对侧肾脏有无肾脏肿瘤。单侧肾细胞癌小于4cm，核仁级别为Ⅰ/Ⅱ以内 | 低风险至中等风险 | B，2a |
| | 单侧肾细胞癌大于4cm，或核仁级别为Ⅲ/Ⅳ级 | 高风险至绝对禁忌 | B，2a |
| 尿路上皮癌[88] | 获取中或既往尿路上皮癌。尿路上皮癌具有多中心及易复发的特点，移植后有复发风险 | 高风险至绝对禁忌 | C，4 |
| 造血系统恶性肿瘤[89,90] | 白血病，淋巴瘤，浆细胞瘤 | 高风险至绝对禁忌 | C，4 |
| 肉瘤[91] | 肉瘤 | 高风险至绝对禁忌 | C，4 |
| 中枢神经系统肿瘤 | 低级别星形细胞瘤 | 低风险至中等风险 | B，3a |
| | 纤维型星形细胞瘤 | 低风险至中等风险 | B，3a |
| | 鳞状细胞星形细胞瘤 | 低风险至中等风险 | C，4 |
| | 恶性星形细胞瘤 | 高风险至绝对禁忌 | C，4 |
| | 间变性星形细胞瘤 | 高风险至绝对禁忌 | C，4 |
| | 多形性成胶质细胞瘤 | 高风险至绝对禁忌 | C，4 |
| | 低级少突神经胶质瘤 | 高风险至绝对禁忌 | C，4 |
| | 间变性少突神经胶质瘤 | 高风险至绝对禁忌 | C，4 |
| | 脉络丛乳头状瘤 | 高风险至绝对禁忌 | C，4 |

中枢神经系统的原发性肿瘤，在器官捐献死亡相关原因中占比 3%~4%。CNS 肿瘤的颅外转移是罕见的，常见的原发性肿瘤颅外转移常见的为胶质细胞瘤(41.4%)、成神经管细胞瘤(26.7%)、室管膜瘤(16.4%)、星形细胞瘤(10.3%)和少突胶质细胞瘤(5.3%)。转移常见部位为肺、颈部淋巴结、肝脏、骨、腹腔内淋巴结。CNS 肿瘤一旦发生颅外转移，提示肿瘤细胞已经进入血液循环，此时，需要谨慎考虑是否进行器官捐献。以下因素常与 CNS 肿瘤颅外循环转移风险有关：①特异性组织学类型和高度恶性肿瘤；②肿瘤位于颅内边缘位置；③既往有开颅手术或立体定向手术史；④脑室—体循环分流或脑室—腹腔分流；⑤既往放化疗病史；⑥疾病持续时间[92-96]。

临床问题 21：**肾脏捐献者是否有年龄上限？**

推荐意见 21：肾脏捐献者没有年龄上限，但评估时应结合病史、维护期状态、肾脏功能等因素进行详细的综合评估(推荐级别 B，证据等级 2b)。

推荐意见说明：

在当前肾脏短缺的情况下，使用老年捐献者来源的肾脏是不可避免的，因此定义或量化老年捐献者带来的风险非常重要，这可能有助于解决分配问题并促进移植后管理的个体化。欧洲自 1999 年以来，>60 岁捐献者的使用率持续上升，并在 2016—2017 年时，欧洲老年供肾(>60 岁)的应用比例就已经占当年全部供肾的 42% 了，经过近 20 年的实践，于 2018 年研究者们得出共识，65~74 岁老年供肾，尤其是未合并边缘捐献者高危因素的捐献者，也可以分配给 55~64 岁受者，使其受益[97]。同时，巴西一移植中心收集 2002—2017 年共 5 359 例遗体器官捐献肾移植临床资料进行了一项队列研究，研究表明与 18~49 岁的供肾相比，>50 岁供肾的移植受者存活率显著降低，在 50~59 岁的标准捐献者

(standard criteria donors,SCD)、50~59岁的扩大标准捐献者(extended criteria donors,ECD)和≥60岁捐献者供肾的移植受者中,受者的存活率没有显著差异[98]。此外,也有研究者收集SRTR(Scientific Registry of Transplant Recipients)数据库中2010—2018年接受>50岁供肾的肾移植受者共92 081例临床资料,相较于拒绝>50岁供肾的透析患者,接受>50岁供肾的肾移植受者3年、5年生存率显著提高[99]。此外,也有研究在比较老年和青年捐献者时,发现同种异体移植物存活率和受者存活率没有显著差异。并进行多因素分析证实了捐献者年龄与同种异体移植物移植失败之间缺乏相关性[100]。

从受者受益角度出发,接受老年供肾的受者比拒绝老年供肾的透析患者有更高的生存率及更好的生活质量。因而在临床实践中,医疗人员应综合考虑老年捐献者情况,充分进行受者获益风险评估,合理加以利用。

**临床问题22：潜在捐献者合并糖尿病是否适合捐献肾脏?**

**推荐意见22：**潜在捐献者合并糖尿病不是肾脏捐献禁忌,应结合高血压、尿蛋白等临床情况详细评估,如条件允许,建议行供肾活检,结合病理结果进行取舍(推荐强度B,证据等级2a)。

**推荐意见说明：**

捐献者合并糖尿病是增加移植物移植后失功的高危因素[101]。有研究报道,合并糖尿病捐献者移植物生存时间略低于无糖尿病捐献者组,同时移植肾功能延迟恢复以及急性排斥的风险轻微升高,蛋白尿发生率增高。然而比起等待名单中的透析患者,尤其是对于等待时间较长的患者,接受糖尿病患者来源的供肾可以降低肾移植等待人群的病死率[102]。

因此,潜在捐献者合并糖尿病不是捐献禁忌。在移植前应综合评估捐献者身高、体重、糖尿病病史、糖化血红蛋白水平、供肾穿刺病理等因素,同时,充分权衡受者维持透析与接受糖尿病供肾的风险与获益,客观地对糖尿病供肾进行取舍。

**临床问题23：有心肺复苏史的潜在捐献者是否可以捐献肾脏?**

**推荐意见23：**对于存在心肺复苏史的潜在捐献者,应根据心肺复苏经过、持续时间及心肺复苏后的循环情况、尿量、肾脏功能等情况综合评估是否可以捐献肾脏(推荐强度B,证据等级2b)。

**推荐意见说明：**

由于脑死亡患者发生儿茶酚胺风暴、电解质紊乱,同时心脏还可能存在原发基础性疾病,易发生非计划性心脏停搏,出现心肺复苏情况,甚至多次进行心肺复苏。较长时间心肺复苏对器官功能有明显损害,但次数较多心肺复苏可能未必如此,具体机制还需进一步研究。目前共识认为捐献者心肺复苏对供肾质量及移植术后受者的肾小球滤过率(glomerular filtrationrate,GFR)有明显影响,易导致移植肾DGF及移植远期预后差。因此,对于发生过心肺复苏的捐献者应进行客观、全面、动态地评估。

心肺复苏时间<10min,对肾脏损伤相对较小,这类肾脏一般可以利用;心肺复苏时间在10~30min之间,需在全面评估捐献者的血压、每小时尿量、生化和肾功能等基础上,结合LifePort灌注情况对供肾质量进行综合评估来决定供肾是否可以利用;若心肺复苏时间>30min,供肾缺血缺氧损伤严重,仍需结合临床根据复苏后血压、尿量、血清肌酐等进行全面评估,但一般弃用。对于复苏时间在10~30min的供肾,应进行全面评估:①观察获取后供肾的外观及质地等情况;②可使用LifePort灌注了解流量和阻力;③建议使用楔形活检,有助于全面评估病理情况,有条件者可进行快速石蜡切片,如肾脏无微血栓形成可考虑使用。欧洲有研究显示,对于老年(≥65岁)心肺复苏后的边缘性供肾,选择适当受者,术后短期及长期结局与无心肺复苏病史的供肾并无较大差别[103]。

**临床问题 24：存在低血压病史的潜在捐献者是否可以捐献肾脏？**

推荐意见 24：对于存在有低血压病史的潜在捐献者，推荐根据低血压的程度和持续时间及低血压纠正后的尿量、肾脏功能等情况综合评估是否可以捐献肾脏（推荐强度 B，证据等级 2b）。

推荐意见说明：

捐献者自身的血流动力学不稳定、全身器官组织灌注不足及水、电解质、酸碱失衡，使得机体常处于低血压和缺氧状态，对器官功能损害较大。灌注压降低与移植后肾小管坏死、功能衰竭关系密切，持续出现的低血压造成组织缺血缺氧、能量代谢障碍。2021 年一项国内的多中心调查研究[104]发现，捐献者的年龄、原发病、高血压病史、末次血肌酐、持续低血压和心肺复苏时间是 DGF 的危险因素并开发了捐献者风险评分系统来预测 DGF。比较没有发生低血压和持续低血压捐献者，DGF 的发生率分别从 17% 增加到 35%（$P<0.01$），与低血压严重程度正相关。

一般持续低血压的供肾在下述情况下可以利用：①收缩压<100mmHg（10mmHg=1.33kPa）不超过 4h；②收缩压<80mmHg 不超过 2h；③收缩压<50mmHg 不超过 30min。

**临床问题 25：合并急性肾损伤的潜在捐献者是否可以捐献肾脏？**

推荐意见 25：合并急性肾损伤的供肾多可用于移植，但建议根据潜在捐献者年龄、病史、发病前肌酐水平、维护期尿量改变等情况综合评估，必要时行肾脏活检（推荐强度 B，证据等级 3a）。

推荐意见说明：

研究表明，急性肾损伤（acute kidney injury，AKI）供肾与非 AKI 供肾对比，尽管 AKI 供肾 DGF 发生率高，术后 1 年内 eGFR 较低，导致受者住院时间增加，但是对受者远期存活不会有影响[105]。也有研究指出 AKI 供肾移植后的早期和晚期预后与非 AKI 供肾的相当[106]。

有研究表明，捐献者 AKI 分期并不影响移植物存活率[107,108]。既往由于脑死亡（DBD）捐献者在 ICU 停留时间长，病情重，导致急性肾损伤发生率增加，曾一度被认为是肾脏捐献的禁忌证。近年来有研究表明，DBD 合并 AKI 供肾经过积极的器官维护治疗纠正，包括充分补液，纠正电解质甚至是连续肾脏替代治疗（continuous renal replacement therapy，CRRT），可达到与非 AKI 同等效果[109]。有研究指出，心脏死亡（DCD）供肾合并 AKI 能够取得很好的疗效，但是与 DBD 合并 AKI 相比，DCD 合并 AKI 具有更高的移植肾衰竭的风险[110]。

零点活检是供肾质量评估中的一项重要内容，可以较准确评估供肾脏急性、慢性病变，甚至对 AKI 供肾移植后的效果进行预测。与非 AKI 组供肾相比，AKI 组表现为轻、中度急性肾小管损伤以及轻度肾间质纤维化的供肾在术后 3 个月恢复正常。经活检发现病理病变程度重、Banff 评分大于 3 分者则建议弃用该器官[111-113]。并且有文献指出，移植后 1 年供肾纤维化的进展、慢性病变的发生与供肾是否伴有 AKI 无关，说明 AKI 供肾较高的 DGF 发生率并不预示着移植物长期存活率差。

**临床问题 26：心脏死亡器官捐献者热缺血时间>30min 是否可以捐献肾脏？**

推荐意见 26：热缺血时间>30min 是 DGF 的独立危险因素，需要综合评估、慎重使用（推荐强度 B，证据等级 2c）。

推荐意见说明：

较长的热缺血时间（warm ischemic time，WIT）不仅会影响移植物的长期功能，而且对肾移植术预后也有不利影响。如果心脏死亡器官捐献者 WIT>30min，需要充分考虑捐献者病史、身体基本情况、肾功能、LifePort 灌注中的具体情况等，必要时完善病理活检，慎重考虑此类供肾是否可用。

对于心脏死亡器官捐献者,也要关注功能性热缺血时间,是指平均动脉压<50mmHg(1mmHg=0.133kPa)或$SpO_2$<70%时至冷灌注开始的时间[114,115]。一般情况下,当收缩压低于50mmHg时,器官将会出现热缺血损伤,就认为"功能性热缺血期"已经开始。一般认为对于肾移植,可接受的功能性热缺血时间上限是60min[116],但也有中心报道,更长的热缺血时间也取得了良好效果[117]。

临床问题27:合并结石的供肾是否可用于移植?

推荐意见27:部分合并肾结石的供肾可以用于移植,要根据结石的具体情况来决定是否使用(推荐强度B,证据等级3a)。

推荐意见说明:

使用有结石的供肾已被大多数中心接受,结石供肾在亲属活体肾移植中已取得满意的效果[118,119]。研究证实接受合并结石的供肾的受者,在移植肾和受者1年生存率方面差异无统计学意义,但术后血肌酐水平不同研究存在差异。接受合并结石的供肾移植的受者和接受无结石供肾移植的受者术后移植肾功能延迟恢复、尿路感染和输尿管狭窄的发生率均无统计学差异;但接受结石供肾移植受者的泌尿系结石的发生率可能会高于接受无结石供肾移植的受者(2.2% vs. 0.2%)[120,121],因此建议尽可能在供肾离体状态下通过输尿管镜或其他方式将结石取出[122-124]。

临床问题28:如何进行供肾临床多因素评估?

推荐意见28:推荐利用国内外常用供肾评估系统进行临床多因素评估(推荐强度B,证据等级2a)。

推荐意见说明:

目前国内外有不同的评估标准。国际常用的供肾肾脏概况指数(kidney donor profile index,KDPI)来源于捐献者肾脏风险指数(kidney donor risk index,KDRI),是供肾分配的参考指标之一。KDRI主要用于评估来源于成年捐献者的肾移植后发生肾脏衰竭的风险。KDPI是将KDRI对供肾发生衰竭的相对危险估计转换成连续的数量化的百分比,即将每个肾脏的KDRI映射到从1%(最佳)到100%(最差)的KDPI标度。每一个供肾都有一个KDPI值,此KDPI值大致能够反映该肾脏在移植后的有效工作时间。KDPI值越高,意味着该肾脏在移植后能工作的时间越短;较低的KDPI意味着较好的供肾质量和较长的使用寿命。

KDRI和KDPI根据捐献者的十个指标来计算供肾的功能。这十个指标包括:年龄、身高、体重、种族、高血压病史、糖尿病史、脑血管疾病死因、血清肌酐、HCV感染状态和DBD器官捐献状况。使用美国器官共享联合组织(Organ Procurement and Transplantation Network/United Network for Organ Sharing,OPTN/UNOS)官网的KDPI计算器,输入10项捐献者因素指标,即可得出KDRI和KDPI值。使用估计移植后生存期(estimated post transplant survival,EPTS)与KDPI一同指导肾脏分配,可辅助提高扩大标准捐献者供肾的利用率,使等待移植者利益最大化。KDPI不需要进行术前活检即可提供指标性数据来显示供肾质量,并且在不同中心之间具有可重复性。但该指数存在一定局限性,包括纳入丙肝感染标准、未纳入捐献者获取前的维护过程中心搏骤停、持续低血压等情况,且存在种族数据偏差。

西安交通大学第一附属医院牵头开展了多中心临床研究[125],以年龄、死亡原因、高血压病史、低压持续时间、捐献前的心肺复苏史和终末期血清肌酐水平作为预测指标,建立了适合中国人群捐献的预测肾移植术后DGF的模型[104](见表4-3),具有推广价值。该模型指出评分>20分者DGF的发生率较高,大部分评分>30分的肾脏被弃用。

表 4-3　具有中国特色的预测肾移植术后 DGF 的模型

| 影响因素 | 类别 | 评分 |
| --- | --- | --- |
| 捐献者年龄（岁） | 16~39 | 0 |
| | 40~49 | 1 |
| | 50~64 | 2 |
| | ≥65 | 3 |
| 原发性疾病 | 脑外伤 | 0 |
| | 脑出血 | 3 |
| | 缺氧缺血性脑病 | 6 |
| | 其他 | 3 |
| 高血压病史 / 年 | 无 | 0 |
| | 0~4 | 5 |
| | 5~9 | 6 |
| | ≥10 | 7 |
| 心肺复苏 /min | 无 | 0 |
| | 0~9 | 5 |
| | 10~29 | 7 |
| | ≥30 | 8 |
| 肌酐 /$(\mu mol \cdot L^{-1})$ | <177 | 0 |
| | 177~265 | 7 |
| | 265~442 | 8 |
| | >442 | 17 |
| 低血压持续时间 /min | 无 | 0 |
| SBP<80mmHg | <60 | 5 |
| SBP<50mmHg | <10 | 5 |
| SBP<80mmHg | ≥60 | 8 |
| SBP<50mmHg | ≥10 | 8 |

## 三、捐献者维护

**临床问题 29：捐献者维护的主要内容有哪些？**

推荐意见 29：建议维持捐献者的循环平稳，维持肾脏的有效灌注及维护肾脏功能的稳定（推荐强度 B，证据等级 2b）。

**推荐意见说明：**

患者进展到脑死亡阶段，实体器官功能或多或少会受损，机体内环境更为复杂和紊乱，因此器官功能维护过程中需要进行持续、严密监测[126]。根据临床观察及时明确主要生理功能的各种变化，进行科学的调整管理，减少和避免过度治疗，使器官功能迅速恢复到最佳状态，满足器官移植的要求。既要检测机体整体的功能状况，持续监测捐献者的氧合、通气、循环和体温的变化，更要重视监测各个实体器官尤其是用于进行移植的器官功能[126-127]。基本监测项目包括：心电图、有创动脉血压、中心静脉压、体温、脉搏、氧饱和度、尿量、呼吸机参数、血糖及电解质、血气分析和乳酸、肝肾功能、凝血功能、血/尿/痰标本及感染灶标本的病原微生物培养及药敏试验。

**临床问题 30：如何进行循环系统功能支持？**

**推荐意见 30：**建议纠正引起血流动力学紊乱原因，合理选择血管活性药物，必要时行 ECMO 进行循环系统功能支持（推荐强度 B，证据等级 3a）。

**推荐意见说明：**

循环系统功能支持是捐献者维护的关键，血流动力学紊乱可引起组织器官灌注量减少和组织器官缺氧，从而影响器官质量与功能，甚至可导致器官捐献失败。应根据捐献者病情、监测结果、检查结果等综合分析捐献者出现血流动力学紊乱的原因。在应用血管活性药物的同时，应首先纠正引起血流动力学紊乱的原因，如血容量的补充、内环境紊乱的纠正等[128]。

"交感神经风暴"是患者发展为脑死亡的一个显著特征。该事件发生在两个阶段：①肾上腺素能亢进：临床表现为心动过速、高血压、全身血管阻力增加和心肌耗氧量增加；②低血压：第一阶段持续约 30min，对于高血压危象的治疗需求仍未达成共识。由于病理生理学涉及全身血管阻力增加，因此可能发生腹内器官灌注不足[128]。器官损伤与收缩压水平为 160mmHg 或更高且持续超过 30min 有关。如果需要临时控制血压，建议使用艾司洛尔或硝普钠，还必须适当注意放电后自发发生的低血压。捐献者的平均动脉压应在 60~80mmHg 之间，或至少收缩压为 100mmHg[128]。重要的是要注意患者循环儿茶酚胺的耗竭，这些循环儿茶酚胺与高血糖或甘露醇输注有关，可促进渗透性利尿和尿崩症[129,130]。这些事件会干扰血压控制。影像学检查常显示由水电解质紊乱、肺动脉高压、心肌挫伤或神经源性心肌抑制引起的左心室功能障碍。液体复苏是最初的血流动力学支持，但确定所需的容量是一项挑战。容量替代不足会增加炎症反应和器官功能障碍；此外，在没有适当容量替代的情况下开始血管加压药给药可诱发心律失常或加重血管收缩和器官缺血。监测所有潜在捐献者的中心静脉压（central venous pressure，CVP）是争论的主题。8~12mmHg 之间的值既不表示对容量置换有反应性，也不表示无反应；但 CVP<4mmHg 允许增加容量输注。如果 CVP 增加超过 2mmHg，应停止输注。一直强调加压素的给药，因为这种激素有助于尿崩症的管理并减少对儿茶酚胺的需求[130,131]。乳酸水平和中心静脉饱和度虽然对创伤和脓毒症有用，但不适合评估潜在捐献者对液体复苏的反应[128]。

需使用血管升压药时，首先考虑多巴胺和抗利尿激素；严重休克时，可以选择去甲肾上腺素、去氧肾上腺素、多巴酚丁胺和肾上腺素[130,131]。脑死亡患者常发生心律失常，进一步影响血流动力学，要避免交感风暴过度反应，并选用短效药物。心动过缓可使用异丙肾上腺素或肾上腺素，室性心动过速使用胺碘酮或利多卡因。有证据显示肾脏捐献者使用小剂量多巴胺[4μg/(kg·min)]，能减少移植术后透析率，且不会增加不良反应，原因可能为刺激多巴胺 D3 受者减轻了缺血再灌注损伤。体外膜肺氧合（extracorporeal membrane oxygenation，ECMO）的心肺支持作用可以保证器官有效的血流灌注，多项研究报道 ECMO 可用于血流动力学不稳定的 DBD 捐献者中，维持器官灌注，为器官功能评价争取时间，提高器官捐献成功率[11]。

**临床问题 31：如何纠正捐献者的水电解质紊乱和酸碱失衡？**

**推荐意见 31：**建议纠正病因、及时监测、适当补充，必要时应用血液净化治疗来改善捐献者的水电解质紊乱和酸碱失衡（推荐强度 B，证据等级 2a）。

**推荐意见说明：**

捐献者体内很难保持水电解质的平衡。游离水和电解质的丢失可能会导致水电解质失衡，如高钠血症、低钙血症、低镁血症、低钾血症、低磷血症,引起心律失常、心肌功能障碍和心搏骤停等心血管并发症[126,128,129]。分析引起水电解质紊乱和酸碱失衡的原因,给予对症处理。比如高钠血症可能由于过度脱水或者中枢性因素引起,对于脱水过度引起的,需要给予补液。如果效果不理想,建议应用 CRRT 治疗来降低血钠水平。多尿[继发于抗利尿激素(antidiuretic hormone,ADH)缺乏、高血糖症造成的渗透性利尿]造成的液体丢失较为常见,继发于体温过高的液体丢失较少见,这两种情况均应进行适当的纠正[130,131]。应小心进行液体复苏以避免肺水肿、心脏负荷过量或肝淤血。维持正常的循环血容量后如果潜在的捐献者的血压仍然偏低再合理应用血管活性药。注意补液种类的选择,含葡萄糖的液体过多可能造成低钠血症和高血糖症,从而加重细胞内脱水和多尿。对脱水造成血浆渗透压增高的捐献者使用富含钠的溶液进行液体置换可能在几天内造成高钠血症,且很难缓解。同时,高钠血症是移植肝脏功能延迟恢复的独立危险因素。血液净化治疗在维持水电解质和酸碱平衡方面有很好的疗效,建议在内科治疗效果不佳情况下应用血液净化治疗来改善潜在捐献者的水电解质紊乱和酸碱失衡[128,130]。

**临床问题 32:如何减轻捐献者发生的炎症风暴,清除炎症介质?**

**推荐意见 32:** 建议首先明确病因,对症处理,可以应用激素、CRRT、血液灌流等技术治疗来减轻炎症风暴、清除炎症介质(推荐强度 B,证据等级 2b)。

**推荐意见说明:**

脑死亡可能通过多种机制引起全身炎症反应。脑死亡的病因[132],如外伤、大出血、颅内出血,或像吸入性肺炎、呼吸机治疗、造成器官缺氧的严重低血压等现象也可能引发并维持炎症反应。目前认为脑死亡之后出现的炎症反应是造成潜在器官捐献者出现生理障碍(肺障碍、胰腺障碍等)的原因之一。多项研究讨论了在不同捐献器官中上调 TNF-a、IL-2、IL-6 和 IL-8 等促炎性细胞因子合成的影响以及使用具有抑制作用的抗体的影响。CRRT 治疗中的血液滤过模式能够有效清除中大分子的炎症介质、使用血液灌流器能够吸附脑死亡产生的炎症因子,能明显降低 IL-6、IL-8、TNF-α 等炎症因子水平,纠正炎症因子失衡,改善患者血流动力学,减少血管升压药的使用量,改善器官的功能。吸附剂已被证明能够清除炎性介质,可减少可溶性免疫介质和调节细胞免疫功能。联合不同血液净化的优点,能更高效清除介质。

**临床问题 33:捐献者是否必要常规行预防抗感染治疗?**

**推荐意见 33:** 建议对捐献者常规进行感染筛查,必要时做 mNGS 检查,根据感染风险分层来选择合适的抗生素进行预防抗感染治疗(推荐强度 B,证据等级 2b)。

**推荐意见说明:**

目前捐献者多数是脑死亡或严重颅脑损伤接近脑死亡患者,绝大多数有入住 ICU 病史,有应用抗生素史,治疗过程中会留置深静脉导管、尿管、引流管等各种管道,还可能经过血液净化治疗,本身就是院内感染或耐药菌感染的高危人群。

中华医学会器官移植学分会感染学组调查了全国范围内具有代表性的 11 家移植中心 2015年 1 月 1 日至 2016 年 12 月 31 日的数据后发现,引发我国供者来源感染(donor-derived infections,DDI)严重不良事件的最主要的病原体是占感染比例 85.4% 的多重耐药菌(multiple resistant bacteria,MDRO),其排名前 3 位分别为耐碳青霉烯肺炎克雷伯菌(carbapenem-resistant Klebsiella pneumoniae,CRKP),耐万古霉素肠球菌(vancomycin resistant enterococcus,VRE)以及耐碳青霉烯铜绿假单胞菌(carbapenem-resistant pseudomonas aeruginosa,CRPA)。

对于捐献者建议常规进行感染指标的筛查,包括血液的感染指标(血常规、C 反应蛋白、降钙素原、G 试验、GM 试验、细胞因子等），留取多部位标本进行培养（血、尿、痰、脑脊液、引流液等）。感染风险高的潜在捐献者可以完善 mNGS、影像学检查[10]，以帮助诊断，尽快取得病原学证据，实施目标性治疗，降低抗生素的使用强度。注意加强院内感染管控措施，包括加强手卫生、环境消毒及人员管理等方面。按照其他重症患者的要求来管理捐献者。

如果捐献者存在感染，应及时诊断，并使用有效的药物治疗，以提高器官的可利用率。在合理使用抗生素的前提下，在有效控制感染的情况下，捐献器官的应用不会严重影响受者的生存率[126-128]。

对于捐献者分离出的病原菌要明确其耐药菌分离株的表型及基因型，还要明确病原菌是定植菌还是致病菌，目前为止还没有充足证据证明肠道去污染治疗的疗效，临床可根据情况决定是否应用。

**临床问题 34：如何处理捐献者发生的中枢性尿崩症？**

**推荐意见 34：**对于捐献者出现中枢性尿崩症，建议早期补液，及时应用抗利尿激素治疗（推荐强度 B，证据等级 2b）。

**推荐意见说明：**

脑死亡患者常发生中枢性尿崩症，发生率 38%~87%，某些研究中甚至高达 98%。对下丘脑渗透压感受器的渗透压刺激（钠浓度）和心脏及肺容量受体产生的其他融入下丘脑的非渗透压刺激起反应的下丘脑垂体对分泌和释放的控制丧失可以造成抗利尿激素（antidiuretic hormone，ADH）缺乏，进而造成尿崩症[130,131]。脑死亡发作 3h 后，不能检测到 ADH 血浆含量（低于 0.1~0.5pg/ml）。这可以引起多尿[>2ml/(kg·h)]，甚至高达 4~10L/d 及渗透压显著降低（<1.005），并出现高钠血症、低镁血症、低钾血症、低钙血症和低磷血症[130,131]。需要及时处理，避免出现潜在捐献者严重的脱水及电解质紊乱（特别是高钠血症）。开始治疗之前，应鉴别是否由脑死亡前渗透压因素或者高血糖症等其他原因造成的多尿。如果尿量超过 200~250ml/h[3~4ml/(kg·h)]，使用 ADH 类似物。ADH 的作用取决于所用剂量；低剂量[1~2U/h；2~10mU(kg·min)]作用于肾细胞膜的 V2 受体增加水的再吸收并减少利尿，而较高剂量会触发血管 V1 受体，造成动脉高血压和肺、肠系膜、肝和冠脉区域血管收缩，并减少肾血流而不增加利尿作用。作用时长为 2~3h，应最好通过连续输注给予。不同的作者推荐的剂量范围为皮下给予或每 2~4h 肌内注射 5~10U ADH 或以 50ml/h 输注 10IU 加 500ml 盐水混合物。ADH 结构改良可选择性增加激素的抗利尿特性。去氨加压素或 dDAVP（1- 脱氨 -8-d- 精氨酸抗利尿激素）作为天然 ADH（精氨酸抗利尿激素）对 V2 受体有选择性作用并抗利尿作用（抗利尿 / 加压比率 2.000~3.000∶1）。延迟时间为 15~30min，其作用比 ADH 更显著持久（5~12h）。通常经静脉推注每 8~12h 给予 0.03~0.15μg/kg 或 1~5μg。可通过鼻内路径以五倍剂量给予（在静滴药物可用的情况下不推荐）。不建议皮下或肌肉给予，因为捐献者中这些路径的药物吸收不稳定，这些捐献者的外周灌注（肌肉和皮下组织）可能根据血流动力学状态和体温而有很大不同。8- 赖氨酸加压素（LVP）主要作用于 V1 受体，有明显加压作用和较低（若有）抗利尿作用。

**临床问题 35：捐献者是否需要实施激素治疗？**

**推荐意见 35：**为阻断炎症风暴，防止血流动力学不稳定，建议可应用激素治疗（推荐强度 B，证据等级 2b）。

**推荐意见说明：**

是否给予捐献者激素治疗，一直是捐献者维护中具有争议的问题。不同的研究结果也显示了不同的结论，甚至是意见相反的结果。目前大部分研究者在常规治疗下不建议使用激素，但如果捐献者出现血流动力学不稳定的情况，则建议应用激素进行治疗，可以增强血管张力、提升血压、稳定血流动力学。证据表明,注射 T3 在短时间内会刺激 $Ca^{2+}$、ATP、葡萄糖以及丙酮酸盐的含量急剧上升,同时减少 $CO_2$ 产量,乳酸水平正常化。这表明又将恢复有氧代谢,恢复细胞能量储备,提升捐献者的心肌功能与血流动力学状态。也有一些作者不主张对严重脑外伤患者进行激素替代疗法。Wood[129]表明,对于多巴胺剂量超过 10μg/(kg·min)或心脏排血指数低于 45% 的不稳定型捐献者来说,应用激素替代疗法可以提高维护的成功率。

糖皮质激素可以应用甲泼尼龙,也可以使用氢化可的松(100mg 静脉推注,然后连续给药 200mg/d)[11,129-131,133-135]。

甲状腺激素的使用剂量应为静脉推注 4μg T3,然后持续泵入 2~3μg/h,或静脉推注 20μg T4,然后持续泵入 10μg/h。

## 四、小结

随着医疗技术的进步,捐献者和肾脏评估的标准、捐献者维护手段也在不断变化,设定一成不变的标准是不现实和不科学的。本指南部分临床问题目前还缺乏有力的循证医学证据,应进一步开展多中心临床研究,完善评估标准,提高维护水平,提高器官利用率并提高移植物质量。

**执笔作者:** 程颖(中国医科大学附属第一医院),孙永康(山西省人体器官获取与分配服务中心),丁晨光(西安交通大学第一附属医院),张明(上海交通大学医学院附属仁济医院),纳宁(中山大学附属第三医院)

**参编作者:** 李衡(中山大学附属第三医院)、吴佳晋(上海交通大学医学院附属仁济医院)、张滔(中山大学附属第三医院)、张磊(中山大学附属第三医院)、张金华(中山大学附属第三医院)、陈旭春(中国医科大学附属第一医院)、陈若洋(上海交通大学医学院附属仁济医院)、陈国振(西安交通大学第一附属医院)、罗游(中山大学附属第三医院)、韩飞(中山大学附属第三医院)

**通信作者:** 薛武军(西安交通大学第一附属医院),程颖(中国医科大学附属第一医院)

**主审专家:** 薛武军(西安交通大学第一附属医院),武小桐(山西省人体器官获取与分配服务中心),程颖(中国医科大学附属第一医院),叶啟发(武汉大学中南医院),霍枫(中国人民解放军南部战区总医院)

**审稿专家:** 门同义(内蒙古医科大学附属医院),王彦峰(武汉大学中南医院),田野(首都医科大学附属北京友谊医院),戎瑞明(复旦大学附属中山医院),孙煦勇(广西医科大学第二附属医院),许传屾(青岛大学附属医院),朱有华(中国人民解放军海军军医大学第一附属医院),陈婷婷(复旦大学附属中山医院),寿张飞[树兰(杭州)医院],张伟杰(华中科技大学同济医学院附属同济医院),尚文俊(郑州大学第一附属医院),周江桥(武汉大学人民医院),秦科(广西医科大学第二附属医院),彭龙开(中南大学湘雅二医院),蔡明(浙江大学医学院附属第二医院)

**利益冲突:** 所有作者声明无利益冲突。

## 参考文献

[1] REDDY P N, SAMPAIO M S, KUO H T, et al. Impact of pre-existing hepatitis B infection on the outcomes of kidney transplant recipients in the United States [J]. Clinical Journal of the American Society of Nephrology, 2011, 6 (6): 1481-

1487.

［2］ YUAN Q, HAQUE O, HONG S, et al. Influence of donor and recipient hepatitis B virus infection on long-term outcomes after kidney transplantation [J]. Clin Transplant, 2021, 35 (12): e14466.

［3］ 彭龙开. 尸体器官捐献捐献者及器官评估和维护规范 (2019 版)[J]. 器官移植, 2019, 10: 253-262.

［4］ RAO P S, SCHAUBEL D E, et al. A comprehensive risk quantification score for deceased donor kidneys: the kidney donor risk index [J]. Transplantation, 2009, 88 (2): 231-236.

［5］ 石强. HLA 分型方法的发展及其在器官移植中的作用 [J]. 实用器官移植电子杂志, 2018, 6 (4): 251-253.

［6］ SANDRONI C, D'ARRIGO S, et al. The rate of brain death and organ donation in patients resuscitated from cardiac arrest: a systematic review and meta-analysis [J]. Intensive Care Med, 2016, 42 (11): 1661-1671.

［7］ NOZARY H B, AHMADI F, AZIMI P, et al. Hemodynamic factors affecting the suitability of the donated heart and kidney for transplantation [J]. Int J Organ Transplant Med, 2013, 4 (4): 150-154.

［8］ RUIZ-HURTADO G, RUILOPE L M. Microvascular injury and the kidney in hypertension [J]. Hipertens Riesgo Vasc, 2018, 35 (1): 24-29.

［9］ ISON M G, NALESNIK M A. An update on donor-derived disease transmission in organ transplantation [J]. Am J Transplant, 2011, 11 (6): 1123-1130.

［10］ 中华医学会器官移植学分会, 中华预防医学会医院感染控制学分会, 复旦大学华山医院抗生素研究所. 中国实体器官移植捐献者来源感染防控专家共识 (2018 版)[J]. 中华器官移植杂志, 2018, 39 (1): 41-52.

［11］ KOTLOFF R M, BLOSSER S, FULDA G J, et al. Management of the potential organ donor in the ICU: Society of Critical Care Medicine/American College of Chest Physicians/Association of Organ Procurement Organizations Consensus Statement [J]. Crit Care Med, 2015, 43 (6): 1291-1325.

［12］ FISCHER S A, LU K. Screening of donor and recipient in solid organ transplantation [J]. Am J Transplant, 2013, 13 (Suppl 4): 9-21.

［13］ ISON M G, GROSSI P. Donor-derived infections in solid organ transplantation [J]. Am J Transplant, 2013, 13 (Suppl 4): 22-30.

［14］ PEGHIN M, GROSSI P A. Donor-derived infections in solid organ transplant recipients [J]. Curr Opin Organ Transplant, 2023, 28 (5): 384-390.

［15］ MALINIS M, BOUCHER H W. Screening of donor and candidate prior to solid organ transplantation-guidelines from the American Society of Transplantation infectious diseases community of practice [J]. Clin Transplant, 2019, 33 (9): e13548.

［16］ JONES J M, KRACALIK I, LEVI M E et al. Assessing solid organ donors and monitoring transplant recipients for human immunodeficiency virus, hepatitis B virus, and hepatitis C virus infection-U. S. Public Health Service guideline, 2020 [J]. MMWR Recomm Rep, 2020, 69 (4): 1-16.

［17］ BANSAL S B, RAMASUBRAMANIAN V, PRASAD N, et al. South Asian transplant infectious disease guidelines for solid organ transplant candidates, recipients, and donors [J]. Transplantation, 2023, 107 (9): 1910-1934.

［18］ REDDY P N, SAMPAIO M S, KUO H T, et al. Impact of pre-existing hepatitis B infection on the outcomes of kidney transplant recipients in the United States [J]. Clin J Am Soc Nephrol, 2011, 6 (6): 1481-1487.

［19］ YUAN Q, HAQUE O, HONG S, et al. Influence of donor and recipient hepatitis B virus infection on long-term outcomes after kidney transplantation [J]. Clin Transplant, 2021, 35 (12): e14466.

［20］ DELMAN A M, TURNER K M, SAFDAR K, et al. Expanding the donor pool: first use of hepatitis B virus nat positive solid organ allografts into seronegative recipients [J]. Ann Surg, 2021, 274 (4): 556-564.

［21］ PONTISSO P, VIDALINO L, QUARTA S, et al. Biological and clinical implications of HBV infection in peripheral blood mononuclear cells [J]. Autoimmun Rev, 2008, 8 (1): 13-17.

［22］ MALINIS M, BOUCHER H W. Screening of donor and candidate prior to solid organ transplantation-guidelines from the American Society of Transplantation infectious diseases community of practice [J]. Clin Transplant, 2019, 33 (9): e13548.

［23］ WANG X D, LIU J P, SONG T R, et al. Kidney transplantation from hepatitis B surface antigen (HBsAg)-positive living donors to HBsAg-negative recipients: clinical outcomes at a high-volume center in China [J]. Clin Infect Dis,

2021, 72 (6): 1016-1023.

［24］ POTLURI V, NAQVI F, GOLDBERG D S, et al. Longer-term clinical outcomes from the thinker and expander trials of transplantation of HCV-RNA+ donor kidneys into hepatitis C virus-negative recipients [J]. Kidney Int Rep, 2023, 8 (7): 1460-1463.

［25］ SALAS J, STORM K, DURAND C M. Organ donors with human immunodeficiency virus and hepatitis C virus: expanding the donor pool [J]. Infect Dis Clin North Am, 2023, 37 (3): 641-658.

［26］ REESE P P, ABT P L, BLUMBERG E A, et al. Twelvemonth outcomes after transplant of hepatitis C-infected kidneys into uninfected recipients: a single-group trial [J]. Ann Intern Med, 2018, 169 (5): 273-281.

［27］ CONCEPCION B P, BINARI LA, SCHAEFER H, et al. Kidney transplantation from hepatitis C viremic deceased donors to aviremic recipients in a real-world setting [J]. Transplant Direct, 2021, 7 (10): e761.

［28］ MULLER E, KAHN D, MENDELSON M. Renal transplantation between HIV-positive donors and recipients [J]. N Engl J Med, 2010, 362 (24): 2336-2337.

［29］ CHOW E K, MASSIE A B, MUZAALE A D, et al. Identifying appropriate recipients for CDC infectious risk donor kidneys [J]. Am J Transplant, 2013, 13 (5): 1227-1234.

［30］ BOWRING M G, RUCK J M, BRYSKI M G, et al. Impact of expanding HOPE act experience criteria on program eligibility for transplantation from donors with human immunodeficiency virus to recipients with human immunodeficiency virus [J]. Am J Transplant, 2023, 23 (6): 860-864.

［31］ BOYARSKY B J, HALL E C, SINGER A L, et al. Estimating the potential pool of HIV-infected deceased organ donors in the United States [J]. Am J Transplant, 2011, 11 (6): 1209-1217.

［32］ SALAS J, STORM K, DURAND C M. Organ donors with human immunodeficiency virus and hepatitis C virus: expanding the donor pool [J]. Infect Dis Clin North Am, 2023, 37 (3): 641-658.

［33］ MALINIS M, BOUCHER H W. AST infectious diseases community of practice, screening of donor and candidate prior to solid organ transplantation-guidelines from the American Society of Transplantation infectious diseases community of practice [J]. Clin Transplant, 2019, 33 (9): e13548.

［34］ FERNÁNDEZ GARCÍA O A, SINGH A E, GRATRIX J, et al. Serologic follow-up of solid organ transplant recipients who received organs from donors with reactive syphilis tests: a retrospective cohort study [J]. Clin Transplant, 2023, 37 (2): e14896.

［35］ TARICIOTTI L, DAS I, DORI L, et al. Asymptomatic transmission of Treponema pallidum (syphilis) through deceased donor liver transplantation [J]. Transpl Infect Dis, 2012, 14 (3): 321-325.

［36］ MAREK A, INKSTER T. A syphilis-positive organ donor-management of the cardiac transplant recipient: a case report and review of the literature [J]. Sex Transm Dis, 2012, 39 (6): 485-486.

［37］ LU X, ZHU W, WU G. Rabies virus transmission via solid organs or tissue allotransplantation [J]. Infect Dis Poverty, 2018, 7 (1): 82.

［38］ ZHANG J, LIN J, TIAN Y, et al. Transmission of rabies through solid organ transplantation: a notable problem in China [J]. BMC Infect Dis, 2018, 18 (1): 273.

［39］ WHO Expert Consultation on rabies [J]. World Health Organ Tech Rep Ser, 2005, 931: 1-88, back cover.

［40］ RAZONABLE R R, PAYA C V, SMITH T F. Role of the laboratory in diagnosis and management of cytomegalovirus infection in hematopoietic stem cell and solid-organ transplant recipients [J]. J Clin Microbiol, 2002, 40 (3): 746-752.

［41］ DIENA D, ALLESINA A, FOP F, et al. Relationship between cytomegalovirus viremia and long-term outcomes in kidney transplant recipients with different donor ages [J]. Microorganisms, 2023, 11 (2): 458.

［42］ DOMÍNGUEZ-GIL B, HAASE-KROMWIJK B, VAN LH, et al. Current situation of donation after circulatory death in European countries. European Committee (partial agreement) on Organ Transplantation: Council of Europe (CD-P-TO)[J]. Transpl Int, 2011, 24 (7): 676-686.

［43］ HWANG CS, MACCONMARA M, DESAI DM. pediatric abdominal organ transplantation [J]. Surg Clin North Am, 2019, 99 (1): 73-85.

［44］ MALINIS M, BOUCHER H W. AST infectious diseases community of practice, screening of donor and candidate prior to solid organ transplantation-guidelines from the American Society of Transplantation infectious diseases community of practice [J]. Clin Transplant, 2019, 33 (9): e13548.

［45］ WHITE S L, RAWLINSON W, BOAN P, et al. Infectious disease transmission in solid organ transplantation: donor evaluation, recipient risk, and outcomes of transmission [J]. Transplant Direct, 2019, 5 (1): e416.

［46］ KAUL D R, COVINGTON S, TARANTO S, et al. Solid organ transplant donors with central nervous system infection [J]. Transplantation, 2014, 98 (6): 666-670.

［47］ KAUL D R. Donor-derived infections with central nervous system pathogens after solid organ transplantation [J]. JAMA, 2013, 310 (4): 378-379.

［48］ SOTO R A, MCDONALD E, ANNAMBHOTLA P, et al. West nile virus transmission by solid organ transplantation and considerations for organ donor screening practices, United States [J]. Emerg Infect Dis, 2022, 28 (2): 403-406.

［49］ ROY S L, METZGER R, CHEN J G, et al. Risk for transmission of Naegleria fowleri from solid organ transplantation [J]. Am J Transplant, 2014, 14 (1): 163-171.

［50］ XIAO J, WU D, JIA Y, et al. Impact of donor-derived multi-drug-resistant organism infections on abdominal solid organ transplantation recipients in China [J]. Transplant Proc, 2021, 53 (6): 1853-1857.

［51］ OLIVEIRA-CUNHA M, BOWMAN V, DI BENEDETTO G, et al. Outcomes of methicillin-resistant Staphylococcus aureus infection after kidney and/or pancreas transplantation [J]. Transplant Proc, 2013, 45 (6): 2207-2210.

［52］ MCFARLANE A C, KABBANI D, BAKAL JA, et al. Clinical impact of vancomycin-resistant enterococci colonization in nonliver solid organ transplantation and its implications for infection control strategies: a single-center, 10-year retrospective study [J]. Transpl Infect Dis, 2021, 23 (6): e13747.

［53］ BRAKEMEIER S, TAXEIDI SI, ZUKUNFT B, et al. Extended-Spectrum Beta-Lactamase-Producing Enterobacteriaceae-related urinary tract infection in kidney transplant recipients: risk factors, treatment, and long-term outcome [J]. Transplant Proc, 2017, 49 (8): 1757-1765.

［54］ BARTOLETTI M, GIANNELLA M, TEDESCHI S, et al. Multidrug-Resistant Bacterial infections in solid organ transplant candidates and recipients [J]. Infect Dis Clin North Am, 2018, 32 (3): 551-580.

［55］ BACHMANN F, ADAM T, FRIEDERSDORFF F, et al. Perioperative antibiotic prophylaxis in renal transplantation: a single-center comparison between two regimens and a brief survey among the Eurotransplant renal transplantation centers [J]. World J Urol, 2019, 37 (5): 957-967.

［56］ WOLFE C R, ISON M G. AST infectious diseases community of practice. donor-derived infections: guidelines from the American Society of Transplantation infectious diseases community of practice [J]. Clin Transplant, 2019, 33 (9): e13547.

［57］ RAO Z, WANG Z, TANG M, et al. Optimal perioperative antimicrobial management strategies of kidney transplant recipients guided by metagenomic next-generation sequencing of deceased donors'microbiology samples [J]. Infect Drug Resist, 2023, 16: 6473-6486.

［58］ BENAMU E, PEREIRA MR, TAIMUR S, et al. Isolation of antibiotic-resistant gram-negative organisms from donor respiratory culture does not impact non-lung solid organ recipient management [J]. Clin Transplant, 2019, 33 (8): e13646.

［59］ WAN E R, ELANDS S A, WALSH S B. Post-transplantation cutaneous and renal Aspergillus infection [J]. Int J Infect Dis, 2023, 127: 23-25.

［60］ SILVA JT, HUSAIN S, AGUADO J M. Isavuconazole for treating invasive Mould disease in solid organ transplant recipients [J]. Transpl Int, 2023, 36: 11845.

［61］ ZHANG F, ZHONG J, DING H, et al. Effects of preservative fluid associated possible donor-derived carbapenem-resistant Klebsiella Pneumoniae infection on kidney transplantation recipients [J]. BMC Nephrol, 2022, 23 (1): 101.

［62］ MOJICA M F, OUELLETTE C P, LEBER A, et al. Successful treatment of bloodstream infection due to metallo-β-lactamase-producing Stenotrophomonas maltophilia in a Renal Transplant Patient [J]. Antimicrob Agents Chemother, 2016, 60 (9): 5130-5134.

［63］ CHANG Y T, LIN C Y, CHEN Y H, et al. Update on infections caused by Stenotrophomonas maltophilia with particular attention to resistance mechanisms and therapeutic options [J]. Front Microbiol, 2015, 6: 893.

［64］ SPITHOVEN E M, BRUNS A H W, PETRI B J, et al. Renal transplant patient survives a donor-derived abdominal invasive mucormycosis (Lichtheimia ramosa)[J]. Med Mycol Case Rep, 2020, 30: 39-42.

［65］ PATEL M H, PATEL R D, VANIKAR A V, et al. Invasive fungal infections in renal transplant patients: a single center study [J]. Ren Fail, 2017, 39 (1): 294-298.

［66］ SHINGDE R, HABACHOU LI, CALISA V, et al. Unexpected donor-derived infectious transmissions by kidney transplantation: a systematic review [J]. Transpl Infect Dis, 2018, 20 (2): e12851.

［67］ ABAD CLR, RAZONABLE R R. Mycobacterium tuberculosis after solid organ transplantation: a review of more than 2000 cases [J]. Clin Transplant, 2018, 32 (6): e13259.

［68］ ABAD CLR, RAZONABLE RR. Donor derived Mycobacterium tuberculosis infection after solid-organ transplantation: a comprehensive review [J]. Transpl Infect Dis, 2018, 20 (5): e12971.

［69］ SANTORO-LOPES G, SUBRAMANIAN AK, MOLINA I, et al. Tuberculosis recommendations for solid organ transplant recipients and donors [J]. Transplantation, 2018, 102 (2) Suppl 2: S60-S65.

［70］ BERN CARYN, MONTGOMERY SUSAN P, HERWALDT BARBARA L, et al. Evaluation and treatment of chagas disease in the United States: a systematic review [J]. JAMA, 2007, 298 (18): 2171-2181.

［71］ ROSEMAN D A, KABBANI D, KWAH J, et al. Strongyloides stercoralis transmission by kidney transplantation in two recipients from a common donor [J]. Am J Transplant, 2013, 13 (9): 2483-2486.

［72］ European Committee (Partial Agreement) on Organ Transplantation (CD-P-TO) EDQM. 移植器官质量与安全指南 (原书第 6 版)[M]. 张雷, 译. 北京: 科学出版社, 2019.

［73］ KOTTON CAMILLE NELSON, HURTADO ROCÍO M, Not just a fluke: expanding the organ supply [J]. Liver Transpl, 2010, 16 (12): 1343-1344.

［74］ 林俊, 李诗新, 杨洋.《移植器官质量与安全指南 (第 6 版)》解读——恶性肿瘤传播的风险 [J]. 器官移植, 2020, 11 (3): 400-404.

［75］ DESAI R, COLLETT D, WATSON C J, et al. Cancer transmission from organ donors-unavoidable but low risk [J]. Transplantation, 2012, 94 (12): 1200-1207.

［76］ DESAI R, COLLETT D, WATSON C J, et al. Estimated risk of cancer transmission from organ donor to graft recipient in a national transplantation registry [J]. Br J Surg, 2014, 101 (7): 768-774.

［77］ VEROUX M, GIUFFRIDA G, LO BIANCO S, et al. Thyroid disease and cancer in kidney transplantation: a single-center analysis [J]. BMC Surg, 2019, 18 (Suppl 1): 80.

［78］ FIASCHETTI P, PRETAGOSTINI R, STABILE D, et al. The use of neoplastic donors to increase the donor pool [J]. Transplant Proc, 2012, 44 (7): 1848-1850.

［79］ COOPER J M, SAMUELI B, MAZOR E, et al. Molecularly confirmed female donor-transmitted lobular breast cancer to male following renal transplantation [J]. pathobiology, 2023, 90 (1): 63-68.

［80］ LAPOINTE M, KERBAUL F, MECKERT F, et al. Cancer du sein et greffe d'organes: revue systématique et méta-analyse [Breast cancer and organ transplantation: Systematic review and meta-analysis][J]. Gynecol Obstet Fertil Senol, 2023, 51 (1): 60-72.

［81］ ECCHER A, GIROLAMI I, MOTTER J D, et al. Donor-transmitted cancer in kidney transplant recipients: a systematic review [J]. J Nephrol, 2020, 33 (6): 1321-1332.

［82］ TAIOLI E, MATTUCCI DA, PALMIERI S, et al. A population-based study of cancer incidence in solid organ transplants from donors at various risk of neoplasia [J]. Transplantation, 2007, 83 (1): 13-16.

［83］ HIGASHIDATE N, FUKAHORI S, ISHII S, et al. De novo gastric cancer developing after liver transplantation from deceased donor for biliary atresia: a case report [J]. Surg Case Rep, 2021, 7 (1): 123.

［84］ BELČIČ MIKIČ T, MLINŠEK G, OBLAK M, et al. Transmission of pancreatic adenocarcinoma by a single multi-organ donor to two kidney transplant recipients: a case report [J]. Front Med (Lausanne), 2023, 10: 1142611.

［85］ ISON M G, NALESNIK M A. An update on donor-derived disease transmission in organ transplantation [J]. Am J Transplant, 2011, 11 (6): 1123-1130.

［86］ DESAI R, COLLETT D, WATSON CJ, et al. Cancer transmission from organ donors-unavoidable but low risk [J]. Transplantation, 2012, 94 (12): 1200-1207.

［87］ YU N, FU S, FU Z, et al. Allotransplanting donor kidneys after resection of a small renal cancer or contralateral healthy kidneys from cadaveric donors with unilateral renal cancer: a systematic review [J]. Clin Transplant, 2014, 28 (1): 8-15.

［88］ MANNAMI M, MANNAMI R, MITSUHATA N, et al. Last resort for renal transplant recipients, 'restored kidneys' from living donors/patients [J]. Am J Transplant, 2008, 8 (4): 811-818.

［89］ GASSEL A M, WESTPHAL E, HANSMANN M L, et al. Malignant lymphoma of donor origin after renal transplantation: a case report [J]. Hum Pathol, 1991, 22 (12): 1291-1293.

［90］ HORIGUCHI A, ARAKAWA Y, NOGUCHI J, et al. Donor-origin anaplastic lymphoma kinase driver-positive inflammatory myofibroblastic tumor after umbilical cord blood transplantation in pediatric acute lymphoblastic leukemia [J]. Pediatr Blood Cancer, 2022, 69 (11): e29708.

［91］ PALANISAMY A, PERSAD P, KOTY P P, et al. Donor-derived myeloid sarcoma in two kidney transplant recipients from a single donor [J]. Case Rep Nephrol, 2015, 2015: 821346.

［92］ CACCIATORI A, GODINO M, BENGOCHEA M, et al. Organ donation and primary central nervous system tumors [J]. Transplant Proc, 2020, 52 (4): 1024-1029.

［93］ GREENHALL GHB, ROUS B A, ROBB M L, et al. Organ transplants from deceased donors with primary brain tumors and risk of cancer transmission [J]. JAMA Surg, 2023, 158 (5): 504-513.

［94］ PUNNETT A S, MCCARTHY L J, DIRKS P B, et al. Patients with primary brain tumors as organ donors: case report and review of the literature [J]. Pediatr Blood Cancer, 2004, 43 (1): 73-77.

［95］ AMMENDOLA S, BARRESI V, BARIANI E, et al. Risk factors of extraneural spreading in astrocytomas and oligodendrogliomas in donors with gliomas: a systematic review [J]. World J Transplant, 2022, 12 (6): 131-141.

［96］ THOMSON I K, HEDLEY J, ROSALES B M, et al. Potential organ donors with primary brain tumours: missed opportunities for donation and transplantation identified in Australian cohort study 2010-2015 [J]. ANZ J Surg, 2022, 92 (11): 2996-3003.

［97］ SÜSAL C, KUMRU G, et al. Should kidney allografts from old donors be allocated only to old recipients? [J] Transpl Int, 2020, 33 (8): 849-857.

［98］ GERBASE-DELIMA M, MARCO R, et al. Impact of combinations of donor and recipient ages and other factors on kidney graft outcomes [J]. Front Immunol, 2020, 11: 954.

［99］ YU S, LONG J J, etal. Survival benefit of accepting kidneys from older donation after cardiac death donors [J]. Am J Transplant, 2021, 21 (3): 1138-1146.

［100］ RESENDE L, GUERRA J, et al. Impact of donor age on renal allograft function and survival [J]. Transplant Proc, 2009, 41 (3): 794-796.

［101］ REGE A, IRISH B, CASTLEBERRY A, et al. Trends in usage and outcomes for expanded criteria donor kidney transplantation in the United States characterized by kidney donor profile index [J]. Cureus, 2016, 8 (11): e887.

［102］ AHMAD M, COLE E H, CARDELLA C J, et al. Impact of deceased donor diabetes mellitus on kidney transplant outcomes: a propensity score-matched study [J]. Transplantation, 2009, 88 (2): 251-260.

［103］ ECHTERDIEK F, KITTERER D, DIPPON J, et al. Impact of cardiopulmonary resuscitation on outcome of kidney transplantations from braindead donors aged ≥ 65 years [J]. Clin Transplant, 2021, 35 (11): e14452.

［104］ XUE W, WANG C, etal. A prediction model of delayed graft function in deceased donor for renal transplant: a multi-center study from China [J]. Ren Fail, 2021, 43 (1): 520-529.

［105］ SI N H, TAKASE H M, BRAVIN A M, et al. Good outcomes in kidney transplantation with deceased donor with acute kidney injury: donor's age and not acute kidney injury predicts graft function [J]. Transplant Proc, 2016, 48 (7): 2262-2266.

［106］ MOEIN M, ISKHAGI S, SHAHBAZOV R, et al. Deceased donor kidney transplantation from donors with acute kidney injury: realities and costs [J]. Exp Clin Transplant, 2023, 21 (2): 104-109.

［107］ HALL I E, AKALIN E, BROMBERG J S, et al. Deceased-donor acute kidney injury is not associated with kidney allograft failure [J]. Kidney Int, 2019, 95 (1): 199-209.

［108］ PEI J, CHO Y, SEE Y P, et al. Impact of deceased donor with acute kidney injury on subsequent kidney transplant outcomes-an ANZDATA registry analysis [J]. PLoS One, 2021, 16 (3): e0249000.

［109］ 王红宇, 焦宪法, 牛杏果, 等. 伴急性肾损伤的脑死亡器官捐献捐献者供肾移植治疗的体会 [J]. 器官移植, 2017, 8 (6): 424-429.

［110］ LIA D, SINGER P, NAIR V, et al. DCD Renal transplantation from donors with acute kidney injury [J]. Transplantation, 2021, 105 (4): 886-890.

［111］ 朱昆仑, 刘磊, 尚文俊, 等. 合并急性肾损伤捐献者供肾零点活检评估及移植后临床效果分析 [J]. 中华器官移植杂志, 2021, 42 (12): 717-722.

［112］ VANDER W, MEHTA R, JORGENSEN D R, et al. Donor acute kidney injury and its effect on 1-year post-transplant kidney allograft fibrosis [J]. Clin Transplant, 2020, 34 (2): e13770.

［113］ JADLOWIEC C C, HEILMAN R L, SMITH M L, et al. Transplanting kidneys from donation after cardiac death donors with acute kidney injury [J]. Am J Transplant, 2020, 20 (3): 864-869.

［114］ KALISVAART M, CROOME K P, HERNANDEZ-ALEJANDRO R, et al. Donor warm ischemia time in DCD liver transplantationworking group report from the ILTS DCD, liver preservation, and machine perfusion consensus conference [J]. Transplantation, 2021, 105 (6): 1156-1164.

［115］ 李建辉, 徐骁, 谢海洋等. 中国移植器官保护专家共识 (2022 版)[J]. 中华普通外科学文献 (电子版), 2022, 16 (4): 241-254.

［116］ BERNAT JL, D'ALESSANDRO A M, PORT F K, et al. Report of a National Conference on Donation after cardiac death [J]. Am J Transplant, 2006, 6 (2): 281-291.

［117］ SUNTHARALINGAM C, SHARPLES L, DUDLEY C, et al. Time to cardiac death after withdrawal of life-sustaining treatment in potential organ donors [J]. Am J Transplant, 2009, 9 (9): 2157-2165.

［118］ OLSBURGH J, THOMAS K, WONG K, et al. Incidental renal stones in potential live kidney donors: prevalence, assessment and donation, including role of ex vivo ureteroscopy [J]. BJU Int, 2013, 111 (5): 784-792.

［119］ RIZKALA E, COLEMAN S, TRAN C, et al. Stone disease in living-related renal donors: long-term outcomes for transplant donors and recipients [J]. J Endourol, 2013, 27 (12): 1520-1524.

［120］ CHEN C, ZHAO L, HAN M, et al. Renal transplantation using stone-bearing deceased donor kidneys-experience of a Transplant Center in China [J]. Urology, 2017, 107: 251-256.

［121］ TAN L, SONG L, XIE Y, et al. Short-term outcome of kidney transplantation from deceased donors with nephrolithiasis [J]. Zhong Nan Da Xue Xue Bao Yi Xue Ban, 2022, 47 (9): 1217-1226.

［122］ TATAPUDI VS, MODERSITZKI F, MARINECI S, et al. Medical evaluation of living kidney donors with nephrolithiasis: a survey of practices in the United States [J]. Clin Exp Nephrol, 2020, 24 (3): 259-267.

［123］ 陈正, 张磊, 马俊杰, 等. 活体肾移植中单发结石供肾的处理与疗效 [J]. 器官移植, 2016 (1): 57-60.

［124］ SIERRA A, CASTILLO C, CARBONELL E, et al. Living donor-gifted allograft lithiasis: surgical experience after bench surgery stone removal and follow-up [J]. Urolithiasis, 2023, 51 (1): 91.

［125］ 薛武军, 王长希, 陈江华, 等. 建立尸体肾移植术后肾功能延迟恢复风险的供者评价系统的多中心研究 [J]. 中华器官移植杂志, 2020, 41 (11): 666-671.

［126］ LITTLE D M, FARRELL J G, CUNNINGHAM P M, et al. Donor sepsis is not a contraindication to cadaveric organ donation [J]. QJM, 1997, 90 (10): 641-642.

［127］ ZIBARI G B, LIPKA J, ZIZZI H, et al.(2000) The use of contaminated donor organs in transplantation [J]. Clin Transplant, 2000, 14 (4 Pt 2): 397-400.

［128］ LUMBRERAS C, SANZ F, GONZALEZ A, et al. Clinical significance of donor-unrecognized bacteremia in the outcome of solid-organ transplant recipients [J]. Clin Infect Dis, 2001, 33 (5): 722-726.

［129］ WOOD K E, BECKER B N, MCCARTNEY J G, et al. Care of the potential organ donor [J]. N Engl J Med, 2004, 351 (26): 2730-2739.

［130］ MINAMBRES E. COLL E, DUERTO J, et al. Effect of an intensive lung donor-management protocol on lung transplantation outcomes [J]. J Heart Lung Transplant, 2014, 33 (2): 178-184.

［131］ HOSTE P, HOSTE E, FERDINANDE P, et al. Development of key interventions and quality indicators for the management of an adult potential donor after brain death: a RAND modified Delphi approach. Donation after Brain Death Study Group [J]. BMC Health Serv Res, 2018, 18 (1): 580.

[132] BARKLIN A. Systemic inflammation in the brain-dead organ donor [J]. Acta Anaesthesiol Scand, 2009, 53 (4): 425-435.

[133] NIEMANNCU, FEINER J, SWAIN S, et al. Therapeutic hypothermiain deceased organ donors and Kidney-graft function [J]. N Engl J Med, 2015, 373 (5): 405-414.

[134] VENKATESWARAN R V, STEEDS R P, QUINN D W, et al. The haemodynamic effects of adjunctive hormone therapy in potential heart donors: a prospective randomized double-blind factorially designed controlled trial [J]. Eur Heart J, 2009, 30 (14): 1771-1780.

[135] NOVITZKY D, MI Z, SUN Q, et al. Thyroid hormone therapy in the management of 63 593 brain-dead organ donors: a retrospective analysis [J]. Transplantation, 2014, 98 (10): 1119-1127.

# 5 遗体捐献肾脏获取手术技术操作指南

成功的遗体捐献肾脏(以下简称供肾)获取是肾移植顺利的前提,供肾获取手术必须按照标准化的流程进行。为了供肾获取手术的顺利进行,术者必须具有:清晰的解剖概念,良好的空间认知,精湛的手术技巧以及团队的密切配合。为了进一步规范供肾获取手术的技术操作,减少非必要的损伤,确保供肾的质量,增加供肾利用率,中华医学会器官移植学分会组织器官捐献和移植学专家,汇聚集体对遗体捐献肾脏获取技术涉及临床问题,从理论知识、现有操作规范、专家共识和临床实践经验,结合全面充分科学的文献检索,进行综合分析、反复讨论论证证据和推荐意见,制订本操作指南,以指导器官捐献和肾移植工作者规范和优化供肾获取手术的管理和流程。

## 一、指南形成方法

本指南已在国际实践指南注册与透明化平台(Practice Guide Registration for TransPAREncy, PREPARE)上以中英双语注册(注册号:PREPARE-2023CN883)。

关于临床问题的选择及确定,我们对国内外该领域发表的指南和共识进行比对,针对既往指南中没有涉及和有研究进展的内容及临床医师重点关注的内容,经过问卷调查和专家组会议讨论,最终形成本指南覆盖的 17 个临床问题,主要涉及术前准备、术式选择、手术切口及体位、血管分离及灌注、器官解剖及分离等方面。

在证据的检索和筛选过程中,我们遵循了人群、干预、对照、结局(Population, Intervention, Comparison, Outcome, PICO)的原则。我们检索了 MEDLINE、Web of Science、万方知识数据服务平台和中国知网数据库,纳入的文献类型包括指南、共识、规范、系统评价、meta 分析,随机对照试验(randomized controlled trial, RCT)、非 RCT 队列研究和病例对照研究等类型的证据等。检索词包括:"肾移植""供肾获取""器官获取""手术操作"等。文献的检索时间为 1967 年 1 月至 2023 年 7 月,大部分文献为近 10 年,发表语言限定中文或英文。完成证据检索后,每个临床问题均由共识专家组成员按照题目、摘要和全文的顺序逐级独立筛选文献,确定纳入符合具体临床问题的文献,完成筛选后两人进行核对,如存在分歧,则通过共同讨论或咨询第三方协商确定。

本指南采用 2009 版牛津大学循证医学中心的证据分级与推荐强度标准对每个临床问题的证据质量和推荐强度进行分级[1]。

在推荐意见的形成方面,综合考虑证据、中国肾脏获取的现状、实际手术操作等因素,指南工作组对遗体捐献肾脏获取技术涉及的 17 个主要问题,提出了符合我国临床诊疗实践的 24 条推荐意见。推荐意见达成共识后,工作组完成初稿的撰写,中华医学会器官移植学分会组织全国器官捐献、移植与相关学科专家两轮会议集体讨论,根据其反馈意见对初稿进行修改,最终形成指南终稿。提出了符合我国遗体捐献肾脏获取手术技术操作的工作指南。

## 二、推荐意见及说明

### 临床问题 1: 器官捐献者在供肾获取手术前,是否需要抗凝?

**推荐意见 1:** 推荐供肾获取手术开始前静脉使用肝素抗凝以避免血栓形成,确保捐献器官质量(推荐强度 B,证据等级 2a)。

**推荐意见说明:**

供肾获取前,尤其是心脏死亡捐献者,在外周循环停止前静脉使用肝素,达到全身肝素化可以有效预防获取器官中血栓产生,保证获取器官质量[2,3],因此许多国家临床指南及专家共识中均推荐使用肝素[4-7],但目前仍缺乏高质量 RCT 证据,因此,具体使用时机及使用剂量尚无统一意见。部分文献认为心脏死亡捐献者可以适当早地使用肝素,尤其是有低血压及心肺复苏病史的捐献者,甚至可以在捐献者维护阶段就使用,而对于脑死亡捐献者,如果外周循环稳定,可以在获取器官时阻断血管前使用,以避免额外的出血。

### 临床问题 2: 供肾获取手术都有哪些术式?

**推荐意见 2:** 常规供肾获取术推荐采用腹部多脏器联合获取方式,仅获取肾脏时可采用双肾整块获取、或单肾获取等方式(推荐强度 B,证据等级 2b)。

**推荐意见说明:**

因供肾离体后冷保存时间可以较长,灌注方式不同,相对于心、肺器官获取有一定的优势,因此供肾获取往往是在胸部器官获取后,和其他腹部器官一起获取,获取手术前需要多学科协调并确定手术方式[8,9]。目前供肾获取的方式主要包括腹部多器官联合获取、双肾整块切取术,以及单肾切取术[10]。腹部多器官联合获取,尤其肝肾联合获取在插管速度,以及后续迅速冷灌注方面有一定优势,能减少热缺血时间,在移植术后移植物功能延迟恢复(delayed graft function,DGF)发生率降低方面有一定优势[11-15],因此,肝肾联合获取是目前临床最常用的腹部器官获取方式。另一方面,肝肾移植是数量最多的实体器官移植,因此建议采用腹部多脏器联合获取的方式获取肾脏,尤其是肝肾联合获取[16]。但在部分条件下,如捐献者拒绝捐献肝脏等器官,或者肝脏质量不佳,无法用于临床移植手术等情况下,也可采用单纯双肾获取术。部分特殊情况下,如捐献者只愿意捐献单肾,或者一侧肾脏因结石、梗阻、感染等因素无法用于临床移植时,也可采取单肾获取的方式。

### 临床问题 3: 供肾获取手术的体位、切口以及消毒时机如何选择?

**推荐意见 3:** 推荐平卧位采用腹部大十字切口作为手术入路(推荐强度 B,证据等级 2a)。

**推荐意见 4:** 推荐获取手术开始前提前消毒铺巾,以方便第一时间手术,缩短热缺血时间(推荐强度 B,证据等级 2a)。

**推荐意见说明:**

在腹部器官获取手术中,为了充分暴露,保证术中良好视野,方便分离重要血管,快速插入腹主动脉灌注管路进行冷灌注,避免捐献器官损伤,建议取仰卧位,颈部过伸,双手外展,一般采用腹部大切口作为入路,在脐水平作大十字切口进入腹腔,上至剑突,下至耻骨联合上方,双侧横向延伸至腋中线[17-19]。出于对捐献者的尊重,应尽可能不额外增加手术切口,手术结束后需要完整缝合各层组织结构和皮肤。

在手术开始前可考虑提前消毒铺巾,尤其是心脏死亡捐献,在宣布死亡后第一时间手术,以减少热缺血时间,提高获取器官质量[8,12]。但注意提前消毒铺巾等操作不得影响死亡判定,默哀缅怀等操作。消毒部位尽量扩大,上至乳头水平,下至大腿根部,左右至腋后线,常规无菌铺巾,同时在身体周围垫上棉垫减少血液外渗,最后用无菌铺巾完全覆盖手术部位。

**临床问题 4：目标血管分离探查及灌注顺序如何确定？**

**推荐意见 5：**对于脑死亡捐献者,建议获取时应尽可能完整探查分离血管,确认变异分支,保留入肾血管,结扎无用血管后,再开始灌注以保证获取器官血管完整度以及灌注效果(推荐强度 B,证据等级 2c)。

**推荐意见 6：**对于心脏死亡及心脑双死亡捐献者,建议第一时间开始插管冷灌注,以减少热缺血时间,再分离探查血管(推荐强度 B,证据等级 2b)。

**推荐意见说明：**分离血管及灌注顺序的确定主要目的是提高捐献器官的质量[21-22]。腹部器官获取的手术步骤根据器官冷灌注时间可以划分为热解剖和冷解剖[23-26]。热解剖是指器官冷灌注开始前对腹部脏器及血管解剖探查,一般适合于脑死亡捐献,外周循环稳定的条件下,可以做到充分热解剖[27]。通过 Cattell-Braasch 手法,如图 5-1[28-29],分离腹膜后血管,确认血管结构及分支变异,结扎无用分支,保留主要动静脉后,再行插管灌注,这样可以保护变异血管及其分支,确保所有入肾动脉都得到保留,提高捐献器官质量[30-31]。另一方面,结扎无用分支后可提高器官灌注效率和效果,避免灌注液进入其他侧支循环,提升获取器官质量。但缺点是一旦出现任何意外情况下的循环停止,此种情况必须第一时间开始冷灌注,以减少热缺血时间[32]。冷解剖是指通过大血管插管迅速启动冷灌注后,再分离其他组织和血管,从而完整分离获取器官,该方法的优点是第一时间冷灌注后可以减少出血影响手术视野,同时减少血栓形成可能,但对血管的保护和器官灌注的充分性较热解剖差[24,33]。

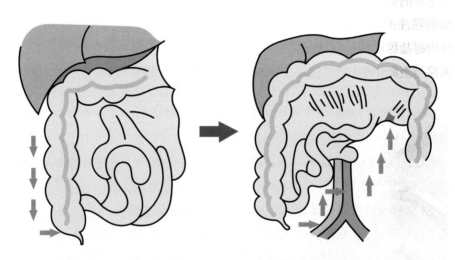

图 5-1　Cattell-Braasch 手法示意图

**临床问题 5：如何选择插管部位、动脉阻断方式进行冷灌注？**

**推荐意见 7：**推荐快速选择动脉插管灌注,保证器官快速降温,防止凝血产生(推荐强度 B,证据等级 2b)。

推荐意见 8：建议使用动脉阻断钳快速阻断近心端，或使用特殊改制导尿管球囊阻断主动脉，以达到迅速阻断后开始冷灌注的目的（推荐强度 B，证据等级 2c）。

推荐意见 9：动脉插管的部位推荐首选腹主动脉下段，如主动脉插管困难，建议考虑髂动脉插管灌注（推荐强度 B，证据等级 2a）。

推荐意见说明：

动脉插管冷灌注的目的是迅速降低目标器官温度，清除器官残存血液，保存获取器官，缩短热缺血时间，因此需要最短时间找到目标血管，进行插管灌注[20,34]。在插管灌注前，为确保目标脏器有效灌注，近心端主动脉必须先确保被阻断，如已行心肺获取，可直接使用动脉阻断钳快速阻断近心端，也可以选择分离近心端主动脉后使用动脉阻断钳（图 5-2）[33,35]。目前，国内使用最多的方法是使用特殊改制的前端侧孔封闭球囊近端方向开侧孔的导尿管球囊阻断主动脉[36]，术中直接向导尿管球囊内注射生理盐水来阻断主动脉近心端，阻断后又可以直接灌注，减少了热缺血时间，因此被国内各中心广泛使用。动脉插管的部位一般首选腹主动脉下段[24,37-38]。但如遇到主动脉下端硬化明显切开灌注有困难等特殊情况，可考虑行髂总动脉灌注，这种情况下则不但需要结扎灌注侧远端，同时还要结扎对侧髂总动脉，以避免灌注液分流[39-41]。手术操作步骤如下：首先定位腹腔下部，通过 Cattell-Braasch 手法，暴露后腹膜，在骶骨前方部位切开后腹膜，分离腹膜后血管，仔细辨认分离显露腹主动脉下段，将其充分游离后，双股结扎线穿过主动脉，其中一根在腹主动脉距离左右髂总动脉分叉处上方 2~3cm 处结扎远心端，另一根备用，后续用于固定冷灌注导管。在结扎线上方 1~2cm 剪开腹主动脉前壁（如动脉压力高，尤其是脑死亡捐献获取，可以在上方 5cm 左右使用无损伤血管阻断钳临时阻断主动脉可避免因高压血流喷射所导致的插管困难，如图 5-2），插入特殊改制的前端侧孔封闭并于球囊近端方向剪有 3~4 个侧孔的 Foley 导尿管，插入深度大约 20cm，目标是确保气囊抵达腹腔动脉干开口平面以上，以保证球囊阻断主动脉，侧孔的灌注液能够充分灌注目标器官。导尿管球囊内迅速注入 15~20ml 生理盐水（务必确保气囊不因压力过高而炸裂）以阻断胸主动脉，固定插入的导尿管并开始灌注 0~4℃左右的低温器官灌注液，灌注压力约 100cmH₂O（$1cmH_2O=0.098kPa$）。要求灌注液必须快速灌注。推荐灌注剂量为 4~5L 灌注液，确保目标器官血液被清除。目前，腹部脏器获取时大多数中心使用高渗枸橼盐腺嘌呤溶液（hypertonic citrate adenine solution，HCA 液），它是原上海第二军医大学附属长征医院与上海市中心血站于 1980 年研制成功的一种肾脏灌洗保存液[42]。

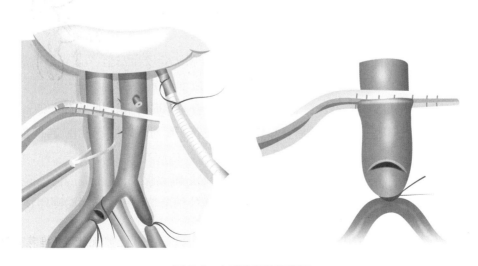

图 5-2　主动脉插管示意图

**临床问题 6：如何建立静脉流出道？**

**推荐意见 10：**建议选择下腔静脉插管作为流出道，确保流出道通畅，如插管困难，可选择右心耳切开引流等方法（推荐强度 B，证据等级 2c）。

**推荐意见说明：**

静脉插管建立流出道是为了引流器官内的血液和灌注液，避免因为动脉灌注后大量液体进入器官导致回流压力增大影响器官质量，同时保证手术区域视野清晰，因此，建立合理的流出道是必要的。下腔静脉因其管径大，容易分离，变异度小，方便插管等因素，是流出道的首选[24]。具体手术操作步骤：分离下腔静脉，双股结扎线穿过下腔静脉，其中一根结扎远端，结扎线上 1~2cm 切开下腔静脉后置入大号硅胶管引流血液及灌洗液至体外，用另一根结扎线固定引流管（图 5-3）[36]。静脉插管结扎时应注意避免将邻近的右侧输尿管结扎在内。如遇到插管困难可考虑右心耳切开引流等方法，目的是确保将血液及灌注液引流至体外[17]。

**临床问题 7：如何对肾脏周围进行局部降温？**

**推荐意见 11：**推荐使用无菌碎冰在肾脏周围辅助降温（推荐强度 B，证据等级 2b）。

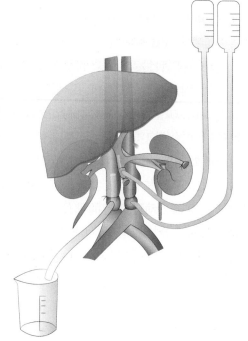

图 5-3　主动脉插管及下腔静脉流出道示意图

**推荐意见说明：**

在低温灌注的同时，迅速在目标脏器周围放置无菌碎冰块可以辅助快速降低目标器官温度[43]，有利于快速使目标器官降温，提高器官质量，因此，国内各大中心均有采取该措施，国内部分文献都有此报道，因此结合实践操作情况作出该推荐。

**临床问题 8：如何对肾脏进行初步探查？**

**推荐意见 12：**推荐在充分冷灌注后，获取肾脏前对肾脏进行初步探查，初步评估肾脏质量，建议从肾脏背外侧打开肾周脂肪囊，检查肾脏（推荐强度 B，证据等级 2c）。

**推荐意见 13：**建议在探查肾脏同时检查腹腔其他脏器，排查肿瘤、感染等（推荐强度 B，证据等级 2c）。

**推荐意见说明：**

肾脏背外侧脂肪囊一般无重要结构，因此从此处打开脂肪囊较为安全[44]。可以通过初步肉眼观察及手触诊确认肾脏大小、质地、温度、色泽，有无扪及占位等情况。为提高器官质量[45-47]，缩短热缺血时间，必须先确保肾脏充分冷灌注，降低温度后再行探查。同时为保证供肾能够安全、有效地用于临床，避免捐献器官存在对移植受者的潜在风险，需要在获取前对腹部脏器检查，排除潜在的恶性疾病[7,48-49]，如遇到肉眼或手感无法判定的情况，可行病灶切除送病理检查，如无法切除，也可考虑行穿刺活检。如怀疑有腹腔感染情况，尽可能在获取器官时做好隔离保护，使用清洁棉垫覆盖该区域，获取时尽可能避免触碰，同时留取必要的组织、体液样本，送检细菌学检查或高通量测序技术检查，以明确病原体，有助于后续对器官移植受者管理[50]。

**临床问题 9：如何初步判断器官灌注效果？**

**推荐意见 14：**建议根据肾脏色泽和温度初步判断灌注效果，同时根据静脉流出道的灌注液颜色辅助判断灌注效果(推荐强度 B,证据等级 2b)。

推荐意见说明:

在低温灌注后需要确认器官灌注情况,避免各种原因导致的器官灌注不良,如动脉阻断位置过低,分支血管较多,灌注压力不够等,因此,需初步探查器官,术中可打开肾周脂肪囊,观察双肾颜色[51],确认器官灌注情况,如器官整体颜色苍白,未见局部血色,说明全部进入器官的动脉均得到灌注,同时静脉插管流出道的灌注液颜色清澈,无明显血色,说明器官灌注充分。

临床问题 10:**如何游离双肾及输尿管?**

推荐意见 15:建议在后腹膜肾脂肪囊外整体游离双肾,在髂血管平面以下开始自下而上游离输尿管(推荐强度 B,证据等级 2c)。

推荐意见说明:

游离双肾输尿管建议采取整体游离的方法,可以尽量保证器官完整性,避免损伤[19,39]。在下腹部通过 Cattell-Braasch 手法将肠管等推开后,在髂血管平面下方剪开后腹膜,辨认输尿管,用血管钳钳夹输尿管,提起后在远端予以离断,在输尿管周围向上游离输尿管至肾下极[52],避免纯粹"剥离"输尿管,以尽可能地保护输尿管血供,防止术后输尿管因血供欠佳而引发的并发症,如狭窄或尿瘘[53]。剪开结肠脾曲系膜和膈结肠韧带、脾肾韧带等,于脂肪囊外连同输尿管游离双肾(图 5-4)[35]。注意如肝肾联合获取时,可以不用分开肝肾韧带,待肝肾整体取下后再分离,单独获取肾脏时注意分离肝脏及右肾上极,否则很可能牵拉撕裂肝脏包膜。游离肝脏、胰腺等根据实际情况游离。

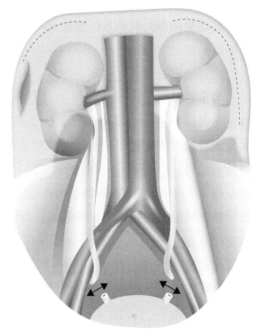

图 5-4　肾脏游离示意图

临床问题 11:**如何切取供肾?**

推荐意见 16:建议采取整块切取的方法获取肾脏,如为腹部多脏器获取,建议多器官整体获取(推荐强度 B,证据等级 2a)。

推荐意见说明:

整块切取的方法能保证器官完整性,避免损伤器官[10,19,54],因此充分游离肾脏以后,建议采取整块切取的方法获取肾脏。在肾动脉上方水平切开主动脉及下腔静脉,在髂血管水平切断髂总及髂内外动静脉,于主动脉后方用剪刀贴近脊柱将主动脉、下腔静脉、髂总及髂内外动静脉、输尿管完整切取。如为多器官联合获取,在充分游离器官后,确保肾脏动脉、静脉、输尿管保护好后,沿后腹膜整体切取器官。

临床问题 12:**肝肾整体切取后如何分离肝肾?**

推荐意见 17:建议在肠系膜上动脉开口下缘横断腹主动脉,在肾静脉开口上缘横断下腔静脉,在此水平面分离肝肾(推荐强度 B,证据等级 2c)。

推荐意见说明:

肝肾分离的原则是将肝肾各自的血管保留,主要是将血管进行分割,在肠系膜上动脉开口下缘横断腹主动脉,将肠系膜上动脉保留给肝脏,在肾静脉开口上缘横断下腔静脉[36]。具体手术步骤:沿腹主动脉后壁自近心端纵向剖开,注意保持左右对称,剪刀头上翘,切勿伤及两侧肾动脉开口。确认该侧动脉壁有无静脉横穿,有部分肾静脉从腹主动脉后方进入腔静脉,或有两支肾静脉分别从腹主动脉的前后方进入腔静脉。紧贴肠系膜上动脉开口下缘将主动脉剪开(如肾动脉开口邻近肠系膜上动脉,须将部分肠系膜上动脉开口附近的下缘血管壁留给供肾),在左侧肾静脉开口上缘水平离断腔静脉[55-56]。沿膈肌和肾脂肪囊的红黄分界线进行离断,注意右肝包膜和肾脂肪囊的粘连可提前离断,以免肝包膜撕裂,分离肝肾。

**临床问题 13:如何分离左右肾?**

**推荐意见 18:**建议正中剖开腹主动脉后壁,观察双侧肾动脉及副肾动脉,保留所有入肾动脉,沿腹主动脉前壁正中纵向剪开,分离左右肾动脉(推荐强度 B,证据等级 2c)。

**推荐意见 19:**推荐在下腔静脉与左肾静脉开口处离断左肾静脉,将下腔静脉保留给右肾用于右肾静脉延长(推荐强度 B,证据等级 2b)。

**推荐意见说明:**

腹主动脉前壁存在腹腔干,肠系膜上动脉,而腹主动脉后壁往往血管分支较少,因此,建议剖开腹主动脉后壁[39]。观察双侧肾动脉及副肾动脉,因为肾脏动脉血供一般不会有交叉供应,因此所有入肾的动脉均需要保留。从解剖角度来说,左肾静脉一般较长,而右肾静脉较短,因此建议保留下腔静脉给右肾,方便移植手术时延长右肾静脉,不建议将下腔静脉正中剖开均分给左右肾[57]。具体手术步骤:首先将双肾、输尿管平铺在盆中,将双肾的背侧朝上,确认该侧动脉壁有无静脉横穿,有部分肾静脉从腹主动脉后方进入腔静脉,或有两支肾静脉分别从腹主动脉的前后方进入腔静脉。从腹主动脉后壁正中剖开主动脉,在肠系膜上动脉远端可见两侧的左、右肾动脉开口。检查肾动脉开口周围是否存在其他血管开口,如有其他开口,应辨别是否存在多支肾动脉,注意保留。然后,沿下腔静脉前壁左肾静脉根部剪断左肾静脉,再在左、右肾动脉开口之间剪开腹主动脉壁,从而将双肾分开(图 5-5)[35]。

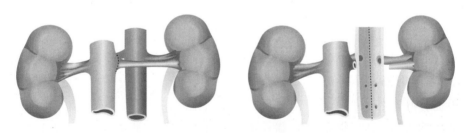

图 5-5　左右肾分离示意图

**临床问题 14:双肾分离后是否需要再灌注?**

**推荐意见 20:**建议分离双肾后打开肾脂肪囊检查灌注效果,如肾脏仍为暗红色,可再次使用灌注液直接从肾动脉灌注(推荐强度 B,证据等级 2c)。

**推荐意见说明:**

充分的冷灌注可以保证清除器官内残存的红细胞及白细胞、血小板等,避免血栓形成,降低术后急性排斥反应发生率[58],提高移植器官质量。因此,在分离双肾后可以再次检查供肾色泽,如出现肾脏整体颜色暗红,可再次使用器官灌注液直接从肾动脉灌注。也有部分中心在灌注液中加入肝素、尿激酶等药物,辅助溶解器官内血栓,获得良好效果。如出现肾脏部分暗红,部分苍白,应确认副肾动脉情况,从副肾动脉中再次灌注可改善上述情况。

**临床问题 15：肾脏获取后需要做哪些初步检查？**

**推荐意见 21：** 推荐初步修整肾脏，检查确认供肾质地、血管及输尿管有无损伤和畸形及其他病变，可行供肾快速零点组织病理检查（推荐强度 B，证据等级 2b）。

**推荐意见说明：**

初步修整肾脏后检查，确认供肾情况，有助于及时发现供肾异常，尽早应对处理，以提高肾脏利用率，降低肾脏弃用率[59]。供肾病变可疑时，可行供肾快速组织病理检查[60-61]。如有血管输尿管畸形、损伤、变异，可提前告知移植团队进行干预及处理，必要可留取捐献者血管备用；若有肾盂或输尿管结石，建议提前行体外输尿管碎石或取石术等，严重时是否弃用肾脏，根据严重程度和具体情况决定[58]。

**临床问题 16：获取的肾脏如何保存？**

**推荐意见 22：** 建议将获取的肾脏放置于器官保存液中在 0~4℃环境下低温静态冷保存（推荐强度 B，证据等级 2a）。

**推荐意见 23：** 在条件允许的情况下，推荐低温机械灌注保存（推荐强度 A，证据等级 1a）。

**推荐意见说明：**

获取肾脏保存应处于低温环境下以确保细胞代谢下降，避免过多耗氧及代谢废物产生，以帮助移植后器官功能快速恢复[62]。建议在供肾获取后使用至少两层无菌袋保存肾脏，并在其中加入器官保存液，同时在外侧放置碎冰辅助降温[63]，最后将肾脏放入专用的器官转运箱，并贴上人体器官转运标识，保存不当术后发生 DGF 及移植肾原发性无功能的可能性增加[64]。

对于条件允许，预计保存转运时间较长的供肾，建议采用低温机械灌注保存，可以延长保存时间，利于移植肾功能恢复，减少延迟复功发生[65-66]。另一方面，低温机械灌注可以通过对灌注参数监测来辅助判断肾脏情况，也可以在灌注液中加入药物用于帮助器官功能恢复[67]，具体详见相关指南。

**临床问题 17：器官获取完成后，手术医师需要对捐献者遗体做如何处理？**

**推荐意见 24：** 手术医师完整缝合获取切口，并辅助恢复遗容遗貌（推荐强度 D，证据等级 5）。

**推荐意见说明：**

根据中华人民共和国国务院颁布的《人体器官捐献和移植条例》要求及基本的手术操作常规，从事遗体器官获取的医疗机构及其医务人员应当维护遗体器官捐献人的尊严；获取器官后，应当对遗体进行符合伦理原则的医学处理，除用于移植的器官以外，应当恢复遗体外观[68]。因此，手术医师在获取术后应使用大棉垫填充获取器官部位，保证遗体遗容自然。同时逐层缝合，严密对合，建议皮肤采用皮内缝合方式，让遗容更美观，同时要帮助清洁遗体表面血迹，帮助移除气管插管、血液透析导管、动脉导管、静脉导管等医疗管路，帮助遗容恢复[69]。

## 三、小结

本指南立足于循证医学证据，参考了国内外关于供肾获取的多个指南，同时兼顾中国各大中心获取手术的实际情况，组织国内肾移植领域具有丰富临床经验的专家进行了多次讨论和修改，制订了该指南。当然，本指南推荐意见限于有限的循证医学证据和有限的临床经验，未免存在不完善之处，今后随着多学科联合进行多中心、前瞻性随机对照的高质量临床研究的进行，循证医学证据的不断充实和临床经验的不断积累，结合我国临床实际情况，会对指南进行不断完善和修订。

**执笔作者:** 黄浩杰［树兰（杭州）医院］,孙永康（山西省人体器官获取与分配服务中心）,项和立（西安交通大学附属第一医院）,刘海平（西安交通大学附属第一医院）,陆露莹［树兰（杭州）医院］

**通信作者:** 薛武军（西安交通大学第一附属医院）,寿张飞［树兰（杭州）医院］

**主审专家:** 薛武军（西安交通大学第一附属医院）,武小桐（山西省人体器官获取与分配服务中心）,程颖（中国医科大学附属第一医院）,叶启发（武汉大学中南医院）,霍枫（中国人民解放军南部战区总医院）

**审稿专家:** 门同义（内蒙古医科大学附属医院）,王彦峰（武汉大学中南医院）,田野（首都医科大学附属北京友谊医院）,戎瑞明（复旦大学附属中山医院）,孙煦勇（广西医科大学第二附属医院）,许传屾（青岛大学附属医院）,朱有华（中国人民解放军海军军医大学第一附属医院）,陈婷婷（复旦大学附属中山医院）,寿张飞［树兰（杭州）医院］,张伟杰（华中科技大学同济医学院附属同济医院）,尚文俊（郑州大学第一附属医院）,周江桥（武汉大学人民医院）,秦科（广西医科大学第二附属医院）,彭龙开（中南大学湘雅二医院）,蔡明（浙江大学医学院附属第二医院）

**利益冲突:** 所有作者声明无利益冲突。

## 参考文献

［1］OXFORD CENTRE FOR EVIDENCE-BASED MEDICINE. Oxfordcentre for evidence-based medicine: levels of evidence (March 2009)[EB/OL].(2009-03)[2024-04-07].

［2］CAO Y, SHAHRESTANI S, CHEW H C, et al. Donation after circulatory death for liver transplantation: a meta-analysis on the location of life support withdrawal affecting outcomes [J]. Transplantation, 2016, 100 (7): 1513.

［3］NARVAEZ J R F, NIE J, NOYES K, et al. Transplant outcomes of donation after circulatory death livers recovered with versus without premortem heparin administration [J]. Liver transplantation, 2020, 26 (2): 247-255.

［4］Ethics Committee, American College of Critical Care Medicine. Recommendations for nonheartbeating organ donation. A position paper by the Ethics Committee, American College of Critical Care Medicine, Society of Critical Care Medicine.[J]. Critical Care Medicine, 2001, 29 (9): 1826-1831.

［5］STEINBERG D. The antemortem use of heparin in non-heart-beating organ transplantation: a justification based on the paradigm of altruism [J]. The Journal of Clinical Ethics, 2003, 14 (1-2): 18-25.

［6］GRIES C J, WHITE D B, TRUOG R D, et al. An official American Thoracic Society/International Society for Heart and Lung Transplantation/Society of Critical Care Medicine/Association of Organ and Procurement Organizations/United Network of Organ Sharing Statement: ethical and policy considerations in organ donation after circulatory determination of death [J]. Am J Respir Crit Care Med, 2013, 188 (1): 103-109.

［7］REICH D J, MULLIGAN D C, ABT P L, et al. Asts recommended practice guidelines for controlled donation after cardiac death organ procurement and transplantation [J]. Am J Transplant, 2009, 9 (9): 2004-2011.

［8］GILBO N, FIEUWS S, MEURISSE N, et al. Donor hepatectomy and implantation time are associated with early complications after liver transplantation: a single-center retrospective study [J]. Transplantation, 2021, 105 (5): 1030-1038.

［9］OSBAND A J, JAMES N T, SEGEV D L. Extraction time of kidneys from deceased donors and impact on outcomes [J]. Am J Transplant, 2016, 16 (2): 700-703.

［10］ASENI P, FERLA F, TRACANELLI P, et al. Kidney procurement [M]//ASENI P, GRANDE A M, DE CARLIS L. Multiorgan procurement for transplantation. Cham: Springer International Publishing, 2016: 183-188.

［11］WIGMORE S J, SEENEY F M, PLEASS H C, et al. Kidney damage during organ retrieval: data from UK National Transplant Database [J]. The Lancet, 1999, 354 (9185): 1143-1146.

［12］SMITS J M, DE MEESTER J, PERSIJN G G, et al. The outcome of kidney grafts from multiorgan donors and kidney only donors [J]. Transplantation, 1996, 62 (6): 767-771.

［13］ VAUGHN W K, PETERS T G, SPEES E K. Multiple organ procurement is not detrimental to cadaveric kidney allograft function and survival [J]. Transplant Proc, 1988, 20 (5): 835-838.

［14］ BROCKMANN J G, VAIDYA A, REDDY S, et al. Retrieval of abdominal organs for transplantation [J]. Br J Surg, 2006, 93 (2): 133-146.

［15］ NAKAZATO P Z, CONCEPCION W, BRY W, et al. Total abdominal evisceration: an en bloc technique for abdominal organ harvesting [J]. Surgery, 1992, 111 (1): 37-47.

［16］ EKSER B, CONTRERAS A G, ANDRAUS W, et al. Current status of combined liver-kidney transplantation [J]. Int J Surg, 2020, 82: 149-154.

［17］ PUJOL L P, VELASCO J C, GARCÍA J G, et al. Deceased donor kidney procurement: systematic review of the surgical technique [J]. Actas Urol Esp (Engl Ed), 2023, 47 (3): 140-148.

［18］ RODRÍGUEZ F J, PÉREZ A F, FREIRE R C, et al. Thoracic aortic cannulation with antegrade perfusion for the procurement of abdominal organs [J]. Cir Esp, 2015, 93 (1): 39-41.

［19］ LOPEZ-SOLIS R C, STURDEVANT M L. Standard multiorgan procurement from the deceased donor [M]//HUMAR A, STURDEVANT M L. Atlas of Organ Transplantation. London: Springer, 2015: 1-23.

［20］ KALISVAART M, CROOME K P, HERNANDEZ-ALEJANDRO R, et al. Donor warm ischemia time in DCD liver transplantation—working group report from the ILTS DCD, liver preservation, and machine perfusion consensus conference [J]. Transplantation, 2021, 105 (6): 1156.

［21］ TENNANKORE K K, KIM S J, ALWAYN I P J, et al. Prolonged warm ischemia time is associated with graft failure and mortality after kidney transplantation [J]. Kidney Int, 2016, 89 (3): 648-658.

［22］ PATEL A R, EGGENER S E. Warm ischemia less than 30 minutes is not necessarily safe during partial nephrectomy: every minute matters [J]. Urol Oncol, 2011, 29 (6): 826-828.

［23］ ROSENTHAL J T, SHAW B W, HARDESTY R L, et al. Principles of multiple organ procurement from cadaver donors [J]. Ann Surg, 1983, 198 (5): 617-621.

［24］ STARZL T E, HAKALA T R, SHAW B W, et al. A flexible procedure for multiple cadaveric organ procurement [J]. Surg Gynecol Obstet, 1984, 158 (3): 223-230.

［25］ NGHIEM D D. Rapid exenteration for multiorgan harvesting: a new technique for the unstable donor [J]. Transplantation Proc, 1996, 28 (1): 256-257.

［26］ ABU-ELMAGD K, FUNG J, BUENO J, et al. Logistics and technique for procurement of intestinal, pancreatic, and hepatic grafts from the same donor [J]. Ann Surg, 2000, 232 (5): 680-687.

［27］ NGUYEN T K, TRINH H S, LUONG T H, et al. Technical characteristics and quality of grafts in liver procurement from brain-dead donors: a single-center study in Vietnamese population [J]. Ann Med Surg, 2021, 69: 102654.

［28］ CATTELL R B, BRAASCH J W. A technique for the exposure of the third and fourth portions of the duodenum [J]. Surg Gynecol Obstet, 1960, 111: 378-379.

［29］ GONZÁLEZ J, GAYNOR J J, ALAMEDDINE M, et al. Evolution of the application of techniques derived from abdominal transplant surgery in urologic oncology [J]. Curr Urol Rep, 2018, 19 (3): 6.

［30］ KHAMANARONG K, PRACHANEY P, UTRARAVICHIEN A, et al. Anatomy of renal arterial supply [J]. Clin Anat, 2004, 17 (4): 334-336.

［31］ JOHNSON R J, FEEHALLY J, FLOEGE J. Comprehensive clinical nephrology [M]. Elsevier Health Sciences, 2018.

［32］ RASTOGI A N, YADAV S K, SOIN A S. Organ procurement in the brain dead donors without in vivo cold perfusion: a novel technique [J]. J Clin Exp Hepatol, 2020, 10 (5): 462-466.

［33］ STARZL T E, MILLER C, BROZNICK B, et al. An improved technique for multiple organ harvesting [J]. Surg Gynecol Obstet, 1987, 165 (4): 343-348.

［34］ NISHIKIDO M, NOGUCHI M, KOGA S, et al. Kidney transplantation from non-heart-beating donors: analysis of organ procurement and outcome [J]. Transplantation Proc, 2004, 36 (7): 1888-1890.

［35］ HWANG H P, KIM J M, SHIN S, et al. Organ procurement in a deceased donor [J]. Korean J Transplant, 2020, 34 (3): 134-150.

［36］ 陈刚. 肾移植手术技术操作规范 (2019 版)[J]. 器官移植, 2019, 10 (5): 483-488+504.

［37］ CASAVILLA A, RAMIREZ C, SHAPIRO R, et al. Experience with liver and kidney allografts from non-heart-beating donors [J]. Transplantation, 1995, 59 (2): 197-203.

［38］ WIND J, SNOEIJS M G J, VAN DER VLIET J A, et al. Preservation of kidneys from controlled donors after cardiac death [J]. Br J Surg, 2011, 98 (9): 1260-1266.

［39］ KRISHNAMURTHI V. Surgical technique of cadaver donor nephrectomy [M]//NOVICK A C, STEPHEN JONES J, GILL I S, et al. Operative urology at the cleveland clinic. Totowa, NJ: Humana Press, 2006: 103-109.

［40］ AHLAWAT R, ARORA S. Robotic kidney transplantation [M]//FIGUEIREDO A. European textbook on kidney transplantation. European Association of Urology, The EAU Section of Transplantation Urology, 2017: 569-585.

［41］ ASENI P, MARIANI A, DE CARLIS R, et al. Detailed abdominal organ inspection and early surgical steps for abdominal organ procurement [M]//ASENI P, GRANDE A M, DE CARLIS L, eds. Multiorgan procurement for transplantation. Cham: Springer International Publishing, 2016: 111-122.

［42］ CHEN Y, SHI J, XIA T C, et al. Preservation solutions for kidney transplantation: history, advances and mechanisms [J]. Cell Transplant, 2019, 28 (12): 1472-1489.

［43］ SALAZAR-BAÑUELOS A, MONROY-CUADROS M, HENRIQUEZ-COOPER H. Retro-peritoneal cooling for kidney preservation from multi-organ cadaver donors [J]. Am J Surg, 2018, 215 (5): 802-803.

［44］ OCHI A, MURO S, ADACHI T, et al. Zoning inside the renal fascia: the anatomical relationship between the urinary system and perirenal fat [J]. Int J Urol, 2020, 27 (7): 625-633.

［45］ DARE A J, PETTIGREW G J, SAEB-PARSY K. Preoperative assessment of the deceased-donor kidney: from macroscopic appearance to molecular biomarkers [J]. Transplantation, 2014, 97 (8): 797.

［46］ WARMUZIŃSKA N, ŁUCZYKOWSKI K, BOJKO B. A review of current and emerging trends in donor graft-quality assessment techniques [J]. J Clin Med, 2022, 11 (3): 487.

［47］ TIERIE E L, ROODNAT J I, DOR F J M F. Systematic surgical assessment of deceased-donor kidneys as a predictor of short-term transplant outcomes [J]. Eur Surg Res, 2019, 60 (3-4): 97-105.

［48］ NALESNIK M A, WOODLE E S, DIMAIO J M, et al. Donor-transmitted malignancies in organ transplantation: assessment of clinical risk [J]. Am J Transplant, 2011, 11 (6): 1140-1147.

［49］ KAUFFMAN H M, CHERIKH W S, MCBRIDE M A, et al. Deceased donors with a past history of malignancy: an organ procurement and transplantation network/united network for organ sharing update [J]. Transplantation, 2007, 84 (2): 272.

［50］ FISHMAN J A, GREENWALD M A, GROSSI P A. Transmission of infection with human allografts: essential considerations in donor screening [J]. Clin Infect Dis, 2012, 55 (5): 720-727.

［51］ 彭龙开. 尸体器官捐献供体及器官评估和维护规范 (2019 版)[J]. 器官移植, 2019, 10 (3): 253-262.

［52］ 石炳毅, 薛武军. 中国器官移植临床诊疗指南 [M]. 北京: 人民卫生出版社, 2020.

［53］ MORRIS P, KNECHTLE S J. Kidney transplantation: principles and practice [M]. Elsevier Health Sciences, 2008.

［54］ BARANSKI A. Surgical technique of the abdominal organ procurement: step by step [M]. London: Springer, 2009: 125-184.

［55］ BARANSKI A. Kidney Transplantation: step-by-step surgical techniques [M]. Cham: Springer, 2023: 33-130.

［56］ AMADUZZI A, RAVAIOLI M, DEL GAUDIO M, et al. Renal transplantation: kidney procurement from cadaveric donors [M]//PINNA A D, ERCOLANI G. Abdominal solid organ transplantation: immunology, indications, techniques, and early complications. Cham: Springer International Publishing, 2015: 253-259.

［57］ GANTE M, SÁNCHEZ-AGUILAR M, TAPIA-PÉREZ J, et al. Extension of right renal vein in renal transplant from deceased donors: cohort study [J]. Exp Clin Transplant, 2015, 13: 126-129.

［58］ KRON P, SCHLEGEL A, MULLER X, et al. Hypothermic oxygenated perfusion: a simple and effective method to modulate the immune response in kidney transplantation [J]. Transplantation, 2019, 103 (5): e128.

［59］ JADAV P, MOHAN S, HUSAIN S A. Role of deceased donor kidney procurement biopsies in organ allocation. Curr Opin Nephrol Hypertens, 2021, 30 (6): 571-576.

［60］ NAESENS M. Zero-time renal transplant biopsies: a comprehensive review [J]. Transplantation, 2016, 100 (7): 1425-1439.

［61］ LENTINE K L, NAIK A S, SCHNITZLER M A, et al. Variation in use of procurement biopsies and its implications fordiscard of deceased donor kidneys recovered for transplantation [J]. Am J Transplant, 2019, 19 (8): 2241-2251.

［62］ FERNÁNDEZ A R, SÁNCHEZ-TARJUELO R, CRAVEDI P, et al. Ischemia reperfusion injury—a translational perspective in organ transplantation [J]. Int J Mol Sci, 2020, 21 (22): 8549.

［63］ HOSGOOD S A, BROWN R J, NICHOLSON M L. Advances in kidney preservation techniques and their application in clinical practice [J]. Transplantation, 2021, 105 (11): e202-e214.

［64］ CASHION W T, ZHANG X, PUTTARAJAPPA C, et al. Interaction between cold ischemia time and Kidney Donor Profile Index on postrenal transplant outcomes [J]. Am J Transplant, 2024, 24 (5): 781-794.

［65］ MALINOSKI D, SAUNDERS C, SWAIN S, et al. Hypothermia or machine perfusion in kidney donors [J]. N Engl J Med, 2023, 388 (5): 418-426.

［66］ TINGLE S J, FIGUEIREDO R S, MOIR J A, et al. Machine perfusion preservation versus static cold storage for deceased donor kidney transplantation. Cochrane Database Syst Rev, 2019, 3 (3): CD011671.

［67］ 丁晨光, 薛武军. 尸体供肾体外机械灌注冷保存技术操作规范 (2019 版)[J]. 器官移植, 2019, 10 (3): 263-266.

［68］ 国务院. 人体器官捐献和移植条例 [EB/OL].(2023-12-14)[2024-03-30].

［69］ 霍枫, 齐海智. 中国公民逝世后器官捐献流程和规范 (2019 版)[J]. 器官移植, 2019, 10 (2): 122-127.

# 6　儿童遗体捐献肾脏的功能维护、评估和应用指南

随着我国遗体器官捐献工作的高速发展,儿童遗体的肾脏捐献逐渐增多,极大地扩大了器官供者来源的同时也带来了一些挑战。儿童的疾病谱有其特殊性,且儿童在解剖、生理、代谢、器官发育及功能等方面与成人不同,故儿童遗体捐献肾脏功能的维护、评估及应用方面也有较大差异。为了规范我国儿童遗体捐献肾脏的功能维护、评估和应用,中华医学会器官移植学分会组织专家制订本指南,为临床工作提供指引。本指南中的儿童年龄范围与《中华人民共和国未成年人保护法》中的规定一致,为未满 18 周岁。

## 一、指南形成方法

本指南已在国际实践指南注册与透明化平台(Practice Guide Registration for TransPAREncy, PREPARE)上以中英双语注册(注册号: PREPARE2023CN831)。本指南是由中华医学会器官移植学分会组织器官移植专家编写完成。指南的制订方法和流程主要基于 2014 年 WHO 发布的《世界卫生组织指南制订手册》和 2016 年中华医学会发布的《制订 / 修订〈临床诊疗指南〉的基本方法及程序》。

指南范围及临床问题的确定:首先通过指南专家会议对临床关注的问题进行讨论,最终选择出本指南拟解决的 29 个临床问题,涉及儿童遗体器官捐献肾脏有关的功能维护、评估及应用三个方面。

证据检索与筛选:由于儿童供肾肾移植难度大、开展数量有限,尚无大样本量的随机对照试验(randomized clinical trials, RCT)研究,故编写过程中参考了国内外相关指南、教材、书籍、相关临床研究、病例报道等。按照人群、干预、对照、结局(population, intervention, comparison, outcome, PICO)的原则对纳入的临床问题进行检索,检索 MEDLINE(PubMed)、Web of Science、万方知识数据服务平台和中国知网数据库,纳入教材、指南、共识、规范、系统评价和 meta 分析,RCT、非 RCT 队列研究和病例对照研究等类型的证据;检索词包括:"肾移植""儿童肾移植""评估""感染""急性肾损伤""病

理""捐献"等。本指南采用 2009 版牛津大学循证医学中心的证据分级与推荐强度标准对每个临床问题的证据质量和推荐强度进行分级。专家组基于证据评价组提供的证据,同时考虑推荐意见的利弊、干预措施成本和专家的个人经验后提出了符合我国临床诊疗实践的推荐意见。同时秘书组和证据评价组基于专家提出反馈建议对推荐意见和支持证据进行修改完善。最终所有临床问题的推荐意见均达成共识,经中华医学会器官移植学分会组织全国器官移植与相关学科专家两轮会议集体讨论定稿。

## 二、儿童遗体捐献肾脏的功能维护以及 CRRT 和 ECMO 的使用指征

临床问题 1：儿童遗体器官捐献者维护尿量的理想目标是什么？

推荐意见 1：儿童遗体器官捐献者维护肾脏正常功能尿量的理想目标应该根据个体的年龄和体重等情况来确定(推荐强度 D,证据级别 5)。

推荐意见说明：

儿童遗体器官捐献者维护肾脏正常功能尿量的理想目标应与正常儿童尿量相同。根据《儿科学》推荐：1~2 个月儿童尿量为 250~400ml/d,1 岁儿童尿量为 400~500ml/d,3 岁儿童尿量为 500~600ml/d,5~8 岁儿童尿量为 600~1 000ml/d,大于 14 岁的儿童尿量为 1 000~1 600ml/d。若新生儿(出生 28d 内)每小时尿量<1ml/kg 为少尿,<0.5ml/kg 为无尿。学龄儿童(6~7 岁至青春期前)每天排尿量<400ml,学龄前儿童(满 3 周岁至 6~7 岁)<300ml,婴幼儿<200ml 时为少尿；每天尿量<50ml 为无尿[1]。新生儿可按体重计算,新生儿尿量一般每小时为 1~3ml/kg,若新生儿供者尿量<1ml/(kg·h),应谨慎评估。

临床问题 2：儿童遗体器官捐献者维护血压的理想目标是什么？

推荐意见 2：年龄越小,正常血压的标准越低,可根据儿童的年龄来计算出标准血压(推荐强度 D,证据级别 5)。

推荐意见说明：

根据儿童血压计算标准,一岁以下的婴儿的收缩压 $(mmHg)=($ 月龄 $\times2)+68$, $\geqslant 1$ 岁儿童的收缩压 $(mmHg)=($ 年龄 $\times2)+80$,舒张压为收缩压的 2/3[2-3]。儿童遗体器官捐献者维护时,应尽量将血压控制在正常范围,尽量避免或减少功能性热缺血时间。

目前认为,当成人收缩压低于 50mmHg 和 / 或动脉血氧饱和度低于 70% 至肾脏灌注开始时间,为"功能性热缺血时间"[4]。而儿童的功能性热缺血收缩压可能更低,目前尚无相关依据。

临床问题 3：儿童遗体器官捐献者的维护如何减少急性肾损伤？

推荐意见 3：维持血流动力学稳定,保障各器官的有效灌注,维持水、电解质及酸碱平衡(推荐强度 D,证据级别 5)。

推荐意见说明：

严密监测生命体征、动脉血气、尿量、电解质、凝血功能、肾脏彩色多普勒超声等,必要时可行有创血流动力学监测。使用晶体液及胶体液维持适当的有效循环血量。在补足血容量的基础上,可加用血管活性药物。如去甲肾上腺素或多巴胺等。若脑死亡(DBD)器官捐献者血流动力学不稳定、又无法马上获取器官,建议使用体外膜肺氧合(ECMO)维持器官灌注,以减少急性肾损伤的发生。维持水、电解质及酸碱平衡,补液以低渗盐溶液及胶体液为主,血钠、钾尽量维持在正常范围。对于难以纠正的电解质、酸碱平衡紊乱,可行持续性肾脏替代治疗(CRRT)[5]。

推荐意见 4：慎重使用肾毒性药物,必要时可行血液透析或血浆置换以保护肾脏(推荐强度 D,证据级别 5)。

推荐意见说明：

慎重使用羟乙基淀粉、甘露醇、万古霉素等具有肾毒性的药物;避免造影剂相关性肾损害,如果曾使用造影剂,应适当水化治疗。高肌红蛋白血症者建议行血液透析或血浆置换,同时利尿、碱化尿液,减少其对肾脏损伤[6-7]。

临床问题 4：儿童遗体器官捐献者维护 CRRT 的使用指征是什么?

推荐意见 5：建议当供者出现以下情况时,可考虑使用 CRRT 技术：①血清钠离子水平>160mmol/L;②血清钾离子水平>6mmol/L;③严重的代谢性酸中毒(PH<7.1),血清碳酸氢根<10mmol/L,补碱难以纠正;④少尿或无尿,液体负荷过重;⑤急性肾损伤 2 期及以上(推荐强度 B,证据级别 3a)。

推荐意见说明：

CRRT 主要作用是替代受损肾功能,稳定内环境,清除有害代谢产物、炎症介质和毒素等。对于少尿或者无尿的患儿,应及时完善肾脏彩色多普勒超声检查,若肾脏无彩色多普勒血流显像,则建议取消捐献。改善全球肾脏病预后组织(Kidney Disease：Improving Global Outcomes,KDIGO)指南提出,急性肾损伤(AKI)2 期为血清肌酐升高到基线的 2.0~2.9 倍,尿量<0.5ml/(kg·h)持续≥12h,可以考虑进行 CRRT[8-9]。

推荐意见 6：对于一些非肾脏疾病,包括脓毒血症、急性呼吸窘迫综合征、创伤或挤压综合征、严重烧伤、乳酸中毒、肝功能不全、充血性心衰、药物或毒物中毒等导致的急性肾损伤,建议考虑使用 CRRT(推荐强度 B,证据级别 3b)。

推荐意见说明：

脓毒血症伴 AKI 是公认的血液净化干预指征,脓毒血症患者存在两个风暴：细菌刚入血,内毒素释放风暴;内毒素释放后,通过单核细胞、巨噬细胞等激活,产生炎症释放风暴。这两个风暴在机体早期发生作用,理论上血液净化早期干预对于解除患者内毒素风暴及炎症风暴是有益处的[10]。

急性呼吸窘迫综合征(ARDS)是患儿在治疗原发病或急诊抢救期间引发的以顽固性低氧血症与肺微循环障碍为主的儿童急性呼吸窘迫。ARDS 本质属于炎性反应,由肺泡释放大量细胞因子,诱发全身炎性反应所致。CRRT 能有效清除炎症介质,减轻机体器官或组织水肿,可改善微循环、肺通气及细胞摄氧能力,同时有效控制肺部炎症[11]。

血液灌流(HP)作为体外毒物清除技术,是最早应用于治疗急性中毒的有效方式,可通过体外循环用高效吸附的固型物质将血液中的毒素成分、代谢废物去除,达到血液净化的目的,但其对于已经结合的毒物清除效果差。CRRT 利用压力梯度效应在持续性的对流、超滤、弥散作用下清除有毒物质,可用于农药、精神类药物及鱼胆中毒的供者。CRRT 与 HP 联合应用对重症中毒患者效果明显,可有效保护供者的脏器功能[12]。

临床问题 5：儿童遗体器官捐献者 ECMO 的使用指征是什么?

推荐意见 7：脑死亡儿童器官捐献者,若捐献者血流动力学紊乱,在补充血容量和使用血管活性药物等保守治疗下,循环功能仍不稳定,重度低氧血症难以纠正,建议应用 ECMO 进行器官功能维护(推荐强度 B,证据级别 2a)。

推荐意见说明：

脑死亡后机体的最终血流动力学特征是有效循环血容量明显降低和器官组织低灌注,导致器官功能受损。ECMO 在有效而迅速改善低氧血症和低灌注方面具有明显的优越性，为实质性器官的功能保护提供了保障。

在充分的液体复苏下出现下列循环功能不稳定的 DBD 捐献者可考虑应用 ECMO 进行器官功能保护[13-19]：①心脏骤停、心肺复苏史（心脏按压 20min 以上）；②平均动脉压（MAP）：儿童<50~60mmHg，婴幼儿<40~50mmHg；③心脏指数<2L/(min·m²)（持续时间>3h）；④需应用大量血管活性药，如多巴胺>20μg/(kg·min)、去甲肾上腺素或肾上腺素>1.0μg/(kg·min)（持续时间>3h）；⑤少尿，尿量<0.5ml/(kg·h)；⑥血生化指标示急性肝肾功能中、重度损害；⑦心电图 ST-T 改变明显，难以纠正的代谢性酸中毒（持续时间>3h）；⑧重度低氧血症，氧合指数[动脉血氧分压（$PaO_2$）/吸入氧（$FiO_2$）]<100mmHg。

当出现以下情况，不建议使用 ECMO 进行器官功能保护：肝肾功能不可逆损害、不可控制的出血、血管麻痹综合征、重度蛋白渗漏综合征[20]。

**临床问题 6：儿童遗体器官捐献者感染的维护应该注意什么？**

**推荐意见 8：**对于有感染的儿童遗体器官捐献者，建议动态监测相关感染指标，完善血和体液的培养，查明病原菌，必要时行 NGS 检测。在 PICU 停留时间超过 72h 者建议预防性抗细菌、抗真菌治疗，并及时根据病原体培养和药敏结果调整抗感染方案（推荐强度 B，证据级别 3a）。

**推荐意见说明：**

尽早明确捐献者是否有感染及感染类型、程度等，对捐献者进行针对性治疗，将预防供者来源感染关口前移。动态监测血常规、血清降钙素原、G 试验、GM 试验，进行血、尿、痰、引流液涂片及培养，必要时行 NGS 检测。对感染原因不明的儿童，可做各种体液的 NGS，寻找病原体，特别是病毒类，如狂犬病等[5]。对于颅内感染原因不明的捐献者，有可能导致受者出现严重并发症时，建议弃用。

### 三、儿童遗体捐献肾脏功能的评估

#### （一）儿童遗体器官捐献者的临床评估

供肾功能评估包括临床评估、机械灌注法评估和病理评估等，以临床综合评估为主。临床评估包括：原发病、既往病史、肾功能、尿量、尿蛋白、低血压及低氧血症、心肺复苏史、血生化检测、供肾彩色多普勒、供肾外观及质地评估等。

**临床问题 7：儿童遗体捐献肾脏的体积评估应注意什么？**

**推荐意见 9：**如发现肾脏体积过小，需排除先天性肾发育不良（推荐强度 B，证据级别 3b）。

**推荐意见说明：**

胎儿 36 周时肾单位数量已基本恒定，婴幼儿肾脏尚未发育成熟，体积偏小，呈明显分叶状。若肾脏体积过小，与同龄人肾脏大小明显不相称，或一侧肾脏较对侧肾脏体积明显缩小，则考虑先天性肾发育不良，需谨慎评估[21]。

**临床问题 8：儿童遗体捐献肾脏热缺血时间如何评估？**

**推荐意见 10：**功能性热缺血时间超过 2h 或无血压状态时间超过 30min 的供肾，不建议使用，但应综合捐献者尿量、供肾彩色多普勒血流显像、颜色、质地、病理等情况权衡取舍（推荐强度 D，证据级别 5）。

**推荐意见说明：**

当捐献者功能性热缺血时间较长，或者捐献者心搏骤停时长超过 30min[22]，而经过良好的维护以后,供肾彩色多普勒血流显像尚可[23],获取后供肾灌注、质地可,有条件的可行 LifePort 灌注和病理评估,若零点穿刺病理检查未发现微血栓,则可考虑利用供肾。

**临床问题 9:儿童遗体捐献肾脏冷缺血时间的评估应注意什么?**

**推荐意见 11:**冷缺血虽然对供肾损伤较小,但建议尽量在最短时间内完成移植手术(推荐强度 B,证据级别 3b)。

**推荐意见说明:**

未成年捐献者可能对缺血、缺氧状态耐受性较强,可根据具体情况适当延长缺血时间的上限,但减少缺血时间始终对改善肾移植预后有积极的意义[24]。

**临床问题 10:儿童遗体捐献肾脏肌酐评估的重要性?**

**推荐意见 12:**血肌酐是反映供肾功能的重要指标,尤其是捐献者基础血肌酐值,对肾脏的评估具有重要参考价值,评估时应重点关注(推荐强度 B,证据级别 3b)。

**推荐意见说明:**急性肾损伤供肾是否可以利用主要根据捐献者基础血肌酐值以及急性肾损伤是否可逆,若经评估为不可逆性肾损伤,供肾应弃用。若基础血肌酐值较高,应警惕肾脏慢性病变,建议行供肾病理检查[25],若病理显示肾脏已有不可逆性损伤,应根据损伤程度谨慎利用。

**临床问题 11:尿蛋白在儿童遗体捐献肾脏评估中是否必要?**

**推荐意见 13:**尿蛋白不仅可以评估儿童供肾是否损伤,而且在评估儿童捐献者遗传性、代谢性肾脏疾病中有重要作用(推荐强度 B,证据级别 3b)。

**推荐意见说明:**

若捐献者尿常规中尿蛋白阳性,条件允许的情况下可完善24h尿蛋白定量以及尿蛋白免疫固定电泳,明确尿蛋白来源。儿童的遗传性、代谢性肾脏疾病往往伴有蛋白尿甚至大量蛋白尿,应详细询问患儿在入院前是否有蛋白尿病史及相关家族史,必要时完善基因检测明确诊断[26-27]。

**临床问题 12:彩色多普勒超声在评估儿童遗体捐献肾脏中是否必要?**

**推荐意见 14:**彩色多普勒超声在评估儿童遗体捐献肾脏中具有重要作用,尤其是针对有过心肺复苏、功能性热缺血时间较长、无尿或者少尿的捐献者,建议有条件的可于获取术前行肾脏彩色多普勒超声检查(推荐强度 D,证据级别 5)。

**推荐意见说明:**

超声是供肾评估的必备手段,有助于判断供肾基础情况,如供肾大小、实质回声、结石、肿瘤、积水等,彩色多普勒超声检查还可以观察供肾血流,从而判断供肾功能[9,23]。

**临床问题 13:儿童遗体捐献肾脏体外低温机械灌注的指征有哪些?**

**推荐意见 15:**对于心脏死亡器官捐献、有心肺复苏史、缺血时间长、肾功能损害、供肾灌注不良等情况的儿童遗体捐献肾脏,建议对获取肾脏体外低温机械灌注保存(推荐强度 B,证据级别 3b)。

**推荐意见说明:**

对于捐献者年龄>12 岁或较大的单侧供肾(供肾长径≥8cm),可采用体外机械灌注,方法类似成人,但应注意降低灌注压力,避免高灌注损伤。未成年人供肾进行体外机械灌注的起始压力建议不超过 30mmHg[28]。一般可接受移植的参数为:流量 ≥50ml/min,阻力<0.50mmHg/(ml·min)。采用体外低温机械灌注可以通过循环参数从总体上判断肾脏的质量,具有快速、可动态观察的优点,在判断供肾质量及移植效果上具有不可替代的重要作用,还能有效减少热缺血损伤,降低术后移植肾功能延迟恢复(delayed graft function,DGF)发生率。对于较小的供肾,整块双供肾可利用腹主动脉作为双肾

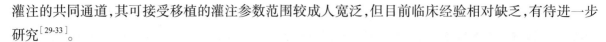

灌注的共同通道,其可接受移植的灌注参数范围较成人宽泛,但目前临床经验相对缺乏,有待进一步研究[29-33]。

婴幼儿遗体捐献肾脏未常规开展体外机械灌注,原因:①婴幼儿单肾灌注没有合适的灌注套管;②双肾整块灌注时,修肾后难以保证不渗漏,从而影响灌注参数;③阻断一侧肾动脉时可能导致肾动脉内膜损伤,且游离暴露肾动脉时会损伤其血管鞘,与儿童遗体捐献肾脏修肾原则相悖。目前,关于婴幼儿遗体捐献肾脏体外低温机械灌注的经验有限。

(二)儿童遗体捐献肾脏病理评估

临床问题14:儿童遗体捐献肾脏进行病理活检指征有哪些?

推荐意见16:当儿童遗体捐献者存在大量蛋白尿、严重急性肾损伤、供肾灌注质量不佳等情况时,建议进行零点病理活检(推荐强度 D,证据级别 5)。

推荐意见说明:

零点病理活检是评估供肾功能的重要手段,但是儿童遗体捐献肾脏更注重临床评估,病理评估资料很少。婴幼儿遗体捐献肾脏体积小,活检时损伤血管、集合系统的风险高。当较大年龄儿童遗体捐献者存在大量蛋白尿、严重急性肾损伤、供肾灌注质量不佳等情况时,可根据供者的临床资料综合评估,必要时建议进行零点活检。供肾零点病理活检的技术包括穿刺法及楔形切除法。穿刺法取材较稳定,能同时取到髓质及皮质标本,有利于供肾质量的病理学评估,但存在一定的损伤血管、集合系统风险。楔形切除法相对安全,但容易出现取材深度不够、取材不均等情况,影响供肾评估质量[5]。

## 四、儿童感染遗体捐献者的安全性评估

临床问题15:存在感染的儿童遗体捐献者的禁忌证有哪些?

推荐意见17:以下为儿童感染遗体捐献的禁忌证

1)全耐药细菌感染(推荐强度 D,证据级别 5)。

2)未经治疗的细菌或真菌脓毒症(如假丝酵母菌血症),活动性念珠菌血症以及由隐球菌、曲霉菌、毛霉菌和球孢子菌引起的活动性感染(推荐强度 B,证据级别 3a)。

3)活动性结核(推荐强度 B,证据级别 2c)。

4)潜在中枢神经系统感染,如狂犬病、乙脑等以及不明原因的脑炎供者(推荐强度 B,证据级别 2c)。

5)HTLV-1 或 HTLV-2 感染(推荐强度 B,证据级别 2c)。

6)破伤风、气性坏疽(推荐强度 C,证据级别 4)。

7)未经治疗的寄生虫感染(克氏锥虫、利什曼原虫、圆线虫等)(推荐强度 B,证据级别 2c)。

8)地方性流行真菌病的活动性感染(如芽生菌、孢子菌、组织胞浆菌)(推荐强度 B,证据级别 2c)。

推荐意见说明:

全耐药细菌感染捐献者因目前尚无有效药物治疗,极易通过器官移植传播给受者,造成严重的供者来源性感染,故应拒绝此类捐献。

真菌感染可通过异体器官移植进行传播。美国一项研究表明,在 23 例已报道的供者来源的真菌感染中,91% 的患者为肾移植受者,临床表现主要为移植物血管并发症,移植物功能障碍及发热等。移植物失功及患者死亡率分别为 83% 和 17%[34]。未经治疗的细菌或真菌脓毒症的供者携带大量病原体,受者发生供者来源的感染风险极高,治疗困难,为捐献的禁忌证[34-35]。

因结核的隐匿性,结核成为最常见的供者来源的感染性疾病之一。大部分国家和地区将结核列为器官移植供者重点筛查的传染病。活动性结核患者由于血液和器官中病毒载量大,传播风险高,术后受者免疫抑制状态,治疗困难,被许多国家和地区列为捐献的禁忌证[36-38]。

研究显示,有受者移植不明原因的脑炎捐献者器官后,出现狂犬病、寄生虫感染、淋巴瘤和白血病等疾病[39-40],造成严重后果。针对中枢神经系统感染捐献者,特别是伴有发热的脑炎供者,应尽量查明病原体,病因无法明确时,应果断弃用[38]。

儿童遗体捐献者中应特别注意狂犬病感染,因狂犬病潜伏期长,初期临床表现不明显,且其恐水、恐风等特征性症状因供者机械通气而无法体现。故应仔细询问供者的动物咬伤、抓伤史,包括狗、蝙蝠、猫、老鼠等。体格检查应特别注意皮肤外伤及破损。怀疑狂犬病时可行病原学检查如体液、组织NGS、颈后部皮肤或脑组织病理检查等。

人类嗜 T 淋巴细胞病毒(human T lymphatropic virus,HTLV)主要流行于日本西南部、非洲南部以南美东北部等地区。近年来由于人口流动等原因,在我国发病率呈上升趋势[41-43]。研究表明,我国健康献血人群中,HTLV-1/HTLV-2 携带者占比约 0.01%~0.1%。因其潜伏期长,传染性强,可造成人体免疫严重缺陷,被许多国家和地区列为献血及器官捐献重点筛查传染病之一。相关指南推荐禁止HTLV-1/HTLV-2 患者捐献血液、组织、器官等[38,44]。

破伤风、气性坏疽等细菌感染因其细菌繁殖快、毒力强,可短时间内造成患者死亡,细菌或毒素一旦传播给受者,可造成严重后果,目前尚无这些细菌感染者捐献案例,为肾脏供者的绝对禁忌证[45-46]。

有研究表明,未经治疗的寄生虫感染如利什曼原虫、类圆线虫等可经器官移植传播给受者,造成重症感染或死亡,故应禁止此类捐献[36,38,47]。

地方性真菌病发病率低、起病隐匿,潜伏期长,随着人口流动增加,我国偶有少量病例报道。捐献者来源的地方性真菌感染临床表现不典型,常与其他疾病混淆,难以明确诊断、进行有效治疗,造成严重后果,不推荐进行此类捐献[36]。

**临床问题 16:存在感染的儿童遗体捐献者的相对禁忌证有哪些?**

**推荐意见 18:**以下为儿童感染遗体捐献的相对禁忌证

1)细菌性脑膜炎,如果病原菌是肺炎链球菌、脑膜炎奈瑟菌、流感嗜血杆菌、大肠杆菌或 B 组链球菌,在接受针对性抗菌药物治疗后可以进行器官捐献;如果是高毒性病原体(如李斯特菌)则不适于进行器官捐献(推荐强度 B,证据级别 2c)。

2)多重耐药菌特别是耐碳青霉烯肠杆菌菌血症(推荐强度 D,证据级别 5)。

3)结核分枝杆菌潜伏感染(推荐强度 B,证据级别 2c)。

4)HIV 感染(阳性受者)(推荐强度 B,证据级别 2c)。

5)手足口病(儿童 - 成人)(推荐强度 C,证据级别 4)。

6)梅毒(推荐强度 D,证据级别 5)。

**推荐意见说明:**

大量证据表明,在确认细菌对抗生素敏感,并且供受者在移植前后接受适当的治疗后,患有细菌性脑膜炎捐献者的器官可以用于移植[48]。然而,对于一些高毒性病原体,如由李斯特菌引起的脑膜炎可能导致播散性感染,在免疫抑制的患者中难以治疗,复发的风险很高,是器官捐献的禁忌证[47]。

随着抗生素的更新换代,针对多重耐药菌特别是耐碳青霉烯肠杆菌等细菌出现了一系列新型药物,如头孢他啶阿维巴坦、多黏菌素等,大大增加了治愈机会。针对性使用有效抗生素进行供者维护、供者器官浸泡及受者规范治疗,可有效治愈多重耐药菌感染。故部分多重耐药菌特别是耐碳青霉烯肠杆菌感染者可以作为器官捐献者[35]。

大多数移植中心并未对捐献者的结核分枝杆菌潜伏感染(LTBI)进行筛查,因为大多数患者已进行了卡介苗接种,会影响筛查结果判定,且价格昂贵。尽管目前对于预防性抗结核分枝杆菌潜伏感染的时机及方案有所争议,但大多数指南认为结核分枝杆菌潜伏感染的捐献者可以进行器官捐献[49]。

几乎所有的指南均认为人类免疫缺陷病毒(human immunodificiency virus,HIV)感染捐献者的器官只能捐献给HIV阳性受者[38]。

手足口病主要由肠道病毒感染引起,易侵犯儿童手、足、口腔等皮肤黏膜,严重者可引起脑膜炎、脑炎、肺水肿等严重并发症[50],故手足口病儿童捐献者不宜捐献给儿童受者。但因成人大多数已通过隐性感染获得了相应肠道病毒抗体,感染机会大大减少,且即使感染,大多数症状轻微,故手足口病儿童捐献者可捐献给成人受者[51]。

梅毒捐献者的器官在成人受者中的利用较为常见,但应对捐献者及受者进行规范治疗。但接受梅毒阳性捐献者的器官有可能导致受者今后传染病筛查结果中梅毒抗体长期保持阳性,由此带来的社会、伦理问题令儿童受者及部分成人受者难以接受。建议使用这些器官时取得受者知情同意。

## 五、儿童肿瘤遗体捐献的安全性评估

**临床问题17：如何评估儿童肿瘤遗体捐献的安全性?**

**推荐意见19**：儿童恶性肿瘤中较为常见的白血病、淋巴瘤、软组织肉瘤、神经母细胞瘤、骨恶性肿瘤等均为高风险,建议不作为器官捐献者(推荐强度D,证据级别5)。

**推荐意见20**：脑胶质瘤存在以下危险因素:分级较高的肿瘤、接受脑室—腹腔或脑室—心房分流术等可能存在颅外转移高风险者的器官,建议谨慎利用(推荐强度B,证据级别2a)。

**推荐意见21**：在对肿瘤传播风险进行个体化评估后,一些分级较低和成功治疗的肿瘤患者建议可作为捐献者(推荐强度D,证据级别5)。

**推荐意见说明：**

儿童恶性肿瘤中,白血病发病率较高。白血病儿童捐献者来源的恶性肿瘤细胞可通过器官移植直接转移至受者,或捐献者细胞在受者中发生恶变从而导致受者血液系统恶性肿瘤的发生[52]。由于肿瘤细胞传播给受者的风险,世界骨髓捐献者协会指出血液恶性肿瘤病史为同种异体造血干细胞移植供者的禁忌证[53-54]。因此,血液恶性肿瘤为肾脏捐献者的禁忌证。

脑胶质瘤也是儿童发病率较高的恶性肿瘤之一。由于血脑屏障的存在,颅外转移风险较低,胶质瘤捐献者安全性较高。但部分研究表明,脑胶质瘤存在以下危险因素:分级较高的肿瘤、接受脑室—腹腔或脑室—心房分流术等可能存在颅外转移高风险因素时,其传播给受者的风险将大大增加[52]。与之相反,也有研究表明,分级较高的脑肿瘤捐献者通过器官移植传播肿瘤的风险较低,该类捐献者可作为扩大器官供者来源[55]。鉴于研究尚未明确,建议谨慎使用该类捐献器官。

目前没有可靠的大样本数据为肿瘤捐献者的利用提供明确证据,临床器官的使用最终应根据临床判断和受者的知情同意来作出相应选择。

**临床问题18：儿童肿瘤遗体捐献者病理评估的时机和内容有哪些?**

**推荐意见22**：如有必要,建议于器官获取术后立即取病变组织送快速病理检查,详细评估肿瘤类型、良恶性、肿瘤分化程度及分级,以决定供肾是否弃用;对于颅内肿瘤,建议有条件的在捐献前行穿刺活检(推荐强度 D,证据级别 5)。

推荐意见说明:

对于肿瘤捐献者,可于获取术中切取病变组织进行病理检查,详细评估肿瘤类型、良恶性、肿瘤分化程度及分级,以决定供肾是否弃用。对于有条件的可以行术前穿刺活检,并进行免疫组化等。为明确肿瘤是否转移,必要时行增强 CT 或 PET-CT 等影像学检查,为供肾的弃用与否提供更为有力的依据。

## 六、儿童先天性、遗传性、代谢性疾病遗体捐献肾脏的评估

临床问题 19:儿童先天性、遗传性、代谢性疾病捐献肾脏的绝对禁忌和相对禁忌证有哪些?

推荐意见 23:儿童先天性、遗传性、代谢性疾病若不累及肾脏,不造成肾脏功能受损,建议可以作为捐献者;儿童先天性、遗传性、代谢性疾病若累及肾脏,造成轻微肾脏功能损伤,须接受个体化评估;儿童先天性、遗传性、代谢性疾病若累及肾脏,造成严重肾脏功能损伤,为供肾的绝对禁忌证。建议有条件地行基因检测,明确诊断(推荐强度 D,证据级别 5)。

推荐意见说明:

儿童先天性、遗传性、代谢性疾病种类繁多,因发病隐匿、进展速度等问题,关于这类儿童遗体捐献者鲜有报道。一般来说,儿童先天、遗传性、代谢性疾病若不累及肾脏,不造成肾脏功能受损,可以作为捐献者,如先天性肾盂输尿管交界处狭窄、先天性巨输尿管等。儿童先天性疾病若累及肾脏,造成轻微肾脏功能损伤,须接受个体化评估。如马蹄肾等,经仔细评估及修肾后,可酌情作为捐献者。如原发性高草酸尿症患者,起病隐匿,发病较晚,前期可无肾脏功能损害[56-57],经临床及病理评估后,可酌情作为捐献者。儿童先天性、遗传性、代谢性疾病若累及肾脏,造成严重肾脏功能损伤,为供肾的绝对禁忌证。如先天性肾脏发育不良,造成肾脏严重畸形、肾单位发育不良、梗阻性疾病造成严重肾功能损害等,不适宜作为捐献者。如先天性肾病综合征,出生 3 个月内发病,临床符合肾病综合征表现,即大量蛋白尿、低白蛋白血症、严重水肿和高胆固醇血症,早期肾脏即可发生不可逆性损伤,严重影响肾脏功能[58],不适宜作为捐献者。

## 七、儿童中毒脑死亡遗体捐献肾脏的评估

临床问题 20:儿童中毒脑死亡遗体捐献肾脏的评估应该注意哪些方面的内容?

推荐意见 24:建议对儿童中毒脑死亡遗体捐献者应着重评估供肾中毒物或其有毒代谢物的浓度,毒物造成的肾脏组织损伤以及与毒物有关或无关的并发症(推荐强度 C,证据级别 4)。

推荐意见说明:

对于死于中毒的儿童器官捐献者,要重点考虑两个方面。首先,供肾是否含有可能导致受者中毒的有毒物质以及该物质的组织浓度,这对于脂溶性药物尤其重要,因为这类药物更容易在移植肾中蓄积。其次,必须评估毒性物质造成的供肾组织损伤,以及与毒物有关或无关的并发症。

已有文献报道以下物质中毒致死的器官捐献者捐献成功的案例:乙二醇、甲醇、一氧化碳、氰化物、杀虫剂(氨基甲酸盐类和有机磷类)、对乙酰氨基酚、抗抑郁药、丙基硫尿嘧啶、格列本脲、亚甲二氧基甲基苯丙胺、尼古丁、氟卡因、蛇毒等。成功接受这些供肾的受者术后肾功能恢复良好[59]。应注意纠正捐献者水、电解质和酸碱失衡后再进行器官获取,获取前应尽量进行清除毒性物质的治疗,降低毒性物质负荷量。

**临床问题 21**：儿童中毒脑死亡遗体捐献肾脏的评估要点及弃用标准是什么？

**推荐意见 25**：经临床评估、机械灌注评估和 / 或病理评估显示肾脏已有不可逆性损伤，建议弃用（推荐强度 D，证据级别 5）。

**推荐意见说明：**

中毒脑死亡遗体捐献肾脏除常规肾功能评估外，尤其应注意毒物的种类、摄入剂量、代谢方式、中毒时间，在肾脏中的累积程度，血液中毒物浓度等。其肾脏质量以综合评估为主，目前尚无明确标准，仅有部分中毒脑死亡遗体捐献者成功捐献的个案报道，因此临床医师的经验和判断尤为重要。当临床评估、机械灌注评估和 / 或病理评估显示肾脏已有不可逆性损伤时应果断弃用。

## 八、儿童遗体捐献肾脏外伤的评估

**临床问题 22**：儿童遗体捐献者外伤肾脏获取前应如何评估？

**推荐意见 26**：获取前应密切观察捐献者临床情况，怀疑有器官破裂者，建议及时行 CT、彩色多普勒超声等影像学检查，评估肾脏是否损伤、损伤部位以及损伤程度，决定供肾是否取舍（推荐强度 D，证据级别 5）。

**推荐意见说明：**

儿童捐献者因坠楼、车祸等严重外力撞击容易引起肾脏破裂造成出血，获取前应密切观察捐献者生命体征，如出现血压下降明显，甚至出现休克血压，血红蛋白水平进行性降低，应考虑器官破裂可能，在积极抗休克治疗的同时，需及时行 CT/ 增强 CT、彩色多普勒超声等检查，结合临床表现，评估肾脏是否损伤，以及损伤的部位和程度。如出现严重肾蒂（肾动脉）损伤，肾脏碎裂伤等而无法修补时应弃用。

**临床问题 23**：儿童遗体捐献者外伤肾脏获取后应如何评估？

**推荐意见 27**：建议获取后观察肾脏灌注情况，仔细评估肾脏裂口数量、位置、深度，检查血管、输尿管有无损伤，决定供肾是否取舍（推荐强度 D，证据级别 5）。

**推荐意见说明：**

获取后，对供肾进行补灌，观察肾脏灌注情况，仔细评估肾脏裂口数量、位置、深度，检查血管、输尿管有无损伤，在修肾过程中仔细修补肾实质并且修复好肾血管和输尿管。已有移植中心成功地移植了外伤所致的撕裂肾，并且肾功能恢复顺利，但是该类供肾仍会增加破裂出血、尿漏、感染的概率[60]，术后需对症进行处理。但如果肾脏破裂严重，建议弃用。

## 九、溺水儿童遗体捐献者的肾脏评估

**临床问题 24**：溺水儿童遗体捐献者的评估应该注意哪些方面的内容？

**推荐意见 28**：建议对溺水儿童遗体捐献者需要评估患者有无呼吸心跳停止、心肺复苏时间、缺氧及低血压时间、评估患者溺水地点以及感染风险（推荐强度 D，证据级别 5）。

**推荐意见说明：**

由于感染及器官缺血的风险，溺水遗体捐献者曾被认为是器官移植的高危供者。但随着近年来研究的深入，供者评估及诊治水平的提高，部分研究者报道，溺水捐献者的器官感染及器官缺血风险并不高于脑外伤捐献者[61]。对于溺水捐献者肾脏缺血风险，除常规肾功能评估外，应特别注意供者有无呼吸心跳停止、心肺复苏时间、缺氧及低血压时间、判断肾脏灌注情况，必要时对供肾行机械灌注及病理评估。使用溺水捐献者的肾脏是导致受者感染的高危因素，已有溺水供者来源的细菌、真菌感染导致受者死亡的相关报道[62]。因此,对捐献者溺水地点水质的评估、溺水后捐献者感染程度的评估尤为重要,应每天检测血常规、血清降钙素原、G 试验、GM 试验,进行血、尿、痰、引流液涂片及培养等,必要时行 NGS 检测,确定捐献者感染与否及病原学,如有相关感染捐献禁忌证的应果断弃用。

## 十、儿童遗体捐献肾脏受者选择原则

临床问题 25:儿童遗体捐献肾脏的受者选择原则是什么?

推荐意见 29:建议儿童遗体捐献肾脏优先分配给儿童(推荐强度 D,证据级别 5)。

推荐意见说明:

《中国人体器官分配与共享基本原则和核心政策》规定小于 18 岁的肾移植等待者优先。肾脏疾病和透析治疗对少年儿童正常的生长发育带来了严重的不良影响,应当尽早进行肾移植手术。因此,给予小于 18 岁的肾移植等待者优先权。

## 十一、婴幼儿遗体捐献肾脏的获取与修肾

临床问题 26:婴幼儿遗体捐献肾脏获取时动脉插管位置和深度?

推荐意见 30:建议婴幼儿遗体捐献者可选择腹主、髂总或髂外动脉插管,管尖到达平面位于双肾动脉开口以下,近心端可以不阻断(推荐强度 D,证据级别 5)。

推荐意见说明:

婴幼儿遗体捐献者的腹主动脉往往在肾移植术中需要利用,应尽量避免因插管导致下段腹主动脉损伤,因此可选择髂总或者髂外动脉进行插管,插管时应避免损伤输尿管。由于婴幼儿腹主动脉下段内径与插管管道的外径接近,插管过深可能会导致双侧肾动脉开口被遮挡、肾脏灌注不佳,因此建议插管不宜过深,管尖到达平面位于双肾动脉开口以下即可,但应将灌注管固定牢靠,避免脱出。

临床问题 27:婴幼儿遗体捐献肾脏获取灌注静脉流出口位置如何选择?

推荐意见 31:婴幼儿遗体捐献者灌注所需液体量小,建议直接剪开髂总或髂外静脉,一般不需要插管(推荐强度 D,证据级别 5)。

推荐意见说明:

肾移植时需要利用婴幼儿遗体捐献者下腔静脉,因此选择剪开髂外静脉作为流出口可以保护整段下腔静脉不受插管损伤;婴幼儿血容量小,可以用吸引器和盐水垫将灌出的血液及时清除。剪开髂总静脉时需注意保护右侧输尿管。也可以选择下腔静脉或髂总静脉插管,但需选择合适的管道,注意保护静脉,防止下腔静脉内膜受损。

临床问题 28:婴幼儿遗体捐献肾脏获取时是否需要保留膀胱瓣?

推荐意见 32:建议婴幼儿遗体捐献肾脏获取时尽可能保留输尿管开口周围膀胱瓣,以利于输尿管吻合(推荐强度 C,证据级别 4)。

推荐意见说明:

由于婴幼儿输尿管通常不够长,获取时需要将输尿管连同一部分膀胱瓣取下。但保留捐献者膀胱瓣做吻合时发生缺血、吻合口瘘的风险较高,仅在输尿管长度不足时考虑采用[63]。

临床问题 29:修整婴幼儿遗体捐献肾脏的注意事项有哪些?

推荐意见 33:建议婴幼儿遗体捐献肾脏修整应尽可能多保留血管及肾门周围组织(推荐强度 C,证据级别 4)。

**推荐意见说明：**

婴幼儿遗体捐献肾脏血管纤细，容易扭转、成角、撕裂，修肾时动作应轻柔，尽量多保留肾血管周围组织，可以为细小肾血管提供组织支撑，避免血管痉挛；血管鞘的滋养动脉为肾动脉壁提供血运，避免血管壁挛缩、管腔狭窄、闭锁，降低移植肾动脉狭窄及移植肾栓塞的发生率；有利于肾动脉的生长、增粗；增强局部抗感染能力等[64-65]。双供肾整块修整应根据移植术式做相应的设计和调整[63]。

## 十二、小结

儿童器官捐献是我国器官捐献中的重要组成部分，儿童捐献者器官的安全性和功能维护、评估及应用有其特殊性，需要临床医师予以特别关注。临床工作经验表明，大龄儿童捐献者能获得与标准捐献者相当的临床疗效，即使对于低龄儿童捐献者，通过规范的维护、评估及围手术期管理，也能获得较好的远期疗效。由于临床数据的不足，本指南部分临床问题还缺乏强有力的循证医学证据，同时临床实践中也存在一些待回答的问题，可作为未来儿童供肾移植的研究方向，随着临床经验的积累，临床研究的深入和循证医学证据的不断充实，将对指南进行不断完善和修订。

**执笔作者：**彭龙开（中南大学湘雅二医院），余少杰（中南大学湘雅二医院），代贺龙（中南大学湘雅二医院），胡善彪（中南大学湘雅二医院），李腾芳（中南大学湘雅二医院）

**参编作者：**汤周琦（中南大学湘雅二医院），彭家威（中南大学湘雅二医院）

**通信作者：**彭龙开（中南大学湘雅二医院）

**主审专家：**薛武军（西安交通大学第一附属医院），武小桐（山西省第二人民医院），程颖（中国医科大学附属第一医院），叶启发（武汉大学中南医院），霍枫（中国人民解放军南部战区总医院）

**审稿专家：**丰贵文（郑州大学第一附属医院），王长希（中山大学附属第一医院），王强（北京大学人民医院），田普训（西安交通大学第一附属医院），付迎欣（深圳市第三人民医院），朱有华（中国人民解放军海军军医大学第一附属医院），朱兰（华中科技大学同济医学院附属同济医院），刘龙山（中山大学附属第一医院），孙煦勇（广西医科大学第二附属医院），李金锋（郑州大学第一附属医院），陈刚（华中科技大学同济医学院附属同济医院），张明（上海交通大学医学院附属仁济医院），张雷（中国人民解放军海军军医大学第一附属医院），应亮（上海交通大学医学院附属仁济医院），宋涂润（四川大学华西医院），尚文俊（郑州大学第一附属医院），林涛（四川大学华西医院），周威（武汉大学中南医院），赵闻雨（中国人民解放军海军军医大学第一附属医院），蔡明（浙江大学医学院附属第二医院）

**利益冲突：**所有作者声明无利益冲突

## 参考文献

[1] 母得志，王卫平，孙锟，等. 儿科学 [M]. 9 版. 北京：人民卫生出版社，2018.

[2] 范晖，闫银坤，米杰. 中国 3~17 岁儿童血压简化标准的研制 [J]. 中华高血压杂志，2017，25 (5): 436-440.

[3] LI S, CHEN W. Identifying elevated blood pressure and hypertension in children and adolescents [J]. J Clin Hypertens (Greenwich), 2018, 20 (3): 515-517.

[4] 刘永锋，郑树森，陈忠华，等. 器官移植学 [M]. 北京：人民卫生出版社，2014.

[5] 王长希，郑毅涛. 中国未成年人逝世后捐献肾脏的功能维护、评估和应用指南 [J]. 中华移植杂志 (电子版)，2016，10 (2): 53-59.

［6］ 吴成林, 张桓熙. 儿童供肾的功能维护、评估及应用操作规范 (2019 版)[J]. 器官移植, 2019, 10 (5): 494-498.

［7］ 刘龙山, 丰贵文, 王长希, 等. 儿童肾移植 [M]. 北京: 人民卫生出版社, 2022.

［8］ KHWAJA A. Kdigo clinical practice guidelines for acute kidney injury [J]. Nephron Clin Pract, 2012, 120 (4): c179-184.

［9］ 彭龙开. 尸体器官捐献供体及器官评估和维护规范 (2019 版)[J]. 器官移植, 2019, 10 (3): 253-262.

［10］ KAYA U B, CICEK H, KUL S, et al. Effect of a novel extracorporeal cytokine apheresis method on endocan, copeptin and interleukin-6 levels in sepsis: an observational prospective study [J]. Transfus Apher Sci, 2020, 59 (6): 102919.

［11］ 涂尚贵, 廖长发, 罗添桂, 等. 杂合式血液净化在重症中毒中的应用 [J]. 中外医疗, 2021, 40 (33): 9-13.

［12］ 蔡广研, 陈香美, 孙雪峰. 血液净化标准操作规程 [M]. 北京: 人民卫生出版社, 2021.

［13］ PATEL M S, ABT P L. Current practices in deceased organ donor management [J]. Curr Opin Organ Transplant, 2019, 24 (3): 343-350.

［14］ MEYFROIDT G, GUNST J, MARTIN-LOECHES I, et al. Management of the brain-dead donor in the icu: general and specific therapy to improve transplantable organ quality [J]. Intensive Care Med, 2019, 45 (3): 343-353.

［15］ EL-BATTRAWY I, BORGGREFE M, AKIN I. Myocardial dysfunction following brain death [J]. J Am Coll Cardiol, 2018, 71 (3): 368.

［16］ ZETINA-TUN H, LEZAMA-URTECHO C, CAREAGA-REYNA G.[Routine hormonal therapy in the heart transplant donor][J]. Cir Cir, 2016, 84 (3): 230-234.

［17］ ALJIFFRY M, HASSANAIN M, SCHRICKER T, et al. Effect of insulin therapy using hyper-insulinemic normoglycemic clamp on inflammatory response in brain dead organ donors [J]. Exp Clin Endocrinol Diabetes, 2016, 124 (5): 318-323.

［18］ CHRISTOPHER D A, WOODSIDE K J. Expanding the donor pool: organ donation after brain death for extracorporeal membrane oxygenation patients [J]. Crit Care Med, 2017, 45 (10): 1790-1791.

［19］ YANG H Y, LIN C Y, TSAI Y T, et al. Experience of heart transplantation from hemodynamically unstable brain-dead donors with extracorporeal support [J]. Clin Transplant, 2012, 26 (5): 792-796.

［20］ 孙煦勇. 体外膜肺氧合用于尸体供器官保护的技术操作规范 (2019 版)[J]. 器官移植, 2019, 10 (4): 376-382.

［21］ 方香, 高春林, 夏正坤, 等. 儿童先天性肾发育异常的临床特征 [J]. 发育医学电子杂志, 2022, 10 (6): 447-452.

［22］ 曹鹏. DCD 供肾质量评估的研究进展 [J]. 保健文汇, 2019 (7): 114-115.

［23］ 杨薇, 肖春华, 王露, 等. 彩色多普勒超声对心脏死亡器官捐献供肾质量评估的应用研究 [J]. 中华移植杂志 (电子版), 2021, 15 (1): 20-24.

［24］ OPELZ G, DOHLER B. Multicenter analysis of kidney preservation [J]. Transplantation, 2007, 83 (3): 247-253.

［25］ 韩飞, 孙启全. 公民逝世后器官捐献供肾损伤相关分子标志物的研究进展 [J]. 器官移植, 2020, 11 (4): 526-532.

［26］ 戴云才, 逯心敏, 郭渝, 等. 尿蛋白测定在评判肾功能损害中的价值 [J]. 实用医院临床杂志, 2004, 1 (4): 94-95.

［27］ 谢健敏, 张成禄, 于新发, 等. 尿微量白蛋白及尿蛋白定量测定在慢性肾脏病患者肾功能评估中的价值 [J]. 实验与检验医学, 2011, 29 (1): 41-42.

［28］ 丁晨光, 薛武军. 尸体供肾体外机械灌注冷保存技术操作规范 (2019 版)[J]. 器官移植, 2019, 10 (3): 263-266.

［29］ KALISVAART M, CROOME K P, HERNANDEZ-ALEJANDRO R, et al. Donor warm ischemia time in dcd liver transplantation-working group report from the ilts dcd, liver preservation, and machine perfusion consensus conference [J]. Transplantation, 2021, 105 (6): 1156-1164.

［30］ WIJETUNGA I, ECUYER C, MARTINEZ-LOPEZ S, et al. Renal transplant from infant and neonatal donors is a feasible option for the treatment of end-stage renal disease but is associated with increased early graft loss [J]. Am J Transplant, 2018, 18 (11): 2679-2688.

［31］ TROPPMANN C, DAILY M F, MCVICAR J P, et al. Hypothermic pulsatile perfusion of small pediatric en bloc kidneys: technical aspects and outcomes [J]. Transplantation, 2009, 88 (2): 289-290.

［32］ ZENDEJAS I, POLYAK M, KAYLER L K. Cold pulsatile perfusion of pediatric kidney allografts [J]. Transplantation, 2008, 86 (3): 485-486.

［33］ VINCENZI P, ALVAREZ A, GONZALEZ J, et al. Transplantation of 2-month-old en bloc pediatric kidneys after a complex vascular reconstruction-traveling 2 500 miles to get transplanted: a case report [J]. Am J Case Rep, 2021, 22: e931124.

［34］ GOMEZ C A, SINGH N. Donor-derived filamentous fungal infections in solid organ transplant recipients [J]. Curr Opin Infect Dis, 2013, 26 (4): 309-316.

［35］ 中华医学会器官移植学分会, 中华预防医学会医院感染控制学分会, 复旦大学华山医院抗生素研究所. 中国实体器官移植供者来源感染防控专家共识 (2018 版)[J]. 中华器官移植杂志, 2018, 39 (1): 41-52.

［36］ MALINIS M, BOUCHER H W. Screening of donor and candidate prior to solid organ transplantation-guidelines from the American society of transplantation infectious diseases community of practice [J]. Clin Transplant, 2019, 33 (9): e13548.

［37］ MORRIS M I, DALY J S, BLUMBERG E, et al. Diagnosis and management of tuberculosis in transplant donors: a donor-derived infections consensus conference report [J]. Am J Transplant, 2012, 12 (9): 2288-2300.

［38］ WOLFE C R, ISON M G. Donor-derived infections: guidelines from the American society of transplantation infectious diseases community of practice [J]. Clin Transplant, 2019, 33 (9): e13547.

［39］ SRINIVASAN A, BURTON E C, KUEHNERT M J, et al. Transmission of rabies virus from an organ donor to four transplant recipients [J]. N Engl J Med, 2005, 352 (11): 1103-1111.

［40］ ISON M G, NALESNIK M A. An update on donor-derived disease transmission in organ transplantation [J]. Am J Transplant, 2011, 11 (6): 1123-1130.

［41］ 刘锋, 彭海波. 岳阳地区无偿献血人群 HTLV 感染情况 [J]. 现代医药卫生, 2022 (S01): 38.

［42］ 周娇玲, 申爱君, 单振刚等. 广东省湛江市人类嗜 T 淋巴细胞病毒感染情况分析 [J]. 智慧健康, 2024. 10 (3): 30-32.

［43］ 钟惠珊, 单振刚, 廖峭, 等. 广东省献血者中人类嗜 T 淋巴细胞病毒感染情况研究 [J]. 新发传染病电子杂志, 2022, 7 (4): 16-19.

［44］ Guidelines for counseling persons infected with humant-lymphotropic virus type i (htlv-i) and type ii (htlv-ii). Centers for disease control and prevention and the u. s. p. h. s. Working group [J]. Ann Intern Med, 1993, 118 (6): 448-454.

［45］ 魏金刚, 王素星, 秦浩. 2008—2018 年某三级医院重症破伤风流行病学特征和死亡风险分析 [J]. 实用预防医学, 2020, 27 (1): 50-53.

［46］ 白颖, 孙旭, 刘颖, 等. 重症气性坏疽患者的临床特点分析 [J]. 临床急诊杂志, 2023, 24 (6): 281-286.

［47］ WHITE S L, RAWLINSON W, BOAN P, et al. Infectious disease transmission in solid organ transplantation: donor evaluation, recipient risk, and outcomes of transmission [J]. Transplant Direct, 2019, 5 (1): e416.

［48］ KOVACS C J, KOVAL C E, van DUIN D, et al. Selecting suitable solid organ transplant donors: reducing the risk of donor-transmitted infections [J]. World J Transplant, 2014, 4 (2): 43-56.

［49］ BANSAL S B, RAMASUBRAMANIAN V, PRASAD N, et al. South Asian transplant infectious disease guidelines for solid organ transplant candidates, recipients, and donors [J]. Transplantation, 2023, 107 (9): 1910-1934.

［50］ 吴可心, 张玉婷. 成人手足口病流行病学及临床特征研究进展 [J]. 中国感染控制杂志, 2022, 21 (7): 712-717.

［51］ GAO C, WU B, YU S, et al. Satisfactory usage of kidneys from pediatric donors with severe hand foot mouth disease [J]. Pediatr Transplant, 2019, 23 (6): e13386.

［52］ ALTUNDAG O. Solid-organ transplantation from deceased and living donors with cancer or a history of cancer [J]. Exp Clin Transplant, 2022, 20 (Suppl 4): 51-58.

［53］ MUHSEN I N, BAR M, SAVANI B N, et al. Follow-up issues in survivors of hematologic malignancies-current stance and future perspectives [J]. Blood Rev, 2020, 44: 100674.

［54］ PULTE D, JANSEN L, BRENNER H. Changes in long term survival after diagnosis with common hematologic malignancies in the early 21st century [J]. Blood Cancer J, 2020, 10 (5): 56.

［55］ GREENHALL G, ROUS B A, ROBB M L, et al. Organ transplants from deceased donors with primary brain tumors and risk of cancer transmission [J]. Jama Surg, 2023, 158 (5): 504-513.

［56］ 吴佳钰, 王墨. 原发性高草酸尿症 1 型发病机制研究进展 [J]. 儿科药学杂志, 2023, 29 (10): 52-57.

［57］ 方翔灵, 苗芸. 原发性高草酸尿症 II 型与器官移植 [J]. 器官移植, 2023, 14 (6): 804-809.

［58］ 张琰琴, 丁洁, 王芳, 等. 儿童遗传性肾脏疾病 [J]. 北京大学学报 (医学版), 2013, 45 (2): 182-185.

［59］ MATAR A J, MAGLIOCCA J F, KITCHENS W H. Successful liver transplantation from a deceased donor after ethylene glycol ingestion: a case report and review of the literature of organ donation from poisoned donors [J]. Transplant Proc, 2022, 54 (1): 128-134.

［60］　DAI H, PENG L, SONG L, et al. Satisfactory usage of a lacerated kidney for transplantation: a case report [J]. Transplant Proc, 2015, 47 (7): 2262-2264.

［61］　KUMM K R, GALVAN N, KOOHMARAIE S, et al. Are drowned donors marginal donors？ A single pediatric center experience [J]. Pediatr Transplant, 2017, 21 (6).

［62］　KIM S H, HA Y E, YOUN J C, et al. Fatal scedosporiosis in multiple solid organ allografts transmitted from a nearly-drowned donor [J]. Am J Transplant, 2015, 15 (3): 833-840.

［63］　汤周琦, 刘慧聪, 彭龙开, 等. 婴幼儿供肾成人双肾移植 42 例 [J]. 中华器官移植杂志, 2021, 42 (1): 14-19.

［64］　PENG J, DAI H, ZHANG H, et al. Comparison of outcomes of kidney transplantation from extremely low body weight </=5kg versus larger body weight pediatric donors [J]. Front Immunol, 2021, 12: 738749.

［65］　DAI H, PENG L, PENG F, et al. A novel technique for en bloc kidney transplantation from infant donors with extremely low body weight by using the distal abdominal aorta as an outflow tract [J]. Am J Transplant, 2018, 18 (9): 2200-2207.

# 7　体外膜肺氧合在遗体捐献肾脏保护中的应用指南

2011 年 2 月, 卫生部正式发布中国遗体器官捐献分类标准(中国标准, 卫办医管发〔2011〕62 号)[1]将我国现阶段遗体捐献分为 3 大类: 中国一类(C-Ⅰ), 国际标准化脑死亡器官捐献(donation after brain death, DBD); 中国二类(C-Ⅱ), 国际标准化心脏死亡器官捐献(donation after cardiac death, DCD)[2-5], 包括目前国际上的 Maastricht 标准的 M-Ⅰ～Ⅴ类案例; 中国三类(C-Ⅲ), 中国过渡时期脑—心脏双死亡器官捐献(donation after brain death plus cardiac death, DBCD)。按此分类标准, 我国遗体肾脏捐献分为 DBD、DCD 及 DBCD 三类。这三类肾脏捐献者均可发生中枢神经体液调节紊乱和炎症介质释放, 出现血流动力学失稳, 电解质及酸碱平衡失调, 导致全身组织及肾脏氧合障碍进行性加重, 肾功能受损[6-7]。

肾移植是治疗各种终末期肾脏疾病的有效方法。然而, 供肾短缺的问题日趋严重, DCD 和 DBCD 等扩大标准(expanded criteria donors, ECD)供肾在临床上逐渐开展应用。这些 ECD 供肾因为基础疾病、热缺血时间较长等因素, 使得器官存活能力降低, 移植后发生移植物原发性无功能(primary non-function, PNF)的概率升高。体外膜肺氧合(extracorporeal membrane oxygenation, ECMO)技术, 国外称为常温局部灌注(normothermic regional perfusion, NRP), 应用于这类 ECD 捐献者中能够有效缩短器官热缺血时间, 对已经发生热缺血损伤的器官能够通过原位机械灌注技术的支持治疗, 使器官功能得以恢复。目前, ECMO 技术在捐献供肾保护中的应用已得到了开展, 可有效扩大潜在供者数量, 提高捐献供肾利用率, 修复和提高捐献供肾质量, 提高移植物和受者生存率。

为使 ECMO 技术在我国遗体捐献供肾保护中的临床应用和操作更为规范, 中华医学会器官移植学分会组织专家制订了《体外膜肺氧合在遗体捐献肾脏保护中的应用指南》, 以期为该项工作规范化开展提供指引。

## 一、指南形成方法

本指南已在国际实践指南注册与透明化平台(Practice Guide Registration for TransPAREncy,

PREPARE）上以中英双语注册（注册号：PREPARE-2023CN896）。

临床问题的遴选及确定：工作组对国内外该领域发表的指南和共识进行比对，针对既往指南中没有涉及和有研究进展的内容及临床医师重点关注的内容，初步形成 15 个临床问题。经过问卷调查和专家组会议讨论，最终形成本指南覆盖的 13 个临床问题，主要涉及 ECMO 使用的适应证与慎用情况、应用时机及管理等方面。

证据检索与筛选：证据评价组按照人群、干预、对照、结局（population,intervention,comparison,outcome,PICO）的原则对纳入的临床问题进行解构和检索，检索 MEDLINE（PubMed）、The Cochrane Library、中国生物医学文献服务系统（CBM）、万方知识数据服务平台和中国知网数据库（CNKI），纳入指南、共识、系统评价和 meta 分析、随机对照试验（randomized controlled trial,RCT）、非 RCT 队列研究和病例对照研究等类型的证据；英文检索词包括："extracorporeal membrane oxygenation""ECMO""normothermic regional perfusion""NRP""donation after brain death""donation after cardiac death""DBD""DCD"和"donation"等。中文检索词包括："体外膜肺氧合""常温局部灌注""心脏死亡器官捐献""脑死亡器官捐献"和"脑心双死亡器官捐献"等。文献的检索时间为 2005 年 1 月到 2024 年 1 月。完成证据检索后，每个临床问题均由共识专家组成员按照题目、摘要和全文的顺序逐级独立筛选文献，确定纳入符合具体临床问题的文献，完成筛选后两人进行核对，如存在分歧，则通过共同讨论或咨询第三方协商确定。

证据分级和推荐强度分级：本指南使用 2009 版牛津大学循证医学中心的证据分级与推荐强度标准对每个临床问题的证据质量和推荐强度进行分级[8]。

推荐意见的形成：综合考虑证据以及我国患者的偏好与价值观、干预措施的成本和利弊等因素后，指南工作组提出了符合我国临床诊疗实践的 13 条推荐意见。推荐意见达成共识后，工作组完成初稿的撰写，经中华医学会器官移植学分会组织全国器官移植与相关学科专家两轮集体讨论，根据其反馈意见对初稿进行修改，最终形成指南终稿。

## 二、ECMO 对捐献器官维护的基本原理

ECMO 是以体外循环系统为基本设备，采用体外循环技术进行操作和管理的一种中短期心肺辅助治疗技术。ECMO 的主要功能是将静脉血从体内引流到体外，利用体外循环替代人体自然循环，由离心泵提供血流动力，通过气体交换装置对静脉血进行氧合，清除 $CO_2$，使其成为氧浓度高和 $CO_2$ 浓度低的动脉血后灌注入体内[9-12]。因此，ECMO 技术代替了呼吸和心脏的功能，使全身氧供和血流动力学处于相对稳定的状态，保证了器官充分有效的氧合血流灌注，可纠正器官组织缺氧，使氧供与氧耗逐渐恢复平衡，内环境恢复稳定[12-14]。

脑死亡后机体的最终血流动力学特征是有效循环血容量明显降低和器官组织低灌注，导致器官功能受损，其中组织细胞缺氧是最重要的损伤作用机制。心脏死亡的器官经历较长的功能性热缺血时间，组织细胞缺氧更显著。因此，遗体捐献器官功能保护的目标应是纠正组织细胞缺氧和偿还氧债。ECMO 可以有效而迅速改善低氧血症和低灌注，为供肾功能保护提供了技术保障—氧供和灌注。

## 三、ECMO 在捐献者维护中的适应证

临床问题 1：ECMO 在捐献者维护中应用的适应证是什么？

推荐意见 1：捐献者出现严重的血流动力学不稳定和 / 或呼吸机难以纠正的低氧血症时，建议使

用 ECMO 进行维护(推荐强度 C,证据等级 4)。

推荐意见说明:

脑死亡多继发于重度颅脑损伤、脑卒中,原发病情进展及脑死亡过程因神经、内分泌系统的紊乱,引起血流动力学不稳定及低氧血症等复杂的病理生理过程。其原因非常复杂,主要有:①"交感风暴"与交感神经系统的急剧变化,体循环前后负荷可能增加或降低,引起血压的波动和心律失常;②内分泌系统与机体代谢水平急剧紊乱导致心功能抑制;③"细胞因子风暴"引起心肌细胞凋亡和氧化损伤等。

DBD 捐献者出现严重的血流动力学不稳定和 / 或呼吸机难以纠正的低氧血症时可考虑使用 ECMO 进行维护。严重的血流动力学不稳定包括[14-20]:①心脏骤停、心肺复苏史(心脏按压 20min 以上);②平均动脉压(mean arterial pressure,MAP),成人 <60~70mmHg(10mmHg=1.33kPa),儿童 <50~60mmHg,婴幼儿 <40~50mmHg;③心脏指数 <2L/(min·m$^2$) (持续时间 >3h);④补液、纠正低蛋白血症等处理后仍需应用大量血管活性药,如多巴胺 >20μg/(kg·min)、去甲肾上腺素或肾上腺素 >1.0μg/(kg·min) (持续时间 >3h);⑤低灌注导致的少尿,尿量 <0.5ml/(kg·h);⑥缺血缺氧导致的急性肝肾功能中、重度损害;⑦心电图 ST-T 改变明显,乳酸 >4mmol/L,并进行性升高;⑧难以纠正的代谢性酸中毒(持续时间 >3h)。呼吸机难以纠正的低氧血症包括:①重度低氧血症,氧合指数[动脉血氧分压(partial pressure of arterial oxygen,PaO$_2$)/ 吸入氧(raction of inspiration oxygen,FiO$_2$)]<50mmHg 超过 3h,或 <80mmHg 超过 6h;②呼吸机频率上升至 35 次 /min,保持平台压 ≤32cmH$_2$O 条件下调整机械通气设置,动脉血 pH 值 <7.25 且伴有动脉血二氧化碳分压 >60mmHg 超过 6h。

心肺复苏术会导致低流量灌注状态,且恢复自主循环有时间限制[21]。研究普遍认为心肺复苏术的持续时间越长,恢复自主循环的可能性越低[22]。从生理学上讲,当平均动脉压低于一定值时(成人 <70mmHg、儿童 <60mmHg、婴幼儿 <50mmHg),肾脏失去对血液循环的调节作用,为保证供肾灌注,遗体器官捐献者管理的平均动脉压管理目标值应 >70mmHg[23]。心脏指数小于 2.2L/(min·m$^2$) 时,是诊断心源性休克的一项指标[24]。尿量 <0.5ml/(kg·h) 是心源性休克重要的临床表现,长时间休克因体循环灌注受损导致多器官衰竭。乳酸是一种有价值的生物标志物,其增加与组织缺氧程度相关,被广泛用于预测不同类型休克患者的预后。研究表明,V-A ECMO 治疗可有效改善组织细胞缺氧,降低乳酸蓄积[25]。大剂量血管活性药物和正性肌力药物易导致心肌损害加重以及其他器官功能的损伤。严重低氧血症会损伤器官功能,及时纠正器官低氧合状态可以有效阻止器官衰竭的进展[26]。当常规治疗不足以维持供肾灌注及氧合时,ECMO 可以作为一种补充选择[27-28]。

ECMO 用于 DBD 捐献者的循环维护可起到有效过渡作用,它既提供持续的有效灌注,保证捐献者的器官组织充分血供和氧供,又能减少大量血管活性药物的应用,并在此过程中纠正内环境紊乱,在器官获取前无热缺血损伤,且减少了不可预测的心搏骤停,同时提供了充足的时间,为器官的获取提供了良好的条件[29-31]。

符合 ECMO 应用适应证的捐献者,应尽快使用 ECMO 进行器官功能维护。ECMO 可清除血液中 CO$_2$,会对自主呼吸激发试验(apnea test,AT)判定产生一定的影响,但这并不作为推迟应用 ECMO 进行器官维护的原因。为保证供肾质量,应尽快使用 ECMO 进行维护。循环不稳定的捐献者,血压等指标达不到脑死亡判定条件,ECMO 的使用也有利于脑死亡判定。国家卫生健康委员会脑损伤质控评价中心在 2021 年发布了《脑死亡判定标准与操作规范:专家补充意见(2021)》,推荐通过下调气流量至 0.5~1L/min 进行 ECMO 下的 AT 判定;也有通过呼吸机或 ECMO 氧合器在循环血液中加入 $CO_2$ 快速完成 AT 判定的经验报道[32-33]。

DCD 及 DBCD 必须在呼吸心跳完全停止并宣布死亡后才进行器官获取,捐献器官经历了较长的功能性热缺血时间。随着功能性热缺血阶段的开始,器官组织缺血缺氧、酸中毒、细胞间稳态的破坏、炎性细胞的大量激活和炎症介质的释放更加显著。在明确判定并宣告捐献者心脏死亡后、器官获取之前,应用 ECMO 进行腹腔脏器原位氧合血灌注,偿还功能性热缺血阶段导致的"氧债",能够减轻器官热缺血损伤。故 ECMO 在 DCD 及 DBCD 捐献者维护中的应用能够有效提升器官使用率和移植成功率,改善移植效果。

临床问题2:ECMO 维护在哪些情况下应慎用?

推荐意见2:捐献者出现不可控制的出血、肝肾功能不可逆损害、血管麻痹综合征、重度蛋白渗漏综合征时,建议慎用 ECMO(推荐强度 C,证据等级 4)。

推荐意见说明:

ECMO 维护捐献者时,血液与血管产生非切应力,引起血小板损伤和激活,凝血酶生成增加,血小板释放血栓素 $A_2$、二磷酸腺苷等,导致凝血功能障碍,血小板因消耗减少;ECMO 转机期间常使用肝素等药物抗凝,而肝素也可能诱发血小板减少[34]。ECMO 维护捐献者时,常出现凝血活酶时间延长,纤维蛋白原减少,体外生命支持组织(ELSO)建议在纤维蛋白原低于 1.5g/L 时及时补充。这说明 ECMO 维持捐献者时可导致血小板减少,凝血活酶时间延长,纤维蛋白原减少,增加了出血风险,应定期检测凝血功能,避免出血相关并发症发生。因此,如捐献者有不可控制的出血,使用 ECMO 进一步增加了出血风险,应慎用。

血流动力学不稳定,或严重低氧血症等因素可引起捐献者肝肾缺血缺氧,造成急性损伤,破坏肝肾功能。应用 ECMO 维护,可恢复组织血供氧供,受损的器官功能得以及时修复。如肝肾功能损伤为不可逆,使用 ECMO 维护无法使其恢复功能,应慎用。当出现血管麻痹综合征、重度蛋白渗漏综合征时,因出血或毛细血管通透性增加、血浆蛋白进入组织间隙等原因,导致捐献者有效循环血量不足,即便使用 ECMO 也不能增加器官灌注,应慎用 ECMO[15,35]。

## 四、ECMO 管理

临床问题3:ECMO 在捐献者维护中的应用模式如何选择?

推荐意见3:捐献者出现呼吸机难以纠正的低氧血症时,推荐采用静脉—静脉(V-V)模式,捐献者出现血流动力学不稳定,推荐采用静脉—动脉(V-A)模式(推荐强度 B,证据等级 3b)。

推荐意见说明:

VA-ECMO 可以同时提供心肺功能支持,但 VV-ECMO 仅能提供肺功能支持。DBD 捐献者出现严重低氧血症时,全身组织器官缺氧,采用 V-V 模式,恢复组织氧供,维护器官功能;DBD 捐献者出现血流动力学不稳定,采用 V-A 模式,维持供器官血供和氧供。DCD 及 DBCD 建议采用 V-A 模式。ECMO 应用于遗体器官捐献者维护建议股动静脉或股动脉—颈静脉插管的 V-A 模式,这种灌注方式可以保证对肾动脉和腹腔干等的充分的氧合灌注,有效维护腹部器官[15]。Zhou 等[36]总结 306 例胸腹常温局部灌注(thoracoabdominal normothermic regional perfusion,TA-NRP)维护的供肾移植资料发现,TA-NRP 维护能显著降低肾功能延迟恢复发生率。Peter 等[37]总结 78 例 ECMO 维护后移植肾存活率资料(128 例肾移植手术,其中 VA:80 例,VV:48 例),发现 VA-ECMO 维护供肾移植的移植物存活率(1 年 93.5% vs. 77.23%；3 年 91.85% vs. 69.03%；5 年 70.76% vs. 55.76%)及受者存活率(1 年 96.01% vs. 81.81%；3 年 96.01% vs. 81.81%，5 年 86.22% vs. 78.54%)均显著高于 VV-ECMO 维护的供肾移植。这说明 V-A 模式维护供肾的移植效果优于 V-V 模式。

因儿童股动静脉特殊解剖，ECMO 维护儿童供肾多采用颈总动脉和颈内静脉插管方式，少数情况下是通过胸骨切开进行中央 ECMO 支持[38-39]。股动静脉插管主要由于不能选择大的动脉插管，易致远端肢体缺血，从而达不到流量要求，不适合 5 岁(体质量<25kg)以下儿童[40]。

**临床问题 4：ECMO 在捐献者维护中的温度及初始流量管理如何设置？**

**推荐意见 4**：导管插入后尽快与预充好的管路连接，建议循环温度为常温；初始流量：成人 50~75ml/(kg·min)，新生儿 150ml/(kg·min)，婴儿 100ml/(kg·min)，儿童 70~100ml/(kg·min)(推荐强度 C，证据等级 4)。

**推荐意见说明：**

ECMO 灌注温度有不同的研究结果，目前临床上建议使用常温(约 37℃)灌注。常温下通过提高细胞内的腺苷水平，可以把早期的热缺血期转换成缺血预适应期；同时，正常生理状态下灌注器官，机体启动细胞保护机制有利于器官功能恢复。相对而言，低温灌注降低了细胞代谢，限制了提高细胞功能的能力，还可能发生凝血功能障碍和血流动力学紊乱[4]。ECMO 期间温度过高，机体耗氧量增加，不利于内环境紊乱的纠正。

ELSO 指南报告指出，用于心脏支持的 VA-ECMO 平均流量值对应于患者正常计算的心输出量[41]。在 DBD 捐献中，VA-ECMO 支持早期血流量充分时，血流量一般设置为心输出量的 80% 左右，ECMO 辅助为机体组织与器官提供稳定的血供，满足机体氧需的同时，也能够让病变的心肺得以"休息"。ECMO 循环辅助的流量以既能保证氧供，又不明显增加左心室后负荷为标准。建议 ECMO 的辅助流量满足循环衰竭患者需要即可[42]。DCD 捐献中，建议流量也以满足腹部器官灌注需要[4]。ECMO 开始后根据心率、血压、中心静脉压等指标评估灌注情况并调整流量；根据动脉血气分析、乳酸盐、混合静脉血氧饱和度($SvO_2$)等指标评估氧供情况，调整酸碱平衡及电解质紊乱。

**临床问题 5：ECMO 在捐献者维护中的常用的抗凝方案是什么？**

**推荐意见 5**：肝素是最常见的抗凝剂，ECMO 维护中，建议根据标准体重方案使用，插管前肝素负荷剂量：50~100U/kg，运转期间肝素的输注速度：4~30U/(kg·h)(推荐强度 C，证据等级 4)。

**推荐意见说明：**

ECMO 期间抗凝不足，系统有形成血栓的风险；而抗凝过度可引起致命的出血并发症。因此，维持捐献者合适的抗凝状态尤为重要。有报道称 ECMO 相关的血栓发生率高达 20%，尽管随着肝素涂层、离心泵驱动等技术的改进，其对血液成分的损伤已降至最低，但仍可激活补体，诱发炎症反应，从而间接造成器官的进一步损伤[43]。因此 ECMO 维护期间仍需抗凝，帮助凝血系统重新维持平衡。肝素起效迅速且可以用鱼精蛋白拮抗，是 ECMO 维护期间最常用的抗凝剂，但也增加出血风险[44]。疑似或确诊肝素诱导的血小板减少、肝素耐药或在接受肝素治疗期间形成血栓的患者，可以使用直接凝血酶抑制剂替代治疗，最常用的两种药物是阿加曲班和比伐卢定，由于缺乏前瞻性随机对照试验，导致其应用受限[45-46]。另一方面，抗凝药物的不良反应，如血小板减少、血小板功能障碍及纤溶亢进都可能引起出血。因此，ECMO 维护期间需加强凝血功能监测。

目前抗凝监测指标较多，如活化凝血活酶时间(APTT)、活化凝血时间(ACT)及抗 Xa 因子，用于监测患者的凝血功能和指导调整抗凝药物剂量；ACT 仍然是床旁肝素化监测的主要指标，因为在肝素浓度高的情况下,凝血酶原时间和 APTT 明显延长,不能准确反映凝血功能[47-49]。单一的指标难以反映出凝血功能的总体状况,因而需要监测多个指标,综合评估,以维持出凝血功能的最佳平衡[44]。出凝血功能指标的参考范围:APTT:50~90s;ACT:140~200s;抗 Xa 因子:0.3~0.7IU/ml。血小板不低于 $50 \times 10^9$/L,每 24h 检测 1 次。

**临床问题 6**:应用 ECMO 维护捐献者时,在什么情况下联用连续性肾脏替代治疗?

**推荐意见 6**:捐献者出现药物治疗难以纠正的酸碱平衡失调、电解质紊乱和液体超负荷时,建议联用连续性肾脏替代治疗(推荐强度 C,证据等级 4)。

**推荐意见说明**:

遗体器官捐献者的血流动力学特征是有效循环血容量明显降低和器官组织低灌注;部分捐献者合并低氧血症,组织细胞缺氧,导致酸中毒,器官功能受损。DBD 捐献者在治疗过程中因脑水肿降颅压大量使用利尿剂,常伴有下丘脑功能受损,渗透压感受器或口渴中枢功能障碍,抗利尿激素分泌减少,导致水排出增多,钠排出减少,出现高钠血症。为维持有效循环血量,临床上需要大量补液,如捐献者合并肾功能不全,无法维持体液平衡,导致液体超负荷。捐献者出现酸中毒、电解质紊乱和液体超负荷,经过药物治疗无法纠正,建议使用连续性肾脏替代治疗(continuous renal replacement therapy,CRRT)。

CRRT 联合 ECMO 的使用可以纠正水、电解质和酸碱失衡,减少肾脏代谢负荷和炎症介质,维持内环境稳定,从而促进急性肾功能损伤(acute kidney injury,AKI)的肾脏恢复[50]。CRRT 容量优化可改善移植物的预后和灌注,特别是对 V-A 模式 ECMO 患者。有研究表明 VA-ECMO 和 CRRT 相结合的方法能有效保证机体内环境稳定[51]。ECMO 与 CRRT 联合使用,在替代患者心肺功能的同时,调节内环境清除患者血浆中的炎症因子,减轻了炎症因子风暴对供体器官的损伤,防治多器官衰竭[52]。

**临床问题 7**:ECMO 维护捐献者中血管活性药物如何调整?

**推荐意见 7**:ECMO 维护循环功能稳定后,建议逐步减少或停用血管活性药(推荐强度 D,证据等级 5)。

**推荐意见说明**:

脑死亡患者血流动力学特点是严重的"低排低阻",基本机制是血管舒缩功能调节异常。当纠正容量不足后,仍未能达到血流动力学目标时,建议使用血管活性药物。血管活性药物支持应逐步升级,以达到既定的血流动力学目标[21]。应用大剂量血管活性药物,脑死亡捐献者肝肾功能均有不同程度的损伤。与多巴胺相比,去甲肾上腺素和去氧肾上腺素具有更强的 α 受体激动剂活性,应谨慎使用。α 受体激动剂易导致肺毛细血管通透性增加,导致血管外肺水增加,也可能导致冠状动脉和肠系膜血管收缩[53]。多巴胺具有正性肌力和血管升压作用,研究表明脑死亡捐献者使用低剂量多巴胺[4μg/(kg·min)],供肾的利用率高达 92%[54]。当使用血管活性药物难以达到血流动力学目标时,建议使用 ECMO 维护。ECMO 维护捐献者循环功能稳定后,需逐步调整血管活性药。建议首先减少甚至停用缩血管药(肾上腺素或去甲肾上腺素),最后调整多巴胺和多巴酚丁胺,必要时适当使用扩血管药(硝酸甘油、硝普钠)等[4]。

## 五、ECMO 在 DCD 供肾保护中的应用

根据《中国心脏死亡器官捐献工作指南(第 2 版)》[55]和《中国公民逝世后器官捐献流程和规范(2019 版)》[50],心脏死亡的判定标准即呼吸和循环停止,生命体征消失。DCD 必须在宣布死亡后

才进行供肾获取。与 DBD 比较,供肾经历了较长的功能性热缺血时间。随着功能性热缺血的开始,DCD 供肾组织缺血缺氧、酸中毒、细胞间稳态的破坏、炎性细胞的大量激活和炎症介质的释放更加显著[56]。在明确判定并宣告捐献者心脏死亡后、器官获取之前,利用 ECMO 进行腹腔脏器原位常温灌注,偿还功能性热缺血阶段导致的"氧债",能够减轻供肾热缺血损伤[57-66]。将 ECMO 用于维护 DCD 捐献者能够有效提升供肾使用率和移植成功率,改善 DCD 供肾移植后的效果[15,67-74]。

临床问题 8:ECMO 在可控型 DCD 供肾维护中的操作流程是什么?

推荐意见 8:ECMO 在可控型 DCD 供肾维护中的操作流程包括:①评估潜在捐献者符合 DCD 捐献标准;②与患者家属签署相关同意书;③进行 ECMO 的体外循环装置预充和相关药品准备;④选择合适的血管进行插管,ECMO 采用 V-A 模式;⑤进行股动—静脉插管,将 ECMO 装置与股动—静脉插管连接,但不能开始辅助转流;⑥撤除生命维持治疗;⑦心脏功能停止 2~5min 后宣布患者死亡;⑧将主动脉球囊充气(或注射大剂量利多卡因),同时 ECMO 循环开始(推荐强度 C,证据等级 4)。

推荐意见说明:

ECMO 在可控型 DCD 供肾维护中的操作流程:①参考器官资源共享网络(United Network for Organ Sharing,UNOS)评估系统或者威斯康星大学(University of Wisconsin,UW)评分系统,评估是否符合心脏死亡捐献标准;②符合 DCD 捐献标准者,与患者家属签署 ECMO 支持下的 DCD 知情同意书(包括同意成为 DCD 供者和同意预先放置 ECMO 装置),完善动脉监测并准备撤除生命维持治疗措施;③进行 ECMO 的体外循环装置预充和相关药品准备;④采用 V-A 模式;⑤进行股动—静脉插管,从另一侧股动脉放入主动脉球囊插管至胸主动脉处,动静脉插管时给予供者肝素化(活化凝血时间>300s),将 ECMO 装置与股动、静脉插管连接,但不能开始辅助转流;⑥撤除生命维持治疗;⑦根据心脏死亡标准,心脏功能停止 2~5min 后宣布患者死亡;⑧判定死亡时可以不以心电图呈一条直线作为心死亡标准,应用有创动脉血压监测和多普勒超声进行心死亡确认;⑨将主动脉球囊充气(或注射大剂量利多卡因),同时 ECMO 循环开始;⑩流量管理;⑪在 ECMO 转流支持下行腹腔脏器原位氧合血常温(约 37℃)灌注 2~4h,其间可使用血液净化技术进行内环境稳定的管理,起到器官功能维护的作用;⑫持续维持心脏停搏状态,为了防止随后心脏的复苏,参照国际惯例选择两项措施:一是 ECMO 开始前,将主动脉球囊插管从另一侧股动脉放入至胸主动脉处,在灌注开始将球囊充气,启动 ECMO 后主要进行腹部器官的局部原位机械灌注;二是注入大剂量利多卡因,可防止心脏复苏,而且扩张腹部脏器血管有助于灌注及对实质性器官的均匀冷却作用;⑬家属临终告别后,在 ECMO 灌注下将捐献者转运手术室,在 ECMO 转流下进行标准的供肾获取和保存,在供肾获取前行持续的氧合灌注模式从而避免再次热缺血损伤,同时可通过主动脉插管灌注冷保存液进行全身降温[30,75-77]。

临床问题 9:ECMO 维护可控型 DCD 供肾的灌注时间是多久?

推荐意见 9:ECMO 维护可控型 DCD 供肾的灌注时间不宜超过 4h(推荐强度 C,证据等级 4)。

推荐意见说明:

由于热缺血时间较长、组织低灌注等因素的影响,心脏死亡捐献者器官获取时往往处于功能不良状态,增加了移植物功能延迟恢复(DGF)或原发性移植物无功能(PNF)发生的风险,ECMO 技术是可以保护 DCD 供肾的良好方法[78]。但在使用 ECMO 对可控型 DCD 供肾进行维护时,主要灌注腹部组织器官,胸部及以上器官处于缺血状态,这些未灌注组织器官随时间延续会释放大量炎症因子等物质,对包括供肾在内的腹部器官功能产生不良影响。目前国外研究显示 ECMO 维护 DCD 供肾时间不宜超过 4h[79],国内最长为 380min[80]。Thomas Kerforne 等[81]建立猪 DCD 模型,分别在 NRP 2h、

4h、6h后发现,炎症因子在NRP 2h后升高,随后下降,6h后再次升高;且NRP 4~6h的供肾移植后肾功能恢复最佳。一项法国的多中心研究回顾性分析了2015—2019年156例NRP维护的DCD供器官移植,发现NRP在1~4h内,不同维护时间对移植术后并发症没有显著影响[82]。国内专家也建议ECMO灌注时间不超过4h[4]。ECMO联合血液净化技术维护可控型DCD内环境稳定可取得良好的效果,可对损伤的供肾起到"治疗"和"修复"作用[61,83-84]。

临床问题10:ECMO在DCD供肾维护中溶栓抗凝的时机是什么?

推荐意见10:不可控DCD捐献,建议在心脏按压开始及结束时经静脉注射尿激酶,可对热缺血期间形成的微血栓产生显著的纤溶作用;可控型DCD捐献,在撤出生命支持时进行肝素化治疗;临床实践中,建议在知情同意书签署后,撤除支持治疗之前给予肝素(推荐强度C,证据等级4)。

推荐意见说明:

DCD捐献者往往会经历更长的热缺血时间,加重DCD供肾组织热缺血损伤,从而导致供肾血管内血栓形成[85];在植入受者体内后,微血栓和纤维蛋白沉积可能导致局部灌注障碍,进而导致移植物功能受损[86]。不可控DCD捐献者在心脏按压开始及结束时经静脉注射尿激酶,可对热缺血期间形成的微血栓产生纤溶作用[87]。可控型DCD捐献者,在撤出生命支持时进行肝素化治疗。在临床中大多在知情同意书签署后、撤除支持治疗之前给予肝素[88]。故建议ECMO转机启动前应进行全身肝素化,防止管路血栓形成,肝素钠用量约200IU/kg,并根据凝血功能监测情况及时补充肝素,可以注射泵持续泵入,监测活化凝血时间控制在300s左右。抗凝过度也增加出血风险,有研究报道出血发生率为12%~52%[89]。因此,给予肝素抗凝的同时,注意监测凝血功能,防止活动性出血。

肝素化有脑出血等风险,存在伦理争议。美国只允许可控型DCD捐献者在撤除生命支持措施前行全身肝素化[90,91];英国在捐献者循环停止前不允许全身肝素化[92]。在法律法规允许的情况下全身肝素化大多在宣布死亡前[93,94],即使在宣布死亡后5min给予肝素化也能得到与死亡前相似的效果,然而随着循环功能停止时间的延长,特别是超过30min后,因为凝血功能紊乱、血流停滞等原因导致器官功能显著恶化[95]。因此,可控型DCD捐献,建议在知情同意书签署后,撤除支持治疗之前给予肝素。

临床问题11:ECMO在可控型DCD供肾维护中应用有什么伦理学问题?

推荐意见11:ECMO维护可控型DCD供肾时,在家属签署知情同意后,预先经股动—静脉置管,与ECMO装置连接,不开始辅助转流,符合伦理学原则(推荐强度C,证据等级4)。

推荐意见说明:

ECMO提前置管存在伦理争议风险。美国只允许可控型DCD捐献者在撤除生命支持措施前行股动—静脉置管[90-91];英国在捐献者循环停止前不允许股动—静脉置管[92]。捐献者循环停止后,需经过2~5min观察期,随后再进行ECMO置管。由于循环停止,血管充盈不佳,导致穿刺困难,置管时间较循环稳定时长,热缺血时间较长。循环功能停止的时间越长,凝血功能紊乱、血栓形成等因素导致的器官功能损伤越明显[95]。为了更好地维护器官功能,建议ECMO维护可控型DCD供肾时,在家属签署知情同意后,预先经股动—静脉置管,与ECMO装置连接,不开始辅助转流。宣布患者死亡后,主动脉球囊充气,同时ECMO循环开始。预先置管明显缩短热缺血时间,减轻供肾损伤。

## 六、ECMO在DBD供肾保护中的应用

DBD是潜在供肾的重要来源。DBD捐献者由于失去中枢控制,常表现出血流动力学不稳定,即

使经过精心维护,包括使用大剂量的血管活性、正性肌力药物和机械通气,血流动力学仍不稳定,导致组织器官低灌注,肾功能受损,移植效果不佳。ECMO 既能提供有效的血流灌注,又能减少大量血管活性药物使用;在辅助循环和呼吸功能的同时,减少不可预测心搏骤停,使得器官获取前没有热缺血损伤,从而改善肾功能,提高供肾利用率。

临床问题 12:ECMO 维护 DBD 供肾的应用时间是多少?

推荐意见 12:动态监测捐献者凝血功能、血气及器官功能,评估供肾是否达到在当时病理生理环境下的最佳功能状态,一般应用时间为 12~24h(推荐强度 D,证据等级 5)。

推荐意见说明:

ECMO 在供肾维护中的应用,可改善器官功能。然而,ECMO 维护的 DBD 捐献者仍有较高的急性肾损伤风险[96]。因此,需要监测肾功能评估供肾是否达到在当时病理生理环境下的最佳功能状态[97-99]。ECMO 维护可以为循环不稳定捐献者提供灌注,但仍无法完全消除循环不稳定带来的一系列病理生理不良变化,也无法完全替代生理灌注。病理状态下炎症因子的释放、肝素化等的影响,制约着 ECMO 的长时间运行,如何个体化设计捐献者 ECMO 运行时间还需更大样本的临床研究来确定[96]。一项研究发现 ECMO 维护不稳定 DBD 供肾 3~15h,肾移植受者肌酐下降及尿量增加明显优于单纯药物维护组[48]。国内研究建议维护时间一般为 12~24h,并在 ECMO 支持下送手术室进行标准的供肾获取,保证获取肾脏的氧合灌注和充分的获取时间,将热缺血损伤降到最低[4]。

## 七、ECMO 在 DBCD 供肾保护中的应用

临床问题 13:ECMO 维护 DBCD 供肾的方式有哪些?

推荐意见 13:ECMO 维护 DBCD 供肾有两种方式:一是类似可控型 DCD 捐献者在 ECMO 支持下器官获取方式,二是在心脏停搏前启动 ECMO 支持(推荐强度 C,证据等级 4)。

推荐意见说明:

ECMO 在 DBCD 捐献者应用中具有更强的可操作性。将 ECMO 纳入 DBCD 供肾获取,可以避免或有效减轻供肾的热缺血损伤,进而提高供肾移植疗效、保障移植受者安全。ECMO 用于 DBCD 的方式有两种,两者主要区别为 ECMO 支持启动时机不同。一是类似前述可控型 DCD 捐献者在 ECMO 支持下器官获取方式,该方法的缺点是仍有一定时间的热缺血损伤。具体操作流程为:患者符合 DBCD 捐献标准,与患者家属签署 ECMO 支持下的 DBCD 知情同意书(包括同意成为 DBCD 捐献者和同意预先放置 ECMO 装置),并准备撤除生命维持治疗措施,之后步骤同可控型 DCD 捐献者在 ECMO 支持下器官获取流程;二是在心脏停搏前启动 ECMO 支持[99-100]。该方法的优点是可以完全避免捐献者肾脏热缺血损伤。

## 八、小结

目前,ECMO 在捐献供肾维护中得到了较好的应用,但仍有许多问题尚未解决,也存在一些伦理学的争议。ECMO 维护可有效增加潜在捐献者数量,提高捐献供肾利用率,修复和提高捐献供肾功能,提高移植成功率和移植受者远期生存质量,在供肾维护方面有广阔的应用前景。

**执笔作者**:孙煦勇(广西医科大学第二附属医院),蓝柳根(广西医科大学第二附属医院),文宁(广西医科大学第二附属医院),董建辉(广西医科大学第二附属医院),李林德(广西医科大学第二附属医院)

**通信作者:** 孙煦勇(广西医科大学第二附属医院)

**参编作者:** 秦科(桂林市人民医院),廖吉祥(广西医科大学第二附属医院)

**主审专家:** 薛武军(西安交通大学第一附属医院),武小桐(山西省人体器官获取与分配服务中心),程颖(中国医科大学附属第一医院),叶啟发(武汉大学中南医院),霍枫(中国人民解放军南部战区总医院)

**审稿专家:** 丁小明(西安交通大学第一附属医院),门同义(内蒙古医科大学附属医院),王彦峰(武汉大学中南医院),田野(首都医科大学附属北京友谊医院),戎瑞明(复旦大学附属中山医院),许传屾(青岛大学附属医院),朱有华(中国人民解放军海军军医大学第一附属医院),陈婷婷(复旦大学附属中山医院),寿张飞[树兰(杭州)医院],张伟杰(华中科技大学同济医学院附属同济医院),尚文俊(郑州大学第一附属医院),周江桥(武汉大学人民医院),秦科(桂林市人民医院),彭龙开(中南大学湘雅二医院),蔡明(浙江大学医学院附属第二医院)

**利益冲突:** 所有作者声明无利益冲突。

## 参考文献

［1］中华医学会器官移植学分会. 中国心脏死亡器官捐献工作指南 [J]. 2 版. 中华器官移植杂志, 2011, 32 (12): 756-758.

［2］国家卫生和计划生育委员会脑损伤质控评价中心. 脑死亡判定标准与技术规范 (成人质控版)[J]. 中国现代神经疾病杂志, 2015, 15 (12): 935-939.

［3］国家卫生和计划生育委员会脑损伤质控评价中心. 脑死亡判定标准与技术规范 (儿童质控版)[J]. 中华儿科杂志, 2014, 52 (10): 756-759.

［4］中华医学会器官移植学分会, 中国医师协会器官移植医师分会. 体外膜肺氧合在中国公民逝世后捐献供器官保护中的应用专家共识 (2016 版)[J]. 中华移植杂志 (电子版), 2016, 10 (3): 107-111.

［5］中华医学会器官移植学分会, 中国医师协会器官移植医师分会. 中国公民逝世后捐献供器官功能评估和维护专家共识 (2016 版)[J]. 中华移植杂志 (电子版), 2016, 10 (4): 145-153.

［6］文文, 张素斌, 秦科等. 早期目标液体复苏对脑死亡血流动力学及氧代谢的影响 [J]. 广西医科大学学报, 2011, 28 (5): 700-702.

［7］秦科, 孙煦勇. 体外膜肺氧合技术在心脏死亡或脑死亡器官捐赠中应用的进展 [J]. 中华器官移植杂志, 2012, 33 (11): 702-704.

［8］JEREMY HOWICK, I. C. PAUL GLASZIOU, TRISH GREENHALGH, et al. Explanation of the 2011 Oxford Centre for Evidence-Based Medicine (OCEBM) Levels of Evidence (Background Document)" [J]. Oxford Centre for Evidence-Based Medicine, 2011.

［9］孙煦勇, 秦科, 董建辉, 等. 体外膜肺氧合用于循环功能不稳定的中国一类捐赠者的器官保护三例 [J]. 中华器官移植杂志, 2012, 33 (11): 657-660.

［10］BARTLETT R H, GATTINONI L. Current status of extracorporeal life support (ECMO) for cardiopulmonary failure [J]. Minerva Anestesiol. 2010, 76 (7): 534-540.

［11］LE GALL A, FOLLIN A, CHOLLEY B, et al. Veno-arterial-ECMO in the intensive care unit: From technical aspects to clinical practice [J]. Anaesth Crit Care Pain Med, 2018, 37 (3): 259-268.

［12］ANTONIUCCI M E, DE PAULIS S, BEVILACQUA F, et al. Unconventional cannulation strategy in peripheral extra-corporeal membrane oxygenation to achieve central perfusion and prevent differential hypoxia [J]. J Cardiothorac Vasc Anesth, 2019, 33 (5): 1367-1369.

［13］SEKHON M S, GOODERHAM P, MENON D K, et al. The burden of brain hypoxia and optimal mean arterial pressure in patients with hypoxic ischemic brain injury after cardiac arrest [J]. Crit Care Med, 2019, 47 (7): 960-969.

［14］ MEYFROIDT G, GUNST J, MARTIN-LOECHES I, et al. Management of the brain-dead donor in the ICU: general and specific therapy to improve transplantable organ quality [J]. Intensive Care Med, 2019, 45 (3): 343-353.

［15］ 秦科, 孙煦勇, 董建辉, 等. 体外膜肺氧合对循环不稳定脑死亡器官捐献的肝肾功能修复效果 [J]. 中华器官移植杂志, 2017, 38 (9): 525-530.

［16］ EL-BATTRAWY I, BORGGREFE M, AKIN I. Myocardial dysfunction following brain death [J]. J Am Coll Cardiol, 2018, 71 (3): 368.

［17］ ZETINA-TUN H, LEZAMA-URTECHO C, CAREAGA-REYNA G. Terapia hormonal de rutina en el donador para trasplante cardiaco [Routine hormonal therapy in the heart transplant donor][J]. Cir Cir, 2016, 84 (3): 230-234.

［18］ ALJIFFRY M, HASSANAIN M, SCHRICKER T, et al. Effect of insulin therapy using hyper-insulinemic normogly-cemic clamp on inflammatory response in brain dead organ donors [J]. Exp Clin Endocrinol Diabetes, 2016, 124 (5): 318-323.

［19］ CHRISTOPHER D A, WOODSIDE K J. Expanding the donor pool: organ donation after brain death for extracorporeal membrane oxygenation patients [J]. Crit Care Med, 2017, 45 (10): 1790-1791.

［20］ YANG H Y, LIN C Y, TSAI Y T, et al. Experience of heart transplantation from hemodynamic-ally unstable brain-dead donors with extracorporeal support [J]. Clin Transplant, 2012, 26 (5): 792-796.

［21］ KOTLOFF R M, BLOSSER S, FULDA G J, et al. Management of the potential organ donor in the ICU: Society of Critical Care Medicine/American College of Chest Physicians/Association of Organ Procurement Organizations Consensus Statement [J]. Crit Care Med, 2015, 43 (6): 1291-1325.

［22］ STUB D, BERNARD S, PELLEGRINO V, et al. Refractory cardiac arrest treated with mechanical CPR, hypothermia, ECMO and early reperfusion (the CHEER trial)[J]. Resuscitation, 2015, 86: 88-94.

［23］ CHEEMA M A, ULLAH W, ABDULLAH H M A, et al. Duration of in-hospital cardiopulmonary resuscitation and its effect on survival [J]. Indian Heart J, 2019, 71 (4): 314-319.

［24］ MCKEOWN D W, BONSER R S, KELLUM J A. Management of the heartbeating brain-dead organ donor [J]. Br J Anaesth. 2012, 108 Suppl 1: i96-i107.

［25］ BRENER M I, ROSENBLUM H R, BURKHOFF D. Pathophysiology and advanced hemodynamic assessment of cardiogenic shock [J]. Methodist Debakey Cardiovasc J, 2020, 16 (1): 7-15.

［26］ LEE H H, KIM H C, AHN C M, et al. Association between timing of extracorporeal membrane oxygenation and clinical outcomes in refractory cardiogenic shock [J]. JACC Cardiovasc Interv, 2021, 14 (10): 1109-1119.

［27］ PANG S, MIAO G, ZHAO X. Effects and safety of extracorporeal membrane oxygenation in the treatment of patients with ST-segment elevation myocardial infarction and cardiogenic shock: a systematic review and meta-analysis [J]. Frontiers in Cardiovascular Medicine, 2022, 9: 963002.

［28］ COMBES A, HAJAGE D, CAPELLIER G, et al. Extracorporeal membrane oxygenation for severe acute respiratory distress syndrome [J]. New England Journal of Medicine, 2018, 378 (21): 1965-1975.

［29］ CHEN C L, WU S T, KAO C C, et al. Short-term result of renal transplantation using extracorporeal membrane oxygenation-supported brain-dead donors [J]. Transplantation Proc, 2014, 46 (4): 1061-1063.

［30］ KANG J H, CHOI B H, MOON K M, et al. Beneficial effect of extracorporeal membrane oxygenation on organ perfusion during management of the unstable brain-dead bonor: a case series [J]. Transplantation Proc, 2016, 48 (7): 2458-2460.

［31］ HE S, CHEN B, LI W, et al. Ventilator-associated pneumonia after cardiac surgery: a meta-analysis and systematic review [J]. Thorac Cardiovasc Surg, 2014, 148 (6): 3148-3155.

［32］ 国家卫生健康委员会脑损伤质控评价中心, 中华医学会神经病学分会神经重症协作组, 中国医师协会神经内科医师分会神经重症专业委员会. 脑死亡判定标准与操作规范: 专家补充意见 (2021)[J]. 中华医学杂志, 2021, 101 (23): 1758-1765.

［33］ 黄慧敏等. 儿童体外膜肺支持下脑死亡判定 [J]. 中国神经精神疾病杂志, 2022, 48 (11): 664-669.

［34］ CASAN J, ANDREWS RK, GARDINER EE, et al. Mechanisms of platelet dysfunction in patients with implantable devices [J]. Semin Thromb Hemost, 2018, 44 (1): 12-19.

［35］ 中华医学会器官移植学分会. 体外膜肺氧合用于尸体供器官保护的技术操作规范 (2019 版)[J]. 器官移植, 2019,

10 (4): 376-382.

［36］ ZHOU AL, LENG A, RUCK J M, et al. Kidney donation after circulatory death using thoracoabdominal normothermic regional perfusion: the largest report of the United States experience [J]. Transplantation, 2024, 108 (2): 516-523.

［37］ ALTSHULER P J, PACE D J, PRESTON W A, et al. Assessing kidney transplantation using ECMO-supported donors within a KDPI-based allocation system [J]. Transplant Direct, 2023, 9 (11): e1521.

［38］ JOHNSON K, JARBOE M D, MYCHALISKA G B, et al. Is there a best approach for extracorporeal life support cannulation: a review of the extracorporeal life support organization [J]. J Pediatr Surg, 2018, 53 (7): 1301-1304.

［39］ JENSEN A R, DAVIS C, GRAY B W. Cannulation and decannulation techniques for neonatal ECMO [J]. Semin Fetal Neonatal Med, 2022, 27 (6): 101404.

［40］ GARCIA A V, JEYARAJU M, LADD M R, et al. Survey of the American Pediatric Surgical Association on cannulation practices in pediatric ECMO [J]. J Pediatr Surg, 2018, 53 (9): 1843-1848.

［41］ CARPENTER J L, YU Y R, CASS D L, et al. Use of venovenous ECMO for neonatal and pediatric ECMO: a decade of experience at a tertiary children's hospital [J]. Pediatr Surg Int, 2018, 34 (3): 263-268.

［42］ MACCHINI F, DI CESARE A, MORANDI A, et al. Surgical expertise in neonatal extracorporeal membrane oxygenation (ECMO): a single center experience [J]. Front Pediatr, 2019, 7: 398.

［43］ FU G, WANG Z, ZHAO Y, et al. Application of extracorporeal membrane oxygenation in supporting organ transplant donors [J]. International Journal of Clinical and Experimental Medicine, 2016, 9 (6): 9327-9331.

［44］ ZEIBI SHIREJINI S, CARBERRY J, MCQUILTEN Z K, et al. Current and future strategies to monitor and manage coagulation in ECMO patients [J]. Thrombosis Journal, 2023, 21 (1): 11.

［45］ AREPALLY, G. M. Heparin-induced thrombocytopenia [J]. Blood, 2017, 129, 2864-2872.

［46］ RAJSIC S, BREITKOPF R, JADZIC D, et al. Anticoagulation strategies during extracorporeal membrane oxygenation: a narrative review [J]. Journal of Clinical Medicine, 2022, 11 (17): 5147.

［47］ BROGAN, T. V, LEQUIER L, LORUSSO R, et al. Peek, G. J. Extracorporeal life support: the ELSO Red Book [M]. 5th ed. Extracorporeal Life Support Organization: Ann Arbor, MI, USA, 2017.

［48］ FAN X, CHEN Z, NASRALLA D, et al. The organ preservation and enhancement of donation success ratio effect of extracorporeal membrane oxygenation in circulatory unstable brain death donor [J]. Clin Transplant, 2016, 30 (10): 1306-1313.

［49］ KUMAR, G. AND A. Maskey, Anticoagulation in ECMO patients: an overview [J]. Indian J Thorac Cardiovasc Surg, 2021, 37 (Suppl 2): 241-247.

［50］ 中华医学会器官移植学分会. 中国公民逝世后器官捐献流程和规范 (2019 版)[J]. 器官移植, 2019, 10 (2): 122-127.

［51］ ZHOU X L, CHEN Y H, WANG Q Y. A new approach combining venoarterial extracorporeal membrane oxygenation and CRRT for adults: a retrospective study [J]. Int J Artif Organs, 2017, 40 (7): 345-349.

［52］ LIU J, DONG Y Q, YIN J, et al. Critically ill patients with COVID-19 with ECMO and artificial liver plasma exchange: a retrospective study [J]. Medicine (Baltimore), 2020, 99 (26): e21012.

［53］ ALTSHULER P J, PACE D J, PRESTON W A, et al. Assessing kidney transplantation using ECMO-supported donors within a KDPI-based allocation system [J]. Transplantation Direct, 2023, 9 (11): e1521.

［54］ SCHNUELLE P, GOTTMANN U, HOEGER S, et al. Effects of donor pretreatment with dopamine on graft function after kidney transplantation: a randomized controlled trial [J]. JAMA, 2009, 302 (10): 1067-1075.

［55］ 刘永锋. 中国心脏死亡器官捐献工作指南 (第 2 版)[J]. 中华移植杂志 (电子版), 2012, 6 (3): 221-224.

［56］ LEE J H, HONG S Y, OH C K, et al. Kidney transplantation from a donor following cardiac death supported with extracorporeal membrane oxygenation [J]. J Korean Med Sci, 2012, 27 (2): 115-119.

［57］ PAPPALARDO F, MONTISCI A. Veno-arterial extracorporeal membrane oxygenation (VA ECMO) in postcardiotomy cardiogenic shock: how much pump flow is enough？ [J]. J Thorac Dis, 2016, 8 (10): E1444-E1448.

［58］ VILLA G, KATZ N, RONCO C. Extracorporeal membrane oxygenation and the kidney [J]. Cardiorenal Medicine, 2016, 6 (1): 50-60.

［59］ FONDEVILA C, HESSHEIMER A J, FLORES E, et al. Applicability and results of Maastricht type 2 donation after cardiac death liver transplantation [J]. Am J Transplant, 2012, 12 (1): 162-170.

［60］ FONDEVILA C, HESSHEIMER A J, MAATHUIS M H, et al. Superior preservation of DCD livers with continuous normothermic perfusion [J]. Ann Surg, 2011, 254 (6): 1000-1007.

［61］ HOFFMAN J R H, MCMASTER W G, RALI A S, et al. Early US experience with cardiac donation after circulatory death (DCD) using normothermic regional perfusion [J]. J Heart Lung Transplant, 2021, 40 (11): 1408-1418.

［62］ BARBERO C, MESSER S, ALI A, et al. Lung donation after circulatory determined death: a single-centre experience [J]. Eur J Cardiothorac Surg, 2019, 55 (2): 309-315.

［63］ HAGNESS M, FOSS S, SØRENSEN D W, et al. Liver transplant after normothermic regional perfusion from controlled donors after circulatory death: the Norwegian experience [J]. Transplant Proc, 2019, 51 (2): 475-478.

［64］ GHIMESSY Á K, FARKAS A, GIESZER B, et al. Donation after cardiac death, a possibility to expand the donor pool: review and the Hungarian experience [J]. Transplant Pro, 2019, 51 (4): 1276-1280.

［65］ DEL RÍO F, ANDRÉS A, PADILLA M, et al. Kidney transplantation from donors after uncontrolled circulatory death: the Spanish experience [J]. Kidney Int, 2019, 95 (2): 420-428.

［66］ ASSALINO M, MAJNO P, TOSO C, et al. In situ liver splitting under extracorporeal membrane oxygenation in brain-dead donor [J]. Am J Transplant, 2018, 18 (1): 258-261.

［67］ REEB J, KESHAVJEE S, CYPEL M. Successful lung transplantation from a donation after cardiocirculatory death donor taking more than 120 minutes to cardiac arrest after withdrawal of life support therapies [J]. J Heart Lung Transplant, 2016, 35 (2): 258-259.

［68］ BRONCHARD R, DURAND L, LEGEAI C, et al. Brain-dead donors on extracorporeal membrane oxygenation [J]. Crit Care Med, 2017, 45 (10): 1734-1741.

［69］ DE VLEESCHAUWER S I, WAUTERS S, DUPONT L J, et al. Medium-term outcome after lung transplantation is comparable between brain-dead and cardiac-dead donors [J]. J Heart Lung Transplant, 2011, 30 (9): 975-981.

［70］ HOSGOOD S A, NICHOLSON H F, NICHOLSON M L. Oxygenated kidney preservation techniques [J]. Transplantation, 2012, 93 (5): 455-459.

［71］ PERRAULT L P, CARRIER M. Expanding the pool of cardiac donors: is it really possible after cardiac arrest ？ [J]. J Thorac Cardiovasc Surg, 2017, 153 (3): 631.

［72］ ELLERT J, JENSEN M J, JENSEN L O, et al. Percutaneous biventricular cardiac assist device in cardiogenic shock and refractory cardiac arrest [J]. EuroIntervention, 2018, 13 (18): e2114-e2115.

［73］ RADY M Y, VERHEIJDE J L. Prediction of time to death after terminal withdrawal of life-support in non-heart-beating organ donation: unaccounted variables and window of opportunity*[J]. Crit Care Med, 2012, 40 (3): 986-988.

［74］ REICH D J, MULLIGAN D C, ABT P L, et al. ASTS recommended practice guidelines for controlled donation after cardiac death organ procurement and transplantation [J]. Am J Transplant, 2009, 9 (9): 2004-2011.

［75］ ORTEGA-DEBALLON I, HORNBY L, SHEMIE S D. Protocols for uncontrolled donation after circulatory death: a systematic review of international guidelines, practices and transplant outcomes [J]. Crit Care, 2015, 19 (1): 268.

［76］ YOUN T S, GREER D M. Brain death and management of a potential organ donor in the intensive care unit [J]. Crit Care Clin, 2014, 30 (4): 813-831.

［77］ FONDEVILA C, Is extracorporeal support becoming the new standard for the preservation of DCD grafts ？ [J] Am J Transplant, 2010; 10 (6): 1341-1342.

［78］ HOOGLAND E R, SNOEIJS M G, VAN HEURN L W. DCD kidney transplantation: results and measures to improve outcome [J]. Curr Opin Organ Transplant, 2010, 15 (2): 177-182.

［79］ FONDEVILA C, HESSHEIMER AJ, FLORES E, et al. Applicability and results of Maastricht type 2 donation after cardiac death liver trans-plantation [J]. Am J Transplant, 2012, 12 (1): 162-170.

［80］ 霍枫, 汪邵平, 李鹏, 等. 体外膜肺氧合用于心死亡供肝的初步经验 [J]. 中华肝胆外科杂志, 2012, 18 (5): 354-356.

［81］ KERFORNE T, ALLAIN G, GIRAUD S, et al. Defining the optimal duration for normothermic regional perfusion in the kidney donor: a porcine pre-clinical study [J]. Am J Transplant, 2019, 19 (3): 737-751.

［82］ BARBIER L, GUILLEM T, SAVIER E, et al. Impact of the duration of normothermic regional perfusion on the results of liver transplant from controlled circulatory death donors: a retrospective, multicentric study [J]. Clin Transplant,

2022, 36 (2): e14536.

[83] SUBERVIOLA B, MONS R, BALLESTEROS M A, et al. Excellent long-term outcome with lungs obtained from uncontrolled donation after circulatory death [J]. Am J Transplant, 2019, 19 (4): 1195-1201.

[84] THUILLIER R, FAVREAU F, CELHAY O, et al. Thrombin inhibition during kidney ischemia-reperfusion reduces chronic graft inflammation and tubular atrophy [J]. Transplantation, 2010, 90 (6): 612-621.

[85] HANSEN D, RØRVIG S, ANDERSEN C B, et al. Fibrin thrombi in deceased donor kidneys: Prevalence and influence on graft function and graft survival in transplanted patients [J]. APMIS, 2018, 126 (1): 3-8.

[86] 李建辉, 徐骁, 谢海洋等. 中国移植器官保护专家共识 (2022 版)[J]. 中华普通外科学文献 (电子版), 2022, 16 (4): 241-254.

[87] 隋明昊, 刘蕾, 沈中阳. 体外膜肺氧合技术及其在心死亡器官捐献中的应用进展 [J]. 山东医药, 2015,(34): 101-103.

[88] MANDAWAT A, RAO SV. Percutaneous mechanical circulatory support devices in cardiogenic shock [J]. Circ Cardiovasc Interv, 2017, 10 (5): e004337.

[89] MAGLIOCCA J F, MAGEE J C, ROWE S A, et al. Extracorporeal support for organ donation after cardiac death effectively expands the donor pool [J]. J Trauma, 2005, 58 (6): 1095-1102.

[90] ROJAS-PEÑA A, SALL L E, GRAVEL M T, et al. Donation after circulatory determination of death: the University of Michigan experience with extracorporeal support [J]. Transplantation, 2014, 98 (3): 328-334.

[91] ONISCU G C, RANDLE L V, MUIESAN P, et al. In situ normothermic regional perfusion for controlled donation after circulatory death—the United Kingdom experience [J]. Am J Transplant, 2014, 14 (12): 2846-2854.

[92] HERDMAN R, BEAUCHAMP T L, POTTS J T. The Institute of Medicine's report on non-heart-beating organ transplantation [J]. Kennedy Inst Ethics J, 1998, 8 (1): 83-90.

[93] OKAZAKI M, DATE H, INOKAWA H, et al. Optimal time for post-mortem heparinization in canine lung transplantation with non-heart-beating donors [J]. J Heart Lung Transplant, 2006, 25 (4): 454-460.

[94] ROJAS-PENA A, HALL C M, COOK K E, et al Arenas JD, Punch JD. Timing of heparin and perfusion temperature during procurement of organs with extracorporeal support in donors after circulatory determination of death [J]. ASAIO J, 2011, 57 (5): 368-374.

[95] 彭龙开. 尸体器官捐献供体及器官评估和维护规范 (2019 版)[J]. 器官移植, 2019, 10 (3): 253-262.

[96] 袁润强, 宫满成, 董文静, 等. 体外膜肺氧合减轻脑死亡后循环功能不稳定供肾损伤的研究 [J]. 中华器官移植杂志, 2018, 39 (4): 213-216.

[97] VILLA G, KATZ N, RONCO C. Extracorporeal Membrane Oxygenation and the Kidney [J]. Cardiorenal Medicine, 2016, 6 (1): 50-60.

[98] 丘小红, 刘少儒, 许磊波等. 体外膜肺氧合在供者维护中的应用进展 [J]. 器官移植, 2020, 11 (6): 658-662.

[99] 霍枫, 李鹏, 汪邵平. 体外膜肺氧合在心脏死亡器官捐献中的应用 [J]. 中华消化外科杂志, 2013, 12 (9): 648-651.

[100] 霍枫, 汪邵平, 李鹏, 等. 体外膜肺氧合用于脑心双死亡供者器官获取的流程和方法 [J]. 中华器官移植杂志, 2013, 34 (7): 396-400.

# 8 遗体器官捐献肾脏体外低温机械灌注保存指南

器官保存方法对于维持遗体器官捐献供肾的活性非常重要,随着我国遗体器官捐献扩大标准来源肾脏(expanded criteria donor, ECD)的不断增加,静态冷保存(static cold storage, SCS)已不能满足临床需求,因肾脏体外低温机械灌注保存技术(hypothermic machine perfusion, HMP)具有评估肾脏质量、清除残存血栓、降低灌注阻力、改善肾脏微循环、保护肾脏、减少移植物功能延迟恢复(delayed graft function, DGF)发生的作用,从而引起了临床的重视。中华医学会器官移植学分会组织器官移植学专家,在《中国公民逝世后器官捐献供肾体外低温机械灌注保存应用专家共识(2016 版)》[1]、《尸体供肾体外机械灌注冷保存技术操作规范(2019 版)》[2]的基础上,从 HMP 的适应证、HMP 的质控、改善供肾 HMP 灌注参数的方法、HMP 在供肾质量评估中的应用等方面,制订本指南。

## 一、指南形成方法

本指南已在国际实践指南注册平台(International Practice Guideline Registry Platform)上以中英双语注册(注册号:IPGRP-2024CN796),并发表了相应指南计划书。指南制订原则、制订机构、目标用户、适用人群、临床问题和结局指标的确定,证据的检索、评价与合成,证据质量分级,患者偏好与价值观调查,形成推荐意见,外审,指南发布与更新等方法学流程与细节详见计划书。

问题构建:共发出调查问卷 108 份,收回 102 份,构建问题 14 个,经三轮讨论将问题合并整理为 11 个。

文献检索:证据评价组按照人群、干预、对照、结局(population,intervention,comparison,outcome,PICO)的原则对纳入的临床问题进行解构和检索,检索 MEDLINE(PubMed)、Web of Science、The Cochrane Library、中国生物医学文献服务系统(CBM)、万方知识数据服务平台和中国知网数据库(CNKI),纳入指南、共识、系统评价和 meta 分析、随机对照试验(randomized controlled trial,RCT)、非 RCT 队列研究和病例对照研究等类型的证据;检索词包括:"肾脏""低温机械灌注""LifePort""器官捐献"。英文文献的检索时间为 2006 年 1 月至 2024 年 1 月,中文文献的检索时间为 2015 年 1 月至 2024 年 1 月。

指南推荐意见及说明:目前已有多款肾脏灌注设备获批上市,包括 LifePort 肾转运器、RM 3 和 Kidney Assist 等。因我国 LifePort 的应用最为广泛,本指南的设备参数以 LifePort 为基准进行推荐。

推荐意见的形成:本指南采用 2009 版牛津大学循证医学中心的证据分级与推荐强度标准对推荐意见的支持证据进行评级。综合考虑证据以及我国患者的偏好与价值观、干预措施的成本和利弊等因素后,指南工作组提出了符合我国临床诊疗实践的推荐意见。经中华医学会器官移植学分会组织全国器官移植与相关学科专家两轮会议集体讨论,根据其反馈意见对初稿进行修改,最终形成指南终稿。

## 二、HMP 在遗体捐献肾脏保存中的具体应用

临床问题 1:遗体器官捐献供肾应用 HMP 的适应证有哪些?

推荐意见 1:推荐扩大标准供者供肾、中国二类心脏死亡器官捐献供肾、有心肺复苏病史、低血压过程、冷缺血时间较长及获取过程中灌注不良的供肾应用 HMP(推荐强度 A,证据等级 1a)。

推荐意见说明:

遗体器官捐献是我国供器官的主要来源,由于遗体器官捐献供肾损伤的原因复杂,包括可导致慢性肾损害的高血压、糖尿病等基础疾病,脑死亡相关的肾脏损伤,供肾冷、热缺血损伤和缺血再灌注损伤(ischemia-reperfusion injury,IRI),以及供者治疗期间的低血压、血栓形成、渗透性利尿剂所致的急性肾小管损伤等,这些因素都不可避免影响供肾质量,并最终影响肾移植受者术后存活质量和存活时间[3]。因此,在遗体供肾移植前,准确评估供肾质量、改善供肾的保存条件及利用率显得尤为重要。ECD 供肾与心脏死亡器官捐献供肾(donation after cardiac death,DCD)对冷、热缺血损伤的耐受性较差,SCS 对该类肾脏的保存作用有限。因此,低温机械灌注保存作为一种可有效提高器官质量、有良

好发展前景的体外保存方式逐渐得到重视与应用[1-2]。HMP进行持续脉冲式灌注,可清除供肾中的微小血栓、供给能量、维持低温状态、降低肾组织的能量代谢、清除代谢废物、降低移植肾组织中促炎症细胞因子的表达、缓解血管痉挛、改善微循环和器官功能,这在一定程度上对供肾起到了保护和修复作用[4]。已有不少临床试验及meta分析显示,HMP在DCD和ECD供肾中的保存效果明显优于SCS,尤其是明显降低了移植物功能延迟恢复(delayed graft function,DGF)的发生率[5-8]。Peng等[5]在排除了一些既往meta分析结果中的混杂因素后,对HMP与SCS保存的13项随机对照临床试验(2 048例受者)进行分析。结果显示,HMP显著降低了DCD和脑死亡器官捐献(donation after brain death,DBD)供肾移植中DGF发生率,且明显改善了移植肾3年存活率,但尚无证据表明HMP与SCS在移植后原发性无功能(primary graft non-function,PNF)、DGF持续时间、急性排斥反应、住院时间和受者及移植肾1年存活率等方面差异有统计学意义。《新英格兰医学杂志》发表的3篇[6-8]基于LifePort肾脏低温机械灌注系统的大规模随机对照临床试验的短期和长期随访结果,显示LifePort能显著降低肾移植术后DGF发生率,提高移植肾1年和3年存活率;尤其是对于ECD供肾功能有明显改善,有助于扩大供者范围,同时提供器官评估的客观指标,减少因供者器官质量问题造成的术后风险和不必要的器官丢弃。Tingle等[9]对HMP与SCS保存的所有供者类型,包括DBD、DCD和ECD肾脏涉及的16项临床研究(2 266例受者)进行meta分析发现,与SCS相比,HMP可明显降低DGF发生的风险,对于DBD和DCD供肾均如此。基于逐渐积累的循证医学结果,HMP对扩大标准供肾的保护作用优于SCS达成共识。

**临床问题2:使用HMP的设备质控指标有哪些?**

**推荐意见2:** 推荐每3个月检查HMP压力、流量和温度的准确性,并进行定期校准,确保温度精确度为±1℃,确保流量准确性不低于90%(推荐强度B,证据等级2c)。

**推荐意见说明:**

现阶段,医院的诊疗工作越来越依赖于医疗设备,随着医疗设备品类及数量的逐渐增多,医院更加重视医疗设备的规范化、标准化、精细化管理,相关管理工作已实现了从粗放式到精细化的转型。质控及维修在医疗设备管理中均发挥着举足轻重的作用。开展医疗设备质量控制是保障设备安全、有效运行、降低设备临床风险重要的事前控制手段[10]。由于HMP发挥最佳作用的生理窗口相对较窄,不同肾脏对灌注压力、温度及时间的耐受程度不同,偏离该范围会引发供肾实质水肿、血管床损伤或灌注不足等风险,可导致肾小管上皮和血管内皮细胞损伤及移植后蛋白尿[11]。因此,要最大限度发挥HMP的效益,需要注意设备功能参数准确性。此外,低温条件下代谢酶类的低活性也限制了对肾损伤的修复效果。准确的灌注液温度是判断肾脏保存环境是否合适的主要依据。压力和流量的准确度会影响灌注阻力的准确性,准确的阻力指数有助于判断供肾灌注的质量并辅助判断供肾质量。

**临床问题3:HMP设备的灌注压力多少合适?**

**推荐意见3:** 推荐正常情况下LifePort的灌注压力30mmHg(1mmHg=0.133kPa),儿童供肾灌注压力适当降低灌注压力(推荐强度B,证据等级2a)。

**推荐意见4:** 推荐对于ECD供肾、灌注不良供肾、灌注参数不佳的供肾可以适度提高灌注压力(30~40mmHg),但需注意长时间高灌注压力对肾脏的损伤(推荐强度B,证据等级2a)。

**推荐意见说明:**

肾脏需要一定的灌注压才能保证血液进入肾脏微循环。肾脏灌注压通常是指肾动脉压与肾静脉压之差,即保证肾脏血液循环的压力,是预防肾脏缺血、保证肾脏代谢的基础。从血流的角度,肾静脉压越低越好,同时肾动脉压是影响肾脏灌注压高低的最重要因素。1991 年 Gosling 等[12]提出最低灌注压(Pz),即临界关闭压概念,反映肾动脉实际血流灌注情况。其计算公式:Pz=MAP-(P(s)-P(d))/PI。MAP 为平均动脉压,P(s)为收缩压,P(d)为舒张压,PI 为搏动指数。只有当肾动脉压高于 Pz 时,才能对肾小球形成血流灌注,因此,不管血压和 Pz 如何变化,血压和 Pz 的差值可以反映肾脏实际血流灌注情况。由于低温时肾脏组织变僵硬,弹性降低,顺应性下降,为避免灌注压力造成组织损伤,一般温度越低,使用的灌注压力越低。目前不同温度下推荐的肾脏灌注压力如下:① 37℃时平均灌注压力为 100mmHg;② 20℃时平均灌注压力为 70mmHg;③ 15℃时平均灌注压力为 60mmHg;④ 4~7℃时平均灌注压力为 30mmHg。根据以上原理计算,HMP 设备灌注压力宜控制在 25~40mmHg,以确保在有效灌注的同时减少血管内皮损伤,最佳灌注温度为 4~10℃[13]。Patel 等[14]分析了较高灌注压力组与较低灌注压力组的灌注压力与移植效果的相关性,结果发现较高的灌注压力与 DGF 风险增加有关,但两组移植肾 1 年存活率相似,平均灌注压力>40mmHg 将会导致血管内皮细胞损伤,增加 DGF 等并发症的发生率。西安交通大学第一附属医院薛武军团队研究发现在高灌注阻力时轻度升高灌注压以提高灌注流量,发生 DGF 的受者移植肾恢复时间明显缩短,但提高灌注流量并不影响 DGF 发生率和术后 1 年移植物存活率[15]。

临床问题 4:HMP 设备灌注多长时间合适?

推荐意见 5:建议灌注时间不少于 2h,灌注参数满意[阻力指数<0.3mmHg/(ml·min),灌注流量>100ml/min]时,根据手术时间可随时终止灌注(推荐强度 B,证据等级 2a)。

推荐意见 6:ECD 供肾、原位灌注不良供肾、灌注参数不佳的供肾等,根据阻力指数及灌注流量的变化决定灌注时间,不建议灌注超过 24h(推荐强度 B,证据等级 2a)。

推荐意见说明:

供肾 HMP 最佳时间目前没有统一标准,但是,临床证据表明 HMP 可在一定程度上有效延长供肾冷保存时间,并且供肾获取后尽早接受 HMP 以及连续进行 HMP 对供肾质量和肾移植预后的改善效果更佳[16]。HMP 灌注 2h 后整体灌注参数趋于稳定,因此建议灌注时间不少于 2h[17-18]。冷缺血时间较长是供肾发生 DGF 的独立危险因素,通过使用 HMP 可降低此类供者 DGF 的发生风险[19],有报道证实利用 LifePort 灌注保存供肾可显著延长供肾保存时间且不影响移植效果,通过延长供肾保存时间,可使 DCD 器官捐献由原来的急诊手术,变为限期手术乃至择期手术,因此手术医师将有足够的时间来挑选更适合的受者并做好充分的术前准备,以保证受者术后预后[20]。Paloyo 等回顾性纳入了59 例 DCD 和 177 例 DBD 供肾移植受者,平均灌注时间 30h,结果发现灌注时间>36h 可能增加 DGF风险。研究表明,通过使用 HMP,在较长的冷缺血时间后可以改善早期移植物的结果。这种影响可能是多因素的,包括低温机器灌注的固有影响、受者准备的改善,以及可能更好的围手术期条件。

临床问题 5:如何应用 HMP 参数评价肾脏质量?

推荐意见 7:建议评价参考标准为:①阻力指数<0.3mmHg/(ml·min),灌注流量>100ml/min,供肾质量优;②阻力指数 0.3~0.4mmHg/(ml·min),灌注流量 80~100ml/min,供肾质量良;③阻力指数0.4~0.6mmHg/(ml·min),灌注流量 50~80ml/min,供肾质量一般;④阻力指数>0.6mmHg/(ml·min),灌注流量<50ml/min,肾脏质量差。但不主张单纯使用灌注参数来判断供肾能否移植,需结合供者情况、供肾病理等综合评价(推荐强度 B,证据等级 2a)。

推荐意见 8:建议将终末阻力指数、流量和灌注时间进行分层综合打分评价肾脏质量。综合评分<4 分,质量良好;评分 4~7 分,质量可;评分 8~11 分,质量一般;评分>11 分,质量差,建议慎重使用,仍需结合供者评分、病理评分等综合评判(推荐强度 B,证据等级 2b)。

推荐意见说明:

推荐 LifePort 作为临床供肾 HMP 设备,其疗效已得到广泛认可。此外,还有可携氧的 Kidney Assist Device 系统与流量控制型 HMP 系统 RM3 可供临床使用。目前,尚无临床证据表明携氧 HMP 疗效优于无额外氧合 HMP,临床选择需谨慎。使用灌注参数来评价供肾质量的基本原理是在缺血性和炎症损伤后,肾脏毛细血管收缩,血管内皮细胞受损,白细胞浸润增加,可引起微血栓及循环障碍,从而导致 HMP 过程中灌注流量降低与阻力指数增加[21]。国内外已有不少机构开始研究利用 HMP 的参数评价供肾质量及预测移植预后。Patel 等[14]的研究表明,灌注参数的变化发生在机械灌注开始后的前 2h,而灌注 2、4、6h 的阻力指数可以预测移植术后 DGF 的发生。虽然这些研究均提示机械灌注的高灌注阻力、低流量与移植肾预后不良相关。但对于采纳机械灌注过程中合适的参数,以及灌注参数评估供肾质量、预测移植效果的价值大小,尚未达成一致认识。

HMP 灌注时可通过循环参数从总体上判断肾脏的质量,具有快速、可动态观察的优点,在判断供肾质量及移植效果上具有不可替代的重要作用[22-23]。LifePort 能提供灌注压力、机械灌注流量(machine perfusion flow,MPF)、阻力指数(resistance index,RI)、灌注时间、温度等参数,通过机械灌注相关参数对供肾功能进行评估不同于穿刺活检,它是一种无创性操作,可常规操作,利用价值高[22-23]。但是考虑到肾脏大小不一样,其血管粗细也不一样,固然其灌注阻力也不一样。因为阻力是用平均灌注压力除以灌注流量,从理论上讲,肾脏质量越大,血管床流量越大,其阻力应该越小,如果肾脏质量<100g,其阻力往往较高,可能与肾动脉管径小有关。所以,不能单纯凭借灌注参数来评估供肾质量,需结合临床实际情况如热缺血时间、终末肌酐等进行合理评估,以免造成供肾错误丢弃。邱千慧等[24]研究表明,LifePort 提供的参数中,灌注终末 RI 和 MPF 与 DGF 发生率和移植肾功能恢复快慢密切相关。Tai 等[25]将 446 个肾脏分为 ECD 组和非 ECD 组。在非 ECD 组中,对初始 MPF<80ml/min 的肾脏给予适当时间灌注,之后根据终末 MPF 分为>100ml/min 组、90~100ml/min 组、80~90ml/min 组,发现 MPF ≥ 100ml/min 组的移植肾 DGF 发生率低于 MPF 80~90ml/min 组,然而在 ECD 组中并没有观察到相似的情况,提示在不同类型供肾中,灌注参数评估肾脏质量的可靠性和价值可能不同。Ding 等[26]利用 HMP 参数设计的移植肾质量评分模型中,将 3 个 DGF 独立预测因子:灌注时间、MPF 和 RI 经过多因素 Logistic 回归分析,给每个 HMP 参数分配加权整数,整数和表示每个肾脏发生 DGF 的风险得分,得分越高提示 DGF 风险越高,经比较此评分模型对移植肾 DGF 的发生更具有预测价值。因此,综合多参数建立供肾质量评分模型是今后进一步的研究方向。西安交通大学第一附属医院薛武军等提出我国的供者评分标准[27]联合 LifePort 灌注参数评分表(表8-1)综合评价供肾质量,供者评分和 LifePort 灌注参数评分一般的建议舍弃,但要结合临床和病理综合判断。

表 8-1  LifePort 灌注参数评分表

| 灌注指标 | 参数 | 得分 |
| --- | --- | --- |
| 流量 /(ml·min⁻¹) | >120 | 0 |
| | 100~120 | 1 |
| | 80~119 | 2 |
| | 60~79 | 3 |
| | <60 | 5 |

| 灌注指标 | 参数 | 得分 |
|---|---|---|
| 阻力 /(mmHg·ml⁻¹·min⁻¹) | <0.3 | 0 |
| | 0.3~0.39 | 2 |
| | 0.4~0.49 | 4 |
| | 0.5~0.59 | 6 |
| | ≥0.6 | 8 |
| 时间 /h | <12 | 0 |
| | ≥12 | 1 |

临床问题 6：通过 HMP 提高肾脏质量的方法有哪些？

推荐意见 9：建议可以通过以下方法提高肾脏质量：①在 HMP 灌注液中加入提高血管顺应性的药物：维拉帕米、罂粟碱、酚妥拉明等；②在 HMP 灌注液中加入溶栓的药物：尿激酶、阿替普酶等；③适度提高灌注压力，时间不宜过长（推荐强度 B，证据等级 3a）。

推荐意见说明：

向 HMP 灌注液中适当加入前列地尔、维拉帕米、罂粟碱、酚妥拉明或尿激酶、阿替普酶等以扩张肾脏微小血管、改善血管顺应性，加入尿激酶、阿替普酶等溶栓药物溶解肾脏血管的微小血栓等，以改善肾脏微循环，有利于修复肾脏功能，可以防止灌注后急性肾小管坏死（acute tubual necrosis，ATN）等并发症的发生，有利于移植肾功能的恢复，特别对经评估肾脏灌注不佳、预计发生 DGF 风险较大时或 LifePort 灌注 2h 后，阻力指数>0.4mmHg/(ml·min)，流量<80ml/min 时，更有必要。Ding 等[15]的研究结果提示在灌注参数不理想时轻度升高灌注压可以提高灌注流量，降低灌注阻力，发生 DGF 的受者移植肾恢复时间明显缩短，但提高灌注流量并不影响 DGF 发生率和术后 1 年移植物存活率。总之，使用更高的压力设置来克服升高的灌注阻力，可以改善肾脏灌注的流量，但 DGF 的发生率没有因压力的增加而降低，移植物的 1 年生存率保持不变[14]。

临床问题 7：HMP 灌注液中添加抗生素的必要性？

推荐意见 10：建议对于感染风险高的遗体器官捐献肾脏在 HMP 灌注时可加入抗生素（推荐强度 C，证据等级 4）。

推荐意见说明：

供者感染会影响器官利用率，且对移植成功与否具有重大影响。HMP 可提取灌注完供肾后的灌注液样本进行生化和其他的检查，如针对潜在感染风险的供者对灌注液进行培养 + 药敏等。然后根据结果对受者进行靶向抗感染治疗。为了防止由供者来源感染传播以及获取和保存过程的污染，可在灌注过程中通过在保存液中添加抗生素来进行经验性供肾离体抗感染治疗，但此类研究的国内外报道均较少[28-29]。来自武汉大学王彦峰研究团队通过观察不同器官灌注方法联合抗生素（头孢哌酮钠舒巴坦钠、替加环素）对供者病原菌的清除作用，证实抗生素灌注预防供者来源性感染的效果。结果发现低温机械灌注 + 抗生素和常温机械灌注 + 抗生素处理对供者来源性感染均有显著的治疗作用[30]。提示机械灌注联合抗生素是降低感染器官内细菌载量的有效方法，这一方法有望提升活动性感染供者的供肾利用率。为了适用于保存液去污，抗生素需要在 0~4℃的保存液中表现出合理的性能和稳定性、低毒性，最重要的是对多耐的革兰氏阴性菌的抗菌活性。多黏菌素是一类环状多肽抗生素，对不动杆菌、铜绿假单胞菌、克雷伯菌、肠杆菌、大肠杆菌等具有活性，还可能具有广谱抗真菌特性,隋明星等[31]的研究结果提示供肾保存液中添加硫酸多黏菌素取得了良好的预防供者来源感染的效果。

**临床问题 8:当顺行灌注无法实施时进行逆行灌注是否具有可操作性?**

**推荐意见 11:**建议当供肾无法顺行灌注时可利用供肾静脉进行 HMP 的逆行灌注(推荐强度 C,证据等级 4)。

**推荐意见说明:**

供肾获取过程中,我们可能会遇到多支肾动脉、动脉痉挛或术中动脉损伤,而传统的顺行灌注技术可能导致供肾灌注不满意使得移植结局较差甚至移植肾被丢弃[32],有研究发现逆行灌注技术在兔、羊和猪肾移植中可作为一种安全可靠的替代灌注方式[33-34]。因此,在供肾获取和机械灌注保存过程中,当供肾动脉较小、多支动脉、动脉畸形、动脉痉挛或者动脉损伤时,可以考虑采用静脉逆行灌注以保证充分灌注;该灌注方式由于肾静脉解剖变异少且管径宽大,易于操作[35-36]。曾军等[35]按随机数字表法进行分组,其中 12 例采用逆行灌注的受者作为逆行灌注组,对应顺行灌注供肾移植受者作为顺行灌注组。比较两组受者术后肾功能,移植肾功能延迟事件发生率,对所有受者进行为期 1 个月的随访。逆行灌注组供肾灌注阻力指数在灌注过程中保持稳定。两组均无原发性移植肾无功能发生;两组在术后 30d 内的 24h 尿量,血肌酐,估计肾小球滤过率,胱抑素 C 和血尿素氮均相似。逆行灌注组中阻力指数小于 0.4mmHg/(ml·min) 的亚组肾功能在数值上优于阻力指数大于 0.4mmHg/(ml·min) 的供肾,但差异无统计学意义。提示逆行灌注可能是一种安全有效的供肾机械灌注方法。

**临床问题 9:供肾脏多支动脉时如何进行 HMP 灌注保存?**

**推荐意见 12:**当供肾有多支动脉时,建议可以修整在一支动脉上或通过灌注管桥连进行灌注,但灌注参数会受到动脉分支多及吻合修整方式的影响,需结合供肾其他参数共同评价(推荐强度 D,证据等级 5)。

**推荐意见说明:**

在临床实践中发现供肾多支动脉的情况较为常见,而多支动脉供肾不利于 HMP 的灌注,如何使多支动脉供肾得到有效的 HMP 灌注并评价供肾质量,是肾移植和人体器官获取组织医务工作者面临的难题。根据专家讨论及实践中的应用体会建议如下:①利用捐献者的髂内动脉及其分支、肠系膜上动脉及其分支或脾动脉及其分支进行供肾动脉成型为多支共干;②在上述动脉不能满足成型时,可考虑应用供者髂内外静脉或下腔静脉等进行成型灌注;③不同型号灌注 T 管桥接分别对多支动脉进行灌注。但灌注参数会受到动脉分支多及吻合修整方式的影响,需结合供肾其他参数共同评价供肾质量。

**临床问题 10:供肾穿刺活检是否影响 HMP 灌注参数?**

**推荐意见 13:**供肾灌注前穿刺会影响灌注参数,建议应对穿刺点进行有效缝合,检查无漏液后进行灌注(推荐强度 D,证据等级 5)。

**推荐意见说明:**

供肾 HMP 灌注前穿刺能了解获取后肾脏病理状态,对于评价供肾质量意义,但会影响灌注参数,灌注后穿刺能反映移植前最近的肾脏病理变化,因此供肾是穿刺后还是穿刺前进行 HMP 灌注,目前没有统一标准。根据专家讨论及实践中的应用体会,建议:①对于穿刺前还是穿刺后进行灌注,各移植中心和人体器官获取组织可根据其穿刺病理的实际作用和经验进行选择,但基于"零点病理",以 HMP 灌注后穿刺为宜;②对于穿刺后进行 HMP 灌注的,建议对穿刺点进行有效缝合,检查无漏液后进行灌注,穿刺后灌注参数需结合供肾其他综合指标评价供肾质量。

**临床问题 11：使用 LifePort 进行供肾灌注保存时需要注意哪些事项？**

**推荐意见 14：**建议应用 LifePort 时注意以下事宜：①获取肾脏应充分灌注,并清除肾周脂肪等多余组织,减少供者血细胞和组织细胞在 LifePort 中的循环运转；②仔细结扎动脉细小分支,防止漏液、导致灌注参数假阳性等；③注意 LifePort 运行过程中动脉的折叠、扭转；④在运输过程中保持机器稳定,避免颠簸（推荐强度 B,证据等级 3a）。

**推荐意见说明：**

HMP 灌注时可通过循环参数从总体上判断肾脏的质量,具有快速、可动态观察的优点,在判断供肾质量及移植效果上具有不可替代的重要作用[23-24]。LifePort 能提供灌注压力、机械灌注流量、阻力指数、灌注时间、温度等参数,通过机械灌注相关参数对供肾功能进行评估不同于穿刺活检,它是一种无创性操作,可常规操作,利用价值高[23]。原位灌注不充分或灌注不良及多余的肾周组织均会影响灌注参数,在肾脏修整时要剔除多余的肾周脂肪等组织,并对供肾进行体外再次冲洗,最大可能改善灌注效果；在供肾应用 LifePort 灌注保存前,对肾门处及细小动脉的漏液进行结扎等处理；LifePort 灌注保存时供肾动脉的折叠、扭转会严重影响灌注的参数。上述注意事项均能影响灌注参数的准确性和灌注效果,引起对供肾质量的误判。因此在进行 LifePort 灌注保存时,应尽量避免。

## 三、小结

虽然 LifePort 在我国遗体器官捐献供肾灌注保存中已得到广泛应用,但仍然有许多问题需要思考：

（1）保存液、灌注机器的改进：根据供肾生理需求提供相应的物质,如携带氧的蛋白,或制作一个简易的无菌氧交换系统,为细胞代谢提供氧气,形成一个"肾脏 ECMO"减少缺血再灌注损伤。

（2）各项灌注系数的研究：①灌注压力,根据供者生前基础血压调定是否更符合生理要求,从而减少对血管内膜的物理灌注损伤；②灌注温度,因为常温灌注对温度控制及供氧要求很高,于是提出亚常温（20~30℃）机械灌注概念,亚常温机械灌注结合低温及常温机械灌注的优点,既避免了低温损伤,又简化了复杂的温度控制和供氧系统。

（3）灌注液中添加新型抗氧化药物,减少供肾缺血再灌注损伤。目前普遍认为,LifePort 灌注供肾能降低遗体器官捐献供肾移植术后 DGF 发生率,但在能否增加供肾及受者的长期生存率方面仍有不同观点。随着我国遗体器官捐献供肾应用的增多,相信对遗体器官捐献供肾保存方法的研究也会越来越多,而更符合生理需求的机械灌注技术的应用及相关研究也势必会逐步增多。伴随临床经验的不断积累、临床研究的不断深入,我们将对指南进行补充、完善和更新。

**执笔作者：**丁晨光（西安交通大学第一附属医院）,董建辉（广西医科大学第二附属医院）,高宝山（吉林大学白求恩第一医院）,吴江涛（首都医科大学附属宣武医院）,丁振山（中日友好医院）

**通信作者：**薛武军（西安交通大学第一附属医院）

**主审专家：**薛武军（西安交通大学第一附属医院）,武小桐（山西省人体器官获取与分配服务中心）,程颖（中国医科大学附属第一医院）,叶启发（武汉大学中南医院）,霍枫（中国人民解放军南部战区总医院）

**审稿专家：**王钢（吉林大学白求恩第一医院）,王彦峰（武汉大学中南医院）,朱一辰（首都医科大学附属北京友谊医院),刘永光(南方医科大学珠江医院),吴建永(浙江大学医学院附属第一医院),邱涛(武汉大学人民医院),张明(上海交通大学医学院附属仁济医院),欧彤文(首都医科大学宣武医院),项和立(西安交通大学第一附属医院),赵杰(天津市第一中心医院),徐小松(中国人民解放军陆军军医大学第一附属医院),蒋继贫(华中科技大学同济医学院附属同济医院),蒋鸿涛(海南医学院第二附属医院),裴磊磊(西安交通大学医学部公共卫生学院),廖吉祥(广西医科大学附属第二医院)

**利益冲突:**所有作者声明无利益冲突。

## 参考文献

［1］ 丁晨光, 薛武军. 中国公民逝世后器官捐献供肾体外低温机械灌注保存专家共识 (2016 版)[J]. 中华移植杂志 (电子版), 2016, 10 (4): 154-158.

［2］ 丁晨光, 薛武军. 尸体供肾体外机械灌注冷保存技术操作规范 (2019 版)[J]. 器官移植, 2019, 10 (3): 4.

［3］ 薛武军. 移植肾功能恢复延迟高危供者的评估及肾脏修复 [J]. 实用器官移植电子杂志, 2020, 8 (2): 1.

［4］ BRAT A, DE VRIES K M, VAN HEURN E W E, et al. Hypothermic machine perfusion as a national standard preservation method for deceased donor kidneys [J]. Transplantation, 2022; 106 (5): 1043-1050.

［5］ PENG P, DING Z, HE Y, et al. Hypothermic machine perfusion versus static cold storage in deceased donor kidney transplantation: a systematic review and metaanalysis of randomizedcontrolled trials [J]. Artif Organs, 2019, 43 (5): 478-489.

［6］ MOERS C, SMITS J M, MAATHUIS M. Machine perfusion or cold storage in deceased-donors kidney transplantation [J]. N Engl J Med, 2009, 360 (1): 7-11.

［7］ MOERS C, PIRENNE J, PAUL A, et al. Machine Preservation Trial Study Group. Machine perfusion or cold storage in deceased-donor kidney transplantation [J]. N Engl J Med, 2012, 366: 770-771.

［8］ MALINOSKI D, SAUNDERS C, SWAIN S, et al. Hypothermia or machine perfusion in kidney donors [J]. N Engl J Med, 2023; 388 (5): 418-426.

［9］ TINGLE S J, FIGUEIREDO R S, MOIR J A, et al. Machine perfusion preservation versus static cold storage for deceased donor kidney transplantation [J]. Cochrane Database Syst Rev, 2019, 3 (3): CD011671.

［10］ 张晓洁. 质控与维修相结合在医疗设备管理中的应用 [J]. 医疗装备, 2023, 36 (12): 32-33.

［11］ DE BEULE J, JOCHMANS I. Kidney perfusion as an organ quality assessment tool-are we counting our chickens before they have hatched？ [J]. J Clin Med, 2020, 9 (3): 879.

［12］ GOSLING R G, Lo P T S, TAYLOR M G. Interpretation of pulsatility index in feeder arteries to low-impedance vascular beds [J]. Ultrasound Obstet Gynecol, 1991, 1 (3): 175-179.

［13］ MEISTER F A, CZIGANY Z, RIETZLER K, et al. Decrease of renal resistance during hypothermic oxygenated machine perfusion is associated with early allograft function in extended criteria donation kidney transplantation [J]. Sci Rep, 2020, 10 (1): 17726.

［14］ PATEL S K, PANKEWYCZ O G, WEBER-SHRIKANT E, et al. Effect of increased pressure during pulsatile pump perfusion of deceased donor kidneys in transplantation [J]. Transplant Proc, 2012, 44 (7): 2202-2206.

［15］ DING C G, TIAN P X, DING X M, et al. Beneficial effect of moderately increasing hypothermic machine perfusion pressure on donor after cardiac death renal transplantation [J]. Chin Med J (Engl), 2018, 131 (22): 2676-2682.

［16］ 王彦峰, 赵闻雨. 供肾灌注保存及修复技术操作规范 (2019 版)[J]. 器官移植, 2019, 10 (5): 473-477.

［17］ MASSIMILIANO, BISSOLATI, FIORALBA, et al. Hypothermic machine perfusion as an alternative to biopsy assessment in transplantation of kidneys donated after cardiocirculatory death: a pilot study [J]. Transplant Proc, 2019, 51 (9): 2890-2898.

［18］ FRANCO RUBERTO, QUIRINO LAI, MARIO PIAZZOLLA, et al. The role of hypothermic machine perfusion in selecting renal grafts with advanced histological score [J]. Artificial Organs, 2022, 46 (9): 1771-1782.

［19］ MATOS ACC, REQUIAO MOURA LR, BORRELLI M, et al. Impact of machine perfusion after long statie cold-storage on delayed graft function ineidenee and durationand time to hospital discharge [J]. Clin Transplant, 2018, 32 (1): e13130.

［20］ GUO Q H, LIU Q L, HU X J, et al. Comparison of nighttime and daytime operation on outcomes of kidney transplant with deceased donors: a retrospective analysis [J]. Chin Med J (Engl), 2019; 132 (4): 395-404.

［21］ AKALAY S, HOSGOOD SA. How to Best Protect Kidneys for Transplantation-Mechanistic Target [J]. J Clin Med, 2023; 12 (5): 1787.

［22］ QIAO Y, DING C, LI Y, et al. Predictive value of hypothermic machine perfusion parameters combined perfusate biomarkers in deceased donor kidney transplantation [J]. Chin Med J (Engl), 2021; 135 (2): 181-186.

［23］ ZHENG J, HU X, DING X, et al. Comprehensive assessment of deceased donor kidneys with clinical characteristics, pre-implant biopsy histopathology and hypothermic mechanical perfusion parameters is highly predictive of delayed graft function [J]. Ren Fail, 2020; 42 (1): 369-376.

［24］ 邰千慧, 薛武军, 丁晨光, 等. 低温机械灌注参数预测公民逝世后器官捐献供者供肾移植术后早期效果 [J]. 中华器官移植杂志, 2016, 37 (8): 5.

［25］ TAI Q, XUE W, DING X, et al. Perfusion parameters of donation after cardiac death kidneys predict early transplant outcomes based on expanded criteria donor designation [J]. Transplant Proc, 2018, 50 (1): 79-84.

［26］ DING C G, LI Y, TIAN X H, et al. Predictive score model for delayed graft function based on hypothermic machine perfusion variables in kidney transplantation [J]. Chin Med J (Engl), 2018, 131 (22): 2651-2657.

［27］ XUE W, WANG C, CHEN J, et al. A prediction model of delayed graft function in deceased donor for renal transplant: a multi-center study from China [J]. Ren Fail, 2021; 43 (1): 520-529.

［28］ NAKAMINAMI H, TAJIMA M, KOISHIKAWA K, et al. Development of effective antimicrobial cocktails to prevent bacterial contamination of allograft tissues under low temperature conditions [J]. Interact Cardiovasc Thorac Surg, 2019; 28 (1): 128-136.

［29］ HENG WL, ALBRECHT H, CHIAPPINI P, et al. International heart valve bank survey: a review of processing practices and activityoutcomes [J]. J Transplant, 2013, 2013: 163150.

［30］ LIANG H, ZHANG P, YU B, et al. Machine perfusion combined with antibiotics prevents donor-derived infections caused by multidrug-resistant bacteria [J]. Am J Transplant, 2022, 22 (7): 1791-1803.

［31］ SUI M, ZHENG N, XU D, et al. Colistin sulfate for decontamination of preservation fluid in kidney transplantation to decrease the incidence of donor-derived infections caused by multidrug-resistant Gram-negative bacteria [J]. Transpl Infect Dis, 2022, 24 (3): e13820.

［32］ IRISH W D, ILSLEY J N, SCHNITZLER M A, et al. A risk prediction model for delayed graft function in the current era of deceased donor renal transplantation [J]. Am J Transplan, 2010, 10 (10): 2279-2286.

［33］ HAN X, ZHU X, LI T, et al. A comparative study on the efficacy of a retrograde perfusion technique and an antegrade perfusion technique for donor kidney recovery in transplantation in pigs [J]. BMC Surg, 2017, 17 (1): 88.

［34］ HAN X W, ZHANG X D, WANG Y, et al. Short-and long-term outcomes of kidney transplants with kidneys lavaged by retrograde perfusion technique [J]. Chronic Dis Transl Med, 2015, 1 (3): 163-168.

［35］ 曾军, 贾子豪, 朱代文, 等. 器官捐献供者供肾逆行灌注早期经验 [J]. 中华器官移植杂志, 2021, 42 (6): 354-358.

［36］ 韩修武, 管德林, 蔡景五, 等. 逆行灌注法应用于尸肾灌注的临床观察 [J]. 中华实用医学, 2004, 6 (17): 4-5.

# 9　遗体捐献肾脏灌注、保存及修复指南

肾移植是治疗终末期肾衰竭的优选治疗手段。器官保存的目标是最大限度减轻离体器官因缺血缺氧造成的损伤, 使器官保持活力, 并最大程度降低器官移植后原发性无功能 (primary graft nonfunction，PNF）和移植物功能延迟恢复（delayed graft function，DGF）的发生率。供器官短缺是目前器官移植事业发展的主要瓶颈。扩大标准捐献者（expanded criteria donor，ECD）和心脏死亡捐献者（donation after cardiac death，DCD）器官的应用可扩大器官来源，但同时也对器官保存技术提出了更高要求。作为目前器官保存金标准的静态冷保存已不能满足扩大标准捐献肾脏的保存，机械灌注作为一种可有效提高器官质量、具有良好发展前景的体外保存方式逐渐得到重视与应用[1]，为不同类型捐献肾脏保存提供多样化选择。近年来国内外发表的与器官灌注、保存和修复相关的临床研究，为本次指南修订提供确切的循证依据。

为指导全国肾移植工作更规范、有效、安全地开展，中华医学会器官移植学分会组织专家针对供肾灌注、保存与修复中涉及的在体维护、获取灌洗、离体保护三大部分内容的临床问题进行推荐意见的制订，目的是更好、更长时间地保存离体肾脏，最大限度减轻缺血、缺氧对离体器官造成的损伤，保存器官的活力，为器官的运输和手术赢得宝贵的时间，促进移植术后的肾脏功能恢复。本指南以临床实践和应用为导向，基于当前可获得的最佳循证医学证据，开展《遗体器官捐献供肾灌注、保存与修复指南》制订工作。以下按照在体、获取、离体三个阶段进行阐述（图9-1）。

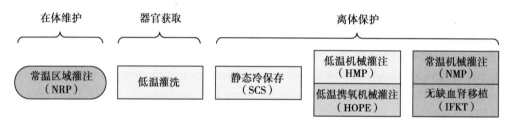

图9-1　供肾灌注、保存及修复示意图

## 一、指南形成方法

本指南已在国际实践指南注册与透明化平台（Practice Guide Registration for TransPAREncy，PREPARE）上以中英双语注册（注册号：PREPARE-2023CN855）。

临床问题的遴选及确定：工作组对国内外该领域发表的指南和共识进行比对，针对既往指南中没有涉及和有研究进展的内容及临床医师重点关注的内容，经过问卷调查和专家组会议讨论，最终形成本指南覆盖的12个临床问题，主要涉及供肾在体维护、获取灌洗和离体保护三个阶段。

证据检索与筛选：证据评价组按照人群、干预、对照、结局（population，intervention，comparison，outcome，PICO）的原则对纳入的临床问题进行解构和检索，检索MEDLINE（PubMed）、The Cochrane Library、中国生物医学文献服务系统（CBM）、万方知识数据服务平台和中国知网数据库（CNKI），纳入指南、共识、系统评价和meta分析、随机对照试验（randomized controlled trial，RCT）、非RCT队列研究和病例对照研究等类型的证据；检索词包括："肾移植""供肾保存""器官保存液""静态冷保存""机械灌注""低温机械灌注""低温氧合机械灌注""常温机械灌注""常温区域灌注"和"无缺血肾移植"。文献的检索时间为1967年1月到2023年7月，大部分为近10年文献，发表语言限定中文或英文。完成证据检索后，每个临床问题均由共识专家组成员按照题目、摘要和全文的顺序逐级独立筛选文献，确定纳入符合具体临床问题的文献，完成筛选后两人进行核对，如存在分歧，则通过共同讨论或咨询第三方协商确定。

证据分级和推荐强度分级：本指南使用2009版牛津大学循证医学中心的证据分级与推荐强度

标准对每个临床问题的证据质量和推荐强度进行分级[2]。综合考虑临床证据、我国肾移植现状、器官保存成本和利弊等因素后,指南工作组提出了符合我国遗体供肾灌注、保存与修复临床实践的推荐意见。

## 二、推荐意见及说明

临床问题 1:对于 DCD 肾脏,常温区域灌注在保护肾脏质量方面是否具有优势? 能否降低弃用率和扩大捐献肾脏来源?

推荐意见 1:常温区域灌注可以显著改善 DCD 肾移植后功能(推荐强度 B,证据等级 2b),降低DCD 肾脏获取后弃用率,并扩大捐献肾脏来源(推荐强度 B,证据等级 3b)。

推荐意见说明:

常温区域灌注(normothermic regional perfusion,NRP)是将封闭式球囊导管放置于胸主动脉内,并于对侧股动脉和股静脉插管后连接到由储液器、泵、氧合器和加热器组成的回路中,恢复腹部器官血液循环的技术(图 9-2)。NRP 具有如下优势:有助于减轻器官热缺血损伤,提高器官质量;将紧急获取手术转变为非紧急手术,可减少因紧急手术导致的器官损伤;相较于体外的肾脏机械灌注,NRP为器官创造一个更接近于生理状态的环境;可于移植前对遗体捐献肾脏质量进行动态评估;NRP 可以同时复苏多个器官,比体外机械灌注更具成本优势;降低 DCD 肾脏获取后弃用率,并扩大捐献肾脏来源。

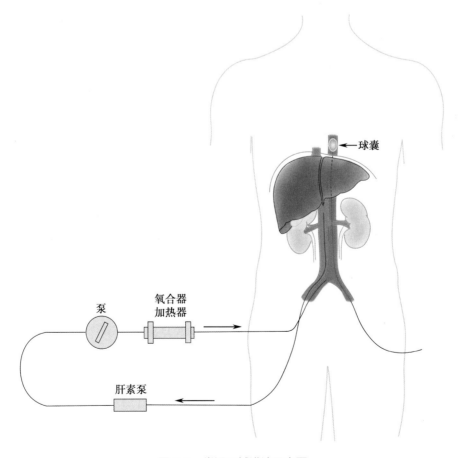

图 9-2　常温区域灌注示意图

按照 Maastricht 分类方法 DCD 捐献者共分为五类(表 9-1),其中 Maastricht Ⅲ 类为可控性 DCD (controlled DCD,cDCD),临床应用最为广泛。cDCD 存在低灌注(平均动脉压<45mmHg)和无灌注导致的严重热缺血损伤,肾移植术后 PNF、DGF 的发生率明显升高。多项研究表明 NRP 可降低热缺血损伤对移植后的不利影响[3-7]。欧洲一项多中心回顾性研究纳入 2 302 例 cDCD 肾脏,其中 865 例使用 NRP。经倾向评分匹配,最终共纳入 770 例受者,结果显示与获取前未使用 NRP 组相比,NRP 组 DGF 发生率(29.7% vs. 45.4%,$P<0.001$),1 年后移植物丢失率(5.8% vs. 9.9%,$P=0.034$),1 年后的血清肌酐水平(1.5 vs. 1.8mg/dl,$P<0.001$)均显著降低[4]。另一项回顾性研究纳入 229 例 cDCD 肾脏,结果显示 NRP 组 DGF 的发生率显著降低(20.7% vs. 35.0%)[5]。一项系统评价分析显示,与匹配的脑死亡捐献者(donation after brain death,DBD)肾脏相比,在 cDCD 肾脏获取前使用 NRP 移植后的 DGF 发生率没有明显差异($RR=0.83$,95%$CI$: 0.44~1.55,$P=0.56$)[6]。英国一项回顾性研究纳入 4 716 例 cDCD 捐献者,结果显示使用 NRP 可提高单个捐献者器官利用率(NRP 组 3.3 vs. 非 NRP 组 2.6,$P<0.000\ 1$)[7]。上述研究表明对于 cDCD 器官获取前使用 NRP 有助于改善移植肾的功能,同时可提高器官利用率,扩大捐献肾脏来源。

表 9-1　DCD 捐献者类型(Maastricht 分类)

| 分类 | 描述 | 地点 |
|---|---|---|
| Ⅰ | 入院前死亡者,热缺血时间未知 | 院外 |
| Ⅱ | 心肺复苏失败者,通常在患者心脏停搏时给予及时的心肺复苏,热缺血时间已知 | 急诊科 |
| Ⅲ | 有计划地撤除支持治疗后等待心脏停搏的濒死者,热缺血时间已知 | 重症监护室 |
| Ⅳ | 确认脑死亡的患者发生非预见性心搏骤停,热缺血时间已知 | 重症监护室 |
| Ⅴ | 危重患者发生意外的心搏骤停,热缺血时间已知 | 重症监护室 |

在不可控 DCD(uncontrolled DCD,uDCD)捐献者研究中最多为 Maastricht Ⅱ 类。uDCD 存在热缺血时间长,器官获取率低等特点。多项研究提示对 uDCD 获取前行 NRP,可以改善 uDCD 肾移植后功能,增加器官来源。一项回顾性研究纳入 50 例 uDCD 肾移植的受者。与未使用 NRP 组($n=31$)相比,NRP 组($n=19$)的 DGF 发生率显著降低(53% vs. 81%,$P=0.036$);多因素分析显示,使用 NRP 与较低的 DGF 风险显著相关($OR=0.17$,95% $CI$: 0.03~0.87,$P=0.034$)[8]。西班牙的一项回顾性研究纳入 517 例 uDCD 肾移植受者,多因素分析显示,与 NRP 相比,未使用 NRP 是 PNF($OR=5.7$,95% $CI$: 2.4~13.3,$P<0.001$)、DGF($OR=2.7$,95% $CI$: 1.0~7.2,$P=0.055$)及 1 年内移植物丢失($OR=5.6$,95% $CI$: 2.7~11.5,$P<0.001$)的危险因素[9]。法国一项回顾性研究纳入了 499 例 uDCD 肾移植受者,其中 50% 使用了 NRP,多因素分析显示相对于 NRP,未使用 NRP 是移植肾功能不良(eGFR<30ml/min 或移植物丢失)的危险因素($OR=2.57$,95%$CI$: 1.45~4.55,$P=0.001$)[10]。另一项回顾性研究纳入了 237 例获取前经 NRP 处理 uDCD,与匹配的 DBD 移植受者相比,尽管 uDCD 组的 DGF 发生率高于 DBD 组(73.4% vs. 46.4%,$P<0.001$),但是,10 年的移植物存活率(71.1% vs. 70.8%,$P=0.403$)及受者存活率(86.2% vs. 87.6%,$P=0.454$)无显著差异[11]。一项系统评价分析显示在 uDCD 捐献者获取前使用 NRP,与匹配的 DBD 相比,在 PNF 发生率($RR=0.61$,95% $CI$ 0.14~2.69,$P=0.51$),DGF 发生率($RR=0.72$,95% $CI$: 0.48~1.09,$P=0.12$),急性排斥反应发生率($RR=0.66$,95% $CI$: 0.35~1.26,$P=0.21$),移植后 1 年肾小球滤过率($SMD=0.29$,95% $CI$: 0.36~0.93,$P=0.38$)和移植物失功($HR=0.65$,95% $CI$: 0.35~1.19,$P=0.16$)方面没有显著差异[6]。综上研究表明 NRP 可以改善 uDCD 移植肾脏预后,降低获取肾脏的弃用率,扩

大 uDCD 肾脏来源。

临床问题 2：遗体捐献肾脏获取选择什么灌洗液？

推荐意见 2：在中国大陆最常采用器官联合获取，术中多使用 HCA 液灌洗（推荐强度 C，证据等级 4）。

推荐意见说明：

高渗枸橼盐腺嘌呤溶液（hypertonic citrate adenine solution，HCA 液）是原上海第二军医大学附属长征医院与上海市中心血站于 1980 年研制成功的一种肾脏灌洗保存液。HCA 液的基本成分与 Ross 溶液相同，添加了腺嘌呤为供肾提供必要的能量代谢底物；将原渗透压由 400mOs 降到 380mOs，减轻保存肾脏的脱水程度[12]。HCA 液疗效确切、配置方便、价格便宜。在中国大陆大多数器官移植中心于器官获取期间使用该溶液灌洗[13-14]。

临床问题 3：遗体捐献肾脏的静态冷保存最常选择哪些保存液？ 与 UW 液或 HTK 液相比，使用 IGL-1 液、HCA-Ⅱ液在降低 DGF 发生率方面是否具有优势？

推荐意见 3：遗体捐献肾脏的静态冷保存最常使用的保存液包括：UW 液、HTK 液等（推荐强度 A，证据等级 1b）；IGL-1 液在降低 DGF 发生率方面具有与 UW 液或 HTK 液相似效果，HCA-Ⅱ液在降低 DGF 发生率方面具有与 HTK 液相似效果（推荐强度 B，证据等级 2b）。

推荐意见说明：

静态冷保存（static cold storage，SCS）是目前最常用的肾脏保存方法，肾脏保存液常用的有威斯康星大学保存液（University of Wisconsin solution，UW 液）、组氨酸 - 色氨酸 - 酮戊二酸盐液（histidine-tryptophan-ketoglutarate solution，HTK 液）、Institute georges lopez（IGL）-1 液以及高渗枸橼酸盐嘌呤 - Ⅱ溶液（hypertonic citrate adenine solution-Ⅱ，HCA-Ⅱ液）[15-17]。

UW 液是美国威斯康星大学的 Belzer 和 Southard 于 1988 年成功研发的一种仿细胞内液型器官保存液，目前广泛应用于保存不同类型的器官。高钾（125mmol/L）、低钠（30mmol/L），用非渗透性乳糖醛酸盐、棉子糖代替葡萄糖防止细胞水肿，以羟乙基淀粉作为胶体防止细胞间质肿胀，灌注均匀、充分，谷胱甘肽清除氧自由基，别嘌呤醇抑制黄嘌呤氧化酶的活性，以腺苷作为合成 ATP 的底物，磷酸盐防止细胞酸中毒。同时，UW 液不含 $Ca^{2+}$，可防止细胞缺血时钙超载[18-19]。其缺点是高黏滞度使灌洗时间延长，液体中高钾会加重血管痉缩，可能加剧微循环损伤。尽管如此，UW 液仍然是世界范围内临床使用最为广泛和获得最多临床验证的肾脏保存液。

HTK 液是德国 Hlscher 和 Groenewoud[20]研制，低钾（10mmol/L）、低钠（15mmol/L），高浓度组氨酸可明显抑制组织酸化，色氨酸清除自由基和稳定细胞膜，α- 酮戊二酸作为能量底物，甘露醇可防止细胞水肿。与 UW 液相比，HTK 液具有较低的黏滞度，能保证在相同灌注压力的条件下快速地灌注器官，低钾可以减轻钙超载造成的细胞损伤[21]。目前 HTK 液主要用于心脏、肾脏和肝脏等器官的保存，在短时间保存期内（小于 24h）与 UW 液的疗效相当[22-23]。

IGL-1 液在 UW 液的基础上进行了改进，高钠（125mmol/L）、低钾（30mmol/L），以磷酸盐作为缓冲对，用聚乙二醇替代羟乙基淀粉，其余组分与 UW 液基本相同，其黏滞度低于 UW 液，高于 HTK 液[24]。IGL-1 液中含有谷胱甘肽和别嘌呤醇，有助于减轻缺血再灌注损伤。IGL-1 液自 2003 年开始在临床使用，主要应用于腹部器官的保存[25]。2020 年一项多中心前瞻性队列研究，纳入 7 640 例遗体捐献肾脏，比较了 5 种不同的保存液（IGL-1、UW、SCOT、Celsior 和 HTK）对 DBD 肾移植的影响，结果显示，使用 IGL-1 液的肾移植后有最低的 DGF 风险[26]。另一项回顾性分析纳入 1 943 例 DCD

肾移植受者,与 UW 液或 HTK 液相比,IGL-1 液在 DGF、eGFR、蛋白尿、急性排斥、移植物存活和受者存活方面没有区别,提示 IGL-1 可以安全地应用于保存 DCD 肾脏[27]。

HCA-Ⅱ 液(即肾保Ⅱ型液)是国产高渗枸橼酸腺嘌呤溶液(HCA 液)的改进型。HCA-Ⅱ 保存液具有柠檬酸和磷酸盐双缓冲对,添加精氨酸、色氨酸和川芎嗪成分,具有稳定细胞膜和抗氧化的作用,克服了低温下易结晶和 pH 值不稳定等缺点,增加了能量底物的含量,在维护器官性能上得到明显提升[28-30]。一项多中心随机对照试验,比较 HCA-Ⅱ 和 HTK 保存液在肾脏保存方面的效果和安全性(HCA-Ⅱ 组,$n=137$;HTK 组,$n=140$),结果显示,两组在 DGF 发生率、受者或移植物存活率、28d 内血清肌酐恢复正常的比例和安全性评估等方面没有显著差异($P>0.05$)。提示 HCA-Ⅱ 与 HTK 保存液在肾脏保存方面具有相似的效果[31]。此外,HCA-Ⅱ 液尚具有配制方便、价格低廉等优势。目前,HCA-Ⅱ 液对肾脏的保存效果的临床数据有限,有待更多临床试验的验证。

**临床问题 4:遗体捐献肾脏 SCS 保存时间的基本原则是什么?**

**推荐意见 4:**推荐遗体捐献肾脏应尽可能缩短 SCS 时间(推荐强度 A,证据等级 1b)。

**推荐意见说明:**

SCS 仍然是器官保存的标准方式,低温状态可降低细胞的代谢率,使器官能够在冷保存状态下更长时间地保持生命活力;同时,低温可以降低细胞内酶的活性,减缓相关生化反应的速率,有助于保护细胞结构和功能[32]。但是,低温保存期间存在冷缺血损伤,并且,随着冷缺血时间(cold ischemia time,CIT)延长,损伤呈指数级增加[33]。热缺血和高龄遗体捐献肾脏对冷缺血损伤更为敏感[34-35],因而,要重视不同类型供肾在 SCS 状态下的保存时限。

一项前瞻性研究纳入 DCD 供肾 887 例和 DBD 供肾 1 266 例,探讨 CIT 对 DBD 和 DCD 肾移植的影响。发现当 CIT 超过 12h,DCD 肾移植后功能丧失风险高于 DBD 肾脏,当 CIT 超过 22h,这一风险显著增加($HR=1.46$,95% $CI$:1.01~2.09,$P=0.043$);此外,60 岁以上的 DCD 肾脏在 CIT=19h,与同年龄段 DBD 肾脏 CIT(22h)相比存在更高的风险($HR=1.33$,95%$CI$:1.00~1.78,$P=0.045$)[36]。另外 2 项随机对照研究对 DCD 肾脏不同时长的 CIT 进行分析($\geq 1h$,$\geq 5h$,$\geq 10h$,$\geq 15h$),结果均显示长 CIT 组相比短 CIT 组有更高的 DGF 和 PNF 发生率。在 CIT 差异达到 10h 和 15h 以上的组中,长 CIT 组的总体移植物存活率显著低于短 CIT 组[33,37]。因此,对于 DCD 肾脏,应尽可能缩短 CIT 时长,特别是对于高龄 DCD 肾脏。

**临床问题 5:对于遗体捐献肾脏,与 SCS 相比,低温机械灌注能否降低术后 DGF 的发生率、改善移植物存活率、降低急性排斥反应?**

**推荐意见 5:**低温机械灌注可显著降低各类遗体捐献肾移植术后 DGF 发生率,改善移植物存活率(推荐强度 A,证据等级 1a);对于降低移植后急性排斥反应效果尚不明确(推荐强度 B,证据等级 2b)。

**推荐意见说明:**

低温机械灌注(hypothermic machine perfusion,HMP)是一种动态保存技术,通过低温和低压(30~45mmHg)灌注保护器官,具有减轻血管痉挛、改善能量代谢、清除代谢废物和自由基等功效[38]。多项研究表明,与 SCS 相比 HMP 可以降低肾移植术后 DGF 的发生率。一项回顾性研究收集了 2 493 个 DCD 肾移植数据,结果显示 HMP 组的 DGF 发生率为 38.2%,低于 SCS 组的 43.7%($P<0.001$),且 HMP 组的 DGF 持续时间更短(7d vs. 9d,$P=0.003$)。多变量回归分析显示,与 SCS 相比使用 HMP 的风险比为 0.69(95% $CI$:0.553~0.855,$P=0.001$)[39]。另一项系统评价分析,纳入 13 项

随机对照试验,分析了 2 048 例 DBD 或 DCD 肾移植受者的临床数据,结果显示,与 SCS 相比 HMP 能显著降低 DGF 的发生率($RR=0.78$,95% $CI$:0.69~0.87,$P<0.000\ 1$)[40]。2009 年《新英格兰医学杂志》报告了一项多中心前瞻性随机对照研究,共纳入 672 例移植受者,结果显示与 SCS 相比,HMP 显著降低了 DGF 的风险($OR=0.57$,$P=0.01$)[41]。在 2019 年 Cochrane Database 报道了纳入 16 项临床研究共 2 266 例移植受者的结果,提示 HMP 能显著降低 DBD 和 DCD 肾移植的 DGF 发生率($RR=0.77$,95% $CI$:0.67~0.90,$P=0.000\ 6$),尤其在 DCD 肾移植中效果更为明显,同时缩短了 DGF 的持续时间[42]。2023 年《新英格兰医学杂志》的一项多中心随机对照研究,纳入 1 349 例 DBD 肾移植受者,结果显示 SCS 组和 HMP 组 DGF 的发生率分别为 30% 和 19%,DGF 发生的风险比为 1.72(95% $CI$:1.35~2.17)[43]。随着人口老龄化和慢性代谢性疾病患病率日益增多,ECD 在肾移植中的使用明显增多。法国一项研究针对 3 891 例 ECD 肾脏进行回顾性分析,结果表明 HMP 显著降低 DGF 发生率(24% vs. 38%,$P<0.001$)和 PNF 发生率(4% vs. 6%,$P=0.03$),同时缩短了患者的住院时间(15.6d vs. 17.1d,$P<0.001$)[44]。另一项国际多中心 RCT 研究共纳入 182 例 ECD 肾移植受者,结果显示 HMP 显著降低 ECD 肾移植术后 DGF 发生风险($OR=0.460$,95% $CI$:0.213~0.989,$P=0.047$)[45]。

HMP 除可以降低 DGF 风险之外,还可以提高移植物存活率。《新英格兰医学杂志》上一项研究提示 HMP 组移植物 1 年存活率优于 SCS 组(94% vs. 90%,$P=0.04$)[41]。一项系统评价分析,对比 13 个随机对照试验,结果也显示,与 SCS 相比 HMP 可提高术后 3 年的移植物存活率($RR=1.06$,95% $CI$:1.02~1.11,$P=0.009$)[40]。Cochrane Database 报道的一项回顾性研究,也提示相对于 SCS,HMP 可提高 DBD 和 DCD 肾脏的短期和长期移植物存活率[42]。一项 RCT 研究发现,HMP 明显提升 ECD 肾脏的 1 年存活率(92.3% vs. 80.2%,$P=0.02$);尤其当患者术后发生了 DGF,两组间术后 1 年的移植物存活率差异会进一步扩大(85% vs. 41%,$P=0.003$)[45]。

尽管 HMP 对降低 DGF 的风险和提高移植物存活率得到大量坚实循证医学的支持,但是,对于降低急性排斥反应(acute rejection,AR)的结论尚存在争议。Cochrane Database 报道的一项回顾性研究提示,HMP 对于急性排斥反应的影响尚不明确[42]。一项系统评价分析,纳入 2 048 例遗体捐献者,比较 HMP 与 SCS,结果显示对于 AR,两组之间没有显著差异($P>0.05$)[40]。但是,另一项回顾性研究比较 HMP 和 SCS 两种保存方法对 AR 的影响,HMP 组术后 1 年的 AR 发生率低于 SCS 组($OR=0.92$,95% $CI$:0.86~0.97,$P=0.002$),而术后 6 个月 AR 发生率则无显著差异($OR=0.94$,95% $CI$:0.88~1.02,$P=0.07$)[46]。以上多项研究表明,相对于 SCS,HMP 可以降低 DGF 的发生率,并提高移植后移植物生存率,但对于 AR 的作用有待更多临床数据明确。

肾脏 HMP 的灌注液主要为 KPS-1(kidney preservation solution-1)液。KPS-1 液与 UW 液类似,均以 5% 羟乙基淀粉作为胶体,KPS-1 液中添加了葡萄糖、甘露醇及羟乙基哌嗪乙磺酸缓冲液等成分,满足灌注需求,剔除了 UW 液中的棉子糖和乳糖醛酸,降低灌注液的黏度,避免 HMP 对血管内皮细胞造成的潜在损伤[47-48]。KPS-1 液是目前国内外使用最广泛的机械灌注液[49,16]。

**临床问题 6:静态冷保存后使用 HMP 是否能降低 DGF 的发生率?**

**推荐意见 6:**在 SCS 后使用 HMP 可以降低遗体捐献肾移植后 DGF 的发生率(推荐强度 A,证据等级 1b)。

**推荐意见说明:**

目前,临床上低温保存策略主要是 SCS 和 HMP。SCS 简单、易行,大多数移植中心都使用这种方法来保存遗体捐献肾脏。HMP 可显著降低肾移植术后 DGF 发生率,同时可以监测灌注参数,有利于保存器官质量评估。但是,HMP需要机械设备辅助,不便于长途转运。有学者提出先采用SCS保存和转运遗体捐献肾脏,在移植医院使用HMP修复遗体捐献肾脏的策略。一项前瞻性随机对照研究纳入155例DCD肾脏,结果显示,SCS+HMP组的DGF发生率为61.1%,低于单纯SCS组的79.2%($P=0.022$);前者DGF持续时间为5d,低于SCS组的11d($P<0.001$);平均住院时间由18d降至13d($P<0.001$)[50]。以上数据表明SCS后联合HMP在降低DCD肾移植的DGF发生率和DGF持续时间上有明显优势。

此外,2021年《美国医学会杂志》的一项前瞻性随机对照研究纳入262个ECD肾脏,比较在SCS后使用短时间的低温氧合机械灌注(hypothermic oxygenated machine perfusion,HOPE)对ECD肾移植效果,结果显示,无论移植后1年肾存活率(92.1% vs. 93.3%,$P=0.71$),还是DGF发生率(23.6% vs. 28.1%,$P=0.40$),两组间均无显著差异[51]。该研究证实,DBD或ECD肾脏在SCS后短暂使用HMP或HOPE,对降低DGF、提高移植物1年存活率均无显著意义。上述试验中捐献肾脏在灌注前的中位CIT时间达7.97h,部分捐献肾脏HMP灌注时间过短(小于2h),是否因此导致效果不明显,需要更多临床研究明确。

另一项回顾性研究,探讨HMP前SCS的CIT不同对肾移植后的效果,总共纳入379例DBD肾移植受者,根据静态冷保存时间的不同,将肾脏分为两组:组1(CIT<295min,$n=254$),组2(CIT>295min,$n=125$)。结果显示,组1在灌注初期阻力更高,但随后下降得更快($P<0.05$),有更低的DGF发生率(31.8% vs. 46.4%,$P=0.007$),更短的住院时间(13.8d vs. 17.4d,$P=0.049$),更高的1年移植物存活率(93.2% vs 86.5%,$P=0.029$)。多变量分析显示,HMP开始前的SCS时间超过295min是移植物1年存活率的独立危险因素($P=0.048$)。以上数据表明,肾脏获取后应尽快接受HMP,如果肾脏在获取后295min内接受HMP,可以改善早期和1年的移植预后[52]。

**临床问题7:如何评价HMP遗体捐献肾脏的质量?**

**推荐意见7:**灌注参数是评价供肾质量的重要指标,但需要综合捐献者临床信息、获取情况、病理、灌注液生物标志物等以进一步提高预测的准确性(推荐强度B,证据等级2b)。

**推荐意见说明:**

在HMP期间,灌注流量、血管阻力指数(resistance index,RI)可作为肾脏质量评估参数。研究表明高灌注压与血管剪切力增加、内皮损伤及肾移植不良预后有关,临床常规采用低压机械灌注(30~40mmHg)[53,54]。一项纳入302例遗体捐献肾脏的前瞻性队列研究显示,灌注结束时RI值是DGF的独立危险因素($OR=38.1$,95%$CI$ 1.56~9.34,$P=0.026$),但其预测准确性较低(AUC=0.58)[55]。另一项前瞻性研究收集58例遗体捐献肾脏,结果显示HMP保存1h后RI可以较好预测DGF的发生率,当RI≤0.4时,其敏感度为61.54%,特异度为81.25%。高RI组(RI>0.4)的DGF发生率显著高于低RI组(72.7% vs. 27.8%,$P=0.001$)[56]。一项纳入366例遗体供肾的回顾性研究显示,灌注时间($OR=1.165$,95%$CI$:1.008~1.360,$P=0.043$),灌注阻力指数($OR=2.190$,95%$CI$:1.032~10.20,$P<0.001$),和灌注流量($OR=0.931$,95%$CI$:0.894~0.967,$P=0.011$)是DGF的独立预测因子。作者依据上述参数构建了HMP评分模型,并将风险水平分为四个等级,DGF的发生率分别为4.6%,12.3%,30.6%和66.7%。该模型相较于单一的HMP灌注参数具有更强的预测能力[57]。

我国《尸体供肾体外机械灌注冷保存技术操作规范(2019版)》中明确指出,除灌注参数之外,还需要结合遗体捐献者临床信息、获取情况、病理进行综合评估[58]。西安交通大学附属第一医院薛武军教授团队回顾性分析了333例肾移植患者的临床信息、病理、灌注参数等相关资料,发现单一阻力指数预测术后 DGF 的曲线下面积为 0.65；综合遗体捐献者评分、病理评分、灌注参数的联合预测 DGF 模型曲线下面积上升至 0.89，诊断灵敏度和特异性分别达到 0.804 和 0.805[59]。

近年来多项研究显示谷胱甘肽 -S- 转移酶（glutathione-Stransferase，GST）、乳酸脱氢酶（lactate dehydrogenase，LDH）、心型脂肪酸结合蛋白（heart-type fatty acid binding protein，H-FABP）、中性粒细胞明胶酶相关脂质运载蛋白（neutrophil gelatinase-associated lipocalin，NGAL）、肾损伤相关分子 -1（kidney injury molecule-1，KIM-1）等可作为预测 DGF 发生的生物标志物[60-61]。系统评价结果提示，灌注液中 GST、LDH 是 DGF 发生的独立危险因素，但预测准确性较低[62-63]；虽然临床前研究提示 H-FABP 可准确预测肾损伤，但临床研究表明灌注液 H-FABP 对 DGF 的预测能力有限[61]；NGAL 被视为急性肾损伤分子标志物，但 HMP 期间 NGAL 释放量与术后肾损伤之间相关性低[64-65]。综上，单纯依据灌注液中生物标志物对移植后 DGF 预测能力有限。一项回顾性研究综合了灌注结束时的阻力指数和 GST，其预测 DGF 的能力有显著提升[66]。

临床问题 8：对于 DCD 肾移植，与 HMP 相比，HOPE 是否能降低急性排斥反应的发生率？

推荐意见 8：HOPE 可安全应用于 DCD 肾脏，并降低 DCD 肾移植术后急性排斥反应发生率（推荐强度 A，证据等级 1b）。

推荐意见说明：

HOPE 是在 HMP 基础上主动向灌注液中添加氧气，尽可能维持供肾代谢水平，减轻肾脏损伤[67]。多项回顾性病例对照研究，证实了 HOPE 在 ECD 肾脏或 DCD 肾脏中应用的安全性及可行性，但是，与 SCS 相比较，HOPE 对 DGF 发生率的影响差异无统计学意义[68-69]。

此外，临床前研究表明，HOPE 能够减轻肾脏缺血再灌注损伤，同时抑制 T 细胞介导的急性排斥反应[70-72]。2020 年，《柳叶刀》报道了一项多中心随机双盲的 III 期临床试验，纳入 212 例 DCD 肾脏，结果显示 HOPE 组的 AR 发生率低于 HMP 组（14% vs. 26%，$P=0.040$）。HOPE 组 1 年的移植物存活率高于 HMP 组（97% vs. 89%，$HR=0.27$，95% $CI$：0.07~0.95；$P=0.028$），以上数据表明 HOPE 对 DCD 肾脏能够降低移植后 AR 发生率，并可能提高移植物存活率[73]。目前对于 HOPE 相关临床研究数据有限，仍需要更多的前瞻性研究。

临床问题 9：常温机械灌注在肾移植是否安全可行？ 与 SCS 或 HMP 相比是否具有优势？

推荐意见 9：常温机械灌注可安全应用于临床 DCD 肾脏保存，但是，与 SCS 或 HMP 相比对于降低 DGF 发生率、提高移植物存活率无明显优势（推荐强度 A，证据等级 1b）。

推荐意见说明：

常温机械灌注（normothermic machine perfusion，NMP）是在接近生理体温的条件下工作，不仅可以减轻冷缺血性损伤，而且能对肾脏质量进行客观评估，并在一定程度上修复缺血性损伤[74]。2011 年《移植杂志》首次报道了 NMP 在肾移植中应用，1 例热缺血 60min 的供肾经 NMP 后行肾移植，术后移植物长期存活[75]。一项随机对照试验纳入 39 例移植受者，结果显示，NMP 组的 DGF 发生率低于 HMP（30.8% vs. 46.2%，$P=0.51$）。移植术后 1 年，两组的血清肌酐、肾小球滤过率、尿量、住院时间、并发症发生率、患者生存率和移植物生存率均无显著差异[76]。2023 年《自然医学杂志》报道了一项随机对照试验，共纳入 290 例 DCD 肾脏，比较 SCS 和 SCS 加 1h NMP 的效果，两组热缺血时间分别为 18min（14~22）和 17min（13~21）。结果显示，无论是 DGF 发生率（60.7% vs. 58.5%）、受者生存率（96.3% vs. 97.2%）、移植物存活率（92.2% vs. 95.2%）两组间均无统计学差异[77]。另一项前瞻性研究纳入 14 例 DCD 肾脏，结果显示 NMP 组与 SCS 组 DGF 发生率差异无统计学意义（14% vs. 43%，

$P=0.56$)[78]。以上结果显示 NMP 是一种安全、可行的临床应用技术，但是，NMP 灌注时间较短，对于 DCD 肾脏保存优势不明显，合适的 NMP 灌注时间需要更多临床研究明确。目前 NMP 在临床上使用十分有限，需有更多研究明确其临床应用价值。

无缺血肾移植（ischemia-free kidney transplantation，IFKT）即在遗体捐献肾脏获取、保存、移植全过程中应用 NMP，避免肾脏缺血再灌注损伤，为我国中山大学附属第一医院首创[79]。与常规肾移植相比，4 例 IFKT 受者术后肾功能迅速恢复，血清肾损伤分子标志物水平更低，但术后 1 年移植物和受者存活率差异无统计学意义（$P > 0.05$）。IFKT 是一种创新的肾移植技术，理论上可以避免肾脏缺血再灌注损伤，有助于改善移植效果，但是，目前病例数十分有限，适用的场景有待明确，需要开展更多临床研究[80]。

**临床问题 10**：能否通过 NMP 更加精准评估遗体捐献肾脏的质量？

**推荐意见 10**：在 NMP 期间可以通过外观、灌注参数、代谢指标、生物标志物、尿量、病理等对遗体捐献肾脏质量进行精准评估（推荐强度 C，证据等级 4）。

**推荐意见说明**：

随着扩大标准捐献肾脏使用的增加，遗体捐献肾脏丢弃率和移植后并发症风险增加，移植前对肾脏的评估变得尤为重要。一项纳入 12 个弃肾的 NMP 研究显示，灌注 24h 后肾动脉流量、pH、NGAL 和 L-FABP 与灌注液肌酐水平呈负相关（$P < 0.05$）；灌注液中的 KIM-1 水平越低，尿量越多（$P < 0.05$）[81]。另一项临床前研究表明，灌注期间的肾脏血管阻力（renal resistance，RR）、灌注液酸碱水平及乳酸清除率与术后肾功能密切相关，灌注期间 RR 每增加 1 倍，术后肌酐峰值会升高 2.6mg/dl；而灌注液 pH 值每下降 10%，术后肌酐峰值会增加 2.1mg/dl；此外，常温灌注第 1~3h 的灌注液乳酸水平与移植后血清肌酐峰值呈正相关，乳酸水平每下降 1mmol/L，术后肌酐峰值会降低 0.7mg/dl[82]。有学者根据 NMP 期间肾脏的灌注情况、灌注流量及尿量，提出肾脏体外常温灌注评分系统（表 9-2），分值为 1~5 分，临床结果发现分值与 DGF 发生率呈正相关[83]。理论上 NMP 可以客观评价供肾质量，但缺乏充足的临床数据。

表 9-2　肾脏体外常温灌注评分表

| 观察指标 | 分数 |
|---|---|
| 灌注情况 | |
| Ⅰ级：灌注良好（整体呈粉色） | 1 |
| Ⅱ级：灌注欠佳（局部花斑状） | 2 |
| Ⅲ级：灌注不良（全肾花斑状或呈紫色/黑色） | 3 |
| 肾脏灌注流量［ml/(min·100g)］ | |
| ≥50 | 0 |
| <50 | 1 |
| 尿量（ml/h） | |
| ≥43 | 0 |
| <43 | 1 |

**临床问题 11**：NMP 能否降低遗体捐献肾脏弃用率？

**推荐意见 11**：NMP 可以挽救被临床弃用的肾脏，降低遗体捐献肾脏弃用率（推荐强度 B，证据等级 3a）。

推荐意见说明：

一项临床研究纳入经临床因素、CIT、活检结果和低温机械灌注参数综合评估后不适合移植的7 个弃肾，用包含红细胞和营养物质的灌注液常温灌注 3h。其中 5 个肾脏大体外观良好，血流量增加到 200~250ml/min，尿量为 40~260ml/h，肌酐清除率增加。另外 2 个肾脏灌注及尿量无明显改善。病理检查显示，灌注前后均有急性肾小管损伤的特征，但灌注良好肾脏具有更少的细胞碎片和草酸钙结晶[84]。另一项临床研究收集 15 个不符合临床移植标准的弃肾，分别进行了 1~3h 的 NMP 或 SCS，然后采用 NMP 模拟移植。与 SCS 组相比，NMP 组肾脏血流量更高，肾小球和肾小管功能更好[85]。一项研究对 74 例被临床弃用的肾脏进行 NMP，根据肾脏体外常温灌注评分系统，36 例接受肾移植（灌注评分为 1~3 分），DGF 发生率为 11%，远低于 ECD 或 DCD 供肾的 DGF 发生率，术后 1 年受者100% 存活，移植肾存活率为 97%（35/36），移植肾功能良好。综上，NMP 可以部分挽救被临床弃用的肾脏，提高遗体捐献肾脏利用率[83]。但是，目前相关临床应用还十分有限，需要进一步加强研究。

**临床问题 12：**未来修复遗体捐献肾脏损伤的新策略有哪些？

**推荐意见 12：**机械灌注联合多种手段有望成为遗体捐献肾脏损伤修复的新策略（推荐强度 D，证据等级 5）。

推荐意见说明：

有多项临床前研究利用机械灌注来修复遗体捐献肾脏的损伤以扩大遗体捐献肾脏来源。例如，使用一氧化碳或硫化氢等气体分子抑制氧化应激和细胞凋亡[86-87]；输送抗菌药物，预防供者来源感染[88]；输送溶栓药物，溶解供肾血栓，改善微循环[89]；输送间充质干细胞、外泌体或 RNA，调控免疫反应和靶基因表达[90-91]；利用纳米颗作为载药系统，修复受损的血管内皮细胞等[92-93]。尽管肾脏体外修复手段较多且具有良好的前景，但绝大多数仍仅限于临床前研究阶段，因此，相关临床应用需十分谨慎。

## 三、小结

本指南针对遗体捐献肾脏的在体维护、获取灌洗、离体保护三个阶段所涉及肾脏保存技术的相关临床问题，基于现有研究证据和临床经验总结，提出 12 条推荐意见。NRP 对 DCD 肾脏在体维护作用显著，有望成为扩大 DCD 肾脏来源的一种重要手段。目前 SCS 仍为肾脏保存的重要方式，以 UW 液为代表的多种器官保存液最大限度保存离体肾脏活力，但对肾脏活力评估及损伤修复的作用有限；HMP 和 HOPE 保存技术有效减轻了肾脏保存过程中损伤，降低 DGF 的发生率，具有降低 AR 的潜能；NMP 技术为离体肾脏提供了接近于生理状态的保存环境，可以准确评估供肾质量，具有通过递送多种"药物"发挥修复损伤和修饰性状的潜力。伴随临床经验的不断积累、临床研究的不断深入，我们将对指南进行补充、完善和更新。

**执笔作者：**王彦峰（武汉大学中南医院），林自国（武汉大学中南医院），钟自彪（武汉大学中南医院），范晓礼（武汉大学中南医院），王云昊（武汉大学中南医院）

**通信作者：**王彦峰（武汉大学中南医院）

**主审专家：**薛武军（西安交通大学附属第一医院），武小桐（山西省人体器官获取与分配服务中心）、程颖（中国医科大学附属第一医院），叶啟发（武汉大学中南医院），霍枫（中国人民解放军南部战区总医院）

**审稿专家：**丁小明（西安交通大学附属第一医院），丁晨光（西安交通大学附属第一医院），门同义（内蒙古医科大学附属医院），王长希（中山大学附属第一医院），田野（首都医科大学附属北京友谊医院），田普训（西安交通大学第一附属医院），付迎欣（深圳市第三人民医院），戎瑞明（复旦大学附属中山医院），朱有华（中国人民解放军海军军医大学第一附属医院），刘龙山（中山大学附属第一医院），孙启全（广东省人民医院），孙煦勇（广西医科大学附属第二医院），寿张飞［树兰（杭州）医院］，吴建永（浙江大学医学院附属第一医院），张伟杰（华中科技大学同济医学院附属同济医院），张明（上海交通大学医学院附属仁济医院），陈刚（华中科技大学同济医学院附属同济医院），林涛（四川大学华西医院），尚文俊（郑州大学第一附属医院），周华（山西省第二人民医院），周江桥（武汉大学人民医院），赵闻雨（中国人民解放军海军军医大学第一附属医院），胡小鹏（首都医科大学附属北京朝阳医院），宫念樵（华中科技大学同济医学院附属同济医院），蔡明（浙江大学医学院附属第二医院）

**利益冲突：**所有作者声明无利益冲突。

## 参考文献

［1］ A W, G V, D N, et al. The future of organ perfusion and re-conditioning [J]. Transpl Int, 2019, 32 (6): 586-597.

［2］ BALSHEM H, HELFAND M, SCHÜNEMANN H J, et al. GRADE guidelines: 3. Rating the quality of evidence [J]. J Clin Epidemiol, 2011, 64 (4): 401-406.

［3］ ONISCU G C, RANDLE L V, MUIESAN P, et al. In situ normothermic regional perfusion for controlled donation after circulatory death—the United Kingdom experience [J]. Am J Transplant, 2014, 14 (12): 2846-2854.

［4］ PADILLA M, COLL E, FERNÁNDEZ-PÉREZ C, et al. Improved short-term outcomes of kidney transplants in controlled donation after the circulatory determination of death with the use of normothermic regional perfusion [J]. Am J Transplant, 2021, 21 (11): 3618-3628.

［5］ PEARSON R, GEDDES C, MARK P, et al. Transplantation of kidneys after normothermic perfusion: a single center experience [J]. Clin Transplant. 2021, 35 (10): e14431.

［6］ DE BEULE J, VANDENDRIESSCHE K, PENGEL L H M, et al. A systematic review and meta-analyses of regional perfusion in donation after circulatory death solid organ transplantation [J]. Transpl Int, 2021, 34 (11): 2046-2060.

［7］ ONISCU G C, MEHEW J, BUTLER A J, et al. Improved organ utilization and better transplant outcomes with in situ normothermic regional perfusion in controlled donation after circulatory death [J]. Transplantation, 2023, 107 (2): 438.

［8］ DEMISELLE J, AUGUSTO J F, et al. Transplantation of kidneys from uncontrolled donation after circulatory determination of death: comparison with brain death donors with or without extended criteria and impact of normothermic regional perfusion [J]. Transpl Int, 2016, 29 (4): 432-442.

［9］ RÍO F DEL, ANDRÉS A, PADILLA M, et al. Kidney transplantation from donors after uncontrolled circulatory death: the Spanish experience [J]. Kidney Int, 2019, 95 (2): 420-428.

［10］ ANTOINE C, SAVOYE E, GAUDEZ F, et al. Kidney transplant from uncontrolled donation after circulatory death: contribution of normothermic regional perfusion [J]. Transplantation, 2020, 104 (1): 130.

［11］ MOLINA M, GUERRERO-RAMOS F, FERNÁNDEZ-RUIZ M, et al. Kidney transplant from uncontrolled donation after circulatory death donors maintained by nECMO has long-term outcomes comparable to standard criteria donation after brain death [J]. Am J Transplant, 2019, 19 (2): 434-447.

［12］ 高毅, 陈保华, 李浩等. 低温灌洗保存大鼠供肝时 TET 对 HCA 液优化作用及与 UW 液的保存效果比较 [J]. 中华肝胆外科杂志, 2004, 10 (9): 616-619.

［13］ 丁晨光, 薛武军. 尸体供肾体外机械灌注冷保存技术操作规范 (2019 版)[J]. 器官移植, 2019, 10 (3): 263-266.

［14］ 中国医师协会器官移植医师分会, 中华医学会外科学分会移植学组, 中国肝移植注册中心科学委员会. 中国移植器官保护专家共识 (2016 版)[J]. 中华消化外科杂志, 2016, 15 (7): 645-654.

［15］ CHEN Y, SHI J, XIA T C, et al. Preservation solutions for kidney transplantation: history, advances and mechanisms [J]. Cell Transplant, 2019, 28 (12): 1472-1489.

［16］ 王彦峰, 赵闻雨. 供肾灌注、保存及修复技术操作规范 (2019 版)[J]. 器官移植, 2019, 10 (5): 473-477.

［17］ 中国肝移植注册中心, 国家肝脏移植质控中心, 国家人体捐献器官获取质控中心. 中国移植器官保护专家共识 (2022 版)[J]. 中华消化外科杂志, 2022, 21 (2): 169-184.

［18］ BELZER F O, GLASS N R, SOLLINGER H W, et al. A new perfusate for kidney preservation [J]. Transplantation, 1982, 33 (3): 322-323.

［19］ SOUTHARD J H, SENZIG K A, HOFFMAN R M, et al. Energy metabolism in kidneys stored by simple hypothermia [J]. Transplant Proc, 1977, 9 (3): 1535-1539.

［20］ GUBERNATIS G, PICHLMAYR R, LAMESCH P, et al. HTK-solution (Bretschneider) for human liver transplantation [J]. Langenbecks Arch Für Chir, 1990, 375 (2): 66-70.

［21］ FRIDELL J A, MANGUS R S, TECTOR A J. Clinical experience with histidine-tryptophan-ketoglutarate solution in abdominal organ preservation: a review of recent literature [J]. Clin Transplant, 2009, 23 (3): 305-312.

［22］ GROENEWOUD A F, THOROGOOD J. Current status of the Eurotransplant randomized multicenter study comparing kidney graft preservation with histidine-tryptophan-ketogluterate, University of Wisconsin, and Euro-Collins solutions. The HTK Study Group [J]. Transplant Proc, 1993, 25 (1 Pt 2): 1582-1585.

［23］ DE BOER J, SMITS J M A, DE MEESTER J, et al. A randomized multicenter study on kidney preservation comparing HTK with UW [J]. Transplant Proc, 1999, 31 (5): 2065-2066.

［24］ R A, V D, V K, et al. Compared efficacy of preservation solutions in liver transplantation: a long-term graft outcome study from the European liver transplant registry [J]. Am J Transplant, 2015, 15 (2).

［25］ MAATHUIS M H J, OTTENS P J, VAN GOOR H, et al. Static cold storage preservation of ischemically damaged kidneys. a comparison between IGL-1 and UW solution [J]. Transpl Int, 2008, 21 (5): 473-482.

［26］ LEGEAI C, DURAND L, SAVOYE E, et al. Effect of preservation solutions for static cold storage on kidney transplantation outcomes: a national registry study [J]. Am J Transplant, 2020, 20 (12): 3426-3442.

［27］ DE BEULE J, FIEUWS S, MONBALIU D, et al. The effect of IGL-1 preservation solution on outcome after kidney transplantation: a retrospective single-center analysis [J]. Am J Transplant, 2021, 21 (2): 830-837.

［28］ 鲁可权, 朱有华, 张纯等. 改良 HCA 肾保存液对肾脏低温保存效果的动物实验研究 [J]. 山东医药, 2004;(29): 7-9.

［29］ 吴渊文, 朱有华, 杨军昌等. HC-A Ⅱ肾保存液对肾脏低温保存效果的实验研究 [J]. 第二军医大学学报, 2004,(8): 852-854.

［30］ 赵闻雨, 朱有华, 曾力等. HC-A Ⅱ器官保存液保存供肾的多中心随机对照临床研究 [J]. 中华器官移植杂志, 2012, 33 (8): 474-476.

［31］ ZHU Y. A New HC-A Ⅱ solution for kidney preservation: a multi-center randomized controlled trial in China [J]. Ann Transplant, 2014, 19: 614-620.

［32］ BELZER F O, SOUTHARD J H. Principles of solid-organ preservation by cold storage [J]. Transplantation, 1988; 45 (4): 673.

［33］ ZAPHIROS N H, NIE J, ALCHAER M W, et al. Outcomes of DCD kidneys with CIT-induced delayed graft function [J]. Clin Transplant, 2023, 37 (4): e14918.

［34］ LIU L, CHENG K, HUANG J. Effect of long cold ischemia time of kidneys from aged donors on prognosis of kidney transplantation [J]. Ann Transplant, 2021, 26: e928735.

［35］ SUMMERS D M, JOHNSON R J, HUDSON A, et al. Effect of donor age and cold storage time on outcome in recipients of kidneys donated after circulatory death in the UK: a cohort study [J]. Lancet Lond Engl, 2013, 381 (9868): 727-734.

［36］ PETERS-SENGERS H, HOUTZAGER J H E, IDU M M, et al. Impact of cold ischemia time on outcomes of deceased donor kidney transplantation: an analysis of a national registry [J]. Transplant Direct, 2019, 5 (5): e448.

［37］ KAYLER L, YU X, CORTES C, et al. Impact of cold ischemia time in kidney transplants from donation after circulatory death donors [J]. Transplant Direct, 2017, 3 (7): e177.

［38］ TAYLOR M J, BAICU S C. Current state of hypothermic machine perfusion preservation of organs: The clinical perspective [J]. Cryobiology. 2010, 60 (3 Suppl), S20-35.

[39] BRAT A, DE VRIES K M, VAN HEURN E W E, et al. Hypothermic machine perfusion as a national standard preservation method for deceased donor kidneys [J]. Transplantation, 2022, 106 (5): 1043.

[40] PENG P, DING Z, HE Y, et al. Hypothermic machine perfusion versus static cold storage in deceased donor kidney transplantation: a systematic review and meta-analysis of randomized controlled trials [J]. Artif Organs, 2019, 43 (5): 478-489.

[41] MOERS C, SMITS J M, MAATHUIS M H J, et al. Machine perfusion or cold storage in deceased-donor kidney transplantation [J]. N Engl J Med, 2009, 360 (1): 7-19.

[42] TINGLE S J, FIGUEIREDO R S, MOIR J A, et al. Machine perfusion preservation versus static cold storage for deceased donor kidney transplantation [J]. Cochrane Database Syst Rev, 2019, 3 (3): CD011671.

[43] MALINOSKI D, SAUNDERS C, SWAIN S, et al. Hypothermia or machine perfusion in kidney donors [J]. N Engl J Med, 2023, 388 (5): 418-426.

[44] SAVOYE E, MACHER M A, VIDECOQ M, et al. Evaluation of outcomes in renal transplantation with hypothermic machine perfusion for the preservation of kidneys from expanded criteria donors [J]. Clin Transplant, 2019, 33 (5): e13536.

[45] TTRECKMANN J, MOERS C, SMITS J M, et al. Machine perfusion versus cold storage for preservation of kidneys from expanded criteria donors after brain death [J]. Transpl Int, 2011, 24 (6): 548-554.

[46] SAMOYLOVA M L, NASH A, KUCHIBHATLA M, et al. Machine perfusion of donor kidneys may reduce graft rejection [J]. Clin Transplant, 2019, 33 (10): e13716.

[47] KATHS J M, PAUL A, ROBINSON L A, et al. Ex vivo machine perfusion for renal graft preservation [J]. Transplant Rev, 2018, 32 (1): 1-9.

[48] HAMAR M, SELZNER M. Ex vivo machine perfusion for kidney preservation [J]. Curr Opin Organ Transplant, 2018, 23 (3): 369.

[49] POLYAK M M R, ARRINGTON B O, STUBENBORD W T, et al. The influence of pulsatile preservation on renal transplantation in the 1990s [J]. Transplantation, 2000, 69 (2): 249.

[50] MATOS A C C, REQUIAO MOURA L R, BORRELLI M, et al. Impact of machine perfusion after long static cold storage on delayed graft function incidence and duration and time to hospital discharge [J]. Clin Transplant, 2018, 32 (1): e13130.

[51] HUSEN P, BOFFA C, JOCHMANS I, et al. Oxygenated end-hypothermic machine perfusion in expanded criteria donor kidney transplant: a randomized clinical trial [J]. JAMA Surg, 2021, 156 (6): 517-525.

[52] WSZOLA M, DOMAGALA P, OSTASZEWSKA A, et al. Time of cold storage prior to start of hypothermic machine perfusion and its influence on graft survival [J]. Transplant Proc, 2019, 51 (8): 2514-2519.

[53] WEBERSKIRCH S, KATOU S, REUTER S, et al. Dynamic parameters of hypothermic machine perfusion-an image of initial graft function in adult kidney transplantation ? [J] J Clin Med, 2022, 11 (19): 5698.

[54] PATEL S K, PANKEWYCZ O G, WEBER-SHRIKANT E, et al. Effect of increased pressure during pulsatile pump perfusion of deceased donor kidneys in transplantation [J]. Transplant Proc, 2012, 44 (7): 2202-2206.

[55] JOCHMANS I, MOERS C, SMITS J M, et al. The prognostic value of renal resistance during hypothermic machine perfusion of deceased donor kidneys [J]. Am J Transplant, 2011, 11 (10): 2214-2220.

[56] CHEN G, WANG C, ZHAO Y, et al. Evaluation of quality of kidneys from donation after circulatory death/expanded criteria donors by parameters of machine perfusion [J]. Nephrology, 2018, 23 (2): 103-106.

[57] DING C G, LI Y, TIAN X H, et al. Predictive score model for delayed graft function based on hypothermic machine perfusion variables in kidney transplantation [J]. Chin Med J (Engl), 2018, 131 (22): 2651-2657.

[58] 丁晨光, 薛武军. 尸体供肾体外机械灌注冷保存技术操作规范 (2019 版)[J]. 器官移植, 2019, 10 (3): 263-266.

[59] ZHENG J, HU X, DING X, et al. Comprehensive assessment of deceased donor kidneys with clinical characteristics, pre-implant biopsy histopathology and hypothermic mechanical perfusion parameters is highly predictive of delayed graft function [J]. Ren Fail, 2020, 42 (1): 369-376.

[60] GUZZI F, KNIGHT S R, PLOEG R J, et al. A systematic review to identify whether perfusate biomarkers produced

during hypothermic machine perfusion can predict graft outcomes in kidney transplantation [J]. Transpl Int, 2020, 33 (6): 590-602.

［61］ MOERS C, VARNAV O C, VAN HEURN E, et al. The value of machine perfusion perfusate biomarkers for predicting kidney transplant outcome [J]. Transplantation, 2010, 90 (9): 966-973.

［62］ PARIKH C R, HALL I E, BHANGOO R S, et al. Associations of perfusate biomarkers and pump parameters with delayed graft function and deceased donor kidney allograft function [J]. Am J Transplant, 2016, 16 (5): 1526-1539.

［63］ BELLINI M I, TORTORICI F, AMABILE M I, et al. Assessing kidney graft viability and its cells metabolism during machine perfusion [J]. Int J Mol Sci, 2021, 22 (3): 1121.

［64］ HOSGOOD S A, BROWN R J, NICHOLSON M L. Advances in kidney preservation techniques and their application in clinical practice [J]. Transplantation, 2021, 105 (11): e202-e214.

［65］ VERSTRAETEN L, JOCHMANS I. Sense and sensibilities of organ perfusion as a kidney and liver viability assessment platform [J]. Transpl Int, 2022, 35: 10312.

［66］ QIAO Y, DING C, LI Y, et al. Predictive value of hypothermic machine perfusion parameters combined perfusate biomarkers in deceased donor kidney transplantation [J]. Chin Med J (Engl), 2021, 135 (2): 181-186.

［67］ STEICHEN C, GIRAUD S, BON D, et al. Barriers and advances in kidney preservation [J]. BioMed Res Int, 2018, 2018: e9206257.

［68］ RAVAIOLI M, PACE V D, COMAI G, et al. Successful dual kidney transplantation after hypothermic oxygenated perfusion of discarded human kidneys [J]. Am J Case Rep, 2017, 18: 1009-1013.

［69］ MEISTER F A, CZIGANY Z, RIETZLER K, et al. Decrease of renal resistance during hypothermic oxygenated machine perfusion is associated with early allograft function in extended criteria donation kidney transplantation [J]. Sci Rep, 2020, 10: 17726.

［70］ KRON P, SCHLEGEL A, MULLER X, et al. Hypothermic oxygenated perfusion: a simple and effective method to modulate the immune response in kidney transplantation [J]. Transplantation, 2019, 103 (5): e128.

［71］ MILLS E L, KELLY B, O'NEILL L A J. Mitochondria are the powerhouses of immunity [J]. Nat Immunol, 2017, 18 (5): 488-498.

［72］ FUQUAY R, RENNER B, KULIK L, et al. Renal ischemia-reperfusion injury amplifies the humoral immune response [J]. J Am Soc Nephrol JASN, 2013, 24 (7): 1063-1072.

［73］ JJOCHMANS I, BRAT A, DAVIES L, et al. Oxygenated versus standard cold perfusion preservation in kidney transplantation (COMPARE): a randomised, double-blind, paired, phase 3 trial [J]. Lancet Lond Engl, 2020, 396 (10263): 1653-1662.

［74］ JOCHMANS I, NICHOLSON M L, HOSGOOD S A. Kidney perfusion: some like it hot others prefer to keep it cool [J]. Curr Opin Organ Transplant, 2017, 22 (3): 260-266.

［75］ HOSGOOD S A, NICHOLSON M L. First in man renal transplantation after ex vivo normothermic perfusion [J]. Transplantation, 2011, 92 (7): 735-738.

［76］ MAZILESCU L I, URBANELLIS P, KIM S J, et al. Normothermic ex vivo kidney perfusion for human kidney transplantation: first north American results [J]. Transplantation, 2022, 106 (9): 1852.

［77］ HOSGOOD S A, CALLAGHAN C J, WILSON C H, et al. Normothermic machine perfusion versus static cold storage in donation after circulatory death kidney transplantation: a randomized controlled trial [J]. Nat Med, 2023, 29 (6): 1511-1519.

［78］ CHANDAK P, PHILLIPS B L, UWECHUE R, et al. Dissemination of a novel organ perfusion technique: ex vivo normothermic perfusion of deceased donor kidneys [J]. Artif Organs, 2019, 43 (11): E308-E319.

［79］ HE X, CHEN G, ZHU Z, et al. The first case of ischemia-free kidney transplantation in humans [J]. Front Med, 2019, 6: 276.

［80］ GUO Z, LUO T, MO R, et al. Ischemia-free organ transplantation-a review [J]. Curr Opin Organ Transplant, 2022, 27 (4): 300-304.

［81］ WEISSENBACHER A, STONE J P, LO FARO M L, et al. Hemodynamics and metabolic Parameters in Normothermic Kidney Preservation Are Linked With Donor Factors, Perfusate Cells, and Cytokines [J]. Front Med, 2021, 8:

801098.

[ 82 ] KATHS J M, HAMAR M, ECHEVERRI J, et al. Normothermic ex vivo kidney perfusion for graft quality assessment prior to transplantation [J]. Am J Transplant, 2018, 18 (3): 580-589.

[ 83 ] HOSGOOD S A, BARLOW A D, HUNTER J P, et al. Ex vivo normothermic perfusion for quality assessment of marginal donor kidney transplants [J]. Br J Surg, 2015, 102 (11): 1433-1440.

[ 84 ] KABAGAMBE S K, PALMA I P, SMOLIN Y, et al. Combined ex vivo hypothermic and normothermic perfusion for assessment of high-risk deceased donor human kidneys for transplantation [J]. Transplantation, 2019, 103 (2): 392-400.

[ 85 ] HAMEED A M, LU D B, PATRICK E, et al. Brief normothermic machine perfusion rejuvenates discarded human kidneys [J]. Transplant Direct, 2019, 5 (11): e502.

[ 86 ] HUNTER J P, HOSGOOD S A, PATEL M, et al. Effects of hydrogen sulphide in an experimental model of renal ischaemia-reperfusion injury [J]. Br J Surg, 2012, 99 (12): 1665-1671.

[ 87 ] BAGUL A, HOSGOOD S A, KAUSHIK M, et al. Carbon monoxide protects against ischemia-reperfusion injury in an experimental model of controlled nonheartbeating donor kidney [J]. Transplantation, 2008, 85 (4): 576-581.

[ 88 ] LIANG H, ZHANG P, YU B, et al. Machine perfusion combined with antibiotics prevents donor-derived infections caused by multidrug-resistant bacteria [J]. Am J Transplant, 2022, 22 (7): 1791-1803.

[ 89 ] DIRITO J R, HOSGOOD S A, RESCHKE M, et al. Lysis of cold-storage-induced microvascular obstructions for ex vivo revitalization of marginal human kidneys [J]. Am J Transplant, 2021, 21 (1): 161-173.

[ 90 ] YEUNG J C, WAGNETZ D, CYPEL M, et al. Ex vivo adenoviral vector gene delivery results in decreased vector-associated inflammation pre-and post-lung transplantation in the pig [J]. Mol Ther, 2012, 20 (6): 1204-1211.

[ 91 ] SIERRA-PARRAGA J M, EIJKEN M, HUNTER J, et al. Mesenchymal stromal cells as anti-inflammatory and regenerative mediators for donor kidneys during normothermic machine perfusion [J]. Stem Cells Dev, 2017, 26 (16): 1162-1170.

[ 92 ] HUBBELL J A, LANGER R. Translating materials design to the clinic [J]. Nat Mater, 2013, 12 (11): 963-966.

[ 93 ] ZUCKERMAN J E, GRITLI I, TOLCHER A, et al. Correlating animal and human phase Ia/Ib clinical data with CALAA-01, a targeted, polymer-based nanoparticle containing siRNA [J]. Proc Natl Acad Sci U S A, 2014, 111 (31): 11449-11454.

# 第二部分

## 组织配型及免疫监测

## 10  肾移植组织配型技术临床应用指南

肾移植是终末期肾病最有效的治疗方法,目前移植肾短期存活率比较理想,但10年存活率不足50%[1]。大量临床研究证明移植肾长期存活最主要的影响因素是供者特异性抗体(donor specific antibody,DSA)介导的排斥反应[2]。DSA的主要成分是抗供者人类白细胞抗原(human leukocyte antigen,HLA)的抗体[3]。移植受者HLA抗体的产生来自对供者(或输血、感染交叉反应等其他来源)同种异体HLA产生的免疫应答。因此供受者HLA的分型、受者HLA抗体的检测和特异性分析对于DSA的判别、排斥反应风险的评估和分层、指导抗体介导排斥反应(antibodies mediate rejection,ABMR)的预防和治疗具有基础性的重要作用。

组织配型技术的快速发展,尤其是HLA高分辨分型方法和等位基因特异性抗HLA抗体的检测技术,推动了肾移植供受者选择达到更为精准的层面,促进了器官分配的科学发展,为肾移植受者个体化精准免疫抑制治疗奠定了基础。近年来我国各移植中心实验室组织配型技术及应用情况发展不一,各实验室检测体系和评判标准存在差异,临床医师对检测结果的临床意义理解存在不同,对于肾移植前是否进行组织配型以及组织配型的内容存在诸多争议。因此有必要针对组织配型内容、组织配型技术、实验室检测体系和评判标准、检测结果的临床意义及解读等问题,基于当前可以获得的最佳证据,明确证据质量和推荐强度,以临床实践和应用为导向,开展《中国肾移植组织配型临床诊疗指南》的制订工作。

### 一、指南形成方法

达成共识的方法和标准:本指南达成共识的方法和流程主要基于2016年中华医学会发布的《制订/修订〈临床诊疗指南〉的基本方法及程序》[4],依据2009版牛津大学循证医学中心的证据分级与推荐强度标准对每个临床问题的证据质量和推荐强度进行分级,依据卫生保健实践指南的报告条目具体要求进行制订和报告全文[5]。

指南使用者及目标人群:本指南供全国器官移植学科相关专业人员使用,推荐意见的目标人群为等待器官移植的受者和器官捐献志愿者。

临床问题的遴选及确定:工作组对国内外该领域发表的指南和共识进行比对,针对既往指南中没有涉及和有研究进展的内容及临床医师重点关注的内容,初步形成20个临床问题。经过问卷调查和专家组会议讨论,对临床关注的问题进行讨论,最终形成本指南覆盖的 15 个临床问题,涉及组织配型实验室检测和临床应用两大方面。

证据检索与筛选:证据评价组按照人群、干预、对照、结局(population,intervention,comparison,outcome,PICO)的原则对纳入的临床问题进行检索,检索 MEDLINE(PubMed)、Web of Science、万方知识数据服务平台和中国知网数据库,纳入指南、共识、规范、系统评价和 meta 分析、队列研究、病例对照研究等观察性研究;检索词包括:肾移植、组织配型、HLA、DSA、致敏因素、免疫风险分层、校准群体反应抗体、非 HLA 抗体、错配、肾移植长期存活和肾移植排斥反应等。文献检索时间为 1964 年 1 月至 2023 年 10 月。完成证据检索后,每个临床问题均由共识专家组成员按照题目、摘要和全文的顺序逐级独立筛选文献,确定纳入符合具体临床问题的文献,完成筛选后由两名专家进行核对,如存在分歧,则通过共同讨论或咨询第三方协商确定。

推荐意见的形成:综合考虑证据以及我国患者的偏好与价值观、干预措施的成本和利弊等因素后,指南工作组提出了符合我国临床诊疗实践的 21 条推荐意见。推荐意见达成共识后,工作组完成初稿的撰写,并提交外审组专家进行审阅,根据其反馈意见对初稿进行修改,最终形成指南终稿。

## 二、肾移植组织配型的临床意义

临床问题 1:肾移植供受者术前组织配型包括哪些内容,是否有必要进行组织配型?

推荐意见 1:肾移植组织配型包括:ABO 血型鉴定、HLA 匹配、群体反应性抗体检测和淋巴细胞毒性交叉试验。供受者组织配型可以通过:降低 HLA 错配负荷,评估受者免疫风险,指导致敏受者选择合理的临床路径并评估治疗效果,指导术后受者个体化免疫抑制治疗等,减少排斥反应的发生,提高移植物存活时间,因此推荐肾移植供受者术前进行组织配型(推荐强度 B,证据等级 2a)。

推荐意见说明:

人类器官移植的成功起始于免疫学的突破,认识到 HLA 系统的高度多态性,其造成的供受者差异是移植的天然免疫屏障。同卵双胞胎之间肾移植的成功提示了组织配型对移植的重要作用[6]。之后的 60 年中,很多新型强效的免疫抑制剂研发成功并进入临床,得到了良好的效果,甚至配型欠佳的肾移植也能够获得满意的短期生存率[7]。因此组织配型未受到足够重视,其技术很长时间停留在血清学和细胞学水平。近年来,肾移植临床长期的观察总结发现,尽管免疫抑制剂越来越高效低毒,但是移植肾的长期生存率却停留在一个相对固定的水平,很难突破[8]。

组织配型包括 ABO 血型的配合、HLA 匹配、群体反应性抗体(panel reaction antibody,PRA)的检测和淋巴毒交叉配型,而 HLA 匹配是整个组织配型的基石。HLA-A、B、DR 三个位点抗原错配的数量是衡量供受者 HLA 匹配程度的传统标准,错配数目的增加导致较低的移植肾生存率[9-10]。国内外大量的研究结果表明,HLA 匹配和器官移植效果之间存在着非常密切的关系[7]。有研究对欧洲 4 万多例遗体肾移植结果进行分析,1~5 年存活率随 HLA 匹配错配数的增加而降低,首次移植患者 0~1 个抗原错配组比 HLA 匹配较差组的 1 年存活率提高 6%~8%,10 年存活率提高 10%[10]。我国也有研究者对此进行分析,得出了相似的结论[11]。因此,HLA 匹配对于肾移植具有重要作用。

1. 通过供受者 HLA 匹配减小 HLA 错配负荷 早在 20 世纪 60~80 年代,供受者之间的 HLA 匹配就被发现与更好的移植效果和患者生存率有关[12]。Ⅰ类 HLA-A 和 -B 抗原的匹配影响生存,但Ⅱ

类 HLA-DR 抗原的匹配影响最大[13]。大数据集和国内外数据库的分析表明,HLA 匹配对移植物存活有益[14]。在具有供受者 HLA 高分辨分型结果的基础上,通过最新的分子配型计算机程序工具,可以对 HLA 错配负荷进行评估,包括功能表位错配分析、预测间接可识别的 HLA Ⅱ类表位(predicted indirectly recognizable HLA epitopes Ⅱ,PIRCHE Ⅱ)评分、三维静电荷错配评分(three-dimensional electrostatic mismatch score,EMS-3D)和氨基酸错配评分(amino acid mismatch score,AMS)[15]。其中功能表位分析从供受者错配的 B 淋巴细胞抗原表位的数量,预测供者 HLA 对于受者的免疫原性大小。目前多项临床研究证实,功能表位错配数与受者术后新生供者特异性抗体(de novo donor specific antiboy,dnDSA)、移植物肾小球病、抗体介导排斥反应(antibody mediated rejection,ABMR)等有明显的相关性,相对于 HLA 血清学抗原错配数能够更加精确地反映同种异体免疫反应风险[16]。进行器官分配时,通过合理供受者匹配、减少功能表位错配数是减少术后发生排斥反应风险、提高长期生存率的理性选择[17-18]。

2. 评估受者免疫记忆(HLA 预致敏)  受者在肾移植以前,如有接触非己 HLA 的历史,就有可能产生免疫反应并形成免疫记忆,即有 HLA 预致敏史。受者 HLA 抗体检测阳性是 HLA 预致敏的证据(请注意:阴性结果不能完全排除预致敏)。体内存在 HLA 抗体的患者被认为处于致敏状态,尤其是存在高水平 DSA。PRA 超过 20% 为致敏,达到 80% 以上为高致敏,是目前普遍认可的标准。2009 年美国器官资源共享网络(United Network for Organ Sharing,UNOS)开始采用校准的群体反应性抗体(calculated panel reactive antibodies,cPRA)来评估受者的致敏程度。cPRA 是针对目标人群的 HLA 频率,计算供者 HLA 不能被致敏受者接受的百分比。美国器官获取和移植网络(Organ Procurement and Transplantation Network,OPTN)把高致敏定义为 cPRA 达到 98%~100%[19]。欧洲移植肾脏分配系统自 1980 年开始采用虚拟 PRA(virtual PRA,vPRA),其计算方式近似于 cPRA[20]。研究发现,vPRA 和峰值 PRA[(peak PRA,pPRA),等待移植患者所有 PRA 检测中,比值最高的一次 PRA]均为评估移植物致敏作用和预测移植物长期生存提供了可靠的方法。cPRA 或 vPRA 可能是量化致敏程度最客观的参数[21]。预存 DSA(preformed DSA,pfDSA)的平均荧光强度(mean fluorescence intensity,MFI)值越高,移植术后发生 ABMR 的风险越高[22]。

3. 指导致敏受者脱敏治疗及评估治疗效果  移植前脱敏治疗方法包括免疫吸附、血浆置换以及 B 细胞清除等方法,在许多中心显示出良好的结果[23-24]。检测受者外周血 IILA 抗体是指导脱敏治疗的依据,也是评估治疗效果的最有效且快捷的方法之一。根据脱敏治疗前、治疗后患者 HLA 抗体水平,可以评估脱敏治疗方法是否有效,从而选择最有效的脱敏手段进行个体化脱敏治疗。

4. 为致敏受者肾移植选择合理的临床路径  致敏受者携带有 HLA 抗体,存在对 HLA 的免疫记忆。首先需要通过其抗体谱的宽窄和强度评估供肾匹配的难易程度,决定是否需要进行脱敏治疗。对于近期发生过同种异体致敏事件的患者,特别是再次或多次肾移植患者(例如免疫抑制剂做过调整),非常有必要采用致敏受者移植术前 24h 内的血清进行前瞻性的移植前供受者淋巴细胞交叉配型(crossmatch,XM)。另外,虚拟交叉配型(virtual crossmatch,VXM)是基于受者当前和/或既往的抗体检测结果与潜在供者 HLA 高分辨分型,评估供受者免疫相容性[25]。cPRA 高的受者,获得可接受供肾的机会小,需要通过脱敏治疗并放宽对"不可接受错配"的限制方能增加移植机会。而 cPRA 低的受者,则不必进行脱敏治疗,可通过 VXM 避开致敏 HLA,获得移植机会。对于"不可接受错配"阈值放宽的致敏受者,应适当增加免疫抑制强度,而"不可接受错配"HLA 标准严格的受者,其 ABMR 的风险与非致敏受者基本一致,不必增加免疫抑制强度[26]。

5. 指导术后个体化免疫抑制治疗　肾移植供受者 HLA 匹配程度、受者 HLA 致敏史(如妊娠、既往移植、输血等)和 HLA 抗体检测的结果是对受者进行免疫风险分层的主要依据和个体化免疫抑制治疗的重要参考[27]。免疫风险是对受者免疫抑制最低"有效"剂量的估算依据,感染风险则是对免疫抑制最高"安全"剂量的限制标准,二者之间是免疫抑制个体化的"安全有效"治疗窗口。对肾移植受者个体而言,感染风险主要由自身因素决定,是相对固定的,因此通过免疫风险的分层准确把握受者的最低有效剂量,是个体化免疫抑制剂治疗中的关键控制因素。术前供受匹配越接近,免疫风险相对越小,则对术后免疫抑制治疗的强度要求越低,治疗效果越好。

## 三、肾移植供受者 HLA 分型技术

临床问题 2：肾移植供受者 HLA 分型技术有哪些,如何选择?

推荐意见 2：常用 HLA 分型技术包括：序列特异性引物法、序列特异性寡核苷酸探针法、基因测序法、下一代基因测序法等,前两种方法可以得到低、中分辨分型结果,后两种方法可以得到高分辨分型结果,各器官移植中心可根据实验平台实际情况选择 HLA 分型方法。对于死亡器官捐献者和所有等待肾移植受者推荐进行 HLA-A、B、C、DRB1、DQB1、DPB1、DQA1、DPA1 及 DRB345 高分辨基因分型(推荐强度 B,证据等级 2b)。

推荐意见 3：死亡器官捐献者根据获取时间的紧迫性,可以先进行 HLA-A、B、DR、DQ 中低分辨基因分型,后续再进行高分辨基因分型,为分析肾移植受者是否存在 pfDSA 或术后产生 dnDSA 提供诊断和治疗依据(推荐强度 B,证据等级 2a)。

推荐意见说明：

1. HLA 基因分型方法学简介及技术特点　常用 HLA 分型方法包括序列特异性引物法 (sequence specific primer, SSP)、序列特异性寡核苷酸探针法(sequence specific oligonucleotide probes, SSOP)、基因测序分型(sequencing based typing, SBT)、二代测序法(next generation sequencing, NGS) 等。从对 HLA 等位基因的分辨水平可分为低分辨分型、中分辨分型和高分辨分型[28]。

(1)SSP：SSP 的原理是根据已知 HLA 序列设计特异性引物进行 PCR 反应,通过特异性引物与模板 DNA 互补形成的 PCR 产物片段大小,判断 HLA 各位点的基因型。实验操作相对较简便,分型结果需要人工判断,分型结果常为低分辨率分型结果[29]。

(2)SSOP：SSOP 的原理是在磁珠上包被基于已知 HLA 序列设计的寡核苷酸探针,再将标记上荧光信号的待检 DNA 片段反向与探针杂交,通过红绿激光荧光类型和强度来确定其基因型。该方法进行 HLA 基因分型为低或中分辨率水平,实验操作相对简便,分析数据时间较短,4~6h 内完成。但存在结果判断可能有误,及分辨率较低,存在模棱两可等位基因组合较多的问题[30]。上述两种方法,因分辨率低已逐渐不能满足临床肾移植的需要,但是在目前的器官捐献条件下,大多数移植配型实验室受时间、人员和设备条件的限制仍在采用,将分配器官前供者 HLA 分型资料上传中国人体器官分配与共享计算机系统(China Organ Transplant Response System, COTRS)。

(3)SBT：SBT 的原理为双脱氧终止法(又称 Sanger 测序法),是 HLA 基因分型检测的金标准,其针对 HLA 不同位点关键外显子区域进行 DNA 片段扩增,经 PCR 扩增后的产物进行测序反应,得到 HLA 高分辨分型结果,该方法实验操作复杂,12~16h 内完成,适用于等待肾移植患者、非紧急状态下器官捐献者进行 HLA-A、B、C、DRB、DQB1 共 5 个位点、10 个等位基因分型,可准确反映上述位点关键氨基酸序列[31]。

（4）NGS：NGS 的原理为大规模平行测序,可覆盖数百万个 DNA 片段的全外显子测序,需要 4~5d 完成整个实验步骤,具有分辨率高、准确分型、覆盖位点更广的优势。除可检测经典 HLA-A、B、C、DRB1、DQB1、DPB1、DPA1、DQA1、DRB345 位点外,还可以检测非经典 HLA-E、F、G、H 位点及 MICA、MICB 位点的等位基因分型结果,98% 以上的上报结果为该位点核苷酸序列的唯一等位基因型。适用于确定的捐献者、亲属活体器官捐献者和所有等待肾移植受者,以及样本量较大的机构开展 HLA 基因分型[32]。

2. HLA 高分辨基因分型的临床意义　肾移植术后受者产生的抗 HLA 抗体,与供受者 HLA 基因错配密切相关。检测供受者 HLA-A、B、C、DRB1、DQB1、DPB1、DQA1、DPA1 及 DRB345 各位点高分辨基因分型有以下临床优势：在供受者选择中,判断等位基因是否相合以及进行 HLA 抗原表位分析;当受者有预存抗 HLA 抗体,可准确预测供者是否存在不可接受错配的 HLA 位点,避免引发移植后超急性排斥反应的发生。对移植后进行 dnDSA 和非供者特异性抗体（non donor specific antibody,NDSA）结果的分析和判断。从而为临床移植物长期功能的评估、诊断 ABMR 提供实验和临床依据[33-34]。因此,美国组织相容性和免疫遗传学会（American Society for Histocompatibility and ImmunoGenetics,ASHI）在 2023 年版的标准中明确提出对于器官捐献者 HLA 分型的要求：对于潜在活体供肾者必须检测 HLA-A,B（Bw4/Bw6）,DRB1 分型,推荐进行 HLA-C,DRB345,DQA1,DQB1,DPA1,DPB1 分型,其中 Bw4/Bw6 需要根据 B 位点结果进行分析,并在 HLA 基因分型报告中注明[35];对于死亡器官捐献者必须是在分子水平检测 HLA-A、B（Bw4/Bw6）、C、DR（DR51/52/53）、DQA1、DQB1、DPB1 基因分型,并在报告中标明抗原型,其中 Bw4/Bw6、DRB345 需要根据 B 和 DR 位点结果进行分析;所有捐献者 HLA 分型结果需要上传器官获取组织（Organ Procurement Organization,OPO）,以此判断患者和捐献者 HLA 基因型、抗原型的相合度。

3. 肾移植供受者推荐采用的 HLA 分型方法　肾移植供受者应检测尽可能多的 HLA 位点,其临床意义可以归纳为以下几个重要方面：

（1）应用供受者 HLA 基因分型结果不仅能判断 HLA 的错配位点,还能根据错配位点分析 HLA 抗体是否为 DSA 或 NDSA 的重要证据。

（2）在 HLA 的错配位点中,HLA-Ⅱ类分子中 DR、DQ 和 HLA-Ⅰ类分子中 A、B 是应重点分析位点,现有文献报道在肾移植术后新生 HLA 抗体类型中频率从高到低依次为 HLA-DQ、A、DR、B、C、DP。

（3）HLA 抗体检测试剂中对于 HLA-Ⅱ类分子包被为 α 链和 β 链组成抗原,如 HLA-DQ 位点中 α 链和 β 链分别由 DQA1 和 DQB1 基因所编码组成抗原分子,并且 DQA1 和 DQB1 等位基因为强连锁,如 DQA1*03：02 与 DQB1*03：03 强连锁,在 HLA 抗体检测中决定抗原类型为 DQ9。因此,只有通过对 HLA 进行高分辨基因分型,才能明确判断 HLA 抗体的特异性的信息。实验研究和临床诊疗均已明确无论是移植前预存 HLA 抗体,还是移植后新生 HLA 抗体,尤其是 dnDSA,与肾移植术后急性、慢性排斥反应的发生以及移植物长期带肾存活功能均密切相关。因此,HLA 作为最重要的移植物抗原,精准 HLA 分型检测结果有利于提高移植肾功能的长期使用。

**临床问题 3：如何进行 HLA 基因分型的质量控制?**

**推荐意见 4：** HLA 基因分型的质量控制至少包括：建立规范化的 HLA 分型技术平台;正确的性能验证和性能确定实施方案,对实验人员进行相关培训和考核;建立样本接收和拒收,样本处理的标准操作程序；建立试剂、关键耗材、仪器维护和校准、数据分析、数据库更新；建立结果复核、结果报告、报告解读、报告发布质量控制管理程序文件；建立室内质量控制规则，制订能力验证或室间质评计划；要求结果报告内容清晰规范，临床解读科学严谨(推荐强度 D，证据等级 5)。

推荐意见说明：

HLA 具有复杂的等位基因多态性、种族差异性。分型技术的选择、结果分析和判读、环境、人员资质等因素，都可能会影响 HLA 基因分型检测结果的准确性。HLA 分型的质量控制包括 HLA 基因分型检测前，检测过程中和检测后三个部分[36-37]。

1. HLA 基因分型检测前的质量控制　HLA 基因分型检测前的质量控制应包括：建立标本采集、暂存、运输、接收、验收的质量管理程序文件，提供标本采集和项目手册，对关键环节设立质量目标、质量指标；建立不同样本接收和拒收标准及标本前处理的标准操作程序(standard operating procedure, SOP)文件；样本的识别性、唯一性、溯源性、安全性等内容的风险评估是检验前质量管理的重点，以及应监控纠正措施和持续改进的效果。检测申请单的设置可由临床或协议单位共同参与完成，并需要定期评估申请单的适用性。

2. HLA 基因分型检测过程中的质量控制　HLA 基因分型检测过程中的质量控制应包括：建立试剂和关键耗材的质量控制规则、仪器维护和校准的质量控制规则、制订室内质量控制规则、制订参加能力验证或室间质评计划；制订数据分析的质量控制流程及质控指标、制订对于不能确定 HLA 等位基因分型结果的分析和复核的质量控制流程。

3. HLA 基因分型检测后的质量控制　HLA 基因分型检测后的质量控制应包括：制订结果复核的质量控制规则、制订检验后样本的保存和使用规则；制订 HLA 基因分型结果报告，报告解读，报告发布的质量控制规则；制订 HLA 分析专用软件版本的更新和验证，HLA 数据库的更新和验证的质量控制规则；制订信息系统包括本地和异地数据备份和验证，保护数据安全性，人员授权和职责等的质量控制规则；制订患者和捐献者隐私保密等内容的质量控制规则。

## 四、肾移植供受者 HLA 匹配度的分析方法

临床问题 4：如何选择肾移植供受者 HLA 匹配位点？

推荐意见 5：肾移植术后排斥反应与供受者 HLA-A、B、DR、DQ、C、DP 位点匹配程度相关，其中 A、B、DR、DQ 更为密切。因此推荐肾移植供受者进行 HLA-A、B、DR、DQ 位点匹配(推荐强度 B，证据等级 2a)。

推荐意见 6：鉴于其他抗原匹配对移植肾排斥反应及长期存活也有影响，建议有条件的中心增加 HLA-C、DP、DRB345 位点的匹配(推荐强度 B，证据等级 2b)。

推荐意见说明：

HLA 位于人类 6 号染色体短臂的 21.31 区域，由一组紧密连锁的基因群组成，具有结构复杂、多基因性、高度多态性、单体型遗传、连锁不平衡等特征[38]。与医学免疫，特别是移植免疫相关的 HLA 复合体，包括经典 HLA-Ⅰ类基因座位 HLA-A、B、C；经典 HLA-Ⅱ类基因座位 HLA-DR、DQ、DP；非经典 HLA-Ⅰ类基因座位 HLA-E、F、G；炎症相关基因[如主要组织相容性复合体(major histocompatibility complex，MHC)-Ⅰ类链相关基因 A(MHC-class Ⅰ chain related genes A，MICA)、MHC-Ⅰ类链相关基因 B(MHC-class Ⅰ chain related genes B，MICB)]；补体成分编码基因(如 C2、C4A)等[39]。HLA 具有极为复杂的等位基因多态性和抗原表型，至 2021 年 4 月，最新的国际免疫遗

传学（international immunogenetics，IMGT）数据库3.44版本中报道，HLA-Ⅰ类位点共有25 509个等位基因，HLA-Ⅱ类位点共有10 754个等位基因。

早在20世纪80年代，供受者之间的HLA匹配就被发现与更好地移植和患者生存有关[38]。在HLA的错配位点中，HLA-Ⅱ类分子中DR、DQ及HLA-Ⅰ类分子中A、B是应重点分析位点，现有文献报道在肾移植术后新生HLA抗体类型频率依次为HLA-DQ、A、DR、B、C、DP。Ⅰ类HLA-A和HLA-B抗原的匹配影响急性排斥，但Ⅱ类HLA-DR、DQ抗原的匹配对长期生存具有最强大的作用[40]。在大型数据集和国际数据库的分析中，证明了HLA匹配程度高对移植物存活的有益影响[14]。

临床问题5：分析肾移植供受者HLA匹配程度的方法有哪些，如何选择？

推荐意见7：目前常见供受者匹配方法包括基于HLA低分辨分型的全抗原匹配方法（HLA抗原位点匹配、HLA氨基酸残基匹配）和基于HLA高分辨分型的分子匹配方法（HLA功能表位匹配、HLA PIRCHE Ⅱ匹配、HLA三维静电匹配及HLA氨基酸序列匹配）。HLA匹配方法和产生的结果之间具有相关性，目前HLA抗原位点匹配、HLA氨基酸残基匹配、HLA功能表位匹配较为常用。推荐移植中心可根据对HLA匹配方法的熟悉性和可操作性选择采用，无论采用哪一种匹配方法，都是遵循少错配的原则（推荐强度B，证据等级2a）。

推荐意见说明：

随着HLA高分辨分型方法的出现，HLA匹配技术也得到了迅速的发展。下面内容对每种HLA匹配方法的特点及其之间的关系进行介绍[15]。

1. HLA抗原位点匹配　确定移植供受者HLA相匹配的标准是组织、器官移植的基础。OPTN下属的美国器官资源共享网络（United Network for Organ Sharing，UNOS）制订了国际上通用的HLA-A、B、DR 6个位点错配数匹配法，其中供受者6个位点都一致称为抗原零错配（zero HLA-A、B、DR antigen mismatch，0AgMM），0AgMM的肾移植获得了较为理想的1、5、10、20年肾存活率，但鉴于HLA系统的高度多态性，要寻找到HLA 0AgMM的供受者，就必须增加受者或供者的样本量。由于供者的HLA型别是随机的，HLA匹配率的大小在很大程度上取决于受者样本量的大小。由于我国各移植中心受者的样本池相对较小，达到0AgMM很难，临床应用受到很大的限制。

2. HLA氨基酸残基匹配（residue matching，Res M）　鉴于HLA六抗原配型标准的临床实际应用受到诸多客观条件的限制，寻找更为实用、临床可行的配型策略成为移植免疫学者、组织配型专家和临床医师共同关注的重要课题。早在20世纪90年代初期，许多学者的临床回顾性分析发现，同样是供受者的HLA错配，有些错配明显影响存活率，而有些错配并无明显影响，甚至有益，因此，提出所谓"有益错配、中性错配和有害错配"之分的假设。1996年3月，美国加州大学洛杉矶分校（University of California，Los Angeles，UCLA）组织配型中心提出了新的配型策略——HLA Res M，又称交叉反应组（cross reactive groups，CREG）配型，并于第11届国际临床组织相容性会议一致通过，正式向UNOS申请。获得批准后成为继0AgMM后"第2个最佳配型标准"，对组织配型和器官移植产生了重大影响。随后，根据对Res M标准的研究和大宗临床肾移植患者回顾性随访分析结果，相继提出了几种模式的Res M标准。目前比较认同的HLA-Ⅰ类、Ⅱ类抗原氨基酸残基配型标准见表10-1，表10-2[41]。在相同Res M组的抗原，相容性较高。

表 10-1　人类白细胞抗原(HLA)-Ⅰ类抗原氨基酸残基配型标准

| Res M 分组 | 抗原特异性 |
| --- | --- |
| A1(R114) | A1,A3,A9(23,24),A11,A29,A30,A31,A36,A80 |
| A2(K127) | A2,A23,A24,A68,A69 |
| A10/A19(Q114) | A25,A26,A34,A66,A19(A30,A31,A32,A33,A74),A43 |
| B5/B8(F67) | B5(B51),B35,B53,B78,B8,B57 |
| B7(A71-D74) | B7,B22(B54,B55,B56),B27,B42,B46,B67 |
| B8(T69-S77) | B8,B14(B64,B65),B16(B39),B78 |
| B12(T41) | B12(B44,B45),B13,B21(B49,B50),B40(B60,B61),B41,B47 |
| B17/B63(S70) | B17(B57,B58),B63,B59 |
| Bw4(R83) | A9(A23,A24),A25,A32,B5(B51,B52),B12,B13,B17(B57,B58),B21(B49),B27,B37,B38,<br>B47,B53,B59,B63,B77 |
| Bw6(N80) | A11,B7,B8,B18,B14(B64,B65),B15(B62,B75,B76,B78),B16(B39),B22(B54,B55,B56),<br>B35,B40(B60,B61,B48,B4005),B41,B42,B45,B46,B50,B67,B70,B71,B72 |

注:Res M 为氨基酸残基匹配

表 10-2　人类白细胞抗原(HLA)-Ⅱ类抗原氨基酸残基配型标准

| Res M 分组 | 抗原特异性 |
| --- | --- |
| DQ1 | DR1(DR10),DR2(DR15,DR16),DR6(DR13,DR14) |
| DQ2 | DR3(DR17,DR18),DR7 |
| DQ3 | DR4,DR5(DR11,DR12),DR9,DR14 |
| DQ4 | DR8,DR18 |
| DRB3 | DR3(DR17,DR18),DR5(DR11,DR12)DR6(DR13,DR14) |
| DRB4 | DR4,DR7,DR9 |
| DRB5 | DR1(DR10),DR2(DR15,DR16) |

注:Res M 为氨基酸残基匹配。

3. HLA 功能表位匹配

(1)抗原表位:抗体的抗原结合部位是由抗体的轻链和重链的可变(variable)区域与抗原表面配对的氨基酸构成的,被称为抗体决定簇(paratope),对应的抗原结构被称为抗原表位(epitope),抗原表位可以被定义为抗原结合特异性抗体所需的最小结构决定因素。抗原表位并不是蛋白质的固有属性,而是由它们与对应抗体相互作用的能力来确定。构成抗原表位的氨基酸残基可能在肽链中是连续的或者更常见的是由于肽链折叠的结果。抗体/抗原相互作用的 X 射线晶体学研究表明,抗原表位大约由 10~22 个氨基酸残基组成。因此,多数蛋白质包含多个上述氨基酸组成的结构,它们可能代表不同的、能够结合多种特异性抗体的抗原表位。

(2)抗原功能表位:对抗原抗体复合物结晶结构的研究发现,抗原抗体结合特异性主要是由抗原表位核心区域的 2~5 个氨基酸组成的集群决定,称为抗原功能表位,功能表位及其周围的结构表位共同构成抗原表位(15~20 个氨基酸组成),共同参与和抗体的结合。抗原功能表位必须在抗原分子表面并至少包含 1 个多态性残基,以具有免疫原性。通过分析常见的 HLA 等位基因序列和三维蛋白质模型,Duquesnoy[42]确定了所有表面暴露的多态残基和与之相关的氨基酸簇(这些序列可以定义一个潜在的功能抗原决定位)的列表。最初发现的序列只包括线性氨基酸序列,称为三元组,后来又补充了由于蛋白质折叠而产生的不连续序列。研究小组随后又将等位基因共享的蛋白质折叠集群整合,并推导出了所有潜在的抗原功能表位的列表[43-44]。基于此研发的HLA Matchmaker软件(www.epitopes.net)通过分析供者所含有的非受者自身功能表位个数的多少预测移植术后DSA产生的概率[42]。这一理论已被多篇临床研究所证实,且独立预测DSA发生概率的准确性明显优于HLA六位点错配数与HLA位点氨基酸残基错配数分析[45-47]。

(3)HLA Matchmaker:HLA Matchmaker是一种基于HLA结构多态性的匹配程序。每个HLA抗原都被看作是一条包含多个抗体可结合的由功能表位构成的抗原表位链。HLA Matchmaker可以确定哪些功能表位在供者和受者之间是不同的,用于临床评估HLA错配的程度。功能表位匹配原理:如果一个供者的HLA抗原与受者的HLA抗原共享一个特定的功能表位,那么这个功能表位不会被认为是外来的功能表位,也不会引起体液免疫反应。但是功能表位匹配没有考虑抗体 - 抗原相互作用的其他结构基础,包括接触面积和结合能力等抗原性的其他特性。

4. HLAPIRCHE Ⅱ匹配　DSA的产生除了与抗原抗体结合的抗原表位相关外,还涉及B细胞的MHC Ⅱ类分子提呈供者HLA抗原给受者CD4⁺辅助性T(helper T,Th)细胞,以此激活CD4⁺Th细胞,并通过招募一系列效应细胞,最终协助产生抗体分泌型B细胞。基于此原理,PIRCHE公司创立了PIRCHE Ⅱ分析法,预测受者HLA-DRB1分子提呈供者HLA相关肽链的能力。PIRCHE Ⅱ分数越高,代表HLA-DRB1分子提呈供者HLA抗原能力越强。德国柏林肾内科与肿瘤研究中心对1995—2015年间的2 787例肾移植受者进行回顾性分析,以明确HLAMatchmaker软件与PIRCHE Ⅱ软件在预测DSA产生中的能力。研究人员利用HLA Matchmaker软件将供受者功能表位的错配数进行分析,并利用PIRCHE Ⅱ软件的PIRCHE Ⅱ分数与新生DSA产生概率进行研究,结果显示:随着功能表位错配数的增加,患者dnDSA产生概率也随之增加;随着PIRCHE Ⅱ分数的增加,患者dnDSA发生率也随之增加。另外研究还发现,功能表位错配数或PIRCHE Ⅱ分数的增加与肾移植受者的移植肾存活率存在着明显的负相关关系;HLA-A、B、DR、DQ位点中,PIRCHE Ⅱ分数低的受者的DSA产生概率明显低于PIRCHE Ⅱ分数高的受者。进一步研究发现在HLA抗原错配不可避免时,通过PIRCHE Ⅱ软件进行分析,选择PIRCHE Ⅱ分数低的供者可以降低受者术后DSA的产生概率,且在HLA-DR、DQ位点错配时,意义更大[48-49]。

5. HLA EMS-3D匹配　EMS-3D是一种新型计算评分系统,能够定量评估供受者HLA分子在三级结构水平上的表面静电电位差异;EMS-3D与DSA的产生密切相关,这种关系在HLA-DQ抗原中最强。EMS-3D基于通过X线晶体学分辨的高质量HLA结构信息,计算给定的HLA-Ⅰ类或Ⅱ类分子的原子分辨率结构计算,使用同源建模,通过求解线性化的泊松玻耳兹曼方程(poissonboltzmann equation,PBE)数值,计算了HLA结构周围三维空间的静电势,将静电势比较转换为距离,从供受者HLA表面静电势的差异预测同种异体体液免疫反应[50]。

6. HLAASM匹配　ASM评分是基于HLA氨基酸序列多态性的匹配体系。根据多态氨基酸的数量和理化性质预测HLA同种异体抗原的免疫原性[51-52]。HLA分子的氨基酸序列分析能够在分子水平量化比较供受者的HLA差异,错配HLA的连续和非连续序列位置多态性氨基酸的差异数量能够预测其免疫原性、同种异体抗体反应强度和肾移植结局。

7. 各种HLA匹配方法之间的关系　研究发现,免疫原性和非免疫原性HLA-Ⅰ类分子中的功能表位数量和 PIRCHE Ⅱ数量具有正相关关系,并且他们在 HLA-Ⅰ类分子中分布的区域相似[48]。HLA-DR 及 DQ 位点功能表位错配与 ASM 错配及 EMS-3D 错配呈显著正相关关系($R^2>0.90$),HLA-DR 分子每错配 10 个功能表位,或 10 分 ASM,或 10 分 EMS-3D,则诱导 dnDSA 的风险分别增加 2.5、1.49 和 1.23 倍;HLA-DQ 则分别增加 1.98、1.24 和 1.14 倍[53]。

目前国内常用的是 HLA 抗原位点匹配和氨基酸残基匹配,其余匹配方法由于需要 HLA 高分辨分型结果,尚未被广泛采用。无论采用哪一种方法,都是遵循少错配的原则。错配数越高,术后发生移植物排斥反应的风险越高。并且,用于确定供受者 HLA 错配的方法产生的结果之间具有相关性,因此,移植中心可根据本中心对 HLA 匹配方法的熟悉性和可操作性选择采用。

## 五、肾移植术前 HLA 抗体实验室检测

临床问题 6:如何制订肾移植等待者术前 HLA 抗体检测方案?

推荐意见 8:HLA 抗体检测是肾移植术前评估等待者致敏广度和强度最直接,最有效的手段。推荐肾移植等待者登记前至少进行 1 次 HLA 抗体筛查检测,HLA 抗体阳性等待者至少进行 1 次 HLA 抗体特异性检测(推荐强度 B,证据等级 2a)。

推荐意见 9:建议 HLA 抗体筛查阴性者等待移植期间每 6 个月进行 1 次 HLA 抗体筛查检测;如果出现筛查阳性,或进行脱敏治疗等待者建议每 3 到 6 个月进行 1 次 HLA 抗体特异性检测(推荐强度 D,证据等级 5)。

推荐意见说明:

HLA 抗体纯化抗原检测方法采用纯化的 HLA 分子作为抗原载体,直接与受者血清反应,检测相应抗体,主要用于等待移植期间 HLA 抗体的检测。相较于细胞学检测法,纯化抗原法的优点是敏感度高,可操作性好;缺点是检测结果解读时,混杂因素较多,假阳性比例较高,受抗原组合的人群覆盖率影响,也存在一定的漏检可能性。纯化抗原检测法根据抗原的组合类型可分为以下三类。

1. HLA 抗体筛检法 HLA 抗体筛检法是从潜在供者人群中,选取一组 HLA 抗原表达有代表性的人作为志愿者,获取组织细胞,体外扩增培养,并从细胞中纯化出 HLA 抗原,按照尽可能覆盖更多抗原类型的原则,形成检测用抗原组合,用于筛查受者血液样本中的 HLA 抗体。筛检法所用的抗原通常是从细胞表面纯化而得的 HLA-Ⅰ类和Ⅱ类的混合抗原。

2. HLA-PRA 检测法 HLA-PRA 检测法纯化的 HLA 抗原来源同上,按照尽可能模拟 HLA 抗原在潜在供者人群出现频率的原则,形成检测用抗原组合,最大程度模拟细胞学 PRA 法,检测受者样本中的针对潜在供者人群 HLA 的 PRA。

3. HLA 抗体特异性检测 HLA 抗体特异性检测采用 HLA 单抗原珠法(single antigen beads,SAB)。HLA-SAB 检测法通过基因重组技术体外表达各种纯化的 HLA 抗原,每种抗原单独包被于一种固定相介质,比如微球、平板孔等(目前最常用的是单抗原微球),按尽可能覆盖人群常见抗原类型的原则,将包被不同抗原的介质形成一个组合,用于检测受者样本中针对不同 HLA 纯化抗原的抗体。

4. 等待移植期间 HLA 抗体监测计划 肾移植受者等待移植期间定期规律检测 HLA 抗体,对于评估致敏状态,预测术后排斥反应发生,指导免疫抑制方案具有重要的价值[54]。另外,由于等待者等待器官移植的时间不确定,建议 HLA 抗体筛查阴性者等待移植期间每 6 个月进行 1 次 HLA 抗体筛查检测;如果出现筛查阳性,或进行脱敏治疗等待者建议每 3~6 个月进行一次 HLA 抗体特异性检测,以便准确评估等待者免疫状态并参考抗体的 MFI 值确定不可接受抗原。

**临床问题 7：肾移植术前如何选择淋巴细胞交叉配型方法和评估致敏等待者免疫风险？**

**推荐意见 10**：肾移植术前进行淋巴细胞交叉配型是预防超急性排斥反应的重要手段。推荐肾移植术前进行补体依赖性细胞毒交叉配型方法，或流式细胞交叉配型方法，以提高其敏感性（推荐强度 B，证据等级 2a）。

**推荐意见 11**：推荐致敏等待者根据补体依赖性细胞毒/流式细胞交叉配型方法和 HLA-SAB 的结果，结合移植、妊娠、输血等致敏病史，综合评估肾移植免疫风险（推荐强度 B，证据等级 2a）。

**推荐意见说明：**

常见的致敏因素包括再次移植、输血、妊娠、疫苗接种，病毒感染等病史。肾移植等待期间检测 HLA 抗体是评估等待者是否处于致敏状态最常见的实验室检测方法，包括 HLA 抗体的筛查（ELISA 法或 Luminex 法）和 HLA 特异性抗体检测的 HLA-SAB。肾移植手术前的抗体检测是评估受者体内是否存在 pfDSA 最直接的检测方法，包括补体依赖性细胞毒交叉反应（complement-dependent cytotoxicity cross mathch，CDC-XM）、流式细胞交叉反应（flow cytometry cross match，FC-XM）和虚拟交叉反应，对预防肾移植术后超急排斥反应具有非常重要的作用[54]。

HLA 抗体细胞学检测法是使用来源于供者的、或代表潜在供者人群的细胞组合，作为抗原载体，与受者的血清（抗体）孵育，以产生的抗原抗体结合反应来检测受者血液样本中相应的抗体。细胞学检测法所检出的抗体包括 HLA 和非 HLA 同种异体抗体[55]。根据所用靶细胞的来源不同，细胞学检测法分为在供者细胞和受者血清之间进行的交叉反应法（cross-match，XM），以及在潜在供者人群细胞组合和受者血清之间进行的 PRA。对于近期无妊娠、移植、输血等明确致敏史的 HLA 抗体阳性患者，细胞学抗体检测法（CDC-XM、FC-XM、CDC-PRA、FC-PRA）可以确认对患者致敏状态判定的真实性。

1. XM 检测法　XM 检测法是用供者细胞作为靶细胞，检测受者体内是否存在 DSA，是一种最直接而精准的、用于判定受者在接受供者移植物后是否会发生 ABMR 的方法。理论上，XM 检测法是在供者组织细胞可获得情况下的最佳的、最直接的检测方法。

2. PRA 检测法　PRA 检测法是在供者细胞不可获得的情况下，采用潜在供者人群中有足够代表性的部分个体的细胞组合作为抗原载体，来模拟整个潜在供者人群的抗原谱，检测受者体内是否存在相应抗体。根据阳性反应细胞在总靶细胞组合中所占的比例，来粗略预估受者体内预存的抗体对随机供者诱发 ABMR 的可能概率，是对可能导致排斥反应抗体的一种间接的检测方法。PRA 检测法对潜在排斥反应的预测作用受到用于检测的细胞组合的人群代表性的影响，其敏感性和特异性远低于 XM 反应法[56]。

3. 以细胞为基础的 XM 检测法和 PRA 检测法的结果判读

（1）CDC-XM：是把受者的血清和供者抗原载体细胞放在一起孵育，并添加补体。假如血清中存在针对载体细胞表面抗原的具有补体激活能力的抗体，抗原载体细胞就会被补体杀伤，对死亡细胞染色后，可对细胞培养板或通过流式细胞仪进行计数来判读结果[56-57]。CDC-XM 实验检出的抗体是可以激活补体的抗体。根据淋巴细胞死亡百分比判断结果，并采取相应的临床决策（表 10-3）。此方法要求淋巴细胞的活性在 80% 以上，灵敏度受限，对于低抗体滴度的 HLA 抗体容易出现假阴性。抗人免疫球蛋白（anti-human immunoglobulin，AHG）-CDC-XM 对经典 CDC-XM 进行了改进，增强了补体激活，增加了敏感性[58]。然而，这一方法的缺点是由于增加了 AHG 孵育步骤，可能增加淋巴细胞损伤的数量，从而产生更高的干扰背景，有可能出现无法解释的实验结果。

表 10-3　补体依赖性细胞毒交叉反应（CDC-XM）结果的判断及临床意义

| 死亡细胞 | 致敏强度 | 超急性排斥的风险 | 肾移植可行性 |
|---|---|---|---|
| 0~10% | 极轻度致敏 | 小 | 可行 |
| 11%~20% | 轻度致敏 | 存在 | 不推荐 |
| 21%~40% | 中度致敏 | 较高 | 禁忌 |
| 41%~80% | 高度致敏 | 很高 | 禁忌 |
| 81%~100% | 超高度致敏 | 极高 | 禁忌 |

（2）FC-XM：抗原载体细胞和受者血清孵育后清洗，通过细胞表面标志物荧光抗体（如：anti-IgG-FITC、anti-CD3-PerCP、anti-CD19-PE）对结合和未结合受者血清抗体的供者 T，B 淋巴细胞进行标记，假如受者体内存在针对载体细胞表面抗原的抗体，结合到细胞表面的抗体就可以被荧光二抗标记[59]。FC-XM 实验检出的抗体是所有能与靶细胞表面抗原发生结合反应的抗体，既包括能激活补体的抗体，也包括不能激活补体的抗体。结果的判读根据靶细胞表面是否有荧光二抗的结合及荧光强度决定，敏感性高于 CDC-XM。检测样本平均荧光强度位移超过阴性对照 30%，被判定为 FC-XM 阳性，T 细胞 FC-XM 阳性，提示 HLA-Ⅰ类抗体阳性；B 细胞 FC-XM 阳性，表示 HLA-Ⅱ和 / 或Ⅰ类抗体阳性[60]。FC-XM 检测阳性不推荐行肾移植。

4. 致敏等待者肾移植前免疫风险综合评估　近年来随着 HLA 纯化抗原检测法的广泛推行，经典的细胞学检测法有被逐渐边缘化的趋势。然而，细胞学检测法的诸多优点，如细胞表面抗原的天然完整性、细胞表面包含的同种异体的多样性（HLA 类和非 HLA 类同种异体抗原）等特点，决定了其具备纯化抗原检测法所不可替代的独特优势。早在 20 世纪 60 年代末，就有研究报道了 CDC-XM 对移植后发生 ABMR 的预测作用，而且其预测作用明显高于 CDC-PRA 检测法[61]。在供者细胞可获取的情况下，移植前细胞学 XM 检测法是预测潜在 ABMR 的首选方法。由于 HLA 抗体细胞学检测方法，尤其是交叉配型方法受技术人员操作经验、试剂质量等因素影响大，敏感性低导致检测结果假阴性等情况的存在。另外，等待移植患者可能通过妊娠或输血暴露于同种 HLA 抗原，并对其产生应答，生成记忆性淋巴细胞，但完全有可能在当前的血清中检测不到 HLA 抗体[62]。因此对肾移植术前受者需要根据 CDC-XM、FC-XM 和 HLA-SAB 的结果，结合移植、妊娠、输血等致敏病史，综合评估肾移植免疫风险。

**临床问题 8：如何解读 SAB 检测结果中 HLA 抗体 MFI 值？**

**推荐意见 12：** HLA 抗体 MFI 值可能受到检测微球饱和度的影响，只能在一定范围内代表抗体的强度，不能完全代表抗体的滴度。对存在 HLA 抗体 MFI>10 000 的致敏患者，接受脱敏治疗时，建议通过梯度稀释的方法，检测 HLA 抗体滴度至线性范围，作为判断治疗效果的参考依据（推荐强度 B，证据等级 2b）。

**推荐意见说明：**

HLA 抗体，特别是 DSA，在肾移植相关的诊断和决策中起着关键作用。在肾移植过程的不同评估阶段，包括最初的移植前评估，特定潜在供者的评估，以及移植后对 dnDSA 的监测等，单纯区分 HLA DSA 是否存在并不能提供足够的参考，抗体强度的信息具有重要的临床意义。

HLA 抗体 MFI 值在一定范围内可以反映抗体的强度，但是不能完全代表抗体的强度。高 MFI 值通常被称为高滴度抗体，但是如果通过稀释血清进行实际测试，一些 MFI 值相对较高的抗体可能稀释得相当快，因此不符合高效价抗体的条件。在存在表位共享或检测微珠饱和的情况下，抗体强度与 MFI 之间的相关性明显受到影响。通常在 MFI 超过 10 000 以后，抗体水平和 MFI 水平不在线性关系阶段,MFI 水平的改变不能很好地代表真正抗体的水平改变。如果抗体 MFI 为 10 000,应进行至少 1 次稀释,以确定抗体强度是否受到微球饱和度的影响。如果检测样本出现抗体 MFI>10 000,建议使用一些稀释剂,直到抗体水平降至 10 000 左右,以便比较不同临床试验的结果,并确定最有效的方法来处理不同的临床情况。

在等待移植期间的评估中,通常不需要精确地检测 HLA 抗体滴度,因为在没有确定供者的情况下,受者 HLA 阳性抗体所对应的 HLA 被认为是不可接受错配。另外,如果考虑高度敏感患者脱敏(例如,有潜在的活体供者),稀释血清是检测抗体真实强度的唯一方法,为有效将抗体降低到可接受水平的可能性提供指导。此外,稀释血清还可以监测脱敏的效果或对 ABMR 的治疗反应[62]。

**临床问题 9:** 肾移植术前等待者 HLA 抗体的 MFI 值大于多少需要 HLA 匹配时避开?

**推荐意见 13:** 等待者不可接受错配 HLA 的抗体 MFI 阈值,取决于 HLA 位点及抗原特异性。通常针对 HLA-A、B、DR、DQ pfDSA MFI>2 000 时,HLA 匹配时需要充分重视;各器官移植中心根据临床工作经验和个案具体情况,确定不可接受 HLA 的 MFI 阈值(推荐强度 B,证据等级 2b)。

**推荐意见说明:**

目前对于 HLA 抗体的检测结果,没有统一的阳性阈值标准。HLA 抗体的 MFI 值范围从 500 到超过 10 000 不等,取决于 HLA 分子类别,位点及抗原特异性。许多存在抗原共享表位的 HLA 抗体,可能会在 SAB 检测时产生较低的 MFI 值,因此单个抗原的 MFI 不足以代表该基因型抗原的抗体总量。除此之外,MFI 阈值还受到实验平台的测试方案、技术人员的经验和各移植中心临床实践中不同的接受标准等因素的影响[63]。HLA 抗体 MFI 阈值在大多数情况下由移植中心自行决定。

虽然 SAB 检测的 HLA 抗体 MFI 是半定量,但初始 MFI 具有一定的预警价值。目前文献报道最多的 MFI 阈值标准为 1 000 或 2 000,MFI 值越高,发生 ABMR 的风险越高,尤其是在 3 000 以上时,相对风险增高了 65.3 倍,6 000 以上时相对风险增高了 156.8 倍[22]。需要指出的是,当 SAB 检测到受者的 pfDSA 所针对的 HLA(例如上一次移植物的 HLA)与本次潜在供者错配 HLA 有重复时,即使其 MFI 值较低,也明确提示受者对该 HLA 位点存在免疫记忆,发生强烈免疫记忆反应风险很大,应尽量避免,或采取足够的预防措施。

根据国内外多家 HLA 配型室的经验,HLA-A、B、DR 抗体的 MFI 值<2 000,DQ 抗体的 MFI 值<5 000,DP 抗体的 MFI 值<7 000,C 抗体的 MFI 值<10 000 时,通常不会导致 FC-XM 阳性。在基于 MFI 值的虚拟配型成功后,还需通过移植前获得的供者淋巴细胞进行交叉反应,来最终确定是否能够移植。建议用流式细胞法阴性作为最终可行移植的标准。同时建议国内各移植中心配型室积极摸索 MFI 值与常规 CDC-XM、FC-XM 的对应关系,以建立符合实验室检测条件的既安全又合理的判读不可接受错配抗原的 MFI 值水平。表 10-4 为抗体 MFI 值与交叉配型结果的实验室检测经验,供参考。

表 10-4　抗体 MFI 值与交叉配型结果的实验室检测经验(仅提供参考)

| 抗体 MFI 值 | FC-XM | CDC-XM | 风险 |
| --- | --- | --- | --- |
| <3 000 | 阴性 | 阴性 | 较低 |
| 3 000~<5 000 | 部分阳性 | 阴性 | 中~低 |
| 5 000~<8 000 | 大部分阳性 | 阴性 | 中 |
| 8 000~≤15 000 | >200MCS | 阴性 | 高 |
| >15 000 | 250~400MCS | 阳性 | 禁忌证 |

注:MFI 为平均荧光强度;FC-XM 为流式细胞交叉反应;CDC-XM 为补体依赖性细胞毒交叉反应;MCS 为平均荧光偏移。

**临床问题 10：如何进行虚拟交叉配型，在什么情况下进行虚拟交叉配型？**

**推荐意见 14：** 虚拟交叉配型根据供者 HLA 高分辨分型结果和受者当前或既往的 HLA 特异性抗体检测结果进行对比分析，评估供受者 HLA 相容性。虚拟交叉配型增强了致敏受者识别 pfDSA 的能力，减少了不必要的实际交叉配型，增加了高致敏患者找到交叉配型兼容供者的可能性。致敏等待者在获得潜在捐献者 HLA 高分辨分型结果后，即可进行虚拟交叉配型（推荐强度 B，证据等级 2b）。

**推荐意见说明：**

虚拟交叉配型（virtual crossmatch，VXM）不需要检测存活的供者细胞与受者血清的真实反映，而是基于供者 HLA 高分辨分型和受者当前或既往的 HLA 特异性抗体 SAB 检测结果，分析评估供受者免疫相容性。由于 SAB 方法增强了 HLA 抗体检测能力，VXM 的概念逐渐被接受，用以判断拟接受器官移植受者体内是否存在 pfDSA 或特异性记忆性淋巴细胞。与 CDC-XM 相比，VXM 考虑了特定接受者针对特定供者所具有的当前和所有历史抗体，而实际交叉配型仅对受者移植前一个时间点的抗体进行检测。因此，VXM 是一种基于患者同种抗体谱的更全面的免疫相容性评估。由于 VXM 增强了识别 pfDSA 的能力，减少了不必要的实际交叉配型，提高了致敏患者找到兼容供者的可能性，因此在许多情况下 VXM 比 CDC-XM 或 FC-XM 具有更显著的优势[25]。

**临床问题 11：各种 HLA 抗体检测方法分别存在哪些不足，如何改进？**

**推荐意见 15：** HLA 抗体传统 CDC-XM 检测的阳性检出率偏低，建议标准化实验室检测技术，或采用更加敏感的方法，如 FC-XM 技术，或改良的抗人免疫球蛋白 -CDC-XM 技术（推荐强度 B，证据等级 2b）。

**推荐意见 16：** HLA 抗体纯化抗原检测法可能存在漏检和假阳性的情况，但不常出现。临床上在对 HLA 抗体阳性检测结果存疑时，可采用细胞学检测法加以验证（推荐强度 D，证据等级 5）。

**推荐意见说明：**

1. CDC-XM 试验的改良或替代方法

（1）CDC-XM 阳性检出率低有两种可能：①移植前患者预致敏的抗原恰巧是供者抗原或与供者抗原有交叉反应的抗原的概率本身就低，加上预致敏导致的抗体不一定都有补体依赖细胞毒作用，因而不一定能检测到所有预致敏抗体；②CDC 检测技术中所用的关键试剂 - 补体经过长期保存或者多次冻融，非常容易失活，导致假阴性反应。

（2）针对以上情况解决的办法有以下三种：①可以考虑完善 CDC-XM 技术，比如实验设计中要有可靠的阳性对照组以确保补体有效；②可选用 AHG-CDC-XM 以提高阳性检出的敏感性；③可用 FC-XM 的方法替代 CDC-XM，提高阳性检出率，因为 FC-XM 检测法可以检出所有和供者抗原结合的抗体，不仅对有补体依赖性细胞毒作用的抗体引起的 ABMR 有预测作用，而且对抗体依赖的细胞介导的细胞毒性作用（antibody-dependent cell-mediated cytotoxicity，ADCC）引起的 ABMR 也会有较好的预测作用[58-61]。

2. 纯化 HLA 抗原检测法的漏检和假阳性问题　作为最早被发现的和移植排斥相关的人群多态性抗原，HLA 引起的体液免疫反应，即 HLA 抗体导致的 ABMR 在最近 20 年得到了广泛而深入的研究[56,64]。由于纯化 HLA 检测法较之细胞学检测法而言，具有不需要活细胞、操作简单、可重复性好等优点，近年来在临床上得到了广泛的应用，大有取代细胞学检测法的趋势。但是由于 HLA 数量巨大、纯化抗原的完整性不易保持等客观原因，纯化 HLA 检测法也有其缺点——漏检和假阳性的问题。

（1）纯化 HLA 抗原检测法的漏检问题：纯化抗原检测法只能检出 HLA 特异性抗体，和细胞学检测法比较,漏检所有非 HLA 类同种异体抗原的特异性抗体。纯化抗原检测法会因为靶标抗原或抗原的组合选取不够具有代表性,或选取数量不足,导致漏检 HLA 抗体,尤其是 DSA。由于 HLA 是目前为止最具多态性的一类抗原,其数量达到数万种,而目前商品化的检测试剂所包括的 HLA-Ⅰ类或Ⅱ类抗原一般在百种以下,加之 HLA 的类型存在种群差异,因此使得 HLA 纯化抗原检测法在不同种群中使用都会出现漏检现象,假如试剂盒最初设计使用时有预设的靶向人群,在其他特定人群中使用时就会出现较为严重的漏检现象。

(2)纯化 HLA 抗原检测法的假阳性问题:纯化抗原法检测 HLA 抗体时,常常会出现假阳性反应的问题,原因主要包括,抗原在纯化、包被过程中发生结构变性,或者是纯化的抗原是在非人源细胞表达系统表达纯化而来。HLA 抗体筛检法和 HLA-PRA 检测法所使用的抗原通常是来自于人源细胞的天然抗原,而 HLA 抗体特异性检测所使用的抗原是基因重组表达的抗原,抗原蛋白表达系统可以是哺乳动物(包括人源细胞)、昆虫、酵母、细菌、藻类和无细胞系统,不同系统表达的蛋白在三维构象和表达后的修饰会有很大的不同,因此,HLA 抗体特异性检测所用的抗原是一种人工合成的蛋白抗原,在模拟细胞表面天然 HLA 的结构方面,会因为表达系统的变化而有很大的不同。有研究发现,流式点阵仪微球法(如 Luminex)检测的 HLA 抗体中包含变性 HLA 特异性的抗体,而这些抗体和排斥反应并没有显著相关关系[65]。虽然 HLA 抗体纯化抗原检测法可能存在漏检和假阳性的情况,但这些情况在临床工作中并不常出现。临床对 HLA 抗体检测结果存疑时,可采用特异性 HLA 抗原的细胞学检测法加以验证。

**临床问题 12:如何进行 HLA 抗体检测的质量控制?**

**推荐意见 17:** HLA 抗体检测质量控制包括:制订申请单,样本接收及前处理等 SOP;制订试剂、关键耗材、仪器维护和校准、室内质量控制规则、数据分析、结果复核等质量控制管理程序文件;实验室可通过参加室间质评或比对方法验证检测能力;要求结果报告内容清晰规范,临床解读科学严谨(推荐强度 D,证据等级 5)。

**推荐意见说明:**

HLA 抗体检测技术受检测方法、试剂种类繁多等因素影响,在实验操作方法、试剂的质量确认和结果分析等方面,还存在很多亟须规范的问题。HLA 抗体检测质量控制包括检测前、中、后的实验过程,以及结果报告和临床解读的质量控制[66-70]。

1. HLA 抗体检测前的质量控制

(1)申请单:需要由临床或协议单位共同参与申请单内容制订及评估。

(2)样本接收:实验室需针对接收样本的来源、类型等,建立不同样本接收、拒收程序文件及前处理的 SOP 文件。

(3)制订样本处理 SOP:对检测结果存在质疑的样本进行预处理,如吸附、血清稀释、EDTA 处理等。

2. HLA 抗体检测中的质量控制

(1)试剂和耗材的管理:实验室应建立试剂、关键耗材的质量管理程序文件,包括试剂订购、接收、保存、质控、使用期(包括分装后使用期)、有效期等过程。

(2)仪器维护和校准:对于流式荧光检测仪进行日维护、月维护、年维护、校准等工作,以及仪器搬迁后应进行仪器校准及性能验证。

(3)室内质量控制:建立室内质控物的类型、检测频次、质控物的位置、质控记录、在控和失控规则的质量管理程序性文件。阳性质控物宜采用临床样本、标准品、细胞株等。阴性质控物为商品化标准阴性质控血清;阳性质控物无商品化产品及标准品等,实验室可自行制备。

(4)能力验证或室间质评:根据开展临床检测项目制订能力验证计划,包括参加机构、频次、样本数量、判断标准等,均符合实验室开展项目的临床预期用途。采用比对方案时,应选择获得中国合格评定国家认可委员会(China National Accreditation Commission for Conformity Assessment,CNAS)的认可和相关国际认证实验室或使用相同检测方法的同级别或高级别实验室,确定比对方式的可接受性、规定比对样本数量、频次、判断标准等,并形成比对报告。

(5)数据分析的质量控制:仪器产出的原始数据导入试剂配套分析软件被有效识别,分析参数至少达到试剂厂家说明书的最低要求时,判断为质量合格,并进一步分析。在分析过程中重点关注微珠荧光信号值等关键指标。应保留结果分析过程中的所有记录,对于数据质量不合格的样本,分析原因并采取纠正措施。

3. HLA 抗体检测后的质量控制

(1)结果复核的质量控制:实验室对结果复核应包括但不限于以下内容:对申请单上基本信息、检测项目、样本编号,以及影响样本质量和检测结果判断的诊疗信息的复核;对实验操作关键步骤、数据分析关键指标的复核;对报告单上的结果,结果解释、备注及建议等的复核。所有复核过程均应保留记录。

(2)检验后样本的保存和使用:实验室检验后样本的保存与处理方式应按照 CNAS 认可等要求执行,通过评估后规定检验后样本储存有效性的条件和期限。

4. 结果报告的质量控制及临床解读

(1)结果报告的质量控制:实验室应在 HLA 抗体报告单中包括但不限于以下内容:患者诊断、致敏史、抗体相关治疗方式及治疗时间、样本接收和检测时间、试剂和仪器、初筛抗体阴阳性、上报的抗体类型、临床意义及进一步检测的建议、让步检验说明等,并且应规范、正确使用带有认可或认证资质标识的报告单。

(2)HLA 抗体报告的临床解读:实验室应根据临床需要对 HLA 抗体报告单进行相关解读,包括但不限于以下内容:预存高 MFI 值 HLA 抗体、预存 DSA 分析、HLA 抗体治疗情况 MFI 值分析、判断移植后的抗体为新生抗体或预存抗体分析、新生 DSA 及交叉反应组抗体分析等。

## 六、cPRA 计算及应用

**临床问题 13:肾移植等待者是否需要使用 cPRA 评估致敏程度?**

推荐意见 18:cPRA 是根据等待者的 HLA 特异性抗体检测结果,结合潜在捐献人群 HLA 基因型的分布频率,通过科学方法计算获得。cPRA 的数值表示致敏等待者随机接受未来捐献者的器官时不能避开其 PRA 阳性位点的概率,比实际 PRA 结果更能准确地反映等待者的致敏广度和获得捐献肾脏的机会。为了更加科学统一地评估器官移植等待者的致敏程度,保证高致敏等待者获得肾脏优先分配的公正性,推荐使用 cPRA 评估我国肾移植等待者的致敏程度(推荐强度 B,证据等级 2b)。

推荐意见说明:

致敏因素可导致等待者体内产生不同广度、不同强度的抗 HLA 抗体。在 COTRS 中,致敏等待者是指器官衰竭患者,体内预存有 HLA 抗体的人群。目前普遍认可的标准是 PRA 超过 20% 为致敏,达到 80% 以上为高致敏。不区分致敏程度的供肾分配,一方面造成低致敏受者等待时间延长,另一方面高致敏受者接受肾移植具有较高的超急性或急性抗体介导排斥反应的风险,导致术后移植物存活率及存活时间较未致敏患者明显下降。

PRA 是指器官移植受者血清中针对代表供者人群的一组细胞或纯化 HLA 的特异性抗体。PRA 主要是在器官移植、输血、妊娠等情况下由同种异体 HLA 抗原免疫或微生物感染后交叉免疫反应而产生,在一定程度上反映了等待者的致敏强度和广度,在 HLA 致敏等待者的免疫评估中具有一定的指导作用。为了更准确统一地量化评估器官移植等待者的致敏程度,并切实保证高致敏等待者的肾脏优先分配的公正性,2009 年 UNOS 正式以 cPRA 取代 PRA,作为分配系统的参考依据[71]。cPRA 是依据人群 HLA 频率,计算随机供者 HLA 不能被致敏受者所接受的百分比。PRA 和 cPRA 两者数值越高均表示等待者获得 HLA 相容的供肾机会越小。PRA 是患者血清与代表供者人群 HLA 抗原的实际免疫反应结果,分别检测 HLA- Ⅰ 类抗体阳性率和 HLA- Ⅱ 类抗体阳性率。cPRA 则是根据等待者不可接受抗原(unacceptable antigen,UA)和真实世界的潜在供者 HLA 频率计算所得,将 HLA Ⅰ 类和 Ⅱ 类抗体的阳性位点整合计算。分配系统对携带有致敏等待者 UA 的供器官,将自动不分配给致敏受者。因此,致敏程度越高,UA 越多,致敏者接受供肾的机会越少,供肾分配时需要通过给予相应加分来获得公平的移植机会。

临床问题 14:如何计算肾移植等待者 cPRA?

推荐意见 19:cPRA 计算包括确定肾移植受者 UA、确定参考人群的 HLA 等位基因频率及算法等步骤。推荐各移植中心参考的 HLA 基因位点包括 HLA-A、B、C、DRB1、DRB345、DQB1 和 DQA1,上报致敏等待者 UA 高分辨基因型;推荐参考《中国常见及确认的 HLA 等位基因表(CWD)》确定参考人群的 HLA 基因频率;推荐采用供者过滤法计算我国肾移植等待者的 cPRA(推荐强度 B,证据等级 2b)。

推荐意见说明:

cPRA 的计算的基本原理为依据受者 HLA-SAB 法得到的 HLA 抗体检测结果,由移植医师和 HLA 专家讨论确定致敏受者 UA,上传器官分配系统,系统根据潜在供者人群 HLA 频率,计算不能被致敏受者接受的供者百分比。cPRA 计算包括确定 UA 位点、确定参考人群的 HLA 等位基因频率及算法等关键步骤,不同国家或地区采用的标准或方法有所不同[71-76]。随着对肾移植患者抗 HLA 抗体的特性和作用的深入认识,相关技术标准也会更新迭代。

1. 确定 UA 及基因座　PRA 阳性的肾移植等待者通过 SAB 检测,明确 HLA 抗体所针对的 HLA 基因型及其 MFI,肾移植医师和 HLA 专家讨论设置 MFI 阈值或标准,以确定致敏等待者 UA。可通过 HLA 血清型和基因型确定致敏受者 UA。我国 COTRS 当前要求填报血清型 UA,如需获得准确 cPRA,需要将填报的 UA 升级到高分辨基因水平。关于 UA 参考的 HLA 基因座,UNOS 早期阶段只纳入 HLA-A、B、DR,随着对 HLA 基因座在 ABMR 中作用的不断认知,目前扩充至 HLA-A、B、Bw、C、DR(含 DRB345)和 DQB1。欧洲移植联盟采用相近的标准。加拿大的参考位点还包括 HLA-Cw、DPA、DPB 和 DQA[70]。根据我国死亡后捐献供者(deceased donor,DD)HLA 检测现状及 COTRS 预设的 UA 填报要求,建议参考 HLA 基因座包括 HLA-A、B、C、DR(含 DRB345)、DQB1 和 DQA1。

2. 确定参考人群的 HLA 基因频率　美国、欧洲移植联盟(包括澳大利亚和新西兰)、加拿大等国家均采用死亡供者的真实大样本 HLA 基因数据库代表潜在供者人群,作为自己国家或地区的 cPRA 计算工具的依据。我国尚没有代表性的死亡供者 HLA 基因频率表,由于种族差异大而不能直接使用欧美数据。研究表明,采用国家骨髓库供者 HLA 可计算获得相近的 cPRA 结果[77]。据此,我国可参考《中国常见及确认的 HLA 等位基因表(CWD)2.4 版本》计算肾移植等待者 cPRA。

3. cPRA 算法　确定致敏等待者 UA 和参考 HLA 基因频率后,可通过两种算法计算 cPRA。供者过滤法和等位基因频率法[74]。

(1)供者过滤法:是指在计算机程序内,等待者的每个 UA 与库内所有潜在供者的 HLA 基因型逐一比较,过滤含有 UA 的供者;cPRA 值即过滤掉的供者人数占样本库总人数的百分比,代表致敏等待者遇到 HLA 不相容供肾的可能性。欧洲移植联盟采用此法计算 cRPA。

(2)等位基因频率法:是指根据既定供者参考人群的 HLA 基因型数据库,通过计算机程序(如 Arlequin 3.5)推算出参考人群的 HLA 单倍型频率,进一步计算该人群携带 UA 的概率,基本原理公式为 $cPRA=1-(1-\sum pi)^2$( $\sum pi$ 为含有 UA 的所有单倍型累积频率)。美国、加拿大和西班牙等国家采用此法计算 cPRA。考虑到我国参考人群基因型的统计现状和计算便利,建议采用供者过滤法计算我国肾移植等待者的 cPRA。

临床问题 15:满足何种条件的致敏等待者可以享有供肾分配优先权?

推荐意见 20:致敏患者的 PRA 或 cPRA 值越高,接收 HLA 相容供肾的机会越低,在供肾分配上应给予公平性优先。建议给予 cPRA≥98% 或 PRA≥80% 的致敏等待者在各级范围的轮转分配中给予优先权,使此类患者有更大的概率移植(推荐强度 B,证据等级 2b)。

推荐意见 21:建议给予 21%≤cPRA<98% 或 21%≤PRA<80% 的等待者在 OPO 服务区内的供肾分配以不同程度的优先权(推荐强度 B,证据等级 2b)。

推荐意见说明:

cPRA 值越高,接收 HLA 相容供肾的机会越低,在供肾分配上应给予公平性优先。OPTN 既往仅为 cPRA≥80% 的等待者额外增加 4 分,新实施的分配政策则有更多规定增加高致敏等待者的移植机会[71]。cPRA≥20% 获额外加分,cPRA 值越接近 100%,越能获得显著增高的分数(例如:cPRA 80%~84% 加 2.46 分,cPRA=95% 加 10.82 分,cPRA=98% 加 24.40 分,cPRA=99% 加 50.09 分,cPRA=100% 加 202.10 分);cPRA≥99% 的高致敏等待者在全国范围内分配享有优先权,仅次于 HLA-A、B、DR 零错配;cPRA≥98% 的高致敏等待者在 OPO 服务区内分配仅次于 HLA-A、B、DR 零错配;cPRA≥80% 在 OPO 服务区、省级区域以及全国范围内分配仅次于 HLA-A、B、DR 零错配,估算移植后存活评分(estimate post-transplant survival score,EPTS)≤20% 和儿童等待者;21%≤cPRA≤79% 等待者在各级范围的轮转分配中也享有不同程度的优先权。

目前我国器官移植分配政策依据《人体器官捐献与移植条例》规定的原则和标准建立,在供受者 HLA 匹配优先原则方面,主要体现在两个方面:给予 PRA≥80% 的高致敏等待者一定的优先权;给予 HLA 零错配或匹配度较高的等待者一定的优先权。随着我国器官捐献与移植事业的发展,再次移植和致敏等待者越来越多,我国现阶段亟须推荐一个有利于致敏等待者获得公平移植的细化执行标准。建议根据国际已有的实践经验,以 cPRA 替代 PRA,对不同区间 cPRA 的致敏等待者实行不同的加分标准,增加所有致敏等待者获得移植的公平机会。

## 七、小结

组织配型是影响肾移植成功的关键因素之一。本指南基于我国目前肾移植发展的主要目标,提升移植肾术后长期存活,针对临床组织配型的常见问题进行推荐和说明。主要包括供受者 HLA 分型技术、HLA 匹配、HLA 抗体检测相关技术、cPRA 等内容。

目前,肾脏受者的免疫风险评估主要基于 HLA 系统[78]。关于非 HLA 免疫和遗传方面的深入研究正在不断发展。从临床角度来看,将非 HLA 抗体纳入免疫风险评估有利于排斥反应的预测和防治,并且有助于综合理解移植肾损伤中的同种异体免疫和自身免疫。移植术后非 HLA 抗体检测和使用全基因组技术来评估供受者非 HLA 错配,对于支持未来移植免疫的研究方向和非 HLA 免疫领域的靶向治疗方法研发具有重要的意义[79-86]。由于非 HLA 抗体检测和非 HLA 基因变异多态性检测缺少公认的标准检测方法和试剂,本指南未进行推荐和说明。

本指南部分临床问题目前还缺乏有力的循证医学证据,同时临床实践中也存在一些有待回答的问题,如:HLA 错配表位的免疫原性如何评估? HLA 错配评估的不同方法是否可以联合评估 B 细胞和 T 细胞的同种异体反应性? 术前非 HLA 抗体对术后移植物的作用分类(排斥反应相关、肾病相关、移植物损伤相关)? 如何提高肾移植术前供者特异性记忆 T、B 细胞定量测定的准确性和高效性?[84]。这些内容有可能改善肾移植患者的预后和长期存活,为推动肾移植供受者选择达到更精准的层面,促进器官分配的科学发展,及肾移植受者个体化精准免疫抑制治疗奠定基础。

**执笔作者:**郑瑾(西安交通大学第一附属医院),张雷(中国人民解放军海军军医大学第一附属医院),何军(苏州大学附属第一医院),蔡俊超(苏州才博医学研究所),刘龙山(中山大学附属第一医院)

**通信作者:**薛武军(西安交通大学第一附属医院)

**主审专家:**薛武军(西安交通大学第一附属医院),陈刚(华中科技大学同济医学院附属同济医院),朱同玉(复旦大学附属中山医院)

**审稿专家:**王长希(中山大学附属第一医院),王祥慧(上海市交通大学医学院附属瑞金医院),叶欣(广州血液中心),田普训(西安交通大学第一附属医院),付迎欣(深圳市第三人民医院),戎瑞明(复旦大学附属中山医院),朱有华(中国人民解放军海军军医大学第一附属医院),齐珺(陕西省血液中心),肖漓(中国人民解放军总医院),吴建永(浙江大学医学院附属第一医院),邹义洲(中南大学基础医学院),张明(上海交通大学医学院附属仁济医院),陈劲松(中国人民解放军东部战区总医院),林俊(首都医科大学附属北京友谊医院),林涛(四川大学华西医院),尚文俊(郑州大学第一附属医院),郑仲征(深圳市丝路启航免疫与代谢研究院),赵亚玲(西安交通大学医学部公共卫生学院流行病与卫生统计学系),黄玉华(苏州大学附属第一医院),崔瑜(浙江大学医学院附属第一医院),程颖(中国医科大学附属第一医院)

**利益冲突:**所有作者声明无利益冲突。

## 参考文献

[1] HART A, SMITH J M, SKEANS M A, et al. OPTN/SRTR 2016 annual data report: kidney [J]. Am J Transplant, 2018, 18 (Suppl 1): 18-113.

[2] SELLARÉS J, DE FREITAS D G, MENGEL M, et al. Understanding the causes of kidney transplant failure: the dominant role of antibody-mediated rejection and nonadherence [J]. Am J Transplant, 2012, 12 (2): 388-399.

[3] TERASAKI P I, CAI J. Humoral theory of transplantation: further evidence [J]. Curr Opin Immunol, 2005, 17 (5): 541-545.

[4] 蒋朱明,詹思延,贾晓巍,等. 制订/修订《临床诊疗指南》的基本方法及程序 [J]. 中华医学杂志,2016,96 (4): 250-253.

[5] CHEN Y L, YANG K H, MARUSIC A, et al. A reporting tool for practice guidelines in health care: the RIGHT statement [J]. CAMJ, 2010, 182 (18): E839-E842.

［6］ 陈实. 移植学 [M]. 北京: 人民卫生出版社, 2011: 79-86.

［7］ HALLORAN P F, REEVE J P, PEREIRA A B, et al. Antibody-mediated rejection, T cell-mediated rejection, and the injury-repair response: new insights from the Genome Canada studies of kidney transplant biopsies [J]. Kidney Int, 2014, 85 (2): 258-264.

［8］ ALI AA, ALMUKHTAR SE, ABD KH, et al. The causes and frequency of kidney allograft failure in a low-resource setting: observational data from Iraqi Kurdistan [J]. BMC Nephrol, 2021, 22 (1): 272.

［9］ CECKA J M. The UNOS scientific renal transplant registry—2000 [J]. Clin Transpl, 2000: 1-18.

［10］ TAKIFF H, COOK D J, HIMAYA N S, et al. Dominant effect of histocompatibility on ten-year kidney transplant survival [J]. Transplantation, 1988, 45 (2): 410-415.

［11］ 谭建明, 唐孝达. HLA-DR 基因相容对肾移植长期存活的影响 [J]. 中华器官移植杂志, 2000, 21 (2): 109-111.

［12］ MICKEY M R. HLA matching in transplants from cadaver donors//Terasaki PI. Clinical kidney transplants 1985 [M]. Los Angeles, CA: UCLA Tissue Typing Laboratory, 1985: 45-56.

［13］ TING A, MORRIS P J. Matching for B-cell antigens of the HLA-DR series in cadaver renal transplantation [J]. Lancet, 1978, 1 (8064): 575-577.

［14］ CECKA J M. The UNOS scientific renal transplant registry-ten years of kidney transplants [J]. Clin Transpl, 1997: 1-14.

［15］ TAMBUR A R, CAMPBELL P, CHONG A S, et al. Sensitization in transplantation: assessment of risk (STAR) 2019 Working Group meeting report [J]. Am J Transplant, 2020, 20 (10): 2652-2668.

［16］ SAPIR-PICHHADZE R, ZHANG X, FERRADJI A, et al. Epitopes as characterized by antibody-verified eplet mismatches determine risk of kidney transplant loss [J]. Kidney Int, 2020, 97 (4): 778-785.

［17］ 张雷. 赢在起点: 人类白细胞抗原分子配型在器官移植临床的探索应用 [J]. 中华器官移植杂志, 2020, 41 (12): 707-708.

［18］ 薛武军, 郑瑾. 重视组织配型和供者特异性抗体监测在肾移植中的重要作用 [J]. 器官移植, 2014, 5 (2): 63-65.

［19］ KEITH DS, VRANIC G M. Approach to the highly sensitized kidney transplant candidate [J]. Clin J Am Soc Nephrol, 2016, 11 (4): 684-693.

［20］ SÜSAL C, MORATH C. Virtual PRA replaces traditional PRA: small change but significantly more justice for sensitized patients [J]. Transpl Int, 2015, 28 (6): 708-709.

［21］ HUBER L, LACHMANN N, NIEMANN M, et al. Pretransplant virtual PRA and long-term outcomes of kidney transplant recipients [J]. Transpl Int, 2015, 28 (6): 710-719.

［22］ MALHEIRO J, TAFULO S, DIAS L, et al. Analysis of preformed donor-specific anti-HLA antibodies characteristics for prediction of antibody-mediated rejection in kidney transplantation [J]. Transpl Immunol, 2015, 32 (2): 66-71.

［23］ WILPERT J, FISCHER K G, PISARSKI P, et al. Long-term outcome of ABO-incompatible living donor kidney transplantation based on antigen-specific desensitization. An observational comparative analysis [J]. Nephrol Dial Transplant, 2010, 25 (11): 3778-3786.

［24］ SHIN E, KWON S W, YANG W S, et al. Long-term outcomes of ABO-incompatible living donor kidney transplantation: a comparative analysis [J]. Transplant Proc, 2015, 47 (6): 1720-1726.

［25］ MORRIS A B, SULLIVAN H C, KRUMMEY S M, et al. Out with the old, in with the new: virtual versus physical crossmatching in the modern era [J]. HLA, 2019, 94 (6): 471-481.

［26］ LAN J H, KADATZ M, CHANG D T, et al. Pretransplant calculated panel reactive antibody in the absence of donor-specific antibody and kidney allograft survival [J]. Clin J Am Soc Nephrol, 2021, 16 (2): 275-283.

［27］ CHOI J, CHANDRAKER A. Immunologic risk assessment and approach to immunosuppression regimen in kidney transplantation [J]. Clin Lab Med, 2019, 39 (4): 643-656.

［28］ 朱有华, 曾力. 肾移植 [M]. 北京: 人民卫生出版社, 2017: 72-85.

［29］ BUNCE M, PASSEY B. HLA typing by sequence-specific primers [J]. Methods Mol Biol, 2013, 1034: 147-159.

［30］ DALVA K, BEKSAC M. HLA typing with sequence-specific oligonucleotide primed PCR (PCR-SSO) and use of the Luminex ™ technology [J]. Methods Mol Biol, 2014, 1109: 87-99.

［31］ VOORTER CE, PALUSCI F, TILANUS MG. Sequence-based typing of HLA: an improved group-specific full-length gene sequencing approach [J]. Methods Mol Biol, 2014, 1109: 101-114.

［32］ PROFAIZER T, KUMÁNOVICS A. Human leukocyte antigen typing by next-generation sequencing [J]. Clin Lab Med, 2018, 38 (4): 565-578.

［33］ 陈璐瑶, 李杨, 张腾腾, 等. HLA-A、-B、-C、-DRB1、-DQB1 单倍型频率的临床意义 [J]. 中华血液学杂志, 2019, 40 (12): 1026-1030.

［34］ 魏雪栋, 何军, 袁晓妮, 等. 肾移植术后抗人类白细胞抗原抗体的变化特征及临床研究 [J]. 中华实验外科杂志, 2017, 34 (12): 2071-2074.

［35］ American Society for Histocompatibility and Immunogenetics. Standards for accredited laboratories [EB/OL].(2021-11-201)[2023-08-15].

［36］ 中国输血协会人类组织抗原专业委员会, 中华医学会血液学分会, 国家血液系统疾病临床医学研究中心. 人类白细胞抗原基因分型技术平台规范化建设及临床应用专家共识 [J]. 中华医学杂志, 2023, 103 (31): 2389-2411.

［37］ 鲍晓晶, 袁晓妮, 何军. 异基因造血干细胞移植供患者 HLA 基因确认分型中存在的问题及解决策略 [J]. 中华医学杂志, 2024, 104 (11): 793-798.

［38］ 曹雪涛. 医学免疫学 [M]. 北京: 人民卫生出版社, 2018: 68-74.

［39］ HORTON R, WILMING L, RAND V, et al. Gene map of the extended human MHC [J]. Nat Rev Genet, 2004, 5 (12): 889-899.

［40］ TING A, MORRIS PJ. Powerful effect of HLA-DR matching on survival of cadaveric renal allografts [J]. Lancet, 1980, 2 (8189): 282-285.

［41］ 中华医学会器官移植学分会. 肾移植组织配型及免疫监测技术操作规范 (2019 版)[J]. 器官移植, 2019, 10 (5): 513-520.

［42］ DUQUESNOY RJ. HLAMatchmaker: a molecularly based algorithm for histocompatibility determination. I. Description of the algorithm [J]. Hum Immunol, 2002, 63 (5): 339-352.

［43］ STAVE J W, LINDPAINTNER K. Antibody and antigen contact residues define epitope and paratope size and structure [J]. J Immunol, 2013, 191 (3): 1428-1435.

［44］ DUQUESNOY R J. A structurally based approach to determine HLA compatibility at the humoral immune level [J]. Hum Immunol, 2006, 67 (11): 847-862.

［45］ SENEV A, COEMANS M, LERUT E, et al. Eplet mismatch load and de novo occurrence of donor-specific anti-HLA antibodies, rejection, and graft failure after kidney transplantation: an observational cohort study [J]. J Am Soc Nephrol, 2020, 31 (9): 2193-2204.

［46］ PHILOGENE M C, AMIN A, ZHOU S, et al. Eplet mismatch analysis and allograft outcome across racially diverse groups in a pediatric transplant cohort: a single-center analysis [J]. Pediatr Nephrol, 2020, 35 (1): 83-94.

［47］ TAFULO S, MALHEIRO J, SANTOS S, et al. Degree of HLA class Ⅱ eplet mismatch load improves prediction of antibody-mediated rejection in living donor kidney transplantation [J]. Hum Immunol, 2019, 80 (12): 966-975.

［48］ OTTEN H G, CALIS J J, KEŞMIR C, et al. Predicted indirectly recognizable HLA epitopes presented by HLA-DR correlate with the de novo development of donor-specific HLA IgG antibodies after kidney transplantation [J]. Hum Immunol, 2013, 74 (3): 290-296.

［49］ 郑瑾, 匡培丹, 张颖, 等. 人类白细胞抗原抗体频率及 PIRCHE 评分与 DSA 产生及 AMR 发生的关系 [J]. 中华医学杂志, 2019, 99 (12): 901-906.

［50］ MALLON D H, KLING C, ROBB M, et al. Predicting humoral alloimmunity from differences in donor and recipient HLA surface electrostatic potential [J]. J Immunol, 2018, 201 (12): 3780-3792.

［51］ KOSMOLIAPTSIS V, CHAUDHRY A N, SHARPLES L D, et al. Predicting HLA class Ⅰ alloantigen immunogenicity from the number and physiochemical properties of amino acid polymorphisms [J]. Transplantation, 2009, 88 (6): 791-798.

［52］ KOSMOLIAPTSIS V, SHARPLES L D, CHAUDHRY A N, et al. Predicting HLA class Ⅱ alloantigen immunogenicity from the number and physiochemical properties of amino acid polymorphisms [J]. Transplantation, 2011, 91 (2): 183-190.

［53］ WIEBE C, KOSMOLIAPTSIS V, POCHINCO D, et al. A comparison of HLA molecular mismatch methods to determine HLA immunogenicity [J]. Transplantation, 2018, 102 (8): 1338-1343.

［54］ 中国医药生物技术协会移植技术分会, 上海市肾移植质控中心专家委员会. 肾移植人类白细胞抗原分型和抗体检测专家共识 [J]. 中华医学杂志, 2022, 102 (10): 704-716.

［55］ CAI J, TERASAKI P I. Human leukocyte antigen antibodies for monitoring transplant patients [J]. Surg Today, 2005, 35 (8): 605-612.

［56］ TERASAKI P I, MCCLELLAND J D. Microdroplet assay of human serum cytotoxins [J]. Nature, 1964, 204: 998-1000.

［57］ PATEL R, TERASAKI P I. Significance of the positive crossmatch test in kidney transplantation [J]. N Engl J Med, 1969, 280 (14): 735-739.

［58］ ALTERMANN W W, SELIGER B, SEL S, et al. Comparison of the established standard complement-dependent cytotoxicity and flow cytometric crossmatch assays with a novel ELISA-based HLA crossmatch procedure [J]. Histol Histopathol, 2006, 21 (10): 1115-1124.

［59］ THISTLETHWAITE J R, BUCKINGHAM M, STUART J K, et al. T cell immunofluorescence flow cytometry crossmatch results in cadaver donor renal transplantation [J]. Transplant Proc, 1987, 19 (1 Pt 1): 722-724.

［60］ TAKEDA A, UCHIDA K, HABA T, et al. Acute humoral rejection of kidney allografts in patients with a positive flow cytometry crossmatch (FCXM)[J]. Clin Transplant, 2000, 14 Suppl 3: 15-20.

［61］ CAI J, QING X, TAN J, et al. Humoral theory of transplantation: some hot topics [J]. Br Med Bull, 2013, 105: 139-155.

［62］ TAMBUR A R, WIEBE C. HLA diagnostics: evaluating DSA strength by titration [J]. Transplantation, 2018, 102 (1S Suppl 1): S23-S30.

［63］ KOEFOED-NIELSEN P, MØLLER BK. Donor-specific anti-HLA antibodies by solid phase immunoassays: advantages and technical concerns [J]. Int Rev Immunol, 2019, 38 (3): 95-105.

［64］ TERASAKI P I, CAI J. Human leukocyte antigen antibodies and chronic rejection: from association to causation [J]. Transplantation, 2008, 86 (3): 377-383.

［65］ CAI J, TERASAKI P I, ANDERSON N, et al. Intact HLA not beta2m-free heavy chain-specific HLA class I antibodies are predictive of graft failure [J]. Transplantation, 2009, 88 (2): 226-230.

［66］ 中华人民共和国国家卫生和计划生育委员会. WS/T 494—2017 临床定性免疫检验重要常规项目分析质量要求 [S]. 2017.

［67］ 中国合格评定国家认可委员会. CNAS-GL038-2019 临床免疫学定性检验程序性能验证指南 [S]. 2019.

［68］ 何军, 吴德沛. 我们如何做好抗 HLA 抗体检测的质量控制 [J]. 中华血液学杂志, 2019, 40 (4): 265-269.

［69］ 何军, 袁晓妮. 如何应用 Luminex 技术做好抗 HLA 抗体的临床检测 [J]. 临床检验杂志, 2019, 37 (11): 801-805.

［70］ 陈璐瑶, 鲍晓晶, 袁晓妮, 等. 人类白细胞抗原混合试剂筛查实验结果判断界限值的建立与验证 [J]. 中华医学杂志, 2024, 104 (11): 857-864.

［71］ CECKA J M. Calculated PRA (CPRA): the new measure of sensitization for transplant candidates [J]. Am J Transplant, 2010, 10 (1): 26-29.

［72］ TINCKAM K J, LIWSKI R, POCHINCO D, et al. cPRA increases with DQA, DPA, and DPB unacceptable antigens in the Canadian cPRA calculator [J]. Am J Transplant, 2015, 15 (12): 3194-3201.

［73］ SYPEK M P, KAUSMAN J Y, WATSON N, et al. The introduction of cPRA and its impact on access to deceased donor kidney transplantation for highly sensitized patients in Australia [J]. Transplantation, 2021, 105 (6): 1317-1325.

［74］ CHAN Y P, WONG M, TANG L, et al. A simplified method of calculating cPRA for kidney allocation application in Hong Kong: a retrospective study [J]. Transpl Int, 2017, 30 (12): 1234-1242.

［75］ LIMA B A, ALVES H. Portuguese calculated panel reactive antibodies online estimator [J]. HLA, 2019, 93 (6): 445-450.

［76］ ASENSIO E, LÓPEZ-HOYOS M, ROMÓN Í, et al. Assessment of Spanish panel reactive antibody calculator and potential usefulness [J]. Front Immunol, 2017, 8: 540.

［77］ KRANSDORF EP, PANDO MJ, STEWART D, et al. Stem cell donor HLA typing improves CPRA in kidney allocation [J]. Am J Transplant, 2021, 21 (1): 138-147.

［78］ MONTGOMERY R A, TATAPUDI V S, LEFFELL M S, et al. HLA in transplantation [J]. Nat Rev Nephrol, 2018, 14

(9): 558-570.

[79] LEFAUCHEUR C, LOUIS K, PHILIPPE A, et al. The emerging field of non-human leukocyte antigen antibodies in transplant medicine and beyond [J]. Kidney Int, 2021, 100 (4): 787-798.

[80] SOROHAN B M, BASTON C, TACU D, et al. Non-HLA Antibodies in kidney transplantation: immunity and genetic insights [J]. Biomedicines, 2022, 10 (7): 1506.

[81] ZHANG Q, REED E F. The importance of non-HLA antibodies in transplantation [J]. Nat Rev Nephrol, 2016, 12 (8): 484-495.

[82] CARAPITO R, AOUADI I, VERNIQUET M, et al. The MHC class I MICA gene is a histocompatibility antigen in kidney transplantation [J]. Nat Med, 2022, 28 (5): 989-998.

[83] MESNARD L, MUTHUKUMAR T, BURBACH M, et al. Exome sequencing and prediction of long-term kidney allograft function [J]. PLoS Comput Biol, 2016, 12 (9): e1005088.

[84] TAMBUR A R, BESTARD O, CAMPBELL P, et al. Sensitization in transplantation: assessment of risk 2022 Working Group meeting report [J]. Am J Transplant, 2023, 23 (1): 133-149.

[85] REINDL-SCHWAIGHOFER R, HEINZEL A, KAINZ A, et al. Contribution of non-HLA incompatibility between donor and recipient to kidney allograft survival: genome-wide analysis in a prospective cohort [J]. Lancet, 2019, 393 (10174): 910-917.

[86] ZHANG Z, MENON M C, ZHANG W, et al. Genome-wide non-HLA donor-recipient genetic differences influence renal allograft survival via early allograft fibrosis [J]. Kidney Int, 2020, 98 (3): 758-768.

# 11　肾移植免疫监测临床诊疗指南

肾移植相比透析治疗可显著提高尿毒症患者的生活质量,但因为需要终身口服免疫抑制剂,肾移植受者有可能因免疫抑制过强而引发感染和肿瘤,或因免疫抑制不足而导致排斥反应。急性排斥反应(acute rejection,AR)和慢性排斥反应是肾移植后最常见的并发症,也是影响移植肾长期存活的重要危险因素。T 细胞介导性排斥反应(T cell-mediated rejection,TCMR)诊治相对容易,而抗体介导性排斥反应(antibody-mediated rejection,AMR)治疗较为困难、花费高且效果欠佳,是导致移植肾失功的重要原因。

肾移植后免疫监测旨在通过一些检测指标来侧面反映受者的免疫状态是否相对适度,有无免疫抑制过度或免疫抑制不足,以指导临床医师对免疫抑制方案进行合理调整,力求达到免疫相对平衡的状态。本指南根据国内外文献,结合国内现有可行的检测手段,对现有的免疫监测指标进行讨论,具体包括:针对人类白细胞抗原(human leukocyte antigen,HLA)的供者特异性抗体(donor specific antibody,DSA)、非 HLA 抗体、供者来源性细胞游离脱氧核糖核酸(donor-derived cell-free deoxyribonucleic acid,dd-cfDNA)、淋巴细胞亚群及细环病毒(toque-teno virus,TTV)。其中 HLA-DSA 监测较为成熟且意义重大,一些非 HLA 抗体近年来备受关注,淋巴细胞亚群监测应用较多且也具有一定的临床意义,dd-cfDNA 和 TTV 属于新兴指标但可能具备较好的应用前景。

## 一、指南形成方法

本指南由中华医学会器官移植学分会组织制订,并已在国际实践指南注册与透明化平台(Practice Guide Registration for TransPAREncy,PREPARE)上以中英双语注册(注册号:PREPARE2023CN854)。指南的制订方法和流程主要基于 2014 年 WHO 发布的《世界卫生组织指南制订手册》[1] 和 2016 年中华医学会发布的《制订 / 修订〈临床诊疗指南〉的基本方法及程序》[2]。首先通过指南专家会议对临床关注的问题进行讨论,最终选择出本指南拟解决的 12 个临床问题,涉及 HLA-DSA、非 HLA 抗体、dd-cfDNA、淋巴细胞亚群和 TTV 这五大指标的检测和临床应用。证据检索与筛选中参考了国内外相关指南、共识、系统评价和 meta 分析以及各类临床研究报道 93 篇。采用 2009 版牛津大学循证医学中心的证据分级与推荐强度标准对每个临床问题的证据质量和推荐强度进行分级。最终专家组基于证据评价提供的证据,综合考虑我国肾移植现状、检测成本和利弊等因素后,提出了符合我国肾移植免疫监测临床诊疗实践的推荐意见 24 条。

## 二、肾移植后 HLA-DSA 的监测

临床问题 1: 肾移植后 HLA-DSA 监测的临床意义?

推荐意见 1: HLA-DSA 是同种异体 B 细胞免疫应答的结果,是导致 AMR 发生的主要原因。监测 HLA-DSA 是目前临床肾移植后重要和成熟的免疫监测手段(推荐强度 B,证据等级 2a)。

推荐意见 2: 肾移植术后早期(30d 内)对预致敏受者 HLA-DSA 的监测,有助于急性 AMR 的预警及诊疗。及时治疗以降低或清除 DSA,能有效逆转急性 AMR 并显著改善移植肾的早期预后(推荐强度 B,证据等级 2a)。

推荐意见 3: 肾移植 30d 后对新生 DSA(dnDSA)的监测,有助于后期活动性或慢性活动性 AMR 的及时诊断。尽早采用针对 dnDSA 的干预治疗,可能可以延缓移植肾 AMR 病理损伤的进展,改善移植肾的长期预后(推荐强度 B,证据等级 2a)。

推荐意见说明:

移植肾的长期存活与多种因素相关,其中 AMR 是导致移植肾失功的主要危险因素之一。AMR 的发生与 HLA-DSA 密切相关,DSA 的检测是目前临床上最重要和最成熟的免疫学监测指标[3]。肾移植术后 HLA-DSA 包括预存 DSA 和新生 DSA(de novo DSA,dnDSA)2 大类,根据 2019 年国际移植学会专家共识[4] 及 2022 年《肾移植后期抗体介导排斥反应防治专家共识》[5]: 肾移植术后 30d 内发生的 AMR 定义为早期 AMR,30d 后发生的 AMR 称为后期 AMR,尽管预存 DSA 也可能参与介导后期 AMR,但多数后期 AMR 与 dnDSA 相关。

预致敏受者肾移植术后 30d 内易出现由预存 DSA 或诱生 DSA 所导致的早期 AMR,其中诱生 DSA 主要由特异性记忆性 B 细胞在移植后早期的再次免疫应答产生,表现为移植术前阴性,但在术后 2 周内快速、大量产生[6]。移植术后 30d 内严密监测 DSA 的变化有助于判断预致敏受者发生 AMR 的免疫风险。如 DSA 显著升高,能提示临床医师及时进行移植肾穿刺活检,明确病理诊断和启动抗体针对性治疗(如血浆置换 / 静脉注射丙种球蛋白等),从而预防或逆转急性 AMR,有效提高预致敏受者移植肾的早期存活率[7]。

文献报道肾移植术后 dnDSA 的发生率在 4.6%~23.0%[8-10]。其中,DQ 位点的发生比例最高且更易导致移植肾肾小球病,与移植肾长期预后不良显著相关[11-13]。因此,肾移植 30d 后定期监测 dnDSA 能有效预警潜在的 AMR,在亚临床阶段尽早干预治疗,能延缓甚至避免后期 AMR 的进展,改善移植肾的长期预后[14]。

临床问题 2: 目前 HLA-DSA 的监测有哪些常用检测方法及如何选择?

推荐意见 4: 因肾移植后采用供者细胞进行 DSA 检测的可行性较低,目前临床上主要采用固相

检测法对 HLA-DSA 进行检测,包括酶联免疫吸附法、包被混合 HLA 抗原微珠的 Luminex 检测法(混合抗原微珠法)、包被 HLA 单抗原微珠的 Luminex 检测法(单抗原微珠法)以及包被群体反应性 HLA 抗原的流式检测法(流式 PRA)(推荐强度 D,证据等级 5)。

推荐意见 5:推荐使用混合抗原微珠法进行 HLA 抗体的初筛,使用单抗原微珠法进行 DSA 的确定(推荐强度 D,证据等级 5)。

推荐意见 6:单抗原微珠法是目前判读 DSA 是否存在及水平高低公认的特异性方法。但需要注意的是,该方法可能因包被抗原的变异导致假阳性结果,也可能因抗原覆盖不足导致假阴性结果(推荐强度 D,证据等级 5)。

推荐意见说明:

采用供者细胞检测受者血清中的 DSA,被称为"交叉反应",是最经典的 AMR 体外模拟检测法[15]。自 1960 年应用至今,一直是检测 DSA 并确认其补体依赖的细胞毒(complement-dependent cytotoxicity,CDC)作用等功能的首选方法。此法的优点是不仅可以检出 HLA-DSA,还可以在绝大多数非 HLA 未知的情况下,检测非 HLA-DSA,并对 HLA 或非 HLA-DSA 破坏供者靶细胞的 CDC 等损伤机理进行确认。对于绝大多数遗体捐献供者,移植后无法获取新鲜的供者淋巴细胞,因此通过供者活细胞进行的 DSA 检测难以实现。目前临床上主要采用包被 HLA 抗原的固相检测法进行 DSA 检测,包括酶联免疫吸附法、包被混合 HLA 抗原微珠的 Luminex 检测法(混合抗原微珠法)、包被 HLA 单抗原微珠的 Luminex 检测法(单抗原微珠法)及包被群体反应性 HLA 抗原的流式检测法(流式 PRA)[16]。

酶联免疫吸附法在过去曾被广泛使用,但该法使用的血清量大,而敏感性相对偏低。目前临床上主要采用 Luminex 混合抗原微珠法对 DSA 进行初筛,通过包被多种不同 HLA 抗原的混合微珠与受者血清进行反应,判断有无抗 HLA 抗体。初筛阳性时,再通过包被单一抗原的微珠与受者血清反应,对照供者位点,进一步鉴别是否为 DSA,为临床诊断 AMR 提供依据。此外,还可以对 DSA 水平进行半定量分层,在连续监测中辅助评估受者的免疫风险[17]。

微珠包被的抗原为纯化自人源细胞(混合抗原法、PRA 抗原法)或重组表达的蛋白抗原(单抗原法),在制备过程中难免存在抗原结构变性,不同种属来源的抗原结构表现也有所差异,因此在抗体检测过程中可能存在少数假阳性情况。此外,由于荧光标记的微珠能够包被的抗原数量有限,一般不超过一百种,无法满足 HLA 抗原多态性的要求,故可能出现漏检的情况。也由于现有商业化的检测试剂主要针对国外人群的 HLA 多态性设计,导致中国人群在使用时可表现出假阴性[18]。

临床问题 3:单抗原微珠法检测 DSA 的阳性阈值如何判定?

推荐意见 7:通常以平均荧光强度(mean fluorescence intensity,MFI)来反映抗体水平。但必须强调的是,MFI 值不能代表抗体的真实滴度,而是评价抗体水平的半定量指标。不同试剂盒、不同实验室对同一份血清检测的 MFI 值存在一定差异,各个实验室确定的阳性阈值也有所不同。一般以 MFI 值 1 000 作为 DSA 阳性阈值,也有实验室以 MFI 值 500 作为阳性阈值以避免漏检(推荐强度 B,证据等级 2a)。

推荐意见说明:

单抗原微珠法检测 DSA 的水平采用 MFI 值来表示,但不同移植中心判读 DSA 阳性的 MFI 阈值并不一致。目前国内、外大部分 HLA 实验室以 MFI 值等于 1 000 作为抗体阳性的判读阈值[19,20],也有一些实验室 MFI 值大于 500 即判为阳性[21-23]。鉴于目前还没有统一的 MFI 阈值标准,在有充分阴性对照结果支持的前提下,建议选用较低的阳性阈值,如 MFI 值大于等于 500,以避免漏检早期出现的低水平 DSA。MFI 值越高可能提示 DSA 对移植物的损伤越重,但 MFI 值并不是可靠的独立预测因素,DSA 损伤能力也与 DSA 的种类、亚型及补体结合能力等相关[24,25]。即使 DSA 的 MFI 值小于3 000,也可影响移植物存活[26]。建议移植受者在检测出 DSA 后,接受移植肾穿刺活检以明确病理改变程度,以帮助指导治疗及评估预后。

**临床问题 4:肾移植后不同免疫风险人群进行 HLA-DSA 监测的频率?**

**推荐意见 8:**对于免疫低风险人群,目前还没有统一确定的 HLA-DSA 监测频率,一般建议至少在移植后 3~6 个月及 12 个月各监测 1 次,之后每年监测 1 次(推荐强度 B,证据等级 3a)。

**推荐意见 9:**对于免疫中风险人群,建议在移植后早期增加 HLA-DSA 监测频率,在移植后 1 个月内每 1~2 周监测 1 次;高风险人群在移植后 1 个月内每周监测 1 次,之后依据 DSA 的具体情况而定(推荐强度 B,证据等级 3a)。

**推荐意见说明:**

依据移植前不同的免疫风险分级,不同风险人群的 DSA 监测频率不尽相同。一般认为初次非致敏受者为低风险人群,多次移植或既往致敏但术前 DSA 阴性的受者为中风险人群,术前 DSA 阳性或经历脱敏治疗后 DSA 转阴的受者为高风险人群[27]。

针对免疫低风险人群,2023 年欧洲器官移植协会(European Society for Organ Transplantation,ESOT)组织制订的《肾移植术后 DSA 监测临床应用指南》[17]指出,目前移植后 DSA 监测频率尚无统一标准,但基本要求在移植后 3~6 个月进行 1 次抗体监测,之后每年监测 1 次。Parajuli 等[28]的研究表明,移植 1 年内无须进行过于密集的 DSA 筛查,92% 的 AMR 和 76% 的亚临床 AMR 发生在移植 1 年后。但监测间隔超过 1 年可能是不可取的,因为未经治疗的亚临床 AMR 在诊断后 1 年内会向慢性病变进展[29]。2022 年《中国肾移植后期抗体介导排斥反应防治专家共识》[5]提出,低风险人群建议在移植后 1、3、6、12 个月监测 DSA,而后每半年或 1 年监测 1 次。需要强调的是,在随访期间,如果受者出现蛋白尿、输注红细胞、发生 TCMR、BK 病毒感染或其他原因导致的血肌酐升高,应立即检测抗体[3]。如果出现 DSA 阳性,建议立即予以移植肾穿刺活检。

针对免疫中风险和高风险人群,多项研究提出移植术后 1 个月内须严密监测 DSA 变化。一般要求每 1~2 周检测 1 次,移植后 3~6 个月和移植后 12 个月时各检测 1 次,之后每年监测 1 次[5,16,17,19,30]。如果受者在随访期间出现进行性加重的蛋白尿或血肌酐升高,应增加 DSA 检测,必要时予以移植肾穿刺活检。

**临床问题 5:检测 HLA-DSA 补体结合能力和抗体亚型的临床意义?**

**推荐意见 10:**采用固相法检测 HLA-DSA 的补体(C1q,C3d)结合能力,可能有助于进一步评判 DSA 的免疫危害性。DSA 的补体结合能力越强,移植物的损伤越严重,但 DSA 的补体结合力为阴性并不代表其对移植物无损伤作用,仍然需要进行移植肾穿刺活检(推荐强度 B,证据等级 2c)。

**推荐意见 11:**HLA-DSA 的抗体亚型包括 IgG1、IgG2、IgG3 和 IgG4。其中 IgG3 亚型的补体结合能力较强,与活动性 AMR 相关且与移植肾失功的相关性最大;IgG4 亚型与亚临床 AMR 相关,且主要导致慢性移植肾肾小球病。检测和区分 HLA-DSA 的 IgG 亚型可能有助于识别 DSA 的免疫风险(推荐强度 C,证据等级 4)。

**推荐意见说明:**

研究表明,DSA 阳性受者中,C1q 结合阳性 DSA 的比例约为 31%~42%,且 C1q 结合阳性受者的移植物存活率明显低于 C1q 结合阴性受者[31-33]。在进行 AMR 诊断时,检测 DSA 是否为 C1q 阳性是预测移植肾失功的一个强有力指标,且不受病理 C4d 沉积和 DSA 的 MFI 值的影响[34,35]。但也有研究表明,DSA 的 MFI 值越高,C1q 结合阳性的可能性越大[36]。

在高致敏受者中,移植前预存 DSA 的 C3d 结合试验可以较为准确地预测实际的 CDC 试验结果,C3d 结合试验阴性有利于确定 HLA 抗体缺乏激活补体能力[37]。一项儿童肾移植研究将受者分为 dnDSA 阴性组、C1q 阳性 /C3d 阴性组、C3d 阳性组和 dnDSA 阳性但 C1q 阴性 /C3d 阴性组,4 组儿童受者的 10 年移植物存活率分别为 94%、100%、40% 和 100%,提示 DSA 的 C3d 结合能力与长期预后显著相关[38]。不过值得注意的是,2023 年 ESOT 工作组制订的《肾移植术后 DSA 监测临床应用指南》[17]指出,即使 DSA 的补体结合能力为阴性,也不能排除 DSA 介导的免疫损伤,仍需通过移植肾穿刺活检来明确诊断。

移植后 DSA 对移植物的损伤作用与 DSA 的亚型有一定相关[39]。IgG 亚型包括:IgG1、IgG2、IgG3 和 IgG4。其中,IgG1 亚型占比最高,将近 75%;IgG3 的危害性最大,与移植肾长期存活最为相关[31];IgG4 与亚临床 AMR 相关,且主要导致慢性移植肾肾小球病[32]。但目前相关证据主要来自国外研究,国内应用较少。对于有条件的中心,分析 IgG 亚型可能有助于识别 DSA 的免疫风险。

### 三、肾移植后非 HLA 抗体监测

临床问题 6:目前用于肾移植术后免疫监测的非 HLA 抗体主要有哪些?

推荐意见 12:目前肾移植后需要监测的非 HLA 抗体种类尚未明确,已知与肾移植预后相关的非 HLA 抗体主要包括:主要组织相容性复合体 - Ⅰ 类相关链 A(MICA)抗体、谷胱甘肽 S- 转移酶 T1(GSTT1)抗体、血管紧张素 Ⅱ-1 型受体(AT1R)抗体、内皮素 A 受体(ETAR)抗体、波形蛋白(Vimentin)抗体等(推荐强度 B,证据等级 2a)。

推荐意见说明:

非 HLA 抗体是指导致移植物损伤或排斥反应的 HLA 抗体以外的抗体。目前已发现的非 HLA 抗体多数是针对次要组织相容性抗原、内皮细胞、上皮细胞、细胞骨架、胞外基质以及各种与移植肾不良预后相关的蛋白抗原[40-42]。非 HLA 抗体可分为同种异体多态性抗原抗体和自身抗原抗体两大类。文献报道同种异体非 HLA 抗体包括主要组织相容性复合体 - Ⅰ 类相关链 A(major histocompatibility complex class Ⅰ chain-related gene A,MICA)抗体、谷胱甘肽 S- 转移酶 T1(glutathione-S-transferase T1,GSTT1)抗体、男性供肾移植给女性受者中的 Y 染色体编码蛋白(H-Y 抗原)抗体等[43]。常见的自身抗体包括血管紧张素 Ⅱ-1 型受体(angiotensin Ⅱ-type 1 receptor,AT1R)抗体、内皮素 A 受体(endothelin A receptor,ETAR)抗体、波形蛋白(Vimentin)抗体、基底膜蛋白多糖(Perlecan)的免疫原性片段(LG3)抗体等[44]。

临床问题 7:肾移植术后非 HLA 抗体监测的临床意义?

推荐意见 13:多种非 HLA 抗体与慢性活动性 AMR 有关,部分伴有特征性的病理表现,并对移植肾造成不同程度损伤。非 HLA 抗体单独或协同 HLA-DSA 影响移植肾功能,降低移植肾存活率(推荐强度 B,证据等级 2b)。

推荐意见 14:临床或病理诊断为 AMR 或混合性排斥反应时,如果 HLA-DSA 为阴性,建议进行非 HLA 抗体检测(推荐强度 B,证据等级 2a)。

推荐意见说明：

非 HLA 抗体与肾移植 AMR 相关,可显著影响移植肾的长期预后[45-47]。MICA 抗原是一种高度多态性的糖蛋白,由位于 HLA 复合体内的 6 号染色体上的主要组织相容性复合体(major histocompatibility complex,MHC)Ⅰ类相关链条编码,在 46.4kb 处着丝粒于 HLA-B 位点。MICA 抗原在内皮细胞、上皮细胞、单核细胞和树突状细胞上表达,但不在 T 或 B 淋巴细胞上表达[48,49]。MICA 抗体可通过妊娠、输血、既往移植等经典致敏事件产生,也可在没有致敏的情况下出现[50]。移植前预存 MICA 抗体与移植后排斥反应相关,可显著降低移植肾 1 年存活率[51]。供受者 MICA 等位基因错配是新生抗 MICA 供者特异性抗体产生的主要原因[52]。在 HLA 匹配的受者中,MICA 错配与移植肾失功独立相关[52]。移植前预存及移植后新生的供者特异性 MICA 抗体可独立于 HLA-DSA,也可与之协同发挥作用,增加发生排斥反应和移植物失功的风险[52]。

GSTT1 定位于细胞质,主要在肝脏和肾脏中表达。20% 的白种人以及 11%~58% 其他种族个体存在 GSTT1 基因缺失[53]。GSTT1 基因缺失受者在肾移植术后产生 GSTT1 抗体的概率较 GSTT1 基因表达受者高,移植肾存活率下降[54]。GSTT1 抗体也可在 GSTT1 基因表达者中检出,类似于自身抗体。高水平(MFI>8 031)GSTT1 抗体为 AMR 和移植肾丢失的独立预测因子[54]。此外,GSTT1 基因缺失受者在循环和移植物内 HLA 抗体均为阴性的情况下,随着同种异体 GSTT1 抗体的产生和在移植物内的沉积,AMR 可进展为移植物失功[54]。研究显示,发生 AR 受者的 GSTT1 抗体阳性率(8/19,42.1%)高于移植物功能稳定受者(4/27,14.8%)[55]。

AT1R 抗体可能与 C4d 阴性的难治性 AMR 有关,病理检查通常有动脉内膜炎、纤维素样坏死以及肾小管炎和间质炎症细胞浸润等特征性表现,其导致移植肾损伤的机制可能是 AT1R 抗体与 AT1 受体结合后激活下游信号而模拟血管紧张素Ⅱ的作用[56]。一项纳入 1 845 例肾移植受者的多中心回顾性研究显示,77 例受者(4.2%)在移植肾活检中表现为早期 AMR,但未检测到 HLA-DSA;而这些 AMR 病例中,大多数(66.2%)可检测到 AT1R 抗体,且移植物损伤的严重程度与 AT1R 抗体水平相关[57]。另一项研究指出,移植前预存的 AT1R 抗体是远期移植物失功的独立危险因素,且与早期较高的 AR 发生率相关[58]。AT1R 抗体和 HLA-DSA 双阳性常见于高致敏肾移植受者,抗体间有协同作用[59];二者均为阳性的移植肾存活率显著低于仅 DSA 阳性者的移植肾存活率[60]。

ETAR 抗体和 AT1R 抗体之间存在高度相关性。一项儿童肾移植队列研究也发现,ETAR 抗体和 AT1R 抗体常伴随出现,2 种抗体同时阳性与动脉内膜炎、IL-8 水平升高和移植后 2 年肾小球滤过率下降>30% 显著相关[61]。此外,预存的 ETAR 抗体也可独立影响移植肾早期功能。一项研究发现,有 47.4% 的受者存在预存的 ETAR 抗体,其在术后 1 个月和 1 年时的移植肾功能都明显较 ETAR 抗体阴性受者差;虽然经病理活检证实的 AR 在预存 ETAR 抗体和 ETAR 抗体阴性受者中的发生率相近,但轻至重度动脉内膜炎在预存 ETAR 抗体受者中更为常见[62]。关于 ETAR 抗体导致移植肾损伤的机制目前尚不清楚,推测分为补体依赖性途径和非补体依赖性途径 2 种[63]。

波形蛋白是一种细胞骨架蛋白,通常不在细胞表面表达。在移植或排斥反应过程中的内皮损伤可导致波形蛋白暴露,成为具有免疫原性的自身抗原。研究发现,44% 活检证实的慢性排斥反应受者在移植肾失功后可检测到波形蛋白抗体,协同 HLA-DSA 在间质纤维化和肾小管萎缩中发挥作用[64]。移植前波形蛋白抗体阳性也可能是移植后间质纤维化和肾小管萎缩的危险因素[65]。

基底膜蛋白多糖是一种细胞外基质蛋白多糖,由许多单独的结构域组成,在蛋白水解过程中可释放具有免疫原性的片段(LG3)[66]。研究表明,移植前预存 LG3 抗体和 HLA-DSA 都是移植后 AMR

的独立危险因素；移植后，LG3 抗体会加速同种异体免疫应答导致的移植物血管损伤[67]。在 HLA 预致敏肾移植中，排除新生 HLA-DSA 的影响，预存和新生 LG3 抗体也可诱发早期 AMR[68]。

非 HLA 抗体产生的具体机制及其与 HLA-DSA 之间的相互关系尚未完全明确。由于临床中已观察到多种非 HLA 抗体也可独立导致移植肾损伤，影响移植肾预后。因此，对于肾移植术后临床或病理诊断为 AMR 或混合性排斥反应的受者，如无明确的 HLA-DSA 依据，应检测非 HLA 抗体[69]。

### 四、肾移植后 dd-cf DNA 的监测

临床问题 8：dd-cf DNA 监测的临床意义？

推荐意见 15：dd-cf DNA 水平升高提示存在移植肾损伤，持续低水平的 dd-cf DNA 则高度提示移植肾无损伤，从而可能避免不必要的穿刺活检和抗排斥治疗（推荐强度 B，证据等级 2b）。

推荐意见 16：血浆 dd-cf DNA 升高对 AMR 的诊断价值较高，对 TCMR 的诊断价值有限。当临床高度怀疑 TCMR 时，即使血浆 dd-cf DNA 为较低水平也不能排除 TCMR，必要时还是应行移植肾穿刺活检以确诊（推荐强度 B，证据等级 2b）。

推荐意见 17：抗排斥治疗期间动态监测 dd-cf DNA 可能有助于评估移植肾的恢复情况和预后（推荐强度 B，证据等级 2b）。

推荐意见说明：

dd-cf DNA 是指器官移植术后受者循环体液中来源于凋亡或坏死供者细胞的游离 DNA，其水平升高往往提示细胞更新和死亡增加[70]。

尿液和血浆 dd-cf DNA 水平升高提示移植肾出现损伤[71,72]。国外最新 ADMIRAL 研究对 1 092 例肾移植受者进行了为期 3 年的 dd-cf DNA 监测，发现血浆 dd-cf DNA 水平升高与亚临床和临床排斥反应显著相关，且在新生 DSA 检出前 3 个月即可监测到 dd-cf DNA 水平升高[73]。反之，持续低水平的 dd-cf DNA 可在很大程度上提示移植肾无损伤，从而可能减少不必要的穿刺活检和避免盲目的抗排斥治疗[72,73]。

虽然有研究指出，发生亚临床 AMR 及 TCMR 时，受者的血浆 dd-cf DNA 水平可以出现升高[73]；但也有单中心队列研究指出血浆 dd-cf DNA 仅对 AMR 的诊断价值较高（曲线下面积为 0.82），难以区分 TCMR 和无排斥反应的情况［AMR、TCMR 和无排斥反应受者的血浆 dd-cf DNA 百分比（dd-cf DNA%）中位数分别为 1.35%、0.27% 和 0.38%］[74]。因此，在临床高度怀疑 TCMR 时，dd-cf DNA 检测为阴性并不能排除 TCMR 的诊断，必要时仍须进行移植肾穿刺活检予以明确。

国内小样本前瞻性队列研究显示，受者的血浆 dd-cf DNA% 在抗 AR（5 例 AMR 和 13 例 IA 级以上 TCMR）治疗前后的下降幅度与受者治疗后 1、3、6 个月时估算的肾小球滤过率（estimate glomerular filtration rate，eGFR）显著相关[75]。提示抗排斥治疗期间 dd-cf DNA 的动态监测可能有助于反映移植肾的恢复和预后。

临床问题 9：肾移植后 dd-cf DNA 监测在鉴别诊断中的临床意义？

推荐意见 18：dd-cf DNA 的阳性检测结果虽能提示移植肾损伤，但对损伤原因的鉴别能力有限（推荐强度 B，证据等级 2b）。

推荐意见 19：联合血浆和尿液的 dd-cf DNA 检测对于鉴别 AMR 和 TCMR，以及鉴别 BK 病毒感染和 BK 病毒相关肾病，具有一定参考价值（推荐强度 B，证据等级 2b）。

推荐意见说明：

多项研究显示，尿液或血浆 dd-cf DNA 虽在诊断移植肾损伤方面有较好价值，但对鉴别损伤原因，比如移植肾功能延迟恢复、AR、急性肾小管坏死、BK 病毒肾病（BK virus-associated nephropathy，BKVN）等，缺乏特异性[71,72]。

但在鉴别 AMR 和 TCMR 方面，受者的血浆 dd-cf DNA 改变有一定辅助诊断价值。一项包含 102 例肾移植受者的队列研究显示，发生 AMR 受者（包括混合性 AR）与未发生 AMR 受者（包括单纯 TCMR）相比，血浆 dd-cf DNA% 的差异有统计学意义，且排斥反应越重，血浆 dd-cf DNA 水平越高[76]。前文提过的小样本队列研究也显示，出现 AMR 受者的血浆 dd-cf DNA%（中位数为 1.35%）高于出现 TCMR 的受者（中位数为 0.27%），差异有统计学意义（$P=0.01$）[74]。

此外，2020 年国内一项纳入 40 例确诊 BKVN、7 例疑似 BKVN、23 例可能 BKVN 和 23 例自愈 BKVN 受者的研究显示，确诊和疑似 BKVN 受者尿液的 dd-cf DNA 水平［（22.09 ± 21.27）ng/ml 和（15.64 ± 6.73）ng/ml］高于可能和自愈 BKVN 受者的尿 dd-cf DNA 水平［（5.60 ± 3.53）ng/ml 和（5.30 ± 3.34）ng/ml］，检测尿 dd-cf DNA 水平可能有助于鉴别 BKVN 和 BK 病毒感染[77]。

**临床问题 10：dd-cf DNA 的检测结果如何判定？**

推荐意见 20：血浆 dd-cf DNA% 大于 0.5% 是目前较合适的阳性判断阈值（推荐强度 B，证据等级 2b）。

推荐意见 21：结合运用血浆和尿液 dd-cf DNA 的百分比和绝对值，有助于提供更全面的诊断信息（推荐强度 B，证据等级 2b）。

推荐意见说明：

dd-cf DNA 检测方法目前主要是基于二代测序（next-generation sequencing，NGS）或微滴式数字 PCR（droplet digital PCR，ddPCR）的"供者基因分型非依赖"检测，通过直接在受者的总细胞游离 DNA 检测数据中鉴别 dd-cf DNA 的信号大小，计算后者所占绝对值和百分比[78,79]。百分比相对更加常用，但阳性判断阈值尚无定论，目前最新的研究认为，血浆 dd-cf DNA% 大于 0.5% 较合适[73]。虽然早年一项纳入 102 例肾移植受者的前瞻性队列研究结果显示，未发生排斥反应受者的血浆 dd-cf DNA% 中位数为 0.3%，而发生排斥反应受者的中位数为 1.6%，故提出 1% 为诊断活动性排斥反应的阈值[76]。国内一项纳入 37 例肾移植受者的单中心前瞻性研究也显示，血浆 dd-cf DNA% 阈值定为 1% 时，诊断 AMR 的敏感性为 88.9%、特异性为 73.7%、阳性预测值为 76.2%、阴性预测值为 87.5%[80]。另一项纳入 63 例肾移植受者的回顾性队列研究提出 dd-cf DNA% 大于 0.74% 为诊断 AR 的最佳阈值[74]。但 2022 年最新的 ADMIRAL 研究（多中心 1 092 例）显示，血浆 dd-cf DNA% 大于 0.5% 为诊断移植肾损伤的可靠阳性阈值，dd-cf DNA% 持续 <0.5% 提示移植肾无损伤[73]。

由于 dd-cf DNA% 同时受到供者细胞和受者细胞释放细胞游离 DNA 的影响，故只以 dd-cf DNA% 作为估计指标可能并不全面。一项对 189 例肾移植受者进行了 1 年术后随访的前瞻性队列研究显示，以 dd-cf DNA 的绝对值诊断活检证实的 AR 的准确率明显优于 dd-cf DNA%（曲线下面积分别为 0.83 和 0.73，$P<0.01$）[72]。dd-cf DNA 绝对值可消除由于受者个体差异导致总体细胞游离 DNA 增加而引起的 dd-cf DNA% 下降，可以作为对 dd-cf DNA% 的补充[70,81]。不同方法检测 dd-cf DNA 绝对值时的单位可分为拷贝 /ml 和 ng/ml，推荐统一使用拷贝 /ml。

### 五、肾移植后淋巴细胞亚群的监测

**临床问题 11：**淋巴细胞亚群能否作为肾移植后免疫状态监测的有效指标？

**推荐意见 22：**T 淋巴细胞亚群中 CD4+ T 细胞和 CD8+ T 细胞的数量、百分比及 CD4+/CD8+ 比值变化，可能反映免疫抑制不足或者过度，对 AR 或某些感染有一定辅助诊断价值，与预后也有一定相关性（推荐强度 C，证据等级 4）。

**推荐意见 23：**通过细分 CD4+ T 细胞和 CD8+ T 细胞的不同亚群或动态监测，可能有助于预测移植后感染和 AR 的潜在风险（推荐强度 C，证据等级 4）。

**推荐意见说明：**

国内有几项早年的单中心小样本观察显示，肾移植后 AR 发生时，CD4+ T 细胞的百分比升高、CD8+ T 细胞百分下降、CD4+/CD8+ 比值升高；反之在感染发生时，CD4+ T 细胞的百分比下降、CD8+ T 细胞的百分比上升、CD4+/CD8+ 比值降低[82-84]。比如一项纳入 79 例接受兔抗人胸腺细胞免疫球蛋白（rabbit anti-human thymocyte globulin，rATG）诱导的肾移植受者研究显示，CD4+ T 细胞的百分比在 AR 组高于肾功能稳定组（48.8% ± 8.8% 比 39.7% ± 8.6%），而 CD8+ T 细胞百分比在巨细胞病毒（cytomegalovirus，CMV）感染组高于肾功能稳定组（42.5% ± 13.8% 比 29.0% ± 9.1%）；AR 组 CD4+/CD8+ 比值较 CMV 组高（2.9 ± 0.7 比 0.6 ± 0.3），并在 AR 缓解后降低（1.8 ± 0.5），提示 CD4+/CD8+ 比值对 AR 及 CMV 感染的诊断具有一定临床价值[82]。对于近年更为常见的 BK 病毒感染，国内报道显示，T 细胞相关亚群在 BK 病毒肾病组和 AR 组间差异没有统计学意义，CD4+/CD8+ 比值在 AR 组（68 例）、BK 病毒肾病组（73 例）和肾功能稳定组（31 例）分别为 1.4 ± 0.8、1.2 ± 0.6 和 1.2 ± 0.7；然而 CD19+B 细胞比例和绝对数在 BK 病毒肾病组低于 AR 组（8.5% 比 13.2%，94/mm³ 比 202/mm³）[83]。此外，国内有研究观察了移植肾功能稳定状态下的 CD4+/CD8+ 比值，45 例无感染或出现 AR 受者在术后 1、3、6 个月的 CD4+/CD8+ 比值分别为 1.6 ± 1.0、1.5 ± 0.8 和 1.4 ± 0.7[84]。淋巴细胞亚群的动态监测对预测肾移植受者的感染和排斥反应发生具有一定意义，CD4+T 细胞和 CD4+/CD8+ 比值为独立危险因素[85]。

国外有研究表明，CD4+ T 细胞数量的长期减少（<300 个 /mm³）与移植后肿瘤、移植物功能加速下降和受者死亡显著相关[86]。另一项对 38 例 HIV 阳性肾移植受者的研究显示，移植后 4 周时 CD4+ T 细胞数量的严重减少（<200 个 /mm³）与移植后 6 个月内的严重感染事件显著相关[87]。此外一项对 49 例肾移植后罹患耶氏肺孢子菌肺炎的研究也显示，CD4+ T 细胞计数 <200 个 /mm³ 与住院期间死亡显著相关[88]。

Crepin 等[89]研究对 62 例接受 rATG 诱导的肾移植受者后发现，若移植时终末分化的 CD8+ T 细胞在总 CD8+T 细胞中的占比（CD28-CD57+CD8+/CD8+）>34%，则移植后受者感染 CMV 的风险增加 3 倍；而移植时终末分化的 CD4+ T 细胞在总 CD4+ T 细胞中的占比（CD28+CD57+CD4+/CD4+）每增加 1%，移植后患机会性感染的风险可下降 80%。此外，移植时终末分化的 CD28-CD57+CD4+ 在总 CD4+ T 细胞的占比可帮助预测移植后 AR（每增加 1%，AR 风险增加 12%）；而 CD4+/CD8+ 比值下降可能提示移植后 AR 风险下降[89]。但对于接受巴利昔单抗诱导的 35 例受者，作者未发现这些亚群变化对移植后感染或 AR 的统计学预测力[89]。

### 六、肾移植后细环病毒的监测

**临床问题 12：**细环病毒载量能否作为肾移植术后免疫状态的监测指标？

**推荐意见 24：**肾移植受者的细环病毒阳性率高，其拷贝数变化可能可以作为肾移植受者免疫状态监测的辅助指标(推荐强度 B,证据等级 2b)。

推荐意见说明:

细环病毒(TTV)因具有以下特点而可能成为评估移植受者免疫力的辅助指标:①高携带率:TTV 可在高达 90% 的健康个体中检测到,移植受者中 TTV 的检出率接近 100%;②高安全性:尚未发现 TTV 与任何人类疾病相关;③复制和清除活跃:据估计每天有约 $3.8 \times 10^{10}$ 的 TTV 病毒在健康人体中产生,其中超过 90% 会被免疫系统清除,因此病毒载量会随免疫功能变化而实时改变;④相对稳态:在免疫功能正常的个体中,血浆 TTV 水平受宿主免疫能力的调节而维持稳定状态,且该病毒不受常规抗病毒药物治疗影响;⑤检测方法可及:尽管不同种类 TTV 间的序列多样性很丰富,但在 TTV 基因组的 5' 非翻译区存在一个保守的碱基序列,检测方法主要包括:使用 Spezia 等[90]开发的 PCR 方法,或者商业标准化的 PCR 试剂盒(real-time detection and quantification kit,TTV R-GENE;bioMérieux SA,France)[91];⑥能反映免疫抑制强度的变化:一项纳入了 76 例肾移植受者的队列研究表明,TTV 载量能反映肾移植后霉酚酸类药物的短期服用剂量的变化,因此可能用于监测肾移植受者的免疫能力[92]。

一项纳入了 386 例肾移植受者的队列研究同时对 TTV 载量和肾移植术后感染进行了风险分层,发现 TTV 载量每增加 1 个 log,感染风险增加 11%($P<0.001$)。TTV 载量在 $1 \times 10^{6}$~$1 \times 10^{8}$ 拷贝 /ml 之间,是平衡肾移植受者 AR 和感染风险的最佳范围[93]。一项系统综述和 Meta 分析表明,TTV 载量与器官移植术后 2 年内的感染都和 AR 具有相关性,TTV 载量每增加 1 个 log,感染风险增加 16%,AR 风险下降 10%[94]。但另一项聚焦肾移植的 Meta 分析表明,TTV 仅可作为预测 AR 的风险分层指标,敏感性、特异性和 ROC 曲线下面积分别为 0.61、0.81 和 0.79,但 TTV 对感染的预测效果不佳[95]。国内关于肾移植受者 TTV 的多中心队列研究正在进行中(临床研究注册号:NCT05727709)。

## 七、小结

排斥反应和感染是影响移植肾和移植受者存活的重要并发症。本指南基于我国肾移植高质量发展的主要目标,针对肾移植术后临床免疫监测的常见问题进行推荐和说明,主要内容为抗体相关的检测,如 HLA-DSA 及非 HLA 抗体的监测。指南同时对近年来备受关注的 dd-cf DNA、淋巴细胞亚群及 TTV 等相关免疫指标进行了阐述。但本指南的部分临床问题目前尚缺乏有力的循证医学证据,同时在临床实践中也有待验证,如:非 HLA 抗体在肾移植后定期监测的必要性、血浆 dd-cf DNA 监测的适应证和监测频率以及如何通过淋巴细胞亚群变化指导调整免疫抑制剂的使用等。尽管如此,本指南建议各移植中心重视移植术后免疫监测,尽可能配备齐全的实验设备,联合多个监测指标,包括定期进行移植肾穿刺活检,来综合判定受者的免疫状态。这将有助于更加精准地、个体化地调整免疫抑制方案。

**执笔作者**:朱兰(华中科技大学同济医学院附属同济医院),陈刚(华中科技大学同济医学院附属同济医院),郭志良(华中科技大学同济医学院附属同济医院),张雷(中国人民解放军海军军医大学第一附属医院)

**通信作者**:陈刚(华中科技大学同济医学院附属同济医院),Email: gchen@tjh.tjmu.edu.cn

**主审专家**:薛武军(西安交通大学第一附属医院),朱同玉(复旦大学附属中山医院)

**审稿专家**:王长希(中山大学附属第一医院),王树森(南开大学天津市第一中心医院),王彦峰(武汉大学中南医院),王振兴(山西白求恩医院),田普训(西安交通大学第一附属医院),付迎欣(深圳市第三人民医院),戎瑞明(复旦大学附属中山医院),刘龙山(中山大学附属第一医院),孙启全(广东省人民医院),寿张飞(浙江大学医学院附属第一医院),吴建永(浙江大学医学院附属第一医院),何军(苏州大学附属第一医院),张明(上海交通大学医学院附属仁济医院),林涛(四川大学华西医院),尚文俊(郑州大学第一附属医院),周洪澜(吉林大学附属白求恩第一医院),郑瑾(西安交通大学第一附属医院),胡小鹏(首都医科大学附属北京朝阳医院),崔瑜(浙江大学医学院附属第一医院),董震(青岛大学附属医院),蔡俊超(苏州才博医学研究所)

**利益冲突**:所有作者声明无利益冲突。

## 参考文献

［1］　WORLD HEALTH ORGANIZATION. WHO handbook for guideline development [EB/OL]. 2nd ed.(2014-12-18)[2023. 8. 30].

［2］　蒋朱明, 詹思延, 贾晓巍, 等. 制订/修订《临床诊疗指南》的基本方法及程序 [J]. 中华医学杂志, 2016, 96 (4): 250-253.

［3］　MANNON R B, ASKAR M, JACKSON A M, et al. Meeting report of the STAR—sensitization in transplantation assessment of risk: Naïve Abdominal Transplant Organ subgroup focus on kidney transplantation [J]. Am J Transplant, 2018, 18 (9): 2120-2134.

［4］　SCHINSTOCK C A, MANNON R B, BUDDE K, et al. Recommended treatment for antibody-mediated rejection after kidney transplantation: the 2019 expert consensus from the Transplantion Society Working Group [J]. Transplantation, 2020, 104 (5): 911-922.

［5］　中国医药生物技术协会移植技术分会, 上海市肾移植质控中心专家委员会. 肾移植后期抗体介导排斥反应防治专家共识 [J]. 中华医学杂志, 2022, 102 (26): 1973-1981.

［6］　TAMBUR A R, CAMPBELL P, CLAAS F H, et al. Sensitization in transplantation: assessment of risk (STAR) 2017 Working Group meeting report [J]. Am J Transplant, 2018, 18 (7): 1604-1614.

［7］　LICHVAR A B, TREMBLAY S, LEINO A D, et al. Reducing donor-specific antibody during acute rejection diminishes long-term renal allograft loss: comparison of early and late rejection [J]. Transplantation, 2020, 104 (11): 2403-2414.

［8］　GINEVRI F, NOCERA A, COMOLI P, et al. Posttransplant de novo donor-specific hla antibodies identify pediatric kidney recipients at risk for late antibody-mediated rejection [J]. Am J Transplant, 2012, 12 (12): 3355-3362.

［9］　JUNG H Y, KIM S H, SEO M Y, et al. Characteristics and clinical significance of de novo donor-specific Anti-HLA antibodies after kidney transplantation [J]. J Korean Med Sci, 2018, 33 (34): e217.

［10］　SENEV A, COEMANS M, LERUT E, et al. Eplet mismatch load and de novo occurrence of donor-specific anti-HLA antibodies, rejection, and graft failure after kidney transplantation: an observational cohort study [J]. J Am Soc Nephrol, 2020, 31 (9): 2193-2204.

［11］　TAMBUR A R, KOSMOLIAPTSIS V, CLAAS F H J, et al. Significance of HLA-DQ in kidney transplantation: time to reevaluate human leukocyte antigen-matching priorities to improve transplant outcomes? An expert review and recommendations [J]. Kidney Int, 2021, 100 (5): 1012-1022.

［12］　朱晓隆, 张晓伟, 隋明星, 等. 肾移植后新生 DSA 针对性位点初步观察和新生 DQ DSA 产生的相关因素分析 [J]. 中华器官移植杂志, 2020, 41 (12): 717-720.

［13］　朱兰, 陈刚, 谢林, 等. 肾移植术后新生 HLA-DQ 抗体的临床意义 [J]. 中华医学杂志, 2014, 94 (42): 3284-3288.

［14］　BOHMIG G A, ESKANDARY F, DOBERER K, et al. The therapeutic challenge of late antibody-mediated kidney allograft rejection [J]. Transpl Int, 2019, 32 (8): 775-788.

［15］　PATEL R, TERASAKI P J T N E J O M. Significance of the positive crossmatch test in kidney transplantation [J]. N Engl J Med, 1969, 280 (14): 735-739.

［16］　中华医学会器官移植学分会, 中国医师协会器官移植学分会. 中国肾移植受者抗 HLA 抗体监测及处理的临床共

识 [J]. 中华器官移植杂志, 2018, 39 (5): 300-303.

［17］ VAN DEN BROEK D A J, MEZIYERH S, BUDDE K, et al. The clinical utility of post-transplant monitoring of donor-specific antibodies in stable renal transplant recipients: a consensus report with guideline statements for clinical practice [J]. Transpl Int, 2023, 36: 11321.

［18］ 中国医药生物技术协会移植技术分会, 上海市肾脏移植质控中心专家委员会. 肾移植人类白细胞抗原分型和抗体检测专家共识 [J]. 中华医学杂志, 2022, 102 (10): 704-716.

［19］ 中国医药生物技术协会移植技术分会, 上海市肾脏移植质量控制中心. 人类白细胞抗原致敏等待者肾移植专家共识 [J]. 中华医学杂志, 2022, 102 (18): 1333-1340.

［20］ 孙泽家, 张小东, 张希诺, 等. 肾移植术后新发供者特异性抗体对受者预后影响的回顾性研究 [J]. 中华器官移植杂志, 2019, 40 (8): 457-461.

［21］ WAN S S, CHADBAN S J, WATSON N, et al. Development and outcomes of de novo donor-specific antibodies in low, moderate, and high immunological risk kidney transplant recipients [J]. Am J Transplant, 2020, 20 (5): 1351-1364.

［22］ SALVADE I, AUBERT V, VENETZ J P, et al. Clinically-relevant threshold of preformed donor-specific anti-HLA antibodies in kidney transplantation [J]. Hum Immunol, 2016, 77 (6): 483-489.

［23］ FRISCHKNECHT L, DENG Y, WEHMEIER C, et al. The impact of pre-transplant donor specific antibodies on the outcome of kidney transplantation-data from the Swiss transplant cohort study [J]. Front Immunol, 2022, 13: 1005790.

［24］ LOPEZ DEL MORAL C, WU K, NAIK M, et al. The natural history of de novo donor-specific HLA antibodies after kidney transplantation [J]. Front Med, 2022, 9: 943502.

［25］ WIEBE C, GAREAU A J, POCHINCO D, et al. Evaluation of C1q status and titer of de Novo donor-specific antibodies as predictors of allograft survival [J]. Am J Transplant, 2017, 17 (3): 703-711.

［26］ ZIEMANN M, ALTERMANN W, ANGERT K, et al. Preformed donor-specific HLA antibodies in living and deceased donor transplantation [J]. Clin J Am Soc Nephrol, 2019, 14 (7): 1056-1066.

［27］ FILIPPONE E J, FARBER J L. Humoral immune response and allograft function in kidney transplantation [J]. Am J Kidney Dis, 2015, 66 (2): 337-347.

［28］ PARAJULI S, JOACHIM E, ALAGUSUNDARAMOORTHY S, et al. Subclinical antibody-mediated rejection after kidney transplantation: treatment outcomes [J]. Transplantation, 2019, 103 (8): 1722-1729.

［29］ LOUPY A, SUBERBIELLE-BOISSEL C, HILL G S, et al. Outcome of subclinical antibody-mediated rejection in kidney transplant recipients with preformed donor-specific antibodies [J]. Am J Transplant, 2009, 9 (11): 2561-2570.

［30］ GUO Z, ZHAO D, SA R, et al. A modified perioperative regimen for deceased donor kidney transplantation in presensitized recipients without prior desensitization therapy [J]. Front Immunol, 2023, 14: 1223567.

［31］ VIGLIETTI D, LOUPY A, VERNEREY D, et al. Value of donor-specific anti-HLA antibody monitoring and characterization for risk stratification of kidney allograft loss [J]. J Am Soc Nephrol, 2017, 28 (2): 702-715.

［32］ LEFAUCHEUR C, VIGLIETTI D, BENTLEJEWSKI C, et al. IgG donor-specific anti-human hla antibody subclasses and kidney allograft antibody-mediated injury [J]. J Am Soc Nephrol, 2016, 27 (1): 293-304.

［33］ LOUPY A, LEFAUCHEUR C, VERNEREY D, et al. Complement-binding anti-HLA antibodies and kidney-allograft survival [J]. N Engl J Med, 2013, 369 (13): 1215-1226.

［34］ 傅茜, 王长希, 何润钧, 等. 供者特异性 HLA 抗体结合 C1q 与移植肾抗体介导排斥反应相关性分析 [J]. 中华器官移植杂志, 2016, 37 (7): 396-400.

［35］ GNIEWKIEWICZ M, CZERWINSKA K, ZIELNIOK K, et al. Association of circulating anti-HLA donor-specific antibodies and their characteristics, including c1q-binding capacity, in kidney transplant recipients with long-term renal graft outcomes [J]. J Clin Med, 2023, 12 (4): 1312.

［36］ MALHEIRO J, SANTOS S, TAFULO S, et al. Detection of complement-binding donor-specific antibodies, not IgG-antibody strength nor C4d status, at antibody-mediated rejection diagnosis is an independent predictor of kidney graft failure [J]. Transplantation, 2018, 102 (11): 1943-1954.

［37］ WONG Z E, DOWNING J, DE SANTIS D, et al. C3d-binding assay for the detection of complement activating HLA antibodies: a useful tool for allocation to highly sensitised recipients in the post-CDC era？ [J]. HLA, 2023, 102 (1):

13-27.

［38］COMOLI P, CIONI M, TAGLIAMACCO A, et al. Acquisition of C3d-binding activity by de novo donor-specific hla antibodies correlates with graft loss in nonsensitized pediatric kidney recipients [J]. Am J Transplant, 2016, 16 (7): 2106-2116.

［39］PERNIN V, BEYZE A, SZWARC I, et al. Distribution of de novo donor-specific antibody subclasses quantified by mass spectrometry: high IgG3 proportion is associated with antibody-mediated rejection occurrence and severity [J]. Front Immunol, 2020, 11: 919.

［40］LEFAUCHEUR C, LOUIS K, PHILIPPE A, et al. The emerging field of non-human leukocyte antigen antibodies in transplant medicine and beyond [J]. Kidney Int, 2021, 100 (4): 787-798.

［41］SOROHAN B M, BASTON C, TACU D, et al. Non-HLA antibodies in kidney transplantation: immunity and genetic insights [J]. Biomedicines, 2022, 10 (7): 1506.

［42］SUN Q, LIU Z, YIN G, et al. Detectable circulating antiendothelial cell antibodies in renal allograft recipients with C4d-positive acute rejection: a report of three cases [J]. Transplantation, 2005, 79 (12): 1759-1762.

［43］ALLISON S J. MICA in kidney transplants [J]. Nat Rev Nephrol, 2022, 18 (5): 273.

［44］ZHANG X H, REINSMOEN N L. Impact and production of Non-HLA-specific antibodies in solid organ transplantation [J]. Int J Immunogenet, 2020, 47 (3): 235-242.

［45］庄少勇, 陈若洋, 李大伟, 等. 肾移植术后非 HLA 抗体与体液性排斥反应相关性研究 [J]. 中华器官移植杂志, 2022, 43 (6): 328-333.

［46］OPELZ G, TRANSP G O C. Non-HLA transplantation immunity revealed by lymphocytotoxic antibodies [J]. Lancet, 2005, 365 (9470): 1570-1576.

［47］郑瑾, 薛武军. 肾移植中非 HLA 抗体的产生及对移植物的作用 [J]. 中华器官移植杂志, 2023, 44 (10): 596-602.

［48］BARANWAL A K, MEHRA N K. Major histocompatibility complex class Ⅰ chain-related a (mica) molecules: relevance in solid organ transplantation [J]. Front Immunol, 2017, 8: 182.

［49］ZOU Y Z, QIN Z Q, SILVEUS A, et al. Polymorphisms of MICA recognized by human alloantibodies [J]. Immunogenetics, 2009, 61 (2): 91-100.

［50］LEMY A, ANDRIEN M, WISSING K M, et al. Major histocompatibility complex class Ⅰ chain-related antigen a antibodies: sensitizing events and impact on renal graft outcomes [J]. Transplantation, 2010, 90 (2): 168-174.

［51］ZOU Y Z, STASTNY P, SüSAL C, et al. Antibodies against MICA antigens and kidney-transplant rejection [J]. New Engl J Med, 2007, 357 (13): 1293-1300.

［52］CARAPITO R, AOUADI I, VERNIQUET M, et al. The MHC class Ⅰ gene is a histocompatibility antigen in kidney transplantation [J]. Nat Med, 2022, 28 (5): 989-998.

［53］Whalen R, Boyer TD. Human glutathione S-transferases [J]. Semin Liver Dis, 1998, 18 (4): 345-358.

［54］COMOLI P, CIONI M, RAY B, et al. Anti-glutathione S-transferase theta 1 antibodies correlate with graft loss in non-sensitized pediatric kidney recipients [J]. Front Med, 2022, 9: 1035400.

［55］AKGUL S U, OGUZ F S, ÇALISKAN Y, et al. The effect of glutathion S-transferase polymoprhisms and anti-GSST1 antibodies on allograft functions in recipients of renal transplant [J]. Transplant Proc, 2012, 44 (6): 1679-1684.

［56］DRAGUN D, MüLLER D N, BRäSEN J H, et al. Angiotensin Ⅱ type 1-receptor activating antibodies in renal-allograft rejection [J]. New Engl J Med, 2005, 352 (6): 558-569.

［57］LEFAUCHEUR C, VIGLIETTI D, BOUATOU Y, et al. Non-HLA agonistic anti-angiotensin Ⅱ type 1 receptor antibodies induce a distinctive phenotype of antibody-mediated rejection in kidney transplant recipients [J]. Kidney Int, 2019, 96 (1): 189-201.

［58］GIRAL M, FOUCHER Y, DUFAY A. Pretransplant sensitization against angiotensin Ⅱ type 1 receptor is a risk factor for acute rejection and graft loss [J]. Am J Transplant, 2013, 13 (10): 2567-2576.

［59］CUEVAS E, ARREOLA-GUERRA J M, HERNáNDEZ-MéNDEZ E A, et al. Pretransplant angiotensin Ⅱ type 1-receptor antibodies are a risk factor for earlier detection of HLA donor-specific antibodies [J]. Nephrol Dial Transpl, 2016, 31 (10): 1738-1745.

［60］TANIGUCHI M, REBELLATO L M, CAI J, et al. Higher risk of kidney graft failure in the presence of anti-angiotensin Ⅱ type-1 receptor antibodies [J]. Am J Transplant, 2013, 13 (10): 2577-2589.

［61］ PEARL MH, CHEN L, ELCHAKI R, et al. Endothelin type A receptor antibodies are associated with angiotensin Ⅱ type 1 receptor antibodies, vascular inflammation, and decline in renal function in pediatric kidney transplantation [J]. Kidney Int Rep, 2020, 5 (11): 1925-1936.

［62］ BANASIK M, BORATYŃSKA M, KOŚCIELSKA-KASPRZAK K, et al. The impact of non-HLA antibodies directed against endothelin-1 type A receptors (ETAR) on early renal transplant outcomes [J]. Transpl Immunol, 2014, 30 (1): 24-29.

［63］ NOWAŃSKA K, WIŚNICKI K, KURIATA-KORDEK M, et al. The role of endothelin Ⅱ type A receptor (ETAR) in transplant injury [J]. Transpl Immunol, 2022, 70: 101505.

［64］ Carter V, Shenton BK, Jaques B, et al. Vimentin antibodies: a non-HLA antibody as a potential risk factor in renal transplantation [J]. Transplant Proc, 2005, 37 (2): 654-657.

［65］ Lopez-Soler RI, Borgia JA, Kanangat S, et al. Anti-vimentin antibodies present at the time of transplantation may predict early development of interstitial fibrosis/tubular atrophy [J]. Transplant Proc, 2016, 48 (6): 2023-2033.

［66］ GONZALEZ E M, REED C C, BIX G, et al. BMP-1/tolloid-like metalloproteases process endorepellin, the angiostatic C-terminal fragment of perlecan [J]. J Biol Chem, 2005, 280 (8): 7080-7087.

［67］ CARDINAL H, DIEUDé M, BRASSARD N, et al. Antiperlecan antibodies are novel accelerators of immune-mediated vascular injury [J]. Am J Transplant, 2013, 13 (4): 861-874.

［68］ RIESCO L, IRURE J, RODRIGO E, et al. Anti-perlecan antibodies and acute humoral rejection in hypersensitized patients without forbidden HLA specificities after kidney transplantation [J]. Transpl Immunol, 2019, 52: 53-56.

［69］ JETHWANI P, RAO A, BOW L, et al. Donor-recipient non-HLA variants, mismatches and renal allograft outcomes: evolving paradigms [J]. Front Immunol, 2022, 13: 822353.

［70］ 杨洋, 张健, 林俊. 供者来源性细胞游离 DNA 在肾移植诊疗中的研究进展与应用 [J]. 器官移植, 2022, 13 (4): 455-462.

［71］ SIGDEL T K, VITALONE M J, TRAN T Q, et al. A rapid noninvasive assay for the detection of renal transplant injury [J]. Transplantation, 2013, 96 (1): 97-101.

［72］ OELLERICH M, SHIPKOVA M, ASENDORF T, et al. Absolute quantification of donor-derived cell-free DNA as a marker of rejection and graft injury in kidney transplantation: Results from a prospective observational study [J]. Am J Transplant, 2019, 19 (11): 3087-3099.

［73］ BU L, GUPTA G, PAI A, et al. Clinical outcomes from the assessing donor-derived cell-free DNA monitoring insights of kidney allografts with longitudinal surveillance (ADMIRAL) study [J]. Kidney Int, 2022, 101 (4): 793-803.

［74］ HUANG E, SETHI S, PENG A, et al. Early clinical experience using donor-derived cell-free DNA to detect rejection in kidney transplant recipients [J]. Am J Transplant, 2019, 19 (6): 1663-1670.

［75］ SHEN J, GUO L, YAN P, et al. Prognostic value of the donor-derived cell-free DNA assay in acute renal rejection therapy: a prospective cohort study [J]. Clin Transplant, 2020, 34 (10): e14053.

［76］ BLOOM R D, BROMBERG J S, POGGIO E D, et al. Cell-free DNA and active rejection in kidney allografts [J]. J Am Soc Nephrol, 2017, 28 (7): 2221-2232.

［77］ CHEN X T, CHEN W F, LI J, et al. Urine donor-derived cell-free DNA helps discriminate BK polyomavirus-associated nephropathy in kidney transplant recipients with BK polyomavirus infection [J]. Front Immunol, 2020, 11: 1763.

［78］ GRSKOVIC M, HILLER D J, EUBANK L A, et al. Validation of a clinical-grade assay to measure donor-derived cell-free DNA in solid organ transplant recipients [J]. J Mol Diagn, 2016, 18 (6): 890-902.

［79］ Oellerich M, Sherwood K, Keown P, et al. Liquid biopsies: donor-derived cell-free DNA for the detection of kidney allograft injury [J]. Nat Rev Nephrol, 2021, 17 (9): 591-603.

［80］ ZHANG H, ZHENG C, LI X, et al. Diagnostic performance of donor-derived plasma cell-free DNA fraction for antibody-mediated rejection in post renal transplant recipients: a prospective observational study [J]. Front Immunol, 2020, 11: 342.

［81］ WHITLAM J B, LING L, SKENE A, et al. Diagnostic application of kidney allograft-derived absolute cell-free DNA levels during transplant dysfunction [J]. Am J Transplant, 2019, 19 (4): 1037-1049.

［82］ 王旭珍, 薛武军, 田晓辉, 等. 肾移植后淋巴细胞亚群的变化及其对诊断急性排斥反应和 CMV 感染的意义 [J]. 中华器官移植杂志, 2013, 34 (11): 651-654.

［83］ 黄炀, 陈徐涛, 叶力达那·努尔太, 等. 淋巴细胞亚群在肾移植受者 BK 病毒肾病和急性排斥反应中的鉴别诊断价值 [J]. 中华器官移植杂志, 2020, 41 (1): 29-33.

［84］ 马锡慧, 韩永, 李彬钰, 等. 肾移植术后稳定状态受者淋巴细胞亚群的动态变化及其与肾功能的相关性分析 [J]. 器官移植, 2020, 11 (5): 559-565.

［85］ 尚文俊, 杨先雷, 王志刚, 等. 淋巴细胞亚群与肾移植术后感染及排斥反应的关系 [J]. 中华器官移植杂志, 2017, 38 (6): 353-358.

［86］ LUQUE Y, JAMME M, RABANT M, et al. Long-term CD4 lymphopenia is associated with accelerated decline of kidney allograft function [J]. Nephrol Dial Transpl, 2016, 31 (3): 487-495.

［87］ SUAREZ J F, ROSA R, LORIO M A, et al. Pretransplant CD4 count influences immune reconstitution and risk of infectious complications in human immunodeficiency virus-infected kidney allograft recipients [J]. Am J Transplant, 2016, 16 (8): 2463-2472.

［88］ FREIWALD T, BUTTNER S, CHERU N T, et al. CD4 (+) T cell lymphopenia predicts mortality from Pneumocystis pneumonia in kidney transplant patients [J]. Clin Transplant, 2020, 34 (9): e13877.

［89］ CREPIN T, CARRON C, ROUBIOU C, et al. ATG-induced accelerated immune senescence: clinical implications in renal transplant recipients [J]. Am J Transplant, 2015, 15 (4): 1028-1038.

［90］ SPEZIA P G, FILIPPINI F, NAGAO Y, et al. Identification of torquetenovirus species in patients with Kawasaki disease using a newly developed species-specific PCR method [J]. Int J Mol Sci, 2023, 24 (10): 8674.

［91］ FOCOSI D, ANTONELLI G, PISTELLO M, et al. Torquetenovirus: the human virome from bench to bedside [J]. Clin Microbiol Infect, 2016, 22 (7): 589-593.

［92］ BENNING L, REINEKE M, BUNDSCHUH C, et al. Quantification of torque teno virus load to monitor short-term changes in immunosuppressive therapy in kidney transplant recipients [J]. Transplantation. 2023, 107 (12): e363-e369.

［93］ DOBERER K, SCHIEMANN M, STRASSL R, et al. Torque teno virus for risk stratification of graft rejection and infection in kidney transplant recipients-a prospective observational trial [J]. Am J Transplant, 2020, 20 (8): 2081-2090.

［94］ VAN RIJN A L, ROOS R, DEKKER F W, et al. Torque teno virus load as marker of rejection and infection in solid organ transplantation-a systematic review and meta-analysis [J]. Rev Med Virol, 2023, 33 (1): e2393.

［95］ ZENG J, TANG Y, LIN T, et al. Torque-teno virus for the prediction of graft rejection and infection disease after kidney transplantation: a systematic review and meta-analysis [J]. J Med Virol, 2023, 95 (3): e28677.

# 第三部分

## 肾移植手术

## 12 肾移植术前准备操作指南

肾移植是慢性肾脏病 4~5 期患者的最有效治疗,在提高生活质量的同时又延长了生存时间,但需要仔细平衡肾移植带来的风险和获益。这些患者通常存在医学、经济和社会心理问题,无形之中增加了肾移植后并发症和不良预后的风险。此外,肾移植等待人群中还有一部分"高风险"人群,如致敏患者、老年人、肥胖患者以及合并高血压和糖尿病的患者。对于这些高危人群,更应该全面评估患者的获益与风险。肾移植的长期获益依赖于精细的手术操作、规范的诊疗策略以及患者良好的依从性,术前评估针对不同人群尽可能全面。评估过程既要综合多学科的研究现状,也要适应国家制订的器官移植政策变化情况。严格选择合适的肾移植等待者和做好肾移植术前的准备是减少围手术期风险、术后并发症及促进肾移植受者长期存活的关键。

为进一步规范肾移植术前准备操作诊疗,提高肾移植成功率以及移植肾远期存活率,中华医学会器官移植学分会组织国内肾移植专家根据肾移植技术的相关管理、指南、操作规范,总结最新的国内外循证医学证据制订了中国肾移植术前准备操作指南。

### 一、指南形成方法

本指南已在国际实践指南注册与透明化平台(Practice Guide Registration for TransPAREncy, PREPARE)上以中英双语注册(注册号: PREPARE2023CN823)。指南中文名称中国肾移植术前准备操作指南。

本指南范围及临床问题的确定:首先工作组对国内外该领域发表的指南和共识进行比对,针对既往指南中没有涉及和有研究进展的内容及临床医师重点关注的内容,经过专家组会议对相关问题进行讨论,最终形成本指南覆盖的 16 个临床问题。

证据检索与筛选:证据评价组按照人群、干预、对照、结局(population, intervention, comparison, outcome, PICO)的原则对纳入的临床问题进行检索,检索 MEDLINE(PubMed)、万方知识数据服务平台和中国知网数据库,纳入指南、共识、规范、系统评价和 meta 分析,随机对照试验(randomized controlled trial, RCT)、非 RCT 队列研究和病例对照研究等类型的证据;检索词包括:"肾移植""术前准备""手术评估""基因检测""肿瘤筛查""原发病复发""依从性""BMI""多囊肾"。大部分为近 20 年文献,发表语言限定中文或英文。

推荐意见的形成:本指南证据参考 2009 版牛津大学循证医学中心的证据分级与推荐强度标准对

每个临床问题的证据级别和推荐强度进行分级。综合考虑证据以及我国肾移植现状,术前准备对肾移植手术的影响因素后,指南工作组提出了符合我国术前准备临床实践的推荐意见。

推荐意见的形成:综合考虑证据以及我国医患的偏好与价值观、干预措施的成本和利弊等因素后,指南工作组提出了符合我国临床诊疗实践的 17 条推荐意见。推荐意见达成共识后,工作组完成初稿的撰写,并提交外审组专家进行审阅,根据其反馈意见对初稿进行修改,初稿确定后中华医学会器官移植学分会组织两轮审稿专家组集体讨论审定,最后经过中华医学会器官移植学分会常委会通过,形成指南终稿推荐意见。

## 二、推荐意见及说明

临床问题 1:**肾移植手术的适应证是什么?**

推荐意见 1:推荐慢性肾脏病 4~5 期患者均可行肾移植手术,合并其他疾病或并发症暂时不宜肾移植的,待有效控制后行肾移植手术(推荐强度 B,证据等级 2a)。

推荐意见说明:

肾移植是慢性肾脏病 4~5 期患者的最有效治疗,它不仅能提高生存率和生活质量,而且比透析费用低[1,2]。因此,所有的慢性肾脏病终末期患者都可以进行肾移植。但是,某些疾病,如进行性痴呆,严重的、无法纠正的心功能障碍或某些癌症,不建议行肾移植。

最新研究表明,轻链沉积病和/或重链沉积病在得到有效治疗(硼替佐米和高剂量美法仑,随后进行自体干细胞移植)使病情达到稳定缓解期后,可行肾移植手术治疗[3]。淀粉样变性(amyloidosis,AL)患者在无明显的肾外淀粉样沉积时,在肾移植后无疾病复发迹象,可获得满意的移植效果[4]。严重肺部疾病患者行肾移植后,术后的肺部并发症会延长住院时间,增加发病率和死亡率,因此需要有效治疗后再行肾移植[5,6]。肾移植术后狼疮性肾炎复发时间从术后数天至术后 10 余年不等,导致受者及移植物存活率均较差[7],因此,为减少狼疮性肾炎复发,应在狼疮肾炎临床症状稳定后 3~6 个月再行肾移植[8]。血清 ANCA 阳性会使肾移植后受者的复发率升高[9],ANCA 相关性血管炎应在临床完全缓解期 1 年以上再行肾移植手术[10]。

临床问题 2:**肾移植等待者需要做哪些术前准备?**

推荐意见 2:推荐详细病史采集,术前检查、感染筛查、组织相容性检查、心肺功能检查及心理评估,制订个体化的肾移植治疗方案(推荐强度 B,证据等级 2c)。

推荐意见说明:

1. 术前检查 血常规、尿常规、便常规和隐血、凝血功能、血生化;感染筛查:乙型肝炎病毒、丙型肝炎病毒、HIV、巨细胞病毒(cytomegalovirus,CMV)抗原和抗体、梅毒血清学、EB 病毒抗体等,儿童需筛查水痘,在孢子菌病流行地区需筛查孢子菌感染;组织相容性检查:血型检测(ABO 及 Rh 血型)、免疫学检查[如人类白细胞抗原(human leukocyte antigen,HLA)、群体反应性抗体(panel reactive antibodies,PRA)等]测定[11];

2. 心肺功能检查 X 线胸片或肺部 CT、12 导联心电图、超声心动图[12];

3. 心理评估 心理社会因素同样会影响肾移植手术成败,术前也必须进行评估。评估内容包括社会与家庭支持、处理复杂病情变化的能力、经济来源、保险状况及依从性等。

临床问题 3:**哪些肾移植等待者需要进行基因检测?**

推荐意见 3:对于病因不明及有家族遗传倾向肾移植等待者,条件允许的前提下建议术前行基因检测(推荐强度 B,证据等级 2c)。

推荐意见说明:

肾移植是终末期肾病(end-stage kidney disease,ESKD)患者的有效治疗方式之一。国外报道约20%~40% 慢性肾脏病患者在进展为 ESKD 时未明确病因[13,14]。最新报道显示,慢性肾脏病患者单基因致病变异的数量约为 20%~30%[15,16],基因诊断可以明确 10%~40% 诊断不明的病例的病因[17]。而术前基因检测,有助于指导移植等待者的供者确定、优化肾移植等待者术前及围手术期的管理(包括最大限度地减少移植前和移植后免疫抑制药物剂量,减少对侵入性操作的需求)。

1. 基因检测用于肾移植供者的选择 一般来说,肾脏供者结局好,但在国外的队列分析显示,与正常人相比,供者中 ESKD 的发生风险增加了 10 倍以上[18]。在超过 10 000 例活体肾移植供者中,如果二者间有一级生物学关系,ESKD 风险几乎高出 2 倍[19]。因此,KDIGO 指南推荐在肾脏供者评估期间进行适当的遗传史和基因检测[20]。例如:遗传性局灶节段性肾小球硬化(focal segmental glomerulosclerosis,FSGS)肾移植术后复发,更容易出现于亲属活体肾移植,当肾移植等待者存在NPHS2 突变时,需要对亲属活体肾移植供者进行基因筛查,避免使用该基因突变的供者[21]。

2. 基因检测用于肾移植等待者原发病筛查 肾小球疾病原发或者复发在全球多项研究中已被确定为移植肾失功的重要因素[22]。但是越来越多的病例报道在肾移植术后移植肾功能不全的人群中,发现遗传性疾病。如:M'dimegh 等人报道了一名 23 岁的男性肾移植受者,术后早期出现移植肾功能不全,随后移植肾活检发现草酸钙沉积,怀疑原发性高草酸尿症 1 型(primary hyperoxaluria type 1,PH1)[23]。术前的基因检测可明确部分病因不明的 ESKD 患者。

3. 基因检测用于提示肾移脏植受者预后 比如对于非典型溶血尿毒综合征(atypical hemolytic uremic syndrome,aHUS):CFH、C3 和 B 因子基因突变者预后最差,肾移植后复发率很高;CD46 基因突变者预后最好,可自行缓解,CFI 基因突变者预后居中[24]。

对肾移植等待者而言,基因检测既有利于排除潜在风险的活体供者,还可对肾移植前、后的患者进行针对性管理。

临床问题 4:**肾移植术前都需要做肿瘤筛查吗?**

**推荐意见 4**:推荐对有肿瘤危险因素的肾移植等待者行相关肿瘤筛查(推荐强度 A,证据等级 1b)。

**推荐意见 5**:既往有癌症病史患者,行有效治疗 2~5 年未复发的建议行肾移植手术(推荐强度 B,证据等级 2b)。

推荐意见说明:

最新研究表明,在透析患者中,泌尿系统肿瘤、内分泌相关恶性肿瘤如甲状腺癌和结肠癌等总体癌症发病率增加了 2 倍,癌症也是晚期肾病(CKD 4~5 期)患者死亡和发病的主要原因。同样癌症也是肾移植受者死亡的主要原因之一。在不同类型的癌症中,肾移植受者患癌症的可能性是普通人群的 10~200 倍。因此,肿瘤筛查是供体选择和评估肾移植等待者以及移植后管理的重要部分。肾移植等待者癌症的早期检测至关重要,因为它与改善临床结果和存活率有关,但是移植后恶性肿瘤的治疗仍然具有挑战性[25]。

最近一项系统综述报道,与移植前无癌症史的患者相比,既往癌症病史的肾移植受者发生癌症相关死亡率的风险至少增加了 3 倍。既往有癌症病史的肾移植受者在移植后新发恶性肿瘤的风险也会增加[26]。虽然移植后癌症复发的长期总体风险可能较低(在 5%~10% 之间),但复发后的癌症预后较差。

肾移植等待者肿瘤筛查可根据患者疾病病史进行分类评估：

（1）常见肿瘤筛查，根据性别、生活习惯、地方流行病学等特点，对等待者常规行常见肿瘤标志物、胸部 X 线、超声等检查。

（2）有癌症潜在风险筛查，对有肿瘤风险及癌前病变等待者，进行相关专项肿瘤筛查，如肠息肉、甲状腺结节等。

（3）对于有癌症病史患者的评估，既往有癌症病史并不是肾移植的绝对禁忌证[27]，但推荐大多数癌症类型需有 2~5 年的等待时间。研究表明在肾移植后的前 5 年内，癌症复发的风险最大。复发风险最高的是乳腺癌、肾细胞癌、非黑色素瘤皮肤癌、浸润性膀胱癌和多发性骨髓瘤[28]。

**临床问题 5：肾移植等待者手术部位血管如何评估？**

推荐意见 6：推荐常规行髂血管超声检查，怀疑有血管异常的肾移植等待者行增强 CT 或血管造影（推荐强度 B，证据等级 2c）。

推荐意见说明：

肾移植手术成功取决于供肾血管与受者血管吻合后的良好血供，而血管的条件又起着重要的作用。手术医师在术前对肾移植等待者髂血管的解剖、通畅性、直径和血流动力学必须详细地了解。由于甲状旁腺功能亢进、长期的肾脏病史、血管的危险因素等导致肾移植等待者均存在或多或少的动脉粥样硬化或钙化。一项前瞻性的队列研究结果提示：100 例首次肾移植受者中，84 例术前动脉检查正常的受者中，12 例（14.3%）受者多普勒超声（doppler ultrasound，DUS）检查显示动脉粥样硬化，但无动脉狭窄；16 例体格检查异常受者中，10 例（62.5%）受者 DUS 显示异常，其中髂动脉狭窄 4 例，3 例（18.8%）受者 DUS 显示右髂动脉狭窄，需要更改手术方案[29]。因此，肾移植等待者合理的髂血管评估是必要的[30]，建议常规行髂血管 B 超检查[31,32]，不仅可以排除肾移植等待者的髂血管走行有无先天畸形、内膜有无硬化斑块、管腔内有无血栓等，还可以进一步动态评估和测量血流量。最近的一项研究表明，69% 肾移植等待者中超声无法清晰显示髂内动脉[33]，超声造影极大提高了超声在评估髂内血管方面的诊断性能。对肾功能不全患者来说超声造影不仅是一种相对安全成像方式，还具有更高的灵敏度和特异度[34]。挪威的一项研究表明 1 400 名肾移植等待者接受了动脉血管造影作为常规移植前检查，结果仅有 26 例（<2%）需要手术血管重建。怀疑有血管异常的肾移植等待者推荐行血管造影，不仅排除髂动脉严重钙化的等待者还可以选择手术部位及精准的髂血管部位与供肾动脉吻合[29,35]。

**临床问题 6：肾移植等待者是否需要明确原发病诊断？**

推荐意见 7：肾移植等待者尽可能明确原发病的病因诊断（推荐强度 D，证据等级 5）。

推荐意见说明：

肾小球肾炎是 ESKD 的主要原因之一，等待者发病原因和病理表现的不同导致肾移植后的预后也存在显著差异，部分疾病类型可能需要术前评估并预防原发病复发。因此，在对肾移植等待者评估时，建议肾移植等待者尽可能提供详细的既往就诊资料及治疗病史，其中肾脏穿刺结果尤为重要。一方面，可以评估疾病复发危险因素及活动风险，制订合理的术前预处理及术后免疫抑制方案。另一方面，肾移植术后出现移植肾功能异常时，可与肾脏原发疾病进行对照，辅助鉴别移植肾原发病复发及新发移植肾病变[36]。

**临床问题 7：术前评估时需要注意哪一些肾移植术后容易复发的原发病？**

推荐意见 8：推荐对复发危险因素进行筛查，存在原发病复发风险的常见疾病有：原发性局灶节段性肾小球硬化、膜性肾病、膜增生性肾小球肾炎、IgA 肾病、非典型溶血性尿毒综合征等（推荐强度 B，证据等级 2c）。

推荐意见说明：

原发性局灶节段性肾小球硬化（focal segmental glomerulosclerosis，FSGS）在肾移植中有很高的复发风险（首次移植时为 30%~50%），因 FSGS 复发而失去移植肾的患者复发风险高达 80%。复发性 FSGS 的发病机制尚未明确。虽然有人考虑可能与"循环因子"的假说有关，但其与复发相关的危险因素仍不清楚，移植前的干预措施未能持续降低复发的风险[37-39]。

肾移植术后膜性肾病（membranous nephropathy，MN）的临床复发率估计约为 10%，随着随访时间延长，复发率可高达 50%。多种自身抗体涉及 MN 的发病机制，移植前检测磷脂酶 A2 受体（phospholipaseA2 receptor，PLA2R）以评估复发性 MN 风险的建议[40,41]。

肾移植是膜增生性肾小球肾炎（membranoproliferative glomerulonephritis，MPGN）患者替代治疗的一种可行方法。在移植前对有复发风险的患者进行分类是至关重要的，因为复发风险是根据 MPGN 的类型而变化的。多克隆 MPGN 患者复发 MPGN 的概率较低，而单克隆 MPGN 或 C3 肾小球疾病患者复发 MPGN 的概率较高。在 50%~70% 以上的病例中，C3GN 可复发，通常在移植后早期出现，与移植肾的高失败率相关[42]。

IgA 肾病（Immunoglobulin A nephropathy，IgAN）肾移植术后复发率可达 20%~60%，复发性 IgAN 受者的移植肾存活率明显较差。随着移植肾 IgAN 复发的预测因子及治疗措施的不断提高，移植肾的长期存有望在未来明显增加。IgAN 复发的危险因素包括年轻的受者、原发疾病快速进展、原发性肾活检中新月体较严重、抢先肾移植、预存供者特异性抗体（donor specific antibody，DSA）、移植后新生 DSA、免疫相容性更强的亲属活体肾移植等[43]。

非典型溶血性尿毒综合征（atypical hemolytic uremic syndrome，aHUS）虽然罕见，但肾移植后复发率很高。在有 CFH 或 CFI 缺陷且既往有复发史的患者中，复发率高达 80%。感染、怀孕或移植等环境因素可能是重要的诱发因素[44]。

**临床问题 8：肾移植等待者是否需要进行心理方面的评估？**

推荐意见 9：建议对有心理疾病风险的肾移植等待者进行专业的心理因素评估（推荐强度 D，证据等级 5）。

推荐意见说明：

对有心理疾病风险的肾移植等待者的心理评估通常需要多学科的辅助，可评估患者的心理、行为是否健康。全面的心理评估可以识别可能对肾移植产生不利影响的因素，并实施有针对性的干预措施，从而使患者获得良好结果的可能[45,46]。

心理评估作为肾移植评估的一部分，现有证据表明评估医师的选择，评估应该如何进行，评估什么因素是最重要的，以及如何处理社会心理问题发现在评估。这些建议是基于专家意见的，评估结果的预测作用尚无明确的研究及经验[47,48]。

**临床问题 9：肾移植等待者是否需要进行依从性教育？**

推荐意见 10：建议对所有肾移植等待者进行依从性教育指导（推荐强度 B，证据等级 2c）。

推荐意见说明：

所有的肾移植等待者依从性行为并非都是相等的；某一个领域的依从性差（如饮食和液体限制）并不一定预示着另一个领域的依从性差（如服药依从性）。此外，依从性可能会随着时间的推移而改变,特别是在成长中的青少年和年轻人中。本建议是基于以下几点提出的[49,50]:①免疫抑制药物依从性差是限制移植物存活的最重要因素之一;②识别移植后不依从性的高危患者,可以进行更好的监测和干预,以促进更好的依从性;③在移植前识别患者的依从性问题,可以在移植前进行干预;④依从性差的行为可能会随着时间的推移而改变。

临床问题 10:BMI 超标的肾移植等待者是否需要减重?

推荐意见 11:建议超重肾移植等待者适当减重,控制 BMI $\leqslant 30kg/m^2$(推荐强度 B,证据等级 2c)。

推荐意见说明:

肥胖是影响肾移植结局的重要危险因素之一,与透析相比,虽然肥胖患者肾移植后可有较大的生存获益,但与肾移植后的非肥胖患者相比,肥胖($BMI>30kg/m^2$)会导致肾移植后移植物功能延迟恢复,急性排斥反应发生风险增加,伤口感染风险增加,延长住院时间,甚至显著增加肾移植后的死亡风险[51]。因此,超重肾移植等待者应适当减重,BMI 最好控制在 $30kg/m^2$ 以下。

临床问题 11:肾移植等待者合并糖尿病时,有什么特殊的术前准备?

推荐意见 12:建议合理控制血糖,治疗并发症(推荐强度 B,证据等级 2b)。

推荐意见说明:

肾移植等待者合并糖尿病在透析过程中,葡萄糖会随血液或腹膜透析液排出体外,导致低血糖风险增加,因此对于血糖不太高的肾移植等待者可不用降糖治疗,但对于高血糖的肾移植等待者,应使用胰岛素控制血糖,并注意预防和治疗并发症[52]。肾移植等待者合并糖尿病的血糖水平应该个体化[53]。一项单中心研究提示:糖尿病透析患者严格控制餐后血糖(postprandial plasma glucose,PPG)<10.0mmol/L 能够很好地延长其预期寿命[54]。糖尿病是导致 ESKD 最常见的病因之一。由于糖尿病患者并发症的发病率较高,与其他病因的 ESKD 相比,糖尿病患者的生存率较低[55,56]。一项回顾性研究表明,随着时间的推移,糖尿病 ESKD 患者移植后的生存率显著改善[57,58]。对于大多数因糖尿病导致 ESKD 的患者来说,肾移植后的生存率要优于继续透析[59,60]。因此,无论是 1 型还是 2 型糖尿病 ESKD 患者均应考虑行肾移植,但要注意术前评估以及相关并发症的处理。与单纯肾移植相比,1 型糖尿病的 ESKD 患者行胰肾联合移植可能获益更多[61]。

临床问题 12:肾移植等待者合并心脏疾病时,如何做术前准备?

推荐意见 13:建议术前细致地心血管疾病评估,对冠心病患者需评估手术及麻醉风险,对冠脉支架术后早期患者可适当延迟手术(推荐强度 B,证据等级 2b)。

推荐意见说明:

心脏病是 ESKD 患者最常见的死亡原因,心血管疾病的发病率也随着 CKD 的恶化而增加。与普通人群相比,ESKD 患者患冠心病、左心功能不全、肺动脉高压和瓣膜性心脏病的风险增加[62,63]。诸多研究确定移植前心血管疾病是老年肾移植受者死亡的独立危险因素[64]。尽管肾移植可以降低心血管风险,但肾移植后不良生活习惯、心血管疾病(cardiovascular disease,CVD)的持续存在、免疫抑制药物、移植肾功能不全等相关并发症会加剧心血管危险因素,进一步增加移植后心血管并发症的风险[65]。所以术前细致的心血管疾病评估对于降低肾移植手术风险具有重要的意义。

一项纳入 216 名肾移植的回顾性研究根据其临床结果建议,如果患者出现 1 个以上的心血管危险因素,应进行运动负荷试验以评估风险。对既往有心血管疾病或糖尿病的移植等待者,应直接进行冠状动脉造影以寻找严重的冠状动脉疾病[66]。由于缺乏肾移植等待者大型研究,加上常规筛查带来的成本,导致临床实践差异增加[67]。我们建议对于临床隐匿性冠状动脉疾病(coronary artery disease,

CAD),对所有肾移植等待者进行病史、体格检查、心电图、超声心动图的临床评估;对于无症状 CAD 的高风险患者(包括糖尿病患者、既往存在心血管疾病患者、吸烟者、老年移植等待者和长期透析患者),是否需要进行有创冠状动脉造影检查,虽然一些小型的回顾性研究提示高风险等待者有创检查的必要性[68],但是这些结果偏差大,因此,在本指南中我们不作推荐,可以结合专科会诊意见进行筛查。

ISCHEMIA-CKD 试验(一项前瞻、随机、对照试验)纳入 194 名患有慢性冠脉综合征和至少中度缺血的患者被列为肾移植等待者,分析发现与保守治疗相比,肾移植等待者的侵入性策略(常规冠状动脉造影或血运重建)并未改善结局[69]。一项国外的 meta 分析也得出相同的结论[70]。所以对于这部分高危患者,药物治疗是必要的,是否侵入性治疗,建议对其进行危险分层,并在移植等待者管理方面有经验的心脏病专家指导下进行评估和决策。因此,对于心脏功能的评估在肾移植等待者中显得尤为重要。由于放置冠脉支架时间较短的等待者在肾移植围手术期形成支架血栓的风险增加,这就需要在冠脉支架置入术后适当延迟再行肾移植手术[71,72]。

**临床问题 13:合并脑梗死疾病的肾移植等待者如何做术前准备?**

**推荐意见 14:**建议无症状脑梗的肾移植等待受者在完善颅脑检查后行肾移植手术,建议症状性脑梗死且处于后遗症期的肾移植等待者评估利弊,慎重决定是否行肾移植手术(推荐强度 D,证据等级 5)。

**推荐意见说明:**

与无 ESKD 的患者相比,ESKD 患者面临更高的脑血管疾病风险[73]。一项纳入 2 713 194 例 ESKD 住院病例的研究提示在 ESKD 患者中,因血栓形成/栓塞/闭塞导致脑梗死的发病率为 0.08% (2 267/2 646 267 例),非创伤性脑出血的发生率为 0.63%(16 681/2 646 267 例)[74]。这凸显了在 ESKD 患者中对于脑血管意外的管理的重要性。

对于合并有脑梗死的肾移植等待者,肾移植的最佳时机问题,查阅文献,未见相关报道。结合专家意见,我们建议对于无症状脑梗死(silent brain infarction,SBI)肾移植等待者在完善颅脑检查(颅脑 CT 或者颅脑 MRI)的前提下,可行肾移植手术;对于症状性脑梗死且处于后遗症期的肾移植等待者,建议在评估抗凝药物及出血风险后慎重决定是否行肾移植手术。

**临床问题 14:服用抗凝、抗血小板药物或有肝素诱导的血小板减少症患者术前如何管理?**

**推荐意见 15:**建议肾移植术前长期口服抗血小板或抗凝药等待者平衡血栓形成及术后出血风险(推荐强度 B,证据等级 3a)。

**推荐意见说明:**

肾移植等待者心脑血管疾病的发病率较高,部分患者需要长期进行抗血小板和/或抗凝治疗[75]。由于需要权衡围手术期血栓形成和术后出血的风险,这一高危人群的围手术期和术后抗凝以及抗血小板的治疗方案变得具有挑战性。尤其是遗体器官捐献肾移植手术,不仅时间不能确定,在知晓等待者使用抗凝和/或抗血小板药物的情况下,手术仍需进行。

Hans Michael Hau 等的研究发现,HAS-BLED 风险评分可能对术前抗凝管理及术后出血风险评估有一定的预测作用。HAS-BLED 评分,特别是临界值>3,是术后出血和肾移植失败的独立预测因子。单变量分析中,肾移植术后肝素抗凝<6h 和肾移植术后 24h 内接受抗血小板治疗是术后出血的重要预测因素。研究表明:高 CHA2DS2-VASc 评分房颤,深静脉血栓形成和/或肺栓塞史,冠状动脉支架置入术的急性心肌梗死病史或中风史均是持续抗凝或抗血小板治疗的肾移植等待者的重要指

征,围手术期停用抗凝药物比术后出血更危险[76]。

虽然,对于遗体器官捐献肾移植等待者在规定的时间内停止抗凝或抗血小板治疗是不可能的。但是对于肾移植等待者的一些抗凝治疗方案,可适当调整。例如:有研究建议通过华法林治疗患者,将 INR 调整到 1.5[77],并通过新鲜冷冻血浆纠正凝血功能障碍到可接受的数值。而对于抑制血小板功能的药物,如阿司匹林和氯吡格雷通过不同的机制抑制血小板功能,同时使用会显著延长出血时间,增加出血并发症的发生率,对于同时服用阿司匹林和氯吡格雷的肾移植等待者建议停用其中一种药物。由于抗凝剂的使用会增加肾移植手术中输血的风险,必要时术前需与相关科室进行联合评估,讨论该患者围手术期抗凝方案的选择,仔细权衡围手术期出血与动静脉血栓形成的风险[78,79]。

**临床问题 15:继发性甲状旁腺功能亢进症的肾移植等待者该如何治疗?**

**推荐意见 16:**肾移植术前需要监测甲状旁腺功能,根据临床指标早期行药物治疗,对于难治性、形成腺瘤及严重并发症患者,可行手术治疗(推荐强度 B,证据等级 2c)。

**推荐意见说明:**

需要长期替代治疗的慢性肾脏病患者几乎都患有不同程度的矿物质和骨质紊乱[80]。肾移植后1 年仍有 30%~60% 的患者出现持续性甲状旁腺功能亢进,导致同种异体移植物功能受损和矿物质代谢紊乱[81]。移植后,由于免疫抑制,骨病的复杂性进一步增加。在移植后的前 3 个月内,甲状旁腺激素水平显著下降,但通常在 1 年后稳定在上升的水平。移植后血钙会增加,然后在 2 个月内稳定在正常范围的高端。手术后血磷迅速下降到正常水平或低于正常水平,如果出现低磷血症,应在 2 个月内解决。低水平的 1,25(OH)$_2$ 维生素 D 通常在移植后近 18 个月才达到正常值[82]。继发性甲状旁腺功能亢进症的肾移植等待者的治疗首先应选择药物治疗,如西那卡塞、骨化三醇或维生素 D 类似物等,对于难治性、形成腺瘤及严重并发症患者,可酌情行甲状旁腺全切除术治疗[83]。为避免全切后严重的钙磷代谢紊乱,可行甲状旁腺全切及前臂皮下甲状旁腺再植,该方法是一种安全、简单和有效的手术,不仅可以很好地控制移植后的甲状旁腺功能,也可在病情需要时切除移植腺体[84]。

**临床问题 16:多囊肾致 ESKD 患者行肾移植术前准备有何特殊要求?**

**推荐意见 17:**建议当多囊肾有症状(肉眼血尿、感染),若反复发作或者没有足够的空间进行肾移植时分期行多囊肾切除术和肾移植手术(推荐强度 B,证据等级 2c)。

**推荐意见说明:**

与合并其他原发疾病的 ESKD 患者相比,多囊肾不会在肾移植后复发,移植后生存率更高。由于移植后原肾体积缩小,因此,国内外学者对于肾移植前多囊肾是否需要切除存在一定的争议,并且多囊肾切除手术时机及手术方式也不尽相同[85]。当多囊肾有症状(例如反复疼痛、反复感染、血尿、呼吸衰竭等)、怀疑是恶性肿瘤或者没有足够的空间进行移植手术时分期行多囊肾切除术和肾移植手术[86]。无论何时切除多囊肾,肾移植受者的移植肾功能、并发症发生率、生存率等无明显差异,但同时行多囊肾切除术和肾移植手术可提高肾移植受者的满意度[87]。

## 三、小结

潜在肾移植等待者的评估和管理是肾移植的第一步,也是肾移植全程管理中非常重要的一个环节,需要在国家政策和公平的原则下,根据医师的专业知识进行评估和必要的干预。本指南尽可能围绕循证医学展开叙述,但仍然有许多用于评估和治疗肾移植等待者的诊断和治疗方法仍然不在循证医学的覆盖范围之内。由于在许多领域受到现有证据的限制,一些陈述仅作为建议或未分级的建议。

肾移植术前评估工作,仍需要结合多学科进展,不断更新、实践和总结,尽可能预防或减少肾移植术后并发症的发生。

**执笔作者:**孙平平(山西省第二人民医院),周华(山西省第二人民医院),刘致中(内蒙古包钢医院),陈好雨(山西省第二人民医院),丁小明(西安交通大学第一附属医院)。

**通信作者:**周华(山西省第二人民医院),薛武军(西安交通大学第一附属医院),周江桥(武汉大学人民医院)

**参编作者:**董塬(山西省第二人民医院),高晓刚(中国人民解放军海军军医大学第一附属医院),杨浩森(山西省第二人民医院),李立志(山西省第二人民医院),刘沐青(山西省第二人民医院),王佳丽(山西省第二人民医院),杨栋丽(山西省第二人民医院),邵笑笑(山西省第二人民医院)。

**主审专家:**薛武军(西安交通大学第一附属医院);周江桥(武汉大学人民医院),周华(山西省第二人民医院),于立新(清华大学附属北京清华长庚医院)。

**审稿专家:**门同义(内蒙古医科大学附属医院),王长安(郑州市第七人民医院),付绍杰(南方医科大学南方医院),朱有华(中国人民解放军海军军医大学第一附属医院),李响(中国人民解放军第八医学中心),刘致中(内蒙古包钢医院),陈刚(华中科技大学同济医学院附属同济医院),张伟杰(华中科技大学同济医学院附属同济医院),周佩军(上海交通大学医学院附属瑞金医院),欧彤文(首都医科大学宣武医院),顾民(南京医科大学第二附属医院),徐健(南方医科大学南方医院),董震(青岛大学附属医院),蔡明(浙江大学医学院附属第二医院)。

**利益冲突:**所有作者声明无利益冲突。

## 参考文献

[1] TONELLI M, WIEBE N, KNOLL G, et al. Systematic review: kidney transplantation compared with dialysis in clinically relevant outcomes [J]. Am J Transplant, 2011, 11 (10): 2093-2109.

[2] BRAUN F, RINSCHEN M, BUCHNER D, et al. The proteomic landscape of small urinary extracellular vesicles during kidney transplantation [J]. J Extracell Vesicles, 2020, 10 (1): e12026.

[3] JOLY F, COHEN C, JAVAUGUE V, et al. Randall-type monoclonal immunoglobulin deposition disease: novel insights from a nationwide cohort study [J]. Blood, 2019, 133 (6): 576-587.

[4] ANGEL-KORMAN A, STERN L, SAROSIEK S, et al. Long-term outcome of kidney transplantation in AL amyloidosis [J]. Kidney Int, 2019, 95 (2): 405-411.

[5] Angel-Korman A, Stern L, Sarosiek S, et al. Long-term outcome of kidney transplantation in AL amyloidosis [J]. Kidney Int, 2019, 95: 405-411.

[6] KASISKE B L, CANGRO C B, HARIHARAN S, et al. The evaluation of renal transplantation candidates: clinical practice guidelines [J]. Am J Transplant, 2001, 1 Suppl 2: 3-95.

[7] VALE P, QUININO R, COSTA K, et al. Post-transplant Lupus Nephritis Recurrence: a Case Report and Review of the Literature [J]. Transplant Proc, 2019, 51 (5): 1614-1617.

[8] ROTH D, MILGROM M, ESQUENAZI V, et al. Renal transplantation in systemic lupus erythematosus: one center's experience [J]. Am J Nephrol, 1987, 7 (5): 367-374.

[9] ALLEN A, PUSEY C, GASKIN G. Outcome of renal replacement therapy in antineutrophil cytoplasmic antibody-associated systemic vasculitis [J]. J Am Soc Nephrol, 1998, 9 (7): 1258-1263.

[10] LITTLE M A, HASSAN B, JACQUES S, et al. Renal transplantation in systemic vasculitis: when is it safe? [J]

Nephrol Dial Transplant, 2009, 24 (10): 3219-3225.

［11］ 刘锋, 朱有华, 曾力. 肾移植操作技术规范 (2019 版)——适应证、禁忌证、术前检查和准备 [J]. 器官移植, 2019 (5): 469-472.

［12］ YANG M, MILLER P J, CASE B C, et al. Pre-operative cardiovascular testing and post-renal transplant clinical outcomes [J]. Cardiovasc Revasc Med, 2019, 20 (7): 588-593.

［13］ TITZE S, SCHMID M, KÖTTGEN A, et al. Disease burden and risk profile in referred patients with moderate chronic kidney disease: composition of the German Chronic Kidney Disease (GCKD) cohort [J]. Nephrol Dial Transplant, 2015, 30 (3): 441-451.

［14］ OTTLEWSKI I, MÜNCH J, WAGNER T, et al. Value of renal gene panel diagnostics in adults waiting for kidney transplantation due to undetermined end-stage renal disease [J]. Kidney Int, 2019, 96 (1): 222-230.

［15］ DOREILLE A, RAYMOND L, MESNARD L. Diagnostic utility of exome sequencing for kidney disease [J]. N Engl J Med, 2019, 380 (21): 2079-2080.

［16］ GROOPMAN E E, MARASA M, CAMERON-CHRISTIE S, et al. Diagnostic utility of exome sequencing for kidney disease [J]. N Engl J Med, 2019, 380 (2): 142-151.

［17］ HAYS T, GROOPMAN E E, GHARAVI A G. Genetic testing for kidney disease of unknown etiology [J]. Kidney Int, 2020, 98 (3): 590-600.

［18］ MUZAALE A D, MASSIE A B, WANG M C, et al. Risk of end-stage renal disease following live kidney donation [J]. JAMA, 2014, 311 (6): 579-586.

［19］ MASSIE A B, MUZAALE A D, LUO X, et al. Quantifying postdonation risk of ESRD in living kidney donors [J]. J Am Soc Nephrol, 2017, 28 (9): 2749-2755.

［20］ LENTINE K L, KASISKE B L, LEVEY A S, et al. KDIGO clinical practice guideline on the evaluation and care of living kidney donors [J]. Transplantation, 2017, 101 (8S Suppl 1): S1-S109.

［21］ RUDNICKI M. FSGS recurrence in adults after renal transplantation [J]. Biomed Res Int, 2016, 2016: 3295618.

［22］ UFFING A, HULLEKES F, RIELLA L V, et al. Recurrent glomerular disease after kidney transplantation: diagnostic and management dilemmas [J]. Clin J Am Soc Nephrol, 2021, 16 (11): 1730-1742.

［23］ M'DIMEGH S, OMEZZINE A, HAMIDA-REBAI M B, et al. Identification of a novel AGXT gene mutation in primary hyperoxaluria after kidney transplantation failure [J]. Transpl Immunol, 2016, 39: 60-65.

［24］ 周华, 秦彦, 武小桐. 基因检测技术在肾移植中的应用 [J]. 中华器官移植杂志, 2020, 41 (7): 3.

［25］ DHARIA A, BOULET J, SRIDHAR V S, et al. Cancer screening in solid organ transplant recipients: a focus on screening liver, lung, and kidney recipients for cancers related to the transplanted organ [J]. Transplantation, 2022, 106 (1): e64-e65.

［26］ ACUNA S A, HUANG J W, DALY C, et al. Outcomes of solid organ transplant recipients with preexisting malignancies in remission: a systematic review and meta-analysis [J]. Transplantation, 2017, 101 (3): 471-481.

［27］ DAHLE D O, GROTMOL T, LEIVESTAD T, et al. Association between pretransplant cancer and survival in kidney transplant recipients [J]. Transplantation, 2017, 101 (10): 2599-2605.

［28］ CHAPMAN J R, SHEIL A G, DISNEY A P. Recurrence of cancer after renal transplantation [J]. Transplant Proc, 2001, 33 (1-2): 1830-1831.

［29］ PLOUSSARD G, MONGIAT-ARTUS P, MERIA P, et al. What is the relevance of systematic aorto-femoral Doppler ultrasound in the preoperative assessment of patients awaiting first kidney transplantation: a monocentric prospective study [J]. Nephrol Dial Transplant, 2010, 25 (1): 270-274.

［30］ BURGOS F J, PASCUAL J, MARCEN R, et al. The role of imaging techniques in renal transplantation [J]. World J Urol, 2004, 22 (5): 399-404.

［31］ 高静, 胡伟, 陈希云. 移植肾受者术前彩超检查髂血管的临床研究 [J]. 中国民族民间医药杂志, 2013.

［32］ YANG W Q, CUI X L, ZHANG M, et al. Preoperative evaluation of iliac blood vessels for first kidney transplant recipients: combination of conventional and contrast-enhanced ultrasonography [J]. Clin Hemorheol Microcirc, 2021, 78 (2): 139-149.

［33］ BLANKHOLM A D, PEDERSEN B G, STAUSBØL-GRØN B, et al. Preoperative planning of renal transplantation:

a comparison of non-contrast-enhanced ultrasonography, computed tomography, and magnetic resonance angiography with observations from surgery [J]. Acta Radiol, 2015, 56 (12): 1527-1533.

[34] YANG W Q, CUI X L, ZHANG M, et al. Preoperative evaluation of iliac blood vessels for first kidney transplant recipients: combination of conventional and contrast-enhanced ultrasonography [J]. Clin Hemorheol Microcirc, 2021, 78 (2): 139-149.

[35] ANDRES A, REVILLA Y, RAMOS A, et al. Helical computed tomography angiography is the most efficient test to assess vascular calcifications in the iliac arterial sector in renal transplant candidates [J]. Transplant Proc, 2003, 35 (5): 1682-1683.

[36] LIM W H, SHINGDE M, WONG G. Recurrent and de novo glomerulonephritis after kidney transplantation [J]. Front Immunol, 2019, 10: 1944.

[37] COSIO F G, CATTRAN D C. Recent advances in our understanding of recurrent primary glomerulonephritis after kidney transplantation [J]. Kidney Int, 2017, 91 (2): 304-314.

[38] VINCENTI F, GHIGGERI G M. New insights into the pathogenesis and the therapy of recurrent focal glomerulosclerosis [J]. Am J Transplant, 2005, 5 (6): 1179-1185.

[39] LEE B T, KUMAR V, WILLIAMS T A, et al. The APOL1 genotype of African American kidney transplant recipients does not impact 5-year allograft survival [J]. Am J Transplant, 2012, 12 (7): 1924-1928.

[40] KATTAH A, AYALON R, BECK L J, et al. Anti-phospholipase $A_2$ receptor antibodies in recurrent membranous nephropathy [J]. Am J Transplant, 2015, 15 (5): 1349-1359.

[41] QUINTANA L F, BLASCO M, SERAS M, et al. Antiphospholipase A2 receptor antibody levels predict the risk of posttransplantation recurrence of membranous nephropathy [J]. Transplantation, 2015, 99 (8): 1709-1714.

[42] ZAND L, LORENZ E C, COSIO F G, et al. Clinical findings, pathology, and outcomes of C3GN after kidney transplantation [J]. J Am Soc Nephrol, 2014, 25 (5): 1110-1117.

[43] JÄGER C, STAMPF S, MOLYNEUX K, et al. Recurrence of IgA nephropathy after kidney transplantation: experience from the Swiss transplant cohort study [J]. BMC Nephrol, 2022, 23 (1): 178.

[44] ZUBER J, Le QUINTREC M, SBERRO-SOUSSAN R, et al. New insights into postrenal transplant hemolytic uremic syndrome [J]. Nat Rev Nephrol, 2011, 7 (1): 23-35.

[45] BLUMENTHAL J A, BABYAK M A, KEEFE F J, et al. Telephone-based coping skills training for patients awaiting lung transplantation [J]. J Consult Clin Psychol, 2006, 74 (3): 535-544.

[46] DEW M A, SWITZER G E, DIMARTINI A F, et al. Psychosocial assessments and outcomes in organ transplantation [J]. Prog Transplant, 2000, 10 (4): 239-259, 260-261.

[47] SEGALL L, NISTOR I, PASCUAL J, et al. Criteria for and appropriateness of renal transplantation in elderly patients with end-stage renal disease: a literature review and position statement on behalf of the European Renal Association-European Dialysis and Transplant Association Descartes Working Group and European Renal Best Practice [J]. Transplantation, 2016, 100 (10): e55-e65.

[48] DOBBELS F, De GEEST S, CLEEMPUT I, et al. Psychosocial and behavioral selection criteria for solid organ transplantation [J]. Prog Transplant, 2001, 11 (2): 121-130, 131-132.

[49] FINE R N, BECKER Y, DE GEEST S, et al. Nonadherence consensus conference summary report [J]. Am J Transplant, 2009, 9 (1): 35-41.

[50] TONG A, JAN S, WONG G, et al. Patient preferences for the allocation of deceased donor kidneys for transplantation: a mixed methods study [J]. BMC Nephrol, 2012, 13: 18.

[51] GILL J S, LAN J, DONG J, et al. The survival benefit of kidney transplantation in obese patients [J]. Am J Transplant, 2013, 13 (8): 2083-2090.

[52] BONDAR'I A, KLIMONTOV V V. Treatment of diabetes mellitus in dialysis patients [J]. Ter Arkh, 2011, 83 (12): 73-77.

[53] NAVANEETHAN S D, ZOUNGAS S, CARAMORI M L, et al. Diabetes management in chronic kidney disease: synopsis of the 2020 KDIGO clinical practice guideline [J]. Ann Intern Med, 2021, 174 (3): 385-394.

[54] SHIMA K, KOMATSU M, KAWAHARA K, et al. Stringent glycaemic control prolongs survival in diabetic patients

with end-stage renal disease on haemodialysis [J]. Nephrology (Carlton), 2010, 15 (6): 632-638.

［55］ CHADBAN S J, STAPLIN N D. Is it time to increase access to transplantation for those with diabetic end-stage kidney disease？ [J]. Kidney Int, 2014, 86 (3): 464-466.

［56］ DOLLA C, NASO E, MELLA A, et al. Impact of type 2 diabetes mellitus on kidney transplant rates and clinical outcomes among waitlisted candidates in a single center European experience [J]. Sci Rep, 2020, 10 (1): 22000.

［57］ KEDDIS M T, EL T M, RODRIGO E, et al. Enhanced posttransplant management of patients with diabetes improves patient outcomes [J]. Kidney Int, 2014, 86 (3): 610-618.

［58］ PHILLIPS J, CHEN J, OOI E, et al. Global Epidemiology, Health outcomes, and treatment options for patients with type 2 diabetes and kidney failure [J]. Front Clin Diabetes Healthc, 2021, 2: 731574.

［59］ WONG G, HOWARD K, CHAPMAN J R, et al. Comparative survival and economic benefits of deceased donor kidney transplantation and dialysis in people with varying ages and co-morbidities [J]. PLoS One, 2012, 7 (1): e29591.

［60］ KABALLO M A, CANNEY M, O'KELLY P, et al. A comparative analysis of survival of patients on dialysis and after kidney transplantation [J]. Clin Kidney J, 2018, 11 (3): 389-393.

［61］ LEHMANN R, GRAZIANO J, BROCKMANN J, et al. Glycemic control in simultaneous islet-kidney versus pancreas-kidney transplantation in type 1 diabetes: a prospective 13-year follow-up [J]. Diabetes Care, 2015, 38 (5): 752-759.

［62］ GILL J S, MA I, LANDSBERG D, et al. Cardiovascular events and investigation in patients who are awaiting cadaveric kidney transplantation [J]. J Am Soc Nephrol, 2005, 16 (3): 808-816.

［63］ WANG L W, FAHIM M A, HAYEN A, et al. Cardiac testing for coronary artery disease in potential kidney transplant recipients [J]. Cochrane Database Syst Rev, 2011, 2011 (12): CD008691.

［64］ HAMDY M Y, EL A H, EL G I, et al. Renal transplant in elderly end-stage renal disease patients: impact of comorbidities and posttransplant adverse events on outcomes [J]. Exp Clin Transplant, 2024, 22 (2): 93-102.

［65］ RANGASWAMI J, MATHEW R O, PARASURAMAN R, et al. Cardiovascular disease in the kidney transplant recipient: epidemiology, diagnosis and management strategies [J]. Nephrol Dial Transplant, 2019, 34 (5): 760-773.

［66］ YILMAZ K C, AKGÜN A N, CIFTCI O, et al. Preoperative cardiac risk assessment in renal transplant recipients: a single-center experience [J]. Exp Clin Transplant, 2019, 17 (4): 478-482.

［67］ CHENG X S, MATHEW R O, PARASURAMAN R, et al. Coronary artery disease screening of asymptomatic kidney transplant candidates: a web-based survey of practice patterns in the united states [J]. Kidney Med, 2020, 2 (4): 505-507.

［68］ AALTEN J, PEETERS S A, van der VLUGT M J, et al. Is standardized cardiac assessment of asymptomatic high-risk renal transplant candidates beneficial？ [J]. Nephrol Dial Transplant, 2011, 26 (9): 3006-3012.

［69］ HERZOG C A, SIMEGN M A, XU Y, et al. Kidney transplant list status and outcomes in the ISCHEMIA-CKD Trial [J]. J Am Coll Cardiol, 2021, 78 (4): 348-361.

［70］ SIDDIQUI M U, JUNARTA J, MARHEFKA G D. Coronary revascularization versus optimal medical therapy in renal transplant candidates with coronary artery disease: a systematic review and meta-analysis [J]. J Am Heart Assoc, 2022, 11 (4): e023548.

［71］ DALAL A. Organ transplantation and drug eluting stents: perioperative challenges [J]. World J Transplant, 2016, 6 (4): 620-631.

［72］ SAIA F, BELOTTI L M, GUASTAROBA P, et al. Risk of adverse cardiac and bleeding events following cardiac and noncardiac surgery in patients with coronary stent: how important is the interplay between stent type and time from stenting to surgery？ [J]. Circ Cardiovasc Qual Outcomes, 2016, 9 (1): 39-47.

［73］ MIGLINAS M, CESNIENE U, JANUSAITE M M, et al. Cerebrovascular disease and cognition in chronic kidney disease patients [J]. Front Cardiovasc Med, 2020, 7: 96.

［74］ CANOVA T J, ISSA R, BAXTER P, et al. Cerebrovascular disease hospitalization rates in end-stage kidney disease patients with kidney transplant and peripheral vascular disease: analysis using the national inpatient sample (2005-2019) [J]. Healthcare (Basel), 2024, 12 (4): 454.

［75］ VLACHOPANOS G, GHALLI F G. Antithrombotic medications in dialysis patients: a double-edged sword [J]. J Evid

Based Med, 2017, 10 (1): 53-60.

［76］ HAU H M, ECKERT M, LAUDI S, et al. Predictive value of HAS-BLED score regarding bleeding events and graft survival following renal transplantation [J]. J Clin Med, 2022, 11 (14): 4025.

［77］ SPANDORFER J. The management of anticoagulation before and after procedures [J]. Med Clin North Am, 2001, 85 (5): 1109-1116.

［78］ CAO D, CHANDIRAMANI R, CAPODANNO D, et al. Non-cardiac surgery in patients with coronary artery disease: risk evaluation and periprocedural management [J]. Nat Rev Cardiol, 2021, 18 (1): 37-57.

［79］ MARZOUK K, LAWEN J, KIBERD B A. Blood transfusion in deceased donor kidney transplantation [J]. Transplant Res, 2013, 2 (1): 4.

［80］ BOUQUEGNEAU A, SALAM S, DELANAYE P, et al. Bone disease after kidney transplantation [J]. Clin J Am Soc Nephrol, 2016, 11 (7): 1282-1296.

［81］ WANG B, LI W, WANG Q, et al. Timing of parathyroidectomy for kidney transplant patients with secondary hyper-parathyroidism: a practical overview [J]. Biosci Trends, 2022, 16 (6): 426-433.

［82］ SPRAGUE S M, BELOZEROFF V, DANESE M D, et al. Abnormal bone and mineral metabolism in kidney trans-plant patients-a review [J]. Am J Nephrol, 2008, 28 (2): 246-253.

［83］ Erratum: Kidney Disease: Improving Global Outcomes (KDIGO) CKD-MBD Update Work Group. KDIGO 2017 clinical practice guideline ipdate for the diagnosis, evaluation, prevention, and treatment of chronic kidney disease-mineral and bone disorder (CKD-MBD)[J]. Kidney Int Suppl. 2017; 7: 1-59.

［84］ CAVALLARO G, IORIO O, CENTANNI M, et al. Parathyroid reimplantation in forearm subcutaneous tissue during thyroidectomy: a simple and effective way to avoid hypoparathyroidism [J]. World J Surg, 2015, 39 (8): 1936-1942.

［85］ DARIUS T, BERTONI S, De MEYER M, et al. Simultaneous nephrectomy during kidney transplantation for poly-cystic kidney disease does not detrimentally impact comorbidity and graft survival [J]. World J Transplant, 2022, 12 (5): 100-111.

［86］ SACKETT D D, SINGH P, LALLAS C D. Urological involvement in renal transplantation [J]. Int J Urol, 2011, 18 (3): 185-193.

［87］ GADELKAREEM R A, ABDELGAWAD A M, MOHAMMED N. Simultaneous kidney transplantation and ipsilateral native nephrectomy in patients with autosomal dominant polycystic kidney disease [J]. World J Transplant, 2022, 12 (9): 310-312.

# 13　肾移植手术技术操作指南

肾移植手术经过几十年的发展,包括移植部位的选择、血管及输尿管的吻合方式和方法等已基本标准化。由于尿毒症患者全身情况较差,往往伴有凝血功能障碍,并且术后需要使用免疫抑制药物,因此出血和感染的风险显著增加,组织愈合能力显著降低。为此,不仅要求术者熟练掌握局部解剖,具备过硬的血管吻合及输尿管吻合技术,术中还需要精细操作,严格掌握无菌操作,确切止血,每个步骤都做到精确无误,以减少外科并发症的发生。

## 一、指南形成方法

本指南由中华医学会器官移植学分会组织制订。本指南已在国际实践指南注册与透明化平台(Practice Guide REgistration for TransPAREncy,PREPARE)上以中英双语注册(注册号:PREPARE-2023CN900)。

自 2023 年 10 月开始,专家组在 2019 年版《肾移植手术技术操作规范》的基础上,针对临床实际操作中遇到的常见问题,对肾移植手术部位选择、血管吻合、输尿管吻合及机器人肾移植等进行证据检索和评价,检索关键词包括:"肾移植""手术技术""手术部位""血管吻合""输尿管吻合""机器人辅助"等。证据检索截止时间为 2023 年 12 月。证据来源:检索 PubMed、Web of Scince、Embase、Cochrane Library、万方、中国知网及中国生物医学文献数据库发表的英文和中文文献并筛选 44 篇作为参考,根据牛津循证医学中心推荐的标准划分证据水平;根据证据水平、研究的一致性、风险收益比、患者偏好、伦理职责和可行性等,将推荐意见的强度分为 A、B、C 和 D 4 个等级。指南编写专家组历时 3 个月,经过数轮讨论和修改,最终形成目前的临床诊疗指南,共 14 条推荐意见。本指南可供肾移植专业医师在临床实践中参考。

本指南采用 2009 版牛津大学循证医学中心的证据分级与推荐强度标准对推荐意见的支持证据体进行评级。中华医学会器官移植分会针对肾移植手术技术操作的 14 个临床问题提出了符合我国实际的 14 条诊疗推荐意见,经中华医学会器官移植学分会组织全国器官移植与相关学科专家两轮会议集体讨论定稿。

## 二、标准髂窝异位肾移植手术操作步骤介绍

采用 Gibson 或腹直肌旁切口,切口位置起于平脐水平腹直肌外侧缘,止于正中耻骨联合上两横指。依次打开皮肤、皮下组织、腹外斜肌腱膜显示腹膜外组织。仔细分离并剪断腹壁下血管后推开腹膜,并充分显露腹膜后区域,包括髂血管、精索或子宫圆韧带等。

显露髂窝,推开腹膜后打开髂动脉鞘膜,显出髂内、外动脉。如果髂内动脉无明显硬化可用作吻合,则予以游离髂内动脉,并逐条结扎、切断髂内动脉分支。阻断髂内动脉剪断后注入肝素生理盐水以冲洗血管腔内的残血,为后续的吻合手术做准备。在髂内动脉远侧断端,使用丝线进行结扎以确保妥善处理。如果受者的髂内动脉由于严重的粥样硬化而不能使用,可使用髂外动脉。阻断髂外静脉,做一与供肾静脉相匹配的切口,肝素生理盐水冲洗血管腔内残血,为后续的吻合手术做准备。取出供肾,使用 5~0 血管缝合线采用单定点或两定点法将髂外静脉和供肾静脉吻合,吻合完毕用静脉夹沿供肾静脉根部夹闭供肾静脉,试开放吻合口,检查吻合口及静脉壁有无漏血。再使用 6~0 血管缝线采用单定点或两定点法将髂内(外)动脉和供肾动脉吻合(髂内采用端端吻合,髂外采用端侧吻合),吻合完毕,用动脉夹沿供肾动脉根部夹闭供肾动脉,试开放吻合口,检查吻合口及动脉壁有无漏血。嘱麻醉师将受者收缩压升至 140~160mmHg,去除移植肾表面一切包裹物后并准备松开动静脉夹,同时,准备温水复温。先开放供肾静脉,再开放供肾动脉,移植肾恢复血供后即刻向手术区域倒入温水复温。嘱麻醉医师静脉推注 60~100mg 呋塞米注射液。仔细检查移植肾,对移植肾出血区域予以止血。做好止血后,准备吻合输尿管。

移植肾输尿管和膀胱吻合常见的手术方式包括膀胱外法("隧道"法)和膀胱内法("乳头"法)。膀胱外法已成为移植肾输尿管和膀胱吻合的常规标准吻合方法。即在膀胱前侧壁缝两针牵引线,在两线间纵向切开浆肌层 2~3cm,用血管钳游离至黏膜,并将黏膜提起,再从提起的黏膜处向上分开肌肉和黏膜层。在膀胱黏膜上切开一个小口,用 5~0 可吸收缝线缝合输尿管与膀胱黏膜,可根据个人习惯采用两边吊线的全程间断缝合(6~8 针)或一侧连续一侧间断或两侧连续的缝合方法。确认吻合满意后,利用切开的膀胱浆肌层,做隧道包埋输尿管 2~3cm,缝合时应防止过紧或过松。一般来说,移植肾输尿管需要置入双 J 管,但国内少数肾移植中心也有不放入双 J 管的报道。检查肾脏的位置适宜并

确认无明显活动性出血后,在移植肾旁放置一根多孔引流管,逐层关闭切口。

## 三、肾移植手术部位选择、血管及输尿管吻合方式

**临床问题 1:如何选择供肾的植入部位?**

**推荐意见 1:**考虑到血管位置、手术操作难易程度和术后复查等因素,首选移植部位推荐髂窝,右侧髂窝更常用(推荐强度 B,证据等级 2a)。

**推荐意见说明:**

供肾植入部位可分为髂窝部、原位肾移植和腹膜内肾移植等。原位肾移植适用于受者存在严重的血管病变、肥胖、既往接受过多次肾移植或先前移植物保留在髂窝[1,2]。腹膜内肾移植多用于腹部较小、体重<30kg 的儿童[3]。

最常采用的供肾植入部位是髂窝部。髂窝部血管表浅且距离膀胱位置较近,有利于供肾动静脉的吻合和输尿管膀胱再植,并且髂窝位置表浅,便于术后观察供肾情况[4]。一般首选右侧髂窝,更利于术者手术操作。

传统的肾移植手术采用 Gbison 切口或 Hockey-stick 切口。近年来国内有中心报道行超小切口肾移植[5],以耻骨联合上方两横指处腹直肌外缘为起点,向上沿腹直肌外缘做一 4~5cm 的斜行切口[5]。结果发现,超小切口肾移植与传统 Gibson 切口肾移植相比,可显著缩短手术时间,并有更好的短期美容效果[5]。

一篇纳入 1 262 例死亡后器官捐献供肾移植患者的回顾性研究指出,与左髂窝相比,右髂窝移植的手术时间中位数缩短了 11min($P<0.001$),且不会增加尿漏、髂窝出血、皮下出血、感染、血栓、排斥反应、淋巴漏、尿路梗阻等围手术期并发症[6]。

**临床问题 2:术中供肾低温如何保存?**

**推荐意见 2:**建议在供肾植入过程中,将供肾置入含碎冰的肾袋等低温保存装置,维持肾脏低温(推荐强度 D,证据等级 5)。

**推荐意见说明:**

供肾的获取不可避免地与肾脏缺血再灌注损伤(ischemia and reperfusion injury,IRI)的病理过程有关。供肾获取后常用低温保存,主要目的是抑制新陈代谢并减少 ATP 消耗[7]。为避免供肾在植入过程中复温,建议将供肾植入含碎冰的肾袋等低温保存装置[8]。目前已有较多低温肾脏保护装置相关专利[9-11]。

目前用于移植的肾脏保存的金标准是传统的静态冷保存[12]。然而,静态冷保存会导致 IRI 的发生。低温机械灌注的应用,使移植肾功能恢复延迟(delayed graft function,DGF)的发生率更低,并且能够根据其测量的参数(如温度、压力和流量)预测移植结局,但它所需的设备比静态冷保存更复杂、更昂贵,并且需要在保存过程中持续监测和评估移植肾脏[13]。国内文献报道指出,54 对 DCD 肾脏随机分为低温机械灌注组和静态冷保存组,发现低温机械灌注组并未明显降低肾移植术后 DGF 发生率[14];其中 22 例供者属于扩大标准供者(expanded criteria donor,ECD)。发现低温机械灌注组可改善术后早期移植肾功能,降低 DGF 发生率,但肾移植术后 1 年受者存活率、移植肾存活率无显著差异[14]。另有文献报道,将 120 对 ECD 供肾简单随机分为低温机械灌注组和静态冷保存组,发现低温机械灌注组可显著降低术后 DGF 发生率,但两组受者术后急性排斥反应、外科并发症及感染等发生率的比较,差异均无统计学意义;两组内未发生 DGF 的患者中,低温机械灌注组受者血肌酐平均值降

低幅度更大,但在术后 1 个月、3 个月和 6 个月、1 年时,两组受者的血肌酐值无显著差异,术后 1 年两组移植肾存活率也无显著差异[15]。

**临床问题 3: 单支供肾动脉吻合方式如何选择?**

**推荐意见 3:** 单支供肾动脉吻合时,可选择与髂内动脉端端吻合或与髂外动脉端侧吻合(推荐强度 B,证据等级 2a)。

**推荐意见说明:**

国内文献报道,66 例端侧吻合患者与 69 例端端吻合患者,术后 3 个月移植肾功能和血液流变学无明显差异[16]。有单中心数据表明,35 名端端吻合男性患者,与 41 名端侧吻合男性患者相比,术后早期和移植后一年的肌酐清除率无显著差异,术后第 1 年的移植物存活率也无显著差异[17]。

因此,就目前的研究看,肾移植单支肾动脉吻合时,端端吻合和端侧吻合,有类似的手术效果。需要注意的是,髂内动脉比髂外动脉或髂总动脉更容易受到动脉粥样硬化的影响。单支肾动脉时,供肾动脉可与髂内动脉进行端端吻合(图 13-1A),或与髂外动脉或髂总动脉进行端侧吻合(图 13-1B)。与髂外动脉端侧吻合时,首先可用心耳钳阻断游离的髂外动脉段,后用刀片纵行切开动脉壁后,注入肝素生理盐水冲出血管腔内残血。为确保吻合口通畅,供肾动脉最好带有腹主动脉瓣,从而避免吻合口出现狭窄。在吻合过程中,常用的方法是采用 6~0 无损伤血管缝线行两侧的连续外翻缝合法,闭合吻合口前用肝素生理盐水冲洗灌入腔内,排除血块和空气。与髂内动脉吻合时,受者的髂内动脉断端口径往往比供肾动脉大,可将供肾动脉斜切,以匹配髂内动脉口径,并可使吻合后的血管呈弧形弯曲而利于血流流畅通行。吻合时用 6~0 无损伤血管缝线做单纯连续缝合,或分成两半圈连续缝合。吻合完成后,可用动脉夹阻断肾动脉近端,试开放吻合口,检查吻合口及肾动脉壁有无漏血,确认无出血或止血满意后撤除动脉夹。

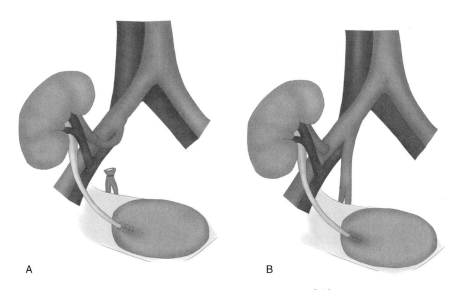

A　　　　　　　　　　　　　　　　　　B

图 13-1　移植肾肾动脉吻合方式[18]

A. 移植肾肾动脉与髂内动脉端端吻合术式; B. 移植肾肾动脉与髂外动脉端侧吻合术式。

**临床问题 4: 供肾多支动脉如何处理?**

**推荐意见 4:** 多支动脉可根据管径、位置、数量,选择血管重建后吻合或分别单独吻合(推荐强度 B,推荐等级 2c)。

推荐意见说明：

对于具有多支肾动脉的肾脏，手术可能会更复杂，需要更精细的手术操作。然而，如果手术团队具有丰富的经验和高超的技术，他们可能能够成功地进行手术，达到良好的手术效果。对于肾动脉为2支或多支的情况，可根据不同情况予以处理[8,19,20]（图13-2）：

（1）如果2支肾动脉距离相近，可以利用含有两血管开口的腹主动脉瓣进行动脉重建（图13-2A）。

（2）2支肾动脉口径相似，难以使用腹主动脉瓣或者2支肾动脉在取肾或修整时已分别剪断，可从2支动脉开口处将相对的侧壁剪开0.5~1.0cm，并拢侧侧吻合成一个开口（图13-2B）。该重建方法只适用于两支动脉相隔较近，重建后吻合口张力不大的情况。

（3）2支肾动脉一粗一细，用较细的一支动脉与较粗的动脉作端侧吻合，移植时用较粗的动脉开口与受者髂内或髂外动脉吻合（图13-2C）。

（4）2支肾动脉口径相似，但距离较远，既不能利用腹主动脉瓣，又无法合并成一支血管，只能保留2支动脉开口，移植时分别与受者髂外动脉作端侧吻合，或与髂内动脉远端两分支作吻合。如果2支肾动脉在腹主动脉的开口距离过远，可以剪掉两肾动脉开口之间的部分腹主动脉壁，然后重新拼接成适合大小的新的腹主动脉瓣用于与髂外动脉做吻合。

（5）如果供肾的多支肾动脉过短，不能用以上方法进行修复时，可采用自体或供者的分支血管（如分支的髂内动脉）在体外修复作间置血管，使之成为单支动脉（图13-2D）。

（6）如肾上极或者肾下极存在极支，较粗者可与受者髂外动脉作端侧吻合，较细者如难以吻合可予以结扎，尤其是上极极支。下极极支也可暂不作修整，在肾动、静脉主干完成吻合后，该支直接与受者腹壁下动脉端端吻合。

（7）多支肾动脉均较粗时，能合并则合并，不能合并时也可分别带瓣或不带瓣与受者髂外动脉作端侧吻合。

（8）如肾动脉在切取过程中误伤，应作相应修复，特别是要检查动脉内膜是否完整，内膜缺损段动脉不应保留。如供肾肾动脉缺损太多，应取一段供者相应动脉作间置血管予以延长。

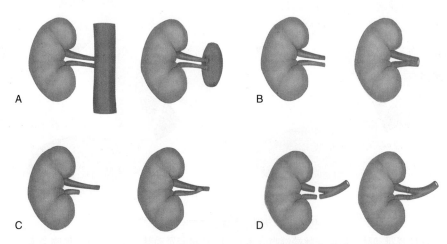

图13-2　供肾动脉血管变异的基本处理方式[18]

**临床问题5：供肾静脉过短如何处理？**

**推荐意见5：**建议可以使用供者的下腔静脉或髂外静脉、受者自身血管、人工血管等管径匹配的血管延长肾静脉（推荐强度B，证据等级2b）。

推荐意见说明：

目前已经出现了多种技术，如使用人工血管[21,22]、受者自身血管[23]、供者的下腔静脉或髂外静脉[24]等来帮助短肾静脉的吻合。这种情况最常见于右肾，尤其是来自活体捐赠者的右肾。为了使右肾达到相同的结果，可能需要适当的外科技术操作来优化右肾植入。结扎髂内静脉可能是必要的，以抬高髂静脉并避免肾静脉吻合的张力[25]。髂动脉和髂静脉转位可能会抬高静脉吻合的位置[26]。右肾静脉可通过如下方式延长：对于尸体供者肾脏，通常采用供者下腔静脉进行延长[27]。在活体供者中，肾静脉的延长还可以通过供者肾切除术中使用供者性腺静脉[28]或受者隐静脉[29,30]来实现。在进行静脉吻合时，首先需要使用萨丁氏钳或大心耳钳在游离的髂外静脉部位阻断髂外静脉的两端。然后，根据肾静脉断端的口径，在髂外静脉的选定部位上，切开静脉壁或切除一小块大小相仿的椭圆形髂外静脉壁，以进行肾静脉与髂静脉的端侧吻合。在吻合口的两角，使用5~0无损伤血管缝线各缝1针，并打结以做牵引固定用。在静脉腔内进行后壁连续缝合，前壁则在血管腔外进行连续外翻缝合。在闭合吻合口之前，使用肝素生理盐水冲洗并灌入腔内，以排除血块和空气。完成静脉吻合后，在供肾静脉的近端夹一把静脉夹或心耳钳，然后撤去髂外静脉上的阻断钳，检查吻合口及肾静脉壁上有无漏血。

在开放血流的过程中，可以先松开肾静脉的阻断钳，以避免肾内压力过高。然后，再松开阻断肾动脉的哈巴狗夹，恢复肾脏的血液供应，肾脏会立即呈现出粉红色，触感也有搏动感。在开放之前，应注意将受者的收缩压提高至140~160mmHg。为了帮助移植肾尽快复温，可以将热盐水纱布敷于肾脏表面。同时，仔细检查肾门及肾表面，如果发现有活动性出血点，应予以结扎或缝扎止血。在开放后，给予呋塞米60~100mg，并观察输尿管蠕动情况以及是否有尿液流出。

**临床问题6：术中肾动脉痉挛如何处理？**

**推荐意见6**：术中肾动脉痉挛时，建议采用热敷、扩血管药物等，缓解肾动脉痉挛（推荐强度D，证据等级5）。

推荐意见说明：

肾动脉及肾内动脉痉挛导致肾缺血是一种可逆性改变，其临床表现与超急性排斥反应相似，有时难以区别。超急性排斥反应的移植肾主要表现为先充盈良好、颜色红润，然后再变为紫色缺血改变，无尿液分泌，而肾血管痉挛的移植肾一开始就充盈不良，颜色呈花斑暗红色至暗紫色改变，肾动脉有搏动。肾动脉痉挛并非完全无血流，尚有部分血流通过，动脉吻合口通畅无狭窄，阻断肾静脉后在近移植肾侧将肾静脉切开一小口可有血液流出，说明肾脏有血供[31]。

术中发现肾动脉痉挛时，可立即髂内动脉注入肝素盐水5ml，用2%利多卡因10ml沿动脉吻合口向肾门内浸润，热盐水纱布热敷移植肾，并同时静脉滴注多巴胺及罂粟碱[31]，以扩张肾血管，促进血液循环；也有文献报道，采用在肾动脉上直接注入罂粟碱注射液，并根据血压监测开始静脉滴注硝酸甘油[32]。

**临床问题7：如何选择输尿管膀胱吻合的方法？**

**推荐意见7**：推荐使用膀胱外输尿管膀胱吻合法（"隧道"法）（推荐强度A，证据等级1a）。

推荐意见说明：

正常肾移植受者输尿管吻合术包括：膀胱外吻合法（"隧道"法）和膀胱内吻合法（"乳头"法）。

（1）膀胱外吻合法一般先适当充盈膀胱，随后用电刀将膀胱顶侧壁肌层划开2.5cm左右切口，游离至向外突出的黏膜层。在膀胱黏膜上切开一个小口，吸净尿液。输尿管末端切开并修剪成铲状,连续或间断吻合膀胱黏膜与输尿管全层,再将输尿管斜卧于膀胱肌层切口正中,间断缝合膀胱肌层。

(2)膀胱内法一般于同侧输尿管开口较近部位切开膀胱前侧,做一透过膀胱黏膜的贯穿切口,再做一个穿行膀胱壁2~3cm的隧道。把输尿管轻柔地拉到膀胱内,剪去多余的输尿管。将输尿管末端修剪成铲状。缝合膀胱黏膜与输尿管全层,在膀胱外侧固定输尿管与膀胱浆肌层,最后连续全层缝合关闭膀胱。膀胱外法相比于膀胱内法可以减少总体并发症。两项随机对照试验和24项观察研究的荟萃分析表明膀胱外法相较于膀胱内法血尿与尿漏的发生率明显降低,而输尿管狭窄或膀胱输尿管反流的发生率没有显著差异[33]。两项随机对照试验和17项队列研究表明膀胱外法相较于膀胱内法尿漏、狭窄和术后血尿发生率降低[34]。另有一个随机对照试验表明膀胱外法相比于膀胱内法的术后尿路感染发生率较少,这可能与手术操作简单,手术时间短有关[35]。总的来说支持膀胱外法减少总体并发症。

临床问题8:供肾输尿管过短如何处理?

推荐意见8:当出现供肾输尿管过短时,可考虑以下方法重建尿路:①供者输尿管与受者输尿管吻合(端端吻合与端侧吻合);②供肾肾盂与受者输尿管吻合;③供者输尿管与膀胱肌瓣吻合(推荐强度A,证据等级1b)。

推荐意见说明:

首先,一项评估输尿管长度对肾移植后泌尿系统并发症的影响的RCT研究表明输尿管长度本身并不影响泌尿系统并发症的数量[36]。而当供肾输尿管过短时,有以上几种方案可供选择。其中,若受者少尿或无尿时可将供肾输尿管与受者输尿管作端端吻合;而当受者尿量正常时可行供肾输尿管与受者输尿管端侧吻合。当膀胱容量和膀胱壁伸缩性正常时可行膀胱腰大肌悬吊术或做膀胱肌瓣。其中必须要保持输尿管膀胱吻合口无张力[37]。关于以上吻合方式相关的一些并发症,Nie等人报道275例肾移植术中供受者输尿管端端吻合尿漏(1.5%)和膀胱输尿管反流发生率(0)显著低于输尿管膀胱吻合组,然而输尿管梗阻发生率更高(4.7%)[38]。Gallentine等人报道在无尿或少尿情况下结扎自体输尿管是安全的,仅有少部分患者需要行晚期的自体肾切除术,且多数为多囊肾患者[39]。

临床问题9:肾移植术后是否留置移植肾输尿管支架管?

推荐意见9:推荐使用输尿管支架并在2~4周内移除(推荐强度A,证据等级1b)。

推荐意见说明:

一项前瞻性研究表明在肾移植中使用输尿管支架可显著减少早期尿漏和梗阻并发症并减少费用。然而会使尿路感染显著增加,并且主要发生在移植后30d以上[40]。另一系统回顾和荟萃分析表明,早期(5~10d)取出输尿管支架可以降低感染和输尿管狭窄的发生率。总的来说推荐使用输尿管支架并在2~4周内移除[41]。

临床问题10:供肾双输尿管应该如何处理?

推荐意见10:遇到双输尿管供肾时,既可以做双输尿管成形后吻合,也可做双输尿管单独吻合(推荐强度B,证据等级2a)。

推荐意见说明:

双输尿管供肾与单输尿管供肾相比,肾移植术后并发症发生率无明显差异。因此,双输尿管供肾肾移植是安全的,双输尿管不应被认为是肾移植的禁忌证[42-45]。在遇到双输尿管供肾的情况下,双输尿管可以末端吻合成形在一起后与膀胱吻合,也可以作为两个单独的吻合口,两者各有优劣。相比于双输尿管单独吻合,将两个输尿管吻合成一根后吻合到膀胱时只需要一个膀胱切开术,速度更快。而作单独吻合,可以避免输尿管之间吻合导致损坏其本身脆弱血供的可能;此外当其中一个输尿管有问题时,也可以避免另外一个受到影响。两者之间的优劣有待进一步比较。

### 四、达芬奇机器人辅助肾移植手术

**临床问题 11**:机器人辅助肾移植手术更适合哪些受者?

**推荐意见 11**:机器人辅助肾移植手术是一种安全可行的手术方式,对重度肥胖患者更具优势(推荐强度 B,证据等级 2a)。

**推荐意见说明**:

需要首先指出的是,开放肾移植手术依然是目前肾移植手术的主要方式。因为传统腹腔镜技术在肾移植手术应用中的二维视野和器械局限性等技术困难,且不太可能得到改变,腹腔镜肾移植手术在各移植中心并没有被广泛采用。在 2002 年,来自法国的肾移植团队首次将机器人手术系统应用于肾移植手术的血管游离及吻合,而真正意义上的机器人辅助肾移植手术国际上开展于 2010 年,国内于 2018 年在解放军总医院率先开展[46,47]。机器人辅助肾移植手术发展时间较短,手术过程及技术尚未实现标准化,但国际与国内已有多家移植中心常规开展该术式,并具备应用前景。有荟萃分析纳入了 9 篇为前瞻性队列研究,2 篇为回顾性研究,研究表明机器人辅助肾移植手术在手术切口感染、有症状淋巴囊肿、术后疼痛、手术切口长度、住院时间等方面明显优于开放组,两组移植肾功能、移植肾存活率和人存活率方面无明显差异[48]。欧洲的多中心前瞻性观察研究结果表明:机器人辅助肾移植具有良好的手术和功能结果,可与开放手术相媲美,在开放式肾移植和机器人手术方面具有丰富经验的中心进行时,学习曲线相对较短[49]。

当患者的体重指数(body mass index,BMI)大于 $35kg/m^2$ 时,开放式肾移植手术的操作难度明显增加且患者术后死亡率及切口并发症发生率明显增加,因此许多移植中心将 BMI 过大的终末期肾病患者(end-stagerenaldisease,ESRD)患者列为肾移植的相对禁忌证[50]。多个中心的临床实践结果表明,对于过度肥胖的肾移植患者,机器人辅助肾移植应成为临床可供选择的方案之一[51]。但机器人辅助肾移植技术并非仅适用于肥胖受者,在 2020 年发表的 291 例机器人辅助肾移植欧洲经验中纳入受者的平均 BMI 为 $27.13kg/m^2$,机器人辅助肾移植也拥有良好的表现[49]。我国学者认为机器人辅助肾移植可以适用于几乎所有受者,且手术创伤更小,美容效果更好,虽然机器人辅助肾移植手术时间及热缺血时间更长,但短期看来未对移植肾功能及受者预后造成明显影响[52]。

**临床问题 12**:机器人辅助肾移植手术途径如何选择?

**推荐意见 12**:机器人辅助肾移植手术推荐经腹腔途径并完成移植肾的腹膜外化与固定(推荐强度 B,证据等级 2c)。

**推荐意见说明**:

早期机器人辅助肾移植手术将移植肾直接放入腹腔,并未采取固定措施,术后移植肾存在扭转风险,也增加了移植肾穿刺活检难度及风险,同时可能导致术后出血、尿瘘等并发症的发现延迟[53]。目前常用的方法是在腹腔内实施机器人辅助肾移植手术,最后将移植肾腹膜外化固定于髂窝。具体方法是游离髂外动静脉时,将血管外侧的腹膜一并游离,做成足够大的潜在肾窝。腹膜游离范围以完全覆盖移植肾为准,保留游离腹膜的完整性,手术完成后移植肾放入肾窝,游离腹膜覆盖在移植肾表面,恢复腹膜的连续性并将移植肾固定于腹膜外髂窝[47,54,55]。

**临床问题 13：是否需要在机器人辅助肾移植术中实施局部低温技术？**

**推荐意见 13：** 机器人辅助肾移植手术推荐进行安全有效的术中移植肾局部低温技术（推荐强度 B，证据等级 2c）。

**推荐意见说明：**

2014 年，有肾移植团队将局部低温技术引入到机器人辅助肾移植手术中，该技术主要在将供肾置入术野前，预先向术野注入一定量含冰泥的无菌生理盐水，达到使盆腔温度下降至 18~20℃而患者中心体温无明显下降的目的。同时将供肾修整完毕后置入填有冰泥的双层纱布肾袋中，仅肾门部结构暴露在外，从引入术野到血管吻合完毕的过程中，供肾始终被包裹在肾袋内[56]。局部低温技术缩短了机器人辅助肾移植手术过程中供肾的热缺血时间，并不增加术后并发症的发病率，但仍需注意腹腔脏器的局部冻伤防护，减少肠道并发症尤其是麻痹性肠梗阻风险。

**临床问题 14：机器人辅助肾移植手术如何选择血管吻合的方式？**

**推荐意见 14：** 机器人辅助肾移植手术推荐行髂外动静脉的吻合（推荐强度 B，证据等级 2c）。

**推荐意见说明：**

与开放手术相同，机器人移植肾血管吻合通常采用供肾静脉与髂外静脉端侧吻合、供肾动脉与髂外动脉端侧吻合、输尿管与膀胱吻合[46]。机器人手术缺乏触觉及力反馈，并因局部放大导致操作范围局限，髂内动脉解剖位置较深，供肾动脉与髂内动脉的吻合在机器人手术中困难较大。推荐使用不可吸收的聚四氟乙烯缝合线，该缝线由膨化材料制成，韧度大，可弥补机械臂无力反馈的缺点，且拉紧后针孔不易渗血，增加了血管吻合的安全性，可明显缩短血管吻合时间[57]。

**临床问题 15：机器人辅助肾移植手术开展的注意事项？**

**推荐意见 15：** 机器人辅助肾移植手术须在有经验的机器人手术肾移植团队帮助下谨慎开展，并优先在活体供肾与左侧供肾开展，确保患者获益（推荐强度 B，证据等级 2c）。

**推荐意见说明：**

机器人辅助肾移植手术的绝大部分文献均为病例报道及回顾性研究，尚缺乏大样本的前瞻性随机对照研究。来自我国学者的研究表明，左侧供肾肾静脉较长，便于机器人下的血管吻合。但即使在机器人肾移植手术选择左侧供肾，开放肾移植手术选择右侧供肾的同等条件下，与开放组相比，机器人组在手术时间、髂血管阻断时间、静脉吻合时间、输尿管吻合时间方面长于开放手术，并发症方面机器人组发生淋巴管瘘、淋巴囊肿比例高于开放组[57]。尽管先前已有文献报道了尸体供者的机器人辅助肾移植手术，但多数尸体供者的机器人辅助肾移植手术均在活体供者的机器人辅助肾移植手术后开展。我国学者认为具有一定肾移植经验的医师能在进行约 17 例手术后熟练地掌握机器人辅助肾移植术的所有步骤[52]。欧洲机器人泌尿学会工作组的研究结果表明：机器人辅助肾移植需要 35 例的学习曲线才能在时间、并发症和功能结果方面实现可重复性。10 例手术后，严重并发症和移植物功能延迟很少见。外科医师和助手之间的协同对于减少血管吻合时间至关重要[58]。开展机器人辅助肾移植手术的肾移植中心需具备丰富的机器人手术经验、丰富的开放肾移植手术经验、丰富的机器人手术吻合技术，同时需要选择合适的供受者，进行精心的术前准备（器械、耗材、手术计划、紧急预案），接受该术式的相关培训并在有经验的医师指导下开展初期工作[46]。

## 五、小结

肾移植已经成为世界上完成数量最多、移植效果最好的实体器官移植。经过几十年的临床实践和技术改进，开放的肾移植手术方式已经标准化、规范化。近年来，外科技术经历了革命性的变化，手术技术基本实现了微创化，特别是达芬奇机器人手术系统的应用，有力地推动了微创肾移植技术的发展，相信随着研究不断深入，经验不断积累，在传统肾移植技术的基础上，微创肾移植技术一定会有更好的应用前景。

**执笔作者：**王鸣（浙江大学医学院附属第二医院），高文君（浙江大学医学院附属第二医院），陈俊涛（浙江大学医学院附属第二医院），张喆楠（浙江大学医学院附属第二医院），郑龙（浙江大学医学院附属第二医院）

**通信作者：**蔡明（浙江大学医学院附属第二医院），徐健（南方医科大学南方医院）

**主审专家：**薛武军（西安交通大学第一附属医院），周江桥（武汉大学人民医院），周华（山西省第二人民医院），于立新（清华大学附属北京清华长庚医院）

**审稿专家：**门同义（内蒙古医科大学附属医院），王长安（郑州市第七人民医院），付绍杰（南方医科大学南方医院），朱有华（中国人民解放军海军军医大学第一附属医院），李响（中国人民解放军第八医学中心），刘致中（内蒙古包钢医院），张伟杰（华中科技大学同济医学院附属同济医院），周佩军（上海交通大学医学院附属瑞金医院），欧彤文（首都医科大学宣武医院），陈刚（华中科技大学同济医学院附属同济医院），顾民（南京医科大学第二附属医院），徐健（南方医科大学南方医院），董震（青岛大学附属医院），蔡明（浙江大学医学院附属第二医院）。

**利益冲突：**所有作者声明无利益冲突。

## 参考文献

［1］MUSQUERA M, PERI L, ÁLVAREZ-VIJANDE R, et al. Orthotopic renal transplantation: indication, technique and outcomes [J]. Curr Urol Rep, 2020, 21 (2): 14.

［2］MUSQUERA M, PERI L L, ALVAREZ-VIJANDE R, et al. Orthotopic kidney transplantation: an alternative surgical technique in selected patients [J]. Eur Urol, 2010, 58 (6): 927-933.

［3］GERZINA E A, BREWER E D, GUHAN M, et al. Good outcomes after pediatric intraperitoneal kidney transplant [J]. Pediatr Transplant, 2022, 26 (6): e14294.

［4］SCHEUERMANN U, RADEMACHER S, WAGNER T, et al. Influence of multiple donor renal arteries on the outcome and graft survival in deceased donor kidney transplantation [J]. J Clin Med, 2021, 10 (19): 4395.

［5］宋涂润, 蒋亚梅, 曾凡军, 等. 超小切口肾移植与传统 Gibson 切口肾移植的比较 [J]. 中华器官移植杂志, 2018, 39 (7): 5.

［6］EMMANOUILIDIS N, HASHEM A A B, STIEGLER P, et al. Transplanting a left or right donor kidney into the left or right iliac fossa: importance of laterality and site of venous anastomosis [J]. Updates Surg, 2023, 75 (5): 1243-1257.

［7］RADAJEWSKA A, KRZYWONOS-ZAWADZKA A and BIL-LULA I. Recent methods of kidney storage and therapeutic possibilities of transplant kidney [J]. Biomedicines, 2022, 10 (5): 1013.

［8］陈刚. 肾移植手术技术操作规范 (2019 版)[J]. 器官移植, 2019, 10 (5): 21-6+42.

［9］黄昌浩, 朱笔嵩, 覃异. 一种适用于肾移植手术中移植肾低温保存装置 [P]. 湖南省: CN202310067110. 9, 2023-05-02.

［10］苏梦, 焦萌. 一种术中用低温肾脏保护袋 [P]. 北京市: CN202120876366. 0, 2021-12-21.

［11］ 傅尚希, 王立明, 韩澍, 等. 一种术中用低温肾脏保护袋及其使用方法 [P]. 上海: CN201711383430. 6, 2018-05-01.

［12］ ABOU TAKA M, DUGBARTEY G J and SENER A. The optimization of renal graft preservation temperature to mitigate cold ischemia-reperfusion injury in kidney transplantation [J]. Int J Mol Sci. 2022, 24 (1): 567.

［13］ TOZZI M, FRANCHIN M, SOLDINI G, et al. Impact of static cold storage VS hypothermic machine preservation on ischemic kidney graft: inflammatory cytokines and adhesion molecules as markers of ischemia/reperfusion tissue damage. Our preliminary results [J]. Int J Surg. 2013, 11 Suppl 1: S110-S114.

［14］ 柳乾龙, 薛武军, 李杨, 等. 低温机械灌注与单纯冷保存在肾移植供肾保存中效果的比较 [J]. 中华器官移植杂志, 2018, 39 (5): 6.

［15］ 孙东, 蒋欣, 赵贺, 等. 低温机械灌注对扩大标准供者供肾保存效果的单中心随机对照研究 [J]. 肾脏病与透析肾移植杂志, 2021, 30 (3): 5.

［16］ 王洪伟, 田川, 刘双德, 等. 选择髂内或髂外动脉吻合对移植肾的影响 [J]. 中华泌尿外科杂志, 2006, 27 (8): 541-543.

［17］ DAOWD R, AL AHMAD A. Renal artery anastomosis to internal or external iliac artery in kidney transplant patients. Saudi Journal of kidney diseases and transplantation: an official publication of the Saudi Center for Organ Transplantation [J]. Saudi Arabia, 2015, 26 (5): 1009-1012.

［18］ 朱有华, 石炳毅. 肾脏移植手册 [M]. 2 版. 北京: 人民卫生出版社, 2020.

［19］ ALOMAR O S K. Comparison between single and multiple renal vessels in live donor allograft kidney transplantation: surgical aspects and outcomes, 25 years experience [J]. Int J Surg Open, 2021,(2): 100394.

［20］ 徐云, 孙煦勇. 肾动脉变异评价与肾移植变异动脉吻合术式研究进展 [J]. 解剖学杂志, 2021, 44 (2): 156-159.

［21］ 刘艺琪, 谭书波, 罗志刚, 等. 聚四氟乙烯人工血管在肾移植受者中的应用二例 [J]. 中华器官移植杂志, 2021, 42 (5): 3.

［22］ TINAY I, TEMIZ Y, ILKER Y, et al. An alternative for short renal vein during kidney transplantation: long-term experience with polyethylene terephthalate (Dacron) vascular graft [J]. Urology, 2013, 82 (1): 245-247.

［23］ LU T, YI S G, BISMUTH J, et al. Short-and midterm results for internal jugular vein extension for short right renal vein kidney transplant [J]. Clin Transplant, 2018, 32 (8): e13312.

［24］ MOLMENTI E P, VARKARAKIS I M, PINTO P, et al. Renal transplantation with iliac vein transposition [J]. Transplant Proc, 2004, 36 (9): 2643-2645.

［25］ CHEDID M F, MUTHU C, NYBERG S L, et al. Living donor kidney transplantation using laparoscopically procured multiple renal artery kidneys and right kidneys [J]. J Am Coll Surg, 2013, 217 (1): 144-152.

［26］ CIUDIN A, MUSQUERA M, HUGUET J, et al. Transposition of iliac vessels in implantation of right living donor kidneys [J]. Transplant Proc, 2012, 44 (10): 2945-2948.

［27］ PHELAN P J, SHIELDS W, O'KELLY P, et al. Left versus right deceased donor renal allograft outcome [J]. Transpl Int, 2009, 22 (12): 1159-1163.

［28］ FENG J Y, HUANG C B, FAN M Q, et al. Renal vein lengthening using gonadal vein reduces surgical difficulty in living-donor kidney transplantation [J]. World J Surg, 2012, 36 (2): 468-472.

［29］ NGHIEM D D. Use of spiral vein graft in living donor renal transplantation [J]. Clin Transplant, 2008, 22 (6): 719-721.

［30］ MIYAUCHI Y, NODA T, MIURA N, et al. Venous reconstruction using a Y-shaped saphenous vein in kidney transplantation: A report of three cases [J]. IJU Case Rep, 2021, 4 (3): 146-149.

［31］ 唐礼功, 马洪济, 潘铁军, 等. 肾血管痉挛致移植肾缺血 4 例报告 [J]. 华南国防医学杂志, 1997,(3): 233.

［32］ SINGH D, BUTALA B P and PARIKH G P. Acute renal artery spasm during live kidney transplant surgery due to iatrogenic cause [J]. Saudi J Kidney Dis Transpl, 2016, 27 (2): 415-416.

［33］ ALBERTS V P, IDU M M, LEGEMATE D A, et al. Ureterovesical anastomotic techniques for kidney transplantation: a systematic review and meta-analysis [J]. Transpl Int, 2014, 27 (6): 593-605.

［34］ SLAGT I K, KLOP K W, IJZERMANS J N, et al. Intravesical versus extravesical ureteroneocystostomy in kidney transplantation: a systematic review and meta-analysis [J]. Transplantation, 2012, 94 (12): 1179-1184.

［35］ SLAGT I K, DOR F J, TRAN T C, et al. A randomized controlled trial comparing intravesical to extravesical ureteroneocystostomy in living donor kidney transplantation recipients [J]. Kidney Int, 2014, 85 (2): 471-417.

［36］ OOMS L S, SLAGT I K, DOR F J, et al. Ureteral length in live donor kidney transplantation: Does size matter？ [J]. Transpl Int, 2015, 28 (11): 1326-1331.

［37］ 袁小鹏, 邓素雄, 费继光, 等. 肾移植中供肾输尿管异常的处理 [J]. 临床泌尿外科杂志, 2011, 26 (10): 3.

［38］ NIE Z L, LI Q S, JIN F S, et al. Urological complications in 1223 kidney transplants [J]. Zhonghua yi xue za zhi, 2009, 89 (18): 1269-1271.

［39］ GALLENTINE M L, WRIGHT F H, JR. Ligation of the native ureter in renal transplantation [J]. J Urol, 2002, 167 (1): 29-30.

［40］ TAVAKOLI A, SURANGE R S, PEARSON R C, et al. Impact of stents on urological complications and health care expenditure in renal transplant recipients: results of a prospective, randomized clinical trial [J]. J Urol, 2007, 177 (6): 2260-2264.

［41］ YAHAV D, GREEN H, ELIAKIM-RAZ N, et al. Early double J stent removal in renal transplant patients to prevent urinary tract infection-systematic review and meta-analysis of randomized controlled trials [J]. Eur J Clin Microbiol Infect Dis, 2018, 37 (4): 773-778.

［42］ SUROWIECKA-PASTEWKA A, MATEJAK-GóRSKA M, FRĄCZEK M, et al. Duplicated ureters in transplantation-a single-center, retrospective study [J]. Transplant Proc, 2018, 50 (6): 1662-8.

［43］ ALBERTS V P, MINNEE R C, VAN DONSELAAR-VAN DER PANT K A, et al. Duplicated ureters and renal transplantation: a case-control study and review of the literature [J]. Transplant Proc, 2013, 45 (9): 3239-3244.

［44］ CYLKE R, KARPETA E, BIENIASZ M, et al. Urologic complications after transplantation of kidneys with duplicated ureter: a retrospective study [J]. Transplant Proc, 2019, 51 (3): 779-782.

［45］ GHAZANFAR A, ZAKI M R, PARARAJASINGAM R, et al. Outcome of kidney transplant with double ureter: a multicenter study [J]. Exp Clin Transplant, 2015, 13 (2): 152-156.

［46］ 董隽. 机器人辅助肾移植术的临床实践和发展前景 [J]. 中华泌尿外科杂志, 2022, 43 (12): 881-883.

［47］ 王昕凝. 机器人辅助腹腔镜技术在肾移植手术中的应用进展 [J]. 微创泌尿外科杂志, 2018, 7 (2): 127-130.

［48］ SLAGTER J S, OUTMANI L, TRAN K, et al. Robot-assisted kidney transplantation as a minimally invasive approach for kidney transplant recipients: a systematic review and meta-analyses [J]. Int J Surg, 2022, 99: 106264.

［49］ MUSQUERA M, PERI L, AJAMI T, et al. Robot-assisted kidney transplantation: update from the European Robotic Urology Section (ERUS) series [J]. BJU Int, 2021, 127 (2): 222-228.

［50］ GILL J S, HENDREN E, DONG J, et al. Differential association of body mass index with access to kidney transplantation in men and women [J]. Clin J Am Soc Nephrol, 2014, 9 (5): 951-959.

［51］ 牛英, 刘洪, 佘兴国, 等. 手术机器人辅助技术在肾移植中的应用进展 [J]. 中华器官移植杂志, 2018, 39 (4): 252-255.

［52］ 张浩涵, 宋涂润, 马铭, 等. 机器人辅助活体肾移植的早期经验 [J]. 中华器官移植杂志, 2022, 43 (6): 334-339.

［53］ 刘光香, 庄君龙, 邓永明, 等. 机器人辅助腹腔镜亲属供肾肾移植取- 植一体术初步经验 [J]. 中华外科杂志, 2023, 61 (1): 66-68.

［54］ 林涛. 机器人辅助手术系统在肾移植中的应用 [J]. 器官移植, 2022, 13 (1): 1-5.

［55］ 赵鉴明, 周启玮, 张旭, 等. 机器人辅助腹腔镜完全腹膜外化异体肾移植术 (附 3 例报告)[J]. 微创泌尿外科杂志, 2019, 8 (4): 222-225.

［56］ SOOD A, GHANI K R, AHLAWAT R, et al. Application of the statistical process control method for prospective patient safety monitoring during the learning phase: robotic kidney transplantation with regional hypothermia (IDEAL phase 2a-b)[J]. Eur Urol, 2014, 66 (2): 371-378.

［57］ 崔建春, 谭顺成, 宋永琳, 等. 机器人辅助肾移植术的初步体验与疗效观察 [J]. 中华器官移植杂志, 2021, 42 (7): 398-403.

［58］ GALLIOLI A, TERRITO A, BOISSIER R, et al. Learning curve in robot-assisted kidney transplantation: results from the european robotic urological society working group [J]. Eur Urol, 2020, 78 (2): 239-247.

# 14　再次肾移植临床诊疗指南

　　肾移植是终末期肾脏病最优治疗方式,随着医疗水平的提高和经济水平改善,越来越多的受者在移植肾失功后会选择再次肾移植。移植肾丢失与多种因素相关,早期因素包括超急性排斥反应、抗体介导排斥反应(antibody-mediated rejection,AMR)、移植肾原发性无功能(primary kidney nonfunction,PNF)、供体来源感染、移植肾动脉或静脉血栓等;远期因素包括慢性排斥反应、移植肾原发肾病复发、移植肾病毒感染、移植肾恶性肿瘤、移植肾积水、钙调磷酸酶抑制剂(calcineurin inhibitor,CNI)肾毒性等。移植肾丢失后选择再次肾移植时需要严格的医学评估,包括手术适应证、禁忌证,分析移植肾丢失原因以避免同样的原因造成再次移植肾失功。由原发肾病复发导致移植肾快速失功的等待者在再次肾移植前,必须控制肾病复发的因素。同时再次肾移植时致敏风险显著增加,排斥反应发生率显著增高,特别是抗体介导排斥反应,因此供受者组织配型要求更严格。再次肾移植的手术难度也较高,尤其是第3、4次肾移植,常需要切除原移植肾。此外再次肾移植术后的排斥反应监测、免疫抑制剂方案、感染预防以及远期随访都与再次肾移植的远期存活率密切相关。

　　为进一步规范再次肾移植诊疗,提高再次肾移植成功率以及移植肾远期存活率,中华医学会器官移植学分会组织国内肾移植专家根据再次肾移植技术相关管理、操作规范、专家共识,总结最新的国内外循证医学证据,制订了《再次肾移植临床诊疗指南》。本指南所涉及的再次肾移植为成人受者再次肾移植,儿童再次肾移植处置需参考本指南及儿童肾移植指南后根据具体情况实施。

## 一、指南形成方法

　　本指南已在国际实践指南注册与透明化平台(Practice Guide Registration for TransPAREncy,PREPARE)上以中英双语注册(注册号:PREPARE2023CN832)。临床问题的遴选及确定:编写组对国内外该领域发表的指南,规范和共识进行对比,针对既往指南中没有涉及和有研究进展的内容及临床医师重点关注的内容,初步形成了30个临床问题。经过专家组会议讨论审定,对临床关注问题进行讨论,并排除与其他指南重合的临床问题,最终形成本指南的18个临床问题,涉及再次肾移植适应证、禁忌证、术前准备、免疫监测、手术方式、术后免疫治疗、感染预防、随访等。

　　证据检索与筛选:证据评价组按照人群、干预、对照、结局(population,intervention,comparison,outcome,PICO)的原则对纳入的临床问题进行解构和检索,检索MEDLINE(PubMed)、Web of Science、The Cochrane Library、中国生物医学文献服务系统(CBM)、万方知识数据服务平台和中国知网数据库(CNKI),纳入指南、规范、共识、系统评价和meta分析、随机对照试验(randomized controlled trial,RCT)、非RCT队列研究和病例对照研究等类型的证据。检索词包括:"肾移植""再次肾移植""供体特异性抗体(donor specific antibody,DSA)""肾病复发""人类白细胞抗原(human leukocyte antigen,HLA)配型""移植后感染"等。英文文献的检索时间为2000年1月至2024年1月,中文文献的检索时间为1980年1月至2024年1月。

　　证据分级和推荐强度分级:本指南按照2009版牛津大学循证医学中心的证据分级与推荐强度标准对每个临床问题的证据质量等级和推荐强度进行分级。

推荐意见的形成：综合考虑证据以及我国受者的偏好与价值观、干预措施的成本和利弊等因素后，指南工作组提出了符合我国临床诊疗实践的 18 条推荐意见。推荐意见达成共识后，工作组完成初稿的撰写，经中华医学会器官移植学分会组织全国器官移植与相关学科专家两轮会议集体讨论，根据其反馈意见对初稿进行修改，最终形成指南终稿。

## 二、再次肾移植的准备

**临床问题 1：移植肾失功后，是否推荐再次肾移植？**

**推荐意见 1：**移植肾失功后，若不存在再次肾移植的绝对禁忌证，可实施再次肾移植（推荐强度 B，证据等级 2b）。

**推荐意见说明：**

尽管存在选择偏倚的可能性，但大型队列和人群水平的研究表明，与继续透析的患者相比，接受再次肾移植的受者生存率更高[1,2]。如果没有绝对禁忌证，所有移植肾失功患者都应考虑再次移植。考虑再次移植的等待者需要在多学科（multi-disciplinary treatment，MDT）环境中进行讨论，并将决定记录下来，然后与等待者及其核心家属进行沟通交流。随着等待者年龄的增长，与第一次移植相比，再次移植的等待者的医疗决策可能会更加复杂，并且可能出现更多的合并症[3]。

与初次肾移植的适应证和禁忌证相同，再次肾移植适用于各种因素所致的原发或继发的慢性肾衰竭的等待者[4,5]。再次肾移植的禁忌证包括严重的活动性感染、精神疾病、严重的心肺功能障碍、未经治愈的恶性肿瘤、活动性消化性溃疡、一般情况差不能耐受肾移植手术等。对于移植肾原发性无功能后需要再次肾移植的等待者，需要仔细评估供肾质量，减少冷热缺血时间。对于超急性排斥反应所致移植肾丢失者，选择再次肾移植前应分析超急性排斥原因，仔细评估受者免疫状态，检测 HLA 抗体和非 HLA 抗体，选择组织配型优良供肾后进行移植[6]。对于肾血管栓塞所致移植肾丢失者，再次移植时应先评估供肾血管、受体血管条件，术前制订血管吻合方案和预防血栓方案，避免再次移植后因血管栓塞导致移植肾失功。大部分病人因为慢性排斥反应导致移植肾缓慢失功，逐渐恢复透析，这类等待者再次肾移植前需要关注 HLA 抗体、髂窝空间和髂血管条件。而少部分等待者因为原发肾病复发导致移植肾早期失功，需要术前仔细评估是否存在肾病再次复发导致移植肾丢失的风险，术前采取必要的预防措施，而肾病复发远期失功则参照首次肾移植操作流程[6]。对于服药 / 随访等依从性不佳的等待者，再次肾移植前需要仔细评估其依从性，提高再次肾移植的远期存活率。对于心肺脑等其他器官功能障碍导致移植肾失功的等待者，需要纠正相应器官功能障碍后再考虑肾移植。

**临床问题 2：肾病复发导致移植肾慢性失功是不是再次肾移植的禁忌证？**

**推荐意见 2：**肾病复发导致移植肾慢性失功不是再次肾移植的绝对禁忌证，对于复发高风险等待者，需要慎重实施再次肾移植（推荐强度 B，证据等级 2b）。

**推荐意见说明：**

原发性肾病为膜增生性肾小球肾炎（membrano-proliferative glomerulonephritis，MPGN），局灶节段性肾小球硬化（focal segmental glomerulosclerosis，FSGS），以及 IgA 肾病的等待者移植后复发风险高，在因肾病复发导致首次移植肾失功后，再次肾移植后的肾病复发概率较高，并且肾病复发是移植失败的重要危险因素，但是 FSGS、MPGN 以及 IgA 肾病复发致移植肾失功并不是再次肾移植的禁忌证[7,8]。对肾病复发的等待者进行一定的处理或者预处理，可阻止疾病的进展。目前对于肾病复发导致移植肾失功等待者没有统一的治疗及管理方案,但文献报道使用血浆置换联合 CD20 单抗靶向治疗原发肾病复发具有一定临床价值[9-11]。

对于原发病为 FSGS、非典型溶血性尿毒综合征和其他补体异常[C3GN(C3 肾小球病)和致密沉积病]的等待者,若首次移植后肾脏迅速出现原发病复发,在再次肾移植前应提供适当的移植咨询。有研究提示移植肾复发性 FSGS 等待者应考虑血浆置换和抗 CD20 单抗治疗[12]。但针对 FSGS 等待者是否应采用预防性血浆置换和抗 CD20 单抗预防复发,目前还存在争议,证据等级不高[13]。补体异常(C3GN 和致密沉积病)导致的 MPGN 等待者,在移植前应在区域性多学科讨论会议中确定复发疾病的管理计划[14,15]。具有明确补体异常和 C3GN 的非典型溶血性尿毒综合征的等待者应进行 MDT 讨论,移植前要有明确的管理计划,以防移植后疾病复发,补体 C5 抑制剂 Eculizumab 可能有助于降低 C3GN 和非典型溶血性尿毒综合征的复发风险[16]。疾病相关自身抗体持续血清阳性(如抗 PLA2R 或 ANCA)不应作为临床缓解等待者再次移植的禁忌证。IgA 肾病移植后容易出现组织学复发,但并未显示影响临床结局,因此对 IgA 肾病等待者再次肾移植无需特殊预防措施[17],常建议移植后低剂量激素维持方案。

首次移植快速失功后怀疑原发病为草酸盐肾病的患者应进行基因检测,明确草酸盐肾病类型,对于这类等待者,再次肾移植应首选肝肾联合移植或者肝移植后肾移植,不推荐单纯肾移植,除非获得特效药物能有效降低体内草酸水平[18,19]。lumasiran 药物在治疗肾移植后草酸盐肾病显示良好的效果,未来可能改变这一领域临床决策[20,21]。

**临床问题 3:BK 病毒肾病导致移植肾失功的等待者,是否需要等待血 BK 病毒转阴后进行再次肾移植?**

**推荐意见 3:**由 BK 肾病导致移植肾失功的等待者,建议血 BK 病毒检测转阴后行再次肾移植(推荐强度 B,证据等级 3b)。

**推荐意见说明:**

因 BK 病毒相关性肾病(BK virus-associated nephropathy,BKVN)导致移植肾丢失后再移植的最佳时间目前没有统一定论,而再移植前清除 BK 病毒(BKV)显得非常重要。2011 年报道的一项包括 31 例受者的多中心分析证明了因为 BKVN 导致移植肾失功的再移植的效果,显示再移植对于 BKVN 移植失功的受者是安全有效的,但前提是在再次移植前清除血中 BKV。其次,移植前病毒血症清除者可以减少移植后 BKV 复制。第三,移植后 BKV 复制受者 1 年血清肌酐显著增高。第四,以来氟米特为基础的维持免疫抑制方案对再移植后 BKV 复制发生没有明显的益处[22]。美国 UNOS 网络数据库对 126 例因 BKVN 导致移植肾失功后再次肾移植受者进行回顾性研究,提示再移植是可行的和成功的[23]。这些研究为 BKVN 相关移植失败后的再移植提供了有价值的见解和支持,但受时间和地域限制,结论还需进一步验证[24]。

由 BKVN 导致移植肾丢失的等待者,再次肾移植前应监测血 BKV 载量,动态调整免疫抑制剂,待血 BKV 转阴后再行肾移植[23,25]。为清除 BKV 而进行移植肾切除术被认为缺乏循证医学证据,原移植肾切除并不能阻止 BKV 的复制。移植肾失功后对于尿 BKV 阳性者,在再次移植前是否需要完全转阴仍无明确证据,多建议持续下降后考虑再次肾移植。再次移植受者使用何种免疫抑制方案目前也存在争议,需根据病毒载量变化结合受者免疫风险个体化用药。

**临床问题 4:再次移植前,是否需要切除失功移植肾?**

**推荐意见 4:**不推荐切除无症状失功移植肾(推荐强度 B,证据等级 2b)。

推荐意见说明：

失功肾的保留对人肾存活率无明显影响，再次移植前切除原移植肾也不能提高再次移植的远期存活率，移植肾切除往往是被动做出的选择[26,27]。首次移植肾丢失可分为早期丢失和晚期丢失两个时间段。早期的丢失主要因为超急性排斥反应、移植肾破裂、供体来源感染、血管并发症以及 PNF 而导致的手术失败等。而晚期移植肾丢失主要因为慢性排斥反应、新发肿瘤、肾积水、感染及其他原因导致的移植物失功等。目前，移植肾早期切除的指征有移植肾血管血栓或破裂、移植肾破裂无法补救、移植肾原发性无功能、超急性排斥反应以及无法控制的感染，而远期指征包括移植肾恶性肿瘤、移植物感染引起的顽固性败血症、移植物不耐受综合征、患者强烈要求停用免疫抑制、为进一步移植创造空间[28,29]。移植肾破裂是一种少见的肾移植早期并发症，通常伴有严重的急性排斥反应。移植物恶性肿瘤，无论是自体的还是供者来源的，都相对罕见，其中肾细胞癌是最常见的恶性肿瘤，出现后常需要切除移植肾[30,31]。慢性顽固性肾盂肾炎和泌尿系梗阻积水引起的顽固性败血症也被广泛报道为移植肾切除术的指征[32,33]。

### 临床问题 5：再次移植前免疫抑制剂方案如何调整？

推荐意见 5：在移植肾失功且未来有可能再次移植的情况下，可以减少但不应停用免疫抑制剂，以最大限度地减少致敏发生，同时减少感染和恶性肿瘤等与免疫抑制剂相关的并发症发生（推荐强度 B，证据等级 2c）。

推荐意见说明：

移植肾失功后如何使用免疫抑制剂存在争议，如果未来有再次移植计划，应继续免疫抑制剂治疗，将免疫致敏的风险降至最低[34,35]。移植肾失功后快速停用免疫抑制剂容易出现移植肾排斥反应，表现为移植物不耐受综合征。

移植物不耐受综合征是一种与移植失败相关的慢性炎症状态，其特征为发热、移植物压痛、血尿、不适和难治性贫血[36]。有研究表明，恢复透析的等待者中移植物不耐受综合征的发生率高达30%[37]。对于移植物不耐受的等待者，首选药物对症治疗，如果停用免疫抑制剂后出现移植物不耐受综合征，则给予激素治疗。对于严重的不耐受综合征，首选激素冲击治疗，并逐渐恢复免疫抑制剂强度[38-40]。若增加免疫抑制剂后仍不能够有效改善症状，可考虑进行移植肾切除。对高危等待者，可以选择移植肾动脉栓塞治疗。

移植肾失功后快速停用免疫抑制剂还容易增加 HLA 抗体的产生，导致受者处于致敏状态，但这一观点仍存在争议。移植肾失功后强调逐渐减量免疫抑制剂，但不能完全停用免疫抑制剂，对于具体停用哪一种免疫抑制剂以及减少多少剂量，目前还没有统一的推荐意见。最近一项荟萃分析结果显示，与早期停药相比，肾移植失功后长期维持免疫抑制与死亡、感染或恶性肿瘤风险增加无关，也与致敏或移植肾切除术风险降低无关[41]。但这类等待者一般应在移植肾失功 3 个月后检测体内是否有新生的供体特异性抗体（de novo donor specific antibody，dnDSA）并评估其滴度[平均荧光强度（mean fluorescence intensity，MFI）值]后再考虑是否再次肾移植[42,43]。我们建议计划再次肾移植等待者持续使用免疫抑制剂。持续使用免疫抑制剂有助于保留残余的移植物功能，预防移植物不耐受综合征，并有助于避免致敏，但在感染或恶性肿瘤等特殊情况下，受者可能需要考虑快速降低免疫抑制剂[38,39,44,45]。如果再次移植前需要较长的等待时间，风险 / 收益比可能倾向于逐渐减量免疫抑制剂，并且应该考虑个体化治疗方案[46,47]。

### 三、再次肾移植供、受者的免疫学选择

临床问题6：计划再次肾移植的等待者应多久复查一次 HLA 抗体？

推荐意见6：计划再次移植等待者应每3个月进行一次 HLA 抗体检测（推荐强度 B，证据等级 2b）。

推荐意见说明：

输血、妊娠以及器官移植均可引起受者体内产生抗 HLA 抗体，体内出现抗 HLA 抗体的受者称为致敏受者。研究显示，与首次移植相比，再次肾移植有更高的免疫学风险，且再次肾移植受者大部分处于致敏状态。对于未来可能再次移植的患者，延长免疫抑制药物使用的时间可以显著降低致敏[35]。与之相反，免疫抑制药物的早期撤除与 HLA 抗体产生显著相关，并有产生 DSA 的趋势[34]。因此对于有再次移植意愿的患者，延长免疫抑制药物使用的治疗效果可能优于早期撤除免疫抑制药物[48]。抗 HLA 抗体的存在易引起肾移植术中/术后超急性排斥反应及术后近期的加速性排斥反应，并且会增加术后急性排斥反应和慢性排斥反应的发生风险[49-51]。研究表明，首次移植失败后，无论患者是否接受移植肾切除，群体反应性抗体（panel reactive antibody，PRA）水平对再次移植肾的存活均有影响[52-54]，当峰值 PRA>50% 时再次移植肾存活率显著下降[55]。所以，纳入等待名单的受者移植前应每3个月进行一次 HLA 抗体检测。在经历输血、妊娠、感染、疫苗注射、移植肾切除等事件 2~4 周后，应再次检测 HLA 抗体。以 HLA 抗体检测指导移植肾组织配型和移植前脱敏治疗[56]，同时移植前需再次检测 HLA 抗体类型及强度以确定产生的 HLA 抗体是否是 DSA[57]。对于未产生抗 HLA 抗体的非致敏受者，可以按照首次移植的处理流程进行。对于致敏等待者，最好的选择是避开 DSA 阳性位点的供肾。如果供受者在 HLA 位点上相匹配，补体依赖性细胞毒作用（complement dependent cytotoxicity，CDC）交叉匹配阴性，并且没有 DSA 存在，通常不需要特殊的术前处理。由于在临床实践中很难找到与受者 HLA 完全匹配的供者，因此也可以考虑选择"部分匹配"[6]。这意味着如果 II 类 DSA 阳性，可以寻找在 HLA II 类位点（如 DR、DQ）上相容的供者。如果 DSA 滴度较高，通常需要进行脱敏预处理[58]。

临床问题7：再次肾移植前进行非 HLA 抗体检测是否有必要？

推荐意见7：建议再次肾移植前进行非 HLA 抗体筛查（推荐强度 B，证据等级 2b）。

推荐意见说明：

非 HLA 抗体越来越多引起临床的关注，这些抗体种类繁多，大多与自身免疫反应相关，但对于是否直接介导移植肾抗体介导的排斥反应，还存在争议。非 HLA 抗体主要包括两大类，自身抗原抗体和针对次要组织相容性抗原（minor histocompatibilityantigen，mHA）多态性产生的抗体。针对自身抗原抗体如抗血管紧张素 II 1 型受体（angiotensin II type 1 receptor，AT1R）抗体、抗内皮素 A 受体（endothelin A receptor，ETAR）、波形蛋白（vimentin，VIM）抗体、LG3 抗体等。代表性 mHA 抗体包括性别不匹配移植中的抗 Y 染色体编码蛋白（H-Y 抗原）抗体和主要组织相容性复合体 I 类多肽相关序列 A（major histocompatibility complex class I chainrelated A，MICA）抗体[59]。

多项研究提示肾移植手术前后抗 MICA 抗体阳性与 AMR 或 T 细胞介导的排斥反应（T cell-mediated rejection，TCMR）有关，并对肾移植功能恢复产生负性影响，供者和受者 MICA 等位基因不匹配可导致抗 MICA 抗体形成，这些抗体可与 HLA 抗体协同，增加排斥反应和移植肾失功风险[60]。

器官移植中自身抗体的产生依赖于多种因素，缺血再灌注损伤介导的移植物损伤、同种异体免疫及慢性炎症均可导致细胞内蛋白表达于凋亡细胞表面，从而使这些细胞作为自身抗原成为可能。研

究表明,AT1R 抗体与早期急性排斥反应发作有较高相关性,是移植物远期丢失的独立危险因素[61]。在一项针对 97 例 HLA DSA 阴性或 MICA DSA 阴性的肾移植受者的研究中发现,AT1R 抗体与 AMR 的发病率呈很强的相关性[60]。与单纯 HLA-DSA 阳性的受者相比,AT1R 抗体和 HLA-DSA 存在协同作用,AT1R 抗体与 HLA 抗体均阳性的受者移植物存活率更低。ETAR 抗体是一种 G 蛋白跨膜偶联受体,研究表明抗 ETAR 抗体与 AMR、肾移植术后 1 年移植物功能恶化和移植物失功有关[62]。Perlecan 是一种硫酸乙酰肝素蛋白聚糖,存在于血管和上皮基底膜中,Perlecan 的 C 端片段含有 LG3,有高度免疫原性,有报道称伴有血管排斥反应的肾移植受者血清 LG3 水平升高,提示 LG3 既是血管损伤的生物标志物,也是导致血管损伤的病理生理因素[59]。对于再次移植受者,如果条件允许,建议进行非 HLA 抗体的检测,并动态观察非 HLA 抗体变化[63]。

临床问题 8:再次肾移植受者选择何种组织配型方式?

推荐意见 8:对于再次肾移植,推荐供受者进行高分辨 HLA 分型检测(推荐强度 B,证据等级 2b)。

推荐意见说明:

近年来,组织配型技术取得了迅速发展。虽然传统的血清学匹配仍然广泛应用,但高分辨率 HLA 基因型配型,特别是 HLA 抗原表位(epitopes)匹配在肾移植组织配型中得到了越来越广泛应用。HLA 分子由多个潜在的免疫抗原决定表位组成,通过将每个 HLA 分子分解成一系列表位,可以实现更精确的分子层面匹配[64]。这些表位中的功能性表位(eplets)是具有免疫原性的功能性抗原表位,其分子表面至少包含一个多态性残基。因此,eplets 错配的数量增加会增加移植后产生 dnDSA 的风险,eplets 错配数量是肾移植受者或移植物存活结果的可能预测参数[64-66]。此外,研究还揭示了 HLA-DR 和 HLA-DQ eplet 错配的数量与移植肾小球疾病的发展之间的关联,HLA-DR 和 HLA-DQ eplet 错配的数量总和是抗体介导的排斥反应和移植肾小球疾病的独立危险因素[67]。在肾移植供体选择中采用 eplets 匹配算法可避免分配到具有高免疫原性表位的肾脏,预防 DSA 的形成,使供、受者选择能够更加精确地进行。再次肾移植等待者属于高免疫风险人群,排斥反应特别是 AMR 发生率显著增高,因此推荐供受者进行高分辨 HLA 分型检测以增加等待者获得移植机会,同时减少术后 AMR 发生,提高移植肾存活率。

临床问题 9:致敏受者再次肾移植前脱敏治疗的主要方法有哪些?

推荐意见 9:推荐选择血浆置换、免疫吸附、静注人免疫球蛋白、CD20 单抗等方法进行再次肾移植术前脱敏治疗(推荐强度 B,证据等级 2c)。

推荐意见说明:

目前脱敏治疗的选择主要包括以下几种方法[68]:

(1)血浆置换(plasmapheresis,PE)或免疫吸附(immunoadsorption,IA)。PE 是将患者的一部分血浆置换为健康捐献者血浆,不特异性地去除抗 HLA 抗体,且可能导致血浆蛋白和凝血因子的丢失,因此需要补充大量的新鲜冷冻血浆和白蛋白。IA 是在 PE 的基础上发展的,它利用抗原-抗体免疫反应来吸附抗体,从而明显减少循环中的 IgG,同时避免了血浆制品的不良影响,但降低抗体水平较慢[69]。

(2)静注人免疫球蛋白(intravenous immunoglobulin,IVIG)的作用广泛,包括中和抗 HLA 抗体、抑制补体激活和释放抗炎细胞因子、抑制 B 细胞激活以及抑制树突状细胞功能等。它通过多种机制来调节免疫系统,从而降低循环中抗 HLA 抗体的水平。国内外多个指南推荐在交叉配型阳性受者中使用 IVIG 来进行脱敏治疗[70,71]。IVIG 的使用剂量因方案而异,范围从 0.1~2.0g/kg 体重不等。目前国

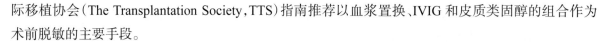

际移植协会（The Transplantation Society，TTS）指南推荐以血浆置换、IVIG 和皮质类固醇的组合作为术前脱敏的主要手段。

临床问题 10：再次肾移植前，还可使用哪些脱敏治疗的药物？

推荐意见 10：再次肾移植前，还可使用的脱敏治疗药物包括肽链内切酶、CD38 单抗、IL-6/IL-6R 单抗、共刺激分子阻断剂、补体抑制剂、BlyS 和 APRIL 靶向抑制剂等（推荐强度 C，证据等级 4）。

推荐意见说明：

目前常规降低 HLA 抗体的方法并不总能取得临床满意效果，特别是那些高 PRA 等待者，如 cPRA 为 99%~100% 的等待者。近年来涌现了一系列新型脱敏策略，如（IdeS，Imlifidase®，免疫球蛋白 G 内肽酶）能够迅速剪切 IgG 分子，创造一个体内无抗体时间窗，从而为高致敏肾移植等待者提供了良好移植契机，是近年来脱敏治疗的重要进展。然而研究发现肾移植术后容易出现抗体反弹，增加同种异体移植物损伤。理论上使用抗 IL-6R（tocilizumab）或抗白细胞介素 -6（clazakizumab）可以长期抑制记忆 B 细胞和浆细胞，能够抑制 DSA 对移植物损伤，且在部分中心的高致敏受者临床试验中显示，其与 PE、IVIG 联用后可以降低 PRA 的强度，增加等待者接受移植的机会，减少术后 AMR 发生。部分研究提示靶向长寿命浆细胞的药物（抗 CD38 单抗）可以减少或消除骨髓中产生 HLA 抗体的浆细胞，可以持续抑制致敏 HLA 抗体的产生。使用共刺激阻断剂 Belatacept［含有 CTLA4 的 IgG Fc 融合蛋白（CTLA4-Ig）］的临床研究表明，与环孢素相比，接受 Belataccept 治疗的肾移植受体具有更好的移植物功能，更优存活率，同时抑制的新生 DSA 产生。C3、C5 等补体抑制剂也有多篇文献报道显示在脱敏治疗和治疗 AMR 中发挥一定疗效。Eculizumab 是一种 C5 抑制剂，可抑制 C5 裂解至 C5a 和 C5b，抑制膜攻击复合物 C5b-9 的形成，梅奥医学中心研究显示 C5 抑制剂用于高致敏受者诱导用药可有效预防 AMR 发生。抑制 Fc 新生儿受体（FcRn）介导的 IgG 再循环的新型药物可能在脱敏中发挥重要作用。单独或联合使用这些药物可能会提高脱敏治疗的疗效和持久性，从而增加致敏等待者获得肾移植的机会[72-74]。但目前报道的结果证据等级较低，缺乏大型随机对照临床研究。同时，这些研究都采用联合 PE 和 / 或 IVIG 联合脱敏治疗。联合应用以上两种或两种以上方案，清除 DSA 的效果优于单一方案。

临床问题 11：再次肾移植是否需要进行免疫功能监测？

推荐意见 11：再次肾移植受者术前建议进行免疫功能监测，以 PRA、DSA、HLA 错配数、受者免疫功能等作为分层依据（推荐强度 B，证据等级 2b）。

推荐意见说明：

肾移植失败的受者有极高的免疫学风险，更容易处于致敏状态。研究表明，再次移植移植物存活率的降低与 PRA 水平升高有关[75]。对于大多数等待再次移植的高致敏受者，HLA 致敏是再次肾移植的主要障碍[76]。有研究证明，基于抗 HLA 抗体鉴定和免疫诱导治疗的再次肾移植具有良好的结果[5]。再次移植受者术前根据 PRA、DSA、HLA 错配数、受者免疫功能等进行免疫分层，不仅能有效降低再次移植失败率，还有助于进一步选择维持期免疫抑制方案。

此外，与传统的排斥反应危险因素不同，DSA 是排斥反应发生的重要预测因素[77]。TTS 专家共识中指出所有受者在肾移植后 3~12 个月至少要求进行一次 DSA 检测；低风险受者在肾功能稳定的情况下，建议每 12~24 个月在 Luminex 平台进行一次筛查；中、高危受者在肾功能稳定的情况下，可每隔 12 个月在 Luminex 平台上进行一次单独或单一抗原的筛查。在考虑重大用药改变，CNI 药物水平有显著波动，怀疑免疫抑制治疗依从性差，检测到移植物功能障碍（肌酐或蛋白尿升高）等情况下都建议进行 DSA 评估。肾移植术后检测到 DSA,建议将受者视为高风险受者,对受者进行更密切的随访监测,并评估是否需要加强免疫抑制。

### 四、再次肾移植的手术方法

**临床问题 12：再次肾移植如何选择手术部位?**

**推荐意见 12：**第二次肾移植,选择对侧髂窝,第三、四次移植一般需切除前次移植肾,如果髂窝空间足够可在原移植肾上方进行再次肾移植(推荐强度 B,证据等级 2b)。

**推荐意见说明：**

再次移植通常会选择初次肾移植部位对侧髂窝,与首次移植的位置相反[78]。如果再次移植发生在首次移植失败后的 1~2 周内,可以重新利用原来的手术切口,分离出原动脉和静脉吻合口,修整后再次进行吻合。对侧髂窝则保留为下一次移植的备用位置[6]。然而,进行第三或第四次移植时,通常需要先切除原来的移植肾,以提供新的移植位置[2,79]。在手术中,可以采用不同的血管吻合方法。肾动脉可以与髂外动脉或髂总动脉进行端侧吻合,也可以选择与髂内动脉进行端端吻合。肾静脉则可以在原吻合口以上与髂外或髂总静脉进行端侧吻合。由于原移植肾通常与周围组织粘连严重,游离肾脏和血管较为困难,可能会出现较多的出血。因此,还可以选择不切除首次移植肾,将新的肾移植到腹腔内。这种方法经腹直肌切口,打开侧腹膜,沿结肠旁边游离髂血管,然后进行肾动脉和肾静脉的端侧吻合,最后关闭部分侧腹膜以固定移植肾,防止肾蒂扭转的发生[6,80,81]。

在输尿管的吻合方面,通常选择与膀胱进行吻合。如果输尿管长度不足,可以游离受者的自身输尿管,然后进行端端吻合,并放置输尿管支架管[6]。

**临床问题 13：再次肾移植是否可选择原位肾移植手术路径?**

**推荐意见 13：**原位肾移植不作为再次肾移植的常规手术方法(推荐强度 B,证据等级 2b)。

**推荐意见说明：**

原位肾移植通常需要腰部切口,切除自身肾脏,然后将供肾动脉和静脉与自身肾动脉和静脉进行吻合。原位肾移植手术具有较大的难度,因为手术视野深、暴露较差,因此一般不常采用,但是对于双侧髂血管条件差无法妥善吻合的受者,原位肾移植能够达到很好的效果,大部分原位肾移植选择放置在左侧,移植肾静脉与原肾静脉端端吻合,肾动脉与脾动脉或肾原肾动脉吻合,移植肾肾盂或输尿管与原肾肾盂或输尿管吻合[2,82,83]。

**临床问题 14：移植肾早期失功,如何选择再次肾移植时机?**

**推荐意见 14：**移植肾早期失功后,在去除移植肾失功病因后,建议尽早接受再次肾移植(推荐强度 B,证据等级 2c)。

**推荐意见说明：**

根据前次肾移植失败的原因不同,再次移植的手术时机选择也有所不同。早期移植肾失功原因包括供肾原发性无功能、外科并发症、超急性排斥反应、肾脏病快速复发,这些情况如果能早期发现并解决,再次肾移植可以尽早进行,甚至可以与切除初次移植肾同时进行[84,85]。在供肾存在质量问题时,再次肾移植需更加严格评估供肾,缩短冷热缺血时间。肾血管并发症引起的移植肾失功,切除移植肾同期可行再次肾移植,但术前需要仔细评估供肾血管,受体髂血管条件,术前设计好血管吻合方案。急性排斥反应引起的移植肾失功在严格的组织配型基础上,高致敏受者在避开致敏位点的供肾的条件下,切除移植肾后仍可同期行再次肾移植[86]。

**临床问题 15:**移植肾因感染性原因丢失,再次肾移植前是否需要控制感染?

**推荐意见 15:**因感染导致移植肾丢失,建议在感染完全控制后再次肾移植(推荐强度 B,证据等级 2c)。

**推荐意见说明:**

在遗体器官捐献时代,移植肾感染主要为供体来源感染(donor derived infection,DDI),感染常导致移植肾血管破裂而切除移植肾。DDI 致病菌主要是侵袭性较强的细菌、真菌感染,常见的细菌包括泛耐药肺炎克雷伯菌、鲍曼不动杆菌、屎肠球菌、耐甲氧西林金黄色葡萄球菌等,真菌包括白假丝酵母、曲霉菌等,少见的还有毛霉菌[87]。由于这些感染的治疗周期均较长,故一定要待症状完全消失、多次血培养或组织培养阴性后方可施行再次移植。再次移植常选择非感染侧髂窝进行手术。

## 五、再次肾移植术后管理及随访

**临床问题 16:**术前致敏受者再次肾移植后如何进行 DSA 监测?

**推荐意见 16:**根据术后免疫风险程度并结合 DSA 以及临床肾功能变化确定 DSA 监测频率(推荐强度 C,证据等级 4)。

**推荐意见说明:**

对于术前曾预存 HLA 抗体的受者,需要定期检测 HLA 抗体。为防止抗体介导排斥反应的发生,再次肾移植后应常规进行 DSA 监测,而检测 DSA 的频率,可根据受者的不同危险程度分层确定。对于 DSA 阳性但 CDC 阴性的高危受者,需在术后 3 个月内每月进行 1 次 DSA 检测。如果 DSA 水平急剧上升,并伴有临床或亚临床 AMR 的症状,应及时进行治疗。治疗的有效性可以通过移植物功能的恢复和 DSA 水平的下降来判断。如果 DSA 水平急剧上升,但活检结果显示无排斥反应,可以考虑加强维持期免疫抑制强度,并在必要时进行预防性降低 DSA 水平。条件许可的受者可以定期进行程序性活检,以便早期发现亚临床排斥反应[6,88-90]。对于曾经致敏,但目前 DSA 为阴性,或曾有抗 HLA 抗体阳性结果的中危受者,可在移植后的首月进行 1 次 DSA 检测。大量研究表明,DSA 与临床或亚临床排斥反应相关[91-94]。因此,如果发现 DSA 阳性,应进行活检。活检结果为阳性,则需要治疗 AMR;活检结果显示无排斥反应,可以考虑在术后 6 个月和 1 年时定期监测 DSA[95,96]。如果没有 DSA,可以视为低危受者进行随访。对于未产生抗 HLA 抗体的低危受者,建议在移植后的 3~12 个月内至少进行 1 次抗体监测。如果维持期免疫抑制方案发生显著变化(如减量、停药或更换药物),或者存在依从性不佳的疑虑,也需要进行抗体监测。

**临床问题 17:**再次肾移植受者如何选择免疫抑制方案?

**推荐意见 17:**再次肾移植受者根据免疫风险分层,个体化选择免疫诱导用药和免疫抑制剂维持期用药(推荐强度 B,证据等级 2b)。

**推荐意见说明:**

合理应用免疫抑制方案是提高再次移植人 / 肾存活率的重要因素。抗体诱导治疗有助于减少再次肾移植术后排斥反应的发生率。白细胞介素(interleukin,IL)-2 受体拮抗剂可用于低风险和标准风险受者的抗体诱导治疗。已致敏者大多选择 T 细胞清除剂[免抗人胸腺细胞免疫球蛋白(rabbit anti human thymocyte immunoglobulin,ATG)]诱导,并在术前及术后 1~2 周应用 PE 或 IA+IVIG 治疗[68]。再次移植术后仍按常规使用三联免疫抑制剂(CNI + 霉酚酸 + 泼尼松),他克莫司作为 CNI 的首选药物[97],不建议无 CNI 方案及早期激素撤除方案。免疫抑制强度要足够,定期检测 CNI 和麦考酚酸

（mycophenolic acid,MPA）浓度,并加强对排斥反应的监控[98]。再次肾移植患者仍强调要个体化应用免疫抑制方案。

临床问题 18:再次肾移植受者的感染预防方案是否需要加强?

推荐意见 18:再次肾移植受者同首次肾移植一样接受一定周期的预防感染方案,并根据受者身体条件,免疫功能等,对抗感染方案进行调整(推荐强度 B,证据等级 2a)。

推荐意见说明:

再次肾移植受者由于长期慢性肾脏病对机体免疫功能的打击,以及长期口服免疫抑制剂致免疫功能受损,在再次肾移植后接受 ATG 和抗 CD20 单抗诱导治疗,免疫功能更差,使其易受感染的威胁。为了最大程度地降低感染风险,预防性抗感染策略显得尤为重要。对于再次肾移植的受者,更需要特别关注感染的风险,包括细菌、真菌、巨细胞病毒、BKV 等[99],并根据受者的免疫功能调整抗感染方案,必要时延长预防周期[100,101]。围手术期应根据病原学检测结果采取有针对性的预防及治疗措施。

再次肾移植受者需要进行长期的感染预防措施,包括对肺孢子菌感染的预防和定期监测巨细胞病毒感染等[102]。如果不采取预防措施,肺孢子菌感染的风险在实体器官移植后的前 6 个月最大。并且尽管移植后 6~12 个月采取了有效的预防措施,肺孢子菌肺炎仍可能在移植后 12 个月后出现[103]。甲氧苄啶 - 磺胺甲噁唑(TMP-SMX)是一线药物和首选药物(Ⅰ级)[104],目前没有任何药物的疗效优于 TMP-SMX,所以推荐再次肾移植受者使用 TMP-SMX 预防肺孢子菌感染,预防周期应比首次肾移植周期长。同样,在没有预防策略的情况下,CMV 感染和 CMV 病通常发生在实体器官移植后的前 3 个月。有研究表明约 10%~20% 的受者在肾移植之后的一年存在 CMV 感染,早期的 CMV 感染(肾移植后 1 年内)和慢性排斥反应与慢性 CMV 病毒血症相关,进一步增加移植物丢失的风险[105]。有研究证明,预防性治疗能降低早期 CMV 感染的风险[106]。目前,缬更昔洛韦是成人 CMV 预防的首选药物,替代药物是静脉注射更昔洛韦或大剂量伐昔洛韦。

对于再次肾移植受者,常规的疫苗接种策略也是重要的一环[68]。及时接种疫苗有助于提高受者对特定病原体的免疫力,减少相关感染的发生。

再次肾移植的随访遵循与首次肾移植相似的规律。随访内容根据受者术前评估中各种疾病的高危因素可制订个体化的随访策略,此外,应对那些首次因随访不及时而发生移植肾慢性失功的受者应加强随访教育并提高随访频率[6]。

虽然移植后免疫抑制是必要的,但也要防止过度的免疫抑制,定期检测免疫抑制剂的血药浓度,随时调整剂量是必要的。这样不仅可以减少感染的风险,而且也会一定程度上提高受者的依从性[107]。此外,随着年龄的增长和免疫抑制剂使用时间的延长,再次肾移植受者需要关注发生心脑血管疾病和肿瘤性疾病的风险[68,108,109]。

在对再次肾移植的受者随访过程中,也要重视受者的心理健康。再次肾移植对受者和家人无疑都是二次打击,过去的心理研究表明,肾移植受者群体暴露于精神疾病的高风险中,对生活质量和排斥风险产生影响[110-112]。为受者提供必要的心理支持或许能帮助受者提高术后的恢复质量。

## 六、小结

再次肾移植与初次肾移植有明显不同点,存在受者年龄增大、心脑血管风险增加、长期免疫抑制状态等因素,再次肾移植需要严格的术前心、脑、肺、血管等评估,审查手术适应证和禁忌证,同时充分了解首次移植肾失功原因,避免再次肾移植后出现同样的风险。由于再次肾移植免疫风险增加,部分受者出现致敏,需做好术前组织配型,以及必要时的脱敏治疗。同时再次以及多次肾移植手术难度增加,需要做好手术前规划,规划手术部位、血管吻合位置、输尿管吻合方式。术后早期需警惕可能出现的抗体介导排斥反应及感染性疾病。对于再次肾移植患者,我们需要采取更强的免疫诱导以及维持期免疫抑制方案,术后增加随访频次并扩充随访内容,同时防治远期出现的代谢综合征,肿瘤性疾病。经过这些努力,再次肾移植将使移植肾失功的受者再次拥有良好的生活质量以及长期的人肾存活。

**执笔作者:**邱涛(武汉大学人民医院),周江桥(武汉大学人民医院),陆一凡(武汉大学人民医院)

**通信作者:**周江桥(武汉大学人民医院)

**主审专家:**薛武军(西安交通大学第一附属医院),周江桥(武汉大学人民医院),周华(山西省第二人民医院),于立新(清华大学附属北京清华长庚医院)

**审稿专家:**门同义(内蒙古医科大学附属医院),王长安(郑州市第七人民医院),付绍杰(南方医科大学南方医院),朱有华(中国人民解放军海军军医大学第一附属医院),李响(中国人民解放军第八医学中心),刘致中(内蒙古包钢医院),陈刚(华中科技大学同济医学院附属同济医院),张伟杰(华中科技大学同济医学院附属同济医院),周佩军(上海交通大学医学院附属瑞金医院),顾民(南京医科大学第二附属医院),徐健(南方医科大学南方医院),董震(青岛大学附属医院),蔡明(浙江大学医学院附属第二医院)。

**利益冲突:**所有作者声明无利益冲突。

# 参考文献

[1] CLARK S, KADATZ M, GILL J, et al. Access to kidney transplantation after a failed first kidney transplant and associations with patient and allograft survival: an analysis of national data to inform allocation policy [J]. Clin J Am Soc Nephrol, 2019, 14 (8): 1228-1237.

[2] IZQUIERDO L, PERI L, PIQUERAS M, et al. Third and fourth kidney transplant: still a reasonable option [J]. Transplant Proc, 2010, 42 (7): 2498-2502.

[3] DAVIS S, MOHAN S. Managing Patients with Failing Kidney Allograft: Many Questions Remain [J]. Clin J Am Soc Nephrol, 2022, 17 (3): 444-451.

[4] 李智斌, 张更, 刘克普, 等. 多次肾移植患者的预后及影响因素 [J]. 肾脏病与透析肾移植杂志, 2021, 30 (1): 49-53.

[5] LEAL R, PARDINHAS C, MARTINHO A, et al. Strategies to overcome HLA sensitization and improve access to retransplantation after kidney graft loss [J]. J Clin Med, 2022, 11 (19): 5753.

[6] 张伟杰, 昌盛. 再次肾移植技术操作规范 (2019 版)[J]. 器官移植, 2019, 10 (5): 547-551.

[7] KENNEDY C, OBILANA A, O'BRIEN F, et al. Glomerular disease recurrence in second and subsequent kidney transplants [J]. Clin Nephrol, 2013, 79 (1): 31-36.

[8] MARCéN R, FERNáNDEZ A, FERNáNDEZ LUCAS M, et al. Retransplant [J]. Nefrologia, 2009, 29 Suppl 1: 62-71.

[9] KIENZL-WAGNER K, WALDEGGER S, SCHNEEBERGER S. Disease recurrence-the sword of damocles in kidney transplantation for primary focal segmental glomerulosclerosis [J]. Front Immunol, 2019, 10: 1669.

[10] PéREZ-SáEZ M J, TOLEDO K, NAVARRO M D, et al. Recurrent membranoproliferative glomerulonephritis after second renal graft treated with plasmapheresis and rituximab [J]. Transplant Proc, 2011, 43 (10): 4005-4009.

[11] KIM Y, YEO S M, KANG S S, et al. Long-term clinical outcomes of first and second kidney transplantation in patients with Biopsy-Proven IgA nephropathy [J]. Transplant Proc, 2017, 49 (5): 992-996.

［12］ ALASFAR S, MATAR D, MONTGOMERY R A, et al. Rituximab and therapeutic plasma exchange in recurrent focal segmental glomerulosclerosis postkidney transplantation [J]. Transplantation, 2018, 102 (3): e115-e120.

［13］ BOONPHENG B, HANSRIVIJIT P, THONGPRAYOON C, et al. Rituximab or plasmapheresis for prevention of recurrent focal segmental glomerulosclerosis after kidney transplantation: a systematic review and meta-analysis [J]. World J Transplant, 2021, 11 (7): 303-319.

［14］ REGUNATHAN-SHENK R, AVASARE R S, AHN W, et al. Kidney transplantation in C3 glomerulopathy: a case series [J]. Am J Kidney Dis, 2019, 73 (3): 316-323.

［15］ GONZALEZ SUAREZ M L, THONGPRAYOON C, HANSRIVIJIT P, et al. Treatment of C3 glomerulopathy in adult kidney transplant recipients: a systematic review [J]. Med Sci (Basel), 2020, 8 (4): 44.

［16］ ZUBER J, FRIMAT M, CAILLARD S, et al. Use of highly individualized complement blockade has revolutionized clinical outcomes after kidney transplantation and renal epidemiology of atypical hemolytic uremic syndrome [J]. J Am Soc Nephrol, 2019, 30 (12): 2449-2463.

［17］ BAEK C H, LEE J G, PARK J H, et al. The clinical outcomes of second kidney transplantation in IgA nephropathy: a multicenter retrospective study [J]. Clin Nephrol, 2016, 86 (2): 87-93.

［18］ HOPPE B, MARTIN-HIGUERAS C. Improving treatment options for primary hyperoxaluria [J]. Drugs, 2022, 82 (10): 1077-1094.

［19］ GROOTHOFF J W, METRY E, DEESKER L, et al. Clinical practice recommendations for primary hyperoxaluria: an expert consensus statement from ERKNet and OxalEurope [J]. Nat Rev Nephrol, 2023, 19 (3): 194-211.

［20］ STONE H K, VANDENHEUVEL K, BONDOC A, et al. Primary hyperoxaluria diagnosed after kidney transplant: a review of the literature and case report of aggressive renal replacement therapy and lumasiran to prevent allograft loss [J]. Am J Transplant, 2021, 21 (12): 4061-4067.

［21］ LOMBARDI Y, ISNARD P, CHAVAROT N, et al. Stiripentol and lumasiran as a rescue therapy for oxalate nephropathy recurrence after kidney transplantation in an adult patient with primary hyperoxaluria type 1 [J]. Am J Kidney Dis, 2023, 82 (1): 113-116.

［22］ GEETHA D, SOZIO S M, GHANTA M, et al. Results of repeat renal transplantation after graft loss from BK virus nephropathy [J]. Transplantation, 2011, 92 (7): 781-786.

［23］ DHARNIDHARKA V R, CHERIKH W S, NEFF R, et al. Retransplantation after BK virus nephropathy in prior kidney transplant: an OPTN database analysis [J]. Am J Transplant, 2010, 10 (5): 1312-1315.

［24］ NGUYEN K, DIAMOND A, CARLO A D, et al. Characterization of kidney retransplantation following graft failure due to BK virus nephropathy [J]. J Surg Res, 2022, 269: 110-118.

［25］ SAWINSKI D, GORAL S. BK virus infection: an update on diagnosis and treatment [J]. Nephrol Dial Transplant, 2015, 30 (2): 209-217.

［26］ 王光策, 闫天中, 张翥, 等. 二次肾移植的效果及影响因素 [J]. 医学临床研究, 2007,(7): 1109-1111.

［27］ 王光策, 阎天中, 张翥, 等. 再次肾移植影响因素探讨 (附 50 例报告)[J]. 医药论坛杂志, 2006,(14): 29-30.

［28］ 杨顺良, 谭建明. 探讨远期移植肾丢失原因 [J]. 中华移植杂志 (电子版), 2012, 6 (3): 176-180.

［29］ 王心强, 郭艳华, 宫念樵, 等. 中国公民逝世后器官捐献肾移植早期移植肾丢失的原因分析 [J]. 临床外科杂志, 2018, 26 (12): 903-906.

［30］ DAHLE D O, SKAUBY M, LANGBERG C W, et al. Renal cell carcinoma and kidney transplantation: a narrative review [J]. Transplantation, 2022, 106 (1): e52-e63.

［31］ ECCHER A, GIROLAMI I, MOTTER J D, et al. Donor-transmitted cancer in kidney transplant recipients: a systematic review [J]. J Nephrol, 2020, 33 (6): 1321-1332.

［32］ 纪志刚. 有关移植肾切除的几项问题 [J]. 中华临床医师杂志 (电子版), 2013, 7 (1): 16-18.

［33］ BUNTHOF K L W, HAZZAN M, HILBRANDS L B. Review: management of patients with kidney allograft failure [J]. Transplant Rev (Orlando), 2018, 32 (3): 178-186.

［34］ RAO P S, SCHAUBEL D E, JIA X, et al. Survival on dialysis post-kidney transplant failure: results from the Scientific Registry of Transplant Recipients [J]. Am J Kidney Dis, 2007, 49 (2): 294-300.

［35］ CASEY M J, WEN X, KAYLER L K, et al. Prolonged immunosuppression preserves nonsensitization status after kidney transplant failure [J]. Transplantation, 2014, 98 (3): 306-311.

［36］ LUBETZKY M, TANTISATTAMO E, MOLNAR M Z, et al. The failing kidney allograft: a review and recommendations for the care and management of a complex group of patients [J]. Am J Transplant, 2021, 21 (9): 2937-2949.

［37］ PHAM P-T, EVERLY M, FARAVARDEH A, et al. Management of patients with a failed kidney transplant: dialysis reinitiation, immunosuppression weaning, and transplantectomy [J]. World J Nephrol, 2015, 4 (2): 148-159.

［38］ PHAM P-T, PHAM P-C. Immunosuppressive management of dialysis patients with recently failed transplants [J]. Semin Dial, 2011, 24 (3): 307-313.

［39］ DELGADO P, DIAZ F, GONZALEZ A, et al. Intolerance syndrome in failed renal allografts: incidence and efficacy of percutaneous embolization [J]. Am J Kidney Dis, 2005, 46 (2): 339-344.

［40］ BUNTHOF K L W, VERHOEKS C M, VAN DEN BRAND J A J G, et al. Graft intolerance syndrome requiring graft nephrectomy after late kidney graft failure: Can it be predicted？ A retrospective cohort study [J]. Transpl Int, 2018, 31 (2): 220-229.

［41］ ELGENIDY A, SHEMIES R S, ATEF M, et al. Revisiting maintenance immunosuppression in patients with renal transplant failure: early weaning of immunosuppression versus prolonged maintenance-systematic review and meta-analysis [J]. J Nephrol, 2023, 36 (2): 537-550.

［42］ FERRARI P, CANTWELL L, TA J, et al. Providing better-matched donors for HLA mismatched compatible pairs through kidney paired donation [J]. Transplantation, 2017, 101 (3): 642-628.

［43］ SELLARéS J, DE FREITAS D G, MENGEL M, et al. Understanding the causes of kidney transplant failure: the dominant role of antibody-mediated rejection and nonadherence [J]. Am J Transplant, 2012, 12 (2): 388-399.

［44］ PASCUAL J, GALEANO C, ROYUELA A, et al. A systematic review on steroid withdrawal between 3 and 6 months after kidney transplantation [J]. Transplantation, 2010, 90 (4): 343-349.

［45］ PASCUAL J, ROYUELA A, GALEANO C, et al. Very early steroid withdrawal or complete avoidance for kidney transplant recipients: a systematic review [J]. Nephrol Dial Transplant, 2012, 27 (2): 825-832.

［46］ FREIST M, BERTRAND D, BAILLY E, et al. Management of immunosuppression after kidney transplant failure: effect on patient sensitization [J]. Transplant Proc, 2021, 53 (3): 962-969.

［47］ LóPEZ DEL MORAL CUESTA C, GUIRAL FOZ S, GóMEZ PEREDA D, et al. Immunosuppression with calcineurin inhibitor after renal transplant failure inhibits allosensitization [J]. Biomedicines, 2020, 8 (4): 72.

［48］ PANDEY P, PANDE A, MANDAL S, et al. Effects of different sensitization events on HLA alloimmunization in renal transplant cases; a retrospective observation in 1066 cases [J]. Transpl Immunol, 2022, 75: 101680.

［49］ 马晓, 杨保同, 吕润泽. 肾移植术后 PRA 抗体对受者预后影响的相关性研究 [J]. 黑龙江医药科学, 2022, 45 (1): 24-26.

［50］ 林华, 陈洁晶, 陈怀周, 等. Luminex 技术监测抗 HLA 抗体对肾移植受者预后的影响 [J]. 器官移植, 2016, 7 (5): 386-389+393.

［51］ LEFAUCHEUR C, LOUIS K, MORRIS A B, et al. Clinical recommendations for posttransplant assessment of anti-HLA (Human Leukocyte Antigen) donor-specific antibodies: a sensitization in transplantation: assessment of risk consensus document [J]. Am J Transplant, 2023, 23 (1): 115-132.

［52］ DINIS P, NUNES P, MARCONI L, et al. Kidney retransplantation: removal or persistence of the previous failed allograft？ [J]. Transplant Proc, 2014, 46 (6): 1730-1734.

［53］ 郭华, 张海祥, 鲍楠, 等. 群体反应性抗体对再次肾移植患者的影响研究 [J]. 陕西医学杂志, 2017, 46 (3): 313-314.

［54］ 张磊, 朱一辰, 张超, 等. 群体反应性抗体对再次肾移植患者的影响研究 [J]. 现代生物医学进展, 2014, 14 (33): 6496-6498.

［55］ THOMPSON J S, THACKER L R, KRISHNAN G. Human leukocyte antigens DR and AB and kidney retransplantation [J]. Transplantation, 2003, 75 (5): 718-723.

［56］ MONTGOMERY R A, TATAPUDI V S, LEFFELL M S, et al. HLA in transplantation [J]. Nat Rev Nephrol, 2018, 14 (9): 558-570.

［57］ 邵琨, 王祥慧. 2020 年肾移植临床国际前沿热点及新进展荟萃 [J]. 器官移植, 2021, 12 (2): 155-168.

［58］ MARFO K, LU A, LING M, et al. Desensitization protocols and their outcome [J]. Clin J Am Soc Nephrol, 2011, 6 (4):

922-936.

［59］张淑宇, 李月红. 非 HLA 抗体相关肾移植排斥反应的研究进展 [J]. 器官移植, 2023, 14 (5): 730-735.

［60］杨关印, 连鑫, 周洪澜, 等. 非 HLA 抗体在肾移植中作用的研究进展 [J]. 中国免疫学杂志, 2018, 34 (8): 1258-1263.

［61］GIRAL M, FOUCHER Y, DUFAY A, et al. Pretransplant sensitization against angiotensin Ⅱ type 1 receptor is a risk factor for acute rejection and graft loss [J]. Am J Transplant, 2013, 13 (10): 2567-2576.

［62］HAN F, LV R, JIN J, et al. Pre-transplant serum concentrations of anti-endothelial cell antibody in panel reactive antibody negative renal recipients and its impact on acute rejection [J]. Clin Chem Lab Med, 2009, 47 (10): 1265-1269.

［63］CARDINAL H, DIEUDé M, HéBERT M-J. The emerging importance of non-HLA autoantibodies in kidney transplant complications [J]. J Am Soc Nephrol, 2017, 28 (2): 400-406.

［64］郑瑾, 薛武军. 肾移植排斥反应免疫风险评估与监测 [J]. 器官移植, 2021, 12 (6): 643-650.

［65］CABEZAS L, JOUVE T, MALVEZZI P, et al. Tocilizumab and active antibody-mediated rejection in kidney transplantation: a literature review [J]. Front Immunol, 2022, 13: 839380.

［66］SENEV A, COEMANS M, LERUT E, et al. Eplet mismatch load and de novo occurrence of donor-specific anti-HLA antibodies, rejection, and graft failure after kidney transplantation: an observational cohort study [J]. J Am Soc Nephrol, 2020, 31 (9): 2193-2204.

［67］SAPIR-PICHHADZE R, TINCKAM K, QUACH K, et al. HLA-DR and-DQ eplet mismatches and transplant glomerulopathy: a nested case-control study [J]. Am J Transplant, 2015, 15 (1): 137-148.

［68］KDIGO clinical practice guideline for the care of kidney transplant recipients [J]. Am J Transplant, 2009, 9 Suppl 3: S1-S155.

［69］KäLBLE F, SüSAL C, PEGO DA SILVA L, et al. Living donor kidney transplantation in patients with donor-specific HLA antibodies after desensitization with immunoadsorption [J]. Front Med (Lausanne), 2021, 8: 781491.

［70］MATIGNON M, LEIBLER C, MORANNE O, et al. Anti-HLA sensitization after kidney allograft nephrectomy: changes one year post-surgery and beneficial effect of intravenous immunoglobulin [J]. Clin Transplant, 2016, 30 (6): 731-740.

［71］ALFONSO J, GRALLA J, KLEM P, et al. High-dose intravenous immunoglobulin therapy for donor specific antibodies in kidney transplant recipients with acute and chronic graft dysfunction: updates on previously reported cohorts [J]. Clinical Transplants, 2014: 161-170.

［72］VO A, AMMERMAN N, JORDAN S C. Advances in desensitization for human leukocyte antigen incompatible kidney transplantation [J]. Curr Opin Organ Transplant, 2024, 29 (2): 104-120.

［73］JORDAN S C, AMMERMAN N, CHOI J, et al. The role of novel therapeutic approaches for prevention of allosensitization and antibody-mediated rejection [J]. Am J Transplant, 2020, 20 Suppl 4: 42-56.

［74］VINCENTI F, BESTARD O, BRAR A, et al. Isatuximab monotherapy for desensitization in highly sensitized patients awaiting kidney transplant [J]. J Am Soc Nephrol, 2024, 35 (3): 347-360.

［75］武俊杰, 张栋, 贾保祥. 55 例再次肾移植患者 PRA 检测及其对肾功能影响 [J]. 国际检验医学杂志, 2015, 36 (7): 979-980.

［76］LEAL R, PARDINHAS C, MARTINHO A, et al. Challenges in the management of the patient with a failing kidney graft: a narrative review [J]. J Clin Med, 2022, 11 (20): 6108.

［77］DUNN T B, NOREEN H, GILLINGHAM K, et al. Revisiting traditional risk factors for rejection and graft loss after kidney transplantation [J]. Am J Transplant, 2011, 11 (10): 2132-2143.

［78］OOMS L S S, ROODNAT J I, DOR F J M F, et al. Kidney retransplantation in the ipsilateral iliac fossa: a surgical challenge [J]. Am J Transplant, 2015, 15 (11): 2947-2954.

［79］BLANCO M, MEDINA J, GONZALEZ E, et al. Third kidney transplantation: a permanent medical-surgical challenge [J]. Transplant Proc, 2009, 41 (6): 2366-2369.

［80］LLEDó-GARCíA E, GONZáLEZ J, MARTíNEZ-HOLGUíN E, et al. Beyond the limits: How to avoid a surgical nightmare in the third and subsequent renal transplantation procedures [J]. Curr Urol Rep, 2020, 21 (2): 13.

［81］HALAWA A. The third and fourth renal transplant; technically challenging, but still a valid option [J]. Ann Transplant,

2012, 17 (4): 125-132.

[ 82 ] MUSQUERA M, PERI L L, ALVAREZ-VIJANDE R, et al. Orthotopic kidney transplantation: an alternative surgical technique in selected patients [J]. Eur Urol, 2010, 58 (6): 927-933.

[ 83 ] HEVIA V, GóMEZ V, ÁLVAREZ S, et al. Orthotopic kidney transplant: a valid surgical alternative for complex patients [J]. Curr Urol Rep, 2015, 16 (1): 470.

[ 84 ] RODRíGUEZ-ESPINOSA D, BROSETA J J, HERMIDA E, et al. Rapid re-transplantation safety following early kidney graft loss [J]. Nephrology (Carlton), 2021, 26 (9): 742-747.

[ 85 ] VAN LOON E, SENEV A, LERUT E, et al. Assessing the complex causes of kidney allograft loss [J]. Transplantation, 2020, 104 (12): 2557-2566.

[ 86 ] KUBAL S, POWELSON J A, TABER T E, et al. Simultaneous pancreas and kidney transplantation with concurrent allograft nephrectomy for recipients with prior renal transplants lost to BK virus nephropathy: two case reports [J]. Transplant Proc, 2010, 42 (6): 2009-2010.

[ 87 ] RAMASWAMY K, MADARIAGA H M, ZHENG L, et al. Donor derived infections in kidney transplant [J]. Dis Mon, 2022, 68 (12): 101330.

[ 88 ] TAIT B D, SüSAL C, GEBEL H M, et al. Consensus guidelines on the testing and clinical management issues associated with HLA and non-HLA antibodies in transplantation [J]. Transplantation, 2013, 95 (1): 19-47.

[ 89 ] VELIDEDEOGLU E, CAVAILLé-COLL M W, BALA S, et al. Summary of 2017 FDA public workshop: antibody-mediated rejection in kidney transplantation [J]. Transplantation, 2018, 102 (6): e257-e264.

[ 90 ] BAMOULID J, STAECK O, HALLECK F, et al. Advances in pharmacotherapy to treat kidney transplant rejection [J]. Expert Opin Pharmacother, 2015, 16 (11): 1627-1648.

[ 91 ] ZHANG R. Donor-specific antibodies in kidney transplant recipients [J]. Clin J Am Soc Nephrol, 2018, 13 (1): 182-192.

[ 92 ] YAMAMOTO T, WATARAI Y, TAKEDA A, et al. De novo anti-HLA DSA characteristics and subclinical antibody-mediated kidney allograft injury [J]. Transplantation, 2016, 100 (10): 2194-2202.

[ 93 ] VAN DEN BROEK D A J, MEZIYERH S, BUDDE K, et al. The clinical utility of post-transplant monitoring of donor-specific antibodies in stable renal transplant recipients: a consensus report with guideline statements for clinical practice [J]. Transpl Int, 2023, 36: 11321.

[ 94 ] HöFER A, JONIGK D, HARTLEBEN B, et al. DSA are associated with more graft injury, more fibrosis, and upregulation of rejection-associated transcripts in subclinical rejection [J]. Transplantation, 2020, 104 (3): 551-561.

[ 95 ] SCHINSTOCK C A, COSIO F, CHEUNGPASITPORN W, et al. The value of protocol biopsies to identify patients with de novo donor-specific antibody at high risk for allograft loss [J]. Am J Transplant, 2017, 17 (6): 1574-84.

[ 96 ] MALHOTRA D, JETHWANI P. Preventing rejection of the kidney transplant [J]. J Clin Med, 2023, 12 (18): 5938.

[ 97 ] BASSO G, FELIPE C R, CRISTELLI M P, et al. The effect of anti-thymocyte globulin and everolimus on the kinetics of cytomegalovirus viral load in seropositive kidney transplant recipients without prophylaxis [J]. Transpl Infect Dis, 2018, 20 (4): e12919.

[ 98 ] JONES-HUGHES T, SNOWSILL T, HAASOVA M, et al. Immunosuppressive therapy for kidney transplantation in adults: a systematic review and economic model [J]. Health Technol Assess, 2016, 20 (62): 1-594.

[ 99 ] MELLA A, MARIANO F, DOLLA C, et al. Bacterial and viral infection and sepsis in kidney transplanted patients [J]. Biomedicines, 2022, 10 (3): 701.

[ 100 ] PALMER S M, LIMAYE A P, BANKS M, et al. Extended valganciclovir prophylaxis to prevent cytomegalovirus after lung transplantation: a randomized, controlled trial [J]. Ann Intern Med, 2010, 152 (12): 761-769.

[ 101 ] VEČERIĆ-HALER Ž, BIZJAK B, ROMOZI K, et al. Expanded valganciclovir prophylaxis in kidney transplant recipients is associated with lower incidence of cytomegalovirus infection. Clin Nephrol, 2017, 88 (13): 126-130.

[ 102 ] AGRAWAL A, ISON M G, DANZIGER-ISAKOV L. Long-term infectious complications of kidney transplantation [J]. Clin J Am Soc Nephrol, 2022, 17 (2): 286-295.

[ 103 ] HOSSEINI-MOGHADDAM S M, SHOKOOHI M, SINGH G, et al. A multicenter case-control study of the effect of acute rejection and cytomegalovirus infection on pneumocystis pneumonia in solid organ transplant recipients [J].

Clin Infect Dis, 2019, 68 (8): 1320-1326.

[104] FISHMAN J A, GANS H. Pneumocystis jiroveci in solid organ transplantation: guidelines from the American Society of Transplantation infectious diseases community of practice [J]. Clin Transplant, 2019, 33 (9): e13587.

[105] ISHIKAWA S, TASAKI M, SAITO K, et al. Long-term CMV monitoring and chronic rejection in renal transplant recipients [J]. Front Cell Infect Microbiol, 2023, 13: 1190794.

[106] RAVAL A D, KISTLER K, TANG Y, et al. Antiviral treatment approaches for cytomegalovirus prevention in kidney transplant recipients: a systematic review of randomized controlled trials [J]. Transplant Rev (Orlando), 2021, 35 (1): 100587.

[107] BAMOULID J, STAECK O, HALLECK F, et al. The need for minimization strategies: current problems of immuno-suppression [J]. Transpl Int, 2015, 28 (8): 891-900.

[108] FARRUGIA D, MAHBOOB S, CHESHIRE J, et al. Malignancy-related mortality following kidney transplantation is common [J]. Kidney Int, 2014, 85 (6): 1395-1403.

[109] PISELLI P, SERRAINO D, SEGOLONI G P, et al. Risk of de novo cancers after transplantation: results from a cohort of 7217 kidney transplant recipients, Italy 1997-2009 [J]. Eur J Cancer, 2013, 49 (2): 336-344.

[110] DE PASQUALE C, PISTORIO M L, VEROUX M, et al. Psychological and psychopathological aspects of kidney transplantation: a systematic review [J]. Front Psychiatry, 2020, 11: 106.

[111] PéREZ-SAN-GREGORIO M A, MARTíN-RODRíGUEZ A, DíAZ-DOMíNGUEZ R, et al. The influence of post-transplant anxiety on the long-term health of patients [J]. Transplant Proc, 2006, 38 (8): 2406-2408.

[112] TEMüR B N, AKSOY N. Psychosocial problems in recipients of kidney transplant [J]. Exp Clin Transplant, 2024, 22 (Suppl 1): 187-191.

# 15　成人供肾双肾移植临床应用指南

随着老龄供者的增多,扩大标准供者(expanded criteria donor,ECD)供肾弃用率显著高于非 ECD 供肾[1]。美国 SRTR/OPTN 数据显示 1999 年 10 月至 2005 年 6 月期间获取的 12 536 个 ECD 供肾中有 41% 被弃用[2]。由于供肾器官短缺,Port 等 2002 年提出应用 ECD 供肾增加移植器官来源,尽管 ECD 供肾移植后移植肾失功风险会相对增加[1]。

将来自同一供体的两个 ECD 供肾同时移植给一个受者(dural kidney transplantation,DKT),可以弥补移植单个 ECD 供肾时面临的移植肾单位相对不足的缺陷,是提高 ECD 供肾利用率、同时保障移植效果的有效方案[3,4]。ECD 相当一部分原因是供者高龄。相比美国,英国移植老龄供肾的比例是美国的 18 倍(10.7% vs. 0.6%)[5],这使得英国供肾的弃用率显著低于美国[6],其中一个重要的策略是进行老龄供肾 DKT[7]。

成人供肾 DKT 最早见于 1995 年 Johnson 等报道的将双肾分别移植在受者的双侧髂窝[8]。1998 年 Masson 等报道将双肾同时移植在受者单侧髂窝[9]。随后 DKT 在全球各移植中心相继开展[10],例数不断增多,术式也不断改进[11]。美国 SRTR 和 OPTN/UNOS 数据显示,1995—2010 年开展了 1 308 例成人供肾 DKT[12],2010—2019 年开展了 946 例成人供肾 DKT[13]。英国、法国和意大利等欧洲移植中心也报道大宗 DKT 病例总结[7,14,15]。中南大学湘雅二医院 2016 年开展了 2 例成人供肾 DKT,是国内最早的 DKT 报道[16],后续又累计开展多例[17]。近年来,随着 ECD 数量增多,华中科技大学同济医学院附属同济医院已开展了 100 余例成人供肾 DKT,ECD 供肾弃用率大幅下降[18]。我国多个其他移植中心包括中山大学附属第一医院、吉林大学第一医院、四川大学华西医院、华中科技大学同济医学院附属协和医院等均开展了成人供肾 DKT。

目前，我国 ECD 捐献器官的比例明显上升。我国高血压和糖尿病人口基数巨大，2018 年中国高血压现状调查显示我国高血压患病率为 27.9%，患病人数高达 3 亿。2020 大陆糖尿病流行病学横断面调查显示我国糖尿病患病率为 12.8%，患病人数达 1.298 亿。同时我国正快速进入老龄社会，≥65岁老年人数量将由 2000 年的 1.15 亿激增至 2030 年的 2.4 亿。高龄、高血压和糖尿病必然导致 ECD 供肾比例增加[19]。开展成人供肾 DKT 可以提高 ECD 供肾利用率，但 DKT 仍有许多问题需要解决，如至关重要地选择双肾移植的标准等。为了对我国成人供肾 DKT 实现规范化管理，指导我国 ECD 供肾评估和临床应用，中华医学会器官移植学分会组织肾移植专家制订了本指南。

## 一、指南形成方法

本指南已在国际实践指南注册与透明化平台(practice guide registration for transparency，PREPARE)上以中英双语注册(注册号：PREPARE-2023CN535)。

临床问题的遴选及确定：编写工作组组织国内肾移植领域相关专家，围绕临床成人供肾 DKT 开展过程中普遍关切的关键问题，最终形成 12 个临床问题，主要涉及 DKT 供肾的评估、受者的选择、手术方法和相关并发症、移植疗效等方面。

证据检索与筛选：证据评价组按照人群、干预、对照、结局(population，intervention，comparison，outcome，PICO)的原则对纳入的临床问题进行检索，检索 MEDLINE(PubMed)、Web of Science、万方知识数据服务平台和中国知网数据库，纳入指南、共识、规范、系统评价和 meta 分析、队列研究、病例对照研究、病例报告、综述和荟萃分析等类型文献；检索词包括："ECD""供肾评估""受者选择""双肾分配""双肾移植""移植技术""并发症""双肾移植长期存活"等。所有类型文献检索时间为 1990 年 1 月至 2023 年 12 月，主要文献为近 10 年文献，发表语言限定中文或英文。

证据分级和推荐强度分级：本指南使用 2009 版牛津大学循证医学中心的证据分级与推荐强度标准对每个临床问题的证据质量和推荐强度进行分级[20]。对有一定临床证据但证据强度弱未纳入推荐意见的临床可行方案和方法，在相关推荐意见说明中进行阐述。

推荐意见的形成：综合考虑证据以及我国肾移植现状，兼顾在我国肾移植实际临床工作中的实用性和可行性，针对纳入的 12 个临床问题，指南工作小组围绕每一个临床问题提出了符合我国成人供肾 DKT 临床诊疗的相关推荐指导意见。推荐意见达成共识后，工作组完成初稿的撰写，并提交中华医学会器官移植学分会组织专家进行两轮审阅，根据其反馈意见对初稿进行修改，最终形成指南终稿。

## 二、推荐意见及说明

临床问题 1：对于肾移植而言，何为 ECD？

推荐意见 1：符合下列标准的供者即称之为 ECD，包括：

(1)供者年龄大于 60 岁。

(2)供者年龄 50~59 岁，且有下列任意 2 项者：①高血压病史；②死亡原因为心脑血管意外；③基础肌酐高于正常值或者获取时肌酐高于正常值(推荐强度 B，证据等级 2a)。

推荐意见说明：

ECD 一词源于 2002 年 Port 等的研究，通过分析 UNOS 数据库中 29 068 个移植肾数据后，发现年龄、高血压、死亡原因、血清肌酐值 4 种因素与移植肾失功显著相关[1]。在这个研究中 Port 等也描述了对照组供者特征,包括:年龄 10~39 岁;无高血压;非脑血管意外死亡;终末期 Scr<1.5mg/dl。这一供者人群相对其他供者,移植肾有着最佳的 3 年存活率,称之为理想供者,这一概念后来也被 OPTN/UNOS 采用。随着扩大标准供肾的逐渐增多,Ekser 等[21]进一步对高危 ECD 做了界定,标准包括:年龄 ≥70 或 60~69 岁伴有下列 5 项中的一项者:血清肌酐>1.5mg/dl,肌酐清除率 ≤60ml/min,高血压和 / 或糖尿病史,蛋白尿>1g,死因为中风。

美国 OPTN 的数据显示,2023 年>50 岁供者占比达到了 39.8%[22]。2022 年欧洲西班牙、法国、英国、德国等国>60 岁供者占比普遍在 40% 以上,意大利更是高达 60.7% 以上[23]。随着我国人口的老龄化加速,高血压、糖尿病等基础疾病患病率的增加,扩大标准供肾在我国器官捐献者中占据比例也逐年升高,意味着将来我国越来越多的供者会是扩大标准供者[19]。

### 临床问题 2:如何评估 ECD 供肾质量?

**推荐意见 2:**推荐以临床评估结合供肾病理评分进行综合评估,低温机械灌注有助于 ECD 供肾评估(推荐强度 B,证据等级 2a)。

**推荐意见说明:**

供肾质量评估主要包括三个方面:供者的临床指标、供肾病理评估以及机械灌注评估。美国自 2014 年起开始采用供肾者概况指数(kidney donor profile indices,KDPI)评分评估供体质量,包括年龄、身高、体重、种族、高血压史、糖尿病史、死亡原因、丙肝和是否为心脏死亡供者[24]。类似的临床评估体系包括 Nyberg 评分[25],包含 5 个变量因素(年龄、高血压史、肌酐、HLA 错配、死亡原因)。国内薛武军等通过多中心研究建立了符合中国人口特征的供肾评分系统,包括六个因素,即供者年龄、死亡原因、高血压病史、捐献前血清肌酐、低血压和心肺复苏史,能够较好地预测肾移植术后肾功能延迟恢复的风险[26]。

供肾病理评估是供肾评估的重要环节,有多项评估指标,包括肾小球硬化率、血管硬化狭窄程度、间质纤维化和小管萎缩程度等,与 ECD 肾移植预后存在密切联系[27]。病理评估可以对两个供肾分别进行评估,并决定取舍,使得供肾的评估更加精细化[28]。

低温机械灌注可以根据灌注参数评估供肾质量,对于灌注阻力大于 0.5mmHg/(ml·min),或灌注终末流速小于 60ml/min 的供肾应当慎重采用[29,30]。灌注指数与供者临床评分以及 Remuzzi 病理评分相关,其中阻力指数与小动脉硬化狭窄评分相关性最强,其次为肾小球硬化率[31]。此外,获取前反复或长时间心肺复苏史、长时间低血压休克,或者心死亡供者,均可能导致病理上出现微血栓以及严重的急性肾小管损伤,引起循环阻力增高[32]。

多项验证性研究表明,以病理为基础,结合临床指标,可以更加准确地估计预后[33,34]。国内的一项研究显示,低温机械灌注参数与临床供体评分及病理评分配合建立联合预测模型,诊断曲线下面积为 0.89,明显高于单一预测指标,对于术后发生移植肾功能延迟恢复(delayed graft function,DGF)的预测灵敏度和特异性分别为 0.804 和 0.805[32]。

### 临床问题 3:哪些病理评估标准有助于判断是否适合 DKT？

**推荐意见 3:**建议参考 Remuzzi 病理评分、Karpinski 病理评分判断是否行 DKT(推荐强度 B,证据等级 2a)。

**推荐意见说明:**

目前已有 10 多个移植前病理评估标准,病理结果对临床上决定是否接受供肾具有重要影响[35]。

Remuzzi 评分是目前最常用的指导双肾移植的病理评分,1999 年由意大利贝勒莫医院的 Remuzzi 等提出。它采用半定量的方法对肾小球硬化、肾小管萎缩、间质纤维化、动脉管腔狭窄等 4 个病变因素进行评估,各项指标依据病变程度计 0~3 分,依据 4 项指标总分值决定供肾取舍以及是否进行 DKT。评分 0~3 分者行单肾移植(single kidney transplantation,SKT),4~6 分行 DKT,7~12 分则弃用肾脏[28]。也有研究表明 4 分供肾行单肾移植后受者 / 移植肾短期存活率与低危供肾移植相当[36,37],甚至 10 年移植物长期存活率也与 0~3 分的 SKT 相当[38]。因而目前实践当中,多数移植中心采用的是 0~4 分行 SKT,5~6 分行 DKT,7~12 分丢弃肾脏。

Pirani 评分标准于 1975 年提出并用于肾脏病活检中[39]。1999 年 Karpinski 报道[40]将 Pirani 评分方法改良后用于 ECD 供者(供者年龄>60 岁、既往有高血压和 / 或心血管系统疾病),供肾的移植前评估同 Remuzzi 评分一样包括 4 个方面的半定量计分:肾小球硬化、肾小管萎缩、间质纤维化和血管病变。与 Remuzzi 评分不同的是将终末段细动脉和小动脉的病变程度分别计分,选择将病变最重的、计分最高的纳入成为最终血管评分并计总分。肌酐清除率结合血管病变计分可预示移植后功能并用以决定供肾取舍:肌酐清除率<50ml/min 或估算肾小球滤过率(estimated glomerular filtration rate,eGFR)<100ml/(min·1.73m²)(Cockcroft-Gault 公式法),和肾小球硬化率>20% 或严重血管病变者应放弃 SKT 而推荐 DKT。具体而言:Karpinsky 评分 ≤4 的移植物用于 SKT,5~6 分的移植物则用于 DKT。在极少数情况下,即便评分为 3,但如果血肌酐>2.5mg/dl 且供体年龄>70 岁,也可选择 DKT。评分>6 分者不适合移植[41]。

UNOS 采用的是最基本的病理评估标准,即中度到重度肾小球硬化(>15% 且<50%)作为实施 DKT 的一个选项[10,42]。

Banff 移植肾活检诊断体系最早建立于 1993 年[43],原本用于移植肾术后活检,同样采用半定量的方法对各个病变进行评分。2000 年匹兹堡大学移植中心 Randhawa 借用这一体系的计分方法进行供肾病理评估[44],2007 年底 Banff 会议上正式成为供肾零点活检病理评分标准[45],2017 年进一步纳入了急性损伤的评分标准[46]。Banff 慢性病变总体计分公式为 cg+mm+ct+ci+cv+ah+(gs:硬化肾小球分数×3,gs=0 或 1)。Banff 移植肾活检诊断体系对于移植前穿刺活检的具体流程包括取材、制片、读片、计分等都给出了详细介绍,有助于对病理评估进行规范化的管理。但 Banff 慢性病变总体评分对于估计移植肾预后价值并不高[34,45,47]。

**临床问题 4:什么样的 ECD 供肾考虑行 DKT?**

**推荐意见 4:**建议根据供者年龄、死亡原因和基础肾功能,在临床评估的基础上结合供肾病理评分进行 DKT 判定(推荐强度 B,证据等级 2b)。

**推荐意见说明:**

目前对于 ECD 供肾行 DKT 没有统一的标准。欧美移植中心普遍按照供者年龄、原发病、eGFR 或 Remuzzi 评分确定丢弃或者 DKT,其中参照 UNOS 标准进行的研究所纳入的 DKT 病例数更多,更倾向于依据临床资料开展 DKT,病理且主要是肾小球硬化率只是其中一个参考选项,而为数众多的小样本研究倾向于以病理评估为依据进行 DKT。

美国 UNOS/OPTN 于 1997 年提出了 DKT 应用标准,即如果存在下列条件的任何两个,建议行 DKT:①供者年龄>60 岁;②供者入院时的 eGFR<65ml/(min·1.73m²);③获取时血清肌酐>2.5mg/dl;④供者高血压或糖尿病史;⑤供肾组织病理显示中度到重度肾小球硬化(>15% 且<50%)[10,42]。2008 年 Gill 等报告了 625 例 DKT 病例,其中 75% 的供肾符合这一 DKT 标准[42]。

2014 年 Tanriover 等研究表明 KDPI 在双肾移植分配方面占据重要地位。2002~2012 年间 UNOS 的 1 160 例 DKT 数据显示：KDPI>90% 的 DKT 与 KDPI 为 80%~90% 的 SKT 的 1 年和 3 年的移植肾存活率无显著性差异，这表明，对于 KDPI>90% 的 ECD 供肾可以优先分配为 DKT[34]。与此类似，基于 UNOS 的数据，2016 年 Johnson 等分析了 1 547 例 DKT 病例，提出了 DKT 评分(dual kidney allocation score，DKAS)的概念，在综合了供体临床数据如年龄、性别、种族、体重指数、吸烟史、死亡原因、既往高血压、糖尿病史、丙肝血清学、终末期肾功能水平等 13 项临床数据后，通过复杂的公式推算出 DKAS 积分，对于积分大于 3.9 的供者提倡 DKT[48]。

美国的 DKT 分配原则存在一些问题，一方面在病理评估中，仅仅纳入肾小球硬化率这一项病理指标，导致病理评估不全面；另一方面，很多移植中心因种种原因拒绝接受 KDPI 评分高和肾小球硬化率高的供肾，所以在美国 ECD 供肾近年并没有被很好地利用[10]。

目前更多的小样本研究是基于 Remuzzi 或 Karpinski 病理评分、再结合临床评估指导 DKT，主要是在意大利、西班牙、葡萄牙、法国等国家的一些移植中心开展。结果表明在提高 ECD 供肾利用的同时，能保证肾移植效果，减少 ECD 器官的弃用和浪费[41,49-51]。

Remuzzi 评分的特点在于较为均衡看待肾脏病理变化，而不仅仅依赖于肾小球硬化这一个指标[52]。肾脏病理标本从取材到切片过程中存在很多影响病理判读的环节[53]，单纯以肾小球硬化为指标会导致决策失误。依据 Remuzzi 供肾病理评分开展 DKT 可以较好地保证移植肾预后，针对 60 岁以上的 ECD 供体开展供肾快速病理与没有进行病理评估的对照组比较，随访 3 年后快速病理评估组受者移植肾失功需要透析者仅为 6%，而未行病理评估组需要透析者高达 29%[28]。

对于 70 岁以上供体，采用 Remuzzi 评分方式后，移植肾存活率与来自 60~69 岁供体的无显著性差别[54]。对于心死亡供者，因为老年供肾对于缺血比较敏感，且 5 分及 5 分以上的供肾是原发性移植肾无功能(primary graft nonfunction，PNF)的唯一独立危险因素，开展 DKT 时应当慎重[36]。心死亡 ECD 供肾选择行 DKT 如果冷缺血时间过长，宜优先考虑选择本地受者，以减少冷缺血时间。

Casati 等先后采用过 UNOS 标准和 Remuzzi 标准进行 DKT，认为依据两种不同的分配方法其移植肾预后并无明显差别，但采用 Remuzzi 标准的供者年龄显著偏大[55]。

近年来对 ECD 供肾进行低温机械灌注(machine perfusion，MP)的研究越来越多。利用 MP 灌注指标也可以用来决定选用 SKT 或 DKT[56]。另外，MP 也有助于修复肾脏的急性损伤，减少 DGF 的发生，改善移植肾存活[56-59]。但早期也有小样本研究认为是否应用低温 MP 对于 DKT 移植肾存活、DGF 发生、急性排斥(acute rejection，AR)发生率上并无明显区别[42]。

其他报道被采用的 DKT 标准还包括：

(1)供者年龄 ≥75 岁；年龄 60~74 岁，肾小球硬化率>15% 和<50%[60]。

(2)供者年龄>60 岁，eGFR 为 30~60ml/(min·1.73m²)[61]。

(3)年龄在 70 岁以上伴有下列一项：血肌酐>3.0mg/dl 或者 eGFR<30ml/(min·1.73m²)[62]。

(4)被各地移植中心拒绝的供肾[10]，包括：供者年龄虽然<50 岁，但 eGFR 低于正常[63]或者供肾灌注不良[56]及冷缺血时间>25h[64]等。实际临床实践中，各种参考标准在各个移植中心经常先后或者混合使用[17,41,55]。

**临床问题 5：成人供肾 DKT 的受者如何选择？**

**推荐意见 5：**推荐选择免疫风险偏低、初次移植、估算肾功能同受者代谢需求相匹配的等待者进行成人供肾 DKT(推荐强度 B，证据等级 2a)。

推荐意见说明：

DKT供者一般年龄较大、eGFR降低且多合并有高血压等基础疾病，在选择受者时应考虑移植物寿命与受者预期寿命相匹配以及供、受者间体重的匹配[65]。通常认为，受者的年龄和体重同供者相匹配时，DKT效果更好。能提供更多肾单位的DKT适合移植给具有低基础代谢率和低体重指数(body mass index,BMI)的年龄偏大的等待者。年龄偏大受者DKT的效果与较年轻受者SKT的效果相当。理论上，年龄偏大受者免疫反应性偏弱，因此，尽管DKT时移植肾单位的量增加了，但排斥反应发生率是降低的。多数比较DKT和SKT的研究中，DKT受者的年龄>50岁，而SKT受者的年龄<60岁。DKT选择较年轻的受者虽然可能获得更好的移植效果，但是受者可能面临移植物寿命和受者寿命不匹配，并且致敏后不利于接受再次移植[66]。因此，有的中心不考虑将年龄<40岁的受者作为成人供肾DKT受者[67]。也有中心设定成人供肾DKT受者年龄>65岁[15]。成人供肾DKT受者年龄没有特定上限，有79岁龄受者接受成人供肾DKT的报道，体重通常<90kg，BMI<30kg/m²[68]，也有研究选择受者BMI在22~35kg/m²之间[69]。另一方面，DKT麻醉和手术时间较长，高龄受者能否耐受相关手术风险需要考虑，实际成人DKT受者多数<60岁[67]。

除了年龄和BMI，成人供肾DKT受者术前尚需要接受全面的医学、心理及经济承受能力方面的评估，重点评估心血管系统以确定手术风险和生理年龄。对于有精神错乱、居住养老院、经济状况差或者伴有肾外器官衰竭、近期有恶性肿瘤、预期寿命很短及伴有严重心血管疾病的老年受者，应当排除。尽可能选择估算肾功能与受者需求相配的低免疫风险的受者；免疫风险偏低受者的指标包括受者为初次移植、HLA配型合适和低PRA水平[68]。多次移植为相对禁忌，但也有左右侧髂窝均做过移植的三次移植受者接受成人供肾DKT的报道[70]。对DKT受者，特别是伴有糖尿病的老年受者及吸烟的受者，有必要进行腹部大血管检查，以在术前确定其血管钙化情况[71]。

DKT受者应考虑的其他方面的特征包括[68]：①盆腔有足够的空间，体型太小、大多囊肾为相对禁忌证；②足够的膀胱容积，允许2个输尿管的吻合植入；③无长期服用抗凝药物史(华法林或氯吡格雷)，无血栓形成倾向病史，心脏射血分数>40%~50%，无房颤或者严重的瓣膜疾病，无严重的肺动脉高压或者全身性低血压；④既往无盆腔手术史，无放疗史。

临床问题6：拟开展DKT时，应告知等待者哪些内容？

推荐意见6：对于拟进行DKT的等待者，建议告知可能的获益和风险(推荐强度C，证据等级4)。

推荐意见说明：

建议在尿毒症患者进行登记排队时即询问是否愿意接受DKT，告知如果接受成人供肾DKT可能会获得更早的移植机会[72]。通知手术时，告知等待者经综合评估适合DKT的供肾移植后可以获得良好的移植肾功能[12]，同时告知DKT可能的并发症如伤口并发症、血管并发症、淋巴囊肿、输尿管并发症等[11,73]。

临床问题7：如何选择DKT的手术方式？

推荐意见7：推荐根据供肾大小、供肾和受者血管条件及受者体型综合考虑选择单侧或者双侧DKT，在血管条件和受者单侧空间允许的情况下优先选择右侧植入双肾(推荐强度B，证据等级2a)。

推荐意见说明：

成人供肾DKT手术方式应根据肾脏大小、血管条件和受体体型综合因素做出选择。如果肾脏体积偏大，而受者体形偏小，受者单侧空间可能不能容纳两个肾脏；两个肾脏如果放置在受者同侧，会引起手术切口无法缝合或者缝合张力过大导致肾脏显著受压迫，此时应将两个肾脏分别植入在受者左右侧髂窝。反之,如果受者单侧有足够空间可以容纳两个肾脏,则优先选择在同侧植入双肾,通常为右侧[66,71]。

单侧髂窝 DKT 的优势表现在三方面[71]:①只用了一侧髂血管,对侧髂血管可用于将来的移植;②受者手术创伤小,手术伤口并发症风险降低;③手术时间和移植肾缺血时间相对缩短。相比 SKT 2~3h 的手术时间,单侧 DKT 需要 3~4h,而双侧 DKT 需要 4~5h[11,74]。

迄今为止,单侧和双侧 DKT 术式的优劣尚缺乏共识,但供肾的大小和受者的体型共同决定着受者单侧是否有足够空间放置两个肾脏[68]。其他开放手术 DKT 术式包括经腹正中切口[62]及经中线腹膜外入路在双侧髂窝分别植入移植肾脏[75]。近年来,在外科微创理念的倡导下,比常规 Gibson 切口小的小切口 DKT 在国内华西医院和武汉同济医院均有实施,国外也有开展[76]。

随着机器人辅助肾移植技术的发展[77],经腹机器人辅助 DKT 也成功将成人双供肾植入在受者同侧或者分别植入在双侧髂窝[78-80]。迄今为止,开放和机器人辅助 DKT 术式的优劣尚缺乏对照研究。有报道机器人辅助 DKT 总手术时间平均为 359.1min,耗时超过开放 DKT 术式,但数据局限于单中心较少病例($n$=6)的回顾性分析[11,74]。

**临床问题 8:如何选择 DKT 血管吻合方式?**

推荐意见 8:DKT 双侧移植时,肾脏血管吻合方式同 SKT。DKT 单侧移植时,推荐肾动脉与受者髂总或髂外动脉端侧吻合,或者与髂内动脉端端吻合;肾静脉与受者髂静脉端侧吻合。先近心端,后远心端,依次植入两个肾脏(推荐强度 B,证据等级 2a)。

推荐意见说明:

成人供肾 DKT 血管吻合方式与双肾的放置术式密切相关。

如果选择将双肾分别放置在受者的左右髂窝,肾脏血管的吻合方式同 SKT 类似,肾脏的动脉和静脉分别同受者的髂血管吻合(图 15-1),但具体选择哪一段髂血管进行吻合,多数研究没有做出明确指定或者描述,髂总、髂外及少数情况下髂内血管都有使用[11]。也有研究指明了选择吻合在髂外血管上[81-83]。左右移植肾在左右髂窝的位置通常没有指定[62,73,84,85],有选择左肾放在右髂窝,右肾放在左髂窝[78],也有左肾放在左髂窝,右肾放在右髂窝[75]。

如果术式为双肾放置在受者单侧,通常选择右侧髂窝(95%),但放在左侧髂窝也是可行的[21],血管的吻合方式有 7 种形式报道:

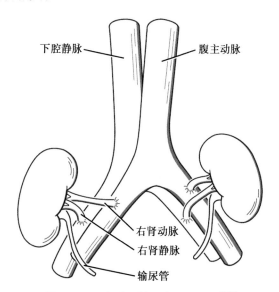

图 15-1　双肾分别放置在双侧髂窝[11]

(1)双肾分开吻合,上方第一个肾脏动脉同受者髂总动脉端侧吻合或者同髂内动脉端端吻合,肾静脉同受者髂外静脉吻合,下方第二个肾脏动静脉分别吻合在受者髂外静脉上,两个肾脏位置呈上下单独或者首尾(上方肾脏下极和下方肾脏上极)部分重叠摆放[11](图 15-2)。通常选择将右肾优先放置在上方,左肾放置在下方,因为右肾静脉可以用供者下腔静脉延长[21,73],但也有报道将左肾优先放置在上方[68]。国内彭风华等认为左右肾均可放置在上位,优先采用髂内动脉同上位肾脏动脉端端吻合,以避免髂外动脉二次夹闭导致下肢再次缺血以及髂外动脉剥离过多导致术后淋巴漏/囊肿(图 15-2-B,C)。

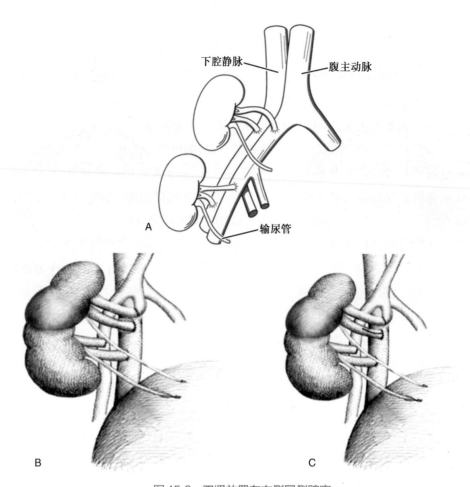

图 15-2　双肾放置在右侧同侧髂窝
A. 双肾分别吻合在髂总和髂外动脉上[11]；B. 左肾放置在上方,同髂内动脉吻合；
C. 右肾放置在上方,同髂内动脉吻合。B-C 由彭风华提供,改良自 Ekser 术式[91]

（2）将左右肾动脉带供者腹主动脉盘合并为一个动脉盘,将左肾静脉裁剪为约 3cm,用供者下腔静脉延长右肾静脉后,将裁剪后的左肾静脉端侧吻合在右肾静脉带的下腔静脉上,然后将合并的动脉盘及右肾静脉带的下腔静脉同受者髂血管端侧吻合。如果没有下腔静脉,将右肾静脉端侧吻合到左肾静脉上,将左肾静脉作为共同流出道,双肾呈内外放置,外侧肾放置在髂窝,内侧肾放置在外侧肾肾盂和膀胱之间[11]（图 15-3）；

（3）采用婴儿供肾 DKT 中的双肾整体（en-bloc）移植术式,供者年龄 2~61 岁,受者年龄 11~48 岁[86]（图 15-4）。这种方法在成人供肾 DKT 中使用不多[87]；

（4）采用供者髂内髂外血管分叉处"Y"形髂血管连接合并左右肾动脉,左右肾静脉采用供体下腔静脉共用流出道,之后分别同受体髂血管吻合[88]（图 15-5）；

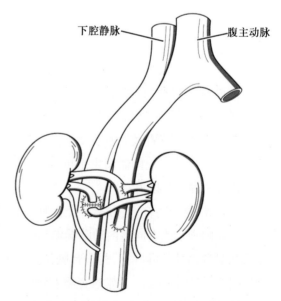

图 15-3　双肾放置在右侧髂窝,左右肾血管合并后吻合在髂血管上,内外放置,外侧肾放置在髂窝,内侧肾放置在外侧肾肾盂和膀胱之间[11]

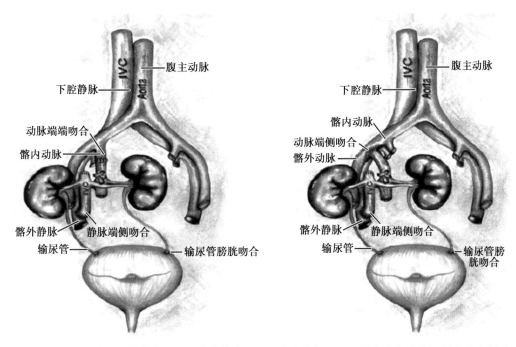

图 15-4　儿童双肾整体(en-bloc)移植也见用于成人供肾 DKT,供者腹主动脉同受者髂内(左)
或者髂外(右)动脉吻合[86]

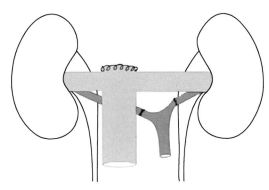

图 15-5　采用供体髂内髂外"Y"形髂血管连接合并左右肾动脉,
左右肾静脉采用供体下腔静脉共同流出道[88]

(5)采用供者髂内髂外血管分叉处"Y"形髂血管连接合并左右肾动脉后同受者髂外动脉吻合,左右肾静脉分别同髂外静脉吻合[89](图 15-6);

(6)采用供者髂内髂外血管分叉处"Y"形髂血管连接合并左右肾动脉,左右肾静脉采用(2)类似方法合并[70](图 15-7);

(7)采用(3)类似方法重建后行 en-bloc 移植,应对有多支血管的成人供肾 DKT[90](图 15-8)。

方式(3)~(7)的双肾放置同(2)类似。

以上成人供肾 DKT 血管吻合方式中,图 15-1 和图 15-2 血管吻合方式由于双肾各自血管独立,减少了二者血管并发症的互相影响,为出现并发症时切除其中一个肾脏提供了便利,同时兼顾了单侧和双侧移植的需求,成为常用的经典方式[10]。图 15-3 也有成组病例报道[11],其他方式未被广泛采用。

Ekser 等对 100 例(200 个肾)单侧 DKT 的血管吻合方式进行统计,95% 放置在受者右侧髂窝,98% 用供者下腔静脉延长了右肾静脉,上方第一个肾脏 69% 同髂外动脉端侧吻合,18% 同髂总动脉分叉处端侧吻合,8% 同髂总动脉端侧吻合,5% 同髂内动脉端端吻合[21]。

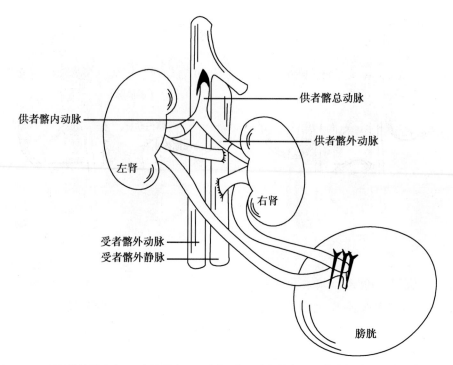

图 15-6 采用供体髂内（DIIA）髂外（DEIA）"Y"形髂血管（DCIA）连接合并左（LK）右（RK）
肾动脉后同受者髂外动脉（REIA）吻合，左右肾静脉分别同受者髂外静脉（REIV）吻合[89]

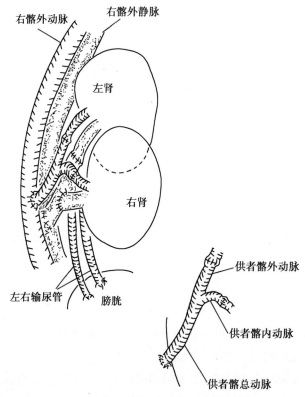

图 15-7 采用供体髂内髂外"Y"形髂血管连接合并左右肾动脉，第三方髂总静脉延长左肾静脉，
右肾静脉端侧吻合在第三方髂总静脉上以合并左右肾静脉，之后分别同受者髂外动静脉端侧吻合[70]

总体而言，图 15-1～图 15-2 展示的 3 种血管吻合方式，有类似的人/肾存活率和术后 DGF 发生率。手术时间上双侧比单侧移植平均快捷约 1h，病人恢复更快，而且保留了患者对侧髂窝用于将来移植，因此推荐单侧移植血管吻合方式[11]。

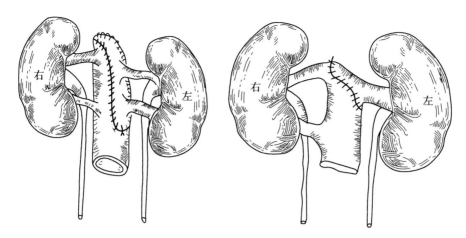

图 15-8　成人供肾 DKT 中双肾多支血管重整（左动脉、右静脉）后 en-bloc 整体移植[90]

临床问题 9：DKT 如何进行输尿管重建？

推荐意见 9：DKT 双侧移植时，输尿管重建方式同 SKT。DKT 单侧移植时，推荐左右输尿管分别同膀胱单独吻合，也可以将上方肾脏输尿管/肾盂与受者自体输尿管端端/端侧吻合，下方肾脏输尿管与受者膀胱吻合（推荐强度 B，证据等级 2a）。

推荐意见说明：

成人供肾 DKT 输尿管重建的方式同样与术式选择密切相关。

若选择双肾分别移植在受者双侧髂窝，输尿管的重建与两个 SKT 无差异。在进行双肾单侧肾移植时，输尿管重建有 3 种方式：①双肾输尿管分别同受者膀胱进行吻合；②双肾输尿管末端剪开合并成形后同受者膀胱进行吻合（图 15-9A）；③上方（高位）移植肾输尿管（图 15-9B）/肾盂（图 15-9C）同受者同侧自体输尿管行端端吻合，下方移植肾输尿管同受者膀胱吻合。

成人供肾 DKT 单侧移植时，上方移植肾输尿管由于走行距离较远，需要注意避免缺血、扭转和受压。多数采用上方移植肾输尿管走行在下方移植肾肾蒂的前方腹侧面，以避免走行在下方移植肾肾蒂的后方导致输尿管受压引起梗阻（图 15-9）[69]。

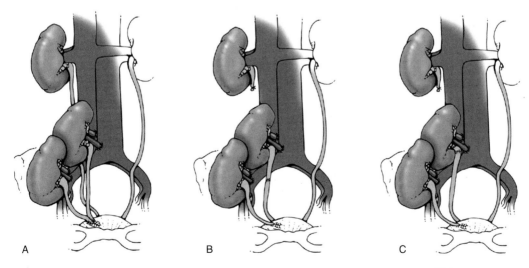

图 15-9　DKT 单侧移植输尿管重建方式，输尿管均走行在肾脏前方[69]

临床问题 10：DKT 时更需要关注的外科并发症有哪些？

推荐意见 10：成人供肾 DKT 更需要关注的外科并发症包括血管、输尿管和切口并发症（推荐强度 B，证据等级 2a）。

推荐意见说明：

Cocco 等在对 DKT 外科术式进行综述总结时指出，除了血栓形成，DKT 最常见的外科并发症是伤口裂开、血肿、尿瘘和淋巴囊肿[11]。Snanoudj 等对报道的 DKT 术后外科并发症发生率进行文献总结，结果提示肾静脉血栓 1%~3.1%，伤口裂开 5%，淋巴囊肿 3%~18%，血肿 1%~12.3%，切口疝 1%~7.4%，输尿管狭窄 2%~11%，肾动脉狭窄 5.2%~11.1%，移植肾血栓形成 6%~13.6%，输尿管瘘 1.5%~11.1%，输尿管瘘主要发生在输尿管 - 输尿管端端吻合[71]。

早期 Remuzzi 等报道 24 例双侧 DKT 的主要手术并发症的总体发生率同 SKT 相当[52]。Lee 等分析 15 例 DKT 术后并发症（包括尿漏、输尿管狭窄、出血、肾动脉狭窄、淋巴囊肿），也发现总体同 80 例 SKT 组无差异[62]。Ekser 等总结 100 例 DKT，肾静脉血栓、手术切口处血肿和切口疝发生率均为 1%，输尿管膀胱吻合口狭窄发生率为 2%，淋巴囊肿发生率为 3%，伤口裂开发生率为 5%，这些并发症同 73 例 SKT 相比均无统计学差异[21]。Khalil 等对包括 Ekser 等的研究在内的 5 个 DKT 研究中（n=20~100）术后外科并发症发生情况进行文献总结，也提示 DKT 术后动脉 / 静脉血栓发生率同 SKT 无显著差异，DKT 术后淋巴囊肿发生率为 3%~15%，与 SKT 术后 0.6%~36% 的发生率无显著差异[66]。国内中南大学湘雅二医院报道 13 例成人供肾 DKT，术后发生尿瘘 1 例，输尿管狭窄 1 例[17]。

就术式影响而言，有报道双侧 DKT 术后血栓发生率为 5.5%，单侧分开吻合为 2.8%，单侧双肾血管并盘吻合后移植为 2.27%[11]。有研究提示 DKT 术后伤口并发症发生率高于 SKT（32% vs. 10%），但未得到后续其他研究证实。单侧 DKT 的手术时间缩短，手术相关的并发症下降[12]。也有报道年龄>60 岁的受者行双侧 DKT 时由于麻醉时间的延长导致手术风险增高[67,92]。与双侧 DKT 相比，单侧 DKT 导致双肾中其中一个移植肾发生血栓相关性的移植肾功能丢失风险增加（35.7% vs. 9.8%）[82,91]。但也有比较单侧和双侧放置双肾的 DKT 研究表明二者之间并发症方面没有差异，包括在年龄>60 岁的受者中未观察到麻醉及手术相关并发症发生率的差异[21,73]。

单侧 DKT 时，有报道双输尿管合并后植入膀胱术后输尿管狭窄发生率高于其他输尿管重建术式，主要发生在吻合口处，而且仅发生于上方移植肾输尿管（4/29,14%），改为上方移植肾输尿管 / 肾盂同受体同侧自体输尿管吻合后输尿管狭窄发生率下降（1/19,5%）[69]。输尿管 - 输尿管吻合时通常需要结扎自体输尿管，这可能导致自体肾积水，引起腰痛，导致需要行自体肾切除进行治疗，但发生率较低（6/278,2.2%）[93,94]。结扎自体输尿管通常不会导致自体肾感染，但应避免对有慢性感染的自体肾脏应进行输尿管结扎[95]。

其他少见的外科并发症还包括下肢缺血导致截肢的严重并发症报道[64]。

临床问题 11：DKT 的免疫抑制方案应注意哪些问题？

推荐意见 11：建议对年轻受者首选 T 细胞清除剂作为诱导药物（推荐强度 D，等级证据 5）；维持期选择低 CNI 暴露的免疫抑制方案以减少 CNI 类药物肾毒性（推荐强度 C，等级证据 4）。

推荐意见说明：

老年供肾可能具有更强的免疫原性，移植后排斥反应发生率更高，因而 T 细胞清除剂是 ECD 肾脏分配给相对年轻受者的首选诱导药物[96-98]。维持期免疫抑制方案大多采用低钙调神经蛋白抑制剂（calcineurin inhibitor, CNI）暴露的方案，主要是以雷帕霉素靶蛋白（mammalian target of rapamycin, mTOR)抑制剂为基础,早期撤除 CNI 或 CNI 减剂量,以尽量减少 CNI 的肾毒性。对于老年受者该策略是安全有效的[99];但在 DKT 术后早期采用无 CNI 方案仍要慎重[100,101]。

亦有研究在 ECD 供肾移植后应用足量、延长使用 ATG 诱导,并在术后第 6 天或肌酐降至 2.5mg/dl 后再使用 mTOR,在 PRA 阴性、初次移植、没有 DGF 的低免疫风险受者中取得较好的效果[102]。

意大利帕多瓦医院开展了一项有关 200 例 DKT 的回顾性研究,供体平均年龄 73 岁,受体平均年龄 62 岁,随访 3 年。结果表明基于 mTOR 抑制,撤除 CNI 或 CNI 减剂量的免疫抑制方案在研究结束时受者和移植肾存活率与标准 CNI 对照组没有差别,但血肌酐更低、肌酐清除率更高[73]。作者认为,采用 mTOR 抑制剂、撤除 CNI 或者 CNI 减量的免疫抑制方案效果良好,对移植肾长期存活更有利。

在一项针对 ECD 肾移植的三期随机临床研究中,历经 7 年的随访,不论是高剂量还是低剂量贝拉西普(belatacept)相对于环孢素均有显著优势,死亡、移植肾失功的风险明显更低,eGFR 更高,DSA 发生率更低,严重不良反应发生率近似[103]。

临床问题 12:DKT 的临床效果如何?

推荐意见 12:成人供肾 DKT 术后 DGF 和急性排斥反应发生率以及 10 年人 / 肾存活率与 SKT 相当,推荐选择合适的受者行 DKT(推荐强度 B,证据等级 2a)。

推荐意见说明:

2003 年 Bunnapradist 等报道 403 例 DKT 术后 PNF 发生率为 3%,高于同期 11 033 例 SKT 术后 1% 的发生率[104]。Duarte 等最近报道单中心 29 例 DKT 术后 PNF 发生率为 10.3%[51]。Khalil 和 Snanoudj 等总结文献提示 DKT 术后 DGF 发生率为 10%~31%,AR 发生率为 12%~20.8%,与 SKT 发生率均无显著差异,部分研究显示 DKT 术后 DGF 和 AR 发生率低于 SKT[66,71]。Snanoudj 分析的 9 个研究中,4 个研究提示 DKT 术后 DGF 发生率同 SKT 类似,5 个研究提示 DKT 术后 DGF 发生率低于 SKT,其中的原因尚不明确[71]。DKT 术后 AR 发生率降低可能与 DKT 受者年龄偏大,免疫反应性减弱有关[66]。

Khalil 总结文献提示 DKT 术后 6 个月移植肾存活率达 100%($n$=18~24),1 年移植肾存活率为 87%~96%($n$=10~60)[66]。Snanoudj 等 2009 年报道 81 例 DKT 术后 1 年、2 年、3 年移植肾存活率分别为 92.6%、90% 和 87.7%,人存活率分别为 95.1%、91.1% 和 88.8%,人 / 肾存活同 SKT 均无显著差异[61]。Ekser 等 2010 年报道 100 例单侧 DKT 术后 3 年和 5 年人 / 肾存活率均为 95.6%/90.9%,与 SKT 无显著差异[21]。

按照老龄供肾分配给老龄受者原则,西班牙 Fernandez-Lorente 等 2012 年报道 1996 年 12 月至 2008 年 1 月进行的 115 例 SKT 和 88 例 DKT 研究,结果提示移植后 5 年,DKT 肾功能优于 SKT,移植以后 10 年 SKT 组移植肾存活率显著低于 DKT 组(31% vs. 53%,$P$=0.03)[38]。这与 Salifu 等在 2009 年报道的 44 例 DKT 术后 9 年人 / 肾存活率类似(71%/54%)类似,但 Salifu 等的研究未显示 DKT 术后人 / 肾存活同 SKT 术后存在显著差异[105]。

就双侧和单侧 DKT 而言,双侧 DKT 术后总体移植肾 1 年存活率为 93%,单侧分开吻合移植为 91.3%,双肾血管并盘吻合移植后为 90%~96%[11]。Timsit 等报道 55 例 DKT 中,术后有 9 例(16.4%)因血管并发症切除其中一个肾脏,随访 1 年发现切除一个肾脏组的 GFR 低于两个肾脏均存活组,但在随访的 34.1 个月内,无受者需要透析[82],这提示 DKT 术后即便只其中一个肾脏存活,患者也存在明显获益。

## 三、小结

成人供肾 DKT 目前手术技术已比较成熟,但仍有许多临床问题需要解决,如:ECD 供肾的评估、什么样的供肾适合做双肾移植、免疫抑制方案的优化等,仍需不断探索提高长期存活的措施。本指南就部分临床问题依据现有的国内外经验提出推荐意见。我国 DKT 发展仍处于探索阶段,开展的中心不多,移植例数也有待提高。随着国内手术例数的增多、临床经验的积累,将对指南进行不断地补充、完善和更新。

**执笔作者:** 赵大强(华中科技大学同济医学院附属同济医院),彭风华(中南大学附属湘雅二医院),张伟杰(华中科技大学同济医学院附属同济医院),彭龙开(中南大学附属湘雅二医院)

**通信作者:** 张伟杰(华中科技大学同济医学院附属同济医院),薛武军(西安交通大学第一附属医院)

**主审专家:** 薛武军(西安交通大学第一附属医院),蔡明(浙江大学医学院附属第二医院)

**审稿专家(按姓氏笔画排序):** 王长希(中山大学附属第一医院),田普训(西安交通大学第一附属医院),戎瑞明(复旦大学附属中山医院),吴建永(浙江大学医学院附属第一医院),寿张飞[树兰(杭州)医院],李新长(江西省人民医院),陈正(广州医科大学附属第二医院),尚文俊(郑州大学第一附属医院),范钰(四川大学华西医院),林涛(四川大学华西医院),周洪澜(吉林大学第一医院),莫春柏(天津市第一中心医院),程颖(中国医科大学附属第一医院)。

**利益冲突:** 所有作者声明无利益冲突。

## 参考文献

[1] PORT F K, BRAGG-GRESHAM J L, METZGER R A, et al. Donor characteristics associated with reduced graft survival: an approach to expanding the pool of kidney donors [J]. Transplantation, 2002, 74 (9): 1281-1286.

[2] SUNG R S, CHRISTENSEN L L, LEICHTMAN A B, et al. Determinants of discard of expanded criteria donor kidneys: impact of biopsy and machine perfusion [J]. Am J Transplant, 2008, 8 (4): 783-792.

[3] MONTERO N, REDONDO-PACHON D, PEREZ-SAEZ M J, et al. Dual kidney transplantation as a strategy to use expanded criteria donors: a systematic review [J]. Transpl Int, 2018, 31 (8): 838-860.

[4] TANRIOVER B, MOHAN S, COHEN D J, et al. Kidneys at higher risk of discard: expanding the role of dual kidney transplantation [J]. Am J Transplant, 2014, 14 (2): 404-415.

[5] IBRAHIM M, VECE G, MEHEW J, et al. An international comparison of deceased donor kidney utilization: what can the United States and the United Kingdom learn from each other? [J]. Am J Transplant, 2020, 20 (5): 1309-1322.

[6] CALLAGHAN C J, HARPER S J, SAEB-PARSY K, et al. The discard of deceased donor kidneys in the UK [J]. Clin Transplant, 2014, 28 (3): 345-353.

[7] IBRAHIM M, GREENHALL G H B, SUMMERS D M, et al. Utilization and outcomes of single and dual kidney transplants from older deceased donors in the united kingdom [J]. Clin J Am Soc Nephrol, 2020, 15 (9): 1320-1329.

[8] JOHNSON L B, KUO P C, SCHWEITZER E J, et al. Double renal allografts successfully increase utilization of kidneys from older donors within a single organ procurement organization [J]. Transplantation, 1996, 62 (11): 1581-1583.

[9] MASSON D, HEFTY T. A technique for the transplantation of 2 adult cadaver kidney grafts into 1 recipient [J]. J Urol, 1998, 160 (5): 1779-1780.

[10] STRATTA R J, HARRIMAN D, GURRAM V, et al. Dual kidney transplants from adult marginal donors: review and perspective [J]. Clin Transplant, 2022, 36 (1): e14566.

［11］ COCCO A, SHAHRESTANI S, COCCO N, et al. dual kidney transplant techniques: a systematic review [J]. Clin Transplant, 2017, 31 (8).

［12］ KLAIR T, GREGG A, PHAIR J, et al. Outcomes of adult dual kidney transplants by KDRI in the United States [J]. Am J Transplant, 2013, 13 (9): 2433-2440.

［13］ TANGPANITHANDEE S, THONGPRAYOON C, JADLOWIEC C C, et al. Clinical phenotypes of dual kidney transplant recipients in the United States as identified through machine learning consensus clustering [J]. Medicina (Kaunas), 2022, 58 (12): 1831.

［14］ SAVOYE E, LEGENDRE C, NEUZILLET Y, et al. Long-term survival benefit from dual kidney transplantation using kidneys from donors with very extended criteria-a French cohort between 2002 and 2014 [J]. Nephrol Dial Transplant, 2022, 37 (5): 982-990.

［15］ MARIANI A, FERLA F, DE CARLIS R, et al. Dual kidney transplantation: evaluation of recipient selection criteria at niguarda hospital [J]. Transplant Proc, 2016, 48 (2): 315-318.

［16］ 彭风华, 彭龙开, 高陈, 等. 成人脑死亡后器官捐献双肾移植术 2 例并文献复习 [J]. 中国医师杂志, 2017, 19 (1): 22-24, 28.

［17］ 候剑飞, 彭龙开, 谢续标, 等. 成人供肾双肾移植的临床疗效 [J]. 中华泌尿外科杂志, 2023, 44 (4): 282-286.

［18］ 张利民, 候帅恒, 彭宣, 等. 成人双肾移植供肾病理评估体系的优化和术式改良 [J]. 中华器官移植杂志, 2022, 43 (4): 199-204.

［19］ 张伟杰. 边缘供肾移植的现状 [J]. 中华器官移植杂志, 2021, 42 (6): 321-323.

［20］ BURNS P B, ROHRICH R J, CHUNG K C. The levels of evidence and their role in evidence-based medicine [J]. Plast Reconstr Surg, 2011, 128 (1): 305-310.

［21］ EKSER B, FURIAN L, BROGGIATO A, et al. Technical aspects of unilateral dual kidney transplantation from expanded criteria donors: experience of 100 patients [J]. Am J Transplant, 2010, 10 (9): 2000-2007.

［22］ OPTN. A Guide to Calculating and Interpreting the Kidney Donor Profile Index (KDPI)[EB/OL].

［23］ GODT. Newsletter transplant [EB/OL].(2022-12-01)[2024-01-16].

［24］ ISRANI A K, SALKOWSKI N, GUSTAFSON S, et al. New national allocation policy for deceased donor kidneys in the United States and possible effect on patient outcomes [J]. J Am Soc Nephrol, 2014, 25 (8): 1842-1848.

［25］ NYBERG S L, MATAS A J, KREMERS W K, et al. Improved scoring system to assess adult donors for cadaver renal transplantation [J]. Am J Transplant, 2003, 3 (6): 715-721.

［26］ 薛武军, 王长希, 陈江华, 等. 建立尸体肾移植术后肾功能延迟恢复风险的供者评价系统的多中心研究 [J]. 中华器官移植杂志, 2020, 41 (11): 666-671.

［27］ STEWART D E, FOUTZ J, KAMAL L, et al. The Independent effects of procurement biopsy findings on 10-year outcomes of extended criteria donor kidney transplants [J]. Kidney Int Rep, 2022, 7 (8): 1850-1865.

［28］ REMUZZI G, CRAVEDI P, PERNA A, et al. Long-term outcome of renal transplantation from older donors [J]. N Engl J Med, 2006, 354 (4): 343-352.

［29］ 高嘉林, 王钢, 王伟刚, 等. 低温机械灌注在公民逝世后器官捐献供肾评估及维护中的应用 [J]. 中华器官移植杂志, 2016, 37 (8): 453-456.

［30］ 中华医学会器官移植学分会, 中国医师协会器官移植医师分会. 中国公民逝世后器官捐献供肾体外低温机械灌注保存专家共识 (2016 版)[J]. 中华移植杂志 (电子版), 2016, 10 (4): 154-158.

［31］ 郑瑾, 丁小明, 李杨, 等. 供肾组织病理学评分与 Lifeport 参数及供者评分的相关性分析 [J]. 中华器官移植杂志, 2018, 39 (9): 534-541.

［32］ ZHENG J, HU X, DING X, et al. Comprehensive assessment of deceased donor kidneys with clinical characteristics, pre-implant biopsy histopathology and hypothermic mechanical perfusion parameters is highly predictive of delayed graft function [J]. Ren Fail, 2020, 42 (1): 369-376.

［33］ PATEL S V B, SENER A, BHATTACHARJEE R N, et al. Machine preservation of donor kidneys in transplantation [J]. Transl Androl Urol, 2019, 8 (2): 118-125.

［34］ DE VUSSER K, LERUT E, KUYPERS D, et al. The predictive value of kidney allograft baseline biopsies for long-term graft survival [J]. J Am Soc Nephrol, 2013, 24 (11): 1913-1923.

［35］ LENTINE K L, FLEETWOOD V A, CALISKAN Y, et al. Deceased donor procurement biopsy practices, interpretation, and histology-based decision-making: a survey of US kidney transplant centers [J]. Kidney Int Rep, 2022, 7 (6): 1268-1277.

［36］ KOSMOLIAPTSIS V, SALJI M, BARDSLEY V, et al. Baseline donor chronic renal injury confers the same transplant survival disadvantage for DCD and DBD kidneys [J]. Am J Transplant, 2015, 15 (3): 754-763.

［37］ 袁小鹏, 陈传宝, 周健, 等. 供肾移植前活检的慢性病变程度对移植后肾功能和存活的影响 [J]. 中华器官移植杂志, 2016, 37 (8): 472-476.

［38］ FERNANDEZ-LORENTE L, RIERA L, BESTARD O, et al. Long-term results of biopsy-guided selection and allocation of kidneys from older donors in older recipients [J]. Am J Transplant, 2012, 12 (10): 2781-2788.

［39］ PIRANI C, SALINAS-MADRIGAL L. Evaluation of percutaneous renal biopsy [J]. Pathology Annual, 1968, 3: 249-296.

［40］ KARPINSKI J, LAJOIE G, CATTRAN D, et al. Outcome of kidney transplantation from high-risk donors is determined by both structure and function [J]. Transplantation, 1999, 67 (8): 1162-1167.

［41］ DE PAOLIS P, COLONNELLI R, FAVARO A, et al. Expanded criteria donor kidney transplantation: comparative outcome evaluation between single versus double kidney transplantation at 8 years: a single center experience [J]. Transplant Proc, 2016, 48 (2): 329-332.

［42］ GILL J, CHO Y W, DANOVITCH G M, et al. Outcomes of dual adult kidney transplants in the United States: an analysis of the OPTN/UNOS database [J]. Transplantation, 2008, 85 (1): 62-68.

［43］ SOLEZ K, AXELSEN R A, BENEDIKTSSON H, et al. International standardization of criteria for the histologic diagnosis of renal allograft rejection: the Banff working classification of kidney transplant pathology [J]. Kidney Int, 1993, 44 (2): 411-422.

［44］ RANDHAWA P S, MINERVINI M I, LOMBARDERO M, et al. Biopsy of marginal donor kidneys: correlation of histologic findings with graft dysfunction [J]. Transplantation, 2000, 69 (7): 1352-1357.

［45］ SOLEZ K, COLVIN R B, RACUSEN L C, et al. Banff 07 classification of renal allograft pathology: updates and future directions [J]. Am J Transplant, 2008, 8 (4): 753-760.

［46］ LIAPIS H, GAUT J P, KLEIN C, et al. Banff histopathological consensus criteria for preimplantation kidney biopsies [J]. Am J Transplant, 2017, 17 (1): 140-150.

［47］ SNOEIJS M G, BUURMAN W A, CHRISTIAANS M H, et al. Histological assessment of preimplantation biopsies may improve selection of kidneys from old donors after cardiac death [J]. Am J Transplant, 2008, 8 (9): 1844-1851.

［48］ JOHNSON A P, PRICE T P, LIEBY B, et al. Dual kidney allocation score: a novel algorithm utilizing expanded donor criteria for the allocation of dual kidneys in adults [J]. Ann Transplant, 2016, 21: 565-576.

［49］ SCURT F G, ERNST A, FISCHERFROHLICH C L, et al. Performance of scores predicting adverse outcomes in procurement kidney biopsies from deceased donors with organs of lower-than-average quality [J]. Transpl Int, 2023, 36: 11399.

［50］ IMPEDOVO S V, DE LORENZIS E, VOLPE A, et al. Middle and long-term outcomes of dual kidney transplant: a multicenter experience [J]. Transplant Proc, 2013, 45 (3): 1237-1241.

［51］ DUARTE R, CASTRO P, LEAL R, et al. Dual kidney transplantation: single-center experience [J]. Transplant Proc, 2023, 55 (6): 1390-1395.

［52］ REMUZZI G, GRINYO J, RUGGENENTI P, et al. Early experience with dual kidney transplantation in adults using expanded donor criteria. Double Kidney Transplant Group (DKG)[J]. J Am Soc Nephrol, 1999, 10 (12): 2591-2598.

［53］ LENTINE K L, NAIK A S, SCHNITZLER M A, et al. Variation in use of procurement biopsies and its implications for discard of deceased donor kidneys recovered for transplantation [J]. Am J Transplant, 2019, 19 (8): 2241-2451.

［54］ RIGOTTI P, EKSER B, FURIAN L, et al. Outcome of renal transplantation from very old donors [J]. N Engl J Med, 2009, 360 (14): 1464-1465.

［55］ CASATI C, COLOMBO V G, PERRINO M, et al. Renal transplants from older deceased donors: use of preimplantation biopsy and differential allocation to dual or single kidney transplant according to histological score has no advantages over allocation to single kidney transplant by simple clinical indication [J]. J Transplant, 2018, 2018: 4141756.

［56］ NAVARRO A P, SOHRABI S, REDDY M, et al. Dual transplantation of marginal kidneys from nonheart beating donors selected using machine perfusion viability criteria [J]. J Urol, 2008, 179 (6): 2305-2309.

［57］ TRECKMANN J, MOERS C, SMITS J M, et al. Machine perfusion versus cold storage for preservation of kidneys from expanded criteria donors after brain death [J]. Transpl Int, 2011, 24 (6): 548-554.

［58］ MALINOSKI D, SAUNDERS C, SWAIN S, et al. Hypothermia or machine perfusion in kidney donors [J]. N Engl J Med, 2023, 388 (5): 418-426.

［59］ TINGLE S J, FIGUEIREDO R S, MOIR J A, et al. Machine perfusion preservation versus static cold storage for deceased donor kidney transplantation [J]. Cochrane Database Syst Rev, 2019, 3 (3): CD011671.

［60］ ANDRES A, MORALES J M, HERRERO J C, et al. Double versus single renal allografts from aged donors [J]. Transplantation, 2000, 69 (10): 2060-2066.

［61］ SNANOUDJ R, RABANT M, TIMSIT M O, et al. Donor-estimated GFR as an appropriate criterion for allocation of ECD kidneys into single or dual kidney transplantation [J]. Am J Transplant, 2009, 9 (11): 2542-2551.

［62］ LEE K W, PARK J B, CHA S R, et al. Dual kidney transplantation offers a safe and effective way to use kidneys from deceased donors older than 70 years [J]. BMC Nephrol, 2020, 21 (1): 3.

［63］ ALFREY E J, BOISSY A R, LERNER S M, et al. Dual-kidney transplants: long-term results [J]. Transplantation, 2003, 75 (8): 1232-1236.

［64］ AAWSAJ Y, DOSANI T, TALBOT D. Dual kidney transplantation: a single-center experience [J]. Transplant Proc, 2015, 47 (4): 1125-1127.

［65］ 张曼, 刘斌. 成人供者双肾移植的临床应用及进展 [J]. 器官移植, 2021, 12 (2): 232-238.

［66］ KHALIL M A M, TAN J, KHAN T F T, et al. Dual kidney transplantation: a review of past and prospect for future [J]. Int Sch Res Notices, 2017, 2017: 2693681.

［67］ STRATTA R J, ROHR M S, SUNDBERG A K, et al. Intermediate-term outcomes with expanded criteria deceased donors in kidney transplantation: a spectrum or specter of quality？ [J]. Ann Surg, 2006, 243 (5): 594-601.

［68］ ROGERS J, FARNEY A C, ORLANDO G, et al. Dual kidney transplantation from donors at the extremes of age [J]. J Am Coll Surg, 2019, 228 (4): 690-705.

［69］ ISLAM A K, KNIGHT R J, MAYER W A, et al. Intermediate-term outcomes of dual adult versus single-kidney transplantation: evolution of a surgical technique [J]. J Transplant, 2016, 2016: 2586761.

［70］ KAYLER L K, SHAPIRO R, MOLMENTI E. Transplantation of dual adult kidneys into a recipient with minimal abdominal vascular access [J]. Transplantation, 2007, 83 (6): 827-828.

［71］ SNANOUDJ R, TIMSIT M O, RABANT M, et al. Dual kidney transplantation: Is it worth it？ [J]. Transplantation, 2017, 101 (3): 488-497.

［72］ HELLEMANS R, KRAMER A, DE MEESTER J, et al. Does kidney transplantation with a standard or expanded criteria donor improve patient survival？ Results from a Belgian cohort [J]. Nephrol Dial Transplant, 2021, 36 (5): 918-926.

［73］ RIGOTTI P, CAPOVILLA G, DI BELLA C, et al. A single-center experience with 200 dual kidney transplantations [J]. Clin Transplant, 2014, 28 (12): 1433-1440.

［74］ STRATTA R J, HARRIMAN D, GURRAM V, et al. The use of marginal kidneys in dual kidney transplantation to expand kidney graft utilization [J]. Curr Opin Organ Transplant, 2022, 27 (1): 75-85.

［75］ HAIDER H H, ILLANES H G, CIANCIO G, et al. Dual kidney transplantation using midline extraperitoneal approach: description of a technique [J]. Transplant Proc, 2007, 39 (4): 1118-1119.

［76］ VAROTTI G, ATZORI G, VALENTINA B, et al. Initial experience with minimal incision dual kidney transplantation [J]. Am J Surg, 2021, 221 (5): 913-917.

［77］ SPIERS H V M, SHARMA V, WOYWODT A, et al. Robot-assisted kidney transplantation: an update [J]. Clin Kidney J, 2022, 15 (4): 635-643.

［78］ HIMANSHU S, RAMAPRASAD M K, VISHNU R, et al. Robotic-assisted dual kidney transplantation [J]. Urol Ann, 2018, 10 (3): 330-332.

［79］ MODI P, KUMAR S, MISHRA A, et al. Robotic Assisted dual kidney transplantation with monolateral iliac vessels [J].

Urology, 2020, 144: 234-240.

[ 80 ] FRONGIA M, CADONI R, SOLINAS A. First robotic-assisted dual kidney transplant: surgical technique and report of a case with 24-month follow-up [J]. Transplant Direct, 2015, 1 (9): e34.

[ 81 ] LEE R S, MILLER E, MARSH C L, et al. Intermediate outcomes of dual renal allografts: the University of Washington experience [J]. J Urol, 2003, 169 (3): 855-858.

[ 82 ] TIMSIT M O, RABANT M, SNANOUDJ R, et al. Single graft loss in dual renal transplant recipients: impact of graft placement on recipient outcomes [J]. Transpl Int, 2011, 24 (1): 51-57.

[ 83 ] DE SERRES S A, CAUMARTIN Y, NOEL R, et al. Dual-kidney transplants as an alternative for very marginal donors: long-term follow-up in 63 patients [J]. Transplantation, 2010, 90 (10): 1125-1130.

[ 84 ] RAVEENDRAN V, KODUVELI R M, JOHN R, et al. Total extraperitoneal robot assisted laparoscopic renal transplant recipient surgery [J]. J Robot Surg, 2018, 12 (4): 749-751.

[ 85 ] ADIYAT K T, VINOD K K, VISHNU R, et al. Robotic-assisted renal transplantation with total extraperitonealization of the graft: experience of 34 cases [J]. J Robot Surg, 2018, 12 (3): 535-540.

[ 86 ] SALEHIPOUR M, BAHADOR A, NIKEGHBALIAN S, et al. En-bloc transplantation: an eligible technique for unilateral dual kidney transplantation [J]. Int J Organ Transplant Med, 2012, 3 (3): 111-114.

[ 87 ] HARISHANKAR R N, MADHU E, SANTOSH O A. A rarely used surgical technique of adult en bloc renal transplant [J]. Exp Clin Transplant, 2015, 13 (4): 360-362.

[ 88 ] TRAN K C, LI D, TAQI A, et al. Dual en bloc technique for adult renal transplantation [J]. Clin Transplant, 2017, 31 (8).

[ 89 ] SETH A, SHARMA A, SINGH S, et al. A novel technique of dual kidney transplantation (DKT) from adult donors [J]. Urology, 2019, 130: 201-204.

[ 90 ] NGHIEM D D. En-bloc transplantation of dual adult kidneys with multiple vessels [J]. Uro, 2021, 1: 274-280.

[ 91 ] EKSER B, BALDAN N, MARGANI G, et al. Monolateral placement of both kidneys in dual kidney transplantation: low surgical complication rate and short operating time [J]. Transpl Int, 2006, 19 (6): 485-491.

[ 92 ] TAN J C, ALFREY E J, DAFOE D C, et al. Dual-kidney transplantation with organs from expanded criteria donors: a long-term follow-up [J]. Transplantation, 2004, 78 (5): 692-696.

[ 93 ] GALLENTINE M L, WRIGHT F H, JR. Ligation of the native ureter in renal transplantation [J]. J Urol, 2002, 167 (1): 29-30.

[ 94 ] SASAKI H, SATO Y, MATSUHASHI E, et al. Urinary tract reconstruction using uretero-ureteral end-to-side anastomosis in kidney transplant recipients [J]. Transplant Proc, 2015, 47 (2): 359-362.

[ 95 ] GOH B K, DEAN P G, COSIO F G, et al. Bilateral native ureteral ligation without nephrectomy in the management of kidney transplant recipients with native proteinuria [J]. Am J Transplant, 2011, 11 (12): 2747-2750.

[ 96 ] OBERHUBER R, GE X, TULLIUS S G. Donor age-specific injury and immune responses [J]. Am J Transplant, 2012, 12 (1): 38-42.

[ 97 ] FIJTER J W, MALLAT M J K, DOXIADIS I I N, et al. Increased immunogenicity and cause of graft loss of old donor kidneys [J]. J Am Soc Nephrol, 2001, 12 (7): 1538-1546.

[ 98 ] GUBA M, RENTSCH M, WIMMER C D, et al. Calcineurin-inhibitor avoidance in elderly renal allograft recipients using ATG and basiliximab combined with mycophenolate mofetil [J]. Transpl Int, 2008, 21 (7): 637-645.

[ 99 ] FURIAN L, SILVESTRE C, VALLESE L, et al. Everolimus associated with low-dose calcineurin inhibitors, an option in kidney transplant recipients of very old donors [J]. Transplant Proc, 2014, 46 (10): 3390-3395.

[ 100 ] DURRBACH A, ROSTAING L, TRICOT L, et al. Prospective comparison of the use of sirolimus and cyclosporine in recipients of a kidney from an expanded criteria donor [J]. Transplantation, 2008, 85 (3): 486-490.

[ 101 ] CRUZADO J M, BESTARD O, RIERA L, et al. Immunosuppression for dual kidney transplantation with marginal organs: the old is better yet [J]. Am J Transplant, 2007, 7 (3): 639-644.

[ 102 ] RIGOTTI P, KAHAN B D. Sirolimus-based therapy for kidney transplantation from expanded criteria donors [J]. Transplantation, 2009, 87 (8 Suppl): S11-S13.

[ 103 ] DURRBACH A, PESTANA J M, FLORMAN S, et al. Long-term outcomes in belatacept-versus cyclosporine-treated recipients of extended criteria donor kidneys: final results from BENEFIT-EXT, a phase Ⅲ randomized study [J]. Am

J Transplant, 2016, 16 (11): 3192-3201.

［104］ BUNNAPRADIST S, GRITSCH H A, PENG A, et al. Dual kidneys from marginal adult donors as a source for cadaveric renal transplantation in the United States [J]. J Am Soc Nephrol, 2003, 14 (4): 1031-1036.

［105］ SALIFU M O, NORIN A J, O'MAHONY C, et al. Long-term outcomes of dual kidney transplantation-a single center experience [J]. Clin Transplant, 2009, 23 (3): 400-406.

# 16　移植肾切除临床诊疗指南

随着我国肾移植技术的发展,新型免疫抑制剂以及各种优化免疫抑制方案的应用,我国肾移植受者的一年肾存活率可达 95% 以上,但仍有少部分病人在移植初期因超急性排斥反应、加速性排斥反应或血管并发症、移植术区或全身严重感染等原因而导致早期移植失败;同时,由于免疫学方面的问题尚未完全解决,长期存活率有待提高,有超过 30% 的肾移植受者会因移植肾丢失再度恢复透析[1]。移植肾切除术作为处理失功移植肾的一种方法,目前仍存在争议。是一项难度较大、具有一定风险的手术,与肾移植失败受者再次肾移植成功率和长期预后密切相关。为了进一步规范肾移植术后肾移植失败受者临床诊疗管理,降低移植肾切除手术风险,提高肾移植失败受者近、远期存活率和提高受者生活质量,中华医学会器官移植学分会组织器官移植学专家,在《中国器官移植临床诊疗技术规范(2020 版)》《中国泌尿外科和男科疾病诊断治疗指南(2019 版)》基础上,从肾移植失败受者移植肾切除管理决策、移植肾切除适应证、移植肾切除时机、移植肾切除手术方式选择、移植肾切除术后并发症、移植肾切除围手术期管理、移植肾切除后免疫抑制剂管理等方面,制订本指南。

## 一、指南形成方法

本指南已在国际实践指南注册平台(Practice Guide Registration for TransPAREncy,PREPARE)上以中英双语注册(注册号:PREPARE-2023CN834),并发表了相应指南计划书。指南制订原则,制订机构,目标用户,适用人群,临床问题和结局指标的确定,证据的检索、评价与合成,证据质量分级,受者偏好与价值观调查,形成推荐意见,外审,指南发布与更新等方法学流程与细节详见计划书。

临床问题的遴选及确定:工作组对国内外该领域发表的指南和共识进行比对,针对既往指南中没有涉及和有研究进展的内容及临床医师重点关注的内容,初步形成 7 个临床问题。经过问卷调查和专家组会议讨论,对临床关注的问题进行讨论,最终形成本指南覆盖的 11 个临床问题。

证据检索与筛选:证据评价组按照人群、干预、对照、结局(population,intervention,comparison,outcome,PICO)的原则对纳入的临床问题进行检索,检索 MEDLINE(PubMed)、Web of Science、万方知识数据服务平台和中国知网数据库,纳入指南、共识、规范、系统评价和 meta 分析、队列研究、病例对照研究等观察性研究;检索词包括:"肾移植""移植肾切除""肾移植失败""手术并发症""致敏因素""再次肾移植""免疫抑制""PRA""肾移植长期存活""肾移植排斥反应"。英文文献的检索时间为 2003 年 1 月至 2024 年 1 月,中文文献的检索时间为 2009 年 1 月至 2024 年 1 月。完成证据检索后,每个临床问题均由共识专家组成员按照题目、摘要和全文的顺序逐级独立筛选文献,确定纳入符合具体临床问题的文献,完成筛选后两人进行核对,如存在分歧,则通过共同讨论或咨询第三方协商确定。证据分级和推荐强度分级:本指南使用 2009 版牛津大学循证医学中心的证据分级与推荐强度标准对每个临床问题的证据质量和推荐强度进行分级。

推荐意见的形成：综合考虑证据以及我国受者的偏好与价值观、干预措施的成本和利弊等因素后，指南工作组提出了符合我国临床诊疗实践的 15 条推荐意见。推荐意见达成共识后，工作组完成初稿的撰写，经中华医学会器官移植学分会组织全国器官移植与相关学科专家两轮会议集体讨论，根据其反馈意见对初稿进行修改，最终形成指南终稿。

## 二、移植肾切除术前的管理

**临床问题 1：移植肾失功受者是否切除移植肾？**

推荐意见 1：推荐根据获益和风险预期以及临床具体情况，个体化决定是否切除失功的移植肾。对于符合再次移植条件的受者，尽量不切除移植肾和停用免疫抑制治疗（推荐强度 B，证据等级 2b）。

推荐意见 2：不推荐无症状的移植肾失功受者切除移植肾（推荐强度 B，证据等级 2b）。

推荐意见 3：推荐对受者移植肾失功的原因进行全面评估，减停免疫抑制剂将增加移植肾切除的风险（推荐强度 B，证据等级 2c）。

推荐意见说明：

移植失败后的移植肾切除术尚有相当大的争议[2]，一项纳入 13 项回顾性研究的系统分析[3]表明，在接受再移植的受者中，移植肾切除术的发生率在 20%~80% 之间，移植肾切除术与并发症和死亡率发生风险呈显著正相关。此外，移植肾切除术还有其他潜在的缺点，如失去残余的移植肾内分泌功能和排尿量。移植肾切除术和人类白细胞抗原（human leukocyte antigen，HLA）高致敏之间的关系也存在争议，其中一些队列研究显示了相互矛盾的结果。移植肾切除术对群体反应性抗体水平（panel reactive antibodies，PRA）的影响。13 项研究中 7 项研究显示，接受肾切除术的受者的 PRA 水平明显高于未接受肾切除术的受者。而 13 项研究中其他的 6 项小型研究表明，这与肾切除术的潜在适应证和免疫抑制的管理有关，而不是肾切除术本身造成的。同样在移植肾切除手术是否与再次移植后移植物功能延迟恢复（delayed graft function，DGF）和急性排斥反应相关性的分析时也存在争议，所有这些分析都受到指征偏差的严重影响，再移植后较高的 DGF 发生率和急性排斥反应可能是致敏化的标志，而并不一定与移植肾切除术本身有关[3]。该研究认为：①移植肾切除术与并发症的发生率和受者死亡率相关；②移植肾切除术与 HLA 抗体产生的风险增加有关；③移植肾切除术后 HLA 抗体的产生与停止免疫抑制治疗和供 - 受体不匹配有关；④对于符合再次移植条件的受者，尤其是较高免疫风险的受者（如高供体 - 受体 HLA 表位错配和 HLA-DQB1 错配），应避免移植肾切除术和免疫抑制剂的停用[3]。另一项英国的单中心队列研究显示，重新登记的移植受者，HLA 特异性抗体的产生风险增加了 3 倍，但在停止减少免疫抑制剂后，就没有这种风险[4]。因此移植肾切除手术应根据移植肾失功的原因及受体的获益与风险来个体化管理[5]。

是否需要切除无症状的失功的移植肾是有争议的。Budhiraja 等[6]认为，失功肾的保留对人/肾存活率无明显影响，无并发症的移植肾失功受者不需要进行移植肾切除手术，也没有明确的证据表明移植肾失功受者进行移植肾切除手术能改善预后[7-8]。

研究表明，移植肾功能较差的受者，心血管疾病和感染发生率较高，这将导致其死亡风险增加[9]。为改善移植肾失功受者群体的预后，我们有必要在移植肾切除手术前根据受者失败的原因、地域和资源的差异，提供多学科团队的指导和建议。这些建议包括：联合移植/晚期肾脏护理的开始时间、再移植的最佳时机、免疫抑制剂减停方案等[10]。减停免疫抑制剂的主要并发症是严重的急性排斥反应导致的移植物不耐受综合征[11]，如果停药迅速，多达 50% 的受者会发生移植物不耐受综合征[12]。多数移植不耐受发生在停药 6 个月内，几乎所有停药受者在移植失败后的 2 年内都会出现移植物不耐受综合征。因此，重新透析治疗的第一年，应高度警惕移植物不耐受综合征的发生。一旦出现严重的不耐受综合征，则将增加移植肾切除的风险[3]。

**临床问题 2**：哪类受者适合移植肾动脉栓塞介入治疗？

**推荐意见 4**：推荐对于手术风险高的移植物不耐受综合征的受者，可先采用移植肾动脉栓塞介入治疗（推荐强度 B，证据等级 2b）。

**推荐意见说明**：

移植物不耐受综合征，是一种与移植失败相关的慢性炎症状态，表现为移植物疼痛、发热、血尿、炎症标志物升高和血小板减少、不适和难治性贫血[10]。在重返透析的受者中，移植物不耐受综合征的发生率高达 30%[13]。

经皮导管血管栓塞术（transcatheter vascular embolization，TVE）是指通过导管向移植肾血管内注入栓塞物质，从而阻塞血流以达到预期治疗目的的技术。移植肾血管栓塞后常出现短暂的栓塞后综合征，主要表现为发热和局部疼痛，需要对症治疗，可短期使用激素来预防[14]。一项法国回顾性队列研究比较了血管栓塞作为一线治疗与手术切除的疗效和安全性，血管栓塞总成功率为 84.4%，仅 5 例受者需要后续移植物手术切除，栓塞后 2 例出现穿刺部位血肿，手术切除组有 14 例出现一种或多种并发症[15]。Takase 等回顾性分析了移植肾切除和 TVE 对移植肾失功受者的治疗效果，发现移植肾切除组的病死率明显高于 TVE 组，但需要注意的是，TVE 不能用于移植肾破裂或移植肾血管血栓形成的受者[16]。多项研究证实，相比于移植肾切除术，TVE 是一种创伤较小的替代技术，特别是对于手术风险高的受者[5,17-19]。

## 三、移植肾切除手术管理

**临床问题 3**：早期切除移植肾的指征有哪些？

**推荐意见 5**：早期出现危及生命的肾移植手术严重并发症、无法修复的移植肾破裂、超急性或难治性急性排斥反应治疗无效时，建议尽早切除移植肾（推荐强度 B，证据等级 2b）。

**推荐意见说明**：

移植肾脏切除主要包括移植早期和晚期两个时间段[5]。发生在术后 3 个月内的移植肾失功、移植肾切除者称为急性移植肾失功。急性移植肾失功多发生在术后早期的 1~2 个月内，为早期移植肾失功。国内一般以 6 个月为界限，也有国外文献以 1 年为界限分为早期移植肾切除和晚期移植肾切除手术[20]。

移植肾切除的适应证可分为三类：①与移植肾相关的适应证；②与免疫抑制治疗相关的适应证；③仍有争议的适应证。如果与移植肾或免疫抑制治疗相关的适应证，危及生命时，及时移植肾切除。是否推荐有争议的适应证实施移植肾切除术目前尚不清楚[3,21]。术后早期移植肾切除适应证有：肾移植术后早期发生的严重手术并发症（如：移植肾破裂无法修补；移植肾动脉或静脉血栓形成或血管扭转造成肾脏坏死）、供者来源的感染所导致的感染性移植肾动脉破裂、因超急性排斥反应而导致的手术失败、原发性移植肾无功能、复发性尿路感染等[1,5,22-23]。研究表明，血栓形成和急性排斥多出现在移植术后 1 周内，血栓脱落可危及生命，如果受者早期出现相关临床症状，应积极诊断并尽早实施移植肾切除手术。心脏死亡器官捐献（donation after cardiac death，DCD）和扩大标准供者（expanded criteria donors,ECD）肾移植是早期移植肾丢失的高危因素,供肾可能存在热缺血时间长,造成早期移植肾血管栓塞和移植肾无功能等,另外感染引起的 DCD 供肾丢失较其他类型增加,由于 DCD 供体在 ICU 治疗时间较长,存在多重耐药病原菌感染可能,而移植后受者处于免疫抑制状态,多重耐药病原菌感染难以治疗,导致移植肾破裂或动脉吻合口出血,需移植肾切除。报道早期切除移植肾病例中,DCD 供肾比例可高达 45%[24]。

术后早期移植肾切除的病例,如超急性排斥反应、肾脏或肾动脉破裂。受者处于尿毒症状态,一般情况比较差。多在紧急情况下进行,应及时手术切除[5,21]。研究表明早期移植肾失功对比晚期移植肾失功的受者移植肾切除率更高、时间更早[2,25-27]。在接受移植肾切除手术的移植肾失功受者中,移植术后 3~6 个月的受者最多[3,10,28]。Sener A 等研究认为,移植肾存活时间<6 个月的移植肾失功受者,移植肾切除显著降低受者产生抗体的风险,该研究对比了 132 例移植肾失功受者,移植肾切除术同减停免疫抑制剂对移植肾失功后不同时间点 PRA 的影响,中位随访时间为 47 个月。早期移植肾失功受者中,移植肾切除组 PRA 从移植肾失功时的 46% 下降至末次随访时的 27%；相反,减停免疫抑制剂组的 PRA 继续上升。在末次随访时,晚期移植肾失功受者两组间的 PRA 均保持升高。因此,移植肾切除术可能在限制早期移植失败受者致敏性方面发挥作用,但对晚期移植失败受者无影响[29]。多项单中心研究也显示,早期因各种原因导致的移植肾失功多建议及时手术切除,多以 6 个月为界,但在不同中心指征的把握也不同,有的建议 12 个月内出现的移植肾失功都应该切除[21]。

**临床问题 4：晚期切除移植肾的指征有哪些?**

**推荐意见 6：**建议移植术后晚期出现难以治愈的移植肾恶性肿瘤、反复难治性的尿路感染、移植物不耐受综合征、移植肾导致的恶性高血压、反复难治性肉眼血尿、需停用免疫抑制剂、为再次移植创造空间时可切除移植肾。移植肾慢性失功发生严重急性排斥反应时,建议控制排斥反应后再行移植肾切除（推荐强度 B,证据等级 2a）。

**推荐意见说明：**

Ghyselen L 等,总结了关于移植肾切除的多项小型的回顾性研究,在这些报道中,肾移植术后晚期移植肾切除的适应证主要包括：移植物不耐受综合征；肾动脉狭窄导致无法控制的严重高血压；尿路梗阻或并发严重的感染经治疗无效；移植肾肿瘤或结核；移植肾失功拟行第三次肾移植,需切除移植肾提供移植部位等[3]。

晚期移植肾切除者,如移植肾失功、发现肿瘤等,病情相对平稳,应做好充分的术前准备[5][21]。Delgado 等人[2]对 149 名晚期接受移植肾切除受者进行了回顾性研究,这些受者因免疫抑制剂减停发生移植肾不耐受综合征而需要移植肾切除时,术前重新实施了类固醇治疗（每天 20mg 或 1mg/kg 泼尼松龙或脉冲静脉注射甲基泼尼松龙 500mg）,急性炎症消退后再行移植肾切除术。另一项多国参与的调查研究也证实了以上方案,在移植失败受者中被普遍采用[30]。

**临床问题 5：移植肾感染受者移植肾切除手术指征?**

**推荐意见 7：**多重耐药菌感染和手术部位侵袭性真菌感染一旦出现移植肾血管破裂,建议尽早切除移植肾（推荐强度 D,证据等级 5）。

**推荐意见说明：**

器官移植是泛耐药细菌感染的高危因素之一[31]。国外研究显示在肾移植受者中碳青霉烯类耐药肺炎克雷伯菌（carbapenem-resistant klebsiella pneumoniae,CRKP）感染率达 26%[32]。多重耐药菌的临床症状主要以局部症状为主,包括局部红肿、压痛、渗液（脓）、切口愈合不良和坏死等；全身表现无特异性,主要表现为发热、乏力和食欲下降,严重者可出现脓毒血症。切口深部或器官/腔隙感染还可出现移植物及其周围积液(脓)、血肿和脓肿,出现引流液增多、混浊,甚至呈脓性,若累及血管可引起血管破裂而导致大出血、休克等[33-34]。难以修复或多次发生的移植肾血管破裂,应尽早切除移植肾。

肾移植术后手术部位侵袭性真菌病(invasive fungal disease,IFD)主要表现为真菌性肾动脉炎,可导致假性动脉瘤,严重者可导致移植肾动脉破裂,起病急骤、发展迅速,伴血压下降甚至休克。部分受者表现为移植肾脓肿或尿性囊肿,可有发热、尿路刺激症状等非特异性表现。肾移植术后 IFD 一旦发生移植肾动脉破裂,单纯裂口修补可能再次大出血[34]。

临床问题 6:移植肾肿瘤是否需要进行移植肾切除手术?

推荐意见 8:移植肾实体肿瘤和移植肾输尿管肿瘤首选手术治疗,可视移植肾肿瘤种类、位置、分期选择适当的手术方式(推荐强度 A,证据等级 1b)。

推荐意见说明:

美国 USRDS 统计 1995—2001 年 35 765 例移植病例数据显示,与普通人群对比,移植后肿瘤发生率增高 2~3.12 倍,而肾脏肿瘤发生率增高约 15 倍[35]。肾移植受者癌症相关死亡的总体风险超过未接受肾移植的受者的 5~10 倍[36]。移植肾实体肿瘤可能来源于供体也可能为肾移植术后新发,具体比例并不明确[37]。与非移植人群一样,多年来肾切除术一直被认为是首选治疗[38-39]。Griffith JJ 等总结了从 1988 年到 2015 年 56 项相关研究。在 163 例受者中共发现了 174 个移植肾肿瘤。有 15 例(9.2%)通过 DNA 检测证实了恶性细胞来源于供体。这些肿瘤的治疗方法包括肾部分切除术(67.5%)、根治性肾切除术(19.4%)、经皮射频消融术(10.4%)和经皮冷冻消融术(2.4%)。在 131 例(80.3%)接受保留肾单位干预的受者中,10 例(7.6%)恢复透析,8 例(6.1%)在平均 2.85 年的随访中出现肿瘤复发。在 110 例(67.5%)接受肾部分切除术的受者中,3.6% 在平均 3.12 年的随访期间发生了局部复发[40]。

肾细胞癌在移植肾中的发生率较低(0.19%~0.5%)[41-42]。Favi E 等对 28 项相关研究进行了系统评价,结果显示:消融治疗可用作良性肿瘤或 T1a N0 M0 恶性病变的受者移植物切除术和保留肾单位手术的有效和安全的替代方案,主要优点是简单可行、微创、术中时间短、出血风险低、术后并发症发生率低、保留同种异体移植物功能和住院时间短。局限性则是无法获得明确的组织学诊断和随访困难[43]。

其他研究表明:移植肾肿瘤数是低级别的 T1 病变,透明细胞癌或乳头状肾细胞癌。多数肿瘤可通过肾部分切除术(67%)、根治性肾切除术(19%)和经皮消融术(12%)治疗。多中心研究的结果表明:保留肾单位手术(nephron sparing surgery,NSS)是一种很好的治疗小于 4cm 移植肾(RCC)的方法,是安全的、适当的选择,具有良好的长期肾功能和肿瘤结局[44-45]。

由于尿路上皮癌常多灶性起病,且容易沿尿路上皮播散,因此,肾移植术后的移植肾输尿管尿路上皮细胞癌受者不推荐保留肾脏手术,也不推荐肾部分切除术和肾盂肿瘤开放切除术[38,46-48]。

临床问题 7:移植肾切除手术方式如何选择?

推荐意见 9:建议根据移植后的时间、肾脏具体情况个体化选择移植肾切除的手术方法。肾移植术后短期内(3~6 周)可选择包膜外切除移植肾(推荐强度 B,证据等级 2a)。

推荐意见 10:对于肾移植术后晚期肾周粘连严重的移植肾,可选择包膜内切除或经腹腔入路包膜外切除移植肾(推荐强度 B,证据等级 2a)。

推荐意见 11：在某些情况下先行血管栓塞会降低移植肾切除手术的风险（推荐强度 B，证据等级 2b）。

推荐意见说明：

移植肾切除手术一般由原手术切口进入，切除方法可分为肾包膜外切除和肾包膜内切除[3]。包膜外切除是指在移植肾包膜外进行解剖、游离，从而切除包括肾包膜、输尿管和大部分移植血管在内的移植肾，适用于早期移植肾切除。然而，术后远期肾包膜与周围组织往往粘连严重，通常需要采用包膜下切除技术，即在肾包膜内进行解剖、游离并切除移植肾[27]。移除肾脏后留下的肾囊壁十分光滑，可以电灼囊壁以利形成黏连止血。若囊腔过大，也可间断缝合数针关闭囊腔[1]。这种技术的缺点是可能会保留大量的供体组织，并且在供体肾肿瘤的情况下，它不能提供一个清晰的肿瘤边缘[5]。这两种技术都有可能造成髂动脉的损伤，因此在手术过程中和术后应确认下肢灌注[49-50]。研究表明，移植晚期采取包膜内切除可缩短手术时间，减少术中出血，两种手术方式对预后及再次移植的致敏性并无显著影响[51]。

目前已有微创手术的报道，如腹腔镜和机器人替代开放的移植肾切除手术方式，但这些方法目前还没有广泛使用，文献仅限于病例报告。这些方法的优点是降低了失血和感染的风险[52]。近些年，出现一种新兴的经腹腔入路切除腹膜外移植肾的术式，即经腹腔腹膜开窗包膜外切除移植肾。该术式的优势在于可以更完整地切除移植物；另外，由于移植肾所处的腔隙与腹膜之间存在开口，腔隙中的液体会被动引流，从而将血肿和脓肿形成的风险降至最低。此外，该术式不会显著增加手术时间，还可以通过减少整体并发症的发生率和病死率，从而降低再次干预的发生率并缩短住院时间[53]。

有研究表明在进行移植肾切除手术前进行 TVE 可以减少手术失血量、术后输血量并缩短手术时间，从而降低手术风险[54-55]。由于不同的手术方式各有优缺点，适用的手术时机不尽相同，鉴于不同研究的结果差异很大，对于移植肾切除术的最佳时机和最合适的手术方法还无法得出强有力的结论，各中心的手术经验和适应证的紧迫性是目前选择的重要影响因素[3]。

## 四、移植肾切除术的围手术期及术后管理

临床问题 8：移植肾切除的并发症有哪些？

推荐意见 12：移植肾切除手术常见并发症是出血和感染，其他并发症还有血管并发症、淋巴漏、膀胱瘘、闭孔神经损伤、肠道损伤等（推荐强度 B，证据等级 2c）。

推荐意见说明：

移植肾切除手术是一种高风险手术，具有较高的并发症发生率与病死率。并发症主要包括术中和术后出血以及感染，发生率可达 4.3%~82.0%，而病死率可达 1.2%~39.0%，甚至更高[32,56-57]。肾切除术相关报告的发病率和死亡率在不同的病例系列、时代和适应证中差异很大[56,58]。多数研究表明，受者进行移植肾切除手术在生存方面并无明显获益，且移植肾切除手术可能增加受者致敏的风险，因此建议无症状的移植肾失功受者保留丧失去功能的肾脏[21,59-60]。Ghyselen L 等对 13 项回顾性研究分析表明：移植肾切除的并发症死亡率在 0~11% 之间，死亡原因包括：术后感染、出血、肠缺血和血管内凝血功能障碍等；并发症发生率在 5%~48% 之间，术后出血和血肿形成是最常见的术后并发症；其中，移植肾切除术后出血发生率为 3%~24%，感染发生率是 2%~15%，伴有较高的病死率[3]。美国的肾脏数据系统显示败血症、和充血性心力衰竭也是最常见的术后早期并发症，淋巴漏、膀胱瘘、闭孔神经损伤、肠道损伤等也有一定的发生率[5]。移植肾切除后血管并发症如：假性动脉瘤形成等，可行血

管重建或血管支架植入治疗[1]。移植肾切除手术既有优点也有缺点,由于相关的高发病率和死亡率,不同时期的移植肾切除术前均应明确手术适应证并选择合适的手术方式[26]。

临床问题9:移植肾切除围手术期透析方案如何选择?

推荐意见13:建议移植肾切除术后首次透析治疗根据病人具体情况而定。晚期移植肾失功受者手术前1d行1次透析治疗,术前或术后透析时应合理选择抗凝方案,控制液体出入量(推荐强度D,证据等级5)。

推荐意见说明:

术后早期移植肾切除的病例,多数是急诊手术,如超排、肾脏或肾动脉破裂。受者仍处于尿毒症状态,一般情况比较差。肾脏破裂出血多发生于DGF的病人,此时若液体出入量控制不好很容易造成肾脏肿胀、破裂。术中要特别注意心脏功能,防止发生心衰或电解质紊乱引起的心律失常。失血较多者可适当输血。术后严密监测生命体征,注意记录伤口的引流量。同时及时纠正低蛋白血症,以促进伤口愈合。晚期移植肾失功受者术前应充分做好术前准备,尤其是术前1d透析治疗,可以防止容量负荷过重导致的心衰和水电解质紊乱。术后3~4d待引流管中引流液逐渐减少后可拔除引流管。这些受者依靠透析来维持生命,术后尽快安排血液透析纠正水电解质紊乱,另一方面要注意透析中应用肝素可加重伤口出血。此外,感染是围手术期主要并发症之一,要合理应用抗生素预防感染。贫血严重者可适当输血。同时可补充血浆和白蛋白以纠正低蛋白血症[1]。

临床问题10:移植肾切除受者是否需要心理筛查和治疗?

推荐意见14:建议对移植肾失功受者肾切除前后常规社会心理筛查和心理治疗(推荐强度B,证据等级2c)。

推荐意见说明:

移植肾切除会对受者造成严重的心理创伤,部分受者会在移植肾切除前后出现精神疾病[2]。据报道,在移植后,移植肾失功会造成受者存在持续的心理风险:无论移植结果是否符合预期,移植受者持续有显著的情绪反应,包括焦虑、失眠和抑郁等。特别是接受活体捐献的移植失败的受者会经历长时间的内疚情绪。受者会经历与肾移植手术感知损失相关的抑郁、焦虑等。与同龄的一般人群相比,移植肾切除受者组,抑郁和焦虑的发生率,以及自杀行为的风险显著增加[61-64]。

临床问题11:如何进行移植肾切除后免疫抑制方案的调整?

推荐意见15:建议根据移植肾切除时间、受者病情、是否计划进行再次肾移植,停用或者个体化调整免疫抑制方案(推荐强度B,证据等级2b)。

推荐意见说明:

肾切除术后可导致供体特异性抗体(donor-specific antibody,DSA)和非DSA HLA抗体的长期产生,并对再次移植配型机会产生负面影响[65]。移植肾切除后受者免疫抑制治疗考虑以下因素:维持透析后受者免疫抑制治疗的相关风险、再次肾移植排队等待的益处、减量和停药带来的其他临床益处以及超敏反应的风险。晚期移植肾失功伴有肾病复发者无须采用过度的免疫抑制治疗。对于1年内有再次移植计划的受者,目前主流观点认为应继续服用免疫抑制药[7,66]。Davis等[67]认为,当移植肾失功受者预计在1年内能够进行再次肾移植时,可以维持原免疫抑制方案或将抗代谢药物的使用剂量减半,以降低致敏风险。此外,该调查研究显示,58%的临床医师会对1年内有再次移植计划的受者维持免疫抑制剂使用。对于短期内无再次肾移植计划的移植肾切除受者,通常在恢复透析后的1年内停用免疫抑制药。Gómez-Dos-Santos等[56]认为,对于非早期移植肾失功受者可以首先停用抗代谢类药物,然后在 6~8 周后停用钙调磷酸酶抑制剂(cal-cineurin inhibitor,CNI)类药物,并开始每月减少 2.5mg 糖皮质激素直至停用。常规根据病情选择以下方案:①移植后立即切除移植肾的,如果已经完全切除了所有的供体组织,就不需要持续进行免疫抑制;②移植早期(在最初几天内),即使在 24h 内接受肾切除术的受者中也会出现 HLA 抗体[65],因此应逐步停止免疫抑制治疗方案;③移植晚期可能会保留供体组织,如果计划进行再移植,免疫抑制治疗方案的退出应该是渐进的,其速度与移植失功后返回透析的受者相似;如果不计划再移植,免疫抑制治疗方案可以更快地退出;④如果存在免疫抑制相关的并发症如皮肤癌等,且再次移植预期延迟时,可在移植失败或移植肾切除后停止免疫抑制治疗[5]。

## 五、小结

随着我国肾移植事业的发展,接受肾移植的受者数量逐年增加,因此面临移植肾失功的受者数量也将会持续增加。目前,对于肾移植失败的受者实施移植肾切除手术仍是一种高风险、高并发症发生率的治疗方案,需要根据临床医师的经验决定治疗方案,临床上应重视移植肾失功受者的个体差异,根据受者的具体情况制订个体化的管理方案,以延长受者的生存期和提高生活质量。在未来的研究中,需要进一步探索和完善肾移植失败受者的管理策略,以优化受者的预后。

**执笔作者**:韩健乐(郑州市第七人民医院),杨青彦(郑州市第七人民医院),王晓勃(郑州市第七人民医院),周江桥(武汉大学人民医院),周华(山西省第二人民医院)

**通信作者**:王长安(郑州市第七人民医院)

**参编作者**:杨俊伟(郑州市第七人民医院),杨帅平(郑州市第七人民医院),张靖华(郑州市第七人民医院),梁亚林(郑州市第七人民医院),索敬钧(郑州市第七人民医院),李涛(郑州市第七人民医院),殷正伟(郑州市第七人民医院)

**主审专家**:薛武军(西安交通大学第一附属医院),周江桥(武汉大学人民医院),周华(山西省第二人民医院),于立新(清华大学附属北京清华长庚医院)

**审稿专家**:门同义(内蒙古医科大学附属医院),付绍杰(南方医科大学南方医院),朱有华(中国人民解放军海军军医大学第一附属医院),李响(中国人民解放军第八医学中心),刘致中(内蒙古包钢医院),陈刚(华中科技大学同济医学院附属同济医院),张伟杰(华中科技大学同济医学院附属同济医院),周华(山西省第二人民医院),周佩军(上海交通大学医学院附属瑞金医院),欧彤文(首都医科大学宣武医院),顾民(南京医科大学第二附属医院),徐健(南方医科大学南方医院),董震(青岛大学附属医院),蔡明(浙江大学医学院附属第二医院)。

**利益冲突**:所有作者声明无利益冲突。

## 参考文献

[1] 中华医学会器官移植学分会. 中国器官移植临床诊疗技术规范 (2020 版)[M]. 北京: 人民卫生出版社, 2021. 1, 145-150.

[2] DELGADO P, DIAZ F, GONZALEZ, et al. 2005. Intolerance syndrome in failed renal allografts: incidence and efficacy of percutaneous embolization [J]. Am J Kidney Dis, 2005, 46 (2): 339-344.

［3］ GHYSELEN L, NAESENS M. Indications, risks and impact of failed allograft nephrectomy [J]. Transplant Rev (Orlando). 2019, 33 (1): 48-54.

［4］ KOSMOLIAPTSIS V, GJORGJIMAJKOSKA O, SHARPLES L D, et al. Impact of donor mismatches at individual HLA-A,-B,-C,-DR, and-DQ loci on the development of HLA-specific antibodies in patients listed for repeat renal transplantation [J]. Kidney Int, 2014, 86 (5): 1039-1048.

［5］ STANDARDS COMMITTEE OF THE BRITISH TRANSPLANTATION SOCIETY. Summary of the British Transplantation Society guidelines for management of the failing kidney transplant [J]. Transplantation, 2014, 98 (11): 1130-1133.

［6］ BUDHIRAJA P, NGUYEN M, HEILMAN R, et al. The role of allograft nephrectomy in the failing kidney transplant [J]. Transplantation, 2023, 107 (12): 2486-2496.

［7］ ZGOURA P, DOEVELAAR A, ROHN B, et al. Effect of nephrectomy after allograft failure on inflammation, erythropoiesis, donor-specific antibodies, and outcome of retransplantation [J]. Ann Transplant, 2022, 27: e935625.

［8］ RYU, HYUNJIN, YONG CHUL KIM, JONG JOO MOON, et al. Weaning immunosuppressant in patients with failing kidney grafts and the outcomes: a single-center retrospective cohort study [J]. Sci Rep, 2020, 10 (1): 6425.

［9］ KABANI, R, QUINN, RR, PALMER, S, et al. Risk of death following kidney allograft failure: a systematic review and meta-analysis of cohort studies [J]. Nephrol Dial Transplant, 2014, 29 (9): 1778-1786.

［10］ LUBETZKY M, TANTISATTAMO E, MOLNAR M Z, et al. The failing kidney allograft: a review and recommendations for the care andmanagement of a complex group of patients [J]. Am J Transplant, 2021, 21 (9): 2937-2949.

［11］ EVANS RDR, BEKELE S, CAMPBELL S M, et al. Assessment of a dedicated transplant low clearance clinic and patient outcomes on dialysis after renal allograft loss at 2 UK Transplant Centers [J]. Transplant Direct, 2018, 4 (6): e352.

［12］ VINSON A J, KIBERD B A, WEST K, et al. Disparities in access to preemptive repeat kidney transplant: still missing the mark？[J]. Kidney360, 2021, 3 (1): 144-152.

［13］ RYU, HYUNJIN, YONG CHUL KIM, JONG JOO MOON, et al. Weaning immunosuppressant in patients with failing kidney grafts and the outcomes: a single-center retrospective cohort study [J]. Sci Rep, 2020, 10 (1): 6425.

［14］ FANTONI M, MARCATO C, CIUNI A, et al. Renal artery embolization of non-functioning graft: an effective treatment for graft intolerance syndrome [J]. Radiol Med, 2021, 126 (3): 494-497.

［15］ HINDI H, HARB A. Role of failed renal allograft embolization in the treatment of graft intolerance syndrome [J]. J Clin Imaging Sci, 2023, 13: 3.

［16］ TAKASE H M, CONTTI MM, NGA H S, et al. Nephrectomy versus embolization of non-functioning renal graft: a systematic review with a proportional metaanalysis [J]. Ann Transplant, 2018, 23: 207-217.

［17］ AL BADAAI G, PERNIN V, GARRIGUE V, et al. Renal graft intolerance syndrome in late graft failure patients: efficacy and safety of embolization as first-line treatment compared to surgical removal [J]. Transpl Int, 2017, 30 (5): 484-449.

［18］ 杨昊, 林俊, 张健. 移植肾失功受者的临床管理策略 [J]. 器官移植, 2024, 15 (1): 138-144.

［19］ 张淑宇, 李月红. 重返透析移植肾失功受者的临床管理 [J]. 肾脏病与透析肾移植杂志, 2023, 32 (5): 487-491.

［20］ 杨顺良, 洪佳平, 欧良明. 移植肾切除适应证的选择和围手术期处理 [J]. 中华泌尿外科杂志, 1998, 19 (4): 24-26.

［21］ VLACHOPANOS G, EL KOSSI M, AZIZ D, et al. Association of nephrectomy of the failed renal allograft with outcome of the future transplant: a systematic review [J]. Exp Clin Transplant, 2022, 20 (1): 1-11.

［22］ 邱涛, 周江桥, 刘修恒, 等. 围手术期移植肾切除的临床分析 [J]. 国际泌尿系统杂志, 2019, 39 (2): 265-268.

［23］ 陈昊, 胡卫列, 吕军等. 移植肾切除原因及并发症探讨 [J]. 广东医学, 2006,(12): 1885-1886.

［24］ 汪逊, 王宣传, 戎瑞明等. 肾移植术后早期移植肾切除原因分析 [J]. 中国临床医学, 2021, 28 (3): 482-484.

［25］ JOHNSTON O, ROSE C, LANDSBERG D, et al. Nephrectomy after transplant failure: current practice and outcomes [J]. Am J Transplant, 2007, 7: 1961-1967.

［26］ TÓTH F, ZÁDORI G, FEDOR R, et al. Graftectomiák a debreceni vesetranszplantációs programban allograft nephrectomy-a single-center experience [J]. Orv Hetil, 2016, 157 (24): 964-970.

［27］ CHOWANIEC Y, LUYCKX F, KARAM G, et al. Transplant nephrectomy after graft failu-re: is it so risky？Impact on morbidity, mortality and alloimmunization [J]. Int Urol Nephrol, 2018, 50 (10): 1787-1793.

［28］ BUNTHOF KLW, VERHOEKS C M, VAN DEN BRAND JAJG, et al. Graft intolerance syndrome requiring graft nephrectomy after late kidney graft failure: Can it be predicted？ A retrospective cohort study [J]. Transpl Int, 2018, 31 (2): 220-229.

［29］ SENER A, KHAKHAR A K, NGUAN C Y, et al. Early but not late allograft nephrectomy reduces allosensitization after transplant failure [J]. Can Urol Assoc J, 2011, 5 (6): E142-E147.

［30］ ALHAMAD T, MURAD H, DADHANIA D M, et al. The perspectives of general nephrologists toward transitions of care and management of failing kidney transplants [J]. Transpl Int, 2023, 36: 11172.

［31］ 徐恩五, 于立新, 曾伟生, 等. 肾移植术后早期移植肾失功的危险因素分析 [J]. 器官移植, 2010, 1 (5): 295-299.

［32］ TAMINATO M, FRAM D, PEREIRA RRF, et al. Infection related to Klebsiella pneumoniae producing carbapenemase in renal transplant patients [J]. Rev Bras Enferm, 2019, 72 (3): 760-766.

［33］ VIEHMAN J A, CLANCY C J, CLARKE L, et al. Surgical site infections after liver transplantation: emergence of multidrug-resistant bacteria and implications for prophylaxis and treatmentstrategies [J]. Transplantation, 2016, 100 (10): 2107-2114.

［34］ 郑树森等. 中国实体器官移植手术部位感染管理专家共识 (2022 版)[J]. 器官移植, 2023, 14 (1): 11-23, 48.

［35］ KASISKE B L, SNYDER J J, GILBERTSON D T, et al. Cancer after kidney transplantation in the United States [J]. Am J Transplant, 2004, 4 (6): 905-913.

［36］ AU E H, CHAPMAN J R, CRAIG J C, et al. Overall and site-specific cancer mortality in patients on dialysis and after kidney transplant [J]. J Am Soc Nephrol, 2019, 30 (3): 471-480.

［37］ DAHLE D O, SKAUBY M, LANGBERG C W, et al. renal cell carcinoma and kidney transplantation: a narrative review [J]. Transplantation, 2022, 106 (1): e52-e63.

［38］ 黄健. 中国泌尿外科和男科疾病诊断治疗指南 [M]. 北京: 科学出版社, 2020.

［39］ CHAMBADE D, MERIA P, TARIEL E, et al. Nephron sparing surgery is a feasible and efficient treatment of T1a renal cell carcinoma in kidney transplant: a prospective series from a single center [J]. J Urol, 2008, 180 (5): 2106-2109.

［40］ GRIFFITH J J, AMIN K A, WAINGANKAR N, et al. Solid renal masses in transplanted allograft kidneys: a closer look at the epidemiology and management [J]. Am J Transplant, 2017, 17 (11): 2775-2781.

［41］ TILLOU X, GULERYUZ K, DOERFLER A, et al. Nephron sparing surgery for de novo kidney graft tumor: results from a multicenter national study [J]. Am J Transplant, 2014, 14: 2120-2125.

［42］ PLOUSSARD G, CHAMBADE D, MERIA P, et al. Biopsy-confirmed de novo renal cell carcinoma in renal grafts: a single-centre management experience in a 2396 recipient cohort [J]. BJU Int, 2012, 109 (2): 195-199.

［43］ FAVI E, RAISON N, AMBROGI F, et al. Systematic review of ablative therapy for the treatment of renal allograft neoplasms [J]. World J Clin Cases 2019, 7 (17): 2487-2504.

［44］ TILLOU X, GULERYUZ K, DOERFLER A, et al. Members of the Renal Transplantation Committee of the French Urological Association (CTAFU): nephron sparing surgery for de novo kidney graft tumor: results from a multicenter national study [J]. Am J Transplant, 2014, 14 (9): 2120-2125.

［45］ LI H Z, XIA M, HAN Y, et al. De novo urothelial carcinoma in kidney transplantation patients with end-stage aristolo-chic acid nephropathy in China [J]. Urol Int, 2009, 83 (2): 200-205.

［46］ ZHANG A, SHANG D, ZHANG J, et al. A retrospective review of patients with urothelial cancer in 3, 370 recipients after renal transplantation: a single-center experience [J]. World J Urol, 2015, 33 (5): 713-717.

［47］ FANG D, ZHANG L, LI X, et al. Risk factors and treatment outcomes of new contralateral upper urinary urothelial carcinoma after nephroureterectomy: the experiences of a large Chinese center [J]. J Cancer Res Clin Oncol, 2014, 140 (3): 477-485.

［48］ BABJUK M, BURGER M, CAPOUN O, et al. European Association of Urology guidelines on non-muscle-invasive bladder cancer ($T_a$, $T_1$, and carcinoma in situ)[J]. Eur Urol, 2022, 81 (1): 75-94.

［49］ BALLESTEROS SAMPOL J J. Trasplantectomía extracapsular sistemática del injerto renal no funcionante systematic extracapsular transplantectomy of non-functioning renal graft [J]. Actas Urol Esp, 1994, 18 (Suppl): 532-540.

［50］RODRÍGUEZ GARCÍA J, GARCÍA BUITRON J, CHANTADA ABAL V, et al. Trasplantect-omia renal [Renal trans-plantectomy][J]. Actas Urol Esp, 1992, 16 (1): 25-28.

［51］TOUMA NJ, SENER A, CAUMARTIN Y, WARREN J, NGUAN CY, LUKE PP. Extracapsular versus intracapsular allograft nephrectomy: impact on allosensitization and surgical outcomes [J]. Can Urol Assoc J, 2011, 5 (1): 49-52.

［52］ALBERTS V P, MINNEE R C, BEMELMAN F J. et al. Transplant nephrectomy: what are the surgical risks？ [J]. Ann Transplant, 2013, 18: 174-181.

［53］RUBINZ R, ANDAÇOGLU OM, ANDERSON E, et al. Transplant nephrectomy with peritoneal window: Georgetown University experience [J]. Turk J Surg, 2019, 35 (3): 191-195.

［54］JACOBS ML, STRATTA RJ, MILLER MJ JR, et al. Improving outcomes after allograft nephrectomy through use of preoperative angiographic kidney embolization [J]. J Am Coll Surg, 2022, 234 (4): 493-503.

［55］PANARESE A, D'ANSELMI F, DE LEONARDIS M, et al. Embolization of the renal artery before graft nephrec-tomy: a comparing study to evaluate the possible benefits [J]. Updates Surg, 2021, 73 (6): 2375-2380.

［56］GOMEZ-DOS-SANTOS V, LORCA-ALVARO J, HEVIA-PALACIOS V, et al. The failing kidney transplant allograft. transplant nephrectomy: current state-of-the-art [J]. Curr Urol Rep, 2020, 21 (1): 4.

［57］张志宏, 管德林, 张凯, 等. 慢性移植肾失功后的移植肾切除手术分析 [J]. 临床泌尿外科杂志, 2015, 30 (2): 156-159.

［58］KNOLL G, CAMPBELL P, CHASSE M, et al. Immunosuppressant medication use in patients with kidney allograft failure: a prospective multicenter Canadian cohort study [J]. J Am Soc Nephrol, 2022, 33 (6): 1182-1192.

［59］GAVRIILIDIS P, O'CALLAGHAN JM, HUNTER J, et al. Allograft nephrectomy versus nonallograft nephrectomy after failed renal transplantation: a systematic review by updated meta-analysis [J]. Transpl Int, 2021, 34 (8): 1374-1385.

［60］REQUIÃO-MOURA LR, ALBINO CRM, BICALHO P R, et al. Long-term outcomes after kidney transplant failure and variables related to risk of death and probability of retransplant: results from a single-center cohort study in Brazil [J]. PLoS One, 2021, 16 (1): e0245628.

［61］GILL P, LOWES L. Renal transplant failure and disenfranchised grief: participants'experiences in the first year post-graft failure-aqualitative longitudinal study. International Journal of Nursing Studies [J]. 2014; 51 (9): 1271-1280.

［62］RAO P S, NUNES J W. Renal transplant failure has a devastating impact requiring greater recognition and support [J]. Evid Based Nurs, 2015, 18 (3): 78.

［63］SZEIFERT L, MOLNAR M Z, AMBRUS C, et al. Symptoms of depression in kidney transplant recipients: acrosssec-tional study [J]. Am J Kidney Dis, 2010, 55 (1): 132-140.

［64］PEREZ-SAN-GREGORIO M, MARTIN-RODRIGUEZ A, DIAZ-DOMINGUEZ R, et al. The influence of posttrans-plant anxiety on the long-term health of patients [J]. Transplant Proc, 2006, 38 (8): 2406-2408.

［65］GAETANO LUCISANO, PAUL BROOKES, EVA SANTOS-NUNEZ, et al. Allosensitization after transplant failure: the role of graft nephrectomy and immunosuppression-a retrospective study [J]. Transpl Int, 2019, 32 (9): 949-959.

［66］ALHAMAD T, LUBETZKY M, LENTINE KL, et al. Kidney recipients with allograft failure, transition of kidney care (KRAFT): a survey of contemporary practices of transplant providers [J]. Am J Transplant, 2021, 21 (9): 3034-3042.

［67］DAVIS S, MOHAN S. Managing patients with failing kidney allograft: many questions remain [J]. Clin J Am Soc Nephrol, 2022, 17 (3): 444-451.

# 第四部分

## 肾移植麻醉及围手术期管理

### 17　肾移植麻醉管理临床实践指南

中国肾移植的数量稳步增长,围手术期麻醉管理直接影响到患者和移植肾的整体预后,但鲜少有专门指南指导临床麻醉实践,有关肾移植麻醉的具体实施方法仍存在争议,如肾移植术前是否需要急诊行血液透析,选择全身麻醉还是椎管内麻醉,液体治疗的检测标准如何,选择晶体液还是胶体液等。这些问题都是肾移植临床麻醉亟待解决的问题,也是提升我国肾移植麻醉水平的关键所在。因此中华医学会器官移植学分会组织肾移植、麻醉及相关领域专家针对肾移植麻醉的麻醉前评估、麻醉方法、液体管理、监测指标、术后镇痛等关键临床问题,基于当前可获得的最佳证据,明确证据质量和推荐强度,并充分考虑卫生经济学效益,以临床实践和应用为导向,开展《中国肾移植麻醉管理临床实践指南》制订工作。

#### 一、指南形成方法

本指南已在国际实践指南注册平台(International Practice Guideline Registry Platform)上进行注册(注册号:PREPARE-2023CN902)。

临床问题的遴选及确定:编写小组通过问卷调查临床一线工作者及专家讨论,结合总结比对国内外以往同领域的指南及专家共识,提炼构建出 15 个临床问题,覆盖术前术中术后麻醉实施的关键点。

证据筛选及检索:按照人群、干预、对照、结局(population,intervention,comparison,outcome,PICO)原则对纳入的临床问题进行解构和检索,检索 MEDLINE(Pubmed)、EMBASE、The Cochrane Library、中国知网数据库(CNKI)、万方数据知识服务平台、重庆维普中文科技期刊数据库、中国生物医学文献服务系统,筛选纳入指南、共识、系统评价和 meta 分析、随机对照试验(randomized controlled trial,RCT)、非 RCT 队列研究以及病例对照研究等类型的证据。

证据分级和推荐意见强度分级:本指南参照 2009 版牛津大学循证医学中心的证据分级与推荐强度标准,将证据水平分为 1 级(1a、1b、1c)、2 级(2a、2b、2c)、3 级(3a、3b)、4 级和 5 级共 5 个级别,推荐强度依赖于证据等级,分为 A、B、C、D 四个类别,将 1 级证据意见作 A 类推荐,2、3 级证据意见作 B 类推荐,4 级和 5 级证据意见分别作 C 类和 D 类推荐。

推荐意见的形成:综合考虑所纳入的循证证据并结合我国的具体临床实践及价值观,提出推荐意见,编写小组完成初稿撰写后,经中华医学会器官移植学分会组织全国器官移植与相关学科专家两轮会议集体讨论,根据其反馈意见对初稿进行修改,最终形成指南终稿。

## 二、肾移植麻醉前评估

**临床问题 1**:对于规律透析的患者,肾移植手术前是否需要进行急诊血液透析?

**推荐意见 1**:不建议在肾移植手术之前进行急诊血液透析,除非有特定的临床指征(推荐强度 B,证据等级 2b)。

**推荐意见 2**:当在肾移植手术前立即进行额外的血液透析时,建议不要使用超滤,除非有液体超负荷的证据(如肺水肿、充血性心力衰竭等)(推荐强度 B,证据等级 2b)。

**推荐意见说明**:

在一项回顾性队列中,Van Loo 等人发现使用生物不相容的透析膜以及超滤的应用与术后出现移植物功能恢复延迟(delayed graft function,DGF)相关[1]。Schmidt 等人还指出,移植前立即进行血液透析(尤其是进行超滤时)对移植肾即时功能有负面影响[2]。在一项小型($n$=110)随机对照试验中,Kikic 等人发现,肾移植前透析对术后移植肾功能没有影响[3]。没有证据表明在移植前进行额外血液透析有益。有证据表明,移植前的超滤与移植后 DGF 相关[1]。因此,指南制订小组建议,只有在有明确的临床或生化指征(如容量超负荷、血清钾离子浓度>6.0mmol/L、PH<7.2、$HCO_3^-$<10mmol/L)且仅通过保守措施无法解决,且透析不增加手术及术后恢复风险时,才建议在移植手术前即刻进行额外的透析。

**临床问题 2**:针对存在血栓或体内存在支架的患者,肾移植术前是否需要停止抗血小板治疗?

**推荐意见 3**:建议等待移植并存在血栓或血管支架的患者继续进行抗血小板治疗,不应停药(推荐强度 B,证据等级 3a)。

**推荐意见说明**:

许多移植等待的患者有血管疾病和 / 或血栓相关疾病,应在移植前进行风险评估。植入冠状动脉支架的患者通常接受双联抗血小板治疗 6~12 个月,应与心脏病专家讨论该类患者的围手术期管理计划,以便充分考虑停用抗血小板药物的风险。美国胸科医师学会和欧洲心脏病学会指南及相关研究表明使用阿司匹林、噻氯匹定或氯吡格雷进行抗血小板治疗不会导致围手术期 / 术后发生更大的风险[4-6]。如有出血风险,可通过术中血小板输注降低抗血小板药物的作用。

**临床问题 3**:肾移植受者围手术期是否应该预防性使用抗血栓药物?

**推荐意见 4**:不建议移植前常规使用低分子肝素、普通肝素或阿司匹林来预防移植肾血栓形成(推荐强度 A,证据等级 1b)。

**推荐意见 5**:不建议对低风险的活体移植受者常规给予术后预防性普通肝素或低分子肝素(推荐轻度 B,证据等级 2b)。

**推荐意见 6**:建议对血栓高风险受者常规给予预防性普通肝素或低分子肝素(推荐强度 B,证据等级 2b)。

**推荐意见说明**:

在 75 例活体肾移植受者中进行的一项随机试验,移植后第 1 周,治疗组(低分子肝素或普通肝素)或安慰剂组均未发生移植肾血栓栓塞事件,但两组的出血并发症风险相当[7]。在一项针对尸体供肾肾移植的小型随机对照试验($n$=36)中,Horvath 等人评估了术前 17d 注射 2 500UI 肝素或安慰剂。两组的三个月移植肾存活率和血栓事件数量相似。干预组的出血事件数量更多[8]。在一项对术中肝素对尸体供肾肾移植受者中的作用的研究中,P Mohan 等人评估了肾移植受者在血管夹闭时给予 5 000UI 肝素,并将移植肾血栓形成和术后出血并发症的发生率与未接受肝素的尸体供肾肾移植受者进行比较,结果显示术中肝素并未降低移植肾血栓形成的发生率[9],反而增加了出血的概率。在一项阿司匹林对早期同种异体移植血栓形成及肾移植后慢性同种异体移植肾病的影响研究中,将移植后前 3 个月每天用阿司匹林 150mg 治疗的尸体供肾肾移植受者与未经治疗的对照组进行比较,结果表明阿司匹林降低了肾移植早期移植肾血栓形成的发生率,但没有改善肾功能或移植肾存活率[10]。在一项关于低剂量阿司匹林预防肾移植受者肾静脉血栓形成的研究中,使用阿司匹林(75mg/d,移植前立即开始,移植后持续 1 个月)作为肾静脉血栓形成(renal venous thrombosis,RVT)RVT 的常规预防。在此之前,未使用阿司匹林预防。在 1985 年 7 月至 1991 年 6 月的 6 年期间,475 例移植中有 27 例 RVT(5.6%)。在随后的 6 年中,480 例移植中有 6 例 RVT(1.2%),这表明加入低剂量阿司匹林可显著降低 RVT 的发生率[11]。在一项每天服用 75mg 阿司匹林,持续 28d 来探究肾移植静脉血栓的研究中,共进行了 401 例移植。肾移植静脉血栓形成 1 例(0.25%)。阿司匹林每天 75mg 足以对抗肾移植静脉血栓形成,并在其他禁忌使用肝素的情况下起到血栓预防作用[12]。

对于普通肝素或低分子肝素的常规抗血栓治疗的安全性和有效性,目前没有充足的证据。对于有明显血栓形成风险的患者,如凝血因子 V Leiden 基因突变[13]、凝血酶原突变或已接受抗凝治疗的患者,尚无关于低剂量肝素或低分子肝素预防血栓形成的研究。由于这些患者确实有抗凝治疗的指征,我们建议这些患者按照血液学会的指导意见接受低分子肝素预防治疗 4 周。尚未明确抗凝治疗指征的患者不应使用阿司匹林作为预防肾静脉血栓形成用药。

**临床问题 4:肾移植受者术前戒烟,是否能减少术后并发症概率?**

**推荐意见 7**:建议患者在移植前尽早戒烟,并制订戒烟计划(推荐强度 B,证据等级 2a)。

**推荐意见说明:**

很少有研究专门探讨移植前烟草暴露对移植后结果的影响,然而,许多回顾性队列研究分析了移植后心血管疾病的危险因素,并控制了移植前的烟草暴露。所有研究都表明,烟草暴露与患者死亡率和/或移植肾存活率的下降有关。此外,移植前戒烟 5 年或更长时间与受者和移植肾存活的改善相关。多项研究表明,吸烟史与移植肾和受者存活率受损以及早期排斥风险增加相关[14-45]。然而调查吸烟状况非常困难,即使患者在移植前停止吸烟,移植后仍存在复吸风险。我们强烈建议肾移植受者戒烟。对于一般人群,可以通过提供结构化戒烟计划来提高戒烟的成功率。

**临床问题 5:肾移植受者饮酒史是否影响术后移植肾功能?**

**推荐意见 8**:建议每天饮酒量(指酒精含量)大于 40g 的女性和饮酒量大于 60g 的男性停止饮酒或将饮酒量降至此水平以下(推荐强度 B,证据等级 3a)。

**推荐意见说明:**

饮酒是一种普遍行为,但其可能增加肾移植受体术后额外并发症的风险。WHO 指南认为,每天饮酒量女性>40g,男性>60g,为有害饮酒,并可发生酒精依赖。根据美国肾脏数据系统(USRDS)的数据,一项回顾性多因素研究发现"酒精依赖"与肾移植术后死亡风险增加($HR$=1.56,95% $CI$: 1.21~2.02)及移植肾失功风险增加($HR$=1.38,95% $CI$: 1.04~1.08)相关[46]。

**临床问题 6:肾移植等待者术前需要如何完成心血管疾病评估?**

**推荐意见 9**:对于心血管系统无症状的低风险肾移植等待者,建议做基本的心脏查体、静息心电图(ECG)、超声心动图(UCG)和胸片等常规检查(推荐强度 B,证据等级 3a)。

推荐意见 10：建议心血管疾病高危的肾移植等待者常规进行 BNP 或 Pro-BNP、心肌酶谱、肌钙蛋白、肌红蛋白等指标的检测（推荐强度 D，证据等级 5）。

推荐意见 11：建议对无症状的高危等待者（老年、合并糖尿病、合并心血管疾病史）进行标准运动耐量测试（6min 步行实验、心肺运动试验）和冠脉 CTA 检查（推荐强度 B，证据等级 2b）。

推荐意见 12：建议对心脏缺血检测（心电图提示心肌缺血或冠脉 CTA 提示冠脉狭窄）呈阳性的肾移植等待者进行冠状动脉造影；进一步的管理应根据现行的心血管疾病指南进行（推荐强度 B，证据等级 2b）。

推荐意见说明：

Kasiske 等人在一项回顾性分析中发现，根据病史、心电图和生化指标检测结果认为是心血管事件低风险且没有进行进一步侵入性检查的肾移植受者中，移植后 5 年缺血性心脏病相关的事件发生率仅为 5.8%。相比之下，在被认为心血管事件高风险并进行了进一步检查的患者中，6.2% 的患者进行了预防性血管成形术（支架或球囊扩张等），2.8% 的患者进行了冠脉搭桥，但缺血性心脏病的患病率仍然很高，移植 5 年后，相关心血管事件发生率为 18.9%[47]。在一项单中心队列研究中，10.5% 的患者在移植后发生心血管事件。有移植前心绞痛、心肌梗死或冠脉造影阳性的亚组与无移植前心绞痛、心肌梗死或阳性血管造影的亚组相比，术后心脏事件风险较高（31.3% vs. 6.5%）。高风险组患者的五年生存率较低（82.8% vs. 93.1%），移植肾的 5 年总体生存率也较低（74.8% vs. 84.1%）。移植前接受血管成形术如支架置入术或旁路移植术治疗的患者中有 41% 发生移植后心脏事件，而在高危组中未进行干预的患者中这一比例为 28%，在低危组中为 6.5%[48]。Hage 等人调查了 3 698 名接受肾移植评估的终末期肾病患者的全因死亡率。60% 的人属于心血管事件高风险，但只有 7% 的人进行了冠状动脉造影。冠脉造影的严重程度并不能预测死亡率，除三支血管疾病外，冠状动脉血运重建并不影响生存[49]。

## 三、麻醉监测指标选择

临床问题 7：对于肾移植受者围手术期管理，监测 CVP 与有创动脉血压作为容量状态监测指标，是否能改善患者移植肾功能状态？

推荐意见 13：避免术中低 MAP 能够改善移植肾功能（推荐强度 B，证据等级 2b），但根据现有证据不能给出明确的推荐血压目标范围。

推荐意见 14：监测中心静脉压可在术后早期预防低血容量及容量高负荷状态，减少或降低 DGF 的发生，建议作为基本监测内容（推荐强度 B，证据等级 2b）。

推荐意见说明：

肾移植患者术后最初的几个小时到几天内，其容量状态与其预后息息相关。如容量不足，由于肾脏低灌注状态可能会导致早期移植肾无功能；而如容量过负荷，患者可能呈现早期无尿。监测中心静脉压（central venous pressure，CVP）是否可为术中液体管理提供更为有力的证据尚不明确。

平均动脉压（Mean Arterial Pressure，MAP）被提倡作为肾移植的复苏和再灌注标准，但 MAP 值不单纯反映液体管理。上述关于 CVP 的研究均涉及 MAP 的影响并给出了不同的 MAP 参考值：有研究认为平均收缩压 <110mmHg 与更多的原发性移植肾功能障碍有关（177 例患者，$P$=0.03）[36]，有研究认为 MAP>93mmHg（1 966 名患者）与移植肾较好预后有关（$P$=0.04）[50]，也有研究建议维持 MAP>100mmHg（95 例 LDKT 患者，根据需要使用多巴胺）能够获得更好的预后，但趋势不显著[51]。

回顾性研究认为平均围手术期 MAP<70mmHg(149 例患者包括死亡和活体的捐献)与移植肾功能延迟(delayed graft function,DGF)有关($P=0.005$)[52]。

目前尚无有效的临床试验证明,CVP 导向的液体管理对术后移植肾功能恢复的作用,现有的临床数据多为回顾性分析。Othman 等人的数据显示,在一项小型前瞻性开放试验中,40 例活体供肾移植术中,试验组将 CVP>15mmHg 作为液体管理标准,对照组不监测 CVP。结果显示,前者术后尿液产生早于后者,且术后第一天血肌酐水平更低[53]。在一项回顾性病例对照试验中,当 CVP<8mmHg 时,受体出现早期移植物无功能并需透析治疗的风险是对照组的 3.5 倍[54]。另一项回顾性研究中,术中 CVP 进行容量管理,当 CVP 处于 7~9mmHg 时,对术后移植肾功能恢复无明显影响[55]。

严格的术前及术后液体管理对于移植肾功能的恢复是非常重要的。监测中心静脉压可帮助麻醉医师更好地进行液体管理。一项小样本量的前瞻性非盲随机对照试验,比较两组不同液体输注法:一组持续输注:从手术开始输注生理盐水直至血流开放;另一组以中心静脉压为导向,根据手术阶段进行靶控输注。结果显示,中心静脉压导向输注液体可产生更为稳定的血流动力学状态、良好的利尿效果和早期移植肾功能的恢复[56]。

临床问题 8:对于肾移植围手术期受体,与常规监测指标相比,心输出量(CO)及每搏量变异(SVV)测量是否能改善容量状态从而改善移植肾功能?

推荐意见 15:CO 及 SVV 的监测或可指导液体管理、评估容量状态,减少术后并发症的发生,建议监测(推荐强度 D,证据等级 5)。

推荐意见说明:

随着越来越多的研究关注于应用动态参数优化肾移植受者的容量管理,如每搏变异量(stroke volume variation,SVV)及心排出量(cardiac output,CO)。有研究表明,术中采用动态化参数进行液体管理可降低术中乳酸的浓度[57]。其理论依据则为 SVV 与右室前负荷的相关性。一项前瞻性观察性研究纳入 31 例行全麻肾移植手术的患者,观察组采用 SVV 监测液体并通过 SVV 的变化管理液体入量,对照组则通过传统 CVP 的变化进行液体管理。结果显示,SVV 可更好地预测右室前负荷[58]。但结果并未展示移植肾术后的功能状态。另有回顾性研究显示类似结果,SVV 或可替代 CVP 成为液体管理的重要参考依据,进一步降低术后并发症。但研究结果未展示移植肾的功能状态[59]。

## 四、麻醉方式选择

临床问题 9:对于接受肾移植的受者,与椎管内麻醉相比,全身麻醉是否影响移植肾的功能状态?

推荐意见 16:全身麻醉较之椎管内麻醉方式,并不影响移植肾的功能恢复(推荐强度 A,证据等级 1b)。建议全身麻醉作为肾移植术的首选麻醉方式(推荐强度 B,证据等级 2b)。

推荐意见说明:

全身麻醉通常是肾移植手术的首选方式。如采用椎管内麻醉方式,由于尿毒症性血小板功能不全及血小板病,以及透析后残留抗凝药物的存在,硬膜外血肿及感染(长期使用免疫抑制剂)的风险相对增加。因而不建议椎管内麻醉方式。

一项小样本随机对照研究结果显示,硬膜外麻醉复合丙泊酚镇静麻醉与全身麻醉相比,术后血肌酐水平、肌酐清除率均在正常范围且无明显统计学差异,术后住院时间也无明显统计学差异[60]。全身麻醉与单独硬膜外麻醉比较,术后钾、钠及肌酐水平也类似。表明较之硬膜外麻醉,全身麻醉方式对移植肾功能无明显影响[61]。

## 五、麻醉药物选择

临床问题 10：行全身麻醉的肾移植受者,较之肾功能正常患者,麻醉药物的种类与剂量是否有所调整?

推荐意见 17：镇静类药物选择中,丙泊酚可安全用于肾移植手术麻醉(推荐强度 A,证据等级 1b)。不推荐使用依托咪酯(推荐强度 D,证据等级 5)。

推荐意见 18：镇痛类药物选择中,不推荐使用吗啡作为肾移植受者术后镇痛药物,其他芬太尼类药物(阿芬太尼、舒芬太尼及瑞芬太尼)可安全用于肾移植手术(推荐强度 A,证据等 1b)。

推荐意见 19：肌松类药物的选择,推荐使用肌松药物阿曲库铵和顺式阿曲库铵用于肾移植手术(推荐强度 A,证据等级 1b)。

推荐意见说明：

丙泊酚可安全用于肾移植手术的麻醉镇静,因其在肝脏内代谢,终末期肾病不会影响丙泊酚的药代学和药效学反应。右美托咪定作为选择性 $\alpha_2$ 受体激动剂,经肾脏代谢,可作为辅助镇静药。不推荐使用依托咪酯,其可诱导肾上腺功能不足,可能增加病情严重患者的死亡率。此外,静脉注射依托咪酯常引起肌痉挛、肌震颤,两者引起的肌纤维成束收缩不仅可以导致肌纤维损伤,更为严重的是,肌细胞内的钾会迅速入血,可导致血清钾急剧升高。对于接受肾移植手术的患者来说,血清钾的进一步升高可能诱发更为严重的心搏骤停。吗啡 -6- 葡糖苷酸是吗啡具有活性的代谢产物,在肾功能不全的患者中,其浓度可升高。因而肾移植术中及术后应避免使用吗啡。芬太尼类药物包括阿芬太尼、舒芬太尼及瑞芬太尼可安全用于肾移植术,且剂量可不加调整[62]。

对于肌松药,肾衰竭患者应用维库溴铵、罗库溴铵肌松作用时间较长,因其清除依赖肾和肝代谢。而顺式阿曲库铵可不经过肝肾清除。顺式阿曲库铵和阿曲库铵的消除通过霍夫曼降解及酯水解反应,不依赖于肾功能,因而作为肾移植麻醉的推荐药物。维库溴铵和罗库溴铵所致神经肌肉接头的阻滞作用时间较长,尤其在重复给药时,因而在肾移植麻醉中应谨慎使用。在终末期肾衰竭患者中,其作用效果差异较大[63]。

## 六、液体及血流动力学管理

临床问题 11：肾移植手术中选用其他液体进行液体治疗是否比应用生理盐水更有利于患者预后?

推荐意见 20：推荐使用晶体液进行扩容治疗,平衡电解质溶液如乳酸林格氏液,较生理盐水能显著改善肾移植受者的代谢状况,减少代谢性酸中毒和高钾血症的发生,降低移植物功能延迟恢复的发生率,是肾移植围手术期首选(推荐强度 A,证据等级 1a)。

推荐意见 21：不推荐常规应用白蛋白溶液进行扩容治疗(推荐强度 B,证据等级 2a)。

推荐意见 22：不推荐使用羟乙基淀粉进行液体治疗,因为会使重症患者急性肾损伤风险升高,在肾移植供者使用羟乙基淀粉,会增加移植物功能延迟恢复的风险(推荐强度 B,证据等级 2b)。

推荐意见说明：

传统理念中,出于避免含钾溶液加重高钾血症的考虑,生理盐水是肾移植手术期间的首选液体,但大量的针对非肾移植和肾移植患者的研究显示,与平衡电解质溶液相比,输注生理盐水的患者会出现高氯性代谢性酸中毒[64-66],继而导致钾离子向细胞外转移,出现高钾血症[67]。在一项针对 51 例尸体供肾肾移植的研究中,生理盐水组和乳酸林格氏液组之间,总体血钾水平没有差异,但生理盐水组有 5 名患者(19%)的血钾>6mEq/L 需要降钾治疗,有 8 名患者(31%)需要纠正代谢性酸中毒;而乳酸林格氏液组中这两类患者数量均为 0。由于生理盐水组高钾血症发生率高,出于安全考虑,该研究提前终止[68]。另一项纳入 807 名接受尸体供肾肾移植受者的前瞻性随机对照研究发现,生理盐水组的移植肾功能延迟恢复(定义为肾移植后 7d 内接受透析治疗)发生率(40%)远高于平衡晶体液组(30%)($P<0.000\ 1$)[69]。另一项随机试验根据 150 例肾移植受者发现,相比醋酸平衡缓冲液组,生理盐水组显著更常见高氯血症和代谢性酸中毒,生理盐水组患者碱剩余负值更大($P<0.001$)、儿茶酚胺需求量更高(30% vs 15%,$P=0.03$)[70]。一个纳入 6 项前瞻性随机对照研究的 Cochrane 荟萃分析显示,相比生理盐水,平衡电解质溶液组有更高的 pH(平均差异 0.7,$CI$:0.05~0.09),但受者出现移植肾功能障碍的发生率及血钾浓度没有显著差异[71]。另一项包含 49 例患者的前瞻性研究发现,与平衡液相比,生理盐水组高钾血症发生率更高(80% vs. 50%,$P=0.037$),需要更频繁的高钾血症治疗($P=0.004$)并且酸中毒程度更重($P=0.05$)[72]。在一项不等分组(97 例患者)的回顾性观察性研究中,与接受平衡液的患者相比,接受生理盐水的患者有钾离子浓度($P=0.002$)升高、酸中毒($P<0.045$)和术后肾脏替代治疗发生情况增多[73]。另一项回顾性观察性研究中,359 例接受死亡供体肾移植的患者,按机构研究方案接受生理盐水,发现对移植肾功能没有影响,尽管其中 11% 发展为高氯性酸中毒[74]。一项关于活体供肾肾移植的大型回顾性研究中,术中生理盐水液体的比例(20%)增加会导致 24h 钾离子浓度的增加($P=0.026$)[75]。

白蛋白的应用建立在其理论优势上:增加血浆渗透压、抗氧化、增强蛋白质运输、抗炎能力和缓冲能力、减少间质水肿等。肾移植的早期研究支持白蛋白的使用。在一项纳入 438 名尸体供肾肾移植病例的回顾性分析中,以 1.2~1.6g/kg 体重输注白蛋白可改善同种异体移植肾功能,减少延迟移植失败和原发性无功能。作者假设白蛋白有效地扩张血管内容量,降低缺氧损伤和保存肾组织[76,77]。但后期的研究表明,使用白蛋白对预后没有影响。在一项前瞻性随机试验中,活体供肾肾移植受者使用 20% 白蛋白加生理盐水进行液体治疗与单独使用生理盐水相比,移植结局没有差异[78]。另外一项类似研究(纳入 80 例活体供肾肾移植受者),同样使用了 20% 白蛋白,并未发现移植肾功能上的差异[79]。荟萃(meta)分析也未能发现与晶体液相比白蛋白有益[80]。

在肾移植中避免应用羟乙基淀粉,因为这会使危重患者发生急性肾损害风险升高[81-83]。在肾移植受者中使用羟乙基淀粉溶液的数据较少。在一项对 80 名接受活体肾移植受者进行的小型前瞻性研究中,使用低分子量羟乙基淀粉和使用明胶溶液相比,短期结果没有差异,羟乙基淀粉组的血清尿素氮(BUN)恢复略快[84]。另一项回顾性研究对比肾移植受者应用羟乙基淀粉和平衡晶体液相比,短期移植结局没有显著差异[85]。针对死亡供肾的研究显示,对供肾应用羟乙基淀粉与移植物功能延迟恢复的发生率增加有关,并且是移植物功能延迟恢复的独立预测因子[86-89]。

**临床问题 12:肾移植手术中输注红细胞,是否有利于患者预后?**

**推荐意见 23:**肾移植手术中应尽量避免输注红细胞,因为会增加术后移植排斥反应发生,仅当血红蛋白<7g/dl 的患者(或<8g/dl 的合并心血管疾病、糖尿病等高危患者)且处于出血状态时,可能需要输注红细胞(推荐强度 B,证据等级 2b)。

**推荐意见说明:**

大部分肾移植受者术前长期处于贫血状态,大多已接受促红细胞生成素治疗[90],不需要在术前输注红细胞纠正血红蛋白浓度。此外肾移植手术技术成熟,术中大出血发生极少,大样本研究显示输红细胞能够增加急性移植排斥反应发生的风险,因此应尽量避免输注红细胞[63]。一项纳入 13 871 例肾移植受者的回顾性研究显示,移植肾功能障碍的发生率与接受红细胞输注的量呈正相关,未输红细胞组移植肾功能障碍发生率为 13.5%,输注 1~2 个单位红细胞组为 15.4%($P$=0.216),输注 3~5 个单位红细胞组为 21.4%($P$<0.001),输注 6 个或更多单位红细胞组为 35.3%($P$<0.001);而未输红细胞组的受者远期总生存率为 97.5%,输注 1~2 个单位组为 95.9%($P$<0.001),3~5 个单位组为 92.0%($P$>0.001),6 个或更多单位组为 67.5%($P$<0.001)[91]。一项纳入 31 项前瞻性随机对照研究的 meta 分析显示,对于危重患者应用限制性输血策略有利于患者生存结局[92]。

临床问题 13:肾移植围手术期应用多巴胺类血管活性药物,能否改善移植肾功能?

推荐意见 24:不推荐围手术期应用"肾脏剂量[3~5μg/(kg·min)]"多巴胺,因其不能改善移植早期和远期移植肾功能(推荐强度 B,证据等级 2b)。

推荐意见说明:

在非肾移植人群急性肾损伤患者中,没有很好的证据表明使用"肾剂量多巴胺"的效果[93],一项针对再灌注血流开放后 9h 的小型($n$=20)随机对照研究中,患者随机分为在前 3h 和 6~9h 接受低剂量多巴胺治疗组和仅在 3~6h 接受多巴胺治疗组[94],结果显示在多巴胺输注过程中,尿流率、有效肾血流量、肌酐清除率和总尿钠排泄量均增加,但没有关于后期移植肾功能的数据。一个较早期的小型随机对照研究显示,与不使用多巴胺相比,使用低剂量多巴胺的移植肾短期功能更好,DGF 风险降低[95]。另一个更早期的、规模稍大的随机对照试验没有发现多巴胺治疗对肾移植短期结果有明显影响[96]。至于移植后 3 个月至 1 年的结果,4 项小型回顾性队列研究也未能显示低剂量多巴胺治疗对患者和移植肾有益[97-100]。

## 七、肾移植术中温度管理

临床问题 14:肾移植手术中是否需要应用加温装置来维持正常体温?

推荐意见 25:推荐使用加温毯、暖风机、液体加温装置等措施维持患者正常体温(推荐强度 B,证据等级 2b)。

推荐意见说明:

维持术中受者正常体温对移植肾灌注十分重要。围手术期全身低体温的不良反应包括儿茶酚胺的释放增加(可能减少移植肾灌注)、凝血功能障碍及输血风险增加、非去极化肌松剂有效时间延长及术后出现不良心脏事件和感染[101-104]。同时《中国肾移植加速康复管理专家共识》也推荐围手术期进行保温措施[105]。

## 八、肾移植术后镇痛

临床问题 15:对于行肾移植手术的受者,除静脉药物镇痛,还可采取哪些镇痛方式?

推荐意见 26:推荐腹横肌平面阻滞(TAP)及竖脊肌阻滞作为肾移植术后的镇痛方式(推荐强度 A,证据等级 1b)。

推荐意见 27:建议非甾体类镇痛药(NSAIDS)中,对乙酰氨基酚可用于肾移植术后镇痛(推荐强度 B,证据等级 2b)。布洛芬、萘普生和塞来昔布禁用于肾移植受者(推荐强度 A,证据等级 1b)。

推荐意见说明:

肾移植术后疼痛管理,不仅能提高患者满意度与舒适度,也有助于促进患者恢复与早期活动,并减少血栓相关性及其他并发症的发生。对于终末期肾病患者,全身性止痛药物选择有限。因而区域性镇痛方式对于缓解术后疼痛是其良好的补充方式。有研究显示,对行肾移植受者行竖脊肌阻滞后,对于术后急慢性疼痛都有较好的效果,患者 NRS 疼痛评分明显降低[106],同时还可降低静脉药物的使用。竖脊肌的镇痛原理是,局麻药可通过椎旁及硬膜外间隙扩散至腹部神经[107]。另一项小样本量随机对照研究比较传统静脉镇痛方式与给予竖脊肌神经阻滞方式镇痛效果,采用后者镇痛方式的患者,在术后静止与运动状态下疼痛评分,均低于传统静脉镇痛组的患者,补救镇痛药物吗啡的用量也减少[108]。

TAP 阻滞方法可用于多种类型的腹部手术术后镇痛,可降低术后阿片类镇痛药物的用量,提高患者舒适度[109-115]。腹壁切口痛是术后疼痛的主要原因,而 TAP 阻滞对此类型疼痛具有良好的效果。对于接受肾移植的患者,则可更大程度地受益,因 TAP 阻滞范围上至肋缘,下至耻骨联合,肾移植切口刚好囊括其内。因而我们建议将 TAP 阻滞作为肾移植患者术后的镇痛方式之一,其操作安全,便于实施,可使患者受益。药物选择包括浓度为 0.25%~0.5% 的布比卡因或罗哌卡因。

非甾体类镇痛药(Non-Steroid Anti-Inflammatory Drugs,NSAIDS)具有肾毒性,包括降低肾小球滤过率;导致肾小管间质性肾炎;肾病综合征,如微小病变及膜性肾小球性肾病;水钠潴留;加重已存在的高血压;毛细血管坏死和多种电解质紊乱,如低钠血症、高钾血症及 4 型肾小管坏死等。较之其他 NSAIDs 类药物,对乙酰氨基酚无外周前列腺素抑制作用,因而其对肾功能的影响大大降低[116]。一项队列研究结果显示,健康受试者服用对乙酰氨基酚组,受试者的肾功能的变化低于服用其他 NSAIDs 类药物组[117]。在另一项回顾性研究中,结果显示,相对于对乙酰氨基酚,NSAIDs 的其他药物,如布洛芬、萘普生和塞来昔布,均可使收缩压升高[118]。在这三种 NSAIDs 药物中,布洛芬可使收缩压升高约 2mmHg,萘普生诱导收缩压升高约 3mmHg,塞来昔布可诱导血压升高约 5mmHg。研究认为,NSAIDs 在 3 期 CKD 患者中用量应尽可能降低,而对 CKD 4 期及 5 期、仅残存肾功能及接受肾移植的患者,应尽量避免使用 NSAIDs 类药物。如因缺乏其他有效止痛药物而必须选择 NSAIDs 类时,应考虑短效及对肾血流动力学影响较低的药物如舒林酸及水杨酸[119]。

环氧合酶(COX-2)在多种生理过程中发挥着重要作用,如细胞增殖,肾脏生理过程,及神经传递等[120]。COX-2 抑制剂作为 NSAIDs 的一种,其副作用与其他 NSAIDs 类似,可降低肾小球滤过率,导致水钠潴留,严重者引起水肿和血压增高,使用时同样需谨慎。

## 九、小结

本指南是基于现有研究证据和临床经验总结而来,归纳整理近年来临床试验与国内外各中心经验,加以分析与整合,客观陈述目前多数肾移植手术麻醉所采用的药物种类与剂量的监测手段的进展,对临床工作有一定的参考与指导作用。但本指南仍存在一定局限性,随着临床研究的不断深入,药物和与技术的革新,未来将对指南进行补充、完善和更新。

**执笔作者:** 朱耀民(西安交通大学第一附属医院),谯瞧(西安交通大学第一附属医院),朱皓阳(西安交通大学第一附属医院),刘畅(西安交通大学第一附属医院)

**通信作者:** 朱耀民(西安交通大学第一附属医院)

**主审专家:** 薛武军(西安交通大学第一附属医院),陈刚(华中科技大学同济医学院附属同济医院),朱同玉(复旦大学附属中山医院)。

**审稿专家:** 丁小明(西安交通大学第一附属医院),王长希(中山大学附属第一医院),王钢(吉林大学第一医院),邓斌(西安交通大学第一附属医院),田晓辉(西安交通大学第一附属医院),代贺龙(中南大学湘雅二医院),朱宇麟(西安交通大学第一附属医院),李宁(山西省第二人民医院),李娟(中国科技大学附属第一医院),张伟杰(华中科技大学同济医学院附属同济医院),陈向东(华中科技大学同济医学院附属协和医院),林俊(首都医科大学附属北京友谊医院),林涛(四川大学华西医院),罗佛全(浙江省人民医院),赵晶(北京中日友好医院),董海龙(空军军医大学西京医院),喻文立(天津第一中心医院),温健(西安交通大学第一附属医院),谢克亮(天津医科大学总医院),路志红(空军军医大学西京医院),路万虹(西安交通大学第一附属医院)

　　**利益冲突**:所有作者声明无利益冲突。

## 参考文献

[1] VAN LOO A A, VANHOLDER R C, BERNAERT P R, et al. Pretransplantation hemodialysis strategy influences early renal graft function [J]. J Am Soc Nephrol, 1998, 9 (3): 473-481.

[2] SCHMIDT R, KUPIN W, DUMLER F, et al. Influence of the pretransplant hematocrit level on early graft function in primary cadaveric renal transplantation [J]. Transplantation, 1993, 55 (5): 1034-1040.

[3] KIKIĆ Z, LORENZ M, SUNDER-PLASSMANN G, et al. Effect of hemodialysis before transplant surgery on renal allograft function-a pair of randomized controlled trials [J]. Transplantation, 2009, 88 (12): 1377-1385.

[4] POLDERMANS D, BAX J J, BOERSMA E, et al. Guidelines for pre-operative cardiac risk assessment and perioperative cardiac management in non-cardiac surgery [J]. Eur Heart J, 2009, 30 (22): 2769-2812.

[5] DOUKETIS J D, SPYROPOULOS A C, SPENCER F A, et al. Perioperative management of antithrombotic therapy: antithrombotic therapy and prevention of thrombosis, 9th ed: American College of Chest Physicians evidence-based clinical practice guidelines [J]. Chest, 2012, 141 (2 Suppl): e326S-e350S.

[6] BENAHMED A, KIANDA M, GHISDAL L, et al. Ticlopidine and clopidogrel, sometimes combined with aspirin, only minimally increase the surgical risk in renal transplantation: a case-control study [J]. Nephrol Dial Transplant, 2014, 29 (2): 463-466.

[7] OSMAN Y, KAMAL M, SOLIMAN S, et al. Necessity of routine postoperative heparinization in non-risky live-donor renal transplantation: results of a prospective randomized trial [J]. Urology, 2007, 69 (4): 647-651.

[8] HORVATH J S, TILLER D J, DUGGIN G G, et al. Low dose heparin and early kidney transplant function [J]. Aust N Z J Med, 1975, 5 (6): 537-539.

[9] MOHAN P, MURPHY D M, COUNIHAN A, et al. The role of intraoperative heparin in cyclosporine treated cadaveric renal transplant recipients [J]. J Urol, 1999, 162 (3 Pt 1): 682-684.

[10] MURPHY G J, TAHA R, WINDMILL D C, et al. Influence of aspirin on early allograft thrombosis and chronic allograft nephropathy following renal transplantation [J]. Br J Surg, 2001, 88 (2): 261-266.

[11] ROBERTSON A J, NARGUND V, GRAY D W, et al. Low dose aspirin as prophylaxis against renal-vein thrombosis in renal-transplant recipients [J]. Nephrol Dial Transplant, 2000, 15 (11): 1865-1868.

[12] STECHMAN M J, CHARLWOOD N, GRAY D W, et al. Administration of 75 mg of aspirin daily for 28 days is sufficient prophylaxis against renal transplant vein thrombosis [J]. Phlebology, 2007, 22 (2): 83-85.

[13] WüTHRICH R P. Factor V Leiden mutation: potential thrombogenic role in renal vein, dialysis graft and transplant vascular thrombosis [J]. Curr Opin Nephrol Hypertens, 2001, 10 (3): 409-414.

[14] AKER S, IVENS K, GRABENSEE B, et al. Cardiovascular risk factors and diseases after renal transplantation [J]. Int Urol Nephrol, 1998, 30 (6): 777-788.

[15] AREND S M, MALLAT M J, WESTENDORP R J, et al. Patient survival after renal transplantation; more than 25 years follow-up [J]. Nephrol Dial Transplant, 1997, 12 (8): 1672-1679.

[16] AULL-WATSCHINGER S, KONSTANTIN H, DEMETRIOU D, et al. Pre-transplant predictors of cerebrovascular

events after kidney transplantation [J]. Nephrol Dial Transplant, 2008, 23 (4): 1429-1435.

[17] OSHO A A, CASTLEBERRY A W, SNYDER L D, et al. The Chronic Kidney Disease Epidemiology Collaboration (CKDEPI) equation best characterizes kidney function in patients being considered for lung transplantation [J]. J Heart Lung Transplant, 2014, 33 (12): 1248-1254.

[18] CHUANG P, GIBNEY E M, CHAN L, et al. Predictors of cardiovascular events and associated mortality within two years of kidney transplantation [J]. Transplant Proc, 2004, 36 (5): 1387-1391.

[19] COSIO F G, ALAMIR A, YIM S, et al. Patient survival after renal transplantation: I. The impact of dialysis pre-transplant [J]. Kidney Int, 1998, 53 (3): 767-772.

[20] DE MATTOS A M, PRATHER J, OLYAEI A J, et al. Cardiovascular events following renal transplantation: role of traditional and transplant-specific risk factors [J]. Kidney Int, 2006, 70 (4): 757-764.

[21] DOYLE S E, MATAS A J, GILLINGHAM K, et al. Predicting clinical outcome in the elderly renal transplant recipient [J]. Kidney Int, 2000, 57 (5): 2144-2150.

[22] FELLSTRöM B, HOLDAAS H, JARDINE A G, et al. Risk factors for reaching renal endpoints in the assessment of Lescol in renal transplantation (ALERT) trial [J]. Transplantation, 2005, 79 (2): 205-212.

[23] FEYSSA E, JONES-BURTON C, ELLISON G, et al. Racial/ethnic disparity in kidney transplantation outcomes: influence of donor and recipient characteristics [J]. J Natl Med Assoc, 2009, 101 (2): 111-115.

[24] GORDON E J, PROHASKA T R, GALLANT M P, et al. Longitudinal analysis of physical activity, fluid intake, and graft function among kidney transplant recipients [J]. Transpl Int, 2009, 22 (10): 990-998.

[25] HERNáNDEZ D, HANSON E, KASISKE M K, et al. Cytomegalovirus disease is not a major risk factor for ischemic heart disease after renal transplantation [J]. Transplantation, 2001, 72 (8): 1395-1399.

[26] HUMAR A, KERR S R, RAMCHARAN T, et al. Peri-operative cardiac morbidity in kidney transplant recipients: incidence and risk factors [J]. Clin Transplant, 2001, 15 (3): 154-158.

[27] ISRANI A K, SNYDER J J, SKEANS M A, et al. Predicting coronary heart disease after kidney transplantation: Patient Outcomes in Renal Transplantation (PORT) Study [J]. Am J Transplant, 2010, 10 (2): 338-353.

[28] JARDINE A G, FELLSTRöM B, LOGAN J O, et al. Cardiovascular risk and renal transplantation: post hoc analyses of the Assessment of Lescol in Renal Transplantation (ALERT) Study [J]. Am J Kidney Dis, 2005, 46 (3): 529-536.

[29] KASISKE B L. Epidemiology of cardiovascular disease after renal transplantation [J]. Transplantation, 2001, 72 (6 Suppl): S5-S8.

[30] KASISKE B L, CHAKKERA H A, ROEL J. Explained and unexplained ischemic heart disease risk after renal transplantation [J]. J Am Soc Nephrol, 2000, 11 (9): 1735-1743.

[31] KASISKE B L, KLINGER D. Cigarette smoking in renal transplant recipients [J]. J Am Soc Nephrol, 2000, 11 (4): 753-759.

[32] LENTINE K L, ROCCA REY L A, KOLLI S, et al. Variations in the risk for cerebrovascular events after kidney transplant compared with experience on the waiting list and after graft failure [J]. Clin J Am Soc Nephrol, 2008, 3 (4): 1090-1101.

[33] LENTINE K L, SCHNITZLER M A, ABBOTT K C, et al. De novo congestive heart failure after kidney transplantation: a common condition with poor prognostic implications [J]. Am J Kidney Dis, 2005, 46 (4): 720-733.

[34] MARCéN R, MORALES J M, ARIAS M, et al. Ischemic heart disease after renal transplantation in patients on cyclosporine in Spain [J]. J Am Soc Nephrol, 2006, 17 (12 Suppl 3): S286-S290.

[35] MATAS A J, PAYNE W D, SUTHERLAND D E, et al. 2, 500 living donor kidney transplants: a single-center experience [J]. Ann Surg, 2001, 234 (2): 149-164.

[36] MOHAMED ALI A A, ABRAHAM G, MATHEW M, et al. Can serial eGFR, body mass index and smoking predict renal allograft survival in South Asian patients [J]. Saudi J Kidney Dis Transpl, 2009, 20 (6): 984-990.

[37] NANKIVELL B J, LAU S G, CHAPMAN J R, et al. Progression of macrovascular disease after transplantation [J]. Transplantation, 2000, 69 (4): 574-581.

[38] NOGUEIRA J M, HARIRIAN A, JACOBS S C, et al. Cigarette smoking, kidney function, and mortality after live donor kidney transplant [J]. Am J Kidney Dis, 2010, 55 (5): 907-915.

［39］ OSCHATZ E, BENESCH T, KODRAS K, et al. Changes of coronary calcification after kidney transplantation [J]. Am J Kidney Dis, 2006, 48 (2): 307-313.

［40］ OZDEMIR F N, KARAKAN S, AKGUL A, et al. Metabolic syndrome is related to long-term graft function in renal transplant recipients [J]. Transplant Proc, 2009, 41 (7): 2808-2810.

［41］ PONTICELLI C, VILLA M, CESANA B, et al. Risk factors for late kidney allograft failure [J]. Kidney Int, 2002, 62 (5): 1848-1854.

［42］ SIEDLECKI A, FOUSHEE M, CURTIS J J, et al. The impact of left ventricular systolic dysfunction on survival after renal transplantation [J]. Transplantation, 2007, 84 (12): 1610-1617.

［43］ SUNG R S, ALTHOEN M, HOWELL T A, et al. Excess risk of renal allograft loss associated with cigarette smoking [J]. Transplantation, 2001, 71 (12): 1752-1757.

［44］ VALDéS-CAñEDO F, PITA-FERNáNDEZ S, SEIJO-BESTILLEIRO R, et al. Incidence of cardiovascular events in renal transplant recipients and clinical relevance of modifiable variables [J]. Transplant Proc, 2007, 39 (7): 2239-4221.

［45］ YANGO A F, GOHH R Y, MONACO A P, et al. Excess risk of renal allograft loss and early mortality among elderly recipients is associated with poor exercise capacity [J]. Clin Nephrol, 2006, 65 (6): 401-407.

［46］ GUEYE A S, CHELAMCHARLA M, BAIRD B C, et al. The association between recipient alcohol dependency and long-term graft and recipient survival [J]. Nephrol Dial Transplant, 2007, 22 (3): 891-898.

［47］ KASISKE B L, MALIK M A, HERZOG C A. Risk-stratified screening for ischemic heart disease in kidney transplant candidates [J]. Transplantation, 2005, 80 (6): 815-820.

［48］ JELOKA T K, ROSS H, SMITH R, et al. Renal transplant outcome in high-cardiovascular risk recipients [J]. Clin Transplant, 2007, 21 (5): 609-614.

［49］ PATEL R K, MARK P B, JOHNSTON N, et al. Prognostic value of cardiovascular screening in potential renal transplant recipients: a single-center prospective observational study [J]. Am J Transplant, 2008, 8 (8): 1673-1683.

［50］ CAMPOS L, PARADA B, FURRIEL F, et al. Do intraoperative hemodynamic factors of the recipient influence renal graft function？ [J] Transplant Proc, 2012, 44 (6): 1800-1803.

［51］ AULAKH N K, GARG K, BOSE A, et al. Influence of hemodynamics and intra-operative hydration on biochemical outcome of renal transplant recipients [J]. J Anaesthesiol Clin Pharmacol, 2015, 31 (2): 174-179.

［52］ GINGELL-LITTLEJOHN M, KOH H, AITKEN E, et al. Below-target postoperative arterial blood pressure but not central venous pressure is associated with delayed graft function [J]. Transplant Proc, 2013, 45 (1): 46-50.

［53］ OTHMAN M M, ISMAEL A Z, HAMMOUDA G E. The impact of timing of maximal crystalloid hydration on early graft function during kidney transplantation [J]. Anesth Analg, 2010, 110 (5): 1440-1446.

［54］ BACCHI G, BUSCAROLI A, FUSARI M, et al. The influence of intraoperative central venous pressure on delayed graft function in renal transplantation: a single-center experience [J]. Transplant Proc, 2010, 42 (9): 3387-3391.

［55］ DE GASPERI A, NARCISI S, MAZZA E, et al. Perioperative fluid management in kidney transplantation: is volume overload still mandatory for graft function？ [J]. Transplant Proc, 2006, 38 (3): 807-809.

［56］ KIM K M, KIM G S, HAN M. A comparative study of pulse pressure variation, stroke volume variation and central venous pressure in patients undergoing kidney transplantation [J]. Singapore Med J, 2022, 63 (12): 731-739.

［57］ FORGET P, LOIS F, DE KOCK M. Goal-directed fluid management based on the pulse oximeter-derived pleth variability index reduces lactate levels and improves fluid management [J]. Anesth Analg, 2010, 111 (4): 910-914.

［58］ TOYODA D, FUKUDA M, IWASAKI R, et al. The comparison between stroke volume variation and filling pressure as an estimate of right ventricular preload in patients undergoing renal transplantation [J]. J Anesth, 2015, 29 (1): 40-46.

［59］ CHIN J H, JUN I G, LEE J, et al. Can stroke volume variation be an alternative to central venous pressure in patients undergoing kidney transplantation？ [J]. Transplant Proc, 2014, 46 (10): 3363-3366.

［60］ DAURI M, COSTA F, SERVETTI S, et al. Combined general and epidural anesthesia with ropivacaine for renal transplantation [J]. Minerva Anestesiol, 2003, 69 (12): 873-884.

［61］ AKPEK E A, KAYHAN Z, DöNMEZ A, et al. Early postoperative renal function following renal transplantation surgery: effect of anesthetic technique [J]. J Anesth, 2002, 16 (2): 114-118.

［62］ MURPHY E J. Acute pain management pharmacology for the patient with concurrent renal or hepatic disease [J]. Anaesth Intensive Care, 2005, 33 (3): 311-322.

［63］ SCHMID S, JUNGWIRTH B. Anaesthesia for renal transplant surgery: an update [J]. Eur J Anaesthesiol, 2012, 29 (12): 552-558.

［64］ SCHEINGRABER S, REHM M, SEHMISCH C, et al. Rapid saline infusion produces hyperchloremic acidosis in patients undergoing gynecologic surgery [J]. Anesthesiology, 1999, 90 (5): 1265-1270.

［65］ WATERS J H, MILLER L R, CLACK S, et al. Cause of metabolic acidosis in prolonged surgery [J]. Crit Care Med, 1999, 27 (10): 2142-2146.

［66］ WATERS J H, GOTTLIEB A, SCHOENWALD P, et al. Normal saline versus lactated Ringer's solution for intraoperative fluid management in patients undergoing abdominal aortic aneurysm repair: an outcome study [J]. Anesth Analg, 2001, 93 (4): 817-822.

［67］ YUNOS N M, KIM I B, BELLOMO R, et al. The biochemical effects of restricting chloride-rich fluids in intensive care [J]. Crit Care Med, 2011, 39 (11): 2419-2424.

［68］ O'MALLEY C M N, FRUMENTO R J, HARDY M A, et al. A randomized, double-blind comparison of lactated Ringer's solution and 0.9% NaCl during renal transplantation [J]. Anesth Analg, 2005, 100 (5): 1518-1524.

［69］ COLLINS M G, FAHIM M A, PASCOE E M, et al. Balanced crystalloid solution versus saline in deceased donor kidney transplantation (BEST-Fluids): a pragmatic, double-blind, randomised, controlled trial [J]. Lancet, 2023, 402 (10396): 105-117.

［70］ POTURA E, LINDNER G, BIESENBACH P, et al. An acetate-buffered balanced crystalloid versus 0.9% saline in patients with end-stage renal disease undergoing cadaveric renal transplantation: a prospective randomized controlled trial [J]. Anesth Analg, 2015, 120 (1): 123-129.

［71］ WAN S, ROBERTS M A, MOUNT P. Normal saline versus lower-chloride solutions for kidney transplantation [J]. Cochrane Database Syst Rev, 2016, 2016 (8): Cd010741.

［72］ WEINBERG L, HARRIS L, BELLOMO R, et al. Effects of intraoperative and early postoperative normal saline or Plasma-Lyte 148® on hyperkalaemia in deceased donor renal transplantation: a double-blind randomized trial [J]. Br J Anaesth, 2017, 119 (4): 606-615.

［73］ ADWANEY A, RANDALL D W, BLUNDEN M J, et al. Perioperative Plasma-Lyte use reduces the incidence of renal replacement therapy and hyperkalaemia following renal transplantation when compared with 0.9% saline: a retrospective cohort study [J]. Clin Kidney J, 2017, 10 (6): 838-844.

［74］ NESSELER N, RACHED A, ROSS JT, et al. Association between perioperative normal saline and delayed graft function in deceased-donor kidney transplantation: a retrospective observational study [J]. Can J Anaesth, 2020, 67 (4): 421-429.

［75］ GONZáLEZ-CASTRO A, ORTIZ-LASA M, RODRIGUEZ-BORREGAN J C, et al. Influence of proportion of normal saline administered in the perioperative period of renal transplantation on kalemia levels [J]. Transplant Proc, 2018, 50 (2): 569-571.

［76］ DAWIDSON I J, AR'RAJAB A. Perioperative fluid and drug therapy during cadaver kidney transplantation [J]. Clin Transpl, 1992: 267-284.

［77］ DAWIDSON I J, SANDOR Z F, COORPENDER L, et al. Intraoperative albumin administration affects the outcome of cadaver renal transplantation [J]. Transplantation, 1992, 53 (4): 774-782.

［78］ ABDALLAH E, EL-SHISHTAWY S, MOSBAH O, et al. Comparison between the effects of intraoperative human albumin and normal saline on early graft function in renal transplantation [J]. Int Urol Nephrol, 2014, 46 (11): 2221-2226.

［79］ SHAH R B, SHAH V R, BUTALA B P, et al. Effect of intraoperative human albumin on early graft function in renal transplantation [J]. Saudi J Kidney Dis Transpl, 2014, 25 (6): 1148-1153.

［80］ WILKES M M, NAVICKIS R J. Patient survival after human albumin administration. A meta-analysis of randomized, controlled trials [J]. Ann Intern Med, 2001, 135 (3): 149-164.

［81］ AND C F B E. Safety & Availability (Biologics)-FDA Safety Communication: boxed warning on increased mortality and severe renal injury, and additional warning on risk of bleeding, for use of hydroxyethyl starch solutions in some settings. Center for Biologics Evaluation and Research [EB/OL].(2024-1-22)[2024-2-12.]

[82] ZARYCHANSKI R, ABOU-SETTA A M, TURGEON A F, et al. Association of hydroxyethyl starch administration with mortality and acute kidney injury in critically ill patients requiring volume resuscitation: a systematic review and meta-analysis [J]. Jama, 2013, 309 (7): 678-688.

[83] BAGSHAW S M, CHAWLA L S. Hydroxyethyl starch for fluid resuscitation in critically ill patients [J]. Can J Anaesth, 2013, 60 (7): 709-713.

[84] WU Y, WU A S, WANG J, et al. Effects of the novel 6% hydroxyethyl starch 130/0. 4 on renal function of recipients in living-related kidney transplantation [J]. Chin Med J (Engl), 2010, 123 (21): 3079-3083.

[85] HOKEMA F, ZIGANSHYNA S, BARTELS M, et al. Is perioperative low molecular weight hydroxyethyl starch infusion a risk factor for delayed graft function in renal transplant recipients？ [J]. Nephrol Dial Transplant, 2011, 26 (10): 3373-3378.

[86] LEGENDRE C, THERVET E, PAGE B, et al. Hydroxyethylstarch and osmotic-nephrosis-like lesions in kidney transplantation [J]. Lancet, 1993, 342 (8865): 248-249.

[87] CITTANOVA M L, LEBLANC I, LEGENDRE C, et al. Effect of hydroxyethylstarch in brain-dead kidney donors on renal function in kidney-transplant recipients [J]. Lancet, 1996, 348 (9042): 1620-1622.

[88] GIRAL M, BERTOLA J P, FOUCHER Y, et al. Effect of brain-dead donor resuscitation on delayed graft function: results of a monocentric analysis [J]. Transplantation, 2007, 83 (9): 1174-1181.

[89] PATEL M S, NIEMANN C U, SALLY M B, et al. The impact of hydroxyethyl starch use in deceased organ donors on the development of delayed graft function in kidney transplant recipients: a propensity-adjusted analysis [J]. Am J Transplant, 2015, 15 (8): 2152-2158.

[90] CARPENTER C B. Blood transfusioneffects in kidney transplantation [J]. Yale J Biol Med, 1990, 63 (5): 435-443.

[91] LEE K, LEE S, JANG E J, et al. The association between peri-Transplant RBC transfusion and graft failure after kidney transplantation: a nationwide cohort study [J]. J Clin Med, 2021, 10 (16).

[92] HOVAGUIMIAN F, MYLES P S. Restrictive versus liberal transfusion strategy in the perioperative and acute care settings: a context-specific systematic review and meta-analysis of randomized controlled trials [J]. Anesthesiology, 2016, 125 (1): 46-61.

[93] FLISER D, LAVILLE M, COVIC A, et al. A European Renal Best Practice (ERBP) position statement on the Kidney Disease Improving Global Outcomes (KDIGO) clinical practice guidelines on acute kidney injury: part 1: definitions, conservative management and contrast-induced nephropathy [J]. Nephrol Dial Transplant, 2012, 27 (12): 4263-4272.

[94] DALTON R S, WEBBER J N, CAMERON C, et al. Physiologic impact of low-dose dopamine on renal function in the early post renal transplant period [J]. Transplantation, 2005, 79 (11): 1561-1567.

[95] CARMELLINI M, ROMAGNOLI J, GIULIANOTTI P C, et al. Dopamine lowers the incidence of delayed graft function in transplanted kidney patients treated with cyclosporine A [J]. Transplant Proc, 1994, 26 (5): 2626-2629.

[96] GRUNDMANN R, KINDLER J, MEIDER G, et al. Dopamine treatment of human cadaver kidney graft recipients: a prospectively randomized trial [J]. Klin Wochenschr, 1982, 60 (4): 193-197.

[97] O'DAIR J, EVANS L, RIGG K M, et al. Routine use of renal-dose dopamine during living donor nephrectomy has no beneficial effect to either donor or recipient [J]. Transplant Proc, 2005, 37 (2): 637-639.

[98] CIAPETTI M, DI VALVASONE S, DI FILIPPO A, et al. Low-dose dopamine in kidney transplantation [J]. Transplant Proc, 2009, 41 (10): 4165-4168.

[99] KADIEVA V S, FRIEDMAN L, MARGOLIUS L P, et al. The effect of dopamine on graft function in patients undergoing renal transplantation [J]. Anesth Analg, 1993, 76 (2): 362-365.

[100] FERGUSON C J, HILLIS A N, WILLIAMS J D, et al. Calcium-channel blockers and other factors influencing delayed function in renal allografts [J]. Nephrol Dial Transplant, 1990, 5 (9): 816-820.

[101] JOHN M, FORD J, HARPER M. Peri-operative warming devices: performance and clinical application [J]. Anaesthesia, 2014, 69 (6): 623-638.

[102] PERL T, BRäUER A, QUINTEL M. Prevention of perioperative hypothermia with forced-air warming systems and

upper-body blankets [J]. Surg Technol Int, 2006, 15: 19-22.

［103］MADRID E, URRúTIA G, ROQUé I FIGULS M, et al. Active body surface warming systems for preventing complications caused by inadvertent perioperative hypothermia in adults [J]. Cochrane Database Syst Rev, 2016, 4 (4): Cd009016.

［104］SESSLER D I. Perioperative thermoregulation and heat balance. Lancet, 2016, 387 (10038): 2655-2664.

［105］吴建永, 雷文华. 中国肾移植围手术期加速康复管理专家共识 (2018 版)[J]. 中华移植杂志: 电子版, 2018, 12 (4): 6.

［106］TEMIROV T, BEN-DAVID B, MUSTAFIN A, et al. Erector spinae plane block in management of pain after kidney transplantation [J]. Pain Med, 2019, 20 (5): 1053-1054.

［107］GURKAN Y, AKSU C, KUS A, et al. Ultrasound guided erector spinae plane block reduces postoperative opioid consumption following breast surgery: a randomized controlled study [J]. J Clin Anesth, 2018, 50: 65-68.

［108］SHARIPOVA V, ALIMOV A, SIYABAYEV F, et al. Erector spinae plane block for postoperative analgesia after kidney transplant [J]. Exp Clin Transplant, 2022, 20 (Suppl 1): 83-85.

［109］PARIKH B K, WAGHMARE V, SHAH V R, et al. The analgesic efficacy of continuous transversus abdominis plane block in renal transplant recipients [J]. J Anaesthesiol Clin Pharmacol, 2015, 31 (4): 531-534.

［110］MCDONNELL J G, CURLEY G, CARNEY J, et al. The analgesic efficacy of transversus abdominis plane block after cesarean delivery: a randomized controlled trial [J]. Anesth Analg, 2008, 106 (1): 186-191.

［111］MCDONNELL J G, O'DONNELL B, CURLEY G, et al. The analgesic efficacy of transversus abdominis plane block after abdominal surgery: a prospective randomized controlled trial [J]. Anesth Analg, 2007, 104 (1): 193-197.

［112］BELAVY D, COWLISHAW P J, HOWES M, et al. Ultrasound-guided transversus abdominis plane block for analgesia after Caesarean delivery [J]. Br J Anaesth, 2009, 103 (5): 726-730.

［113］EL-DAWLATLY A A, TURKISTANI A, KETTNER S C, et al. Ultrasound-guided transversus abdominis plane block: description of a new technique and comparison with conventional systemic analgesia during laparoscopic cholecystectomy [J]. Br J Anaesth, 2009, 102 (6): 763-767.

［114］NIRAJ G, SEARLE A, MATHEWS M, et al. Analgesic efficacy of ultrasound-guided transversus abdominis plane block in patients undergoing open appendicectomy [J]. Br J Anaesth, 2009, 103 (4): 601-605.

［115］GOPWANI S R, ROSENBLATT M A. Transversus abdominis plane block in renal allotransplant recipients: a retrospective chart review [J]. Saudi J Anaesth, 2016, 10 (4): 375-378.

［116］GHANEM C I, PEREZ M J, MANAUTOU J E, et al. Acetaminophen from liver to brain: new insights into drug pharmacological action and toxicity [J]. Pharmacol Res, 2016, 109: 119-131.

［117］REXRODE K M, BURING J E, GLYNN R J, et al. Analgesic use and renal function in men [J]. JAMA, 2001, 286 (3): 315-321.

［118］ALJADHEY H, TU W, HANSEN R A, et al. Comparative effects of non-steroidal anti-inflammatory drugs (NSAIDs) on blood pressure in patients with hypertension [J]. BMC Cardiovasc Disord, 2012, 12: 93.

［119］STILLMAN M T, SCHLESINGER P A. Nonsteroidal anti-inflammatory drug nephrotoxicity. Should we be concerned ? [J]. Arch Intern Med, 1990, 150 (2): 268-270.

［120］ARFè A, SCOTTI L, VARAS-LORENZO C, et al. Non-steroidal anti-inflammatory drugs and risk of heart failure in four European countries: nested case-control study [J]. Bmj, 2016, 354: i4857.

# 18 肾移植围手术期处理临床诊疗指南

目前, 肾移植是最为成熟的器官移植技术, 其中围手术期管理是最为重要的环节。由于肾移植围手术期是多种并发症高发时期, 因此, 规范肾移植受者围手术期管理, 特别是防治围手术期并发症, 对改善肾移植效果, 促进受者康复具有重要的意义。

## 一、指南形成方法

本指南已在国际实践指南注册与透明化平台（Practice Guide Registration for TransPAREncy，PREPARE）上以中英双语注册（注册号：PREPARE-2023CN881）。

指南范围及临床问题的确定：通过指南专家会议对临床关注的问题进行讨论，最终选择出本指南拟解决的 21 个临床问题，涉及肾移植围手术期监测和管理两大方面。

证据检索与筛选：按照人群、干预、对照、结局（population，intervention，comparison，outcome，PICO）的原则对纳入的临床问题进行检索，检索 Medline（PubMed）、Web of Science、万方知识数据服务平台和中国知网数据库，纳入指南、共识、规范、系统评价和 meta 分析、随机对照试验（randomized controlled trial，RCT）、非 RCT 队列研究和病例对照研究等类型的证据；检索词包括："肾移植""围手术期""麻醉恢复""监测""营养""容量管理""电解质"等。所有类型文献检索时间为 1993 年 1 月至 2023 年 12 月，主要文献为近 10 年文献，发表语言限定中文或英文。

推荐意见的形成：本指南采用 2009 版牛津大学循证医学中心的证据分级与推荐强度标准对推荐意见的支持证据体进行评级，对部分无证据支持的临床问题，则依据专家临床经验的集体讨论，形成基于专家共识的推荐意见。综合考虑证据以及我国肾移植现状，实验室检测成本和利弊等因素后，经过多轮讨论指南工作组对肾移植围手术期主要的 21 个临床问题提出了符合中国实际指导临床的 32 条推荐意见，经中华医学会器官移植学分会组织全国器官移植与相关学科专家两轮会议集体讨论定稿。

## 二、指南推荐意见及说明

临床问题 1：**肾移植受者围手术期的管理涉及哪些学科？**

**推荐意见 1**：肾移植受者在围手术期需要器官移植、麻醉与手术室、输血、影像、肾病、病理、感染、康复、营养及临床药学等学科医护人员进行多学科合作，为受者提供多方面支持（推荐强度 D，证据等级 5）。

推荐意见说明：

围手术期管理是肾移植成功的关键之一。随着监测技术及理念的进步，肾移植受者围手术期管理正逐渐向安全、方便、合理、精确的方向发展。国外指南以及国内专家共识均提倡采用跨学科合作的形式实施围手术期管理策略，包括肾移植专科医护人员、麻醉医师、手术室护士及营养师、输血、影像、肾病、病理、感染、康复、营养及临床药学等学科成员，以提高团队决策能力，为患者提供多方面支持。护士作为受者身边的首要及主要观察者，能够在第一时间对受者的临床表现及病情变化做出判断、反馈和决策。临床实施围手术期管理方案应加强对医护人员培训，加深医护人员对多学科协作的全面理解，鼓励护士积极参与肾移植围手术期监测，促进多学科团队之间的深度协作，从而优化管理方案，保障受者安全[1]。

临床问题 2：**肾移植手术前是否需要临时增加透析？**

**推荐意见 2**：采取规律血液透析方式的肾移植等待者，不建议肾移植术前 24h 内增加血液透析一次，腹膜透析患者可持续透析至肾移植手术前（推荐强度 B，证据等级 2b）。

推荐意见说明：

终末期肾病患者均伴有血清肌酐、尿素氮较高，水钠潴留的症状。透析作为肾脏替代治疗，移植前临时透析可确保患者体内电解质平衡和净体重,增加患者手术耐受性,为肾移植手术创造更好的身体条件[2]。但是术前急诊血液透析可能会诱导机体的促炎状态,推迟手术时间,增加术中出血风险,延长冷缺血时间并增加移植肾功能延迟恢复(delay gragt function,DGF)的风险[3,4]。因此,在肾移植术前24h内不推荐常规接受临时血液透析,急诊血液透析指征包括内科治疗难以控制高钾血症、液体超负荷、电解质和酸碱平衡紊乱等,对于此部分等待者,建议加强透析管理,病情稳定后再接受移植。当接受较高DGF风险的供肾的情况时,为有利于移植后受者恢复,可考虑术前增加血液透析一次。有研究显示,对于心功能欠佳或心室辅助装置的患者,在接受肾移植之前适当的临时透析可能会改善移植后的肾功能[5]。

**临床问题 3:肾移植围手术期需要常规监测哪些指标?**

**推荐意见 3**:肾移植受者围手术期建议监测生命体征、体重、电解质、肝肾功能、液体总入量和出量、动态尿量、手术切口、感染指标和免疫抑制药物血浓度(推荐强度 D,证据等级 5)。

**推荐意见说明:**

肾移植受者由于麻醉、免疫抑制剂应用、水电解质酸碱代谢不稳定、移植肾的多尿或少尿等原因,围手术期的情况不稳定,因此,需要从生命体征、体重、出入量等多个方面进行全面、细致地监测,以确保手术过程和术后康复的安全性和有效性。肾移植围手术期生命体征易发生波动,应给予肾移植受者较为全面生命体征的监护,包括体温、血压、脉搏、呼吸。入量(包括静脉液体和口服液体量)和出量(包括尿量、粪便、呕吐物、胸腹腔及伤口引流量)的平衡,尤其是尿量,可以直接反映移植肾的功能,同时可以辅助排斥反应、输尿管梗阻等内外科并发症的诊断及鉴别诊断。肾移植术后早期留置尿管期间应记录每小时尿量,观察尿液的颜色、透亮程度、有否沉淀物等。受者情况稳定后或拔除尿管后可记录每次排尿的尿量或者记录24h尿量。体重也是反映肾移植受者肾功能恢复的指标,可指导免疫抑制剂使用、饮食、液体入量等,建议术后早期监测清晨空腹体重[6,7]。

实验室检查也是围手术期监测的重要指标,包括血、尿常规,肝、肾功能等项目,可反映受者术后的全身营养状况、移植肾功能恢复及是否存在感染情况。及时监测和处理移植术后24h内的低钠血症和代谢性酸中毒,术后1周内每天监测血常规、肝功、肾功生化及电解质,肾功能恢复后可酌情减至隔日1次或者1周2次。尿常规反映受者移植肾功能恢复情况及有否泌尿系统感染等,每周监测2次[6]。除了血常规外,还可通过监测降钙素原、葡聚糖、半乳甘露聚糖、血液及体液标本培养及高通量测序评估感染情况[8],但这些指标不作常规监测,如受者有临床症状或者怀疑存在感染风险时,可酌情进行监测。

肾移植受者术后均需要接受免疫抑制治疗预防排斥反应的发生。免疫抑制剂治疗具有治疗指数窄、个体差异大、影响因素多等特点,免疫抑制不足或过量可能影响移植肾功能的恢复,因此,对免疫抑制剂浓度的监测十分重要。由于免疫抑制浓度达到稳态需要一定的时间,通常建议在口服免疫抑制后术后第3天检测浓度,每周监测2次,并根据结果及时调整剂量达到目标浓度。待受者移植肾功能稳定,免疫抑制剂达到目标浓度后,免疫抑制浓度监测可减至每周1次[9]。

肾移植围手术期各项指标的监测有助于及时发现并处理潜在的并发症,确保受者在肾移植手术期和术后得到适当的医疗护理。术后监测通常会延续数天至数周,具体取决于受者的状况和手术后的进展。

**临床问题 4:肾移植围手术期的血压如何管理?**

**推荐意见 4**:为保证移植肾的灌注,建议肾移植围手术期无创监测血压,维持在略高于受者术前的基础血压水平(10 mmHg 以内)。收缩压高于 160mmHg 建议给予降压治疗。收缩压低于110mmHg,或者平均动脉压低于 55mmHg,建议给予升压治疗(推荐强度 B,证据等级 3b)。

**推荐意见说明:**

由于移植肾没有自身调节血压的能力,移植肾血流灌注依赖于动脉血压,肾移植术后保持一定水平的血压有利于促进移植肾功能的恢复。为确保肾脏有足够的血液供应,一般血压略高于受者术前的基础血压水平 10~20mmHg,但收缩压不宜超过 160mmHg,对于低血压的受者血压应维持在 110/70mmHg 以上,以避免低血压和移植物血栓形成的风险[10,11]。有研究显示,平均动脉压<55mmHg 与手术后急性肾损伤和心肌损伤相关[12]。然而,没有证据指出移植后早期的最佳血压目标,且各移植中心尚无统一策略。部分中心应用较高的血压目标(即允许性高血压),将移植后 1~2周内血压目标设定为小于 160/90mmHg,还有一部分中心则应用 140/90mmHg 的目标值。目前尚没有数据支持上述或其他移植后早期血压阈值,因此,肾移植围手术期血压管理应该是个体化的,考虑到受者的基础疾病、心血管状况、基础血压和手术的特殊情况,以保障移植肾脏有效的血液灌注为目标。术前的评估对确定个体化的治疗目标至关重要[12]。

血压升高增加受者出现心脑血管意外、伤口渗血及移植肾破裂的风险,血压过高应该给予降压治疗[11]。移植后早期的高血压通常与容量超负荷和 / 或移植物功能障碍有关,后者的原因包括排斥反应、缺血或免疫抑制剂毒性,疼痛和焦虑也可能促发高血压。在许多病例中,逆转排斥反应或通过利尿剂或透析去除过量液体都可降低血压。受者未开始进食前可给予硝普钠或硝酸甘油等静脉降压药物治疗[13]。进食后可口服降压药物。常用的口服降压药物有钙通道阻滞剂、β 受体拮抗剂、利尿药、α 受体拮抗剂、肾素 - 血管紧张素 - 醛固酮系统抑制剂(angiotensin-converting enzyme inhibitors,ACEI)和血管紧张素受体拮抗剂(angiotensin Ⅱ receptor blockers,ARBs)。《2017 美国成人高血压预防、检测、评估和管理指南》和《中国实体器官移植术后高血压诊疗规范(2019 版)》建议肾移植术后高血压受者首选钙离子通道阻滞剂(calcium channel blocker,CCB)[14-16]。ACEI 和 ARB 因其可能引起移植肾功能损害、移植肾动脉狭窄、高钾血症等不良反应,因此在肾移植围手术期不推荐作为首选。对于其他降压药控制效果不佳,移植肾功能正常恢复的受者,也可考虑加用 ACEI 或 ARBs[17,18]。肾移植围手术期低血压会影响移植肾血流灌注,低血压的治疗主要有:

(1)静脉补液:适量的输液有助于维持适当的血容量,预防低血容量导致的低血压,注意避免过度液体负荷,以免引起心力衰竭或肺水肿。

(2)调整体位:如抬高下肢,有助于促进静脉回流,增加回心血量,也可以考虑调整受者的头位,以改善颈静脉回流。

(3)使用升压药物:如去甲肾上腺素、多巴胺等,以提高心输出量,多个研究推荐小剂量多巴胺持续静脉泵入升压治疗,能明显提升并维持受者的有效动脉压和尿量,可以使肾血流量和肾小球滤过率增加,减轻组织水肿,促进移植肾功能的早期恢复[19,20]。此外,小剂量去甲肾上腺素可维持术中适宜的灌注压,提高外周血管阻力,降低心率,对于血压提升的效率强于多巴胺,对心排量影响不明显,对于术后肾功能的影响与多巴胺相比无明显差异[21]。需要注意的是,低血压的治疗应当根据受者的尿量和具体的低血压原因进行调整,如是否存在出血等外科因素[6,10,11]。

**临床问题 5:肾移植围手术期输血的指征有哪些?**

**推荐意见 5:**肾移植受者围手术期不建议输血,当存在活动性出血或血红蛋白<60g/L 时可考虑输血,建议输血成分为去白细胞的浓缩红细胞悬液(推荐强度 B,证据等级 2b)。

推荐意见说明：

输血存在输血相关反应、传播感染等风险，特别对于在器官移植中，输血可能会导致群体反应升高而使受者致敏[22]，促红细胞生成素等药物的使用，减少了肾移植受者输血的必要性，尤其是红细胞的输注，因此不建议输血[23,24]。肾移植围手术期输血需要根据受者术中失血及术后具体情况等来决定的，如果在手术过程中或术后发生大量失血，需要输血以维持足够的血容量。肾移植受者术后贫血是一个常见的问题，特别是在手术过程中失血较多或受者术前存在贫血的情况下，在重度贫血的情况下，可给予输血纠正贫血，提高血红蛋白水平。肾移植围手术期发生并发症，如出血、凝血障碍或术后感染等，这些情况可能需要输血给予受者支持治疗。一项回顾性分析显示，血红蛋白被确定为用血量的强预测因子[25]。由于去白细胞的浓缩红细胞悬液可以有效地防止 HLA-I 类抗原引起的免疫反应，降低输血后移植物抗宿主病的风险，防止部分输血相关病毒的传播[26,27]，因此建议肾移植受者输血时首选去白细胞的浓缩红细胞悬液。

**临床问题 6：肾移植术后导尿管需要留置多长时间？**

推荐意见 6：肾移植术后通过留置尿管引流尿液，避免膀胱压力过高导致尿液反流引起输尿管漏、输尿管 - 膀胱吻合口漏及膀胱漏等并发症，从而促进输尿管 - 膀胱吻合口愈合，建议留置时间一般为 3~7d（推荐强度 B，证据等级 2b）。

推荐意见说明：

尽管近几十年来肾移植取得了许多进展，但导尿管引流尿液仍然是一种常规做法，由于导尿管可持续引流尿液，有效防止了输尿管和膀胱之间新形成的吻合口可能出现的张力，并且对监测围手术期液体平衡非常有用[28]。虽然留置导尿管为肾移植受者带来很多获益，但是导尿管留置的时间仍然存在争议。导尿管拔除时间过早易发生尿漏，过晚则影响受者术后活动并增加感染风险，大多数研究建议肾移植术后 3~7d 拔除导尿管。也有研究显示，肾移植术后早期拔除导尿管是缩短住院时间和降低导管相关性尿路并发症发生风险的潜在策略之一。尽管目前证据的质量仅限于回顾性观察性研究，但早期拔除导尿管似乎不会增加肾移植术后尿漏和其他严重泌尿系统并发症的发生率[29]。对于特殊情况，如长期无尿导致膀胱挛缩的受者，建议延长导尿管留置时间，避免在多尿期拔除导尿管后出现输尿管、膀胱吻合口漏，排尿困难，频繁排尿，尿失禁等症状，但会增加泌尿系感染，膀胱痉挛等不良反应的发生风险[30]。

**临床问题 7：肾移植术后输尿管支架留置的必要性与时间？**

推荐意见 7：肾移植手术放置双 J 管支架，能防止尿漏和吻合口狭窄的发生，但是双 J 管也能使尿路感染发生的风险升高，如手术中放置双 J 管，建议移植肾输尿管支架放置时间为 2~4 周（推荐强度 B，证据等级 2b）。

推荐意见说明：

肾移植术后输尿管并发症是导致移植肾功能受损的重要原因之一[31,32]。在输尿管开放手术和输尿管腔镜手术中放置输尿管支架已成为常规和共识，但由于肾移植手术和受者的特殊性，术中是否常规放置输尿管支架的必要性和放置时间还有一些争议。虽然有报道认为肾移植手术不必常规放置输尿管支架，但是大多数研究显示，放置输尿管支架可显著降低肾移植术后尿瘘和输尿管梗阻的发生风险，且不影响急性排斥反应、移植肾功能延迟恢复、术后血尿发生率、移植肾存活率和受者生存率，在术后早期留置双 J 管可使血清肌酐下降得更快[33,34]，因此建议肾移植手术常规放置输尿管支架。同时研究显示，支架管在体内留置时间不应长于 4 周，随着支架管放置时间的延长，尿路感染的发生率也逐渐升高[35-37]。

**临床问题 8：肾移植受者术后采取何种体位？**

**推荐意见 8**：肾移植受者拔除气管插管 12h 后，建议半卧位，有利于促进受者各项机体功能的恢复，提高受者的舒适度（推荐强度 B，证据等级 3a）。

**推荐意见说明：**

体位是手术后影响受者麻醉恢复期主观感受的一个重要因素，术后如果保持不合适的体位，可能会对受者的生命体征造成影响，不利于受者身体各项机体功能的恢复[38,39]。有研究分析不同体位对全身麻醉泌尿外科手术受者术后临床康复的影响及效果，肾移植手术属于腹部泌尿外科手术，通常情况下受者采用仰卧位，下肢动静脉需要被阻断一段时间，平卧位导致血容量降低，血液黏滞度上升，深静脉血栓发生率增高。床头抬高 30° 卧位可避免血容量下降导致的风险，床头抬高 60~90° 体位有利于改善呼吸功能，减少生理死腔，增加肺通气量，提升咳嗽能力，降低肺炎发生的风险。此外，半卧位可以使受者下肢自由活动，促进其血液循环，增加受者舒适感，利于受压肌肉恢复[39-41]。

**临床问题 9：肾移植手术切口如何观察及护理？**

**推荐意见 9**：建议肾移植术后 3d 或隔日更换一次敷料，观察手术切口愈合状况，出现异常及时更换敷料，根据伤口愈合情况可在手术 7d 后间断、分次拆除切口缝线（推荐强度 D，证据等级 5）。

**推荐意见说明：**

肾移植围手术期通过观察切口了解有无渗血情况及有无外科并发症（切口出血、血肿、尿瘘、淋巴瘘、肾破裂等）。肾移植手术切口敷料的更换频率通常根据受者的具体情况来决定，因此可能会因人而异。术后初期（约 1 周内）切口敷料可能需要更频繁地更换，以确保切口干燥和清洁，减少感染的风险。如果切口愈合良好，没有发现感染迹象或渗液，可能减少敷料更换的频率，可于术后 3d 更换伤口敷料，如果切口出现红肿、渗液或其他异常情况，可增加至隔日更换敷料，便于随时观察伤口愈合情况。更换敷料前应先洗手再戴手套，保持局部清洁干燥。咳嗽时，双手按压伤口，适当加压保护，以防腹压加大，伤口裂开[42]。切口更换敷料时可同时进行移植肾查体，主要观察移植肾区有无膨隆、压痛及移植肾硬度，移植肾硬度是提示出血还是排斥的重要指标[7]。肾移植手术由于创伤较大、受者营养状况差、免疫抑制剂等因素，切口拆线时间略晚于常规腹部外科手术，对于特殊受者，如肥胖、营养不良等，可视切口愈合情况进一步延长拆线时间[43]。

**临床问题 10：肾移植受者手术后多长时间可以下床活动？**

**推荐意见 10**：肾移植受者围手术期活动的时间没有统一标准，建议根据受者手术及术后恢复情况，鼓励尽早开始下床活动，完成每天制订的活动目标，预防深静脉血栓，促进受者康复（推荐强度 D，证据等级 5）。

**推荐意见说明：**

手术后长期卧床不仅增加下肢静脉血栓形成的风险，还会产生胰岛素抵抗、肌蛋白丢失致肌肉萎缩、肺功能减退及组织氧合不全等并发症。早期活动是加速康复外科（enhanced recovery after surgery，ERAS）的重要组成部分，可以减少与卧床相关的呼吸系统并发症和血栓栓塞症发生，缩短术后住院时间。《加速康复外科中国专家共识及路径管理指南（2018 版）》推荐，受者术后清醒即可半卧位或适量在床活动，术后 1d 即可开始下床活动。有研究结果显示，外科术后早期下床活动可使住院时间缩短 1.3~3.9d[44,45]。《中国肾移植围手术期加速康复管理专家共识（2018 版）》提出肾移植受者可在术后 2d 或更早开始下床活动[46]。因此，应积极鼓励肾移植受者术后尽早开始下床活动并完成每天制订的活动目标,如不能耐受下床,也应嘱其坐在床沿,双腿下垂并晃动,术后早期建议下床活动时间为1~2h并逐渐延长,至出院时每天下床活动时间可达6~8h。

**临床问题11:肾移植受者术后什么时间可以进食?**

**推荐意见11:**鼓励肾移植受者术后尽早恢复饮食,推荐手术6h后无特殊情况可恢复进水、进食,逐渐减少静脉补液量,监测营养状况(推荐强度D,证据等级5)。

**推荐意见说明:**

肾移植术后应尽早恢复进水、进食,无须等待肛门排气[47]。不建议常规持续静脉补液,术后6h即可逐步减少静脉补液。即使进入多尿期,也可以根据尿量等指标估计出入量,采用口服补液为主的方式,限制静脉补液量,避免引起肠道水肿,导致消化道功能延迟恢复[46]。

**临床问题12:如何制订肾移植受者围手术期的营养方案?**

**推荐意见12:**建议肾移植围手术期营养管理采取分段方案。早期加强营养,一般状况恢复后注意控制饮食,以免体重过快增长,定期监测体重,合理钠盐摄入,建议每天食盐摄入量<2g(相当于5g氯化钠),重视包含适当的益生菌食物摄入(推荐强度D,证据等级5)。

**推荐意见说明:**

由于尿毒症受者营养状况差,加之手术创伤导致营养物质丢失,因此对于肾移植受者来说,需要从移植早期进行营养支持,补充围手术期的蛋白质、能量消耗,保持良好的营养状态,从而提高患者的生存率、减少术后并发症的发生[48,49]。重点在于摄入足够营养以满足患者的高代谢需求,促进肾功能的恢复[50]。对于肠道功能恢复较慢的受者,饮食恢复前可适当给予氨基酸、脂肪乳等非肠道静脉营养支持治疗,肠功能恢复后即可依次予半流食和普通饮食,饮食方式的过渡应循序渐进,同时逐渐减少或停止静脉补液。在术后早期恢复阶段加强高蛋白、高糖、高热量饮食(糖尿病除外),并注意药物和营养物质的交互作用和影响。一般状况恢复后应控制饮食,以免体重过快增长,导致免疫抑制剂用量相对不足而引起排斥反应。减少高脂肪饮食,血脂过高易引起血栓。有相关研究推荐肾移植患者围手术期摄入的能量为30~35kcal/(kg·d),蛋白质需求为1.2~2g/(kg·d)[51]。限制钠盐摄入是减少受者液体摄入、保持容量平衡的首要方法。KDIGO指南建议,如无禁忌,建议每天食盐摄入量<2g(相当于5g氯化钠)[52]。此外,还应注意肠道菌群紊乱对免疫能力的影响。受者恢复饮食摄入后,护理人员应对其餐食及餐量进行指导,循序渐进加强营养,重点关注钠盐的摄入,提高受者饮食摄入依从性。

**临床问题13:如何预防肾移植受者围手术期血栓形成?**

**推荐意见13:**推荐早期下床活动,避免长时间卧床,对于低风险成人肾移植受者围手术期不建议常规抗凝治疗,特殊情况如高龄、高脂血症、高凝状态、长时间卧床等可给予适当抗凝药物预防深静脉血栓(推荐强度A,证据等级1b)。

**推荐意见14:**对于移植肾血管血栓的预防,不建议成人肾移植受者围手术期常规抗凝治疗,但对于存在风险因素的受者,建议根据风险强度给予不同的预防血栓治疗,包括口服抗凝药物和使用肝素抗凝(推荐强度C,证据等级4)。

**推荐意见说明:**

肾移植术后由于卧床、深静脉导管留置、高凝状态、大剂量糖皮质激素使用等原因,深静脉血栓(deep-veinthrombosis,DVT)风险增加[53]。其预防措施主要包括早期下床活动、预防性使用药物,如低剂量普通肝素、低分子肝素注射或抗凝药物(如利伐沙班)口服治疗以及使用下肢加压装置等。围手术期使用短效抗凝药物可减少静脉血栓风险(包括髂股静脉和肾静脉),但会增加出血风险,需要综合考虑相关危险因素后决定是否使用。目前主要的血栓防治指南中仍缺少专门针对肾移植围手术期血栓的防治策略。一个小型RCT研究结果显示,使用抗凝血药物与否并不影响术后早期的移植物丢失率和血栓相关并发症的发生率,同时预防性使用抗凝血药的受者血红蛋白明显偏低,预防性使用肝素还会明显延长淋巴引流时间[54]。因此,低危肾移植受者不建议进行预防性药物抗凝。除药物预防外,根据风险评估评分适当选择预防血栓宣教、运动、机械压(包括间歇充气加压装置、弹力袜)以及神经肌肉电刺激等物理方式预防。如果受者有较高的出血风险,也可采用物理机械方式预防或减少DVT。有研究连续纳入187例肾移植受者,使用弹力袜或间歇充气加压装置来预防DVT,术后1个月内仅有2.1%的受者发生了DVT[55]。另有研究发现药物预防不是治疗孤立性远端DVT的必要条件,监测和适当维持机械预防才是适当治疗方案[56]。

肾血管血栓形成是一种极其严重的并发症,是术后早期移植肾丢失的主要原因,占肾移植术后1个月内移植物丢失的1/3[57]。我国一项多中心研究纳入儿童肾移植704例,其中83例移植肾丢失,最主要原因为肾血管血栓形成(28例,33.7%)[58]。移植肾动脉血栓的发生率为0.3%~6.1%,主要发生在术后2周内,通常是由外科操作、排斥反应、严重的肾动脉狭窄、高凝状态等引起[59,60]。移植肾静脉血栓多发生于术后第1周,发生率为0.5%~4.0%,其主要病因包括手术操作致血管内膜损伤、高凝血液、血管扭曲以及血肿或淋巴囊肿致血管压迫等[61,62]。对于移植肾血管血栓,积极预防是最好的选择,对于预防治疗的指征和措施,国内尚无统一标准,浙江大学医学院附属第一医院根据不同的风险因素给予不同的预防措施,包括口服抗血小板药物(如阿司匹林、氯吡格雷)和肝素抗凝治疗(图18-1)。

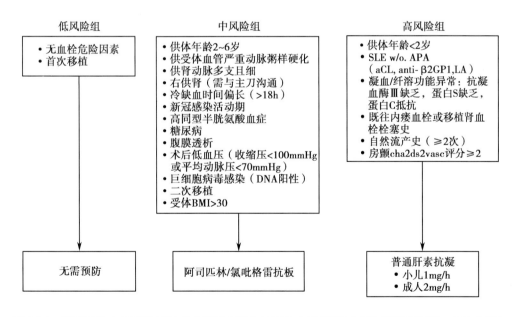

图18-1 不同风险水平肾移植受者术后肾血管血栓预防方案(浙江大学医学院附属第一医院经验)

**临床问题14:肾移植围手术期的容量管理是否必要?**

推荐意见15:肾移植受者围手术期尿量个体差别较大,特别是遗体捐献肾移植术后DGF发生率高,容量管理是基本措施。建议基于保障肾脏有效灌注和量出为入的目标导向的液体治疗监测系统指导容量管理,调控液体输注(推荐强度B,证据等级2a)。

推荐意见说明:

加强肾移植受者围手术期容量管理是有效防治移植肾功能延迟恢复的因素之一[63]。肾移植受者围手术期血流动力学调节能力降低,循环容量的不稳定可导致多种严重并发症的发生,补液不足易导致少尿和移植肾功能受损,补液过度则会导致充血性心力衰竭、肺水肿、电解质紊乱及高血压[64-66]。肾移植受者在围手术期间对液体的需求个体差异大,临床关于肾移植受者围手术期容量管理尚缺乏公认标准,尚未发现完整全面的循证管理策略对临床实践进行有效指导,关于受者循环容量的精确管理仍尚待完善。评估与监测是肾移植受者围手术期容量管理的首要步骤。目标导向液体治疗是根据受者性别、年龄、体重、疾病特点、术前全身状况和血循环容量状态等指标,采取个体化补液方案[67,68]。传统使用中心静脉压(central venous pressure,CVP)引导的容量输注方法,是肾移植术中判断容量状态和指导液体管理的主要监测指标,但是证据推荐强度较低,这可能与CVP属于静态性血流动力学指标,无法准确预测围手术期的液体反应性有关。每搏变异度(stroke volume variation,SVV)、心脏指数(cardiac index,CI)及脉压变异率(pulse pressure variation,PPV)是动态性血液动力学指标,能准确反映受者体内循环容量和心功能情况,从而为正确补充液体提供依据,在降低移植术后并发症发生率和死亡率方面有着明显优势[69]。但由于操作的不便利性,目前临床缺乏应用其指导肾移植围手术期容量管理的研究,结局难以预测,监测指标规范数值范围尚无统一标准。近年来出现更多的容量评估工具,如无创血流动力学监测等。建议肾移植围手术期动、静态血流动力学监测指标相结合,调控液体输注,为肾移植围手术期容量管理方案奠定基础。肾移植受者围手术期容量管理重点在于实时及定期监测,发现受者存在容量负荷过重或不足时,及时与医师沟通反馈,酌情调整容量管理方案[70,71]。

临床问题 15:肾移植围手术期容量评估的方法有哪些?

推荐意见 16:肾移植围手术期容量评估有助于确保受者维持适当的血容量,防止低血容量或过度液体负荷。肾移植围手术期容量评估建议采用血液体积指标、有创性血流动力学监测、无创性血流动力学监测(推荐强度 B,证据等级 2C)。

推荐意见说明:

由于麻醉、移植肾新循环的建立、移植肾的多尿或少尿、水、电解质、酸碱代谢不稳定等原因,移植术后早期受者生命体征易发生波动,多数外科并发症发生在围手术期,因此对于肾移植受者,需要在围手术期密切监测容量状态,以指导补液治疗,但是常规监测指标不能充分反映肾移植受者的容量状态,特别是心功能的水平。

通过血红蛋白和血细胞比容,有助于评估血容量和贫血情况。超声心动图通过测算左心室缩短率、左心室射血分数等指标,对肾移植受者的全身容量进行评估,对于评估及监测容量状态有一定帮助。有创性血流动力学监测包括肺动脉导管、中心静脉压力测定、脉搏指数等监测方法。CVP 监测可帮助移植医师进行液体管理。一项小型前瞻性非盲 RCT 研究对比肾移植围手术期持续输注和基于 CVP 输注生理盐水的效果显示,基于 CVP 输注可提供更为稳定的血流动力学特征,更大的尿量及更快的移植肾功能恢复,并可有效减少 DGF 的发生[72]。应将肾移植受者手术期的 CVP 维持在8~12mmHg,特别是对于有特殊风险的受者,如心功能差、DGF 等受者,则根据实际情况调整 CVP 维持水平[73]。目前针对危重受者普遍采用的血流动力监测手段是肺动脉导管监测,该方法可以提供更为精确的血液循环参数,但是会导致创伤、感染、出血,存在一定的风险,且操作复杂、费用昂贵,需要具备相应的技术和经验,增加受者的痛苦及经济负担[74]。无创血流动力学监测评价心功能的准确性和重复性已被证实,如无创生物电阻抗法监测系统(NICOM 系统)等,无创血流动力学监测仪基于生物电阻抗法原理,记录由于心脏收缩、主动脉射血所致胸腔阻抗变化,利用生物阻抗波形成的微分值,提供反映左心室泵血功能及收缩功能的参数以及胸腔液体量等血流动力学指标,是一种无创、经济、简单的测量方法,非常适合不适宜进行有创性血流动力学监测的病人,但其准确性可能会受到病人体型、年龄和并发症等的影响[75,76]。

临床问题 16：**肾移植围手术期的补液策略是什么？**

**推荐意见 17**：建议肾移植受者未恢复正常饮食前给予静脉补液治疗,恢复正常进食后采用肠道内补液,采取基于容量管理为目标导向的补液策略(推荐强度 D,证据等级 5)。

**推荐意见 18**：肾移植术后早期尿量>100ml/h 时,建议 24h 不间断循环补液,补液按照"量出为入"的原则,晶体为主,同时注意胶体液的补充,根据尿量及时调整(推荐强度 D,证据等级 5)。

**推荐意见 19**：肾移植术后早期尿量<100ml/h 时,建议保持液体轻度正平衡,既要防止因液体入量不足导致肾前性少尿,也要注意负荷过重导致心功能不全等并发症(推荐强度 D,证据等级 5)。

推荐意见说明：

肾移植围手术期液体平衡对于移植物功能至关重要。对于未恢复正常进食的受者,多尿期可采用循环补液法[77],循环补液主要以等渗(5% 葡萄糖盐水)为主,依次可为：复方乳酸钠葡萄糖溶液 500ml,10% 葡萄糖溶液 500ml,复方氯化钠溶液 500ml,5% 葡萄糖盐水 500ml,复方乳酸钠葡萄糖溶液 500ml,5% 葡萄糖溶液 500ml+10% 葡萄糖酸钙溶液 10ml,复方氯化钠溶液 500ml,5% 碳酸氢钠溶液 125ml,复方乳酸钠葡萄糖溶液 500ml,10% 葡萄糖溶液 500ml,复方氯化钠溶液 500ml,复方电解质葡萄糖 MG3 溶液 500ml,同时注意胶体液的补充[78]。一项回顾性对照分析显示,肾移植术后多尿期大量补液对肾功能恢复无明显有利影响,通过大量补液以增加尿量也并不能加快肾功能恢复[79]。因此,应按照"量出为入"的原则,根据尿量、血压、病情、心肺功能等予以适当调节,24h 出入量误差尽量不超过 1 000ml。第 1 个 24h 尿量<200ml/h 时,应控制补液速度。尿量<100ml/h 时,结合血压、CVP 及受者口唇、皮肤情况控制补液速度。当尿量>500ml/h,补充出量的 2/3~3/4 为宜,避免补液速度过快导致心力衰竭,进食后尽量减少或停止静脉补液。

肾移植围手术期少尿与液体入量不足、低血压、移植肾功能延迟恢复、急性排斥反应等有关。液体负荷重是少尿期始终存在的风险,应严格限制液体出入量,避免血容量不足及血容量过多。每天入水量可根据以下公式：每天液体需要量 = 尿量 + 非显性失水 + 每天额外液体丢失量 + 内生水量。计算时应考虑室温、受者呼吸、体重、水肿程度等因素,监测电解质变化。如室温升高、发热、呼吸深快者,需适当增加补液量。如受者水肿加重,血压增高,脉压增宽,颈静脉怒张及有充血性心力衰竭表明水负荷达相当程度,必须立即采取措施增加液体的排出,同时限制液体的摄入[7]。对于少尿或无尿受者,可根据血流动力学监测情况,指导补液量及补液速度。

临床问题 17：**肾移植围手术期的补液种类如何选择？**

**推荐意见 20**：肾移植围手术期补液首选晶体溶液,推荐优先选择乳酸林格溶液(推荐强度 A,证据等级 1b)。

**推荐意见 21**：肾移植围手术期在严重低血容量需要大量补充晶体溶液的情况下,建议加用胶体溶液,推荐优先选择白蛋白,不建议使用羟乙基淀粉溶液(推荐强度 B,证据等级 2b)。

推荐意见说明：

围手术期液体平衡对于移植物功能至关重要,维持液体平衡可能是静脉液体治疗的一个更为优化和安全的选择。输液的类型会改变受者血液中的酸碱度,影响受者预后。多个指南及专家共识均提出,平衡晶体溶液电解质含量和渗透压更接近人类的血浆,例如乳酸林格溶液,因此推荐肾移植受者围手术期液体管理首选晶体溶液[80,81]。研究指出,生理盐水的高氯含量会增加患高氯代谢性酸中毒的风险,而高氯血症又可能增加患高钾血症和 DGF 的风险。建议肾移植围手术期尽量避免使用生理盐水[82],一般用作 $Na^+$ 的补充液或药物输入的载体,如果使用普通生理盐水,建议在围手术期严密监测电解质浓度及代谢性酸中毒的情况。另一项前瞻性双盲 RCT 研究对比了术中静脉输注普通生理盐水和林格液的疗效,血肌酐在术后第 3 天并无明显差别,但林格液可显著减少高氯血症及代谢性酸中毒的发生[83]。但过度的晶体输注会引起组织水肿,适当的胶体输注可在快速提升血容量同时维持血管内与细胞外基质的渗透平衡,所以肾移植围手术期应联合使用晶体、胶体补充血容量[84]。值得注意的是,国外指南认为胶体可能具有一定的免疫原性,且部分胶体溶液对移植肾功能存在损伤,因此不建议常规使用。通常先使用晶体液来纠正受者的水电解质失衡,而在严重的低血容量情况下就会加用胶体液来改善组织微循环的灌注[84]。胶体溶液可分为自然胶体(白蛋白、全血和血浆)和人工合成胶体。白蛋白是内源性的胶体溶液,安全范围较大,且可清除自由基和抑制细胞凋亡,是比较理想的胶体溶液。一项回顾性研究显示术中白蛋白的输注可能对移植肾存活有保护作用,因为白蛋白的输注使血管内容量迅速扩大,利于恢复血流和组织灌注,减少了肾脏的缺氧性损伤[85]。输全血和新鲜冰冻血浆可能与移植肾急性排斥反应和慢性功能障碍存在相关性,建议用血时最好使用浓缩的去白红细胞悬液。人工合成胶体主要为羟乙基淀粉,它是支链淀粉的一种改良天然多聚体,对于羟乙基淀粉的使用目前的意见也不统一,国外的研究和指南建议肾移植受者尽量避免使用羟乙基淀粉溶液[86]。但也有一项国内研究显示,移植肾只要有尿产生,即使严重肾功能受损的受者,一种新型羟乙基淀粉(6% HES130/0.4)应用于肾移植围手术期是安全有效的[87]。

**临床问题 18:肾移植围手术期促进移植肾功能恢复的措施有哪些?**

**推荐意见 22:** 肾移植围手术期建议采取综合措施促进移植肾功能恢复,包括移植前受者的管理、移植后液体管理及应用促进肾功能恢复的措施(推荐强度 D,证据等级 5)。

**推荐意见 23:** 肾移植围手术期建议使用利尿合剂扩张肾血管、改善微循环,促进肾功能恢复(推荐强度 D,证据等级 5)。

**推荐意见 24:** 肾移植围手术期建议使用前列地尔、丹参、羟苯磺酸钙等药物促进移植肾功能恢复(推荐强度 C,证据等级 4)。

推荐意见说明:

肾移植早期移植肾功是影响肾移植效果的重要因素之一,特别是遗体捐献供肾移植的广泛开展,肾移植围手术期促进移植肾功能恢复成为临床工作中的一个重要问题。肾移植术后早期移植肾功能恢复存在众多影响因素,包括可控及不可控因素,也存在潜在的未知风险。目前,已经明确的影响移植肾功能恢复的因素包括:①移植前受者的状态;②供肾的相关因素,包括供肾质量、缺血再灌注损伤等;③围手术期的相关因素,包括外科并发症、液体管理、移植肾功能延迟恢复等;④免疫抑制剂相关因素。其中,通过控制部分因素可有效促进移植肾功能的早期恢复。改善移植前受者的状态可减少移植后早期并发症的出现,促进移植肾功能的恢复。个别研究报道,术前甘油三酯代谢异常对移植肾早期功能恢复可能具有负性影响[88]。

针对促进肾功能恢复的治疗,特别是在移植肾功能延迟恢复的情况下,可采(多巴胺、酚妥拉明、山莨菪碱、呋塞米四联药物加入 5% 葡萄糖溶液或者 0.9% 的氯化钠溶液中静脉滴注,根据尿量,每天 1~3 次),其机理可能是小剂量多巴胺在肾脏低灌注时,扩张了肾皮质血管,改善微循环,增加肾血流量,提高肾小球滤过率,使速尿的作用得到发挥,明显增加尿量明显增加,促进移植肾功能恢复。有研究使用利尿合剂治疗慢性肾功能不全取得了近期较满意效果[89,90]。另有一些研究报道,肾移植受者术后早期使用其他一些药物,如丹参、川芎嗪、前列腺素E1,能够预防缺血再灌注损伤,减少DGF的发生,安全且有助于移植肾功能恢复[91-93]。

**临床问题19：肾移植围手术期如何维持电解质、酸碱平衡?**

**推荐意见25：**针对肾移植术后早期尿量较多普遍存在低钠血症,建议受者未恢复进食时,可给予静脉补充高渗盐纠正低钠血症(推荐强度C,证据等级4)。

**推荐意见26：**肾移植围手术期应维持受者血钾正常水平。有心律失常风险的受者血钾水平建议维持在4.0mmol/L以上。血钾5.5~6.0mmol/L应采取预防性处理措施,血钾>6.5mmol/L应立即给予降血钾治疗。血钾3.0~3.5mmol/L建议给予口服补钾治疗,血钾降低至3mmol/L以下时静脉补钾,同时要注意有无合并其他电解质的紊乱,以防止加速血钾的丢失(推荐强度D,证据等级5)。

**推荐意见27：**建议肾移植手术中和术后早期使用5%碳酸氢钠纠正代谢性酸中毒(推荐强度B,证据等级2b)。

**推荐意见28：**建议轻度低钙血症可以通过口服钙补充剂治疗,严重低钙血症采用高剂量活化的维生素D及其类似物以及静脉补钙后口服钙补充剂治疗(推荐强度D,证据等级5)。

推荐意见说明:

肾移植受者因移植肾缺血和低温的影响,使肾小管重吸收能力下降,同时因体内水钠潴留,血尿素浓度升高,引起渗透性利尿,术后24~48h内尿液中排出较高浓度的钠,可引起低钠血症,此阶段由于受者尚未恢复正常饮食,需要给予静脉补充钠盐。随着肾功能的恢复,尿钠浓度降低,受者逐渐恢复正常饮食,通过饮食补充钠盐,发生低钠血症概率降低。治疗轻度低钠血症时可嘱受者正常饮食,通过胃肠道补充钠盐,纠正低钠血症。对于严重低钠血症,静脉补充钠盐,先将血钠浓度提升到120~125mmol/L,再经胃肠道将血钠浓度补充到正常浓度。当血钠浓度<110mmol/L时,静脉补充钠盐时要注意,若纠正速度在每小时提升血钠浓度0.6mmol/L以上时,可导致中心性脑桥髓鞘破坏,会引起四肢软瘫或截瘫,面肌乏力,吞咽困难,言语障碍和昏迷。所以一般将提升血钠速度控制在0.5mmol/L以下为宜[94]。

肾移植围手术期由于多种药物因素及多尿期排泄增多,加之受者未恢复正常饮食,低钾血症成为多尿期最常见的表现之一。血钾低于2.5mmol/L可能发生横纹肌溶解,低于2.0mmol/L时可能出现进行性麻痹甚至呼吸心跳停止。因此,对于低钾血症,及时纠正至安全水平是至关重要的。轻度的低钾血症可通过指导病人调整饮食进行纠正,鼓励病人多食含钾丰富的食物、水果,如橘子、香蕉、青菜等,指导病人控制饮水量,防止尿量增加导致排钾增加。严重的低钾血症需要通过静脉补钾纠正,补钾速度不宜太快,以每小时滴入氯化钾不超过20mmol为宜,一般每天补钾3~6g,通常需4~6d逐渐恢复,重者可能需要10d以上[95]。肾移植围手术期多种原因可导致血钾升高,如手术切口出血,组织损伤,被破坏红细胞内钾离子进入血液使血钾升高;大量输血后,血液储存于低温中细胞主动转运功能受抑制,细胞内钾向外渗透.存储较久的血液、血浆中的钾含量较高,大量输血造成大量外来钾进入体内使血钾升高;肾功能不全导致肾脏排钾功能减弱,钾离子不能排出体外,使血钾升高。轻度的高钾血症可给予药物降钾治疗,临床上可使用碳酸氢钠溶液、钙溶液、葡萄糖胰岛素溶液、阳离子交换树脂等。若上述方法效果仍不明显或严重的高钾血症,考虑透析治疗[7,96]。

肾移植受者的供肾由于缺血再灌注,均伴有不同程度的肾小管损伤,因此肾移植受者术后早期可能存在不同程度的代谢性酸中毒。有研究表明,移植肾明显存在缺血损伤的风险时,在肾小管缺血损伤发生之前,用碳酸氢钠预处理可能具有肾脏保护作用[97]。此外,高渗性(5%)碳酸氢钠溶液的输注可以将细胞内的水转移到间质和血管内,导致血管内容量增加,并诱导渗透性利尿。同时,尿液的碱化可能增加终末期肾脏病患者体内积累的酸性物质的溶解度,并促进其通过尿液的排泄[98]。有研究显示,肾移植术后发生酸中毒受者肾功恢复较未发生严重酸中毒者肾功恢复慢,积极输注碳酸氢盐可明显改善早期肾功能恢复速度[99]。轻度代谢性酸中毒一般不予抗酸治疗。如果出现呼吸循环功能障碍,应进行补碱治疗。根据受者的血浆 $CO_2$ 结合率及体重补充碳酸氢钠,首次补充总量的 1/3~1/2,其余在 8~12h 内分次补给,使血浆 $CO_2$ 结合率含量维持在 15mmol/L 以上,或者碱剩余水平维持在 −3~+3mmol/L,避免矫枉过正。

肾移植术后早期多发生低钙血症。主要由于肾移植术后早期由于肾功能的恢复使甲状旁腺激素水平下降,同时外源性钙和维生素 D 补充剂的中断导致。此外,术前行甲状旁腺切除术的受者在肾移植术后可出现严重的低钙血症。发生 DGF 的受者则在移植术后即可出现低钙血症。轻度低钙血症可以通过口服钙补充剂来治疗。严重低钙血症需要高剂量活化的维生素 D 及其类似物(如骨化三醇或帕立骨化醇)以及肠外钙输注后口服钙补充剂,肾移植前行甲状旁腺切除术的受者术后出现顽固性低钙血症时,当血磷恢复正常后根据具体情况给予补充骨化三醇 0.5~2.0μg/d[100]。

**临床问题 20:肾移植围手术期有哪些影像学监测?**

**推荐意见 29:** 通过移植肾超声可监测移植肾大小、移植肾血流、移植肾集合系统、移植肾周积液等指标。建议移植肾超声作为肾移植围手术期首选的影像学检查,肾移植术后 24h 内进行首次移植肾超声检查,1 周内每天复查超声 1 次,1 周以后根据受者恢复情况制订随访方案,出现并发症者,可增加检查次数(推荐强度 D,证据等级 5)。

**推荐意见 30:** 通过移植肾超声可监测移植肾大小、形态结构、移植肾血流指数、移植肾集合系统、移植肾周积液等指标(推荐强度 D,证据等级 5)。

**推荐意见 31:** 除移植肾超声监测以外,移植肾超声造影、MRI、CT 为肾移植围手术期其他影像学检测方法,建议必要时选择(推荐强度 C,证据等级 4)。

**推荐意见说明:**

肾移植术后移植肾超声检查主要用于观察移植肾周积液以及移植肾血流情况,后者有利于评估移植肾功能及判断移植肾排斥反应、急性肾小管坏死、移植肾动静脉血栓或狭窄等并发症。一般情况下,肾移植术后 1 周内每天进行移植肾超声检查,便于早期发现问题、尽早处理。超声造影可通过向静脉内推注微泡造影剂,清晰显示移植肾各级动静脉走行及充盈状态,通过定量分析软件定量评价移植肾灌注情况。除外对造影剂过敏者,适用于所有需要评估移植肾血管及血供的受者移植肾超声诊断见《中国器官移植超声影像学诊疗技术规范(2019 版)》[101]。

虽然超声作为移植肾首选的影像学检查,但操作者依赖性、血管成角等固有不足限制了诊断准确性。MRI 成为肾移植术后检查非常有前景的技术,尤其是多种无须引入外源性对比剂的磁共振成像技术不但能提供移植肾的解剖细节,而且能同时提供高分辨力的功能信息,扩大了其临床应用范围。例如非增强的磁共振血管成像能准确诊断移植肾血管并发症,避免了对移植肾的损害以及发生肾源性系统性纤维化的风险。采用功能 MRI 技术还有助于对移植肾功能进行评估,扩散加权 MRI、扩散张量 MRI 能够无创性地评估移植肾水分子的扩散情况,血氧水平依赖 MRI 能够分析移植肾的氧合状态,而动脉自旋标记 MRI 能够定量测量移植肾血流灌注水平,这些均是无创、无需对比剂的技术,随着新技术的开发和完善,这些无创性功能 MRI 技术在定量显示移植肾的功能状态方面有良好的临床应用前景[102-104]。

临床问题 21：**肾移植围手术期如何进行感染监测？**

推荐意见 32：建议对肾移植受者留取咽拭子、痰液、引流液、尿液,以及必要时的血液等标本,定期进行病原学监测,及时诊治感染(推荐强度 B,证据等级 2a)。

推荐意见说明:

肾移植术前留取咽拭子、肛拭子进行培养,判断有无特殊菌群特别是多重耐药菌的定植,指导术后的预防感染治疗。肾移植术后 1 周内建议隔日常规留取受者的咽拭子、痰液、引流液、尿液进行细菌/真菌培养,对于怀疑血源性感染者,进行血培养和其他实验室检查[7]。对于存在供体来源感染风险的肾移植受者,建议每天留取标本进行监测。根据细菌培养及药敏试验,筛选敏感抗生素,进行针对性防治[105,106]。

临床问题 22：**肾移植围手术期受者心理治疗是否必要？**

推荐意见 33：建议在围手术期给予肾移植受者心理疏导,特别是对于有相关危险因素的受者进行及时的心理干预和药物治疗(推荐强度 C,证据等级 4)。

推荐意见说明:

肾移植的生物医学方面的研究已取得了长足进步,随着生物医学模式向生物 - 心理 - 社会医学模式转化,对肾移植病人出现的情绪障碍、心理排斥反应、心理同化、心理社会功能康复、心理社会因素在肾移植成功与否的过程中所起的作用等引起了广泛关注[107]。重视肾移植术后病人心理问题是为向其提供有效帮助,同时也提醒医务人员在保证医疗质量的基础上,重视对病人的心理治疗[108]。有证据表明,实体器官移植后的依从性可以通过心理社会干预来改善,比如教育、行为和咨询干预[109]。

有报道显示,受移植器官在体内功能的影响,尤其排斥作用、使用免疫抑制剂、手术并发症引起的精神症状,以及自身价值降低、社会角色转换、医疗费用负担等社会和家庭的影响,肾移植受者存在不同程度的心理障碍[110],建议在围手术期即给予肾移植受者必要的心理干预和治疗。主要的措施包括：①肾移植术前宣讲有关知识。通过宣教,实事求是地说明移植手术的优点和术后可能出现的各种情况,使受者掌握病情的发展规律,有充分思想准备以应对术后各种并发症,使受者消除顾虑,增强战胜疾病的信心和勇气。②肾移植术后加强心理干预,了解其思想变化及存在的顾虑,及时解答和给予心理疏导。③ 医务人员对病人提出的问题给予足够的重视,及时掌握其病情变化,认真、理性地为病人释疑,达到疏导其心理症结,使病人积极的情绪得到强化和巩固,建立良好的心理防御基础,提高应激能力。④增强人文关怀。医务人员亲切的话语、真诚的态度、热情的微笑都能使病人有宾至如归的感觉[111]。⑤提高睡眠质量。研究显示,肾移植受者术后早期睡眠型态较紊乱,睡眠质量不高,睡眠质量与性别、年龄、是否发生 DGF 及负性情绪抑郁有关[112]。提高睡眠质量,药物干预辅助睡眠是常见的治疗方法,且效果明显。而非药物干预方法所需时间更长,但效果更为持久,同时并不存在催眠药物可能出现的不良反应[113]。非药物干预改善睡眠显得更为实用。目前针对肾移植受者睡眠进行干预的研究主要有两种,包括运动疗法、光明疗法[114]。对肾移植受者进行心理干预,实际上就是应用心理因素影响病理过程,通过医务人员的言语或行为以及人际关系的交往,调节受者的情绪,提高对疾病的认识,解除其顾虑,增强其战胜疾病的信心和能力,使受者建立良好的内在防御机制,从而减轻病痛和提高生活质量[110]。

## 三、小结

肾移植围手术期是受者及移植肾功能恢复的关键时期,期间可能出现多种内科及外科并发症。在临床监测、容量评估、液体管理、体位营养、水电解质酸碱平衡的维持方面都应当给予相应的处理,除了生理方面的治疗外,还应重视精神心理的治疗。目的是通过围手术期的有效治疗促进肾移植受者和移植肾的快速康复。本指南制订多数基于现有的临床经验,所涉及部分问题目前还缺乏有力的循证医学证据。同时临床实践中部分问题在各移植中心也缺乏统一标准。这些实际问题使本指南不可避免存在不足,尚有待于后续进一步通过多中心研究提供更多的循证医学证据和临床经验的不断积累来进一步完善和更新修订。

**执笔作者:** 李杨(西安交通大学第一附属医院),林俊(首都医科大学附属北京友谊医院),王钢(吉林大学白求恩第一医院)

**通信作者:** 薛武军(西安交通大学第一附属医院)

**主审专家:** 薛武军(西安交通大学第一附属医院),欧彤文(首都医科大学附属北京宣武医院)

**审稿专家:** 王长希(中山大学第一附属医院),王显丁(四川大学华西医院),朱一辰(首都医科大学附属北京友谊医院),朱有华(中国人民解放军海军军医大学第一附属医院),李宁(山西省第二人民医院),李红芹(吉林大学白求恩第一医院),杨琴(中国人民解放军陆军军医大学第一附属医院),吴建永(浙江大学医学院附属第一医院),张伟杰(华中科技大学同济医学院附属同济医院),张明(上海交通大学附属仁济医院),尚文俊(郑州大学第一附属医院),赵杰(天津市第一中心医院),董震(青岛大学第一附属医院),谢续标(中南大学湘雅二医院),裴磊磊(西安交通大学)

**利益冲突:** 所有作者声明无利益冲突。

## 参考文献

[1] 孟晓云, 张旭, 迟佳鑫, 等. 加速康复外科在肾移植护理中的应用现状与展望 [J]. 实用器官移植电子杂志, 2020, 8 (3): 163-166.

[2] 许家岭, 马梅, 李超志, 等. 肾脏移植术前血液透析治疗和准备的体会 [J]. 安徽医学, 2001, 22 (1): 36-37.

[3] 潘淼, 陈建, 庄永泽, 等. 腹膜透析在肾脏移植术前准备中的作用 (附 12 例报告)[J]. 承德医学院学报, 1999, 16 (1): 36-38.

[4] VAN LOO A A, VANHOLDER R C, BERNAERT P R, et al. Pretransplantation hemodialysis strategy influences early renal graft function [J]. J Am Soc Nephrol, 1998, 9 (3): 473-481.

[5] ESCALLÓN C J, MARTINS LSA, LIM M A, et al. Pretransplant dialysis status and timing of temporary haemodialysis in patients with left ventricular assist devices.[J] Nephrol Dial Transplant, 2017, 32 (1): 120-128.

[6] 中华医学会器官移植学分会. 肾移植围手术期处理操作规范 (2019 版)[J]. 器官移植, 2019, 10 (5): 489-493.

[7] 李杨, 薛武军.《肾移植围手术期处理操作规范 (2019 版)》解读.[J] 实用器官移植电子杂志, 2021, 9 (2): 95-96.

[8] 伍伟, 张勇, 何东初. 感染病原高通量基因检测在肾移植术后肺部感染中的临床应用价值 [J]. 临床内科杂志, 2021, 38 (9): 630-631.

[9] 刘晓曼, 陈杰. 肾移植患者免疫抑制剂长期管理医药专家共识 [J]. 今日药学, 2022, 32 (11): 801-816.

[10] 李黔生, 曹伟, 靳凤烁. 临床肾移植围手术期治疗学 [M]. 北京: 军事医学科学出版社, 2006: 152.

[11] 中华医学会. 临床技术操作规范- 器官移植学分册 [M]. 北京: 人民军医出版社, 2008: 17.

[12] WALSH M, DEVEREAUX P J, GARG A X, et al. Relationship between intraoperative mean arterial pressure and

clinical outcomes after noncardiac surgery: toward an empirical definition of hypotension [J]. Anesthesiology, 2013, 119 (3): 507-515.

［13］陈孝平. 器官移植临床诊疗指南 [M]. 3 版. 北京: 科学出版社, 2013: 102.

［14］WHELTON P K, CAREY R M, ARONOW W S, et al. 2017 ACC/AHA/AAPA/ABC/ACPM/AGS/APhA/ASH/ASPC/ NMA/PCNA guideline for the prevention, detection, evaluation, and management of high blood pressure in adults: a report of the American College of Cardiology/American Heart Association Task Force on Clinical Practice Guidelines [J]. J Am Coll Cardiol, 2018, 71 (19): e127-e248.

［15］中华医学会器官移植学分会. 中国实体器官移植术后高血压诊疗规范 (2019 版)[J]. 器官移植, 2019, 10 (2): 114-121.

［16］CROSS N B, WEBSTER A C, MASSON P, et al. Antihypertensive treatment for kidney transplant recipients [J]. Cochrane Database Syst Rev, 2009, 2009 (3): CD003598.

［17］CLASE C M, BARZILAY J, GAO P, et al. Acute change in glomerular filtration rate with inhibition of the renin-angiotensin system does not predict subsequent renal and cardiovascular outcomes [J]. Kidney Int, 2017, 91 (3): 683-690.

［18］CURTIS J J, LASKOW D A, JONES P A, et al. Captopril-induced fall in glomerular filtration rate in cyclosporine-treated hypertensive patients [J]. J Am Soc Nephrol. 1993; 3 (9): 1570-1574.

［19］李志雄, 唐礼功, 潘铁军等. 低血压肾移植受者围手术期持续应用多巴胺 48 例分析 [J]. 中国药师, 2009, 12 (7): 936-938.

［20］吴春婷. 肾移植术后低血压引起少尿患者应用多巴胺的护理体会 [J]. 当代护士, 2018, 25 (6): 49-50.

［21］张凯璐. 去甲肾上腺素对肾移植术中血流动力学及术后肾功能的影响 [J]. 昆明: 昆明医科大学, 2019: 17.

［22］REDFIELD R R, SCALEA J R, ZENS T J, et al. The mode of sensitization and its influence on allograft outcomes in highly sensitized kidney transplant recipients [J]. Nephrol Dial Transplant, 2016, 31 (10): 1746-1753.

［23］CARPENTER C B. Blood transfusion effects in kidney transplantation [J]. Yale J Biol Med, 1990, 63 (5): 435-443.

［24］SCHMID S, JUNGWIRTH B. Anaesthesia for renal transplant surgery: an update [J]. Eur J Anaesthesiol, 2012, 29 (12): 552-558.

［25］MAKROO R N, KAKKAR B, CHOWDHRY M, et al. Retrospective analysis of perioperative transfusion requirements in living donor renal transplantation [J]. Transfus Apher Sci, 2016, 54 (3): 405-409.

［26］刘竞, 文锋, 蒋铁斌, 等. 去白细胞输血对肾移植受者白介素水平变化的影响 [J]. 实用预防医学, 2005, 12 (2): 232-235.

［27］ASAI T, INABA S, OHTO H, et al. Guidelines for irradiation of blood and blood components to prevent post-transfusion graft-vs.-host disease in Japan [J]. Transfus Med, 2000, 10 (4): 315-320.

［28］GULER S, CIMEN S, HURTON S, et al. Risks and benefits of early catheter removal after renal transplantation [J]. Transplant Proc, 2015, 47 (10): 2855-2859.

［29］许亚红, 章娉, 忻夏. 细节护理在肾移植术后留置尿管相关尿路感染中的作用 [J]. 解放军护理杂志, 2009, 26 (12): 48-49.

［30］毛华东, 谈娟付, 饶董红, 等. 肾移植术后留置尿管引起膀胱痉挛的原因及护理 [J]. 西南国防医药, 2019, 29 (3): 389-390.

［31］LYNNE C M, CARRION H M, VANDERWERF B A. Urologic complications of renal transplantation [J]. Urology, 1974, 4 (5): 525-531.

［32］BALLESTEROS RUIZ C, ALVAREZ-MAESTRO M, ALONSO DORREGO J M, et al. Kidney transplant urinary complications. Diagnosis and treatment.[J]. Arch Esp Urol, 2021, 74 (10): 1029-1039.

［33］王书龙, 张艮甫. 肾移植术中常规放置双 J 管 50 例临床观察 [J]. 重庆医学, 2009, 38 (14): 1813-1814.

［34］MORAY G, YAGMURDUR M C, SEVMIS S, et al. Effect of routine insertion of a double-J stent after living related renal transplantation [J]. Transplant Proc, 2005, 37 (2): 1052-1053.

［35］MOSQUEDA AO, HERNÁNDEZ EEL, MORALES GC, et al. Association between the placement of a double-J catheter and the risk of urinary tract infection in renal transplantation recipients: a retrospective cohort study of 1038 patients [J]. Transplant Proc, 2021, 53 (6): 1927-1932.

［36］ GULERIA S, CHAHAL R, MADAAN S, et al. Ureteric complications of renal transplantation: the impact of the double J stent and the anterior extravesical ureteroneocystostomy [J]. Transplant Proc, 2005, 37 (2): 1054-1056.

［37］ WANG Y, YANG Y, ZHANG H, et al. Early removal of ureteral stent after kidney transplant could decrease incidence of urinary tract infection: a systematic review and meta-analysis [J]. Exp Clin Transplant, 2022, 20 (1): 28-34.

［38］ 徐忠楠, 葛亚丽, 王月, 等. 针对性体位管理在全身麻醉苏醒后患者中的应用效果 [J]. 中外医学研究, 2023, 21 (33): 167-171.

［39］ 张会娟, 许凤, 贺海萌, 等. 全身麻醉泌尿外科手术后患者麻醉恢复期体位对康复的影响 [J]. 宁夏医科大学学报, 2017, 39 (11): 1351-1354.

［40］ 马晓杰, 姚波暖, 游咏, 等. 肾移植围手术期康复治疗研究进展 [J]. 器官移植, 2023, 14 (3): 466-472.

［41］ 孟晓云, 孙珂珂. 肾移植护理技术操作规范 [J]. 实用器官移植电子杂志, 2019, 7 (5): 334-336.

［42］ 中华医学会器官移植学分会. 肾移植术后外科并发症处理技术操作规范 (2019 版)[J]. 器官移植, 2019, 10 (6): 653-660.

［43］ 张玲. 肾移植术后手术切口延迟愈合的护理 [J]. 中国临床护理, 2017, 9 (1): 42-44.

［44］ 中华医学会外科学分会, 中华医学会麻醉学分会. 加速康复外科中国专家共识及路径管理指南 (2018 版)[J]. 中国实用外科杂志, 2018, 38 (1): 1-20.

［45］ 雷文华, 彭文翰, 吕军好, 等. 加速康复外科在肾移植围手术期管理中的应用 [J]. 中华移植杂志 (电子版), 2018, 12 (3): 116-120.

［46］ 国家卫生健康委员会医管中心加速康复外科专家委员会器官移植学组. 中国肾移植围手术期加速康复管理专家共识 (2018 版)[J]. 中华移植杂志 (电子版), 2018, 12 (4): 151-156.

［47］ ESPINO KA, NARVAEZ JRF, OTT MC, et al. Benefits of multimodal enhanced recovery pathway in patients undergoing kidney transplantation [J]. Clin Transplant, 2018, 32 (2): e13173.

［48］ 刘静, 李素云, 杨荆艳. 肾移植受者围手术期营养状况调查分析 [J]. 护理学杂志, 2020, 35 (23): 91-93.

［49］ SASAKI H, SUZUKI A, KUSAKA M, et al. Nutritional status in Japanese renal transplant recipients with long-term graft survival [J]. Transplant Proc, 2015, 47 (2): 367-372.

［50］ ANDERSON CA, NGUYEN HA, RIFKIN DE. Nutrition interventions in chronic kidney disease [J]. Med Clin North Am, 2016, 100 (6): 1265-1283.

［51］ TEGER NB. Owner's manual: nutrition care for your kidney transplant [J]. J Ren Nutr, 2019, 29 (3): 249-255.

［52］ Kidney disease: improving global outcomes (KDIGO) CKD work group. KDIGO 2012 clinical practice guideline for the evaluation and management of chronic kidney disease [J]. Kidney Int Suppl, 3 (2013): 1-150.

［53］ VERHAVE J C, TAGALAKIS V, SUISSA S, et al. The risk of thromboembolic events in kidney transplant patients [J]. Kidney Int, 2014, 85 (6): 1454-1460.

［54］ OSMAN Y, KAMAL M, SOLIMAN S, et al. Necessity of routine postoperative hepainization in non-risky live-donor renal transplantation: results of a prospective randomized trial [J]. Urology, 2007, 69 (4): 647-651.

［55］ JUN KW, PARK KM, KIM MH, et al. Mechanical thromboprophylaxis is sufficient to prevent the lower extremity deep vein thrombosis after kidney transplantation [J]. Ann Surg Treat Res, 2014, 87 (1): 28-34.

［56］ KIM MH, JUN KW, HWANG JK, et al. Incidence and outcome of isolated distal deep vein thrombosis in kidney transplant recipients [J]. Ann Surg Treat Res, 2020, 98 (6): 324-331.

［57］ YOSHIDA T, YANISHI M, NAKAMOTO T, et al. Successful treatment of transplant renal artery thrombosis with systemic infusion of recombinant-tissueplasminogen activator after renal transplant [J]. Exp Clin Transplant, 2017, 15 (5): 571-573.

［58］ 陈刚. 中国儿童肾移植的现状及对未来发展的思考 [J]. 中华器官移植杂志, 2020, 41 (1): 1-2.

［59］ HARRAZ AM, SHOKEIR AA, SOLIMAN SA, et al. Salvage of graffits with vascular thrombose during living donor renal allotransferation: a crítico analysis of successful outcome [J]. Int J Urol, 2014, 21 (10): 999-1004.

［60］ LYSAKOWSKI S, DRUCK GARCIA C, WEISHEIMER ROHDE R, et al. Pediatric kidney transplantation: outcomes with under and over 6-year-old donors [J]. J Pediatr (Rio J), 2024, 100 (1): 67-73.

［61］ CAMBOU L, MILLET C, TERRIER N, et al. Management and outcome after early renal transplant vein thrombosis: a French multicentre observational study of real-life practice over 24 years [J]. Transpl Int, 2023, 36: 10556.

［62］ KULU Y, FATHI P, GOLRIZ M, et al. Impact of Surgeon's experience on vascular and haemorrhagic complications after kidney transplantation [J]. Eur J Vasc Endovasc Surg, 2019, 57 (1): 139-149.

［63］ 吴钿生, 周洪彬, 黄焕森. 目标导向液体治疗对肾移植术后早期功能恢复及并发症的影响 [J]. 临床麻醉学杂志, 2020, 36 (10): 980-983.

［64］ JIA H, HUANG F, ZHANG X, et al. Early perioperative fluid overload is associated with adverse outcomes in deceased donor kidney transplantation [J]. Transplant Int, 2021, 34 (10): 1862-1874.

［65］ COLLANGE O, TACQUARD C, OULEHRI W, et al. Hemodynamic management during kidney transplantation: a French survey [J]. Transplantat Proc, 2021, 53 (5): 1450-1453.

［66］ NIEUWENHUIJS-MOEKE GJ, HUIJINK TM, POL R A, et al. Intraoperative fluid restriction is associated with functional delayed graft function in living donor kidney transplantation: a retrospective cohort analysis [J]. J Clin Med, 2019, 8 (10): 1587.

［67］ WRZOSEK A, JAKOWICKA-WORDLICZEK J, ZAJACZKOWSKA R, et al. Perioperative restrictive versusgoal-directed fluid therapy for adults undergoing majornon-cardiac surgery [J]. Cochrane Database Syst Rev, 2019, 12 (12): CD012767.

［68］ 赵玉沛, 杨尹默, 楼文晖, 等. 外科病人围手术期液体治疗专家共识 (2015)[J]. 中国实用外科杂志, 2015, 35 (9): 960-966.

［69］ KIM KM, KIM GS, HAN M. A comparative study of pulse pressure variation, stroke volume variation and central venous pressure in patients undergoing kidney transplantation [J]. Singapore Med J, 2022, 63 (12): 731-739.

［70］ 赵雯静, 张海玲, 石珂, 等. 肾移植受者围手术期容量管理的最佳证据总结 [J]. 现代临床护理, 2022, 21 (10): 46-53.

［71］ 汪博, 杜瑞妮, 阳婷婷, 等. 肾移植围手术期容量管理研究进展 [J]. 肾脏病与透析肾移植杂志, 2020, 29 (5): 489-493.

［72］ OTHMAN M M, ISMAEL A Z, HAMMOUDA G E. The impact of timing of maximal crystalloid hydration on early graft function during kidney transplantation. Anesth Analg, 2010, 110 (5): 1440-1446.

［73］ ESKESEN T G, WETTERSLEV M, PERNERA. Systematic review including re-analyses of 1148 individual data sets of central venous pressure as a predictor of fluid responsiveness [J]. Intensive Care Medicine, 2016, 42 (3): 324-332.

［74］ GANZ W, DONOSO R, MARCUS H S, et al. A new technique for measurement of cardiac output by thermodilution in man [J]. Am J Cardiol, 1971, 27 (4): 392-396.

［75］ 王惠英, 刘荣, 李宁等. 无创血流动力学监测在肾移植受者中的应用及护理 [J]. 中华移植杂志 (电子版), 2013, 7 (4): 216-218.

［76］ 杨佳勇, 卢君强, 刘岩松. 无创氧动力学监测在 ICU 危重病人早期氧复苏治疗中的作用 [J]. 中国急救医学, 2005, 25 (5): 365-366.

［77］ 廖婧, 张晓萍, 张佩芳. 肾移植患者术后多尿期补液方法的护理研究 [J]. 中国实用护理杂志, 2008, 24 (27): 74-76.

［78］ 薛武军. 肾移植手册 [M]. 北京: 科学出版社, 2008: 109.

［79］ 罗仕源, 徐小松, 张克勤. 肾移植术后多尿期大量补液对早期肾功能恢复的影响 [J]. 重庆医学, 2018, 47 (26): 3379-3382.

［80］ WAGENER G, BEZINOVER D, WANG C, et al. Fluid management during kidney transplantation: a consensus statement of the committee on transplant anesthesia of the American Society of Anesthesiologists [J]. Transplantation, 2021, 105 (8): 1677-1684.

［81］ BREDA A, BUDDE K, FIGUEIREDO A, et al. EAU guidelines on renal transplantation [M]. Netherlands: EAU Guidelines Office, 2020: 278-279.

［82］ KOLODZIE K, CAKMAKKAYA OS, BOPARAI ES, et al. Perioperative normal saline administration and delayed graft function in patients undergoing kidney transplantation: aretrospective cohort study [J]. Anesthesiology, 2021, 135 (4): 621-632.

［83］ POTURA E, LINDNER G, BIESENBACH P, et al. An acetate-buffered balanced crystalloid versus 0.9% saline in patients with end-stage renal disease undergoing cadaveric renal transplantation: a prospective randomized controlled trial [J]. Anesth Analg, 2015, 120 (1): 123-129.

［84］ 郭丽平, 王辉. 宋文利. 肾移植围术期的输液管理 [J]. 实用器官移植电子杂志, 2019, 7 (6): 454-457.

［85］ CAMPOS L, PARADA B, FURRIEL F, et al. Dointraoperative hemodynamic factors of the recipient influence renal graft function？[J]. Transplant Proc, 2012, 44 (6): 1800-1803.

［86］ ZARYCHANSKI R, ABOU-SETTA AM, TURGEON AF, et al. Association of hydroxyethyl starch administration with mortality and acute kidney injury in critically ill patients requiring volume resuscitation: a systematic review and meta-analysis [J]. JAMA, 2013, 309 (7): 678-688.

［87］ 疏树华, 柴小青, 李传耀, 等. 羟乙基淀粉 130/0.4 对活体肾移植患者肾功能的影响 [J]. 临床麻醉学杂志, 2012, 28 (8): 742-744.

［88］ 张大伟, 许亮, 徐俊楠, 等. 肾移植受者术前甘油三酯代谢对移植肾早期功能恢复的影响 [J]. 解放军医学杂志, 2017, 42 (5): 427-431.

［89］ 刘会龙, 张立亚, 孟帮柱, 等. 新利尿合剂治疗慢性肾功能不全临床研究 [J]. 内蒙古民族大学学报 (自然科学版), 2006 (5): 551-552.

［90］ 丁小明, 薛武军, 田普训, 等. 亲属活体肾移植 (附 162 例报告)[J]. 器官移植, 2010, 1 (6): 337-341.

［91］ 陈少秀, 张秋芳, 何华琼. 丹参酮ⅡA 保护大鼠肾移植术后缺血再灌注损伤的机制研究 [J]. 长春中医药大学学报, 2017, 33 (1): 21-24.

［92］ 楼江涌, 祁洪刚, 张曙伟, 等. 前列地尔在心死亡器官捐献肾移植术后早期肾功能恢复中的应用效果 [J]. 现代实用医学, 2014, 26 (10): 1207-1209.

［93］ 杨力, 朱雄伟, 游波, 等. 羟苯磺酸钙对肾移植术后早期肾功能恢复的临床观察 [J]. 实用器官移植电子杂志, 2021, 9 (3): 194-197.

［94］ 王东彬, 黎玮, 张勇等. 肾移植术后合并低钠血症二例 [J]. 中华器官移植志, 2005 (2): 43.

［95］ 李利容, 夏伟, 胡丹, 等. 1 例肾移植术后顽固性低钾血症病人的护理 [J]. 护理研究, 2009, 23 (22): 2066.

［96］ 刘丽江, 王书宝肾移植术后发生高血钾 2 例 [J]. 西北民族大学学报 (自然科学版), 2004 (1): 86-87.

［97］ KANCHI M, MANJUNATH R, MAESSEN J, et al. Effect of sodium bicarbonate infusion in off-pump coronary artery bypass grafting in patients with renal dysfunction [J]. J Anaesthesiol Clin Pharmacol, 2018, 34 (3): 301-306.

［98］ HAINES RW, KIRWAN CJ, PROWLE JR, et al. Managing chloride and bicarbonate in the prevention and treatment of acute kidney injury [J]. Semin Nephrol, 2019, 39 (5): 473-483.

［99］ 闫文龙, 疏树华, 李娟. 5% 碳酸氢钠严格控制代谢性酸中毒对活体肾移植患者术后早期肾功能的影响 [J]. 中国临床药理学与治疗学, 2020, 25 (10): 1139-1144.

［100］ 李宁. 肾移植术后矿物质和骨异常 [J]. 器官移植, 2019, 10 (5): 559-569.

［101］ 中华医学器官移植学分会. 中国器官移植超声影像学诊疗技术规范 (2019 版)[J]. 器官移植, 2019, 10 (1): 16-31.

［102］ SHARFUDDIN A. Renal relevant radiology: imaging in kidney transplantation [J]. Clin J Am Soc Nephrol, 2014, 9 (2): 416-429.

［103］ TANG H, WANG Z, WANG L, et al. Depiction of transplant renal vascular anatomy and complications: unenhanced MR angiography by using spatial labeling with multiple inversion pulses [J]. Radiology, 2014, 271 (3): 879-887.

［104］ PALMUCCI S, MAURO LA, VEROUX P, et al. Magnetic resonance with diffusion-weighted imaging in the evaluation of transplanted kidneys: preliminary findings [J]. Transplant Proc, 2011, 43 (4): 960-966.

［105］ 中华医学会器官移植学分会. 器官移植供者来源性感染诊疗技术规范 (2019 版)[J]. 器官移植, 2019, 10 (4): 369-375.

［106］ ISON M G, NALESNIK M A. An update on donor-derived disease transmission in organ transplantation [J]. Am J Transplant, 2011, 11 (6): 1123-1130.

［107］ 张治国, 殷晓玲. 肾移植手术患者心理功能障碍的疏导治疗 [J]. 中国实用神经疾病杂志, 2007, 10 (4): 80-81.

［108］ 周英, 尤黎明. 肾移植相关心理问题及其影响因素的研究进展 [J]. 中国行为医学科学, 2002, 11 (5): 120-121.

［109］ Cukor D, Ver Halen N, Pencille M, et al. A pilot randomized controlled trial to promote immunosuppressant adherence in adult kidney transplant recipients [J]. Nephron, 2017, 135 (1): 6-14.

［110］ 陈水云, 金爱云, 朱琼, 等. 肾移植患者心理健康调查及心理干预结果分析 [J]. 浙江医学, 2001, 23 (5): 30-31.

［111］ 刘瑞, 霍照南, 王平. 肾移植术后心理障碍 53 例干预治疗分析 [J]. 人民军医, 2006, 49 (2): 98-99.

［112］　朱晓荣, 申良荣, 张晴, 等. 肾移植患者术后早期睡眠质量及影响因素研究 [J]. 中华护理杂志, 2018, 53 (S1): 59-63.

［113］　POORANFAR S, SHAKOOR E, SHAFAH M J, et al. The effect of exercise training on quality and quantity of sleep and lipid profile in renal transplant patients: a randomized clinical trial [J]. Int J Org Transplant Med, 2014, 5 (4): 157-165.

［114］　杨士来, 王晓霞. 肾移植受者术后睡眠质量及非药物干预的研究进展 [J]. 护理研究, 2017, 31 (27): 3353-3355.

# 19　肾移植受者移植肾功能延迟恢复临床诊疗指南

移植肾功能延迟恢复（delayed graft function, DGF）是肾移植术后的一种常见早期并发症, 临床上表现为少尿或无尿, 血肌酐升高、持续不降或缓慢下降。DGF 增加移植物免疫原性及急性排斥反应发生的风险, 延长住院时间, 可导致近期和长期人 / 肾的存活率降低[1,2]。

在活体肾移植受者中 DGF 的发生率约为 1.6%~3.6%[3]。对于遗体捐献（deceased donor, DD）肾移植受者, 由于供肾的类型和质量不同, 各移植中心报道的 DGF 的发生率差异较大, 在 27.0%~55.1% 之间[4]。近年来由于扩大标准供者（expanded criteria donor, ECD）的临床应用越来越多, 肾移植术后 DGF 的发生率可能会越来越高。DGF 对移植肾的近期和长期存活影响较大, 需要对 DGF 进行规范化的诊疗, 提高肾移植效果。我国尚缺乏肾移植术后 DGF 临床诊疗指南或专家共识, 中华医学会器官移植学分会组织国内器官移植与相关学科知名专家在《肾移植术后移植物功能延迟恢复诊疗技术规范（2019 版）》的基础上编写、多轮讨论, 并经学会组织两轮集体审定, 最终形成《中国肾移植受者移植肾功能延迟恢复临床诊疗指南》。

## 一、指南形成方法

本指南已在国际实践指南注册平台（International Practice Guideline Registry Platform）上以中英双语注册（注册号: PREPARE2023CN815）, 并发表了相应指南计划书。

指南范围及临床问题的确定: 通过查阅 DGF 相关文献, 由执笔专家构建并提出临床问题, 由指南编写工作组对构建的临床问题进行了反复广泛征求意见, 多轮讨论, 最终选择出本指南拟解决的 21 个临床问题, 涉及 DGF 的概念和发病机制、危险因素、诊断、预防、治疗和免疫抑制剂应用的几个方面。

证据检索与筛选: 按照人群、干预、对照、结局（population, intervention, comparison, outcome, PICO）的原则对纳入的临床问题进行检索, 检索 MEDLINE（PubMed）、Web of Science、The Cochrane Library、中国生物医学文献服务系统（CBM）、万方知识数据服务平台和中国知网数据库（CNKI）, 纳入指南、共识、系统评价和 meta 分析、随机对照试验（randomized controlled trial, RCT）、非 RCT 队列研究和病例对照研究等类型的证据; 检索词包括: "肾移植""移植肾功延迟恢复""围手术期管理""DGF 危险因素""诊断""预防""治疗""供肾病理""排斥反应""诱导治疗""免疫抑制剂应用""DGF 血液净化替代治疗""DGF 利尿措施"等。所有类型文献检索时间为 1980 年 1 月至 2023 年 10 月, 主要文献为近 15 年文献, 发表语言限定中文或英文。

推荐意见的形成: 本指南采用 2009 版牛津大学循证医学中心的证据分级与推荐强度标准对推荐意见的支持证据体进行评级。指南制订工作组专家针对肾移植术后 DGF 的 21 个临床问题提出了符合我国实际的 21 条诊疗推荐意见,经中华医学会器官移植学分会组织全国器官移植与相关学科专家两轮会议集体讨论定稿。

## 二、DGF 定义和发病机制

**临床问题 1:DGF 的定义如何确定?**

**推荐意见 1:**推荐 DGF 的定义为肾移植术后 1 周内需要进行透析治疗,(推荐强度 A,证据等级 1b),或术后 1 周 Scr 未降至 400μmol/L 以下(推荐强度 D,证据等级 5)。

**推荐意见说明:**

DGF 是急性肾损伤(acute kidney injury,AKI)的一种表现,具有肾移植过程特有的属性。对于自体肾脏,急性肾损伤定义为在刺激事件发生后 48h 内血清肌酐升高。在肾移植中,由于各移植中心、地区和国家的采用 AKI 临床标准不同,DGF 的诊断标准也不尽相同,这使得诊断变得复杂[5-7]。目前,DGF 最广泛接受的定义为肾移植术后 1 周内至少需要进行透析 1 次[7-9],但该定义有一定的局限性,主要是因为该定义包含了移植肾原发性无功能(primary nonfunction,PNF)、外科因素、内科因素和免疫学因素导致移植肾功能损伤。此外,肾移植术中及术后早期液体负荷、治疗方案、钾阈值、医保和不同地区、医院对透析指征的把握,都可能影响具体受者是否透析及透析时机的选择[7]。综合各种解释和概念,本指南推荐采用中国肾移植科学登记系统(Chinese Scientific Registry of Kidney Transplantation,CSRKT)及国家卫生健康委员会肾移植质控标准定义,即 DGF 是指肾移植术后 1 周内需要透析治疗或术后 1 周血肌酐未下降至 400μmol/L 以下[10,11]。本指南在 DGF 定义中主要指供肾和受者因素所致的移植肾功能延迟恢复,不包含 PNF、移植肾动静脉血栓、移植肾输尿管梗阻、排斥反应,以及术中术后早期液体负荷等内科因素导致的术后早期移植肾功能不全[12]。

**临床问题 2:DGF 的发病机制有哪些?**

**推荐意见 2:**建议根据 DGF 的发病因素确定其发病机制主要为缺血性损伤、再灌注损伤、炎性介质的产生、固有免疫和适应性免疫反应的激活以及细胞凋亡(推荐强度 B,证据等级 2a)。

**推荐意见说明:**

DGF 是一种涉及多个致病因素和多种发病机制的复杂病理生理过程,发病机制至今仍未十分明确。供者维护、器官获取保存和移植术后等过程中缺血、缺氧及再灌注引起的肾小管缺血再灌注损伤(ischemia-reperfusion injury,IRI)是导致 DGF 的主要因素[13],再灌注后细胞毒性介质的产生、固有免疫以及适应性免疫反应的激活及细胞凋亡等均可造成肾小管细胞损伤和坏死。

肾脏细胞在缺血缺氧时会产生大量氧自由基和活性氧,导致细胞膜磷脂降解,产生大量炎性介质,趋化中性粒细胞黏附于血管内皮或进入细胞,在参与炎性反应时细胞本身又释放趋化因子,激活的中性粒细胞氧爆发增加,释放大量的自由基或溶酶体,加重组织损伤。此外,肾脏 IRI 诱导一氧化氮合酶合成,促使一氧化氮产生,与超氧阴离子自由基经过一系列反应,形成具有强氧化性的羟自由基、一氧化氮自由基,使细胞膜脂质过氧化,损害组织[1,14]。

IRI 是由固有免疫和适应性免疫系统介导的炎症性疾病。固有免疫反应作为第一道应答防线通过中性粒细胞、巨噬细胞、树突状细胞、自然杀伤(natural killer,NK)细胞、NKT 细胞和 T 细胞发挥作用。IRI 发生后此类细胞被激活,释放大量氧自由基、细胞因子、趋化因子等,激活补体系统,引起肾脏非特异性损伤,此后,IRI 启动强烈的适应性免疫应答,T 细胞抗原特异性或非特异性反应起到关键作用[4,14]。

同时,IRI 激活细胞坏死、凋亡以及自噬相关性细胞死亡程序,近年来提出的"坏死性细胞凋亡"

机制亦参与了 IRI 的损伤过程[4,14]。

需要注意的是,DGF 的发病机制是复杂的,并且可能受到多个因素的相互作用影响。对于 DGF 的预防和治疗,了解这些病理生理机制对于制订相应的干预策略和治疗方案至关重要。

## 三、DGF 发病危险因素

临床问题 3:DGF 发病的供者相关危险因素有哪些?

推荐意见 3:建议遗体捐献者有下列情况时考虑发生 DGF 的风险高:死亡原因为脑血管意外,心脏死亡供者,热、冷缺血时间长,高龄捐献者,身体质量指数(body mass index,BMI)高,高血压病史,糖尿病病史,低血压,使用血管活性药物,心肺复苏事件和捐献前的肾功能损害等(推荐强度 B,证据等级 2a)。

推荐意见说明:

DD 的原发病与器官质量和移植效果明显相关。脑血管意外捐献者器官往往或多或少存在长期高血压导致的慢性损害,器官质量较差,这类供肾移植术后肾功恢复往往较慢,DGF 的发生率高。目前用于移植的器官短缺问题日益严重,应用心脏死亡供者(donation after cardiac death,DCD)和 ECD 来源肾脏愈来愈多。有研究观察 DCD 的肾移植物发生急性肾小管坏死(acute tubular necrosis,ATN)的风险是脑死亡供者(donation after brain death,DBD)的两倍[15]。随着移植的器官短缺问题日益严重,尽管使用 ECD 肾脏扩大了器官来源,但它与 DGF 风险的增加有关,超过 50% 的 ECD 移植发生 DGF,而标准供者肾移植的这一比例为 2%~50%[16,17]。ECD 定义为所有年龄超过 60 岁的遗体捐献,或年龄超过 50 岁且满足以下三种情况中的任两种的捐献者:高血压、死因为脑血管意外或血清肌酐超过 1.5mg/dl[18]。目前研究认为,由于 ECD 供肾本身存在的与年龄增加相关的肾小球硬化等退行性改变,在经历肾脏体外保存等一系列缺血再灌注损伤后,ECD 供肾功能恢复所需时间更长,更易发生 DGF[17]。对于 ECD 的评估,至关重要的一部分即是移植肾活检结果。目前已有大量证据和经验支持这样一项策略,即只要移植前肾活检显示供肾质量合格,就不应因捐献者的年龄、糖尿病或高血压而放弃边缘或次优移植物[19,20]。

热缺血时间(warm ischemia time,WIT)和移植肾预后存在密切关联,无论是 PNF、DGF,还是移植肾失功都与供肾 WIT 延长相关,因此过长的 WIT 是供肾的禁忌。目前国内外对 DD 供者的 WIT 有以下几种标准:①心脏死亡缺血时间:从心跳停止到开始冷灌注的时间,心脏死亡热缺血时间一般应<15min;②濒死期热缺血时间:从撤除呼吸机及心脏支持至开始冷灌注的时间一般应<30min;③功能性热缺血时间:从动脉收缩压<50mmHg 或者血氧饱和度<70% 到开始冷灌注的时间,一般应<1h。功能性热缺血时间的引入可能会对 DD 供者的选择更合理[21-23]。

冷缺血时间(cold ischemia time,CIT)延长也被认为是肾移植后 DGF 的独立危险因素[24],美国肾脏数据系统登记处的数据显示,CIT 每延长 6h,DGF 风险就会增加 23%[25]。捐献者的年龄是另一个重要的危险因素,1990—1998 年美国科学肾移植登记显示,55 岁以上捐献者的肾脏受者 DGF 的风险增加了一倍[26]。

高龄、高血压捐献者的肾脏可能存在血管病变和功能障碍,糖尿病供者的肾脏通常伴随肾小球硬化和肾小管损伤以及供者肥胖、BMI ≥ 30kg/m²,这些都会增加移植术后发生 DGF 的风险[27-30]。

脑死亡的捐献者通常存在神经 - 体液调节失常等病理生理改变,常表现为患者血流动力学的不稳定、全身器官组织灌注不足和水、电解质和酸碱失衡,从而使全身器官的结构和功能受到不同程度影响。特别是脑死亡患者易发生低血压和心搏骤停,加上大剂量血管活性药物应用,导致供者器官处于缺血缺氧状态,进一步加重器官功能损害,导致供肾 AKI 发生。捐献前的终末血肌酐升高,肾功能差,这些都会增加肾移植术后 DGF 的发生概率[31]。

**临床问题 4:DGF 发病的受者相关危险因素有哪些?**

**推荐意见 4:**建议受者有下列情况时要重视 DGF 的防治:糖尿病、BMI 高、透析病程长、群体反应性抗体(panel reactive antibodies,PRA)高以及多次移植等(推荐强度 B,证据等级 2c)。

**推荐意见说明:**

受者糖尿病被证实是 DGF 一个常见的危险因素[32],一方面可能与血糖增高所伴随的慢性炎症反应和氧化应激相关;另一方面可能与糖尿病患者更高的基础体重,更多见的血管硬化导致的血管吻合难度增加、时间延长相关[30,33]。此外,BMI 高也被证明是 DGF 的危险因素[34],一方面,肥胖相关的交感神经过度反应导致的血管痉挛和血管硬化明显增加了血管吻合难度,导致了更长的热缺血时间,同时肥胖可能会导致介导肾小球损伤的促炎细胞因子水平升高,以及脂肪组织释放细胞因子也会加重内皮功能障碍[35,36]。

既往研究发现透析时间与 DGF 的发生息息相关[32,37]。慢性肾脏病会引发慢性炎症及尿毒症表现,即心血管疾病、蛋白质能量消耗、抑郁、骨质疏松症和身体虚弱等[38,39]。移植前的长期透析可能导致全身炎症反应从而加重移植后的免疫反应及炎症损伤,从而导致 DGF 发生。许多研究表明:未透析肾移植受者 DGF 发生率的明显下降[38]。在免疫学因素中,PRA 高以及多次移植增加了 DGF 的概率,这与既往的受者免疫系统在促进对缺血性损伤的病理反应中的作用是符合的。PRA 的存在往往与更强烈的移植后免疫反应和炎症反应相关,随之增加了 DGF 的发生[1]。

**临床问题 5:DGF 其他危险因素有哪些?**

**推荐意见 5:**HLA 基因型错配数多、ABO 血型不相容和围手术期非外科相关危险因素也影响移植肾功能恢复,导致 DGF(推荐强度 B,证据等级 2a)。

**推荐意见说明:**

移植相关危险因素主要有人类白细胞抗原(human leukocyte antigens,HLA)基因型错配数多、ABO 血型不相容和移植围手术期非外科相关危险因素[4]。HLA 基因型错配可能会导致免疫系统对移植物产生免疫反应,进而引发移植物排斥反应,促进 DGF 的发生。HLA 基因型错配程度越高,免疫反应的风险就越大,从而增加了 DGF 的发生风险。ABO 血型不相容可能导致血型抗体介导的移植物排斥反应,增加 DGF 的发生风险。

此外,手术过程中低血压、心血管并发症、麻醉方式以及液体管理也是影响 DGF 的重要危险因素。有研究观察到,DGF 发生率受麻醉类型的影响,联合麻醉导致 DGF 的风险增加了 3 倍,这种关联可能是与椎管内阻滞后儿茶酚胺水平降低和血管舒张,减少移植物灌注有关[2,18]。此外,限制性补液方案使可 DGF 的风险增加约 4 倍[18,40,41]。肾脏灌注取决于平均动脉压,平均动脉压受血管内容量、交感神经张力和肾脏自动调节的影响。由于移植过程中去神经支配,自我调节和交感神经张力丧失,肾流量主要受到血压及血容量的影响[40,42]。在一项针对 40 名患者的临床研究中,Othman 等人[40]评估了补液方案对移植物血流动力学稳定性和早期功能的影响,发现在肾脏灌注开放前接受最大输注液体的患者血流动力学不稳定度较低,收缩压和中心静脉压水平较高。不同的移植中心在手术技术、团队经验、术后管理等方面存在差异,经验丰富的移植中心可能能够更好地识别和干预 DGF 的危险因素,从而降低 DGF 的发生率[4]。

## 四、DGF 诊断

**临床问题 6：DGF 的临床表现有哪些？**

**推荐意见 6：**DGF 的临床表现主要包括：肾移植受者术后早期出现少尿或无尿，或早期有尿、随后尿量骤减，血肌酐不降或下降缓慢，需要接受透析替代治疗（推荐强度 B，证据等级 2a）。

**推荐意见说明：**

DGF 的临床表现主要表现在以下几个方面：①尿量减少：肾移植术后出现少尿或无尿，或早期开始有尿，随后尿量突然减少，需要血液透析替代治疗后尿量逐渐恢复正常；②血肌酐不降、下降缓慢或不降反升，术后连续 3d 每天血肌酐下降幅度少于前一日的 10% 或术后 1 周肌酐未降至 400μmol/L；③可发生低血压，也可发生高血压；④由于无尿或少尿，常有水钠潴留，水容量负荷过重所引起的下肢水肿和胸闷、气短等[43,44]。

**临床问题 7：DGF 期间需要进行哪些常规实验室检查？**

**推荐意见 7：**DGF 期间建议监测肝功能、肾功能、电解质、免疫抑制药物浓度及感染指标等，有条件的检测 HLA 抗体（推荐强度 B，证据等级 2c）。

**推荐意见说明：**

DGF 过程中往往会伴发水钠潴留等多种类型的水、电解质及酸碱平衡紊乱，血清肌酐、尿素氮是 DGF 疾病发展转归的重要临床指标，同时肝、肾功能的损害也是 DGF 常见的并发症[14]，因此在 DGF 期间应密切关注肝、肾功能，电解质，血、尿常规等常规指标。在 DGF 的早期尿量未恢复前，建议每天检测血常规、尿常规、肾功电解质 1 次，必要时随时抽血检查。肝功每周至少两次，每周监测免疫抑制药物浓度至少 2 次。此外由于肌酐、尿素氮的升高以及移植术后免疫抑制剂的应用，DGF 过程中易继发感染并造成严重的不良后果[45]，因此在 DGF 过程中应关注感染指标及早发现感染。此外，免疫抑制剂药物浓度也是需要关注的一个重要因素，对于钙调磷酸酶抑制剂（calcineurin inhibitors，CNIs）等对肾脏有毒性的药物应当定时检测其血药浓度，并及时进行调整[46]。

HLA 抗体和非 HLA 抗体与 DGF 的发生率和预后息息相关[47,48]，大量研究表明，术前 HLA 抗体阳性患者 DGF 发生率明显高于阴性患者，且 DGF 的风险也随着致敏范围、DSA 数量和累积抗体强度的增加而增加，同时 HLA 抗体阳性患者 DGF 预后更差[47,48]。这可能是因为 DGF 发生更广泛的缺血再灌注损伤、更严重的血管内皮损伤和肾小管上皮细胞脱落并导致更多的抗原暴露，在同时存在 HLA 抗体及非 HLA 抗体的情况下导致亚临床排斥反应，而这种排斥反应在移植后早期可能未被诊断。同时排斥反应导致的内皮损伤可能导致血管收缩等情况，最终加重了 DGF 的临床表现[49,50]。因此，尽管 DGF 在发病机制上更多与缺血再灌注损伤相关，但在检测指标中，HLA 抗体和非 HLA 抗体免疫相关指标也是不可或缺的一部分，早期发现可能存在的 HLA 抗体和非 HLA 抗体，及时调整免疫抑制方案，以减少 DGF 并发抗体介导的排斥反应，促进 DGF 尽快恢复。

**临床问题 8：DGF 的影像学检查有哪些？**

**推荐意见 8：**超声检查作为无创的检查方法可了解移植肾血流、移植肾动脉阻力等情况，建议超声检查作为 DGF 常规的监测手段，必要时行 CT 及 MRI 检查了解移植肾和肾周情况（推荐强度 B，证据等级 2a）。

**推荐意见说明：**

超声是当怀疑肾移植受者发生 DGF 时应用最广泛、最便捷的检查方式。当患者发生 DGF 时，超声可见移植肾肿胀、肾皮质髓质界面模糊、髓质椎体明显低回声和肾动脉低灌注、移植肾动脉阻力指数增高等[10,51]。超声造影（contrast-enhanced ultrasound，CEUS）在监测移植肾微循环灌注中发挥着越来越重要的作用[52]，相对于常规二维和彩超，超声造影对于移植肾微循环的监测更为准确客观，可以检测到皮髓质增强速度减慢、时间延长，强度减低，呈非连续性或脉冲式灌注，尤其是脉冲式灌注可能与肾间质水肿、肾小管损伤、血管内皮细胞肿胀和脱落、管壁纤维素样坏死造成微动脉血流阻力增加有关。肾皮质曲线下面积减少可能与肾血管微循环阻力增加，肾皮质血流灌注量减少有关。当发生DGF时，可出现CEUS增强的皮质髓质期出现的时间延长、曲线下面积降低[53]、移植肾皮质造影峰值强度降低等造影表现[54]。

其他影像学检查如CT或MRI对移植肾及肾周情况的判断有一定帮助。增强CT检查中肾毒性碘造影剂的应用限制了其在DGF中的应用。而传统的MRI对诊断患者DGF作用也较为有限。近年来，越来越多的学者，致力于研究功能性磁共振在对DGF的诊断及预测。有研究表明，磁共振成像的特殊形式，功能磁共振弥散加权成像（diffusion weighted imaging，DWI）及弥散张量成像（diffusion tensor imaging，DTI），在预测DGF中有一定临床价值，在发生DGF的移植肾病人中，其分数各向异性及表观弥散系数明显降低[55,56]。体素内不相干运动扩散加权成像（intravoxel incoherent motion diffusion weighted imaging，IVIM-DWI）是近年来新兴的功能磁共振检查技术，可有效获得肾脏灌注信息。有研究发现，DGF患者的表观扩散系数、缓慢扩散系数以及灌注分数，都明显低于移植肾正常的受者[57]。

**临床问题9：DGF高风险供肾是否需要零点活检病理？**

**推荐意见9：**建议DGF高风险供肾行移植前零点活检病理，对于预测肾移植后DGF具有较高价值（推荐强度B，证据等级2c）。

**推荐意见说明：**

在移植手术的供肾中，可能已存在某些实验室检查所不能发现的组织病变，而这些组织学病理改变可导致DGF的发生，增加移植失败的风险。基于以上原因，目前全球各大器官移植中心已逐渐将供肾零点活检应用于肾移植评估中。供肾零点活检又称肾移植基线活检，是指移植肾恢复血流灌注前的组织学病理检查，其主要目的是评估供者肾脏的结构完整性，提供有关供者既往疾病的信息，同时为移植肾提供基线资料。DGF高危供肾进行零点穿刺的主要临床价值包括：①及时诊断并评估供肾存在的基础病变，包括高血压、糖尿病等导致的肾脏损害及肾小球硬化等ECD供肾中常见的退行性改变；②评估供者在此次病程中发生的低血压或急性肾小管坏死等情况、并获知肾脏获取过程中的缺血再灌注损伤导致的急性肾脏损伤；③作为供肾病理基线水平与移植后病理情况进行比较以准确评估移植后病理改变[58]。

肾脏获取、保存、移植是一个多步骤的过程，结合供者类型及供者实际情况选择不同时机进行零点穿刺是有必要的[59]。目前常用的零点穿刺肾脏活检中主要包括以下时间点：

1. 供肾原始病理　即在获取前，尚未对肾脏进行原位灌注时进行穿刺活检，以准确反映供肾本身具有的慢性病变。

2. 获取后活检　即在冷灌注获取结束后，尚未对肾脏进行机械灌注或冷保存前进行穿刺活检，以反映供肾本身具有的慢性病变，评估热缺血及冷灌注和获取过程对于肾脏的影响[60]。

3. 植入前活检　即器官保存及修复结束后，在移植前进行穿刺活检，用于了解冷保存及修复措施后肾脏的病理状态。植入前活检在组织学上被认为与获取后活检相似，但其具体的分子变化则受到运输和保存的影响，已经发生了明显的改变。因此，未来进一步分析植入前活检的分子组成可能是研究改善器官保存的重要工具[61]。

4. 再灌注后活检　即肾移植血管吻合结束、血流开放后即刻进行的活检。再灌注活检的组织学和分子表型受供者质量、供者管理、器官保存和转运条件、血管吻合过程影响,也可以反映缺血再灌注损伤和同种免疫现象[62]。但目前对再灌注后活检时间点尚无一致意见。

目前常用的移植前病理学评估标准包括 Banff 标准、Remuzzi 评分和 MAPI 评分等,多数针对供肾零点活检的病理评分系统更多关注慢性组织学病理改变。供肾零点活检病理学评估显示肾小管损伤/坏死是肾移植术后并发 DGF 的独立危险因素,对于预测肾移植短期预后具有较高的临床实用价值,在供者维护和器官保存过程中应尽可能避免造成肾小管缺血/坏死,以降低 DGF 发生风险[63]。临床常用的快速 Remuzzi 病理评分对供肾取舍具有指导作用,评分高者(4~6 分),术后 DGF 发生率较高,肾功能恢复较慢,使用高评分供肾行肾移植时,围手术期需积极干预,减少 DGF 等并发症发生[64,65]。

**临床问题 10:DGF 受者是否需要移植肾病理活检?**

**推荐意见 10:** DGF 受者一般不推荐常规进行移植肾病理活检,建议当 DGF 不能正常恢复,怀疑合并排斥反应等异常时行穿刺活检病理检查(推荐强度 B,证据等级 2c)。

**推荐意见说明:**

DGF 受者肾功一般都能恢复正常,本身不需要常规进行移植肾活检病理。只有当 DGF 肾功未能正常恢复,或恢复过程中又有反复,怀疑有其他因素时,才做移植肾活检病理。大量的研究显示 DGF 受者与非 DGF 受者比较,有更高的排斥反应发生率[1,2,4,66]。既往的研究显示:与单纯的 DGF 相比,DGF 合并急性排斥反应对移植肾长期存活影响更大[67,68]。同时临床怀疑 DGF 的受者中有部分实际是早期发生的急性排斥反应,因此 DGF 在肾移植术后无恢复迹象,或恢复过程中肾功损害再次加重时,建议行移植肾穿刺活检鉴别诊断[5]。最近有研究发现,DGF 未正常恢复时进行活检病理检查,对于早期诊断 DGF 和鉴别急性排斥反应等其他并发症具有重要意义[69]。

**临床问题 11:DGF 的需要和哪些疾病鉴别诊断?**

**推荐意见 11:** 影响移植肾功能恢复的有 DGF 之外的其他因素,建议 DGF 需要与外科并发症和急性排斥反应等相鉴别(推荐强度 B,证据等级 2c)。

**推荐意见说明:**

DGF 最常见的病因是 ATN。除 ATN 之外,还有多种因素可引起 DGF,主要需排除外科并发症和急性排斥反应等[70;71]。肾移植术后的外科并发症如肾动脉狭窄、尿路梗阻、尿路结石、淋巴囊肿、移植肾动静脉血栓形成等均可导致移植肾功恢复不良,甚至不能恢复,这些原因需要进行特殊的针对性外科处理才可能使移植肾功恢复。肾移植术后急性排斥反应需要加强免疫抑制强度和/或清除体内预存或新生抗体。肾移植受者术后低血压、心衰或心律失常等也影响肾脏血液灌注,影响肾功能恢复,这些受者去除病因、保证肾脏血液灌注后肾功能很快恢复。

## 五、DGF 预防

**临床问题 12:预防 DGF 的发生,遗体捐献者维护的目标是什么?**

**推荐意见 12:** 建议遗体捐献者维护目标为动脉收缩压、动脉血氧分压、血红蛋白和尿量尽可能分别达到 100mmHg、100mmHg、100g/L 和 100ml/h(推荐强度 B,证据等级 2c)。

**推荐意见说明:**

对遗体捐献供者进行及时、准确地评估和维护是器官安全利用、保证捐献器官功能和获得良好移植效果的关键因素之一。脑死亡通常伴随着免疫、血流动力学、神经-体液调节失常等一系列病理生理改变,常表现为血流动力学的不稳定和全身器官组织的灌注不足,全身器官的结构和功能受到不同程度的影响。临床可参考美国器官共享联合网络制订的供者维护目标量表对供器官进行维护,表中明确了治疗终点和供者维护目标,特别是兼顾所有待捐献器官的功能维护需求(表 19-1)[72]。临床经验需要掌握"4 个 100"的原则,即捐献者过渡期的医疗干预目标动脉收缩压、血氧分压、血红蛋白和尿量最低应分别达到 100mmHg、100mmHg、100g/L 和 100ml/h[73,74]。

表 19-1 美国器官共享联合网络制订的器官维护目标

| 指标 | 维护目标 |
| --- | --- |
| 平均动脉压 | 60~110mmHg |
| 中心静脉压 | 4~12mmHg |
| 射血分数 | >50% |
| 低剂量血管升压类药物 | 种类 ≤ 1 种<br>低剂量:多巴胺<10μg/(kg·min),去氧肾上腺素<1μg/(kg·min),去甲肾上腺素<0.2μg/(kg·min),排除使用肾上腺素 |
| 动脉血气分析 | pH 值 7.3~7.5 |
| 氧合指数 | >300mmHg |
| 血钠 | <155mmol/L |
| 血糖 | <180mg/dl |
| 尿量 | 过去 4h 内,>0.5ml/(kg·h) |

**临床问题 13:预防 DGF 的发生,供肾冷、热缺血如何把控?**

**推荐意见 13:**建议尽量缩短供肾热缺血时间,最好控制在 30min 以内;尽量缩短冷缺血时间(推荐强度 B,证据等级 2c)。

推荐意见说明

WIT,即肾脏停止血液循环到开始灌注液冷灌注的时间,对于活体供者或脑死亡供者来说较短,对早期肾功能影响不大。然而 DCD 供脏,WIT 较长,发生 DGF 风险增加。相关研究表明 WIT 持续时间超过 30min,术后 DGF 和移植失败的风险会增加[75-77]。CIT 是器官在进行移植前处于低温状态的时间,是影响器官移植结局的重要因素。建议 CIT 控制在 24h 内,但也有超过 36h 甚或 48h 的报道,CIT 延长可能会增加 DGF 和移植失败的风险[24]。CIT 对老年供肾的影响更为明显[78,79]。国家肾移植质量控制标准为热缺血时间 ≤ 10min,冷缺血时间 ≤ 24h[11]。

**临床问题 14:预防 DGF 的发生,围手术期受者血压目标是什么?**

**推荐意见 14:**在 DGF 受者的围手术期管理中,要重视血流动力学稳定性,建议术中开放移植肾血流前将动脉收缩压保持在高出受者移植前基础血压 10~20mmHg 左右或 140~160mmHg 的水平,并在术后早期维持此水平(推荐强度 B,证据等级 2c)。

推荐意见说明:

大多数肾移植的受者经历过长期透析,血液透析过程中血液动力学不稳定或过度超滤或降压措施过度的患者可能出现低血压,麻醉和手术可能加重低血压,最终使患者面临更高的 DGF 风险。预防术前低血压的措施包括盐酸米多卡因、甘露醇、白蛋白输注以及等温或冷透析治疗[80-82],若这些措施无效,最好延迟几个小时移植以纠正低血压和维持血流动力学稳定。一般不建议肾移植前的透析,若必要透析应注意适当减少脱水,以避免移植手术时低血容量状态导致移植肾再灌注不足。移植术后维持出入量平衡,避免容量不足或负荷过重导致移植肾缺血或水肿。终末期肾病患者术前常合并高血压,术中开放移植肾血流前将收缩压保持在高出基础血压10~20mmHg或140~160mmHg的水平,并在术后早期依然保持此水平,以保证移植肾的充分灌注,不可一味要求血压降至完全正常。

## 六、DGF 的治疗

**临床问题 15：DGF 受者如何保障移植肾血液灌注?**

**推荐意见 15：**建议积极纠正 DGF 受者低血压,维持血流动力学的稳定,保持移植肾有效血液灌注(推荐强度 B,证据等级 2c)。

**推荐意见说明：**

低血压增加 DGF 的风险,是 DGF 发生的重要诱因。一项纳入 562 例的死亡供者肾移植的研究表明：平均动脉压每升高 1mmHg,DGF 风险降低 2%[83]。从移植的角度来看,低血压最重要的影响是移植肾血液灌注不足。这导致 DGF 从缺血到再灌注损伤,并引起尿量减少。尿量减少合并手术中和手术后液体的显著变化可能导致与血管容量过载相关的临床并发症。传统上,在脓毒性休克等低血压的情况下,去甲肾上腺素可改善临床血流动力的稳定性,以维持组织灌注。在心源性休克中,通常使用多巴胺或多巴酚丁胺。同理,低血压的肾移植受者术后使用抗血管活性药物已成为标准的治疗方法,多巴胺和去甲肾上腺素均可选择。近期一项研究再次表明肾移植后使用血管活性药物纠正低血压是安全的、可靠的[84]。DGF 患者术后早期收缩压维持在高出基础血压 10~20mmHg 或 140~160mmHg 的水平,此血压水平可以保持移植肾足够的灌注量。

**临床问题 16：DGF 受者液体如何管理?**

**推荐意见 16：**建议 DGF 受者少尿期应量出为入,在保障肾脏有效血液灌注前提下,避免因入液量过多导致心力衰竭、肺水肿等并发症的发生(推荐强度 B,证据等级 2c)。

**推荐意见说明：**

液体负荷重是少尿期始终存在的风险,应控制液体出入量,避免因液入量过多导致心力衰竭、肺水肿等并发症发生。量出为入,每天液体需要量 = 尿量 + 非显性失水 + 每天额外液体丢失量 – 内生水量。出入量计算应考虑室温、受者呼吸、体重、水肿等因素。如室温较高、发热、呼吸深快者,需适当增加补液量。如受者水肿加重、血压增高、脉压增宽、颈静脉怒张及有充血性心力衰竭等现象表明水负荷过重,应采取措施增加液体的排出,限制液体的摄入。

临床实践中,补充足够液体来维持组织器官灌注而不增大心脏负荷是我们追求的目标,透析保障和输液监测技术的应用有利于这一目标的实现。透析频率可以采取规律或根据受者体液等其他情况决定。中心静脉压(central venous pressure,CVP)指导下的容量输注是肾移植液体管理的传统方法[40,85]。长期以来,最大化容量输注至无进一步液体反应一直被认为是最佳的方法,但这可能导致液体过多,损害内皮细胞并导致液体向间质空间转移[86]。新技术经食道超声心动图是评估左右心功能、潜在流出道阻塞和心包积液存在与否的有效诊断工具。在 110 例患者中,通过连续经食管多普勒(transesophageal doppler,TED)监测获得的校正血流时间来指导液体治疗,与 CVP 指导的液体治疗相比,并没有立即改善移植物的功能。然而,TED 监测组的液体使用量明显减少,与液体过载相关的术后并发症发生率也有所降低[87]。目前临床上有几种无创动态心输出量(cardiac output,CO)监测技术,包括脉冲轮廓分析(pulse profile analysis,PCA)、脉冲波传递时间、胸廓电生物阻抗和 $CO_2$ 再呼吸,而应用最为广泛的是 PCA[88]。机械通气患者动脉波形衍生参数的动态变化(即收缩压变化、脉压变化和脑卒中容积变化)提供了液体反应性的精准指标,特别是与静态指标相比。尽管动态指标的使用存在局限性,且无法评估整体心室功能,但收缩压变化、脉压变化和脑卒中容积变化是目前最精确的液体反应性预测指标[89]。无创动态 CO 监测用于测量灌注和评估液体反应时,在给定一定体积液体(500ml 晶体)后,检查 CO 的反应。CO 增加 15%,CVP 升高至少 2mmHg 即为阳性反应。当没有恰当的反应时,应考虑选择其他治疗方法(即血管加压和/或增加肌力治疗低血压)[84]。

越来越多的证据支持液体治疗应该个体化和基于血管内容积的动态指标。传统的监测不能提供足够的信息,但新技术可能精准监测并及时干预,以确保氧输送符合组织需要,利于移植物功能的恢复。保证有效灌注血压情况下,适当限制补液,甚至出入量适当负平衡,可减少容量超负荷导致的并发症,利于患者恢复[90]。

**临床问题 17：DGF 受者利尿措施如何应用？**

**推荐意见 17：** 建议 DGF 受者酌情应用利尿剂,但应避免长期大剂量单纯应用利尿剂,(推荐强度 B,证据等级 2c);建议应用利尿合剂,有利于肾功能恢复(推荐强度 C,证据等级 4)。

**推荐意见说明：**

呋塞米是一种袢利尿剂,主要作用于肾小管升段的粗面皮质段和髓袢,作用机制是抑制髓袢升支粗段 $Na^+$-$K^+$-$2Cl^-$ 同向转运载体,阻止了 $Na^+$、$K^+$ 和 $Cl^-$ 离子的重吸收,增加了这些离子在肾小管内的排泄,从而增加尿量。呋塞米还能促进肾脏的血流量,增加肾小球滤过率,加速尿液的形成和排泄。是肾移植术后较为常用的强效利尿剂。

但目前关于肾移植术后 DGF 过程中利尿剂的使用研究尚无确切定论,需谨慎权衡,个体化使用。肾移植过程中的缺血再灌注可引起内皮细胞和肾小管上皮细胞损伤,可导致 AKI 和 DGF[91]。在 AKI 中,利尿剂大剂量长期应用被普遍认为是有害的。一项纳入 445 例患者的研究结果显示接受大剂量呋塞米或甘露醇或两者联合治疗的患者 DGF 发生率显著增加,多因素回归分析显示使用甘露醇和呋塞米是 DGF 的危险因素[92]。由此可见,肾移植术后早期不宜大剂量使用利尿剂。但一项国际调查报告称,近三分之二的肾移植中心更倾向于使用甘露醇作为肾脏保护剂[93]。近期的一项荟萃分析表明肾移植围手术期使用甘露醇可降低急性肾衰竭和 DGF 的发生率,发挥保肾功能[94]。

利尿合剂(多巴胺 20mg、酚妥拉明 10mg、山莨菪碱 10mg、呋塞米 20~80mg 四联药物加入 5% 葡萄糖溶液中静脉点滴)是西安交通大学第一附属医院多年临床研究所采取四种药物液体组合疗法,可以扩张肾血管、增加肾血流量、改善肾脏微循环,综合了维持血压稳定、渗透性利尿、促进肾功能恢复的作用,根据尿量,每天可用 1~3 次[95]。

**临床问题 18：DGF 期间如何选择肾脏替代治疗？**

**推荐意见 18：** 建议 DGF 受者根据具体情况选择连续性肾脏替代治疗、间断性血液透析或腹膜透析等肾脏替代治疗(推荐强度 B,证据等级 2c)。

**推荐意见说明：**

DGF 受者术后需进行肾脏替代治疗,以维持水、电解质和酸碱平衡,清除体内炎性介质,减轻移植肾代谢负担,促进损伤肾小管的再生与功能恢复,常采用连续性肾脏替代治疗(continuous renal replacement therapy,CRRT)及间断性血液透析(in-termittent hemodialysis,IHD)治疗,移植前进行规律性腹膜透析(peritoneal dialysis,PD)的受者,也可选择 PD[96]。

CRRT 是间歇性血液透析基础上发展出来的一种缓慢、连续清除水和溶质的肾脏替代治疗方法[97]。CRRT 除了具有普通血液透析的功能迅速排出体内过多的体液并纠正酸碱、电解质紊乱,持续稳定排出代谢产物的同时,还可以维持血流动力学稳定,纠正患者存在的慢性心衰及肺水肿的问题,同时因其对血流动力学影响小、保障了稳定的肾脏血液供应,有效地避免了血流动力学紊乱继发的肾脏缺血再灌注损伤[98,99]。CRRT 通过滤过和吸附机制清除细胞因子、炎症介质,具有高效清除血液中代谢废物的功能,且连续、缓慢地清理体内过多的水,对血流动力影响小,能保持心肾功能的稳定,促进肾功能恢复方面都取得良好效果。CRRT 可在患者床旁进行,特别适合于围手术期行动不便和身体衰弱不适宜搬动的 DGF 患者。

IHD 是目前应用最多的血液透析治疗方式,相对 CRRT 技术简单、成熟,IHD 与 CRRT 肾脏替代治疗效果无明显差别。但 IHD 易于引起受者血流动力学不稳定,引发低血压及心律失常,降低移植肾血流灌注,加重移植肾缺血再灌注损伤,且在予以抗凝剂血透时增大出血风险。IHD 适合于病情趋于稳定的 DGF 患者。

PD 具有多种优点,包括广泛使用、易于操作、非血管通路放置、能够清除血流动力学不稳定患者的大量液体、无需抗凝、出血并发症较少,以及逐渐但有效纠正酸碱和电解质失衡[100]。与 PD 相比,血液透析具有更高的透析效果和更好的容量控制,但对血流动力学的影响更大,出血倾向增加。此外,PD 患者营养不良发生率较高,移植后因腹部营养流失以及腹胀影响食欲导致营养不良进一步加重,最终可能导致伤口感染和渗漏的发生。PD 适用于在移植前进行规律性 PD 的 DGF 患者。

如何平稳度过 DGF 患者的无尿或少尿期,对移植肾功能的顺利恢复非常重要。不同的肾脏替代治疗方式对受者移植肾功能恢复时间的影响有所不同,选择合适的肾脏替代治疗方式是提高肾移植术后人/肾存活的重要保障。

### 七、DGF 受者免疫抑制剂的应用

**临床问题 19: DGF 受者,CNIs 类药物如何应用?**

**推荐意见 19:** DGF 时仍需应用 CNIs 类药物,由于 CNIs 类药物具有一定的肾毒性,建议可适当减少 CNI 类药物剂量(推荐强度 B,证据等级 2a)。

**推荐意见说明:**

CNIs 是血管收缩剂,具有肾毒性,可引起血清肌酐的急性升高。CNIs 也可能产生直接的肾毒性,从轻微的肾小管改变到动脉病变,其特征是在没有内膜改变的情况下,小动脉中可发生局灶性肌细胞坏死[101]。最严重的急性毒性表现为血栓性微血管病变,其临床特征为溶血性尿毒症综合征,可导致移植物丢失[102,103]。DGF 患者本身存在肾功能不全的情况,CNIs 可能会延长 DGF 的恢复时间,在使用多克隆抗诱导时,一般可采取 CNIs 减量应用方案[104,105]。研究证实抗淋巴细胞诱导治疗后延迟他克莫司的应用对移植肾功能缓慢或延迟恢复的肾移植受者是安全有效的[106]。英国器官移植学会指南指出[107],诱导治疗联合 CNIs 延迟/减量可能减少 DGF 的发生或缩短 DGF 持续时间。

**临床问题 20: DGF 受者如何选择免疫诱导治疗药物?**

**推荐意见 20:** 对存在 DGF 高风险因素的肾移植受者免疫诱导治疗建议应用淋巴细胞耗竭剂(推荐强度 A,证据等级 1b)。

**推荐意见说明:**

有研究显示未进行诱导治疗组 DGF 的发生率显著高于使用诱导治疗组[1]。IL-2R 单抗诱导疗法

对 DGF 的预防作用不显著,但可以有效降低 DGF 期间发生 AR 的风险,改善 DGF 患者的移植肾存活情况[108]。在 DGF 低风险患者中,与 IL-2R 单抗相比,应用兔抗人胸腺细胞免疫球蛋白(rabbit anti-human thymocyte globulin,ATG)诱导治疗 DGF 的发生率并无显著的统计学差异[109]。

Ravindra 等报道 65848 例成人 DD 供肾肾移植受者中,对于存在 DGF 高风险因素患者,诱导治疗推荐应用淋巴细胞耗竭剂[110]。目前主要用于临床的淋巴细胞耗竭剂 ATG 和抗人 T 细胞免疫球蛋白(anti-human T lymphocyte globulin,ATLG),可选择性地与 T 淋巴细胞结合,通过直接淋巴细胞毒性、补体依赖性细胞溶解等途径特异性破坏 T 淋巴细胞。T 淋巴细胞清除可以逆转缺血再灌注对移植肾的影响,尤其是在 DGF 高风险患者中,使用多克隆抗体使 T 淋巴细胞耗竭,可预防或降低缺血再灌注损伤的作用和改善 DGF 预后[111,112]。在一项前瞻性、随机的临床试验研究中,Goggins 等[113]比较了 ATG 在术中和术后的使用对尸体供肾肾移植受者 DGF 的影响,结果表明,在供肾血流恢复前使用 ATG 显著降低 DGF 的发生率。因此,当预期的 DGF 风险增加时,优先考虑在肾移植术中即开始应用淋巴细胞耗竭剂进行诱导治疗[110]。

临床问题 21:DGF 时 MPA 类药物如何应用?

推荐意见 21:DGF 受者建议早期足量应用 MPA 类药物,有条件时监测 MPA 浓度(推荐强度 B,证据等级 2c)。

推荐意见说明:

低剂量 CNIs 加足量的 MPA 和淋巴细胞耗竭剂治疗 DD 肾移植受者的 DGF 有效、安全且耐受性良好。此外,稳定和足量的早期 MPA 暴露有助于减少 CNIs 的剂量和暴露,从而减少肾毒性,促进肾功能恢复[114]。

DGF 的状态下,MPA 类药物浓度 - 时间曲线下面积(area under the plasma concentration-time curve,AUC)受到抑制[115],因此,在合并 DGF 的 DD 肾移植受者中,MPA 类药物的剂量更难以把握,需要加强 MPA 类药物浓度监测。推荐霉酚酸 AUC 血药浓度的目标范围为 30~60(mg·h)/L[116]。

## 八、小结

DGF 是肾移植术后常见的并发症,肾小管和血管内皮细胞缺血再灌注损伤是导致 DGF 的主要原因。良好的供肾评估和维护及受者围手术期的处理可以减少急性供肾损伤和 DGF 的发生。对于 DGF 肾移植受者的治疗做好液体的管理和血压的维持,选择合适的血液净化治疗措施,应用淋巴细胞清除剂诱导治疗以及采用 CNIs 减量和霉酚酸类药物足量应用免疫抑制维持治疗方案等综合措施,大部分诊断为 DGF 的受者在 1~2 周内移植肾功逐渐恢复。本指南基于现有文献和有限的临床经验,所涉及部分临床问题目前还缺乏有力的循证医学证据,同时临床实践中也存在一些待回答的问题,如 DGF 期间利尿剂的使用问题,诱导治疗具体疗程和剂量缺乏统一标准。这些实际问题使本指南不可避免存在不足,尚有待后续进一步通过多中心研究提供更多的循证医学证据和临床经验的不断积累来进一步完善和更新修订。

**执笔作者**:项和立(西安交通大学第一附属医院),王玮(首都医科大学附属北京朝阳医院),王建宁(山东第一医科大学第一附属医院,),徐小松(中国人民解放军陆军军医大学第一附属医院),王钢(吉林大学第一医院)

**通信作者**:薛武军(西安交通大学第一附属医院)

主审专家: 薛武军(西安交通大学第一附属医院),欧彤文(首都医科大学附属宣武医院)

审稿专家(按照姓氏笔画排序): 丁振山(中日友好医院),于胜强(烟台毓璜顶医院),田川(山东大学第二医院),李九智(新疆维吾尔自治区人民医院),李新长(江西省人民医院),刘华(西安交通大学第一附属医院),吴建永(浙江大学医学院附属第一医院),赵明(南方医科大学珠江医院),宫惠琳(西安交通大学第一附属医院),梁思敏(重庆医科大学附属第一医院),董震(青岛大学附属医院),彭龙开(中南大学湘雅二医院),蓝恭斌(中南大学湘雅二医院),裴磊磊(西安交通大学医学部),蔡明(浙江大学第二附属医院),魏炜(西安交通大学第一附属医院)

利益冲突: 所有作者声明无利益冲突。

## 参考文献

[ 1 ] SIEDLECKI A, IRISH W, BRENNAN D C. Delayed graft function in the kidney transplant [J]. Am J Transplant, 2011, 11 (11): 2279-2296.

[ 2 ] BAHL D, HADDAD Z, DATOO A, QAZI Y A. Delayed graft function in kidney transplantation [J]. Curr Opin Organ Transplant, 2019, 24 (1): 82-86.

[ 3 ] DAMODARAN S, BULLOCK B, EKWENNA O, et al. Risk factors for delayed graft function and their impact on graft outcomes in live donor kidney transplantation [J]. Int Urol Nephrol, 2021, 53 (3): 439-446.

[ 4 ] MANNON ROSLYN B. Delayed graft function: the AKI of kidney transplantation [J]. Nephron, 2018, 140 (2): 94-98.

[ 5 ] CHANG S H, RUSS G R, CHADBAN S J, et al. Trends in kidney transplantation in Australia and New Zealand, 1993-2004 [J]. Transplantation, 2007, 84 (5): 611-618.

[ 6 ] TAPIAWALA S N, TINCKAM K J, CARDELLA C J, et al. Delayed graft function and the risk for death with a functioning graft [J]. J Am Soc Nephrol, 2010, 21 (1): 153-161.

[ 7 ] AKKINA S K, CONNAIRE J J, ISRANI A K, et al. Similar outcomes with different rates of delayed graft function may reflect center practice, not center performance [J]. Am J Transplant, 2009, 9 (6): 1460-1466.

[ 8 ] KONING O H, PLOEG R J, VAN BOCKEL J H, et al. Risk factors for delayed graft function in cadaveric kidney transplantation: a prospective study of renal function and graft survival after preservation with University of Wisconsin solution in multi-organ donors. European multicenter study group [J]. Transplantation, 1997, 63 (11): 1620-1628.

[ 9 ] PARAJULI S, MUTH B, BLOOM M, et al. A randomized controlled trial of envarsus versus immediate release tacrolimus in kidney transplant recipients with delayed graft function [J]. Transplant Proc, 2023, 55 (7): 1568-1574.

[ 10 ] 石炳毅, 陈莉萍, 李宁, 等. 肾移植术后移植物功能延迟恢复诊疗技术规范 (2019 版)[J]. 器官移植, 2019, 10 (5): 521-525.

[ 11 ] 国家卫生健康委办公厅. 国家卫生健康委办公厅关于印发肝脏、肾脏、心脏、肺脏移植技术医疗质量控制指标 (2020 年版) 的通知 [EB/OL].[2020-06-06].(2024-03-13).

[ 12 ] PONTICELLI C, REGGIANI F, MORONI G. Delayed graft function in kidney transplant: risk factors, consequences and prevention strategies [J]. J Pers Med, 2022, 12 (10).

[ 13 ] AVIGAN Z M, SINGH N, KLIEGEL J A, et al. Tubular cell dropout in preimplantation deceased donor biopsies as a predictor of delayed graft function [J]. Transplant Direct, 2021, 7 (7): e716.

[ 14 ] PERICO N, CATTANEO D, SAYEGH M H, REMUZZI G. Delayed graft function in kidney transplantation [J]. Lancet, 2004, 364 (9447): 1814-1827.

[ 15 ] HERNANDEZ A, LIGHT J A, BARHYTE D Y, et al. Ablating the ischemia-reperfusion injury in non-heart-beating donor kidneys1, 2 [J]. Transplantation, 1999, 67 (2): 200-206.

[ 16 ] SUMMERS D M, JOHNSON R J, ALLEN J, et al. Analysis of factors that affect outcome after transplantation of kidneys donated after cardiac death in the uk: a cohort study [J]. Lancet, 2010, 376 (9749): 1303-1311.

[ 17 ] HAN F, LIN M-Z, ZHOU H-L, et al. Delayed graft function is correlated with graft loss in recipients of expanded-

criteria rather than standard-criteria donor kidneys: a retrospective, multicenter, observation cohort study [J]. Chin Med J, 2020, 133 (5): 561-570.

[18] FREITAS M H B D, LIMA L C, COUCEIRO T C D M, et al. Perioperative factors associated with delayed graft function in renal transplant patients [J]. J Bras Nefrol, 2018, 40: 360-365.

[19] MUELLER T F, SOLEZ K, MAS V. Assessment of kidney organ quality and prediction of outcome at time of transplantation [J]. Semin Immunopathol, 2011, 33 (2): 185-199.

[20] JOCHMANS I, PIRENNE J. Graft quality assessment in kidney transplantation: Not an exact science yet！[J]. Curr Opin Organ Transplant, 2011, 16 (2): 174-179.

[21] KAMIŃSKA D, KOŚCIELSKA-KASPRZAK K, CHUDOBA P, et al. The influence of warm ischemia elimination on kidney injury during transplantation-clinical and molecular study [J]. Sci Rep, 2016, 6 (1): 36118.

[22] LAW J, HORNBY K, PAYNE C, et al. Missed opportunities for dcd kidney donors: evaluation of warm ischemic time and associated functional warm ischemic time [J]. Clin Transplant, 2019, 33 (11): e13724.

[23] MARTíNEZ-CASTRO S, NAVARRO R, GARCíA-PéREZ M L, et al. Evaluation of functional warm ischemia time during controlled donation after circulatory determination of death using normothermic regional perfusion (ecmo-tt): a prospective multicenter cohort study [J]. Artif Organs, 2023, 47 (8): 1371-1385.

[24] DEBOUT A, FOUCHER Y, TRéBERN-LAUNAY K, et al. Each additional hour of cold ischemia time significantly increases the risk of graft failure and mortality following renal transplantation [J]. Kidney Int, 2015, 87 (2): 343-349.

[25] OJO A O, WOLFE R A, HELD P J, et al. Delayed graft function: risk factors and implications for renal allograft survival1 [J]. Transplantation, 1997, 63 (7): 968-974.

[26] HALLORAN P F, HUNSICKER L G. Delayed graft function: state of the art, November 10-11, 2000. Summit meeting, Scottsdale, Arizona, USA [J]. Am J Transplant, 2001, 1 (2): 115.

[27] SEO C H, JU J I, KIM M H, et al. Risk factors and long-term outcomes of delayed graft function in deceased donor renal transplantation [J]. Ann Surg Treat Res, 2015, 89 (4): 208-214.

[28] STRATOPOULOS C, ROBERTS I S, BROCKMANN J, et al. Risk factors for delayed graft function defined as need for dialysis or failure of creatinine to fall by 10% in the first 24 hours after transplant [J]. Exp Clin Transplant, 2008, 6 (1): 37-41.

[29] PFAFF W W, HOWARD R J, PATTON P R, et al. Delayed graft function after renal transplantation [J]. Transplantation, 1998, 65 (2): 219-223.

[30] PAREKH J, BOSTROM A, FENG S. Diabetes mellitus: A risk factor for delayed graft function after deceased donor kidney transplantation [J]. Am J Transplant, 2010, 10 (2): 298-303.

[31] LIU C, HALL I E, MANSOUR S, et al. Association of deceased donor acute kidney injury with recipient graft survival [J]. JAMA Netw Open, 2020, 3 (1): e1918634.

[32] DOSHI M D, GARG N, REESE P P, PARIKH C R. Recipient risk factors associated with delayed graft function: a paired kidney analysis [J]. Transplantation, 2011, 91 (6): 666-671.

[33] SCHACHTNER T, STEIN M, REINKE P. Increased alloreactivity and adverse outcomes in obese kidney transplant recipients are limited to those with diabetes mellitus [J]. Transpl Immunol, 2017, 40: 8-16.

[34] MOLNAR M Z, KOVESDY C P, MUCSI I, et al. Higher recipient body mass index is associated with post-transplant delayed kidney graft function [J]. Kidney Int, 2011, 80 (2): 218-224.

[35] LYNCH R J, RANNEY D N, SHIJIE C, et al. Obesity, surgical site infection, and outcome following renal transplantation [J]. Ann Surg, 2009, 250 (6): 1014-1020.

[36] NAVANEETHAN S D, YEHNERT H, MOUSTARAH F, et al. Weight loss interventions in chronic kidney disease: a systematic review and meta-analysis [J]. Clin J Am Soc Nephrol, 2009, 4 (10): 1565.

[37] MOGULLA M R, BHATTACHARJYA S, CLAYTON P A. Risk factors for and outcomes of delayed graft function in live donor kidney transplantation-a retrospective study [J]. Transpl Int, 2019, 32 (11): 1151-1160.

[38] ASDERAKIS A, AUGUSTINE T, DYER P, et al. Pre-emptive kidney transplantation: The attractive alternative [J]. Nephrol Dial Transplant, 1998, 13 (7): 1799-1803.

[39] COBO G, LINDHOLM B, STENVINKEL P. Chronic inflammation in end-stage renal disease and dialysis [J].

Nephrol Dial Transplant, 2018, 33 (suppl_3): iii35-iii40.

［40］ OTHMAN M M, ISMAEL A Z, HAMMOUDA G E. The impact of timing of maximal crystalloid hydration on early graft function during kidney transplantation [J]. Anesth Analg, 2010, 110 (5): 1440-1446.

［41］ CALIXTO FERNANDES M H, SCHRICKER T, MAGDER S, et al. Perioperative fluid management in kidney transplantation: a black box [J]. Crit Care, 2018, 22 (1): 14.

［42］ PROWLE J R, KIRWAN C J, BELLOMO R. Fluid management for the prevention and attenuation of acute kidney injury [J]. Nat Rev Neurol, 2014, 10 (1): 37-47.

［43］ SWANSON K J, BHATTARAI M, PARAJULI S. Delayed graft function: current status and future directions [J]. Curr Opin Organ Transplant, 2023, 28 (1): 1-7.

［44］ XIE W, LEVINE M A, AQUIL S, et al. Daily use of a muscle pump activator device reduces duration of hospitalization and improves early graft outcomes post-kidney transplantation: a randomized controlled trial [J]. Can Urol Assoc J, 2021, 15 (2): 26-32.

［45］ SOLA R, ALARCON A, JIMENEZ C, et al. The influence of delayed graft function [J]. Nephrol Dial Transplant, 2004, 19 (suppl_3): iii32-iii37.

［46］ KAWAKITA S, BEAUMONT J L, JUCAUD V, et al. Personalized prediction of delayed graft function for recipients of deceased donor kidney transplants with machine learning [J]. Sci Rep, 2020, 10 (1): 18409.

［47］ MORATH C, DöHLER B, KäLBLE F, et al. Pre-transplant hla antibodies and delayed graft function in the current era of kidney transplantation [J]. Front Immunol, 2020, 11: 1886.

［48］ PERäSAARI J P, KYLLöNEN L E, SALMELA K T, et al. Pre-transplant donor-specific anti-human leukocyte antigen antibodies are associated with high risk of delayed graft function after renal transplantation [J]. Nephrol Dial Transplant, 2016, 31 (4): 672-678.

［49］ MOTTER J D, JACKSON K R, LONG J J, et al. Delayed graft function and acute rejection following HLA-incompatible living donor kidney transplantation [J]. Am J Transplant, 2021, 21 (4): 1612-1621.

［50］ LEE P-C, ZHU L, TERASAKI P I, et al. HLA-specific antibodies developed in the first year posttransplant are predictive of chronic rejection and renal graft loss [J]. Transplantation, 2009, 88 (4): 568-574.

［51］ MOCNY G, BACHUL P, CHANG E S, et al. The value of doppler ultrasound in predicting delayed graft function occurrence after kidney transplantation [J]. Folia Med Cracov, 2016, 56 (4): 51-62.

［52］ SONG J, YAO Y, HE Y, et al. Contrast-enhanced ultrasonography value for early prediction of delayed graft function in renal transplantation patients [J]. J Ultrasound Med, 2023, 42 (1): 201-210.

［53］ HYSI E, KAUR H, YOUNG A. Evolving medical imaging techniques for the assessment of delayed graft function: a narrative review [J]. Can J Kidney Health Dis, 2021, 8: 205435812110483.

［54］ 刘洪, 刘东亮, 周果, 等. CEUS 对早期移植肾功能延迟恢复预测价值的临床研究 [J]. 实用器官移植电子杂志, 2021, 9 (5): 364-371.

［55］ HUEPER K, KHALIFA A A, BRäSEN J H, et al. Diffusion-weighted imaging and diffusion tensor imaging detect delayed graft function and correlate with allograft fibrosis in patients early after kidney transplantation [J]. J Magn Reson Imaging, 2016, 44 (1): 112-121.

［56］ HASHIM E, YUEN D A, KIRPALANI A. Reduced flow in delayed graft function as assessed by IVIM is associated with time to recovery following kidney transplantation [J]. J Magn Reson Imaging, 2021, 53 (1): 108-117.

［57］ CHANG Y-C, TSAI Y-H, CHUNG M-C, et al. Intravoxel incoherent motion-diffusion-weighted mri for investigation of delayed graft function immediately after kidney transplantation [J]. Biomed Res Int, 2022, 2832996-2832996.

［58］ LEE A L, HUH K H, LEE S H, et al. Significance of time-zero biopsy for graft renal function after deceased donor kidney transplantation [J]. Transplant Proc, 2016, 48 (8): 2656-2662.

［59］ GOMES FILHO F F, DE ANDRADE L G M, AMARO J L, et al. Impact of time-zero biopsy on the outcome of transplanted kidneys [J]. Transplant Proc, 2021, 53 (10): 2895-2899.

［60］ NAESENS M. Zero-time renal transplant biopsies: a comprehensive review [J]. Transplantation, 2016, 100 (7): 1425-1439.

［61］ BAGO-HORVATH Z, KOZAKOWSKI N, SOLEIMAN A, et al. The cutting (w) edge-comparative evaluation of renal baseline biopsies obtained by two different methods [J]. Nephrol Dial Transplant, 2012, 27 (8): 3241-3248.

［62］KOO D D, WELSH K I, ROAKE J A, et al. Ischemia/reperfusion injury in human kidney transplantation: an immuno-histochemical analysis of changes after reperfusion [J]. Am J Pathol, 1998, 153 (2): 557-566.

［63］胡筱筠, 郑瑾, 李杨, 等. 供肾零点活检病理结果与移植肾功能延迟恢复的相关研究 [J]. 中华移植杂志 (电子版), 2020, 14 (4): 205-209.

［64］张善斌, 李德胜, 曹鹏, 等. 术前快速肾脏 Remuzzi 病理评分对肾移植预后的影响 [J]. 海南医学, 2021, 32 (9): 1103-1105.

［65］KOSMOLIAPTSIS V, SALJI M, BARDSLEY V, et al. Baseline donor chronic renal injury confers the same transplant survival disadvantage for DCD and DBD kidneys [J]. Am J Transplant, 2015, 15 (3): 754-763.

［66］YARLAGADDA S G, COCA S G, FORMICA R N, et al. Association between delayed graft function and allograft and patient survival: a systematic review and meta-analysis [J]. Nephrol Dial Transplant, 2009, 24 (3): 1039-1047.

［67］LIM W H, JOHNSON D W, TEIXEIRA-PINTO A, et al. Association between duration of delayed graft function, acute rejection, and allograft outcome after deceased donor kidney transplantation [J]. Transplantation, 2019, 103 (2): 412-419.

［68］MIKHALSKI D, WISSING K M, GHISDAL L, et al. Cold ischemia is a major determinant of acute rejection and renal graft survival in the modern era of immunosuppression [J]. Transplantation, 2008, 85 (7 Suppl): S3-9.

［69］GUETTA O, OSYNTSOV A, RAHAMIMOV R, et al. The role of early sequential biopsies in delayed renal graft function of transplanted kidney is reduced in modern immunosuppression era [J]. Nephron, 2023, 147 (3-4): 127-133.

［70］JAHN L, RUSTER C, SCHLOSSER M, et al. Rate, factors, and outcome of delayed graft function after kidney trans-plantation of deceased donors [J]. Transplant Proc, 2021, 53 (5): 1454-1461.

［71］SCHROPPEL B, LEGENDRE C. Delayed kidney graft function: from mechanism to translation [J]. Kidney Int, 2014, 86 (2): 251-258.

［72］PATEL M S, ZATARAIN J, DE LA CRUZ S, et al. The impact of meeting donor management goals on the number of organs transplanted per expanded criteria donor: a prospective study from the unos region 5 donor management goals workgroup [J]. JAMA Surg, 2014, 149 (9): 969-975.

［73］GELB AW, ROBERTSON KM. Anaesthetic management of the brain dead for organ donation [J]. Can J Anaesth, 1990, 37 (7): 806-812.

［74］中华医学会器官移植学分会. 尸体器官捐献供体及器官评估和维护规范 (2019 版)[J]. 器官移植, 2019, 10 (3): 253-262.

［75］KHAN T F T, AHMAD N, SERAGELDEEN A S, FOURTOUNAS K. Implantation warm ischemia time in kidney transplant recipients: defining its limits and impact on early graft function [J]. Ann Transplant, 2019, 24: 432-438.

［76］YAKUPOĞLU Y K. Re: Prolonged warm ischemia time is associated with graft failure and mortality after kidney transplantation [J]. J Urol Surg, 2016, 3 (2): 56-56.

［77］BRENNAN C, SANDOVAL P R, HUSAIN S A, et al. Impact of warm ischemia time on outcomes for kidneys donated after cardiac death post-kas [J]. Clin Transplant, 2020, 34 (9): e14040.

［78］ECHTERDIEK F, LATUS J, DöHLER B, et al. Influence of cold ischemia time on the outcome of kidney transplants from donors aged 70 years and above-a collaborative transplant study report [J]. Transplantation, 2021, 105 (11): 2461-2469.

［79］LIU L, CHENG K, HUANG J. Effect of long cold ischemia time of kidneys from aged donors on prognosis of kidney transplantation [J]. Ann Transplant, 2021, 26: e928735-e928735.

［80］KANBAY M, ERTUGLU L A, AFSAR B, et al. An update review of intradialytic hypotension: concept, risk factors, clinical implications and management [J]. Clin Kidney J, 2020, 13 (6): 981-993.

［81］REEVES P B, MC CAUSLAND F R. Mechanisms, clinical implications, and treatment of intradialytic hypotension [J]. Clin J Am Soc Nephrol, 2018, 13 (8): 1297-1303.

［82］SCHWARZ P, CUSTóDIO G, RHEINHEIMER J, et al. Brain death-induced inflammatory activity is similar to sepsis-induced cytokine release [J]. Cell Transplant, 2018, 27 (10): 1417-1424.

［83］WAZIR S, ABBAS M, RATANASRIMETHA P, et al. Preoperative blood pressure and risk of delayed graft function in deceased donor kidney transplantation [J]. Clin Transplant, 2022, 36 (9): e14776.

［84］ JAN M Y, MOE S M, ADEBIYI O, et al. Vasopressin for post-kidney transplant hypotension [J]. Kidney Int Rep, 2022, 7 (6): 1364-1376.

［85］ TOTH M, RETI V, GONDOS T. Effect of recipients'peri-operative parameters on the outcome of kidney transplantation [J]. Clin Transplant, 1998, 12 (6): 511-517.

［86］ CHAPPELL D, JACOB M, HOFMANN-KIEFER K, et al. A rational approach to perioperative fluid management [J]. Anesthesiology, 2008, 109 (4): 723-740.

［87］ SRIVASTAVA D, SAHU S, CHANDRA A, et al. Effect of intraoperative transesophageal doppler-guided fluid therapy versus central venous pressure-guided fluid therapy on renal allograft outcome in patients undergoing living donor renal transplant surgery: a comparative study [J]. J Anesth, 2015, 29 (6): 842-849.

［88］ CLEMENT R P, VOS J J, SCHEEREN T W L. Minimally invasive cardiac output technologies in the icu: putting it all together [J]. Curr Opin Crit Care, 2017, 23 (4): 302-309.

［89］ MARIK P E, CAVALLAZZI R, VASU T, et al. Dynamic changes in arterial waveform derived variables and fluid responsiveness in mechanically ventilated patients: a systematic review of the literature [J]. Critical Care Medicine, 2009, 37 (9): 2642-2647.

［90］ 徐小松, 唐茂芝, 李羿, 等. 加速康复外科在肾移植术后静脉补液中的应用 [J]. 中华移植杂志 (电子版), 2019, 13 (3): 224-227.

［91］ PONTICELLI C. Ischaemia-reperfusion injury: a major protagonist in kidney transplantation [J]. Nephrol Dial Transplant, 2013, 29 (6): 1134-1140.

［92］ BAAR W, KAUFMANN K, SILBACH K, et al. Early postoperative use of diuretics after kidney transplantation showed increase in delayed graft function [J]. Prog Transplant, 2020, 30 (2): 95-102.

［93］ COSENTINO M, BREDA A, SANGUEDOLCE F, et al. The use of mannitol in partial and live donor nephrectomy: an international survey [J]. World J Urol, 2012, 31 (4): 977-982.

［94］ LAAR S C V, SCHOUTEN G N, JNM I J, et al. Effect of mannitol on kidney function after kidney transplantation: a systematic review and meta-analysis [J]. Transplant Proc, 2021, 53 (7): 2122-2132.

［95］ 丁小明, 薛武军, 田普训, 等. 亲属活体肾移植 (附 162 例报告)[J]. 器官移植, 2010, 01 (6): 337-341.

［96］ GARDEZI A I, MUTH B, GHAFFAR A, et al. Continuation of peritoneal dialysis in adult kidney transplant recipients with delayed graft function [J]. Kidney Int Rep, 2021, 6 (6): 1634-1641.

［97］ KARKAR A, RONCO C. Prescription of crrt: a pathway to optimize therapy [J]. Ann Intensive Care, 2020, 10 (1): 32.

［98］ MUTH B. Post kidney transplant immediate complications: delayed graft function and wound [J]. Transplant Rev, 2019: 43-53.

［99］ ZHAO Y, CHEN Y. Effect of renal replacement therapy modalities on renal recovery and mortality for acute kidney injury: a prisma-compliant systematic review and meta-analysis [J]. Semin Dial, 2020, 33 (2): 127-132.

［100］ GARDEZI A I, AZIZ F, PARAJULI S. The role of peritoneal dialysis in different phases of kidney transplantation [J]. Kidney360, 2022, 3 (4): 779-787.

［101］ Hošková L, Málek I, Kopkan L, et al. Pathophysiological mechanisms of calcineurin inhibitor-induced nephrotoxicity and arterial hypertension [J]. Physiol Res, 2017, 66 (2): 167-180.

［102］ MIHATSCH M J, KYO M, MOROZUMI K, et al. The side-effects of ciclosporine-a and tacrolimus [J]. Clin Nephrol, 1998, 49 (6): 356-363.

［103］ BROECKER V, BARDSLEY V, TORPEY N, et al. Clinical-pathological correlations in post-transplant thrombotic microangiopathy [J]. Histopathology, 2019, 75 (1): 88-103.

［104］ GONWA T A, MAI M L, SMITH L B M D, et al. Immunosuppression for delayed or slow graft function in primary cadaveric renal transplantation: use of low dose tacrolimus therapy with post-operative administration of anti-CD25 monoclonal antibody [J]. Clin Transplant, 2002, 16 (2): 144-149.

［105］ SANDRINI S. Use of IL-2 receptor antagonists to reduce delayed graft function following renal transplantation: a review [J]. Clin Transplant, 2005, 19 (6): 705-710.

［106］ LIU Y, LIU H, SHEN Y, et al. Delayed initiation of tacrolimus is safe and effective in renal transplant recipients with delayed and slow graft function [J]. Transplant Proc, 2018, 50 (8): 2368-2370.

[107] ANDREWS P A, BURNAPP L, MANAS D. Summary of the British transplantation society guidelines for transplantation from donors after deceased circulatory death [J]. Transplantation, 2014, 97 (3): 265-270.

[108] 欧阳昀, 钱叶勇, 石炳毅, 等. IL-2r 单克隆抗体诱导疗法对移植肾功能延迟恢复的影响 [J]. 解放军医学杂志, 2008,(3): 320-321+329.

[109] GUIRADO L. Does rabbit antithymocyte globulin (thymoglobuline®) have a role in avoiding delayed graft function in the modern era of kidney transplantation？[J]. J Transplant, 2018, 2018: 4524837-4524837.

[110] RAVINDRA K V, SANOFF S, VIKRAMAN D, et al. Lymphocyte depletion and risk of acute rejection in renal transplant recipients at increased risk for delayed graft function [J]. Am J Transplant, 2019, 19 (3): 781-789.

[111] CHAPAL M, FOUCHER Y, MARGUERITE M, et al. Preventing delayed graft function by driving immunosuppressive induction treatment (predict-dgf): Study protocol for a randomized controlled trial [J]. Trials, 2015, 16: 282.

[112] REQUIãO-MOURA L R, FERRAZ E, MATOS A C C, et al. Comparison of long-term effect of thymoglobulin treatment in patients with a high risk of delayed graft function [J]. Transplant Proc, 2012, 44 (8): 2428-2433.

[113] GOGGINS W C, PASCUAL M A, POWELSON J A, et al. A prospective, randomized, clinical trial of intraoperative versus postoperative thymoglobulin in adult cadaveric renal transplant recipients1 [J]. Transplantation, 2003, 76 (5): 798-802.

[114] DING C, XUE W, TIAN P, et al. Outcomes of standard dose EC-MPS with low exposure to CsA in DCD renal transplantation recipients with DGF [J]. Int J Clin Pract, 2015, 69: 8-15.

[115] VAN GELDER T, SILVA H T, DE FIJTER H, et al. How delayed graft function impacts exposure to mycophenolic acid in patients after renal transplantation [J]. Ther Drug Monit, 2011, 33 (2): 155-164.

[116] 周异群, 朱玉娴, 朱同玉, 等. 心脏死亡器官捐献肾移植术后肾功能延迟恢复的免疫抑制剂选择 [J]. 复旦学报 (医学版), 2018, 45 (2): 240-244.

# 第五部分

## 肾移植免疫抑制治疗与排斥反应

## 20 肾移植受者免疫抑制治疗指南

肾移植是目前治疗终末期慢性肾衰竭患者最理想的肾脏替代疗法,随着组织配型的发展、手术技术的娴熟和免疫抑制药物的科学应用,移植肾/人的近期存活率得到显著提高,国内大中心移植肾1年存活率已普遍超过95%,但是移植肾的远期存活情况仍然不容乐观,如何更加科学合理地使用免疫抑制药物,减少排斥反应的发生,延长移植肾的长期存活仍是肾移植受者术后面临的重要临床问题。为解决临床实际问题,提高临床医师对肾移植受者免疫抑制治疗的认识,规范国内肾移植受者管理,帮助医师在肾移植临床实践中做出合理决策,在《器官移植免疫抑制剂临床应用技术规范(2019版)》基础上,我们组织专家制订了《中国肾移植受者免疫抑制治疗指南》(以下简称"指南"),鉴于肾移植受者移植肾慢性损害、感染、肿瘤、受者生育及其他特殊情况时的免疫抑制治疗的相关内容在其对应的指南中有详细的叙述,故本指南仅对肾移植受者免疫抑制诱导治疗、免疫抑制维持治疗、排斥反应时免疫抑制治疗三部分20个问题予以叙述。

### 一、指南形成方法

本指南已在国际实践指南注册与透明化平台(Practice Guide Registration for TransPAREncy,PREPARE)上以中英双语注册(注册号:PREPARE2023CN873)。

临床问题的遴选及确定:以《2009版改善全球肾病预后组织(Kidney Disease Improving Global Outcomes,KDIGO)肾移植受者临床实践指南》《2018版欧洲泌尿外科协会肾移植指南》《肾移植受者免疫抑制治疗指南(2016版)》《器官移植免疫抑制剂临床应用技术规范(2019版)》《中国泌尿外科和男科疾病诊断治疗指南(2022版)》为主要参考,通过国内外文献检索、专家访谈问题调查、临床应用问题征询建议,结合我国肾移植受者免疫抑制方案、剂量的临床实践经验,并通过指南专家会议对临床关注的问题进行讨论,最终形成本指南覆盖的20个临床问题。

证据检索与筛选:证据评价组按照人群、干预、对照、结局(population,intervention,comparison,outcome,PICO)的原则对纳入的临床问题进行检索,检索MEDLINE(PubMed)、Web of Science、万方知识数据服务平台和中国知网数据库,纳入指南、共识、规范、系统评价和meta分析,随机对照试验(Randomized controlled trial,RCT)、非RCT队列研究和病例对照研究等;检索词包括:"肾移植""免疫抑制药物""诱导治疗""维持治疗""排斥反应"等。所有类型文献检索时间为1967年1月至

2023 年 10 月。完成证据检索后,每个临床问题均由共识专家组成员按照题目、摘要和全文的顺序逐级独立筛选文献,确定纳入符合具体临床问题的文献,完成筛选后两人进行核对,如存在分歧,则通过共同讨论或咨询第三方协商确定。

证据分级和推荐强度分级:本指南使用 2009 版牛津大学循证医学中心的证据分级与推荐强度标准对每个临床问题的证据质量和推荐强度进行分级。

推荐意见的形成:综合考虑证据以及我国患者的偏好与价值观、干预措施的成本和利弊等因素后,指南工作组提出了符合我国临床诊疗实践的 31 条推荐意见。推荐意见达成共识后,工作组完成初稿的撰写,经中华医学会器官移植学分会组织全国器官移植与相关学科专家两轮会议集体讨论,根据其反馈意见对初稿进行修改,最终形成指南终稿。

## 二、诱导期免疫抑制治疗

**临床问题 1:肾移植受者是否需要免疫抑制诱导治疗?其免疫抑制诱导治疗的时机?**

**推荐意见 1:** 除供、受者是同卵孪生之外,其他肾移植受者推荐在围手术期应用免疫抑制诱导治疗(推荐强度 A,证据等级 1a)。

**推荐意见说明:**

免疫抑制诱导治疗是指肾移植受者围手术期内短期应用单克隆或多克隆抗体类免疫抑制药物进行治疗,其目的是因肾移植术后早期发生急性排斥反应(acute rejection,AR)发生的风险较高,提供高强度的免疫抑制,可降低移植肾排斥反应的发生率;同时有利于减少免疫维持治疗方案中的钙神经蛋白抑制剂(calcineurin inhibitor,CNI)类药物或糖皮质激素的使用剂量,以降低其长期大量服用所带来的不良反应[1-4]。

国外一项关于白细胞介素 -2 受体拮抗剂(interleukin-2 receptor antagonist,IL-2RA)用于肾移植受者诱导治疗的 RCT 系统性评价研究显示,与未接受诱导治疗的肾移植受者相比,围手术期接受 IL-2RA 诱导治疗的肾移植受者术后 AR 发生风险显著降低[5]。此外一项纳入 99 项关于抗胸腺细胞球蛋白(antithymocyte globulin,ATG)在肾移植受者诱导治疗中的 RCT 系统性评价研究显示,肾移植围手术期接受 ATG 诱导治疗可以显著减少术后 AR 的发生[6]。因此为了降低肾移植术后 AR 的发生,推荐肾移植受者在围手术期应用免疫抑制药物进行诱导治疗。

**临床问题 2:肾移植受者如何选择免疫抑制诱导治疗药物?**

**推荐意见 2:** 根据肾移植受者免疫风险分级,推荐 IL-2RA 或淋巴细胞清除性抗体用于预防 AR 发生(推荐强度 A,证据等级 1a)。

**推荐意见说明:**

目前,临床上常用的免疫抑制诱导药物主要有 IL-2RA 和淋巴细胞清除性抗体,其中淋巴细胞清除性抗体包括 ATG 和抗人 T 细胞免疫球蛋白(anti-human T lymphocyte immunoglobulin,ALG),前者有兔抗人胸腺细胞免疫球蛋白(rATG),后者有兔抗人 T 细胞免疫球蛋白(ATG-F),国内产品有抗人 T 细胞猪免疫球蛋白。

《新英格兰杂志》2006 年发表了一篇关于 ATG 和巴利昔单抗用于肾移植免疫抑制诱导治疗的前瞻性、随机、多中心的临床研究,共纳入 278 例受者,结果显示术后 1 年内,ATG 组的 AR 发生率(15.6%)低于巴利昔单抗组(25.5%),而两组在移植肾丢失、移植物功能延迟恢复(delayed graft function,DGF)和受者死亡方面的发生率相似,但 ATG 组感染发生率较高[7]。国外一项针对肾移植免疫抑制诱导治疗和维持治疗的系统性评价结果显示,关于诱导治疗,巴利昔单抗与 ATG 在降低 AR、移植肾丢失率或受者死亡率方面具有相似的效果[8]。国内一项回顾性研究分析了 104 例肾移植受者,巴利昔单抗与 ATG 诱导治疗均能良好地预防 AR,在感染、DGF 发生率及受者存活率方面未见明显差异[9]。在一项关于 IL-2RA 用于肾移植受者免疫抑制治疗的 Cochrane 系统评价中提示,当 IL-2RA 与 ATG(16 项研究,2 211 名受试者)进行比较时,在任何时间点的移植肾丢失或临床诊断的 AR 方面没有统计学差异,而 ATG 比 IL-2RA 在治疗病理活检证实的 AR 方面更有效,但同时会增加巨细胞病毒(cytomegalovirus,CMV)疾病及恶性肿瘤的发生率[5]。肾移植受者在选择免疫抑制诱导治疗药物时,既要关注降低 AR 发生率,还要注意避免感染疾病等发生的增加。IL-2RA 在肾移植受者免疫抑制诱导治疗中表现出良好的预防 AR,同时还能降低感染性疾病的发生率,推荐其可作为免疫抑制诱导治疗的一线用药。

依据肾移植受者移植前不同的免疫风险分级,有利于指导受者个体化应用免疫抑制诱导药物[10-11]。肾移植受者免疫风险评估的主要依据是受者人类白细胞抗原(human leucocyte antigen,HLA)分型和受者 HLA 抗体检测的结果;一般认为群体反应性抗体(panel reaction antibody,PRA)阴性,且 HLA 错配负荷低的受者为低免疫风险人群;PRA 阳性[供者特异性抗体(donor specific antibody,DSA)阴性],或 HLA 错配负荷高的受者为中免疫风险人群;ABO 血型不相容,或 DSA 阳性的受者为高免疫风险人群[12]。

一项关于中度致敏(DSA 阳性,淋巴细胞交叉配型试验阴性)肾移植受者的回顾性研究表明,接受 ATG 诱导治疗的受者术后新生 DSA 和抗体介导排斥反应(antibody-mediated rejection,ABMR)发生率均较接受巴利昔单抗诱导治疗的受者低[13]。一项荟萃分析显示,与 IL-2RA 相比,使用 ATG 的高免疫风险肾移植受者人群的排斥发生率更低[14]。国内多项研究也表明在高免疫风险受者中,与巴利昔单诱导相比,采用 ATG 诱导,可以安全有效地减少 AR、DGF 和慢性排斥反应的发生率[15][16]。上述研究证据提示,在高免疫风险受者中,选择使用淋巴细胞清除性抗体为诱导治疗药物,更有利于 AR 的预防。

此外,高免疫风险受者也可选择使用抗 CD20 单克隆抗体为诱导治疗药物预防 AR 发生。朱兰等对 21 例接受再次移植预致敏受者的临床资料进行回顾性分析,结果提示抗 CD20 单克隆抗体(利妥昔单抗)联合 ATG 作为高致敏肾移植受者免疫抑制诱导治疗方案可使高致敏受者短期及中期取得满意疗效[17]。

**临床问题 3:肾移植受者免疫抑制诱导治疗药物如何应用?**

**推荐意见 3:**推荐 IL-2RA 的使用剂量为,成人受者总剂量 40mg,分两次给予,每次 20mg,首次应于开放血循环前 2h 内给予,第 2 次于术后第 4 天给予(推荐强度 A,证据等级 1a)。

**推荐意见 4:**淋巴细胞清除性抗体的使用剂量各中心差别较大,建议 rATG 用于预防 AR 的剂量为 0.4~1.50mg/(kg·d),疗程 3~7d;建议 ATG-F 用于预防 AR 的剂量为 3~5mg/(kg·d),疗程 3~7d(推荐强度 B,证据等级 2c)。

**推荐意见 5:**国内部分中心使用抗人 T 细胞猪免疫球蛋白作为肾移植受者的免疫抑制诱导治疗药物,建议其用于预防 AR 的剂量为 500~750mg/d,疗程 5~8d(推荐强度 D,证据等级 5)。

**推荐意见说明:**

国内移植中心因死亡后捐献者(deceased donor,DD)来源的肾移植往往是急诊手术,受者无法提前接受有计划的免疫诱导,大多数中心采用 IL-2RA 或淋巴细胞清除性抗体在围手术期对受者进行免疫抑制诱导治疗。

国外一项关于 IL-2RA 在肾移植免疫抑制诱导中的系统评价共纳入了 6 项 RCTs,其中,所有研究中巴利昔单抗的使用方法均为在移植当天和移植后第 4 天,每次 20mg 使用[18]。此外,国内外多项研究肾移植受者应用巴利昔单抗进行免疫抑制诱导治疗时,均采用成人受者总剂量为 40mg,分两次给予,每次 20mg,首次应于开放血循环前 2h 内给予,第 2 次于术后第 4 天给予的给药方式[9,16]。

目前对于 rATG 和 ATG-F 诱导治疗的最佳使用剂量及方法尚缺乏全球共识,不同国家及移植中心对 rATG 和 ATG-F 的使用方法也存在较大的差异[2]。一项关于 rATG 和 ATG-F 在肾移植免疫诱导治疗的网络荟萃分析中,rATG 的用量主要为 1~1.5mg/(kg·d),疗程 4~7d;ATG-F 的用量主要包括单次大剂量给药 9mg/kg,或者多次低剂量给药为 3~5mg/(kg·d),疗程 3~7d[19]。张小东等对该中心146 例肾移植受者的免疫抑制方案进行分析,其中 rATG 组的使用方案为 rATG 术前剂量为 50mg,移植后第 1 天开始静脉注射 50mg/d,持续 3d[20]。国内一项回顾性研究共纳入 691 例 DD 肾移植受者,比较了 rATG 和 ATG-F 用于免疫诱导治疗的效果分析,分别采用 rATG(50~75mg/d,自手术当日开始连用 3d)和 ATG-F(200~300mg/d,自手术当日开始连用 3d)进行免疫诱导,结果显示 2 种诱导治疗方案均能有效降低肾移植术后 DGF 及 AR 发生率,获得良好的临床效果[21]。一项国内单中心、回顾性研究对 235 例肾移植受者的免疫抑制诱导方案进行分析,其中 rATG 的用药方案为 1mg/(kg·d),疗程3~5d;结果显示应用 rATG 诱导治疗可有效预防肾移植术后 AR 的发生[22]。

国内一项多中心、前瞻性的 RCT 研究在 280 例肾移植受者中评估了 ATG-F 单次大剂量与多次低剂量给药的有效性和安全性,其中单次大剂量组为在术中移植肾恢复血流灌注前,单次静脉输注 ATG-F 7~9mg/(kg·d);多次低剂量组在术中移植肾恢复血流灌注前、术后 1~4d,静脉输注 2mg/(kg·d);结果显示两种给药方式的有效性相当[23]。目前国内大部分中心主要采用 ATG-F 多次低剂量的给药方式。

国内一项纳入 120 例肾移植受者的单中心 RCT 研究比较了小剂量 rATG 和抗人 T 细胞猪免疫球蛋白在肾移植诱导治疗中的效果,其中抗人 T 细胞猪免疫球蛋白的使用方法为手术当天至术后 6d 静脉滴注抗人 T 细胞猪免疫球蛋白 500mg/d,术后 7~8d 改为 250mg/d,结果显示抗人 T 细胞猪免疫球蛋白在肾移植免疫诱导治疗中使用是安全有效的,但小剂量 rATG 效果更佳[24]。国内一项研究回顾性分析了 12 例接受抗人 T 细胞猪免疫球蛋白免疫诱导治疗的肾移植受者临床资料,并以其他接受 rATG、巴利昔单抗或无免疫诱导治疗的肾移植受者作为对照组,其抗人 T 细胞猪免疫球蛋白使用方法为手术当天至术后第 4 天,每天给予 500mg,共 5d,随访 3 个月后,12 例受者及移植肾均存活,移植肾功能恢复良好,无排斥反应发生,提示抗人 T 细胞猪免疫球蛋白是肾移植受者诱导治疗的一种选择[25]。此外国内的另一项研究比较了 41 例活体亲属 ABO 血型不相容肾移植受者应用不同种类免疫诱导方案的早期(术后 6 月内)临床结局,其中 13 例受者采用抗人 T 细胞猪免疫球蛋白进行免疫诱导治疗,使用方法为在术中静脉滴注抗人 T 细胞猪免疫球蛋白 500~750mg,术后 1~4d 静脉滴注抗人 T 细胞猪免疫球蛋白 500mg/d,共 5 次,结果显示与 rATG 组和巴利昔单抗组相比,抗人 T 细胞猪免疫球蛋白组受者术后 DGF、AR 及感染的发生率并无显著差异[25-26]。

### 三、维持期免疫抑制治疗

临床问题 4:免疫抑制治疗方案中选择联合药物治疗的目的是什么?

**推荐意见 6:**推荐联合药物的免疫抑制治疗方案,既可达到协同的免疫抑制疗效,同时又可降低单个药物的临床副反应(推荐强度 A,证据等级 1a)。

推荐意见说明:

1954 年哈佛大学约瑟夫·默里(Joseph E Murray)教授成功开展首例同卵孪生兄弟间的肾移植后,使得临床医师对肾移植供、受者免疫机制有了新的认知,说明了供、受者免疫学差异是产生术后排斥反应的基础。随着硫唑嘌呤(azathioprine,Aza)和糖皮质激素免疫抑制作用的发现,并且在动物实验中发现了 Aza 与糖皮质激素合用抗排斥反应的效果更佳。在 60 年代早期 Thomas E. Starzl 最先报道了在临床肾移植中应用 Aza 和泼尼松(prednisone,Pred)可成功地抑制排斥反应,随后包括环孢素A(cyclosporin A,CsA)、他克莫司(tacrolimus,Tac)、霉酚酸(mycophenolic acid,MPA)类药物、咪唑立宾(mizoribine,MZR)和哺乳动物雷帕霉素靶蛋白抑制剂(mammalian target of rapamycin inhibitors,mTORi)等新型免疫抑制剂不断被发现,临床上免疫抑制方案也有了更多的选择。由于不同免疫抑制剂在作用机制、免疫抑制强度以及不良反应等方面存在差异,免疫抑制治疗方案的选择应该遵循科学合理和个体化的用药原则。免疫抑制药物联合使用可达到充分免疫抑制的协同性,且药物协同作用可以使副反应最小化[1-2,4]。

Henrik Ekberg 等研究了不同免疫抑制剂方案疗效及其毒副作用,表明了选择联合免疫抑制剂方案,可以有助于降低排斥反应发生率并减少免疫抑制剂毒副作用[27]。一项系统评价共纳入 75 项关于肾移植受者术后免疫抑制维持治疗方案的研究,结果显示所有的研究免疫抑制维持方案均采用联合用药方案[8],推荐肾移植受者术后采用联合药物的免疫抑制治疗方案。

**临床问题 5:免疫抑制治疗方案目前临床常用有哪几类?**

推荐意见 7:免疫抑制治疗方案中可以联合使用 CNI(Tac/CsA)、抗细胞增殖类药物和糖皮质激素,推荐 CNI(Tac/CsA)+MPA+糖皮质激素为肾移植术后基础免疫抑制方案(推荐强度 A,证据等级 1a)。

推荐意见 8:其他免疫抑制治疗方案也包括 CNI(Tac/CsA)+MZR+糖皮质激素、CNI(Tac/CsA)+mTORi+糖皮质激素等(推荐强度 A,证据等级 1b)。

推荐意见说明:

目前,临床上常用的口服免疫抑制剂主要分为 3 大类:CNI、抗细胞增殖类药物及糖皮质激素。一般情况下,分别选择上述 3 大类中的一种药物进行组合,形成预防排斥反应的维持治疗"三联免疫抑制方案"。目前"CNI+MPA+糖皮质激素"为临床肾移植公认的基础免疫抑制维持方案,其中 CNI类药物主要包括 Tac 和 CsA;MPA 类药物目前国内常用的包括吗替麦考酚酯(mycophenolate mofetil,MMF)和麦考酚钠(mycophenolate sodium,MPS);其中,MPS 的剂型为麦考酚钠肠溶片(enteric-coated mycophenolate sodium,EC-MPS)[1-4]。

在日本、韩国及中国等亚洲国家,MZR 也被用于初始免疫抑制治疗方案。一项关于肾移植术后应用 MZR 和吗替麦考酚酯(mycophenolate mofetil,MMF)的有效性和安全性的荟萃分析显示应用MZR 预防排斥反应的疗效与 MMF 无显著差异,且较少引起胃肠道反应和肺部感染,但更易导致高尿酸血症的发生[28]。

mTORi 作为初始治疗药物时,可以采用 CNI+mTORi+糖皮质激素方案,具有较好的临床疗效,且相对安全[29-30];但是其不利于受者伤口愈合。因此,《中国肾移植受者哺乳动物雷帕霉素靶蛋白抑制剂临床应用专家共识》建议 mTORi 在移植肾功能完全恢复、手术伤口愈合之后开始使用[31]。

近年来选择性 T 细胞共刺激信号阻断剂贝拉西普,在肾移植术后排斥反应预防中表现出了良好的临床效果。一项关于肾移植受者的多中心随机对照研究对贝拉西普在肾移植受者术后维持方案中的疗效和安全性进行了评估,结果显示贝拉西普疗效与环孢素类似,但是远期肾功能的肾小球滤过率(glomerular filtration rate, GFR)要优于环孢素,这可能与贝拉西普具有更小的肾毒性有关[32];但是贝拉西普在中国尚未应用,其安全性和有效性还需进一步探索。

临床问题 6:CNI(Tac/CsA)+MPA+糖皮质激素三联免疫抑制方案中,CNI 类药物的起始剂量是什么?

**推荐意见 9**:选择 Tac 作为 CNI 用药方案:口服起始剂量建议为 0.05~0.15mg/(kg·d),Tac 缓释剂型起始剂量建议为 0.1~0.3mg/(kg·d),根据 Tac 血药谷浓度是否达到目标浓度范围决定调整药物剂量(推荐强度 B,证据等级 2c)。

**推荐意见 10**:选择 CsA 作为 CNI 用药方案:口服起始剂量建议为 4.0~6.0mg/(kg·d),分 2 次服用,每 12h 口服 1 次,根据 CsA 血药谷浓度是否达到目标浓度范围决定调整药物剂量(推荐强度 B,证据等级 2c)。

推荐意见说明:

CNI+MPA+糖皮质激素三联免疫抑制方案中,CNI 类药物可以选择 Tac 和 CsA。与 CsA 相比,Tac 具有有效剂量小和对正在发生的排斥反应有效的优势,成为器官移植的一线药物之一[33]。《肾移植受者免疫抑制治疗指南(2016 版)》中指出 Tac 口服起始剂量应为 0.05~0.25mg/(kg·d),CsA 的初始使用剂量为 6~8mg/(kg·d),分 2 次服用,每 12h 口服 1 次,维持治疗根据血药浓度调整剂量[1];结合国人的实际情况,近些年各中心 CNI 的初始使用剂量有所减少[34-42]。《器官移植免疫抑制剂临床应用技术规范(2019 版)》经问卷调查全国 29 个肾移植中心的免疫抑制剂临床实际应用剂量后推荐 CsA 口服用药起始量通常为 3~6mg/(kg·d),分 2 次服用,每 12h 口服 1 次,根据受者免疫状态及血药浓度变化调整剂量。Tac 起始用量为 0.05~0.15mg/(kg·d);儿童的起始剂量应是成人推荐量的1.5~2.0 倍,以达预期的血药浓度;老年人使用 Tac 可以适当减少剂量[2,27]。陈文倩等在《实体器官移植他克莫司个体化治疗专家共识》中推荐给予他克莫司缓释胶囊时,考虑到其达到稳定目标血药浓度较慢,可以在术前 3~7d 开始给药,起始日剂量为 0.10~0.15mg/kg[33]。

鉴于 Tac 和 CsA 的免疫抑制效果以及肾移植受者的耐受情况不同,目前国内外均提倡优先选择 Tac,但身体质量指数(Body Mass Index, BMI)高、糖尿病或胰岛功能异常、乙型肝炎病毒(Hepatitis B Virus, HBV)和丙型肝炎病毒(Hepatitis C virus, HCV)携带的受者可选择 CsA。

临床问题 7:在 CNI+MPA+糖皮质激素三联免疫抑制方案中,肾移植受者 MPA 类药物的种类选择以及相应的起始剂量是什么?

**推荐意见 11**:推荐于肾移植术前 12h 或肾移植术后 24h 内开始口服 MPA 类药物,MMF 和 EC-MPS 的成人起始剂量分别为每次 0.5~1.0g 和 360~720mg,每 12h 1 次(推荐强度 A,证据等级 1b)。

**推荐意见 12**:建议可根据肾移植受者个体差异如体重或免疫风险分级调整起始剂量,有条件时可检测 MPA-AUC,根据 MPA-AUC 调整其剂量以确保 MPA 的早期足量暴露(推荐强度 B,证据等级 2c)。

推荐意见说明:

由于 MPA 衍生物与其他免疫抑制剂联用时效果良好,且无肾毒性,在与 CNI 和糖皮质激素联合使用时,MPA 比 Aza 能更为有效地预防排斥反应的发生。

MPA 类药物的早期足量暴露对于预防肾移植受者 AR 至关重要[27,43]。临床推荐早期肾移植受者的 MPA 类药物应足量。肾移植受者使用 MMF 和 EC-MPS 的推荐口服剂量在说明书中分别为1.0g 和 720mg,每 12 小时 1 次[44]。但亚洲人体重、体表面积及基因多态性等与欧美人群不同,使得其对于药物的耐受性存在差异,尤其是用药后感染和骨髓抑制的发生率较高。结合中国指南如《肾移植受者免疫抑制治疗指南(2016 版)》[1]和《器官移植免疫抑制剂临床应用技术规范(2019 版)》[2]建议,肾移植受者应于术前 12h 或移植术后 24h 内开始口服 MPA 类药物,建议 MMF 和 EC-MPS 的起始剂量分别为 0.5~1.0g 和 540~720mg,每 12 小时 1 次。可根据受者个体差异如体重或免疫风险确定起始剂量,结合临床表现或 MPA-AUC 调整剂量以确保 MPA 的早期足量暴露[45]。

**临床问题 8:** 在 CNI+MPA+ 糖皮质激素三联免疫抑制方案中,糖皮质激素药物的维持剂量是什么?

**推荐意见 13:** 结合肾移植受者原发疾病的病理类型、诊断以及有无在围手术期出现排斥反应,建议肾移植受者术后糖皮质激素(Pred)的维持剂量为 5~20mg/d(推荐强度 B,证据等级 2c)。

推荐意见说明:

国内各大移植中心糖皮质激素使用经验不一样。常规诱导方案采用移植术中经静脉使用甲泼尼龙 500~1 000mg(10~15mg/kg),术后前 3 天每天静脉滴注 250~500mg,在使用多克隆抗体进行免疫诱导时,一般应减少甲泼尼龙的剂量。术后第 4 天起改为 Pred 顿服,起始为 10~30mg/d,术后第 30 天逐渐递减为 10~15mg/d 维持,进入维持治疗阶段后多数移植中心采用小剂量维持,通常为 2~3 个月时为 10mg/d,6 个月时为 5~10mg/d,半年后为 5~10mg/d。可根据受者临床耐受性调整剂量[2,46]。

**临床问题 9:** 在 CNI+MZR+ 糖皮质激素三联免疫抑制剂方案中,MZR 的起始剂量是什么?

**推荐意见 14:** 推荐肾移植受者 MZR 起始剂量为 2~6mg/(kg·d),同时根据临床具体情况进行调整(推荐强度 A,证据等级 1b)。

推荐意见说明:

MZR 的免疫抑制作用主要包括:①抑制淋巴系统的细胞增殖;②抑制各种致有丝分裂因子引起的母细胞化反应;③抑制初次应答及二次应答的抗体产生。

韩国一项多中心临床随机试验评估了肾移植受者应用 CNI+MZR+ 糖皮质激素三联方案作为初始免疫抑制方案的临床疗效,当 MZR 的起始剂量为 200mg/d 时,结果显示 MZR 组 AR 发生率显著下降,并与 MMF 组相似,但 MZR 组患者尿酸水平显著升高[47]。日本的两项关于在活体肾移植受者中将 MZR 用于初始免疫抑制方案的研究中,其中 MZR 起始剂量为 12mg/(kg·d),MMF 起始剂量为 2.0g/d,结果显示两组受者的存活率和排斥反应发生率相似,但 MZR 组受者尿酸升高以及白细胞减少的发生率较高,因此在肾移植术后初始应用 MZR 时应密切监测白细胞变化[48-49]。

我国的相关研究显示,接受 MZR 作为初始治疗药物的受者 MZR 的用量较日本少,主要为 2~4mg/(kg·d),与接受 MMF 治疗的肾移植受者相比,术后 AR 发生率、受者存活率、移植肾存活率无明显差异,提示肾移植术后长期应用 MZR 是安全有效的[50][51],但高尿酸血症的发生率较高[52]。国内目前关于 MZR 作为初始方案的研究较少,建议通常采用移植当日或次日起口服用药治疗。初始剂量为 2~6mg/(kg·d),每天分 2 次服用,后根据受者临床具体情况进行调整。

**临床问题 10:** 在 CNI+mTORi+ 糖皮质激素三联免疫抑制剂方案中,mTORi 的起始剂量和维持剂量?

**推荐意见 15:** 结合国人的特点,在 CNI+ mTORi+ 糖皮质激素三联免疫抑制方案中,建议 SRL 的首次负荷剂量为 2mg/d,维持剂量为 1mg/d,并根据 SRL 目标谷浓度范围调整其临床剂量(推荐强度 B,证据等级 2c)。

推荐意见说明:

哺乳动物雷帕霉素靶蛋白抑制剂(mammalian target of rapamycin inhibitors,mTORi)作为免疫抑

制剂在临床应用已经有 10 多年的历史,目前国内用于移植后免疫抑制治疗的 mTORi 主要为西罗莫司(sirolimus, SRL)。mTORi 可以作为肾移植受者的初始免疫抑制方案,也可以作为其他治疗方案的转换药物[31]。

国外有研究证实 mTORi 的起始剂量为 5mg/d,维持剂量为 2mg/d 可以取得较好的有效性和安全性[53-54]。结合国人的实际特点,在足量 CNI+mTORi+ 糖皮质激素三联免疫抑制方案中,mTORi 的起始剂量为 2mg/d,维持剂量为 1mg/d,并根据 mTORi 的谷浓度调整剂量[55-56]。但此方案作为初始方案时,有部分受者耐受性差,在临床研究中退组率高,因此对于其临床疗效,还需要更多的临床研究进一步确认。

**临床问题 11**:在 CNI+MPA+ 糖皮质激素三联免疫抑制方案中,CNI 类药物的目标浓度参考范围?

**推荐意见 16**:建议监测 CsA 服药后 12h 谷浓度($C_0$)、服药后 2h 血药浓度($C_2$)或浓度 ~ 时间 AUC;CsA 的目标浓度参考值见表 20-1(推荐强度 B,证据等级 2c)。

表 20-1　中国肾移植受者应用 CsA 联合 MPA 和糖皮质激素三联方案的目标浓度 /(ng·ml$^{-1}$)

| 移植后时间 | 12h 谷浓度 /$C_0$ | 2h 血药浓度 /$C_2$ |
| --- | --- | --- |
| <1 个月 | 150~300 | 1 000~1 500 |
| 1~3 个月 | 150~250 | 800~1 200 |
| 4~12 个月 | 120~250 | 600~1 000 |
| >12 个月 | 80~150 | >400 |

**推荐意见 17**:建议监测 Tac 服药后 12h 谷浓度;Tac 的 12h 谷浓度目标浓度参考值见表 20-2(推荐强度 B,证据等级 2c)。

表 20-2　中国肾移植受者应用 Tac 合 MPA 和糖皮质激素三联方案的目标浓度 /(ng·ml$^{-1}$)

| 移植后时间 | 12h 谷浓度 /$C_0$ |
| --- | --- |
| <1 个月 | 8~12 |
| 1~3 个月 | 6~10 |
| 4~12 个月 | 5~10 |
| >12 个月 | 5~8 |

**推荐意见 18**:对于有新生供者特异性抗体阳性且肾功能稳定的肾移植受者,建议维持 Tac 血药谷浓度 >6ng/ml(推荐强度 B,证据等级 2a)。

**推荐意见说明**:

治疗药物监测(therapeutic drug monitoring, TDM)是在药代动力学原理的指导下,应用现代先进的分析技术,通过测定血液中的药物浓度,用于调整给药方案,实现最佳的治疗效果。CNI 类药物由于其治疗窗窄,并且移植受者个体存在年龄、体重、胃肠道等功能差异,同时受遗传因素、环境因素和药物间相互作用等诸多因素影响,所以需定期进行 TDM,以实现个体化用药[57]。

相关研究表明,移植受者 CsA 的浓度 - 时间 AUC 是移植物存活和 AR 发生的敏感预测因素,而个体内 CsA 的 AUC 变异性则是慢性排斥反应的危险因素之一。研究发现,CsA 服药后 2h 的血药峰浓度与 AUC 相关性最大,此时 CsA 达到最高浓度,因此,临床上主要依靠患者 CsA 服药后 12h 谷浓度和 2h 的血药浓度来指导临床用药。

Tac 是属于狭窄治疗指数药物,即药物的疗效、毒性与血药浓度密切相关。国内大多数移植中心连续检测 Tac 谷浓度并及时调整剂量,要求在术后 1 周内达到目标浓度。国外建议将肾移植成人受者免疫抑制维持期的 Tac 术后 1 年后的血药谷浓度控制在 4~12ng/ml(建议>7ng/ml),并根据临床需要动态调整[58]。由于国人与欧美人存在体质差异,且在国内移植手术资质多集中于大型三甲医院,天气、交通、医疗服务能力等因素均不可避免地导致患者血药浓度实际采样时间发生偏移。不同的移植中心设置的 Tac 目标浓度略有差异。一般建议术后 1 年 Tac 的血药谷浓度控制在 4~8ng/ml[2,33]。

对于有新生供者特异性抗体(de novo donor specific antibody,dnDSA)阳性且肾功能稳定的肾移植受者,建议维持 Tac 血药谷浓度>6ng/ml[59-60]。

临床上多种药物会影响 CNI 类药物的浓度,因此在临床工作中需要注意药物之间的相互作用。已知可以提高 CNI 类药物血药浓度的药物有:抗真菌类药物(如酮康唑、氟康唑、伏立康唑和伊曲康唑等)、某些大环内酯类抗生素(如红霉素、阿奇霉素、交沙霉素和克拉霉素等)、某些钙通道阻滞药(如地尔硫䓬、尼卡地平和维拉帕米等)、多西环素、口服避孕药、五酯胶囊等。已知可以降低 CNI 类药物血药浓度的药物有:抗结核药(如利福平、异烟肼等)、巴比妥酸盐、卡马西平、奥卡西平、苯妥英钠、安乃近、奥曲肽、萘夫西林钠、磺胺二甲嘧啶静脉注射剂(非口服剂)和甲氧苄啶等药物。

此外 CNI 血药浓度受多种因素影响:①受者因素,术后时间、状态以及药物代谢基因型(CYP3、ABCB1 等);②检测设备的性能和检测方法;③各移植中心检验质控体系。故在分析受者的免疫抑制剂血药浓度时应综合考虑。

临床问题 12:**肾移植受者应用 CNI 类药物时的监测频率?**

推荐意见 19:CNI 浓度的监测频率根据临床需要而定。原则上先密后疏。建议对于稳定的受者,临床上可逐渐减少监测的频率。在更改药物、受者状况出现变化可能影响血药浓度以及出现肾功能下降提示有肾毒性或排斥反应等情况时,应随时测定(推荐强度 B,证据等级 2c)。

推荐意见说明:

个体化用药原则要求根据受者的病情变化来调整治疗方案,医师通过分析血药浓度等检查结果决定方案中联合用药的组合和具体剂量。CNI 类药物在治疗剂量下,其生物利用度和药代动力学的个体差异及机体对 CNI 类药物的敏感性和差异性很大,治疗过程中进行血药浓度监测可以降低排斥反应和药物不良反应的发生率,提高移植肾的存活率。因此,定期进行免疫抑制剂血药浓度监测,优化给药剂量,确保有效预防排斥反应,对于移植受者具有十分重要的意义[1,3-4]。

不同的移植中心根据肾移植受者稳定性的不同监测频率有所差异,原则上依据手术时间长短监测频率先密后疏。建议移植术后 2 周内,每周监测 2 次,直至达到目标浓度;一般情况下术后 3~4 周,每周 1~2 次;术后 1~3 月每周 1 次;术后 4~12 个月每 3~4 周 1 次;术后 1 年以上每 1~2 月 1 次,术后 5 年以上至少每个季度监测 1 次。因在肾移植术后早期 3~6 个月内免疫抑制的负担较大,并发症发生风险较高,在此期间监测应较为频繁,之后随着时间的推移而减少,对于不稳定的肾移植受者需酌情增加监测频率[1,3-4,61-62]。

临床问题 13:**在 CNI+MPA+Pred 三联方案中,MPA 类药物的目标浓度?**

推荐意见 20:建议有条件进行 MPA 药物浓度监测,使其 MPA-AUC 维持在 30~60(mg·h/L)(HPLC 法)的参考范围内,采用酶增强免疫分析法(enzyme EMIT)检测 MPA 血药浓度时,其目标浓度较 HPLC 法适当提高(推荐强度 B,证据等级 2b)。

推荐意见说明：

MPA 类药物个体间的药物代谢动力学差异较大。有学者认为应根据 MPA 类药物的血药浓度来判断是否足量，研究发现，服用固定剂量 MMF 时，不同受者的 MPA 暴露量可相差 10 倍[63]。个体间药物代谢动力学的差异和药物代谢酶、转运体、药效酶基因多态性有关[64]。MPA 的血药浓度和是否发生排斥反应相关[65-67]。国外两项临床试验均证实，术后第 3 天或第 5 天的 MPA-AUC ≥ 30mg·h/L 与 AR 发生率的降低密切相关[66,68]。四川大学华西医院的一项纳入 183 例接受活体供肾的肾移植受者的研究显示，相比固定剂量组，根据 MPA 血药浓度调整剂量的个体化治疗组受者的感染发生率显著降低（31.7% vs. 16.8%，$P$=0.018），术后早期（1 个月内）MPA-AUC>40mg·h/L 的受者均未发生 AR，而 MPA-AUC 低于 40mg·h/L 的受者发生了 8 例 AR[69]。一项随机、双盲、多中心临床试验结果显示，当 MPA-AUC 在 30~60mg·h/L 时，能够在降低 AR 发生率的同时降低不良反应发生率[70]。当 MPA-AUC<30mg·h/L 时，术后 3 个月内有 79% 的肾移植受者发生了 AR[43]。对于长期稳定的移植受者，目前暂无明确的 MPA-AUC 推荐范围，《中国肝、肾移植受者霉酚酸类药物应用专家共识（2023 版）》建议监测移植受者 MPA 血药浓度，以指导个体化用药，并建议将 MPA-AUC 维持在 30~60mg·h/L[45]。

值得注意的是，MPA-AUC 30~60mg·h/L 为高效液相色谱（high performance liquid chromatography，HPLC）法检测血浆 MPA 浓度得出的结果[71]；而目前国内常用酶增强免疫分析法（enzyme multiplied immunoassay technique，EMIT）检测 MPA 血药浓度。EMIT 法采用商业化仪器及试剂检测，用于批量操作时更加方便、快速，临床使用广泛，但与 HPLC 相比，EMIT 所测出的 MPA 浓度会比 HPLC 高出24%~35%，特异性较差[72]。王长希等[73]的研究发现，EMIT 和 HPLC 特定时间点的浓度换算公式为 $MPA_{EMIT}=0.392\,6+1.112\,1 \times MPA_{HPLC}$，AUC 换算公式为 $AUC_{EMIT}=4.791\,1+1.092\,9 \times AUC_{HPLC}$；EMTI 法测出的单个时间点浓度和 AUC 分别比 HPLC 法高 29.0% 和 19.4%。也有文献提出，使用 EMIT 法时，AUC 应提高至 37~70mg·h/L[74]。

**临床问题 14：肾移植术后免疫抑制治疗转换方案临床常用有哪些？**

**推荐意见 21**：CNI 类药物相互转换方案：转换药物剂量按照 CNI 类药物同时期的 CsA 或 Tac 使用剂量转换：CsA 转换为 Tac 时，转换的剂量按 30~50mg：1mg，建议采用 50mg：1mg；反之，Tac 转换为 CsA 也相同，并于转换后 3~7d 复查转换药物的血药浓度，以期尽快达到 CNI 目标浓度（推荐强度 B，证据等级 2c）。

**推荐意见 22**：CNI（Tac/CsA）+MZR+ 糖皮质激素（推荐强度 A，证据等级 1b）；低剂量 CNI 联合 mTORi +MPA+ 糖皮质激素四联免疫抑制剂方案（推荐强度 B，证据等级 2c）；低剂量 CNI 联合 mTORi+ 糖皮质激素、低剂量 CNI 联合 MPA + 糖皮质激素（推荐强度 B，证据等级 2c）；无 CNI 方案：mTORi +MPA+ 糖皮质激素（推荐强度 B，证据等级 2c）。

推荐意见说明：

当使用 CNI+MPA+ 糖皮质激素三联免疫抑制方案的肾移植受者出现特殊情况时，可转换其免疫抑制治疗方案。目前临床上可供选择的免疫抑制治疗转换方案包括 CNI 药物之间的转换；CNI（Tac/CsA）+MZR+ 糖皮质激素；低剂量 CNI 联合 mTORi+MPA+ 糖皮质激素四联免疫抑制剂方案；低剂量 CNI 联合 mTORi+ 糖皮质激素；低剂量 CNI 联合 MPA + 糖皮质激素；无 CNI 方案：mTORi+MPA+ 糖皮质激素。

CNI 类药物之间的转换一般出现在对已用药物不耐受或者出现明显不良反应时。原因包括：① CsA 转换 Tac 的原因：因免疫不足而导致血清肌酐升高、高胆红素血症；CsA 所致多毛、齿龈增生、高血压和高血脂等不良反应；发生慢性移植肾肾病；②Tac 转换为 CsA 的原因：因使用 Tac 后出现药物性肾损伤、Tac 血药浓度过低或服药量过大、药物性糖尿病等不良反应时。

一项回顾性研究评估了 97 例将 CsA 转换为 Tac 的肾移植受者的临床资料，转换原因包括慢性移植肾肾病、难治性排斥反应、肝功能异常、齿龈增生及多毛等，转换后 Tac 的起始剂量为 0.08~0.10mg/（kg·d），维持剂量根据受者体重、病情、移植时间及血药谷浓度值等情况进行确定。结果显示转换为 Tac 后，慢性移植肾肾病、难治性排斥反应、肝功能异常、齿龈增生及多毛等不良反应均得到了明显改善，并未出现严重的感染和肿瘤[75]。李杨等对 148 例因不同原因进行 CsA 与 Tac 相互转换的肾移植受者的临床治疗效果进行分析，发现转换后所有受者的移植肾功能都得到了不同程度的改善，有利于减轻不良反应，转换治疗的安全性较高[76]。一项临床前瞻性研究显示，将 CsA 治疗的受者，按照 CsA 剂量比 Tac 剂量为 30~50mg∶1mg 进行转换，将 CsA 切换为新普乐可复，结果显示是安全有效的[77]。因此建议 CsA 转换为 Tac 时，转换的剂量按 30~50mg∶1mg；反之，Tac 转换为 CsA 也相同，并于转换后 3~7d 复查转换药物的血药浓度，以期尽快达到 CNI 目标浓度。

由于 CNI 类药物的肾毒性具有剂量依赖性，显著降低 CNI 类药物用量而不完全撤除可能成为一种较好的选择，既减轻了慢性肾毒性，又不至于让免疫抑制强度下降过多。目前减量 CNI 免疫抑制方案包括两类：①低剂量 CNI 联合 MPA+ 糖皮质激素；②低剂量 CNI 联合 mTORi+ 糖皮质激素。

低剂量 CNI 联合 MPA+ 糖皮质激素三联免疫抑制剂方案中，推荐使用足量的 MPA，同时 CNI 的剂量也不宜减过多（一般减 30% 以内）[27]。潘国政等探讨了肾移植术后予以减量 Tac 联合加量 MMF 方案的疗效及安全性评价，低剂量组将 Tac 的血药谷浓度调整为 2.0~4.5ng/ml，MMF 的口服剂量调整为 1.5g/d；对照组 Tac 的血药谷浓度为 5.5~10ng/ml，MMF 的口服剂量调整为 1.0g/d；结果提示低剂量组受者的肌酐下降幅度更明显，同时并未发生排斥反应等并发症[78]。由于考虑排斥的风险，建议这种方案用于长期稳定的免疫低危患者。

mTORi 由于肾毒性较小，且具有独特的诱导耐受的免疫学优势，其联合低剂量 CNI 应用可能有利于移植肾的长期存活[79]。朱兰等在国内实施的一项前瞻性、开放性非随机临床研究，通过平均 5 年的随访，观察了 46 例肾移植受者术后由经典 CsA 三联免疫抑制治疗转换为低剂量 CsA（剂量减 50% 以上）联合 SRL 治疗的临床有效性及安全性；结果提示低剂量 CsA 联合 SRL 的免疫抑制方案能在一定程度改善移植肾功能，不增加排斥反应发生率且患者耐受性较好，是一种较安全的免疫抑制维持治疗方案[80]。一项多中心前瞻性随机对照临床试验中比较了 CNI+MPA+ 糖皮质激素和低剂量 CNI 联合 SRL+ 糖皮质激素方案的安全性和有效性；其中 Tac 比当前剂量减少 1/3，CsA 比当前剂量减少 1/2；SRL：起始剂量为 2~3mg/d，随后调整剂量使得 SRL 血药浓度维持在 5~8ng/ml，结果显示低剂量 CNI 联合 SRL+ 糖皮质激素方案可以获得与标准 CNI+MPA+ 糖皮质激素相似的临床效果[81]。另一项来自中国的前瞻性、开放性、非 RCT 研究表明，SRL 联合低剂量 CNI 对于扩大标准供者肾移植受者是一种安全有效的治疗方案[82]。此外一项回顾性研究分析了 56 例由 Tac+MPA+ 糖皮质激素标准免疫抑制方案转换为低剂量缓释 Tac 联合 SRL+ 糖皮质激素的方案，其有效性和安全性不亚于标准免疫抑制方案，并可改善移植物肾功能和受者药物依从性[83]。

一项前瞻性、开放性、非 RCT 研究纳入了 112 例肾移植术后早期（3~6 个月）肾功能稳定的受者，将免疫抑制维持方案由 CNI+MMF+Pred 转换为无 CNI 方案 SRL+MMF+Pred；结果显示在肾移植术后早期对肾功能稳定的受者进行 SRL 替代 CNI 能进一步显著改善肾功能，并不会导致急性排斥反应的增加，切换后血脂虽升高明显但容易控制，余未见其他明显毒副作用[84]。

**临床问题 15:** CNI(Tac/CsA)+MPA+ 糖皮质激素免疫抑制治疗方案转换为 CNI(Tac/CsA)+ MZR + 糖皮质激素方案有什么适应证和注意事项?

**推荐意见 23:** 建议在发生 MPA 类药物引起的白细胞减少、严重消化道不良反应或发生 BK 病毒感染等时,可考虑将 MPA 转换为 MZR(推荐强度 A,证据等级 1c)。MZR 不要求进行血药物浓度监测,主要根据受者的临床耐受性和肾功能变化等综合考虑调整剂量。

**推荐意见说明:**

MPA 类药物常见的不良反应包括:①机会性感染,尿路感染、巨细胞病毒及疱疹病毒感染等,会增加巨细胞病毒性肺炎的发生率;②骨髓抑制,如外周血白细胞减少,服药期间中应当密切复查血常规,尤其是刚开始服药阶段;③ 消化道症状,恶心、呕吐、腹泻、便秘、胃肠道出血等,胃肠道不良反应多为剂量依赖性,降低剂量多能缓解;④与其他免疫抑制剂联合应用时,可能会增加淋巴瘤和其他恶性肿瘤(特别是皮肤癌)发生的风险。当出现以上严重不良反应时,需要更换药物。

国内多项研究表明 MZR 在 BK 病毒(BK virus,BKV)感染的预防和治疗方面显著优于 MMF,能有效地降低肾移植受者 BKV 感染的发生率,并且在 BK 多瘤病毒感染的早期,从霉酚酸酯到咪唑立宾的转化可以改善同种异体肾移植的预后[85-86]。一项荟萃分析纳入亚洲范围内肾移植术后维持期 MMF 和 MZR 的疗效随机对照和病例对照研究,结果显示:与 MMF 相比,高剂量[3~6mg/(kg·d)]MZR 作为维持免疫抑制方案,辅以其他一种或两种类型的免疫抑制剂,可以达到令人满意的免疫抑制效果,且不良事件发生率更低[87]。一项回顾性研究探讨肾移植术后受者因无法耐受 MPA 类药物不良反应(腹泻、感染、白细胞降低、淋巴细胞降低和贫血)及 BKV 感染原因转换为 MZR 的临床疗效;结果显示转换为 MZR 后,并未显著增加 AR 发生,主要不良反应是血尿酸和血肌酐升高[88]。

**临床问题 16:** 低剂量 CNI 联合 mTORi+MPA+ 糖皮质激素四联免疫抑制剂方案中 mTORi 的起始剂量及目标血药浓度、MPA 的剂量?

**推荐意见 24:** 低剂量 CNI+mTORi+MPA+ 糖皮质激素四联免疫抑制剂方案中,建议 SRL 的起始剂量为 1mg/d,之后根据其血药谷浓度调节 SRL 剂量,使血药谷浓度维持在 3~5ng/ml;将 MPA 剂量维持在 MMF:0.5~1.0g/d、EC-MPS:360mg~720mg/d(推荐强度 B,证据等级 2c)。

**推荐意见说明:**

免疫抑制剂的毒副反应是影响肾移植术后受者长期存活的重要因素之一。目前临床上常用 CNI+MPA+Pred 三联免疫抑制剂方案,而减少次免疫抑制剂方案中的三类药物的用量虽可减轻相关毒副反应,但存在诱发急性 AR 的风险,尤其是肾移植术后早期。而 mTORi 的潜在肾毒性、心血管事件、CNI 方案相关的感染风险更低,且在降低肿瘤发生率和病毒感染方面也更具优势。

费爽等回顾性分析了 61 例肾移植受者术后早期(3 个月内)由 Tac+MPA+Pred 三联免疫抑制方案转换成含 SRL 的四联低剂量免疫抑制剂维持方案的有效性和安全性,转换方案为在原有的三联免疫抑制剂方案不变的基础上加用 SRL,起始剂量为 1mg/d,谷浓度维持在 3~5ug/L;待其血药谷浓度稳定后,逐渐降低 Tac 剂量,使其血药谷浓度维持在 3~5ng/ml,将 MPA 减少至 1.0g/d,结果提示含 SRL 的四联低剂量免疫抑制方案可有效改善移植肾功能,且未增加不良反应的发生风险[89]。一项来自中国的单中心回顾性研究表明在肾移植术后 6 个月内使用含 SRL 四联免疫抑制方案的患者 Scr、$\beta_2$-MG、CysC 水平均低于三联免疫抑制治疗[90]。钱卿等评估了用 SRL 四联免疫抑制治疗在术后初期的疗效和不良反应。其中 SRL 起始剂量为 1~2mg/d,MPA 起始量为 0.75~1.0g/d,结果显示 SRL 联合小剂量 Tac、MPA 和糖皮质激素的四联免疫抑制方案较传统经典方案,在移植术后短期内具有相似的疗效和不良反应发生率[91]。

**临床问题 17：肾移植受者术后发生 DGF 时，如何调整免疫抑制药物剂量？**

**推荐意见 25：**肾移植受者术后发生 DGF 时，建议正常使用 CNI 类药物，但由于 CNI 类药物具有一定的肾毒性，也可将 CNI 类药物延迟应用并调整剂量使得其血药谷浓度在正常范围低值（推荐强度 B，证据等级 2a）。

**推荐意见 26：**由于 MPA 类药物无肾毒性，建议 DGF 受者术后早期足量应用，同时加强 MPA 浓度监测，注意预防受者术后继发感染（推荐强度 B，证据等级 2b）。

**推荐意见说明：**

调整免疫抑制剂是 DGF 治疗的关键，在早期移植肾恢复期间，维持使用 CNI 类药物不会导致 DGF 或影响 DGF 的恢复，无须推迟 CNI 类药物的使用或代之以 SRL[92]。如 DGF 恢复缓慢，而 CNI 类药物具有一定肾毒性，可能会延长 DGF 的恢复时间。在受者发生 DGF 时，建议继续使用 CNI 类药物，可以采取延迟给药方案或减量使用[93]。但是 CNI 延迟或减量同时会增加 AR 的发生风险，应综合考虑[94]。建议即使减量 CNI 类药物，也应使得 CNI 类药物血药谷浓度维持在正常范围低值。

Van Gelder 等[95]的研究中，MMF 的起始剂量为 2.0g/d，并根据 MPA-AUC 进行剂量调整，结果发现发生 DGF 受者第 3 天、第 10 天、1 个月内 MPA 校正剂量后的暴露量较未发生 DGF 受者低，12 个月内经活检证实的急性排斥反应（biopsy-proven acute rejection，BPAR）的发生率更高（21.4% vs. 13.8%）。鉴于 DGF 受者 MPA 暴露量降低且 BPAR 发生风险增加，使用高剂量 MMF 可能可以改善受者预后，但需要警惕不良反应的发生。而 DGF 影响 MPA 暴露量的可能机制在于 eGFR 下降时肾脏对 MPAG 的清除率也会下降，血 MPAG 浓度升高，与 MPA 竞争性结合白蛋白，导致结合白蛋白的 MPA 减少，游离 MPA 升高。但由于总 MPA-AUC 是下降的，而总 AUC 和 AR 相关性更强，最终导致了 BRAR 发生率上升。国内一项前瞻性临床研究结果显示，低暴露 CsA+ 标准剂量 EC-MPS（1 440mg/d）和 ATG 对伴有 DGF 的肾移植受者安全有效。因此，MPA 的稳定、足量暴露（MPA-AUC 在目标浓度范围）有助于降低 CNI 的使用剂量及其减少导致的肾损伤，有利于肾功能恢复[96]。

**临床问题 18：肾移植受者维持期免疫抑制方案中糖皮质激素撤除是否安全？**

**推荐意见 27：**由于国内尚无撤除糖皮质激素的相关系统性研究，原则上一般不建议撤除（推荐强度 D，证据等级 5）。

**推荐意见说明：**

在器官移植的历史中，糖皮质激素几乎是最早应用的免疫抑制剂。时至今日，糖皮质激素仍然是常用免疫抑制维持治疗方案的重要组成部分。由于长期服用糖皮质激素会带来诸多副作用，如高血压、新发血糖升高、骨质疏松或股骨头坏死、骨折以及高血脂等[97]，因此有研究建议撤除，但有关糖皮质激素撤除的观点尚存在很大争议[27]。

目前，关于肾移植术后糖皮质激素撤除是否安全尚无定论。国外总体研究的结果提示，尽管在许多前瞻性随机试验中，大多数患者成功地停用了类固醇激素[8,98-99]。这些试验表明，糖皮质激素撤除的风险取决于联合应用的免疫抑制药物、免疫风险、种族和移植后的时间。但糖皮质激素撤除会在一定程度上增加 AR 发生率，因此可能增加免疫因素介导的移植物失功的风险。虽然在中国由于总体 AR 发生率低于西方国家，加之免疫诱导治疗的广泛应用，糖皮质激素撤除对多数患者也许是安全的，但中国肾移植受者的主要原发病与国外的不同，在下列情况下不宜撤除糖皮质激素或需谨慎撤除：①肾移植术后 1~3 月的急性排斥高发期，撤除糖皮质激素可能增加免疫学风险；②免疫高风险受者的肾移植,如高 PRA 受者或二次及多次移植的受者;③受者肾脏原发病容易在移植肾复发者;④不能长期耐受抗增殖类药物者,如果撤除激素,则仅剩 CNI 单药治疗,免疫学风险可能增加。基于部分原发疾病(如糖尿病、多囊肾、高血压等)受者或出现严重的糖皮质激素相关不良反应时(如股骨头坏死、严重骨质疏松等),结合受者具体情况可考虑撤除观察:①口服激素维持治疗期间出现短时间内体重的快速或急剧增加;②出现股骨头坏死或严重骨质疏松者;③移植后出现进行性加重的新发血糖升高者。总之,对于糖皮质激素撤除,应该遵循的原则是"权衡利弊,选择性撤除"[1,99]。

## 四、急性排斥反应时的免疫抑制剂治疗方案相关问题

临床问题 19:肾移植受者术后发生急性 TCMR 时的免疫抑制治疗方案是什么?

推荐意见 28:轻度急性 TCMR(Banff 分级 ≤ ⅠB 级),建议糖皮质激素冲击疗法作为一线治疗方案,静脉滴注 3~5d,同时维持免疫抑制剂血药浓度在目标浓度范围内(推荐强度 B,证据等级 2c)。

推荐意见 29:中、重度 TCMR(Banff 分级 ≥ ⅡA 级)或激素难治性 TCMR,应尽早应用淋巴细胞清除性抗体治疗,同时维持免疫抑制剂血药浓度在目标浓度范围内(推荐强度 B,证据等级 2c)。

推荐意见说明:

免疫抑制治疗是预防 AR 的主要措施[100]。选择不良反应小、特异性高、作用强的免疫抑制方案以减少 AR 是提高移植成功率的重要环节[101]。T 细胞介导排斥反应(T-cell mediated rejection,TCMR)是急性排斥反应最常见的临床类型,约占 90%,多发生在移植术后的前 3 个月内,移植 1 年后偶尔发生。急性 TCMR 发病机制是由细胞毒 T 淋巴细胞(cytotoxic T lymphocyte,CTL)攻击供肾 MHC 抗原复合物、活化的巨噬细胞以及 NK 细胞介导的细胞毒性免疫损伤,本质是在异抗原刺激下 T 细胞的活化、IL-2 的产生和致敏 T 细胞大量地克隆增殖。

Banff 移植病理学诊断标准(Banff 标准),其将移植肾 AR 依据其病理学特征予以程度分级,分为 Ⅰ~Ⅲ级,其中Ⅰ级仅表现为移植肾皮质内炎症细胞浸润和肾小管炎,Ⅱ级为在Ⅰ级的基础上出现动脉内膜炎,Ⅲ级为在Ⅱ级的基础上出现动脉全层的炎症甚至动脉管壁平滑肌的纤维素样坏死。进而在Ⅰ级和Ⅱ级分型中分别再依据上述炎症细胞浸润的范围以及肾小管炎、动脉内膜炎的程度进一步分为ⅠA、ⅠB 和ⅡA、ⅡB 两个亚型[102-103]。

Aziz 等人回顾性比较了 163 例急性 TCMR 的肾移植受者的临床资料;其中 146 例受者采用糖皮质激素冲击治疗,3 个月后进行了随访活检,结果显示完全组织学缓解率为:ⅠA 为 82.5%,ⅠB 为 67%,Ⅱ级为 50%。17 例受者采用糖皮质激素和 ATG 联合治疗,组织学缓解率为 100%(ⅠA 级)、75%(ⅠB 级)、100%(ⅡA 级)和 57%(ⅡB 级)[104]。KDIGO 临床实践指南也推荐糖皮质激素用于急性 TCMR 的一线治疗,对于皮质类固醇激素耐药或复发性急性 TCMR,推荐使用淋巴细胞清除性抗体[4]。

由于缺乏良好的 RCT 研究,目前的 TCMR 的治疗多为经验性[2,105];首选甲泼尼松龙冲击治疗,具体剂量尚无统一标准,最大剂量不超过 1g/d。同时保证基础免疫抑制剂强度,必要时可将 CsA 转换为 Tac。重度 TCMR 或激素难治性 TCMR,即皮质类固醇激素冲击治疗无效的急性细胞排斥反应,应结合受者移植肾功能、临床免疫状态、DSA 和移植肾病理改变积极考虑 T 细胞清除方案。如 ATG 或 ATG-F[105-107],ATG 治疗同时密切结合临床给予抗病原微生物定期检查和有针对性的预防性治疗至少四周,以预防耶氏肺孢子菌(PJP)、巨细胞病毒(CMV)、EB 病毒(EBV)等感染,并同时进行免疫状态监测,确保 CNI 类药物达到目标浓度,此外还应关注受者的依从性[107]。

**临床问题 20：肾移植受者术后发生 aAMR 时的免疫抑制治疗方案？**

**推荐意见 30：**根据受者的临床表现和移植肾病理诊断，建议将糖皮质激素、血浆置换和静脉注射免疫球蛋白作为基础治疗方案，具有去除/减少循环 DSA 和减轻 DSA 对移植肾损伤的作用（推荐强度 B，证据等级 2a）。

**推荐意见 31：**建议还可应用抗 CD20 单克隆抗体（如利妥昔单抗）、蛋白酶体抑制剂（如硼替佐咪）、抗 CD38 单克隆抗体（如达妥木单抗）、抗 C5 单克隆抗抗（如依库珠单抗）及抗 IL-6/抗 IL-6R 单克隆抗体（如托珠单抗）等治疗（推荐强度 D，证据等级 5）。

**推荐意见说明：**

活动性抗体介导性排斥反应（active antibody-mediated rejection，aAMR）是由供者特异性抗体（HLA-DSA 或非 HLA-DSA）引起的急性移植物的组织损伤，最终可导致移植物的功能丧失。

2023 年美国器官移植杂志发布全球器官移植去致敏及致敏患者风险评估专家共识，将器官移植受者 HLA-DSA 分为 3 类：①预存 DSA 持续存在（移植前存在，移植后的第 3 个月内 DSA 不消退，持续并长期存在）；②预存 DSA 自行消退（移植前存在，移植后第 3 个月内 DSA 自行消退）；③移植后 dnDSA[108]。

国际移植协会（TTS）2019 年发表了 AMR 治疗推荐专家共识，其中提出将 AMR 分为 2 种临床表型：①早期活动性 AMR（移植后 <30d），主要与"预存抗体"相关；②晚期活动性 AMR（移植后 >30d，包括慢性活动性 ABMR），发展较为缓慢，移植肾失功多在移植后数月至数年出现，与"预存抗体"和 dnDSA 有关[109]。

治疗 aAMR 的主要目的是去除现有抗体并抑制其再度生成。与单纯的 TCMR 治疗相比，单纯激素冲击疗法或单纯 ATG 治疗 aAMR 疗效不佳[110]。针对 aAMR 的病因、DSA 引起的原发性的内皮细胞损伤机制、内皮细胞受损后的继发性的血栓形成和急慢性血管性炎症反应性损伤的病理表现，需对应治疗：清除和中和 DSA、清除或抑制抗体产生细胞。

目前，绝大多数 ABMR 防治有效性结果的报道，大多来自单中心、小病例数的临床试验，缺乏足够数量、设计完善、高质量临床试验数据的支持[111-112]。目前血浆置换（PP）、静脉注射免疫球蛋白（intravenous immunoglobulin，IVIG）和糖皮质激素联合应用被移植临床公认为是治疗 aAMR 的"标准治疗"或"基础治疗"方案，具有去除/减少和中和循环 DSA 的作用，适用于在 AMR 的活动期，外周血中存在大量 DSA 的情况下使用，它们可以迅速缓解因 DSA 而引起的急性病理损伤作用[109,113]。

由于移植物的长期存在，产生 DSA 的浆细胞及上游的 B 细胞如果不加以控制或清除，DSA 水平很快就会得到恢复，因此，清除或中和 DSA 所能发挥的疗效往往是极其短暂的。为了取得更为长期、稳固的 ABMR 的防治效果，通常需要抑制或清除浆细胞、B 细胞的治疗药物或方法联合使用以及探索性应用新型生物制剂[12]。在急性移植肾失功风险较高的情况下，可增加辅助治疗，选择包括：抗 CD20 单克隆抗体（如利妥昔单抗）、抗浆细胞活性制剂（蛋白酶体抑制剂：硼替佐咪；抗 CD38 单克隆抗体：达妥木单抗[114]）、终末补体抑制剂（抗 C5 单克隆抗体：依库珠单抗）及抗 IL-6/抗 IL-6R 单克隆抗体（如托珠单抗）等治疗[115-117]。

aAMR 受者临床逆转之后，建议采用 Tac+MPA+糖皮质激素方案维持治疗，并提高依从性；因 Tac 与 CsA 机理相似，但作用效果比 CsA 强；王仁定等通过对发生首次 AR 的患者由 CsA 治疗切换成 Tac 治疗的研究发现，发生首次 AR 后切换成 Tac 为基础的抗排斥治疗可以降低 1 年内再次病理证实的排斥的发生率，改善移植肾的长期功能[118]。

## 五、小结

免疫抑制治疗是影响肾移植成功的关键因素之一。本指南立足于循证医学证据,参考了国外关于肾移植免疫抑制剂使用的多个指南,同时兼顾中国肾移植临床现状,组织国内肾移植领域具有丰富临床经验的专家和教授进行了多次讨论和修改,制订了该指南。本指南基于我国目前肾移植发展的主要目标,提升移植肾术后长期存活,针对临床免疫抑制剂的选择和使用的常见问题进行推荐和说明。主要包括诱导性免疫抑制治疗、维持性免疫抑制治疗、急性排斥反应发生时的免疫抑制治疗等内容。当然,本指南部分临床问题目前还缺乏国内有力的循证医学证据,在今后的临床诊疗过程中仍需结合我国国情完善适合中国的诊疗指南,建议临床医师们要积极地行动起来,积极开展多中心、前瞻性、随机对照的高质量临床研究,为今后修订肾移植受者免疫抑制治疗指南提供更多基于中国肾移植受者的有力循证医学证据。

**执笔作者**:田普训(西安交通大学第一附属医院),林涛(四川大学华西医院),黄洪锋(浙江大学医学院附属第一医院),黄刚(中山大学附属第一医院),郑秉暄(西安交通大学第一附属医院)

**通信作者**:薛武军(西安交通大学第一附属医院),田普训(西安交通大学第一附属医院)

**参编作者**:林俊(首都医科大学附属北京友谊医院),王祥慧(上海市交通大学医学院附属瑞金医院),李宁(山西省第二人民医院),李杨(西安交通大学第一附属医院),张雷(中国人民解放军海军军医大学第一附属医院),张静(西安交通大学第一附属医院),苗芸(南方医科大学南方医院),朱兰(华中科技大学同济医学院附属同济医院),项和立(西安交通大学第一附属医院),谢续标(中南大学湘雅二医院)

**主审专家**:薛武军(西安交通大学第一附属医院),田野(首都医科大学附属北京友谊医院),寿张飞[树兰(杭州)医院]

**审稿专家**:王长希(中山大学附属第一医院),王祥慧(上海市交通大学医学院附属瑞金医院),文吉秋(中国人民解放军东部战区总医院),朱同玉(复旦大学附属中山医院),李宁(山西省第二人民医院),吴建永(浙江大学医学院附属第一医院),张伟杰(华中科技大学同济医学院附属同济医院),张明(上海交通大学医学院附属仁济医院),张雷(中国人民解放军海军军医大学第一附属医院),陈刚(华中科技大学同济医学院附属同济医院),苗芸(南方医科大学南方医院),林涛(四川大学华西医院),封卫毅(西安交通大学第一附属医院),赵明(南方医科大学珠江医院),赵洪雯(中国人民解放军陆军军医大学第一附属医院),敖建华(中国人民解放军总医院),傅耀文(吉林大学白求恩第一医院),曾令霞(西安交通大学医学部公共卫生学院)

**利益冲突**:所有作者声明无利益冲突。

## 参考文献

[1] 中华医学会器官移植学分会. 中国肾移植受者免疫抑制治疗指南 (2016 版)[J]. 器官移植, 2016, 7 (5): 327-331.

[2] 中华医学会器官移植学分会. 器官移植免疫抑制剂临床应用技术规范 (2019 版)[J]. 器官移植, 2019, 10 (3): 213-226.

[3] RODRÍGUEZ FABA O, BOISSIER R, BUDDE K, et al. European Association of Urology guidelines on renal transplantation: update 2018 [J]. Eur Urol Focus, 2018, 4 (2): 208-215.

[4] KDIGO clinical practice guideline for the care of kidney transplant recipients [J]. Am J Transplant, 2009, 9 Suppl 3:

S1-S155.

［5］WEBSTER A C, RUSTER L P, MCGEE R, et al. Interleukin 2 receptor antagonists for kidney transplant recipients [J]. Cochrane Database Syst Rev, 2010, 2010 (1): CD003897.

［6］HILL P, CROSS N B, BARNETT A N, et al. Polyclonal and monoclonal antibodies for induction therapy in kidney transplant recipients [J]. Cochrane Database Syst Rev, 2017, 1 (1): CD004759.

［7］BRENNAN D C, DALLER J A, LAKE K D, et al. Rabbit antithymocyte globulin versus basiliximab in renal transplantation [J]. N Engl J Med, 2006, 355 (19): 1967-1977.

［8］JONES-HUGHES T, SNOWSILL T, HAASOVA M, et al. Immunosuppressive therapy for kidney transplantation in adults: a systematic review and economic model [J]. Health Technol Assess, 2016, 20 (62): 1-594.

［9］关兆杰, 刘杰, 钱雷, 等. 肾移植免疫诱导方案的比较研究 [J]. 中华器官移植杂志, 2019, 40 (7): 419-422.

［10］石玉婷, 豆猛, 田普训, 等. 肾移植受者免疫风险分层评估标准的临床研究 [J]. 中华器官移植杂志, 2022, 43 (12): 743-748.

［11］PRATSCHKE J, DRAGUN D, HAUSER I A, et al. Immunological risk assessment: the key to individualized immunosuppression after kidney transplantation [J]. Transplant Rev (Orlando), 2016, 30 (2): 77-84.

［12］中国医药生物技术协会移植技术分会, 上海市肾脏移植质控中心专家委员会. 肾移植后期抗体介导排斥反应防治专家共识 [J]. 中华医学杂志, 2022, 102 (26): 1973-1981.

［13］BROKHOF M M, SOLLINGER H W, HAGER D R, et al. Antithymocyte globulin is associated with a lower incidence of de novo donor-specific antibodies in moderately sensitized renal transplant recipients [J]. Transplantation, 2014, 97 (6): 612-617.

［14］ALI H, SOLIMAN K M, SHAHEEN I, et al. Rabbit anti-thymocyte globulin (rATG) versus IL-2 receptor antagonist induction therapies in tacrolimus-based immunosuppression era: a meta-analysis [J]. Int Urol Nephrol, 2020, 52 (4): 791-802.

［15］CHEN G, GU J, QIU J, et al. Efficacy and safety of thymoglobulin and basiliximab in kidney transplant patients at high risk for acute rejection and delayed graft function [J]. Exp Clin Transplant, 2013, 11 (4): 310-314.

［16］林凯临, 朱兰, 付程, 等. 抗胸腺细胞球蛋白与巴利昔单抗在 DCD 肾移植中有效性和安全性的配对研究 [J]. 中华医学杂志, 2017, 97 (2): 99-103.

［17］朱兰, 王志强, 冯豪, 等. 预致敏受者行死亡捐献供肾肾移植的处理策略及临床效果 [J]. 中华医学杂志, 2019, 99 (12): 895-900.

［18］LIU Y, ZHOU P, HAN M, et al. Basiliximab or antithymocyte globulin for induction therapy in kidney transplantation: a meta-analysis [J]. Transplant Proc, 2010, 42 (5): 1667-1670.

［19］SONG T, YIN S, LI X, et al. Thymoglobulin vs. ATG-fresenius as induction therapy in kidney transplantation: a bayesian network meta-analysis of randomized controlled trials [J]. Front Immunol, 2020, 11: 457.

［20］WANG W, YIN H, LI X B, et al. A retrospective comparison of the efficacy and safety in kidney transplant recipients with basiliximab and anti-thymocyte globulin [J]. Chin Med J (Engl), 2012, 125 (6): 1135-1140.

［21］李杨, 胡筱筠, 丁晨光, 等. T 细胞多克隆抗体在公民逝世后器官捐献供肾肾移植中的效果分析 [J]. 器官移植, 2020, 11 (5): 566-571.

［22］赵艳霞, 赵凤, 刘婷婷, 等. 不同免疫诱导方案对肾移植患者的临床疗效观察 [J]. 中国药物与临床, 2022, 22 (7): 626-630.

［23］陈莉萍, 莫春柏, 田军, 等. ATG-F 单次大剂量与多次低剂量给药应用于肾移植诱导治疗的有效性和安全性 [J]. 中华器官移植杂志, 2017, 38 (11): 665-670.

［24］冯小芳, 闵敏, 左富姐, 等. 小剂量兔抗人胸腺细胞免疫球蛋白与抗人 T 细胞猪免疫球蛋白在肾移植诱导治疗中的比较 [J]. 肾脏病与透析肾移植杂志, 2012, 21 (6): 530-535.

［25］ZHANG L, ZOU H, LU X, et al. Porcine anti-human lymphocyte immunoglobulin depletes the lymphocyte population to promote successful kidney transplantation [J]. Front Immunol, 2023, 14: 1124790.

［26］侯轶博, 昌盛, 陈松, 等. 不同免疫诱导治疗方案对活体亲属 ABO 血型不相容肾移植受者术后早期临床结局的影响 [J]. 中华器官移植杂志, 2023, 44 (10): 620-627.

［27］EKBERG H, TEDESCO-SILVA H, DEMIRBAS A, et al. Reduced exposure to calcineurin inhibitors in renal transplantation [J]. N Engl J Med, 2007, 357 (25): 2562-2575.

［28］ CHEN J, LIU H, YIN W, et al. The Efficacy and safety of mizoribine versus mycophenolate mofetil for the treatment of renal transplantation: a systematic review and meta-analysis [J]. Comput Intell Neurosci, 2022: 5717068.

［29］ PASCUAL J, BERGER S P, WITZKE O, et al. Everolimus with reduced calcineurin inhibitor exposure in renal transplantation [J]. J Am Soc Nephrol, 2018, 29 (7): 1979-1991.

［30］ MONTERO N, QUERO M, MELILLI E, et al. Mammalian target of rapamycin inhibitors combined with calcineurin inhibitors as initial immunosuppression in renal transplantation: a meta-analysis [J]. Transplantation, 2019, 103 (10): 2031-2056.

［31］ 中华医学会器官移植学分会. 中国肾移植受者哺乳动物雷帕霉素靶蛋白抑制剂临床应用专家共识 [J]. 中华器官移植杂志, 2017, 38 (7): 430-435.

［32］ VINCENTI F, ROSTAING L, GRINYO J, et al. Belatacept and long-term outcomes in kidney transplantation [J]. N Engl J Med, 2016, 374 (4): 333-343.

［33］ 陈文倩, 张雷, 张弋, 等. 实体器官移植他克莫司个体化治疗专家共识 [J]. 中国医院用药评价与分析, 2021, 21 (12): 1409-1424.

［34］ 潘晓鸣, 薛武军, 田普训, 等. 供者和供肾质量的评估及肾移植 1 084 例的临床经验总结 [J]. 中华器官移植杂志, 2018, 39 (11): 645-650.

［35］ 王仁定, 何强, 吴建永, 等. 2 520 例次肾移植的临床分析 [J]. 中华器官移植杂志, 2009, 30 (12): 725-728.

［36］ 巢志复, 何小舟, 车文骏, 等. 尸体肾移植 1 210 例总结分析 [J]. 中华泌尿外科杂志, 2005, 26 (10): 659-662.

［37］ 于立新, 徐健, 叶桂荣, 等. 肾移植 2 123 例临床总结 [J]. 中华外科杂志, 2002, 40 (4): 248-250.

［38］ 田普训, 薛武军, 丁小明, 等. 影响肾移植受者长期存活的多因素分析——单中心 989 例经验总结 [J]. 中华器官移植杂志, 2012, 33 (12): 706-709.

［39］ 郑克立, 吴培根, 朱兰英, 等. 尸肾移植术 1 501 例总结 [J]. 中华器官移植杂志, 2000, 21 (1): 14-16.

［40］ 李香铁, 李慎勤, 刘少鸽, 等. 肾移植术 1 053 例次总结 [J]. 中华器官移植杂志, 2003, 24 (3): 136-138.

［41］ 薛武军, 田普训, 潘晓鸣, 等. 肾移植 1 140 例次总结 [J]. 中华器官移植杂志, 2001, 22 (4): 198-200.

［42］ 陈立中, 陈国栋, 王长希, 等. 尸肾移植 1 806 例效果分析 [J]. 中华泌尿外科杂志, 2006, 27 (3): 166-170.

［43］ KIBERD B A, LAWEN J, FRASER A D, et al. Early adequate mycophenolic acid exposure is associated with less rejection in kidney transplantation [J]. Am J Transplant, 2015, 4 (7): 1079-1083.

［44］ WENHAN, PENG, GUANGJUN, et al. Short-term intensified dosage regimen of mycophenolic acid is associated with less acute rejection in kidney transplantation from donation after circulatory death [J]. Urol Int, 2018, 101 (4): 443-449.

［45］ 中华医学会器官移植学分会, 中国医师协会器官移植医师分会, 上海医药行业协会等. 中国肝、肾移植受者霉酚酸类药物应用专家共识 (2023 版)[J]. 上海医药, 2023, 44 (19): 3-19, 47.

［46］ 广东省药学会. 肾移植患者免疫抑制剂长期管理医药专家共识 [J]. 今日药学, 2022, 32 (11): 801-816.

［47］ JU M K, HUH K H, PARK K T, et al. Mizoribine versus mycophenolate mofetil in combination therapy with tacrolimus for de novo kidney transplantation: evaluation of efficacy and safety [J]. Transplant Proc, 2013, 45 (4): 1481-1486.

［48］ TAKAHARA S, TAKAHASHI K, AKIYAMA T, et al. Randomized comparative trial of mizoribine versus mycophenolate mofetil in combination with tacrolimus for living donor renal transplantation [J]. Clin Exp Nephrol, 2013, 17 (6): 899-904.

［49］ ISHIDA H, TAKAHARA S, AMADA N, et al. A prospective randomized, comparative trial of high-dose mizoribine versus mycophenolate mofetil in combination with tacrolimus and basiliximab for living donor renal transplant: a multicenter trial [J]. Exp Clin Transplant, 2016, 14 (5): 518-525.

［50］ 李纳, 汤姝, 朱振峰, 等. 肾移植术后应用咪唑立宾和吗替麦考酚酯的有效性和安全性 meta 分析 [J]. 中国医院药学杂志, 2018, 38 (10): 1102-1109.

［51］ 李宁, 武小桐, 王明君, 等. 肾移植术后长期应用咪唑立宾的疗效和安全性 [J]. 中华器官移植杂志, 2014, 35 (10): 580-583.

［52］ 刘龙山, 李军, 傅茜, 等. 咪唑立宾联合他克莫司和糖皮质激素在亲属活体肾移植术后初始用药的研究 [J]. 中华

器官移植杂志, 2019, 40 (4): 226-230.

［53］ MACDONALD A S. A worldwide, phase Ⅲ, randomized, controlled, safety and efficacy study of a sirolimus/cyclo-sporine regimen for prevention of acute rejection in recipients of primary mismatched renal allografts [J]. Transplantation, 2001, 71 (2): 271-280.

［54］ KAHAN B D. Two-year results of multicenter phase Ⅲ trials on the effect of the addition of sirolimus to cyclosporine-based immunosuppressive regimens in renal transplantation [J]. Transplant Proc, 2003, 35 (3 Suppl): 37S-51S.

［55］ 张伟杰, 王海灏, 明长生, 等. 西罗莫司在肾移植后初始免疫抑制治疗中的应用 [J]. 中华器官移植杂志, 2007, 28 (3): 171-173.

［56］ 田普训, 薛武军, 丁小明, 等. 肾移植后不同免疫抑制方案的效果及不良反应的临床分析 [J]. 中华器官移植杂志, 2011, 32 (4): 201-204.

［57］ UTECHT K N, HILES J J, KOLESAR J. Effects of genetic polymorphisms on the pharmacokinetics of calcineurin inhibitors [J]. Am J Health Syst Pharm, 2006, 63 (23): 2340-2348.

［58］ BRUNET M, VAN GELDER T, ÅSBERG A, et al. Therapeutic drug monitoring of tacrolimus-personalized therapy: second consensus report [J]. Ther Drug Monit, 2019, 41 (3): 261-307.

［59］ SOPHIA L, KONSTANTINOS P, ALIKI I, et al. Incidence and clinical significance of de novo donor specific antibodies after kidney transplantation [J]. Clinical & developmental immunology, 2013, 2013: 849835.

［60］ WIEBE C, GIBSON I W, BLYDT-HANSEN T D, et al. Evolution and clinical pathologic correlations of de novo donor-specific HLA antibody post kidney transplant [J]. Am J Transplant, 2012, 12 (5): 1157-1167.

［61］ RICHARD J B, PATRICK B M, RAJAN K P, et al. Renal association clinical practice guideline in post-operative care in the kidney transplant recipient [J]. BMC Nephrology, 2017, 18 (1): 174.

［62］ FINE R N, BECKER Y, DE-GEEST S, et al. Nonadherence consensus conference summary report [J]. Am J Transplant, 2009, 9 (1): 35-41.

［63］ STAATZ C E, TETT S E. Clinical pharmacokinetics and pharmacodynamics of mycophenolate in solid organ transplant recipients [J]. Clin Pharmacokinet, 2007, 46 (1): 13-58.

［64］ BERGAN S, BRUNET M, HESSELINK D A, et al. Personalized therapy for mycophenolate: monsensus report by the International Association of Therapeutic Drug Monitoring and Clinical Toxicology [J]. Ther Drug Monit, 2021, 43 (2): 150-200.

［65］ GASTON R S, KAPLAN B, SHAH T, et al. Fixed- or controlled-dose mycophenolate mofetil with standard- or reduced-dose calcineurin inhibitors: the Opticept trial [J]. Am J Transplant, 2009, 9 (7): 1607-1619.

［66］ VAN GELDER T, SILVA H T, DE FIJTER J W, et al. Comparing mycophenolate mofetil regimens for de novo renal transplant recipients: the fixed-dose concentration-controlled trial [J]. Transplantation, 2008, 86 (8): 1043-1051.

［67］ KUYPERS D R, EKBERG H, GRINYó J, et al. Mycophenolic acid exposure after administration of mycophenolate mofetil in the presence and absence of cyclosporin in renal transplant recipients [J]. Clin Pharmacokinet, 2009, 48 (5): 329-341.

［68］ GOURISHANKAR S, HOUDE I, KEOWN P A, et al. The CLEAR study: a 5-day, 3-g loading dose of mycophenolate mofetil versus standard 2-gdosing in renal transplantation [J]. Clin J Am Soc Nephrol, 2010, 5 (7): 1282-1289.

［69］ FU L, HUANG Z, SONG T, et al. Short-term therapeutic drug monitoring of mycophenolic acid reduces infection: a prospective, single-center cohort study in Chinese living-related kidney transplantation [J]. Transpl Infect Dis, 2014, 16 (5): 760-766.

［70］ LUTZT W, MARIA S, VICTORW A, et al. The pharmacokinetic-pharmacodynamic relationshipfor total and free mycophenolic acid in pediatric renal transplant recipients: a report of the German study group on mycophenolate mofetil therapy [J]. J Am Soc Nephrol, 2002, 13 (3): 759-768.

［71］ KIKUCHI M, TANAKA M, TAKASAKI S, et al. Comparison of PETINIA and LC-MS/MS for determining plasma mycophenolic acid concentrations in Japanese lung transplant recipients [J]. J Pharm Health Care Sci, 2018, 4: 7.

［72］ SCHüTZ E, SHIPKOVA M, ARMSTRONG V W, et al. Therapeutic drug monitoring of mycophenolic acid: comparison of HPLC and immunoassay reveals new MPA metabolites [J]. Transplant Proc, 1998, 30 (4): 1185-1187.

［73］ 李佳, 孙萍萍, 傅茜, 等. 高效液相色谱法与酶放大免疫测定法检测肾移植后血麦考酚酸浓度的比较 [J]. 中华器

官移植杂志, 2014, 35 (9): 528-532.

［74］ WEBER L T, SHIPKOVA M, ARMSTRONG V W, et al. Comparison of the Emit immunoassay with HPLC for thera-peutic drug monitoring of mycophenolic acid in pediatric renal-transplant recipients on mycophenolate mofetil therapy [J]. Clin Chem, 2002, 48 (3): 517-525.

［75］ 祝藩原, 曾力, 温燕, 等. 肾移植受者将环孢素 A 转换为他克莫司治疗的三年疗效分析 [J]. 中华器官移植杂志, 2011, 32 (9): 527-530.

［76］ 李杨, 薛武军, 田普训, 等. 肾移植后三联免疫抑制方案内环孢素 A 与他克莫司相互转换的回顾性分析 [J]. 中华器官移植杂志, 2012, 33 (6): 327-330.

［77］ 石炳毅, 韩文科, 张小东, 等. 肾移植术后将环孢素 A 切换为他克莫司缓释胶囊的临床研究 [J]. 中华器官移植杂志, 2014, 35 (2): 77-81.

［78］ 潘国政, 戴帅, 邱成, 等. 肾移植术后减量他克莫司联合加量吗替麦考酚酯的疗效和安全性 [J]. 器官移植, 2016, 7 (2): 124-127.

［79］ PLISZCZYNSKI J, KAHAN B D. Better actual 10-year renal transplant outcomes of 80% reduced cyclosporine expo-sure with sirolimus base therapy compared with full cyclosporine exposure without or with concomittant sirolimus treatment [J]. Transplant Proc, 2011, 43 (10): 3657-3668.

［80］ 朱兰, 丁韬, 王筱啸, 等. 肾移植受者西罗莫司联合小剂量环孢素转换治疗的五年临床观察 [J]. 中华医学杂志, 2016, 96 (20): 1556-1561.

［81］ ZHENG X, ZHANG W, ZHOU H, et al. A multi-center randomized controlled trial toevaluate efficacy and safety of early conversion to a low-dose calcineurin inhibitor combined with sirolimus in renal transplant patients [J]. Chin Med J (Engl), 2023, 136 (5): 607-609.

［82］ 张健, 林俊, 田野, 等. 西罗莫司联合低剂量钙调磷酸酶抑制剂在扩大标准供者供肾移植中的临床研究 [J]. 中华器官移植杂志, 2019, 40 (10): 606-609.

［83］ ZOU Z Y, DAI L R, HOU Y B, et al. Sirolimus in combination with low-dose extended-release tacrolimus in kidney transplant recipients [J]. Front Med (Lausanne), 2023, 10: 1281939.

［84］ 黄洪锋, 谢文卿, 吴建永, 等. 西罗莫司在肾移植术后早期计划性切换的前瞻性对照研究 [J]. 中华医学杂志, 2014, 94 (42): 3293-3297.

［85］ YUAN X, CHEN C, ZHENG Y, et al. Conversion from mycophenolates to mizoribine is associated with lower BK virus load in kidney transplant recipients: a prospective study [J]. Transplant Proc, 2018, 50 (10): 3356-3360.

［86］ LI P, CHENG D, WEN J, et al. Conversion from mycophenolate mofetil to mizoribine in the early stages of BK poly-omavirus infection could improve kidney allograft prognosis: a single-center study from China [J]. BMC Nephrol, 2021, 22 (1): 328.

［87］ XING S, YANG J, ZHANG X, et al. Comparative efficacy and safety of mizoribine with mycophenolate mofetil for Asian renal transplantation-a meta-analysis [J]. Clin Biochem, 2014, 47 (7-8): 663-669.

［88］ 陈晨, 岳慧杰, 黄晓晖, 等. 肾移植术后咪唑立宾疗效和不良反应与其浓度、剂量和用药时长的相关性研究 [J]. 实用药物与临床, 2021, 24 (5): 405-408.

［89］ 费爽, 王子杰, 陈浩, 等. 四联低剂量免疫抑制方案在肾移植术后早期应用研究 [J]. 中华器官移植杂志, 2020, 41 (3): 174-179.

［90］ 索敬钧, 杨青彦, 李涛, 等. 含西罗莫司的四联免疫抑制剂方案对肾移植术后患者肾功能、T 淋巴细胞亚群及预后的影响 [J]. 国际医药卫生导报, 2022, 28 (6): 752-755.

［91］ 钱卿, 范敏, 薛冬, 等. 西罗莫司四联免疫抑制治疗方案在肾移植术后初期的疗效及不良反应研究 [J]. 中南药学, 2022 (8): 020.

［92］ 中华医学会器官移植学分会. 肾移植术后移植物功能延迟恢复诊疗技术规范 (2019 版)[J]. 器官移植, 2019, 10 (5): 521-525.

［93］ GONWA T A, MAI M L, SMITH L B, et al. Immunosuppression for delayed or slow graft function in primary cadav-eric renal transplantation: use of low dose tacrolimus therapy with post-operative administration of anti-CD25 mono-clonal antibody [J]. Clin Transplant, 2002, 16 (2): 144-149.

［94］ LIU Y, LIU H, SHEN Y, et al. Delayed initiation of tacrolimus is safe and effective in renal transplant recipients with delayed and slow graft function [J]. Transplant Proc, 2018, 50 (8): 2368-2370.

［95］ VAN GELDER T, SILVA HT, DE FIJTER H, et al. How delayed graft function impacts exposure to mycophenolic acid in patients after renal transplantation [J]. Ther Drug Monit, 2011, 33 (2): 155-164.

［96］ C D, W X, P T, et al. Outcomes of standard dose EC-MPS with low exposure to CsA in DCD renal transplantation recipients with DGF [J]. Int J Clin Pract Suppl, 2015,(183): 8-15.

［97］ BAMOULID J, STAECK O, HALLECK F, KHADZHYNOV D, et al. Immunosuppression and results in renal transplantation [J]. European urology supplements, 2016, 15 (9): 415-429.

［98］ BAMOULID J, STAECK O, HALLECK F, et al. The need for minimization strategies: current problems of immunosuppression [J]. Transpl Int, 2015, 28 (8): 891-900.

［99］ HALLER MC, ROYUELA A, NAGLER EV, et al. Steroid avoidance or withdrawal for kidney transplant recipients [J]. Cochrane Database Syst Rev, 2016, 2016 (8): CD005632.

［100］ SYKES M. Immune tolerance in recipients of combined haploidentical bone marrow and kidney transplantation [J]. Bone Marrow Transplant, 2015, 50 (Suppl 2): S82-S86

［101］ LAFTAVI MR, SHARMA R, FENG L, et al. Induction therapy in renal transplant recipients: a review [J]. Immunol Invest, 2014, 43 (8): 790-806.

［102］ 吴珊, 于金宇, 傅耀文. Banff-2017 移植肾病理分类方案修订解读 [J]. 实用器官移植电子杂志, 2019, 7 (5): 352-355.

［103］ 郭晖. 移植肾 T 细胞介导的排斥反应的病理学 [J]. 器官移植, 2021, 12 (2): 134-142.

［104］ AZIZ F, PARAJULI S, GARG N, et al. How should acute T-cell mediated rejection of kidney transplants be treated: importance of follow-up biopsy [J]. Transplant Direct, 2022, 8 (4): e1305.

［105］ 石炳毅, 李宁. 肾移植排斥反应临床诊疗技术规范 (2019 版)[J]. 器官移植, 2019 (5): 505-512.

［106］ ZHANG R. Clinical management of kidney allograft dysfunction [J]. Open Journal of Organ Transplant Surgery, 2014, 4 (2): 7-14.

［107］ JAMALBAMOULID, OLIVERSTAECK, THOMASCRÉPIN, et al. Anti-thymocyte globulins in kidney transplantation: focus on current indications and long-term immunological side effects [J]. Nephrol Dial Transplant, 2017, 32 (10): 1601-1608.

［108］ LEFAUCHEUR C, LOUIS K, MORRIS A B, et al. Clinical recommendations for posttransplant assessment of anti-HLA (Human Leukocyte Antigen) donor-specific antibodies: asensitization in transplantation: assessment of risk consensus document [J]. Am J Transplant, 2023, 23 (1): 115-132.

［109］ SCHINSTOCK C A, MANNON R B, BUDDE K, et al. Recommended treatment for antibody-mediated rejection after kidney transplantation: the 2019 expert consensus from the Transplantion Society Working Group [J]. Transplantation, 2020, 104 (5): 911-922.

［110］ LUCAS J G, CO J P, NWAOGWUGWU U T, et al. Antibody-mediated rejection in kidney transplantation: an update [J]. Expert Opin Pharmacother, 2011, 12 (4): 579-592.

［111］ VAN D H, M. W F, KAMBUROVA EG, et al. Rituximab as induction therapy after renal transplantation: a randomized, double-blind, placebo-controlled study of efficacy and safety [J]. Am J Transplant, 2015, 15 (2): 407-416.

［112］ PETER W N. What have we learned about how to prevent and treat antibody-mediated rejection in kidney transplantation [J]. Am J Transplant, 2020, 20 Suppl 4: 12-22.

［113］ ROBERTS DM, JIANG SH, CHADBAN SJ. The treatment of acute antibody-mediated rejection in kidney transplant recipients-a systematic review [J]. Transplantation, 2012, 94 (8): 775-783.

［114］ SüSAL C C, KRAFT L, ENDER A, et al. Blood group-specific apheresis in combination with daratumumab as a rescue therapy of acute antibody-mediated rejection in a case of ABO-and human leukocyte antigen-incompatible kidney transplantation [J]. SAGE Open Med Case Rep, 2023, 11: 2050313X231211050.

［115］ RODRIGUEZ-RAMIREZ S, AL JURDI A, KONVALINKA A, et al. Antibody-mediated rejection: prevention, monitoring and treatment dilemmas [J]. Curr Opin Organ Transplant, 2022, 27 (5): 405-414.

［116］ SETHI S, JORDAN S C. Novel therapies for treatment of antibody-mediated rejection of the kidney [J]. Curr Opin Organ Transplant, 2023, 28 (1): 29-35.

［117］ HART A, SINGH D, BROWN S J, et al. Incidence, risk factors, treatment, and consequences of antibody-mediated kidney transplant rejection: A systematic review [J]. Clin Transplant, 2021, 35 (7): e14320.

［118］ 王仁定, 吴建永, 王逸民, 等. 肾移植急性排斥后环孢素切换成他克莫司对移植肾的影响 [J]. 中华肾脏病杂志, 2009,(7): 5.

# 21　肾移植受者排斥反应临床诊疗指南

肾移植目前已经被医学界公认为救治终末期肾病患者的最佳治疗选择。1954 年 12 月美国外科医师 Joseph Murry 在同卵孪生兄弟间成功进行了世界首例同种异体肾移植,开辟了器官移植的新纪元。近 70 年来,肾移植在全球广泛开展,救治了无数尿毒症患者的生命及提高了患者的生活质量,移植肾脏最长存活时间已超过 50 年[1]。现阶段,由于移植免疫耐受机制尚未能完全阐明,器官克隆、干细胞移植、移植免疫耐受等技术在移植临床实际普遍成功的应用尚未能实现,因而肾移植排斥反应诊断与防治依然是移植后亟待解决的关键问题[2]。

近年来随着分子生物学、免疫学技术、移植免疫、移植病理等领域的快速发展,在肾移植排斥反应诊断及有效防治方面包括:免疫监测及评价、去致敏治疗方法、肾移植排斥反应组织病理诊断、排斥反应防治新策略以及新型单抗应用等方面均有了新的进展;基于肾移植受者排斥反应诊治的复杂性,需要建立规范的诊疗程序并提供更为优化的诊断与防治建议,以促进和改善肾移植受者和移植肾长期存活。为此,中华医学会器官移植学分会组织器官移植学专家,在《肾移植排斥反应临床诊疗技术规范(2019 版)》的基础上,依据 Banff 标准,参考国内外最新研究结果并结合移植中心的肾移植临床成熟经验,共同制订《肾移植排斥反应临床诊疗指南》(以下简称"指南"),以促进和改善肾移植受者和移植肾长期存活。

## 一、指南形成方法

本指南已在国际实践指南注册与透明化平台(Practice GuideRegistration for TransPAREncy, PREPARE)上以中英双语注册(注册号:PREPARE2023CN830)。

指南范围及临床问题的确定:首先通过指南专家会议对临床关注的问题进行讨论,最终选择出本指南拟解决的临床问题,并聚焦肾移植排斥反应诊断和治疗应用两大主要方面。

证据检索与筛选:按照人群、干预、对照、结局(population, intervention, comparison, outcome, PICO)的原则对纳入的临床问题进行检索,检索 MEDLINE(PubMed)、Web of Science、万方知识数据服务平台和中国知网数据库,纳入指南、共识、规范、系统评价和 meta 分析,随机对照试验(randomized controlled trial, RCT)、非 RCT 队列研究和病例对照研究等类型的证据。检索词包括:"肾移植""超急性排斥反应""急性排斥反应""慢性排斥反应""T 细胞介导排斥反应""抗体介导排斥反应""供者特异性抗体""非 HLA 抗体""去致敏"和"感染"等。

证据分级和推荐强度分级:本指南采用 2009 版牛津大学循证医学中心的证据分级与推荐强度标准对推荐意见的支持证据进行评级。

推荐意见的形成:综合考虑证据以及我国肾移植现状及临床可操作性和利弊等因素后,形成初稿经多轮专家会议充分讨论,指南工作组确定了符合我国国情的肾移植排斥反应临床诊疗的 41 条推荐意见。经中华医学会器官移植学分会组织全国器官移植与相关学科专家两轮会议集体讨论,根据其反馈意见对初稿进行反复修改,最终形成指南终稿。

## 二、肾移植排斥反应临床类型

肾移植排斥反应分类参照目前国际上肾移植排斥反应常用分类,主要依据临床移植肾排斥反应发生的时间、结合移植免疫学及 Banff 移植肾排斥反应病理分型标准,肾移植排斥反应临床可分为 3 大类型[2-3],即:①超急性排斥反应(hyperacute rejection,HAR);②急性排斥反应(acute rejection,AR):包括急性 T 细胞介导排斥反应和急性抗体介导排斥反应;③慢性排斥反应(chronic rejection,CR):包括慢性活动性 T 细胞介导排斥反应和慢性活动性抗体介导排斥反应。

对肾移植排斥反应的早期诊断、急、慢性抗体介导排斥反应有效防治、高致敏等待者合理、有效的去致敏治疗,成为目前肾移植排斥反应防治的重点、难点内容,肾移植排斥反应防治是否合理、有效,将显著影响移植受者及移植肾脏的长期存活。

## 三、超急性排斥反应

**临床问题 1:** 超急性排斥反应的定义是什么?

**推荐意见 1:** 肾移植超急性排斥反应是指在肾移植手术后的极短时间内(通常在手术后数分钟到数小时之内)出现的抗体介导排斥反应,肾移植受者的免疫系统迅速攻击移植的异体肾脏,导致移植肾功能迅速丧失(推荐强度 B,证据等级 2a)。

**推荐意见说明:**

肾移植 HAR 是对移植肾最剧烈、最具破坏性的抗体介导排斥反应[4]。HAR 是在肾移植手术后的极短时间内(通常在手术后数分钟到数小时之内),受体的免疫系统迅速攻击移植的异体肾脏[5]。这种急性且极端的排斥反应,可能导致移植的肾脏迅速失功,并可威胁受体的生命。超急性排斥反应通常与预先存在的抗体有关,这些抗体在手术时迅速被激活,导致免疫系统对移植肾进行强烈攻击。随着移植前人类白细胞抗原(human leukocyte antigen,HLA)群体反应性抗体(pannel reactive antibody,PRA)检测及交叉配型试验的应用,超急性排斥反应临床已极少见[6]。

**临床问题 2:** 超急性排斥反应发病主要机制是什么?

**推荐意见 2:** HAR 由移植受者循环中预先存在的抗供体组织抗原的抗体(多为 IgG 类抗体)介导,移植术后,这些抗体与供肾组织的血管内皮结合、特异性地对不相容的供体抗原产生反应,激活补体,导致移植肾弥散性血管内凝血和血栓形成(推荐强度 B,证据等级 2a)。

**推荐意见说明:**

HAR 的发病机制通常涉及受体循环中预先存在的抗体、抗体激活、血管内皮细胞损伤激活补体等环节。具体而言,其发病机制包括以下几个方面[7]:

(1)预先存在的抗体:受体在移植前可能已经产生对供体组织的抗体,尤其是特定的针对 HLA 的抗体。

(2)抗体激活:肾移植手术导致体内预先存在的抗体激活,触发免疫系统的级联快速反应。

(3)血管内皮细胞损伤:活性的高强度抗体与移植肾的血管内皮细胞结合,并激活补体导致血管内皮细胞损伤及破坏。

(4)炎症和凝血反应:血管内皮细胞的破坏、补体的激活,引发强烈的炎症反应和凝血反应,加重器官的损伤。在 ABO 血型相容的移植物中,HAR 由抗供体 HLA IgG 抗体介导。在 ABO 血型不相容的移植物中,HAR 由针对血型抗原预先存在的抗体介导。

**临床问题 3:超急性排斥反应有哪些临床表现?**

**推荐意见 3:**超急性排斥反应可表现为术中肾脏暗紫色、质地变软、移植肾触诊搏动消失,肾动脉搏动良好而静脉塌陷。术后表现为急剧的肾功能衰竭、高血压、体温升高、明显腹痛、血尿、呼吸急促等症状(推荐强度 B,证据等级 2c)。

**推荐意见说明:**

肾移植超急性排斥反应通常在手术后的短时间内显现。术中可能表现为移植肾脏在数分钟内色泽突然变暗,呈暗紫色或花斑样,质地由硬变软,移植肾触诊搏动消失而肾动脉搏动良好但肾静脉未见充盈而塌陷。术后可能包括以下症状[8]:

(1)急剧的肾功能衰竭:由于免疫系统对移植肾脏的迅速攻击,肾功能迅速受损,导致急剧的肾功能衰竭。

(2)高血压:过度的免疫反应和炎症反应可能导致高血压。

(3)体温升高:炎症反应及促炎反应可能引起全身性炎症反应,导致体温升高。

(4)明显的腹痛:可能由于肾脏的损伤和炎症反应引起。

(5)血尿:由于肾功能受损或凝血机制异常可能导致血尿的出现。

(6)呼吸急促:严重的超急性排斥反应可能导致全身性炎症反应综合征,包括呼吸急促等症状。

**临床问题 4:超急性排斥反应的预防方案是什么?**

**推荐意见 4:**建议通过完善的供体和受体的 ABO 血型相容性选择、淋巴细胞毒交叉试验、HLA 配型、HLA PRA 检测、避免高致敏患者术前未经去致敏处理直接移植等方法来预防超急性排斥反应(推荐强度 B,证据等级 2a)。

**推荐意见说明:**

移植肾超急性排斥反应一旦发生目前无有效治疗方法,其关键在于预防,因配型技术提高其发病率已很低。采用的预防方案可包括[6]:

(1)供受者 ABO 血型相同或相容。

(2)抗体筛查:在肾移植前进行抗体筛查,尤其是要重视对供体和受体之间的淋巴细胞毒交叉试验和 HLA PRA 及供者特异性 HLA 抗体(donor-specific HLA antibodies,HLA-DSA)检测。

(3)预处理治疗:在肾移植手术前或手术时采用免疫抑制剂、抗 T 细胞抗体等,以减轻免疫系统的过度激活。

(4)血浆置换或抗体吸附:对于已存在的 HLA 抗体,并且抗体强度较高,可以考虑使用血浆置换或抗体吸附技术,清除血液中的循环抗体,降低排斥反应的风险。

(5)免疫抑制剂的使用:术后优化免疫抑制剂应用,早期应用钙调磷酸酶抑制剂(calciNeurin inhibitors,CNIs),如环孢霉素、他克莫司等,并使血药浓度尽快达到治疗窗、相对足量的霉酚酸(mycophenolic acid,MPA)应用等,以抑制免疫系统对移植器官的攻击。

(6)术前诊断和评估:在手术前进行全面的患者评估,包括抗体筛查、免疫学检查和影像学检查等,以确定患者是否适合移植手术。这些预防措施通常需要根据患者的免疫学状态及匹配度等个体情况来制订最合适的预防策略,以最大程度地降低超急性排斥反应的发生风险。

## 四、急性排斥反应

### (一) 急性 T 细胞介导排斥反应

临床问题 5：急性 T 细胞介导排斥反应的概念是什么？

推荐意见 5：急性 T 细胞介导排斥反应是指在肾移植后，受体免疫系统中的 T 细胞对移植肾脏组织产生免疫攻击反应（推荐强度 B，证据等级 2a）。

推荐意见说明：

急性 T 细胞介导排斥反应主要涉及到 T 细胞的活化、增殖和对移植肾脏组织的直接免疫攻击。包括以下几个主要过程[9]：

(1)抗原识别：T 细胞通过其表面的 T 细胞受体识别移植肾脏组织中的抗原，尤其是 HLA 抗原。

(2)抗原递呈：移植肾脏中的抗原被专门的抗原递呈细胞捕获，并通过抗原呈递将细胞表面的 HLA 分子递呈到 T 细胞。

(3)T 细胞活化：活化的 T 细胞通过与抗原结合，接收到来自抗原递呈细胞的刺激，导致 T 细胞的活化。

(4)T 细胞增殖：活化的 T 细胞开始迅速增殖，形成大量的效应 T 细胞。

(5)细胞攻击：活化和增殖的 T 细胞直接攻击移植肾脏组织，导致细胞损伤和炎症反应。

(6)炎症和组织损伤：T 细胞介导的攻击引发炎症反应，加剧组织损伤，可能最终导致排斥反应。

临床问题 6：急性 T 细胞介导排斥反应的临床表现有哪些？

推荐意见 6：急性 T 细胞介导排斥反应典型临床表现为尿量减少、已下降的血清肌酐重新回升，同时可伴随血压升高、发热、乏力、关节酸痛等症状。局部症状包括移植肾肿大、疼痛（推荐强度 B，证据等级 2a）。

推荐意见说明：

急性 T 细胞介导排斥反应的临床表现可以涉及多个系统，具体症状可能因个体差异而异[4-5,10]。包括全身症状：

(1)尿量减少：是急性 T 细胞介导排斥反应最早出现的表现，但也可表现为尿量无明显变化；伴随血肌酐上升或已下降的血清肌酐又重新回升。

(2)不同程度的全身症状：如乏力、头痛、血压升高、腹胀、食欲减退、心动过速等。

(3)局部症状包括：移植肾肿大、疼痛较为常见，局部压痛明显，质地变硬，体积增大甚至出现移植肾自发破裂。也有部分患者仅表现为血肌酐升高，无明显局部及全身症状和体征。

临床问题 7：急性 T 细胞介导排斥反应如何诊断？

推荐意见 7：建议急性 T 细胞介导排斥反应依据临床和病理资料综合作出诊断。移植肾活检的组织病理学评估是确定诊断的关键环节（推荐强度 B，证据等级 2a）。

推荐意见说明：

急性 T 细胞介导排斥反应的诊断应包括临床诊断和病理诊断综合评估[4]。临床诊断：

(1)临床症状：包括急性肾功能减退、高血压、蛋白尿、血尿、腹痛等症状。这些症状可能提示急性排斥反应的存在。

(2)实验室检查：血清肌酐和尿素氮用于检测肾功能是否受损以及损伤程度；尿常规用于检测蛋白尿和血尿的存在；血液中的免疫学检查：包括 HLA 抗体水平和 T 细胞活性的检测。近期研究显示,血浆和尿液的供者来源性游离 DNA(dd-cfDNA)绝对值及百分比(%)显著升高,可在一定程度上反映急性 T 细胞介导排斥反应[11]。

(3)影像学检查:如移植肾超声检查或 CT 扫描,用于评估移植肾脏的结构和功能。

(4)抗体筛查:检测患者是否存在 HLA 抗体,特别是高水平的 HLA 抗体。病理诊断:移植肾活检的组织病理学评估是确定诊断的关键环节;评估包括:肾小管、间质和血管中炎症细胞的浸润情况,血管内皮细胞是否受损,免疫复合物和抗体的沉积等情况。

**临床问题 8:急性 T 细胞介导排斥反应的治疗原则是什么?**

**推荐意见 8:**发生急性 T 细胞介导排斥反应,建议糖皮质激素冲击疗法作为一线治疗方案。对于激素难治性急性 T 细胞介导排斥反应,应尽早给予 T 细胞清除剂或耗竭剂如 ATG 等抗体治疗(推荐强度 B,证据等级 2b)。

**推荐意见说明:**

由于缺少临床随机对照试验,急性 T 细胞介导排斥反应治疗主要基于回顾性临床研究分析及临床成熟经验。建议甲泼尼松龙冲击治疗(500mg,qd,静脉滴注),连续 3d[12]。无尿或血清肌酐急剧升高可能表明存在激素难治性排斥反应,需要再进行为期 3d 的甲泼尼松龙治疗[4-5]。对于激素难治性病例,可使用 T 细胞耗竭生物制剂,如抗胸腺细胞球蛋白[13]。应结合受者移植肾功能、临床免疫状态、DSA 和移植肾病理改变在甲泼尼松龙冲击治疗时,即积极评估考虑是否应用 T 细胞清除方案进行干预,如抗胸腺细胞球蛋白(antithymocyte globulin,ATG)等制剂[4]。在使用 T 细胞清除制剂的同时应适当减少其他免疫抑制剂的用量,同时监测免疫状态(如 T 细胞亚群绝对计数检查)、巨细胞病毒(cytomegalovirus,CMV)DNA、BK 病毒(BKV)DNA 等病毒载量的变化,以避免增加感染等并发症的发生[14]。急性 T 细胞介导排斥反应治疗后肾功能恢复到基线水平者,对移植肾的长期存活影响较小[15]。

**(二)急性抗体介导排斥反应**

**1. 临床特征**

**临床问题 9:急性抗体介导排斥反应有哪些临床特征?**

**推荐意见 9:**急性抗体介导排斥反应是临床移植肾失功的重要原因,可发生在移植后任何时期,多发生在肾移植后早期,表现为移植肾功能进行性减退(除外非免疫因素),伴或不伴 DSA MFI 升高,糖皮质激素冲击治疗常效果不佳(推荐强度 B,证据等级 2a)。

**推荐意见说明:**

急性抗体介导排斥反应(antibody-mediated rejection,ABMR,2019 Banff 标准也称为活动性抗体介导排斥反应,active antibody-mediated rejection,aABMR)已经被证实是导致移植肾失功的重要原因,并且显著降低了移植肾早期和中、长期存活率[2,16-22]。急性 ABMR 主要由抗体、补体、T 细胞、NK 细胞等多种细胞免疫及体液免疫成分参与所致的免疫损伤。随着对 T 细胞介导排斥反应(T-cell mediated rejection,TCMR)的有效控制,以及对 ABMR 发病机制及移植肾病理学特征研究的深入[3],ABMR 目前已成为排斥反应预防和诊治的核心内容。

急性抗体介导排斥反应可有下列临床特征[2,10,16-17,21,23]:

(1)急性 ABMR 多为预存抗体引起。可以发生在移植后任何时间,通常发生在移植后早期,肾移植后 30d 内更为多见。

(2)患者突然尿量显著减少并进行性加重,伴体重增加。

（3）已经恢复正常或正在恢复中的血清肌酐水平快速上升。

（4）可以出现移植肾区胀痛不适或短暂发热或没有明显症状。

（5）如未及时诊断及处理，常在2~5d内可以进展到需要透析治疗的程度。

（6）大剂量糖皮质激素冲击治疗或联合应用ATG治疗，可能短暂有效，随后移植肾功能可继续减退。

（7）移植肾彩色Doppler超声检查可显示：移植肾内段动脉或叶尖动脉、弓形动脉小血管阻力指数（RI）增高；或移植肾"血流尚丰富""血流减少""舒张期反向血流"甚至"无明显血流"等表现，但均非急性ABMR特异性表现。明确诊断需做移植肾活检组织病理检查。

国际移植协会（The Transplantation Society，TTS）2019年组织了全球相关领域移植专家研讨并形成了ABMR治疗推荐专家共识（简称"共识"），临床可操作性强，对肾移植医师具有重要临床参考价值[16]，TTS专家共识提出将ABMR分为2种临床表型（按照肾移植术后发生ABMR的时间及抗体种类）即：

（1）早期急性ABMR（移植后<30d）：主要与"预存抗体"相关，常通过记忆性B细胞激发，DSA滴度及平均荧光强度（mean fluorescence intensity，MFI）突然增强，移植前交叉配型阳性概率很高，临床表现为突发移植肾功能障碍，多在移植后7~10d出现，组织学c4d多为（+），并合并有血栓性微血管病变，如未能识别或治疗不及时或治疗不当，移植肾迅速失功。

（2）晚期活动性ABMR（移植后>30d，包括慢性活动性ABMR）：发展较为缓慢，移植肾失功多在移植后数月至数年出现，如DSA为预存抗体：与预存浆细胞反应激活有关，初始表现有或无肾功能障碍或蛋白尿，移植前交叉配型及C1q-DSA阳性概率高，抗体MFI值较高。如抗体为新生DSA（de novo donor specific antibody，dnDSA）：与免疫抑制不足，患者依从性差密切相关，抗体多为HLA-Ⅱ类，尤其是HLA-DQ，临床表现为蛋白尿和肾功能障碍。

2. 诊断

临床问题10：肾移植受者疑似急性ABMR如何明确诊断？

推荐意见10：具有急性ABMR临床特征的移植受者，如需明确诊断，建议行移植肾活检组织病理检查（推荐强度B，证据等级2a）。

推荐意见说明：

肾移植受者具有急性ABMR的临床特征，进一步明确ABMR诊断应依据移植肾活检病理检查；目前通常参考Banff 2019移植肾活检诊断及分类标准[3]（以下简称"Banff标准"），急性ABMR/活动性ABMR（active ABMR）诊断必须满足所有下述3项标准：

（1）急性移植肾损伤的组织病理学证据，需包括以下一项或多项：①微血管炎症（micro vascular inflammation，MVI），aAMR在移植肾中的主要组织病理学表现是以肾小球炎（g）和肾小管周围毛细血管炎（ptc）为代表的MVI，其中Banff评分中需g>0和/或ptc>0（即g+ptc>0），无复发性或新发性肾小球肾炎。如果存在急性TCMR、临界性变化或感染，单独的ptc≥1不足以诊断MVI，必须具备肾小球炎计分g1。②动脉内膜炎或透壁性动脉炎（V>0）。③排除了其他原因的急性血栓性微血管病变（thrombotic microangiopathy，TMA）。④排除了其他明显诱因的急性肾小管损伤。

（2）抗体与血管内皮细胞相互作用的组织学证据，包括以下表现中的1项或多项：①肾小管周毛细血管内皮的线性C4d染色阳性（冷冻切片免疫荧光染色计分C4d 2或C4d 3，或石蜡切片免疫组织化学染色计分C4d>0）。②至少有中度的MVI［（g+ptc）≥2］，除外复发性或新发性肾小球肾炎。如果存在急性 TCMR、临界性变化或感染,单独的 ptc ≥ 2 不足以诊断中度 MVI,需具备肾小球炎症计分 g ≥ 1。③活检组织中可检测到与 ABMR 强烈相关的内皮细胞损伤的基因转录表达增强。

(3)存在 DSA 的血清学证据(抗 HLA 或其他抗原)。上述标准(2)中提到的 C4d 染色或基因转录表达增强可以替代 DSA。

**临床问题 11:疑似急性 ABMR 肾移植受者在尚未获得移植肾活检病理报告前或移植受者暂时不宜行移植肾活检,采用经验性治疗时应注意尽快排除哪些主要疾病?**

**推荐意见 11:**疑似急性 ABMR 的肾移植受者采取经验性治疗时建议尽快做相关检查,排除外科、内科、药物肾毒性及血管因素等原因导致的疾病(推荐强度 B,证据等级 2b)。

**推荐意见说明:**

肾移植后早期血肌酐突然升高、移植肾功能进行性减退,疑似急性 ABMR,临床鉴别诊断应注意尽快排除:

(1)移植后早期外科尿路并发症。

(2)移植肾血管栓塞或血栓形成,移植肾动脉狭窄、移植肾动脉夹层等因素。

(3)原肾脏疾病复发如局灶性节段性肾小球硬化(focal segmental glomurular sclerosis,FSGS)等。

(4)TMA。

(5)感染性肾病。

(6)多种可能导致肾毒性的药物因素等影响。

移植临床应尽快明确移植肾功能减退原因,宜先采用简单、快速的有效检查如移植肾、腹部、盆腔彩色多普勒超声、CT 等影像学检查排除尿漏、尿路梗阻等外科并发症、移植肾血管并发症以及结合血药浓度及临床表现、分析正在使用的所有药物,排除药物相关的移植肾损伤,如初步确定为免疫因素相关,应及时给予抗排斥反应的处理,并同时复查 HLA 抗体、非 HLA 抗体等了解 MFI 水平、进一步检查有无原发肾脏疾病复发,如 FSGS、非典型溶血性尿毒症综合征(atypical haemolytic uraemic syndrome,aHUS)等,在患者病情允许情况下进行移植肾穿刺活检有助于明确病因、精准治疗[2,10,16-17,21,23]。

**临床问题 12:对疑似急性 ABMR 肾移植受者除进行移植肾穿刺活检外,是否有必要行外周血 HLA-DSA 或非 HLA 抗体检测?**

**推荐意见 12:**对疑似急性 ABMR 患者建议除做移植肾穿刺活检外,同时行外周血 HLA-DSA 检测,并了解抗体 MFI,有条件时建议同时检测非 HLA 抗体,以利诊断(推荐强度 B,证据等级 2a)。

**推荐意见说明:**

移植肾活检病理是明确诊断的依据,如组织病理提示 ABMR,但 C4d(−),外周血 HLA-DSA(+),如具备其他 ABMR 组织病理特征仍可诊断为 ABMR;但如果 C4d(−),外周血 HLA-DSA(−),非 HLA 抗体(+)同样可诊断 ABMR。所以,同时联合检测 HLA-DSA 和非 HLA 抗体将有助于更全面及时评估患者免疫风险[3]。

众多临床研究显示非 HLA 抗体阳性是移植肾功能恶化的独立危险因素,针对内皮细胞靶点的非 HLA 抗体与 ABMR 发病机制密切相关[17-18,21,24-26]。Fichtner 等研究显示:约 72% 的 HLA-DSA 阳性患者至少存在一种非 HLA 抗体阳性。抗血管紧张素 II 1 型受体(AT1R)抗体、内皮素 A 型受体(ETAR)抗体、MHC Ⅰ类链相关基因 A(MICA)、抗波形蛋白(vimentin)抗体等与 ABMR 组织学表型相关。现有研究资料显示:循环中 HLA-DSA 和非 HLA 抗体的累积效应(多种抗体共存)与管周毛细血管微血管炎症显著相关。新近 Sola 等[27]报道了非 HLA 抗体与肾移植预后影响的研究显示:有

15.4% 移植受者移植前存在超过 6 种非 HLA- 抗体,这些患者的移植肾存活率显著下降;此外,移植前存在抗 GSTT1 非 HLA 抗体与排斥反应(P=0.003)和肾移植后 ABMR(P=0.009)显著相关。移植后 1 年检测到抗 GSTT1 和抗 P2RY11 抗体与 3 年的 ABMR 显著相关(P=0.04,P=0.02)。

**临床问题 13:** 供者来源性游离 DNA(dd-cfDNA)作为无创性检测方法对急性 ABMR 诊断有无临床意义?

**推荐意见 13:** 因各种原因不能行移植肾穿刺活检的患者:建议检测外周血 dd-cfDNA,如显著升高(dd-cfDNA 绝对值或相对值 %)对急性 ABMR 诊断具有重要参考价值;同时联合检测 DSA 显示阳性,对急性 ABMR 诊断准确度可进一步提升(推荐强度 B,证据等级 2b)。

**推荐意见说明:**

既往多项研究结果显示,供者来源性游离 DNA(donor-derived cell-free DNA,dd-cfDNA)与活检中的排斥反应相关分子密切相关,dd-cfDNA 对诊断 ABMR 具有重要临床参考价值。Triecta(ClinicalTrials.gov#NCT04239703)是一项前瞻性临床试验[28],重点对 dd-cf DSA、供者特异性抗体(DSA)和肾移植活检中重要分子之间的关系做了研究;共分析了 280 例移植肾活检组织病理及上述不同检测方法的结果,该项研究重点聚焦 DSA 阴性的抗体介导排斥反应(AMMR)中 dd-cfDNA 的水平。研究结果显示:所有 ABMR 患者无论 DSA 阳性或阴性,dd-cfDNA% 均显著升高。在移植肾活组织检查无排斥反应的患者中,dd-cfDNA 和 DSA 之间没有关联;在 ABMR 中,dd-cfDNA% ≥ 1.0% 的发生率(75%)显著高于 DSA 阳性的发生率(44%);通过 logistic 回归分析显示:dd-cfDNA%[曲线下面积(area under the concentration-time curve,AUC)0.85]或 dd-cfDNA 绝对数值(AUC 0.86)比 DSA(AUC 0.66)更能预测 ABMR 诊断。这项前瞻性临床研究提示:预测 ABMR,dd-cfDNA 优于 DSA。该项研究表明:dd-cfDNA 和 DSA 联合检测对预示 ABMR 准确度更高(AUC 0.88)。

3. 治疗

**临床问题 14:** 肾移植后早期急性 ABMR 的移植受者主要治疗方法有哪些? 如何具体应用?

**推荐意见 14:** 对肾移植后早期急性 ABMR(移植后<30d):建议采用血浆置换/免疫吸附、IVIg 和皮质激素联合应用或加用利妥昔单抗,作为移植临床"常用治疗"方案,具有去除或减少循环 DSA 和减轻 DSA 对移植肾损伤的作用(推荐强度 B,证据等级 2a)。

**推荐意见说明:**

治疗急性 ABMR 的主要目的:

(1)去除现有有害抗体并减少或抑制其再度生成。

(2)减轻、延缓或消除 DSA 对移植肾功能的损害。

基于肾移植后早期急性 ABMR 不同移植受者的临床病情及移植肾病理特点,采取相应的个体化免疫治疗方案,对改善 ABMR 救治成功率具有重要作用[2,21,24,26,29-32]。目前,对急性 ABMR 的治疗国内外并无统一标准,但有处理基本原则;可以结合中国实际情况参照 TTS ABMR 治疗"专家共识"意见及相关文献,优化临床治疗。急性 ABMR 的"常用治疗"方案具体实施方法包括:

(1)血浆置换(plasmapheresis,PP)依据 DSA 抗体强度每天或隔天一次,大约 6 次。

(2)静脉注射免疫球蛋白(intravenous immunoglobulin,IVIg)在每次 PP 后给予 100mg/kg 静脉注射,作为因 PP 后免疫球蛋白丢失的补充,或 PP 疗程结束后一次性应用 2g/kg。

(3)同时联合糖皮质激素冲击治疗。

(4)在急性移植肾失功风险较高的情况下,尽快增加辅助治疗,选择包括:抗 CD20 单抗(如利妥昔单抗等)、抗浆细胞活性制剂:如蛋白酶体抑制剂硼替佐米、卡菲佐米、终末补体抑制剂:抗 C5 单抗(eculizumab,依库珠单抗等)、抗 CD38 单抗(Daratumumab,达托木单抗)、抗 IL-6/ 抗 IL-6R 单抗:clazakizumab/ 托珠单抗。

(5)抗胸腺细胞免疫球蛋白等治疗[16-17,19,23]。

**临床问题 15:** 对肾移植后晚期急性 ABMR 或活动性 ABMR 移植受者,如何选择治疗策略?

**推荐意见 15:** 对肾移植后晚期急性 ABMR 或活动性 ABMR(移植后>30d),(不包括慢性活动性 ABMR,见后续章节):可采用 PP/ 免疫吸附 +IVIg+ 激素的 3 联"常用治疗"方案,或选择联合利妥昔单抗或其他单抗治疗(可参考移植后早期急性 ABMR 治疗);并优化免疫抑制治疗方案(推荐强度 B,证据等级 2b)。

**推荐意见 16:** 对因依从性不佳而诱发 dnDSA 导致活动性 ABMR 患者,建议调整免疫抑制剂方案、上调免疫抑制强度、特别注意改善患者依从性;依据病情将 PP/ 免疫吸附 +IVIg 或联合应用利妥昔单抗作为辅助治疗(推荐强度 B,证据等级 2b)。

**推荐意见 17:** 对于所有活动性 ABMR 患者,应同时治疗并存的 TCMR(≥ 临界改变)(推荐强度 B,证据等级 2a)。

**推荐意见说明:**

晚期活动性 ABMR(慢性活动性 ABMR 见后续章节叙述):发展较为缓慢,移植肾失功多在移植后数月至数年出现,根据患者存在的 2 种不同抗体情况可选择不同的干预策略[16-17,19,23]:

(1)DSA 如为预存抗体:与预存浆细胞反应激活有关,初始表现有或无肾功能障碍或蛋白尿,血肌酐逐渐升高;这些移植受者移植前交叉配型及 C1q-DSA 阳性概率很高,抗体 MFI 值较高;可采用 PP/ 免疫吸附 +IVIg+ 激素的 3 联"常用治疗"方案,或联合利妥昔单抗以及循证医学实践证明有效的新型单抗。

(2)DSA 如为移植后新发(新生 DSA,dnDSA):抗体多为 HLA Ⅱ类,尤其是 HLA-DQ。免疫抑制不足,移植受者依从性差是重要诱因;临床表现为蛋白尿和肾功能障碍。"TTS 共识"建议[1]对于所有病例,应同时治疗 TCMR(≥ 临界改变)和优化免疫抑制治疗及改善患者依从性,包括:使用并提高必须达到的他克莫司谷浓度(>5ng/ml)以减少抗体生成,和维持使用激素(如未使用激素者,给予相当泼尼松 5mg/d 的剂量)以及相对足量的 MPA 应用。可选择联合应用 PP/IA、IVIg、利妥昔单抗、抗浆细胞活性制剂:如硼替佐米、卡菲佐米、抗 CD38 单抗(Daratumumab,达托木单抗)、终末补体抑制剂:(Eculizumab,依库珠单抗)、抗 IL-6/ 抗 IL-6R 单抗:clazakizumab/ 托珠单抗、抗胸腺细胞免疫球蛋白等治疗,或循证医学资料显示有效的其他新型单抗[2,16,19,31-34],同时对依从性差的移植受者加强相关宣教。

**临床问题 16:** 肾移植受者急性 ABMR 治疗过程中如何降低感染风险?

**推荐意见 18:** 建议急性 ABMR 治疗前及治疗全过程中应注意评估患者的免疫抑制状态及感染风险,在治疗过程中发现严重感染征兆应及时下调免疫抑制强度、暂停或必要时终止治疗(推荐强度 B,证据等级 3a)。

**推荐意见说明:**

平衡 ABMR 防治过程中"抗排斥与感染风险",是移植医师治疗 ABMR 过程中始终应关注的重要环节;既要关注局部移植肾功能;又要重视患者全身整体、评估患者实时免疫状态;在治疗过程中发现严重感染先兆应及时调整免疫抑制剂及治疗方案。选择无创、有效生物标志动态监测,预示感染风险至关重要[17,23,35-37]。

**临床问题 17：急性 ABMR 治疗过程中可采取哪些检查方法来评估肾移植受者感染风险？**

**推荐意见 19：**急性 ABMR 感染风险评估，建议结合移植受者的个体情况采取动态监测、综合分析，包括细胞免疫、体液免疫、免疫抑制剂治疗药物监测、病毒载量等监测（推荐强度 B，证据等级 3a）。

**推荐意见说明：**

目前移植临床尚不能通过一种检测指标精确评估患者的免疫状态，应综合多项有临床指导意义的检测指标，包括新的生物标志物，动态监测、组合分析，有助于提升预示移植受者免疫抑制状态或感染风险，早期发现及时干预，提升 ABMR 的治疗成功率。下列指标，动态、综合分析有助于预示肾移植受者的感染风险[17,23,35-37]：

(1)流式细胞仪 T 细胞亚群 CD4+ 绝对计数。

(2)血清 IgG 水平（反映体液免疫抗感染能力）。

(3)NK 细胞绝对计数及活性。

(4)外周血中性粒细胞、淋巴细胞绝对计数及其比值。

(5)免疫抑制剂血药浓度，包括有限样本点估算 MPA 药时曲线下面积 AUC；

(6)免疫抑制剂种类及累积剂量过多：rATG 应用累积量（>5~6mg/kg，高度预示病毒感染风险）；因排斥反应糖皮质激素冲击累积量（多次，大剂量，反复），以及 B 细胞、浆细胞耗竭剂反复使用。

(7)外周血病毒载量动态监测：CMV-DNA，BKV-DNA（血、尿），EBV-DNA，PV-B19-DNA，细环病毒（torque teno virus，TTV）-DNA 等指标监测。

移植临床长期临床观察显示[35,37]，一些因免疫抑制过度导致的"机会性感染"，在出现 CMV、BKV、PV-B19、EBV 等病毒血症、耶氏肺孢子菌肺炎、新型隐球菌病等感染前均会出现 CD4+ 绝对计数显著进行性下降的过程，如能及时发现，尽快干预及下调免疫抑制程度，将有助于阻止这些感染发生，然而随机检测通常较难"捕捉"到这些感染风险，对感染风险的移植受者动态监测评估十分重要。

TTV 是非致病性、人体普遍存在的病毒，与实体器官移植受者免疫抑制程度相关。近年来 TTV 监测在评估排斥与感染风险、指导免疫抑制剂应用报道逐渐增多。Dober 等报道[36]了 TTV 感染和排斥反应风险预测的前瞻性研究结果。对连续 386 例肾移植受者进行研究，在移植后第一年，共进行了 3 265 次 TTV 测量，71 次活检证实的移植肾排斥反应和 472 次临床相关感染被记录。在肾移植后第 3 个月末达到稳定状态后，将 TTV 负荷与随后的排斥反应和感染进行分析，结果显示：TTV 载量的每一对数级别增加，降低了 22% 的排斥风险（P=0.027），而感染风险增加了 11%（P<0.001）；TTV 载量在 $10^6$~$10^8$ 拷贝/ml 被定义为排斥反应和感染风险最小化范围。Reyes 等新近报道[37]107 例成人肾移植受者前瞻性队列研究结果：TTV 病毒载量在肾移植后早期逐渐增加，在 3 个月时达到峰值，之后略有下降，6 个月时达到平台期，但显著高于移植前初始基线（P<0.000 1）。研究者认为基于移植后 TTV 病毒载量具有动态变化特点，可根据移植后时间确定预测排斥反应风险分层的临界值，动态监测外周血细环病毒载量变化并结合其他感染风险预示指标综合分析有助于评估 ABMR 治疗的移植受者感染与排斥风险程度，精准调控免疫抑制剂应用。

4. 预防　急性 ABMR 一旦发生，常造成移植肾较重的免疫损伤，治疗不当常可导致早期移植肾失功。因而积极预防是重点环节。目前 DSA 已被移植界公认是 ABMR 的重要风险因素，正确认识 DSA 风险、移植前合理选择去致敏治疗、优化组织配型、移植后动态监测 DSA 变化以及识别及早期发现可能导致 ABMR 的高风险移植受者，给予及时临床干预，是提高急性 ABMR 预防成功率的重要措施。

临床问题 18：**等待肾移植的高致敏患者是否可以不经过预处理直接进行肾移植？**

**推荐意见 20：**为减少和防止移植后早期超急性排斥反应和移植后早期严重急性 ABMR，推荐尽可能避开 DSA 致敏位点，避免对交叉配型阳性的高致敏等待移植者未经处理直接进行肾移植（推荐强度 A，证据等级 1b）。

**推荐意见说明：**

高致敏（PRA>80%，或 cPRA 95%~100%）肾移植等待者，有条件尽可能避开 DSA 致敏位点，肾移植前如交叉配型试验阳性，应避免未经去致敏治疗特殊处理直接进行肾移植；以免发生超急性排斥反应或移植后早期严重的急性 ABMR，导致移植肾失功及增加移植术后严重并发症，应引起临床移植医师特别关注[2,16,21]。

临床问题 19：**肾移植术前输血、应用免疫增强剂是否增加肾移植后的免疫风险？**

**推荐意见 21：**肾移植术前输血及应用免疫增强剂，可能导致抗体致敏及急性排斥反应风险增加，建议临床尽可能避免（推荐强度 B，证据等级 2b）。

**推荐意见说明：**

肾移植术前输血、应用免疫增强剂等可能增加抗体致敏以及增加移植术后发生排斥反应的风险已有临床研究报道[2,21,38-41]。移植前输血可能使供血者体内的免疫活性淋巴细胞在受血者体内迁移、增殖，进而攻击患者的免疫系统，输血导致针对 HLA 抗体产生，可使群体反应性抗体阳性率显著增高，且 MFI 能显著增加，从而使肾移植术后急性排斥反应、移植肾失功的风险增加，因而需引起关注，避免不必要输血及免疫增强剂应用，尤其在移植前近期。

临床问题 20：**为降低肾移植后 ABMR 发生的风险，移植前应做哪些重要检查及处理？**

**推荐意见 22：**肾移植等待者，建议移植术前作 HLA PRA 检测，如 PRA 阳性应作抗体强度检测，了解抗体 MFI，以及肾移植术前行交叉配型试验。这些措施均有助于降低移植后超急性排斥反应及早期急性 ABMR 发生风险（推荐强度 B，证据等级 2a）。

**推荐意见 23：**肾移植术前应用 HLA 表位（eplet）匹配度（尤其是 HLA DR、DQ）及评分选择合适供肾，有助于降低移植受者的免疫风险及优化肾移植术后个体化免疫抑制剂应用（推荐强度 B，证据等级 2a）。

**推荐意见 24：**对等待肾移植致敏受者，可选择避开致敏位点或移植术前应用去致敏治疗，有助于有效降低急性 ABMR 或 aABMR 发生的风险（推荐强度 B，证据等级 2b）。

**推荐意见说明：**

利用固相免疫测定（solid-phase immunoassay，SPI）[21]，特别是基于 Luminex 平台的单抗原微球（luminex single-antigen bead assay，LSAB）法，使 HLA 抗体检测的灵敏度和精确度大幅度提高。LSAB 法检测 HLA 抗体的灵敏度远高于传统 CDC 法和流式交叉配型法，也高于 ELISA 免疫测定法。HLA 表位（eplet）匹配度与移植预后研究是近年的研究热点。肾移植前仅仅检测 HLA 血清型错配（mismatch，MM）数目前认为不能准确评估移植受者术后 dnDSA 风险，Sakamoto 等[42]报道一项大样本队列研究，总计纳入 691 例活体供肾移植受者，通过 HLA Matchaker 评分（ver2.1）和 PIRCHE-Ⅱ算法对 HLA-A、B、DR 和 DQ 的匹配位点进行评分，结果显示：eplet MM 越多、PIRCHE 评分越高，dnDSA 发生越显著；且 eplet 错配数和 PIRCHE 高评分与移植肾 7 年预期存活率显著降低密切相关。Lezoeva 等[43]近期研究结果则显示肾移植受者较高的 PIRCHE 评分将使边缘性排斥发生 TCMR/

ABMR 的风险增加。通过对 T、B 淋巴细胞表位的分析将有助于预示移植受者 dnDSA 风险以及指导个体化免疫抑制方案应用。

按照国际 STAR 工作组意见[21]移植前 HLA 抗体 MFI 1 000~1 500 被认为是"致敏",需要引起移植医师关注,MFI>3 000 是 ABMR 发生的重要风险因素,移植前需采取"去致敏"预处理。对等待肾移植的致敏受者尤其是高致敏受者选择避开致敏 HLA 位点是降低移植后 ABMR 发生风险的一种策略。由于 MFI 值越高,通常发生 ABMR 的风险越大;MFI>3 000 时,相对风险增高了 65.3 倍,大于 6 000 时相对风险增高了 156.8 倍[44-45],因而对 MFI>2 000 或>3 000 的 HLA 致敏位点选择避开,有助于降低移植后早期急性 ABMR 发生的风险;但国内外各移植中心均未形成统一"标准"。在临床实践中避开致敏 HLA 位点可能机会有限,一些高致敏肾移植等待者常在长期的透析等待中增加了并发症及死亡率,对这类等待者采用去致敏治疗后行肾移植可能是更为积极的优化选择。有助于改善高致敏移植等待者的临床预后。

临床问题 21:为降低肾移植后急性 ABMR 发生的风险,肾移植前去致敏治疗可采用哪些主要方法?

推荐意见 25:肾移植术前去致敏治疗,主要包括:PP/IA、IVIg,以及针对 B 细胞、浆细胞、抗体及补体抑制剂等治疗,建议根据等待者的不同病情选择应用(推荐强度 B,证据等级 3a)。

推荐意见说明:肾移植前去致敏治疗有助于降低急性 ABMR 发生的风险,提高肾移植成功率;去致敏(即移植前降低抗体致敏风险)治疗与急性 ABMR 治疗原则类似,目的是清除致敏抗体或降低抗体强度、减少抗体致敏反应及对移植肾的损伤[21]。治疗的主要手段为多次 PP/IA、大剂量 IVIg(2g/kg)或与利妥昔单抗等药物联合使用。因患者的病情各不相同,应采取个体化应用去致敏治疗,可选择的方法包括:

(1)"常用治疗方案":PP/IA+ 大剂量 IVIg(2g/kg),或联合应用抗 CD20 单克隆抗体,如利妥昔单抗等。

(2)"常用治疗方案"+抗浆细胞活性制剂(如蛋白酶体抑制剂硼替佐米、卡菲佐米)。

(3)"常用治疗方案"+终末补体抑制剂抗 C5 单抗(eculizumab,依库珠单抗)。

(4)"常用治疗方案"+抗 CD38 单抗(daratumumab,达托木单抗)或 IL-6R/IL-6 阻断剂等。

经过合理有效的去致敏治疗,部分高致敏肾移植受者临床已显示较好的效果,移植前 DSA 水平相对较高的患者也可能获得较为满意的短期和中期移植肾存活率[2,21,29-30]。由于已经报道的去致敏治疗成功案例病例数及随访时间有限,这些去致敏治疗方案适合哪类肾移植受者? 如何联合应用? 治疗干预的先后顺序、去致敏治疗 PP/IA 应用的次数及合适的间隔时间? 以及去致敏药物应用的剂量及疗程? 尚有待移植临床扩大样本、细分研究队列、延长观察时间并确定中、长期效果。

许多高致敏等待者在长期透析过程中的死亡率很高,但仍被迫继续等待"匹配"的器官;因此,对去致敏的总体需求不断增加,为满足高致敏等待者行肾移植的强烈需求,近年来研发了一种新型有效、快速去致敏治疗的新药 IdeS,对高致敏患者(PRA>80%,cPRA≥98%)肾移植前应用 Ides 快速去致敏治疗,可有效降低超急性排斥反应及早期急性 ABMR 发生的风险,提高肾移植免疫安全性,给高致敏患者肾移植带来新的希望[29]。IdeS 是一种 IgG 降解酶,可以把 IgG 快速切割为 F(ab')₂ 和 Fc,阻断 CDC 及抗体依赖的细胞毒效应,进而能迅速降低甚至消除抗 HLA-DSA。迄今为止,全球在 4 项单臂、开放标签的 2 期临床研究中,共计 39 例交叉配型阳性的高致敏患者在肾移植前接受了 Ides 治疗,3 年结果:ABMR 发生率为 38%,大多发生在移植后的第一个月内,死亡删除的移植肾存活率 84%，患者存活率为 90%；平均估算肾小球滤过率（estimated glomerular filtration rate，eGFR）[ml/(min·1.73m²)] 为 55（有 / 无 ABMR 为：49/61）。3 年随访结果显示：Ides 作为强效去致敏治疗方法，提供了无 IgG 抗体的移植安全窗口，即使 cPRA 为 100%，在肾移植术前 4~6h 静脉滴注用药后，均可安全进行肾移植并取得成功[29]。目前存在的主要问题：在移植后 5~15d 内预防 / 避免 DSA 反弹；已经试行的对策：在肾移植术后：第 4 天使用阿仑单抗、第 7 天使用 IVIg 2g/kg、第 14 天使用利妥昔单抗 375mg/m² 防治 DSA 反弹。目前 IdeS 应用已经拓展，正在进行急性和慢性 ABMR 治疗性应用的国际多中心随机临床试验。

临床问题 22：DSA 阳性的肾移植受者是否必然发生 ABMR 并导致移植肾失功，可能有哪些主要临床演变？如何监测、鉴别和评价？

推荐意见 26：肾移植前预存 DSA 以及移植后尤其是 dnDSA 与 ABMR 风险及移植肾失功相关；但 DSA 阳性移植受者并不一定发生 ABMR，可有不同临床演变和转归，包括部分受者长期移植肾功能稳定，建议作相关实验室检查动态监测、鉴别，并结合移植肾活检病理综合评价（推荐强度 B，证据等级 2b）。

推荐意见说明：

2023 年初 AJT 发布[21]了全球器官移植去致敏及致敏患者风险评估专家共识文件（简称"共识"，A Sensitization in Transplantation：Assessment of Risk consensus document，STAR）STAR 对器官移植受者 HLA-DSA，根据发生的时间及其演变，将 DSA 临床分为 3 个大类型即：

（1）持续存在性预存 DSA（移植前存在，移植后的第 3 个月内 DSA 不消退，持续并长期存在）。

（2）消退性预存 DSA（移植前存在，移植后第 3 个月内无特殊处理 DSA 自行消退）。

（3）dnDSA。

国际 STAR 工作组提出的临床分类清晰地表明 DSA 的出现并非一成不变，可能会演变为不同的临床结局；包括较长期移植肾功能稳定，其机制尚未阐明，可能与免疫抑制剂及诱导治疗应用及移植受者自身免疫调控机制及对免疫抑制药物作用靶点个体敏感性等相关；根据 DSA 临床演变的这一分类，提示移植临床对发现 DSA 阳性后应注意区分是否是 ABMR 的高风险患者，以免不必要或过度干预。近年来多项大型国际多中心研究显示：预存 DSA 持续存在患者的特征：有更多的 HLA-DR/DQ 抗原错配数，多见于抗 HLA-DQ 且 MFI>3 000，这类患者更有可能向 ABMR 方向发展且移植肾衰竭风险显著增加；10 年移植肾存活率显著下降（约 44%）。预存 DSA 自行消退性患者的特征：DSA 更多是低水平 MFI（<3 000），多见于抗 HLA-B，移植预后较好[21]，10 年移植肾存活率约 81%。移植后新生 DSA 的临床特征包括：

（1）有促进 dnDSA 发生的风险因素：如输血、妊娠以及免疫抑制剂最小化，尤其是 CNI 大幅减量经历。

（2）不依从性：免疫抑制剂经常缺失、遗忘或改变剂量。

dnDSA 约 25%~53% 患者发展为亚临床 ABMR，1 年后达 59%，dnDSA 较预存 DSA 患者有发展为慢性 ABMR 及移植肾失功的更高风险[21]。Moral 等[32]对 400 名接受肾移植受者作了 dnDSA 动态观察研究，中位随访时间长达 9.7 年（7.2~12.2），结果显示，有近 30% 的患者处于"临床完全稳定"状态（估算肾小球滤过率长期稳定，无蛋白尿 ≥500mg/24h）。上述临床研究资料表明：无论是预存 DSA 或 dnDSA 均可能不经特殊处理自行消退或中长期稳定，提示移植受者在维持性免疫抑制剂应用下自身免疫调控的未知机制有待阐明。

对 DSA 阳性移植受者应注意重点随访及动态监测移植肾功能及 DSAMFI,尽可能避免免疫抑制剂最小化应用;同时也应特别注意区分及识别可能发展为 ABMR 的高风险移植受者,避免对发展为 ABMR 低风险受者作不必要、过早的临床干预。如下指标预示 DSA 阳性移植受者可能具有发展为 ABMR 的高风险因素[16-17,19,21]:

(1)DSA 阳性合并交叉配型阳性。

(2)DSA MFI 值>3 000。

(3)DSA 补体(C1q 或 C3d)结合阳性。

(4)DSA IgG 亚类是 IgG3。

(5)HLA 抗原表位尤其是 HLA Ⅱ类 DR/DQ eplet 错配数显著增加及 PIRCHE 评分显著增高。

(6)DSA 阳性合并存在 HLA 特异性记忆 B 细胞。此外,新近的一些基础与临床研究也显示:TNFRSF13B 基因型、*FCGR* 基因多态性、Treg 和 TrB 细胞反应性、调节性 B 细胞水平、Tfh 与 Tfr 水平及动态变化等,均与发生 ABMR 和移植肾损伤或失功有重要关联。上述指标结合移植肾活检病理综合评价更具有临床指导意义。移植肾活检病理检查对于临床早期发现移植肾功能尚在正常范围但可能已经存在移植肾组织损伤或亚临床排斥反应(亚临床 ABMR 或亚临床 TCMR),有利于 ABMR 早期诊断及临床干预,从而改善移植受者的长期预后。

**临床问题 23:**发生 ABMR 后肾移植受者是否需要监测 DSA? 监测的频率通常是多少?

**推荐意见 27:**对发生 ABMR 治疗后的移植受者,DSA 监测方案尚未统一,建议每 3 个月进行抗体及 MFI 监测,此后病情平稳每 6 个月至 1 年检测一次,如临床需要随时检测(推荐强度 B,证据等级 3a)。

推荐意见说明:

生物标志物对于优化患者个体水平的长期移植肾失功的风险分层至关重要。DSA 检测在分析临床有效性和临床效用方面是目前衡量受体对供体同种免疫反应的最先进的检测方法之一[21,23],移植后 DSA 的存在可能是潜在移植肾显微损伤的信号,提示可能存在亚临床排斥反应(亚临床 ABMR 和亚临床 TCMR),这可以通过同种异体移植肾活检来识别与鉴别。虽然 DSA MFI 与同种异体移植物损伤相关的阈值尚未建立,但 DSA 强度的使用不仅可以更好地了解 DSA 对同种异体移植肾损伤的程度,而且还可以改善风险分层。ABMR 治疗后移植受者 DSA 检测的频率通常是每 3 个月进行一次抗体及 MFI 监测,此后病情平稳可每 6 个月至 1 年进行一次;但 DSA 检测的频率应随着临床 ABMR 治疗疗效及临床预后评估的需要进行随时调整。

**临床问题 24:**肾移植受者术后出现 dnDSA,给予临床哪些重要警示?

**推荐意见 28:**肾移植受者术后出现 dnDSA(通常界定在肾移植 3 个月后),高度提示:①免疫抑制不足;②移植受者依从性不佳;建议行移植肾活检病理检查,了解是否存在亚临床排斥反应或 TCMR、ABMR 等病变,并积极采取相应处理对策(推荐强度 B,证据等级 2b)。

推荐意见说明:

对致敏移植受者免疫抑制不适当地降低,无论是由于患者不依从性或按照医师医嘱减药,与 dnDSA 的发展密切相关。肾移植受者术后出现 dnDSA[16,21,46-48],是免疫抑制剂不足的重要提示,并反映移植受者依从性不佳;基于 dnDSA 与 ABMR 和移植肾失功间的密切关联,临床应采取相应积极处理对策;重新评估维持期免疫抑制方案和调整免疫抑制剂剂量。对 dnDSA 患者应密切监测移植肾功能,并建议行移植肾活检,了解有无亚临床排斥反应、T 细胞介导排斥反应或 ABMR,为及时临床干预寻找依据,并对 dnDSA 进行动态监测。

**临床问题 25：发生 ABMR 导致移植肾失功后是否应当停用免疫抑制剂切除移植肾是否增加致敏抗体的产生？**

**推荐意见 29：**ABMR 导致移植失功准备再次行肾移植，建议避免不必要的移植肾切除并维持适度免疫抑制剂应用，有助于减少抗体生成及致敏，以及降低再次肾移植的排斥反应风险（推荐强度 B，证据等级 3a）。

**推荐意见说明：**

近年来临床研究显示[49-51]：移植肾失功尤其是排斥反应后移植肾失功，行移植肾切除及免疫抑制剂迅速撤除与普遍出现的严重 HLA 抗体致敏相关，移植肾失功后免疫抑制剂停药与 cPRA 的显著增加相关，可能因此阻止了这些患者接受再次移植的机会，尤其是儿童患者。因此对准备再次行肾移植的受者，应对透析期间免疫抑制剂维持治疗的风险/获益平衡进行评估，使有希望再次移植的患者可从移植肾失功后的持续性免疫抑制剂适度维持治疗中获益。目前国内外对移植肾失功维持性免疫抑制剂应用的种类及剂量尚无统一标准。近年来报道的 meta 分析有多项回顾性临床研究显示：移植肾失功行同种异体移植肾切除或免疫抑制剂全部停用，相比移植肾失功后未作移植肾切除及维持适度免疫抑制剂应用的患者，致敏发生率显著增加，HLA 抗体及强度显著增加，其发生机制尚不清楚；因而对计划再次行肾移植等待者，避免不必要的移植肾切除（移植肾出血、肿大疼痛，感染等药物不可控制等除外），避免停用所有免疫抑制剂，并维持适度的免疫抑制剂应用，有助于减少抗体生成及降低再次移植的 ABMR 发生率[49-51]。

## 五、慢性排斥反应

慢性排斥反应[10,52-54]通常发生在肾移植 3 个月后，持续 6 个月以上，并且有特征性组织学和影像学变化。包括慢性 T 细胞介导排斥反应和慢性抗体介导排斥反应，慢性排斥反应在形成机制上原因复杂尚待阐明，目前诊断主要依据是移植肾活检病理，在治疗方面目前的多种治疗方法仍难以逆转疾病病程，有待进一步改进及完善。

### （一）慢性活动性 T 细胞介导排斥反应

**临床问题 26：慢性活动性 T 细胞介导排斥反应如何诊断？**

**推荐意见 30：**慢性活动性 T 细胞介导排斥反应的诊断包括临床特征及病理检查，表现为：慢性移植肾功能减退、高血压、伴或不伴蛋白尿；建议通过移植肾组织病理检查确定诊断（推荐强度 B，证据等级 2b）。

**推荐意见说明：**

T 细胞介导的排斥反应（TCMR）是器官移植排斥反应的主要效应机制之一，2019 年 Banff 移植病理学诊断标准（Banff 标准）根据免疫损伤病变的特征将 TCMR 分为急性 TCMR（aTCMR）和慢性活动性 TCMR（chronic active T cell-mediated rejection，caTCMR）[3,53]。

目前，移植肾活检仍是诊断 caTCMR 的标准，caTCMR 主要表现为慢性移植肾血管病（chronic allograft vasculopathy，CAV）、肾间质纤维化或瘢痕化及肾小管萎缩（interstitial fibrosis and tubular atrophy，IFTA）区域内的间质炎症细胞浸润（interstitial inflammation in areas of IFTA，i-IFTA）和 IFTA 区域内的萎缩肾小管炎（tubulitis in areas of IFTA，t-IFTA）。移植肾的组织学变化符合 Banff 标准中的 caTCMR 组织学表现，包括对于肾血管、肾小球和肾小管间质变化的性质和程度的诊断[3,54-55]。近年来，高通量细胞和分子生物技术飞速发展，研究发现各种生物标志物对于诊断也有提示作用[53]。

**临床问题 27：慢性活动性 T 细胞介导排斥反应如何治疗？**

**推荐意见 31**：调节免疫抑制剂并联合生物制剂，根据具体病情可选择应用糖皮质激素或联合 rATG 进行治疗（推荐强度 B，证据等级 2b）。

**推荐意见说明：**

慢性活动性 TCMR 并无标准的治疗方法，主要根据成熟的临床经验调节免疫抑制剂、联合使用生物制剂，防止移植肾功能进一步恶化。常根据移植肾穿刺病理组织学结果结合临床表现联合使用生物制剂，当穿刺结果为 Banff ⅠA 时，可使用糖皮质激素进行治疗；Banff ⅠB、常在糖皮质激素应用的基础上联合 rATG 进行治疗；对于 Banff Ⅱ 和Ⅲ 的排斥反应（动脉内膜炎）受者，推荐使用 rATG+ 糖皮质激素，但是 39% 的受者经治疗 2~9 个月后出现了超过 Banff 边缘性排斥反应标准的持续性 TCMR[55]。

器官移植的理想目标是诱导移植免疫耐受，一系列的细胞治疗方法正在研究中，体外诱导的供体特异性调节性 T 细胞（Treg）过继转移至肾移植受者的临床试验已经开展，是诱导同种异体免疫低反应性的选择之一，有助于慢性活动性 TCMR 的辅助治疗[56]；未来将有望通过细胞治疗来减少移植受者免疫抑制剂的使用，改善移植受者的长期预后。

**临床问题 28：慢性活动性 T 细胞介导排斥反应如何预防？**

**推荐意见 32**：重视 caTCMR 的高危因素，实时监测移植受者的免疫状态，并根据临床需要及时行移植肾活检病理检查，有利于 caTCMR 的预防（推荐强度 D，证据等级 5）。

**推荐意见说明：**

caTCMR 的高危因素包括免疫抑制剂量不足、受者依从性不良、早期缺血再灌注损伤、急性排斥反应和肺部感染等。重视这些高危因素，实时监测移植受者的免疫状态，必要时及时行移植肾病理检查，早期发现 TCMR，有利于 caTCMR 的预防。高通量细胞和分子生物技术的飞速发展也将帮助移植受者尽早发现 caTCMR，甚至预示 caTCMR 的发生，从而做出相应的治疗对策[3,53]。

**（二）慢性活动性抗体介导排斥反应**

**临床问题 29：慢性活动性抗体介导排斥反应如何诊断？**

**推荐意见 33**：慢性活动性抗体介导排斥反应临床特征为慢性进行性移植肾功能减退、高血压、伴或不伴蛋白尿；DSA 检测多为阳性，建议做移植肾病理活检检查，有助于明确诊断（推荐强度 B，证据等级 2a）。

**推荐意见说明：**

慢性移植肾排斥反应（chronic kidney transplantation rejection，CKTR）通常发生在术后数月至数年，以移植肾功能进行性下降为特征，通常伴有高血压和蛋白尿，目前影响移植肾长期存活的主要障碍来自于 CKTR[10,51]。CKTR 依据发病机制可分为 caTCMR 和慢性活动性抗体介导的排斥反应（chronic active antibody-mediated rejection，caABMR）两个主要亚型[3,52-53]。

2019 年 Banff 标准中将 ABMR 分为活动性 ABMR（aABMR），caABMR 及慢性非活动性 ABMR；其中慢性非活动性 ABMR 即为 caABMR 病变进展的终末阶段，主要病理特征包括慢性移植肾肾小球病（TG）和肾小管周毛细血管基底膜多层（peritubular capillary basement membrane multilayering，PTCBMML）。目前 dnDSA 被认为是发生 caABMR 的重要危险因素，移植肾病理检查仍是慢性抗体介导排斥反应诊断的主要标准[3,53]。

**临床问题 30：慢性活动性抗体介导排斥反应的主要治疗方法有哪些？**

**推荐意见 34**：对于慢性活动性抗体介导排斥反应的移植受者，建议尽早调整免疫抑制剂量、优化免疫抑制剂方案、改善受者的依从性；可采用血浆置换／免疫吸附＋IVIg 或酌情选择联合利妥昔单抗等抗体治疗，可能有一定疗效（推荐强度 C，证据等级 4）。

推荐意见说明：

对于病变进展为 caABMR 以及慢性非活动性 ABMR 的移植受者，目前尚缺乏有效治疗手段。对于慢性活动性 ABMR 病变早期，采用血浆置换联合 IVIg 或其他单抗治疗可能有一定疗效，目前缺乏大样本数据支持。近年来，随着单克隆抗体研究不断深入，结合 caABMR 免疫细胞浸润分析，抗 IL-6 受体抗体托珠单抗、CTLA-4 单抗贝拉西普、抗 CD38 单抗达雷妥尤单抗等在慢性抗体介导排斥反应中被发现有一定临床疗效[55,57-59]。此外，硼替佐米、依库珠单抗治疗慢性活动性抗体介导排斥反应的随机临床试验正在肾移植受者中进行[60-61]；骨髓间充质干细胞治疗肾移植后慢性活动性抗体介导排斥反应的有效性和安全性研究和自体间充质干细胞治疗慢性活动性抗体介导的移植肾排斥反应均完成了 Ⅰ／Ⅱ 期临床试验[62-63]，未来有望成为新的治疗方案，提高 caABMR 治疗效果，改善移植肾长期生存。

临床问题 31：慢性活动性抗体介导排斥反应如何预防？

推荐意见 35：肾移植术后定期行 DSA 监测，及时清除或降低 DSA 强度、抑制移植术后 dnDSA 生成可有效预防慢性排斥反应包括慢性活动性抗体介导排斥反应的发生，同时应加强血压、血糖、血脂、蛋白尿等的管理，调整和优化免疫抑制治疗方案，并提高受者依从性（推荐强度 B，证据等级 2a）。

推荐意见说明：

由于移植肾 caABMR 尚无理想的治疗手段，因此，重点在于预防进展成 caABMR，肾移植术后定期进行 DSA 检测、及时清除或降低 DSA 强度、抑制移植术后 dnDSA 生成可有效预防 CR 发生；同时应加强血压、血糖、血脂、蛋白尿等的管理，调整和优化免疫抑制剂治疗方案[3,53,64-65]，采取综合措施是目前预防 caABMR 的重要环节。

## 六、排斥反应合并 GN、BKV 感染或混合性排斥反应临床诊疗指南

临床问题 32：排斥反应合并肾小球肾炎复发如何治疗和预防？

推荐意见 36：肾移植受者出现蛋白尿、和／或血清肌酐升高、和／或新发供者特异性抗体等表现时建议行移植肾穿刺活检；移植肾病理提示排斥反应合并肾小球肾炎复发时，需同时治疗排斥反应和肾小球肾炎复发（推荐强度 B，证据等级 3a）。

推荐意见 37：有复发风险肾小球肾炎的肾移植受者应保持相对充足的免疫抑制强度，并定期监测排斥和肾炎复发指标（推荐强度 B，证据等级 3a）。

推荐意见说明：

移植受者出现蛋白尿、和／或血清肌酐升高、和／或 dnDSA 需密切监测；移植肾穿刺活检可能发现排斥反应合并肾小球肾炎（glomerulonephritis，GN）复发。肾小球肾炎复发是移植肾失功和急性排斥反应的独立预测因素，肾小球肾炎复发并发急性排斥反应可降低移植肾存活率[66-67]。不经过透析行肾移植（抢先移植）和移植时有预存 DSA 与肾小球肾炎复发有关，可能因为透析有助于清除或减少肾小球肾炎活动性和／或侵袭性因子。肾移植后 dnDSA 也与肾小球肾炎复发有关，可能说明受者免疫抑制不足[66]。

移植肾排斥反应合并肾小球肾炎复发，除治疗排斥反应外，还需治疗肾小球肾炎复发。目前尚无公认的治疗复发肾小球肾炎指南，治疗主要依据自体肾小球肾炎治疗推荐，目的是减少蛋白尿、优化

血压稳定、降低免疫应答强度、减轻炎症状态[68]，具体参考排斥反应和 GN 复发等相关章节。

受者发病时年龄较小、自体肾活检有新月体病变与复发风险较高有关，移植术后应重点监测。免疫抑制方案对预防肾小球肾炎复发很重要。ATG 诱导治疗可能有助于预防或减少复发。此外，霉酚酸酯和他克莫司联合也可能具有保护作用。移植后早期撤除激素是否增加肾小球肾炎复发尚有争议，应保持相对充足的免疫抑制强度，以避免新生 DSA 形成而增加肾小球肾炎复发风险[69]。HLA 错配程度是活体供肾肾移植肾小球肾炎复发的一个独立预测因子，错配位点越多，越不容易复发，但这不是活体供肾肾移植的禁忌证。

**临床问题 33：如何预防和治疗肾移植受者排斥反应合并 BKV 感染和 BKV 肾病？**

**推荐意见 38：**肾移植受者抗排斥反应治疗期间或治疗后应密切监测 BKV 相关指标，如果出现 BK 病毒血症持续阳性，和 / 或血清肌酐再次升高，需考虑合并 BKV 感染可能，建议移植肾活检明确有无并发 BKVN（推荐强度 B，证据等级 3b）。

**推荐意见 39：**BKV 感染或 BKVN 受者免疫抑制剂减药期间需监测血 DSA、肌酐和 BKV 定量 PCR，如果 BKV 病毒血症好转、血清肌酐再次升高，应考虑急性排斥反应可能，建议移植肾活检明确诊断（推荐强度 B，证据等级 3b）。

**推荐意见 40：**急性排斥反应合并 BKVN 的治疗策略，建议先治疗排斥反应，随后视病情再决定免疫抑制剂是否减量（推荐强度 C，证据等级 4）。

**推荐意见说明：**

BKV 肾病（BK virus nephropathy，BKVN）和急性排斥反应（acute rejection，AR）一般分别在肾移植受者免疫功能受较强抑制和免疫抑制强度不足两个相反的免疫状态下发生，两者共存很少见；在 BKV 感染发生时快速免疫抑制剂减量是 AR 重要诱因。两者共存时，诊断和治疗较困难，因为两者组织病理学特征相似，需肾脏病理医师结合临床仔细评估鉴别[70]。BKVN 和 AR 共存的文献很少，大多为病例报告或少数病例系列报道。血清肌酐缓慢升高是最常见的表现，可导致三分之一以上受者一年内移植肾失功。它们通常出现在肾移植后一年内。受者大多数是非亲属供肾，接受过抗胸腺细胞球蛋白或 IL-2 受体拮抗剂诱导治疗。大多数共存的 AR 是急性 TCMR，其次是活动性 ABMR[71]。其中大部分受者因 BKVN、免疫抑制剂减量后出现急性细胞排斥反应，或者在诊断 BKVN 之前有 AR、免疫抑制增强史。血浆 BKV 病毒载量持续升高、>$10^4$ 拷贝 /ml 与活检证实的 BKVN 密切相关。移植肾 BKV 感染可引发细胞介导排斥反应，导致肾间质炎症和小管炎，如急性 TCMR，造成诊断困难。BKVN 时免疫抑制剂减量可能导致免疫重建、加重肾小管间质炎症，导致 BKVN 和 T 细胞介导排斥反应的形态学重叠[70-72]。AR 和 BKVN 共存的原因尚不明确，但有研究认为移植肾穿刺活检前三个月的他克莫司血药谷浓度波动是重要风险因素之一[73]。

AR 合并 BKVN 的诊断依据：有动脉内膜炎或纤维蛋白样血管坏死或肾小球炎表现，或 C4d 沿管周毛细血管沉积，以及符合 2019 Banff 标准的 BKVN[74]。病毒性细胞病变区域以外的肾小管炎是急性 TCMR。BKVN 的其他证据包括同种异体移植肾活检组织中 SV40 免疫组化染色阳性、血液 BKV DNA 阳性和尿液中诱饵细胞阳性[70]。

AR 合并 BKVN 的治疗策略应根据患者病情个体化用药。一般先治疗排斥反应，随后视病情减少维持性免疫抑制剂。抗排斥反应治疗根据排斥反应类型而定。TCMR 一般用三剂 250~500mg 的甲泼尼龙静脉注射治疗，然后口服强的松，随后四周内减到最低维持剂量。ABMR 用 IVIg 和血浆置换治疗。移植肾慢性病变（间质纤维化和肾小管萎缩）明显时只有利大于弊才考虑抗排斥治疗。一旦抗排斥治疗后移植肾功能稳定（两周时评估），则免疫抑制剂可考虑酌情减量以治疗BKVN。免疫抑制剂减量策略没有统一或固定方式，一般先减少CNI，然后减少抗代谢药物，或先减少抗代谢药物，再减少CNI；或从CNI转换到西罗莫司或从霉酚酸酯转换到咪唑立宾[70-71]。IVIg不仅可治疗ABMR，也可治疗BKVN。IVIg含有抗多种病毒的IgG，包括BKV中和抗体。同时，IVIg有强大的间接免疫调节作用。移植后高危受者早期预防使用IVIg可显著降低BKV血症和BKVN发生率[75]。IVIg的累积剂量通常为2g/kg左右。

由于BKVN治疗方法有限，建议定期监测血、尿BKV-DNA，避免严重病变。2019年美国移植学会感染性疾病分会（American Society of Transplantation Infectious Diseases Community of Practice，AST-IDCOP）指南建议：所有肾移植受者术后9个月内应每月检查血液BKV DNA，然后每3个月筛查一次至移植后2年。了解急性排斥反应危险因素对BKV感染管理非常重要。移植前DSA和HLA错配分别是ABMR和TCMR的主要预测因素。减少或停用他克莫司、加用mTOR抑制剂可能增加急性排斥反应发生。第一年他克莫司谷浓度<8ng/ml与DSA形成密切相关。与8ng/ml组相比，他克莫司4~6ng/ml可能使急性排斥反应率增加2.3倍。其他风险因素包括受者年龄较小、供者年龄较大、移植肾功能延迟恢复和冷缺血时间超过24h[70-72]。

肾移植后应密切监测免疫状态预防严重感染和排斥。TTV不致病且在人体普遍存在，病毒载量与免疫水平密切相关。肾移植受者过度免疫抑制或病毒感染可使TTV载量显著增加。TTV-DNA监测可能作为一种有前景的净免疫抑制状态标志物[36]。另有研究认为血病毒特异性T细胞水平可以指导免疫抑制剂调整，减少急性排斥和感染风险[76]。

**临床问题34：混合性排斥反应的防治原则？**

**推荐意见41：**肾移植受者出现混合性排斥反应（包含ABMR和TCMR），常提示受者免疫抑制强度不足，需同时治疗ABMR和TCMR、优化基础免疫抑制方案、并积极改善移植受者的依从性（推荐强度C，证据等级4）。

**推荐意见说明：**

混合性排斥反应（mixed rejections），即同时存在TCMR和ABMR。并发急性TCMR是移植肾急性ABMR受者移植失败的独立风险因素。移植肾同时存在TCMR和ABMR往往预示移植肾结果更差。

ABMR并发急性TCMR可能机制包括：

（1）对传统抗T细胞治疗耐药的记忆性T细胞参与TCMR。

（2）包括巨噬细胞/单核细胞在内的多种细胞参与TCMR。

（3）TCMR的抗体类型（例如IgG亚型或补体固定能力）可能不同。

（4）抗体依赖性细胞介导的细胞毒效应对移植肾损伤（因为移植肾有携带Fc受体的细胞和抗体）[77]。

大多数排斥反应治疗研究很少具有可比性，证据质量较低。早期（移植后≤30d）活动性ABMR治疗共识是以血浆置换（plasma exchange，PE）、IVIg与糖皮质激素为基础治疗，移植肾失功风险很高时，可根据条件选用补体抑制剂、利妥昔单抗或脾切除术等辅助疗法。同时并发TCMR应该进行抗T细胞治疗，包括糖皮质激素冲击、应用抗胸腺细胞球蛋白等。另外受者同时发生TCMR可能反映某些情况下（例如药物毒性）和/或药物依从性差时免疫抑制剂减量导致免疫抑制不足。足量钙调磷酸酶抑制剂可有效治疗TCMR[78-79]。

晚期(移植后≥30d)活动性和慢性活动性 ABMR 治疗共识：在预存 DSA、没有慢性病变的活动性 ABMR 患者中，建议 PE、IVIg 和糖皮质激素治疗；预存 DSA、有慢性活动性 ABMR 或慢性移植肾血管病时，治疗目标应该是稳定 GFR、降低蛋白尿、改善组织损伤评分和降低 DSA 滴度，同时尽量减少药物毒性。治疗应侧重于优化免疫抑制剂方案和支持性治疗，重新加用糖皮质激素(如果无糖皮质激素方案)，保持他克莫司谷浓度>5ng/ml，并优化医疗管理，重点控制血压、血糖和血脂。出现 dnDSA 的晚期活动性和慢性活动性 ABMR 患者，通常由于受者依从性差或医师指导免疫抑制减量时发生。此时 ABMR 常常并发 TCMR。治疗目标是优化基础免疫抑制方案并管理药物依从性。所有 ABMR 受者都建议治疗同时存在的 TCMR，尤其是这类 dnDSA 阳性、晚期活动性和慢性活动性 ABMR 受者。一些中心使用 PE、IVIg 和利妥昔单抗治疗，但证据水平较低[78-80]。

## 七、小结

肾移植领域排斥反应诊断与防治依然是移植后早期及中长期亟待解决的关键问题；肾移植排斥反应防治是否合理、有效，将显著影响移植受者及移植肾脏的长期存活。指南的制订将为肾移植受者排斥反应的诊疗提供循证医学依据和理论指导，对加强多学科合作，提高我国肾移植整体诊疗水平具有重要意义。生物学、免疫学及医学科学等学科正在快速发展，致使现有的指南具有滞后性及应用具有一定的局限性，难以解决不断出现的排斥反应诊疗的临床新问题，有待不断深化临床及应用基础研究，并寻找更多临床医学科学的新证据。在临床实践中，将"指南"的应用紧密结合不同患者的病情，以及"与时俱进"结合具有循证医学证据的最新医学科学发展相关的排斥反应诊疗新技术、新方法应用，将使肾移植受者更多获益。

**执笔作者**：丁振山(中日友好医院)，代贺龙(中南大学湘雅二医院)，秦燕(上海交通大学医学院附属第一人民医院)，王祥慧(上海交通大学医学院附属瑞金医院)

**通信作者**：薛武军(西安交通大学第一附属医院)，王祥慧(上海交通大学医学院附属瑞金医院)

**主审专家**：薛武军(西安交通大学第一附属医院)，田野(首都医科大学附属北京友谊医院)

**审稿专家**：丁振山(中日友好医院)，王长希(中山大学附属第一医院)，王祥慧(上海交通大学医学院附属瑞金医院)，文吉秋(中国人民解放军东部战区总医院)，田野(首都医科大学附属北京友谊医院)，田普训(西安交通大学第一附属医院)，代贺龙(中南大学湘雅二医院)，朱同玉(复旦大学附属中山医院)，吴建永(浙江大学医学院附属第一医院)，张伟杰(华中科技大学同济医学院附属同济医院)，张雷(海军军医大学附属长海医院)，陈刚(华中科技大学同济医学院附属同济医院)，寿张飞[杭州(树兰)]医院，苗芸(南方医科大学南方医院)，林涛(四川大学华西医院)，林俊(首都医科大学附属北京友谊医院)，赵明(南方医科大学珠江医院)，赵洪雯(中国人民解放军陆军军医大学第一附属医院)，秦燕(上海交通大学医学院附属第一人民医院)，郭晖(华中科技大学同济医学院附属同济医院)，傅耀文(吉林大学第一医院)

**利益冲突**：所有作者声明无利益冲突。

## 参考文献

[1] MURAY J E. Edith Helm (April 29, 1935-April 4, 2011): the world's longest surviving transplant recipient [J]. Am J Transplant, 2011, 11 (7): 1545-1546.

［2］ NAIK R H, SHAWAR S H. Renal transplantation rejection [M]. StatPearls, 2023.

［3］ LOUPY A, HAAS M, ROUFOSSE C, et al. The Banff 2019 kidney meeting report (I): updates on and clarification of criteria for T cell-and antibody-mediated rejection [J]. Am J Transplant, 2020, 20 (9): 2318-2331.

［4］ BAMOULID J, STAECK O, HALLECK F, et al. Advances in pharmacotherapy to treat kidney transplant rejection [J]. Expert Opin Pharmacother, 2015, 16 (11): 1627-1648.

［5］ KIDNEY DISEASE: IMPROVING GLOBAL OUTCOMES (KDIGO) TRANSPLANT WORK GROUP. KDIGO clinical practice guideline for the care of kidney transplant recipients [J]. Am J Transplant, 2009, 9 Suppl 3: S1-S155.

［6］ TAIT B D, SÜSAL C, GEBEL H M, et al. Consensus guidelines on the testing and clinical management issues associated with HLA and non-HLA antibodies in transplantation [J]. Transplantation, 2013, 95 (1): 19-47.

［7］ RAO K V. Mechanism, pathophysiology, diagnosis, and management of renal transplant rejection [J]. Med Clin North Am, 1990, 74 (4): 1039-1057.

［8］ DE SOUSA M V, GONCALEZ A C, DE LIMA ZOLLNER R, et al. Treatment of antibody-mediated rejection after kidney transplantation: immunological effects, clinical response, and histological findings [J]. Ann Transplant, 2020, 25: e925488.

［9］ GORBACHEVA V, FAN R, FAIRCHILD RL, et al. Memory CD4 T cells induce antibody-mediated rejection of renal allografts [J]. J Am Soc Nephrol, 2016, 27 (11): 3299-3307.

［10］ 中华医学会器官移植学分会. 肾移植排斥反应临床诊疗技术规范 (2019 版)[J]. 器官移植, 2019, 10 (5): 505-512.

［11］ CHEN X T, QIU J, WU Z X, et al. Using both plasma and urine donor-derived cell-free DNA to identify various renal allograft injuries. Clin Chem [J], 2022, 68 (6): 814-825.

［12］ RODRIGUEZ FABA O, BOISSIER R, BUDDE K, et al. European Association of Urology guidelines on renal transplantation: update 2018 [J]. Eur Urol Focus, 2018, 4 (2): 208-215.

［13］ ZHANG R. Clinical management of kidney allograft dysfunction [J]. Open Journal of Organ Transplant Surgery, 2014, 4 (2): 7-14.

［14］ BAMOULID J, STAECK O, CRÉPIN T, et al. Anti-thymocyte globulins in kidney transplantation: focus on current indications and long-term immunological side effects [J]. Nephrol Dial Transplant, 2017, 32 (10): 1601-1608.

［15］ FOCOSI D, VISTOLI F, BOGGI U. Rejection of the kidney allograft [J]. N Engl J Med, 2011, 364 (5): 485-486.

［16］ SCHINSTOCK C A, MANNON R B, BUDDE K, et al. Recommended treatment for antibody-mediated rejection after kidney transplantation: the 2019 expert consensus from the Transplantion Society Working Group [J]. Transplantation, 2020, 104 (5): 911-922.

［17］ HART A, SINGH D, BROWN S J, et al. Incidence, risk factors, treatment, and consequences of antibody-mediated kidney transplant rejection: a systematic review [J]. Clin Transplant, 2021, 35 (7): e14320.

［18］ FILIPPONE E J, FARBER J L. Histologic antibody-mediated kidney allograft rejection in the absence of donor-specific HLA antibodies [J]. Transplantation, 2021, 105 (11): e181-e190.

［19］ SETHI S, JORDAN S C. Novel therapies for treatment of antibody-mediated rejection of the kidney [J]. Curr Opin Organ Transplant, 2023, 28 (1): 29-35.

［20］ LENTINE K L, SMITH J M, MILLER J M, et al. OPTN/SRTR 2021 annual data report: kidney [J]. Am J Transplant, 2023, 23 (2 Suppl 1): S43-S106.

［21］ LEFAUCHEUR C, LOUIS K, MORRIS AB, et al. STAR 2022 Working Group. Clinical recommendations for post-transplant assessment of anti-HLA (Human Leukocyte Antigen) donor-specific antibodies: a sensitization in transplantation: assessment of risk consensus document [J]. Am J Transplant, 2023, 23 (1): 115-132.

［22］ NAESENS M, ROUFOSSE C, HAAS M, et al. The Banff 2022 kidney meeting report: reappraisal of microvascular inflammation and the role of biopsy-based transcript diagnostics [J]. Am J Transplant, 2023, 28: S1600-6135 (23) 00818-3.

［23］ ABRAMYAN S, HANLON M. Kidney transplantation [M]. StatPearls, 2023.

［24］ MORAL CL, LACHMANN N, HERGOVITS S, et al. Clinical evolution of patients with de novo DSA after kidney [C]. 2022 ATC abstract number: 116. Am J Transplant, 2022, 22 (suppl 3).

［25］ REINDL-SCHWAIGHOFER R, HEINZEL A, KAINZ A, et al. Contribution of non-HLA incompatibility between donor and recipient to kidney allograft survival: genome-wide analysis in a prospective cohort [J]. Lancet, 2019, 393 (10174): 910-917.

[26] SOROHAN BM, BASTON C, TACU D, et al. Non-HLA antibodies in kidney transplantation: immunity and genetic insights [J]. Biomedicines, 2022, 10 (7): 1506.

[27] SOLA E, EGUIA J, REDONDO-PACHÓN M. Non-HLA antibodies in kidney transplant recipients with indication and follow-up graft biopsies at one and three years [C]. 2023 ATC abstract number: A199. Am J Transplant, 2023, 23 (supp l).

[28] HALLORAN P F, REEVE J, MADILL-THOMSEN K S, et al. The antibody-mediated rejection without detectable donor-specific antibody releases donor-derived cell-free DNA: results from the Trifecta study [J]. Transplantation, 2023, 107 (3): 709-719.

[29] ROSTAING L, NOBLE J, MALVEZZI P, et al. Imlifidase therapy: exploring its clinical uses [J]. Expert Opin Pharmacother, 2023, 24 (2): 259-265.

[30] FAVI E, PEREGO M, GERMINIASI G, et al. Multimodality induction with eculizumab and obinutuzumab in highly sensitized deceased donor kidney transplant recipients [C]. 2023 ATC abstract number: 232. Am J Transplant, 2023, 23 (supp l).

[31] CHANDRAN S, RAJALINGAM R, MASON K, et al. Impact of Anti-CD38 Mab (Daratumumab) plus belatacept on HLA antibodies and bone marrow plasma cells in kidney transplant. Candidates with 100% CPRA: early results of ATTAIN (ITN090ST)[C]. 2023 ATC abstract number: 82. Am J Transplant, 2023, 23 (supp l).

[32] KHAIRALLAH P, ROBBINS-JUAREZ S, PATEL S, et al. Tocilizumab for the treatment of chronic antibody mediated rejection in kidney transplant recipients [J]. Clin Transplant, 2023, 37 (1): e14853.

[33] SÜSAL CC, KRAFT L, ENDER A, et al. Blood group-specific apheresis in combination with daratumumab as a rescue therapy of acute antibody-mediated rejection in a case of ABO-and human leukocyte antigen-incompatible kidney transplantation [J]. SAGE Open Med Case Rep, 2023, 11: 2050313X231211050.

[34] HEW EY, KESSARIS N, STOJANOVIC J, et al. Successful ABO and HLA incompatible kidney transplantation in children in the UK [J]. Pediatr Nephrol, 2023, 38 (2): 529-535.

[35] MOUNIA LALOULY, 王祥慧, 周佩军, 等。肾移植受者 T 细胞亚群绝对计数动态监测对感染的预警作用 [J]. 中华移植杂志, 电子版, 2022, 16 (4): 210-215.

[36] DOBERER K, SCHIEMANN M, STRASSL R, et al. Torque teno virus for risk stratification of graft rejection and infection in kidney transplant recipients-a prospective observational trial [J]. Am J Transplant, 2020, 20 (8): 2081-2090.

[37] REYES NS, LAHAM G, BOCCIA N, et al. Prospective cohort study of Torque Teno Virus (TTV) viral load kinetics and the association with graft rejection in renal transplant patients [J]. J Clin Virol, 2023, 165: 105501.

[38] KANG ZY, LIU C, LIU W, et al. Association between blood transfusion after kidney transplantation and risk for the development of de novo HLA donor-specific antibodies and poor clinical outcomes: a single-center retrospective study [J]. Transpl Immunol, 2023, 81: 101930.

[39] PANDEY P, PANDE A, MANDAL S, et al. Effects of different sensitization events on HLA alloimmunization in renal transplant cases; a retrospective observation in 1066 cases [J]. Transpl Immunol, 2022, 75: 101680.

[40] TASSIN D H, KEMP BOHAN P M, COOPER L E, et al. Anti-human leukocyte antigen immune sensitization effects of cryopreserved allograft and blood transfusion [J]. J Burn Care Res, 2020, 41 (6): 1216-1223.

[41] HYUN J, PARK K D, YOO Y, et al. Effects of different sensitization events on HLA alloimmunization in solid organ transplantation patients [J]. Transplant Proc, 2012, 44 (1): 222-225.

[42] SAKAMOTO S, IWASAKI K, TOMOSUGI T, et al. Analysis of T and B cell epitopes to predict the risk of de novo donor-specific antibody (DSA) production after kidney transplantation: a two-center retrospective cohort study [J]. Front Immunol, 2020, 27 (11): 2000.

[43] LEZOEVA E, NILSSON J, WÜTHRICH R, et al. High PIRCHE scores may allow risk stratification of borderline rejection in kidney transplant recipients [J]. Front Immunol, 2022, 18 (13): 788818.

[44] KOEFOED-NIELSEN P, MOLLER B K. Donor-specific anti-HLA antibodies by solid phase immunoassays: advan-

tages and technical concerns [J]. Int Rev Immunol, 2019, 38 (3): 95-105.

［45］ MALHEIRO J, TAFULO S, DIAS L, et al. Analysis of preformed donor-specific anti-HLA antibodies characteristics for prediction of antibody-mediated rejection in kidney transplantation [J]. Transpl Immunol, 2015, 32 (2): 66-71.

［46］ MELLA A, TORAZZA M C, FINOCCHIETTI D, et al. Non-adherence assessment to immunosuppressant therapy with a self-report questionnaire and intra-patient variability in renal transplantation: risk factors and clinical correlations [J]. Minerva Urol Nephrol, 2023, 75 (1): 92-98.

［47］ LÓPEZ Del MORAL C, WU K, NAIK M, et al. Predictors of graft failure after first detection of de novo donor-specific HLA antibodies in kidney transplant recipients [J]. Nephrol Dial Transplant, 2023, 39 (1): 84-94.

［48］ GNIEWKIEWICZ M, CZERWINSKA K, ZIELNIOK K, et al. Impact of resolved preformed, persistent preformed, and de novo anti-HLA donor-specific antibodies in kidney transplant recipients on long-term renal graft outcomes [J]. J Clin Med, 2023, 12 (10): 3361.

［49］ VLACHOPANOS G, El KOSSI M, AZIZ D, et al. Association of nephrectomy of the failed renal allograft with outcome of the future transplant: a systematic review [J]. Exp Clin Transplant, 2022, 20 (1): 1-11.

［50］ GÓMEZ-DOS-SANTOS V, LORCA-ÁLVARO J, HEVIA-PALACIOS V, et al. The Failing kidney transplant allograft. Transplant nephrectomy: current state-of-the-art [J]. Curr Urol Rep, 2020, 21 (1): 4.

［51］ DINIS P, NUNES P, MARCONI L, et al. Kidney retransplantation: removal or persistence of the previous failed allograft?[J]. Transplant Proc, 2014, 46 (6): 1730-1734.

［52］ KÄLBLE T, LUCAN M, NICITA G, et al. EAU guidelines on renal transplantation [J]. Eur Urol, 2005, 47 (2): 156-166.

［53］ LAI X, ZHENG X, MATHEW J M, et al. Tackling chronic kidney transplant rejection: challenges and promises [J]. Front Immunol, 2021, 12: 661643.

［54］ 郭晖. 移植肾 T 细胞介导的排斥反应的病理学 [J]. 器官移植, 2021, 12 (2): 134-142.

［55］ YAMAMOTO I, KAWABE M, HAYASHI A, et al. Challenges posed by the Banff classification: diagnosis and treatment of chronic active T-cell-mediated rejection [J]. Nephron, 2023, 147 Suppl 1: 74-79.

［56］ KOYAMA I, BASHUDA H, UCHIDA K I, et al. A clinical trial with adoptive transfer of ex vivo-induced, donor-specific immune-regulatory cells in kidney transplantation-a second report [J]. Transplantation, 2020, 104: 2415-2423.

［57］ KUMAR D, RAYNAUD M, CHANG J, et al. Impact of belatacept conversion on renal function, histology, and gene expression in kidney transplant patients with chronic active antibody-mediated rejection [J]. Transplantation, 2021, 105 (3): 660-667.

［58］ DOBERER K, KLÄGER J, GUALDONI G A, et al. CD38 antibody daratumumab for the treatment of chronic active antibody-mediated kidney allograft rejection [J]. Transplantation, 2021, 105 (2): 451-457.

［59］ DOBERER K, DUERR M, HALLORAN P F, et al. A randomized clinical trial of anti-IL-6 antibody clazakizumab in late antibody-mediated kidney transplant rejection [J]. J Am Soc Nephrol, 2021, 32 (3): 708-722.

［60］ ESKANDARY, REGELE H, BAUMANN L, et al. A randomized trial of bortezomib in late antibody-mediated kidney transplant rejection [J]. J Am Soc Nephrol, 2018, 29 (2): 591-605.

［61］ KULKARNI S, KIRKILES-SMITH N C, DENG Y H, et al. Eculizumab therapy for chronic antibody-mediated injury in kidney transplant recipients: a pilot randomized controlled trial [J]. Am J Transplant, 2017, 17 (3): 682-691.

［62］ WEI Y, CHEN X, ZHANG H, et al. Efficacy and safety of bone marrow-derived mesenchymal stem cells for chronic antibody-mediated rejection after kidney transplantation-asingle-arm, two-dosing-regimen, phase Ⅰ/Ⅱ study [J]. Front Immunol, 2021, 12: 662441.

［63］ VEčERIĆ-HALER E, SEVER M, KOJC N, et al. Autologous mesenchymal stem cells for treatment of chronic active antibody-mediated kidney graft rejection: report of the phase Ⅰ/Ⅱ clinical trial case series [J]. Transpl Int, 2022, 35: 10772.

［64］ 中国医药生物技术协会移植技术分会, 上海市肾脏移植质控中心专家委员会. 肾移植后期抗体介导排斥反应防治专家共识 [J]. 中华医学杂志, 2022, 102 (26): 1973-1981.

［65］ DENIC A, BOGOJEVIC M, SUBRAMANI R, et al. Changes in glomerular volume, sclerosis, and ischemia at 5 years after kidney transplantation: incidence and correlation with late graft failure [J]. J Am Soc Nephrol, 2023, 34 (2):

346-358.

［66］ BURBALLA C, PASCUAL J, VON MOOS S, et al. Recurrence of IgA nephropathy after kidney transplantation in adults [J]. Clin J Am Soc Nephrol, 2021, 16 (8): 1247-1255.

［67］ JÄGER C, STAMPF S, MOLYNEUX K, et al. Recurrence of IgA nephropathy after kidney transplantation: experience from the Swiss transplant cohort study [J]. BMC Nephrol, 2022, 23 (1): 178.

［68］ INFANTE B, ROSSINI M, DI LORENZO A, et al. Recurrence of immunoglobulin A nephropathy after kidney transplantation: a narrative review of the incidence, risk factors, pathophysiology and management of immunosuppressive therapy [J]. Clin Kidney J, 2020, 13 (5): 758-767.

［69］ UFFING A, HULLEKES F, RIELLA L V, et al. Recurrent glomerular disease after kidney transplantation: diagnostic and management dilemmas [J]. Clin J Am Soc Nephrol, 2021, 16 (11): 1730-1742.

［70］ SHANMUGHAM S, BHADAURIA D, AGRAWAL V, et al. The diagnostic and therapeutic dilemma of the co-existence of BK virus nephropathy with acute rejection-an experience from a single centre and review of the literature [J]. Transpl Immunol, 2022, 72: 101581.

［71］ HIRSCH H. H, RANDHAWA P. S. AST Infectious Diseases Community of Practice. BK polyomavirus in solid organ transplantation-Guidelines from the American Society of Transplantation Infectious Diseases Community of Practice [J]. Clin. Transplant, 2019, 33: e13528.

［72］ SHEN C L, WU B S, LIEN T J, et al. BK polyomavirus nephropathy in kidney transplantation: balancing rejection and infection [J]. Viruses, 2021, 13 (3): 487.

［73］ C. L. SHEN, A. H. YANG, T. J. LIEN, et al. Tacrolimus blood level fluctuation predisposes to coexisting BK virus nephropathy and acute allograft rejection [J], Sci. Rep, 2017, 7 (1): 1986.

［74］ V. NICKELEIT, H. K. SINGH, P. RANDHAWA, et al. The Banff Working Group classification of definitive polyomavirus nephropathy: morphologic definitions and clinical correlations [J]. J Am Soc Nephrol, 2018, 29 (2): 680-693.

［75］ MATSUMURA S, KATO T, TANIGUCHI A, et al. Clinical efficacy of intravenous immunoglobulin for BK polyomavirus-associated nephropathy after living kidney transplantation [J]. Ther Clin Risk Manag, 2020, 16: 947-952.

［76］ AHLENSTIEL-GRUNOW T, LIU X, SCHILD R, et al. Steering transplant immunosuppression by measuring virus-specific T cell levels: the randomized, controlled IVIST trial [J]. J Am Soc Nephrol, 2020, 32 (2): 502-516.

［77］ MATIGNON M, MUTHUKUMAR T, SESHAN SV, et al. Concurrent acute cellular rejection is an independent risk factor for renal allograft failure in patients with C4d-positive antibody-mediated rejection [J]. Transplantation, 2012, 94 (6): 603-611.

［78］ LOUPY A, LEFAUCHEUR C. Antibody-mediated rejection of solid-organ allografts [J]. N Engl J Med, 2018, 379 (12): 1150-1160.

［79］ SCHINSTOCK C A, MANNON R B, BUDDE K, et al. Recommended treatment for antibody-mediated rejection after kidney transplantation: the 2019 expert consensus from the Transplantion Society Working Group [J]. Transplantation, 2020, 104 (5): 911-922.

［80］ ACHARYA S, LAMA S, KANIGICHERLA DA. Anti-thymocyte globulin for treatment of T-cell-mediated allograft rejection [J]. World J Transplant, 2023, 13 (6): 299-308.

# 第六部分

# 活体肾移植

## 22　活体供者医学评估临床指南

对肾移植潜在活体供者医学评估和选择的首要目的是确保供者捐献一个肾脏的适合性,最核心的是活体供者的安全性。对潜在供者的医学评估和选择,主要目的在于确保供者在生理、心理上符合肾脏捐献的要求,保证供者在捐献后的长期身心健康,又同时兼顾受者的移植效果。为了更好地指导肾移植医务工作者规范地对潜在供者进行医学评估和选择,中华医学会器官移植学分会组织了国内肾移植领域临床专家,以国内外最新临床证据为基础,结合中国实际情况,采用牛津证据质量与推荐强度分级体系,针对供者医学评估的 16 个临床问题,给出了详细的循证医学推荐,旨在指导临床实践,提升我国供者医学评估和选择的水平,缓解器官短缺,促进我国活体器官移植事业发展。

### 一、指南形成方法

指南工作组:本指南的工作组涵盖了国内肾移植领域的临床专家。证据的检索和评价由四川大学华西医院牵头完成。对国内外活体供者医学评估和选择领域发表的文献进行循证分析,最终形成 16 个临床问题,主要涉及供者医学评估和选择的临床关注点。工作组所有成员均已填写利益声明表,不存在与本指南直接的利益冲突。

指南使用者与应用目标人群:本指南适用于各级医疗机构活体供者的医学评估和选择。指南的使用者为各级医疗机构相关学科的医务工作者。指南推荐意见的应用目标人群为有意向且适宜接受肾脏活体捐献的供者。

指南范围及临床问题的确定:通过系统检索器官移植领域已发表的指南、共识、规范、系统评价和荟萃分析,随机对照试验(RCT)、队列研究和病例对照研究等类型文献以及专家访谈,工作组初拟了涉及活体供肾者医学评估和选择的关键问题,涵盖具体临床问题 16 个。

证据检索与筛选:指南制订工作组成立了证据检索与评价小组,针对最终纳入的关键问题,采用关键词进行文献检索,并对检索到的关键文献的关联性文献进行检索分析,同时对相关综述的参考文献进行滚雪球式检索。检索的数据库包括 MEDLINE(PubMed)、Web of Science、万方知识数据服务平台和中国知网数据库。检索词包括:"肾移植""活体""供者""评估""预后""危险因素"等。证据检索截止日期为 2023 年 9 月 30 日。

证据分级和推荐强度分级:本指南采用 2009 版牛津大学循证医学中心的证据分级与推荐强度标

准对推荐意见的支持证据进行评级。对无证据支持的临床问题,则依据我国活体肾移植现状和专家临床经验,形成基于专家共识的推荐意见。

推荐意见的形成:综合考虑证据以及我国活体肾移植现状,实验室检测成本和利弊等因素后,指南工作组提出了符合我国活体供者的医学评估和选择的推荐意见 26 条。推荐意见达成共识后,工作组完成初稿的撰写,经中华医学会器官移植学分会组织全国器官移植与相关学科专家两轮会议集体讨论,根据其反馈意见对初稿进行修改,最终形成指南终稿。

## 二、推荐意见及说明

### 临床问题 1:供者和受者之间 ABO 血型不相容可以移植吗?

推荐意见 1:建议首选 ABO 血型相容的供者,在没有合适的 ABO 血型相容供者时,可考虑 ABO 血型不相容的供者(推荐强度 B,证据等级 2a)。

推荐意见说明:

在过去,ABO 血型相容被认为是筛选供者的必要条件。然而,任意两个个体间出现 ABO 血型不相容的概率约 30%,这就限制了活体供者的选择范围,许多家庭必将出现供者与受者 ABO 血型不相容的情况。由于器官短缺,在日本等以活体肾移植为主的国家和地区建立了有效的 ABO 血型不相容预处理方案,一定程度扩大了活体供肾来源[1]。目前,我国有部分移植中心已尝试实施 ABO 血型不相容肾移植,甚至在少数移植中心已经常规开展[2,3],并采用了创新的预处理方案[4]。近年发表的系统评价表明,ABO 血型不相容肾移植可以取得和血型相容者相近的 5 年受者死亡和移植物失功发生率,但 1 年、3 年的受者死亡和移植物失功的风险高于血型相容者[5]。因此,只在没有合适的血型相容供者时,方可考虑 ABO 血型不相容肾移植,且应充分告知替代方案和风险。

### 临床问题 2:供者和受者之间的组织相容性要求是什么?

推荐意见 2:推荐供者和受者术前均应进行组织配型(推荐强度 B,证据等级 2a)。

推荐意见 3:建议原则上选择受者无预存 DSA 且组织相容性更好的供者(推荐强度 B,证据等级 2c)。

推荐意见 4:在没有其他选择的情况下,建议对有预存 DSA 的受者进行脱敏治疗后移植(推荐强度 B,证据等级 2c)。

推荐意见说明:

组织相容性评估包含 3 个要素:确定供者/受者 HLA 错配状态,检测受者 HLA 抗体,供者/受者交叉配型。所有供者、受者均应检测组织相容性,有多位供者时原则上选择组织相容性更好的供者。受者移植前有预存针对供者特异性抗体(donor specific antibody,DSA)是确定的危险因素,尤其是交叉配型阳性时,通常应避免。但在没有其他选择的情况下,可在受者进行脱敏治疗后移植。有研究表明,经过适当的脱敏治疗,有预存 DSA 的受者在移植后的短期效果令人鼓舞,但长期效果不如术前无预存 DSA 的受者[6]。因此,从提高长期存活率的角度考虑,进行此类移植应谨慎。另一方面,大样本研究显示,即使是有预存 DSA 的受者,其移植后的存活率也远高于继续透析或等待遗体捐献供肾的患者[7]。因此,对没有可替代的活体供者,遗体捐献移植也难以找到匹配供者的高致敏等待者,脱敏治疗后的活体移植也不失为一种选择,但应充分告知风险。

### 临床问题 3:对潜在供者的病史采集、体格检查、检查检验项目包括哪些内容?

推荐意见 5:建议详细询问潜在供者的病史,并完成体格检查及检查检验项目(推荐强度 B,证据等级 2c)。

推荐意见说明:

潜在供者的病史采集内容详见(表 22-1),体格检查、检查检验项目详见(表 22-2)。具体内容和项目可以根据每个中心以及每个潜在供者的实际情况进行增加和减少[8]。

表 22-1　需了解潜在供者的病史内容

| 分类 | 需了解的供者病史内容 |
|---|---|
| 心血管病史 | 缺血性心肌病、外周血管疾病、动脉硬化;高血压;血栓栓塞性疾病 |
| 血液系统疾病史 | 血友病等 |
| 传播性感染病史 | 肝炎或黄疸;输血;静脉注射吸毒;6 个月内文身或皮肤穿孔;AIDS 患者和 HIV 携带者及其性伴侣;HTLV-1 和 HTLV-2 感染的高危人群;巨细胞病毒等病毒感染;慢性感染性疾病如结核或非典型分枝杆菌感染;梅毒;有传染病疫区长期居住病史 |
| 内分泌及代谢性疾病史 | 糖尿病包括糖尿病家族史;代谢综合征及其他严重的代谢系统疾病;痛风 |
| 恶性肿瘤病史 | 黑色素瘤;睾丸癌;肾细胞癌;绒毛膜癌;血液系统恶性肿瘤;支气管癌;乳腺癌;单克隆丙种球蛋白病;卡波西肉瘤;其他重要脏器的恶性肿瘤(肝癌、肺癌等) |
| 明确的慢性肾脏疾病史 | 包括可能影响捐献者的肾病家族史以及血尿、肾性水肿、泌尿系统感染;双侧肾结石和高复发类型的肾结石 |
| 物质依赖史精神病与神经病史 | 吸烟和药物或酒精成瘾病史,吸毒者精神病史,应用生长激素病史以及未明确诊断的神经障碍病史 |
| 慢性真菌和寄生虫感染史 | 疟疾、蠕虫以及其他地方性传染性疾病 |
| 妇产科病史 | 妇产科慢性疾病病史 |

AIDS 为获得性免疫缺陷综合征;HIV 为人类免疫缺陷病毒;HTLV 为人类 T 淋巴细胞病毒。

表 22-2　潜在供者的常规筛查项目

| 分类 | 检查项目 |
|---|---|
| 一般情况 | BMI,血压 |
| 尿液检查 | 蛋白、血细胞和尿糖检测<br>显微镜检查<br>细菌培养和药物敏感性测定(≥ 2 次,如有指征)<br>蛋白排泄量测定(如有指征) |
| 大便检查 | 大便潜血试验 |
| 血液检查 | 血红蛋白和血细胞计数<br>凝血筛查(PT 和 APTT)<br>肝、肾功能及电解质<br>空腹血糖<br>糖耐量试验 |
| 病毒学和感染筛查 | HBV 和 HCV 标志物<br>HIV<br>HTLV-1 和 HTLV-2(如有指征)<br>巨细胞病毒<br>EB 病毒<br>梅毒<br>水痘 - 带状疱疹病毒(若受者血清学检查阴性)<br>人类疱疹病毒 8 型(如有指征) |

续表

| 分类 | 检查项目 |
| --- | --- |
| 肾脏解剖和功能评估 | 超声和 CT（包括三维重建） |
|  | 肾小球滤过率 |
| 腹腔脏器 | 腹部超声 |
| 心血管及呼吸系统 | 胸部 X 线摄片 |
|  | 心电图 |
|  | 超声心动图（如有指征） |
|  | 心血管负荷试验（作为常规或有指征时） |
| 肿瘤筛查 | 肿瘤标志物 |
|  | 女性行乳腺超声和 X 线摄片、宫颈涂片 |

BMI 为体重指数；PT 为凝血酶原时间；APTT 为活化部分凝血活酶时间；APOL1 为载脂蛋白 L1 基因；HBV 为乙型肝炎病毒；HCV 为丙型肝炎病毒；HIV 为人类免疫缺陷病毒；HTLV 为人类 T 淋巴细胞病毒。

**临床问题 4**：对潜在供者肾脏、血管、输尿管解剖学的评估有什么要求？

**推荐意见 6**：建议使用 CT 肾血管三维重建对供者肾脏解剖学进行评估（推荐强度 B，证据等级 2c）。

**推荐意见 7**：对合并肾脏、血管、输尿管解剖异常的供者，如肾盂输尿管连接部狭窄、肾动脉狭窄、重复肾、马蹄肾等，建议高度重视和全面评估（推荐强度 B，证据等级 2c）。

**推荐意见说明**：

对肾脏、血管、输尿管的解剖学评估极为重要，不仅与供者的长期健康密切相关，也直接关系着供者和受者的手术安全。经皮肾血管造影系有创检查，且只能显示血管情况，在供肾评估中已少有使用。目前的首选检查是 CT 肾血管三维重建，不仅可以清晰显示肾脏的动脉、静脉，还能显示肾脏的集合系统。对有 CT 造影剂过敏的供者，磁共振肾血管三维重建也可用于肾脏的解剖学评估。多支血管严格来说属于解剖变异，而非异常。对训练有素、具有复杂血管处理经验的移植外科医师而言，多支血管的处理并非难事。手术医师应接受过移植外科的相关培训，必要时可与血管外科医师同台手术，保证供者、受者的安全[9]。

对真正解剖异常的肾脏，如肾盂输尿管连接部狭窄、肾动脉狭窄、重复肾、马蹄肾等，应高度重视并全面评估。原则上，双侧解剖异常者尤其是继发肾功能减退不能用于供肾。对于单侧变异，如果解剖异常复杂也不能用于供肾。若解剖学异常易于纠正者，则可谨慎作为供肾，并与供者、受者充分沟通。

**临床问题 5**：对潜在供者肾脏功能的要求是什么？

**推荐意见 8**：供者肾脏功能推荐使用 GFR 表示。GFR 的计算应基于血清肌酐水平估算的肾小球滤过率（eGFR）。当 GFR 低于 60ml/(min·1.73m²) 的潜在供者不应捐献；GFR 在 60~89ml/(min·1.73m²) 的潜在供者应根据具体情况个体化决定。放射性核素肾显像可作为判断分肾功能差异的参考方法（推荐强度 B，证据等级 2a）。

**推荐意见说明**：

供者肾脏功能推荐使用肾小球滤过率（glomerular filtration rate，GFR）表示。GFR 的初始评估应使用基于血清肌酐水平估算的肾小球滤过率（estimated glomerular filtration rate，eGFR）公式来计算，单位表示为 ml/(min·1.73m²)。eGFR 的计算公式有 C-G（Cockcroft-Gaultequation）公式、MDRD（Modification of Diet in Renal Disease）公式、改良 MDRD 公式和 CKD-EPI（Chronic Kidney Disease

Epidemiology Collaboration）公式等，目前最常用的公式为 CKD-EPI 公式[8]。测量的肾小球滤过率（measured glomerular filtration rate, mGFR）是一种用于评估肾脏功能的检查方法，它通过测量血液被肾小球滤过的速率来评估肾功能。供者的 GFR 应该至少使用以下一种或多种测量方式来再次确认：①使用外源性滤过标记物进行测定的 GFR（mGFR），如 $^{99m}$Tc-DTPA 的尿液清除；②测定的肌酐清除率（mCrCl）；③基于其他公式的 eGFR 或者相同公式的再次测定 eGFR。

目前对供者 GFR 的下限尚无统一标准，多数中心认为供者术前 GFR ≥ 90ml/（min·1.73m²）是安全的范围。对于 GFR 在 60~89ml/（min·1.73m²）的潜在供者，是否可以捐献应基于供者具体情况及移植中心可接受风险阈值进行个体化决定。GFR 低于 60ml/（min·1.73m²）的潜在供者不应该进行捐献。当存在不影响肾功能的肾实质异常、血管异常或集合系统异常时，应选择异常相对严重的肾脏进行捐献，以最大限度保护供者[10]。如果肾脏影像学检查显示肾实质、血管、集合异常或肾脏大小不对称，可使用放射性核素（如 $^{99m}$Tc-DTPA）肾显像评估分肾 GFR。

临床问题 6：对潜在供者年龄的要求是什么？

推荐意见 9：供者必须年满 18 岁（推荐强度 B，证据等级 2c）。

推荐意见 10：年龄大于 65 岁并非活体捐献的禁忌证，建议根据供者健康情况个体化决定（推荐强度 B，证据等级 2c）。

推荐意见说明：

我国法律规定，活体供者必须年满 18 岁。年轻的供者，即使在评估时没有肾脏疾病的危险因素，仍然可能在以后发展出糖尿病、高血压、肥胖等肾脏疾病的危险因素，并且这些危险因素有更长的时间进展到慢性肾脏疾病，最终可能导致终末期肾脏疾病（end stage renal disease, ESRD）[11]，但中国人群尚无相关临床研究。因此，部分移植中心将年轻的供者视为活体捐献的相对禁忌。现有欧美指南对供者的年龄上限并无特别限制。考虑到供者的围手术期安全，≤ 65 岁是目前我国部分移植中心执行的标准。但老年（>65 岁）并非活体捐献的禁忌证，部分中心并未设置供者的最高年龄限制[12,13]。应参考供者的肾功能、合并症和整体健康状况个体化决定纳入或排除 >65 岁供者，而不是实际年龄本身[14,15]。重要的是，由于预期寿命相对较短，供肾切取术后出现肾功能受损可能比年轻的供者更容易接受[16]。腹腔镜的应用和普及使得供者围手术期并发症发生率降低并促进捐献后的康复。但对于老年供者，医学评估必须格外严格，以确保他们的安全。老年供者可能会面临术后并发症的更大风险，而且移植物的功能，尤其是长期的移植物存活情况需要进一步研究[17]。

临床问题 7：对潜在供者 BMI 的要求是什么？

推荐意见 11：供者的 BMI 通常应不超过 30kg/m²。对 BMI>30kg/m² 的供者，建议进行减重后再进行活体捐献（推荐强度 B，证据等级 2c）。

推荐意见说明：

肥胖供者的代谢性疾病、心血管系统疾病、呼吸系统疾病和肾脏疾病发生率更高，捐献肾脏对其有更多的短期和长期风险[18]。结合现有国内外研究结果，供者的理想体重指数（body mass index, BMI）应不超过 30kg/m²，而 BMI 大于 35kg/m² 的供者捐献应当尤其谨慎[19,20]。对 BMI>30kg/m² 的供者需进行仔细的术前评估，并建议进行减重后再行活体捐献[21]。

临床问题 8：若潜在供者合并高血压，可以作为供者吗？

推荐意见 12：血压控制良好、无靶器官损害的高血压患者通常可以作为供者（推荐强度 B，证据等级 2c）。

推荐意见说明：

对于潜在供者,应进行至少两次准确的血压测量。高血压可能导致包括肾脏在内的多器官、多系统损害。一般认为,存在高血压的靶器官损害(例如：左心室肥厚、眼底病变、蛋白尿等),控制不佳的高血压,以及需要服用三种及以上的降压药来控制血压者均不适合进行活体捐献。由于器官短缺和人口老龄化,合并高血压的供者将变得越来越常见。一项来自美国的大型队列研究报告合并高血压的供者占比 9.4%[22]。既往研究的结果显示,高血压供者的 ESRD 发生率[23]和术后死亡风险[24]相比非高血压供者升高,但也有研究结果表明是否存在高血压对供者术后 GFR 和尿蛋白水平无显著影响[25]。因此,尚需大样本量的前瞻性研究探明高血压供者的安全性[8]。

捐献一个肾脏后,供者 GFR 下降,可能导致比同龄人更早出现高血压,或者加重已有的高血压[26-28]。有研究表明,捐献 5 年后供者血压较对照升高,收缩压增高 4mmHg,舒张压增高 6mmHg[26]。一项队列研究纳入了 41 260 活体供者,供肾后 6 个月、1 年、2 年的高血压发病率分别为每万供者 74、162、310。其中年龄每增加 10 岁、男性、更高的 BMI 与更高的高血压发生风险相关[29]。一项研究分析了 4 055 例供者的数据并使用 1 189 例供者进行外部验证,开发了一个供肾后高血压风险计算器[30]。该研究考虑了多个因素,如年龄、性别、种族、BMI 等,结果显示该计算器在长期风险预测方面表现出色,可为供者及其家属提供更好的证据支持。对供者应该提供高血压的相关健康教育,并鼓励他们在捐献前改变不良的生活方式,如戒烟、减少高盐饮食、控制体重,并维持终身。

### 临床问题 9：如何筛查潜在供者的血浆葡萄糖水平? 若潜在供者合并糖尿病,可以作为供者吗?

**推荐意见 13**：建议所有供者检测空腹血浆葡萄糖水平(推荐强度 B,证据等级 2c)。

**推荐意见 14**：1 型糖尿病通常是活体捐献的禁忌证(推荐强度 B,证据等级 3a)。

**推荐意见 15**：2 型糖尿病并非活体捐献的禁忌证,建议根据具体情况个体化决定(推荐强度 B,证据等级 2c)。

推荐意见说明：

所有潜在供者应检测空腹血浆葡萄糖水平,以筛查有无糖尿病[31]。空腹血糖受损者,如果一级亲属有 1 型糖尿病病史,不宜捐献[32,33]。空腹血浆葡萄糖水平在 6.1~6.9mmol/L 之间应进行糖耐量试验。对于有糖尿病家族史的供者,建议进行糖化血红蛋白和胰岛素相关抗体检测。一项纳入 7 个人群队列包含 500 万人的荟萃分析发现,患有 2 型糖尿病但其他方面健康状况良好的人群患 ESRD 的风险是非糖尿病患者的 3 倍[34]。但另一项纳入 71 例基线葡萄糖耐量异常供者的研究,在平均随访 88 个月后,发现葡萄糖耐量异常供者与没有葡萄糖耐量异常的供者相比,ESRD 事件和生存率相似[35]。由于 1 型糖尿病患者发生糖尿病肾病的风险较高,其通常是活体捐献的禁忌证[33]。2 型糖尿病并非活体捐献的禁忌证,应当根据供受者情况个体化决定并在术前与供受者充分沟通并告知风险。

目前尚缺乏设计实施良好的研究来探究糖尿病供者捐献后的长期结局。一项观察性研究纳入了 444 名葡萄糖耐量异常的捐献者,包括一小部分患有糖尿病的供者,研究发现糖耐量良好和糖耐量不良组在术后即刻并发症的发生率和 20 年后的存活率之间没有差异。通过自我报告的随访状态,没有观察到糖耐量不良组的重大糖尿病并发症[35]。这些结果表明,即使在糖耐量异常的情况下,供者的捐献后的结局可能仍然是良好的。然而,这需要进一步的研究来确认,并且不同地区和人群的结果可能会有所不同。

### 临床问题 10：若潜在供者合并蛋白尿,可以作为供者吗?

**推荐意见 16**：尿白蛋白 / 肌酐比值 >30mg/mmol,或尿蛋白 / 肌酐比值 >50mg/mmol,或尿白蛋白排泄量>300mg/24h，或尿蛋白排泄量>500mg/24h不建议捐献肾脏（推荐强度B，证据等级2c）。

推荐意见说明：

应该对所有潜在的活体供者进行尿蛋白测量。尿蛋白阳性是肾脏损伤的标志之一，反映了肾小球通透性增加或肾小管重吸收减少。蛋白尿也可能是除肾脏本身疾病之外的其他疾病的临床表现，如淋巴增生性疾病（溢出性蛋白尿）或下尿路疾病（肾后性蛋白尿）[36,37]。24h尿蛋白排泄量>500mg被认为是捐献的禁忌。但根据对国外移植中心的一项调查，对于供者最常见的排除标准是尿蛋白排泄量>300mg/24h，但几乎也有同样多的中心使用150mg/24h作为阈值[6]。检测尿白蛋白也是选择之一，尿白蛋白排泄量>300mg/24h的供者不适合捐献。尿蛋白排泄量和尿白蛋白排泄量需要收集供者24h尿液进行检测，这对供者来说较麻烦，而且收集往往不准确。因此，随机尿样本的尿白蛋白/肌酐比值（albumin-to-creatinine ratio，ACR）或尿蛋白/肌酐比值（protein-to-creatinine ratio，PCR）是目前的首选方法。

ACR是指尿白蛋白与肌酐比率，其通过引入肌酐指标而减少尿液浓度的干扰，而不是仅考虑白蛋白浓度。由于尿液浓度和稀释度在个体之间和不同时间之间的差异可能超过10倍，选用ACR指标可排除尿液稀释度的影响。PCR指尿总蛋白与肌酐比值，PCR升高提示ACR升高，但非白蛋白亦可导致阳性检测，因此应进一步通过白蛋白检测确认阳性。ACR>30mg/mmol，或PCR>50mg/mmol的供者不建议捐献[38]。有关已经存在轻微蛋白尿的活体供者进行捐献后的肾脏或心血管结局的研究较少。在许多供者中，肾切取术后尿蛋白排泄量略有增加，其中大多数人在较长时间内没有GFR下降的证据[39,40]。在一项对1 519名活体供者进行的回顾性研究中，发现了8名进展为ESRD的供者[41]。其中，只有两名在捐献前存在蛋白尿，在捐献后6年和16年均进展为心血管疾病、高血压和ESRD。

**临床问题11：若潜在供者合并镜下血尿，可以作为供者吗？**

推荐意见17：存在镜下血尿可选择进行尿红细胞形态、尿细菌培养、泌尿系统影像学、膀胱镜、肾穿刺病理活检等检查，以排除常见的泌尿系统和慢性肾脏疾病，包括感染、尿路结石、泌尿系肿瘤和IgA肾病等。如果供者存在肾小球源性的镜下血尿，建议进一步检查并谨慎选择（证据强度B，证据等级2c）。

推荐意见说明：

剧烈运动、外伤和月经污染可以引起镜下血尿。如反复镜下血尿，又不能排除泌尿系肿瘤、感染、慢性肾脏病等疾病者，不宜作为供者。相关检查包括尿红细胞形态、泌尿系统影像学、尿脱落细胞、膀胱镜检以及肾穿刺病理活检等检查[42]。在一项包括242名活体供者的研究中，8.3%供者在捐献前存在持续性无症状镜下血尿，在捐献后随访中位时间2.3年后，存在镜下血尿的供者更容易在捐献后出现蛋白尿[43]。当怀疑供者存在肾小球源性的镜下血尿，应进一步检查并谨慎选择[8,44]。

**临床问题12：若潜在供者合并尿路感染，可以作为供者吗？**

推荐意见18：无并发症、可治愈的尿路感染患者可作为供者（推荐强度B，证据等级2c）。

推荐意见说明：

单纯的尿路感染，在常规治疗后痊愈的供者不属于捐献的禁忌[8]。对于反复发作尿路感染的潜在供者，建议进行泌尿系统影像学、膀胱镜和尿流动力学等检查，以排除隐匿性疾病、解剖畸形或神经源性膀胱，此类供者不宜进行捐献。

**临床问题13：若潜在供者合并感染性疾病，可以作为供者吗？**

推荐意见19：供者患有肺部活动性结核分枝杆菌、HCV或梅毒感染，在经过规范治疗后可以进行活体捐献(推荐强度 B,证据等级 2a)。

**推荐意见 20**:HBsAg 阳性供肾可以移植给 HBsAb 阳性的 HBsAg 阴性受者,前提是取得受者的知情同意、采取必要的 HBV 预防措施并在移植后监测 HBV 血清学标志物和 DNA 水平(推荐强度 B,证据等级 2b)。

**推荐意见 21**:HIV 感染是活体捐献的禁忌证(推荐强度 B,证据等级 2c)。

**推荐意见 22**:移植前应确定供者和受者的 CMV 感染状态,当供者为 CMV 阳性而受者为 CMV 阴性时,建议就移植后 CMV 病的风险进行沟通(推荐强度 B,证据等级 2b)。

**推荐意见 23**:移植前应确定供者和受者的 EBV 感染状态,当供者为 EBV 阳性而受者为 EBV 阴性时,建议就发展为移植后淋巴增殖性疾病的风险进行沟通(推荐强度 B,证据等级 3a)。

**推荐意见说明**:

供者患有的感染性疾病,包括病毒、细菌、真菌和寄生虫等病原微生物感染在内,可能通过肾移植传播给受者,其中最主要的病原微生物包括病毒和结核分枝杆菌。一般而言,供者患有人类免疫缺陷病毒(human immunodeficiency virus,HIV)感染是捐献的禁忌证。国内外有移植中心尝试将 HIV 阳性供者的肾移植给 HIV 阳性受者,具有良好的移植物和受者存活率[45]。供者丙型肝炎病毒(hepatitis C virus,HCV)感染在过去也属于禁忌证,但近年来直接抗病毒药物几乎能治愈所有的 HCV 感染,可在供者 HCV 感染临床治愈后进行捐献,并且可以移植给没有 HCV 感染的受者[46]。乙肝表面抗原(HBsAg)阳性供肾可以移植给乙肝表面抗体(HBsAb)阳性、HBsAg 阴性的受者,前提是取得受者的知情同意、采取必要的乙型肝炎病毒(hepatitis B virus,HBV)预防措施并在移植后监测 HBV 血清学标志物和 DNA 水平[47]。国内也有中心尝试将 HBsAg 阳性供肾移植给 HBsAb 阴性及 HBsAg 阴性的受者。当前研究证据显示,供者源性 HBV 传播常见于在移植前 HBsAb 阴性且 HBcAb 阴性的受者[47]。供者来源 HBV 传播的标准预防方案尚待确立[48,49]。目前主要是使用抗 HBV 药物、注射 HBV 疫苗及乙型肝炎人免疫球蛋白进行预防[50],国内有中心提出了基于供者 HBV DNA 和受者 HBsAb 状态的分层预防方案,其有效性和安全性尚待前瞻性研究确认[48]。巨细胞病毒(cytomegalovirus,CMV)和 EB 病毒(epstein-barr virus,EBV)在供者血清学阳性而受者阴性时,是移植术后受者发生感染的危险因素。虽然在国内这种情况较为罕见,但即便如此也不是移植的禁忌。在移植后,需要密切监测病毒复制情况并进行预防[51]。

对于细菌感染的评估,重点是排除结核分枝杆菌感染,尤其是来自结核病流行地区的供者。这需要结合病史采集、体格检查和影像学检查、结核菌素试验和 γ- 干扰素释放试验进行筛查[52]。活动性的结核分枝杆菌感染或者曾经发生泌尿系结核的供者不宜捐献。对于经过规范治疗后达到临床治愈的结核分枝杆菌感染供者,可以进行活体捐献,其受者在移植后应预防性抗结核治疗。

供者患有梅毒不是捐献的禁忌,供者在捐献前接受抗梅毒治疗,受者在移植后采取预防措施可降低传播风险。目前尚无活体病例的相关临床研究报告。一项最近的研究分析了接受合并梅毒感染的遗体捐献供肾移植 11 例受者的数据,受者术后均接受盘尼西林预防性治疗,3 个月内无受者感染梅毒[53]。

**临床问题 14**:**若潜在供者既往有肾结石病史或当前存在肾结石,可以作为供者吗?**

**推荐意见 24**:在没有确切的结石危险因素情况下,既往有肾结石病史或当前存在单侧肾结石者仍然可被考虑为供者,原则上捐献结石侧的肾脏(推荐强度 B,证据等级 2c)。

**推荐意见说明**:

CT 的广泛应用使无症状肾结石的检出率显著增加。多项研究评估了供者中无症状小结石的发生率,约为 5%~10%[54-56]。既往有肾结石病史或当前存在肾结石的供者应同时进行相关检测以评估是否具有肾结石的危险因素,例如:代谢性酸中毒、胱氨酸尿症、高草酸尿症、泌尿系感染、高钙血症、高尿酸血症等。单侧的非复杂肾结石,可以用结石侧为供肾,手术切取供肾后行工作台腔内取石、碎石,对供者和受者术后均应注意结石的预防和随访。双侧肾结石的供者应当谨慎使用[57,58]。此外,关于肾结石供者捐献后肾结石复发的风险目前鲜有研究报道。一项最近发表的系统评价与荟萃分析纳入了 15 项研究共计 220 例无症状活体供者,结果显示使用无症状小结石肾脏的短期移植结果是可以接受的[59]。这需要进行充分的供者和受者咨询,并提供适当的供者长期随访。

**临床问题 15:有家族性肾病病史的潜在供者可以捐献吗?**

**推荐意见 25:**有遗传性肾病或者存在遗传背景的慢性肾脏病家族史,建议谨慎评估捐献风险(推荐强度 B,证据等级 3a)。

**推荐意见说明:**

如果受者的终末期肾病是由遗传性肾病引起或者存在慢性肾脏病家族史,那么对有血缘关系的潜在供者进行仔细的肾病检查是至关重要的。这包括生化、影像学、病理组织学以及分子病理学等检查。详细的家谱调查也是非常有意义的,如果确认存在家族性突变,那么潜在供者可以进行肾病相关基因检测[8]。对于一些罕见的遗传性肾病,应该请遗传学专业人士参与,评估家族成员的潜在患病风险[60]。最常见的遗传性肾病为常染色体显性多囊肾病(autosomal dominant polycystic kidney disease,ADPKD),此类患者不能作为供者[61,62]。对具有 ADPKD 家族史的潜在供者,年龄 30 岁以上且无任何临床和影像学的多囊肾表现,可以作为供者。若年龄小于 30 岁,应行多囊肾基因检测,如具有基因突变,不适合作为供者。此外,Alport 综合征、薄肾小球基底膜病(thin glomerular basement membrane disease,TBMD)、先天家族遗传性出血性肾炎、先天性肾病综合征等疾病患者不能作为供者。

**临床问题 16:若潜在供者合并恶性肿瘤,可以作为供者吗?**

**推荐意见 26:**活动性恶性肿瘤患者通常不建议作为供者(推荐强度 B,证据等级 3b)。

**推荐意见说明:**

应高度重视供者的恶性肿瘤筛查,可通过病史采集、全身体格检查、实验室检查、影像学检查等方法筛查肿瘤。由于研究证据有限,大多数研究同时纳入了活体供者和遗体捐献供者,并以遗体捐献供者占多数。一项荟萃分析报告了 120 个患有肾细胞癌的肾脏行肿瘤切除后作为供肾,其中 116 例为 $T_{1a}$ 期(直径 0.3~4cm),平均随访 44.2 个月后,仅 1 例在移植后 9 年疑有肾癌复发[63]。因此,单侧肾细胞癌如瘤体可完整切除,且剩余肾脏体积正常,可考虑将其作为供肾在工作台切除后移植给受者。OPTN DTAC(Diseases Community of Practice work group and Ad Hoc Disease Transmission Advisory Committee)恶性肿瘤小组委员会公布了不同风险类别的肿瘤分类[64]。极低传播风险肿瘤包括非黑色素瘤皮肤癌、小的乳头状或滤泡状甲状腺癌、单发且高分化(≤1cm)肾细胞癌。低传播风险包括肾细胞癌(1~2.5cm)、低级别中枢神经系统(central nervous system,CNS)肿瘤、原发性 CNS 成熟畸胎瘤、孤立性甲状腺乳头状癌(0.5~2.0cm)、微浸润滤泡状癌(1.0~2.0cm)和接受过治疗的非 CNS 恶性肿瘤病史(≥5 年前,治愈率大于 99%)。中传播风险包括乳腺和结肠原位癌、已切除的高分化肾细胞癌(4~7cm)和接受过治疗的非 CNS 恶性肿瘤病史(≥5 年前,治愈率 90%~99%)。高传播风险肿瘤包括当前或既往黑色素瘤、白血病、淋巴瘤、神经内分泌肿瘤、乳腺癌或结肠癌 1 期或更高期、绒毛膜癌、任何伴有脑室腹腔或脑室动脉分流的 CNS 肿瘤、转移性或高级别(Ⅲ/Ⅳ)肿瘤、肉瘤、肺癌 Ⅰ~Ⅳ 期和大于 7cm 的肾细胞癌。高风险还包括任何经过治疗的非 CNS 恶性肿瘤,这些肿瘤的随访不足以预测预后,无法治愈或治愈率<90%,或任何其他以前未分类的活动性肿瘤[64,65]。一般来说,活动性恶性肿瘤患者不能作为供者。在一些传播风险较低且对供者风险小的活动性恶性肿瘤病例中,可以根据各中心情况个体化决定。接受恶性肿瘤患者的供肾前必须与供者和受者进行讨论,告知不能排除通过移植将肿瘤传播给受者的可能,同时还应考虑肿瘤在供者体内复发、转移的风险以及可能的后续辅助治疗对供者肾功能的影响。

## 三、小结

本指南旨在确保活体肾脏供者的身体健康和安全捐赠,同时最大程度地提高受体的肾移植的成功率。供者需要经过全面的检验检查,以确保他们的肾脏捐赠对其健康无不良影响。此外,供者的既往史和家族史也需要详细了解,以排除潜在的遗传性疾病或慢性健康问题。供者的肾功能和整体健康状况也需要评估,以确保他们有足够的适应能力来适应单肾生活。

**执笔作者:** 王显丁(四川大学华西医院),张帆(四川大学华西医院),林涛(四川大学华西医院)

**通信作者:** 林涛(四川大学华西医院)

**主审专家:** 薛武军(西安交通大学第一附属医院),蔡明(浙江大学医学院第二附属医院),林涛(四川大学华西医院),吴建永(浙江大学医学院第一附属医院)

**审稿专家:** 王长希(中山大学附属第一医院),王毅(海南医学院第二附属医院),田普训(西安交通大学医学院第一附属医院),戎瑞明(复旦大学附属中山医院),刘洪涛(中国科学技术大学附属第一医院安徽省立医院),邱江(中山大学附属第一医院),宋涂润(四川大学华西医院),张伟杰(华中科技大学同济医学院附属同济医院),张明(上海交通大学医学院附属仁济医院),陈正(广州医学院第二附属医院),陈刚(华中科技大学同济医学院附属同济医院),范钰(四川大学华西医院),林俊(首都医科大学附属北京友谊医院),尚文俊(郑州大学第一附属医院),周洪澜(吉林大学第一医院),莫春柏(天津市第一中心医院),徐小松(中国人民解放军陆军军医大学第一附属医院),谢续标(中南大学湘雅二医院),谭州科(遵义医科大学附属医院)

**利益冲突:** 所有作者声明无利益冲突。

## 参考文献

［1］ HATTORI M, MIENO M, SHISHIDO S, et al. Outcomes of pediatric ABO-incompatible living kidney transplantations from 2002 to 2015: an analysis of the Japanese kidney transplant registry [J]. Transplantation, 2018, 102 (11): 1934-1942.

［2］ ZHANG F, YIN S, FAN Y, et al. Effect of donor and recipient ABH-secretor status on ABO-incompatible living donor kidney transplantation [J]. Front Immunol, 2021, 12: 671185.

［3］ YIN S, TAN Q, YANG Y, et al. Transplant outcomes of 100 cases of living-donor ABO-incompatible kidney transplantation [J]. Chin Med J (Engl), 2022, 135 (19): 2303-2310.

［4］ WANG XD, LIU JP, FAN Y, et al. Individualized preconditioning for ABO-incompatible living-donor kidney transplantation: an initial report of 48 cases from China [J]. Ann Transplant, 2020, 25: e920224.

［5］ SCURT FG, EWERT L, MERTENS PR, et al. Clinical outcomes after ABO-incompatible renal transplantation: a systematic review and meta-analysis. Lancet [J], 2019, 393 (10185): 2059-2072.

［6］ MANDELBROT DA, PAVLAKIS M, DANOVITCH GM, et al. The medical evaluation of living kidney donors: a survey of US transplant centers [J]. Am J Transplant, 2007, 7 (10): 2333-2343.

［7］ ORANDI BJ, LUO X, MASSIE AB, et al. Survival benefit with kidney transplants from HLA-incompatible live donors [J]. N Engl J Med, 2016, 374 (10): 940-950.

［8］ LENTINE K L, KASISKE B L, LEVEY A S, et al. KDIGO clinical practice guideline on the evaluation and care of living kidney donors [J]. Transplantation, 2017, 101 (8S Suppl 1): S1-S109.

［9］ HSU T H, SU L, RATNER L E, et al. Impact of renal artery multiplicity on outcomes of renal donors and recipients in laparoscopic donor nephrectomy [J]. Urology, 2003, 61 (2): 323-327.

［10］ LENTINE K L, KASISKE B L, LEVEY A S, et al. Summary of Kidney Disease: Improving Global Outcomes (KDIGO) clinical practice guideline on the evaluation and care of living kidney donors [J]. Transplantation, 2017, 101 (8): 1783-1792.

［11］ GIBNEY E M, KING A L, MALUF D G, et al. Living kidney donors requiring transplantation: focus on African Americans [J]. Transplantation, 2007, 84 (5): 647-649.

［12］ 刘洪涛, 张乐希, 潘国政, 等. 70 岁以上老年供肾活体肾移植 18 例疗效分析 [J]. 中华器官移植杂志, 2022 43 (3): 146-150.

［13］ DOLS L F, KOK N F, ROODNAT J I, et al. Living kidney donors: impact of age on long-term safety [J]. Am J Transplant, 2011, 11 (4): 737-742.

［14］ CANTARELLI C, CRAVEDI P. Criteria for living donation from marginal donors: one, no one, and one hundred thousand [J]. Nephron, 2019, 142 (3): 227-232.

［15］ JACOBS SC, RAMEY JR, SKLAR GN, et al. Laparoscopic kidney donation from patients older than 60 years [J]. J Am Coll Surg, 2004, 198 (6): 892-897.

［16］ NEIPP M, JACKOBS S, JAEGER M, et al. Living kidney donors >60 years of age: Is it acceptable for the donor and the recipient?[J]. Transpl Int, 2006, 19 (3): 213-217.

［17］ SAWINSKI D, LOCKE JE. Evaluation of kidney donors: core curriculum 2018 [J]. Am J Kidney Dis, 2018, 71 (5): 737-747.

［18］ NGUYEN N T, MAGNO C P, LANE K T, et al. Association of hypertension, diabetes, dyslipidemia, and metabolic syndrome with obesity: findings from the National Health and Nutrition Examination Survey, 1999 to 2004 [J]. J Am Coll Surg, 2008, 207 (6): 928-934.

［19］ HEIMBACH J K, TALER S J, PRIETO M, et al. Obesity in living kidney donors: clinical characteristics and outcomes in the era of laparoscopic donor nephrectomy [J]. Am J Transplant, 2005, 5 (5): 1057-1064.

［20］ FRIEDMAN A L, CHEUNG K, ROMAN S A, et al. Early clinical and economic outcomes of patients undergoing living donor nephrectomy in the United States [J]. Arch Surg, 2010, 145 (4): 356-362.

［21］ TANGDHANAKANOND K, MANDELBROT D. Evaluation of high-risk living kidney donors [J]. Front Biosci (Elite Ed), 2015, 7 (1): 158-167.

［22］ LEE Y H, KIM J S, SONG S H, et al. Impact of donor hypertension on graft survival and function in living and deceased donor kidney transplantation: a nationwide prospective cohort study [J]. J Hypertens, 2022, 40 (11): 2200-2209.

［23］ LEE J H, KIM S C, HAN D J, et al. Risk factors for MDRD-GFR of less than 60 mL/min per 1. 73 $m^2$ in former kidney donors [J]. Nephrology (Carlton), 2007, 12 (6): 600-606.

［24］ SEGEV D L, MUZAALE A D, CAFFO B S, et al. Perioperative mortality and long-term survival following live kidney donation [J]. JAMA, 2010, 303 (10): 959-966.

［25］ TEXTOR S C, TALER S J, DRISCOLL N, et al. Blood pressure and renal function after kidney donation from hypertensive living donors [J]. Transplantation, 2004, 78 (2): 276-282.

［26］ BOUDVILLE N, PRASAD G V, KNOLL G, et al. Meta-analysis: risk for hypertension in living kidney donors [J]. Ann Intern Med, 2006, 145 (3): 185-196.

［27］ GARG A X, PRASAD G V, THIESSEN-PHILBROOK H R, et al. Cardiovascular disease and hypertension risk in living kidney donors: an analysis of health administrative data in Ontario, Canada [J]. Transplantation, 2008, 86 (3): 399-406.

［28］ POGGIO E D, BRAUN W E, DAVIS C. The science of Stewardship: due diligence for kidney donors and kidney function in living kidney donation-evaluation, determinants, and implications for outcomes [J]. Clin J Am Soc

Nephrol, 2009, 4 (10): 1677-1684.

［29］ HOLSCHER C M, BAE S, THOMAS A G, et al. Early hypertension and diabetes after living kidney donation: a national cohort study [J]. Transplantation, 2019, 103 (6): 1216-1223.

［30］ HELGESON E S, VEMPATI S, PALZER E F, et al. Development and validation of a hypertension risk calculator for living kidney donors [J]. Transplantation, 2023, 107 (6): 1373-1379.

［31］ HARRIS M I. Undiagnosed NIDDM: clinical and public health issues [J]. Diabetes Care, 1993, 16 (4): 642-652.

［32］ DAHLQUIST G. The aetiology of type 1 diabetes: an epidemiological perspective [J]. Acta Paediatr Suppl, 1998, 425: 5-10.

［33］ SEAQUIST E R, GOETZ F C, RICH S, et al. Familial clustering of diabetic kidney disease. Evidence for genetic susceptibility to diabetic nephropathy [J]. N Engl J Med, 1989, 320 (18): 1161-1165.

［34］ GRAMS M E, SANG Y, LEVEY A S, et al. Kidney-failure risk projection for the living kidney-donor candidate [J]. N Engl J Med, 2016, 374 (5): 411-421.

［35］ OKAMOTO M, SUZUKI T, FUJIKI M, et al. The consequences for live kidney donors with preexisting glucose intolerance without diabetic complication: analysis at a single Japanese center [J]. Transplantation, 2010, 89 (11): 1391-1395.

［36］ ISEKI K, IKEMIYA Y, ISEKI C, et al. Proteinuria and the risk of developing end-stage renal disease [J]. Kidney Int, 2003, 63 (4): 1468-1474.

［37］ HALBESMA N, KUIKEN D S, BRANTSMA A H, et al. Macroalbuminuria is a better risk marker than low estimated GFR to identify individuals at risk for accelerated GFR loss in population screening [J]. J Am Soc Nephrol, 2006, 17 (9): 2582-2590.

［38］ National Institute for Health and Care Excellence: guidelines, chronic kidney disease in adults: assessment and management [EB/OL].(2021-12-24)[2023-11-20].

［39］ FEHRMAN-EKHOLM I, DUNéR F, BRINK B, et al. No evidence of accelerated loss of kidney function in living kidney donors: results from a cross-sectional follow-up [J]. Transplantation, 2001, 72 (3): 444-449.

［40］ GARG A X, MUIRHEAD N, KNOLL G, et al. Proteinuria and reduced kidney function in living kidney donors: a systematic review, meta-analysis, and meta-regression [J]. Kidney Int, 2006, 70 (10): 1801-1810.

［41］ GOSSMANN J, WILHELM A, KACHEL H G, et al. Long-term consequences of live kidney donation follow-up in 93% of living kidney donors in a single transplant center [J]. Am J Transplant, 2005, 5 (10): 2417-2424.

［42］ KIDO R, SHIBAGAKI Y, IWADOH K, et al. Persistent glomerular hematuria in living kidney donors confers a risk of progressive kidney disease in donors after heminephrectomy [J]. Am J Transplant, 2010, 10 (7): 1597-1604.

［43］ LENTINE K L, SCHNITZLER M A, GARG A X, et al. Race, relationship and renal diagnoses after living kidney donation [J]. Transplantation, 2015, 99 (8): 1723-1729.

［44］ D'AMICO G. Natural history of idiopathic IgA nephropathy and factors predictive of disease outcome [J]. Semin Nephrol, 2004, 24 (3): 179-196.

［45］ MULLER E, KAHN D, MENDELSON M. Renal transplantation between HIV-positive donors and recipients [J]. N Engl J Med, 2010, 362 (24): 2336-2337.

［46］ SISE M E, GOLDBERG D S, KORT J J, et al. Multicenter study to transplant hepatitis C-infected kidneys (MYTHIC): an open-label study of combined glecaprevir and pibrentasvir to treat recipients of transplanted kidneys from deceased donors with hepatitis C virus infection [J]. J Am Soc Nephrol, 2020, 31 (11): 2678-2687.

［47］ WANG X D, LIU J P, SONG T R, et al. Kidney transplantation from hepatitis B surface antigen (HBsAg)-positive living donors to HBsAg-negative recipients: clinical outcomes at a high-volume center in China [J]. Clin Infect Dis, 2021, 72 (6): 1016-1023.

［48］ WANG X D, YIN S F, SONG T R, et al. Efficacy and safety of stratified versus routine prophylaxis in living kidney transplantation from HBsAg+ donors to HBsAg– recipients: protocol for a multicentre, prospective, observational study [J]. BMJ open, 2021, 11.

［49］ WANG X D, FENG S J, LIU J P, et al. Pre-transplant donor HBV DNA+ and male recipient are independent risk factors for treatment failure in HBsAg+ donors to HBsAg– kidney transplant recipients [J]. BMC Infect Dis, 2021, 21 (1): 41.

［50］ YIN S, WU L, ZHANG F, et al. Expanding the donor pool: kidney transplantation from serum HBV DNA or HBeAg-positive donors to HBsAg-negative recipients [J]. Liver Int, 2023, 43 (11): 2415-2424.

［51］ REGAMEY N, TAMM M, WERNLI M, et al. Transmission of human herpesvirus 8 infection from renal-transplant donors to recipients [J]. N Engl J Med, 1998, 339 (19): 1358-1363.

［52］ KIM H, KIM S H, JUNG J H, et al. The usefulness of quantitative interferon-gamma releasing assay response for predicting active tuberculosis in kidney transplant recipients: a quasi-experimental study [J]. J Infect, 2020, 81(3): 403-410.

［53］ FERNáNDEZ GARCíA O A, SINGH A E, GRATRIX J, et al. Serologic follow-up of solid organ transplant recipients who received organs from donors with reactive syphilis tests: a retrospective cohort study [J]. Clin Transplant, 2023, 37 (2): e14896.

［54］ BOYCE C J, PICKHARDT P J, LAWRENCE E M, et al. Prevalence of urolithiasis in asymptomatic adults: objective determination using low dose noncontrast computerized tomography [J]. J Urol, 2010, 183 (3): 1017-1021.

［55］ LORENZ E C, LIESKE J C, VRTISKA T J, et al. Clinical characteristics of potential kidney donors with asymptomatic kidney stones [J]. Nephrol Dial Transplant, 2011, 26 (8): 2695-2700.

［56］ KEOGHANE S, WALMSLEY B, HODGSON D. The natural history of untreated renal tract calculi [J]. BJU Int, 2010, 105 (12): 1627-1629.

［57］ RICHARDSON R, CONNELLY M, DIPCHAND C, et al. Kidney paired donation protocol for participating donors 2014 [J]. Transplantation, 2015, 99 (10 Suppl 1): S1-S88.

［58］ KäLBLE T, LUCAN M, NICITA G, et al. EAU guidelines on renal transplantation [J]. Eur Urol, 2005, 47 (2): 156-166.

［59］ YIN S, ZHOU Z, ZHANG F, et al. Treatment of donors' asymptomatic small kidney stones and post-transplant outcomes: a meta-analysis [J]. Urolithiasis, 2023, 51 (1): 104.

［60］ MUZAALE AD, MASSIE AB, WANG MC, et al. Risk of end-stage renal disease following live kidney donation [J]. Jama, 2014, 311 (6): 579-586.

［61］ CHAPMAN AB, DEVUYST O, ECKARDT KU, et al. Autosomal-dominant polycystic kidney disease (ADPKD): executive summary from a Kidney Disease: Improving Global Outcomes (KDIGO) controversies conference [J]. Kidney Int, 2015, 88 (1): 17-27.

［62］ PEI Y, HWANG YH, CONKLIN J, et al. Imaging-based diagnosis of autosomal dominant polycystic kidney disease [J]. J Am Soc Nephrol, 2015, 26 (3): 746-753.

［63］ CRISTEA O, WARREN J, BLEW B, et al. Transplanting kidneys from donors with small renal masses-a strategy to expand the donor pool [J]. Can Urol Assoc J, 2020, 14 (1): E32-E38.

［64］ NALESNIK MA, WOODLE ES, DIMAIO JM, et al. Donor-transmitted malignancies in organ transplantation: assessment of clinical risk [J]. Am J Transplant, 2011, 11 (6): 1140-1147.

［65］ KIRCHNER VA, T LIU P, PRUETT TL. Infection and cancer screening in potential living donors: best practices to protect the donor and recipient [J]. Current Transplantation Reports, 2015, 2 (1): 35-43.

# 23 活体供肾切取临床指南

供肾紧缺是肾移植界面临的重要问题,而活体捐献是供肾的重要来源。相较于死亡捐献肾移植,活体肾移植能够获得更好的人、肾存活。由于活体供肾切取是对一个健康人进行手术,采用何种技术手段保证供者安全、减少手术创伤是肾移植医师的孜孜追求。随着腹腔镜技术的普及以及新兴机器人平台的广泛运用,供肾切取有了更多的微创手段;但无论采取何种方法,都需要保障供者安全及快速恢复,同时兼顾移植效果。所以需要术前完善的解剖结构评估、术中合适手术方式的选择,以及围手术期加速外科康复的实施。由于目前对于上述问题国际国内尚无明确定论,我们基于当前可以获得的最佳证据,明确证据质量和推荐强度,以临床实践和应用为导向,开展《活体供肾切取临床指南》制订工作。

## 一、指南形成方法

本指南已在国际实践指南注册与透明化平台(Practice Guide Registration for TransPAREncy,PREPARE)上以中英双语注册(注册号:PREPARE-2023CN912)。

临床问题的遴选及确定:工作组对国内外该领域发表的指南和共识进行比对,针对既往指南中没有涉及和有研究进展的内容及临床医师重点关注的内容,初步形成6个临床问题。经过问卷调查和专家组会议讨论,最终形成本指南覆盖的11个临床问题,主要涉及术前评估、具体手术方案以及围手术期处理等方面。

证据检索与筛选:按照人群、干预、对照、结局(population,intervention,comparison,outcome,PICO)的原则对纳入的临床问题进行检索,检索 MEDLINE(PubMed)、The Cochrane Library、中国生物医学文献服务系统(CBM)、万方知识数据服务平台和中国知网数据库(CNKI),纳入指南、共识、系统评价和 meta 分析、随机对照试验(randomized controlled trial,RCT)、非 RCT 队列研究和病例对照研究等类型的证据;纳入指南、共识、规范、系统评价和 meta 分析,随机对照试验(randomized controlled trial,RCT)、非 RCT 队列研究和病例对照研究等类型的证据;检索词包括:"CT/MRI""肾移植""活体供者""腹腔镜供肾切除""微创手术""单孔腹腔镜手术""机器人辅助腹腔镜手术""围手术期并发症""深静脉血栓""外科加速康复"等。所有类型文献检索时间为 1978 年 1 月至 2023 年 7 月,完成证据检索后,每个临床问题均由共识专家组成员按照题目、摘要和全文的顺序逐级独立筛选文献,确定纳入符合具体临床问题的文献,完成筛选后两人进行核对,如存在分歧,则通过共同讨论或咨询第三方协商确定。

证据分级和推荐强度分级:本指南使用 2009 版牛津大学循证医学中心的证据分级与推荐强度标准对每个临床问题的证据质量和推荐强度进行分级。

推荐意见的形成:综合考虑证据以及我国患者的偏好与价值观、干预措施的成本和利弊等因素后,指南工作组提出了符合我国临床诊疗实践的 14 条推荐意见。推荐意见达成共识后,工作组完成初稿的撰写,经中华医学会器官移植学分会组织全国器官移植与相关学科专家两轮会议集体讨论,根据其反馈意见对初稿进行修改,最终形成指南终稿。

## 二、推荐意见及说明

临床问题 1:活体供者的侧别选择?

推荐意见 1:如果双侧肾脏体积大小及分侧肾功能差异小于 10% 以内,建议取左侧(推荐强度 D,证据等级 5);如果体积大小及分侧肾功能差异超过 10%,推荐取体积较小的一侧(推荐强度 D,证据等级 5);如一侧肾脏有结石、错构瘤、肾动脉狭窄等异常,建议取该侧肾脏(推荐强度 C,证据等级 4);如果一侧肾脏有明显多支血管,建议切取血管解剖简单的一侧(推荐强度 B,证据等级 2b)。

推荐意见说明:

由于右侧肾静脉较短,所以在双侧肾脏无明显差别的情况下,通常外科医师更愿意切取左侧肾脏,尤其是在采用腹腔镜的情况下[1]。美国器官共享网络(United Network for Organ Sharing,UNOS)

10年随访58 599例活体肾移植数据显示,除了右侧供肾延迟功能恢复(delayed graft function,DGF)发生风险高于左侧,供者围手术期并发症两者相当,甚至腹腔镜左侧供肾切取组再手术和再入院率略高[2],说明左右侧供肾本身手术风险并无明显差别。出于保护供者的目的,如果双侧肾脏体积差别大于10%,应该选择切取体积较小的一侧[3];如果一侧肾脏有结石、错构瘤或者肾动脉狭窄等病变,应切取病变侧肾脏。尽管多支血管并不会影响人肾存活[4,5],但可能增加供者手术并发症的风险[6],为了保障供者安全,应尽量切取血管解剖变异少的一侧。

**临床问题2:多支血管是供肾选择的禁忌吗?**

**推荐意见2:**多支血管不是供肾选择的禁忌,但应该由经验丰富的外科医师完成手术(推荐强度B,证据等级2c)。

**推荐意见说明:**

Lafranca JA等发现多支静脉供者手术并发症发生率为17.2%,远高于单支静脉供者(8.4%)[6];为了保障供者安全,应该由腹腔镜经验丰富的医师完成。有研究显示,多支肾血管与受体并发症发生率的增加有关[7,8];更多研究证实多支血管并不会增加受者手术并发症率以及影响人肾存活[4,5,9],但可能会增加手术难度,比如需要动静脉重建(V型血管重建[10]、端侧重建[11]、供者生殖静脉重建[12]、受者髂内动脉重建[13]、死亡捐献供者髂内动脉重建[14]甚至人工血管[15]),应尽量由血管重建经验丰富的医师完成。

**临床问题3:供肾切取手术方式应该怎么选择?**

**推荐意见3:**建议尽量选择本中心最熟悉的手术方式,以保证供者的安全及减少手术并发症(推荐强度D,证据等级5)。

**推荐意见4:**推荐活体供肾切取首选微创手术方式,包括腹腔镜、手辅助腹腔镜及机器人辅助供肾切取(推荐强度A,证据等级1a)。

**推荐意见5:**小切口供肾切取也是合适的手术方式(推荐强度A,证据等级1a)。

**推荐意见说明:**

文献筛选发现有三篇系统评价比较了腹腔镜与开放手术取肾(包括小切口开放取肾),发现两种手术方式在供者安全性和移植物功能之间没有明显差别[16-18];和腹腔镜手术相比,开放手术总的时间及热缺血时间更短[17,18],但是其切口更长,术中出血量更大[18],术后镇痛药物使用量更大,恢复更慢[16,18]。鉴于此,目前开放手术已经不再是活体供肾切取的标准术式。截至2013年,美国几乎所有的活体供肾切取均是由腹腔镜完成[19];但是国内仍有较大比例的活体供肾切取采用开放手术。随着腹腔镜手术例数的增加,其手术时间也会明显缩短,并发症率明显下降[20];国内大中心报道其手术时间和热缺血时间已经和开放手术没有差别,甚至还略微缩短[20,21]。

这三篇系统评价还比较了标准腹腔镜与手辅助腹腔镜供肾切取[16-18],发现两者在手术时间、热缺血时间、术中失血量及住院时长均无明显差别。但是2014年的一篇RCT却发现手辅助方式的手术时长和热缺血时间比标准腹腔镜更短[22];另一篇RCT发现手辅助与标准腹腔镜手术时长无差别,热缺血时间更短,但术中出血量更多[23]。经腹途径与经腰途径两种腹腔镜手术方式在供者安全性及受者临床结局之间无明显差别,但经腰途径手术时间更短,术中失血量更少[24,25]。和标准腹腔镜相比,多项RCT及系统评价发现单孔腹腔镜供肾切除安全性相似,术中失血量更低,但其手术时间更长,肺部并发症发生率更高;有意思的是其术后疼痛需要镇痛药物使用比例反而有轻度增加[25-27]。一项系统评价发现和标准腹腔镜手术相比,机器人辅助供肾切除手术时间及热缺血时间更长、出血量更多,但是术后疼痛更轻；两者住院时长和受者预后无明显差别[28]。西京医院队列研究显示，和腹腔镜手术相比，机器人辅助供肾切取手术效果相同，而术中出血量少，患者下地时间早，术后引流管留置时间短，住院时间短，恢复更快[29]。

临床问题 4: **腹腔镜供肾切除应该怎么进行血管断端处理?**

推荐意见 6: 推荐使用血管闭合器，也可以选择 Hem-o-lock 或其他血管夹(推荐强度 D，证据等级 5)。

推荐意见说明:

国内尚无供肾切取专用的血管闭合器，国内数十家中心积累的上万例病例经验证实使用 Hem-o-lock 或者其他血管夹是安全有效的。2006 年美国 FDA 及 2014 年英国移植协会均警告不得使用 Hem-o-lock 或者其他血管夹用于供肾切取血管断端处理，因为有血管夹滑脱导致供者死亡的案例发生[30]。虽然有 FDA 的禁令，2011 年美国移植协会的报告提示仍有部分医师使用 Hem-o-lock[31]，2013 年欧洲器官移植协会的一份调查仍然显示 20% 的受访移植医师依然使用血管夹处理供肾血管断端[32]。断端至少要保留 2 个血管夹，并且要保留数毫米血管残端[20,21,33]；也可以保留 2 个血管夹及一个钛夹。

临床问题 5: **供肾切取术中是否需要常规抗凝?**

推荐意见 7: 建议供肾切取术中无须全身使用肝素抗凝(推荐强度 B，证据等级 3a)。

推荐意见说明:

早在 2002 年，加州大学 Perry KT 等人比较了腹腔镜供肾切取过程中全身使用肝素与不使用肝素，发现两组术中失血量、住院时长以及受者 1 年肌酐水平均无明显差异[34]；后续 Ramani AP 等也发现使用肝素组与无肝素组其术中失血、术中尿量、围手术期并发症、受者延迟功能恢复比例及术后 6 个月的肾功能均无差别[35]。2011 年来自德国的更大样本研究也表明两组间供者术后并发症、受者围手术期并发症、1 年存活及肾功能均无差异[36]；提示术中常规全身使用肝素抗凝无必要。

临床问题 6: **右肾静脉是否需要延长以及可以采取何种方法延长?**

推荐意见 8: 建议根据右肾静脉长度及外科医师的经验选择是否需要延长；如需延长，可以考虑使用身体其他部位静脉、遗体供者来源静脉或者人工血管(推荐强度 C，证据等级 4)。

推荐意见说明:

由于右侧肾静脉较短，所以在双侧肾脏无明显差别的情况下，通常外科医师更愿意切取左侧肾脏，尤其是在采用腹腔镜的情况下[1]。不管是开放还是腹腔镜手术，或是手辅助腹腔镜手术，使用心耳钳或者特殊的血管夹切取部分腔静脉壁可以获得更长的右肾静脉[37-39]。如果需要静脉延长，可以同时切除右侧生殖静脉并将其对剖后展开或者螺旋缠绕。第三军医大学黄赤兵等人发现采用此方法可将右肾静脉延长 2~3cm[40]；Yuki Nakamura 等也发现使用生殖静脉螺旋缠绕的方法可以明显延长右肾静脉，并使得移植手术更加容易[41]。另外，也可以考虑使用死亡供者来源的静脉，比如下腔静脉或者髂静脉[42,43]。但要注意的是，Han DJ 等发现使用静脉延长组与未使用静脉延长组之间临床结局没有差别[43]，提示静脉延长非必需。当然，也有报道使用受者自体左侧肾静脉来延长右肾静脉的极端案例[44]。

临床问题 7: **供肾结石或者输尿管结石是否需要处理?**

推荐意见 9: 建议影像学明确的肾结石或者输尿管结石都应该在移植前尽量移除；移除的方法可以选择工作台输尿管镜或者输尿管软镜，必要时可以行肾盂输尿管切开取石(推荐强度 C，证据等级 4)。

推荐意见说明：

供肾结石发生率约 0.17%~4.4%[45]。虽然移植肾小结石带来的潜在风险很低，但其依然可能导致急性梗阻或者肾功能损伤[46]，所以应在移植同时尽量移除。Olsburgh J 等报道 10 例工作台输尿管镜手术，5 例使用套石篮，4 例使用激光碎石，1 例同时使用了上述两种方式[47]，均能有效清除结石。Sierra A 等报道的 6 例患者均使用输尿管软镜，也达到了 100% 的结石清除，而且随访 1 年未发现供受者有再发结石[48]。当然，如果没有输尿管镜或者根据外科医师的偏好，也可以采取肾盂输尿管切开取石，同样能达到清除结石的目的[49]。

**临床问题 8：供肾伴有血管平滑肌脂肪瘤如何处理？**

**推荐意见 10：** 建议将可切除的血管平滑肌脂肪瘤尽量完整切除，并缝合创面（推荐强度 C，证据等级 4）。

推荐意见说明：

Anton DG 等的文献复习筛选出 16 例供肾血管平滑肌瘤肾移植，供者均未诊断结节性硬化症（tuberonosclerosis, TSC）、肺淋巴管肌瘤病（lymphangioleiomyomatosis, LAM）或者上皮样变；肿瘤大小为 0.4~7cm，其中 82% 的供肾行血管平滑肌脂肪瘤切除。在 1~107 个月的随访中，所有患者肾功能均稳定，有意思的是未行错构瘤切除的肿瘤大小未见明显增大及恶变[50]。另外多个个案报道显示体外切除血管平滑肌脂肪瘤后再行肾移植均达到了良好的效果[51,52]。

**临床问题 9：供肾切除术后是否应该预防静脉血栓？**

**推荐意见 11：** 活体供者供肾切取术后建议根据静脉血栓风险分级进行血栓预防（推荐强度 B，证据等级 2b）。

推荐意见说明：

深静脉血栓形成（Deep venous thrombosis, DVT）和肺栓塞（pulmonary embolism, PE）仍然是大手术后并发症和死亡的主要原因，活体供者也不例外。所有供者在入院和手术后均应根据静脉血栓（venous thromboembolism, VTE）风险评分系统（Padua 预测评分表，Caprini 血栓评估表，Wells 深静脉血栓风险评估量表或 Autar 修订量表）进行 VTE 风险评估[53-56]。VTE 中危及以上风险的供者均应进行 VTE 预防，包括机械挤压（弹力袜，术后踝泵挤压下肢肌肉）；高危风险患者需要接受药物预防（包括阿司匹林，利伐沙班等），甚至需要延长预防时间至出院后 1~2 周[53-56]。即便如此，来自瑞士的队列研究显示 130 例供者均接受低分子肝素及弹力袜预防 VTE，但 9.2% 的供者仍然发生了 VTE 并接受了强化血栓预防方案[57]。

**临床问题 10：供者是否需要采用 ERAS？**

**推荐意见 12：** 建议供者接受 ERAS（推荐强度 B，证据等级 2b）。

推荐意见说明：

加速外科康复（enhanced recovery after surgery, ERAS）已经在外科多个专业得到广泛运用。尽管目前 ERAS 在活体供肾者术后尚未得到明确推荐，有国内研究显示 ERAS 组供者其进食时间、下地活动时间、并发症及术后 3 个月 SF-36 量表评分均明显优于传统方案组[58]。美国的 RCT 也显示采用 ERAS 方案能够明显减少活体供者的住院时长以及镇痛药物使用[59]。

**临床问题 11：供者淋巴漏如何预防及处理？**

**推荐意见 13：** 建议仔细分离肾脏动静脉周围淋巴组织，尽量避免淋巴漏；一旦发生可以采取保守、药物或者外科手术处理（推荐强度 D，证据等级 5）。

推荐意见说明：

淋巴漏通常被认为是供肾取肾术后较为罕见的并发症，但是有研究表明其发生率约为0.6%~5.9%[60-62]。手术操作中应尽量仔细分离肾门处淋巴组织，有明确的淋巴渗液可以采用超声刀凝闭或者血管夹夹闭。术后一旦确诊有明确的淋巴漏，特别是大量淋巴漏甚至乳糜性腹水，需要积极处理。处理方式有保守治疗，比如：短期的禁食禁饮、低脂饮食、生长抑素；手术干预，比如穿刺引流、开窗引流甚至淋巴管造影栓塞[63,64]。

**临床问题 12：供者同侧肾上腺肿瘤如何处理？**

**推荐意见 14：**如发现供肾同侧有肾上腺肿瘤，建议同期一并切除（推荐强度 D，证据等级 5）。

推荐意见说明：

约 1.3%~4.2% 的供肾伴有同侧肾上腺肿瘤，现有证据表明完成供肾切除时切除肾上腺肿瘤安全有效，但尚无设计良好的对照研究[65,66]。来自土耳其的一个队列研究显示，与标准供肾切除相比，同期切除肾上腺肿瘤并不会增加围手术期并发症率及中转开放的风险，住院时长也无明显差别[67]。

## 三、小结

活体供肾是扩大肾脏来源的重要措施。随着微创手术的普及，腹腔镜及机器人手术会逐渐成为活体供肾切取的标准术式；但对具体的每一个手术，需要根据术者的经验及偏好，以及受体的情况综合考虑。本指南的推荐和建议，均是基于现有的文献和有限的临床经验来提出，其中部分问题现阶段缺乏高质量的循证医学证据，因此不可避免地存在局限和不足。期待未来能够通过更多的循证医学证据和临床经验的积累，进一步完善和更新修订本指南。

**执笔作者：**宋涂润（四川大学华西医院），林涛（四川大学华西医院）

**通信作者：**林涛（四川大学华西医院）

**主审专家：**薛武军（西安交通大学第一附属医院），蔡明（浙江大学医学院第二附属医院），林涛（四川大学华西医院），吴建永（浙江大学医学院第一附属医院）

**审稿专家（按照姓氏笔画排序）：**王长希（中山大学附属第一医院），王毅（海南医学院第二附属医院），田普训（西安交通大学医学院第一附属医院），戎瑞明（复旦大学附属中山医院），刘洪涛（中国科学技术大学附属第一医院安徽省立医院），邱江（中山大学附属第一医院），宋涂润（四川大学华西医院），张伟杰（华中科技大学同济医学院附属同济医院），张明（上海交通大学医学院附属仁济医院），陈正（广州医学院第二附属医院），陈刚（华中科技大学同济医学院附属同济医院），范钰（四川大学华西医院），林俊（首都医科大学附属北京友谊医院），尚文俊（郑州大学第一附属医院），周洪澜（吉林大学第一医院），莫春柏（天津市第一中心医院），徐小松（中国人民解放军陆军军医大学第一附属医院），谢续标（中南大学湘雅二医院），谭州科（遵义医科大学附属医院）

**利益冲突：**所有作者声明无利益冲突。

## 参考文献

［1］WANG K, ZHANG P, XU X, et al. Right versus left laparoscopic living-donor nephrectomy: a meta-analysis [J]. Exp Clin Transplant, 2015, 13 (3): 214-226.

［2］ 张胜男, 连鑫, 陆姣, 等. 左、右侧供肾对亲属活体肾移植供者的影响 [J]. 中华移植杂志 (电子版), 2020, 14 (6): 387-389.

［3］ ANDREWS P A, BURNAPP L. British Transplantation Society/Renal Association UK guidelines for living donor kidney transplantation 2018: summary of updated guidance [J]. Transplantation, 2018, 102 (7): 1.

［4］ SAIDI R, KAWAI T, KENNEALEY P, et al. Living donor kidney transplantation with multiple arteries: recent increase in modern era of laparoscopic donor nephrectomy [J]. Arch Surg, 2009, 144 (5): 472-475.

［5］ TYSON M D, CASTLE E P, KO E Y, et al. Living donor kidney transplantation with multiple renal arteries in the laparoscopic era [J]. Urology, 2011, 77 (5): 1116-1121.

［6］ LAFRANCA J A, VAN BRUGGEN M, KIMENAI H J, et al. Multiplicity should not be a contra-indication for live kidney donation and transplantation [J]. PLoS One, 2016, 11 (4): e0153460.

［7］ HSU T H, SU L M, RATNER L E, et al. Impact of renal artery multiplicity on outcomes of renal donors and recipients in laparoscopic donor nephrectomy [J]. Urology, 2003, 61: 323-327.

［8］ CHEDID M E, MUTHU C, NYBERG S L, et al. Living donor kidney transplantation using laparoscopically procured multiple renal artery kidneys and right kidneys [J]. J Am Coll Surg, 2013, 217: 144-152.

［9］ ALI-EL-DEIN B, OSMAN Y, SHOKEIR A A, et al. Multiple arteries in live donor renal transplantation: surgical aspects and outcomes [J]. J Urol, 2003, 169 (6): 2013-2017.

［10］ HARDIE K, PETERS E, SAUCEDO-CRESPO H, et al. Triple V-plasty: novel renovascular reconstruction technique in live-donor transplantation [J]. S D Med, 2022, 75 (Suppl 8): S23.

［11］ YAMANAGA S, ROSARIO A, FERNANDEZ D, et al. Inferior long-term graft survival after end-to-side reconstruction for two renal arteries in living donor renal transplantation [J]. PLoS One, 2018, 13 (7): e0199629.

［12］ HE B, MOU L, MITCHELL A, et al. Meticulous use of techniques for reconstruction of multiple renal arteries in live donor kidney transplantation [J]. Transplant Proc, 2013, 45 (4): 1396-1398.

［13］ HIRAMITSU T, FUTAMURA K, OKADA M, et al. Impact of arterial reconstruction with recipient's own internal iliac artery for multiple graft arteries on living donor kidney transplantation: Strobe study [J]. Medicine (Baltimore), 2015, 94 (43): e1811.

［14］ ADAM AS, DAN E, DAN P, et al. Innovative Arterial reconstruction with donor iliac artery during multiple artery kidney transplantation [J]. J Surg, 2023, 8: 1720.

［15］ ANAN G, NANMOKU K, SHIMBO M, et al. Renal transplantation with simultaneous aortoiliac reconstruction using a polytetrafluoroethylene vascular graft for severe atherosclerosis [J]. Case Rep Transplant, 2018, 2018: 8959086.

［16］ FONOUNI H, MEHRABI A, GOLRIZ M, et al. Comparison of the laparoscopic versus open live donor nephrectomy: an overview of surgical complications and outcome [J]. Langenbecks Arch Surg, 2014, 399 (5): 543-551.

［17］ WILSON C H, SANNI A, RIX D A, et al. Laparoscopic versus open nephrectomy for live kidney donors [J]. Cochrane Database Syst Rev, 2011 (11): CD006124.

［18］ YUAN H, LIU L, ZHENG S, et al. The safety and efficacy of laparoscopic donor nephrectomy for renal transplantation: an updated meta-analysis [J]. Transplant Proc, 2013, 45: 65-76.

［19］ MATAS A J, SMITH J M, SKEANS M A, et al. OPTN/SRTR 2013 annual data report: kidney [J]. Am J Transplant, 2015, 15 [(Suppl 2)]: 1-34.

［20］ 邱阳, 宋涂润, 饶正胜, 等. 后腹腔镜供肾切取术的经验学习曲线及术中并发症的相关危险性分析 [J]. 四川大学学报 (医学版), 2016, 47 (4): 547-550.

［21］ 赵磊, 马潞林, 张洪宪, 等. 后腹腔镜活体供肾切取 193 例 [J]. 北京大学学报 (医学版), 2017, 49 (5): 867-871.

［22］ DOLS L F, KOK N F, D'ANCONA F C, et al. Randomized controlled trial comparing hand-assisted retroperitoneoscopic versus standard laparoscopic donor nephrectomy [J]. Transplantation, 2014, 97 (2): 161-167.

［23］ KLOP K W, KOK N F, DOLS L F, et al. Can right-sided hand-assisted retroperitoneoscopic donor nephrectomy be advocated above standard laparoscopic donor nephrectomy: a randomized pilot study [J]. Transpl Int, 2014, 27 (2): 162-169.

［24］ NG C S, ABREU S C, ABOU EL-FETTOUH HI, et al. Right retroperitoneal versus left transperitoneal laparoscopic live donor nephrectomy [J]. Urology, 2004, 63 (5): 857-861.

［25］ KORTRAM K, IJZERMANS J N, DOR F J. Perioperative events and complications in minimally invasive live donor nephrectomy: a systematic review and meta-analysis [J]. Transplantation, 2016, 100 (11): 2264-2275.

［26］ RICHSTONE L, RAIS-BAHRAMI S, WAINGANKAR N, et al. Pfannenstiel laparoendoscopic single-site "LESS" vs conventional multiport laparoscopic live donor nephrectomy: a prospective randomized controlled trial [J]. BJU Int, 2013, 112 (5): 616-622.

［27］ KURIEN A, RAJAPURKAR S, SINHA L, et al. First prize: standard laparoscopic donor nephrectomy versus laparo-endoscopic single-site donor nephrectomy: a randomized comparative study [J]. J Endourol, 2011, 25 (3): 365-370.

［28］ WANG H, CHEN R, LI T, et al. Robot-assisted laparoscopic vs laparoscopic donor nephrectomy in renal transplanta-tion: a meta-analysis [J]. Clin Transplant, 2019, 33: e13451.

［29］ 阮东丽, 张更, 刘克普, 等. 机器人辅助腹腔镜与后腹腔镜活体供肾切取术的临床研究 [J]. 中华移植杂志 (电子版), 2016, 10 (3): 117-121.

［30］ FRIEDMAN A L, PETERS T G, JONES K W, et al. Fatal and nonfatal hemorrhagic complications of living kidney donation [J]. Ann Surg, 2006, 243 (1): 126-130.

［31］ FRIEDMAN A L, PETERS T G, RATNER L E. Regulatory failure contributing to deaths of live kidney donors [J]. Am J Transplant, 2012, 12 (4): 829-834.

［32］ JANKI S, VERVER D, KLOP K W, et al. Vascular management during live donor nephrectomy: an online survey among transplant surgeons [J]. Am J Transplant, 2015, 15 (6): 1701-1707.

［33］ 解俊杰, 石炳毅, 李钢, 等. 程序优化下后腹腔镜左侧活体供肾切取术 238 例总结 [J]. 微创泌尿外科杂志, 2020, 9 (1): 6-11.

［34］ PERRY K T, ZISMAN A, GRITSCH H A, et al. Use of heparin and protamine sulfate during laparoscopic donor nephrectomy [J]. Transplantation, 2002, 74 (12): 1700-1702.

［35］ RAMANI A P, GILL I S, STEINBERG A P, et al. Impact of intraoperative heparin on laparoscopic donor nephrectomy [J]. J Urol, 2005, 174 (1): 226-228.

［36］ FRIEDERSDORFF F, WOLFF I, DEGER S, et al. No need for systemic heparinization during laparoscopic donor nephrectomy with short warm ischemia time [J]. World J Urol, 2011, 29 (4): 561-566.

［37］ MARGREITER C, GUMMERER M, GALLOTTA V, et al. Open management of the renal vein is a safe modification in right-sided laparoscopic living donor nephrectomy to maximize graft vein length [J]. Transplant Proc, 2018, 50 (10): 3199-3203.

［38］ BOLLENS R, MIKHASKI D, ESPINOZA B P, et al. Laparoscopic live donor right nephrectomy: a new technique to maximize the length of the renal vein using a modified Endo GIA stapler [J]. Eur Urol, 2007, 51 (5): 1326-1331.

［39］ TURK I A, DEGER S, DAVIS J W, et al. Laparoscopic live donor right nephrectomy: a new technique with preserva-tion of vascular length [J]. J Urol, 2002, 167 [(2 Pt 1)]: 630-633.

［40］ FENG JY, H. C., FAN M Q, et al. Renal vein lengthening using gonadal vein reduces surgical difficulty in living-donor kidney transplantation [J]. World J Surg, 2012, 36 (2): 468-472.

［41］ YUKI NAKAMURA, KAORI DAN, KATSUYUKI MIKI, et al. Safe and effective elongation of a short graft and multiple renal veins using the gonadal vein (cylindrical technique) in living donor kidney transplantation [J]. Trans-plantation Reports, 2020, 5 (3): 100047.

［42］ FALLANI G, MARONI L, BONATTI C, et al. Renal vessel extension with cryopreserved vascular grafts: overcoming surgical pitfalls in living donor kidney transplant [J]. Transpl Int, 2023, 36: 11060.

［43］ HAN D J, HAN Y, KIM Y H, et al. Renal vein extension during living-donor kidney transplantation in the era of hand-assisted laparoscopic living-donor nephrectomy [J]. Transplantation, 2015, 99 (4): 786-790.

［44］ ROSENBLATT G S, CONLIN M J, SOULE J L, et al. Right renal vein extension with recipient left renal vein after laparoscopic donor nephrectomy [J]. Transplantation, 2006, 81 (1): 135-136.

［45］ HENDERICKX MMEL, BAARD J, WESSELMAN VAN HELMOND PC, et al. Donor kidney lithiasis and back-table endoscopy: a successful combination [J]. Acta Chir Belg, 2023, 123 (2): 170-173.

［46］ DROPKIN B M, MOSES R A, SHARMA D, et al. The natural history of nonobstructing asymptomatic renal stones managed with active surveillance [J]. J Urol, 2015, 193 (4): 1265-1269.

［47］ OLSBURGH J, THOMAS K, WONG K, et al. Incidental renal stones in potential live kidney donors: prevalence, assessment and donation, including role of ex vivo ureteroscopy [J]. BJU Int, 2013, 111 (5): 784-792.

［48］ SIERRA A, CASTILLO C, CARBONELL E, et al. Living donor-gifted allograft lithiasis: surgical experience after bench surgery stone removal and follow-up [J]. Urolithiasis, 2023, 51 (1): 91.

［49］ LIU L, LI G, ZHANG P, CHEN R, et al. Ex vivo removal of stones in donor kidneys by pyelotomy prior to renal transplantation: a single-center case series [J]. Transl Androl Urol, 2022, 11 (6): 814-820.

［50］ ANTON D G, KOVVURU K, KANDURI S R, et al. Use and outcomes of kidneys from donors with renal angiomyolipoma: a systematic review [J]. Urol Ann, 2021, 13 (1): 67-72.

［51］ ROFAIEL G, PAN G, CAMPSEN J, et al. Successful utilization of a live donor kidney with angiomyolipoma [J]. Cureus, 2020, 12 (2): e6937.

［52］ BISSADA N K, BISSADA S A, FITTS C T, et al. Renal transplantation from living related donor after excision of angiomyolipoma of the donor kidney [J]. J Urol, 1993, 150 (1): 174-175.

［53］ RAVINDRA C C L. Prevention of deep vein thrombosis and pulmonary embolism [J]. Anaesthesia & Intensive Care Medicine, 2015, 16 (9): 457-461.

［54］ GUYATT G H. Executive summary antithrombotic therapy and prevention of thrombosis, 9th ed: American College of Chest Physicians evidence-based clinical practice guidelines [J]. Chest, 2012, 141 (2): 7S-17S.

［55］ DI NISIO M. Deep vein thrombosis and pulmonary embolism [J]. Lancet, 2016, 388 (163): 3060-3073.

［56］ AUTAR R. The management of deep vein thrombosis: the Autar DVT risk assessment scale re-visited [J]. Journal of Orthopaedic Nursing, 2003, 7 (3): 114-124.

［57］ BIGLARNIA A, BERGQVIST D, JOHANSSON M, et al. Venous thromboembolism in live kidney donors-a prospective study [J]. Transplantation, 2008, 86: 659-661.

［58］ 孙翌翔, 林晓琳, 于胜强, 等. 加速康复外科在后腹腔镜活体取肾中的应用 [J]. 现代泌尿外科杂志, 2022, 10: 846-850, 863.

［59］ CAMPSEN J, CALL T, ALLEN C M, et al. Prospective, double-blind, randomized clinical trial comparing an ERAS pathway with ketorolac and pregabalin versus standard of care plus placebo during live donor nephrectomy for kidney transplant [J]. Am J Transplant, 2019, 19 (6): 1777-1781.

［60］ SETH A, SHARMA A, KENWAR D B, et al. Chylous ascites: complication of laparoscopic donor nephrectomy. Case report and review of literature [J]. Transplantation, 2019, 103 (4): e74-e78.

［61］ DALE L A, SANDOVAL P R, RATNER L E. Chylous ascites following laparoscopic live donor nephrectomy: a new improved treatment paradigm [J]. Clin Transplant, 2019, 33 (3): e13483.

［62］ BREDA A, VEALE J, LIAO J, et al. Complications of laparoscopic living donor nephrectomy and their management: the UCLA experience [J]. Urology, 2007, 69 (1): 49-52.

［63］ HIFFA A, SCHULTE K, SAEED M, et al. Massive chylous ascites after living donor nephrectomy successfully treated with lymphatic embolization [J]. J Investig Med High Impact Case Rep, 2022, 10: 23247096211065631.

［64］ VERACIERTO F, SANCHEZ N, MOSNA L, et al. Management of chylous ascites after laparoscopic nephrectomy for living kidney donor: a case report and literature review [J]. Transplant Proc, 2021, 53 (4): 1251-1256.

［65］ KOCAK B, KARATAS C. Live kidney donors with adrenal incidentalomas: What have we learnt so far ? [J] Transplantation, 2014, 98: 606.

［66］ GROSSMAN A, KOREN R, TIROSH A, et al. Prevalence and clinical characteristics of adrenal incidentalomas in potential kidney donors [J]. Endocr Res, 2016, 41 (2): 98-102.

［67］ ARPALI E, ASLAN A, SCALEA J, et al. Living kidney donors with adrenal incidentalomas: Are they appropriate donors ? [J]Urology. 2016 Jan; 87: 100-105.

# 24　活体供者随访临床指南

活体器官移植是一种特殊类型的医疗实践,从某种意义上说是一种公益行为,是为了挽救别人生命而让一个健康供者接受手术及由此带来的短长期风险[1]。活体肾移植供者(后简称供者)把对自己亲人的爱和关怀转化为了实际行动,为亲人的健康和幸福贡献力量,其器官捐献行为超越了个人利益和自身安全,体现出一种责任感和对他人的关爱,是对人类生命尊严的高度肯定。因此在合理的捐献前评估及准备并且保障围手术期安全之外,如何做好供者的随访,确保供者的长期安全和良好的远期结果,是活体器官移植的重要课题。在供者随访过程中,如何最大程度地保障供者利益仍然是最为核心的问题。

## 一、指南形成方法

本指南已在国际实践指南注册与透明化平台(Practice Guide Registration for TransPAREncy,PREPARE)上以中英双语注册(注册号: PREPARE-2023CN913)。

指南工作组:本指南的工作组包含有器官移植学、心理学、肾脏病学、妇产科学等多学科专家。证据的检索和评价由四川大学华西医院牵头完成。对国内外供者随访领域发表的文献进行循证,最终形成 7 个临床问题,主要涉及供者肾脏捐献后的长期影响及随访方法和关注点。所有工作组成员均已填写利益声明表,不存在与本指南直接的利益冲突。

指南使用者与应用目标人群:本指南适用于各级医疗机构活体肾移植供者随访相关的临床诊疗工作。指南的使用者为各级医疗机构相关学科的医务工作者。指南推荐意见的应用目标人群为所有活体肾移植供者。

指南范围及临床问题的确定:通过系统检索活体肾移植供者术后随访领域已发表的指南、共识、规范、系统评价和荟萃分析,随机对照试验(randomized controlled trial,RCT)、非 RCT 队列研究和病例对照研究等类型文献以及部分专家意见,工作组初拟了涉及供者随访时长、频次、内容、关注点等方面关键问题,最终归纳为 7 个具体的临床问题。

证据检索与筛选:指南制订工作组成立了证据检索与评价小组,针对最终纳入的关键问题,采用关键词进行文献检索,并对检索到的关键文献的关联性文献进行检索分析,同时对相关综述的参考文献进行滚雪球式检索。检索的数据库包括 MEDLINE(PubMed)、Web of Science、万方知识数据服务平台和中国知网数据库。检索词包括:"肾移植""供者""随访""并发症""健康""生活方式"等。工作组也对相关综述、指南的参考文献进行滚雪球式检索。证据检索截止日期为 2023 年 11 月 30 日。

证据分级和推荐强度分级:本指南采用 2009 版牛津大学循证医学中心的证据分级与推荐强度标准对推荐意见的支持证据体进行评级,对部分无证据支持的临床问题,则依据专家临床经验,形成基于专家共识的推荐意见。

推荐意见的形成:综合考虑证据以及我国肾移植现状,实验室检测成本和利弊等因素后,指南工作组提出了符合我国活体肾移植供者随访相关临床诊疗的推荐意见 7 条。推荐意见达成共识后,工作组完成初稿的撰写,经中华医学会器官移植学分会组织全国器官移植与相关学科专家两轮会议集体讨论,根据其反馈意见对初稿进行修改,最终形成指南终稿。

## 二、推荐意见及说明

**临床问题 1:供者肾脏捐献后对肾功能有什么长期影响?**

**推荐意见 1:** 供者肾脏捐献后会轻度增加其慢性肾脏疾病的发病率,但风险仍远低于普通人群,推荐对供者进行终身随访(推荐强度 B,证据等级 3a)。

**推荐意见说明:**

活体肾移植供者术后最确定的风险是"抗肾脏疾患风险"能力下降。对普通健康人群,当因为外伤、疾病(如肿瘤结石)等原因造成一侧肾脏破坏,正常的对侧肾仍可满足其需求。对于类似的只有一个肾脏的供者,严重的肾脏疾患将把供者置于肾功能衰竭的危险境地。定期体检、避免高风险活动可将此类风险降至最低。

对于供者术后随访最普遍关注的问题是捐献肾脏是否会导致慢性肾脏病(chronic kidney disease, CKD),特别是终末期肾脏病(end stage renal disease, ESRD)的风险增加。一项利用美国器官获取和移植网络(Organ Procurement and Transplant Network, OPTN)以及医疗保险(Medicare)和医疗补助(Medicaid)服务中心针对供者随访 20 年的数据研究发现:在 123 526 例供者中,有 218 例(0.18%)在中位随访 11.1 年中发生 ESRD[2]。这与既往多个国家多项研究的结果一致:与普通人群相比,供者的寿命更长,且患 ESRD 的风险更低(0.04%~0.5%)[3-8]。由于供者是经筛选过后的没有合并症的"健康人",而普通人群是未经筛选的比较对象,因此与经过相同方式筛选出的健康非供者进行比较,可更准确地评估肾脏捐献的风险。近期的一项荟萃分析[9],将"健康人群"作为对照,发现供者患 ESRD 或 CKD 的总体平均风险比(hazard ratio, HR)为 5.57(95% CI 2.03~15.30)。其中 ESRD 的平均 HR 为 3.29(95% CI: 0.94~11.51);CKD 的平均 HR 为 13.59(95% CI: 9.42~19.61)。有学者将 96 217 名供者(中位随访 7.6 年)与 9 364 名经匹配过后的健康非供者(中位随访 15 年)进行对比分析发现:99 名(0.10%)供者在平均随访 8.6 年中发生 ESRD;而健康非供者中有 17 名(0.18%)在平均随访 10.7 年中发生 ESRD[10]。通过估算 15 年的 ESRD 累积发病率,供者为万分之 30.8,而健康非供者为万分之3.9。估算到 80 岁时,供者的 ESRD 风险为万分之 90,而健康非供者为万分之 14。即便如此,普通人群到 80 岁时的 ESRD 风险可达万分之 326[11],因此供者患 ESRD 的估算终身风险仍然远低于普通人群。目前缺少对供者终身随访的数据,然而大样本中短期随访的研究[3,12](12 年以内)均表明,与匹配的潜在供者相比较,肾脏捐献并不会增加供者的死亡率。因此,目前的共识是活体肾脏捐献对供者来说总体较为安全,但供者 ESRD 的风险有所增加[13],肾脏捐献后需要对活体肾移植供者进行终身随访。肾脏捐献对供者长期/终身的影响,有待大样本长期随访的研究明确[14]。

有研究表明随着捐献年龄的增加,供者患 ESRD 的风险逐渐增加[10],但存活率情况没有显著差异[9]。然而,年轻供者捐献后的累积生存时间肯定长于老年供者,其患 ESRD 的累积风险更大。因此在潜在供者评估和捐献后随访时,供者年龄也是一个需要纳入考虑的重要因素。而当供者在随访时确诊患有 CKD 或 ESRD 后,应当根据相应的指南来对供者进行后续的随访和管理[15,16]。

**临床问题 2:应当如何制订供者的随访频次?**

**推荐意见 2:** 建议捐献后 4~6 周内在移植中心随访,随后至少在半年及一年时各随访一次,然后每年至少进行一次随访。在此基础上,个性化制订活体肾移植供者的随访频次(推荐强度 D,证据等级 5)。

推荐意见说明：

由于术后早期除了需要密切监测供者肾功能以外，也需要评估切口愈合及可能的并发症的情况，故建议捐献后 4~6 周内在移植中心随访[13]。在制订随访计划的时候，需要个性化制订活体肾移植供者的随访频次，建议至少在术后半年及一年时需要进行随访，随后至少应当每年进行一次随访[17,18]。除了供者到医疗中心定期随访以外，配合邮件、肾友会、电话或聊天工具（人工 / 人工智能）等多种随访方式，有助于增加随访频次，及时了解供者的健康状况[19,20]。当随访诊断有疾病时，例如慢性肾脏病、高血压、糖尿病、泌尿系结石等，需要按照相应疾病的诊疗指南及规范来进行诊治[17,18,21]。

临床问题 3：随访时如何评估供者的肾脏健康状况？

推荐意见 3：推荐随访期间通过血清肌酐估算肾小球滤过率来评估供者肾功能（推荐强度 B，证据等级 2b）；建议使用多普勒超声评估供者孤肾情况（推荐强度 D，证据等级 5）。

推荐意见说明：

测量的肾小球滤过率（measured glomerular filtration rate, mGFR）是最能准确评估肾脏功能的"金标准"，例如有研究使用了锝 -99m 二甘三胺五乙酸扫描来计算 mGFR，认为该方式能准确地测量肾小球滤过率，有助于准确评估供者残余肾功能的变化[22]。然而由于检测方法较为烦琐，实用性稍差，不能广泛适用于活体肾移植供者的随访，因此临床上还是普遍用血清肌酐（serum creatinine, SCr）估算的肾小球滤过率（estimated glomerular filtration rate, eGFR）来随访肾功能的变化。近期有研究者[23]采用 24h 尿肌酐清除率法来评估了 799 例潜在肾移植活体供者的肾功能，并探索其与基于 SCr 公式（Cockcroft-Gault、MDRD 和 CKD-EPI）的 eGFR 的相关性和一致性。研究发现 CKD-EPI 是三个公式中相对更精确的，但三个公式与 24h 尿肌酐清除率之间的相关性和一致性均较低。我国学者[24-26]评估了多种估算 eGFR 的公式在中国人群中的适用性，CKD-EPI 公式均展现出了比较高的准确性，其诊断 CKD 的 ROC 曲线下面积达到了 0.935 24。鉴于国际上现有的研究均显示 CKD-EPI 公式在供体肾功能评估中准确性最佳[27]，故现阶段可将 CKD-EPI 公式用于计算供者随访时的 eGFR；但如需准确评估肾功能，建议直接测量 mGFR。

虽然既往的指南[13,17]并未将多普勒超声纳入到供者的常规随访评估项目中。但是如前所述目前的证据表明供者与健康人群相比，患 ESRD 的长期风险是增加的，故而在早期随访时可对供者孤肾进行多普勒超声检查以获得肾脏情况的基线值，后期随访时进行多普勒超声检查则有助于对工作孤肾情况进行动态评估[28,29]。

临床问题 4：除了血清肌酐和多普勒超声，供者随访时还应进行哪些检测和评估？

推荐意见 4：除了血清肌酐和多普勒超声以外，还推荐供者随访时至少进行以下项目的检测和评估：血压、身体质量指数、血糖和尿常规检查（推荐强度 B，证据等级 3a）。

推荐意见说明：

虽然活体肾移植供者的长期死亡风险不会高于年龄和合并发病率匹配的人群[3,30]，但是当存在不同的合并症情况下，供者的长期存活会受到相应合并症的影响。例如一项对 119 769 名活体肾移植供者的研究发现，肥胖［身体指数（body mass index, BMI）>30kg/m$^2$］的供者患 ESRD 的风险是非肥胖供者的 1.9 倍[31]。系统评价[12]分析发现：捐献后一年，BMI 超过 30kg/m$^2$ 的供者要低于 BMI 小于 30kg/m$^2$ 的供者 -2.70（95% $CI$：-3.24~-2.15）ml/（min·1.73m$^2$）；肥胖患者在捐献后一年可能有更高的血压（收缩压及舒张压）；肥胖患者可能在随访期间出现蛋白尿的比例更高，蛋白尿程度更重。有研究者[32]分析了美国移植受者科学登记处（Scientific Registry of Transplant Recipients, SRTR）的 28 727 名供者尿蛋白数据发现：年龄较大、男性、黑人种族和较高的 BMI 与 eGFR 的下降有关。蛋白尿也与性别、种族和 BMI 相关，而与年龄较大或 eGFR 下降无相关性。

就短期随访结果来看，肾脏捐献不会影响供者的血压[33]，但经过较长期的随访发现，肾脏捐献还是会增加供者的高血压的患病率[9]。一项对 125 427 名供者的长时间随访研究（中位随访 11.0 年）发现，在捐献后的前 10 年（万分之 10 的供者）供者发生 ESRD 的病因主要为肾小球肾炎；而到捐献后 25 年，ESRD（万分之 85）病因主要归于糖尿病和高血压[34]。有学者利用 4 055 例肾移植活体供者的长期随访数据来构建了捐肾后的高血压计算器[35]，后用另外 1 189 例数据进行验证。在构建队列中，34% 的人在捐献后 16（8~24）年出现高血压；在验证队列中，29% 的人在捐献后 17（10~22）年出现高血压。肾脏捐献后患高血压的影响因素有：年龄、性别、种族、eGFR、收缩压和舒张压、体重指数、血糖、吸烟史、高血压家族史、与受者的关系和高脂血症。而捐献后的出现高血压可导致尿白蛋白量增加[30]。

**临床问题 5：供者随访时还需注意哪些方面的评估和建议？**

**推荐意见 5：**建议在供者随访时，评估其生活方式和心理健康状况，提倡健康生活（定期锻炼、健康饮食以及戒烟）及定期体检（推荐强度 B，证据等级 3a）。

**推荐意见说明：**

供者都是经过严格评估过后的"健康人"，因此推测其的癌症发生率可能也低于普通人群，但有研究发现供者可能有更高的癌症发生率，例如前列腺癌[36]和黑色素瘤[37]。鉴于这些研究的样本量较少，一项利用 SRTR 和几个地区癌症登记数据的研究[38]，将美国 84 357 名供者的癌症标准化发病率与普通人群和健康人群进行比较，对比 43 种癌症的发生风险。研究发现与普通人群相比，供者的全部癌症发病率都相对更低；而与健康人群相比，供者的肝癌、乳腺癌、黑色素瘤和非霍奇金淋巴瘤等癌症发病率相似，但从随访 7 年开始，结直肠癌（*HR*：2.07，95% *CI*：1.54~2.79）和肾癌（*HR*：2.97，95% *CI*：1.58~5.58）的风险有所增加。由于在 CKD 人群中，肾功能逐渐下降是与癌症风险增加相关的，尤其是皮肤和泌尿生殖系统癌症[39]，因此推测肾功能的下降可能是导致供者患癌症的风险因素。有研究发现供者肾脏捐献后 6 个月的促炎细胞因子增加和抗氧化应激标志物下降[40]。供者捐献肾脏后，剩下肾脏的滤过功能会增加，这可能与随访期发生蛋白尿和高血压有相关性，并进而增加 ESRD 的风险。这些因素都可能促进供者癌症的发生[41]。因此建议对供者提倡健康的生活方式（如戒烟、减肥、锻炼、健康饮食）可能有助于减少癌症的发生，并根据供者自身年龄、性别、经济、地区等情况，结合适当的指南或共识进行健康体检和癌症筛查[42,43]，尤其关注对消化系统、皮肤和泌尿生殖系统癌症的筛查。

医疗及社会支持机构有义务让供者享有肾脏捐献之前的生活状态，使供者的心理和生理达到平衡。在供者的健康相关生活质量（health related quality of life，HRQoL）方面，国内外多项研究[30,34,35,37-49]均提示，供者捐献后 HRQoL 优于普通人群。供者 HRQoL 的影响因素包括：恢复时间较长、恢复健康的自我认知、经济压力、年龄较小、做决定的胜任力、BMI 较高、教育程度较低、吸烟、捐献前期望值较高和捐献后后悔。供者通过捐献肾脏来挽救家庭成员的生命，使得供者在术后与家庭成员的关系更加紧密，这往往能够加强供受者双方正面的情绪体验，使供者在心理上获得极大的满足，对提高生活质量、缓解焦虑和抑郁均有益处[48]。由于我国大部分地区的医疗保障均未覆盖供者的医疗费用，家庭经济负担可能会影响到供者的生活和心理问题，特别是出现并发症的情况下。因此随访时，在关注供者的身体健康以外，还应当评估其心理健康，必要时进行适当的心理干预。另外如能将供者的医疗相关费用纳入到医疗保障范围,将有助于提升供者的随访率和身心健康[48,49]。

**临床问题 6:女性供者术后妊娠有哪些特别注意事项?**

**推荐意见 6:**建议捐献评估和捐献后随访时,使女性供者知晓肾脏捐献可能会增加妊娠期高血压及先兆子痫的风险,妊娠期需密切监测血压以及先兆子痫的发生(推荐强度 B,证据等级 2b)。

**推荐意见说明:**

在全球绝大多数国家,活体肾移植中女性作为供者的比例要高于男性。分析 14 个国家的 36 666 例活体肾脏捐献,发现 45.4% 的供者是男性,54.6% 是女性[50]。相对于男性供者,女性供者可能在肾功能和生存率上表现出一定的优势[9]。男性供者在捐献后患 ESRD 的风险明显高于女性供者。此外,在肾脏捐献后的短期(1 年生存率 0.1% vs. 0.03%)和长期(12 年生存率 2.7% vs. 1.9%),男性的供者的死亡率都略高于女性。然而对于有妊娠计划的潜在女性供者来说,捐献的安全性和后续怀孕的风险是其关心的重要问题[51],向女性潜在供者提供相关风险的咨询和告知非常重要。

诸多研究[52-54]发现,女性供者妊娠相关并发症的相对风险高于健康非供者。妊娠期高血压发生率:捐献前 0.7%~1.8%,捐献后 2.8%~5.7%,正常人群 1.5%;先兆子痫发生率:捐献前 0.8%~2.6%,捐献后 25.5%~5.7%,正常人群 1.5%。即使在调整了产妇年龄、妊娠次数和出生年份后,先兆子痫的发病率仍然较高。然而从发生率来看,并发症的绝对风险值仍然较低,并且捐献前后胎儿和新生儿不良结局风险并没有差异。因此怀孕意愿本身不应成为排除女性作为活体供者的理由,随访时应当在此方面做好监测和干预。

**临床问题 7:单侧肾结石供肾切取后,供者随访时应当注意什么?**

**推荐意见 7:**建议单侧肾结石供者按照泌尿系结石的指南与共识来进行随访(推荐强度 B,证据等级 2b)。

**推荐意见说明:**

供者的安全一直是最需要被关心的问题,无症状单侧肾结石在供者中并不少见(5% 左右)[55],如果捐献后患者的孤肾复发结石,有导致严重后果的可能。既往由于担心结石复发导致供者孤肾发生尿路梗阻,将有肾结石病史的潜在供者列入肾移植的相对禁忌证[56,57]。然而供者随访期结石复发率可能低于普通人群,与健康人群无差异。对于普通人群来说,结石的复发率为 15 次 /100 人年[58]。有研究将 2 019 例供者与 20 190 例健康非供者进行匹配分析,中位随访 8.4 年,发现两组接受手术干预的肾结石发生率没有差异(8.3 vs. 9.7 事件 /10 万人年;*RR*: 0.85;95% *CI*: 0.47~1.53),因结石而住院的发生率也无差异(12.1 vs. 16.1 事件 /10 万人年;*RR*: 0.75;95% *CI*: 0.45~1.24)。一项系统评价[21,59]也发现肾脏捐献后供者发生结石相关治疗事件的报告率非常低(1/138),而且供者队列中还包括有双肾结石以及因各种原因捐献了无结石侧肾脏的供者。较低的结石复发率可能与有 / 无症状结石形成的病理生理机制不同、捐献后孤肾的高尿流率,以及捐献左肾后右侧孤肾自身低结石复发的特性所致[60,61]。采用适当的技术能安全有效地处理供肾结石,在肾源短缺的背景下越来越多的中心对有单侧肾结石的供者实施了肾脏捐献[62]。多个国家医学会也为患有肾结石的供者制订了指导方针:既往有肾结石病史的供者,确认无高钙血症、高尿酸血症、代谢性酸中毒,以及无胱氨酸尿症或高草酸尿症,无泌尿系统感染和无肾脏钙质沉着,并且得到供、受者的同意后方可捐献;双侧肾结石、多发性结石或肾钙质沉着症的潜在供者不建议进行捐献。同时也提出,需要对单肾小结石捐献的供者开展高质量的随访性研究以进一步明确此类供者的长期风险[13,15,63]。

由于目前缺乏强有力的证据用于指导肾结石供者的随访,故建议术前需做好供者结石成因检测和风险分层,术后依照指南与共识[64]来进行随访方案的制订,例如充分饮水、依据结石成分进行饮食指导、必要时药物预防以及做好 1 年内 2 次及随后每年一次的超声检查。由于 CT 被广泛运用于评估潜在供者的血管解剖结构,同时也增加了对结石的偶然检出率,随着低剂量 CT 的临床应用,CT 在供者随访中可能会更加适用[60,65]。

## 三、小结

供者的肾脏捐献是一项崇高的行为,不仅促进了受者的健康,也体现出供者对家庭和社会的奉献。通过建立供者的终身随访机制,结合个性化的评估和关怀,可以及时发现和处理供者出现的身体及心理健康问题,保障其长期福祉。本指南的推荐和建议,均是基于现有的文献和有限的临床经验来提出,其中部分的问题现阶段缺乏强力的循证医学证据的支持,因此不可避免地存在一定的局限和不足。尽管如此,本指南仍然提供了有益的供者随访框架和建议,有助于医疗从业人员在实践中进行参考。我们也期待未来能够通过更多的循证医学证据和临床经验的积累,进一步完善和更新修订本指南。

**执笔作者:** 范钰(四川大学华西医院),林涛(四川大学华西医院)

**通信作者:** 林涛(四川大学华西医院)

**主审专家:** 薛武军(西安交通大学第一附属医院),蔡明(浙江大学医学院第二附属医院),林涛(四川大学华西医院),吴建永(浙江大学医学院第一附属医院)

**审稿专家(按照姓氏笔画排序):** 王长希(中山大学附属第一医院),王毅(海南医学院第二附属医院),田普训(西安交通大学第一附属医院),戎瑞明(复旦大学附属中山医院),刘洪涛(中国科学技术大学附属第一医院安徽省立医院),邱江(中山大学附属第一医院),宋涂润(四川大学华西医院),张伟杰(华中科技大学同济医学院附属同济医院),张明(上海交通大学医学院附属仁济医院),陈正(广州医学院第二附属医院),陈刚(华中科技大学同济医学院附属同济医院),范钰(四川大学华西医院),林俊(首都医科大学附属北京友谊医院),尚文俊(郑州大学第一附属医院),周洪澜(吉林大学第一医院),莫春柏(天津市第一中心医院),徐小松(中国人民解放军陆军军医大学第一附属医院),谢续标(中南大学湘雅二医院),谭州科(遵义医科大学附属医院)

**利益冲突:** 所有作者声明无利益冲突。

## 参考文献

[1] 林涛. 亲属肾移植供者的远期预后与年龄选择 [J]. 肾脏病与透析肾移植杂志, 2016, 25 (5): 452-453.

[2] WAINRIGHT J L, ROBINSON A M, WILK A R, et al. Risk of ESRD in prior living kidney donors [J]. Am J Transplant, 2018, 18 (5): 1129-1139.

[3] SEGEV D L, MUZAALE A D, CAFFO B S, et al. Perioperative mortality and long-term survival following live kidney donation [J]. JAMA, 2010, 303 (10): 959-966.

[4] FEHRMAN-EKHOLM I, ELINDER CG, STENBECK M, et al. Kidney donors live longer [J]. Transplantation, 1997, 64: 976-978.

[5] ELLISON M D, MCBRIDE M A, TARANTO S E, et al. Living kidney donors in need of kidney transplants: a report from the organ procurement and transplantation network [J]. Transplantation, 2002, 74 (9): 1349-1351.

[6] FEHRMAN-EKHOLM I, NORDEN G, LENNERLING A, et al. Incidence of end stage renal disease among live kidney

donors [J]. Transplantation, 2006, 82: 1646-1648.

［7］ NAJARIAN J S, CHAVERS B M, MCHUGH L E, et al. 20 years or more of follow up of living kidney donors [J]. Lancet, 1992, 340: 807-810.

［8］ IBRAHIM H N, FOLEY R, TAN L, et al. Long-term consequences of kidney donation [J]. N Engl J Med, 2009, 360: 459-469.

［9］ PARK J Y, YANG W J, DOO S W, et al. Long-term end-stage renal disease risks after living kidney donation: a systematic review and meta-analysis [J]. BMC Nephrol, 2023, 24 (1): 152.

［10］ MUZAALE A D, MASSIE A B, WANG M C, et al. Risk of end-stage renal disease following live kidney donation [J]. JAMA, 2014, 311 (6): 579-586.

［11］ GASTON R S, KUMAR V, MATAS A J. Reassessing medical risk in living kidney donors [J]. J Am Soc Nephrol, 2015, 26 (5): 1017-1019.

［12］ BELLINI M I, NOZDRIN M, PENGEL L, et al. Risks for donors associated with living kidney donation: meta-analysis [J]. Br J Surg, 2022, 109 (8): 671-678.

［13］ ANDREWS P A, BURNAPP L. British Transplantation Society/Renal Association UK guidelines for living donor kidney transplantation 2018: summary of updated guidance [J]. Transplantation, 2018, 102 (7): e307.

［14］ VOCK D M, HELGESON E S, MULLAN A F, et al. The Minnesota attributable risk of kidney donation (MARKD) study: a retrospective cohort study of long-term (> 50 year) outcomes after kidney donation compared to well-matched healthy controls [J]. BMC Nephrol, 2023, 24 (1): 121.

［15］ 上海市肾内科临床质量控制中心专家组. 慢性肾脏病早期筛查、诊断及防治指南 (2022 年版)[J]. 中华肾脏病杂志, 2022, 38 (5): 453-464.

［16］ STEVENS P E, LEVIN A. Kidney Disease: Improving Global Outcomes Chronic Kidney Disease Guideline Development Work Group Members. Evaluation and management of chronic kidney disease: synopsis of the kidney disease: improving global outcomes 2012 clinical practice guideline [J]. Ann Intern Med, 2013, 158 (11): 825-830.

［17］ LENTINE K L, KASISKE B L, LEVEY A S, et al. KDIGO clinical practice guideline on the evaluation and care of living kidney donors [J]. Transplantation, 2017, 101 (8S Suppl 1): S1-S109.

［18］ 石炳毅, 林涛, 蔡明. 中国活体供肾移植临床指南 (2016 版)[J]. 器官移植, 2016, 7 (6): 417-426.

［19］ 陆瀚澜, 陈瑜, 傅尚希, 等. 亲属活体肾移植后供者安全性评价 [J]. 中国组织工程研究, 2013, 17 (44): 7681-7686.

［20］ DOW E R, CHEN K M, ZHAO C S, et al. Artificial intelligence improves patient follow-up in a diabetic retinopathy screening program [J]. Clin Ophthalmol, 2023, 17: 3323-3330.

［21］ BIN MOHAMED EBRAHIM M E, SINGLA A, YAO J, et al. Outcomes of live renal donors with a history of nephrolithiasis: a systematic review [J]. Transplant Rev (Orlando), 2023, 37 (1): 100746.

［22］ CHAVAN A S, BALE C B, WAKHARE P S, et al. Measured glomerular filtration rate in live related kidney donors three months post-kidney donation: a single-center experience from western India [J]. Cureus, 2023, 15 (9): e45103.

［23］ GIRON-LUQUE F, GARCIA-LOPEZ A, BAEZ-SUAREZ Y, et al. Comparison of three glomerular filtration rate estimating equations with 24-hour urine creatinine clearance measurement in potential living kidney donors [J]. Int J Nephrol, 2023, 2023: 2022641.

［24］ 付帅, 徐丝, 杨敏, 等. 血清胱抑素 C 公式和肌酐公式对评估中国人肾小球滤过率精准度的比较 [J]. 临床肾脏病杂志, 2020 (5): 351-356, 384.

［25］ 贾珂珂, 杨硕, 乔蕊, 等. 6 种基于血肌酐的肾小球滤过率估算公式在健康人群中的应用评估 [J]. 检验医学, 2013 (12): 1077-1082.

［26］ 黄俊达, 李炜煊, 潘练华, 等. 七种基于血肌酐和血清胱抑素 C 估算肾小球滤过率公式对佛山地区健康体检人群适用性评估 [J]. 临床检验杂志 (电子版), 2020 (1): 3-4.

［27］ NISHI S, GOTO S. Donor Evaluation of living kidney transplantation in the aging society [J]. Nephron, 2023, 147 Suppl 1: 61-66.

［28］ 黄中力, 谢礼波, 何绍锋, 等. 83 例腹腔镜活体供肾切取术的临床观察 [J]. 四川大学学报 (医学版). 2012, 43 (1): 130-132.

［29］ SIDIPRATOMO P, PANDELAKI J, AFIF M F, et al. Changes in residual kidney pulsatility index following living donor nephrectomy [J]. J Ultrasound, 2022, 25 (3): 649-654.

［30］THIEL G T, NOLTE C, TSINALIS D, et al. Investigating kidney donation as a risk factor for hypertension and micro-albuminuria: findings from the Swiss prospective follow-up of living kidney donors [J]. BMJ Open, 2016, 6 (3): e010869.

［31］LOCKE J E, REED R D, MASSIE A, et al. Obesity increases the risk of end-stage renal disease among living kidney donors [J]. Kidney Int, 2017, 91 (3): 699-703.

［32］AUGUSTINE JJ, ARRIGAIN S, MANDELBROT DA, et al. Factors associated with residual kidney function and proteinuria after living kidney donation in the United States [J]. Transplantation, 2021, 105 (2): 372-381.

［33］XAGAS E, SARAFIDIS P A, THEODORAKOPOULOU M P, et al. A parallel evaluation of short-and mid-term changes of ambulatory blood pressure in kidney transplant recipients and kidney donors [J]. Clin Kidney J, 2022, 15 (11): 2097-2106.

［34］ANJUM S, MUZAALE A D, MASSIE A B, et al. Patterns of end-stage renal disease caused by diabetes, hypertension, and glomerulonephritis in live kidney donors [J]. Am J Transplant., 2016, 16 (12): 3540-3547.

［35］HELGESON E S, VEMPATI S, PALZER E F, et al. Development and validation of a hypertension risk calculator for living kidney donors [J]. Transplantation, 2023, 107 (6): 1373-1379.

［36］LENTINE K L, VIJAYAN A, XIAO H, et al. Cancer diagnoses after living kidney donation: linking U. S. Registry data and administrative claims [J]. Transplantation, 2012, 94 (2): 139-144.

［37］WANG M, ZHANG H, ZHOU D, et al. Risk for cancer in living kidney donors and recipients [J]. J Cancer Res Clin Oncol, 2018, 144 (3): 543-550.

［38］ENGELS E A, FRASER G E, KASISKE B L, et al. Cancer risk in living kidney donors [J]. Am J Transplant, 2022, 22 (8): 2006-2015.

［39］MALYSZKO J, TESAROVA P, CAPASSO G, et al. The link between kidney disease and cancer: complications and treatment [J]. Lancet, 2020, 396 (10246): 277-287.

［40］DÍAZ-DE LA CRUZ E N, CERRILLOS-GUTIÉRREZ J I, GARCÍA-SÁNCHEZ A, et al. The alteration of pro-inflammatory cytokines and oxidative stress markers at six-month post-living kidney donation [J]. Front Med (Lausanne), 2020, 7: 382.

［41］SERETIS A, CIVIDINI S, MARKOZANNES G, et al. Association between blood pressure and risk of cancer development: a systematic review and meta-analysis of observational studies [J]. Sci Rep, 2019, 9 (1): 8565.

［42］USHER-SMITH J, SIMMONS RK, ROSSI SH, et al. Current evidence on screening for renal cancer [J]. Nat Rev Urol, 2020, 17 (11): 637-642.

［43］李霓, 李江, 陈万青, 等. 癌症筛查指南及共识质量评价研究进展 [J]. 中华流行病学杂志, 2021, 42 (2): 211-214.

［44］周晓君, 易敏莉, 唐静. 社会支持对活体肾移植供者远期生活质量的影响 [J]. 武汉大学学报 (医学版), 2017, 38 (3): 471-474.

［45］MIN K, HAN A, JEONG H, et al. P5. 6: Factors affecting the quality of life of living kidney donors in Korea [J]. Transplantation, 2023, 107 (10S1): 93.

［46］LI S S, HUANG Y M, WANG M, et al. A meta-analysis of renal outcomes in living kidney donors [J]. Medicine (Baltimore), 2016, 95 (24): e3847.

［47］GROSS CR, MESSERSMITH EE, HONG BA, et al. Health-related quality of life in kidney donors from the last five decades: results from the RELIVE study [J]. Am J Transplant, 2013, 13 (11): 2924-2934.

［48］郑鳕洋, 韩澍, 王立明, 等. 单中心亲属活体肾移植供受者生活质量调查 [J]. 第二军医大学学报, 2012, 33 (3): 280-285.

［49］沈玉敬. 活体肾移植供体安全性随访 [D]. 新疆医科大学, 2016.

［50］KURNIKOWSKI A, KRENN S, LEWANDOWSKI MJ, et al. Country-specific sex disparities in living kidney donation [J]. Nephrol Dial Transplant, 2022, 37 (3): 595-598.

［51］ARTAN AS, FLEETWOOD V, GULLER N, et al. Pregnancy in living kidney donors: an evidence-based review [J]. Curr Transplant Rep, 2023, 10 (3): 110-116.

［52］VAN BUREN M C, MEINDERTS J R, OUDMAIJER C A J, et al. Long-term kidney and maternal outcomes after pregnancy in living kidney donors [J]. Transpl Int, 2023, 36: 11181.

［53］ PIPPIAS M, SKINNER L, NOORDZIJ M, et al. Pregnancy after living kidney donation, a systematic review of the available evidence, and a review of the current guidance [J]. Am J Transplant, 2022, 22 (10): 2360-2380.

［54］ LEE J, HUH K H, YOON S R, et al. Pregnancy outcomes after living kidney donation from a nationwide population-based cohort study from Korea [J]. Sci Rep, 2022, 12 (1): 22412.

［55］ OLSBURGH J, THOMAS K, WONG K, et al. Incidental renal stones in potential live kidney donors: prevalence, assessment and donation, including role of ex vivo ureteroscopy [J]. BJU Int, 2013, 111 (5): 784-792.

［56］ GIESSING M, FULLER F, TUELLMANN M, et al. Attitude to nephrolithiasis in the potential living kidney donor: a survey of the German kidney transplant centers and review of the literature [J]. Clin Transplant, 2008, 22 (4): 476-483.

［57］ KASISKE B L, RAVENSCRAFT M, RAMOS E L, et al. The evaluation of living renal transplant donors: clinical practice guidelines. Ad Hoc Clinical Practice Guidelines Subcommittee of the Patient Care and Education Committee of the American Society of Transplant Physicians [J]. J Am Soc Nephrol, 1996, 7 (11): 2288-2313.

［58］ FERRARO P M, CURHAN G C, D'ADDESSI A, et al. Risk of recurrence of idiopathic calcium kidney stones: analysis of data from the literature [J]. J Nephrol, 2017, 30 (2): 227-233.

［59］ THOMAS S M, LAM N N, WELK B K, et al. Risk of kidney stones with surgical intervention in living kidney donors [J]. Am J Transplant, 2013, 13 (11): 2935-2944.

［60］ LORENZ E C, LIESKE J C, VRTISKA T J, et al. Clinical characteristics of potential kidney donors with asymptomatic kidney stones [J]. Nephrol Dial Transplant, 2011, 26 (8): 2695-2700.

［61］ LI X, ZHU W, LAM W, et al. Outcomes of long-term follow-up of asymptomatic renal stones and prediction of stone-related events [J]. BJU Int, 2019, 123 (3): 485-492.

［62］ LIN C H, ZHANG Z F, WANG J, et al. Application of ureterorenoscope and flexible ureterorenoscope lithotripsy in removing calculus from extracorporeal living donor renal graft: a single-center experience [J]. Ren Fail, 2017, 39 (1): 561-565.

［63］ 林涛, 中华医学会器官移植学分会. 活体肾移植临床技术操作规范 (2019 版)[J]. 器官移植, 2019, 010 (5): 540-546.

［64］ 中华医学会泌尿外科学分会结石学组, 中国泌尿系结石联盟. 泌尿系结石代谢评估与复发预防中国专家共识 [J]. 中华泌尿外科杂志, 2023, 44 (5): 321-324.

［65］ KITTANAMONGKOLCHAI W, VAUGHAN L E, ENDERS F T, et al. The changing incidence and presentation of urinary stones over 3 decades [J]. Mayo Clin Proc, 2018, 93 (3): 291-299.

# 25　ABO 血型不相容亲属活体肾移植临床诊疗指南

在器官来源问题没有得到根本性解决之前,不断拓展器官来源是器官移植领域的永恒主题。亲属活体肾移植不仅能有效解决器官资源短缺的问题,还能让亲属受者实现抢先移植,ABO 血型不相容亲属活体肾移植(ABO-incompatible living donor kidney transplantation, ABOi-LDKT)更是实现了跨越血型障碍,是扩大活体供体库的主要措施之一[1]。

ABO 血型系统是由红细胞上的 A 和 B 抗原以及不表达这些抗原的人血清中相应的抗体组成[2,3]。ABO 抗原既存在于红细胞表面,也存在于其他组织细胞表面和分泌物中。A 血型包括 A1 和 A2 两种亚型,A1 亚型更为常见,约占 80% 以上的 A 血型个体。A2 亚型表达少量 A 抗原,A2 亚型在 ABO 不相容肾移植中相关的免疫风险明显较低[4-6]。

自 1955 年[7]首次报道 ABO 血型不相容肾移植以来,世界各地纷纷有成功报告,经过几十年的发展,ABOi-LDKT 远期预后与 ABO 血型相容肾移植相当[8]甚至更好[9],同时也具有更好的经济效益[10]。英国一项关于儿童亲属肾移植的多中心随访研究[11]，共纳入 711 例活体供肾移植中，其中 23 例为 ABOi-LDKT。在移植后中位随访 6.8 年（3.6~14.0 年），患者生存率分别为 87%、100%。目前，无论是在成人还是儿童亲属肾移植，ABO 血型已经不再是肾移植的独立危险因素。对于需要二次肾移植的患者来说，ABO 血型不相容肾移植也是一种可供选择的方法[12]。

ABOi-LDKT 相比 ABO 血型相容亲属活体肾移植（ABO-incompatible living donor kidney transplantation，ABOc-LDKT）其主要差异在于围手术期对受者的血型抗体的妥善处理和监测。一项发表在 Lancet 上的 meta 分析指出 ABOi-LDKT 在移植术后 3 年内移植物丢失率稍高[13]，两者远期预后在移植 5 年后基本一致。也有其他一些单中心回顾性研究指出在 ABOi-LDKT 移植术后 1 年内感染仍是导致移植物失功的主要原因，而术后淋巴囊肿发生率升高，但两者之间受者及移植物存活率无明显差异[14-16]。如何使受者早期实现免疫适应是 ABOi-LDKT 的核心问题。因此围手术期受者的脱敏方案、免疫抑制方案和血型抗体滴度测定则是 ABOi-LDKT 成功与否的关键。受益于免疫抑制剂及抗体清除技术的发展，ABOi-LDKT 技术也得以飞速发展。现国际上主流的方案是以术前应用利妥昔单抗（rituximab，RTX）以及通过血浆置换（plasma exchange，PE）、双重血浆置换（double filtration plasmapheresis，DFPP）等方式去除受者外周循环中预存的 ABO 血型抗体为基础。但不同移植中心对血型抗体滴度要求、血型抗体滴度检测方法、免疫抑制方案及移植后排斥的诊疗方案仍有差异。

综上所述，本指南在 2017 年版[17]的基础上，结合了国内外发表的文献以及我国在开展本项工作过程中积累的相关经验进行了更新。本指南旨在为亲属 ABOi-LDKT 提供决策帮助和可行的方案，并在捐献前研究出现不确定性时提供建议和意见。

## 一、指南形成方法

本指南已在国际实践指南注册与透明化平台（Practice Guide Registration for TransPAREncy，PREPARE）上以中英双语注册（注册号：PREPARE2023CN910）。

临床问题的遴选及确定：工作组对国内外该领域发表的指南和共识进行比对，针对本领域的最新进展及临床医师重点关注的内容，经过专家组会议讨论，最终形成本指南覆盖的 13 个临床问题，主要涉及术前评估及围手术期处理等方面。

证据检索与筛选：按照人群、干预、对照、结局（population，intervention，comparison，outcome，PICO）的原则对纳入的临床问题进行检索，检索 MEDLINE（PubMed）、The Cochrane Library、中国生物医学文献服务系统（CBM）、万方知识数据服务平台和中国知网数据库（CNKI），纳入指南、共识、规范、系统评价和 meta 分析，随机对照试验（randomized controlled trial，RCT）、非 RCT 队列研究和病例对照研究等类型的证据；检索词包括："ABO 血型不相容肾移植""血型抗体滴度""利妥昔单抗""急性排斥反应（acute rejection，AR）""凝血功能""血浆处理""群体反应性抗体""供体特异性抗原""C4d 阳性""微血管炎症"等。所有类型文献检索时间为 1955 年至 2024 年，完成证据检索后，每个临床问题均由共识专家组成员按照题目、摘要和全文的顺序逐级独立筛选文献，确定纳入符合具体临床问题的文献，完成筛选后两人进行核对，如存在分歧，则通过共同讨论或咨询第三方协商确定。

证据分级和推荐强度分级：本指南使用 2009 版牛津大学循证医学中心的证据分级与推荐强度标准对每个临床问题的证据质量和推荐强度进行分级。

推荐意见的形成：综合考虑证据以及我国 ABOi-LDKT 现状，指南工作组提出了我国 ABOi-LDKT 诊疗方案的 21 条推荐意见。推荐意见达成共识后，工作组完成初稿的撰写，经中华医学会器官移植学分会组织全国器官移植专家进行两轮会议集体讨论,根据其反馈意见对初稿进行修改,最终形成指南终稿。

## 二、推荐意见及说明

临床问题 1：ABOi-LDKT 主要适应于哪些人群?

推荐意见 1：在亲属中无相容血型活体供者时可考虑行 ABOi-LDKT(推荐强度 B,证据等级 2a)。

推荐意见 2：高血型抗体滴度患者可接受 ABOi-LDKT,但需密切关注术后抗体反弹(推荐强度 B,证据等级 2b)。

推荐意见 3：PRA 阳性受者可接受 ABOi-LDKT(推荐强度 B,证据等级 2b)。

推荐意见说明：

亲属活体肾移植提高了患者和移植物存活率,同时降低了医疗费用。在供者 - 受者选择过程中,传统上血型不相容被认为是捐赠的绝对禁忌证。Scurt FG 等人[13]利用 meta 分析总共纳入了 65 063 例肾移植患者,其中 7 098 名接受 ABOi-LDKT。ABOi-LDKT 受者术后第 1、3 年内的死亡率和移植物失功率略高于 ABOc-LDKT 受者,但 5 年、8 年内两组受者移植物失功率无明显差异。蒋鸿涛等人[18]收集了 2006 年 12 月至 2019 年 12 月各中心已开展 ABOi-LDKT 和同期 ABOc-LDKT 的临床资料,术后 1、3、5、10 年移植肾存活率和受者存活率均较高,1 年内 AR 发生率和血肌酐水平较低,与 ABOc-LDKT 相当。这些结果得出一旦脱敏成功,移植效果与 ABOc-LDKT 相似。因此,在没有合适的血型相容活体供者时可考虑 ABOi-LDKT。

进行肾移植前,通常会对患者进行血浆处理,其中 ABO 血型抗体滴度的高低对移植预后的影响仍需评估,术前血型抗体滴度>1∶256 的 ABOi-LDKT 在术后更容易发生抗体的反弹[19,20],AR 发生的概率明显增加[19]。Rivera CF 等人[21]分析了比较了 38 例 ABOi-LDKT 受者(术前血型抗体滴度 ≤1∶128) 和 10 例 ABOi-LDKT 受者(术前血型抗体滴度>1∶128),其受者、移植物 5 年的存活率、急性排斥发生率、感染发生率(巨细胞病毒、多瘤病毒等)、手术并发症发生率无明显差异,但术前血型抗体滴度>1∶128 的受者需更多次数的血浆处理。因此,术前血型抗体滴度>1∶256 的受者可接受 ABOi-LDKT,但需密切关注术后抗体反弹,及时识别 AR 和血栓性微血管病(thrombotic microangiopathy,TMA)。

对于群体反应性抗体(panel reactive antibodies,PRA) 阳性患者接受 ABOi-LDKT 预后如何,仍需评估。Shimmura H 等人[22]进行了 37 例 ABOi-LDKT,其中 8 例肾移植受者 PRA 阳性。37 例受者移植前均进行了血浆置换,以去除 ABO 血型抗体和 PRA 抗体,移植前使用甲泼尼龙、霉酚酸酯类、环孢素或他克莫司等进行免疫诱导。所有患者在肾移植时均行脾切除术。PRA 阴性患者的 AR 发生率为 37.9%,PRA 阳性患者的 AR 发生率为 37.5%,两组无明显统计学差异。Rostaing L 等人[23]报告了 12 名供体特异性抗体(donor-specific antibodies,DSA) 阳性的患者接受 ABOi/HLAi-LDKT,术前采用了 IVIg,RTX 的脱敏治疗,同时使用了 PE。术后 19 个月,患者和移植物的存活率分别为 100% 和 91.6%。Guy P 等人[24]利用 meta 分析纳入了 94 例 ABOi-LDKT(其中 14 例有术前存在 DSA)、27 例 ABOc-LDKT(术前存在 DSA) 和 21 例 ABOc-LDKT(术前无 DSA) 的受者,在移植后 5 年内对其进行定期活检,其结果提示不论接受 ABOi-LDKT 还是 ABOc-LDKT,术前 DSA 阴性的受者移植肾微血管炎症发生较轻。Ko EJ 等人[25]通过 1 964 例肾移植的队列研究发现不论接受 ABOi-LDKT 还是 ABOc-LDKT,术前 DSA 阳性的受者是造成术后 AR 率、感染率和死亡率升高因素。DSA 的存在是独立危险因素,与术后抗体介导的排斥反应(antibody-mediated rejection,ABMR)及移植物失功的发生率呈正相关,但对受者生存率没有影响[26-28]。

高致敏患者主要与其多次输血、妊娠或二次移植等有关。在同种肾移植中,高致敏患者要尽量选择避开了 DSA。如果供、受者人白细胞抗原(human leukocyte antigens,HLA)位点相匹配,补体依赖的细胞毒作用(complement dependent cytotoxicity test,CDC)阴性且 DSA 阴性,亦可不需要特殊的术前处理。如果 HLA Ⅰ类和Ⅱ类抗体滴度都较高,通常须进行脱敏预处理[29]。其脱敏方案同 ABOi-LDKT 相似,包括血浆处理、IVIg 和 RTX 的应用。

**临床问题 2:对于 ABOi-LDKT 受者,术前(通常指手术前 24h 内)血型抗体滴度有什么要求?**

**推荐意见 4:**一般推荐的抗体滴度水平为:成年受者 IgM ≤ 1:16,IgG ≤ 1:16;儿童受者可适当放宽,控制在 IgM ≤ 1:64,IgG ≤ 1:64(推荐强度 B,证据等级 3b)。

**推荐意见说明:**

在 ABOi-LDKT 围手术期,血型抗体滴度的检测至关重要[11]。评价同一受者的血型抗体滴度应来自同一中心的同一检测方法。目前,推荐的检测方法包括以下多种:盐水介质凝集试验、胶体介质凝集试验、经过酶处理的红细胞凝集试验、抗球蛋白试验、低离子强度溶液凝集试验及其改进方法、流式细胞术检测。然而不同中心因检测方法的差异与检验者主观判断的差异,可能是导致不同中心抗体滴度检测结果差异较大的原因[8,30]。

目前,各中心对术前血型抗体滴度的要求存在差异。Manook M 等人[31]分析了英国 ABOi-LDKT 的数据,其手术当天的血型抗体滴度更为保守为 ≤ 1:8,而美国和日本的标准为 ≤ 1:16[30]。Yin S 等人[32]回顾性分析了 100 例 ABOi-LDKT 的处理方案并证实其安全有效。其具体方案为:当受者血型抗体滴度较低(≤ 1:8)时,可仅在术前 2~4 周接受口服免疫抑制剂治疗;而对于中等血型抗体滴度(1:16),除需要口服免疫抑制剂外,还需进行 PE 或 DFPP 去除血型抗体;对于较高的血型抗体滴度(≥ 1:32)还需要使用 RTX 治疗,PE 或 DFPP。Tyden G 等人[8]回顾性分析了 60 例 ABOi-LDKT 的数据:术前通过免疫吸附(immunoadsorption,IA)、RTX、IVIg 以及常规免疫抑制方案处理后,受者手术当天的目标血型抗体滴度 < 1:8,在长达 61 个月的随访中,58 例移植肾均具有良好的功能,移植物存活率达到 98%。

Kawamura T 等人[33]在一项回顾性研究证实:对于血型抗体滴度 A/B IgG 滴度 ≤ 1:64 且未进行抗体去除和脾切除术的儿童受者进行 ABOi-LDKT 是安全有效的。

**临床问题 3:与 ABOc-LDKT 相比,ABOi-LDKT 受者是否有更高 HLA 配型要求?**

**推荐问题 5:**与 ABOc-LDKT 相比,ABOi-LDKT 并没有更高 HLA 配型要求,供受者 HLA 配型要求可参照 ABOc-LDKT 筛选(推荐强度 C,证据等级 4)。

**推荐意见说明:**

HLA 匹配度与移植的预后之间存在显著相关性[34],甚至有中心认为 HLA 配型优于血型抗体[25]。尽管与 ABOc-LDKT 相比,ABOi-LDKT 似乎增加了由血型抗体引起的风险,但目前尚无明确证据表明在 HLA 匹配点、PRA、CDC、DSA 等方面对 ABOi-LDKT 有更高的要求。因此,在临床实施 ABOi-LDKT 时,参考 ABOc-LDKT 的组织配型标准执行是可行的。

**临床问题 4:对于 ABOi-LDKT 受者,术前凝血功能有无更高要求?**

**推荐意见 6:**术前进行血浆预处理的 ABOi 受者,容易发生凝血功能紊乱,因此更需要关注凝血功能,术前凝血功能要求同普通外科手术(推荐强度 B,证据等级 2c)。

推荐意见说明：

为了降低 ABOi 受者的血型抗体滴度，通常会在手术前进行多次血浆预处理（包括 PE 和 / 或 DFPP 和 / 或 IA）。这些处理可能导致凝血因子稀释或丢失，进而使受者出现低凝状态，特别是当采用白蛋白作为替代补充液时，术后出血、弥散性血管内凝血和血栓形成可能更加显著[35]。这是因为以白蛋白为主的置换液，可导致凝血物质的丢失，尽管凝血因子、血小板恢复至处理前的水平较快（24~48h），但纤维蛋白原的恢复需要更长的时间（>4d）[36]。这些凝血功能障碍需要在手术前得到纠正，并同时使用血栓弹力图监测凝血功能[37,38]。目前，临床上主要监测的相关指标包括纤维蛋白原、D- 二聚体以及血小板计数和功能等[39]。具体要求可参考：活化部分凝血活酶时间：24~46s；凝血酶时间：11~21s；纤维蛋白原：1.2~4.0g/L；D- 二聚体 <0.3mg/L；血小板计数 ≥50×10⁹/L。

**临床问题 5：对于 ABOi-LDKT 受者，术前应如何应用 RTX？**

**推荐意见 7：** ABOi-LDKT 受者术前应选用 RTX 降低血型抗体滴度（推荐强度 B，证据等级 2a）。

**推荐意见 8：** 参考受者 CD19+B 细胞比例调整用药方案（推荐强度 D，证据等级 5）。

推荐意见说明：

RTX 是一种嵌合型鼠抗人 CD20 单抗。最初应用于 B 淋巴细胞淋巴瘤的治疗，目前，在 ABOi-LDKT 中 RTX 的应用已经替代脾切除，成为常规的手段[13,40]。CD19 和 CD20 分子是人 B 细胞的表面标志，存在于前 B 细胞、未成熟 B 细胞和成熟 B 细胞表面，其主要功能是调节 B 细胞活化。RTX 特异性地与 CD20 结合，通过 CDC 直接诱导 B 细胞凋亡或抗体依赖细胞介导的细胞毒反应（antibody-dependent cell-mediated cytotoxicity，ADCC）而清除 B 细胞。

对于 ABOi-LDKT 受者，最好于术前 4 周开始规律应用 RTX，其用药方案一般根据患者 CD19⁺B 细胞比例制订：CD19⁺B 细胞比例在 10%~15% 者，术前 4 周、2 周和 24h 可分别应用 100mg、100mg、100mg；CD19⁺B 细胞比例 ≥15% 者，术前 4 周、2 周和 24h 分别应用 200mg、100mg、100mg；CD19⁺B 细胞比例 ≤10% 者，术前 4 周、2 周分别应用 100mg、100mg。儿童及低体重的受者酌情减量。如患者在治疗过程中 CD19⁺B 细胞比例出现上升 / 下降，RTX 用药方案也应随之动态调整[17]。另一种临床上常用的方案为术前 2~4 周给予 200mg RTX，给药后 1 周复查 CD19⁺B 细胞计数提示 >10/μl 时，则再应加用 100mg RTX。

**临床问题 6：应用 RTX 后，是否会增加 ABOi-LDKT 受者感染风险？**

**推荐意见 9：** RTX 的应用与增加 ABOi-LDKT 受者感染风险的相关性仍需进一步验证。但实施个体化免疫抑制治疗等策略可以有效降低受者感染风险（推荐强度 B，证据等级 3a）。

推荐意见说明：

Banham GD 等人[41]比较了 170 例使用 RTX 诱导的 ABOi-LDKT 实验组和 191 例未用 RTX 的 ABOc-LDKT 对照组术后的感染率。通过 18 个月的随访发现，实验组与对照组的细菌、病毒、真菌和严重感染的发生率均大致相同。RTX 与 IVIg 联合使用不会增加感染风险[42]；另一项 Grim SA 等人的研究[43]对 34 例进行 ABOi 肾移植或交叉配型阳性的肾移植受者进行了比较，发现接受 RTX 受者（n=24）发生感染的概率为 48%，未接受 RTX 受者（n=10）发生概率为 11%；该作者认为尽管该样本量较小，但仍需考虑 RTX 的应用与发生感染的关系。Yin S 等人[32]对 100 例 ABOi-LDKT 受者进行回顾性研究，发现未接受 RTX 治疗受者（n=29）与接受 RTX 治疗受者（n=71）相比，未接受利妥昔单抗组的感染发生率是 20.7%，相较于接受利妥昔单抗组（36.9%）的感染发生率较低。

值得注意的是，Florian 等提出合理地运用 RTX、精细调整初始免疫抑制方案及实施个体化免疫抑制治疗等策略,能显著降低接受 RTX 治疗患者的术后感染风险[13]。此外,对接受 RTX 治疗受者实行规律、全面的感染相关指标监测(如血细胞常规等),积极处理感染,优化受者的管理策略,同样可以大幅度降低接受 RTX 治疗受者的感染风险。

临床问题 7:对于 ABOi-LDKT 受者,术前应如何根据血型抗体选择血浆处理方法?

推荐意见 10:对于 ABOi-LDKT 受者,术前无固定的血浆处理方案,可根据血型抗体滴度水平选择适宜方案(推荐强度 D,证据等级 5)。

推荐意见 11:当初始抗体滴度 ≤1:8 时,ABOi-LDKT 受者仅采用口服免疫抑制剂诱导方案,移植前可不接受血浆预处理(推荐强度 B,证据等级 3b)

推荐意见 12:当抗体滴度 1:16 时,除口服免疫抑制剂外,可选择 IA、PE、DFPP 这三种处理方式的一种或联合应用进行处理(推荐强度 B,证据等级 3b)。

推荐意见 13:当抗体滴度水平 ≥1:32 时,联合使用血浆处理和 RTX,直至抗体滴度下降至术前目标滴度水平(推荐强度 B,证据等级 3b)。

推荐意见说明:

在 ABOi-LDKT 的受者中,术前处理的核心目标是最大限度地清除体内的抗 A 和抗 B 血型抗体和防止血型抗体滴度反弹,以此预防超急性排斥反应和弥散性血管内凝血的发生[44]。这个过程主要达到三个目的:①降低体内预存 ABO 血型抗体的滴度水平;②防止血型抗体滴度反弹;③调整受者的凝血功能状态。通常在 ABOi-LDKT 手术前,采用 PE、DFPP 和 IA 作为主要的血型抗体去除方法。各中心应根据本单位目前开展的血浆处理情况选择。Saifu Yin[32]等报道回顾研究单中心完成的 100 例 ABOi-LDKT 受者,提出当初始抗体滴度 ≤1:8 时,ABOi-LDKT 受者术前一般单用口服免疫抑制剂诱导方案,在移植前可无须接受血浆处理。

Bajpai M 等[45]在一项单中心 ABOi-LDKT 回顾性研究中报道,4 名受者术前抗体滴度基线水平范围在 1:64~1:512,共进行 15 次血浆置换后完成手术,4 例受者术后均未出现任何排斥反应。Kim H 等[46]则在一项单中心 120 例 ABOi-LDKT 回顾性研究中报道,无论 ABOi-LDKT 受者术前抗体滴度水平如何,均进行血浆处理,将抗体滴度降至 1:4 乃至更低。而比较术前抗体滴度为 1:16 或更高的患者组(高 IgG,滴度范围:16~256;n=39)和或更低(低 IgG,滴度范围:<8;n=81)的患者组的数据,两组受者具有相同良好的临床结局这进一步说明了 ABOi-LDKT 术前血浆处理的安全性和有效性。Hanaoka A 等[47]在一项三中心 60 例 ABOi 回顾性研究中报道:术前更高的血型抗体滴度需要更多次的免疫吸附处理,以此来达到术前的目标抗体滴度。

Speer C 等在一项单中心 48 例 ABOi-LDKT 和 96 名 ABOc-KT 回顾性研究中报道:48 名受者术前接受免疫吸附直至抗体滴度降至 1:8 后实施 ABOi-LDKT 手术,术后经过 8 年的随访,两组受者和移植物生存率相当,但高滴度受者(抗体滴度 ≥1:256)的 BK 病毒复制和术后出血并发症发生率较高。ABOi-LDKT 必须考虑到可能是由血浆处理本身引起严重并发症的发生[48]。

临床问题 8:血浆处理方案应如何选择?

推荐意见 14:PE、DFPP 和 IA 均能有效地清除血型抗体(推荐强度 B,证据等级 3a)。

推荐意见 15:IA 对凝血功能紊乱和感染方面的影响小于 PE、DFPP(推荐强度 C,证据等级 4)。

推荐意见说明:

ABOi-LDKT 受者的血浆处理目的是降低血型抗体滴度,减少血型抗体对移植肾的损伤,主要方法包括 PE、DFPP 和 IA,其均能有效地清除受者中的血型抗体[4,13,48-53]。但有研究指出 IA 优于 PE 和

DFPP，主要是对凝血功能的影响和感染风险小于 PE 和 DFPP[51,53-55]。

**临床问题 9：ABOi-LDKT 术后早期受者抗体滴度反弹是否需要干预？**

推荐意见 16：ABOi-LDKT 术后 2 周内需要密切监测抗体滴度反弹情况，AR 风险急剧增加者，结合临床情况进行血浆处理（推荐强度 B，证据等级 3a）。

推荐意见说明：

ABOi-LDKT 术前高抗体滴度的受者，术后更容易出现抗体滴度反弹。Yin S 等人[32]对抗体滴度反弹定义如下：移植时抗体滴度为 <1∶16 的患者，移植后的抗体滴度为 ≥1∶16；或移植时抗体滴度为 ≥1∶16（如 16 和 32）的患者，术后抗体滴度较移植时增加。基于初始抗供体抗体的个体化预处理方案可以成功预防 AR，并在 ABOi-LDKT 受者中实现较好的移植物和受者存活率。有文献报道，ABOi-LDKT 受者在前 2 周内抗体滴度反弹的发生率较 ABOc-LDKT 受者风险更高，抗体滴度反弹的 ABOi-LDKT 受者发生 AR 风险是 ABOc-LDKT 受者的 2.72 倍[32]。术后抗体滴度高的患者比低滴度的患者更容易发生 ABMR 和移植物衰竭[44]。移植后，出现 AR 的患者，可考虑给予 IVIg 2g/kg[56]。在处理抗体滴度反弹方面，移植后 2 周内患者抗体滴度出现反弹，高于术前，尤其是超过 1∶128 时，其发生排斥反应的风险将显著升高，尤其是 ABMR，建议可行 PE、DFPP 或 IA 处理[57]。

**临床问题 10：与 ABOc-LDKT 相比，ABOi-LDKT 的免疫抑制剂维持方案有什么不同？**

推荐意见 17：ABOi-LDKT 和 ABOc-LDKT 采用相同的免疫抑制维持方案，具体方案可参考 ABOc-LDKT 指南（推荐强度 D，证据等级 5）。

推荐意见说明：

目前的主流观点认为 ABOi-LDKT 与 ABOc-LDKT 在常规的免疫抑制剂维持方案的使用上并无差异[58]，但优先使用他克莫司 + 霉酚酸酯类 + 糖皮质激素。

ABOi-LDKT 与 ABOc-LDKT 的关键区别在于 ABO 血型的差异及术后早期抗体滴度升高引起的排斥风险，长期来看，其排斥反应发生的风险同 ABOc-LDKT 无显著差异[13]。但 ABOi-LDKT 术前，由于使用 RTX、血浆置换等预处理血型抗体手段，可能增加术后感染的风险，因此在充分免疫维持的同时也应该关注受者自身的免疫状态，避免免疫抑制过度引发的重症感染等严重后果。

**临床问题 11：ABOi-LDKT 术后是否需要抗凝？**

推荐意见 18：ABOi-LDKT 受者术后早期形成血栓风险较高，建议在移植后的最初几周内进行预防性抗凝治疗（推荐强度 C，证据等级 4）。

推荐意见说明：

ABOi-LDKT 术前通常会进行一次或多次的血浆处理，可能导致凝血功能紊乱，包括出血、弥散性血管内凝血和血栓形成等严重并发症[37]。其次，在血浆处理等脱敏过程中，会出现细胞质膜超微结构的改变，并伴有局部的血小板聚集和中性粒细胞募集，可使移植物在数小时内发生血栓[59]。另外，Hsiung CY 等人[60]在一项系统评价和 meta 分析中发现在 14 410 例肾移植受者中，306 例发生新发 TMA，发生率为 3.20%，其中全身型 TMA 和肾型 TMA 的发生率分别为 1.38% 和 2.80%。Tasaki M 等人[61]回顾性分析 201 例接受活体肾移植（ABO 血型相合肾移植 114 例，ABO 血型不合肾移植 87 例）的患者，发现 ABO 血型不相容肾移植是移植后全身性新发 TMA 的显著危险因素。ABOi-LDKT 受者术后发生急性 ABMR 可导致补体激活和内皮细胞损伤，是导致移植肾 TMA 的病因之一[62,63]。预防 TMA 发生的重点在于抗凝[58]。综上所述，由于存在免疫或非免疫损伤，ABOi-LDKT 受者血管内皮细胞容易发生血栓形成，建议在移植后的最初几周内进行预防性抗凝治疗。

**临床问题 12：ABOi-LDKT 术后 2 周之后是否还需常规监测血型抗体滴度？**

**推荐意见 19：** ABOi-LDKT 术后 2 周之后无须常规检测血型抗体滴度（推荐强度 C，证据等级 4）。

**推荐意见说明：**

关于 ABOi-LDKT 术后 2 周之后是否需要监测血型抗体滴度的问题，关键在于术后 2 周后是否仍存在由 ABO 血型抗原引发的排斥反应。在 HLA 不相容移植中，持续或复发的供体特异性抗体经常导致排斥反应和慢性组织损伤，但在 ABOi-LDKT 中，术后 2 周之后可观察到移植肾对 ABO 血型抗体成功产生免疫适应现象[64]。尽管可能检测到高浓度的同种凝集素、内皮细胞 AB 抗原表达及小管周毛细血管内 C4d 阳性，但没有其他排斥迹象，且肾功能正常[65]。Montgomery JR 等[66]对美国 280 个移植中心 1995 至 2012 年进行的 738 例 ABOi-LDKT 总结发现，术后 14d 是 ABOi-LDKT 的高风险期，移植肾功能丧失的风险高于 ABOc-LDKT 组；而 14d 后两组受者、移植肾存活率均没有显著差异。这可能是因为术后 2 周后移植肾对 ABO 血型抗体成功产生免疫适应[67]。一项回顾性分析指出，抗 A/B 滴度的变化与晚期 ABMR 无关[68]。

**临床问题 13：在 ABOi-LDKT 中，C4d 阳性有何意义？**

**推荐意见 20：** 在 ABOi-LDKT 中，仅有 C4d 沉积但无其他组织学异常者，通常不会发生移植的肾小球病变或慢性移植物功能障碍（推荐强度 C，证据等级 4）。

**推荐意见 21：** C4d 阳性、微血管炎症评分 ≥2 分、肾小球炎评分 ≥1 可归类为 ABMR（推荐强度 C，证据等级 4）。

**推荐意见说明：**

ABOi 移植中，程序性活检可发现 C4d 的广泛存在，目前其意义尚未十分明确，往往被理解为一种适应现象[69]。在 Banff 2022 年肾脏会议报告中提及，在 ABOi 移植中，C4d 阳性没有诊断意义，C4d 染色表明补体片段固定在内皮细胞上，但不一定是损伤或排斥[70]。但值得注意的是，ABOi 移植物中的 C4d 沉积并不升高 ABMR 转录本[71,72]。Setoguchi K 等人[73]回顾性研究了 48 名 ABOi-LDKT 移植受者的 89 例活检中的组织学和 C4d 染色，并与 133 名 ABOc 移植受者的 250 名对照组的结果进行了比较。得出的结论是，在 ABOi-LDKT 中，在活检中单独检测 C4d 可能没有任何诊断或治疗意义。Couzi L 等人[74]对 50 名 ABOi-LDKT 患者的方案活检重新评分，发现 3 个月后，与没有排斥证据的患者相比，有 C4d 染色和肾小管间质炎症的患者频繁地观察到肾小球滤过率逐步下降，得出结论是，虽然孤立的 C4d 沉积和孤立的间质炎症似乎是良性病变，但活检发现与间质炎症相关的 C4d 沉积与慢性移植物功能障碍的发展密切相关。综上所述，只有 C4d 沉积但没有其他组织学异常的 ABOi-LDKT 患者通常不会发生移植的肾小球病变或慢性移植物功能障碍。

ABOi-LDKT 术后，血型抗体可作为一种非 HLA 抗体，参与 ABMR，其病理诊断标准可参考 Banff 2019 评分标准[75]。第二轮 Banff 2022 调查中进一步达成的共识，如果检测方法足够标准化和临床验证，非 HLA 抗体的检测（包括 ABO 不相容移植中的 ABO 血型抗体）可以作为 DSA 阳性的替代品。Gupta P 等人[76]回顾性研究纳入从 2012 年 1 月至 2019 年 6 月的 164 例 ABO 血型不相容肾移植患者，发现 ABMR 患者均有微血管炎症（microvascular inflammation，MVI）（g+ptc 评分为 2 分或更高，其中 g+ptc 是肾小球炎和肾小管周围毛细血管炎评分的总和），C4d 阳性。Cho H 等人[77]回顾性研究了 126 例 ABOi 肾移植患者的 214 例病因活检，发现与 C4d 阴性标本相比，C4d 阳性活检显示肾小球炎、肾小管周围毛细血管炎和微血管炎症评分更高。与绝对 ABMR 组相比，C4d 阳性组在肾小球滤过率（estimated glomerular filtration rate，eGFR）和移植物存活率方面没有显著差异。因此，ABOi 同种异体移植物活检 C4d 阳性、MVI 评分 ≥ 2 分、肾小球炎评分 ≥ 1 可归类为 ABMR 病例。但对于缺乏 MVI 的 C4d 阳性合并急性肾小管损伤的 ABOi-LDKT 患者,目前无统一的诊断及处理建议[78]。

## 三、小结

ABOi-LDKT 跨越了血型屏障,是亲属活体供肾移植的重要组成部分,对扩大供肾来源具有重要意义。在亲属活体肾移植基础上,血型抗体的正确评估和处理是 ABOi-LDKT 成功的关键。本指南基于我国 ABOi-LDKT 的临床实践,提出 13 个临床问题,结合国内外文献报道,总结证据,形成 21 条推荐意见和相关意见说明,旨在推动我国 ABOi-LDKT 发展和指导其临床实践。但指南是从现有研究证据和临床经验总结而来,存在一定局限性,今后将继续推进多中心及多学科联合研究,对本指南进行补充、完善和更新,为下一步制订中国 ABOi-LDKT 临床实践指南提供更多的循证医学依据。

**执笔作者:** 王毅(海南医学院第二附属医院),蒋鸿涛(海南医学院第二附属医院),王建立(海南医学院第二附属医院),甘惠玲(海南医学院第二附属医院),李涛(海南医学院第二附属医院),徐亮(海南医学院第二附属医院)

**通信作者:** 王毅(海南医学院第二附属医院),蒋鸿涛(海南医学院第二附属医院)

**参编作者:** 何松哲(海南医学院第二附属医院),杨檬(海南医学院第二附属医院),袁泽华(海南医学院第二附属医院),靳帅(海南医学院第二附属医院),陈人腆(海南医学院第二附属医院),陈泰志(海南医学院第二附属医院),蒋海云(海南医学院第二附属医院),罗智坤(海南医学院第二附属医院),李敬辉(海南医学院第二附属医院),余一凡(海南医学院第二附属医院)

**主审专家:** 薛武军(西安交通大学第一附属医院),蔡明(浙江大学附属第二医院),林涛(四川大学华西医院),吴建永(浙江大学医学院附属第一医院)

**审稿专家:** 王长安(郑州市第七人民医院),王长希(中山大学附属第一医院),王显丁(四川大学华西医院),田普训(西安交通大学第一附属医院),成柯(中南大学湘雅三医院),刘洪涛(中国科技大学附属第一医院),戎瑞明(复旦大学附属中山医院),陈刚(华中科技大学同济医学院附属同济医院),邱江(中山大学附属第一医院),张明(上海交通大学医学院附属仁济医院),张伟杰(华中科技大学同济医学院附属同济医院),宋涂润(四川大学华西医院),陈正(广州医学院第二附属医院),尚文俊(郑州大学第一附属医院),周洪澜(吉林大学第一医院),林俊(北京友谊医院),莫春柏(天津市第一中心医院),徐小松(中国人民解放军陆军军医大学第一附属医院),谢续标(中南大学湘雅二医院),谭州科(遵义医科大学附属医院)

**利益冲突:** 所有作者声明无利益冲突

## 参考文献

[1] CEN M, WANG R, KONG W, et al. ABO-incompatible living kidney transplantation [J]. Clin Transplant, 2020, 34 (9): e14050.

[2] STORRY JR, OLSSON ML. The ABO blood group system revisited: a review and update [J]. Immunohematology, 2009, 25 (2): 48-59.

[3] YAMAMOTO F, CID E, YAMAMOTO M, et al. ABO research in the modern era of genomics [J]. Transfus Med Rev,

2012, 26 (2): 103-118.

［4］BOHMIG G A, FARKAS A M, ESKANDARY F, et al. Strategies to overcome the ABO barrier in kidney transplantation [J]. Nat Rev Nephrol, 2015, 11 (12): 732-747.

［5］RYDBERG L, BREIMER M E, BRYNGER H, et al. ABO-incompatible kidney transplantation (A2 to O). Qualitative and semiquantitative studies of the humoral immune response against different blood group A antigens [J]. Transplantation, 1990, 49 (5): 954-960.

［6］RYDBERG L, BREIMER M E, SAMUELSSON B E, et al. Blood group ABO-incompatible (A2 to O) kidney transplantation in human subjects: a clinical, serologic, and biochemical approach [J]. Transplant Proc, 1987, 19 (6): 4528-4537.

［7］HUME D M, MERRILL J P, MILLER B F, et al. Experiences with renal homotransplantation in the human: report of nine cases [J]. J Clin Invest, 1955, 34 (2): 327-382.

［8］TYDEN G, DONAUER J, WADSTROM J, et al. Implementation of a protocol for ABO-incompatible kidney transplantation-a three-center experience with 60 consecutive transplantations [J]. Transplantation, 2007, 83 (9): 1153-1155.

［9］FUCHINOUE S, ISHII Y, SAWADA T, et al. The 5-year outcome of ABO-incompatible kidney transplantation with rituximab induction [J]. Transplantation, 2011, 91 (8): 853-857.

［10］AXELROD D A, SCHNITZLER M A, XIAO H, et al. An economic assessment of contemporary kidney transplant practice [J]. Am J Transplant, 2018, 18 (5): 1168-1176.

［11］HEW EY, KESSARIS N, STOJANOVIC J, et al. Successful ABO and HLA incompatible kidney transplantation in children in the UK [J]. Pediatr Nephrol, 2023, 38 (2): 529-535.

［12］UCHIDA J, KOSOKU A, KABEI K, et al. Pilot experience with ABO-incompatible kidney transplantation as a second transplant [J]. Urol Int, 2019, 102 (4): 441-448.

［13］SCURT F G, EWERT L, MERTENS P R, et al. Clinical outcomes after ABO-incompatible renal transplantation: a systematic review and meta-analysis [J]. Lancet, 2019, 393 (10185): 2059-2072.

［14］HIRZEL C, PROJER L, ATKINSON A, et al. Infection risk in the first year after ABO-incompatible kidney transplantation: a nationwide prospective cohort study [J]. Transplantation, 2022, 106 (9): 1875-1883.

［15］JANIGEN B M, SALABE C, GLATZ T, et al. Single cohort study: ABO-incompatible kidney transplant recipients have a higher risk of lymphocele formation [J]. Langenbecks Arch Surg, 2019, 404 (8): 999-1007.

［16］KO Y, KIM JY, KIM S H, et al. Acute rejection and infectious complications in ABO-and HLA-incompatible kidney transplantations [J]. Ann Transplant, 2020, 25: e927420.

［17］王毅. ABO 血型不相容亲属活体肾移植临床诊疗指南 (2017 版)[J]. 中华移植杂志 (电子版), 2017, 11 (4): 193-200.

［18］蒋鸿涛, 李涛, 任坤等. ABO 血型不相容亲属活体肾移植的多中心研究 [J]. 中华器官移植杂志, 2020,(41): 259-264.

［19］CHUNG B H, LIM J U, KIM Y, et al. Impact of the baseline anti-A/B antibody titer on the clinical outcome in ABO-incompatible kidney transplantation [J]. Nephron Clin Pract, 2013, 124 (1-2): 79-88.

［20］WON D, CHOE W, KIM H J, et al. Significance of isoagglutinin titer in ABO-incompatible kidney transplantation [J]. J Clin Apher, 2014, 29 (5): 243-250.

［21］RIVERA C F, RODRIGUEZ M C, HERMIDA T F, et al. Isoagglutinin titers in ABO-incompatible kidney transplant [J]. Transplant Proc, 2021, 53 (9): 2675-2677.

［22］SHIMMURA H, TANABE K, TOKUMOTO T, et al. Impact of positive PRA on the results of ABO-incompatible kidney transplantation [J]. Transplant Proc, 2004, 36 (7): 2169-2171.

［23］ROSTAING L, KARAM B, CONGY-JOLIVET N, et al. Successful transplantation in ABO-and HLA-incompatible living kidney transplant patients: a report on 12 cases [J]. Ther Apher Dial, 2016, 20 (5): 507-516.

［24］GUY P, DELAS A, ESPOSITO L, et al. Progression of histological lesions after ABO incompatible kidney transplantation [J]. Front Immunol, 2022, 13: 969998.

［25］KO E J, YU J H, YANG CW, et al. Clinical outcomes of ABO-and HLA-incompatible kidney transplantation: a nationwide cohort study [J]. Transpl Int, 2017, 30 (12): 1215-1225.

[ 26 ] HIRAI T, KOHEI N, OMOTO K, et al. Significance of low-level DSA detected by solid-phase assay in association with acute and chronic antibody-mediated rejection [J]. Transpl Int, 2012, 25 (9): 925-934.

[ 27 ] LEFAUCHEUR C, LOUPY A, HILL G S, et al. Preexisting donor-specific HLA antibodies predict outcome in kidney transplantation [J]. J Am Soc Nephrol, 2010, 21 (8): 1398-1406.

[ 28 ] THAMMANICHANOND D, INGSATHIT A, MONGKOLSUK T, et al. Pre-transplant donor specific antibody and its clinical significance in kidney transplantation [J]. Asian Pac J Allergy Immunol, 2012, 30 (1): 48-54.

[ 29 ] MARFO K, LU A, LING M, et al. Desensitization protocols and their outcome [J]. Clin J Am Soc Nephrol, 2011, 6 (4): 922-936.

[ 30 ] MARITATI F, BINI C, CUNA V, et al. Current perspectives in ABO-incompatible kidney transplant [J]. J Inflamm Res, 2022, 15: 3095-3103.

[ 31 ] MANOOK M, JOHNSON R, ROBB M, et al. Changing patterns of clinical decision making: Are falling numbers of antibody incompatible transplants related to the increasing success of the UK Living Kidney Sharing Scheme? A national cohort study [J]. Transpl Int, 2021, 34 (1): 153-162.

[ 32 ] YIN S, TAN Q, YANG Y, et al. Transplant outcomes of 100 cases of living-donor ABO-incompatible kidney trans-plantation [J]. Chin Med J (Engl), 2022, 135 (19): 2303-2310.

[ 33 ] KAWAMURA T, HAMASAKI Y, TAKAHASHI Y, et al. ABO-incompatible pediatric kidney transplantation without antibody removal [J]. Pediatr Nephrol, 2020, 35 (1): 95-102.

[ 34 ] OPELZ G. Strength of HLA-A, HLA-B, and HLA-DR mismatches in relation to short-and long-term kidney graft survival. Collaborative Transplant Study [J]. Transpl Int, 1992, 5 Suppl 1: S621-624.

[ 35 ] HANAOKA A, NAGANUMA T, KABATA D, et al. Selective plasma exchange in ABO-incompatible kidney trans-plantation: comparison of substitution with albumin and partial substitution with fresh frozen plasma [J]. Sci Rep, 2020, 10 (1): 1434.

[ 36 ] FESSLER J, LE GUEN M, PASCREAU T. Bleeding risks in preoperative plasmapheresis [J]. J Heart Lung Trans-plant, 2024, 43 (4): 693-694.

[ 37 ] DE WEERD A E, VAN AGTEREN M, LEEBEEK F W, et al. ABO-incompatible kidney transplant recipients have a higher bleeding risk after antigen-specific immunoadsorption [J]. Transpl Int, 2015, 28 (1): 25-33.

[ 38 ] SMITH I, PEARSE B L, FAULKE D J, et al. Targeted bleeding management reduces the requirements for blood component therapy in lung transplant recipients [J]. J Cardiothorac Vasc Anesth, 2017, 31 (2): 426-433.

[ 39 ] KIM M H, JUN K W, HWANG J K, et al. Risk factors for postoperative bleeding in ABO-incompatible kidney trans-plantation [J]. Clin Transplant, 2015, 29 (4): 365-372.

[ 40 ] TAKAHASHI K, SAITO K, TAKAHARA S, et al. Results of a multicenter prospective clinical study in Japan for evaluating efficacy and safety of desensitization protocol based on rituximab in ABO-incompatible kidney transplanta-tion [J]. Clin Exp Nephrol, 2017, 21 (4): 705-713.

[ 41 ] BANHAM G D, FLINT S M, TORPEY N, et al. Belimumab in kidney transplantation: an experimental medicine, randomised, placebo-controlled phase 2 trial [J]. Lancet, 2018, 391 (10140): 2619-2630.

[ 42 ] KAHWAJI J, SINHA A, TOYODA M, et al. Infectious complications in kidney-transplant recipients desensitized with rituximab and intravenous immunoglobulin [J]. Clin J Am Soc Nephrol, 2011, 6 (12): 2894-2900.

[ 43 ] GRIM S A, PHAM T, THIELKE J, et al. Infectious complications associated with the use of rituximab for ABO-incompatible and positive cross-match renal transplant recipients [J]. Clin Transplant, 2007, 21 (5): 628-632.

[ 44 ] TOBIAN A A, SHIREY R S, MONTGOMERY R A, et al. ABO antibody titer and risk of antibody-mediated rejection in ABO-incompatible renal transplantation [J]. Am J Transplant, 2010, 10 (5): 1247-1253.

[ 45 ] BAJPAI M, KAKKAR B, GUPTA S, et al. Cascade plasmapheresis as a desensitization strategy for patients under-going ABO incompatible living donor liver transplantation (ABOi LDLT): a single center experience [J]. Transfus Apher Sci, 2019, 58 (4): 442-446.

[ 46 ] KIM H, CHOE W, SHIN S, et al. ABO-incompatible kidney transplantation can be successfully conducted by moni-toring IgM isoagglutinin titers during desensitization [J]. Transfusion, 2020, 60 (3): 598-606.

[ 47 ] HANAOKA A, NAGANUMA T, KABATA D, et al. Safety and efficacy of tandem hemodialysis and selective plasma

exchange in pretransplant desensitization of ABO-incompatible kidney transplantation [J]. Blood Purif, 2021, 50 (6): 829-836.

［48］ SPEER C, KALBLE F, NUSSHAG C, et al. Outcomes and complications following ABO-incompatible kidney transplantation performed after desensitization by semi-selective immunoadsorption-a retrospective study [J]. Transpl Int, 2019, 32 (12): 1286-1296.

［49］ DE WEERD A E, BETJES MGH. ABO-incompatible kidney transplant outcomes: a meta-analysis [J]. Clin J Am Soc Nephrol, 2018, 13 (8): 1234-1243.

［50］ HAN S, HWANG E, PARK S, et al. Clinical outcomes of ABO-incompatible kidney transplant with rituximab and double-filtration plasmapheresis [J]. Exp Clin Transplant, 2014, 12 (5): 401-404.

［51］ KAKUTA Y, OKUMI M, UNAGAMI K, et al. Outcomes, complications, and economic impact of ABO-incompatible living kidney transplantation: a single-center Japanese cohort study [J]. Clin Transplant, 2019, 33 (6): e13591.

［52］ MONTAGUD-MARRAHI E, REVUELTA I, CUCCHIARI D, et al. Successful use of nonantigen-specific immunoadsorption with antihuman Ig-columns in kidney graft antibody-mediated rejection [J]. J Clin Apher, 2020, 35 (3): 188-199.

［53］ MORATH C, BECKER L E, LEO A, et al. ABO-incompatible kidney transplantation enabled by non-antigen-specific immunoadsorption [J]. Transplantation, 2012, 93 (8): 827-834.

［54］ AXELROD D, SEGEV D L, XIAO H, et al. Economic impacts of ABO-incompatible live donor kidney transplantation: a national study of medicare-insured recipients [J]. Am J Transplant, 2016, 16 (5): 1465-1473.

［55］ JOUVE T, MARLU R, NACIRI BENNANI H, et al. Fibrinogen reconstitution after therapeutic apheresis: comparison of double-filtration plasmapheresis, plasma exchange, and immunoadsorption [J]. J Clin Apher, 2021, 36 (4): 574-583.

［56］ CALISKAN Y, MIRIOGLU S, DIRIM A B, et al. A comparison of methods of plasmapheresis for the treatment of late antibody mediated rejection in kidney transplant recipients [J]. Ther Apher Dial, 2023, 27 (3): 428-434.

［57］ BAEK C H, KIM H, YANG W S, et al. Clinical significance of isoagglutinin titre with the current desensitization protocol in ABO-incompatible kidney transplantation [J]. Nephrology (Carlton), 2019, 24 (6): 654-660.

［58］ 王毅, 蒋鸿涛. ABO 血型不相容亲属活体肾移植技术操作规范 (2019 版)[J]. 器官移植, 2019, 10 (5): 533-539.

［59］ PLATT J L, FISCHEL R J, MATAS A J, et al. Immunopathology of hyperacute xenograft rejection in a swine-to-primate model [J]. Transplantation, 1991, 52 (2): 214-220.

［60］ HSIUNG C Y, CHEN H Y, WANG S H, et al. Unveiling the incidence and graft survival rate in kidney transplant recipients with de novo thrombotic microangiopathy: a systematic review and meta-analysis [J]. Transpl Int, 2024, 37: 12168.

［61］ TASAKI M, SAITO K, NAKAGAWA Y, et al. Analysis of the prevalence of systemic de novo thrombotic microangiopathy after ABO-incompatible kidney transplantation and the associated risk factors [J]. Int J Urol, 2019, 26 (12): 1128-1137.

［62］ AVILA A, GAVELA E, SANCHO A. Thrombotic microangiopathy after kidney transplantation: an underdiagnosed and potentially reversible entity [J]. Front Med (Lausanne), 2021, 8: 642864.

［63］ IMANIFARD Z, LIGUORI L, REMUZZI G. TMA in kidney transplantation [J]. Transplantation, 2023, 107 (11): 2329-2340.

［64］ PARK W D, GRANDE J P, NINOVA D, et al. Accommodation in ABO-incompatible kidney allografts, a novel mechanism of self-protection against antibody-mediated injury [J]. Am J Transplant, 2003, 3 (8): 952-960.

［65］ IWASAKI K, MIWA Y, OGAWA H, et al. Comparative study on signal transduction in endothelial cells after anti-A/B and human leukocyte antigen antibody reaction: implication of accommodation [J]. Transplantation, 2012, 93 (4): 390-397.

［66］ MONTGOMERY J R, BERGER J C, WARREN D S, et al. Outcomes of ABO-incompatible kidney transplantation in the United States [J]. Transplantation, 2012, 93 (6): 603-609.

［67］ GALILI U. Xenotransplantation and ABO incompatible transplantation: the similarities they share [J]. Transfus Apher Sci, 2006, 35 (1): 45-58.

［68］ LONZE B E, BAE S, KRAUS E S, et al. Outcomes and risk stratification for late antibody-mediated rejection in recipients of ABO-incompatible kidney transplants: a retrospective study [J]. Transpl Int, 2017, 30 (9): 874-883.

［69］ KING K E, WARREN D S, SAMANIEGO-PICOTA M, et al. Antibody, complement and accommodation in ABO-incompatible transplants [J]. Curr Opin Immunol, 2004, 16 (5): 545-549.

［70］ NAESENS M, ROUFOSSE C, HAAS M, et al. The Banff 2022 kidney meeting report: reappraisal of microvascular inflammation and the role of biopsy-based transcript diagnostics [J]. Am J Transplant, 2024, 24 (3): 338-349.

［71］ DOMINY K M, WILLICOMBE M, AL JOHANI T, et al. Molecular assessment of C4d-positive renal transplant biopsies without evidence of rejection [J]. Kidney Int Rep, 2019, 4 (1): 148-158.

［72］ ROSALES I A, MAHOWALD G K, TOMASZEWSKI K, et al. Banff human organ transplant transcripts correlate with renal allograft pathology and outcome: importance of capillaritis and subpathologic rejection [J]. J Am Soc Nephrol, 2022, 33 (12): 2306-2319.

［73］ SETOGUCHI K, ISHIDA H, SHIMMURA H, et al. Analysis of renal transplant protocol biopsies in ABO-incompatible kidney transplantation [J]. Am J Transplant, 2008, 8 (1): 86-94.

［74］ COUZI L, PERERA R, MANOOK M, et al. Incidence and outcome of C4d Staining with tubulointerstitial inflammation in blood group-incompatible kidney transplantation [J]. Transplantation, 2015, 99 (7): 1487-1494.

［75］ LOUPY A, HAAS M, ROUFOSSE C, et al. The Banff 2019 kidney meeting report (I): updates on and clarification of criteria for T cell-and antibody-mediated rejection [J]. Am J Transplant, 2020, 20 (9): 2318-2331.

［76］ GUPTA P, BHARGAVA V, GUPTA A, et al. Renal biopsy and clinical outcomes in patients with ABO-incompatible renal transplant: experience from a tertiary care hospital [J]. Exp Clin Transplant, 2021, 19 (6): 527-533.

［77］ CHO H, BAEK C H, PARK S K, et al. Significance of C4d expression in peritubular capillaries concurrent with microvascular inflammation in for-cause biopsies of ABO-incompatible renal allografts [J]. Kidney Res Clin Pract, 2024, 43 (1): 82-92.

［78］ LIM B J. C4d puzzle in ABO-incompatible kidney transplantation [J]. Kidney Res Clin Pract, 2024, 43 (1): 6-7.

# 第七部分

# 儿童肾移植

## 26　儿童肾移植等待者评估与管理临床诊疗指南

对终末期肾病（end stage renal disease，ESRD）患者进行全面系统的评估，明确适应证和手术条件，是保障肾移植疗效和安全性的重要基础，是患者登记排队和肾移植前不可或缺的重要步骤[1]。与成年患者比较，ESRD 儿童的原发病更加复杂多样，更需严格掌握肾移植适应证；先天性和遗传性疾病占比高，常累及多系统和多器官，更需全面细致检查；透析效果不佳更易合并心肺功能不全，且贫血、组织水肿、营养不良、矿物质和骨代谢异常等问题更为突出，更应及时和准确地把握肾移植的手术时机和手术条件[2]。ESRD 儿童的神经精神发育及其家庭和社会支持也是重要的评估内容[3]。此外，ESRD 儿童特别是低龄患者病情变化快，容易罹患重症感染、严重的酸碱和电解质紊乱以及心律失常、心力衰竭等急危重症，一旦发生常危及生命[4,5]。因此，ESRD 儿童的移植前评估和等待期管理十分重要。

近些年来，我国儿童肾移植事业发展迅速，移植技术能力显著提高。但实施儿童肾移植的单位相对集中，全国范围内技术发展并不均衡，对 ESRD 儿童的移植前评估和管理能力参差不齐，这影响移植疗效并限制了儿童肾移植的进一步发展。国内外尚无相关指南或专家共识参考。为此，中华医学会器官移植学分会组织相关领域专家制订了本指南，围绕 ESRD 儿童的原发病诊断、合并症评估、肾移植适应证、禁忌证、移植时机和等待期管理等方面，基于当前可获得的最佳证据，提出了相关推荐意见并明确了证据质量和推荐强度。本指南旨在提高 ESRD 儿童的移植前评估与管理能力，促进提高儿童肾移植疗效。本指南中的儿童年龄范围与《中华人民共和国未成年人保护法》中的规定一致，定义为未满 18 周岁。

### 一、指南形成方法

本指南已在国际实践指南注册与透明化平台（Practice Guide Registration 2 for TransPAREncy，PREPARE）上以中英双语注册（注册号：PREPARE-2023CN886），制订过程遵循 2014 年《世界卫生组织指南制订手册》及 2016 年中华医学会《制订/修订的基本方法及程序》。

临床问题的遴选及确定：首先通过指南专家会议对临床关注的问题进行讨论，最终选定本指南拟解决的 14 个临床问题，主要涉及原发病诊断、合并症评估、适应证、禁忌证、移植时机和等待期管理等六个方面内容。

证据检索与筛选：按照人群、干预、对照、结局（population，intervention，comparison，outcome，PICO）的原则对纳入的临床问题进行检索，检索 MEDLINE（PubMed）、Web of Science、万方数据知识服务平台和中国知网（CNKI），纳入指南、共识、规范、系统评价和 meta 分析，随机对照试验（randomized controlled trial，RCT）、非 RCT 队列研究、病例对照研究和病例报告等类型的证据；检索词包括"肾移植""儿童""评估""原发病""肾小球疾病""复发""基因检测""合并症""心功能不全""适应证""禁忌证""先天性肾病""遗传性肾脏病""局灶性节段性肾小球硬化""常染色体隐性遗传性多囊""肾单位肾痨""肝肾联合移植""非典型溶血尿毒综合征""肾母细胞瘤""泌尿系统畸形""膀胱功能障碍""神经源性膀胱""膀胱输尿管反流""肾切除""抢先移植""移植时机""婴幼儿""等待者管理""疫苗接种""预防""诊断""治疗""预后"等；所有类型文献检索时间为 1984 年 1 月~2024 年 4 月，主要为近 10 年文献，发表语言限定为中文或英文。

证据分级和推荐强度分级：本指南采用 2009 版牛津大学循证医学中心的证据分级与推荐强度标准对推荐意见的支持证据进行评级。

推荐意见的形成：专家组基于证据评价提供的证据，结合我国儿童肾移植的具体实际，提出了符合我国儿童肾移植等待者评估与管理临床诊疗的推荐意见 26 条。推荐意见达成共识后，工作组完成初稿的撰写，经中华医学会器官移植学分会组织全国器官移植与相关学科专家两轮会议集体讨论，根据其反馈意见对初稿进行修改，最终形成指南终稿。

## 二、儿童肾移植等待者的评估内容

慢性肾脏病（chronic kidney disease，CKD）儿童登记等待肾移植时，应对其进行全面系统的评估，以明确其接受肾移植的适应证、禁忌证、手术时机、手术条件、围手术期准备、移植疗效及其治疗依从性等[2]。评估内容可分为临床评估和社会心理评估两个方面。临床评估内容包括原发病诊断、合并症评估、外科风险和感染风险等；社会心理评估包括儿童心理健康、家庭环境和社会支持等。儿童等待者评估由儿科医师和/或移植医师以及其他专科医师等完成，疑难病例常需多学科协作（multidisciplinary treatment，MDT），若有条件可安排社会工作者协助社会心理评估。

临床评估的主要内容：病史询问、体格检查、实验室检查、影像学检查、预防接种史以及其他系统性疾病等，旨在明确 CKD 原发病、合并症、外科风险、感染风险以及各系统功能，特别注意泌尿系统畸形[2,6]。此外，还需评估神经精神状态、心肺功能和肝脏功能等对移植手术的影响。具体包括以下内容：

（1）病史询问：发病时间、症状、临床诊断、肾脏病理诊断、基因检测结果、疾病进展和治疗经过、透析情况（透析方式、透析频率、透析效果）、尿量、伴随疾病、有无泌尿系统畸形［如反流性肾病（reflux nephropathy，RN）、神经源性膀胱（neurogenic bladder，NB）、后尿道瓣膜等］、首次移植情况、输血史、手术史、股动静脉插管史、过敏史及家族史等。

（2）体格检查：一般状态、发育情况（包括身高、体重、头围、胸围、上臂围）、五官、皮肤毛发、心肺检查、腹部检查、泌尿生殖系统检查、脊柱以及四肢检查等。

（3）一般实验室检查：血常规、尿常规、大便常规、血电解质、出凝血功能、肝肾功能、N 末端脑钠肽前体（NT-proBNP）、血脂、血糖、骨代谢指标等。

（4）病原学检查：术前传染病筛查包括人类免疫缺陷病毒（human immunodeficiency virus，HIV）、梅毒、乙肝、丙肝、巨细胞病毒（cytomegalovirus，CMV）、EB 病毒（epstein-barr virus，EBV）、多瘤病

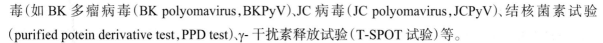

毒（如 BK 多瘤病毒（BK polyomavirus，BKPyV）、JC 病毒（JC polyomavirus，JCPyV）、结核菌素试验（purified potein derivative test，PPD test）、γ- 干扰素释放试验（T-SPOT 试验）等。

（5）免疫抑制药物代谢相关基因检测，如 CYP3A5 检测。

（6）组织相容性检测：血型、人类白细胞抗原（human leukocyte antigen，HLA）、群体反应性抗体（panel reactive antibodies，PRA）或 Luminex 单抗原检测（luminex single antigen，LSA）、流式交叉配型试验或补体依赖的淋巴细胞毒试验等。

（7）影像学检查：心电图、超声心动图、胸部 X 线或胸部 CT、泌尿系超声、肝胆胰脾超声、腹部及双侧髂血管彩超等，必要时行泌尿系磁共振水成像、膀胱逆行造影、尿流动力学检查、尿道膀胱镜及神经系统磁共振检查等。

（8）预防接种史：包括但不仅限于肺炎球菌、乙型肝炎、麻疹、腮腺炎、风疹、水痘等疫苗接种史。

（9）其他疾病：包括癫痫、先天性心脏病、支气管哮喘、肝脏疾病、高凝状态等。

心理社会评估的主要内容包括：

（1）儿童等待者对疾病的认知水平、负面自我感知以及应对肾移植可能产生的心理压力。

（2）儿童等待者在治疗决策中的自主性和治疗依从性。

（3）家庭环境和社会支持：评估家庭结构、经济状况、社会支持网络以及能否在肾移植后为患儿提供必需的护理和支持[7,8]。

完成初始评估后，医疗团队应综合所有信息，确定患儿是否符合肾移植适应证，与其家庭充分讨论肾移植的潜在益处和风险，为其制订个性化的肾移植方案，选择最佳的手术时机。等待期需定期随访，动态监测患儿的健康状态，若有病情变化需及时调整治疗，并重新评估适应证和手术条件，确保肾移植手术的及时性和安全性。

## 三、原发病诊断

导致儿童 ESRD 的原发病广泛多样，其中先天性肾脏和泌尿系统畸形（congenital anomalies of the kidney and urinary tract，CAKUT）、肾小球肾炎和局灶性节段性肾小球硬化（focal segmental glomerulosclerosis，FSGS）是三大常见病因[9-11]。由于原发病病因繁多，且不同原发病可伴有不同的肾外表现，可能影响肾移植手术方案、围手术期预处理、移植后随访管理以及长期预后[12]。例如，原发性高草酸尿症 I 型导致的 ESRD，需肝肾联合移植；补体基因突变导致的非典型溶血尿毒综合征的 ESRD 儿童，则需要在 C5 补体抑制剂的保护下行肾移植或实施肝肾联合移植。由此可见原发病诊断在儿童等待者评估中的重要作用。在移植前评估时，除须全面了解病史、体征、实验室检查、影像学检查外，还应结合肾脏病理及基因检测等，准确鉴别原发病类型，为肾移植做好准备。

临床问题 1：明确原发病诊断是否有助于提高肾移植疗效？

推荐意见 1：明确原发病诊断有助于优化适应证选择、制订合理的肾移植方案及围手术期预处理方案，可降低多种原发病的复发风险和不良预后，有助于提高肾移植疗效（推荐强度 B，证据等级 2b）。

推荐意见说明：

不同原发病所致的儿童终末期肾病，其移植肾存活率存在较大差异[13]。例如胱氨酸病、遗传性肾脏病、CAKUT 等移植肾失功率较低，而原发性 FSGS 的患者移植肾失功率较高。原发病对移植肾预后的影响主要取决于疾病的复发风险以及复发疾病对移植肾的损伤程度[14]。原发性 FSGS、膜增生性肾小球肾炎（membrano-proliferative glomerulonephritis，MPGN）、原发性高草酸尿症和非典型溶血尿毒症综合征(atypical haemolytic uraemic syndrome,aHUS)等疾病复发风险高且容易导致移植肾失功,而 IgA 肾病、狼疮性肾炎等疾病复发导致移植肾失功的风险较低。既往原发病诊断主要依赖于病史、实验室检验、影像学以及肾脏组织病理等,近年来基因测序技术的普及将原发病诊断推向分子层面。基因测序可用于发现人体内的致病基因突变,可将原发病进一步细分为遗传性和非遗传性。通过基因检测对先天性肾病综合征(congenital nephrotic syndrome,CNS)或 FSGS 儿童的深入研究发现,由基因突变引起的 CNS 或 FSGS,肾移植预后明显优于由机体免疫系统紊乱引起的原发性 FSGS[15,16]。因此,通过综合手段及时、全面、积极地明确原发病,可对肾移植预后做出更加准确的评估和预测。

在明确原发病诊断的基础上,通过选择合适的移植方案,或进行围手术期预处理,可一定程度上降低术后疾病复发风险,改善移植肾预后。补体异常介导的非典型溶血尿毒综合征,肾移植术后复发风险和移植肾失功率高。但近年研究发现,在围手术期及术后使用 C5 补体抑制剂可有效降低复发率,增加肾移植成功率,明显延长移植肾存活时间[17-19]。原发性高草酸尿症病变源于肝脏代谢异常,若单纯行肾移植则术后容易复发且移植肾失功率高,而采用肝肾联合移植并在围手术期加强血透清除体内草酸则可有效改善移植肾和患者预后。常染色体隐性多囊性肾病(autosomal recessive polycystic kidney disease,ARPKD)所致 ESRD 合并严重 Caroli 病或反复胆管炎等重度肝胆并发症的患儿,单纯肾移植术后发生上行性胆管炎和脓毒症的风险明显增加,导致患儿死亡风险上升,而采用肝肾联合移植则有助于避免上述并发症的发生,最终改善患儿预后[20-22]。以上凸显了儿童 ESRD 原发病诊断的重要性以及在提高肾移植疗效方面的积极和重要作用。因此,明确原发病诊断不但有助于优化适应证选择,而且通过制订合理的肾移植方案及围手术期预处理方案,可降低多种原发病的复发风险和不良预后,有助于提高肾移植疗效。

**临床问题 2:ESRD 儿童是否都需要接受基因测序协助原发病诊断?**

**推荐意见 2:**建议怀疑有遗传性肾脏病可能的 ESRD 儿童接受基因测序协助原发病诊断(推荐强度 B,证据等级 2c)。

**推荐意见 3:**建议综合病史、临床表型、家族史、病因诊断的倾向性以及儿童 ESRD 遗传病的流行病学特点等,选择相应的基因测序技术,包括 Sanger 测序或 NGS 的目标基因组合测序、WES、全基因组测序及 CNV 等(推荐强度 B,证据等级 2c)。

**推荐意见说明:**

明确导致 ESRD 的原发病对儿童肾移植的手术和管理至关重要[23-25]。在儿童 ESRD 的病因中,遗传因素占 30%~65%,相比于成人,遗传因素在儿童 CKD 的发病原因中占有更加重要的地位[26]。基因测序技术的普及使得与 CKD 相关的单基因逐渐被发现,迄今为止已发现超过 450 个[27,28]。

越来越多证据表明,基因测序在儿童肾移植等待者的原发病评估中发挥关键作用。首先,基因测序有助于提高病因诊断阳性率,或者修正已有临床诊断,优化临床手术和管理策略。一项单中心研究对 104 例儿童肾移植患者进行全外显子测序(whole-exome sequencing,WES),其中 32.7% 的患者发现了单基因突变,而不同疾病谱中基因突变阳性率不同,依次是肾结石(100%)、肾囊肿和纤毛病(68%)、耐激素肾病综合征(seroid-resistant nephrotic sndrome,SRNS)(43%)、CAKUT(18%)、慢性肾小球肾炎(14%)和 ESRD 病因未明(44%)。特别是 9 名病因未明的患者,4 例通过 WES 明确了病因诊断[23]。另外一项研究纳入 142 例肾移植等待者,其中病因明确 85 例,病因不明确 57 例。57 例患者接受下一代测序(next-generation squencing,NGS)目标基因组合(panel)测序检测,其中 12% 明确了基因诊断,均与肾小球滤过屏障的编码基因有关[29]。在一项单臂、干预性、前瞻性、多中心研究中,1 623 例 CKD

成人患者接受 NGS 目标基因组合测序,其中 20.8% 基因检测结果阳性,涉及 54 个基因。其中 48.8% 基因检测结果提供了新诊断或者对既有诊断重新分类[30]。更重要的是,临床医师根据基因检测报告调整了管理方案,其中包括 32.9% 的医师改变了治疗方案[30]。该项研究提示基因测序能够改进临床诊断,并对临床管理产生影响;基因检测阴性结果也能提供临床帮助。

此外,基于测序可以对已明确的临床诊断提供更精细的基因分型诊断,有助于精准治疗。在 FSGS 患者中,如果肾小球基底膜结构成分相关基因未出现突变,则表明该病可能是由后天免疫因素引起,并支持使用免疫抑制剂[31]。基因突变导致的 FSGS,肾移植术后复发风险低,其预后明显优于由机体免疫系统紊乱引起的原发性 FSGS,其临床管理方案也与后者不同[15,16]。溶血尿毒综合征(hemolytic uremic syndrome,HUS)分为典型 HUS 和 aHUS。通过基因测序明确为补体基因异常介导的 aHUS,肾移植术后复发风险和移植肾失功率高,围手术期及术后需使用 C5 抑制剂以降低复发率,增加肾移植成功率,延长移植肾存活时间;而典型 HUS 所致 ESRD 患儿,肾移植术后复发率低,长期预后良好[17-19,32,33]。肾单位肾痨(nephronophthisis,NPHP)可由不同基因突变所致,NPHP1 基因突变所致儿童 ESRD 罕有肾外表现,行单独肾移植效果良好,而非 NPHP1 基因突变(特别是 NPHP3、WDR19 和 TTC21B 等)所致儿童 ESRD 常合并肾外表现,若合并有严重门脉高压,则需肝肾联合移植[34]。

综上所述,建议对怀疑遗传性肾脏病的 ESRD 儿童进行基因测序检测以协助原发病诊断。基于对目前已报道的遗传性肾脏病的认识,如出现以下情况,遗传性肾脏病可能性较大,可考虑行基因检测:

(1)起病年龄早,尤其是在婴儿期、胎儿期即出现症状,如 1 岁以内发生的 CNS、CAKUT 畸形、多囊肾等。

(2)伴有肾外表现的肾脏病,如合并其他系统的发育畸形、眼部病变、耳部病变等。

(3)对激素和其他免疫抑制剂耐药的 CNS。

(4)不明原因尤其是有肾脏病家族史的血尿和/或蛋白尿,不明原因的肾功能不全。

(5)不明原因的低钾血症、高钾血症、高血压、糖尿病、肾结石等。

(6)其他肾活检病理或影像学检查提示可疑遗传性肾脏病者。

(7)提供遗传咨询,如对于单基因遗传病,明确致病基因变异,结合遗传方式,可为遗传性肾脏病家庭提供遗传咨询[35,36]。由于遗传因素约占成人终末期肾病病因的 10%~30%,占儿童终末期肾病病因的 30%~65%,相比于成人,遗传因素在儿童慢性肾病的发病原因中占有更加重要的地位,使得儿童患者中基因测序的诊断效率更高。

基因检测技术包括 PCR 靶向基因检测和基因测序等,基因测序包括 Sanger 一代测序以及 NGS 测序,目前应用较多的是 NGS 目标基因组合(panel)测序和 WES,有时采用全基因组测序,基因拷贝数变异(copy-number variant,CNV)则能提供其他额外信息[37,38]。不同测序技术覆盖检测范围不同、成本不同,经济效益比不同,适合不同人群选择[39,40]。对于成人 CKD 患者,常见的致病突变基因包括 PKD1、PKD2、COL4A3、COL4A4、COL4A5 以及 UMOD 等,儿童的致病突变基因则更为广泛[27,29,41]。外显子组测序可评估单基因或表型驱动的目标基因组合测序无法评估的基因。一项涉及 307 名通过外显子组测序发现诊断变异的患者分析显示,目标基因组合测序最多可解决 136 个病例(44.3%)[41]。在实际应用中,可根据临床表现、影像学检查、肾脏病理和家族史等选择相应的基因测序技术。对于遗传异质性不高、临床表型较明确、家族史较明确的遗传性肾脏病(如高草酸尿症、Alport 综合征等),

可使用目标基因检测(如 Sanger 或 NGS 目标基因组合测序)。对于遗传异质性高、临床表型不明确或目标基因检测无明确结果(如 FSGS、纤毛病等),可采用 WES 甚至是全基因组测序,以提高诊断率。基因检测的解释需要专业知识,且可能受限于当前的基因知识库和检测技术。临床变异结果的判读需依据相应的指南共识。由肾脏病专家、遗传学专家和移植医师等组成的跨学科团队,能更准确地综合评估基因检测结果,并提供与肾移植相关的咨询意见。

**临床问题 3**:最终不能明确原发病诊断的 ESRD 儿童能否做肾移植?

**推荐意见 4**:经积极评估最终不能明确原发病诊断的 ESRD 儿童仍是肾移植的适应证人群(推荐强度 B,证据等级 2b)。

**推荐意见 5**:当原发病诊断可疑是易复发性肾病时,应充分评估并告知接受肾移植的获益与复发风险(推荐强度 C,证据等级 4)。

**推荐意见说明**:

移植前评估应积极明确原发病诊断,但许多 ESRD 儿童最终无法获得明确的原发病诊断。国外大型登记数据库数据显示至少有 6%~12% 儿童 ESRD 在移植前不能明确病因[42-44]。除 CAKUT 外占比最高的原发病——FSGS,实际上也有相当一部分无法明确是否属于遗传性,因而无法评估其术后复发风险。国内很多 ESRD 儿童因为缺少肾脏活检病理、基因检测成本高且未普及、疾病发现晚等原因,不能明确病因的比例达 22%~25%[45,46]。对于无法明确病因的 ESRD 儿童,无法准确评估其复发风险,也无法通过优化手术方式或围手术期管理以降低复发风险。但从儿童肾移植的预后数据来看,肾移植的存活率依然高于血液透析或者腹膜透析(USRDS 2024)。北美儿童肾脏试验和协作组(North American Pediatric Renal Trials and Collaborative Studies,NAPRTCS)数据库显示不同原发病患儿的 5 年存活率:肾小球疾病 94%,*MPGN* Ⅰ型和Ⅱ型为 92% 和 94%,FSGS 94%,高草酸尿症 78%,胱氨酸病 95%。USRDS 数据库显示美国儿童血透和腹透的生存率分别为 82% 和 88%。从总体来看,与透析治疗比较,对于无法明确病因的尿毒症患儿,接受肾移植在生存时间和生存质量上依然获益更大。

儿童 ESRD 原发病明显比成人的复杂。对于不同的原发病,明确诊断除了需要病史、实验室检验、影像学检查、药物治疗反应性等资料外,还依赖肾穿病理、基因检测等技术。在术前评估原发病时,即使缺乏肾穿病理、基因检测等关键结果导致不能明确诊断,仍应通过临床特征尽量判断是否为容易复发且容易导致移植肾失功的疾病类型(例如 aHUS、原发性 FSGS、膜性肾病、MPGN、高草酸尿症等)。然而,患有不同复发风险原发病的 ESRD 儿童往往具有相似的临床特征,无法准确鉴别[47]。在这种情况下,移植医师需要结合患儿实时的健康状况,充分告知其接受肾移植的潜在获益与预后风险。在出现新的诊断技术或获得新的诊断依据时,也应定期复评原发病和肾移植的可能性。

## 四、合并症评估

ESRD 儿童低蛋白饮食、蛋白尿、营养不良以及可能长期接受糖皮质激素治疗等,机体处于负氮平衡状态,免疫力低下,特别是 5~6 岁以下儿童免疫系统尚未发育成熟,机体免疫应答反应降低或免疫持续时长较短,容易反复罹患肺部感染和透析管路相关感染等。此外,ESRD 儿童常透析不充分,尿毒症毒素累积,可影响神经系统发育,导致患儿认知延迟或损害、癫痫发作;透析不充分直接导致液体容量负荷过重,引起高血压、心功能不全[48,49]。同时,ESRD 患儿的肾脏生成 1,25- 羟维生素 D3 减少,肾功能减退导致磷排泄率降低,引起肾性骨病等情况[50]。受家庭经济水平、家长文化程度和卫生知识水平限制等影响,ESRD 患儿常不能获得良好的日常健康管理,随之出现各种合并症。

另一方面,导致儿童 ESRD 的先天性和遗传性疾病,常累及多个系统和器官,包括中枢神经系统、肌肉骨骼系统、心血管系统、消化系统、内分泌系统、皮肤组织以及视力和听力等。例如原发病为 NPHP 的 ESRD 儿童可能合并肝脏纤维化、视力障碍、小脑发育不全或脑干畸形、骨骼发育异常等;原发病为 Alport 综合征的患儿同时存在眼部病变及神经性耳聋[51,52]。合并症的种类及严重程度可影响 ESRD 儿童等待者的移植时机、手术方式选择、术后管理及移植预后。严重的合并症可能会增加围手术期风险。对儿童肾移植等待者的评估,在收集病史、体格检查、检验检查等信息的基础上,需从整体上对其全身各系统可能累及的疾病进行全面检查,这对于提高肾移植围手术期的安全性和特殊管理等十分重要。完善合并症评估,有助于指导实施个体化的围手术期管理和术后监测计划,减少不良事件,提高肾移植成功率。

**临床问题 4:儿童等待者合并心功能不全时能否接受肾移植手术?**

**推荐意见 6:**ESRD 儿童常因长期透析不充分导致可逆性心功能不全,通常情况下可实施肾移植手术(推荐强度 C,证据等级 4)。

**推荐意见 7:**心功能不全程度较重者(NHYA Ⅲ 级及以上,或左心室射血分数低于 40%),建议术前充分评估肾移植对心功能不全的风险与获益(推荐强度 C,证据等级 4)。

**推荐意见说明:**

ESRD 儿童常合并心功能不全,可分为先天性和获得性。先天性病因较多,例如心脏结构异常、心肌病和代谢性疾病等,可与 ESRD 致病基因相关(如线粒体心肌病)或无关[53]。获得性心功能不全通常是因长期尿毒症导致的心脏损害,包括体内毒素蓄积、高血压、透析不充分导致容量负荷以及继发性心律失常等。对合并心功能不全的儿童肾移植候选者,需完善心电图和心脏超声检查,必要时心脏 CT 扫描、心脏磁共振或冠状动脉造影,评估心功能不全的程度和性质。结合患儿原发病类型和基因检测结果等,判断心功能不全的病因,评估心功能不全的可逆性。临床常见以获得性尿毒症心脏病为主[54]。

对于尿毒症心脏病,肾移植是逆转心功能不全的最有效治疗手段[55]。Ashwin 等人报道 6 例伴有明显收缩功能障碍的 ESRD 儿童成功实施了肾移植手术。该 6 例儿童移植前左室射血分数值为 44.4±11.5%,移植后肾功能良好,2 例儿童出院时心脏收缩功能恢复正常,另外 4 例在移植后 1 年收缩功能恢复正常。该 6 例儿童的左室射血分数在出院时升至 55.4±6.8%,移植后 1 年升至 66.7±7.0%[56]。这表明,伴有左室收缩功能障碍的 ESRD 患儿可从肾移植手术获益。

严重的心功能不全会增加围手术期风险,移植前应评估患儿心功能对手术的耐受性。纽约心脏病学会(New York Heart Association,NYHA)将不同严重程度的慢性心功能不全分为 Ⅰ~Ⅳ 级[57]。当 NHYA Ⅲ 级或左心室射血分数低于 40% 时,需由麻醉医师和儿科心血管专科等评估肾移植手术的耐受性,以及评估肾移植对心功能不全的风险与获益。供体肾脏质量和预期的移植肾功能恢复情况也可作为考量因素之一。对于 NHYA Ⅳ 级等严重心功能不全,若经麻醉医师和儿科心血管专科等评估认为麻醉风险过高,则不应接受肾移植,应加强透析、强心药物等积极治疗,动态随访和评估心功能,等待手术机会。Riar 等人报道 11 名维持性透析并伴有严重收缩功能障碍的患儿接受了肾移植手术。移植后 1 年时,左室射血分数从术前的 20%(12.7%~33.3%)升至 29.8%(28.3%~38.6%),并且这些患儿的左室收缩功能在随访过程中均逐渐恢复正常[58]。这表明,伴有严重左心室功能障碍的 ESRD 患儿也可能耐受肾移植手术并从中获益。

## 五、儿童肾移植的适应证

各种病因导致的 ESRD 是儿童肾移植的适应证,包括但不限于以下疾病:

(1)肾小球疾病,包括微小病变型肾病、膜性肾病、MPGN、系膜毛细血管性肾小球肾炎、IgA 肾病、抗基底膜抗体肾小球肾炎、FSGS 等。

(2)CAKUT。

(3)遗传性肾脏疾病,如多囊肾、NPHP、Alport 综合征等。

(4)系统性疾病,如系统性红斑狼疮、血管炎、进行性系统性硬化症等。

(5)梗阻性肾病。

(6)代谢性疾病,如糖尿病、高草酸尿症、痛风、卟啉病等。

(7)溶血尿毒症综合征。

(8)药物或毒物性肾损伤。

(9)不可逆的急性肾衰竭。

(10)严重创伤。

(11)肾动脉栓塞。

(12)感染性疾病,如慢性肾盂肾炎等[59]。

### 临床问题 5:FSGS 导致 ESRD 的儿童能否接受肾移植?

**推荐意见 8:**遗传性 FSGS 导致的 ESRD 儿童建议接受肾移植(推荐强度 B,证据等级 2c)。

**推荐意见 9:**继发性 FSGS 导致的 ESRD 儿童建议接受肾移植,注意解除或控制导致 FSGS 的继发因素(推荐强度 B,证据等级 2c)。

**推荐意见 10:**原发性 FSGS 移植后复发风险高,复发后治疗效果不佳者可能影响移植肾功能。移植前应充分评估和识别复发的高危因素,充分告知可能复发的风险、治疗手段和移植预后(推荐强度 B,证据等级 2c)。

**推荐意见 11:**首次移植肾 FSGS 复发失功者,再次肾移植的复发及导致失功的风险高,肾移植需慎重决策(推荐强度 C,证据等级 4)。

**推荐意见说明:**

FSGS 是导致儿童终末期肾病的常见病因。北美儿童肾移植受者中,FSGS 导致的 ESRD 儿童占 10% 以上[60]。FSGS 是肾小球损伤的一种形态学类型,主要发生于肾小球脏层上皮细胞(足细胞)。根据临床病理学特征,FSGS 可分为 4 种类型,分别是遗传性、继发性、原发性和不明原因性[61]。不同类型 FSGS 的病因、发病机制和肾移植预后等存在差异。肾脏病理活检和基因检测等可为明确 FSGS 类型提供参考,辅助临床决策[62]。

遗传性 FSGS 是指编码足细胞或肾小球基底膜蛋白的基因发生突变而导致的 FSGS。已发现 80 余个基因的突变可导致 FSGS,常见基因有 *NPHS1*、*NPHS2*、*CD2AP*、*ACTN4*、*TRPC6*、*INF2*、*PLCE1*、*WT1*、*MYO1E*、*LAMB2* 等,靶向 NGS 测序或全外显子组 NGS 测序有助于基因诊断[63]。遗传性 FSGS 在肾移植术后复发风险较低,可获得良好的移植预后。1999 年美国杜克大学报道 41 例诊断遗传性 FSGS 并成功实施肾移植,术后仅 1 例复发[64]。遗传性 FSGS 儿童接受肾移植后,即使不复发也有新生肾小球肾炎的可能,术后仍需密切观察尿蛋白指标。继发性 FSGS 通常是肾脏对肾小球肥大、高滤过或足细胞直接毒性导致的病理损伤,常见病因包括肥胖、病毒感染、糖尿病、反流性肾病、药物、毒素、儿童供肾高灌注损伤等,一般在控制或解除病因后临床表现能得以好转[65]。建议患儿在确诊 FSGS 时筛查相关致病因素,在消除或控制致病因素后再行肾移植手术,以降低移植肾继续遭受致病因素损伤的风险。

原发性 FSGS 是儿童先天性肾病综合征的重要病因之一,是移植前评估中最为关注的原发病之一。通常认为是由体内循环的某种或某些致病因子导致足细胞广泛损伤和功能障碍,导致大量蛋白尿。诸多研究表明,儿童原发性 FSGS 在肾移植术后复发率高达 30%~60%,且不少比例患者对治疗反应性不佳,影响移植肾功能水平,甚至短期内导致移植肾失功,明显降低移植肾存活率[66-68]。原发性 FSGS 的具体发病机制不清,不同个体的复发风险也有差异。识别 FSGS 复发的高危因素,有助于适应证选择和围手术期处理,以提高肾移植疗效。《移植肾 FSGS 复发的国际专家共识》汇总了移植肾复发的危险因素,包括:儿童或年轻起病、快速进展至 ESRD、病理提示局灶性系膜增生、初始激素治疗敏感和老年供者等[69]。年龄在 6~15 岁之间的患儿复发率为 40%;原肾活检肾小球系膜细胞增生,特别是快速进展至 ESRD(起病 3 年内)与较高的复发率相关。激素初始治疗的敏感性在判断 FSGS 复发风险中有重要作用。一项纳入 150 例 SRNS 儿童的队列研究中,对激素初始治疗敏感的儿童在肾移植后复发率高达 90% 以上[70]。与初始激素耐药(30%~39%)患者相比,初始激素反应性演变为继发性激素耐药的患者具有更高的复发风险(78%~93%)。首次移植肾 FSGS 复发导致失功是后续肾移植 FSGS 复发的高危因素,再次肾移植复发率 80%,第三次及后续肾移植复发率高达 90%[67,71]。

对于复发风险较高的 FSGS 患者,许多移植中心采用血浆置换(plasma-pheresis,PP)或抗 CD20 单克隆抗体预处理。Gohh 等在围手术期对 10 例高风险患者进行 8 次 PP,7 例患者在随访末均未复发,其中包括 3 例首次移植肾 FSGS 失功的患者[72]。Elsa Gonzalez 等研究表明,活体捐献的肾移植受者在移植前完成 10 次 PP,有助于降低 FSGS 复发率;遗体捐献来源的肾移植受者平均每周一次 PP,直至肾移植手术,在移植前 24h 内给予一次 PP,并在移植后继续 PP 也有助于降低 FSGS 复发率[73]。但 PP 预处理能否降低 FSGS 复发风险尚有争议。在一项对 66 例原发性 FSGS 患者的观察性研究中,37 例在围手术期接受 PP 联合或不联合抗 CD20 单克隆抗体治疗,其中 23 例(62%)FSGS 复发;而 27 例未接受任何预防治疗的患者中有 14 例(51%)FSGS 复发[74]。近些年研究发现移植前使用抗 CD20 单克隆抗体有助于降低 FSGS 复发率[74-76]。Vincent Audard 等回顾性分析 4 例因 FSGS 复发而接受再次肾移植的患者,在 12~54 个月随访期内未见 FSGS 复发,表明抗 CD20 单克隆抗体的预防作用[75]。但也有荟萃分析和系统性评价研究表明,使用抗 CD20 单克隆抗体与降低移植肾 FSGS 复发风险无关[77]。目前仍需进一步研究以明确和优化 FSGS 预处理方案。移植肾 FSGS 复发的治疗措施参考《移植肾原发性肾小球疾病复发临床诊疗指南》。

原发性 FSGS 复发风险较高,治疗效果差异较大,患儿在移植前应充分评估高危因素,与监护人充分告知复发风险和治疗手段及预后,再决定是否移植。首次移植肾 FSGS 复发失功的患儿,再次移植的复发概率和失功风险很高,不但增加治疗费用,也可能增加患儿的致敏程度。因此,首次移植肾 FSGS 复发失功者,应慎重决策是否再次肾移植,不宜在未控制 FSGS 复发风险的情况下再次行肾移植。

**临床问题 6:ARPKD 所致 ESRD 儿童合并肝胆并发症,应实施肾移植还是肝肾联合移植?**

**推荐意见 12:**建议根据肝胆并发症的严重程度制订合适的器官移植方案。若未合并有严重 Caroli 病、反复胆管炎或严重门脉高压等重度肝胆并发症,可实施单独肾移植;若合并严重 Caroli 病、反复胆管炎或严重门脉高压等重度肝胆并发症,可行肝肾联合移植(推荐强度 C,证据等级 4)。

推荐意见说明：

ARPKD 属于肝肾纤维囊性疾病（hepatorenal fibrocystic disease，HRFCD）之一，是导致儿童 ESRD 的重要遗传性疾病[78-80]。典型 ARPKD 由 *PKHD1* 基因致病突变所致，也有少数报道由 DZIP1L 基因突变所致[81-83]。*PKHD1* 基因的产物纤维囊蛋白（fibrocystic protein，FPC）是一种单跨膜蛋白，定位于肾上皮细胞顶膜、初级纤毛/基底体和有丝分裂纺锤体，在肾脏发育和肾小管形态发生中起重要作用；FPC 也表达在肝内胆管的上皮细胞，与肝脏发育和结构有关[81,84,85]。FPC 异常会引起肾脏纤毛功能障碍而导致 ARPKD 发生，同时也会引起肝脏结构异常，如肝内胆管囊性扩张和先天性纤维化等[86-89]。ARPKD 的临床特征为肾囊性疾病和各种肝内胆道异常，包括集合管上皮增生、胆道发育不良、先天性肝纤维化（congenital hepatic fibrosis，CHF）、门静脉周围纤维化和 Caroli 综合征（CHF 合并胆管扩张）。ARPKD 患者按照确诊年龄可划分为 3 个亚组，分别为"围产期"（产前至 4 周）、"新生儿期"（4 周至 1 岁）和"儿童/青少年期"（1 岁以后）[87,90-93]。"围产期"患儿和"新生儿期"患儿主要表现为肝肾肿大和进行性肾功能受损、CHF 以及胆管扩张/囊性改变。两者的区别在于"围产期"患儿常发生因羊水过少引起的肺发育不全和肺功能受损，这也是导致该组患儿死亡的主要原因。"儿童/青少年期"患儿表现为肾脏肿大和进行性肾功能受损、进行性肝纤维化和门静脉高压以及胆管扩张，其中部分病人肾脏病变较轻，以肝脏受累（Caroli 综合征、慢性胆道疾病、胆管癌等）为主。

ARPKD 与其他原发病接受肾移植相比，术后移植肾和患者存活率没有显著差异[94]。然而，ARPKD 合并肝胆并发症严重程度不同，不同研究报道的移植预后存在差异[95]。对于 ARPKD 所致 ESRD 合并肝胆并发症的移植策略目前尚无指南或共识指导，对于是选择单纯肾移植还是肝肾联合移植仍存在较大争议。Ratna 等回顾 3 名不伴严重肝胆疾病的患儿在肾移植后，移植肾未见失功且肝功能稳定，未见胆管炎、肝性脑病等肝胆系统疾病[96]。Adeva 等则发现在 ARPKD 合并有 Caroli 病的患儿中，单纯肾移植术后 Caroli 病引起的肝胆引流异常会增加上行性胆管炎和脓毒症的风险，导致患儿死亡[20]。Khalid 等人也报道了平均年龄 8.3 岁的 14 例 ARPKD 患儿在接受单纯肾移植后，尽管患者及移植肾存活率良好，但其中 79% 在术后发生了肝病进展，包括脾功能亢进、食管静脉曲张伴胃肠道出血和进行性肝内胆管扩张[91]。可见，对于 ARPKD 合并严重 Caroli 病、反复胆管炎或严重门脉高压等重度肝胆并发症的患儿，单纯肾移植的预后尚不理想。随着肝肾联合移植技术成熟，多项研究报道了 ERSD 合并严重肝胆并发症的 ARPKD 患儿肝肾联合移植的成功案例[21,22,97,98]。Brinkert 等报道了平均年龄 10.1 岁的 8 例儿童在肝肾联合移植后，中位随访时间 4.6 年中患者存活率 100%，移植肝脏和肾脏存活率分别 72% 和 88%[97]。然而，Mekahli 等的研究却表明，肝肾联合移植 5 年生存率与单独肾移植的 5 年生存率相比未见显著提高（87.0% vs. 97.4%），而在校正年龄和性别后，肝肾联合移植的受者死亡风险是肾移植的 6.7 倍[21]。综上所述，ARPKD 合并肝胆并发症的患儿，临床可根据肝胆并发症严重程度制订合适的器官移植方案。若合并重度肝胆并发症，肝肾联合移植是一种可行的选择，但肝肾联合移植的死亡风险仍不能忽视。

### 临床问题 7：NPHP 所致 ESRD 儿童合并肝胆并发症，应实施肾移植还是肝肾联合移植？

推荐意见 13：建议根据肝胆并发症的严重程度制订合适的器官移植方案。若未合并有严重门脉高压等重度肝胆并发症，可实施单独肾移植；若合并严重门脉高压等重度肝胆并发症，可行肝肾联合移植（推荐强度 C，证据等级 4）。

推荐意见说明：

NPHP 是一种常染色体隐性遗传性肾小管间质疾病，是导致儿童和青少年发生 ESRD 的常见遗传病因[89]。目前已发现超过 20 种导致 NPHP 的致病基因。NPHP 通常在 30 岁前进展为 ESRD,其病理特征为肾皮质髓质边缘囊肿、弥漫性间质纤维化、肾小管萎缩伴肾小管基底膜破坏等慢性肾小管间质性肾炎表现,临床特征为尿液浓缩能力下降导致的多尿和烦渴[89,99]。不同基因致病突变所致的 NPHP 临床表现有各自特点: NPHP1 突变是儿童 NPHP 的最常见原因,平均 13 岁左右进展至 ESRD,肾外器官或组织受累较少[99,100]。NPHP3 突变以肾脏合并肝脏受累为特征,病情发展迅速,早期即可观察到肾囊肿,ESRD 也发生在更小的年龄。肝脏受累包括 Boichis 综合征和 Arima 综合征等。大多数 NPHP4 突变患者发病较晚和 / 或进展较慢,肾外表现更少。NPHP11/TMEM67 突变患者表现出不同的表型,包括 Joubert 综合征、COACH 综合征和孤立性 NPHP 以及先天性动眼神经失用症联合肝酶升高,常合并肝纤维化。Li 等在对中国 NPHP 患儿的研究中发现,NPHP3 和 WDR19 突变患者 ESRD 发生早,肝脏受累比例高; IFT140、IQCB1 以及 CEP290 突变多有眼部受累; TTC21B 基因突变常合并骨骼异常[34]。

来自 NAPRTCS 的研究表明,NPHP 患儿的移植肾存活率高于其他疾病导致 ESRD 的儿童。但有病例报道,当 NPHP 合并严重肝胆并发症(如门脉高压症)时,单纯肾移植预后不理想。Zhang 等报道 1 例 NPHP3 合并 Boichis 综合征的患儿接受单纯肾移植后肝纤维化迅速进展,导致肝功能受损、门脉高压症和脾亢,患儿同时合并移植肾抗体介导的排斥反应导致移植肾失功,最终需实施肝肾联合移植[101]。另有病例报道 1 例 NPHP 合并肝纤维化的患者,肾移植后发生脾动脉破裂,作者认为门静脉高压是单纯肾移植术后不良事件的直接或间接原因[101,102]。NPHP 常合并肝胆并发症,其移植策略尚无指南或共识指导,是选择单纯肾移植还是肝肾联合移植仍存在较大争议。Li 等对中国 NPHP 患儿的临床特点、基因型和表型关系以及移植预后等进行分析,特别报道了其中 4 例 Boichis 综合征受者的器官移植方案: 3 例无门脉高压症的患儿接受单纯肾移植后恢复良好,1 例合并门脉高压症的患儿接受同期肝肾联合移植,随访结果令人满意[34]。研究表明,肝肾联合移植可避免在短时间内进行两次单独的大手术,并且移植肝对移植肾也有一定的免疫保护作用,有利于改善远期预后[103]。但不容忽视同期肝肾联合移植的手术风险,后续仍需探索最佳的移植策略。

**临床问题 8: aHUS 导致的 ESRD 儿童能否接受肾移植?**

**推荐意见 14:** 补体基因(CFH、CFI、CFB 和 C3 等)致病突变导致的 aHUS,建议在持续使用 C5 补体抑制剂的情况下实施肾移植,或可行肝肾联合移植(推荐强度 C,证据等级 4)。

**推荐意见 15:** 对于抗 CFH 自身抗体相关的 aHUS 患者,建议在 PP 和 / 或预防性使用 C5 抑制剂的情况下实施肾移植(推荐强度 C,证据等级 4)。

**推荐意见 16:** 对于未明确补体基因突变的 aHUS 患儿,密切监测补体相关指标。连续监测 3~6 个月无溶血活动,可实施肾移植,建议准备 C5 补体抑制剂(推荐强度 C,证据等级 4)。

**推荐意见说明:**

HUS 是一种血栓性微血管病(thrombotic microangiopathies,TMA),其特征是非免疫性溶血性贫血、血小板减少症和急性肾损伤[104,105]。aHUS 是 HUS 的一种类型,容易复发,预后不良,是儿童 ESRD 的重要原因[104]。与典型 HUS(即产志贺毒素大肠埃希菌感染引起的 HUS,STEC-HUS)发病机制不同,aHUS 有两种主要的发病机制:补体基因的致病突变和补体自身抗体的生成。aHUS 与补体激活替代途径异常有关,最常见的原因是补体 3(complement 3,C3)、补体因子 B(complement factor B,CFB)的功能增益性突变,以及编码调节蛋白的基因补体因子 H(complement factor H,CFH)、补体因子 I(complement factor I,CFI)、膜辅助因子蛋白(membrane cofactor protein,MCP)和血栓调节蛋白

(thrombomodulin, THBD)的功能丧失性突变[106]。据报告,60%~70% 的 aHUS 病例中存在编码补体替代途径蛋白的基因突变,其中 CFH 突变最常见,且与较差预后相关[107]。aHUS 的发病机制并不局限于补体激活替代途径,DGKE、PLG 和 INF2 以及 TSEN2 突变均可导致 aHUS 的发生[106]。另一种致病因素是 CFH 自身抗体的存在,该抗体可干扰 CFH 与 C3 转化酶的结合,导致 CFH 依赖性的细胞保护功能缺陷[108]。据报道,8%~10% 的 aHUS 患者有 IgG 类 CFH 抗体[109-111]。在有补体蛋白基因突变或补体自身抗体的易感个体中,相关触发事件(如感染、药物等)引起了补体替代途径不可抑制的持续激活,从而导致形成攻膜复合体(membrane attack complex, MAC),造成肾脏内皮细胞损伤,导致凝血级联反应激活和 TMA。

早期文献报道,60%~70% 的 CFH、CFI、CFB 和 C3 突变的 aHUS 患儿在发病期间失去肾功能或死亡,30% 的抗 CFH 自身抗体相关的 aHUS 患儿在发病期间失去肾功能或死亡[112,113]。可见 aHUS 患儿导致 ESRD 的发生率高。肾移植是 ESRD 患儿的首选替代治疗方式,但因 aHUS 复发率高,aHUS 致 ESRD 后的移植策略尚未形成共识。研究表明,aHUS 患儿接受单纯肾移植后复发率高,预后不理想。在 Sellier 等人的研究中,未使用 C5 补体抑制剂单独实施肾移植的情况下,CFH 突变、CFI 突变、CFB 突变和 C3 突变患者移植肾失功的比例分别 83.3%、50%、100%、42%[114-117]。aHUS 复发是导致移植肾失功的主要原因[118]。国外学者根据致病基因将复发风险分为三个等级:

(1)低复发风险:MCP(CD46)突变、TBHD 突变、DGKE 突变和已成功接受抗 CFH 自身抗体清除治疗的患者。

(2)中复发风险:CFI 突变和 CFH-H3 纯合子携带者。

(3)高复发风险:CFH 突变、CFB 突变和 C3 突变[119-121]。Le Quintrec 等人发现,高复发风险患者因 aHUS 复发导致移植肾失功的风险是其他患者的 4 倍[122]。

研究发现 C5 激活是 aHUS 的关键发病机制,后续 C5 补体抑制剂的使用有效改善了单纯肾移植的预后[123]。近期一项系统综述和 meta 分析显示,380 名成年肾移植受者接受了依库珠单抗来预防或治疗 aHUS,预防组的移植肾失功率为 6%,而在疾病发生后接受治疗组的移植肾失功率为 23%。而在儿童肾移植中,Weitz 等人报道了在使用 C5 补体抑制剂的情况下单独实施肾移植的成功案例[124-126]。国内专家共识认为预防性应用 C5 抑制剂可以降低肾移植后 aHUS 的复发风险,提高移植肾存活率。然而,目前为止还没有关于 C5 抑制剂停药时间的建议[127]。根据既往研究,未检测到补体基因突变的 aHUS 患者 C5 抑制剂 3 个月后停药复发风险<5%,这类患者停药是可行且安全的[128,129]。而存在补体基因突变的患者,停药后 aHUS 复发风险很高,尤其是在 CFH 突变患者中,约达 50%[130]。对于携带 CFH 突变的患者、移植肾功能未完全恢复的患者或因 aHUS 复发而致移植失败的患者不应停用补体抑制剂,其他患者可在 3~6 个月后停药,但停药后复发应重新使用 C5 抑制剂[107]。

由于 CFH、CFI、CFB 和 C3 都是在肝脏中合成,对于此类患者肝肾联合移植也是一种选择[131-133]。国外中心报道了 4 例因 CFH 突变接受肾移植的患者,其中 2 例单纯接受肾移植,术后很快因 aHUS 复发导致移植失败;1 例在肝移植后接受了肾移植,后续随访没有 aHUS 复发;1 例接受了肝肾联合移植,随访 3 年后在没有血浆输注治疗的情况下恢复良好[134]。Jalanko 等人报道了 2 例 CFH 突变接受肝肾联合移植的患儿,2 例 aHUS 均未复发,且移植肝、移植肾功能稳定[135]。Saland 等人报道了 1 例 CFH 突变患儿在肝肾联合移植后 2 年内,移植物功能保持良好[136]。Saland 总结了 20 例 CFH(18 例)、CFB(1 例)或 C3(1 例)突变患者的移植情况,他们接受了肝肾联合移植(n=19)或肝移植(n=1)治疗,术前使用 PP 预处理(n=18)或依库珠单抗(n=2),其中 16 例患者(80%)预后良好,移植物功能正常,有 3 例死亡,1 例因早期血流动力学不稳定而发生移植肾无功能。3 例死亡原因是长期血透所致的血管并发症[137]。尽管依库丽珠单抗的使用增加了单纯肾移植的成功率,但肝肾联合移植仍值得考虑。移植策略的制订需要充分考虑器官资源、肝肾联合移植潜在并发症、C5 抑制剂的可获得性和成本、患者及家属的意愿等综合因素。

CFH 自身抗体相关 aHUS 术后复发风险取决于 CFH 抗体的滴度[138]。针对抗 CFH 自身抗体相关 aHUS 患者理想的治疗方案是在肾移植前及时清除抗 CFH 自身抗体、肾移植后有效补体抑制和持久阻断抗 CFH 自身抗体的产生[139,140]。对于肾移植前抗 CFH 自身抗体的清除可以通过 PP 和利妥昔单抗。Grenda 等人报道了 1 例 14 岁患儿在使用 PP 联合多种免疫抑制剂治疗后进行了肾移植,术后 4 年的随访中未见移植肾失功[141]。实现抗 CFH 自身抗体的抑制也可以考虑长期给予 B 细胞耗竭剂(如利妥昔单抗)[142-144]。

尽管肾移植术前积极明确 HUS 病因,仍有一部分患儿未能发现补体基因突变,同时也排除了 STEC-HUS。有研究表明,与未发现基因突变的患者相比,发生补体因子基因突变的患者复发风险要高出 3 倍[122]。但因为 HUS 复发对移植肾功能影响大,为求谨慎,对于这一类患儿,我们仍建议密切监测补体相关指标,连续监测 3~6 个月无溶血活动,才实施肾移植。

## 六、儿童肾移植的禁忌证

儿童肾移植的绝对禁忌证包括严重的心肺疾病,广泛播散或未治愈的肿瘤,活动性感染,严重外周血管疾病(巨大且无法治疗的腹部动脉瘤),药物滥用者,严重精神性疾病及存在难以解决的心理社会问题,不可逆性脑损伤等严重神经系统损害,急性活动性肝炎,未经治疗的 HIV 感染,预期寿命低于 2 年,不可逆性多器官功能衰竭而无条件进行多器官联合移植,器官移植不能纠正的严重不可逆性多系统器官衰竭,器官移植无法纠正且危及生命的肾外来源性疾病等[1,145]。儿童肾移植的相对禁忌证包括:

(1)恶性肿瘤治愈后。

(2)慢性乙型或丙型病毒性肝炎。

(3)人类免疫缺陷病毒感染。

(4)ABO 血型不相容或预存 DSA 抗体。

(5)泌尿道严重畸形、神经源性膀胱等。

(6)曾有药物滥用史。

(7)严重营养不良。

(8)有证据表明依从性差。

(9)缺乏足够的家庭及社会支持。

(10)ESRD 原发病处于活动期。

(11)严重的难以控制的蛋白尿。

(12)腹主动脉及髂动脉疾病。

(13)消化性溃疡及消化道出血等。

临床问题 9:具有肾母细胞瘤病史的 ESRD 儿童什么时候可以实施肾移植?

推荐意见 17:推荐在切除肾母细胞瘤并规范化综合治疗 2 年后,无肿瘤复发或转移的情况下实施肾移植(推荐强度 C,证据等级 4)。

**推荐意见 18**：切除肾母细胞瘤并规范化综合治疗 1 年后，若透析效果差可做肾移植，但肿瘤复发率较高，增加治疗难度和整体不良预后，需充分告知（推荐强度 C，证据等级 4）。

**推荐意见说明**：

肾母细胞瘤（nephroblastomas）又称 Wilms 肿瘤（wilms tumour，WT），是儿童最常见肾脏肿瘤，好发于 2~3 岁儿童。目前国内专家共识推荐手术切除和化疗为 WT 首选治疗[146]。手术应尽可能完整切除肿瘤。肿瘤难以完整切除时，先行新辅助化疗，待肿瘤缩小后再行手术完整切除。ESRD 是肾母细胞瘤的重要并发症，其危险因素包括：

（1）遗传因素：*WT1* 基因突变导致的肾母细胞瘤，常合并 CKD 及其他肾外表现，组成多发畸形综合征，例如 Denys-Drash 综合征，表现为进展性肾病、男性假两性畸形和肾母细胞瘤的三联征；WAGR 综合征，表现为肾母细胞瘤、无虹膜、泌尿生殖系统畸形和智力障碍等，常伴肾功能降低，增加进展至 ESRD 的风险。

（2）肿瘤特征：肿瘤大小、侵袭性、多发性病灶或双侧肾肿瘤等。

（3）治疗相关因素：手术切除、化疗和放疗等可能会损伤正常肾组织，增加进展至 ESRD 的风险。

对于既往肾母细胞瘤病史的 ESRD 儿童，需仔细评估肾移植的手术时机。需要综合评估患儿的一般健康状况、肾母细胞瘤的分型和分期、对肿瘤治疗的反应性以及无肿瘤间隔期。既往研究报道，肾母细胞瘤综合治疗结束后 1 年内和 1 年后接受肾移植的患儿比较，前者患儿在移植后的肿瘤复发风险和死亡率均更高[147]。并且，肾移植后 WT 复发尚未有明确的综合治疗方案，治疗预后较差。目前国外指南推荐在肿瘤完整切除并规范化疗结束后，随访观察 1~2 年若无肿瘤复发/转移表现，即可考虑行肾移植[148,149]。其中，多数指南推荐在 WT 综合治疗结束后间隔 2 年以上再行肾移植[150,151]。受限于国内透析管理和家庭护理等实际情况，若 ESRD 儿童透析效果差，一般状况不佳，遭受反复感染和心血管疾病风险等情况下，若评估认为亟须肾移植治疗，则可在结束 WT 综合治疗后密切随访观察 1 年，若无复发征象再行肾移植。但必须在移植前向患儿及家属充分告知肿瘤复发的风险。肾移植后需定期随访，严密监测肿瘤的复发情况，以便早期发现和治疗。

**临床问题 10**：合并膀胱功能障碍的 ESRD 儿童能否实施肾移植？

**推荐意见 19**：合并膀胱功能障碍的 ESRD 儿童可实施肾移植（推荐强度 C，证据等级 4）。

**推荐意见 20**：膀胱功能障碍较轻者，可单纯行肾移植，移植肾输尿管与膀胱吻合，术后密切监测移植肾输尿管反流情况，监测膀胱功能变化（推荐强度 C，证据等级 4）。

**推荐意见 21**：严重的不可逆性膀胱功能障碍，可实施肾移植联合尿流改道术（推荐强度 C，证据等级 4）。

**推荐意见说明**：

膀胱功能障碍泛指膀胱充盈和/或排空功能异常，是一种常见儿科疾病，可源于排尿过程中的多个环节，包括支配膀胱或外括约肌的神经改变、膀胱顺应性或体积容量下降、逼尿肌功能障碍、膀胱结构或膀胱流出道改变等，大致可分为神经源性、解剖性和功能性三种类型。不同病因在疾病不同阶段导致的膀胱功能障碍程度和临床表现不同。储尿和排尿异常的症状包括尿频、尿急、排尿踌躇、排尿滴沥、利用憋尿动作抑制排尿、尿失禁、尿流异常（尿流弱或间断）、排尿时腹部用力等。更严重的膀胱功能障碍表现为膀胱顺应性或体积容量下降、逼尿肌括约肌协同失调导致膀胱压力升高、膀胱弛缓导致慢性尿潴留等，引起 VUR，导致双肾积水、肾盂肾炎乃至慢性肾病，肾功能持续下降，最终发展至 ESRD。这更常见于 NB 功能障碍或未能及时发现治疗的解剖性膀胱功能障碍。

　　CAKUT 是导致儿童 ESRD 的重要病因,其中一些疾病类型可导致功能性或解剖性膀胱功能障碍,例如后尿道瓣膜、先天性膀胱输尿管反流等,如不及时治疗可导致膀胱功能失代偿。NB 是一类由于神经系统病变导致的膀胱功能障碍。儿童 NB 通常由脊髓发育不良等神经病变,或外伤、手术等损伤神经所致,以脊髓栓系综合征较常见。不同病因导致的 NB 患儿其下尿路异常的表现会有不同。早期出现不同程度的膀胱功能异常,以尿失禁最常见;晚期由于逼尿肌 - 括约肌协同失调、膀胱顺应性下降等导致膀胱内高压、膀胱壁增厚、纤维组织增生、膀胱输尿管反流和肾萎缩。多个研究报道显示,对于严重下尿路异常和膀胱功能障碍的患儿,在必要时实施尿流改道术的情况下,移植肾近远期存活率和肾功能水平与其他 ESRD 儿童相近[152-155]。这提示合并膀胱功能障碍的 ESRD 儿童可实施肾移植手术且预后良好,但需注意根据膀胱功能障碍的病因和程度给予相应的处理措施。

　　儿童移植前评估需特别注意泌尿系统特别是下尿路情况。完善泌尿系统彩超和膀胱残余尿检查,详细分析患儿病史和小便动作特点,必要时做尿流动力学检查、膀胱逆行造影、泌尿系磁共振水成像、尿道膀胱镜及神经系统检查等,评估膀胱功能障碍的病因、性质和程度,制订相应的处理措施和手术方案。Nahas 等报道的 211 例儿童肾移植队列研究中,对于泌尿系统疾病导致的 ESRD 儿童依据膀胱功能障碍程度实施个体化外科治疗,移植肾存活率与对照组相近[156]。移植前评估膀胱功能障碍较轻、膀胱 - 移植肾输尿管反流风险较低者,可按常规实施肾移植手术,移植肾输尿管与膀胱采用 "L-G" 抗反流吻合。根据不同病因和疾病的不同阶段,此类 ESRD 儿童的膀胱功能障碍在移植后可能会减轻或加重。移植后需密切随访,定期复查移植肾和泌尿系彩超,根据病情给予药物(抗胆碱能药、α 肾上腺素能受体拮抗剂、β₃ 受体激动剂)、矫正排尿行为及其他康复训练和治疗(如盆底肌松弛、神经调节、电刺激等)。若膀胱功能障碍持续进展至影响移植肾功能,则需给予清洁间歇性导尿或外科治疗。在 Nahas 等的研究中,56 例泌尿系统异常而膀胱功能满足要求的 ESRD 儿童接受常规肾移植手术,在近 5 年随访期内有 2 例分别实施了膀胱扩大术(bladder augmentation,BA)和膀胱造瘘术[156]。

　　移植前评估膀胱功能障碍较重可能影响移植肾功能者,首先判断能否通过解除病因纠正,例如 Ⅳ/Ⅴ级膀胱输尿管反流并反复尿路感染导致的膀胱功能障碍。对于不可逆性重度膀胱功能障碍,例如脊髓栓系综合征导致的 NB,移植前需制订详细的下尿路引流解决方案。文献报道使用的方案包括清洁间歇导尿(clean intermittent catheterization,CIC)、BA 和尿流改道术(回肠膀胱术、输尿管皮肤造口术)等。Amesty 等报道 51 例下尿路异常的儿童肾移植,其中 9 例接受抗胆碱类药物治疗、14 例 CIC、11 例 BA 和 8 例 Mitrofanoff 尿流改道术[157]。H P Koo 等报道 18 例严重下尿路功能障碍的儿童肾移植,其中 5 例移植肾输尿管与原膀胱吻合,9 例 BA,4 例行尿流改道术[158]。Ching 等报道了 9 例肾积水并反复感染的 NB 患儿行回肠膀胱术,肾功能好转,提示回肠膀胱术在严重膀胱功能障碍儿童中应用的可行性[159]。Surange 等报道了 54 例肾移植患者联合回肠膀胱术,其中 13 例儿童(最小年龄 1 岁),中位随访时间 4.6 年,移植肾预后与同期肾移植受者相近[160]。Nahas 等报道的 211 例儿童肾移植队列研究中,有 19 例下尿路功能障碍和 / 或膀胱引流不足的受者,其中包括 15 例 BA(6 例输尿管膀胱成形术、9 例肠道膀胱成形术)和 2 例可控的尿流改道术等[156]。D Broniszczak 等报道了 33 例严重下尿路异常的儿童肾移植,最小年龄 2 岁,其中 26 例行 Bricker 回肠膀胱术和 6 例 BA[161]。一项纳入了 60 名接受 CIC 治疗患者的前瞻性队列研究发现,患者对 CIC 依从性较差,1 年依从率只有 58%,这可能与 CIC 对干扰社会交往、降低生活质量有关[162]。尿流改道术无须日常插管操作,能显著改善排尿功能,但术后需注意外科并发症、代谢并发症以及较高的感染发生率,经及时发现和处理不影响移植肾存活。

文献报道可在移植前或移植时实施下尿路重建手术。M Hamdi 等报道了 12 例次儿童肾移植,原发病为脊柱裂导致的膀胱功能障碍,供肾全部来自死亡捐献供者,中位移植年龄 13.4 岁,其中 5 例在移植前实施肠道膀胱成形术联合 CIC 治疗,1 例在移植前实施回肠膀胱术[163]。D Broniszczak 等报道的 33 例严重下尿路异常的儿童肾移植中,21 例在肾移植术中同期实施了回肠膀胱术[161]。Nenad Djakovic 等报道为 12 例严重下尿路异常的儿童先实施尿路重建手术,包括回肠膀胱术、BA 和可控的尿流改道术等,11 例接受了肾移植,移植预后良好[155]。Basiri 等研究表明,在移植前(n=21)或移植后(n=23)实施 BA,两组肾移植预后结果相近[164]。

临床问题 11:合并原发性膀胱输尿管反流的 ESRD 儿童原肾及输尿管如何处理?

推荐意见 22:Ⅰ~Ⅲ级膀胱输尿管反流,一般可不对原肾及输尿管行外科干预;若合并反复泌尿系感染且内科疗效不佳时可行原输尿管膀胱再植术(推荐强度 C,证据等级 4)。

推荐意见 23:Ⅳ/Ⅴ级膀胱输尿管反流,可行原输尿管膀胱再植术(推荐强度 C,证据等级 4)或原肾及输尿管切除术(推荐强度 D,证据等级 5)。

推荐意见说明:

膀胱输尿管反流(vesicoureteral reflux,VUR)是指尿液从膀胱逆行进入输尿管,有时进入肾盂,部分患者可合并肾内反流(intrarenal reflux,IRR)。VUR 按照发病机制可分为原发性和继发性两类。原发性 VUR 是由于输尿管膀胱连接部(ureterovesical junction,UVJ)的抗反流解剖结构异常导致,包括先天性膀胱壁内段输尿管缩短、膀胱壁内段输尿管长度与直径比例异常、输尿管开口异位等[165]。继发性 VUR 是由于膀胱压力异常升高,输尿管膀胱连接部无法闭合,通常与解剖性(如后尿道瓣膜)或功能性膀胱梗阻(如膀胱肠道功能障碍和神经源性膀胱等)相关[166]。继发性 VUR 若不及时解除致病因素,可能导致肾功能不全甚至 ESRD,在肾移植前需针对继发因素制订相应的处理方案。原发性 VUR 在儿童常见,新生儿 VUR 发病率约 1%,多数自行缓解;部分 VUR 维持或进展,导致泌尿系统感染(urinary tract infection,UTI)、IRR,可能会进一步导致持续性的肾损害和肾脏瘢痕形成,引起高血压、反流性肾病(reflux nephropathy,RN),如不及时治疗和纠正可发展至 ESRD,通常见于高级别 VUR[165,167,168]。另一方面,在先天性肾发育不良导致 ESRD 的儿童中,也常伴发不同程度的 VUR[169]。因此,在 CAKUT 导致 ESRD 的儿童中,VUR 可能是直接病因,也可能是伴发表现。来自欧洲、澳大利亚、新西兰、美国和英国的注册系统显示,6%~17% 的 ESRD 与 VUR 相关性肾损伤有关[170]。英国肾脏病注册系统(UK Renal Registry)显示,合并 VUR 的肾发育不良是导致儿童 ESRD 的首要病因,占比 32.6%[171]。因此,如何处理 VUR 是 ESRD 儿童移植前评估中的常见问题。

按照国际反流研究委员会制订的标准,膀胱输尿管反流可分为五级:Ⅰ级,反流未到达肾盂,有不同程度的输尿管扩张;Ⅱ级,反流至肾盂,集合系统无扩张,穹隆正常;Ⅲ级,输尿管轻度或中度扩张,伴有或不伴有扭结;集合系统中度扩张,穹隆正常或变形很小;Ⅳ级,输尿管中度扩张,伴有或不伴有扭结;集合系统中度扩张;窦口变钝,但乳头切迹仍清晰可见;Ⅴ级,输尿管严重扩张和扭结;集合系统明显扩张;乳头切迹消失;伴肾内反流[172]。原发性 VUR 处理措施包括随访观察、间歇性抗生素预防、持续性抗生素预防(continuous antibiotic prophylaxis,CAP)、康复治疗和手术矫正等,手术方式包括开放或腔镜下输尿管膀胱再植术、内镜下填充剂注射等[168]。根据 VUR 分级、泌尿系感染(发热性 UTI、反复 UTI、抗生素预防下的突破性 UTI)及肾功能损害等情况,制订相应的治疗措施,目的是降低 UTI 和保护肾功能[168]。欧洲泌尿外科协会(European Association of Urology,EAU)和欧洲儿科泌尿外科学会(European Society of Pediatric Urology,ESPU)2023 年更新指南中指出:Ⅰ~Ⅲ级 VUR 若无症状可不予外科矫正，Ⅳ/Ⅴ级 VUR 应考虑予以外科矫正[173]。日本小儿泌尿外科学会制订的儿童 VUR 诊疗指南中指出手术适应证包括突破性 UTI 和控制不佳的 UTI、高级别 VUR、肾功能损害、CAP 治疗下反复 UTI 以及高级别 VUR 合并下尿路功能障碍[174]。我国儿童原发性 VUR 专家共识中指出手术指征包括 CAP 治疗下突破性 UTI、随访过程中发现肾发育延迟、VUR 持续存在及核素肾静态显像检查发现肾功能不全、产生新发疤痕等[175]。尽管不能照搬，以上指南和共识意见可为 VUR 儿童等待者的管理提供一定的参考。

进入肾移植等待期的原发性 VUR 儿童，由于肾功能不可逆性减退，VUR 处理目标是降低移植前和移植后 UTI 风险，以及降低 VUR 对移植肾输尿管尿流动力学的不良影响。如何处理原发性 VUR 儿童受者的原肾及输尿管，仅有少数文献报道[176-178]。A Basiri 等研究纳入三组儿童，分别为 VUR 移植前矫正组（n=12）、VUR 移植前未矫正组（n=17）和非 VUR 对照组（n=36），结果表明外科矫正（输尿管膀胱再植术）有助于降低高级别 VUR 儿童受者的移植后 UTI 发生率[176]。E Erturk 等分析 36 例接受肾移植的 VUR 儿童，比较移植前输尿管膀胱再植、双侧原肾切除对移植预后的影响，结果显示输尿管膀胱再植更能降低移植后 UTI 发生次数[177]。因此，对于Ⅳ/Ⅴ级高级别的膀胱输尿管反流，可行原输尿管膀胱再植术，以降低移植后 UTI 风险。对于Ⅰ～Ⅲ级膀胱输尿管反流，未见研究明确外科矫正能否使 VUR 儿童移植受者获益；但若反复 UTI 或 CAP 治疗下突破性 UTI，考虑到移植后免疫力降低，更易罹患感染，应予以外科处理，可行原输尿管膀胱再植术。VUR 合并反复发作的上尿路脓肿时，则可考虑行原肾及输尿管切除术[178]。Nia Fraser 等报道了 21 例儿童肾移植受者在移植前或移植时共切除 32 个原肾，其中包括 4 例反复感染的高级别 VUR 患者[178]。关于手术时机，开放的原输尿管膀胱再植术，可与肾移植同期进行；原肾及输尿管切除术，手术创面较大，可视具体情况在移植前或移植后切除。原肾切除可能导致患儿提前进入透析阶段，在决定移植前切除原肾时，需综合考虑患儿的家庭环境、经济状况及其他相关因素，选择合适的透析方案及维持策略[179~185]。

## 七、儿童肾移植的手术时机

根据美国器官获取和移植网络/移植受者科学登记系统（Organ Procurement and Transplantation Network，OPTN/Scientific Registry of Transplant Recipient，SRTR）的年度报告数据显示，2018 年儿童肾移植等待者的年死亡率为 1.3%，其中 6 岁以下儿童的死亡率最高，达到 2.1%[186]。透析治疗的开始使患儿面临更高的风险，包括导管相关感染、心血管不良反应及透析过程中出现的低血压等问题，这些因素导致透析患儿的死亡率高于未透析的肾移植患儿[187]。因此，近年来越来越多学者推荐抢先肾移植（preemptive kidney transplantation，PKT），即在开始透析治疗前进行肾移植。多项研究表明 PKT 可以降低移植肾失功率，部分研究还表明 PKT 可以降低患儿的死亡率[188-192]。此外，透析可导致 ESRD 患儿的生长发育延缓。研究表明，与接受透析的患儿相比，PKT 患儿的生长情况得到了优化[193]。早期进行肾移植可使部分 ESRD 患儿避免或者减轻生长发育迟缓现象。根据欧洲儿科肾脏病学会/欧洲透析与移植协会（European Society for Paediatric Nephrolog，ESPN/European Dialysis and Transplant Association，EDTA）的报告，婴儿和学龄前儿童（2~5 岁）在肾移植后通常表现出追赶生长，而学龄儿童（6~12 岁）和青少年在移植后的身高改善有限，甚至未观察到追赶生长，这表明这一年龄段的儿童和青少年在肾移植后的生长潜力有限[194]。对于部分年龄较小的儿童，在评估肾移植的获益与风险后，早期进行肾移植也是可取的。通过精细的手术及术后 MDT 管理，年龄较小的儿童肾移植能够取得较满意的临床效果。鉴于上述研究结果，建议对适应证诊断明确的患儿尽早进行肾移植，以获取更大的益处。手术时机的选择对于优化临床效果至关重要。适时的移植手术不仅可以避免透析带来的并发症，而且还可以利用患儿的追赶生长机制，提高整体生活质量。合适的手术时机也有助于患儿的心理发展。因此，在临床实践中，应根据患儿的病情、生理和心理准备情况，综合评估并确定最佳的移植时机。

**临床问题 12：ESRD 儿童能否实施抢先肾移植？**

**推荐意见 24：** 建议对符合适应证且有手术条件的 ESRD 儿童实施抢先肾移植（推荐强度 B，证据等级 2a）。

**推荐意见说明：**

PKT 是指在患者开始维持性透析前直接接受肾移植，被认为是大多数 ESRD 患者的最佳治疗方法[195]。相比先透析再肾移植，PKT 的显著优点是避免或至少延迟透析相关风险、提高受者和移植肾远期存活率以及降低经济负担[196-198]。Prezelin 等人报道了 1 911 例接受肾移植的儿童，其中 380 例（19.8%）接受 PKT。在校正受者性别和年龄、供者年龄和类型（活体或遗体捐献）等因素后发现，PKT 与先透析再肾移植相比，在随访期内任何时间的移植肾失功风险降低 55%。多重敏感性分析结果表明，无论透析时间长短（即使透析时间 <6 个月）和透析方式如何，PKT 均可降低移植肾失功的风险[190]。Rana 等人研究表明，与先透析再肾移植比较，PKT 降低了儿童受者的总体移植肾失功（*RR*：0.57，95% *CI*：0.49~0.66）和急性排斥反应（*RR*：0.81，95% *CI*：0.75~0.88）的风险，且活体供者的 PKT 患儿死亡风险显著降低（*RR*：0.53，95% *CI*：0.34~0.83）[188]。Kasiske 等人研究表明 PKT 受者可避免透析相关的潜在风险（包括导管相关感染、心血管不良反应等）和透析期间并发症（如低血压等）。在本研究中，与先透析再肾移植的受者比较，接受遗体捐献和活体捐献的 PKT 受者的移植肾失功的相对风险分别为 0.75（0.67~0.84）和 0.73（0.64~0.83）。PKT 与死亡风险降低相关，接受死亡捐献供者和活体供者的 PKT 受者分别为 0.84（0.72~0.99）和 0.59（0.56~0.85）[195]。因此，当 ESRD 儿童匹配到相容性较好的遗体捐献供肾或活体供肾时，在患儿健康情况和家庭条件允许的情况下，应争取实施 PKT。但 ESRD 患儿存在以下情况时不宜行 PKT：

（1）ESRD 原发病因持续存在且未能控制，如自身免疫性肾病伴持续高滴度自身抗体。

（2）患儿合并肾移植禁忌证，如持续严重的活动性感染。

（3）患者年龄过小，一般情况差，不耐受手术等[199-201]。各中心应根据患儿一般情况、具体病史、疾病诊断等，结合自身的儿童肾移植经验，个体化评估每个患儿接受抢先移植的获益和风险。

**临床问题 13：ESRD 儿童接受肾移植手术时有无年龄和体重下限？**

**推荐意见 25：** 肾移植受者没有绝对的年龄和体重下限。建议 ESRD 儿童一般在年龄 ≥1 岁或体重 ≥10kg 再实施肾移植，更小年龄或更低体重的儿童肾移植建议在有经验积累的单位实施，并评估肾移植的获益与风险（推荐强度 C，证据等级 4）。

**推荐意见说明：**

儿童受者的年龄越小、体重越低，对外科技术和围手术期管理的要求越高。目前普遍认为，在保守治疗维持良好的情况下，ESRD 儿童可在年龄 ≥1 岁或体重 ≥10kg 后再实施肾移植，以降低围手术期风险和提高手术成功率。近年来，由于跨学科团队的密切合作以及外科技术的进展，经验丰富的移植中心会对低体重儿童（<15kg）甚至更低体重儿童（<10kg）实施肾移植手术。一项 meta 分析纳入 23 项研究，共 1 254 名体重 <15kg 的儿童肾移植受者；结果显示，低体重儿童受者术后外科并发症的总发生率为 20.0%，其中泌尿系并发症 6.3%（2.0%~11.9%），血管并发症 5.0%（3.0%~10.0%）、静脉血栓

发生率 0~5.6%；本研究中的低体重儿童受者 10 年的移植肾和患者存活率分别为 76% 和 91.0%[202]。CERTAIN 注册系统调查研究体重<10kg 的儿童肾移植受者的预后情况，发现在移植后 2 年随访期内，体重<10kg($n$=38) 和体重 10~15kg($n$=76) 的儿童受者在人肾存活率方面没有显著差异[203]。由此可见体重<10kg 的儿童受者接受肾移植的疗效和安全性。但也有研究认为体重<10kg 的 ESRD 儿童肾移植手术难度大，髂窝体积小难以放置移植肾，且围手术期风险高[201,204]。我国实施"儿童供者器官优先分配给儿童受者"（PtoP）的分配政策，且按照供受者的年龄分层优先匹配，通常不会面临供肾体积过大难以放置的难题，一定程度上降低了外科操作和围手术期管理的难度，更容易开展低体重受者的儿童肾移植。一项国内研究分析了 37 例次 3 岁以内婴幼儿受者的肾移植疗效，包括 1 岁以下婴儿受者 13 例次，1~3 岁幼儿受者 24 例次；受者中位体重 8kg(3.2~14.0kg)，受者最小年龄 3 月龄、体重 3.2kg；移植肾 1 年、2 年存活率 85.3%，受者 1 年、2 年存活率 96.8%。本研究中，1 岁以下婴儿受者因血栓和原发病复发等导致移植肾失功的比例高于 1~3 岁幼儿受者(30.8% vs. 16.7%)[205]。综上所述，尽管低龄、低体重受者的儿童肾移植实施难度较大，仍可取得较满意的疗效和预后。当受者年龄小于 1 岁或体重<10kg 时，肾移植围手术期的并发症相对较多。若内科保守或透析治疗下病情反复不稳定甚至危及生命，建议可在有经验积累的单位实施肾移植。移植前需多学科团队对患儿全面系统评估，明确移植获益与风险，充分了解监护人的移植意愿。围手术期需要多学科团队通力合作，以提高肾移植手术的安全性和疗效。

## 八、儿童肾移植的等待期管理

CKD 儿童在中国人体器官分配与共享计算机系统(China Organ Transplant Response System, COTRS)完成登记后，在等待肾移植期间需进行综合健康管理，以保持最佳健康状态，为接受肾移植手术做好准备。等待期管理的注意事项包括：

（1）营养与生长发育管理：制订个性化的饮食计划，为患儿提供优质低蛋白饮食，均衡提供各类营养素，确保患儿获得足够的营养，以支持其正常的生长发育。定期关注患儿的生长发育指标，如身高、体重和生长曲线，以便及时发现营养不良相关并发症，必要时进行干预。

（2）透析治疗：定期评估是否需要开始透析治疗，定期评估和优化透析方案，确保最佳透析治疗效果。透析过程中需监测和及时处理透析相关并发症，如高血压、贫血和电解质失衡等。

（3）预防感染与疫苗接种：加强预防感染措施，进行家庭宣教，出现感染症状及时就医，尽快和尽量完成疫苗接种计划。

（4）并发症管理：定期评估等待期患儿的并发症，包括高血压、贫血、营养不良、生长发育异常和骨代谢异常等的管理。及时给予生活方式及药物干预，监测药物不良反应及药物相互作用，特别是在使用多种药物治疗的情况下。低龄儿童常透析效果不佳易致心肺功能不全，且贫血、组织水肿、营养不良、矿物质和骨代谢异常等问题更为突出，容易罹患重症感染、严重的酸碱和电解质紊乱以及心律失常、心力衰竭等急危重症，一旦发生常危及生命。应及时和准确地把握肾移植的手术时机和手术条件。

（5）心理和社会支持：提供心理支持，帮助患儿和家庭应对等待肾移植期间可能出现的心理压力和焦虑。根据需要提供社会支持，如教育支持、家庭护理指导和社会资源。

（6）定期检查和监测：定期进行全面的身体检查和实验室检测，监测患儿的整体健康状况、肾功能和内环境。注意患儿的心血管健康状况，必要时进行心脏超声评估。特别注意输血史，及时复查 PRA。若有病情变化需及时调整治疗，并重新评估适应证和手术条件，确保肾移植手术的及时性和安全性。

（7）健康教育：向患儿和家庭提供关于等待期间的健康管理知识，培养患儿和家庭的自我管理能力，包括药物管理、饮食控制和透析治疗的自我监测。同时提供关于肾移植过程、术后护理和可能并发症的详细信息，让患儿和家属提前对肾移植有一个清晰全面的认识，以便更加从容应对即将到来的肾移植手术。

**临床问题 14：ESRD 儿童接种减毒活疫苗后多长时间才能做肾移植？**

**推荐意见 26：**若无禁忌，建议 ESRD 儿童在肾移植前接种常规的减毒活疫苗，建议接种减毒活疫苗 4 周后才能做肾移植（推荐强度 C，证据等级 4）。

**推荐意见说明：**

减毒活疫苗包括卡介苗（bacille calmette-guerin，BCG）、脊髓灰质炎减毒活疫苗、麻疹-风疹-腮腺炎联合减毒活疫苗、水痘减毒活疫苗、轮状病毒减毒活疫苗等。减毒活疫苗通过模拟自然感染来激发机体的免疫反应，从而建立免疫记忆。接种后，免疫系统需要一段时间来完全产生对特定病原体的保护性免疫反应，建立充分的免疫保护通常需要 2~4 周时间[206]。

肾移植受者需长期服用免疫抑制药物预防排斥反应，免疫力低下会降低对疫苗的响应，同时会增加减毒活疫苗相关感染的风险。因此，减毒活疫苗尽量在移植前完成接种。ESRD 儿童首次就诊时应检查患者的疫苗接种情况，并制订个性化的疫苗接种计划，尽可能在病程早期全面接种疫苗。若有条件，应同时监测疫苗接种后的继发性血清反应，以明确是否补充或加强疫苗接种。需注意，ESRD 儿童免疫力普遍低于正常儿童，尤其是口服免疫抑制剂维持治疗者，在接种减毒活疫苗时也需谨慎观察。ESRD 儿童在移植前可选择接种注射用灭活脊髓灰质炎疫苗而非口服脊髓灰质炎疫苗，因为灭活疫苗对免疫功能低下的个体更安全。既往病例报道一例先天性免疫缺陷患儿接种 BCG 后发生结核感染，ESRD 儿童在肾移植前接种 BCG 时应注意评估患儿免疫力[207]。为了确保疫苗接种后免疫系统有足够的时间产生保护性反应，并且降低免疫抑制状态下减毒活疫苗相关感染的风险，目前国际相关指南建议，在接种减毒活疫苗后至少等待 4 周再进行肾移植手术[208,209]。

## 九、小结

我国儿童肾移植事业发展迅速，移植技术能力显著提高。但实施儿童肾移植的单位相对集中，全国范围内技术发展并不均衡，对 ESRD 儿童的移植前评估和管理能力参差不齐。本指南基于我国儿童肾移植的临床实践，结合国内外文献报道，针对 ESRD 儿童的原发病诊断、合并症评估、肾移植适应证、禁忌证、移植时机和等待期管理等方面，形成推荐意见和推荐意见说明，旨在对临床实践予以指导、规范儿童肾移植等待者评估与管理流程。但由于儿童肾移植规模较小，相关循证医学研究少且证据等级较低，本指南所述部分临床问题及观点仍需经临床实践检验。希望在进一步临床实践与学术交流中，不断完善儿童肾移植等待者评估与管理流程，提高儿童肾移植疗效。

**执笔作者：**刘龙山（中山大学附属第一医院），张桓熙（中山大学附属第一医院），尚文俊（郑州大学第一附属医院），李军（中山大学附属第一医院），吴成林（中山大学附属第一医院）

**通信作者：**刘龙山（中山大学附属第一医院），王长希（中山大学附属第一医院）

**参编作者：**郎林（中山大学附属第一医院），黎剑明（中山大学附属第一医院），谭景洪（中山大学附属第一医院），张纹彬（中山大学附属第一医院），傅茜（中山大学附属第一医院），邓荣海（中山大学附属

第一医院),丰永花(郑州大学第一附属医院),王军祥(郑州大学第一附属医院),王志刚(郑州大学第一附属医院)

**主审专家:** 薛武军(西安交通大学第一附属医院),蔡明(浙江大学医学院附属第二医院),朱有华(中国人民解放军海军军医大学第一附属医院),王长希(中山大学附属第一医院),丰贵文(郑州大学第一附属医院)

**审稿专家:** 王振兴(山西省第二人民医院),王强(北京大学人民医院),戎瑞明(复旦大学附属中山医院),朱兰(华中科技大学同济医学院附属同济医院),刘永光(南方医科大学珠江医院),张雷(海军军医大学第一附属医院),陈刚(华中科技大学同济医学院附属同济医院),林涛(四川大学华西医院),周洪澜(吉林大学第一医院),郑瑾(西安交通大学第一附属医院),项和立(西安交通大学第一附属医院),黄洪锋(浙江大学附属第一医院),崔先泉(山东大学齐鲁医院),彭龙开(中南大学湘雅二医院),董建辉(广西医科大学第二附属医院)

**利益冲突:** 所有作者声明无利益冲突。

## 参考文献

[1] ABRAMYAN S, HANLON M. Kidney transplantation [M]. StatPearls, 2024.

[2] BAñUELOS MARCO B, DöNMEZ M I, GEPPERT T, et al. Renal transplantation in pediatric recipients: considerations and preoperative assessment strategies [J]. Actas Urol Esp (Engl Ed), 2023, 47 (6): 351-359.

[3] TJADEN L A, GROOTENHUIS M A, NOORDZIJ M, et al. Health-related quality of life in patients with pediatric onset of end-stage renal disease: state of the art and recommendations for clinical practice [J]. Pediatr Nephrol, 2016, 31 (10): 1579-1591.

[4] CHAN J C, WILLIAMS D M, ROTH K S. Kidney failure in infants and children [J]. Pediatr Rev, 2002, 23 (2): 47-60.

[5] MITSNEFES M M. Cardiovascular disease in children with chronic kidney disease [J]. J Am Soc Nephrol, 2012, 23 (4): 578-585.

[6] European best practice guidelines for renal transplantation. Section Ⅳ: long-term management of the transplant recipient. Ⅳ. 11 Paediatrics (specific problems)[J]. Nephrol Dial Transplant, 2002, 17 Suppl 4: 55-58.

[7] WURM F, MCKEAVENEY C, CORR M, et al. The psychosocial needs of adolescent and young adult kidney transplant recipients, and associated interventions: a scoping review [J]. BMC Psychol, 2022, 10 (1): 186.

[8] SILVA A, ARIENTE L. Fundamental aspects for psychological evaluation in pediatric kidney transplantation [J]. Brazilian Journal of Transplantation, 2022, 25.

[9] LENTINE K L, SMITH J M, MILLER J M, et al. OPTN/SRTR 2021 annual data report: kidney [J]. Am J Transplant, 2023, 23 (2 Suppl 1): S21-S120.

[10] EVANS-BARNS H, MUSHTAQ I, MICHELL I, et al. Paediatric kidney transplantation: Towards a framework for pretransplant urological evaluation [J]. Pediatr Transplant, 2022, 26 (7): e14299.

[11] 张桓熙, 李军, 黄铭川, 等. 儿童肾移植 244 例次临床分析 [J]. 中华器官移植杂志, 2020,(1): 9-14.

[12] CORMICAN S, KENNEDY C, CONNAUGHTON D M, et al. Renal transplant outcomes in patients with autosomal dominant tubulointerstitial kidney disease [J]. Clin Transplant, 2020, 34 (2): e13783.

[13] KASHTAN C E, MCENERY P T, TEJANI A, et al. Renal allograft survival according to primary diagnosis: a report of the North American Pediatric Renal Transplant Cooperative Study [J]. Pediatr Nephrol, 1995, 9 (6): 679-684.

[14] BACCHETTA J, COCHAT P. Primary disease recurrence-effects on paediatric renal transplantation outcomes [J]. Nat Rev Nephrol, 2015, 11 (6): 371-384.

[15] HÖLTTÄ T, BONTHUIS M, VAN STRALEN K J, et al. Timing of renal replacement therapy does not influence survival and growth in children with congenital nephrotic syndrome caused by mutations in NPHS1: data from the

ESPN/ERA-EDTA Registry [J]. Pediatr Nephrol, 2016, 31 (12): 2317-2325.

［16］ WEBER S, TöNSHOFF B. Recurrence of focal-segmental glomerulosclerosis in children after renal transplantation: clinical and genetic aspects [J]. Transplantation, 2005, 80 (1 Suppl): S128-S134.

［17］ BLEATHMAN F, KAUSMAN J Y, HOSKING L M, et al. Ravulizumab facilitates reduced burden of vascular access, a major benefit in paediatric atypical haemolytic uraemic syndrome [J]. J Paediatr Child Health, 2024, 60 (6): 183-187.

［18］ KANBAY M, COPUR S, YILMAZ Z Y, et al. The role of anticomplement therapy in the management of the kidney allograft [J]. Clin Transplant, 2024, 38 (3): e15277.

［19］ ZIMMERHACKL L B, HOFER J, CORTINA G, et al. Prophylactic eculizumab after renal transplantation in atypical hemolytic-uremic syndrome [J]. N Engl J Med, 2010, 362 (18): 1746-1748.

［20］ ADEVA M, EL-YOUSSEF M, ROSSETTI S, et al. Clinical and molecular characterization defines a broadened spectrum of autosomal recessive polycystic kidney disease (ARPKD)[J]. Medicine (Baltimore), 2006, 85 (1): 1-21.

［21］ MEKAHLI D, VAN STRALEN K J, BONTHUIS M, et al. Kidney versus combined kidney and liver transplantation in young people with autosomal recessive polycystic kidney disease: data from the European Society for Pediatric Nephrology/European Renal Association-European Dialysis and Transplant (ESPN/ERA-EDTA) Registry [J]. Am J Kidney Dis, 2016, 68 (5): 782-788.

［22］ BüSCHER R, BüSCHER A K, CETINER M, et al. Combined liver and kidney transplantation and kidney after liver transplantation in children: Indication, postoperative outcome, and long-term results [J]. Pediatr Transplant, 2015, 19 (8): 858-865.

［23］ MANN N, BRAUN D A, AMANN K, et al. Whole-exome sequencing enables a precision medicine approach for kidney transplant recipients [J]. J Am Soc Nephrol, 2019, 30 (2): 201-215.

［24］ CONNAUGHTON D M, HILDEBRANDT F. Personalized medicine in chronic kidney disease by detection of monogenic mutations [J]. Nephrol Dial Transplant, 2020, 35 (3): 390-397.

［25］ DE HAAN A, EIJGELSHEIM M, VOGT L, et al. Diagnostic yield of massively parallel sequencing in patients with chronic kidney disease of unknown etiology: rationale and design of a national prospective cohort study [J]. BMJ open, 2022, 12 (4): e057829.

［26］ 朱春华, 张爱华. 儿童遗传性肾脏病 [J]. 中华儿科杂志, 2021, 59 (9): 3.

［27］ CONNAUGHTON D M, KENNEDY C, SHRIL S, et al. Monogenic causes of chronic kidney disease in adults [J]. Kidney Int, 2019, 95 (4): 914-928.

［28］ GROOPMAN E E, MARASA M, CAMERON-CHRISTIE S, et al. Diagnostic utility of exome sequencing for kidney disease [J]. N Engl J Med, 2019, 380 (2): 142-151.

［29］ OTTLEWSKI I, MüNCH J, WAGNER T, et al. Value of renal gene panel diagnostics in adults waiting for kidney transplantation due to undetermined end-stage renal disease [J]. Kidney Int, 2019, 96 (1): 222-230.

［30］ DAHL N K, BLOOM M S. The clinical utility of genetic testing in the diagnosis and management of adults with chronic kidney disease [J]. 2023, 34 (12): 2039-2050.

［31］ BENSON K A, MURRAY S L, DOYLE R, et al. Diagnostic utility of genetic testing in patients undergoing renal biopsy [J]. Cold Spring Harb Mol Case Stud, 2020, 6 (5): a005462.

［32］ FERRARIS J R, RAMIREZ J A, RUIZ S, et al. Shiga toxin-associated hemolytic uremic syndrome: absence of recurrence after renal transplantation [J]. Pediatr Nephrol, 2002, 17 (10): 809-814.

［33］ ALBERTI M, VALOTI E, PIRAS R, et al. Two patients with history of STEC-HUS, posttransplant recurrence and complement gene mutations [J]. Am J Transplant, 2013, 13 (8): 2201-2206.

［34］ LI J, SU X, ZHANG H, et al. Genotype and phenotype analysis and transplantation strategy in children with kidney failure caused by NPHP [J]. Pediatr Nephrol, 2023, 38 (5): 1609-1620.

［35］ LEE B K, THOMAS C P. Genetic testing in the evaluation of recipient candidates and living kidney donors [J]. Curr Opin Nephrol Hypertens, 2024, 33 (1): 4-12.

［36］ DURAND A, WINKLER C A, VINCE N, et al. Identification of novel genetic risk factors for focal segmental glomerulosclerosis in children: results from the chronic kidney disease in children (CKiD) cohort [J]. Am J Kidney Dis, 2023,

81 (6): 635-646. e1.

[37] GUPTA J, KANETSKY P A, WUTTKE M, et al. Genome-wide association studies in pediatric chronic kidney disease [J]. Pediatr Nephrol, 2016, 31 (8): 1241-1252.

[38] REINDL-SCHWAIGHOFER R, HEINZEL A, KAINZ A, et al. Contribution of non-HLA incompatibility between donor and recipient to kidney allograft survival: genome-wide analysis in a prospective cohort [J]. Lancet, 2019, 393 (10174): 910-917.

[39] BLEYER A J, WESTEMEYER M, XIE J, et al. Genetic etiologies for chronic kidney disease revealed through next-generation renal gene panel [J]. Am J Nephrol, 2022, 53 (4): 297-306.

[40] VAISITTI T, SORBINI M, CALLEGARI M, et al. Clinical exome sequencing is a powerful tool in the diagnostic flow of monogenic kidney diseases: an Italian experience [J]. J Nephrol, 2021, 34 (5): 1767-1781.

[41] SCHREZENMEIER E, KREMERSKOTHEN E, HALLECK F, et al. The underestimated burden of monogenic kidney disease in adults waitlisted for kidney transplantation [J]. Genetics in medicine: official journal of the American College of Medical Genetics, 2021, 23 (7): 1219-1224.

[42] UNITED STATES RENAL DATA SYSTEM. 2023 USRDS annual data report: epidemiology of kidney disease in the United States [R]. National Institutes of Health, National Institute of Diabetes and Digestive and Kidney Diseases, Bethesda, MD.

[43] KIM J K, LORENZO A J, TöNSHOFF B, et al. Hospitalization following pediatric kidney transplantation: an international comparison among a Canadian pediatric transplant center, North American Pediatric Renal Trials and Collaborative Studies, and Cooperative European Pediatric Renal Transplant Initiative registry data [J]. Pediatr Transplant, 2022, 26 (5): e14273.

[44] STEL V S, BOENINK R, ASTLEY M E, et al. A comparison of the epidemiology of kidney replacement therapy between Europe and the United States: 2021 data of the ERA Registry and the USRDS [J]. Nephrol Dial Transplant, 2024.

[45] 缪千帆, 沈茜, 徐虹, 等. 慢性肾脏病 2~5 期患儿 264 例病因构成分析 [J]. 中华儿科杂志, 2015,(9): 5.

[46] 丁洁. 有感于组织开展我国常见儿童肾脏疾病治疗现状的多中心研究 [J]. 中华儿科杂志, 2013, 51 (7): 2.

[47] BUTANI L. Children presenting with end-stage renal disease of unexplained etiology: implications for disease recurrence after transplantation [J]. Pediatr Transplant, 2006, 10 (4): 487-490.

[48] 焦莉平, 袁林, 沈颖. 儿童终末期肾病开始血液透析时临床状态的研究 - 单中心分析 [C]. 中华医学会第十五次全国儿科学术大会.

[49] VANSICKLE J S, WARADY B A. Chronic kidney disease in children [J]. Pediatr Clin North Am, 2022, 69 (6): 1239-1254.

[50] KATHERINE, WESSELING-PERRY, AND, et al. Chronic kidney disease: mineral and bone disorder in children [J]. Seminars in Nephrology, 2013, 33 (2): 169-179.

[51] GUPTA S, OZIMEK-KULIK J E, PHILLIPS J K. Nephronophthisis-pathobiology and molecular pathogenesis of a rare kidney genetic disease [J]. Genes (Basel), 2021, 12 (11): 1762.

[52] KASHTAN C E, GROSS O. Clinical practice recommendations for the diagnosis and management of Alport syndrome in children, adolescents, and young adults-an update for 2020 [J]. Pediatr Nephrol, 2021, 36 (3): 711-719.

[53] MORRISH A M, SMITH J, ENRIQUEZ A, et al. A new era of genetic testing in congenital heart disease: a review [J]. Trends Cardiovasc Med, 2022, 32 (5): 311-319.

[54] DE MATTOS A M, SIEDLECKI A, GASTON R S, et al. Systolic dysfunction portends increased mortality among those waiting for renal transplant [J]. J Am Soc Nephrol, 2008, 19 (6): 1191-1196.

[55] PARFREY P S, HARNETT J D, FOLEY R N, et al. Impact of renal transplantation on uremic cardiomyopathy [J]. Transplantation, 1995, 60 (9): 908-914.

[56] LAL A K, DE BIASI A R, ALEXANDER S, et al. End-stage renal disease and cardiomyopathy in children: cardiac effects of renal transplantation [J]. Transplantation, 2012, 93 (2): 182-187.

[57] CARABALLO C, DESAI N R, MULDER H, et al. Clinical implications of the New York Heart Association classification [J]. J Am Heart Assoc, 2019, 8 (23): e014240.

［58］ RIAR S K, MITSNEFES M M, NEHUS E J, et al. Kidney transplantation in children with decreased left ventricular systolic function: a Midwest Pediatric Nephrology Consortium study [J]. Pediatr Nephrol, 2015, 30 (8): 1343-1348.

［59］ 王长希, 张桓熙. 中国儿童肾移植临床诊疗指南 (2015 版)[J]. 中华移植杂志: 电子版, 2016, 10 (1): 12.

［60］ HART A, LENTINE K L, SMITH J M, et al. OPTN/SRTR 2019 annual data report: kidney [J]. Am J Transplant, 2021, 21 Suppl 2: 21-137.

［61］ ROVIN B H, ADLER S G, BARRATT J, et al. Executive summary of the KDIGO 2021 guideline for the management of glomerular diseases [J]. Kidney Int, 2021, 100 (4): 753-779.

［62］ 聂蔚健, 傅茜, 李军, 等. 儿童肾移植术后局灶性节段性肾小球硬化六例诊治报道并文献复习 [J]. 中华器官移植杂志, 2020,(2): 70-74.

［63］ CHEN Y M, LIAPIS H. Focal segmental glomerulosclerosis: molecular genetics and targeted therapies [J]. BMC Nephrol, 2015, 16: 101.

［64］ 刘莉莉, 孙启全. 肾移植术后局灶节段性肾小球硬化复发的研究进展 [J]. 器官移植, 2018, 9 (4): 3.

［65］ ROSENBERG A Z, KOPP J B. Focal segmental glomerulosclerosis [J]. Clin J Am Soc Nephrol, 2017, 12 (3): 502-517.

［66］ CORMICAN S, KENNEDY C, O'KELLY P, et al. Renal transplant outcomes in primary FSGS compared with other recipients and risk factors for recurrence: a national review of the Irish Transplant Registry [J]. Clin Transplant, 2018, 32 (1).

［67］ FUJISAWA M, IIJIMA K, ISHIMURA T, et al. Long-term outcome of focal segmental glomerulosclerosis after Japanese pediatric renal transplantation [J]. Pediatr Nephrol, 2002, 17 (3): 165-168.

［68］ BAI J, YIN X, LI J, et al. Incidence, risk factors, and outcomes of recurrent focal segmental glomerulosclerosis in pediatric kidney transplant recipients: a systematic review and meta-analysis [J]. Clin Transplant, 2023, 37 (11): e15119.

［69］ OHTA T, SAKANO T. Post-transplant recurrence of focal segmental glomerulosclerosis [J]. Kidney Int, 2001, 59 (6): 2374.

［70］ DING W Y, KOZIELL A, MCCARTHY H J, et al. Initial steroid sensitivity in children with steroid-resistant nephrotic syndrome predicts post-transplant recurrence [J]. J Am Soc Nephrol, 2014, 25 (6): 1342-1348.

［71］ NEWSTEAD C G. Recurrent disease in renal transplants [J]. Nephrol Dial Transplant, 2003, 18 Suppl 6: vi68-vi74.

［72］ GOHH R Y, YANGO A F, MORRISSEY P E, et al. Preemptive plasmapheresis and recurrence of FSGS in high-risk renal transplant recipients [J]. Am J Transplant, 2005, 5 (12): 2907-2912.

［73］ GONZALEZ E, ETTENGER R, RIANTHAVORN P, et al. Preemptive plasmapheresis and recurrence of focal segmental glomerulosclerosis in pediatric renal transplantation [J]. Pediatr Transplant, 2011, 15 (5): 495-501.

［74］ ALASFAR S, MATAR D, MONTGOMERY R A, et al. Rituximab and therapeutic plasma exchange in recurrent focal segmental glomerulosclerosis postkidney transplantation [J]. Transplantation, 2018, 102 (3): e115-e120.

［75］ AUDARD V, KAMAR N, SAHALI D, et al. Rituximab therapy prevents focal and segmental glomerulosclerosis recurrence after a second renal transplantation [J]. Transpl Int, 2012, 25 (5): e62-e66.

［76］ KOLONKO A, PIECHA G, WIĘCEK A. Successful preemptive kidney transplantation with rituximab induction in a patient with focal segmental glomerulosclerosis and massive nephrotic syndrome: a case report [J]. Transplant Proc, 2016, 48 (9): 3092-3094.

［77］ BOONPHENG B, HANSRIVIJIT P, THONGPRAYOON C, et al. Rituximab or plasmapheresis for prevention of recurrent focal segmental glomerulosclerosis after kidney transplantation: a systematic review and meta-analysis [J]. World J Transplant, 2021, 11 (7): 303-319.

［78］ GUNAY-AYGUN M. Liver and kidney disease in ciliopathies [J]. Am J Med Genet C Semin Med Genet, 2009, 151c (4): 296-306.

［79］ KERKAR N, NORTON K, SUCHY F J. The hepatic fibrocystic diseases [J]. Clin Liver Dis, 2006, 10 (1): 55-71.

［80］ GUAY-WOODFORD L M. Other cystic kidney diseases [M]. Comprehensive Clinical Nephrology, 2010.

［81］ BAKEBERG J L, TAMMACHOTE R, WOOLLARD J R, et al. Epitope-tagged Pkhd1 tracks the processing, secretion, and localization of fibrocystin [J]. J Am Soc Nephrol, 2011, 22 (12): 2266-2277.

［82］ BODDU R, YANG C, O'CONNOR A K, et al. Intragenic motifs regulate the transcriptional complexity of Pkhd1/

PKHD1 [J]. J Mol Med (Berl), 2014, 92 (10): 1045-1056.

［83］ LU H, GALEANO M C R, OTT E, et al. Mutations in DZIP1L, which encodes a ciliary-transition-zone protein, cause autosomal recessive polycystic kidney disease [J]. Nat Genet, 2017, 49 (7): 1025-1034.

［84］ ZHANG J, WU M, WANG S, et al. Polycystic kidney disease protein fibrocystin localizes to the mitotic spindle and regulates spindle bipolarity [J]. Hum Mol Genet, 2010, 19 (17): 3306-3319.

［85］ MENEZES L F, CAI Y, NAGASAWA Y, et al. Polyductin, the PKHD1 gene product, comprises isoforms expressed in plasma membrane, primary cilium, and cytoplasm [J]. Kidney Int, 2004, 66 (4): 1345-1355.

［86］ PAZOUR G J. Intraflagellar transport and cilia-dependent renal disease: the ciliary hypothesis of polycystic kidney disease [J]. J Am Soc Nephrol, 2004, 15 (10): 2528-2536.

［87］ O'CONNOR A K, GUAY-WOODFORD L M. Polycystic kidney diseases and other hepatorenal fibrocystic diseases [J]. Kidney Development, Disease, Repair and Regeneration, 2016: 241-264.

［88］ BADANO J L, MITSUMA N, BEALES P L, et al. The ciliopathies: an emerging class of human genetic disorders [J]. Annu Rev Genomics Hum Genet, 2006, 7: 125-148.

［89］ HILDEBRANDT F, ATTANASIO M, OTTO E. Nephronophthisis: disease mechanisms of a ciliopathy [J]. J Am Soc Nephrol, 2009, 20 (1): 23-35.

［90］ SWEENEY W E, JR., AVNER E D. Diagnosis and management of childhood polycystic kidney disease [J]. Pediatr Nephrol, 2011, 26 (5): 675-692.

［91］ SRINATH A, SHNEIDER B L. Congenital hepatic fibrosis and autosomal recessive polycystic kidney disease [J]. J Pediatr Gastroenterol Nutr, 2012, 54 (5): 580-587.

［92］ HARTUNG E A, GUAY-WOODFORD L M. Autosomal recessive polycystic kidney disease: a hepatorenal fibrocystic disorder with pleiotropic effects [J]. Pediatrics, 2014, 134 (3): e833-845.

［93］ SWEENEY W E, JR., AVNER E D. Pathophysiology of childhood polycystic kidney diseases: new insights into disease-specific therapy [J]. Pediatr Res, 2014, 75 (1-2): 148-157.

［94］ DAVIS I D, HO M, HUPERTZ V, et al. Survival of childhood polycystic kidney disease following renal transplantation: the impact of advanced hepatobiliary disease [J]. Pediatr Transplant, 2003, 7 (5): 364-369.

［95］ KHAN K, SCHWARZENBERG S J, SHARP H L, et al. Morbidity from congenital hepatic fibrosis after renal transplantation for autosomal recessive polycystic kidney disease [J]. Am J Transplant, 2002, 2 (4): 360-365.

［96］ ACHARYA R, UPADHYAY K. Short-term outcome of isolated kidney transplantation in children with autosomal recessive polycystic kidney disease: a case series and literature review [J]. Clin Pract, 2023, 14 (1): 24-30.

［97］ BRINKERT F, LEHNHARDT A, MONTOYA C, et al. Combined liver-kidney transplantation for children with autosomal recessive polycystic kidney disease (ARPKD): indication and outcome [J]. Transpl Int, 2013, 26 (6): 640-650.

［98］ TELEGA G, CRONIN D, AVNER E D. New approaches to the autosomal recessive polycystic kidney disease patient with dual kidney-liver complications [J]. Pediatr Transplant, 2013, 17 (4): 328-335.

［99］ STOKMAN M, LILIEN M, KNOERS N. Nephronophthisis-related ciliopathies [M]. Seattle: GeneReviews, 1993.

［100］ BRAUN D A, HILDEBRANDT F. Ciliopathies [J]. Cold Spring Harbor Perspectives in Biology, 2016, 9 (3): a028191.

［101］ ZHANG H, LUO J, LIU L, et al. Transplantation for infantile nephronophthisis with loss-of-function mutation in NPHP3: lesson from a case [J]. Pediatr Transplant, 2018: e13233.

［102］ TSUKAMOTO T, TANAKA M, KOMIYA T, et al. Nephronophthisis complicated with hepatic fibrosis: an autopsy case with rupture of the splenic artery after renal transplantation [J]. Clin Exp Nephrol, 2008, 12 (1): 82-88.

［103］ GANSCHOW R, HOPPE B. Review of combined liver and kidney transplantation in children [J]. Pediatr Transplant, 2015, 19 (8): 820-826.

［104］ BHANDARI J, ROUT P, SEDHAI Y R. Hemolytic uremic syndrome [M]. StatPearls, 2024.

［105］ NORIS M, BRESIN E, MELE C, et al. Genetic atypical hemolytic-uremic syndrome [M]. Seattle: GeneReviews, 1993.

［106］ GüLHAN B, ÖZALTıN F, FIDAN K, et al. Management of pediatric hemolytic uremic syndrome [J]. Turk J Pediatr, 2024, 66 (1): 1-16.

［107］LOIRAT C, FAKHOURI F, ARICETA G, et al. An international consensus approach to the management of atypical hemolytic uremic syndrome in children [J]. Pediatr Nephrol, 2016, 31 (1): 15-39.

［108］WATSON R, LINDNER S, BORDEREAU P, et al. Standardisation of the factor H autoantibody assay [J]. Immunobiology, 2014, 219 (1): 9-16.

［109］DRAGON-DUREY M A, SETHI S K, BAGGA A, et al. Clinical features of anti-factor H autoantibody-associated hemolytic uremic syndrome [J]. J Am Soc Nephrol, 2010, 21 (12): 2180-2187.

［110］IOREMBER F, NAYAK A. Deficiency of CFHR plasma proteins and autoantibody positive hemolytic uremic syndrome: treatment rationale, outcomes, and monitoring [J]. Pediatr Nephrol, 2021, 36 (6): 1365-1375.

［111］BROCKLEBANK V, JOHNSON S, SHEERIN T P, et al. Factor H autoantibody is associated with atypical hemolytic uremic syndrome in children in the United Kingdom and Ireland [J]. Kidney Int, 2017, 92 (5): 1261-1271.

［112］LOIRAT C, NORIS M, FREMEAUX-BACCHI V. Complement and the atypical hemolytic uremic syndrome in children [J]. Pediatr Nephrol, 2008, 23 (11): 1957-1972.

［113］CAPRIOLI J, NORIS M, BRIOSCHI S, et al. Genetics of HUS: the impact of MCP, CFH, and IF mutations on clinical presentation, response to treatment, and outcome [J]. Blood, 2006, 108 (4): 1267-1279.

［114］SELLIER-LECLERC A L, FREMEAUX-BACCHI V, DRAGON-DUREY M A, et al. Differential impact of complement mutations on clinical characteristics in atypical hemolytic uremic syndrome [J]. J Am Soc Nephrol, 2007, 18 (8): 2392-2400.

［115］ROUMENINA L T, JABLONSKI M, HUE C, et al. Hyperfunctional C3 convertase leads to complement deposition on endothelial cells and contributes to atypical hemolytic uremic syndrome [J]. Blood, 2009, 114 (13): 2837-2845.

［116］GOICOECHEA DE JORGE E, HARRIS C L, ESPARZA-GORDILLO J, et al. Gain-of-function mutations in complement factor B are associated with atypical hemolytic uremic syndrome [J]. Proc Natl Acad Sci U S A, 2007, 104 (1): 240-245.

［117］FRéMEAUX-BACCHI V, MILLER E C, LISZEWSKI M K, et al. Mutations in complement C3 predispose to development of atypical hemolytic uremic syndrome [J]. Blood, 2008, 112 (13): 4948-4952.

［118］IMANIFARD Z, LIGUORI L, REMUZZI G. TMA in kidney transplantation [J]. Transplantation, 2023, 107 (11): 2329-2340.

［119］NORIS M, REMUZZI G. Thrombotic microangiopathy after kidney transplantation [J]. Am J Transplant, 2010, 10 (7): 1517-1523.

［120］ABBAS F, EL KOSSI M, KIM J J, et al. Thrombotic microangiopathy after renal transplantation: current insights in de novo and recurrent disease [J]. World J Transplant, 2018, 8 (5): 122-141.

［121］AZUKAITIS K, SIMKOVA E, MAJID M A, et al. The phenotypic spectrum of nephropathies associated with mutations in diacylglycerol kinase ε.[J] J Am Soc Nephrol, 2017, 28 (10): 3066-3075.

［122］LE QUINTREC M, ZUBER J, MOULIN B, et al. Complement genes strongly predict recurrence and graft outcome in adult renal transplant recipients with atypical hemolytic and uremic syndrome [J]. Am J Transplant, 2013, 13 (3): 663-675.

［123］DE JORGE E G, MACOR P, PAIXãO-CAVALCANTE D, et al. The development of atypical hemolytic uremic syndrome depends on complement C5 [J]. J Am Soc Nephrol, 2011, 22 (1): 137-145.

［124］NESTER C, STEWART Z, MYERS D, et al. Pre-emptive eculizumab and plasmapheresis for renal transplant in atypical hemolytic uremic syndrome [J]. Clin J Am Soc Nephrol, 2011, 6 (6): 1488-1494.

［125］WEITZ M, AMON O, BASSLER D, et al. Prophylactic eculizumab prior to kidney transplantation for atypical hemolytic uremic syndrome [J]. Pediatr Nephrol, 2011, 26 (8): 1325-1329.

［126］ZIMMERHACKL L B, HOFER J, CORTINA G, et al. Prophylactic eculizumab after renal transplantation in atypical hemolytic-uremic syndrome [J]. N Engl J Med, 2010, 362 (18): 1746-1748.

［127］中国罕见病联盟儿童非典型溶血尿毒综合征专业委员会, 国家儿童医学中心,《中华实用儿科临床杂志》编辑委员会. 中国儿童非典型溶血尿毒综合征诊治专家共识 (2023 版)[J]. 中华实用儿科临床杂志, 2023,(6): 401-412.

［128］FAKHOURI F, FILA M, PROVôT F, et al. Pathogenic variants in complement genes and risk of atypical hemolytic uremic syndrome relapse after eculizumab discontinuation [J]. Clin J Am Soc Nephrol, 2017, 12 (1): 50-59.

[129] MERRILL S A, BRITTINGHAM Z D, YUAN X, et al. Eculizumab cessation in atypical hemolytic uremic syndrome [J]. Blood, 2017, 130 (3): 368-372.

[130] FAKHOURI F, FILA M, HUMMEL A, et al. Eculizumab discontinuation in children and adults with atypical hemolytic-uremic syndrome: a prospective multicenter study [J]. Blood, 2021, 137 (18): 2438-2449.

[131] HALLER W, MILFORD D V, GOODSHIP T H, et al. Successful isolated liver transplantation in a child with atypical hemolytic uremic syndrome and a mutation in complement factor H [J]. Am J Transplant, 2010, 10 (9): 2142-2147.

[132] WILSON C, TORPEY N, JAQUES B, et al. Successful simultaneous liver-kidney transplant in an adult with atypical hemolytic uremic syndrome associated with a mutation in complement factor H [J]. Am J Kidney Dis, 2011, 58 (1): 109-112.

[133] TRAN H, CHAUDHURI A, CONCEPCION W, et al. Use of eculizumab and plasma exchange in successful combined liver-kidney transplantation in a case of atypical HUS associated with complement factor H mutation [J]. Pediatr Nephrol, 2014, 29 (3): 477-480.

[134] KIM S, PARK E, MIN S I, et al. Kidney transplantation in patients with atypical hemolytic uremic syndrome due to complement factor H deficiency: impact of liver transplantation [J]. J Korean Med Sci, 2018, 33 (1): e4.

[135] JALANKO H, PELTONEN S, KOSKINEN A, et al. Successful liver-kidney transplantation in two children with aHUS caused by a mutation in complement factor H [J]. Am J Transplant, 2008, 8 (1): 216-221.

[136] SALAND J M, SHNEIDER B L, BROMBERG J S, et al. Successful split liver-kidney transplant for factor H associated hemolytic uremic syndrome [J]. Clin J Am Soc Nephrol, 2009, 4 (1): 201-206.

[137] SALAND J. Liver-kidney transplantation to cure atypical HUS: still an option post-eculizumab? [J]. Pediatr Nephrol, 2014, 29 (3): 329-332.

[138] GOODSHIP T H J, COOK H T, FAKHOURI F, et al. Atypical hemolytic uremic syndrome and C3 glomerulopathy: conclusions from a "Kidney Disease: Improving Global Outcomes" (KDIGO) controversies conference [J]. Kidney Int, 2017, 9 (3): 539-551.

[139] LOIRAT C, GARNIER A, SELLIER-LECLERC A L, et al. Plasmatherapy in atypical hemolytic uremic syndrome [J]. Semin Thromb Hemost, 2010, 36 (6): 673-681.

[140] SINHA A, GULATI A, SAINI S, et al. Prompt plasma exchanges and immunosuppressive treatment improves the outcomes of anti-factor H autoantibody-associated hemolytic uremic syndrome in children [J]. Kidney Int, 2014, 85 (5): 1151-1160.

[141] GRENDA R, JARMUŻEK W, RUBIK J, et al. Favorable four-yr outcome after renal transplantation in a patient with complement factor H antibody and CFHR1/CFHR3 gene mutation-associated HUS [J]. Pediatr Transplant, 2015, 19 (6): E130-134.

[142] FAVI E, MOLINARI P, ALFIERI C, et al. Case report: eculizumab plus obinutuzumab induction in a deceased donor kidney transplant recipient with DEAP-HUS [J]. Front Immunol, 2022, 13: 1073808.

[143] MITTAL A, DIJOO M, AGGARWAL S, et al. Rituximab to abbreviate plasma exchange in anti-CFH (Complement Factor H) antibody mediated atypical HUS [J]. Iran J Kidney Dis, 2019, 13 (2): 134-138.

[144] REDDY Y N, SIEDLECKI A M, FRANCIS J M. Breaking down the complement system: a review and update on novel therapies [J]. Curr Opin Nephrol Hypertens, 2017, 26 (2): 123-128.

[145] THIRUCHELVAM P T, WILLICOMBE M, HAKIM N, et al. Renal transplantation [J]. BMJ, 2011, 343: d7300.

[146] 中华医学会小儿外科学分会泌尿外科学组. 儿童肾母细胞瘤诊疗专家共识 [J]. 中华小儿外科杂志, 2020, 41 (7): 585-590.

[147] PAIS E, PIRSON Y, SQUIFFLET J P, et al. Kidney transplantation in patients with Wilms' tumor [J]. Transplantation, 1992, 53 (4): 782-785.

[148] BATABYAL P, CHAPMAN J R, WONG G, et al. Clinical practice guidelines on wait-listing for kidney transplantation: consistent and equitable? [J]. Transplantation, 2012, 94 (7): 703-713.

[149] European best practice guidelines for renal transplantation. Section Ⅳ: long-term management of the transplant

recipient [J]. Nephrol Dial Transplant, 2002, 17 Suppl 4: 1-67.

[150] KASISKE B L, RAMOS E L, GASTON R S, et al. The evaluation of renal transplant candidates: clinical practice guidelines. Patient Care and Education Committee of the American Society of Transplant Physicians [J]. J Am Soc Nephrol, 1995, 6 (1): 1-34.

[151] BUNNAPRADIST S, DANOVITCH G M. Evaluation of adult kidney transplant candidates. Am J Kidney Dis, 2007, 50 (5): 890-898.

[152] ADAMS J, MEHLS O, WIESEL M. Pediatric renal transplantation and the dysfunctional bladder [J]. Transpl Int, 2004, 17 (10): 596-602.

[153] LUKE P P, HERZ D B, BELLINGER M F, et al. Long-term results of pediatric renal transplantation into a dysfunctional lower urinary tract [J]. Transplantation, 2003, 76 (11): 1578-1582.

[154] ALI-EL-DEIN B, ABOL-ENEIN H, EL-HUSSEINI A, et al. Renal transplantation in children with abnormal lower urinary tract [J]. Transplant Proc, 2004, 36 (10): 2968-2973.

[155] DJAKOVIC N, WAGENER N, ADAMS J, et al. Intestinal reconstruction of the lower urinary tract as a prerequisite for renal transplantation [J]. BJU Int, 2009, 103 (11): 1555-1560.

[156] NAHAS W C, ANTONOPOULOS I M, PIOVESAN A C, et al. Comparison of renal transplantation outcomes in children with and without bladder dysfunction. A customized approach equals the difference [J]. J Urol, 2008, 179 (2): 712-716.

[157] AMESTY M V, GARCíA-VAZ C, ESPINOSA L, et al. Long-term renal transplant outcome in patients with posterior urethral valves. Prognostic factors related to bladder dysfunction management [J]. Front Pediatr, 2021, 9: 646923.

[158] KOO H P, BUNCHMAN T E, FLYNN J T, et al. Renal transplantation in children with severe lower urinary tract dysfunction [J]. J Urol, 1999, 161 (1): 240-245.

[159] CHING C B, STEPHANY H A, JULIANO T M, et al. Outcomes of incontinent ileovesicostomy in the pediatric patient [J]. J Urol, 2014, 191 (2): 445-450.

[160] SURANGE R S, JOHNSON R W, TAVAKOLI A, et al. Kidney transplantation into an ileal conduit: a single center experience of 59 cases [J]. J Urol, 2003, 170 (5): 1727-1730.

[161] BRONISZCZAK D, ISMAIL H, NACHULEWICZ P, et al. Kidney transplantation in children with bladder augmentation or ileal conduit diversion [J]. Eur J Pediatr Surg, 2010, 20 (1): 5-10.

[162] GIROTTI M E, MACCORNICK S, PERISSé H, et al. Determining the variables associated to clean intermittent self-catheterization adherence rate: one-year follow-up study [J]. Int Braz J Urol, 2011, 37 (6): 766-772.

[163] HAMDI M, MOHAN P, LITTLE D M, et al. Successful renal transplantation in children with spina bifida: long term single center experience [J]. Pediatr Transplant, 2004, 8 (2): 167-170.

[164] BASIRI A, OTOOKESH H, HOSSEINI R, et al. Kidney transplantation before or after augmentation cystoplasty in children with high-pressure neurogenic bladder [J]. BJU Int, 2009, 103 (1): 86-88.

[165] MATTOO T K, MOHAMMAD D. Primary vesicoureteral reflux and renal scarring [J]. Pediatr Clin North Am, 2022, 69 (6): 1115-1129.

[166] WILLEMSEN J, NIJMAN R J. Vesicoureteral reflux and videourodynamic studies: results of a prospective study [J]. Urology, 2000, 55 (6): 939-943.

[167] HIRAOKA M, HORI C, TSUKAHARA H, et al. Vesicoureteral reflux in male and female neonates as detected by voiding ultrasonography [J]. Kidney Int, 1999, 55 (4): 1486-1490.

[168] HARI P, MEENA J, KUMAR M, et al. Evidence-based clinical practice guideline for management of urinary tract infection and primary vesicoureteric reflux [J]. Pediatr Nephrol, 2024, 39 (5): 1639-1668.

[169] GRATTAN-SMITH J D, LITTLE S B, JONES R A. Evaluation of reflux nephropathy, pyelonephritis and renal dysplasia [J]. Pediatr Radiol, 2008, 38 Suppl 1: S83-S105.

[170] ROUND J, FITZGERALD A C, HULME C, et al. Urinary tract infections in children and the risk of ESRF [J]. Acta Paediatr, 2012, 101 (3): 278-282.

[171] HAMILTON A J, BRADDON F, CASULA A, et al. UK Renal Registry 18th annual report: chapter 4 demography of patients receiving renal replacement therapy in paediatric centres in the UK in 2014 [J]. Nephron, 2016, 132 Suppl 1:

99-110.

［172］ LEBOWITZ R L, OLBING H, PARKKULAINEN K V, et al. International system of radiographic grading of vesicoureteric reflux. International reflux study in children [J]. Pediatr Radiol, 1985, 15 (2): 105-109.

［173］ GNECH M, T HOEN L, ZACHOU A, et al. Update and summary of the European Association of Urology/European Society of Paediatric Urology Paediatric guidelines on vesicoureteral reflux in children [J]. Eur Urol, 2024, 85 (5): 433-442.

［174］ MIYAKITA H, HAYASHI Y, MITSUI T, et al. Guidelines for the medical management of pediatric vesicoureteral reflux [J]. Int J Urol, 2020, 27 (6): 480-490.

［175］ 中华医学会小儿外科学分会泌尿外科学组. 儿童原发性膀胱输尿管反流专家共识 [J]. 临床小儿外科杂志, 2019, 18 (10): 811-816.

［176］ BASIRI A, OTOOKESH H, SIMFOROOSH N, et al. Does pre-transplantation antireflux surgery eliminate post-renal transplantation pyelonephritis in children? [J]. J Urol, 2006, 175 (4): 1490-1492.

［177］ ERTURK E, BURZON D T, ORLOFF M, et al. Outcome of patients with vesicoureteral reflux after renal transplantation: the effect of pretransplantation surgery on posttransplant urinary tract infections [J]. Urology, 1998, 51 (5A Suppl): 27-30.

［178］ FRASER N, LYON P C, WILLIAMS A R, et al. Native nephrectomy in pediatric transplantation-less is more！ [J]. J Pediatr Urol, 2013, 9 (1): 84-89.

［179］ 王辉, 沈颖. 儿童原发性膀胱输尿管反流诊治现状及建议 [J]. 中华实用儿科临床杂志, 2020, 35 (5): 5.

［180］ RILEY P, MARKS S D, DESAI D Y, et al. Challenges facing renal transplantation in pediatric patients with lower urinary tract dysfunction [J]. Transplantation, 2010, 89 (11): 1299-1307.

［181］ HOGAN J, PIETREMENT C, SELLIER-LECLERC A L, et al. Infection-related hospitalizations after kidney transplantation in children: incidence, risk factors, and cost [J]. Pediatr Nephrol, 2017, 32 (12): 2331-2341.

［182］ ESTRADA C R, JR., PASSEROTTI C C, GRAHAM D A, et al. Nomograms for predicting annual resolution rate of primary vesicoureteral reflux: results from 2, 462 children [J]. J Urol, 2009, 182 (4): 1535-1541.

［183］ ELDER J S, PETERS C A, ARANT B S, JR., et al. Pediatric Vesicoureteral Reflux Guidelines Panel summary report on the management of primary vesicoureteral reflux in children [J]. J Urol, 1997, 157 (5): 1846-1851.

［184］ WILLIAMS G, HODSON E M, CRAIG J C. Interventions for primary vesicoureteric reflux [J]. Cochrane Database Syst Rev, 2019, 2 (2): Cd001532.

［185］ CANNING D A. Re: Native nephrectomy in pediatric transplantation-less is more！ [J]. J Urol, 2013, 190 (6): 2234.

［186］ HART A, SMITH J M, SKEANS M A, et al. OPTN/SRTR 2018 annual data report: kidney [J]. Am J Transplant, 2020, 20 Suppl s1: 20-130.

［187］ COLLINS A J, FOLEY R N, CHAVERS B, et al. 'United States Renal Data System 2011 annual data report: atlas of chronic kidney disease & end-stage renal disease in the United States [J]. Am J Kidney Dis, 2012, 59 (1 Suppl 1): A7, e1-420.

［188］ RANA MAGAR R, KNIGHT S, STOJANOVIC J, et al. Is Preemptive kidney transplantation associated with improved outcomes when compared to non-preemptive kidney transplantation in children? A systematic review and meta-analysis [J]. Transpl Int, 2022, 35: 10315.

［189］ MANGE K C, JOFFE M M, FELDMAN H I. Effect of the use or nonuse of long-term dialysis on the subsequent survival of renal transplants from living donors [J]. N Engl J Med, 2001, 344 (10): 726-731.

［190］ PREZELIN-REYDIT M, MADDEN I, MACHER M A, et al. Preemptive kidney transplantation is associated with transplantation outcomes in children: results from the French Kidney Replacement Therapy Registry [J]. Transplantation, 2022, 106 (2): 401-411.

［191］ AMARAL S, SAYED B A, KUTNER N, et al. Preemptive kidney transplantation is associated with survival benefits among pediatric patients with end-stage renal disease [J]. Kidney Int, 2016, 90 (5): 1100-1108.

［192］ CRANSBERG K, SMITS J M, OFFNER G, et al. Kidney transplantation without prior dialysis in children: the Eurotransplant experience [J]. Am J Transplant, 2006, 6 (8): 1858-1864.

［193］ BONTHUIS M, HARAMBAT J, JAGER K J, et al. Growth in children on kidney replacement therapy: a review of data from patient registries [J]. Pediatr Nephrol, 2021, 36 (8): 2563-2574.

[194] BONTHUIS M, GROOTHOFF J W, ARICETA G, et al. Growth patterns after kidney transplantation in European children over the past 25 years: an ESPN/ERA-EDTA Registry study [J]. Transplantation, 2020, 104 (1): 137-144.

[195] KASISKE B L, SNYDER J J, MATAS A J, et al. Preemptive kidney transplantation: the advantage and the advantaged [J]. J Am Soc Nephrol, 2002, 13 (5): 1358-1364.

[196] MALHO A, MALHEIRO J, FONSECA I, et al. Advantages of kidney transplant precocity in graft long-term survival [J]. Transplant Proc, 2012, 44 (8): 2344-2347.

[197] JOHN A G, RAO M, JACOB C K. Preemptive live-related renal transplantation [J]. Transplantation, 1998, 66 (2): 204-209.

[198] BARNIEH L, YILMAZ S, MCLAUGHLIN K, et al. The cost of kidney transplant over time [J]. Prog Transplant, 2014, 24 (3): 257-262.

[199] LITTLE M A, HASSAN B, JACQUES S, et al. Renal transplantation in systemic vasculitis: when is it safe? [J]. Nephrol Dial Transplant, 2009, 24 (10): 3219-3225.

[200] MOURA A F, MOURA-NETO J A, REQUIãO-MOURA L R, et al. Preemptive kidney transplantation: why, when, and how？ [J]. J Bras Nefrol, 2023, 45 (3): 357-364.

[201] BOEHM M, BONTHUIS M, AUFRICHT C, et al. Kidney transplantation in small children: association between body weight and outcome-a report From the ESPN/ERA-EDTA Registry [J]. Transplantation, 2022, 106 (3): 607-614.

[202] PRUDHOMME T, MESNARD B, ABBO O, et al. Postoperative surgical complications after pediatric kidney transplantation in low weight recipients (＜15kg): a systematic review [J]. Curr Opin Organ Transplant, 2023, 28 (4): 297-308.

[203] WEITZ M, LAUBE G F, SCHMIDT M, et al. Outcome of renal transplantation in small infants: a match-controlled analysis [J]. Pediatr Nephrol, 2018, 33 (6): 1057-1068.

[204] KILDUFF S, STEINMAN B, HAYDE N. Changes in graft outcomes in recipients ＜10kg over 25 years of pediatric kidney transplantation in the United States [J]. Pediatr Transplant, 2024, 28 (1): e14679.

[205] 朱兰, 郭志良, 赵大强, 等. 婴幼儿肾移植疗效及预后分析 [J]. 中华医学杂志, 2023,(38): 3010-3016.

[206] ARORA S, KIPP G, BHANOT N, et al. Vaccinations in kidney transplant recipients: clearing the muddy waters [J]. World J Transplant, 2019, 9 (1): 1-13.

[207] 顾红, 廉丽华, 祁志刚, 等. 1 例先天性免疫缺陷儿童接种卡介苗后致全身播散性感染的调查报告 [J]. 江苏预防医学, 2023, 34 (2): 179-180.

[208] CAMPBELL A L, HEROLD B C. Immunization of pediatric solid-organ transplantation candidates: immunizations in transplant candidates [J]. Pediatr Transplant, 2005, 9 (5): 652-661.

[209] ROSENTHAL A, MADIGAN T, CHEN S F, et al. Live virus vaccination of pediatric solid organ transplant candidates within 1 month prior to transplantation: a multicenter experience [J]. Transpl Infect Dis, 2021, 23 (4): e13667.

# 27 儿童肾移植外科技术与外科并发症临床诊疗指南

肾移植是终末期肾病(end-stage renal disease, ESRD)儿童的首选肾脏替代治疗方式。2010 年以前,我国儿童肾移植的供肾绝大部分来源于父母,尽管每年例数较少,也为我国儿童肾移植的发展积累了难得的经验。2010 年以后,我国积极开展遗体器官捐献工作,促使儿童逝世后的器官捐献逐年增多。同时,得益于"儿童供肾优先分配给儿童受者"的器官分配政策,我国的儿童肾移植发展迅速,目前年实施例数已仅次于美国,位居世界第二。儿童肾移植的外科技术和术后外科并发症与成人既有相同之处也有区别。目前,2009 版《改善全球肾脏病预后组织临床实践指南:肾移植受者的诊治》和 2021 年欧洲泌尿外科协会制订的肾移植指南均不包含儿童肾移植外科及并发症的内容。为了促进我国儿童肾移植的快速同质化开展,结合国内各移植中心的儿童肾移植外科技术和术后外科并发症管理的经验,并参考国内外相关文献报道,我们制订了儿童肾移植外科技术与外科并发症的临床诊疗指南。

特别说明,本指南中的儿童年龄范围与《中华人民共和国未成年人保护法》中的规定一致,为未满 18 周岁。

本指南采用牛津证据为基础(Oxford Centre for Evidence-based Medicine,OCEBM)的证据分级和推荐标准体系。牛津标准将证据和推荐划分为不同的等级。对于诊断和治疗策略的评估,大部分基于循证医学的证据。在牛津标准中,证据质量被分为五个等级,从 1 级(最高质量)到 5 级(最低质量)。这种分级考虑了研究设计的稳健性、结果的一致性和可靠性,以及其他可能影响证据质量的因素。

## 一、指南形成与方法

本指南已在国际实践指南注册平台(International Practice Guideline Registry Platform)上以中英双语注册(注册号:PREPARE-2023CN893),并发表了相应指南计划书。指南制订原则,制订机构,目标用户,适用人群,临床问题和结局指标的确定,证据的检索、评价与合成,证据质量分级,患者偏好与价值观调查,形成推荐意见,外审,指南发布与更新等方法学流程与细节详见计划书。

证据评价组按照人群、干预、对照、结局(population,intervention,comparison,outcome,PICO)的原则对纳入的临床问题进行解构和检索,检索 MEDLINE(PubMed)、Web of Science、The Cochrane Library、中国生物医学文献服务系统(CBM)、万方知识数据服务平台和中国知网数据库(CNKI),纳入指南、共识、系统评价和 meta 分析、随机对照试验(randomized controlled trial,RCT)、非 RCT 队列研究和病例对照研究等类型的证据;检索词包括:"儿童肾移植""外科技术""外科并发症""泌尿系并发症""血管并发症"和"移植肾血管狭窄"等。英文文献的检索时间为 1990 年 1 月至 2024 年 1 月,中文文献的检索时间为 2000 年 1 月至 2024 年 1 月,发表语言限定为中文或英文。

本指南采用 2009 版牛津大学循证医学中心的证据分级与推荐强度标准对推荐意见的支持证据体进行评级。

推荐意见的形成:指南工作组基于证据评价提供的证据,结合我国儿童肾移植的具体实际,提出了符合我国儿童肾移植临床诊疗实践的推荐意见 29 条。推荐意见达成共识后,工作组完成初稿的撰写,经中华医学会器官移植学分会组织全国器官移植与相关学科专家两轮会议集体讨论,根据其反馈意见对初稿进行修改,最终形成指南终稿。

## 二、儿童肾移植外科技术

**临床问题 1:对于首次肾移植的儿童受者,供肾置入位置如何选择?**

**推荐意见 1:**建议右侧髂窝作为首次儿童肾移植受者的供肾置入位置(推荐强度 B,证据等级 2b)。

**推荐意见说明:**

随着儿童肾移植外科技术和临床管理经验的累积,选择右侧髂窝作为首选供肾置入位置已被多数移植医师认可[1-4]。右侧血管位置较浅,走行相对较直,有足够的操作空间完成血管和膀胱的吻合,而左侧常作为二次手术的供肾置入选择[4]。

既往有右侧的腹膜透析管置入术、阑尾切除术及腹股沟斜疝修补术等手术史不影响右侧髂窝作为首选供肾置入位置[5-7]。若术前评估存在右侧髂动脉/髂静脉狭窄或血栓形成等影响手术操作的因素，如既往右侧股静脉行血液透析管置入造成的髂外静脉段的血栓形成、狭窄或闭塞，或正在应用右侧股静脉置入的血液透析管行血液透析，或先天性髂动脉血管存在狭窄或闭塞等，则不建议选择右侧髂窝作为手术区域。

**临床问题2：儿童肾移植经腹膜外途径或经腹腔途径的手术方式如何选择？**

**推荐意见2：**建议移植外科医师在术前对儿童肾移植受者进行外科手术操作评估，单肾移植或体质量匹配的整块移植优先选择腹膜外途径的手术方式（推荐强度 B，证据等级 2b）。

**推荐意见3：**在行同期原肾切除或需要较大的置肾空间时可选择经腹腔途径的手术方式（推荐强度 B，证据等级 2b）。

**推荐意见说明：**

既往根据儿童肾移植受者的体重来选择经腹膜外途径和经腹腔途径的手术方式，大于 30kg 采用腹膜外途径的手术方式；小于 10kg 采取经腹腔途径的手术方式；体重 10~30kg，则个体化选择手术方式[8-9]。近些年来，随着显微外科器械的发展和移植外科医师显微吻合技术的提高，受者的年龄和体重以及选择亲属活体供肾已不在是儿童肾移植手术的障碍，越来越多的儿童移植中心选择腹膜外途径的手术方式[10-17]。Yujiro Aoki 等对经腹腔途径和腹膜外途径的手术方式进行比较，发现经腹腔途径的手术方式有更高的外科并发症[3]。经腹膜外途径的手术方式较腹腔途径的手术方式的优势可总结为：更快恢复胃肠道功能；使出血、尿漏或淋巴漏限制在有限空间内，便于及时作出诊断；便于移植肾的彩色多普勒超声检查和移植肾活检穿刺操作；需要较短的输尿管即可完成与受者膀胱的吻合，这在输尿管长度较短或远端血供不良时更具有优势；移植肾没有潜在扭转的风险[18]。小体重的儿童供肾给予大体重的儿童受者时，尽管体质量不匹配，腹膜外途径的手术方式常满足吻合需要。当需要较大的置肾空间（如成人供肾给予小体重的儿童受者）时，如果选择腹膜外途径的手术方式，则需要警惕术后发生移植肾间室综合征的风险[8,18-19]。

在行同期原肾切除（如大量蛋白尿）或需要较大的置肾空间时，可选择经腹腔途径的手术方式[8,20]。

**临床问题3：儿童肾移植的血管吻合方式如何选择？**

**推荐意见4：**经腹腔途径：供肾动脉可与受者的腹主动脉或髂总动脉行端侧吻合，供肾静脉可与受者的下腔静脉远心端或髂总静脉行端侧吻合（推荐强度 B，证据等级 2b）。

**推荐意见5：**经腹膜外途径：供肾动脉可与受者的髂外动脉或髂总动脉端侧吻合，亦可与受者的髂内动脉端端吻合，供肾静脉与受者的髂外静脉或髂总静脉端侧吻合（推荐强度 B，证据等级 2b）。

**推荐意见说明：**

既往国外的研究数据表明当患儿的体重超过 30kg 时，血管吻合方式和成人类似[8]。小体重的患儿，尤其在体重<15kg 时，其供肾多数来自父母[9]，常采用经腹腔途径，供肾动脉可与受者的腹主动脉或髂总动脉行端侧吻合，供肾静脉可与受者的下腔静脉远心端或髂总静脉行端侧吻合[3,18,21]。与国外不同，我国儿童受者的供肾绝大部分来自于儿童，并且根据供受者年龄段较匹配的原则进行器官分配，因此体质量总体相对匹配。国内的儿童主要采用经腹膜外途径，供肾动脉与受者的髂外动脉或髂总动脉端侧吻合，亦可与受者的髂内动脉端端吻合，供肾静脉与受者的髂外静脉或髂总静脉端侧吻合[3,22-28]；仅少数儿童肾移植受者选择经腹腔途径，其供肾动脉与受者的腹主动脉或髂总动脉行端侧

吻合,供肾静脉可与受者的下腔静脉远心端或髂总静脉行端侧吻合。

当儿童供者体重不足 5kg 时,常采用行整块移植和经腹膜外途径的手术方式。整块供肾的腹主动脉和下腔静脉与受者的髂血管吻合方式与单肾经腹膜外途径类似[29-30]。

**临床问题 4:儿童肾移植中,较短的供肾静脉如何处理?**

**推荐意见 6:** 亲属活体肾移植中可采用供者生殖静脉或受者的大隐静脉延长较短的供肾静脉(推荐强度 C,证据等级 4)。

**推荐意见 7:** 遗体捐献供肾肾移植可采用供者腔静脉延长较短的供肾静脉(推荐强度 C,证据等级 4)。

**推荐意见说明:**

亲属活体供肾或遗体捐献供肾,较短的供肾静脉难以完成吻合,推荐延长后使用。供者的左肾经过修整后常可直接用于吻合,而供肾的右肾静脉往往较短,可通过供者的生殖静脉成形或受者的大隐静脉延长右肾静脉后吻合;遗体捐献供肾时,可使用腔静脉延长较短的供肾静脉[31-36]。此外,国外亦有应用受者一侧颈内静脉和人工血管延长较短右肾静脉,但国内未见此类报道[37-38]。亲属供者的性腺静脉成形方式需要根据性腺静脉的直径来决定。女性的性腺静脉常较粗,纵行剪开后直接成形延长即可满足吻合需要;男性的性腺静脉常较细,需要纵行剪开后螺旋成形延长才可满足吻合需要。较短的供肾静脉经过成形延长后不仅可以增加长度,亦可增加内径,减少静脉吻合难度和避免静脉出现狭窄。需要注意的是过长的供肾静脉因扭曲亦可造成移植肾静脉血栓[39]。

**临床问题 5:儿童肾移植中,供肾动脉是否带腹主动脉瓣或腹主动脉袖进行吻合?**

**推荐意见 8:** 建议供肾动脉带腹主动脉瓣或腹主动脉袖与受者的血管进行吻合(推荐强度 C,证据等级 4)。

**推荐意见说明:**

儿童供肾动脉内径纤细,尤其是婴幼儿供肾,无论单肾移植或整块移植,常采用带腹主动脉瓣或腹主动脉袖与受者的血管缝合[40-41]。单肾移植时,若无动脉瓣进行血管吻合,术后早期可能增加动脉血栓形成的风险[41]。受者的髂总动脉、髂外动脉或髂内血管可使用打孔器或剪刀纵行裁剪至匹配供肾动脉瓣的长度以便于血管吻合。若多支血管共瓣,带动脉瓣吻合也是简单可靠的动脉吻合方式[42]。

**临床问题 6:儿童肾移植中,不共动脉瓣的供肾多支动脉如何处理?**

**推荐意见 9:** 建议未共瓣的供肾多支动脉可在修肾工作台行血管重建;或根据受者的血管条件,与受者的髂外动脉、腹壁下动脉、髂内动脉及其分支分别吻合(推荐强度 C,证据等级 4)。

**推荐意见说明:**

不共瓣的多支血管可在修肾工作台进行血管重建以减少血管吻合难度,或术中根据受者的血管条件,可选择与受者的腹壁下动脉、髂外动脉、髂内动脉及其分支分别吻合[43]。具体的吻合方式包括:两个直径相当的毗邻血管进行侧侧吻合成一个动脉开口,极支血管可端侧吻合至主干;若供肾修整工作台不能完成血管重建,术中可根据受者的血管条件,将极支血管与腹壁下动脉端端吻合,同时主干与髂血管端侧吻合,或分支血管分别与髂外动脉端侧吻合和髂内动脉端端吻合,或分支血管分别与髂内动脉分支端端吻合[39,42,44]。血管吻合可采用间断吻合和/或连续吻合法,采用不可吸收血管线或吸收时间大于 3 个月的可吸收缝线缝合[45]。

**临床问题 7:儿童肾移植中,移植肾动静脉血流开放前血压调节的原则是什么?**

**推荐意见 10:** 术中需要根据供受者年龄调整移植肾动静脉开放前的血压,保证供肾有良好的灌注,同时防止器官高灌注损伤(推荐强度 D,证据等级 5)。

推荐意见说明:

外科医师和麻醉团队之间的沟通是儿童肾移植成功的关键因素之一。术中需注意患者的血流动力学变化,优化容量输注,维持足够的灌注压。成人肾脏或较大的儿童供肾开放后需要儿童受者较多的有效循环血容量才能维持移植肾脏的灌注压,或婴幼儿受者本身的有效循环血容量较少,移植肾的再灌注可导致儿童受者有效循环容量的快速损失[46-47],这些变化都可能导致术中出现难以纠正的低血压和移植肾灌注压力不足,继而引起急性肾小管坏死、移植肾功能恢复延迟或移植肾动脉血栓形成[47-50]。因此,在再灌注前,手术医师需要预测这种显著的血流动力学变化。建议在手术前置入动脉导管和中心静脉管以便术中进行血流动力学和中心静脉压的实时监测。移植肾开放前动脉血压可维持在患儿对应年龄段收缩压高值,即 $P90$~$P95$ 百分位收缩压,简化公式为男性 100mmHg+2 × 年龄(岁),女性 100mmHg+1.5 × 年龄(岁),来保证良好的器官灌注,同时也需要考虑供者年龄,防止器官高灌注损伤[51-52]。足够的循环容量是维持血压的基础。液体的补充除晶体外,还可以补充适量的胶体(如白蛋白),必要时可补充血液制品以保证受者有足够的循环容量[53]。在此基础上,如果仍不能达到目标血压,可以输注多巴胺、间羟胺等血管活性药物。术中血气检测也是必要的。动脉吻合时髂血管或主动脉会暂时夹闭,下肢因低灌注可导致乳酸积累,可出现代谢性酸中毒伴低血压,通过输注碳酸氢钠来纠正酸中毒可提高血管活性药物的反应性。

临床问题 8:儿童肾移植中输尿管的置入如何选择?

推荐意见 11:推荐使用"L-G"抗反流术式作为输尿管的首选置入术式(推荐强度 A,证据等级 1a)。

推荐意见说明:

供肾输尿管的重建是儿童肾移植中的重要步骤。目前,儿童肾移植应用的输尿管膀胱吻合方法同成人肾移植一样。常用的输尿管膀胱吻合方法包括 Leadbetter-Politano(L-P)、LichGregoire(L-G)和 Taguchi 吻合法等。L-P 吻合法需要两次膀胱切开。一个膀胱切口是为了在膀胱内进行吻合操作;另一个膀胱切口在输尿管膀胱吻合处,通过该切口可将供肾输尿管通过隧道拖入膀胱内,并在膀胱内将供肾输尿管和膀胱黏膜吻合。L-G 吻合方法简述为在受者膀胱前外侧壁纵行切开膀胱肌层,分离长度约 1.5~2cm,充分暴露膀胱黏膜,将合适长度的供肾输尿管远端纵行剪开 0.5~1.0cm 后与膀胱黏膜间断或连续缝合数针,再将输尿管埋于膀胱肌层中,间断缝合 2~3 针以形成具有抗反流机制的隧道。Taguchi 吻合法是将供肾输尿管远端以"U"形单针与膀胱全层缝合,抗反流的隧道包埋方法与"L-G"法相同。一项关于三种吻合方法的荟萃分析显示三种吻合方法的输尿管狭窄发生率和输尿管膀胱反流发生率差异无统计学意义,但 L-G 吻合法的尿漏发生率明显低于 L-P 吻合法,且术后血尿发生率明显低于 L-P 和 Taguchi 吻合法[54]。此外,L-G 吻合法可避免膀胱的二次切开,需要更短的输尿管长度即可完成吻合。

当供肾为双输尿管或整块移植时,两个输尿管的远端合并一个开口或分别与膀胱黏膜采用"L-G"方式吻合。

临床问题 9:儿童肾移植中是否需要预防性应用输尿管支架管?

推荐意见 12:建议预防性应用输尿管支架管以降低尿漏和输尿管狭窄的发生率(推荐强度 B,证据等级 2b)。

推荐意见 13:供肾输尿管远端严重狭窄时,建议切除输尿管狭窄段并置入输尿管支架管后吻合;肾盂输尿管连接处狭窄,根据狭窄程度可选择不应用输尿管支架管或采用肾盂与受者输尿管侧侧吻

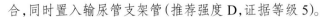
合,同时置入输尿管支架管(推荐强度 D,证据等级 5)。

推荐意见说明:

与成人类似,儿童肾移植术中输尿管膀胱吻合时是否使用输尿管支架管需要手术医师决定。输尿管支架管若有牵引线,可直接将输尿管支架管拔出,否则需要膀胱镜取出。一项基于成人数据的 Cochrane 系统评价证实输尿管膀胱吻合时置入支架管能够显著降低尿漏和输尿管狭窄的发生率,但泌尿系感染更常见[55]。目前,多数儿童肾移植中心在术中置入输尿管支架管。2023 年,欧洲儿科肾病学会的一项纳入欧洲 32 个国家 73 个儿童移植中心调查显示 90% 的移植外科医师或泌尿外科医师在儿童肾移植的输尿管和膀胱吻合中使用输尿管支架管,包括双 J 管(68%)、经皮输尿管支架(15%)、单 J 管(6%)或经尿道输尿管支架(2%)[56]。2023 年另一项纳入欧洲 18 个国家 40 个儿童移植中心针对移植外科医师的调查显示,90% 的移植外科医师支持抗输尿管反流手术操作,85% 移植外科医师采用 L-G 吻合法,93% 的儿童肾移植中心常规使用输尿管支架[57]。

输尿管狭窄的受者是否应用输尿管支架,需要在术中仔细评估后决定。供肾输尿管远端严重狭窄时,建议剪掉输尿管狭窄段后吻合。肾盂输尿管连接处狭窄,根据狭窄程度可选择不应用输尿管支架管或采用肾盂与受者输尿管吻合。婴儿供肾的输尿管较纤细,常置入 3F 输尿管支架管。当 3F 输尿管支架管仍不能置入时,可通过纵行劈开输尿管末端,成"喇叭口"样与膀胱黏膜直接吻合。

输尿管支架管置入可增加术后泌尿系感染,目前可通过预防性应用磺胺甲恶唑 / 甲氧苄氨嘧啶和早期拔除输尿管支架管以减少其发生率。术后预防耶氏肺孢子菌感染而服用的磺胺甲恶唑 / 甲氧苄氨嘧啶可减少输尿管支架管的泌尿系感染风险,其泌尿系感染发病率与无输尿管支架管置入组相当[55]。此外,一项基于成人和儿童数据的 Cochrane 系统评价支持术后早期拔除输尿管支架(<15d 或住院期间拔除)可降低泌尿系感染的发生率[58]。

## 三、儿童肾移植术后外科并发症

儿童肾移植的外科并发症可能使受者面临移植肾功能减退、移植肾失功甚至死亡的风险。因此,术后并发症的准确诊断和及时处理非常重要。

**临床问题 10**:儿童肾移植术后,如何早期发现和处理移植肾周血肿?

**推荐意见 14**:建议术后 24h 内至少做一次移植肾彩色多普勒超声;术后前 3d 每天检测血常规;监测移植肾切口局部症状变化;移植肾周可置入引流管,并在拔出引流管前动态监测引流量和引流液颜色变化;必要时可行 CT 或 MRI 辅助诊断以综合判断是否存在肾周血肿及程度(推荐强度 D,证据等级 5)。

**推荐意见 15**:无症状性血肿无须特殊处理;有临床症状的血肿建议行穿刺引流术或外科手术以清除血肿(推荐强度 C,证据等级 4)。

推荐意见说明:

儿童肾移植术后血肿发生率为 1.7%~8.3%[59-60],常发生在术后早期[61-62]。建议术后 24h 内至少做一次移植肾彩色多普勒超声检查,并在术后前 3d 动态监测血常规变化,同时结合移植肾切口局部症状变化(如术区膨隆、疼痛),以及引流液的量和颜色变化来综合判断有无血肿形成[63]。血肿的无创检测首选移植肾彩色多普勒超声,必要时行 CT 或 MRI 辅助诊断[64]。小的无症状血肿无须特殊处理。较大的移植肾周血肿,可能局部压迫导致移植肾功能障碍,常伴明显的临床症状,包括切口膨隆、移植肾区疼痛和尿量减少等。此外,移植肾包膜下出血造成的血肿可压迫移植肾实质,导致移植肾灌注不足、移植肾功能减退甚至失功,因此早期诊断十分关键[61,65]。对于有临床症状的血肿,需要经彩色多普勒超声或 CT 引导下行血肿穿刺引流术来解除对移植肾的压迫,也可外科手术清除血肿以挽救移植肾功能。血肿形成可能与术后抗凝治疗、凝血功能异常或血小板减少等因素相关,可通过血栓弹力图或凝血功能检验来评估出血风险。

**临床问题 11**:儿童肾移植术后,如何早期发现和处理移植肾动脉血栓?

**推荐意见 16**:术后 1 周内可连续监测 24h 尿量,当尿量突然减少或持续减少时,疑诊肾动脉血栓形成时,可行移植肾彩色多普勒超声检查辅助诊断(推荐强度 C,证据等级 4)。

**推荐意见 17**:术后即刻的移植肾彩色多普勒超声检查显示移植肾动脉血栓形成时,可行移植肾探查;若术中可挽救移植肾,则取出动脉血栓,重新灌注后再次吻合;如不能挽救移植肾,则行移植肾切除(推荐强度 C,证据等级 4)。

**推荐意见 18**:不能明确动脉血栓形成时间时,为了挽救移植肾功能,可行介入治疗(溶栓或取栓治疗)或抗凝治疗(推荐强度 C,证据等级 4)。

**推荐意见说明**:

移植肾动脉血栓是一种少见但严重的并发症。一项纳入 23 个研究包含 1 254 例儿童肾移植的荟萃分析表明儿童肾移植术后动脉血栓的发生率为 1.7%~5.0%,常发生在术后 1 周内[59,61,66]。动脉血栓形成通常由供肾动脉纤细、外科吻合技术不佳、肾脏位置摆放造成动脉扭曲、术中钳夹或过度牵拉动脉引起的内膜撕裂、低血压、受者高凝状态以及术后其他并发症如淋巴囊肿或血肿压迫造成[67-68]。临床表现为突然无尿或持续性尿量减少并伴随移植肾功能减退,常导致移植肾失功[67]。

拟诊移植肾动脉血栓时,首选彩色多普勒超声检查,亦可采用磁共振血管成像、超声介入或血管造影等进行诊断[61,64]。动脉血栓形成时,彩色多普勒超声显示移植肾灌注不良或无灌注。此外,多支血管中较纤细的动脉在术后也可能形成血栓,造成移植肾节段梗死。移植肾动脉血栓形成时间对选择治疗方案非常关键。儿童肾移植受者返回至病房时出现不能解释的尿少或无尿,即刻在床旁行移植肾彩色多普勒超声检查,发现移植肾或移植肾节段灌注不良甚至无血流时,建议手术探查评估移植肾状态[67]。尽管目前仅有成功的个案报道,但行移植肾探查来积极挽救移植肾功能仍有一定的临床意义[69]。术中可根据移植肾的颜色、张力来判断移植肾的处理方式。若移植肾内未广泛形成血栓,则考虑清除动脉血栓,重新灌注后再次吻合;如不能挽救移植肾,则术中行移植肾切除。不能明确动脉血栓形成时间时,介入治疗(溶栓或取栓治疗)或仅用抗凝治疗可作为挽救移植肾功能的治疗手段,但成功率甚低[70]。预防性应用抗凝药物可减少移植肾动脉血栓形成风险,但增加术后出血的风险,因此术后是否需要常规应用抗凝治疗目前仍未有明确的结论[71]。

**临床问题 12**:儿童肾移植术后,如何早期发现和处理肾静脉血栓?

**推荐意见 19**:术后 1 周内可连续监测 24h 尿量,当尿量突然减少或持续减少时,疑诊移植肾静脉血栓时,建议行移植肾彩色多普勒超声检查(推荐强度 C,证据等级 4)。

**推荐意见 20**:术后早期发现静脉血栓形成,可行移植肾探查;若术中可挽救移植肾,则取出静脉血栓,重新灌注后再次吻合;不能挽救移植肾,则行移植肾切除(推荐强度 C,证据等级 4)。

**推荐意见 21**:不能明确静脉血栓形成时间时,为了挽救移植肾功能,可选择介入治疗(推荐强度 C,证据等级 4)。

**推荐意见说明**:

移植肾静脉血栓形成是一种术后早期严重的并发症,发生率约 0~5.6%,常发生在术后 1 周内[59,61]。

原因包括外科吻合技术不佳、患者高凝状态、移植肾静脉过长而扭曲、低血压或者术后其他并发症如淋巴囊肿或血肿压迫[64]。临床表现为移植肾区疼痛、肿胀和尿量减少[61]。移植肾静脉血栓首选彩色多普勒超声检查,亦可采用磁共振血管成像、超声介入或血管造影等进行诊断[61,64]。移植肾彩色多普勒超声显示为移植肾静脉无血流、收缩期峰值降低或移植肾舒张期反向血流,常常伴移植肾体积增大。拟诊移植肾静脉血栓形成时,明确血栓形成的时间非常关键。一项回顾性研究表明术后3h内发现静脉血栓形成,立即行移植肾探查,移植肾可通过取栓的方式得以挽救,重新灌注后可再次吻合;若移植肾静脉血栓形成超过3h,即使在术后24h内,常因为错过最佳的取栓时间而致使移植肾功能不可逆地丧失,需要将移植肾切除[67]。不能明确静脉血栓形成时间时,介入治疗(溶栓或取栓治疗)或可作为挽救移植肾功能的治疗手段,但结果常不令人满意[15]。

**临床问题 13:儿童肾移植术后,如何早期发现和处理移植肾动脉狭窄?**

**推荐意见 22:**排除急性排斥反应、泌尿系梗阻或感染后的不明原因的肌酐升高,伴或不伴药物难以控制的高血压,疑诊移植肾动脉狭窄时,建议首选彩色多普勒超声检查(推荐强度 C,证据等级 4)。

**推荐意见 23:**建议应用数字减影血管造影、计算机断层扫描血管造影或磁共振血管成像明确移植肾动脉狭窄的位置、长度及程度(推荐强度 B,证据等级 2b)。

**推荐意见 24:**彩色多普勒超声筛查发现移植肾动脉峰值流速增快或移植肾动脉轻度狭窄(<50%),伴移植肾功能稳定,建议口服抗凝药物,并定期随访。术后早期诊断的移植肾动脉狭窄,伴移植肾功能减退,建议选择开放外科手术治疗;随访中发现的移植肾动脉狭窄,伴移植肾功能减退,建议行腔内血管成形术(PTA);PTA 多次治疗后移植肾动脉狭窄仍未得到改善时,建议选择支架植入术,但须仔细评估获益与风险(推荐强度 C,证据等级 4)。

**推荐意见说明:**

儿童肾移植术后移植肾动脉狭窄(transplant renal artery stenosis,TRAS)是影响移植肾功能的较严重并发症,发病率为 1.6%~8.3%[59,72]。国内一项纳入 441 例儿童肾移植的大样本报道儿童肾移植术后 TRAS 的总体发生率约为 4.1%,动脉吻合口狭窄占 32%,肾动脉主干狭窄占 68%,而且确诊时移植肾动脉峰值流速 ≥300cm/s 占 88%[73]。排除急性排斥反应、泌尿系梗阻或感染后的不明原因的肌酐升高,伴或不伴药物难以控制的高血压,可疑诊为 TRAS[68]。TRAS 的筛查可首选彩色多普勒超声检查[64],确诊可通过数字减影血管造影(digital subtraction angiography,DSA)、计算机断层扫描血管造影(computed tomography angiography,CTA)或磁共振血管成像检查,需要注意的是造影剂可影响移植肾功能,尤其对于移植肾功能不全的受者[61]。确定狭窄程度对治疗方案的选择具有重要意义。移植肾彩色多普勒超声筛查发现的移植肾动脉流速增快或移植肾动脉轻度狭窄(<50%)伴移植肾功能稳定时,可口服抗凝药物,并定期随访。血管狭窄超过 50% 则有移植肾功能减退的风险[74]。确诊TRAS 的时机对治疗方案的选择亦非常重要。术后早期移植肾动脉狭窄常与外科吻合技术有关,且此时的移植肾与周围组织黏连并不严重,可顺利将移植肾与周围组织分离,因此可选择开放外科手术。随访中发现 TRAS 时,此时的移植肾常和周围组织黏连较重,分离组织时有出血甚至移植肾破裂的风险,并且儿童肾移植术后生长发育明显改善,儿童的供肾可在短期生长为成人肾脏大小,血管管径也会增加,可明显改善或者缓解肾动脉狭窄的程度,因此,随访中发现的 TRAS 可选择行腔内血管成形术(percutaneous transluminal angioplasty,PTA)治疗[73,75]。PTA 多次治疗后移植肾动脉狭窄仍未得到改善时,可选择支架植入术,但须仔细评估获益与风险。对于 PTA 和支架置入均无法处理的移植肾动脉狭窄(多支动脉中的细支动脉或近肾门的动脉狭窄),则需口服抗凝药物维持治疗,并注意定

期监测凝血功能。

临床问题 14：**儿童肾移植术后,如何早期发现和处理移植肾输尿管狭窄?**

推荐意见 25：彩色多普勒超声发现移植肾集合系统扩张时需考虑移植肾输尿管狭窄,建议顺行尿路造影或计算机断层尿路造影 / 磁共振泌尿系水成像作为明确输尿管狭窄部位、长度和程度的检查方法(推荐强度 C,证据等级 4)。

推荐意见 26：轻度移植肾输尿管狭窄而无移植肾功能减退时建议定期随访;若引起移植肾功能减退,建议选内镜治疗或外科手术修复;内镜治疗或外科手术修复均失败时,建议行经皮肾穿刺造瘘术长期维持(推荐强度 C,证据等级 4)。

推荐意见说明：

儿童肾移植术后输尿管狭窄是常见的泌尿系并发症之一,发生率为 2%~12.5%[59],且狭窄部位和长度并不固定[76]。移植肾功能稳定时建议定期随访;肾功能受损时,建议尽早予以治疗[76]。输尿管早期狭窄(<3 个月)通常是由手术技术或输尿管血供受损造成输尿管坏死引起的;输尿管晚期狭窄(>3 个月)可由缺血造成输尿管节段纤维化、输尿管感染(BK 病毒感染)或排斥反应引起[14]。治疗方案主要取决于术后时间、狭窄的解剖结构及患者的移植肾功能状态。顺行尿路造影或计算机断层尿路造影(computed tomography urography,CTU)或磁共振泌尿系水成像(MR urography,MRU)可作为输尿管狭窄长度及程度的首选方法。成人的肾移植指南推荐<3cm 长的狭窄段可通过内窥镜下经皮球囊扩张或顺行输尿管软管镜或钬激光内膜环切治疗,成功率接近 50%,而且<1cm 长的狭窄治疗成功率最高[77-78]。经内镜治疗后复发和 / 或狭窄长度>3cm,可考虑外科修复,术式可包括输尿管膀胱再植、肾盂 - 输尿管吻合或输尿管 - 输尿管吻合术[79-80]。经治疗后,长期的移植肾和患者生存率并没有受到显著影响[81]。对于儿童肾移植术后输尿管狭窄的治疗需要临床医师根据患儿临床表现及检查结果综合判断,治疗方案和成人类似,可选择内镜治疗,如球囊扩张、输尿管支架管置入和经皮肾穿刺造瘘术联合(或不联合)顺行输尿管支架管置入术;如果内镜治疗无效或复发,则考虑外科修复,手术方式包括输尿管膀胱再植,肾盂 - 输尿管吻合或输尿管 - 输尿管吻合术[82-84]。如果外科修复困难或失败,则可行经皮肾穿刺造瘘术长期维持[85]。此外,对于复杂的输尿管狭窄的外科修复,可考虑经机器人辅助下以微创术式完成[86-88]。

临床问题 15：**儿童肾移植术后,如何早期发现和处理尿漏?**

推荐意见 27：尿量减少同时伴引流液增多时可拟诊尿漏,检测尿液和引流液中的肌酐水平可明确诊断(推荐强度 C,证据等级 4)。

推荐意见 28：建议选择顺行尿路造影或 CTU 检查以明确尿漏位置(推荐强度 D,证据等级 5)。

推荐意见 29：术后早期较少量尿漏,建议选择移植肾周局部引流联合持续膀胱导尿术、逆行输尿管支架管置入术;保守治疗效果不佳或较大量的尿漏可选择外科手术修复(推荐强度 C,证据等级 4)。

推荐意见说明：

儿童肾移植术后尿漏的发生率为 1.8%~7.4%[59,89]。输尿管远端坏死和 / 或缝合失败是尿漏最主要的原因[76,90-91]。尿漏可发生在输尿管,也可发生在膀胱[92],常发生在术后早期(<30d)[76,93]。临床可表现为引流液增多(拔除引流管前)、尿量减少、肾功能下降、移植肾或移植肾区疼痛及肿胀,有时可从切口渗漏。检测尿液和引流液中的肌酐水平可作为尿漏的诊断依据之一[94]。为了降低输尿管坏死的风险,保留输尿管远端的血管非常重要,因此不建议输尿管周围的组织剥离得太干净[56,95]。尿漏的处理取决于出现时间、引流量和位置(肾盂、输尿管近端或远端、膀胱)。对于尿漏位置的判定,常通

过顺行尿路造影或 CTU 检查确定。术后早期少量尿漏,可选择移植肾周局部引流联合持续膀胱导尿术,也可选择逆行输尿管支架管置入术;术后早期大量尿漏,常见于长段输尿管坏死或输尿管膀胱吻合技术不佳(吻合口漏),保守治疗效果差,可选择外科手术修复[14,56,94,96-98]。外科手术时,根据尿漏的位置可选择输尿管膀胱再植或与受者输尿管吻合[99-100]。

## 四、小结

儿童肾移植能够极大提高终末期肾病患儿生活质量,使其回归社会和学校,已成为最佳的治疗手段。尤其是近些年来我国儿童器官捐献数量的快速发展,儿童肾移植数量亦在快速增加,位居世界第二位。但是儿童不是成人的缩小版,其移植外科技术及术后并发症的管理与成人相比有其独特性。为此,我们制订本指南,以规范儿童肾移植外科技术操作和术后外科并发症的管理。

儿童肾移植的外科技术和术后并发症的管理是儿童肾移植关注的重要内容,涉及内容较多,但并非均有高质量的数据支持相应的内容推荐。因此,希望国内儿童肾移植中心积累更多移植外科经验的同时,发表高质量的代表我国儿童肾移植水平的临床数据,丰富本指南的内容,促进我国儿童肾移植的蓬勃发展。

**执笔专家**:王军祥(郑州大学第一附属医院),尚文俊(郑州大学第一附属医院),刘龙山(中山大学附属第一医院),丰永花(郑州大学第一附属医院),王志刚(郑州大学第一附属医院)

**通信作者**:丰贵文(郑州大学第一附属医院),尚文俊(郑州大学第一附属医院)

**参编作者**:杨先雷(郑州大学第一附属医院),李军(中山大学附属第一医院),傅茜(中山大学附属第一医院),吴成林(中山大学附属第一医院),张桓熙(中山大学附属第一医院)

**主审专家**:薛武军(西安交通大学第一附属医院),蔡明(浙江大学医学院附属第二医院),朱有华(海军军医大学第一附属医院),丰贵文(郑州大学第一附属医院),王长希(中山大学附属第一医院)

**审稿专家(按姓氏笔画顺序)**:王振兴(山西省第二人民医院),王强(北京大学人民医院),戎瑞明(复旦大学附属中山医院),朱兰(华中科技大学同济医学院附属同济医院),刘永光(南方医科大学珠江医院),张雷(海军军医大学第一附属医院),陈刚(华中科技大学同济医学院附属同济医院),林涛(四川大学华西医院),周洪澜(吉林大学第一医院),郑瑾(西安交通大学第一附属医院),项和立(西安交通大学第一附属医院),黄洪锋(浙江大学附属第一医院),崔先泉(山东大学齐鲁医院),彭龙开(中南大学湘雅二医院),董建辉(广西医科大学第二附属医院)

**利益冲突**:所有作者声明无利益冲突。

## 参考文献

[1] ETESAMI K, HOGEN R, LESTZ R. Pediatric kidney transplantation, a technical update. Curr Opin Organ Transplant [J], 2021, 26 (4): 356-359.

[2] ADAMS J, GUDEMANN C, TONSHOFF B, et al. Renal transplantation in small children-a comparison between surgical procedures [J]. Eur Urol, 2001, 40 (5): 552-556.

[3] AOKI Y, SATOH H, SATO A, et al. Long-term outcomes of living-donor kidney transplant children weighing less than 15 kg: comparison of the surgical approach [J]. J Pediatr Urol, 2021, 17 (4): 541-542.

[4] ROACH J P, BOCK M E, GOEBEL J. Pediatric kidney transplantation [J]. Semin Pediatr Surg, 2017, 26 (4): 233-240.

［5］ LEICHTER H E, SALUSKY I B, ETTENGER R B, et al. Experience with renal transplantation in children undergoing peritoneal dialysis (CAPD/CCPD)[J]. Am J Kidney Dis, 1986, 8 (3): 181-185.

［6］ MALAGON M, HOGG R J. Renal transplantation after prolonged dwell peritoneal dialysis in children [J]. Kidney Int, 1987, 31 (4): 981-985.

［7］ ARBEITER K, PICHLER A, MUERWALD G, et al. Timing of peritoneal dialysis catheter removal after pediatric renal transplantation [J]. Perit Dial Int, 2001, 21 (5): 467-470.

［8］ DHARNIDHARKA V R, FIORINA P, HARMON W E. Kidney transplantation in children [J]. N Engl J Med, 2014, 371 (6): 549-558.

［9］ ETESAMI K, LESTZ R, HOGEN R. Pediatric kidney transplantation in the United States [J]. Curr Opin Organ Transplant, 2020, 25 (4): 343-347.

［10］ GANDER R, ASENSIO M, ANDRES M J, et al. Pediatric kidney retransplantation focused on surgical outcomes [J]. J Pediatr Urol, 2022, 18 (6): 841-847.

［11］ GANDER R, ASENSIO M, ROYO G F, et al. Kidney transplantation in children weighing 15 kg or less is challenging but associated with good outcome [J]. J Pediatr Urol, 2017, 13 (3): 271-279.

［12］ HATA K, ISHIDA H, ISHIZUKA K, et al. Safe renal transplantation to the extraperitoneal cavity in children weighing less than 15 kg [J]. Transplant Proc, 2022, 54 (2): 248-253.

［13］ VITOLA S P, GNATTA D, GARCIA V D, et al. Kidney transplantation in children weighing less than 15 kg: extraperitoneal surgical access-experience with 62 cases [J]. Pediatr Transplant, 2013, 17 (5): 445-453.

［14］ SARIER M, YAYAR O, YAVUZ A, et al. Update on the management of urological problems following kidney transplantation [J]. Urol Int, 2021, 105 (7-8): 541-547.

［15］ GHIDINI F, DE CORTI F, FASCETTI L F, et al. Extraperitoneal kidney transplantation: a comparison between children weighting </=15 kg and >15 kg. Experience of a single institution [J]. Transpl Int, 2021, 34 (11): 2394-2402.

［16］ MURAMATSU M, MIZUTANI T, HAMASAKI Y, et al. Transplantation of adult-size kidneys in small pediatric recipients: a single-center experience [J]. Pediatr Transplant, 2019, 23 (4): e13401.

［17］ 朱有华, 曾力. 我国儿童肾移植的现状与展望 [J]. 武汉大学学报 (医学版), 2016, 37 (4): 603-606.

［18］ NAHAS W C, SCAFURI A G, MAZZUCCHI E, et al. Extraperitoneal access for kidney transplantation in children weighing less than 20 kg [J]. Transplant Proc, 2000, 32 (4): 776-777.

［19］ DAMIANO G, MAIONE C, MAFFONGELLI A, et al. Renal allograft compartment syndrome: is it possible to prevent? [J]. Transplant Proc, 2016, 48 (2): 340-343.

［20］ GERZINA E A, BREWER E D, GUHAN M, et al. Good outcomes after pediatric intraperitoneal kidney transplant [J]. Pediatr Transplant, 2022, 26 (6): e14294.

［21］ NAHAS W C, MAZZUCCHI E, SCAFURI A G, et al. Extraperitoneal access for kidney transplantation in children weighing 20 kg. or less [J]. J Urol, 2000, 164 (2): 475-478.

［22］ 丰永花, 王志刚, 谢红昌, 等. 儿童肾移植 202 例回顾性分析 [J]. 中华器官移植杂志, 2020, 41 (1): 20-23.

［23］ 朱兰, 郭志良, 刘斌, 等. 儿童肾移植 111 例报道 [J]. 中华器官移植杂志, 2020, 41 (1): 3-8.

［24］ 李军, 刘龙山, 傅茜, 等. 儿童肾移植 105 例次单中心临床分析 [J]. 中华器官移植杂志, 2016, 37 (1): 6-10.

［25］ 田普训, 薛武军, 潘晓鸣, 等. 儿童肾移植的临床特点 (附 22 例报告)[J]. 临床泌尿外科杂志, 2005, 20 (2): 68-70.

［26］ 李惊姝, 王亚伟, 朱有华. 儿童肾移植 46 例报道 [J]. 中华器官移植杂志, 2005, 26 (12): 751-754.

［27］ 于立新, 苗芸, 付绍杰, 等. 儿童肾移植 (附 26 例报告)[J]. 中华泌尿外科杂志, 2003, 24 (3): 188-190.

［28］ WANG J, ZHAO L, FENG G, et al. Super-minimal incision technique in pediatric kidney transplantation: a paired kidney analysis [J]. Front Pediatr, 2022, 10: 862552.

［29］ SUI M, ZHAO W, CHEN Y, et al. Optimizing the utilization of kidneys from small pediatric deceased donors under 15 kg by choosing pediatric recipients [J]. Pediatr Transplant, 2016, 20 (1): 39-43.

［30］ ZHAO W Y, ZHANG L, ZHU Y H, et al. En bloc kidneys transplanted from infant donors less than 5 kg into pediatric recipients [J]. Transplantation, 2014, 97 (5): 555-558.

［31］ MIKHALSKI D, HOANG A D, BOLLENS R, et al. Gonadal vein reconstruction for extension of the renal vein in living renal transplantation: two case reports [J]. Transplant Proc, 2007, 39 (8): 2681-2684.

［32］ VEERAMANI M, JAIN V, GANPULE A, et al. Donor gonadal vein reconstruction for extension of the transected renal vessels in living renal transplantation [J]. Indian J Urol, 2010, 26 (2): 314-316.

［33］ HAN D J, HAN Y, KIM Y H, et al. Renal vein extension during living-donor kidney transplantation in the era of hand-assisted laparoscopic living-donor nephrectomy [J]. Transplantation, 2015, 99 (4): 786-790.

［34］ DALLA V R, MAZZONI M P, BIGNARDI L, et al. Renal vein extension in right kidney transplantation [J]. Transplant Proc, 2004, 36 (3): 509-510.

［35］ NGHIEM D D. Use of spiral vein graft in living donor renal transplantation [J]. Clin Transplant, 2008, 22 (6): 719-721.

［36］ 董建新, 杨牟, 张居文, 等. 大隐静脉重塑活体肾移植短小肾静脉 1 例 [J]. 青岛大学医学院学报, 2016, 52 (6): 669.

［37］ LU T, YI S G, BISMUTH J, et al. Short-and midterm results for internal jugular vein extension for short right renal vein kidney transplant [J]. Clin Transplant, 2018, 32 (8): e13312.

［38］ KAMEL M H, THOMAS A A, MOHAN P, et al. Renal vessel reconstruction in kidney transplantation using a polytet-rafluoroethylene (PTFE) vascular graft [J]. Nephrol Dial Transplant, 2007, 22 (4): 1030-1032.

［39］ LASHLEY D B, BARRY J M, DEMATTOS A M, et al. Kidney transplantation in children: a single center experience [J]. J Urol, 1999, 161 (6): 1920-1925.

［40］ MO H, KO H, CHUNG C, et al. Single versus en bloc kidney transplant from donors less than or equal to 15 kg to pediatric recipients [J]. Pediatr Transplant, 2021, 25 (2): e13719.

［41］ MOHANKA R, BASU A, SHAPIRO R, et al. Single versus en bloc kidney transplantation from pediatric donors less than or equal to 15 kg [J]. Transplantation, 2008, 86 (2): 264-268.

［42］ RIELLA J, TABBARA M M, ALVAREZ A, et al. Pediatric kidney transplants with multiple renal arteries show no increased risk of complications compared to single renal artery grafts [J]. Front Pediatr, 2022, 10: 1058823.

［43］ O'KELLY F, LORENZO A J, ZUBI F, et al. The impact of multiple donor renal arteries on perioperative complications and allograft survival in paediatric renal transplantation [J]. J Pediatr Urol, 2021, 17 (4): 541.

［44］ BECKER T, NEIPP M, REICHART B, et al. Paediatric kidney transplantation in small children-a single centre experience [J]. Transpl Int, 2006, 19 (3): 197-202.

［45］ 中华医学会器官移植学分会. 儿童肾移植技术操作规范 (2019 版)[J]. 器官移植, 2019, 10 (5): 499-504.

［46］ UEJIMA T. Anesthetic management of the pediatric patient undergoing solid organ transplantation [J]. Anesthesiol Clin North Am, 2004, 22 (4): 809-826.

［47］ BEEBE D S, BELANI K G, MERGENS P, et al. Anesthetic management of infants receiving an adult kidney transplant [J]. Anesth Analg, 1991, 73 (6): 725-730.

［48］ WASSON N R, DEER J D, SURESH S. Anesthetic management of pediatric liver and kidney transplantation [J]. Anesthesiology clinics, 2017, 35 (3): 421-438.

［49］ VOET M, CORNELISSEN E, VAN DER JAGT M, et al. Perioperative anesthesia care for the pediatric patient undergoing a kidney transplantation: an educational review [J]. Paediatr Anaesth, 2021, 31 (11): 1150-1160.

［50］ TAYLOR K, LORENZO A, MERTENS L, et al. Pilot study on the feasibility of limited focused real-time echocardiography during pediatric renal transplantation [J]. Pediatr Transplant, 2016, 20 (6): 778-782.

［51］ 修订委员会中国高血压防治指南. 中国高血压防治指南 2018 年修订版 [J]. 心脑血管病防治, 2019, 19 (1): 1-44.

［52］ 朱兰, 陈刚. 儿童供肾肾移植的现状及进展 [J]. 实用医院临床杂志, 2015, 12 (4): 1-4.

［53］ SALVATIERRA O J, MILLAN M, CONCEPCION W. Pediatric renal transplantation with considerations for successful outcomes [J]. Semin Pediatr Surg, 2006, 15 (3): 208-217.

［54］ ALBERTS V P, IDU M M, LEGEMATE D A, et al. Ureterovesical anastomotic techniques for kidney transplantation: a systematic review and meta-analysis [J]. Transpl Int, 2014, 27 (6): 593-605.

［55］ WILSON C H, RIX D A, MANAS D M. Routine intraoperative ureteric stenting for kidney transplant recipients [J]. Cochrane Database Syst Rev, 2013 (6): CD004925.

［56］ ZIRNGIBL M, BUDER K, LUITHLE T, et al. Diagnostic and therapeutic management of vesico-ureteral reflux in pediatric kidney transplantation-results of an online survey on behalf of the European Society for Paediatric Nephrology [J]. Pediatr Transplant, 2023, 27 (2).

［57］ ZIRNGIBL M, WEITZ M, LUITHLE T, et al. Current management of symptomatic vesicoureteral reflux in pediatric kidney transplantation—a European survey among surgical transplant professionals [J]. Pediatr Transplant, 2023: e14621.

［58］ THOMPSON E R, HOSGOOD S A, NICHOLSON M L, et al. Early versus late ureteric stent removal after kidney transplantation [J]. Cochrane Database Syst Rev, 2018, 1 (1): CD011455.

［59］ PRUDHOMME T, MESNARD B, ABBO O, et al. Postoperative surgical complications after pediatric kidney transplantation in low weight recipients (<15kg): a systematic review [J]. Current opinion in organ transplantation, 2023, 28 (4): 297.

［60］ GANDER R, ASENSIO M, MOLINO J A, et al. Outcome of kidney transplantation from young pediatric donors (aged less than 6 years) to young size-matched recipients [J]. J Pediatr Urol, 2019, 15 (3): 213-220.

［61］ NIXON J N, BIYYAM D R, STANESCU L, et al. Imaging of pediatric renal transplants and their complications: a pictorial review [J]. Radiographics, 2013, 33 (5): 1227-1251.

［62］ BEETZ O, WEIGLE C A, NOGLY R, et al. Surgical complications in pediatric kidney transplantation-Incidence, risk factors, and effects on graft survival: a retrospective single-center study [J]. Pediatr Transplant, 2021, 25 (2): e13871.

［63］ TORRICELLI F C, WATANABE A, DAVID-NETO E, et al. Current management issues of immediate postoperative care in pediatric kidney transplantation [J]. Clinics (Sao Paulo), 2014, 69 Suppl 1 (Suppl 1): 39-41.

［64］ FRANKE D. The diagnostic value of Doppler ultrasonography after pediatric kidney transplantation [J]. Pediatr Nephrol, 2022, 37 (7): 1511-1522.

［65］ HEFFERNAN E, ZWIREWICH C, HARRIS A, et al. Page kidney after renal allograft biopsy: sonographic findings [J]. J Clin Ultrasound, 2009, 37 (4): 226-229.

［66］ 汪笑宇, 赵闻雨, 张雷, 等. 婴幼儿供肾儿童肾移植 50 例临床应用分析 [J]. 实用器官移植电子杂志, 2016, 4 (5): 277-281.

［67］ GANDER R, ASENSIO M, ROYO G F, et al. Vascular thrombosis in pediatric kidney transplantation: graft survival is possible with adequate management [J]. J Pediatr Urol, 2018, 14 (3): 222-230.

［68］ DIMITROULIS D, BOKOS J, ZAVOS G, et al. Vascular complications in renal transplantation: a single-center experience in 1367 renal transplantations and review of the literature [J]. Transplant Proc, 2009, 41 (5): 1609-1614.

［69］ MICKELSON J J, MACNEILY A E, LEBLANC J, et al. Renal transplantation in children 15 Kg or less: the British Columbia Children's Hospital experience [J]. J Urol, 2006, 176 (4 Pt 2): 1797-1800.

［70］ I A U, A M. Pediatric renal transplantation in children with weight 20kg or Less: a single-center experience [J]. International Journal of Anesthesiology & Research, 2019: 555-564.

［71］ BAPISTELLA S, ZIRNGIBL M, BUDER K, et al. Prophylactic antithrombotic management in adult and pediatric kidney transplantation: a systematic review and meta-analysis [J]. Pediatr Transplant, 2021, 25 (4): e14021.

［72］ LYSAKOWSKI S, DRUCK G C, WEISHEIMER R R, et al. Pediatric kidney transplantation: outcomes with under and over 6-year-old donors [J]. J Pediatr (Rio J), 2023.

［73］ 陈刚. 儿童接受儿童供肾移植术后肾动脉狭窄的风险因素与临床应对 [J]. 中华器官移植杂志, 2022, 43 (1): 1-3.

［74］ PINI A, FAGGIOLI G, PINI R, et al. Assessment and management of transplant renal artery stenosis. A literature review [J]. Ann Vasc Surg, 2022, 82: 13-29.

［75］ GHIRARDO G, DE FRANCESCHI M, VIDAL E, et al. Transplant renal artery stenosis in children: risk factors and outcome after endovascular treatment [J]. Pediatr Nephrol, 2014, 29 (3): 461-467.

［76］ NUININGA J E, FEITZ W F, VAN DAEL K C, et al. Urological complications in pediatric renal transplantation [J]. Eur Urol, 2001, 39 (5): 598-602.

［77］ KASKARELIS I, KOUKOULAKI M, GEORGANTAS T, et al. Ureteral complications in renal transplant recipients successfully treated with interventional radiology [J]. Transplant Proc, 2008, 40 (9): 3170-3172.

［78］ REPETTO H A, RODRIGUEZ-RILO L, MENDARO E, et al. Percutaneous treatment of transplant renal artery stenosis in children [J]. Pediatr Nephrol, 2004, 19 (12): 1400-1403.

［79］ NIE Z, ZHANG K, HUO W, et al. Comparison of urological complications with primary ureteroureterostomy versus conventional ureteroneocystostomy [J]. Clin Transplant, 2010, 24 (5): 615-619.

[80] CHAYKOVSKA L, DEGER S, WILLE A, et al. Kidney transplantation into urinary conduits with ureteroureterostomy between transplant and native ureter: single-center experience [J]. Urology, 2009, 73 (2): 380-385.

[81] KUMAR S, JEON J H, HAKIM A, et al. Long-term graft and patient survival after balloon dilation of ureteric stenosis after renal transplant: a 23-year retrospective matched cohort study [J]. Radiology, 2016, 281 (1): 301-310.

[82] JALANKO H, MATTILA I, HOLMBERG C. Renal transplantation in infants [J]. Pediatr Nephrol, 2016, 31 (5): 725-735.

[83] SHOKEIR A A, OSMAN Y, ALI-EL-DEIN B, et al. Surgical complications in live-donor pediatric and adolescent renal transplantation: study of risk factors [J]. Pediatr Transplant, 2005, 9 (1): 33-38.

[84] MAISON P, SMIT S, MCCULLOCH M, et al. Urological complications following unstented pediatric renal transplantation [J]. Pediatr Transplant, 2017, 21 (7).

[85] GIESSING M. Transplant ureter stricture following renal transplantation: surgical options [J]. Transplant Proc, 2011, 43 (1): 383-386.

[86] KIM S, FULLER T W, BUCKLEY J C. Robotic surgery for the reconstruction of transplant ureteral strictures [J]. Urology, 2020, 144: 208-213.

[87] MALINZAK L, MCEVOY T, DENNY J, et al. Robot-assisted transplant ureteral repair to treat transplant ureteral strictures in patients after robot-assisted kidney transplant: a case series [J]. Urology, 2021, 156: 141-146.

[88] ABDUL-MUHSIN H M, MCADAMS S B, NUNEZ R N, et al. Robot-assisted transplanted ureteral stricture management [J]. Urology, 2017, 105: 197-201.

[89] TORRICELLI F C, WATANABE A, PIOVESAN A C, et al. Urological complications, vesicoureteral reflux, and long-term graft survival rate after pediatric kidney transplantation [J]. Pediatr Transplant, 2015, 19 (8): 844-848.

[90] SECIN F P, ROVEGNO A R, MARRUGAT R E, et al. Comparing Taguchi and Lich-Gregoir ureterovesical reimplantation techniques for kidney transplants [J]. J Urol, 2002, 168 (3): 926-930.

[91] DINCKAN A, TEKIN A, TURKYILMAZ S, et al. Early and late urological complications corrected surgically following renal transplantation [J]. Transpl Int, 2007, 20 (8): 702-707.

[92] KUMAR A, VERMA B S, SRIVASTAVA A, et al. Evaluation of the urological complications of living related renal transplantation at a single center during the last 10 years: impact of the Double-J* stent [J]. J Urol, 2000, 164 (3 Pt 1): 657-660.

[93] ENGLESBE M J, LYNCH R J, HEIDT D G, et al. Early urologic complications after pediatric renal transplant: a single-center experience [J]. Transplantation, 2008, 86 (11): 1560-1564.

[94] PALMER B, KROPP B. Urologic evaluation and management of pediatric kidney transplant patients [J]. Urol Clin North Am, 2018, 45 (4): 561-569.

[95] ALAM S, SHELDON C. Urological issues in pediatric renal transplantation [J]. Curr Opin Urol, 2008, 18 (4): 413-418.

[96] ALMEIDA F, BRANCO F, CAVADAS V, et al. Urological complications after 134 pediatric kidney transplants: a single-center study [J]. Transplant Proc, 2013, 45 (3): 1096-1098.

[97] LI J F, LIU J, GUO T, et al. Kidney transplantation from pediatric donors in a single Chinese center [J]. Cell Biochem Biophys, 2014, 70 (3): 1713-1717.

[98] FANANAPAZIR G, TSE G, DI GERONIMO R, et al. Urologic complications after transplantation of 225 en bloc kidneys from small pediatric donors </=20 kg: incidence, management, and impact on graft survival [J]. Am J Transplant, 2020, 20 (8): 2126-2132.

[99] SABNIS R B, SINGH A G, GANPULE A P, et al. The development and current status of minimally invasive surgery to manage urological complications after renal transplantation [J]. Indian J Urol, 2016, 32 (3): 186-191.

[100] TORRICELLI F, WATANABE A, PIOVESAN A C, et al. Urologic issues in pediatric transplant recipients [J]. Transl Androl Urol, 2019, 8 (2): 134-140.

# 28 儿童肾移植围手术期管理临床诊疗指南

随着国家人体器官分配与共享政策的改革及外科技术的进步,我国儿童肾移植的规模逐年扩大。儿童在生理、心理、器官功能、免疫状态以及原发病等方面均有别于成人,在肾移植围手术期管理上亦有诸多不同。充分的术前准备、良好的术中管理及严密的术后监测,均是确保儿童肾移植成功的重要环节。本指南根据国内外文献,结合编审会成员的临床经验,分别从儿童肾移植的术前准备、术中管理及术后监测等方面制订,以供从事儿童肾移植的同道参考。

## 一、指南形成方法

本指南由中华医学会器官移植学分会组织器官移植专家编写完成。本指南已在国际实践指南注册与透明化平台(Practice guideline REgistration for transPAREncy,PREPARE)进行了中英文双语注册(注册号:PREPARE-2023CN885)。指南的制订方法和流程主要基于2014年WHO发布的《世界卫生组织指南制订手册》和2016年中华医学会发布的《制订/修订〈临床诊疗指南〉的基本方法及程序》。

临床问题的遴选及确定:首先通过指南专家会议对临床关注的问题进行讨论,最终选择出本指南拟解决的22个临床问题,涉及儿童肾移植受者术前检查与管理(包括液体管理、电解质管理、用药管理、致敏受者管理)、术中管理(包括血压等生命体征管理、液体管理)、术后监测(包括液体管理、电解质酸碱平衡、移植肾功能监测、免疫抑制剂浓度监测、病原微生物感染监测等)以及并发症管理。

证据检索与筛选:证据检索与筛选参考了国内外相关指南、专家共识、系统评价和meta分析以及各类临床研究报道139篇。

证据分级和推荐强度分级:按照人群、干预、对照、结局(population,intervention,comparison,outcome,PICO)的原则对纳入的临床问题进行解构与检索,检索MEDLINE(PubMed)、Web of Science、The Cochrane Library、中国生物医学文献服务系统(CBM)、万方数据知识服务平台和中国知网(CNKI),纳入指南、共识、系统评价和meta分析、随机对照试验(randomized controlled trial,RCT)、非RCT队列研究和病例对照研究等类型的证据;检索词包括:"儿童""肾移植""围手术期管理""术前准备""麻醉管理""手术管理""血液透析""血液净化""禁食""禁水""肠道准备""感染""巨细胞病毒""耶氏肺孢子菌""抗生素""液体管理""血压""移植肾动脉痉挛""血栓形成""术后监测""输尿管支架""导尿管""腹膜透析管"等。本指南采用2009版牛津大学循证医学中心的证据分级与推荐强度标准对推荐意见的支持证据进行评级。

推荐意见的形成:专家组基于证据评价提供的证据,结合我国儿童肾移植的具体实际,提出了符合我国儿童肾移植围手术期管理临床实践的推荐意见33条。推荐意见达成共识后,工作组完成初稿的撰写,经中华医学会器官移植学分会组织全国器官移植与相关学科专家两轮会议集体讨论,根据其反馈意见对初稿进行修改,最终形成指南终稿。

本指南中的儿童年龄范围与《中华人民共和国未成年人保护法》中的规定一致,定义为未满18周岁。

## 二、儿童肾移植术前准备

儿童肾移植术前需做全面的术前评估和术前准备。术前评估包含6个方面内容。

1. **病史询问** 包括发病时间、相关症状、临床检查资料、临床诊断、基因诊断、原发病病理诊断、疾病进展和治疗经过、透析情况（透析方式、频率、每次持续时间）、尿量、伴随疾病、有无泌尿系统畸形（如反流性肾病、神经源性膀胱、后尿道瓣膜等）、首次移植情况、输血史、手术史、过敏史、疫苗接种史及家族史。

2. **体格检查** 包括一般状态、发育情况（包括身高、体重、头围、胸围、上臂围）、五官、皮肤毛发、心肺检查、腹部检查、脊柱以及四肢检查。

3. **一般实验室检查** 常规检查（血常规、尿常规、大便常规）、血电解质、出凝血功能、肝肾功能、N末端脑钠肽前体（NT-proBNP）、血脂、血糖、骨代谢指标等。

4. **病原学检查** 降钙素原、术前传染病筛查（包括 HIV、梅毒、乙肝、丙肝）、巨细胞病毒（包括 CMV-IgG 和 CMV-IgM，以及 CMV 病毒 DNA 定量）、多瘤病毒（BKV、JCV）、EBV（传染性单核细胞增生组合，以及 EBV 病毒 DNA 定量）、结核菌素试验（PPD 试验）、γ- 干扰素释放试验（T-SPOT 试验）等。

5. **影像学检查** 心电图、超声心动图、胸部 X 线或胸部 CT、泌尿系超声、肝胆胰脾超声、腹部及双侧髂血管彩超等。

6. **组织相容性检测** 包括血型、群体反应性抗体（panel reactive antibodies，PRA）或 Luminex 单抗原检测（luminex single antigen，LSA）、流式交叉配型试验或补体依赖的淋巴细胞毒试验。

术前准备还包括一般术前准备（肠道准备、必要时备皮、停用手术相关禁忌药物如抗凝血药物等）、电解质管理、术前液体容量管理、预致敏（PRA 阳性）受者管理以及术中用药准备（包括诱导药物、抗感染药物、白蛋白、抗血管痉挛药物等）。

**临床问题 1：什么情况下受者需在移植前行急诊血液净化治疗？**

**推荐意见 1：**存在高钾血症、水肿或胸水较多、严重酸中毒等情况，影响受者术中安全时，建议在术前行急诊血液净化（包括血液滤过和血液透析）治疗，尽量采用体外抗凝（推荐强度 D，证据等级 5）。

**推荐意见说明：**

儿童肾移植受者术中内环境和血流动力学稳定是保证手术安全的必要条件。儿童肾移植术前行急诊血液净化的指征目前尚无研究报道，成人肾移植手术前一般不建议急诊透析。若综合术前受者的心功能、内环境情况，判断受者存在高钾血症、心衰、水肿、胸水较多、严重酸中毒等情况，移植前需进行急诊血液净化治疗[1]。肾移植前血液净化以改善内环境、减轻容量负荷过重为主要目标，关于移植前需要急诊血液透析处理的血钾水平尚缺乏统一的界定，KDIGO 指南中关于钾稳态与异常钾血症管理指出成年人在血钾大于 $6.0\mu mol/L$ 时需进行紧急处理[2]。除非术前合并心衰、水肿等容量负荷过大的情况外，术前血液透析尽量控制好脱水量，防止容量不足引起术中移植肾血流开放后灌注不良。一项成人肾移植受者的 RCT 研究[3]发现移植前血液透析不影响早期移植肾功能，而另外一项回顾性研究[4]发现移植前急诊血液透析可能会增加早期移植肾功能延迟恢复（delayed graft function，DGF）的风险。血液净化管路可能激活受者免疫系统，加重移植肾缺血再灌注损伤。术前急诊血液净化应尽量采用体外抗凝（如枸橼酸钠抗凝），减少术中出血风险。

**临床问题 2：术前需要禁食禁水多长时间？**

**推荐意见 2：**术前禁食 4~6h，术前禁水 2~4h（推荐强度 B，证据等级 2c）。

推荐意见说明：

儿童肾移植麻醉前足够的禁食禁水时间可使胃内容物排空，减少因麻醉插管引起胃内容物反流而致呛咳、误吸的风险；但长时间禁食可导致术中体液容量不足，影响受者血压，使机体酮体积累及术后胃肠道功能延迟恢复。因此，寻求最适宜禁食禁水时长有助于儿童受者保持身体的良好状态，降低手术风险。

目前针对儿童术前禁食时间，现行指南多推荐6-4-2方案，即麻醉诱导前6h应避免固体食物(包括半固体食物和含乳制品)，2h应避免清亮液体，在麻醉前4h可允许婴儿摄入母乳[5]。欧洲麻醉学杂志针对儿童术前禁食禁水的指南建议避免所有儿童长时间禁食，麻醉诱导前6h允许进食固体食物，麻醉诱导前4h内可摄入含固体的食物或流质饮食，但若禁水时间小于2h，术中胃内容物仍会有留存[6]。美国麻醉医师协会指南推荐健康儿童均应禁水2h或以上，对于固体或者非人类乳汁，则需禁食6h以上[7]。因此本指南建议术前禁食4~6h，术前禁水2~4h。

临床问题3：术前什么情况下需要肠道准备？

推荐意见3：一般儿童肾移植受者术前不进行肠道准备(推荐强度D，证据等级5)。

推荐意见4：合并严重下尿路异常的终末期肾病受者，若行回肠膀胱术则建议进行肠道准备(推荐强度C，证据等级4)。

推荐意见说明：

儿童肾移植手术根据受者髂窝大小以及供肾大小，可选择腹腔入路或腹膜外入路，将移植肾放置于腹腔或受者髂窝，国内当前多数情况下选择腹膜外入路。术中若不需对消化道进行手术操作，术前无必要进行肠道准备[8]。儿童肾移植术前不进行灌肠操作，有助于受者保持良好的状态以及促进术后胃肠道功能恢复，避免灌肠引起肠道菌群失调。对于终末期肾病合并严重下尿路异常或膀胱功能障碍如神经源性膀胱的受者，若进行回肠膀胱术，术前则需要肠道准备，以减少感染风险[9]。

## 三、儿童肾移植术中管理

儿童肾移植通常采用全身麻醉。术中需对生命体征(体温、血压、心率、血氧等)、中心静脉压(central venous pressure,CVP)、电解质及酸碱平衡、移植肾血流开放后的尿量等进行严密监测，以保证受者内环境稳定，维持移植肾良好灌注。

临床问题4：术中及术后早期是否需要使用抗生素？

推荐意见5：手术开始前30min至术中及术后早期建议预防性使用抗生素(推荐强度B，证据等级2c)。

推荐意见6：对于亲属活体供肾儿童肾移植，建议使用抗细菌抗生素(推荐强度B，证据等级3b)。

推荐意见7：对于遗体供肾儿童肾移植，根据对供者的评估及病原学检查结果，选择敏感的抗生素；若无供者病原学检查结果，建议联合使用抗细菌抗生素和抗真菌药物(推荐强度B，证据等级2c)。

推荐意见说明：

儿童肾移植受者移植前常因肾病、贫血、低蛋白饮食，长期处于负氮平衡状态，免疫功能也随之下降。免疫诱导药物和口服免疫抑制剂进一步抑制受者免疫功能。此外，手术创伤、血肿、供者感染等因素易引起术后感染，严重时可导致受者死亡，有效的抗生素预防能降低移植后感染的发生率[10]。术后早期感染包括手术部位感染、导管相关感染、供者来源感染、泌尿系感染、肺部感染等，其中部分为移植手术特有的感染类型，不同于常规外科手术，因此术中及术后早期预防性使用抗生素极为重要。

由于亲属活体供肾供者为健康人群,供者来源感染的风险小。肾移植手术切口为二类切口,手术部位感染及导管相关感染等是围手术期感染的主要类型。对于亲属活体供肾儿童肾移植,建议使用头孢菌素类或青霉素类预防细菌感染[11]。

遗体器官捐献已成为我国器官移植的主要来源,由于供者大多数在重症监护室,需要呼吸生命支持,留置的导管(尿管、呼吸机插管、鼻胃管、动静脉导管等)有利于病原微生物生长,供者来源感染的概率也随之增加[12]。对于遗体供肾的儿童肾移植受者,术中及术后早期需预防性使用抗生素[13-15]。一般根据供者的评估及病原学检查结果,选择相应的抗生素,若无供者病原学检查结果,可经验性联合应用抗细菌抗生素与抗真菌药物进行预防。在移植后早期(术后 30d 以内)感染主要为细菌和真菌病原体[13,16,17],抗细菌抗生素可选用头孢菌素或碳青霉烯类,抗真菌药物可选用棘白菌素类。

儿童肾移植术中及术后预防性使用抗生素疗程根据术后病原学监测结果与所使用抗生素综合决定,术后常规监测血清降钙素原(procalcitonin,PCT)、C 反应蛋白、白细胞水平,进行伤口引流液培养及尿培养,根据培养结果适当调整抗生素种类及使用疗程。值得注意的是,第一代与第二代头孢菌素存在肾毒性,特别对于儿童供肾,应注意用药疗程。对于使用碳青霉烯类抗生素的受者,术后可能发生抽搐等不良反应,术后应密切注意。

### 临床问题 5:儿童肾移植术中按照什么原则调节受者血压?

**推荐意见 8**:术中调控受者血压需结合供者和受者的年龄和体重比等因素,建议维持在受者对应年龄血压高值或略高于手术前血压,以保证供肾有良好灌注,同时防止高灌注损伤(推荐强度 D,证据等级 5)。

**推荐意见说明:**

在儿童肾移植术中,除遵循正常的麻醉实践原则外,维持合理的血压水平,保证移植肾充足灌注至关重要。回顾性研究表明,儿童肾移植术中移植肾再灌注 10min 内的平均血压水平影响术后移植肾功能恢复[18]。肾移植手术开始后,一般根据受者术前血压水平调控血压。在准备开放移植肾血流时,须提前将血压升高至理想灌注水平,以保证开放血管后移植肾充足地灌注。既往报道开放血管前目标血压水平结论不一,包括平均动脉压大于 60~70mmHg、动脉收缩压大于 110mmHg、大于受者同年龄段人群平均血压及根据供者平均血压调整等[18-22]。一般而言,此时目标血压水平根据供受者年龄对应的血压水平综合考虑。移植肾血管开放前动脉血压可维持在受者同年龄段人群的收缩压高值,即 $P90$~$P95$ 百分位数收缩压,简化公式为男性 100mmHg+2 × 年龄(岁),女性 100mmHg+1.5 × 年龄(岁)[23],来保证良好的器官灌注,同时也需要考虑供者年龄,防止器官高灌注。若术中移植肾开放前血压过低,移植肾灌注压不足,可导致移植肾低灌注,增加血栓形成风险。移植肾开放前血压过高,受者可能出现高血压急症,可增加手术期间并发症的风险,包括出血、心血管风险等。

### 临床问题 6:术中中心静脉压应控制在什么范围?

**推荐意见 9**:术中中心静脉压建议控制在 8~12cmH_2O(推荐强度 B,证据等级 3b)。

**推荐意见说明:**

CVP 是反映受者心脏前负荷和血容量的重要参数,适当的 CVP 水平有助于维持移植肾脏的灌注。由于移植前受者容量不足、麻醉药物的影响、移植肾血管开放后血流再分布、出血或尿量较多等情况,受者在术中较易发生液体容量不足的情况,导致复流后移植肾灌注不良。术中补液原则上应以 CVP、受者术前心脏射血分数、开放血流后移植肾尿量等决定。既要保证有效的容量灌注,也要防止急性左心衰发生的可能。通过监测 CVP，有助于评估受者的容量状态，指导移植术中的容量管理，确保肾脏充足地灌注。目前常用的防治措施包括：移植肾血管开放前静脉输注晶体液和白蛋白扩充体内液体容量、失血较多时予输血及血浆等[19,24,25]。另外根据 CVP 和血压监测结果，结合受者心功能情况进行调整，必要时使用血管活性药物，维持血压水平，保证移植肾良好灌注，预防急性肾小管坏死[18]。NHSGGC 儿童肾移植指南推荐术中 CVP 控制在 10~12cmH_2O，中国儿童肾移植临床诊疗指南（2015 版）和儿童肾移植技术操作规范（2019 版）均推荐对于儿童供肾特别是婴幼儿供肾肾移植，CVP 应维持在 8~12cmH_2O；对于成人供肾肾移植，应将 CVP 维持在 10~15cmH_2O，以保证术中移植肾良好灌注[26,27]。若有条件可在术中监测下腔静脉活动度及变异度等指标评估液体容量。

临床问题 7：儿童肾移植术中可选择哪些升压药物？

推荐意见 10：术中可选用的升压药物有多巴胺、多巴酚丁胺、去甲肾上腺素等（推荐强度 C，证据等级 4）。

推荐意见说明：

移植肾血管开放时，受者体内血流再分布，常伴随血压下降，可引起移植肾低灌注，加重移植肾损伤。若血压下降明显，移植肾灌注不足，术中表现为移植肾质地软、无搏动感、呈暗红色等，需要使用血管活性药物维持移植肾灌注，但应尽量减少使用收缩肾脏小动脉的升压药。目前肾移植术中使用何种升压药物报道不一，常见的有多巴胺、多巴酚丁胺、去甲肾上腺素等[20,28]。应用肾脏剂量多巴胺时[3~5μg/(kg·min)]，多巴胺主要作用于多巴胺受体及心脏 β 受体，可选择性扩张肾血管、增加心输出量，改善移植肾血流。但有研究[20]报道术中使用多巴胺升高血压易导致移植肾功能延迟恢复。去甲肾上腺素可通过激活 α 受体，引起血管收缩。这有助于增加血管阻力，提升血压，并改善器官的灌注[29,30]，但存在收缩肾动脉的风险[31]。在儿童肾移植术中，在保证足够容量的情况下，可适当应用升压药物，以增加心输出量，提高移植肾灌注[18,21,25,32]。

临床问题 8：什么情况下需要在术中使用药物预防动脉痉挛？

推荐意见 11：建议儿童肾移植术中可使用罂粟碱预防动脉痉挛，特别是在供者小于 2 岁、移植肾血管多支、冷缺血时间大于 24h 等情况下（推荐强度 C，证据等级 4）。

推荐意见说明：

在儿童肾移植手术中，低温保存、手术操作、缺血再灌注损伤等因素均可损伤肾动脉血管内皮依赖性舒张功能，同时使其释放内皮素等缩血管物质，二者均可导致移植肾动脉痉挛。儿童供肾动脉管径细，发生痉挛时动脉管腔进一步缩窄导致移植肾供血不足，最终引起移植肾灌注不良，加重移植肾损伤，甚至导致移植肾微血栓形成。既往多项研究证实术中在移植肾动脉内注射罂粟碱可预防移植肾动脉痉挛[33-37]。儿童肾移植技术操作规范（2019 版）推荐在低体重儿童供肾动脉吻合临近完成时，可经肾动脉吻合口注入 1mg 罂粟碱预防动脉痉挛[27]。有病例报道经移植肾动脉误注射去甲肾上腺素导致肾动脉痉挛后，再注射罂粟碱得到缓解[31]。

肾动脉痉挛在儿童肾移植术中较为常见且易导致不良后果，特别是年龄较小的供肾，即使短暂痉挛也可能导致肾脏皮质缺血甚至血栓形成。儿童供肾动脉管径较细，术中均可使用罂粟碱预防动脉痉挛，尤其当供者较小或移植肾血管多支时，细小的动脉更易受手术创伤、缝合等因素影响，发生动脉痉挛。冷缺血时间长，则损伤更加严重，再灌注前需考虑预防移植肾动脉痉挛。术中移植肾动脉内注射罂粟碱或静脉滴注罂粟碱均可预防动脉痉挛。罂粟碱用于移植肾动脉内注射时，可用无菌生理盐水将其稀释至 3mg/ml，根据受者体重给予适当剂量，一般不超过 1.5mg/kg 体重。此外，可在移植肾动脉表面喷洒利多卡因溶液,以预防与缓解移植肾动脉痉挛[38]。

临床问题9:术中补液的溶液类型如何选择?

**推荐意见12**:术中补液推荐以晶体液为主,合并水肿时可选用白蛋白(推荐强度B,证据等级2b)。

**推荐意见13**:晶体液推荐选用乳酸林格氏液和生理盐水,胶体液推荐选用白蛋白(推荐强度B,证据等级2b)。

**推荐意见14**:不建议选用羟乙基淀粉注射液和低分子右旋糖酐注射液(推荐强度C,证据等级4)。

推荐意见说明:

儿童肾移植术中液体管理影响移植肾血流动力学和移植肾灌注,对移植肾功能恢复至关重要。目前关于儿童肾移植术中静脉补液的研究很少。等渗晶体溶液是肾移植过程中容量恢复的首选,如生理盐水、平衡盐溶液。理想的静脉晶体补液应类似血浆中各电解质的含量。新近RCT研究(PLUTO研究和BEST-Fluids研究)证实术中及术后早期使用平衡盐溶液(Plasma-Lyte 148)可减少肾移植术后DGF发生,使用生理盐水更倾向于发生高氯血症及酸中毒[39,40]。这一研究结论同样被其他研究所证实[41-43]。有研究同样证实乳酸林格氏液相较于生理盐水不易发生高氯血症性酸中毒,减少高钾血症发生[44,45],但接受乳酸林格氏液的受者血乳酸水平升高,乳酸在体内能被细胞迅速摄取代谢[46]。一项meta分析同样也提示平衡盐溶液相对于生理盐水可降低高氯性酸中毒的发生率[47]。

胶体液也是静脉补液的重要组成部分。常用的胶体液有人血白蛋白、羟乙基淀粉注射液、低分子右旋糖酐注射液等。回顾性研究发现,术中使用人血白蛋白有助于优化移植物灌注压和心输出量,在一些特定的肾移植情况下有利[18,48]。但有成人肾移植的研究发现,静脉白蛋白并不能改善早期移植肾功能[49,50]。羟乙基淀粉注射液和低分子右旋糖酐注射液均有明显的副作用,与移植肾损伤相关[51-54]。美国麻醉医师协会移植麻醉委员会关于肾移植期间的液体管理的共识声明中指出,与生理盐水相比,平衡晶体溶液(如乳酸林格氏液)可减少酸中毒,并可减少高钾血症的发生。注射用淀粉溶液与肾损伤风险增加有关,肾移植中供者和受者应避免使用。没有证据支持在肾移植中常规使用白蛋白[52]。综上,在肾移植术中使用胶体液与晶体液的争议仍在继续,对胶体液的使用持谨慎态度。当合并组织水肿时,胶体液可使用白蛋白,不建议使用羟乙基淀粉注射液和低分子右旋糖酐注射液。

## 四、儿童肾移植术后管理

肾移植受者术后通常被安排在专门的隔离病房或重症监护室,予以密切监测与专门护理。术后密切监测的内容包括:①生命体征:呼吸频率、心率、体温、血压、血氧饱和度;②液体出入量(包括静脉和口服液体入量、尿量、伤口引流量、粪便量)、CVP;③尿液外观(颜色、透明度、沉渣、有无血凝块等)、尿常规检测;④伤口引流液情况(引流量和颜色);⑤血常规、生化检测、凝血功能、NT-proBNP、尿培养、伤口引流液培养、病毒感染监测(CMV-DNA,血尿BKV-DNA);⑥血药浓度[钙调磷酸酶抑制剂(calcineurin inhibitors,CNIs)类药物、霉酚酸类药物];⑦移植肾彩超;⑧HLA抗体检测;⑨免疫功能检测(淋巴细胞绝对计数等)。肾移植受者术后早期消化道功能尚未恢复,应积极给予营养支持治疗。术后移植肾功能恢复情况因人而异,此时容易出现体内液体失衡、电解质紊乱等情况。术后早期需重点关注受者生命体征、出入量情况、移植肾功能恢复情况、免疫抑制剂的使用、预防移植肾血栓形成以及防治感染等几个方面。

**临床问题 10：儿童肾移植受者术后按照什么原则调节血压?**

**推荐意见 15：**儿童肾移植术后建议根据供受者年龄调节受者血压水平(推荐强度 D,证据等级 5)。

**推荐意见说明：**

移植术后受者合适的血压对于维持移植肾充足的灌注至关重要。目前缺乏关于儿童肾移植术后最佳血压水平的研究,移植中心之间目标血压值也存在较大差异,但均主张根据受者年龄与供者年龄调整目标血压[55,56]。在肾移植术后早期,由于移植肾再灌注损伤,肾组织水肿,此时移植肾血管阻力增高,正常至稍高的血压水平有助于保证移植肾灌注[19,25,56,57]。若在充分扩容的情况下仍不达到血压要求,可考虑使用肾脏剂量多巴胺升高血压[25,56-59]。值得注意的是,当供受者年龄差别较大时,特别是成人供肾,不能仅根据供肾灌注需求调节血压,也应结合受者血压水平评估目标血压值,以防止受者发生急性高血压相关并发症。另外,术后需防止低血压情况出现,以保证维持移植肾灌注,减少血栓风险,尤其对于低龄儿童[60]。

**临床问题 11：术后补液量如何调整?**

**推荐意见 16：**建议结合 CVP 测量值、尿量和心功能等调整术后补液量(推荐强度 D,证据等级 5)。

肾移植术后良好的液体管理对移植物功能恢复至关重要。一项英国多中心回顾性分析显示,儿童肾移植受者围手术期补液量存在高度变异性,液体量与术后早期移植物功能相关[61]。受者术后补液按照量出为入的原则,除每天不显性失水量以外,还应计入尿量、粪便及其他液体损失。每天补液起始量按每天不显性失水量($400ml/m^2$ BSA),结合受者术后每天体重变化情况评估。对于肾移植受者而言,CVP 测量简单微创,重复性强,在一定程度上反映受者液体容量状态[52],可用于指导术后补液。儿童肾移植受者术后 CVP 目标范围为 $8\sim12cmH_2O$,根据 CVP 监测情况调整补液速度[25,62]。CVP 小于 $8cmH_2O$ 常提示血容量不足,可加快补液速度后复测观察;CVP 大于 $12cmH_2O$ 常提示血容量过多或心功能下降,应减慢补液速度及加强利尿[60]。结合受者尿量监测情况,如果尿量多,需及时足量补液,注意纠正电解质紊乱;如果尿量少,及时调整循环补液,出现补液量远超尿量的情况,应停止循环补液并利尿,必要时透析治疗,防止心力衰竭[57]。另外可结合 NT-proBNP、红细胞比积(HCT)、血浆渗透压等指标辅助判断和调整。如果有监测下腔静脉活动度及变异度等反映液体容量的条件,也可结合其综合判断。

**临床问题 12：术后早期静脉补液的溶液类型如何选择?**

**推荐意见 17：**术后补液推荐以晶体液为主,可用乳酸林格氏平衡盐溶液、生理盐水、葡萄糖注射液、葡萄糖氯化钠注射液,建议临床中根据受者电解质监测结果合理选择晶体液种类及配比(推荐强度 B,证据等级 2b)。

**推荐意见 18：**当发现血白蛋白水平低、水肿、胸腹腔积液等情况,建议用白蛋白,避免使用羟乙基淀粉注射液和低分子右旋糖酐注射液(推荐强度 C,证据等级 4)。

**推荐意见说明：**

肾移植术后早期,移植肾浓缩稀释功能尚未恢复正常,移植肾产生大量尿液,同时受者胃肠道功能尚未恢复,液体摄入受限,此时需根据受者情况进行补液以维持体内液体容量,防止低容量情况的发生,保证移植肾灌注。目前对于术后使用何种静脉补液类型仍存在争议[56]。肾移植术后最常用的补液溶液是晶体溶液,有助于迅速扩充循环液体容量。部分受者由于术后补液量较大,常出现急性低钠血症[39,63],使用生理盐水可降低其发生风险,但过量使用生理盐水可导致高氯血症,可能会引起高氯性酸中毒、肾血管收缩、肾小球滤过率降低和肾损伤,以及可能导致 DGF[45,64]。在儿童受者中,PLUTO[39]和 BEST-Fluids 研究[40]均证实平衡盐溶液(Plasma-Lyte 148)可减少肾移植术后 DGF 发生,并且使用生理盐水更易导致高氯血症及酸中毒,这一结论在成人肾移植研究中同样被证实[41,42]。一项成人肾移植 meta 分析显示接受平衡盐溶液相对于生理盐水可减少高氯性酸中毒发生[47]。平衡盐溶液相较于生理盐水更不易引起电解质失衡。另外,葡萄糖溶液的输入可能引起高血糖发生[63]。因此需根据受者电解质监测结果,合理选择晶体液种类及比例,以维持受者电解质及酸碱平衡。当发现血浆白蛋白水平低、合并组织水肿胸腹腔积液时,可使用白蛋白[57],但不推荐选用羟乙基淀粉注射液和低分子右旋糖酐注射液,后两者均表现出明显的肾脏副作用,与移植肾损伤相关[51-54]。

**临床问题 13:儿童肾移植术后什么情况下使用抗凝药物预防移植肾血管血栓?**

**推荐意见 19:**建议存在以下一项或多项情况的受者,肾移植术后可使用抗凝药物预防移植肾血管血栓:受者患有遗传性或获得性血栓性疾病,受者既往有血栓形成病史,出现相关临床征象提示受者高凝状态,移植肾血管多支,开放前供肾外观呈现花斑样或暗红色,开放后供肾呈暗红色或局部灌注不良及供者获取前高凝状态等(推荐强度 C,证据等级 4)。

**推荐意见说明:**

儿童肾移植术后移植肾血管血栓是肾移植术后严重的并发症,是移植物早期失功的主要原因,在术后第一年移植肾失功原因中占比可高达 35%[65],受者年龄越小,发生率越高。移植肾血管血栓常发生于术后早期并多数集中在术后 48h 内[66]。

血栓形成的三大条件:血管内皮损伤、血流状态改变和血液凝固性增高。供肾在获取与供肾修整灌注时,由于灌注管损伤、血管过度牵拉、血管钳夹等机械性损伤,破坏移植肾血管内皮连续性,可导致移植肾血栓形成,此时在移植肾修整时可表现为供肾外观呈现花斑样或暗红色等灌注不良表现。受者患有血栓性疾病或既往血栓病史,病史提示受者有血栓形成倾向,或存在临床征象提示受者处于高凝状态,加上血管吻合时造成内皮损伤,容易导致移植肾血管血栓[67,68]。供者年龄和体重较小、移植肾血管多支变异等情况下,移植肾血管内径细,更增加血栓的发生风险[59,69-71]。开放后供肾呈暗红色或局部灌注不良,则应警惕移植肾血栓风险,术后应尽早进行抗凝治疗。

目前使用何种药物预防血栓仍有争议[72,73],可使用的药物有抗凝药(低分子肝素、肝素)和抗血小板药物(阿司匹林、氯吡格雷等)[74,75]。肾移植 12h 后,在无出血征象的情况下,可考虑皮下注射低分子肝素[72]。一项 meta 分析发现目前尚不清楚肝素是否可以降低早期移植物血栓形成的风险[76]。若使用肝素抗凝,需监测受者 APTT 时间,防止出血或血肿形成。

**临床问题 14:术后口服降压药物如何选择?**

**推荐意见 20:**早期首选 CCB 降压,也可用 β 受体拮抗剂和 / 或 α 受体拮抗剂。术后早期不建议使用 ACEi/ 血管紧张素受体拮抗剂 ARB(推荐强度 C,证据等级 4)。

**推荐意见说明:**

高血压是儿童肾移植术后常见的并发症,是移植肾失功与心血管疾病的重要危险因素。研究报道不同血压测量方法对夜间高血压[77]、隐匿性高血压[78,79]以及白大褂高血压的诊断存在差异,因此儿童肾移植后高血压发生率也不尽相似,总体在 60%~90%[80]。动态血压监测可发现上述特殊情形高血压,比临床血压测量更具优势,被推荐用于儿童肾移植术后血压监测[81-83]。在临床上,以同年龄、同性别人群 95% 血压值为界值定义高血压[84]。

在术后早期,血压升高的原因可能是液体过多、急性排斥反应或特定免疫抑制剂(如糖皮质激素和 CNI)的不良反应。针对移植后高血压的治疗,主要为病因治疗和药物降压治疗,同时鼓励受者改变不良生活习惯。选择一线药物治疗时,既要考虑治疗效果,也应尽量减少副作用。初始剂量应选择最低有效剂量。目前尚无临床试验在儿童肾移植受者中比较各类降压药物的效果和对移植肾存活率的影响。钙通道阻滞剂(calcium channel blocker,CCB)是儿童肾移植后最常用的降压药,可以缓解 CNI 引起的入球小动脉收缩,从而减少 CNI 肾毒性[85]。(angiotensin-converting enzyme inhibitor, ACEi)/血管紧张素受体拮抗剂(angiotensin receptor blocker,ARB)可能导致移植肾功能恶化和高钾血症,术后早期暂不建议使用[25],术后早期合并严重蛋白尿时能否使用 ACEi/ARB 尚有争议[80]。儿童肾移植术后高血压的控制目标仍存在争议。小样本的 RCT 研究(ESCORT 试验)结果显示术后平均血压控制在 50%~95% 之间与小于 50% 相比,并不显著影响受者估算肾小球滤过率(estimated glomerular filtration rate,eGFR)降低速率和蛋白尿水平[86]。但该研究纳入受者数量少,需慎重对待研究结果。

**临床问题 15:按照什么频率监测移植肾功能指标?**

**推荐意见 21:**建议移植术后 3d 内监测每小时尿量,术后早期常规监测 24h 尿量(推荐强度 D,证据等级 5)。

**推荐意见 22:**建议移植后 7d 内每天监测血肌酐水平,术后第 2 周每周 3 次,第 3~4 周每周 1~2 次,病情变化时可增加监测频率(推荐强度 D,证据等级 5)。

**推荐意见 23:**建议根据受者原发病、病情变化等情况在移植后动态监测尿蛋白定性与定量、尿微量白蛋白 / 肌酐比值等(推荐强度 D,证据等级 5)。

推荐意见说明:

儿童肾移植围手术期对肾功能监测有助于了解移植肾功能恢复及变化情况、辅助指导术后补液和治疗。移植肾功能监测内容包括尿量、肾小球滤过率、尿蛋白、尿红细胞等,肾小球滤过率是衡量肾脏过滤功能的一个关键指标,临床上一般通过血肌酐或胱抑素 C 等指标通过公式(如 Schwartz 公式)进行换算估计。通常在术后早期频繁监测以评估移植肾功能恢复情况,及时排除早期并发症。特别在移植后 3d 内,密切的尿量监测有助于了解移植肾功能恢复、及时发现手术相关并发症以及辅助指导静脉补液;移植后 1 周内,每天进行血肌酐水平监测,根据病情变化酌情增加,监测频率随着移植肾功能日益稳定而逐渐减少。根据受者原发病及病情变化等监测尿蛋白,如受者原发病为 IgA 肾病或局灶节段性肾小球硬化(focal segmental glomerulosclerosis,FSGS),监测尿蛋白有助于早期发现移植肾病复发情况。2009 年 KDIGO 指南[87]同样建议早期密切监测移植肾功能,随后监测频率逐渐降低直至移植肾功能稳定。

**临床问题 16:导尿管的拔除时机?**

**推荐意见 24:**建议在术后 5~10d 拔除导尿管(推荐强度 B,证据等级 3a)。

**推荐意见 25:**对于合并明显下尿路异常(如膀胱功能障碍、尿道狭窄)的受者,建议适当延长导尿管留置时间(推荐强度 C,证据等级 4)。

推荐意见说明:

肾移植受者术中留置导尿管,可在移植肾输尿管膀胱吻合前将无菌生理盐水输注至膀胱中,也有助于移植后尿液引流,监测移植后尿量,减少膀胱内压力,有利于移植肾输尿管膀胱吻合口愈合。导尿管需留置一定时间以防止尿漏发生,但是留置时间过长则容易引起尿路感染,在适当时机拔除导尿管可使受者早期下床活动,促进术后康复。

目前关于儿童肾移植受者术后导尿管最佳拔除时间无统一定论。一项meta分析比较肾移植后5d内与5d后拔除导尿管,结果不能确定两者在无症状菌尿的发生率上存在差异,另外其所纳入的研究偏倚较大或不确定[88]。既往研究报道中,不同移植中心拔除导尿管的时机不尽相同[89-95]。一项英国的调查研究显示大多数肾移植外科医师在移植后第5天拔除导尿管[96]。术中如果受者膀胱肌层厚度正常,移植肾输尿管膀胱吻合操作满意,术后恢复良好者可尽早拔除导尿管,减少因导尿管引起的不适;若术中受者膀胱肌层较薄,术后出现泌尿系外科并发症,需适当延长导尿管留置时长。

在合并明显下尿路异常的情况下[97],受者自主排尿功能受损,这种情况下过早拔除导尿管,容易导致膀胱内压力过大,尿液反流,严重时出现尿漏。另外当受者存在耻骨上膀胱造瘘时[98],应先夹闭造瘘管,观察受者是否有尿意、尿管是否通畅,如无特殊再酌情拔除尿管。

**临床问题17:输尿管支架管的拔除时机?**

**推荐意见26:**建议根据受者的具体病情在术后3~6周内拔除输尿管支架管(推荐强度B,证据等级2b)。

**推荐意见说明:**

肾移植术中植入输尿管支架管,可减少输尿管吻合时输尿管的扭转,还可以勾勒管腔轮廓,有利于进行输尿管膀胱吻合;另外,输尿管吻合早期,吻合口炎症与水肿导致相对狭窄,输尿管支架管有助于尿液引流,预防输尿管远端坏死及尿漏[99]。但作为异物,支架管表面易形成微生物被膜,可导致尿路感染,也可引起血尿、膀胱刺激征等并发症。因此,需要在减少泌尿系并发症和尽早拔除输尿管支架管之间确定合适的平衡点。

meta分析发现早期拔除输尿管支架管(术后15d以内或移植后出院前)可减少肾移植后泌尿系感染发生,但不能明确是否会增加泌尿系统并发症的风险[100]。既往有报道儿童肾移植受者术后21d以内拔除输尿管支架是安全的[101]。一项多中心RCT研究纳入205名肾移植受者(年龄2~75岁),发现移植后5d取出比6周取出显著减少尿路感染发生率[102]。另外一项回顾性研究纳入31名儿童肾移植受者,早期拔除输尿管支架管(术后5d)与晚期拔除(术后4~6周拔除)两组均无尿漏发生,早期拔除组有一例发生输尿管狭窄,泌尿系感染的发生率两组相似[103]。总而言之,肾移植术后早期拔除输尿管支架管可减少尿路感染及输尿管支架管所引起的尿路刺激等不适,但存在输尿管狭窄及尿漏风险。对于儿童肾移植受者,肾移植围手术期预防性使用抗生素预防供者来源感染及手术相关感染,并且在术后早期需进行3个月以上的耶氏肺孢子菌预防,一线预防药物为复方磺胺甲噁唑(trimethoprim-sulfamethoxazole,TMP-SMX),对尿路感染也有预防效果。综合以上,建议在术后3~6周内拔除输尿管支架管。

**临床问题18:腹膜透析管何时拔除?**

**推荐意见27:**根据移植肾功能恢复情况,决定受者腹透管拔除时机,建议在术后1个月内拔除腹透管(推荐强度B,证据等级2a)。

**推荐意见说明:**

与成人受者相比,慢性肾脏病儿童受者更多采用腹膜透析治疗作为移植前的肾脏替代治疗手段。儿童肾移植后,腹膜透析管也随即废用。废用的腹膜透析管作为异物,在免疫抑制的肾移植受者中,是潜在的感染来源,留置时间过长可引起腹膜透析管相关感染。但术后也存在需要重新启用腹膜透析管的情况,如移植肾功能延迟恢复、原发性移植物无功能、排斥反应等。因此,移植肾功能恢复情况,也决定了受者腹透管的拔除时机。何时拔除腹膜透析管仍无统一结论。一项meta分析[104]发现在肾移植术后2个月内,术中保留腹透管的受者在术后需要透析治疗的比例是术中拔除腹透管受者的2倍之多,且留置透析管的受者术后更易发生导管相关感染,但该meta分析所纳入的研究偏倚较大。

对于亲属活体供肾受者,术后发生DGF概率较低,可考虑在肾移植术中同期拔除腹膜透析管。但是如果存在移植肾血栓的高危因素,例如移植肾血管多支、受者存在血栓性疾病病史等,则应考虑术中保留腹膜透析管。对于遗体供肾受者,则应根据是否为边缘供肾、供肾缺血时间、供肾灌注状态及术中尿量情况等综合评估术后移植肾功能状态及术后移植肾血栓风险等,决定是否术中同期拔除腹膜透析管。

一项小样本的回顾性研究显示,腹透管在移植后1个月的使用率较高(32%~58%),在移植后第2~3个月,腹透管使用率较低,且约43%受者在这段时间发生腹透管感染事件[105]。另外一项回顾性研究[106]纳入26例儿童受者、共31例次肾移植手术,有13例次移植后需要使用腹膜透析管,其中12例次在移植后1个月内,另外有6例次移植后腹透管相关感染,其中仅1例次发生在移植后1个月内。一项回顾性研究同样表明,腹透管使用常在移植后1个月内,继续保留腹透管则增加感染风险[107]。同样一项单中心回顾性研究表明,对遗体供肾受者,在移植后平均3.8周拔除腹透管可满足临床需求[108]。因此,可根据移植肾恢复情况在术后1个月内拔除腹透管。

**临床问题19:是否在围手术期开始药物预防巨细胞病毒?**

**推荐意见28:** 建议D⁺/R⁻及R⁺人群在术后早期进行普遍性预防,通常在移植后10d内开始CMV药物预防,建议使用缬更昔洛韦或更昔洛韦3~6个月(推荐强度B,证据等级2b)。

**推荐意见29:** D⁻/R⁻人群可在术后早期行普遍性预防或CMV病毒血症指征性治疗策略(推荐强度D,证据等级5)。

**推荐意见说明:**

巨细胞病毒(cytomegalovirus,CMV)是器官移植受者中常见的感染病原体之一。肾移植受者长期服用免疫抑制治疗,更易感染CMV或者引起体内潜伏CMV再激活,导致CMV相关疾病。在儿童肾移植受者人群中,移植前受者CMV血清学阴性达60%以上,其中供者CMV血清学阳性高达36.7%,是成人的2倍之多[109],儿童受者术后发生CMV感染及CMV相关疾病的可能性显著增加,通常发生在移植后1至3个月内[110]。CMV感染引起病毒感染症状以及可造成组织侵袭性疾病,累及全身多个部位,包括肺部、胃肠道、中枢神经系统、视网膜等。在肾移植人群中可造成移植肾功能受损,引起移植物急慢性损伤。在儿童肾移植受者人群中,CMV复制与移植物功能损伤相关[111]。有研究表明在儿童肾移植后第一年,约1/3受者会感染CMV[112],移植后有效的CMV预防可保护移植肾功能、延长移植物存活[111,113]。抗病毒药物预防已被证明可以降低CMV感染和发病率。

目前可用缬更昔洛韦和更昔洛韦作为CMV预防的药物。多个研究均证实缬更昔洛韦更加有效[111,114-116],但更昔洛韦更加经济,同样具有预防效果[117],可根据受者实际情况进行选择。然而预防CMV所使用的抗病毒药物常见骨髓抑制等副作用[118]。对受者进行CMV感染危险分层,实施不同的预防策略,有助于保护移植肾功能及减少抗病毒药物的不良反应。CMV感染危险分层主要根据供者(D)和受者(R)术前血清学检测结果进行判定,D⁺/R⁻为高风险人群;D⁺/R⁺与D⁻/R⁺为中风险人群;D⁻/R⁻为低风险人群。高风险受者在未接受抗病毒预防的情况下通常会在移植后三个月内发生CMV感染。CMV血清阳性受者有CMV重新激活的风险。AST指南及第三版国际移植协会CMV共识小组指南[119,120]推荐在移植后10d内启动对CMV中高危受者的预防。针对高危人群,预防疗程为移植后6个月,优先推荐使用缬更昔洛韦(儿童剂量调整mg=7×BSA×内生肌酐清除率),也可使用更昔洛韦；对中风险人群而言,预防疗程为 3 个月,可使用缬更昔洛韦或更昔洛韦。对于低风险人群,受者有可能在后续的社交活动中接触 CMV 感染人群,从而获得 CMV 感染。有研究报道在儿童肺移植受者中,尽管在移植时受者处于 CMV 感染低风险,在移植后 1 年以内,仍有大于 7% 的受者感染 CMV[121]。对于此类受者可在术后早期接受预防,或在移植后密切进行 CMV 监测,当出现 CMV 病毒血症时及时治疗,可有效防止 CMV 相关疾病[122]。当供者 CMV 血清学不明确时,术后可对受者常规进行预防。

临床问题 20:是否在围手术期开始药物预防耶氏肺孢子菌?

推荐意见 30:建议术后早期开始使用药物预防耶氏肺孢子菌,特别是术前长期使用糖皮质激素等免疫抑制药物的受者(推荐强度 B,证据等级 2c)。

推荐意见 31:如无明确禁忌,推荐使用 TMP-SMX 预防耶氏肺孢子菌(推荐强度 B,证据等级 2b)。

推荐意见说明:

儿童肾移植受者术后长期服用免疫抑制剂,是耶氏肺孢子菌的高危感染人群。研究表明耶氏肺孢子菌可能通过空气传播或体内潜伏感染再激活出现感染症状,并且可在院内移植受者中相互传播[123-125]。耶氏肺孢子菌感染好发于肾移植后数个月内,尽管在儿童肾移植人群中存在迟发性耶氏肺孢子菌感染的报道[126,127],目前大多数临床研究推荐在移植后 1 年内进行耶氏肺孢子菌预防。2009 年 KDIGO 指南推荐所有实体器官移植受者在移植术后至少 3~6 个月内每天服用 TMP-SMX,以预防耶氏肺孢子菌感染[128]。美国移植学会 AST 指南建议所有实体器官移植受者在移植后至少 6~12 个月内进行耶氏肺孢子菌预防[129]。一项由国际儿童移植协会发起的问卷调查显示 88% 受调医疗工作者常规为儿童实体器官移植受者进行为期 4~6 个月的耶氏肺孢子菌预防[130]。有研究证实所有移植受者均受益于 6 个月的 TMP-SMX 预防[131]。移植后 6 个月内,耶氏肺孢子菌在移植后 6 个月内的感染风险最高,对于移植前长期使用糖皮质激素或其他免疫抑制剂的受者,移植后早期内发生耶氏肺孢子菌感染的概率将大大增加,因此建议在移植后围手术期内启动药物预防。

耶氏肺孢子菌预防的一线药物是 TMP-SMX(推荐 TMP 5~10mg/kg 和 SMX 25~50mg/kg 口服(最大剂量:320mg TMP 和 1 600mg SMX),每天 1 次,每周 7d 或每天剂量分次口服,每天 2 次,每周 2 次或 3 次),即使它可能引起肾脏损伤,但是在肾移植人群中获益大于风险,除非有使用禁忌(包括药物过敏、G6PD 缺乏症、DGF 等),均建议使用其预防耶氏肺孢子菌感染,疗程 3 个月以上[129]。同时口服碳酸氢钠碱化尿液。如果存在 TMP-SMX 使用禁忌,可选择二线预防药物,包括氨苯砜、阿托伐醌、戊烷脒等[130]。

临床问题 21:移植肾功能延迟恢复的受者在什么情况下做移植肾活检?

推荐意见 32:建议在以下情况下行移植肾穿刺活检:拟诊疑似排斥反应;怀疑发生排斥反应经验性抗排斥治疗后无改善;另一个供肾移植肾功能恢复良好,无明确的受者相关因素,排除了外科并发症的影响(推荐强度 B,证据等级 3b)。

推荐意见说明:

肾移植术后早期病程常因 DGF 变得复杂。DGF 病因多样,包括但不仅限于急性肾小管坏死、排斥反应、血栓性微血管病等[132]。急性排斥反应所致的 DGF 如不能及早发现治疗,将导致不可逆性的移植物损伤甚至失功。早期检测 DGF 期间的急性排斥反应至关重要。

发生 DGF 期间,在合适时机行移植肾穿刺,有助于明确 DGF 病因,判断是否存在排斥反应或者肾病复发等情况。一项西班牙移植肾活检指南[133]推荐对于 DGF 持续超过 2~3 周时行移植肾活检。另有研究建议当 DGF 持续超过 10d 时,需要行移植肾活检以排除急性排斥反应[134]。2009 年 KDIGO 指南[87]推荐 DGF 受者每 7~10d 进行一次移植肾活检,据此采集的 DGF 受者活检病理中 30% 诊断排斥反应[135]。在以色列一项大队列回顾性研究中,DGF 期间第二次活检仅 6.25% 受者新诊断为急性排斥反应[136]。因此,术后 DGF 早期行移植肾活检有助于发现并及早治疗急性排斥反应[136]。尤其是当来自同一供者的对侧移植肾功能恢复良好,排除了外科并发症的影响,以及未见明确的导致 DGF 的受者相关因素(如严重心功能不全)的情况下,更应警惕排斥反应发生,及早行移植肾穿刺活检。疑似排斥反应(例如不明原因的血肌酐升高)或经验性抗排斥治疗后移植肾功能未有明显改善,也应积极行移植肾穿刺活检[87,133]。值得说明,在决定是否行移植肾穿刺活检时,也应综合考虑移植肾大小、抗凝预防血栓的必要性以及低龄儿童对制动的配合程度等因素。

**临床问题 22**:肾单位肾痨儿童在肾移植后发生胆汁淤积时如何选择治疗药物?

**推荐意见 33**:建议使用熊去氧胆酸治疗胆汁淤积性肝损害;若病情进展可考虑在加用西罗莫司的基础上,减少他克莫司用量或停用他克莫司(推荐强度 C,证据等级 4)。

**推荐意见说明**:

肾单位肾痨(nephronophthisis,NPHP)是一种常染色体隐性遗传性肾小管间质疾病,是导致儿童和青少年发生 ESRD 的常见遗传病因。NPHP 由纤毛器结构编码基因突变所致,以肾囊肿和慢性肾小管间质改变为主要特点,10%~50% 患者有肾外表现,最常受累部位包括肝脏(纤维化)、眼睛(视网膜变性)、骨骼和中枢神经系统(小脑性共济失调)等。NPHP 临床分型包括婴幼儿型、少年型和青年型。常见突变基因包括 *NPHP1*、*NPHP3*、*NPHP4* 和 *NPHP11/TMEM67* 等。不同基因突变所致临床表型不同。婴幼儿型 NPHP 通常由 *NPHP2* 和 *NPHP3* 等基因突变等所致,常导致先天性肝纤维化,病理表现为汇管区纤维化、胆管增生。汇管区异常纤维化引起胆汁淤积,导致肝脏慢性炎症、弥漫性纤维化、肝内外血管增生,逐渐发展为肝硬化[137,138]。此类 ESRD 儿童的肝脏纤维化程度未达肝移植指征时,可单纯行肾移植。由于存在基础病变,肝脏对围手术期药物毒性的敏感性明显提高,术后早期常见肝脏功能转氨酶指标迅速升高,呈现胆汁淤积性肝脏损伤的表现,及时治疗胆汁淤积可防止肝损害迅速进展。熊去氧胆酸主要用于改变胆汁的黏稠度、饱和性,让胆汁更加容易分泌和排出,可缓解胆汁淤积性肝损伤,此类肾单位肾痨受者术后应早期、长期使用,促进胆汁排出,减轻肝脏损伤[139]。当长期使用熊去氧胆酸后,受者胆汁淤积病情仍持续时,可考虑降低他克莫司剂量或停用他克莫司,以减少他克莫司代谢物对胆汁黏稠度的影响,此时可改用西罗莫司以保持足够的免疫抑制作用。

## 五、小结

肾移植是终末期肾病儿童最佳的肾脏替代治疗手段,可显著提高生存质量,使患儿更好回归社会生活。随着我国器官分配政策的调整,我国儿童肾移植规模日益扩大,但儿童在生理、心理、免疫状态等方面有别于成人,在围手术期管理上有诸多差异。为此制订本指南,以期为从事儿童肾移植的同道提供参考。由于儿童肾移植的总例数仍相对较少,相关循证医学研究少且证据等级较低,本指南所述部分临床问题及观点,仍需经临床实践检验。希望在进一步临床实践及学术交流中不断完善儿童肾移植围手术期管理内容,提高相关诊疗水平。

**执笔作者**:傅茜(中山大学附属第一医院),吴成林(中山大学附属第一医院),尚文俊(郑州大学第一附属医院),邓荣海(中山大学附属第一医院),刘龙山(中山大学附属第一医院)

　　**通信作者:** 王长希(中山大学附属第一医院),刘龙山(中山大学附属第一医院)

　　**参编作者:** 韦勇成(中山大学附属第一医院),谢文宇(中山大学附属第一医院),姚永强(中山大学附属第一医院),李军(中山大学附属第一医院),张桓熙(中山大学附属第一医院),丰永花(郑州大学第一附属医院),王军祥(郑州大学第一附属医院),王志刚(郑州大学第一附属医院)

　　**主审专家:** 薛武军(西安交通大学第一附属医院),蔡明(浙江大学医学院附属第二医院),朱有华(中国人民解放军海军军医大学第一附属医院),王长希(中山大学附属第一医院),丰贵文(郑州大学第一附属医院)

　　**审稿专家:** 王振兴(山西省第二人民医院),王强(北京大学人民医院),戎瑞明(复旦大学附属中山医院),朱兰(华中科技大学同济医学院附属同济医院),刘永光(南方医科大学珠江医院),张雷(中国人民解放军海军军医大学第一附属医院),陈刚(华中科技大学同济医学院附属同济医院),林涛(四川大学华西医院),周洪澜(吉林大学第一医院),郑瑾(西安交通大学第一附属医院),项和立(西安交通大学第一附属医院),黄洪锋(浙江大学附属第一医院),崔先泉(山东大学齐鲁医院),彭龙开(中南大学湘雅二医院),董建辉(广西医科大学第二附属医院)

　　**利益冲突:** 所有作者声明无利益冲突。

## 参考文献

[ 1 ] SEBASTIAN H, CARMEL M H, DAVID W J, et al. Perioperative care for kidney transplant recipients [M]//ALEXANDER V. Perioperative Care for Organ Transplant Recipient. Rijeka; IntechOpen. 2019: Ch. 2.

[ 2 ] CLASE C M, CARRERO J J, ELLISON D H, et al. Potassium homeostasis and management of dyskalemia in kidney diseases: conclusions from a Kidney Disease: Improving Global Outcomes (KDIGO) controversies conference [J]. Kidney Int, 2020, 97 (1): 42-61.

[ 3 ] KIKIC Z, LORENZ M, SUNDER-PLASSMANN G, et al. Effect of hemodialysis before transplant surgery on renal allograft function-a pair of randomized controlled trials [J]. Transplantation, 2009, 88 (12): 1377-1385.

[ 4 ] VAN LOO A A, VANHOLDER R C, BERNAERT P R, et al. Pretransplantation hemodialysis strategy influences early renal graft function [J]. J Am Soc Nephrol, 1998, 9 (3): 473-481.

[ 5 ] FRYKHOLM P, SCHINDLER E, SüMPELMANN R, et al. Preoperative fasting in children: review of existing guidelines and recent developments [J]. Br J Anaesth, 2018, 120 (3): 469-474.

[ 6 ] FRYKHOLM P, DISMA N, ANDERSSON H, et al. Pre-operative fasting in children: a guideline from the European Society of Anaesthesiology and Intensive Care [J]. Eur J Anaesthesiol, 2022, 39 (1): 4-25.

[ 7 ] Practice guidelines for preoperative fasting and the use of pharmacologic agents to reduce the risk of pulmonary aspiration: application to healthy patients undergoing elective procedures: an updated report by the American Society of Anesthesiologists Task Force on preoperative fasting and the use of pharmacologic agents to reduce the risk of pulmonary aspiration [J]. Anesthesiology, 2017, 126 (3): 376-393.

[ 8 ] 上海市护理学会外科护理专业委员会, 李烟花, 李海燕, 等. 儿童肾移植围手术期护理规范专家共识 [J]. 器官移植, 2023, 14 (3): 343-351.

[ 9 ] BEURTON D, VU P, TERDJMAN S, et al. Urinary diversions and intestinal grafts in renal transplantation in children. Report of 8 cases [J]. Annales d'urologie, 1987, 21 (1): 49-51.

[ 10 ] AGRAWAL A, ISON M G, DANZIGER-ISAKOV L. Long-term infectious complications of kidney transplantation [J]. Clin J Am Soc Nephrol, 2022, 17 (2): 286-295.

[ 11 ] 中国医师协会器官移植医师分会, 中华医学会器官移植学分会. 中国实体器官移植手术部位感染管理专家共识 (2022 版)[J]. 中华临床感染病杂志, 2022, 15 (3): 164-175.

[ 12 ] 中华医学会器官移植学分会, 中华预防医学会医院感染控制学分会, 复旦大学华山医院抗生素研究所. 中国实体

器官移植供者来源感染防控专家共识 (2018 版)[J]. 中华器官移植杂志, 2018, 39 (1): 41-52.

［13］EPPERSON K, CRANE C, INGULLI E. Prevention, diagnosis, and management of donor derived infections in pediatric kidney transplant recipients [J]. Front Pediatr, 2023, 11: 1167069.

［14］SINGH N, HUPRIKAR S, BURDETTE S D, et al. Donor-derived fungal infections in organ transplant recipients: guidelines of the American Society of Transplantation, infectious diseases community of practice [J]. Am J Transplant, 2012, 12 (9): 2414-2428.

［15］WOLFE C R, ISON M G, PRACTICE A S T I D C O. Donor-derived infections: guidelines from the American Society of Transplantation Infectious Diseases Community of Practice [J]. Clin Transplant, 2019, 33 (9): e13547.

［16］SALEHIN S, KUMAR A, HARSELL N, et al. A case series of perioperative anaphylaxis to cefazolin during kidney transplant and review of literature [J]. Transpl Immunol, 2022, 75: 101720.

［17］SCAGGS HUANG F A, DANZIGER-ISAKOV L. Infectious disease risks in pediatric renal transplantation [J]. Pediatr Nephrol, 2019, 34 (7): 1155-1166.

［18］MICHELET D, BRASHER C, MARSAC L, et al. Intraoperative hemodynamic factors predicting early postoperative renal function in pediatric kidney transplantation [J]. Paediatr Anaesth, 2017, 27 (9): 927-934.

［19］JALANKO H, MATTILA I, HOLMBERG C. Renal transplantation in infants [J]. Pediatr Nephrol, 2016, 31 (5): 725-735.

［20］TAYLOR K, KIM W T, MAHARRAMOVA M, et al. Intraoperative management and early postoperative outcomes of pediatric renal transplants [J]. Paediatr Anaesth, 2016, 26 (10): 987-991.

［21］LEE E, RAMOS-GONZALEZ G, STAFFA S J, et al. Perioperative renal transplantation management in small children using adult-sized living or deceased donor kidneys: a single-center experience [J]. Pediatr Transplant, 2019, 23 (7): e13553.

［22］VOET M, LEMSON J, CORNELISSEN M, et al. Anesthesia and intensive care unit care in pediatric kidney transplantation: an international survey [J]. Paediatr Anaesth, 2024, 34 (3): 235-242.

［23］《中国高血压防治指南》修订委员会. 中国高血压防治指南 2018 年修订版 [J]. 2019, 019 (1): 1-44.

［24］SOAIDA S M, ELSHEEMY M S, SHOUMAN A M, et al. Caudal extradural catheterization in pediatric renal transplant and its effect on perioperative hemodynamics and pain scoring: a prospective randomized study [J]. J Anesth, 2016, 30 (1): 47-54.

［25］PAPE L, OFFNER G, EHRICH J H, et al. A single center clinical experience in intensive care management of 104 pediatric renal transplantations between 1998 and 2002 [J]. Pediatr Transplant, 2004, 8 (1): 39-43.

［26］王长希, 张桓熙. 中国儿童肾移植临床诊疗指南 (2015 版)[J]. 中华移植杂志: 电子版, 2016, 10 (1): 12.

［27］中华医学会器官移植学分会. 儿童肾移植技术操作规范 (2019 版)[J]. 器官移植, 2019,(5): 499-504.

［28］BABOOLAL H A, LANE J, WESTREICH K D. Intraoperative management of pediatric renal transplant recipients: an opportunity for improvement [J]. Pediatr Transplant, 2023, 27 (6): e14545.

［29］DI GIANTOMASSO D, MORIMATSU H, MAY C N, et al. Increasing renal blood flow: low-dose dopamine or medium-dose norepinephrine [J]. Chest, 2004, 125 (6): 2260-2267.

［30］朱有华, 赵闻雨. 儿童肾移植技术操作规范 (2019 版)[J]. 器官移植, 2019, 10 (5): 6.

［31］SINGH D, BUTALA B P, PARIKH G P. Acute renal artery spasm during live kidney transplant surgery due to iatrogenic cause [J]. Saudi J Kidney Dis Transpl, 2016, 27 (2): 415-416.

［32］YAMAMOTO R, NAKAI R, NAGASAWA M, et al. Anesthetic management of pediatric renal transplantation: a review of 15 cases under the age of 10 years [J]. Masui, 2003, 52 (6): 631-635.

［33］WANG H Y, LI J, LIU L S, et al. En bloc kidney transplantation from infant donors younger than 10 months into pediatric recipients [J]. Pediatr Transplant, 2017, 21 (2).

［34］SU X, SHANG W, LIU L, et al. Transplantation of a single kidney from pediatric donors less than 10 kg to children with poor access to transplantation: a two-year outcome analysis [J]. BMC Nephrol, 2020, 21 (1): 250.

［35］CHEN C, SU X, WU C, et al. Successful single kidney transplantation from pediatric donors less than or equal to 10 kg to adult recipient: a retrospective cohort study [J]. Transl Pediatr, 2021, 10 (6): 1618-1629.

［36］HUANG M, WU W, ZHANG Q, et al. Single kidney transplantation from pediatric deceased donors in China: the outcomes and risk factors of graft survival [J]. Transl Pediatr, 2022, 11 (11): 1872-1885.

[37] AMIRZARGAR M A, BABOLHAVAEJI H, HOSSEINI S A, et al. The new technique of using the epigastric arteries in renal transplantation with multiple renal arteries [J]. Saudi J Kidney Dis Transpl, 2013, 24 (2): 247-253.

[38] SAINT-CYR M, WONG C, BUCHEL E W, et al. Free tissue transfers and replantation [J]. Plast Reconstr Surg, 2012, 130 (6): 858e-878e.

[39] HAYES W N, LAING E, BROWN R, et al. A pragmatic, open-label, randomized controlled trial of Plasma-Lyte-148 versus standard intravenous fluids in children receiving kidney transplants (PLUTO)[J]. Kidney Int, 2024, 105 (2): 364-375.

[40] COLLINS M G, FAHIM M A, PASCOE E M, et al. Balanced crystalloid solution versus saline in deceased donor kidney transplantation (BEST-Fluids): a pragmatic, double-blind, randomised, controlled trial [J]. Lancet, 2023, 402 (10396): 105-117.

[41] POTURA E, LINDNER G, BIESENBACH P, et al. An acetate-buffered balanced crystalloid versus 0.9% saline in patients with end-stage renal disease undergoing cadaveric renal transplantation: a prospective randomized controlled trial [J]. Anesth Analg, 2015, 120 (1): 123-129.

[42] WEINBERG L, HARRIS L, BELLOMO R, et al. Effects of intraoperative and early postoperative normal saline or Plasma-Lyte 148® on hyperkalaemia in deceased donor renal transplantation: a double-blind randomized trial [J]. Br J Anaesth, 2017, 119 (4): 606-615.

[43] KIM S Y, HUH K H, LEE J R, et al. Comparison of the effects of normal saline versus Plasmalyte on acid-base balance during living donor kidney transplantation using the Stewart and base excess methods [J]. Transplant Proc, 2013, 45 (6): 2191-2196.

[44] KHAJAVI M R, ETEZADI F, MOHARARI R S, et al. Effects of normal saline vs. lactated ringer's during renal transplantation [J]. Ren Fail, 2008, 30 (5): 535-539.

[45] O'MALLEY C M N, FRUMENTO R J, HARDY M A, et al. A randomized, double-blind comparison of lactated Ringer's solution and 0.9% NaCl during renal transplantation [J]. Anesth Analg, 2005, 100 (5): 1518-1524.

[46] HADIMIOGLU N, SAADAWY I, SAGLAM T, et al. The effect of different crystalloid solutions on acid-base balance and early kidney function after kidney transplantation [J]. Anesth Analg, 2008, 107 (1): 264-269.

[47] WAN S, ROBERTS M A, MOUNT P. Normal saline versus lower-chloride solutions for kidney transplantation [J]. Cochrane Database Syst Rev, 2016, 2016 (8): Cd010741.

[48] DAWIDSON I J, SANDOR Z F, COORPENDER L, et al. Intraoperative albumin administration affects the outcome of cadaver renal transplantation [J]. Transplantation, 1992, 53 (4): 774-782.

[49] ABDALLAH E, EL-SHISHTAWY S, MOSBAH O, et al. Comparison between the effects of intraoperative human albumin and normal saline on early graft function in renal transplantation [J]. Int Urol Nephrol, 2014, 46 (11): 2221-2226.

[50] SHAH R B, SHAH V R, BUTALA B P, et al. Effect of intraoperative human albumin on early graft function in renal transplantation [J]. Saudi J Kidney Dis Transpl, 2014, 25 (6): 1148-1153.

[51] DAVIDSON I J. Renal impact of fluid management with colloids: a comparative review [J]. Eur J Anaesthesiol, 2006, 23 (9): 721-738.

[52] WAGENER G, BEZINOVER D, WANG C, et al. Fluid management during kidney transplantation: a consensus statement of the Committee on Transplant Anesthesia of the American Society of Anesthesiologists [J]. Transplantation, 2021, 105 (8): 1677-1684.

[53] ZARYCHANSKI R, ABOU-SETTA A M, TURGEON A F, et al. Association of hydroxyethyl starch administration with mortality and acute kidney injury in critically ill patients requiring volume resuscitation: a systematic review and meta-analysis [J]. JAMA, 2013, 309 (7): 678-688.

[54] CITTANOVA M L, LEBLANC I, LEGENDRE C, et al. Effect of hydroxyethylstarch in brain-dead kidney donors on renal function in kidney-transplant recipients [J]. Lancet, 1996, 348 (9042): 1620-1622.

[55] MARSAC L, MICHELET D, SOLA C, et al. A survey of the anesthetic management of pediatric kidney transplantation in France [J]. Pediatr Transplant, 2019, 23 (6): e13509.

［56］ ABU-SULTANEH S, HOBSON M J, WILSON A C, et al. Practice variation in the immediate postoperative care of pediatric kidney transplantation: a national survey [J]. Transplant Proc, 2017, 49 (9): 2060-2064.

［57］ TORRICELLI F C, WATANABE A, DAVID-NETO E, et al. Current management issues of immediate postoperative care in pediatric kidney transplantation [J]. Clinics (Sao Paulo), 2014, 69 Suppl 1 (Suppl 1): 39-41.

［58］ AIKAWA A, ARAI K, KAWAMURA T, et al. First living related kidney transplantation results in excellent outcomes for small children [J]. Transplant Proc, 2005, 37 (7): 2947-2950.

［59］ SALVATIERRA O, JR., MILLAN M, CONCEPCION W. Pediatric renal transplantation with considerations for successful outcomes [J]. Semin Pediatr Surg, 2006, 15 (3): 208-217.

［60］ SEIKALY M G, SANJAD S A. Intensive care and immediate follow-up of children after renal transplantation [J]. Transplant Proc, 2001, 33 (5): 2821-2824.

［61］ WYATT N, NORMAN K, RYAN K, et al. Perioperative fluid management and associated complications in children receiving kidney transplants in the UK [J]. Pediatr Nephrol, 2023, 38 (4): 1299-1307.

［62］ BAMGBOLA F O, DEL RIO M, KASKEL F J, et al. Non-cardiogenic pulmonary edema during basiliximab induction in three adolescent renal transplant patients [J]. Pediatr Transplant, 2003, 7 (4): 315-320.

［63］ HAYES W, LONGLEY C, SCANLON N, et al. Plasma electrolyte imbalance in pediatric kidney transplant recipients [J]. Pediatr Transplant, 2019, 23 (4): e13411.

［64］ COLLINS M G, FAHIM M A, PASCOE E M, et al. Balanced crystalloid solution versus saline in deceased donor kidney transplantation (BEST-Fluids): a pragmatic, double-blind, randomised, controlled trial [J]. Lancet, 2023, 402 (10396): 105-117.

［65］ SMITH J M, STABLEIN D, SINGH A, et al. Decreased risk of renal allograft thrombosis associated with interleukin-2 receptor antagonists: a report of the NAPRTCS [J]. Am J Transplant, 2006, 6 (3): 585-588.

［66］ PONTICELLI C, MOIA M, MONTAGNINO G. Renal allograft thrombosis [J]. Nephrol Dial Transplant, 2009, 24 (5): 1388-1393.

［67］ AMES P R, MERASHLI M, BUCCI T, et al. Antiphospholipid antibodies and renal transplant: a systematic review and meta-analysis [J]. Semin Arthritis Rheum., 2019, 48 (6): 1041-1052.

［68］ IRISH A. Hypercoagulability in renal transplant recipients. Identifying patients at risk of renal allograft thrombosis and evaluating strategies for prevention [J]. Am J Cardiovasc Drugs, 2004, 4 (3): 139-149.

［69］ SINGH A, STABLEIN D, TEJANI A. Risk factors for vascular thrombosis in pediatric renal transplantation: a special report of the North American Pediatric Renal Transplant Cooperative Study [J]. Transplantation, 1997, 63 (9): 1263-1267.

［70］ DODHIA N, RODBY R A, JENSIK S C, et al. Renal transplant arterial thrombosis: association with cyclosporine [J]. Am J Kidney Dis, 1991, 17 (5): 532-536.

［71］ BUDER K, ZIRNGIBL M, BAPISTELLA S, et al. Current practice of antithrombotic prophylaxis in pediatric kidney transplantation-Results of an international survey on behalf of the European Society for Paediatric Nephrology [J]. Pediatr Transplant, 2020, 24 (7): e13799.

［72］ DAMAMME A, URIEN S, BORGEL D, et al. Pharmacokinetics of enoxaparin after renal transplantation in pediatric patients [J]. J Clin Pharmacol, 2018, 58 (12): 1597-1603.

［73］ MURPHY G J, TAHA R, WINDMILL D C, et al. Influence of aspirin on early allograft thrombosis and chronic allograft nephropathy following renal transplantation [J]. Br J Surg, 2001, 88 (2): 261-266.

［74］ ESFANDIAR N, OTUKESH H, SHARIFIAN M, et al. Protective effect of heparin and aspirin against vascular thrombosis in pediatric kidney transplants [J]. Iran J Kidney Dis, 2012, 6 (2): 141-145.

［75］ AL MIDANI A, RUDARAKANCHANA N, NAGRA A, et al. Low-dose aspirin reduces the rate of renal allograft thrombosis in pediatric renal transplant recipients [J]. Exp Clin Transplant, 2020, 18 (2): 157-163.

［76］ SURIANARAYANAN V, HOATHER T J, TINGLE S J, et al. Interventions for preventing thrombosis in solid organ transplant recipients [J]. Cochrane Database Syst Rev, 2021, 3 (3): CD011557.

［77］ LINGENS N, DOBOS E, LEMMER B, et al. Nocturnal blood pressure elevation in transplanted pediatric patients [J]. Kidney Int Suppl, 1996, 55: S175-S176.

［78］ GOULAS I, EVRIPIDOU K, DOUNDOULAKIS I, et al. Prevalence of masked hypertension and its association with left ventricular hypertrophy in children and young adults with chronic kidney disease: a systematic review and meta-analysis [J]. J Hypertens, 2023, 41 (5): 699-707.

［79］ HAMDANI G, NEHUS E J, HOOPER D K, et al. Masked hypertension and allograftfunction in pediatric and young adults kidney transplant recipients [J]. Pediatr Transplant, 2016, 20 (8): 1026-1031.

［80］ SEEMAN T, MYETTE R L, FEBER J. Hypertension in pediatric kidney transplantation [J]. Pediatr Transplant, 2023, 27 (5): e14522.

［81］ LINGENS N, DOBOS E, WITTE K, et al. Twenty-four-hour ambulatory blood pressure profiles in pediatric patients after renal transplantation [J]. Pediatr Nephrol (Berlin, Germany), 1997, 11 (1): 23-26.

［82］ FLYNN J T. Ambulatory blood pressure monitoring should be routinely performed after pediatric renal transplantation [J]. Pediatr Transplant, 2012, 16 (6): 533-536.

［83］ LURBE E, CIFKOVA R, CRUICKSHANK J K, et al. Management of high blood pressure in children and adolescents: recommendations of the European Society of Hypertension [J]. J Hypertens, 2009, 27 (9): 1719-1742.

［84］ 蒋小云, 容丽萍. 儿童高血压的诊断与治疗研究进展 [J]. 中华实用儿科临床杂志, 2013, 28 (13): 4.

［85］ SILVERSTEIN D M, PALMER J, BALUARTE H J, et al. Use of calcium-channel blockers in pediatric renal transplant recipients [J]. Pediatr Transplant, 1999, 3 (4): 288-292.

［86］ SEEMAN T, VONDRáK K, DUŠEK J. Effects of the strict control of blood pressure in pediatric renal transplant recipients-ESCORT trial [J]. Pediatr Transplant, 2019, 23 (1): e13329.

［87］ KIDNEY DISEASE: IMPROVING GLOBAL OUTCOMES TRANSPLANT WORK G. KDIGO clinical practice guideline for the care of kidney transplant recipients [J]. Am J Transplant, 2009, 9 Suppl 3: S1-155.

［88］ GOODFELLOW M, THOMPSON E R, TINGLE S J, et al. Early versus late removal of urinary catheter after kidney transplantation [J]. Cochrane Database Syst Rev, 2023, 7 (7): CD013788.

［89］ ASTOLFI R H, AGUIAR W F, VIANA L, et al. A stentless modified lich-gregoir technique for safe early bladder catheter removal in living and deceased kidney transplants [J]. Urology, 2022, 165: 336-342.

［90］ COLE T, HAKIM J, SHAPIRO R, et al. Early urethral (Foley) catheter removal positively affects length of stay after renal transplantation [J]. Transplantation, 2007, 83 (7): 995-996.

［91］ GULER S, CIMEN S, HURTON S, et al. Risks and benefits of early catheter removal after renal transplantation [J]. Transplant Proc, 2015, 47 (10): 2855-2859.

［92］ KOBARI Y, IIZUKA J, HATA K, et al. Effectiveness of retzius-sparing robot-assisted radical prostatectomy in a renal transplant recipient: a case report [J]. Transplant Proc, 2022, 54 (2): 525-527.

［93］ RABKIN D G, STIFELMAN M D, BIRKHOFF J, et al. Early catheter removal decreases incidence of urinary tract infections in renal transplant recipients [J]. Transplant Proc, 1998, 30 (8): 4314-4316.

［94］ SISKIND E, SAMEYAH E, GONCHARUK E, et al. Removal of foley catheters in live donor kidney transplant recipients on postoperative day 1 does not increase the incidence of urine leaks [J]. Int J Angiol, 2013, 22 (1): 45-48.

［95］ ZOMORRODI A, KAKEI F, BAGHERI A, et al. Does early removal of Foley's catheter have any influence on infection of recipient post renal transplantation? Is it safe? A randomized clinical trial [J]. J Nephropathol, 2018, 7 (3): 122-126.

［96］ AMER A, SCUFFELL C, DOWEN F, et al. A national survey on enhanced recovery for renal transplant recipients: current practices and trends in the UK [J]. Ann R Coll Surg Engl, 2023, 105 (2): 166-172.

［97］ MARIOTTO A, CSERNI T, MAREI MAREI M, et al. Bladder salvage in children with congenital lower urinary tract malformations undergoing renal transplant [J]. J Pediatr Urol, 2023, 19 (4): 401 e1-e7.

［98］ ALEXOPOULOS S, LIGHTNER A, CONCEPCION W, et al. Pediatric kidney recipients with small capacity, defunctionalized urinary bladders receiving adult-sized kidney without prior bladder augmentation [J]. Transplantation, 2011, 91 (4): 452-456.

［99］ WILSON C H, RIX D A, MANAS D M. Routine intraoperative ureteric stenting for kidney transplant recipients [J]. Cochrane Database Syst Rev, 2013,(6): CD004925.

［100］ THOMPSON E R, HOSGOOD S A, NICHOLSON M L, et al. Early versus late ureteric stent removal after kidney transplantation [J]. Cochrane Database Syst Rev, 2018, 1 (1): CD011455.

[101] MCGRATH A, MAESTRETTI L, SAMRETH S, et al. Early versus late ureteral stent removal in pediatric kidney transplant recipients [J]. Am J Transplant, 2022, 22: 706.

[102] PATEL P, REBOLLO-MESA I, RYAN E, et al. Prophylactic ureteric stents in renal transplant recipients: a multi-center randomized controlled trial of early versus late removal [J]. Am J Transplant, 2017, 17 (8): 2129-2138.

[103] NG Z Q, TAN J H, LARKINS N, et al. Outcomes of early simultaneous removal of ureteric stent with indwelling urethral catheter after kidney transplant in pediatric recipients: a 10-year review [J]. Exp Clin Transplant, 2021, 19 (2): 118-124.

[104] ZAWISTOWSKI M, NOWACZYK J, DOMAGAŁA P. Peritoneal dialysis catheter removal at the time or after kidney transplantation: a systematic review and meta-analysis [J]. Langenbecks Arch Surg., 2022, 407 (7): 2651-2662.

[105] PALMER J A, KAISER B A, POLINSKY M S, et al. Peritoneal dialysis catheter infections in children after renal transplantation: choosing the time of removal [J]. Pediatr Nephrol, 1994, 8 (6): 715-718.

[106] ARBEITER K, PICHLER A, MUERWALD G, et al. Timing of peritoneal dialysis catheter removal after pediatric renal transplantation [J]. Perit Dial Int, 2001, 21 (5): 467-470.

[107] MELEK E, BASKIN E, GULLEROGLU K S, et al. Timing for removal of peritoneal dialysis catheters in pediatric renal transplant patients [J]. Exp Clin Transplant, 2016, 14 (Suppl 3): 74-77.

[108] MALAGON M, HOGG R J. Renal transplantation after prolonged dwell peritoneal dialysis in children [J]. Kidney Int, 1987, 31 (4): 981-985.

[109] LENTINE K L, SMITH J M, MILLER J M, et al. OPTN/SRTR 2021 annual data report: kidney [J]. Am J Transplant, 2023, 23 (2): S21-S120.

[110] MARTIN J M, DANZIGER-ISAKOV L A. Cytomegalovirus risk, prevention, and management in pediatric solid organ transplantation [J]. Pediatr Transplant, 2010, 15 (3): 229-236.

[111] HOCKER B, ZENCKE S, KRUPKA K, et al. Cytomegalovirus infection in pediatric renal transplantation and the impact of chemoprophylaxis with (Val-) ganciclovir [J]. Transplantation, 2016, 100 (4): 862-870.

[112] TANNE C, ROY P, FROBERT E, et al. Cytomegalovirus infection in the first year after pediatric kidney transplantation [J]. Nephrol Ther, 2019, 15 (1): 44-50.

[113] BOCK G H, SULLIVAN E K, MILLER D, et al. Cytomegalovirus infections following renal transplantation-effects on antiviral prophylaxis: a report of the North American Pediatric Renal Transplant Cooperative Study [J]. Pediatr Nephrol, 1997, 11 (6): 665-671.

[114] JONGSMA H, BOUTS A H, CORNELISSEN E A, et al. Cytomegalovirus prophylaxis in pediatric kidney transplantation: the Dutch experience [J]. Pediatr Transplant, 2013, 17 (6): 510-517.

[115] PAULSEN G, CUMAGUN P, MIXON E, et al. Cytomegalovirus and Epstein-Barr virus infections among pediatric kidney transplant recipients at a center using universal valganciclovir prophylaxis [J]. Pediatr Transplant, 2019, 23 (3): e13382.

[116] LAPIDUS-KROL E, SHAPIRO R, AMIR J, et al. The efficacy and safety of valganciclovir vs. oral ganciclovir in the prevention of symptomatic CMV infection in children after solid organ transplantation [J]. Pediatr Transplant, 2010, 14 (6): 753-760.

[117] PAVLOPOULOU I D, SYRIOPOULOU V P, CHELIOTI H, et al. A comparative randomised study of valacyclovir vs. oral ganciclovir for cytomegalovirus prophylaxis in renal transplant recipients [J]. Clin Microbiol Infect, 2005, 11 (9): 736-743.

[118] IIDA T, MIURA K, BAN H, et al. Valganciclovir prophylaxis for cytomegalovirus infection in pediatric kidney transplant recipients: a single-center experience. Clin Exp Nephrol, 2021, 25 (5): 531-536.

[119] KOTTON C N, KUMAR D, CALIENDO A M, et al. The third international consensus guidelines on the management of cytomegalovirus in solid-organ transplantation [J]. Transplantation, 2018, 102 (6): 900-931.

[120] RAZONABLE R R, HUMAR A. Cytomegalovirus in solid organ transplant recipients-guidelines of the American Society of Transplantation Infectious Diseases Community of Practice. Clin Transplant, 2019, 33 (9): e13512.

［121］DANZIGER-ISAKOV L A, WORLEY S, MICHAELS M G, et al. The Risk, prevention, and outcome of cytomegalovirus after pediatric lung transplantation [J]. Transplantation, 2009, 87 (10): 1541-1548.

［122］PELLETT MADAN R, ALLEN U D, GREEN M, et al. Pediatric transplantation case conference: update on cytomegalovirus [J]. Pediatr Transplant, 2018, 22 (7).

［123］HOCKER B, WENDT C, NAHIMANA A, et al. Molecular evidence of Pneumocystis transmission in pediatric transplant unit [J]. Emerg Infect Dis, 2005, 11 (2): 330-332.

［124］CHOUKRI F, MENOTTI J, SARFATI C, et al. Quantification and spread of Pneumocystis jirovecii in the surrounding air of patients with Pneumocystis pneumonia [J]. Clin Infect Dis, 2010, 51 (3): 259-265.

［125］SCHMOLDT S, SCHUHEGGER R, WENDLER T, et al. Molecular evidence of nosocomial Pneumocystis jirovecii transmission among 16 patients after kidney transplantation [J]. J Clin Microbiol, 2008, 46 (3): 966-971.

［126］VARNAS D, JANKAUSKIENE A. Pneumocystis jirovecii pneumonia in a kidney transplant recipient 13 months after transplantation: a case report and literature review [J]. Acta Med Litu, 2021, 28 (1): 136-144.

［127］GREWAL M, SRIVASTAVA R, ANG J Y, et al. Unique presentation of late-onset Pneumocystis pneumonia in a pediatric kidney transplant recipient [J]. Pediatr Transplant, 2023, 27 (6): e14576.

［128］KASISKE B L, ZEIER M G, CHAPMAN J R, et al. KDIGO clinical practice guideline for the care of kidney transplant recipients: a summary [J]. Kidney Int, 2010, 77 (4): 299-311.

［129］FISHMAN J A, GANS H, PRACTICE A S T I D C O. Pneumocystis jiroveci in solid organ transplantation: guidelines from the American Society of Transplantation Infectious Diseases Community of Practice [J]. Clin Transplant, 2019, 33 (9): e13587.

［130］PAULSEN G, MICHAELS M G, DANZIGER-ISAKOV L, et al. Variability of Pneumocystis jirovecii prophylaxis use among pediatric solid organ transplant providers [J]. Pediatr Transplant, 2020, 24 (1): e13609.

［131］IRIART X, CHALLAN BELVAL T, FILLAUX J, et al. Risk factors of Pneumocystis pneumonia in solid organ recipients in the era of the common use of posttransplantation prophylaxis [J]. Am J Transplant, 2015, 15 (1): 190-199.

［132］SILVA D M, GARCIA J P, RIBEIRO A R, et al. Utility of biopsy in kidney transplants with delayed graft function and acute dysfunction [J]. Transplant Proc, 2007, 39 (2): 376-377.

［133］SERON D, ANAYA F, MARCEN R, et al. Guidelines for indicating, obtaining, processing and evaluating kidney biopsies [J]. Nefrologia, 2008, 28 (4): 385-396.

［134］NASHAN B, ABBUD-FILHO M, CITTERIO F. Prediction, prevention, and management of delayed graft function: Where are we now? [J]. Clin Transplant, 2016, 30 (10): 1198-1208.

［135］GABER L W, GABER A O, HATHAWAY D K, et al. Routine early biopsy of allografts with delayed function: correlation of histopathology and transplant outcome [J]. Clin Transplant, 1996, 10 (6 Pt 2): 629-634.

［136］GUETTA O, OSYNTSOV A, RAHAMIMOV R, et al. The role of early sequential biopsies in delayed renal graft function of transplanted kidney is reduced in modern immunosuppression era [J]. Nephron, 2023, 147 (3-4): 127-133.

［137］WOLF M T F, BONSIB S M, LARSEN C P, et al. Nephronophthisis: a pathological and genetic perspective [J]. Pediatr Nephrol, 2024, 39 (7): 1977-2000.

［138］WOLF M T, HILDEBRANDT F. Nephronophthisis [J]. Pediatr Nephrol, 2011, 26 (2): 181-194.

［139］LI J, SU X, ZHANG H, et al. Genotype and phenotype analysis and transplantation strategy in children with kidney failure caused by NPHP [J]. Pediatr Nephrol, 2023, 38 (5): 1609-1620.

# 29　儿童肾移植受者随访管理临床诊疗指南

　　肾移植是儿童终末期肾脏病(end stage kidney disease, ESKD)的最佳替代治疗方案。儿童受者在移植后需终身随访。在随访中,受者在不同年龄阶段,因大脑神经发育、免疫功能、脏器功能及药物代谢存在较大差异,除早期常见的伤口延迟愈合、移植肾血管栓塞、输尿管梗阻等外科并发症,排斥反应、感染、移植肾功能慢性损害、代谢性疾病、心血管疾病、肿瘤等内科并发症是长期随访中面临的主要问题。外科相关并发症及排斥反应、感染、移植肾功能慢性损害的临床诊疗可参照本系列中的其他相关指南。本指南在随访计划、移植肾功能监测、免疫抑制治疗、常见内科并发症防治和生活方式指导等五个方面,针对常见和重要的临床问题提出推荐意见,以期为临床实践提供参考,旨在提高儿童肾移植受者的随访管理水平,从而提高移植肾和受者的远期存活率。

## 一、指南形成方法

本指南已在国际实践指南注册与透明化平台(Practice Guide Registration for TransPAREncy,PREPARE)上以中英双语注册(注册号:PREPARE-2023CN892)。

临床问题的遴选及确定:工作组对国内外该领域发表的指南和共识进行比对,针对既往指南中没有涉及和有研究进展的内容及临床医师重点关注的内容,经过问卷调查和专家组会议讨论,最终形成本指南覆盖的17个临床问题,主要涉及随访计划、移植肾功能监测、免疫抑制治疗、常见内科并发症防治、生活方式指导等五个方面。

证据检索与筛选:证据评价组按照人群、干预、对照、结局(population,intervention,comparison,outcome,PICO)的原则对纳入的临床问题进行解构和检索,检索MEDLINE(PubMed)、The Cochrane Library、中国生物医学文献服务系统(CBM)、万方知识数据服务平台和中国知网数据库(CNKI),纳入指南、共识、系统评价和meta分析、随机对照试验(randomized controlled trial,RCT)、非RCT队列研究和病例对照研究等类型的证据;检索词包括:"儿童""肾移植""PKT""随访""门诊管理""PTLD""高致敏受者""移植肾肾病复发""移植肾功能""蛋白尿""贫血""红细胞增多症""肿瘤""糖尿病""排斥""感染""依从性""营养管理""运动锻炼"等。文献的检索时间为1990年1月至2024年1月。完成证据检索后,每个临床问题均由共识专家组成员按照题目、摘要和全文的顺序逐级独立筛选文献,确定纳入符合具体临床问题的文献,完成筛选后两人进行核对,如存在分歧,则通过共同讨论或咨询第三方协商确定。

证据分级和推荐强度分级:本指南使用2009版牛津大学循证医学中心的证据分级与推荐强度标准对每个临床问题的证据质量和推荐强度进行分级。

推荐意见的形成:指南工作组基于证据评价提供的证据,结合我国儿童肾移植的具体实际,提出了符合我国儿童肾移植临床诊疗实践的推荐意见26条。推荐意见达成共识后,工作组完成初稿的撰写,经中华医学会器官移植学分会组织全国器官移植与相关学科专家两轮会议集体讨论,根据其反馈意见对初稿进行修改,最终形成指南终稿。

## 二、儿童肾移植受者的随访计划

制订和实施随访计划对于确保儿童受者随访管理的有效性和连续性至关重要。根据儿童受者的原发病、手术方式、免疫抑制剂使用等,制订个体化的随访计划,包括随访频率及内容。自儿童受者出院后,通过门诊随访、电话随访和网络随访的方式实施。

临床问题1:如何制订儿童肾移植受者随访的频率?

推荐意见1:建议儿童肾移植受者制订个体化随访计划,根据随访计划规律随访(推荐强度B,证据等级2c)。

推荐意见 2：病情稳定的儿童肾移植受者，建议术后 3 个月内，每周随访 1 次；术后 4~6 个月，每 2 周随访 1 次；术后 7~12 个月，每 4 周随访 1 次；术后 1 年以上，每 1~3 个月随访 1 次。当受者病情有变化和 / 或治疗方案有调整时，可酌情增加随访频率（推荐强度 C，证据等级 4）。

推荐意见说明：

肾移植是儿童 ESKD 的最佳替代治疗方案，不仅提高了 ESKD 受者的存活率，也改善了其生长发育[1-2,6]。移植后需有经验丰富的医师对儿童肾移植受者进行定期随访，以尽早发现各种并发症和 / 或移植肾受损，确保儿童受者的移植效果。由于受者的肾脏原发病构成、药物代谢及免疫抑制剂方案等存在差异，出院前应制订个体化的随访计划，并对受者及其监护人做充分宣教，强调规律随访及遵从医嘱的重要性和必要性。

随访频率的制订原则与成人类似，应依据移植后时间长短，设定复查频率，使每次随访间隔的安排先密后疏。儿童肾移植术后早期（3~6 个月）的免疫抑制剂用量较大，且患儿免疫系统发育尚不成熟，并发症风险较高，在此期间需要随访频率紧密，且检测项目充分[2]。因受者在不同年龄阶段的身高体重、免疫功能、脏器功能以及药物代谢等存在较大差异，各种并发症时有发生，需要相应调整免疫抑制方案。且多项研究显示，通过减少类固醇的暴露、控制代谢等方法，青春期前的受者在接受肾移植后 2 年内会发生追赶性生长[3-5]。儿童肾移植术后出现病情变化及生长发育等情况，治疗方案有调整时，需酌情增加随访频率。

临床问题 2：儿童肾移植受者随访包括哪些监测项目？

推荐意见 3：儿童肾移植受者随访建议包括以下项目的监测和评估：基本情况，如尿量、血压及 BMI，生长发育情况；实验室检查，如血常规、尿常规、肝肾功能、血糖、血脂等；药物浓度监测；病原学筛查，如 CMV、BKV、EBV 和结核等；免疫学检查，如 DSA、体液 / 细胞免疫功能评估；移植肾超声；必要时行移植肾活检病理检查；依从性和心理状态评估；其他必要的特殊检查（推荐强度 B，证据等级 2a）。

推荐意见说明：

儿童肾移植受者常规检测项目通常按照符合 2009 年改善全球肾脏病预后组织（Kidney Disease：Improving Global Outcomes，KDIGO）的临床实践指南要求实施[8]。监测项目需根据原发病、移植后时间的长短、受者病情变化、生长发育而有所差异，推荐以下常规监测项目[7-8]：

（1）一般情况，每次就诊时尿量、血压及身高、体质量指数（body mass index，BMI）。

（2）一般实验室检查，血、尿常规，血电解质，血糖，肝、肾功能和血脂等。尿蛋白阳性者需行尿白蛋白 / 肌酐比值、24h 尿蛋白检测。

（3）免疫抑制剂血药浓度监测，钙神经蛋白抑制剂（calcineurin inhibitor，CNI）和哺乳动物雷帕霉素靶蛋白抑制剂（mammalian target of rapamycin inhibitors，mTORi）选择谷浓度监测，霉酚酸（mycophenolic acid，MPA）选用全点或有限检样法血药浓度 - 时间曲线下面积（area under curve，AUC）监测。

（4）病原学检查（包括 BK 病毒、巨细胞病毒、EB 病毒、JC 病毒、乙型肝炎病毒、丙型肝炎病毒和结核等）及内分泌与代谢疾病检查（包括糖代谢、脂代谢、骨代谢等）。

（5）免疫学检查，根据受者免疫风险定期进行淋巴细胞亚群检测、免疫球蛋白系列检测、群体反应性抗体（panel reactive antibody，PRA）、供体特异性抗体（donor specific antibody，DSA）检测。

（6）影像学检查，移植肾超声检查。

（7）必要时行移植肾穿刺活检。

（8）评估依从性和心理状态。根据儿童肾移植受者的情况,不同检验检查项目可选择不同的监测频率(表 29-1)。

表 29-1　儿童肾移植受者建议筛查项目及频率

| 筛查项目 | 筛查频率 |
| --- | --- |
| 尿量、血压、身高、体重、BMI | 每次随访 |
| 血常规 | 每次随访 |
| 尿常规 | 每次随访 |
| 肝肾功能,电解质,血糖,血脂,尿酸,eGFR | 每次随访 |
| 他克莫司/西罗莫司/环孢素浓度 | 每次随访 |
| 霉酚酸 AUC | 出院前监测 1 次,之后视情况而定 |
| DSA | 每 3 个月监测 1 次 |
| 移植肾超声 | 每 3 个月监测 1 次 |
| 移植肾穿刺 | 依据病情情况而定 |
| BKV、CMV、EBV 核酸检测 | 参考《儿童肾移植受者感染管理临床诊疗指南》中具体内容 |
| HBsAg、anti-HBsAb | 第 1、3、12 个月,1 年之后每年 1 次 |
| Anti-HCVAb、HIV | 第 1、3、12 个月,1 年之后每年 1 次 |
| HBV、HCV 和 HIV 核酸检测 | 第 1、3 个月,3 个月之后每年 1 次 |
| 矿物质代谢[PTH、25-(OH)D$_3$] | 每 3 个月 1 次 |
| 尿蛋白肌酐比,和/或尿白蛋白肌酐比 | 每 1~3 个月 1 次,原发肾病复发风险高者,酌情增加筛查频次 |
| 24h 蛋白尿,和/或 24h 尿白蛋白 | 每年 1 次,原发肾病复发风险高者,酌情增加筛查频次 |

相比传统血清肌酐等检测指标,供者来源性细胞游离 DNA(Donor-derived cell-free DNA,dd-cfDNA)可提前数周至数月监测到移植物损伤,为临床治疗和挽救移植肾失功提供了"时间窗"。dd-cfDNA 检测是基于二代测序等技术,通过百分比及绝对定量法检测循环体液中源于坏死、凋亡的供肾组织 DNA 片段含量,具有监测同种异体移植物损伤的临床应用潜力,适用于大部分肾移植受者。但是由于 dd-cfDNA 检测原理的特殊性及局限性,目前尚未有足够的研究数据支持在儿童肾移植受者中常规应用[9]。

研究显示,遗传性肾病占儿童肾移植受者原发病的 30%[10]。国内外研究[11-15,17,20],绝大部分的遗传性肾病属于单基因病,目前已报道的导致遗传性肾脏病的单基因约有 500 种,常合并有肾外器官病变。遗传性肾病累及的肾外器官疾病,移植后可能会继续进展,建议定期检查评估肾外累及病变器官的功能,如 COL4A5 基因突变受者术后进行听力、眼部检查;WT1 基因突变受者术后进行腹部超声检查。

临床问题 3:存在原发肾病复发风险的儿童肾移植受者如何加强随访?

推荐意见 4:建议在常规随访监测项目的基础上,根据儿童肾移植受者原发肾病的类型针对性加强随访(推荐强度 B,证据等级 2a)。

推荐意见说明:

原发肾脏疾病复发在儿童肾移植受者中更常见,可导致 7%~8% 移植物失功[16,21],包括有原发性肾小球疾病和继发性肾病,如非遗传因素引起的激素耐药型肾病综合征/局灶节段性肾小球硬化、膜增生性肾小球肾炎、原发性高草酸尿症（primary hyperoxaluria，PH）Ⅰ型、非典型溶血尿毒综合征（atypical haemolytic uraemic syndrome，aHUS）、IgA 肾病、紫癜性肾炎、狼疮性肾炎、抗中性粒细胞胞浆抗体（antineutrophil cytoplasmic autoantibodies，ANCA）相关性血管炎等。

局灶节段性肾小球硬化（focal segmental glomurular sclerosis，FSGS）在儿童原发性肾小球疾病病因中占比 7%~35%。儿童肾移植队列中，FSGS 是术后原发病复发中的常见病因，复发时间多在术后 1 周至 6 个月[16]；但遗传性 FSGS 术后复发概率低[17-20]。目前常以尿蛋白定性及定量测量作为 FSGS 复发的常规监测方法。为避免 24h 尿液质量不稳定、尿量差异及肾脏浓缩、稀释功能的影响，可监测尿蛋白/尿肌酐浓度比值。

膜增生性肾小球肾炎依据病理类型可分为 3 类。膜增生性肾小球肾炎（membranoproliferative glomerulonephritis，MPGN）Ⅰ型指内皮下和系膜区 IgG 和 C3 沉积，MPGN Ⅱ型指致密物沉积病（dense deposit disease，DDD），MPGN Ⅲ型指一种特殊类型 MPGN Ⅰ型。儿童肾移植中 2% 是 MPGN Ⅰ型。MPGN 移植后复发风险为 30%~77%，复发导致移植物失功风险为 17%~50%。复发较晚出现，通常发生于移植后 0.5~2 年[21]。复发典型的临床表现为晚发性蛋白尿，有时可达肾病范围。建议原发病为膜增生性肾炎的儿童肾移植受者中远期随访时，重点监测蛋白尿。

aHUS 是一种严重的血栓性微血管疾病，发病年龄从新生儿期到成年期。遗传性 aHUS 估计占所有 aHUS 的 60%，患有遗传性 aHUS 的个体即使在完全康复后也经常复发[22]。肾移植术后复发的风险取决于潜在的补体异常。与遗传 aHUS 相关的基因包括 C3、CD46（MCP）、CFB、CFH、CFHR1、CFHR3、CFHR4、CFI、DGKE 和 THBD 等[22]。所有 aHUS 导致 ESRD 的患者都应筛查补体遗传变异。未发现遗传变异或发现意义不确定的遗传变异的患者应进一步检测以确定病因。术后重点监测血红蛋白、血小板计数、外周血红细胞形态、血浆结合珠蛋白和血清乳酸脱氢酶等[7]。

PH 患者选择单独肾移植与肝肾联合移植（combined liver and kidney transplantation，CLKT）相比，术后复发率更高[21]。一项儿童研究报道，CLKT 患儿 1 年、3 年和 5 年肾移植物存活率分别为 82%、79% 和 76%，高于单独肾移植患儿 1 年、3 年和 5 年的移植物存活率分别为 46%、28% 和 14%，而非 PH 患儿 1 年、3 年和 5 年移植物存活率分别为 95%、90% 和 85%。依据 KDIGO 指南建议，在血浆和尿液草酸盐水平恢复正常之前，大量饮水［3~5L/1.73（m²·d）］并服用结晶抑制剂（例如口服枸橼酸盐）[8]。建议肝肾联合移植的受者术后重点监测血浆草酸水平、结晶尿和尿草酸/肌酐比值。

对于原发肾脏病复发率低的患儿，术后重点监测镜下血尿和蛋白尿。以上所有原发肾病复发风险的儿童肾移植受者随访中须与其他原因导致的移植肾肾病进行鉴别诊断，必要时行移植肾穿刺活检。

### 三、移植肾功能监测

监测移植肾功能是保障移植肾长期存活的重要措施之一。移植肾功能保持稳定是儿童受者达到远期存活的基本条件。然而，影响移植肾功能的因素很多，包括外科并发症以及慢性细胞/抗体介导的排斥反应、CNI 肾毒性、原发病复发、病毒及其他病原体感染等。常常多种隐匿因素共同存在，导致移植肾慢性损害，这要求临床医师尽早发现导致移植肾损害的病因，并针对性治疗。因此，有效监测和评估移植肾功能是随访重点。

临床问题 4：如何对儿童肾移植受者的移植肾功能状态进行监测？

推荐意见 5：建议将尿量、血肌酐、eGFR、尿蛋白及移植肾超声作为监测移植肾功能状态的常规指标(推荐强度 B,证据等级 2c)。

推荐意见说明:

尽早发现移植肾功能损害可及时给予治疗,从而改善移植肾结局。因此,术后随访应持续监测移植肾功能状态,尿量、血肌酐、估算肾小球过滤率(estimated glomerular filtration rate,eGFR)、尿蛋白及移植肾超声等可作为常规指标。

少尿或无尿是移植肾损伤的常见临床表现。学龄儿童每天排尿量<400ml,学龄前儿童每天排尿量<300ml,婴幼儿每天排尿量<200ml,均为少尿;24h 内尿量<50ml 或新生儿尿量<0.5ml/(kg·h)称为无尿。常见致病因素包括:腹泻致容量不足、移植肾血栓等肾前性因素,排斥反应、原发病复发等肾性因素,输尿管狭窄、结石等肾后性因素[25-28]。血清肌酐易于测量且可采用 eGFR 反映肾功能的急性变化。急性排斥反应、尿路梗阻、血管狭窄以及 FSGS 复发等会导致血清肌酐快速升高,需要尽早干预才能挽救移植肾功能。原发肾病复发和慢性移植肾损伤包括 CNI 药物毒性、慢性排斥反应等也可能导致血清肌酐逐渐升高[29]。蛋白尿是移植肾损伤的早期和敏感标志物。移植后蛋白尿能预测远期移植物功能下降,并且与患者死亡相关[23-24]。蛋白尿可能还提示移植肾急性排斥反应、移植肾肾小球病及新发或复发性疾病。部分蛋白尿患者在接受治疗后可能逆转,因此常规检测蛋白尿有助于改善移植物结局。移植肾超声检查经济、便捷、无创,移植肾功能障碍的许多常见原因可通过超声筛查或诊断,包括移植肾动脉狭窄/闭塞、移植肾静脉血栓、尿路梗阻、尿漏、肾周血肿和动静脉瘘等。超声检查也可用于指导移植肾活检[30]。

临床问题 5:临床诊断移植肾损伤后,是否需要行移植肾穿刺活检?

推荐意见 6:当随访发现原因不明的移植肾损伤时,建议行移植肾穿刺活检明确肾损伤原因(推荐强度 B,证据等级 3b)。

推荐意见说明:

儿童受者的移植肾损伤在类型、致病机制、临床表现和病理学特征上各不相同,但总体上可划为两个主要方面,即免疫性因素和非免疫性因素所致的移植肾损伤。当有证据提示移植肾功能损伤时,特别是比较典型的临床表现,血清肌酐升高、尿量减少或蛋白尿加重,在除外吻合口狭窄、血栓形成、血管扭曲等外科因素后,进行移植肾活检,可明确移植肾损伤的原因[31]。移植肾活检病理学诊断无论在供肾质量评估方面,还是移植后任何阶段发生的并发症诊断方面,都具有重要的、不可替代的作用。移植肾活检后明确的病理诊断和鉴别诊断也是指导临床治疗的最主要证据[32]。儿童肾移植受者选择做肾穿活检的注意事项可参考"儿童肾移植排斥反应预防与治疗临床诊疗指南",本部分不再重复讨论。

## 四、免疫抑制方案

科学、有效的免疫抑制方案是保证移植肾良好功能和近远期存活的基础。儿童受者免疫抑制包括诱导方案和维持方案。维持方案是继诱导方案后或与诱导方案同时使用的免疫抑制剂方案,需要儿童受者长期执行,以降低肾脏免疫排斥的风险,延长肾脏功能保持时间。然而,由于儿童自制力较差等原因,儿童受者常有依从性不良;合并其他因素造成的免疫抑制剂暴露量不足是排斥的主要原因。另外各种免疫抑制剂的毒副作用也会造成肾脏损害,这些都可能导致中晚期移植肾失功[33]。因此,免疫抑制维持治疗的随访重点是提高儿童受者的依从性和调整免疫抑制药物的个体化方案。

**临床问题 6:如何评估儿童肾移植受者的依从性?**

**推荐意见 7:** 建议儿童肾移植受者术前进行依从性基线评估,包括既往用药依从性及透析方案依从性(推荐强度 C,证据等级 4)。

**推荐意见 8:** 术后应持续评估儿童受者的依从性,可联合使用多种方法评估,如计算血药浓度变异指数、询问调查、电子药盒、数药片法及社会心理评估(推荐强度 C,证据等级 4)。

**推荐意见说明:**

不依从免疫抑制方案是移植后临床结局不良的独立危险因素。KDIGO 将不依从性定义为"偏离处方用药方案,足以对方案的预期效果产生不利影响"[34,37]。根据"明确依从障碍"(Ascertaining Barriers to Compliance,ABC)分类法的定义,遵医嘱用药是指儿童肾移植受者遵医嘱服药的过程,并进一步分为三个可量化的阶段:"开始""实施"和"停止"[35]。不依从免疫抑制方案会增加免疫抑制药物浓度的个体内变异度(intrapatient variability,IPV),从而可能导致受者产生新生供体特异性抗体(de novo donor specific antibody,dnDSA),并增加排斥反应和长期移植物失功的风险。据报道[36],15%~60% 的晚期急性排斥反应和 35%~45% 的移植物失功与用药依从性有关。在儿童肾移植受者中,不依从率高达 36%~55%,高于其他实体器官移植受者(7%~15%)[38]。早期发现并降低不依从性有可能改善肾移植的中长期结局。儿童肾移植受者在移植前的药物依从性及对透析方案的依从性是移植后依从性的预测指标,移植前不依从也是急性排斥反应的预测因素。因此建议在移植前评估儿童受者的依从性作为基线水平,并在以后的随访中持续进行依从性评估以便及早发现并及时干预。

依从性可通过多种方法进行评估,如医护人员问诊、询问调查、药物浓度检测等直接观察评估;他克莫司谷浓度 IPV 是依从性的重要指标,以药物水平变异指数(medication level variability index,MLVI)、标准差、变异系数和他克莫司(tacrolimus,Tac)剂量浓度比等来表示,此方法虽然便于临床实施,但并非每种免疫抑制剂都会进行药物浓度监测[39];另可采用间接方法评估,包括药丸计数、数药片及社会心理评估等。不同方法的组合可以更客观地评估受者依从性。

**临床问题 7:儿童肾移植受者依从性应重点关注哪些高危因素?**

**推荐意见 9:** 建议重点关注以下高危因素:青春期、家庭经济收入低、父母离异等家庭关系、监护人接受教育低等(推荐强度 C,证据等级 4)。

**推荐意见说明:**

世界卫生组织(WHO)定义了五个主要危险因素领域:肾移植受者相关、治疗相关、疾病相关以及医疗保健相关和社会经济相关因素[8]。具体的五个主要危险因素领域内容可参考系列指南中《肾移植长期健康管理指南》。

WHO 将依从性定义为"受者行为和诊疗计划的一致性",依从性可体现在按照医嘱服药、生活方式(饮食、运动等)或按计划就诊等多个环节[8,39]。肾移植受者需要终身服用免疫抑制剂,漫长的治疗过程中依从性成为突出问题,在青春期少年尤为凸显[39]。既往研究显示,儿童肾移植的发生率为 5%~50%,青春期儿童更是高危人群,有报道高达 64% 的受者存在不依从的情况[41,42]。综合文献研究分析,儿童肾移植受者依从性差的高危因素包括:青春期、家庭经济收入低、父母离异等家庭关系、监护人接受教育低等[40,43]。儿童受者不良依从性的多层次危险因素见下(表 29-2)。

表 29-2　儿童肾移植受者不良依从性的多层次危险因素

| 分类 | 内容 |
| --- | --- |
| 社会经济因素 | 家庭经济情况、家庭关系、父母监督缺如等 |
| 条件相关因素 | 情绪低落、自我感觉良好、移植后长时间等 |
| 受者相关因素 | 叛逆、干扰生活、遗忘、药物影响外观等 |
| 治疗相关因素 | 服药次数多、药物味道差、难以吞咽药片等 |
| 医疗系统因素 | 医疗团队与家属沟通缺乏 |

**临床问题 8**：提高儿童肾移植受者依从性的措施有哪些？

**推荐意见 10**：可根据儿童肾移植受者不依从性的相关因素制订个体化的干预措施，如规律随访、患者教育、免疫抑制方案优化、心理 / 行为支持等（推荐强度 C，证据等级 4）。

**推荐意见说明**：

由于医疗方案的复杂性，移植前后应当对受者及家属做详细的疾病教育，提供用药指导，强调遵从医嘱、按时按量用药的重要性，不得漏服、随意减量或停药，规律随访。对随意增减药量的儿童肾移植受者，在药盒上标注清楚药物用法及用量可能是有效的干预措施[46]。医患双方如何有效沟通是患者教育中的重要部分，如患者及监护人学习如何早期识别发热、呕吐或排尿异常等症状并及时告知医护人员处理[44]。治疗方案复杂是影响治疗依从性的原因之一，简化治疗方案有助于提高依从性。在保证治疗效果的同时，临床医务人员可酌情将治疗方案简化。对儿童肾移植受者进行心理 / 行为支持也是改善依从性的措施之一[45,47]。儿童肾移植受者因多种因素的影响出现心理问题及行为异常导致移植肾不良结局，应尽早干预，具体内容可参考本指南中"生活方式指导"中"如何提高儿童肾移植受者的社会心理适应性"。

## 五、常见内科并发症防治

儿童肾移植术后可能会发生多种内科并发症：移植肾功能延迟恢复、排斥反应、感染、移植后糖尿病、高血压以及贫血等。这些并发症对移植肾功能和受者健康产生不良影响。近年来，儿童肾移植外科技术日益成熟，术后内科并发症的早期诊治越发重要。对远期内科并发症进行积极预防与处理，是保证肾移植长期疗效的关键。如何合理选择和应用免疫抑制剂，积极预防排斥反应的发生，可参照本系列中的相关指南。本指南重点阐述儿童肾移植术后常见的内科并发症。

**临床问题 9**：儿童肾移植受者 PTLD 的防治重点有哪些？

**推荐意见 11**：建议儿童肾移植受者定期监测 EBV-DNA。EBV-DNA 升高时，结合免疫功能状态可适量减少免疫抑制剂应用以预防 PTLD 的发生（推荐强度 B，证据等级 2b）。

**推荐意见 12**：儿童肾移植受者确诊为 PTLD，可采用以下治疗措施：降低免疫抑制强度、CD20 抗体和 / 或化疗、手术切除或局部放疗等（推荐强度 B，证据等级 3b）。

**推荐意见说明**：

移植后淋巴增殖性疾病（posttransplant lymphoproliferative disorders，PTLD）是儿童器官移植受者中最常见的恶性肿瘤[48]。据美国器官获取和移植网络（organ procurement and transplantation network，OPTN）和美国移植受者科学登记中心（Scientific Registry of Transplant Recipients，SRTR）报道，在儿童肾移植中 PTLD 发病率为 2.2%[49,50]。儿童从移植到发生 PTLD 的平均时间约为 1.5 年，在移植

后第 1 年内 PTLD 发病率最高。EB 病毒(EB virus，EBV)载量常用的监测方法是使用 PCR 检测外周血中 EBV-DNA。韩国一项研究表明，对儿童肾移植受者进行定期 EBV 监测有利于早期诊断和治疗 EBV 感染，达到防治 PTLD 目的[51]。还有研究证实，常规监测 EBV-DNA，并在其拷贝数升高时采取抢先治疗策略可以降低 PTLD 的发生率。抢先治疗策略包括适当减少免疫抑制剂(reduced immunosuppression，RIS)、抗病毒药物、免疫球蛋白以及低剂量利妥昔单抗。然后，目前只有 RIS 得到充足证据支持[52-54]。

当前治疗 PTLD 主要有两方面策略，一是恢复和增强被抑制的 T 细胞对 EBV 的免疫，二是直接用化疗和 / 或 CD20 抗体靶向治疗。PTLD 是由细胞毒性 T 淋巴细胞(cytotoxic T lymphocyte，CTL)功能受抑制引起的，通过减少或停止免疫抑制药物以刺激 CTL 功能的恢复是推荐的初始治疗措施。考虑到排斥或移植物抗宿主病(graft versus host disease，GVHD)的风险，RIS 应依据儿童肾移植受者临床状态、PTLD 肿物大小、克隆性和移植肾功能的评估以及 PTLD 的进展程度，RIS 期间应密切监测移植肾功能。在一项对 RIS 无效的 PTLD 儿童的研究中[55]，6 个周期的低剂量环磷酰胺和泼尼松龙以及 CD20 抗体联用给药，2 年的无事件生存(event-free survival，EFS)和总生存期(overall survival，OS)分别为 71% 和 85%，表明 CD20 抗体联合低剂量化疗在儿童实体器官移植后 EBV 阳性 PTLD 的治疗中是安全有效的。另有研究显示[57]，PTLD 患儿按照分期和乳酸脱氢酶(lactate dehydrogenase，LDH)定制的 GPOH-HD 方案进行化疗和 / 或局部放疗治疗(IF-RT)，2 年和 5 年总生存率为 86%，其中无事件生存为 81%。多项研究证实[56,58]，RIS+CD20 抗体或 RIS+CD20 抗体 + 化疗在单独 RIS 无效时是有效的治疗方式。完全或部分手术切除以及局部放疗可作为辅助治疗，主要用于治疗局部并发症(如胃肠道出血、穿孔以及重要结构的局部压迫)。对于局限性 PTLD，如浆细胞增生或累及扁桃体或淋巴结的滤泡增生，完全手术切除可能是有效的治疗方法。

临床问题 10：儿童肾移植受者 PTDM 的防治重点有哪些？

推荐意见 13：推荐儿童肾移植受者定期检测 FPG、OGTT，早期发现糖代谢异常(推荐强度 B，证据等级 3b)。

推荐意见 14：儿童肾移植受者确诊为 PTDM，可采用以下治疗措施：生活方式干预、调整免疫抑制方案、降糖药物应用，目标糖化血红蛋白水平<7.0%(推荐强度 B，证据等级 3b)。

推荐意见说明：

儿童移植后糖尿病(post-transportation diabetes mellitus，PTDM)诊断标准依据 2019 年 WHO 发布的糖尿病新的诊断标准[8]。移植术后早期病情不稳定及大剂量抗排斥药物应用等因素所致的高血糖状态大多可恢复正常，因此应推迟到受者出院后、状态稳定且免疫抑制方案调整至日常维持剂量时，再明确 PTDM 诊断。多数专家建议，术前可定期检测空腹血糖(fasting blood glucose，FPG)、口服葡萄糖耐量试验(oral glucose tolerance test，OGTT)，早期发现糖耐量损害，采取前瞻性干预措施，如术后合理调整免疫抑制剂，降低进展为 PTDM 风险[60,61]。

儿童肾移植受者发生 PTDM 的危险因素主要包括两大类：移植相关和非移植相关。非移植相关危险因素包括年龄、种族、肥胖、糖尿病家族史、移植前糖耐量减低(impaired glucose tolerance，IGT)或空腹血糖受损(impaired fasting glucose，IFG)、炎症标志物升高、间质性肾炎等。移植相关危险因素包括使用糖皮质激素、钙调神经蛋白磷酸酶抑制剂(calcineurin inhibitor，CNI)、西罗莫司靶蛋白(mammalian target of rapamycin，mTOR)抑制剂、移植后病毒感染、移植后体质量增加等。因此，生活方式干预、调整免疫抑制方案、使用降糖药物，胰岛素治疗是儿童 PTDM 治疗的基石。生活方式干预的具体措施可参考本指南的第五部分"生活方式指导"。不同移植中心对儿童肾移植受者 PTDM 调整免疫抑制具体方案有不同的经验,但认同以下策略:早期撤停糖皮质激素,减少 PTDM 的发生率;他克莫司减量或直接换为环孢素;权衡免疫状态和原发病复发,糖皮质激素无法撤退的情况下,减量他克莫司的同时增加吗替麦考酚酯用量;西罗莫司有加剧胰岛素抵抗和高血糖的风险,目前不推荐将他克莫司换为西罗莫司[62,64]。降糖药物包括口服和胰岛素。儿童可选择的口服药物有限,虽然二甲双胍在糖尿病的治疗中作为一线口服降糖药物推荐,但当儿童肾移植受者存在肾功能不全时,其会增加乳酸酸中毒的风险,故 eGFR<45ml/min 的儿童肾移植受者不推荐常规使用,这种临床状态下,选择胰岛素是安全、有效的降糖措施。胰岛素的剂量在《中国儿童 1 型糖尿病标准化诊断与治疗专家共识(2020 版)》中有详细推荐[59]。按照国际青少年糖尿病联盟和《中国儿童 1 型糖尿病标准化诊断与治疗专家共识(2020 版)》的建议,血糖的控制目标为糖化血红蛋白水平<7.0%(表 7-4-3)。

术前已存在糖尿病的儿童肾移植受者多数为 1 型糖尿病(Type 1 Diabetes Mellitus,T1DM)。其特点为发病越早,慢性并发症导致的死亡风险就越大,国外少数研究报道,T1DM 儿童肾移植受者的平均预期寿命减少,建议术后加强对并发症进行识别筛查,是否需要低剂量 CNI 方案有待进一步研究[63]。HbA1c 及血糖控制目标见下(表 29-3)。

表 29-3 ISPAD 及 ADA 建议 HbA1c 及血糖控制目标

| 建议单位 | HbA1c(%) | 血糖(mmol/L) | | | |
|---|---|---|---|---|---|
| | | 餐前 | 餐后 | 睡前 | 夜间 |
| ISPAD | <7.0 | 4.0~7.0 | 5.0~10.0 | 4.4~7.8 | 4.5~9.0 |
| ADA | <7.5 | 5.2~7.2 | 无 | 5.0~8.3 | 无 |

注:ISPAD 为国际青少年糖尿病联盟;ADA 为美国糖尿病协会;HbA1c 为糖化血红蛋白;无为无参考值。

### 临床问题 11:儿童肾移植受者术后高脂血症的防治重点有哪些?

推荐意见 15:建议儿童肾移植受者定期检测 TC、LDL-C、TG、HDL-C。随访时评估儿童受者的营养及肥胖情况,体质量增长快者,减撤糖皮质激素(推荐强度 C,证据等级 4)。

推荐意见 16:儿童肾移植受者确诊为高脂血症,可采用以下治疗措施:生活方式干预、调整免疫抑制方案、降脂药物应用,目标 LDL-C<130mg/dL(推荐强度 B,证据等级 3b)。

推荐意见 17:他汀类药物和 CNI 联合使用时,建议重点关注肌病等并发症(推荐强度 B,证据等级 3b)。

推荐意见说明:

高脂血症可以促进移植肾慢性移植物肾病的发生和进展。儿童肾移植受者术后出现高脂血症较为常见[63]。国内外研究发现,高达 50% 的儿童肾移植受者出现不同程度的血脂代谢异常,尤其在肾移植术后半年内[65,66]。一项研究发现[68],肾移植受者(移植年龄为 11.4 ± 5.4 岁)术后 7 年内,33% 可检测到高胆固醇血症,12.5% 可检测到高甘油三酯(Triglyceride,TG)血症。在整个 13 年的随访期内,约 33% 的肾移植受者(移植时年龄为 0.7~18.2 岁)有高胆固醇血症[38],而高胆固醇血症和高低密度脂蛋白胆固醇(low density lipoprotein cholesterol,LDL-C)血症的患病率随着时间的推移而下降(分别从 39% 降至 22% 和 17% 降至 4%)。综合文献分析发现[65-68],儿童肾移植术后高脂血症的主要危险因素包括 CsA 应用(与 FK506 相比)、大剂量糖皮质激素、移植前胆固醇水平明显升高和受者体质量偏大。建议术后每次就诊时评估儿童肾移植受者营养、肥胖情况,包括身高、体质量、体重指数,定期检测血脂相关指标。向所有肥胖的肾移植受者提供减轻体质量的方案,对口服糖皮质激素后短期体质量增长过快的受者,建议其减量或撤除糖皮质激素。

儿童肾移植受者术后高血脂治疗的主要目的是降低心血管疾病的发病率和死亡率;延缓慢性移植肾动脉病变或肾病的发展。生活方式干预的具体措施可参考本指南的第五部分"生活方式指导"。降脂药物治疗在《中国儿童脂质异常血症诊治专家共识(2022 版)》中有详细推荐。调整免疫抑制方案参考"儿童肾移植受者发生 PTDM"的讨论部分。另外,应积极防治原发病,减少高脂血症。对于严重病例,如脂蛋白肾病,可考虑血浆净化治疗。本身有严重的家族性高胆固血症(famllhyperchoeeroemia,FH)等遗传性疾病的儿童可行基因治疗。治疗目标:LDL-C<3.37mmo/L(130mg/d),理想状态:LDL-C<2.85mml/L(110m/dl)(表 29-4)。

表 29-4 各种类型脂质异常血症儿童肾移植受者的干预建议

| 类型 | 膳食干预 | 药物治疗 | 其他治疗 |
|---|---|---|---|
| 以胆固醇升高为主的脂质异常血症 | 低脂饮食 | 他汀类、依折麦布(≥6 岁),树脂类、PCSK9 抑制剂(≥12 岁) | 脂蛋白分离术、肝移植 |
| 以甘油三酯升高为主的脂质异常血症 | 低脂饮食 | 贝特类、Omega-3 脂肪酸、烟酸和洛美他派(均尚无儿童使用建议) | 胰岛素输注、脂蛋白分离术 |
| 混合型脂质异常血症 | 低脂饮食 | 他汀类、依折麦布(≥6 岁),树脂类、PCSK9 抑制剂(≥12 岁) | 脂蛋白分离术 |
| 谷固醇血症 | 低胆固醇和植物固醇饮食 | 依折麦布(≥6 岁),树脂类 | 脂蛋白分离术、肝移植 |
| 高脂蛋白 a 血症 | 欠明确 | 烟酸、PCSK9 抑制剂(≥12 岁) | 脂蛋白分离术 |

注:PCSK9 为蛋白转化酶枯草杆菌素 9 型。

他汀类和 CNI 联合使用时,注意药物的不良反应,特别是他汀类药物相关肌肉症状(Statin-related muscle symptoms,SAMS)。有报道接受他汀类药物治疗的患者中有 10% 至 25% 发生 SAMS,其症状范围从轻度至中度肌肉疼痛、虚弱或疲劳到可能危及生命的横纹肌溶解,是与治疗中断相关的最常见副作用。CNI 可能会增加他汀类药物治疗引起 SAMS 的可能性,但 SAMS 的发病机制仍不清楚。根据《欧洲动脉粥样硬化协会关于 SAMS 的评估、病因学和管理的共识》,建议儿童肾移植受者在用药前后检测磷酸肌酸激酶(creatine phosphate kinase,CK)、谷草转氨酶(glutamic oxalacetic transaminase,AST)和谷丙转氨酶(glutamic-pyruvic transaminase,ALT),若患儿出现 SAMS 的典型症状或监测指标持续升高,必要时停药[70]。

**临床问题 12:儿童肾移植受者术后高血压(PTHT)的防治重点有哪些?**

推荐意见 18:推荐儿童肾移植受者需要定期监测血压(推荐强度 A,证据等级 1b)。

推荐意见 19:儿童肾移植受者确诊为 PTHT,可采用以下治疗措施:生活方式干预、病因治疗、抗高血压药物应用,目标血压控制在同年龄的 P90 以下(推荐强度 B,证据等级 3b)。

推荐意见说明:

高血压是儿童肾移植受者术后常见的心血管并发症之一,亦是导致心脑血管事件及慢性移植肾功能不全的主要原因,因此儿童肾移植受者需要常规监测血压。有研究显示,儿童实体器官移植后高血压的发生率为 50%~90% 不等[72]。儿童肾移植受者测量血压依据《2022 年欧洲心脏病学会(ESC)高血压委员会、欧洲预防心脏病学会关于儿童和青少年高血压的共识》中推荐,血压(blood pressure,BP)可以通过医师诊室 BP(office BP,OBP)测量、动态血压监测(ambulatory blood pressure measurement,ABPM)和家庭血压测量(home blood pressure measurement,HBPM)来记录,与 OBP 测量相比,共识更建议进行 HBPM。

生活方式干预的具体措施可参考本指南的第五部分"生活方式指导"。研究表明[7],肾移植术后多种因素均可能导致高血压,包括药物副作用、排斥反应、移植肾血管狭窄及原发病复发等[69]。应根据不同危险因素进行病因鉴别诊疗,如高血压进行性加重可能提示肾动脉狭窄,需要进行移植肾血管超声检查,如果多普勒超声怀疑移植肾动脉狭窄,推荐进一步行 CT 血管造影(CT angiography,CTA)、磁共振血管造影(magnetic resonance angiography,MRA)或数字减影血管造影(digital subtraction angiography,DSA)检查鉴别。据 Podiatr Ncphrol 报道[72],术后新发高血压或血压较前明显升高是儿童肾移植术后发生移植肾动脉狭窄(transplant renal artery stenosis,TRAS)的特征性表现,5 例儿童受者诊断 TRAS 时,需要大于 2 种的降压药物控制血压,而既往研究证实未发生 TRAS 的肾移植受者大多仅需要服用 1 种降压药物即可控制血压[71]。抗高血压药物治疗在《2022 年欧洲心脏病学会(ESC)高血压委员会、欧洲预防脏病学会关于儿童和青少年高血压的共识》中均有详细推荐,目标血压控制在同年龄的 P90 以下[72]。

临床问题 13:儿童肾移植受者术后贫血(PTA)的病因有哪些?

推荐意见 20:儿童肾移植受者术后 PTA 的病因复杂,建议重点考虑以下病因:骨髓抑制(免疫抑制剂药物、感染所致)、人细小病毒 B19 感染、营养性缺铁性、营养性巨幼红细胞性、促红素分泌不足及溶血等(推荐强度 B,证据等级 3b)。

推荐意见说明:

研究显示,儿童肾移植术后贫血(post-transplantation anemia,PTA)比以前认为的更为常见,是移植肾功能障碍、心血管发病和死亡的潜在危险因素[73]。PTA 的发生由多种因素导致,术前大多数儿童肾移植受者因饮食控制及毒素堆积存在营养不良,出现铁、叶酸及维生素 $B_{12}$ 缺乏导致不同程度的缺铁性贫血和巨幼红细胞性贫血[74,78]。术后 PTA 的主要原因则是免疫抑制剂药物应用[硫唑嘌呤(azathioprine,AZA)、吗替麦考酚酯(Mycophenolate Mofetil,MMF)、他克莫司、抗胸腺细胞制剂]以及感染引起的骨髓抑制[77]。功能性缺铁性贫血是 PTA 中最常见原因[75]。大多数专家建议,应使用与 CKD 相同的标准来诊断儿童肾移植受者的缺铁性贫血[76]。CKD 儿童肾移植受者成功移植后,移植肾功能恢复正常,血清促红细胞生成素(erythropoietin,EPO)水平有望恢复,但也有术后 EPO 缺乏和抵抗的报道[74]。因此,建议儿童肾移植术后每次随访检查血红蛋白及红细胞计数;存在贫血情况下,可检查铁代谢状况、维生素 B12、叶酸、溶血标记物和 B19 病毒 PCR,必要时行骨髓穿刺活检[79]。

临床问题 14:儿童肾移植受者术后出现红细胞增多(PTE)如何干预?

推荐意见 21:可采用以下措施治疗儿童肾移植受者 PTE:CNI 减量、ACEIs 或 ARB、氨茶碱药物、放血等(推荐强度 C,证据等级 4)。

推荐意见说明:

移植术后红细胞增多症(posttransplant erythrocytosis,PTE)在肾移植受者中的发生率高达 22%,通常在移植后 8~24 个月发生,超过 20% 的儿童肾移植受者红细胞增多症可能会自行恢复。PTE 可能增加血栓事件的发生风险[80-81]。

肾移植后血红蛋白(>17g/dl)或血细胞比容(>51%)持续升高 6 个月以上,但没有血小板增多、白细胞增多且无红细胞增多的其他原因,建议优化免疫抑制剂量,主要是减少 CNI 剂量。部分移植专家建议给予抗凝药物进行预防治疗[82-83]。研究表明,血管紧张素转换酶抑制剂(angiotensin converting enzyme inhibitors,ACEIs)和血管紧张素受体拮抗剂(Angiotensin Receptor Blockers,ARBs)与肾移植受者血细胞比容下降有关,可以作为 PTE 的初始治疗。早期有研究学者认为 ACEIs 或 ARBs 初始治疗无效,可采用氨茶碱药物,对于难治性的 PTE 考虑静脉切开术放血治疗[85]。一项研究中,7 名儿童术后出现 PTE,红细胞比容在 53.5% 至 66% 之间,有 6 名血清 EPO 升高,范围在 11mU/ml 至 60mU/ml 之间,平均均为 31.9mU/ml。对 3 名儿童肾移植受者分别从自体肾和移植肾静脉插管采血,结果显示平均血清 EP 水平分别为 409mU/ml 和 13.0mU/ml,该研究推论儿童受者原肾脏仍在产生 EPO。该研究中 1 名儿童肾移植受者接受双侧肾切除术,EPO 水平降至 61mU/ml,其余 4 名儿童受者的血细胞比容在 1~3 年内自动降至正常范围内[84]。

## 六、生活方式指导

生活方式指导是儿童肾移植受者随访的重要内容。受者(尤其处于青春期)术后回归学校,因生长发育滞缓、学习、社交等各方面的压力,难以参与正常的同伴关系活动。因此,儿童受者生长发育、心理社会功能及生活质量已成为医患双方亟须解决的新问题。研究显示,从营养膳食、体育锻炼、作息休息、生活环境、心理支持等方面合理指导受者生活方式,一定程度上可促进生长发育、提高心理社会适应性并防治慢性并发症,有助于患儿获得理想的长期预后。

**临床问题 15:儿童肾移植受者术后应遵循哪些膳食计划?**

**推荐意见 22:**儿童肾移植受者应定期进行营养状况和生长发育的评估,及时改善膳食计划,保证充分的营养摄入,体重增长和能量供应目标达到生理年龄能量需求量的100%(推荐强度 C,证据等级 4)。

**推荐意见 23:**移植肾功能稳定受者,可遵循普通儿童的膳食推荐;移植肾功能减退受者,可适度限制蛋白摄入量(推荐强度 C,证据等级 4)。

**推荐意见说明:**

儿童肾移植受者常合并营养不良或者肥胖,可增加术后并发症,影响移植预后。调查研究,儿童肾移植受者中 60% 的家长对营养和饮食要求缺乏了解,导致营养摄入不均衡,饮食习惯不规律,需要专业医师的营养指导[98]。婴儿、儿童和青少年可采用综合生长和营养评估的新方法:人体测量(生长测量)、生长变化评估(生长活力)、生长异常的持续时间、营养失衡的病因以及营养状态对功能结果的影响。营养评估方法的使用有助于标准化门诊和住院儿童肾移植受者营养不良的筛查、诊断和记录[95,97]。

术后早期营养管理,CKD 受者通常在肾移植术后胃口会好转,若移植肾功能良好,鼓励受者正常进食,有助于合成代谢和促进伤口愈合,以及维持营养元素和水电解质平衡。术后远期营养管理,肾移植受者的饮食遵循普通儿童的膳食推荐:

(1)平衡膳食:食物多样,谷类为主。

(2)膳食清淡少盐,正确选择零食,少喝含糖高的饮料。

(3)膳食清淡少盐,正确选择零食,少喝含糖高的饮料。摄入的能量需注意总体营养的平衡,避免肥胖、脂质代谢紊乱和糖代谢紊乱,移植后体重增长和能量供应目标是达到生理年龄能量需求量的100%,同时也注意根据 BMI 动态调整(表 29-5)。若受者合并高血压建议低盐饮食;若受者术后肾功能减退,营养管理和术前相似,建议摄入能量达相应年龄能量需求量的 100%。根据肾功能情况调节蛋白质的摄入量,维持水电解质平衡,定期检测血脂水平[96]。移植肾功能减退者即 eGFR<60ml/ (min·1.73m$^2$) 的受者的饮食可以基本遵循 KDOQI CKD 营养临床实践指南[8],建议限制蛋白质摄入。需注意,更严格的蛋白质限制伴有显著的健康风险,轻度限制蛋白质的耐受性一般良好,不会引起营养不良,且能避免代谢性酸中毒。

表 29-5　肾移植术后儿童和青少年能量需求表

| 年龄 | 能量 / (kcal·d$^{-1}$) | 蛋白质 / (g·d$^{-1}$) | 总脂肪 / (g·d$^{-1}$) | 铁 / (mg·d$^{-1}$) | 钙 / (mg·d$^{-1}$) | 锌 / (mg·d$^{-1}$) |
|---|---|---|---|---|---|---|
| 1~3 岁 | | | | | | |
| 男孩 | 850~1 400 | 13 | 30~40 | 7 | 700 | 3 |
| 女孩 | 800~1 400 | 13 | 30~40 | 7 | 700 | 3 |
| 4~8 岁 | | | | | | |
| 男孩 | 1 400~1 900 | 19 | 25~35 | 10 | 1 000 | 5 |
| 女孩 | 1 300~1 800 | 19 | 25~35 | 10 | 1 000 | 5 |
| 9~13 岁 | | | | | | |
| 男孩 | 1 800~2 600 | 34 | 25~35 | 8 | 1 300 | 8 |
| 女孩 | 1 600~2 200 | 34 | 25~35 | 8 | 1 300 | 8 |
| 14~18 岁 | | | | | | |
| 男孩 | 2 400~3 200 | 52 | 25~35 | 11 | 1 300 | 11 |
| 女孩 | 2 000~2 300 | 46 | 25~35 | 15 | 1 300 | 9 |

**临床问题 16:儿童肾移植受者如何进行运动锻炼?**

**推荐意见 24:**在病情稳定且身体状况允许的情况下,儿童受者移植术后应尽早开始身体活动,限制久坐行为(推荐强度 C,证据等级 4)。

**推荐意见 25:**建议每天累计运动时间至少 60min,运动类型主要包括日常活动、游戏以及体育运动,根据受者年龄选择不同的运动方式(推荐强度 C,证据等级 4)。

**推荐意见说明:**

儿童受者在移植等待期和透析期间运动能力往往受限,体力活动水平较低,移植后大多数受者仍达不到各种体育锻炼指南的要求[86-87]。以运动为基础的干预措施已被证明对儿童肾移植受者的生活质量和有氧能力有积极影响[88]。多项调查研究显示,体育活动干预措施可减轻抑郁症儿童和青少年的抑郁症状,对其认知功能和学业成绩(如学校表现、记忆和执行功能)有积极影响,并可减少肥胖发生[91-92]。

根据移植肾功能恢复、伤口愈合和合并症的情况,应指导儿童肾移植受者尽早开始身体活动,限制久坐行为。儿童肾移植术后中远期建议参与的身体活动水平与推荐的年龄和合并症匹配的普通人群相似。运动类型主要包括日常活动、玩耍游戏以及体育运动,对于学龄前多鼓励积极玩耍游戏,全天处于活跃状态,以促进其生长发育;对于学龄期儿童和青少年鼓励参加有氧运动。儿童和青少年应该每周平均每天至少做 60min 中等到高强度的运动,主要是有氧运动;高强度有氧运动及增强肌肉和骨骼的运动,每周至少 3d[89-90]。不建议参加可能直接打击移植肾的运动(如跆拳道),运动项目可选择太极、游泳、健步走、跑步、羽毛球、乒乓球、健身操、团体类运动等有氧运动项目,以及哑铃、小沙袋和弹力带等抗阻力量练习(表 29-6)。

表 29-6　儿童肾移植受者身体活动项目推荐

| 日常活动 | 日常生活技能、家务劳动、积极的交通方式(步行、上下楼梯等) |
|---|---|
| 玩耍游戏 | |
| 　以发展基本动作技能为目标的游戏 | 移动类游戏:障碍跑、骑脚踏车,滑板车等 |
| | 姿势控制类游戏:推小车、扔沙包、放风筝等 |
| | 肢体精细控制类游戏:串珠子、捏橡皮泥、搭积木等 |
| 　以发展重要身体素质为目标的游戏 | 灵敏:老鹰抓小鸡、丢手绢等 |
| | 平衡:过独木桥、金鸡独立、秋千、蹦床等 |
| | 协调:攀爬、小动物爬行等 |
| 体育运动 | 体操、游泳、跑步、羽毛球、乒乓球、健身操、团体类运动等 |

久坐行为是指在教育、家庭、社区环境和交通环境中一系列以坐姿或卧姿为主要动作形式、能量消耗较低的个体行为(睡眠除外)。任何久坐行为每次持续时间均应限制在 60min 以内。屏幕时间是目前导致青少年久坐行为的主要因素。屏幕时间指使用电子媒体设备的时间,且大多数是处于坐位与卧位的情况下,建议其每天屏幕时间累计不超过 60min[93-94]。

**临床问题 17:如何提高儿童肾移植受者的社会心理适应性?**

**推荐意见 26:**建议采用以下措施:认知疗法、家庭支持、社会支持、心理疗法、运动康复、护理支持系统等(推荐强度 C,证据等级 4)。

**推荐意见说明:**

研究显示,儿童肾移植受者的心理问题发病率达 30% 以上[40]。长期就医经历、透析状态及肾移植术后长期服用免疫抑制剂等多重因素严重影响儿童移植受者的社会心理发展。常见的心理问题有抑郁情绪、烦躁、焦虑、恐惧等,持久的心理问题可表现出行为异常,例如情绪爆发和不合作行为[41-42]。持久的心理问题与肾移植后的不良结局有关,包括不依从免疫抑制治疗方案、移植失功和全因死亡率升高[43]。因此,提高心理社会适应性对于提高移植受者的治疗依从性、生活质量和结局非常重要。

认知疗法是通过改变思维和行为方法来改变其不良认知行为,达到消除不良情绪和认知行为的短程心理疗法。相关研究表明[44],针对疾病的诱因病情进展、并发症预防、治疗及护理相关知识,采用板报、杂志、图片和视频等形式对儿童肾移植受者及家属进行宣教,有助于使其建立正确的疾病认知观。另有研究显示[45],监护人积极的心态配合临床治疗,做好儿童受者的疾病和心理管理,对于改善儿童受者的病情转归具有重要意义。大多数支持来自家庭,社会其他成员是另外一个重要的支持来源,包括儿童受者的亲属、朋友、同事及邻居等周边人员给予的精神及物质上的帮助和支援。社会支持是肾移植儿童应对疾病过程中最有潜力的资源之一。多数学者认为,良好的社会支持有利于健康,劣性社会关系的存在则损害身心健康[45-46,48]。心理疗法是利用心理学知识及方法帮助儿童肾移植受者摆脱困境,舒缓情绪和减轻疾病影响的一种治疗方法。有些学者认为,通过指导儿童受者正确表达情绪、病友间相互交流及布置家庭作业等方式可使儿童肾移植受者感知乐趣,增强治疗信心[41,47]。对于严重影响儿童肾移植受者生活的心理问题,应当咨询专业的心理医师,必要时使用药物辅助控制精神症状。运动康复的具体措施可参考本指南的“儿童肾移植受者术后如何进行运动锻炼”。药物疗法常用于肾移植术后生长发育不及预期的情况,如身高显著低于同龄人,在咨询专业医师后可应用生长激素以增加身高,促进儿童受者的社会心理发展。护理支持系统是护士在接触儿童受者时提供情感支持、信息支持,对其社会心理适应发挥潜在的作用[41,44,47]。另外,健康教育是护理工作的重要内容,也是提高儿童肾移植受者生活质量的有效手段。

## 七、小结

儿童肾移植受者随访管理与移植肾功能稳定和长期存活密切相关。本指南在随访计划、移植肾功能监测、免疫抑制治疗、常见内科并发症防治和生活方式指导等五个方面,针对常见和重要的临床问题提出推荐意见,以期为临床实践提供参考,旨在提高儿童肾移植受者的随访管理水平,从而提高移植肾和受者的远期存活率。本指南是基于现有研究证据和临床经验总结而来,存在一定局限性,一些证据级别不高的临床问题将成为未来研究的方向。随着临床经验积累和临床研究深入,本指南将不断更新和完善。

**执笔作者**:丰永花(郑州大学第一附属医院),尚文俊(郑州大学第一附属医院),刘龙山(中山大学附属第一医院),王军祥(郑州大学第一附属医院),王志刚(郑州大学第一附属医院)

**通信作者**:丰贵文(郑州大学第一附属医院),尚文俊(郑州大学第一附属医院)

**参编作者**:丰翼(郑州大学第一附属医院),傅茜(中山大学附属第一医院),李军(中山大学附属第一医院),吴成林(中山大学附属第一医院),张桓熙(中山大学附属第一医院)

**主审专家**:薛武军(西安交通大学第一附属医院),蔡明(浙江大学医学院附属第二医院),朱有华(中国人民解放军海军军医大学第一附属医院),丰贵文(郑州大学第一附属医院),王长希(中山大学附属第一医院)

**审稿专家**:王振兴(山西省第二人民医院),王强(北京大学人民医院),戎瑞明(复旦大学附属中山医院),朱兰(华中科技大学同济医学院附属同济医院),刘永光(南方医科大学珠江医院),张雷(中国人民解放军海军军医大学第一附属医院),陈刚(华中科技大学同济医学院附属同济医院),林涛(四川大学华西医院),周洪澜(吉林大学第一医院),郑瑾(西安交通大学第一附属医院),项和立(西安交通大学第一附属医院),黄洪锋(浙江大学附属第一医院),崔先泉(山东大学齐鲁医院),彭龙开(中南大学湘雅二医院),董建辉(广西医科大学第二附属医院)

**利益冲突**:所有作者声明无利益冲突。

## 参考文献

[1] LOPEZ-GONZALEZ M, MUNOZ M, PEREZ-BELTRAN V, et al. Linear growth in pediatric kidney transplant population [J]. Front Pediatr, 2020, 8: 569616.

[2] FRANKE D, THOMAS L, STEFIENS R, et al. Patterns of growth after kidney transplantation among children with ESRD [J]. Clin J Am Soc Nephrol, 2015, 10 (1): 127-134.

[3] 刘喆, 赵闻雨. 肾移植患儿生长发育障碍 [J]. 肾脏病与透析肾移植杂志, 2018, 27 (6): 581-584.

[4] PARK E, LEE H J, CHOI H J, et al. Incidence of and risk factors for short stature in children with chronic kidney disease: results from the KNOW-Ped CKD [J]. Pediatr Nephrol, 2021, 36 (9): 2857-2864.

[5] FRANKE D, STEFFENS R, THOMAS L, et al. Kidney transplantation fails to provide adequate growth in children with chronic kidney disease bomsmall for gestational age [J]. Pediatr Nephrol, 2017, 32 (3): 511-519.

[6] IYENGAR A, MCCULLOCH M I. Paediatric kidney transplantation in under-resourced regions-a panoramic view [J]. Pediatr Nephrol, 2022, 37 (4): 745-755.

[7] 中华医学会器官移植学分会, 中国医师协会器官移植医师分会. 中国儿童肾移植临床诊疗指南 (2015 版)[J]. 中华

移植杂志, 2016, 10 (1): 12-23.

［8］ KDIGO clinical practice guideline for the care ofkidney transplant recipients [J]. Am J Transplant, 2010, 9 (4): S1-S155.

［9］ 杨洋, 张健, 林俊. 供者来源性细胞游离 DNA 在肾移植诊疗中的研究进展与应用 [J]. 器官移植. 2022, 13 (4): 1674-7445.

［10］ VERGHESE P S. Pediatric kidney transplantation: a historical review [J]. Pediatr Res, 2017, 81 (1/2): 259-264.

［11］ 王芳, 丁洁. 基因组时代临床医师如何做到精准诊断遗传性肾脏病 [J]. 中华儿科杂志, 2020, 58 (9): 701-704.

［12］ DEV UYS T O, KNO ERS N V, RE MUZ ZIG, et al. Rare inherited kidney diseases: challenges, opportunities, and perspectives [J]. Lancet, 2014, 383 (9931): 1844-1859.

［13］ V VAN TEA, HILDEBRANDT F. Exploring the genetic basis of early-onset chronic kidney y disease [J]. Nat Rev Nephrol, 2016, 12 (3): 133-146.

［14］ MANN N, BRAUND A, AMANN K, et al. Whole-exome Sequencing enables a precision medicine approach for kidney transplant recipients [J]. J Am Soc Nephrol, 2019, 30 (2): 201-215.

［15］ JIA RAO, HONG X U. Genetic spectrum of renal disease for 1001 Chinese children based on a multicenter registration system [J]. Clin Genet, 2019, 96 (5): 402-410.

［16］ SUSAN T VEISSI, MICHIEL F SCHREUDER. Circulating permeability factors in focal segmental glomerulosclerosis: in vitro detection [J]. Kidney Int Rep, 2022, 7 (12): 2691-2703.

［17］ CAROLIN E SADOWSKI, SUSANNE ENGELMANN. A single-gene cause in 29.5% of cases of steroid-resistant nephrotic syndrome [J]. J Am Soc Nephrol, 2015, 26 (6): 1279-1289.

［18］ HAE I L CHEONG. Genetic tests in children with steroid-resistant nephrotic syndrome [J]. Kidney Res Clin Pract, 2020, 39 (1): 7-16.

［19］ XIUJUAN ZHU, VIANHUA MAO. The clinical and genetic features in chinese children with steroid-resistant or early-onset nephrotic syndrome: a multicenter cohort study [J]. Front Med (Lausanne), 2022 (9): 885178.

［20］ JIA RAO, HONG X U. Whole-exome sequencing of a multicenter cohort identifies genetic changes associated with clinical phenotypes in pediatric nephrotic syndrome [J]. Genes Dis, 2022, 9 (6): 1662-1673.

［21］ CHAVERS B M, RHEAULT M N, GILLINGHAM K J, et al. Graft loss due to recurrent disease in pediatric kidney transplant recipients on a rapid prednisone discontinuation protocol [J]. Pediatr Transplant, 2012, 16 (7): 704-710.

［22］ ANUJA JAVA. Peri- and post-operative evaluation and management of atypical hemolytic uremic syndrome (aHUS) in kidney transplantation [J]. Adv Chronic Kidney Dis, 2020, 27 (2): 128-137.

［23］ 张宏文, 姚勇, 蛋白尿的诊断思路 [J]. 临床儿科杂志, 2020, 38 (6): 401-405.

［24］ 周建华. 蛋白尿的发生机制研究 [J]. 中国实用儿科杂志, 2016, 31 (11): 808-812.

［25］ XIAO L, NIU, YING, et al. Value of micro-proteinuria in combination with ultrasonography of the left renal vein in the diagno-sis of orthostatic proteinuria [J]. Ann Transl Med, 2019, 7 (23): 780.

［26］ BERNARDA, VTTERI, JESSICA. Hematuria and proteinuria in children [J]. Pediatrics in Review, 2018, 39 (12): 573-587.

［27］ FOGAZZI G B, EDEFONTI A, CGARICALI G, et al. Urine erythrocyte morphology in patients with microscopic haematuria caused by a glomerulopathy [J]. Pediatr Nephrol, 2008, 23 (7): 1093-1100.

［28］ MICHAEL B. Swiss consensus recommendations on urinary tract infections in children [J]. Eur J Pediatr, 2020, 180: 663-674.

［29］ DUNN SP. HORSLEN S. Solid organ transplantation in infants and children [M]. Switzerland: Springer, 2018.

［30］ FINE RN, WEBBE R SA, OLTHOFF KM, et al. Pediatric solid organ transplantation (2nd edition)[M]. UK: Blackwell Publishing Lid, 2007.

［31］ HART A, SMITH JM, SKEANS MA, et al. OPTN/SRTR 2018 annual data report: kidney [J]. Am J Transplant, 2020, 2 (1): 20-130.

［32］ 陈徐涛, 刘龙山, 傅茜, 等. 儿童移植肾穿刺病理特征分析 [J]. 中华器官移植杂志, 2017, 38 (4): 206-210.

［33］ DOBBELS F, RUPPAR T, DE CEEST S, et al. Adherence to the immunosuppressive regimen in pediatric kidney transplant recipients: a systematic review [J]. Pediatr Transplant, 2010, 14 (5): 603-613.

［34］ NEUBERGER J M, BECHSTEIN W O, KUYPERS D R, et al. Practical recommendations for long-term management of modifiable risks in kidney and liver transplant recipients: a guidance report and clinical checklist by the Consensus on Managing Modifiable Risk in Transplantation (COMMIT) Group [J]. Transplantation, 101 (4S Suppl 2): S1-S56.

［35］ VRIJENS B, DE GEEST S, HUGHES D A, et al. A new taxonomy for describing and defining adherence to medications [J]. Br J Clin Pharmacol, 2012, 73 (5): 691-705.

［36］ RODRIGO E, SEGUNDO D S, FERNÁNDEZ-FRESNEDO G, et al. Within-patient variability in tacrolimus blood levels predicts kidney graft loss and donor-specific antibody development [J]. Transplantation, 2016, 100 (11): 2479-2485.

［37］ CHERUKURI A, MEHTA R. SHARMA A, et al. Post-transplant donor specific antibody is associated with poor kidney transplant outcomes only when combined with both T-cell-mediated rejection and non-adherence [J]. Kidney Int. Jul 2019, 96 (1): 202-213.

［38］ FENNELL R S, FOULKES L M, BOCCS S R. Family-based program to promote medication compliance in renal transplant children [J]. Transplant Proc, 1994, 26 (1): 102-103.

［39］ DE GEEST S, SABATE E. Adherence to long-term therapies: evidence for action [J]. Eur J Cardiovasc Nurs, 2003, 35 (3): 207.

［40］ 舒芬华, 吴翠, 万萌, 等. 通性肾脏病患儿照顾者疾病管理体验的质性研究 [J]. 齐鲁护理杂志, 2017, 23 (15): 41-43

［41］ 刘瑞红, 刘珏, 万晶晶, 肾移植受者心理体验的研究进展 [J]. 护理学杂志, 2018, 33 (2): 109-112.

［42］ 唐漫漫, 熊琼, 任小红. 社会支持对肾移植患者生存质量影响的研究进展 [J]. 中华现代护理杂志, 2012 (9): 1103-1104.

［43］ DREW D A, WEINER D E, SARNAK M J. Cognitive impairment in CKD: pathophysiology, management, and prevention [J]. Am J Kidney Dis, 2019, 74 (6): 782-790.

［44］ HARSHMAN LA, HOOPER SR. The brain in pediatric chronic kidney dinrse the intersection of cognition, neuro maging, and clinical lt biomarkers [J]. Pediatr Nephrol, 2020, 35 (12): 2221-2229.

［45］ BEATO M. Gene regulation by steroid hormones [J]. Cell, 1989, 56 (3): 335-344.

［46］ 提高受者依从性改善肾移植预后 [J]. 中华器官移植杂志, 2018, 39 (10): 010-040.

［47］ 谭超, 吴惠坤, 王桂清, 等, 多种形式键康教育对提高肾移植患者生存质量的影响 [J]. 中华现代护理杂志, 2007 (16): 1480-1481.

［48］ PALIOCIANNIF, RAPTIS A, AHUJA S S, et al. Negative transcriptional regulation of human interleukin 2 (IL-2) gene by glu-cocorticoids through interference with nuclear transcription factors AP-1 and NF-AT [J]. J Clin Invest, 1993, 91 (4): 1481-1489.

［49］ NORTH AMERICAN PEDIATRIC RENAL TRAL SAND COL ABORTIVE STUDIES. NAPRTCS 2010 Annual Transplant Report [D]. The EMME SCor-poration 2010.

［50］ BUELL J F, CROSS T G, WOODLE E S. Malignancy after transplantation [J]. Transplantation, 2005, 80 (2 Suppl): S254-264.

［51］ YOU J, KIM M, LEE J, et al. Epstein-Barr virus infection in children with renal transplantation: a single-centre experience [J]. Nephrology, 2018, 23 (11): 1039-1045.

［52］ LADFORS S W, LINDAHL J K, HANSSON S, et al. Long-lasting chronic high load carriage of Epstein-Barr virus is more common in young pediatric renal transplant recipients [J]. Pediatr Nephrol (Berlin, Germany), 2020, 35 (3): 427-439.

［53］ ALLEN U D, PREIKSATTIS J K. Post-transplant lymphoproliferative disorders, Epstein-Barr vinus infection, and disease in solid organ transplantation: guidelines from the American Society of Transplantation Infectious Diseases Community of Practice [J]. Clin Transplant, 2019, 33 (9): e13652.

［54］ TAYLOR A L, MARCUS R, BRADLEY J A. Post-transplant lymphoproliferative disorders (PTLD) after solid organ transplantation [J]. Crit Rev Oncol Hematol, 2005, 56 (1): 155-167.

［55］ SHANNON-LOWE C, RICKINSON A B, BELL. A I. Epstein-Barr virus-associated lymphomas [J]. Philos Trans R Soc Lond B Biol Sci, 2017, 372 (1732).

［56］ WISTINGHAUSEN B, CROSS T C, BOLLARD C. Post-transplant lymphoproliferative disease in pediatric solid organ transplant recipients [J]. Pediatr Hematol Oncol, 2013, 30 (6): 520-531.

［57］ DIERICKX D, TOUSSEYN T, SACAERT X, et al. Single-center analysis of biopsy-confirmed posttransplant lympho-prolifera-tive disorder: incidence, clinicopathological characteristics and prognostic factors [J]. Leuk Lymphoma, 2013, 54 (11): 2433-2440.

［58］ CEN HBREINIG M C, ATCHISON R W, et al. Epstein-Barr virus transmission via the donor organs in solid organ trans-plantation; polymerase chain reaction and restriction fragment length polymorphism analysis of IR2, IR3, and IR4 [J]. J Virol, 1991, 65 (2): 976-980.

［59］ 中华医学会儿科学分会内分泌遗传代谢学组, 中华儿科杂志编辑委员会. 中国儿童 1 型糖尿病标准化诊断与治疗专家共识 (2020 版)[J]. 中华儿科杂志, 2020, 58 (6): 447-454.

［60］ RAHUL C, SANG J K, ESTHER D K, et al. LIncidence of hyperglycemia and diabetes and association with electro-lyte abnormalities in pediatric solid organ transplant recipients [J]. Nephrol Dial Transplant. 2017, 32 (9): 1579-1586.

［61］ 赵维刚. 肾移植术后新发糖尿病的合理血糖控制策略——北欧移植学会肾移植术后糖代谢异常诊断、管理和治疗立场声明解读 [J]. 中国医学论坛报, 2014.

［62］ PAPE L. State-of-the-art immunosuppression protocols for pediatrie renal transplant recipients [J]. Pediatr Nephrol. 2019, 34 (2): 187-194.

［63］ HÖCKER B, TONSHOFF B. Calcineurin inhibitor-free pediatric renal transplantation: a viable option？ [J]. Pacdiatr Drugs, 2011, 13 (1): 49-69.

［64］ PAPE L, AHLENSTEL T. mTOR inhibitors in pediatric kidney transplantation [J]. Pediatr Nephrol, 2014, 29 (7): 1119-1129.

［65］ HOLMBERG C, JALANKO H. Long-term effects of paediatric kidney transplantation [J]. Nat Rev Nephrol, 2016, 12 (5): 301-311.

［66］ TAINIOJ. OVIST E, HÖLTTÄ T, et al. Metabolic risk factors and long-term graft function after paediatric renal trans-plantation [J]. Transpl Int, 2014, 27 (6): 583-592.

［67］ ARGENT E, KAINER G, AITHEN M, et al. Atorvastatin treatment for hyperlipidemia in pediatric renal transplant recipients [J]. Pediatr Transplant, 2003, 7 (1): 38-42.

［68］ ALEKSANDRA Z, JELENA V, VESNA S K, et al. Characteristics of low-density and high-density lipoprotein subclasses in pe diatric renal transplant recipients [J]. Transpl Int, 2011, 24 (11): 1094-1102.

［69］ 中国儿科杂志编委会, 中华医学会儿科学分会儿童保健学组, 中华医学会儿科学分会心血管学组, 等. 儿童青少年血脂异常防治专家共识 [J]. 中华儿科杂志, 2009, 2009, 47 (6): 426-428.

［70］ STROES ES, THOMPSON PD, CORSINI A, et al. Statin-associated muscle symptoms: impact on statin therapy-European Atherosclerosis Society consensus panel statement on assessment, aetiology and management [J]. Eur Heart J, 2015, 36 (17): 1012-1022.

［71］ SUSZYNSKITM, RIZZA RIM D, GILLINGHAM KJ, etal. Antihypertensive pharmacotherapy and long-term outcomes in pediatric kidney transplantation [J]. Cln Transplant, 2013, 27 (3): 472-480.

［72］ RODRÍGUEZ FABA·O, BOISSIER R, BUDDE K, et al. European association of urology guidelines on renal trans-plantation: update 2018 [J]. Eur Urol Focus, 2018, 4 (2): 208-215.

［73］ ARBEITER K, PICHLER A, STEM BERGER R, et al. ACE inhibition in the treatment of children after renal trans-plantation [J]. Pediatr Nephrol. 2004, 19 (2): 222-226.

［74］ AL-UZRI A, YORGIN PD, KLING PJ. Anemia in children after transplantation: etiology and the effect of immuno-suppressive therapy on erythropoiesis [J]. Pediatr Transplant, 2003, 7 (4): 253-264.

［75］ GUZZO I, ATKINSON M A. Anemia after kidney transplantation [J]. Pediatr Nephrol, 2023, 38 (10): 3265-3273.

［76］ CHOUKROUN G, KAMAR N, DUSSOL B, et al. Correction of postkidney transplant anemia reduces progression of allograft nephropathy [J]. J Am Soc Nephrol, 2012, 23 (2): 360-368.

［77］ YOUNG N S. Pathophysiologic mechanisms in acquired aplastic anemia [J]. Hematology Am Soc Hematol Educ Program, 2006, 72-77.

［78］ MUDGE D W, TAN KS, MILES R, et al. A randomized controlled trial of intravenous or oral iron for posttransplant anemia in kidney transplantation [J]. Transplantation, 2012, 93 (8): 822-826.

［79］ GAFTER-GVILI A, GAFTER U. Posttransplantation anemia in kidney transplant recipients [J]. Acta Haematol, 2019,

142 (1): 37-43.

[ 80 ] GASTON R S, JULIAN B A, CURTIS J J. Posttransplant erythrocytosis: an enigma revisited [J]. Am J Kidney Dis, 1994, 24 (1): 1-11.

[ 81 ] VLAHAKOS D V, MARATHIAS K P, AGROYANNIS B, et al. Posttransplant erythrocytosis [J]. Kidney Int, 2003, 63 (4): 1187-1194.

[ 82 ] AUGUSTINE J J, KNAUSS T C, SCHULAK J A, et al. Comparative effects of sirolimus and mycophenolate mofetil on erythropoiesis in kidney transplant patients [J]. Am J Transplant, 2004, 4 (12): 2001-2006.

[ 83 ] GUERRA G, INDAHYUNG R, BUCCI CM, et al. Elevated incidence of posttransplant erythrocytosis after simultaneous pancreas kidney transplantation [J]. Am J Transplant, 2010, 10 (4): 938-942.

[ 84 ] HOFSTETTER L, ROZEN-ZVI B, SCHECHTER A, et al. Post-transplantation erythrocytosis in kidney transplant recipients-a retrospective cohort study [J]. Eur J Haematol, 2021, 107 (6): 595-601.

[ 85 ] MEKRAKSAKIT P, BOONPHENG B, LEELAVIWAT N, et al. Risk factors and outcomes of post-transplant erythrocytosis among adult kidney transplant recipients: a systematic review and meta-analysis [J]. Transpl Int, 2021, 34 (11): 2071-2086.

[ 86 ] BARTOSH S M, KNECHTLE S J, SOLLINGER H W. Campath-IH use in pediatric renal transplantation [J]. Am J Transplant, 2005, 5 (6): 1569-1573.

[ 87 ] PAINTER P, KRASNOFF J, MATHIAS R. Exercise capacity and physical fitness in pediatric dialysis and kidney transplant patients [J]. Pediatr Nephrol, 2007, 22 (7): 1030-1039.

[ 88 ] CAMILLIA G CLARK, MARJA CANTELL, SUSAN CRAWFORD, et al. Accelerometry-based physical activity and exercise capacity in pediatric kidney transplant patients [J]. Pediatr Nephrol, 2012, 27 (4): 659-665.

[ 89 ] JEAN-PHILIPPE CHAPUT, JUANA WILLUMSEN. 2020 WHO guidelines on physical activity and sedentary behaviour for children and adolescents aged 5-17 years: summary of the evidence [J]. Int J Behav Nutr Phys Act, 2020, 17 (1): 141.

[ 90 ] WHO Guidelines Approved by the Guidelines Review Committee. Global recommendations on physical activity for health [M]. Geneva: World Health Organization, 2010.

[ 91 ] GUTHOLD R, STEVENS G A, RILEY L M, et al. Global trends in insufficient physical activity among adolescents: a pooled analysis of 298 population-based surveys with 1. 6 million participants [J]. Lancet Child Adolesc Health, 2020, 4 (1): 23-35.

[ 92 ] LEE IM, SHIROMA E J, LOBELO F, et al. Katzmarzyk PT, et al. Effect of physical inactivity on major noncommunicable diseases worldwide: an analysis of burden of disease and life expectancy [J]. Lancet, 2012, 380 (9838): 219-229.

[ 93 ] EKELUND U, TARP J, STEENE-JOHANNESSEN J, et al. Dose-response associations between accelerometry measured physical activity and sedentary time and all cause mortality: systematic review and harmonised meta-analysis [J]. BMJ, 2019, 366: l4570.

[ 94 ] GUTHOLD R, STEVENS GA, RILEY LM, et al. Worldwide trends in insufficient physical activity from 2001 to 2016: a pooled analysis of 358 population-based surveys with 1. 9 million participants [J]. Lancet Glob Health, 2018, 6 (10): e1077-e1086.

[ 95 ] VERO UXM, CORONA D, SINAGRA N, et al. Nutrition in kidney transplantation [J]. Int J Artif Organs, 2013, 36 (10): 677-686.

[ 96 ] KDOQI. Clinical practice guideline for nutrition in children with CKD: 2008 update. Executive summary [J]. Am J Kidney Dis, 2009, 53 (3 Suppl 2): S11-104.

[ 97 ] 李辉, 季成叶, 宗心南, 等. 中国 0~18 岁儿童青少年身高体重的标准化曲线 [J]. 中华儿科杂志, 2009, 47 (7): 487-492.

[ 98 ] LIU K, ZHANG M Y, SUN L L, et al. A qualitative study on nutritional awareness among parents of pediatric recipients of liver or kidney transplants [J]. J Multidiscip Healthc, 2024, 17: 83-91.

# 30 儿童肾移植受者感染管理临床诊疗指南

肾移植已经成为终末期肾病儿童的首选治疗方式[1,2]，不仅能显著提升患儿的生活质量，还为其成长和发展提供基础。然而，患儿在肾移植手术后需长期服用免疫抑制药物以防止器官排斥，增加了各种机会性感染的风险。对于儿童肾移植受者来说，感染不仅是术后住院的主要原因，而且还是导致死亡的主要因素[3,4]。儿童肾移植受者在感染发生、发展、转归等方面与成人存在共性，但也有其特殊性。儿童处于生长与发展的关键阶段，其免疫系统仍在成熟过程中，尚未完全发育，这使得他们相对于成人更易受到感染的威胁[1]。与成人相比，儿童终末期肾病的原发病更多样，其中梗阻性尿路疾病是一个重要因素。这些差异导致儿童肾移植后的感染种类和发病部位与成人不同，需要采取不同的预防和治疗策略。此外，我国儿童在肾移植术后常见的机会性病原体感染与国外存在差异[5]。因此，对于我国儿童肾移植受者感染管理，必须考虑到我国的具体情况。由于对儿童肾移植术后感染的经验不如成人多。目前针对儿童肾移植术后感染，国内尚无统一、标准的临床诊断、治疗和防控策略。因此，中华医学会器官移植学分会组织了相关领域专家，基于当前可以获得的最佳证据，明确证据质量和推荐强度，并参考2019年美国移植学会（American Society of Transplantation，AST）组织编写的《实体器官移植受者CMV多瘤病毒感染》《实体器官移植受者EBV多瘤病毒感染》《实体器官移植受者BK多瘤病毒感染》[6-8]、2009年全球肾脏病预后组织（Kidney Disease：Improving Global Outcomes，KDIGO）组织编写的《KDIGO临床实践指南：肾移植受者的诊治》[9]、2022年国际儿科移植协会（International Pediatric Transplant Association，IPTA）组织编写的《儿童实体器官移植后淋巴细胞增生性疾病国际儿童器官移植学会共识指南》[10,11]等文件制订了本指南。

本指南中的儿童年龄范围与《中华人民共和国未成年人保护法》中的规定一致，定义为未满18周岁。

## 一、指南形成方法

本指南已在国际实践指南注册与透明化平台（Practice Guide Registration 2 for TransPAREncy，PREPARE）上以中英双语注册（注册号：PREPARE-2023CN884），制订过程遵循2014年《世界卫生组织指南制订手册》及2016年中华医学会《制订/修订的基本方法及程序》。

临床问题的遴选及确定：首先通过指南专家会议对临床关注的问题进行讨论，最终选择出本指南拟解决的24个临床问题，主要涉及儿童肾移植受者重要机会性病毒感染，包括巨细胞病毒（cytomegalovirus，CMV）、Epstein-Barr病毒（epstein-barr virus，EBV）以及BK多瘤病毒（BK polyomavirus，BKPyV）感染，涵盖了这些病毒的流行病学特点、检测手段、筛查策略、监测方法、诊断标准、预防措施、早期干预及疾病治疗等方面。

证据检索与筛选：按照人群、干预、对照、结局（population，intervention，comparison，outcome，PICO）的原则对纳入的临床问题进行检索，检索MEDLINE（PubMed）、Web of Science、万方数据知识服务平台和中国知网（CNKI），纳入指南、共识、规范、系统评价和meta分析，随机对照试验（randomized controlled trial，RCT）、非RCT队列研究和病例对照研究等类型的证据；检索词包括"肾移植""儿童""巨细胞病毒""BK 多瘤病毒""Epstein-Barr 病毒""移植后淋巴细胞增生性疾病""感染""发病率""筛查""风险因素""实验室检测""预防性治疗""监测""诊断""治疗""预后"等;所有类型文献检索时间为 1984 年 1 月~2024 年 4 月,主要为近 10 年文献,发表语言限定为中文或英文。

证据分级和推荐强度分级:本指南采用 2009 版牛津大学循证医学中心的证据分级与推荐强度标准对推荐意见的支持证据进行评级。

推荐意见的形成:专家组基于证据评价提供的证据,结合我国儿童肾移植的具体实际,提出了符合我国儿童肾移植受者感染管理临床诊疗的推荐意见 33 条。推荐意见达成共识后,工作组完成初稿的撰写,经中华医学会器官移植学分会组织全国器官移植与相关学科专家两轮会议集体讨论,根据其反馈意见对初稿进行修改,最终形成指南终稿。

### 二、儿童肾移植巨细胞病毒感染

巨细胞病毒(cytomegalovirus,CMV)是一种广泛存在且人群普遍易感的 β- 疱疹病毒。多项国内儿童人群研究显示[12-14],我国儿童 CMV 感染率较高,部分地区高达 90%,提示绝大部分儿童在成年前均已感染 CMV。CMV 病毒无法被完全清除,常以潜伏感染形式存在人群中。潜伏感染 CMV 病毒在免疫抑制状态人群中易再激活复制、致病。CMV 病毒感染是实体器官移植(solid organ transplantation,SOT)受者中最常见的感染之一[6]。移植后 CMV 感染可能以原发感染的形式出现,包括来自既往感染 CMV 供者器官传播、CMV 株感染,也可能由于移植前潜伏感染 CMV 病毒再激活导致。随着强效抗病毒药物面世,CMV 病的发病率有所下降。然而,CMV 通过间接免疫调节效应引起发病率和死亡率升高,导致排斥反应、慢性移植肾损伤、继发性机会性感染和恶性肿瘤的发病率增加[15]。CMV 病毒感染对受者和移植肾损伤不容轻视。与成人受者相比,儿童受者可能未形成 CMV 病毒特异性免疫,具有抵抗力差、CMV 病进展风险高的特点。此外,CMV 病毒感染临床表现异质性大,部分人群可无明显症状,部分患者临床表现从发热到器官功能损伤不等,甚至可进展为器官功能衰竭,预后较差。因此,儿童肾移植受者中的 CMV 感染需要引起重视。

临床问题 1:儿童肾移植受者是否需要接受 CMV 血清学检测?

推荐意见 1:推荐对所有受者进行 CMV 血清学检测,并根据供者 / 受者(D/R)血清学检测结果,对受者进行 CMV 感染风险分层(推荐强度 B,证据等级 2b)。

推荐意见说明:

CMV 感染是儿童肾移植术后的重要并发症之一,是患儿死亡、移植肾失功的重要危险因素。儿童肾移植受者的 CMV 感染主要包括既往受者或供者器官潜伏感染 CMV 再激活、移植后再感染等,感染风险与 CMV 潜伏感染状态和受者 CMV 特异性免疫状态密切相关。供受者既往 CMV 感染可为无症状感染,围手术期外周血 CMVDNA 检测无法辅助诊断既往感染。CMV 血清学检测是辅助诊断 CMV 既往感染和评估特异性免疫的重要工具。

CMV 血清学检测包括 CMV 抗原特异性 IgM、IgG 抗体。IgM 抗体阴性转阳性,或 2~4 周内 IgG 滴度增加 4 倍以上,提示可疑近期 CMV 感染;IgG 检测阳性提示 CMV 感染史和存在 CMV 特异性免疫,但也提示潜伏感染 CMV 再激活风险。中国人群 CMV 感染率高,CMVIgG 阳性率也较国外高[16]。多项国内儿童人群研究显示[12-14],我国儿童 IgG 阳性率高,在部分地区可高达 90%,提示绝大部分儿童在成年前均已感染 CMV。

根据供者/受者(donor/recipient,D/R)移植前 CMV IgG 状态,对受者进行 CMV 感染风险分层、预测移植后 CMV 感染风险以及指导抗病毒预防治疗具有重要意义。对于婴儿期儿童肾移植受者,移植前 CMV IgG 结果解读应当谨慎。既往研究发现,中国婴儿期儿童 CMV IgG 阳性可能与母体 CMV IgG 经胎盘传递至胎儿有关,未感染 CMV 儿童的 CMV IgG 于出生 8 个月内逐渐从阳性转为阴性,提示患者可能尚未建立 CMV 特异性免疫[17]。基于此,可考虑将移植前 CMV IgG 阳性的婴儿期儿童归入 R⁻ 分类。此外,部分供者可能无法获得 CMV IgG 结果,鉴于国内 CMV 感染率高,可考虑将此类供者归入 D⁺ 分类。D⁺/R⁻ 是儿童肾移植后 CMV 感染的高危因素。一项纳入了 239 名儿童肾移植受者的多中心队列研究发现,D⁺/R⁻ 受者移植后 CMV 感染率为 26.6%,远高于 D⁻/R⁻ 受者的 3.5%,提示 D⁺/R⁻ 配对是移植后 CMV 感染的重要危险因素。此外,D⁺/R⁺ 和 D⁻/R⁺ 受者移植后 CMV 感染率相对 D⁻/R⁻ 受者高。因此,推荐基于供受者外周血 CMV IgG 状态进行移植后 CMV 感染风险分层,D⁺/R⁻ 受者为 CMV 感染高危人群,D⁺/R⁺ 或 D⁻/R⁺ 受者为中危人群,D⁻/R⁻ 受者为低危人群。推荐根据受者 CMV 感染风险分组,选择移植后 CMV DNA 载量监测策略以及包括普遍性预防、CMV 病毒血症指征性治疗等不同 CMV 预防治疗策略,平衡感染和抗病毒药物的副作用风险[18,19]。综上所述,推荐对所有儿童肾移植受者进行 CMV 血清学检测,并尽可能获取供者 CMV 血清学检测结果;综合考虑供受者 CMV 血清学检测结果以评估受者移植后 CMV 感染风险,采取合适的 CMV 预防方案。

CMV IgG 阴性儿童受者缺乏 CMV 特异性免疫。CMV 病毒在我国儿童人群感染较广泛[13]。CMV IgG 阴性儿童肾移植受者往往缺乏 CMV 特异性免疫,社区获得性 CMV 感染概率较其他人群更高。CMV 血清学检测作为 CMV 近期感染辅助诊断和 CMV 特异性免疫评估工具,对预测 CMV 感染风险具有重要作用。对于 CMV IgG 阴性的受者,可规律监测 CMV 血清学状态。目前尚未有研究明确最佳随访检测间隔,各中心可根据供受者 CMV 血清学状态、免疫抑制强度等因素动态调整随访监测间隔。

**临床问题 2:儿童肾移植受者是否需要接受 CMV DNA 载量监测?**

**推荐意见 2:**推荐对所有受者进行 CMV DNA 载量监测,以提供预防性干预措施的依据(推荐强度 B,证据等级 2b)。

**推荐意见说明:**

CMV 病毒血症是 CMV 病毒活动性感染的标志之一,基于定量聚合酶链式反应(polymerase chain reaction,PCR),CMV DNA 监测是诊断 CMV 病毒血症的金标准,判断病毒负荷的首选方法[20]。高危供受者配对(D⁺/R⁻)、免疫抑制过强等是儿童肾移植受者移植后 CMV 病毒血症的高危因素。CMV 病毒血症是 CMV 病、受者预后不良的重要危险因素。规律监测儿童肾移植受者 CMV DNA 对于早期明确 CMV 感染、评估 CMV 病的风险、明确治疗适应证、评估治疗效果等至关重要[21]。

一项纳入 D⁺ 和 D⁻/R⁻ 儿童肾移植受者的回顾性队列研究提示,在移植后采取普遍性预防策略的受者中,移植后 CMV 感染有两个高峰期,分别是普遍性预防治疗期间和停止治疗后 3 个月内[22]。另一项研究追踪了 85 名采取普遍性预防策略的移植受者[23],发现儿童肾移植受者停止普遍性预防后,3 个月内 CMV 感染率最高,3~12 个月后较前降低。以上结果表示,即使接受普遍性预防等预防性治疗,受者移植后也存在 CMV 感染风险。综上所述,建议 D⁺、D⁻/R⁺ 受者在移植后随访监测 CMV DNA。目前国内外肾移植 CMV 防治指南和临床研究均未明确受者最佳 CMV 监测频率。鉴于儿童肾移植受者移植后早期 CMV 感染率较高,建议儿童肾移植受者在移植后早期密切监测 CMV DNA 载量,随访周期应根据供受者 CMV IgG 状态、免疫抑制强度、CMV 预防性治疗方案、既往 CMV 感染史等风险因素动态调整,若受者评估感染风险低,则可以延长复查周期。

临床需关注 D⁻/R⁻ 儿童受者术后 CMV DNA 载量监测。CMV 病毒在我国儿童人群感染较广泛[13],多项国内儿童人群 CMV 感染研究提示绝大部分儿童在成年前均已感染 CMV[12-14]。D⁻/R⁻ 受者的供者来源 CMV 感染风险低,但由于缺乏 CMV 特异性免疫,社区获得性 CMV 感染概率较其他人群更高。对 D⁻/R⁻ 受者,可在移植后规律检测 CMV 血清学等指标,若受者 CMV 血清学提示近期感染,或出现 CMV 综合征、CMV 疾病症状等,应考虑完善外周血 CMV DNA 检测,明确 CMV 感染,评估严重程度,早期启动 CMV 抗病毒治疗。目前尚未有研究明确中国 D⁻/R⁻ 儿童受者移植后检测 CMV DNA 载量的随访间隔。各中心可根据供受者 CMV 血清学状态、免疫抑制强度等因素动态调整随访监测间隔。

临床问题 3:在哪些情况下对儿童肾移植受者进行 CMV 耐药检测?

推荐意见 3:推荐在难治性 CMV 病或接受至少两周规范抗病毒治疗后 CMV DNA 载量无明显下降的情况下,对受者进行 CMV 耐药检测(推荐强度 B,证据等级 2b)。

推荐意见说明:

CMV 耐药定义为由于一种或多种病毒基因突变导致 CMV 病毒对一种或多种抗病毒药物的敏感性降低,经规范、足量的抗病毒治疗后,患者外周血病毒载量持续增加或 CMV 病症状未见好转[24]。CMV 耐药是 CMV 感染的严重并发症,是受者死亡的高危因素。当受者接受连续 2 周以上规范抗病毒治疗后,临床表现仍持续恶化或出现终末器官疾病等难治性 CMV 病表现[6],或外周血 CMV 病毒载量无明显下降,建议在排除血药浓度不足等原因后对患者进行 CMV 耐药检测[25,26]。表型检测和基因型检测是明确 CMV 耐药的重要检测方法。表型检测较为烦琐、检测耗时长;基因型检测可快速明确耐药基因具体位点,指导临床抗病毒药物方案调整,但只能检测已知耐药基因位点。各中心应根据临床需要,选择合适的检测方法。

CMV 耐药可能与 CMV 病毒的蛋白激酶 *UL97*、DNA 多聚酶 *UL54*、末端酶 *UL51* 等耐药基因突变有关,目前明确 CMV 耐药基因包括 *UL97*、*UL54*、*UL27*、*UL51*、*UL56*、*UL89* 等突变基因靶点[27]。耐药突变蛋白通过干扰更昔洛韦、西多福韦等抗病毒药物与作用靶点结合,降低抗病毒药物疗效。不同耐药基因突变干预抗病毒药物作用的机制存在差异。完善 CMV 耐药基因检测对临床抗病毒治疗方案调整具有重要指导意义。*UL97* 突变基因型是较常见的突变基因型,影响缬更昔洛韦 / 更昔洛韦作用于病毒 DNA。*UL54* 突变较为少见,可同时引起缬更昔洛韦 / 更昔洛韦、西多福韦、膦甲酸等多种常用抗病毒药物交叉耐药。其他基因位点突变如 *UL27* 可导致马利巴韦(Maribavir)耐药,*UL51*、*UL56*、*UL89* 等导致来特莫韦(Letermovir)耐药。临床实践中应根据突变基因型检测结果,调整 CMV 抗病毒方案,通过增加抗病毒药物剂量、更换抗病毒药物种类、调节基础免疫抑制强度等方式增强抗病毒治疗,尽早清除 CMV 病毒。

临床问题 4:如何对儿童肾移植受者进行 CMV 感染预防?

推荐意见 4:推荐对 D⁺/R⁻ 及 R⁺ 受者采取普遍性预防策略(推荐强度 B,证据等级 2b)。

推荐意见 5:建议对 D⁻/R⁻ 受者采取普遍性预防或 CMV 病毒血症指征性治疗策略(推荐强度 D,证据等级 5)。

推荐意见 6:推荐首选缬更昔洛韦或更昔洛韦作为受者 CMV 感染预防药物(推荐强度 B,证据等级 2b)。

推荐意见说明:

儿童肾移植受者术后 CMV 感染预防策略至关重要,规范预防可以降低移植后 CMV 感染风险和严重程度。更昔洛韦是首个获批用于治疗 CMV 感染的抗病毒药物,而缬更昔洛韦是一种口服前体药物,可在体内迅速转化为更昔洛韦起效。缬更昔洛韦和更昔洛韦均被较早应用于肾移植术后 CMV 感染的预防和治疗药物[24,27]。一项回顾性儿童受者队列研究结果显示,缬更昔洛韦 / 更昔洛韦在儿童肾移植术后 CMV 普遍性预防中表现出较强抗病毒能力,可有效降低 CMV 感染风险[18,28]。因此,推荐缬更昔洛韦 / 更昔洛韦作为儿童肾移植受者 CMV 感染预防的首选药物。

儿童肾移植受者移植后 CMV 感染预防策略包括普遍性预防和病毒血症指征性治疗。普遍性预防是指对所有受者规律使用抗病毒药物,一般在移植后早期开始,持续 3~6 个月时间不等;病毒血症指征性治疗是指在移植后对受者规律监测外周血 CMV DNA 载量,在 CMV DNA 载量达到规定阈值后立刻启动抗病毒治疗,以防止 CMV 感染进展。一项纳入了 242 例儿童肾移植受者的回顾性研究发现,对于中危($D^+/R^+$ 和 $D^-/R^+$)、高危($D^+/R^-$)受者,与病毒血症指征性治疗相比,普遍性预防与更长的无 CMV 病毒血症生存时间和更低长期估算肾小球滤过率(estimated glomerular filtration rate,eGFR)丢失相关[18]。但普遍性预防结束后,需警惕迟发性 CMV 感染等常见并发症的发生。一项纳入 100 名肾移植受者的前瞻性研究表明[29]对 $D^+/R^-$ 受者持续 6 个月使用低剂量缬更昔洛韦(450mg/d,每周 3 次)可降低移植后 1 年的迟发性 CMV 感染风险。然而,一项系统综述研究显示,儿童肾移植受者超过 6 个月以上的预防性药物治疗时间未能显著降低 CMV 感染风险,且存在副作用风险[30]。基于上述研究证据,推荐对 $D^+/R^-$ 及 $R^+$ 等中、高危儿童肾移植受者移植后进行普遍性预防。在综合评估供受者血清学配对、免疫诱导方案、机体免疫状态、药物副作用耐受程度等因素后,必要时可考虑延长 3~6 个月的普遍性预防时间,同时密切观察白细胞降低等药物副作用。与缬更昔洛韦相比,更昔洛韦的白细胞降低等副作用发生率较高,在应用更昔洛韦预防性治疗 3 个月后,若综合评估受者感染风险较低,更昔洛韦用量可减少一半。

鉴于儿童肾移植受者移植后早期 CMV 感染率较高,建议儿童肾移植受者在接受 CMV 感染预防的同时,密切监测外周血 CMV DNA 载量。可根据供受者血清学状态、免疫抑制强度、既往 CMV 感染史、预防治疗方案等因素动态评估感染风险,调整监测周期,若受者评估感染风险低,可适当延长监测周期。

目前暂未有研究明确 $D^-/R^-$ 儿童肾移植受者的移植后 CMV 预防策略。国外研究报道 $D^-/R^-$ 受者术后 CMV 感染风险低,未明确是否需要药物预防[31]。国内外移植中心对 $D^-/R^-$ 受者术后 CMV 预防策略暂未达成共识。然而,CMV 病毒在我国儿童人群感染较广泛[13],缺乏 CMV 特异性免疫是儿童受者社区获得性 CMV 感染的高危因素。各中心应综合评估供受者血清学配对、免疫诱导方案、机体免疫状态、药物副作用耐受程度等因素,对 $D^-/R^-$ 受者采取普遍性预防或 CMV 病毒血症指征性治疗策略。对于选择 CMV 病毒血症指征性治疗的 $D^-/R^-$ 儿童受者,应密切监测外周血 CMV DNA 载量。

临床问题 5:对于外周血 CMV DNA 载量升高的儿童肾移植受者,抗病毒治疗是否可以预防 CMV 病?

**推荐意见 7**:抗病毒药物治疗是预防 CMV 病毒血症进展为 CMV 病的有效方法(推荐强度 B,证据等级 2b)。

**推荐意见说明**:

外周血 CMV DNA 载量测定的敏感度高,是 CMV 病毒载量评估的重要工具。CMV DNA 载量升高可见于无症状感染、CMV 综合征或 CMV 病等,是 CMV 病进展的高危因素[32]。既往多个随机对照研究提示,当成人实体器官移植受者的外周血 CMV DNA 载量升高时,启动抗病毒治疗可以有效预防 CMV 病的发生[33]。一项对儿童肾移植受者的回顾性研究发现,143 例监测 CMV DNA 阳性即启动 CMV 抗病毒治疗的受者中,仅 1 例(0.7%)受者进展为 CMV 病[18]。对 CMV 病毒血症受者启动抗病毒治疗,是预防进展为 CMV 病的有效方法。然而目前缺乏相关临床研究明确儿童受者启动抗病毒治疗的外周血 CMV DNA 载量阈值。一项针对 $D^+R^-$ 成人肾移植受者研究的系统综述发现[34],外周血 CMV DNA 阳性时即启动缬更昔洛韦治疗,相比等待 CMV DNA 载量达到一定阈值再启动治疗,可降低发展为 CMV 病的风险。相比成人,儿童肾移植受者具有 $R^-$ 比例高、免疫力较差的特点。因此,对外周血 CMV DNA 阳性的儿童受者,综合评估治疗风险后,可考虑即刻启动 CMV 抗病毒药物治疗。疗程中应注意监测外周血 CMV DNA 载量,及时调整治疗方案。

**临床问题 6**：对于外周血 CMV DNA 载量升高的儿童肾移植受者,是否需要减量或更换免疫抑制剂?

**推荐意见 8**：当受者表现为过度免疫抑制状态、排斥风险低、或难治性 CMV 感染、耐药性 CMV 感染的情况下,推荐减量或更换免疫抑制剂(推荐强度 B,证据等级 2b)。

**推荐意见说明**：

研究表明,免疫系统过度抑制时,机体对 CMV 感染的控制能力受限,可能导致 CMV 感染进展[35]。难治性 CMV 病、耐药性 CMV 感染的治疗中,降低免疫抑制强度,使机体免疫系统清除病毒,是抗病毒治疗的重要一环。

基础免疫抑制方案调整包括减少抗代谢类药物剂量和应用哺乳动物雷帕霉素靶蛋白抑制剂(mammalian target of rapamycin inhibitor,mTORi)等。既往研究发现,在肾移植受者 CMV 病毒血症治疗中调整抗代谢类药物剂量后,未见急性排斥反应风险显著上升[36],提示减少抗代谢类药物剂量的安全性。在 CMV 病患者中,包括停用抗代谢类药物、降低 CNI 血药浓度等调整策略可以显著提高 21d 外周血 CMV DNA 清除率[37]。此外,mTORi 类免疫抑制剂有助于提高 CMV 特异性 T 细胞免疫应答,加快病毒清除。CMV IgG 阳性受者具有 CMV 特异性免疫,可能是 CMV 感染中 mTORi 的受益人群。既往研究显示[38-40],在 CMV 感染前后使用 mTORi 均可显著降低 CMV 病或 CMV 感染复发风险,且未见急性排斥、移植肾功能恶化、移植肾失功等不良结局风险升高。小规模队列研究显示[41],耐药性 CMV 感染中应用 mTORi,可以降低外周血病毒载量。综上所述,当受者表现为过度免疫抑制状态、排斥风险低、或难治性、耐药性 CMV 感染的情况下,可考虑减量或更换免疫抑制剂时,考虑采取以下措施调整基础免疫抑制方案以抑制病毒复制,包括但不限于:①降低剂量或停用抗代谢类药物[42];②使用西罗莫司、依维莫司等 mTORi[36,43]。

**临床问题 7**：如何选择治疗严重 CMV 感染的抗病毒药物?

**推荐意见 9**：对于严重 CMV 感染,建议使用静脉更昔洛韦治疗,以迅速清除病毒(推荐强度 C,证据等级 4)。

**推荐意见 10**：对于达到临床和病毒学控制的受者,推荐转换为口服缬更昔洛韦(推荐强度 B,证据等级 2b)。

**推荐意见说明**：

严重 CMV 感染指危及生命的 CMV 病,其中中枢神经系统感染、消化系统感染和肺部感染等较为常见[44]。如果患儿未能早期接受规范抗病毒治疗,疾病预后不理想。更昔洛韦是 2'- 脱氧鸟嘌呤核苷酸的类似物,在人体内通过抑制病毒 DNA 聚合酶以抑制 CMV 病毒复制,推荐经静脉输注给药。

缬更昔洛韦是更昔洛韦的前体药物,经口服给药后在体内转化为更昔洛韦,进而起到抗病毒效果。更昔洛韦和缬更昔洛韦均表现出较好的抗病毒效果,是目前 CMV 感染的一线治疗药物。

对于严重 CMV 感染患儿,使用静脉注射更昔洛韦是目前标准一线治疗方法[45-47]。更昔洛韦经静脉给药血药浓度达峰时间短,避免胃肠道吸收功能受损导致药物生物利用度降低,这对高病毒载量或者胃肠吸收功能受损的严重 CMV 感染患者尤其重要。待患儿临床症状改善,或病毒载量明显下降后,可以改为口服缬更昔洛韦治疗。一项基于口服缬更昔洛韦治疗轻 - 中度 CMV 感染的随机对照研究提示,口服缬更昔洛韦与静脉应用更昔洛韦效果相当,21d 病毒清除率分别为 77.4% 和 80.3%,组间未见显著差异[47]。口服抗病毒药物的使用为移植后的 CMV 治疗提供了便利,减少了长期住院和长期静脉输液相关的风险和不便[48]。

在使用更昔洛韦或缬更昔洛韦抗病毒治疗时,应密切监测外周血 CMV 病毒载量,根据患儿临床表现、病毒载量变化趋势等动态调整监测频率。若患儿临床症状未见明显改善或 CMV 病毒载量持续不降,可考虑行 CMV 耐药监测,及时调整更昔洛韦或缬更昔洛韦用药方案。

**临床问题 8:如何预防儿童肾移植受者的迟发性 CMV 感染?**

推荐意见 11:推荐在受者完成 CMV 抗病毒药物预防疗程后,仍规律监测外周血 CMV DNA 载量(推荐强度 B,证据等级 2b)。

推荐意见 12:建议延长 $D^+/R^-$ 等高危受者的 CMV 普遍性预防时间(推荐强度 C,证据等级 4)。

推荐意见说明:

迟发性 CMV 感染指在 CMV 预防性抗病毒治疗结束后出现的 CMV 感染,如果未能及时治疗,长期预后较差。$D^+/R^-$ 供受者配对、严重淋巴细胞减少、免疫抑制过强等因素与较高的迟发性 CMV 风险相关。

对于迟发性 CMV 感染高危人群,包括延长普遍性预防时间和治疗后监测策略等个体化 CMV 预防策略至关重要,可有效降低迟发性 CMV 感染的风险。一项包括 $D^+$ 和 $D^-/R^-$ 儿童肾移植受者的回顾性队列研究发现[22],在接受规律缬更昔洛韦预防性治疗策略的儿童肾移植受者中,30 例受者发生 CMV 感染,其中 16 例(50.3%)发生在预防性治疗停止后,停药 3 个月内是 CMV 感染高峰期。一项追踪 85 例规律缬更昔洛韦预防性治疗儿童肾移植受者的研究发现[23],预防性治疗结束 3 月内 CMV 感染率为 23%,$D^+/R^-$ 受者 CMV 病发病率为 11.4%。受者感染风险在预防性治疗结束 3 个月后降低。尚无指南、共识等明确 CMV 药物预防疗程结束后的 CMV-DNA 监测频率。一些小规模临床研究表明,较低监测频率和短期监测对于监测预防性治疗后迟发性 CMV 疾病没有临床帮助。建议对儿童肾移植受者在预防性治疗用药结束后 3 月内密切检测 CMV DNA,随后 1 年内规律筛查 CMV DNA,监测频率应根据供受者配对、免疫抑制强度等因素动态调整。

延长抗病毒预防治疗时间是预防迟发性 CMV 感染的重要措施之一。成人肾移植受者队列研究提示普遍性预防结束后实施抢先治疗策略并未能有效降低 CMV 病毒血症进展为 CMV 病风险[49]。一项纳入 100 名肾移植受者的前瞻性研究表明[29],对 $D^+/R^-$ 受者持续 6 个月使用低剂量缬更昔洛韦(450mg/d,每周 3 次)可降低移植后 1 年的迟发性 CMV 感染风险。然而,既往一项系统综述研究显示[30],儿童肾移植受者普遍性预防时间不宜超过 6 个月,更长的预防时间未能显著降低 CMV 感染风险,且存在副作用风险。基于上述研究证据,可考虑对 $D^+/R^-$ 等高危受者延长普遍性预防时间,以降低迟发性 CMV 感染风险,但需要注意普遍性预防的疗程不宜过长,并密切观察白细胞降低等药物副作用。

**临床问题 9**：儿童肾移植受者在接受抗排斥治疗后，是否需要采取 CMV 感染预防措施？

**推荐意见 13**：在受者接受抗排斥治疗后，建议采取包括外周血 CMV DNA 载量监测、预防性抗病毒药物治疗等 CMV 感染预防措施（推荐强度 D，证据等级 5）。

推荐意见说明：

排斥反应是儿童肾移植的重要并发症之一。排斥反应治疗方案包括大剂量激素冲击、抗胸腺细胞免疫球蛋白、血浆置换、利妥昔单抗等。既往研究发现，抗排斥治疗可能是 CMV 感染的高危因素[50-52]。这可能与抗排斥治疗中非特异性降低抗体滴度、杀伤免疫细胞等降低受者对 CMV 特异性免疫能力相关。目前暂未有研究明确排斥反应治疗后 CMV 病毒感染的预防方案。既往 RCT 研究表明[53]，对接受淋巴细胞清除抗体治疗的受者同时采取 CMV 抗病毒药物治疗，可以显著降低 6 个月内 CMV 病发病率，提示抗病毒药物在预防排斥治疗后 CMV 感染中的重要作用。美国移植协会建议[6]对排斥治疗后肾移植受者进行抗病毒预防，预防时间 1~3 个月不等。在儿童受者接受抗排斥治疗后，可根据供受者血清学配对、抗排斥治疗强度、CMV 特异性免疫强度、基础免疫抑制强度等因素，评估受者 CMV 感染风险，选择包括血清学检测、外周血 CMV DNA 载量等 CMV 监测措施，随访过程中动态评估感染风险、调整监测频率。对于免疫抑制治疗强度大、CMV 感染风险高的儿童肾移植受者，可考虑给予缬更昔洛韦 / 更昔洛韦的普遍性预防策略，并根据受者免疫状态、CMV 感染风险等因素动态评估普遍性预防疗程和 CMV 监测频率。

## 三、儿童肾移植 EBV 感染

EBV 属于 γ- 疱疹病毒亚家族，是一种嗜人类淋巴细胞的疱疹病毒[54]。原发性 EBV 感染指个体首次接触 EBV 病毒，通常表现为传染性单核细胞增多症，而在婴幼儿中可能无症状或表现为不典型症状。感染后，EBV 在记忆 B 细胞中建立潜伏感染，受感染者成为终身病毒携带者。不管是 EBV 原发性感染，还是再激活，均可引起淋巴细胞在体内大量增殖，进而在少数受者体内最终发展为移植后淋巴增殖性疾病（post-transplant lymphoproliferative disorder，PTLD）。PTLD 是儿童 SOT 后并发症中最常见的恶性疾病[55]。不同机构报道的 PTLD 发生率不同，可能是由于患者人群、器官种类和免疫抑制方案不同。据国外报道，儿童 SOT 后 PTLD 发病率在肾脏和肝移植中为 1%~5%，在心脏和肺移植中为 2%~10%，在肠和多器官移植中为 5%~20%[56]。早期 PTLD 的发生与以下因素有关[8]：移植时受者的 EBV 血清学阴性状态（即原发性 EBV 感染）、婴幼儿，以及接受淋巴细胞清除剂治疗。因此，针对儿童肾移植受者，PTLD 的防治显得尤为关键。

**临床问题 10**：儿童肾移植受者是否需要接受 EBV 血清学筛查？

**推荐意见 14**：推荐对所有受者进行 EBV 血清学筛查，并对其供者做 EBV 血清学筛查，根据供者 / 受者（D/R）血清学状态进行 EBV 感染和 PTLD 风险分层（推荐强度 B，证据等级 2b）。

**推荐意见 15**：对于 EBV 血清学阴性的受者，推荐移植后连续监测 EBV 血清学状态（推荐强度 B，证据等级 2b）。

推荐意见说明：

目前临床检测的 EBV 抗体包括早期抗原（early antigen，EA）、衣壳抗原（viral capsid antigen，VCA）-IgA、VCA-IgM、VCA-IgG，各移植单位根据本中心的检测项目结果判断供受者 EBV 血清学状态是否阳性。多项对儿童和成人 SOT 受者的研究发现，移植前 EBV 血清阴性是移植后早期发生 EBV 相关疾病及 PLTD 的危险因素[57-63]。移植前 EBV 血清阴性受者，在移植后发生 EBV 感染和 PTLD 的风险均增加[59,62,63]。在成人受者中,移植前血清学状态对移植后 EBV 阳性 PTLD 的影响主要集中于前 5 年,后期 EBV 阴性 PTLD 的发病率超过 EBV 阳性 PTLD,血清学状态的影响逐渐减弱[60,64,65]。在儿童受者中,移植后第 1 年内 PTLD 发病率最高,且 87% 的 PTLD 患儿移植前血清学阴性。PTLD 的第二个高峰出现在移植后第 3~5 年,移植后 5 年以上发生 PTLD 的患儿中,只有 62% 的患儿移植前血清阳性[66]。同时,也有研究认为 EBV 血清学阴性同样是移植后晚期 PTLD 发生的独立危险因素[67]。

由于供者器官传播感染,EBV D⁺/R⁻(即 EBV 阳性供者和 EBV 阴性受者)受者面临较高的 EBV 感染风险[68]。对儿童器官移植的短期随访研究发现,EBV D⁺/R⁻ 受者发生 EBV 相关疾病[57] 和 PTLD[63] 的风险高于 D⁻R⁻ 受者。EBV D⁺/R⁻ 带来的额外风险同样随时间减弱,移植后 3 年 D⁺R⁻ 和 D⁻R⁻ 受者的 PTLD 风险相当[69]。根据 EBV 血清学及病毒载量检验结果可以大致分为 3 类:①血清阴性,未感染;②血清阳性,急性感染;③血清阳性,既往感染。通过风险分层以期更好地预防和监测 EBV 相关疾病。需要注意,儿童受者由于母亲被动抗体、输注血制品等原因,可能存在血清学错误分类。

移植前 EBV 血清学阴性的受者,移植后发生血清转化通常较 EBV DNA 血症延迟,甚至血清转化时已经发展 PTLD[57,70-72]。研究发现血清转化发生在移植后 7.5 ± 2.3 个月,比 EBV DNA 血症的发生迟 4.9 ± 3.3 个月,且 19% 的患者在 EBV DNA 血症发生 1 年后都没有血清转化[57]。在血清学阳性受者中发现,血清学状态与 EBV DNA 血症无关[57,73]。因此,血清学指标不适合作为 PTLD 预防的主要监测工具,但可通过持续追踪来评估受者可能的 EBV 感染[71]。有研究将 EBV 特异性抗体的延迟产生或血清学状态不转化等特定血清学模式作为 PTLD 风险分层的依据[72,74-76],但结果推广前需要更多的研究支持。通过连续监测 EBV 血清学状态,可以早期识别 EBV 感染,及时采取预防或治疗措施,降低 EBV 阳性 PTLD 风险。

**临床问题 11:儿童肾移植受者是否需要接受 EBV 病毒载量监测?**

**推荐意见 16**:建议所有血清学阴性的受者接受 EBV 病毒载量监测,以确定 EBV 阳性 PTLD 的风险,特别是 EBV D⁺/R⁻ 的受者(推荐强度 B,证据等级 2b)。

**推荐意见说明:**

供者和受者的 EBV 血清状态是肾移植术后 EBV 感染和相关疾病发生发展的主要影响因素之一[77-80],在肾移植中尤为明显[77,81]。儿童肾移植受者中由于血清学阴性者比例更高,对 EBV 的易感性也更高[62]。对于 EBV 血清阴性的受者,接受 EBV 血清阳性供者器官是其发生 EBV 感染及相关疾病的最大危险因素。同时,通过社区感染和输注血液制品等途径,也存在感染 EBV 的风险。因此,我们建议所有的 EBV 血清学阴性的儿童受者在移植后应接受 EBV 病毒载量监测。

需要注意的是,除了肠道移植外,移植前 EBV 血清阳性的儿童发展 EBV 疾病和 PTLD 的情况较少,国际专家共识考虑到经济效益,不建议此类儿童受者常规监测 EBV DNA[10]。1 岁以下的儿童通常尚未感染 EBV,其 EBV 血清阳性很可能是来自母亲的被动抗体[82]。因此,无论其血清学表现如何,这一年龄段的儿童也应监测 EBV 病毒载量。由于 EBV 血清学状态与其他提示 EBV 感染的指标(如 EBV DNA 血症)的变化并不总是同步[57,70-72,83],移植前 EBV 血清学阴性的受者应接受持续病毒载量检测,以早期发现感染,及时采取措施。因此,应考虑对所有 EBV 血清阴性的儿童进行器官移植后的 EBV 病毒载量监测,重点关注 D⁺/R⁻ 群体。推荐对所有 EBV 血清阴性的儿童进行移植后 EBV 病毒载量监测,尤其是供者为 EBV 血清阳性而受者为 EBV 血清阴性(D⁺/R⁻)的情况。

**临床问题 12:**检测外周血 EBV DNA 可采用什么类型的标本?

**推荐意见 17:**推荐使用全血或血浆作为 EBV DNA 检测标本(推荐强度 B,证据等级 2b)。

**推荐意见 18:**推荐检测全血 EBV DNA 以早期筛查 EBV DNA 血症,检测血浆 EBV DNA 以更特异的监测治疗反应性(推荐强度 B,证据等级 2b)。

**推荐意见说明:**

监测儿童肾移植受者的 EBV DNA 时,如何选择合适的外周血标本类型及解释不同标本的结果差异,需要了解外周血中 EBV 潜伏感染或裂解性感染的细胞类型和数量、血浆中的 EBV DNA 的存在形态(循环中的细胞游离 DNA 和病毒颗粒包裹的 DNA),以及临床状态改变时上述成分如何变化。

无论是在免疫能力正常还是免疫抑制的宿主中,血浆中的 EBV DNA 几乎总是以碎片化地循环游离 DNA 存在[84-87],且主要来源于循环系统外的潜伏感染或裂解性感染的细胞,血浆中循环游离 EBV DNA 的半衰期约 2h[88],这一特性使得其测量值能够迅速反映治疗干预的效果。关于肾移植患者的研究表明,EBV 主要存在于静止 B 细胞中[89-91]。同时,宿主细胞内的病毒密度是高度可变的[92]。对持续高病毒负荷的患者,其外周血中测得的病毒载量与原位杂交检测到的 EBV 感染细胞数量存在一定相关性[93,94]。尽管全血和血浆都可用于检测 EBV DNA,但在特定临床情境中选择这两种标本类型并解读其结果时需要格外谨慎。全血标本因所需处理步骤较少和所需血量较低而成为首选的细胞标本类型(其余细胞标本类型包括白细胞、外周血单个核细胞等),病毒负荷报告单位为 IU/ml,无须标准化,然而在解读全血标本检测结果的动态变化时,需要留意是否存在显著的淋巴细胞增多或白细胞减低[95,96]。而血浆为非细胞标本,需要避免来自循环细胞中 EBV DNA 的污染,特别是当细胞病毒负荷较高时[97]。

EBV DNA 在 SOT 受者外周血中以复杂的形式存在于细胞和血浆,其比例分布随着急性和持续性感染、间歇性疾病和 EBV 相关恶性疾病的发展阶段而变化。全血标本中病毒载量的增加与血浆中的 EBV DNA 检出具有线性相关性,尽管这一相关性相对较弱[98-102]。当定性检测结果不一致时,最常观察到的模式是在全血中检测到 EBV DNA,而血浆为阴性,特别是当细胞标本类型的病毒载量较低时。细胞标本的病毒载量定量通常高于非细胞标本[99,102-105],且初次感染时病毒载量通常高于再活化感染。近期有部分研究发现血浆标本先于全血标本出现病毒定性阳性,且定量结果相近,并发现同时检测全血和血浆可能有助于优化 PTLD 预测的敏感性和特异性[100,104]。基于上述依据,推荐根据临床目标选择检测标本。如果目标是在发生 PTLD 的高风险患者中尽早发现 EBV 感染/再激活,全血样本因其更高的敏感性可能是更佳选择。在条件允许的情况下,建议同时对两种样本进行检测。如果目标是 EBV 阳性 PTLD 的早期诊断、治疗监测或复发预测,血浆可能是首选的标本类型。

**临床问题 13:**能否仅通过检测外周血 EBV DNA 监控 PTLD 的发生?

**推荐意见 19:**不能仅通过外周血 EBV DNA 检测来监控 PTLD 发生。外周血 EBV DNA 检测有助于早期发现 EBV 阳性 PTLD,但不能筛查 EBV 阴性 PTLD(推荐强度 B,证据等级 2b)。

**推荐意见说明:**

EBV DNA 定量分析对监测 PTLD 十分重要。PCR 技术能灵敏准确地测定 EBV 病毒载量,有助于早期识别可能发展为 PTLD 的高风险个体。EBV DNA 定量监测对于预测 EBV 阳性 PTLD 有一定价值,但不能完全替代传统的病理学诊断[57,106,107]。并非所有 EBV 血症阳性患者都会发展为 PTLD[57,107]。一项关于儿童肾移植多中心研究发现 EBV 负荷的程度或持续时间与 EBV 相关发病率之间没有显著关联。在 18 名 EBV 持续高负荷的患儿中,有 8 名(44%)在平均 5.3 年的随访期间保持无症状。在这些 EBV DNA 持续高负荷患儿中,绝大多数(94%)在平均 5 年的观察期内未发展为 PTLD[57]。

既往几项研究发现,儿童 SOT 后 EBV DNA 的阳性监测结果对 PTLD 的诊断特异性较差,但贯穿监测全程的 EBV DNA 血症阴性结果对移植后早期发生的 EBV 阳性 PTLD 具有良好的阴性预测价值[108-110]。一项儿童 SOT 研究发现,EBV DNA 结果作为 PTLD 诊断测试的敏感性为 69%,特异性为 76%,阳性预测值为 28%,阴性预测值为 95%[108]。EBV 阴性 PTLD(即与 EBV 无关的 PTLD)在成人 SOT 中常见,占移植后第一年 PTLD 病例的 50% 以上[54,64,111]。相比之下,一项德国儿童实体器官移植受者 PTLD 登记分析中,在移植后第一年发生的 PTLD 中,仅 11/65(16.9%)为 EBV 阴性 PTLD[66]。然而,一项多中心儿童心脏移植数据分析显示,移植后>3 年发生的 110 例非复发性 PTLD 病例中,仅 25% 的病例在诊断时血液中可检测到 EBV DNA,这些晚期病例中只有 35% 为 EBV 阳性 PTLD[67]。EBV 阴性 PTLD 患者的全血 EBV 阳性率与无 PTLD 的 SOT 受者相近[111,112],这些患儿血浆中几乎检测不到 EBV DNA,即使能够检测到,也仅短暂地呈现出低水平拷贝。当 PTLD 临床诊断明确时,EBV DNA 检测结果能区分 EBV 阳性 PTLD 和 EBV 阴性 PTLD[111,112]。

总体而言,虽然通过监测外周血 EBV DNA 来监控 PTLD 的发生具有一定的价值,但不能仅依赖此方法。对于出现发热、局部或全身淋巴结肿大,以及移植肾或其他器官(如胃肠道、肺、皮肤、肝脏、中枢神经系统等)局灶性病变,或出现无法解释的发热、盗汗、体重减轻、乏力、厌食、嗜睡、咽痛等非特异性症状的患儿,应考虑 PTLD 的可能性,并及时进行影像学检查(如淋巴结超声、消化道内镜、CT、MRI、PET-CT 等)或进行组织学诊断,具体可参考《中国肾移植受者 EB 病毒感染和移植后淋巴组织增生性疾病临床诊疗指南》。

**临床问题 14:EBV 病毒载量升高时,能否减少免疫抑制剂?**

推荐意见 20:当受者表现为过度免疫抑制状态、排斥反应风险不高时,建议减少免疫抑制剂(推荐强度 D,证据等级 5)。

推荐意见说明:

通过减少免疫抑制防治 EBV 感染和 PTLD 的最高等级证据来自肝移植受者的研究,通过减少或停止免疫抑制方案成功治疗 PTLD[113]。另有研究通过定量核酸扩增(nucleic acid testing,NAT)对 EBV 进行前瞻性的纵向观察,早期发现感染并相应地减少免疫抑制药物可显著降低 PTLD 的发生率[63,114,115]。有研究发现,8 例肝移植受者完全停止免疫抑制与无 PTLD 确诊相关,不过 EBV DNA 血症可持续存在[106]。需要注意,一般认为同种异体肝移植具有更好的免疫耐受性,因此能对这一人群采取更积极地减少免疫抑制策略。研究发现在使用他克莫司作为主要免疫抑制剂的儿童肾移植受者中,通过优化免疫抑制的使用可以减少 PTLD 的发生[116]。通过 PCR 监测血液中 EBV DNA 水平能简单有效地早期诊断 EBV 感染[117]。与其他实体器官受者相比,肾移植受者的 PTLD 发病率较低[118]。这类受者发生 PTLD 前通常发生 EBV DNA 血症,当患者表现出 EBV DNA 血症,应综合患者免疫状态以及排斥反应风险考虑采取减少免疫抑制策略。尽管支持其有效性的证据有限,目前许多中心仍然采取预防性减少免疫抑制策略来管理 EBV 相关并发症。在已发表的相关研究中,策略集中于结合减少免疫抑制和其他干预措施,特别侧重于评估抗病毒和 IVIg 治疗的效果[117-119]。虽然专家组认为 EBV 病毒载量升高时,对儿童肾移植受者采取减少免疫抑制策略能够产生积极作用,但证据有限需谨慎;当受者表现为过度免疫抑制状态、排斥反应风险不高时,减少免疫抑制剂的安全性更高。

**临床问题 15：EBV 病毒载量升高时，抗病毒治疗能否预防 EBV 疾病（包括 PTLD）？**

推荐意见 21：尚无证据支持使用抗病毒治疗预防 EBV 疾病（包括 PTLD）（推荐强度 B，证据等级 2b）。

推荐意见说明：

抗病毒治疗预防 PTLD 的作用存在争议[120]。目前相关临床数据主要来自儿童肝移植。一项回顾性研究分析了 44 名儿童肝移植受者使用预防性抗病毒治疗结合减少免疫抑制治疗对 EBV DNA 载量升高的影响，研究发现 4 名受者病毒载量下降，但有 5 名受者发展为 PTLD 或 Burkitt 淋巴瘤[121]。另一病例系列研究发表了 12 名儿童肝移植受者数据，研究对初次 EBV 感染受者和慢性高病毒载量受者予预防性伐昔洛韦治疗，仅有 1 名受者治疗后清除了 EBV 病毒[122]。一项回顾性研究纳入了 47 例肝移植后接受伐昔洛韦治疗 EBV DNA 血症的儿童，26 名受者接受了 30d 抗病毒治疗，10 名受者治疗后初期出现病毒载量下降，但其中 8 名受者 EBV DNA 血症复发；42 名受者（包括之前接受 30d 抗病毒治疗者）接受了长期治疗直至病毒载量无法检测，其中 20 名受者在治疗期间复发，多数受者对长期治疗没有反应[123]。另一项针对儿童肝移植受者的研究对比了 18 名 EBV D+/R- 受者（即 EBV 高风险受者）与 22 名非高风险组受者。这项研究不仅对受者实施了长期的预防性抗病毒治疗，而且一旦检测到 EBV DNA 血症，就会降低他克莫司用量，并静脉注射更昔洛韦。研究结果显示，在 EBV 高风险组中有 1 例受者发生了 EBV 疾病（即单核细胞增多症样综合征），而在其他受者中有 2 例发生了 PTLD，这些病例在停用他克莫司后得到缓解。作者认为研究中的治疗方案可降低 PTLD 发病率，但由于研究中两组受者均接受他克莫司减量方案，因此难以判断抗病毒药物的实际效果[124]。最后，一项纳入上述四项研究之二[121,122]的 meta 分析评估了预防性抗病毒治疗的影响，结果没有发现支持预防性抗病毒治疗的证据[120]。

暂无儿童肾移植受者的抗病毒治疗预防 EBV 疾病的研究，但有研究纳入了 28 名儿童肾移植受者，其中 20 人接受了伐昔洛韦或更昔洛韦预防。在一年的随访期结束时，接受预防的儿童中有 45% 患有原发性 EBV 感染，而未接受预防的儿童则为 100%[125]。此外，也有研究报道了预防性使用缬更昔洛韦与儿童肾移植中 EBV 感染率降低无关[126]。可见，对于抗病毒药物的使用是否能预防 EBV 感染尚存在争议。综上，基于目前研究不推荐在 EBV 病毒载量升高时使用抗病毒药物预防 EBV 疾病。

**临床问题 16：EBV DNA 血症的儿童肾移植受者，是否常规使用利妥昔单抗预防 EBV 疾病（包括 PTLD）？**

推荐意见 22：不建议对 EBV DNA 血症的儿童肾移植受者常规使用利妥昔单抗预防 EBV 疾病（包括 PTLD）（推荐强度 D，证据等级 5）。

推荐意见说明：

最近一项来自国外的调查发现，14.5% 的欧洲受访中心使用利妥昔单抗作为 PLTD 的预防性治疗，且在儿科中心更为常见（62.5% vs. 6.5%；$P<0.001$）[127]。然而，关于单克隆抗体在 SOT 受者中预防疾病进展的效果的数据仍然很少。在一项针对儿童肾移植受者的病例系列研究中[128]，探讨了 13 名患有持续性 EBVDNA 血症儿童的治疗策略，其中 5 名患儿接受了预防性利妥昔单抗治疗，有 2 名（40%）在研究期间成功清除了 EBV DNA 血症，而在未接受预防性利妥昔单抗治疗的 8 名患儿均成功清除了 EBV DNA 血症。值得注意的是，在接受利妥昔单抗治疗的组别中，没有患儿出现新生供体特异性抗体（donor-specific antibodies，DSA），而在未使用预防性利妥昔单抗治疗的患儿中，有 4 名出现了新生 DSA。这项研究结果突出了在管理持续性 EBV DNA 血症时，预防性利妥昔单抗治疗在清除

EBV DNA 血症方面的效果相比未使用此预防性治疗的患儿作用较为有限,但可能对防止新生 DSA 形成有益。另外一项纳入了 26 名儿童肾移植的研究[129],发现预防性使用利妥昔单抗可以短期内降低 EBV DNA 载量,但 DNA 血症复发较为常见。此外,一项针对儿童心脏移植受者的小型回顾性研究中,对 6 例发生初次 EBV DNA 血症的受者给予利妥昔单抗治疗,在 5 名受者中有效地降低了病毒载量。值得注意的是,该研究使用利妥昔单抗同时减低了免疫抑制药物使用[130]。另一项对 34 名 EBV D⁺R⁻ 成人肾移植受者随访一年的队列研究中,6 人在出现 PTLD 临床表现之前接受了预防性利妥昔单抗治疗。其中 5 名在接受单次利妥昔单抗后清除了 DNA 血症,第 6 名受者在接受第二剂利妥昔单抗后也清除了 DNA 血症[131]。接受利妥昔单抗治疗的同时降低了免疫抑制剂的剂量,这部分患者均未诊断出 PTLD。相较之下,在没有使用预防性利妥昔单抗治疗的病毒血症患者中,有 4 例被确诊为 PTLD[131]。第三项研究是纳入 299 名成人心脏移植受者的前瞻性单中心队列,对减少免疫抑制治疗无效的 EBV DNA 血症受者予单次利妥昔单抗治疗[132]。在该队列中,1 名受者可疑诊断 PTLD,1 名受者明确诊断 PTLD(发病率 0.67%)。排斥反应发生率未增加。与既往未使用利妥昔单抗的数据相比,该队列中 PTLD 发病率降低($P=0.03$)。

利妥昔单抗治疗 EBV DNA 血症的风险主要在于低丙种球蛋白血症和严重感染的风险增加[133,134]。而在一项对成人肾移植术后 6 个月内感染并发症的回顾性研究中,接受利妥昔单抗治疗的 34 名受试者的感染率为 48%,而未接受利妥昔单抗治疗的对照组感染率为 11%,不过二者差异无统计学意义。利妥昔单抗组感染包括皮肤和软组织感染($n=8$)、血液感染($n=5$)、食管炎($n=3$)、腹膜炎($n=3$)、肺炎($n=1$)、结肠炎($n=1$)[135]。但是在 SOT 受者中,利妥昔单抗作为预防性治疗措施的不良反应尚未报道。以上研究表明利妥昔单抗在预防 PTLD 的效果仍存在争议。尽管治疗后 EBV 病毒载量会出现下降,但存在 EBV 病毒反弹现象。此外,仅仅降低病毒载量并不是一个理想的治疗目标。因此,鉴于当前研究数据相对有限,不建议常规使用预防性利妥昔单抗治疗。然而,预防性使用利妥昔单抗作为一种治疗策略,尤其是在高度怀疑 PTLD 的患儿中,是一个值得探究的研究方向,未来需要更多研究以验证预防性使用利妥昔单抗的有效性和安全性。

**临床问题 17:PTLD 患者是否应减少免疫抑制剂?**

**推荐意见 23:**推荐除排斥反应发生风险高外,所有 PTLD 患者的初始治疗中应包括降低免疫抑制强度(推荐强度 B,证据等级 2b)。

**推荐意见说明:**

减少免疫抑制的主要目的是重建儿童肾移植受者的 T 细胞功能,控制淋巴增殖。然而,这种调整有时可能会引起移植器官的排斥反应。来自成人 SOT 的前瞻性研究显示,接受减少免疫抑制治疗的患者部分应答率为 6%(1/16),完全应答率为 0。值得注意的是,这项由 16 名成人肾移植受者参与的试验中,移植物排斥率高达 38%[136]。在儿童 SOT 受者中,对单纯减少免疫抑制反应较差的因素包括 CD20 或 EBV 阴性、晚期 PTLD,以及中枢神经系统受累或具有 Burkitt 或霍奇金形态的 PLTD[137]。目前,在儿童肾移植受者中常用的免疫抑制方案包括钙调磷酸酶抑制剂(如他克莫司或环孢素)、抗细胞增殖药物(如吗替麦考酚酯、硫唑嘌呤)以及不同剂量的泼尼松。然而,尚不清楚是否何种免疫抑制方案对 PTLD 更具防治作用。一些研究认为,由于 mTORi 的抗增殖作用,其使用可能降低 PTLD 风险。但其他研究表明,引入 mTORi 可能会增加 PTLD 的风险[138-140]。值得注意的是,研究发现目标他克莫司谷浓度较高的患者中 PTLD 的风险增加[141]。

在一项纳入 82 名儿童肾移植受者的研究中[142],在平均 $4.0 \pm 0.2$ 年的随访期间,PTLD 的发生率为 9%。所有 PTLD 患儿确诊后都采取了暂停免疫抑制治疗的措施,没有出现死亡或短期内移植物失功的情况。此外,另一研究纳入了 81 名接受肾移植的儿童[143],在平均 3.9±2.3 年的随访期间,10 名儿童发展为 PTLD,所有 PTLD 患儿均暂停或减少了他克莫司的使用。其中有一例在治疗后发生了轻度急性细胞排斥反应,随后治疗方案调整为较高剂量的他克莫司。在随后的 3±2.5 年随访期间,包括该患儿在内,没有任何因 EBV 相关疾病、PTLD 或恶性淋巴瘤而失去同种异体移植物或经历肾功能衰竭的病例。这些研究结果表明,对于儿童肾移植受者,减少免疫抑制作为 PTLD 初始治疗方案是安全有效的。因此,目前的治疗策略倾向减少总体免疫抑制水平,以降低 PTLD 的风险。这种做法强调了在维持移植物存活的同时,通过精细调整免疫抑制策略来最小化 PTLD 风险的重要性。

临床问题 18:利妥昔单抗能否用于 PTLD 的治疗?

推荐意见 24:建议利妥昔单抗作为一线药物纳入 CD20 阳性 PTLD 的综合治疗(推荐强度 C,证据等级 4)。

推荐意见说明:

PTLD 是儿童肾移植术后严重的并发症,涉及多种病理生理机制。超过 90% 的儿童 PTLD 是由于免疫抑制和 T 细胞免疫监视减弱,导致 EBV 阳性 B 细胞增殖所致[144]。在 EBV 阳性的 PTLD 中,EBV 病毒感染循环 B 细胞,激活与病毒生命周期相关的一系列基因表达,包括初级潜伏膜蛋白(LMP1、2A-B)和 EBV 核抗原(EBNA1、2、3A~C)。这些病毒蛋白质通过干扰细胞的正常调节途径,促进细胞增殖和抑制程序性细胞死亡,从而导致 B 细胞的异常增殖[145]。研究发现大多数 EBV 相关的 PTLD 源自 B 细胞并表达 CD20 蛋白,为治疗提供了新的靶点[146]。利妥昔单抗是一种针对 B 细胞表面蛋白 CD20 的第一代嵌合单克隆抗体,可改善 CD20 阳性非霍奇金淋巴瘤的预后[147]。

成人器官移植研究表明,利妥昔单抗单药治疗的缓解率为 44%~79%,完全缓解率为 20%~55%[144]。关于儿童肾移植受者利妥昔单抗单药治疗 PTLD 的数据较少。一项小型的儿童 SOT 研究中[148],利妥昔单药治疗完全缓解率为 70%~75%。另外一项仅限于儿童肾移植受者的研究[149]表明,利妥昔单抗单药治疗或与化疗结合使用,能够保持良好的移植肾存活率。另一项针对儿童肾移植受者研究中[150],报道了 3 名 PTLD 患儿的诊疗经过,所有 3 名患者均降低了免疫抑制强度,其中两名接受利妥昔单抗治疗,均展现出了良好的治疗反应[150]。尽管利妥昔单抗在治疗 PTLD 中显示了积极效果,其最佳治疗方案和监测策略仍需进一步研究。例如,治疗的最佳起始时间、适宜剂量及疗程长度,以及如何有效结合免疫抑制剂和利妥昔单抗,仍是未来研究的关键问题。

临床问题 19:能否仅通过外周血 EBV 病毒载量变化来监测 PTLD 的治疗反应?

推荐意见 25:不推荐仅通过外周血 EBV 病毒载量变化来监测 PTLD 治疗的反应性,特别是对于接受利妥昔单抗或其他抗 B 细胞治疗的 PTLD 儿童,仅监测 EBV DNA 血症可能会产生误导(推荐强度 B,证据等级 2b)。

推荐意见说明:

在监测 PTLD 治疗反应的过程中,监测外周血 EBV 病毒载量变化的适用性和有效性有限。研究报道了 7 名确诊 EBV 阳性 PTLD 儿童肝移植受者,观察到在治疗初期(包括降低免疫抑制、静脉注射更昔洛韦),外周血单核细胞中 EBV DNA 清除与临床反应同时发生,但在疾病未复发的情况下,病毒载量频繁反弹。外周血中的 EBV 病毒载量变化并不一定反映疾病的活动状态[151],单一监测这一指标可能产生误导。

另一项关于 SOT 的研究发现[152],接受利妥昔单抗治疗的患者病毒负荷几乎立即显著下降,这种下降甚至发生在 PTLD 进展的患者中。因此,尽管利妥昔单抗治疗后 EBV 负荷显著下降,但这并不直接反映 PTLD 的临床治疗效果。此外,在 SOT 和造血干细胞移植人群中,大量数据表明,相比含有细胞的样本,血浆样本中的病毒载量与临床反应的相关性更好,特别是当患者接受了利妥昔单抗治疗时[100,111,112,152-154],也因此可能更适合用于监测治疗反应和预测复发。基于这些发现,我们不建议仅依赖外周血 EBV 病毒载量变化来评估 PTLD 治疗反应,特别是对于接受利妥昔单抗或其他抗 B 细胞治疗的患者。选择适当的监测方法对于准确评估治疗效果、指导临床决策以及优化患者管理至关重要。治疗反应监测通常涉及一系列临床和实验室评估,包括但不限于血液学检查、生化指标、影像学评估以及必要时的组织病理学确认。通过这些监测手段可跟踪 PTLD 治疗进展,评估患者对治疗的反应,及时发现任何潜在的复发迹象或治疗相关的并发症。特别是影像学评估,如 PET/CT,在评估治疗反应和疾病控制方面发挥着重要作用。此外,随着生物标志物研究的进展,这些标志物的监测在未来可能会为 PTLD 的治疗反应评估提供更为精细化的指标。

## 四、儿童肾移植后 BKPyV 感染

BKPyV 是多瘤病毒科、多瘤病毒属的一员[155]。在儿童肾移植受者中,BKPyV 及其引发的 BKPyV 肾病(BK virus-associated nephropathy,BKPyVN)是重要并发症。儿童 BK 多瘤病毒感染在几个方面与成人不同。研究发现年龄是 BKV 病毒血症和 BKPyVN 发展的独立预测因素,移植年龄越小,感染风险越高[156]。儿童受者在移植时更有可能呈 BKPyV 血清阴性[157],这可能会增加移植后病毒复制的风险、严重性和持续时间[157-160]。泌尿生殖系统异常是儿童终末期肾病的重要原因[161],这些异常是否增加病毒重新激活的风险尚不清楚。儿童供受者不匹配时,供肾相对较小则产生高滤过损伤,可能增加 BKV 感染风险;供肾相对较大则在早期损伤阶段血肌酐不升高而延误 BKPyVN 诊断。总之,儿童肾移植受者的 BK 多瘤病毒管理需要综合性策略,需充分考虑该人群的独特风险因素和临床表现。早期识别和主动管理策略对于减轻 BKPyV 的影响、确保移植物长期存活至关重要。

临床问题 20:儿童肾移植受者感染 BKPyV 的风险是否高于成人受者?

推荐意见 26:儿童肾移植受者感染 BKPyV 的风险高于成人受者(推荐强度 B,证据等级 2b)。

推荐意见说明:

血清流行病学的调查表明,BKPyV 的原始暴露多数发生在儿童时期[162]。同时,在儿科肾移植受者人群中,缺乏 BKPyV 特异性细胞和体液免疫的比例较高[157,160],这可能会导致 BKPyV 引起的感染和相关疾病的风险增加。欧洲儿科肾移植合作计划的一项研究[156]发现,年龄较小的肾移植受者(年龄每减少一岁,风险比上升 1.1 倍)是 BKPyV DNA 血症和 BKPyVN 发生的一个独立风险因素。研究显示[163]在儿童肾移植受者中,BKPyV DNA 血症的发生率在移植后的第一年达到最高(33.4%),明显高于一般肾移植人群(12%)[164]。进一步分析显示,大约 16% 的患儿出现了推定 BKPyVN(持续三周以上高水平的血浆 BKPyVDNA 负荷),而 5% 的患儿出现活检证实 BKPyVN。这些数据表明,与成人相比,儿童肾移植受者中 BKPyV 相关疾病的发生率和严重程度更高。另一项来自北美儿科肾脏试验和合作研究的数据表明[165],在诊断 BKPyVN 后的平均 24 个月内,移植物失功率高达 16.7%。这一数据强调了 BKPyV 感染对儿童肾移植受者移植肾功能稳定性的潜在负面影响,以及对患儿生存质量的威胁。

因此,对于儿童肾移植受者来说,BKPyV 的管理策略至关重要。通过定期监测 BKPyV DNA 和早期诊断,适时调整免疫抑制治疗方案,可以有效减少 BKPyV 感染的发生和进展,从而保护移植肾功

能,提高患儿的生存率和生活质量。

临床问题 21:儿童肾移植受者是否需要接受 BKPyV DNA 监测?

推荐意见 27:推荐所有儿童肾移植受者接受 BKPy DNA 监测(推荐强度 B,证据等级 2b)。

推荐意见说明:

相较于成人肾移植受者,儿童肾移植受者群体中缺乏针对 BKPyV 特异性细胞和体液免疫反应的情况较为普遍[157,160],这一现象可能增加 BKPyV 感染及其相关疾病的风险。因此,对于儿童肾移植受者而言,进行 BKPyV DNA 监测十分重要。一项纳入 106 名儿童肾移植受者的长期研究[166](平均随访期为 4.5 年)发现,接近三分之一(30.2%)的患儿出现了 BKPyV 血症,而其中 6.6% 的患者经历了更为严重的 BKPyVN。这一研究强调了 BKPyV 感染对肾移植后受者的潜在威胁,以及采取预防措施的重要性。定期监测 BKPyV DNA 可以早期识别患儿病毒复制的迹象,从而允许医师及时调整患儿的免疫抑制治疗方案。通过这种预警机制,可以显著降低 BKPyV 相关疾病(例如 BKPyVN)的风险,从而维护移植肾的功能。一项纳入 31 例儿童肾移植受者的研究发现[167],通过定期筛查尿液和血浆中的 BKV DNA,可以早期发现 BKPyV 感染,并及时通过减少免疫抑制剂的使用,从而减少了移植肾失功的风险。另一项针对成人肾移植受者的研究[168]进一步证实了这一观点,研究发现通过对血液中 BKPyV DNA 进行筛查,可以在移植肾出现显著功能障碍前,识别出绝大部分高风险 BKPyVN 患者。因此,采用 BKPyV DNA 监测作为常规策略,并基于结果及时调整免疫抑制剂的使用,是一种有效地保护移植肾功能的手段。

临床问题 22:BKPyV DNA 监测的标本类型?

推荐意见 28:建议检测外周血血浆和尿液中的 BKPyV DNA(推荐强度 B,证据等级 2c)。

推荐意见 29:可同时监测血浆和尿液 BKPyV DNA;也可先监测尿液 BKPyV DNA,若其升高至一定水平再同时监测血浆 BKPyV DNA(推荐强度 B,证据等级 2c)。

推荐意见说明:

如何选择 BKPyV DNA 监测的标本类型,需要深入了解 BKPyV 感染的病理生理学过程。BKPyV 的原发感染通常发生在幼儿期,感染后该病毒在宿主体内的特定细胞类型,尤其是肾脏上皮细胞中,形成潜伏感染状态[164]。免疫抑制可能引发这些潜伏感染的活化,从而触发病毒的复制和相关的细胞病理作用,导致肾小管上皮的损害和持续性的炎症反应。BKPyV 重新激活后,首先在尿路上皮中进行高水平复制,并通过尿液排出体外,引起 BKPyV 尿症;在严重的情况下,病毒可能进入血液循环,引起 BKPyV 血症。随着疾病的发展,BKPyV 可能逆行感染至肾小管上皮细胞,造成细胞的裂解和坏死,并伴有不同程度的炎症细胞浸润,最终导致 BKPyVN,在严重的情况下可能导致移植肾功能丧失。

目前对 BKPyV 感染的诊断主要依赖于 PCR 检测 BKPyV DNA。研究发现[169],当血浆中 BKPyV DNA 达到特定阈值时,其预测 BKPyVN 的敏感性和特异性分别达到了 100% 和 96%,阳性预测值为 50%,而阴性预测值则为 100%。同样地,尿液 BKPyV DNA 检测预测 BKPyVN 的敏感性为 100%,特异性为 92%,阳性预测值为 31%,阴性预测值也是 100%。此外,另一项队列研究进一步证实了尿液和血浆中 BKPyV DNA 在 BKPyVN 诊断中具有较高的阳性和阴性预测值。该研究认为尿液中 BKPyV DNA 定量超过 2 500 拷贝 /ml 是 BKPyV 血症和 BKPyVN 的早期标记物[170],以上研究均强调了 BKPyV DNA 作为 BKPyVN 诊断标记物的重要性。

欧洲儿童肾脏病学会(European Society for Paediatric Nephrology,ESPN)开展的一项调查研究

显示,BKPyVN 每年影响到 1%~5% 的患儿,其治疗成功率介于 30%~60% 之间,而移植物失功率约 10%。90% 以上的医师会进行 BKPyV DNA 定量负荷检测,其中 26% 的医师仅监测尿液,37% 仅在血浆中进行筛查,而同时在尿液和血浆中进行筛查的比例也为 37%[171]。考虑到成本因素,监测尿液中的 BKPyV DNA 可以作为首要步骤,如果其水平持续上升至一定水平(如 BKPyV DNA 载量 >10^6 copies/ml 或 >10^7 copies/ml)再考虑同时监测血浆中的 BKPyV DNA。研究表明,在 BKPyVN 发病率较高的移植中心,直接进行血浆 BKPyV DNA 的筛查,并及时调整免疫抑制剂的使用量,可以显著降低患者 BKPyVN 进展的风险[172]。这些发现强调了在 BKPyV 感染和 BKPyVN 的管理中,综合应用多种监测手段的重要性,以及对策略的持续优化以提高诊断的准确性和及时性。

临床问题 23:移植后 BKPyV DNA 监测的开始时间和频率?

推荐意见 30:建议移植后 7~14d 内检测 1 次 BKPyV DNA(推荐强度 D,证据等级 5)。

推荐意见 31:建议移植后 1 个月时检测 1 次 BKPyV DNA,其后每个月检测 1 次至移植后 9 个月,然后每 3 个月检测 1 次至移植后 3 年(推荐强度 B,证据等级 2c);此后每年检测 1~2 次(推荐强度 D,证据等级 5)。

推荐意见说明:

儿童肾移植受者 BKPyV 感染的临床过程与成人在多个方面存在差异[173]。儿童受者在进行肾移植时更可能表现出 BKPyV 的血清阴性状态[157],这一差异可能会增加他们在移植后感染病毒的风险、病毒复制的严重程度以及持续时间[156,158-160]。此外,来自供者的 BKPyV 感染[174] 以及潜伏的 BKPyV 感染[164] 的重新激活,在儿童肾移植受者中容易导致早期的 BKPyV 感染。

考虑到儿童肾移植受者的 BKPyV 感染的特点,我们建议在成人肾移植受者检测方案的基础上(参见《肾移植受者 BK 多瘤病毒感染临床诊疗指南》),进行更早期的监测及在后期更频繁的监测。研究发现[175],儿童造血干细胞移植术后尿液和血浆样本中首次出现 BKPyV DNA 的中位时间分别为 11d 和 32d。儿童肾移植受者在进行肾移植时更可能处于 BKPyV 血清学阴性状态,缺乏 BKPyV 特异性免疫力。同时,部分年龄较大的儿童遗体供者由于曾感染 BKPyV 并且 BKPyV 已经在肾脏中潜伏。免疫抑制状态下,儿童肾移植受者发生 BKPyV 相关供体来源感染的可能性更大。基于这些观察,我们建议在移植后的第 7~14 天内进行一次 BKPyV DNA 的筛查,以早期识别和管理可能的 BKPyV 感染。此外,一项来自欧洲的大规模儿童肾移植研究进一步揭示[156],在移植后的 5 年内,约 15.8% 的患儿出现了 BKPyVN,而 36.7% 的患儿观察到 BKPyV DNA 血症。值得注意的是,约 9.6% 的患者在移植后的第二年之后才出现病毒血症,表明儿童肾移植受者在移植后 2 年仍然面临 BKPyV 感染的风险。鉴于上述研究结果,我们建议延长儿童肾移植受者的 BKPyV 监测时间,即在移植后 9 个月后,每 3 个月检测 1 次至移植后 3 年,此后每年检测 1~2 次。这一策略旨在基于儿童独特的生理和免疫特点,通过更早期的监测和延长的监测时间,为儿童受者提供早期诊断和及时治疗,以避免移植物功能丧失的风险。

临床问题 24:儿童肾移植受者感染 BKPyV 能否使用静脉免疫球蛋白作为辅助治疗?

推荐意见 32:静脉免疫球蛋白不建议作为常规辅助治疗(推荐强度 C,证据等级 4)。

推荐意见 33:经最大程度地调整免疫抑制剂持续数周至数月,仍有 BKPyV DNA 血症 / 可疑 BKPyVN、推定 BKPyVN 或已证实 BKPyVN 或移植肾功能减退,推荐使用静脉免疫球蛋白作为辅助治疗(推荐强度 B,证据等级 2b)。

推荐意见说明:

在管理儿童肾移植受者 BKPyV 感染过程中,将 IVIg 纳入治疗方案需谨慎考虑多种因素。儿童患者的免疫系统和生理特性与成人存在显著差异,导致他们对治疗的响应也不尽相同。当前研究和实践倾向于首选减少免疫抑制剂剂量的策略来降低 BKPyV 复制风险。此策略基于减少免疫抑制,提高机体自然的抵抗力和清除病毒的能力[176]。然而,对于某些患儿来说,即便实施了该策略,其病情仍难以获得有效控制。在这种情况下,考虑将 IVIg 作为辅助治疗手段。IVIg 是从健康捐献者的血浆中提取的免疫球蛋白,能够增强机体的免疫响应[177]。虽然 IVIg 在治疗其他病毒性感染和自身免疫疾病中已展现出其潜力,但在 BKPyV 感染的治疗应用方面,其有效性和适应证仍需进一步研究和验证。

一项研究纳入了 117 例儿童肾移植受者[178],34 例(28%)和 15 例(13%)患儿分别表现出 BKPyV DNA 尿症和血症。其中 3 例经活检证实为 BKPyVN。7 名患儿(46%)接受了 IVIg 治疗,其中 5 人在 IVIg 治疗后实现了病毒载量降低。该研究发现 IVIg 输注可使大多数对免疫抑制减少方案无反应的患儿的病毒血症消失。另一项研究纳入了 62 名儿童肾移植受者[179],其中有 31 例(约 50%)患儿出现 BKPyV DNA 尿症或血症,其中 13 例(42%)持续出现 BKPyV DNA 血症或尿症,并对降低霉酚酸酯剂量的调整无反应。在接受 IVIg 治疗的 13 名患儿中,有 12 名(约 92%)在治疗 6 个月内 BKPyV 载量显著降低,且在研究期间未出现 BKPyVN。这表明,在免疫抑制剂调整不能有效控制 BKPyV 复制的情况下,IVIg 治疗可能有助于减少病毒载量,从而改善患儿临床预后。尽管如此,鉴于目前关于 IVIg 治疗儿童肾移植后 BKPyV 感染的证据相对有限,不建议将其作为常规辅助治疗手段。在考虑使用 IVIg 时,应基于患儿的具体情况进行个体化评估,综合考量患者的免疫状态、病毒载量以及对免疫抑制剂调整的反应等因素,以确保治疗选择的科学性和适宜性。

## 五、小结

本指南从儿童肾移植术后重要机会性病毒感染的流行病学特点、检测手段、筛查策略、监测方法、诊断标准、预防措施、早期干预及疾病治疗等方面,依据牛津循证分级与推荐强度,确定了有力的推荐意见和专家共识,为当前国内儿童肾移植受者感染相关疾病的临床诊疗提供帮助。但是存在局限性和不足,有待进一步研究确定。随着临床经验的不断积累、临床研究的不断深入,将对指南进行不断地补充、完善和更新。一些证据级别不高的临床问题将成为未来研究的方向,需要在今后的临床研究与实践中进一步研究和完善,才更符合临床实际,助力提高临床水平,改善儿童肾移植疗效。

**执笔作者:** 李军(中山大学附属第一医院),张桓熙(中山大学附属第一医院),尚文俊(郑州大学第一附属医院),刘龙山(中山大学附属第一医院),邓荣海(中山大学附属第一医院)

**通信作者:** 王长希(中山大学附属第一医院),李军(中山大学附属第一医院)

**参编作者:** 黎剑明(中山大学附属第一医院),谭景洪(中山大学附属第一医院),傅茜(中山大学附属第一医院),吴成林(中山大学附属第一医院),王军祥(郑州大学第一附属医院),丰永花(郑州大学第一附属医院),王志刚(郑州大学第一附属医院)

**主审专家:** 薛武军(西安交通大学第一附属医院),蔡明(浙江大学医学院附属第二医院),朱有华(中国人民解放军海军军医大学第一附属医院),王长希(中山大学附属第一医院),丰贵文(郑州大学第一附属医院)

**审稿专家(按姓氏笔画顺序):** 王振兴(山西省第二人民医院),王强(北京大学人民医院),戎瑞明(复旦大学附属中山医院),朱兰(华中科技大学同济医学院附属同济医院),刘永光(南方医科大学珠江医院),张雷(海军军医大学第一附属医院),陈刚(华中科技大学同济医学院附属同济医院),林涛(四川大学华西医院),周洪澜(吉林大学第一医院),郑瑾(西安交通大学第一附属医院),项和立(西安交通大学第一附属医院),黄洪锋(浙江大学附属第一医院),崔先泉(山东大学齐鲁医院),彭龙开(中南大学湘雅二医院),董建辉(广西医科大学第二附属医院)

**利益冲突:** 所有作者声明无利益冲突。

## 参考文献

［1］王长希. 抓住机遇发展我国儿童肾移植 [J]. 中华儿科杂志, 2015,(9): 644-646.

［2］WINTERBERG P D, GARRO R. Long-term outcomes of kidney transplantation in children [J]. Pediatr Clin North Am, 2019, 66 (1): 269-280.

［3］YILMAZ S, ÖZÇAKAR Z B, ÇAKAR N, et al. Hospitalizations after renal transplantation in children: risk factors, causes, and outcomes [J]. Nephron, 2024, 148 (3): 185-194.

［4］SALONEN R, JAHNUKAINEN T, NIKKILÄ A, et al. Long-term mortality in pediatric solid organ recipients-a nation-wide study [J]. Pediatr Transplant, 2023, 27 (2): e14463.

［5］ZUHAIR M, SMIT G S A, WALLIS G, et al. Estimation of the worldwide seroprevalence of cytomegalovirus: a systematic review and meta-analysis [J]. Rev Med Virol, 2019, 29 (3): e2034.

［6］RAZONABLE R R, HUMAR A. Cytomegalovirus in solid organ transplant recipients-guidelines of the American Society of Transplantation Infectious Diseases Community of Practice [J]. Clin Transplant, 2019, 33 (9): e13512.

［7］HIRSCH H H, RANDHAWA P S, PRACTICE A I D C O. BK polyomavirus in solid organ transplantation-guidelines from the American Society of Transplantation Infectious Diseases Community of Practice [J]. Clin Transplant, 2019, 33 (9): e13528.

［8］ALLEN U D, PREIKSAITIS J K, PRACTICE A I D C O. Post-transplant lymphoproliferative disorders, Epstein-Barr virus infection, and disease in solid organ transplantation: guidelines from the American Society of Transplantation Infectious Diseases Community of Practice [J]. Clin Transplant, 2019, 33 (9): e13652.

［9］KDIGO clinical practice guideline for the care of kidney transplant recipients [J]. Am J Transplant, 2009, 9 Suppl 3: S1-155.

［10］GREEN M, SQUIRES J E, CHINNOCK R E, et al. The IPTA Nashville consensus conference on post-transplant lymphoproliferative disorders after solid organ transplantation in children: Ⅱ-consensus guidelines for prevention [J]. Pediatr Transplant, 2024, 28 (1): e14350.

［11］PREIKSAITIS J, ALLEN U, BOLLARD C M, et al. The IPTA Nashville consensus conference on post-transplant lymphoproliferative disorders after solid organ transplantation in children: Ⅲ-Consensus guidelines for Epstein-Barr virus load and other biomarker monitoring [J]. Pediatr Transplant, 2024, 28 (1): e14471.

［12］王菊英, 周立荣, 唐秀英, 等. 1 781 例新生儿至学龄期患儿 TORCH 检测结果分析 [J]. 中国免疫学杂志, 2014, 30 (2): 263-265.

［13］吴美玲, 陈洁, 钟天鹰, 等. 南京市 0~8 岁儿童巨细胞病毒感染流行病学调查 [J]. 中华实用儿科临床杂志, 2013,(4): 298-300.

［14］邵婧, 刘义庆, 陈兰兰, 等. 山东地区儿童 TORCH 感染情况的调查及分析 [J]. 检验医学与临床, 2017, 14 (13): 1908-1910.

［15］BALANI S S, SADIQ S, JENSEN C J, et al. Prevention and management of CMV infection in pediatric solid organ transplant recipients [J]. Front Pediatr, 2023, 11: 1098434.

［16］ZUHAIR M, SMIT G S A, WALLIS G, et al. Estimation of the worldwide seroprevalence of cytomegalovirus: a systematic review and meta-analysis [J]. Rev Med Virol, 2019, 29 (3): e2034.

［17］CHEN J, HU L, WU M, et al. Kinetics of IgG antibody to cytomegalovirus (CMV) after birth and seroprevalence of anti-CMV IgG in Chinese children [J]. Virol J, 2012, 9: 1-7.

［18］HÖCKER B, ZENCKE S, KRUPKA K, et al. Cytomegalovirus infection in pediatric renal transplantation and the impact of chemoprophylaxis with (val-) ganciclovir [J]. Transplantation, 2016, 100 (4): 862-870.

［19］COUZI L, HELOU S, BACHELET T, et al. High incidence of anticytomegalovirus drug resistance among D+ R– kidney transplant recipients receiving preemptive therapy [J]. Am J Transplant., 2012, 12 (1): 202-209.

［20］RAZONABLE R R, HAYDEN R T. Clinical utility of viral load in management of cytomegalovirus infection after solid organ transplantation [J]. Clin Microbiol Rev, 2013, 26 (4): 703-727.

［21］NOBLE J, GATAULT P, SAUTENET B, et al. Predictive factors of spontaneous CMV DNAemia clearance in kidney transplantation [J]. J Clin Virol, 2018, 99: 38-43.

［22］PAULSEN G, CUMAGUN P, MIXON E, et al. Cytomegalovirus and Epstein-Barr virus infections among pediatric kidney transplant recipients at a center using universal Valganciclovir Prophylaxis [J]. Pediatr Transplant, 2019, 23 (3): e13382.

［23］CHAIYAPAK T, BORGES K, WILLIAMS A, et al. Incidence of cytomegalovirus DNAemia in pediatric kidney transplant recipients after cessation of antiviral prophylaxis [J]. Transplantation, 2018, 102 (8): 1391-1396.

［24］KOTTON C N, KUMAR D, CALIENDO A M, et al. The third international consensus guidelines on the management of cytomegalovirus in solid-organ transplantation [J]. Transplantation, 2018, 102 (6): 900-931.

［25］BOIVIN G, GOYETTE N, ROLLAG H, et al. Cytomegalovirus resistance in solid organ transplant recipients treated with intravenous ganciclovir or oral valganciclovir [J]. Antivir Ther, 2009, 14 (5): 697-704.

［26］VAN DER BEEK M T, BERGER S P, VOSSEN A C, et al. Preemptive versus sequential prophylactic-preemptive treatment regimens for cytomegalovirus in renal transplantation: comparison of treatment failure and antiviral resistance [J]. Transplantation, 2010, 89 (3): 320-326.

［27］CHEMALY R F, CHOU S, EINSELE H, et al. Definitions of resistant and refractory cytomegalovirus infection and disease in transplant recipients for use in clinical trials [J]. Clin Infect Dis, 2019, 68 (8): 1420-1426.

［28］HODSON E M, JONES C A, WEBSTER A C, et al. Antiviral medications to prevent cytomegalovirus disease and early death in recipients of solid-organ transplants: a systematic review of randomised controlled trials [J]. Lancet, 2005, 365 (9477): 2105-2115.

［29］NANMOKU K, SHINZATO T, KUBO T, et al. Prevention of late-onset cytomegalovirus infection and disease in donor-positive/recipient-negative kidney transplant recipients using low-dose valganciclovir [J]. Transplant Proc, 2018, 50 (1): 124-9.

［30］CHATANI B, GLABERSON W, NEMETH Z, et al. GCV/VCVG prophylaxis against CMV DNAemia in pediatric renal transplant patients: a systematic review and meta-analysis [J]. Pediatr Transplant, 2019, 23 (6): e13514.

［31］JEHN U, SCHÜTTE-NÜTGEN K, BAUTZ J, et al. Cytomegalovirus viremia after living and deceased donation in kidney transplantation [J]. J Clin Med, 2020, 9 (1): 252.

［32］EMERY V C, SABIN C A, COPE A V, et al. Application of viral-load kinetics to identify patients who develop cytomegalovirus disease after transplantation [J]. Lancet, 2000, 355 (9220): 2032-2036.

［33］OWERS D S, WEBSTER A C, STRIPPOLI G F, et al. Pre-emptive treatment for cytomegalovirus viraemia to prevent cytomegalovirus disease in solid organ transplant recipients [J]. Cochrane Database Syst Rev, 2013,(2): CD005133.

［34］KUMAR L, MURRAY-KREZAN C, SINGH N, et al. A systematic review and meta-analysis of optimized cmv preemptive therapy and antiviral prophylaxis for CMV disease prevention in CMV high-risk (D+ R–) kidney transplant recipients [J]. Transplant Direct, 2023, 9 (8): e1514.

［35］GRIFFITHS P, REEVES M. Pathogenesis of human cytomegalovirus in the immunocompromised host [J]. Nat Rev Microbiol, 2021, 19 (12): 759-773.

［36］SABÉ N, GONZÁLEZ-COSTELLO J, RAMA I, et al. Successful outcome of ganciclovir-resistant cytomegalovirus infection in organ transplant recipients after conversion to mTOR inhibitors [J]. Transpl Int, 2012, 25 (7): e78-e82.

［37］ÅSBERG A, JARDINE A, BIGNAMINI A, et al. Effects of the intensity of immunosuppressive therapyon outcome of treatment for CMV disease in organ transplant recipients [J]. Am J Transplant, 2010, 10 (8): 1881-1888.

［38］VIANA L A, CRISTELLI M P, BASSO G, et al. Conversion to mTOR inhibitor to reduce the incidence of cytomegalovirus recurrence in kidney transplant recipients receiving preemptive treatment: a prospective, randomized trial [J]. Transplantation, 2023, 107 (8): 1835-1845.

［39］ YE C, LI J, LIU X, et al. The incidence of cytomegalovirus and BK polyomavirus infections in kidney transplant patients receiving mTOR inhibitors: a systematic review and meta-analysis [J]. Pharmacotherapy, 2023, 43 (6): 552-562.

［40］ HÖCKER B, ZENCKE S, PAPE L, et al. Impact of everolimus and low-dose cyclosporin on cytomegalovirus replication and disease in pediatric renal transplantation [J]. Am J Transplant, 2016, 16 (3): 921-929.

［41］ OZAKI K S, CÂMARA N O S, NOGUEIRA E, et al. The use of sirolimus in ganciclovir-resistant cytomegalovirus infections in renal transplant recipients [J]. Clin Transplant, 2007, 21 (5): 675-680.

［42］ DUBRAWKA C A, PROGAR K J, JANUARY S E, et al. Impact of antimetabolite discontinuation following cytomegalovirus or BK polyoma virus infection in kidney transplant recipients [J]. Transpl Infect Dis, 2022, 24 (6): e13931.

［43］ MYHRE H-A, DORENBERG D H, KRISTIANSEN K I, et al. Incidence and outcomes of ganciclovir-resistant cytomegalovirus infections in 1244 kidney transplant recipients [J]. Transplantation, 2011, 92 (2): 217-223.

［44］ RAFAILIDIS P I, MOURTZOUKOU E G, VARBOBITIS I C, et al. Severe cytomegalovirus infection in apparently immunocompetent patients: a systematic review [J]. Virol J, 2008, 5: 1-7.

［45］ ERICE A, JORDAN M C, CHACE B A, et al. Ganciclovir treatment of cytomegalovirus disease in transplant recipients and other immunocompromised hosts [J]. JAMA, 1987, 257 (22): 3082-3087.

［46］ SAWYER M D, MAYORAL J L, GILLINGHAM K J, et al. Treatment of recurrent cytomegalovirus disease in patients receiving solid organ transplants [J]. Arch Surg, 1993, 128 (2): 165-170.

［47］ ASBERG A, HUMAR A, ROLLAG H, et al. Oral valganciclovir is noninferior to intravenous ganciclovir for the treatment of cytomegalovirus disease in solid organ transplant recipients [J]. Am J Transplant, 2007, 7 (9): 2106-2113.

［48］ RAZONABLE R R. Oral antiviral drugs for treatment of cytomegalovirus in transplant recipients [J]. Clin Microbiol Infect, 2023, 29 (9): 1144-1149.

［49］ LISBOA L F, PREIKSAITIS J K, HUMAR A, et al. Clinical utility of molecular surveillance for cytomegalovirus after antiviral prophylaxis in high-risk solid organ transplant recipients [J]. Transplantation, 2011, 92 (9): 1063-1068.

［50］ RAZONABLE R R, RIVERO A, RODRIGUEZ A, et al. Allograft rejection predicts the occurrence of late-onset cytomegalovirus (CMV) disease among CMV-mismatched solid organ transplant patients receiving prophylaxis with oral ganciclovir [J]. The J Infect Dis, 2001, 184 (11): 1461-1464.

［51］ GULLEROGLU K, BASKIN E, MORAY G, et al. Rituximab therapy and infection risk in pediatric renal transplant patients [J]. Exp Clin Transplant, 2016, 14 (2): 172-175.

［52］ LEE Y M, KIM Y, HAN D, et al. Cytomegalovirus infection after acute rejection therapy in seropositive kidney transplant recipients [J]. Transpl Infect Dis, 2014, 16 (3): 397-402.

［53］ HIBBERD P L, TOLKOFF-RUBIN N E, CONTI D, et al. Preemptive ganciclovir therapy to prevent cytomegalovirus disease in cytomegalovirus antibody-positive renal transplant recipients: a randomized controlled trial [J]. Ann Intern Med, 1995, 123 (1): 18-26.

［54］ LUSKIN M R, HEIL D S, TAN K S, et al. The impact of EBV status on characteristics and outcomes of posttransplantation lymphoproliferative disorder [J]. Am J Transplant, 2015, 15 (10): 2665-2673.

［55］ MYNAREK M, SCHOBER T, BEHRENDS U, et al. Posttransplant lymphoproliferative disease after pediatric solid organ transplantation [J]. Clin Dev Immunol, 2013: 814973.

［56］ BAKER A, FRAUCA REMACHA E, TORRES CANIZALES J, et al. Current practices on diagnosis, prevention and treatment of post-transplant lymphoproliferative disorder in pediatric patients after solid organ transplantation: results of ERN Transplant Child Healthcare Working Group Survey [J]. Children, 2021, 8 (8): 661.

［57］ HÖCKER B, FICKENSCHER H, DELECLUSE H-J, et al. Epidemiology and morbidity of Epstein-Barr virus infection in pediatric renal transplant recipients: a multicenter, prospective study [J]. Clin Infect Dis, 2013, 56 (1): 84-92.

［58］ CHINNOCK R, WEBBER S, DIPCHAND A, et al. A 16-year multi-institutional study of the role of age and EBV status on PTLD incidence among pediatric heart transplant recipients [J]. Am J Transplant, 2012, 12 (11): 3061-3068.

［59］ OPELZ G, DANIEL V, NAUJOKAT C, et al. Epidemiology of pretransplant EBV and CMV serostatus in relation to posttransplant non-Hodgkin lymphoma [J]. Transplantation, 2009, 88 (8): 962-967.

［60］ VAN LEEUWEN M T, GRULICH A E, WEBSTER A C, et al. Immunosuppression and other risk factors for early and late non-Hodgkin lymphoma after kidney transplantation [J]. Blood, 2009, 114 (3): 630-637.

[ 61 ] CAILLARD S, LAMY F, QUELEN C, et al. Epidemiology of posttransplant lymphoproliferative disorders in adult kidney and kidney pancreas recipients: report of the French registry and analysis of subgroups of lymphomas [J]. Am J Transplant, 2012, 12 (3): 682-693.

[ 62 ] DHARNIDHARKA V R, LAMB K, GREGG J, et al. Associations between EBV serostatus and organ transplant type in PTLD risk: an analysis of the SRTR National Registry Data in the United States [J]. Am J Transplant, 2012, 12 (4): 976-983.

[ 63 ] NARKEWICZ M R, GREEN M, DUNN S, et al. Decreasing incidence of symptomatic Epstein-Barr virus disease and posttransplant lymphoproliferative disorder in pediatric liver transplant recipients: report of the studies of pediatric liver transplantation experience [J]. Liver Transpl, 2013, 19 (7): 730-740.

[ 64 ] PETERS A C, AKINWUMI M S, CERVERA C, et al. The changing epidemiology of posttransplant lymphoproliferative disorder in adult solid organ transplant recipients over 30 years: a single-center experience [J]. Transplantation, 2018, 102 (9): 1553-1562.

[ 65 ] QUINLAN S C, PFEIFFER R M, MORTON L M, et al. Risk factors for early-onset and late-onset post-transplant lymphoproliferative disorder in US kidney recipients [J]. Am J Hematol, 2011, 86 (2): 206.

[ 66 ] SCHOBER T, FRAMKE T, KREIPE H, et al. Characteristics of early and late PTLD development in pediatric solid organ transplant recipients [J]. Transplantation, 2013, 95 (1): 240-246.

[ 67 ] WEST S C, FRIEDLAND-LITTLE J M, SCHOWENGERDT JR K O, et al. Characteristics, risks, and outcomes of post-transplant lymphoproliferative disease＞3 years after pediatric heart transplant: a multicenter analysis. Clin Transplant, 2019, 33 (5): e13521.

[ 68 ] BURTON C, MABILANGAN C, PREIKSAITIS J. Incidence of Epstein Barr virus (EBV) DNAemia in EBV-sero-negative solid organ transplant (SOT) recipients with EBV-seropositive donors [J]. Am J of Transplant, 2018, 18: 756.

[ 69 ] SAMPAIO M S, CHO Y W, SHAH T, et al. Impact of Epstein-Barr virus donor and recipient serostatus on the incidence of post-transplant lymphoproliferative disorder in kidney transplant recipients [J]. Nephrol Dial Transplant, 2012, 27 (7): 2971-2979.

[ 70 ] DAVIS J E, SHERRITT M A, BHARADWAJ M, et al. Determining virological, serological and immunological parameters of EBV infection in the development of PTLD [J]. Int Immunol, 2004, 16 (7): 983-989.

[ 71 ] LAURENT A, KLICH A, ROY P, et al. Pediatric renal transplantation: a retrospective single-center study on epidemiology and morbidity due to EBV [J]. Pediatr Transplant, 2018, 22 (3): e13151.

[ 72 ] SATO T, FUJIEDA M, TANAKA E, et al. Monitoring of Epstein-Barr virus load and antibody in pediatric renal transplant patients [J]. Pediatr Transplant, 2008, 50 (4): 454-458.

[ 73 ] WAGNER H-J, FISCHER L, JABS W J, et al. Longitudinal analysis of Epstein-Barr viral load in plasma and peripheral blood mononuclear cells of transplanted patients by real-time polymerase chain reaction12 [J]. Transplantation, 2002, 74 (5): 656-664.

[ 74 ] PREIKSAITIS J, DIAZ-MITOMA F, MIRZAYANS F, et al. Quantitative oropharyngeal Epstein-Barr virus shedding in renal and cardiac transplant recipients: relationship to immunosuppressive therapy, serologic responses, and the risk of posttransplant lymphoproliferative disorder [J]. J Infect Dis, 1992, 166 (5): 986-994.

[ 75 ] TOYODA M, MOUDGIL A, WARADY B A, et al. Clinical significance of peripheral blood Epstein-Barr viral load monitoring using polymerase chain reaction in renal transplant recipients [J]. Pediatr Transplant, 2008, 12 (7): 778-784.

[ 76 ] CARPENTIER L, TAPIERO B, ALVAREZ F, et al. Epstein-Barr virus (EBV) early-antigen serologic testing in conjunction with peripheral blood EBV DNA load as a marker for risk of posttransplantation lymphoproliferative disease [J]. The J Infect Dis, 2003, 188 (12): 1853-1864.

[ 77 ] CAILLARD S, LELONG C, PESSIONE F, et al. Post-transplant lymphoproliferative disorders occurring after renal transplantation in adults: report of 230 cases from the French Registry [J]. Am J Transplant, 2006, 6 (11): 2735-2742.

[ 78 ] KATZ B, PAHL E, CRAWFORD S, et al. Case-control study of risk factors for the development of post-transplant lymphoproliferative disease in a pediatric heart transplant cohort [J]. Pediatr Transplant, 2007, 11 (1): 58-65.

［79］ KREMERS W, DEVARBHAVI H, WIESNER R, et al. Post-transplant lymphoproliferative disorders following liver transplantation: incidence, risk factors and survival [J]. Am J Transplant, 2006, 6 (5): 1017-1024.

［80］ WALKER R C, PAYA C V, MARSHALL W F, et al. Pretransplantation seronegative Epstein-Barr virus status is the primary risk factor for posttransplantation lymphoproliferative disorder in adult heart, lung, and other solid organ transplantations [J]. J Heart Lung Transplant, 1995, 14 (2): 214-221.

［81］ COCKFIELD S M, PREIKSAITIS J K, JEWELL L D, et al. Post-transplant lymphoproliferative disorder in renal allograft recipients: clinical experience and risk factor analysis in a single center [J]. Transplantation, 1993, 56 (1): 88-96.

［82］ GOTTSCHALK S, ROONEY C M, HESLOP H E. Post-transplant lymphoproliferative disorders [J]. Annu Rev Med, 2005, 56: 29-44.

［83］ SUZUKI T, IKEZUMI Y, OKUBO S, et al. Epstein-Barr virus DNA load and seroconversion in pediatric renal transplantation with tacrolimus immunosuppression [J]. Pediatr Transplant, 2007, 11 (7): 749-754.

［84］ BURNS D M, TIERNEY R, SHANNON-LOWE C, et al. Memory B-cell reconstitution following allogeneic hematopoietic stem cell transplantation is an EBV-associated transformation event [J]. Blood 2015, 126 (25): 2665-2675.

［85］ COHEN J I, JAFFE E S, DALE J K, et al. Characterization and treatment of chronic active Epstein-Barr virus disease: a 28-year experience in the United States [J]. Blood, 2011, 117 (22): 5835-5849.

［86］ BAUER C C, ABERLE S W, POPOW-KRAUPP T, et al. Serum Epstein-Barr virus DNA load in primary Epstein-Barr virus infection [J]. J Med Virol, 2005, 75 (1): 54-58.

［87］ WALTON A H, MUENZER J T, RASCHE D, et al. Reactivation of multiple viruses in patients with sepsis [J]. PloS one, 2014, 9 (6): e98819.

［88］ TO E W, CHAN K A, LEUNG S-F, et al. Rapid clearance of plasma Epstein-Barr virus DNA after surgical treatment of nasopharyngeal carcinoma [J]. Clin Cancer Res, 2003, 9 (9): 3254-3259.

［89］ ROSE C, GREEN M, WEBBER S, et al. Pediatric solid-organ transplant recipients carry chronic loads of Epstein-Barr virus exclusively in the immunoglobulin D-negative B-cell compartment [J]. J Clin Microbiol, 2001, 39 (4): 1407-1415.

［90］ BABCOCK G J, DECKER L L, FREEMAN R B, et al. Epstein-Barr virus-infected resting memory B cells, not proliferating lymphoblasts, accumulate in the peripheral blood of immunosuppressed patients [J]. J Exp Med, 1999, 190 (4): 567-576.

［91］ SCHAUER E, WEBBER S, GREEN M, et al. Surface immunoglobulin-deficient Epstein-Barr virus-infected B cells in the peripheral blood of pediatric solid-organ transplant recipients [J]. J Clin Microbiol, 2004, 42 (12): 5802-5810.

［92］ FINK S, TSAI M H, SCHNITZLER P, et al. The Epstein-Barr virus DNA load in the peripheral blood of transplant recipients does not accurately reflect the burden of infected cells [J]. Transpl Int, 2017, 30 (1): 57-67.

［93］ CALATTINI S, SERETI I, SCHEINBERG P, et al. Detection of EBV genomes in plasmablasts/plasma cells and non-B cells in the blood of most patients with EBV lymphoproliferative disorders by using Immuno-FISH [J]. Blood, 2010, 116 (22): 4546-4559.

［94］ ITO Y, KAWABE S, KOJIMA S, et al. Identification of Epstein-Barr virus-infected CD27+ memory B-cells in liver or stem cell transplant patients [J]. J Gen Virol, 2011, 92 (11): 2590-2595.

［95］ BRESSOLLETTE-BODIN C, COSTE-BUREL M, BESSE B, et al. Cellular normalization of viral DNA loads on whole blood improves the clinical management of cytomegalovirus or Epstein Barr virus infections in the setting of pre-emptive therapy [J]. J Med Virol, 2009, 81 (1): 90-98.

［96］ JABS W J, HENNIG H, KITTEL M, et al. Normalized quantification by real-time PCR of Epstein-Barr virus load in patients at risk for posttransplant lymphoproliferative disorders [J]. J Clin Microbiol, 2001, 39 (2): 564-569.

［97］ LEE T H, MONTALVO L, CHREBTOW V, et al. Quantitation of genomic DNA in plasma and serum samples: higher concentrations of genomic DNA found in serum than in plasma [J]. Transfusion, 2001, 41 (2): 276-282.

［98］ GREIJER A, STEVENS S, VERKUIJLEN S, et al. Variable EBV DNA load distributions and heterogeneous EBV mRNA expression patterns in the circulation of solid organ versus stem cell transplant recipients [J]. Clin Dev Immunol, 2012: 543085.

［99］ BAKKER N A, VERSCHUUREN E A, VEEGER N J, et al. Quantification of Epstein-Barr virus-DNA load in lung transplant recipients: a comparison of plasma versus whole blood [J]. J Heart Lung Transplant, 2008, 27 (1): 7-10.

［100］ RUF S, BEHNKE-HALL K, GRUHN B, et al. Comparison of six different specimen types for Epstein-Barr viral load quantification in peripheral blood of pediatric patients after heart transplantation or after allogeneic hematopoietic stem cell transplantation [J]. J Clin Virol, 2012, 53 (3): 186-194.

［101］ WADOWSKY R M, LAUS S, GREEN M, et al. Measurement of Epstein-Barr virus DNA loads in whole blood and plasma by TaqMan PCR and in peripheral blood lymphocytes by competitive PCR [J]. J Clin Microbiol, 2003, 41 (11): 5245-5249.

［102］ LAZZAROTTO T, CHIEREGHIN A, PIRALLA A, et al. Cytomegalovirus and Epstein-Barr virus DNA kinetics in whole blood and plasma of allogeneic hematopoietic stem cell transplantation recipients [J]. Biol Blood Marrow Transplant, 2018, 24 (8): 1699-1706.

［103］ KINCH A, ÖBERG G, ARVIDSON J, et al. Post-transplant lymphoproliferative disease and other Epstein-Barr virus diseases in allogeneic haematopoietic stem cell transplantation after introduction of monitoring of viral load by polymerase chain reaction [J]. Scand J Infect Dis, 2007, 39 (3): 235-244.

［104］ KULLBERG-LINDH C, OLOFSSON S, BRUNE M, et al. Comparison of serum and whole blood levels of cytomegalovirus and Epstein-Barr virus DNA [J]. Transpl Infect Dis, 2008, 10 (5): 308-315.

［105］ WADA K, KUBOTA N, ITO Y, et al. Simultaneous quantification of Epstein-Barr virus, cytomegalovirus, and human herpesvirus 6 DNA in samples from transplant recipients by multiplex real-time PCR assay [J]. J Clin Microbiol, 2007, 45 (5): 1426-1432.

［106］ KULLBERG-LINDH C, SAALMAN R, OLAUSSON M, et al. Epstein-Barr virus DNA monitoring in serum and whole blood in pediatric liver transplant recipients who do or do not discontinue immunosuppressive therapy [J]. Pediatr Transplant, 2017, 21 (5): e12875.

［107］ COLOMBINI E, GUZZO I, MOROLLI F, et al. Viral load of EBV DNAemia is a predictor of EBV-related posttransplant lymphoproliferative disorders in pediatric renal transplant recipients [J]. Pediatr Nephrol, 2017, 32: 1433-1442.

［108］ ALLEN U, HEBERT D, PETRIC M, et al. Utility of semiquantitative polymerase chain reaction for Epstein-Barr virus to measure virus load in pediatric organ transplant recipients with and without posttransplant lymphoproliferative disease [J]. Clin Infect Dis, 2001, 33 (2): 145-150.

［109］ SCHUBERT S, RENNER C, HAMMER M, et al. Relationship of immunosuppression to Epstein-Barr viral load and lymphoproliferative disease in pediatric heart transplant patients [J]. J Heart Lung Transplant, 2008, 27 (1): 100-105.

［110］ GREEN M, BUENO J, ROWE D, et al. PREDICTIVE NEGATIVE VALUE OF PERSISTENT LOW EPSTEIN-BARR VIRUS VIRAL LOAD AFTER INTESTINAL TRANSPLANTATION IN CHILDREN12 [J]. Transplantation, 2000, 70 (4): 593-596.

［111］ TSAI D, DOUGLAS L, ANDREADIS C, et al. EBV PCR in the diagnosis and monitoring of posttransplant lymphoproliferative disorder: results of a two-arm prospective trial [J]. Am J Transplant, 2008, 8 (5): 1016-1024.

［112］ KANAKRY J A, HEGDE A M, DURAND C M, et al. The clinical significance of EBV DNA in the plasma and peripheral blood mononuclear cells of patients with or without EBV diseases [J]. Blood, 2016, 127 (16): 2007-2017.

［113］ TE S. Reversibility of lymphomas and lymphoproliferative lesions developing under cyclosporine-steroid therapy [J]. Lancet, 1984, 1: 583-587.

［114］ GANSCHOW R, SCHULZ T, MEYER T, et al. Low-dose immunosuppression reduces the incidence of post-transplant lymphoproliferative disease in pediatric liver graft recipients [J]. J Pediatr Gastroenterol Nutr, 2004, 38 (2): 198-203.

［115］ KOGAN-LIBERMAN D, BURROUGHS M, EMRE S, et al. The role of quantitative Epstein-Barr virus polymerase chain reaction and preemptive immunosuppression reduction in pediatric liver transplantation: a preliminary experience [J]. J Pediatr Gastroenterol Nutr, 2001, 33 (4): 445-449.

［116］ SHAPIRO R, SCANTLEBURY V P, JORDAN M L, et al. Pediatric renal transplantation under tacrolimus-based immunosuppression1 [J]. Transplantation, 1999, 67 (2): 299-303.

［117］ COMOLI P, GINEVRI F. Monitoring and managing viral infections in pediatric renal transplant recipients [J]. Pediatr Nephrol, 2012, 27 (5): 705-717.

［118］ PARKER A, BOWLES K, BRADLEY J A, et al. Diagnosis of post-transplant lymphoproliferative disorder in solid organ transplant recipients-BCSH and BTS Guidelines [J]. Br J Haematol, 2010, 149 (5): 675-692.

［119］ KIMURA H, KWONG Y-L. EBV viral loads in diagnosis, monitoring, and response assessment [J]. Front Oncol, 2019, 9: 62.

［120］ ALDABBAGH M, GITMAN M, KUMAR D, et al. The role of antiviral prophylaxis for the prevention of epstein-barr virus-associated posttransplant lymphoproliferative disease in solid organ transplant recipients: a systematic review [J]. Am J Transplant, 2017, 17 (3): 770-781.

［121］ HOLMES R D, ORBAN-ELLER K, KARRER F R, et al. Response of elevated Epstein-Barr virus DNA levels to therapeutic changes in pediatric liver transplant patients: 56-month follow up and outcome [J]. Transplantation, 2002, 74 (3): 367-372.

［122］ ÖZÇAY F, ARSLAN H, BILEZIKÇI B, et al. The role of valacyclovir on Epstein-Barr virus viral loads in pediatric liver transplantation patients [J]. Transplant Proc, 2009, 41 (7): 2878-2880.

［123］ HIERRO L, DÍEZ-DORADO R, DÍAZ C, et al. Efficacy and safety of valganciclovir in liver-transplanted children infected with Epstein-Barr virus [J]. Liver Transpl, 2008, 14 (8): 1185-1193.

［124］ MCDIARMID S V, JORDAN S, LEE G S, et al. Prevention and preemptive therapy of posttransplant lymphoproliferative disease in pediatric liver recipients1 [J]. Transplantation, 1998, 66 (12): 1604-1611.

［125］ HÖCKER B, BÖHM S, FICKENSCHER H, et al.(Val-) Ganciclovir prophylaxis reduces Epstein-Barr virus primary infection in pediatric renal transplantation [J]. Transpl Int, 2012, 25 (7): 723-731.

［126］ CHEYSSAC E, SAVADOGO H, LAGOUTTE N, et al. Valganciclovir is not associated with decreased EBV infection rate in pediatric kidney transplantation [J]. Front Pediatr, 2023, 10: 1085101.

［127］ SAN-JUAN R, MANUEL O, HIRSCH H, et al. Current preventive strategies and management of Epstein-Barr virus-related post-transplant lymphoproliferative disease in solid organ transplantation in Europe. Results of the ESGICH questionnaire-based cross-sectional survey [J]. Clin Microbiol Infect, 2015, 21 (6): 604. e1-e9.

［128］ PULIYANDA D P, JORDAN S C, KIM I K, et al. Use of Rituximab for persistent EBV DNAemia, and its effect on donor-specific antibody development in pediatric renal transplant recipients: a case series [J]. Pediatr Transplant, 2021, 25 (8): e14113.

［129］ ASHOOR I F, AL-AKASH S, KIZILBASH S, et al. Effect of pre-emptive rituximab on EBV DNA levels and prevention of post-transplant lymphoproliferative disorder in pediatric kidney transplant recipients: a case series from the pediatric nephrology research consortium [J]. Pediatr Transplant, 2024, 28 (3): e14743.

［130］ KISKADDON A L, LANDMESSER K, CARAPELLUCCI J, et al. Expanded utilization of rituximab in paediatric cardiac transplant patients [J]. Journal of Clinical Pharmacy and Therapeutics, 2021, 46 (3): 762-766.

［131］ MARTIN S, DODSON B, WHEELER C, et al. Monitoring infection with Epstein-Barr virus among seromismatch adult renal transplant recipients [J]. Am J Transplant, 2011, 11 (5): 1058-1063.

［132］ CHOQUET S, VARNOUS S, DEBACK C, et al. Adapted treatment of Epstein-Barr virus infection to prevent post-transplant lymphoproliferative disorder after heart transplantation [J]. Am J Transplant, 2014, 14 (4): 857-866.

［133］ CHIOU F K, BEATH S V, PATEL M, et al. Hypogammaglobulinemia and bacterial infections following pediatric post-transplant lymphoproliferative disorder in the rituximab era [J]. Pediatr Transplant, 2019, 23 (6): e13519.

［134］ BARMETTLER S, ONG M-S, FARMER J R, et al. Association of immunoglobulin levels, infectious risk, and mortality with rituximab and hypogammaglobulinemia [J]. JAMA Network Open, 2018, 1 (7): e184169.

［135］ SA G. Infectious complications associated with the use of rituximab for ABO-incompatible and positive cross-mach renal transplant recipients [J]. Clin Transplant, 2007, 21: 628-632.

［136］ SWINNEN L J, LEBLANC M, GROGAN T M, et al. Prospective study of sequential reduction in immunosuppression, interferon alpha-2B, and chemotherapy for posttransplantation lymphoproliferative disorder [J]. Transplantation, 2008, 86 (2): 215-222.

［137］ MONTANARI F, ORJUELA-GRIMM M. Joining efforts for PTLD: lessons learned from comparing the approach and treatment strategies across the pediatric and adult age spectra [J]. Curr Hematol Malig Rep, 2021, 16: 52-60.

[138] KRAMS S M, MARTINEZ O M. Epstein-Barr virus, rapamycin, and host immune responses [J]. Curr Opin Organ Transplant, 2008, 13 (6): 563-568.

[139] ADAMSON A L, LE B T, SIEDENBURG B D. Inhibition of mTORC1 inhibits lytic replication of Epstein-Barr virus in a cell-type specific manner [J]. Virol J, 2014, 11: 1-10.

[140] KIRK A D, CHERIKH W S, RING M, et al. Dissociation of depletional induction and posttransplant lymphoproliferative disease in kidney recipients treated with alemtuzumab [J]. Am J Transplant, 2007, 7 (11): 2619-2625.

[141] MYNAREK M, SCHOBER T, BEHRENDS U, et al. Posttransplant lymphoproliferative disease after pediatric solid organ transplantation [J]. Clin Dev Immunol, 2013: 814973.

[142] SHAPIRO R, SCANTLEBURY V, JORDAN M, et al. Pediatric renal transplantation under tacrolimus-based immunosuppression [J]. Transplantation, 1998, 66 (8): S6.

[143] ELLIS D, JAFFE R, GREEN M, et al. Epstein-Barr virus-related disorders in children undergoing renal transplantation with tacrolimus-based immunosuppression [J]. Transplantation, 1999, 68 (7): 997-1003.

[144] FULCHIERO R, AMARAL S. Post-transplant lymphoproliferative disease after pediatric kidney transplant [J]. Front Pediatr, 2022, 10: 1087864.

[145] SPRANGERS B, RIELLA L V, DIERICKX D. Posttransplant lymphoproliferative disorder following kidney transplantation: a review [J]. Am J Kidney Dis, 2021, 78 (2): 272-281.

[146] CLERICO M, DOGLIOTTI I, AROLDI A, et al. Post-transplant lymphoproliferative disease (PTLD) after allogeneic hematopoietic stem cell transplantation: biology and treatment options [J]. J Clin Med, 2022, 11 (24): 7542.

[147] SHAHID S, PROCKOP S E. Epstein-Barr virus-associated post-transplant lymphoproliferative disorders: beyond chemotherapy treatment [J]. Cancer Drug Resist, 2021, 4 (3): 646.

[148] WEBBER S, HARMON W, FARO A, et al. Anti-CD20 monoclonal antibody (rituximab) for refractory PTLD after pediatric solid organ transplantation: multicenter experience from a registry and from a prospective clinical trial [J]. Blood, 2004, 104: 746.

[149] ZIERHUT H, KANZELMEYER N, BUESCHER A, et al. Course of renal allograft function after diagnosis and treatment of post-transplant lymphoproliferative disorders in pediatric kidney transplant recipients [J]. Pediatr Transplant, 2021, 25 (6): e14042.

[150] SPASOJEVIĆ-DIMITRIJEVA B, PECO-ANTIĆ A, PARIPOVIĆ D, et al. Post-transplant lymphoproliferative disorder: case reports of three children with kidney transplant [J]. Srp Arh Celok Lek, 2014, 142 (1-2): 83-88.

[151] GREEN M, CACCIARELLI T V, MAZARIEGOS G V, et al. Serial measurement of Epstein-Barr viral load in peripheral blood in pediatric liver transplant recipients during treatment for posttransplant lymphoproliferative disease1 [J]. Transplantation, 1998, 66 (12): 1641-1644.

[152] YANG J, TAO Q, FLINN I W, et al. Characterization of Epstein-Barr virus-infected B cells in patients with posttransplantation lymphoproliferative disease: disappearance after rituximab therapy does not predict clinical response [J]. Blood, 2000, 96 (13): 4055-4063.

[153] VAN E. Molecular quantification of viral load in plasma allows for fast and accurate prediction of response to therapy of Epstein-Barr virus-asociated lymphoproliferative disease after allogenic stem cell cell transplantation [J]. Br J hematol, 2001, 113: 814-21.

[154] NIJLAND M L, KERSTEN M J, PALS S T, et al. Epstein-Barr virus-positive posttransplant lymphoproliferative disease after solid organ transplantation: pathogenesis, clinical manifestations, diagnosis, and management [J]. Transplantation direct, 2016, 2 (1): e48.

[155] CALVIGNAC-SPENCER S, FELTKAMP M C, DAUGHERTY M D, et al. A taxonomy update for the family Polyomaviridae [J]. Arch Virol, 2016, 161 (6): 1739-1750.

[156] HOECKER B, SCHNEBLE L, MURER L, et al. Epidemiology of and risk factors for BK polyomavirus replication and nephropathy in pediatric renal transplant recipients: an international CERTAIN Registry study [J]. Transplantation, 2019, 103 (6): 1224-33.

[157] SCHMIDT T, ADAM C, HIRSCH H H, et al. BK polyomavirus-specific cellular immune responses are age-depen-

dent and strongly correlate with phases of virus replication [J]. Am J Transplant, 2014, 14 (6): 1334-1345.

[158] SOOD P, SENANAYAKE S, SUJEET K, et al. Donor and recipient BKV-specific IgG antibody and posttransplantation BKV infection: a prospective single-center study [J]. Transplantation, 2013, 95 (6): 896-902.

[159] ALI A M, GIBSON I W, BIRK P, et al. Pretransplant serologic testing to identify the risk of polyoma BK viremia in pediatric kidney transplant recipients [J]. Pediatr Transplant, 2011, 15 (8): 827-834.

[160] GINEVRI F, DE SANTIS R, COMOLI P, et al. Polyomavirus BK infection in pediatric kidney-allograft recipients: a single-center analysis of incidence, risk factors, and novel therapeutic approaches [J]. Transplantation, 2003, 75 (8): 1266-1270.

[161] KAWANISHI K, HONDA K, KOIKE J, et al. A preliminary study into the significance of intrarenal reflux in BK virus nephropathy after kidney transplantation [J]. Transplantation Direct, 2016, 2 (2): e64.

[162] KEAN J M, RAO S, WANG M, et al. Seroepidemiology of human polyomaviruses [J]. PLoS pathogens, 2009, 5 (3): e1000363.

[163] HÖCKER B, SCHNEBLE L, MURER L, et al. Epidemiology of and risk factors for BK Polyomavirus replication and nephropathy in pediatric renal transplant recipients: an international CERTAIN registry study [J]. Transplantation, 2019, 103 (6): 1224-1233.

[164] KANT S, DASGUPTA A, BAGNASCO S, et al. BK virus nephropathy in kidney transplantation: a state-of-the-art review [J]. Viruses, 2022, 14 (8): 1616.

[165] BRACAMONTE E, LECA N, SMITH K, et al. Tubular basement membrane immune deposits in association with BK polyomavirus nephropathy [J]. Am J Transplant, 2007, 7 (6): 1552-1560.

[166] MCCAFFREY J, BHUTE V J, SHENOY M. BK virus infection and outcome following kidney transplantation in childhood [J]. Sci Rep, 2021, 11 (1): 2468.

[167] KWON Y, KIM J Y, LEE Y, et al. Clinical manifestations of BK virus infection in pediatric kidney transplant patients [J]. Korean J Pediatr, 2019, 62 (11): 422.

[168] SCHAUB S, HIRSCH H, DICKENMANN M, et al. Reducing immunosuppression preserves allograft function in presumptive and definitive polyomavirus-associated nephropathy [J]. Am J Transplant, 2010, 10 (12): 2615-2623.

[169] VISCOUNT H B, EID A J, ESPY M J, et al. Polyomavirus polymerase chain reaction as a surrogate marker of polyomavirus-associated nephropathy [J]. Transplantation, 2007, 84 (3): 340-345.

[170] CHON W J, AGGARWAL N, KOCHERGINSKY M, et al. High-level viruria as a screening tool for BK virus nephropathy in renal transplant recipients [J]. Kidney Res Clin Pract, 2016, 35 (3): 176-181.

[171] PAPE L, TÖNSHOFF B, HIRSCH H H. Perception, diagnosis and management of BK polyomavirus replication and disease in paediatric kidney transplant recipients in Europe [J]. Nephrol Dial Transplant, 2016, 31 (5): 842-847.

[172] KIBERD B A. Screening to prevent polyoma virus nephropathy: a medical decision analysis [J]. Am J Transplant, 2005, 5 (10): 2410-2416.

[173] ACOTT P D, HIRSCH H H. BK virus infection, replication, and diseases in pediatric kidney transplantation [J]. Pediatr Nephrol, 2007, 22 (9): 1243-1250.

[174] TAN S K, HUANG C, SAHOO M K, et al. Impact of pretransplant donor BK viruria in kidney transplant recipients [J]. The J Infect Dis, 2019, 220 (3): 370-376.

[175] YAZISIZ H, UYGUN V, ÇOLAK D, et al. Incidence of BKV in the urine and blood samples of pediatric patients undergoing HSCT [J]. Pediatr Transplant, 2021, 25 (2): e13894.

[176] SAAD E R, BRESNAHAN B A, COHEN E P, et al. Successful treatment of BK viremia using reduction in immunosuppression without antiviral therapy [J]. Transplantation, 2008, 85 (6): 850-854.

[177] GILARDIN L, BAYRY J, KAVERI S V. Intravenous immunoglobulin as clinical immune-modulating therapy [J]. CMAJ, 2015, 187 (4): 257-264.

[178] MOSCA M, BACCHETTA J, CHAMOUARD V, et al. IVIg therapy in the management of BK virus infections in pediatric kidney transplant patients [J]. Arch Pediatr, 2023, 30 (3): 165-171.

[179] POLLACK S, EISENSTEIN I, MUKATREN R, et al. Intravenous immunoglobulin treatment to prevent BK nephropathy in pediatric renal transplant recipients with BK virus [J]. Harefuah, 2021, 160 (12): 801-805.

# 31 儿童肾移植受者排斥反应临床诊疗指南

肾移植是治疗儿童终末期肾脏疾病(end stage renal disease,ESRD)最有效的方法,在提高疾病救治率的同时,也显著改善患儿生长发育、心理缺陷、认知障碍,提高其生活与生存质量[1]。近30年来,我国儿童肾移植通过不断的临床实践取得了重大进展,先后在儿童供-受者匹配、免疫抑制治疗方案优化、外科技术改进、肾病复发与长期存活等多方面开展探索,取得了一系列相关诊疗技术与成果。2021年至2023年我国累计完成儿童肾移植1 932例,移植例数仅次于美国,移植效果趋于国际水平[2]。同时,我国首部《儿童肾移植》专著已于2022年由人民卫生出版社出版[3]。

尽管我国儿童肾移植发展日新月异,但仍存在诸多导致移植肾失功的关键因素:外科并发症、排斥反应、免疫抑制剂毒性作用导致的肾脏间质病变以及移植物肾病复发或新发肾病等[4]。其中T细胞介导的排斥反应(T cell-mediated rejection,TCMR)和抗体介导的排斥反应(antibody mediated rejection,AMR)是制约儿童肾移植受者及移植肾存活率的重要因素[5]。由于我国儿童肾移植发展尚不均衡,各移植中心对排斥反应的预防与诊疗方案的应用存在差异和诸多争议。因此有必要针对儿童肾移植排斥反应的流行病学特点、预防措施、诊断与治疗原则等关键问题进行提炼、归纳,基于当前我国各移植中心儿童肾移植临床实践及可获得的最佳证据,明确证据质量和推荐强度,以临床实践和应用为导向,开展《儿童肾移植受者排斥反应临床诊疗指南》的制订工作。

## 一、指南形成与方法

本指南已在国际实践指南注册与透明化平台(Practice Guide Registration for TransPAREncy,PREPARE)上以中英双语注册(注册号:PREPARE-2023CN890)。

临床问题的遴选及确定:工作组对国内外该领域发表的指南和共识进行比对,针对既往指南中没有涉及和有研究进展的内容及临床医师重点关注的内容,经过问卷调查和专家组会议讨论,对临床关注的问题进行讨论,最终形成本指南覆盖的16个临床问题,涉及儿童肾移植受者免疫风险评估、监测与处理和排斥反应的预防与治疗两大方面。

证据检索与筛选:证据评价组按照人群、干预、对照、结局(population,intervention,comparison,outcome,PICO)的原则对纳入的临床问题进行检索,检索MEDLINE(PubMed)、Web of Science、万方知识数据服务平台和中国知网数据库,纳入指南、共识、规范、系统评价和meta分析、队列研究、病例对照研究等观察性研究。检索词包括:"儿童肾移植""肾移植""排斥反应""TCMR""AMR""致敏因素""群体反应抗体""供者特异性抗体""非HLA抗体""错配""免疫风险分层"和"肾移植存活"等。文献检索时间为1964年1月至2024年1月。完成证据检索后,每个临床问题均由共识专家组成员按照题目、摘要和全文的顺序逐级独立筛选文献,确定纳入符合具体临床问题的文献,完成筛选后两人进行核对,如存在分歧,则通过共同讨论或咨询第三方协商确定。

证据分级和推荐强度分级:本指南使用2009版牛津大学循证医学中心的证据分级与推荐强度标准对每个临床问题的证据质量和推荐强度进行分级。

推荐意见的形成:综合考虑证据以及我国患者的偏好与价值观、干预措施的成本和利弊等因素后,指南工作组提出了符合我国临床诊疗实践的 24 条推荐意见。推荐意见达成共识后,工作组完成初稿的撰写经中华医学会器官移植学分会组织全国器官移植与相关学科专家两轮会议集体讨论,根据其反馈意见对初稿进行修改,最终形成指南终稿。

本指南中的儿童年龄范围与《中华人民共和国未成年人保护法》中的规定一致,为未满 18 周岁。

## 二、儿童肾移植排斥反应的流行病学特点

临床问题 1:儿童肾移植受者是否比成人肾移植受者更易发生排斥反应?

推荐意见 1:儿童肾移植受者排斥反应发生率高于成人肾移植受者,建议加强对儿童肾移植受者排斥反应的监测(推荐强度 B,证据等级 2a)。

推荐意见说明:

排斥反应按照肾移植后发生的时间分为四种类型:超急性排斥反应、加速性排斥反应、急性排斥反应和慢性排斥反应[6]。近年来,随着排斥反应机制研究的日益深入,新的监测指标、治疗手段与新药临床应用等日新月异,人们对排斥反应的认识更加深刻。排斥反应按照发病机制分为两大类,即 TCMR 主要由特异性 T 细胞活化发挥的免疫效应;AMR 主要是由受者体内术前预存或术后新生的抗供者人类白细胞抗原(human leukocyte antigen,HLA)、非 HLA 抗体所引发的免疫效应[7]。该分类更有利于诠释疾病的本质,在此基础上能够更加清晰地提出疾病的诊断标准、预防手段与治疗措施。

随着新型口服免疫抑制药物以及生物制剂等的不断研发与临床应用,围手术期免疫诱导治疗方案的不断完善,儿童肾移植早期 TCMR 的发生率较前有所下降。美国 OPTN/SRTR 2020 年年度数据报告显示,在 2018—2019 年的儿童肾移植队列中,TCMR 总发生率为 10.7%,随年龄的变化有一定差异,在 11~17 岁的患者中 TCMR 发病率最高为 11.7%,成人发生率则在 6.4%~8.4% 之间。总的来讲,儿童肾移植受者围手术期 TCMR 的发生率略高于成人[8]。2022 年国内 3 家儿童肾移植中心研究显示,儿童肾移植受者 TCMR 的发生率在 10.4%~24.4% 之间,明显高于成人肾移植受者。TCMR 多发生在移植后的前 3 个月内,移植 1 年后偶尔发生[9-11]。因此,TCMR 仍然是儿童肾移植受者术后常见并发症,是影响移植肾近期存活率的关键因素。

移植肾的长期存活率主要受 AMR 影响,与 TCMR 相比,AMR 具有救治困难、预后差且容易复发的特点,目前已成为器官移植领域亟待攻克的重点。通过对美国器官资源共享网络(United Network for Organ Sharing,UNOS)注册数据的回顾性分析,Terasaki 等人推断 38% 的同种异体移植肾丢失可能是由于非 HLA 相关的免疫因素造成的,而只有 18% 是由于 HLA-DSA 造成的[12]。这表明,非 HLA 因素造成的移植肾免疫损伤作用比以前怀疑的要强得多,且非 HLA 同种免疫主要与慢性同种异体移植肾丢失有关[13]。虽然理论上儿童受者的免疫系统不够成熟,肾移植术后产生新生 DSA(de novo donor specific antibody,dnDSA)的风险可能低于成人受者。但研究报道,成人肾移植术后 6~10 年内产生 dnDSA 的累积发生率为 15%~30%[14-15],而接受初次肾移植的儿童受者在随访 1~5 年内产生 dnDSA 的发生率高达 19%~38%[16-17],说明其在实际情况下可能比成人肾移植受者更容易产生 dnDSA。产生 dnDSA 的儿童肾移植受者在随访期间总体具有更低的肾小球滤过率,更高的 AMR 发生率以及移植肾失功风险[18]。鉴于此,加强对儿童肾移植受者排斥反应的监测对预防排斥反应的发生,提高移植肾存活率具有重大意义。

### 三、儿童肾移植排斥反应的影响因素（危险因素）

临床问题 2：儿童肾移植受者排斥反应发生的高危因素有哪些？

推荐意见 2：儿童肾移植受者排斥反应的高危因素有：预存 DSA 阳性、供受者 HLA 错配较多、供肾冷 / 热缺血时间较长、移植肾功能延迟恢复、免疫抑制剂暴露量不足、二次及多次肾移植、患儿及监护人依从性差等（推荐强度 B，证据等级 2a）。

推荐意见说明：影响儿童肾移植受者排斥反应的高危因素较多，既有免疫因素，也有非免疫因素，主要包括：HLA 错配数多、免疫抑制不足、二次及以上移植、移植肾功能延迟恢复（delayed graft function，DGF）、高血压、供肾冷 / 热缺血时间较长、受者依从性差等[19-20]。儿童肾移植受者的用药依从性一般较差，不依从率可达到 30%~70%[21]，特别是其进入青春期后，与同龄人社会交往中的疏远感和差异感往往会造成焦虑和抑郁，进而影响服药的自我管理，青春期儿童的不依从率可达到低龄儿童的 3 倍[22]。儿童肾移植受者的用药不依从往往会导致免疫抑制不足，进而引起新生 DSA 和 / 或排斥反应。研究显示，依从性每降低 10%，移植肾失功和受者死亡的风险就会增加 8%[23]。用药不依从已成为继排斥反应和感染之后导致移植肾失功的第三大原因。因此，针对存在排斥反应发生高危因素的儿童肾移植受者，应加强免疫诱导期及免疫维持期相关免疫风险的监测。

### 四、儿童肾移植围手术期排斥反应的预防

临床问题 3：预致敏的肾移植等待患儿，能否行肾移植手术？

推荐意见 3：预致敏患儿不是肾移植手术禁忌证，等待移植期间可给予口服免疫抑制剂药物治疗，定期复查并及时调整免疫抑制剂剂量（推荐强度 C，证据等级 4）。

推荐意见 4：建议肾移植配型避开预存的强阳性 DSA。若受者存在阳性或弱阳性 DSA，建议术前给予脱敏治疗（推荐强度 B，证据等级 3b）。

推荐意见说明：致敏的终末期肾病儿童在肾移植后发生 AMR 的风险较高。如不加区别地进行肾移植，移植肾存活率较未致敏受者明显下降。当同种异体 HLA 进入儿童移植受者体内，滤泡辅助 T 细胞（follicular helper T cells，Tfh）-B 细胞 - 浆细胞轴在 DSA 产生过程中居于核心地位[24]。CD4+ 辅助 T 细胞（helper T cell，Th）识别抗原提呈细胞（antigen presenting cell，APC）呈递的同种异体抗原后活化并游走至次级淋巴滤泡成为 Tfh，在 Tfh 提供的信号刺激下，静息 B 细胞分化成熟为生发中心 B 细胞、浆细胞或记忆性 B 细胞（memory B cell，Bm）。长寿命浆细胞（long-lived plasma cells，LLPCs）产生的 DSA 与移植物微血内皮表面的相应 HLA 抗原结合，通过补体依赖性细胞毒（complement-dependent cytotoxicity，CDC）或非补体依赖性途径触发损伤。其中前者通过补体经典激活途径募集炎症细胞并形成攻膜复合体，导致微血管内皮损伤后暴露，启动凝血过程，引起微血管炎和血管内血栓形成等组织学改变，后者补体非依赖性机制除了 DSA 可以直接诱导内皮细胞增殖活化外，主要为 NK 细胞或巨噬细胞等介导的抗体依赖的细胞毒作用（antibody-dependent cell-mediated cytotoxicity，ADCC）[25]。

因此，致敏患儿选择供肾首先需避开不可接受抗原（unacceptable antigens，UA）。UA 的判断至关重要[26]：

（1）UA 的判定需兼顾当下和历史的 HLA 单抗原微珠法结果，阳性抗体对应的抗原理论上都是 UA。具体选择如下：DSA 平均荧光强度（mean fluorescence intensity，MFI）值强阳（>10 000）时，非必

需情况下不进行供受者间的配对移植；DSA MFI 值阳性(3 000~10 000)且交叉反应阴性时,视抗体水平决定并制订个体化脱敏治疗方案；DSA MFI 值弱阳(500~3 000)时,可进行肾移植手术,但应根据患儿免疫风险,选择是否进行脱敏治疗。

(2)二次移植受者预存 DSA(即使 MFI 低于阈值)位点与既往移植的重复错配都是 UA。

(3)避开 UA 后必须进行实际交叉反应,阴性方可行肾移植手术。优化配型减少 HLA(尤其是 Ⅱ 类抗原)错配来降低移植物免疫原性,eplet 错配数相对于传统的抗原错配数能更准确地量化错配的程度。其次,提高致敏 ESRD 患儿供肾 HLA 匹配要求是降低术后排斥反应发生率的另一关键所在[27],选择 HLA-DQ、DR 位点中至少一个等位基因或抗原相合以及 HLA-A、B、C 位点等位基因相合尽可能多地供肾；供受者 eplet 错配数少(特别是 Ⅱ 类位点)可以作为选择参考。

脱敏治疗的目的是通过物理或药物的方式清除高致敏患者循环中的 DSA,并靶向抑制 T、B 细胞激活,阻止 DSA 合成,从而防止超急性排斥反应以及 AMR 发生。FDA public workshop 总结了用于临床脱敏治疗的策略如下[28]：通过血浆置换等方式清除 DSA、应用抗 CD20 单抗(利妥昔单抗)清除 B 细胞、使用 IVIg 进行免疫调节。目前基于 IVIg 的治疗方案通常分为两种：低剂量(100mg/kg)与血浆置换联合应用、高剂量(2g/kg)单独使用,两种方案都可与利妥昔单抗脱敏治疗联合使用。美国梅奥诊所等多个中心 RCT 研究显示[29]：低剂量 IVIg+ 血浆置换联合利妥昔单抗更有利于达到交叉配型阴性,但都不能有效预防 AMR。原则上达到 DSA 转阴或至少流式交叉反应阴性水平时,方考虑行肾移植,同时联用有效的个体化诱导治疗及维持免疫抑制方案。免疫诱导治疗应针对不同免疫风险分层患儿进行选择[30]：①术前状态为 ABO 血型不相容,或 DSA 阳性的免疫风险高危患儿,采用血浆置换 + 利妥昔单抗 + 抗胸腺细胞球蛋白(antithymocyte globulin,ATG)/ 兔抗人胸腺细胞免疫球蛋白(rabbit anti-human thymocyte immunoglobulin,rATG)/ 巴利昔单抗进行诱导；②术前状态为 PRA 阳性(非 DSA),或 HLA 错配负荷高的免疫风险中危患儿,采用 ATG/rATG 进行诱导。总之,高度重视术前高致敏 ESRD 患儿预防排斥反应的意义远大于肾移植术后发生排斥反应后的治疗干预,在提高术前致敏患儿肾移植手术成功率的同时,使得高致敏肾衰竭患儿享有肾移植的机会。因此,预致敏患儿不是肾移植手术禁忌证,充分评估感染风险后,建议等待移植期间给予口服免疫抑制剂药物治疗；在此期间积极预防感染,定期复查血常规、肝功能、PRA 及免疫抑制剂浓度等,及时调整免疫抑制剂剂量,建议将他克莫司谷浓度维持在 8~12ng/ml[31]。

**临床问题 4**：是否需要应用糖皮质激素,预防儿童肾移植受者围手术期排斥反应？

**推荐意见 5**：推荐儿童肾移植受者应用糖皮质激素冲击疗法,预防围手术期排斥反应(推荐强度 A,证据等级 1a)。

**推荐意见说明**：KDIGO 有关肾移植受者诊疗的临床指南指出除了同卵双胞胎之间的移植,其余肾移植受者都应接受免疫抑制方案预防排斥反应,包括静脉给予糖皮质激素[32]。激素的抗炎作用、免疫抑制效应以及逆转急性排斥反应的功效使其始终存在于传统免疫抑制方案。糖皮质激素免疫抑制作用的具体机制主要包括：

(1)诱导 IL-10 等抗炎因子的合成。

(2)抑制树突状细胞成熟及抗原提呈功能。

(3)抑制促炎因子的合成。

(4)抑制单核细胞、中性粒细胞和巨噬细胞向炎症部位募集。

(5)诱导炎症细胞凋亡[33]。目前各移植中心关于儿童肾移植受者糖皮质激素的使用方案有所差异。常规诱导方案建议采用移植术中经静脉使用甲泼尼龙 10~15mg/kg,术后前 2~3d 每天静脉滴注 10mg/kg,在使用多克隆抗体进行免疫诱导时,可适当减少甲泼尼龙的剂量。因此,推荐儿童肾移植受者应用糖皮质激素冲击疗法,为预防围手术期排斥反应的一线治疗方案。

**临床问题 5**:是否需要应用生物制剂诱导治疗,预防儿童肾移植受者移植后早期排斥反应?

**推荐意见 6**:推荐儿童肾移植受者应用生物制剂预防围手术期排斥反应(推荐强度 B,证据等级 2a)。

**推荐意见 7**:建议将 T 细胞清除剂或 IL-2 受体阻滞剂用于围手术期儿童肾移植受者排斥反应的预防(推荐强度 B,证据等级 2a)。

**推荐意见说明**:TCMR 其本质是在异抗原刺激下 T 细胞的活化、白细胞介素(interleukin,IL-2)的产生和致敏 T 细胞大量地克隆增殖。青春期患儿 TCMR 发生率高于其他年龄段,是早期移植肾失功的独立危险因素,可增加 AMR、DGF 发生风险,并影响患儿预后[34]。其危险因素包括:供受者 HLA 错配数较多、各类移植肾损伤、免疫抑制不足、再次或多次肾移植、DGF、高血压、免疫抑制剂耐受性和用药依从性差等。目前,关于儿童肾移植围手术期生物制剂的应用与方案的选择国内外尚未达成共识,在美国 60% 的儿童肾移植受者接受了 T 细胞耗竭剂,35% 接受了 IL-2 受体阻滞剂,5% 未接受诱导治疗[8]。Riad 等[35] 在最新的报道中比较了美国移植受者科学登记中心(Scientific Registry for Transplant Recipient,SRTR)4 576 例于 2000—2018 年接受死亡捐献供肾且以他克莫司和吗替麦考酚酯(mycophenolate mofetil,MMF)为维持治疗的儿童肾移植受者在不同诱导方案下的移植效果,发现 rATG 诱导相比巴利昔单抗诱导无论在急性排斥反应(acute rejection,AR)发生率还是移植肾 / 受者存活方面,二者无明显差异,急性排斥反应发生率在移植 1 年时分别为 15.7% 和 16.5%。无生物制剂诱导的儿童肾移植受者围手术期 AR 的发生率为 26.8%,高于应用生物制剂免疫诱导患儿,后者 AR 发生率为 15.9%。而 T 细胞清除剂却是儿童肾移植后病毒感染、骨髓抑制等不良事件发生的高危因素[36]。因此,推荐儿童肾移植受者应用生物制剂预防围手术期排斥反应,在免疫诱导期间建议应用 T 细胞清除剂或 IL-2 受体阻滞剂。

**临床问题 6**:围手术期采用 T 细胞清除剂进行免疫诱导治疗的儿童肾移植受者,其剂量如何选择?

**推荐意见 8**:针对围手术期儿童肾移植受者,目前尚无 T 细胞清除剂的标准推荐剂量。建议对供 - 受者免疫风险综合评估后,个体化选择 T 细胞清除剂的剂量(推荐强度 C,证据等级 4)。

**推荐意见说明**:目前 ATG 是儿童免疫诱导治疗中最常用的淋巴细胞清除性抗体,包括 rATG 和兔抗人 T 细胞免疫球蛋白(anti-human T lymphocyte rabbit immunoglobulin,ATG-F)两种。美国儿童肾移植受者中,约 60% 接受 rATG 或 ATG-F 免疫诱导治疗[8]。但目前对于 T 细胞清除剂在儿童中应用的最佳剂量尚没有统一意见。而为了在减少排斥反应的同时降低感染等不良反应的发生率,减少 T 细胞清除剂的累积剂量是目前治疗趋势。

在儿童免疫诱导治疗中 ATG-F 的常规给药方案为:每剂 1.5mg/kg,应用 2~4 剂,累积剂量小于 6mg/kg[37]。此外,近期研究显示[38]:小剂量 ATG-F(累积剂量 ≤ 4.5mg/kg)方案可以取得与常规剂量方案类似的疗效。同时,与较高累积剂量(rATG>3.5mg/kg)相比,低剂量(rATG ≤ 3.5mg/kg)对于低免疫风险儿童肾移植受者不会增加排斥风险。美国儿科肾脏病研究联盟报道[39],对于免疫高危患儿,应用 rATG 累积剂量>4.5mg/kg 的免疫诱导方案可降低围手术期排斥反应的发生率,但儿童肾移植受者术后 1 年严重感染、BKV 感染和中性粒细胞减少症的发生率分别为 17%、23% 和 64.8%。而 rATG 累积剂量 ≤ 3.5mg/kg 的免疫低危患儿组,儿童肾移植受者术后 1 年严重感染、BKV 感染和中性粒细胞减少症的发生率分别为 18.18%、25.97% 和 32.47%，中性粒细胞减少症的发生率则明显降低[40]。因此，在对供 - 受者免疫风险综合评估后，选择 T 细胞清除剂的剂量。

### 五、儿童肾移植免疫维持期排斥反应的预防

**临床问题 7**：儿童肾移植受者免疫维持方案如何制订？

**推荐意见 9**：建议钙调磷酸酶抑制剂（calcineurin inhibitor，CNI）类药物联合霉酚酸（mycophenolic acid，MPA）作为儿童肾移植受者基础免疫维持方案。快速生长发育期的儿童肾移植受者需增加 CNI 及 MPA 浓度监测的频次，并及时调整剂量（推荐强度 B，证据级别 2c）。

**推荐意见 10**：存在免疫性因素导致肾病复发风险的儿童肾移植受者，可采用糖皮质激素维持治疗；原发病为非免疫性因素的儿童肾移植受者，可采用术后快速撤除糖皮质激素，或无糖皮质激素方案（推荐强度 C，证据等级 4）。

**推荐意见 11**：对于发育成熟的儿童肾移植受者，若存在增加排斥反应发生风险，可增加糖皮质激素维持治疗（推荐强度 C，证据等级 4）。

**推荐意见说明**：免疫维持治疗是术后预防移植肾排斥反应及维持良好移植肾功能的关键。随着新型免疫抑制剂的临床应用，目前免疫维持治疗的核心问题是如何在提高移植肾存活率的同时，使得免疫抑制剂的不良反应最小化。与环孢素相比，他克莫司具有有效剂量小和抗排斥反应强的优点，已成为器官移植的一线基础药物之一[41]。在一项包含 986 例儿童肾移植受者中，220 例接受他克莫司治疗、766 例接受环孢素治疗，回顾性研究显示：他克莫司和环孢素两组患儿的 1 年移植肾存活率分别为 98% 和 97%，2 年移植肾存活率分别为 95% 和 91%[42]。另一项包含 192 例患儿的开放性临床试验显示，随机分配在他克莫司组的患儿较环孢素组具有较低的急性排斥反应发生率（分别为 37%、59%）。4 年的随访结果显示两组患儿的存活率相似（他克莫司组 94%、环孢素组 92%），但他克莫司组具有更好的移植肾存活率（分别为 86%、69%）[43]。建议 Tac 初始剂量依据 CYP3A5 基因型给药：CYP3A5*1/*1 为 0.16~0.25mg/（kg·d），*1/*3 型为 0.13~0.15mg/（kg·d），*3/*3 型为 0.10~0.12mg/（kg·d）[44-45]。体重 <20kg 霉酚酸（mycophenolic acid，MPA）口服剂量为 0.25g，bid；20~50kg 为 0.5g，bid；大于 50kg 为 0.75g，bid[46-47]。通过测定他克莫司浓度、血肌酐值、患儿免疫状态等综合调整免疫抑制剂剂量，Tac 目标浓度为术后两周 12~16ng/ml，第一月为 9~13ng/ml，三月为 8~10ng/ml，六月为 7~9ng/ml，一年后 6~8ng/ml[48]。原发病如 IgA 肾病、原发性 FSGS、抗基底膜肾小球肾炎、膜增生性肾小球肾炎、狼疮肾炎以及 ANCA 血管炎等具有肾病复发病风险的儿童肾移植受者，可采用糖皮质激素维持治疗；非免疫性因素如下尿路异常、肾发育不良或明确基因变异等导致 ESRD 的患儿，肾移植术后建议快速撤除糖皮质激素，或无糖皮质激素方案[49]。

儿童群体的变异度极大，随着生长和器官系统的成熟，生理功能的变化将导致其药代动力学发生改变。儿童肾移植受者对 MPA 的反应随年龄增长而变化，有研究证明 MPA 的清除与年龄相关。大多数代谢酶都随着儿童年龄的增长逐渐完善，关键药物代谢酶尿苷二磷酸葡萄糖醛酸基转移酶亚型（UGT1A9、UGTB27、UGT1A6）完善过程缓慢，其基因表达产物是负责 MPA 代谢最主要的酶或转运蛋白，通常在 10 岁左右达到成人水平[50]。因此也造成了 MPA 代谢差异。Johnson[51] 等研究发现细胞色素 P 450（cytochrome P 450，CYP）34A 的表达与活性随年龄增长而显著增加。Krall[52] 等发现 CYP3A5 和 UGT1A9 基因分型对免疫抑制剂给药和检测有益。儿童胃液 pH 值、胃排空速率、体脂率、肝脏代谢能力、血浆白蛋白结合能力和年龄依赖的关键代谢酶与成人都存在差异，其药物平均

AUC 高于成人,这也从侧面证明了在儿童发育阶段随着年龄增长,身高和体质量的增加,MPA 的暴露可能会逐渐降低[53]。

在儿童肾移植受者生长发育期间制订完善的个体化治疗方案是非常必要的,尽最大可能避免儿童受者发生排斥反应和免疫过度等不良事件的发生。目前有限样本策略(limited sampling strategy, LSS)可根据少数时间点血样本进行估算 MPA-AUC,是较符合临床的监测 MPA 浓度的方法之一[54]。因此,依据儿童生长发育与药物代谢的特点,在保证达到 CNI 目标浓度的基础上,提高对 MPA-AUC 监测的频次,及时调整 MPA 剂量,尤其是术后体重增加过快的儿童肾移植受者,对预防排斥反应的发生尤为重要。

糖皮质激素作为肾移植受者的经典免疫抑制药物之一被临床广泛应用。然而,儿童肾移植受者长期使用糖皮质激素易引起高血压、代谢异常、骨质代谢异常、心脑血管疾病、感染、抑制生长发育等多种副作用[55]。在减轻糖皮质激素的副作用的同时,术后早期撤除口服糖皮质激素药物同样更有利于儿童肾移植受者的生长发育[56]。然而,随着儿童生长发育成熟,免疫功能发育完善,排斥反应风险随之增加。尤其是存在 HLA 错配位点较多、发育成熟的大龄儿童肾移植受者、群体反应性抗体(panel reactive antibody,PRA)阳性、术前预存或术后新生 DSA、原发肾脏疾病具有高复发率者等高危因素,建议重新增添撤除的糖皮质激素以利于预防排斥反应、肾病复发等不良事件的发生,提高移植肾远期存活率[57-58]。

**临床问题 8:儿童肾移植受者能否应用增效剂来维持他克莫司的血药浓度?**

**推荐意见 12:**对于代谢过快、服用高剂量他克莫司仍不能达到目标浓度者,可使用增效剂以提高药物生物利用度(推荐强度 C,证据等级 4)。

**推荐意见说明:**他克莫司是大环内酯类抗生素,作为钙调神经蛋白抑制剂,主要经肝脏的细胞色素 P450 酶系(CYP3A)和 P-糖蛋白代谢,细胞色素 P450 主要存在于肝脏,少数分布于肾和小肠等部位,许多药物和食品对其有相互作用和影响。他克莫司药物治疗窗窄,易发生因稳态血药浓度过低而导致的抗排斥作用不足,或过高导致的药物毒性[45,52]。

五味子中成类药物是由从南五味子中提取的一种脂溶性、活性部位制成的中成药,具有降酶、保肝的作用。临床上多用于治疗肝脏损伤,可以明显改善细胞代谢,增强肝细胞对毒物的抵御能力和损伤修复能力。药学研究发现五味子素衍生物可对 CYP-450 有抑制相作用,五味子中成类药物可抑制这些酶系的活性[59]。研究表明,联用五味子中成类药物可使他克莫司药物在人体代谢减慢、蓄积,明显提高肾移植患者体内他克莫司的血药浓度,从而可减少他克莫司的用药剂量,且未增加肾移植受者排斥反应的发生率。有利于缓解长期服用他克莫司所导致的如,肝损伤、药物性糖尿病、高血脂、肾损害及神经毒性等;避免因患儿药物吸收差或代谢过快,血药浓度过低导致的移植肾排斥反应,同时也减轻患儿家庭经济负担[60]。同时,在纳入的 6 篇 RCT 研究,评价了五味子中成类药物对他克莫司的血药浓度及维持剂量、他克莫司的药动学参数及药物经济学的影响。结果显示:肝、肾移植患者术后联合使用五味子中成类药物,既可减少他克莫司给药剂量,还可维持较好的疗效和安全性[61]。

对于儿童肾移植受者,由于其代谢速度快、肠道过短吸收相对较差、药物代谢酶活性因儿童生长发育功能尚未完全体现、器官功能易发生药物性损伤等,故建议儿童肾移植受者常规应用五味子中成类药物来提高他克莫司药物浓度[62]。尤其是存在药物性肝损伤、神经毒性、因药物吸收差或代谢过快,需服用大剂量他克莫司仍难以维持正常血药浓度的儿童肾移植受者。

### 六、儿童肾移植排斥反应的诊断

**临床问题 9：儿童肾移植受者拟诊排斥反应时需要的鉴别诊断有哪些？**

**推荐意见 13：**建议儿童肾移植受者拟诊排斥反应时，需与下列术后并发症相鉴别：移植肾动静脉狭窄、移植肾动静脉血栓形成、尿漏及尿路梗阻、感染、药物肾毒性及原发肾病复发等（推荐强度 B，证据等级 3b）。

**推荐意见说明：**引起儿童肾移植受者血肌酐升高的病因众多且复杂，主要包括免疫学因素和非免疫学因素两大类。在免疫学因素中，TCMR 和 AMR 是主要原因，另外移植肾肾病复发、血栓性微血管病等是需要重点关注的常见病因[63-67]。非免疫因素主要包括外科并发症，如移植肾动脉狭窄、各种原因引起的尿路梗阻、移植肾动静脉瘘以及免疫抑制剂肾毒性等[68-70]；感染因素包括 BK 病毒等感染引起的病毒相关性肾病，重症感染后全身炎症反应引起肾损伤等[71-72]；药物因素包括，各种降压药物、降脂药物、具有肾毒性的抗感染类药物等[73]。代谢性疾病，如高血糖、酮症酸中毒等[74-75]。

因此，当临床高度怀疑儿童肾移植受者发生排斥反应，准备启动抗排斥治疗前一定要对血肌酐升高的病因进行详细的鉴别诊断，要有充足的诊断排斥反应的循证学证据。临床医师要详细询问患儿随访情况，是否存在引起排斥反应发生的高危因素以及引起血肌酐升高的病因，同时甄别患儿临床表现、体格检查、实验室检查、影像学检查，必要时行移植肾活检病理学诊断。若排斥反应诊断的循证学证据不充分，不能贸然进行激素冲击等治疗，否则会加重肾功能的恶化与相关疾病的进展。

**临床问题 10：儿童肾移植受者拟诊排斥反应时是否需要移植肾穿刺活检？**

**推荐意见 14：**儿童肾移植受者拟诊排斥反应时，充分评估获益与风险后，建议行移植肾穿刺活检（推荐强度 B，证据等级 3a）。

**推荐意见说明：**移植病理学是正确诊断儿童肾移植各类排斥反应以及评估肾脏损伤程度的重要手段。Banff 移植病理学会议（Banff Conference on Allograft Pathology）的召开及 Banff 移植病理学诊断（Banff 标准）的建立是国际移植病理学发展的里程碑。目前世界各移植中心均常规采用 Banff 标准进行移植肾的活组织检查（活检）病理学诊断。同时，该会议每 2 年组织一次世界范围内移植外科、移植病理和移植免疫学专家进行制订和修改新的"Banff 标准"[76]。虽然近十年来新型非侵入性血液、尿液生物标志物或基于活检组织的生物标志物等越来越多，为辅助临床诊断提供了一定的便利，但它们通常阳性预测值较低，并不能替代移植肾活检[77]。目前对于诊断肾移植受者的肾功能异常，移植肾穿刺活检仍处于主导地位。

在 KDOQI 指南中提到血清肌酐水平高于基线值 20%~25% 的患者应考虑进行移植肾活检。蛋白尿是移植肾活检的重要指征，在 KDIGO 指南中建议新发蛋白尿或不明原因的尿蛋白 / 尿肌酐 ≥ 3.0g/g 或尿蛋白 ≥ 3.0g/d 应进行移植肾活检[78]。因此，不是所有儿童肾移植受者临床诊断排斥反应后均需行移植肾穿刺活检，应在充分评估风险的基础上进行移植穿刺活组织检查，以明确排斥反应的类型、分级等。虽然移植肾在超声引导下空针穿刺活检相对安全，但由于其侵入性、排斥肾脏质地脆弱、儿童肾脏皮质薄等可能引起的各种严重并发症，如移植肾出血或动静脉瘘等[79]。围手术期发生的排斥反应，为降低移植肾穿刺的出血风险，在充分评估患儿凝血功能的前提下，建议手术 4~7d 后进行移植肾穿刺。对于低龄、低体重儿童供肾，存在肾皮质较薄等客观因素，是否具有更高的移植肾穿刺风险，一项来自 5 504 例儿童肾活检后并发症的系统综述和 meta 分析显示低龄儿童（年龄 ≤ 5 岁）肾活检并发症的发生率与其他年龄段儿童无差异[80]。因此，建议对儿童肾移植受者的获益与风险评估后,尽可能行移植肾穿刺活检。

临床问题 11:如何预防儿童肾移植受者移植肾穿刺活检的相关并发症?

推荐意见 15:建议依据儿童供肾大小及肾皮质厚度选择合适穿刺设备,并在超声多普勒引导下进行移植肾穿刺(推荐强度 B,证据等级 2c)。

推荐意见 16:对配合欠佳患儿,可在镇静下行移植肾穿刺,并给予止血药物(推荐强度 C,证据等级 4)。

推荐意见说明:一项来自 5 504 例儿童肾活检后并发症的系统综述和 meta 分析显示[80]:活检后发生血肿的比例在 11%(95%$CI$:7%~17%)和 18%(95%$CI$:9%~35%)之间,需要输血的比例为 0.9%(95%$CI$:0.5%~1.4%);由于活检后并发症而需要额外干预的比例为 0.7%(95%$CI$:0.4%~1.1%)。通过 meta 分析比较了儿童自体肾活检与儿童移植肾活检出血风险的发生率,二者无明显差异。肾活检后肾周血肿的发生并不少见。儿科患者因肾脏活检而需要输血或额外干预的比例较小。同时作者强调了儿童肾穿刺发生并发症的危险因素:凝血功能异常、穿刺针直径过大、肾穿刺前未停用活血化瘀药物以及穿刺前后未应用止血药物等。因此,应在超声引导下行移植肾穿刺术,并仔细定位。应根据儿童供肾的大小与皮质厚度选择合适型号的自动穿刺枪,对于小于 8cm 肾脏建议采用一次性 18G 自动穿刺枪,大于 8cm 的肾脏建议采用一次性 16G 自动穿刺枪进行手术操作。对不配合患儿,为保证手术安全,可以在诱导麻醉或全麻下完成该项操作。移植肾穿刺前充分评估患儿凝血功能,停用所有活血化瘀等药物,穿刺前后给予如白眉蛇毒血凝酶等止血药物。穿刺后给予盐袋、腹带等加压包扎,平躺卧床 6h,24h 后可下床活动,注意与移植肾穿刺相关出血的临床表现[81]。

## 七、儿童肾移植排斥反应的监测与治疗

临床问题 12:儿童肾移植受者是否需要监测 DSA?

推荐意见 17:建议术后规律进行 DSA 检测,其频率可根据儿童肾移植受者发生 AMR 的风险来制订,并序贯观察抗体的种类及强度变化(推荐强度 B,证据等级 3a)。

推荐意见 18:建议在任何原因引起免疫抑制强度降低、患儿用药依从性下降或疑诊排斥反应时,及时监测 DSA(推荐强度 C,证据等级 4)。

推荐意见说明:Jabs 等提出 caAMR 病理损伤机制的 4 阶段模式,即移植术后 dnDSA 产生、C4d 在管周毛细血管的沉积、引起 AMR 相应慢性组织病理学损伤如 TG 和肾组织纤维化,最终进展至移植肾失功[82]。caAMR 是一个涉及周期性损伤与修复机制的动态变化的病理过程,其核心组分是 DSA,尤以 dnDSA 为主,因此需要术后有规律地、定期 DSA 检测从早期发现 DSA 的产生,检测频率可根据受者发生 AMR 的风险分层来制订,序贯观察抗体的种类及强度变化。临床实践中 dnDSA 常于活检病理或移植物功能减退前被检出[83]。由于 dnDSA 的产生与患者依从性差和免疫抑制不足密切相关,因此 TTS 2019 专家共识建议:在任何原因减低免疫抑制剂剂量以及已知患者用药依从性差或出现排斥反应时,需要监测 dnDSA[84]。在改善全球肾脏病预后组织(kidney Disease:Improving Global Outcomes,KDIGO)指南中明确提出,dnDSA 产生的危险因素主要包括既往的急性细胞性排斥反应、免疫抑制不足(包括服药依从性不高)以及 HLA Ⅱ 类位点不匹配等[85]。儿童肾移植术后 dnDSA 产生的危险因素虽缺乏大样本量的研究报道,但 FDA AMR 工作组专家共识指出可能与上述危险因素有关,同时还具有其自身的特殊性[86]。因此 TTS 2019 专家共识建议:在任何原因降低免疫抑制剂剂量以及已知患者用药依从性差或出现排斥反应时,需要监测 dnDSA[84]。

**临床问题 13**：哪些非侵入性生物标志物有助于早期预警和发现儿童肾移植受者 AMR？

**推荐意见 19**：供者来源细胞游离 DNA 可作为早期预警和发现 AMR 的敏感标志物。内皮相关转录分子可作为 C4d 阴性 AMR 的替代标志物（推荐强度 C，证据等级 4）。

**推荐意见说明**：移植物严重损伤（主要是排斥反应导致的损伤）将导致部分细胞凋亡，使大量游离 DNA 脱落到外周血中，通过检测外周血中供者来源细胞游离 DNA（dd-cfDNA）的含量，可以预测移植物的损伤情况[87]。dd-cfDNA 作为敏感性更高的生物标志物，具有检测风险低、灵敏度高、能够多次实时监测等特点，对排斥反应具有良好的早期预警性能，能够实现对移植物损伤的全面监测，其高阴性预测值可以避免非必要的移植肾活检。dd-cfDNA 联合 DSA 检测，其阳性预测值显著上升，能明确提示 AMR 的发生[88]。

内皮相关转录分子（Endothelial associated transcripts，ENDAT）检测可以作为 C4d 阴性 AMR 的替代标志物[89]。Caveolin-1（CAV-1）是其中代表之一，AMR 患者血管内皮受损后 CAV-1 出现过度表达，Banff 2017 分类将其作为 AMR 的分子标志物[90]。Gambella 等[91]进一步证实 CAV-1 免疫组化可以作为诊断 cAMR 的替代标志物，且与 C4d 染色状态无关。另外，Nakada 等[92]的研究发现活检肾组织管周毛细血管表面 CAV-1 的免疫反应性与移植肾失功独立相关，可以作为预测移植肾存活的指标。

**临床问题 14**：对于 HLA 错配负荷较高的儿童肾移植受者，应关注哪些问题？

**推荐意见 20**：对于 HLA 错配负荷较高的儿童肾移植受者，建议增加免疫监测频次（推荐强度 C，证据等级 4）。

**推荐意见 21**：建议强化儿童肾移植受者及监护人的依从性（推荐强度 C，证据等级 4）。

**推荐意见说明**：儿童受者的免疫系统虽然发育不够完善，但由于免疫抑制剂使用及供受者 HLA 配型方面的特点，肾移植术后 dnDSA 的产生风险并不亚于成人。儿童受者在服用免疫抑制剂方面具有以下特点[93-96]：

（1）术后早期较易出现病毒感染，导致免疫抑制剂在短期内被动减量。

（2）由于糖皮质激素的长期使用严重影响儿童的生长发育，因此儿童肾移植术后常采用无激素免疫抑制方案。

（3）儿童受者在服用抗代谢类免疫抑制剂方面，常因出现骨髓抑制而被迫减少药物剂量，甚至不少儿童仅能耐受极低剂量的抗代谢药物，而这种低维持剂量被报道是儿童受者产生 dnDSA 的危险因素。

（4）青春期儿童受者服药的依从性较差，常导致免疫抑制剂的药物暴露量不够，出现免疫抑制不足的情况。上述这些因素可能是儿童肾移植术后急性排斥反应及 dnDSA 发生率不低于甚至高于成人受者的主要原因。我们在临床实践中常常见到儿童肾移植术后发生急性细胞性排斥反应同时或稍后发生 AMR 的病例，外周血中能检测到较高水平的 DSA。避免免疫抑制不足所致的急性排斥反应也是预防儿童肾移植术后 dnDSA 产生的关键策略之一[97]。因此，对于 HLA 错配负荷较高的儿童肾移植受者，通过增加免疫监测频次与强化儿童肾移植受者及监护人的依从性是移植医师重点关注的内容之一。

**临床问题 15**：肾功能稳定的儿童肾移植受者，发现 dnDSA 的处理原则是什么？

**推荐意见 22**：建议加强免疫抑制强度，提升 CNI 及 MPA 的暴露量（推荐强度 B，证据等级 2a）。

**推荐意见 23**：建议行移植肾穿刺活检，病理明确诊断 AMR 时启动抗排斥治疗（推荐强度 C，证据等级 4)。

推荐意见说明：有别于术后早期 AMR 由 pDSA 或 Bm 记忆应答介导产生，caAMR 多由 dnDSA 参与。出现 dnDSA 的危险因素包括：供受者 HLA 抗原错配多，尤其是 DQ 错配；医源性免疫抑制不足或受者依从性差；因炎症、病毒感染、排斥或缺血再灌注损伤等因素导致移植肾免疫原性增强[98]。非致敏肾移植受者术后 dnDSA 检出率约 13%~30%，其中约 40% 会出现亚临床 AMR，其发生时机一般远早于临床 AMR，而 caAMR 通常是亚临床 AMR 未获得及时诊断和治疗而持续进展的结果[99]。亚临床 AMR 往往在程序性活检时发现，组织病理显示出 AMR 的形态学特征而患者肾功能保持正常[100]。

慢性爬行升高的血清肌酐水平或进行性加重的蛋白尿是 caAMR 患者常见的临床表现，既往可能有急性排斥或者 aAMR 的病史，需要接受指征性移植肾穿刺活检和 DSA 检测以明确诊断。然而循环 DSA 与 caAMR 之间的关系并非完全关联，存在 DSA 并不表明一定导致 caAMR[101]。在 DSA 阴性的个体内也可发生 caAMR，其中可能的原因：现有 DSA 定量检测方法存在局限性、DSA 不同 IgG 型别或 Fc 片段糖基化模式的致病性差异、移植肾内 HLA 靶抗原的表达差异以及由非 HLA 抗体介导损伤等[102]。因此，肾功能稳定但存在 DSA 的儿童肾移植受者，行移植肾穿刺活检，病理明确诊断为 AMR 时才可以启动抗排斥治疗。而对于 DSA 阳性，移植肾病理诊断未达到 AMR 标准的患儿，国际移植协会工作组 2019 专家共识指出：建议加强免疫抑制强度；是否可以接受大剂量丙球、血浆置换等相关治疗目前仍缺乏大样本循证学依据[103]。

临床问题 16：儿童肾移植受者诊断为非 HLA 抗体介导的活动性 AMR，可采取哪些治疗策略？

推荐意见 24：儿童肾移植受者诊断为非 HLA 抗体介导的活动性 AMR，可采取与 HLA 抗体介导 AMR 相同的治疗策略（推荐强度 C，证据等级 4)。

推荐意见说明：由于非 HLA 抗体介导的 AMR 与较差的移植物存活率相关，因此已经提出了多种预防组织损伤和治疗的方案，但目前尚未达成统一[104]。具体的治疗策略与 HLA 抗体导致 AMR 治疗类似，通过清除非 HLA 抗体的方法降低循环抗体水平，有望逆转 AMR。包括抗体清除、B 细胞清除、联合 IVIg、应用蛋白酶体抑制剂以及补体抑制剂等[105-108]。在应用上述治疗方案时，应权衡患儿药物使用的风险和有别于成人肾移植受者药物使用禁忌证，建议依据患儿免疫分层选择不同的免疫治疗策略。然而这些疗法单独使用，还是联合使用效果更佳仍需大样本临床研究进行论证。因此，无论是对 HLA-DSA 还是对非 HLA-DSA 的监测都应始于移植的初始时期，定期监测，存在移植肾损伤的循证学证据要及时干预[109-111]。

## 八、小结

本指南基于我国儿童肾移植排斥反应诊治的临床实践，结合并采纳国内外的文献报道结论，针对目前儿童肾移植排斥反应临床诊疗过程的常见问题，形成推荐意见和推荐意见说明。采纳国内外文献报道的研究证据和专家的临床经验总结对重要临床问题进行分级推荐，对临床实践予以指导，供临床诊疗工作中根据儿童肾移植受者的个体化作参考。儿童肾移植排斥反应的临床诊疗是一个复杂的过程，部分临床问题目前还缺乏有力的循证医学证据，在临床实践中也存在一些有待进一步研究、探索和观察的临床问题，本指南的推荐意见根据目前现有和有限的证据形成，存在一定的局限性，随着临床经验的不断积累、临床研究的不断深入，将对指南进行不断地补充、完善和更新。一些尚未明确结论和推荐等级不高的临床问题也是未来研究的方向，研究结果将成为今后指南更新的依据。

**执笔作者**：王志刚（郑州大学第一附属医院），尚文俊（郑州大学第一附属医院），刘龙山（中山大学附属第一医院），丰永花（郑州大学第一附属医院），王军祥（郑州大学第一附属医院）

**通信作者**：丰贵文（郑州大学第一附属医院），尚文俊（郑州大学第一附属医院）

**参编作者**：刘磊（郑州大学第一附属医院），张桓熙（中山大学附属第一医院），吴成林（中山大学附属第一医院），李军（中山大学附属第一医院），傅茜（中山大学附属第一医院）

**主审专家**：薛武军（西安交通大学第一附属医院），蔡明（浙江大学医学院附属第二医院），朱有华（中国人民解放军海军军医大学第一附属医院），丰贵文（郑州大学第一附属医院），王长希（中山大学附属第一医院）

**审稿专家**：王振兴（山西省第二人民医院），王强（北京大学人民医院），戎瑞明（复旦大学附属中山医院），朱兰（华中科技大学同济医学院附属同济医院），刘永光（南方医科大学珠江医院），张雷（中国人民解放军海军军医大学第一附属医院），陈刚（华中科技大学同济医学院附属同济医院），林涛（四川大学华西医院），周洪澜（吉林大学第一医院），郑瑾（西安交通大学第一附属医院），项和立（西安交通大学第一附属医院），黄洪锋（浙江大学附属第一医院），崔先泉（山东大学齐鲁医院），彭龙开（中南大学湘雅二医院），董建辉（广西医科大学第二附属医院）

**利益冲突**：所有作者声明无利益冲突。

## 参考文献

［1］ETESAMI K, HOGEN R, LESTZ R. Pediatric kidney transplantation, a technical update [J]. Curr Opin Organ Transplant, 2021, 26 (4): 356-359.

［2］SHEN Q, FANG X, MAN X, et al. Pediatric kidney transplantation in China: an analysis from the IPNA Global Kidney Replacement Therapy Registry [J]. Pediatr Nephrol, 2021, 36 (3): 685-692.

［3］丰贵文, 王长希. 儿童肾移植 [M]. 北京: 人民卫生出版社, 2022.

［4］MACLAY LM, HUSAIN SA. Embracing complexity to better serve pediatric kidney transplant recipients [J]. Clin J Am Soc Nephrol, 2024, 19 (3): 286-288.

［5］LOUIS K, MACEDO C, BAILLY E, et al. Coordinated circulating T follicular helper and activated B cell responses underlie the onset of antibody-mediated rejection in kidney transplantation [J]. J Am Soc Nephrol, 2020, 31 (10): 2457-2474.

［6］DHARNIDHARKA V R, MALONE A. Biomarkers to detect rejection after kidney transplantation [J]. Pediatr Nephrol, 2018, 33 (7): 1113-1122.

［7］SANTARSIERO D, AIELLO S. The complement system in kidney transplantation [J]. Cells, 2023, 12 (5): 791.

［8］LENTINE K L, SMITH J M, HART A, et al. OPTN/SRTR 2020 annual data report: kidney [J]. Am J Transplant, 2022, 22 Suppl 2: 21-136.

［9］丰永花, 王志刚, 尚文俊等. 儿童肾移植 202 例回顾性分析 [J]. 中华器官移植杂志, 2020, 41 (1): 20-23.

［10］朱兰, 郭志良, 刘斌等. 儿童肾移植 111 例报道 [J]. 中华器官移植杂志, 2020, 41 (1): 3-8.

［11］陈瑞, 赵闻雨, 赵晓刚, 等. 儿童供肾儿童肾移植 147 例临床分析 [J]. 中华器官移植杂志, 2020, 41 (1): 15-19.

［12］TERASAKI PI. Deduction of the fraction of immunologic and non-immunologic failure in cadaver donor transplants [J]. Clin Transpl, 2003: 449-452.

［13］OPELZ G, COLLABORATIVE TRANSPLANT S. Non-HLA transplantation immunity revealed by lymphocytotoxic antibodies [J]. Lancet, 2005, 365 (9470): 1570-1576.

［14］EVERLY M J, BRILEY K P, HAISCH C E, et al. Racial differences in incident de novo donor-specific anti-HLA antibody among primary renal allograft recipients: results from a single center cohort study [J]. Transpl Int, 2017, 30 (6):

566-578.

[ 15 ] EVERLY M J, REBELLATO L M, HAISCH C E, et al. Incidence and impact of de novo donor-specific alloantibody in primary renal allografts [J]. Transplantation, 2013, 95 (3): 410-417.

[ 16 ] SHARMA A, TAVERNITI A, GRAF N, et al. The association between human leukocyte antigen eplet mismatches, de novo donor-specific antibodies, and the risk of acute rejection in pediatric kidney transplant recipients [J]. Pediatr Nephrol, 2020, 35 (6): 1061-1068.

[ 17 ] DEMIROK A, RANZIJN C, LARDY J, et al. Evaluation of the current post-transplantation human leukocyte antigen antibody screening in pediatric renal transplant recipients [J]. Pediatr Transplant, 2019, 23 (2): e13338.

[ 18 ] OLGA C, SHAMIR T, ASHA M. Results of early treatment for de novo donor-specific antibodies in pediatric kidney transplant recipients in a cross-sectional and longitudinal cohort [J]. Pediatr Transplant, 2018, 22 (2).

[ 19 ] HULLEGIE-PEELEN D M, TEJEDA-MORA H, DIETERICH M, et al. Tissue-resident memory T cells in human kidney transplants have alloreactive potential [J]. Am J Transplant, 2024: S1600-6135 (24) 00172-2.

[ 20 ] KEVIN T BARTON, KHALIF HALANI, SHIRLEY GALBIATI, et al. Late first acute rejection in pediatric kidney transplantation: a North American Pediatric Renal Trials and Collaborative Studies special study [J]. Pediatr Transplant, 2021, 25 (5): e13953.

[ 21 ] HOEGY D, BLEYZAC N, ROBINSON P, et al. Medication adherence in pediatric transplantation and assessment methods: a systematic review [J]. Patient Prefer Adherence, 2019, 13: 705-719.

[ 22 ] MEHTA P, STEINBERG E A, KELLY S L, et al. Medication adherence among adolescent solid-organ transplant recipients: a survey of healthcare providers [J]. Pediatr Transplant. 2017; 21 (7).

[ 23 ] CHISHOLM-BURNS MA, SPIVEY CA, REHFELD R, et al. Immunosuppressant therapy adherence and graft failure among pediatric renal transplant recipients [J]. Am J Transplant. 2009; 9 (11): 2497-504.

[ 24 ] LOUPY A, LEFAUCHEUR C. Antibody-mediated rejection of solid-organ allografts [J]. N Engl J Med. 2018; 379 (12): 1150-1160.

[ 25 ] MATSUDA Y, WATANABE T, LI X K. Approaches for controlling antibody-mediated allograft rejection through targeting B cells [J]. Front Immunol. 2021; 12: 682334.

[ 26 ] PUTTARAJAPPA C M, JORGENSEN D, YABES J G, et al. Trends and impact on cold ischemia time and clinical outcomes using virtual crossmatch for deceased donor kidney transplantation in the United States [J]. Kidney Int, 2021, 100 (3): 660-671.

[ 27 ] LUCISANO G, THIRUVENGADAM S, HASSAN S, et al. Donor-specific antibodies detected by single antigen beads alone can help risk stratify patients undergoing retransplantation across a repeat HLA mismatch [J]. Am J Transplant, 2020, 20 (2): 441-450.

[ 28 ] VELIDEDEOGLU E, CAVAILLÉ-COLL MW, BALA S, et al. Summary of 2017 FDA public workshop: antibody-mediated rejection in kidney transplantation [J]. Transplantation, 2018, 102 (6): e257-e264.

[ 29 ] ROBERTS D M, JIANG S H, CHADBAN S J. The treatment of acute antibody-mediated rejection in kidney transplant recipients-asystematic review [J]. Transplantation, 2012, 94 (8): 775-783.

[ 30 ] WIEBE C, KOSMOLIAPTSIS V, POCHINCO D, et al. HLA-DR/DQ molecular mismatch: a prognostic biomarker for primary alloimmunity [J]. Am J Transplant, 2019, 19 (6): 1708-1719.

[ 31 ] SCHINSTOCK C A, MANNON R B, BUDDE K, et al. Recommended treatment for antibody-mediated rejection after kidney transplantation: the 2019 expert consensus from the transplantion society working group [J]. Transplantation, 2020, 104 (5): 911-922.

[ 32 ] HEEMANN U, ABRAMOWICZ D, SPASOVSKI G, et al. Endorsement of the Kidney Disease Improving Global Outcomes (KDIGO) guidelines on kidney transplantation: a European Renal Best Practice (ERBP) position statement [J]. Nephrol Dial Transplant, 2011, 26 (7): 2099-106.

[ 33 ] THOMUSCH O, WIESENER M, OPGENOORTH M, et al. Rabbit-ATG or basiliximab induction for rapid steroid withdrawal after renal transplantation (Harmony): an open-label, multicentre, randomised controlled trial [J]. Lancet, 2016, 388 (10063): 3006-3016.

[ 34 ] MINCHAM C M, GIBSON I W, SHARMA A, et al. Evolution of renal function and urinary biomarker indicators of

inflammation on serial kidney biopsies in pediatric kidney transplant recipients with and without rejection [J]. Pediatr Transplant, 2018, 22 (5): e13202.

［35］ RIADS, JACKSON S, CHINNAKOTLAS, et al. Primary pediatric deceased-donor kidney transplant recipients outcomes by immunosuppression induction received in the united States [J]. Pediatr Transplant, 2021, 25 (5): e13928.

［36］ BALANISS, JENSEN C J, KOURI M, et al. Induction and maintenance immunosuppression in pediatric kidney transplantation-advances and controversies [J]. Pediatr Transplant, 2021, 25 (7): e14077.

［37］ SINGH N, ROSSI A P, SAVIC M, et al. Tailored rabbit antithymocyte globulin induction dosing for kidney transplantation [J]. Transplant Direct, 2018, 4 (2): e343.

［38］ ISA F ASHOOR, ROBBIE A BEYL, CHARU GUPTA, et al. Low-dose antithymocyte globulin has no disadvantages to standard higher dose in pediatric kidney transplant recipients: report from the Pediatric Nephrology Research Consortium [J]. Kidney Int Rep, 2021, 6 (4): 995-1002.

［39］ VAKA K SIGURJONSDOTTIR, LYNN MAESTRETTI, ANNE MCGRATH, et al. Low dose rabbit antithymocyte globulin is non-inferior to higher dose in low-risk pediatric kidney transplant recipients [J]. Pediatr Nephrol, 2022, 37 (9): 2091-2098.

［40］ 张鲁予, 张获, 尚文俊, 等. 低剂量兔抗人胸腺细胞免疫球蛋白用于儿童肾移植诱导治疗的临床研究 [J]. 中华器官移植杂志, 2023, 44 (2): 81-86.

［41］ FERRARESSO M, GHIO L, EDEFONTI A, et al. Conversion from cyclosporine to tacrolimus in pediatric kidney transplant recipients [J]. Pediatr Nephrol, 2002, 17 (8): 664-667.

［42］ NOORBAKHSH S, RAHIMZADEH N, HOSSEINI R, et al. Early postoperative kidney transplant complications related to immunomodulator regimen in pediatric recipients [J]. Exp Clin Transplant, 2022, 20 (7): 663-667.

［43］ TÖNSHOFF B. Immunosuppressive therapy post-transplantation in children: what the clinician needs to know [J]. Expert Rev Clin Immunol, 2020, 16 (2): 139-154.

［44］ URZÌ BRANCATI V, SCARPIGNATO C, MINUTOLI L, et al. Use of pharmacogenetics to optimize immunosuppressant therapy in kidney-transplanted patients [J]. Biomedicines, 2022, 10 (8): 1798.

［45］ CHOI J S, KO H, KIM H K, et al. Effects of tacrolimus intrapatient variability and CYP3A5 polymorphism on the outcomes of pediatric kidney transplantation [J]. Pediatr Transplant, 2022, 26 (6): e14297.

［46］ LABRIFFE M, MICALLEF L, WOILLARD J B, et al. Mycophenolate mofetil dose adjustment in pediatric kidney transplant recipients [J]. Ther Drug Monit, 2023, 45 (5): 591-598.

［47］ JUNGRAITHMAYR T C, WIESMAYR S, STASKEWITZ A, et al. Five-year out-come in pediatric patients with mycophenolate mofetil-based renaltransplantation [J]. Transplantation, 2007 (85): 900.

［48］ 尚文俊, 索敬钧, 王志刚, 等. 儿童心脏死亡后器官捐献肾移植 42 例临床分析 [J]. 中华泌尿外科杂志, 2016, 37 (8): 595-598.

［49］ SUTHERLAND S, LI L, CONCEPCION W, et al. Steroid-free immunosup-pression in pediatric renal transplantation: rationale for and outcomes following conversion to steroid based therapy [J]. Transplantation, 2009 (87): 1744.

［50］ LIM S Y, PETTIT R S. Pharmacokinetic considerations in pediatric pharmacotherapy [J]. Am J Health Syst Pharm, 2019, 76 (19): 1472-1480.

［51］ T N JOHNSON, M S TANNER, C J TAYLOR, et al. Enterocytic CYP3A4 in a paediatric population: developmental changes and the effect of coeliac disease and cystic fibrosis [J]. Br J Clin Pharmacol, 2001, 51 (5): 451-460.

［52］ KRALL P, YAÑEZ D, ROJO A, et al. CYP3A5 and UGT1A9 polymorphisms influence immunosuppressive therapy in pediatric kidney transplant recipients [J]. Front Pharmacol, 2021, 12: 653525.

［53］ SOBIAK J, RESZTAK M. A systematic review of multiple linear regression-based limited sampling strategies for mycophenolic acid area under the concentration-time curve estimation [J]. Eur J Drug metab Pharmacokinet, 2021, 46 (6): 721-742.

［54］ EHREN R, SCHIJVENS A M, HACKL A, et al. Therapeutic drug monitoring of mycophenolate mofetil in pediatric patients: novel techniques and current opinion [J]. Expert Opin Drug metab Toxicol, 2021, 17 (2): 201-213.

［55］ KUCKUCK S, LENGTON R, BOON M R, et al. Long-term glucocorticoids in relation to the metabolic syndrome and cardiovascular disease: a systematic review and meta-analysis [J]. J Intern Med, 2024, 295 (1): 2-19.

［56］ H CKER B, WEBER L T, FENEBERG R, et al. Improved growth and cardiovascular risk after late steroid withdrawal: 2-year results of a prospective, randomised trial in paediatric renal transplantation [J]. Nephrol Dial Transplant, 2010, 25 (2): 617-624.

［57］ LI L, CHAUDHURI A, CHEN A, et al. Efficacy and safety of thymoglobulin induction as an alternative approach for steroid-free maintenance immunosuppression in pediatric renal transplantation [J]. Transplantation, 2010, 90 (12): 1516-1520.

［58］ SCOTT SUTHERLAND, LI LI, WALDO CONCEPCION, et al. Steroid-free immunosuppression in pediatric renal transplantation: rationale for and corrected outcomes following conversion to steroid based therapy [J]. Transplantation, 2009, 87 (11): 1744-8.

［59］ 赵水瑜, 刘红霞, 郑青山, 等. 五酯胶囊对器官移植病人他克莫司稳态谷浓度影响的定量分析 [J]. 中国临床药理学与治疗学, 2016, 21 (10): 1132-1136.

［60］ ZHANG H, BU F, LI L, et al. Prediction of drug-drug in-teraction between tacrolimus and principal ingredients of Wuzhi Capsule in Chinese healthy volunteers using physiologically-based pharmacokinetic modelling [J]. Basic Clin Pharmacol Toxicol, 2018, 122 (3): 331-340.

［61］ 王一竹, 柳芳, 张相林. 五酯胶囊对肝、肾移植术后他克莫司治疗影响的系统评价 [J]. 中国医院用药评价与分析, 2021; 21 (6): 722-729.

［62］ GONZALEZ D, SINHA J. Pediatric drug-drug interaction evaluation: drug, patient population, and methodological considerations [J]. J Clin Pharmacol, 2021, 61 Suppl 1 (Suppl 1): S175-S187.

［63］ FILIPPONE E J, FARBER J L. The problem of subclinical antibody-mediated rejection in kidney transplantation [J]. Transplantation, 2021, 105 (6): 1176-1187.

［64］ BERTACCHI M, PARVEX P, VILLARD J. Antibody-mediated rejection after kidney transplantation in children; therapy challenges and future potential treatments [J]. Clin Transplant, 2022, 36 (4): e14608.

［65］ KIM J J, FICHTNER A, COPLEY H C, et al. Molecular HLA mismatching for prediction of primary humoral alloimmunity and graft function deterioration in paediatric kidney transplantation [J]. Front Immunol, 2023, 14: 1092335.

［66］ AL SHAMSI H R, SHAHEEN I, AZIZ D. Management of recurrent focal segmental glomerulosclerosis (FSGS) post renal transplantation [J]. Transplant Rev (Orlando), 2022, 36 (1): 100675.

［67］ SCHOETTLER M L, CARRERAS E, CHO B, et al. Harmonizing definitions for diagnostic criteria and prognostic assessment of transplantation-associated thrombotic microangiopathy: a report on behalf of the european society for blood and marrow transplantation, American Society for Transplantation and Cellular Therapy, Asia-Pacific Blood and Marrow Transplantation Group, and Center for International Blood and Marrow Transplant Research [J]. Transplant Cell Ther, 2023, 29 (3): 151-163.

［68］ BENT C, FANANAPAZIR G, TSE G, et al. Graft arterial stenosis in kidney en bloc grafts from very small pediatric donors: incidence, timing, and role of ultrasound in screening [J]. Am J Transplant, 2015, 15 (11): 2940-6.

［69］ AIKAWA A, MURAMATSU M, TAKAHASHI Y, et al. Surgical challenge in pediatric kidney transplant: lower urinary tract abnormality [J]. Exp Clin Transplant, 2018, 16 Suppl 1 (Suppl 1): 20-24.

［70］ BALANI S S, JENSEN C J, KOURI A M, et al. Induction and maintenance immunosuppression in pediatric kidney transplantation-Advances and controversies [J]. Pediatr Transplant, 2021, 25 (7): e14077.

［71］ YE C, LI J, LIU X, et al. The incidence of cytomegalovirus and BK polyomavirus infections in kidney transplant patients receiving mTOR inhibitors: a systematic review and meta-analysis [J]. Pharmacotherapy, 2023, 43 (6): 552-562.

［72］ BUSH R, JOHNS F, ACHARYA R, et al. Mild COVID-19 in a pediatric renal transplant recipient [J]. Am J Transplant, 2020, 20 (10): 2942-2945.

［73］ DEMIRHAN S, MUNOZ F M, VALENCIA DERAY K G, et al. Body surface area compared to body weight dosing of valganciclovir is associated with increased toxicity in pediatric solid organ transplantation recipients [J]. Am J Transplant, 2023, 23 (12): 1961-1971.

［74］ KILDUFF S, HAYDE N, VISWANATHAN S, et al. Metabolic acidosis in pediatric kidney transplant recipients [J]. Pediatr Nephrol, 2023, 38 (12): 4165-4173.

［75］ ALMARDINI R, SALAITA G, ALBDERAT J, et al. Diabetes mellitus after pediatric kidney transplant [J]. Exp Clin Transplant, 2019, 17 (2): 165-169.

［76］ LOUPY A, HAAS M, ROUFOSSE C, et al. The Banff 2019 Kidney Meeting report (I): updates on and clarification of criteria for T cell- and antibody-mediated rejection [J]. Am J Transplant, 2020, 20 (9): 2318-2331.

［77］ BRÖCKER V, MENGEL M. Histopathological diagnosis of acute and chronic rejection in pediatric kidney transplantation [J]. Pediatr Nephrol, 2014, 29 (10): 1939-1949.

［78］ BIA M, ADEY D B, BLOOM R D, et al. KDOQI US commentary on the 2009 KDIGO clinical practice guideline for the care of kidney transplant recipients [J]. Am J Kidney Dis, 2010, 56 (2): 189-218.

［79］ MOROZOV D, PARVIN N, CONAWAY M, et al. Estimating nephron number from biopsies: impact on clinical studies [J]. J Am Soc Nephrol, 2022, 33 (1): 39-48.

［80］ CHARLES D VARNELL J R, HILLAREY K STONE, JEFFREY A WELGE. Bleeding complications after pediatric kidney biopsy: a systematic review and meta-analysis [J]. Clin J Am Soc Nephrol, 2019, 14 (1): 57-65.

［81］ SANTANGELO L, NETTI G S, GIORDANO P, et al. Indications and results of renal biopsy in children: a 36-year experience [J]. World J Pediatr, 2018, 14 (2): 127-133.

［82］ JABS W J, SEDLMEYER A, RAMASSAR V, et al. Heterogeneity in the evolution and mechanisms of the lesions of kidney allograft rejection in mice [J]. Am J Transplant, 2003, 3 (12): 1501-1509.

［83］ 中国医药生物技术协会移植技术分会, 上海市肾移植质控中心专家委员会. 肾移植后期抗体介导排斥反应防治专家共识 [J]. 中华医学杂志, 2022, 102 (26): 1973-1981.

［84］ SCHINSTOCK C A, MANNON R B, BUDDE K, et al. Recommended treatment for antibody-mediated rejection after kidney transplantation: the 2019 expert consensus from the Transplantation Society Working Group [J]. Transplantation, 2020, 104 (5): 911-922.

［85］ KIDNEY DISEASE: IMPROVING GLOBAL OUTCOMES (KDIGO) TRANSPLANT WORK GROUP. KDIGO clinical practice guideline for the care of kidney transplant recipients [J]. Am J Transplant, 2009, 9 (Suppl 3): S1-S157.

［86］ ARCHDEACON P, CHAN M, NEULAND C, et al. Summary of FDA antibody mediated rejection workshop [J]. Am J Transplant, 2011, 11 (5): 896-906.

［87］ BENNING L, MORATH C, FINK A, et al. Donor-derived cell-free DNA (dd-cfDNA) in kidney transplant recipients with indication biopsy-results of a prospective single-center trial [J]. Transpl Int, 2023, 36: 11899.

［88］ PULIYANDA D P, SWINFORD R, PIZZO H, et al. Donor-derived cell-free DNA (dd-cfDNA) for detection of allograft rejection in pediatric kidney transplants [J]. Pediatr Transplant, 2021, 25 (2): e13850.

［89］ KAZUAKI YAMANAKA, KAZUMASA OKA, TAKAHIRO IMANAKA, et al. Immunoenzymatic staining of caveolin-1 in formalin-fixed renal graft showing chronic antibody mediated rejection [J]. Transplant Proc, 2019, 51 (5): 1387-1391.

［90］ M HAAS, A LOUPY, C LEFAUCHEUR, et al. The Banff 2017 Kidney Meeting report: revised diagnostic criteria for chronic active T cell-mediated rejection, antibody-mediated rejection, and prospects for integrative endpoints for next-generation clinical trials [J]. Am J Transplant, 2018, 18 (2): 293-307.

［91］ GAMBELLA A, BARRECA A, OSELLA-ABATE S, et al. Caveolin-1 in kidney chronic antibody-mediated rejection: an integrated immunohistochemical and transcriptomic analysis based on the Banff human organ transplant (B-HOT) gene panel [J]. Biomedicines, 2021, 9 (10): 1318.

［92］ YASUYUKI NAKADA, IZUMI YAMAMOTO, SHIGERU HORITA, et al. The prognostic values of caveolin-1 immunoreactivity in peritubular capillaries in patients with kidney transplantation [J]. Clin Transplant, 2016, 30 (11): 1417-1424.

［93］ KIZILBASH S J, JENSEN C J, KOURI A M, et al. Steroid avoidance/withdrawal and maintenance immunosuppression in pediatric kidney transplantation [J]. Pediatr Transplant, 2022, 26 (2): e14189.

［94］ CHAMBERS E T. Role of low-dose calcineurin inhibitor regimens in pediatric kidney transplantation [J]. Am J Transplant, 2021, 21 (1): 11-12.

［95］ BECKER-COHEN R. Pathophysiological Implications of variability in blood tacrolimus levels in pediatric and adolescent kidney transplant recipients [J]. Clin J Am Soc Nephrol. 2022, 17 (8): 1105-1106.

［96］ STEINBERG E A, MOSS M, BUCHANAN C L, et al. Adherence in pediatric kidney transplant recipients: solutions for the system [J]. Pediatr Nephrol, 2018, 33 (3): 361-372.

［97］ LIVERMAN R, CHANDRAN M M, CROWTHER B. Considerations and controversies of pharmacologic management of the pediatric kidney transplant recipient [J]. Pharmacotherapy, 2021, 41 (1): 77-102.

［98］ C WIEBE, I W GIBSON, T D BLYDT-HANSEN, et al. Evolution and clinical pathologic correlations of de novo donor-specific HLA antibody post kidney transplant [J]. Am J Transplant, 2012, 12 (5): 1157-67.

［99］ ZHANG R. Donor-specific antibodies in kidney transplant recipients [J]. Clin J Am Soc Nephrol, 2018, 13 (1): 182-192.

［100］ FILIPPONE E J, FARBER J L. The problem of subclinical antibody-mediated rejection in kidney transplantation [J]. Transplantation, 2021, 105 (6): 1176-1187.

［101］ KASIA A SABLIK, MARIAN C CLAHSEN-VAN GRONINGEN, CASPAR W N LOOMAN, et al. Chronic-active antibody-mediated rejection with or without donor-specific antibodies has similar histomorphology and clinical outcome-a retrospective study [J]. Transpl Int, 2018, 31 (8): 900-908.

［102］ RODRIGUEZ-RAMIREZ S, AL JURDI A, KONVALINKA A, et al. Antibody-mediated rejection: prevention, monitoring and treatment dilemmas [J]. Curr Opin Organ Transplant, 2022, 27 (5): 405-414.

［103］ SCHINSTOCK C A, MANNON R B, BUDDE K, et al. Recommended treatment for antibody-mediated rejection after kidney transplantation: The 2019 Expert consensus from the Transplantion Society Working Group [J]. Transplantation, 2020, 104 (5): 911-922.

［104］ PERKINS G B, FAIRCHILD R L. Linking donor-specific antibody generation with natural killer cells in antibody-mediated kidney graft rejection [J]. Kidney Int, 2023, 104 (4): 644-646.

［105］ FILIPPONE E J, FARBER J L. Histologic antibody-mediated kidney allograft rejection in the absence of donor-specific HLA antibodies [J]. Transplantation, 2021, 105 (11): e181-e190.

［106］ HALVERSON LP, HACHEM RR. Antibody-mediated rejection: diagnosis and treatment [J]. Clin Chest Med, 2023, 44 (1): 95-103.

［107］ ZHANG X, REINSMOEN N L. Impact and production of Non-HLA-specific antibodies in solid organ transplantation [J]. Int J Immunogenet, 2020, 47 (3): 235-242.

［108］ CABEZAS L, JOUVE T, MALVEZZI P, et al. Tocilizumab and active antibody-mediated rejection in kidney transplantation: a literature review [J]. Front Immunol, 2022, 13: 839380.

［109］ JACKSON AM, GLASS C. Rejection in the setting of non-HLA antibody: New tools for navigating bench to bedside [J]. Am J Transplant, 2020, 20 (10): 2639-2641.

［110］ CIONI M, COMOLI P, TAGLIAMACCO A, et al. Post-transplant de novo non donor-specific HLA antibodies are not associated with poor graft outcome in non-sensitized pediatric recipients of kidney transplantation [J]. Transpl Immunol, 2021, 65: 101375.

［111］ FICHTNER A, SÜSAL C, HÖCKER B, et al. Association of non-HLA antibodies against endothelial targets and donor-specific HLA antibodies with antibody-mediated rejection and graft function in pediatric kidney transplant recipients [J]. Pediatr Nephrol, 2021, 36 (8): 2473-2484.

# 第八部分

# 肾移植术后外科并发症

## 32 肾移植术后切口并发症临床诊疗指南

肾移植是终末期肾病的最佳治疗办法,显著提高了患者的生活质量与预期寿命[1]。随着免疫抑制药物的进步和器官匹配技术的提升,排斥反应的风险大幅降低[2]。然而,感染和术后切口并发症,仍然给临床医师提出了挑战。切口裂开、出血、感染等是移植后最常见的切口并发症,其总发生率约为 7.7%~21%[3-7],可能延缓患者恢复,增加医疗成本,亟须有效的预防和治疗策略。

肾移植术后切口并发症分为早期和晚期两大类,各具特征和治疗方式。早期并发症如切口感染、出血和裂开需紧急处理;晚期并发症如瘢痕、疼痛和窦道形成则影响患者长期生活质量。近年来,随着手术技术的发展和临床经验的增加,肾移植术后切口并发症临床研究证据的不断积累,为我国肾移植术后切口并发症指南修订提供了更多的循证医学依据。纵观目前国内外肾移植术后切口并发症指南,有关肾移植术后切口并发症的诊断和治疗仍存在诸多争议,例如肾移植术后切口并发症的危险因素、肾移植术后切口感染的预防策略、预防感染的药物使用及疗程等,这些问题都是肾移植术后切口并发症亟待解决的问题,也是提升我国肾移植术后切口并发症诊治水平的关键所在。因此有必要针对肾移植术后切口并发症的危险因素、预防、诊断和治疗等关键临床问题,基于当前可获得的最佳证据,明确证据质量和推荐强度,并充分考虑卫生经济学效益,以临床实践和应用为导向,开展《中国肾移植术后切口并发症临床诊疗指南》制订工作。

本指南旨在为医护人员提供全面的肾移植术后切口并发症诊疗指导,深入探讨切口并发症的病因、临床表现及治疗管理策略,服务对象涵盖肾移植外科医师、肾内科医师、感染病专家、护理团队等。我们提供实用且具体的建议,旨在提高患者术后护理质量,降低并发症风险。鉴于肾移植领域的不断进展,本指南强调动态更新,鼓励医疗人员定期获取最新研究成果,确保临床实践与国际最佳标准保持一致。通过本指南,我们期望为肾移植患者提供更安全高效的术后护理,为专业人员提供有效管理工具,进而提升患者生活质量和预期寿命。

本指南采用牛津证据为基础(Oxford Centre for Evidence-based Medicine,OCEBM)的证据分级和推荐标准体系。牛津标准将证据和推荐划分为不同的级别。对于诊断和治疗策略的评估,大部分基于循证医学的证据。在牛津标准中,证据质量被分为五个级别,从 1 级(最高质量)到 5 级(最低质量)。这种分级考虑了研究设计的稳健性、结果的一致性和可靠性以及其他可能影响证据质量的因素。

## 一、指南形成方法

本指南已在国际实践指南注册平台(International Practice Guideline Registry Platform)上以中英双语注册(注册号:PREPARE-2023CN850),并发表了相应指南计划书。指南制订原则,制订机构,目标用户,适用人群,临床问题和结局指标的确定,证据的检索、评价与合成,证据质量分级,患者偏好与价值观调查,形成推荐意见,外审,指南发布与更新等方法学流程与细节详见计划书。

推荐意见的形成:本指南采用牛津大学证据分级与推荐意见分级体系对推荐意见的支持证据体进行评级。综合考虑证据以及我国患者的偏好与价值观、干预措施的成本和利弊等因素后,指南工作组提出了符合我国临床诊疗实践的推荐意见,

问题构建:主要以"专家访谈"的形式与领域专家的深入交流来形成或优化研究问题,经三轮讨论将问题合并整理为14个。

文献检索:证据评价组按照人群、干预、对照、结局(population,intervention,comparison,outcome,PICO)的原则对纳入的临床问题进行解构和检索,检索MEDLINE(PubMed)、Web of Science、The Cochrane Library、中国生物医学文献服务系统(CBM)、万方知识数据服务平台和中国知网数据库(CNKI),纳入指南、共识、系统评价和meta分析、随机对照试验(randomized controlled trial,RCT)、非RCT队列研究和病例对照研究等类型的证据;检索词包括:"肾移植""切口感染""切口并发症""器官捐献"等。英文文献的检索时间为2006年1月至2024年1月,中文文献的检索时间为2015年1月至2024年1月。

证据分级和推荐强度分级:本指南使用2009版牛津大学循证医学中心的证据分级与推荐强度标准对每个临床问题的证据质量和推荐强度进行分级。

推荐意见的形成:综合考虑证据以及我国患者的偏好与价值观、干预措施的成本和利弊等因素后,指南工作组提出了符合我国临床诊疗实践的28条推荐意见。推荐意见达成共识后,工作组完成初稿的撰写,经中华医学会器官移植学分会组织全国器官移植与相关学科专家两轮会议集体讨论,根据其反馈意见对初稿进行修改,最终形成指南终稿。

## 二、指南推荐意见及说明

临床问题1:**肾移植术后,如何缓解切口疼痛并提高患者的生活质量?**

推荐意见1:建议采取多模式综合治疗策略缓解切口疼痛并提高患者的生活质量(推荐强度C,证据等级4)。

推荐意见说明:

肾移植术后,患者可能遭遇不同类型和程度的切口疼痛,这可能表现为持续性或间断性、刺痛、胀痛、灼热感或钝痛等形式,并可能在进行活动或咳嗽时加剧。患者术后疼痛还会转变为长期持续的慢性疼痛,是一个被广泛忽视的临床问题。疼痛的原因多样,包括手术创伤、组织炎症、神经受压或损伤以及感染等。通过适当的预防措施和及时的治疗手段,可以有效地减轻患者的疼痛,从而提升其生活质量。推荐基于患者的临床症状和病史来诊断切口疼痛。建议执行彻底的体格检查,观察切口的外观并轻触切口区域,以评估疼痛的性质和严重程度。在某些情况下,可能需要借助影像学检查,如计算机断层扫描(CT)或磁共振成像(MRI),以排除其他潜在问题。对切口疼痛的管理,建议采取多模式综合治疗策略:包括药物治疗(使用非处方药物或处方药物进行疼痛缓解)、物理治疗(如按摩、热敷、

冷敷和运动疗法）、神经阻滞（在必要时考虑）及心理支持（提供心理咨询以应对疼痛对心理健康的影响）[8]。医疗团队应根据患者的具体情况和需求，制订个性化的疼痛管理计划。

**临床问题 2：肾移植术后，如何预防及治疗切口窦道形成？**

**推荐意见 2：**建议术前细致评估、术中严格无菌操作、术后周密管理预防切口窦道形成。伤口清创、引流和抗生素治疗切口窦道形成（推荐强度 D，证据等级 5）。

**推荐意见说明：**

在肾移植术后，切口窦道形成是一个严重的并发症，可能导致长期的伤口不愈合、反复感染以及伤口周围皮肤的红肿、疼痛和渗液。肾移植术后切口窦道形成的预防关键在于细致的术前评估、严格的无菌术中操作以及周密的术后管理。首先，术前应对受者进行全面评估，优化控制存在的风险因素，如糖尿病、肥胖等，确保受者处于最佳的手术状态。其次，术中应遵循无菌原则，精确操作，减少组织损伤，选择合适的切口位置和缝合技术，以降低感染风险。术后重视切口的护理，保持切口干燥清洁，及时发现和处理任何感染迹象，必要时采用抗生素预防性治疗。此外，加强患者的营养支持和对免疫功能的监控，对预防切口窦道形成同样重要。通过这一系列综合措施的实施，可以有效降低肾移植术后切口窦道的发生率，提高患者的术后生活质量。

切口窦道的诊断需基于临床症状和影像学检查（如超声、CT 扫描或 MRI）来确认窦道的位置和程度。治疗方法包括伤口清洁、引流和抗生素治疗。在某些情况下，可能需要进行外科修复手术来修复窦道。确定窦道形成的具体原因是关键，通常包括手术技术问题（如不正确的缝合技术）、感染和手术中异物残留。切口窦道的处理要求高度个体化。在确定治疗策略时，应考虑患者的整体状况、伤口的具体情况以及是否存在感染等因素。对于复杂的软组织创伤，负压创面治疗（negative pressure wound treatment，NPWT）可作为一种有效的治疗方法。这种技术能够缩短愈合时间，无论是作为延迟的主要闭合手术的桥梁，还是加快二级愈合的进程。然而关于 NPWT 在肾移植术后伤口并发症中的应用，目前的经验仍然有限。因此，在考虑使用 NPWT 等高级伤口管理技术时，应根据患者的具体情况和伤口特点综合判断。

**临床问题 3：肾移植受者切口感染的原因有哪些？**

**推荐意见 3：**肾移植术后切口感染的风险因素包括受者因素、捐献者因素、手术因素及免疫抑制因素（推荐强度 B，证据等级 2b）。

**推荐意见说明：**

受者因素、捐献者因素、手术因素都是与肾移植相关的切口感染因素[9]。此外，免疫抑制剂的使用，也是切口感染的风险因素之一[10]。这些因素具体包括：

1. 受者因素　如肾衰竭、低蛋白血症、贫血、营养不良、受者病史（糖尿病、周围血管病、药物滥用史等）、高龄、术中输血和再次移植等。高体重指数（$>27kg/m^2$）的患者手术切口感染（surgical site infection，SSI）的风险更高。

2. 捐献者因素　器官捐献者可能将病原菌（包括多重耐药菌、真菌等）传播给受者造成手术切口感染的风险。

3. 手术因素　如手术时间过长，不当的切口缝合方式，不当的皮肤准备，无菌操作不严格，供肾灌注污染，手术区域清洁不当，术后切口出血，尿漏，淋巴漏，腹腔积液外漏，移植物功能延迟恢复（delayed graft function，DGF），急性排斥反应等因素可能增加手术切口感染的风险。

4. 免疫抑制因素　肾移植受者通常需要服用免疫抑制剂，这可能增加手术切口感染的风险。

切口感染是手术患者常见的并发症之一,它可能导致患者的住院时间延长、医疗费用增加以及潜在的健康风险[11]。切口感染的发生率可以根据地区、手术类型、医疗设施等因素而有所不同。美国疾病预防与控制中心(Centers for Disease Prevention and Control,CDC)监测数据显示,2006年至2009年期间,切口感染的发生率为1.9%。在英国,2006年的医院感染调查发现,5%的手术患者发生切口感染。在一些中低收入国家,世界卫生组织(World Health Organization,WHO)统计数据显示切口感染的发生率甚至更高,达到11.8%。一篇包括238例肾移植受者的研究表明术后手术切口感染率为7.56%。影响因素包括供肾来源的感染、使用抗胸腺细胞球蛋白抗排异治疗、体质指数大于30kg/m²、冷缺血时间超过16.3h、移植物功能延迟恢复、术后血糖超过280mg/dl、二次肾移植和BK病毒感染[9]。对于肾移植受者,切口感染一般发生于术后早期,其发生率可以高达3.0%~53.0%,不仅会导致患者的住院时间延长,还会增加医疗费用,增加了患者和医疗系统的负担[12]。

临床问题4:肾移植受者切口感染的临床表现与如何诊断?

推荐意见4:浅部感染通常表现为局部红肿、疼痛,深部感染可能导致全身性感染,表现为发热、畏寒等,诊断需结合临床症状及病原学证据(推荐强度B,证据等级2b)。

推荐意见说明:

肾移植术后切口感染的诊断需在移植术后尽快明确,而临床表现因感染程度和个体差异而不同。浅部感染(仅累及切口皮肤或皮下组织的感染)通常表现为局部红肿、疼痛等症状,主要累及切口皮肤或皮下组织。而深部感染(累及深部软组织如筋膜和肌层)则早期难以发现,但可能导致全身性感染,表现为发热、畏寒等症状[12,13]。

出现无明确诱因的发热、畏寒,切口有渗出,伴或不伴术区胀痛,都要考虑切口感染的可能性。切口皮肤有红肿、压痛和波动感,甚至可出现部分或全层切口裂开引起切口疝。在诊断手术切口感染时,应综合考虑临床表现、实验室检查结果和影像学检查的结果。超声和CT检查可帮助明确诊断,必要时可穿刺抽液送检并引流,且可与血肿、淋巴囊肿等相鉴别,常见的症状和迹象包括:

1. 切口症状 包括手术切口有化脓性液体,或从切口处的液体/组织中培养出病原体,以及具有感染的症状或体征,如局部发红、肿胀、发热和疼痛。

2. 病原学证据 通过穿刺引流、手术探查等手段获得病原学和/病理学证据,或通过影像学检查发现切口组织、器官或腔隙感染。需要进行全面检查以确定是否合并感染,尤其对于部分受者可能出现的血肿、尿漏、乳糜漏等情况。

3. 病原体种类 肾移植切口感染的常见病原体包括金黄色葡萄球菌、凝固酶阴性葡萄球菌、肠球菌、阴沟肠杆菌、铜绿假单胞菌、假丝酵母菌等。此外,病原体的种类还可能与捐献者来源性感染(donor-derived infection,DDI)[14]、受者免疫状态和受者既往感染史相关。目前多重耐药菌(multidrug-resistant organism,MDRO),特别是耐碳青霉烯类肠杆菌科细菌(carbapenem-resistant Enterobacteriaceae,CRE)是导致我国DDI严重不良事件(如移植物切除、受者死亡等)的主要病原体[15]。

临床问题5:如何评估遗体捐献者及等待者以预防切口感染?

推荐意见5:建议积极治疗遗体捐献者捐献前已存在的感染,严格评估捐献者状态,对于感染高危捐献者,积极预防并动态监测感染状况,必要时弃用器官;制订合理的器官保存液去污方案(推荐强度B,证据等级2c)。

推荐意见6:建议拟行移植的等待者术前进行营养筛查,存在营养不良的等待者术前积极改善营养状态;充分透析、纠正低蛋白血症、贫血和凝血功能紊乱;积极治疗术前已存在的感染(推荐强度B,

证据等级 2b）。

推荐意见说明：

一项研究回顾性分析了 1 002 份器官保存液样本进行微生物学评估，保存液的污染率为 77.8%，增加了 DDI 的风险。应严格评估捐献者感染指标以预防捐献者来源的感染，积极预防并动态监测感染高危捐献者的感染状况，必要时应弃用器官；并制订合理的器官保存液去污方案[16]。

尿毒症患者可能存在营养不良、透析不充分、白蛋白水平较低，以及贫血、凝血功能差及慢性感染等问题，严重低白蛋白血症是移植物衰竭的独立危险因素。积极处理这些问题，尤其是纠正已存在的感染对术后感染的预防至关重要[17]。

**临床问题 6：肾移植术前如何预防切口感染？**

**推荐意见 7：**建议术前使用肥皂或葡萄糖酸氯己定等进行沐浴并备皮；术前洗澡或淋浴能尽可能保证皮肤特别是切口部位皮肤清洁，预防切口感染（推荐强度 B，证据等级 2a）。

**推荐意见 8：**建议如无禁忌证，使用含醇消毒剂进行皮肤准备（推荐强度 A，证据等级 1a）。

推荐意见说明：

术前洗澡或淋浴被认为是良好的临床实践，可以尽可能确保皮肤，特别是切口部位的皮肤保持清洁，减少细菌负荷。CDC 指南强烈建议患者在手术前至少 1d 晚上洗澡或淋浴，但使用消毒剂氯己定（chlorhexidine，CHG）进行术前洗浴以预防切口感染的效果目前尚不明确。同样，WHO 指南也推荐在术前进行洗澡。在减少切口感染发生率方面，使用 CHG 抗菌皂与普通肥皂相比没有明显差异。虽然有研究表明 CHG 湿巾擦拭可以降低切口感染风险，但其证据质量较低。考虑到资源浪费和不发达国家资源有限的情况，目前不鼓励使用 CHG 湿巾。目前，国内许多医院都具备了术前沐浴的条件，因此这一做法可以推广[18]。

一旦皮肤被切开，微生物就会定植，暴露的组织也会受到污染，因此使用皮肤消毒剂可以减少切口周围皮肤上的微生物数量。CDC 指南和 SHEA 指南都强烈建议在没有禁忌证的情况下使用含醇消毒剂进行皮肤准备。WHO 指南也强烈推荐使用含醇皮肤消毒剂进行术前准备。荟萃分析显示，对于任何伤口分类的成人手术患者，使用 2.0%~2.5% 氯己定酒精溶液或 1.5% 碘伏进行皮肤准备在预防切口感染方面最有效[19]。

通常认为，使用切口保护膜可以在确保密封性的前提下防止皮肤微生物引起的伤口污染[20]。然而，已有充分证据表明，使用不含抗菌成分的切口保护膜会增加切口感染的风险，可能与皮肤细菌移位有关。而即使使用含抗菌成分（例如胺碘酮）的保护膜，对于预防切口感染也没有明显效果[21,22]。在我国的临床实践中，通常使用切口保护膜，是否应该放弃这一做法还需要进一步讨论。

**临床问题 7：肾移植术中及围手术期如何预防切口感染？**

**推荐意见 9：**建议严格无菌操作，精细手术，彻底止血，严密缝合切口各层及冲洗切口，尽量减少术中出血及输血（推荐强度 D，证据等级 5）。

**推荐意见 10：**建议围手术期应用抗菌药物，根据捐献者感染情况、受者实际状况、免疫诱导方案及所在移植医院耐药菌的流行病学特征等因素综合判断，个体化制订感染预防方案并适度升级强化（推荐强度 D，证据等级 5）。

**推荐意见 11：**推荐术中术后保持血糖水平稳定，围手术期血糖均应控制在 200mg/dl（11.1mmol/L）以下（推荐强度 A，证据等级 1a）。

**推荐意见 12：**建议保持引流管通畅，及时评估引流管状态，条件允许情况下尽早拔除（推荐强度 D，证据等级 5)。

推荐意见说明：

作为肾移植受者术后早期感染的主要形式，切口感染发生率高于普通手术患者是导致肾移植术后受者住院时间延长及死亡的重要原因，须引起重视，建议围手术期应用抗菌药物。肾移植术属于清洁 - 污染手术，接受有潜在感染供肾的肾移植受者，由于捐献者条件复杂，建议根据捐献者感染情况、受者实际状况、免疫诱导措施及所在移植医院耐药菌的流行病学特征等因素综合判断，个体化制订感染预防方案并适度升级强化[23]。手术中应严格无菌操作，精细手术，彻底止血，严密缝合切口各层，尽量减少术中出血及输血；术中切口冲洗是关闭切口前使用液体冲洗开放伤口表面，目的是通过物理方式去除组织碎屑、表面细菌和体液，达到稀释可能的污染，一般认为能减少切口感染风险。

在围手术期，不论受者是否有糖尿病，都应将血糖控制在 200mg/dl(11.1mmol/L) 以下，但尚未有随机对照研究确定更低的血糖标准、更狭窄的控制范围、最佳时机和给药途径。CDC 的研究发现，在 80~100mg/dl(4.4~5.6mmol/L)、80~130mg/dl(4.4~7.2mmol/L) 和 160~200mg/dl(8.9~11.1mmol/L) 范围内的血糖控制效果没有显著差异。一些大规模心脏手术队列研究表明，术后强化血糖控制可以降低切口感染风险，尤其是严重并发症如胸骨后切口感染的发生。然而，对于没有糖尿病的患者，常规使用胰岛素来控制术后血糖到正常范围的证据有限。因此，NICE 指南建议："对于没有糖尿病的患者，不要常规使用胰岛素来控制血糖"[24]。

根据 WHO 指南，对于气管插管患者，在术中应立即给予高流量吸氧，并且在术后的 2~6h 内保持这种高氧合作用，同时要强调只有在保持正常体温和充足血容量的情况下，高流量吸氧才能发挥最佳效果。然而，这些结论是基于气管插管机械通气患者，在手术中气管插管同时术后立即进行高流量面罩吸氧的情况下得出的，对于患有肺部疾病的患者，高氧血症可能会产生危害[25]。

人体的重要脏器通常会维持一个相对稳定的中心温度范围，而外周组织的温度范围相对较大。低温可能会影响中性粒细胞功能，增加感染的风险，从而增加切口感染的发生率。根据 CDC 指南和 WHO 指南，保持患者的正常体温是非常重要的。然而，这些指南没有提供关于如何具体实施保温措施、设定体温的下限，以及何时采取这些措施的详细指导。NICE 指南则提供了更为具体的操作指导，要求在低温手术中采取一定的预防和处理措施。SHEA 指南明确提出了在围手术期要保持患者的体温在 35.5℃以上，但并没有具体说明采取哪些措施来实现这一目标。因此，在手术室中采取适当的保温措施，如使用温暖的被褥、床上加热设备等，以确保患者的体温维持在正常范围内，是预防切口感染的一项重要措施[26]。

术中把引流管放置到合适的位置，术后保持引流管通畅，及时评估引流管状况，条件允许情况下尽早拔除引流管，也是预防术后切口感染的方法。即使在大部分中心都会选择在肾移植术后放置引流管，但有研究分析表明，引流管虽然可以使移植区域组织液积聚得到显著改善，但是否放置引流管与切口相关并发症发生率无显著联系[27]。

**临床问题 8：肾移植受者切口感染如何处理？**

推荐意见 13：建议积极外科引流、清创和解除尿漏，治疗肾移植受者切口感染(推荐强度 D，证据等级 5)。

推荐意见 14：建议留取脓液、引流液等培养并联合药敏试验，必要时行 mNGS，尽早获得病原学和药敏试验结果，合理选择抗菌药物(推荐强度 A，证据等级 1b)。

推荐意见 15：建议在保障移植器官功能的前提下，适当降低免疫抑制强度(推荐强度 A，证据等级 1b)。

推荐意见 16：建议加强营养支持以促进肾移植术后手术切口愈合(推荐强度 D,证据等级 5)。

推荐意见说明：

对于存在明显感染的切口浅部组织均应进行充分开放和引流,必要时可考虑使用负压封闭引流装置。对于深部切口组织感染、器官或腔隙感染,需强调病因治疗,重视引流、清创,采用介入或外科手段(腹腔穿刺、双 J 管引流等)干预,解除尿漏和充分引流是治疗的关键。

除了外科干预,合理使用全身抗菌药物也至关重要。建议尽早选择能够覆盖可疑致病菌的广谱抗菌药物进行经验性治疗,同时开展必要的实验室检测,如涂片检查、宏基因组二代测序、培养及药敏试验等。根据病原体鉴定及药敏试验结果,应调整治疗方案,以实现精准的抗感染治疗[28]。

多重耐药菌(multi-drug resistent organisms,MDRO)感染临床表现与诊断：MDRO 感染的典型症状包括局部红肿、渗液、压痛、切口愈合困难和坏死以及移植物及周围积液(脓)。全身症状包括发热、乏力纳差,引流增多(浑浊甚至脓性),若累及血管可出现血管破裂导致出血、休克等严重症状。诊断常依赖于细菌涂片、培养、药敏试验、聚合酶链式反应(polymerase chain reaction,PCR)、宏基因组测序(metagenomics next generation sequencing,mNGS)等实验室检查以及必要的影像学检查。

手术切口 MDRO 感染的治疗方案：对于耐药菌的感染,需要根据病原体类型和药敏试验结果选择合适的抗菌药物,疗程至少 2~3 周。例如,对于产超广谱 β- 内酰胺酶(extended-spectrum β-lactam,ESBLs)的肠杆菌感染,可以选择使用碳青霉烯类、β- 内酰胺类 /β- 内酰胺酶抑制剂合剂或头霉素类抗生素进行治疗。对于碳青霉烯酶耐药的肠杆菌(carbapenem resistant enterobacteriaceae,CRE),可选择头孢他啶 - 阿维巴坦、替加环素单药或联合治疗,或者使用多黏菌素为基础的两药或三药联合治疗方案。对于产金属酶的 CRE 感染,可选择头孢他啶 - 阿维巴坦联合氨曲南治疗。对于耐甲氧西林金黄色葡萄球菌(methicillin resistant staphylococcus aureus,MRSA)感染,可使用万古霉素、利奈唑胺、达托霉素或替考拉宁等药物。对于耐氨苄西林的肠球菌(ampicillin resistant enterococcus,ARE)感染,可使用万古霉素或替考拉宁等药物。在我国耐万古霉素的肠球菌(vancomycin resistant enterococcus,VRE)相对较少见,可选择使用利奈唑胺或达托霉素进行治疗。然而,对于切口感染治疗中的局部或外用抗菌药物和杀菌剂的作用尚不明确,因此不推荐使用[29]。

真菌感染临床表现与诊断：肾移植术后手术切口真菌感染(incision fungal infection,IFD)的典型症状包括急骤发病、迅速恶化的真菌性肾动脉炎,可能导致动脉破裂和血压下降甚至休克。其他表现包括移植肾内脓肿、尿性囊肿以及非特异性的发热和尿路刺激症状。及早的诊断和治疗对患者的生存至关重要[30]。诊断应结合临床症状、实验室检查和影像学检查,重点评估病变范围和确定病原体。实验室检查包括 1,3-β-D 葡聚糖检测(G 试验)、半乳甘露聚糖试验(GM 试验)等。影像学检查可以使用 CT 等。PCR 检测和抗原检测可以提供额外的诊断依据。如果在无菌体液或局部引流液标本培养中发现真菌,或者组织病理检查显示真菌感染,那么可以确诊为肾移植术后 IFD。在这种情况下,假丝酵母菌感染最常见,而曲霉菌和毛霉菌感染相对较少。

手术切口真菌感染的治疗方案：局部感染处理包括通过穿刺引流、手术切除、清创等方法,处理局部感染灶,清除坏死组织,最大限度地恢复器官的解剖和生理功能。一旦发生移植肾动脉破裂,通常需要进行急诊移植肾切除。简单的裂口修补可能会导致再次大出血,因此切除是更安全的选择。应对腹腔大出血：如果 IFD 引起腹腔大出血,需要立即进行急诊手术来控制出血情况。外科治疗的目标是迅速控制感染并恢复受影响器官的功能。常用的药物包括三唑类药物、棘白菌素类药物和多烯类药物等。选择合适的药物需要考虑病原学检查结果、用药安全性、药物间的相互作用以及特殊情况下的药物剂量调整。由于三唑类药物可能显著增加钙调磷酸酶抑制剂(calcineurin inhibitor,CNI)和西罗莫司的血药浓度,因此需要定期监测这些药物的血药浓度,并根据监测结果及时调整药物剂量,以确保安全有效地治疗[31]。

手术切口分枝杆菌的临床表现与诊断:手术切口非结核分枝杆菌(nontuberculous mycobacterial,NTM)感染的主要病原菌有海分枝杆菌、龟分枝杆菌、脓肿分枝杆菌和溃疡分枝杆菌等。其引起的临床表现通常包括局部和全身症状。局部症状包括切口长时间不愈合、局部红肿、脓液分泌、皮肤异常(如皮疹、红斑、结节、溃烂),全身症状包括反复发热、乏力、食欲下降、体重减轻、贫血以及红细胞沉降率增高。手术切口结核分枝杆菌(mycobacterium tuberculosis,MTB)感染非常罕见,临床表现与 NTM 感染类似[15,32,33]。MTB 引起的感染通常会在组织或积液样本的抗酸染色中呈阳性反应,这一结果对于初步诊断具有关键意义。但为了明确诊断,通常需要进一步的检测方法,如聚合酶链反应(PCR)或Gene-Xpert 检测,以区分 NTM 感染和 MTB 感染。由于某些化脓性病原体也可能在抗酸染色中呈阳性反应,因此这些方法可以帮助鉴别感染的具体病原体。此外,作为辅助诊断工具,分子病原学检测方法(如 mNGS)也具有一定的诊断价值。由于接受器官移植的受者通常接受免疫抑制治疗,这可能导致结核感染的 T 细胞斑点试验出现假阴性结果,因此不能单凭此试验来排除结核感染。综合运用多种诊断方法有助于确保准确地诊断[15,32,33]。

手术切口分枝杆菌的治疗方案:目前尚无特殊新技术或新材料可供切口局部治疗。切口化脓并迁延不愈时须敞开切口,充分暴露感染部位,并加强换药。当切口局部组织抗酸染色持续阴性且新鲜肉芽组织填充良好时,可考虑缝合切口。NTM 感染的全身治疗应根据病原学检查和药敏试验结果选择合适的抗菌药物进行联合治疗。若受者可耐受,通常选择 2~3 种药,治疗 3~6 个月。对于长期不愈合的切口,同时发现 M 型脓肿分枝杆菌,则治疗周期 ≥ 12 个月。目前主要药物包括七大类:新型大环内酯类药物、氟喹诺酮类药物、利福霉素类药物、乙胺丁醇、氨基糖苷类药物、第二代头孢菌素及其他药物。在这些药物中,新型大环内酯类和氟喹诺酮类药物是最常用的选项。需要注意的是,利福霉素类药物可能会导致钙调神经酶抑制剂的血药浓度下降,因此在使用这些药物时需要及时监测CNI 的血药浓度,并相应调整药物剂量。MTB 感染的全身治疗:首选的治疗方案包括:三联方案:利福平(rifampin)+ 异烟肼(isoniazid)+ 乙胺丁醇(ethambutol)。四联方案:利福平(rifampin)+ 异烟肼(isoniazid)+ 乙胺丁醇(ethambutol)+ 吡嗪酰胺(pyrazinamide)。治疗的疗程通常需要超过 6 个月,具体的治疗周期会根据患者对抗结核治疗的反应而定。在早期治疗阶段,可能需要静脉滴注药物如利奈唑胺或莫西沙星,以快速缓解全身症状。在抗结核治疗期间,可以适当减少免疫抑制剂的用量。同样需要及时监测 CNI 的血药浓度,并相应调整药物剂量。此外,全身性的支持治疗也是治疗 MTB 感染的重要部分,包括营养支持、纠正贫血和低蛋白血症等。

免疫抑制剂调整:在进行抗感染治疗的同时,需要密切监测受者的全身免疫功能状态和移植物功能,以确保移植物的正常功能。此外,还需要适当降低免疫抑制程度,以平衡免疫抑制和抗感染治疗之间的关系。一篇荟萃研究通过分析包含 3 953 名患者的 27 项随机对照试验,发现早期撤除钙调磷酸酶抑制剂在移植后 1 年和 2 年内能够维持较好的肾小球滤过率(glomerular filtration rate,GFR)和血清肌酐水平。虽然在移植后第一年增加急性排斥反应的风险,但两年后则无显著差异[34]。因此,对于感染受者,除了上述处理,在保障移植器官功能的前提下,最小化、个体化使用免疫抑制剂,在足够抗排斥基础上尽可能提高感染者的免疫力,也是治疗移植术后切口感染的一项重要措施[34]。

**临床问题 9：在肾移植手术中，如何选择和准备适当的手术切口，以确保手术的成功和减少术后切口并发症？**

**推荐意见 17：**建议在肾移植手术中精心规划切口的位置与长度，最小化对周围组织的损伤（推荐强度 D，证据等级 5）。

**推荐意见说明：**

精准的切口选择和周密的准备工作对于降低并发症风险、促进患者术后恢复至关重要。选择切口时，应优先考虑手术器官的安全放置、手术可行性以及最终的美观效果。建议在肾移植手术中，以髂窝部位作为首选切口位置，其中优先考虑右髂窝，其次为左髂窝。推荐使用右侧切口，髂血管显露比左侧表浅，相对更容易操作。采用腹直肌旁弧形或斜形切口，平脐水平沿腹直肌外侧缘切开皮肤，至髂前上棘水平弧形向内侧止于正中耻骨联合上两横指。选择适当的切口位置对减少手术风险和加快术后恢复具有重大意义。

切口的选择应基于手术区域的解剖学特点，确保能够充分暴露手术视野。髂窝部位不仅提供充足的手术空间，而且创造了良好的手术视野和操作条件，进而提升手术安全性和效果。此外，合适的切口能保护周围重要结构，减少损伤，采用最小化切口不仅注重美观，减轻患者痛苦，还能加快恢复过程与减少感染风险。总之，切口的准备工作应涵盖恰当的患者体位、严格的皮肤消毒程序、无菌手术操作、精确的切口定位和标记及防护措施，并注意保护血管和神经结构，以减少术中感染风险和避免不必要的组织损伤[35]。

**临床问题 10：在肾移植手术中，机器人辅助肾移植术相较于传统开放式肾移植术在减少手术切口并发症的表现如何？**

**推荐意见 18：**机器人辅助肾移植术在减少肾移植术后切口并发症中有一定优势（推荐强度 B，证据等级 2b）。

**推荐意见说明：**

机器人辅助肾移植术（robot assisted kidney transplantation，RAKT）技术通过使用机器人辅助手术系统，为肾移植手术提供了精准和微创的选择。它具备 10 倍放大的 3D 视野和多个自由度的操作器械，使得腹腔内血管吻合等复杂步骤变得更加容易和精确。一篇研究在 2016 年 4 月至 2018 年 9 月期间，将 55 名接受 RAKT 的患者与接受传统开放式肾移植术（open kidney transplantation，OKT）的 152 名患者进行了比较，比较血红蛋白水平、供肾肾小球滤过率、围手术期镇痛需求、缺血时间、血清肌酐下降速度、他克莫司水平、感染情况等指标，发现与 OKT 相比，RAKT 具有减少创口并发症的优势，两组患者 3 个月肌酐水平无显著差异[36]。

与传统开放式手术相比，RAKT 在减少手术切口大小、减少症状性淋巴囊肿、降低术后疼痛、降低出血风险、提高操作精度、减少感染风险、缩短住院时间、加快患者康复和改善患者体验方面表现出显著优势。同时对肾功能、移植物和患者的生存率影响微乎其微，相较于 OKT 有一定优势。特别是对于过度肥胖的患者，RAKT 提供了更适宜的手术方案，具有显著的获益。虽然 RAKT 在技术推广上仍面临挑战，但其安全性和可行性已在多项研究中得到证实，在未来仍需要进一步多中心临床试验进行分析。因此，对于适合进行 RAKT 的患者，该技术可作为一种重要的手术选择[37-39]。

**临床问题 11：肾移植手术后，如何管理和促进切口瘢痕的修复？**

**推荐意见 19：**建议采取适当的切口护理及综合管理措施促进肾移植术后切口修复（推荐强度 C，证据等级 4）。

推荐意见说明：

切口瘢痕的形成可能与手术技术、切口位置、遗传因素、感染、炎症以及不当的护理有关。为减少瘢痕的形成，应采用最佳的手术技术，减少切口张力，保持适当的血液供应。创面管理包括定期更换敷料、保持创面干燥，避免受损伤。对于高风险患者，如有家族瘢痕史或感染风险，可以考虑早期的干预措施，如使用硅胶片或凝胶。如果已形成切口瘢痕，可以通过按摩、使用医疗贴片、凝胶或硅胶片、瘢痕修复手术以及激光疗法和放射疗法来改善瘢痕的外观和功能。通过这些措施，可以有效降低瘢痕的风险，并有助于患者实现更好的术后恢复和提高生活质量[40]。

**临床问题 12：肾移植受者切口裂开的原因、处理及预防？**

**推荐意见 20：**肾移植受者切口裂开的原因分为一般风险因素和移植相关因素。一般因素包括女性、肥胖（体重指数[BMI]>30kg/m²）、糖尿病、营养状况差、年龄>50岁、术后淋巴囊肿、同一切口再手术、手术切口感染。移植相关因素包括免疫抑制剂和移植肾功能延迟恢复（推荐强度 B，证据等级 3b）。

**推荐意见 21：**肾移植受者无感染伤口可一期缝合，感染伤口需加强切口清创换药，创面新鲜后可使用抗感染缝线二期缝合（推荐强度 D，证据等级 5）。

**推荐意见 22：**建议术前改善患者的全身状况，鼓励肥胖的患者减肥、糖尿病的患者严格控制血糖，同时手术切口分层严密缝合、适当延长拆线时间，预防切口裂开（推荐强度 B，证据等级 3b）。

推荐意见说明：

M. Alonso 等[41]纳入包括其中心 2015 年 1 月至 2020 年 7 月的所有伤口裂开的肾移植患者，按 2∶1 选择对照组进行病例对照研究，logistic 回归和多变量 Cox 回归确定伤口裂开的危险因素，发现糖尿病和肥胖（体重指数[BMI]>30kg/m²）是肾移植术后伤口裂开的独立危险因素。Wong RBK 等[42]的单中心观察性研究发现，受者 BMI、捐献者年龄和供肾冷缺血时间是肾移植术后切口并发症的影响因素。此外吸烟、女性、营养状况差、外科手术技术缺陷、同一切口反复手术也是肾移植术后切口裂开的一般危险因素[43-48]。另外，肾移植受者切口裂开的原因也有其特殊性，比如供肾的种类，与亲属供肾相比，遗体捐献供肾，更易出现切口裂开，这可能与遗体捐献移植更多的感染有关。而供肾体积过大带来的切口压力增加，也是肾移植受者切口裂开的原因之一。此外，肾移植受者术后需服用免疫抑制剂，CNI 类免疫抑制剂他克莫司、mTOR 受体抑制剂西罗莫司以及激素等都可能导致伤口延迟愈合，而导致伤口裂开[49,50]。同时研究表明，术后发生移植肾功能延迟恢复的肾移植受者较未发生移植肾功能延迟恢复的受者切口裂开更常见。移植患者免疫力低下，以及捐献者来源的感染，有比普通人群更高的切口感染率，手术切口感染也是切口裂开的原因之一。

切口裂开的处理原则为有效引流、相对封闭切口、尽早缝合。如果是单纯的伤口裂开，无切口感染情况下，可选择一期缝合，也可以选择每天或者隔天换药保持创面清洁待切口愈合。如果是切口感染导致裂开或者切口裂开后发生感染，需加强切口清创换药，留取切口分泌液体或者组织培养，根据药敏试验选取抗菌药物局部用药，可用双腔套管负压吸引或负压封闭引流，无菌敷料保护切口避免二次污染，待创面新鲜感染好转后再使用抗感染缝线二期缝合。同时，处理裂开的切口时，要注意调整患者的全身状况，将血糖、白蛋白等调整到正常或者接近正常水平。另外，如切口深层裂开，缝合应在麻醉后肌肉松弛良好的情况下进行，切口全层减张缝合。

糖尿病和肥胖是肾移植术后切口裂开的独立危险因素[41,42]，因此，术前肥胖患者减肥，围手术期糖尿病患者严格控制血糖，对预防肾移植术后切口裂开非常重要。术前纠正贫血及营养不良，术后佩戴腹带，避免和治疗引起腹压增加的各种因素，也是肾移植术后切口裂开的手段。外科技术对切口的愈合也很重要,分层严密缝合来预防腹壁并发症[51]。肾移植受者因服用免疫抑制剂,伤口需要更长的时间愈合,适当延长拆线时间以预防切口裂开。

**临床问题 13:肾移植受者切口出血的原因、诊断、治疗及预防?**

**推荐意见 23:** 肾移植受者切口出血的原因主要是受体凝血功能差和术区血管结扎线松脱、血管漏扎(推荐强度 D,证据等级 5)。

**推荐意见 24:** 肾移植受者切口出血主要表现为切口处血性渗液(推荐强度 D,证据等级 5)。

**推荐意见 25:** 建议局部压迫、局部缝合、应用止血药物治疗肾移植受者切口出血(推荐强度 D,证据等级 5)。

**推荐意见 26:** 推荐术前纠正凝血功能紊乱,术中可靠结扎止血,预防肾移植术后切口出血(推荐强度 D,证据等级 5)。

**推荐意见说明:**

尿毒症患者因血液循环中毒素多,致血小板 - 血小板和血小板 - 血管壁相互作用异常,而引起凝血功能异常,这可能增加肾移植术后切口出血的风险。尿毒症患者可能在移植手术前曾行肝素化血液透析,也可能导致凝血功能异常而出血。血管的漏扎或者结扎线松脱出血或者渗血,也是肾移植受者切口出血的常见原因。

肾移植切口出血常发生在移植术后 24h 内。多数表现为创面渗血,少数情况下可见血液从切口流出,多为皮下血管结扎不牢或者结扎线松脱所致。当有血液从肾移植切口流出时,要注意鉴别是深部(髂窝内或者移植肾周)出血还是单纯切口出血。肾移植术后 3d 内或者任意 24h 内,血红蛋白较前下降 ≥20g/L,且移植肾超声或 CT 检查发现移植肾周血肿,考虑深部出血。当引流管引流出鲜红色引流液甚至出现血凝块时,应高度怀疑深部出血。

一般情况下,切口出血多为渗血,易于处理,予局部压迫即可止血。也有部分切口出血为皮下血管结扎不牢或者漏扎,可予局部缝合,多能解决问题。必要时可以给予止血药物。

对尿毒症患者来说,纠正围手术期凝血功能紊乱,对于预防术后出血非常重要。同时,手术当天根据情况行有肝素或者无肝素化血液透析,使用肝素者监测 APTT 水平[52]。服用抗凝或抗血小板药物的患者,充分评估原发病情况,有些专家建议围手术期停抗凝或者血小板药物,予低分子肝素过渡,但实际上,因很多时候肾移植是急诊手术,来不及停用抗血小板或者抗凝药物,而且原发病情况不允许停此类药物,许多病例对照研究甚至 meta 分析发现口服抗凝或抗血小板药物对肾移植术后切口出血没有明显影响[53-55],因此没有明显凝血功能异常的患者,围手术期可继续抗凝或者抗血小板治疗。此外,术中可靠的结扎止血,精细的外科技术,对预防切口出血非常重要。

**临床问题 14:肾移植受者切口疝的原因和危险因素及治疗?**

**推荐意见 27:** 肾移植受者切口疝的一般危险因素包括肥胖(BMI>30kg/m²),术后淋巴囊肿、糖尿病、同一切口再手术、吸烟、女性,移植相关的危险因素包括手术切口的选择、免疫抑制剂和移植物恢复功能延迟(推荐强度 B,证据等级 3b)。

**推荐意见 28:** 根据情况行保守治疗或手术治疗切口疝(推荐强度 B,证据等级 3b)。

**推荐意见说明:**

Shahrestani 等系统回顾了导致肾移植受者切口疝形成的因素。发现 BMI>25kg/m²,使用西罗莫司和曲棍球棒切口与切口疝的风险增加相关;而使用霉酚酸酯和旁正中和卢瑟福 - 莫里森切口与较低的切口疝发生率相关[6]。

在 1 564 名移植受者中,Ooms 等发现女性、吸烟史、肥胖(BMI>30kg/m²)和并发腹壁疝是切口疝发生的最相关的独立危险因素[56]。

研究发现,有吸烟史的患者比不吸烟史的患者切口疝发生的风险增加了 4 倍,可能是由于腹壁血供减少,影响了伤口恢复[44,49,57]。

肥胖增加腹部切口和腹部内压力,增加手术时间和组织缺血,增加淋巴囊肿发生的风险,可能导致切口张力增加,延迟伤口愈合[47,48,57,58]。此外,肥胖还增加手术部位感染的风险,也是导致切口疝的原因。伤口并发症与 BMI>30kg/m² 显著相关,肥胖是伤口并发症发展的最重要的危险因素[6,49]。

免疫抑制剂的使用是移植人群中切口疝发生的最重要的特异性危险因素。几乎所有的免疫抑制剂都可不同程度地影响伤口愈合,最终导致切口疝的风险增加,特别是在与其他危险因素同时存在的情况下。

糖皮质激素可干扰伤口愈合而增加切口疝的发生率,特别是当需要使用更高的剂量来处理急性排斥反应时[49,50]。此外,最常用的免疫抑制剂,霉酚酸酯、他克莫司、西罗莫司,因抗增殖作用而减少成纤维细胞和内皮生长因子,直接影响伤口愈合过程或增加移植后淋巴囊肿的速度,增加切口疝的发生率。

研究表明,伤口感染导致免疫反应损害胶原合成,延迟伤口恢复,是肾移植受者切口疝的预测因素[59-61]。

由于免疫抑制剂的使用,肾移植受者发生切口疝的风险更高[62,63]。然而,许多研究发现,肾移植受者切口疝的发生率并不高,这可能是由于许多特定的因素,包括腹部切口的位置和大小、伤口关闭的方法、卢瑟福移植切口、神经肌肉创伤等,最重要的是,外科医师的经验[50,57,64,65]。

移植物功能延迟被定义为由于缺血/再灌注损伤导致肾移植术后 7d 内需要透析治疗[66]。移植物功能延迟需要行血液透析的肾移植受者,氧化应激反应及 B 细胞和 T 细胞损伤,可能导致伤口延迟愈合,切口疝发生的风险增加[47,67]。

肾移植受者的切口疝修补是一个复杂的手术过程,因为这些患者通常表现以前腹部手术引起的原生组织层次的显著改变,以及肾移植需要的特定的大的非中线切口。因此,在进行疝修补之前,必须充分了解涉及这些缺陷的解剖层次。此外,有效的疝修补术可能会受到移植物本身和靠近腹股沟区的髂骨的限制,这可能使网片的固定困难,从而增加了修复的复杂性[68,69]。

在切口疝肾移植受者中,侧腹侧壁的不同层次回缩,导致腹股沟韧带的壁缺损。在大多数情况下,腹内斜肌和腹横肌向外侧和尾侧收缩。仔细剥离肌肉层以暴露腹外斜肌筋膜是准备补片放置的必要条件。当腹内斜肌和腹横肌不能重新逼近时,必须利用外斜肌作为补片的主要筋膜覆盖范围。网片应固定在腹壁缺损的所有四个象限,包括下腹股沟韧带下方。对于较大的缺损,髂前上棘和耻骨联合可作为额外的固定点[68]。

切口疝患者的治疗方法包括保守治疗(减肥,腹部黏合剂)和手术治疗,但最佳治疗策略还没有共识[6,7,70]-[71,72]。

52%~71% 的患者通常需要对肾移植受者进行手术修复切口[58,73],复发率为 4%~33%,与接受保守治疗的患者相比,手术患者的生存率更高。手术方式包括开放和腹腔镜方法,包括直接缝合,使用合成网格或生物网,组件分离技术,或自体自由组织移植,如阔筋膜张肌移植或大腿皮瓣[74,75]。

meta 分析表明,与单独的初次闭合相比,使用人工补片修补腹壁疝会显著减少复发率,这在移植人群中也得到了证实,复发率与非移植人群中观察到的相当[76,77]。

因肾移植受者服用免疫抑制剂而免疫力低下,理论上补片修复感染的风险较普通人群高。然而,研究表明,切口疝修复补片的术后感染和并发症的风险低,与普通人群相似[78,79]。因此,补片修复可能是肾移植受者切口疝修复的最佳选择。

## 三、小结

本指南综合性地总结了肾移植术后切口管理的关键要素,提供了一套全面且严谨的预防、治疗指导方案。深入探讨了肾移植手术后切口并发症的多方面问题,包括但不限于早期并发症如感染、出血和裂开的应急处理,以及晚期并发症如瘢痕形成、疼痛和窦道的长期管理。在治疗策略上,我们详细讨论了包括血糖控制、抗菌药物选择、手术技术优化(如 RAKT)等多个关键方面。本指南基于严格的循证医学标准,结合《牛津大学证据分级与推荐意见强度分级标准》评级系统,对推荐的临床实践进行了科学分级,确保建议的科学性和适用性。特别对肾移植受者切口出血和感染的原因进行了全面分析,提供了针对供体因素、受体因素及手术因素的具体处理及预防建议。此外,对于日益突出的多重耐药菌感染问题,本文给出了细致的指导和治疗策略。

总体而言,本指南不仅提供了针对肾移植术后切口并发症的全面治疗及预防策略,还展示了对患者全面护理的关注和对临床实践中细节的深刻理解。通过这些细致的指导,旨在提升肾移植术后患者的治疗效果和生活质量,为临床医师和护理人员提供一个科学、实用的参考框架。

**执笔作者**:丁昊(南京医科大学第二附属医院),王洪阳(青岛大学附属医院)

**通信作者**:顾民(南京医科大学第二附属医院),董震(青岛大学附属医院),薛武军(西安交通大学第一附属医院),周江桥(武汉大学人民医院)

**主审专家**:薛武军(西安交通大学第一附属医院),周江桥(武汉大学人民医院),陈刚(华中科技大学同济医学院附属同济医院),于立新(清华大学附属北京清华长庚医院)

**审稿专家**:门同义(内蒙古医科大学附属医院),王长安(郑州市第七人民医院),付绍杰(南方医科大学南方医院),朱有华(中国人民解放军海军军医大学长海医院),李响(中国人民解放军第八医学中心),刘致中(内蒙古包钢医院),杨洪吉(四川省人民医院),张伟杰(华中科技大学同济医学院附属同济医院),欧彤文(首都医科大学宣武医院),周华(山西省第二人民医院)、周佩军(上海交通大学医学院附属瑞金医院),徐健(南方医科大学南方医院),蔡明(浙江大学医学院附属第二医院)

**利益冲突**:所有作者声明无利益冲突。

## 参考文献

[1] VEROUX M, CORONA D, VEROUX P. Kidney transplantation: future challenges [J]. Minerva chirurgica, 2009, 64 (1): 75-100.

[2] LECHLER R I, SYKES M, THOMSON A W, et al. Organ transplantation-how much of the promise has been realized? [J]. Nat Med, 2005, 11 (6): 605-613.

[3] MEHRABI A, FONOUNI H, WENTE M, et al. Wound complications following kidney and liver transplantation [J]. Clin Transplant, 2006, 20 Suppl 17: 97-110.

[4] UENO P, FELIPE C, FERREIRA A, et al. Wound healing complications in kidney transplant recipients receiving everolimus [J]. Transplantation, 2017, 101 (4): 844-850.

［5］ LAU N S, AHMADI N, VERRAN D. Abdominal wall complications following renal transplantation in adult recipients-factors associated with interventional management in oneunit [J]. BMC Surg, 2019, 19 (1): 10.

［6］ SHAHRESTANI S, TRAN H M, PLEASS H C, et al. Optimal surgical management in kidney and pancreas transplantation to minimise wound complications: a systematic review and meta-analysis [J]. Ann Med Surg (Lond), 2018, 33: 24-31.

［7］ PELUSO G, INCOLLINGO P, CAMPANILE S, et al. Relation Between Wound Complication and Lymphocele After Kidney Transplantation: a Monocentric Study [J]. Transplant Proc, 2020, 52 (5): 1562-1565.

［8］ SALUNKE N, KUMAR M, YOGESH, et al. Randomized placebo controlled open labelled comparison of efficacy of diclofenac transdermal patch in post operative pain [J]. Research Journal of Pharmacy and Technology, 2019, 12 (3): 1119.

［9］ MORIS D, DAVAKIS S, KAKAVIA K, et al. Incisional infections after renal transplant: outcome data from 238 consecutive recipients [J]. Exp Clin Transplant, 2017, 15 (4): 405-413.

［10］ 郭振宇, 邓荣海. 肾移植术后外科并发症处理技术操作规范 (2019 版)[J]. 器官移植, 2019, 10 (6): 653-660.

［11］ BERRíOS-TORRES S I, UMSCHEID C A, BRATZLER D W, et al. Centers for disease control and prevention guideline for the prevention of surgical site infection, 2017 [J]. JAMA Surg, 2017, 152 (8): 784-791.

［12］ ABBO L M, GROSSI P A. Surgical site infections: guidelines from the American Society of Transplantation Infectious Diseases Community of Practice [J]. Clin Transplant, 2019, 33 (9): e13589.

［13］ WU D, CHEN C, LIU T, et al. Epidemiology, susceptibility, and risk factors associated with mortality in carbapenem-resistant gram-negative bacterial infections among abdominal solid organ transplant recipients: a retrospective cohort study [J]. Infect Dis Ther, 2021, 10 (1): 559-573.

［14］ 中华医学会器官移植学分会, 中华预防医学会医院感染控制学分会, 复旦大学华山医院抗生素研究所. 中国实体器官移植供者来源感染防控专家共识 (2018 版)[J]. 中华器官移植杂志, 2018,(1): 41-52.

［15］ 汪恺, 沈恬, 庄莉, 等. 中国实体器官移植手术部位感染管理专家共识 (2022 版)[J]. 器官移植, 2023, 14 (1): 11-23, 48.

［16］ YU X, WANG R, PENG W, et al. Incidence, distribution and clinical relevance of microbial contamination of preservation solution in deceased kidney transplant recipients: a retrospective cohort study from China [J]. Clin Microbiol Infect, 2019, 25 (5): 595-600.

［17］ TANCREDI D J, BUTANI L. Pretransplant serum albumin is an independent predictor of graft failure in pediatric renal transplant recipients [J]. J Pediatr, 2014, 164 (3): 602-606.

［18］ CHLEBICKI M P, SAFDAR N, O'HORO J C, et al. Preoperative chlorhexidine shower or bath for prevention of surgical site infection: ameta-analysis [J]. Am J Infect Control, 2013, 41 (2): 167-173.

［19］ JALALZADEH H, GROENEN H, BUIS D R, et al. Efficacy of different preoperative skin antiseptics on the incidence of surgical site infections: a systematic review, GRADE assessment, and network meta-analysis [J]. Lancet Microbe, 2022, 3 (10): e762-e771.

［20］ FRENCH M L, EITZEN H E, RITTER M A. The plastic surgical adhesive drape: an evaluation of its efficacy as a microbial barrier [J]. Ann Surg, 1976, 184 (1): 46-50.

［21］ FALK-BRYNHILDSEN K, FRIBERG O, SöDERQUIST B, et al. Bacterial colonization of the skin followingaseptic preoperative preparation and impact of the use of plastic adhesive drapes [J]. Biol Res Nurs, 2013, 15 (2): 242-248.

［22］ WEBSTER J, ALGHAMDI A A. Use of plastic adhesive drapes during surgery for preventing surgical site infection [J]. Cochrane Database Syst Rev, 2007,(4): Cd006353.

［23］ DE JONGE S W, GANS S L, ATEMA J J, et al. Timing of preoperative antibiotic prophylaxis in 54, 552 patients and the risk of surgical site infection: a systematic review and meta-analysis [J]. Medicine, 2017, 96 (29): e6903.

［24］ LAI J, LI Q, HE Y, et al. Glycemic control regimens in the prevention of surgical site infections: a meta-analysis of randomized clinical trials [J]. Front Surg, 2022, 9: 855409.

［25］ GRANTON D, CHAUDHURI D, WANG D, et al. High-flow nasal cannula compared with conventional oxygen therapy or noninvasive ventilation immediately postextubation: a systematic review and meta-analysis [J]. Crit Care Med, 2020, 48 (11): e1129-e3116.

［26］ MOOLA S, LOCKWOOD C. The effectiveness of strategies for the management and/or prevention of hypothermia within the adult perioperative environment: systematic review [J]. JBI Libr Syst Rev, 2010, 8 (19): 752-792.

［27］ D'SOUZA K, CROWLEY S P, HAMEED A, et al. Prophylactic Wound Drainage in Renal Transplantation: A Systematic Review [J]. Transplant Direct, 2019, 5 (7): e468.

［28］ CHAN S, NG S, CHAN H P, et al. Perioperative antibiotics for preventing post-surgical site infections in solid organ transplant recipients [J]. Cochrane Database Syst Rev, 2020, 8 (8): Cd013209.

［29］ 李钢, 石炳毅, 巨春蓉. 器官移植术后耐药菌感染诊疗技术规范 (2019 版)[J] 器官移植, 2019, 10 (4): 352-358.

［30］ TIMSIT J F, SONNEVILLE R, KALIL A C, et al. Diagnostic and therapeutic approach to infectious diseases in solid organ transplant recipients [J]. Intensive Care Med, 2019, 45 (5): 573-591.

［31］ 石炳毅, 巨春蓉. 器官移植受者侵袭性真菌病临床诊疗技术规范 (2019 版)[J] 器官移植, 2019, 10 (3): 227-236.

［32］ 巨春蓉, 石炳毅. 器官移植受者非结核分枝杆菌病临床诊疗技术规范 (2019 版)[J] 器官移植, 2019, 10 (4): 364-368.

［33］ SUBRAMANIAN A K, THEODOROPOULOS N M. Mycobacterium tuberculosis infections in solid organ transplantation: Guidelines from the infectious diseases community of practice of the American Society of Transplantation [J]. Clin Transplant, 2019, 33 (9): e13513.

［34］ YAN H L, ZONG H T, CUI Y S, et al. Calcineurin inhibitor avoidance and withdrawal for kidney transplantation: a systematic review and meta-analysis of randomized controlled trials [J]. Transplant Proc, 2014, 46 (5): 1302-1313.

［35］ VARUGHESE S. Kidney transplantation-Principles and practice [J]. Indian J Med Res. 2020, 152 (6): 668-669.

［36］ MAHESHWARI R, QADRI S Y, RAKHUL L R, et al. Prospective nonrandomized comparison between open and robot-assisted kidney transplantation: analysis of midterm functional outcomes [J]. J Endourol, 2020, 34 (9): 939-945.

［37］ KIM H J, JEONG W, LEE J, et al. Successful robotic kidney transplantation for surgeons with no experience in minimally invasive surgery: a single institution experience [J]. Int J Surg, 2024, 110 (3): 1586-1594.

［38］ KISHORE T A, KADDU D J, SODHI B S, et al. Robotic kidney transplant beyond the learning curve: 8-year single-center experience and matched comparison with open kidney transplant [J]. Urology, 2024, 183: 100-105.

［39］ KIM J M, KWON H E, KO Y, et al. Robot-assisted kidney transplantation in a morbidly obese patient with incisional hernia reconstruction and abdominoplasty: a case report [J]. Korean J Transplant, 2023, 37 (3): 210-215.

［40］ NAIK A S, JOSEPHSON M A, CHON W J. Postoperative care of renal transplant recipients [M]. New York: Springer, 2017.

［41］ ALONSO M, VILLANEGO F, VIGARA L A, et al. Surgical wound dehiscence in kidney transplantation: risk factors and impact on graft survival [J]. Transplant Proc, 2022, 54 (1): 27-31.

［42］ WONG R B K, MINKOVICH M, FAMURE O, et al. Surgical site complications in kidney transplant recipients: incidence, risk factors and outcomes in the modern era [J]. Can J Surg, 2021, 64 (6): E669-e76.

［43］ LUIJENDIJK R W, HOP W C, VAN DEN TOL M P, et al. A comparison of suture repair with mesh repair for incisional hernia [J]. N Engl J Med, 2000, 343 (6): 392-398.

［44］ SøRENSEN L T, HEMMINGSEN U B, KIRKEBY L T, et al. Smoking is a risk factor for incisional hernia [J]. Arch Surg (Chicago, Ill: 1960), 2005, 140 (2): 119-123.

［45］ HORNBY S T, MCDERMOTT F D, COLEMAN M, et al. Female gender and diabetes mellitus increase the risk of recurrence after laparoscopic incisional hernia repair [J]. Ann R Coll Surg Engl, 2015, 97 (2): 115-119.

［46］ DESAI K A, RAZAVI S A, HART A M, et al. The effect of BMI on outcomes following complex abdominal wall reconstructions [J]. Ann Plast Surg, 2016, 76 Suppl 4: S295-297.

［47］ HILL C J, COURTNEY A E, CARDWELL C R, et al. Recipient obesity and outcomes after kidney transplantation: a systematic review and meta-analysis [J]. Nephrol Dial Transplant, 2015, 30 (8): 1403-1411.

［48］ GROSSO G, CORONA D, MISTRETTA A, et al. The role of obesity in kidney transplantation outcome [J]. Transplant Proc, 2012, 44 (7): 1864-1868.

［49］ HUMAR A, RAMCHARAN T, DENNY R, et al. Are wound complications after a kidney transplant more common with modern immunosuppression？[J]. Transplantation, 2001, 72 (12): 1920-1923

［50］ VALENTE J F, HRICIK D, WEIGEL K, et al. Comparison of sirolimus vs. mycophenolate mofetil on surgical complications and wound healing in adult kidney transplantation [J]. Am J Transplant, 2003, 3 (9): 1128-1134.

［51］GIOCO R, SANFILIPPO C, VEROUX P, et al. Abdominal wall complications after kidney transplantation: A clinical review [J]. Clin Transplant, 2021, 35 (12): e14506.

［52］ENG M, BROCK G, LI X, et al. Perioperative anticoagulation and antiplatelet therapy in renal transplant: is there an increase in bleeding complication? [J]. Clin Transplant, 2011, 25 (2): 292-296.

［53］CHEUNGPASITPORN W, THONGPRAYOON C, MITEMA D G, et al. The effect of aspirin on kidney allograft outcomes; a short review to current studies [J]. J Nephropathol, 2017, 6 (3): 110-117.

［54］ALONSO-ESCALANTE J C, MACHADO L, TABAR K R, et al. Is Continuing anticoagulation or antiplatelet therapy safe prior to kidney transplantation? [J]. Ann Transplant, 2021, 26: e931648.

［55］VAN DEN BERG T A J, MINNEE R C, LISMAN T, et al. Perioperative antithrombotic therapy does not increase the incidence of early postoperative thromboembolic complications and bleeding in kidney transplantation-a retrospective study [J]. Transpl Int, 2019, 32 (4): 418-430.

［56］OOMS L S, VERHELST J, JEEKEL J, et al. Incidence, risk factors, and treatment of incisional hernia after kidney transplantation: an analysis of 1, 564 consecutive patients [J]. Surgery, 2016, 159 (5): 1407-1411.

［57］SMITH C T, KATZ M G, FOLEY D, et al. Incidence and risk factors of incisional hernia formation following abdominal organ transplantation [J]. Surg Endosc, 2015, 29 (2): 398-404.

［58］CHANG E I, GALVEZ M G, PADILLA B E, et al. Ten-year retrospective analysis of incisional herniorrhaphy following renal transplantation [J]. Arch Surg (Chicago, Ill: 1960), 2011, 146 (1): 21-25.

［59］VARDANIAN A J, FARMER D G, GHOBRIAL R M, et al. Incisional hernia after liver transplantation [J]. J Am Coll Surg, 2006, 203 (4): 421-425.

［60］FIKATAS P, SCHOENING W, LEE J E, et al. Incidence, risk factors and management of incisional hernia in a high volume liver transplant center [J]. Ann Transplant, 2013, 18: 223-230.

［61］HO D, LYNCH R J, RANNEY D N, et al. Financial impact of surgical site infection after kidney transplantation: implications for quality improvement initiative design [J]. J Am Coll Surg, 2010, 211 (1): 99-104.

［62］ANTONOPOULOS I M, NAHAS W C, MAZZUCCHI E, et al. Is polypropylene mesh safe and effective for repairing infected incisional hernia in renal transplant recipients? [J]. Urology, 2005, 66 (4): 874-877.

［63］WU C, EVANS I, JOSEPH R, et al. Comorbid conditions in kidney transplantation: association with graft and patient survival [J]. J Am Soc Nephrol, 2005, 16 (11): 3437-3444.

［64］WAGENAAR S, NEDERHOED J H, HOKSBERGEN A W J, et al. Minimally invasive, laparoscopic, and robotic-assisted techniques versus open techniques for kidney transplant recipients: a systematic review [J]. Eur Urol, 2017, 72 (2): 205-217.

［65］BROGGI E, BRUYèRE F, GAUDEZ F, et al. Risk factors of severe incisional hernia after renal transplantation: a retrospective multicentric case-control study on 225 patients [J]. World J Urol, 2017, 35 (7): 1111-1117.

［66］CORONA D, EKSER B, GIOCO R, et al. Heme-oxygenase and kidney transplantation: a potential for target therapy? [J]. Biomolecules, 2020, 10 (6): 840.

［67］CAVALERI M, VEROUX M, PALERMO F, et al. Perioperative goal-directed therapy during kidney transplantation: an impact evaluation on the major postoperative complications [J]. J Clin Med, 2019, 8 (1): 80.

［68］ZOLPER E G, BLACK C K, DEVULAPALLI C, et al. Long term outcomes of abdominal wall reconstruction using open component separation and biologic mesh in the liver, kidney, and small bowel transplant population [J]. Hernia, 2020, 24 (3): 469-479.

［69］HOWARD R J, THAI V B, PATTON P R, et al. Obesity does not portend a bad outcome for kidney transplant recipients [J]. Transplantation, 2002, 73 (1): 53-55.

［70］PETRO C C, ORENSTEIN S B, CRISS C N, et al. Transversus abdominis muscle release for repair of complex incisional hernias in kidney transplant recipients [J]. Am J Surg, 2015, 210 (2): 334-339.

［71］KINGSNORTH A, BANERJEA A, BHARGAVA A. Incisional hernia repair-laparoscopic or open surgery? [J]. Ann R Coll Surg Engl, 2009, 91 (8): 631-636.

［72］NIEUWENHUIZEN J, KLEINRENSINK G J, HOP W C, et al. Indications for incisional hernia repair: an international questionnaire among hernia surgeons [J]. Hernia, 2008, 12 (3): 223-225.

［73］ LUC G, DAVID A, COUZI L, et al. Lateral incisional hernia after renal transplantation: a comparative study [J]. World J Surg, 2014, 38 (11): 2791-2796.

［74］ VENNARECCI G, MASCIANà G, DE WERRA E, et al. Effectiveness and versatility of biological prosthesis in transplanted patients [J]. World J Transplant, 2017, 7 (1): 43-48.

［75］ BREWER M B, RADA E M, MILBURN M L, et al. Human acellular dermal matrix for ventral hernia repair reduces morbidity in transplant patients [J]. Hernia, 2011, 15 (2): 141-145.

［76］ YANNAM G R, GUTTI T L, HIGH R, et al. Experience of laparoscopic incisional hernia repair in kidney and/or pancreas transplant recipients [J]. Am J Transplant, 2011, 11 (2): 279-286.

［77］ LI E N, SILVERMAN R P, GOLDBERG N H. Incisional hernia repair in renal transplantation patients [J]. Hernia, 2005, 9 (3): 231-237.

［78］ CUOMO R, NISI G, GRIMALDI L, et al. Immunosuppression and abdominal wall defects: use of autologous dermis [J]. In Vivo, 2015, 29 (6): 753-755.

［79］ HAROLD K, MEKEEL K, SPITLER J, et al. Outcomes analysis of laparoscopic ventral hernia repair in transplant patients [J]. Surg Endosc, 2009, 23 (8): 1835-1838.

## 33  肾移植术后尿路并发症临床诊疗指南

肾移植术后尿路并发症是肾移植术后常见并发症,严重时可影响移植肾功能,甚至影响受者生存。随着手术技术和治疗手段的进步,尿路并发症发病率明显下降,但仍是肾移植术后早期和晚期最常见的并发症之一。一般认为尿路并发症包括尿漏(尿性囊肿、尿瘘)、输尿管狭窄、膀胱输尿管反流、泌尿系结石、泌尿系感染等,有的研究还包括淋巴囊肿、输尿管坏死等,因此文献报道的泌尿系并发症发病率变化较大,早期报道的发病率甚至高达70%[1],近年来大多数报道的发病率在1%~15%[2]。肾移植受者由于存在尿路重建和应用免疫抑制剂等,因此尿路并发症等的治疗应同时关注对移植肾和受者的影响,增加了尿路并发症治疗的难度。随着手术技术尤其是泌尿系腔内微创技术的进展,肾移植术后尿路并发症的发生和诊治等都出现了新的特点[3-5]。目前国际上尚缺乏专门针对尿路并发症的指南和/或共识等。因此中华医学会器官移植学分会组织国内肾移植、泌尿外科等领域专家,依据《肾移植术后外科并发症处理技术操作规范(2019版)》[6],参考了欧洲泌尿外科学会的 Guidelines on Transplantation 2023 等权威指南,并检索了国内外相关文献,撰写了《肾移植受者尿路并发症诊疗指南》(简称"指南")。本指南基于国内外肾移植受者尿路并发症的循证医学证据,并经过专家多次讨论定稿后撰写成文,以期规范肾移植受者尿路并发症临床诊疗,改善临床结局。

### 一、指南的形成方法

本指南已在国家实践指南注册与透明化平台(Practice Guide Registration for TransPAREncy, PREPARE)注册,注册号是 PREPARE-2023CN888。

临床问题的遴选及确定:工作组对国内外该领域发表的指南和共识进行比对,针对既往指南中没有涉及和有研究进展的内容及临床医师重点关注的内容,经过问卷调查和专家组会议讨论,最终形成本指南覆盖的 13 个临床问题,对肾移植术后尿漏、泌尿系结石、输尿管狭窄、膀胱输尿管反流等尿路并发症的诊断、治疗和预防等进行了综述,并提出了指导意见。

按照人群、干预、对照、结局（population, intervention, comparison, outcome, PICO）的原则对纳入的临床问题进行解构和检索，检索 MEDLINE（pubmed）、The Cochrane library、中国生物医学文献服务系统（CBM），纳入指南、共识、系统评价和 meta 分析，随机对照试验（randomized controlled trial, RCT）、非 RCT 队列研究和病例对照研究等类型的证据。检索词包括："肾移植""泌尿系统""并发症""诊断""治疗"和"预防"等。检索文献的时间为 1975 年至 2023 年 9 月，发表语言限定为中文和英文。

制订方法和流程主要基于 2014 年 WHO 发布的《世界卫生组织指南制订手册》[7]和 2016 年中华医学会发布的《制订/修订〈临床诊疗指南〉的基本方法及程序》[8]，本指南涉及的治疗推荐、证据质量以及文档中所引用文献均根据 2009 版牛津大学循证医学中心的证据分级与推荐强度标准进行分级[9]。

推荐意见的形成：综合考虑证据以及我国患者的偏好与价值观、干预措施的成本和利弊等因素后，指南工作组提出了符合我国临床诊疗实践的 22 条推荐意见。推荐意见达成共识后，工作组完成初稿的撰写，并提交外审组专家进行审阅。指南专家组根据证据检索与筛选获得的证据，考虑推荐意见的利弊、干预措施的利弊、干预措施的成本和专家的个人经验形成了推荐意见。编写秘书根据专家反馈建议对推荐意见和支持证据修改和完善。

指南编写完成后，参考国际指南的报告规范 RIGHT 完成初稿的编写，并提交专家组审评。经过数轮讨论和修改，由中华医学会器官移植学分会组织全国器官移植与相关学科专家两轮会议集体讨论，最终形成目前的临床诊疗指南。

## 二、肾移植术后尿漏的临床表现、诊断和治疗

临床问题 1：肾移植术后尿漏的临床表现是什么？

推荐意见 1：术后早期尿漏表现为引流增加或切口渗液，切口愈合或拔除引流管后可表现为皮肤水肿、移植肾区肿胀、尿量减少以及肌酐升高，合并感染时可出现发热等症状（推荐强度 B，证据等级 2a）。

推荐意见说明：

肾移植术后尿漏的发生率为 1.5%~6.0%[10,11]，尿漏可出现在输尿管膀胱吻合口、输尿管、肾盂或肾盏。输尿管膀胱吻合口尿漏最为常见，是最常见的早期外科并发症之一，因发生的部位、时间以及引起尿漏的原因和漏口的大小等不同因素，临床表现不一[4]。常见的临床表现为伤口引流量增加，伴或不伴尿量减少，手术引流管拔除后发生的尿漏，会出现手术区域局部皮肤水肿、包块和压痛。如尿漏引流不畅，可出现发热、血清肌酐升高，通常不影响移植物存活。需与淋巴漏相鉴别，后者通常无疼痛。行引流液肌酐测定等可鉴别[12]。

临床问题 2：如何诊断肾移植术后尿漏？

推荐意见 2：推荐收集移植肾区引流液或穿刺抽吸积液行引流液、尿液和血液的生化检查，引流液肌酐值/血清肌酐值>2 可明确诊断尿漏。超声检查表现为移植肾周低回声区。移植肾功能正常患者，CT 尿路造影检查可明确漏尿部位和程度（推荐强度 B，证据等级 2a）。

推荐意见说明：

超声检查作为最常用的尿漏无创诊断方法，在移植肾区形成积液时可发现低回声区。通过收集尿液、血液和引流液标本行生化检查，对比尿液、血液和引流液生化指标可进一步明确尿漏的诊断，如引流液/血清肌酐>2 或引流液与尿液的生化指标相当，均可以确定尿漏的诊断。定位诊断需行泌尿系造影检查，在泌尿系统平片时经尿道向膀胱内灌注对比剂，可在引流液或穿刺液中出现对比剂。移

植肾功能正常的患者可行 CT 尿路造影,可在尿漏部位发现造影剂的渗漏,同时可根据造影剂渗漏的范围估计其尿漏的程度。

**临床问题 3:发生输尿管膀胱吻合口尿漏的主要原因有哪些?**

**推荐意见 3:**手术操作和 / 或输尿管末端血供差、膀胱压力增加是尿漏发生的主要原因(推荐强度 B,证据等级 2c)。

**推荐意见说明:**

输尿管膀胱吻合口尿漏最为常见,且多发生于术后早期,多与手术技术有关。吻合口尿漏可以是输尿管漏尿或膀胱漏尿,输尿管坏死和 / 或缝合失败是最重要的原因[13-15]。缝合失败多发生在术后早期,吻合时张力较大或吻合口不严密是常见原因。而输尿管坏死则与输尿管的血供有关,术中损伤输尿管末端导致输尿管术后缺血、坏死等是重要原因,因此保护输尿管血供对输尿管膀胱吻合至关重要[16]。术后各种原因导致的尿路梗阻可导致膀胱过度扩张,膀胱压力增加撕裂吻合口也是造成尿漏的原因之一。与尿漏相关的非外科技术性危险因素包括受者年龄、供肾动脉数量、动脉吻合部位、急性排斥反应的发生、膀胱挛缩和免疫抑制方案等[17,18]。除此之外,透析时间长、受者膀胱为废用型小膀胱可能增加手术难度,与较高的尿漏发生率有关[19];输尿管段漏尿较为少见,多与局部血供差、排斥反应、支架管位置不佳导致输尿管壁损伤等有关。肾盂肾盏部位漏尿更为少见,与移植肾实质缺血性坏死、输尿管支架管穿破肾盂肾盏等有关[20,21]。

**临床问题 4:肾移植术后尿漏如何治疗?**

**推荐意见 4:**早期和少量漏尿,推荐保守治疗(推荐强度 B,证据等级 3a)。

**推荐意见 5:**当保守治疗失败或漏尿较多时,推荐进行手术修复(推荐强度 B,证据等级 2b)。

**推荐意见说明:**

术中使用输尿管导管、支架管可以减少尿漏的发生,有利于尿漏的保守处理[5,15]。输尿管支架管的应用显著降低了尿路并发症的发生风险,但部分报道认为其增加了泌尿系感染风险。我国一项关于早期移除输尿管支架管的系统综述表明,术中应用输尿管支架管可显著降低尿路并发症风险,而早期(<7d)和晚期(>14d)移除支架管与尿路并发症无明显影响,但输尿管支架管的应用增加了泌尿系感染风险[22]。

治疗的重点是保持通畅的尿液引流,降低肾盂内压力,预防感染,修复漏口[6]。处理方法包括:①保守治疗,对于术后早期尿漏,只要保持引流通畅,充分引流膀胱,数天至数周后多能自行愈合。②如术中未留置输尿管支架管,可尝试膀胱镜下置入输尿管支架管,有利于漏口尽快愈合。③移植肾穿刺造瘘,更适合肾盂扩张患者,可保护肾功能,改善患者全身状况,并可行肾盂输尿管膀胱造影明确尿漏部位。④手术修补,经过充分引流和减压后仍有尿漏,需要尽早手术修补。依据尿漏的具体情况,选择开放手术或腹腔镜手术。如输尿管长度尚可,可行输尿管膀胱再吻合术;输尿管较短时可行供肾输尿管 - 受者输尿管端侧吻合术(或端端吻合术)、膀胱瓣替代缺损输尿管吻合术,完全不具备吻合条件时也可行移植肾经皮肾造瘘术引流肾盂。

**临床问题 5:如何减少肾移植术后尿漏的风险?**

**推荐意见 6:**建议保护好供肾输尿管血供,特别是肾下极的动脉血供(推荐强度 B,证据等级 2a)。

**推荐意见 7:**推荐供肾输尿管采用适宜长度,减少输尿管膀胱吻合口的张力,并留置输尿管支架管(推荐强度 B,证据等级 2b)。

**推荐意见说明:**

为了降低输尿管坏死的风险,保留远端输尿管的血供非常重要,应避免去除过多输尿管周围组织。肾下极的输尿管三角区的血供对于输尿管成活较为重要,需在移植肾修整过程中予以保留。供肾输尿管合理的长度对于吻合张力等较为重要,大多数研究均提示保留供肾输尿管过长易造成扭曲影响血供,输尿管过短不仅对输尿管血供有影响,同时会造成输尿管膀胱吻合口张力过大,因而影响输尿管成活和造成术后并发症[16,23]。Majid Ali-Asgari 等人[24]基于活体供肾移植的研究则认为输尿管长度对术后尿路并发症无影响,而与供肾获取过程中的手术技术影响输尿管血供有关,但纳入病例均为活体供肾移植,存在一定的局限性。

### 三、移植肾输尿管结石的诊断、治疗与预防

**临床问题 6：如何诊断移植肾输尿管结石?**

**推荐意见 8：**肾移植受者术后规律复查移植肾超声检查,是发现新生结石的可靠手段。怀疑泌尿系结石的受者,推荐行移植肾脏、输尿管和膀胱 CT 检查以确认结石的位置和大小,首选行 CT 平扫(推荐强度 B,证据等级 2a)。

**推荐意见说明：**

肾移植术后移植肾输尿管结石可以来源于供肾或移植肾新发结石,供肾结石可以在移植前或供肾修整过程中处理。新发结石是肾移植术后罕见的尿路并发症,文献报道的发病率在 0.2%~1.7%[25,26]。一般人群的泌尿系结石发生与地理、环境气候、民族、饮食习惯和遗传等因素有关,我国不同地区结石发病率从 1.5%~18%,总体上呈现出南方高于北方的趋势[27,28]。由于移植肾结石发生比例较低,目前对其流行病学认识仍然较少,一般认为除常规风险因素外,肾移植术后结石患者还受到药物相关因素、局部解剖因素和移植肾功能等方面的影响[26,29]。

肾移植受者术后规律复查移植肾彩超是发现新生结石的可靠手段[25]。由于失神经支配,肾移植术后移植肾新发结石缺乏典型的肾绞痛等临床症状,出现急性移植肾功能下降和肾积水等急性输尿管梗阻症状应怀疑泌尿系结石可能[30]。出现移植肾区疼痛、怀疑泌尿系结石的患者,需要行移植肾脏、输尿管和膀胱 CT 检查以确认结石的位置和大小[29]。

**临床问题 7：移植肾输尿管结石治疗方式有哪些,应当如何选择?**

**推荐意见 9：**梗阻性尿路结石建议尽快采取有效手段充分引流尿液,经皮肾造瘘术、逆行输尿管支架置入术、输尿管镜下激光碎石取石术或开放手术取石均为有效手段(推荐强度 B,证据等级 2b)。

**推荐意见 10：**对于较大的梗阻性结石,推荐开放手术取石,可同时处理狭窄等需要手术治疗的因素。建议输尿管 - 输尿管吻合术、肾盂 - 输尿管吻合术或输尿管 - 膀胱再植术是治疗尿路梗阻和输尿管梗阻的有效手术方法,但注意术后存在尿漏或再次狭窄的风险(推荐强度 B,证据等级 2b)。

**推荐意见 11：**无症状且直径<5mm 结石,依从性高的受者建议保守治疗,采用药物溶石或排石,但应严密监测实验室检查指标和影像学变化等(推荐强度 B,证据等级 3b)。

**推荐意见 12：**输尿管软镜下激光碎石取石术清石率高,推荐作为<15mm 结石的治疗选择(推荐强度 B,证据等级 2b)。

**推荐意见 13：**对于较大的结石(>20mm),推荐经皮肾镜碎石取石术(推荐强度 B,证据等级 2b)。

**推荐意见说明：**

移植肾属功能性孤立肾,一旦由于结石梗阻导致积水,治疗原则以尽快解决尿路梗阻、充分引流尿液为主。应注意诸如移植肾功能、凝血状态、髂窝异位肾造成的解剖学困难等方面对外科处理策略的影响[30]。

尽量选择手术侵袭性小、对移植肾影响小的方法,不推荐开放手术作为移植肾、输尿管结石的首要治疗手段[31-33]。对于较大的梗阻性结石,存在输尿管膀胱吻合口狭窄等需要手术修补的因素时,可考虑手术修补的同时处理结石,输尿管 - 输尿管吻合术、肾盂 - 输尿管吻合术或输尿管 - 膀胱再植术可能对解除结石梗阻和输尿管梗阻等均有较好的疗效,但术后存在尿漏和再狭窄的风险[26]。

结石直径<5mm 可考虑观察随访。胱氨酸结石、尿酸结石可考虑药物溶石或排石。由于移植肾失神经支配,保守治疗患者不应仅从症状上观察等待,应严密监测其实验室检查和影像学变化,以避免因延误诊断导致移植肾功能受损。

对于<15mm 结石,可行体外震波碎石术和输尿管软镜钬激光碎石。但是移植肾附近的髂骨可能会影响 X 线透视下结石定位并降低冲击波有效能量,存在定位困难、清石率低等缺点,可能需要多次碎石[31]。反复体外冲击波碎石(extracorporeal shock wave lithotripsy,ESWL)远期风险仍有争议,为避免远期风险,建议同一患者治疗不超过 3 次,两次碎石间隔>7d,结石碎片可导致无症状的输尿管梗阻,术后必须密切随访,可联合输尿管软镜清除残余的结石。

输尿管软镜(flexible ureteroscopy,FURS)钬激光碎石几乎适用于所有移植肾结石和输尿管结石[34]。但移植输尿管吻合口多数位于膀胱前侧壁,且部分存在输尿管扭曲等,逆行输尿管软镜进入困难,且由于输尿管较短,导丝易在术中脱出,逆行输尿管镜检查及碎石取石术在移植肾输尿管结石处理中受到一定的限制[35-38]。近年来,随着更细的输尿管软镜和钬激光的发展,使得输尿管镜在肾移植术后的应用逐渐扩展,但仍需注意对毗邻器官潜在损伤的可能[34]。

移植肾经皮肾镜碎石取石术(percutaneous nephrolithotomy,PNL)适用于结石直径≥2cm 者[29,32]。由于移植肾位置表浅,穿刺难度降低,可仰卧位穿刺移植肾前组肾盏,应注意的是移植肾轴线改变可能导致出血风险增加,应注意复查血小板和凝血功能[39]。如有肾积水,可直接在超声引导下通过上极前组肾盏穿刺建立操作通道;如无肾积水,可留置输尿管导管后注水诱发人工肾积水后再穿刺[40]。尽量避免侧方穿刺导致肠管损伤。因肾周纤维化,建立通道和碎石过程中要避免粗暴"撬动"动作。术后常规留置输尿管支架管。微通道是 PNL 首选的治疗途径。对于 1.5~2.0cm 的结石可以选择输尿管软镜钬激光碎石术或移植肾经皮肾镜碎石取石术。

临床问题 8:如何预防移植肾结石的发生?

推荐意见 14:移植肾功能正常推荐调整生活习惯,保持足量饮水(推荐强度 A,证据等级 1a)。

推荐意见 15:高尿酸血症、高尿酸尿症患者推荐给予次黄嘌呤还原酶抑制剂,可以减少结石复发(推荐强度 A,证据等级 1b)。

推荐意见说明:

肾移植受者患泌尿系结石的风险因素包括以下几个方面:免疫抑制状态增加了泌尿系感染(urinary tract infection,UTI)风险,甚至复发性 UTI;功能性孤立肾导致超滤状态、碱性尿、肾小管性酸中毒和继发性甲旁亢导致尿钙增加等因素可使肾移植受者结石风险增加数倍[41]。目前认为与移植肾输尿管结石相关的危险因素可分外科因素、并发症、内分泌及代谢性疾病和药物等四个方面。外科因素包括再植输尿管的狭窄、不可吸收缝线的暴露,或输尿管支架等。并发症方面包括继发性甲状旁腺功能亢进、复发性泌尿系感染。内分泌与代谢性疾病如原发性甲状旁腺功能亢进、高钙尿症、高尿酸尿症、高草酸尿症以及低柠檬酸尿症等[42,43]。药物方面,钙调磷酸酶抑制剂可以导致高草酸尿症和低柠檬酸尿症,环孢素可导致高尿酸血症,糖皮质激素可导致高糖血症,据报道这些因素可增加结石发生率[41]。

肾移植术后预防泌尿系结石复发与普通人群相似,同时考虑肾移植术后的代谢特点。结石预防包括充足的饮水摄入、饮食调整等。足量饮水已经被反复证明可以预防泌尿系结石形成[44]。含糖饮料等引起结石高发,应当避免[45]。另外,低枸橼酸尿症与结石形成有关,是肾移植受者泌尿系结石重要的危险因素[42]。补充枸橼酸可以预防结石形成,枸橼酸钾可以通过增加尿枸橼酸浓度预防结石形成,并对血糖、血脂代谢等无不良影响,尤其是其不影响 $1,25(OH)_2D_3$ 的水平[46]。西柚汁等柑橘类果汁可以通过增加尿枸橼酸水平等用于普通人群的预防,但由于其潜在影响他克莫司等免疫抑制剂代谢的风险,肾移植受者需避免摄入柑橘类果汁[47]。高尿酸血症、高尿酸尿症患者给予次黄嘌呤还原酶抑制剂别嘌醇、非布司他等口服治疗可以减少结石复发[48,49]。

### 四、肾移植术后输尿管狭窄的诊断和治疗

临床问题 9:肾移植术后输尿管狭窄的临床表现有哪些?

推荐意见 16:早期狭窄可表现为进行性少尿或突然无尿,移植肾功能下降,可出现移植肾区胀痛,合并感染可有发热。晚期输尿管狭窄多表现为血清肌酐缓慢上升,同时影像学上持续存在的狭窄段以上的输尿管扩张以及移植肾积水(推荐强度 B,证据等级 3b)。

推荐意见说明:

输尿管狭窄是移植术后受者常见尿路并发症之一,也是造成输尿管梗阻的原因之一,不同中心报道的发生率变异较大,发病率约为 0.6%~15.5%[50]。输尿管狭窄早期可表现为进行性少尿或突然无尿,移植肾功能下降,可出现移植肾区胀痛,合并感染可有发热。晚期输尿管狭窄多表现为血清肌酐缓慢上升,新近出现的血压升高、下肢水肿或反复尿路感染,常规超声检查时发现移植肾积水[51]。

早期狭窄(术后 3 个月内)常与吻合口狭窄和 / 或移植输尿管血供差有关;晚期梗阻(超过 6 个月)据报道与感染(如 BK 病毒、巨细胞病毒以及慢性细菌感染)、输尿管纤维化(慢性排斥反应等)、血管病变进展和 / 或排斥反应有关[52,53]。除此之外,与输尿管狭窄相关的风险因素研究中发现了一些与供、受者相关风险因素。其中一项研究认为与供者年龄大于 65 岁、供肾动脉超过 2 条和移植肾功能延迟恢复(delayed graft function,DGF)有关[54]。在一项包括 37 名(6.8%)的肾移植术后输尿管梗阻受者的研究中发现,供肾动脉超过 2 条、供者年龄>38 岁、受者年龄>60 岁的受者占 83.8%,提示年龄、供肾动脉多支等均可增加移植输尿管狭窄的风险[55]。此外,男性受者因其解剖学因素或存在下尿路梗阻等,也成为输尿管狭窄的重要风险因素[52];肾移植前的腹膜透析和尿路感染也是输尿管狭窄发生的独立风险因素[56,57];术中放置输尿管支架管会降低输尿管狭窄发生的风险[58]。供肾获取的手术方式(开放与腹腔镜)、供者性腺血管的保存情况以及输尿管再植术的术式选择、与移植术后输尿管无关的操作等均认为与输尿管狭窄无关[59]。

多数研究认为移植输尿管狭窄与移植物的长期存活率呈负相关。Zhang 等人在一项 62 名移植输尿管狭窄受者的研究中发现,相较于正常受者,正常受者的移植肾 10 年存活率显著高于存在输尿管狭窄受者的生存率(73.3% 和 53.9%,$P$=0.038)[57]。Arpali 等人[52]对移植术后并发症与受者移植物存活率之间的关系进行研究,发现存在输尿管狭窄的受者,其移植物存活率会明显缩短,但并不会影响患者的存活率。同时,研究还揭示,移植术后早期的输尿管狭窄(术后 3 个月内)与无输尿管狭窄的受者相比,其移植物生存率没有显著差异,只有那些移植术后晚期输尿管狭窄的受者(术后 4~12 个月),才往往面临移植物失功的风险。

综上,临床医师应根据风险因素有针对性地预防移植后输尿管狭窄。为预防输尿管缺血,术中应

尽可能保留肾脏下极附属动脉和输尿管周围的脂肪组织,为输尿管提供充足的血液供应[60]。除此之外,主动预防和尽早治疗 DGF、术后感染等也是减少输尿管狭窄发生的关键[57]。

临床问题 10:如何诊断输尿管狭窄?

**推荐意见 17:**患者出现移植区胀痛、血肌酐升高、移植肾输尿管超声检查发现持续性的肾积水,推荐行 CT 检查或磁共振水成像可用于评估肾积水严重程度和明确狭窄部位、长度等(推荐强度 B,证据等级 2a)。

**推荐意见说明:**

移植受者术后主诉移植区肿胀、生化检查血肌酐升高、超声提示持续性肾积水时,应考虑是否发生了移植后输尿管狭窄[51]。移植肾积水超声表现为低回声液体积聚,并呈分支状取代强回声的肾窦脂肪。移植肾功能正常者可行增强 CT 检查,表现为排泄期对比剂将"点亮"集合系统[61]。磁共振可行泌尿系水成像,表现为肾盂、输尿管的扩张,在 T2 加权图像上尿液较亮。为了避免因长期输尿管狭窄 / 梗阻造成的移植物丢失,早诊早治尤为重要[62]。

临床问题 11:输尿管狭窄有哪些治疗方案,如何选择?

**推荐意见 18:**建议首选腔内方案治疗(推荐强度 B,证据等级 2b)。

**推荐意见 19:**腔内治疗失败、再次狭窄和 / 或长度较长的输尿管狭窄,建议进行外科重建(推荐强度 B,证据等级 2b)。

**推荐意见 20:**手术修复困难的患者,建议经皮移植肾造瘘术,可用于改善移植肾功能(推荐强度 B,证据等级 3a)。

**推荐意见说明:**

输尿管狭窄有腔内和腔外多种治疗方案,其中腔内方案主要包括输尿管支架置入术、经皮球囊扩张或输尿管狭窄内切开术。输尿管镜是诊断或治疗输尿管梗阻的重要手段,但由于移植输尿管多选择吻合于膀胱顶部偏前壁,这一位置输尿管镜下操作较为困难,成功率低,限制了其临床应用[63]。为有效挽救移植肾功能,必要时可先行经皮移植肾穿刺造瘘,同时为下一步治疗提供条件[40,52,61,64]。对于输尿管狭窄段 <1cm 的患者,联合激光微创治疗,顺行球囊扩张治疗效果较好[65,66]。Gil-Sousa 等人[67]在回顾了单中心 10 年的数据后,发现球囊扩张术在较小的输尿管狭窄(<1.5cm)和早期处理(≤3 个月)的情况下,成功率更高。相比之下,输尿管镜逆行输尿管扩张术虽然在治疗输尿管部分梗阻成功率可达 70%~85%,但在治疗完全性梗阻时成功率仅有 3.3%[68]。并且 Rabenalt 等人[69]不建议针对移植术后 ≥10 周的输尿管狭窄应用逆行球囊扩张术,因为成功率很低。如果前期经皮球囊扩张失败,逆行输尿管内切开术是治疗输尿管狭窄段较短患者的有效挽救方案[70]。一个不可忽视的事实是,经皮球囊扩张治疗后 6~12 个月后输尿管狭窄易复发[71],相比开放手术治疗的患者,球囊扩张术后 12 个月时的梗阻复发率更高。Arpali 等人[52]认为,狭窄长度 ≥1cm 可能是肾移植后输尿管狭窄腔内治疗术后患者短期移植物功能不全的危险因素。对于未考虑手术的患者,输尿管支架置入是有效替代治疗方案[72]。近些年,自膨胀金属支架的应用也可作为开放式手术的替代方案,治疗移植后输尿管狭窄是安全有效的[73],但仍需要探索其应用的长期结果[74]。

对于长段的、复杂的、顺应性较低的输尿管狭窄,腔内治疗的效果并不能令人满意,开放手术仍是治疗输尿管狭窄的主要方法[75]。尤其对于狭窄段较长(>1.5cm)、移植肾远期输尿管梗阻(>6 个月)和经腔内治疗后狭窄复发的患者,开放手术被认为是较佳的选择。输尿管狭窄的开放手术治疗方案主要有输尿管端端吻合术、输尿管膀胱再植术、肠代输尿管术等[53]。Arpali 等人[52]认为,输尿管狭窄的患者应在诊断初期便通过开放式手术进行治疗,以提高移植物的长期存活率。最新的研究也得到类似的结论,认为开放式手术具有最好的治疗效果和移植肾存活率[57]。一项包含了34篇文献的综述同样提到了与腔内治疗相比,开放手术具有更高的成功率高和更少的并发症[76]。Lich-Gregoir 膀胱外吻合术是最常见的治疗术式。早先的研究回顾了 713 名接受开放手术的肾移植受者的术后并发症,与接受肾移植单针(Shanfield)式式相比,Lich-Gregoir 吻合术后血尿和结石的发生率更低[77]。与 Politano-Leadbetter 术式和 U-stitch 术式相比,Lich-Gregoir 吻合术可以得到相似的治疗效果,但术后泌尿系统并发症更少,且操作技术更容易、手术用时更短,对移植肾输尿管长度的要求更低[78,79]。膀胱 Boari 瓣输尿管成形术也被证明是一种安全有效的治疗复杂输尿管狭窄和中下段梗阻的手术方案[80],这种术式形成的膀胱肌瓣最长可达 9cm,可保证无张力吻合,但术后膀胱输尿管反流的潜在风险可能增加。若无法进行顺形支架放置或手术重建的情况下,解剖外支架(extra-anatomic stent,EAS)是一种可考虑的替代治疗方式。经肾造口将 EAS 放置在肾脏中,经皮下隧道进入膀胱,建立解剖外泌尿系统[81],但目前这种治疗方式的效果和长期结局仍需要进一步的临床检验。

## 五、肾移植术后膀胱输尿管反流的诊断和治疗

临床问题 12:如何诊断肾移植术后膀胱输尿管反流?

推荐意见 21:推荐排尿性膀胱尿路造影作为诊断膀胱输尿管反流的首选检查(推荐强度 C,证据等级 4)。

推荐意见说明:

膀胱输尿管反流(vesicoureteral refulux,VUR)在肾移植术后的发生率在 1%~86% 之间[11,82],其诊断方法包括排尿性膀胱尿路造影、排泄性尿路超声造影和放射性核素膀胱造影。由于排尿性膀胱尿路造影可清晰显示排尿时造影剂从膀胱返流到上尿路,严重者可逆行至肾盂、肾盏,是诊断 VUR 的首选方法[83]。而放射性核素膀胱造影不能可靠显示膀胱壁外观或 I 级返流,因此不作为初始诊断性检查。排泄性尿路超声造影是应用超声造影剂技术,可显影下尿路并检测 VUR,其优点是没有辐射的风险,对于低级别反流更敏感,目前其应用仍在探索中。

目前尚无针对移植肾输尿管膀胱反流严重程度的专用评估方法,多数研究应用国际反流研究组(International Reflux Study Group,IRSG)制订了一套分类系统,根据排尿性膀胱尿道造影所示逆流充盈程度及肾脏集合系统的扩张程度,对 VUR 的严重程度进行分级[83]。值得注意的是,VUR 分级具有一定的主观性,即使是专家读片结果也不会达到完全一致,尤其是区分中间级别时(II级和III级)。这会影响解读文献和制订个体治疗决策。此外,使用标准化的排尿期膀胱尿道造影术(voiding cystourethrography,VCUG)检查方案也很重要,因为检测参数的改变会影响检测结果。其最主要的危害是反复尿路感染、肾盂肾炎,导致肾脏间质炎,晚期形成肾脏纤维化,约有 13% 的受者曾出现过肾盂肾炎。由于其常被临床忽视,因此难以得到准确的发病率。透析年份和萎缩性膀胱被认为是移植术后 VUR 最相关的受体影响因素,而与性别、年龄和输尿管植入技术的关系仍存有争议[84]。患有下尿路感染和巨细胞病毒(CMV)感染的患者出现急性移植肾肾盂肾炎的风险更高[85]。对于术后 VUR 是否影响移植肾的长期存活目前尚有争论,部分研究认为 VUR 是晚期肾移植失败的主要因素[3,84],但也有文献报道 VUR 与肾功能或移植物生存率之间没有显著的相关性[86-88]。这种差异可能来自尿路感染带来的混杂因素的影响,引起移植物丢失往往是有症状的高级别 VUR[84]。

临床问题 13：如何制订膀胱输尿管反流的治疗方案？

推荐意见 22：轻度膀胱输尿管反流建议首选保守治疗，中重度的反流或者存在反流性肾病等影响移植肾功能时，建议进行手术治疗。推荐腔内手术作为有症状的膀胱输尿管反流的一线治疗（推荐强度 B，证据等级 3b）。

推荐意见说明：

VUR 的临床危害目前尚未达成一致，对于轻度 VUR 的患者，应根据其是否存在临床意义决定是否治疗，不伴有泌尿系感染患者可积极随访观察，出现尿路感染可口服抗生素治疗。对于重度 VUR 的病例，或存在难以根治的泌尿系感染，常需外科干预，腔内治疗（内镜下输尿管黏膜注射治疗）和开放手术治疗均可较好地缓解反流带来的损害。内镜下注射物包含胶原蛋白、硅胶等，其作用主要是物理填充。注射物需满足无毒性、无免疫原性、无法被吸收、不可移动的特性。该方法优点是创伤小、简单、重复性好，且经多次注射可以提高术后 VUR 患者的治疗成功率[89]。但注射填充物的远期效果并不确定，受充填物质吸收或位置移动影响，存在输尿管梗阻的风险[90]。当前，右旋糖酐 - 透明质酸共聚物是治疗移植术后 VUR 的首选填充物，其首次注射成功率 57.9%，二次注射后治疗的成功率可增至 78.9%[91,92]。Akiki 等人[93]的研究同样表明，内镜下注射右旋糖酐 - 透明质酸共聚物比聚二甲基硅氧烷更加有效，且治疗前无须考虑 VUR 的反流等级。Sarier 等人[3]总结近年研究认为，黏膜下注射聚四氟乙烯（Sting）作为有症状的轻度 VUR 的治疗方案也收到较好的效果。对于重度 VUR，应考虑进行开放手术修补。开放手术修补的术式包括移植输尿管 - 膀胱再植术、移植输尿管 - 原位输尿管吻合术等。对于手术的选择主要取决于未返流的同侧输尿管的可用性。只要有可能，移植输尿管 - 原位输尿管吻合术是最好的选择[84]。若没有合适的供者输尿管时，可应用 Politano-Leadbetter 技术进行移植输尿管 - 膀胱再植术[50]。Turunç 等人提出，术中将膀胱肌层隧道的长度增加到 3cm 以上，以覆盖移植输尿管的远端，膀胱外肌层隧道延长术相比移植输尿管 - 原位输尿管吻合术的手术时间和住院时间显著缩短，长期疗效两者相似[94]。机器人辅助腹腔镜手术极大地拓展了微创手术的应用范围，目前应用较少，但未来可能成为开放手术修补的替代方案。总体而言，无论选择哪种术式进行输尿管再植，重建手术后都取得了良好的效果。

## 六、小结

随着手术技术和治疗手段的进步，尿路并发症发病率明显下降，但仍是肾移植术后早期和晚期最常见的并发症之一。肾移植受者由于存在尿路重建和应用免疫抑制剂等因素，因此尿路并发症的治疗应同时关注对移植肾和受者的可能影响，增加了尿路并发症治疗的难度。随着泌尿系腔内微创技术的发展，肾移植术后尿路并发症的发生和诊治等都出现了新的特点[3-5]。本指南根据最新的临床证据，总结了肾移植术后常见尿路并发症包括尿漏、移植肾输尿管结石、输尿管狭窄、膀胱输尿管反流等的诊疗进展，提出了临床关心的问题，并根据现有临床证据提出了相应的推荐。

**执笔作者：**刘志佳（中国人民解放军总医院第八医学中心），李响（中国人民解放军总医院第八医学中心），曹浩原（首都医科大学附属北京朝阳医院），王玮（首都医科大学附属北京朝阳医院），胡小鹏（首都医科大学附属北京朝阳医院）

**参编作者：**王强（北京大学人民医院），范阳（中国人民解放军总医院第一医学中心）

**通信作者：**薛武军（西安交通大学第一附属医院），周江桥（武汉大学人民医院），李响（中国人民解

放军总医院第八医学中心)

**主审专家:**薛武军(西安交通大学第一附属医院),周江桥(武汉大学人民医院),陈刚(华中科技大学同济医学院附属同济医院)

**审稿专家:**门同义(内蒙古医科大学附属医院),王长安(郑州市第七人民医院),付绍杰(南方医科大学南方医院),朱有华(中国人民解放军海军军医大学第一附属医院),李响(中国人民解放军总医院第八医学中心),刘致中(内蒙古包钢医院),张伟杰(华中科技大学同济医学院附属同济医院),周华(山西省第二人民医院),周佩军(上海交通大学医学院附属瑞金医院),欧彤文(首都医科大学宣武医院),顾民(南京医科大学第二附属医院),徐健(南方医科大学南方医院),董震(青岛大学附属医院),蔡明(浙江大学医学院附属第二医院)。

**利益冲突:**所有作者声明无利益冲突。

## 参考文献

[1] LYNNE C M, CARRION H M, VANDERWERF B A. Urologic complications of renal transplantation [J]. Urology, 1974, 4 (5): 525-531.

[2] BALLESTEROS RUIZ C, ALVAREZ-MAESTRO M, ALONSO DORREGO J M, et al. Kidney transplant urinary complications. Diagnosis and treatment.[J]. Arch Esp Urol, 2021, 74 (10): 1029-1039.

[3] SARIER M, YAYAR O, YAVUZ A, et al. Update on the management of urological problems following kidney transplantation [J]. Urol Int, 2021, 105 (7-8): 541-547.

[4] DEININGER S, NADALIN S, AMEND B, et al. Minimal-invasive management of urological complications after kidney transplantation [J]. Int Urol Nephrol, 2021, 53 (7): 1267-1277.

[5] FRIEDERSDORFF F, WEINBERGER S, BIERNATH N, et al. The ureter in the kidney transplant setting: ureteroneocystostomy surgical options, Double-J stent considerations and management of related complications [J]. Curr Urol Rep, 2020, 21 (1): 3.

[6] 中华医学会器官移植学分会. 肾移植术后外科并发症处理技术操作规范 (2019 版)[J]. 器官移植, 2019, 10 (6): 653-60.

[7] 杨克虎. 世界卫生组织指南制订手册 [J]. 世界卫生组织指南制订手册, 2013.

[8] 蒋朱明. 制订/ 修订《临床诊疗指南》的基本方法及程序 [J]. 中华医学杂志, 2016, 96 (4): 250-253.

[9] Oxford Centre for Evidence-Based Medicine: levels of evidence (March 2009)[EB/OL].[2023-11-01].

[10] 洪欣, 李州利, 王爽, 等. 肾移植术后尿瘘的治疗策略研究 (附 72 例报告)[J]. 器官移植, 2014, 5 (2): 95-99.

[11] KAYLER L, KANG D, MOLMENTI E, et al. Kidney transplant ureteroneocystostomy techniques and complications: review of the literature [J]. Transplant Proc, 2010, 42 (5): 1413-1420.

[12] GERKEN A L H, NOWAK K, MEYER A, et al. Ureterovesical anastomosis complications in kidney transplantation: definition, risk factor analysis, and prediction by quantitative fluorescence angiography with indocyanine green [J]. J Clin Med, 2022, 11 (21): 6585.

[13] SECIN F P, ROVEGNO A R, MARRUGAT R E, et al. Comparing Taguchi and Lich-Gregoir ureterovesical reimplantation techniques for kidney transplants [J]. J Urol, 2002, 168 (3): 926-930.

[14] KUMAR A, VERMA B S, SRIVASTAVA A, et al. Evaluation of the urological complications of living related renal transplantation at a single center during the last 10 years: impact of the Double-J* stent [J]. J Urol, 2000, 164 (3 Pt 1): 657-660.

[15] DINCKAN A, TEKIN A, TURKYILMAZ S, et al. Early and late urological complications corrected surgically following renal transplantation [J]. Transpl Int, 2007, 20 (8): 702-707.

[16] KHAULI R B, NOVICK A C, CHOI H K, et al. Preservation of the ureteral blood supply in rat renal transplantation [J]. Microsurgery, 1983, 4 (4): 225-228.

［17］MAZZUCCHI E, SOUZA G L, HISANO M, et al. Primary reconstruction is a good option in the treatment of urinary fistula after kidney transplantation [J]. Int Braz J Urol, 2006, 32 (4): 398-403.

［18］KRIPLANI A, SUREKA S K, MANI A, et al. Ureterovesical leak following renal transplant and effects of acute rejection and antirejection therapy: a nested case-control analysis and outcome of 1102 consecutive renal transplant recipients [J]. Exp Clin Transplant, 2023, 21 (8): 645-651.

［19］MARTIN S P, LUM C, KUSHWAHA K, et al. Evaluation of technical urinary tract complications in kidney transplantation recipients with a prolonged dialysis history [J]. Surgery, 2023, 174 (2): 136-141.

［20］聂志林, 李黔生, 靳风烁, 等. 输尿管-输尿管吻合在肾移植尿路重建中的应用 [J]. 中国组织工程研究与临床康复, 2009, 13 (18): 3433-3436.

［21］袁渊, 曾甫清, 李恒, 等. 肾移植术后尿瘘的病因诊断及处理对策 [J]. 临床泌尿外科杂志, 2009, 24 (8): 572-576.

［22］WANG Y, YANG Y, ZHANG H, et al. Early removal of ureteral stent after kidney transplant could decrease incidence of urinary tract infection: a systematic review and meta-analysis [J]. Exp Clin Transplant, 2022, 20 (1): 28-34.

［23］BENOIT G, BENARBIA S, BELLAMY J, et al. Urologic complications of renal transplantation. Role of the length of the ureter [J]. Presse Med, 1986, 15 (3): 101-104.

［24］ALI-ASGARI M, DADKHAH F, GHADIAN A, et al. Impact of ureteral length on urological complications and patient survival after kidney transplantation [J]. Nephrourol Mon, 2013, 5 (4): 878-883.

［25］ABBOTT K C, SCHENKMAN N, SWANSON S J, et al. Hospitalized nephrolithiasis after renal transplantation in the United States [J]. Am J Transplant, 2003, 3 (4): 465-470.

［26］VERRIER C, BESSEDE T, HAJJ P, et al. Decrease in and management of urolithiasis after kidney transplantation [J]. J Urol, 2012, 187 (5): 1651-1655.

［27］WANG W, FAN J, HUANG G, et al. Prevalence of kidney stones inmainland China: a systematic review [J]. Sci Rep, 2017, 7: 41630.

［28］曾国华, 麦赞林, 夏术阶, 等. 中国成年人群尿石症患病率横断面调查 [J]. 中华泌尿外科杂志, 2015,(7): 528-532.

［29］OLIVEIRA M, BRANCO F, MARTINS L, et al. Percutaneous nephrolithotomy in renal transplants: a safe approach with a high stone-free rate [J]. Int Urol Nephrol, 2011, 43 (2): 329-335.

［30］EMILIANI E, SUBIELA J D, REGIS F, et al. Over 30-yr experience on the management of graft stones after renal transplantation [J]. European Urology Focus, 2018, 4 (2): 169-174.

［31］CHALLACOMBE B, DASGUPTA P, TIPTAFT R, et al. Multimodal management of urolithiasis in renal transplantation [J]. BJU Int, 2005, 96 (3): 385-389.

［32］RIFAIOGLU M M, BERGER A D, PENGUNE W, et al. Percutaneous management of stones in transplanted kidneys [J]. Urology, 2008, 72 (3): 508-512.

［33］GUPTA M, LEE M W. Treatment of stones associated with complex or anomalous renal anatomy [J]. Urol Clin North Am, 2007, 34 (3): 431-441.

［34］LAVAN L, HERRMANN T, NETSCH C, et al. Outcomes of ureteroscopy for stone disease in anomalous kidneys: a systematic review [J]. World J Urol, 2020, 38 (5): 1135-1146.

［35］REEVES T, AGARWAL V, SOMANI B K. Donor and post-transplant ureteroscopy for stone disease in patients with renal transplant: evidence from a systematic review [J]. Curr Opin Urol, 2019, 29 (5): 548-555.

［36］LU H F, SHEKARRIZ B, STOLLER M L. Donor-gifted allograft urolithiasis: early percutaneous management [J]. Urology, 2002, 59 (1): 25-27.

［37］DEL PIZZO J J, JACOBS S C, SKLAR G N. Ureteroscopic evaluation in renal transplant recipients [J]. J Endourol, 1998, 12 (2): 135-138.

［38］BASIRI A, NIKOOBAKHT M R, SIMFOROOSH N, et al. Ureteroscopic management of urological complications after renal transplantation [J]. Scand J Urol Nephrol, 2006, 40 (1): 53-56.

［39］SALVI M, MUTO G, TUCCIO A, et al. Active treatment of renal stones in pelvic ectopic kidney: systematic review of literature [J]. Minerva Urol Nefrol, 2020, 72 (6): 691-697.

［40］LEONARDOU P, GIOLDASI S, PAPPAS P. Percutaneous management of ureteral stenosis of transplanted kidney: technical and clinical aspects [J]. Urol Int, 2011, 87 (4): 375-379.

［41］ CHEUNGPASITPORN W, THONGPRAYOON C, MAO M A, et al. Incidence of kidney stones in kidney transplant recipients: a systematic review and meta-analysis [J]. World J Transplant, 2016, 6 (4): 790-797.

［42］ HARPER J M, SAMUELL C T, HALLSON P C, et al. Risk factors for calculus formation in patients with renal transplants [J]. Br J Urol, 1994, 74 (2): 147-150.

［43］ BOLEN E, STERN K, HUMPHREYS M, et al. Urine metabolic risk factors and outcomes of patients with kidney transplant nephrolithiasis [J]. Clin Kidney J, 2022, 15 (3): 500-506.

［44］ BAO Y, WEI Q. Water for preventing urinary stones [J]. Cochrane Database Syst Rev, 2012,(6): Cd004292.

［45］ FERRARO P M, TAYLOR E N, GAMBARO G, et al. Soda and other beverages and the risk of kidney stones [J]. Clin J Am Soc Nephrol, 2013, 8 (8): 1389-1395.

［46］ WIEGAND A, FISCHER G, SEEGER H, et al. Impact of potassium citrate on urinary risk profile, glucose and lipid metabolism of kidney stone formers in Switzerland [J]. Clin Kidney J, 2020, 13 (6): 1037-1048.

［47］ DRESSER G K, BAILEY D G. The effects of fruit juices on drug disposition: a new model for drug interactions [J]. Eur J Clin Invest, 2003, 33 Suppl 2: 10-16.

［48］ ETTINGER B, TANG A, CITRON J T, et al. Randomized trial of allopurinol in the prevention of calcium oxalate calculi [J]. N Engl J Med, 1986, 315 (22): 1386-1389.

［49］ FAVUS M J, COE F L. The effects of allopurinol treatment on stone formation on hyperuricosuric calcium oxalate stone-formers [J]. Scand J Urol Nephrol Suppl, 1980, 53: 265-271.

［50］ WHANG M, BENSON M, SALAMA G, et al. Urologic complications in 4000 kidney transplants performed at the Saint Barnabas Health Care System [J]. Transplant Proc, 2020, 52 (1): 186-190.

［51］ 赵美姗, 张健, 张磊, 等. 开放手术治疗肾移植术后输尿管梗阻的技术探讨 [J]. 实用器官移植电子杂志, 2021, 9 (2): 110-115.

［52］ ARPALI E, AL-QAOUD T, MARTINEZ E, et al. Impact of ureteral stricture and treatment choice on long-term graft survival in kidney transplantation [J]. Am J Transplant, 2018, 18 (8): 1977-1985.

［53］ GANZER R, FRANZ T, RAI B P, et al. Management of ureteral strictures and hydronephrosis [J]. Urologe A, 2015, 54 (8): 1147-1156.

［54］ FONTANA I, BERTOCCHI M, ROSSI A M, et al. Late ureteral stenosis after kidney transplantation: a single-center experience [J]. Transplant Proc, 2010, 42 (4): 1174-1175.

［55］ IRDAM G A, RAHARJA P A R, SUTOJO B, et al. Predictive model of ureteral obstruction of allograft kidney following living donor kidney transplantation [J]. Transplant Proc, 2021, 53 (3): 1064-1069.

［56］ KUTLUTURK K, SAHIN T T, CIMEN S, et al. Is peritoneal dialysis prior to kidney transplantation a risk factor for ureteral stenosis after adult to adult live kidney transplantation [J]. Turk J Surg, 2020, 36 (1): 33-38.

［57］ ZHANG J, XUE W, TIAN P, et al. Effect of ureteral stricture in transplant kidney and choice of treatment on long-term graft survival [J]. Int Urol Nephrol, 2023, 55 (9): 2193-2203.

［58］ TYSON M D, CASTLE E P, ANDREWS P E, et al. Ureteral stricture formation in laparoscopically procured living donor kidney transplantation [J]. Can J Urol, 2012, 19 (2): 6188-6192.

［59］ GIESSING M. Transplant ureter stricture following renal transplantation: surgical options [J]. Transplant Proc, 2011, 43 (1): 383-386.

［60］ FULLER T F, DEGER S, BUCHLER A, et al. Ureteral complications in the renal transplant recipient after laparoscopic living donor nephrectomy [J]. Eur Urol, 2006, 50 (3): 535-540; discussion 40-41.

［61］ DUTY B D, BARRY J M. Diagnosis and management of ureteral complications following renal transplantation [J]. Asian J Urol, 2015, 2 (4): 202-207.

［62］ ZHANG J, XUE W, TIAN P, et al. Effect of ureteral stricture in transplant kidney and choice of treatment on long-term graft survival [J]. International Urology and Nephrology, 2023, 55 (9): 2193-2203.

［63］ 张胜男, 李红芹, 连鑫, 等. 移植肾输尿管梗阻 23 例临床分析 [J]. 中国实验诊断学, 2021, 25 (6): 927-928.

［64］ PATEL U, JEON J H, KUMAR S. Thirty-day outcomes after percutaneous nephrostomy of renal transplant kidneys: 19-year experience and comparison with existing practice parameters [J]. AJR Am J Roentgenol, 2015, 205 (6): 1326-1331.

［65］ ELDEM F G, AKINCI D, CIFTCI T, et al. Percutaneous management of ureteral obstructions and leak after renal transplant [J]. Exp Clin Transplant, 2021, 19 (8): 788-798.

［66］ 张清, 苏泽轩, 陈洁, 等. 肾移植后输尿管梗阻的诊断和手术处理15例 [J]. 中华器官移植杂志, 2013, 34 (9): 542-544.

［67］ GIL-SOUSA D, OLIVEIRA-REIS D, TEVES F, et al. Ureteral stenosis after renal transplantation-a single-center 10-year experience [J]. Transplant Proc, 2017, 49 (4): 777-782.

［68］ HU W, SU B, XIAO B, et al. Simultaneous antegrade and retrograde endoscopic treatment of non-malignant uretero-intestinal anastomotic strictures following urinary diversion [J]. BMC Urol, 2017, 17 (1): 61.

［69］ RABENALT R, WINTER C, POTTHOFF S A, et al. Retrograde balloon dilation >10 weeks after renal transplantation for transplant ureter stenosis-our experience and review of the literature [J]. Arab J Urol, 2011, 9 (2): 93-99.

［70］ MANO R, GOLAN S, HOLLAND R, et al. Retrograde endoureterotomy for persistent ureterovesical anastomotic strictures in renal transplant kidneys after failed antegrade balloon dilation [J]. Urology, 2012, 80 (2): 255-259.

［71］ 钟子芳, 伍耿青, 廖汉清, 等. 输尿管狭窄腔内治疗新进展 [J]. 江西医药, 2020, 55 (7): 943-947.

［72］ SALAMANCA-BUSTOS J J, GOMEZ-GOMEZ E, CAMPOS-HERNANDEZ J P, et al. Initial experience in the use of novel auto-expandable metal ureteral stent in the treatment of ureter stenosis in kidney transplanted patients [J]. Transplant Proc, 2018, 50 (2): 587-590.

［73］ XU G, LI X, HE Y, et al. Use of self-expanding metallic ureteral stents in the secondary treatment of ureteral stenosis following kidney transplantation [J]. J Endourol, 2015, 29 (10): 1199-1203.

［74］ SEDIGH O, BARALE M, PRETO M, et al. Self-expandable covered metallic stent (UVENTA) to treat a ureteral stricture after renal transplant: a case report [J]. Exp Clin Transplant, 2020, 18 (1): 116-119.

［75］ REUS C, BREHMER M. Minimally invasive management of ureteral strictures: a 5-year retrospective study [J]. World J Urol, 2019, 37 (8): 1733-1738.

［76］ KWONG J, SCHIEFER D, ABOALSAMH G, et al. Optimal management of distal ureteric strictures following renal transplantation: a systematic review [J]. Transpl Int, 2016, 29 (5): 579-588.

［77］ VEALE J L, YEW J, GJERTSON D W, et al. Long-term comparative outcomes between 2 common ureteroneocystostomy techniques for renal transplantation [J]. J Urol, 2007, 177 (2): 632-636.

［78］ ALBERTS V P, IDU M M, LEGEMATE D A, et al. Ureterovesical anastomotic techniques for kidney transplantation: a systematic review and meta-analysis [J]. Transpl Int, 2014, 27 (6): 593-605.

［79］ BASTON C, HARZA M, PREDA A, et al. Comparative urologic complications of ureteroneocystostomy in kidney transplantation: transvesical Leadbetter-Politano versus extravesical Lich-Gregoir technique [J]. Transplant Proc, 2014, 46 (1): 176-179.

［80］ DURAN S, CAVUSOGLU M, ELVERICI E, et al. A giant retroperitoneal lipoma presenting as a sciatic hernia: MRI findings [J]. JBR-BTR, 2015, 98 (1): 32-33.

［81］ TAHIR W, HAKEEM A, WHITE A, et al. Extra-anatomic stent (EAS) as a salvage procedure for transplant ureteric stricture [J]. Am J Transplant, 2014, 14 (8): 1927-1930.

［82］ DAVARI H R, YARMOHAMMADI H, MALEKHOSSEINI S A, et al. Urological complications in 980 consecutive patients with renal transplantation [J]. Int J Urol, 2006, 13 (10): 1271-1275.

［83］ Medical versus surgical treatment of primary vesicoureteral reflux: a prospective international reflux study in children [J]. J Urol, 1981, 125 (3): 277-283.

［84］ BRESCACIN A, IESARI S, GUZZO S, et al. Allograft vesicoureteral reflux after kidney transplantation [J]. Medicina (Kaunas), 2022, 58 (1): 81.

［85］ GIRAL M, PASCUARIELLO G, KARAM G, et al. Acute graft pyelonephritis and long-term kidney allograft outcome [J]. Kidney Int, 2002, 61 (5): 1880-1886.

［86］ FAVI E, SPAGNOLETTI G, VALENTINI A L, et al. Long-term clinical impact of vesicoureteral reflux in kidney transplantation [J]. Transplant Proc, 2009, 41 (4): 1218-1220.

［87］ MOLENAAR N M, MINNEE R C, BEMELMAN F J, et al. Vesicoureteral reflux in kidney transplantation [J]. Prog Transplant, 2017, 27 (2): 196-199.

[88] YAZICI H, CALISKAN Y, OZTURK S, et al. Outcome of kidney transplantation following end-stage renal disease due to reflux nephropathy [J]. Transplant Proc, 2011, 43 (5): 1566-1569.

[89] CILESIZ N C, ONUK O, OZKAN A, et al. Endoscopic treatment of vesicoureteral reflux after kidney transplantation: outcomes and predictive factors of clinical and radiological success [J]. Int Urol Nephrol, 2022, 54 (5): 1023-1029.

[90] SEIFERT H H, MAZZOLA B, ZELLWEGER T, et al. Ureteral obstruction after dextranomer/hyaluronic acid copolymer injection for treatment of secondary vesicoureteral reflux after renal transplantation [J]. Urology, 2006, 68 (1): 203 e17-19.

[91] PICHLER R, BUTTAZZONI A, REHDER P, et al. Endoscopic application of dextranomer/hyaluronic acid copolymer in the treatment of vesico-ureteric reflux after renal transplantation [J]. BJU Int, 2011, 107 (12): 1967-1972.

[92] TADRIST A, MORELLI M, GONDRAN-TELLIER B, et al. Long-term results of endoscopic treatment in vesicoureteral reflux after kidney transplantation [J]. World J Urol, 2022, 40 (3): 815-821.

[93] AKIKI A, BOISSIER R, DELAPORTE V, et al. Endoscopic treatment of symptomatic vesicoureteral reflux after renal transplantation [J]. J Urol, 2015, 193 (1): 225-229.

[94] TURUNC V, EROGLU A, TABANDEH B, et al. Comparison of surgical correction techniques for post-renal transplantation vesicoureteral reflux [J]. Transplant Proc, 2017, 49 (3): 512-516.

# 34 肾移植术后淋巴漏和淋巴囊肿临床诊疗指南

淋巴漏和淋巴囊肿是由于淋巴液从受损的淋巴管和淋巴结处漏出、积聚而形成,是肾移植术后的常见并发症之一[1,2]。肾移植术后外科并发症处理技术操作规范(2019版)总结其发生率为0.6%~18.0%,绝大多数发生在术后1~6周[3]。针对肾移植术后淋巴漏和淋巴囊肿的临床表现、治疗方式、危险因素等问题,中华医学会器官移植学分会组织专家基于当前可以获得的最佳证据,明确证据质量和推荐强度,以临床实践和应用为导向,开展了《中国肾移植术后淋巴漏和淋巴囊肿临床诊疗指南》制订。

## 一、指南形成方法

本指南已在国际实践指南注册与透明化平台(Practice Guide Registration for TransPAREncy,PREPARE)上以中英双语注册(注册号:PREPARE-2023CN814)。

指南范围及临床问题的确定:通过指南专家会议对临床关注的问题进行访谈,最终选择出本指南拟解决的11个临床问题,涉及肾移植术后淋巴漏和淋巴囊肿发生原因、临床表现、诊断方法、危险因素、发病时间、危害、与感染的关系、与肾功能相关分析、鉴别、治疗方式、预防等方面。

证据检索与筛选:证据评价组按照人群、干预、对照、结局(population,intervention,comparison,outcome,PICO)的原则对纳入的临床问题进行解构和检索,检索MEDLINE(PubMed)、Web of Science、The Cochrane Library、中国生物医学文献服务系统(CBM)、万方知识数据服务平台和中国知网数据库(CNKI),纳入指南、共识、系统评价和meta分析、随机对照试验(randomized controlled trial,RCT)、非RCT队列研究和病例对照研究等类型的证据。检索词包括:"肾移植""淋巴漏""淋巴囊肿""诊断""治疗""预防"等。英文文献的检索时间为2001年1月至2024年1月,中文文献的检索时间为2010年1月至2024年1月。完成证据检索后,每个临床问题均由共识专家组成员按照题目、摘要和全文的顺序逐级独立筛选文献,确定纳入符合具体临床问题的文献,完成筛选后两人进行核对,如存在分歧,则通过共同讨论或咨询第三方协商确定。

证据分级和推荐强度分级:本指南使用 2009 版牛津大学循证医学中心的证据分级与推荐强度标准对每个临床问题的证据质量和推荐强度进行分级。

推荐意见的形成:本指南采用 2009 版牛津大学证据分级与推荐意见强度分级标准对推荐意见的支持证据体进行评级。指南制订工作组专家针对肾移植术后淋巴漏和淋巴囊肿的 11 个临床问题提出了符合我国实际的 11 条诊疗推荐意见,经中华医学会器官移植学分会组织全国器官移植与相关学科专家两轮会议集体讨论定稿。

## 二、推荐意见及说明

**临床问题 1:肾移植受者术后淋巴漏和淋巴囊肿发生原因是什么?**

**推荐意见 1:**肾移植手术中髂血管周围淋巴组织结扎线脱落和漏扎,修肾时供肾肾门周围脂肪组织结扎不全,术后肾周渗液引流不全均会导致淋巴漏和淋巴囊肿的发生(推荐强度 B,证据等级 3b)。

**推荐意见说明:**

淋巴漏的发生应具备两个条件:淋巴循环的破坏或中断;破损淋巴管的压力大于组织压力或体腔压力。具体原因包括:①修整供肾时肾门脂肪组织修剪过多,造成供肾肾门淋巴管未被结扎;②术中游离受体血管时,淋巴管未结扎或漏扎。术后淋巴液可从引流管中引出,拔除引流管后在髂窝处积液或形成淋巴囊肿;③术后肾周渗液引流不全导致积液,尤其伴有感染时,易导致术中已经被结扎的淋巴管重新出现渗漏;④急性排斥反应时,移植肾淋巴液量增加,由于修肾时肾门淋巴管多被结扎,导致淋巴引流不畅,致微小淋巴管因压力增大而破裂[1,2]。Derouiche A 等一项病例对照研究观察在 20 年的时间里(1986—2006 年),研究发现 372 名肾移植受者中,有 30 例患者术后发生淋巴囊肿,发生率为 8%,证实移植前通过对供肾肾门淋巴管和淋巴结进行仔细结扎,可以减少这种并发症的发生率[4]。Timsit MO 等一项综述收录 239 篇关于淋巴囊肿文章数据分析提示移植术前对供肾的仔细修整可明显降低肾移植术后淋巴囊肿并发症[5]。

**临床问题 2:肾移植受者术后淋巴漏和淋巴囊肿临床表现有哪些?**

**推荐意见 2:**早期发生的淋巴漏表现为术后伤口引流管持续引出透明或乳糜色或淡黄色液体;晚期发生的淋巴漏,其表现为在正常的尿量情况下,从伤口引流管引出大量液体,或移植肾区出现进行性逐渐增大的囊性包块(推荐强度 C,证据等级 4)。

**推荐意见说明:**

淋巴漏主要体征:引流管出现的透明或乳糜色或淡黄色的非脂性非脓性液体,主要症状:其临床表现为术后早期引流液较多,导致引流管不能按期拔除。淋巴囊肿是由于漏出的淋巴液未能及时引流出体外且超过盆腔及腹膜重吸收能力,逐渐在局部聚集形成囊肿。主要症状:初始可有髂窝部胀痛感,多数囊肿直径大于 5cm,可能引起压迫症状、感染等。淋巴囊肿压迫移植肾、输尿管,发生少尿、高血压、移植肾功能不全等;压迫髂静脉可造成同侧下肢水肿,继发下肢深静脉血栓形成,部分受者可出现膀胱移位或外生殖器水肿。术后早期的淋巴漏容易与尿漏、血肿等肾周积液相混淆。Sevmis M 一项回顾性研究发现 29 名并发淋巴囊肿受者中有 7 名(24.1%)无症状;其余 22 名患者出现最常见的症状是移植肾积水(34.4%)[6]。Fornara P 等一项病例报告 6 例患者因淋巴囊肿导致移植肾积水和移植物功能受损,经腹腔镜开窗术治疗后所有患者术后血清肌酐均恢复到淋巴囊肿发生前的水平[7]。López García D 等一项病例报告一名 69 岁女性肾移植术后状态,因淋巴囊肿导致右下肢水肿,肾功能恶化,经手术治疗后症状消失[8]。Bakkaloglu H 等一项病例报告在 168 例肾移植患者中,有 15 例(8.9%)并发淋巴囊肿。所有淋巴囊肿病例血清肌酐水平均升高,10 例出现尿量减少,4 例出现腹部不适,2 例出现同侧下肢水肿[9]。Zargar-Shoshtari MA 等一项回顾性研究,在 1984 年 9 月至 2005 年 6 月的 2 147 例活体捐献肾移植手术中有 17 例受者发生淋巴囊肿(0.8%,95% CI 0.4%~1.2%),出现血清肌酐浓度升高(8/17,47.1%)、疼痛和腹盆肿胀(5/17,29.4%)和下肢水肿(4/17,23.5%)[10]。Munish K. Heer 等报告了 31 例肾移植受者中有 14(45%)例患者出现淋巴囊肿这些受者的临床表现有:肾功能异常 3 例、静脉受压 6 例、移植肾积水 1 例和泌尿系统症状 4 例[11]。

临床问题 3:**肾移植受者术后淋巴漏和淋巴囊肿诊断方法是什么?**

推荐意见 3:移植肾区引流量持续增加,建议定位诊断依靠超声、CT,可明确移植肾区积液量,并可指导穿刺定位。建议定性诊断依靠引流液和穿刺液行生化试验(推荐强度 C,证据等级 4)。

推荐意见说明:

淋巴漏和淋巴囊肿表现为切口处漏液或有局部囊性肿物。囊液及引流液定性诊断呈透明或乳糜样液体,生化检查示蛋白含量高,乳糜试验阳性,而肌酐浓度明显低于尿液水平,与血浆水平相当[12]。影像学诊断包括超声检查,提示移植肾周有局限性积液,典型表现为圆形、孤立的肿物[2,13]。囊肿压迫移植肾输尿管时行尿路造影检查可显示移植肾积水、移植肾受压移位。X 线经足背淋巴管或腹股沟淋巴结造影,可见造影剂在髂部破裂的淋巴管处外溢。CT 图像为边界清晰的囊性薄壁低密度灶,感染或复杂的囊肿会表现为厚而不规则增强的囊壁。Franke D 等一项综述研究发现淋巴囊肿通常从移植后第二周开始出现,超声波是较灵敏的检测方法[13]。Kim N 等一项综述研究发现 CT 有助于准确诊断肾移植术后并发症,淋巴囊肿 CT 图像为边界清晰的囊性薄壁低密度灶,感染或复杂的囊肿会表现为厚而不规则增强的囊壁[14]。张际青等发现 1 例肾移植后 6 年出现临床症状患者,报告了MRI 检查表现为 T2 相囊壁不容易分辨的高密度结构,增强后 T1 相囊壁无明显增强[12]。

临床问题 4:**肾移植受者术后淋巴漏和淋巴囊肿有哪些危险因素?**

推荐意见 4:糖尿病、高龄、体重指数大于 $30kg/m^2$、m-TOR 抑制剂、排斥反应、供肾多支动脉、留置引流管、受者多囊肾是肾移植术后淋巴囊肿形成的独立危险因素(推荐强度 B,证据等级 2a)。

推荐意见说明:

糖尿病是肾移植术后影响伤口愈合高危因素,也是肾移植受者淋巴囊肿发生率高的原因[15]。m-TOR 抑制剂(西罗莫司)的应用会增加淋巴囊肿的发生率[16]。移植物排斥反应和炎症反应会增加淋巴液的产生和渗漏,同时文献报道发现受体多囊肾及供肾多支动脉也是发生淋巴管囊肿的原因。Goel M 等一项回顾性队列研究其中 152 人于 2000 年 3 月至 2002 年 8 月行肾移植手术,术后采用西罗莫司 / 霉酚酸酯 / 泼尼松免疫抑制方案;168 人于 1996 年 1 月至 2000 年 6 月接受移植,术后采用环孢素 /MMF/P 免疫抑制方案;193 人于 1993 年 1 月至 1997 年 6 月采用环孢素 / 硫唑嘌呤 /P 免疫抑制方案。用单因素和多因素分析比较 513 名受者的人口统计学特征和淋巴囊肿的危险因素,结果513 例中淋巴囊肿发生率为 81 例(15.7%),研究发现西罗莫司 /MMF/P 联合用药、体重指数大于 30kg/$m^2$ 和急性排斥反应是肾移植后淋巴囊肿形成和治疗的独立危险因素[16]。Sevmis M 等一项病例对照研究中 452 名受者有 29 名(6.4%)出现了淋巴囊肿,该研究表明引流管的应用、多囊肾和年龄(50~65 岁)为淋巴囊肿的危险因素[6]。Joosten M 等一项病例对照研究,该研究分实验组及对照组,发生淋巴囊肿为实验组,未发生淋巴囊肿患者为对照组。在 2010 年 1 月至 2017 年 12 月期间,1 003 名肾移植受者中 45 名患者出现淋巴囊肿,淋巴囊肿的总体发生率为 4.5%(95% CI 3.6%~5.8%)。每年的发病率在 1.0%~11.0% 之间变化。术后平均 50d(范围 11~244d)检测到淋巴囊肿。与对照组相比,实验组年龄较高(56 ± 13 岁 vs. 47 ± 17 岁,$P=0.017$),留置引流管比例高(22% vs. 18%,$P=0.007$),诊断为常染色体显性遗传性多囊肾病的比例较高(31% vs. 16%,$P=0.001$)[17]。Ulrich F 等病例对照研究了 2002—2006 年 426 例同种异体肾移植受者。淋巴囊肿的发生率为 9.9%,而 24 名(5.6%)有症状的淋巴囊肿患者需要腹腔镜手术。其中多变量分析研究发现糖尿病是淋巴囊肿发展的一个独立风险因素($RR$ 2.069,95% $CI$ 1.348~3.810,$P<0.001$),同时活检证实急性排斥反应发生淋巴囊肿的发生率更高(42.9% vs. 27.9%,$P=0.043$)[15]。Mazzucchi E 等一项病例对照研究对 1995 年 1 月 ~1999 年 12 月 64 例多动脉肾移植与 292 例单动脉肾移植的资料进行比较。单支动脉移植物的淋巴囊肿发生率为(9/292)3.1%,1 支以上动脉移植物的淋巴囊肿发生率为(8/64)12.5%($P=0.001\ 5$)[18]。Zagdoun E 等一项病例对照研究 269 例肾移植受者,49 例(18.9%)在移植后出现复杂性淋巴囊肿。多变量分析显示复杂性淋巴囊肿与较大的 MMF 剂量($OR$ 2.75,$P<0.01$)、热缺血时间($OR$ 1.035,$P<0.05$)和受者年龄($OR$ 1.04,$P<0.05$)相关[19]。Derweesh IH 等一项病例报告 2004 年 1 月至 2005 年 2 月的 165 名肾移植受者。根据免疫抑制剂[西罗莫司或钙调磷酸酶抑制剂(calcineurin inhibitor,CNI)]的使用在组内进行比较分析,应用西罗莫司患者淋巴囊肿发生率较高,(58.0% vs. 16.1%,$P<0.001$),建议在接受基于西罗莫司的免疫抑制诱导的患者中常规放置引流管[20]。另外 2 项病例对照研究发现急性排斥反应发生淋巴囊肿的发生率明显更高,它使淋巴囊肿的发生风险增加了 2.5 倍[21,22]。

**临床问题 5**:肾移植受者术后淋巴漏和淋巴囊肿发病时间?

**推荐意见 5**:淋巴管损伤导致淋巴液渗漏到周围组织,淋巴漏可能在手术后的几天至数周内出现,术后漏出淋巴液未得到充分引流,在髂窝或移植肾周形成淋巴囊肿(推荐强度 C,证据等级 4)。

**推荐意见说明**:

肾移植术后淋巴漏的发生时间因个体差异而异,通常取决于手术过程中是否发生淋巴管损伤以及患者的康复情况。①手术后几天至数周:如果在手术中发生淋巴管损伤,淋巴漏可能在手术后的几天至数周内出现。这通常是因为手术导致淋巴液渗漏到周围组织中;②有些淋巴漏可能在手术后数月内才显现出来。这可能是由于手术后淋巴管愈合不良或其他并发症导致。肾移植术后外科并发症处理技术操作规范(2019 版)总结肾移植术后淋巴漏和淋巴囊肿绝大多数发生在术后 1~6 周[3]。Joosten M 等一项回顾性队列研究发现在 1 003 名移植患者中,有 45 人发展为淋巴囊肿(发生率 4.5%),平均在肾移植后 50d(范围 11~244d)[23]。Ebadzadeh MR 病例报告提示淋巴囊肿多发生于移植后 2~6 个月,6 周为高峰[24]。Samhan M 等研究发现 528 名患者在移植后 2 周 ~6 个月期间,有 50 例(9.5%)发生淋巴囊肿[25]。有病例报道淋巴囊肿出现在移植后 3.7 年[26]。也有个案报道在肾移植术后第 8 年因急性排斥反应出现淋巴囊肿[27]。

**临床问题 6**:肾移植受者术后淋巴漏和淋巴囊肿有哪些危害?

**推荐意见 6**:大量淋巴漏可导致患者感染、营养不良、电解质紊乱、淋巴细胞下降及低蛋白血症、疼痛、压迫症状等(推荐强度 D,证据等级 5)。

**推荐意见说明**:

一般来说,肾移植术后淋巴漏和淋巴囊肿危害较小。大量淋巴漏或淋巴囊肿可能导致以下问题:①感染风险:淋巴液中含有免疫细胞,其泄漏可能削弱免疫系统的功能,同时容易导致低蛋白血症、感染等并发症[28];②营养不良:淋巴液中携带有营养物质,长时间泄漏可能引起营养不良[29];③水肿:水肿可影响周围组织的正常功能[30];④疼痛和不适:可能导致手术区域的疼痛和不适感[31];⑤压迫症状:较大的淋巴囊肿可能对周围器官和组织产生压迫,引起不适[32]。

**临床问题 7:肾移植受者术后淋巴漏和淋巴囊肿与感染有无关系?**

**推荐意见 7:**两者互为因果关系,淋巴漏和淋巴囊肿可能导致局部组织炎症,为细菌提供了生长的环境,从而增加感染的可能性。同样感染也是肾移植受者淋巴囊肿发生率高的原因之一(推荐强度 D,证据等级 5)。

**推荐意见说明:**

淋巴液是免疫系统的一部分,而淋巴漏可能削弱局部免疫能力。淋巴漏的存在可能导致局部组织炎症,为细菌提供了生长的环境,从而增加感染的可能性。淋巴囊肿本身可能不直接导致感染,但它可能成为感染的潜在场所,保持囊肿区域的清洁和监测任何感染迹象至关重要。Keerty D 等一项病例报告淋巴囊肿继发感染引发链球菌菌血症[28]。Yamamoto S 等一项回顾性研究发现革兰氏阳性球菌是引起淋巴囊肿感染主要致病微生物,其中金黄色葡萄球菌占三分之一(53/153 例),链球菌属(26/153 例)和凝固酶阴性葡萄球菌(17/153 例)是第二和第三大检出的生物体[33]。

**临床问题 8:肾移植受者术后淋巴囊肿对移植肾功能有无影响?**

**推荐意见 8:**较大的淋巴囊肿压迫移植肾、输尿管,可发生少尿、高血压、移植肾功能不全等并发症(推荐强度 C,证据等级 4)。

**推荐意见说明:**

大多数淋巴囊肿病例是无症状的,并且是意外发现诊断的。受者的血清肌酐无症状升高,这是由于输尿管受压导致移植肾积水或肾门部血管的压力作用[34]。Tondolo V 等病例报告发现淋巴囊肿体积较大时可导致尿路受压造成血清肌酐升高[35]。Krajewski W 等病例报告发现大的淋巴囊肿可能会压迫肾脏、输尿管、膀胱或邻近血管,导致肾功能恶化、下肢水肿和髂血管血栓形成[36]。Veeramani M 等单中心回顾性数据评估急性排斥反应与淋巴囊肿发生率的关系,并探讨淋巴囊肿与移植物存活率的影响,在长期随访中,他们发现淋巴囊肿对移植物存活率没有显著影响[37]。

**临床问题 9:肾移植受者术后淋巴漏和淋巴囊肿与尿漏如何鉴别?**

**推荐意见 9:**引流液生化检查可帮助鉴别诊断(推荐强度 C,证据等级 4)。

**推荐意见说明:**

尿漏多发生于术后早期,是肾移植术后发生的严重并发症之一,多见于输尿管膀胱吻合处,也见于输尿管及肾盂交界处,其发生率约占 2%。尿漏发生的原因有输尿管支架管扭曲、纤维蛋白或血块阻塞、部分吻合口漏尿、导尿管阻塞,以及取肾或修肾时损伤支配输尿管血液供应的肾下极血管或急性排斥导致血管栓塞引起输尿管坏死,临床表现可因其发生的部位、时间以及引起尿漏的原因和漏口的大小等因素而异。临床症状主要有发热、少尿或突然无尿、局部疼痛、肿胀和压痛,有时切口有尿液溢出。肾移植术后伤口渗尿,亚甲蓝试验阳性,即经尿道注入亚甲蓝(靛胭脂 2ml+ 生理盐水 100ml)到膀胱内,保留 30min,若为低位瘘(膀胱或吻合口瘘),伤口纱布蓝染即可确诊。测定抽取的液体中的肌酐及尿素氮,与尿液和血浆中的含量进行比较,即可确定是淋巴液还是尿液。因为淋巴液中的肌酐及尿素氮与血浆中的含量相似,且乳糜试验呈阳性反应,若与尿液中的含量相似,即可确诊为尿漏。尿漏的部位可行排泄性静脉尿路造影或逆行输尿管肾盂造影予以明确。尿漏如发生在吻合口可插入导尿管充分引流,根据情况可逆行插入双 J 管,并充分内外引流,有利于吻合口逐渐闭合[38,39]。Nie ZL 等一项队列研究发现目前尿漏的发病率为 1.2%~8.9%。从 1993 年 12 月至 2007 年 4 月进行的 1 223 例肾移植手术。有 43 例患者(3.5%)术后观察到尿漏,平均发病时间为移植后 6d(范围 3~20d)。

输尿管远端坏死是尿漏的主要原因（$n$=34；76.7%）[40]。

临床问题 10：**肾移植受者术后淋巴漏和淋巴囊肿治疗方式？**

推荐意见 10：淋巴漏需要及时充分引流。建议对体积较大的淋巴囊肿首选经皮穿刺置管引流，经皮穿刺抽吸或经皮穿刺置管引流失败，可考虑开窗术。对于单纯穿刺置管引流效果欠佳的受者也可考虑经引流管注入硬化剂（推荐强度 B，证据等级 2a）。

推荐意见说明：

对于移植手术早期（1 周左右）出现的淋巴漏，经充分引流后渗漏的淋巴管有可能随着手术创面的粘连而自愈。如果淋巴囊肿体积较大，压迫移植肾血管、输尿管或髂血管产生症状，可行以下治疗：

（1）体外引流：包括穿刺置管引流和手术切开引流，总有效率在 80% 左右。大多数受者均可施行 B 超辅助定位穿刺置管引流[percutaneous catheter drainage（PCD）][41]。

（2）体内引流：主要适用于淋巴漏时间长且已形成淋巴囊肿者。囊腔靠近腹膜者可直接行囊肿壁开窗使之与腹腔相通，漏出的淋巴液可经腹膜吸收，有效率可达 90% 以上。需注意的是开窗必须尽量大，以防在开窗处形成内疝。目前主张在腹腔镜下行腹膜开窗治疗[peritoneal fenestration（LF）][42-44]。

（3）注射治疗：对于单纯穿刺置管引流效果欠佳的受者可考虑经引流管注入硬化剂或药物以促进淋巴管粘连闭合，达到治愈目的[45-48]。Lucewicz A 等一篇 meta 分析研究 1 113 例原发性淋巴囊肿患者，主要治疗方式包括：抽吸（218 例）、硬化治疗（155 例）、引流（219 例）、腹腔镜手术（333 例）和开放手术（188 例）。在 218 例单纯抽吸治疗的淋巴囊肿中，141 例复发，复发率为 59%。在接受腹腔镜和开放手术的患者中，复发率分别为 8%（95% $CI$：6%~12%）和 16%（95% $CI$：10%~24%），从腹腔镜手术到开放手术的转化率为 12%（95% $CI$：8%~16%）。对于较大面积和症状性淋巴囊肿，与开放手术和抽吸治疗相比，腹腔镜开窗术的总体复发率较低[44]。Zietek Z 等单中心回顾性队列研究 118 名终末期肾病（ESRD）患者，其中 14 名患者（12%）在肾移植术后出现淋巴囊肿。经皮穿刺抽吸（2/2）均复发；超声引导下经皮穿刺引流成功率（7/14）50%；腹腔镜腹腔内引流成功率（6/7）75%，研究证实超声引导的经皮引流作为第一线治疗[41]。腹腔镜是一种可靠的、安全的技术，成功率超过 80%，经皮引流后也推荐使用。Lima ML 等一项病例报告研究发现腹腔镜开窗术是治疗肾移植术后症状性淋巴囊肿的有效方法，复发率低，疗效显著[42]。Lee HS 等进行的一项回顾性队列研究从 1999 年 9 月至 2011 年 6 月在 1 363 例肾移植术后患者中，35 例（2.5%）出现症状性淋巴囊肿，PCD 术后复发行 LF 7 例，10 例 LF，18 例 PCD。根据治疗方法：LF（$n$=17）vs. PCD（$n$=18）。结果发现 PCD 患者的治疗失败率为（9/25）36%，住院时间比 LF 患者长。相比之下，LF 术后无复发，证实腹腔镜开窗术是治疗症状性淋巴囊肿的安全方法，腹腔镜开窗术应作为经皮导管引流术（PCD）的替代方法[43]。Zomorrodi A 等一项病例报告研究发现对于单纯穿刺置管引流效果欠佳的受者可考虑经引流管注入硬化剂或药物以促进淋巴管粘连闭合，达到治愈目的[46]。Klode J 等一项回顾性分析了 2004—2008 年发生淋巴囊肿的 12 例接受了聚桂醇硬化治疗的患者，淋巴液分泌量从最初的 50~350ml/d 下降到治疗结束时的 0~20ml/d，所有患者均未出现严重并发症[48]。

临床问题 11：**肾移植受者术后淋巴漏和淋巴囊肿采取哪些预防措施？**

推荐意见 11：建议改善术前贫血，纠正术前及术后低蛋白血症，减少脂肪摄入，治疗期间注意预防感染，优质蛋白饮食（推荐强度 D，证据等级 5）。

推荐意见说明：

术前贫血导致血液运输氧气功能障碍，使其出现局部组织缺氧，进而影响术后恢复及伤口愈合，导致其更易出现术后淋巴漏。低蛋白血症会严重影响患者术后机体修复能力,通过直接或间接因素影响其术后淋巴创面的愈合及术后恢复,同时还会在一定程度上降低机体抗感染能力,极易造成术后淋巴漏的发生。纠正术前及术后低蛋白血症是预防术后淋巴漏发生的重要措施之一。临床可通过积极改善患者术前营养不良情况,提高血清白蛋白含量,减少术后低蛋白血症发生率的同时,从某种程度上降低患者术后淋巴漏及淋巴囊肿并发症发生风险[29]。Roney PD 等病例报告了一例肾移植7 年后因创伤继发淋巴囊肿,穿刺置管引流后导致大量液体流失继发低蛋白血症和严重的电解质失衡[49]。Nowak K 等一项回顾性研究报道组织液流失可导致严重的并发症,如电解质失衡、低血容量、低蛋白血症、淋巴细胞减少、免疫抑制等,有时导致死亡[50]。李培全等研究发现食用含脂肪的食物可以刺激胃肠道产生淋巴液量增加,加重淋巴液的渗漏,长链脂肪酸经淋巴管运输,而中链脂肪酸经门静脉运输至肝脏代谢,推荐患者中链甘油三酯、高蛋白饮食而减少长链脂肪酸的摄入,低脂饮食无法控制淋巴漏时可以采取禁食及全胃肠外营养[51]。治疗期间注意事项:①注意手术后的护理:保持手术部位的清洁,避免感染,按照医师的建议进行伤口护理,定期更换敷料;②避免剧烈运动:在手术康复期间,避免剧烈运动或举重,以防止对手术部位造成额外的压力;③遵循医嘱的饮食和活动指导:医师通常会提供饮食和活动上的建议,按照这些建议执行,以促进康复并减少不适;④密切关注任何异常症状:如肿胀、红肿、疼痛等症状,及时向医师报告,早期发现并处理问题可以减少并发症的发生;⑤定期复查:定期进行医师预约的复查,以确保手术部位的正常愈合和身体的正常功能;⑥遵循医嘱的药物治疗:如果医师开具了药物处方,按时按量服用,以预防感染和其他并发症;⑦避免吸烟和过度饮酒:吸烟和过度饮酒可能影响康复过程,增加并发症的风险,最好戒烟并限制酒精摄入;⑧保持健康的生活方式:健康的饮食、充足的睡眠和适度的运动有助于维持整体健康,有利于康复[52-54]。

## 三、小结

淋巴漏和淋巴囊肿是肾移植术后常见的并发症,发病率较低,治疗相对简单,其危害可控,对移植物存活率没有明显影响,引流液和穿刺液生化试验可定性,影像学可帮助定位诊断,术前精心修整供肾,术中仔细处理血管,术后及时处理移植物排斥反应和炎症反应,淋巴漏应充分引流,形成淋巴囊肿可穿刺引流或开窗内引流。加强营养可加速康复。

**执笔作者:**刘致中(内蒙古包钢医院),钟昊(内蒙古包钢医院),韩利忠(内蒙古包钢医院)

**通信作者:**薛武军(西安交通大学第一附属医院),周江桥(武汉大学人民医院),刘致中(内蒙古包钢医院)

**主审专家:**薛武军(西安交通大学第一附属医院),周江桥(武汉大学人民医院),陈刚(华中科技大学同济医学院附属同济医院),于立新(清华大学附属北京清华长庚医院)

**审稿专家:**门同义(内蒙古医科大学附属医院),王长安(郑州市第七人民医院),付绍杰(南方医科大学南方医院),朱有华(中国人民解放军海军军医大学第一附属医院),李响(中国人民解放军总医院第八医学中心),李潇(西安交通大学第一附属医院),杨洪吉(四川省人民医院),张伟杰(华中科技大学同济医学院附属同济医院),欧彤文(首都医科大学宣武医院),周华(山西省第二人民医院),周佩军(上海交通大学医学院附属瑞金医院),顾民(南京医科大学第二附属医院),徐健(南方医科大学南方医院),董震(青岛大学附属医院),蔡明(浙江大学医学院附属第二医院)

**利益冲突:**所有作者声明无利益冲突。

## 参考文献

[1] 陈实. 移植学 [M]. 北京: 人民卫生出版社, 2011.

[2] 朱有华, 曾力. 肾移植 [M]. 北京: 人民卫生出版社, 2017.

[3] 郭振宇, 邓荣海. 肾移植术后外科并发症处理技术操作规范 (2019 版)[J]. 器官移植, 2019, 10 (6): 653-660.

[4] DEROUICHE A, MECHRI M, KTARI MM, et al. Lymphoceles after renal transplantation: Study of risk factors [J]. Prog Urol, 2010, 20 (4): 301-306.

[5] TIMSIT MO, KLEINCLAUSS F, RICHARD V, et al. Surgical complications of renal transplantation [J]. Prog Urol, 2016, 26 (15): 1066-1082.

[6] SEVMIS M, AKTAS S, ALKARA U, et al. Risk factors, diagnosis, and treatment of lymphocele after renal transplantation: a retrospective study [J]. Transplant Proc, 2021, 53 (3): 1040-1047.

[7] FORNARA P, DOEHN C, FRICKE L, et al. Laparoscopy in renal transplant patients [J]. Urology, 1997, 49 (4): 521-527.

[8] LÓPEZ GARCÍA D, JANEIRO PAIS JM, GONZÁLEZ DACAL J, et al. Lymphocele after renal transplantation: case report and bibliographic review [J]. Arch Esp Urol, 2009, 62 (8): 667-671.

[9] BAKKALOGLU H, BAYRAKTAR A, BULAKCI M, et al. Intraperitoneal ultrasound-guided safe laparoscopic fenestration of lymphocele after kidney transplantation [J]. J Laparoendosc Adv Surg Tech A, 2022, 32 (3): 299-303.

[10] ZARGAR-SHOSHTARI MA, SOLEIMANI M, SALIMI H, et al. Symptomatic lymphocele after kidney transplantation: a single-center experience [J]. Urol J, 2008, 5 (1): 34-36.

[11] HEER MK, CLARK D, TREVILLIAN PR, et al. Functional significance and risk factors for lymphocele formation after renal transplantation [J]. ANZ J Surg, 2018, 88 (6): 597-602.

[12] 张际青, 尹航, 王勇, 等. 肾移植术后淋巴囊肿一例 [J]. 中华肾脏病杂志, 2013, 29 (6): 1.

[13] FRANKE D. The diagnostic value of Doppler ultrasonography after pediatric kidney transplantation [J]. Pediatr Nephrol, 2022, 37 (7): 1511-1522.

[14] KIM N, JUAREZ R, LEVY AD. Imaging non-vascular complications of renal transplantation [J]. Abdom Radiol (NY), 2018, 43 (10): 2555-2563.

[15] ULRICH F, NIEDZWIECKI S, FIKATAS P, et al. Symptomatic lymphoceles after kidney transplantation-multivariate analysis of risk factors and outcome after laparoscopic fenestration [J]. Clin Transplant, 2010, 24 (2): 273-280.

[16] GOEL M, FLECHNER SM, ZHOU L, et al. The influence of various maintenance immunosuppressive drugs on lymphocele formation and treatment after kidney transplantation [J]. J Urol, 2004, 171 (5): 1788-1792.

[17] JOOSTEN M, D'ANCONA FC, VAN DER MEIJDEN WA, et al. Predictors of symptomatic lymphocele after kidney transplantation [J]. Int Urol Nephrol, 2019, 51 (12): 2161-2167.

[18] MAZZUCCHI E, SOUZA AA, NAHAS WC, et al. Surgical complications after renal transplantation in grafts with multiple arteries [J]. Int Braz J Urol, 2005, 31 (2): 125-130.

[19] ZAGDOUN E, FICHEUX M, LOBBEDEZ T, et al. Complicated lymphoceles after kidney transplantation [J]. Transplant Proc, 2010, 42 (10): 4322-4325.

[20] DERWEESH IH, ISMAIL HR, GOLDFARB DA, et al. Intraoperative placing of drains decreases the incidence of lymphocele and deep vein thrombosis after renal transplantation [J]. BJU Int, 2008, 101 (11): 1415-1419.

[21] KHAULI RB, STOFF JS, LOVEWELL T, et al. Post-transplant lymphoceles: a critical look into the risk factors, pathophysiology and management [J]. J Urol, 1993, 150 (1): 22-26.

[22] BZOMA B, KOSTRO J, DĘBSKA-ŚLIZIEŃ A, et al. Treatment of the lymphocele after kidney transplantation: a single-center experience [J]. Transplant Proc, 2016, 48 (5): 1637-1640.

[23] JOOSTEN M, D'ANCONA FC, VAN DER MEIJDEN WA, et al. Predictors of symptomatic lymphocele after kidney transplantation [J]. Int Urol Nephrol, 2019, 51 (12): 2161-2167.

[24] EBADZADEH MR, TAVAKKOLI M. Lymphocele after kidney transplantation: Where are we standing now? [J].

Urol J, 2008, 5 (3): 144-148.

[ 25 ] SAMHAN M, AL-MOUSAWI M. Lymphocele following renal transplantation [J]. Saudi J Kidney Dis Transpl, 2006, 17 (1): 34-37.

[ 26 ] KHAULI RB, STOFF JS, LOVEWELL T, et al. Post-transplant lymphoceles: a critical look into the risk factors, pathophysiology and management [J]. J Urol, 1993, 150 (1): 22-26.

[ 27 ] THOMPSON TJ, NEALE TJ. Acute perirenal lymphocele formation 8 years after renal transplantation [J]. Aust N Z J Surg, 1989, 59 (7): 583-585.

[ 28 ] KEERTY D, DAS M, HEMBREE TN, et al. Lymphocele containing staphylococcus lugdunensis [J]. Cureus, 2020, 12 (11): e11666.

[ 29 ] 马伟伟. 胰十二指肠切除术后淋巴瘘临床经验总结 [D]. 苏州大学, 2021.

[ 30 ] ZARGAR-SHOSHTARI MA, SOLEIMANI M, SALIMI H, et al. Symptomatic lymphocele after kidney transplantation: a single-center experience [J]. Urol J, 2008, 5 (1): 34-36.

[ 31 ] HEER MK, CLARK D, TREVILLIAN PR, et al. Functional significance and risk factors for lymphocele formation after renal transplantation [J]. ANZ J Surg, 2018, 88 (6): 597-602.

[ 32 ] KRAJEWSKI W, PISZCZEK R, WEYDE W, et al. Lymphocele-urological complication after renal transplantation [J]. Postepy Hig Med Dosw (Online), 2013, 67: 326-330.

[ 33 ] YAMAMOTO S, IKEDA M, KANNO Y, et al. Microbiological analysis of infectious lymphocele: case series and literature review [J]. J Infect Chemother, 2021, 27 (2): 172-178.

[ 34 ] SINGH AG, JAI SJ, GANPULE AP, et al. Critical appraisal of consecutive 36 cases of post renal transplant lymphocele: a proposed algorithm [J]. World J Urol, 2017, 35 (9): 1443-1450.

[ 35 ] TONDOLO V, CITTERIO F, MASSA A, et al. Lymphocele after renal transplantation: the influence of the immunosuppressive therapy [J]. Transplant Proc, 2006, 38 (4): 1051-1052.

[ 36 ] KRAJEWSKI W, PISZCZEK R, WEYDE W, et al. Lymphocele-urological complication after renal transplantation [J]. Postepy Hig Med Dosw (Online), 2013, 67: 326-630.

[ 37 ] VEERAMANI M, MISHRA S, KURIEN A, et al. Does rejection have a role in lymphocele formation post renal transplantation? A single centre experience [J]. Indian J Urol, 2010, 26 (2): 193-195.

[ 38 ] SARIER M, YAYAR O, YAVUZ A, et al. Update on the management of urological problems following kidney transplantation. [J]. Urol Int, 2021, 105 (7-8): 541-547.

[ 39 ] TORRICELLI FCM, WATANABE A, PIOVESAN AC, et al. Urologic issues in pediatric transplant recipients [J]. Transl Androl Urol, 2019, 8 (2): 134-140.

[ 40 ] NIE Z L, ZHANG KQ, LI Q S, et al. Treatment of urinary fistula after kidney transplantation [J]. Transplant Proc, 2009, 41 (5): 1624-1626.

[ 41 ] ZIETEK Z, SULIKOWSKI T, TEJCHMAN K, et al. Lymphocele after kidney transplantation [J]. Transplant Proc, 2007, 39 (9): 2744-2747.

[ 42 ] LIMA M L, COTRIM C A, MORO J C, et al. Laparoscopic treatment of lymphoceles after renal transplantation [J]. Int Braz J Urol, 2012, 38 (2): 215-221.

[ 43 ] LEE H S, JOO D J, HUH K H, et al. Laparoscopic fenestration versus percutaneous catheter drainage for lymphocele treatment after kidney transplantation [J]. Transplant Proc, 2013, 45 (4): 1667-1670.

[ 44 ] LUCEWICZ A, WONG G, LAM V W, et al. Management of primary symptomatic lymphocele after kidney transplantation: a systematic review [J]. Transplantation, 2011, 92 (6): 663-673.

[ 45 ] CAPOCASALE E, BUSI N, VALLE RD, et al. Octreotide in the treatment of lymphorrhea after renal transplantation: a preliminary experience [J]. Transplant Proc, 2006, 38 (4): 1047-1048.

[ 46 ] ZOMORRODI A, BUHLULI A. Instillation of povidone iodine to treat lymphocele and leak of lymph after renal transplantation [J]. Saudi J Kidney Dis Transpl, 2007, 18 (4): 621-624.

[ 47 ] BABOUDJIAN M, TADRIST A, GONDRAN-TELLIER B, et al. Povidone-iodine sclerotherapy of primary symptomatic lymphocele after kidney transplantation [J]. Int Urol Nephrol, 2021, 53 (4): 685-690.

[ 48 ] KLODE J, KLÖTGEN K, KÖRBER A, et al. Polidocanol foam sclerotherapy is a new and effective treatment for

post-operative lymphorrhea and lymphocele [J]. J Eur Acad Dermatol Venereol, 2010, 24 (8): 904-909.

［49］ RONEY PD, WELLINGTON JL. Traumatic lymphocele following renal transplantation [J]. J Urol, 1985, 134 (2): 322-323.

［50］ NOWAK K, WIERZBICKA M, SZYFTER W. Chylous leakage--rare but still dangerous complication after neck surgery [J]. Otolaryngol Pol, 2011, 65 (2): 128-131.

［51］ 李培全, 刘青, 刘开江, 等. 妇科恶性肿瘤腹腔镜淋巴结清扫术后淋巴漏的影响因素及治疗方法 [J]. 中国内镜杂志, 2018, 24 (12): 43-49.

［52］ 罗利英, 钟新华, 郑小芳. 肾移植术后并发淋巴漏的护理体会 [J]. 现代妇女: 医学前沿, 2014 (11).

［53］ 白玫, 杏玲芝, 焦鸿梅, 等. 肾移植术后并发淋巴漏的护理 [J]. 护士进修杂志, 2011, 26 (20): 1878-1879.

［54］ 肖乾燕, 蒋小娟, 陈锦, 等. 肾移植术后并发淋巴漏患者的护理 [J]. 解放军护理杂志, 2008 (6): 40-41.

# 35　肾移植术后血管并发症临床诊疗指南

肾移植术后血管并发症发生率较低, 一旦发生, 则容易导致严重的后果, 甚至是移植肾丢失和受者死亡[1,2]。本指南就肾移植术后常见血管并发症(包括: 移植肾动脉血栓形成、移植肾静脉血栓形成、移植肾动脉破裂、移植肾血管扭转、移植肾动脉狭窄、移植肾静脉狭窄、移植肾动脉瘤)的发生概况、临床问题进行评述, 并经专家组讨论后给出推荐意见和意见说明, 旨在为此类患者的诊疗提供参考, 降低血管并发症的发生率, 提高移植效果和患者生存率。

## 一、指南形成方法

本指南已在国际实践指南注册与透明化平台(Practice Guide Registration for TransPAREncy, PREPARE)上以中英双语注册(注册号: PREPARE2023CN849)。指南中文名称: 肾移植血管并发症指南。

指南范围及临床问题的确定: 首先通过指南专家会议对临床关注的问题进行讨论, 最终选择出本指南拟解决的 26 个临床问题, 涉及血管并发症的诊断、治疗。

证据检索与筛选: 按照人群、干预、对照、结局的原则对纳入的临床问题进行检索, 检索 Pubmed、Web of Science、中国知网数据库、万方知识数据服务平台, 纳入指南、共识、规范、系统评价和 meta 分析, 随机对照试验(randomized controlled trial, RCT)、非 RCT 队列研究和病例对照研究等类型的证据; 检索词包括: "肾移植""移植后血管并发症""移植肾动脉瘤""移植肾静脉狭窄""移植肾血管扭转""移植肾动脉狭窄""移植肾动脉血栓形成""移植肾静脉血栓形成""移植肾动脉破裂"。所有类型文献检索时间为 1978 年 1 月至 2023 年 12 月, 主要文献为近 20 年文献, 发表语言限定为中文或英文。

证据分级和推荐强度分级: 本指南采用 2009 版牛津大学循证医学中心的证据分级与推荐强度标准对推荐意见的支持证据进行评级。

推荐意见的形成: 综合考虑证据以及我国肾移植现状, 血管超声、血管外科和介入科的综合治疗经验后, 指南工作组提出了符合我国肾移植血管并发症临床诊疗实践的 26 条推荐意见。推荐意见达成共识后, 工作组完成初稿的撰写, 经中华医学会器官移植学分会组织全国器官移植与相关学科专家两轮会议集体讨论, 根据其反馈意见对初稿进行修改, 最终形成指南终稿。

## 二、移植肾动脉血栓形成

**临床问题 1：诊断移植肾动脉血栓形成需做哪些检查?**

**推荐意见 1：**建议首选移植肾多普勒超声，多普勒超声无法明确的病例选择血管造影（推荐强度 B，证据等级 3a）。

**推荐意见说明：**

移植肾动脉血栓形成为肾移植术后较罕见的并发症，通常发生于术后早期，发生率约 0.5%~3.5%，常引起移植物的丢失[3]。既往文献亦有手术后数月移植肾动脉血栓发生的报道[4]。移植肾动脉血栓形成是肾移植术后的急症，应得到尽快诊断与及时的处理，才有可能挽救移植肾功能。术后早期移植肾动脉血栓形成通常手术技术相关，如移植肾动脉吻合口处扭转、打折成角等，也有可能在切开动脉时损伤内膜所致[5]。此外，急性排斥反应、血肿及淋巴囊肿压迫、严重低血压、高凝状态、环孢素或西罗莫司毒性、应用 CD3 单克隆抗体 OKT3 等也可能为移植肾动脉血栓形成的危险因素[4,6-9]。

移植肾动脉血栓的其临床表现可能仅为突然发生的无尿及血肌酐升高。若肾移植术后突发无尿，必须除外血栓形成的因素。常借助以下方法进行诊断。

(1)移植肾超声检查为最常用的检查手段。若移植肾动脉主干血栓形成，超声表现为移植肾血流灌注消失，需要进一步检查乃至手术探查以确定诊断[10,11]。

(2)移植肾动脉造影可明确移植肾动脉血栓的程度及位置，还可发现移植肾动脉打折等解剖异常[4]。血栓远端造影剂通过明显减少，是动脉血栓诊断的可靠方法[12]，可行进一步的介入治疗。

(3)磁共振动脉显像或增强核磁可诊断移植肾动脉血栓形成。核磁可表现为移植肾动脉的信号缺失，移植肾的皮髓质结构不清等异常改变[13,14]。

**临床问题 2：移植肾动脉血栓形成如何治疗?**

**推荐意见 2：**建议根据血栓的具体情况，选择溶栓、介入或开放手术取栓治疗（推荐强度 C，证据等级 4）。

**推荐意见说明：**

移植肾动脉血栓形成常引起移植肾丢失，大多数情况下不可避免地需要行移植肾切除[15,16]。但是，若能快速诊断及处理，有可能挽救移植肾功能。在血栓形成早期，对于新近形成的血栓可在严格监控下使用溶栓治疗，方法为血管内溶栓，通过导管直接向血栓部位注射溶栓药物，但有一定出血风险；一般认为溶栓治疗最有效的时间窗通常认为是血栓形成后的首个 24~48h 内，应尽可能早地进行治疗；形成时间较久的血栓可能导致治疗失败[17]。

对于血管狭窄引起的血栓形成，可通过血管成形术扩张狭窄的血管，也可放置支架以保持血管开放[18,19]。

对于大的血栓或药物治疗无效的情况，可能需要外科手术摘除血栓。若考虑移植肾功能有可能保留，可行切开取栓及修正动脉扭转等异常[5,16,20,21]。如果血栓导致了严重的血管损伤，可能需要进行血管修复或重建手术。

## 三、移植肾静脉血栓形成

**临床问题 3：诊断移植肾静脉血栓形成需做哪些检查?**

**推荐意见 3：**建议首选移植肾多普勒超声，多普勒超声无法明确的病例选择血管造影（推荐强度 B，

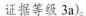 

证据等级 3a)。

推荐意见说明：

移植肾静脉血栓形成是肾移植术后罕见的血管并发症,通常导致移植肾失功等严重后果[22]。大多数移植肾静脉血栓形成发生于术后即刻或 8~9d[23],既往报道发生率约为 0.1%~4.2% 不等[24],极少数移植肾静脉血栓可发生于术后几个月甚至数年[18]。临床表现通常为突发的无尿或血尿,伴移植肾区胀痛不适。还可伴随下肢水肿、低热等其他表现[5,18]。术后早期的移植肾静脉血栓形成通常与手术技术相关[22],或患者处于高凝状态,使得髂静脉等其他部位的血栓蔓延至移植肾静脉[25,26],也有报道认为移植肾多支静脉是血栓发生的高危因素[27]。较晚发生的移植肾静脉血栓事件可能继发于其他手术操作,如全髋关节置换术[28];自发的血栓可能与移植肾新发膜性肾病、蛋白 S 缺乏或红细胞增多症等疾病相关[5,11,29,30]。目前尚无直接证据支持常规使用药物预防移植肾静脉血栓形成。

移植肾超声检查是诊断移植肾静脉血栓最常用的方式,但静脉血栓有时则较动脉血栓诊断更为困难。超声下可表现为移植肾静脉血血流信号消失。但值得注意的是,尽管静脉血栓形成,移植肾可能仍具有一定血流信号。由于肾脏内血流高阻,动脉血流频谱可呈舒张期反转信号,移植肾可有不同程度的肿胀[10,11]。对于超声无法诊断而临床仍高度怀疑的病例,磁共振静脉显像或血管造影可能为更敏感的检查方法[5,14]。

**临床问题 4：移植肾静脉血栓如何治疗?**

**推荐意见 4**：若考虑移植肾功能可以挽救,行介入治疗或开放手术探查取栓;若考虑移植肾功能不可挽救,可行移植肾切除术;不常规使用药物预防移植肾静脉血栓(推荐强度 C,证据等级 4)。

推荐意见说明：

移植肾静脉血栓经诊断后应尽早开始治疗以挽救肾功能,但尽管这样,仍有较高的移植肾丢失发生率[15,16]。术后早期可行手术探查以便发现手术技术相关问题。若移植肾静脉血栓明确,且考虑解除血栓因素后移植肾功能可能恢复,则可行静脉切开取栓术[16];若考虑肾功能已无法恢复,则可行移植肾切除术[5,16]。此外,移植肾静脉血栓亦有介入取栓或药物溶栓成功的案例报道,可作为除开放手术以外的治疗方法[18,19]。

## 四、移植肾动脉破裂

**临床问题 5：移植肾动脉破裂的原因有哪些?**

**推荐意见 5**：移植肾动脉破裂主要由感染、动脉内膜受损、急性排斥反应、高血压等原因导致(推荐强度 C,证据等级 4)。

推荐意见说明：

移植肾动脉破裂包括移植肾动脉本身破裂和吻合口破裂。移植肾动脉破裂是肾移植术后罕见并发症,其发病率低,国内外仅见一些个案报道或小型回顾性研究,但可造成严重后果,导致移植肾丢失或患者死亡。其主要由全身或血管感染导致[31],也与供肾获取或修整时损伤动脉内膜,术后急性排斥反应发生,动脉本身存在先天变异,术后高血压、便秘、腹压增高和过早下床活动相关[32]。

**临床问题 6：移植肾动脉破裂的诊断?**

**推荐意见 6**：临床表现为移植肾区胀痛、隆起,尿量减少,血压下降甚至休克,经大量补液或输血仍无法纠正,引流袋中突然出现血性引流液,超声提示移植肾周血肿时,建议考虑移植肾动脉破裂(推荐强度 C,证据等级 4)。

推荐意见说明：

移植肾动脉破裂时间多为术后 6~86d，平均 2 周左右。移植肾动脉破裂后，血液大量流出，可在短时间内尿量减少、血压下降甚至休克，经过大量补液、输血仍然无法纠正。移植肾区胀痛、隆起，引流袋中突然出现血性引流液，彩色多普勒超声发现移植肾周血肿，有助于明确破裂的部位和程度[32,33]。

**临床问题 7：移植肾动脉破裂的治疗方法？**

**推荐意见 7：**建议根据移植肾动脉破裂的程度和原因及患者的生命体征，选择合适的处理方案：介入治疗、开放手术修补和 / 或移植肾切除术（推荐强度 C，证据等级 4）。

推荐意见说明：

对于肾移植术后发生的肾动脉破裂，处理方法取决于破裂的严重程度和患者的总体状况。

当患者生命体征平稳时，选择介入治疗，包括血管成形术和支架植入术。这些方法可以在不需要开放手术的情况下修复血管破裂，减少患者的风险和恢复时间[34,35]。结合使用降压药物和血小板聚集抑制剂，促进破裂伤口愈合和预防血栓。

当患者生命体征不平稳时，应立即手术治疗：对于严重的肾动脉破裂，会快速失血甚至休克，可能需要进行紧急手术，以便直接修复破裂的血管或进行移植肾的再次移植。当破裂导致了严重出血，且无法通过手术或其他方法控制，可能需要考虑移除移植肾，以保证患者的生命安全[36,37]。

## 五、移植肾血管扭转

**临床问题 8：移植肾血管扭转原因是什么？**

**推荐意见 8：**移植肾血管扭转的原因包括移植肾蒂过长、围绕移植部位的组织支持不足或粘连缺乏，或偶发的手术中移植肾位置摆放不当等（推荐强度 C，证据等级 4）。

推荐意见说明：

移植肾血管扭转是一种罕见但严重的并发症。肾移植术后的肾脏血管扭转指肾脏围绕其血管蒂旋转，如果不及时处理，可能会导致移植肾丧失。移植肾在手术中放置位置不当、血管蒂或输尿管长度过长，以及围绕移植部位的组织支持不足或粘连缺乏，肾脏放置在腹腔内多发，这些因素都可能导致肾脏异常移动[38]。

**临床问题 9：移植肾血管扭转的临床表现？**

**推荐意见 9：**当出现不明原因的少尿或无尿，恶心、呕吐，移植肾区疼痛等症状时，建议考虑移植肾血管扭转（推荐强度 C，证据等级 4）。

推荐意见说明：

移植肾血管扭转是罕见的并发症，文献报道的发生率在 0.06%~0.07%[5,39]。移植肾血管扭转的临床诊断较困难，因为它罕见，缺乏特定的临床特征，并且与排斥反应和静脉血栓形成相似，都可能表现为剧烈腹痛、恶心、呕吐、尿量减少、移植肾区疼痛和血清肌酐升高[40]。

移植肾血管扭转多在术中或术后早期发生，常因移植肾血管过短或过长、牵拉或扭曲导致机械性梗阻，在移植肾动脉和静脉中均可发生，经腹腔入路、髂内动脉 - 移植肾动脉吻合、胰肾联合移植更容易出现扭转或成角[5,41]。移植肾动脉的扭转或成角会导致移植肾的急性缺血，表现为少尿或无尿[3]。移植肾动脉扭转在影像学上会显示移植肾灌注低，肾动脉迂曲伴血流中断[42]，暂未见单纯移植肾静脉扭转的报道。移植肾蒂扭转也较为罕见，主要是由于腹壁张力缺乏导致移植物活动度大、肾脏扭转，较晚发现时可能已移植物失功，需要手术切除移植肾[41]。

**临床问题 10: 移植肾血管扭转的检查方法?**

**推荐意见 10:** 建议使用多普勒超声筛查移植肾血管扭转,血管造影可明确诊断(推荐强度 C,证据等级 4)。

**推荐意见说明:**

移植肾血管扭转是一种罕见但严重的并发症,它可能导致移植肾的急性血流障碍,进而迅速损害肾功能。对于移植肾功能恶化的患者进行多普勒超声检查是大部分移植中心的诊疗常规。即刻超声评估能够发现动脉和静脉血流频谱改变。二维超声可能发现正常大小或肿大的肾脏。多普勒检查可见移植肾动脉或静脉血流频谱消失,当动脉扭转时,移植肾实质血流稀疏,呈低阻表现[43,44]。

CT 血管造影(computed tomography angiography,CTA)提供了更详细的血管结构图像,能够准确显示血管的位置和是否有扭转现象,明确诊断。CTA 对于评估血管的解剖结构特别有用,尤其是在多普勒超声结果不确定时。磁共振血管造影(magnetic resonance angiography,MRA)作为一种非侵入性检查方法,MRA 同样能提供血管结构的详细图像,对于敏感人群(如对碘造影剂过敏的患者)是一个较好的选择。

**临床问题 11: 移植肾血管扭转的治疗方案?**

**推荐意见 11:** 一旦诊断移植肾血管扭转,应立即开放手术治疗(推荐强度 C,证据等级 4)。

**推荐意见说明:**

延误治疗可能导致移植肾不可逆的缺血性损害,甚至移植肾丢失,这在文献中屡有报道[42]。已知的成功挽救移植肾血管扭转的病例,均通过开放手术,重新摆放移植肾、解除血管的扭转并进行肾固定术[39,40,44],尚未有通过血管腔内介入治疗成功的病例。对于术后较长时间(数月 ~ 数年)出现的移植肾血管扭转,再次开放手术中,由于组织粘连,常常难以纠正扭转的血管,最终导致移植物的切除[43,45]。

## 六、移植肾动脉狭窄

**临床问题 12: 移植肾动脉狭窄的临床表现?**

**推荐意见 12:** 肾移植受者术后出现不明原因血压升高、不明原因移植肾功能减退、不明原因尿量减少时,建议考虑移植肾动脉狭窄的可能(推荐强度 C,证据等级 4)。

**推荐意见说明:**

移植肾动脉狭窄(transplant renal artery stenosis,TRAS)是肾移植术后最常见的血管并发症,约占所有血管并发症的 77%[46]。不同中心报道的发生率约为 1%~23%,造成这种差异的主要原因是不同中心的手术操作技术及诊断标准的不同[1,16,47-50]。TRAS 多发生于术后 3 个月 ~2 年,最常见于术后3~6 个月[47,48]。TRAS 不仅可以引起药物难以控制的顽固性高血压,也是造成移植肾功能不全、移植肾功能衰竭甚至移植肾失功的重要原因,严重影响移植肾和患者的长期存活率[51]。

TRAS 在早期发病时,往往无明显的临床表现,随着肾动脉狭窄程度的进展,可出现难治性高血压,继而出现不明原因移植肾功能减退及不明原因尿量减少[52]。难治性高血压是指以最大耐受剂量同时应用 3 种不同种类的降压药(包括 1 种利尿剂),血压仍高于目标值[53-55]。约 87% 的 TRAS 患者可伴有高血压,其中,难治性高血压约占 67%,因此,当肾移植患者出现药物难以控制的高血压时,需高度警惕 TRAS 的存在[56-58]。此外,还可出现其他非特异性的表现,包括移植肾功能损伤,可表现血肌酐及尿蛋白进行性升高,继而移植肾功能不全,移植肾衰竭;移植肾灌注不足和肾素 - 血管紧张素系统激活导致水钠潴留,与高血压结合,可导致充血性心力衰竭或反复一过性肺水肿[50]。

腹部移植肾区听诊,可闻及血流经过狭窄部位时发出的血管杂音,但没有听到杂音的情况下可能也存在明显的狭窄[59]。在诊断 TRAS 时,需要注意排除可能导致血肌酐及尿蛋白升高的其他情况,包括移植肾排斥、输尿管梗阻或感染等因素。

**临床问题 13:TRAS 发生的时间与部位?**

推荐意见 13:TRAS 根据时间可分为早期(≤3 个月)和晚期(>3 个月),根据部位可分为吻合口狭窄、吻合口近端狭窄和远端狭窄(推荐强度 C,证据等级 4)。

推荐意见说明:

TRAS 是移植肾动脉内膜病变所导致的狭窄,其发病机制十分复杂,包括多方面因素。根据发病的时间不同,可分为早期(≤3 个月)和晚期(>3 个月)[50],早期 TRAS 的发生被认为与外科手术过程中的血管损伤有关,例如获取器官过程中损伤、缝合过程中损伤或多支动脉吻合导致的狭窄等,较晚发病可能与免疫损伤、感染、动脉粥样硬化等有关[48,60]。TRAS 发生的部位亦可不同,最常见于吻合口部位的狭窄,约占 69%,其次是吻合口远段和吻合口近段,也可表现为多个不同部位的狭窄以及整个移植肾动脉的弥漫性狭窄[50,56,61,62]。不同的位置往往反映不同的病因,吻合口狭窄很可能与获取、钳夹或缝合过程中供者或受者血管的损伤有关,且通常在移植后早期出现,内膜瓣形成或动脉内膜下剥离继发内膜瘢痕和增生,导致管腔狭窄或闭塞。移植后数年发生的狭窄,通常反映移植肾动脉或邻近的近段髂动脉的动脉粥样硬化性疾病[63]。

**临床问题 14:TRAS 的检查手段有哪些?**

推荐意见 14:TRAS 的检查建议首选彩色多普勒血流显像(推荐强度 C,证据等级 4);血流异常者进一步行 MRA、CTA 和 DSA(数字减影血管造影)协助明确诊断(推荐强度 B,证据等级 2b)。

推荐意见说明:

怀疑 TRAS 时,可通过影像学检查协助诊断:

1. 彩色多普勒血流显像 彩色多普勒血流显像(color doppler flow imaging,CDFI),可作为 TRAS 的早期诊断方法,敏感性 87%~100%,特异性 86%~100%[50,64]。TRAS 的超声表现为狭窄部位流束变细,狭窄后段出现湍流,色彩明亮,呈混叠花色,收缩期峰值血流速度(peak systolic velocity,PSV)>200cm/s,狭窄前段流速>2:1,狭窄远端出现小慢波[65,66]。彩色多普勒超声具有易获得,费用低且不用示踪剂等优点,但其结果与操作者水平密切相关,供肾多支动脉及迂曲血管的情况,会增加诊断假阳性率[67,68]。

2. MRA 同样是非侵入性检查,MRA 不涉及放射,因此优于 CTA,灵敏度为 67%~100%,特异性为 75%~100%。对比 DSA,高分辨率钆增强 MRA 显示>50% 狭窄的敏感性可达 100%,特异性为 75%,且较碘造影剂更为低肾毒性,安全可靠,更适合作为一种非侵入性筛查技术[69]。但由于成本高昂、时间长、噪声大以及体内有金属物的患者禁用等,限制其广泛应用。

3. CTA CTA 的优点是不需要动脉穿刺且造影剂相对较少,但碘造影剂具有一定肾毒性,存在影响移植肾功能的可能,无论患者年龄和体重如何,都需要注射不超过 120~150ml 的碘造影剂,且 CTA 具有较高辐射量,一般在彩色多普勒超声诊断后需进一步处理时应用。

4. DSA 数字减影血管造影(digital subtraction angiography,DSA)被认为是诊断 TRAS 的金标准,可提供 TRAS 的明确狭窄部位及狭窄程度,但 DSA 是侵入性检查,且存在一系列并发症,其中血栓栓塞是较为严重的并发症,可导致不可逆的移植物功能丧失,发生率高达 9%;其他并发症包括腹股沟血肿、假性动脉瘤和外伤性动静脉瘘,总发生率不到 10%。同时接受 DSA 检测需注射碘造影剂,有辐射危害,通常不用做一线诊断方式。当其他非侵入性检查怀疑有狭窄时,可选择性地进行移植肾血管造影,并可通过腔内血管成形术、支架植入等方式纠正狭窄[70,71]。

对于肾功能不全的患者,可以使用阴性造影剂二氧化碳($CO_2$)进行 DSA,该造影剂没有相关肾毒性,但肠气伪影或移植肾动脉分支可导致血管清晰度差或高估狭窄程度,此外,肠系膜动脉分支的 $CO_2$ 可导致腹痛,导致检查提前终止,基于有限的研究,钆造影剂似乎是对 $CO_2$ 造影剂的有效补充[72-74]。

5. 超声造影　作为超声领域的一项新技术,超声造影能直观显示 TRAS 的狭窄部位及定量微循环灌注,其造影剂形成的微泡可用于量化流向肾脏的总器官和局部血流量,以鉴别移植肾血管并发症[75];且造影剂微泡代谢主要通过呼吸排出,无放射性污染及移植肾毒性,具有较高的安全性,但对造影剂过敏者,近期急性冠脉综合征或临床不稳定型心脏病、重度肺高压患者禁用。

6. 同位素肾图检查　同位素肾图检查(基础或肾素血管紧张素系统刺激后)对肾盂肾炎等诊断有用,但对 TRAS,由于其敏感性和特异性较差,不再作为诊断 TRAS 的推荐方式[63,76]。

临床问题 15：TRAS 的治疗方案?

推荐意见 15：介入治疗是目前 TRAS 的主要治疗方法,根据具体情况选择经皮腔内血管成形术伴或不伴支架植入术(推荐强度 C,证据等级 4)。

推荐意见说明：

介入治疗是目前 TRAS 的主流治疗手段,具有创伤小、恢复快,成功率高且可反复治疗等优势,当血压无法控制,移植肾功能逐渐恶化或非侵入检查提示狭窄进展时,应在有指征时结合血管成形术和支架植入术进行诊断性动脉造影,并根据中心的经验和病变类型,选择合适的介入治疗方式[50]。

经皮腔内血管成形术(percutaneous transluminal angioplasty,PTA)是目前最常见的初始治疗方法[68]。但介入治疗成功的关键依赖于操作者的技术,20 世纪 90 年代,PTA 和支架植入术治疗成功率仅为 66%~69%,长期成功率仅为 40% 左右,术后复发率高达 30%~40%[77,78]。随着介入治疗技术的发展,现介入治疗操作成功率可达 93%~100%,可恢复 70%~90% 患者的肾脏灌注,在降压药物不变的情况下,血肌酐和舒张压可有效降低>15%,或舒张压降低>10%,达到临床治疗效果[57,62,79-82]。

仅使用 PTA 时,在 6~8 个月内,10%~33% 病例可能会复发,但当 PTA 与支架植入相结合时,复发风险会大大降低,对于术后再狭窄的治疗可选择再次 PTA 或支架植入[83]。PTA 与支架植入通常是安全的,但高达 10% 的病例会出现相关并发症,其中大多是轻微的,如穿刺点出血、操作区疼痛或不适,随着设备的改进以及解痉药和肝素的使用,动脉夹层、破裂或血栓形成等更为严重的并发症发生率不到 4%,如果发生任何此类紧急情况,需急诊手术治疗[77,79]。

PTA 和支架植入术后同种异体移植物存活率分别为 97% 和 93%,5 年存活率达 82.4%,与未并发 TRAS 的患者移植肾存活率相当[1,57,62]。

TRAS 患者的 1 年、3 年、5 年移植物存活率分别是 91.2%、83.5% 和 79.5%,进行干预与不进行干预,移植物的存活率分别是 80.4% 和 71.3%,有效的干预可以改善移植物存活[51]。

临床问题 16：移植肾动脉支架植入后是否需要口服抗血栓药物?

推荐意见 16：建议移植肾动脉腔内治疗后,选择口服抗血小板和 / 或抗凝药物 3~6 个月预防血栓形成(推荐强度 C,证据等级 4)。

推荐意见说明：

肾动脉狭窄介入治疗后抗血栓形成方法差异很大,目前文献报道的接受介入治疗的肾移植受者,大部分在术后 3 个月内接受双联抗血小板治疗(阿司匹林 + 氯吡格雷),并终身口服阿司匹林[84];此外,一小部分介入医师倾向于使用华法林抗凝 1~3 个月,然后长期使用低剂量阿司匹林[85],另一小部分医师则使用氯吡格雷等抗血小板药物[86];不同中心的剂量策略差异也很大,Nolan 等[87]经皮肾动脉支架植入后立即服用氯吡格雷负荷剂量 300mg,加用阿司匹林,而 Zeller 等[88]在经皮肾动脉支架植入前 1d 开始使用 600mg 氯吡格雷和阿司匹林治疗,此后剂量降至很低。研究报道,氯吡格雷使用时间越长(24 周 vs. 4 周),再狭窄率越低[89]。TRAS 介入治疗后,根据患者凝血情况,酌情口服抗血小板药物三个月以上[90]。

临床问题 17:TRAS 在什么情况下可行保守治疗?

推荐意见 17:对于移植肾动脉轻度狭窄(<50%),肾功能和多普勒超声参数稳定,建议保守治疗(推荐强度 D,证据等级 5)。

推荐意见说明:

鉴于 TRAS 原因较多,治疗方案必须个体化。应尽早处理,尤其针对无症状患者,早期治疗可以有效改善移植肾功能。

对于移植肾动脉轻度狭窄(<50%),肾功能稳定且多普勒超声参数(收缩期峰值速度(peak systolic velocity,PSV)<180cm/s,阻力指数(resistance Index,RI)>0.50 排除血流动力学显著狭窄时,无须进行特殊干预,采用药物控制血压,血清肌酐和血清钾在正常范围内,禁用 ACEI 或 ARB 类降压。抗血小板药物和他汀类药物可考虑应用于合并动脉粥样硬化的 TRAS 患者[91]。

临床问题 18:TRAS 在什么情况下采取开放手术治疗?

推荐意见 18:手术治疗作为腔内介入治疗不成功或不适合腔内介入的严重狭窄患者的一种抢救治疗方式(推荐强度 C,证据等级 4)。

推荐意见说明:

手术治疗适用于 PTA 不成功或不适合 PTA 的非常严重狭窄的患者,或仅限于精心挑选的患有无法治疗的高血压和主要肾脏或心血管事件高风险的患者[50]。手术选择包括吻合口的切除和修整、狭窄段的大隐静脉旁路移植、补片移植或局部动脉内膜切除术等。但由于局部解剖变异及排斥反应,可导致手术重建不成功,首次手术移植肾功能改善比例约 44%,多达 20% 的患者在血管重建后因血栓形成等导致移植物丢失,或因手术过程中无法控制地出血,吻合后移植肾灌注不理想而行移植肾切除[58,92]。手术治疗的复发率达 7%~15%,并发症发生率高,包括移植物丢失、输尿管损伤、再次手术和死亡,因此手术治疗现在被认为是抢救的治疗方法[92]。

## 七、移植肾静脉狭窄

临床问题 19:移植肾静脉狭窄的诊断?

推荐意见 19:建议多普勒超声作为移植肾静脉狭窄的初始检查方法(推荐强度 C,证据等级 4)。

推荐意见说明:

移植肾静脉狭窄是肾移植术后一种罕见的血管并发症,均为个案报道或病例系列,目前可检索到的报道肾静脉狭窄的病例仅有 17 例,其中最多的一组 8 个病例由 S. Olliff 等在 1991 年报道[93],其次为 Nicholas Xiao 等在 2023 年报道的 5 例病例[84]。其发生率不详,可在手术后数天发生,也有报道长达 8 年后出现移植肾静脉狭窄[84,93]。其临床表现缺乏特异性,大部分患者因血肌酐升高就诊,也有个别患者只表现为腹水而移植肾功能良好[94],其原因有局部囊肿压迫、周围感染致纤维增生和移植肾静脉本身狭窄等,儿童或体型瘦小者骨盆狭小,移植肾静脉相对较长,易发生扭曲或狭窄,导致移植肾静脉梗阻。

为避免碘剂潜在的肾毒性,进一步检查可选择 MR 静脉造影,但 MR 检查时间长,需患者屏气配合。经皮腔内静脉造影是诊断移植肾静脉狭窄的金标准,由于其同样需接受含碘对比剂,且为有创检查,难以作为移植肾静脉狭窄的首选检查手段。

临床问题 20:移植肾静脉狭窄的治疗方法?

推荐意见 20:对于影响肾功能的移植肾静脉狭窄,首选腔内静脉支架植入术(推荐强度 C,证据等级 4)。

推荐意见说明:

大部分患者在进行多普勒超声检查时发现静脉直径变细、狭窄段静脉流速升高和狭窄远端的湍流,当移植肾静脉狭窄超过 80% 时,可影响肾动脉血流[95],表现为阻力指数升高,但后者并非特异性表现。其发生部位可位于移植肾静脉呈局限性或长段狭窄,也可发生于移植肾静脉与受者静脉吻合处[84]。移植肾静脉狭窄一般不需特殊处理,但当狭窄导致移植肾功能受损时,则需要处理。血管内支架置入术是一种常用的微创、持久的移植肾静脉狭窄的治疗方法[96,97]。随着介入治疗技术的进步,近 20 年来报道的移植肾静脉狭窄治疗成功的患者,均接受了金属自膨支架植入,在随访过程中移植肾功能得到恢复并未出现再狭窄[84,94,98]。

所有报道的移植肾狭窄病例,除移植肾切除,均无开放手术解除狭窄的报道,故不对开放手术进行推荐。

临床问题 21:移植肾静脉支架植入术后是否需要长期口服抗血栓形成药物?

推荐意见 21:建议移植肾静脉支架植入后长期口服抗凝药物预防静脉血栓形成(推荐强度 C,证据等级 4)。

推荐意见说明:

根据美国血管外科学会发布的《血管外科实践指南》,静脉支架植入术后,建议长期口服抗凝药物预防血栓形成。但对于肾移植患者,其可能存在凝血异常,建议慎重平衡抗凝治疗和出血倾向,再决定抗凝药物的使用时间。比利时 Devresse 教授报道了 2 例肾移植患者移植肾静脉支架植入后终身口服阿哌沙班[99]。

## 八、移植肾动脉瘤

临床问题 22:移植肾动脉瘤的分类有哪些?

推荐意见 22:移植肾动脉瘤分为移植肾真性动脉瘤和移植肾假性动脉瘤(推荐强度 C,证据等级 4)。

推荐意见说明:

移植肾动脉瘤根据其发生原因可分为移植肾真性动脉瘤和移植肾假性动脉瘤[100]。移植肾真性动脉瘤是指供肾动脉壁因薄弱或结构破坏而向外膨出,形成囊性、梭形或柱状扩张,主要是由供肾血管本身病变、供肾动脉内膜损伤等导致。

移植肾假性动脉瘤是指动脉管壁被撕裂或穿破,血液自此破口流出,被动脉邻近的组织包裹,形成血肿,因动脉搏动的持续冲击力,使血管破口与血肿相通,形成的一个搏动性病变,其发病率较低,约占肾移植患者的 1%[16]。根据发生部位肾移植后的假性动脉瘤可分为肾内型和肾外型两类。其发病原因多见于取肾或修肾过程中动脉外膜或内膜损伤、手术吻合不当、移植肾周围局部感染、血管壁缺血损伤或慢性高血压、高血脂等,也可能与慢性排斥反应有关[101]。

**临床问题 23:移植肾动脉瘤发生的原因有哪些?**

**推荐意见 23:**移植肾真性动脉瘤通常由供肾血管退行性变化或感染因素导致,假性动脉瘤可能与吻合技术或医源性因素、感染有关(推荐强度 C,证据等级 4)。

推荐意见说明:

移植肾真性动脉瘤主要由供肾血管退行性变化或感染导致。供肾血管退行性变化通常是由移植术后长期的血管压力变化导致的动脉壁弱化和扩张,是导致移植肾真性动脉瘤的重要原因[102]。感染也是导致移植肾真性动脉瘤的主要因素(如 Candida albicans 引起的真菌性感染),特别是在免疫抑制的移植患者中更多见[103]。

移植肾假性动脉瘤主要与手术因素或医源性因素、感染等有关。手术操作不当导致的血管内膜受损、缺口等,以及移植肾穿刺等医源性因素,是导致移植肾假性动脉瘤等重要原因[104]。感染因素也可导致移植肾假性动脉瘤[105]。

**临床问题 24:移植肾动脉瘤常见的临床症状?**

**推荐意见 24:**移植肾动脉瘤通常无症状,当瘤体过大时,可出现移植肾区包块和疼痛,移植肾功能受损(推荐强度 C,证据等级 4)。

推荐意见说明:

大多数移植肾动脉真性动脉瘤无症状,但部分患者可表现为发热、附近结构受压引起的症状、高血压、移植肾功能下降,查体时可有波动性肿块,极少数出现危及生命的出血[100]。

移植肾假性动脉瘤与真性动脉瘤症状相似,通常无症状,有的可表现为肾功能异常,易误诊为急性排斥反应。但体格检查时可表现为疼痛和搏动性肿块。若移植肾周围出现感染,或有活检史和肾功能恶化,血尿严重或血尿时间长,或移植肾周围闻及杂音,均应考虑假性动脉瘤的可能,应及早行影像学检查[106]。

**临床问题 25:移植肾动脉瘤的诊断方法?**

**推荐意见 25:**推荐彩色多普勒超声作为移植肾动脉瘤的初始检查手段,建议 CTA、MRA、DSA 作为辅助诊断(推荐强度 C,证据等级 4)。

推荐意见说明:

彩色多普勒超声是肾移植后非侵袭性的常规检查手段,肾移植术后假性动脉瘤常通过彩色多普勒超声发现的[107]。肾动脉瘤的特征性超声表现为局限性扩张的肾动脉内显示红蓝相对的旋转式血流,或者并发血栓形成,瘤口显示收缩期单向前进血流。彩色多普勒超声对于假性动脉瘤的诊断具有一定价值,并可以监测动脉瘤的发展变化。CTA 有助于诊断假性动脉瘤。血管造影是发现和确诊本病最具特异性的诊断方法,被认为是金标准,但因属于有创性检查,存在一定的并发症的可能。MRA 作为一种新的无创性血管成像技术,对于移植肾动脉瘤、动脉狭窄、血管畸形等具有独特的诊断价值,MRA 能清楚显示移植肾动脉吻合口或其近肾端有边缘清楚的高信号,其内信号均匀或欠均匀。

移植肾真性动脉瘤和假性动脉瘤区别在于动脉瘤的瘤壁是否完整、正常,真性动脉瘤的动脉瘤壁是真正的动脉血管,只是这种动脉血管属于病理状态下,但是仍然是由内膜、中膜、外膜三层膜构成,而假性动脉瘤病理则显示血管壁的破坏和消失[108]。

**临床问题 26：**移植肾动脉瘤的治疗方案？

**推荐意见 26：**较小的移植肾动脉瘤推荐药物控制血压，定期随访观察；较大的移植肾动脉瘤，需采取介入治疗或开放手术治疗（推荐强度 C，证据等级 4）。

**推荐意见说明：**

一般 <2cm 的移植肾动脉瘤，建议使用降压药控制血压，观察随访[109]。

对于较大的移植肾动脉瘤，首选介入治疗支架植入术，对于假性动脉瘤也可开放手术缝合血管壁上的创口[110]。

对于有症状的动脉瘤，或瘤体较大或有增大趋势，或有感染性病因存在，建议手术治疗[111]。感染性假性动脉瘤应慎重选择腔内治疗[112]。

移植肾动脉瘤若未及时处理或处理不当，易造成生命危险。因此，需警惕其发生，快速、果断制订准确的处理方案。

## 九、小结

肾移植术后血管并发症的发生率较低，但病情进展迅速且后果严重，常致移植肾功能受损或移植肾丢失，甚至危及生命，应当给予足够重视。因此，需密切观察、积极预防、早期诊断、果断处理，以获得更好的治疗效果，减少移植肾丢失，提高移植肾存活率。本指南推荐意见的证据大多为个案报道或病例系列报道，推荐强度不高。未来，我们将持续更新最新证据，增强推荐强度。

**执笔专家：**蒋亚梅（首都医科大学宣武医院），吴江涛（首都医科大学宣武医院），黄莹（首都医科大学宣武医院）

**通信作者：**欧彤文（首都医科大学宣武医院），杨洪吉（四川省人民医院）

**参编作者：**王琦（首都医科大学宣武医院），邢添瑛（首都医科大学宣武医院），李广萍（首都医科大学宣武医院）

**主审专家：**薛武军（西安交通大学第一附属医院），周江桥（武汉大学人民医院），陈刚（华中科技大学同济医学院附属同济医院），于立新（清华大学附属北京清华长庚医院）

**审稿专家：**门同义（内蒙古医科大学附属医院），王长安（郑州市第七人民医院），付绍杰（南方医科大学南方医院），朱有华（中国人民解放军海军军医大学第一附属医院），李响（中国人民解放军总医院第八医学中心），刘致中（内蒙古包钢医院），张伟杰（华中科技大学同济医学院附属同济医院），周华（山西省第二人民医院），周佩军（上海交通大学医学院附属瑞金医院），顾民（南京医科大学第二附属医院），徐健（南方医科大学南方医院），董震（青岛大学附属医院），蔡明（浙江大学医学院附属第二医院）

**利益冲突：**所有作者声明无利益冲突。

## 参考文献

[1] HURST F P, ABBOTT K C, NEFF R T, et al. Incidence, predictors and outcomes of transplant renal artery stenosis after kidney transplantation: analysis of USRDS [J]. Am J Nephrol, 2009, 30 (5): 459-467.

[2] BESSEDE T, DROUPY S, HAMMOUDI Y, et al. Surgical prevention and management of vascular complications of kidney transplantation [J]. Transpl Int, 2012, 25 (9): 994-1001.

[3] ROUVIÈRE O, BERGER P, BÉZIAT C, et al. Acute thrombosis of renal transplant artery: graft salvage by means of

intra-arterial fibrinolysis [J]. Transplantation, 2002, 73 (3): 403-409.

［4］ KLEPANEC A, BALAZS T, BAZIK R, et al. Pharmacomechanical thrombectomy for treatment of acute transplant renal artery thrombosis [J]. Ann Vasc Surg, 2014, 28 (5): 1314. e11-14.

［5］ TAVAKKOLI M, ZAFARGHANDI R M, TAGHAVI R, et al. Immediate vascular complications after kidney transplant: experience from 2100 recipients [J]. Exp Clin Transplant, 2017, 15 (5): 504-508.

［6］ DOMAGALA P, KWIATKOWSKI A, WSZOLA M, et al. Complications of transplantation of kidneys from expanded-criteria donors [J]. Transplant Proc, 2009, 41 (8): 2970-2971.

［7］ IRISH A. Hypercoagulability in renal transplant recipients. Identifying patients at risk of renal allograft thrombosis and evaluating strategies for prevention [J]. Am J Cardiovasc Drugs, 2004, 4 (3): 139-149.

［8］ SHANKAR R, BASTANI B, SALINAS-MADRIGAL L, et al. Acute thrombosis of the renal transplant artery after a single dose of OKT3 [J]. Am J Nephrol, 2001, 21 (2): 141-144.

［9］ DODHIA N, RODBY R A, JENSIK S C, et al. Renal transplant arterial thrombosis: association with cyclosporine [J]. Am J Kidney Dis, 1991, 17 (5): 532-536.

［10］ PLAINFOSSE M C, CALONGE V M, BEYLOUNE-MAINARDI C, et al. Vascular complications in the adult kidney transplant recipient [J]. J Clin Ultrasound, 1992, 20 (8): 517-527.

［11］ FANANAPAZIR G, TROPPMANN C. Vascular complications in kidney transplant recipients [J]. Abdom Radiol (NY), 2018, 43 (10): 2546-2554.

［12］ COPELAN A, GEORGE D, KAPOOR B, et al. Iatrogenic-related transplant injuries: the role of the interventional radiologist [J]. Semin Intervent Radiol, 2015, 32 (2): 133-155.

［13］ ONNIBONI M, DE FILIPPO M, AVERNA R, et al. Magnetic resonance imaging in the complications of kidney transplantation [J]. Radiol Med, 2013, 118 (5): 837-850.

［14］ MORENO C C, MITTAL P K, GHONGE N P, et al. Imaging complications of renal transplantation [J]. Radiol Clin North Am, 2016, 54 (2): 235-249.

［15］ AMMI M, DALIGAULT M, SAYEGH J, et al. Evaluation of the vascular surgical complications of renal transplantation [J]. Ann Vasc Surg, 2016, 33: 23-30.

［16］ DIMITROULIS D, BOKOS J, ZAVOS G, et al. Vascular complications in renal transplantation: a single-center experience in 1367 renal transplantations and review of the literature [J]. Transplant Proc, 2009, 41 (5): 1609-1614.

［17］ KRISTEK J, TAVLARIDIS M, NOVOTNÝ R, et al. Thrombolysis as a treatment for transplant renal artery thrombosis-a report of three unsuccessful cases and an overview of reported cases [J]. Rozhl Chir, 2021, 100 (9): 445-451.

［18］ MELAMED M L, KIM H S, JAAR B G, et al. Combined percutaneous mechanical and chemical thrombectomy for renal vein thrombosis in kidney transplant recipients [J]. Am J Transplant, 2005, 5 (3): 621-626.

［19］ STERRETT S P, MERCER D, JOHANNING J, et al. Salvage of renal allograft using venous thrombectomy in the setting of iliofemoral venous thrombosis [J]. Nephrol Dial Transplant, 2004, 19 (6): 1637-1639.

［20］ HARRAZ A M, SHOKEIR A A, SOLIMAN S A, et al. Salvage of grafts with vascular thrombosis during live donor renal allotransplantation: a critical analysis of successful outcome [J]. Int J Urol, 2014, 21 (10): 999-1004.

［21］ SUBRAMANIAM M, EDWARDS R, OSMAN H Y. Revascularization of kidney allograft after renal artery occlusion secondary to angioplasty [J]. Prog Transplant, 2007, 17 (3): 177-179.

［22］ GIUSTACCHINI P, PISANTI F, CITTERIO F, et al. Renal vein thrombosis after renal transplantation: an important cause of graft loss [J]. Transplant Proc, 2002, 34 (6): 2126-2127.

［23］ ROBERTSON A J, NARGUND V, GRAY D W, et al. Low dose aspirin as prophylaxis against renal-vein thrombosis in renal-transplant recipients [J]. Nephrol Dial Transplant, 2000, 15 (11): 1865-1868.

［24］ EL ZORKANY K, BRIDSON J M, SHARMA A, et al. Transplant renal vein thrombosis [J]. Exp Clin Transplant, 2017, 15 (2): 123-129.

［25］ RAMIREZ P J, GOHH R Y, KESTIN A, et al. Renal allograft loss due to proximal extension of ileofemoral deep venous thrombosis [J]. Clin Transplant, 2002, 16 (4): 310-313.

［26］ PARAJULI S, LOCKRIDGE J B, LANGEWISCH E D, et al. Hypercoagulability in kidney transplant recipients [J]. Transplantation, 2016, 100 (4): 719-726.

［27］DE FREITAS R A P, DE LIMA M L, MAZZALI M. Early vascular thrombosis after kidney transplantation: Can we predict patients at risk? [J]. Transplant Proc, 2017, 49 (4): 817-820.

［28］ROBINSON J M, COCKRELL C H, TISNADO J, et al. Selective low-dose streptokinase infusion in the treatment of acute transplant renal vein thrombosis [J]. Cardiovasc Intervent Radiol, 1986, 9 (2): 86-89.

［29］PALOMAR R, MORALES P, RODRIGO E, et al. Venous graft thrombosis in patients on peritoneal dialysis before transplantation [J]. Transplant Proc, 2007, 39 (7): 2128-2130.

［30］MODRALL J G, TEITELBAUM G P, DIAZ-LUNA H, et al. Local thrombolysis in a renal allograft threatened by renal vein thrombosis [J]. Transplantation, 1993, 56 (4): 1011-1013.

［31］许名杰, 谢续标, 彭龙开, 等. 肾移植后感染性移植肾动脉破裂五例临床分析 [J]. 中华器官移植杂志, 2017, 38 (4): 211-217.

［32］王凯, 李明, 乔良伟, 等. 13 例移植肾动脉感染破裂典型病例分析及总结 [J]. 临床泌尿外科杂志, 2020, 35 (7): 552-556.

［33］高建, 张媛, 成伟丽, 等. 器官捐献移植肾动脉细菌感染破裂的诊疗对策 [J]. 器官移植, 2017, 8 (4): 312-313, 332.

［34］郑蒙蒙, 赵有权, 林俊, 等. 肾移植术后感染性移植肾血管破裂二例 [J]. 中国临床案例成果数据库, 2022, 04 (1): E00283.

［35］张江伟, 丁小明. 肾移植术后血管并发症的诊疗策略 [J]. 器官移植, 2024, 15 (1): 1-9.

［36］丁利民, 李新长. 肾移植术后出血的临床诊治 [J]. 中华器官移植杂志, 2018, 39 (4): 243-245.

［37］PLUEMECKE G, WILLIAMS J, ELLIOTT D, et al. Renal transplant artery rupture secondary to candida infection [J]. Nephron, 1992, 61 (1): 98-101.

［38］SERRANO O K, OLOWOFELA A S, KANDASWAMY R, et al. Long-term graft survival after kidney allograft torsion: rapid diagnosis and surgical management key to reversibility of injury [J]. Transplant Proc, 2017, 49 (7): 1565-1569.

［39］韩修武, 阿民布和, 赵永恒, 等. 肾移植术中肾缺血事件的诊断及治疗 (附 27 例报告)[J]. 北京医学, 2008, 30 (8): 525-527.

［40］WINTER T C, CLARKE A L, CAMPSEN J. Acute torsion of a retroperitoneal renal transplant mimicking renal vein thrombosis [J]. Ultrasound Q, 2013, 29 (3): 203-204.

［41］MARVIN R G, HALFF G A, ELSHIHABI I. Renal allograft torsion associated with prune-belly syndrome [J]. Pediatr Nephrol, 1995, 9 (1): 81-82.

［42］RUIZ-CARMONA C, MATEOS TORRES E. Early kidney transplant dysfunction with renal artery torsion: a surgical emergency [J]. Eur J Vasc Endovasc Surg, 2020, 60 (5): 686.

［43］ROZA A M, JOHNSON C P, ADAMS M. Acute torsion of the renal transplant after combined kidney-pancreas transplant [J]. Transplantation, 1999, 67 (3): 486-488.

［44］GRECO J M, MULLIGAN D C, YOO P S. Salvage after retroperitoneal kidney allograft torsion [J]. Case Rep Transplant, 2020, 2020: 8024598.

［45］DOSCH A R, PAHL M, REDDY U, et al. Post-transplantation nephroptosis causing recurrent episodes of acute renal failure and hypertension secondary to intermittent vascular torsion of intraperitoneal renal allograft [J]. J Surg Case Rep, 2017, 2017 (5): rjx033.

［46］AGÜERA FERNÁNDEZ L G, ZUDAIRE J J, ISA W A, et al. Vascular complications in 237 recipients of renal transplant from cadaver [J]. Actas Urol Esp, 1992, 16 (4): 292-295.

［47］LACOMBE M. Arterial stenosis complicating renal allotransplantation in man: a study of 38 cases [J]. Ann Surg, 1975, 181 (3): 283-288.

［48］NASSERALA J C, OLIVEIRA C M, CERQUEIRA J B, et al. Artery stenosis of the renal graft: experience of a center of northeastern Brazil [J]. Transplant Proc, 2016, 48 (1): 74-80.

［49］FERVENZA F C, LAFAYETTE R A, ALFREY E J, et al. Renal artery stenosis in kidney transplants [J]. Am J Kidney Dis, 1998, 31 (1): 142-148.

［50］BRUNO S, REMUZZI G, RUGGENENTI P. Transplant renal artery stenosis [J]. J Am Soc Nephrol, 2004, 15 (1): 134-141.

［51］WILLICOMBE M, SANDHU B, BROOKES P, et al. Postanastomotic transplant renal artery stenosis: association with de novo class Ⅱ donor-specific antibodies [J]. Am J Transplant, 2014, 14 (1): 133-143.

［52］陈忠宝, 周江桥, 邱涛, 等. 移植肾动脉狭窄诊断及介入治疗效果评价 [J]. 中华移植杂志 (电子版), 2017, 11 (4): 201-205.

［53］CAREY R M, CALHOUN D A, BAKRIS G L, et al. Resistant hypertension: detection, evaluation, and management: a scientific statement from the american heart association [J]. Hypertension, 2018, 72 (5): e53-e90.

［54］ARNETT D K, BLUMENTHAL R S, ALBERT M A, et al. 2019 ACC/AHA guideline on the primary prevention of cardiovascular disease: a report of the American College of Cardiology/American Heart Association Task Force on clinical practice guidelines [J]. Circulation, 2019, 140 (11): e596-e646.

［55］WILLIAMS B, MANCIA G, SPIERING W, et al. 2018 ESC/ESH guidelines for the management of arterial hypertension [J]. Eur Heart J, 2018, 39 (33): 3021-3104.

［56］WOO K T, YEUNG C K, D'APICE A J, et al. Transplant renal artery stenosis [J]. Aust N Z J Surg, 1979, 49 (6): 613-616.

［57］SU C H, LIAN J D, CHANG H R, et al. Long-term outcomes of patients treated with primary stenting for transplant renal artery stenosis: a 10-year case cohort study [J]. World J Surg, 2012, 36 (1): 222-228.

［58］GHAZANFAR A, TAVAKOLI A, AUGUSTINE T, et al. Management of transplant renal artery stenosis and its impact on long-term allograft survival: a single-centre experience [J]. Nephrol Dial Transplant, 2011, 26 (1): 336-343.

［59］JACHUCK S J, WILKINSON R. Abdominal bruit after renal transplantation [J]. Br Med J, 1973, 3 (5873): 202-203.

［60］LOPES J A, DE ALMEIDA C J, HACHUL M, et al. Frequency of stenosis of renal the artery in 676 renal transplantations [J]. Rev Assoc Med Bras (1992), 1998, 44 (3): 210-213.

［61］GREENSTEIN S M, VERSTANDIG A, MCLEAN G K, et al. Percutaneous transluminal angioplasty. The procedure of choice in the hypertensive renal allograft recipient with renal artery stenosis [J]. Transplantation, 1987, 43 (1): 29-32.

［62］MARINI M, FERNANDEZ-RIVERA C, CAO I, et al. Treatment of transplant renal artery stenosis by percutaneous transluminal angioplasty and/or stenting: study in 63 patients in a single institution [J]. Transplant Proc, 2011, 43 (6): 2205-2207.

［63］ERLEY C M, DUDA S H, WAKAT J P, et al. Noninvasive procedures for diagnosis of renovascular hypertension in renal transplant recipients-a prospective analysis [J]. Transplantation, 1992, 54 (5): 863-867.

［64］RAJAN D K, STAVROPOULOS S W, SHLANSKY-GOLDBERG R D. Management of transplant renal artery stenosis [J]. Semin Intervent Radiol, 2004, 21 (4): 259-269.

［65］MIRALLES HERNÁNDEZ M, BESTARD PALMER J, GASCÓ COMPANY J, et al. Vascular complications in the transplanted kidney: detection with Doppler ultrasonography [J]. Arch Esp Urol, 1995, 48 (10): 1001-1008.

［66］BURGOS REVILLA F J, OROFINO ASCUNCE L, MAYAYO DEHESA T, et al. Assessment of arterial hypertension associated with renal transplantation using Doppler ultrasonography [J]. Arch Esp Urol, 1995, 48 (7): 701-707.

［67］LOUBEYRE P, ABIDI H, CAHEN R, et al. Transplanted renal artery: detection of stenosis with color Doppler US [J]. Radiology, 1997, 203 (3): 661-665.

［68］HENNING B F, KUCHLBAUER S, BÖGER C A, et al. Percutaneous transluminal angioplasty as first-line treatment of transplant renal artery stenosis [J]. Clin Nephrol, 2009, 71 (5): 543-549.

［69］CHAN Y L, LEUNG C B, YU S C, et al. Comparison of non-breath-hold high resolution gadolinium-enhanced MRA with digital subtraction angiography in the evaluation on allograft renal artery stenosis [J]. Clin Radiol, 2001, 56 (2): 127-132.

［70］RUDNICK M R, BERNS J S, COHEN R M, et al. Nephrotoxic risks of renal angiography: contrast media-associated nephrotoxicity and atheroembolism-a critical review [J]. Am J Kidney Dis, 1994, 24 (4): 713-727.

［71］DUDA S H, ERLEY C M, WAKAT J P, et al. Posttransplant renal artery stenosis-outpatient intraarterial DSA versus color aided duplex Doppler sonography [J]. Eur J Radiol, 1993, 16 (2): 95-101.

［72］SPINOSA D J, MATSUMOTO A H, ANGLE J F, et al. Gadolinium-based contrast and carbon dioxide angiography to evaluate renal transplants for vascular causes of renal insufficiency and accelerated hypertension [J]. J Vasc Interv Radiol, 1998, 9 (6): 909-916.

［73］ MORESCO K P, PATEL N H, NAMYSLOWSKI Y, et al. Carbon dioxide angiography of the transplanted kidney: technical considerations and imaging findings [J]. AJR Am J Roentgenol, 1998, 171 (5): 1271-1276.

［74］ LORCH H, STEINHOFF J, FRICKE L, et al. $CO_2$ angiography of transplanted kidneys [J]. Rontgenpraxis, 2003, 55 (1): 26-32.

［75］ WEI K, LE E, BIN J P, et al. Quantification of renal blood flow with contrast-enhanced ultrasound [J]. J Am Coll Cardiol, 2001, 37 (4): 1135-1140.

［76］ GARIN E, DEVILLERS A, RIVALAN J, et al. Contribution of 99Tcm-DMSA scintigraphy to aetiological diagnosis in renal transplant recipients with impaired renal function [J]. Nucl Med Commun, 2000, 21 (1): 77-81.

［77］ BENOIT G, MOUKARZEL M, HIESSE C, et al. Transplant renal artery stenosis: experience and comparative results between surgery and angioplasty [J]. Transpl Int, 1990, 3 (3): 137-140.

［78］ GÓMEZ DOS SANTOS V, BURGOS REVILLA F J, RIVERA GORRIN M, et al. Treatment of arterial stenosis of the kidney graft with transluminal angioplasty [J]. Arch Esp Urol, 1996, 49 (5): 493-498.

［79］ AUDARD V, MATIGNON M, HEMERY F, et al. Risk factors and long-term outcome of transplant renal artery stenosis in adult recipients after treatment by percutaneous transluminal angioplasty [J]. Am J Transplant, 2006, 6 (1): 95-99.

［80］ PATEL N H, JINDAL R M, WILKIN T, et al. Renal arterial stenosis in renal allografts: retrospective study of predisposing factors and outcome after percutaneous transluminal angioplasty [J]. Radiology, 2001, 219 (3): 663-667.

［81］ DEL POZO M, MARTÍ J, GUIRADO L, et al. Angioplasty and stent treatment of transplant renal artery stenosis [J]. Nefrologia, 2012, 32 (4): 455-458.

［82］ BEECROFT J R, RAJAN D K, CLARK T W, et al. Transplant renal artery stenosis: outcome after percutaneous intervention [J]. J Vasc Interv Radiol, 2004, 15 (12): 1407-1413.

［83］ LEERTOUWER T C, GUSSENHOVEN E J, BOSCH J L, et al. Stent placement for renal arterial stenosis: Where do we stand? A meta-analysis [J]. Radiology, 2000, 216 (1): 78-85.

［84］ XIAO N, RIOPELLE D, AGRAWAL A, et al. Transplant renal vein stenosis: diagnosis and intervention [J]. J Vasc Interv Radiol, 2023, 34 (4): 723-726.

［85］ GERAGHTY A J, WELCH K. Antithrombotic agents for preventing thrombosis after infrainguinal arterial bypass surgery [J]. Cochrane Database Syst Rev, 2011, 2011 (6): Cd000536.

［86］ MARTIN L G, RUNDBACK J H, SACKS D, et al. Quality improvement guidelines for angiography, angioplasty, and stent placement in the diagnosis and treatment of renal artery stenosis in adults [J]. J Vasc Interv Radiol, 2002, 13 (11): 1069-1083.

［87］ NOLAN B W, SCHERMERHORN M L, POWELL R J, et al. Restenosis in gold-coated renal artery stents. J Vasc Surg, 2005, 42 (1): 40-46.

［88］ ZELLER T, RASTAN A, SCHWARZWÄLDER U, et al. Treatment of instent restenosis following stent-supported renal artery angioplasty [J]. Catheter Cardiovasc Interv, 2007, 70 (3): 454-459.

［89］ AKBULUT M, OZBAY Y, KARACA I, et al. The effect of long-term clopidogrel use on neointimal formation after percutaneous coronary intervention [J]. Coron Artery Dis, 2004, 15 (6): 347-352.

［90］ 韩述岭, 于立新, 邓文锋, 等. 动脉内支架植入术在移植肾动脉狭窄治疗中的应用 [J]. 中华器官移植杂志, 2005, 26 (2): 113-114.

［91］ TIAN X, JI B, NIU X, et al. Efficacy and safety of low-dose aspirin on preventing transplant renal artery stenosis: a prospective randomized controlled trial [J]. Chin Med J (Engl), 2023, 136 (5): 541-549.

［92］ MERKUS J W, HUYSMANS F T, HOITSMA A J, et al. Renal allograft artery stenosis: results of medical treatment and intervention. A retrospective analysis [J]. Transpl Int, 1993, 6 (2): 111-115.

［93］ FRIEDEWALD S M, MOLMENTI E P, FRIEDEWALD J J, et al. Vascular and nonvascular complications of renal transplants: sonographic evaluation and correlation with other imaging modalities, surgery, and pathology [J]. J Clin Ultrasound, 2005, 33 (3): 127-139.

［94］ PAN M S, WU R H, SUN D P, et al. Renal vein stenosis with transudative ascites from graft after renal transplantation with good response after percutaneous stent placement [J]. Transplant Proc, 2014, 46 (2): 598-601.

［95］ WOOD R F, NASMYTH D G. Doppler ultrasound in the diagnosis of vascular occlusion in renal transplantation [J]. Transplantation, 1982, 33 (5): 547-551.

［96］ REIS J, BOGART A M, HEALEY P J, et al. Transplant renal vein stent placement complicated by obstructive hematuria: a case report [J]. Pediatr Transplant, 2023, 27 (7): e14607.

［97］ CERCUEIL J P, CHEVET D, MOUSSON C, et al. Acquired vein stenosis of renal allograft-percutaneous treatment with self-expanding metallic stent [J]. Nephrol Dial Transplant, 1997, 12 (4): 825-826.

［98］ PINE J, RAJAGANESHAN R, BAKER R, et al. Early postoperative renal vein stenosis after renal transplantation: a report of two cases [J]. J Vasc Interv Radiol, 2010, 21 (2): 303-304.

［99］ BERTRAND J, HAMMER F, DARIUS T, et al. In situ management of late thrombosis of a renal graft vein in a patient with Cockett syndrome [J]. Nephrol Ther, 2023, 19 (7): 1-6.

［100］ HO C, SO W Z, WONG J, et al. Successful repair of transplant renal artery aneurysm (TRAA)[J]. BMC Urol, 2023, 23 (1): 129.

［101］ BRACALE U M, CARBONE F, DEL GUERCIO L, et al. External iliac artery pseudoaneurysm complicating renal transplantation [J]. Interact Cardiovasc Thorac Surg, 2009, 8 (6): 654-660.

［102］ MEZZETTO L, BOSCHIERO L, FIOR F, et al. Direct revascularization with autotransplant technique for a true aneurysm of the renal artery 20 years after kidney transplantation [J]. Ann Vasc Surg, 2016, 32: 132. e5-8.

［103］ LAOUAD I, BUCHLER M, NOEL C, et al. Renal artery aneurysm secondary to Candida albicans in four kidney allograft recipients [J]. Transplant Proc, 2005, 37 (6): 2834-2836.

［104］ ANDERS L, STEPHENS R, LAUB M, et al. Management of transplant renal artery pseudoaneurysm and literature review [J]. Case Rep Transplant, 2022, 2022: 6232586.

［105］ BERGER M F, BADELL I R. Single donor-derived pseudomonas aeruginosa pseudoaneurysms in two kidney transplant recipients: a case report of dichotomous allograft outcomes [J]. Transplant Proc, 2017, 49 (10): 2357-2361.

［106］ RAVAL B, BALSARA V, KIM E E. Computed tomography detection of transplant renal artery pseudoaneurysm [J]. J Comput Tomogr, 1985, 9 (2): 149-151.

［107］ EL HENNAWY H, AL-QAHTANI S, FAIFI A S A, et al. Successful endovascular repair of infectious external iliac artery anastomotic pseudoaneurysm with graft preservation post-kidney transplantation: case report and review of literature [J]. Transplant Proc, 2022, 54 (10): 2709-2715.

［108］ KLOP K W, KARATEPE O, WEENING J J, et al. Ruptured pseudoaneurysm in a renal allograft after percutaneous biopsy [J]. Kidney Int, 2012, 81 (4): 420.

［109］ OLUBORODE B, KERBY E, PARK H, et al. Surveillance of a transplant kidney harboring a stable renal artery aneurysm: a case report [J]. Transplant Proc, 2024, 56 (1): 257-259.

［110］ ALATTAB N A, SULIMAN Y, WANI T M, et al. Pseudoaneurysm and renal artery stenosis post-renal transplant: a rare presentation [J]. Cureus, 2023, 15 (10): e47315.

［111］ BINDI M, FERRARESSO M, DE SIMEIS M L, et al. Allograft artery mycotic aneurysm after kidney transplantation: a case report and review of literature [J]. World J Clin Cases, 2020, 8 (5): 912-921.

［112］ LIAPIS C D, PETRIKKOS G L, PARASKEVAS K I, et al. External Iliac artery stent mucormycosis in a renal transplant patient [J]. Ann Vasc Surg, 2006, 20 (2): 253-257.

# 36　肾移植术后移植肾破裂临床诊疗指南

肾移植是治疗终末期肾脏病最有效的方法，移植肾破裂为肾移植术后严重的并发症，虽然发病率较低，一旦发生则严重影响受者的生活质量并威胁生命。1968 年 Murray 等[1]首次报道了移植肾的自发性破裂，1978 年 Oesterwith 等[2]报道，在 364 例肾移植中，22 例发生了自发性破裂，发生率为

6.04%。2005年国内向军等[3]报道843例肾移植无1例破裂,国内另有多个移植中心报道,移植肾自发性破裂的发生率在1.50%~6.86%之间不等。

移植肾破裂若未及时诊断和处理可能导致移植肾丢失,严重还可能危及受者的生命。因此,对这一并发症的预防、及时诊断和有效治疗是肾移植术后管理的重要组成部分。本指南旨在针对移植肾破裂临床诊疗中涉及的主要临床问题,从医疗技术、受者个体状况、风险因素、防控策略、处理方法等方面提出了具体的指导意见。

## 一、指南形成方法

本指南已在国际实践指南注册与透明化平台(Practice Guide Registration for TransPAREncy,PREPARE)上中英文注册,(注册号:PREPARE-2023CN816)。

指南范围及临床问题的确定:通过指南专家会议对临床关注的问题进行访谈和研讨,最终确定本指南拟解决的15个临床问题,涉及肾移植术后移植肾破裂的原因、临床表现、诊断、治疗方案、风险因素分析、术后的优化管理、预后、随访等方面。

证据检索与筛选:证据评价组按照人群、干预、对照、结局(population,intervention,comparison,outcome,PICO)的原则对纳入的临床问题进行解构和检索,检索MEDLINE(PubMed)、Web of Science、The Cochrane Library、中国生物医学文献服务系统(CBM)、万方知识数据服务平台和中国知网数据库(CNKI),纳入指南、共识、系统评价和meta分析、随机对照试验(randomized controlled trial,RCT)、非RCT队列研究和病例对照研究等类型的证据。检索词包括:"肾移植""移植肾破裂""诊断""治疗""指南""预防"等。英文文献的检索时间为1968年9月至2024年3月,中文文献的检索时间为1982年3月至2024年3月。完成证据检索后,每个临床问题均由指南专家组成员按照题目、摘要和全文的顺序逐级独立筛选文献,确定纳入符合具体临床问题的文献,完成筛选后两人进行核对,如存在分歧,则通过共同讨论、扩大专家组成员或/和进行多学科专家协商确定。

证据分级和推荐强度分级:本指南使用2009版牛津大学循证医学中心的证据分级与推荐强度标准对每个临床问题的证据质量和推荐强度进行分级。

推荐意见的形成:综合考虑证据以及我国受者的偏好与价值观、干预措施的成本和利弊等因素后,指南工作组提出了符合我国临床诊疗实践的15条推荐意见。推荐意见达成共识后,工作组完成初稿的撰写,经中华医学会器官移植学分会组织全国器官移植与相关学科专家两轮会议集体讨论,根据其反馈意见对初稿进行修改,最终形成指南终稿。

## 二、移植肾破裂的分类与原因

临床问题1:移植肾破裂有哪几类?

推荐意见1:根据移植肾破裂原因可归纳为外伤性破裂和自发性破裂(推荐强度B,证据等级2b)。

推荐意见说明:

移植肾破裂是移植肾实质或血管的完整性受到损伤,涉及肾脏的皮质、髓质或肾脏血管,形成局部或全肾的组织破损,可导致急性出血和尿液渗漏,严重时危及生命和移植肾的功能。移植肾破裂是肾移植术后的严重并发症,依据病因可归纳为外伤性破裂和自发性破裂。

外伤性破裂是移植肾直接遭受外力作用导致的机械性损伤,外伤性因素导致的移植肾破裂可发生在肾移植术后各个时期,移植肾由于其解剖位置(位于髂窝)相较于原位肾脏更容易直接受到外力作用(如跌倒、撞击、交通事故等)导致破裂[4]。

自发性破裂是以受者自身的病理生理改变为主要原因的移植肾破裂,一般发生在肾移植术后一个月以内,在2周内多发,其中急性排斥反应、移植肾功能延迟性恢复(delayed graft function,DGF)、移植肾肾后性梗阻、移植肾感染及医源性损伤是导致自发性破裂的主要因素[5]。

临床问题2:**导致移植肾自发性破裂的常见原因有哪些?**

推荐意见2:*急性排斥反应,DGF,移植肾肾后性梗阻,移植肾感染,移植肾医源性损伤是导致自发性破裂的常见原因(推荐强度B,证据等级2b)。*

推荐意见说明:

急性排斥反应、缺血再灌注损伤引起的急性肾小管损伤或急性肾小管坏死(acute tubular necrosis,ATN)导致的移植肾功能延迟性恢复(delayed graft function,DGF)、移植肾肾后性梗阻、肾静脉血栓、尿路梗阻、移植肾感染等均可造成移植肾组织高度水肿、脆弱,在腹压突然增大等条件下容易发生移植肾破裂[4]。破裂可发生在移植肾的各个部位,肾长轴的凸缘发生率相对较高,破裂方向与肾实质内叶间动脉的排列有关,破裂往往沿着阻力最低的界线发生,也可发生在其他部位,一般为一处,但也可多处[6]。医源性损伤也是移植肾自发性破裂的重要因素之一,如供肾摘取与修整灌洗、移植前病理穿刺等操作不慎损伤肾包膜或实质时,在腹压突然增大等情况下可导致移植肾自发性破裂[7]。肾移植术后远期若出现重度积水、移植肾肿瘤、移植肾错构瘤等病理改变,在受到一定外力作用时也可出现自发性破裂。

Szenohradszky等[8]对37例因破裂而切除的移植肾做病理检查发现急性排斥反应占81%,对其中10例进行超声检查发现移植肾破裂前体积较移植术后第1天增加了43%,可见移植肾破裂的主要原因是急性排斥反应。因此围手术期合理应用抗排斥药物应用不仅可减少急性排斥反应,而且可以减轻移植肾破裂修补后肾脏的进一步水肿。术后2周内是加速型和急性排斥反应发生的高峰时期,此时移植肾均有不同程度的肿大,当肾体积增大超过肾包膜所容纳的限度时肾内压增高易引起破裂[9]。急性排斥反应、移植肾缺血再灌注损伤导致急性肾小管损伤或坏死,可使移植肾血管内皮受损出现肿胀或微血栓,导致肾皮质血流量减少、肾间质水肿、肾实质十分脆嫩,肾间质水肿导致肾表面张力增高,达到一定限度时即可发生移植肾破裂。

移植肾穿刺活检的位置是移植肾的薄弱部分,容易发生破裂。移植肾肾后性梗阻,如移植肾静脉血栓可导致血液回流受阻,以及移植肾尿路梗阻发展到肾盂重度积水时,都可以使移植肾肿胀,肾内压增高,如果没有及早发现处理,容易引发移植肾破裂[10]。移植肾感染多数情况下会侵蚀血管吻合口或肾实质受损处,造成缝线松动或血管组织结构崩解,引发破裂大出血。当移植肾存在损伤(如术前病理穿刺)或修补缝合时,持续的移植肾感染又可增加移植肾破裂的风险[10]。

临床问题3:**导致移植肾自发性破裂的常见诱因有哪些?**

推荐意见3:*建议重视各种因素引起腹压增加导致的移植肾自发性破裂,包括剧烈咳嗽、大便用力,快速弯腰以及过早不当地下床活动,血液透析和血压升高也可增加移植肾破裂的风险(推荐强度C,证据等级4)。*

推荐意见说明:

肾移植术后急性排斥反应、急性肾小管损伤或坏死等因素致使移植肾组织高度水肿、表面张力增加是移植肾破裂的病理基础[11]。移植肾肿胀后受肾包膜的约束,使肾内压力增大,这时病人早期不当的活动、咳嗽、打喷嚏、用力排便、过度屈曲躯体等可使腹内压突然增加,导致移植肾破裂[7,12]。因急性排斥反应、DGF 需要血液透析治疗时,抗凝药物的应用可导致受者凝血功能障碍,可诱发移植肾破裂,血压升高可增加组织肿胀脆弱的移植肾破裂风险。此外,过度灌洗供肾,可使肾组织水肿而增加移植肾破裂的风险。因此,术后早期有必要采取有效措施防控急性排斥反应,并加强护理及康复,培养受者保护肾脏意识,保障大便通畅,避免用力排便、剧烈咳嗽等使腹内压增加的动作,杜绝过早下床剧烈活动。术后早期需要血液透析过渡治疗时应注意抗凝药物的使用,尽量选择无肝素或小剂量低分子肝素下透析,同时监测受者的凝血功能。合理应用降压药物,防止血压过高,避免增加肿胀脆弱的肾组织张力。以上内容是预防移植肾破裂的重点。

### 三、移植肾破裂的诊断

**临床问题 4:出现何种症状体征需要考虑移植肾破裂?**

**推荐意见 4:**当受者出现移植肾区域突然疼痛,局部隆起,切口渗血或引流管血液量突然增加,伴有心率加快,血压下降,尿量减少或者无尿(也可血尿)时,建议首先虑移植肾破裂(推荐强度 B,证据等级 2c)。

**推荐意见说明:**

疼痛一般是移植肾区突然性的剧烈疼痛,也可能是隐痛、钝痛,取决于破裂口出血的速度和血肿大小。疼痛通常位于移植肾的区域及周围,随着出血量的增加,可引起同侧腰后部和耻骨上膀胱区剧烈胀痛,也可能放射到背部、腹股沟或会阴部,可能伴有恶心、呕吐或虚汗[13]。移植肾破裂出血的严重程度和持续时间因破裂伤口的大小、位置和出血速度而异,除了血肿形成外,经常沿着移植肾切口或移植肾周引流管突然有鲜血流出[14]。若移植肾破裂在短时间内大量出血,病人可快速出现心率加快,脉搏细数,四肢皮温变冷,血压骤降的休克表现。

移植肾区突然出现明显的肿胀和隆起,尤其是在大量出血时隆起明显且触诊坚硬,移植肾界限不清,患者往往疼痛拒按,血肿压迫移植肾输尿管可出现尿路梗阻甚至输尿管坏死,压迫膀胱可出现尿频尿急尿痛等尿路刺激症状[15]。

移植肾破裂可出现血尿,尿液的颜色可能从淡红色变为深红色或近似咖啡色,取决于移植肾和尿路的损伤程度。尿量可能显著减少,甚至出现无尿,如果损伤不严重,未发生排斥反应、DGF 或休克,尿量可无明显变化。此外,移植肾破裂时体温可能轻度升高,并发感染时会出现高热、寒战、出汗、乏力、头痛等症状[16,17]。

**临床问题 5:诊断移植肾破裂的检查方法有哪些?**

**推荐意见 5:**建议多普勒超声和血常规作为移植肾破裂的初始检查方法,增强 CT 有助于移植肾破裂程度的诊断(推荐强度 B,证据等级 2c)。

**推荐意见说明:**

床旁多普勒超声是快速诊断移植肾破裂主要的检查方法,可以显示移植肾的形态、大小和结构,移植肾表面连续性是否完整,移植肾周是否有积液或血肿[18]。通过多普勒超声检查,可以评估移植肾的血流和尿路情况,是否有移植肾血管的血栓或狭窄及尿路梗阻[19-21]。多普勒超声下移植肾破裂常表现为移植肾肿大、肾周血肿或积液、血流灌注差、无血流或反向血流、阻力指数持续升高等[19-22]。

移植肾破裂短期内出血较多时,红细胞计数和血红蛋白则快速降低。血红蛋白短期内下降超过20g/L 可视为内出血的重要指标,尤其是在没有发现其他出血部位的情况下。白细胞计数高于正常值,尤其是中性粒细胞增加,应结合其他检查明确是否发生感染。尿红细胞增加、肉眼血尿、尿中含大量血块需注意鉴别移植肾破裂[13,23,24]。移植肾功能突然受损,除了急性排斥反应外,也可能是移植肾破裂所致。

在病情条件允许情况下,CT增强扫描是诊断移植肾脏破裂程度的最精准方法,它能提供移植肾损伤的程度、破损的精确位置以及活动性出血量及血肿范围等信息[25,26]。在尿路造影延迟成像中,对比造影剂的泄漏可以直观地显示肾实质的裂伤和尿液的外渗,为移植肾破裂的诊断提供了关键证据。CT图像可以提供量化指标包括肾脏破裂的大小(以裂口长度和深度计)及肾周围积液的尺寸和体积。移植肾破裂往往需要紧急处理,辅助检查方法只有在条件允许情况下才可进行。

临床问题6:移植肾破裂按严重程度如何分级?

推荐意见6:建议移植肾破裂根据裂口大小、裂口数量、裂口深度和是否伴有尿液泄漏分为五级(推荐强度C,证据等级4)。

推荐意见说明:

目前国内外并没有针对移植肾破裂的分级标准,本指南参考美国外科创伤协会(AAST)肾损伤分级系统,提出移植肾破裂分级[27]。

Grade I:小的肾脏挫伤或皮质下裂伤,无尿液外渗(破裂长度<1cm);

Grade II:较大的肾实质裂伤,但没有涉及到肾盂(破裂长度1~3cm),血肿<10cm$^3$;

Grade III:肾实质裂伤深入到肾盂或血管,可能伴有微小的尿液泄漏(破裂长度>3cm),血肿10~50cm$^3$;

Grade IV:涉及到肾段性血管的损伤,明显的尿液泄漏或肾盂撕裂;

Grade V:肾脏撕裂或血管蒂损伤,导致肾脏血供中断。

## 四、移植肾破裂的治疗

临床问题7:移植肾破裂如何选择保守治疗方案?

推荐意见7:受者发生移植肾破裂,在疼痛较轻、肾周无明显局部隆起,生命体征稳定、血红蛋白稳定、尿量无明显减少、移植肾功能稳定的情况下,建议保守治疗(推荐强度B,证据等级2c)。

推荐意见说明:

综合考虑以下因素,可以考虑保守治疗[28]:①患者移植肾区疼痛可忍受,局部无明显隆起,血压和心率稳定,无须大量输血或血管活性药物支持;②手术切口处无持续性渗血,无持续血性引流液体;③持续观察血红蛋白无进行性下降;④尿量无明显减少,移植肾功能稳定;⑤轻至中度的移植肾破裂,预计裂口较小(超声或CT显示小于3cm),没有涉及到肾盂,肾周血肿<10cm$^3$,且没有进行性增大;⑥通过影像学检查(如尿路造影)未发现持续的尿液外泄。

临床问题8:移植肾破裂保守治疗的措施有哪些?

推荐意见8:建议密切监测生命体征,观察移植肾周局部体征和尿量变化,监测血红蛋白及肾功能,绝对卧床,局部加压包扎,对症支持治疗作为移植肾破裂的保守治疗措施(推荐强度B,证据等级2c)。

推荐意见说明:

外力直接作用导致的移植肾挫裂伤可出现轻度的血尿,一般卧床2周后可以愈合。若是包膜下破裂出血或者小裂口、范围局限、肾功能尚好者,争取保留肾脏。建议严密观察是否继续出血,绝对卧床2周,可使用止血药物,针对病因处理。密切观察生命体征变化,监测肾功能、血常规和尿常规等实验室指标,床旁注意观察伤口引流液和尿液情况。根据病情变化及时进行影像学检查,评估病情是否稳定及破裂程度和肾功能状态[29,30]。根据需要调整免疫抑制方案加强抗排斥治疗,应用止血剂和抗生素等相关药物,优化肾脏愈合环境,预防感染[28]。提供足够的液体和营养支持,包括蛋白质、维生素和矿物质等,以满足身体的基本需求,促进肾组织修复和再生。在保守治疗的同时,做好急诊手术的应急准备[31,32]。

**临床问题 9:移植肾破裂手术治疗的指征是什么?**

**推荐意见 9:** 当移植肾破裂出现肾周大量血肿,局部体征进行性加重,生命体征不平稳,血红蛋白进行性下降,尿量明显减少或无尿,肾功能逐渐恶化,严重感染导致的破裂,建议及时手术治疗(推荐强度 B,证据等级 2c)。

**推荐意见说明:**

对已经明确诊断的移植肾破裂的受者,如果出现血压急剧下降、心率加快、脉搏细弱等休克症状,血色素进行性下降,输血输液和血管活性药物保守治疗效果不佳时,表明存在严重的内出血,需要紧急手术干预[33]。尤其是通过影像学检查(如超声或 CT 扫描)确认的移植肾区域出现大量的血肿(血肿体积大于 500ml),需要紧急手术治疗以挽救生命及移植肾。移植肾破裂的受者如果移植肾区域皮肤出现红、肿、热、痛等典型的感染表现,伴有发热或白细胞计数增高提示移植肾脏及周围感染,需要及时外科清创引流、积极抗感染治疗,破裂口无法修补或预计修补后再出血风险较大时应行移植肾切除[34]。移植肾破裂大量出血伴有血清肌酐水平在短时间内快速上升,提示移植肾急性排斥等所致急性损伤或功能丧失,需要手术探查和干预。

**临床问题 10:移植肾破裂手术治疗的方案有哪些?**

**推荐意见 10:** 根据受者具体情况,破裂分级程度,移植肾血供状况,建议能修补的尽量选择移植肾修补,无法修补的考虑移植肾切除(推荐强度 B,证据等级 2c)。

**推荐意见说明:**

移植肾破裂应视患者的全身状况和移植肾破裂的具体情况决定治疗方式。早期报道移植肾破裂后保守治疗成功率不足 30%,最近二十年报道移植肾破裂早期及时手术修补成功率接近 80%[35-37]。

手术治疗原则为清除积血及血凝块,控制活动性出血,移植肾区充分引流,在维持生命体征稳定前提下保全移植肾[38]。

在受者出血速度较快出血量较大的情况下,除了移植肾破损严重外,还可能伴有移植肾动脉的破裂,应立即进行输液输血,准备急诊手术探查,术前准备期间及送手术室途中需持续按压移植肾区止血,降低出血速度,按压止血时注意保护移植肾。

手术经原切口进入,先清除肾周积血,检查移植肾脏情况,若破裂口较浅、范围较小,移植肾颜色质地正常,尿量无明显减少,肾功能无明显受损,建议保留移植肾脏,修补破裂口。早期的移植肾破裂多因排斥反应导致,肾实质水肿且质地较脆,不适合采用传统外科褥式缝合,应采用新式止血材料如合成止血胶、止血纱布等粘合物及可吸收网状物外缘性压迫止血,如需修补多采用脂肪、筋膜、肌肉垫压修补,外层包绕止血胶和止血纱布等措施[14]。有研究报道应用生物夹垫压缝合不打结的技术修复移植肾裂口可加大移植肾破裂口缝合点受力面,有效避免组织水肿后缝线切割伤导致的再次破裂出血或修复失败,提高修复手术成功率[39]。

有学者采用的捆绑法治疗移植肾破裂,既起到了压迫止血的作用,又不造成新的损伤,且不破坏移植肾组织结构,可保护肾功能[40]。用 1 号可吸收缝合线(去针)于裂口处捆绑移植肾,拉紧打结,张力要适当,既要起到拉紧压迫止血作用,又不能太紧损伤肾脏。打紧第一结后,再用剩余的缝线,像打背包一样,连续沿移植肾横向、纵向捆绑。线与线交叉处要绞索拉紧,捆绑线要在裂伤处经过,线不足时可多根连接使用。

其他移植肾破裂修补的方法,如用 Polyglactin 910 制成的网袋或冻干硬脑膜制成的"肾围"的应用、Teflon 小拭子填塞破裂处并作褥式缝合等都取得了满意的止血效果[41-44]。

**临床问题 11:移植肾破裂修补手术后需要注意哪些事项?**

**推荐意见 11:**建议移植肾破裂修补手术后绝对卧床,避免腹压增加,根据免疫风险及时合理地调整免疫抑制方案,纠正凝血功能紊乱,防止感染,观察肾功能,加强营养支持(推荐强度 B,证据等级 2c)。

**推荐意见说明:**

对于破裂程度轻、无严重感染、血供良好的移植肾,可予修补术。建议术后绝对卧床 2 周,其间注意预防下肢静脉血栓,保证患者大便通畅、避免腹压增加,防止刚修补的移植肾再次破裂。但较长时间卧床可能导致坠积性肺炎,应关注受者呼吸系统症状体征,必要时复查床旁胸片,及时给予雾化、祛痰、止咳及抗感染治疗。

对于因急性排斥反应所致的移植肾破裂,应积极治疗排斥反应。对于 T 细胞介导的急性排斥反应,激素冲击疗法仍是一线治疗方案,对激素难治性 T 细胞介导排斥反应,应尽早给予抗人 T 细胞兔免疫球蛋白治疗。对于抗体介导的急性排斥反应,可用血浆置换或免疫吸附清除体内已有的抗体,应用免疫球蛋白阻断或延迟抗体介导的初级和次级组织损伤作用,应用抗 B 细胞药物(CD20 单克隆抗体,如利妥昔单抗)、抗浆细胞活性制剂(如蛋白酶体抑制剂硼替佐米)、抗 C5 单抗(依库利单抗)等抑制抗体的产生[45]。治疗前后均应积极监测受者淋巴细胞计数、群体反应抗体、免疫抑制剂血药浓度,及时调整治疗方案。应用生物制剂后需留取移植肾周引流液、血液、尿液进行微生物培养,合理采用抗生素预防 / 抗感染治疗,避免修补后的移植肾出现感染,导致再次破裂。

其他环节需要注意纠正凝血功能紊乱、加强营养支持。无论何种原因导致的移植肾破裂,如果部分患者短期内出现少尿甚至无尿,在透析中应用肝素可能会导致凝血功能紊乱,可考虑根据肝素用量给予鱼精蛋白对抗。移植肾破裂导致大量失血和凝血因子丢失,需及时监测纤维蛋白原、内源及外源性凝血因子变化,及时予以补充。肾移植受者经历二次手术后,易出现胃肠功能紊乱,加之精神压力较大,往往食欲不佳,应注意评估受者营养状态,保证每天充足营养摄入,有利组织修复和愈合。

**临床问题 12:移植肾破裂切除移植肾的指征是什么?**

**推荐意见 12:**移植肾破裂手术治疗中发现移植肾广泛血栓、移植肾血流差无法逆转、移植肾破裂口无法手术修补、移植肾严重感染、手术修补效果不佳、受者出现休克时,建议行移植肾切除(推荐强度 B,证据等级 2c)。

**推荐意见说明:**

对于裂口较深或伤及肾盂的尿外渗,破损范围较大或多处破裂无法修补,出血严重且无法控制出血,移植肾广泛血栓形成时应切除移植肾。对于受者全身情况较差,出现严重感染,为了挽救生命,可以紧急手术切除破裂的移植肾,彻底清创引流。手术探查中清除凝血块后,进行修补、压迫等措施止血后,如果肾脏血运较差甚至无血流,持续无尿,判定移植肾功能难以恢复时可行移植肾切除[46]。

## 五、移植肾破裂的预防与康复

**临床问题 13:如何降低移植肾自发性破裂的风险?**

**推荐意见 13:**建议采取有效措施及时防控排斥反应,减轻移植肾肿胀,积极治疗感染,预防移植肾肾后性梗阻,纠正凝血功能障碍,避免腹内压增加和外力挤压移植肾区,有效降低移植肾自发性破裂风险(推荐强度 C,证据等级 4)。

推荐意见说明:

优化肾移植术后管理是降低移植肾破裂风险的关键,包括严格监测排斥反应的发生和免疫抑制剂血药浓度,及时调整免疫抑制方案,预防和治疗感染,防止移植肾静脉血栓和输尿管梗阻,血液透析时合理使用抗凝药物,纠正凝血功能紊乱,维持血压稳定,防止腹内压突然增高,定期进行肾功能监测[3,9]。

发生急性排斥反应的肾移植受者,需要加强抗排斥治疗,术后早期建议免疫抑制药物足量暴露,根据受者的免疫状态和药物浓度及副作用适时调整剂量。加强术后感染防治,出现感染时需要早期诊断,选择敏感的抗生素治疗。维持稳定的血压对于预防移植肾破裂至关重要,建议收缩压不要高于 160mmHg,为预防静脉血栓形成,必要时应用抗凝药物[47]。肾移植受者术后早期下床活动时,应避免压迫移植肾的动作和姿势,避免用力排便和剧烈咳嗽等增加腹压的动作[48-50]。对术后肾早期出现 DGF 的受者建议无肝素透析,监测凝血功能,避免凝血功能紊乱诱发移植肾破裂出血[51]。

临床问题 14:移植肾破裂的受者,预后受哪些因素影响?

推荐意见 14:移植肾破裂的受者的预后受多种因素影响,包括破裂的严重程度、治疗及时性和有效性、受者的基础健康状况以及移植后的管理。建议采取及时个体化有效措施、防控风险因素、加强修补术后处理,监测和维护移植肾功能稳定(推荐强度 B,证据等级 2c)。

推荐意见说明:

移植肾破损范围较大、裂口较深的患者可能面临更高的并发症风险和肾功能损害,影响远期预后[52]。迅速准确地诊断和及时治疗对于恢复肾功能和改善远期预后至关重要。延误治疗可能导致持续的肾功能损害和其他并发症。免疫抑制剂的适当调整对于防止排斥反应和促进肾脏愈合非常重要。不当的免疫抑制方案可能增加感染风险,影响移植肾存活。受者的整体健康状况,包括有无伴随疾病(如糖尿病、高血压),生活方式和依从性,都会影响远期预后。建议要特别重视移植肾破裂修补术后围手术期的处理,包括受者活动、免疫抑制治疗、感染防控、营养支持、维持血液动力学稳定及水电解质平衡、密切监测移植肾功能等,对于受者术后恢复及长期康复都非常重要。

临床问题 15:移植肾破裂受者康复后随访需要注意哪些?

推荐意见 15:建议在随访过程中需密切监测肾功能、免疫抑制状态,及时防治可能出现的并发症,特别注意康复后的生活和活动方式(推荐强度 C,证据等级 4)。

推荐意见说明:

随访中需要注意的关键方面包括定期测量血肌酐、尿素氮以及电解质水平,监控肾功能的变化[53]。监测免疫抑制剂血药浓度,调整免疫抑制剂以维持在合适范围,预防排斥反应,减少感染风险。定期复查移植肾多普勒超声,关注移植肾形态和血流有无改变,尤其是移植肾长轴数值,肾周有无积液或渗出,移植肾破裂处包膜是否完整,有无肾盂分离,移植肾血液灌注是否满意,阻力指数是否升高,血液流速是否满意等。

并发症监测包括感染、尿液泄漏及再出血,可以通过随访时询问患者有无相关症状和体征初步识别,可通过复查感染相关指标、渗液肌酐测定、多普勒超声或 CT 明确诊断。

此外,需要加强对移植肾破裂康复受者一般健康状况的评估,包括既往合并疾病如高血压、糖尿病,营养状况、生活质量以及心理健康状态,及时纠正异常指标,特别要重视指导个体化生活方式、运动及体力工作强度,以全面支持受者的恢复和长期健康存活。

## 六、小结

本指南总结了肾移植受者移植肾破裂的病因,包括外伤、急性排斥反应、移植肾功能延迟性恢复、移植肾肾后性梗阻、移植肾感染、医源性损伤、外力挤压和腹压增高等因素,对移植肾破裂临床诊疗涉及的主要问题,根据国内外的临床研究结论和我国临床实际经验,制订了具体的诊断和治疗的推荐建议,详细说明了移植肾破裂明确诊断的方法和标准,对移植肾破裂保守治疗和手术治疗方案的选择、风险防控及围手术期处理和康复后的注意事项提出了具体建议。本指南的制订是基于现有文献和有限的临床经验,临床实践中也存在一些待明确的问题,如感染导致移植肾破裂的处理、破裂导致尿漏的处理等。这些实际问题使本指南不可避免存在不足,尚有待后续通过多中心研究提供更多的循证医学证据,并不断积累临床经验来进一步完善和更新修订。

**执笔作者:**付绍杰(南方医科大学南方医院),邱涛(武汉大学人民医院)、任莉(西安交通大学第一附属医院),刘尊伟(西安交通大学第一附属医院),周敏捷(南方医科大学南方医院),周玉洁(武汉大学人民医院)

**通信作者:**付绍杰(南方医科大学南方医院),薛武军(西安交通大学第一附属医院),周江桥(武汉大学人民医院)

**主审专家:**薛武军(西安交通大学第一附属医院),周江桥(武汉大学人民医院),陈刚(华中科技大学同济医学院附属同济医院),于立新(清华大学附属北京清华长庚医院)

**审稿专家:**门同义(内蒙古医科大学附属医院),王长安(郑州市第七人民医院),朱有华(中国人民解放军海军军医大学第一附属医院),李响(中国人民解放军总医院第八医学中心),刘致中(内蒙古包钢医院),杨洪吉(四川省人民医院),张伟杰(华中科技大学同济医学院附属同济医院),欧彤文(首都医科大学宣武医院),周华(山西省第二人民医院),周佩军(上海交通大学医学院附属瑞金医院),顾民(南京医科大学第二附属医院),徐健(南方医科大学南方医院),董震(青岛大学附属医院),蔡明(浙江大学医学院附属第二医院)

**利益冲突:**所有作者声明无利益冲突。

## 参考文献

［1］ MURRAY J E, WILSON R E, TILNEY N L, et al. Five years' experience in renal transplantation with immunosuppressive drugs: survival, function, complications, and the role of lymphocyte depletion by thoracic duct fistula [J]. Ann Surg, 1968, 168 (3): 416-435.

［2］ OESTERWITZ H, TULATZ A, SCHOLZ D, et al. Spontaneous rupture of cadaver kidney allotransplants: how successful is a repair? Report of 22 cases and review of the literature [J]. Eur Urol, 1980, 6 (5): 284-288.

［3］ 向军, 李昕, 刘龙, 等. 843 例肾移植无移植肾破裂的经验总结 [J]. 中华器官移植杂志, 2005,(1): 39.

［4］ 卢剑萍, 丁莹. 移植肾自发性破裂的原因和护理 [J]. 护理与康复, 2004,(6): 376-377.

［5］ GHOSH B, PAHARI D K. Spontaneous rupture of renal allograft: an uncommon complication with an uncommon cause [J]. J Indian Med Assoc, 2013, 111 (8): 558-559.

［6］ 朱有华, 曾力, 张雷, 等. 肾移植 [M]. 北京: 人民卫生出版社, 2017.

［7］ 钟紫凤, 朱丽亚, 陈江华, 等. 15 例移植肾自发性破裂原因分析及护理对策 [J]. 护理学杂志, 2000,(4): 212-213.

［8］ SZEDERKENYI E, SZENOHRADSZKY P, CASJBOK E, et al. History of kidney transplantation in Szeged [J]. Magy Seb, 2022, 75 (2): 151-154.

［9］ AQUINO-DIAS E C, JOELSONS G, DA SILVA D M, et al. Non-invasive diagnosis of acute rejection in kidney transplants with delayed graft function [J]. Kidney Int, 2008, 73 (7): 877-884.

［10］ POPOV Z, IVANOVSKI N, LEKOVSKI L, et al. Postoperative complications following kidney transplantation [J]. Ann Urol (Paris), 2000, 34 (5): 323-329.

［11］ 顾继礼. 肾移植后超急性排斥反应肾破裂出血 2 例 [J]. 江苏医药, 2000, 26 (12): 973.

［12］ 谢森, 潘铁军, 唐礼功, 等. 移植肾自发性破裂易患因素分析 [J]. 临床泌尿外科杂志, 2000,(10): 468.

［13］ 刘少鸽, 李慎勤, 李香铁, 等. 移植肾实质自发性破裂八例报告 [J]. 临床泌尿外科杂志, 1993,(4): 214-215.

［14］ 邹本警, 李雨成, 张平, 等. 应用安可胶和止血纱布治愈移植肾破裂 1 例报告 [J]. 吉林大学学报 (医学版), 2009, 35 (1): 194.

［15］ 田川, 王洪伟, 刘双德, 等. 自发性移植肾破裂治疗体会 [J]. 山东医药, 2005,(36): 42-43.

［16］ 刘建湘, 齐范. 肾移植术后自发性肾破裂 (文献复习及病例报告)[J]. 天津医药, 1988,(1): 30-32.

［17］ 杨亦荣, 夏鹏, 蔡勇, 等. 肾移植术后自发性肾破裂的临床分析 [J]. 中华器官移植杂志, 2000,(2): 88.

［18］ SOLER R, PEREZ-FONTAN F J, LAGO M, et al. Renal allograft rupture: diagnostic role of ultrasound [J]. Nephrol Dial Transplant, 1992, 7 (8): 871-874.

［19］ 胡文江, 傅强. 彩色多普勒超声在移植肾自发破裂中的应用 [J]. 医学影像学杂志, 2012, 22 (4): 623, 34.

［20］ 李晓萌, 周妍, 杨璐. 5 例移植肾自发性破裂的超声动态分析 [J]. 临床超声医学杂志, 2010, 12 (12): 853-854.

［21］ 李颖嘉, 文戈, 龚渭冰, 等. 超声诊断移植肾自发性破裂 1 例 [J]. 中华超声影像学杂志, 2002,(5): 39.

［22］ 孟刚, 曹兵生, 孙安. 移植肾自发性破裂彩色多普勒超声表现 1 例 [J]. 中国医学影像技术, 2009, 25 (6): 1119.

［23］ 宋广来, 巢志复, 何小舟, 等. 移植肾自发性破裂 [J]. 现代泌尿外科杂志, 2005,(2): 86-87.

［24］ 齐范, 齐琳, 余大敏, 等. 移植肾自发性破裂 [J]. 中国普通外科杂志, 1994,(6): 368-369.

［25］ 汪卫中, 张凤兰, 赵冬青. CT 诊断移植肾自发性破裂一例报告 [J]. 中华器官移植杂志, 2004,(6): 26.

［26］ 周小庆, 叶和松, 项龙波, 等. 7 例移植肾自发性破裂的预防和处理 [J]. 安徽医药, 2006,(10): 761.

［27］ COCCOLINI F, MOORE E E, KLUGER Y, et al. Kidney and uro-trauma: WSES-AAST guidelines [J]. World J Emerg Surg, 2019, 14: 54.

［28］ BUGGS J, SHAW R, MONTZ F, et al. Operative versus nonoperative management of hemorrhage in the postoperative kidney transplant patient [J]. Am Surg, 2020, 86 (6): 685-689.

［29］ 侯成玉. 移植肾自发性破裂 (附 2 例报告)[J]. 滨州医学院学报, 1991,(3): 26-27.

［30］ 张荣贵, 叶钢, 张良甫, 等. 移植肾自发性破裂 (附 15 例报告)[J]. 临床泌尿外科杂志, 2002,(5): 205-206.

［31］ 李玉梅, 张桂荣, 卢思战, 等. 移植肾自发性破裂 2 例救治成功体会 [J]. 山西医科大学学报, 2000,(4): 299-303.

［32］ 徐士冬, 牛新华. 移植肾自发性破裂 2 例护理等 [J]. 护理学杂志, 1992,(4): 183-184.

［33］ GODARA S, SARAF K. Spontaneous renal allograft rupture due to acute rejection in early post-transplant period-a case report [J]. Indian Journal of Transplantation, 2022, 16 (1): 138-141.

［34］ REZNICEK J, ZVARA V, BREZA J, et al. Allograft rupture after kidney transplantation [J]. Int Urol Nephrol, 1981, 13 (2): 119-122.

［35］ SALAMAN J R, CALNE R Y, PENA J, et al. Surgical aspects of clinical renal transplantation [J]. Br J Surg, 1969, 56 (6): 413-417.

［36］ HE B, RAO M M, HAN X, et al. Surgical repair of spontaneous renal allograft rupture: a new procedure [J]. ANZ J Surg, 2003, 73 (6): 381-383.

［37］ VEROUX M, VEROUX P, PULIATTI C, et al. Renal allograft rupture caused by acute tubular necrosis [J]. Chir Ital, 2003, 55 (5): 753-755.

［38］ TULATZ A, 李金华. 移植肾自发性破裂的保肾手术和长期疗效观察 [J]. 国外医学泌尿系统分册, 1982,(3): 124-125.

［39］ 周鹏, 王亮, 陈卫国, 等. 腹腔镜生物夹在移植肾破裂修复术的应用 [C]. 2012 中国器官移植大会论文集. 2012: 1.

［40］ 韩修武, 阿民布和, 邢晓燕, 等. 单纯捆扎法治疗移植肾自发性实质破裂 [J]. 中华泌尿外科杂志, 2008, 29 (z1): 61-62.

［41］HAN X W, HE B, ZHANG Y H, et al. A novel technique for suture-free repair of renal allograft rupture [J]. Ann Transplant, 2012, 17 (1): 43-49.

［42］CHOPIN D K, ABBOU C C, LOTTMANN H B, et al. Conservative treatment of renal allograft rupture with polyglactin 910 mesh and gelatin resorcin formaldehyde glue [J]. J Urol, 1989, 142 (2 Pt 1): 363-365.

［43］GARCHER D, EKWENNA O, ORTIZ J, et al. Role of synthetic mesh renorrhaphy and neocapsule reconstruction to salvage posttransplant severely damaged renal allografts [J]. Exp Clin Transplant, 2021, 19 (1): 32-37.

［44］CORMIER J M, FICHELLE J M, LAURIAN C, et al. Renal artery revascularization with polytetrafluoroethylene bypass graft [J]. Ann Vasc Surg, 1990, 4 (5): 471-478.

［45］中华医学会器官移植学分会. 肾移植排斥反应临床诊疗技术规范 (2019 版)[J]. 器官移植, 2019, 10 (5): 505-512.

［46］MCANINCH J W, CARROLL P R, KLOSTERMAN P W, et al. Renal reconstruction after injury [J]. J Urol, 1991, 145 (5): 932-927.

［47］戴云飞, 吴爱珍. 移植肾自发性破裂的观察及护理 [J]. 黑龙江护理杂志, 2000, 6 (7): 33-34.

［48］陶小琴, 曹荔晖, 孙雅军, 等. 移植肾自发性破裂的观察及预防护理 [J]. 解放军护理杂志, 1997,(2): 60-61.

［49］郝俊文, 李香铁, 杨得安, 等. 移植肾自发性破裂的诊治与随访 (附 35 例报告)[J]. 中国现代医学杂志, 2003, 13 (15): 141-142.

［50］谭建明, 张仰奎, 欧良明, 等. 移植肾自发性破裂的处理与随访 [J]. 临床泌尿外科杂志, 1992,(4): 199-200.

［51］DING D. Post-kidney transplant rejection and infection complications [J]. Nephrol Nurs J, 2010, 37 (4): 419-426.

［52］SUEYOSHI K, WATANABE Y, INOUE T, et al. Predictors of long-term prognosis in acute kidney injury survivors who require continuous renal replacement therapy after cardiovascular surgery [J]. PLoS One, 2019, 14 (1): e0211429.

［53］BAJPAI D, DEB S, BOSE S, et al. Recovery of kidney function after AKI because of COVID-19 in kidney transplant recipients [J]. Transpl Int, 2021, 34 (6): 1074-1082.

# 第九部分

## 肾移植术后内科并发症

### 37 肾移植受者高血压临床诊疗指南

高血压不仅是我国患病率最高的慢性疾病,也是导致居民心血管疾病(cardiovascular disease, CVD)发病和死亡风险增加的首要因素。流行病学数据显示,按照收缩压(systolic blood pressure, SBP)≥140mmHg(1mmHg=0.133kPa)和/或舒张压(diastolic blood pressure, DBP)≥90mmHg的诊断标准,2018年我国18岁及以上成人高血压患病率为27.5%[1]。高血压也是肾移植受者术后最常见的并发症之一。如果血压不能控制在合理范围内,则发生心、脑血管并发症的风险将显著升高,并可导致移植肾功能丧失[2]。同时,心血管事件(cardiovascular events, CVE)也是肾移植术后常见并发症和受者移植肾带功死亡的主要原因[3-4]。为此,中华医学会器官移植学分会组织在《中国实体器官移植术后高血压诊疗规范(2019版)》[5]的基础上,结合我国肾移植术后高血压的临床现状,并参考近年国内外高血压最新诊治指南,从流行病学、诊断和治疗等方面,编写《中国肾移植受者高血压临床诊疗指南》,为中国肾移植领域医务工作者在术后高血压诊治方面提供理论借鉴和参考,以期更好地控制肾移植术后成人高血压,改善不良结局,提高生命质量。

#### 一、指南形成方法

本指南已在国际实践指南注册与透明化平台(Practice guideline REgistration for TransPAREncy, PREPARE)上以中英双语注册(注册号:PREPARE2023CN894)。

指南问题的遴选及确定:工作组对国内外该领域发表的指南和共识进行比对,针对既往指南中没有涉及和有研究进展的内容及临床医师重点关注的内容,初步形成18个临床问题。经过问卷调查和专家组会议讨论,最终形成本指南覆盖的15个临床问题,主要涉及肾移植受者高血压的诊断标准、分类、测量和治疗等方面。

证据检索与筛选:证据评价组按照人群、干预、对照、结局(population, intervention, comparison, outcome, PICO)的原则对纳入的临床问题进行解构和检索,检索MEDLINE(PubMed)、The Cochrane Library、Web of Science、万方数据知识服务平台和中国知网(CNKI),纳入指南、共识、规范、系统评价和meta分析,随机对照试验(randomized controlled trial, RCT),非RCT队列研究和病例对照研究等类型的证据;检索词包括"肾移植""高血压""心血管事件""慢性肾病""难治性高血压""血压监测""干预""肾移植长期存活""排斥反应"等;检索时间为1993年1月至2023年12月,主要为近

10 年文献,发表语言限定为中文或英文。完成证据检索后,每个临床问题均由指南工作组成员按照题目、摘要和全文的顺序逐级独立筛选相关文献。待符合具体临床问题的文献确定纳入并完成筛选后进行双人核对;如存在分歧,则通过共同讨论或咨询第三方协商确定。

证据分级和推荐强度分级:本指南使用 2009 版牛津大学循证医学中心的证据分级与推荐强度标准对每个临床问题的证据质量和推荐强度进行分级。

推荐意见的形成:综合考虑证据以及我国肾移植现状、实验室检测成本、干预措施的成本和利弊等因素后,本指南工作组提出了符合我国肾移植受者高血压诊疗实践的 31 条推荐意见。推荐意见达成共识后,工作组完成初稿的撰写,经中华医学会器官移植学分会组织全国器官移植与相关学科专家两轮会议集体讨论,根据其反馈意见对初稿进行修改,最终形成指南终稿。

## 二、流行病学和发病率

高血压是肾移植术后常见并发症,其发病率高达 85%[6-9],是导致移植肾功能丧失和受者预后不良的重要原因。肾移植受者术后 SBP 高于 140mmHg 的比例高达 55.5%~90.0%,可导致 60%~70% 的患者出现移植肾功能受损[5]。移植后 SBP 每升高 20mmHg,CVD 和受者死亡风险分别增加 32% 和13%[10]。肾移植术后 1 年内,平均动脉压每升高 10mmHg,则移植肾功能衰竭的风险增加 1.3 倍[11],而移植肾功能损伤可进一步加重高血压,从而形成恶性循环。

肾移植术后高血压受者的血压可分为四种情况:①持续性高血压;②移植前有高血压,移植后高血压恢复;③移植后新出现的高血压;④持续正常血压。其中以持续性高血压最多见。肾移植后早期(即移植后第 1 周内)的高血压通常与容量超负荷和 / 或移植物功能障碍有关,后者的原因包括排斥反应、缺血或钙调神经磷酸酶抑制剂(calcineurin inhibitor,CNI)的不良反应。术后疼痛和焦虑也可能促发一过性高血压。通常认为移植后早期须保持充足器官灌注,以避免低血压和移植物血栓形成的风险。但是,各移植中心此阶段的最佳血压目标尚无统一标准,SBP 大致设定在 140~160mmHg 之间。本指南主要讨论移植后较晚期高血压的相关问题。

## 三、高血压的诊断标准、分类及测量方法

### (一) 高血压的诊断标准

临床问题 1:中国肾移植受者高血压的诊断标准是什么?

推荐意见 1:推荐我国肾移植受者高血压的诊断标准为在未使用降压药物的情况下,非同日 3 次测量诊室血压,SBP ≥ 140mmHg 和 / 或 DBP ≥ 90mmHg(推荐强度 A,证据等级 1a)。

推荐意见说明:

近年来,高血压的诊断标准不断变化。虽然 2017 年美国心脏病学会(American College of Cardiology,ACC)/ 美国心脏协会(American Heart Association,AHA)高血压指南[12]将普通人群高血压的诊断标准降至 130/80mmHg,但更多的指南,例如《中国高血压防治指南(2018 年修订版)》[13]、《中国慢性肾脏病患者高血压管理指南(2023 年版)》[14]、2023 年欧洲高血压学会(European Society of Hypertension,ESH)的高血压管理指南[15]、日本高血压学会(Japanese Society of Hypertension,JSH)的《2019 年 JSH 高血压管理指南》[16]、加拿大高血压协会(Hypertension Canada)的《2020 年成人和儿童高血压预防、诊断、风险评估和治疗指南》[17]、国际高血压学会(International Society of Hypertension,ISH)的《ISH 2020 年全球高血压实践指南》[18]以及《2021 年 ESH 诊室和诊室外血压

测量实践指南》[19],高血压诊断标准仍旧为 SBP≥140mmHg 和 / 或 DBP≥90mmHg。

2017 年 ACC/AHA 提出的新标准降低了高血压的诊断阈值,目的是更早地发现高血压并采取相应干预措施,以降低 CVE 的风险。然而,此标准在我国肾移植人群中的适用性尚不明确,目前仍缺乏高级别的证据支持。值得注意的是,既往我国一项全国性、多中心、大样本、横断面研究评估了新标准在我国慢性肾脏病(chronic kidney disease,CKD)人群中的适用性,结果发现新标准的应用使得非透析 CKD 人群的高血压患病率更高、控制率更低,并且只有高血压 2 级(2017 ACC/AHA 分级,SBP≥140mmHg 和 / 或 DBP≥90mmHg)与主要靶器官损伤(肾功能下降、CVD、脑血管疾病)有关[20]。因此,目前仍需要更多的研究进一步评估新标准在我国不同人群中的适用性。最终,我们综合了国内外多项指南,仍沿用《中国实体器官移植术后高血压诊疗规范(2019 版)》[5]中的推荐,将 SBP≥140mmHg 和 / 或 DBP≥90mmHg 作为肾移植术后高血压诊断标准。

**(二)高血压的分类**

临床问题 2:中国肾移植受者中高血压病人如何按照血压水平分类?

推荐意见 2:推荐我国肾移植术后高血压患者按血压水平分为理想血压、正常血压、正常高值血压、高血压(1 级、2 级、3 级)、单纯收缩期高血压和单纯舒张期高血压六大类(细分为八个次类)(推荐强度 B,证据等级 2a)。

推荐意见说明:

高血压患者血压水平分类主要依据 CVD 危险分层、启动降压药物治疗的血压阈值、降压药物治疗策略(包括药物类型、药物剂量、起始联合用药)以及降压安全性(包括降压的幅度、速度和达标时间等)[21]。参考 2023 年 ESH 高血压管理指南[15],本指南更新了我国肾移植术后高血压患者血压分类标准(表 37-1)。

表 37-1　高血压水平分类和定义

| | SBP/mmHg | | DBP/mmHg |
|---|---|---|---|
| 理想血压 | <120 | 和 | <80 |
| 正常血压 | 120~129 | 和 | 80~84 |
| 正常高值血压 | 130~139 | 和 / 或 | 85~89 |
| 1 级高血压 | 140~159 | 和 / 或 | 90~99 |
| 2 级高血压 | 160~179 | 和 / 或 | 100~109 |
| 3 级高血压 | ≥180 | 和 / 或 | ≥110 |
| 单纯收缩期高血压 | ≥140 | 和 | <90 |
| 单纯舒张期高血压 | <140 | 和 | ≥90 |

新分类标准在原有的基础上增加了单纯舒张期高血压,即 SBP<140mmHg,但 DBP≥90mmHg。增加这一分类的原因是近年来中青年高血压人群激增,并且肾移植术后高血压人群多合并高脂血症,在临床上有部分患者表现为单纯舒张压增高,而研究发现单纯舒张期高血压与心血管风险密切相关[15,22]。上述更新使得高血压的定义和诊断更加精细,既没有大幅扩大高血压人群,也凸显了强化降压的治疗理念。我国肾移植术后高血压的发生率较高,血压控制率和达标率仍较低,而且缺乏与治疗相关的多中心详细精准的数据。细化肾移植术后高血压分类,便于医师和患者了解和掌握肾移植术后高血压的危害,提高对该并发症的重视程度和血压控制率,最终改善患者的临床预后。

### (三) 肾移植受者的血压测量方法

临床问题 3：肾移植术后的血压测量方法和测量设备如何选择？

推荐意见 3：推荐肾移植术后采用标准化诊室血压测量获取的血压值指导高血压的诊断和治疗（推荐强度 B，证据等级 2b）。

推荐意见 4：推荐肾移植术后采用经过标准化方案验证的上臂式电子血压计测量血压（推荐强度 A，证据等级 1b）。

推荐意见说明：

诊室血压为高血压诊断、分类及治疗提供重要的参考依据，测量准确与否直接影响临床诊断与决策。由于诊室血压测量（office blood pressure measurement，OBPM）受多种因素影响[23]，建议采用标准化 OBPM，使实际测量值尽可能反映真实血压水平。国内外多部高血压管理指南及相关大型研究均强调血压标准化测量的重要性，并对相关流程进行了推荐[13-15,19,24-25]。常规 OBPM 与标准化 OBPM 的一致性欠佳。常规 OBPM 测量值通常高于标准化 OBPM 测量值，并且不同个体间存在较大差异，因此不能通过特定的校正方式将常规血压转化为标准化诊室血压。

汞柱式血压计已逐步被电子血压计取代。上臂式电子血压计测量血压的准确性已通过 2018 年医疗器械促进协会 / 欧洲高血压学会 / 国际标准化组织血压计通用标准的验证[26-27]，因此推荐采用上臂式电子血压计进行血压测量。标准化诊室血压测量共四个步骤。

(1) 血压测量前患者的准备：①测量血压前至少 30min 内避免喝咖啡、运动、吸烟，排空膀胱，静坐放松 3~5min；②被检者休息和测量血压时避免与观察者交谈；③捆绑袖带部位应除去衣物覆盖；④被检者取坐姿，手臂置于桌上，上臂中点与心脏水平，背靠椅背，双腿不交叉，双脚平放于地板上。

(2) 血压测量技术：①推荐使用通过国际标准方案认证的上臂式医用电子血压计；②常规臂围使用标准规格的袖带（气囊长 22~26cm、宽 12cm），臂围<24cm 和臂围>32cm 分别选择大小不同规格的袖带，臂围>42cm 选择圆锥形袖带，上述袖带气囊长度应覆盖上臂周径的 80%；③袖带捆绑在上臂，袖带中部与右心房（胸骨中点）同一水平，袖带下端应位于肘窝上方 2~3cm 处，松紧适宜。

(3) 读取测量值并记录平均值：间隔 1~2min 重复测量，取 2 次读数的平均值并记录；如果 SBP 或 DBP 两次读数相差 5mmHg 以上，应再次测量，取 3 次读数的平均值并记录。

(4) 其他注意事项：①首诊时应测量并记录双上臂血压，此后以血压读数较高的一侧作为测量的上臂；②老年人、患糖尿病及出现体位性低血压的被检者，应加测站立位血压，注意站立位血压在卧位改为站立位后 1min 和 3min 时进行测量；③在测量血压的同时，应测定脉率。

临床问题 4：肾移植术后高血压患者的管理过程中，高血压诊断和管理的依据是什么？

推荐意见 5：推荐肾移植受者进行重复多次的标准化诊室血压测量，明确高血压诊断（推荐强度 B，证据等级 2b）。

推荐意见 6：肾移植术后高血压的诊断可依据诊室血压测量、动态血压监测或家庭血压监测，如有条件可优先选择动态血压监测（推荐强度 B，证据等级 2b）。

推荐意见 7：推荐肾移植受者采用诊室外血压测量，包括动态血压监测和家庭血压监测，作为标准化诊室血压测量的补充，用于识别白大衣高血压和隐蔽性高血压（推荐强度 A，证据等级 1b）。

推荐意见 8：对于肾移植受者高血压管理，推荐首选家庭血压监测；若条件不允许，推荐根据诊室血压测量结合动态血压监测进行管理（推荐强度 A，证据等级 1b）。

**推荐意见说明：**

血压测量是评估血压水平、诊断高血压以及观察降压疗效的基本方法。在临床工作中，主要采用OBPM和诊室外血压测量，后者包括动态血压监测（ambulatory blood pressure monitoring，ABPM）和家庭血压监测（home blood pressure monitoring，HBPM）。OBPM是我国目前最为常用的血压测量方法。《KDIGO 2021慢性肾脏病血压管理临床实践指南》推荐成人血压管理采用标准化OBPM，诊室自助血压测量（automated office blood pressure，AOBP）可作为标准化OBPM的首选[24]。鉴于目前国内经济水平、诊室外血压测量设备的配置现状以及标准化OBPM在具有重大临床意义的大型RCT研究中的应用，高血压诊断、分类和治疗目标仍主要使用标准化OBPM测量值[24]。需要注意的是，不应仅凭单次OBPM的结果诊断高血压，除非单次诊室血压≥180/110mmHg，并具有靶器官损伤或CVD的证据[17-19,28]。

最新的高血压指南[14-15]均强调了诊室外血压测量在高血压诊断、降压疗效评估和治疗方案调整中的重要性，尤其是在特定情境中的应用，包括识别白大衣高血压和隐蔽性高血压。ABPM能够提供日常活动和睡眠期间的血压数据，稳定性和重复性较高，在诊断白大衣高血压和隐蔽性高血压方面敏感性更强，可更为准确地诊断高血压[29-30]。但是，由于我国部分地区ABPM可及性较差，OBPM和HBPM仍然是血压监测的主要方式，因此本指南建议肾移植术后高血压的诊断可依据OBPM、ABPM或HBPM，如有条件可优先选择ABPM。此外，与CKD人群相似，ABPM或HBPM可用于补充标准化OBPM，以诊断肾移植人群中的高血压[31]。

血压管理方面，由于ABPM在日常生活中不易获得，并且长期应用可能影响患者正常生活，尤其是夜间睡眠，因此不推荐首选基于ABPM的高血压管理方式。HBPM经济实用，重复性好，可以长期监测血压变化[32]。研究显示，与常规护理相比，HBPM与12个月随访期间的诊室SBP和DBP下降有关[33]，而且可以改善患者药物治疗的依从性[34]。因此，建议首选基于HBPM的高血压管理方式；若条件不允许，建议以OBPM与ABPM相结合的方式进行管理。在临床实践中，ABPM和HBPM两者互补，具体选择方式通常取决于应用实境。

ABPM可用于如下两个方面：

（1）明确高血压诊断：新发现的1~2级高血压患者，明确有无白大衣高血压；诊室血压为正常高值，或合并靶器官损害，或具有较高心血管风险的患者，明确有无隐蔽性高血压；评估24h血压动态变化，识别诊室外时段血压异常，尤其是夜间高血压、夜间血压不下降等。

（2）评估降压疗效，优化降压治疗方案：诊室血压已达标，但仍发生了心脑血管并发症，或新出现了靶器官损害或靶器官损害进行性加重，明确有无隐蔽性未控制高血压；诊断难治性高血压，或诊室血压未达标者，了解夜间、清晨血压及血压昼夜节律，以优化降压治疗方案[35]。《2021年ESH诊室和诊室外血压测量实践指南》[19]推荐ABPM作为诊断高血压的最佳方案。

HBPM可用于如下三个方面。①识别白大衣高血压、隐蔽性高血压或隐蔽性未控制高血压，以及难治性高血压；②评估长期降压疗效和长时血压变异，预测心血管风险及预后；③有助于增强患者健康参与意识，改善患者的治疗依从性，提高降压达标率[36]。《2021年ESH诊室和诊室外血压测量实践指南》[19]推荐HBPM作为高血压患者长期随访的最佳方式。《2019年JSH高血压管理指南》[16]指出，当诊室血压与家庭自测血压诊断不一致时，应以家庭自测血压为准。

**临床问题5：如何理解肾移植受者血压的季节性变异和昼夜节律性变异？**

**推荐意见9：**在炎热的天气中出现疲劳或体位性低血压，以及在寒冷的天气中血压升高，应考虑血压季节性变异的可能性(推荐强度 D,证据等级 5)。

推荐意见 10:血压季节性变异应通过仔细和重复的诊室和诊室外血压测量确认(推荐强度 D,证据等级 5)。

推荐意见 11:在将血压变化归因于季节性变异之前,必须考虑其他原因(如脱水、体重减轻、治疗依从性差、饮酒等)(推荐强度 D,证据等级 5)。

推荐意见 12:血压昼夜节律变异应采用动态血压监测(推荐强度 B,证据等级 2a)。

推荐意见说明:

血压存在随时间变化的节律性特征,包括昼夜节律和季节性变异。这种节律性的血压波动在患者靶器官损害进展、CVE 及死亡风险增加方面有重要意义[37]。

生理状态下,血压呈现较为明显的昼夜节律,睡眠时段血压较白天清醒时段明显下降,清晨时段从睡眠到觉醒,血压明显上升,夜间 SBP 和 DBP 比白天下降 10%~20%。肾移植患者与正常人群、CKD 人群一样,也可出现血压昼夜节律变异。一项系统评价和 meta 分析结果显示,反杓型高血压的肾移植患者占比 14%~42%,非杓型高血压的肾移植患者占比 8.1%~85%,累积分析显示非杓型高血压平均流行率为 54%(95% $CI$:45%~63%),这也说明血压昼夜节律变异在肾移植患者中比较普遍[38]。与杓型高血压患者相比,非杓型和反杓型高血压患者的肾小球滤过率(glomerular filtration rate,GFR)更低[39]。此外,肾移植术后早期更容易出现非杓型高血压,可能与术后早期较高的免疫抑制剂暴露有关,而随着肾脏功能的持续恢复,血压的昼夜节律性会得到改善[40-41]。

血压昼夜节律变异(非杓型和反杓型高血压)的肾移植患者面临肾功能丧失和心血管异常风险[42]。因此,临床工作中恢复或保持正常血压昼夜节律(即杓型高血压状态)也是治疗高血压的目的之一。我们需要关注夏季夜间血压升高或夏季夜间隐蔽性高血压对患者靶器官的损害,即使是在白天血压控制良好的高血压患者,也需要进行 ABPM,以便及时发现这种情况并进行适时干预。

血压除了昼夜节律变化外,还可表现出季节性变异。从秋季到冬季,随着气温降低,血压逐渐升高,从春季到夏季,血压逐渐降低。血压的升高和降低与环境温度在一定程度上呈负相关。血压的季节性变异是一个全球性现象,在多种群体中均可观察到,例如糖尿病患者[43]、CKD 患者[44-47]以及肾移植患者[48]。血压的季节性变异除与交感神经兴奋性、外周血管阻力和激素分泌等因素有关外,也可能与季节变化导致的昼夜节律、饮食习惯、身体活动、体重状态和睡眠时间等众多因素改变有关[49]。最新一项纳入了 47 篇已发表临床研究的系统评价和 meta 分析结果表明,血压季节性变异对所有年龄组、不同性别、正常血压和高血压人群均有影响:在高温季节,诊室血压 SBP/DBP 平均下降 5.6/3.3mmHg,家庭血压平均下降 6.1/3.1mmHg,白天动态血压下降 3.4/2.1mmHg,夜间动态血压小幅上升 1.3/0.5mmHg,这些变化在接受治疗的高血压患者和老年人中似乎更明显[50]。大量研究表明,血压季节性变异会增加患者 CVE、肾脏损害以及死亡风险[51-57]。然而,在既往的血压评估和管理中,往往忽略了血压的季节性变异现象。2017 年 ACC/AHA[12]以及 2018 年 ESC/ESH[58]高血压指南均未提及季节性变异及相关诊疗建议,2021 年 KDIGO CKD 血压管理实践指南[59]也未提及血压季节性变异对血压的影响。而《ISH 2020 年全球高血压实践指南》[18]虽然提到血压季节性变异现象,但也仅是引用了 ESH 所发表的血压季节性变异共识声明[49]中的部分内容。2020 年 ESH 血压监测和心血管变异性工作组发表了一份关于血压季节性变异的共识声明,提出了临床实践中对血压季节性变异过大的高血压患者的 11 条共识管理建议[49]。这里重点推荐参考该共识管理的 1~3 条,以指导肾移植术后高血压患者的血压季节性变异管理。

## 四、肾移植受者高血压的病因及危险因素

肾移植受者高血压的危险因素涉及多个不同方面,包括移植相关因素以及普通人群共同因素。大部分因素与一般人群高血压相同,如遗传因素、年龄、不良生活方式等。此外,由于移植前慢性肾脏病因及肾移植术后相关并发症、药物使用、肾脏替代治疗、手术等多方面因素影响,患者面临的高血压风险更高[7,60]。

需要注意的是,在肾移植术后高血压的诊治过程中,需要与一些继发性高血压相鉴别,包括肾血管性高血压、原发性醛固酮增多症、嗜铬细胞瘤、皮质醇增多症、甲状腺功能亢进或减退和主动脉缩窄等。

### (一)受者因素

1. 肾移植前高血压　接受肾移植的患者,绝大多数因终末期肾病(end stage renal disease,ESRD)术前即长期存在高血压。此外,普通人群中与动脉粥样硬化或高血压发病密切相关的危险因素,如男性、吸烟等均参与移植术后高血压发病[2]。

2. 遗传因素　CYP3A5 和 ABCB1 基因编码的蛋白参与肾脏的钠和醛固酮代谢,还能扩大 CNI 的致高血压效应[61-62],因此与高血压的发病密切相关。

3. 肥胖和代谢综合征　超重和肥胖是高血压患病的重要危险因素,可显著增加全球人群全因死亡风险[63]。多项大型流行病学调查均揭示了体重指数(body mass index,BMI)、体脂百分比、内脏脂肪指数、腰高比、腰围等指标与高血压的直接关联[64-66]。另外,一项大规模国际合作研究(INTERSALT)显示,体重每增加 10kg,SBP/DBP 平均升高 3.0/2.2mmHg[67]。我国有研究表明肥胖(BMI ≥ 28kg/m²)是 CKD 患者高血压患病的危险因素[68]。目前肾移植受者中肥胖者的比例越来越高,美国器官移植分配网的数据显示,超过 50% 的肾移植受者可以诊为肥胖或病理性肥胖[69]。肥胖是胰岛素抵抗、糖尿病和缺血性心脏病的易感因素,也会降低移植肾的存活率[70]。使用激素是肾移植术后肥胖的一个重要原因,但目前还没有证据表明需要对控制体重的受者撤减激素[71]。此外,肾移植受者未控制饮食也是导致体重增加的原因之一。在大部分肾移植受者中,术后 1 年内平均体重增加 5~10kg[72],而体重增加会增加高血压发病风险。

4. 高尿酸血症　高尿酸血症与高血压的关系存在一定争议。高尿酸血症是移植物功能丧失、CVD 以及肾脏疾病进展的预后因素[73],但是否与高血压的发生有关尚无肯定结论[74]。一项病例对照研究显示高尿酸血症与高血压之间没有独立关联[75]。另外,一项系统评价结果显示,现有的 RCT 数据不足以证明降尿酸治疗能够改善对高血压的控制[76]。然而,来自日本的一项基于人群的回顾性队列研究结果显示,血尿酸水平是新发高血压的独立风险因素,而这一趋势在 CKD 人群中更为显著[77]。近期,一项荟萃分析显示,血尿酸水平每升高 1mg/dl,患高血压前期的风险增加 12%(*RR* 1.12,95% *CI* 1.08~1.17)。该研究认为高水平的血尿酸可能与高血压前期风险增加有关,而降低血尿酸水平可以降低高血压前期的风险[78]。另一项来自我国的大规模前瞻性队列研究显示,血尿酸升高可能先于血压升高,并且血尿酸可能通过影响血压来增加 CVD 的风险[79]。另一项 meta 分析发现,在高血压患者中,尿酸水平升高与心血管或全因死亡、冠心病和主要不良 CVE 的风险增加显著相关[80]。

5. 肾移植术前 CKD　肾移植受者术前 CKD 分期越高,透析时间越长,相应的内皮细胞功能、血管张力以及血管钙化等高血压发病高危因素越显著[81]。此外,继发性甲状旁腺功能亢进(secondary hyperparathyroidism,SHPT)也是术后高血压的重要危险因素。SHPT 是 CKD 患者的常见并发症。

CKD 患者肾功能减退,引起 1,25-二羟维生素 D3 缺乏、钙磷代谢紊乱,刺激甲状旁腺,导致甲状旁腺素(parathyroid hormone,PTH)分泌增多、甲状旁腺增生。既往研究发现血清 25-羟维生素 D3 浓度与高血压发病风险呈负相关,而 PTH 与高血压发病风险呈独立正相关[82-85]。并且有研究报道,血液透析患者进行甲状旁腺切除术或使用拟钙剂可以有效降低血压[86-88],从而进一步证实 SHPT 是 CKD 患者高血压的重要危险因素。PTH 影响血压的机制可能与肾素-血管紧张素-醛固酮系统(renin-angiotensin-aldosterone system,RAAS)激活、内皮素合成增加、交感神经兴奋性增强以及动脉僵硬度增加和顺应性下降等有关[89]。

6. 年龄 年龄和血压关系密切。在慢性肾脏病患者中,高血压患病率随着年龄增长显著增加。我国一项非透析 CKD(1~5 期)患者高血压流行病学调查显示,21~44 岁人群高血压患病率为 73.7%,45~64 岁为 82.4%,65~74 岁为 85.0%[90]。美国基于慢性肾功能不全队列(chronic renal insufficiency cohort,CRIC)的研究结果与之相似,三组年龄段的高血压患病率分别为 69%、86% 和 92%[91]。国内一项纳入 900 例 CKD 患者的单中心横断面研究显示,年龄 ≥ 65 岁是 CKD 患者高血压发病的危险因素[92]。随着年龄增长,肾功能减退导致水盐调节能力下降,容量负荷增加,同时大动脉弹力减弱,因而易引起血压升高。

7. 阻塞性睡眠呼吸暂停(obstructive sleep apnea,OSA) 研究已证实 OSA 是高血压的独立危险因素[93]。OSA 是睡眠呼吸障碍(sleep-disordered breathing,SDB)最常见的类型,导致睡眠期间间歇性低氧血症和睡眠中断。一项纳入 180 例 CKD4、5 期患者的观察性研究显示,71% 的患者存在睡眠呼吸暂停[呼吸暂停低通气指数(apnea-hypopnea-index,AHI)>5 次/h],23% 存在严重睡眠呼吸暂停(AHI>30 次/h)[94]。一项随访 4 年的前瞻性研究显示,SDB 患者 4 年后高血压患病率明显升高,并且与 SDB 严重程度密切相关—若 AHI ≥ 15 次/h,4 年后患有高血压的概率是无 SDB 人群的 3 倍[95]。目前研究认为,OSA 患者血压升高主要是由于交感神经兴奋性增强。而 OSA 引起的间歇性缺氧还会引起氧化应激增加、代谢失调和全身炎症,从而导致血管重塑、内皮功能障碍和动脉粥样硬化。此外,OSA 还可以通过刺激 RAAS 引起醛固酮增多,促进高血压的发展[96]。因此,对于肾移植术后合并 OSA 的患者,要及时给予干预。

(二)供者因素

1. 年龄和家族史 肾移植后高血压的风险随供者年龄增加而增加。供者存在高血压病史或家族史,可导致移植后高血压的发生风险显著升高[97]。

2. 供肾体积 供肾体积过小可导致早期高滤过状态,随后发展为移植肾纤维化,从而产生高血压[98]。

3. 供者合并高血压 肾移植的供者如合并高血压,则移植术后受体发生高血压、冠心病和加速性移植肾功能丧失的风险增加[99]。对于家族性高血压的肾移植受者,接受任何类型的供肾都不会影响肾移植术后高血压的患病率[100]。但是,在没有高血压病史或家族史的肾移植受者中,接受有高血压家族史的供肾比接受无高血压家族史的供肾的患者,其抗高血压药物需求要高 10 倍[101]。

4. 遗传因素 高血压患者的 RAAS 处于失衡状态,血管结构为了适应改变往往会发生血管重塑,血管重塑的持续进展可引发心、肾、脑等重要靶器官的损伤,进而导致诱发多种心血管病以及肾脏并发症[102]。血管重塑主要包括血管内皮细胞功能紊乱、血管平滑肌细胞增殖迁移、细胞外基质的改变以及血管慢性炎症等过程,涉及多种因子的调控,如小窝蛋白(caveolin,CAV)-1 可通过诱导血管紧张素 Ⅱ 而促进血管重塑,microRNA-181b 参与血管平滑肌细胞、血管内皮细胞结构与功能的改变,进而负性调节高血压的发生发展[103-104]。CAV-1是细胞内吞机制的重要通路,参与转化生长因子(transforming growth factor,TGF)-β的降解。缺失该蛋白的供者,其TGF-β的活性异常升高,可加速肾间质纤维化,并最终导致高血压和肾功能丧失[105]。CAV-1的缺失还可增加肾脏对血管紧张素Ⅱ的摄取和敏感性,增加肾血管张力和近端小管对钠的重吸收,从而参与高血压的发病[106]。

### (三)移植相关的特殊因素

1. 免疫抑制剂等药物 多种药物均可能导致血压增高或拮抗降压治疗,但这些药物对血压的影响存在较大的个体差异,老年人、基线血压较高者以及CKD患者血压升高幅度更大[18]。涉及的药物主要包括糖皮质激素、重组人促红细胞生成素[107]、CNI(包括环孢素和他克莫司等)[108-110]、非甾体类抗炎药[111-112]、口服避孕药[113]、抗抑郁药[114]、拟交感神经药[115]、部分中草药[116-117]等。

免疫抑制剂诱发的药物性高血压、代谢综合征是移植术后高血压的特殊危险因素[118]。其中,CNI与高血压的发病关系最为密切,尤其以环孢素更为显著。而哺乳动物雷帕霉素靶蛋白抑制剂(mammalian target of rapamycin inhibitor,mTORi)的致高血压效应较弱。糖皮质激素是导致移植后高血压的重要因素,但随着更新的移植后免疫抑制方案的应用,糖皮质激素致高血压的作用有降低的趋势[2,99,119]。常用免疫抑制剂致移植后高血压的相关机制见下(表37-2)。

表37-2　常用免疫抑制剂导致移植术后高血压的相关机制

| 类别 | 药物 | 机制 |
| --- | --- | --- |
| CNI | 他克莫司、环孢素 | ➤ 提高血管张力:降低一氧化氮(nitric oxide,NO),升高内皮素水平;增加交感神经兴奋性<br>➤ 激活血管紧张素-醛固酮系统:血压升高、水钠潴留<br>➤ 激活远端小管的钠-氯协同转运受体:钠重吸收增加,容量过多<br>➤ 肾毒性:通过缩血管效应导致AKI<br>➤ 慢性缺血、肾小球硬化、间质纤维化和萎缩 |
| mTORi | 西罗莫司 | ➤ 代谢异常:血脂、血糖异常<br>➤ 致蛋白尿<br>➤ 增加额外的CVE风险 |
| 糖皮质激素 | 甲泼尼龙 | ➤ 增加交感神经兴奋性<br>➤ 增加血管张力<br>➤ 增加盐皮质激素活性 |

2. 移植肾动脉狭窄(transplant renal artery stenosis,TRAS) TRAS是肾移植术后最常见的血管并发症,常见于肾移植后3个月至2年间,最常见于3~6个月之间,发生率约为1%~23%。TRAS患者中难治性高血压的发生率可达1%~25%。TRAS最常见的原因包括:受者因素(高龄、糖尿病、动脉粥样硬化、缺血性心脏病史、高血压和巨细胞病毒感染)、供者因素(供者年龄>50岁、边缘供体、供肾动脉原有病变)、移植相关因素(DGF、供肾冷缺血时间>24h、免疫诱导、严重排斥反应导致内膜损伤)、手术相关因素(供肾获取时肾蒂受牵拉和供肾修整时插管灌注导致供肾动脉内膜损伤后继发瘢痕修复后狭窄、动脉吻合口瘢痕挛缩、血管吻合技术欠佳导致动脉吻合口狭窄、肾移植术中肾动脉吻合后应用血管夹临时夹闭血管导致肾动脉损伤后继发狭窄、移植肾放置后动脉成角、肾动脉周围血肿机化后压迫、选用髂内动脉吻合、右侧供肾因肾静脉相对较短导致动脉成角或扭曲;术后早期多为动脉过长和/或肾脏位置不佳引起的肾动脉扭曲所致,尤其是右侧供肾;短期和中期吻合口狭窄可能源于肾获取和植入过程中动脉内膜损伤增生,最终引起管腔狭窄;远期的TRAS多与动脉粥样硬化和移植物慢

性排斥有关)。此外,动脉狭窄也可发生于髂总动脉或髂外动脉。

3. 移植肾功能不全　任何导致移植肾损伤的因素都可加重高血压。移植肾功能延迟恢复(delayed graft function,DGF)、急性或慢性排斥反应、血栓性微血管疾病以及原发性肾脏疾病的复发是导致移植肾损伤的重要原因[81]。

4. 肠道菌群失调　近年来,肠道菌群失调也备受关注。CKD 患者和移植后患者都会出现肠道菌群失调,而肠道菌群失调与慢性肾脏病和肾移植术后诸多因素相关,包括移植肾功能、感染、排斥反应等。其中,研究显示肠道菌群失调可以导致高血压的发生,但其机制尚未完全阐明[120-122]。

## 五、肾移植受者高血压的治疗

### (一) 非药物治疗

非药物治疗以改变生活方式为前提,是高血压治疗的基石。

**临床问题 6:肾移植术后高血压患者推荐哪些非药物干预措施?**

**推荐意见 13:**推荐所有肾移植术后高血压患者进行生活方式干预,包括饮食、运动、心理健康、控制体重、戒烟限酒、管理睡眠等综合生活方式干预(推荐强度 A,证据等级 1b)。

**推荐意见说明:**

《中国高血压防治指南(2018 年修订版)》指出,采取健康的生活方式普遍适用于高血压患者以及血压正常者,有助于降低血压、控制心血管因素和临床情况[13]。所有肾移植术后高血压患者均应坚持健康的生活方式,主要干预措施包括:减少钠盐摄入、增加钾盐摄入;合理膳食;控制体重;戒烟;限制饮酒;适量体育运动;调整心理状态;管理睡眠(表 37-3)。改变不健康的生活方式能起到控制血压、降低 CVD 风险的作用。非药物干预在降低血压方面的效果已得到研究证实及国内外高血压指南的推荐[13-15,123-126]。

表 37-3　肾移植术后高血压患者生活方式干预措施

| 干预内容 | 目标 |
| --- | --- |
| 减少钠盐摄入、增加钾盐摄入 | 食盐摄入量<6g/d,合并 CKD 患者食盐摄入量<5g/d;肾功能正常者可适当补充钾盐 |
| 合理膳食 | 营养均衡 |
| 控制体重 | 健康范围内,BMI 18.5~23.9kg/m²,男性腰围<90cm、女性腰围<85cm[127] |
| 戒烟 | 彻底戒烟,避免被动吸烟 |
| 限制饮酒 | 男性每天酒精摄入量 ≤25g,女性每天酒精摄入量 ≤15g;男性每周酒精摄入量 ≤140g,女性每周酒精摄入量 ≤80g;建议戒酒 |
| 适量体育运动 | 中等强度,每周 150min,或根据术后恢复情况,尽量达到与其心血管系统和身体耐受性相适应的水平 |
| 调整心理状态 | 减轻精神压力、保持心理平衡 |
| 管理睡眠 | 提高睡眠质量[128-129] |

**临床问题 7:是否要求肾移植术后高血压患者严格限制钠的摄入量以及个体化调整钾的摄入量?**

**推荐意见 14:**推荐肾移植术后高血压患者限制钠(钠盐)摄入量,饮食中钠摄入量<2.3g/d(钠盐摄入量<6g/d),合并 CKD 患者钠摄入量<2g/d(钠盐摄入量<5g/d)(推荐强度 A,证据等级 1b)。

**推荐意见 15**：推荐肾移植术后高血压患者根据肾功能个体化调整饮食中钾的摄入量,以保证血钾在正常范围内(推荐强度 A,证据等级 1b)。

**推荐意见说明**：

钠摄入过多及钾摄入不足是高血压发病的重要危险因素之一,适度减少钠摄入量及增加钾摄入量可有效降低血压[130-132]。一项 meta 分析显示,将每天钠盐摄入量减少至 5~6g 对血压有显著影响[133]。此外,研究显示,限制钠盐摄入能降低 CKD 患者的血压和尿蛋白水平[134]。同时,低钠饮食可能会降低 CKD 患者心脑血管疾病、肾脏不良结局等事件的绝对风险[24]。

关于肾移植术后高血压患者钠盐的推荐摄入量尚无大样本研究,目前的推荐摄入量均参考普通人群和 CKD 人群。《中国高血压防治指南(2018 年修订版)》[13]建议成年高血压患者钠盐摄入量减少至 6g/d。对于 CKD 人群,《KDIGO 2021 慢性肾脏病血压管理临床实践指南》[24]建议非透析的 CKD 合并高血压患者钠摄入量<2g/d。而《中国慢性肾脏病营养治疗临床实践指南(2021 版)》[135]则建议 CKD 各期患者饮食钠摄入量 ≤2.3g/d,移植肾功能丧失恢复维持性血液透析患者钠摄入量<2g/d。本指南参照上述指南,建议肾移植术后高血压患者饮食中钠摄入量<2.3g/d(钠盐摄入量<6g/d),其中合并 CKD 患者钠摄入量<2g/d(钠盐摄入量<5g/d)。

研究显示,补钾可有效降低高血压患者的血压[136-137]。然而,在 CKD 晚期(CKD 4、5 期),高钾摄入量可能与更高的疾病和死亡风险相关[138-140]。对于移植肾功能良好的患者,通常不存在高钾血症的情况,可以在检测肾功能和血钾的前提下,考虑使用低钠高钾盐。但是需要注意的是,对于肾功能不全的肾移植患者,特别是中、晚期 CKD 患者,不推荐使用含钾盐替代品。

**临床问题 8**：肾移植术后高血压患者如何进行运动锻炼?

**推荐意见 16**：肾移植术后高血压患者每周可进行 150min 的中等强度体力活动(以有氧运动为主),或者根据术后恢复情况,尽量达到与其心血管系统和身体耐受性相适应的水平(推荐强度 A,证据等级 1b)。

**推荐意见说明**：

研究发现,每增加 10 代谢当量小时 / 周的休闲时间体力活动(相当于每周 150min 的体力活动水平),高血压患病风险降低 6%[141]。此外,多项 meta 分析证实了运动锻炼的降压作用,尤其是有氧运动[142-143]。在 CKD 人群中,一定程度的体力活动可以改善 SBP 和 DBP,并可在 12 个月内改善 eGFR[144]。一组观察数据显示,CKD 患者较高的体力活动水平与较低的死亡风险之间存在量效关系[145]。目前尚无关于肾移植术后高血压患者运动强度的研究,故以上推荐参考普通人群[13]和 CKD 人群[14,24]的指南建议,推荐肾移植术后高血压患者每周可进行 150min 的中等强度体力活动(如步行、慢跑、太极拳、骑自行车、游泳等),或者根据术后恢复情况,尽量达到与其心血管系统和身体耐受性相适应的水平。

值得注意的是,肾移植患者常合并其他疾病,所以在决定个体化体力活动干预措施和实施强度时,一定要考虑患者的年龄、移植后时间、心肺功能、身体耐受性、认知功能和跌倒的风险。体力活动的形式及强度应根据患者个体化的需求适时调整。即使体力活动强度低于指南提出的目标,仍可能对健康有益处[24]。

**临床问题 9**：是否限制肾移植术后高血压患者吸烟和饮酒?

**推荐意见 17**：推荐肾移植术后高血压患者不饮酒或限酒(推荐强度 A,证据等级 1a)。

**推荐意见 18**：推荐肾移植术后高血压患者不吸烟或彻底戒烟,避免被动吸烟(推荐强度 B,证据等级 2b)。

推荐意见说明:

针对饮酒方面的建议目前尚无肾移植人群相关研究证据支持,主要参考普通人群相关研究,建议不饮酒或限酒。研究显示,男性只要饮酒就会增加高血压发病风险,而女性每天饮酒超过 24g 会增加高血压发病风险[146]。一项纳入 36 个 RCT 研究的系统评价和 meta 分析显示,接近戒酒程度的限制饮酒与 SBP/DBP 下降 3.3/2.0mmHg 有关[147]。本指南参考《中国高血压防治指南(2018 年修订版)》[13],建议限酒标准为:男性每天酒精摄入量 ≤25g,女性每天酒精摄入量 ≤15g;男性每周酒精摄入量 ≤140g,女性每周酒精摄入量 ≤80g。

研究显示,与非吸烟者相比,吸烟者更频繁地出现隐匿性高血压[148]。此外,吸烟是 CVD 的独立危险因素[149]。需要注意的是,被动吸烟也与 CVD 风险和 24h 血压升高有关[150]。一项纳入 645 例肾移植受者的队列研究表明,移植前具有吸烟史与移植物生存率下降显著相关,移植前吸烟者移植肾失功的风险是非吸烟者的 2.3 倍[151]。肾移植前戒烟对移植肾的存活有益且移植前戒烟超过 5 年可使 CVE 的风险降低 34%[152]。因此,对吸烟的干预应该在移植前进行。最有效的戒烟方案是联合行为疗法和药物治疗。行为疗法过程中应该强调医师的重要性,但调查表明仅有 20% 的医师会在随访过程中给出戒烟的建议[153]。因此,随访医师应更积极地介入患者的戒烟过程。药物治疗通常使用尼古丁替代疗法(nicotine replacement therapy,NRT)。本指南认为戒烟可降低肾移植患者 CVD 发病风险,建议肾移植术后高血压患者彻底戒烟,避免被动吸烟。值得注意的是,由于电子烟中的尼古丁具有成瘾性,并且具有致肺损伤等危害,目前将之作为戒烟工具仍存在争议,应谨慎使用[154-155]。

临床问题 10: 肾移植术后高血压患者如何调整心理状态?

推荐意见 19:建议肾移植术后高血压患者减轻精神压力、保持心理平衡,必要时至专业医疗机构就诊,接受个体化认知行为干预和药物治疗等(推荐强度 B,证据等级 2a)。

推荐意见说明:

压力和焦虑与高血压、CVE 发病风险升高有关[156-157]。肾移植患者的心理压力主要来自于害怕排斥反应的发生、担心感染的危险、担心身体出现问题须提早就医、出现问题后重复住院、身体外观改变等[158]。目前尚缺乏肾移植术后高血压患者精神压力相关研究的可靠数据,但本指南认为与普通人群相似,减轻精神压力可能对肾移植术后高血压患者控制血压、提高生活质量、延缓疾病进展与改善预后等方面都有益处[13]。值得注意的是,应用镇静、抗精神类药物时应咨询专科医师,并注意其不良反应,同时根据患者的 eGFR 调整药物剂量。

临床问题 11: 肾移植术后高血压患者如何选择免疫抑制剂?

推荐意见 20:推荐肾移植术后高血压患者,根据血压控制情况,在充分评估获益和风险的基础上,根据不同免疫抑制剂对血压的影响,采用个体化免疫抑制方案(推荐强度 A,证据等级 1b)。

推荐意见说明:

CNI 和糖皮质激素是器官移植术后最常用的免疫抑制剂,也是与移植术后高血压发病关系最密切的两类药物。因此,常见的调整方案包括移植后低剂量 CNI 方案、CNI 撤除方案以及无激素或低剂量激素的方案。

不同 CNI 类药物对血压的影响可能不同。一项纳入我国 838 例肾移植受者的系统评价和荟萃分析结果显示,应用环孢素方案的高血压风险是他克莫司的 2.93 倍,将环孢素转换为他克莫司可以显著改善与环孢素相关的高血压[159]。但是,也有 meta 分析显示,两种 CNI 类药物的高血压发病率无显著差异[160]。多项研究显示,降低 CNI 剂量或撤除 CNI 具有肯定的降压效果。一项系统评价显示,CNI 撤除方案或低剂量 CNI 联合 mTORi 方案可能降低高血压发病风险[161]。另一项关于贝拉西普的 meta 分析显示,应用贝拉西普的肾移植受者 SBP 和 DBP 均低于应用 CNI 的肾移植受者[162]。但是,不容忽视的是不含 CNI 的方案,术后排斥反应的发生率也较高[163]。糖皮质激素的使用剂量则更具争议。虽然有 meta 分析显示,不含激素或早期激素减量的免疫抑制方案能降低肾移植受者术后高血压的发生率,但获益最大的患者群(同时也是 CNI 剂量最低者),术后急性排斥反应发生率增加[164]。而另有研究显示,早期激素撤除不能改善术后高血压[81]。

总之,在肾移植受者中,以 CNI 或者糖皮质激素为主的剂量调整虽然能一定程度缓解移植术后高血压,但可能增加急性排斥反应发生的风险。临床上应进行个体化评估,平衡获益和风险。推荐根据临床判断将移植后高血压患者的 CNI 剂量降低至预防急性排斥反应所需最低剂量,并按需调整降压药以控制高血压。要严格掌握因移植后高血压而调整免疫抑制方案,必须在缜密详细评估患者整体情况、高血压对生存的危险因素、患者的免疫反应风险以及实际临床状况后,权衡利弊,谨慎决定。

### (二) 降压药物治疗

肾移植受者术后高血压的降压药物治疗应坚持个体化原则,结合实际病情、高血压发病因素,并根据药物的有效性、耐受性、药物代谢和相互作用特点制订方案。由于移植受者术后高血压的致病因素较多,药物治疗时机有别于普通人群。降压药物的选择需要更加注意平稳降压,避免有效循环血容量不足,并密切监测移植肾功能。

**临床问题 12:何时启动肾移植术后高血压患者降压治疗?**

**推荐意见 21:**肾移植术后患者 SBP ≥ 140mmHg 和 / 或 DBP ≥ 90mmHg(应用标准化诊室血压测量),推荐在生活方式干预的同时启动降压药物治疗(推荐强度 A,证据等级 1b)。

**推荐意见说明:**

肾移植术后高血压患者降压治疗的目的是通过控制血压,预防及延缓移植肾功能进展,减少心脑血管疾病(冠心病、心力衰竭、心律失常、脑卒中)等并发症的发生,降低死亡风险,提高移植肾和患者生存率和生存质量。

多项研究显示,对 CVD 高危人群尽早进行降压药物治疗可显著降低 CVD 风险[165-166]。参考《中国高血压防治指南(2018 年修订版)》[13],降压药物治疗的时机取决于心血管风险评估水平。对于普通人群,在改善生活方式的基础上,血压仍超过 140/90mmHg 和 / 或目标水平的患者建议给予药物治疗。而 CVD 高危和很高危的患者,应及时启动降压药物治疗,并对并存的危险因素和合并的临床疾病进行综合治疗。值得注意的是,肾移植术后患者多为 CVD 高危人群,且绝大多数患者都有靶器官损害情况,因此本指南建议肾移植术后患者一旦确诊高血压(SBP ≥ 140mmHg 和 / 或 DBP ≥ 90mmHg),应在生活方式干预的同时立即启动降压药物治疗。

**临床问题 13:肾移植术后高血压管理的目标血压是多少?**

**推荐意见 22:**推荐肾移植术后高血压患者将血压控制在 130/80mmHg 以下(应用标准化诊室血压测量)(推荐强度 A,证据等级 1b)。

**推荐意见说明:**

高血压是导致移植肾功能减退和 CVD 的重要危险因素,控制血压可以提高移植肾存活率,降低 CVD 发生率及病死率[10,167]。目前尚缺乏可靠的测试不同血压目标对肾移植术后高血压患者主要临床终点影响的 RCT 研究。一项纳入 815 例肾移植患者的回顾性研究显示,与 SBP ≥ 140mmHg 的患者相比,SBP<130mmHg 的患者具有更高的患者和移植物存活率[168]。参考 2023 年 ESH 高血压管理指南[15]、《KDIGO 2021 慢性肾脏病血压管理临床实践指南》[24]和《中国慢性肾脏病患者高血压管理指南(2023 年版)》[14],均推荐肾移植术后高血压患者将血压控制在 130/80mmHg 以下,因此本指南将目标血压值设定为 130/80mmHg 以下。需要注意的是,目标血压可能因患者个体差异、合并症和移植后时间等因素而有所差异。在临床实践中,需要根据风险和获益制订个性化的血压管理方案。

**临床问题 14:肾移植术后高血压患者降压药物治疗原则是什么?**

**推荐意见 23:**推荐根据血压水平和心血管风险分层选择初始单药或选择联合治疗(推荐强度 A,证据等级 1a)。

**推荐意见 24:**推荐优先使用长效降压药物(推荐强度 A,证据等级 1a)。

**推荐意见 25:**推荐根据患者合并症的不同、药物疗效及耐受性,以及患者个人意愿或长期承受能力,个体化选择适合患者的降压药物(推荐强度 A,证据等级 1b)。

**推荐意见 26:**推荐降压药物从标准剂量起始(推荐强度 A,证据等级 1a)。

**推荐意见说明:**

由于移植受者术后高血压的致病机制多样,部分患者采用单药方案可能效果欠佳,而联合用药可以通过多种途径达到强化降压效果、平衡部分药物的不良反应、减少降压效果达峰所需的单药剂量、加速起效的目的。参考《中国高血压防治指南(2018 年修订版)》[13],应根据血压水平和心血管风险选择初始单药或联合治疗。鉴于肾移植术后患者多为 CVD 高危人群,对于血压 ≥ 160/100mmHg 或高于目标血压 20/10mmHg 的患者,或单药治疗未达标的高血压患者应联合两种或以上的降压药物治疗,包括自由联合或单片复方制剂。

短效降压药物药效持续时间短,而且经常更换药物会引起血压波动,导致心、脑等靶器官的损害。因此,肾移植术后高血压患者,应优先选择长效降压药物,不仅方便患者服用,治疗效果也更加持久,可以提高患者的依从性,同时有效避免清晨血压急剧升高的危险,更能有效预防心脑血管事件的发生[169-171]。此外,针对肾移植受者血压昼夜节律变异,也推荐使用长效降压药物。研究显示,非杓型高血压患者睡前服用长效降压药物有助于转化为杓型高血压[172-173]。

肾移植患者启动降压药物治疗时,推荐首先采用常规剂量;老年人初始治疗时通常采用较小的有效治疗剂量,根据需要逐渐增加至足剂量。

值得注意的是,肾移植患者尤其是肾移植术后 3 个月内的患者血压波动较大,同时对于降压药物的耐受性、药物的吸收及代谢与普通患者不同,需要个体化选择降压方案及药物种类,并密切监测血压变化,及时调整用药。应根据患者合并症的不同、药物疗效及耐受性,以及患者个人意愿或长期承受能力,选择适合患者个体的降压药物。用药时要结合患者年龄、性别、血压以及是否伴随并发症等自身情况合理制订个体化的治疗方案。由于高血压须长期甚至终身治疗,其治疗需要考虑医疗成本效益比。具体方案的制订及实施应遵循心血管专科医师的建议。

**临床问题 15:肾移植术后高血压患者降压药物如何推荐?**

**推荐意见 27:**推荐肾移植术后高血压患者使用二氢吡啶类 CCB 作为一线降压药物(推荐强度 A,证据等级 1b)。

**推荐意见 28:**如果单药血压未能控制,则推荐使用 ACEI/ARB 与 CCB 两药联合(推荐强度 A,证据等级 1b)。

**推荐意见 29:**不推荐 ACEI 和 ARB 联用(推荐强度 A,证据等级 1b)。

**推荐意见 30**：如果两药联合仍不能控制血压，推荐加用利尿剂（长期使用存在肾小管损伤风险，谨慎选择）或其他降压药物（α 受体阻滞剂或 β 受体阻滞剂）（推荐强度 A，证据等级 1b）。

**推荐意见 31**：当存在特定临床情况时，如心绞痛、心肌梗死后、快速性心律失常、慢性心力衰竭，推荐在联合用药中使用 β 受体阻滞剂（推荐强度 A，证据等级 1b）。

**推荐意见说明**：

肾移植受者选择降压药物前须考虑多方面的因素，如移植肾存活年限、糖皮质激素与 CNI 的使用剂量、移植肾是否存在持续性蛋白尿以及肾移植受者是否存在其他合并症等。2017 年 ACC/AHA 高血压指南[12]、2023 年 ESH 高血压管理指南[15]、《中国实体器官移植术后高血压诊疗规范(2019 版)》[5]、《KDIGO 2021 慢性肾脏病血压管理临床实践指南》[24] 和《中国慢性肾脏病患者高血压管理指南(2023 年版)》[14] 均建议肾移植术后高血压患者首选钙通道阻滞药(calcium channel blockers，CCB)，这是基于 CCB 能够在降压的同时改善肾小球滤过率以及移植肾的存活率[174-175]。二氢吡啶类 CCB 降压疗效强，治疗肾性高血压一般无绝对禁忌证，适用于单纯收缩期高血压、低肾素活性或低交感活性的高血压，特别适用于盐敏感性高血压患者。但是，因该类药物扩张外周血管，降低外周阻力，引起反射性心率增高，故对合并快速性心律失常的高血压患者相对禁用。此外，水肿也是二氢吡啶类 CCB 的常见不良反应。非二氢吡啶类 CCB 因心脏选择性更优，临床应用过程中与抗高血压治疗作用相比，被较广泛地应用于阵发性室上性心动过速、心绞痛及肥厚型心肌病的治疗，但因其负性肌力及负性传导作用，禁用于 Ⅱ~Ⅲ 度房室传导阻滞的高血压患者，相对禁用于心力衰竭的患者。需要强调的是，非二氢吡啶类 CCB 对移植物存活无获益。因属于强效细胞色素(CYP3A4)抑制剂，非二氢吡啶类 CCB 与 CNI(他克莫司或环孢素)或 mTORi(西罗莫司或依维莫司)同时使用，会导致免疫抑制剂浓度升高。如果病情需要使用非二氢吡啶类 CCB 药物，则有必要在此类药物转换前后频繁监测 CNI 或 mTORi 浓度。

《KDIGO 2021 慢性肾脏病血压管理临床实践指南》[24] 和《中国慢性肾脏病患者高血压管理指南(2023 年版)》[14] 在推荐二氢吡啶类 CCB 的同时，增加了 ARB 作为一线降压药的推荐。然而最新的研究显示，虽然 ACEI/ARB 可以降低移植物失功风险，但并不能显著降低非致命性 CVE 或死亡风险，同时还可能增加高钾血症的发生率[175]。因此，本指南未推荐 ACEI/ARB 作为肾移植术后高血压患者的一线降压药物。鉴于 ACEI/ARB 对肾移植术后蛋白尿的改善作用[176]，对于合并蛋白尿的肾移植术后高血压患者，在排除禁忌证后，可首先考虑使用 ACEI/ARB。需要注意的是，ACEI/ARB 通过舒张小动脉(扩张出球>入球)降低肾小球有效滤过压，减少蛋白尿的发生，但这种血流动力学改变可能引起患者肾小球滤过率下降[177]。因此，在使用 ACEI/ARB 过程中须定期监测血肌酐、eGFR、血钾等，若血肌酐较基础值升高超过 30% 须减量或停止使用。此外，在移植后早期(术后 3~6 个月内)应避免使用 ACEI/ARB，尤其是在接受 CNI 治疗的患者。首先，ACEI 和环孢素诱导的血管病变可共同引起 GFR 轻度下降，其机制与肾动脉狭窄机制相同[178]。移植后早期血肌酐升高可能会影响对急性排斥反应的判断。其次，环孢素/他克莫司通过减少尿钾排泄有升高血钾的作用，而 ACEI 可通过降低血管紧张素 Ⅱ 的产生及随后的醛固酮分泌，加剧这种效应。因此，血钾浓度超过 5mEq/L 的患者应避免使用 ACEI。最后，ACEI 可在移植受者中诱发贫血，在环孢素共同作用下可使血细胞比容降低多达 5%~10%[179-180]。具体的作用机制尚未阐明，但这类现象可能正是 ACEI 对移植后红细胞增多症有效的原因。鉴于这些问题，我们倾向于在移植 3~6 个月后再按需启用 ACEI/ARB。此后排斥反应的风险降低，并且明显的贫血可能已消退。

　　血管紧张素受体脑啡肽酶抑制剂（angiotensin receptor neprilysin inhibitor，ARNI）是一种同时作用于 RAAS 和利尿钠肽（natriuretic peptides，NPs）系统从而实现多途径降压的新型药物。沙库巴曲缬沙坦钠是 ARNI 的代表性药物，含有脑啡肽酶抑制剂沙库巴曲和血管紧张素受体拮抗剂缬沙坦。沙库巴曲缬沙坦钠的作用机制是通过 LBQ657（前药沙库巴曲的活性代谢产物）抑制脑啡肽酶（中性肽链内切酶，NEP），同时通过缬沙坦阻断 AT1R，发挥利尿利钠、降低体内容量负荷、舒张血管平滑肌作用而达到降压目的。另外，NPs 的激活有利于抑制心肌纤维化和心肌肥大，对于高血压所引起的左心室肥大、心肌顺应性降低、心脏重构等也可能发挥良好的治疗作用[181]。多项小样本研究显示，沙库巴曲缬沙坦钠对 CKD 合并高血压[182]、CKD 合并心力衰竭[183-185]的患者具有良好的降压和心肾保护作用，目前正在逐步应用于 CKD 合并高血压人群，特别是合并心功能不全者。值得注意的是，沙库巴曲缬沙坦钠与 ACEI 合用可增加发生血管神经性水肿的风险，故禁止合用。建议停止使用 ACEI 治疗36 个小时后再使用沙库巴曲缬沙坦钠。目前尚无沙库巴曲缬沙坦钠在肾移植人群中的应用效果和安全性研究，因此本指南推荐意见中暂未纳入此药。肾移植术后高血压患者在使用该药物过程中须定期监测血肌酐、eGFR、血钾等，根据患者检测指标决定是否继续用药、减量或停药。

　　利尿剂主要通过排钠，减少细胞外容量，降低外周血管阻力，从而发挥降压作用。临床用于降压治疗的利尿剂包括噻嗪类/噻嗪样利尿剂、袢利尿剂、保钾利尿剂（盐皮质激素受体拮抗剂、钠离子通道抑制剂）。自 20 世纪 60 年代以来，利尿剂一直是降压治疗的基石。RCT 研究和 meta 分析证实了它们在降低心血管发病率和病死率方面的有效性，尤其在预防心力衰竭方面，利尿剂似乎比其他药物更有效[165]。但是，应注意长期使用利尿剂对肾小管的不良作用。此外，研究显示盐皮质激素受体拮抗剂能够改善肾移植和 CKD 患者的蛋白尿[186-187]，因此可以用于合并蛋白尿的肾移植术后高血压患者，但需要注意高钾血症、急性肾损伤等不良反应。

　　α 受体阻滞剂主要通过选择性阻滞血管平滑肌突触后膜 α1 受体，继而扩张血管，产生降压效应。该类药物主要用于联合用药，治疗难治性高血压、高血压急症以及合并良性前列腺增生、糖脂代谢异常者，可于夜间服用控制清晨高血压，使用过程中要警惕体位性低血压。α 受体阻滞剂的不良反应主要有体位性低血压、虹膜松弛综合征、眩晕、乏力等，少数患者可出现嗜睡。直立性低血压患者应避免使用 α 受体阻滞剂。

　　β 受体阻滞剂（Beta-blockers，BB）主要通过与 β 肾上腺素受体结合，阻断和拮抗神经递质和儿茶酚胺对 β 受体的激动作用，从而阻断和拮抗交感神经系统的过度激活、减慢心率、抑制 RAAS 的激活以发挥降压作用，适用于合并交感神经活性增高、冠心病、慢性心功能不全、快速性心律失常、高循环动力状态的高血压患者。研究显示，BB 能够降低冠心病复发风险，尤其是对于近些年发生心肌梗死的患者效果更为明显[188]。相较于安慰剂或不干预组，BB 可降低全因死亡和心肌再梗死风险[189]。一项系统评价结果显示，BB 和 CCB 对稳定型心绞痛的治疗具有等效性[190]。另一项 meta 分析结果显示，BB 可以降低窦性心律且左室射血分数低于 50% 的患者全因和心血管死亡率；另外，对于窦性心律、左室射血分数降低的心力衰竭患者，BB 可改善左室射血分数和预后[191]。BB 可分为非选择性β1、β2 受体阻滞剂和选择性 β1 受体阻滞剂两类，另外还有 α 和 β 受体阻滞剂。由于阻断 β2 受体可能诱发或加重哮喘、影响糖脂代谢，因此支气管哮喘、慢性阻塞性肺疾病、糖尿病等患者须谨慎使用。

　　目前，有关肾移植术后高血压降压药物治疗的证据有限。因此，对于肾移植术后高血压的联合降压治疗方案须基于各指南的专家意见、病理生理学或药理学以及患者个体差异，综合考虑用药。2018年 ESC/ESH 高血压指南优先推荐的联合治疗方案为 ACEI/ARB 与 CCB 或利尿剂联合[58]。一项系统评价显示,ACEI/ARB 与 CCB 联用相较于其他双重或三重用药组合,可更好地改善高血压患者的代谢功能和肾功能[192]。因此,本指南建议在单药无法控制血压的情况下,使用 ACEI/ARB、CCB 两药联合。结合《KDIGO 2021 慢性肾脏病血压管理临床实践指南》[24]和《中国慢性肾脏病患者高血压管理指南(2023 年版)》[14],如果两药联合仍不能控制血压,建议加用利尿剂(长期使用存在肾小管损伤风险,谨慎选择)或其他降压药物(α 受体阻滞剂或 β 受体阻滞剂)。鉴于盐皮质激素受体拮抗剂对蛋白尿的改善作用,在没有禁忌的情况下,合并蛋白尿的肾移植术后高血压患者可以在联合方案中选择此药。结合《中国高血压防治指南(2018 年修订版)》[13]和《中国慢性肾脏病患者高血压管理指南(2023 年版)》[14],当存在特定临床情况时,如心绞痛、心肌梗死后、快速性心律失常、慢性心力衰竭,推荐在联合用药中使用 β 受体阻滞剂。此外,联合方案中不建议同时使用 ACEI 和 ARB,虽然同时使用可以降低蛋白尿和血压,但可能会导致更多的不良反应,包括高钾血症和急性肾损伤等,并且这些不良反应超过了对心血管或肾脏保护的益处[193-195]。最后需要强调,当临床中遇到病情复杂的患者或降压效果不佳时,应及时请心血管专科医师协助治疗。

## 六、小结

高血压是肾移植术后常见并发症,与患者预后密切相关。肾移植术后高血压的发病机制复杂,影响因素众多。临床上降压治疗的主要目标是降低临床事件风险,设定治疗目标和具体治疗方案应遵循个体化原则。降压药物的选择在考虑疗效的同时,须关注药物对心血管和移植肾功能的保护作用。必要时,免疫抑制方案须进行个体化调整。本指南是基于现有研究证据和临床经验总结而来,存在一定局限性。随着临床经验的不断积累、临床研究的不断深入,将对指南进行不断地补充、完善和更新。一些证据级别不高或缺乏基于肾移植人群数据的临床问题将成为未来研究的方向,比如肾移植术后新型降压药物的应用、联合降压治疗方案的选择、新的干预靶点以及包含新型免疫抑制剂的免疫抑制方案等。

**执笔作者**:张健(首都医科大学附属北京友谊医院),林俊(首都医科大学附属北京友谊医院),胡小鹏(首都医科大学附属北京朝阳医院),丁小明(西安交通大学第一附属医院),李宁(山西省第二人民医院)

**通信作者**:薛武军(西安交通大学第一附属医院),林俊(首都医科大学附属北京友谊医院)

**主审专家**:薛武军(西安交通大学第一附属医院),田野(首都医科大学附属北京友谊医院),傅耀文(吉林大学第一医院)

**审稿专家**:马文君(中国医学院科学院阜外医院),马麟麟(首都医科大学附属北京友谊医院),王钢(吉林大学第一医院),王祥慧(上海交通大学医学院附属瑞金医院),付迎欣(深圳市第三人民医院),田普训(西安交通大学第一附属医院),朱一辰(首都医科大学附属北京友谊医院),孙启全(广东省人民医院),戎瑞明(复旦大学附属中山医院),邱江(中山大学附属第一医院),张伟杰(华中科技大学同济医学院附属同济医院),张明(上海交通大学医学院附属仁济医院),李响(中国人民解放军总医院第八医学中心),尚文俊(郑州大学第一附属医院),苗芸(南方医科大学南方医院),林涛(四川大学华西医院),林运(首都医科大学附属北京安贞医院),崔向丽(首都医科大学附属北京友谊医院),黄洪锋(浙江大学医学院附属第一医院),程颖(中国医科大学附属第一医院),魏巍(首都医科大学附属北京友谊医院)

**利益冲突**:所有作者声明无利益冲突。

## 参考文献

［1］ 张梅, 吴静, 张笑, 等. 2018 年中国成年居民高血压患病与控制状况研究 [J]. 中华流行病学杂志, 2021, 42 (10): 1780-1789.

［2］ WEIR MR, BURGESS ED, COOPER JE, et al. Assessment and management of hypertension in transplant patients [J]. J Am Soc Nephrol, 2015, 26 (6): 1248-1260.

［3］ JAMES P A, OPARIL S, CARTER B L, et al. 2014 evidence-based guideline for the management of high blood pressure in adults: report from the panel members appointed to the Eighth Joint National Committee (JNC 8)[J]. JAMA, 2014, 311 (5): 507-520.

［4］ ZANCHETTI A, THOMOPOULOS C, PARATI G. Randomized controlled trials of blood pressure lowering in hypertension: a critical reappraisal [J]. Circ Res, 2015, 116 (6): 1058-1073.

［5］ 中华医学会器官移植学分会. 中国实体器官移植术后高血压诊疗规范 (2019 年版)[J]. 器官移植, 2019, 10 (2): 112-121.

［6］ BUDDE K, WAISER J, FRITSCHE L, et al. Hypertension in patients after renal transplantation [J]. Transplant Proc, 1997, 29 (1-2): 209-211.

［7］ CAMPISTOL J M, ROMERO R, PAUL J, et al. Epidemiology of arterial hypertension in renal transplant patients: changes over the last decade [J]. Nephrol Dial Transplant, 2004, 19 Suppl 3: iii62-66.

［8］ KASISKE B L, ANJUM S, SHAH R, et al. Hypertension after kidney transplantation [J]. Am J Kidney Dis, 2004, 43 (6): 1071-1081.

［9］ PONTICELLI C, MONTAGNINO G, AROLDI A, et al. Hypertension after renal transplantation [J]. Am J Kidney Dis, 1993, 21 (5 Suppl 2): 73-78.

［10］ CARPENTER M A, JOHN A, WEIR M R, et al. BP, cardiovascular disease, and death in the folic acid for vascular outcome reduction in transplantation trial [J]. J Am Soc Nephrol, 2014, 25 (7): 1554-1562.

［11］ MANGE K C, CIZMAN B, JOFFE M, et al. Arterial hypertension and renal allograft survival [J]. JAMA, 2000, 283 (5): 633-638.

［12］ WHELTON P K, CAREY R M, ARONOW W S, et al. 2017 ACC/AHA/AAPA/ABC/ACPM/AGS/APHA/ASH/ASPC/NMA/PCNA guideline for the prevention, detection, evaluation, and management of high blood pressure in adults: a report of the American College of Cardiology/American Heart Association Task Force on clinical practice guidelines [J]. J Am Coll Cardiol, 2018, 71 (19): e127-e248.

［13］《中国高血压防治指南》修订委员会, 高血压联盟 (中国), 中华医学会心血管病学分会, 等. 中国高血压防治指南 (2018 年修订版)[J]. 中国心血管杂志, 2019, 24 (1): 24-56.

［14］ 中华医学会肾脏病学分会专家组. 中国慢性肾脏病患者高血压管理指南 (2023 年版)[J]. 中华肾脏病杂志, 2023, 39 (1): 48-80.

［15］ MANCIA G, KREUTZ R, BRUNSTROM M, et al. 2023 ESH guidelines for the management of arterial hypertension the task force for the management of arterial hypertension of the European Society of Hypertension: endorsed by the International Society of Hypertension (ISH) and the European Renal Association (ERA)[J]. J Hypertens, 2023, 41 (12): 1874-2071.

［16］ UMEMURA S, ARIMA H, ARIMA S, et al. The Japanese Society of Hypertension guidelines for the management of hypertension (JSH 2019)[J]. Hypertens Res, 2019, 42 (9): 1235-1481.

［17］ RABI D M, MCBRIEN K A, SAPIR-PICHHADZE R, et al. Hypertension Canada's 2020 comprehensive guidelines for the prevention, diagnosis, risk assessment, and treatment of hypertension in adults and children [J]. Can J Cardiol, 2020, 36 (5): 596-624.

［18］ UNGER T, BORGHI C, CHARCHAR F, et al. 2020 International Society of Hypertension global hypertension practice guidelines [J]. Hypertension, 2020, 75 (6): 1334-1357.

［19］ STERGIOU G S, PALATINI P, PARATI G, et al. 2021 European Society of Hypertension practice guidelines for office and out-of-office blood pressure measurement [J]. J Hypertens, 2021, 39 (7): 1293-1302.

［20］ ZHENG Y, TANG L, ZHANG W, et al. Applying the new intensive blood pressure categories to a nondialysis chronic kidney disease population: the prevalence, awareness and treatment rates in chronic kidney disease patients with hypertension in China survey [J]. Nephrol Dial Transplant, 2020, 35 (1): 155-161.

［21］ LEWINGTON S, CLARKE R, QIZILBASH N, et al. Age-specific relevance of usual blood pressure to vascular mortality: a meta-analysis of individual data for one million adults in 61 prospective studies [J]. Lancet, 2002, 360 (9349): 1903-1913.

［22］ HUANG M, LONG L, TAN L, et al. Isolated diastolic hypertension and risk of cardiovascular events: a systematic review and meta-analysis of cohort studies with 489, 814 participants [J]. Front Cardiovasc Med, 2021, 8: 810105.

［23］ KALLIOINEN N, HILL A, HORSWILL M S, et al. Sources of inaccuracy in the measurement of adult patients' resting blood pressure in clinical settings: a systematic review [J]. J Hypertens, 2017, 35 (3): 421-441.

［24］ KIDNEY DISEASE: IMPROVING GLOBAL OUTCOMES BLOOD PRESSURE WORK GROUP. KDIGO 2021 clinical practice guideline for the management of blood pressure in chronic kidney disease [J]. Kidney Int, 2021, 99 (3S): S1-S87.

［25］ JOHNSON KC, WHELTON PK, CUSHMAN WC, et al. Blood pressure measurement in SPRINT (systolic blood pressure intervention trial)[J]. Hypertension, 2018, 71 (5): 848-857.

［26］ PARK S H, PARK Y S. Can an automatic oscillometric device replace a mercury sphygmomanometer on blood pressure measurement? A systematic review and meta-analysis [J]. Blood Press Monit, 2019, 24 (6): 265-276.

［27］ STERGIOU G S, ALPERT B, MIEKE S, et al. A universal standard for the validation of blood pressure measuring devices: Association for the Advancement of Medical Instrumentation/European Society of Hypertension/International Organization for Standardization (AAMI/ESH/ISO) collaboration statement [J]. J Hypertens, 2018, 36 (3): 472-478.

［28］ WILLIAMS B, MANCIA G, SPIERING W, et al. 2018 ESC/ESH guidelines for the management of arterial hypertension [J]. Eur Heart J, 2018, 39 (33): 3021-3104.

［29］ KANG Y Y, LI Y, HUANG Q F, et al. Accuracy of home versus ambulatory blood pressure monitoring in the diagnosis of white-coat and masked hypertension [J]. J Hypertens, 2015, 33 (8): 1580-1587.

［30］ BO Y, KWOK K O, CHUNG V C, et al. Short-term reproducibility of ambulatory blood pressure measurements: a systematic review and meta-analysis of 35 observational studies [J]. J Hypertens, 2020, 38 (11): 2095-2109.

［31］ KIDNEY DISEASE: IMPROVING GLOBAL OUTCOMES TRANSPLANT WORK GROUP. KDIGO clinical practice guideline for the care of kidney transplant recipients [J]. Am J Transplant, 2009, 9 Suppl 3: S1-155.

［32］ MUNTNER P, EINHORN PT, CUSHMAN WC, et al. Blood pressure assessment in adults in clinical practice and clinic-based research: JACC scientific expert panel [J]. J Am Coll Cardiol, 2019, 73 (3): 317-335.

［33］ SHEPPARD J P, TUCKER K L, DAVISON W J, et al. Self-monitoring of blood pressure in patients with hypertension-related multi-morbidity: systematic review and individual patient data meta-analysis [J]. Am J Hypertens, 2020, 33 (3): 243-251.

［34］ VAN ONZENOORT H A, VERBERK W J, KROON A A, et al. Effect of self-measurement of blood pressure on adherence to treatment in patients with mild-to-moderate hypertension [J]. J Hypertens, 2010, 28 (3): 622-627.

［35］ 中国高血压联盟《动态血压监测指南》委员会. 2020 中国动态血压监测指南 [J]. 心脑血管病防治, 2021, 21 (1): 1-12, 28.

［36］ 中国高血压联盟《家庭血压监测指南》委员会. 2019 中国家庭血压监测指南 [J]. 中华高血压杂志, 2019, 27 (8): 708-711.

［37］ ROTHWELL P M. Limitations of the usual blood-pressure hypothesis and importance of variability, instability, and episodic hypertension [J]. Lancet, 2010, 375 (9718): 938-948.

［38］ PISANO A, MALLAMACI F, D'ARRIGO G, et al. Assessment of hypertension in kidney transplantation by ambulatory blood pressure monitoring: a systematic review and meta-analysis [J]. Clin Kidney J, 2022, 15 (1): 31-42.

［39］ WADEI H M, AMER H, TALER S J, et al. Diurnal blood pressure changes one year after kidney transplantation: relationship to allograft function, histology, and resistive index [J]. J Am Soc Nephrol, 2007, 18 (5): 1607-1615.

［40］ COVIC A, GUSBETH-TATOMIR P, MARDARE N, et al. Dynamics of the circadian blood pressure profiles after renal transplantation [J]. Transplantation, 2005, 80 (9): 1168-1173.

［41］ COVIC A, SEGALL L, GOLDSMITH D J. Ambulatory blood pressure monitoring in renal transplantation: Should ABPM be routinely performed in renal transplant patients? [J] Transplantation, 2003, 76 (11): 1640-1642.

［42］ PISANO A, MALLAMACI F, D'ARRIGO G, et al. Blood pressure monitoring in kidney transplantation: a systematic review on hypertension and target organ damage [J]. Nephrol Dial Transplant, 2021.

［43］ HERMANN J M, ROSENBAUER J, DOST A, et al. Seasonal variation in blood pressure in 162, 135 patients with type 1 or type 2 diabetes mellitus [J]. J Clin Hypertens (Greenwich), 2016, 18 (4): 270-278.

［44］ BI S H, CHENG L T, ZHENG D X, et al. Seasonal changes in blood pressure in chronic kidney disease patients [J]. Clin Nephrol, 2010, 73 (3): 216-220.

［45］ CHENG L T, JIANG H Y, TANG L J, et al. Seasonal variation in blood pressure of patients on continuous ambulatory peritoneal dialysis [J]. Blood Purif, 2006, 24 (5-6): 499-507.

［46］ DURANTON F, PALMA A, STEGMAYR B, et al. Blood pressure seasonality in hemodialysis patients from five European cities of different latitudes [J]. Kidney Blood Press Res, 2018, 43 (5): 1529-1538.

［47］ TOZAWA M, ISEKI K, ISEKI C, et al. Seasonal blood pressure and body weight variation in patients on chronic hemodialysis [J]. Am J Nephrol, 1999, 19 (6): 660-667.

［48］ PRASAD G V, NASH M M, ZALTZMAN J S. Seasonal variation in outpatient blood pressure in stable renal transplant recipients [J]. Transplantation, 2001, 72 (11): 1792-1794.

［49］ STERGIOU G S, PALATINI P, MODESTI P A, et al. Seasonal variation in blood pressure: evidence, consensus and recommendations for clinical practice. Consensus statement by the European Society of Hypertension Working Group on blood pressure monitoring and cardiovascular variability [J]. J Hypertens, 2020, 38 (7): 1235-1243.

［50］ KOLLIAS A, KYRIAKOULIS K G, STAMBOLLIU E, et al. Seasonal blood pressure variation assessed by different measurement methods: systematic review and meta-analysis [J]. J Hypertens, 2020, 38 (5): 791-798.

［51］ GASPARRINI A, GUO Y, HASHIZUME M, et al. Mortality risk attributable to high and low ambient temperature: a multicountry observational study [J]. Lancet, 2015, 386 (9991): 369-375.

［52］ HANAZAWA T, ASAYAMA K, WATABE D, et al. Association between amplitude of seasonal variation in self-measured home blood pressure and cardiovascular outcomes: Homed-BP (hypertension objective treatment based on measurement by electrical devices of blood pressure) study [J]. J Am Heart Assoc, 2018, 7 (10): e008509.

［53］ JEHN M, APPEL LJ, SACKS FM, et al. The effect of ambient temperature and barometric pressure on ambulatory blood pressure variability [J]. Am J Hypertens, 2002, 15 (11): 941-945.

［54］ NARITA K, HOSHIDE S, FUJIWARA T, et al. Seasonal variation of home blood pressure and its association with target organ damage: the J-HOP study (Japan Morning Surge-Home Blood Pressure)[J]. Am J Hypertens, 2020, 33 (7): 620-628.

［55］ THE EUROWINTER GROUP. Cold exposure and winter mortality from ischaemic heart disease, cerebrovascular disease, respiratory disease, and all causes in warm and cold regions of Europe [J]. Lancet, 1997, 349 (9062): 1341-1346.

［56］ WADA Y, HAMAMOTO Y, IKEDA H, et al. Seasonal variations of urinary albumin creatinine ratio in Japanese subjects with type 2 diabetes and early nephropathy [J]. Diabet Med, 2012, 29 (4): 506-508.

［57］ YANG L, LI L, LEWINGTON S, et al. Outdoor temperature, blood pressure, and cardiovascular disease mortality among 23 000 individuals with diagnosed cardiovascular diseases from China [J]. Eur Heart J, 2015, 36 (19): 1178-1185.

［58］ WILLIAMS B, MANCIA G, SPIERING W, et al. 2018 ESC/ESH guidelines for the management of arterial hypertension: the task force for the management of arterial hypertension of the European Society of Cardiology and the European Society of Hypertension: the task force for the management of arterial hypertension of the European Society of Cardiology and the European Society of Hypertension [J]. J Hypertens, 2018, 36 (10): 1953-2041.

［59］ TOMSON CRV, CHEUNG AK, MANN JFE, et al. Management of blood pressure in patients with chronic kidney disease not receiving dialysis: Synopsis of the 2021 KDIGO clinical practice guideline [J]. Ann Intern Med, 2021, 174 (9): 1270-1281.

［60］ PEREZ FONTAN M, RODRIGUEZ-CARMONA A, GARCIA FALCON T, et al. Early immunologic and nonimmunologic predictors of arterial hypertension after renal transplantation [J]. Am J Kidney Dis, 1999, 33 (1): 21-28.

［61］ HESSELINK D A, BOUAMAR R, ELENS L, et al. The role of pharmacogenetics in the disposition of and response to tacrolimus in solid organ transplantation [J]. Clin Pharmacokinet, 2014, 53 (2): 123-139.

［62］ HOORN E J, WALSH S B, MCCORMICK J A, et al. The calcineurin inhibitor tacrolimus activates the renal sodium chloride cotransporter to cause hypertension [J]. Nat Med, 2011, 17 (10): 1304-1309.

［63］ GLOBAL BMIMC, DI ANGELANTONIO E, BHUPATHIRAJU SH N, et al. Body-mass index and all-cause mortality: individual-participant-data meta-analysis of 239 prospective studies in four continents [J]. Lancet, 2016, 388 (10046): 776-786.

［64］ HU L, HU G, HUANG X, et al. Different adiposity indices and their associations with hypertension among Chinese population from Jiangxi Province [J]. BMC Cardiovasc Disord, 2020, 20 (1): 115.

［65］ LI R, TIAN Z, WANG Y, et al. The association of body fat percentage with hypertension in a Chinese rural population: The Henan rural cohort study [J]. Front Public Health, 2020, 8: 70.

［66］ 冯宝玉, 陈纪春, 李莹, 等. 中国成年人超重和肥胖与高血压发病关系的随访研究 [J]. 中华流行病学杂志, 2016, 37 (5): 606-611.

［67］ DYER AR, ELLIOTT P. The intersalt study: relations of body mass index to blood pressure. INTERSALT Co-operative Research Group [J]. J Hum Hypertens, 1989, 3 (5): 299-308.

［68］ 张婧, 张爱华, 陈邵燕, 等. 慢性肾脏病患者合并高血压情况及相关因素分析 [J]. 中华高血压杂志, 2010, 18 (9): 855-860.

［69］ GORE J L, PHAM P T, DANOVITCH G M, et al. Obesity and outcome following renal transplantation [J]. Am J Transplant, 2006, 6 (2): 357-363.

［70］ JINDAL R M, ZAWADA ET J R. Obesity and kidney transplantation [J]. Am J Kidney Dis, 2004, 43 (6): 943-952.

［71］ PAINTER P L, TOPP K S, KRASNOFF J B, et al. Health-related fitness and quality of life following steroid withdrawal in renal transplant recipients [J]. Kidney Int, 2003, 63 (6): 2309-2316.

［72］ HRICIK D E. Metabolic syndrome in kidney transplantation: management of risk factors [J]. Clin J Am Soc Nephrol, 2011, 6 (7): 1781-1785.

［73］ GOICOECHEA M, GARCIA D E VINUESA S, VERDALLES U, et al. Allopurinol and progression of CKD and cardiovascular events: long-term follow-up of a randomized clinical trial [J]. Am J Kidney Dis, 2015, 65 (4): 543-549.

［74］ KIM E D, FAMURE O, LI Y, et al. Uric acid and the risk of graft failure in kidney transplant recipients: a re-assessment [J]. Am J Transplant, 2015, 15 (2): 482-488.

［75］ BEZERRA TTD, BEZERRA L S, SANTOS-VELOSO MAO, et al. Association between hyperuricemia and hypertension: a case-control study [J]. Rev Assoc Med Bras (1992), 2021, 67 (6): 828-832.

［76］ GOIS PHF, SOUZA ERM. Pharmacotherapy for hyperuricemia in hypertensive patients [J]. Cochrane Database Syst Rev, 2017, 4 (4): CD008652.

［77］ KAWAZOE M, FUNAKOSHI S, ISHIDA S, et al. Effect of chronic kidney disease on the association between hyperuricemia and new-onset hypertension in the general Japanese population: ISSA-CKD study [J]. J Clin Hypertens (Greenwich), 2021, 23 (12): 2071-2077.

［78］ LIU L, ZHANG X, LI Q, et al. Serum uric acid and risk of prehypertension: a dose-response meta-analysis of 17 observational studies of approximately 79 thousand participants [J]. Acta Cardiol, 2022, 77 (2): 136-145.

［79］ TIAN X, CHEN S, WANG P, et al. Temporal relationship between hyperuricemia and hypertension and its impact on future risk of cardiovascular disease [J]. Eur J Intern Med, 2023, 111: 82-89.

［80］ YANG Y, ZHANG X, JIN Z, et al. Association of serum uric acid with mortality and cardiovascular outcomes in patients with hypertension: a meta-analysis [J]. J Thromb Thrombolysis, 2021, 52 (4): 1084-1093.

［81］ LAKKIS J I, WEIR M R. Treatment-resistant hypertension in the transplant recipient [J]. Semin Nephrol, 2014, 34 (5): 560-570.

［82］ FORMAN J P, CURHAN G C, TAYLOR E N. Plasma 25-hydroxyvitamin D levels and risk of incident hypertension among young women [J]. Hypertension, 2008, 52 (5): 828-832.

［83］ FORMAN JP, GIOVANNUCCI E, HOLMES MD, et al. Plasma 25-hydroxyvitamin D levels and risk of incident hypertension [J]. Hypertension, 2007, 49 (5): 1063-1069.

［84］ TAYLOR EN, CURHAN GC, FORMAN JP. Parathyroid hormone and the risk of incident hypertension [J]. J Hypertens, 2008, 26 (7): 1390-1394.

［85］ VAN BALLEGOOIJEN A J, KESTENBAUM B, SACHS M C, et al. Association of 25-hydroxyvitamin D and parathyroid hormone with incident hypertension: MESA (Multi-Ethnic Study of Atherosclerosis)[J]. J Am Coll Cardiol, 2014, 63 (12): 1214-1222.

［86］ CHANG TI, ABDALLA S, LONDON G M, et al. The effects of cinacalcet on blood pressure, mortality and cardiovascular endpoints in the EVOLVE trial [J]. J Hum Hypertens, 2016, 30 (3): 204-209.

［87］ SHIH C J, TARNG D C, YANG W C, et al. Parathyroidectomy reduces intradialytic hypotension in hemodialysis patients with secondary hyperparathyroidism [J]. Kidney Blood Press Res, 2013, 37 (4-5): 323-331.

［88］ SOFRONIE A C, KOOIJ I, BURSOT C, et al. Full normalization of severe hypertension after parathryoidectomy-a case report and systematic review [J]. BMC Nephrol, 2018, 19 (1): 112.

［89］ CHOPRA S, CHERIAN D, JACOB JJ. The thyroid hormone, parathyroid hormone and vitamin D associated hypertension [J]. Indian J Endocrinol metab, 2011, 15 Suppl 4 (Suppl4): S354-360.

［90］ ZHENG Y, CAI G Y, CHEN X M, et al. Prevalence, awareness, treatment, and control of hypertension in the nondialysis chronic kidney disease patients [J]. Chin Med J (Engl), 2013, 126 (12): 2276-2280.

［91］ MUNTNER P, ANDERSON A, CHARLESTON J, et al. Hypertension awareness, treatment, and control in adults with CKD: results from the Chronic Renal Insufficiency Cohort (CRIC) study [J]. Am J Kidney Dis, 2010, 55 (3): 441-451.

［92］ 林静, 丁小强, 吉俊, 等. 慢性肾脏病患者高血压现状的横断面调查 [J]. 中华肾脏病杂志, 2009, 25 (11): 827-831.

［93］ CALHOUN DA. Obstructive sleep apnea and hypertension [J]. Curr Hypertens Rep, 2010, 12 (3): 189-195.

［94］ JHAMB M, RAN X, ABDALLA H, et al. Association of sleep apnea with mortality in patients with advanced kidney disease [J]. Clin J Am Soc Nephrol, 2020, 15 (2): 182-190.

［95］ PEPPARD P E, YOUNG T, PALTA M, et al. Prospective study of the association between sleep-disordered breathing and hypertension [J]. N Engl J Med, 2000, 342 (19): 1378-1384.

［96］ VAN RYSWYK E, MUKHERJEE S, CHAI-COETZER CL, et al. Sleep disorders, including sleep apnea and hypertension [J]. Am J Hypertens, 2018, 31 (8): 857-864.

［97］ WLODARCZYK Z, GLYDA M, KOSCIANSKA L, et al. Prevalence of arterial hypertension following kidney transplantation-a multifactorial analysis [J]. Ann Transplant, 2003, 8 (2): 43-46.

［98］ SIKMA M A, VAN MAARSEVEEN E M, VAN DE GRAAF E A, et al. Pharmacokinetics and toxicity of tacrolimus early after heart and lung transplantation [J]. Am J Transplant, 2015, 15 (9): 2301-2313.

［99］ THOMAS B, TABER DJ, SRINIVAS TR. Hypertension after kidney transplantation: a pathophysiologic approach [J]. Curr Hypertens Rep, 2013, 15 (5): 458-469.

［100］ GUIDI E, BIANCHI G, RIVOLTA E, et al. Hypertension in man with a kidney transplant: role of familial versus other factors [J]. Nephron, 1985, 41 (1): 14-21.

［101］ GUIDI E, MENGHETTI D, MILANI S, et al. Hypertension may be transplanted with the kidney in humans: a longterm historical prospective follow-up of recipients grafted with kidneys coming from donors with or without hypertension in their families [J]. J Am Soc Nephrol, 1996, 7 (8): 1131-1138.

［102］ 张婵娟, 石雅宁, 廖端芳, 等. 高血压病血管重塑的分子机制及中医药干预 [J]. 生理学报, 2019, 71 (2): 235-247.

［103］ 冯祺论, 唐晓鸿. 小窝蛋白 1 在血管重塑中的研究进展 [J]. 中华高血压杂志, 2019, 27 (2): 136-139.

［104］ 祁缘, 荆黎. Microrna-181b 对心血管疾病的调控作用及机制的研究进展 [J]. 首都医科大学学报, 2019, 40 (3): 396-401.

［105］ PALANISAMY A, REEVES-DANIEL AM, FREEDMAN BI. The impact of APOL1, CAV1, and ABCB1 gene variants on outcomes in kidney transplantation: donor and recipient effects [J]. Pediatr Nephrol, 2014, 29 (9): 1485-1492.

［106］ GRINYO JM, SAVAL N, CAMPISTOL JM, et al. Clinical assessment and determinants of chronic allograft nephropathy in maintenance renal transplant patients [J]. Nephrol Dial Transplant, 2011, 26 (11): 3750-3755.

［107］ KRAPF R, HULTER HN. Arterial hypertension induced by erythropoietin and erythropoiesis-stimulating agents (ESA)[J]. Clin J Am Soc Nephrol, 2009, 4 (2): 470-480.

［108］ HANNAH J, CASIAN A, D'CRUZ D. Tacrolimus use in lupus nephritis: a systematic review and meta-analysis [J].

Autoimmun Rev, 2016, 15 (1): 93-101.

［109］ MORALES JM, ANDRES A, RENGEL M, et al. Influence of cyclosporin, tacrolimus and rapamycin on renal function and arterial hypertension after renal transplantation [J]. Nephrol Dial Transplant, 2001, 16 Suppl 1: 121-124.

［110］ ROBERT N, WONG GW, WRIGHT JM. Effect of cyclosporine on blood pressure [J]. Cochrane Database Syst Rev, 2010 (1): CD007893.

［111］ AW TJ, HAAS SJ, LIEW D, et al. Meta-analysis of cyclooxygenase-2 inhibitors and their effects on blood pressure [J]. Arch Intern Med, 2005, 165 (5): 490-496.

［112］ CAMPBELL N. Interaction between antihypertensives and NSAIDs in primary care: a controlled trial [J]. Can J Clin Pharmacol, 2008, 15 (3): e383-384.

［113］ BHUPATHIRAJU SN, GRODSTEIN F, STAMPFER MJ, et al. Exogenous hormone use: oral contraceptives, postmenopausal hormone therapy, and health outcomes in the nurses' health study [J]. Am J Public Health, 2016, 106 (9): 1631-1637.

［114］ ZHONG Z, WANG L, WEN X, et al. A meta-analysis of effects of selective serotonin reuptake inhibitors on blood pressure in depression treatment: outcomes from placebo and serotonin and noradrenaline reuptake inhibitor controlled trials [J]. Neuropsychiatr Dis Treat, 2017, 13: 2781-2796.

［115］ SALERNO SM, JACKSON JL, BERBANO EP. Effect of oral pseudoephedrine on blood pressure and heart rate: a meta-analysis [J]. Arch Intern Med, 2005, 165 (15): 1686-1694.

［116］ HALLER CA, BENOWITZ NL. Adverse cardiovascular and central nervous system events associated with dietary supplements containing ephedra alkaloids [J]. N Engl J Med, 2000, 343 (25): 1833-1838.

［117］ PENNINKILAMPI R, ESLICK EM, ESLICK GD. The association between consistent licorice ingestion, hypertension and hypokalaemia: a systematic review and meta-analysis [J]. J Hum Hypertens, 2017, 31 (11): 699-707.

［118］ RAO NN, COATES PT. Cardiovascular disease after kidney transplant [J]. Semin Nephrol, 2018, 38 (3): 291-297.

［119］ THOMAS B, WEIR MR. The evaluation and therapeutic management of hypertension in the transplant patient [J]. Curr Cardiol Rep, 2015, 17 (11): 95.

［120］ JIANG S, XIE S, LV D, et al. Alteration of the gut microbiota in Chinese population with chronic kidney disease [J]. Sci Rep, 2017, 7 (1): 2870.

［121］ LI J, ZHAO F, WANG Y, et al. Gut microbiota dysbiosis contributes to the development of hypertension [J]. Microbiome, 2017, 5 (1): 14.

［122］ YANG T, RICHARDS EM, PEPINE CJ, et al. The gut microbiota and the brain-gut-kidney axis in hypertension and chronic kidney disease [J]. Nat Rev Nephrol, 2018, 14 (7): 442-456.

［123］ ARNETT D K, BLUMENTHAL R S, ALBERT M A, et al. 2019 ACC/AHA guideline on the primary prevention of cardiovascular disease: a report of the American College of Cardiology/American Heart Association Task Force on clinical practice guidelines [J]. Circulation, 2019, 140 (11): e596-e646.

［124］ FU J, LIU Y, ZHANG L, et al. Nonpharmacologic interventions for reducing blood pressure in adults with prehypertension to established hypertension [J]. J Am Heart Assoc, 2020, 9 (19): e016804.

［125］ KRISHNAMOORTHY Y, NAGARAJAN R, MURALI S. Effectiveness of multiple combined lifestyle interventions in reducing blood pressure among patients with prehypertension and hypertension: a network meta-analysis [J]. J Public Health (Oxf), 2023, 45 (2): e319-e331.

［126］ TAY JC, SULE AA, CHEW EK, et al. Ministry of Health clinical practice guidelines: hypertension [J]. Singapore Med J, 2018, 59 (1): 17-27.

［127］ 中国肥胖问题工作组数据汇总分析协作组. 我国成人体重指数和腰围对相关疾病危险因素异常的预测价值: 适宜体重指数和腰围切点的研究 [J]. 中华流行病学杂志, 2002, 23 (1): 5-10.

［128］ LI L, GAN Y, ZHOU X, et al. Insomnia and the risk of hypertension: a meta-analysis of prospective cohort studies [J]. Sleep Med Rev, 2021, 56: 101403.

［129］ LO K, WOO B, WONG M, et al. Subjective sleep quality, blood pressure, and hypertension: a meta-analysis [J]. J Clin Hypertens (Greenwich), 2018, 20 (3): 592-605.

［130］ FILIPPINI T, MALAVOLTI M, WHELTON PK, et al. Sodium intake and risk of hypertension: a systematic review and dose-response meta-analysis of observational cohort studies [J]. Curr Hypertens Rep, 2022, 24 (5): 133-144.

［131］ GELEIJNSE JM, KOK FJ, GROBBEE DE. Blood pressure response to changes in sodium and potassium intake: a metaregression analysis of randomised trials [J]. J Hum Hypertens, 2003, 17 (7): 471-480.

［132］ SACKS FM, SVETKEY LP, VOLLMER WM, et al. Effects on blood pressure of reduced dietary sodium and the Dietary Approaches to Stop Hypertension (DASH) diet. DASH-Sodium Collaborative Research Group [J]. N Engl J Med, 2001, 344 (1): 3-10.

［133］ HE FJ, LI J, MACGREGOR GA. Effect of longer term modest salt reduction on blood pressure: Cochrane systematic review and meta-analysis of randomised trials [J]. BMJ, 2013, 346: f1325.

［134］ VOGT L, WAANDERS F, BOOMSMA F, et al. Effects of dietary sodium and hydrochlorothiazide on the antiproteinuric efficacy of losartan [J]. J Am Soc Nephrol, 2008, 19 (5): 999-1007.

［135］ 中国医师协会肾脏内科医师分会, 中国中西医结合学会肾脏疾病专业委员会营养治疗指南专家协作组. 中国慢性肾脏病营养治疗临床实践指南 (2021 版)[J]. 中华医学杂志, 2021, 101 (8): 539-559.

［136］ POOROLAJAL J, ZERAATI F, SOLTANIAN AR, et al. Oral potassium supplementation for management of essential hypertension: a meta-analysis of randomized controlled trials [J]. PLoS One, 2017, 12 (4): e0174967.

［137］ NEWBERRY SJ, CHUNG M, ANDERSON CAM, et al. AHRQ comparative effectiveness reviews [M]. Sodium and potassium intake: effects on chronic disease outcomes and risks. edn. US: Rockville (MD), 2018.

［138］ CLASE C M, CARRERO J J, ELLISON D H, et al. Potassium homeostasis and management of dyskalemia in kidney diseases: conclusions from a Kidney Disease: Improving Global Outcomes (KDIGO) controversies conference [J]. Kidney Int, 2020, 97 (1): 42-61.

［139］ HE J, MILLS K T, APPEL L J, et al. Urinary sodium and potassium excretion and CKD progression [J]. J Am Soc Nephrol, 2016, 27 (4): 1202-1212.

［140］ MILLS K T, CHEN J, YANG W, et al. Sodium excretion and the risk of cardiovascular disease in patients with chronic kidney disease [J]. JAMA, 2016, 315 (20): 2200-2210.

［141］ LIU X, ZHANG D, LIU Y, et al. Dose-response association between physical activity and incident hypertension: a systematic review and meta-analysis of cohort studies [J]. Hypertension, 2017, 69 (5): 813-820.

［142］ SACO-LEDO G, VALENZUELA PL, RUIZ-HURTADO G, et al. Exercise reduces ambulatory blood pressure in patients with hypertension: a systematic review and meta-analysis of randomized controlled trials [J]. J Am Heart Assoc, 2020, 9 (24): e018487.

［143］ NOONE C, LEAHY J, MORRISSEY EC, et al. Comparative efficacy of exercise and anti-hypertensive pharmacological interventions in reducing blood pressure in people with hypertension: a network meta-analysis [J]. Eur J Prev Cardiol, 2020, 27 (3): 247-255.

［144］ FLESHER M, WOO P, CHIU A, et al. Self-management and biomedical outcomes of a cooking, and exercise program for patients with chronic kidney disease [J]. J Ren Nutr, 2011, 21 (2): 188-195.

［145］ BEDDHU S, WEI G, MARCUS RL, et al. Light-intensity physical activities and mortality in the United States general population and CKD subpopulation [J]. Clin J Am Soc Nephrol, 2015, 10 (7): 1145-1153.

［146］ ROERECKE M, TOBE SW, KACZOROWSKI J, et al. Sex-specific associations between alcohol consumption and incidence of hypertension: a systematic review and meta-analysis of cohort studies [J]. J Am Heart Assoc, 2018, 7 (13).

［147］ ROERECKE M, KACZOROWSKI J, TOBE SW, et al. The effect of a reduction in alcohol consumption on blood pressure: a systematic review and meta-analysis [J]. Lancet Public Health, 2017, 2 (2): e108-e120.

［148］ GROPPELLI A, GIORGI DM, OMBONI S, et al. Persistent blood pressure increase induced by heavy smoking [J]. J Hypertens, 1992, 10 (5): 495-499.

［149］ SAHA SP, BHALLA DK, WHAYNE TF JR, et al. Cigarette smoke and adverse health effects: an overview of research trends and future needs [J]. Int J Angiol, 2007, 16 (3): 77-83.

［150］ MAHMUD A, FEELY J. Effects of passive smoking on blood pressure and aortic pressure waveform in healthy young adults-influence of gender [J]. Br J Clin Pharmacol, 2004, 57 (1): 37-43.

［151］ SUNG RS, ALTHOEN M, HOWELL TA, et al. Excess risk of renal allograft loss associated with cigarette smoking

[J]. Transplantation, 2001, 71 (12): 1752-1757.

［152］ KASISKE BL, KLINGER D. Cigarette smoking in renal transplant recipients [J]. J Am Soc Nephrol, 2000, 11 (4): 753-759.

［153］ THORNDIKE AN, REGAN S, RIGOTTI NA. The treatment of smoking by US physicians during ambulatory visits: 1994 2003 [J]. Am J Public Health, 2007, 97 (10): 1878-1883.

［154］ MANTEY DS, PASCH KE, LOUKAS A, et al. Exposure to point-of-sale marketing of cigarettes and e-cigarettes as predictors of smoking cessation behaviors [J]. Nicotine Tob Res, 2019, 21 (2): 212-219.

［155］ SELYA AS, DIERKER L, ROSE JS, et al. The role of nicotine dependence in e-cigarettes' potential for smoking reduction [J]. Nicotine Tob Res, 2018, 20 (10): 1272-1277.

［156］ ALBUS C, WALLER C, FRITZSCHE K, et al. Significance of psychosocial factors in cardiology: update 2018: position paper of the German Cardiac Society [J]. Clin Res Cardiol, 2019, 108 (11): 1175-1196.

［157］ LIU MY, LI N, LI W A, et al. Association between psychosocial stress and hypertension: a systematic review and meta-analysis [J]. Neurol Res, 2017, 39 (6): 573-580.

［158］ 吴艳, 刘哲, 王灵香. 肾移植患者术后抑郁的影响因素及心理干预效果 [J]. 中国老年学杂志, 2015, 35 (7): 1809-1810.

［159］ LIU Y, YANG M S, YUAN JY. Immunosuppressant utilization and cardiovascular complications among Chinese patients after kidney transplantation: a systematic review and analysis [J]. Int Urol Nephrol, 2013, 45 (3): 885-892.

［160］ YANG K, ZHANG M, ZHANG B, et al. Systematic review and meta-analysis of calcineurin inhibitors on long-term prognosis of renal transplant patients [J]. Transpl Immunol, 2022, 75: 101741.

［161］ KARPE KM, TALAULIKAR GS, WALTERS GD. Calcineurin inhibitor withdrawal or tapering for kidney transplant recipients [J]. Cochrane Database Syst Rev, 2017, 7 (7): CD006750.

［162］ MASSON P, HENDERSON L, CHAPMAN JR, et al. Belatacept for kidney transplant recipients [J]. Cochrane Database Syst Rev, 2014, 2014 (11): CD010699.

［163］ DIEKMANN F. Immunosuppressive minimization with mTOR inhibitors and belatacept [J]. Transpl Int, 2015, 28 (8): 921-927.

［164］ KNIGHT SR, MORRIS PJ. Steroid avoidance or withdrawal after renal transplantation increases the risk of acute rejection but decreases cardiovascular risk. A meta-analysis [J]. Transplantation, 2010, 89 (1): 1-14.

［165］ THOMOPOULOS C, PARATI G, ZANCHETTI A. Effects of blood pressure lowering on outcome incidence in hypertension: 4. Effects of various classes of antihypertensive drugs-overview and meta-analyses [J]. J Hypertens, 2015, 33 (2): 195-211.

［166］ BRUNSTROM M, CARLBERG B. Association of blood pressure lowering with mortality and cardiovascular disease across blood pressure levels: a systematic review and meta-analysis [J]. JAMA Intern Med, 2018, 178 (1): 28-36.

［167］ OJO AO. Cardiovascular complications after renal transplantation and their prevention [J]. Transplantation, 2006, 82 (5): 603-611.

［168］ PAGONAS N, BAUER F, SEIBERT FS, et al. Intensive blood pressure control is associated with improved patient and graft survival after renal transplantation [J]. Sci Rep, 2019, 9 (1): 10507.

［169］ CHAUGAI S, SHERPA LY, SEPEHRY AA, et al. Effects of long-and intermediate-acting dihydropyridine calcium channel blockers in hypertension: a systematic review and meta-analysis of 18 prospective, randomized, actively controlled trials [J]. J Cardiovasc Pharmacol Ther, 2018, 23 (5): 433-445.

［170］ LIU L, ZHANG Y, LIU G, et al. The Felodipine Event Reduction (FEVER) study: a randomized long-term placebo-controlled trial in Chinese hypertensive patients [J]. J Hypertens, 2005, 23 (12): 2157-2172.

［171］ KARIO K, WANG JG, CHIA YC, et al. The HOPE Asia network 2022 up-date consensus statement on morning hypertension management [J]. J Clin Hypertens (Greenwich), 2022, 24 (9): 1112-1120.

［172］ HERMIDA RC, AYALA DE, MOJON A, et al. Chronotherapy with valsartan/hydrochlorothiazide combination in essential hypertension: improved sleep-time blood pressure control with bedtime dosing [J]. Chronobiol Int, 2011, 28 (7): 601-610.

［173］ HERMIDA RC, CALVO C, AYALA DE, et al. Treatment of non-dipper hypertension with bedtime administration of valsartan [J]. J Hypertens, 2005, 23 (10): 1913-1922.

［174］ CROSS NB, WEBSTER AC, MASSON P, et al. Antihypertensive treatment for kidney transplant recipients [J]. Cochrane Database Syst Rev, 2009, 2009 (3): CD003598.

［175］ PISANO A, BOLIGNANO D, MALLAMACI F, et al. Comparative effectiveness of different antihypertensive agents in kidney transplantation: a systematic review and meta-analysis [J]. Nephrol Dial Transplant, 2020, 35 (5): 878-887.

［176］ LIAO RX, LYU XF, TANG WJ, et al. Short- and long-term outcomes with renin-angiotensin-aldosterone inhibitors in renal transplant recipients: a meta-analysis of randomized controlled trials [J]. Clin Transplant, 2017, 31 (4).

［177］ CLASE CM, BARZILAY J, GAO P, et al. Acute change in glomerular filtration rate with inhibition of the renin-angiotensin system does not predict subsequent renal and cardiovascular outcomes [J]. Kidney Int, 2017, 91 (3): 683-690.

［178］ CURTIS JJ, LASKOW DA, JONES PA, et al. Captopril-induced fall in glomerular filtration rate in cyclosporine-treated hypertensive patients [J]. J Am Soc Nephrol, 1993, 3 (9): 1570-1574.

［179］ GASTON RS, JULIAN BA, CURTIS JJ. Posttransplant erythrocytosis: an enigma revisited [J]. Am J Kidney Dis, 1994, 24 (1): 1-11.

［180］ VLAHAKOS DV, CANZANELLO VJ, MADAIO MP, et al. Enalapril-associated anemia in renal transplant recipients treated for hypertension [J]. Am J Kidney Dis, 1991, 17 (2): 199-205.

［181］ LEVIN ER, GARDNER DG, SAMSON WK. Natriuretic peptides [J]. N Engl J Med, 1998, 339 (5): 321-328.

［182］ ITO S, SATOH M, TAMAKI Y, et al. Safety and efficacy of LCZ696, a first-in-class angiotensin receptor neprilysin inhibitor, in Japanese patients with hypertension and renal dysfunction [J]. Hypertens Res, 2015, 38 (4): 269-275.

［183］ CHANG HY, FENG AN, FONG MC, et al. Sacubitril/valsartan in heart failure with reduced ejection fraction patients: real world experience on advanced chronic kidney disease, hypotension, and dose escalation [J]. J Cardiol, 2019, 74 (4): 372-380.

［184］ FENG Z, WANG X, ZHANG L, et al. Pharmacokinetics and pharmacodynamics of sacubitril/valsartan in maintenance hemodialysis patients with heart failure [J]. Blood Purif, 2022, 51 (3): 270-279.

［185］ FU S, XU Z, LIN B, et al. Effects of sacubitril-valsartan in heart failure with preserved ejection fraction in patients undergoing peritoneal dialysis [J]. Front Med (Lausanne), 2021, 8: 657067.

［186］ CHUNG EY, RUOSPO M, NATALE P, et al. Aldosterone antagonists in addition to renin angiotensin system antagonists for preventing the progression of chronic kidney disease [J]. Cochrane Database Syst Rev, 2020, 10 (10): CD007004.

［187］ DE SOUSA MV, GUIDA JP, DO VALLE CF, et al. Spironolactone in post-transplant proteinuria: a safe alternative therapy [J]. Transplant Proc, 2017, 49 (4): 813-816.

［188］ LAW MR, MORRIS JK, WALD NJ. Use of blood pressure lowering drugs in the prevention of cardiovascular disease: meta-analysis of 147 randomised trials in the context of expectations from prospective epidemiological studies [J]. BMJ, 2009, 338: b1665.

［189］ SAFI S, SETHI NJ, KORANG SK, et al. Beta-blockers in patients without heart failure after myocardial infarction [J]. Cochrane Database Syst Rev, 2021, 11 (11): CD012565.

［190］ FERRARI R, PAVASINI R, CAMICI PG, et al. Anti-anginal drugs-beliefs and evidence: systematic review covering 50 years of medical treatment [J]. Eur Heart J, 2019, 40 (2): 190-194.

［191］ CLELAND JGF, BUNTING K V, FLATHER M D, et al. Beta-blockers for heart failure with reduced, mid-range, and preserved ejection fraction: an individual patient-level analysis of double-blind randomized trials [J]. Eur Heart J, 2018, 39 (1): 26-35.

［192］ CHI C, TAI C, BAI B, et al. Angiotensin system blockade combined with calcium channel blockers is superior to other combinations in cardiovascular protection with similar blood pressure reduction: a meta-analysis in 20 451 hypertensive patients [J]. J Clin Hypertens (Greenwich), 2016, 18 (8): 801-808.

［193］ REN F, TANG L, CAI Y, et al. meta-analysis: The efficacy and safety of combined treatment with ARB and ACEI on diabetic nephropathy [J]. Ren Fail, 2015, 37 (4): 548-561.

［194］ WHITLOCK R, LEON SJ, MANACSA H, et al. The association between dual RAAS inhibition and risk of acute kidney injury and hyperkalemia in patients with diabetic kidney disease: a systematic review and meta-analysis [J]. Nephrol Dial Transplant, 2023, 38 (11): 2503-2516.

[195] ONTARGET INVESTIGATORS, YUSUF S, TEO K K, et al. Telmisartan, ramipril, or both in patients at high risk for vascular events [J]. N Engl J Med, 2008, 358 (15): 1547-1559.

# 38 肾移植受者血脂异常临床诊疗指南

动脉粥样硬化性心血管疾病(atherosclerotic cardiovascular disease, ASCVD),包括缺血性心脏病和脑卒中等,已成为全球性的重大慢性非传染性疾病,对人类健康构成严重威胁[1]。在我国,随着生活水平的提升,这类疾病的发病率和死亡率逐年升高,成为城乡居民的主要死亡原因,占总死因的40%以上[2]。血脂代谢异常,尤其是低密度脂蛋白胆固醇(low density lipoprotein cholesterol, LDL-C)升高,是 ASCVD 发病的重要风险因素[3]。

肾移植受者因特殊的治疗因素,成为高脂血症的高风险人群。随着外科技术和药物治疗的进步,肾移植受者的生存期显著延长,导致 ASCVD 逐渐成为影响移植肾功能和受者生存的关键因素[4-5]。研究数据显示,肾移植术后血脂异常的发生率高达 60%,主要表现为总胆固醇(total cholesterol, TC)、LDL-C 和甘油三酯(triglyceride, TG)升高[6]。与此同时,ASCVD 已取代急性排斥反应,成为移植肾功能丧失和受者死亡的首位原因[7]。

当前,国内尚缺乏关于肾移植受者血脂代谢的大规模、多中心、前瞻性、随机化流行病学研究。国际上,2004 年美国发布了《肾移植受者血脂代谢障碍临床实践指南》。结合 2007 年卫生部发布的《中国成人血脂异常防治指南》,我国于 2008 年和 2016 年分别发布了《器官移植术后高脂血症临床诊疗指南》和《中国器官移植受者血脂管理指南》,并在 2019 年发布了《中国实体器官移植受者血脂管理规范》。国际上较有影响力的血脂管理指南包括:2018 年美国心脏学院(American College of Cardiology, ACC)、美国心脏病协会(American Heart Association, AHA)发布的《血脂管理指南》,2019 年欧洲卒中会议(European Stroke Council, ESC)和欧洲动脉粥样硬化协会(European Atherosclerosis Society, EAS)发布的《欧洲血脂异常管理指南》以及我国发布的《中国血脂管理指南(2023 年)》。本版指南在前述指南和规范的基础上,汇总了最新的临床证据和实践理念,旨在为肾移植受者的血脂管理和诊疗提供指导,以提升临床治疗水平并改善受者的预后。

## 一、指南形成方法

本指南已在国际实践指南注册与透明化平台(Practice guide REgistration for TransPAREncy, PREPARE)上以中英双语注册(注册号: PREPARE-2023CN878)。指南范围及临床问题的确定:工作组对国内外该领域发表的指南和共识进行比对,针对既往指南中没有涉及和有研究进展的内容及临床医师重点关注的内容,经过问卷调查和专家组会议讨论,最终形成本指南覆盖的 19 个临床问题,涉及肾移植受者血脂异常的诊断、分级分层和治疗方面。

证据检索与筛选:证据评价组按照人群、干预、对照、结局(population, intervention, comparison, outcome, PICO)的原则对纳入的临床问题进行解构和检索。检索范围包括 MEDLINE(PubMed)、Web of Science、万方知识数据服务平台和中国知网数据库(CNKI),纳入的文献类型包括指南、共识、规范、系统评价、meta 分析、随机对照试验（randomized clinical trials，RCT）、非 RCT 队列研究和病例对照研究。检索关键词包括：“肾移植”“血脂代谢”“高脂血症”“动脉粥样硬化性心血管疾病”“慢性肾病”“移植肾长期存活”“免疫抑制剂”等。检索的文献时间范围为 1988 年至 2024 年，重点关注近 5 年的文献，共引用 127 篇。完成证据检索后，每个临床问题均由共识专家组成员按照题目、摘要和全文的顺序逐级独立筛选文献，确定纳入符合具体临床问题的文献，完成筛选后两人进行核对，如存在分歧，则通过共同讨论或咨询第三方协商确定。

证据分级和推荐强度分级：本指南使用 2009 版牛津大学循证医学中心的证据分级与推荐强度标准对每个临床问题的证据质量和推荐强度进行分级。

推荐意见的形成：综合考虑证据以及我国患者的偏好与价值观、干预措施的成本和利弊等因素后，指南工作组提出了符合我国临床诊疗实践的 19 条推荐意见。推荐意见达成共识后，工作组完成初稿的撰写，经中华医学会器官移植学分会组织全国器官移植与相关学科专家两轮会议集体讨论，根据其反馈意见对初稿进行修改，最终形成指南终稿。

## 二、肾移植受者血脂异常的发病因素

1. 普通人共有因素　普通人群中血脂异常的发病因素众多，其中包括高血压（血压 ≥ 140/90mmHg 或正在使用降压药）、糖尿病、肥胖（体质量指数，BMI ≥ 28kg/m$^2$）、代谢综合征、吸烟、年龄（男性 ≥ 45 岁，女性 ≥ 55 岁）、性别差异、激素替代疗法、不良的饮食习惯以及遗传因素。ASCVD 家族史，尤其是一级亲属中有其他 ASCVD 的病例（男性亲属发病 < 55 岁，女性亲属发病 < 65 岁），以及家族性高脂血症、肝病和系统性红斑狼疮等也是重要因素[1,8]。肾移植受者的原发疾病，如肾病综合征和慢性肾功能不全，同样是高脂血症的重要发病因素[8]。超过 60% 的肾移植受者存在血脂异常[9]，包括儿童肾移植受者在内[10]。随着移植技术的进步，越来越多高龄患者有机会接受移植手术，这些高龄受者往往拥有更多血脂异常的危险因素[9]。

与此同时，一些常用非移植相关药物也可导致血脂异常[11-12]。升高 LDL-C 的药物：某些孕激素、合成代谢类固醇、达那唑、异维 A 酸、胺碘酮、噻嗪类利尿剂、噻唑烷二酮、苯氧酸（同时可引起严重高 TG 血症）。升高 TG 药物：口服雌激素、他莫昔芬、雷洛昔芬、维 A 酸、干扰素、β 受体拮抗药（特别是非 β1 选择性药物）、非典型抗精神病药（氟扑来平、氯氮平、奥氮平）、苯氧酸（同时可升高 LDL-C）、蛋白酶抑制剂、噻嗪类利尿药、罗格列酮、胆汁酸多价螯合剂、左旋门冬酰胺酶等。

2. 移植相关因素　免疫抑制剂能够影响脂质代谢途径，从而引起胆固醇和 TG 水平的不同程度升高，并具有剂量相关性。免疫抑制剂还可能引发高血压和新发糖尿病等代谢异常，增加 ASCVD 风险（表 38-1）[13-20]。常用的免疫抑制剂包括糖皮质激素、钙调磷酸酶抑制剂（calcineurin inhibitor，CNI，如环孢素和他克莫司）、雷帕霉素靶蛋白抑制剂（mammalian target of rapamycin inhibitor，mTORi，如西罗莫司和依维莫司），这些药物对血脂的具体影响见表 38-2[4]。

表 38-1　免疫抑制剂对高血压、血脂及移植后糖尿病的影响

| 药物 | 血脂水平 | 高血压 | PTDM |
| --- | --- | --- | --- |
| 糖皮质激素 | ↑↑ | ↑↑ | ↑↑ |
| 环孢素 | ↑↑ | ↑↑↑ | ↑ |
| 他克莫司 | ↑ | ↑↑ | ↑↑ |

续表

| 药物 | 血脂水平 | 高血压 | PTDM |
|------|---------|--------|------|
| mTORi（SRL，EVL） | ↑↑↑ | － | ↑ |
| MMF/MPA | － | － | － |
| 硫唑嘌呤 | － | － | － |
| 贝拉西普 | － | － | － |
| 单抗类药物 | － | － | － |

注：PTDM 为移植后糖尿病，mTORi 为雷帕霉素靶蛋白抑制剂，SRL 为西罗莫司，EVL 为依维莫司，MMF 为吗替麦考酚酯，MPA 为霉酚酸。↑代表增加风险，箭头数量代表影响的大小，－代表无影响。

表 38-2　临床常用的免疫抑制剂对血脂的影响

| 药物 | 对血脂的影响 | 主要机制 |
|------|-------------|----------|
| 糖皮质激素 | 升高 VLDL-C、TC、TG；降低 HDL-C | 加速脂肪分解、抑制脂肪合成，升高血糖、促进糖代谢转向脂肪代谢，诱导胰岛素抵抗，产生代谢综合征，长期使用有累积效应 |
| 环孢素 | 升高 LDL-C、TC | 降低胆汁酸合成，下调 LDL-C 受体功能，抑制胆固醇清除，诱导胆固醇合成，促进 VLDL-C 转变为 LDL-C，与糖皮质激素合用时具有额外的升高血脂作用 |
| 他克莫司 | 轻度升高 LDL-C、TC | 与环孢素同类，但升血脂效果较弱 |
| mTORi（SRL，EVL） | 升高 TC、TG | 增加肝脏脂质合成，降低脂质清除，抑制胰岛素和胰岛素样生长因子通路 |

注：VLDL-C 为极低密度脂蛋白胆固醇，LDL-C 为低密度脂蛋白胆固醇，HDL-C 为高密度脂蛋白胆固醇，TC 为总胆固醇，TG 为甘油三酯。

### 三、肾移植术后血脂异常的确定和危险分层

1. 血脂的检测方法

临床问题 1：肾移植受者术后何时开始检测血脂代谢指标，检测的频率应如何调整？

推荐意见 1：建议肾移植术后前 6 个月每月检查一次血脂水平，6~12 个月期间每 1~3 个月检查 1 次，之后每年至少检查 1 次。对于 ASCVD 高危者，应增加检查频率，并根据个体化需求进行血脂检测（推荐强度 B，证据等级 2a）。

推荐意见说明：

血脂平均水平是评估人群血脂流行特征趋势的重要指标。根据 2018 年的全国调查数据，我国成年人血清 TC、LDL-C 和 TG 的平均水平分别为 4.8mmol/L、2.9mmol/L 和 1.7mmol/L[21-22]。针对肾移植受者，虽然缺乏大规模调查数据，但多个中心的资料显示，其 TC、LDL-C 和 TG 水平普遍高于或与普通人群相似[6,23-24]。鉴于我国成年人血脂异常的高发病率及儿童青少年血脂水平近十年显著上升[25]，所有年龄段的肾移植受者均应进行血脂管理和诊疗。血脂异常最早在术后 3 个月内出现，且术后 6~9 个月时高脂血症的发病率达到最高[6]。因此，应从围手术期开始密切监测血脂水平。

**临床问题 2：肾移植受者在进行血脂检测时，应包括哪些指标？**

推荐意见 2：推荐将 TC、LDL-C、HDL-C 和 TG 作为肾移植受者血脂检测的主要内容，首次检测还应包括 LP（a）（推荐强度 A，证据等级 1b）。

推荐意见说明：

血脂检测是发现血脂异常、评估 ASCVD 风险及确定干预策略的基础。大量观察性研究和临床试验证实 LDL-C 是 ASCVD 的主要致病性危险因素[26-27]。所有成年人应根据需要进行包括 TC、LDL-C、高密度脂蛋白（high-density lipoprotein cholesterol，HDL-C）和 TG 在内的血脂检测。对于 ASCVD 高危群体，应根据个体化防治需求进行血脂检测。血清脂蛋白（a）[lipoprotein，LP（a）]浓度主要受遗传影响，以 300mg/L 作为风险评估的分界线，高于此水平的个体 ASCVD 风险增加[28]。LP（a）升高是多种心血管疾病的独立危险因素，也常见于炎症反应、肾病综合征和糖尿病肾病等疾病中[29]。因此，对肾移植受者进行血脂检测时，应至少进行一次 LP（a）检测[30-31]。

**临床问题 3：详细的脂蛋白亚组分检测是否能更好地评估肾移植受者的血脂异常？**

推荐意见 3：建议医疗条件允许和严重血脂异常的肾移植受者，进行详细的血清脂蛋白亚组分检测（推荐强度 C，证据等级 4）。

推荐意见说明：

由于理化、代谢和功能的差异导致 LDL 颗粒间存在一定的异质性。根据颗粒的大小和密度，LDL 可分为大而轻、中间型及小而密的 LDL（small dense low-density lipoprotein，sdLDL）几种亚型，后者具有更强的促动脉粥样硬化作用[32-33]。近年来对残余胆固醇（remnant cholesterol，RC）的研究发现，RC 与肾移植受者的 ASCVD 全因死亡率相关[34]，可能成为未来血脂管理的一个重要指标。

2. 血脂水平的评估检测

**临床问题 4：肾移植受者应当如何确定血脂检测的指标及参考区间？**

推荐意见 4：推荐将 LDL-C 作为血脂检测的主要指标，TC、TG、HDL-C 和非高密度脂蛋白作为次级指标（推荐强度 A，证据等级 1a）。

推荐意见说明：

肾移植术后的血脂代谢特点使移植受者成为 ASCVD 的高危人群。因此，相对普通人群，对肾移植受者应实施更为严格的标准[35]。在常用的血脂指标中，LDL-C 与 ASCVD 发病风险存在显著的因果关系，故作为临床检测及治疗的首要指标。LDL-C 是由极低密度脂蛋白（very-low-density lipoprotein cholesterol，VLDL-C）转化而来，含有约 50% 的胆固醇，是血液中胆固醇含量最高的脂蛋白，对动脉粥样硬化具有较强的促进作用[32]。根据 ASCVD 风险的不同，LDL-C 的适宜水平、提高的判断标准、启动降脂药物治疗的 LDL-C 水平及治疗目标也各不相同。对 ASCVD 低风险人群，血脂代谢的参考标准详见表 38-3[31-32]。推荐 LDL-C 正常参考值为<3.4mmol/L，而将其控制在<2.6mmol/L 可进一步显著降低 ASCVD 风险[36-38]。非高密度脂蛋白胆固醇（非 HDL-C）指血液中除 HDL-C 外所有脂蛋白中的胆固醇总和，包括 VLDL、中间密度脂蛋白（intermediate density lipoprotein，IDL）、LDL 和 Lp（a）中的胆固醇，计算公式为非 HDL-C=TC-HDL-C。非 HDL-C 计算简单，且结果稳定，受 TG 波动和进餐后影响较小，适合作为 TG 轻、中度升高人群的降脂目标。根据出现异常的血脂指标，血脂异常可进行简易的临床分类（表 38-4）。

表 38-3　移植受者血脂代谢参考标准及分层方案

| 分层 | TC | LDL-C | HDL-C | TG | 非 HDL-C | LP(a) |
|------|-----|-------|-------|-----|----------|-------|
| 最佳值 | – | <2.6 | – | – | <3.4 | – |
| 合适范围 | <5.2 | <3.4 | ≥1.0 | <1.7 | <4.1 | <300 |
| 边缘升高 | ≥5.2 且<6.2 | ≥3.4 且<4.1 | – | ≥1.7 且<2.3 | ≥4.1 且<4.9 | – |
| 升高 | ≥6.2 | ≥4.1 | ≥1.6 | ≥2.3 | ≥4.9 | ≥300 |
| 降低 | – | – | <1.0 | – | – | – |

注：HDL-C 为高密度脂蛋白胆固醇，LDL-C 为低密度脂蛋白胆固醇，TC 为总胆固醇，TG 为甘油三酯，非 HDL-C 为非高密度脂蛋白胆固醇。单位：LP(a) 单位为 mg/L，其余均为 mmol/L。

表 38-4　血脂异常的临床分类

| 分型 | TC | TG | HDL-C |
|------|-----|-----|-------|
| 高胆固醇血症 | 增高 | – | – |
| 高甘油三酯血症 | – | 增高 | – |
| 混合型高脂血症 | 增高 | 增高 | – |
| 低高密度脂蛋白胆固醇血症 | – | – | 降低 |

注：TC 为总胆固醇，TG 为甘油三酯，HDL-C 为高密度脂蛋白胆固醇。

3. 肾移植术后血脂异常危险因素评估和分层

临床问题 5：如何根据血脂指标和影响脂质代谢的继发性因素对肾移植受者的 ASCVD 风险进行分层？

推荐意见 5：推荐肾移植受者根据既往 ASCVD 发病情况、血脂指标和影响脂质代谢的继发性因素，进行 ASCVD 风险分层（推荐强度 A，证据等级 1b）。

推荐意见说明：

对肾移植术后血脂异常的危险因素进行准确评估是制订治疗计划的关键环节。改善全球肾脏疾病预后组织（Kidney Disease：Improving Global Outcomes，KDIGO）在《肾移植受者诊治临床实践指南（2009 年）》中，建议将肾移植受者视为发生 ASCVD 事件的最高危人群[39-41]。然而，目前仍缺乏能够进一步明确划分肾移植受者 ASCVD 风险的指南或大规模研究。为确定个性化的治疗目标和治疗强度，以利于病情分期和患者管理，本指南参考 2023 年版《中国血脂管理指南》，并根据 ASCVD 病史以及危险因素的等级和数量，对肾移植受者这一特殊人群进行风险分层。

肾移植术后血脂异常的危险因素评估步骤包括：

尚未发生 ASCVD 的受者，发生 ASCVD 的风险分为低风险、中风险和高风险三个层次。若符合以下两个条件之一，则直接归为高危群体，无须进行未来 10 年 ASCVD 发病风险的评估：LDL-C ≥4.9mmol/L 或 TC ≥7.2mmol/L；40 岁以上并患有糖尿病。不满足以上两种情况的受者，在考虑是否需要进行降脂治疗时，应进行未来 10 年内 ASCVD 总体发病风险的评估，评估内容包括：①明确合并疾病的数量和程度，如高血压、糖尿病等；②导致继发性高血脂的医学因素，如激素替代治疗、免疫抑制剂治疗、移植物功能不全、蛋白尿（尤其是 24h 尿蛋白定量>3g 时）等；③是否存在明显的代谢异常因素，如肥胖、BMI 超标等代谢综合征的症状，或有明确的代谢性疾病；④是否有家族性高脂血症或直系亲属中有早发冠心病或其他动脉粥样硬化性血管疾病的病史；⑤肾移植术后是否出现新发或复发的肾病综合征;⑥是否受到其他药物的影响。对于肾移植术后尚未发生 ASCVD 的受者评估具体详见表 38-5[1,4,42]。

表 38-5　肾移植术后血脂异常危险分层

| 危险因素[a]（个） | 血清胆固醇水平（mmol/L） | | | |
|---|---|---|---|---|
| | 1.8≤LDL-C<2.6 或 3.1≤TC<4.1 | 2.6≤LDL-C<3.4 或 4.1≤TC<5.2 | 3.4≤LDL-C<4.9 或 5.2≤TC<7.2 | LDL-C≥4.9 或 TC≥7.2 |
| 无高血压,0 | | 低危 | | |
| 无高血压,1 | | 低危 | 中危 | |
| 无高血压,2 或以上 | 低危 | | 中危 | 高危 |
| 有高血压,0 | 低危 | | 中危 | |
| 有高血压,1 | 中危 | | 高危 | |
| 有高血压,2 或以上 | | 高危 | | |

注:a 危险因素包括:蛋白尿≥3g/24h;血压≥140/90mmHg 或接受降压治疗;吸烟;肥胖（BMI≥28kg/m²）;低 HDL-C（<1.04mmol/L）;年龄（男性≥45 岁,女性≥55 岁）;早发性 ASCVD 家族史（男性一级亲属发病时<55 岁,女性一级亲属发病时<65 岁）。

　　已发生 ASCVD 的受者,根据其严重 ASCVD 事件的次数和高危险因素的数量进行肾移植术后 ASCVD 的整体风险评估。具体评估内容包括:(1)严重 ASCVD 事件:最近一年内有急性冠脉综合征（ACS）病史;既往有心肌梗死病史（除上述 ACS 病例外）;有缺血性脑卒中病史;有症状的周围血管病变,曾接受血运重建手术或截肢手术。(2)高危险因素:LDL-C≤1.8mmol/L 时再次发生严重 ASCVD 事件;早发冠心病（男性≤55 岁,女性≤65 岁）;家族性高胆固醇血症或基线 LDL-C≥4.9mmol/L;有冠状动脉旁路移植或经皮冠状动脉介入治疗史;糖尿病;高血压;吸烟[1,43-44]。发生过两次或以上严重 ASCVD 事件,或发生过一次严重 ASCVD 事件且合并两个或以上高危险因素的受者,被归类为超高危人群,而其他发生过 ASCVD 的受者则被视为极高危人群。

　　临床问题 6:如何考虑肾移植受者的肾小球滤过率对 ASCVD 分层的影响?

　　推荐意见 6:肾移植受者发生移植肾功能不全,达到慢性肾功能不全（CKD）3~4 期的,属于 ASCVD 高危人群（推荐强度 D,证据等级 5）。

　　推荐意见说明:

　　2023 年发布的《中国血脂管理指南》中新增了将 CKD 3~4 期直接归类为高危的建议,这一变化反映了对肾脏疾病与心血管疾病之间密切关系的日益关注。在肾移植受者中,虽然大多拥有慢性肾病背景,对心血管疾病的风险较一般人群更高,但在接受肾移植后,受者的肾小球滤过率（glomerular filtration rate,GFR）通常在正常范围,缓解了肾脏疾病对于心血管疾病的不利影响,并不适合根据 CKD 3~4 期病史将这类受者全部归为 ASCVD 高危人群。因此,本指南根据 ASCVD 的流行病学特征并参考临床专家的意见后,推荐仅在肾移植受者发生移植肾功能不全并达到 CKD 3~4 期时,才将其归入高危类别[1,45]。

## 四、肾移植受者血脂异常的预防与治疗

### 1. 血脂异常的预防与非药物治疗原则

　　临床问题 7:为预防高脂血症,肾移植受者应首先采取哪些措施?

　　推荐意见 7:推荐肾移植受者接受预防知识宣传教育,并以治疗为目的改变生活方式（therapeutic

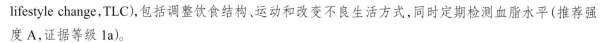

lifestyle change，TLC)，包括调整饮食结构、运动和改变不良生活方式，同时定期检测血脂水平(推荐强度 A，证据等级 1a)。

推荐意见说明：

定期检测血脂水平及评估血脂代谢状况对于肾移植受者的血脂管理至关重要。在血脂代谢管理方面，无论受者的血脂代谢是否异常，都应优先考虑非药物治疗措施，即以治疗为目的改变生活方式(TLC)进行干预[31,46-50]。这包括合理饮食调整、增加体力活动、控制体重、戒烟以及限制饮酒等，其中饮食的调整对血脂的影响尤其显著。推荐富含蔬菜、水果和全谷物的饮食结构，同时包括低脂乳制品、禽肉、鱼类、豆类、非热带植物油和坚果。为预防血脂异常，建议减少饱和脂肪酸和反式脂肪的摄入，增加 ω-3 脂肪酸鱼油制剂和膳食纤维的摄入量[51-54]。建议限制甜食、含糖饮料和红肉的摄入，确保饮食中饱和脂肪的占比为总热量的 5%~6%，并尽量减少反式脂肪的摄入。饮食习惯还应根据个人的热量需求、食物偏好以及是否患有其他基础疾病(如糖尿病)进行个性化调整，并适度限制饮酒量。除饮食调整外，戒烟是非药物治疗的另一个关键环节，吸烟会降低 HDL-C 水平，加重血脂异常[55-56]。

TLC 是控制血脂异常的基本措施，已经开始药物治疗的受者，同时实施 TLC 可增强和巩固药物治疗的效果，预防病情的反复和加重[57-58]。多项指南、荟萃分析及临床研究均认为，在使用降脂药物时长期坚持 TLC，不仅可以调节血脂代谢，还能加强血压管理，进一步降低 ASCVD 的风险[47,59-61]。通过综合以上措施，肾移植受者可在血脂管理方面取得显著的长期健康益处。

临床问题 8：肾移植受者应如何限制油脂摄入总量，包括哪些饮食建议？

推荐意见 8：推荐限制油脂摄入总量为每天 20~25g。采用不饱和脂肪酸(植物油)替代饱和脂肪酸(动物油、棕榈油等)以减少饱和脂肪酸和胆固醇的摄入；选择能够降低 LDL-C 的食物，如植物甾醇(2g/d)、可溶性纤维(10~25g/d)(推荐强度 B，证据等级 2b)。

推荐意见说明：

维持均衡且健康的饮食对于保持正常的血脂代谢至关重要。与顺式脂肪酸相比，反式脂肪酸的摄入可能会加重血脂异常。此外，饮食中高胆固醇的摄入可能导致健康男性的总胆固醇和 LDL-C 水平升高。与此同时，增加水果、蔬菜、全谷物、膳食纤维及鱼类的摄入，有助于维持正常的血脂代谢[50-53]。近期中国学者提出的"中国心脏健康膳食"模式在随机双盲平行对照饮食试验中显示，相较于传统膳食，该模式能显著降低血压及 LDL-C 水平[53]。血清胆固醇是 ASCVD 的重要致病性危险因素，任何导致血清胆固醇水平升高的原因都可能增加 ASCVD 风险。因此，在推荐"中国心脏健康膳食"模式的同时，对 ASCVD 的中高危人群和高胆固醇血症受者应特别强调减少膳食中胆固醇的摄入，建议每天摄入胆固醇量应控制在 300mg 以下[62-63]。

临床问题 9：超重或肥胖的肾移植受者，应如何减轻体重以改善血脂代谢？

推荐意见 9：建议超重或肥胖者减轻体重 5%~10% 以上；增加有规律的有氧运动，每周 3~4 次持续 30min 以上的锻炼，强度不低于最大心率的 60%(推荐强度 B，证据等级 2b)。

推荐意见说明：

增加规律性的体力活动和限制饮酒量可改善血脂代谢。针对肥胖受者，应进行体重管理，体重每减轻 10 公斤，LDL-C 和 HDL-C 水平分别可下降约 0.2mmol/L 和 0.1mmol/L。前瞻性研究发现，肾移植受者若进行规律的运动锻炼(包括步行或跑步)，每周 3~4 次，每次持续至少 30min，且强度从最大心率的 60% 逐渐增加至 80%，可显著提高 HDL-C 水平，同时其 ASCVD 风险与最大运动能力呈显著负相关[47,64]。

**临床问题 10：肾移植受者血脂异常的治疗方案应如何制订和调整？**

**推荐意见 10**：推荐首先采用非药物治疗，包括饮食控制、运动等。若 3~6 个月内效果不佳，则在专科医师的指导下根据危险分层制订药物治疗方案和目标（推荐强度 A，证据等级 1a）。

**推荐意见说明：**

如果经过 3~6 个月的生活方式调整后，血脂水平仍未达到目标值，则应考虑采用降脂药物治疗。他汀类药物是降低胆固醇水平的首选治疗方法，但不推荐使用高剂量的他汀类药物。推荐从常规剂量或中等强度的他汀类药物开始治疗[65]。对于不能耐受他汀类药物的受者，可考虑使用中成药血脂康作为降脂治疗的初始选择。在中国冠心病二级预防研究（China coronary secondary prevention study，CCSPS）及其他临床研究中，血脂康已显示出临床效益[66-69]。若他汀类药物无法使 LDL-C 达到目标水平，可考虑与非他汀类降脂药物联用，如胆固醇吸收抑制剂[70]或前蛋白转化酶枯草溶菌素 9（proprotein convertase subtilisin/kexin type 9，PCSK9）抑制剂[71-72]。肾移植受者需要全面评估其血脂水平以及移植术后血脂代谢的异常风险因素，以制订个性化的血脂管理策略。在选择药物治疗时，应重视患者的安全性及药物对移植肾的潜在影响。

**临床问题 11：肾移植受者血脂异常干预的首要靶点是什么？**

**推荐意见 11**：推荐以 LDL-C 作为肾移植受者血脂异常干预的首要靶点，并根据危险分层制订降脂治疗的目标（推荐强度 B，证据等级 2b）。

**推荐意见说明：**

血脂管理的目标值主要基于普通人群的大规模 RCT 研究和荟萃分析的结果，我国在 2023 年发布的血脂管理指南以 LDL-C 为防治 ASCVD 的首要干预靶点。在进行干预时，需同时考虑他汀类药物的潜在副作用与降低血脂的获益[73-74]。目前尚缺乏肾移植受者的大规模 RCT 和荟萃分析研究，也没有确切证据表明肾移植受者需要设定更为严格的血脂管理目标值。因此，本指南仍沿用针对普通人群设定的血脂管理目标值，为不同风险等级个体制订了 LDL-C 目标值（表 38-6）[1,4]。

表 38-6　血脂异常受者调节血脂治疗的目标值

| 危险等级 | LDL-C 推荐目标值（mmol/L） |
|---|---|
| 低危[82] | <3.4 |
| 中危、高危[38,83] | <2.6 |
| 极高危[36,78-79] | <1.8 且较基线降低幅度>50% |
| 超高危[36,78-79] | <1.4 且较基线降低幅度>50% |

注：LDL-C 为低密度脂蛋白胆固醇。

在普通人群和肾移植人群中，LDL-C 降幅越大，维持时间越长，ASCVD 风险降低越显著[6,75]。荟萃分析表明，LDL-C 每降低 1mmol/L，ASCVD 事件降低 20%~23%[26,37,75]。在中危和高危的普通人群中，使用中等强度他汀类药物将 LDL-C 降至 2.6mmol/L 以下，可显著降低 ASCVD 风险或全因死亡率[76]。对于极高危人群，二级预防的临床研究显示，将 LDL-C 降至 1.8mmol/L 以下能进一步显著降低 ASCVD 风险[38,77]。荟萃分析显示，使用大剂量他汀类药物治疗后 LDL-C 降至 1.8mmol/L 以下的个体，LDL-C 下降超过 50% 可作为加强降脂治疗的目标[78-79]。因此，在确定 LDL-C 治疗目标时，应综合考虑治疗后 LDL-C 的绝对下降值和基线风险，根据基线 ASCVD 风险设定不同的 LDL-C 目标值，即基线风险越高，LDL-C 的目标值应越低。

虽然早期指南提倡"TC 或 LDL-C 越低越好"的治疗原则,但随着降脂药物,特别是他汀类药物的广泛应用,其安全性问题逐渐受到关注。2013 年 ACC/AHA 的指南不再推荐设定具体治疗目标值,而是总结出四类可能从他汀类药物治疗中获益的人群,包括:①有明确 ASCVD 病史;②LDL-C ≥ 4.94mmol/L;③年龄在 40 至 75 岁之间且患有糖尿病;④年龄在 40 至 75 岁之间,10 年 ASCVD 风险 ≥ 7.5%。对于高风险的肾移植受者,早期使用他汀类药物同样可带来益处[80]。有观点认为降脂治疗可能增加神经认知障碍风险,但这一观点未被大规模临床研究证实[81]。鉴于我国在 2023 年发布的血脂管理指南仍然设定了降脂目标值,本指南继续保留对目标值的推荐。

2. 降脂药物治疗

临床问题 12:诊断血脂异常且需要接受药物治疗的肾移植受者,首选哪类降脂药物?

推荐意见 12:推荐首选他汀类药物,移植前已经接受他汀类药物治疗者,术后应继续应用(推荐强度 A,证据等级 1a)。

推荐意见说明:

在临床实践中,常用的降脂药物可分为五大类:他汀类、胆固醇吸收抑制剂、PCSK9 抑制剂、贝特类和胆汁酸螯合剂。得益于其良好的疗效和耐受性,他汀类药物已成为治疗血脂异常的首选药物,在中国、欧洲和美国的指南中均得到了明确推荐[1,31,47,79]。作为 3- 羟基 -3- 甲基戊二酰辅酶 A(HMG-CoA)还原酶抑制剂,他汀类药物通过抑制胆固醇合成的限速酶降低体内胆固醇的合成,并通过上调细胞表面低密度脂蛋白受体(LDLR)的数量,加速血清中 LDL-C 的清除,从而显著降低血清 TC 和 LDL-C 水平,同时能轻度降低 TG 并提高 HDL-C 水平。

在一般人群和肾移植受者中,大量循证证据证实他汀类药物有效改善血脂异常并显著降低心血管事件风险[36,65,84-87]。最新荟萃分析发现,他汀类药物治疗可使全因死亡率降低 9%,心肌梗死及脑卒中风险降低 29% 和 14%[88]。当前证据显示,早期应用他汀类药物有助于降低移植术后高脂血症的发生率,减少 ASCVD 的发病风险,且对肾功能无不良影响[89]。他汀类药物可根据其疗效分为强效、中效和弱效三种(表 38-7)[80]。

表 38-7　他汀类药物的作用效度分类

| 强效(mg)[a] | 中效(mg)[b] | 弱效(mg)[c] |
| --- | --- | --- |
| 阿托伐他汀 40~80 | 阿托伐他汀 10~20 | 辛伐他汀 10 |
| 瑞舒伐他汀 20 | 瑞舒伐他汀 5~10 | 普伐他汀 10~20 |
| | 辛伐他汀 20~40 | 洛伐他汀 20 |
| | 普伐他汀 40 | 氟伐他汀 20~40 |
| | 洛伐他汀 40 | |
| | 氟伐他汀 10~20 | |

注:[a] 强效,为日剂量平均降低 LDL-C ≥ 50%;[b] 中效,为日剂量平均降低 LDL-C 30%~49%;[c] 弱效,为日剂量平均降低 LDL-C < 30%。

荟萃分析指出他汀类药物不能改善慢性肾病患者肾脏疾病的结局[65,90-91],尽管有研究认为他汀类药物能够改善蛋白尿水平并降低肾衰竭风险,但在肾移植受者中尚缺乏相应研究。因此,暂不推荐以减少急性排斥反应和改善移植物生存为目的常规应用他汀类药物。合理的做法是将肾移植受者视为一个特殊风险群体,参考适用于普通人群的治疗指南,同时结合受者对药物的耐受性,制订个体化治疗目标。

**临床问题 13：肾移植受者在使用他汀类药物时应当注意哪些问题？**

**推荐意见 13：**他汀类药物与其他 P450 途径代谢的药物联合使用时，需关注药物不良反应及免疫抑制药物浓度水平。氟伐他汀与免疫抑制药物相互作用较弱，推荐优先使用（推荐强度 A，证据等级 1b）。

**推荐意见说明：**

在使用他汀类药物期间，需密切关注与其他药物之间的相互作用，特别是多数他汀类药物主要通过肝脏的细胞色素（cytochrome，CY）P450 酶系代谢，包括 CYP3A4、CYP2C8、CYP2C9、CYP2C19 和 CYP2D6（表 38-8）。通过 CYP3A4 途径代谢的他汀类药物与免疫抑制剂（如环孢素、他克莫司等）、抗真菌药、大环内酯类抗生素、钙通道阻滞剂以及其他药物（包括胺碘酮、吉非罗齐等）和西柚汁等联用时，可能增加肌病或肌溶解的风险。在与这些药物同时使用时，应监测不良反应，并避免使用大剂量的他汀类药物[92]。现有的他汀类药物中，氟伐他汀、普伐他汀与免疫抑制剂如环孢素等的相互作用较弱，在肾移植受者中可优先考虑使用[27,93-94]，如血脂改善不理想，可更换为其他他汀类药物或联用其他非他汀类药物[101]。

表 38-8　与他汀类药物代谢具有药物相互作用的主要诱导剂和抑制剂

| 他汀类药物 | 诱导剂（降低血药浓度） | 抑制剂（升高血药浓度） |
| --- | --- | --- |
| 经 CYP3A4 途径代谢： | | |
| 阿托伐他汀、辛伐他汀、洛伐他汀、瑞舒伐他汀 | 苯妥英、苯巴比妥、巴比妥类、利福平、地塞米松、环磷酰胺、卡马西平、曲格列酮 | 环孢素、他克莫司、三唑类抗真菌药、大环内酯类、三环类抗抑郁药、奈法唑酮、文拉法辛、氟苯氧丙胺、氟西汀、硫氮唑酮、维拉帕米、胺碘酮、咪达唑仑、糖皮质激素、他莫昔芬、西柚汁、吉非罗齐 |
| 经 CYP2C9 途径代谢： | | |
| 氟伐他汀、瑞舒伐他汀 | 利福平、苯巴比妥、苯妥英、曲格列酮 | 三唑类抗真菌药、磺胺苯吡唑 |

**临床问题 14：接受标准剂量他汀类药物治疗血脂仍无法达标的肾移植受者，胆固醇吸收抑制剂与他汀类药物联用能否改善预后？**

**推荐意见 14：**肾移植受者接受标准剂量他汀类药物治疗后，LDL-C 仍无法达标，推荐在他汀类药物的基础上联用依折麦布（推荐强度 A，证据等级 1b）。

**推荐意见说明：**

除他汀类药物外，胆固醇吸收抑制剂也是临床上常用的降脂药物。代表性药物如依折麦布和海博麦布，主要作用于肠道刷状缘水平，通过与尼曼匹克 C1 蛋白相互作用，抑制饮食和胆汁中胆固醇的吸收，同时不影响脂溶性营养素的摄取。当与他汀类药物合用时，能够同时针对胆固醇的合成及吸收双重路径，产生协同降脂效应。研究表明，相较于单独使用他汀类药物，依折麦布与各类他汀类药物的联合使用可以额外将 LDL-C 降低 15% 至 23%。若与中高强度的他汀类药物合用，LDL-C 的降低幅度可超过 50%，效果与高剂量他汀类药物相当，同时安全性与单用常规剂量他汀类药物相似[70,95-98]。

有观点指出，对于血脂控制难度较大的肾移植受者，与大剂量他汀类药物相比，依折麦布与他汀类药物联用的副作用更低[20]。前瞻性 RCT 研究与回顾性队列研究均提出，对于血脂控制不佳的肾移植受者，联合应用 10mg/d 的依折麦布相较于单独应用他汀类药物，可显著降低 TC 与 LDL-C，同时不影响肾功能[99]和 CNI 类免疫抑制剂的血药浓度[81]。此外，心脏与肾脏保护研究（SHARP）和相关荟萃分析显示，辛伐他汀与依折麦布的联用能显著降低慢性肾脏病（CKD）患者的心血管事件风险[97-98,100]。

因此血脂控制不佳的肾移植受者,加用 10mg/d 依折麦布可在血脂代谢方面显著获益。

临床问题 15:**高甘油三酯血症或混合型高脂血症的肾移植受者,如何降低甘油三酯水平?**

推荐意见 15:推荐单独或在他汀类药物的基础上联用高纯度 ω-3 脂肪酸(4g/d),以降低甘油三酯水平(推荐强度 A,证据等级 1b)。

推荐意见说明:

ω-3 脂肪酸主要包括二十碳五烯酸(Eicosaentaenoic Acid,EPA)和二十二碳六烯酸(Docosahexaenoic Acid,DHA)的鱼油制剂,其中二十碳五烯酸乙酯(Icosapent Ethyl,IPE)为乙酯化的 EPA。ω-3 脂肪酸通过减少 TG 合成与分泌、加速 TG 从 VLDL 颗粒中清除,有效降低血清 TG 浓度[101]。研究显示,ω-3 脂肪酸(4g/d)可使 TG 为 2.3~5.6mmol/L 和 ≥ 5.6mmol/L 患者的 TG 水平分别降低约 20%~30% 和 ≥ 30%[102],且不同成分的 ω-3 脂肪酸产品降低 TG 的疗效相似[103]。在肾移植受者中进行的 RCT 研究也提示,补充 ω-3 脂肪酸虽不能改善肾功能,但可以降低血浆 TG 水平且安全性良好[104]。综合一般人群和肾移植受者的研究,推荐 TG 升高的肾移植受者,可单独或在他汀类药物的基础上联用高纯度 ω-3 脂肪酸(4g/d)。

贝特类药物单药或联合他汀类药物治疗均可显著降低 TG 水平,但非诺贝特在肾功能不全的非移植患者中清除率显著下降,横纹肌溶解等副作用的风险增加[115];在使用环孢素的受者中与他汀类药物联用可能导致不良反应增加[105]。因此肾移植受者应谨慎使用贝特类药物,不推荐与他汀类药物联合使用。当他汀类药物联合 ω-3 脂肪酸治疗未能有效控制高甘油三酯血症时,可以考虑低剂量使用贝特类药物,但必须密切监测移植肾功能,避免肾脏损伤及不良反应的发生。

临床问题 16:**他汀类药物降脂效果不佳或产生严重副作用的肾移植受者使用何种药物?**

推荐意见 16:他汀类药物降脂效果不佳时可单独使用或与他汀类药物联用 PCSK9 抑制剂,并密切监测不良反应(推荐强度 C,证据等级 4)。

推荐意见说明:

PCSK9 抑制剂,通过阻止 LDLR 的降解促进 LDL-C 清除,已有单克隆抗体和小干扰 RNA 药物英克司兰钠在我国获批上市。该类药物在降低 LDL-C 方面显示出良好的疗效及较低的不良反应风险[106-108]。在 CKD 患者中,依洛尤单抗(evolocumab)单药治疗在不同 CKD 分期患者中有效降低 LDL-C 水平;而他汀类药物与阿利库单抗(alirocumab)联用,相比联用依折麦布显示出更显著的降脂效果,同时未观察到肾功能随时间变化[109-110]。在肾移植受者中,PCSK9 抑制剂的使用已获得部分医疗中心的认可,适用于他汀类药物疗效不佳的情况,可单独使用或与他汀类药物联合使用,但需密切监测潜在的不良反应[111-112]。

关于其他降脂药物,贝特类药物的使用已在前文提及;吉非罗齐无降低 LDL-C 的效果,与他汀类药物合用时可能增加横纹肌溶解或肌病风险[92]。其他药物在肾移植受者中缺乏充足的安全性和疗效证据,暂不推荐使用[113]。

3. 肾移植受者药物治疗的剂量调整

临床问题 17:**移植肾功能不全的肾移植受者应当如何调整他汀类药物的剂量?**

推荐意见 17:建议肾移植受者根据 GFR 调整他汀类药物的剂量(推荐强度 B,证据等级 2b)。

推荐意见说明:

2023 版中国血脂管理指南推荐在应用他汀类药物达到预期疗效后,应持续长期使用,未发生严重不良反应则避免停用,以减少患者 LDL-C 的终身暴露量。在移植肾功能不全的受者中,他汀类药物在 ASCVD 风险的效果受肾功能影响。在轻至中度肾功能不全的受者中,他汀类药物治疗显著降低 ASCVD 风险。然而,在重度肾功能不全至接受透析治疗的 CKD 患者中,两项研究提示他汀类药物干预显著降低 LDL-C,但对 ASCVD 发病和全因死亡率并未产生影响[114-115]。

　　肾功能不全患者是他汀类药物引起肌病的高危人群,特别是当肾功能持续减退或 GFR 低于 $30ml/(min·1.73m^2)$ 时,发病风险与他汀类药物的剂量高度相关[91]。因此,应根据移植肾功能和是否发生肌病等不良反应个性化调整用药方案,包括减少剂量、隔天服用或小剂量他汀类药物与非他汀类药物联用等,必要时考虑停用他汀类药物。具体而言,在肾移植术后肾功能基本正常[GFR ≥ 30ml/ $(min·1.73m^2)$]的受者中,无须调整他汀类药物剂量,当 GFR<30ml/$(min·1.73m^2)$ 时,可根据实际情况适当减少剂量,以避免不良反应(表 38-9)[35,116]。阿托伐他汀在肾功能不全的患者中无须调整剂量,可作为移植肾功能不全受者的首选药物[117]。

表 38-9　他汀类药物在肾移植受者中的推荐剂量

| 他汀类药物 | GFR 水平[ml/(min·1.73m²)] | | 合并使用环孢素 |
| --- | --- | --- | --- |
| | ≥30 | <30 或透析 | |
| 阿托伐他汀 | 10~40mg | 10~40mg | 不推荐 |
| 瑞舒伐他汀 | 5~20mg | 禁用 | 禁用 |
| 氟伐他汀 | 20~40mg | 禁用 | 20~40mg |
| 普伐他汀 | 10~40mg | 10~40mg | 10~20mg |
| 辛伐他汀 | 10~40mg | 5~20mg | 5~10mg |

　　**临床问题 18:**肾移植受者应如何考虑他汀类以外降脂药物的相互作用及对移植肾功能的影响?

　　**推荐意见 18:**应用他汀类以外的降脂药物时,需考虑其与免疫抑制剂和其他药物的相互作用,以及对移植肾功能的影响。若存在肾功能不全,建议选用对肾功能无影响或影响较小的药物(推荐强度 B,证据等级 2b)。

　　推荐意见说明:

　　除他汀类药物,本指南还涵盖了其他降脂药物,包括胆固醇吸收抑制剂、贝特类药物以及 PCSK9 抑制剂(表 38-10)。依折麦布的推荐剂量为 10mg/d,与他汀类药物联用在肾移植受者中显示出良好的降脂效果和安全性,对轻至重度肾功能不全的受者,无须调整剂量[81,118]。贝特类药物可影响肾小球滤过率,且与环孢素或他汀类药物联用时可能增加不良反应,建议在移植肾功能不全的情况下降低剂量直至停止使用[119]。阿利库单抗作为一种新型的 PCSK9 抑制剂,降脂作用不因肾功能变化而减弱,也无须根据肾功能调整剂量[110],但在肾功能严重不全时应用的安全性尚不明确,须谨慎使用。

表 38-10　依据肾功能调整降脂药物剂量

| 药物 | 根据 GFR[ml/(min·1.73m²)]调整 | | | 注意事项 |
| --- | --- | --- | --- | --- |
| | 60~90 | 30~59 | <30 | |
| 依折麦布 | 不调整 | 不调整 | 不调整 | 升高环孢素浓度 |
| 苯扎贝特 | 不调整 | 降至 50% | 禁用 | 一过性肌酐升高 |
| 吉非贝齐 | 不调整 | 不调整 | 禁用 | |
| 阿利库单抗 | 不调整 | 不调整 | 未知 | |
| 英克司兰钠 | 不调整 | 不调整 | 不调整 | |

### 4. 免疫抑制方案的调整

**临床问题 19：**肾移植受者在接受降脂药物治疗时，如何调整免疫抑制方案？

**推荐意见 19：**肾移植受者在接受充分降脂治疗后血脂仍无法达标时，建议在肾移植专科医师的评估和指导下，考虑风险和获益，以移植肾功能稳定为前提调整免疫抑制方案，并加强肾功能监测：①如使用 mTORi 类药物，可考虑更换为霉酚酸（mycophenolic acid，MPA）类药物；②如使用 CNI 类药物，建议将环孢素更换为他克莫司；③谨慎地适当减少激素用量（推荐强度 B，证据等级 2b）。

**推荐意见说明：**

肾移植受者的脂质代谢受到不同类型和剂量的免疫抑制剂的影响。RCT 研究表明，糖皮质激素、环孢素和 mTOR 抑制剂（mTORi）等药物的使用可能导致或加剧血脂异常[120-121]。联合使用他克莫司或环孢素及 MPA 类药物的低风险移植受者，早期停用糖皮质激素虽然可以改善脂质代谢，但经活检证实的急性排斥反应发生率相比标准剂量糖皮质激素显著增加[122]。在 CNI 类药物中，与使用环孢素的肾移植受者相比，使用他克莫司的受者高脂血症的风险较低；对于已经患有高脂血症的受者，将环孢素替换为他克莫司也能有效降低胆固醇和血脂水平[123-124]。尽管 mTORi 类药物能改善移植肾功能，但也增加了移植受者发生脂质代谢异常的风险，导致血浆中 TC 和 TG 水平升高，这种现象与药物剂量呈依赖关系[121]。与使用 mTORi 的肾移植受者相比，使用 MPA 类药物的肾移植受者在预后方面基本相同，但高脂血症的发生率显著降低[125-127]。

值得注意的是，更换或减少免疫抑制剂可能会改变免疫状态，增加排斥反应的风险。因此，仅在其他方法无法有效控制高脂血症，相关并发症风险极高时，才能在充分评估移植肾状态后，慎重考虑调整免疫抑制剂。

## 五、小结

随着移植技术的不断完善和免疫抑制剂的持续研发，肾移植的受益人群将不断扩大。同时，相关并发症的发生率也逐渐上升。血脂异常及其导致的 ASCVD 和其他并发症在未来相当长一段时间里仍将是肾移植受者管理的重要问题。肾移植受者的血脂代谢异常首先应当到心内科专科就诊，结合心内科与移植专家的意见协同治疗。当前多数基于人群的血脂治疗研究仍然将肾移植受者排除在研究范围之外，因此在这一领域仍存在许多亟需解决的问题。这些问题包括确定合理的血脂治疗目标、药物联合使用的策略、新型药物对治疗的影响等方面。

本指南基于现有研究证据和临床经验总结而来，存在一定局限性，随着临床经验的不断积累、临床研究的不断深入，将对指南进行不断地补充、完善和更新。一些证据级别不高的临床问题将成为未来研究的方向。

**执笔作者：**张子健（首都医科大学附属北京朝阳医院），胡小鹏（首都医科大学附属北京朝阳医院），丁小明（西安交通大学第一附属医院），林俊（首都医科大学附属北京友谊医院），李响（中国人民解放军总医院第八医学中心）

**通信作者：**胡小鹏（首都医科大学附属北京朝阳医院），薛武军（西安交通大学第一附属医院）

**主审专家：**薛武军（西安交通大学第一附属医院），田野（首都医科大学附属北京友谊医院），傅耀文（吉林大学第一医院）

**审稿专家：**马麟麟（首都医科大学附属北京友谊医院），王祥慧（上海交通大学医学院附属瑞金医院),文吉秋(中国人民解放军东部战区总医院),田普训(西安交通大学第一附属医院),寿张飞［树兰(杭州)医院］,李宁(山西省第二人民医院),张伟杰(华中科技大学同济医学院附属同济医院),张更(中国人民解放军空军军医大学第二附属医院),张明(上海交通大学医学院附属仁济医院),何小舟(常州市第一人民医院),陈刚(华中科技大学同济医学院附属同济医院),陈牧雷(首都医科大学附属北京朝阳医院),周华(山西省第二人民医院),赵洪雯(中国人民解放军陆军军医大学第一附属医院),廖贵益(安徽医科大学第一附属医院)

**利益冲突：**所有作者声明无利益冲突。

## 参考文献

［1］中国血脂管理指南修订联合专家委员会. 中国血脂管理指南 (2023 年)[J]. 中国循环杂志, 2023, 38 (3): 237-271.

［2］国家心血管病中心. 中国心血管健康与疾病报告 2021 [M]. 北京: 科学出版社, 2022.

［3］FERENCE B A, GINSBERG H N, GRAHAM I, et al. Low-density lipoproteins cause atherosclerotic cardiovascular disease. 1. Evidence from genetic, epidemiologic, and clinical studies. A consensus statement from the European Atherosclerosis Society Consensus Panel [J]. Eur Heart J, 2017, 38 (32): 2459-2472.

［4］中华医学会器官移植学分会. 中国实体器官移植受者血脂管理规范 (2019 版)[J]. 器官移植, 2019, 10 (2): 101-111.

［5］LENTINE K L, COSTA S P, WEIR M R, et al. Cardiac disease evaluation and management among kidney and liver transplantation candidates: a scientific statement from the American Heart Association and the American College of Cardiology Foundation: endorsed by the American Society of Transplant Surgeons, American Society of Transplantation, and National Kidney Foundation [J]. Circulation, 2012, 126 (5): 617-663.

［6］BADIOU S, CRISTOL J-P, MOURAD G. Dyslipidemia following kidney transplantation: diagnosis and treatment [J]. Curr Diab Rep, 2009, 9 (4): 305-131.

［7］RAO N N, COATES P T. Cardiovascular disease after kidney transplant [J]. Semin Nephrol, 2018, 38 (3): 291-297.

［8］GRUNDY S M, STONE N J, BAILEY A L, et al. 2018 AHA/ACC/AACVPR/AAPA/ABC/ACPM/ADA/AGS/APhA/ASPC/NLA/PCNA guideline on the management of blood cholesterol: a report of the American College of Cardiology/American Heart Association Task Force on clinical practice guidelines [J]. Circulation, 2019, 139 (25): e1082-e143.

［9］GORSKA M, KURNATOWSKA I. Nutrition disturbances and metabolic complications in kidney transplant recipients: etiology, methods of assessment and prevention-a review [J]. Nutrients, 2022, 14 (23).

［10］BAE S R, BICKI A, COUFAL S, et al. Cardiovascular disease risk factors and lifestyle modification strategies after pediatric kidney transplantation: What are we dealing with, and what can we target? [J]. Pediatr Nephrol, 2023, 38 (3): 663-671.

［11］JACOBSON T A, ITO M K, MAKI K C, et al. National Lipid Association recommendations for patient-centered management of dyslipidemia: part 1-executive summary [J]. J Clin Lipidol, 2014, 8 (5): 473-488.

［12］TONELLI M, WANNER C. Lipid management in chronic kidney disease: synopsis of the Kidney Disease: Improving Global Outcomes 2013 clinical practice guideline [J]. Ann Intern Med, 2014, 160 (3): 182.

［13］ABI AAD S, PIERCE M, BARMAIMON G, et al. Hypertension induced by chemotherapeutic and immunosuppresive agents: a new challenge [J]. Crit Rev Oncol Hematol, 2015, 93 (1): 28-35.

［14］SHIVASWAMY V, BOERNER B, LARSEN J. Post-transplant diabetes mellitus: causes, treatment, and impact on outcomes [J]. Endocr Rev, 2016, 37 (1): 37-61.

［15］文宁, 梁瑜祯. 实体器官移植的免疫抑制治疗与移植后糖尿病发生风险的关系 [J]. 中华糖尿病杂志, 2023, 15 (9): 895-900.

［16］GEER E B, ISLAM J, BUETTNER C. Mechanisms of glucocorticoid-induced insulin resistance: focus on adipose tissue function and lipid metabolism [J]. Endocrinol metab Clin North Am, 2014, 43 (1): 75-102.

［17］DE GROEN P C. Cyclosporine, low-density lipoprotein, and cholesterol [J]. Mayo Clin Proc, 1988, 63 (10): 1012-

1021.

［18］ CIFTCI H S, AYNA T K, CALISKAN Y K, et al. Lipid parameters, doses and blood levels of calcineurin inhibitors in renal transplant patients [J]. Indian J Clin Biochem, 2013, 28 (2): 164-168.

［19］ MORRISETT J D, ABDEL-FATTAH G, HOOGEVEEN R, et al. Effects of sirolimus on plasma lipids, lipoprotein levels, and fatty acid metabolism in renal transplant patients [J]. Lipid Res, 2002, 43 (8): 1170-1180.

［20］ PONTICELLI C, ARNABOLDI L, MORONI G, et al. Treatment of dyslipidemia in kidney transplantation [J]. Expert Opin Drug Saf, 2020, 19 (3): 257-267.

［21］ 国家卫生健康委员会疾病预防控制局. 中国居民营养与慢性病状况报告 2020 [J]. 北京: 人民卫生出版社, 2020.

［22］ ZHANG M, DENG Q, WANG L, et al. Prevalence of dyslipidemia and achievement of low-density lipoprotein cholesterol targets in Chinese adults: a nationally representative survey of 163, 641 adults [J]. Int J Cardiol, 2018, 260: 196-203.

［23］ 李甲勇, 彭霞, 李莉. 肾移植术后患者血清的同型半胱氨酸和血脂水平及与肾功能的相关性 [J]. 中华检验医学杂志, 2016, 39 (9): 690-694.

［24］ 刘相端, 曲青山, 蒋欣, et al. 肾移植后血他克莫司浓度与血脂和空腹血糖水平的相关性分析 [J]. 中华器官移植杂志, 2013, 34 (4): 227-230.

［25］ DING W, CHENG H, YAN Y, et al. 10-year trends in serum lipid levels and dyslipidemia among children and adolescents from several schools in Beijing, China [J]. J Epidemiol, 2016, 26 (12): 637-645.

［26］ NAVARESE E P, ROBINSON J G, KOWALEWSKI M, et al. Association between baseline LDL-C level and total and cardiovascular mortality after LDL-C lowering: a systematic review and meta-analysis [J]. JAMA, 2018, 319 (15): 1566-1579.

［27］ HOLDAAS H, FELLSTROM B, JARDINE A G, et al. Effect of fluvastatin on cardiac outcomes in renal transplant recipients: a multicentre, randomised, placebo-controlled trial [J]. Lancet, 2003, 361 (9374): 2024-2031.

［28］ 中华医学会检验医学分会, 中国医师协会检验医师分会, 中国生物化学与分子生物学会脂质与脂蛋白专业委员会, 等. 中国临床血脂检测指南 [J]. 中华检验医学杂志, 2022, 45 (10): 1017-1033.

［29］ WILSON D P, JACOBSON T A, JONES P H, et al. Use of lipoprotein (a) in clinical practice: a biomarker whose time has come. A scientific statement from the National Lipid Association [J]. J Clin Lipidol, 2019, 13 (3): 374-392.

［30］ 北京心脏学会. 脂蛋白 (a) 与心血管疾病风险关系及临床管理的专家科学建议 [J]. 中国循环杂志, 2021, 36 (12): 1158-1167.

［31］ MACH F, BAIGENT C, CATAPANO A L, et al. 2019 ESC/EAS guidelines for the management of dyslipidaemias: lipid modification to reduce cardiovascular risk [J]. Eur Heart J, 2020, 41 (1): 111-188.

［32］ BOREN J, CHAPMAN M J, KRAUSS R M, et al. Low-density lipoproteins cause atherosclerotic cardiovascular disease: pathophysiological, genetic, and therapeutic insights: a consensus statement from the European Atherosclerosis Society Consensus Panel [J]. Eur Heart J, 2020, 41 (24): 2313-2330.

［33］ ZELJKOVIC A, VEKIC J, SPASOJEVIC-KALIMANOVSKA V, et al. Characteristics of low-density and high-density lipoprotein subclasses in pediatric renal transplant recipients [J]. Transpl Int, 2011, 24 (11): 1094-1102.

［34］ HORACE R W, ROBERTS M, SHIREMAN T I, et al. Remnant cholesterol is prospectively associated with cardiovascular disease events and all-cause mortality in kidney transplant recipients: the FAVORIT study [J]. Nephrol Dial Transplant, 2022, 37 (2): 382-389.

［35］ 中华医学会器官移植学分会. 临床诊疗指南 (器官移植学分册)(2010 版)[M]. 北京: 人民卫生出版社, 2010.

［36］ CHOLESTEROL TREATMENT TRIALISTS C, BAIGENT C, BLACKWELL L, et al. Efficacy and safety of more intensive lowering of LDL cholesterol: a meta-analysis of data from 170, 000 participants in 26 randomised trials [J]. Lancet, 2010, 376 (9753): 1670-1681.

［37］ CHOLESTEROL TREATMENT TRIALISTS C, FULCHER J, O'CONNELL R, et al. Efficacy and safety of LDL-lowering therapy among men and women: meta-analysis of individual data from 174, 000 participants in 27 randomised trials [J]. Lancet, 2015, 385 (9976): 1397-1405.

［38］ RIDKER P M, DANIELSON E, FONSECA F A, et al. Rosuvastatin to prevent vascular events in men and women with elevated C-reactive protein [J]. N Engl J Med, 2008, 359 (21): 2195-2207.

［39］ KIDNEY DISEASE: IMPROVING GLOBAL OUTCOMES TRANSPLANT WORK G. KDIGO clinical practice guideline for the care of kidney transplant recipients [J]. Am J Transplant, 2009, 9 Suppl 3: S1-155.

［40］ KASISKE B, COSIO F G, BETO J, et al. Clinical practice guidelines for managing dyslipidemias in kidney transplant patients: a report from the managing dyslipidemias in Chronic Kidney Disease Work Group of the National Kidney Foundation Kidney Disease Outcomes Quality Initiative [J]. Am J Transplant, 2004, 4 Suppl 7: 13-53.

［41］ NATIONAL KIDNEY F. K/DOQI clinical practice guidelines for chronic kidney disease: evaluation, classification, and stratification. Am J Kidney Dis, 2002, 39 (2 Suppl 1): S1-266

［42］ 中华医学会器官移植分会; 中国医师协会器官移植医师分会. 中国器官移植受者血脂管理指南 (2016 版)[J]. 器官移植, 2016, 7 (4): 243-254.

［43］ LI S, LIU H-H, GUO Y-L, et al. Improvement of evaluation in Chinese patients with atherosclerotic cardiovascular disease using the very-high-risk refinement: a population-based study [J]. Lancet Reg Health West Pac, 2021, 17: 100286.

［44］ 中华医学会心血管病学分会动脉粥样硬化与冠心病学组, 中华心血管病杂志编辑委员会. 超高危动脉粥样硬化性心血管疾病患者血脂管理中国专家共识 [J]. 中华心血管病杂志, 2020, 48 (4): 280-286.

［45］ 中华医学会心血管病学分会, 中国康复医学会心脏预防与康复专业委员会, 中国老年学和老年医学会心脏专业委员会, 等. 中国心血管病一级预防指南 [J]. 中华心血管病杂志, 2020, 48 (12): 1000-1038.

［46］《中国成人超重和肥胖预防控制指南》修订委员会. 中国成人超重和肥胖预防控制指南 (2021 版)[J]. 北京: 人民卫生出版社, 2021.

［47］ ECKEL R H, JAKICIC J M, ARD J D, et al. 2013 AHA/ACC guideline on lifestyle management to reduce cardiovascular risk: a report of the American College of Cardiology/American Heart Association Task Force on practice guidelines [J]. Circulation, 2014, 129 (25 Suppl 2): S76-99.

［48］ KIDNEY DISEASE OUTCOMES QUALITY INITIATIVE G. K/DOQI clinical practice guidelines for management of dyslipidemias in patients with kidney disease [J]. Am J Kidney Dis, 2003, 41 (4 Suppl 3): Ⅰ - Ⅳ, S1-91

［49］ PALMER S C, MAGGO J K, CAMPBELL K L, et al. Dietary interventions for adults with chronic kidney disease [J]. Cochrane Database Syst Rev, 2017, 4 (4): CD011998.

［50］ LIN I H, VAN DUONG T, NIEN S W, et al. High diet quality indices associated with lower risk of lipid profile abnormalities in Taiwanese kidney transplant recipients [J]. Sci Rep, 2023, 13 (1): 19662.

［51］ CLIFTON P M, KEOGH J B. A systematic review of the effect of dietary saturated and polyunsaturated fat on heart disease [J]. Nutr metab Cardiovasc Dis, 2017, 27 (12): 1060-1080.

［52］ MOZAFFARIAN D, MICHA R, WALLACE S. Effects on coronary heart disease of increasing polyunsaturated fat in place of saturated fat: a systematic review and meta-analysis of randomized controlled trials [J]. PLoS Med, 2010, 7 (3): e1000252.

［53］ WANG Y, FENG L, ZENG G, et al. Effects of cuisine-based chinese heart-healthy diet in lowering blood pressure among adults in China: multicenter, single-blind, randomized, parallel controlled feeding trial [J]. Circulation, 2022, 146 (4): 303-315.

［54］ KHAN S U, LONE A N, KHAN M S, et al. Effect of omega-3 fatty acids on cardiovascular outcomes: a systematic review and meta-analysis [J]. EClinicalMedicine, 2021, 38: 100997.

［55］ GOTTO A M, JR., BRINTON E A. Assessing low levels of high-density lipoprotein cholesterol as a risk factor in coronary heart disease: a working group report and update [J]. J Am Coll Cardiol, 2004, 43 (5): 717-724.

［56］ BARBAGALLO C M, PINTO A, GALLO S, et al. Carotid atherosclerosis in renal transplant recipients: relationships with cardiovascular risk factors and plasma lipoproteins [J]. Transplantation, 1999, 67 (3): 366-371.

［57］ REINER Z, CATAPANO A L, DE BACKER G, et al. ESC/EAS guidelines for the management of dyslipidaemias: the Task Force for the management of dyslipidaemias of the European Society of Cardiology (ESC) and the European Atherosclerosis Society (EAS)[J]. Eur Heart J, 2011, 32 (14): 1769-1818.

［58］ 中国肥胖问题工作组. 中国成人超重和肥胖症预防与控制指南 (节录)[J]. 营养学报, 2004,(1): 1-4.

［59］ AMERICAN HEART ASSOCIATION NUTRITION C, LICHTENSTEIN A H, APPEL L J, et al. Diet and lifestyle recommendations revision 2006: a scientific statement from the American Heart Association Nutrition Committee [J].

Circulation, 2006, 114 (1): 82-96.

[60] IQBAL R, ANAND S, OUNPUU S, et al. Dietary patterns and the risk of acute myocardial infarction in 52 countries: results of the INTERHEART study [J]. Circulation, 2008, 118 (19): 1929-1937.

[61] CHIAVAROLI L, NISHI S K, KHAN T A, et al. Portfolio dietary pattern and cardiovascular disease: a systematic review and meta-analysis of controlled trials [J]. Prog Cardiovasc Dis, 2018, 61 (1): 43-53.

[62] TANASESCU M, CHO E, MANSON J E, et al. Dietary fat and cholesterol and the risk of cardiovascular disease among women with type 2 diabetes [J]. Am J Clin Nutr, 2004, 79 (6): 999-1005.

[63] ZHONG V W, VAN HORN L, CORNELIS M C, et al. Associations of dietary cholesterol or egg consumption with incident cardiovascular disease and mortality [J]. JAMA, 2019, 321 (11): 1081-1095.

[64] PAINTER P L, HECTOR L, RAY K, et al. Effects of exercise training on coronary heart disease risk factors in renal transplant recipients [J]. Am J Kidney Dis, 2003, 42 (2): 362-369.

[65] PALMER S C, NAVANEETHAN S D, CRAIG J C, et al. HMG CoA reductase inhibitors (statins) for kidney transplant recipients [J]. Cochrane Database Syst Rev, 2014, 2014 (1): CD005019.

[66] LU Z, KOU W, DU B, et al. Effect of Xuezhikang, an extract from red yeast Chinese rice, on coronary events in a Chinese population with previous myocardial infarction [J]. Am J Cardiol, 2008, 101 (12): 1689-1693.

[67] LI J-J, LU Z-L, KOU W-R, et al. Impact of Xuezhikang on coronary events in hypertensive patients with previous myocardial infarction from the China Coronary Secondary Prevention Study (CCSPS)[J]. Ann Med, 2010, 42 (3): 231-240.

[68] VENERO C V, VENERO J V, WORTHAM D C, et al. Lipid-lowering efficacy of red yeast rice in a population intolerant to statins [J]. Am J Cardiol, 2010, 105 (5): 664-666.

[69] 血脂康调整血脂对冠心病二级预防研究协作组. 中国冠心病二级预防研究 [J]. 中华心血管病杂志, 2005, 33 (2): 109-115.

[70] KIM B K, HONG S J, LEE Y J, et al. Long-term efficacy and safety of moderate-intensity statin with ezetimibe combination therapy versus high-intensity statin monotherapy in patients with atherosclerotic cardiovascular disease (RACING): a randomised, open-label, non-inferiority trial [J]. Lancet, 2022, 400 (10349): 380-390.

[71] SABATINE M S, GIUGLIANO R P, KEECH A C, et al. Evolocumab and clinical outcomes in patients with cardiovascular disease [J]. N Engl J Med, 2017, 376 (18): 1713-1722.

[72] SCHWARTZ G G, STEG P G, SZAREK M, et al. Alirocumab and cardiovascular outcomes after acute coronary syndrome [J]. N Engl J Med, 2018, 379 (22): 2097-2107.

[73] GLASZIOU P P, IRWIG L, HERITIER S, et al. Monitoring cholesterol levels: measurement error or true change? [J]. Ann Intern Med, 2008, 148 (9): 656-661.

[74] WANNER C, TONELLI M, KIDNEY DISEASE: IMPROVING GLOBAL OUTCOMES LIPID GUIDELINE DEVELOPMENT WORK GROUP M. KDIGO clinical practice guideline for lipid management in CKD: summary of recommendation statements and clinical approach to the patient [J]. Kidney Int, 2014, 85 (6): 1303-1309.

[75] SILVERMAN M G, FERENCE B A, IM K, et al. Association between lowering LDL-C and cardiovascular risk reduction among different therapeutic interventions: a systematic review and meta-analysis [J]. JAMA, 2016, 316 (12): 1289-1297.

[76] FULCHER J, O'CONNELL R, VOYSEY M, et al. Efficacy and safety of LDL-lowering therapy among men and women: meta-analysis of individual data from 174, 000 participants in 27 randomised trials [J]. Lancet (London, England), 2015, 385 (9976): 1397-1405.

[77] BAIGENT C, BLACKWELL L, EMBERSON J, et al. Efficacy and safety of more intensive lowering of LDL cholesterol: a meta-analysis of data from 170, 000 participants in 26 randomised trials [J]. Lancet (London, England), 2010, 376 (9753): 1670-1681.

[78] BANGALORE S, FAYYAD R, KASTELEIN J J, et al. 2013 Cholesterol guidelines revisited: percent LDL cholesterol reduction or attained LDL cholesterol level or both for prognosis? [J]. Am J Med, 2016, 129 (4): 384-391.

[79] RIDKER P M, MORA S, ROSE L, et al. Percent reduction in LDL cholesterol following high-intensity statin therapy: potential implications for guidelines and for the prescription of emerging lipid-lowering agents [J]. Eur Heart J, 2016,

37 (17): 1373-1379.

［80］ROSTAMI Z, MOTESHAKER ARANI M, SALESI M, et al. Effect of statins on patients and graft survival in kidney transplant recipients: a survival meta-analysis [J]. Iran J Kidney Dis, 2017, 11 (5): 329-338

［81］KOHNLE M, PIETRUCK F, KRIBBEN A, et al. Ezetimibe for the treatment of uncontrolled hypercholesterolemia in patients with high-dose statin therapy after renal transplantation [J]. Am J Transplant, 2006, 6 (1): 205-208.

［82］CHOLESTEROL TREATMENT TRIALISTS C, MIHAYLOVA B, EMBERSON J, et al. The effects of lowering LDL cholesterol with statin therapy in people at low risk of vascular disease: meta-analysis of individual data from 27 randomised trials [J]. Lancet, 2012, 380 (9841): 581-590.

［83］YUSUF S, BOSCH J, DAGENAIS G, et al. Cholesterol lowering in intermediate-risk persons without cardiovascular disease [J]. N Engl J Med, 2016, 374 (21): 2021-2031.

［84］HEART PROTECTION STUDY COLLABORATIVE G. MRC/BHF Heart Protection Study of cholesterol lowering with simvastatin in 20, 536 high-risk individuals: a randomised placebo-controlled trial [J]. Lancet, 2002, 360 (9326): 7-22.

［85］LAROSA J C, GRUNDY S M, WATERS D D, et al. Intensive lipid lowering with atorvastatin in patients with stable coronary disease [J]. N Engl J Med, 2005, 352 (14): 1425-1435.

［86］PEDERSEN T R, FAERGEMAN O, KASTELEIN J J, et al. High-dose atorvastatin vs usual-dose simvastatin for secondary prevention after myocardial infarction: the IDEAL study: a randomized controlled trial [J]. JAMA, 2005, 294 (19): 2437-2445.

［87］NISSEN S E, NICHOLLS S J, SIPAHI I, et al. Effect of very high-intensity statin therapy on regression of coronary atherosclerosis: the ASTEROID trial [J]. JAMA, 2006, 295 (13): 1556-1565.

［88］BYRNE P, DEMASI M, JONES M, et al. Evaluating the association between low-density lipoprotein cholesterol reduction and relative and absolute effects of statin treatment: a systematic review and meta-analysis [J]. JAMA Intern Med, 2022, 182 (5): 474-481.

［89］GENG Q, REN J, SONG J, et al. Meta-analysis of the effect of statins on renal function [J]. Am J Cardiol, 2014, 114 (4): 562-570.

［90］SU X, ZHANG L, LV J, et al. Effect of statins on kidney disease outcomes: a systematic review and meta-analysis [J]. Am J Kidney Dis, 2016, 67 (6): 881-892.

［91］PALMER S C, CRAIG J C, NAVANEETHAN S D, et al. Benefits and harms of statin therapy for persons with chronic kidney disease: a systematic review and meta-analysis [J]. Ann Intern Med, 2012, 157 (4): 263-275.

［92］WIGGINS B S, SASEEN J J, PAGE R L, 2ND, et al. Recommendations for management of clinically significant drug-drug interactions with statins and select agents used in patients with cardiovascular disease: a scientific statement from the American Heart Association [J]. Circulation, 2016, 134 (21): e468-e495.

［93］FELLSTROM B, HOLDAAS H, JARDINE A G, et al. Effect of fluvastatin on renal end points in the Assessment of Lescol in Renal Transplant (ALERT) trial [J]. Kidney Int, 2004, 66 (4): 1549-1555.

［94］OLBRICHT C, WANNER C, EISENHAUER T, et al. Accumulation of lovastatin, but not pravastatin, in the blood of cyclosporine-treated kidney graft patients after multiple doses [J]. Clin Pharmacol Ther, 1997, 62 (3): 311-321.

［95］MASANA L, PEDRO-BOTET J, CIVEIRA F. IMPROVE-IT clinical implications. Should the "high-intensity choles-terol-lowering therapy" strategy replace the "high-intensity statin therapy"？[J]. Atherosclerosis, 2015, 240 (1): 161-162.

［96］QI L, ZHAO S, CHEN J, et al. Efficacy and safety of hybutimibe on primary hypercholesterolemia: a randomized, double-blinded, placebo and positive-controlled, parallel phase Ⅱ study [J]. Cardiology Plus, 2022, 7 (2): 77-84.

［97］CANNON C P, BLAZING M A, GIUGLIANO R P, et al. Ezetimibe added to statin therapy after acute coronary syndromes [J]. N Engl J Med, 2015, 372 (25): 2387-2397.

［98］SHARP COLLABORATIVE G. Study of Heart and Renal Protection (SHARP): randomized trial to assess the effects of lowering low-density lipoprotein cholesterol among 9, 438 patients with chronic kidney disease [J]. Am Heart J, 2010, 160 (5): 785-94 e10.

［99］TURK T R, VOROPAEVA E, KOHNLE M, et al. Ezetimibe treatment in hypercholesterolemic kidney transplant patients is safe and effective and reduces the decline of renal allograft function: a pilot study [J]. Nephrol Dial Transplant, 2008, 23 (1): 369-373.

[ 100 ]　UPADHYAY A, EARLEY A, LAMONT J L, et al. Lipid-lowering therapy in persons with chronic kidney disease: a systematic review and meta-analysis [J]. Ann Intern Med, 2012, 157 (4): 251-262.

[ 101 ]　LEAF A, WEBER P C. Cardiovascular effects of n-3 fatty acids [J]. N Engl J Med, 1988, 318 (9): 549-557.

[ 102 ]　SKULAS-RAY A C, WILSON P W F, HARRIS W S, et al. Omega-3 fatty acids for the management of hypertriglyceridemia: a science advisory from the American Heart Association [J]. Circulation, 2019, 140 (12): e673-e691.

[ 103 ]　KELLEY D S, ADKINS Y. Similarities and differences between the effects of EPA and DHA on markers of atherosclerosis in human subjects [J]. Proc Nutr Soc, 2012, 71 (2): 322-331.

[ 104 ]　EIDE I A, REINHOLT F P, JENSSEN T, et al. Effects of marine n-3 fatty acid supplementation in renal transplantation: a randomized controlled trial [J]. Am J Transplant, 2019, 19 (3): 790-800.

[ 105 ]　MOLITCH M E. Management of dyslipidemias in patients with diabetes and chronic kidney disease [J]. Clin J Am Soc Nephrol, 2006, 1 (5): 1090-1099.

[ 106 ]　HAN Y, CHEN J, CHOPRA V K, et al. ODYSSEY EAST: Alirocumab efficacy and safety vs ezetimibe in high cardiovascular risk patients with hypercholesterolemia and on maximally tolerated statin in China, India, and Thailand [J]. J Clin Lipidol, 2020, 14 (1): 98-108 e8.

[ 107 ]　O'DONOGHUE M L, GIUGLIANO R P, WIVIOTT S D, et al. Long-term evolocumab in patients with established atherosclerotic cardiovascular disease [J]. Circulation, 2022, 146 (15): 1109-1119.

[ 108 ]　FITZGERALD K, WHITE S, BORODOVSKY A, et al. A Highly durable RNAi therapeutic inhibitor of PCSK9 [J]. N Engl J Med, 2017, 376 (1): 41-51.

[ 109 ]　CHARYTAN D M, SABATINE M S, PEDERSEN T R, et al. Efficacy and safety of evolocumab in chronic kidney disease in the FOURIER trial [J]. J Am Coll Cardiol, 2019, 73 (23): 2961-2970.

[ 110 ]　TOTH P P, DWYER J P, CANNON C P, et al. Efficacy and safety of lipid lowering by alirocumab in chronic kidney disease [J]. Kidney Int, 2018, 93 (6): 1397-1408.

[ 111 ]　AMARO J M, VILLANEGO F, ORELLANA C D, et al. Management of dyslipidemia with evolocumab in kidney transplant recipients [J]. Transplantation, 2024.

[ 112 ]　ALOTAIBI T, NAGIB A M, DENEWAR A, et al. Inhibition of proprotein convertase subtilisin/kexin-9 after kidney transplant: single-center experience among patients with high cardiovascular risk [J]. Exp Clin Transplant, 2024, 22 (Suppl 1): 315-322.

[ 113 ]　AUTHORS/TASK FORCE M, CATAPANO A L, GRAHAM I, et al. 2016 ESC/EAS guidelines for the management of dyslipidaemias: the task force for the management of dyslipidaemias of the European Society of Cardiology (ESC) and European Atherosclerosis Society (EAS) developed with the special contribution of the European Assocciation for Cardiovascular Prevention & Rehabilitation (EACPR)[J]. Atherosclerosis, 2016, 253: 281-344.

[ 114 ]　WANNER C, KRANE V, MARZ W, et al. Atorvastatin in patients with type 2 diabetes mellitus undergoing hemodialysis [J]. N Engl J Med, 2005, 353 (3): 238-248.

[ 115 ]　FELLSTROM B C, JARDINE A G, SCHMIEDER R E, et al. Rosuvastatin and cardiovascular events in patients undergoing hemodialysis [J]. N Engl J Med, 2009, 360 (14): 1395-1407.

[ 116 ]　SLININ Y, ISHANI A, RECTOR T, et al. Management of hyperglycemia, dyslipidemia, and albuminuria in patients with diabetes and CKD: a systematic review for a KDOQI clinical practice guideline [J]. Am J Kidney Dis, 2012, 60 (5): 747-769.

[ 117 ]　LINS R L, MATTHYS K E, VERPOOTEN G A, et al. Pharmacokinetics of atorvastatin and its metabolites after single and multiple dosing in hypercholesterolaemic haemodialysis patients [J]. Nephrol Dial Transplant, 2003, 18 (5): 967-976.

[ 118 ]　PHAN B A, DAYSPRING T D, TOTH P P. Ezetimibe therapy: mechanism of action and clinical update [J]. Vasc Health Risk Manag, 2012, 8: 415-427.

[ 119 ]　TING R D, KEECH A C, DRURY P L, et al. Benefits and safety of long-term fenofibrate therapy in people with type 2 diabetes and renal impairment: the FIELD Study [J]. Diabetes Care, 2012, 35 (2): 218-225.

［120］ MURAKAMI N, RIELLA L V, FUNAKOSHI T. Risk of metabolic complications in kidney transplantation after conversion to mTOR inhibitor: a systematic review and meta-analysis [J]. Am J Transplant, 2014, 14 (10): 2317-2327.

［121］ KASISKE B L, DE MATTOS A, FLECHNER S M, et al. Mammalian target of rapamycin inhibitor dyslipidemia in kidney transplant recipients [J]. Am J Transplant, 2008, 8 (7): 1384-1392.

［122］ VINCENTI F, SCHENA F P, PARASKEVAS S, et al. A randomized, multicenter study of steroid avoidance, early steroid withdrawal or standard steroid therapy in kidney transplant recipients [J]. Am J Transplant, 2008, 8 (2): 307-316.

［123］ MARCÉN R, CHAHIN J, ALARCÓN A, et al. Conversion from cyclosporine microemulsion to tacrolimus in stable kidney transplant patients with hypercholesterolemia is related to an improvement in cardiovascular risk profile: a prospective study [J]. Transplant Proc, 2006, 38 (8): 2427-2430

［124］ SPINELLI G A, FELIPE C R, PARK S I, et al. Lipid profile changes during the first year after kidney transplantation: risk factors and influence of the immunosuppressive drug regimen [J]. Transplant Proc, 2011, 43 (10): 3730-3737.

［125］ PASCUAL J, BERGER S P, WITZKE O, et al. Everolimus with reduced calcineurin inhibitor exposure in renal transplantation [J]. J Am Soc Nephrol, 2018, 29 (7): 1979-1991.

［126］ BERGER S P, SOMMERER C, WITZKE O, et al. Two-year outcomes in de novo renal transplant recipients receiving everolimus-facilitated calcineurin inhibitor reduction regimen from the TRANSFORM study [J]. Am J Transplant, 2019, 19 (11): 3018-3034.

［127］ NUNES FICHER K, DREIGE Y, GESSOLO LINS P R, et al. Long-term efficacy and safety of everolimus versus mycophenolate in kidney transplant recipients receiving tacrolimus [J]. Transplantation, 2022, 106 (2): 381-390.

# 39 肾移植受者移植后糖尿病临床诊疗指南

移植后糖尿病（post transplantation diabetes mellitus，PTDM）是指实体器官移植术后发现的糖尿病，是器官移植后的常见并发症。肾移植受者受年龄、感染因素、糖尿病家族史、生活方式、代谢综合征、基因多态性及免疫抑制剂使用等诸多因素影响而发生 PTDM。研究证实肾移植受者 PTDM 不仅增加排斥、感染、移植物功能减退或丧失的风险[1-3]，也是导致移植后心血管并发症的主要原因之一[4]，从而严重影响移植肾/受者的长期生存[5-6]。为进一步规范肾移植受者 PTDM 的诊治，中华医学会器官移植学分会组织器官移植专家和糖尿病专家，依据国内外最新研究进展并结合我国实际情况，以临床实践和应用为导向，从肾移植受者 PTDM 的定义、诊断标准、流行病学、危险因素、筛查与管理、治疗与预防等方面做出总结，最终达成一致意见并制订本指南，旨在指导和帮助临床医师对肾移植受者 PTDM 进行规范化综合管理，以提高肾移植受者的长期生存质量。

## 一、指南形成方法

本指南已在国际实践指南注册与透明化平台（Practice Guide Registration for TransPAREncy，PREPARE）上以中英双语注册（注册号：PREPARE2023CN831）。

临床问题的遴选及确定：工作组对国内外该领域发表的指南和共识进行比对，针对既往指南中没有涉及和有研究进展的内容及临床医师重点关注的内容，初步形成 20 个临床问题。通过指南专家会议对临床关注的问题进行讨论，最终形成本指南覆盖的 14 个临床问题，涉及肾移植受者 PTDM 的定义和诊断标准、流行病学、危险因素、筛查与管理、治疗与预防等方面。

涉及证据检索与筛选：证据评价组按照人群、干预、对照、结局（population，intervention，comparison，outcome，PICO）的原则对纳入的临床问题进行检索，检索 MEDLINE（PubMed）、Web of Science、万方知识数据服务平台和中国知网数据库，纳入指南、共识、规范、系统评价和 meta 分析、队列研究、病例对照研究等观察性研究；检索词包括："肾移植""移植后糖尿病""2 型糖尿病""空腹血糖""糖化血红蛋白""空腹血糖受损""糖耐量减低""抗高血糖药物"和"胰岛素"等。所有类型文献检索时间为 1980 年 1 月至 2023 年 9 月，主要文献为近 10 年文献，发表语言限定中文或英文。

证据分级和推荐强度分级：本指南使用 2009 版牛津大学循证医学中心的证据分级与推荐强度标准对每个临床问题的证据质量和推荐强度进行分级。

推荐意见的形成：综合考虑证据以及我国临床实践经验后，指南工作组提出符合我国临床诊疗实践的 21 条推荐意见。推荐意见达成共识后，工作组完成初稿的撰写，经中华医学会器官移植学分会组织全国器官移植与相关学科专家两轮会议集体讨论，根据其反馈意见对初稿进行修改，最终形成指南终稿。

## 二、肾移植受者 PTDM 的定义及概念

**临床问题 1：如何定义肾移植受者 PTDM？**

**推荐意见 1：**PTDM 是指实体器官移植术后稳定状态下，发现血糖升高达到糖尿病诊断标准，包括移植前未被诊断的糖尿病，PTDM 是肾移植术后常见并发症之一（推荐强度 A，证据等级 1a）。

**推荐意见说明：**

2003 年，多个相关领域专家组成的国际性专家委员会制订首个移植后新发糖尿病（new onset diabetes after transplantation，NODAT）指南[7]，首次提出了 NODAT 的概念。诊断 NODAT 的标准参照美国糖尿病协会（American Diabetes Association，ADA）和世界卫生组织（World Health Organization，WHO）关于非移植人群的糖尿病诊断标准[8]。NODAT 与普通 2 型糖尿病（type 2 diabetes mellitus，T2DM）相比，在发病机制、诊断和治疗中均存在一定的交叉。各移植中心对 NODAT 的筛查方面无统一标准，多数仅采用空腹血糖（fasting plasma glucose，FPG）或糖化血红蛋白（glycated hemoglobin A1c，HbA1c）等筛查方法，造成部分术前患者漏诊，因此定义中的术后"新发"一词并不准确。有鉴于此，2014 年关于 NODAT 的第 2 个国际指南发布，该指南将其正式更名为 PTDM，明确将其定义为移植后新诊断的糖尿病，包括移植前未确诊的糖尿病[9]。依据 PTDM 的定义标准，相关研究显示 PTDM 累及 10%~40% 的器官移植受者，其中肾移植受者 5 年累积发病率为 10%~20%[10]，是肾移植术后的常见并发症之一，亦是影响其生存的重要危险因素之一。

**推荐意见 2：**肾移植受者术后 6 周内，因刚刚经历手术应激、病情尚未稳定、大剂量糖皮质激素冲击治疗及感染等危险因素所造成的血糖普遍升高不定义为 PTDM（推荐强度 B，证据等级 2c）。

**推荐意见说明：**

血糖升高是器官移植术后常见的并发症之一[11]。肾移植术后早期病情不稳定，同时由于大剂量糖皮质激素、免疫抑制剂的使用及其他危险因素的存在，术后早期常出现糖耐量异常，但随着机体状态的不断改善和糖皮质激素等免疫抑制剂使用剂量的减少，部分受者的高血糖状态可逐步恢复正常。2021 版英国临床糖尿病学家协会和肾脏协会关于实体器官移植后糖尿病的检测和管理指南认为应避免移植术后前 6 周内诊断 PTDM，因这一时期内出现短暂性高血糖较为常见[12]。由于肾移植受体个体差异较大，且术后用药方案及并发症的情况较为复杂，建议临床稳定期的具体时间段应根据肾移植受体个体情况进行单独评估。

### 三、肾移植受者 PTDM 的流行病学和临床特点

**临床问题 2:** 肾移植受者 PTDM 的发病率和患病率有哪些特点?

**推荐意见 3:** 多数肾移植受者 PTDM 于术后 6 个月内确诊,随后 PTDM 发生率呈下降趋势,但移植术后 2 年左右会出现第二个 PTDM 确诊高峰(推荐强度 B,证据等级 2a)。

**推荐意见说明:**

由于手术应激、术中及术后应用大量糖皮质激素及钙调素抑制剂(CNI)等原因,肾移植术后数周内血糖升高非常普遍。部分患者在进入临床稳定期(一般在 6 周内)血糖可恢复正常无须继续降糖治疗,部分患者则会表现为持续性高血糖,其中达到糖尿病诊断标准者即可诊断 PTDM。全球 PTDM 发生率报道差异较大,与各研究中心筛查对象和方法、诊断标准和诊断时机有关。自 2014 年提出 PTDM 国际共识后,目前普遍认为不同器官移植术后第 1 年糖尿病发病率为 10%~40%[13]。肾移植受者群体中 PTDM 通常发生于术后 6 个月内,平均诊断时间为 4.3 个月[14]。移植术后 2 年左右会出现 PTDM 的第二个确诊高峰,约 17% 前期糖代谢恢复正常的受者在此期间可再次出现高血糖并进展为 PTDM。第二个高峰出现的原因主要是糖尿病经典危险因素以及与器官移植相关的危险因素共同作用长期累积所致[15-16]。20 世纪 70 年代起,我国器官移植事业逐步开展,现有研究数据显示我国肾移植受者 PTDM 累积发病率为 20.30%~30.72%[17-19]。随着随访时间的延长,肾移植后 PTDM 的发生率呈下降趋势,部分 PTDM 患者的病情甚至能得到逆转[20],这可能与胰岛 β 细胞功能恢复和胰岛素敏感性改善有关[21]。

**临床问题 3:** 肾移植受者 PTDM 对受者及移植物预后带来哪些影响?

**推荐意见 4:** PTDM 显著增加肾移植受者心血管疾病风险、感染风险及死亡率,并可能导致移植肾功能丧失(推荐强度 B,证据等级 2c)。

**推荐意见说明:**

相关研究表明 PTDM 增加糖尿病肾病、心血管疾病、感染、败血症等发生风险[22-24],这些并发症则导致移植肾及移植受者生存率下降[25]。相关研究表明口服葡萄糖耐量试验(oral glucose tolerance test,OGTT)血糖每升高 1mmol/L 可导致移植受者病死率增加 5%、心血管相关死亡风险增加 6%、移植物功能丧失风险增加 3%[26]。

### 四、肾移植受者 PTDM 的危险因素

**临床问题 4:** 如何评估肾移植受者 PTDM 的危险因素?

**推荐意见 5:** 建议充分考虑个体化风险因素,包括非移植因素及移植危险因素,其中糖皮质激素、CNI 等免疫抑制剂的应用是重要的移植危险因素(推荐强度 B,证据等级 2a)。

**推荐意见说明:**

不同实体器官移植受者发生 PTDM 的危险因素类似,包括非移植相关和移植相关两大类。非移植相关因素中 T2DM 的已知发病因素均已证实与 PTDM 发病密切相关。

1. 非移植相关危险因素

(1)不健康的生活习惯:如大量摄入碳水化合物和饱和脂肪酸,以及缺乏运动,均是导致血糖升高并发展为 PTDM 的危险因素[27]。

(2)个体健康水平:包括种族、性别、年龄、肥胖、基因易感性及糖尿病家族史等。移植时年龄 ≥45 岁患者的 PTDM 发病风险明显增加,移植前肥胖者发病风险显著升高[28]。移植前合并症代谢综

合征、炎症标志物升高、移植前空腹血糖受损（impaired fasting glucose，IFG）、糖耐量减低（impaired glucose tolerance，IGT）、常染色体显性多囊肾（autosomal dominant polycystic kidney disease，ADPKD）、间质性肾炎等均可增加 PTDM 风险[29]。

（3）丙型肝炎病毒（hepatitis C virus，HCV）可直接损害胰岛 β 细胞的功能，从而引起 β 细胞功能障碍和胰岛素分泌减少，也可通过激活哺乳动物雷帕霉素靶蛋白（mammalian target of rapamycin，mTOR）-S6K1 通路，导致胰岛素受体底物的降解或表达降低从而造成胰岛素抵抗，移植术后免疫抑制剂的使用可提高 HCV 复制水平，进一步增强其致糖尿病作用[30-32]。相关研究表明，HCV 感染并接受他克莫司（tacrolimus，Tac）治疗受者发生 PTDM 的风险更高[33]。

2. 移植相关危险因素：包括使用糖皮质激素、钙调素抑制剂（calcineurin inhibitor，CNI）、mTOR 抑制剂以及巨细胞病毒（cytomegalovirus，CMV）感染等。

（1）糖皮质激素可刺激胰高糖素分泌，增加肝糖原输出，从而提高受者血糖水平，且这一效应呈剂量相关[34]。其作用机制主要为增加胰岛素抵抗并抑制胰岛素分泌，诱导胰岛细胞凋亡[35]。研究表明泼尼松逐渐减量至 5mg/d 有助于改善肾移植术后胰岛素敏感性[36]，糖皮质激素减量方案可以作为降低 PTDM 风险的一种优选方案[37]。

（2）CNI 类药物是移植术后普遍应用的免疫抑制剂，主要包括 Tac 和环孢素（ciclosporine，CsA）。CNI 下调胰岛素受体底物 2 表达[38]，影响胰岛 β 细胞中胰岛素和细胞增殖基因的转录，引起血糖升高。与环孢素相比 Tac 减少胰岛素分泌的效应更强，更易导致 PTDM 的发生。肾移植后使用 Tac 治疗 1 年的 PTDM 发病风险是 CsA 的 2.7 倍[39-41]。在不发生排斥的前提下 CNI 减量可以作为降低 PTDM 风险的措施，也可将 Tac 调整为 CsA 以减少 PTDM 发生[42]。

（3）mTOR 抑制剂通过干扰胰岛素信号传导，从而加重胰岛素抵抗，同时通过抗增殖作用，抑制胰岛 β 细胞增殖，促进 β 细胞凋亡。mTOR 抑制剂还能够促进胰岛素受体底物 2 的磷酸化，从而抑制 β 细胞分泌胰岛素[43]。相关研究表明 mTORi 会增加 PTDM 发生率，但风险较 CNI 药物低[44]。

（4）其他免疫抑制剂，如麦考酚酸（mycophenolic acid，MPA）类、硫唑嘌呤（azathioprine，AZA）等主要通过抑制嘌呤核苷酸的生物合成发挥抗增殖作用，对糖代谢无直接影响，但联合用药可能存在增加 PTDM 发病风险[45]。

（5）肾移植术后 CMV 感染是 PTDM 的独立危险因素，相关研究表明与 CMV 阴性受者相比，CMV 感染受者胰岛素分泌水平显著降低[46]。

## 五、肾移植受者 PTDM 的筛查与诊断

**临床问题 5：如何确立肾移植受者 PTDM 的筛查对象及筛查方式？**

推荐意见 6：推荐所有肾移植受者在移植前及移植后早期接受糖代谢筛查，建议采用空腹血糖（FPG）联合糖化血红蛋白（HbA1c）进行初筛，对诊断存疑的受者，建议进一步行 OGTT 确诊（推荐强度 B，证据等级 2a）。使用糖皮质激素的受者建议监测午后血糖有助于早期发现糖耐量异常或 PTDM（推荐强度 B，证据等级 2c）。

**推荐意见说明：**

尿毒症患者拟接受肾移植前均应接受糖代谢筛查，并充分评估患者家族史，分析潜在的糖尿病和其他心血管代谢疾病相关的危险因素。在等待移植的过程中应定期检查 FPG 或 OGTT 以评估血糖代谢状态，以期早期发现糖尿病前期病变（IFG 或 IGT）并及早干预，有利于提高移植成功率[47]。移植

术后应激期及恢复早期易出现血糖升高的状态,建议动态监测血糖并积极处理术后早期高血糖[48]。进入移植稳定期后建议筛查时间点为肾移植后 3、6、12 个月,此后每年 1 次,对于高危人群必要时应增加筛查频率。当免疫抑制方案中包含与 PTDM 发生密切相关的药物时,或该类药物加量时,建议适当增加筛查频率。

具体筛选方法包括:

1. FPG　推荐将 FPG 作为筛查 PTDM 的手段,但仅使用 FPG 用于筛查 PTDM 容易造成漏诊,故对 PTDM 高危人群不宜单一选用 FPG 进行筛查。

2. HbA1c　采用标准化检测方法测定的 HbA1c 可用于辅助诊断糖尿病,切点为 ≥6.5%。但考虑到移植后红细胞代谢快、免疫抑制导致骨髓红细胞增殖受抑制等,导致早期 HbA1c 水平不稳定,不能反映血糖的真实情况[49],因此 HbA1c 阈值直接用于诊断 PTDM 仍具有一定局限性。

3. 午后血糖监测法(afternoon glucose monitoring,AGM)　持续葡萄糖监测(continuous glucose monitoring,CGM)发现口服糖皮质激素后 7~8h 血糖达到高峰,故监测午后毛细血管血糖有助于早期发现 PTDM[50]。推荐移植后早期可进行午后血糖监测,如多次检测结果 ≥11.1mmol/L 可进一步行 OGTT 检查进行验证。

4. OGTT　是诊断糖尿病的金标准。但 OGTT 操作相对复杂、耗时长,一般不作为 PTDM 的首选筛查手段,更适合对其他筛查方法提示的可疑 PTDM 受者进行确诊。

5. 其他　毛细血管葡萄糖测定、动态血糖监测(CGM)等技术也有助于早期发现糖代谢异常,但不能作为 PTDM 诊断标准。

**临床问题 6:肾移植受者 PTDM 的实验室诊断标准是什么?**

推荐意见 7:推荐 PTDM 诊断标准为空腹血糖 ≥7.0mmol/L,或随机血糖 ≥11.1mmol/L,或 HbA1c ≥6.5% 或 OGTT 2h 血糖 ≥11.1mmol/L。建议 PTDM 的诊断时机应为肾移植术后病情稳定且免疫抑制剂维持日常剂量时(推荐强度 A,证据等级 1a)。

推荐意见说明:

目前 PTDM 的诊断标准与 ADA 制订的糖尿病诊断标准一致[9],即有糖尿病症状且空腹血糖 ≥7.0mmol/L,或随机血糖 ≥11.1mmol/L,或 HbA1c ≥6.5% 或 OGTT 2h 血糖 ≥11.1mmol/L;无糖尿病典型症状者需择日复查上述指标以再次确认。如血糖高于正常值但未达上述标准,考虑存在糖调节受损,包括 IFG 和 IGT,参考 ADA 标准(表 39-1)统称为糖尿病前期。

表 39-1　ADA 制订的糖尿病和糖尿病前期诊断标准

| 诊断 | ADA 标准 a |
|---|---|
| 糖尿病 | 符合糖尿病症状且 RPG ≥11.1mmol/L(200mg/dl)或 FPG ≥7.0mmol/L(126mg/L)或 2HPG ≥11.1mmol/L(200mg/dl)或 HbA1c ≥6.5% |
| 糖尿病前期病变 | |
| IFG | FPG5.6~6.9mmol/L(100~124mg/dl) |
| IGT | FPG6.1~7.0mmol/L 且 2HPG7.8~11.0mmol/L |
| 高危患者 | HbA1c 5.7%~6.4% |
| 正常糖耐量 | FPG<5.6mmol/L(100mg/dl)且 2HPG<7.8mmol/L(140mg/dl)且 HbA1c<5.7% |

注:RPG 为随机血糖,指 1d 中不论上次进餐时间的任意时刻血糖;FPG 为空腹血糖,指至少 8h 无热量摄入;2HPG 为 OGTT 2h 血糖;HbA1c 为糖化血红蛋白;糖尿病症状包括多尿、多饮和不明原因的体质量降低。血糖异常次日必须复查静脉血糖以确认诊断,任何情况下都必须排除明确的急性代谢异常导致的高血糖。

## 六、肾移植受者 PTDM 的管理及治疗策略

**临床问题 7:** 如何制订针对肾移植受者 PTDM 的个体化血糖管理策略?

**推荐意见 8:** 建议 PTDM 的管理应在生活方式干预的基础上进行,同时加强高血压、高血脂等合并症的控制(推荐强度 B,证据等级 2c)。

**推荐意见说明:**

1. 营养管理方面,建议肾移植受者术后长期营养支持需兼顾机体本身以及免疫抑制剂使用等情况,充分考虑高脂血症、体重变化、骨代谢以及电解质失衡等问题。建议给予低盐、低脂、优质蛋白糖尿病膳食;总能量摄入以能维持体重在理想水平为宜;膳食钾量可根据血钾调整,限制钠盐摄入;同时,需要足够钙及维生素 D 的摄入以减缓骨质丢失,同时注意适量补充微量元素[51]。

2. 运动管理方面,建议减少静坐时长,维持健康运动习惯。坚持每周至少 5d、每天累计 30~60min 中等强度的有氧运动,如快走、慢跑、骑自行车、游泳等,可适度安排抗阻运动,推荐在非空腹时或两餐之间进行运动。运动方案的制订需遵循个体化原则,需保证运动治疗的安全性和科学性。在严重低血糖、糖尿病酮症酸中毒等急性代谢并发症、合并急性感染、严重心脑血管疾病等情况下禁忌运动,病情控制稳定后方可逐步恢复运动[52]。

3. 血脂异常和高血压是 PTDM 的主要合并症,与心血管疾病相关的病死率密切相关。应针对 PTDM 患者制订个体化的降脂、降压目标。建议 PTDM 患者血压控制目标为 <130/80mmHg (1mmHg=0.133kPa)。建议血脂控制目标参考非移植人群,长期控制目标为低密度脂蛋白胆固醇 <2.6mmol/L,已存在心血管疾病基础的受者控制目标 <1.8mmol/L[53]。他汀类药物可作为移植后高胆固醇血症的一线用药,但需注意其与 CsA 存在相互作用。两类药物联用时会使得他汀类血药浓度增加,从而可能产生肌肉毒性。而他汀类药物对 CsA 血药浓度的影响则较小,因此两者联用主要需要注意的是他汀的不良反应风险。Tac 与他汀类药物的相互作用则相比 CsA 更小,必要时可更换 CNI 类药物。

**推荐意见 9:** 建议制订血糖监测策略,长期血糖控制目标为 FPG<7.0mmol/L,餐后 2h 血糖 <10.0mmol/L,HbA1c<7.0%(推荐强度 B,证据等级 2b)。高龄、基础情况较差、血糖波动较大者可适当放宽控制标准避免低血糖,建议将 HbA1c 控制在 7.0%~9.0%(推荐强度 C,证据等级 4)。

**推荐意见说明:**

PTDM 患者的血糖监测建议参考非移植人群 T2DM 毛细血管血糖监测原则。使用口服降糖药物者应每周监测 FPG 或餐后 2h 血糖 2~4 次;使用基础胰岛素者建议监测每天空腹血糖,使用预混胰岛素的患者建议监测每天空腹及晚餐前血糖。肾移植进入稳定期后,建议每 3 个月监测一次 HbA1c 以评估平均血糖情况。建议 PTDM 患者长期血糖控制目标为:FPG<7.0mmol/L,餐后血糖 <10.0mmol/L,HbA1c<7.0%。如受者处在围手术期、服用 PTDM 致病相关的免疫抑制剂、低血糖高危风险、合并危重症、高龄等,需根据实际情况实行个体化监测方案。特殊情况下,如糖尿病病程 >15 年、既往发生无感知性低血糖、血糖波动较大并反复出现低血糖症状的患者,应将防范低血糖的发生作为重点,并避免患者出现高血糖症状,针对此类患者缺少足够的循证证据,建议将 HbA1c 控制在 7.0%~9.0%[54]。

**推荐意见 10:** 建议肾移植受者确诊 PTDM 后每年筛查糖尿病神经血管并发症(推荐强度 B,证据等级 3a)。

推荐意见说明：

与非移植患者糖尿病相似，PTDM 亦可引起神经血管并发症。通过对美国肾脏病数据系统中登记的移植后糖尿病及并发症数据分析发现，58.3% 的肾移植后糖尿病患者在诊断后 2 年内出现糖尿病微血管并发症，其中 31.3% 合并肾脏并发症，16.2% 合并神经系统并发症，8.3% 合并眼科并发症，4.1% 伴有外周循环障碍[55]。目前尚需要更多的前瞻性研究阐明 PTDM 发生神经血管并发症的临床过程。本指南结合《中国 2 型糖尿病防治指南（2020 年版）》[54]给予以下具体建议：

1. 建议定期复查心脏及大血管相关检查化验，如：心脏彩超、心电图、血管 B 超、心房钠尿肽（BNP）、心肌酶谱等，必要时完善冠脉造影、心脏磁共振、血管造影等检查。

2. 建议定期复查尿白蛋白排泄率和估算肾小球滤过率（estimated glomerular filtration ratee，eGFR）水平，可根据受者实际情况决定筛查频率及方案。

3. 建议定期行眼部检查，如合并糖尿病视网膜病变，应每年至少复查 1 次，根据病情变化及时调整复查频率。

4. 建议进行糖尿病神经病变筛查，随后至少每年筛查 1 次。良好的血糖控制有助于延缓糖尿病神经病变的进展。

**临床问题 8：如何通过调整免疫抑制方案防治 PTDM？**

**推荐意见 11：**建议充分平衡免疫排斥和血糖升高的风险，在移植医师的指导下适当调整免疫抑制剂以降低高危人群发生 PTDM 的风险。早期糖皮质激素减量或停药可以降低 PTDM 的发生率（推荐强度 B，证据等级 2a）。

推荐意见说明：

调整免疫抑制方案在 PTDM 的防治策略中具有重要作用。免疫抑制剂的使用是 PTDM 发病中重要的可调控因素，但需平衡排斥反应和 PTDM 的风险，必须确保不增加排斥反应的风险[56]。在 PTDM 高风险人群中，优先采用不易诱发高血糖的免疫抑制剂方案，但需根据患者免疫状态进行个体化选择。在不增加移植物排斥反应的风险基础上，适当减少 Tac 用量或替换为对血糖影响较小的 CsA，早期糖皮质激素减量或停用以及改用 ATG 等可以降低 PTDM 的发生风险。在免疫抑制剂方案调整时还需考虑原发疾病情况，如原发病为 IgA 肾病的受体，无激素或者激素过快减量的免疫抑制方案可能会增加术后肾小球肾炎复发的风险[57]，故对于这类患者不推荐过早撤除或减少激素的用量。

贝拉西普作为针对 CD28 受体的共刺激阻滞剂在抗排斥治疗方面具有较好的效果，且对血糖的影响较小[58-59]。对于不能耐受基于 CNI 标准免疫抑制方案的高血糖受者，转换为基于贝拉西普的免疫抑制方案可作为应对策略，但目前此药物未在国内上市，尚无国内使用经验，但为 PTDM 治疗提供了一种可能性。

虽然免疫抑制剂的使用是 PTDM 的主要风险因素，但对移植受者而言，排斥的危害大于 PTDM，因此免疫抑制剂的选择应首先考虑排斥风险而非高血糖风险[60]。

**临床问题 9：肾移植受者 PTDM 如何选择口服降糖药物？**

**推荐意见 12：**口服降糖药应根据其安全性和耐受性进行个体化选择，二甲双胍是 T2DM 患者降糖治疗的一线用药和药物联合治疗中的基础用药。但肾移植受者需根据个体 eGFR 情况谨慎用药，eGFR<45ml/（min·1.73m²）时禁用二甲双胍（推荐强度 B，证据等级 2c）。

推荐意见说明：

二甲双胍作为 T2DM 患者降糖治疗的一线用药和药物联合治疗中的基础用药，可通过减少肝脏葡萄糖输出、改善外周胰岛素抵抗从而降低血糖,但禁用于 eGFR<45ml/(min·1.73m²)、酮症酸中毒或高渗等糖尿病急性并发症、中重度肝功能不全、缺氧或接受大手术、严重感染的患者。尿白蛋白的出现并非使用二甲双胍治疗的禁忌证,只要 eGFR 符合条件仍可以继续使用。在密切监测肾功能的情况下二甲双胍已被证实可安全、有效地应用于肾移植受者,且与免疫抑制剂无相互作用,能使肾移植受者 1 年内全因死亡率、移植肾功能衰竭的发生率下降[61]。使用时注意胃肠道反应,密切监测肾功能。体型消瘦,或本身因移植或免疫抑制剂有胃肠道反应者慎用或从小剂量起始,逐渐滴定至合适剂量。

推荐意见 13:SGLT2i 安全有效且耐受性良好,可减少胰岛素使用剂量,适用于伴有蛋白尿的肾移植受者。当 eGFR<45ml/(min·1.73m²) 时应谨慎使用,并密切监测肾功能(推荐强度 B,证据等级 2c)。

推荐意见说明:

SGLT2i 通过抑制近曲小管葡萄糖重吸收、促进尿糖排泄而降低血糖,能有效降低血糖,同时具有减重、减少尿蛋白排泄、降低血压等心血管及肾脏保护作用。一项 RCT 研究观察 49 例肾移植术后并发糖尿病的患者接受 SGLT2i 或安慰剂治疗,证明 SGLT2i 具有降低 HbA1c、体重的疗效且安全性良好[62]。SGLT2i 与主要免疫抑制剂之间基本无相互作用。不建议 SGLT2i 单独用于胰岛功能较差的 PTDM 患者,使用早期需监测肾功能,如 eGFR 持续进行性下降建议停药,当 eGFR<45ml/(min·1.73m²) 时应谨慎使用 SGLT2i。

SGLT2i 的不良反应主要包括泌尿系统和生殖系统感染,既往曾有反复泌尿生殖系统感染病史的 PTDM 患者慎用 SGLT2i。罕见不良反应包括糖尿病酮症酸中毒。使用过程中需注意血容量情况、监测尿常规,警惕脱水或酮症酸中毒风险[63]。

推荐意见 14:DPP-4 抑制剂具有较好的降糖效果及安全性,与胰岛素联用能减少胰岛素剂量、降低低血糖风险,需要警惕与 CNI 及 mTOR 类药物的相互作用,慎用于合并严重高甘油三酯血症或有急性胰腺炎病史的患者(推荐强度 B,证据等级 3a)。

推荐意见说明:

DPP-4 抑制剂通过延长内源性胰高血糖素样肽 -1(glucagon-like peptide-1,GLP-1)的作用,通过增加胰岛素分泌并减少胰高糖素分泌从而发挥降糖作用,广泛应用于 T2DM,但应慎用于合并严重高甘油三酯血症或有急性胰腺炎病史的患者。小样本研究已证实 DPP-4 抑制剂在肾移植受者的安全性和有效性[64]。虽然临床数据显示 DPP-4 抑制剂对 CNI 或 mTOR 抑制剂没有显著影响,但根据药理机制仍需警惕西格列汀 /CsA、维格列汀 /Tac 之间可能存在药物相互作用,使用时需注意监测药物浓度[65]。DPP-4 抑制剂在肾功能不全患者中应用需根据 eGFR 调整用量(利格列汀除外)。目前研究结果显示 DPP-4 抑制剂应用于肾移植受者相对安全、有效,但仍需更多研究提供循证证据。

推荐意见 15:α- 糖苷酶抑制剂、磺脲类、格列奈类、噻唑烷二酮类在肾移植受者 PTDM 中有使用经验,但循证证据不足(推荐强度 C,证据等级 4)。

推荐意见说明:

α- 糖苷酶抑制剂在 PTDM 患者中的应用缺乏循证证据,但国内专家已有的使用经验提示安全有效。α- 糖苷酶抑制剂通过抑制小肠 α 葡萄糖苷酶,抑制食物中多糖的分解,减缓糖吸收,降低餐后血糖。阿卡波糖口服后,仅有 1%~2% 被肠道直接吸收,另有约 34% 被消化酶和肠道细菌分解,其降解产物在小肠下段吸收,被吸收的阿卡波糖及其降解产物完全自尿中排出,一般不影响其他药物的代谢。严重肝功能或肾功能不全、消化道出血、肠粘连、肠梗阻病史患者禁用。治疗剂量的伏格列波糖口服后在肠道内抑制双糖水解酶发挥降糖作用,本身基本不吸收入血,而由粪便排泄。

磺脲类药物既往常用于 PTDM 及移植后早期高血糖患者,但其安全性、有效性的循证证据较少[66]。肾移植受者对于此药耐受性良好,但存在一定程度的低血糖风险,eGFR 下降时尤其应注意防止低血糖;严重肝或肾功能不全、糖尿病急性并发症时禁用。

格列奈类药物为非磺脲类胰岛素促泌剂,通常在餐前 15min 内口服,通过刺激胰岛素分泌降低餐后血糖,降糖疗效显著,但在肾移植受者人群中使用的安全性、有效性研究有限[67]。与 CsA 联用时,可使得瑞格列奈血药浓度增加,可能增加低血糖发生风险[68-69]。建议 PTDM 患者使用时从低剂量开始,逐步增加剂量。

噻唑烷二酮类药物通过增加靶细胞对胰岛素的敏感性降低血糖,适用于以胰岛素抵抗为主的糖尿病患者。在小样本研究中显示 PTDM 患者应用此药安全有效,与 CNI 联合使用无明显相互作用[70],但尚缺乏足够的循证证据。另外使用时需注意水钠潴留、稀释性贫血、骨质疏松等不良反应,禁用于心功能不全、严重骨质疏松、活动性肝病或转氨酶升高超过正常上限 2.5 倍等患者。建议患者使用前建议评估心功能、骨密度、肝功能等情况。

临床问题 10:**肾移植受者诊断 PTDM 后如何使用胰岛素?**

推荐意见 16:当通过生活方式和非胰岛素降糖药治疗基础上血糖仍未达到目标水平或合并应激状态、消瘦及营养不良等情况时,建议启动胰岛素治疗。胰岛素的治疗须个体化,包括不同胰岛素治疗方案的选择、起始剂量、剂量调整等(推荐强度 B,证据等级 2c)。

推荐意见说明:

相关研究表明器官移植术后早期胰岛素治疗能够预防 PTDM 的发生,且在后期的治疗中仍居重要地位。在肾移植受者中,早期使用基础胰岛素治疗可明显降低 PTDM 的发生率和 HbA1c 水平,不增加低血糖等不良事件的发生率[71],同时与免疫抑制剂无相互作用。肾移植受者诊断 PTDM 后关于胰岛素治疗的启动时机、治疗强度和持续时间仍有待明确,根据当前证据,现汇总启动胰岛素降糖治疗的时机:

1. 在生活方式管理和非胰岛素降糖药治疗基础上血糖仍未达标者。

2. 重度感染、手术及合并应激状态者,血糖控制欠佳或合并酮症、酮症酸中毒等并发症。

3. HbA1c ≥ 9.0% 或空腹血糖 ≥ 11.1mmol/L,同时伴明显高血糖症状者。

4. 合并消瘦或营养不良者。

胰岛素既可用于急性高血糖(血糖 > 13.9mmol/L)的快速降糖治疗,也可以作为日常单药或联合治疗手段。可选用胰岛素标准方案、基础胰岛素、基础 + 餐前胰岛素或混合方案。

开始胰岛素治疗的患者均应接受有针对性的教育以掌握胰岛素治疗相关的自我管理技能,了解低血糖发生的危险因素、症状以及掌握自救措施。在开始胰岛素治疗后,仍要求患者坚持饮食控制和运动,并鼓励和指导患者进行血糖监测,掌握根据血糖情况调节胰岛素剂量的技能,以控制高血糖并预防低血糖的发生[54]。

临床问题 11:**皮下注射胰高糖素样肽 -1 受体激动剂(GLP-1 RA)的安全性及有效性如何?**

推荐意见 17:GLP-1 RA 可有效降低患者血糖水平、体重及胰岛素需求量,与免疫抑制药物无相互作用,但目前国内肾移植受者群体使用经验不足,建议充分考虑受者既往胃肠道病史及 GLP-1RA 禁忌证(推荐强度 B,证据等级 2b)。

推荐意见说明:

GLP-1RA 可降低肾移植受者的血糖水平、体重及胰岛素需求量,其中关于度拉糖肽、利拉鲁肽的回顾性研究较多[72]。移植受者大多耐受性良好,无严重不良事件,偶有恶心、呕吐、腹泻或腹痛等反应。与免疫抑制药物无相互作用,不影响 Tac 及 CsA 药物浓度或移植物功能[73]。器官移植受者往往需长期服用糖皮质激素,体重增加是较普遍现象,由于 GLP-1RA 能够抑制肠道蠕动,降低食欲,从而减轻体重,因此在并发 PTDM 的移植受者中应用具有一定的优势。GLP-1RA 禁用于有甲状腺髓样癌病史或家族史、2 型多发性内分泌肿瘤综合征患者,急性胰腺炎病史者慎用。轻中度肾损伤或轻中度肝损伤患者 GLP-1RA 不需要进行剂量调整,但目前国内肾移植受者群体使用经验不足,应充分考虑受者有无既往胃肠道病史及 GLP-1RA 禁忌证。

**临床问题 12:**肾移植受者诊断 PTDM 后应用非奈利酮的必要性及安全性如何?

**推荐意见 18:**口服非奈利酮可有效延缓 T2DM 患者肾脏病进展,降低心血管事件发生率,但与 CNI 类药物合用时存在高钾血症的风险,建议肾移植受者人群应慎用(推荐强度 D,证据等级 5)。

**推荐意见说明:**

糖尿病肾病(diabetic kidney disease,DKD)是糖尿病最严重的微血管并发症,非奈利酮作为一种新型非甾体类盐皮质激素受体拮抗剂(mineralocorticoid receptor antagonist,MRA),虽然不能降血糖,但对 DKD 患者具有心肾双重保护作用。BAKRIS 等[74]开展的一项随机对照试验,比较了不同剂量非奈利酮治疗伴有持续性蛋白尿的 T2DM 患者的有效性及安全性,结果显示非奈利酮使用剂量与患者蛋白尿发生率呈剂量依赖关系,而相关研究已表明蛋白尿减少与心、肾不良事件发生率降低密切相关[75]。上述研究为非奈利酮在 T2DM 合并 CKD 患者中的应用提供了强有力的证据支持,但非奈利酮与 CNI 类药物合用时存在高钾血症的风险[76],建议在 PTDM 人群应审慎应用。

**临床问题 13:**哪些患者适合接受胰岛移植或肾移植后胰腺移植(PAK)?

**推荐意见 19:**对于肾移植术后肾功能良好的 PTDM 患者,难以通过胰岛素及其他药物控制血糖,或出现明显的糖尿病继发并发症的情况下可考虑行胰岛移植或胰腺移植(推荐强度 D,证据等级 5)。

**推荐意见说明:**

胰岛移植作为治疗 1 型糖尿病和终末期 2 型糖尿病的有效手段,可以使患者获得较好的血糖控制能力。目前已有越来越多关于胰岛移植后 10 年疗效的报道出现,受者的胰岛素脱离率在 18%~28%[77]。影响胰岛移植长期疗效的不利因素包括慢性排斥反应、自身免疫反应、代谢压力和免疫抑制剂的胰岛毒性等[78]。目前国内临床胰岛移植取得了明显进展,但仍缺乏长期随访数据。

与持续胰岛素治疗相比,肾移植后胰腺移植(PAK)增加了手术创伤及手术并发症风险,且需重复进行围手术期大剂量免疫抑制治疗。但是成功的 PAK 使受者术后生活质量得到显著提高,且有利于保护移植肾功能。PAK 对 1 型糖尿病受者的生活质量和移植肾功能提高是明确的,但在 2 型糖尿病受者中,尚缺乏相关证据。

目前尚无直接的随机对照试验对胰腺移植和胰岛移植的疗效进行对比。相关的单中心回顾性研究结果显示,在 141 例胰腺移植受者和 272 例胰岛移植受者中,胰腺移植对血糖的控制和胰岛素脱离率优于胰岛移植,但胰腺移植受者长期不良事件的发生率较高[79]。

## 七、肾移植受者 PTDM 的预防

**临床问题 14:**预防肾移植受者 PTDM 的措施包括哪些?

**推荐意见 20:**建议参考围手术期血糖管理目标积极处理围手术期高血糖,首选胰岛素治疗,根据血糖水平可使用胰岛素静脉持续给药,或给予中长效基础胰岛素 + 短效胰岛素治疗(推荐强度 B,证据等级 2b)。

推荐意见说明:

肾移植术后早期启动胰岛素治疗能够降低远期 PTDM 的发生率,主要原因是胰岛素作为一种快速、安全、有效的降糖药物,对保护肾移植受者的胰岛功能具有关键作用[80]。推荐术后在密切监测的基础上,使用胰岛素泵持续静脉给药或给予中长效基础胰岛素 + 短效胰岛素应对术后早期高血糖,稳定后逐步转变成胰岛素 + 口服降糖药 + 改善生活方式的综合性治疗策略。建议启动治疗的时机是空腹血糖水平持续 ≥7.0mmol/L 或超过一半的随机血糖 ≥10.0mmol/L。推荐的血糖控制目标为 7.8~10.0mmol/L,而对于存在严重合并症或低血糖风险高的患者可将血糖控制目标放宽到 10.0~13.9mmol/L。相关研究提示,强化胰岛素治疗把血糖控制在 3.9~6.1mmol/L 并未对移植物及患者存活带来显著改善,反而会增加出现严重低血糖风险[81],因此不建议围手术期过度强化血糖控制。

推荐意见 21:建议肾移植前即开始改变生活方式,进行良好的代谢管理,并提前制订合适的免疫抑制方案(推荐强度 B,证据等级 2a)。

推荐意见说明:

多项随机对照研究显示,糖耐量减低人群接受积极生活方式干预(饮食和运动干预,肥胖者减重)可有效延迟或预防 T2DM 的发生[82-83]。一项回顾性队列研究[84]显示在整个青年和中年时期维持正常 BMI 的人群中积极的生活方式干预可使糖尿病发病率下降 64.2%。

在肾移植手术前即开始恰当的生活方式干预可有效减少甚至避免各类糖尿病风险因素,降低 PTDM 发病率。生活方式干预主要包括饮食、运动,并以改善血压、血糖、尿酸、体重和体脂率为目标。高血压是尿毒症常见的并发症,建议术前积极控制血压,推荐血压控制目标为<130/80mmHg (1mmHg=0.133kPa)。合并血脂异常是糖尿病发生微血管病变的重要危险因素,建议肾移植受者人群血脂控制目标参考非移植人群,长期控制目标为低密度脂蛋白胆固醇<2.6mmol/L,已存在心血管疾病的受者控制目标<1.8mmol/L[53]。总之 PTDM 高风险患者移植前即开始生活方式干预,积极控制体重和代谢指标、提前制订合适的免疫抑制方案等是 PTDM 防治的重要组成部分[85]。

## 八、小结

PTDM 是肾移植术后常见的并发症,严重影响移植物的存活及移植受者的生存。器官移植特有的病理生理环境以及糖尿病本身的高危因素共同促成 PTDM 的发生发展,积极筛查、管理、治疗、预防 PTDM 需贯穿移植前、围手术期及移植后稳定期。国内对 PTDM 的诊治尚处于起步阶段,肾移植受者 PTDM 的发生率相对较高。希望通过本指南加深对肾移植受者 PTDM 的认识并规范诊治。期待未来随着诊疗水平的提高,能够提升肾移植受者 PTDM 的诊治水平并改善肾移植受者的预后。本指南的循证证据及临床经验有限,仍存在不足之处,随着临床证据和经验的积累,本指南将不断修订及完善。

**执笔作者:**张明(上海交通大学医学院附属仁济医院),吴佳晋(上海交通大学医学院附属仁济医院),钟晨(上海交通大学医学院附属仁济医院),袁晓东(上海交通大学医学院附属仁济医院),李大伟(上海交通大学医学院附属仁济医院)

**通信作者:**张明(上海交通大学医学院附属仁济医院),薛武军(西安交通大学第一附属医院)

**主审专家:**薛武军(西安交通大学第一附属医院),田野(首都医科大学附属北京友谊医院),傅耀

文(吉林大学第一医院)

**审稿专家:** 丁晨光(西安交通大学第一附属医院),文吉秋(中国人民解放军东部战区总医院),王祥慧(上海交通大学医学院附属瑞金医院),朱有华(中国人民解放军海军军医大学第一附属医院),孙启全(广东省人民医院),张伟杰(华中科技大学同济医学院附属同济医院),张雷(海军军医大学附属长海医院),张更(中国人民解放军空军军医大学第一附属医院),李圣贤(上海交通大学医学院附属仁济医院),李宁(山西省第二人民医院),纳宁(中山大学附属第三医院),林涛(四川大学华西医院),林俊(首都医科大学附属北京友谊医院),周华(山西省第二人民医院),胡小鹏(首都医科大学附属北京朝阳医院),宫念樵(华中科技大学同济医学院附属同济医院),董震(青岛大学附属医院),黄洪锋(浙江大学医学院附属第一医院),彭龙开(中南大学湘雅二医院)

**利益冲突:** 所有作者声明无利益冲突。

## 参考文献

［1］ VALDERHAUG T G, HJELMESÆTH J, JENSSEN T, et al. Early posttransplantation hyperglycemia in kidney transplant recipients is associated with overall long-term graft losses [J]. Transplantation, 2012, 94 (7): 714-720.

［2］ SIRAJ E S, ABACAN C, CHINNAPPA P, et al. Risk factors and outcomes associated with posttransplant diabetes mellitus in kidney transplant recipients [J]. Transplant Proc, 2010, 42 (5): 1685-1689.

［3］ COLE E H, JOHNSTON O, ROSE C L, et al. Impact of acute rejection and new-onset diabetes on longterm transplant graft and patient survival [J]. Clin J Am Soc Nephrol, 2008, 3 (3): 814-821.

［4］ WAUTERS RP, COSIO FG, SUAREZ FERNANDEZ ML, et al. Cardiovascular consequences of new-onset hyperglycemia after kidney transplantation [J]. Transplantation, 2012, 94 (4): 377-382.

［5］ COLE EDWARD H, JOHNSTON OLWYN, ROSE CAREN L, et al. Impact of acute rejection and new-onset diabetes on long-term transplant graft and patient survival [J]. Clin J Am Soc Nephrol, 2008, 3: 814-821.

［6］ DIENEMANN T, FUJII N, LI Y, et al. Long-term patient survival and kidney allograft survival in post-transplant diabetes mellitus: a single-center retrospective study [J]. Transpl Int, 2016, 29 (9): 1017-1028.

［7］ DAVIDSON J, WILKINSON A, DANTAL J, et al. Newonset diabetes after transplantation: 2003 international consensus guidelines. proceedings of an international expert panel meeting [J]. Transplantation, 2003, 75 (10 Suppl): SS3-SS24.

［8］ DAVIDSON J, WILKINSON A, DANTAL J, et al. New-onset diabetes after transplantation: 2003 International Consensus Guidelines. Proceedings of an international expert panel meeting [J]. Transplantation, 2003, 75 (10 Suppl): S23-S24.

［9］ SHARIF A, HECKING M, DE VRIES AP, et al. Proceedings from aninternational consensus meeting on posttransplantation diabetes mellitus: recommendations and future directions [J]. Am J Transplant, 2014, 14 (9): 1992-2000.

［10］ JENSSEN T, HARTMANN A. Post-transplant diabetes mellitus in patients with solid organ transplants [J]. Nat Rev Endocrinol, 2019, 15 (3): 172-188.

［11］ CHAKKERA HA, WEIL EJ, CASTRO J, et al. Hyperglycemia during the immediate period after kidney transplantation [J]. Clin J Am Soc Nephrol, 2009, 4 (4): 853-859.

［12］ CHOWDHURY T A, WAHBA M, MALLIK R, et al. Association of British Clinical Diabetologists and Renal Association guidelines on the detection and management of diabetes post solid organ transplantation [J]. Diabet Med, 2021, 38 (6): e14523.

［13］ BHAT M, SHIRINE E USMANI, AMIRHOSSEIN AZHIE, et al. Metabolic consequences of solid organ transplantation [J]. Endocr Rev, 2021, 42 (2): 171-197.

［14］ COTOVIO P, NEVES M, RODRIGUES L, et al. Newonset diabetes after transplantation: assessment of risk factors and clinical outcomes [J]. Transplant Proc, 2013, 45 (3): 1079-1083.

［15］PORRINI EL, DÍAZ JM, MORESO F, et al. Clinical evolution of post-transplant diabetes mellitus [J]. Nephrol Dial Transplant, 2016, 31 (3): 495-505.

［16］MOON JI, RALPH BARBEITO, RAQUEL N FARADJI, et al. Negative impact of new-onset diabetes mellitus on patient and graft survival after liver transplantation: long-term follow up [J]. Transplantation, 2006, 82 (12): 1625-1628.

［17］LIANG J, LV CY, CHEN ML, et al. Effects of preoperative hepatitis B virus infection, hepatitis C virus infection, and coinfection on the development of new-onset diabetes after kidney transplantation [J]. J Diabetes, 2019, 11 (5): 370-378.

［18］XU J, XU L, WEI X, et al. Incidence and risk factors of posttransplantation diabetes mellitus in living donor kidney transplantation: a single-center retrospective study in China [J]. Transplant Proc, 2018, 50 (10): 3381-3385.

［19］陈敏灵, 张尧, 于明香, 等. 肾移植术后糖尿病的发病及其危险因素分析 [J]. 中华内分泌代谢杂志, 2013, 29 (9): 750-755.

［20］CAILLARD S, EPRINCHARD L, PERRIN P, et al. Incidence and risk factors of glucose metabolism disorders in kidney transplant recipients: role of systematic screening by oral glucose tolerance test [J]. Transplantation, 2011, 91 (7): 757-764.

［21］HECKING M, WERZOWA J, HAIDINGER M, et al. Novel views on new-onset diabetes after transplantation: development, prevention and treatment [J]. Nephrol Dial Transplant, 2013, 28 (3): 550-566.

［22］EIDE I A, HALDEN T A, HARTMANN A, et al. Mortality risk in post-transplantation diabetes mellitus based on glucose and HbA1c diagnostic criteria [J]. Transpl Int, 2016, 29 (5): 568-578.

［23］D'AVOLA D, CUERVAS-MONS V, MARTÍ J, et al. Cardiovascular morbidity and mortality after liver transplantation: the protective role of mycophenolate mofetil [J]. Liver Transpl, 2017, 23 (4): 498-509.

［24］HACKMAN KL, SNELL GI, BACH LA. Poor glycemic control is associated with decreased survival in lung transplant recipients [J]. Transplantation, 2017, 101 (9): 2200-2206.

［25］SHIVASWAMY V, J. Posttransplant diabetes mellitus: causes, treatment, and impact on outcomes [J]. Endocr Rev, 2016, 37 (1): 37-61.

［26］OPELZ G, DÖHLER B. Cardiovascular death in kidney recipients treated with renin-angiotensin system blockers [J]. Transplantation, 2014, 97 (3): 310-315.

［27］SMILEY DD, UMPIERREZ GE. Perioperative glucose control in the diabetic or nondiabetic patient [J]. South Med J, 2006, 99 (6): 580-591.

［28］TUFTON N, AHMAD S, ROLFE C, et al. New-onset diabetes after renal transplantation [J]. Diabet Med, 2014, 31 (11): 1284-1292.

［29］CHEUNGPASITPORN W, THONGPRAYOON C, VIJAYVARGIYA P, et al. The risk for new-onset diabetes mellitus after kidney transplantation in patients with autosomal dominant polycystic kidney disease: a systematic review and meta-analysis [J]. Can J Diabetes, 2016, 40 (6): 521-528.

［30］SABHARWAL S, DELGADO-BORREGO A, CHUNG RT. Extrahepatic hepatitis C virus after transplantation: diabetes and renal dysfunction [J]. Liver Transpl, 2008, 14 (Suppl 2): S51-S57.

［31］YOUNOSSI Z, STEPANOVA M, SAAB S, et al. The association of hepatitis C virus infection and post-liver transplant diabetes: data from 17 000 HCV-infected transplant recipients [J]. Aliment Pharmacol Ther, 2015, 41 (2): 209-217.

［32］HANDISURYA A, KERSCHER C, TURA A, et al. Conversion from tacrolimus to cyclosporine a improves glucose tolerance in HCV-positive renal transplant recipients [J]. PLoS One, 2016, 11 (1): e0145319.

［33］SALIBA F, LAKEHAL M, PAGEAUX GP, et al. Risk factors for new-onset diabetes mellitus following liver transplantation and impact of hepatitis C infection: an observational multicenter study [J]. Liver Transpl, 2007, 13 (1): 136-144.

［34］HUSCHER D, THIELE K, GROMNICA-IHLE E, et al. Dose-related patterns of glucocorticoid-induced side effects [J]. Ann Rheum Dis, 2009, 68 (7): 1119-1124.

［35］ QI D, RODRIGUES B. Glucocorticoids produce whole body insulin resistance with changes in cardiac metabolism [J]. Am J Physiol Endocrinol metab, 2007, 292 (3): E654-E667.

［36］ MIDTVEDT K, HJELMESAETH J, HARTMANN A, et al. Insulin resistance after renal transplantation: the effect of steroid dose reduction and withdrawal [J]. J Am Soc Nephrol, 2004, 15 (12): 3233-3239.

［37］ MOURAD G, GLYDA M, ALBANO L, et al. Incidence of posttransplantation diabetes mellitus in de novo kidney transplant recipients receiving prolongedrelease tacrolimus-based immunosuppression with 2 different corticosteroid minimization strategies: ADVANCE, a randomized controlled trial [J]. Transplantation, 2017, 101 (8): 1924-1934.

［38］ HEIT J J, APELQVIST A A, GU X, et al. Calcineurin/NFAT signalling regulates pancreatic beta-cell growth and function [J]. Nature, 2006, 443 (7109): 345-349.

［39］ REDMON JB, OLSON LK, ARMSTRONG MB, et al. Effects of tacrolimus (FK506) on human insulin gene expression, insulin mRNA levels, and insulin secretion in HIT-T15 cells [J]. J Clin Invest, 1996, 98 (12): 2786-2793.

［40］ HEROLD K C, NAGAMATSU S, BUSE JB, et al. Inhibition of glucose-stimulated insulin release from beta TC3 cells and rodent islets by an analog of FK506 [J]. Transplantation, 1993, 55 (1): 186-192.

［41］ VINCENTI F, FRIMAN S, SCHEUERMANN E, et al. Results of an international, randomized trial comparing glucose metabolism disorders and outcome with cyclosporine versus tacrolimus [J]. Am J Transplant, 2007, 7 (6): 1506-1514.

［42］ WISSING KM, ABRAMOWICZ D, WEEKERS L, et al. Prospective randomized study of conversion from tacrolimus to cyclosporine A to improve glucose metabolism in patients with posttransplant diabetes mellitus after renal transplantation [J]. Am J Transplant, 2018, 18 (7): 1726-1734.

［43］ LIU J, LIU D, LI J, et al. Efficacy and safety of everolimus for maintenance immunosuppression of kidney transplantation: a meta-analysis of randomized controlled trials [J]. PLoS One, 2017, 12 (1): e0170246.

［44］ JONES-HUGHES T, SNOWSILL T, HAASOVA M, et al. Immunosuppressive therapy for kidney transplantation in adults: a systematic review and economic model [J]. Health Technol Assess, 2016, 20 (62): 1-594.

［45］ KASISKE BL, SNYDER JJ, GILBERTSON D, et al. Diabetes mellitus after kidney transplantation in the United States [J]. Am J Transplant, 2003, 3 (2): 178-185.

［46］ MONTORI VM, BASU A, ERWIN PJ, et al. Posttransplantation diabetes: a systematic review of the literature [J]. Diabetes Care, 2002, 25 (3): 583-592.

［47］ SCHWAIGER E, KRENN S, KURNIKOWSKI A, et al. Early postoperative basal insulin therapy versus standard of care for the prevention of diabetes mellitus after kidney transplantation: a multicenter randomized trial [J]. J Am Soc Nephrol, 2021, 32 (8): 2083-2098.

［48］ IQBAL A, ZHOU K, KASHYAP S R, et al. Early postrenal transplant hyperglycemia [J]. J Clin Endocrinol metab, 2022, 107 (2): 549-562.

［49］ USSIF A M, ÅSBERG A, HALDEN TAS, et al. Validation of diagnostic utility of fasting plasma glucose and HbA1c in stable renal transplant recipients one year after transplantation [J]. BMC Nephrol, 2019, 20 (1): 12.

［50］ YATES C J, FOURLANOS S, COLMAN P G, et al. Screening for new-onset diabetes after kidney transplantation: limitations of fasting glucose and advantages of afternoon glucose and glycated hemoglobin [J]. Transplantation, 2013, 96 (8): 726-731.

［51］ 周如华, 顾则娟, 徐晶晶, 等. 2 型糖尿病患者营养管理的最佳证据总结 [J]. 中华现代护理杂志, 2022, 28 (8): 1034-1041.

［52］ 孙铭遥, 时小东, 陈伟.《中国糖尿病医学营养治疗指南 2022 版》解读 [J]. 中华糖尿病杂志, 2022, 14 (9): 869-876.

［53］ IQBAL A, ZHOU K, KASHYAP S R, et al. Early post-renal transplant hyperglycemia [J]. J Clin Endocrinol metab, 2022, 107 (2): 549-562.

［54］ 中华医学会糖尿病学分会. 中国 2 型糖尿病防治指南 (2020 年版)[J]. 中华糖尿病杂志, 2021, 13 (4): 315-409.

［55］ BURROUGHS T E, SWINDLE J, TAKEMOTO S, et al. Diabetic complications associated with new-onset diabetes mellitus in renal transplant recipients [J]. Transplantation, 2007, 83 (8): 1027-1034.

［56］ CHOWDHURY T A, WAHBA M, MALLIK R, et al. Association of British Clinical Diabetologists and Renal Association guidelines on the detection and management of diabetes post solid organ transplantation [J]. Diabet Med, 2021, 38 (6): e14523.

［57］VON VISGER J R, GUNAY Y, ANDREONI K A, et al. The risk of recurrent IgA nephropathy in a steroid-free protocol and other modifying immunosuppression [J]. Clin Transplant, 2014, 28 (8): 845-854.

［58］VINCENTI F, LARSEN C, DURRBACH A, et al. Costimulation blockade with belatacept in renal transplantation [J]. N Engl J Med, 2005, 353 (8): 770-781.

［59］VINCENTI F, ROSTAING L, GRINYO J, et al. Belatacept and long-term outcomes in kidney transplantation [J]. N Engl J Med, 2016, 374 (4): 333-343.

［60］American Diabetes Association. Classification and diagnosis of diabetes: standards of medical care in diabetes-2018 [J]. Diabetes Care, 2018, 41 (Suppl 1): S13-S27.

［61］KWON S, KIM YC, KWON H, et al. Metformin use and long-term clinical outcomes in kidney transplant recipients [J]. Am J Kidney Dis. 2023, 82 (3): 290-299.

［62］HALDEN TAS, KVITNE KE, MIDTVEDT K, et al. Efficacy and safety of empagliflozin in renal transplant recipients with posttransplant diabetes mellitus [J]. Diabetes Care, 2019, 42 (6): 1067-1074.

［63］SONG CC, BROWN A, WINSTEAD R, et al. Earlyinitiation of sodium-glucose linked transporterinhibitors (SGLT-2i) and associated metabolic and electrolyte outcomes in diabetic kidney transplant recipients [J]. Endocrinol Diabetes metab, 2020, 4 (2): e00185.

［64］HAIDINGER M, WERZOWA J, HECKING M, et al. Efficacy and safety of vildagliptin in new-onset diabetes after kidney transplantation-a randomized, double-blind, placebo-controlled trial [J]. Am J Transplant, 2014, 14 (1): 115-123.

［65］BAE J, LEE MJ, CHOE EY, et al. Effects of dipeptidyl peptidase-4 inhibitors on hyperglycemia and blood cyclosporine levels in renal transplant patients with diabetes: a pilot study [J]. Endocrinol metab (Seoul), 2016, 31 (1): 161-167.

［66］TÜRK T, PIETRUCK F, DOLFF S, et al. Repaglinide in the management of new-onset diabetes mellitus after renal transplantation [J]. Am J Transplant, 2006, 6 (4): 842-846.

［67］WERZOWA J, HECKING M, HAIDINGER M, et al. Vildagliptin and pioglitazone in patients with impaired glucose tolerance after kidney transplantation: a randomized, placebo-controlled clinical trial [J]. Transplantation, 2013, 95 (3): 456-462.

［68］VANHOVE T, REMIJSEN Q, KUYPERS D, et al. Drug-drug interactions between immunosuppressants and antidiabetic drugs in the treatment of post-transplant diabetes mellitus [J]. Transplant Rev (Orlando), 2017, 31 (2): 69-77.

［69］KHARAZMKIA A, AHMADPOOR P, ZIAEI S, et al. Effects of pioglitazone on blood glucose and inflammatory markers of diabetic kidney transplant patients: a randomized controlled trial [J]. Iran J Kidney Dis, 2014, 8 (5): 408-416.

［70］LUTHER P, BALDWIN D JR. Pioglitazone in the management of diabetes mellitus after transplantation [J]. Am J Transplant, 2004, 4 (12): 2135-2138.

［71］SCHINDEL H, WINKLER J, YEMINI R, et al. Survival benefit in bariatric surgery kidney recipients may be mediated through effects on kidney graft function and improvement of co-morbidities: a case-control study [J]. Surg Obes Relat Dis, 2019, 15 (4): 621-627.

［72］KUKLA A, HILL J, MERZKANI M, et al. The Use of GLP1R agonists for the treatment of type 2 diabetes in kidney transplant recipients [J]. Transplant Direct, 2020, 6 (2): e524.

［73］THANGAVELU T, LYDEN E, SHIVASWAMY V. A retrospective study of glucagon-like peptide 1 receptor agonists for the management of diabetes after transplantation [J]. Diabetes Ther, 2020, 11 (4): 987-994.

［74］BAKRIS G L, AGARWAL R, CHAN J C, et al. Effect of finerenone on albuminuria in patients with diabetic nephropathy: a randomized clinical trial [J]. JAMA, 2015, 314 (9): 884-894.

［75］YAMOUT H, LAZICH I, BAKRIS G L. Blood pressure, hypertension, RAAS blockade, and drug therapy in diabetic kidney disease [J]. Adv Chronic Kidney Dis, 2014, 21 (3): 281-286.

［76］VUKADINOVIĆ D, LAVALL D, VUKADINOVIĆ A N, et al. True rate of mineralocorticoid receptor antagonists-related hyperkalemia in placebo-controlled trials: a meta-analysis [J]. Am Heart J, 2017, 188: 99-108.

［77］BRENNANDC, KOPETSKIEHA, SAYREPH, et al. Long-term follow-up of the edmonton protocol of islet transplan-

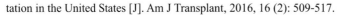
tation in the United States [J]. Am J Transplant, 2016, 16 (2): 509-517.

［78］ ANAZAWAT, OKAJIMAH, MASUIT, et al. Current state and future evolution of pancreatic islet transplantation [J]. Ann Gastroenterol Surg, 2018, 3 (1): 34-42.

［79］ MARFIL-GARZABA, LAMA, BIGAMD, et al. 116-OR: comparison of pancreas vs. islet transplantation outcomes from a large single center [J]. Diabetes, 2020, 69 (Supplement_1): 116-OR.

［80］ HECKING M, HAIDINGER M, DÖLLER D, et al. Early basal insulin therapy decreases new-onset diabetes after renal transplantation [J]. J Am Soc Nephrol, 2012, 23 (4): 739-749.

［81］ American Diabetes Association Professional Practice Committee. 16. Diabetes care in the hospital: standards of medical care in diabetes-2022 [J]. Diabetes Care, 2022, 45 (Suppl 1): S244-S253.

［82］ CHEN Y Y, ZHANG P, WANG J P, et al. Associations of progression to diabetes and regression to normal glucose tolerance with development of cardiovascular and microvascular disease among people with impaired glucose tolerance: a secondary analysis of the 30 year Da Qing diabetes prevention outcome study [J]. Diabetologia, 2021, 64: 1279-1287.

［83］ KNOWLER W C, FOWLER S E, RICHARD H F, et al. 10-year follow-up of diabetes incidence and weight loss in the diabetes prevention program outcomes study [J]. Lancet, 2009, 374: 1677-1686.

［84］ STOKES ANDREW, COLLINS JASON M, GRANT BETHANY F, et al. Obesity progression between young adulthood and midlife and incident diabetes: a retrospective cohort study of U. S. adults [J]. Diabetes Care, 2018, 41: 1025-1031.

［85］ JUAN KHONG M, PING CHONG CH. Prevention and management of new-onset diabetes mellitus in kidney transplantation [J]. Neth J Med, 2014, 72 (3): 127-134.

# 40　肾移植受者高尿酸血症临床诊疗指南

随着我国经济的发展和人民生活水平的提高以及生活方式的改变,高尿酸血症(hyperuricemia, HUA)的发病率呈逐年上升趋势[1],已经成为重要的公共卫生问题。肾移植受者 HUA 的发病率为 25%~84%[2],较普通人群明显增高,影响因素包括高龄、男性、免疫抑制剂、利尿剂、肾小球滤过率(glomerular filtration rate,GFR)下降、遗传基因、代谢综合征、移植前透析时间和移植前 HUA 等[3-13]。HUA 不仅可影响移植肾功能,导致尿酸性肾病,还增加了痛风性关节炎、心血管疾病的发生风险[14-23],是影响移植受者和移植肾长期存活的重要危险因素。

近年来,HUA 的诊治在不断进展,还存在众多争议,针对肾移植受者何时开始启动降尿酸治疗,血尿酸(serum uric acid,SUA)控制的目标值,是否需要长期进行降尿酸治疗等,都是亟待解决的问题。为此,中华医学会器官移植学分会组织专家通过全面查找循证医学证据,明确推荐强度,形成《肾移植受者高尿酸血症诊疗指南》。

## 一、指南形成方法

本指南已在国际实践指南注册与透明化平台(Practice guide Registration for TransPAREncy, PREPARE)上以中英双语注册(注册号:PREPARE-2024CN157)。

指南范围及临床问题的确定:首先通过指南专家会议对临床关注的问题进行讨论,最终选择出本指南拟解决的 10 个临床问题,涉及肾移植受者 HUA 和痛风的临床诊治两大方面。

证据检索与筛选:评价小组针对最终纳入的临床问题和结局指标,按照人群、干预、对照和结局(Population,Intervention,Comparison and outcome,PICO)的原则对其进行解构,并根据解构的问题检索：MEDLINE（PubMed）、The Cochrane Library、中国生物医学文献服务系统（CBM）、万方知识数据服务平台和中国知网数据库（CNKI），主要纳入系统评价 meta 分析、网状 meta 分析、随机对照研究、队列研究、病例对照研究、流行病学调查以及 HUA/ 痛风领域的相关指南。

推荐意见的形成：证据评价小组成员按照检索文献的题目、摘要和全文的顺序，独立筛选文献，确定纳入符合具体临床问题的文献。若存在分歧，则共同讨论或咨询第三方解决。采用 2009 版牛津大学循证医学中心的证据分级与推荐强度标准对证据体和推荐意见进行分级。指南工作组基于证据评价小组提供的国内外证据汇总表，同时考虑我国患者的偏好与价值观、干预措施的成本和利弊后，提出了符合我国临床诊疗实践的推荐意见，并进行两轮德尔菲推荐意见调查，参考反馈建议对推荐意见做进一步修改，综合考虑证据以及我国肾移植现状，指南工作组提出了符合我国肾移植受者 HUA 诊疗实践的 10 个临床问题，20 条推荐意见，经中华医学会器官移植学分会组织全国器官移植与相关学科专家两轮会议集体讨论定稿。

## 二、肾移植受者高尿酸血症的诊治

HUA 的定义分为生物学定义和流行病学定义。流行病学定义是指在正常嘌呤饮食状态下，非同日 2 次空腹 SUA 男性和绝经后女性 >420μmol/L（7mg/dl），非绝经女性 >360μmol/L（6mg/dl）[23]。生物学定义是指正常嘌呤饮食情况下，无论性别和年龄，SUA 超过 420μmol/L（7mg/dl）。本指南推荐生物学定义，即指成人在正常嘌呤饮食情况下，非同日 2 次空腹 SUA 水平超过 420μmol/L（7mg/dl）。

根据无嘌呤或严格限制嘌呤饮食 5d 后 SUA 和尿液尿酸（urine uric acid，UUA）排泄情况，并考虑到肾功能对尿酸排泄的影响，以肌酐清除率（Ccr）校正，将肾移植受者 HUA 分为排泄不良型、生成过多型和混合型（表 40-1）。

表 40-1 高尿酸血症的分型

| 分型 | 尿酸排泄 [ mol/(kg·h)] | Cua（ml/min） | Cua/Ccr（%） |
| --- | --- | --- | --- |
| 尿酸排泄不良型 | <2.86 | <6.2 | <5 |
| 尿酸生成过多型 | >3.00 | ≥6.2 | >10 |
| 混合型 | >3.00 | <6.2 | 5~10 |

注：尿酸排泄 =24h 尿酸排泄量（μmol）/［体质量（kg）×24］；尿酸清除率（Cua）=UUA× 平均每分钟尿量 /SUA；Ccr（男性）=（140– 年龄）× 体质量（kg）/［0.818×Scr（μmol/L）］；Ccr（女性）=（140– 年龄）× 体质量（kg）/［0.818×Scr（μmol/L）］×0.85；Ccr 为肌酐清除率；Scr 为血清肌酐。

临床问题 1：肾移植受者 HUA 的危险因素有哪些？

推荐意见 1：建议关注肾移植相关 HUA 的危险因素，包括免疫抑制剂、利尿剂（推荐强度 B，证据等级 2b），GFR 下降、移植前透析时间和移植前 HUA 等（推荐强度 B，证据等级 2c）。

推荐意见 2：建议有条件的肾移植受者可进行 HUA 相关基因检测（推荐强度 B，证据等级 2c）。

推荐意见说明：

1. 非移植相关危险因素 主要包括年龄、性别、肥胖［身体质量指数（BMI）>28］、高脂血症、高血压、遗传基因等。

（1）人口统计学特征：主要指年龄、性别、肥胖。肥胖可导致胰岛素抵抗，从而激活交感神经系统和肾素 - 血管紧张素系统，产生乳酸，竞争性抑制尿酸排泄，导致 SUA 升高。一项针对 302 名肾移植

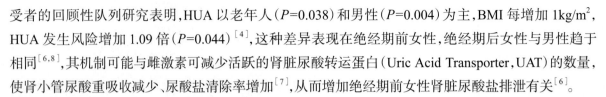

受者的回顾性队列研究表明,HUA 以老年人(P=0.038)和男性(P=0.004)为主,BMI 每增加 1kg/m²,HUA 发生风险增加 1.09 倍(P=0.044)[4],这种差异表现在绝经期前女性,绝经期后女性与男性趋于相同[6,8],其机制可能与雌激素可减少活跃的肾脏尿酸转运蛋白(Uric Acid Transporter,UAT)的数量,使肾小管尿酸重吸收减少、尿酸盐清除率增加[7],从而增加绝经期前女性肾脏尿酸盐排泄有关[6]。

(2)高脂血症:来自我国 2 项一般人群的大型流行病学研究表明,尿酸随着血清甘油三酯(triglyceride,TG)水平的增加而逐渐增加,其机制为脂肪酸和 TG 的合成及代谢需要三磷酸腺苷,后者的消耗可导致一磷酸腺苷的积累和尿酸过量合成[10]。目前缺乏肾移植人群相关研究。

(3)高血压:多项研究报告显示,高血压引起的肾缺血可增加肾脏近端小管对尿酸的重吸收[24],与肾移植受者 HUA 有关[5,11]。

(4)遗传基因:HUA 是遗传和环境因素共同作用的复杂疾病,是一种多基因相关的疾病。越来越多的证据表明,遗传和环境因素在 HUA 的发展中起着关键作用[1,25]。目前的研究集中于基础实验及一般人群,缺乏针对肾移植受者的研究。"ACR 2020[26]检查表"和 2016 年 EULAR 指南中[27]均建议对患者筛查遗传因素。全基因组关联研究确定 HUA 的遗传基础主要是含有 UAT 和参与尿酸盐排泄的相互作用蛋白的位点,包括葡萄糖转运蛋白 9(GLUT9)、三磷酸腺苷结合盒转运蛋白 G2(ABCG2)、溶质载体家族 22 成员 11(SLC22A11)、溶质载体家族 17 成员 1-4(SLC17A1-SLC17A4)、PDZ 结构域蛋白 1(PDZK1),以及与代谢途径相关的蛋白质[例如葡萄糖激酶调节因子(GCKR)、Apobec-1 互补因子(A1CF)、胰岛素样生长因子 1 受体(IGF1R)][28],其中,GLUT9 和 ABCG2 被认为是最重要的[29]。这些遗传数据可提供 HUA 预后信息,有助于临床医师制订个体化治疗方案和生活方式指导。

2. 移植相关因素　主要包括免疫抑制剂、利尿剂、单侧肾脏、GFR 下降、移植前透析时间、移植前 HUA 病史等。

(1)药物因素:引起肾移植受者 HUA 的药物有硫唑嘌呤(Aza)、咪唑立宾(MZR)、他克莫司(Tac)、环孢素 A(CsA)和利尿剂等。

1)抗增殖类药物:Aza 属于免疫抑制剂,其在人体内分解为 6- 巯基嘌呤(6-mercaptopurine,6-MP),并渗入 DNA 内引起细胞障碍,释放氮化合物尿酸至血液中,导致 SUA 上升。来自国外的 1 项前瞻性队列研究提示 55%(63/115 例)使用 Aza 的肾移植受者发生 HUA[30]。MZR 是肾移植术后较为常用的免疫抑制剂,其主要副作用是 HUA,这与 MZR 影响嘌呤代谢有关。一项纳入 12 项随机对照研究 1 103 名肾移植受者的 meta 分析提示,MZR 组 HUA 发生风险较高(RR=1.79,95%CI:1.17~2.75,P=0.007)[31]。

2)钙调磷酸酶抑制剂(calcineurin inhibitor,CNI)类药物:CNI 类药物(Tac 和 CsA)是肾移植术后常用的免疫抑制剂,Tac 和 CsA 均可导致肾移植受者 HUA 的发生[11,32]。国外一项 297 例肾移植受者的队列研究提示 CsA 组的 HUA 比 Aza 组更常见(84% vs. 30%,P= 0.000 1)[32]。CsA 可使入球小动脉收缩引起缺血障碍,继而引起 GFR 降低,使尿酸排泄不良;Tac 通过血管收缩、内皮素 -1 释放增加、一氧化氮(nitric oxide,NO)生成降低等[33]肾血管障碍机制升高 SUA;CNI 类药物促进尿酸再吸收也是引起 HUA 的原因之一[34]。

3)利尿剂:利尿剂是肾移植术后常用药。多项针对肾移植受者的队列研究显示,利尿剂与肾移植受者 HUA 发生风险直接相关[2,5,12]。一项纳入 144 例肾移植受者的队列研究提示,利尿剂使用增加 HUA 的发生风险(OR=4.23,95%CI:1.51~11.9)[7]。噻嗪类利尿剂和袢利尿剂可与肾有机阴离子转运蛋白(organic anion transporter,OAT)相互作用,通过 OAT1 和 OAT3 从血液中进入近端管状细胞,与尿酸竞争,减少尿酸排泄并增加 HUA 的风险[35]。此外,利尿剂还可能引起血容量不足,致近端肾小管重吸收尿酸增加[3]。

(2)单侧肾脏:肾移植通常为单侧供肾,受者只有一个肾脏发挥功能,且部分受者移植肾 GFR 和 CCr 低于正常甚至处于较低水平,导致尿酸排泄不良型 HUA。

(3)GFR 下降:HUA 既是肾移植受者 GFR 降低的结果,也是其原因[4,11-12]。研究显示,HUA 与肾移植受者的估计肾小球滤过率(estimated glomerular filtration rate,eGFR)下降显著相关[4],eGFR 降低 [ <60ml/(min·1.73m$^2$)] 是肾移植后 1 年 HUA 的危险因素[11]。由于尿酸主要由肾脏排泄,因此随着 GFR 下降,SUA 随之升高,同时,HUA 诱发肾小球前血管动脉病,损伤入球小动脉的自身调节反应,导致肾小球高压力和 eGFR 下降,最终可导致移植肾失功[11]。

(4)移植前透析时间:多项研究表明,移植前透析时间较长与肾移植后 HUA 有关[11,13]。其发生机制尚不明确,可能由于 ESRD 患者在移植前后常常并发甲状旁腺功能亢进症,从而导致尿酸盐吸收增加引起 HUA[36],此外,血液透析过程中,机体组织不可避免地暴露在缺氧和氧化应激状态下[37],导致次黄嘌呤的增加,从而通过黄嘌呤氧化酶(xanthine oxidase,XO)转化为尿酸。因此,移植前长期透析是肾移植后 HUA 的危险因素。

(5)移植前 HUA 病史:移植前预先存在的 HUA 病史与肾移植后 HUA 有关[13],移植前 HUA 诱导的炎症、氧化应激、内皮功能障碍可能与移植后 HUA 有关[38]。

临床问题 2:肾移植受者 HUA 有何临床危害?

推荐意见 3:建议关注肾移植受者 HUA 的临床危害,HUA 是移植肾脏损害(推荐强度 B,证据等级 2a),心血管疾病和移植后糖尿病(推荐强度 B,证据等级 2b)的独立危险因素。

推荐意见说明:

1. HUA 与移植肾脏损害

(1)多项研究证实 HUA 促进慢性肾脏病(chronic kidney disease,CKD)的进展[2,14],HUA 与 CKD 发生风险及死亡率存在 J 型关联[14]。我国一项纳入 28 项队列研究 18 224 名肾移植受者的 meta 分析提示,在肾移植早期,HUA 组和 SUA 正常组在 eGFR、移植物丢失风险和移植受者死亡率方面差异无统计学意义,但 SUA 水平升高可导致远期 eGFR 下降(12~36 个月,$P<0.000\ 01$;36~60 个月,$P<0.000\ 1$;≥60 个月,$P=0.000\ 6$),增加移植物丢失(60~84 个月,$HR=1.55$,$95\%CI$:1.21~1.98,$P=0.000\ 6$;>84 个月,$HR=1.69$,$95\%CI$:1.29~2.22,$P=0.000\ 1$)和移植受者死亡(60~84 个月,$HR=1.55$,$95\%CI$:1.21~1.98,$P=0.000\ 6$;>84 个月,$HR=1.69$,$95\%CI$:1.29~2.22,$P=0.000\ 1$)的风险[2]。国内一项研究显示,肾移植受者无症状 HUA 可导致移植肾功能受损[15]。多项研究表明降低 SUA 可以预防移植肾功能丧失和血管损伤[2,14-15]。

(2)HUA 主要通过肾脏炎症、氧化应激、内皮功能障碍诱导肾损伤[38]。

1)炎症、氧化应激  HUA 导致细胞外液中尿酸钠(monosodium urate,MSU)晶体的形成和沉积,MSU 晶体被模式识别受体识别为损伤相关分子模式,从而激活炎症反应[39]。MSU 晶体可刺激巨噬细胞分泌 IL-1β[40],触发促炎细胞因子和趋化因子的下游信号级联反应,将中性粒细胞和其他炎症细胞重新聚集到 MSU 晶体沉积部位[41],导致肾小管损伤和蛋白尿[42]。当 SUA 水平升高时,相应的 MSU 水平饱和,MSU 晶体的形成和沉积可导致肾结石,而尿 pH 低(<5.5)是 MSU 结晶和结石形成的最重要因素[43]。此外,MSU 晶体还可能通过直接作用于 B 细胞和 T 细胞介导体液和细胞免疫导

致移植肾不良预后[44]。

2)内皮功能障碍 HUA 诱导的内皮功能障碍可能通过激活肾素 - 血管紧张素 - 醛固酮(renin-angiotensin-aldosterone system,RAAS)系统、抑制神经元一氧化氮合酶和刺激血管平滑肌细胞的增殖而加重肾损伤[45]。

2. HUA 与肾移植受者的心血管疾病

(1)心血管疾病与 HUA 之间往往相互作用。HUA 引起心血管风险的机制为尿酸通过刺激肾素 - 血管紧张素系统引起心血管疾病,作为介导的桥接机制启动或加强心血管危险因素对血管组织和心肌的有害影响[46-47]。

(2)多个观察性研究表明,HUA 与不良心血管结局有关,是心血管疾病发病率和死亡率的独立危险因素[19-20],降尿酸治疗可降低心血管风险[19]。一项纳入 2 200 名肾移植受者随访 7.4 年的研究提示,SUA 与肾移植受者的心血管和全因死亡率呈 J 形关联[48]。

(3)大量证据证实,在一般人群中,SUA 水平升高与高血压相对风险增加之间的关联独立于传统高血压危险因素[49]。关于肾移植受者 SUA 与高血压的研究少,仅见一项纳入 464 例肾移植受者的单中心回顾分析提示,HUA 在肾移植受者中很常见,但与血压无关[50],有待于进一步深入研究。

3. HUA 与移植后糖尿病(Posttransplantation diabetes mellitus,PTDM) PTDM 主要致病机制是胰岛 β 细胞分泌胰岛素功能受损,氧化应激和慢性炎症反应在 PTDM 发展的病理生理机制中起着重要作用[51]。高浓度 SUA 水平可影响糖代谢相关酶、诱导氧化应激、引起内皮功能障碍,进而出现外周胰岛素抵抗,最终导致血糖紊乱[52]。国外的一项 524 名肾移植受者的前瞻性队列研究提示,SUA 与 PTDM 发生相关($HR=1.75,95\%CI: 1.36\sim2.26; P < 0.001$)[53]。我国的研究也指出 SUA 与 PTDM 显著相关[54]。

**临床问题 3:肾移植受者无症状 HUA 是否需要治疗? 治疗时机?**

**推荐意见 4:**建议无症状 HUA 肾移植受者给予降尿酸治疗,治疗起点为 SUA 超过 420μmol/L(7mg/dl)(推荐强度 B,证据等级 2c)。

**推荐意见说明:**

1. 无症状 HUA 是否需要治疗 由于证据不足,各国的推荐意见各不相同。近年来,越来越多的研究提示在肾移植受者中,无症状 HUA 与移植肾丢失和心血管疾病有关[11,55-57]。来自我国的 meta 分析纳入 28 项研究 18 224 例 HUA 肾移植受者,结果提示 HUA 影响肾移植受者远期存活,并建议对于无症状 HUA 肾移植受者进行强化治疗[2]。鉴于降尿酸治疗潜在的临床获益,建议无症状 HUA 肾移植受者给予降尿酸治疗,因缺乏肾移植受者无症状 HUA 启动治疗的相关研究,建议可选择 HUA 的诊断标准,即 SUA 超过 420μmol/L(7mg/dl)作为治疗起点。

2. 无症状 HUA 的控制目标 对于肾移植受者无症状 HUA 的理想控制目标并没有相关的大型研究,本指南不做推荐,结合一般人群的研究,可参考的理想控制目标为 ≤360μmol/L(6mg/dl),但不应低于 180μmol/L(3mg/dl)。

**临床问题 4:肾移植受者 HUA 如何进行生活方式管理?**

**推荐意见 5:**建议 HUA 肾移植受者可调整饮食、限酒、控制体重、适量运动锻炼等(推荐强度 B,证据等级 2c);推荐 HUA 肾移植受者不必严格控制高嘌呤饮食(推荐强度 B,证据等级 2a)。

**推荐意见说明:**

目前关于肾移植受者 HUA 生活方式的相关研究较少,所以本指南主要借鉴一般人群研究。

1. 调整饮食　一项纳入 113 名肾移植受者的横断面研究提示,动物蛋白摄入量与 SUA 呈正相关,而植物蛋白摄入量以及咖啡因则与 SUA 呈负相关[58]。另一项纳入 55 名肾移植受者的研究提示摄入果糖后 SUA 浓度($P<0.001$)显著增高[59]。近年来研究显示,严格限制嘌呤饮食使 SUA 下降不超过 59μmol/L(1mg/dl)[60],低嘌呤饮食对降低 SUA 水平的长期有效性仍不清楚[61],患者亦很难坚持长期严格饮食控制。国外纳入 5 项队列研究的 meta 分析表明,与遗传基因变异相比,饮食对于 HUA 的影响微乎其微,特定食物和特定饮食占 SUA 水平变化不到 1%,24% 归因于遗传变异[62]。对于肾移植受者来说,除了与普通人群相同的因素之外,肾移植相关因素(如:单个肾脏、eGFR 下降、免疫抑制剂使用等)也会导致尿酸排泄减少和合成过多,增加了 HUA 的发生风险[23,63]。因此,对于肾移植受者来说,可调整饮食(表 40-2),但单纯限制嘌呤摄入并不能解决 SUA 过高的问题。常见食物嘌呤含量分类见附表1。

2. 限酒　饮酒导致 SUA 水平升高是因为[1]:①酒精的代谢增加了三磷酸腺苷的消耗导致尿酸产生增加;②酒精导致血清乳酸升高,从而减少尿酸的排泄;③酒精中含有嘌呤致尿酸产生增加。NHANES 纳入 14 809 名普通受试者,在调整 HUA 其他危险因素之后,啤酒和白酒的摄入量都与 SUA 呈正相关($P<0.001$)[64],因此建议 HUA 肾移植受者进行限酒。

表 40-2　肾移植受者高尿酸血症饮食建议

| 饮食建议 | 食物种类 |
| --- | --- |
| 鼓励食用 | 蔬菜、鸡蛋、低脂、脱脂奶及其制品 |
| 限制食用 | 牛、羊、猪肉、富含嘌呤的海鲜、调味糖、甜点、调味盐(酱油和调味汁),葡萄酒、果酒、水果(推荐含糖少的水果,如:樱桃) |
| 避免食用 | 含果糖饮料,动物内脏、白酒、啤酒、黄酒 |

3. 控制体重　研究证实肥胖是 HUA 的危险因素之一[9],BMI 与 HUA 的发病率呈正相关,腹型肥胖亦可以增加 HUA 的发病风险,减重可以降低 SUA 水平[4-6]。来自于瑞典随访 40 年的前瞻性干预试验显示,减重手术可预防 HUA,并使痛风发生率降低 26%[65]。因此,对于超重或肥胖的 HUA 肾移植受者建议减重。

4. 适当运动　推荐适当运动可作为 HUA 生活方式管理措施之一[66],应遵循以下原则:①规律锻炼,运动次数以每周 4~5 次为宜,每次 20~30min,可采取有氧运动,如慢跑、太极拳等;②运动应从低强度开始,逐步过渡至中等强度,避免剧烈运动,以避免出汗过多导致肾血流量减少影响尿酸排泄,甚至诱发痛风发作;③运动期间或运动后应大量饮水,促进尿酸排泄,但应避免快速大量饮水,以免加重心脏负担。此外,运动后应避免冷水浴诱发痛风急性发作;④对有心血管、肺部基础疾病者,应适度降低运动强度和缩短运动时间。

### 临床问题 5:肾移植受者 HUA 如何进行药物治疗?

推荐意见 6:推荐肾移植受者 HUA 使用黄嘌呤氧化酶抑制剂(xanthine oxidase inhibitor,XOI)作为抑制尿酸生成的一线药物,包括别嘌醇(推荐强度 A,证据等级 1b)或非布司他(推荐强度 B,证据等级 2b);建议使用苯溴马隆为促进尿酸排泄的一线药物(推荐强度 B,证据等级 2b);根据 HUA 的分型进行药物选择。

推荐意见 7:抑制尿酸合成药物(别嘌醇/非布司他)治疗肾移植受者 HUA 时建议从低剂量开始服用,每 2~4 周逐渐调整剂量以达到 SUA 目标。建议初始剂量别嘌醇≤50~100mg/d 并根据 eGFR

进行调整,非布司他≤20mg/d(推荐强度 B,证据等级 2b)。

**推荐意见 8**:在别嘌醇或非布司他治疗肾移植受者 HUA 时,当出现药物不耐受或不良事件或一种 XOI 向上剂量滴定失败后,建议两药之间可以相互替代或联合促进尿酸排泄药物(推荐强度 C,证据等级 4)。

**推荐意见 9**:推荐别嘌醇治疗前进行 *HLA-B*5801* 基因筛查(推荐强度 A,证据等级 1a)。

**推荐意见说明**:

与一般人群不同,肾移植受者 HUA 治疗时必须考虑其免疫抑制剂的使用情况、移植肾的功能状况、血糖和血脂代谢的情况等,才能获得较好的预后。药物治疗方案须遵循个体化、分层、达标、长程管理的原则,所有的降尿酸药物均建议从最低剂量开始,逐渐滴定至最大耐受剂量,避免短期内 SUA 水平波动过大。目前我国临床上常用的降尿酸药物主要包括抑制尿酸合成、促进尿酸排泄、促进尿酸分解三类。根据 HUA 的分型及 eGFR 进行科学的药物选择会使治疗效果更佳,对于 24hUUA 排泄率<4 200μmol/1.73m² 的受者,当 eGFR≥30ml/(min·1.73m²)时,建议使用促进尿酸排泄药物或抑制尿酸合成药物,当 eGFR<30ml/(min·1.73m²)时,建议使用抑制尿酸合成药物;对于 24hUUA 排泄率>4 200μmol/1.73m² 的受者,建议选择抑制尿酸合成的药物;若为混合型 HUA 受者,可选择两种药物联合治疗。同时,还需结合病因、合并症以及肝、肾功能状况进行药物选择,并注意药物的相互作用。

1. 抑制尿酸合成药物　目前常用的是 XOI,通过抑制黄嘌呤氧化酶(xanthine oxidase,XO)活性,阻断次黄嘌呤、黄嘌呤转化为尿酸,从而降低 SUA 水平。包括别嘌醇及非布司他。现有证据表明别嘌醇和非布司他在降低 SUA 水平的同时,有助于延缓移植肾功能下降进程,改善 GFR[67-70]。

(1)别嘌醇:由于别嘌醇主要代谢产物羟嘌呤醇通过肾脏排泄,因此需根据肾脏功能调整其用药剂量。ADOPTR 研究(一项随机、安慰剂、对照研究)共纳入 245 名肾移植受者,随机接受别嘌醇 300mg/d(124 名)和安慰剂(121 名),结果显示,别嘌醇组的平均 SUA 水平、eGFR 和尿白蛋白/肌酐比值显著改善(P<0.001),提示别嘌醇降低 SUA 的同时改善移植肾功能并减少蛋白尿,安全性良好[67]。

1)用法用量:目前各指南对于肾移植受者的别嘌醇用量并无剂量推荐,且无相关的大型研究及循证证据。参照 2023 版《中国高尿酸血症相关疾病诊疗多学科专家共识》[71],对于移植肾功能正常者,推荐成人初始剂量为 50~100mg/d,每 2~4 周测 SUA 水平 1 次,未达标者每次可递增 50~100mg。对于移植肾功能不全者,建议根据 eGFR 调整用量(表 40-3),重度移植肾功能不全者 eGFR<15ml/(min·1.73m²)禁用。当别嘌醇向上剂量滴定失败后应考虑换用另一种 XOI 或联合使用促进尿酸排泄的药物。

2)不良反应:别嘌醇可引起皮肤过敏反应及肝肾功能损伤,严重者可发生致死性剥脱性皮炎、重症多形红斑型药疹、中毒性表皮坏死松解症等超敏反应综合征(AHS)。HLA-B*5801 基因阳性、老年、大剂量起始应用别嘌醇、应用噻嗪类利尿剂和肾功能不全是发生别嘌醇 AHS 的危险因素[26,71]。由于 HLA-B*5801 基因阳性率在汉族中较其他人种高[72],因此,推荐在别嘌醇治疗前进行 HLA-B*5801 基因筛查,若 HLA-B*5801 阳性,建议起始降尿酸治疗换用其他药物。

3)药物相互作用:别嘌醇阻碍肝脏代谢酶 CYP3A4 活性,致使 CsA 的血药浓度上升,因此两者合用时必须慎重。Aza 的代谢酶为 XO,别嘌醇通过阻断该酶的活性抑制 Aza 的代谢,从而造成后者血药浓度上升,因此,两者禁忌联合使用。

表 40-3　根据肾小球滤过率调整的别嘌醇推荐剂量

| 估算的肾小球滤过率 /(ml·min$^{-1}$·1.73m$^{2-1}$) | 别嘌醇剂量 /(mg·d$^{-1}$) |
| --- | --- |
| 120 | 350 |
| 100 | 300 |
| 80 | 250 |
| 60 | 200 |
| 40 | 150 |
| 20 | 100 |

(2)非布司他：非布司他是一种新型非嘌呤选择性 XOI，主要通过肝脏中的葡糖苷酸化反应代谢，并且在低浓度下通过与氧化型和还原型 XO 结合强烈抑制 XO 活性，减少尿酸生成，不影响其他嘌呤和嘧啶的合成。该药属于肝肾双通道排泄药物，在轻度至中度肾损伤中无须调整剂量[71]，且不会导致严重不良事件，在肾功能不全和肾移植受者中具有较高的安全性[68-69]。近年来有研究显示，非布司他可安全降低肾移植受者的 SUA，且具有肾保护作用[70]。目前，国内外关于非布司他在肾移植受者 HUA 应用的相关研究均为小样本、回顾性队列研究。我国回顾性队列研究结果提示，非布司他和别嘌醇对于早期（术后 6 个月内）肾移植受者均可有效降低 SUA，非布司他较别嘌呤醇可更快达到目标 SUA 水平（中位时间分别为 3d 和 5d，P=0.002），两组移植肾功能恢复无差异，耐受性良好[73]。另一项国内研究将别嘌醇转换为非布司他后，非布司他较别嘌醇可更有效降低 SUA 水平，对短期（6 个月）肾功能有一定的改善作用，无不良反应[74]。国外研究也提示相同结果[75]。

1）用法用量：目前各指南对于肾移植受者的非布司他用量并无剂量推荐，且无相关的大型研究及循证证据。建议初始剂量 ≤20mg/d，2~4 周后 SUA 不达标者，逐渐加量。轻、中度肾功能不全[eGFR 30~89ml/（min·1.73m$^2$）]无须调整剂量，重度肾功能不全[eGFR<30ml/（min·1.73m$^2$）]慎用。在从低剂量逐渐加量的滴定治疗期间建议定期监测 SUA（每 2~4 周 1 次），在达到 SUA 目标后继续监测（每 3~6 个月 1 次）。

2）不良反应：包括肝功能损害、恶心、过敏反应等，严重肝功能损害者慎用。CARES 研究[76]指出非布司他具有严重的心血管副作用，但随后的多项研究并未发现非布司他增加心血管风险[1,77]，且非布司他和别嘌醇在心血管事件方面并没有显著差异（RR=1.69，95%CI：0.54~5.34，P=0.37）[78]。因此，可能需要更进一步临床试验以明确非布司他的心血管疾病风险。建议在合并心、脑血管疾病的肾移植受者中，从小剂量起始使用非布司他，对于重度 CVD 患者暂不推荐使用。

3）药物相互作用：该药同样禁止与 Aza 联合使用。

2. 促进尿酸排泄药物　该类药物主要通过抑制尿酸盐在肾小管的主动重吸收，增加尿酸盐的排泄，从而降低 SUA 水平。代表药物是苯溴马隆，该药非选择性抑制尿酸盐阴离子转运体 1（urate transporter 1，URAT1）、葡萄糖转运蛋白 9（glucose Transporter 9，GLUT9）的活性，主要由细胞色素氧化酶 P4502C9 转化，药物之间的相互作用少。需要注意，eGFR<30ml/（min·1.73m$^2$）者慎用，肾结石和急性尿酸性肾病者禁用。在使用这类药物时，要注意多饮水和碱化尿液，后者是预防尿石症的风险管理策略。一项小样本的前瞻性研究，纳入 25 名 CsA 治疗的移植肾功能稳定的 HUA 受者，给予苯溴马隆（100mg/d）治疗，结果提示苯溴马隆将 SUA 从（579±18）μmol/L 降低到（313±24）μmol/L（P<0.000 1），尿酸的平均清除率从（5.4±0.4）% 增加到（17.2±1.0）%（P<0.001），治疗 4 周后，UUA

从（2 082 ± 175）μmol/24h 到（3 233 ± 232）μmol/24h，所有患者均未出现任何明显副作用[79]。推荐使用苯溴马隆作为促进尿酸排泄的一线药物。

3. 促进尿酸分解药物　对难治性痛风、其他药物疗效不佳或存在禁忌证、血液系统恶性肿瘤或放化疗所致的急性血尿酸显著升高等，可考虑使用促进尿酸分解药物，分为重组型和非重组型，常用重组型尿酸氧化酶，如拉布立酶和普瑞凯希，目前均未在国内上市。PROTECT 临床试验研究了聚乙二醇酶在肾移植受者的疗效和安全性，提示对于合并痛风的肾移植受者的应答率高达 89%（16/18 例），并且在研究期间未发生过敏反应或输注反应事件[80]。不建议将其作为肾移植受者 HUA 治疗的一线用药。

4. 其他降尿酸药物　新型降尿酸药物雷西那德（RDEA594），通过抑制肾小管 URAT1 和有机酸转运子发挥作用，但是 FDA 指出雷西那德禁用于严重肾功能不全、肾移植受者或透析患者[81]。目前该药尚未在国内上市。

临床问题 6：HUA 肾移植受者出现合并症（高血压、糖尿病、高甘油三酯血症）时如何选择药物？

推荐意见 10：推荐 HUA 肾移植受者合并高血压时，可选择具有降尿酸作用的降压药物 RAAS 阻滞剂治疗（推荐强度 A，证据等级 1b）。

推荐意见 11：建议 HUA 肾移植受者合并糖尿病时，可选择具有降尿酸作用的降糖药物钠 - 葡萄糖共转运蛋白 2 抑制剂（SGLT-2i）治疗（推荐强度 B，证据等级 2b）。

推荐意见 12：建议 HUA 肾移植受者合并高甘油三酯血症时，可选择具有降尿酸作用的降脂药物非诺贝特治疗（推荐强度 C，证据等级 4）。

推荐意见说明：

HUA 肾移植受者通常伴有各种合并症，包括心血管疾病、高血压、糖尿病及高脂血症等[82-83]，在治疗其合并症时，可使用同时可降低 SUA 的药物，如：RAAS 阻滞剂用于高血压，钠 - 葡萄糖共转运蛋白 2 抑制剂（SGLT-2i）用于糖尿病，非诺贝特用于治疗高 TG 血症等。

1. RAAS 阻滞剂　氯沙坦钾属于 RAAS 阻滞剂中的血管紧张素 Ⅱ 受体拮抗剂，具有肾脏保护作用。我国一项纳入 66 名肾移植受者的前瞻性、随机、对照试验结果提示无论与基线相比，或与对照组（未用氯沙坦钾）相比，氯沙坦钾组 SUA 水平在用药后 1、2、3、6 个月明显下降，eGFR 无明显下降[84]。CELART 是一项前瞻性、开放性、多中心、对照临床试验，研究肾移植受者服用氯沙坦钾对心血管及移植肾功能的影响，结果显示氯沙坦钾对移植物功能和移植物纤维化的生物标志物并无影响[85]。

2. SGLT-2i　SGLT-2i 是一类新型的降糖药物，通过减少近端小管中的肾葡萄糖重吸收来增加尿糖排泄，并通过增加肾小管中的葡萄糖浓度和在近端小管的 S1 段排泄尿酸使其在降糖的同时增加了尿酸的排泄[86]。国外的 1 项 RCT 研究提示与安慰剂相比，恩格列净在治疗 6 个月时 SUA 显著下降（-53μmol/L，$P < 0.001$）[87]，最新的 meta 分析提示 SGLT-2i 导致肾移植受者尿路感染的发生率很低，但仍然存在[88]。

3. 非诺贝特　非诺贝特是一种过氧化物酶体增殖物激活的受体 α 激动剂，对高 TG 具有脂质调节作用，并减少糖尿病的微血管并发症[89]，同时，由于其通过促进尿酸清除降低 SUA[90]，被推荐作为降低 SUA 的综合策略之一。在肾移植受者中，可降低 SUA，但可导致移植肾功能可逆性下降[91-92]。N Broeders 等的小样本横断面研究纳入 25 名肾移植受者，在使用非诺贝特治疗后，移植肾功能损害的发生率为 60%（15/25 例），Scr 从 1.5mg/dl 升至 1.9mg/dl，其中 10 例受者停药后 15d 到 3 个月 Scr 恢复至基线水平，4 例未恢复[93]。因此，对于肾移植受者 HUA 合并高 TG 血症时，应在密切监测 Scr 水平的前提下使用贝特类药物。

### 三、肾移植受者痛风的诊治

肾移植受者痛风的发生率为 2%~13%[3],痛风可以在移植后复发,也可以新发,可发生在移植后几个月内或几年后,约 7% 的受者在移植后 3 年内出现新发痛风[5]。肾移植受者痛风的定义同一般人群,是指 HUA 受者关节内尿酸盐结晶沉积,导致关节炎(痛风性关节炎)。临床表现与普通人群相似[3],发作之前总有一段 HUA 期,症状包括关节炎症、红斑和活动范围减小,通常伴有剧烈疼痛或不适,与一般人群相同,男性比女性更常见,通常涉及第一跖趾关节[94]。当 HUA 肾移植受者突发足第一跖趾、踝、足背、膝等单关节红、肿、热、痛,应考虑痛风可能,长期反复发作可逐渐累及上肢关节,可伴有痛风石形成,免疫抑制剂的维持性治疗并不能消除或减轻上述症状。根据病程可将痛风分为 4 期[95],分别为:①无症状 HUA 期;②痛风急性发作期;③痛风发作间期;④慢性痛风石性痛风期。

肾移植受者痛风的诊断标准同普通人群。随着关节 B 超检查和双能 CT 检查逐渐普及,因中国无诊断标准,推荐参照 2015 年美国风湿病学会(American College of Rheumatology,ACR)/欧洲抗风湿病联盟(European Alliance of Associations for Rheumatology,EULAR)痛风分类标准,诊断痛风的灵敏度显著提高[71,96]。诊断步骤:①第一步:纳入标准(只在符合本条件情况下,采用下列的评分体系)——至少 1 次外周关节或滑囊发作性肿胀、疼痛或压痛;②第二步:充分标准(如果具备,则可直接分类为痛风而无需下列其他要素)——有症状的关节或滑囊中存在单钠尿酸盐晶体(如在滑液中)或痛风石;③第三步:评分标准(不符合充分标准情况下使用)(表 40-4)。

表 40-4　2015 年美国风湿病学会(ACR)/欧洲抗风湿病联盟(EULAR)痛风评分标准

| 项目 | 分类 | 评分 |
| --- | --- | --- |
| 症状发作曾累及的关节/滑囊[1) | 踝关节或中足(作为单关节或寡关节的一部分发作而没有累及第一跖趾关节) | 1 |
| | 累及第一跖趾关节(作为单关节或寡关节发作的一部分) | 2 |
| 关节炎发作特点(包括以往的发作) | | |
| 受累关节发红(患者自诉或医师观察到) | 符合左栏一个特点 | 1 |
| 受累关节不能忍受触摸、按压 | 符合左栏两个特点 | 2 |
| 受累关节严重影响行走或无法活动 | 符合左栏三个特点 | 3 |
| 发作或者曾经发作的时间特征(无论是否抗炎治疗,符合下列 ≥2 项为 1 次典型发作) | | |
| 到达疼痛高峰的时间 <24h | 1 次典型的发作 | 1 |
| 症状在 ≤14d 内缓解 | 典型症状复发(即 ≥2 次) | 2 |
| 发作间期症状完全消退(恢复至基线水平) | | |
| 痛风石的临床证据 | | |
| 透明皮肤下的皮下结节有浆液或粉笔灰样物质,常伴有表面血管覆盖,位于典型的部位:关节、耳廓、鹰嘴黏液囊、指腹、肌腱(如跟腱) | 存在 | 4 |
| 实验室检查 | | |

续表

| 项目 | 分类 | 评分 |
|---|---|---|
| 血尿酸（SUA）：通过尿酸酶方法测定 | | |
| 理想情况下，应该在患者没有接受降尿酸治疗的时候和症状发生 4 周后进行评分（如发作间期），如果可行，在这些条件下进行复测，并以最高的数值为准 | <240μmol/L | −4 |
| | 360μmol/L ≤ SUA<480μmol/L | 2 |
| | 480μmol/L ≤ SUA<600μmol/L | 3 |
| | ≥600μmol/L | 4 |
| 有症状关节或滑囊进行滑液分析（需要有经验的检查者进行检测） | 单钠尿酸盐阴性 | −2 |
| 影像学 | | |
| 尿酸盐沉积在（曾）有症状的关节或滑囊中的影像学证据：超声中"双轨征"[2]或双能 CT 显示有尿酸盐沉积[3] | 存在（任何 1 个） | 4 |
| 痛风相关关节损害的影像学证据：双手和/或足在传统影像学表现有至少 1 处骨侵蚀[4] | 存在 | 4 |

注：表中分值相加 ≥ 8 分即可分类为痛风；官方推荐计算器见 http://goutclassificationcalculator.auckland.ac.nz 或下载"痛风诊断"APP；①症状发作是指包括外周关节（或滑囊）的肿胀、疼痛和/或压痛在内的有症状时期；②透明软骨表面不规则的回声增强，且与超声波束的声波作用角度相独立（注意：假阳性的"双轨征"可能出现在软骨表面，改变超声波束的声波作用角度时会消失）；③在关节或关节周围的位置存在颜色标记的尿酸盐，使用双能 CT 扫描获取影像，在 80kV 和 140kV 扫描能量下获取数据，使用痛风特异性软件应用 2 个材料分解算法分析颜色标记的尿酸盐，阳性结果被定义为在关节或关节周围的位置存在颜色标记的尿酸盐，应排除甲床、亚毫米波、皮肤、运动、射束硬化和血管伪影造成的假阳性；④侵蚀被定义为骨皮质的破坏伴边界硬化和边缘悬挂突出，不包括远端指间关节侵蚀性改变和鸥翼样表现。

**临床问题 7：与普通人群相比，肾移植受者痛风发作的特殊危险因素有哪些？**

推荐意见 13：建议关注肾移植受者痛风发作的危险因素，包括免疫抑制剂（推荐强度 A，证据等级 1b），利尿剂、GFR 下降、移植前透析时间和移植前 HUA（推荐强度 B，证据等级 2c）等。

推荐意见说明：

现有对普通人群的研究证实，HUA 是影响痛风发作的危险因素[16]，SUA 与痛风发生风险呈浓度依赖性关系[17]。移植受者 HUA 的危险因素现也被认为是痛风发生的危险因素，包括有：高龄、男性、免疫抑制剂[5]、利尿剂[97]、eGFR 下降[97]、移植前透析时间[5]和移植前 HUA[98]等。

KevinC Abbott 等的一项纳入 59 077 名肾移植受者的回顾性队列研究发现，年龄越大、BMI 越高、移植前透析时间越长，HUA 导致新发痛风的发病率越高，且男性为独立危险因素（$HR$ 1.44,95%$CI$：1.25~1.67）[5]。在一项 202 例活体肾移植受者的研究提示利尿剂、eGFR 下降与移植后痛风发作相关[101]。而移植前 HUA 也移植后痛风的危险因素[102]。

针对肾移植受者的临床试验已经证实 CsA 和 HUA 与痛风之间的相关性。一项纳入 59 077 例肾移植受者的回顾性队列研究提示，与 Tac 相比，CsA 为肾移植术后新发痛风的独立危险因素（$HR$ 1.25,95%$CI$：1.07~1.47）[5]。Lin 等比较了 CsA 和强的松（$n=129$）与 Aza 和强的松（$n=168$），结果显示，与 Aza 组相比，CsA 组的 HUA 和痛风发生率显著升高（$P=0.000\ 1$）[32]。Abdelrahman 等研究证实，CsA 导致痛风的作用与其谷浓度水平和 SUA 水平无关，提示其易感因素可能为肾移植受者 CsA 的长期暴露，当存在其他诱发因素（如：男性、使用利尿剂等）的情况下，CsA 可能会加速痛风的发作[99]。而 1 项病例报告提示对于难治性痛风，将环孢素转换为他克莫司可能是有益的[100]。MZR 已经被证实是肾移植术后 HUA 发生的独立危险因素，但其是否为肾移植受者痛风的危险因素，未见移植相关的文献。结合咪唑立宾药品说明书,痛风的不良反应发生率不详,且未列明研究人群,故本指南对于咪唑立宾是否会增加肾移植受者痛风的发生不做推荐,有待进一步研究以明确。

**临床问题 8:肾移植受者合并痛风时降尿酸治疗时机和 SUA 控制理想目标如何设定?**

**推荐意见 14:**推荐肾移植受者诊断痛风后即开始降尿酸治疗并维持降尿酸治疗,维持 SUA 理想目标为<360μmol/L(6mg/dl)(推荐强度 A,证据等级 1b);重度痛风者推荐维持 SUA 理想目标为<300μmol/L(5mg/dl),(推荐强度 A,证据等级 1b);不建议将 SUA 水平长期维持在<180μmol/L(3mg/dl)(推荐强度 B,证据等级 2c)。

**推荐意见说明:**

1. 肾移植受者合并痛风时降尿酸治疗时机  大型随机对照试验表明,降尿酸治疗可降低痛风的发作频率,即 MSU 晶体溶解可避免痛风再次发生。有效的降尿酸治疗可减少痛风石的大小和数量[101-102]并促进其消失,从而提高痛风患者的生活质量[103]。多项研究一致表明[3,5,94],痛风是肾移植受者全因死亡及心血管死亡的危险因素,增加了移植肾功能不全的发生。因此,肾移植受者诊断痛风后应开始并维持降尿酸治疗。

2. 肾移植受者合并痛风时 SUA 控制目标  痛风是 MSU 晶体形成所致,MSU 晶体溶解的速度取决于 SUA 水平,SUA<360μmol/L(6mg/dl)低于 MSU 晶体溶解的饱和点,因此建议将痛风受者的 SUA 水平维持在<360μmol/L(6mg/dl);对于重度痛风(如:痛风石、慢性关节病、频繁发作)的肾移植受者,将其 SUA 水平降低到<300μmol/L(5mg/dl),以促进晶体的更快溶解,直到晶体完全溶解,长期改善痛风的体征和症状[103];需要注意的是,在降尿酸治疗过程中应避免 SUA 波动幅度过大,如在稳定的降尿酸治疗过程中急性发作无需停药。未见肾移植受者相关研究。最近一项使用 JMDC 索赔数据库的回顾性队列研究显示,与 SUA 水平保持>360μmol/L(6.0mg/dl)或未接受降尿酸药物治疗的患者相比,SUA 水平保持≤360μmol/L(6.0mg/dl)的患者痛风发生率最低[56]。此外,一项 meta 分析显示,SUA 水平达到<360μmol/L(6.0mg/dl)和降尿酸治疗持续时间越长,则痛风发作次数越少[57]。由于 SUA 具有生理功能,研究证实,一定浓度的 SUA 可以预防各种神经退行性疾病,如帕金森病、阿尔茨海默病,不建议长期将 SUA 水平维持在<180μmol/L(3mg/dl)[104-106]。

**临床问题 9:肾移植受者如何缓解痛风急性发作?**

**推荐意见 15:**建议肾移植受者痛风急性发作期可配合秋水仙碱、非甾体抗炎药或糖皮质激素等药物抗炎治疗;建议使用局部冰敷作为辅助镇痛治疗(推荐强度 C,证据等级 4)。

**推荐意见 16:**建议肾移植受者痛风急性发作期进行碱化尿液治疗,尿液 pH 应≥6.0,作为预防尿石症的风险管理策略(推荐强度 B,证据等级 3b)。

**推荐意见说明:**

普通人群痛风治疗的文献很少,缺乏随机对照试验[107],移植受者痛风管理的数据更少。目前,无论是普通人群还是肾移植受者,痛风的管理往往是基于治疗方法的可行性以及医师的经验和偏好,而不是基于临床试验的证据,在痛风急性发作期均应迅速控制关节炎症状,给予卧床休息、抬高患肢、局部冷敷,积极进行抗炎治疗等综合措施。临床上常采用秋水仙碱、NSAIDs 药物或糖皮质激素作为一线抗炎药物,并可同时进行降尿酸治疗[100,108-109]。

1. 秋水仙碱  可减少关节中尿酸结晶的沉积,从而减轻炎症。最宜在痛风急性发作 12h 内开始用药,超过 36h 效果明显下降。预防用药:秋水仙碱可给予 0.5mg/d。治疗用药:建议 GFR 为 30~60ml/min 时,0.5mg,1~2 次/d;GFR 为 15~30ml/min 时,0.5mg,1 次/2d;GFR<15ml/min 时禁用。

需要注意的是,与痛风发作时有限的获益相比,应考虑秋水仙碱可引起肌神经病变和骨髓抑制的副作用。肾移植受者在使用 CNI 类药物时可增加秋水仙碱的血药浓度,应予以注意。虽然秋水仙碱诱导的肌神经病变通常在长期使用时发生,但在肾移植受者中有 1 例继发于急性痛风发作使用时出现可逆性肌神经病变的报道[110]。因此,建议对于使用秋水仙碱出现肌神经病变者,即使在预防剂量下也不要再次使用[3]。

2. 非甾体抗炎药(NSAIDs) 普通人群痛风急性发作应尽早应用足量 NSAIDs 的速效剂型,对于肾移植受者来说,尽管一些风险可能大于益处,但仍是一种有效的选择。低剂量的 NSAIDs 可抑制肾小管分泌尿酸,引起 SUA 浓度升高,大剂量会使尿酸从尿中排泄增加,降低尿酸。同时,大剂量 NSAIDs 会产生更大的肾血流动力学影响和血压升高,并可导致高钾血症,肾移植受者应予以注意[111]。NSAIDs 分为选择性和非选择性环氧合酶 -2(cyclooxygenase-2,COX-2)抑制剂,非选择性 COX-2 抑制剂需注意消化道溃疡、出血、穿孔等胃肠道风险;选择性 COX-2 抑制剂的胃肠道风险较非特异性 COX 抑制剂降低 50% 左右,但活动性消化道出血、穿孔仍是用药禁忌。塞来昔布作为一种新型选择性 COX-2 抑制剂,与传统的 NSAIDs 比较,对肾的影响较小,可作为肾移植受者痛风治疗较为安全的选择[112]。

3. 皮质类固醇 主要用于急性痛风发作伴全身症状、秋水仙碱和 NSAIDs 无效或使用禁忌、肾功能不全者。大部分肾移植受者在痛风发作前已采用小剂量泼尼松 / 甲泼尼龙维持性治疗,因此,在急性发作时可采用增加剂量的方法,通常情况下,每天增加 20~30mg 的泼尼松或 16~24mg 的甲泼尼龙是有效的[3],高剂量应持续至发作消退,然后逐渐减少,以避免痛风反复发作。若痛风急性发作累及大关节或口服治疗效果差时,可给予关节腔内或肌肉注射糖皮质激素,如复方倍他米松和曲安奈德,但对于肾移植受者应谨慎,需排除关节感染,并避免短期内反复注射,注意高血压、高血糖、高血脂、水钠潴留、感染、胃肠道出血、骨质疏松等不良反应[113]。

4. 局部冰敷 一项小样本队列研究证明痛风急性期局部冰敷可明显减轻疼痛[114]。尽管临床改善明显,但由于样本量小,建议使用局部冰敷作为辅助治疗。

5. 碱化尿液 低尿 pH(≤5.5)、HUA 和尿量少是尿酸盐肾结石的三个主要原因[115]。研究表明,高达 11% 的原发性痛风患者在促进尿酸排泄治疗期间出现了肾结石[116],将尿液 pH 提高到 ≥6.0,可以使尿酸更容易溶解在尿液中,从而减少结石的形成[117]。我国一项纳入 200 名痛风患者的前瞻性、随机、平行对照试验指出,应给予痛风患者碱化尿液治疗[118]。英国风湿病学会痛风管理指南[119]和 2018 年台湾痛风多学科共识[120]均建议痛风患者应进行碱化尿液治疗。Perez-Ruiz F 等指出对于痛风患者,在开始促进尿酸排泄药时,应指导患者增加液体摄入量并考虑碱化尿液[121]。《中国肾移植术后高尿酸血症诊疗技术规范》指出在使用促进尿酸排泄药物治疗 HUA 时要进行碱化尿液,并将尿液 pH 应控制在 6.2~6.9[23]。监测 pH 的方法可使用 24h 尿液进行 pH 测定,也可使用定时测量。常用的碱化尿液药物主要有碳酸氢钠及枸橼酸盐制剂。

(1)枸橼酸盐制剂:包括枸橼酸钾、枸橼酸氢钾钠和枸橼酸钠。枸橼酸盐是尿中最强的内源性结石形成抑制物,同时可碱化尿液,增加尿酸在尿液中的溶解度,溶解尿酸结石并防止新结石的形成。枸橼酸钾剂量为 1.08~2.16g/ 次,3 次 /d,枸橼酸钾缓释片剂量为 1.08~2.16g/ 次,3 次 /d;枸橼酸氢钾钠剂量为 7.5~10g/d,分 3 次服用;枸橼酸钠剂量为 1.0~3.0g/ 次,4 次 /d,服用期间须监测尿 pH 以调整剂量。其中,枸橼酸氢钾钠是临床上溶解和预防尿酸性肾结石的常用药物,急性肾损伤或慢性肾衰竭 [eGFR<30ml/(min·1.73m²)]、严重酸 - 碱平衡失调及肝功能不全者禁用,高钾血症时可选择使用枸橼

酸钠。

（2）碳酸氢钠：主要通过增加血清碳酸氢根离子来调节体内酸碱紊乱，适用于肾功能不全代谢性酸中毒合并 HUA 的肾移植受者。起始剂量 0.5~2.0g/ 次口服，1~4 次 /d，与其他药物相隔 1~2h 服用。主要不良反应为胀气、胃肠道不适。

**临床问题 10：肾移植受者如何预防痛风反复发作？**

**推荐意见 17：**建议肾移植受者痛风发作后应维持降尿酸治疗，预防反复发作（推荐强度 B，证据等级 2c）。

**推荐意见 18：**建议肾移植受者痛风发作后可在降尿酸治疗同时抗炎治疗 3~6 个月，预防痛风反复发作，如停药后再次急性发作，再次评估后可继续抗炎治疗，并关注与免疫抑制剂的相互作用（推荐强度 B，证据等级 2c）。

**推荐意见 19：**建议对合并痛风的肾移植受者进行健康教育（推荐强度 B，证据等级 2b）。

**推荐意见说明：**

痛风是唯一一种可以治愈的慢性关节炎，肾移植受者痛风管理的困难在于治疗前需要考虑药物的肾损害、药物间的相互作用和毒性作用等。目前，未见预防肾移植受者痛风反复发作的相关研究，本指南借鉴基于普通人群的研究，给出以下几点预防痛风反复发作的建议：

1. 降尿酸治疗　目前有研究认为[122]，采用小剂量起始、缓慢滴定的降尿酸治疗方案可减少痛风发作，随着 SUA 长期维持在理想范围，存在于关节、软组织和痛风石中的晶体会溶解，痛风的急性发作也会减轻。由于在肾移植受者中，痛风发作后往往会反复，因此应维持降尿酸治疗[91]。可通过使用促进尿酸排泄药物和 / 或 XOI 抑制剂减少尿酸合成降尿酸治疗，对于接受降尿酸治疗临床缓解期的痛风患者（≥1 年内无发作且无痛风石[123]），建议逐渐减量降尿酸药物，而不是停用[123]。在一项包含 211 例痛风患者的前瞻性队列研究中，给予 5 年后或最后一次痛风消退 5 年后停止降尿酸治疗，结果提示：在停药前 SUA 浓度控制良好且多年处于痛风临床缓解期的患者中，停药后 13%（27/211 例）的患者 SUA 浓度保持在 <7mg/dl 且在 5 年的随访期间没有痛风发作，而停药后 SUA 浓度 ≥420μmol/L（7mg/dl）的患者 44%（81/184 例）出现痛风复发[124]。鉴于此，为避免痛风的反复发作，如果治疗耐受性好，建议长期维持降尿酸治疗，每 3~6 个月评估一次 SUA 水平，在治疗目标尚未实现的情况下，可以考虑 XOI 与促进尿酸排泄药物联合治疗。

2. 抗炎治疗　对共纳入 4 101 例普通痛风患者三项Ⅲ期临床试验数据事后分析显示，在痛风发作降尿酸治疗早期给予低剂量秋水仙碱或低剂量非甾体抗炎药进行 6 个月的预防性抗炎治疗比 8 周治疗获益，可明显降低痛风反复发作，且不增加不良事件[125]。有研究指出，在痛风发作降尿酸治疗同时给予抗炎治疗至少 3~6 个月，持续时间较短的抗炎治疗与痛风反复发作相关[126]。若停药后再次急性发作，则再次评估后继续抗炎治疗。抗炎药物的选择和使用方法同前（问题 9）。

3. 生活方式改变和健康教育　生活方式改变和健康教育在痛风的管理中是至关重要的，应将对痛风患者进行生活方式、治疗目标和合并症管理方面的教育作为核心治疗措施之一[26-27,73,120]。

（1）生活方式改变：与肾移植受者 HUA 生活方式管理相同，建议对痛风肾移植受者进行调整饮食、控制体重、限酒、适量运动锻炼等生活方式改变。在既往诊断痛风的患者中，饮食中突然摄入大量嘌呤会使痛风复发风险增加近 24 倍[127]。在痛风的二级预防中，饮食改变可能有益，包括减少红肉、酒精（尤其是啤酒）和含糖饮料的摄入，而增加咖啡摄入量对痛风预防有益[127]。

（2）健康教育：在痛风患者管理中，医患沟通不畅、患者对疾病和治疗的误解、药物依从性低是导致难以达到预期治疗目标的影响因素。通过健康教育或行为干预可提高其依从性和治疗的持久性[128]、建立患者和家属对疾病防治的科学认识,并增强医患沟通,有益于疾病的治疗。一项纳入 8 项研究(5 项随机对照试验和 3 项观察性研究)的 meta 分析显示,经过健康教育,痛风患者的 SUA 达标率( ≤ 360μmol/L)明显升高,SUA 至少降低 12μmol/L(2mg/dl),用药依从性更佳,治疗 2 年时痛风石发生率更低,生活质量得到提高[129]。通过口头或书面宣传资料、健康讲座、建立微信病友群、医患沟通咨询等形式,让患者主动参与,改变其对疾病的认知、态度、信念和相关行为[130-131],是改善药物依从性和对疾病自我管理的关键[131],从而改善预后(表 40-5)。

表 40-5　常见食物按嘌呤含量分类表[132]　　　　　　　　　　　　　单位：mg/100g

| 嘌呤含量 | 分类[a] | 食物举例 |
|---|---|---|
| 150~1 000 | 第一类(高嘌呤) | 肝、肾;海苔、紫菜(干);鲭鱼、贻贝、生蚝、海兔、鱿鱼等 |
| 75~150 | 第二类(较高嘌呤) | 牛肉、猪肉、羊肉;兔、鸭、鹅;鲤鱼、比目鱼、草鱼等 |
| 30~75 | 第三类(较低嘌呤) | 大米、燕麦、荞麦;豆角、菜花等 |
| <30 | 第四类(低嘌呤) | 马铃薯、甘薯;胡萝卜、油菜、生菜、竹笋;水果类;奶及奶制品等 |

a:分类依据《中国营养科学全书》第 2 版。

## 四、小结

HUA 是肾移植受者常见的临床问题,不仅影响移植肾功能,导致尿酸性肾病,而且增加痛风性关节炎和心血管疾病的发生风险,是影响肾移植受者生活质量和人 / 肾存活率的重要危险因素,因此,对肾移植受者 HUA 进行科学管理具有重要意义。

本指南旨在推动我国肾移植及相关学科对肾移植受者 HUA 的认识,规范和指导其临床实践,改善预后。但指南是基于现有研究证据和临床经验总结而来,存在一定局限性,今后将继续推进学科及多学科联合研究,随着研究的不断深入,将对本指南进行补充、完善和更新。尤其是开展针对我国肾移植人群 HUA 及痛风的流行病学调查、发病机制及临床干预研究,为下一步制订中国肾移植人群 HUA 相关疾病临床实践指南提供更多的循证医学依据。

**执笔作者:** 王明君(山西省第二人民医院),李宁(山西省第二人民医院),陈莉萍(中国人民解放军总医院第八医学中心),王长希(中山大学附属第一医院),林俊(首都医科大学附属友谊医院)

**通信作者:** 薛武军(西安交通大学第一附属医院),田野(首都医科大学附属友谊医院),李宁(山西省第二人民医院)

**主审专家:** 薛武军(西安交通大学第一附属医院),田野(首都医科大学附属友谊医院),傅耀文(吉林大学第一医院)

**审稿专家:** 武小桐(山西省第二人民医院),马麟麟(首都医科大学附属友谊医院),敖建华(原中国人民解放军总医院),田普训(西安交通大学第一附属医院),吴建永(浙江大学医学院附属第一医院),程颖(中国医科大学附属第一医院),徐春(中国人民解放军总医院第三医学中心),许珂(山西白求恩医院),王彦(山西医科大学第一医院),张伟杰(华中科技大学同济医学院附属同济医院),张明(上海交通大学医学院附属仁济医院),刘致中(内蒙古包钢医院),王建宁(山东省千佛山医院),赵洪雯(中国人民解放军陆军军医大学第一附属医院),林涛(四川大学华西医院),付迎欣(深圳市第三人民医院),张更

（中国人民解放军空军军医大学第二附属医院），尚文俊（郑州大学第一附属医院），赵杰（天津第一中心医院），胡小鹏（首都医科大学附属北京朝阳医院），文吉秋（中国人民解放军东部战区总医院），周华（山西省第二人民医院）

**利益冲突：**所有作者声明无利益冲突。

## 参考文献

［1］黄叶飞, 杨克虎, 陈澍洪, 等. 高尿酸血症/痛风患者实践指南 [J]. 中华内科杂志, 2020, 59 (7): 519-527.

［2］YANG H, CHEN Q, HUANG A, et al. The impact of hyperuricemia on long-term clinical outcomes of renal transplant recipients: a systematic review and meta-analysis [J]. J Pharm Sci, 2021, 24: 292-307.

［3］CLIVE D M. Renal transplant-associated hyperuricemia and gout [J]. J Am Soc Nephrol, 2000, 11 (5): 974-979.

［4］MALHEIRO J, ALMEIDA M, FONSECA I, et al. Hyperuricemia in adult renal allograft repiencits: prevalence and predictors [J]. Transplant Proc, 2012, 44 (8): 2369-2372.

［5］ABBOTT K C, KIMMEL P L, DHARNIDHARKA V, et al. New-onset gout after kidney transplantation: incidence, risk factors and implications [J]. Transplantation, 2005, 80 (10): 1383-1391.

［6］HUANG X B, ZHANG W Q, TANG W W, et al. Prevalence and associated factors of hyperuricemia among urban adults aged 35-79 years in southwestern China: a community-based cross-sectional study [J]. Sci Rep, 2020, 10 (1): 15683.

［7］FOLKMANE I, TZIVIAN L, FOLKMANE E, et al. Predictors of hyperuricemia after kidney transplantation: association with graft function [J]. Medicinal (Kaunas), 2020, 56 (3): 95.

［8］KUO C F, GRAINGE M J, ZHANG W, et al. Global epidemiology of gout: prevalence, incidence and risk factors [J]. Nat Rev Rheumatol, 2015, 11 (11): 649-662.

［9］ZHANG S, DU T, LI M, et al. Combined effect of obesity and uric acid on nonalcoholic fatty liver disease and hypertriglyceridemia [J]. Medine (Baltimore), 2017, 96 (12): e6381.

［10］QI J, DAI X, ZHOU B, et al. Association between lipid profiles and serum urate: a cross-sectional study in Southwestern China [J]. Int J Endocrinol, 2021, 2021: 2741131.

［11］NUMAKURA K, SATOH S, TSUCHIYA N, et al. Hyperuricemia at 1 year after renal transplantation, its prevalence, associated factors, and graft survival [J]. Transplantation, 2012, 94 (2): 145-151.

［12］CHOI H K, SORIANO L C, ZHANG Y, et al. Antihypertensive drugs and risk of incident gout among patients with hypertension: population based case-control study [J]. BMJ, 2012, 344: d8190.

［13］BELLOMO G. Asymptomatic hyperuricemia following renal transplantation [J]. World J Nephrol, 2015, 4 (3): 324-329.

［14］SRIVASTAVA A, KAZE A D, MCMULLAN C J, et al. Uric Acid and the Risks of Kidney Failure and Death in Individuals With CKD [J]. Am J Kidney Dis, 2018, 71 (3): 362-370.

［15］王明君, 李宁, 郭文萍, 等. 肾移植后无症状高尿酸血症对移植肾功能的影响 [J]. 中华器官移植杂志, 2018, 39 (8): 461-464.

［16］LIN K C, LIN H Y, CHOU P. The interaction between uric acid level and other risk factors on the development of gout among asymptomatic hyperuricemic men in a prospective study [J]. J Rheumatol, 2000, 27 (6): 1501-1505.

［17］CAMPION E W, GLYNN R J, DELABRY L O. Asymptomatic hyperuricemia. Risks and consequences in the Normative Aging Study [J]. Am J Med, 1987, 82 (3): 421-426.

［18］KLEBER M E, DELGADO G, GRAMMER T B, et al. Uric acid and cardiovascular events: a Mendelian randomization study [J]. J Am Soc Nephrol, 2015, 26 (11): 2831-2838.

［19］WEISMAN A, TOMLINSON G A, LIPSCOMBE L L, et al. Association between allopurinol and cardiovascular outcomes and all-cause mortality in diabetes: A retrospective, population-based cohort study [J]. Diabetes Obes metab, 2019, 21 (6): 1322-1329.

［20］FANG J, ALDERMAN M H. Serum uric acid and cardiovascular mortality the NHANES I epidemiologic follow-up study, 1971-1992. National Health and Nutrition Examination Survey [J]. JAMA, 2000, 283 (18): 2404-2410.

［21］ LI S, CHENG J, CUI L, et al. Cohort study of repeated measurements of serumurate and risk of incident atrial tibrillation [J]. J Am Heart Assoc, 2019, 8 (13): e012020.

［22］ HART A, JACKSON S, KASISKE BL, et al. Uric acid and allograft loss from interstitial fibrosis/tubular atrophy: post hoc analysis from the angiotensin Ⅱ blockade in chronic allograft nephropathy trial [J]. Transplantation. 2014, 97 (10): 1066-1071.

［23］ 石炳毅, 贾晓炜, 李宁. 中华医学会器官移植学分会. 中国肾移植术后高尿酸血症诊疗技术规范 (2019 版)[J]. 器官移植, 2019, 10 (1): 10-15.

［24］ CUI L, MENG L, WANG G, et al. Prevalence and risk factors of hyperuricemia: results of the Kailuan cohort study [J]. Mod Rheumatol, 2017, 27 (6): 1066-1071.

［25］ REGINATO A M, MOUNT D B, YANG I, et al. The genetics of hyperuricaemia and gout [J]. Nat Rev Rheumatol, 2012, 8 (10): 610-621.

［26］ FITZGERALD J D, DALBETH N, MIKULS T, et al. 2020 American College of Rheumatology guideline for the management of gout [J]. Arthritis Care Res (Hoboken), 2020, 72 (6): 744-760.

［27］ RICHETTE P, DOHERTY M, PASCUAL E, et al. 2016 updated EULAR evidence-based recommendations for the management of gout [J]. Ann Rheum Dis, 2017, 76 (1): 29-42.

［28］ NIGAM S K, BUSH K T, MARTOVETSKY G, et al. The organic anion transporter (OAT) family: a systems biology perspective [J]. Physiol Rev, 2015, 95 (1): 83-123.

［29］ XU L, SHI Y, ZHUANG S, et al. Recent advances on uric acid transporters [J]. Oncotarget, 2017, 8 (59): 100852-100862.

［30］ GORES P F, FRYD D S, SUTHERLAND D E, et al. Hyperuricemia after renal transplantation [J]. Am J Surg, 1988, 156 (5): 397-400.

［31］ CHEN J, LIU H, YIN W, et al. The efficacy and safety of mizoribine versus mycophenolate mofetil for the treatment of renal transplantation: a systematic review and meta-analysis [J]. Comput Intell Neurosci, 2022, 2022: 5717068.

［32］ LIN H Y, ROCHER L L, MCQUILLAN M A, et al. Cyclosporine-induced hyperuricemia and gout [J]. N Engl J Med, 1989, 321 (5): 287-292.

［33］ OLYAEI A J, DE MATTOS A M, BENNETT W M. Nephrotoxicity of immunosuppressive drugs: new insight and preventive strategies [J]. Curr Opin Crit Care, 2001, 7 (6): 384-389.

［34］ BAHN A, HAGOS Y, REUTER S, et al. Identification of a new urate and high affinity nicotinate transporter, HOAT10 (SLC22A13)[J]. J Biol Chem, 2008, 283 (24): 16332-16341.

［35］ JUTABHA P, ANZAI N, WEMPE M F, et al. Apical voltage-driven urate efflux transporter NPT4 in renal proximal tubule [J]. Nucleosides Nucleotides Nucleic Acids, 2011, 30 (12): 1302-1311.

［36］ BLACK D M, GREENSPAN S L, ENSRUD K E, et al. The effects of parathyroid hormone and alendronate alone or in combination in postmenopausal osteoporosis [J]. N Engl J Med, 2003, 349 (13): 1207-1215.

［37］ CHOI JY, YOON YJ, CHOI HJ, et al. Dialysis modality-dependent changes in serum metabolites: accumulation of inosine and hypoxanthine in patients on hemodialysis [J]. Nephrol Dial Transplant, 2011, 26 (4): 1304-1313.

［38］ SU H Y, YANG C, LIANG D, et al. Research advances in the mechanisms of hyperuricemia-induced renal injury [J]. Biomed Res Int, 2020, 2020: 5817348.

［39］ BRAGA T T, FORESTO-NETO O, CAMARA N O S. The role of uric acid in inflammasome-mediated kidney injury [J]. Curr Opin Nephrol Hypertens, 2020, 29 (4): 423-431.

［40］ ELEFTHERIADIS T, PISSAS G, ANTONIADI G, et al. Urate crystals induce NLRP3 inflammasome-dependent IL-1β secretion and proliferation in isolated primary human T-cells [J]. Hippokratia, 2015, 19 (1): 41-46.

［41］ DDALBETH N, GOSLING A L, GAFFO A, et al. Gout [J]. Lancet, 2021, 397 (10287): 1843-1855.

［42］ PONTICELLI C, PODESTÀ M A, MORONI G. Hyperuricemia as a trigger of immune response in hypertension and chronic kidney [J]. Kidney Int, 2020, 98 (5): 1149-1159.

［43］ EL RIDI R, TALLIMA H. Physiological functions and pathogenic potential of uric acid: a review [J]. J Adv Res, 2017, 8 (5): 487-493.

［44］ ELEFTHERIADIS T, PISSAS G, SOUNIDAKI M, et al. Urate crystals directly activate the T-cell receptor complex and induce T-cell proliferation [J]. Biomed Rep, 2017, 7 (4): 365-369.

［45］ SOLTANI Z, RASHEED K, KAPUSTA D R, et al. Potential role of uric acid in metabolic syndrome, hypertension, kidney injury, and cardiovascular diseases: Is it time for reappraisal？ [J]. Curr Hypertens Rep, 2013, 15 (3): 175-181.

［46］ CORRY D B, ESLAMI P, YAMAMOTO K, et al. Uric acid stimulates vascular smooth muscle cell proliferation and oxidative stress via the vascular renin-angiotensin system [J]. J Hypertens, 2008, 26 (2): 269-275.

［47］ FEIG D I, KANG D H, JOHNSON R J. Uric acid and cardiovascular risk [J]. N Engl J Med, 2008, 359 (17): 1811-1821.

［48］ DAHLE D O, JENSSEN T, HOLDAAS H, et al. Uric acid has a J-shaped association with cardiovascular and all-cause mortality in kidney transplant recipients [J]. Clin Transplant, 2014, 28 (1): 134-140.

［49］ GRAYSON P C, KIM S Y, LAVALLEY M, et al. Hyperuricemia and incident hypertension: a systematic review and meta-analysis [J]. Arthritis Care Res (Hoboken), 2011, 63 (1): 102-110.

［50］ BANDUKWALA F, HUANG M, PRASAD G V. Role of uric acid in post-renal transplantation hypertension [J]. Transplant Proc, 2009, 41 (5): 1634-1636.

［51］ DUTKIEWICZ G, DOMANSKI L, PAWLIK A, et al. Polymorphisms of superoxide dismutase, glutathione peroxidase and catalase genes in patients with post-transplant diabetes mellitus [J]. Arch Med Res, 2010, 41 (5): 350-355.

［52］ NILSSON A, BONANDER C, STRÖMBERG U, et al. A directed acyclic graph for interactions [J]. Int J Epidemiol, 2021, 50 (2): 613-619.

［53］ SOTOMAYOR C G, OSKOOEI S S, BUSTOS N I, et al. Serum uric acid is associated with increased risk of post-transplantation diabetes in kidney transplant recipients: a prospective cohort study [J]. metabolism, 2021, 116: 154465.

［54］ 王依娜, 沈洲姬, 奚炜炜, 等. 基于全基因组关联分析的肾移植术后糖尿病发病风险预测模型的构建 [J]. 中华医学杂志, 2024, 104 (2): 138-146.

［55］ YAMANAKA H. Revised version of guideline for the management of hyperuricemia and gout [J]. Nihon Rinsho, 2008, 66 (4): 643-646.

［56］ KOTO R, NAKAJIMA A, HORIUCHI H, et al. Serum uric acid control for prevention of gout flare in patients with asymptomatic hyperuricaemia: a retrospective cohort study of health insurance claims and medical check-up data in Japan [J]. Ann Rheum Dis, 2021, 80 (11): 1483-1490.

［57］ STAMP L, MORILLON M B, TAYLOR W J, et al. Serum urate as surrogate endpoint for flares in people with gout: a systematic review and meta-regression analysis [J]. Semin Arthritis Rheum, 2018, 48 (2): 293-301.

［58］ SANTOS H O, DOS REIS A S, DE OLIVEIRA E P. Association between dietary intake and serum uric acid levels in kidney transplant patients [J]. J Ren Nutr, 2021, 31 (6): 637-647.

［59］ ZAWIASA A, NOWICKI M. Acute effects of fructose consumption on uric acid and plasma lipids in patients with impaired renal function [J]. metabolism, 2013, 62 (10): 1462-1469.

［60］ EMMERSON B T. The management of gout [J]. N Engl J Med, 1996, 334 (7): 445-451.

［61］ FAM A G. Gout, diet, and the insulin resistance syndrome [J]. J Rheumatol, 2002, 29 (7): 1350-1355.

［62］ MAJOR T J, TOPLESS R K, DALBETH N, et al. Evaluation of the diet wide contribution to serum urate levels: meta-analysis of population based cohorts [J]. BMJ, 2018, 363: k3951.

［63］ SKOCZYŃSKA M, CHOWANIEC M, SZYMCZAK A, et al. Pathophysiology of hyperuricemia and its clinical significance-a narrative review [J]. Reumatologia, 2020, 58 (5): 312-323.

［64］ CHOI H K, CURHAN G. Beer, liquor, and wine consumption and serum uric acid level: the third national health and nutrition examination survey [J]. Arthritis Rheum, 2004, 51 (6): 1023-1029.

［65］ MAGLIO C, PELTONEN M, NEOVIUS M, et al. Effects of bariatric surgery on gout incidence in the swedish obese subjects study: a non-randomised, prospective, controlled intervention trial [J]. Ann Rheum Dis, 2017, 76 (4): 688-693.

［66］ SALADINI F, MOS L, FANIA C, et al. Regular physical activity prevents development of hypertension in young people with hyperuricemia [J]. J Hypertens, 2017, 35 (5): 994-1001.

［67］ USALAN Ö, ŞAHIN AZ, ÖZDEMIR O, et al. Effect of allopurinol drug use on GFR and proteinuria in patients with renal transplant recipients (ADOPTR study)[J]. Transpl Immunol, 2022, 72: 101560.

［68］ HOSOYA T, OHNO I. A repeated oral administration study of febuxostat (TmX-67), a non-purine-selective inhibitor of xanthine oxidase, in patients with impaired renal function in Japan: pharmacokinetic and pharmacodynamic study [J]. J Clin Rheumatol, 2011, 17 (4 Suppl 2): S27-34.

［69］ YAMAGUCHI A, HARADA M, YAMADA Y, et al. Identification of chronic kidney disease patient characteristics influencing the renoprotective effects of febuxostat therapy: a retrospective follow-up study [J]. BMC Nephrol, 2017, 18 (1): 162.

［70］ KIM S, KIM H J, AHN H S, et al. Renoprotective effects of febuxostat compared with allopurinol in patients with hyperuricemia: A systematic review and meta-analysis [J]. Kidney Res Clin Pract, 2017, 36 (3): 274-281.

［71］ 方宁远, 吕力为, 吕晓希, 等. 中国高尿酸血症相关疾病诊疗多学科专家共识 (2023 年版)[J]. 中国实用内科杂志, 2023, 43 (6): 461-480.

［72］ GONZÁLEZ-GALARZA F F, TAKESHITA L Y, SANTOS E J, et al. Allele frequency net 2015 update: new features for HLA epitopes, KIR and disease and HLA adverse drug reaction associations [J]. Nucleic Acids Res, 2015, 43 (Database issue): D784-788.

［73］ SHEN X, LI J, FU Q, et al. Comparison of efficacy and safety between febuxostat and allopurinol in early post-renal transplant recipients with new onset of hyperuricemia [J]. J Clin Pharm Ther, 2019, 44 (2): 318-326.

［74］ LI Y, LIU M, ZHANG X, et al. Switching from allopurinol to febuxostat: efficacy and safety in the treatment of hyperuricemia in renal transplant recipients [J]. Ren Fail, 2019, 41 (1): 595-599.

［75］ SOFUE T, INUI M, HARA T, et al. Efficacy and safety of febuxostat in the treatment of hyperuricemia in stable kidney transplant recipients [J]. Drug Des Devel Ther, 2014, 8: 245-253.

［76］ WHITE W B, SAAG K G, BECKER M A, et al. Cardiovascular safety of febuxostat or allopurinol in patients with gout [J]. N Engl J Med, 2018, 378 (13): 1200-1210.

［77］ CHOI HK, ATKINSON K, KARLSON EW, et al. Purine-rich foods, dairy and protein intake, and the risk of gout in men [J]. N Engl J Med, 2004, 350 (11): 1093-1103.

［78］ ZHANG T, POPE J E. Cardiovascular effects of urate-lowering therapies in patients with chronic gout: a systematic review and meta-analysis [J]. Rheumatology (Oxford), 2017, 56 (7): 1144-1153.

［79］ ZÜRCHER R M, BOCK H A, THIEL G. Excellent uricosuric efficacy of benzbromarone in cyclosporin-A-treated renal transplant patients: a prospective study [J]. Nephrol Dial Transplant, 1994, 9 (5): 548-551.

［80］ ABDELLATIF A, ZHAO L, CHAMBERLAIN J, et al. Pegloticase efficacy and safety in kidney transplant recipients; results of the phase Ⅳ, open-label PROTECT clinical trial [J]. Clin Transplant, 2023, 37 (9): e14993.

［81］ DEAN L. Lesinurad Therapy and CYP2C9 Genotype [EB/OL]. Medical genetics summaries [Internet].(2019-2-11) [2024-01-12].

［82］ ZI X, ZHANG X, HAO C, et al. Risk factors and management of hyperuricemia after renal transplantation [J]. Front Surg, 2023, 9: 956213.

［83］ DEHLIN M, JACOBSSON L, RODDY E. Global epidemiology of gout: prevalence, incidence, treatment patterns and risk factors [J]. Nat Rev Rheumatol, 2020, 16 (7): 380-390.

［84］ ZHU X, CHEN J, HAN F, et al. Efficacy and safety of losartan in treatment of hyperuricemia and posttransplantation erythrocytosis: results of a prospective, open, randomized, case-control study [J]. Transplant Proc, 2009, 41 (9): 3736-3742.

［85］ KUŹMIUK-GLEMBIN I, HELENIAK Z, PIĘTA R, et al. Short-term effects of losartan on cardiovascular risk and allograft injury biomarkers in kidney transplant recipients [J]. Transplant Proc, 2022, 54 (4): 981-988.

［86］ LYTVYN Y, ŠKRTIĆ M, YANG GK, et al. Glycosuria-mediated urinary uric acid excretion in patients with uncomplicated type 1 diabetes mellitus [J]. Am J Physiol Renal Physiol, 2015, 308 (2): F77-83.

［87］ HALDEN T A S, KVITNE K E, MIDTVEDT K, et al. Efficacy and safety of empagliflozin in renal transplant recipients with posttransplant diabetes mellitus [J]. Diabetes Care, 2019, 42 (6): 1067-1074.

［88］ CRANNAGE E F, NGUYEN K L, ELLEBRECHT M D, et al. Use of sodium-glucose cotransporter-2 inhibitor for diabetes management in patients following kidney transplantation [J]. J Pharm Technol, 2023, 39 (3): 147-155.

［89］ KEECH A C, MITCHELL P, SUMMANEN P A, et al. Effect of fenofibrate on the need for laser treatment for diabetic retinopathy (FIELD study): a randomised controlled trial [J]. Lancet, 2007, 370 (9600): 1687-1697.

［90］WALDMAN B, ANSQUER J-C, SULLIVAN DR, et al. Effect of fenofibrate on uric acid and gout in type 2 diabetes: a post-hoc analysis of the randomised, controlled FIELD study [J]. Lancet Diab Endocrinol, 2018, 6: 310-318.

［91］STAMP L, SEARLE M, O'DONNELL J, et al. Gout in solid organ transplantation: a challenging clinical problem [J]. Drugs, 2005, 65 (18): 2593-2611.

［92］ANGELES C, LANE B P, MILLER F, et al. Fenofibrate-associated reversible acute allograft dysfunction in 3 renal transplant recipients: biopsy evidence of tubular toxicity [J]. Am J Kidney Dis, 2004, 44 (3): 543-550.

［93］BROEDERS, N, KNOOP, C, ANTOINE, M, et al. Fibrate-induced increase in blood urea and creatinine: is gemfibrozil the only innocuous agent ? [J]. Nephrol Dial Transplant, 2000, 15 (12): 1993-1999.

［94］BURACK D A, GRIFFITH B P, THOMPSON M E, et al. Hyperuricemia and gout among heart transplant recipients receiving cyclosporine[J]. Am J Med, 1992, 92 (2): 141-146.

［95］中华医学会风湿病学分会. 原发性痛风诊断和治疗指南 [J]. 中华风湿病学杂志, 2011, 15 (6): 410-413.

［96］NEOGI T, JANSEN T L, DALBETH N, et al. 2015 gout classification criteria: an American College Of Rheumatology/ European League Against Rheumatism collaborative initiative [J]. Arthritis Rheumatol, 2015, 67 (10): 2557-2568.

［97］STAMP L, HA L, SEARLE M, et al. Gout in renal transplant recipients [J]. Nephrology (Carlton), 2006, 11 (4): 367-371.

［98］HERNÁNDEZ-MOLINA G, CACHAFEIRO-VILAR A, VILLA AR, et al. Gout in renal allograft recipients according to the pretransplant hyperuricemic status [J]. Transplantation, 2008, 86 (11): 1543-1547.

［99］ABDELRAHMAN M, RAFI A, GHACHA R, et al. Hyperuricemia and gout in renal transplant recipients [J]. Ren Fail, 2002, 24 (3): 361-367.

［100］PILMORE H L, FAIRE B, DITTMER I. Tacrolimus for the treatment of gout in renal transplantation: two case reports and review of the literature [J]. Transplantation, 2001, 72 (10): 1703-1705.

［101］SUNDY J S, BARAF HS, YOOD R A, et al. Efficacy and tolerability of pegloticase for the treatment of chronic gout in patients refractory to conventional treatment: two randomized controlled trials [J]. JAMA, 2011, 306 (7): 711-720.

［102］SCHUMACHER HR JR, BECKER MA, WORTMANN RL, et al. Effects of febuxostat versus allopurinol and placebo in reducing serum urate in subjects with hyperuricemia and gout: a 28-week, phase Ⅲ, randomized, double-blind, parallel-group trial [J]. Arthritis Rheum, 2008, 59 (11): 1540-1548.

［103］STRAND V, KHANNA D, SINGH J A, et al. Improved health-related quality of life and physical function in patients with refractory chronic gout following treatment with pegloticase: evidence from phase Ⅲ ran domized controlled trial [J]. J Rheumatol, 2012, 39 (7): 1450-1457.

［104］PEREZ-RUIZ F, CALABOZO M, PIJOAN J I, et al. Effect of urate-lowering therapy on the velocity of size reduction of tophi in chronic gout [J]. Arthritis Rheum, 2002, 47 (4): 356-360.

［105］KIM T S, PAE C U, YOON S J, et al. Decreased plasma antioxidants in patients with Alzheimer's disease [J]. Int J Geriatr Psychiatry, 2006, 21 (4): 344-348.

［106］CHEN H, MOSLEY T H, ALONSO A, et al. Plasma urate and Parkinson's disease in the Atherosclerosis Risk in Communities (ARIC) study [J]. Am J Epidemiol, 2009, 169 (9): 1064-1069.

［107］SCHLESINGER N, SCHUMACHER H R JR. Gout: Can management be improved ? [J]. Curr Opin Rheumatol, 2001, 13 (3): 240-244.

［108］COOK M, RAMOS E, PETERSON J, et al. Colchicine neuromyopathy in a renal transplant patient with normal muscle enzyme levels [J]. Clin Nephrol, 1994, 42 (1): 67-68.

［109］IMANISHI M, IKEGAMI M, ISHII T, et al. Clinical studies on hyperuricemia and gout after transplantation [J]. Hinyokika Kiyo, 1990, 36 (8): 893-896.

［110］DUPONT P, HUNT I, GOLDBERG L, et al. Colchicine myoneuropathy in a renal transplant patient [J]. Transpl Int, 2002, 15 (7): 374-376.

［111］PALMER B F. Renal complications associated with use of nonsteroidal anti-inflammatory agents [J]. J Investig Med, 1995, 43 (6): 516-533.

［112］SCHNEIDER A, STAHL R A. Cyclooxygenase-2 (COX-2) and the kidney: current status and potential perspectives

[J]. Nephrol Dial Transplant, 1998, 13 (1): 10-12.

[113] GROFF G D, FRANCK W A, RADDATZ D A. Systemic steroid therapy for acute gout: a clinical trial and review of the literature [J]. Semin Arthritis Rheum, 1990, 19 (6): 329-336.

[114] SCHLESINGER N, DETRY M A, HOLLAND B K, et al. Local ice therapy during bouts of acute gouty arthritis [J]. J Rheumatol, 2002, 29 (2): 331-334.

[115] KAMPHUIS G M, WOUTER VAN HATTUM J, DE BIE P, et al. Method of alkalization and monitoring of urinary pH for prevention of recurrent uric acid urolithiasis: a systematic review [J]. Transl Androl Urol, 2019,(Suppl 4): S448-S456.

[116] THOMPSON G R, DUFF I F, ROBINSON W D, et al. Long term uricosuric therapy in gout [J]. Arthritis Rheum, 1962, 5: 384-396.

[117] ASPLIN J R. Uric acid stones [J]. Semin Nephrol, 1996, 16 (5): 412-424.

[118] XUE X, LIU Z, LI X, et al. The efficacy and safety of citrate mixture vs sodium bicarbonate on urine alkalization in Chinese primary gout patients with benzbromarone: a prospective, randomized controlled study [J]. Rheumatology (Oxford), 2021, 60 (6): 2661-2671.

[119] HUI M, CARR A, CAMERON S, et al. The British society for rheumatology guideline for the management of gout [J]. Rheumatology (Oxford), 2017, 56 (7): e1-e20.

[120] YU K H, CHEN D Y, CHEN J H, et al. Management of gout and hyperuricemia: multidisciplinary consensus in Taiwan [J]. Int J Rheum Dis, 2018, 21 (4): 772-787.

[121] PEREZ-RUIZ F, HERNANDEZ-BALDIZON S, HERRERO-BEITES AM, et al. Risk factors associated with renal lithiasis during uricosuric treatment of hyperuricemia in patients with gout [J]. Arthritis Care Res (Hoboken), 2010, 62 (9): 1299-1305.

[122] TAYLOR T H, MECCHELLA J N, LARSON R J, et al. Initiation of allopurinol at first medical contact for acute attacks of gout: a randomized clinical trial [J]. Am J Med, 2012, 125 (11): 1126-1134. e7.

[123] LAUTOUR H, TAYLOR W J, ADEBAJO A, et al. Development of preliminary remission criteria for gout using delphi and 1000minds consensus exercises [J]. Arthritis Care Res (Hoboken), 2016, 68 (5): 667-672.

[124] PEREZ-RUIZ F, HERRERO-BEITES A M, CARMONA L. A two-stage approach to the treatment of hyperuricemia in gout: the "dirty dish" hypothesis [J]. Arthritis Rheum, 2011, 63 (12): 4002-4006.

[125] WORTMANN RL, MACDONALD P A, HUNT B, et al. Effect of prophylaxis on gout flares after the initiation of urate-lowering therapy: analysis of data from three phase III trials [J]. Clin Ther, 2010, 32 (14): 2386-2397.

[126] BECKER M A, SCHUMACHER H R JR, WORTMANN R L, et al. Febuxostat compared with allopurinol in patients with hyperuricemia and gout [J]. N Engl J Med, 2005, 353 (23): 2450-2461.

[127] CHOI HK. A prescription for lifestyle change in patients with hyperuricemia and gout [J]. Curr Opin Rheumatol, 2010, 22 (2): 165-172.

[128] HE Q, MOK TN, SIN TH, et al. Global, regional, and national prevalence of gout from 1990 to 2019: age-period-cohort analysis with future burden prediction [J]. Jmir Public Health Surveill, 2023, 9: e45943.

[129] RAMSUBEIK K, RAMRATTAN L A, KAELEY G S, et al. Effectiveness of healthcare educational and behavioral interventions to improve gout outcomes: a systematic review and meta-analysis [J]. Ther Adv Musculoskelet Dis, 2018, 10 (12): 235-252.

[130] VERVLOET M, LINN A J, VAN WEERT J C, et al. The effectiveness of interventions using electronic reminders to improve adherence to chronic medication: a systematic review of the literature [J]. J Am Med Inform Assoc, 2012, 19 (5): 696-704.

[131] SCHLENK E A, BERNARDO L M, ORGANIST L A, et al. Optimizing medication adherence in older patients: a systematic review [J]. J Clin Outcomes Manag, 2008, 15 (12): 595-606.

[132] 方海琴, 姜萍, 王永俊, 等. 成人高尿酸血症与痛风食养指南 (2024 年版)[J]. 卫生研究, 2024, 53 (3): 352-356.

# 41　肾移植受者远期系统并发症临床诊疗指南

目前,肾移植是治疗终末期肾病的最佳选择,近20年来移植受者短期生存率已有大幅度提升,但长期存活率没有明显提高,移植受者远期系统并发症严重影响受者长期存活和生命质量,始终是移植界所关心的重要问题之一。经多年探索,我国对肾移植受者远期系统并发症的管理有了初步认识,基本掌握了诊断思路和治疗方法,意义重大。但移植界对远期并发症的把握仍存在短板,如部分疾病的概念描述不清、诊断标准不一、鉴别诊断不全,治疗方案过时等,值得进一步探讨。

鉴于此,指南工作组受中华医学会器官移植学分会组织与委托,联合多学科专家和工作团队,根据《世界卫生组织指南制订手册》的原则和方法,基于最新研究证据和我国国情,征询专家意见,构建临床问题,确定推荐意见,完成初稿,进行2轮推荐意见审查,所有临床问题的推荐意见均达成共识。最终,制订《中国肾移植远期系统并发症临床诊疗指南》,以期为肾移植受者远期系统并发症诊疗提供更有价值的参考,全面提升临床医师的管理水平,造福移植受者。

## 一、指南形成方法

本指南已在国际实践指南注册与透明化平台(Practice Guide Registration for TransPAREncy, PREPARE)上以中英双语注册(注册号:PREPARE-2023CN851)。

指南发起机构与专家组成员:本指南由中华医学会器官移植学分会发起,联合多学科专家共同制订,启动时间2023年7月7日,定稿时间为2024年3月31日。

指南工作组:指南成立了指南制订工作组,组建编写团队和讨论专家成员,涵盖器官移植学、内科学、基础医学、健康管理等多学科专家。所有工作组成员均填写利益声明表,声明与本指南无利益冲突。

指南使用者与应用的目标人群:指南适用于各级医疗机构及相关学科医师及工作人员,推荐意见的应用目标人群为肾移植受者。

临床问题的遴选和确定:工作组对国内外该领域发表的指南和共识进行比对,针对既往指南中没有涉及和有研究新进展的内容及临床医师重点关注的问题,形成27个临床问题。经过专家组会议讨论,最终形成40个推荐意见。

证据的检索:证据评价组按照人群、干预、对照、结局(population, intervention, comparison, outcome, PICO)原则对纳入的临床问题进行解构和多源中文和英文数据库检索,检索数据库包括PubMed、Embase、Clinicaltrial.org、Cochrane Library、Web of Science、中国知网、万方数据库等。检索语言限定为英文或中文。完成证据检索后,每个临床问题均由指南专家组成员按照题目、摘要和全文的顺序逐级独立筛选,确定纳入符合具体临床问题的文献,完成筛选后再次进行核对,如存在分歧,则通过共同讨论或咨询第三方协商确定。

证据的评价与分级:采用2009版牛津循证医学中心(Oxford Centre for Evidence-Based Medicine, OCEBM)证据分级与推荐意见强度分级标准,证据级别分为10个等级,推荐强度分为A、B、C、D四个等级。

推荐意见的形成：综合考虑证据及我国移植受者的偏好与价值观、干预措施的成本和利弊等因素后，指南工作组提出了符合我国国情的临床诊疗实践的 40 条推荐意见。推荐意见达成共识后，工作组完成初稿撰写，经中华医学会器官移植学分会组织全国器官移植与相关学科专家两轮会议集体讨论，根据其反馈意见对初稿进行修改，最终形成指南终稿。

指南的传播、实施与更新：指南发布后，工作组将主要通过在相关学术会议中对指南进行解读；有计划地在相关单位组织指南学习专场会议，在移植医师中进行培训推广；在学术期刊和书籍出版社公开发表；通过网站、社交媒体等对指南等进行推广，必要时对指南的推荐意见进行更新。

## 二、肾移植受者血液系统并发症

**临床问题 1**：肾移植受者贫血的危险因素有哪些？

**推荐意见 1**：推荐关注肾移植受者贫血，治疗前首先明确其危险因素，包括：移植肾功能减退、部分免疫抑制剂使用、细小（微小）病毒感染、铁缺乏等（推荐强度 B，证据等级 2a）。

**推荐意见说明**：

肾移植受者远期贫血常见于术后半年以上，发生率为 20%~51%，危险因素及原因包括：移植肾功能减退（慢性肾脏病进展）、移植肾功能延迟恢复、移植后的药物治疗、排斥反应、营养物质缺乏以及感染等（微小病毒感染详见《肾移植受者微小病毒 B19 感染临床诊疗指南》）[1-2]。

免疫抑制剂引起贫血主要原因为骨髓抑制：霉酚酸类（mycophenolic acid，MPA）、硫唑嘌呤、哺乳动物雷帕霉素靶蛋白抑制剂（mammalian target of rapamycin inhibitors，mTORi）等；血管紧张素转化酶抑制剂（angiotensin-converting enzyme inhibitors，ACEIs）/ 血管紧张素 Ⅱ 受体拮抗剂（angiotensin Ⅱ receptor antagonists，ARBs）能降低红细胞压积并可导致血浆促红细胞生成素（erythropoietin，EPO）浓度下降，可能是其引起贫血的原因。

此外，供者年龄较大、ABO 血型系统相关溶血、女性妇科失血、营养素缺乏（铁缺乏等），抗病毒和细菌药物等也是造成肾移植受者贫血的因素[3-4]。

**临床问题 2**：肾移植受者贫血的治疗原则是什么？

**推荐意见 2**：推荐肾移植受者首先查明贫血原因，针对病因治疗（推荐强度 A，证据等级 1b）。

**推荐意见说明**：

肾移植受者贫血的诊断标准与非移植人群一致，但应注意细小病毒 B19、epstein-barr（EB）病毒和巨细胞病毒（cytomegalovirus，CMV）等所致贫血，同时监测免疫抑制药物浓度，以明确贫血病因。

临床上，明确肾移植受者贫血的病因是及时有效治疗的根本原则[5]。治疗方法包括：使用铁剂、EPO 刺激剂、低氧诱导因子 - 脯氨酰羟化酶抑制剂、调整免疫抑制方案、去除感染因素、合理应用降压药及营养支持治疗等。重度贫血受者可输注红细胞，治疗目标是恢复血红蛋白水平至 12~13g/dl[1,5]。

**临床问题 3**：肾移植受者发生移植后红细胞增多症的危险因素有哪些？

**推荐意见 3**：相对非移植人群，移植后红细胞增多症在肾移植受者中更易发病，其危险因素主要有：男性，保留原肾（移植前红细胞生成充足），肾动脉狭窄（原肾或移植肾），年龄小，移植前透析，免疫抑制剂等药物应用等，建议综合评定移植后红细胞增多症的各项危险因素，有助于明确诊断（推荐强度 B，证据等级 2b）。

**推荐意见说明**：

移植后红细胞增多症（post transplantation erythrocytosis，PTE）是指各种原因导致的单位容积血液中红细胞数、血红蛋白量或血细胞比容高于参考值(红细胞压积持续>51%,或血红蛋白>17g/dl,男女诊断标准一致,通常持续 6 个月以上)的一组综合征,大致可分为绝对性与相对性两大类,绝对性 PTE 又可根据病因分为原发性与继发性。

肾移植后 PTE 多属于继发性,好发于肾移植后 1~2 年,发病机制不明,可能与肾移植受者的性别、EPO 绝对或相对升高(如移植前红细胞生成充足等)年龄、他克莫司等药物应用有关[6-8];另外,有报道称受者原有多囊肾者更容易发生 PTE[9],但仍需大样本量研究进一步证实。

临床问题 4:肾移植受者 PTE 的治疗目标及方法有哪些?

推荐意见 4:建议肾移植受者 PTE 的治疗目标为:维持红细胞压积持续<45%,小剂量阿司匹林抗凝以降低血栓栓塞等严重并发症风险(推荐强度 B,证据等级 2b)。

推荐意见 5:建议肾移植受者 PTE 首先针对病因治疗,初始治疗一般选择 ACEIs/ARBs 药物,若无效,则选用氨茶碱、5-HT2 受体拮抗剂(推荐强度 B,证据等级 2b)。

推荐意见 6:若肾移植受者 PTE 需短时间内迅速降低红细胞压积,建议间断性静脉放血疗法(推荐强度 C,证据等级 4)。

推荐意见说明:

肾移植受者 PTE 的发生率为 8%~20%,其中 30%~40% 的受者能在 18~24 个月内自然缓解,无须治疗,机制不明[6,10]。治疗时应查明原因,对因、对症治疗,治疗目的是维持红细胞压积持续<45%,防范血栓等严重并发症形成[11-12]。一项双盲、安慰剂对照的随机试验[12]证明:低剂量阿司匹林对红细胞增多发生血管意外的价值,与安慰剂相比,每天接受 100mg 阿司匹林的患者 3 年内发生的血管事件显著减少。

在治疗上,首选 ACEIs/ARBs 类药物,此类药物可干扰红细胞生成素产生的途径进而减少红细胞生成[11],一般在一个月内开始生效。二线治疗可选氨茶碱等药物[13]或静脉放血疗法,静脉放血疗法可在较短时间内使血容量降至正常,一般情况下,释放 1 个单位(500ml)静脉血可将红细胞压积降低 3 个百分点,从而症状减轻,减少出血及血栓形成机会,伴有慢性心功能不全的受者可少量多次放血[10,14]。对于移植受者发生 PTE,可考虑将免疫抑制剂由 MPA 切换为 mTORi[15]。

临床问题 5:肾移植受者白细胞减少症的常见危险因素有哪些?

推荐意见 7:建议关注肾移植受者白细胞减少症,其危险因素包括:免疫抑制药物引起的骨髓抑制(硫唑嘌呤、MPA、环磷酰胺等)、抗胸腺球蛋白、病毒感染、抗生素药物使用(推荐强度 B,证据等级 2b)。

推荐意见说明:

正常人外周血的白细胞数目是 $(4.0~10.0) \times 10^9/L$,当白细胞计数持续低于 $4.0 \times 10^9/L$ 时即为白细胞减少症,骨髓穿刺可提示粒细胞再生低下或成熟障碍。临床表现无特异性,多为乏力、低热,可伴有口腔炎、中耳炎、肺炎等继发感染表现。

肾移植受者使用硫唑嘌呤、MPA、环磷酰胺等药物导致骨髓抑制、药物变态反应所致的白细胞破坏、病毒感染、抗生素和营养缺乏症(如叶酸、维生素 $B_{12}$ 缺乏)等都是肾移植受者白细胞减少症的常见原因和危险因素,病因诊断时应着重考虑[16]。

移植后抗排斥的诱导治疗药物抗胸腺球蛋白、巨细胞病毒感染及抗病毒药物如更昔洛韦,也是引起移植人群发生白细胞减少症的常见原因[17]。

临床问题 6:肾移植受者白细胞减少症如何治疗?

推荐意见 8:建议肾移植受者白细胞减少症治疗时,首先明确并去除病因,同时补充不足、刺激生长、防范感染性疾病等并发症的发生（推荐强度 B，证据等级 2b）。

推荐意见说明：

肾移植受者白细胞减少症的治疗主要有以下 3 个方面：①减少或暂停对骨髓有明显抑制作用的药物；②使用升白细胞药物；③刺激骨髓增生，如重组人粒细胞集落刺激因子[18-19]。对病程长，白细胞减少轻微，且骨髓检查无明显粒细胞生成受抑的肾移植受者，只需定期随诊，不必过分依赖药物[18]。

**临床问题 7：肾移植受者血小板减少症的危险因素有哪些？**

推荐意见 9：建议关注肾移植受者血小板减少症，其主要危险因素包括：免疫抑制药物、抗生素或抗病毒药物、病毒感染等（推荐强度 B，证据等级 2b）。

推荐意见说明：

血小板减少症是肾移植受者常见并发症，可以发生于肾移植术后不同时期。免疫抑制药物（MPA、西罗莫司等）造成的骨髓抑制是肾移植受者血小板减少症最常见的原因。预防性使用抗生素或抗病毒药物，如磺胺甲噁唑、甲氧苄啶、更昔洛韦等也是引起血小板减少症的原因。另外，巨细胞病毒、细小病毒等感染会抑制骨髓造血[20-22]，或引起血小板破坏增加，这种血小板减少一般是可逆的，随着病毒感染的治愈，血小板数量多能够恢复正常。

**临床问题 8：肾移植受者血小板减少症有哪些临床危害？**

推荐意见 10：建议肾移植受者密切关注血小板减少症时的出血危害，尤其危及生命的重要脏器出血（推荐强度 B，证据等级 2a）。

推荐意见说明：

血液中血小板低于 $100 \times 10^9/L$ 则可诊断为血小板减少症，可见于肾移植受者不同时期，常发生于移植术后 1 年左右，发病率约为 30%[6]。血小板减少症的临床危害主要表现为全身的出血表现，在维持血小板水平的同时，还应积极处理其他合并症，尤其是消化道出血（详见《肾移植受者消化系统并发症临床诊疗指南》）、颅内出血等严重合并症[23]。

**临床问题 9：肾移植受者血小板减少症的治疗原则有哪些？**

推荐意见 11：建议针对血小板减少症的病因进行治疗，包括：调整免疫抑制方案、控制感染、补充维生素 $B_{12}$、叶酸、重组血小板生成素及输注血小板（推荐强度 B，证据等级 2b）。

推荐意见 12：建议肾移植受者因脾功能亢进引起的血小板减少症，其他治疗无效时，选择脾脏切除手术（推荐强度 C，证据等级 4）。

推荐意见说明：

肾移植受者血小板减少症的原因很多，并可能为多因素所致，临床上免疫抑制剂造成的骨髓抑制是移植人群中常见原因，诊断和治疗应充分考虑肾移植受者术后状态及用药情况[21]，如在骨髓抑制情况下，减少或更换免疫抑制剂可使血小板计数恢复正常，同时应监测受者免疫状态，防止排斥反应。

由感染导致的血小板减少症应及时明确病原微生物并抗感染治疗，同时监测血小板计数，防止抗感染药物导致血小板进一步降低，维生素 $B_{12}$、叶酸等缺乏导致血小板减少，应及时补充[24-25]。有严重出血倾向的患者，必要时可输注血小板治疗[26]。脾功能亢进引起血小板减少症且其他治疗不能缓解时，可行脾切除术[27]。

**临床问题 10：如何识别肾移植受者噬血细胞综合征？**

推荐意见 13：建议肾移植受者出现发热、脾大等临床表现，全血细胞减少、高甘油三酯血症等实验室检查,考虑存在噬血细胞综合征可能,应尽早识别和诊断(推荐强度 C,证据等级 4)。

推荐意见说明:

噬血细胞综合征也称为噬血细胞性淋巴组织细胞增生症,是一类原发或继发免疫异常导致的过度炎症反应综合征,可发生在肾移植术后数月或数年,多为继发性,疾病原因与感染(寄生虫、EB 病毒等)、肿瘤(淋巴瘤或其他恶性肿瘤)、自身免疫性疾病、器官移植后免疫抑制剂使用等有关[28-29]。

噬血细胞综合征早期可不表现出所有特征,导致早期诊断困难。按照国际组织细胞协会于 2004 年修订的标准进行诊断:①发热;②脾大;③血细胞减少;④高三酰甘油血症或低纤维蛋白原血症;⑤骨髓、脾或淋巴结中发现噬血现象而无恶变证据;⑥ NK 细胞活性减低或缺乏;⑦铁蛋白 ≥ 500μg/ml;⑧可溶性 CD25 ≥ 2 400U/ml,以上满足 5 点即可诊断[28-29]。

临床问题 11:肾移植受者噬血细胞综合征的治疗原则有哪些?

推荐意见 14:建议肾移植受者噬血细胞综合征早诊断,早治疗,针对原发疾病治疗,移植医师进行免疫抑制方案调整,与血液病专科共同管理控制病情发展(推荐强度 B,证据等级 2a)。

推荐意见 15:建议肾移植受者噬血细胞综合征血浆置换治疗,必要时行移植肾切除(推荐强度 C,证据等级 4)。

推荐意见说明:

该疾病是危及肾移植受者生命的并发症,死亡率可高达 50%,因此,查明病因,及时启动恰当的治疗方案是改善预后的关键。如为感染相关噬血细胞综合征需抗感染治疗,同时予以糖皮质激素(以下简称激素)、依托泊苷及 CsA 为基础的治疗方案,分为前 8 周的诱导治疗期(地塞米松)及后期维持治疗期;若伴神经系统症状,需神经鞘内注射甲氨蝶呤,同时,应治疗潜在的感染或恶性肿瘤,急性期可大剂量静脉注射免疫球蛋白或激素[28];对于移植受者,可考虑停或减少免疫抑制剂,行血浆置换等方法[30];当其他治疗方案无效时,可行移植肾切除手术[31]。

## 三、肾移植受者中枢神经系统并发症

临床问题 12:肾移植受者急性脑卒中的发病率以及重要的危险因素有哪些?

推荐意见 16:肾移植受者急性脑卒中发病率比非移植人群明显增高,建议存在高龄、糖尿病、心房颤动、高脂血症、左心室功能降低和颈动脉狭窄、透析龄长等高危因素的受者警惕发生急性脑卒中(推荐强度 B,证据等级 2a)。

推荐意见说明:

急性脑卒中包括缺血性脑卒中和出血性脑卒中,在非移植人群中,中国缺血性卒中发病率由 2005 年 112/10 万升高至 2017 年 156/10 万,出血性卒中发病率呈现缓慢下降的趋势,由 2005 年 96/10 万下降至 2017 年 62/10 万[32]。但关于肾移植受者脑卒中的相关报道相对较少,意大利全国性队列研究[33]发现肾移植受者 1 年、3 年缺血性脑卒中发生率分别是 1.5% 和 3.4%,出血性脑卒中发生率分别是 0.5% 和 1.1%;西班牙回顾性研究[34]收集了 403 例接受一次或多次肾移植受者,术后 10 年时脑卒中患病率为 7.97%。

一项单中心回顾性研究[35]发现受者高龄、合并心房颤动和高脂血症病史、左心室功能降低和颈动脉狭窄、移植前透析时间长和间质性肾炎是肾移植受者脑卒中的危险因素,但在多变量分析中,心房颤动($P=0.001$)和糖尿病($P=0.037$)是肾移植受者脑卒中的重要预测因素。另有大型回顾性队列研究[36-37]也提示高龄和糖尿病是肾移植受者发生脑卒中的独立危险因素。

**临床问题 13：肾移植受者急性脑卒中的治疗原则有哪些？**

**推荐意见 17：**肾移植受者急性脑卒中的治疗原则同非移植人群,推荐尽早完善头颅 CT 等检查,并根据专科医师建议及时进行相关治疗(推荐强度 A,证据等级 1a)。

**推荐意见 18：**推荐肾移植受者急性脑卒中平稳降压并控制到目标值,避免过度降低血压(推荐强度 A,证据等级 1b)。

**推荐意见 19：**肾移植受者应用甘露醇治疗颅内高压时,建议个体化制订用量及疗程,动态监测肾小球滤过率,警惕移植肾急性肾损伤(推荐强度 B,证据等级 2b)。

**推荐意见 20：**肾移植受者急性脑卒中需禁饮禁食期间,建议通过鼻饲管给予免疫抑制剂,降低移植肾急性排斥反应风险(推荐强度 D,证据等级 5)。

**推荐意见说明：**

肾移植受者脑卒中与非移植人群治疗差异性较小,故急诊治疗原则以及具体治疗方案建议参考《急性缺血性脑急诊急救中国专家共识(2018 版)》[38]以及《中国脑出血诊治指南(2019)》[39]。《急性缺血性脑急诊急救中国专家共识(2018 版)》论证了静脉溶栓、血管内介入治疗或联合治疗等方案,在国际卒中试验进行随机对照研究表明 6h 内对发病的急性缺血卒中进行静脉溶栓是有获益性的[40],急性缺血性卒中血管内治疗多中心随机对照临床试验结果证实了血管内介入联合标准治疗的安全和有效性[41]。《中国脑出血诊治指南(2019)》建议,急性脑出血一般治疗包括持续生命体征监测、神经系统评估、持续心肺监护,脑出血受者的吸氧、呼吸支持及心脏病的处理原则同《中国急性缺血性脑卒中诊治指南 2018》。药物治疗方面,止血药物重组Ⅶa 因子(rF Ⅶa)[42-43]、氨甲环酸[44]的疗效局限;神经保护剂[45]未改善临床预后;中药制剂目前尚需进行高质量、大样本的随机对照试验。外科手术以其快速清除血肿、缓解颅高压、解除机械压迫的优势成为高血压脑出血治疗的重要方法之一[46-47]。

关于缺血性脑卒中早期是否应该立即降压及降压目标值等问题目前仍然是存在争议的,但一般认为最优血压区间应依据于脑卒中亚型及其他合并症情况设定,严密监测血压变化,避免血压急剧下降[48]。《中国脑出血诊治指南(2019)》中认为出血性脑卒中患者血压升高( >180mmHg)与血肿扩大和预后不良相关[49],并建议对于收缩压 150~220mmHg 的住院患者,在没有急性降压禁忌证的情况下,可将血压在数小时内降至 130~140mmHg,并且是安全、理想的[50-51]。但是,在急性脑出血强化降压方案对肾小球滤过率降低人群是不利的,并且 ATACH-Ⅱ研究论证了相关的肾脏损伤风险[52]。

颅内压增高可予以适当的渗透性利尿剂(甘露醇或甘油果糖快速静脉滴注)、过度通气、高渗盐水等办法治疗,同时限制液体、纠正低氧血症和高碳酸血症、避免使用导致脑血管张的药物。2015 年的一项研究[53]显示:急性脑出血( <20ml)应用甘露醇无严重不良反应;呋塞米、甘油果糖和白蛋白也常用于降低颅内压[54]。但是,大量以及过快输注甘露醇可能会导致急性肾损伤[55]。

禁饮禁食期间,可以将口服免疫抑制剂通过鼻饲管推注的方法进行免疫抑制维持,规律监测血清药物浓度,减少移植肾发生急性排斥的风险,并在恢复饮食后,可恢复正常服用。

**临床问题 14：肾移植受者缺血性脑卒中该如何预防？**

**推荐意见 21：**肾移植受者缺血性脑卒中的预防原则参考非移植人群,但建议药物预防时优先选择直接作用的口服抗凝药物(推荐强度 B,证据等级 2b)。

**推荐意见说明：**

心房颤动在肾移植受者中很常见,并且与非移植人群相比,肾移植受者中的静脉血栓栓塞症(venous thromboembolism,VTE)事件发生率也较高(约 7 倍)[56],但肾移植受者中的抗凝治疗因该人群固有的额外风险和挑战而变得复杂,直接作用的口服抗凝药(direct acting oral anticoagulants, DOAC),如利伐沙班、阿派沙班、达比加群等,因为其疗效和安全性与华法林相似,且更易于使用,故更被推荐用于非移植人群的心房颤动和VTE抗凝治疗[57],在肾移植受者的研究相对不足。一项回顾性研究[58]纳入了包括208例DOAC的肾移植受者和320例华法林的肾移植受者,与DOAC组相比,华法林组抗凝治疗开始后的总体严重出血较高,但p值未达到显著性标准;与DOAC相比,接受华法林治疗的受者移植肾功能衰竭的发生率明显更高(P<0.000 1)。

在非移植人群,阿司匹林用于心血管事件一级预防能显著降低非致死性缺血事件[59],但关于肾移植受者长期口服阿司匹林抗血小板治疗的研究有限,Verhave等人[60]研究未发现阿司匹林与肾移植受者VTE事件之间存在关联。另外,一项为期8年1 208例肾移植受者单中心队列研究[61]无法明确肾移植受者阿司匹林预防的疗效和最佳持续使用时间。尽管目前的大规模临床试验已评估他汀类药物对非移植人群在动脉粥样硬化和中风的一级和二级预防中的有效性[62],但在肾移植受者中,高质量的大型研究较少,其中一项大规模随机、双盲、安慰剂对照的前瞻性研究[63],显示他汀类药物可能会增加有肾移植史受者的总体脑卒中和致命性脑卒中的发生率,但不显著。

临床问题15:肾移植受者出血性脑卒中该如何预防?

推荐意见22:肾移植受者出血性脑卒中的预防原则参考非移植人群,建议选择以钙通道阻滞剂为基础的用药方案规范控制血压(推荐强度B,证据等级2b)。

推荐意见说明:

高血压是非移植出血性脑卒中发病的重要危险因素之一,并且出血性脑卒中患者的复发风险很高,PROGRESS研究[64]发现,降低血压可降低出血性脑卒中复发的风险[65]。高血压在肾移植受者中很常见,肾移植前存在的与移植后形成的因素均会导致肾移植受者的血压升高,并可能很难控制。欧洲高血压学会的"高血压与肾脏"工作组[66]认为,目前研究发现钙通道阻滞剂可能是肾移植受者首选的第一步降压药物,因为它们可以改善移植物功能并减少移植物丢失,但没有发现肾素-血管紧张素系统抑制剂的使用优于常规治疗。

在肾移植受者中,仍然需要随机对照试验证明降低血压对移植肾和主要心血管事件的临床益处,进一步确定肾移植受者的最佳血压目标,但是,当前肾移植受者的目标血压应与更广泛的慢性肾脏病人群相似。

临床问题16:肾移植受者癫痫的发病率及危险因素有哪些?

推荐意见23:肾移植受者癫痫发病率高于非移植人群,常见危险因素为免疫抑制剂、感染、抗感染药物、水电解质平衡紊乱等,建议对癫痫的常见危险因素进行积极排查和治疗(推荐强度C,证据等级4)。

推荐意见说明:

癫痫是中枢神经系统常见的慢性疾病之一,流行病学调查显示其在非移植人群患病率约为0.4%~1.0%,可于任何年龄发病[67]。

他克莫司(Tacrolimus,TAC)是目前器官移植术后免疫抑制治疗的一线用药,据文献报道,它导致肝移植受者癫痫的发病率为5.6%~11.6%,略高于CsA(2%~6%)[68],但在肾移植受者中目前暂无相关大型临床研究。一项回顾性研究[69]评估了132名接受CsA或TAC的肾移植受者,其中2.3%出现癫痫发作,但这些受者移植前均无癫痫发作史。CNIs主要作用机制是其本身的神经毒性以及对颅内微血管的损害,干扰T细胞的活化、增殖和分化,其神经毒性在于其亲脂性较高,可抑制P-糖蛋白功能而改变血脑屏障通透性,从而对神经胶质细胞和少突胶质细胞产生选择性毒性作用[70],也可能直接改变线粒体功能,增加胶质细胞的氧化应激而产生毒性作用[71]。MPA 的不良神经系统反应并不常见,但是,MPA、激素和 CsA 合用可能会导致癫痫发作,此外,在使用 MPA 期间应用阿昔洛韦也出现过癫痫发作的病例报告[72]。

免疫抑制导致机会性感染增加,通常需要大剂量,甚至联合多种的抗感染药物治疗,无论是感染,还是抗感染的药物,均有可能导致癫痫发作[73-74]。

受者移植肾功能不全往往会导致内环境水电解质平衡紊乱[75],严重时可诱发急性症状性癫痫发作,如果诱发因素被消除或得到充分治疗,则不会再次发生,只需要短时间的快速作用抗癫痫药(antiepileptic drugs,AEDs)治疗,而不需要长期应用。

移植前存在癫痫[76]、脑卒中[77]以及中枢神经肿瘤[78]等器质性脑病均可能引起癫痫发作。

临床问题 17:肾移植受者癫痫发作的治疗原则有哪些?

推荐意见 24:肾移植受者癫痫发作的治疗原则参考非移植人群,建议积极予以 AEDs 治疗,并对癫痫诱因进行有效处理(推荐强度 C,证据等级 4)。

推荐意见 25:针对免疫抑制剂诱发的癫痫,建议调低免疫抑制剂剂量,或转换免疫抑制剂方案(推荐强度 C,证据等级 4)。

推荐意见 26:建议 AEDs 治疗方案基于癫痫发作的类型、药物不良反应、药物的相互作用、药代动力学等因素,个体化选择 AEDs 类型及剂量(推荐强度 C,证据等级 4)。

推荐意见说明:

肾移植受者癫痫发作的治疗原则参考非移植人群,但建议对于反复发作或单次发作伴有脑成像或脑电图潜在致痫性异常的受者,AEDs 可以在 1~3 个月后停用,而具有潜在致痫性脑损伤、无法控制的代谢失衡或无法耐受反复发作的受者,可能需要持续的 AEDs 治疗[79]。

若考虑为免疫抑制剂诱发肾移植受者癫痫发作,更换药物或降低药物剂量有助于终止癫痫发作[68,80];此外,还可以添加脂质以防止亲脂性 CNIs 穿过血脑屏障[81],以及可以考虑血液透析治疗等[82],但目前尚未有可靠的临床研究证实。

肾移植受者使用 AEDs 是具有挑战性的,不仅免疫抑制剂、肾小球滤过率下降、低蛋白血症等因素会导致 AEDs 的药代动力学发生改变,而且 AEDs 还会被血液透析清除,目前没有涉及肾移植受者的具体证据来指导 AEDs 治疗的选择、给药或持续时间,并且新型的 AEDs 相关报道更少,因此,熟悉临床 AEDs 的药理学以及应用合理的判断是极为重要的。AEDs 的最优方案应基于癫痫和癫痫综合征类型,综合考虑药物不良反应、药代动力学、与其他药物的相互作用等,进行个体化药物选择。肾移植受者使用的免疫抑制剂需要在肝脏中代谢,AEDs 中的卡马西平和苯妥英钠会诱发肝酶系统 CYP450,导致免疫抑制剂在肝脏中的代谢加速,不利于免疫抑制作用[83]。丙戊酸钠对几乎所有类型的癫痫发作都有效,可以静脉注射治疗急性症状性癫痫发作,几乎完全被肝脏代谢消除,移植肾功能不全时无需调整剂量,但它是肝酶抑制剂,可增强免疫抑制作用[84]。左乙拉西坦是非酶诱导剂,与免疫抑制剂无相互作用,可作为肾移植受者原发性全身性癫痫发作的 AEDs,但左乙拉西坦大约 2/3 需要通过肾脏清除,移植肾功能不全的受者需要调整用药剂量[85]。

## 四、肾移植受者心血管并发症

临床问题 18:肾移植受者心血管并发症主要有哪些?

推荐意见 27:肾移植受者心血管并发症主要包括高血压、高血脂、冠状动脉粥样硬化性心脏病、心力衰竭、肺动脉高压、心律失常和心脏瓣膜病等,建议定期进行心血管疾病筛查(推荐强度 D,证据等级 5)。

推荐意见说明:

关于肾移植受者心血管并发症的发生率,目前国内尚缺乏大规模、多中心的流行病学研究。根据美国年度肾脏统计数据报道[86],肾移植受者因心血管并发症导致的死亡率最高可达 30%,居肾移植受者死亡原因的第一位。所以建议肾移植受者定期进行心血管疾病筛查,以便尽早识别、治疗。

肾移植受者心血管并发症主要包括高血压、高血脂、冠状动脉粥样硬化性心脏病、心力衰竭、肺动脉高压、心律失常和瓣膜疾病等,其中高血压、高血脂部分已在《中国肾移植临床诊疗指南》内科并发症中专项论述,其余肾移植受者心血管并发症中,以冠状动脉粥样硬化性心脏病(以下简称冠心病)最为常见[87]。

临床问题 19:肾移植受者心血管并发症的危险因素及预防措施有哪些?

推荐意见 28:建议将免疫抑制剂、排斥反应、慢性移植肾功能不全等作为肾移植受者心血管并发症的特有危险因素(推荐强度 D,证据等级 5)。

推荐意见 29:建议具有心血管并发症危险因素的肾移植受者,充分评估免疫抑制剂对血压、血脂、血糖等传统危险因素的影响,有针对性调整免疫抑制剂方案,以预防心血管并发症的发生(推荐强度 D,证据等级 5)。

推荐意见说明:

尽管与维持透析相比,肾移植降低了终末期肾病患者心血管疾病的风险,但与非移植人群相比,肾移植受者发生心血管疾病的风险更高,死亡的风险也更高[88-89]。

肾移植受者心血管并发症的传统危险因素有高血压、高脂血症、糖耐量异常、吸烟、肥胖和超重、左心室肥大、矿物质与骨代谢疾病、心理社会因素等[87]。

1. 肾移植受者心血管并发症的特有危险因素

(1)免疫抑制剂:尽管免疫抑制剂对肾移植受者的预后有积极作用,但大部分免疫抑制剂被认为显著增加了肾移植受者心血管并发症的发生风险,主要是由于这一类药物进一步放大了传统危险因素的作用,如高血压(CNIs 和激素)、高血脂(激素和 mTORi)、移植后糖耐量异常(CNIs、激素和mTORi)、钙磷代谢紊乱(激素)和贫血(MPA 和硫唑嘌呤)等[90]。近年来,一些新研发的免疫抑制剂(如贝拉西普等)用于替换 CNIs 免疫抑制治疗,旨在不增加排斥风险的同时,改善移植受者血压、血脂、血糖状况等;然而,尚未有充足证据证明这些新型免疫抑制剂可改善长期心血管并发症风险[91]。

(2)排斥反应:有研究报道[92-93],排斥反应是肾移植受者心血管并发症的危险因素之一,可能与排斥反应导致的血管内皮损伤和免疫抑制治疗中大剂量的激素使用有关。

(3)慢性移植肾功能不全:在 Ducloux 等[94]调查的肾移植受者中,移植肾功能受损与心血管疾病风险较高显著相关。Meier-Kriesche 等[95]研究已经表明,在肾移植受者中,当血清肌酐浓度升高到2.6~4.0mg/dl 时,因心血管疾病导致的死亡率增加一倍以上。

2. 肾移植受者心血管并发症的预防措施

(1)针对肾移植受者心血管并发症的传统危险因素,积极控制血压、血脂、血糖,健康饮食、适当运动、控制体重、戒烟、调节情绪、纠正钙磷代谢紊乱等措施可有效预防和减少肾移植受者心血管并发症的发生[87,92]。

(2)由于大部分免疫抑制剂会通过放大传统危险因素的作用而进一步增加肾移植受者心血管并

发症的风险,因此需根据肾移植受者的血压、血糖、血脂、钙磷代谢等综合情况调整免疫抑制剂,但调整免疫抑制剂有可能增加排斥反应的风险,并可能导致移植后供体特异性抗体的产生,因此,任何免疫抑制剂的调整都应在监测潜在的新供体特异性抗体的情况下进行[96-97]。

(3)关于肾移植受者高血压、高血脂、糖耐量异常的诊疗及免疫抑制剂的调整,可参考《中国肾移植临床诊疗指南》内科并发症中相应章节论述。

**临床问题 20:伴冠心病的肾移植受者行冠状动脉造影、冠状动脉 CT 血管成像等检查使用对比剂时,如何保护移植肾功能?**

**推荐意见 30:**肾移植受者在选择对比剂时,建议首选等渗对比剂,有高危因素或碘剂过敏者选择不含碘、非离子性、低渗性对比剂,以降低肾脏毒性(推荐强度 D,证据等级 5)。建议尽量调低对比剂使用量,以降低肾损伤的风险(推荐强度 B,证据等级 2b)。

**推荐意见 31:**建议肾移植受者使用对比剂时充分水化、他汀类药物预处理,以有效的保护肾功能(推荐强度 B,证据等级 2b)。

**推荐意见说明:**

冠状动脉造影、冠状动脉 CT 血管成像检查是肾移植受者冠心病的重要筛查手段和诊断方法,但是对比剂对移植肾功能的影响是限制该检查应用的主要不利因素。目前,对肾移植受者使用造影剂的安全性尚缺乏大规模、多中心、随机化的流行病学研究,临床上往往参照非移植人群使用造影剂的防治策略。

肾移植受者在选择对比剂时,推荐首选等渗对比剂,有高危因素或碘剂过敏者应选不含碘、非离子性、低渗性的对比剂,可降低其肾脏毒性。有回顾性研究表明,对比剂的剂量控制在诊断性造影<30ml 或介入治疗<100ml 能够降低对比剂肾损伤的发生风险[98]。

充分水化被广泛用于需使用对比剂的肾移植受者,有研究表明,血流动力学引导下的水化可安全有效的预防对比剂肾损伤[99]。Qiuping Cai 等[100]研究显示,在高危受者,尤其是慢性肾脏疾病或心功能不全受者中使用血流动力学引导的水化技术可有效预防对比剂肾损伤。

他汀类药物预处理对预防对比剂肾损伤是有效的,尤其对慢性肾功能不全的受者。Cho A 等[101]通过多中心的临床研究数据研究显示:他汀预处理可显著降低对比剂肾损伤的风险。

目前,应用适量 NaHCO₃ 溶液碱化尿液预防对比剂肾损伤并没有得到足够有效的证据证实。N-乙酰半胱氨酸、前列地尔和维生素 C 等曾被用于预防对比剂肾损伤,但最近大多数随机对照试验或荟萃分析并没有显示其对冠状或外周血管造影后的对比剂肾损伤有保护作用[102-103]。

## 五、肾移植受者眼并发症

**临床问题 21:肾移植受者发生白内障的危险因素有哪些?**

**推荐意见 32:**肾移植受者白内障发病率较高,其危险因素为激素累积剂量、CNIs 使用、高龄、肥胖,建议定期眼科门诊随访、筛查与治疗(推荐强度 C,证据级别 4)。

**推荐意见说明:**

白内障是肾移植受者视力障碍的主要原因,也比较常见,系统性激素治疗诱发的白内障通常被检测为后囊下白内障(posterior subcapsular cataract,PSC)[104-105]。然而,激素治疗导致白内障形成的确切机制尚不清楚。一项回顾性分析[106]纳入了 94 名肾移植受者,在 5、10 和 15 年时的 PSC 发生率分别为 3.5%、40.5% 和 50.1%,在多变量分析中,高龄,肥胖和激素累积剂量与 PSC 显著相关,并且

PSC 的程度与激素治疗之间存在显著相关性[107]。韩国回顾性分析了 238 例韩国慢性肾小球肾炎儿童的病历,白内障发生率为 31%,与大剂量激素冲击治疗的频率存在统计学显著相关性[108-109]。帕芙琳[110]等人报道的 62 名肾移植受者,发现白内障的发生与剂量超过 100mg 的天数呈正相关。另外,也有少数病例[111-112]汇报发现肾移植受者白内障与免疫抑制剂相关,使用 CsA 增加了白内障发生率。也有研究发现 TAC 与白内障之间的剂量依赖性关系。但是,目前我们相关临床研究表明 MPA 和白内障之间存在类似的剂量依赖性关系。另外,在肾移植术后早期迅速停用激素可能会使激素相关的副作用最小化,同时白内障发生率也显著降低[113]。因此,建议对受者进行强制性定期眼科筛查,以便及早发现和及时干预,提高生活质量[114]。

临床问题 22:肾移植受者白内障的治疗原则有哪些?

推荐意见 33:建议肾移植受者白内障的治疗原则同非移植人群,目前暂无针对肾移植受者白内障的具体免疫抑制剂调整方案,建议避免反复大剂量激素方案,个体化评估调整(推荐强度 D,证据级别 5)。

推荐意见说明:

白内障的治疗方法是相似的,手术治疗是唯一有效的方法,主要包括白内障囊内摘除术和白内障囊外摘除术等[115]。众所周知,核硬化的发生和发展在糖尿病患者中很常见,糖尿病患者患核性白内障的频率明显更高,并且激素与核硬化之间存在显著的剂量依赖性关系[116]。有动物研究表明,TAC诱导的白内障是由于山梨醇在晶状体中的积累,继发于 TAC 的致糖尿病作用[117]。在治疗方面,建议积极控制体重,并规律检测和控制血糖,目前暂无关于肾移植受者发生白内障后免疫抑制剂调整的相关报道,但是,可以根据移植肾功能情况,适当调整免疫抑制剂使用方案。

## 六、肾移植受者皮肤并发症

临床问题 23:肾移植受者常见皮肤良性疾病有哪些,主要治疗原则有哪些?

推荐意见 34:推荐关注肾移植受者皮肤良性疾病,主要包括:痤疮、多毛症、感染(推荐强度 C,证据等级 4)。

推荐意见 35:肾移植受者发生皮肤良性疾病与长期使用激素和/或免疫抑制剂有关,建议皮肤专科治疗,按需要调整激素及免疫抑制剂方案(推荐强度 B,证据等级 2b)。

推荐意见说明:

肾移植受者皮肤良性并发症多与长期口服激素和/或免疫抑制剂有关,确诊后一般可按照皮肤病常规处理,必要时可减少或停用相关药物[118],具体诊疗方案如下:

1. 皮肤痤疮 好发于脸颊、前额、颏部和胸部等,治疗方法以外用维 A 酸乳膏和盐酸环丙沙星凝胶为主,严重时口服多西环素(强力霉素)、异维 A 酸等,必要时激素减量[119]。

2. 多毛症 指汗毛密度增加、变长变多,超过正常生理范围,临床表现为面部、阴部、腋下、背部等体毛明显变浓密。治疗方法包括减少 CsA 及激素的用量或换用其他免疫抑制剂[120],口服非那雄胺、激光光子脱毛疗法、抗角化治疗等。

3. 感染 细菌感染早期阶段几乎全部表现为毛囊炎,后期可表现为疖、痈、脓疱、局部脓肿、丹毒、蜂窝织炎等;真菌感染相较于非移植人群更为常见和严重,多由体表念珠菌、马色菌等引起[121];病毒感染性皮肤病常由单纯疱疹、带状疱疹、疣等引起[122]。皮肤感染治疗可按照皮肤病专科处理。

**临床问题 24：肾移植受者光化性角化病的治疗方式有哪些?**

**推荐意见 36：**建议肾移植受者光化性角化病给予冷冻、电灼、激光、光动力疗法等物理治疗,联合药物疗法如皮损内注射 α2 干扰素,或口服阿维 A 酯,局部外用 5% 氟尿嘧啶、双氯芬酸等(推荐强度 B,证据等级 2b)。

**推荐意见 37：**建议肾移植受者光化性角化病怀疑有恶变倾向或已有癌变时尽早手术切除病变(推荐强度 B,证据等级 2b)。

**推荐意见说明：**

光化性角化病是因日光照射或电离辐射刺激导致表皮角化过度为特征的疾病,主要临床表现有:皮肤变红、粗糙,有针刺或烧灼感,多出现在暴露皮肤。

肾移植受者光化性角化病的发病率高于普通人群,一般认为是癌前病变,其病理表现有:角化过度和角化不全交替、棘层肥厚、基底层有不典型多形性角质形成细胞并聚集等,小血管周围可看到淋巴细胞和组织细胞浸润[123]。

肾移植受者光化性角化病应尽早诊断、尽早干预,通常采用物理治疗联合药物治疗,液氮冷冻法、二氧化碳激光法、电灼法等[124]疗法见效快,不良反应少,皮损内注射 α2 干扰素、口服阿维 A 酯、5% 氟尿嘧啶软膏外用联合[125-126],对顽固性皮损有效,对怀疑有癌变或已有癌变的皮损可予手术切除[127-128]。治疗后应定期随访,观察有无复发。

## 七、肾移植受者骨质疏松并发症

**临床问题 25：肾移植受者骨质疏松的危险因素有哪些?**

**推荐意见 38：**肾移植受者骨质疏松的危险因素包括非移植人群一致的继发性甲状旁腺功能亢进、糖尿病、遗传易感性及不良生活方式,也包括 CNIs 和激素使用,建议肾移植受者根据自身实际情况,定期筛查和评估(推荐强度 B,证据级别 2b)。

**推荐意见说明：**

骨质疏松是肾移植受者最常见的骨病之一,并且肾移植受者有长期慢性肾脏病病史,常常合并有持续性继发性甲状旁腺功能亢进(简称甲旁亢)及慢性肾脏病的矿物质和骨异常(mineral and bone disorders of chronic kidney disease,CKD-MBD)等疾病,使得骨质疏松的评估和治疗更加复杂,导致的骨折风险也是非移植人群的 4 倍[129]。一项研究[130]显示,应用激素治疗方案的肾移植受者术后 6 个月内脊柱骨量丢失 2.9%;也有研究[131]发现肾移植受者在术后平均 8.1 年中,每年的平均骨量丢失速率为 1.7%,主要原因是使激素[132-134]和 CNIs[135-137],但也可能是源自其他的危险因素,包括甲旁亢[138]、糖尿病[129]、男性睾酮水平低、遗传易感性、生活方式因素(如吸烟和缺乏锻炼),以及膳食钙摄入量低或过量饮酒等导致的营养缺乏等[139]。

**临床问题 26：肾移植受者骨质疏松的预防措施有哪些?**

**推荐意见 39：**推荐肾移植受者早期进行骨质疏松的筛查,预防措施与非移植人群类似,合理制订抗骨质疏松的预防方案,定期复查监测(推荐强度 A,证据级别 1b)。

**推荐意见说明：**

1. **骨质疏松筛查方法**　①在移植 2~4 周后或移植肾功能稳定后,定期检测血清钙、磷、甲状旁腺激素(parathyroid hormone,PTH)和 25- 羟维生素 D 以及骨转换标志物浓度[140];②双能 X 线吸收法(dual-energy x-ray absorptiometry,DXA)测定髋部、脊柱和前臂的骨密度,无创又高性价比,研究发现

DXA 可以证明骨质减少或骨质疏松与移植后骨折风险增加有关[141]；③骨活检：四环素双标记骨活检是诊断肾移植后骨病的金标准，但骨活检并不常用，且适应证尚不十分明确，但是，应尽量为重度骨质疏松、频繁骨折或持续骨痛的肾移植受者行骨活检，以便在开始抗骨吸收治疗前排除低转换型骨病。

2. 骨质疏松的预防方法　肾移植受者预防骨丢失和骨折的最佳策略尚不明确。目前采用的许多措施与非移植人群类似，包括改变生活方式、维持最低有效剂量的激素、血清钙正常情况下补充钙和维生素 $D_3$、积极治疗持续性甲旁亢等。另外，若受者存在骨质减少且生化检示骨转换水平低，可以在肾移植后第 1 年里采用活性维生素 D 类似物（如骨化三醇）[142-143]。若患者存在骨质减少但生化检查显示骨转换水平正常或偏高，可在移植后第 1 年里口服双膦酸盐或地舒单抗。2017 年的一篇系统评价分析[144]纳入包括了 6 项随机对照试验，显示了双膦酸盐减少了肾移植受者在 1~2 年时的腰椎骨密度下降幅度，但股骨颈骨密度的下降幅度不一定减少。另外一篇系统评价[145]同样显示双膦酸盐预防肾移植受者骨质疏松的优势。但是，也有研究[146]认为双膦酸盐预防肾移植受者骨质疏松的作用并不明确。若肾移植受者骨质减少、骨折风险高，或骨密度在治疗移植后甲旁亢、减少激素用量并补充钙和维生素 D 后仍不断降低，也有研究将地舒单抗作为一线治疗，或建议双膦酸盐初始治疗无效的受者使用地舒单抗[147-148]。但停用地舒单抗可导致骨质吸收反弹性增加，停用地舒单抗应给予其他治疗以防快速骨丢失和椎骨骨折风险增加。

**临床问题 27：肾移植受者骨质疏松的治疗措施有哪些？**

推荐意见 40：推荐骨质疏松的肾移植受者改变生活方式，合理补充钙剂和维生素 D，应用最低剂量的激素方案，合理制订抗骨质疏松方案，定期复查监测（推荐强度 A，证据级别 1b）。

推荐意见说明：

骨质疏松的治疗方法：在肾移植前或移植时诊断出的骨质疏松者，其治疗与非移植人群类似。在移植后新发骨质疏松，最佳治疗方法尚不明确，但仍鼓励所有骨质疏松的肾移植受者改变生活方式，针对不存在高钙血症者，建议持续补充钙剂和维生素 D，并建议使用最低剂量的激素来预防移植肾排斥反应。但是，在考虑使用其他抗骨质疏松药物之前，应先治疗持续性甲旁亢和重度低磷血症，根据有无低转换型骨病的风险决定使用抗骨吸收药物[149-151]。

## 八、小结

肾移植受者远期系统并发症与受者长期健康存活和移植肾功能稳定密切相关。本指南全面总结肾移植受者常见的远期并发症，挖掘移植相关发病危险因素并提出相应的预防以及治疗措施；根据最新的临床和基础研究、最新诊疗指南及共识，结合肾移植受者特殊性，提出与非移植人群治疗的差异性，给出相应的治疗方案调整，制订相关推荐意见和推荐意见说明，以期为临床实践提供指导，从而促进肾移植受者长期健康存活及移植肾功能稳定。

本指南是基于现有研究证据和临床经验总结而来，存在一定的局限性，部分临床问题目前还缺乏有力的循证医学证据，同时临床实践中也存在一些有待回答的问题，随着临床经验的不断积累、临床研究的不断深入，未来对指南也将进行不断补充、完善和更新，一些证据级别不高的临床问题将成为未来研究的重点方向。

**执笔作者**：李有赞（中国人民解放军陆军军医大学第一附属医院），杨猛（中国人民解放军陆军军医大学第一附属医院），宋亚军（中国人民解放军陆军军医大学第二附属医院），秦文瀚（中国人民解放

军陆军军医大学第一附属医院),王卫黎(中国人民解放军陆军军医大学第一附属医院)

通信作者:赵洪雯(中国人民解放军陆军军医大学第一附属医院),黄赤兵(中国人民解放军陆军军医大学第二附属医院)

主审专家:薛武军(西安交通大学第一附属医院),田野(首都医科大学附属北京友谊医院),傅耀文(吉林大学第一医院)

审稿专家:丁小明(西安交通大学第一附属医院),王长希(中山大学附属第一医院),文吉秋(中国人民解放军东部战区总医院),田普训(西安交通大学第一附属医院),全识非(重庆医科大学附属第三医院),李宁(山西省第二人民医院),杨洪吉(四川省人民医院),邹基凤(中国人民解放军陆军军医大学第二附属医院),张伟杰(华中科技大学同济医学院附属同济医院),陈正(广州医科大学第二附属医院),陈刚(华中科技大学同济医学院附属同济医院),陈劲松(中国人民解放军东部战区总医院),陈洁平(中国人民解放军陆军军医大学第一附属医院),苗芸(南方医科大学南方医院),林涛(四川大学华西医院),周江桥(武汉大学人民医院),周强(中国人民解放军陆军军医大学第一附属医院),尚文俊(郑州大学第一附属医院),赵京晶(中国人民解放军陆军军医大学第一附属医院),胡明冬(中国人民解放军陆军军医大学第二附属医院),宫念樵(华中科技大学同济医学院附属同济医院),徐小松(中国人民解放军陆军军医大学第一附属医院),黄英(中国人民解放军陆军军医大学第一附属医院),彭龙开(中南大学湘雅二医院),谢攀(中国人民解放军陆军军医大学第一附属医院),潘乾广(中国人民解放军陆军军医大学第一附属医院),蔡明(浙江大学医学院附属第二医院)。

利益冲突:所有作者声明无利益冲突。

## 参考文献

[1] GAFTER-GVILI A, GAFTER U. Posttransplantation anemia in kidney transplant recipients [J]. Acta Haematol, 2019, 142 (1): 37-43.

[2] ALOTAIBI N, MOHSIN B, ALHARBI S, et al. Postrenal transplant anemia and its effects on patients and graft outcomes: seven years follow-up [J]. Saudi Pharm J, 2023, 31 (8): 101696.

[3] TANG Y, GUO J, ZHOU J, et al. Risk factors and current state of therapy for anemia after kidney transplantation [J]. Front Med (Lausanne), 2024, 10: 1170100.

[4] BAMGBOLA O. Spectrum of anemia after kidney transplantation: pathophysiology and therapeutic implications [J]. Clin Transplant, 2016, 30 (10): 1185-1194.

[5] BONOMINI M, DI LIBERATO L, SIROLLI V. Treatment options for anemia in kidney transplant patients: a review [J]. Kidney Med, 2023, 5 (8): 100681.

[6] MALYSZKO J, BASAK G, BATKO K, et al. Haematological disorders following kidney transplantation [J]. Nephrology, 2022, 37 (3): 409-420.

[7] ALZOUBI B, KHAREL A, OSMAN F, et al. Incidence, risk factors, and outcomes of post-transplant erythrocytosis after kidney transplantation [J]. Clin Transplant, 2021, 35 (2): e14166.

[8] ALASFAR S, HALL I E, MANSOUR S G. Contemporary incidence and risk factors of post transplant erythrocytosis in deceased donor kidney transplantation [J]. BMC Nephrol, 2021, 22 (1): 26.

[9] HOFSTETTER L, ROZEN-ZVI B, SCHECHTER A, et al. Post-transplantation erythrocytosis in kidney transplant recipients-a retrospective cohort study [J]. Eur J Haematol, 2021, 107 (6): 595-601.

[10] ALZOUBI B, KHAREL A, MACHHI R, et al. Post-transplant erythrocytosis after kidney transplantation: a review. World J Transplant, 2021, 11 (6): 220-230.

［11］ TEFFERI A, BARBUI T. Polycythemia vera: 2024 update on diagnosis, risk-stratification, and management [J]. Am J Hematol, 2023, 98 (9): 1465-1487.

［12］ MCMULLIN M F, HARRISON C N, ALI S, et al. A guideline for the diagnosis and management of polycythaemia vera. a British Society for haematology guideline [J]. Br J Haematol, 2019, 184 (2): 176-191.

［13］ TRIVED H, LAL S M. A prospective, randomized, open labeled crossover trial of fosinopril and theophylline in post renal transplant erythrocytosis [J]. Ren Fail, 2003, 25: 77-86.

［14］ KHANDUJA S, TAKKAR B, KHANDUJA N, et al. Post-transplant erythrocytosis-related maculopathy: successful management of hyperviscosity with phlebotomy [J]. Int Ophthalmol, 2018, 38 (5): 2163-2166.

［15］ AUGUSTINE J J, KNAUSS T C, SCHULAK J A, et al. Comparative effects of sirolimus and mycophenolate mofetil on erythropoiesis in kidney transplant patients [J]. Am J Transplant, 2004, 4: 2001-2006.

［16］ RAVAL A D, KISTLER K D, TANG Y, et al. Burden of neutropenia and leukopenia among adult kidney transplant recipients: a systematic literature review of observational studies [J]. Transpl Infect Dis, 2023, 25 (1): e14000.

［17］ VINSON A, TEIXEIRA A, KIBERD B, et al. Predictors and complications of post kidney transplant leukopenia [J]. Progress in transplantation (Aliso Viejo, Calif.), 2021, 31 (3): 249-256.

［18］ HAMEL S, KUO V, SAWINSKI D, et al. Single-center, real-world experience with granulocyte colony-stimulating factor for management of leukopenia following kidney transplantation [J]. Clin Transplant, 2019, 33 (6): e13541.

［19］ HARTMANN E L, GATESMAN M, ROSKOPF-SOMERVILLE J, et al. Management of leukopenia in kidney and pancreas transplant recipients [J]. Clin Transplant, 2008, 22 (6): 822-828.

［20］ XIE L, HE S, FU L, et al. The prevalence and risk factors of thrombocytopenia after living-related renal transplantation in Chinese adult recipients [J]. Transplant Proc, 2013, 45 (1): 197-199.

［21］ TAKEHARA T, NISHIDA H, ICHIKAWAK, et al. Immune thrombocytopenia secondary to primary cytomegalovirus infection after renal transplantation treated with a thrombopoietin receptor agonist: a case report [J]. BMC Nephrol, 2023, 24 (1): 336.

［22］ SOOD M M, GARG A X, BOTA S E, et al. Risk of major hemorrhage after kidney transplantation [J]. Am J Nephrol, 2015, 1 (1): 73-80.

［23］ KHALIL MAM, KHALIL MAU, KHAN TFT, et al. Drug-induced hematological cytopenia in kidney transplantation and the challenges it poses for kidney transplant physicians [J]. J Transplant, 2018, 2018: 9429265.

［24］ YANG Y, YU B, CHEN, Y. Blood disorders typically associated with renal transplantation [J]. Front Cell Dev Biol, 2015, 3: 18.

［25］ BARADARAN H, HASHEM ZADEH A, DASHTI-KHAVIDAKI S, et al. Management of drug-induced neutropenia, thrombocytopenia, and anaemia after solid organ transplantation: a comprehensive review [J]. J Clin Pharm Ther, 2022, 47 (12): 1895-1912.

［26］ SLITCHER S J, DAVIS K, ENRIGHT H, et al. Factors affecting posttransfusion platelet increments, platelet refractoriness, and platelet transfusion intervals in thrombocytopenic patients [J]. Blood, 2005, 105 (10): 4106-4114.

［27］ BRAUER D, RAPOPORT A, YANOVICH S, et al. Splenectomy as a measure to treat prolonged post-transplant cytopenia associated with hypersplenism [J]. Bone Marrow Transplant, 2014, 49 (5): 717-719.

［28］ RAMACHANDRAN S, ZAIDI F, AGGARWAL A, et al. Recent advances in diagnostic and therapeutic guidelines for primary and secondary hemophagocytic lymphohistiocytosis [J]. Blood Cells Mol Dis, 2017, 64: 53-57.

［29］ HENTER J, TONDINI C, PRITCHAD J. Histiocyte disorders [J]. Crit Rev Oncol Hematol, 2004, 50 (2): 157-174.

［30］ NUSSHAG C, MORATH C, ZEIER M, et al. Hemophagocytic lymphohistiocytosis in an adult kidney transplant recipient successfully treated by plasmapheresis: a case report and review of the literature [J]. Medicine (Baltimore), 2017, 96 (50): e9283.

［31］ GURKAN A, YAKUPOGLU U, AVUZ A, et al. Hemophagocytic syndrome in kidney transplant recipients: report of four cases from a single center [J]. Acta Haematol, 2006, 116 (2): 108-113.

［32］《中国脑卒中防治报告 2019》概要 [J]. 中国脑血管病杂志, 2020, 17 (5): 272-281.

［33］ LENTINE K L, ROCCA REY LA, KOLLI S, et al. Variations in the risk for cerebrovascular events after kidney transplant compared with experience on the waiting list and after graft failure [J]. Clin J Am Soc Nephrol, 2008, 3 (4):

1090-1101.

［34］OLIVERAS A, ROQUER J, PUIG J M, et al. Stroke in renal transplant recipients: epidemiology, predictive risk factors and outcome [J]. Clin Transplant, 2003, 17 (1): 1-8.

［35］AULL-WATSCHINGER S, KONSTANTIN H, DEMETRIOU D, et al. Pre-transplant predictors of cerebrovascular events after kidney transplantation [J]. Nephrol Dial Transplant, 2008, 23 (4): 1429-1435.

［36］LENIHAN C R, MONTEZ-RATH M E, SCANDLING J D, et al. Outcomes after kidney transplantation of patients previously diagnosed with atrial fibrillation [J]. Am J Transplant, 2013, 13 (6): 1566-1575.

［37］HUANG S T, YU T M, CHUANG Y W, et al. The risk of stroke in kidney transplant recipients with end-stage kidney disease [J]. Int J Environ Res Public Health, 2019, 16 (3): 326.

［38］中国老年医学学会急诊医学分会, 中华医学会急诊医学分会卒中学组, 中国卒中学会急救医学分会. 急性缺血性脑卒中急诊急救中国专家共识 2018 [J]. 中国卒中杂志, 2018, 13 (9): 956-967.

［39］中华医学会神经病学分会, 中华医学会神经病学分会脑血管病学组. 中国脑出血诊治指南 (2019)[J]. 中华神经科杂志, 2019, 52 (12): 994-1005.

［40］BAIGENT C, CHADWICK D, TYRRELL P, et al. The benefits and harms of intravenous thrombolysis with recombinant tissue plasminogen activator within 6h of acute ischemic stroke (the third international stroke trial [IST-3]): a randomised controlled trial [J]. Lancet, 2012, 379 (9834): 2352-2363.

［41］BERKHEMER O A, FRANSEN P S, BEUMER D, et al. A randomized trial of intra-arterial treatment for acute ischemic stroke [J]. N Engl J Med, 2015, 372 (1): 11-20.

［42］MAYER S A, BRUN N C, BEGTRUP K, et al. Recombinant activated factor Ⅶ for acute intracerebral hemorrhage [J]. N Engl J Med, 2005; 352 (8): 777-785.

［43］MAYER S A, BRUN N C, BEGTRUP K, et al. Efficacy and safety of recombinant activated factor Ⅶ for acute intracerebral hemorrhage [J]. N Engl J Med, 2008, 358 (20): 2127-2137.

［44］SPRIGG N, FLAHERTY K, APPLETON J P, et al. Tranexamic acid for hyperacute primary IntraCerebral Haemorrhage (TICH-2): an international randomised, placebo-controlled, phase 3 superiority trial [J]. Lancet, 2018, 391 (10135): 2107-2115.

［45］WANG J, TSIRKA S E. Tuftsin fragment 1-3 is beneficial when delivered after the induction of intracerebral hemorrhage [J]. Stroke, 2005, 36 (3): 613-618.

［46］MENDELOW A D, GREGSON B A, FERNANDES H M, et al. Early surgery versus initial conservative treatment in patients with spontaneous supratentorial intracerebral haematomas in the International Surgical Trial in Intracerebral Haemorrhage (STICH): a randomised trial [J]. Lancet, 2005, 365 (9457): 387-397.

［47］MOULD W A, CARHUAPOMA J R, MUSCHELLI J, et al. Minimally invasive surgery plus recombinant tissue-type plasminogen activator for intracerebral hemorrhage evacuation decreases perihematomal edema [J]. Stroke, 2013, 44 (3): 627-634.

［48］中华医学会神经病学分会. 中国急性缺血性脑卒中诊治指南 2014 [J]. 中华神经科杂志, 2015, 48 (4): 246-257.

［49］RODRIGUEZ-LUNA D, PIÑEIRO S, RUBIERA M, et al. Impact of blood pressure changes and course on hematoma growth in acute intracerebral hemorrhage [J]. Eur J Neurol, 2013, 20 (9): 1277-1283.

［50］ARIMA H, HEELEY E, DELCOURT C, et al. Optimal achieved blood pressure in acute intracerebral hemorrhage: INTERACT2 [J]. Neurology, 2015, 84 (5): 464-471.

［51］ANTIHYPERTENSIVE TREATMENT OF ACUTE CEREBRAL HEMORRHAGE (ATACH) INVESTIGATORS. Antihypertensive treatment of acute cerebral hemorrhage [J]. Crit Care Med, 2010, 38 (2): 637-648.

［52］QURESHI A I, PALESCH Y Y, BARSAN W G, et al. Intensive blood-pressure lowering in patients with acute cerebral hemorrhage [J]. N Engl J Med, 2016, 375 (11): 1033-1043.

［53］WANG X, ARIMA H, YANG J, et al. Mannitol and outcome in intracerebral hemorrhage: propensity score and multivariable intensive blood pressure reduction in acute cerebral hemorrhage trial 2 results [J]. Stroke, 2015, 46 (10): 2762-2767.

［54］KOCH S, CONCHA M, WAZZAN T, et al. High dose human serum albumin for the treatment of acute ischemic stroke: a safety study [J]. Neurocrit Care, 2004, 1 (3): 335-341.

［55］KIM M Y, PARK J H, KANG N R, et al. Increased risk of acute kidney injury associated with higher infusion rate of mannitol in patients with intracranial hemorrhage [J]. J Neurosurg. 2014, 120 (6): 1340-1348.

［56］LAM N N, GARG A X, KNOLL G A, et al. Venous thromboembolism and the risk of death and graft loss in kidney transplant recipients [J]. Am J Nephrol, 2017; 46 (4): 343-354.

［57］STEVENS S M, WOLLER S C, KREUZIGER L B, et al. Antithrombotic therapy for VTE disease: second update of the CHEST guideline and expert panel report [J]. Chest, 2021, 160 (6): e545-608.

［58］FIRTH C, SHAMOUN F, APOLINARIO M, et al. Safety and mortality outcomes for direct oral anticoagulants in renal transplant recipients [J]. PLoS One, 2023, 18 (5): e0285412.

［59］ABDELAZIZ H K, SAAD M, POTHINENI N V K, et al. Aspirin for primary prevention of cardiovascularevents [J]. J Am Coll Cardiol, 2019, 73 (23): 2915-2929.

［60］VERHAVE J C, TAGALAKIS V, SUISSA S, et al. The risk of thromboembolic events in kidney transplant patients [J]. Kidney Int, 2014, 85 (6): 1454-1460.

［61］PEGLER A H, HEGERTY K, GATELY R P, et al. Incidence of thromboembolic complications following kidney transplantation with short and extended aspirin prophylaxis: a retrospective single-center study [J]. Ann Transplant, 2023, 28: e939143.

［62］KARMALI K N, LLOYD-JONES D M, BERENDSEN M A, et al. Drugs for primary prevention of atherosclerotic cardiovascular disease: an overview of systematic reviews [J]. JAMA Cardiol, 2016, 1 (3): 341-349.

［63］ABEDINI S, HOLME I, FELLSTRÖM B, et al. Cerebrovascular events in renal transplant recipients [J]. Transplantation, 2009, 87 (1): 112-117.

［64］ARIMA H, TZOURIO C, BUTCHER K, et al. Prior events predict cerebrovascular and coronary outcomes in the PROGRESS trial [J]. Stroke, 2006, 37 (6): 1497-1502.

［65］ARIMA H, CHALMERS J, WOODWARD M, et al. Lower target blood pressures are safe and effective for the prevention of recurrent stroke: the progress trial [J]. J Hypertens, 2006, 24 (6): 1201-1208.

［66］HALIMI J M, ORTIZ A, SARAFIDIS P A, et al. Hypertension in kidney transplantation: a consensus statement of the 'hypertension and the kidney' working group of the European Society of Hypertension [J]. J Hypertens, 2021, 39 (8): 1513-21.

［67］中华医学会神经病学分会, 中华医学会神经病学分会脑电图与癫痫学组. 中国成人局灶性癫痫规范化诊治指南 [J]. 中华神经科杂志, 2022, 55 (12): 1341-1352.

［68］SEVMIS S, KARAKAYALI H, EMIROGLU R, et al. Tacrolimus-related seizure in the early postoperative period after liver transplantation [J]. Transplant Proc, 2007, 39 (4): 1211-1213.

［69］YARDIMCI N, COLAK T, SEVMIS S, et al. Neurologic complications after renal transplant [J]. Exp Clin Transplant, 2008, 6 (3): 224-228.

［70］DAWSON T M. Immunosuppressants, immunophilins, and the nervous system [J]. Ann Neurol, 1996, 40 (4): 559-560.

［71］JIN KB, CHOI HJ, KIM HT, et al. The production of reactive oxygen species in tacrolimus-treated glial cells [J]. Transplant Proc, 2008, 40 (8): 2680-2681.

［72］PELLERIN D, SINGH K, MANIATIS T, et al. Mycophenolate mofetil-induced status epilepticus [J]. Can J Neurol Sci, 2018, 45 (5): 585-587.

［73］ALAMRI M, ALGHAMDI H, ALTHAWADI S, et al. Invasive fungal infection of the brain caused by Neoscytalidium dimidiatum in a post-renal transplant patient: a case report [J]. Med Mycol case Rep, 2021, 34: 27-31.

［74］SUTTER R, RÜEGG S, TSCHUDIN-SUTTER S. Seizures as adverse events of antibiotic drugs: a systematic review [J]. Neurology, 2015, 85 (15): 1332-1341.

［75］DRAKE K, NEHUS E, GOEBEL J. Hyponatremia, hypo-osmolality, and seizures in children early post-kidney transplant [J]. Pediatr Transplant, 2015, 19 (7): 698-703.

［76］DE DEYN P P, SAXENA V K, ABTS H, et al. Clinical and pathophysiological aspects of neurological complications in renal failure [J]. Acta Neurol Belg, 1992, 92: 191-206.

［77］ZHANG X H, XU L P, LIU D H, et al. Epileptic seizures in patients following allogeneic hematopoietic stem cell transplantation: a retrospective analysis of incidence, risk factors, and survival rates [J]. Clin Transplant, 2013, 27 (1):

80-89.

[78] CAVALIERE R, PETRONI G, LOPES M B, et al. International primary central nervous system lymphoma collaborative group: primary central nervous system post-transplantation lymphoproliferative disorder: an international primary central nervous system lymphoma collaborative group report [J]. Cancer, 2010, 116 (4): 863-870.

[79] CHABOLLA D R, WSZOLEK Z K. Pharmacologic management of seizures in organ transplant [J]. Neurology, 2006, 67 (12 Suppl 4): S34-38.

[80] XIE M, RAO W, SUN L Y, et al. Tacrolimus-related seizure after pediatric liver transplantation-a single-center experience [J]. Pediatr Transplant, 2014, 18 (1): 58-63.

[81] IDE K, OHDAN H, TAHARA H, et al. Possible therapeutic effect of lipid supplementation on neurological complications in liver transplant recipients [J]. Transpl Int, 2007, 20 (7): 632-635.

[82] HEROUX A, PAMBOUKIAN S V. Neurologic aspects of heart transplantation [J]. Handb Clin Neurol, 2014, 121: 1229-1236.

[83] CZAJKA P A, ANDERSON W H, CHRISTOPH R A, et al. A pharmacokinetic evaluation of peritoneal dialysis for phenytoin intoxication [J]. J Clin Pharmacol, 1980, 20 (10): 565-569.

[84] BRUNI J, WANG L H, MARBURY T C, et al. Protein binding of valproic acid in uremic patients [J]. Neurology, 1980, 30 (5): 557-559.

[85] FRANZONI E, SARAJLIJA J, GARONE C, et al. No kinetic interaction between levetiracetam and cyclosporine [J]. J Child Neurol, 2007, 22 (4): 440-442.

[86] COLLINS A J, FOLEY R N, CHAVERS B, et al. United States renal data system 2011 annual data report: atlas of chronic kidney disease & end-stage renal disease in the United States [J]. Am J Kidney Dis, 2012, 59 (1 Suppl 1): A7, e1-e420.

[87] BIRDWELL K A, PARK M. Post-transplant cardiovascular disease [J]. Clin J Am Soc Nephrol, 2021, 16 (12): 1878-1889.

[88] WOLFE R A, ASHBY V B, MILFORD E L, et al. Comparison of mortality in all patients on dialysis, patients on dialysis awaiting transplantation, and recipients of a first cadaveric transplant [J]. N Engl J Med, 1999, 341 (23): 1725-1730.

[89] AAKHUS S, DAHL K, WIDEROE T E. Cardiovascular disease in stable renal transplant patients in Norway: morbidity and mortality during a 5-yr follow-up [J]. Clin Transplant, 2004, 18 (5): 596-604.

[90] NIEMCZYK M. Dyslipidemia in renal transplant recipients treated with cyclosporine A [J]. Nephrourol Mon, 2013, 5 (5): 1005.

[91] SCHULTE K, VOLLMER C, KLASEN V, et al. Late conversion from tacrolimus to a belatacept-based immunosuppression regime in kidney transplant recipients improves renal function, acid-base derangement and mineral-bone metabolism [J]. J Nephrol, 2017, 30 (4): 607-615.

[92] KASISKE B L, GUIJARRO C, MASSY Z A, et al. Cardiovascular disease after renal transplantation [J]. J Am Soc Nephrol, 1996, 7 (1): 158-165.

[93] ABBOTT K C, BUCCI J R, CRUESS D, et al. Graft loss and acute coronary syndromes after renal transplantation in the United States. J Am Soc Nephrol, 2002, 13 (10): 2560-2569.

[94] DUCLOUX D, KAZORY A, CHALOPIN J M. Predicting coronary heart disease in renal transplant recipients: a prospective study [J]. Kidney Int, 2004, 66 (1): 441-447.

[95] MEIER-KRIESCHE H U, BALIGA R, KAPLAN B. Decreased renal function is a strong risk factor for cardiovascular death after renal transplantation [J]. Transplantation, 2003, 75 (8): 1291-1295.

[96] TAIT B D, SUSAL C, GEBEL H M, et al. Consensus guidelines on the testing and clinical management issues associated with HLA and non-HLA antibodies in transplantation [J]. Transplantation, 2013, 95 (1): 19-47.

[97] MACRAE J M, PANDEYA S, HUMEN D P, et al. Arteriovenous fistula-associated high-output cardiac failure: a review of mechanisms [J]. Am J Kidney Dis, 2004, 43 (5): e17-e22.

[98] MEUCCI E, RADICE A, FASSIO F, et al. Diagnostic approach to hypersensitivity reactions to iodinated contrast media: a single-center experience on 98 patients [J]. Eur Ann Allergy Clin Immunol, 2020, 52 (5): 220-229.

[99] MAIOLI M, TOSO A, LEONCINI M, et al. Bioimpedance-guided hydration for the prevention of contrast-induced kidney

injury: the HYDRA study [J]. J Am Coll Cardiol, 2018, 71 (25): 2880-2889.

［100］ SU X, XIE X, LIU L, et al. Comparative effectiveness of 12 treatment strategies for preventing contrast-induced acute kidney injury: a systematic review and bayesian network meta-analysis [J]. Am J Kidney Dis, 2017, 69 (1): 69-77.

［101］ CHO A, LEE Y K, SOHN S Y. Beneficial effect of statin on preventing contrast-induced acute kidney injury in patients with renal insufficiency: a meta-analysis [J]. Medicine (Baltimore), 2020, 99 (10): e19473.

［102］ CHONG E, POH K K, LU Q, et al. Comparison of combination therapy of high-dose oral N-acetylcysteine and intra-venous sodium bicarbonate hydration with individual therapies in the reduction of Contrast-induced Nephropathy during Cardiac Catheterisation and Percutaneous Coronary Intervention (CONTRAST): a multi-centre, randomised, controlled trial [J]. Int J Cardiol, 2015, 201: 237-242.

［103］ NAVARESE E P, GURBEL P A, ANDREOTTI F, et al. Prevention of contrast-induced acute kidney injury in patients undergoing cardiovascular procedures-a systematic review and network meta-analysis [J]. PLoS One, 2017, 12 (2): e168726.

［104］ LANEWALA F A, KHAN AJ. Ocular complications in live-related renal transplant recipients: a single-centre study [J]. J Pak Med Assoc. 2023, 73 (4): 892-895.

［105］ DAS T, GUPTA A, SAKHUJA V, et al. Ocular complications in renal allograft recipients [J]. Nephrol Dial Transplant, 1991, 6 (9): 649-655.

［106］ MATSUNAMI C, HILTON A F, DYER J A, et al. Ocular complications in renal transplant patients [J]. Aust N Z J Ophthalmol, 1994, 22 (1): 53-57.

［107］ ALBERT K, SENNESAEL J, HAENTJENS P. Incidence and risk factors for posttransplant subcapsular cataract: a long-term retrospective cohort study [J]. Transplant Proc, 2011, 43 (9): 3465-3469.

［108］ LEE S W, JIN K H, LEE S C, et al. Cataract and glaucoma in Korean children with chronic glomerulonephritis receiving systemic corticosteroid treatment [J]. Acta Ophthalmol, 2010, 88 (8): e344-345.

［109］ NAKAMURA T, SASAKI H, NAGAI K, et al. Influence of cyclosporin on steroid-induced cataracts after renal transplantation [J]. Jpn J Ophthalmol, 2003, 47 (3): 254-259.

［110］ PAVLIN C R, DEVEBER G A, COOK G T, et al. Ocular complications in renal transplant recipients [J]. Can Med Assoc J, 1977, 20, 117 (4): 360-362.

［111］ PORTER R, CROMBIE A L, GARDNER P S, et al. Incidence of ocular complications in patients undergoing renal transplantation [J]. Br Med J. 1972 Jul 15, 3 (5819): 133-136.

［112］ MONTAGNINO G, TARANTINO A, SEGOLONI G P, et al. Long-term results of a randomized study comparing three immunosuppressive schedules with cyclosporine in cadaveric kidney transplantation [J]. J Am Soc Nephrol, 2001, 12 (10): 2163-2169.

［113］ RIZZARI M D, SUSZYNSKI T M, GILLINGHAM K J, et al. Ten-year outcome after rapid discontinuation of pred-nisone in adult primary kidney transplantation [J]. Clin J Am Soc Nephrol, 2012, 7 (3): 494-503.

［114］ GINU P M, SATI A, MURARI T, et al. Ocular manifestations in renal allograft recipients: an indian perspective [J]. Indian J Ophthalmol, 2021, 69 (4): 900-905.

［115］ 中华医学会眼科学分会白内障及屈光手术学组. 中国成人白内障摘除手术指南 (2023 年)[J]. 中华眼科杂志, 2023, 59 (12): 977-987.

［116］ SRINIVASAN S, RAMAN R, SWAMINATHAN G, et al. Incidence, progression, and risk factors for cataract in type 2 diabetes [J]. Invest Ophthalmol Vis Sci, 2017, 58 (13): 5921-5929.

［117］ ISHIDA H, MITAMURA T, TAKAHASHI Y, et al. Cataract development induced by repeated oral dosing with FK 506 (tacrolimus) in adult rats [J]. Toxicology, 1997, 123 (3): 167-175.

［118］ CASTELLO M, GREGORINI M, RAMPINOO T, et al. A retrospective analysis of dermatological lesions in kidney transplant patients [J]. Indian J Med Res, 2013, 137 (6): 1188-1192.

［119］ FOXL L, CSONGRADI C, AUCAMP M, et al. Treatment modalities for acne [J]. Molecules, 2016, 21 (8): 1063.

［120］ AALAMIAN Z. Reducing adverse effects of immunosuppressive agents in kidney transplant recipients [J]. Progress in transplantation (Aliso Viejo, Calif.), 2021, 11 (4), 271-284.

［121］ VIRGILI A, ZAMPINO M, MANTOVANI L. Fungal skin infections in organ transplant recipients [J]. Am J Clin

Dermatol, 2002, 3 (1): 19-35.

［122］ SUŁOWICZ J, WOJAS-PELC A, KUŹNIEWSKI M, et al. Cutaneous viral infections in patients after kidney transplantation: risk factors [J]. Pol Arch Med Wewn, 2013, 123 (12): 686-692.

［123］ FIGUERAS NART I, CERIO R, DIRSCHKA T, et al. Defining the actinic keratosis field: a literature review and discussion [J]. J Eur Acad Dermatol Venereol, 2018, 32 (4): 544-563.

［124］ ZANE C, FACCHINETTI E, ROSSI M T, et al. Cryotherapy is preferable to ablative $CO_2$ laser for the treatment of isolated actinic keratoses of the face and scalp: a randomized clinical trial [J]. Br J Dermatol, 2014, 170 (5), 1114-1121.

［125］ EDWARDS L, LEVINE N, SMILES K A. The effect of topical interferon alpha 2b on actinic keratoses [J]. J Dermatol Surg Oncol, 1990, 16 (5), 446-449.

［126］ ARCURI D, RAMCHATESINGH B, LAGACE F, et al. Pharmacological agents used in the prevention and treatment of actinic keratosis: a review [J]. Int J Mol Sci, 2023, 24 (5), 4989.

［127］ DIANZANI C, CONFORTI C, GIUFFRIDA R, et al. Current therapies for actinic keratosis [J]. Int J Dermatol, 2020, 59 (6): 677-684.

［128］ FERNANDEZ FIGUERAS M T. From actinic keratosis to squamous cell carcinoma: pathophysiology revisited [J]. J Eur Acad Dermatol Venereol, 2017, 31 Suppl 2: 5-7.

［129］ TORREGROSA J V, FERREIRA A C, CUCCHIARI D, et al. Bone mineral disease after kidney transplantation [J]. Calcif Tissue Int, 2021, 108 (4): 551-560.

［130］ RAJAPAKSE C S, LEONARD M B, BHAGAT Y A, et al. Micro-MR imaging-based computational biomechanics demonstrates reduction in cortical and trabecular bone strength after renal transplantation [J]. Radiology, 2012, 262 (3): 912-920.

［131］ PICHETTE V, BONNARDEAUX A, PRUDHOMME L, et al. Long-term bone loss in kidney transplant recipients: a cross-sectional and longitudinal study [J]. Am J Kidney Dis, 1996, 28 (1): 105-114.

［132］ NIKKEL L E, MOHAN S, ZHANG A, et al. Reduced fracture risk with early corticosteroid withdrawal after kidney transplant [J]. Am J Transplant, 2012, 12 (3): 649-659.

［133］ MIKULS T R, JULIAN B A, BARTOLUCCI A, et al. Bone mineral density changes within six months of renal transplantation [J]. Transplantation, 2003, 75 (1): 49-54.

［134］ MARCÉN R, CABALLERO C, PASCUAL J, et al. Lumbar bone mineral density in renal transplant patients on neoral and tacrolimus: a four-year prospective study [J]. Transplantation, 2006, 81 (6): 826-831.

［135］ CUETO-MANZANO A M, KONEL S, CROWLEY V, et al. Bone histopathology and densitometry comparison between cyclosporine a monotherapy and prednisolone plus azathioprine dual immunosuppression in renal transplant patients [J]. Transplantation, 2003, 75 (12): 2053-2058.

［136］ MOVSOWITZ C, EPSTEIN S, FALLON M, et al. Cyclosporin-A in vivo produces severe osteopenia in the rat: effect of dose and duration of administration [J]. Endocrinology, 1988, 123 (5): 2571-2577.

［137］ LUO L, SHI Y, BAI Y, et al. Impact of tacrolimus on bone metabolism after kidney transplantation [J]. Int Immunopharmacol, 2012, 13 (1): 69-72.

［138］ PERRIN P, CAILLARD S, JAVIER R M, et al. Persistent hyperparathyroidism is a major risk factor for fractures in the five years after kidney transplantation [J]. Am J Transplant, 2013, 13 (10): 2653-2663.

［139］ EBPG EXPERT GROUP ON RENAL TRANSPLANTATION. European best practice guidelines for renal transplantation. section IV: long-term management of the transplant recipient. IV. 8. Bone disease [J]. Nephrol Dial Transplant, 2002, 17 (Suppl 4): 43-48.

［140］ MAINRA R, ELDER G J. Individualized therapy to prevent bone mineral density loss after kidney and kidney-pancreas transplantation [J]. Clin J Am Soc Nephrol, 2010, 5 (1): 117-124.

［141］ EVENEPOEL P, CLAES K, MEIJERS B, et al. Bone mineral density, bone turnover markers, and incident fractures in de novo kidney transplant recipients [J]. Kidney Int, 2019, 95 (6): 1461-1470.

［142］ SMERUD K T, DOLGOS S, OLSEN I C, et al. A 1-year randomized, double-blind, placebo-controlled study of intravenous ibandronate on bone loss following renal transplantation [J]. Am J Transplant, 2012, 12 (12): 3316-3325.

[143] TORRES A, GARCÍA S, GÓMEZ A, et al. Treatment with intermittent calcitriol and calcium reduces bone loss after renal transplantation [J]. Kidney Int. 2004, 65 (2): 705-712.

[144] WILSON L M, REBHOLZ C M, JIRRU E, et al. Benefits and harms of osteoporosis medications in patients with chronic kidney disease: a systematic review and meta-analysis [J]. Ann Intern Med, 2017, 166 (9): 649-658.

[145] PALMER S, MCGREGOR D O, STRIPPOLI G F. Interventions for preventing bone disease in kidney transplant recipients [J]. Cochrane Database Syst Rev, 2005,(2): CD005015.

[146] COCO M, PULLMAN J, COHEN HW, et al. Effect of risedronate on bone in renal transplant recipients [J]. J Am Soc Nephrol, 2012, 23 (8): 1426-1437.

[147] BONANI M, FREY D, BROCKMANN J, et al. Effect of twice-yearly denosumab on prevention of bone mineral density loss in de novo kidney transplant recipients: a randomized controlled trial [J]. Am J Transplant, 2016, 16 (6): 1882-1891.

[148] THONGPRAYOON C, ACHARYA P, AEDDULA N R, et al. Effects of denosumab on bone metabolism and bone mineral density in kidney transplant patients: a systematic review and meta-analysis [J]. Arch Osteoporos, 2019, 14 (1): 35.

[149] BABAYEV R, NICKOLAS TL. Bone disorders in chronic kidney disease: an update in diagnosis and management [J]. Semin Dial, 2015, 28 (6): 645-653.

[150] KIDNEY DISEASE: IMPROVING GLOBAL OUTCOMES (KDIGO) CKD-MBD UPDATE WORK GROUP. KDIGO 2017 clinical practice guideline update for the diagnosis, evaluation, prevention, and treatment of chronic kidney disease-mineral and bone disorder (CKD-MBD)[J]. Kidney Int Suppl (2011), 2017, 7 (1): 1-59.

[151] AKHTER S, QURESHI A R, EL-KHECHEN H A, et al. The efficacy of teriparatide on lumbar spine bone mineral density, vertebral fracture incidence and pain in post-menopausal osteoporotic patients: a systematic review and meta-analysis [J]. Bone Rep, 2020, 13: 100728.

# 42 肾移植受者消化系统并发症临床诊疗指南

随着免疫抑制剂等药物的使用,肾移植受者短期生存率有了大幅度提升,但近20年来,长期存活率没有明显改善,其主要原因除慢性移植物排斥、药物毒性、潜在肾病新发复发以外,肾移植受者远期系统并发症是重要原因,其中包括临床常见的消化系统并发症。经多年探索,我国对肾移植受者消化系统并发症的管理有了初步认识,基本掌握了该类疾病的诊断思路和治疗方法,但迄今移植界对消化系统并发症的把握仍存短板,比如,疾病的概念描述不清、诊断标准不一、鉴别诊断不全,治疗方案过时等问题,值得我们进一步探讨。

鉴于此,受中华医学会器官移植学分会组织与委托,我们联合多学科专家和工作团队,根据《世界卫生组织指南制订手册》的原则和方法,基于最新研究证据和我国国情,征询专家意见,构建临床问题,确定推荐意见,完成初稿写作,并进行2轮审稿,参考讨论反馈的结果对推荐意见做修订完善,所有临床问题的推荐意见均达成共识。最终,制订《肾移植受者消化系统并发症临床诊疗指南》,以期为肾移植医师提供参考,造福移植受者。

## 一、指南形成方法

本指南已在国际实践指南注册与透明化平台(Practice Guide Registration for TransPAREncy, PREPARE)上以中英双语注册(注册号: PREPARE-PREPARE-2024CN346)。

指南发起机构与专家组成员:本指南由中华医学会器官移植学分会发起,联合多学科专家共同制订。指南制订启动时间为 2023 年 7 月 7 日,定稿时间为 2024 年 3 月 20 日。

指南工作组:本指南成立了指南制订工作组,组建编写团队和讨论专家成员,涵盖了器官移植学、内科学、基础医学、健康管理等多学科专家。所有工作组成员均填写了利益声明表,不存在与本指南直接的利益冲突。

指南使用者与应用的目标人群:本指南适用于各级医疗机构及相关学科医师及工作人员。指南推荐意见的应用目标人群为肾移植受者。

临床问题的遴选和确定:工作组对国内外该领域发表的指南和共识进行比对,针对既往指南中没有涉及和有研究进展的内容及临床医师重点关注的内容,经过问卷调查和专家组会议讨论,最终形成本指南覆盖的 12 个临床问题,主要涉及肾移植受者消化系统并发症临床诊疗的多个方面。

证据的检索:证据评价组按照人群、干预、对照、结局(population,intervention,comparison,outcome,PICO)的原则对纳入的临床问题进行解构和检索,针对最终纳入的关键问题对其进行多源中文和英文数据库检索,检索数据库包括 PubMed、Embase、Clinicaltrial.org、Cochrane Library、Web of Science、中国知网、万方数据库等。检索语言限定为英文或中文。对纳入的文献进一步追溯其参考文献。完成证据检索后,每个临床问题均由共识专家组成员按照题目、摘要和全文的顺序逐级独立筛选文献,确定纳入符合具体临床问题文献,完成筛选后两人进行核对,如存在分歧则通过共同讨论或咨询第三方协商确定。

证据的评价与分级:采用 2009 版牛津循证医学中心(Oxford Centre for Evidence-Based Medicine,OCEBM)证据分级与推荐意见强度分级标准,证据等级分为 10 个等级,推荐强度分为 A、B、C、D 四个等级。

推荐意见的形成:综合考虑证据以及我国患者的偏好与价值观、干预措施的成本和利弊等因素后,指南工作组提出了符合我国临床诊疗实践的 16 条推荐意见。推荐意见达成共识后,工作组完成初稿的撰写,经中华医学会器官移植学分会组织全国器官移植与相关学科专家两轮会议集体讨论,根据其反馈意见对初稿进行修改,最终形成指南终稿。

指南的传播、实施与更新:指南发布后,指南工作组将主要通过以下方式对指南进行传播和推广:①在相关学术会议中对指南进行解读;②有计划地在相关单位组织指南学习专场会议,对移植医师进行推广培训;③在学术期刊和书籍出版社公开发表本指南;④通过网站、社交媒体等对指南等进行推广,必要时对指南的推荐意见进行更新。

## 二、肾移植受者腹泻并发症

**临床问题 1:肾移植受者腹泻的常见病因及治疗原则有哪些?**

**推荐意见 1:**腹泻的病因分为感染性与非感染性,可能存在多因素病因。建议肾移植受者优先筛查感染性因素,排除感染性因素后,建议调整免疫抑制剂方案或剂量(推荐强度 D,证据等级 5)。

**推荐意见说明:**

腹泻是肾移植受者常见的胃肠道并发症,在这类免疫抑制的人群中,感染性腹泻患病率有所增加,回顾性队列研究发现,肾移植受者腹泻等胃肠道并发症可能增加死亡及移植物丢失风险[1]。

肾移植受者感染性腹泻包括巨细胞病毒(cytomegalovirus,CMV)、微孢子虫、人类疱疹病毒 6、诺如病毒、艰难梭菌等[2-7];非感染性腹泻包括免疫抑制剂导致、移植物抗宿主病、炎症性肠病等[8-12]。

肾移植受者感染性腹泻的治疗原则与非移植人群一致,都是尽早通过明确致病菌使用抗感染药物治疗。排除感染性腹泻后，应考虑非感染性腹泻可能，对于肾移植受者非感染性腹泻，回顾性队列研究[13-16]表明约 55% 与免疫抑制剂相关[12]，包括他克莫司(tacrolimus,TAC)、环孢素 A(cyclosporinA,CsA)、西罗莫司、霉酚酸(mycophenolic acid,MPA)、硫唑嘌呤，其中 MPA 导致的腹泻最多，硫唑嘌呤的发病率最低，仅有个例的严重绒毛萎缩和慢性吸收不良[17]。

肾移植受者的腹泻应结合病史和临床症状制订个体化诊治方案，关键目标为区分感染性腹泻和非感染性腹泻，优先筛查感染性因素，寻找可能的病原微生物是重要步骤；排除感染性因素后，需考虑为免疫抑制剂导致的非感染性因素，调整方案时也需注意排斥反应风险。

临床问题 2：**肾移植受者免疫抑制剂导致的腹泻中，如何调整免疫抑制剂方案？**

推荐意见 2：建议肾移植受者免疫抑制剂相关腹泻时监测药物浓度并适当减少剂量(推荐强度 C，证据等级 4)；更改免疫抑制剂方案时，建议基于吗替麦考酚酯方案者调整为肠溶性麦考酚钠或咪唑立宾(推荐强度 C，证据等级 4)；推荐基于 TAC 的方案可尝试更改为 CsA(推荐强度 A，证据等级 1a)。

推荐意见说明：

MPA 是目前公认与器官移植受者腹泻最为相关的免疫抑制剂，一项美国的回顾性队列研究[1]证实含有 TAC 及吗替麦考酚酯免疫抑制剂方案与非感染性腹泻风险增加相关，其中吗替麦考酚酯是最常见的导致腹泻的免疫抑制剂，目前诱导腹泻机制尚不明确，可能是由于肠上皮细胞的生长、增殖和更新部分依赖于嘌呤的从头合成途径。因为所有免疫抑制剂导致的腹泻，都有剂量依赖性[18]，所以调整吗替麦考酚酯剂量可能可以缓解腹泻，在既往单中心回顾观察性研究[12,19]中有成功缓解腹泻的案例。

调整剂量无法缓解腹泻时，通常需要考虑调整方案，基于吗替麦考酚酯的免疫抑制剂方案在更改为咪唑立宾、硫唑嘌呤、肠溶性麦考酚酯可能是有效的。我国一项回顾性研究[11]对比硫唑嘌呤与MPA 的临床结局，硫唑嘌呤可以显著降低肾移植受者腹泻发生；我国一项小样本回顾性研究[20]也得出相似结论，相对于吗替麦考酚酯，咪唑立宾降低了腹泻的发生率；一项单中心观察性研究[21]将腹泻受者的吗替麦考酚酯转化应用 4~6mg/(kg·d) 的高剂量咪唑立宾后，可以减少腹泻发生率并且与吗替麦考酚酯具有同样的免疫抑制效果；在一项胰肾联合移植后回顾性研究[22]中，肠溶性麦考酚酯可减轻急性腹泻程度。

钙调磷酸酶抑制剂的大环内酯结构可对胃动素受体产生刺激从而引发腹泻。一项基于随机对照试验的荟萃分析[13]显示，TAC 相比 CsA 可能会增加腹泻、消化不良、呕吐等风险，所以建议在疑似TAC 引起的腹泻人群中，可减量或更改为 CsA。

## 三、肾移植受者消化道出血

临床问题 3：**肾移植受者消化道出血的危险因素及预防原则有哪些？**

推荐意见 3：肾移植受者上消化道出血的危险因素包括：大剂量激素使用、胃十二指肠溃疡史、急慢性胃炎、幽门螺杆菌感染、实体瘤、抗血小板、抗凝药物。下消化道出血的危险因素包括：炎症性肠病和血管病变(推荐强度 C，证据等级 4)。

推荐意见 4：建议术前胃肠镜筛查、评估溃疡病史、避免长期大剂量激素应用、合理应用质子泵抑制剂(推荐强度 C，证据等级 4)。

推荐意见说明：

上消化道出血在肾移植受者中更为常见，其风险高出非移植人群 3~9 倍，胃肠道内镜手术的出血风险高出 15 倍[23]。危险因素包括：既往尿毒症毒素导致体内凝血功能异常、血小板功能异常；既往存在消化道溃疡病史,大剂量糖皮质激素(以下简称激素)使用[23]。在肾移植受者中导致消化道出血的常见原因有：胃、十二指肠溃疡、急慢性胃炎、幽门螺杆菌感染和实体瘤[24-25]。一项研究[26]报道1 578 肾移植受者,平均年龄为 50 ± 14 岁,其中 45(2.9%)名患者有下消化道出血病史,出血的最常见原因是炎症性肠病和血管病变。

预防和降低肾移植受者消化道出血的风险是有必要的。手术技术的进步、围手术期和术后减少或停用抗凝剂使用、尽量减少激素的使用剂量和时间,这些干预措施可以降低移植后早期的消化道出血风险。大便隐血为常规筛查方式。内镜 Glasgow Blatchford score(GBS)评分,能较好预测急性止血及干预或死亡,GBS 阈值为 10 或更高最能预测高危患者。建议对没有禁忌证的上消化道出血肾移植受者进行内镜检查[27]。降低长期出血风险的监测和干预措施的证据有限。积极的癌症筛查、根除幽门螺杆菌、仔细考虑抗血栓药物的风险/益处以及抑酸药物的使用是预防出血的重要方式[24,28]。免疫抑制剂导致的肠道菌群失衡,可能诱发消化道出血。TAC 可能引起腹泻、便秘和食欲不振,MPA 可能引起消化道溃疡、肠穿孔和出血[29]。结肠镜检查是明确结直肠出血原因和部位的最重要手段,并且可以内镜直视下进行止血治疗。胶囊内镜检查为小肠疾病的常用检查技术,也是小肠出血的主要诊断方法之一[26,30]。

临床问题 4：**肾移植受者消化道出血治疗原则及预后如何?**

推荐意见 5：建议肾移植受者按出血病情急缓与危重情况分层管理。慢性出血病情稳定者积极寻找病因,门诊随访(推荐强度 C,证据等级 4)。

推荐意见 6：建议肾移植受者急性危重消化道出血以维持生命体征、寻找病因并止血、抗排斥为原则(推荐强度 C,证据等级 4)。

推荐意见说明：

肾移植受者消化道出血治疗原则同一般人群。首先判断急性还是慢性消化道出血。慢性消化道出血以寻找病因、对症治疗为主。

根据病情分层管理消化道出血。首先评估是否为危险出血(意识评估,循环、呼吸评估),如考虑低风险出血可门诊随访诊治。急性消化道出血应病情进展快、严重时可危及生命,必要时应请急诊科、消化科、介入科、外科等多学科专家联合诊治[31]。严重贫血面容、持续性呕血或便血、晕厥、血压过低或 Hb 水平过低均提示严重失血。当呕血、黑便量与贫血程度不相符时,应警惕隐匿的上消化道大出血。呕鲜血与咖啡色液,均提示病情危重[32]。消化道大出血治疗上应给予：①迅速建立有效静脉通路,快速补充血容量；②应用止血药物,抑酸剂、生长抑素及其衍生物等,还可使用气囊压迫术、内镜下止血及介入治疗等[23]；③动态监测病情变化并判断是否存在活动性出血；④病情稳定后需对预后进行评估。评估内容包括重要器官功能及再出血和死亡风险[31-33]。

## 四、肾移植受者急性胰腺炎并发症

临床问题 5：**肾移植受者急性胰腺炎药物性诱发因素及治疗原则有哪些?**

推荐意见 7：使用 TAC 和替加环素为肾移植受者急性胰腺炎的常见诱发因素(推荐强度 C,证据等级 4)。

推荐意见 8：推荐肾移植受者以识别并解除诱发因素、抑制分泌、补液、营养治疗、镇痛为治疗原则,在胃肠道功能耐受情况下早期恢复肠内营养(推荐强度 A,证据等级 1a)。

推荐意见9：建议停用高度可疑致胰腺炎药物，常规使用生长抑素及质子泵抑制剂（推荐强度 C，证据等级 4）；建议重症胰腺炎时早期启动连续性血液净化治疗，必要时行手术治疗（推荐强度 D，证据等级 5）。

推荐意见说明：

非移植人群急性胰腺炎最常见原因为胆石症、过量饮酒、高甘油三酯血症，肾移植受者胰腺炎与非移植人群胰腺炎的诱因有不同之处，病例系列报告及小样本病例报告[34-39]显示，肾移植受者急性胰腺炎可能与病毒感染（如水痘 - 带状疱疹病毒、CMV、戊肝病毒等）有关，亦可与免疫抑制药物（常见的如 TAC）、抗感染药物（常见如替加环素）等有关。因此减少诱因可能有助于减少肾移植受者急性胰腺炎的发生率，如术前戒酒、减少糖及不健康脂肪的摄入来控制甘油三酯、术后监测病毒感染及其载量外，关注并监测 TAC 浓度、合理使用替加环素等药物，但对于术前预防性切除无症状的胆囊结石仍有争议性[40]。

治疗原则以解除诱因、镇痛、液体和营养为主，一些回顾性队列研究[41-43]表明，24h 内积极补液可以降低死亡率，但抗生素的使用存在争议性[44]。多项 meta 分析[45]支持早期恢复肠内营养。解除诱因是治疗肾移植受者胰腺炎的重要环节，由于肾移植受者急性胰腺炎常见由病毒感染、免疫抑制药物及替加环素使用等导致，排查致病因素是关键，如正在使用替加环素和 / 或 TAC 时，应监测 TAC 浓度，及时调整或停用。在诊断急性胰腺炎后，应尽快进行液体支持治疗，首选晶体液。

在不明确哪类药物导致急性胰腺炎时，建议将可疑口服免疫抑制剂调整方案，如他克莫司改为环孢素，动态监测 CsA 浓度，根据移植术后时间及药物浓度动态调整 CsA 剂量。目前仍缺乏针对急性胰腺炎的特异性药物。有关蛋白酶抑制剂及胰酶抑制剂，由于胰酶原激活导致的自身消化（胰腺破裂）被认为是导致急性胰腺炎的机制之一，减少胰腺分泌可以减少胰酶原的量。蛋白酶抑制剂如生长抑素对胰蛋白酶的抑制可以减少对胰腺的损害。质子泵抑制剂可抑制胃酸间接抑制胰腺分泌。目前生长抑素缺乏高质量的临床证据[46]，有回顾性单中心文献报道，生长抑素联合质子泵抑制剂治疗急性胰腺炎具有临床效果[47]。

连续性血液净化治疗又称连续性肾脏替代治疗（continuous renal replacement therapy，CRRT），用于重症急性胰腺炎可明显改善预后，其应用价值和机制在于：①在重症急性胰腺炎早期，胰腺细胞破坏，大量释放炎症介质，可能诱发全身炎症反应综合征导致多器官功能衰竭；②急性胰腺炎导致的全身炎症反应使毛细血管通透性增加，从而液体渗漏至第三间隙，CRRT 可缓慢清除血管内水分，形成液体负平衡，改善心衰肺水肿；③ CRRT 可以通过调控中性粒细胞功能、改善单核细胞功能、恢复白细胞反应性等重新稳定免疫系统，从而提高机体抗感染能力；④替代肾脏功能，清除水分和代谢产物，清除肝脏毒素、补充凝血因子[48-49]。

由于肾移植受者重症急性胰腺炎往往有更高死亡率[50]，虽未见该人群 CRRT 相关研究，但基于 CRRT 可能对降低死亡率及严重不良反应有益，所以参考非移植人群重症胰腺炎的治疗经验，单中心回顾性观察研究表明，使用 CRRT 治疗可能会降低死亡率[51]，具备 CRRT 条件的中心可以在发病后 72h 内使用 CRRT 治疗从而改善预后[50]。停机时机亦无相关研究报道，可根据患者尿量、血清淀粉酶 / 脂肪酶水平、症状改善等因素个体化判断停机时机。

感染性胰腺坏死是急性胰腺炎的严重并发症，常需手术治疗。微创清创逐渐成为感染性胰腺坏死手术的主流方式，开腹手术可作为微创治疗失败后的补充手段[44]。

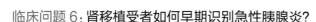

**临床问题 6：肾移植受者如何早期识别急性胰腺炎？**

**推荐意见 10：** 建议肾移植受者出现腹部疼痛、压痛等临床表现时，应考虑急性胰腺炎可能性，及时监测血淀粉酶、脂肪酶、尿淀粉酶、完善腹部 CT 以早期识别和明确诊断（推荐强度 D，证据等级 5）。

**推荐意见说明：**

急性胰腺炎病因众多，对于肾移植受者除需关注胆石症、高甘油三酯血症、过度饮酒、暴饮暴食等与非移植人群一致的诱发因素外，肾移植围手术期还需关注药物因素，如 TAC 和替加环素。对病因的早期控制有助于缓解病情，改善预后，并预防急性胰腺炎加重和复发。

肾移植受者需要密切关注急性胰腺炎的临床表现和实验室检查。症状包括急性发作的持续性上腹部剧烈疼痛，常向背部放射，伴有腹胀、恶心、呕吐，且呕吐后疼痛不缓解，部分患者可出现心动过速、低血压、少尿等休克表现，严重脱水和老年患者可出现精神状态改变。临床体征轻者仅表现为腹部轻压痛，重者可出现腹膜刺激征，偶见腰肋部皮下瘀斑征（Grey-Turner 征）和脐周皮下瘀斑征（Cullen 征）。实验室检查可见血清淀粉酶及脂肪酶升高。

急性胰腺炎诊断标准和非移植人群一致：①上腹部持续性疼痛；②血清淀粉酶和 / 或脂肪酶浓度至少高于正常上限值 3 倍；③腹部影像学检查结果显示符合急性胰腺炎影像学改变。上述 3 项中符合 2 项即可诊断为急性胰腺炎[44]。肾移植受者怀疑急性胰腺炎时，尽早监测血淀粉酶及脂肪酶、完善腹部 CT 明确诊断，积极治疗，改善预后。

## 五、肾移植受者炎症性肠病

**临床问题 7：肾移植受者炎症性肠病复发和新发的危险因素有哪些？**

**推荐意见 11：** 肾移植时炎症性肠病的活跃程度、移植后免疫抑制剂使用、CMV 感染是肾移植受者炎症性肠病特有的复发和新发危险因素（推荐强度 C，证据等级 4）。

**推荐意见说明：**

炎症性肠病（inflammatory bowel disease，IBD）主要包括溃疡性结肠炎（ulcerative colitis，UC）和克罗恩病（crohn's disease，CD），在肾移植受者中并不罕见，IBD 在肾移植后复发率约为 27.6%，新发 IBD 约为 5%~18.8%[52-53]，临床表现与非移植人群类似，以血性腹泻、腹部绞痛和鲜红色血便为主，但移植人群疾病进展更迅速，预后较差[54-57]。此外，Hansrivijit[51]对 7 项临床研究荟萃分析显示，患有 IBD 的肾移植受者急性排斥率和再次移植率分别为 31.4% 和 30.4%。

非移植人群 IBD 复发和新发的危险因素主要有性别（女性）、种族（白人）、家族史、吸烟（被认为可导致 CD 的风险增加，但可能对 UC 有保护作用；戒烟会导致 UC 的风险增加，但与 CD 未发现明显相关）、胃肠道感染（沙门氏菌、弯曲杆菌、艰难梭菌感染等）、肠道菌群失衡、环境（压力大、焦虑、抑郁、睡眠不足、长期久坐）、饮食（高脂饮食、低纤维饮食、维生素 D 缺乏等）、药物（非甾体抗炎药、口服避孕药等）等[58-60]。大多数文献中提及的 IBD 复发和新发危险因素均基于非移植人群数据和肝移植受者数据，基于肾移植受者 IBD 研究因样本量小而很难得出准确的结论，需要进一步的研究来确定是否同样适用于肾移植受者。根据目前已有的文献报道，基于移植受者特有的复发和新发的危险因素主要如下：

1. 移植时 IBD 的活跃程度　在肝移植时患有活动性疾病的患者中，肝移植后 IBD 发作和肠道疾病恶化的风险增加了 3 倍[61]。

2. 免疫抑制剂　MPA 一方面被证明可诱导和维持非移植人群中严重难治性 IBD 的缓解[62]；另一方面，MPA 可能促进移植后糜烂性小肠结肠炎和移植后 CD 样结肠炎[63-64]。此外，有研究[65]表明,肝移植后使用 TAC 是 IBD 复发的独立风险因素,并有荟萃分析[66]表明,肝移植受者从以 TAC 为基础的免疫抑制剂方案转换为以 CsA 为基础的方案可减轻 IBD 的活跃程度,获得更好的预后。Dvorchik[67]也发现,服用 TAC 的肝移植受者 1 年和 5 年 IBD 复发的风险分别为 13% 和 64%,而未服用 TAC 的肝移植受者中,这一比例分别为 4% 和 10%。

3. CMV 感染　受者存在 CMV 感染与移植后新生 IBD 的发生有关,可能是 CMV 影响上皮屏障功能和黏膜免疫系统,这两者都可能导致 IBD 的发生[68-69]。

临床问题 8:**肾移植受者 IBD 如何进行诊断和评估?**

推荐意见 12:建议肾移植受者在排除感染性和其他非感染性结肠炎基础上,结合临床表现、实验室检查、影像学、结肠镜及病理组织学进行 IBD 诊断和评估(推荐强度 D,证据等级 5)。

推荐意见说明:

肾移植受者 IBD 的诊断和评估与非移植人群类似。当出现持续或反复腹痛、腹泻、血便等症状时,需考虑 IBD 可能,推荐至消化科专科就诊协助诊断和评估。结肠镜检查应常规用于 IBD 的诊断、鉴别、疗效评估及疾病监测,检查时应尽可能进入回肠末端,并对受累和未受累区域多段、多点取材进行黏膜活组织检查。具体诊断和评估标准推荐参照中华医学会消化病学分会炎症性肠病学组和中国炎症性肠病诊疗质量控制评估中心发布的《中国溃疡性结肠炎诊治指南(2023 年·西安)》《中国克罗恩病诊治指南(2023 年·广州)》。

临床问题 9:**肾移植受者 IBD 有哪些治疗原则?**

推荐意见 13:肾移植受者 IBD 的治疗原则同非移植人群,建议多学科共同管理并予以综合治疗(推荐强度 D,证据等级 5)。

推荐意见 14:治疗 IBD 过程中,肾移植受者目前暂无统一的免疫抑制剂调整方案,建议根据发病诱因,进行个体化管理(推荐强度 D,证据等级 5)。

推荐意见说明:

IBD 包括 CD 和 UC,是影响胃肠道的慢性特发性、复发性和缓解性炎症性疾病,氨基水杨酸、皮质类固醇、免疫调节剂、抗肿瘤坏死因子和生物制剂等药物目前已被广泛应用,并显示出良好的治疗效果,尤其是在联合应用时。然而,尽管有各种各样的治疗药物以及改进的治疗方案,一部分中度至重度 IBD 患者仍不能从现有治疗中获益,或出现所用药物引起的副作用[70]。

使用免疫抑制剂疗法会增加移植受者感染的风险,因此,在出现腹泻的受者中排除肠道感染(如 CMV 和艰难梭菌感染)极其重要,另需排除可能导致腹泻的药物。一旦确诊 IBD,管理方法需要在 IBD 有经验的胃肠病医师、移植医师和胃肠外科医师之间密切协调。一项大型荟萃分析[65]表明,肝移植受者从基于 TAC 联合 MPA 的免疫抑制方案转换为基于 CsA 和硫唑嘌呤的免疫抑制方案可以有效降低 IBD 的活动性,并认为 TAC 联合 MPA 双重治疗是肝移植受者 IBD 的发病因素,也有肾移植受者 IBD 病例汇报同意上述观点[71]。与 TAC 相比,CsA 显著增加了肾移植受者中调节性 T 细胞表达 IL-2 的频率,而 TAC 是 IL-2 产生的强抑制剂,并显示出增加肠道通透性,这增强了受体对肠腔抗原的肠道免疫反应,导致慢性肠道炎症状态[72-73]。

值得注意的是,有病例报告针对 TNF-α 治疗肾移植受者难治性新发 IBD 是安全有效的,并且不需调整其他免疫抑制剂[74-75]。

激素有助于活动性 IBD 患者的临床缓解,并且预防器官移植受者的急性和慢性排斥反应中的作用已得到充分证实,可能在移植后随访期间防止 IBD 进一步发作[76-77]。

基于上述讨论,针对肾移植受者IBD,目前仍缺乏实质性的临床研究支持调整免疫抑制剂,转换免疫抑制剂可能会诱发移植肾发生急性排斥反应,需权衡这种治疗方案的风险和收益。

## 六、肾移植受者肠道菌群失衡

临床问题10：**肾移植受者肠道菌群失衡的危险因素有哪些？**

推荐意见15：肾移植受者肠道菌群失衡的危险因素有免疫抑制剂、抗菌药物、麻醉药物、饮食习惯、生活方式改变等(推荐强度D,证据等级5)。

推荐意见说明：

人体微生物群是指在人体体表和体内生活的微生物群落,包括细菌、真菌、病毒等。这些微生物群落分布在人体的不同部位,如口腔、呼吸道、胃肠道、泌尿道、阴道及皮肤等部位[78-79],其中大部分微生物群落存在于肠道中,并以细菌为主,故通常被称为肠道菌群。正常情况下,人体选择性地让某些微生物定植于肠道,并为其提供适宜的栖息环境和营养,这些微生物及其代谢产物在人体内发挥生物屏障功能,参与免疫系统成熟和免疫应答的调节,并对机体内多种生理代谢起着重要作用[80]。当人体受年龄、环境、饮食、用药、疾病等因素影响时,肠道菌群在种类、数量、比例、分布和生物学特征上发生变化而引起的失衡状态,被称为肠道菌群失衡[81]。

肾移植前后的肠道菌群特征差异很大[82]。Lee等学者[83]研究发现,健康个体和肾移植受者之间肠道菌群存在较大差异。美国中西部儿科肾病联盟的4个中心进行的一项横向研究[84]表明,肾移植受者表现出双歧杆菌丰度降低和拟杆菌丰度增加,与健康对照相比,肾移植受者的肠道菌群多样性降低。Kim等学者[85]报告,活体供肾移植前供者、受者肠道菌群的差异会影响早期移植肾功能,Gioco等学者[86]研究也表明,肠道菌群失衡显著影响免疫系统,进而改变肾移植受者的预后。

肾移植受者免疫抑制剂(激素、CsA、MPA、雷帕霉素、依维莫司)[87]、抗菌药物[88]、麻醉药物[89]、饮食习惯改变(如纠正尿毒症和使用激素增加食欲、高脂饮食、膳食纤维摄入不足等)、生活方式(如情绪、久坐、吸烟、饮酒、昼夜节律紊乱等)[90]等,均有可能导致肠道菌群的改变。但目前对于肾移植受者肠道菌群失衡危险因素的研究较少,仍需更多的多中心、随机、对照的临床研究来进一步明确。

临床问题11：**肾移植受者肠道菌群失衡的治疗措施有哪些？**

推荐意见16：建议肾移植受者使用不同作用机制的调节肠道菌群的微生态调节剂和/或肠道菌群移植,以改善肾移植受者肠道菌群失衡(推荐强度C,证据等级4)。

推荐意见说明：

微生态调节剂是在微生态学理论指导下生产的一类能够调节肠道微生态失衡,保持微生态平衡,提高宿主健康水平或增进健康状态的生理性活菌(微生物)制品,也包括这些菌体的代谢产物及促进这些生理菌群生长繁殖的物质制品。微生态调节剂包括活菌体、死菌体、菌体成分、代谢物及生长促进物质。

目前国内外较为一致的意见是把微生态调节剂分成益生菌(probiotics)、益生元(prebiotics)和合生素(synbiotics)三部分[91]。①益生菌是一种活的微生物,当给予足够量时,会给宿主带来健康益处；②益生元是指不易被宿主消化吸收,却能够选择性地促进体内有益菌的代谢和增殖,从而改善宿主健康的有机物质；③合生素是指将益生菌和益生元以协同作用的形式结合在一起的生物制剂[92]。

肠道菌群移植(fecal microbiota transplantation,FMT)是指将特定的健康人粪便中的功能肠道菌群移植到患者肠道内，重塑失衡的肠道菌群，实现肠道及肠道外疾病的治疗。在早期，FMT 被翻译成粪菌移植，但从美学、伦理学以及肠道菌群发挥最主要作用的角度考虑，逐渐将 FMT 定义为"肠道菌群移植"，也简称"肠菌移植"[93]。

多篇研究报道，益生菌、益生元、合生素和肠道菌群移植可以将肠道菌群失衡状态转化为健康肠道菌群的定植，进而改善肠道菌群失衡引起的一系列并发症[81,94-95]。Ranganathan N 等学者[96]的研究发现，慢性肾病患者在摄入含有嗜酸乳杆菌和嗜热链球菌等益生菌 6 个月后，肾功能改善、生活质量显著提高。在一项研究[97]中，27 名有胃肠道症状的肾移植受者在接受益生元 7 周后显著缓解了胃肠道症状。对甲酚通常会在肠道菌群失衡时产生和积累，根据 Guida B 团队[98]的研究，合生素可以有效降低肾移植受者血浆对甲酚水平。此外，有研究[99]证实，给予合生素的肝移植受者尿路感染和腹腔内感染明显减少，但需要进一步的研究来确定这一证据是否可以推广到肾脏和其他移植受者。

有研究[100]表明，接受 FMT 治疗的肾移植受者肠道菌群与供体肠道菌群的类型组成高度相似，并逐渐正常化，Biehl L 等学者[101]的研究也表明，FMT 可治疗肾移植受者复发性尿路感染，另外两项研究[102-103]中，接受 FMT 治疗后，肾移植受者腹泻症状得到了缓解。

## 七、小结

肾移植受者消化系统并发症与受者长期健康存活和移植肾功能稳定密切相关。本指南全面总结肾移植受者消化系统除肿瘤以外的常见并发症，挖掘移植相关危险因素并提出相应的预防以及治疗措施；根据最新的临床和基础研究、最新诊疗指南及共识，结合肾移植受者的特殊性，提出与非移植人群治疗的差异性，给出相应预防和治疗方案调整，制订相关推荐意见和推荐意见说明，以期为临床实践提供指导，从而促进肾移植受者长期健康存活及移植肾功能稳定。

本指南是基于现有研究证据和临床经验总结而来，存在一定的局限性，部分临床问题目前还缺乏有力的循证证据，同时临床实践中也存在一些有待回答的问题，随着临床经验的不断积累、临床研究的不断深入，未来对指南也将进行不断补充、完善和更新，一些证据级别不高的临床问题将成为未来研究的重点方向。

**执笔作者：** 杨猛（中国人民解放军陆军军医大学第一附属医院），秦文瀚（中国人民解放军陆军军医大学第一附属医院），王卫黎（中国人民解放军陆军军医大学第一附属医院），李有赞（中国人民解放军陆军军医大学第一附属医院）

**通信作者：** 赵洪雯（中国人民解放军陆军军医大学第一附属医院）

**主审专家：** 薛武军（西安交通大学第一附属医院），田野（首都医科大学北京友谊医院），傅耀文（吉林大学第一医院）

**审稿专家：** 丁小明（西安交通大学第一附属医院），王长希（中山大学附属第一医院），文吉秋（中国人民解放军东部战区总医院），田普训（西安交通大学第一附属医院），李宁（山西省第二人民医院），杨洪吉（四川省人民医院），张伟杰（华中科技大学同济医学院附属同济医院），陈正（广州医科大学第二附属医院），陈刚（华中科技大学同济医学院附属同济医院），陈劲松（中国人民解放军东部战区总医院），苗芸（南方医科大学南方医院），林涛（四川大学华西医院），周江桥（武汉大学人民医院），周强（中国人民解放军陆军军医大学第一附属医院），尚文俊（郑州大学第一附属医院），赵京晶（中国人民解放军陆

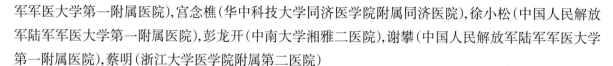
军军医大学第一附属医院),宫念樵(华中科技大学同济医学院附属同济医院),徐小松(中国人民解放军陆军军医大学第一附属医院),彭龙开(中南大学湘雅二医院),谢攀(中国人民解放军陆军军医大学第一附属医院),蔡明(浙江大学医学院附属第二医院)

**利益冲突:**所有作者声明无利益冲突。

## 参考文献

［1］ BUNNAPRADIST S, NERI L, WONG W, et al. Incidence and risk factors for diarrhea following kidney transplantation and association with graft loss and mortality [J]. Am J Kidney Dis, 2008, 51 (3): 478-486.

［2］ ZAIS IE, SIROTTI A, IESARI S, et al. Human cytomegalovirus-related gastrointestinal disease after kidney transplantation: a systematic review [J]. Clin Transplant, 2024, 38 (1): e15218.

［3］ DEBORSKA-MATERKOWSKA D, SADOWSKA A, MATŁOSZ B, et al. Human herpes virus 6 infection in renal transplant recipient-case report [J]. Przegl Epidemiol, 2006, 60 (1): 141-146.

［4］ PATIL A D, SAXENA N G, THAKARE S B, et al. Diarrhea after kidney transplantation: a study of risk factors and outcomes [J]. J Postgrad Med, 2023, 69 (4): 205-214.

［5］ SHAH S A, TSAPEPAS D S, KUBIN C J, et al. Risk factors associated with clostridium difficile infection after kidney and pancreas transplantation [J]. Transpl Infect Dis, 2013, 15 (5): 502-509.

［6］ DUMOND C, AULAGNON F, ETIENNE I, et al. Epidemiological and clinical study of microsporidiosis in French kidney transplant recipients from 2005 to 2019: TRANS-SPORE registry [J]. Transpl Infect Dis, 2021, 23 (5): e13708.

［7］ GRAS J, ABDEL-NABEY M, DUPONT A, et al. Clinical characteristics, risk factors and outcome of severe norovirus infection in kidney transplant patients: a case-control study [J]. BMC Infect Dis, 2021, 21 (1): 351.

［8］ AZEVEDO P, FREITAS C, AGUIAR P, et al. A case seriesof de novo inflammatory bowel disease after kidney transplantation [J]. Transplant Proc, 2013, 45 (3): 1084-1087.

［9］ KATO T, YAZAWA K, MADONO K, et al. Acute graft-versus-host-disease in kidney transplantation: case report and review of literature [J]. Transplant Proc, 2009, 41 (9): 3949-3952.

［10］ KIM JM, KIM SJ, JOH JW, et al. Graft-versus-host disease after kidney transplantation [J]. J Korean Surg Soc, 2011, 80 Suppl 1 (Suppl 1): S36-39.

［11］ ALMEIDA C C, SILVEIRA M R, DE ARAÚJO V E, et al. Safety of immunosuppressive drugs used as maintenance therapy in kidney transplantation: a systematic review and meta-analysis [J]. Pharmaceuticals (Basel), 2013, 6 (10): 1170-1194.

［12］ SUN W, GUO H B, XIE Z L, et al. Association factors analysis of diarrhea in patients receiving kidney transplantation [J]. Beijing Da Xue Xue Bao Yi Xue Ban, 2013, 45 (5): 779-781.

［13］ WEBSTER A C, WOODROFFE R C, TAYLOR R S, et al. Tacrolimus versus ciclosporin as primary immunosuppression for kidney transplant recipients: meta-analysis and meta-regression of randomised trial data [J]. BMJ, 2005, 331 (7520): 810.

［14］ MALINOWSKI M, MARTUS P, LOCK J F, et al. Systemic influence of immunosuppressive drugs on small and large bowel transport and barrier function [J]. Transpl Int, 2011, 24 (2): 184-193.

［15］ VASQUEZ E M. Sirolimus: a new agent for prevention of renal allograft rejection [J]. Am J Health Syst Pharm, 2000, 57 (5): 437-448; quiz 449-451.

［16］ SOLLINGER H W. Mycophenolate mofetil for the prevention of acute rejection in primary cadaveric renal allograft recipients. U. S. renal transplant mycophenolate mofetil study group [J]. Transplantation, 1995, 60 (3): 225-232.

［17］ ZIEGLER T R, FERNÁNDEZ-ESTÍVARIZ C, GU L H, et al. Severe villus atrophy and chronic malabsorption induced by azathioprine [J]. Gastroenterology, 2003, 124 (7): 1950-1957.

［18］ MAES B, HADAYA K, DE MOOR B, et al. Severe diarrhea in renal transplant patients: results of the DIDACT study [J]. Am J Transplant, 2006, 6 (6): 1466-1472.

［19］ CARENA A A, BOUGHEN S, GAGLIARDI M I, et al. Acute diarrhea after kidney or kidney-pancreas transplantation [J]. Medicina (B Aires), 2015, 75 (1): 29-36.

［20］ SHI Y, LIU H, CHEN X G, et al. Comparison of mizoribine and mycophenolate mofetil with a tacrolimus-based immunosuppressive regimen in living-donor kidney transplantation recipients: a retrospective study in China [J]. Transplant Proc, 2017, 49 (1): 26-31.

［21］ SUGITANI A, KITADA H, OTA M, et al. Revival of effective and safe high-dose mizoribine for the kidney transplantation [J]. Clin Transplant, 2006, 20 (5): 590-595.

［22］ RANGEL E B, MELARAGNO C S, SÁ J R, et al. Mycophenolate mofetil versus enteric-coated mycophenolate sodium after simultaneous pancreas-kidney transplantation [J]. Transplant Proc, 2009, 41 (10): 4265-4269.

［23］ SOOD MM, GARG AX, BOTA SE, et al. Risk of major hemorrhage after kidney transplantation [J]. Am J Nephrol, 2015, 41 (1): 73-80.

［24］ SOOD M M, BOTA S E, MCARTHUR E, et al. The three-year incidence of major hemorrhage among older adults initiating chronic dialysis [J]. Can J Kidney Health Dis, 2014, 1: 21.

［25］ COLLINS M G, TEO E, COLE S R, et al. Screening for colorectal cancer and advanced colorectal neoplasia in kidney transplant recipients: cross sectional prevalence and diagnostic accuracy study of faecal immunochemical testing for haemoglobin and colonoscopy [J]. BMJ, 2012, 345: e4657.

［26］ RENCUZOGULLARI A, BINBOGA S, AYTAC E, et al. Incidence, management, and risk factors for lower gastrointestinal bleeding in renal transplant recipients [J]. Transplant Proc, 2017, 49 (3): 501-504.

［27］ WANG R, WANG Q. Comparison of risk scoring systems for upper gastrointestinal bleeding in patients after renal transplantation: a retrospective observational study in hunan, China [J]. BMC Gastroenterol, 2022, 22 (1): 353.

［28］ PASCUAL J, GALEANO C, ROYUELA A, et al. A systematic review on steroid withdrawal between 3 and 6 months after kidney transplantation [J]. Transplantation. 2010, 90 (4): 343-349.

［29］ ÇıNAR F, BULBULOGLU S. The effect of adherence to immunosuppressant therapy on gastrointestinal complications after liver transplantation [J]. Transpl Immunol, 2022, 71: 101554.

［30］ 张澍田, 李鹏, 王拥军, 等. 下消化道出血诊治指南 (2020)[J]. 中华消化内镜杂志, 2020, 37 (10): 11.

［31］ 尹路, 周荣斌, 赵晓东, 等. 急性上消化道出血急诊诊治流程专家共识 (2020 版)[J]. 中华急诊医学杂志, 2021, 30 (1): 15-24.

［32］ MULLADY D K, WANG A Y, WASCHKE K A. AGA clinical practice update on endoscopic therapies for non-variceal upper gastrointestinal bleeding: expert review [J]. Gastroenterology, 2020, 159 (3): 1120-1128.

［33］ NELMS D W, PELAEZ C A. The acute upper gastrointestinal bleed [J]. Surg Clin North Am, 2018, 98 (5): 1047-1057.

［34］ 周晓丽, 地里夏提·白克力, 尹东锋. 文献报道的替加环素诱发肾移植受者急性胰腺炎 11 例分析 [J]. 药物流行病学杂志, 2022, 31 (7): 492-496.

［35］ 徐刚, 徐萍, 周艳钢, 等. 替加环素致肾移植术后急性胰腺炎 3 例分析 [J]. 中南药学, 2021, 19 (6): 1265-1268.

［36］ 刘东华, 邢晓敏, 杨雪, 等. 替加环素致肾移植术后受者急性胰腺炎 [J]. 药物不良反应杂志, 2022, 24 (3): 155-157.

［37］ 李广萍, 吴江涛, 王琦, 等. 他克莫司致肾移植术后受者急性胰腺炎 [J]. 药物不良反应杂志, 2022, 24 (4): 213-215.

［38］ 李伟杰, 丁玉峰. 肾移植术后给予替加环素致急性胰腺炎 2 例 [J]. 医药导报, 2019, 38 (10): 1367-1369.

［39］ XU J, XU L, WEI X, et al. A case report: acute pancreatitis associated with tacrolimus in kidney transplantation [J]. BMC Nephrol, 2019, 20 (1): 209.

［40］ ADANI G L, BACCARANI U, VIALE P, et al. Acute pancreatitis after kidney transplantation [J]. Am J Gastroenterol, 2005, 100 (7): 1620.

［41］ IAP/APA evidence-based guidelines for the management of acute pancreatitis [J]. Pancreatology, 2013, 13 (4 Suppl 2): e1-15.

［42］ YANG C J, CHEN J, PHILLIPS A R, et al. Predictors of severe and critical acute pancreatitis: a systematic review [J]. Dig Liver Dis, 2014, 46 (5): 446-451.

［43］ MOUNZER R, LANGMEAD C J, WU B U, et al. Comparison of existing clinical scoring systems to predict persistent organ failure in patients with acute pancreatitis [J]. Gastroenterology, 2012, 142 (7): 1476-1482; quiz e15-16.

[44] 李非, 曹锋. 中国急性胰腺炎诊治指南 (2021)[J]. 中国实用外科杂志, 2021, 41 (7): 739-746.

[45] CROCKETT S D, WANI S, GARDNER T B, et al. American gastroenterological association institute guideline on initial management of acute pancreatitis [J]. Gastroenterology, 2018, 154 (4): 1096-1101.

[46] MOGGIA E, KOTI R, BELGAUMKAR A P, et al. Pharmacological interventions for acute pancreatitis [J]. Cochrane Database Syst Rev, 2017, 4 (4): CD011384.

[47] 罗桂金, 雷平光, 余洁梅, 等. 生长抑素联合质子泵抑制剂治疗重症胰腺炎患者的临床效果及对二胺氧化酶、D-乳糖的影响 [J]. 广西医科大学学报, 2016, 33 (3): 433-436.

[48] 陈美辰. 血液净化治疗在重症急性胰腺炎的应用进展 [D]. 重庆医科大学, 2023.

[49] HAMMAD A Y, DITILLO M, CASTANON L. Pancreatitis [J]. Surg Clin North Am, 2018, 98 (5): 895-913.

[50] SKIPWORTH JR, PEREIRA SP. Acute pancreatitis [J]. Curr Opin Crit Care, 2008, 14 (2): 172-178.

[51] 文明波, 吴定国. 不同治疗时机的连续性肾脏替代治疗对重症急性胰腺炎疗效的影响 [J]. 中华消化外科杂志, 2011, 10 (2): 137-138.

[52] HANSRIVIJIT P, PUTHENPURA M M, THONGPRAYOON C, et al. Incidence and impacts of inflammatory bowel diseases among kidney transplant recipients: a meta-analysis [J]. Med Sci (Basel), 2020, 8 (3): 39.

[53] GIOCO R, CORONA D, EKSER B, et al. Gastrointestinal complications after kidney transplantation [J]. World J Gastroenterol, 2020, 26 (38): 5797-5811.

[54] VERDONK R C, DIJKSTRA G, HAAGSMA E B, et al. Inflammatory bowel disease after liver transplantation: risk factors for recurrence and de novo disease [J]. Am J Transplant, 2006, 6 (6): 1422-1429.

[55] NANNEGARI V, ROQUE S, RUBIN D T, et al. A review of inflammatory bowel disease in the setting of liver transplantation [J]. Gastroenterol Hepatol (N Y), 2014, 10 (10): 626-630.

[56] PARAMESWARAN S, SINGH K, NADA R, et al. Ulcerative colitis after renal transplantation: a case report and review of literature [J]. Indian J Nephrol, 2011, 21 (2): 120-122.

[57] Riley T R, Schoen R E, Lee R G, et al. A case series of transplant recipients who despite immunosuppression developed inflammatory bowel disease [J]. Am J Gastroenterol, 1997, 92 (2): 279-282.

[58] ANANTHAKRISHNAN A N. Epidemiology and risk factors for IBD [J]. Nat Rev Gastroenterol Hepatol, 2015, 12 (4): 205-217.

[59] SINGH N, BERNSTEIN C N. Environmental risk factors for inflammatory bowel disease [J]. United European Gastroenterol J, 2022, 10 (10): 1047-1053.

[60] OWCZAREK D, RODACKI T, DOMAGALA-RODACKA R, et al. Diet and nutritional factors in inflammatory bowel diseases [J]. World J Gastroenterol, 2016, 22 (3): 895-905.

[61] VERDONK R C, DIJKSTRA G, HAAGSMA E B, et al. Inflammatory bowel disease after liver transplantation: risk factors for recurrence and de novo disease [J]. Am J Transplant, 2006, 6 (6): 1422-1429.

[62] TAN T, LAWRANCE I C. Use of mycophenolate mofetil in inflammatory bowel disease [J]. World J Gastroenterol, 2009, 15 (13): 1594-1599.

[63] INDRIOLO A, RAVELLI P. Clinical management of inflammatory bowel disease in the organ recipient [J]. World J Gastroenterol, 2014, 20 (13): 3525-3533.

[64] HALIM M A, SAID T, NAIR P, et al. De novo Crohn's disease in a renal transplant recipient [J]. Transplant Proc, 2007, 39 (4): 1278-1279.

[65] VERDONK R C, DIJKSTRA G, HAAGSMA E B, et al. Inflammatory bowel disease after liver transplantation: risk factors for recurrence and de novo disease [J]. Am J Transplant, 2006, 6 (6): 1422-1429.

[66] JORGENSEN K K, LINDSTROM L, CVANCAROVA M, et al. Immunosuppression after liver transplantation for primary sclerosing cholangitis influencesactivity of inflammatory bowel disease [J]. Clin Gastroenterol Hepatol, 2013, 11 (5): 517-523.

[67] DVORCHIK I, SUBOTIN M, DEMETRIS A J, et al. Effect of liver transplantation on inflammatory bowel disease in patients with primary sclerosing cholangitis [J]. Hepatology, 2002, 35 (2): 380-384.

[68] SAKAMOTO T, SATO Y, YAMAMOTO S, et al. De novo ulcerative colitis and autoimmune hepatitis after living

related liver transplantation from cytomegalovirus-positive donor to cytomegalovirus-negative recipient: a case report [J]. Transplant Proc, 2012, 44 (2): 570-573.

［69］ NEPAL S, NAVANEETHAN U, BENNETT A E, et al. De novo inflammatory bowel disease and its mimics after organ transplantation [J]. Inflamm Bowel Dis, 2013, 19 (7): 1518-1527.

［70］ IMBRIZI M, MAGRO F, COY CSR. Pharmacological therapy in inflammatory bowel diseases: a narrative review of the past 90 years [J]. Pharmaceuticals (Basel), 2023, 16 (9): 1272.

［71］ HALIM M A, SAID T, NAIR P, et al. De novo Crohn's disease in a renal transplant recipient [J]. Transplant Proc, 2007, 39 (4): 1278-1279.

［72］ INDRIOLO A, RAVELLI P. Clinical management of inflammatory bowel disease in the organ recipient [J]. World J Gastroenterol, 2014, 20 (13): 3525-3533.

［73］ HAAGSMA E B, VAN DEN BERG A P, KLEIBEUKER J H, et, al. Inflammatory bowel disease after liver transplantation: the effect of different immunosuppressive regimens [J]. Aliment Pharmacol Ther, 2003, 18 (1): 33-44.

［74］ OKI R, HIDAKA S, SASAKI A, et al. De novo ulcerative colitis after kidney transplantation treated with infliximab [J]. CEN Case Rep, 2021, 10 (4): 500-505.

［75］ KOJIMA K, TAKADA J, KAMEI M, et al. Steroid refractory severe ulcerative colitis after kidney transplantation successfully treated with infliximab [J]. Clin J Gastroenterol, 2023, 16 (6): 848-853.

［76］ GIOCO R, CORONA D, EKSER B, et al. Gastrointestinal complications after kidney transplantation [J]. World J Gastroenterol, 2020, 26 (38): 5797-5811.

［77］ AZEVEDO P, FREITAS C, AGUIAR P, et al. A case seriesof de novo inflammatory bowel disease after kidney transplantation [J]. Transplant Proc, 2013, 45 (3): 1084-1087.

［78］ GAIL A, CRESCI, EMMY, et al. Gut microbiome: what we do and don't know [J]. Nutr Clin Pract, 2015, 30 (6): 734-746.

［79］ 中国微生态调节剂临床应用专家共识 (2020 版)[J]. 中国微生态学杂志, 2020, 32 (8): 953-965.

［80］ RICHARD M L, SOKOL H. The gut mycobiota: insights into analysis, environmental interactions and role in gastrointestinal diseases.[J] Nat Rev Gastroenterol Hepatol, 2019, 16 (6): 331-345.

［81］ CARDING S, VERBEKE K, VIPOND D T, et al. Dysbiosis of the gut microbiota in disease [J]. Microb Ecol Health Dis, 2015, 26: 26191.

［82］ YE J, YAO J, HE F, et al. Regulation of gut microbiota: a novel pretreatment for complications in patients who have undergone kidney transplantation [J]. Front Cell Infect Microbiol, 2023, 13: 1169500.

［83］ LEE J R, MUTHUKUMAR T, DADHANIA D, et al. Gut microbial community structure and complications after kidney transplantation: a pilot study [J]. Transplantation, 2014, 98 (7): 697-705.

［84］ CRESPO-SALGADO J, VEHASKARI V M, STEWART T, et al. Intestinal microbiota in pediatric patients with end stage renal disease: a midwest pediatric nephrology consortium study [J]. Microbiome, 2016, 4 (1): 50.

［85］ KIM J E, KIM H E, CHO H, et al. Effect of the similarity of gut microbiota composition between donor and recipient on graft function after living donor kidney transplantation [J]. Sci Rep, 2020, 10 (1): 18881.

［86］ GIOCO R, CORONA D, EKSER B, et al. Gastrointestinal complications after kidney transplantation [J]. World J Gastroenterol, 2020, 26 (38): 5797-5811.

［87］ GABARRE P, LOENS C, TAMZALI Y, et al. Immunosuppressive therapy after solid organ transplantation and the gut microbiota: Bidirectional interactions with clinical consequences [J]. Am J Transplant, 2022, 22 (4): 1014-1030.

［88］ MODI S R, COLLINS J J, RELMAN D A. Antibiotics and the gut microbiota [J]. J Clin Invest, 2014, 124 (10): 4212-4218.

［89］ SERBANESCU M A, MATHENA R P, XU J, et al. General anesthesia alters the diversity and composition of the intestinal microbiota in mice [J]. Anesth Analg, 2019, 129 (4): e126-e129.

［90］ CONLON M A, BIRD A R. The impact of diet and lifestyle on gut microbiota and human health [J]. Nutrients, 2014, 7 (1): 17-44.

［91］ PANDEY K R, NAIK S R, VAKIL B V. Probiotics, prebiotics and synbiotics-a review [J]. J Food Sci Technol, 2015, 52 (12): 7577-7587.

［92］ GUARNER F, KHAN A G, GARISCH J, et al. World gastroenterology organisation global guidelines: probiotics and prebiotics October 2011 [J]. J Clin Gastroenterol, 2012, 46 (6): 468-481.

［93］ Expert consensus on clinical application management of fecal microbiota transplantation (2022 edition)[J]. Zhonghua Wei Chang Wai Ke Za Zhi, 2022, 25 (9): 747-756.

［94］ VALDES A M, WALTER J, SEGAL E, et al. Role of the gut microbiota in nutrition and health [J]. BMJ, 2018, 361: k2179.

［95］ IANIRO G, ROSSI E, THOMAS A M, et al. Faecal microbiota transplantation for the treatment of diarrhoea induced by tyrosine-kinase inhibitors in patients with metastatic renal cell carcinoma [J]. Nat Commun, 2020, 11 (1): 4333.

［96］ RANGANATHAN N, RANGANATHAN P, FRIEDMAN E A, et al. Pilot study of probiotic dietary supplementation for promoting healthy kidney function in patients with chronic kidney disease [J]. Adv Ther, 2010, 27 (9): 634-647.

［97］ CHAN S, HAWLEY C M, PASCOE E M, et al. Prebiotic supplementation in kidney transplant recipients for preventing infections and gastrointestinal upset: a randomized controlled feasibility study [J]. J Ren Nutr, 2022, 32 (6): 718-725.

［98］ GUIDA B, CATALDI M, MEMOLI A, et al. Effect of a short-course treatment with synbiotics on plasma p-cresol concentration in kidney transplant recipients [J]. J Am Coll Nutr, 2017, 36 (7): 586-591.

［99］ SAWAS T, AL H S, HERNAEZ R, et al. Patients receiving prebiotics and probiotics before liver transplantation develop fewer infections than controls: a systematic review and meta-analysis [J]. Clin Gastroenterol Hepatol, 2015, 13 (9): 1567-1574, e143-e144.

［100］ IANIRO G, ROSSI E, THOMAS A M, et al. Faecal microbiota transplantation for the treatment of diarrhoea induced by tyrosine-kinase inhibitors in patients with metastatic renal cell carcinoma [J]. Nat Commun, 2020, 11 (1): 4333.

［101］ BIEHL L M, CRUZ A R, FAROWSKI F, et al. Fecal microbiota transplantation in a kidney transplant recipient with recurrent urinary tract infection [J]. Infection, 2018, 46 (6): 871-874.

［102］ LIN S C, ALONSO C D, MOSS A C. Fecal microbiota transplantation for recurrent Clostridium difficile infection in patients with solid organ transplants: an institutional experience and review of the literature [J]. Transpl Infect Dis, 2018, 20 (6): e12967.

［103］ GU B, BO G Z, KE C. Exploration of fecal microbiota transplantation in the treatment of refractory diarrhea after renal transplantation [J]. Transplant Proc, 2018, 50 (5): 1326-1331.

# 43　肾移植受者泌尿系统肿瘤临床诊疗指南

肾移植因可显著降低终末期肾病(end-stage renal disease, ESRD)患者的死亡率并提高生活质量,被认为是 ESRD 治疗的金标准[1]。然而,随着免疫抑制治疗的进展延长了移植肾的生存时间,肾移植受者的恶性肿瘤风险显著增加[2-3]。大型队列研究显示,恶性肿瘤已成为肾移植受者除心血管疾病和感染外的第三大死亡因素[4]。国际上器官移植后最常见的恶性肿瘤为非霍奇金淋巴瘤、皮肤癌和肾癌,而在肾移植受者中观察到泌尿系统肿瘤,如尿路上皮癌、肾癌的发生率更高[5],约为普通人群的 3.1~3.5 倍,平均发病年龄为 56 岁,显著小于普通人群的 70 岁[6]。同时,在我国这一群体也有其独有特点。因此,为了引起我国肾移植领域临床工作者对这一问题的重视,充分体现我国肾移植受者发生泌尿系统肿瘤的特点,进一步提高、规范肾移植术后泌尿系统肿瘤的诊断、治疗与随访,中华医学会器官移植学分会组织肾移植、泌尿系统肿瘤及流行病学专家在结合我国肾移植受者临床特点及国内外最新研究进展基础上,首次提出针对该人群相关的诊疗建议供临床工作者参考与实践。

## 一、指南形成方法

本指南已在国际实践指南注册与透明化平台（Practice Guide Registration for TransPAREncy，PREPARE）上以中英双语注册（注册号：PREPARE-2023CN811）。

指南范围及临床问题的确定：首先通过指南专家会议对临床关注的问题进行讨论，最终选择出本指南拟解决的临床问题共 19 个，涉及肾移植受者泌尿系统肿瘤的流行病学、危险因素、诊断、分级分期、治疗和随访等方面。

证据检索与筛选：按照人群、干预、对照、结局（population，intervention，comparison，outcome，PICO）的原则对纳入的临床问题进行检索，检索 MEDLINE（PubMed）、Web of Science、万方知识数据服务平台和中国知网数据库，纳入指南、共识、规范、系统评价和 meta 分析，随机对照试验（randomized controlled trial，RCT）、非 RCT 队列研究和病例对照研究等类型的证据；检索词包括："肾移植""泌尿系统肿瘤""尿路上皮癌""膀胱癌""上尿路上皮癌""输尿管癌""肾盂癌""肾癌""前列腺癌"等。所有类型文献检索时间为 1992 年 1 月至 2023 年 10 月，发表语言限定中文或英文。

证据分级和推荐强度分级：本指南使用 2009 版牛津大学循证医学中心的证据分级与推荐强度标准对每个临床问题的证据质量和推荐强度进行分级。

推荐意见的形成：综合考虑证据以及我国患者的偏好与价值观、干预措施的成本和利弊等因素后，指南工作组提出了符合我国临床诊疗实践的 38 条推荐意见。推荐意见达成共识后，工作组完成初稿的撰写，经中华医学会器官移植学分会组织全国器官移植与相关学科专家两轮会议集体讨论，根据其反馈意见对初稿进行修改，最终形成指南终稿。

## 二、尿路上皮癌

### （一）流行病学和病因学

尿路上皮癌（urothelium carcinoma，UC）根据发生位置不同分为膀胱癌及上尿路尿路上皮癌（输尿管癌及肾盂癌），一项荟萃分析表明，肾移植受者膀胱癌的标准化发病率（standard incidence ratio，SIR）比普通人群高 3.18 倍（95%$CI$：1.34~7.53，$P$=0.008）。按种族分层时，欧洲和亚洲肾移植受者膀胱癌的 SIR 分别为 2.00（95%$CI$：1.51~2.65，$P$=0.001）和 14.74（95%$CI$：3.66~59.35，$P$=0.001）[7]。上尿路尿路上皮癌（upper tract urothelial carcinoma，UTUC）的发生率也有类似的现象，在西方国家发病率低于亚洲地区，其发生率根据不同的文献报道在 0.7%~3.8% 之间，并且在女性中发生风险更高，约 6 倍于男性[8]。一项来自我国的单中心与多中心回顾性研究分析发现，我国肾移植受者泌尿系统肿瘤发生率为 3.8%，在所有肿瘤中占比 50%~70%，显著高于其他类型肿瘤[9]。其中 UC 比例高达 85.5%，体现出我国肾移植受者泌尿系统肿瘤较高的发生率，并且以 UC 为主要类型的临床特点。

临床问题 1：**肾移植受者新发 UC 可能涉及的特异性病因学和危险因素有哪些？**

推荐意见 1：免疫抑制剂应用、马兜铃酸用药史、多瘤病毒感染与既往泌尿系统恶性肿瘤病史等是肾移植受者新发 UC 的危险因素，推荐注意收集相关病史信息（推荐强度 A，证据等级 1b）。

推荐意见说明：

与普通人群相似，吸烟、工业化学品暴露、镇痛药及化疗药、遗传因素等都是导致肾移植受者罹患 UC 的危险因素。此外，肾移植受者新发 UC 可能涉及的特异性病因学和危险因素包括以下几类：

(1)免疫抑制剂应用：肾移植术后长期免疫抑制药物的使用是该类人群癌症高发的主要原因。肾移植受者癌症风险的增加因免疫抑制药物的剂量和类型而有所不同。在使用硫唑嘌呤时期，由于硫唑嘌呤增加了受者对紫外线的敏感性，使肾移植受者最常发生皮肤癌和淋巴瘤；而随着环孢素与霉酚酸（mycophenolic acid，MPA）类药物的应用，研究发现硫唑嘌呤导致恶性肿瘤的发生率显著低于环孢素，但是高于 MPA 类药物；而环孢素与他克莫司在导致肿瘤的发生率方面并无显著差异[10]。在一项涉及 231 例肾移植受者的 RCT 中，低剂量维持环孢素组的癌症发生率低于较高维持剂量环孢素组（药物谷浓度 <125ng/ml vs. >150ng/ml）[11]。后续研究发现在移植肾功能正常且接受常规免疫抑制治疗的肾移植受者中，癌症的发生率高于免疫抑制强度较低或移植失败后停止免疫抑制用药的受者，这充分说明免疫抑制剂的使用以及较强的免疫抑制药物与抑制程度显著促进了肾移植术后各类癌症的发生[12]。此外，使用 T 细胞清除剂进行诱导治疗或者抗急性排斥反应治疗与非霍奇金淋巴瘤、移植后淋巴细胞增生性疾病、结直肠癌和甲状腺癌的风险增加显著相关[13-15]。但绝大部分研究并未单独评价免疫抑制药物的剂量与类型对肾移植术后 UC 的影响。

值得注意的是，哺乳动物雷帕霉素靶蛋白抑制剂（mammalian target of rapamycin inhibitors，mTORi）如西罗莫司，作为免疫抑制剂和抗肿瘤药物的双重功效已被大量实验和临床证实。在多项以 RCT 为基础的荟萃分析中显示，西罗莫司可显著降低 30%~50% 包括 UC 在内的肾移植术后新发恶性肿瘤的概率[16-18]。这提示在特定人群中转化 mTORi 作为免疫抑制方案可作为肾移植术后防治 UC 的合理选择（详见本章"治疗"部分）。

(2)马兜铃酸用药史：马兜铃酸类化合物是一类广泛存在于马兜铃属和细辛属植物中的有机化合物。研究表明，马兜铃酸是明确的致癌物，它可以与 DNA 片段共价结合并形成马兜铃酸-DNA 加合物，引起 $P53$ 基因的 139 号密码子的突变进而导致肿瘤的发生[19]。既往有服用马兜铃酸或有马兜铃酸肾病病史的患者，在肾移植术后发生 UC 的现象更加突出。来自我国的单中心研究发现，既往服用马兜铃酸的肾移植受者在术后发生 UC 的中位时间为 30 个月，明显早于未服用马兜铃酸组的受者（60.3 个月）[20]。多项研究显示，肾移植术后发生 UC 的受者中，既往有马兜铃酸服药史受者占比达到 41%~54%，马兜铃酸相关 UC 多见于女性，女性受者相较男性受者预后更好[9,21-22]。由于马兜铃酸既往在亚洲人群中的广泛应用，因此这可能是亚洲人群肾移植术后 UC 发病率显著高于其他地区的重要原因[8]。

(3)多瘤病毒感染：肾移植受者 UC 的另一个特异性危险因素是多瘤病毒感染，包括 BK 病毒与 JC 病毒[23]。有研究发现 UC 组织样本中 BK 病毒与 JC 病毒是检出率最高的两种病毒[24]。BK 病毒常潜伏于肾小管上皮细胞和尿路移行上皮细胞中，在免疫功能低下的患者中被激活的 BK 病毒最终可导致如 BK 病毒肾病、出血性膀胱炎、输尿管狭窄和恶性肿瘤的发生[25]。一项纳入 55 697 例肾移植受者的研究发现，接受 BK 病毒肾病治疗的受者合并 UC 的发生率显著增加[26]。此外多项研究显示 BK 病毒阳性受者发生 UC 的风险比阴性受者高 2.9~8.0 倍[26-28]。Liu 等人比较了 943 例 BK 病毒阳性与 943 例 BK 病毒阴性的肾移植受者，发现膀胱癌与 BK 病毒阳性复制之间存在很强的关联；多变量分析中，BK 病毒阳性受者发生膀胱癌的风险比为 11.7 倍，甚至明显高于吸烟受者的风险比为 5.6 倍[29]。此外，对一例确诊 JC 病毒移植肾病 5 年后发生高级别 UC 受者的肿瘤及正常组织进行分析，研究者发现肿瘤组织中 JC 病毒大 T 抗原及细胞周期相关蛋白强阳性，相反正常尿路上皮为阴性，这表明 JC 病毒具有诱导尿路上皮恶变的能力[30]；同时也提示，多瘤病毒能整合于人类基因组，高表达大 T 抗原从而抑制 P53 表达可能是其致癌的原因[31]。

（4）其他：其余肾移植术后发生肿瘤的关键危险因素还包括移植时年龄、移植前透析时间和既往肿瘤病史。移植时年龄是影响肿瘤发生的独立危险因素，其中 50~60 岁的受者为肿瘤发生率最高的年龄段[15,17]。首次肾移植前维持透析时间的增加也与 UC 的发生风险增加相关[32]。此外，既往存在肿瘤病史的受者在肾移植术后发生肿瘤的风险增加约 40%[33]。

### （二）分期和分级

临床问题 2：**肾移植受者 UC 应该采用哪种分期分级系统？**

推荐意见 2：推荐采用 WHO 2004/2016 版分级标准以及国际抗癌联盟 2017 年发布的第 8 版 TNM 分期法（推荐强度 A，证据等级 1a）。

推荐意见说明：

WHO 2004/2016 版分级标准将非浸润性乳头状尿路上皮肿瘤分为低度恶性潜能乳头状尿路上皮肿瘤（papillary urothelial neoplasm of low malignant potential，PUNLMP）、低级别尿路上皮癌和高级别尿路上皮癌[34-35]。PUNLMP 的定义为异型性极小的乳头状尿路上皮肿瘤，被覆细胞的厚度通常超过正常尿路上皮。

UC 的分期包含以下 3 个方面信息：①原发肿瘤局部浸润的情况；②区域淋巴结受累情况；③全身其他脏器转移情况。TNM 分期是评估 UC 预后最有价值的指标之一，推荐在临床工作当中常规采用。目前普遍采用国际抗癌联盟在 2017 年发布的第 8 版 TNM 分期法[36]。其中 Tis、$T_a$、$T_1$ 期的膀胱癌，统称为非肌层浸润性膀胱癌（non-muscle invasive bladder cancer，NMIBC），而 $T_2$ 期及 $T_2$ 期以上的膀胱癌，称为肌层浸润性膀胱癌（muscle invasive bladder cancer，MIBC）。原位癌（Tis）虽然也属于 NMIBC，但一般分化差，发生肌层浸润的风险较高，属于高级别肿瘤[37]。因此，应将原位癌与 $T_a$ 期膀胱癌加以区别。膀胱癌和 UTUC 的 TNM 临床分期见下（表 43-1）（表 43-2）。

表 43-1　膀胱癌的 TNM 分期（2017 年版）

| **T- 原发肿瘤** | |
| --- | --- |
| $T_x$ | 原发肿瘤无法评估 |
| $T_0$ | 无原发肿瘤证据 |
| $T_a$ | 非浸润性乳头状癌 |
| Tis | 原位癌 |
| $T_1$ | 肿瘤侵犯上皮下结缔组织 |
| $T_2$ | 肿瘤侵犯肌层 |
| $T_{2a}$ | 肿瘤侵犯浅肌层 |
| $T_{2b}$ | 肿瘤侵犯深肌层 |
| $T_3$ | 肿瘤侵犯膀胱周围组织 |
| $T_{3a}$ | 显微镜下发现肿瘤侵犯膀胱周围组织 |
| $T_{3b}$ | 肉眼可见肿瘤侵犯膀胱周围组织 |
| $T_4$ | 肿瘤侵犯以下任一器官或组织，如前列腺、精囊、子宫、阴道、盆壁和腹壁 |
| $T_{4a}$ | 肿瘤侵犯前列腺、精囊、子宫或阴道 |
| $T_{4b}$ | 肿瘤侵犯盆壁或腹壁 |

**N- 区域淋巴结**

| | |
|---|---|
| $N_x$ | 区域淋巴结无法评估 |
| $N_0$ | 无区域淋巴结转移 |
| $N_1$ | 真骨盆区单个淋巴结转移(髂内、闭孔、髂外、骶前) |
| $N_2$ | 真骨盆区多个淋巴结转移(髂内、闭孔、髂外、骶前) |
| $N_3$ | 髂总淋巴结转移 |

**M- 远处转移**

| | |
|---|---|
| $M_0$ | 无远处转移 |
| $M_{1a}$ | 区域淋巴结以外的淋巴结转移 |
| $M_{1b}$ | 其他远处转移 |

表 43-2 UTUC 的 TNM 分期(2017 年版)

**T- 原发肿瘤**

| | |
|---|---|
| $T_x$ | 原发肿瘤无法评估 |
| $T_0$ | 无原发肿瘤证据 |
| $T_a$ | 非浸润性乳头状癌 |
| Tis | 原位癌 |
| $T_1$ | 肿瘤侵犯黏膜下结缔组织 |
| $T_2$ | 肿瘤侵犯肌层 |
| $T_3$ | (肾盂)肿瘤浸润超过肌层,侵及肾盂周围脂肪或肾实质;(输尿管)肿瘤浸润超过肌层,侵及输尿管旁脂肪 |
| $T_4$ | 肿瘤侵及邻近器官或穿透肾脏侵及肾周脂肪 |

**N- 区域淋巴结**

| | |
|---|---|
| $N_x$ | 区域淋巴结无法评估 |
| $N_0$ | 无区域淋巴结转移 |
| $N_1$ | 单个淋巴结转移,最大直径 ≤2cm |
| $N_2$ | 单个淋巴结转移,直径>2cm,或多个淋巴结转移 |

**M- 远处转移**

| | |
|---|---|
| $M_0$ | 无远处转移 |
| $M_1$ | 有远处转移 |

### (三) 诊断

**临床问题 3：肾移植受者 UC 常见的临床表现和诊断方法有哪些?**

推荐意见 3：血尿及原肾积水是肾移植受者 UC 最常见的症状,推荐肾移植受者出现上述症状时积极筛查 UC(推荐强度 B,证据等级 3a)。

推荐意见 4：建议采用超声进行肾移植受者 UC 的筛查和初始疾病评估,并结合超声造影提高检出率,预测 UC 的浸润程度(推荐强度 C,证据等级 4)。

推荐意见 5：推荐采用 CT 泌尿系统成像或多参数磁共振成像对肾移植受者 UC 进行诊断与影像学分期(推荐强度 A,证据等级 1a)。

推荐意见 6：怀疑 UC 的肾移植受者应进行膀胱镜检查及活检,怀疑膀胱癌的肾移植受者行诊断性经尿道电切术进行诊断,确诊 UTUC 的受者在开展手术治疗前也需进行膀胱尿道镜检查以排除可能合并的膀胱和尿道肿瘤(推荐强度 A,证据等级 1a)。

推荐意见 7：怀疑原肾 UTUC 的肾移植受者不推荐常规行输尿管镜检查(推荐强度 B,证据等级 2a)。

推荐意见 8：推荐应用尿细胞学检查、荧光原位杂交进行辅助诊断,骨扫描与 PET/CT 检查可作为诊断不明确或怀疑淋巴结与远处转移时的受者补充检查(推荐强度 B,证据等级 2b)。

推荐意见说明：

(1)临床表现：血尿是肾移植受者 UC 最常见的症状,以间歇性、无痛性全程肉眼血尿或镜下血尿为首发症状[38]。此外,部分受者是由于常规复查时行影像学检查发现原肾或移植肾积水、肌酐升高等肾后性梗阻因素而发现 UC,这也是肾移植受者 UC 的特征性临床表现之一[39-40]。少部分受者亦有以反复膀胱刺激征为首发症状,这常与弥漫性原位癌或 MIBC 有关[41]。其他症状还包括：由于 UC 引起的梗阻导致肾盂内压力增高牵张肾脏被膜导致的腰部疼痛,血凝块通过输尿管引起急性梗阻时可能出现急性肾绞痛;膀胱出口梗阻导致的尿潴留。部分晚期受者可出现肿瘤相关全身症状,往往提示预后不佳[42]。大多数受者在查体中常无明显异常,如果存在肿瘤转移可能会出现相关体征,一般不具有特异性。同时,UC 受者可能没有任何症状而单纯依靠辅助检查发现。

(2)超声检查：超声检查是筛查 UC 最常用、最基本的检查项目。对于肿瘤突出于膀胱黏膜,且直径>0.5cm 的膀胱肿瘤,超声检出率高达 90% 以上,并能了解肿瘤内部结构及肌层侵犯程度[43]。同时超声可以通过发现肾移植受者的原肾或移植肾积水筛查 UC,对病灶进行初步评估。超声造影(contrast enhanced ultrasound,CEUS)及三维超声联合 CEUS 可提高 UC 的检出率,并有效预测 UC 的浸润程度[44]。尤其在肾移植受者肾功能不全时无法行增强 CT/MRI 检查,CEUS 检查在 UTUC 疾病诊断中具有一定价值[45]。

(3)CT 检查：CT 泌尿系统成像(computed tomography urography,CTU)对于 UC 的诊断具有重要价值,可以协助判断肿瘤位置、浸润深度、血供情况与周围器官关系及淋巴结转移情况,有助于鉴别肿瘤性质,影响诊疗方案的制订[46]。多项研究表明 CTU 诊断 UTUC 的敏感性和特异性均高于静脉肾盂造影,敏感度可达 67%~100%,特异度达 93%~99%,是针对该疾病目前首选的影像学检查方法[47]。其缺点主要为包括放射性暴露、注射碘对比剂造成的肾功能损害。对于有移植肾功能不全的受者可考虑通过逆行插管造影、磁共振成像或 CEUS 辅助诊断。

(4)磁共振成像：多参数磁共振成像(multi-parameter magnetic resonance imaging,mpMRI)优点是软组织分辨率高,有助于发现 UC 是否侵入周围软组织器官并判断淋巴结情况,帮助进行肿瘤分期[48]。动态增强 MRI 在诊断 UC 准确性高于 CT,对淋巴结的显示较 CT 相仿。对于些小病灶的显示也优于非增强 MRI。研究显示,mpMR 对于评估 UC 肌层是否受侵有重要价值,敏感性为 90%~94%,特异性为 87%~95%[49]。

(5)内镜检查和活检：膀胱镜和输尿管镜检查和活检是诊断 UC 最可靠的方法。UTUC 受者可能合并膀胱癌,因此推荐针对所有 UTUC 受者在开展手术治疗前均需进行膀胱尿道镜检查以排除可能合并的膀胱和尿道肿瘤[50]。有研究表明根治术前进行输尿管镜检查会增加术后膀胱复发的风险,并且由于原肾无功能,因此对于可疑原肾 UTUC 的肾移植受者并不建议行输尿管镜检[51]。

(6)诊断性经尿道电切术：如果膀胱镜检查发现膀胱内有肿瘤样病变可直接行诊断性经尿道电切术(transurethral resection,TUR),这样可以达到切除肿瘤,明确肿瘤的病理诊断和分级、分期,为进一步治疗及判断预后提供依据[52]。

(7)其他:尿细胞学检查、荧光原位杂交在辅助诊断 UC 及随访复查中具有重要价值。全身骨扫描可协助明确是否存在骨转移病灶,必要时可以作为补充检查。FDG-PET/CT 检测 UC 患者淋巴结转移的敏感性和特异性分别为 82% 和 84%[53],必要时可以进行 PET/CT 检查,但价格比较昂贵。

**(四)预后影响因素**

**临床问题 4:肾移植受者 UC 有哪些影响预后的特异性危险因素?**

**推荐意见 9:** 高龄、肿瘤多灶性、分级高、分期晚、淋巴结转移与淋巴血管侵犯、切缘阳性是明确影响肾移植受者 UC 预后的危险因素,推荐有上述危险因素的肾移植受者接受更加积极的治疗(推荐强度 B,证据等级 2b)。

**推荐意见说明:**

研究发现,相比于非移植患者,肾移植受者 UC 更具侵袭性(肌层浸润比例高),分化更差,NMIBC 患者复发率更高且更早,进展风险与死亡率更高[54-56];高达 66% 的肾移植受者 UC 在诊断时已处于中晚期(≥T2 期)[57],这是由于肾移植受者 UC 的原位癌比例较高以及肿瘤多灶性的特点所导致[58-59]。多灶性肿瘤提示 UC 受者预后不良,尤其是合并膀胱癌与 UTUC 的受者,其往往较单发肿瘤临床分级更高、分期更晚,生存期更短[18]。根据研究不同,肾移植受者 UC 的 1 年、5 年和 10 年后的癌症特异性生存率大约为 89%~100%、50%~75% 和 0~61%[58,60]。确诊时年龄大于 60 岁是肿瘤复发的独立危险因素[58]。此外,肿瘤的病理分级与分期是公认的最为关键的 UC 预后影响因素。高分级、高分期的肿瘤无论是复发风险、肿瘤特异性生存还是总生存均较差[61]。淋巴结转移与淋巴血管侵犯也是重要的预后因子,是非转移性 UC 对于术后肿瘤特异性生存重要的独立预测指标[61]。既往接受过单侧腹腔镜肾输尿管切除术的移植受者发生对侧 UC 的风险显著增高[62]。在手术中,完整的输尿管下段及膀胱袖状切除有助于改善受者预后,而手术切缘阳性受者术后复发风险和肿瘤特异性生存较差[63-64]。

**(五)治疗**

**临床问题 5:肾移植受者 UC 的生物学特点对治疗方案的制订具有哪些影响?**

**推荐意见 10:** 因长期使用免疫抑制剂,肾移植受者 UC 的肿瘤侵袭性高、分化更差、复发率高、进展风险高,预后较普通人群差,建议对肾移植受者 UC 进行更加积极的治疗和严格的随访管理策略以改善预后(推荐强度 B,证据等级 2c)。

**推荐意见说明:**

研究显示肾移植受者发生的 UC 具有更高的恶性度、侵袭性、多灶性和累及双侧尿路与预后不良等特点,尤其是既往有马兜铃酸用药史的受者[8,20]。因此,本指南根据目前国内外的研究现状,建议对于肾移植受者进行更加积极的治疗和严格的随访管理策略,以改善这类患者的预后。

**临床问题 6:肾移植受者 NMIBC 有哪些治疗方式?**

**推荐意见 11:** 推荐按照非肾移植群体 NMIBC 的治疗原则选择合理的治疗方式(推荐强度 A,证据等级 1a)。

**推荐意见 12:** 建议将卡介苗作为中高危 NMIBC 或伴有膀胱原位癌肾移植受者膀胱灌注治疗的选择之一,使用期间应对 BCG 不良反应进行严密监测(推荐强度 C,证据等级 4)。

**推荐意见说明:**

经尿道膀胱肿瘤切除术(transurethral resection of bladder tumor,TURBT)是 NMIBC 首选治疗的

方式,由于肾移植受者 UC 具有高侵袭性特点,因此首次 TURBT 应切除全部肉眼可见肿瘤并额外切取肿瘤基底组织送检。同时推荐对怀疑存在残余病灶、标本不含肌层组织、T1 期或高级别肿瘤进行二次电切[65-66]。此外,除存在禁忌证,推荐 TURBT 术后即刻(24h 内)进行膀胱灌注化疗,能显著降低 NMIBC 患者的复发率[67]。同时推荐患者进行术后早期诱导和维持膀胱灌注化疗,维持 6~12 个月。在灌注化疗药物方面,常用的灌注药物包括:吡柔比星、表柔比星、多柔比星、羟喜树碱、丝裂霉素、吉西他滨等。

卡介苗(Bacillus Calmette-Guérin,BCG)在免疫抑制人群中的疗效及安全性存在争议,免疫抑制治疗可能中和 BCG 灌注引起的促炎作用而影响疗效,并且增加诱发结核感染及 BCG 脓毒血症的风险[54]。近期几项研究表明,BCG 灌注在没有抗结核预防或至少有氟喹诺酮类抗生素预防的情况下进行是安全的,疗效与未接受免疫抑制治疗的患者相似,与未接受 BCG 灌注的肾移植受者相比,复发率降低[68-71]。因此,可选择 BCG 作为中高危 NMIBC 或伴有膀胱原位癌的肾移植受者进行灌注治疗,并对不良反应进行严密监测。

此外,由于对 T1 期肿瘤的分期准确性差,27%~51% 的 T1 期 NMIBC 受者在接受根治性膀胱切除术后证实为 MIBC,同时高危 NMIBC 易进展为 MIBC,且预后更差[72-73]。因此对于肾移植 NIMBC 受者,可以选择性地对合并高危因素或 BCG 治疗失败的受者进行根治性膀胱切除以改善预后[20]。

### 临床问题 7:肾移植受者 MIBC 有哪些治疗方式?

**推荐意见 13**:建议按照非肾移植群体 MIBC 的治疗原则选择合理的治疗方式,并对肾移植受者 MIBC 更加积极地进行早期根治性膀胱切除术联合盆腔淋巴结清扫术(推荐强度 B,证据等级 2c)。

**推荐意见 14**:为避免移植物损伤,建议根据术中情况,谨慎进行移植肾同侧盆腔淋巴结清扫术(推荐强度 C,证据等级 4)。

**推荐意见 15**:肾移植受者 UC 的膀胱根治性切除时,可根据受者具体情况,选择不同尿流改道方式(推荐强度 B,证据等级 2c)。

**推荐意见 16**:建议对移植肾功能良好,能耐受化疗的局部进展 MIBC 受者进行新辅助或术后辅助化疗,化疗过程中应结合临床实际情况,对化疗方案与免疫抑制剂量进行调整,以降低副反应(推荐强度 B,证据等级 2c)。

**推荐意见说明:**

与普通人群相比,有肾移植史的受者发生 MIBC 的风险显著增加(37% vs. 24%),并且更具侵袭性,进展风险更高,预后差,生存率更低[54,57,69]。因此,建议对肾移植 MIBC 受者更加积极地进行早期根治性膀胱切除术联合盆腔淋巴结清扫术(pelvic lymph node dissection,PLND)[54,74]。在移植肾侧进行 PLND 可能具有挑战性,存在血管、移植肾输尿管或移植肾损伤的风险,因此目前并不常规推荐在移植肾同侧进行 PLND[75]。对于经验丰富的中心,也可选择由有经验的外科医师进行手术,以避免移植物损伤[74]。

具体手术入路可以根据医师既往经验、受者意愿等选择开放、腹腔镜以及机器人辅助技术。同时如果原肾仍然存在,应选择同期或分期行双侧原肾及输尿管全长切除术。目前各种尿流改道方式的优劣并无定论,近年来国内外均有中心尝试对该类患者选择腹腔镜、机器人辅助及回肠膀胱或原位新膀胱的手术方式,取得了不错的效果与预后[69,75-78]。因此,不同中心可结合术者的经验,在保障最大化切除肿瘤病灶,充分考虑受者年龄、性别、肿瘤状态、伴随疾病与认知能力等具体情况,着重从保护受者移植肾功能、减少术中术后并发症、提高生活质量、延长生存时间等方面来做出灵活选择

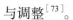

与调整[73]。

由于肾移植受者UC的预后通常较差，因此基于普通人群MIBC患者新辅助/辅助化疗在延长无病生存期与总体生存率方面的获益，本指南推荐在移植肾功能良好，能耐受化疗的受者中进行围手术期化疗；包括术前新辅助与术后辅助化疗，尤其是分期>T2或伴有淋巴结转移的受者[73]。肾移植接受辅助化疗需要充分考虑肾脏毒性风险，国内研究提示吉西他滨联合顺铂（Gemcitabine+Cisplatin，GC）化疗方案在肾移植受者UC中具有较好的安全性，但需密切关注化疗药和免疫抑制剂的同时作用常导致较严重骨髓抑制，因此需要对化疗药物与免疫抑制剂用量进行及时调整，以降低副反应[79-80]。辅助化疗具体方案可参考最新版中国临床肿瘤学会——尿路上皮癌诊疗指南中的相关章节[81]，各中心根据受者自身情况与用药经验进行选择。

**临床问题8**：肾移植受者UTUC有哪些治疗方式？

**推荐意见17**：根治性肾输尿管全长切除联合膀胱袖状切除术是肾移植原肾及输尿管UTUC受者的首选治疗方式，不推荐对此类受者行输尿管部分切除或内镜治疗等保留原肾的手术方式（推荐强度A，证据等级1a）。

**推荐意见18**：有马兜铃酸暴露史的肾移植受者UTUC，建议可行对侧上尿路预防性切除（推荐强度B，证据等级2b）。

**推荐意见19**：建议有预后不良危险因素的肾移植UTUC受者术后行膀胱灌注化疗（推荐强度D，证据等级5）。

**推荐意见说明**：

根治性肾输尿管全长切除联合膀胱袖状切除术仍然是肾移植原肾及输尿管UTUC受者治疗的金标准。由于原肾无功能，因此不推荐对此类受者行输尿管部分切除或内镜下治疗等保留原肾的手术方式。我国学者研究发现，有马兜铃酸暴露史的肾移植受者发生自体肾UTUC的风险较高，并且马兜铃酸暴露史是肾移植受者对侧UTUC复发的独立危险因素，受者肿瘤呈多灶性，单侧UTUC手术切除后对侧UTUC复发率高，41%的UTUC可为双侧发病[61,82]。基于这一现状，有研究发现同期进行双侧根治性肾输尿管切除有助于改善受者的生存预后，而不会显著影响围手术期结局[83]。因此，对于移植后的UTUC，特别是有马兜铃酸暴露史的高危受者，建议同期或分期将对侧上尿路进行预防性切除。目前，对于肾移植UTUC受者术后是否应接受膀胱灌注化疗并无共识，但根据非肾移植高危UTUC患者的证据，建议在有预后不良危险因素的受者中行术后膀胱灌注化疗。

目前，对于肾移植UTUC受者的手术入路并无统一标准，近年来腹腔镜手术及机器人辅助腹腔镜手术已逐渐取代传统开放手术。目前，除比较常用的经后腹腔入路联合开放进行肾输尿管全长切除+膀胱袖状切除术外，也可使用单一体位完全经腹途径腹腔镜肾输尿管全长切除+膀胱袖状切除术用于肾移植受者UTUC的治疗[84-85]，各中心可根据自身经验选择性开展。

**临床问题9**：肾移植受者转移性尿路上皮癌有哪些治疗方式与原则？

**推荐意见20**：推荐含铂类的化疗方案作为局部进展和晚期肾移植受者UC的一线化疗方案，应根据受者移植肾功能进行剂量调整（推荐强度B，证据等级2c）。

**推荐意见21**：不建议在肾移植受者UC的治疗中应用免疫检查点抑制剂进行辅助治疗或晚期治疗（推荐强度C，证据等级4）。

**推荐意见22**：辅助治疗可能导致移植肾功能损伤，甚至需要恢复血液透析，临床应充分分析获益与风险后做出治疗决策（推荐强度D，证据等级5）。

推荐意见说明:

对于肾移植晚期 UC 受者的最佳治疗管理策略尚不明,少数研究报道了辅助化疗在该类人群的安全性与疗效。一项在 22 例肾移植术后局部晚期 UC 受者中比较单纯手术与术后 GC 辅助化疗的研究显示,与单纯手术相比,辅助化疗组的平均生存时间更长(31 vs. 14 个月),但需警惕对血液系统及移植肾的毒副作用[86-87]。因此,以顺铂为基础的全身化疗仍为一线推荐方案,应根据受者移植肾功能进行剂量调整,必要时改用卡铂进行联合化疗[54]。

对于不适合接受基于铂类或铂类化疗失败的晚期 UC 受者,虽然有少数移植后 UC 应用免疫检查点抑制剂治疗的报道,但基于免疫检查点抑制剂明确可引起急性排斥反应导致移植肾功能衰竭的考虑,并不建议在肾移植受者 UC 中应用免疫检查点抑制剂进行辅助治疗或晚期治疗[88]。其他新型药物,诸如抗体药物偶联物(antibody-drug conjugate,ADC)、FGFR 靶向药物等在肾移植受者 UC 的治疗中已经展现出较好的临床应用前景,但具体疗效仍有待更多的临床试验证实。

由于肾移植受者 UC 的不良预后特征,辅助治疗均可能导致移植肾功能的损伤,甚至需要恢复至血液透析。医师应根据受者自身情况与意愿,充分分析获益与风险后做出治疗决策。

临床问题 10:**肾移植 UC 受者的免疫抑制剂方案应如何调整?**

**推荐意见 23:**权衡减少免疫抑制药物的获益与移植肾丢失的风险后,推荐肾移植 UC 受者调整免疫抑制方案,以利于肿瘤治疗(推荐强度 B,证据等级 2b)。

**推荐意见 24:**肾移植受者一旦确诊 UC,推荐转换为以 mTORi 为基础的免疫抑制方案(推荐强度 A,证据等级 1a)。

推荐意见说明:

肾移植受者在确诊 UC 后将面临免疫抑制方案的调整,减少免疫抑制剂用量是降低肿瘤复发,改善受者预后的合理选择,但必须权衡减少免疫抑制药物的获益与避免排斥反应之间的取舍。同时,需要接受全身化疗的受者可从减少免疫抑制药物中获益,以降低化疗期间骨髓抑制等并发症的发生风险[89]。此外,由于 mTOR 通路在肿瘤生长与血管生成中的重要作用,越来越多的 RCT 研究发现 mTOR 抑制剂对肾移植受者恶性肿瘤有抑制作用[90-91];研究证实相比于钙调磷酸酶抑制剂(calcineurin inhibitor,CNI),转换为 mTORi 显著降低了移植受者新发恶性肿瘤的风险,并且保持了更好的移植肾功能,但是随之而来的风险包括急性排斥反应、感染、蛋白尿、白细胞减少、痤疮和口腔溃疡等[92-93]。来自亚洲的队列研究显示,增加 mTORi 作为免疫抑制方案可降低肾移植受者 UC 的发生率[16];转为 mTORi 可显著降低 UC 复发风险($HR$ 0.24;95%$CI$: 0.053~0.997;$P$=0.049)[94];mTORi 还可改善 ≥T2 期 UC 受者的无进展生存期[18]。因此,建议肾移植受者一旦确诊 UC,转换为以 mTORi 为基础的免疫抑制方案,同时在转换后对受者移植肾功能及伴随症状进行严密随访与监测,以减少副作用的发生。

#### (六) 随访

临床问题 11:**肾移植受者如何对 UC 进行常规筛查与监测?**

**推荐意见 25:**肾移植受者应每年进行至少一次泌尿外科肿瘤筛查,推荐进行原肾及移植肾超声、腹部和盆腔 CT 检查(推荐强度 B,证据等级 2b)。

推荐意见说明:

由于肾移植受者发生 UC 的风险较高,因此应根据受者病史及 UC 的潜在暴露因素进行定期筛查[95]。血尿患者应使用影像学、尿细胞学和膀胱镜检查进行全面的筛查。肾移植受者应进行每年至少一次泌尿外科肿瘤筛查,除尿常规外,包括原肾及移植肾超声、腹部和盆腔 CT、尿细胞学检查、血尿 BK 病毒检测;并根据检查结果选择性进行进一步的增强 CT/MRI,膀胱镜检查,或 PET/CT 以明确诊断[54]。

**临床问题 12:经过 UC 治疗的肾移植受者应如何进行随访?**

**推荐意见 26:**已确诊 UC 并行手术治疗的肾移植受者,建议 2 年内每 3 个月进行一次复查,第 3 年每 6 个月进行一次复查,随后每年复查一次,直至术后 5 年无复发或转移。在移植肾功能稳定受者中建议复查 CTU,接受尿流改道的受者在随访中需要同时检查尿流改道相关并发症(推荐强度 D,证据等级 5)。

**推荐意见说明:**

对于已确诊 UC 进行手术的受者,接受治疗后,推荐每 3 个月至半年进行一次胸部、腹部、盆腔 CT 复查,保留膀胱的受者应接受膀胱镜检查,直至术后 5 年无复发或转移。移植肾功能稳定受者应复查 CTU,并注意在检查后进行水化治疗,接受尿流改道的受者在随访中需要同时检查尿流改道相关并发症。

## 三、肾癌

在我国肾移植术后肾癌发病率明显低于尿路上皮癌[96]。有研究显示 90% 的肾癌来源于原肾[97],移植肾癌十分罕见。发病率仅为 0.2%~0.5%[98]。肾移植术后原肾恶性肿瘤的发生可能是由于获得性囊性肾病(acquired cystic renal disease,ACKD)恶变所致[99-100]。Rodríguez 等的研究显示肾移植术后肾癌的发病率在 0.34%~5.8% 之间[101],我国一项荟萃分析数据显示肾癌占移植后恶性肿瘤的6.2%,发病率为 0.14%[96]。其中肾透明细胞癌和乳头状癌是最常见的亚型[102-104]。我国的一项系统性评价和荟萃分析显示肾移植术后肾细胞癌的发生率高于肝、心、肺移植等的发生率[105],国外也有类似报道[106]。这表明,除了移植本身之外,慢性肾病与原肾恶性肿瘤发病也可能有相关性。

相较于一般人群,器官移植受者因免疫抑制剂的使用增加了恶性肿瘤的发病风险,其患肿瘤的风险为正常人群的 2~4 倍[107]。但在免疫抑制人群如艾滋病病毒阳性患者中,肾癌的发病率并不高[108],提示我们免疫抑制剂虽然可能增加恶性肿瘤发病率,但其与移植人群中原肾恶性肿瘤发病率的增加可能无关。

**临床问题 13:肾移植受者肾肿瘤如何诊断筛查?**

**推荐意见 27:**推荐使用增强 CT 对肾脏肿瘤分期进行评价,推荐使用 MRI 来评估是否存在肾静脉受累,同时可以减少辐射,避免使用造影剂(推荐强度 B,证据等级 2a)。

**推荐意见说明:**

肾脏超声是一种廉价的无创检测,用于诊断肾移植术后肾癌阳性预测值为 100%,阴性预测值为94%[109]。将透析患者的肾癌诊断与肾移植受者的诊断进行比较,诊断时的肿瘤分期没有差异。超声造影在某些 CT 或 MRI 诊断困难的病例可以提供额外的影像学特征,尤其对 CT 难以诊断的复杂性囊肿(bosniak 分级在 IIF 以上)具有更高的诊断敏感性,其准确性可高达 95%,但特异性为 84%,不如MRI[110-112]。如果在随访期间检测到可疑病变或报告先前已知的肾脏肿块尺寸增加,则必须进行 CT 或 MRI。CT 对于 ≤4cm 的肾脏小肿瘤预测准确值约为 79.4%。但由于存在假性强化及部分容积效应,CT 对于 ≤1.5cm 的肾脏小肿瘤诊断效能较差[113],对于复杂囊肿(bosniak 分级在 IIF 以上)的诊断准确性不高,CT 对于肿瘤分期也具有重要作用。MRI 能够对静脉是否受累及程度进行评估。在因血流受阻导致增强扫描显示不佳的情况下能够提供更准确的诊断信息,其效能高于其他方式[114]。

现在针对此类患者的最佳筛查策略仍在争论中,目前还没有随机临床试验表明移植后筛查可改善癌症特异性和总体死亡率。全球肾脏预后组织(Kidney Disease: Improving Global Outcomes, KDIGO)没有明确的筛查建议。他们认为普通人群常规是不进行筛查的,而肾移植人群中虽然肾细胞癌的发生率比普通人群高得多,但是没有证据表明筛查的好处大于危害[115]。欧洲泌尿外科协会(European Association of Urology, EAU)指南建议对高危患者每年进行一次筛查,还有学者建议对肾囊肿患者每两年进行一次检查,对无囊性变的患者每5年进行一次检查[116]。另一些学者建议对于患有获得性囊性肾病和复杂囊肿bosniak分级在IIF或更高级别的患者建议每年进行一次CT/MRI扫描[99]。

### 临床问题14:肾移植受者原肾肾癌如何治疗?

**推荐意见28**:推荐首选行根治性肾切除术(推荐强度A,证据等级1a)。

**推荐意见29**:没有可疑对侧肿瘤不需要常规行对侧预防性原肾切除(推荐强度B,证据等级2b)。

**推荐意见30**:对于无法耐受手术的患者可以考虑射频消融治疗(推荐强度C,证据等级4)。

**推荐意见说明**:

肾移植术后新发肿瘤大多数处于cT1a期,晚期病例极少。但考虑到肾移植受者原肾的功能较差,根治性肾切除术仍是治疗移植后肾肿瘤的标准治疗方法。对于原肾肾癌,建议进行腹腔镜根治性肾切除术[117-119]。如果没有可疑的对侧肿瘤,则不需要常规进行对侧预防性原肾切除术[118]。射频消融治疗(radiofrequency ablation, RFA)或冷冻疗法尚未在这一特定人群中进行评估[119]。主动监测(active surveillance, AS)是肾肿块较小(<3cm)的非移植患者的一种选择[120]。目前对肾移植术后肾癌患者相关报道较少,除非预期寿命较短且不能耐受手术,一般不常规推荐主动监测。

### 临床问题15:移植肾肾癌如何治疗?

**推荐意见31**:移植肾带功的受者中,建议行移植肾切除术或肿瘤的局部治疗(推荐强度C,证据等级4)。

**推荐意见32**:移植肾失功的受者建议行移植肾切除术(推荐强度C,证据等级4)。

**推荐意见说明**:

肾移植肿瘤在文献中的报道相对较少,移植肾失功的受者可行移植肾切除术,但注意要保持在包膜外平面进行切除。在肾移植带功的受者中,可行移植肾部分切除术[121-123]。RFA或冷冻疗法尚未在这一特定人群中进行评估[119]。但也有研究显示射频消融在治疗移植肾癌中是可行的[124]。

### 临床问题16:肾移植术后肾癌免疫制剂方案是否需要调整?

**推荐意见33**:成功进行根治性肾切除术的局限性肾癌肾移植受者建议不调整现有免疫抑制剂量,结合具体情况可转换为以mTORi为基础的免疫抑制方案(推荐强度B,证据等级3a)。

**推荐意见说明**:

迄今为止,肾移植术后肾癌的免疫抑制方案尚未达成共识。成功根治性肾切除术的局限性肾癌受者不需要调整免疫抑制剂量,因为手术具有治愈的潜力[125]。对于参加主动监测计划的肾肿块较小的受者,建议减少免疫抑制剂的用量,但缺乏明确的剂量和方案。针对肾移植受者肾癌的研究中,减少免疫抑制剂转换为mTORi治疗后,肿瘤进展减缓,行根治术后无复发,并且对移植肾未表现出明显的损害[126]。

### 四、前列腺癌

在我国肾移植术后涉及前列腺癌的文献报道相当有限,缺乏相关数据支持。而国外涉及肾移植术后前列腺癌的系统性研究所纳入的文献也均为证据水平较低的非随机、回顾性研究或回顾性病例报道[127]。不同研究显示的肾移植术后的前列腺癌发病率存在较大差异,有研究显示前列腺癌的临床发病率为 1.1%[128],Ochoa 等人的研究中只有 0.1% 发病率[102]。来自法国泌尿外科协会的研究显示移植患者前列腺癌的年患病率为 0.63% 至 0.75%[129-130]。肾移植受者所患前列腺癌的风险是普通人群的 2~5 倍[131-132]。与一般人群相比,肾移植术后的前列腺癌发病年龄更早[133-134]。50.5% 的受者活检 Gleason 评分为 3+3=6 分,62.1% 临床 TNM 分期在 $T_1$-$T_2$,56.1% 属于低中风险组(56.1%)[127]。这可能和肾移植受者会进行更为密切的随访和系统筛查有关。

临床问题 17: **肾移植术后前列腺癌应如何诊断筛查?**

推荐意见 34: 年龄超过 50 岁、预期寿命超过 10 年的肾移植术后患者应接受前列腺癌筛查(推荐强度 D,证据等级 5)。

推荐意见说明:

一项系统性分析显示肾移植术后的前列腺癌与一般人群相比具有相似的特征[98],有研究建议肾移植术后的前列腺癌可依照现有的指南,选择所有合适的治疗[135]。可参照非移植患者指南,行前列腺特异性抗原(prostate-specific antigen,PSA)及其衍生指标检查。并进行如经直肠前列腺超声、MRI、全身核素骨显像检查、PET、CT 等影像学评估。

前列腺穿刺活检仍是诊断前列腺癌最可靠的检查。与普通人群一样,肾移植受者中诊断前列腺癌有经会阴和经直肠途径。这些操作在接受免疫抑制治疗的患者中具有良好的耐受性。经直肠超声引导前列腺活检的抗生素使用应根据当地抗菌药物耐药谱制订,预防用药方案可与普通人群相同[136]。

临床问题 18: **肾移植术后前列腺癌有哪些治疗方法?**

推荐意见 35: 推荐选择前列腺根治性切除术作为肾移植受者局限性前列腺癌的首选治疗方法(推荐强度 B,证据等级 2a)。

推荐意见 36: 不建议常规进行盆腔淋巴结清扫(推荐强度 B,证据等级 3a)。

推荐意见 37: 建议将外放射治疗和近距离放射治疗作为肾移植受者局限性前列腺癌的治疗选择(推荐强度 C,证据等级 4)。

推荐意见说明:

一项系统性研究显示根治性前列腺切除术是肾移植术后局限性前列腺癌的首选治疗方法[127]。82.1% 的患者接受了前列腺癌根治术,开放耻骨后前列腺根治术是运用最多的手术方法,而腹腔镜和机器人辅助下前列腺癌根治在最近的研究中变得越来越重要。腹腔镜已逐渐确立其在局部前列腺癌的治疗中作为开放手术的替代方案,具有相似的功能学和肿瘤学结果[137-138]。机器人辅助前列腺根治性切除术也已经证明了该技术的可重复性和安全性[139-141],在肿瘤学和功能学水平上均取得了令人满意的结果[141]。但各种手术方法的选择最终还是可能需要取决于外科医师的经验。

当有淋巴结清扫指征需要清扫移植区域时,手术难度较大,这会增加髂血管或移植物血管损伤的风险。一项研究中 67.6% 的患者未进行清扫,26.3% 的患者仅在移植物对侧进行单侧淋巴结清扫[127]。此外,淋巴结清扫可能会对未来对侧的二次移植带来不利影响。

外放射治疗（external beam radiotherapy，EBR）是治疗局限性前列腺癌的一种可能选择。有研究显示，在肾移植术后患者中，EBR 副作用与一般人群相似，没有移植物丢失，只有两次输尿管狭窄，没有造成肾功能损害[142]。但相关报告的病例数量和证据水平较低。EBR 的肿瘤学结果更差，可能更适用于中高风险组且预期寿命较短的患者。肾移植术后前列腺癌患者使用近距离放射治疗的研究较少[143]，一项仅涉及 4 例近距离放射治疗的报道中，应用 EBR 治疗后获得了较为满意的结果[144]，显现出该方法或许有效。

临床问题 19：肾移植术后前列腺癌是否要更改免疫抑制剂方案？

推荐意见 38：根据受者具体情况转换为以 mTORi 为基础的免疫抑制剂方案（推荐强度 D，证据等级 5）。

推荐意见说明：

免疫抑制方案目前还没有达成共识，在临床研究中，没有一种免疫抑制剂能够明确证明能增加或降低前列腺癌的风险。考虑到免疫抑制的使用与恶性肿瘤发病相关，部分学者建议在移植后出现恶性肿瘤时减少免疫抑制的剂量，但此方案是否能改善预后仍然未知。mTORi 在皮肤鳞状细胞癌中已证明具有抗肿瘤活性[145]，在一项实体器官新发恶性肿瘤的研究中减少免疫抑制剂转换为 mTORi 治疗后，肿瘤进展减缓，说明转换为 mTORi 为基础的免疫抑制剂方案有利于肿瘤治疗，但其在肾移植受者前列腺癌中的作用仍需进一步研究证实[146]。

## 五、小结

本指南基于我国肾移植术后泌尿系统肿瘤诊治的临床实践，结合并采纳国内外的文献报道结论，针对目前肾移植术后泌尿系统肿瘤诊疗过程中的常见临床问题，形成推荐意见和推荐意见说明。肾移植术后泌尿系统肿瘤的诊治有其特殊性，随着目前肿瘤相关治疗策略的快速发展，针对该类人群免疫抑制剂的调整、手术方案与辅助治疗的选择在遵循现有指南的基础上，仍有较多发展与不断进步的空间。本指南部分临床问题目前还缺乏有力的循证医学证据，在临床实践中也存在有待进一步观察、研究和探索的临床问题。本指南的推荐意见根据目前现有和有限的证据形成，存在一定的局限性，随着临床经验的不断积累、临床研究的不断深入，学会也将对指南进行不断地补充、完善和更新。一些尚未明确结论和推荐级别不高的临床问题也是未来重点研究的方向，以期更好的肾移植术后泌尿系统肿瘤患者的预后。

**执笔作者：**杨洋（首都医科大学附属北京友谊医院），薛冬（常州市第一人民医院），孙阳洋（常州市第一人民医院），朱一辰（首都医科大学附属北京友谊医院）

**通信作者：**田野（首都医科大学附属北京友谊医院），何小舟（常州市第一人民医院）

**参编作者：**张健（首都医科大学附属北京友谊医院），王志鹏（首都医科大学附属北京友谊医院），丁光璞（首都医科大学附属北京友谊医院），范敏（常州市第一人民医院），徐海燕（常州市第一人民医院），毛庆岩（常州市第一人民医院），陈依梦（常州市第一人民医院）

**主审专家：**薛武军（西安交通大学第一附属医院），田野（首都医科大学附属北京友谊医院），陈刚（华中科技大学同济医学院附属同济医院）

**审稿专家（按姓氏笔画顺序）：**王祥慧（上海交通大学医学院附属瑞金医院），田普训（西安交通大学附属第一医院），孙洵（昆明医科大学附属第一医院），张伟杰（华中科技大学同济医学院附属同济医院),张明(上海交通大学医学院附属仁济医院),张更(中国人民解放军空军军医大学第二附属医院),张洪宪(北京大学第三医院),欧彤文(首都医科大学宣武医院),林俊(首都医科大学附属北京友谊医院),胡小鹏(首都医科大学附属北京朝阳医院),宫念樵(华中科技大学同济医学院附属同济医院),徐小松(中国人民解放军陆军军医大学第一附属医院),谌诚(北京大学第一医院),廖贵益(安徽医科大学附属第一医院),魏巍(首都医科大学附属北京友谊医院)

**利益冲突:**所有作者声明无利益冲突。

## 参考文献

［1］WOLFE R A, ASHBY V B, MILFORD E L, et al. Comparison of mortality in all patients on dialysis, patients on dialysis awaiting transplantation, and recipients of a first cadaveric transplant [J]. N Engl J Med, 1999, 341 (23): 1725-1730.

［2］GONDOS A, DÖHLER B, BRENNER H, et al. Kidney graft survival in Europe and the United States: strikingly different long-term outcomes [J]. Transplantation, 2013, 95 (2): 267-274.

［3］KASISKE B L, SNYDER J J, GILBERTSON D T, et al. Cancer after kidney transplantation in the United States [J]. Am J Transplant, 2004, 4 (6): 905-913.

［4］BRIGGS J D. Causes of death after renal transplantation [J]. Nephrol Dial Transplant, 2001, 16 (8): 1545-1549.

［5］ENGELS E A, PFEIFFER R M, FRAUMENI J F JR, et al. Spectrum of cancer risk among US solid organ transplant recipients [J]. JAMA, 2011, 306 (17): 1891-1901.

［6］HERNÁNDEZ-GAYTÁNCA, RODRÍGUEZ-COVARRUBIAS F, CASTILLEJOS-MOLINA RA, et al. Urological cancers and kidney transplantation: a literature review [J]. Curr Urol Rep, 2021, 22 (12): 62.

［7］YAN L, CHEN P, CHEN E Z, et al. Risk of bladder cancer in renal transplant recipients: a meta-analysis [J]. Br J Cancer, 2014, 110 (7): 1871-1817.

［8］TILLOU X, DOERFLER A. Urological tumors in renal transplantation [J]. Minerva Urol Nefrol, 2014, 66 (1): 57-67.

［9］ZHANG J, MA L, XIE Z, et al. Epidemiology of post-transplant malignancy in Chinese renal transplant recipients: a single-center experience and literature review [J]. Med Oncol, 2014, 31 (7): 32.

［10］KAUFFMAN H M, CHERIKH W S, MCBRIDE M A, et al. Post-transplant de novo malignancies in renal transplant recipients: the past and present [J]. Transpl Int, 2006, 19 (8): 607-620.

［11］DANTAL J, HOURMANT M, CANTAROVICH D, et al. Effect of long-term immunosuppression in kidney-graft recipients on cancer incidence: randomised comparison of two cyclosporin regimens [J]. Lancet, 1998, 351 (9103): 623-628.

［12］VAN LEEUWEN M T, WEBSTER A C, MCCREDIE M R, et al. Effect of reduced immunosuppression after kidney transplant failure on risk of cancer: population based retrospective cohort study [J]. BMJ, 2010, 340: c570.

［13］SNANOUDJ R, LEGENDRE C. T-cell-depleting antibodies and risk of cancer after transplantation [J]. Transplantation, 2014, 97 (8): 808-809.

［14］HALL E C, ENGELS E A, PFEIFFER R M, et al. Association of antibody induction immunosuppression with cancer after kidney transplantation [J]. Transplantation, 2015, 99 (5): 1051-1057.

［15］范宇, 钱叶勇, 石炳毅. 肾移植术后并发恶性肿瘤的危险因素分析 [J]. 中华器官移植杂志, 2013, 34 (12): 728-732.

［16］CHANG Y L, LEE H C, LUO H L, et al. Preventive role of mTOR inhibitor in post-kidney transplant urothelial carcinoma [J]. Transplant Proc, 2019, 51 (8): 2731-2734.

［17］AU E, WONG G, CHAPMAN J R. Cancer in kidney transplant recipients [J]. Nat Rev Nephrol, 2018, 14 (8): 508-520.

［18］DU C, ZHENG M, WANG Z, et al. Clinical characteristics and treatment outcomes of kidney transplant recipients with de novo urothelial carcinoma: thirty years of experience from a single center [J]. BMC Urol, 2023, 23 (1): 71.

［19］NORTIER J L, MARTINEZ M C, SCHMEISER H H, et al. Urothelial carcinoma associated with the use of a Chinese herb (Aristolochia fangchi)[J]. N Engl J Med, 2000, 342 (23): 1686-1692.

［20］ ZHANG A, SHANG D, ZHANG J, et al. A retrospective review of patients with urothelial cancer in 3, 370 recipients after renal transplantation: a single-center experience [J]. World J Urol, 2015, 33 (5): 713-717.

［21］ HUANG C C, SU Y L, LUO H L, et al. Gender is a significant prognostic factor for upper tract urothelial carcinoma: a large hospital-based cancer registry study in an endemic area [J]. Front Oncol, 2019, 9: 157.

［22］ XIONG G, YAO L, HONG P, et al. Aristolochic acid containing herbs induce gender-related oncological differences in upper tract urothelial carcinoma patients [J]. Cancer Manag Res, 2018, 10: 6627-6639.

［23］ YAO X, XU Z, DUAN C, et al. Role of human papillomavirus and associated viruses in bladder cancer: an updated review [J]. J Med Virol, 2023, 95 (9): e29088.

［24］ STARRETT G J, YU K, GOLUBEVA Y, et al. Evidence for virus-mediated oncogenesis in bladder cancers arising in solid organ transplant recipients [J]. Elife, 2023, 12: e82690.

［25］ VAN AALDEREN M C, HEUTINCK K M, HUISMAN C, et al. BK virus infection in transplant recipients: clinical manifestations, treatment options and the immune response [J]. Neth J Med, 2012, 70 (4): 172-183.

［26］ GUPTA G, KUPPACHI S, KALIL R S, et al. Treatment for presumed BK polyomavirus nephropathy and risk of urinary tract cancers among kidney transplant recipients in the United States [J]. Am J Transplant, 2018, 18 (1): 245-252.

［27］ ROGERS R, GOHH R, NOSKA A. Urothelial cell carcinoma after BK polyomavirus infection in kidney transplant recipients: a cohort study of veterans [J]. Transpl Infect Dis, 2017, 19 (5): 10. 1111.

［28］ KRAJEWSKI W, KAMIŃSKA D, POTEREK A, et al. Pathogenicity of BK virus on the urinary system [J]. Cent European J Urol, 2020, 73 (1): 94-103.

［29］ LIU S, CHAUDHRY M R, BERREBI A A, et al. Polyomavirus replication and smoking are independent risk factors for bladder cancer after renal transplantation [J]. Transplantation, 2017, 101 (6): 1488-1494.

［30］ QUERIDO S, FERNANDES I, WEIGERT A, et al. High-grade urothelial carcinoma in a kidney transplant recipient after JC virus nephropathy: the first evidence of JC virus as a potential oncovirus in bladder cancer [J]. Am J Transplant, 2020, 20 (4): 1188-1191.

［31］ KENAN D J, MIECZKOWSKI P A, LATULIPPE E, et al. BK Polyomavirus genomic integration and large T antigen expression: evolving paradigms in human oncogenesis [J]. Am J Transplant, 2017, 17 (6): 1674-1680.

［32］ WONG G, TURNER R M, CHAPMAN J R, et al. Time on dialysis and cancer risk after kidney transplantation [J]. Transplantation, 2013, 95 (1): 114-121.

［33］ WEBSTER A C, CRAIG J C, SIMPSON J M, et al. Identifying high risk groups and quantifying absolute risk of cancer after kidney transplantation: a cohort study of 15, 183 recipients [J]. Am J Transplant, 2007, 7 (9): 2140-2151.

［34］ MOCH H, CUBILLA A L, HUMPHREY P A, et al. The 2016 WHO classification of tumours of the urinary system and male genital organs-part a: renal, penile, and testicular tumours [J]. Eur Urol, 2016, 70 (1): 93-105.

［35］ HUMPHREY P A, MOCH H, CUBILLA A L, et al. The 2016 WHO classification of tumours of the urinary system and male genital organs-part b: prostate and bladder tumours [J]. Eur Urol, 2016, 70 (1): 106-119.

［36］ BRIERLEY J D, GOSPODAROWICZ M K, WITTEKIND C. TNM classication of malignant tumours 8th edition chichester [M], West Sussex: Wiley Blackwell, 2016.

［37］ LAMM D L. Carcinoma in situ [J]. Urol Clin North Am, 1992, 19 (3): 499-508.

［38］ COWAN N C. CT urography for hematuria [J]. Nat Rev Urol, 2012, 9 (4): 218-226.

［39］ LI X B, XING N Z, WANG Y, et al. Transitional cell carcinoma in renal transplant recipients: a single center experience [J]. Int J Urol, 2008, 15 (1): 53-57.

［40］ CHIANG Y J, CHU S H, LIU K L, et al. Silent urothelial cancer detected by sonography after renal transplantation [J]. Transplant Proc, 2006, 38 (7): 2084-2085.

［41］ STENZL A. Guidelines on bladder cancer muscleinvasive and metastatic [J]. European Association of Urology, 2008.

［42］ ITO Y, KIKUCHI E, TANAKA N, et al. Preoperative hydronephrosis grade independently predicts worse pathological outcomes in patients undergoing nephroureterectomy for upper tract urothelial carcinoma [J]. J Urol, 2011, 185 (5): 1621-1626.

［43］ NICOLAU C, BUNESCH L, PERI L, et al. Accuracy of contrast-enhanced ultrasound in the detection of bladder cancer [J]. Br J Radiol, 2011, 84 (1008): 1091-1099.

[44] DATTA S N, ALLEN G M, EVANS R, et al. Urinary tract ultrasonography in the evaluation of haematuria-a report of over 1000 cases [J]. Ann R Coll Surg Engl, 2002, 84 (3): 203-205.

[45] ALTINBAS N K, GUNERTEM G. Urothelial carcinoma detected by ultrasonography in a renal transplant recipient [J]. Exp Clin Transplant, 2019, 17 (2): 259-262.

[46] VRTISKA T J, HARTMAN R P, KOFLER J M, et al. Spatial resolution and radiation dose of a 64-MDCT scanner compared with published CT urography protocols [J]. AJR Am J Roentgenol, 2009, 192 (4): 941-948.

[47] WANG L J, WONG Y C, HUANG C C, et al. Multidetector computerized tomography urography is more accurate than excretory urography for diagnosing transitional cell carcinoma of the upper urinary tract in adults with hematuria [J]. J Urol, 2010, 183 (1): 48-55.

[48] VERMA S, RAJESH A, PRASAD S R, et al. Urinary bladder cancer: role of MR imaging [J]. Radiographics, 2012, 32 (2): 371-387.

[49] HUANG L, KONG Q, LIU Z, et al. The diagnostic value of MR imaging in differentiating T staging of bladder cancer: a meta-analysis [J]. Radiology, 2018, 286 (2): 502-511.

[50] COSENTINO M, PALOU J, GAYA J M, et al. Upper urinary tract urothelial cell carcinoma: location as a predictive factor for concomitant bladder carcinoma [J]. World J Urol, 2013, 31 (1): 141-145.

[51] GUO R Q, HONG P, XIONG G Y, et al. Impact of ureteroscopy before radical nephroureterectomy for upper tract urothelial carcinomas on oncological outcomes: a meta-analysis [J]. BJU Int, 2018, 121 (2): 184-193.

[52] BRAUSI M, COLLETTE L, KURTH K, et al. Variability in the recurrence rate at first follow-up cystoscopy after TUR in stage Ta T1 transitional cell carcinoma of the bladder: a combined analysis of seven EORTC studies [J]. Eur Urol, 2002, 41 (5): 523-531.

[53] VOSKUILEN C S, SCHWEITZER D, JENSEN J B, et al. Diagnostic value of (18) F-fluorodeoxyglucose positron emission tomography with computed tomography for lymph node staging in patients with upper tract urothelial carcinoma [J]. Eur Urol Oncol, 2020, 3 (1): 73-79.

[54] PRADERE B, SCHUETTFORT V, MORI K, et al. Management of de-novo urothelial carcinoma in transplanted patients [J]. Curr Opin Urol, 2020, 30 (3): 467-474.

[55] YU J, LEE C U, KANG M, et al. Incidences and oncological outcomes of urothelial carcinoma in kidney transplant recipients [J]. Cancer Manag Res, 2019, 11: 157-166.

[56] HUANG G L, LUO H L, CHEN Y T, et al. Oncologic outcomes of post-kidney transplantation superficial urothelial carcinoma [J]. Transplant Proc, 2018, 50 (4): 998-1000.

[57] EHDAIE B, STUKENBORG G J, THEODORESCU D. Renal transplant recipients and patients with end stage renal disease present with more advanced bladder cancer [J]. J Urol, 2009, 182 (4): 1482-1487.

[58] PALAZZETTI A, BOSIO A, DALMASSO E, et al. De novo bladder urothelial neoplasm in renal transplant recipients: a retrospective, multicentered study [J]. Urol Int, 2018, 100 (2): 185-192.

[59] CHIEN C S, LUO H L, LING C S, et al. Upper urinary tract urothelial carcinoma behaviors in patients with end-stage renal disease after kidney transplantation in Taiwan [J]. Int Urol Nephrol, 2016, 48 (8): 1261-1265.

[60] RANASINGHE W K, SUH N, HUGHES P D. Survival outcomes in renal transplant recipients with renal cell carcinoma or transitional cell carcinoma from the ANZDATA Database [J]. Exp Clin Transplant, 2016, 14 (2): 166-171.

[61] LI S, ZHANG J, TIAN Y, et al. De novo upper tract urothelial carcinoma after renal transplantation: a single-center experience in China [J]. BMC Urol, 2023, 23 (1): 23.

[62] HOU HJ, XIAO J, TIAN Y. Contralateral nephroureterectomy for renal transplant recipients with unilateral upper urinary tract transitional cell carcinoma: a report of 12 cases [J]. Transplant Proc, 2013, 45 (6): 2203-2206.

[63] LUGHEZZANI G, SUN M, PERROTTE P, et al. Should bladder cuff excision remain the standard of care at nephroureterectomy in patients with urothelial carcinoma of the renal pelvis？ A population-based study [J]. Eur Urol, 2010, 57 (6): 956-962.

[64] COLIN P, OUZZANE A, YATES D R, et al. Influence of positive surgical margin status after radical nephroureterectomy on upper urinary tract urothelial carcinoma survival [J]. Ann Surg Oncol, 2012, 19 (11): 3613-3620.

［65］ HERR H W, DONAT S M. Quality control in transurethral resection of bladder tumours [J]. BJU Int, 2008, 102 (9 Pt B): 1242-1246.

［66］ DIVRIK R T, SAHIN A F, YILDIRIM U, et al. Impact of routine second transurethral resection on the long-term outcome of patients with newly diagnosed pT1 urothelial carcinoma with respect to recurrence, progression rate, and disease-specific survival: a prospective randomised clinical trial [J]. Eur Urol, 2010, 58 (2): 185-190.

［67］ SYLVESTER R J, OOSTERLINCK W, HOLMANG S, et al. Systematic review and individual patient data meta-analysis of randomized trials comparing a single immediate instillation of chemotherapy after transurethral resection with transurethral resection alone in patients with stage pTa-pT1 urothelial carcinoma of the bladder: which patients benefit from the instillation [J]. Eur Urol, 2016, 69 (2): 231-244.

［68］ Y OSSEPOWITCH O, EGGENER S E, BOCHNER B H, et al. Safety and efficacy of intravesical bacillus Calmette-Guerin instillations in steroid treated and immunocompromised patients [J]. J Urol, 2006, 176 (2): 482-485.

［69］ KAMAL M M, SOLIMAN S M, SHOKEIR A A, et al. Bladder carcinoma among live-donor renal transplant recipients: a single-centre experience and a review of the literature [J]. BJU Int, 2008, 101 (1): 30-35.

［70］ TOMASZEWSKI J J, LARSON J A, SMALDONE M C, et al. Management of Bladder Cancer following Solid Organ Transplantation [J]. Adv Urol, 2011, 2011: 256985.

［71］ PALOU J, ANGERRI O, SEGARRA J, et al. Intravesical bacillus calmette-guèrin for the treatment of superficial bladder cancer in renal transplant patients [J]. Transplantation, 2003, 76 (10): 1514-1516.

［72］ MOSCHINI M, SHARMA V, DELL'OGLIO P, et al. Comparing long-term outcomes of primary and progressive carcinoma invading bladder muscle after radical cystectomy [J]. BJU Int, 2016, 117 (4): 604-610.

［73］ 黄健, 张旭. 中国泌尿外科和男科疾病诊断治疗指南 (2022 版)[M]. 北京: 科学出版社, 2022.

［74］ MASTER V A, MENG M V, GROSSFELD G D, et al. Treatment and outcome of invasive bladder cancer in patients after renal transplantation [J]. J Urol, 2004. 171 (3): 1085-1088.

［75］ MANASSERO F, DI PAOLA G, MOGOROVICH A, et al. Orthotopic bladder substitute in renal transplant recipients: experience with studer technique and literature review [J]. Transpl Int, 2011, 24 (9): 943-948.

［76］ ISHIYAMA Y, YOSHIDA K, IIZUKA J, et al. Robot-assisted radical cystectomy with orthotopic neobladder as a urinary diversion for a kidney transplant recipient: a case report [J]. Transplant Proc, 2020, 52 (2): 608-613.

［77］ DEMIRDAG C, CITGEZ S, TALAT Z, et al. Management of bladder cancer after renal transplantation [J]. Transplant Proc, 2017, 49 (2): 293-296.

［78］ 邱敏, 邓绍晖, 侯小飞, 等. 腹腔镜膀胱全切及回肠膀胱术治疗女性肾移植后膀胱癌的可行性 [J]. 北京大学学报 ( 医学版), 2018, 50 (5): 945-946.

［79］ 田野, 肖荆, 朱一辰, 等. 吉西他滨联合顺铂治疗肾移植术后并发尿路上皮癌的初步探讨 [J]. 现代泌尿外科杂志, 2014, 19 (12): 780-783.

［80］ ZHANG P, ZHANG X D, WANG Y, et al. Feasibility of pre-and postoperative gemcitabine-plus-cisplatin systemic chemotherapy for the treatment of locally advanced urothelial carcinoma in kidney transplant patients [J]. Transplant Proc, 2013, 45 (9): 3293-3297.

［81］ 中国临床肿瘤学会 (CSCO) 尿路上皮癌诊疗指南 2023 [M]. 北京: 人民卫生出版社, 2023.

［82］ KAO YL, OU YC, YANG CR, et al. Transitional cell carcinoma in renal transplant recipients [J]. World J Surg, 2003, 27 (8): 912-916.

［83］ ZHANG Q, MA R, LI Y, et al. Bilateral nephroureterectomy versus unilateral nephroureterectomy for treating de novo upper tract urothelial carcinoma after renal transplantation: a comparison of surgical and oncological outcomes [J]. Clin Med Insights Oncol, 2021, 15: 11795549211035541.

［84］ 杨晓勇, 孙泽家, 王伟, 等. 单一体位经腹腔入路完全腹腔镜下治疗移植肾同侧自体上尿路上皮癌的临床研究 [J]. 中华器官移植杂志, 2023, 44 (6): 354-359.

［85］ 王伟, 徐岳, 任亮, 等. 经腹完全腹腔镜肾输尿管全长切除术对肾移植术后上尿路尿路上皮癌的疗效 [J]. 中华医学杂志, 2022, 102 (44): 3532-3536.

［86］ WANG Z P, WANG W Y, ZHU Y C, et al. Adjuvant chemotherapy with gemcitabine plus cisplatin for kidney transplant patients with locally advanced transitional cell carcinoma: a single-center experience [J]. Transplant Proc, 2016,

48 (6): 2076-2079.

［87］ ZHU Y, XIAO J, GUO Y, et al. Chemotherapy for urothelial carcinoma in renal transplantation patients: initial results from a single center [J]. Mol Clin Oncol, 2015, 3 (6): 1387-1391.

［88］ ABDEL-WAHAB N, SAFA H, ABUDAYYEH A, et al. Checkpoint inhibitor therapy for cancer in solid organ transplantation recipients: an institutional experience and a systematic review of the literature [J]. J Immunother Cancer, 2019, 7 (1): 106.

［89］ KDIGO clinical practice guideline for the care of kidney transplant recipients [J]. Am J Transplant, 2009, 9 Suppl 3: S1-155.

［90］ GUBA M, GRAEB C, JAUCH K W, et al. Pro-and anti-cancer effects of immunosuppressive agents used in organ transplantation [J]. Transplantation, 2004, 77 (12): 1777-1782.

［91］ LUAN F L, HOJO M, MALUCCIO M, et al. Rapamycin blocks tumor progression: unlinking immunosuppression from antitumor efficacy [J]. Transplantation, 2002, 73 (10): 1565-1572.

［92］ KAPOOR A. Malignancy in kidney transplant recipients [J]. Drugs. 2008, 68 Suppl 1: 11-19.

［93］ ZENG J, ZHONG Q, FENG X, et al. Conversion from calcineurin inhibitors to mammalian target of rapamycin inhibitors in kidney transplant recipients: a systematic review and meta-analysis of randomized controlled trials [J]. Front Immunol, 2021, 12: 663602.

［94］ RODRIGUEZ FABA O, PALOU J, VILA REYES H, et al. Treatment options and predictive factors for recurrence and cancer-specific mortality in bladder cancer after renal transplantation: a multi-institutional analysis [J]. Actas Urol Esp, 2017, 41 (10): 639-645.

［95］ ELKENTAOUI H, ROBERT G, PASTICIER G, et al. Therapeutic management of de novo urological malignancy in renal transplant recipients: the experience of the French department of urology and kidney transplantation from bordeaux [J]. Urology, 2010, 75 (1): 126-132.

［96］ 张健, 马麟麟, 解泽林, 等. 我国肾移植术后新发恶性肿瘤总结分析 [J]. 中华器官移植杂志, 2014, 35 (12): 6.

［97］ HICKMAN L A, SAWINSKI D, GUZZO T, et al. Urologic malignancies in kidney transplantation [J]. Am J Transplant, 2018, 18 (1): 13-22.

［98］ KLEINCLAUSS F, THURET R, MUREZ T, et al. Urologic malignancies in renal transplant candidates and recipients [J]. Prog Urol, 2016, 26 (15): 1094-1113.

［99］ SCHWARZ A, VATANDASLAR S, MERKEL S, et al. Renal cell carcinoma in transplant recipients with acquired cystic kidney disease [J]. Clin J Am Soc Nephrol, 2007, 2 (4): 750-756.

［100］ GOH A, VATHSALA A. Native renal cysts and dialysis duration are risk factors for renal cell carcinoma in renal transplant recipients [J]. Am J Transplant, 2011, 11 (1): 86-92.

［101］ RODRÍGUEZ FABA O, BREDA A, GAUSA L, et al. Villavicencio H. de novo urologic tumors in kidney transplant patients [J]. Actas Urol Esp, 2015, 39 (2): 122-127.

［102］ OCHOA-LÓPEZ J M, GABILONDO-PLIEGO B, COLLURA-MERLIER S, et al. Incidence and treatment of malignant tumors of the genitourinary tract in renal transplant recipients [J]. Int Braz J Urol, 2018, 44 (5): 874-881.

［103］ KARAMI S, YANIK E L, MOORE L E, et al. Risk of renal cell carcinoma among kidney transplant recipients in the United States [J]. Am J Transplant, 2016, 16 (12): 3479-3489.

［104］ GIOCO R, CORONA D, AGODI A, et al. De novo cancer incidence and prognosis after kidney transplantation: a single center analysis [J]. Transplant Proc, 2019, 51 (9): 2927-2930.

［105］ XU C, GENG H, LI Y, et al. Incidence of renal cell carcinoma after solid organ transplantation: a systematic review and meta-analysis [J]. BMC Urol, 2024, 24 (1): 11.

［106］ AU E, WONG G, CHAPMAN J R. Cancer in kidney transplant recipients [J]. Nat Rev Nephrol, 2018, 14 (8): 508-520.

［107］ CHEUNG C Y, TANG S. An update on cancer after kidney transplantation [J]. Nephrol Dial Transplant, 2019, 34 (6): 914-920.

［108］ LAYMAN A B, ENGELS E A. Kidney and bladder cancers among people with AIDS in the United States. J Acquir Immune Defic Syndr, 2008, 48 (3): 365-367.

［109］ MOUDOUNI S M, LAKMICHI A, TLIGUI M, et al. Renal cell carcinoma of native kidney in renal transplant recipients [J]. BJU Int, 2006, 98 (2): 298-302.

［110］ DEFORTESCU G, CORNU J N, BÉJAR S, et al. Diagnostic performance of contrast-enhanced ultrasonography and magnetic resonance imaging for the assessment of complex renal cysts: a prospective study [J]. Int J Urol, 2017, 24 (3): 184-189.

［111］ BERTOLOTTO M, BUCCI S, VALENTINO M, et al. Contrast-enhanced ultrasound for characterizing renal masses [J]. Eur J Radiol, 2018, 105: 41-48.

［112］ ZHOU L, TANG L, YANG T, et al. Comparison of contrast-enhanced ultrasound with MRI in the diagnosis of complex cystic renal masses: a meta-analysis [J]. Acta Radiol, 2018, 59 (10): 1254-1263.

［113］ KIM J H, SUN H Y, HWANG J, et al. Diagnostic accuracy of contrast-enhanced computed tomography and contrast-enhanced magnetic resonance imaging of small renal masses in real practice: sensitivity and specificity according to subjective radiologic interpretation [J]. World J Surg Oncol, 2016, 14 (1): 260.

［114］ HALLSCHEIDT P J, FINK C, HAFERKAMP A, et al. Preoperative staging of renal cell carcinoma with inferior vena cava thrombus using multidetector CT and MRI: prospective study with histopathological correlation [J]. J Comput Assist Tomogr, 2005, 29 (1): 64-68.

［115］ KDIGO clinical practice guideline for the care of kidney transplant recipients [J]. Am J Transplant, 2009, 9 Suppl 3: S1-155.

［116］ WONG G, HOWARD K, WEBSTER A C, et al. Screening for renal cancer in recipients of kidney transplants [J]. Nephrol Dial Transplant, 2011, 26 (5): 1729-1739.

［117］ SUSON K D, SAUSVILLE J E, SENER A, et al. Native nephrectomy for renal cell carcinoma in transplant recipients [J]. Transplantation, 2011, 91 (12): 1376-1379.

［118］ TSAUR I, OBERMÜLLER N, JONAS D, et al. De novo renal cell carcinoma of native and graft kidneys in renal transplant recipients [J]. BJU Int, 2011, 108 (2): 229-234.

［119］ GOUJON A, VERHOEST G, SALLUSTO F, et al. Renal cell carcinoma in candidates for renal transplantation and recipients of a kidney transplant: the French guidelines from CTAFU [J]. Prog Urol, 2021, 31 (1): 18-23.

［120］ LJUNGBERG B, ALBIGES L, ABU-GHANEM Y, et al. European association of urology guidelines on renal cell carcinoma: the 2019 update [J]. Eur Urol, 2019, 75 (5): 799-810.

［121］ TILLOU X, GULERYUZ K, DOERFLER A, et al. Nephron sparing surgery for de novo kidney graft tumor: results from a multicenter national study [J]. Am J Transplant, 2014, 14 (9): 2120-2125.

［122］ HUBATSCH M, PETERS R, MAXEINER A, et al. Nephron sparing surgery in renal allograft in recipients with de novo renal cell carcinoma: two case reports and review of the literature [J]. Urol Int, 2020, 104 (11-12): 997-999.

［123］ GRIFFITH J J, AMIN K A, WAINGANKAR N, et al. Solid renal masses in transplanted allograft kidneys: a closer look at the epidemiology and management [J]. Am J Transplant, 2017, 17 (11): 2775-2781.

［124］ GULERYUZ K, DOERFLER A, CODAS R, et al. A national study of kidney graft tumor treatments: toward ablative therapy [J]. Surgery, 2016, 160 (1): 237-244.

［125］ PIANA A, ANDRAS I, DIANA P, et al. Small renal masses in kidney transplantation: overview of clinical impact and management in donors and recipients [J]. Asian J Urol, 2022, 9 (3): 208-214.

［126］ CIENFUEGOS-BELMONTE I, LEÓN-DUEÑAS E, PÉREZ-VALDIVIA M A, et al. Conservative treatment of de novo renal carcinoma on kidney graft [J]. Actas Urol Esp, 2015, 39 (9): 588-592.

［127］ HEVIA V, BOISSIER R, RODRÍGUEZ-FABA Ó, et al. Management of localised prostate cancer in kidney transplant patients: a systematic review from the EAU guidelines on renal transplantation panel [J]. Eur Urol Focus, 2018, 4 (2): 153-162.

［128］ CARVALHO J A, NUNES P, DINIS P J, et al. Prostate cancer in renal transplant recipients: diagnosis and treatment [J]. Transplant Proc, 2017, 49 (4): 809-812.

［129］ CORMIER L, LECHEVALLIER E, BARROU B, et al. Diagnosis and treatment of prostate cancers in renal-transplant recipients [J]. Transplantation, 2003, 75 (2): 237-239.

［130］ KLEINCLAUSS F, GIGANTE M, NEUZILLET Y, et al. Prostate cancer in renal transplant recipients [J]. Nephrol

Dial Transplant, 2008, 23 (7): 2374-2380.

[131] KASISKE B L, SNYDER J J, GILBERTSON D T, et al. Cancer after kidney transplantation in the United States [J]. Am J Transplant, 2004, 4 (6): 905-913.

[132] KESSLER M, JAY N, MOLLE R, et al. Excess risk of cancer in renal transplant patients [J]. Transpl Int, 2006, 19 (11): 908-914.

[133] BEYER B, MANDEL P, MICHL U, et al. Oncological, functional and perioperative outcomes in transplant patients after radical prostatectomy [J]. World J Urol, 2016, 34 (8): 1101-1105.

[134] BINSALEH S. Diagnosis and treatment of prostate cancer in renal-transplant recipients [J]. Int Urol Nephrol, 2012, 44 (1): 149-155.

[135] SHERER B A, WARRIOR K, GODLEWSKI K, et al. Prostate cancer in renal transplant recipients [J]. Int Braz J Urol, 2017, 43 (6): 1021-1032.

[136] WAMMACK R, DJAVAN B, REMZI M, et al. Morbidity of transrectal ultrasound-guided prostate needle biopsy in patients receiving immunosuppression [J]. Urology, 2001, 58 (6): 1004-1007.

[137] ELKENTAOUI H, ROBERT G, PASTICIER G, et al. Therapeutic management of de novo urological malignancy in renal transplant recipients: the experience of the French department of urology and kidney transplantation from bordeaux [J]. Urology, 2010, 75 (1): 126-132.

[138] THOMAS A A, NGUYEN M M, GILL I S. Laparoscopic transperitoneal radical prostatectomy in renal transplant recipients: a review of three cases [J]. Urology, 2008, 71 (2): 205-208.

[139] JHAVERI J K, TAN G Y, SCHERR D S, et al. Robot-assisted laparoscopic radical prostatectomy in the renal allograft transplant recipient [J]. J Endourol, 2008, 22 (11): 2475-2479.

[140] SMITH D L, JELLISON F C, HELDT J P, et al. Robot-assisted radical prostatectomy in patients with previous renal transplantation [J]. J Endourol, 2011, 25 (10): 1643-1647.

[141] POLCARI A J, ALLEN J C, NUNEZ-NATERAS R, et al. Multicenter experience with robot-assisted radical prostatectomy in renal transplant recipients [J]. Urology, 2012, 80 (6): 1267-1272.

[142] MOTTET N, BELLMUNT J, BOLLA M, et al. EAU-ESTRO-SIOG guidelines on prostate cancer. part 1: screening, diagnosis, and local treatment with curative intent [J]. Eur Urol, 2017, 71 (4): 618-629.

[143] PETTENATI C, JANNOT A S, HUREL S, et al. Prostate cancer characteristics and outcome in renal transplant recipients: results from a contemporary single center study [J]. Clin Transplant, 2016, 30 (8): 964-971.

[144] BEYDOUN N, BUCCI J, MALOUF D. Iodine-125 prostate seed brachytherapy in renal transplant recipients: an analysis of oncological outcomes and toxicity profile [J]. J Contemp Brachytherapy, 2014, 6 (1): 15-20.

[145] EUVRARD S, MORELON E, ROSTAING L, et al. Sirolimus and secondary skin-cancer prevention in kidney transplantation [J]. N Engl J Med, 2012, 367 (4): 329-339.

[146] ROUSSEAU B, GUILLEMIN A, DUVOUX C, et al. Optimal oncologic management and mTOR inhibitor introduction are safe and improve survival in kidney and liver allograft recipients with de novo carcinoma [J]. Int J Cancer, 2019, 144 (4): 886-896.

# 44 肾移植受者非泌尿系统肿瘤临床诊疗指南

目前肾移植是终末期肾病患者的最佳治疗方案,和维持透析相比,可以提高生活质量[1]和总体生存期[2],随着免疫抑制剂等药物的进展,移植患者短期生存率有了大幅度提升,但长期存活仍存在问题。肿瘤已经是肾移植受者心血管疾病以外的第二大死亡原因,占所有死亡原因的10%~30%[3-5]。在肾移植受者出现的肿瘤,具有更强的侵袭性,表现为高复发、高转移、高死亡的特征,严重影响受者长期存活和生命质量,因此引起了临床上的广泛关注[6,7]。深入了解在免疫抑制影响下肿瘤细胞发展的机制,并为肾移植受者制订个性化的筛查和治疗策略,是移植医学领域所关心的重要问题之一。

为此,受中华医学会器官移植学分会组织与委托,我们联合多学科专家和工作团队,根据《世界卫生组织指南制订手册》的原则和方法,基于最新研究证据和我国国情,征询专家意见,构建临床问题,确定推荐意见,完成初稿写作,并进行两轮推荐意见调查,参考反馈建议对推荐意见做进一步修改,对所有临床问题的推荐意见均达成共识。最终制订了《肾移植受者非泌尿系统肿瘤临床诊疗指南》,以期为肾移植术后非泌尿系肿瘤诊疗提供更有价值的参考。

## 一、指南形成方法

本指南已在国际实践指南注册与透明化平台(Practice Guide Registration for TransPAREncy,PREPARE)上以中英双语注册(注册号:PREPARE-2024CN341)。

指南发起机构与专家组成员:本指南由中华医学会器官移植学分会发起,联合多学科专家共同制订。指南工作组:本指南成立了指南制订工作组,组建了编写团队和讨论专家成员,涵盖了器官移植学、肿瘤学、基础医学、健康管理等多学科专家。所有工作组成员均填写了利益声明表,确认不存在与本指南直接的利益冲突。

指南使用者与应用的目标人群:本指南适用于各级医疗机构及相关学科医师及工作人员。指南推荐意见的应用目标人群为肾移植受者。

临床问题的遴选和确定:工作组对国内外该领域发表的指南和共识进行比对,鉴于肾移植后整体肿瘤发生的风险较高,但某些肿瘤类型的风险远高于其他类型,因此我们主要讨论几种最常见的肿瘤类型。

证据的检索:证据评价组按照人群、干预、对照、结局(population,intervention,comparison,outcome,PICO)的原则对纳入的临床问题进行解构和检索,针对最终纳入的关键问题,对其进行多源中文和英文数据库检索,检索数据库包括 PubMed、Embase、Clinicaltrial.org、Cochrane Library、Web of Science、中国知网、万方数据库等。检索语言限定为英文或中文。对纳入的文献进一步追溯其参考文献。完成证据检索后,每个临床问题均由共识专家组成员按照题目、摘要和全文的顺序逐级独立筛选文献,确定纳入符合具体临床问题的文献,完成筛选后两人进行核对,如存在分歧,则通过共同讨论或咨询第三方协商确定。

证据的评价与分级:采用 2009 版牛津循证医学中心(Oxford Centre for Evidence-Based Medicine,OCEBM)证据分级与推荐意见强度分级标准,证据级别分为 10 个等级,推荐强度分为 A、B、C、D 四个等级。

推荐意见的形成:综合考虑证据以及我国患者的偏好与价值观、干预措施的成本和利弊等因素后,指南工作组提出了符合我国临床诊疗实践的 21 条推荐意见。推荐意见达成共识后,工作组完成初稿的撰写,经中华医学会器官移植学分会组织全国器官移植与相关学科专家两轮会议集体讨论,根据其反馈意见对初稿进行修改,最终形成指南终稿。

指南的传播、实施与更新:指南发布后,指南工作组将主要通过以下方式对指南进行传播和推广:①在相关学术会议中对指南进行解读;②有计划地在相关单位组织指南学习专场会议,对移植医师进行推广培训;③在学术期刊和书籍出版社公开发表本指南;④通过网站、社交媒体等对指南等进行推广,必要时对指南的推荐意见进行更新。

## 二、肾移植术后新发恶性肿瘤概述

**临床问题 1:**和非移植人群相比,肾移植受者术后全因恶性肿瘤发生率有无差异?

**推荐意见 1:**肾移植受者全因恶性肿瘤发生率比普通人群明显增高,建议对肾移植受者进行更为积极的恶性肿瘤筛查(推荐强度 B,证据等级 3a)。

**推荐意见说明:**

肾移植受者术后 15 年恶性肿瘤累计发生率为 10%~15%[3,8,9]。在调整年龄和性别后,肾移植受者的总体发生肿瘤风险超过普通人群约 2~3 倍。其中,病毒相关和免疫驱动的肿瘤风险最大,如肾移植后淋巴增生性疾病(post-transplant lymphoproliferative disorders,PTLD)、肛门生殖器癌和皮肤癌[10,11]。但是,乳腺癌和前列腺癌在肾移植受者并不增加。肾移植受者术后肿瘤的类型因地理区域而异,在欧洲、北美、澳大利亚、新西兰,最常见的肿瘤类型是非黑色素瘤皮肤癌、PTLD 和唇癌,而在非西方国家和中东地区,泌尿系肿瘤和胃肠道肿瘤的发病率更高[8]。

**临床问题 2:**肾移植受者恶性肿瘤的病死率如何?

**推荐意见 2:**肾移植受者恶性肿瘤病死率明显升高,建议对肾移植受者恶性肿瘤采取更为积极的治疗和随访策略(推荐强度 B,证据等级 3a)。

**推荐意见说明:**

数据显示,肾移植受者全部肿瘤类型的标准死亡率至少比年龄和性别匹配的普通人群高 1.8~1.9 倍,其中,在黑色素瘤和非霍奇金淋巴瘤患者中,死亡风险最大,肿瘤相关死亡的总体风险超过未进行肾移植者的 5~10 倍[12]。肾移植受者肿瘤的高死亡风险原因尚不明确,可能是由于长期的免疫抑制,以及缺乏合理的预防和筛查措施,无法早期发现、早期治疗[13]。

**临床问题 3:**免疫抑制药物对肾移植受者肿瘤发生发展存在什么影响?

**推荐意见 3:**长期的免疫抑制药物可能通过多种途径促进肿瘤的发生发展(推荐强度 B,证据等级 3b)。实验研究表明,免疫抑制药物可能通过多种信号通路影响肿瘤的发生发展(推荐强度 D,证据等级 5)。

**推荐意见说明:**

肾移植受者需要长期的免疫抑制治疗,可能通过多种途径促进肿瘤发生发展。一个潜在机制是免疫系统的抑制,降低对已知致癌病毒的免疫监控。例如 Kaposi 肉瘤(人类疱疹病毒 8)、PTLD(EB 病毒)、唇癌和肛门癌(HPV),在肾移植受者中普遍常见[14]。另一种潜在机制是免疫系统的抑制,将导致累积的基因突变难以被识别和修复,这种机制可能在皮肤癌中占主导地位,免疫抑制损害了细胞修复紫外线辐射引起的 DNA 损伤的能力[15]。实验研究表明,他克莫司在体外和体内均能增强转化生长因子 -β(transforming growth factor-β,TGF-β)的表达水平,这种刺激作用具有剂量依赖性,从而促进肿瘤的进展和转移[16]。环孢素抑制 p53 通路依赖性的细胞衰老,增加致癌的潜能[17]。环孢素还可通过 TGF-β 或白介素 6(interleukin 6,IL-6)过表达途径直接影响肿瘤的发生和进展,并且赋予肿瘤细胞更高侵袭性的表型[18]。此外,环孢素抑制 DNA 聚合酶的基因编码,造成 DNA 损伤修复系统的缺陷,从而积累基因突变,诱导肿瘤细胞发生[19]。硫唑嘌呤使皮肤对紫外线辐射敏感性增加,并导致 6- 硫唑嘌呤在 DNA 中积累,导致非黑色素瘤皮肤癌的风险增加[20]。

**临床问题 4:**肾移植受者发生恶性肿瘤后的整体治疗策略是什么?

**推荐意见 4:**整体治疗策略应充分考虑肿瘤治疗对移植肾脏功能和免疫抑制方案的影响,建议采取个体综合性治疗(推荐强度 C,证据等级 4)。

推荐意见说明:

手术治疗是肾移植受者术后发生肿瘤的主要治疗方法,目的是完整切除肿瘤,在手术过程中需保护移植肾,避免损伤动静脉。对于放疗和化疗应谨慎使用。

放疗在肾移植受者中没有过量毒性反应的报道,但对于下腹部和会阴区域的高剂量放疗可能造成移植肾损伤。从理论上讲,应将移植肾移出辐射场,建议进行三维适形放射治疗,放射剂量应保持在晚期肾损害阈值以下,即总剂量低于 23Gy,每次低于 2Gy[21]。此外,移植肾输尿管远端部位的放射剂量很重要。由于输尿管薄弱的血液供应,当末端接受高剂量的放疗,会增加晚期放射毒性作用的风险,导致输尿管狭窄和梗阻[22,23]。因此,对该区域的辐射剂量应保持在最低限度,并确保膀胱充盈。

化疗药物的细胞毒作用,如顺铂和环磷酰胺,存在直接的肾毒性,在使用时应充分进行水化和利尿,避免药物蓄积导致的肾功能损害[24]。在对 11 例尿路上皮癌进行基于顺铂的联合化疗方案中,发现 3 例患者出现 1 级肾毒性,无更严重的肾功能损害[25]。根据有限的数据,肾移植受者并不比普通人群更容易受到顺铂的肾毒性作用,其原因在于良好的移植肾功能基础和化疗期间充分的辅助治疗。此外,化疗药物和免疫抑制药物存在协同作用,增加骨髓抑制作用,可能导致严重的感染[26]。因此,在需要化疗的肾移植受者,需谨慎选择化疗药物的种类、剂量以及对毒副作用的监测。

免疫治疗已经成为多种肿瘤的一种治疗选择,免疫检查点抑制剂(checkpoint inhibitors,CPIs)恢复 T 淋巴细胞的活化和抗肿瘤活性,得到显著的生存获益[27]。但是,在器官移植受者中,缺乏 CPIs 的安全性和有效性数据。在最新的系统性回顾研究中,共纳入 83 例器官移植受者,其中肾移植受者 53 例,肿瘤类型主要是黑色素瘤和肝细胞癌。在应用 CPIs 后,43.4% 的肾移植受者发生急性排斥反应,主要发生在前 6 个月内,病理活检提示大部分为 T 淋巴细胞介导的排斥反应,最终造成 72.7% 的患者恢复肾替代治疗。CPIs 治疗后中位生存时间为 36 周,伴有急性排斥反应的患者生存期更低[28]。对于肾移植受者,免疫治疗的应用需要个体化评估,并谨慎使用。

临床问题 5:**肾移植受者发生肿瘤后是否需要调整免疫抑制治疗方案?**

推荐意见 5:推荐根据肾移植受者具体情况进行个体化治疗,包括降低免疫抑制强度或调整免疫抑制方案,但具体的调整方案尚未有确切临床研究证实(推荐强度 B,证据等级 2a)。

推荐意见说明:

当肾移植受者发生肿瘤时,通常首先调整免疫抑制方案,包括减少免疫抑制药物剂量,降低免疫抑制强度至移植肾能维持的最低水平,或者调整免疫抑制方案,如将钙调神经磷酸酶抑制剂转换为哺乳动物雷帕霉素靶点(mammalian target of rapamycin,mTOR)抑制剂,但具体的调整方案尚需进一步的临床研究来证实其效果和安全性。

mTOR 抑制剂可能通过细胞周期阻滞和细胞凋亡启动来抑制肿瘤生长,从而具有潜在的抗肿瘤作用。这种抗肿瘤作用已在体外被证明适用于多种肿瘤细胞[29]。在对来自 21 项随机对照试验的 5 876 例肾移植受者的个体数据进行的荟萃分析中,服用西罗莫司的患者发生全部肿瘤的风险降低了 40%,发生非黑色素瘤皮肤癌的风险降低了 56%,在西罗莫司转换的亚组分析中,降低非黑色素瘤皮肤癌风险 68%,降低其他肿瘤 48%。然而,西罗莫司的使用与死亡风险显著增加相关,与对照组相比,西罗莫司增加了 43% 的死亡风险,主要原因是感染和心血管疾病,而非肿瘤。增加死亡风险的原因

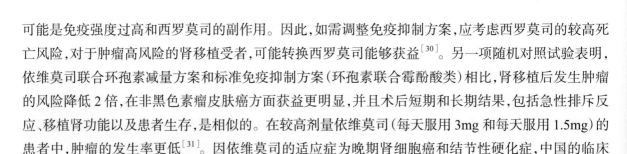

可能是免疫强度过高和西罗莫司的副作用。因此,如需调整免疫抑制方案,应考虑西罗莫司的较高死亡风险,对于肿瘤高风险的肾移植受者,可能转换西罗莫司能够获益[30]。另一项随机对照试验表明,依维莫司联合环孢素减量方案和标准免疫抑制方案(环孢素联合霉酚酸类)相比,肾移植后发生肿瘤的风险降低2倍,在非黑色素瘤皮肤癌方面获益更明显,并且术后短期和长期结果,包括急性排斥反应、移植肾功能以及患者生存,是相似的。在较高剂量依维莫司(每天服用3mg和每天服用1.5mg)的患者中,肿瘤的发生率更低[31]。因依维莫司的适应症为晚期肾细胞癌和结节性硬化症,中国的临床数据相对较少,且不推荐依维莫司作为肾移植的初始治疗方案[32]。应谨慎使用。

### 三、消化道肿瘤

**临床问题6:肾移植受者肝细胞癌的发病特点是什么?**

**推荐意见6:**肾移植受者肝细胞癌发病率升高,主要危险因素是HBV和HCV感染,推荐对合并HBV/HCV感染的肾移植受者进行积极的肝脏肿瘤筛查(推荐强度B,证据等级3a)。

**推荐意见说明:**

肝细胞癌是中国肾移植受者术后泌尿系肿瘤以外的第二大肿瘤类型,与性别和年龄匹配的普通人群相比,肾移植受者术后肝细胞癌发生率升高5倍[33]。数据表明,超过60%的肝细胞癌有乙型肝炎病毒(hepatitis B virus,HBV)或丙型肝炎病毒(hepatitis C virus,HCV)感染,这是肾移植受者术后发生肝细胞癌的主要危险因素。此外,长期的免疫抑制状态,可能导致免疫系统失去对HBV和HCV病毒的监控,从而造成这些致癌病毒不可控制的复制和进展。

**临床问题7:肾移植受者肝细胞癌的治疗策略是什么?**

**推荐意见7:**建议肾移植受者早期肝细胞癌积极手术治疗,同时建议降低免疫抑制强度可降低复发率(推荐强度C,证据等级4),并增加随访频率(推荐强度D,证据等级5)。

**推荐意见说明:**

早期发现的肝细胞癌可通过手术切除,通常预后良好。然而,肝细胞癌往往发现较晚,无法切除的肝细胞癌预后极差。一项数据表明,在患肝细胞癌的肾移植受者中,40%的患者在3个月内就死亡,其他患者通过肝叶切除或动脉栓塞治疗,并同时降低免疫抑制强度,预后较好,但其中37.5%的患者需恢复透析治疗[34]。因此,早期发现肝细胞癌对于改善预后至关重要。建议对所有肾移植受者,包括非HBV或非HCV患者,增加肝功能检查和肝脏超声检查的随访频率。

**临床问题8:肾移植受者结直肠肿瘤的发病特点是什么?**

**推荐意见8:**肾移植受者结直肠肿瘤发病率、复发率和死亡率明显升高,推荐实行更为积极的结直肠肿瘤筛查策略(推荐强度B,证据等级3a)。

**推荐意见说明:**

结直肠肿瘤是澳大利亚肾移植受者中第二常见的实体器官肿瘤,平均风险是普通人群的2.5倍[35],在亚洲,肾移植受者术后结直肠肿瘤的发病风险比普通人群增加1.34倍,而且发病年龄更小,诊断时的平均年龄为58岁,而普通人群为70岁[36,37]。在首次根治性治疗后,约35%的肾移植受者出现结直肠肿瘤复发,5年生存率由普通人群的67%下降至40%[38]。研究表明,免疫抑制方案导致免疫失调,通过上调TGF-β和血管内皮生长因子的表达,增加DNA损伤,并改变肠道微生物群,有利于结直肠肿瘤的发生[39],发病机制尚不明确,需要进一步研究证实。建议所有年龄在50岁或以上的肾移植受者都应进行便隐血检查,以筛查结直肠癌和癌前病变。每5年进行一次乙状结肠镜检查或每10年进行一次结肠镜检查。对于风险较高的人群,如慢性肠炎的患者,应增加筛查频率[40]。

临床问题9: **肾移植受者结直肠肿瘤的治疗策略是什么?**

推荐意见9:建议手术切除和放疗作为大多数早期和局部进展期结直肠肿瘤的首选治疗方法,对于中晚期结直肠肿瘤,还应接受系统性化疗及靶向治疗(推荐强度C,证据等级4)。

推荐意见说明:

早期和局部进展性结直肠肿瘤通过手术切除和根治性放疗可获得良好预后对于转移性结直肠肿瘤,则需要系统性全身化疗和靶向药物治疗,目前的个案报道显示,针对结直肠肿瘤的全身化疗和靶向药物治疗,对移植肾损伤较少,因此可安全使用[41,42]。

临床问题10: **肾移植受者胃癌患病风险会增加吗?**

推荐意见10:肾移植受者胃癌的发生率在东亚地区明显升高,建议对胃癌高风险的肾移植受者,定期进行胃镜检查(推荐强度C,证据等级4)。

推荐意见说明:

在西方国家,肾移植受者的胃癌发病率大约比普通人群高出两倍[43],而在韩国和日本,胃癌的发病率在肾移植受者中则明显升高,是肾移植受者术后最常见的恶性肿瘤之一[44,45],一项对2 157例肾移植受者的回顾性分析中,13例发生胃癌,男性为0.61%,女性为0.6%。分别是同年龄段普通人群的3.44倍和8.33倍。幽门螺杆菌感染可能是造成东亚地区胃癌发生率高的原因[46]。此外,EB病毒(epstein-barrvirus,EBV)亦被认为是胃癌的致病因素[47]。在肾移植受者的胃癌组织中,33.3%的病理组织检测出EB病毒,普通人群对照组中,只有10%的EB病毒感染率。肾移植受者胃癌与EB病毒状态的关系有待进一步研究证实[48]。研究发现,接受常规胃镜筛查的肾移植受者胃癌的5年存活率达到100%,未接受胃镜筛查的为53.6%[47]。因此,建议对胃癌高风险的肾移植受者,定期进行胃镜检查,以便在早期发现胃癌,提高长期存活率。

## 四、肺癌

临床问题11: **肾移植受者原发性肺肿瘤发病率如何?**

推荐意见11:肾移植受者原发性肺癌发生率高于非移植人群,建议肾移植受者进行积极的肺癌筛查(推荐强度C,证据等级4)。

推荐意见说明:

一项对2003年至2012年在法国3个移植中心病例的肺癌发生的回顾性研究显示,肺癌患者被偶然发现并诊断的概率为40%,所有患者均为既往吸烟者或移植后吸烟者。肾移植受者肺癌的发生率为1.89/1 000人年,从接受肾移植到诊断为肺癌的中位时间为7年[49]。我国的一项研究显示自1988年1月至2015年4月期间,2 793例接受肾移植手术患者,共14例(5/1 000)被诊断出肺癌,诊断中位时间为5.4年[50]。

临床问题12: **肾移植受者肺癌的监测策略是什么?**

推荐意见12:建议对肾移植受者肺癌高危人群每年使用低剂量CT进行筛查(推荐强度B,证据等级3a)。

推荐意见说明:

根据临床指南和综述,建议对所有肾移植受者进行常规癌症筛查[51,52]。2020年改善全球肾脏病

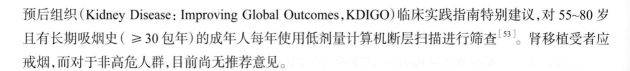
预后组织(Kidney Disease：Improving Global Outcomes，KDIGO)临床实践指南特别建议，对 55~80 岁且有长期吸烟史(≥30 包年)的成年人每年使用低剂量计算机断层扫描进行筛查[53]。肾移植受者应戒烟，而对于非高危人群，目前尚无推荐意见。

### 五、皮肤癌

**临床问题 13:肾移植受者皮肤癌的发病率和发病机制?**

**推荐意见 13:**皮肤癌是肾移植受者常见的恶性肿瘤类型，发病机制涉及多种危险因素的相互作用(推荐强度 C，证据等级 4)。

**推荐意见说明:**

皮肤癌是肾移植受者中常见的肿瘤类型，比普通人群的皮肤癌更具侵袭性。最常见的病理类型包括鳞状细胞癌、基底细胞癌、Kaposi 肉瘤和恶性黑色素瘤[54,55]。其中鳞状细胞癌和基底细胞癌的发生率最高，是普通人群发病风险的 65~250 倍，并且生长更快，约 13.4% 的患者复发，5%~8% 的患者出现远处转移[56,57]。皮肤癌的发生随着肾移植时间的推移而增加，在英国和澳大利亚，免疫抑制大于 20 年的患者中，皮肤癌的累积发病率分别为 61% 和 82%[58]。皮肤癌的发病机制包括紫外线暴露、HPV 感染、移植前皮肤癌病史、年龄、种族和性别(男性比女性风险更高)。此外，过高的免疫抑制强度和长期服用的免疫抑制药物增加了致癌作用，主要是环孢素和硫唑嘌呤[59,60]。但在中国人群，皮肤癌较为少见[8]。

**临床问题 14:肾移植受者皮肤癌的诊断要点是什么?**

**推荐意见 14:**肾移植受者皮肤癌好发于皮肤表层，以肿块、斑点为主，建议对类似皮肤病变积极进行活检病理检查以确诊(推荐强度 C，证据等级 4)。

**推荐意见说明:**

皮肤癌的临床表现主要为头面、四肢等暴露在外的皮肤表面出现肿块和斑点，数周不能消退，肿块多为红色，质硬，斑点呈鳞状分布。如出现上述皮肤病变，可通过削刮活检或钻孔活检获得病理以确诊[61,62]。

**临床问题 15:肾移植受者鳞状细胞癌、基底细胞癌的治疗方式有哪些?**

**推荐意见 15:**肾移植受者鳞状细胞癌、基底细胞癌除局部治疗外，建议降低免疫抑制强度以减少肿瘤复发(推荐强度 C，证据等级 4)。

**推荐意见说明:**

浅表鳞状细胞癌可以用冷冻、电灼和刮除的方法，达到治愈目的。浸润性鳞状细胞癌需要扩大性根治性切除，因这种类型的鳞状细胞癌往往更具有侵袭性，出现复发和转移的风险很高。基底细胞癌首选治疗方法是手术切除，完整切除皮肤肿瘤。对于复发性基底细胞癌患者，降低免疫抑制强度有助于预防进一步复发[63]。

**临床问题 16:肾移植受者 Kaposi 肉瘤的发病特点是什么?**

**推荐意见 16:**肾移植受者 Kaposi 肉瘤的发生率远高于非移植人群，好发于四肢，以斑块、结节为主，建议对类似皮肤病变积极进行活检病理检查以确诊(推荐强度 B，证据等级 2b)。

**推荐意见说明:**

Kaposi 肉瘤是肾移植受者最常见的恶性肿瘤之一，其风险是普通人群的 84 倍[64]，是一种与人类第 8 型疱疹病毒感染及肾移植术后免疫抑制药物应用相关的血管增殖性肿瘤[65]。Kaposi 肉瘤通常发生于肾移植术后 13~21 个月,好发于四肢,逐渐向躯干发展,表现为多发皮肤紫色、暗褐色斑块或结节,少数呈疣状、乳头状或菜花状,任何内脏均可累及。男女发病无明显差别。

**临床问题 17:肾移植受者 Kaposi 肉瘤的治疗方法有哪些?**

**推荐意见 17:**Kaposi 肉瘤治疗目的是切除皮损,改善症状,治疗方法首选局部手术治疗,同时建议降低免疫抑制强度(推荐强度 C,证据等级 4)。

**推荐意见说明:**

绝大部分早期 Kaposi 肉瘤患者,可行手术切除,对于多发性皮损可行放疗,进展性及内脏 Kaposi 肉瘤需要系统性化疗,同时,调整患者免疫抑制方案也是常见的治疗措施[66,67]。因为接受钙调磷酸酶抑制剂治疗的肾移植受者发生 Kaposi 肉瘤的风险明显增高。降低免疫抑制强度或将免疫抑制剂转换为 mTOR 抑制剂是治疗的基础。有报道称,从钙调磷酸酶抑制剂切换到西罗莫司后,可以恢复对第 8 型疱疹病毒的效应和记忆 T 细胞的免疫活性,从而达到治疗目的[68]。在一项对 15 例 Kaposi 肉瘤肾移植受者的研究中,用西罗莫司替代环孢素和霉酚酸酯,可导致所有 Kaposi 肉瘤在 3 个月内消失[69]。

**临床问题 18:肾移植受者皮肤黑色素瘤的发病率及预后如何?**

**推荐意见 18:**肾移植受者黑色素瘤发病率明显增加,预后更差,因此对肾移植受者皮肤黑色素瘤推荐进行更为积极的监测和治疗(推荐强度 B,证据等级 2c)。

**推荐意见说明:**

肾移植受者患恶性黑色素瘤的风险升高了大约 5~8 倍,这些患者的预后比普通人群更差,特异性死亡风险升高 3 倍,提示恶性黑色素瘤在肾移植受者中表现出更高的侵袭性[18,70]。危险因素包括移植前黑色素瘤病史、大龄移植、皮肤类型、阳光照射以及免疫抑制剂使用等[71]。推荐对高风险肾移植受者进行常规的皮肤筛查策略。

**临床问题 19:肾移植受者皮肤恶性黑色素瘤的治疗方式有哪些?**

**推荐意见 19:**建议早期黑色素瘤接受手术切除,大部分受者可以治愈,其他中晚期患者建议接受免疫治疗、化疗、放疗、生物治疗、分子靶向治疗等辅助治疗(推荐强度 B,证据等级 2b)。

**推荐意见说明:**

对于大部分早期黑色素瘤,主要治疗方法是通过手术切除,可达到治愈目的。对于晚期、不能手术切除的患者,可以进行放疗和全身系统化疗。同时,需要降低免疫抑制强度,避免复发和转移。黑色素瘤在发生、发展中存在多种基因的改变,因此基因检测有助于一些疑难病例的诊断和鉴别诊断,还可预测分子靶向药物的疗效和指导临床治疗[72,73]。免疫治疗能够明显延长普通人群晚期黑色素瘤的生存时间,但在肾移植受者,临床数据较少,需谨慎使用。

## 六、其他肿瘤

**临床问题 20:肾移植受者中枢神经系统恶性肿瘤的发生率以及危险因素有哪些?**

**推荐意见 20:**肾移植受者新发中枢神经恶性肿瘤较为罕见,免疫治疗、病毒感染、移植年龄等是危险因素,推荐合并有上述因素的受者进行积极的中枢神经系统肿瘤的筛查(推荐强度 B,证据等级 2a)。

**推荐意见说明:**

肾移植受体中枢神经患恶性肿瘤较为罕见,主要包括少突胶质细胞瘤、星形细胞瘤、淋巴瘤和胶质母细胞瘤[74]。长期的免疫抑制治疗、病毒感染、免疫诱导、受者年龄较大、移植前透析时间、排斥反应和输血史等均是新发中枢神经系统恶性肿瘤的危险因素,并且大约 7%~15% 的移植后淋巴增生性疾病病例与中枢神经系统有关[75,76]。

**临床问题 21:肾移植受者肛门生殖器癌的发病特点是什么?**

**推荐意见 21:**肾移植受者肛门生殖器癌发病率升高,广泛多发,同时女性多伴有宫颈癌,建议每年对肛门生殖器区域进行体检(推荐强度 C,证据等级 4)。

**推荐意见说明:**

肾移植受者术后肛门生殖器癌的发病率比普通人群有所升高,占移植后全部肿瘤的 2%~3%,主要与 HPV-16 或 HPV-18 感染有关。肾移植受者发生的肛门生殖器癌往往是广泛或多发的,特别是在女性中,约 1/3 的患者同时患有宫颈癌[77]。建议所有肾移植受者每年对肛门生殖器区域进行体检,对于女性受者,应每年进行一次妇科检查,包括子宫颈涂片检查和定期乳房 X 光检查。

**执笔作者:**王志鹏(首都医科大学附属北京友谊医院),赵洪雯(中国人民解放军陆军军医大学第一附属医院),朱一辰(首都医科大学附属北京友谊医院)

**通信作者:**田野(首都医科大学附属北京友谊医院)

**参编作者:**张健(首都医科大学附属北京友谊医院),杨洋(首都医科大学附属北京友谊医院),丁光璞(首都医科大学附属北京友谊医院)

**主审专家:**薛武军(西安交通大学第一附属医院),田野(首都医科大学附属北京友谊医院),陈刚(华中科技大学同济医学院附属同济医院)

**审稿专家(按姓氏笔画顺序):**丁振山(中日友好医院),王轩(北京大学肿瘤医院),王祥慧(上海交通大学医学院附属瑞金医院),田普训(西安交通大学附属第一医院),孙洵(昆明医科大学附属第一医院),张明(上海交通大学医学院附属仁济医院),张伟杰(华中科技大学同济医学院附属同济医院),张更(中国人民解放军空军军医大学第一附属医院),张洪宪(北京大学第三医院),陕飞(北京大学肿瘤医院),林俊(首都医科大学附属北京友谊医院),欧彤文(首都医科大学宣武医院),胡小鹏(首都医科大学附属北京朝阳医院),宫念樵(华中科技大学同济医学院附属同济医院),徐小松(中国人民解放军陆军军医大学第一附属医院),谌诚(北京大学第一医院),廖贵益(安徽医科大学附属第一医院),魏巍(首都医科大学附属北京友谊医院)

**利益冲突:**所有作者声明无利益冲突。

## 参考文献

[1] LAUPACIS A, KEOWN P, PUS N, et al. A study of the quality of life and cost-utility of renal transplantation [J]. Kidney Int, 1996, 50 (1): 235-242.

[2] WOLFE R A, ASHBY V B, MILFORD E L, et al. Comparison of mortality in all patients on dialysis, patients on dialysis awaiting transplantation, and recipients of a first cadaveric transplant [J]. N Engl J Med, 1999, 341 (23): 1725-1730.

[3] KRYNITZ B, EDGREN G, LINDELÖF B, et al. Risk of skin cancer and other malignancies in kidney, liver, heart and lung transplant recipients 1970 to 2008-a Swedish population-based study [J]. Int J Cancer, 2013, 132 (6): 1429-1438.

[4] COLLINS A J, FOLEY R N, HERZOG C, et al. US renal data system 2012 annual report [J]. Am J Kidney Dis,

2013, 61 (1 Suppl 1): A7-e476.

[ 5 ] ANZDATA 33rd Annual Report 2010 (Data to 2009)[EB/OL].[2023-12-5].

[ 6 ] WONG G, HOWARD K, WEBSTER A, et al. The health and economic impact of cervical cancer screening and human papillomavirus vaccination in kidney transplant recipients [J]. Transplantation, 2009, 87 (7): 1078-1091.

[ 7 ] MACKENZIE K A, WELLS J E, LYNN K L, et al. First and subsequent nonmelanoma skin cancers: incidence and predictors in a population of New Zealand renal transplant recipients [J]. Nephrol Dial Transplant, 2010, 25 (1): 300-306.

[ 8 ] ZHANG J, MA L, XIE Z, et al. Epidemiology of post-transplant malignancy in Chinese renal transplant recipients: a single-center experience and literature review [J]. Medical oncology, 2014, 31 (7): 32.

[ 9 ] VILLENEUVE PJ, SCHAUBEL DE, FENTON SS, et al. Cancer incidence among Canadian kidney transplant recipients [J]. Am J Transplant, 2007, 7 (4): 941-948.

[ 10 ] WEBSTER A C, CRAIG J C, SIMPSON J M, et al. Identifying high risk groups and quantifying absolute risk of cancer after kidney transplantation: a cohort study of 15, 183 recipients [J]. Am J Transplant, 2007, 7 (9): 2140-2151.

[ 11 ] WEBSTER A C, WONG G, CRAIG J C, et al. Managing cancer risk and decision making after kidney transplantation [J]. Am J Transplant, 2008, 8 (11): 2185-2191.

[ 12 ] AU E H, CHAPMAN J R, CRAIG J C, et al. Overall and site-specific cancer mortality in patients on dialysis and after kidney transplant [J]. J Am Soc Nephrol, 2019, 30 (3): 471-480.

[ 13 ] WONG G, HAYWARD J S, MCARTHUR E, et al. Patterns and predictors of screening for breast and cervical cancer in women with CKD [J]. Clin J Am Soc Nephrol, 2017, 12 (1): 95-104.

[ 14 ] GRULICH A E, VAN LEEUWEN M T, FALSTER M O, et al. Incidence of cancers in people with HIV/AIDS compared with immunosuppressed transplant recipients: a meta-analysis [J]. Lancet, 2007, 370 (9581): 59-67.

[ 15 ] KUSCHAL C, THOMS K M, BOECKMANN L, et al. Cyclosporin A inhibits nucleotide excision repair via downregulation of the xeroderma pigmentosum group A and G proteins, which is mediated by calcineurin inhibition [J]. Exp Dermatol, 2011, 20 (10): 795-799.

[ 16 ] MALUCCIO M, SHARMA V, LAGMAN M, et al. Tacrolimus enhances transforming growth factor-beta1 expression and promotes tumor progression [J]. Transplantation, 2003, 76 (3): 597-602.

[ 17 ] WU X, NGUYEN B C, DZIUNYCZ P, et al. Opposing roles for calcineurin and ATF3 in squamous skin cancer [J]. Nature, 2010, 465 (7296): 368-372.

[ 18 ] HOJO M, MORIMOTO T, MALUCCIO M, et al. Cyclosporine induces cancer progression by a cell-autonomous mechanism [J]. Nature, 1999, 397 (6719): 530-534.

[ 19 ] DURNIAN J M, STEWART R M, TATHAM R, et al. Cyclosporin-A associated malignancy [J]. Clin Ophthalmol, 2007, 1 (4): 421-430.

[ 20 ] MCGURGAN I J, MCGUIGAN C. Nonmelanoma skin cancer risk awareness in azathioprine-treated myasthenia gravis patients [J]. Brain Behav, 2015, 5 (10): e00396.

[ 21 ] EMAMI B, LYMAN J, BROWN A, et al. Tolerance of normal tissue to therapeutic irradiation [J]. Int J Radiat Oncol Biol Phys, 1991, 21 (1): 109-122.

[ 22 ] MOUZIN M, BACHAUD J M, KAMAR N, et al. Three-dimensional conformal radiotherapy for localized prostate cancer in kidney transplant recipients [J]. Transplantation, 2004, 78 (10): 1496-1500.

[ 23 ] MCINTYRE J F, EIFEL P J, LEVENBACK C, et al. Ureteral stricture as a late complication of radiotherapy for stage I B carcinoma of the uterine cervix [J]. Cancer, 1995, 75 (3): 836-843.

[ 24 ] LÜFTNER D, FLATH B, AKRIVAKIS C, et al. Feasibility of dose-intensified paclitaxel after chemotherapy-induced renal insufficiency in a patient with renal transplantation [J]. European journal of cancer, 1999, 35 (2): 325.

[ 25 ] WANG Z P, WANG W Y, ZHU Y C, et al. Adjuvant chemotherapy with gemcitabine plus cisplatin for kidney transplant patients with locally advanced transitional cell carcinoma: a single-center experience [J]. Transplant Proc, 2016, 48 (6): 2076-2079.

[ 26 ] DUNCAN M D, WILKES D S. Transplant-related immunosuppression: a review of immunosuppression and pulmonary infections [J]. Proceedings of the American Thoracic Society, 2005, 2 (5): 449-455.

[ 27 ] HODI FS, O'DAY SJ, MCDERMOTT DF, et al. Improved survival with ipilimumab in patients with metastatic mela-

noma [J]. The New England journal of medicine, 2010, 363 (8): 711-723.

[28] D'IZARNY-GARGAS T, DURRBACH A, ZAIDAN M. Efficacy and tolerance of immune checkpoint inhibitors in transplant patients with cancer: a systematic review [J]. American journal of transplantation: official journal of the American society of transplantation and the American society of transplant surgeons, 2020, 20 (9): 2457-2465.

[29] MOSSMANN D, PARK S, HALL MN. mTOR signalling and cellular metabolism are mutual determinants in cancer [J]. Nature reviews. Cancer, 2018, 18 (12): 744-757.

[30] KNOLL G A, KOKOLO M B, MALLICK R, et al. Effect of sirolimus on malignancy and survival after kidney transplantation: systematic review and meta-analysis of individual patient data [J]. BMJ, 2014, 349: g6679.

[31] LIM W H, RUSS G R, WONG G, et al. The risk of cancer in kidney transplant recipients may be reduced in those maintained on everolimus and reduced cyclosporine [J]. Kidney Int, 2017, 91 (4): 954-963.

[32] 中华医学会器官移植学分会. 中国肾移植受者哺乳动物雷帕霉素靶蛋白抑制剂临床应用专家共识 [J]. 中华器官移植杂志, 2017, 38 (7): 430-435.

[33] LI W H, CHEN Y J, TSENG W C, et al. Malignancies after renal transplantation in Taiwan: a nationwide population-based study [J]. Nephrology, dialysis, transplantation: official publication of the European Dialysis and Transplant Association-European Renal Association, 2012, 27 (2): 833-839.

[34] CHUANG C H, CHIEN Y S, CHENG Y T, et al. Hepatocellular carcinoma in renal transplant recipients [J]. Transplant Proc, 2008, 40 (7): 2392-2394.

[35] ANZDATA 29TH ANNUAL REPORT 2006 (DATA TO 2005)[EB/OL].[2023-12-5].

[36] WANG H E, LIAO Y C, HU J M, et al. Correlation between kidney transplantation and colorectal cancer in hemodialysis patients: a nationwide, retrospective, population-based cohort study [J]. BMC Cancer, 2019, 19 (1): 1120.

[37] PAPACONSTANTINOU H T, SKLOW B, HANAWAY M J, et al. Characteristics and survival patterns of solid organ transplant patients developing de novo colon and rectal cancer [J]. Dis Colon Rectum, 2004, 47 (11): 1898-1903.

[38] KIM JY, JU MK, KIM MS, et al. Clinical characteristics and treatment outcomes of colorectal cancer in renal transplant recipients in Korea [J]. Yonsei Med J, 2011, 52 (3): 454-462.

[39] HERMAN M, WEINSTEIN T, KORZETS A, et al. Effect of cyclosporin A on DNA repair and cancer incidence in kidney transplant recipients [J]. J Lab Clin Med, 2001, 137 (1): 14-20.

[40] EBPG EXPERT GROUP ON RENAL TRANSPLANTATION. European best practice guidelines for renal transplantation. section Ⅳ: long-term management of the transplant recipient. Ⅳ. 6. 3. cancer risk after renal transplantation. solid organ cancers: prevention and treatment [J]. Nephrol Dial Transplant, 2002, 17 Suppl 4: 32-36.

[41] LIU H Y, LIANG X B, LI Y P, et al. Treatment of advanced rectal cancer after renal transplantation [J]. World J Gastroenterol, 2011, 17 (15): 2058-2060.

[42] FANG W. Chemotherapy in patient with colon cancer after renal transplantation: a case report with literature review [J]. Medicine (Baltimore), 2018, 97 (5): e9678.

[43] KASISKE B L, SNYDER J J, GILBERTSON D T, et al. Cancer after kidney transplantation in the United States [J]. Am J Transplant, 2004, 4 (6): 905-913.

[44] IMAO T, ICHIMARU N, TAKAHARA S, et al. Risk factors for malignancy in Japanese renal transplant recipients [J]. Cancer, 2007, 109 (10): 2109-2115.

[45] HWANG J K, MOON I S, KIM J I. Malignancies after kidney transplantation: a 40-year single-center experience in Korea [J]. Transpl Int, 2011, 24 (7): 716-721.

[46] LEE I S, KIM T H, KIM Y H, et al. Clinical significance of gastric cancer surveillance in renal transplant recipients [J]. World J Surg., 2012, 36 (8): 1806-1810.

[47] AU WY, PANG A, CHAN E C, et al. Epstein-barr virus-related gastric adenocarcinoma: an early secondary cancer post hemopoietic stem cell transplantation [J]. Gastroenterol, 2005, 129 (6): 2058-2063.

[48] PARK J M, CHOI M G, YANG C W, et al. Increased incidence of gastric cancer in renal transplant recipients [J]. J Clin Gastroenterol, 2012, 46 (10): e87-e91.

[49] ROUSSEAU-GAZANIOL C, FRABOULET S, COUDERC LJ, et al. Lung cancer in renal transplant recipients: a case-control study [J]. Lung Cancer, 2017, 111, 96-100.

[ 50 ]　张书新, 刘阳. 肾移植术后并发原发性肺癌的单中心研究 [J]. 南方医科大学学报, 2017, 37 (6), 715-720.

[ 51 ]　CHAPMAN J R. The KDIGO clinical practice guidelines for the care of kidney transplant recipients [J]. Transplantation, 2010, 89 (6): 644-645.

[ 52 ]　ACUNA S A, HUANG J W, SCOTT A L, et al. Cancer screening recommendations for solid organ transplant recipients: a systematic review of clinical practice guidelines [J]. Am J Transplant, 2017, 17 (1): 103-114.

[ 53 ]　ARCASOY S M. Controversies in bronchogenic carcinoma following lung transplantation: type of transplant operation and role of screening [J]. J Thorac Oncol, 2008, 3 (12): 1377-1378.

[ 54 ]　MITTAL A, COLEGIO O R. Skin cancers in organ transplant recipients [J]. Am J Transplant, 2017, 17 (10): 2509-2530.

[ 55 ]　GREENBERG J N, ZWALD F O. Management of skin cancer in solid-organ transplant recipients: a multidisciplinary approach [J]. Dermatologic clinics, 2011, 29 (2): 231-ix.

[ 56 ]　LINDELÖF B, SIGURGEIRSSON B, GÄBEL H, et al. Incidence of skin cancer in 5356 patients following organ transplantation [J]. Br J Dermatol, 2000, 143 (3): 513-519.

[ 57 ]　EUVRARD S, KANITAKIS J, CLAUDY A. Skin cancers after organ transplantation [J]. N Engl J Med, 2003, 348 (17): 1681-1691.

[ 58 ]　BORDEA C, WOJNAROWSKA F, MILLARD PR, et al. Skin cancers in renal-transplant recipients occur more frequently than previously recognized in a temperate climate [J]. Transplantation, 2004, 77 (4): 574-579.

[ 59 ]　WALSH S B, XU J, XU H, et al. Cyclosporine a mediates pathogenesis of aggressive cutaneous squamous cell carcinoma by augmenting epithelial-mesenchymal transition: role of TGFβ signaling pathway [J]. Mol Carcinog, 2011, 50 (7): 516-527.

[ 60 ]　BREM R, LI F, KARRAN P. Reactive oxygen species generated by thiopurine/UVA cause irreparable transcription-blocking DNA lesions [J]. Nucleic Acids Res, 2009, 37 (6): 1951-1961.

[ 61 ]　DASCALU A, WALKER B, ORON Y, et al. Non-melanoma skin cancer diagnosis: a comparison between dermoscopic and smartphone images by unified visual and sonification deep learning algorithms [J]. J Cancer Res Clin Oncol, 2022, 148 (9): 2497-505.

[ 62 ]　HAO X, LAI W, XIA X, et al. Skin cancer outcomes and risk factors in renal transplant recipients: analysis of organ procurement and transplantation network data from 2000 to 2021 [J]. Front Oncol, 2022, 12: 1017498.

[ 63 ]　AJITHKUMAR T V, PARKINSON C A, BUTLER A, Hatcher HM. Management of solid tumours in organ-transplant recipients [J]. Lancet Oncol, 2007, 8 (10): 921-932.

[ 64 ]　MOOSA M R. Kaposi′s sarcoma in kidney transplant recipients: a 23-year experience [J]. QJM, 2005, 98 (3): 205-214.

[ 65 ]　薛武军. 肾移植手册 [M]. 北京: 科学出版社, 2008: 177.

[ 66 ]　TREISTER-GOLTZMAN Y, PELEG R. Transplant-associated Kaposi′s sarcoma in a white man [J]. Isr Med Assoc J, 2022, 24 (2): 124.

[ 67 ]　DELYON J, RABATE C, EUVRARD S, et al. Management of Kaposi sarcoma after solid organ transplantation: a European retrospective study [J]. J Am Acad Dermatol, 2019, 81 (2): 448-55.

[ 68 ]　SUNIL M, REID E, LECHOWICZ MJ. Update on HHV-8-associated malignancies [J]. Curr Infect Dis Rep, 2010, 12 (2): 147-154.

[ 69 ]　STALLONE G, SCHENA A, INFANTE B, et al. Sirolimus for Kaposi′s sarcoma in renal-transplant recipients [J]. N Engl J Med, 2005, 352 (13): 1317-1323.

[ 70 ]　ROBBINS H A, CLARKE C A, ARRON S T, et al. Melanoma risk and survival among organ transplant recipients [J]. J Invest Dermatol, 2015, 135 (11): 2657-2665.

[ 71 ]　ASCHA M, ASCHA M S, TANENBAUM J, Bordeaux JS. Risk factors for melanoma in renal transplant recipients [J]. JAMA Dermatol, 2017, 153 (11): 1130-1136.

[ 72 ]　LEACHMAN S A, LUCERO O M, SAMPSON J E, et al. Identification, genetic testing, and management of hereditary melanoma [J]. Cancer metastasis Rev, 2017, 36 (1): 77-90.

[ 73 ]　PAWLIK T. Management of Melanoma [J]. Surg Oncol, 2020, 29 (3): xiii-xiv.

[ 74 ]　CAILLARD S, DHARNIDHARKA V, AGODOA L, et al. Posttransplant lymphoproliferative disorders after renal

transplantation in the United States in era of modern immunosuppression [J]. Transplantation, 2005, 80 (9): 1233-1243.

[ 75 ] AU W Y, HUNG K N, LOONG F, et al. Patients presenting with CNS lesions. Case 3. Sequential myeloproliferative disease and glioblastoma multiforme in a renal transplant recipient [J]. J Clin Oncol, 2003, 21 (21): 4062-4063.

[ 76 ] SNANOUDJ R, DURRBACH A, LEBLOND V, et al. Primary brain lymphomas after kidney transplantation: presentation and outcome [J]. Transplantation, 2003, 76 (6): 930-937.

[ 77 ] ADAMI J, GÄBEL H, LINDELÖF B, et al. Cancer risk following organ transplantation: a nationwide cohort study in Sweden [J]. Br J Cancer, 2003, 89 (7): 1221-1227.

# 第十部分

# 肾移植受者感染

## 45 肾移植受者细菌感染临床诊疗指南

近些年,随着肾移植基础研究及临床技术的不断进步,肾移植受者的人/肾存活率均得到明显提高。然而,术后感染和恶性肿瘤仍是影响肾移植受者长期生存的主要挑战[1],为此,中华医学会器官移植学分会组织器官移植专家、感染学专家及流行病学专家,参考《实体器官移植术后感染诊疗技术规范(2019版)—总论与细菌性肺炎》,并结合国内外最新的研究成果和临床经验,共同制订《肾移植受者细菌感染临床诊疗指南》(以下简称"指南")。本指南旨在为临床医师提供实用的诊疗建议,帮助提高肾移植患者的感染管理水平,降低感染发生率,提高患者的生存质量,并延长其寿命。

尿路感染是肾移植术后常见且特有的并发症之一,由于其高发性和独特性,我们已经制订了专门的尿路感染指南进行详细的阐述。此外,关于供体来源感染、多重耐药菌感染、特殊细菌感染等亦有专门指南制订,因此在本章中均不再讨论,以避免重复。

### 一、指南形成方法

本指南已在国际实践指南注册与透明化平台(Practice Guide Registration for TransPAREncy, PREPARE)上以中英双语注册(注册号:PREPARE2023CN813)。

指南范围及临床问题的确定:首先通过指南专家会议对临床关注的问题进行讨论,最终选择出本指南拟解决的18个临床问题,涉及肾移植受者细菌感染的预防、诊断、治疗以及肺内细菌感染、血流感染、手术部位感染等方面。

文献检索:证据评价组按照人群、干预、对照、结局(population,intervention,comparison,outcome, PICO)的原则对纳入的临床问题进行解构和检索,检索MEDLINE(PubMed)、Web of Science、The Cochrane Library、中国生物医学文献服务系统(CBM)、万方知识数据服务平台和中国知网数据库(CNKI),纳入指南、共识、系统评价和meta分析、随机对照试验(randomized controlled trial,RCT)、非RCT队列研究和病例对照研究等类型的证据;检索词包括:"肾移植""细菌感染""诊断""治疗""预防"等。文献的检索时间为1992年1月至2024年1月。完成证据检索后,每个临床问题均由共识专家组成员、统计学专业人员按照题目、摘要和全文的顺序逐级独立筛选文献,确定纳入符合具体临床问题的文献,完成筛选后两人进行核对,如存在分歧,则通过共同讨论或咨询第三方协商确定。

推荐意见的形成：本指南采用 2009 版牛津大学循证医学中心的证据分级与推荐强度标准对推荐意见的支持证据体进行评级。综合考虑证据以及我国肾移植受者的心理与价值观、干预措施的成本和利弊等因素后，指南工作组提出了符合我国临床诊疗实践的推荐意见。经中华医学会器官移植学分会组织全国器官移植与相关学科专家两轮会议集体讨论，根据其反馈意见对初稿进行修改，最终形成指南终稿。

## 二、肾移植受者细菌感染的常见问题

**临床问题 1：肾移植受者发生细菌感染的易感因素有哪些？**

**推荐意见 1：**肾移植受者术后易发生细菌感染，主要是由流行病学暴露和"净免疫抑制状态"等因素决定的（推荐强度 B，证据等级 2b）。

**推荐意见说明：**

肾移植受者的感染风险是由多种因素共同作用的，其中最为关键的是受者的流行病学暴露和"净免疫抑制状态"[2]。为充分评估流行病学暴露，移植医师应详细了解受者的各种病原体潜在接触史，因为潜伏病原体常在免疫抑制时激活。肾移植受者的"净免疫抑制状态"是一个综合状态，涵盖了所有先天性、获得性、代谢性、手术性和移植相关的免疫抑制因素。这一状态受到多种因素的影响，具体包括：免疫抑制治疗的类型、剂量、疗程和时间（表 45-1）；基础疾病或共存疾病：如糖尿病、尿毒症等，这些疾病本身就会影响免疫功能，进一步增加感染的风险；侵入性装置的使用：如血管通路、尿管、手术引流管等，这些装置的使用可能增加感染的机会；其他影响免疫功能的宿主因素：如中性粒细胞减少、低丙种球蛋白血症和代谢紊乱等，这些因素都可能影响免疫系统的正常功能，增加感染的风险。

由于肾移植受者免疫系统不健全，容易发生各种病原微生物引起的感染，且感染往往临床表现不典型、发展迅速，所以，对于肾移植受者的早期、快速、特异的诊断和强化（早期全覆盖）治疗尤为必要[3]。

表 45-1　不同免疫抑制方案相关的感染

抗胸腺细胞免疫球蛋白（淋巴细胞清除剂）

　　T 淋巴细胞：潜伏病毒、发热、细胞因子的活化

　　B 淋巴细胞：荚膜细菌

血浆置换：荚膜细菌、腺病毒感染

共刺激阻滞剂：未知；EBV/PTLD 的风险可能增加

霉酚酸酯：早期细菌感染，B 细胞感染，晚期 CMV 感染

钙调磷酸酶抑制剂：增强疱疹病毒复制，牙龈感染，细胞内病原体

mTOR 抑制剂：伤口愈合不良，与其他药物联合过度感染，特异性间质性肺炎

**临床问题 2：如何判定降钙素原在肾移植受者细菌感染中的诊断价值？**

**推荐意见 2：**相比于白细胞计数、C 反应蛋白等实验室检查，降钙素原在诊断细菌感染方面更具有特异性（推荐强度 A，证据等级 1a）。

**推荐意见 3：**建议根据降钙素原检测值的变化曲线来判定受者是否存在细菌感染和作为停用抗菌素的指征之一（推荐强度 B，证据等级 2a）。

推荐意见说明：

降钙素原（procalcitonin，PCT）是一种血清生物标志物，能帮助区分细菌感染与其他原因引起的感染或炎症。在病原微生物检验结果出来之前，PCT可初步判断肾移植受者是否存在细菌感染。PCT能够很好地区分病毒性与细菌性感染，最快可在数小时内得到检测结果。在社区获得性肺炎（community-acquired pneumonia，CAP）患者中，PCT对区分细菌与病毒病原体的准确率为65%~70%[4]。有研究表明，在下呼吸道感染患者的治疗流程中，PCT的合理运用结合临床判断可显著减少25%~50%的抗菌素滥用，同时不增加并发症发生或死亡的风险[5-8]。

然而，需要注意的是，不是所有细菌感染都会导致PCT升高，而且升高的程度也各有差异。由肺炎链球菌（Streptococcus pneumoniae）或流感嗜血杆菌（Haemophilus influenzae）等典型细菌导致的PCT升高程度往往大于不典型细菌[4,9,10]。研究发现，某些真菌如耶氏肺孢子菌（Pneumocystis jirovecii）[11,12]和假丝酵母菌属（Candida）[13-15]，以及寄生虫病如疟原虫[16,17]也会引起PCT升高。此外，全身性炎症的非感染性原因，如休克、创伤、手术、烧伤和慢性肾脏病（chronic kidney disease，CKD），也可能诱导合成PCT，但其与诱导PCT的关联程度较低[18,19]。

PCT在检测细菌感染方面的特异性优于其他炎症标志物，如白细胞计数、红细胞沉降率和C反应蛋白[20]，然而，假阳性的情况仍有可能出现。

对于肾移植受者，PCT的基线水平往往偏高，但目前尚未确定PCT用来指导抗菌素治疗的最佳阈值和停用抗菌素的指征[21]。若干国内文献指出，PCT在感染诊断方面具有较高应用价值[22,23]。然而，关于肾移植领域的国际研究较为有限。部分肝移植与心脏移植的文献表明，PCT在感染诊断中的表现较为中等，其变化趋势或具备一定的诊断意义[24-26]。

临床问题3：**肾移植受者发生细菌感染时的病原学诊断方法有哪些？**

**推荐意见4：细菌培养是细菌感染诊断的首选方法，建议必要时需进行有创性操作来获取病原学诊断标本（推荐强度B，证据等级2c）。**

推荐意见说明：

在肾移植受者发生感染后，获取细菌培养或组织活检结果至关重要，是细菌感染诊断的金标准[27,28]。

首先，通过细菌培养或组织活检，能够精确地确定感染的病原体。由于肾移植受者使用免疫抑制剂，其免疫功能受损，可能使得感染病原体与一般人群有所不同。因此，明确感染病原体的种类对于选择恰当的抗菌素治疗至关重要。

其次，细菌培养或组织活检还有助于评估感染的严重程度[29,30]。感染部位和病原体类型的不同，可能要求使用不同类型和强度的抗菌素。通过获取这些结果，医师能够更全面地了解感染状况，从而制订出个性化的治疗方案，避免抗菌素的滥用，减少不必要的药物毒副作用[31,32]。

临床问题4：**宏基因组学第二代测序技术在肾移植受者细菌感染的诊断中有何价值？**

**推荐意见5：二代测序既能检测病原体也能提示耐药基因，必要时及条件允许时，建议应尽早采集疑似感染部位的病原学标本进行二代测序（推荐强度B，证据等级2b）。**

推荐意见说明：

宏基因组学第二代测序（metagenomics next generation sequencing，mNGS）技术以其无偏倚性、广覆盖、快速等优点，成为当前检测致病微生物的先进手段[33]。在实际应用中，该技术不仅能有效应对许多难以培养的或只能通过二代测序才能发现的致病微生物，还能广泛覆盖包括细菌、真菌、寄生虫和部分病毒在内的血流感染病原体,因此已成为血流感染的首选检测方法[34]。值得一提的是,Vladimir 等的研究进一步证实,二代测序不仅能准确检测病原体,还能揭示与抗菌素耐药性相关的基因信息[35],这一发现对于指导临床抗感染治疗具有重要意义。特别是在使用糖皮质激素合并感染的人群中,二代测序指导下的抗感染治疗方案的成功率高达 81.8%,显著高于传统经验性抗感染治疗的 52.6%[36]。

根据二代测序原理,可对包括呼吸道定植菌群和引起感染的病原菌同时进行检测。可在 24~72h 内鉴定标本中可能存在的常规方法无法鉴定的罕见病原体、病毒等。并可对多重感染进行鉴定[37,38]。

目前,二代测序成本仍较高,商业化的二代测序检测产品基于成本的考虑,其相对固定的数据覆盖度(如 20M 特异性序列)对不同类型呼吸道临床样本的灵敏度低于荧光 PCR 等传统分子检测方法。因此,其不能替代传统检测方法(除非加大测序覆盖度使其灵敏度大于传统分子检测方法),而是应作为传统方法无法明确感染病原体时的补充。对于普通呼吸道感染,先完善传统方法的检测;若无法明确且患者病情迁延不愈时,可将二代测序作为首选检测手段[33]。

**临床问题 5:对于肾移植受者感染的影像学诊断方法有哪些?**

**推荐意见 6:**建议采用彩色多普勒超声、CT、MRI 等成像技术来明确感染的部位和感染程度及范围等(推荐强度 B,证据等级 2b)。

**推荐意见说明:**

由于免疫抑制治疗削弱了机体对细菌感染的免疫反应,肾移植受者在感染时可能仅表现出轻微的症状,但感染可能已经广泛播散[2]。因此,当患者出现疑似感染的情况时,传统的检查方法如胸片等可能无法准确判断感染部位,此时需要借助彩超、CT、MRI 等影像技术来尽早明确诊断。

**临床问题 6:肾移植受者发生重症细菌感染时,免疫抑制剂如何调整?**

**推荐意见 7:**建议权衡利弊后可酌情调整免疫抑制方案,以保证受者生命安全为首要目的(推荐强度 B,证据等级 2b)。

**推荐意见说明:**

在重症感染受者的治疗中,免疫抑制剂的管理一直是一个具有挑战性的问题。迄今为止,关于这一问题的处理,业界尚未达成共识[39]。一些研究者主张停止使用免疫抑制剂,以期加速感染的恢复进程。他们认为,减少免疫抑制剂的使用有助于提高患者的免疫功能,从而更有利于对抗感染[40,41]。然而,这一建议并未得到充分证实,其有效性仍需进一步研究。

总之,重症感染受者的免疫抑制剂管理是一个复杂且具有争议的问题。停用免疫抑制剂可能会导致患者面临急性排斥反应的风险。在实际治疗中,医师需充分了解患者的病情、移植类型、免疫抑制剂用量等因素,以制订最合适的治疗策略。在减量或停用免疫抑制剂时需综合考虑受者的感染程度、移植肾状况以及受者对于移植肾/生命的诉求等综合情况,进行全面分析,权衡利弊,争取病人的利益最大化。当感染可能危及生命时,在征得受者和家属理解的前提下,可停用免疫抑制剂,必要时切除移植肾脏。

**临床问题 7:目前肾移植受者术前/术后可使用何种疫苗来预防细菌感染?**

**推荐意见 8:**推荐有条件的尚未接种过肺炎球菌疫苗、脑膜炎球菌疫苗的肾移植等待者和受者接种该疫苗(推荐强度 A,证据等级 1b)。

**推荐意见说明:**

根据美国免疫接种实践咨询委员会(Advisory Committee on Immunization Practices,ACIP)的推

荐,所有实体器官移植(solid organ transplantation,SOT)等待者和受者都应接种肺炎链球菌疫苗和脑膜炎球菌疫苗。对于成人 SOT 等待者和受者,他们可选择以下两种方案之一进行接种:单独接种 20 价肺炎球菌结合疫苗(pneumococcal conjugate vaccine,PCV)或者接种 15 价 PCV(PCV15),之后至少 8 周,再接种 23 价多糖肺炎球菌疫苗(23-valent polysaccharide pneumococcal vaccine,PPSV23)[42]。对于儿童 SOT 等待者和受者,同样建议接种肺炎球菌疫苗[43-45]。儿童接种流程参见《免疫缺陷儿童免疫接种》[45]。

成人 SOT 受者在移植术后 3~6 个月可以接种单剂的 PCV13,间隔 2 个月后,接种第 1 剂 PPV23,至少 5 年后才可接种第 2 剂 PPV23[46]。

多项小型队列研究评估了 SOT 受者接种肺炎球菌疫苗后的免疫应答[47-49]。尽管大多数 SOT 受者在接种疫苗后出现了可以检测到的血清学应答,但应答强度通常低于免疫功能正常的患者。例如,一项研究发现,心脏移植后 1 年的受者接种 PPSV23 疫苗后,免疫成功率(定义为对 9 个特定血清型中的 8 个产生保护性抗体滴度,即 >300U/ml 为 75%~100%[47]。然而,在这些心脏移植受者中,仅 50% 达到了对肺炎球菌血清型 3 的保护性水平,相比之下,健康人群的应答率为 91%。

此外,比较肾移植受者接种 PCV7 和 PPSV23 的试验显示,这两种疫苗在免疫原性方面并无显著差异[48,50]。在接种每种疫苗后的 8 周时,各血清型的抗体应答率均较低(PPSV23 为 13%~40%,PCV7 为 17%~50%)[48]。值得注意的是,那些在疫苗接种后 8 周时充分应答的患者中,仅有 42%~85% 在 3 年后仍然对各血清型有应答[50]。

肾移植受者可以在移植前或移植后进行 ACYW135 群脑膜炎球菌多糖疫苗(MenACYW)和 B 群脑膜炎球菌疫苗(MenB)的接种[46]。因为使用依库珠单抗会明显增加脑膜炎球菌感染的发生风险[51],所以建议在使用依库珠单抗前至少 2 周接种 MenACYW 和 MenB,以提供充足的时间产生免疫反应[46,52]。对于高风险患者,建议每 5 年接种强化疫苗[53]。

**临床问题 8:** 如何预防 / 减少肾移植受者导管相关的细菌感染?

**推荐意见 9:** 建议肾移植受者在病情允许的情况下应尽早拔除各种导管,如血管内导管、输尿管支架管等(推荐强度 D,证据等级 5)。

**推荐意见说明:**

在肾移植手术及透析过程中,受者通常需留置多种导管以维持生命并提供治疗支持。然而,这些导管在手术后可能成为感染的风险因素。当患者病情稳定且无须继续依赖这些导管进行治疗时,应及时评估并妥善拔除血管内导管[54]。

输尿管支架管(双 J 管)作为预防尿漏、输尿管梗阻等并发症的常用措施,长期留置也容易引发尿路感染。欧洲泌尿学协会的肾移植指南,如果放置双 J 管超过 30d,发生尿路感染(urinary tract infection,UTI)的风险会从 6% 增加到 40%,故建议在移植后 6 周内移除双 J 管[55]。而根据国内大多数肾移植中心的经验,建议在移植后的 2~4 周拔除双 J 管。若在 2~4 周内发生严重的尿路感染(UTI),应在充分评估泌尿系统并发症风险的基础上,慎重考虑是否需要提前拔除支架[56]。

Zawistowski 等做了一项针对于移植术后腹膜透析管拔除时间的系统评价,调查了 8 项观察性研究,结论是所有研究均处于中度至重度偏倚风险,不能确定移植术后腹膜透析管的最佳拔除时间[57]。

## 三、肺部感染

肺部细菌感染在肾移植受者中较为常见,其发生机制与免疫抑制治疗导致免疫功能低下有关[1]。

此外,呼吸道插管操作等也增加了感染的风险。肺部细菌感染还可能由移植受者原有的肺部疾病或潜在的感染源导致。

肺部细菌感染对肾移植受者的危害性不可忽视。首先,我们不能仅仅依赖发热来判断是否感染,尤其是在临床表现不明显时,感染可能已经广泛播散。其次,肺部细菌感染可能引发严重的呼吸道炎症,导致咳嗽、呼吸困难和胸痛等症状,严重时甚至危及生命。此外,感染还可能影响移植肾的功能恢复,延长患者的住院时间和康复过程,降低生活质量。因此,我们应认识到肾移植受者肺部细菌感染的重要性,并采取积极有效的治疗策略[58]。

**临床问题 9:肾移植受者肺部细菌感染的特点是什么?**

**推荐意见 10:**肾移植受者肺部细菌感染在免疫抑制治疗状态下,临床表现多样,治疗效果差,疗程长、死亡率高(推荐强度 B,证据等级 2b)。

**推荐意见说明:**

肾移植术后 1 年内约有 75% 的受者有过不同程度的感染,其中以肺部感染最为常见[59]。肾移植开展早期,术后肺部感染的死亡率高达 78%。和普通人群发生肺部感染不同,患者发病多无明显征兆,发展快,病情凶险,进展成严重肺部感染后,死亡率更高,其严峻性与危害性已超过排斥反应[1]。随着新型免疫抑制剂的研发应用,肾移植术后肺部感染又有了新的特点,需要考虑的影响因素更多,而且更为复杂[58]。因此,早期诊断,全面治疗显得尤为重要[60]。

**临床问题 10:对于医院获得性肺炎的肾移植受者,如何经验性选择抗菌素用于初始治疗?**

**推荐意见 11:**对于医院获得性肺炎,建议喹诺酮类或氨基糖苷类联合下列药物之一:抗假单胞菌 β- 内酰胺类、广谱 β- 内酰胺酶抑制剂、碳青霉烯类,必要时联合万古霉素等抗球菌药物(推荐强度 B,证据等级 2b)。

**推荐意见说明:**

医院获得性肺炎,包括呼吸机相关性肺炎,主要发生在移植后早期[61]。医院获得性肺炎常见的病原体包括以革兰氏阴性杆菌为主的肠杆菌属细菌,尤其是不动杆菌属、铜绿假单胞菌、嗜麦芽窄食假单胞菌、耐甲氧西林金黄色葡萄球菌及厌氧菌[62]。

经验性抗菌药物的治疗应覆盖可能的病原体,并考虑到患者之前的微生物学证据,当地流行病学以及近期抗菌素使用史。在初始经验性用药的同时,观察疗效并等待病原学检测结果,根据病原学结果,改为精准化抗菌药物治疗方案[63]。

**临床问题 11:对于社区获得性肺炎的肾移植受者,如何经验性选择抗菌素用于初始治疗?**

**推荐意见 12:**对于社区获得性肺炎,一般建议使用 β- 内酰胺类药物或氟喹诺酮类药物作为经验性治疗(推荐强度 D,证据等级 5)。

**推荐意见说明:**

肾移植受者的社区获得性肺炎常见病原体包括流感嗜血杆菌、肺炎链球菌和军团菌[58]。随着 SOT 术后患者使用磺胺甲噁唑 - 甲氧苄啶的预防性治疗,诺卡菌肺炎的发生率已经下降。经验性抗菌药物的治疗应考虑到患者之前的微生物学证据,当地流行病学以及近期抗菌素使用史。经验性抗菌素的使用包括头孢菌素类、大环内酯类,喹诺酮类及碳青霉烯类,当有耐甲氧西林金黄色葡萄球菌(methicillin resistant Staphylococcus aureus,MRSA)肺炎时应选用万古霉素、替考拉宁或利奈唑胺。SOT 患者的社区获得性肺炎初始治疗的抗菌药物选择及初始治疗失败后的诊疗流程均可参考《中国成人社区获得性肺炎诊断和治疗指南(2016 年版)》[64]。

**临床问题 12**：肾移植受者发生重症肺部感染时，可选择哪些有创性检查来获取细菌标本进一步明确诊断？

**推荐意见 13**：建议选择胸腔积液穿刺、支气管镜肺泡灌洗、支气管镜肺活检、CT 引导下经皮肺活检、胸腔镜手术肺活检或开放手术肺活检等有创性检查方式来获取细菌标本，以协助明确诊断（推荐强度 B，证据等级 2b）。

**推荐意见说明**：

有创性检查主要包括胸腔积液穿刺、支气管镜肺泡灌洗（bronchoalveolar lavage，BAL）、支气管镜肺活检、CT 引导下经皮肺活检、胸腔镜手术肺活检（video-assisted thoracotomy，VATS）及开放手术肺活检（open lung biopsy，OLB）。具体来说，对于 CT 提示有肺浸润的患者，经验性抗菌药物治疗无效且常规无创性检查未取得病原学证据时，建议首选 BAL；如果 BAL 仍未明确病原学，建议进行肺活检。对于 CT 提示有肺部结节的患者，经验性抗菌治疗无效且未取得病原学证据时，建议行肺活检。

有相关研究证实，BAL 的病原学阳性检出率为 39%~77%[65]，其中院内感染肺炎患者和移植后 1~6 个月出现症状的患者其阳性检出率最高[66]。各种方式的肺活检可以明确肺组织中的病原学。一项关于肾移植术后有双侧肺浸润的患者进行 OLB 的研究，结果提示总体诊断率为 85.1%，其中 53% 的 OLB 结果导致治疗方案调整。OLB 并发症较常见（28.7%），且死亡率较高[67]。

## 四、血流感染

血流感染（Bloodstream Infection，BSI）是引起肾移植受者感染和死亡的重要原因之一[68]。肾移植受者 BSI 的发生率约为 6%~11%，BSI 的细菌来源包括尿路感染、切口感染、导管相关感染和供体来源感染等多种途径[69]。其中，肾移植受者 BSI 的最常见原因是尿路感染，此外还有较高比例的 BSI 与 ICU 环境以及中心静脉导管相关[70]。BSI 引起的器官功能障碍后的病死率极高。然而，目前对肾移植术后 BSI 的流行病学、病原学特征及临床意义的认识仍较缺乏。各移植中心深入了解本中心肾移植受者 BSI 的病原菌特征及其变化趋势，对于实施适当的预防和治疗策略、提高肾移植成功率、降低病死率均至关重要。

**临床问题 13**：引起肾移植受者术后 BSI 的常见细菌有哪些？

**推荐意见 14**：革兰氏阴性菌是肾移植受者 BSI 的主要致病细菌，其中以大肠埃希菌最为常见（推荐强度 B，证据等级 2b）。

**推荐意见 15**：引起肾移植受者 BSI 的革兰氏阳性菌以凝固酶阴性葡萄球菌最常见（推荐强度 B，证据等级 2b）。

**推荐意见说明**：

革兰氏阴性菌是引起肾移植受者 BSI 的主要病原菌，发生率为 60%~70%；其中以大肠埃希菌最为常见[71]。国内一项 71 例肾移植术后 BSI 患者的研究显示，引起肾移植受者 BSI 的致病菌中革兰氏阴性菌占 67.9%，其中大肠埃希菌感染最常见占 23.5%，其次是鲍曼不动杆菌 14.8%，克雷伯菌属、其他肠杆菌、其他非发酵菌各占 8.6%。另外，28.4% 的 BSI 出现革兰氏阳性病原菌，其中凝固酶阴性葡萄球菌最常见占 12.4%，其次是金黄色葡萄球菌占 11.1%，血液链球菌占 2.5%[72]。一项西班牙的肾移植受者 RESITRA 研究队列中，BSI 的致病细菌中大肠埃希菌感染占 30%，其次是铜绿假单胞菌 14%，克雷伯菌属占 5%，肠杆菌属占 4%，鲍曼不动杆菌占 3%。而革兰氏阳性病原菌引起的 BSI 中，

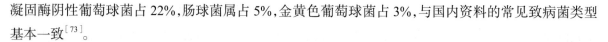

凝固酶阴性葡萄球菌占22%,肠球菌属占5%,金黄色葡萄球菌占3%,与国内资料的常见致病菌类型基本一致[73]。

**临床问题 14**：肾移植受者 BSI 的预防措施有哪些？

**推荐意见 16**：建议采取严格限制血管内导管的使用、尽早去除输尿管支架管、积极治疗尿路梗阻或反流、预防交叉感染等措施（推荐强度 B，证据等级 2b）。

**推荐意见说明**：

肾移植术后 BSI 的病原菌耐药性强、抗感染治疗效果差,因而预防 BSI 的发生远比治疗更重要。例如：严格限制静脉导管的使用、尽早去除输尿管支架管、预防交叉感染等均能够有效减少 BSI 的发生。输尿管支架管是发生 BSI 的独立危险因素,耐碳青霉烯类肺炎克雷伯菌感染在输尿管支架患者中尤其普遍,减少其使用或在移植后2周内移除支架可以降低 BSI 的发生率[74-75]。在肾移植术前应考虑到尿路功能及解剖因素,比如肾移植受者自身存在复杂尿路感染、膀胱输尿管反流、前列腺增生等,术前应治疗尿路感染、纠正解剖异常[76-77]。在移植术后早期对患者更密切的随访,有利于早期诊断和及时处理尿路感染。各移植中心都需要了解导致其移植患者 BSI 致病菌的流行病学特征、抗菌素敏感性及其变化趋势。

**临床问题 15**：肾移植受者 BSI 应用抗菌素的病原学依据是什么？

**推荐意见 17**：建议根据血培养以及宏基因组学第二代测序技术检测的病原学结果合理选用抗菌药物（推荐强度 B，证据等级 2b）。

**推荐意见说明**：

及时寻找 BSI 病因并去除病因是 BSI 抗菌治疗的前提。革兰氏阴性菌和革兰氏阳性菌对抗菌药物的耐药性增加,导致了治疗 BSI 的难度越来越大。药敏结果显示革兰氏阴性杆菌对半合成青霉素、单环 β 内酰胺类、磺胺类及第 1~4 代头孢菌素敏感性呈明显下降(耐药率>40%)[72]。大于一半的大肠埃希菌血液分离株对阿莫西林(78.4%)、复方新诺明(59.5%)、头孢拉定(53%)和阿莫西林克拉维酸(51.9%)均耐药[78]。革兰氏阳性菌对大环内酯类、青霉素类、磺胺类、林可酰胺类、喹诺酮类及氨基糖苷类抗菌素敏感性明显下降(耐药率>40%),对大环内酯类、青霉素类、磺胺类及林可酰胺类抗菌素的耐药率已高达 60% 以上,其中青霉素类的耐药性已高达 78.26%,只对利福平、糖肽类及噁唑烷酮类抗菌素敏感[72]。此外,肾移植受者 BSI 中的致病力强的 rESKAPE 病原体屎肠球菌(*Resistant Enterococcus Faecium*)、金黄色葡萄球菌(*Staphylococcus Aureus*)、肺炎克雷伯氏菌(*Klebsiella Pneumonia*)、鲍曼不动杆菌(*Acinetobacter Baumannii*)、铜绿假单胞菌(*Pseudomonas aeruginosa*)和肠杆菌属细菌(*Enterobacter Species*),包括耐万古霉素肠球菌(*Vancomycin Resistant Enterococcus*,VRE)、耐甲氧西林金黄色葡萄球菌(*Methicillin resistant Staphylococcus aureus*,MRSA)、产 ESBL 超广谱 β-内酰胺酶肺炎克雷伯菌(*Extended-Spectrum β-Lactamases*)、耐碳青霉烯类鲍曼不动杆菌、耐碳青霉烯类铜绿假单胞菌和产 ESBL 肠杆菌属,约达 20%[79]。对于疑似 BSI 的肾移植患者,在拿到病原学依据之前,可根据肾移植患者临床表现、实验室结果以及各移植中心血流感染的病原菌分布趋势,选择有效抗菌素可减少盲目性。

病原学依据始终是肾移植受者 BSI 诊断中最重要的环节。血液培养是诊断肾移植受者 BSI 的金标准[27]。自 2014 年 mNGS 首次被用于临床感染病例的病原学诊断以来,其正越来越广泛地被应用于肾移植受体 BSI 的检测。mNGS 可以克服传统检测技术的许多缺点,直接从血液标本中检测病原菌核酸片段,不受抗菌素使用的影响。血培养与血 mNGS 存在优势互补,尤其在已经接受抗菌素治疗的患者中进行血 mNGS 作为补充检测有较大价值[33,80]。对疑似 BSI 受者,应积极进行血培养、药敏试验以及 mNGS,根据病原学证据及时更换窄谱敏感抗菌素,控制耐药菌株的扩散和流行,延缓和降低耐药性产生。

## 五、手术切口感染

肾移植术后切口感染(surgical site infection,SSI)是发生在手术切口部位表浅及深部组织、移植肾以及手术部位腔隙的感染。SSI 的发生率大约在 3%~11%[81]。由于患者处于免疫抑制状态,患者一旦发生 SSI,其死亡率则通常高于常规手术患者,同时,SSI 也是引起肾移植失败的原因之一。SSI 的主要表现为手术切口出现脓性液体,切口处的液体/组织中培养出病原体;或具有感染的症状或体征,包括局部的红、肿、热、痛;部分受者术后可能出现血肿、尿漏、乳糜漏等。肾移植术后 SSI 的来源与供者来源性感染、受者免疫状态与受者既往存在的感染有关。

临床问题 16:肾移植 SSI 的常见细菌包括哪些?

推荐意见 18:SSI 的常见细菌包括金黄色葡萄球菌、凝固酶阴性葡萄球菌、肠球菌、肠杆菌、铜绿假单胞菌、肺炎克雷伯菌及鲍曼不动杆菌等(推荐强度 B,证据等级 2b)。

推荐意见说明:

在肾移植术后,由于免疫抑制药物的使用,患者的免疫系统受到抑制,增加了 SSI 发生的风险。肾移植受者的 SSI 感染病原体,不同于传统的外科手术,还包括供者来源的感染[82],与肾移植受者的免疫状态以及既往感染史密切相关。多重耐药菌,例如头孢菌素耐药革兰氏阴性肠杆菌和多重耐药铜绿假单胞菌是发生供者来源 SSI 的常见病原体[81,83,84]。

临床问题 17:SSI 的外科治疗措施包括哪些?

推荐意见 19:推荐对浅表感染部位必要时应进行充分开放引流;深部感染部位应借助于外科或介入手段,进行充分引流及清创,必要时可考虑采用负压引流装置(推荐强度 A,证据等级 1b)。

推荐意见说明:

一旦明确 SSI 诊断后,应对肾移植受者进行单独的接触隔离,避免加重感染及感染扩散。另外,由于发生 SSI 的患者营养消耗较大,应加强全身营养及支持治疗,保证患者的体液平衡及营养。对 SSI 病程较长的患者,应及时切开刀口,充分引流积液及积脓,加强换药处理,充分清创[85]。真空密闭负压引流,已被广泛应用于外科烧伤、骨科开放伤口、溃疡等领域,由于其隔绝外界污染,持续负压吸引以及改善微循环等优势,已有学者将其应用于肾移植切口感染的康复[86,87]。近年来,应用噬菌体治疗伤口部位感染尤其是多重耐药菌感染作为一种新型的潜在治疗手段受到越来越多学者的青睐[88,89]。然而,大多数研究仍处于实验室阶段,需要更多的研究和临床试验来验证其在外科手术部位感染治疗中的实际效果。

临床问题 18:预防肾移植 SSI 的抗菌素应如何选择?

推荐意见 20:建议选择一代或二代头孢菌素,或 β- 内酰胺类 /β- 内酰胺酶抑制剂合剂,作为预防 SSI 的抗菌素用药(推荐强度 D,证据等级 5)。

推荐意见说明:

对于 SSI 的预防性抗菌素应用方案,目前认为使用广谱抗菌素如一代或者二代头孢菌素类药物、或广谱抗菌素 β- 内酰胺类 /β- 内酰胺酶抑制剂合剂[90-92]是较为合理的选择。并根据供体、受者本身感染情况以及所处医疗环境的细菌流行病学特点,选用合适的抗菌素。

## 六、小结

细菌感染是导致围手术期肾移植失败,甚至受者死亡的重要原因之一。如何掌握好排斥和感染之间的平衡,是对每一位移植医师的重要考验。本指南从肾移植受者术后细菌感染的特殊性出发,提出了肾移植受者细菌感染的诊断、处理原则,并且给肺部感染、血流感染、手术切口局部感染这些肾移植术后常见的细菌感染提供指导意见。除了细菌感染以外,关于尿路感染、供体来源的感染、耐药菌的治疗、结核杆菌、艰难梭菌等特殊细菌感染的诊治不是本章指南的主要议题,中华医学会器官移植分会组织了专家制订单独的指南。需要指出的是,移植受者发生细菌感染时,往往同时合并有真菌、病毒的感染,所以移植医师在给患者制订治疗方案时要结合患者全面的病情,同时还要兼顾到保护移植肾的功能。

**执笔作者:**周洪澜(吉林大学第一医院),林俊(首都医科大学附属北京友谊医院),付绍杰(南方医科大学南方医院),张晓明(山东第一医科大学第一附属医院),王钢(吉林大学第一医院),连鑫(吉林大学第一医院)

**通信作者:**周洪澜(吉林大学第一医院),薛武军(西安交通大学第一附属医院)

**主审专家:**薛武军(西安交通大学第一附属医院),门同义(内蒙古医科大学附属医院),朱有华(中国人民解放军海军军医大学第一附属医院),陈刚(华中科技大学同济医学院附属同济医院)

**审稿专家:**丁小明(西安交通大学第一附属医院),丰贵文(郑州大学第一附属医院),王长安(郑州市第七人民医院),王祥慧(上海市交通大学医学院附属瑞金医院),王强(北京大学人民医院),戎瑞明(复旦大学附属中山医院),刘致中(内蒙古包钢医院),孙启全(广东省人民医院),李响(中国人民解放军总医院第八医学中心),李新长(江西省人民医院),邱爽(吉林大学公共卫生学院),宋文利(天津市第一中心医院),张雷(中国人民解放军海军军医大学第一附属医院),陈劲松(中国人民解放军东部战区总医院),苗芸(南方医科大学南方医院),林涛(四川大学华西医院),金海龙(解放军总医院第三医学中心),周华(山西省第二人民医院),胡小鹏(首都医科大学附属北京朝阳医院),黄刚(中山大学附属第一医院),董震(青岛大学附属医院),程颖(中国医科大学附属第一医院)

**利益冲突:**所有作者声明无利益冲突。

## 参考文献

［1］中华医学会器官移植学分会. 实体器官移植术后感染诊疗技术规范 (2019 版)——总论与细菌性肺炎 [J]. 器官移植, 2019, 10 (4): 343-351.

［2］FISHMAN J A. Infection in solid-organ transplant recipients [J]. N Engl J Med, 2007, 357 (25): 2601-2614.

［3］WELBERRY SMITH M P, BAKER R J. Assessment and management of a patient with a renal transplant [J]. Br J Hosp Med (Lond), 2007, 68 (12): 656-662.

［4］SELF W H, BALK R A, GRIJALVA C G, et al. Procalcitonin as a marker of etiology in adults hospitalized with community-acquired pneumonia [J]. Clin Infect Dis, 2017, 65 (2): 183-190.

［5］SCHUETZ P, MüLLER B, CHRIST-CRAIN M, et al. Procalcitonin to initiate or discontinue antibiotics in acute respiratory tract infections [J]. Cochrane Database Syst Rev, 2012, 2012 (9): Cd007498.

［6］TONKIN-CRINE S K, TAN P S, VAN HECKE O, et al. Clinician-targeted interventions to influence antibiotic prescribing behaviour for acute respiratory infections in primary care: an overview of systematic reviews [J]. Cochrane Database Syst Rev, 2017, 9 (9): Cd012252.

［7］ CHRIST-CRAIN M, JACCARD-STOLZ D, BINGISSER R, et al. Effect of procalcitonin-guided treatment on antibiotic use and outcome in lower respiratory tract infections: cluster-randomised, single-blinded intervention trial [J]. Lancet, 2004, 363 (9409): 600-607.

［8］ SCHUETZ P, CHRIST-CRAIN M, THOMANN R, et al. Effect of procalcitonin-based guidelines vs standard guidelines on antibiotic use in lower respiratory tract infections: the ProHOSP randomized controlled trial [J]. Jama, 2009, 302 (10): 1059-1066.

［9］ STOCKMANN C, AMPOFO K, KILLPACK J, et al. Procalcitonin accurately identifies hospitalized children with low risk of bacterial community-acquired pneumonia [J]. J Pediatric Infect Dis Soc, 2018, 7 (1): 46-53.

［10］ THOMAS-RüDDEL D O, POIDINGER B, KOTT M, et al. Influence of pathogen and focus of infection on procalcitonin values in sepsis patients with bacteremia or candidemia [J]. Crit Care, 2018, 22 (1): 128.

［11］ SCHLEICHER G K, HERBERT V, BRINK A, et al. Procalcitonin and C-reactive protein levels in HIV-positive subjects with tuberculosis and pneumonia [J]. Eur Respir J, 2005, 25 (4): 688-692.

［12］ NYAMANDE K, LALLOO U G. Serum procalcitonin distinguishes CAP due to bacteria, Mycobacterium tuberculosis and PJP [J]. Int J Tuberc Lung Dis, 2006, 10 (5): 510-515.

［13］ RAINERI S M, CORTEGIANI A, VITALE F, et al. Procalcitonin for the diagnosis of invasive candidiasis: What is the evidence？ [J]. J Intensive Care, 2017, 5: 58.

［14］ CORTEGIANI A, RUSSOTTO V, MONTALTO F, et al. Procalcitonin as a marker of Candida species detection by blood culture and polymerase chain reaction in septic patients [J]. BMC Anesthesiol, 2014, 14: 9.

［15］ DOU Y H, DU J K, LIU H L, et al. The role of procalcitonin in the identification of invasive fungal infection-a systemic review and meta-analysis [J]. Diagn Microbiol Infect Dis, 2013, 76 (4): 464-469.

［16］ BRUNEEL F, TUBACH F, MIRA J P, et al. Imported falciparum malaria in adults: host-and parasite-related factors associated with severity. The French prospective multicenter PALUREA cohort study [J]. Intensive Care Med, 2016, 42 (10): 1588-1596.

［17］ RIGHI E, MERELLI M, ARZESE A, et al. Determination of PCT on admission is a useful tool for the assessment of disease severity in travelers with imported plasmodium falciparum malaria [J]. Acta Parasitol, 2016, 61 (2): 412-418.

［18］ BECKER K L, SNIDER R, NYLEN E S. Procalcitonin assay in systemic inflammation, infection, and sepsis: clinical utility and limitations [J]. Crit Care Med, 2008, 36 (3): 941-952.

［19］ GILBERT D N. Role of procalcitonin in the management of infected patients in the intensive care unit [J]. Infect Dis Clin North Am, 2017, 31 (3): 435-453.

［20］ BALC I C, SUNGURTEKIN H, GüRSES E, et al. Usefulness of procalcitonin for diagnosis of sepsis in the intensive care unit [J]. Crit Care, 2003, 7 (1): 85-90.

［21］ EL HADDAD H, CHAFTARI A M, HACHEM R, et al. Biomarkers of sepsis and bloodstream infections: the role of procalcitonin and proadrenomedullin with emphasis in patients with cancer [J]. Clin Infect Dis, 2018, 67 (6): 971-977.

［22］ 王大明, 朱滨, 丁良才, 等. 降钙素原在肾移植术后患者肺部感染诊断中的应用 [J]. 中华急诊医学杂志, 2011, 20 (5): 524-527.

［23］ 曹丽云, 陈如, 段金玉. 降钙素原在肾移植术后并发细菌感染中的临床应用 [J]. 中国现代医学杂志, 2003, 13 (17): 52-54.

［24］ YOU P, GAO R Y, HAN Y Z, et al. Diagnostic accuracy of procalcitonin for infection after adult liver transplantation: a meta-analysis and systematic review [J]. Surg Infect (Larchmt), 2023, 24 (9): 763-772.

［25］ NADZIAKIEWICZ P, GROCHLA M, KRAUCHUK A, et al. Procalcitonin kinetics after heart transplantation and as a marker of infection in early postoperative course [J]. Transplant Proc, 2020, 52 (7): 2087-2090.

［26］ JEROME E, CAVAZZA A, MENON K, et al. Systematic review and meta-analysis of the diagnostic accuracy of procalcitonin for post-operative sepsis/infection in liver transplantation [J]. Transpl Immunol, 2022, 74: 101675.

［27］ 中国医疗保健国际交流促进会临床微生物与感染分会, 中华医学会检验医学分会临床微生物学组, 中华医学会微生物学和免疫学分会临床微生物学组. 血液培养技术用于血流感染诊断临床实践专家共识 [J]. 中华检验医学

杂志, 2022, 45 (2): 105-121.

［28］ 临床微生物实验室血培养操作规范: WS/T 503-2017 [S]. 2017.

［29］ CYLKE R, KARPETA E, BIENIASZ M, et al. Urologic complications after transplantation of kidneys with duplicated ureter: a retrospective study [J]. Transplant Proc, 2019, 51 (3): 779-782.

［30］ CAULEY R P, POTANOS K, FULLINGTON N, et al. Reno-portal anastomosis as an approach to pediatric kidney transplantation in the setting of inferior vena cava thrombosis [J]. Pediatr Transplant, 2013, 17 (3): E88-92.

［31］ 中国医师协会急诊医师分会, 中华医学会急诊医学分会, 中国急诊专科医联体, 等. 急诊成人细菌性感染诊疗专家共识 [J]. 中国急救医学, 2020, 40 (11): 1029-1035.

［32］ BUCKMAN S A, TURNBULL I R, MAZUSKI J E. Empiric antibiotics for sepsis [J]. Surg Infect (Larchmt), 2018, 19 (2): 147-154.

［33］《中华传染病杂志》编辑委员会. 中国宏基因组学第二代测序技术检测感染病原体的临床应用专家共识 [J]. 中华传染病杂志, 2020, 38 (11): 681-689.

［34］ BRENNER T, DECKER S O, GRUMAZ S, et al. Next-generation sequencing diagnostics of bacteremia in sepsis (next genesis-trial): study protocol of a prospective, observational, noninterventional, multicenter, clinical trial [J]. Medicine (Baltimore), 2018, 97 (6): e9868.

［35］ MOURAVIEV V, MCDONALD M. An implementation of next generation sequencing for prevention and diagnosis of urinary tract infection in urology [J]. Can J Urol, 2018, 25 (3): 9349-9356.

［36］ WANG S, AI J, CUI P, et al. Diagnostic value and clinical application of next-generation sequencing for infections in immunosuppressed patients with corticosteroid therapy [J]. Ann Transl Med, 2020, 8 (5): 227.

［37］ GOLDBERG B, SICHTIG H, GEYER C, et al. Making the leap from research laboratory to clinic: challenges and opportunities for next-generation sequencing in infectious disease diagnostics [J]. mBio, 2015, 6 (6): e01888-01815.

［38］ 宏基因组分析和诊断技术在急危重症感染应用专家共识组. 宏基因组分析和诊断技术在急危重症感染应用的专家共识 [J]. 中华急诊医学杂志, 2019, 28 (2): 151-155.

［39］ HOTCHKISS R S, MOLDAWER L L, OPAL S M, et al. Sepsis and septic shock [J]. Nat Rev Dis Primers, 2016, 2: 16045.

［40］ TU G W, JU M J, ZHENG Y J, et al. An interdisciplinary approach for renal transplant recipients with severe pneumonia: a single ICU experience [J]. Intensive Care Med, 2014, 40 (6): 914-915.

［41］ KIM H D, CHUNG B H, YANG C W, et al. Management of immunosuppressive therapy in kidney transplant recipients with sepsis: a multicenter retrospective study [J]. J Intensive Care Med, 2024: 8850666241231495.

［42］ KOBAYASHI M, FARRAR J L, GIERKE R, et al. Use of 15-valent pneumococcal conjugate vaccine and 20-valent pneumococcal conjugate vaccine among U. S. adults: updated recommendations of the advisory committee on immunization practices-United States, 2022 [J]. MMWR Morb Mortal Wkly Rep, 2022, 71 (4): 109-117.

［43］ NUORTI J P, WHITNEY C G. Prevention of pneumococcal disease among infants and children-use of 13-valent pneumococcal conjugate vaccine and 23-valent pneumococcal polysaccharide vaccine-recommendations of the Advisory Committee on Immunization Practices (ACIP)[J]. MMWR Recomm Rep, 2010, 59 (Rr-11): 1-18.

［44］ Use of 13-valent pneumococcal conjugate vaccine and 23-valent pneumococcal polysaccharide vaccine among children aged 6-18 years with immunocompromising conditions: recommendations of the Advisory Committee on Immunization Practices (ACIP)[J]. MMWR Morb Mortal Wkly Rep, 2013, 62 (25): 521-524.

［45］ Red book (2015): 2015 report of the committee on infectious diseases [M]. American Academy of pediatrics, 2015.

［46］ DANZIGER-ISAKOV L, KUMAR D. Vaccination of solid organ transplant candidates and recipients: guidelines from the American Society of Transplantation Infectious Diseases Community of Practice [J]. Clin Transplant, 2019, 33 (9): e13563.

［47］ DENGLER T J, STRNAD N, BüHRING I, et al. Differential immune response to influenza and pneumococcal vaccination in immunosuppressed patients after heart transplantation [J]. Transplantation, 1998, 66 (10): 1340-1347.

［48］ KUMAR D, ROTSTEIN C, MIYATA G, et al. Randomized, double-blind, controlled trial of pneumococcal vaccination in renal transplant recipients [J]. J Infect Dis, 2003, 187 (10): 1639-1645.

［49］ DENDLE C, STUART R L, MULLEY W R, et al. Pneumococcal vaccination in adult solid organ transplant recipients: a review of current evidence [J]. Vaccine, 2018, 36 (42): 6253-6261.

［50］KUMAR D, WELSH B, SIEGAL D, et al. Immunogenicity of pneumococcal vaccine in renal transplant recipients-three year follow-up of a randomized trial [J]. Am J Transplant, 2007, 7 (3): 633-638.

［51］MCNAMARA L A, TOPAZ N, WANG X, et al. High risk for invasive meningococcal disease among patients receiving eculizumab (soliris) despite receipt of meningococcal vaccine [J]. MMWR Morb Mortal Wkly Rep, 2017, 66 (27): 734-737.

［52］PATTON M E, STEPHENS D, MOORE K, et al. Updated recommendations for use of MenB-FHbp serogroup B meningococcal vaccine-Advisory Committee on Immunization Practices, 2016 [J]. MMWR Morb Mortal Wkly Rep, 2017, 66 (19): 509-513.

［53］Meningococcal conjugate vaccines policy update: booster dose recommendations [J]. Pediatrics, 2011, 128 (6): 1213-1218.

［54］CDC. Guidelines for the prevention of intravascular Catheter-related infections (2011)[EB/OL].(2017-10)[2024-2].

［55］RODRíGUEZ FABA O, BOISSIER R, BUDDE K, et al. European association of urology guidelines on renal transplantation: update 2018 [J]. Eur Urol Focus, 2018, 4 (2): 208-215.

［56］GOLDMAN J D, JULIAN K. Urinary tract infections in solid organ transplant recipients: guidelines from the American Society of Transplantation Infectious Diseases Community of Practice [J]. Clin Transplant, 2019, 33 (9): e13507.

［57］ZAWISTOWSKI M, NOWACZYK J, DOMAGAŁA P. Peritoneal dialysis catheter removal at the time or after kidney transplantation: a systematic review and meta-analysis [J]. Langenbecks Arch. Surg., 2022, 407 (7): 2651-2662.

［58］DULEK D E, MUELLER N J. Pneumonia in solid organ transplantation: guidelines from the American Society of Transplantation Infectious Diseases Community of Practice [J]. Clin Transplant, 2019, 33 (9): e13545.

［59］SARNAK M J, JABER B L. Pulmonary infectious mortality among patients with end-stage renal disease [J]. Chest, 2001, 120 (6): 1883-1887.

［60］刘佳, 李建军, 龙建华, 等. 肾移植术后肺部感染的临床特征及对肾功能的影响分析 [J]. 中国现代医师, 2020, 58 (32): 24-27.

［61］GIANNELLA M, MUñOZ P, ALARCóN J M, et al. Pneumonia in solid organ transplant recipients: a prospective multicenter study [J]. Transpl Infect Dis, 2014, 16 (2): 232-241.

［62］中华医学会器官移植学分会. 器官移植术后耐药菌感染诊疗技术规范 (2019 版)[J]. 器官移植, 2019, 10 (4): 352-358.

［63］SOPENA N, SABRIà M. Multicenter study of hospital-acquired pneumonia in non-ICU patients [J]. Chest, 2005, 127 (1): 213-219.

［64］中华医学会呼吸病学分会. 中国成人社区获得性肺炎诊断和治疗指南 (2016 年版)[J]. 中华结核和呼吸杂志, 2016, 39 (4): 253-279.

［65］CERVERA C, AGUSTí C, ANGELES MARCOS M, et al. Microbiologic features and outcome of pneumonia in transplanted patients [J]. Diagn. Microbiol. Infect. Dis., 2006, 55 (1): 47-54.

［66］LEHTO J T, ANTTILA V-J, LOMMI J, et al. Clinical usefulness of bronchoalveolar lavage in heart transplant recipients with suspected lower respiratory tract infection [J]. J Heart Lung Transplant, 2004, 23 (5): 570-576.

［67］TOMOTANI D Y V, BAFI A T, PACHECO E S, et al. The diagnostic yield and complications of open lung biopsies in kidney transplant patients with pulmonary disease [J]. J Thorac Dis, 2017, 9 (1): 166-175.

［68］SILVA M, JR, MARRA A R, PEREIRA C A, et al. Bloodstream infection after kidney transplantation: epidemiology, microbiology, associated risk factors, and outcome [J]. Transplantation, 2010, 90 (5): 581-587.

［69］ORIOL I, SABé N, MELILLI E, et al. Factors influencing mortality in solid organ transplant recipients with bloodstream infection [J]. Clin. Microbiol. Infect., 2015, 21 (12): 1104. e1109-1114.

［70］LEE J R, BANG H, DADHANIA D, et al. Independent risk factors for urinary tract infection and for subsequent bacteremia or acute cellular rejection: a single-center report of 1166 kidney allograft recipients [J]. Transplantation, 2013, 96 (8): 732-738.

［71］JACKSON K R, MOTTER J D, BAE S, et al. Characterizing the landscape and impact of infections following kidney transplantation [J]. Am J Transplant, 2021, 21 (1): 198-207.

［72］ 万齐全, 李静乐, 叶启发, 等. 71 例患者肾移植术后血流感染临床表现、病原菌组成及耐药性分析 [J]. 中南大学学报 ( 医学版), 2013,(9): 938-943.

［73］ MORENO A, CERVERA C, GAVALDá J, et al. Bloodstream infections among transplant recipients: results of a nationwide surveillance in Spain [J]. Am J Transplant, 2007, 7 (11): 2579-2586.

［74］ FREIRE M P, ABDALA E, MOURA M L, et al. Risk factors and outcome of infections with Klebsiella pneumoniae carbapenemase-producing K. pneumoniae in kidney transplant recipients [J]. Infection, 2015, 43 (3): 315-323.

［75］ COSKUN A K, HARLAK A, OZER T, et al. Is removal of the stent at the end of 2 weeks helpful to reduce infectious or urologic complications after renal transplantation？ [J]. Transplant Proc, 2011, 43 (3): 813-815.

［76］ CHUANG P, PARIKH C R, LANGONE A. Urinary tract infections after renal transplantation: a retrospective review at two US transplant centers [J]. Clin Transplant, 2005, 19 (2): 230-235.

［77］ LAPCHIK M S, CASTELO FILHO A, PESTANA J O, et al. Risk factors for nosocomial urinary tract and postoperative wound infections in renal transplant patients: a matched-pair case-control study [J]. J. Urol, 1992, 147 (4): 994-998.

［78］ SHENDI A M, WALLIS G, PAINTER H, et al. Epidemiology and impact of bloodstream infections among kidney transplant recipients: a retrospective single-center experience [J]. Transpl Infect Dis, 2018, 20 (1): 10. 1111.

［79］ DASKALAKI E, KOUKOULAKI M, BAKALIS A, et al. Blood stream infections in renal transplant recipients: a single-center study [J]. Transplant Proc, 2014, 46 (9): 3191-3193.

［80］ RAO Z, WANG Z, TANG M, et al. Optimal perioperative antimicrobial management strategies of kidney transplant recipients guided by metagenomic next-generation sequencing of deceased donors′ microbiology samples [J]. Infect Drug Resist, 2023, 16: 6473-6486.

［81］ ABBO L M, GROSSI P A. Surgical site infections: guidelines from the American Society of Transplantation Infectious Diseases Community of Practice [J]. Clin Transplant, 2019, 33 (9): e13589.

［82］ 中华医学会器官移植学分会. 器官移植供者来源性感染诊疗技术规范 (2019 版)[J]. 器官移植, 2019, 10 (4): 369-375.

［83］ BERRíOS-TORRES S I, UMSCHEID C A, BRATZLER D W, et al. Centers for disease control and prevention guideline for the prevention of surgical site infection, 2017 [J]. JAMA surgery, 2017, 152 (8): 784-791.

［84］ LINARES L, CERVERA C, COFáN F, et al. Epidemiology and outcomes of multiple antibiotic-resistant bacterial infection in renal transplantation [J]. Transplant Proc, 2007, 39 (7): 2222-2224.

［85］ 中华医学会外科学分会外科感染与重症医学学组, 中国医师协会外科医师分会肠瘘外科医师专业委员会. 中国手术部位感染预防指南 [J]. 中华胃肠外科杂志, 2019, 22 (4): 301-314.

［86］ 赵艳霞, 石韶华, 武小桐. 真空封闭引流治疗肾移植术后复杂性切口感染 1 例并文献复习 [J]. 实用器官移植电子杂志, 2023, 11 (4): 353-355.

［87］ HUANG T, LIU T, SHANG M, et al. Clinical application of improved VSD and VSD in the treatment of SSI after abdominal surgery: a retrospective randomized clinical study [J]. Medicine (Baltimore), 2023, 102 (6): e32785.

［88］ NADAREISHVILI L, HOYLE N, NAKAIDZE N, et al. Bacteriophage therapy as a potential management option for surgical wound infections [J]. PHAGE (New Rochelle, N. Y.), 2020, 1 (3): 158-165.

［89］ JAULT P, LECLERC T, JENNES S, et al. Efficacy and tolerability of a cocktail of bacteriophages to treat burn wounds infected by Pseudomonas aeruginosa (PhagoBurn): a randomised, controlled, double-blind phase 1/2 trial [J]. Lancet Infect. Dis., 2019, 19 (1): 35-45.

［90］ ANESI J A, BLUMBERG E A, ABBO L M. Perioperative antibiotic prophylaxis to prevent surgical site infections in solid organ transplantation [J]. Transplantation, 2018, 102 (1): 21-34.

［91］ 中国医师协会器官移植医师分会, 中华医学会器官移植学分会. 中国实体器官移植手术部位感染管理专家共识 (2022 版)[J]. 中华临床感染病杂志, 2022, 15 (3): 164-175.

［92］ DE JONGE S W, GANS S L, ATEMA J J, et al. Timing of preoperative antibiotic prophylaxis in 54, 552 patients and the risk of surgical site infection: a systematic review and meta-analysis [J]. Medicine (Baltimore), 2017, 96 (29): e6903.

# 46　肾移植受者尿路感染临床诊疗指南

尿路感染(urinary tract infection,UTI)是肾移植(kidney transplant,KT)术后最常见的感染性并发症。有报道表明,肾移植受者中尿路感染的患病率为7%~80%,而肾移植受者中37.8%的菌血症继发于尿路感染[1-3]。不同报道中尿路感染患病率的差异可能是缺乏统一的诊断标准、使用不同的抗生素预防方案以及随访时间不同等多种原因造成的。

在肾移植受者中,由于长期使用免疫抑制剂治疗,加之移植肾器官的特性,尿路感染可能表现为无症状菌尿(asymptomatic bacteriuria,AB)、单纯性膀胱炎或上尿路感染(包括肾盂肾炎)等。本诊疗指南的目的是为临床医师提供对肾移植受者尿路感染的识别、管理和预防的指导。我们根据最新的研究和临床实践经验,讨论了尿路感染的风险因素、诊断方法以及治疗策略,特别强调了免疫抑制状态下尿路感染的特殊临床表现和处理原则、微生物学诊断的重要性、抗生素治疗方案的选择和疗程、感染的预防性措施、尿液培养及药物敏感性测试在诊断过程中的重要性,在选择抗生素治疗时须考虑的抗生素耐药性以及与免疫抑制剂之间的药物相互作用。此外,本指南还探讨了肾移植受者患者教育和生活方式调整在预防尿路感染中的作用,旨在提高肾移植受者的生活质量,并减少尿路感染的发生率。

## 一、指南形成方法

本指南已在国际实践指南注册与透明化平台(Practice guideline REgistration for transPAREncy,PREPARE)上以中英双语注册(注册号:PREPARE2024CN347)。

指南范围及临床问题的确定:首先通过指南专家会议对临床关注的问题进行讨论,选择出本指南拟解决的15个临床问题,涉及肾移植术后尿路感染的临床分类和定义、流行病学和病因学、诊断和治疗等方面。

证据检索与筛选:按照人群、干预、对照、结局(population、intervention、comparison、outcome,PICO)的原则对纳入的临床问题进行检索,检索MEDLINE(PubMed)、Web of Science、万方数据知识服务平台和中国知网(CNKI),纳入指南、共识、规范、系统评价和meta分析,随机对照试验(randomized controlled trial,RCT)、非RCT队列研究和病例对照研究等类型的证据;检索词包括"肾移植""尿路感染""细菌""耐药菌""诊断""治疗""抗生素""预后"等;所有类型文献检索时间为1978年1月~2023年10月,主要为近10年文献,发表语言限定为中文或英文。

证据分级和推荐强度分级:本指南使用2009版牛津大学循证医学中心的证据分级与推荐强度标准对每个临床问题的证据质量和推荐强度进行分级。

推荐意见的形成:综合考虑证据及我国移植受者的偏好与价值观、干预措施的成本和利弊等因素后,指南工作组提出了符合我国国情的临床诊疗实践的26条推荐意见。推荐意见达成共识后,工作组完成初稿撰写,经中华医学会器官移植学分会组织全国器官移植与相关学科专家两轮会议集体讨论,根据其反馈意见对初稿进行修改,最终形成指南终稿。

725

## 二、肾移植术后尿路感染的流行病学和临床分类

**临床问题 1**：肾移植受者发生尿路感染的危险因素有哪些？

**推荐意见 1**：肾移植受者发生尿路感染的危险因素是由供者、受者和解剖异常等多因素之间的相互作用决定的（推荐强度 B，证据等级 2a）。

**推荐意见说明：**

肾移植受者发生尿路感染的危险因素是由供者因素、受者因素和解剖异常等多因素之间的相互作用决定[4]。与非移植受者一样，性别（女性）与尿路感染密切相关，也与年龄、导尿管留置时间、是否合并糖尿病等多因素密切相关。此外，特定的移植相关因素也是导致泌尿道感染的风险因素，包括留置输尿管支架、膀胱输尿管反流（vesicoureteric reflux，VUR）或其他泌尿系统结构和功能的异常（如尿路畸形、膀胱功能不良、复杂的肾囊肿或结石、输尿管狭窄、输尿管和输尿管膀胱吻合口尿瘘等），还有各种类型的排斥反应、遗体供肾捐献、受者术前血液透析持续时间，以及供者术前有反复尿路感染病史等[5-8]。用于防止排斥反应的免疫抑制药物也降低了受者对感染的抵抗力。例如有研究提示，使用抗胸腺细胞球蛋白诱导治疗的受者尿路感染发生率高于使用巴利昔单抗诱导治疗的受者。另外也有研究提示，肾移植后 6 个月以上发生的晚期尿路感染的危险因素还包括血清肌酐水平>2mg/dl 和泼尼松剂量>20mg/d[9]。

**临床问题 2**：根据感染发生时不同的部位及症状，肾移植受者发生尿路感染有哪些类型？

**推荐意见 2**：肾移植受者尿路感染分为非复杂性尿路感染和复杂性尿路感染（推荐强度 D，证据等级 5）。

**推荐意见说明：**

近年来，在肾移植受者这一特殊人群中，已经逐渐形成一个统一的共识来定义肾移植受者尿路感染[1,10-12]。

非复杂性尿路感染即下尿路感染，主要指单纯性膀胱炎，临床特点包括在尿培养中发现病原菌生长和受者出现下尿路症状，如尿频、尿急、尿痛、排尿困难等，但没有发热、移植肾区疼痛或血流动力学异常等全身性症状，并且未留置肾造瘘管、输尿管支架管和导尿管等体外植入导管。

复杂尿路感染主要指肾盂肾炎，临床特点包括受者血常规常提示白细胞增多、血培养中出现与尿液中相同的病原菌菌种，以及出现以下一种或多种症状：发热、寒战、移植肾区疼痛、原位肾脏区域或肋脊角区域疼痛、排尿困难、尿频、尿急、耻骨上区疼痛、血流动力学不稳定等。

由于肾移植受者应用免疫抑制剂治疗，发生尿路感染的症状可能很轻微。此外，由于移植肾脏的去神经化，因此在肾盂肾炎中可能没有叩击痛阳性表现。相比于普通人群，肾移植受者可能不会出现典型的尿路感染症状。有些受者甚至可能完全没有尿路不适的症状，而仅有非特异性全身症状，如疲劳、食欲下降或体重减轻。部分受者可能出现肾功能轻度到中度的改变，而这也可能是尿路感染的唯一迹象。此外，复杂性尿路感染还与泌尿系统结构或功能异常以及与留置肾造瘘管、输尿管支架、导尿管等情况有关。

此外，肾移植受者尿路感染的类型中还包括反复发作性尿路感染，其定义为在过去 12 个月内发生尿路感染 3 次或 3 次以上。反复发作性尿路感染包括再次感染和复发感染两个类型。再次感染是指尿路感染痊愈 2 周之后再次出现相同致病菌的感染，或尿路感染痊愈后任何时间出现新的致病菌感染。复发感染是指尿路感染痊愈后 2 周之内再次出现同一种细菌。

无症状菌尿在肾移植受者中很常见,是指尿液中存在每毫升大于 $10^5$ 个细菌菌落形成单位(CFU/ml),但没有尿路或全身症状。值得一提的是,因为无症状菌尿不是一种疾病状态,因此不能将它归结为肾移植受者尿路感染的一种类型。

尿液检查中发现有细菌尿,有或没有脓尿,而不伴有明显的感染证据,可能提示尿液样本被会阴部微生物污染或泌尿道细菌定植,而不是尿路感染。

这些年来,尿路感染的定义和类型一直是变化的,因为许多研究对尿路感染的定义仅基于菌落计数阈值以上的致病菌培养,而没有参考受者的症状,因此导致不同研究之间结果存在差异。相反,本指南采用的简化分类对治疗具有实际意义,强调了无症状细菌尿不能归结为肾移植受者尿路感染的一种类型,因此有助于标准化不同肾移植受者尿路感染的研究结果。

临床问题 3：**肾移植受者尿路感染的常见致病微生物包括哪些?**

推荐意见 3：在肾移植受者尿路感染中,大肠杆菌是最常见的致病微生物。其他较为常见的致病微生物包括肠杆菌科、肠球菌、假单胞菌和表皮葡萄球菌(推荐强度 B,证据等级 2b)。

推荐意见说明：

在肾移植受者尿路感染中,革兰氏阴性细菌占尿路感染致病源的 70% 以上;大肠杆菌是最常见的致病微生物[13]。其他常见的致病微生物包括肠杆菌科、肠球菌、假单胞菌和表皮葡萄球菌。链球菌如 B 群链球菌或变形链球菌也可以引起尿路感染,但更多情况只是细菌定植。尿液中若检测出金黄色葡萄球菌细菌,则可能提示着尿路感染源自血液,而非由尿路逆行感染引起,应进一步进行血液培养等全身感染相关检查[13]。不是所有在尿液培养中发现的微生物都具有致病性。例如,在未留置输尿管支架时,表皮葡萄球菌、乳酸杆菌和阴道嗜酸杆菌很少成为致病菌。

念珠菌是常见的下尿路无症状定植菌,但很少导致逆行感染。罕见的泌尿系统致病菌包括结核分枝杆菌、沙门氏菌、巨细胞病毒和腺病毒[9,14,15]。在泌尿生殖道发现支原体 / 解脲支原体时,由于其致病性不明确,并且在肾移植受者中很少引起肾内或肾周脓肿,通常无须治疗;但有个案报道支原体可引起移植肾盂肾炎[9,14]。

随着肾移植受者广泛使用抗生素进行预防和治疗感染,以及受者在医疗环境中暴露于多种病原菌的环境中,引起尿路感染的致病菌对抗生素的耐药性逐年增加。荷兰的一项回顾性研究发现,83% 的肾移植受者在使用复方磺胺甲噁唑(TMP-SMX)期间,尿液培养中的大肠杆菌对 TMP-SMX 有耐药性。而将 TMP-SMX 用于预防之前的早期阶段,大肠杆菌分离株对 TMP-SMX 的耐药性仅为 13%[16]。多重耐药菌(multi-drug resistance,MDR)的出现,比如产生广谱内酰胺酶(extended-spectrum beta-lactamase,ESBL)或碳青霉烯酶的致病菌感染的患者预后往往较差[17]。在巴西的一组肾移植受者队列研究中,由产生 ESBL 的微生物引起的肾移植受者尿路感染的发生率从第一次感染的 13% 逐渐上升到第三次的 45%。MDR 导致的尿路感染与肾移植受者复发尿路感染的风险增加相关[18]。最近对 2003~2014 年的研究总结发现,2%~33% 的肾移植受者出现了产生 ESBL 的肠杆菌科的尿路感染[19]。2014 年美国国家健康安全网络监测数据记录的导管相关的尿路感染中,有 9.5% 的克雷伯氏菌、1.1% 的大肠杆菌及 23.9% 的铜绿假单胞菌对碳青霉烯类抗菌素耐药。

临床问题 4：**肾移植受者尿路感染的高发时间是什么?**

推荐意见 4：肾移植受者尿路感染好发于肾移植术后的 3 个月内(推荐强度 A,证据等级 1b)。

推荐意见说明：

肾移植术后任何时间都有可能发生尿路感染,肾移植术后早期(特别是术后前 3 个月)是尿路感

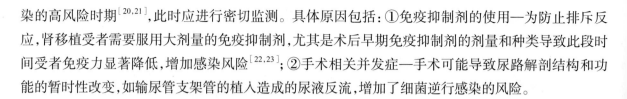

染的高风险时期[20,21],此时应进行密切监测。具体原因包括:①免疫抑制剂的使用——为防止排斥反应,肾移植受者需要服用大剂量的免疫抑制剂,尤其是术后早期免疫抑制剂的剂量和种类导致此段时间受者免疫力显著降低,增加感染风险[22,23];②手术相关并发症——手术可能导致尿路解剖结构和功能的暂时性改变,如输尿管支架管的植入造成的尿液反流,增加了细菌逆行感染的风险。

### 三、肾移植术后尿路感染的诊断和治疗

**临床问题5:诊断尿路感染最常用的检验方法是什么?如何正确留取尿液标本?**

**推荐意见5:**中段尿液标本分析和培养是诊断尿路感染最常用且准确的方法(推荐强度 A,证据等级 1a)。

**推荐意见6:**精确的尿液留取方式是耻骨上膀胱穿刺抽吸尿液标本(推荐强度 A,证据等级 1a)。

**推荐意见7:**正常排尿的肾移植受者,清洁会阴或龟头后留取中段尿液,如果无法自行排尿,应行导尿留取尿液标本(推荐强度 A,证据等级 1a)。

**推荐意见说明:**

在肾移植受者中,诊断尿路感染最常用且准确的检验方法是尿液分析和尿培养。

尿液分析可以通过检查尿液样本中的白细胞、红细胞、细菌、蛋白质和亚硝酸盐等指标,对尿路感染进行初步筛查。这是一种快速且广泛应用的方法,可提供一些有关感染的初步信息。尿培养是确诊尿路感染最可靠的方法。它可以确定感染的病原体,并测试其对不同抗生素的敏感性,以指导治疗方案的选择。尿培养需要将尿液标本接种到适当的培养基中,并在一定的时间和条件下培养细菌或真菌。耻骨上膀胱穿刺抽吸尿液标本(suprapubic bladder aspiration,SPA)是一种精确的尿液留取方式,特别适用于某些情况下需要确保细菌培养结果准确性的情况,如免疫功能低下的患者或不容易收集尿液标本的情况[24,25]。

尿培养尿液留取的注意事项:男性受者收集标本前应上翻包皮,用肥皂清洗阴茎头,然后用清水冲净后再收集标本。对女性应指导受者分开阴唇,使用清水及湿纱布清洗尿道周围区域后再收集中段尿标本。不推荐使用消毒剂消毒尿道口。如果排尿标本检测到阴道上皮细胞和乳酸杆菌或存在污染,可考虑使用导尿留取尿液标本。如受者不能自主排尿,须导尿取标本。对于留置导尿管的受者(特别是留置导尿管>2 周的受者)和疑似尿路感染的受者,应拔除导尿管并通过留取中段尿液或者插入新的导尿管留取尿液[11,25]。

**临床问题6:高通量测序在诊断复杂尿路感染病原体中的应用价值是什么?**

**推荐意见8:**推荐高通量测序用于复杂或传统培养未能明确病原菌的尿路感染受者,尤其是在怀疑多重病原体感染或非典型性病原体感染时应用价值更高(推荐强度 B,证据等级 2b)。

**推荐意见说明:**

高通量测序(如 next generation sequencing,NGS)在肾移植受者尿路感染中的应用已经得到广泛关注和研究。高通量测序能够识别传统培养法可能漏检的数百种病原体。研究表明,宏基因组测序的敏感性在 95% 以上,特异性通常在 90% 以上。由于其高昂的成本,它可能不适用于所有的肾移植受者尿路感染案例。一般建议在常规培养失败或面对复杂、治疗难度较大的尿路感染时考虑使用[26]。数据解析需要特定的生物信息学技能和资源,可能限制了其在一些医疗机构的普及。但是高通量测序可能检测到与临床无关的微生物,需要结合临床症状和其他实验室结果综合评估[27,28]。

高通量测序技术可以通过分析尿液中的 DNA 或 RNA,帮助鉴定尿液中存在的各种病原体,包括

常见的细菌、真菌、病毒以及罕见的病原体。高通量测序还可以检测病原体的耐药基因,为选择合适的抗生素治疗提供支持。通过识别耐药基因,可以避免使用对治疗感染无效的抗生素。此外,高通量测序还可以提供详细的病原体群落组成信息,帮助了解感染中可能存在的多个病原体,并评估它们在感染过程中的相对丰度和相互作用。总之,相较于传统的培养方法,高通量测序具有更高的灵敏度和特异性,可以检测到那些难以在培养中生长的微生物,从而提高尿路感染的准确性[29]。

**临床问题 7:无症状菌尿的处理原则是什么?**

**推荐意见 9:**推荐对肾移植术后超过两个月的无症状菌尿受者不再进行常规的尿培养或治疗(推荐强度 A,证据等级 1b)。

**推荐意见 10:**如果在移植后的任何时间对无症状的肾移植受者进行尿液筛查,并且发现无症状菌尿时,应该在决定是否治疗之前复查尿常规及尿培养。推荐对复查结果为阴性的受者及出现不同细菌的无症状菌尿受者进行观察(推荐强度 A,证据等级 1b)。

**推荐意见 11:**不建议对尿培养提示多重耐药菌的无症状菌尿受者进行治疗(推荐强度 B,证据等级 2b)。

**推荐意见 12:**建议对于肾功能异常的无症状菌尿受者给予治疗(推荐强度 D,证据等级 5)。

**推荐意见说明:**

许多研究将有症状的尿路感染与无症状菌尿同时进行分析[30,31],这样很难利用回顾性数据回答是否需要治疗无症状菌尿这一问题,只有将两者区分开,才能得出正确的结论。对于没有尿路感染症状的肾移植受者,通常不需要主动进行治疗。这是因为无症状菌尿在肾移植受者中的治疗效果并不明确,并且过度使用抗生素可能会导致细菌耐药性的产生。无症状菌尿仅在特定情况下予以治疗:比如孕妇,孕期肾移植受者出现无症状菌尿时,建议进行治疗,以降低泌尿系感染对胎儿的风险;再比如肾移植受者需要进行尿路操作或泌尿系器械检查时,可能需要在操作前进行无症状菌尿的治疗,以预防感染并减少器械相关感染的风险。Fiorante 等人发现接受治疗的无症状菌尿受者肾盂肾炎患病率较高,但该项研究无法评估治疗无症状菌尿是否具有益处。比较治疗无症状菌尿与不予治疗的回顾性研究中,治疗与不治疗两组最终进展至有症状的尿路感染或肾盂肾炎的结果并无差异[32,33]。El Amari 等人发现在肾移植后 1 个月以上,有 334 例无症状的大肠杆菌或粪链球菌导致尿路感染发生,并发现治疗组和未治疗组转变为有症状的尿路感染情况相似,细菌清除率也没有差异[33]。Green 等人的一项回顾性研究发现,治疗无症状菌尿并没有带来益处,反而增加有症状的尿路感染的发生率[34]。一些学者推测,由于定植非致病细菌产生"细菌干扰",是导致治疗无症状菌尿效果欠佳的原因之一[30]。多个回顾性研究记录了对无症状菌尿进行治疗会导致耐药性产生,比如 El Amari 等人的研究中,78% 在接受治疗的无症状菌尿受者的尿液中出现了耐药菌株[33]。通过对肾移植术后无症状菌尿患者进行术后 2 个月的观察,发现其主要结局指标肾盂肾炎以及次要结局指标下尿路感染、急性排斥反应、移植功能障碍或全因死亡均没有差异[35,36]。

**临床问题 8:肾移植受者非复杂性尿路感染(膀胱炎)的处理措施是什么?**

**推荐意见 13:**对于肾移植受者非复杂性尿路感染,推荐首先根据经验性用药方案给予口服抗生素治疗,疗程 5~10d,不推荐采用单剂量的治疗方案,并建议根据药敏试验结果及时调整(推荐强度 A,证据等级 1b)。

**推荐意见 14:**对于肾小球滤过率<30ml/min 的肾移植受者,不建议使用呋喃妥因治疗尿路感染(推荐强度 B,证据等级 2a)。

推荐意见说明:

对于疑似尿路感染的肾移植受者,首先应进行尿液分析和尿培养。这可以确定是否存在尿路感染以及导致感染的致病微生物。如果尿液分析和尿培养结果确认存在尿路感染,并且感染被认为是非复杂性的(即感染限于膀胱或尿道),则通常建议使用适当的口服抗生素进行治疗。对于无发热、无移植肾触痛或血白细胞计数正常的非复杂性尿路炎受者,常选择口服氟喹诺酮类药物、阿莫西林 - 克拉维酸盐或第三代头孢菌素进行经验性治疗。呋喃妥因是一种用于治疗膀胱炎的广谱抗生素,在肾小球滤过率>30ml/min 时,如果治疗时间较短可能安全有效[37]。特别是如果受者最近几个月内接受了 TMP-SMX 治疗,则应考虑有可能是对 TMP-SMX 耐药的尿路致病菌引发的感染。一旦得到药敏实验结果,应选择相对最窄谱抗生素完成整个治疗过程。虽然关于治疗持续时间的支持性数据有限,但一些学者建议在移植术后 6 个月以内对受者进行 5~7d 的治疗[37],术后超过 6 个月出现的,即使症状轻微也应该进行 7~10d 的治疗[38,39]。

建议肾移植受者增加水分摄入有助于稀释尿液,帮助清除细菌和降低尿路感染的风险。肾移植受者应该饮用足够的水以保持良好的水化状态。

在治疗期间,肾移植受者应避免饮用含咖啡因、酒精的饮料,或食用刺激性食物,如辛辣食物和某些调味品。这些物质可能导致尿液刺激,加重尿路症状。

在抗生素治疗期间,肾移植受者应密切关注尿路感染的症状改善情况。在完成抗生素疗程后,可以进行尿液分析和尿培养的复查,以确保感染已被治愈。对于留置尿管受者首先建议拔除或更换导尿管。

**临床问题 9:肾移植受者复杂性尿路感染的处理措施是什么?**

**推荐意见 15:** 对于肾移植受者出现复杂性尿路感染(肾盂肾炎)时,建议根据药敏试验结果选择静脉抗生素进行为期 14~21d 的治疗,并且可根据治疗需要延长至充分控制菌尿为止(推荐强度 B,证据等级 2a)。

**推荐意见 16:** 严重感染者建议合理调整免疫抑制剂治疗方案(推荐强度 B,证据等级 2b)。

推荐意见说明:

对于疑似尿路感染的肾移植受者,应进行尿液分析和尿培养,以确定感染的致病微生物和其对抗生素的敏感性。根据尿液培养结果和致病微生物的敏感性测试,选择适当的抗生素进行治疗。对于出现全身症状需要静脉治疗的患者,经验性抗生素治疗可能需要充分覆盖铜绿假单胞菌、革兰氏阴性肠杆菌和肠球菌。常用的治疗方案包括使用抗假单胞菌 β- 内酰胺类药物,如头孢吡肟、哌拉西林 / 他唑巴坦或碳青霉烯类药物,注意根据肾功能调整抗生素的给药方案。特别是在有严重感染迹象患者的治疗中,经验性抗生素的选择应考虑受者以前耐药菌株的情况。2010~2015 年进行的一项研究所示[19],对于稳定的轻度肾盂肾炎受者来说,经验性治疗可以更窄谱化,可采用在之前尿培养无耐药性的窄谱抗生素,例如头孢曲松、氨苄西林 - 舒巴坦或氟喹诺酮类药物。一旦有了药物敏感性数据,应使用最窄谱抗生素来完成治疗。

与非复杂性尿路感染相比,复杂性尿路感染的治疗时间可能更长。移植后复杂泌尿系感染需要更长时间的治疗,例如 14~21d,并且可根据需要延长治疗时间至达到充分控制菌尿为止[39,40]。在患者病情转至能够口服药物、临床症状消退且药敏试验结果明确时,可考虑使用口服药物替代静脉抗生素治疗。

对于肾移植受者,可能需要在处理复杂性尿路感染时调整免疫抑制药物的剂量。改变免疫抑制治疗有助于增强机体对感染的抵抗力,但需要在医师的指导下进行,以平衡器官排斥和感染风险之间的关系。

此外,在严重感染的情况下,需要对泌尿生殖道进行影像学检查,以排除进展为其他上尿路疾病的可能。对于一些复杂性尿路感染的情况,如泌尿系结构异常、肾脏积脓等,可能需要手术干预来清除感染源或修复异常结构。

复杂性尿路感染治疗后,需要进行长期的随访和预防措施。这包括定期尿液分析和尿培养,同时监测肾功能和感染征象,以及遵循医师给出的预防感染的建议,如保持个人卫生、摄入充足水分等。

**临床问题 10:肾移植受者反复发作性尿路感染的处理措施是什么?**

**推荐意见 17:**对于反复发作性尿路感染,建议首先区分受者是持续存在感染还是再次感染(推荐强度 B,证据等级 2a)。

**推荐意见 18:**持续感染多为复杂性尿路感染,可参考复杂性尿路感染治疗原则(推荐强度 B,证据等级 2a)。

**推荐意见 19:**再次感染的治疗要包括两个方面:第一方面是急性发作期的治疗,可参考非复杂性尿路感染治疗原则;第二方面是发作间期的预防,包括行为治疗以及低剂量、长疗程抗菌药物治疗(推荐强度 B,证据等级 2b)。

**推荐意见说明:**

反复发作性尿路感染(recurrent urinary tract infection,rUTI)的治疗需要评估病因,并针对宿主因素进行有针对性的预防或纠正措施。由于缺乏系统研究评估预防肾移植受者 rUTI 的干预措施,大部分建议都是基于专家意见[1,40]。除了与一般人群相同的风险因素外,肾移植受者还具有特殊风险因素,包括解剖和功能异常以及免疫抑制剂。对于在 6 个月内出现 ≥2 次尿路感染或 12 个月内出现 ≥3 次尿路感染的肾移植受者,可以同时进行个体化风险因素评估、生活方式改变以及解剖和功能异常检查。

生活方式的改变和针对一般人群共同风险因素的干预,包括抗菌和非抗菌策略。应提醒受者采取基本的感染预防措施,如保持摄入充足的水分、定时排尿,并告知女性在用厕纸擦拭时要从前往后,性交后要及时排尿以及改变避孕方式等[41]。

针对绝经后的女性,一项随机对照试验证实了阴道雌激素的治疗作用,可用于改善萎缩性阴道炎、调整菌群组成并预防尿路感染[42]。在该研究中,与安慰剂组相比,被随机分配到局部阴道雌激素组的复发性尿路感染率降至每年 0.5 次,而安慰剂组为每年 5.9 次。此外,雌激素还减少了肠杆菌科定植,并增加了乳酸杆菌的定植以及恢复阴道 pH[42]。如果女性 rUTI 与性活动相关,建议性交后使用抗生素。如果反复尿路感染与性活动无关,则可以考虑采取每天常规抗生素预防;然而长期使用抗生素会导致对抗菌药物的耐药性。使用抗生素进行预防时应考虑受者先前的微生物鉴定、敏感度分析和药物过敏情况。对于男性,应评估是否存在需要较长时间抗生素治疗的前列腺炎和由良性前列腺增大引起的膀胱出口梗阻等问题。

对于绝经后的女性来说,除了局部阴道雌激素外,还可以考虑使用含有乳酸杆菌的益生菌[41]、马尿酸乌洛托品[43]和蔓越莓[44]等。近期一项针对器官移植受者进行的回顾性研究表明,含有乳酸杆菌的益生菌可能在移植受者中是安全的[45],但乳酸杆菌的功效尚不清楚,并且其品种、剂量和途径[46]还需要进一步研究,因此阴道内给药途径可能更具前景[47]。一项关于接受肾移植者服用马尿酸乌洛托品的回顾性研究显示,在服用马尿酸乌洛托品之后尿路感染发作频率较低,并且住院次数也有所减少。然而,马尿酸乌洛托品在严重肾功能不全的情况下是禁忌药物,这限制了它在肾移植受者中的使用[48]。蔓越莓产品被提议为相对无害的干预措施。一项小型回顾性研究表明,在接受肾移植者中,蔓越莓汁有助于预防反复发作性尿路感染[44]。

**临床问题 11:肾移植受者多重耐药菌性尿路感染的处理原则是什么?**

**推荐意见 20:** 推荐根据药敏结果选择敏感抗生素,当所有药物均不敏感时,推荐选择最低抑菌浓度较接近敏感折点的药物(推荐强度 A,证据等级 1a)。

**推荐意见 21:** 对于多重耐药的革兰氏阴性菌,不仅需要增加抗生素剂量,同时建议给予联合用药方案,可选择药物有:β- 内酰胺酶抑制剂及合剂、碳青霉烯类药物(推荐强度 B,证据等级 2b)。

**推荐意见 22:** 对于耐万古霉素的肠球菌,建议选择单独使用氨苄西林或联合他唑巴坦、替考拉宁、利奈唑胺(推荐强度 B,证据等级 2b)。

**推荐意见 23:** 建议对所有常规口服抗生素均耐药的膀胱炎受者,给予分次口服磷霉素氨丁三醇治疗(推荐强度 B,证据等级 2b)。

**推荐意见说明:**

对于耐药的革兰氏阴性菌,如假单胞菌和克雷伯菌,通常选用 β- 内酰胺酶抑制剂及合剂、碳青霉烯类、多黏菌素、氨基糖苷类药物。近年来,有研究建议使用美罗培南 - 法硼巴坦、头孢托唑烷 - 他唑巴坦和头孢他啶 - 阿维巴坦,作为替代多黏菌素和氨基糖苷类的新方案[49]。但是,上述替代药物的耐药性也均已出现[50,51],可采用联合用药方案[12]。多重耐药菌引起的尿路感染可能需要在整个治疗过程中进行静脉治疗。然而,对于膀胱炎的情况,可以谨慎使用广谱口服磷霉素三丁胺醇作为多重耐药尿路感染的替代治疗方法。但是,一些学者不推荐将它用于肾盂肾炎的治疗。进行尿路感染治疗时,单次使用 3 克剂量的口服磷霉素氨丁三醇失败率可能很高,但分次口服可能会取得较好效果[52,53]。有研究表明,由于氨苄西林在尿道组织具高浓度,因而对于耐药的肠球菌导致的尿路感染,可单独使用氨苄西林治疗,也可以使用药物联合治疗。

**临床问题 12:肾移植术后尿路念珠菌性感染的治疗策略是什么?**

**推荐意见 24:** 无症状性念珠菌尿是最常见的尿路真菌感染。对于肾移植受者,无论有无症状都应进行抗真菌治疗(推荐强度 B,证据等级 2b)。

**推荐意见说明:**

近几十年里,与抗菌药物的广泛使用、糖尿病、先天畸形及免疫抑制疗法有关的尿路念珠菌性感染有显著上升[54],白念珠菌是最常见的尿路感染真菌病原体(30%~69.8%),其次是光滑念珠菌(20%~30%)和热带念珠菌(10%~20%)[55]。念珠菌血症侵犯的主要靶器官是肾脏,表现为急性肾盂肾炎,往往有发热和腰部疼痛等表现,出现输尿管梗阻,形成念珠菌性肾周脓肿或脓肾。念珠菌尿的诊断主要依靠尿液真菌涂片及尿液的真菌培养。PCR 扩增能有效避免因尿液污染引起的误差。重症受者发生念珠菌性感染应首先考虑重复进行尿常规化验及尿培养。

对于肾移植受者,无论是否出现临床症状都应进行抗真菌治疗。无症状念珠菌尿及膀胱炎:口服氟康唑,每天 200mg(3mg/kg),每天 1 次,持续两周;氟康唑耐药可以选择口服氟胞嘧啶 25mg/kg,每天 4 次,持续 7~10d。肾盂肾炎:口服氟康唑 200~400mg(3~6mg/kg),每天 1 次,持续两周;氟康唑耐药可以选择口服氟胞嘧啶 25mg/kg,每天 4 次,持续 7~10d,可适当延长治疗周期[56]。服用三唑类抗真菌药物时,需要注意其与 CNI 类和 mTOR 类药物的相互作用,进行剂量调整。

#### 四、肾移植术后尿路感染的预防

临床问题 13：如何降低供肾来源的肾移植术后尿路感染？

推荐意见 25：为了预防供者来源性尿路感染，建议针对从供者的尿液、血液以及供肾保存液培养中分离出的致病微生物进行针对性药物预防（推荐强度 B，证据等级 2a）。

推荐意见说明：

在肾移植手术后的早期阶段，要警惕供肾造成的感染传播。供者定植和移植物污染比较常见，但传播很少发生，这可能是由于微生物数量较少和围手术期抗菌预防措施普遍使用所致[57-59]。通常，在围手术期抗菌预防中选择单一疗法，如青霉素或第二、三代头孢菌素[60]。通过植入受污染的器官传播感染是肾移植中一种严重并发症，并已导致多药耐药菌株的传播[61,62]。当在捐献前收集到的血液或尿液培养标本中检测到供者感染或定植时，建议对接受者进行专门针对检出微生物的预防性抗菌治疗。通常情况下，对于致病菌（如革兰氏阴性杆菌，特别是铜绿假单胞菌、金黄色葡萄球菌和念珠菌等），应给予受者 14d 的抗感染治疗；而对于致病性较弱的微生物，通常采用 7d 的治疗方案[63,64]。如果事先得知尿液和 / 或血液中存在多药耐药菌，一些学者不建议将此类供肾应用于临床[62,65]。一旦使用供肾感染的器官，尤其是耐多药菌感染的器官，可能导致灾难性的后果。一项基础研究指出低温或常温机械灌注含有抗生素的保存液是降低感染肾脏细菌负荷的有效方法[66]。

临床问题 14：肾移植术后是否需要常规应用药物预防尿路感染？

推荐意见 26：推荐肾移植术后常规应用抗菌药物预防尿路感染（推荐强度 B，证据等级 2a）。

推荐意见说明：

大多数肾移植受者在术后早期需要进行抗菌药物预防尿路感染的发生[67]。推荐在移植后 6~12 个月内使用复方磺胺甲噁唑（TMP-SMX）作为一线预防措施，在预防肺孢子菌肺炎（pneumocystis jirovecii pneumonia，PJP）[68]的同时预防尿路感染。根据 Fox 等人的随机对照试验结果显示，TMP-SMX 能有效地降低尿路感染发生率。该试验中，在接受安慰剂治疗的 66 名被试中有 54 人（82%）发生了尿路感染，而治疗组只有 24 人（36%）发生了尿路感染。与预防尿路感染相比，PJP 预防所需剂量较低。然而，研究仅评估了单纯菌尿受者，并未评估有症状的尿路感染；较少的研究表明高剂量 TMP-SMX 能有效预防败血症。鉴于早期肾移植受者可能出现肾功能不全和高钾血症等副作用，研究建议适当调整剂量。一项关于采用不同抗生素为期至少一个月的尿路感染预防随机对照试验元分析显示，抗菌预防可将败血性脓毒血症风险降低 87%（$RR=0.13$，95%$CI$：0.02~0.7），并将单纯菌尿感染风险降低 60%（$RR=0.41$，95%$CI$：0.31~0.56），但总体死亡率和移植结果无显著差异[69]。

术后不能应用 TMP-SMX 的受者，被定义为高危尿路感染人群，特别是那些在肾移植前有反复发作性尿路感染的受者。可考虑在术后第一个月内应用氟喹诺酮预防尿路感染[70,71]。对氟喹诺酮和 TMP-SMX 用于尿路感染预防效果的评价包括一项回顾性研究（$n=236$）和一项小型随机对照试验（$n=50$），二者皆表明使用氟喹诺酮类药物进行一个月的预防可降低尿路感染发生率[72]。然而，将氟喹诺酮类药物作为肾移植接受者的预防措施可能引起耐药性假单胞菌感染。欧洲药品管理局强调应谨慎使用氟喹诺酮类药物治疗实体器官移植受者[72]。

因此，建议肾移植术后常规进行为期 6 个月的复方磺胺甲噁唑（TMP-SMX）预防泌尿系感染。在我国肾移植术后常规使用 TMP-SMX 以预防肺孢子菌肺炎。此措施同时也可有效降低肾移植受者发生尿路感染和菌血症的风险。如果 TMP-SMX 不适用于肾移植术后预防感染的一线预防，部分研究数据支持使用替代药物，包括呋喃妥因（在 GFR<60ml/min 时应避免使用）、头孢氨苄或氟喹诺酮类药物。由于安全问题和出现氟喹诺酮类耐药病原体的风险，使用氟喹诺酮类药物要特别慎重。建议除了 TMP-SMX 以外的其他药物仅在移植后第一个月进行尿路感染一线预防。

**临床问题 15：肾移植术后留置输尿管支架的时间及其与肾移植受者尿路感染的关系是什么？**

**推荐意见 27：**建议肾移植术后留置输尿管支架的时间 2~4 周。留置输尿管支架是引起尿路感染的风险因素，如果在此期间发生严重尿路感染，应综合考虑病情后尽早拔除支架（推荐强度 B，证据等级 2b）。

**推荐意见说明：**

肾移植手术留置输尿管支架有助于维持尿液正常排出，防止输尿管狭窄和尿液滞留，以保持尿液通路畅通，促进吻合口愈合。留置输尿管支架的时间长短与术后尿路感染的风险相关。研究表明，延长输尿管支架留置时间可增加尿路感染的发生率。主要原因是输尿管支架的留置容易导致尿液回流及泌尿系统的细菌滋生。但是，肾移植术后早期拔除输尿管支架增加尿瘘和尿路梗阻的发生风险。将输尿管支架放置在输尿管 - 膀胱吻合口处有助于减少这些并发症的发生[73]。一项综述显示，拔除支架管可以使泌尿系统并发症风险降低 76%（$RR=0.24$，$95\%CI$：$0.07~0.77$），但留置支架管可能会增加 49% 的尿路感染风险（$RR=1.49$，$95\%CI$：$1.04~2.15$）[74]。然而当统计有症状的尿路感染时，留置支架管是否增加了尿路感染的风险并不明确（$RR=1.23$，$95\%CI$：$0.80~1.90$）。此外，留置时间也与尿路感染相关，早期拔除输尿管支架管可将尿路感染风险减少到 $RR$ 为 0.45（$95\%CI$：$0.29~0.70$）。虽然早期和晚期拔除都没有出现严重泌尿系统问题，但早期拔除组似乎出现了更多此类并发症。

留置输尿管支架的时间应根据患者的具体情况进行个体化评估。这包括术后尿液排出情况、尿液感染风险因素、手术的特殊情况以及医师的临床判断等。一般来说，留置输尿管支架的持续时间应尽量缩短，以降低尿路感染的风险。

## 五、小结

肾移植受者尿路感染有着独特的风险因素，包括留置支架和泌尿系统的手术操作。肾移植受者尿路感染的预防和管理策略必须考虑抗微生物药物的耐药性风险。临床医师需要认识到一些尿路感染的肾移植受者可能仅仅表现为发热、不适、血白细胞增多或无症状的非特异性败血症。无症状菌尿必须与尿路感染区分，因为无症状菌尿不一定是一种疾病状态。抗生素对肾移植受者的无症状菌尿治疗没有益处。移植后早期两个月以上无症状菌尿的处理及尿路感染的预防需要进一步研究抗生素的耐药性、复发性尿路感染、尿路感染的非抗菌预防，以及在供者尿液和 / 或保存液培养中发现的尿路病原体。针对肾移植受者尿路感染，需要根据症状体征、影像学检查和尿液培养结果判断感染类型，综合考虑病原菌的药敏特点、肾功能状况以及可能的药物相互作用，选择合适的抗生素进行抗菌治疗；治疗过程中监测受者的血药浓度、肾功能参数和尿常规，以及可能出现的肾毒性或过敏反应等抗生素不良反应，必要时及时调整治疗策略；治疗后继续警惕可能出现的抗生素相关细菌耐药性和继发感染等并发症，采取改善个人卫生、定期进行尿培养监测等措施以防止感染的再次发生或上行复发。经过针对性和全程化的治疗与监护，可以最大限度控制和清除感染致病源，减少严重肾功能损伤及远期并发症的发生，保障移植肾的长期生存。此外，本指南是基于现有研究证据和临床经验总结而来，存在一定局限性。随着临床经验的不断积累、临床研究的不断深入，将对指南进行补充、完善和更新。一些证据级别不高或缺乏基于肾移植人群数据的临床问题将成为未来研究的方向。

**执笔作者：**管珺（首都医科大学附属北京友谊医院），林俊（首都医科大学附属北京友谊医院），付绍杰（南方医科大学南方医院），周洪澜（吉林大学第一医院），王钢（吉林大学第一医院）

**通信作者：**林俊（首都医科大学附属北京友谊医院），薛武军（西安交通大学第一附属医院）

**参编作者：**丁光璞（首都医科大学附属北京友谊医院），张健（首都医科大学附属北京友谊医院），连鑫（吉林大学第一医院），周敏捷（南方医科大学南方医院），王志鹏（首都医科大学附属北京友谊医院），杨洋（首都医科大学附属北京友谊医院）

**主审专家：**薛武军（西安交通大学第一附属医院），门同义（内蒙古医科大学附属医院），陈刚（华中科技大学同济医学院附属同济医院），朱有华（中国人民解放军海军军医大学第一附属医院），田野（首都医科大学附属北京友谊医院）

**审稿专家：**丁小明（西安交通大学第一附属医院），王长安（郑州市第七人民医院），王祥慧（上海交通大学医学院附属瑞金医院），王强（北京大学人民医院），丰贵文（郑州大学第一附属医院），张雷（中国人民解放军海军军医大学第一附属医院），孙启全（广东省人民医院），陈劲松（中国人民解放军东部战区总医院），戎瑞明（复旦大学附属中山医院），朱一辰（首都医科大学附属北京友谊医院），李新长（江西省人民医院），吴建永（浙江大学医学院附属第一医院），宋文利（天津市第一中心医院），苗芸（南方医科大学南方医院），金海龙（解放军总医院第八医学中心），林涛（四川大学华西医院），周华（山西省第二人民医院），黄刚（中山大学附属第一医院），董震（青岛大学附属医院）

**利益冲突：**所有作者声明无利益冲突。

## 参考文献

［1］HOLLYER I, ISON M G. The challenge of urinary tract infections in renal transplant recipients [J]. Transpl Infect Dis, 2018, 20 (2): e12828.

［2］ALANGADEN G J, THYAGARAJAN R, GRUBER S A, et al. Infectious complications after kidney transplantation: current epidemiology and associated risk factors [J]. Clin Transplant, 2006, 20 (4): 401-409.

［3］ALANGADEN G. Urinary tract infections in renal transplant recipients [J]. Curr Infect Dis Rep, 2007, 9 (6): 475-479.

［4］MEENA P, BHARGAVA V, RANA D S, et al. Urinary tract infection in renal transplant recipient: a clinical comprehensive review [J]. Saudi J Kidney Dis Transpl, 2021, 32 (2): 307-317.

［5］LIM J H, CHO J H, LEE J H, et al. Risk factors for recurrent urinary tract infection in kidney transplant recipients [J]. Transplant Proc, 2013, 45 (4): 1584-1589.

［6］CHUANG P, PARIKH C R, LANGONE A. Urinary tract infections after renal transplantation: a retrospective review at two US transplant centers [J]. Clin Transplant, 2005, 19 (2): 230-235.

［7］ARIZA-HEREDIA E J, BEAM E N, LESNICK T G, et al. Urinary tract infections in kidney transplant recipients: role of gender, urologic abnormalities, and antimicrobial prophylaxis [J]. Ann Transplant, 2013, 18: 195-204.

［8］HOSSEINPOUR M, PEZESHGI A, MAHDIABADI M Z, et al. Prevalence and risk factors of urinary tract infection in kidney recipients: a meta-analysis study [J]. BMC Nephrol, 2023, 24 (1): 284.

［9］MUNOZ P. Management of urinary tract infections and lymphocele in renal transplant recipients [J]. Clin Infect Dis, 2001, 33 Suppl 1: S53-57.

［10］HOOTON T M, BRADLEY S F, CARDENAS D D, et al. Diagnosis, prevention, and treatment of catheter-associated urinary tract infection in adults: 2009 international clinical practice guidelines from the infectious diseases society of America [J]. Clin Infect Dis, 2010, 50 (5): 625-663.

［11］ VIDAL E, CERVERA C, CORDERO E, et al. Management of urinary tract infection in solid organ transplant recipients: Consensus Statement of the Group for the Study of Infection in Transplant Recipients (GESITRA) of the Spanish Society of Infectious Diseases and Clinical Microbiology (SEIMC) and the Spanish Network for Research in Infectious Diseases (REIPI)[J]. Enferm Infecc Microbiol Clin, 2015, 33 (10): 679 e1-e21.

［12］ RUBIN R H, SHAPIRO E D, ANDRIOLE V T, et al. Evaluation of new anti-infective drugs for the treatment of urinary tract infection. Infectious Diseases Society of America and the Food and Drug Administration [J]. Clin Infect Dis, 1992, 15 Suppl 1: S216-227.

［13］ SAFDAR N, SLATTERY W R, KNASINSKI V, et al. Predictors and outcomes of candiduria in renal transplant recipients [J]. Clin Infect Dis, 2005, 40 (10): 1413-1421.

［14］ GERBER L, GASPERT A, BRAGHETTI A, et al. Ureaplasma and mycoplasma in kidney allograft recipients-a case series and review of the literature [J]. Transpl Infect Dis, 2018, 20 (5): e12937.

［15］ SILVA M, JR, MARRA A R, PEREIRA C A, et al. Bloodstream infection after kidney transplantation: epidemiology, microbiology, associated risk factors, and outcome [J]. Transplantation, 2010, 90 (5): 581-587.

［16］ LINARES L, CERVERA C, COFAN F, et al. Epidemiology and outcomes of multiple antibiotic-resistant bacterial infection in renal transplantation [J]. Transplant Proc, 2007, 39 (7): 2222-2224.

［17］ PINHEIRO H S, MITUIASSU A M, CARMINATTI M, et al. Urinary tract infection caused by extended-spectrum beta-lactamase-producing bacteria in kidney transplant patients [J]. Transplant Proc, 2010, 42 (2): 486-487.

［18］ BODRO M, SANCLEMENTE G, LIPPERHEIDE I, et al. Impact of antibiotic resistance on the development of recurrent and relapsing symptomatic urinary tract infection in kidney recipients [J]. Am J Transplant, 2015, 15 (4): 1021-1027.

［19］ WEINER L M, WEBB A K, LIMBAGO B, et al. Antimicrobial-resistant pathogens associated with healthcare-associated infections: summary of data reported to the national healthcare safety network at the centers for disease control and prevention, 2011-2014 [J]. Infect Control Hosp Epidemiol, 2016, 37 (11): 1288-1301.

［20］ VEROUX M, GIUFFRIDA G, CORONA D, et al. Infective complications in renal allograft recipients: epidemiology and outcome [J]. Transplant Proc, 2008, 40 (6): 1873-1876.

［21］ BRENNAN D C, DALLER J A, LAKE K D, et al. Rabbit antithymocyte globulin versus basiliximab in renal transplantation [J]. N Engl J Med, 2006, 355 (19): 1967-1977.

［22］ FAYEK S A, KEENAN J, HARIRIAN A, et al. Ureteral stents are associated with reduced risk of ureteral complications after kidney transplantation: a large single center experience [J]. Transplantation, 2012, 93 (3): 304-308.

［23］ THOMPSON E R, HOSGOOD S A, NICHOLSON M L, et al. Early versus late ureteric stent removal after kidney transplantation [J]. Cochrane Database Syst Rev, 2018, 1 (1): CD011455.

［24］ ELIACIK K, KANIK A, YAVASCAN O, et al. A comparison of bladder catheterization and suprapubic aspiration methods for urine sample collection from infants with a suspected urinary tract infection [J]. Clin Pediatr (Phila), 2016, 55 (9): 819-824.

［25］ LAROCCO M T, FRANEK J, LEIBACH E K, et al. Effectiveness of preanalytic practices on contamination and diagnostic accuracy of urine cultures: a laboratory medicine best practices systematic review and meta-analysis [J]. Clin Microbiol Rev, 2016, 29 (1): 105-147.

［26］ DUAN W, YANG Y, ZHAO J, et al. Application of metagenomic next-generation sequencing in the diagnosis and treatment of recurrent urinary tract infection in kidney transplant recipients [J]. Front Public Health, 2022, 10: 901549.

［27］ JIA K, HUANG S, SHEN C, et al. Enhancing urinary tract infection diagnosis for negative culture patients with metagenomic next-generation sequencing (mNGS)[J]. Front Cell Infect Microbiol, 2023, 13: 1119020.

［28］ MORAND A, CORNU F, DUFOUR J C, et al. Human bacterial repertoire of the urinary tract: a potential paradigm shift [J]. J Clin Microbiol, 2019, 57 (3).

［29］ SATHIANANTHAMOORTHY S, MALONE-LEE J, GILL K, et al. Reassessment of routine midstream culture in diagnosis of urinary tract infection [J]. J Clin Microbiol, 2019, 57 (3).

［30］ GREEN H, RAHAMIMOV R, GOLDBERG E, et al. Consequences of treated versus untreated asymptomatic bacteriuria in the first year following kidney transplantation: retrospective observational study [J]. Eur J Clin Microbiol Infect Dis, 2013, 32 (1): 127-131.

［31］FIORANTE S, LOPEZ-MEDRANO F, LIZASOAIN M, et al. Systematic screening and treatment of asymptomatic bacteriuria in renal transplant recipients [J]. Kidney Int, 2010, 78 (8): 774-781.

［32］ARENCIBIA N, AGUERA M L, RODELO C, et al. Short-term outcome of untreated versus treated asymptomatic bacteriuria in renal transplant patients [J]. Transplant Proc, 2016, 48 (9): 2941-2943.

［33］WAGENLEHNER F M, NABER K G. Editorial commentary: asymptomatic bacteriuria-shift of paradigm [J]. Clin Infect Dis, 2012, 55 (6): 778-780.

［34］LEE J R, BANG H, DADHANIA D, et al. Independent risk factors for urinary tract infection and for subsequent bacteremia or acute cellular rejection: a single-center report of 1166 kidney allograft recipients [J]. Transplantation, 2013, 96 (8): 732-738.

［35］MORADI M, ABBASI M, MORADI A, et al. Effect of antibiotic therapy on asymptomatic bacteriuria in kidney transplant recipients [J]. Urol J, 2005, 2 (1): 32-35.

［36］RAO Z, WANG Z, TANG M, et al. Treatment of asymptomatic bacteriuria after kidney transplantation: a systematic review and meta-analysis of randomized controlled trials [J]. Medicina (Kaunas), 2023, 59 (9): 1600.

［37］BY THE AMERICAN GERIATRICS SOCIETY BEERS CRITERIA UPDATE EXPERT P. American geriatrics society 2015 updated beers criteria for potentially inappropriate medication use in older adults [J]. J Am Geriatr Soc, 2015, 63 (11): 2227-2246.

［38］AL MOHAJER M, MUSHER D M, MINARD C G, et al. Clinical significance of Staphylococcus aureus bacteriuria at a tertiary care hospital [J]. Scand J Infect Dis, 2013, 45 (9): 688-695.

［39］MITRA S, ALANGADEN G J. Recurrent urinary tract infections in kidney transplant recipients [J]. Curr Infect Dis Rep, 2011, 13 (6): 579-587.

［40］VAN DUIN D, LOK J J, EARLEY M, et al. Colistin versus ceftazidime-avibactam in the treatment of infections due to carbapenem-resistant Enterobacteriaceae [J]. Clin Infect Dis, 2018, 66 (2): 163-171.

［41］RAZ R, STAMM W E. A controlled trial of intravaginal estriol in postmenopausal women with recurrent urinary tract infections. N Engl J Med, 1993, 329 (11): 753-756.

［42］BEEREPOOT M A, TER RIET G, NYS S, et al. Lactobacilli vs antibiotics to prevent urinary tract infections: a randomized, double-blind, noninferiority trial in postmenopausal women [J]. Arch Intern Med, 2012, 172 (9): 704-712.

［43］LEE B S, BHUTA T, SIMPSON J M, et al. Methenamine hippurate for preventing urinary tract infections [J]. Cochrane Database Syst Rev, 2012, 10 (10): CD003265.

［44］JORGENSON M R, DESCOUROUEZ J L, SIODLAK M, et al. Efficacy and safety of probiotics and synbiotics in liver transplantation [J]. Pharmacotherapy, 2018, 38 (7): 758-768.

［45］GRIN P M, KOWALEWSKA P M, ALHAZZAN W, et al. Lactobacillus for preventing recurrent urinary tract infections in women: meta-analysis [J]. Can J Urol, 2013, 20 (1): 6607-6614.

［46］STAPLETON A E, AU-YEUNG M, HOOTON T M, et al. Randomized, placebo-controlled phase 2 trial of a lactobacillus crispatus probiotic given intravaginally for prevention of recurrent urinary tract infection [J]. Clin Infect Dis, 2011, 52 (10): 1212-1217.

［47］HOLLYER I, VARIAS F, HO B, et al. Safety and efficacy of methenamine hippurate for the prevention of recurrent urinary tract infections in adult renal transplant recipients: a single center, retrospective study [J]. Transpl Infect Dis, 2019, 21 (3): e13063.

［48］JEPSON R G, WILLIAMS G, CRAIG J C. Cranberries for preventing urinary tract infections [J]. Cochrane Database Syst Rev, 2012, 10 (10): CD001321.

［49］HAIDAR G, PHILIPS N J, SHIELDS R K, et al. Ceftolozane-tazobactam for the treatment of multidrug-resistant pseudomonas aeruginosa infections: clinical effectiveness and evolution of resistance [J]. Clin Infect Dis, 2017, 65 (1): 110-120.

［50］SHIELDS R K, POTOSKI B A, HAIDAR G, et al. Clinical outcomes, drug toxicity, and emergence of ceftazidime-avibactam resistance among patients treated for carbapenem-resistant Enterobacteriaceae infections [J]. Clin Infect

Dis, 2016, 63 (12): 1615-1618.

[51] SUN D, RUBIO-APARICIO D, NELSON K, et al. Meropenem-vaborbactam resistance selection, resistance prevention, and molecular mechanisms in mutants of KPC-producing Klebsiella pneumoniae [J]. Antimicrob Agents Chemother, 2017, 61 (12): e01694-17.

[52] TEN DOESSCHATE T, VAN WERKHOVEN H, MEIJVIS S, et al. Fosfomycin-trometamol for urinary tract infections in kidney transplant recipients [J]. Transplantation, 2019, 103 (6): 1272-1276.

[53] CERVERA C, VAN DELDEN C, GAVALDA J, et al. Multidrug-resistant bacteria in solid organ transplant recipients [J]. Clin Microbiol Infect, 2014, 20 Suppl 7: 49-73.

[54] ALVAREZ-LERMA F, NOLLA-SALAS J, LEON C, et al. Candiduria in critically ill patients admitted to intensive care medical units [J]. Intensive Care Med, 2003, 29 (7): 1069-1076.

[55] RICHARDS M J, EDWARDS J R, CULVER D H, et al. Nosocomial infections in pediatric intensive care units in the United States. National Nosocomial Infections Surveillance System [J]. Pediatrics, 1999, 103 (4): e39.

[56] HE Z, HUO X, LEI D, et al. Management of candiduria in hospitalized patients: a single-center study on the implementation of IDSA guidelines and factors affecting clinical decisions [J]. Eur J Clin Microbiol Infect Dis, 2021, 40 (1): 59-65.

[57] FISCHER S A, LU K, PRACTICE A S T I D C O. Screening of donor and recipient in solid organ transplantation [J]. Am J Transplant, 2013, 13 Suppl 4 (Suppl 4): 9-21.

[58] ISON M G, GROSSI P, PRACTICE A S T I D C O. Donor-derived infections in solid organ transplantation [J]. Am J Transplant, 2013, 13 Suppl 4: 22-30.

[59] BRATZLER D W, DELLINGER E P, OLSEN K M, et al. Clinical practice guidelines for antimicrobial prophylaxis in surgery [J]. Am J Health Syst Pharm, 2013, 70 (3): 195-283.

[60] CENTERS FOR DISEASE C, PREVENTION. Transmission of multidrug-resistant Escherichia coli through kidney transplantation-California and Texas, 2009 [J]. MMWR Morb Mortal Wkly Rep, 2010, 59 (50): 1642-1646.

[61] MULARONI A, BERTANI A, VIZZINI G, et al. Outcome of transplantation using organs from donors infected or colonized with carbapenem-resistant gram-negative bacteria [J]. Am J Transplant, 2015, 15 (10): 2674-2682.

[62] LEN O, GARZONI C, LUMBRERAS C, et al. Recommendations for screening of donor and recipient prior to solid organ transplantation and to minimize transmission of donor-derived infections [J]. Clin Microbiol Infect, 2014, 20 Suppl 7: 10-18.

[63] SIFRI C D, ISON M G. Highly resistant bacteria and donor-derived infections: treading in uncharted territory [J]. Transpl Infect Dis, 2012, 14 (3): 223-228.

[64] BISHARA J, GOLDBERG E, LEV S, et al. The utilization of solid organs for transplantation in the setting of infection with multidrug-resistant organisms: an expert opinion [J]. Clin Transplant, 2012, 26 (6): 811-815.

[65] BERTRAND D, PALLET N, SARTORIUS A, et al. Clinical and microbial impact of screening kidney allograft preservative solution for bacterial contamination with high-sensitivity methods [J]. Transpl Int, 2013, 26 (8): 795-799.

[66] LIANG H, ZHANG P, YU B, et al. Machine perfusion combined with antibiotics prevents donor-derived infections caused by multidrug-resistant bacteria [J]. Am J Transplant, 2022, 22 (7): 1791-1803.

[67] MARTIN S I, FISHMAN J A, PRACTICE A S T I D C O. Pneumocystis pneumonia in solid organ transplantation [J]. Am J Transplant, 2013, 13 Suppl 4: 272-279.

[68] FOX B C, SOLLINGER H W, BELZER F O, et al. A prospective, randomized, double-blind study of trimethoprim-sulfamethoxazole for prophylaxis of infection in renal transplantation: clinical efficacy, absorption of trimethoprim-sulfamethoxazole, effects on the microflora, and the cost-benefit of prophylaxis [J]. Am J Med, 1990, 89 (3): 255-274.

[69] HIBBERD P L, TOLKOFF-RUBIN N E, DORAN M, et al. Trimethoprim-sulfamethoxazole compared with ciprofloxacin for the prevention of urinary tract infection in renal transplant recipients. A double-blind, randomized controlled trial [J]. Online J Curr Clin Trials, 1992.

[70] RAFAT C, VIMONT S, ANCEL P Y, et al. Ofloxacin: new applications for the prevention of urinary tract infections in renal graft recipients [J]. Transpl Infect Dis, 2011, 13 (4): 344-352.

[71] WOJCIECHOWSKI D, CHANDRAN S. Effect of ciprofloxacin combined with sulfamethoxazole-trimethoprim

prophylaxis on the incidence of urinary tract infections after kidney transplantation [J]. Transplantation, 2013, 96 (4): 400-405.

[72] KHORVASH F, MORTAZAVI M, HAKAMIFARD A, et al. Comparison of the effect of co-trimoxazole and co-trimoxazole plus ciprofloxacin in urinary tract infection prophylaxis in kidney transplant patients [J]. Adv Biomed Res, 2016, 5: 108.

[73] MANGUS R S, HAAG B W. Stented versus nonstented extravesical ureteroneocystostomy in renal transplantation: a meta analysis [J]. Am J Transplant, 2004, 4 (11): 1889-1896.

[74] WILSON C H, RIX D A, MANAS D M. Routine intraoperative ureteric stenting for kidney transplant recipients [J]. Cochrane Database Syst Rev, 2013,(6): CD004925.

# 47 肾移植受者多重耐药细菌感染临床诊疗指南

由于存在多重高危因素,包括供者来源感染、大剂量免疫抑制剂的应用、广谱抗菌药物的应用、血液透析、侵入性检查或治疗、留置导管、移植后并发症、肾功能不全、老年肾移植受者(>60岁)、近期住院时间长等,肾移植受者容易罹患感染,多重耐药(multidrug resistance,MDR)细菌是其中的严重威胁[1-2]。

大多数实体器官移植(solid organ transplantation,SOT)细菌感染发生在移植后的前2个月,包括革兰氏阴性菌(Gram nagative bacili,GNB)和革兰氏阳性菌(Gram possitive bacili,GPB)感染,常见肠杆菌目细菌、铜绿假单胞菌引起的肺部感染,艰难梭菌和肠杆菌目细菌引起的消化道感染、肠杆菌目细菌、肠球菌和铜绿假单胞菌引起的尿路感染、肠杆菌目细菌、肠球菌和葡萄球菌导致的血流感染[3]。我国的相关诊疗规范指出,约80%以上器官移植受者移植术后至少出现1次临床感染[4],其中供者来源性感染(donor-derived infection,DDI)中的80%为MDR细菌感染[2],而SOT受者一旦发生MDR细菌感染的病死率可高达40.4%[2]。

在SOT患者中,高达75%的MDR-GNB分离株是由产超广谱β-内酰胺酶肠杆菌科细菌(extended-spectrum β-lactamase-producing *Enterobacteriaceae*,ESBL-E)引起的,最主要的是肺炎克雷伯菌和大肠埃希菌[5-16]。近年来,碳青霉烯耐药病原体(carbapenem-resistant organisms,CROs)因可用治疗药物少、病死率高而广受重视,在CRO流行地区,器官移植受者的CRO感染发生率高达18%,70%的死亡病例与CRO感染有关[17]。其中CRE感染在SOT受者中的发生率在3%~10%之间,SOT患者CRE感染的病死率可高达30%~50%之间[16]。文献报道,耐碳青霉烯类肺炎克雷伯菌(carbapenem-resistant *Klebsiella pneumoniae*,CRKP)的肠道定植会造成2%~27%的移植后患者感染。

细菌对抗菌药物耐药的机制包括:产生抗菌药物的灭活酶或钝化酶、抗菌药物的渗透障碍、抗菌药物作用靶位的改变、产生靶位保护蛋白等[18]。产酶,如超广谱β-内酰胺酶(extended-spectrum beta-lactamase,ESBL)和碳青霉烯酶等,是革兰氏阴性菌对β内酰胺类耐药的重要机制,在大肠埃希菌和肺炎克雷伯菌等肠杆菌目细菌中最为普遍[19-20]。常见的ESBLs包括TEM、SHV、CTX-M及OXA等。碳青霉烯酶则包括KPC、IMI、GES、IMP、VIM、NDM、GIM、SIM及OXA,还包括新近报道的SPM、DIM、KHM、TMP等[21]。

本指南讨论的耐药菌包括有:革兰氏阴性菌:产超广谱β-内酰胺酶肠杆菌目细菌(extended-spectrum beta-lactamase-producing *Enterobacteriales*，ESBL-E)、耐碳青霉烯类肠杆菌目细菌(carbape-nem-resistant *Enterobacteriales*，CRE)、多重耐药铜绿假单胞菌(multidrug resistance *Pseudomonas aeruginosa*，MDR-PA)、碳青霉烯类耐药鲍曼不动杆菌(carbapenem-resistant *Acinetobacter baumannii*，CRAB)和嗜麦芽窄食单胞菌(*Stenotrophomonas maltophilia*)；革兰氏阳性菌：耐甲氧西林金黄色葡萄球菌(methicillin-resistant *Staphylococcus aureus*，MRSA)和耐万古霉素肠球菌(vancomycin-resistant *Enterococcus*，VRE)。

肾移植后尿路感染由于在其他的相关指南中讨论，本指南主要讨论非尿路的系统性感染。

## 一、指南形成方法

指南范围及临床问题的确定：指南专家会议对临床关注的问题进行讨论，最终选择出本指南拟解决的 15 个重要临床问题。

证据检索与筛选：按照人群、干预、对照、结局(population，intervention，comparison，outcome，PICO)的原则对纳入的临床问题进行检索，检索 MEDLINE(PubMed)、Web of Science、万方知识数据服务平台和中国知网数据库，纳入指南、共识、规范、系统评价和 meta 分析，随机对照试验(randomized controlled trial，RCT)、非 RCT 队列研究和病例对照研究等类型的证据；检索词包括："肾移植""多重耐药菌感染""碳青霉烯类耐药肠杆菌目细菌""多重耐药铜绿假单胞菌""碳青霉烯类耐药鲍曼不动杆菌""耐甲氧西林金黄色葡萄球菌""耐万古霉素肠球菌""免疫抑制状态""肾损伤"等。所有类型文献检索时间为 1980—2023 年，发表语言限定中文或英文。

证据分级：本指南采用 2009 版牛津大学循证医学中心的证据分级与推荐强度标准对推荐意见的证据水平和推荐强度进行分级。

推荐意见的形成：基于最终建议的证据质量，以及利益和损害的平衡，利益相关者的价值观和偏好，成本效益，可接受性和可行性，拟定推荐意见。形成建议的因素包括证据的高度确定性，利益相关者的价值观和偏好的相似性，成本效益以及利益和损害之间的鲜明对比。推荐意见达成共识后，工作组完成初稿的撰写，经中华医学会器官移植学分会组织全国器官移植与相关学科专家两轮会议集体讨论，根据其反馈意见对初稿进行修改，最终形成指南终稿。

## 二、推荐意见及说明

临床问题 1：我国肾移植受者临床送检标本培养的细菌菌株中多重耐药是否常见？

推荐意见 1：目前分离自我国肾移植受者感染部位的革兰氏阴性菌对碳青霉烯类耐药较为常见，需高度重视。革兰氏阳性菌中，MRSA 和 VRE 分离率较低(推荐强度 B，证据等级 3a)。

推荐意见说明：

本指南收集了全国上海、北京、西安、杭州、南昌、南宁等七家移植中心 2020—2022 年的 15 141 份送检标本的细菌培养结果。菌株标本主要来源于血液(38.5%)、尿液(24.3%)、痰(8.4%)、引流液(7.9%)和灌洗液(5.5%)等部位。细菌检出率为 21.9%(3 318/15 141)。细菌分布及构成见表 47-1。1 115 株肠杆菌目细菌中，总碳青霉烯耐药率为 26.8%(299/1 115)；其中肺炎克雷伯菌的碳青霉烯耐药率为 39.7%(200/504)，高于大肠埃希菌(6.1%，21/347)。鲍曼不动杆菌中，CRAB 占比 59.9%(106/177)。铜绿假单胞菌中，CRPA 占比 35.5%(49/138)。在分离到的 1 151 株革兰氏阳性菌中，仅有 37 株(1.1%)株 MRSA 和 3 株(0.1%)VRE。

表 47-1 肾移植受者病原菌分布及构成比

| 病原菌 | 株数 /n | 构成比 /% |
|---|---|---|
| 革兰氏阴性菌 | 1 590 | 47.9 |
| 肠杆菌目 | 1 115 | 33.6 |
| 大肠埃希菌 | 347 | 10.5 |
| CREC | 21 | 0.6 |
| 肺炎克雷伯菌 | 504 | 15.2 |
| CRKP | 200 | 6.0 |
| 其他 | 264 | 8.0 |
| CR 菌株 | 78 | 4.2 |
| 铜绿假单胞菌 | 138 | 4.2 |
| CRPA | 49 | 1.5 |
| 鲍曼不动杆菌 | 177 | 5.3 |
| CRAB | 106 | 3.2 |
| 嗜麦芽窄食单胞菌 | 126 | 3.8 |
| 革兰氏阳性菌 | 1 151 | 34.7 |
| MRSA | 37 | 1.1 |
| VRE | 3 | 0.1 |
| 其他 | 577 | 17.4 |

中国细菌耐药监测网（China Antimicrobial Surveillance Network，CHINET）2023 年上半年结果[22]显示，肠杆菌目细菌对三代头孢菌素的耐药率维持在较高水平，其中大肠埃希菌和肺炎克雷伯菌对头孢噻肟（或头孢曲松）的耐药率分别为 50%、44%；肺炎克雷伯菌对碳青霉烯类药物的耐药率为美罗培南 30%，亚胺培南 29%，大肠埃希菌对亚胺培南和美罗培南耐药率分别为 1.8% 和 2.0%；铜绿假单胞菌对亚胺培南和美罗培南的耐药率分别为 23.3% 和 18.5%，鲍曼不动杆菌对亚胺培南和美罗培南的耐药率分别为 78.6% 和 79.5%。金黄色葡萄球菌分离株 MRSA 占比 31.68%（5 914/18 665），粪肠球菌万古霉素耐药率 0.1%，屎肠球菌对万古霉素耐药率 3.2%。

对比以上数据，我国肾移植受者分离到的大肠埃希菌、肺炎克雷伯菌和铜绿假单胞菌的碳青霉烯类耐药比例较普通人群监测数据为高，临床医师应引起重视。

临床问题 2：怀疑肾移植受者存在严重 MDR-GNB 感染威胁时，是否需要开展病原菌及耐药酶型快速检测？

推荐意见 2：推荐在进行常规培养和药敏的同时，进行菌种和耐药酶型的快速检测（推荐强度 A，证据等级 1b）。

推荐意见说明：

传统的细菌感染实验室诊断主要依赖细菌培养和抗菌药物敏感性试验（antimicrobial susceptibility testing，AST）。传统方法细菌培养往往耗时数天，培养阳性率相对较低，尤其难以检出一些培养较为困难的病原体。通常在培养阳性后，还需要 1~2d 才能获得细菌药敏报告；药敏试验不常规检测新抗菌药物，更无法直接判定细菌耐药机制。在免疫抑制患者中，微生物检验报告的时效性要求更高；同时，不少耐药菌感染的治疗与细菌的耐药机制密切相关。传统微生物学方法往往难以满足临床需求。近年来,病原菌菌种鉴定和耐药性相关的快速检测在临床获得了较为广泛的应用。目前最为引人注目的病原学快速检测方法主要有细菌多重 PCR 和宏基因组高通量测序;耐药机制检测手段则包括分子检测(如 Xpert、RT-PCT)和蛋白检测(如酶免疫层析技术)。

多重 PCR 检测是一种以 PCR 为基础的快速检测手段,可用于病原菌和耐药基因的快速检测。一项多中心随机对照研究[23]发现,对于有革兰氏阴性菌感染风险的肺炎住院患者,快速细菌多重 PCR 检测较传统微生物培养可缩短不适当抗生素治疗时间达 38.6h,减少抗生素总治疗时间达 34.1h,但不影响患者的临床结局。GeneXpert 分子诊断系统是一种一体化的多重 PCR、快速 RT-PCR 系统,可用于对肺泡灌洗液、胸水、灌洗液等等临床标本的病原体和耐药基因直接快速检测。李大伟等报道,采用 GeneXpert,可在 60min 内检测出肾脏灌洗液内是否存在耐药酶基因(如 KPC、IMP、NDM、OXA48、VIM)[24]。微滴式数字 PCR(droplet digital PCR)是第三代 PCR 技术,可对核酸分子进行绝对定量。目前 ddPCR 已被用于检测血标本、灌洗液标本中的细菌和真菌病原体。

宏基因组高通量测序技术(metagenomic next-generation sequencing,mNGS)可通过对临床样本的 DNA 或 RNA 进行鸟枪法测序,无偏倚地检测多种病原微生物(包括病毒、细菌、真菌和寄生虫)。2021 年《宏基因组高通量测序技术应用于感染性疾病病原检测中国专家共识》建议:免疫受损患者疑似继发感染,常规病原学检查未能明确致病原或 / 和规范性经验抗感染治疗无效,建议进一步完善常规病原学检测的同时或在其基础上开展 mNGS。mNGS 检测耐药基因建议用于无背景菌存在且采集过程未受污染的标本。同时建议检测存在菌种特异性的耐药性基因并将耐药基因准确定位到具体的病原体上以明确其临床价值[25]。有研究者分析了 295 份下呼吸道标本数据,发现 mNGS 不仅可以准确、快捷检测出呼吸道病原体,还可同时检出一些抗菌药物耐药基因,这些耐药基因的存在与其对应的抗菌药物的耐药表型密切相关,提示高通量测序技术在耐药基因检测相关方向的应用前景[26]。

专家组推荐对于肾移植受者感染部位培养到的 CRE 开展碳青霉烯酶表型或基因型检测。中国《碳青霉烯类耐药革兰氏阴性菌感染诊断、治疗与防控指南》建议[27]:有条件的医疗机构,对 CRE 分离菌开展碳青霉烯酶表型或基因型的检测(弱推荐,低质量证据)。尤其在不能获得头孢他啶 / 阿维巴坦等新型 β- 内酰胺酶抑制剂复方制剂等抗菌药物的药敏试验结果时,更有必要。不具备开展碳青霉烯酶基因检测条件的医疗机构,建议采用碳青霉烯酶表型检测方法。表型检测方法包括 CarbaNP 试验、改良碳青霉烯灭活试验(包括 mCIM 和 eCIM)、碳青霉烯酶抑制剂增强实验和时间飞行质谱技术等。基因型检测方法包括酶免疫层析技术和基因检测技术。文献报道,基于全基因组测序确定的 CRE 菌株,RT-PCR(98.0%)、Carba NP 法(95.9%)检测 CRE 均具有很高的灵敏度,两者检测的特异度均为 100%,耗时 3h 以内。2022 年《中国肠杆菌目细菌碳青霉烯酶的实验室检测和临床报告规范专家共识》建议:CRE 高流行区(以病区为单位,检出率 ≥25%)需同步药敏与酶型鉴定;应对高危患者(免疫抑制患者或骨髓移植患者等)分离 CRE 菌株碳青霉烯酶基因进行快速分子检测,尽早启动有针对性的抗感染治疗方案[28]。研究发现,对于 CRE 和产 ESBL 的耐药菌感染的重症肺炎患者,分子检测 KPC 酶和 CTX-M 酶编码基因可使经验性抗生素治疗优化提前至少 48~72h[29];对于 CRE 菌血症患者,血培养阳性后采用分子检测快速筛查 KPC 酶型可缩短合适的抗菌治疗时间达 24h,降低患者 30d 病死率达 23%[30]。

**临床问题 3:肾移植受者治疗 ESBL-E 感染的首选抗菌药物是什么?**

推荐意见 3:重症感染首选碳青霉烯类,轻中度感染可选 β- 内酰胺类 /β- 内酰胺酶抑制剂合剂

（推荐强度 A，证据等级 1b）。

推荐意见说明：

超广谱 β- 内酰胺酶（extended-spectrum β-lactamases，ESBLs）是一类细菌产生的可使多数青霉素类、头孢菌素类和氨曲南失活的酶。尽管 ESBLs 并不能使非 β- 内酰胺类抗菌药物（如喹诺酮类、TMP-SMX、氨基糖苷类）等失活，携带 ESBL 基因的细菌常常携带其他耐药基因或同时存在一些基因突变，使之对相应的抗菌药物耐药。目前大多数临床微生物学实验室不常规进行 ESBL 酶型检测，而通常以头孢曲松耐药［即头孢曲松最小抑菌浓度（minimal inhibitory concentration，MIC）≥2μg/ml］的表型替代。产 ESBLs 的肠杆菌目细菌通常对碳青霉烯类敏感。

目前尚无直接对比不同抗菌药物治疗器官移植受者产 ESBL 肠杆菌科细菌感染的大样本、多中心研究。《中国产超广谱 β- 内酰胺酶肠杆菌科细菌感染应对策略专家共识》推荐：在 ESBL-E 所致重症感染（如血流感染，或腹腔、泌尿道感染继发重度脓毒症或脓毒性休克）的患者选用碳青霉烯类抗生素[31]；对于轻中症感染（包括尿路感染、肝脓肿、胆道感染、腹膜炎、医院获得性肺炎等局灶感染），结合当地药敏情况或药敏结果使用头孢哌酮 / 舒巴坦、哌拉西林 / 他唑巴坦、头霉素等，疗效不佳时可改为碳青霉烯类[31]。《β- 内酰胺类抗生素 /β- 内酰胺酶抑制剂复方制剂临床应用专家共识》也建议：对于 ESBL-E 引起的尿路感染和轻中度感染，在没有继发脓毒症时，可结合药敏结果选用头孢哌酮 / 舒巴坦、哌拉西林 / 他唑巴坦等进行治疗[32]。美国 IDSA 指引推荐美罗培南、亚胺培南 / 西司他丁或厄他培南作为治疗 ESBL-E 引起的泌尿道外感染的优选治疗药物[33]。碳青霉烯类作为治疗 ESBL-E 所致感染首选推荐基于一项纳入 391 名头孢曲松不敏感的大肠埃希菌或肺炎克雷伯菌所致血流感染患者的临床研究[34]（其中 87% 的菌株被确认携带 ESBL 基因）。该研究对比了哌拉西林 / 他唑巴坦每 6 小时 4.5g 静滴和美罗培南每 8 小时 1g 静滴两种治疗方案的临床结局，主要终点 30d 病死率分别为：哌拉西林 / 他唑巴坦组 12.3%，美罗培南组 3.7%，未能达到非劣效界值。

在患者对 β- 内酰胺类严重过敏或不能耐受时，可根据细菌药敏情况选择喹诺酮类、氨基糖苷类等药物作为备选。

临床问题 4：**肾移植受者 CRE 所致尿路以外感染，没有碳青霉烯酶检测结果时如何经验性选择抗菌药物？**

推荐意见 4：首选头孢他啶 / 阿维巴坦，怀疑产金属类 β- 内酰胺酶（metallo-β-lactamase，MBL）菌株感染时，优选方案为头孢他啶 / 阿维巴坦联合氨曲南（推荐强度 B，证据等级 2a）。次选多黏菌素类的联合方案，替加环素或依拉环素治疗可作为替代选择（在不涉及血流感染和尿路感染时）（推荐强度 B，证据等级 2b）。

推荐意见说明：

新的 β- 内酰胺 /β- 内酰胺酶抑制剂复方制剂现已成为欧美治疗 CRE 感染的主要药物，其中头孢他啶 / 阿维巴坦已在我国上市。阿维巴坦是一类新的 β- 内酰胺酶抑制剂，可抑制 Ambler A 类（如 KPC-2、KPC-3 等）、C 类（如 AmpC）和一些 D 类 β- 内酰胺酶（如 OXA-10、OXA-48 等），而对金属酶（如 NDM）无抑制作用。体外研究显示，头孢他啶 / 阿维巴坦对大多数产 KPC 和 OXA-48 的 CRE 有良好抗菌作用[35-36]。目前缺乏肾移植受者 CRE 的碳青霉烯耐药基因的分子流行病学研究，来自普通人群的研究显示，中国 CRE 分离株大部分携带 KPC。Han 等报道，全国范围内收集到的 CRE 菌株中，97.4%（911/935）的菌株携带碳青霉烯酶基因，其中成人患者分离到的 CRE 中 KPC-2 的携带率高达 70.3%（307/437），NDM 携带率为 20.6%（90/437，其中 12.1% 的菌株产 NDM-1，8.2% 产 NDM-5，

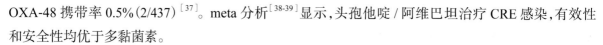

OXA-48 携带率 0.5%(2/437)[37]。meta 分析[38-39]显示,头孢他啶/阿维巴坦治疗 CRE 感染,有效性和安全性均优于多黏菌素。

当 CRE 感染患者在过去 12 个月内在产金属 β- 内酰胺酶病原体流行的国家或地区接受过医疗照护,或之前曾在临床或监测中培养出产金属 β- 内酰胺酶菌株时,需考虑到产 MBL(如 NDM)菌株感染的风险[33]。氨曲南不被 NDM 水解,但可被菌株同时携带的 ESBLs、AmpC、OXA-48 等 β- 内酰胺酶水解,而阿维巴坦可抑制这些酶。因此,氨曲南和阿维巴坦的组合成为产 MBL 的 CRE 感染的治疗选择。一项观察性研究纳入了 102 例产 MBL 肠杆菌目细菌血流感染的成人患者,对比头孢他啶/阿维巴坦联合氨曲南(52 例)和其他药物联合方案(50 例,如多黏菌素、替加环素为基础的联合方案),头孢他啶/氨曲南组 30d 病死率 19%,而对照组病死率 44%[40]。

我国 CRE 的临床分离株对多黏菌素类、新型四环素类药物的耐药率仍较低,在我国目前新的 β 内酰胺/β- 内酰胺酶抑制剂仅有头孢他啶/阿维巴坦的现实情况下,包含多黏菌素、新型四环素类药物的方案也是 CRE 治疗的重要选择。

国内外专家共识推荐替加环素或依拉环素联合方案作为 CRE 治疗的替代方案[27,33,41]。依拉环素和替加环素在腹腔内均可达到有效的治疗浓度[27],而在血浆、尿路和脑脊液的浓度较低,因此不建议单药治疗血流、尿路和中枢神经系统感染。应用替加环素治疗严重感染和 CRE、CRAB 所致肺部感染时推荐大剂量用药(常规负荷剂量 200mg,维持剂量 100mg q12h)和联合治疗[42-43],并监测肝功能和凝血功能[44-45]。依拉环素是一种新的全合成四环素衍生物,2018 年获批在美国上市,2023 年获批在中国上市。与替加环素相比,依拉环素体外抗菌活性更强,在肺组织中的浓度更高,不良事件如胃肠道不良反应的发生率更低,但上市时间较短,安全性和临床疗效需要更多研究来证实[27]。目前,美国 IDSA 耐药革兰氏阴性菌治疗指引推荐依拉环素用于治疗 CRE 导致的血流和尿路以外的感染,欧洲 ESCMID 尚未对应用依拉环素治疗耐药革兰氏阴性菌感染作出推荐。《危重患者的血流感染专家声明》建议在多重耐药菌引起的血流感染缺乏可靠的备选方案时,可考虑使用依拉环素联合其他药物治疗[46]。文献报道,依拉环素与亚胺培南、头孢他啶、环丙沙星、头孢哌酮/舒巴坦、阿米卡星、多黏菌素 B 联合用药均显示对 CRE 具有协同和相加作用,未发现拮抗作用[47]。

根据 CHINET 监测网 2023 上半年数据,我国 CRKP、CRPA、CRAB 对多黏菌素 B 耐药率分别为 10.1%、0.5%、1.1%。Xia 等报道了应用多黏菌素 B 治疗 181 例 CRO 感染的经验,总有效率 49.72%,总细菌清除率 42.0%,28d 全因死亡率 59.1%;并在同一篇文章中报道了 14d 多黏菌素用药后出现多黏菌素 B 诱导耐药的情况[48];同一团队报道了在老年人群中应用多黏菌素 B 治疗 CRO 感染,临床有效率 50.7%,急性肾功能损伤发生率 37.2%[49]。Lu 等回顾了 191 例应用多黏菌素 B 治疗 CRO 感染的病例,临床有效率 58.6%(110/191)[50]。亦有不少应用 CMS 治疗 CRO 系统性感染的临床报道[51-53]。目前国内已上市的注射用多黏菌素类药物有硫酸多黏菌素 B、多黏菌素 E 甲磺酸钠和硫酸多黏菌素 E,它们的药理特性差异很大。硫酸多黏菌素 B 以药物活性形式在人体直接发挥药效;而 CMS 为前体药物,本身没有活性,需要在体内转化为多黏菌素 E 后发挥药效,其转化后的多黏菌素 E 在患者体内需要 7~8h 后达到血药峰浓度。因此,系统性感染优选硫酸多黏菌素 B,尿路感染优选 CMS。对于需要选择多黏菌素治疗的患者,建议优选多黏菌素的联合治疗方案。Hao 等对比了多黏菌素单药和联合治疗的疗效,发现联合治疗临床有效率显著高于单药治疗组[54]。受到多黏菌素类药物最高耐受剂量限制,静脉用药治疗肺部感染时,多黏菌素难以在肺组织达到所需的药物浓度,因此可考虑对重症肺炎患者,静脉应用多黏菌素类药物同时辅助多黏菌素类药物吸入治疗[55]。国内目前尚无多黏菌素吸入专用制剂,可以应用静脉制剂替代。雾化吸入治疗可选择三种制剂其一[56]。

临床问题 5:**肾移植受者 CRE 感染,已明确碳青霉烯酶种类时如何选择抗菌药物?**

推荐意见 5:KPC 或 / 和 OXA-48 阳性首选头孢他啶 / 阿维巴坦单药治疗,次选包括多黏菌素类的联合治疗,替加环素或依拉环素治疗(在不涉及血流感染和尿路感染时)(推荐强度 B,证据等级 2b)。

推荐意见 6:MBL 阳性首选头孢他啶 / 阿维巴坦 + 氨曲南(推荐强度 B,证据等级 2a),次选包括多黏菌素类的联合治疗,替加环素或依拉环素治疗(在不涉及血流感染和尿路感染时)(推荐强度 B,证据等级 2b)。

推荐意见说明:

如临床问题 4 所述,头孢他啶 / 阿维巴坦对多数产 KPC 和产 OXA-48 型 CRE 菌株有抗菌活性,而对产 NDM 的 CRE 无抗菌活性。2019 年一意大利课题组报道了产 KPC 肺炎克雷伯菌感染患者中头孢他啶 / 阿维巴坦补救治疗:接受头孢他啶 / 阿维巴坦治疗的患者 30d 病死率显著低于对照组(应用除头孢他啶 / 阿维巴坦外的其他药物),接受头孢他啶 / 阿维巴坦治疗时患者生存的唯一毒力预测因素[57]。同一课题组回顾性分析了应用头孢他啶 / 阿维巴坦治疗产 KPC 的 577 例肺炎克雷伯菌感染(391 例涉及血流感染,其余包括尿路感染、下呼吸道感染和腹腔内感染等),30d 全因死亡率 25%(146/577)[58]。一项治疗产 OXA-48 型肺炎克雷伯菌菌血症患者的回顾性研究结果显示:接受头孢他啶 / 阿维巴坦治疗的患者临床治疗成功率更高($OR$ 6.69,$P$=0.007)[59]。

对于产 KPC 型和 / 或产 OXA-48 型的 CRE 感染,多项临床研究表明,以头孢他啶 / 阿维巴坦为基础的联合治疗相比头孢他啶 / 阿维巴坦单药治疗,在改善临床结局方面不具优势。国内外指南[27,33]均推荐头孢他啶 / 阿维巴坦单药治疗产 KPC 酶或 OXA-48 酶的 CRE 菌株的感染。一项多中心回顾性观察性研究中,共纳入 189 例应用至少 48h 头孢他啶 / 阿维巴坦单药或联合治疗的 CRE 感染患者,其中 133 例为单药治疗,56 例为联合治疗,联用的抗菌药物包括阿米卡星(30.3%)、替加环素(26.8%)、黏菌素(17.9%)、庆大霉素(10.7%)、磷霉素(10.7%)、妥布霉素(1.8%)和氨曲南(1.8%)。结果显示,头孢他啶 / 阿维巴坦单药治疗组与联合治疗组相比,患者 30d 病死率差异无统计学意义(14.3% vs. 12.5%,$P$=0.82)[60]。一项多中心观察性研究回顾分析了 577 例接受头孢他啶 / 阿维巴坦治疗的 CRKP 感染患者的结局,其中 165 例接受了头孢他啶 / 阿维巴坦单药治疗,412 例接受了头孢他啶 / 阿维巴坦联合治疗,结果显示,两组间病死率无显著差异(26.1% vs. 25.0%,$P$=0.79)[58]。一项前瞻性真实世界研究纳入 57 例产 OXA-48 型 CRE 感染患者,其中 46 例患者接受头孢他啶 / 阿维巴坦单药治疗,11 例患者接受联合治疗[61],结果两组疗效差异无统计学意义。

氨曲南 / 阿维巴坦在体外证实对产金属酶 CRE 菌株有较好的抗菌活性,敏感率为 97.67%;对产丝氨酸酶的肠杆菌科细菌敏感率为 95.56%[62]。因此推荐头孢他啶 / 阿维巴坦联合氨曲南用于治疗产金属酶 CRE 所致泌尿道以外感染。一项观察性研究纳入了 102 例产 MBL 肠杆菌血流感染的成人患者,比较 52 例接受头孢他啶 / 阿维巴坦联合氨曲南治疗的患者与 50 名接受其他药物联合治疗(主要是以多黏菌素或替加环素为基础的治疗)患者的结局:头孢他啶 / 阿维巴坦 / 氨曲南组的 30d 病死率为 19%,而其他药物联合治疗组的 30 天病死率为 44%,前者更具临床优势[63]。

细菌的碳青霉烯耐药性和耐药机制与其对四环素衍生物的药敏表型无关,替加环素、依拉环素等可用于治疗 CRE 的感染,详见临床问题 4。

近年来针对 CRO 的抗菌药物不少在欧美获得上市,其中不少已在国内开展上市前临床试验,例如头孢地尔、头孢洛扎 / 他唑巴坦、亚胺培南 / 西司他丁 / 瑞来巴坦、美罗培南 / 韦博巴坦等,已被美国感染病学会推荐用于治疗 CRE 感染。

**临床问题 6:肾移植受者感染 CRE 且头孢他啶 / 阿维巴坦耐药时怎么选择抗菌药物?**

**推荐意见 7:**因产金属酶而导致 CRE 对头孢他啶 / 阿维巴坦耐药参见推荐意见 6;根据补充药敏和 / 或联合药敏结果,选择黏菌素、替加环素或依拉环素、头孢他啶 / 阿维巴坦为基础的联合方案(推荐强度 B,证据等级 3a)。

**推荐意见说明:**

CHINET 2023 年上半年细菌耐药监测结果报道,8 189 株碳青霉烯类耐药肺炎克雷伯菌对头孢他啶 / 阿维巴坦耐药率为 9.8%[22]。细菌对头孢他啶 / 阿维巴坦的耐药机制主要包括:产生不被阿维巴坦抑制的 β- 内酰胺酶、β- 内酰胺酶编码基因突变、β- 内酰胺酶过表达、药物外排活性增强以及细胞通透性降低等[64]。专家组建议,在 CRE 菌株出现对头孢他啶 / 阿维巴坦耐药情况时,加做联合药敏并根据其结果选择联合方案。《碳青霉烯类耐药革兰氏阴性菌联合药敏试验及报告专家共识》[65]建议,对于头孢他啶 / 阿维巴坦耐药的 CRE 感染,建议以多黏菌素类、替加环素或头孢他啶 / 阿维巴坦为基础,联合氨基糖苷类、磷霉素、碳青霉烯类、氟喹诺酮类和氨曲南(适用于产金属酶菌株)等联合进行药敏试验,筛选可用的多药联合治疗方案。

**临床问题 7:治疗肾移植受者 CRGNB 感染时,多黏菌素联合方案是否优于多黏菌素单用方案?**

**推荐意见 8:**对于需要选择多黏菌素治疗的患者,推荐优选多黏菌素的联合治疗方案,而非单药方案(推荐强度 A,证据等级 1a)。

**推荐意见说明:**

异质性耐药是指细菌耐药性在群体内的变化的现象:同一分离株的不同亚群对特定抗菌药物表现出不同的敏感性,有一小部分亚群可逃逸抗菌药物的“杀伤”继续生长繁殖。CRAB、CRPA、CRE 等病原体对多黏菌素存在明显的异质性耐药[66]。若异质性耐药株在抗菌药物压力下持续被选择,就可出现耐药基因突变,成为耐药菌,从而导致临床治疗失败[67]。文献报道,不同菌种之间的多黏菌素异质性耐药率差别很大。国外数据显示,多黏菌素不动杆菌异质性耐药率可高达 14% 以上[68];据近期国内的报道,鲍曼不动杆菌异质性耐药率为 1.84%,铜绿假单胞菌为 35%[69]。临床常通过联合用药,降低异质性耐药的风险,提高治疗的成功率。然而,意大利多重耐药菌引起的感染的诊断和管理指南[70]认为,由于目前相关的临床研究数据尚不充分,若要确认多黏菌素联合方案是否在临床情境下优于其单药治疗,尚需更多、更可靠的临床资料。

与多黏菌素联合使用的药物可通过联合药敏试验来筛选,如 β- 内酰胺类、氨基糖苷类、氟喹诺酮类和四环素类等。美国 IDSA 指引和中国碳青霉烯类耐药革兰氏阴性杆菌感染的诊断、治疗和预防控制指南[27,33]均建议:在致病菌对美罗培南的 MIC ≤ 8mg/L 时,可使用多黏菌素 - 碳青霉烯(高剂量美罗培南、延长输注时间)联合治疗 CRE 感染。文献报道,相较于多黏菌素单药治疗,多黏菌素 E 甲磺酸钠联合美罗培南治疗由美罗培南中低水平耐药(MIC ≤ 32mg/L)的 MDR 肺炎克雷伯菌所致 HAP/VAP 感染,能明显降低患者病死率,且未见肝肾或神经毒性明显增加[71]。对于多个病灶的重症 CRKP 血流感染者,多黏菌素 E 甲磺酸钠单药治疗病死率为 52.8%,以多黏菌素 E 甲磺酸钠为基础的两药或三药联合方案病死率为 22.1%,联合方案展现出明显的优势[72]。

临床问题 8：**肾移植受者治疗耐药铜绿假单胞菌感染如何选择抗菌药物？**

**推荐意见 9**：MDR-PA 对传统非碳青霉烯类 β 内酰胺类药物（哌拉西林 / 他唑巴坦、头孢他啶、头孢吡肟、氨曲南）敏感时，无论是否对碳青霉烯类敏感均优选前者，并建议采用大剂量延长输注时间的方式（推荐强度 D，证据等级 5）。

**推荐意见 10**：对于危重患者和 DTR-PA，如药敏提示菌株对头孢他啶 / 阿维巴坦敏感，推荐选择头孢他啶 / 阿维巴坦作为单药方案治疗；如不敏感，推荐根据联合药敏结果，选择以多黏菌素类药物为主联合方案（推荐强度 A，证据等级 1b）。

**推荐意见说明：**

多重耐药铜绿假单胞菌（multi-drug resistant *Pseudomonas aeruginosa*，MDR-PA）指在 8 类抗假单胞菌药物中，至少对 3 类药物（每类中至少 1 种）不敏感的铜绿假单胞菌。这些抗菌药物包括：氨基糖苷类（如庆大霉素、妥布霉素、阿米卡星等），抗假单胞菌属碳青霉烯类（如亚胺培南、美罗培南等），抗假单胞菌属头孢菌素类（头孢他啶、头孢吡肟），抗假单胞菌属氟喹诺酮类（环丙沙星、左氧氟沙星），抗假单胞菌属 β- 内酰胺类 /β- 内酰胺酶复方制剂（哌拉西林 / 他唑巴坦、替卡西林 / 克拉维酸），氨曲南、磷霉素、黏菌素[73]。难治耐药性铜绿假单胞菌（difficult-to-treat PA，DTR-PA）指对以下所有药物都表现出耐药的铜绿假单胞菌：哌拉西林 / 他唑巴坦、头孢他啶、头孢吡肟、氨曲南、美罗培南、亚胺培南 - 西司他丁、环丙沙星和左氧氟沙星[74]。与 CRE 不同，无须对 DTR 铜绿假单胞菌进行碳青霉烯酶型检测，但专家组强烈鼓励所有临床微生物学实验室对 MDR 和 DTR 铜绿假单胞菌分离株进行针对头孢他啶 / 阿维巴坦的药敏试验。

文献报道，约 20%~60% 的碳青霉烯类耐药的铜绿假单胞菌菌株对一些传统 β- 内酰胺类敏感[75-81]。针对这样的情况，专家组建议，当致病铜绿假单胞菌药敏提示对碳青霉烯类耐药而对传统 β- 内酰胺类敏感时，需重复药敏试验。若重复药敏试验仍显示该 PA 分离株仍对传统 β- 内酰胺（如头孢吡肟）敏感，专家组建议首选非碳青霉烯类高剂量延长输注治疗（如头孢吡肟 2g Iv q8h，输注至少 3h）[33]。

专家组建议获取 DTR-PA 的 AST 结果，以指导抗感染治疗决策。具体药物选择建议参考《碳青霉烯类耐药革兰氏阴性菌联合药敏试验及报告专家共识》[65]。

在药敏支持的情况下，优选头孢他啶 / 阿维巴坦治疗 DTR-PA 引起的尿路以外的感染。目前关于头孢他啶 / 阿维巴坦用于治疗 DTR-PA 感染的临床研究较少，尚无研究证实其疗效优于其他方案。国际指南对于头孢他啶 / 阿维巴坦用于治疗 DTR-PA 感染主要基于耐药监测数据。国外的监测数据显示，头孢他啶 / 阿维巴坦对 CRPA 的敏感率 69%~76%[33]。Guo 等报道，我国 2019 年 CHINET 监测网收集的菌株中，CRPA 对头孢他啶 / 阿维巴坦敏感率 68%，DTR-PA 对其敏感率 33.85%[82]。武汉同济医院 Xu 等回顾性报道了他们应用头孢他啶 / 阿维巴坦治疗 CRPA 或 DTR-PA 的重症 HAP 的经验，总的临床治愈率为 63.1%，临床疗效与头孢他啶 / 阿维巴坦的负荷剂量和延长输注时间正相关[83]。

黏菌素类药物也是治疗耐药铜绿假单胞菌感染的重要选择。专家组建议，在应用黏菌素类药物治疗 CRPA 所致的感染时，建议联合另一种或更多种对 CRPA 敏感的药物；如无敏感的药物，在非敏感的药物中选择相对折点 MIC 最低的药物联合治疗[72]。

无论使用何种抗感染治疗方案，都应密切观察 PA 感染患者，以确保临床疗效的持续改善，这是因为在 PA 抗感染治疗过程中会出现耐药。建议临床医师对同一患者分离出的 MDR-PA 菌株进行持续

AST,以监测耐药性的发展[84]。

**临床问题9：肾移植受者如何治疗 CRAB 引起的感染？**

**推荐意见11：**推荐大剂量舒巴坦(6~9g/d)联合至少一种其他药物,可考虑联合的药物包括头孢哌酮、多黏菌素 B、依拉环素、替加环素、米诺环素；不推荐磷霉素和利福平用于 CRAB 感染的联合治疗(推荐强度 A,证据等级 1b)。

**推荐意见说明：**

CHINET 中国细菌耐药监测网 2023 年上半年结果[22]显示,全国范围内分离的鲍曼不动杆菌对美罗培南耐药率 79.5%,对亚胺培南耐药率 78.6%；CRAB 对头孢哌酮 - 舒巴坦的耐药率为 78.9%,氨苄西林 / 舒巴坦耐药率为 90.8%,黏菌素耐药率为 0.9%,多黏菌素 B 为 1.1%,替加环素的耐药率为 2.4%。中国专家建议治疗 CRAB 的治疗原则包括：根据药敏结果选用抗菌药物、联合用药、较大剂量、疗程常需较长、根据感染不同选择组织浓度高的药物、特殊人群要进行剂量调整、混合感染比例高需结合临床覆盖其他感染菌等[85]。临床标本分离到鲍曼不动杆菌时需注意区分定植和感染,结合症状体征及其他化验指标判断,尤其是痰标本。

舒巴坦本身对鲍曼不动杆菌的抗菌活性已通过体外研究[86-88]、动物模型[89]和临床试验[90-92]得以验证。在 2 项体外研究中可观察到随着舒巴坦剂量增加可提高对 CRAB 的抗菌活性[93-94]。鉴于支持舒巴坦单药治疗 CRAB 感染有效性的临床数据有限,专家组建议至少使用两种活性抗菌药物联合治疗 CRAB 感染。专家组建议将高剂量舒巴坦(舒巴坦每天总剂量 6~9g)作为 CRAB 联合治疗的组成部分之一[33]。美国 IDSA 革兰氏阴性菌治疗指引回顾了 8 项关于 CRAB 治疗的临床研究,尽管其中只有 1 项发现使用联合治疗 CRAB 感染可改善临床结果,但其专家组仍建议联合治疗[86,95-101]。值得注意的是,唯一证明联合治疗获益的临床试验是一项在联合治疗组中包含高剂量氨苄西林 / 舒巴坦的研究[98]。

2023 中国《碳青霉烯类耐药革兰氏阴性杆菌感染的诊断、治疗和预防控制指南》指出推荐了替加环素和依拉环素可作为治疗 CRAB 肺部感染的联合用药[27]。其他联合药物还包括米诺环素,不建议将磷霉素和利福平作为 CRAB 联合治疗的组成部分[95,97,100]。2 项大型临床试验中,加大剂量延长输注碳青霉烯类治疗 CRAB 感染并未显示出获益[99,101],因此专家组不建议将美罗培南或亚胺培南 / 西司他丁作为 CRAB 抗感染治疗的组成部分。

CRAB 的治疗药物选择极少。近年头孢地尔和舒巴坦 / 度洛巴坦获批在美国上市用于治疗鲍曼不动杆菌感染。头孢地尔是首个获批的铁载体头孢菌素,对 Ambler 分类的所有四类 β- 内酰胺酶稳定,也对多种耐药革兰氏阴性菌有强大的抗菌活性。对于鲍曼不动杆菌,美国 IDSA 推荐头孢地尔仅限于治疗对其他抗菌药物耐药的 CRAB 感染,或在对其他药物不耐受或无法使用的情况下使用[33]。度洛巴坦是一类可抑制 A、C 和 D 类丝氨酸 β- 内酰胺酶的酶抑制剂,其中对 OXA-48,尤其是 OXA-10、OXA-23 和 OXA-24 等鲍曼不动杆菌常携带的 β- 内酰胺酶有高度抑制作用[102]。度洛巴坦和舒巴坦的合剂可保留舒巴坦对产 A、C、D 类 β- 内酰胺酶的鲍曼不动杆菌的抗菌活性。体外药敏试验表明,舒巴坦 / 度洛巴坦对鲍曼 - 醋酸钙复合群的代表性菌株有着强大的抗菌活性[103]。Ⅲ期临床试验显示,在治疗 CRAB 引起的血流感染、医院获得性肺炎和呼吸机相关性肺炎时,舒巴坦 / 度洛巴坦在 mITT 人群,28d 全因病死率非劣效于黏菌素 E(均与亚胺培南 / 西司他丁合用)；两组对比,舒巴坦 / 度洛巴坦组微生物清除率高于黏菌素 E 组[104]。由于上市时间较近,目前尚无上市后的关于舒巴坦 / 度洛巴坦治疗 CRAB 感染的高质量临床研究报道。

临床问题 10：**如何治疗肾移植受者嗜麦芽窄食单胞菌感染？**

推荐意见 12：建议从米诺环素 / 替加环素 / 依拉环素、左氧氟沙星、TMP-SMX 中选择使用 2 种药物联合治疗（推荐强度 B，证据等级 3b）。

推荐意见说明：

对于嗜麦芽窄食单胞菌感染的治疗，专家组建议采用两种方案中任意一种：①至少联合两种活性抗菌药物（米诺环素 / 替加环素 / 依拉环素，左氧氟沙星或 TMP-SMX），直至观察到临床改善，这主要是因为支持任何单一药物治疗的临床数据有限；②当其他抗菌药物治疗失败或不耐受时，在病情不稳定的情况下可考虑使用头孢他啶 / 阿维巴坦联合氨曲南[33]。

CHINET 中国细菌耐药监测网 2023 年上半年结果[22]显示，嗜麦芽窄食单胞菌对米诺环素、复方磺胺甲噁唑、替加环素及左氧氟沙星的敏感率分别为 96.8%、93.1%、91.5% 及 87.5%。多项研究结果表明，对嗜麦芽窄食单胞菌具有抗菌活性的一些药物之间存在协同作用，包括米诺环素、头孢地尔和氟喹诺酮类等[105-108]。比较单一疗法和联合疗法的临床结果不完全一致，并仅限于观察性研究，且这些研究存在选择偏倚、样本量小、患者、微生物及治疗方案具有显著异质性等问题[109-111]。对于嗜麦芽窄食单胞菌引起的中重度感染，专家组倾向于推荐联合治疗，以增加使用至少一种活性抗菌药物的可能性[33]。有体外研究显示，对替加环素呈现高 MIC（MIC=16）的嗜麦芽窄食单胞菌，对依拉环素仍保持较强活性（MIC=2），依拉环素或可作为治疗的选择之一[112]。专家组建议从上述抗菌药物中选择 2 种不同类型药物进行联合治疗。

临床问题 11：**肾移植患者甲氧西林耐药金黄色葡萄球菌感染时应如何选择抗菌药物？**

推荐意见 13：根据感染部位、受者对药物潜在不良反应的耐受程度，推荐选用利奈唑胺、达托霉素、万古霉素、替考拉宁单药或与磷霉素、利福平等联合治疗（推荐强度 A，证据等级 1b）。

推荐意见说明：

对 MRSA 有抗菌作用的药物品种较多，国内上市的品种包括噁唑烷酮类（如利奈唑胺、康替唑胺）、环脂肽类（达托霉素）、糖肽类（如万古霉素、去甲万古霉素和替考拉宁）、甘氨酰环素类（如替加环素）；庆大霉素、夫西地酸、磷霉素、利福平、复方磺胺甲噁唑、克林霉素、喹诺酮类等在药敏试验支持的情况下也可用于 MRSA 感染的治疗[113]。考虑到肾毒性，在有其他有效药物作为替代时，万古霉素往往不作为肾移植患者耐药革兰氏阳性菌感染治疗的首选药物。应用万古霉素时尤须实施药物治疗浓度监测，据此调整万古霉素用法用量，并密切随访肾功能（详见临床问题 12）。上述药物在体内的分布、组织穿透性具有一定差别，故不同部位和严重程度的 MRSA 感染选用的药物、剂量、疗程等各不相同。对于 MRSA 感染，国内外指南和专家共识通常根据感染部位不同推荐不同抗感染治疗方案[70,114-115]。

糖肽类药物、达托霉素、利奈唑胺、康替唑胺均是治疗 MRSA 皮肤软组织感染的有效药物。对于轻中度的皮肤软组织感染或外科引流后的皮肤脓肿，复方磺胺甲噁唑和克林霉素也是治疗的选择。上述各类药物的临床研究多为对比它们在治疗皮肤软组织感染疗效的非劣效研究（包括达托霉素对照万古霉素、利奈唑胺对照万古霉素、康替唑胺对照利奈唑胺等），难以评价这些药物疗效上的差异。临床医师应根据患者情况个体化选择药物。选择药物时需考虑到药物是否有口服制剂，患者住院或是在门诊进行治疗，以及不同药物常见的不良反应类型[70]。

达托霉素会被肺泡表面活性物质灭活而不用于治疗肺部感染，因此对于 MRSA 引起的肺部感染,推荐选用噁唑烷酮类药物或万古霉素。3 项 RCT 研究对比了利奈唑胺和万古霉素治疗 HAP 和 VAP(32%~100% 为 MRSA 肺部感染)的疗效,两药临床和微生物学有效率相仿[116-118]。康替唑胺新近上市,亦有少数报道其用于治疗葡萄球菌肺炎的案例[119-120]。

推荐达托霉素或万古霉素作为治疗 MRSA 血流感染的首选药物。一项纳入了 235 例金黄色葡萄球菌血流感染和右心心内膜炎的多中心 RCT 研究对比了达托霉素和其他药物(万古霉素用于治疗 MRSA 感染,抗葡萄球菌青霉素用于治疗 MSSA 感染)。该研究中共有 99 例为 MRSA 感染,达托霉素治疗组治疗成功率 44.4%(20/45),万古霉素组治疗有效率 31.8%(14/44),二者差异无统计学意义[121]。

对于持续性血流感染、感染性心内膜炎、骨关节感染等部位的 MRSA 感染,单药治疗往往疗效不佳。近年来有不少联合用药治疗上述部位感染的报道,如万古霉素或达托霉素联合抗葡萄球菌 β 内酰胺类药物、利福平等,但各项研究在联合用药疗效是否优于单药治疗这一问题上尚无一致结论。值得一提的是,磷霉素钠也是葡萄球菌系统性感染治疗的联合用药的重要选择。多项研究报道:磷霉素联合达托霉素、亚胺培南、万古霉素、达托霉素等可作为 MRSA 复杂性感染或万古霉素治疗失败后的补救治疗方案[122-125]。

临床问题 12:**肾移植患者万古霉素耐药肠球菌感染应如何选择抗菌药物?**

推荐意见 14:建议选用噁唑烷酮类或大剂量达托霉素治疗(推荐强度 B,证据等级 2b)。

推荐意见说明:

引起感染的肠球菌属细菌主要包括粪肠球菌、屎肠球菌。耐万古霉素肠球菌近年来引起广泛关注,国内总体分离率低。根据 CHINET 数据,全国三级医院分离到的 15 334 株粪肠球菌对万古霉素耐药率 0.1%,19 123 株屎肠球菌对万古霉素耐药率 3.2%[22]。肾移植受者肠球菌感染总体不常见,主要见于尿路感染,亦有肠球菌血流感染的报道,其他部位感染的报道较少。对于肠球菌尿路感染,可根据细菌药敏结果,选择呋喃妥因、磷霉素氨丁三醇等口服药物,或万古霉素静脉治疗。目前尚无关于肾移植受者肠球菌系统性感染抗菌治疗的临床研究,因此其治疗主要参考普通人群。

美国 FDA 在 2000 年批准利奈唑胺用于治疗 VRE 感染。利奈唑胺同情给药计划的临床研究入组了 796 例患者,其中 66.3% 为 VRE 感染,包括下呼吸道感染、骨关节感染、心内膜炎、血流感染和皮肤软组织感染。利奈唑胺治疗的临床有效率为 81.4%[126]。Wang 等对 129 株 VRE 菌株进行体外药敏试验,发现康替唑胺对其抗菌活性与利奈唑胺相仿[127]。Chen 等报道了一例高龄患者万古霉素耐药屎肠球菌肺部感染的病例,在体外药敏的支持下,应用利奈唑胺治疗,患者临床改善同时血小板下降,改用康替唑胺,最终治疗成功[128]。

尽管说明书未批准达托霉素用于治疗肠球菌感染,达托霉素被认为是治疗 VRE 感染的重要药物[129]。多项临床研究表明,大剂量 ≥9mg/(kg·d)达托霉素治疗 VRE 血流感染,患者病死率低于标准剂量 6mg/(kg·d)[130-134]。美国退役军人医院系统回顾性分析了 911 例 VRE 血流感染病例,发现高剂量>10m/(kg·d)达托霉素组患者存活率显著高于标准剂量[(6±0.5)mg/(kg·d)]组,而中等剂量[(8±0.5)mg/(kg·d)]组存活率与标准计量组差异无统计学意义。来自台湾的一个前瞻性 VRE 队列的数据显示,高剂量 9mg/(kg·d)达托霉素与较低剂量 6mg/(kg·d)组相比,高剂量组病死率更低;进一步分析显示,达托霉素剂量大于 11mg/(kg·d)组住院病死率和微生物失败率更低[133,135]。

临床问题 13:**肾移植患者耐药细菌感染使用抗生素需要注意哪些问题?**

推荐意见 15:建议充分权衡获益与风险,慎重使用明确有肾毒性的药物,如氨基糖苷类、黏菌素类、万古霉素等(推荐强度 B,证据等级 2b)。

推荐意见 16:使用有肾毒性药物时,建议条件允许时在药物治疗浓度监测的指导下调整用药并密切监测血肌酐、尿蛋白及胱抑素 C 等肾损伤相关生物标志物(推荐强度 B,证据等级 2b)。

推荐意见 17:建议根据内生肌酐清除率或 eGFR 调整所有经过肾脏排泄药物的用法用量(推荐强度 B,证据等级 2b)。

推荐意见 18:关注免疫抑制剂与抗菌药物的相互作用,尤其是通过细胞色素 C450 途径代谢的抗感染药物(如环丙沙星、利福平)与 CNI 合用时,建议密切监测免疫抑制剂和抗感染药物的浓度并相应调整剂量(推荐强度 D,证据等级 5)。

推荐意见说明:

目前肾移植受者中应用有肾毒性抗菌药物所引起的急性肾功能损伤(acute kidney injury,AKI)报道不多。专家组建议:慎重使用明确有肾毒性的抗菌药物。有明确肾毒性抗菌药物主要有氨基糖苷类、黏菌素类和万古霉素。常见的氨基糖苷类抗菌药物中,肾毒性新霉素>庆大霉素>妥布霉素>阿米卡星>链霉素[136]。氨基糖苷类药物可引起急性肾小管坏死和远曲小管功能障碍,前者常发生于初始暴露后 5~7d,表现为少尿和急性血清肌酐上升,后者主要表现为 Fanconi 综合征—代谢性酸中毒、低磷酸盐血症、糖尿和氨基酸尿[137]。氨基糖苷类引起肾毒性的主要危险因素为给药间隔过密。为减轻氨基糖苷类肾损伤,建议应用肾毒性相对较小的氨基糖苷类药物,拉长给药间隙,多数氨基糖苷类可每天一次给药,根据 eGFR 调整剂量,以及监测氨基糖苷类血药谷浓度[138]。黏菌素类治疗窗窄,如多黏菌素 E 的有效治疗谷浓度为 2mg/L,而血药谷浓度>2.3mg/L 是发生肾毒性的独立危险因素[139]。黏菌素类肾毒性的典型表现为药物初始暴露后约 5~7d 出现的急性肾小管坏死,主要危险因素为黏菌素剂量较大(如多黏菌素 E 日剂量>5mg/kg)、高龄、基础疾病严重、同时合用其他肾毒性药物[140-142]。万古霉素对肾功能的影响长期受到临床医师的关注,多为药物暴露后 4~17d 发生的急性肾小管坏死和急性间质性肾炎,临床表现为少尿、肌酐升高或非少尿性 AKI 合并非肾性蛋白尿等[138]。除上述药物之外,β- 内酰胺类、SMZ/TMP、磺胺嘧啶、喹诺酮类、四环素类等也有引起抗菌药物相关 AKI 的风险[138]。

肾移植受者应用肾毒性药物时,应密切监测肾功能。主要经肾脏排泄的药物应根据 eGFR 调整药物剂量[143](表 47-2);条件许可时应尽可能在药物治疗浓度靶标内调整(表 47-3)。一般来说,在第 4 剂或第 5 剂给药前 30 分钟抽血测血药浓度谷值,第 4 或 5 剂给药结束后 30~60 分钟抽血测血药浓度峰值。氨基糖苷类的谷浓度与药物肾毒性密切相关。黏菌素血药稳态平均浓度(Css,avg)是建模后根据药物实际用法用量及所测峰谷浓度建模计算而得,与疗效密切相关。万古霉素的谷浓度与疗效密切相关。

表 47-2  MDR-GNB 治疗常用药物的使用剂量和方法表(肝肾功能调整)

| 药物 | 常规用法用量 | 根据肝肾功能调整剂量 |
| --- | --- | --- |
| 头孢他啶 | 1~2g q8~12h 静滴 | CrCl>50~90:1~2g q8~12h<br>CrCl 10~50:1~2g q12-~24h<br>CrCl <10:1~2g q24h |
| 头孢吡肟 | 1~2g q8~12h 静滴<br>MDR GNB 2g q8h(大剂量) | CrCl>60:2g q8h<br>CrCl 30~60:2g q12h<br>CrCl 11~29:2g q24h<br>CrCl <10:1g q24h |

| 药物 | 常规用法用量 | 根据肝肾功能调整剂量 |
|---|---|---|
| 亚胺培南 | 500mg q6h 或 1g q8h | CrCl 60~90：400~500mg q6h<br>CrCl 30~60：500mg q8h<br>CrCl 15~30：200mg q6h 或 500mg q12h |
| 美罗培南 | 1g q8h<br>最大剂量 2g q8h | CrCl>50~90：1g q8h<br>CrCl 25~50：1g q12h<br>CrCl 10~25：0.5g q12h<br>CrCl <10：0.5g q24h |
| 头孢哌酮/舒巴坦(2:1) | 3g q8h | 严重胆道梗阻、严重肝脏疾病或合并肾功能障碍时,可能需要调整用药剂量<br>CrCl<30 者需调整剂量<br>CrCl 15~30：3g q12h<br>CrCl <15：1.5g q12h |
| 哌拉西林/他唑巴坦 | 3.375g q6h 或 4.5g q8h<br>铜绿假单胞菌肺炎<br>3.375g q4h 或 4.5g q6h | 肝功能损害无须调整剂量<br>肾功能损害需调整剂量,详见说明书 |
| 头孢他啶/阿维巴坦 | 2.5g q8h | CrCl>50~90：2.5g q8h<br>CrCl 31~50：1.25g q8h<br>CrCl 16~30：0.94g q12h<br>CrCl 6~15（±HD）0.94g q24h<br>CrCl≤5（±HD）：0.94g q48h |
| 氨曲南 | 1~2g q8~12h | CrCl≥30：2g q6~8h<br>CrCl 10~30：2g q12h<br>CrCl <10：2g q24h |
| 阿米卡星 | 15mg/kg q24h<br>目标峰浓度 56~64μg/ml,谷浓度<1μg/ml | CrCl 60~80：12mg/kg q24h<br>CrCl 40~60：7.5mg/kg q24h<br>CrCl 30~40：4mg/kg q24h<br>CrCl 20~30：7.5mg/kg q48h<br>CrCl <10：3mg/kg q72h 和透析后用 |
| 环丙沙星 | 200~400mg q8~12h | CrCl>50~90：200~400mg q8~12h<br>CrCl 30~50：200~400mg q8~12h<br>CrCl 5~29：200~40mg q18~24h |
| 左氧氟沙星 | 250~750mg q24h | 肝功能损害无须调整剂量<br>CrCl>50~90：750mg q24h<br>CrCl 20~49：750mg q48h<br>CrCl <20：750mg x1,然后 500mg q48h |
| 磷霉素钠 | 12~24g/d,每 8~12h 给药 | CrCl >40 无须调整剂量<br>CrCl 40 原剂量 70%(分 2~3 剂给药)<br>CrCl 30 原剂量 60%(分 2~3 剂给药)<br>CrCl 20 原剂量 40%(分 2~3 剂给药)<br>CrCl 10 原剂量 20%(分 2~3 剂给药)<br>血透：2g q48h 透析后用 |
| 多黏菌素 B | 负荷剂量 2.5mg/kg<br>维持量 1.5mg q12h | 肝肾功能不全无须调整剂量 |
| 多西环素 | 100mg q12h | 肝肾功能不全无须调整剂量 |

续表

| 药物 | 常规用法用量 | 根据肝肾功能调整剂量 |
|---|---|---|
| 米诺环素 | 负荷量 200mg<br>维持剂量 100mg q12h | 肝肾功能不全无须调整剂量 |
| 替加环素 | 负荷量 100mg,维持量 50mg q12h<br>重症感染可加倍 | 肾功能不全无须调整剂量,重度肝损(Child-Pugh C级)负荷量 100mg,维持量 25mg q12h |
| 依拉环素 | 1mg/kg | 肾功能损害无须调整剂量;轻中度肝损患者无须调整剂量;严重肝损(Child-Pugh C 级)首日 1mg/kg q12h,此后 1mg/kg q24h |

表 47-3 抗感染药物的治疗浓度监测与靶标

| 抗菌药物 | TDM 样本采集 | TDM 靶标 |
|---|---|---|
| 氨基糖苷类 | 峰、谷浓度 | AUC:$80\sim120$mg·h/L;$C_{max}/MIC^{8\sim10}$;<br>阿米卡星:$C_{min}<2.5$mg/L;庆大霉素 / 妥布霉素:$C_{min}<0.5$mg/L |
| β- 内酰胺类 | 谷浓度 | $100\%fT>MIC$ |
| 万古霉素 | 峰、谷浓度 | $AUC_{0-24}/MIC^{3}400$;<br>$C_{min}>10$mg/L;$C_{min}^{3}15\sim20$mg/L(危重感染) |
| 替考拉宁 | 谷浓度 | $C_{min}^{3}15\sim30$mg/L |
| 喹诺酮类 | 峰、谷浓度 | $fAUC_{0-24}/MIC^{3}80$;$C_{max}/MIC^{3}8\sim12$ |
| 达托霉素 | 峰、谷浓度 | $AUC_{0-24}/MIC>666$;$C_{min}<24$mg/L |
| 利奈唑胺 | 谷浓度 | $C_{min}$:$2\sim7$mg/L |
| 多黏菌素 B | 峰、谷浓度 | AUC:$50\sim100$mg·h/L;$C_{ss,avg}$:$2\sim4$mg/L |
| CMS | 峰、谷浓度 | AUC:50mg·h/L;$C_{ss,avg}$:2mg/L |

传统的 AKI 标志物主要包括血肌酐、血尿素氮、尿蛋白、尿管型等,均受到多种因素影响。血肌酐受患者肌肉量、营养状况、年龄、体重、药物(如 TMP 等)诸多因素影响,同时对 AKI 反应较慢,往往在实际肾功能损伤数天后血肌酐才升高。血尿素氮同样受到非肾性因素影响大,如蛋白摄入、代谢状态、消化道出血、容量状态和大剂量类固醇激素等。均不是理想的 AKI 生物标志物。近年来,研究者发现了一系列新的与抗菌药物相关肾毒性相关的生物标记物,包括胱抑素 C(cystatin C)、肾损伤分子 -1(kidney injury molecule-1,KIM-1)、丛生蛋白(clusterin)、N- 乙酰 -β- 葡糖苷酶(N-acetyl-β-D-glucosaminidase,NAG)、中性粒细胞明胶酶相关脂质转运蛋白(neutrophil gelatinase-associated lipocalin,NGAL)、骨桥蛋白(osteopontin,OPN)、TIMP2x IGFBP7、IL-18、miRNAs 等。目前胱抑素 C 和 NGAL 在临床上已有较广泛的应用。胱抑素 C 由所有有核细胞产生,人群每天产生量较为一致;排泄过程类似肌酐,但不受种族、性别、年龄、肌肉含量等影响;也较血肌酐反应更快。2013 年 KDIGO 指南提出:鼓励在日常临床中应用血胱抑素 C 这一指标。在需要精确计算药物剂量时,单纯使用血肌酐计算 eGFR 会因患者肌肉量低而导致结果不精确,从而导致高估 eGFR。研究表明,血、尿胱抑素 C 可有效预测氨基糖苷类、万古霉素和黏菌素的肾毒性[144-145]。NGAL 是一类固有免疫相关蛋白。研究者在动物缺血性 AKI 模型中观察到了尿 NGAL 升高。在儿童和成人抗生素诱导 AKI 患

者中,均观察到尿 NGAL 伴随着血胱抑素 C,先于血肌酐升高。因此 NGAL 也可作为抗菌药物相关 AKI 的随访指标[138,146-147]。

由于移植患者往往合用他克莫司、环孢素等通过细胞色素 C450 途径代谢的免疫抑制剂,合用细胞色素 C450 诱导剂和抑制剂,需高度关注药物相互作用对抗感染药物和免疫抑制剂两方面的影响。常见的 CYP450 抑制剂中,用于治疗耐药菌感染的主要有 CYP1A2 强抑制剂环丙沙星、依诺沙星;CYP3A 中抑制剂环丙沙星;CYP1A2 的中诱导剂,同时也是 CYP2C19 的强诱导剂利福平[148]。

**临床问题 14:肾移植患者耐药菌感染时免疫抑制剂如何调整?**

**推荐意见 19:**在肾移植患者耐药菌感染的治疗过程中,建议同时兼顾感染和排斥风险,通过调整免疫抑制剂实现对免疫功能的适度调控(推荐强度 C,证据等级 4)。

**推荐意见 20:**移植早期(1 个月以内)排斥风险较大,耐药菌感染时建议适当降低而不是完全暂停免疫抑制治疗。但病情危重时,可以暂停免疫抑制治疗。移植后期(2 个月以上)耐药菌感染以社区或医源性感染为主,往往与免疫抑制过度有关,建议主动下调免疫抑制强度,病情较重时可以短时间暂停免疫抑制剂(推荐强度 D,证据等级 5)。

**推荐意见 21:**需要减少或停止免疫抑制治疗时,建议首先减或停抗增殖类药物,其次在 TDM 监测下适当减量 CNI 药物,停药需慎重考虑,最后严格控制激素的使用剂量。全过程应严密监测血象和淋巴细胞亚群绝对值计数等免疫指标,以及 PCT、CRP 等炎症指标,结合临床表现实时调整(推荐强度 D,证据等级 5)。

**推荐意见说明:**

感染的控制,最终依赖于机体的免疫功能,而移植后排斥反应的威胁又始终存在[149]。目前虽然有一些检测可反映受者免疫状态,例如:免疫抑制剂血药浓度、白细胞计数和分类、淋巴细胞亚群($CD3^+CD4^+,CD3^+CD8^+,CD19^+,CD56^+$ 等)计数、血浆白蛋白和球蛋白定量以及细环病毒载量等,但没有一个单独指标被证明可以明确指导感染与排斥的临床决策[150]。因此在移植感染患者的治疗过程中,需要两头兼顾,依据感染程度、排斥风险和免疫状态,通过调整免疫抑制剂实现对免疫功能的个体化的实时调控。具体对以下问题进行综合考量:

1. 是否需要降低免疫抑制强度?

考虑因素包括:

(1)免疫抑制在感染发病机制中的作用。

(2)感染可以在不降低免疫抑制的情况下解决的可能性。

(3)免疫抑制降低后移植物排斥的风险。

一般而言,如果是因为免疫抑制过度造成的机会性感染,减少免疫抑制有利于感染控制,并且排斥的风险不大。患者感染症状较重,缺乏有效抗感染药物时,应更加积极地减少甚至暂停免疫抑制剂使用[151-152]。

2. 如何降低免疫抑制强度?

免疫抑制药物由于作用机制不同,对天然免疫、获得性免疫(包括 T 细胞免疫和体液免疫)功能的影响不同(表 47-4),可能相关的感染综合征也不同(表 47-5)。因此对于不同的感染表现,应选择调整不同的免疫抑制剂类型,或在减药 / 停药时斟酌先后顺序[153]。

表 47-4　常用免疫抑制剂对不同免疫功能的差异性作用

|  | 天然免疫功能 | 细胞免疫功能 | 体液免疫功能 |
| --- | --- | --- | --- |
| CNI | 受损 + | 受损 +++ | 受损 ++ |
| MPA | 轻微受损 +/– | 受损 +++ | 受损 ++ |
| 硫唑嘌呤 | 可能受损 +/– | 受损 +++ | 受损 ++ |
| mTOR 抑制剂 | 受损 ++ | 受损 +++ | 受损 + |
| 糖皮质激素 | 受损 +++ | 受损 +++ | 受损 +++ |

注：CNI：钙调磷酸酶抑制剂；MPA：霉酚酸；mTOR 抑制剂：哺乳动物雷帕霉素靶蛋白抑制剂。

表 47-5　不同免疫抑制剂相关的感染性综合征

| 免疫抑制剂 | 相关的感染性综合征 |
| --- | --- |
| 糖皮质激素 | 细菌，真菌（PJP），乙型病毒性肝炎，伤口愈合 |
| 硫唑嘌呤 | 中性粒细胞减少，乳头状瘤病毒 |
| MPA | 早期的细菌感染，淋巴细胞减少，巨细胞病毒 |
| CNI | 疱疹病毒感染，牙龈感染，细胞内病原体（如结核分枝杆菌） |
| mTOR 抑制剂 | 伤口愈合不良，与其他免疫抑制剂协同作用加重感染，非典型间质性肺炎 |

注：PJP：耶氏肺孢子菌；CNI：钙调磷酸酶抑制剂；MPA：霉酚酸；mTOR 抑制剂：哺乳动物雷帕霉素靶蛋白抑制剂。

移植后耐药菌重症感染的救治，需要重建天然免疫功能，可以暂停抗增殖类药物制剂，糖皮质激素在某些感染中，如肺孢子虫或新冠肺炎或肺炎链球菌脑膜炎是有益的[154]，但因其对天然免疫功能的巨大影响，在细菌和真菌感染中应慎重使用[155]。

3. 何时恢复免疫抑制治疗？

①微生物转阴；② PCT，CRP 炎症指标恢复正常或接近正常；③影像学提示病灶炎症清除或明显好转；④淋巴细胞数量开始恢复（CD3 绝对值>400），可首先恢复 CNI，并密切观察，逐步恢复其他免疫抑制剂。

临床问题 15：如何确定肾移植受者抗感染疗程？

推荐意见 22：建议肾移植受者尿路感染的疗程稍长于普通人群，对于其他部位感染的疗程，建议根据体温、血象、病原学、影像学、感染部位、炎症指标、免疫抑制水平等因素综合考虑（推荐强度 D，证据等级 5）。

推荐意见说明：

目前尚缺乏明确的关于肾移植受者出现合并细菌真菌感染时抗感染治疗疗程具体天数的临床证据。对于普通人群感染，抗感染治疗疗程通常取决于感染部位、病灶是否得到充分引流，以及病原体的耐药性。近年来开展了一系列对比相对更短的疗程是否和原有指南推荐疗程预后接近的研究，结果表明，社区获得性肺炎、女性复杂性尿路感染、革兰氏阴性菌血流感染、皮肤软组织感染在诊断明确、合理抗菌药物治疗、临床表现改善的情况下，短疗程和长疗程结果相近[156]，但这些研究中，实体器官受者，尤其是肾移植受者患者占比较少。两项研究均对比了 7d 对照 14d 疗程治疗非复杂性肠杆菌目细菌血流感染的预后，结果两组接近。其中，Yahav 的研究纳入了 51/604（8.4%）的 SOT 患者和 150/604（24.8%）的免疫抑制患者，Molina 等的研究纳入了 11/247（4.5%）的 SOT 患者和 31/247

(12.6%)的免疫抑制患者[157-158]。Nachman 等的回顾性研究报道了肾移植受者复杂性尿路感染短疗程(6~10d)对照长疗程(11~21d)的抗感染治疗疗程,患者 30d 病死率和 180d 感染复发率接近,但该研究是一个回顾性研究,接受长疗程患者往往距离接受移植的时间更短[159]。总的来说,对于 SOT 患者,建议决定抗感染治疗疗程时考虑更多细节因素,包括移植器官种类、免疫抑制程度、移植后的时间及抗排异治疗方案等。国外有指南推荐移植患者尿路感染的抗感染治疗疗程为单纯性膀胱炎 5~7d,肾盂肾炎或复杂性尿路感染 14~21d,均较普通人群为长[158,160]。

**临床问题 16:肾移植受者耐药菌感染能否采用噬菌体治疗?**

**推荐意见 23:**噬菌体治疗目前仍处于临床试验阶段,对于肾移植术后耐药性、难治性细菌感染,有条件时可尝试应用(推荐强度 D,证据等级 5)。

**推荐意见说明:**

噬菌体治疗(bacteriophage therapy 或简称 phage therapy)是利用裂解性噬菌体治疗细菌病原体引起的感染性疾病。自 2016 年美国噬菌体治疗开创性案例以来[161],越来越多的报道证实了噬菌体治疗在耐药细菌感染救治中的价值[162]。2022 年柳叶刀传染病子刊发表的综述论文显示:与常规治疗的对照组相比,噬菌体治疗更安全(7.5% 的不良反应率,低于对照组的 14.9%),更有效(78.8% 的临床症状改善率,高于对照组的 50.0%),噬菌体治疗清除靶细菌的比例高达 86.7%[163]。

截至目前,除俄罗斯、格鲁吉亚等国有噬菌体药品上市外,噬菌体治疗目前在其他国家均处于临床试验阶段[164]。噬菌体治疗肺移植相关感染已有较多报道[165],但在肾移植感染中的报道较少。在 2019—2023 年报道的 3 例噬菌体治疗肾移植术后感染案例中,2 例病原菌为产 ESBL 的肺炎克雷伯菌,1 例为产 ESBL 的大肠埃希菌;感染部位包括尿路感染、血流感染和附睾感染;给药方式包括静脉注射、口服、膀胱灌注和直肠栓剂;噬菌体治疗过程中均未观察到不良反应,在随访的 1~4 年期间均未有复发[166-168]。本共识查阅了上海申康医院发展中心资助的《噬菌体精准治疗超级细菌感染的临床研究(SHDC2020CR2028B)》数据。该项目登记的 80 例噬菌体治疗中,靶细菌包括 CRKP、CRAB、CRPA、嗜麦芽窄食单胞菌、粪肠球菌、金黄色葡萄球菌和大肠埃希菌。共有 11 例肾移植术后感染:其中腹腔/手术部位感染 5 例,尿路感染 4 例,尿路合并肺部感染 2 例;噬菌体给药方式为引流管腹腔冲洗,导尿管膀胱灌注,伤口湿敷和肺部雾化吸入;治疗期间仅 1 例患者记录到发热,未出现其他不良反应;经噬菌体治疗后 4 例靶细菌清除出院,3 例靶细菌未清除但临床症状好转出院,4 例无法评估(治疗前目标细菌已转阴或治疗后未按设计时间点送检)。

基于已发表的专家建议[169],结合肾移植相关细菌感染的特点,专家组认为,噬菌体治疗的适应证为:有明确的细菌培养结果且满足以下三个条件之一:对碳青霉烯类或三代头孢类抗生素耐药,使用敏感性抗生素治疗超过一个疗程无法治愈,敏感性抗生素使用受限(如患者过敏、药物器官毒性等问题)。禁忌证为:未匹配到针对患者病原菌的烈性噬菌体或噬菌体体外裂解效果不佳;噬菌体给药本身(雾化吸入、置管、灌注、湿敷)的禁忌证;未通过伦理审核的临床试验或患者拒绝接受噬菌体治疗。噬菌体治疗给药途径可参照液体剂型抗生素的给药方法,主要为经导尿管/引流管灌注给药、雾化吸入、经注射器浅表脓腔给药和湿敷给药。除了急性呼吸道感染每轮治疗疗程为 1d 外,对于尿路感染、腹腔感染、浅表感染或慢性呼吸道感染,每轮治疗疗程为 3d。每天的噬菌体治疗给药 2 次,间隔 4~12h。

符合条件的患者可入组噬菌体治疗临床试验或开展基于个案同情伦理快速审批的噬菌体治疗。在国外报道的实体器官移植感染噬菌体治疗案例中,噬菌体静脉注射是常用给药途径[165-166]。静脉注射噬菌体可能会激活人体中和抗体免疫,从而影响噬菌体治疗效果,而部分研究认为,移植患者的免疫抑制状态可能有利于噬菌体对病原菌的清除[170]。不过,由于噬菌体制备过程中需裂解细菌导致内毒素残留,静脉给药对噬菌体制备工艺中的内毒素去除有较高要求。截至目前,我国尚未有静脉注射噬菌体的案例报道。

噬菌体可用于预防、诊断和治疗肾移植术后耐药菌感染[171-172]。但仍需要更多的临床研究,特别是供者来源细菌感染的预防和噬菌体治疗随机对照临床试验,这些研究和相关产品、技术的获批上市将真正推动噬菌体在肾移植相关耐药细菌感染防控的应用。

## 三、小结

多重耐药细菌感染是肾移植受者术后的严重威胁。本指南根据现有国内外文献及相关指南,针对细菌耐药机制,着重围绕现有主要抗生素选择和应用,结合肾移植受者特点,对抗感染治疗和免疫抑制剂调整注意事项,给出了较为详细的循证推荐,旨在通过循证指导临床实践,提高我国肾移植受者耐药菌感染的临床诊疗水平。本指南部分临床问题推荐意见目前还缺乏有力的循证医学证据,同时各种新的治疗药物和使用方法在不断推出,在今后的临床诊疗过程中仍需多学科联合进行高质量临床研究,以提供更多的循证医学证据,不断补充完善本指南。

**执笔作者:** 赵闻雨(中国人民解放军海军军医大学附属第一附属医院),徐溯(复旦大学附属华山医院),崔瑜(浙江大学第一附属医院)、吴楠楠(上海市噬菌体研究所)

**通信作者:** 张雷(中国人民解放军海军军医大学第一附属医院),黄海辉(复旦大学附属华山医院),吴建永(浙江大学医学院第一附属医院),林俊(首都医科大学附属北京友谊医院)

**主审专家:** 薛武军(西安交通大学第一附属医院),门同义(内蒙古医科大学附属医院),朱有华(中国人民解放军海军军医大学第一附属医院),陈刚(华中科技大学同济医学院附属同济医院)

**审稿专家:** 王长希(中山大学附属第一医院),田普训(西安交通大学第一附属医院),朱兰(华中科技大学同济医学院附属同济医院),朱同玉(复旦大学附属中山医院),刘龙山(中山大学附属第一医院),刘洪涛(中国科学技术大学附属第一医院),李新长(江西省人民医院),张明(上海交通大学医学院附属仁济医院),林俊(首都医科大学附属北京友谊医院),林涛(四川大学华西医院),尚文俊(郑州大学第一附属医院),周洪澜(吉林大学第一医院),郑瑾(西安交通大学第一附属医院),胡小鹏(首都医科大学附属北京朝阳医院),董建辉(广西医科大学第二附属医院),曾力(中国人民解放军海军军医大学第一附属医院)

## 参考文献

[ 1 ] G. PATEL, M. M. RANA, S. HUPRIKAR. Multidrug-resistant bacteria in organ transplantation: an emerging threat with limited therapeutic options [J]. Curr Infect Dis Rep, 2013, 15 (6): 504-513.

[ 2 ] 李钢, 石炳毅, 巨春蓉. 器官移植术后耐药菌感染诊疗技术规范 (2019 版)[J]. 器官移植, 2019, 10 (4): 352-358.

[ 3 ] C. VAN DELDEN, S. STAMPF, H. H. HIRSCH, et al. Burden and timeline of infectious diseases in the first year after solid organ transplantation in the Swiss transplant cohort study [J]. Clin Infect Dis, 2020, 71 (7): e159-e169.

[ 4 ] 李钢, 石炳毅, 巨春蓉, 等. 实体器官移植术后感染诊疗技术规范 (2019 版)——总论与细菌性肺炎 [J]. 器官移植, 2019, 10 (4): 343-351.

［5］ I. ORIOL, N. SABÉ, A. F. SIMONETTI, et al. Changing trends in the aetiology, treatment and outcomes of bloodstream infection occurring in the first year after solid organ transplantation: a single-centre prospective cohort study [J]. Transpl Int, 2017, 30 (9): 903-913.

［6］ M. N. AL-HASAN, R. R. RAZONABLE, J. E. ECKEL-PASSOW, et al. Incidence rate and outcome of gram-negative bloodstream infection in solid organ transplant recipients [J]. Am J Transplant, 2009, 9 (4): 835-843.

［7］ L. LINARES, J. F. GARCÍA-GOEZ, C. CERVERA, et al. Early bacteremia after solid organ transplantation [J]. Transplant Proc, 2009, 41 (6): 2262-2264.

［8］ L. LINARES, C. CERVERA, F. COFÁN, et al. Risk factors for infection with extended-spectrum and AmpC beta-lactamase-producing gram-negative rods in renal transplantation [J]. Am J Transplant, 2008, 8 (5): 1000-1005.

［9］ E. B. AGUIAR, L. C. MACIEL, M. HALPERN, et al. Outcome of bacteremia caused by extended-spectrum β-lactamase-producing Enterobacteriaceae after solid organ transplantation [J]. Transplant Proc, 2014, 46 (6): 1753-1756.

［10］ C. BELLIER, F. BERT, F. DURAND, et al. Risk factors for Enterobacteriaceae bacteremia after liver transplantation [J]. Transpl Int, 2008, 21 (8): 755-763.

［11］ B. PILMIS, A. SCEMLA, O. JOIN-LAMBERT, et al. ESBL-producing enterobacteriaceae-related urinary tract infections in kidney transplant recipients: incidence and risk factors for recurrence [J]. Infect Dis (Lond), 2015, 47 (10): 714-718.

［12］ J. GOŁĘBIEWSKA, A. TARASEWICZ, A. DĘBSKA-ŚLIZIEŃ, et al. Klebsiella spp urinary tract infections during first year after renal transplantation [J]. Transplant Proc, 2014, 46 (8): 2748-2751.

［13］ H. S. PINHEIRO, A. M. MITUIASSU, M. CARMINATTI, et al. Urinary tract infection caused by extended-spectrum beta-lactamase-producing bacteria in kidney transplant patients [J]. Transplant Proc, 2010, 42 (2): 486-487.

［14］ M. ALEVIZAKOS, D. NASIOUDIS, E. MYLONAKIS. Urinary tract infections caused by ESBL-producing Enterobacteriaceae in renal transplant recipients: a systematic review and meta-analysis [J]. Transpl Infect Dis, 2017, 19 (6): 10. 1111.

［15］ T. Y. MEN, J. N. WANG, H. LI, et al. Prevalence of multidrug-resistant gram-negative bacilli producing extended-spectrum β-lactamases (ESBLs) and ESBL genes in solid organ transplant recipients [J]. Transpl Infect Dis, 2013, 15 (1): 14-21.

［16］ S. M. POUCH, G. PATEL. Multidrug-resistant gram-negative bacterial infections in solid organ transplant recipients-guidelines from the American Society of Transplantation Infectious Diseases Community of Practice [J]. Clin Transplant, 2019, 33 (9): e13594.

［17］ M. GIANNELLA, M. BARTOLETTI, M. CONTI, et al. Carbapenemase-producing Enterobacteriaceae in transplant patients [J]. J Antimicrob Chemother, 2021, 76 (Suppl 1): i27-i39.

［18］ 汪复, 张婴元, 实用抗感染治疗学. 2 版 [M]. 北京: 人民卫生出版社, 2020.

［19］ M. CASTANHEIRA, J. H. KIMBROUGH, S. DEVRIES, et al. Trends of β-lactamase occurrence among Escherichia coli and klebsiella pneumoniae in United States hospitals during a 5-year period and activity of antimicrobial agents against isolates stratified by β-lactamase type [J]. Open Forum Infect Dis, 2023, 10 (2): ofad038.

［20］ B. BEDENIĆ, T. MEŠTROVIĆ. Mechanisms of resistance in gram-negative urinary pathogens: from country-specific molecular insights to global clinical relevance [J]. Diagnostics (Basel), 2021, 11 (5): 800.

［21］ T. SAWA, K. KOOGUCHI, K. MORIYAMA. Molecular diversity of extended-spectrum β-lactamases and carbapenemases, and antimicrobial resistance [J]. J Intensive Care, 2020, 8: 13.

［22］ CHINET2023 年上半年细菌耐药监测结果 [EB/OL].(2023-08-28)[2023-12-20].

［23］ A. M. DARIE, N. KHANNA, K. JAHN, et al. Fast multiplex bacterial PCR of bronchoalveolar lavage for antibiotic stewardship in hospitalised patients with pneumonia at risk of gram-negative bacterial infection (Flagship Ⅱ): a multicentre, randomised controlled trial [J]. Lancet Respir Med, 2022, 10 (9): 877-887.

［24］ 李大伟, 高芳, 陈若洋, 等. GeneXpert 联合灌洗液培养在肾移植供者来源 CRKP 检测中的临床应用 [J]. 中华器官移植杂志, 2020, 41 (4): 232-236.

［25］ 中华医学会检验医学分会临床微生物学组, 中华医学会微生物学与免疫学分会临床微生物学组, 中国医疗保健国际交流促进会临床微生物与感染分会. 宏基因组高通量测序技术应用于感染性疾病病原检测中国专家共识

[J]. 中华检验医学杂志, 2021 (2): 107-120.

［26］ L. CHAO, J. LI, Y. ZHANG, et al. Application of next generation sequencing-based rapid detection platform for microbiological diagnosis and drug resistance prediction in acute lower respiratory infection [J]. Ann Transl Med, 2020, 8 (24): 1644.

［27］ M. ZENG, J. XIA, Z. ZONG, et al. Guidelines for the diagnosis, treatment, prevention and control of infections caused by carbapenem-resistant gram-negative bacilli [J]. J Microbiol Immunol Infect, 2023, 56 (4): 653-671.

［28］ 喻华, 徐雪松, 李敏, 等. 肠杆菌目细菌碳青霉烯酶的实验室检测和临床报告规范专家共识 ( 第二版)[J]. 中国感染与化疗杂志, 2022, 22 (4): 463-474.

［29］ M. BOATTINI, G. BIANCO, M. IANNACCONE, et al. Detection of carbapenemase and CTX-M encoding genes directly from bronchoalveolar lavage using the CRE and ESBL ELITe MGB assays: toward early and optimal antibiotic therapy management of critically Ⅲ patients with pneumonia [J]. Microb Drug Resist, 2021, 27 (2): 241-246.

［30］ M. J. SATLIN, L. CHEN, A. GOMEZ-SIMMONDS, et al. Impact of a rapid molecular test for klebsiella pneumoniae carbapenemase and ceftazidime-avibactam use on outcomes after bacteremia caused by carbapenem-resistant enterobacterales [J]. Clin Infect Dis, 2022, 75 (12): 2066-2075.

［31］ 周华, 李光辉, 陈佰义, 等. 中国产超广谱 β- 内酰胺酶肠杆菌科细菌感染应对策略专家共识 [J]. 中华医学杂志, 2014 (24): 1847-1856.

［32］ 《 B- 内酰胺类抗生素/ B- 内酰胺酶抑制剂复方制剂临床应用专家共识》编写专家组. β- 内酰胺类抗生素/β- 内酰胺酶抑制剂复方制剂临床应用专家共识 (2020 年版)[J]. 中华医学杂志, 2020 (10): 738-747.

［33］ P. D. TAMMA, S. L. AITKEN, R. A. BONOMO, et al. Infectious Diseases Society of America 2023 guidance on the treatment of antimicrobial resistant gram-negative infections [J]. Clin Infect Dis, 2023.

［34］ P. N. A. HARRIS, P. A. TAMBYAH, D. C. LYE, et al. Effect of piperacillin-tazobactam vs meropenem on 30-day mortality for patients with E coli or klebsiella pneumoniae bloodstream infection and ceftriaxone resistance: a randomized clinical trial [J]. Jama, 2018, 320 (10): 984-994.

［35］ B. L. DE JONGE, J. A. KARLOWSKY, K. M. KAZMIERCZAK, et al. In vitro susceptibility to ceftazidime-avibactam of carbapenem-nonsusceptible Enterobacteriaceae isolates collected during the INFORM global surveillance study (2012 to 2014)[J]. Antimicrob Agents Chemother, 2016, 60 (5): 3163-3169.

［36］ I. SPILIOPOULOU, K. KAZMIERCZAK, G. G. STONE. In vitro activity of ceftazidime/avibactam against isolates of carbapenem-non-susceptible Enterobacteriaceae collected during the INFORM global surveillance programme (2015-17)[J]. J Antimicrob Chemother, 2020, 75 (2): 384-391.

［37］ R. HAN, Q. SHI, S. WU, et al. Dissemination of carbapenemases (KPC, NDM, OXA-48, IMP, and VIM) among carbapenem-resistant Enterobacteriaceae isolated from adult and children patients in China [J]. Front Cell Infect Microbiol, 2020, 10: 314.

［38］ P. YANG, Y. LI, X. WANG, et al. Efficacy and safety of ceftazidime-avibactam versus polymyxins in the treatment of carbapenem-resistant Enterobacteriaceae infection: a systematic review and meta-analysis [J]. BMJ Open, 2023, 13 (5): e070491.

［39］ J. CHEN, Q. HU, P. ZHOU, et al. Ceftazidime-avibactam versus polymyxins in treating patients with carbapenem-resistant Enterobacteriaceae infections: a systematic review and meta-analysis [J]. Infection, 2024, 52 (1): 19-28.

［40］ M. FALCONE, G. L. DAIKOS, G. TISEO, et al. Efficacy of ceftazidime-avibactam plus aztreonam in patients with bloodstream infections caused by metallo-β-lactamase-producing Enterobacterales [J]. Clin Infect Dis, 2021, 72 (11): 1871-1878.

［41］ 中国碳青霉烯耐药肠杆菌科细菌感染诊治与防控专家共识编写组, 中国医药教育协会感染疾病专业委员会, 中华医学会细菌感染与耐药防控专业委员会. 中国碳青霉烯耐药肠杆菌科细菌感染诊治与防控专家共识 [J]. 中华医学杂志, 2021 (36): 2850-2860.

［42］ L. ZHA, L. PAN, J. GUO, et al. Effectiveness and safety of high dose tigecycline for the treatment of severe infections: a systematic review and meta-analysis [J]. Adv Ther, 2020, 37 (3): 1049-1064.

［43］ 临床常用四环素类药物合理应用多学科专家共识编写组, 中华预防医学会医院感染控制分会, 中国药理学会临床药理分会. 临床常用四环素类药物合理应用多学科专家共识 [J]. 中华医学杂志, 2023 (30): 2281-2296.

［44］ X. SHI, C. ZUO, L. YU, et al. Real-world data of tigecycline-associated drug-induced liver injury among patients in China: a 3-year retrospective study as assessed by the updated RUCAM [J]. Front Pharmacol, 2021, 12: 761167.

［45］ N. CUI, H. CAI, Z. LI, et al. Tigecycline-induced coagulopathy: a literature review [J]. Int J Clin Pharm, 2019, 41 (6): 1408-1413.

［46］ J. F. TIMSIT, E. RUPPÉ, F. BARBIER, et al. Bloodstream infections in critically ill patients: an expert statement [J]. Intensive Care Med, 2020, 46 (2): 266-284.

［47］ Y. LI, L. CUI, F. XUE, et al. Synergism of eravacycline combined with other antimicrobial agents against carbapenem-resistant Enterobacteriaceae and acinetobacter baumannii [J]. J Glob Antimicrob Resist, 2022, 30: 56-59.

［48］ G. L. XIA, R. L. JIANG. Efficacy and safety of polymyxin B in carbapenem-resistant gram-negative organisms infections [J]. BMC Infect Dis, 2021, 21 (1): 1034.

［49］ G. L. XIA, X. XU, X. B. YOU, et al. Efficacy and nephrotoxicity of polymyxin B in elderly patients with carbapenem resistant bacterial infection [J]. Ann Clin Microbiol Antimicrob, 2023, 22 (1): 101.

［50］ Q. LU, G. H. LI, Q. QU, et al. Clinical efficacy of polymyxin B in patients infected with carbapenem-resistant organisms [J]. Infect Drug Resist, 2021, 14: 1979-1988.

［51］ D. PENG, F. ZHANG, Y. CHEN, et al. Efficacy and safety of colistin sulfate in the treatment of infections caused by carbapenem-resistant organisms: a multicenter retrospective cohort study [J]. J Thorac Dis, 2023, 15 (4): 1794-1804.

［52］ Y. WU, S. JIANG, D. LI, et al. Clinical efficacy and safety of colistin sulfate in the treatment of carbapenem-resistant organism infections in patients with hematological diseases [J]. Infect Dis Ther, 2024, 13 (1): 141-154.

［53］ X. LU, C. ZHONG, Y. LIU, et al. Efficacy and safety of polymyxin E sulfate in the treatment of critically ill patients with carbapenem-resistant organism infections [J]. Front Med (Lausanne), 2022, 9: 1067548.

［54］ M. HAO, Y. YANG, Y. GUO, et al. Combination regimens with colistin sulfate versus colistin sulfate monotherapy in the treatment of infections caused by carbapenem-resistant gram-negative bacilli [J]. Antibiotics (Basel), 2022, 11 (10): 1440.

［55］ S. W. S. YAPA, J. LI, K. PATEL, et al. Pulmonary and systemic pharmacokinetics of inhaled and intravenous colistin methanesulfonate in cystic fibrosis patients: targeting advantage of inhalational administration [J]. Antimicrob Agents Chemother, 2014, 58 (5): 2570-2579.

［56］ B. T. TSUJI, J. M. POGUE, A. P. ZAVASCKI, et al. International consensus guidelines for the optimal use of the polymyxins: endorsed by the American College of Clinical Pharmacy (ACCP), European Society of Clinical Microbiology and Infectious Diseases (ESCMID), Infectious Diseases Society of America (IDSA), International Society for Anti-infective Pharmacology (ISAP), Society of Critical Care Medicine (SCCM), and Society of Infectious Diseases Pharmacists (SIDP)[J]. Pharmacotherapy, 2019, 39 (1): 10-39.

［57］ M. TUMBARELLO, E. M. TRECARICHI, A. CORONA, et al. Efficacy of ceftazidime-avibactam salvage therapy in patients with infections caused by Klebsiella pneumoniae carbapenemase-producing K. pneumoniae [J]. Clin Infect Dis, 2019, 68 (3): 355-364.

［58］ M. TUMBARELLO, F. RAFFAELLI, M. GIANNELLA, et al. Ceftazidime-avibactam use for Klebsiella pneumoniae carbapenemase-producing K. pneumoniae Infections: a retrospective observational multicenter study [J]. Clin Infect Dis, 2021, 73 (9): 1664-1676.

［59］ O. LIMA, A. SOUSA, R. LONGUEIRA-SUÁREZ, et al. Ceftazidime-avibactam treatment in bacteremia caused by OXA-48 carbapenemase-producing Klebsiella pneumoniae [J]. Eur J Clin Microbiol Infect Dis, 2022, 41 (9): 1173-1182.

［60］ J. J. CASTÓN, A. CANO, I. PÉREZ-CAMACHO, et al. Impact of ceftazidime/avibactam versus best available therapy on mortality from infections caused by carbapenemase-producing Enterobacterales (CAVICOR study)[J]. J Antimicrob Chemother, 2022, 77 (5): 1452-1460.

［61］ A. SOUSA, M. T. PÉREZ-RODRÍGUEZ, A. SOTO, et al. Effectiveness of ceftazidime/avibactam as salvage therapy for treatment of infections due to OXA-48 carbapenemase-producing Enterobacteriaceae [J]. J Antimicrob Chemother, 2018, 73 (11): 3170-3175.

［62］ J. CHEN, Y. LIU, W. JIA, et al. In vitro activities of aztreonam-avibactam, eravacycline, cefoselis, and other comparators against clinical Enterobacterales isolates: a multicenter study in China, 2019 [J]. Microbiol Spectr, 2023, 11 (3): e0487322.

［63］ T. P. LODISE, J. N. O'DONNELL, S. RAJA, et al. Safety of ceftazidime-avibactam in combination with aztreonam (COMBINE) in a phase I, open-label study in healthy adult volunteers [J]. Antimicrob Agents Chemother, 2022, 66 (12): e0093522.

［64］ Y. WANG, J. WANG, R. WANG, et al. Resistance to ceftazidime-avibactam and underlying mechanisms [J]. J Glob Antimicrob Resist, 2020, 22: 18-27.

［65］ 丁丽, 陈佰义, 李敏, 等. 碳青霉烯类耐药革兰氏阴性菌联合药敏试验及报告专家共识 [J]. 中国感染与化疗杂志, 2023, 23 (1): 80-90.

［66］ Y. CAI, D. CHAI, R. WANG, et al. Colistin resistance of acinetobacter baumannii: clinical reports, mechanisms and antimicrobial strategies [J]. J Antimicrob Chemother, 2012, 67 (7): 1607-1615.

［67］ O. M. EL-HALFAWY, M. A. VALVANO. Antimicrobial heteroresistance: an emerging field in need of clarity [J]. Clin Microbiol Rev, 2015, 28 (1): 191-207.

［68］ J. S. HAWLEY, C. K. MURRAY, J. H. JORGENSEN. Colistin heteroresistance in acinetobacter and its association with previous colistin therapy [J]. Antimicrob Agents Chemother, 2008, 52 (1): 351-352.

［69］ 张思琴, 卢鸿, 曹建明, 等. 体外联合用药对黏菌素异质性耐药鲍曼不动杆菌的抗菌活性研究 [J]. 中华微生物学和免疫学杂志, 2018 (8): 593-598.

［70］ G. TISEO, G. BRIGANTE, D. R. GIACOBBE, et al. Diagnosis and management of infections caused by multidrug-resistant bacteria: guideline endorsed by the Italian Society of Infection and Tropical Diseases (SIMIT), the Italian Society of Anti-Infective Therapy (SITA), the Italian Group for Antimicrobial Stewardship (GISA), the Italian Association of Clinical Microbiologists (AMCLI) and the Italian Society of Microbiology (SIM)[J]. Int J Antimicrob Agents, 2022, 60 (2): 106611.

［71］ M. F. A. ABDELSALAM, M. S. ABDALLA, H. S. E. EL-ABHAR. Prospective, comparative clinical study between high-dose colistin monotherapy and colistin-meropenem combination therapy for treatment of hospital-acquired pneumonia and ventilator-associated pneumonia caused by multidrug-resistant Klebsiella pneumoniae [J]. J Glob Antimicrob Resist, 2018, 15: 127-135.

［72］ M. E. FALAGAS, P. LOURIDA, P. POULIKAKOS, et al. Antibiotic treatment of infections due to carbapenem-resistant Enterobacteriaceae: systematic evaluation of the available evidence [J]. Antimicrob Agents Chemother, 2014, 58 (2): 654-663.

［73］ A. P. MAGIORAKOS, A. SRINIVASAN, R. B. CAREY, et al. Multidrug-resistant, extensively drug-resistant and pandrug-resistant bacteria: an international expert proposal for interim standard definitions for acquired resistance [J]. Clin Microbiol Infect, 2012, 18 (3): 268-281.

［74］ 中华医学会呼吸病学分会感染学组. 中国铜绿假单胞菌下呼吸道感染诊治专家共识 (2022 年版)[J]. 中华结核和呼吸杂志, 2022 (8): 739-752.

［75］ Z. R. ZENG, W. P. WANG, M. HUANG, et al. Mechanisms of carbapenem resistance in cephalosporin-susceptible Pseudomonas aeruginosa in China [J]. Diagn Microbiol Infect Dis, 2014, 78 (3): 268-270.

［76］ E. H. CAMPANA, D. E. XAVIER, F. V. PETROLINI, et al. Carbapenem-resistant and cephalosporin-susceptible: a worrisome phenotype among Pseudomonas aeruginosa clinical isolates in Brazil [J]. Braz J Infect Dis, 2017, 21 (1): 57-62.

［77］ S. LI, X. JIA, C. LI, et al. Carbapenem-resistant and cephalosporin-susceptible Pseudomonas aeruginosa: a notable phenotype in patients with bacteremia [J]. Infect Drug Resist, 2018, 11: 1225-1235.

［78］ R. ZAIDENSTEIN, A. MILLER, R. TAL-JASPER, et al. Therapeutic management of Pseudomonas aeruginosa bloodstream infection non-susceptible to carbapenems but susceptible to "old" cephalosporins and/or to penicillins [J]. Microorganisms, 2018, 6 (1): 9.

［79］ Y. KHALILI, M. YEKANI, H. R. GOLI, et al. Characterization of carbapenem-resistant but cephalosporin-susceptible Pseudomonas aeruginosa [J]. Acta Microbiol Immunol Hung, 2019, 66 (4): 529-540.

［80］ M. GAJDÁCS. Carbapenem-resistant but cephalosporin-susceptible Pseudomonas aeruginosa in urinary tract infections: opportunity for colistin sparing [J]. Antibiotics (Basel), 2020, 9 (4): 153.

［81］ C. M. GILL, E. AKTAŞ, W. ALFOUZAN, et al. Elevated MICs of susceptible antipseudomonal cephalosporins in non-carbapenemase-producing, carbapenem-resistant Pseudomonas aeruginosa: implications for dose optimization [J]. Antimicrob Agents Chemother, 2021, 65 (11): e0120421.

［82］ Y. GUO, R. HAN, B. JIANG, et al. In vitro activity of new β-lactam-β-lactamase inhibitor combinations and comparators against clinical isolates of gram-negative bacilli: results from the China Antimicrobial Surveillance Network (CHINET) in 2019 [J]. Microbiol Spectr, 2022, 10 (4): e0185422.

［83］ C. XU, F. ZENG, Y. HUANG, et al. Clinical efficacy of ceftazidime/avibactam combination therapy for severe hospital-acquired pulmonary infections caused by carbapenem-resistant and difficult-to-treat Pseudomonas aeruginosa [J]. Int J Antimicrob Agents, 2024, 63 (1): 107021.

［84］ H. YAO, W. ZHAO, D. JIAO, et al. Global distribution, dissemination and overexpression of potent multidrug efflux pump RE-CmeABC in Campylobacter jejuni [J]. J Antimicrob Chemother, 2021, 76 (3): 596-600.

［85］ 陈佰义, 何礼贤, 胡必杰, 等. 中国鲍曼不动杆菌感染诊治与防控专家共识 [J]. 中华医学杂志, 2012 (2): 76-85.

［86］ J. R. LENHARD, N. M. SMITH, Z. P. BULMAN, et al. High-dose ampicillin-sulbactam combinations combat polymyxin-resistant Acinetobacter baumannii in a hollow-fiber infection model [J]. Antimicrob Agents Chemother, 2017, 61 (3): e01268-1316.

［87］ J. C. ABDUL-MUTAKABBIR, J. YIM, L. NGUYEN, et al. In vitro synergy of Colistin in combination with meropenem or tigecycline against carbapenem-resistant Acinetobacter baumannii [J]. Antibiotics (Basel), 2021, 10 (7): 880.

［88］ M. BEGANOVIC, K. E. DAFFINEE, M. K. LUTHER, et al. Minocycline alone and in combination with polymyxin B, meropenem, and sulbactam against carbapenem-susceptible and-resistant Acinetobacter baumannii in an in vitro pharmacodynamic model [J]. Antimicrob Agents Chemother, 2021, 65 (3): e01680-1720.

［89］ M. J. RODRÍGUEZ-HERNÁNDEZ, L. CUBEROS, C. PICHARDO, et al. Sulbactam efficacy in experimental models caused by susceptible and intermediate Acinetobacter baumannii strains [J]. J Antimicrob Chemother, 2001, 47 (4): 479-482.

［90］ S. Y. JUNG, S. H. LEE, S. Y. LEE, et al. Antimicrobials for the treatment of drug-resistant Acinetobacter baumannii pneumonia in critically ill patients: a systemic review and Bayesian network meta-analysis [J]. Crit Care, 2017, 21 (1): 319.

［91］ J. LIU, Y. SHU, F. ZHU, et al. Comparative efficacy and safety of combination therapy with high-dose sulbactam or colistin with additional antibacterial agents for multiple drug-resistant and extensively drug-resistant Acinetobacter baumannii infections: a systematic review and network meta-analysis [J]. J Glob Antimicrob Resist, 2021, 24: 136-147.

［92］ S. F. ASSIMAKOPOULOS, V. KARAMOUZOS, A. LEFKADITI, et al. Triple combination therapy with high-dose ampicillin/sulbactam, high-dose tigecycline and colistin in the treatment of ventilator-associated pneumonia caused by pan-drug resistant Acinetobacter baumannii: a case series study [J]. Infez Med, 2019, 27 (1): 11-16.

［93］ C. C. LAI, C. C. CHEN, Y. C. LU, et al. In vitro activity of cefoperazone and cefoperazone-sulbactam against carbapenem-resistant Acinetobacter baumannii and Pseudomonas aeruginosa [J]. Infect Drug Resist, 2019, 12: 25-29.

［94］ L. WANG, Y. CHEN, R. HAN, et al. Sulbactam enhances in vitro activity of β-lactam antibiotics against Acinetobacter baumannii [J]. Infect Drug Resist, 2021, 14: 3971-3977.

［95］ H. AYDEMIR, D. AKDUMAN, N. PISKIN, et al. Colistin vs. the combination of colistin and rifampicin for the treatment of carbapenem-resistant Acinetobacter baumannii ventilator-associated pneumonia [J]. Epidemiol Infect, 2013, 141 (6): 1214-1222.

［96］ E. DURANTE-MANGONI, G. SIGNORIELLO, R. ANDINI, et al. Colistin and rifampicin compared with colistin alone for the treatment of serious infections due to extensively drug-resistant Acinetobacter baumannii: a multicenter, randomized clinical trial [J]. Clin Infect Dis, 2013, 57 (3): 349-358.

［97］ R. SIRIJATUPHAT, V. THAMLIKITKUL. Preliminary study of colistin versus colistin plus fosfomycin for treatment of carbapenem-resistant Acinetobacter baumannii infections [J]. Antimicrob Agents Chemother, 2014, 58 (9): 5598-

5601.

[98] D. MAKRIS, E. PETINAKI, V. TSOLAKI, et al. Colistin versus colistin combined with ampicillin-sulbactam for multiresistant Acinetobacter baumannii ventilator-associated pneumonia treatment: an open-label prospective study [J]. Indian J Crit Care Med, 2018, 22 (2): 67-77.

[99] M. PAUL, G. L. DAIKOS, E. DURANTE-MANGONI, et al. Colistin alone versus colistin plus meropenem for treatment of severe infections caused by carbapenem-resistant gram-negative bacteria: an open-label, randomised controlled trial [J]. Lancet Infect Dis, 2018, 18 (4): 391-400.

[100] H. J. PARK, J. H. CHO, H. J. KIM, et al. Colistin monotherapy versus colistin/rifampicin combination therapy in pneumonia caused by colistin-resistant Acinetobacter baumannii: a randomised controlled trial [J]. J Glob Antimicrob Resist, 2019, 17: 66-71.

[101] KEITH KAYE, KEITH KAYE, M. D., et al. Trial for the treatment of extensively drug-resistant gram-negative bacilli (overcome)[EB/OL].(2022-11-14)[2023-12-20].

[102] T. F. DURAND-RÉVILLE, S. GULER, J. COMITA-PREVOIR, et al. ETX2514 is a broad-spectrum β-lactamase inhibitor for the treatment of drug-resistant gram-negative bacteria including Acinetobacter baumannii [J]. Nat Microbiol, 2017, 2: 17104.

[103] A. KARRULI, A. MIGLIACCIO, S. POURNARAS, et al. Cefiderocol and sulbactam-durlobactam against carbapenem-resistant Acinetobacter baumannii [J]. Antibiotics (Basel), 2023, 12 (12): 1729.

[104] K. S. KAYE, A. F. SHORR, R. G. WUNDERINK, et al. Efficacy and safety of sulbactam-durlobactam versus colistin for the treatment of patients with serious infections caused by Acinetobacter baumannii-calcoaceticus complex: a multicentre, randomised, active-controlled, phase 3, non-inferiority clinical trial (ATTACK)[J]. Lancet Infect Dis, 2023, 23 (9): 1072-1084.

[105] V. L. YU, T. P. FELEGIE, R. B. YEE, et al. Synergistic interaction in vitro with use of three antibiotics simultaneously against Pseudomonas maltophilia [J]. J Infect Dis, 1980, 142 (4): 602-607.

[106] S. A. ZELENITSKY, H. IACOVIDES, R. E. ARIANO, et al. Antibiotic combinations significantly more active than monotherapy in an in vitro infection model of Stenotrophomonas maltophilia [J]. Diagn Microbiol Infect Dis, 2005, 51 (1): 39-43.

[107] C. WEI, W. NI, X. CAI, et al. Evaluation of trimethoprim/sulfamethoxazole (SXT), minocycline, tigecycline, moxifloxacin, and ceftazidime alone and in combinations for SXT-susceptible and SXT-resistant Stenotrophomonas maltophilia by in vitro time-kill experiments [J]. PLoS One, 2016, 11 (3): e0152132.

[108] M. BIAGI, A. VIALICHKA, M. JURKOVIC, et al. Activity of cefiderocol alone and in combination with levofloxacin, minocycline, polymyxin B, or trimethoprim-sulfamethoxazole against multidrug-resistant Stenotrophomonas maltophilia [J]. Antimicrob Agents Chemother, 2020, 64 (9): e00559-20.

[109] R. R. MUDER, A. P. HARRIS, S. MULLER, et al. Bacteremia due to Stenotrophomonas (Xanthomonas) maltophilia: a prospective, multicenter study of 91 episodes [J]. Clin Infect Dis, 1996, 22 (3): 508-512.

[110] H. ARAOKA, M. BABA, C. OKADA, et al. Evaluation of trimethoprim-sulfamethoxazole based combination therapy against Stenotrophomonas maltophilia: in vitro effects and clinical efficacy in cancer patients [J]. Int J Infect Dis, 2017, 58: 18-21.

[111] M. D. SHAH, K. E. COE, Z. EL BOGHDADLY, et al. Efficacy of combination therapy versus monotherapy in the treatment of Stenotrophomonas maltophilia pneumonia [J]. J Antimicrob Chemother, 2019, 74 (7): 2055-2059.

[112] J. T. HY CHANG, N YUSOFF, H MOHAMED, et al. In vitro activity of eravacycline against extensively-drug resistant (XDR) Acinetobacter baumannii and Stenotrophomonas maltophilia [C], 31st ECCMID, 2021.

[113] 国家卫生健康委合理用药专家委员会, 耐药革兰氏阳性菌感染诊疗手册. 2 版 [M]. 北京, 人民卫生出版社, 2022.

[114] 耐甲氧西林金黄色葡萄球菌感染防治专家共识 2011 年更新版 [J]. 中华实验和临床感染病杂志 (电子版), 2011, 5 (3): 372-384.

[115] C. LIU, A. BAYER, S. E. COSGROVE, et al. Clinical practice guidelines by the Infectious Diseases Society of America for the treatment of methicillin-resistant staphylococcus aureus infections in adults and children [J]. Clin

Infect Dis, 2011, 52 (3): e18-55.

［116］ R. G. WUNDERINK, M. S. NIEDERMAN, M. H. KOLLEF, et al. Linezolid in methicillin-resistant Staphylococcus aureus nosocomial pneumonia: a randomized, controlled study [J]. Clin Infect Dis, 2012, 54 (5): 621-629.

［117］ E. RUBINSTEIN, S. CAMMARATA, T. OLIPHANT, et al. Linezolid (PNU-100766) versus vancomycin in the treatment of hospitalized patients with nosocomial pneumonia: a randomized, double-blind, multicenter study [J]. Clin Infect Dis, 2001, 32 (3): 402-412.

［118］ R. G. WUNDERINK, S. K. CAMMARATA, T. H. OLIPHANT, et al. Continuation of a randomized, double-blind, multicenter study of linezolid versus vancomycin in the treatment of patients with nosocomial pneumonia [J]. Clin Ther, 2003, 25 (3): 980-992.

［119］ H. Y. LIU, X. F. BI, Y. J. WANG, et al. Compassionate use of contezolid in a toddler with severe community-acquired pneumonia induced by Staphylococcus aureus: a case report and follow-up [J]. Front Pediatr, 2024, 12: 1321447.

［120］ K. WANG, Y. HU, Z. DUAN, et al. Severe community-acquired pneumonia caused by methicillin-sensitive Staphylococcus aureus: successfully treated with contezolid-a case report and literature review [J]. Infect Drug Resist, 2023, 16: 3233-3242.

［121］ V. G. FOWLER, JR., H. W. BOUCHER, G. R. COREY, et al. Daptomycin versus standard therapy for bacteremia and endocarditis caused by Staphylococcus aureus [J]. N Engl J Med, 2006, 355 (7): 653-665.

［122］ F. GUDIOL, J. M. AGUADO, B. ALMIRANTE, et al. Executive summary of the diagnosis and treatment of bacteremia and endocarditis due to Staphylococcus aureus. a clinical guideline from the Spanish Society of Clinical Microbiology and Infectious Diseases (SEIMC)[J]. Enferm Infecc Microbiol Clin, 2015, 33 (9): 626-632.

［123］ J. M. PERICÀS, A. MORENO, M. ALMELA, et al. Efficacy and safety of fosfomycin plus imipenem versus vancomycin for complicated bacteraemia and endocarditis due to methicillin-resistant Staphylococcus aureus: a randomized clinical trial [J]. Clin Microbiol Infect, 2018, 24 (6): 673-676.

［124］ M. PUJOL, J. M. MIRÓ, E. SHAW, et al. Daptomycin plus fosfomycin versus daptomycin alone for methicillin-resistant Staphylococcus aureus bacteremia and endocarditis: a randomized clinical trial [J]. Clin Infect Dis, 2021, 72 (9): 1517-1525.

［125］ T. C. TSENG, Y. C. CHUANG, J. L. YANG, et al. The combination of daptomycin with fosfomycin is more effective than daptomycin alone in reducing mortality of vancomycin-resistant enterococcal bloodstream infections: a retrospective, comparative cohort study [J]. Infect Dis Ther, 2023, 12 (2): 589-606.

［126］ M. C. BIRMINGHAM, C. R. RAYNER, A. K. MEAGHER, et al. Linezolid for the treatment of multidrug-resistant, gram-positive infections: experience from a compassionate-use program [J]. Clin Infect Dis, 2003, 36 (2): 159-168.

［127］ S. WANG, C. CAI, Y. SHEN, et al. In vitro activity of contezolid against methicillin-resistant Staphylococcus aureus, vancomycin-resistant Enterococcus, and strains with linezolid resistance genes from China [J]. Front Microbiol, 2021, 12: 729900.

［128］ P. CHEN, L. AN, Z. ZHANG. Sequential therapy of linezolid and contezolid to treat vancomycin-resistant Enterococcus faecium pneumonia in a centenarian patient: case report [J]. Infect Drug Resist, 2023, 16: 1573-1578.

［129］ Y. C. CHUANG, H. Y. LIN, P. Y. CHEN, et al. Daptomycin versus linezolid for the treatment of vancomycin-resistant enterococcal bacteraemia: implications of daptomycin dose [J]. Clin Microbiol Infect, 2016, 22 (10): 890. e1-890. e7.

［130］ B. S. SHUKLA, S. SHELBURNE, K. REYES, et al. Influence of minimum inhibitory concentration in clinical outcomes of Enterococcus faecium bacteremia treated with daptomycin: is it time to change the breakpoint？ [J]. Clin Infect Dis, 2016, 62 (12): 1514-1520.

［131］ F. FOOLAD, B. D. TAYLOR, S. A. SHELBURNE, et al. Association of daptomycin dosing regimen and mortality in patients with VRE bacteraemia: a review [J]. J Antimicrob Chemother, 2018, 73 (9): 2277-2283.

［132］ N. S. BRITT, E. M. POTTER, N. PATEL, et al. Comparative effectiveness and safety of standard-, medium-, and high-dose daptomycin strategies for the treatment of vancomycin-resistant Enterococcal bacteremia among veterans affairs patients [J]. Clin Infect Dis, 2017, 64 (5): 605-613.

［133］ Y. C. CHUANG, H. Y. LIN, P. Y. CHEN, et al. Effect of daptomycin dose on the outcome of vancomycin-resistant, daptomycin-susceptible Enterococcus faecium bacteremia [J]. Clin Infect Dis, 2017, 64 (8): 1026-1034.

［134］ K. HAYAKAWA, E. T. MARTIN, U. M. GUDUR, et al. Impact of different antimicrobial therapies on clinical and fiscal outcomes of patients with bacteremia due to vancomycin-resistant enterococci [J]. Antimicrob Agents Chemother, 2014, 58 (7): 3968-3975.

［135］ Y. C. CHUANG, H. Y. LIN, J. L. YANG, et al. Influence of daptomycin doses on the outcomes of VRE bloodstream infection treated with high-dose daptomycin [J]. J Antimicrob Chemother, 2022, 77 (8): 2278-2287.

［136］ M. L. BENTLEY, H. L. CORWIN, J. DASTA. Drug-induced acute kidney injury in the critically ill adult: recognition and prevention strategies [J]. Crit Care Med, 2010, 38 (6 Suppl): S169-74.

［137］ M. A. PERAZELLA, M. H. ROSNER. Drug-induced acute kidney injury [J]. Clin J Am Soc Nephrol, 2022, 17 (8): 1220-1233.

［138］ R. E. CAMPBELL, C. H. CHEN, C. L. EDELSTEIN. Overview of antibiotic-induced nephrotoxicity [J]. Kidney Int Rep, 2023, 8 (11): 2211-2225.

［139］ 中国医药教育协会感染疾病专业委员会, 中华医学会呼吸病学分会, 中华医学会重症医学分会, 等. 中国多黏菌素类抗菌药物临床合理应用多学科专家共识 [J]. 中华结核和呼吸杂志, 2021 (4): 292-310.

［140］ N. ARRAYASILLAPATORN, P. PROMSEN, K. KRITmetaPAK, et al. Colistin-induced acute kidney injury and the effect on survival in patients with multidrug-resistant gram-negative infections: significance of drug doses adjusted to ideal body weight [J]. Int J Nephrol, 2021, 2021: 7795096.

［141］ R. K. SHIELDS, R. ANAND, L. G. CLARKE, et al. Defining the incidence and risk factors of colistin-induced acute kidney injury by KDIGO criteria [J]. PLoS One, 2017, 12 (3): e0173286.

［142］ B. K. PRASANNAN, F. C. MUKTHAR, V. N. UNNI, et al. Colistin nephrotoxicity-age and baseline kidney functions hold the key [J]. Indian J Nephrol, 2021, 31 (5): 449-453.

［143］ GILBERT DAVID N., CHAMBERS HENRY F., SAAG MICHAEL S., et al. The Sanford guide to antimicrobial therapy (52th 2022 Edition)[M/OL], Antimicrobial Therapy, 2022.

［144］ B. R. GRIFFIN, S. FAUBEL, C. L. EDELSTEIN. Biomarkers of drug-induced kidney toxicity [J]. Ther Drug Monit, 2019, 41 (2): 213-226.

［145］ N. EBERT, M. G. SHLIPAK. Cystatin C is ready for clinical use [J]. Curr Opin Nephrol Hypertens, 2020, 29 (6): 591-598.

［146］ C. ETHERINGTON, M. BOSOMWORTH, I. CLIFTON, et al. Measurement of urinary N-acetyl-b-D-glucosaminidase in adult patients with cystic fibrosis: before, during and after treatment with intravenous antibiotics [J]. J Cyst Fibros, 2007, 6 (1): 67-73.

［147］ P. WILAND, J. SZECHCIŃSKI. Proximal tubule damage in patients treated with gentamicin or amikacin [J]. Pol J Pharmacol, 2003, 55 (4): 631-7.

［148］ U. S. FOOD & DRUG. Drug developement and drug interactions/table of substrates, inhibitors and inducers [EB/OL].(2023-06-05)[2023-12-20].

［149］ J. A. FISHMAN. Infection in organ transplantation [J]. Am J Transplant, 2017, 17 (4): 856-879.

［150］ T. AHLENSTIEL-GRUNOW, L. PAPE. Novel ways to monitor immunosuppression in pediatric kidney transplant recipients-underlying concepts and emerging data [J]. Mol Cell Pediatr, 2021, 8 (1): 8.

［151］ P. C. MASSAROLLO, S. MIES, E. ABDALA, et al. Immunosuppression withdrawal for treatment of severe infections in liver transplantation [J]. Transplant Proc, 1998, 30 (4): 1472-1474.

［152］ N. K. CHOU, W. J. KO, N. H. CHI, et al. Sparing immunosuppression in heart transplant recipients with severe sepsis [J]. Transplant Proc, 2006, 38 (7): 2145-2146.

［153］ M. B. ROBERTS, J. A. FISHMAN. Immunosuppressive agents and infectious risk in transplantation: managing the "net state of immunosuppression" [J]. Clin Infect Dis, 2021, 73 (7): e1302-e1317.

［154］ J. A. FISHMAN, H. GANS. Pneumocystis jiroveci in solid organ transplantation: guidelines from the American society of Transplantation Infectious Diseases Community of Practice [J]. Clin Transplant, 2019, 33 (9): e13587.

［155］ N. HEMING, S. SIVANANDAMOORTHY, P. MENG, et al. Immune effects of corticosteroids in sepsis [J]. Front

Immunol, 2018, 9: 1736.

［156］ R. A. LEE, J. T. STRIPLING, B. SPELLBERG, et al. Short-course antibiotics for common infections: What do we know and where do we go from here？[J]. Clin Microbiol Infect, 2023, 29 (2): 150-159.

［157］ D. YAHAV, E. FRANCESCHINI, F. KOPPEL, et al. Seven versus 14 days of antibiotic therapy for uncomplicated gram-negative bacteremia: a noninferiority randomized controlled trial [J]. Clin Infect Dis, 2019, 69 (7): 1091-1098.

［158］ J. MOLINA, E. MONTERO-MATEOS, J. PRAENA-SEGOVIA, et al. Seven-versus 14-day course of antibiotics for the treatment of bloodstream infections by Enterobacterales: a randomized, controlled trial [J]. Clin Microbiol Infect, 2022, 28 (4): 550-557.

［159］ S. AVNI-NACHMAN, D. YAHAV, E. NESHER, et al. Short versus prolonged antibiotic treatment for complicated urinary tract infection after kidney transplantation [J]. Transpl Int, 2021, 34 (12): 2686-2695.

［160］ J. D. GOLDMAN, K. JULIAN. Urinary tract infections in solid organ transplant recipients: guidelines from the American Society of Transplantation Infectious Diseases Community of Practice [J]. Clin Transplant, 2019, 33 (9): e13507.

［161］ R. T. SCHOOLEY, B. BISWAS, J. J. GILL, et al. Development and use of personalized bacteriophage-based thera-peutic cocktails to treat a patient with a disseminated resistant Acinetobacter baumannii infection [J]. Antimicrobial agents and chemotherapy, 2017, 61 (10).

［162］ K. DIALLO, A. DUBLANCHET. A century of clinical use of phages: a literature review [J]. Antibiotics (Basel, Switzerland), 2023, 12 (4): 751.

［163］ S. UYTTEBROEK, B. CHEN, J. ONSEA, et al. Safety and efficacy of phage therapy in difficult-to-treat infections: a systematic review [J]. Lancet Infect Dis, 2022, 22 (8): e208-e220.

［164］ Q. YANG, S. LE, T. ZHU, et al. Regulations of phage therapy across the world [J]. Front Microbiol, 2023, 14: 1250848.

［165］ S. ASLAM. Phage therapy in lung transplantation: current status and future possibilities [J]. Clin Infect Dis, 2023, 77 (Supplement_5): S416-S422.

［166］ A. B. GAINEY, R. DANIELS, A. K. BURCH, et al. Recurrent ESBL Escherichia coli urosepsis in a pediatric renal transplant patient treated with antibiotics and bacteriophage therapy [J]. Pediatr Infect Dis J, 2023, 42 (1): 43-46.

［167］ O. M. ROSTKOWSKA, R. MIEDZYBRODZKI, D. MISZEWSKA-SZYSZKOWSKA, et al. Treatment of recurrent urinary tract infections in a 60-year-old kidney transplant recipient. The use of phage therapy [J]. Transpl Infect Dis, 2021, 23 (1): e13391.

［168］ S. KUIPERS, M. M. RUTH, M. MIENTJES, et al. A dutch case report of successful treatment of chronic relapsing urinary tract infection with bacteriophages in a renal transplant patient [J]. Antimicrob Agents Chemother, 2019, 64 (1).

［169］ 中国噬菌体研究联盟, 中国生物工程学会噬菌体技术专业委员会, 中国微生物学会医学微生物学与免疫学专业委员会. 噬菌体治疗中国专家建议 [J]. 中华传染病杂志, 2023, 41 (10): 631-639.

［170］ R. M. DEDRICK, K. G. FREEMAN, J. A. NGUYEN, et al. Potent antibody-mediated neutralization limits bacterio-phage treatment of a pulmonary Mycobacterium abscessus infection [J]. Nat Med, 2021, 27 (8): 1357-1361.

［171］ K. J. DERY, A. GORSKI, R. MIEDZYBRODZKI, et al. Therapeutic perspectives and mechanistic insights of phage therapy in allotransplantation [J]. Transplantation, 2021, 105 (7): 1449-1458.

［172］ 吴楠楠, 朱同玉. 噬菌体在实体器官移植中的应用 [J]. 器官移植, 2019, 10 (4): 410-415.

# 48 肾移植受者结核病临床诊疗指南

结核病是全球最常见的高致死率的感染性疾病之一[1]。肾移植受者结核病的发生率明显高于一般人群[2]。由于免疫抑制剂的长期使用,抗结核药物的肝、肾脏毒性及其与免疫抑制剂相互的代谢干扰等因素,导致肾移植受者结核病诊治的复杂性明显增加,致死率也明显高于非移植的结核病患者[3]。基于肾移植受者结核病诊治的复杂性,我们需要建立规范的诊疗程序并提供最优化的治疗建议,合理制订肾移植受者结核病抗结核化学治疗和免疫抑制方案,以更好地提高肾移植术后结核病的诊疗水平,使肾移植受者和移植肾长期存活。为此,中华医学会器官移植学分会组织器官移植专家和结核病学专家,以《器官移植术后结核病临床诊疗技术规范(2019 版)》为基础,参考国内外最新研究成果共同制订《肾移植受者结核病临床诊疗指南》(以下简称"指南")。本指南按照"2009 版牛津大学循证医学中心证据分级和推荐标准"[4]对证据质量等级和推荐强度进行分级。

## 一、指南形成方法

本指南已在国际实践指南注册与透明化平台(Practice Guide Registration for TransPAREncy,PREPARE)上以中英双语注册(注册号:PREPARE-2023CN860)。

临床问题的遴选及确定:指南工作组对国内外该领域发表的指南和共识进行比对,针对既往指南中涉及和有研究进展的内容及临床医师重点关注的内容,初步形成 11 个临床问题。经过问卷调查和专家组会议讨论,最终形成指南覆盖的 10 个临床问题,主要涉及肾移植术后结核病的诊断、预防及治疗等方面。

证据检索与筛选:证据评价组按照人群、干预、对照、结局(population,intervention,comparison,outcome,PICO)的原则对纳入的临床问题进行解构和检索,检索 MEDLINE(PubMed)、The Cochrane Library、中国生物医学文献服务系统(CBM)、万方知识数据服务平台和中国知网数据库(CNKI),纳入指南、共识、系统评价和 meta 分析、随机对照试验(randomized controlled trial,RCT)、非 RCT 队列研究和病例对照研究等类型的证据;检索词包括每个指南的"关键词":"肾移植""实体器官移植""结核病""诊断""治疗""指南"和"专家共识"。文献的检索时间主要为近 15 年:2008 年 1 月至 2023 年 12 月。完成证据检索后,每个临床问题均由共识专家组成员按照题目、摘要和全文的顺序逐级独立筛选文献,确定纳入符合具体临床问题的文献,完成筛选后两人进行核对,如存在分歧,则通过共同讨论或咨询第三方协商确定。

证据分级和推荐强度分级:本指南使用 2009 版牛津大学循证医学中心的证据分级与推荐强度标准对每个临床问题的证据质量和推荐强度进行分级。

推荐意见的形成:综合考虑证据以及我国医患的偏好与价值观、干预措施的成本和利弊等因素后,指南工作组提出了符合我国临床诊疗实践的 21 条推荐意见。推荐意见达成共识后,工作组完成初稿的撰写,并提交外审组专家进行审阅,根据其反馈意见对初稿进行修改,初稿确定后中华医学会器官移植学分会组织两轮审稿专家组集体讨论审定,最后经过中华医学会器官移植学分会常委会通过,形成指南终稿推荐意见。

## 二、肾移植术后结核病的流行病学特点

由于术后长期使用免疫抑制剂,肾移植受者患结核病的风险是正常人群的 3~24 倍[5],发病率为 0.56%~2.61%[6]。移植后结核病多发生于潜伏性结核感染的重新活化[7],高危因素包括使用淋巴细胞清除性抗体、强化的免疫抑制治疗、慢性肾功能不全、贫血、糖尿病、丙型病毒性肝炎、慢性肝病、高龄等[8-11]。

相较于其他器官移植(中位时间为 6~11 个月[2,8,12]),肾移植术后结核病发生较晚,中位时间为

18.8 个月[13-15]。既往结核菌素皮肤试验(tuberculin skin tests,TST)阳性或影像学资料明确有陈旧性肺结核表现的患者,移植术后结核病发生时间较早[14]。

肾移植术后结核病患者中,继发性肺结核占 51%,血行播散性结核占 33%,肺外结核占 16%[9,12]。有文献报道肾移植术后结核病的病死率达 19%~40%,是普通结核病患者总体病死率的 10 倍[9]。而且,由于抗结核药物和免疫抑制剂之间复杂的相互作用,使移植物失功率高达 33.3%[9,12,16,17]。

### 三、肾移植术后结核病的发病机制和病理改变

与结核病相关的免疫应答机制包括固有免疫和适应性免疫,其中细胞介导的免疫应答反应和迟发性免疫应答反应是结核病发病、演变和转归的决定性因素[18],体液免疫的确切机制尚未阐明。人体感染结核分枝杆菌($Mycobacterium\ tuberculosis$,MTB)后,巨噬细胞对 MTB 作出反应,分泌大量细胞因子,募集淋巴细胞和单核细胞,在感染部位逐渐形成结核肉芽肿,限制 MTB 的扩散并有一定的杀菌作用。巨噬细胞、树突状细胞等抗原呈递细胞呈递特异性抗原,以致敏 T 细胞,致敏的 $CD4^+$ T 细胞分泌多种炎症细胞因子,激活巨噬细胞,诱导产生免疫反应和超敏反应。大多数常用的免疫抑制剂会损害 T 细胞信号传导和抑制细胞因子的产生[19],既抑制异常免疫反应,又抑制正常免疫功能(免疫防御、免疫监视、免疫自稳),导致身体免疫系统紊乱或功能下降,使肾移植受者感染 MTB 后发病的概率增加。

在结核病的病理进程中,破坏与修复同时进行,故三种基本病理变化——炎性增生、渗出和干酪样坏死多同时存在,也可以以某一种变化为主,并且可以相互转化。当感染的 MTB 量少、毒力低或免疫反应较强时,出现以增生反应为主的病变。在结核性炎症的早期或机体免疫力低下、MTB 数量较多、毒力或变态反应较强时,出现渗出性病变,表现为浆液性或浆液纤维素性炎。当 MTB 量多、毒力强、机体抵抗力低下或变态反应强烈或未适当治疗时,渗出性和增生性病变可向坏死性病变转变,肉眼下呈干酪样改变。

### 四、肾移植受者结核病的诊断

临床问题 1:肾移植受者患结核病后有哪些临床表现?

推荐意见 1:肾移植受者结核病临床症状多不典型,不同部位的结核病临床表现存在较多差异。发热是多数肾移植术后结核病患者(尤其是肺结核患者)的共同临床表现,常为首发症状,但不具有特异性。对于病原体不明确但仍持续发热的患者,需排除结核病的可能(推荐强度 C,证据等级 4)。

推荐意见说明:

结核病典型的临床症状为发热、盗汗和体力下降。由于免疫抑制剂的使用,机体对结核分枝杆菌相关的细胞免疫应答反应减弱,甚至缺失,从而导致临床症状不典型和实验室检查灵敏度降低[9]。肾移植受者中,64% 局灶性结核病患者以发热为首发表现,91% 播散性结核病患者具有发热症状[9,12]。

临床问题 2:如何通过病原学方法诊断肾移植受者结核病?

推荐意见 2:痰液、支气管冲洗液或支气管肺泡灌洗液、经支气管肺活检、尿液、肺结核和肺外结核病变处行组织活检标本等发现 MTB 是诊断肾移植术后结核病的金标准,标本应送抗酸杆菌涂片、分枝杆菌分离培养、进一步菌种鉴定和药敏试验以及组织病理检测,但阳性率和培养分离率相对较低,且受标本质量的影响(推荐强度 A,证据等级 1a)。

推荐意见 3:Xpert 结核分枝杆菌/利福平耐药检测[xpert mycobacterium tuberculosis(MTB)/

resistance to rifampin（RIF），Xpert MTB/RIF］（一种基于 Xpert 技术的分子诊断试剂盒，可以同时快速检测结核分枝杆菌及是否对利福平耐药）可以在几个小时内提供检测结果，迅速指导诊断和治疗决策。试验灵敏度较高，可用于结核病初筛（推荐强度 D，证据等级 5）。

推荐意见 4：Xpert 和二代测序技术（next-generation sequencing，NGS）对结核病均有诊断价值，Xpert 联合 NGS、NGS 对于结核病的诊断的灵敏性均高于 Xpert 检测，特异性相差不大（推荐强度 C，证据等级 4）。

推荐意见说明：

MTB 病原学检测阳性是诊断肾移植术后结核病的金标准，包括抗酸染色涂片、结核分枝杆菌分离培养及分子生物学检测等，但均需分枝杆菌菌种鉴定。涂片和培养阳性率低，MTB 分子学检测通过提供精确、快速的检测结果，有助于提高肾移植术后结核病诊断的特异性[20,21]。分子核酸扩增试验（molecular nucleic amplification tests，NAATs）相较于传统的涂片镜检，特异性更高[22]。世界卫生组织（World Health Organization，WHO）推荐使用的两种快速 NAATs 方法为 Xpert MTB/RIF Ultra（Xpert Ultra）和 Xpert MTB/RIF[23]，其原理在于通过聚合酶链反应，扩增 MTB 复合体的特异性目标遗传区域，同时检测 MTB 和其是否对利福平耐药。Xpert Ultra 使用了两种不同的多拷贝 MTB 靶标，提高了结核分枝杆菌检测的灵敏性。随着 NGS 的发展，其在临床微生物检测中展现出良好的应用价值。NGS 联合 Xpert 使用，有助于提高肾移植术后 MTB 检测的灵敏性[24]，但特异性并无明显提升。

临床问题 3：肾移植受者结核病有哪些免疫学诊断方法？

推荐意见 5：TST［目前常用的是结核菌素纯蛋白衍生物试验（tuberculin purified protein derivative test，PPD）］、γ 干扰素释放试验（interferon gamma release assays，IGRAs）可用于辅助诊断结核病，两者联合检测阳性率高（推荐强度 B，证据等级 2a）。

推荐意见 6：TST 检测可以应用于移植前后各个阶段，48~72h 硬结直径>5mm 考虑阳性结果（推荐强度 A，证据等级 1a）。

推荐意见说明：

虽然临床诊断中病原学检测是最为直接的证据，但仍推荐采用细胞免疫学检测对肾移植供、受者进行结核病筛查。需注意，由于免疫抑制剂的应用，细胞免疫应答反应降低，甚至缺失，这可能会使实验室检测敏感性明显降低，进而导致结核病漏诊。TST 可衡量 MTB 感染时细胞介导的免疫应答反应，但在接种过卡介苗的患者中存在特异性交叉反应；IGRAs 是基于血液样本进行的体外试验，其原理是快速诱导感染过 MTB 的记忆性 T 淋巴细胞产生针对抗原的 IFN-γ。PPD 是目前常用的 TST，其在移植前后各个阶段均可使用，通过观察硬结直径来判定结果。常用的两种 IGRAs 为 QuantiFERON 和 T-SPOT.TB，前者通过酶联免疫吸附试验（enzyme-linked immunosorbent assay，ELISA）检测全血 IFN-γ[25]；T-SPOT.TB 采用 MTB 特异性抗原刺激效应 T 细胞致使其分泌 IFN-γ，再通过酶联免疫吸附点（enzyme-linked immune absorbent spot，ELISpot）平台检测产生 IFN-γ 的单个 T 细胞。在发现潜在 MTB 感染方面，IGRAs 特异性优于 PPD[26-28]。临床上 TST 和 IGRAs 联合检测诊断结核分枝杆菌潜伏感染（MTB latent infection，LTBI）或结核病的灵敏度高于单独检测[29]，IGRAs 和 TST 筛查后呈阳性结果的患者肾移植术后进展为结核病的风险仍需更多的纵向研究来评价。

临床问题 4：如何通过影像学方法诊断肾移植受者结核病？

推荐意见 7：影像学检查是肾移植术后结核病的重要诊断手段，特别是肺结核的诊断（推荐强度 B，证据等级 2c）。

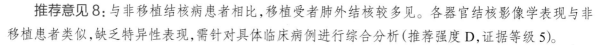

**推荐意见 8**：与非移植结核病患者相比，移植受者肺外结核较多见。各器官结核影像学表现与非移植患者类似，缺乏特异性表现，需针对具体临床病例进行综合分析（推荐强度 D，证据等级 5）。

**推荐意见说明**：

影像学检查具有重要的参考和补充诊断价值，是肺结核的重要诊断手段之一；肺外结核的影像学表现各异，缺乏特异性表现，需结合临床表现特点、实验室检查等进行综合分析。肺结核 X 线常见表现：病变多发生在肺上叶尖后段、下叶背段和后基底段；呈多样性表现，可以同时呈现渗出、增殖、纤维和干酪性病变，也可伴有钙化，也可合并空洞；可伴有胸腔积液、胸膜增厚与粘连；病灶吸收慢。CT 扫描具有重要的补充性诊断价值[30]：发现胸内隐匿部位病变包括气管、支气管内病变；早期发现肺内粟粒阴影；诊断有困难的肿块、空洞、孤立结节和浸润阴影的鉴别；了解肺门、纵隔淋巴结肿大情况，鉴别纵隔淋巴结结核和肿瘤；少量胸腔积液、包裹性积液、叶间积液和其他胸膜病变的检出；囊性与实体肿块的鉴别。

**临床问题 5**：能否使用病理学方法诊断肾移植受者结核病？

**推荐意见 9**：典型结核组织病理学诊断联合结核病原学依据是结核病诊断的重要标准（推荐强度 D，证据等级 5）。

**推荐意见说明**：

结核病的常规病理标本的诊断包括大体检查和镜下检查。大体检查对结核病诊断具有提示作用，典型的大体标本呈灰黄色，质地细腻且形似奶酪的坏死组织（干酪样坏死）[31]。镜下检查典型的病变是肉芽肿伴干酪样坏死，伴有纤维结缔组织和慢性炎症细胞浸润，周边可见朗格汉斯巨细胞。镜下检查需用到特殊染色。抗酸染色是最常用于诊断结核病染色方法，染色后 MTB 一般呈红染的两端钝圆稍弯曲的杆状，但抗酸染色无法区分 MTB 和非结核分枝杆菌，需进一步行分枝杆菌菌种鉴定；网状纤维染色可用于显示组织结构是否完整，坏死的程度和范围。

镜下检查的病变亦可存在于其他肉芽肿性病变中，且抗酸染色不能确定是否为 MTB，故结核病病理学诊断特异性不高，需联合结核病病原学依据方可诊断结核病。

## 五、肾移植受者结核病的治疗

**临床问题 6**：如何对肾移植供、受者进行术前结核病风险评估？

**推荐意见 10**：所有等待移植的受者及供者需尽可能详细询问卡介苗接种史、结核相关病史、结核病人接触史及 TST 和 IGRAs 筛查史；在移植术前常规对受者行胸部影像学、TST 及 IGRAs 筛查（推荐强度 B，证据等级 2a）。

**推荐意见 11**：活动性结核病是器官捐献和移植的禁忌证（推荐强度 B，证据等级 2a）。

**推荐意见说明**：

理论上器官移植相关的结核病有四种来源[9,14]：①LTBI 的受者；②LTBI 的供者有肾结核或肾脏潜在结核病灶；③移植术后 MTB 的初次暴露；④急需移植的患者具有活动性结核病。及时发现、治疗 LTBI 供受者，以及预防移植后结核暴露，是预防移植术后结核病和降低其发病率、致死率的重要措施。因此在肾移植术前，应详细询问相关病史，并常规行胸部影像学、TST 及 IGRAs 筛查。

活动性结核病是器官移植和捐献的禁忌证，有活动性结核病的移植肾失功的比率约为 2.2%~66.6%[32]。

**临床问题 7：如何对肾移植受者进行预防性抗结核治疗？**

**推荐意见 12**：对 LTBI 活体供者、受者和等待者进行预防性抗结核治疗前，均应仔细评估，以排除活动性结核病（推荐强度 D，证据等级 5）。

**推荐意见 13**：存在 LTBI 的活体供者、受者和等待者的预防性治疗方案建议与普通人群基本相同（推荐强度 D，证据等级 5）。

**推荐意见 14**：预防性抗结核治疗尽量在移植前完成，若不能在移植前完成，移植术后尽快重启；中断治疗后，需对患者病情进行密切监测，并重新评估以判断是否已转变为活动性结核病，并确定是否需要调整或延长抗结核药物治疗的时间（推荐强度 D，证据等级 5）。

推荐意见说明：

LTBI 是指机体感染结核分枝杆菌后对其抗原刺激存在持续的免疫应答，但没有发生临床结核病，没有临床病原学或者影像学方面活动性结核病的证据。若患者临床上仅有 TST 或 IGRA 阳性，但没有明显症状体征及影像学表现等活动性结核的证据，提示存在 LTBI 可能。预防性抗结核治疗是防止 LTBI 发展为活动性结核病的有效措施。因此，对肾移植供者、等待者和受者手术前后应常规进行 LTBI 筛查，筛查内容包括详细询问病史、体格检查及辅助检查。对存在以下情况的肾移植等待者或受者，应给予 LTBI 治疗[33,34]：① TST 初次试验或复强试验出现皮肤硬结直径大于等于 5mm，或者 IGRA 阳性；②未治疗的潜伏性结核病史；③供肾来自未治疗 LTBI 的供者；④近期长时间密切接触活动性结核患者，即使 TST 或 IGRA 呈阴性[33]；⑤首次和复查 IGRA 检测结果都不确定者。

三者的 LTBI 预防性治疗方案与普通人群基本相同，但具体方案及治疗时程需根据患者对治疗的反应性，以及肝功能、肾功能及血常规等情况综合判断决定。预防性抗结核的治疗药物因联合用药且用药疗程长，药品不良反应发生率高且难预测，如处理不当容易造成治疗中断、失败，以及诱导耐药的产生。预防性治疗药物的不良反应以肝功能损害多见，肝功能损害一旦发生应遵循以下原则处理：

1. 综合评估监测　包括患者的结核病病情、肝损伤程度［包括丙氨酸氨基转移酶（alanine amino transferase，ALT）、天冬氨酸氨基转移酶（aspartate amino transferase，AST）及胆红素等肝功能指标、肝胆超声；并排除其他原因引起的肝损害，例如病毒性肝炎、自身免疫性肝病等］、相关危险因素及全身情况等。

2. 药物减停指征　①仅 ALT 升高，但升高幅度<3 倍参考值上限（upper limit of normal value，ULN），伴或不伴消化道症状及体征，可在密切观察下酌情停用肝损伤发生频率高的抗结核药物，并行保肝治疗；② ALT ≥ 3 倍 ULN，或总胆红素 ≥ 2ULN，应停用包括肝损伤发生频率高的抗结核药物在内的所有可疑药物，并进行保肝治疗，密切观察；③ ALT ≥ 5 倍 ULN，或 ALT ≥ 3 倍 ULN 伴有黄疸、恶心、呕吐、乏力等症状及体征，或总胆红素 ≥ 3 倍 ULN，应立即停用所有抗结核药物，积极进行保肝治疗，严重肝损伤患者应住院采取综合治疗和抢救措施[33]。

3. 药物恢复指征　待肝功能恢复正常后，可重启抗结核治疗，但治疗前需重新综合评估患者的结核病病情、肝损伤程度，制订合适的治疗方案。新的治疗方案应尽量选择对肝功能影响较小的、未曾使用过的抗结核药物，避免使用既往最有可能引起肝损伤的药物。调整后的新方案疗程应重新开始计算。若重新使用某种药物导致再次出现肝毒性症状和 ALT 升高，应考虑永久性停用此药物[35]。

肾移植术后的免疫抑制治疗可能导致 LTBI 转变为活动性结核病，故预防性抗结核治疗尽量在移植前完成[33]。如因肾移植术而中断的预防性治疗，应待肾移植受者术后病情稳定时，尽快重启治疗。中断治疗后，需对患者病情进行密切监测，重启治疗前应重新评估以判断是否已转变为活动性结核

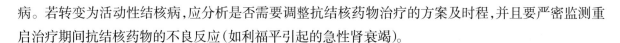

病。若转变为活动性结核病,应分析是否需要调整抗结核药物治疗的方案及时程,并且要严密监测重启治疗期间抗结核药物的不良反应(如利福平引起的急性肾衰竭)。

**临床问题8:肾移植受者如若有肺结核病史,能否进行肾移植术? 如何治疗肾移植受者肺结核?**

**推荐意见15:**等待移植的受者有肺结核病史并接受过"联合、适量、规律及全程"治疗,病人痊愈后可以行肾移植术(推荐强度 D,证据等级5)。

**推荐意见16:**建议对肾移植受者肺结核治疗使用与普通人群相同的抗结核药物治疗方案(推荐强度 D,证据等级5),初治敏感肺结核患者推荐 2HRZE/4HR 的标准治疗方案:即4联强化用药(异烟肼、利福平、吡嗪酰胺和乙胺丁醇)2个月,然后持续用药(异烟肼和利福平)4个月(推荐强度 A,证据等级1b)。

**推荐意见说明:**

肾移植受者患有肺结核时,治疗方案通常与普通人群一致,建议采用标准联合的抗结核药物治疗方案[36](异烟肼、利福平、吡嗪酰胺和乙胺丁醇四联抗结核治疗)。

**临床问题9:肾移植受者不同部位肺外结核病如何治疗?**

**推荐意见17:**肺外结核治疗疗程推荐至少12个月;中枢神经系统结核治疗疗程推荐不少于12个月;治疗周期的长短取决于对抗结核治疗的反应性和维持治疗阶段中的用药方案(推荐强度 D,证据等级5)。

**推荐意见说明:**不同部位的肺外结核推荐的治疗疗程不同,具体的药物选择和治疗方案还需根据病史、药物敏感性试验结果、肝肾功能及血常规等情况综合判断决定。

**临床问题10:如何分析结核化学药物与免疫抑制剂之间的相互作用,监测药物浓度并调整药物的使用剂量?**

**推荐意见18:**利福霉素类抗结核药物与免疫抑制剂之间的代谢干扰明显增加肾移植术后结核病患者抗结核治疗的复杂性,并明显增加了抗结核药物自身不良反应的发生频率(推荐强度 C,证据等级4)。

**推荐意见19:**对于接受利福平治疗的受者,推荐及时监测钙调磷酸酶抑制剂(calcineurin inhibitors,CNI)类和哺乳动物雷帕霉素靶蛋白抑制剂(mammalian target of rapamycin inhibitors,mTORi)类药物的血药浓度,并增加 CNI 类和 mTORi 类药物血药浓度的监测频率,依据药物浓度监测结果及时调整免疫抑制药物的剂量(推荐强度 C,证据等级4)。

**推荐意见20:**对于接受利福平治疗的受者,推荐应用提高免疫抑制剂血药浓度的药物如中药制剂五味子提取物:五酯滴丸、五酯胶囊和五酯片,避免因免疫抑制剂血药浓度过低导致的移植肾脏排斥反应的发生(推荐强度 B,证据等级2b)。

**推荐意见21:**可考虑使用利福布汀代替利福平,以减少利福平与 CNI 类药物和 mTORi 类药物的相互作用(推荐强度 C,证据等级4)。

**推荐意见说明:**

抗结核药物与肾移植免疫抑制药物之间的相互作用(如表48-1所示)以及抗结核药物自身的不良反应会明显增加肾移植术后结核病治疗的复杂性。因此,在临床治疗中,我们应从抗结核治疗,肾脏排斥反应的监测和抗结核药物毒副作用防治等方面全面而综合地考虑,提出更为优化的个体化临床治疗策略。由于肾移植术后活动性结核病的治疗复杂且困难,肾移植患者术前结核病的筛查以及活动性结核病患者移植前"联合、适量、规律、全程"的治疗显得尤为重要。

在肾移植术后结核病治疗的过程中,如果在临床中没有观察到排斥反应且抗结核药物自身不良反应在可控范围内,抗结核药物应尽可能"早期、联合、适量、规律、全程"地使用,以保证抗结核治疗的临床有效性。由于利福平等利福霉素类药物对肝脏药物代谢酶——肝微粒体酶(P450-3A4)具有较强的诱导作用,会加速 CNI 类和 mTORi 类药物代谢,导致 CNI 类和 mTORi 类药物浓度明显降低,增加移植肾脏排斥反应的发生概率[38-40]。因此在治疗过程中不仅应增加 CNI 类和 mTORi 类药物浓度的监测频率[8],而且常常需要应用可以提高免疫抑制药物浓度的药物。在中国,中药类制剂五味子提取物[37]:五酯滴丸、五酯胶囊和五酯片是临床最为常见的 CNI 类和 mTORi 类药物的增效剂,可将血药浓度最高可提升常规剂量的 3~5 倍,避免免疫抑制药物浓度过低导致的移植肾脏排斥反应的发生。利福布汀对 MTB 的活性与利福平相似,但其对肝微粒体酶(P450-3A4)的诱导作用远小于利福平,因此可以考虑使用利福布汀代替利福平,以维持免疫抑制剂水平。但由于利福布汀在部分结核病高发地区无法获取,因此移植后使用利福布汀的临床经验有限[33]。

表 48-1　部分抗结核药物对免疫抑制剂的影响作用

| 免疫抑制剂 | 异烟肼 | 利福平或利福喷丁 | 利福布汀 | 吡嗪酰胺 | 乙胺丁醇 | 链霉素 | 莫西沙星或左氧氟沙星 |
|---|---|---|---|---|---|---|---|
| 糖皮质激素 | 提高糖皮质激素水平,增加其不良反应(肝代谢抑制) | 降低糖皮质激素水平及效果(肝代谢诱导) | 影响较小(肝代谢诱导较弱) | 无影响 | 无影响 | 无影响 | 增加肌腱相关的不良反应 |
| 环孢素 | 无影响 | 降低环孢素血药浓度及疗效(肝代谢诱导) | 影响较小(肝代谢诱导较弱) | 无影响 | 无影响 | 增加肾毒性的风险(增加毒性) | 增加环孢素血药浓度(仅左氧氟沙星) |
| 他克莫司 | 无影响 | 降低他克莫司血药浓度及疗效(肝代谢诱导) | 影响较小(肝代谢诱导较弱) | 无影响 | 无影响 | 增加肾毒性的风险(增加毒性) | 无影响 |
| 西罗莫司 | 无影响 | 降低西罗莫司血药浓度及疗效(肝代谢诱导) | 影响较小(肝代谢诱导较弱) | 无影响 | 无影响 | 无影响 | 无影响 |
| 吗替麦考酚酯 | 无影响 | 使用替代或监测吗替麦考酚酯水平,与之联合使用可降低吗替麦考酚酯血药浓度及疗效(肠肝循环障碍) | 降低吗替麦考酚酯的血药浓度 | 无影响 | 无影响 | 无影响 | 降低吗替麦考酚酯的血药浓度 |

## 六、小结

本指南基于我国肾移植结核病诊治的临床实践,结合并采纳国内外的文献报道结论,针对目前肾移植结核病临床诊疗过程的常见问题,形成推荐意见和推荐意见说明,采纳国内外文献报道的研究证据和专家的临床经验总结对重要临床问题进行分级推荐,对临床实践予以指导,供临床实际工作中根据病患的个体化作参考。肾移植的结核病临床诊疗是一个复杂的过程,部分临床问题目前还缺乏有力的循证医学证据,在临床实践中也存在一些有待进一步研究、探索和观察的临床问题,本指南的推荐意见根据目前现有和有限的证据形成,存在一定的局限性,随着临床经验的不断积累、临床研究的不断深入,将对指南进行不断地补充、完善和更新。一些尚未明确结论和推荐等级不高的临床问题也是未来研究的方向,研究结果并将成为今后指南更新的依据。

**执笔作者:**余磊(北京大学人民医院),王强(北京大学人民医院)

**通信作者:**王强(北京大学人民医院)

**主审专家:**薛武军(西安交通大学第一附属医院),门同义(内蒙古医科大学附属医院),朱有华(中国人民解放军海军军医大学第一附属医院),陈刚(华中科技大学同济医学院附属同济医院)

**参编作者:**安慧茹(中国人民解放军总医院第八医学中心),李响(中国人民解放军总医院第八医学中心),刘志佳(中国人民解放军总医院第八医学中心),任文辉(北京大学人民医院),谭若芸(南京医科大学第一附属医院),陈浩(南京医科大学第一附属医院),王玮(首都医科大学附属北京朝阳医院),王浩均(首都医科大学附属北京朝阳医院)

**审稿专家:**丁小明(西安交通大学第一附属医院),丰贵文(郑州大学第一附属医院),王长希(中山大学附属第一医院),王祥慧(上海交通大学医学院附属瑞金医院),戎瑞明(复旦大学附属上海中山医院),寿张飞[树兰(杭州)医院],李新长(江西省人民医院),吴建永(浙江大学医学院附属第一医院),宋文利(天津市第一中心医院),陈劲松(中国人民解放军东部战区总医院),周洪澜(吉林大学第一医院),胡小鹏(首都医科大学附属北京朝阳医院),程颖(中国医科大学附属第一医院),蔡明(浙江大学医学院附属第二医院)

**利益冲突:**所有作者声明无利益冲突。

## 参考文献

[ 1 ] WORLD HEALTH ORGANIZATION. Global tuberculosis report 2018 [M]. Geneva: WHO, 2018.

[ 2 ] LOPEZ D E CASTILLA D, SCHLUGER N W. Tuberculosis following solid organ transplantation [J]. Transpl Infect Dis, 2010; 12 (2): 106-112.

[ 3 ] HORNE D J, NARITA M, SPITTERS C L, et al. Challenging issues in tuberculosis in solid organ transplantation [J]. Clin Infect Dis, 2013, 57 (10): 1473-1482.

[ 4 ] JEREMY HOWICK, IAIN CHALMERS, PAUL GLASZIOUS, et al. Explanation of the 2011 Oxford Centre for Evidence-Based Medicine (OCEBM) levels of evidence (background document)[EB/OL].[2023-11-20].

[ 5 ] AL-EFRAIJ K, MOTA L, LUNNY C, et al. Risk of active tuberculosis in chronic kidney disease: a systematic review and meta-analysis [J]. Int J Tuberc Lung Dis, 2015, 19 (12): 1493-1499.

[ 6 ] REIS-SANTOS B, GOMES T, HORTA B L, et al. Tuberculosis prevalence in renal transplant recipients: systematic review and meta-analysis [J]. J Bras Nefrol, 2013, 35 (3): 206-213.

[ 7 ] KATRAK S, HAN E, READHEAD A, et al. Solid organ transplant recipients with tuberculosis disease in California, 2010 to 2020 [J]. Am J Transplant, 2023, 23 (3): 401-407.

[ 8 ] SUBRAMANIAN A K, MORRIS M I. Mycobacterium tuberculosis infections in solid organ transplantation [J]. Am J Transplant, 2013, 13 Suppl 4: 68-76.

[ 9 ] BUMBACEA D, AREND S M, EYUBOGLU F, et al. The risk of tuberculosis in transplant candidates and recipients: a TBNET consensus statement [J]. Eur Respir J, 2012, 40 (4): 990-1013.

[ 10 ] SUN H-Y. Treating tuberculosis in solid organ transplant recipients [J]. Curr Opin Infect Dis, 2014, 27 (6): 501-505.

[ 11 ] AGUADO J M, TORRE-CISNEROS J, FORTÚN J, et al. Tuberculosis in solid-organ transplant recipients: consensus statement of the group for the study of infection in transplant recipients (GESITRA) of the Spanish Society of Infec-

tious Diseases and Clinical Microbiology [J]. Clin Infect Dis, 2009, 48 (9): 1276-1284.

［12］SUBRAMANIAN A, DORMAN S, AST INFECTIOUS DISEASES COMMUNITY OF PRACTICE. Mycobacterium tuberculosis in solid organ transplant recipients [J]. Am J Transplant, 2009, 9 Suppl 4: S57-S62.

［13］VIANA L A, CRISTELLI M P, SANTOS D W, et al. Influence of epidemiology, immunosuppressive regimens, clinical presentation, and treatment on kidney transplant outcomes of patients diagnosed with tuberculosis: a retrospective cohort analysis [J]. Am J Transplant, 2019, 19 (5): 1421-1431.

［14］SINGH N, PATERSON D L. Mycobacterium tuberculosis infection in solid-organ transplant recipients: impact and implications for management [J]. Clin Infect Dis, 1998, 27 (5): 1266-1277.

［15］TORRE-CISNEROS J, DOBLAS A, AGUADO J M, et al. Tuberculosis after solid-organ transplant: incidence, risk factors, and clinical characteristics in the RESITRA (Spanish network of infection in transplantation) cohort [J]. Clin Infect Dis, 2009, 48 (12): 1657-1665.

［16］KANWAL S, AKHTAR A M, AHMED A. Factors associated with mortality to drug-resistant tuberculosis and their programmatic management in treatment centres of Punjab, Pakistan [J]. J Pak Med Assoc, 2017, 67 (6): 858-862.

［17］RAFIEI N, WILLIAMS J, MULLEY W R, et al. Mycobacterium tuberculosis: active disease and latent infection in a renal transplant cohort [J]. Nephrology (Carlton), 2019, 24 (5): 569-574.

［18］KANABALAN R D, LEE L J, LEE T Y, et al. Human tuberculosis and Mycobacterium tuberculosis complex: a review on genetic diversity, pathogenesis and omics approaches in host biomarkers discovery [J]. Microbiol Res, 2021, 246: 126674.

［19］PENA T, KLESNEY-TAIT J. Mycobacterial infections in solid organ and hematopoietic stem cell transplantation [J]. Clin Chest Med, 2017, 38 (4): 761-770.

［20］BOYD R, FORD N, PADGEN P, et al. Time to treatment for rifampicin-resistant tuberculosis: systematic review and meta-analysis [J]. Int J Tuberc Lung Dis, 2017, 21 (11): 1173-1180.

［21］THERON G, ZIJENAH L, CHANDA D, et al. Feasibility, accuracy, and clinical effect of point-of-care Xpert MTB/RIF testing for tuberculosis in primary-care settings in Africa: a multicentre, randomised, controlled trial [J]. Lancet, 2014, 383 (9915): 424-435.

［22］MACLEAN E, KOHLI M, WEBER S F, et al. Advances in molecular diagnosis of tuberculosis [J]. J Clin Microbiol, 2020, 58 (10): e01582-19.

［23］KOHLI M, SCHILLER I, DENDUKURI N, et al. Xpert® MTB/RIF assay for extrapulmonary tuberculosis and rifampicin resistance [J]. Cochrane Database Syst Rev, 2018, 8 (8): CD012768.

［24］王雅娟, 曹新益, 刘升明. 宏基因组二代测序和 GeneXpert MTB/RIF 对结核病诊断价值的 meta 分析 [J]. 中国防痨杂志, 2022, 44 (12): 1327-1337.

［25］HAAS M K, BELKNAP R W. Diagnostic tests for latent tuberculosis infection [J]. Clin Chest Med, 2019, 40 (4): 829-837.

［26］HEYMANN W R. The hydroxychloroquine-interferon gamma release assay question: TB or not TB？ [J]. J Am Acad Dermatol, 2019, 80 (4): 902-903.

［27］BENNET R, NEJAT S, ERIKSSON M. Effective tuberculosis contact investigation using interferon-gamma release assays [J]. Pediatr Infect Dis J, 2019, 38 (4): e76-e78.

［28］WU X, CHEN P, WEI W, et al. Diagnostic value of the interferon-γ release assay for tuberculosis infection in patients with Behçet's disease [J]. BMC Infect Dis, 2019, 19 (1): 323.

［29］DIEL R, GOLETTI D, FERRARA G, et al. Interferon-γ release assays for the diagnosis of latent Mycobacterium tuberculosis infection: a systematic review and meta-analysis [J]. Eur Respir J, 2011, 37 (1): 88-99.

［30］中华医学会放射学分会传染病放射学组, 中国医师协会放射医师分会感染影像专业委员会, 中国研究型医院学会感染与炎症放射专业委员会. 肺结核影像诊断标准 [J]. 新发传染病电子杂志, 2021, 6 (1): 1-6.

［31］中华医学会结核病学分会, 结核病病理学诊断专家共识编写组. 中国结核病病理学诊断专家共识 [J]. 中华结核和呼吸杂志, 2017, 40 (6): 419-425.

［32］SOROHAN B M, ISMAIL G, TACU D, et al. Mycobacterium tuberculosis infection after kidney transplantation: a comprehensive review [J]. Pathogens, 2022, 11 (9): 1041.

［33］SUBRAMANIAN A K, THEODOROPOULOS N M, INFECTIOUS DISEASES COMMUNITY OF PRACTICE OF

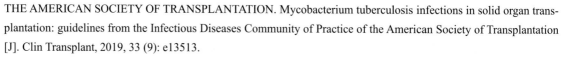

THE AMERICAN SOCIETY OF TRANSPLANTATION. Mycobacterium tuberculosis infections in solid organ transplantation: guidelines from the Infectious Diseases Community of Practice of the American Society of Transplantation [J]. Clin Transplant, 2019, 33 (9): e13513.

[34] AGUADO J M, TORRE-CISNEROS J, FORTÚN J, et al. Tuberculosis in solid-organ transplant recipients: consensus statement of the group for the study of infection in transplant recipients (GESITRA) of the Spanish Society of Infectious Diseases and Clinical Microbiology [J]. Clin Infect Dis, 2009, 48 (9): 1276-1284.

[35] 中国防痨协会. 耐药结核病化学治疗指南 (2019 年简版)[J]. 中国防痨杂志, 2019, 41 (10): 1025-1073.

[36] Jindani A, Nunn AJ, Enarson DA. Two 8-month regimens of chemotherapy for treatment of newly diagnosed pulmonary tuberculosis: international multicentre randomised trial [J]. Lancet, 2004, 364 (9441): 1244-1251.

[37] YAN L, YANG Z-Q, SHI Y-Y, et al. Effects of Wuzhi capsules on blood concentration of tacrolimus in renal transplant recipients [J]. Ann Transplant, 2019, 24: 594-604.

[38] BURMAN W J, GALLICANO K, PELOQUIN C. Comparative pharmacokinetics and pharmacodynamics of the rifamycin antibacterials [J]. Clin Pharmacokinet, 2001, 40 (5): 327-341.

[39] 金弢. 含利福平方案治疗结核病时需用免疫抑制剂的剂量调整 ( 附 3 例报告)[J]. 中国防痨杂志, 2018, 40 (9): 1007-1011.

[40] HE Q, BU F, WANG Q, et al. Examination of the impact of CYP3A4/5 on drug-drug interaction between schizandrol A/schizandrol B and tacrolimus (FK-506): a physiologically based pharmacokinetic modeling approach [J]. Int J Mol Sci, 2022, 23 (9): 4485.

# 49 肾移植受者非结核分枝杆菌病临床诊疗指南

非结核分枝杆菌(non-tuberculous mycobacteria,NTM)指除结核分枝杆菌复合群(包括结核、牛、非洲、田鼠、山羊等分枝杆菌)和麻风分枝杆菌以外的一大类分枝杆菌的总称。NTM 共有 190 多个种类和亚种,部分种类可在所有年龄段人群中致病,并可影响肺部和肺外部位。NTM 曾用名非典型分枝杆菌、非典型抗酸杆菌、非分类分枝杆菌、未分类分枝杆菌、无名分枝杆菌、野生株分枝杆菌、机会性分枝杆菌、副结核杆菌、假性结核菌等[1-6]。临床常见的致病菌包括胞内分枝杆菌、堪萨斯分枝杆菌、鸟分枝杆菌复合群(M.avium complex,MAC)、脓肿分枝杆菌和嗜血分枝杆菌等[7,8]。基因测序技术的出现改进了分枝杆菌的分类,种类也随之大量增加。在众多已知的非结核分枝杆菌中,只有少数会导致人类疾病。

非结核分枝杆菌可导致肺部、肺外或者全身播散性疾病。非结核分枝杆菌肺部疾病(NTM 肺病)是最常见的表现形式,全球范围内的发病率呈明显上升趋势;部分国家中 NTM 肺病的发病率已经超过传统结核病。实体器官移植(solid organ transplantation,SOT)受者主要菌种为 MAC、堪萨斯分枝杆菌、脓肿分枝杆菌和嗜血分枝杆菌等[1-5,8]。肾移植受者中 NTM 感染风险明显升高,但缺乏大样本的研究报道[9]。由于免疫抑制药物等影响,在诊治肾移植受者 NTM 病时,除了基于普通人群 NTM 的诊治策略,还需要结合这部分人群的特殊性来制订治疗方案。因此,中华医学会器官移植分会组织相关专家,针对非结核分枝杆菌在肾移植受者中的特点,基于当前可获得的最佳证据,明确证据质量和推荐强度,并充分考虑卫生经济学效益,以临床实践和应用为导向,同时参考美国胸科协会及欧洲呼吸协会发布的最新版《非结核分枝杆菌病治疗指南》[1-3]、我国《非结核分枝杆菌病诊断与治疗专家共识》[4]、2019 版《器官移植受者非结核分枝杆菌病诊疗规范》[5]等,结合肾移植受者的特点,开展了《肾移植受者非结核分枝杆菌病临床诊疗指南》制订工作。

## 一、指南形成方法

本指南已在国际实践指南注册与透明化平台（Practice Guide Registration for TransPAREncy，PREPARE）上以中英双语注册（注册号：PREPARE-2023CN828）。

临床问题的遴选及确定：工作组对国内外该领域发表的指南和共识进行比对，针对既往指南中没有涉及和有研究进展的内容及临床医师重点关注的内容，经过问卷调查和专家组会议讨论，最终形成本指南覆盖的 10 个临床问题，主要涉及 NTM 病的临床特点、NTM 病的诊断和治疗、NTM 病的预防等方面。

证据检索与筛选：证据评价组按照人群、干预、对照、结局（population，intervention，comparison，outcome，PICO）的原则对纳入的临床问题进行解构和检索，检索 MEDLINE（PubMed）、The Cochrane Library、中国生物医学文献服务系统（CBM）、万方知识数据服务平台和中国知网数据库（CNKI），纳入指南、共识、系统评价和 meta 分析、随机对照试验（randomized controlled trial，RCT）、非 RCT 队列研究和病例对照研究等类型的证据；检索词包括："非结核分枝杆菌""实体器官移植""肾移植""诊疗""指南""non-tuberculous mycobacteria""solid organ transplantation""kidney transplantation""diagnosis and treatment""guideline"。文献的检索时间为 1990 年 1 月~2023 年 9 月。完成证据检索后，每个临床问题均由共识专家组成员按照题目、摘要和全文的顺序逐级独立筛选文献，确定纳入符合具体临床问题的文献，完成筛选后两人进行核对，如存在分歧，则通过共同讨论或咨询第三方协商确定。

证据分级和推荐强度分级：本指南使用 2009 版牛津大学循证医学中心的证据分级与推荐强度标准对每个临床问题的证据质量和推荐强度进行分级。

推荐意见的形成：综合考虑证据以及我国患者的偏好与价值观、干预措施的成本和利弊等因素后，指南工作组提出了符合我国临床诊疗实践的 28 条推荐意见。推荐意见达成共识后，工作组完成初稿的撰写，经中华医学会器官移植学分会组织全国器官移植与相关学科专家两轮会议集体讨论，根据其反馈意见对初稿进行修改，最终形成指南终稿。

## 二、NTM 病的临床特点

临床问题 1：NTM 病的风险因素有哪些？ NTM 病的传播途径包括哪些？ 是否存在人传人的情况？ 我国常见的致病菌是哪类？

推荐意见 1：NTM 病的风险因素包括宿主因素，药物因素和环境因素（推荐强度 B，证据等级 2b）。

推荐意见 2：现有研究表明，不但可从环境中感染 NTM，亦可通过气溶胶或污染物实现人与人之间进行传播，应引起高度关注（推荐强度 C，证据等级 4）。

推荐意见 3：我国北方地区最常见菌种为胞内分枝杆菌和堪萨斯分枝杆菌，南方地区为堪萨斯分枝杆菌、脓肿分枝杆菌和鸟 / 胞内分枝杆菌（推荐强度 B，证据等级 2b）。

推荐意见说明：

大多数国家 NTM 病不强制报告，其流行病学研究较为困难；不同国家或地区的确切数据难以掌握，造成不同研究中 NTM 患病率显著不同，但在全球范围内呈上升趋势，部分国家和地区甚至超过结核病[10,11]。我国 NTM 分离率及 NTM 发病率也呈上升趋势[12]：2000 年第 4 次全国结核病流行病学抽样调查显示,NTM 在普通人群中的分离率达到 11.1%,2010 年升至 22.9%[13]。北方地区,如北京最常见菌种为胞内分枝杆菌和堪萨斯分枝杆菌,分别占 39.2% 和 37.7%;上海地区最常见菌种为堪萨斯分枝杆菌和胞内分枝杆菌,分别占 45.0% 和 20.8%;广州等华南地区最常见菌种为脓肿分枝杆菌和鸟 / 胞内分枝杆菌,分别占 41.64% 和 22.18%[13-16]。

由于缺乏大样本的临床报道,SOT 受者 NTM 发病率存在差异,约为 1.5%~1.8%。其中,肺部为 NTM 感染的主要部位,在 SOT 受者 NTM 病中,约 86% 为 NTM 肺病[17]。不同器官移植术后 NTM 发生率不一,其中肺移植术后最高,为 0.46%~14%;其次为心脏移植术后,为 0.24%~2.8%;肾移植术后为 0.16%~0.38%,肝移植术为 0.04%;胰腺及小肠移植数据缺乏[11]。NTM 感染可以发生在 SOT 术后任何阶段,由于其临床表现不典型,诊治往往被延误[11,18]。目前我国缺乏肾移植受者 NTM 分离率及发病率的流行病学数据。

虽然 NTM 感染是公认的肾移植术后并发症,但其临床特征尚未得到充分描述。荟萃分析[19]指出,感染 NTM 肾移植受者平均年龄为 45.6 岁(15~73 岁),66.1% 为男性;播散性感染最常见(40.0%),其次是皮肤感染(32.2%)、肺部感染(9.6%)。最常见的致病菌为蟾分枝杆菌(19.1%)。感染 NTM 的中位时间为肾移植后 37 个月(3d~252 个月)。从发病到确诊为 NTM 感染的中位时间为 2 个月(3d~60 个月)。43.3% 的患者治疗时间超过 12 个月。肾移植受者因 NTM 感染或合并其他感染而死亡的比例为 21.7%。

肾移植受者属于 NTM 病发生的高危人群,来自患者本身的危险因素包括:免疫功能受到抑制、既往感染 NTM 等;其次,伴有结构性肺部病变受者,如慢性阻塞性肺疾病、支气管扩张症、矽肺或囊性纤维化等,更易感染[20,21]。此外,胃食管反流、维生素 D 缺乏症、营养不良等也是危险因素。药物因素包括,免疫抑制剂、质子泵抑制剂、阿奇霉素、吸入性抗生素等。环境因素包括,接触污染的土壤、室内游泳池、热水浴缸、室内加湿器和淋浴器、自来水系统、院内冷热水系统等。

暴露于 NTM 污染水和土壤,或宿主免疫功能低下是 NTM 感染的主要危险因素。因此,要充分了解患者是否有疫水接触史、外伤史及机体免疫功能状况,进行综合分析评估。现有研究表明,脓肿分枝杆菌病可在人与人之间传播[2,4,5]。人与人之间可通过气溶胶或污染物传播,应引起关注。NTM 患者住院治疗期间,应该予以单人病房隔离,防止传播给其他肾移植受者;患者呼吸道分泌物的处理,应该参照结核等传染病的管理措施实施。

但是,肾移植受者中 NTM 定植和感染的区分比较困难。一项为期 10 年的研究发现,1.5% 的移植受者培养结果为阳性,但其中 82% 为定植菌,只有约 0.26% 分离菌为感染[22]。

此外,NTM 病的病理变化与结核病相似,二者很难鉴别;NTM 病的机体组织反应较弱,其病变程度相对较轻,干酪样坏死较少,纤维化常见;不同部位、不同菌种及不同宿主 NTM 病的病理变化亦存在差异[4,5]。

## 三、NTM 病的诊断

### 临床问题 2:如何准确诊断 NTM 病?

**推荐意见 4**:NTM 病的诊断不能单纯依靠微生物培养诊断(推荐强度 B,证据等级 2b)。

**推荐意见 5**:重视患者的流行病学史及现病史采集;对疑似患者的规范化标本采集是确诊的关键,注意区分定植与感染(推荐强度 B,证据等级 2b)。

**推荐意见 6**:对疑似肺部感染患者评估应包括:胸部 X 光片或 CT 扫描;2 份或更多的痰标本进

行培养；排除其他疾病，如肺结核和肺部恶性肿瘤（推荐强度 B，证据等级 2b）。

**推荐意见 7**：建议宏基因组二代测序作为 NTM 感染的快速检测方法（推荐强度 B，证据等级 2b）。

**推荐意见说明**：

不同临床标本所分离培养到的 NTM 菌株临床意义有所不同，来自血液、淋巴结、骨髓、肝脏、肾脏和脾脏等无菌体液标本分离到 NTM 往往意味着致病菌，而痰液及支气管肺泡灌洗液等人体呼吸道分离 NTM 要排除标本污染或呼吸道定植的可能。

1. NTM 病的诊断　临床上，如果单纯从人体呼吸道标本中分离出 NTM 病原体，而无 NTM 感染的临床表现，称作 NTM 定植，不能诊断 NTM 病[1-5]。NTM 病诊断标准包括两个最基本条件：①从呼吸道分泌物或相应感染部位标本中分离或培养到 NTM 菌；②存在相应组织感染的临床表现。来自血液、淋巴结、骨髓、肝脏、肾脏和脾脏等的标本分离到 NTM 往往意味着其为致病菌，而痰液、诱导痰及支气管肺泡灌洗液等呼吸道标本分离的 NTM 要排除标本污染或呼吸道定植的可能；不应使用口咽拭子培养或血清学检测来诊断 NTM 病，同时留取标本期间要避免服用抗菌药物[1-5]。培养到 NTM 或可疑 NTM 感染，需进一步进行菌种鉴定（培养或核酸检测）及药敏试验。

2. 抗酸染色　传统的诊断临床标本分枝杆菌感染是基于镜下抗酸染色，进而特殊培养及生化实验鉴定菌种，最后检测药物敏感性。抗酸染色阳性并不能鉴别结核与 NTM；而且，只有在标本带菌量在 $10^4 \sim 10^6$/ml 时才能被检出。

3. 细菌培养　对于标本中存在的分枝杆菌，细菌培养不仅能够提供定性结果，还可以定量分析；对于培养阳性的菌株，初步鉴定菌种，再用基因芯片对分离的 NTM 作进一步菌种鉴定；对鉴定为 NTM 的菌株，进行 6 种抗 NTM 的药物敏感性试验。对抗酸杆菌涂片阳性和 / 或对抗结核药物耐药、抗结核治疗效果不理想的患者应及时进行菌种鉴定，排除 NTM 病。

4. 病理诊断　结核及 NTM 病的病理学特点具有一定相似性：肉芽肿性炎症伴或不伴中央干酪样坏死、类上皮细胞和郎汉斯巨细胞形成。分泌物涂片染色可找到抗酸杆菌，但阳性率不高。病理诊断只能提示分枝杆菌感染，并不能鉴别结核及 NTM。准确诊断需依靠从分泌物或组织中，通过核酸检测或培养出分枝杆菌病原体进行菌型鉴定。

5. 新的检测手段　随着分子生物学的发展，有了更快速、更可靠的菌种诊断和鉴定技术，其方法主要包括：PCR 技术、色谱与分子生物学技术结合分析法、宏基因组二代测序（metagenomic next-generation sequencing，mNGS）等[23,24]。这些新方法的应用促进了分枝杆菌的快速鉴定，使诊断时间显著缩短。

mNGS 是目前应用最广泛的快速检测方法。针对临床标本如痰液、支气管肺泡灌洗液、脓液、组织分泌物等，通过 mNGS 进行分析，不仅能直接检测到分枝杆菌种和属，而且可以直接对菌株进行鉴定。与传统检测方法相比，mNGS 的优点主要体现于[25-27]：

（1）大大缩短检测周期，仅需数小时即可获得结果；

（2）显著提高分枝杆菌感染检出率，mNGS 对细菌检测的阳性率显著高于传统的培养及涂片，为临床怀疑分枝杆菌感染，但涂片和培养阴性的患者提供了分枝杆菌感染的证据；

（3）有助于鉴别结核与 NTM。传统的细菌涂片及组织病理只能发现抗酸杆菌，但无法区分 NTM 与结核，而 mNGS 可以直接区分鉴别。

**临床问题 3**：**肾移植术后 NTM 主要涉及哪些器官？各有什么特点？**

**推荐意见 8**：肾移植术后 NTM 在不同部位的感染缺乏特异性表现（推荐强度 B，证据等级 2c）。

**推荐意见9**：肾移植术后可发生泌尿生殖系统、手术部位及周围软组织的NTM感染，对于术后迁延不愈的伤口感染建议考虑NTM感染的可能性(推荐强度B，证据等级2c)。

**推荐意见说明：**

肾移植术后，可以表现为不同部位的NTM感染，以播散性NTM病及NTM肺病多见[17,28]。NTM肺病，其临床表现与肺结核类似。除NTM肺病之外，肾移植术后皮肤及伤口周围软组织也是NTM感染的好发部位[29]，皮肤NTM感染可以表现为皮疹、皮肤红斑、皮下结节及皮肤软组织溃烂[30]。

1. NTM肺病　是临床最常见的NTM病。临床表现类似肺结核病，多为亚急性或慢性疾病的临床表现。常有反复低热、长期咳嗽、咳痰、体重减轻、夜间盗汗、乏力等结核中毒症状[29-31]。肾移植受者NTM肺病的菌种较多，其中MAC、脓肿分枝杆菌及堪萨斯分枝杆菌是最常见致病菌。MAC和脓肿分枝杆菌是亚洲人NTM肺病常见的致病菌(43%~81%)。NTM肺病的病变多累及肺上叶尖段或前段，其组织病理学表现类似结核病，即渗出性病变、增殖性病变和硬化性病变。胸部CT显示炎性病灶及单发和多发薄壁空洞，纤维硬结灶、多灶性支气管扩张以及多发性小结节病变；球形病灶及胸膜渗出相对少见[5]。

对NTM肺病，其诊断标准如下[1-6]：具有呼吸系统症状和/或全身性症状，经胸部影像学检查发现空洞性阴影、多灶性支气管扩张以及多发性小结节病变等，已排除其他肺部疾病，在确保标本无外源性污染的前提下，符合以下条件之一者可诊断为NTM肺病：

(1)两份分开送检的痰标本NTM培养阳性并鉴定为同一致病菌，和/或NTM分子生物学检测均为同一致病菌；

(2)支气管肺泡灌洗液NTM培养和/或分子生物学检测1次阳性；

(3)经支气管镜或其他途径的肺活组织检查发现分枝杆菌病组织病理学特征性改变(肉芽肿性炎症或抗酸染色阳性)并且NTM培养和/或分子生物学检测阳性；

(4)经支气管镜或其他途径肺活组织检查发现分枝杆菌病组织病理学特征性改变(肉芽肿性炎症或抗酸染色阳性)，并且1次及以上的痰标本、支气管冲洗液或支气管肺泡灌洗液中NTM培养和/或分子生物学检测阳性。

2. NTM淋巴结炎　儿童最常见的NTM疾病是颈部淋巴结炎，1~5岁儿童颌下、颈部或耳前淋巴结是NTM淋巴腺炎最常见的感染部位。主要菌种为MAC。该病起病隐匿，很少伴有全身症状。受累淋巴结一般为单侧(95%)，无压痛。淋巴结可迅速肿大，甚至破裂，形成窦道，导致局部引流时间延长。头颈部以外的其他结节群偶尔也会受累，包括纵隔结节。NTM淋巴结炎的CT通常显示为非对称性腺病，伴有环状强化肿块，可能累及脂肪和皮肤，需与淋巴结的结核及移植后淋巴增殖性疾病(post-lymphoproliferative disease，PTLD)相鉴别。过早进行颈部包块穿刺术有可能促使窦道形成。

3. NTM皮肤软组织病　常见菌为脓肿分枝杆菌。临床表现为局部皮肤红、肿、痛、硬结，迁延数年后形成脓肿并破溃，引起溃疡、广泛性皮肤红斑、皮肤散播性和多中心结节病灶，严重者可造成骨质破坏。诊断方法是从引流物或组织活检中培养出特定病原体。组织活检是获取标本进行培养的最敏感方法[3-5]。

4. NTM骨病　在肾移植术后相对少见；可引起感染部位的腰椎病变、骨髓炎、滑膜炎、化脓性关节炎等[3-5]。

5. 其他部位 NTM 病 肾移植术后可发生泌尿生殖系统、手术部位及周围软组织的 NTM 感染,脓肿分枝杆菌、MAC 感染较多见。对于术后迁延不愈的伤口感染需考虑 NTM 感染的可能性[3-5]。

6. 播散性 NTM 病 好发于免疫抑制患者如肾移植受者、HIV 患者,常见病菌为 MAC、嗜血分枝杆菌及堪萨斯分枝杆菌感染,以 NTM 肺炎为主,临床常见症状为发热(80%)、盗汗(35%)和体重减轻(25%)。此外,许多 MAC 患者会出现腹痛或腹泻[3-5,31]。

NTM 病长期被误诊,临床应高度警惕。NTM 肺病应与其他肺部疾病如肺结核、支气管扩张症、慢阻肺、囊性肺纤维化、肺囊肿、间质性肺疾病、尘肺、细菌性肺炎、肺真菌病、肺寄生虫病、军团菌病、奴卡菌病、肺部肿瘤、结节病以及肺泡蛋白沉着症等相鉴别。NTM 淋巴结病应与淋巴结结核、其他细菌性淋巴结炎、恶性淋巴瘤、转移性肿瘤、白血病、结节病、非特异性淋巴结炎、组织细胞增生性坏死性淋巴结炎及传染性单核细胞增多症等相鉴别。NTM 皮肤病应与皮肤结核、结节病、麻风病、皮肤真菌病、诺卡菌病、结节性红斑及结节性血管炎等相鉴别。播散性 NTM 病应与 HIV 感染、艾滋病、败血症、伤寒、播散性真菌病、全身血行播散性结核病及诺卡菌病等相鉴别[1-2,4-6]。

临床问题 4:如何规范地进行标本采集来诊断 NTM 病? NTM 病与结核病如何鉴别?

推荐意见 10:痰以外的标本(如组织活检、无菌体液)培养出 NTM 菌种可诊断 NTM 病;痰培养由于存在污染可能,建议间隔一周或更长时间收集两次或更多次标本进行培养,并且需要分离出相同的 NTM 菌种才能诊断 NTM 病(推荐强度 B,证据等级 2b)。

推荐意见 11:在确诊 NTM 病之前,可能需要进行经验性抗结核治疗,尤其是在抗酸杆菌涂片阳性和核酸扩增检测结果呈阳性的情况下(推荐强度 B,证据等级 2c)。

推荐意见说明:

痰以外的标本(如组织活检、无菌体液中)培养出 NTM 菌种可诊断 NTM 病。但是,由于环境污染可能导致呼吸道标本中分离出 NTM,因此建议应在间隔一周或更长时间收集的两次或更多次痰培养中分离出相同的 NTM 菌种来明确诊断。痰培养单次阳性的患者较少出现有临床意义的 NTM 肺病[5-7],但痰培养两次或两次以上阳性的患者中,NTM 肺病的诊断率可高达 98%[5]。

支气管肺泡灌洗液是分枝杆菌培养的有效来源。支气管肺泡灌洗液比常规祛痰检测更敏感,而且支气管镜标本不易受环境污染的影响。对于微生物学和影像学检查无法确诊的患者,或担心存在其他疾病导致影像学异常的患者,可能需要进行活检以确诊。活检组织样本中发现 NTM 菌,并显示出典型的分枝杆菌病组织病理学变化,足以确诊 NTM 病。如果肺部活检的培养结果为阴性,但组织病理学表现出分枝杆菌特征,则当一份或多份痰液标本或支气管灌洗液的 NTM 培养结果呈阳性时,即可认为存在 NTM 肺病。

对于结核菌素皮肤试验(PPD 试验),由于许多抗原表位为不同的分枝杆菌所共有,不同的分枝杆菌皮试抗原会产生广泛的交叉反应。使用 PPD 试验进行双重皮试有助于区分培养阳性的 NTM 肺病和肺结核。但在确诊 NTM 肺病之前,尤其是在抗酸杆菌涂片阳性和核酸扩增检测结果呈阳性的情况下,可能需要对患者进行经验性抗结核治疗。对于非结核分枝杆菌与结核分枝杆菌(Mycobacterium tuberculosis,Mtb)感染的区别见表 49-1。

表 49-1 非结核分枝杆菌与结核分枝杆菌感染的区别

| 特点 | NTM | Mtb |
|---|---|---|
| 名称 | 非典型分枝杆菌、匿名分枝杆菌和环境分枝杆菌,首选名称是 NTM | 结核分枝杆菌是导致人类结核病的重要成员。其他成员包括非洲结核杆菌(M.africanum)、牛结核杆菌(M.bovis)、卡奈特结核杆菌(M.canettii)、卡普拉结核杆菌(M.caprae)和羽状结核杆菌(M.pinnipedii) |
| 物种分布 | 利用 DNA 测序描述了近 200 个物种;由于气候和地理因素,NTM 物种具有区域性差异 | 结核分枝杆菌菌株存在地域差异 |
| 生化测试 | 目前还没有一种生化检测方法可用于诊断 NTM | 结核分枝杆菌抗酸染色呈阳性,对热稳定性过氧化氢酶检测呈阴性 |
| 显微镜形态 | 抗酸涂片中没有特征性蛇形索 | 在抗酸涂片中,可看到特征性的蛇纹状菌丝,呈绳状聚集,其中杆菌的长轴与菌丝的长轴平行 |
| 培养物的生长特性 | 快速生长( <7d)和缓慢生长( ≥7d)的分枝杆菌,生长速度比其他细菌(铜绿假单胞菌和大肠杆菌)慢 | 结核分枝杆菌是一种生长缓慢的分枝杆菌,需要约 2 周的时间生长。菌落粗糙,呈菜花状,颜色浅淡 |
| 鉴别 | 仅凭抗酸涂片阳性很难将 NTM 与结核分枝杆菌区分开来。菌株培养对于区分非常重要 | 应同时进行涂片和培养 |
| 传播方式 | 脓肿分枝杆菌病可在人与人之间传播 | 结核分枝杆菌极易通过空气传播,尤其是在肺结核患者中 |
| 感染途径 | 感染主要通过吸入、摄入或直接接触发生。在肾移植患者中,肠道定植易随后发生血源性传播 | 携带结核分枝杆菌的较小咳嗽飞沫核可到达末端支气管和肺泡并形成感染 |
| 致病潜力 | 机会性致病菌 | 高致病性细菌 |
| 病原体毒力 | 低毒力,堪萨斯菌相对较强 | 高致病性 |
| 潜伏感染 | 无潜伏感染证据 | 部分国家有潜伏感染肺结核的数据 |
| 疾病通报 | 通报确诊 NTM 病例并非必要,只有少数几个国家实行了疾病通报 | 世界卫生组织每年定期发布全球结核病报告 |
| 肺及肺外感染比例 | 肺部感染 80%~90%,肺外 10%~20%。免疫力低下的人群中易发生播散性 NTM 病 | 肺部感染 80%~85%,肺外 15%~20%;在免疫力低下的患者中,肺部感染 40%~50%,肺外 50%~60% |
| 风险因素 | NTM 肺病通常发生在原有肺部疾病患者、黏膜纤毛功能受损者或 CFTR 突变患者 | 风险因素包括:营养不良、吸烟、长期饮酒、糖尿病、肾移植、头颈部癌症、白血病或霍奇金病,以及长期使用皮质类固醇等药物 |
| NTM 对器官感染差异 | 不同类型的致病菌对特定器官和组织感染存在差异,如肺部、淋巴结、播散性 NTM 疾病以 MAC 为主 | 暂未发现致病菌对特定器官和组织感染存在差异 |
| NTM 肺病的影像学模式 | 空洞型:老年吸烟者和慢性阻塞性肺病患者。结节型/支气管扩张:主要见于绝经后不吸烟的女性;双侧支气管扩张,多发结节,高分辨率 CT 表现为树突状,部分患者也可能有小的空洞性病变。过敏性肺炎样非典型肺部疾病 | 原发性肺结核(通常发生在儿童)、进展性肺部疾病、原发性肺结核后遗症 |

| 特点 | NTM | Mtb |
|---|---|---|
| 呼吸道标本分离出 NTM 临床意义 | 应评估分离出的 NTM 物种与肺部疾病的临床相关性。必须排除宿主定植和实验室污染的可能性 | 结核分枝杆菌可产生潜伏性结核感染和活动性疾病。在开始治疗之前,必须明确活动性结核病 |
| 药敏试验 | 由于药敏试验与体内治疗的相关性较差,因此对 NTM 的药敏试验存在争议。对初次和复发的 MAC 和堪萨斯分枝杆菌进行药敏检测,同时进行表型和基因型检测。对于 MAC,应针对大环内酯类和阿米卡星进行检测;对于堪萨斯分枝杆菌,应针对利福平和克拉霉素进行检测 | 应进行普遍的药敏检测,并根据药敏进行治疗 |
| 治疗 | 见本指南 | 治疗对药物敏感的结核病和耐药结核病应遵循国家指导方针 |
| 治疗结果 | 不同 NTM 种类和亚种的治疗效果各不相同。见本指南 | 在全球范围内,对药物敏感的结核病治疗效果良好。耐药性结核病的治疗仍是一项挑战,全球治疗成功率仅为 56%。随着药物疗法的更新,未来治疗成功率可能会提高 |
| 预防 | 应避免从环境来源,尤其是家庭供水系统、医院环境和土壤中接触非淋菌性真菌。对于肾移植患者,抗菌预防措施包括服用阿奇霉素或克拉霉素或利福喷丁,同时服用抗逆转录病毒药物 | 应避免接触涂片阳性的肺结核患者,阻止结核病传播。潜伏肺结核感染的预防药物包括:异烟肼、利福喷丁、利福平 |
| 疫苗 | 目前还没有疫苗 | 建议接种卡介苗以预防严重形式的结核病;M72/AS01、MVA85A 等新型结核病疫苗正在临床试验中 |

## 四、NTM 病的治疗

临床问题 5:NTM 病的治疗遵循什么原则? NTM 病的治疗周期多长? NTM 病的治愈标准是什么?

推荐意见 12:NTM 病治疗总原则:确诊的 NTM 病需进行抗分枝杆菌治疗,尤其是痰抗酸染色阳性和 / 或影像学提示有空洞的 NTM 病;治疗用药方面,遵循联合、足疗程的原则(推荐强度 B,证据等级 2a)。

推荐意见 13:肾移植受者术前明确 NTM 病,需要严格治疗,疗程为 3~6 个月,评估达到治愈标准才能接受移植手术;肾移植受者术后新发 NTM 病,需要根据菌种、药敏结果等选择治疗方案,疗程适当延长(推荐强度 B,证据等级 2b)。

推荐意见 14:大多数 NTM 对常用抗分枝杆菌药物耐药性差别较大(推荐强度 B,证据等级 2c)。

推荐意见 15:NTM 病的治愈是指完成抗 NTM 疗程,且同时满足细菌学治愈和临床治愈的标准(推荐强度 B,证据等级 2b)。

推荐意见说明:

大多数 NTM 易耐药,临床治疗效果多不确切,治疗费用高,治疗时间长(一般比结核治疗时间长),且长期治疗易出现药物不良反应,临床医师应权衡利弊。

1. NTM 病治疗原则

确诊的 NTM 病需进行抗分枝杆菌治疗,尤其是痰抗酸染色阳性和 / 或影像学提示有空洞的 NTM 病;治疗用药方面,遵循联合、足疗程原则[5,32-34]。

(1)NTM 耐药模式因菌种不同有所差异,治疗前分枝杆菌菌种鉴定及药物敏感试验结果非常重要;

(2)大环内酯类和阿米卡星耐药与鸟复合分枝杆菌及脓肿分枝杆菌病疗效的相关性,利福平耐药与堪萨斯分枝杆菌病疗效的相关性非常明确,制订方案应参考此类药敏结果;

(3)不同 NTM 病用药种类和疗程有所不同,疗程与普通人群基本相同,但肾移植患者免疫功能低下,如果病原学检测仍发现相应病原体,影像学仍存在相应表现,可以适当延长疗程;

(4)不建议对疑似 NTM 病进行试验性治疗;

(5)对 NTM 肺病应谨慎采用外科手术治疗;

(6)需对所有纳入 NTM 病治疗的患者积极开展药物安全性监测和管理。

2. 肾移植受者 NTM 病的治疗疗程  肾移植受者 NTM 病的治疗疗程分为术前治疗及术后:

(1)术前治疗:如果患者术前明确诊断为活动性 NTM 病,必须进行规范治疗,疗程为 3~6 个月。未经治疗的活动性 NTM 病属于移植手术的禁忌证。移植受者术前存在的活动性 NTM 肺病,如临床情况许可,建议规范治疗 6~12 个月,评估达到治愈标准方可接受移植手术。

(2)术后治疗:肾移植术后新发 NTM 病,必须进行规范治疗。不同的 NTM 感染,其治疗的药物选择及疗程均不相同。明确的 NTM 病,应该选择联合用药治疗,强化期 6~12 个月,巩固期 12~18 个月。在 NTM 培养结果转阴后,再持续治疗 6~12 个月。不建议对肾移植受者进行 NTM 试验性治疗;对于 NTM 肺病患者,谨慎进行外科手术治疗。另外,肾移植术后 NTM 病的治疗,除了积极使用相应抗生素之外,应该根据患者移植术后时间、免疫状态、感染严重程度等,结合移植物的功能,适当降低免疫抑制剂的强度[5,32-34]。

3. NTM 治疗的药物分类

NTM 治疗的药物主要包括[1-2,4-6]:

(1)新型大环内酯类药物如阿奇霉素、克拉霉素。

(2)氟喹诺酮类药物如莫西沙星、环丙沙星、左氧氟沙星等。

(3)利福霉素类药物如利福喷丁、利福平等。

(4)乙胺丁醇。

(5)氨基糖苷类药物如链霉素、阿米卡星等。

(6)头霉素类如头孢西丁。

(7)四环素类药物如米诺环素、多西环素。

(8)碳青霉烯类抗生素中的亚胺培南、美罗培南。

(9)噁唑烷酮类抗生素如利奈唑胺、康替唑胺、泰利唑胺等。常用药物选择包括克拉霉素 500~1 000mg/d(体重<50kg,用 500mg/d)或阿奇霉素 250~500mg/d[35-36]。不同的 NTM 药物敏感性不尽一致,故应针对病原菌,结合药敏试验结果选择合适的抗菌药进行治疗,初始治疗需要联合治疗。如果患者能够耐受,通常选择 2~3 种药。如果考虑普通感染,前 3 个月选择 2~3 种药,后 3 个月选择 1~2 种药,通常包括阿奇霉素;对于受者长期不愈合的手术伤口,同时发现脓肿分枝杆菌,则治疗周期 ≥12 个月[1-2,4-6,35-36]。

4. NTM 病的治愈标准 NTM 病的治愈是指完成抗 NTM 治疗疗程,且同时满足细菌学治愈和临床治愈的标准[1-5]。

NTM 病的治疗疗程根据病不同的病原学决定,具体疗程参照细菌学治愈:在细菌学阴转(连续 3 次痰液 NTM 培养阴性,每次间隔至少 1 个月,阴转时间以首次阴转的时间计算,若无痰则一次支气管冲洗液或灌洗液 NTM 培养阴性即为阴转)后,再连续 ≥ 3 次 NTM 培养为阴性,直至抗分枝杆菌治疗结束。

临床治愈:抗分枝杆菌治疗期间临床症状改善,且持续至治疗结束,但没有细菌学阴转或细菌学治愈的证据[1-5]。

临床问题 6:如何选择 NTM 病的治疗方案?

推荐意见 16:NTM 病治疗方案应根据临床特点、感染菌种和患者免疫状态等进行个体化分析和选择(推荐强度 B,证据等级 2b)。

推荐意见说明:

对 NTM 病的治疗应根据临床因素、感染菌种和患者免疫状态等进行个体化判断。与预后较差相关的因素(如空洞性疾病、低体重指数、低白蛋白和 / 或炎症标志物升高)、分离出毒力更强和 / 或对抗菌治疗反应更强的病原体(如堪萨斯分枝杆菌)以及潜在的免疫抑制,都建议积极及时治疗。疲劳、生活质量明显下降等也是积极治疗的主要因素。相反,轻微的疾病症状和体征、较高的药物不耐受 / 毒性可能性以及对治疗反应较差的微生物则倾向于观察等待[37-39]。任何治疗都应与患者沟通,告知治疗的潜在不良反应、抗菌治疗益处的不确定性以及再感染等复发可能性(尤其是在结节性支气管扩张疾病的情况下)。

临床问题 7:NTM 肺病的治疗方案如何选择?疗程是多久?

推荐意见 17:根据分离得到的菌种、药敏试验结果指导 NTM 肺病的治疗(推荐强度 B,证据等级 2b)。

推荐意见 18:建议大环内酯类药物敏感的 MAC 肺病患者在培养转阴后接受至少 12 个月的治疗(推荐强度 B,证据等级 2b)。

推荐意见 19:建议对利福喷丁 / 利福平敏感的堪萨斯分枝杆菌肺部疾病患者进行至少 12 个月治疗(推荐强度 B,证据等级 2b)。

推荐意见说明:

常见治疗 NTM 药物及经验性选择药物。

NTM 治疗药物的精准化选择,需要根据药敏选择(表 49-2)。NTM 的生长周期长,在明确菌种后即可启动治疗[1-5]。鸟复合分枝杆菌病:大环内酯类、利福霉素类、喹诺酮类及氨基糖苷类等;堪萨斯分枝杆菌病:对利福喷丁、利福平、大环内酯类药物、莫西沙星和利奈唑胺等敏感,对异烟肼、乙胺丁醇、环丙沙星、阿米卡星中度敏感;脓肿分枝杆菌病:克拉霉素、阿奇霉素、阿米卡星、亚胺培南 / 西司他丁、头孢西丁和替加环素具有较强的抗菌活性,利奈唑胺、米诺环素和利福喷丁对其有一定的抗菌活性,环丙沙星和莫西沙星抗菌活性较弱,乙胺丁醇耐药。对于复发性、难治性 NTM 肺病,如果 NTM 病原体对阿米卡星敏感,例如,鸟胞分枝杆菌肺病,可以采用联合阿米卡星脂质体雾化吸入,增强治疗效果。

表 49-2　NTM 常用治疗方案

| 致病菌 | 药物数量 | 首选药物 | 频次 |
|---|---|---|---|
| MAC | | | |
| 　结节型 - 支气管扩张 | 3 | 阿奇霉素(克拉霉素)、利福平(利福喷丁)、乙胺丁醇 | 每周三次 |
| 　空洞 | ≥3 | 阿奇霉素(克拉霉素)、利福平(利福喷丁)、乙胺丁醇、静脉使用阿米卡星(链霉素) | 每周三次,可与氨基糖苷类药物同时使用 |
| 　耐药 | ≥4 | 阿奇霉素(克拉霉素)、利福平(利福喷丁)、乙胺丁醇、静脉使用阿米卡星、阿米卡星脂质体吸入(链霉素) | 每周三次,可与氨基糖苷类药物同时使用 |
| 堪萨斯分枝杆菌 | 3 | 阿奇霉素(克拉霉素)、利福平(利福喷丁)、乙胺丁醇 | 每天 1 次 |
| 蟾分枝杆菌 | ≥3 | 阿奇霉素(克拉霉素)、利福平(利福喷丁)、乙胺丁醇、阿米卡星 | 每周 3 次,可与氨基糖苷类药物同时使用 |

**临床问题 8：NTM 病手术治疗的指征是什么？**

**推荐意见 20：**手术治疗作为内科治疗的辅助手段,建议用于存在包裹性或者局限性病变,同时经过系统的内科治疗效果不佳的患者(推荐强度 C,证据等级 4)。

**推荐意见说明：**

NTM 的外科治疗[5,40]：对于局限于单侧肺部病灶以及可以耐受手术者,经过内科治疗效果不佳可行外科手术治疗,术后继续抗 NTM 治疗直至痰分枝杆菌培养阴转至少 1 年后可以停药。对于肺外 NTM 内科治疗效果不佳者,可考虑外科手术治疗,术后继续抗 NTM 治疗直至细菌学治愈和 / 或临床治愈[5]。

**临床问题 9：NTM 治疗过程中,需要重点进行哪些监测？**

**推荐意见 21：**监测应包括视敏度(乙胺丁醇)、红绿颜色辨别力(乙胺丁醇)、肝肾功能、听觉和前庭功能以及白细胞和血小板计数(推荐强度 B,证据等级 2c)。

**推荐意见 22：**监测频率应根据患者的年龄、并发症、同时服用的药物、重叠的药物毒性以及资源情况进行个性化调整(推荐强度 B,证据等级 2c)。

**推荐意见 23：**大环内酯类药物常见且严重的副作用是心脏毒性,可能导致致命性心律失常,需要严格定期行心电图检查(推荐强度 B,证据等级 2c)。

**推荐意见说明：**

NTM 病的治疗监测包括如下内容：血常规、肝肾功能、血电解质、尿常规、痰抗酸杆菌涂片、分枝杆菌培养、影像学检查、听力、视野和色觉、心电图检查等。应警惕二重感染,注意药物之间的相互作用,如利福平与克拉霉素之间,利福平与氟喹诺酮类药物之间,利福平、利福喷丁与抗逆转录病毒药物之间等[1-2,4-6]。

克拉霉素治疗方案经常会出现与药物相关的不良事件,尤其是体重在 45~55kg 范围内的结节性 / 支气管扩张性疾病老年患者。克拉霉素最常见的毒性反应是胃肠道反应(金属味、恶心和呕吐)[3,41,42]。

阿奇霉素不良反应,包括胃肠道症状(主要是腹泻)和可逆性听力损伤。利福喷丁毒性与剂量有关,包括胃肠道症状、葡萄膜炎和多关节痛综合征[3,41,42]。

利福平相关的毒性包括胃肠道症状、肝毒性、过敏反应,以及罕见的急性肾衰竭和血小板减少。与利福平相比,利福喷丁的毒性发生率要低得多[3,41,42]。

　　与服用乙胺丁醇治疗肺结核的患者相比,乙胺丁醇眼毒性在治疗 MAC 肺病患者中更常发生,这可能与 MAC 肺病患者接触乙胺丁醇的时间更长有关[3,41,42]。

　　大环内酯类药物常见且严重的副作用是心脏毒性,可引起心电图异常、心动过缓、Ⅰ度房室传导阻滞、QT 间期延长、恶性心律失常、尖端扭转型室性心动过速,特别是在和其他可能导致心脏 QT 间期延长的药物合用时,可能导致致命性心律失常[3,41,42]。

　　药物毒性监测应包括视敏度(乙胺丁醇和利福喷丁)、红绿颜色辨别力(乙胺丁醇)、肝功能(克拉霉素、阿奇霉素、利福喷丁、利福平、异烟肼)、听觉和前庭功能(链霉素、阿米卡星、克拉霉素、阿奇霉素)、肾功能(链霉素和阿米卡星)以及白细胞和血小板计数(利福喷丁)。使用大环内酯类药物,应该注意心电图检查的重要性。克拉霉素会增强利福喷丁的毒性(尤其是葡萄膜炎),而利福明类药物(利福平的毒性大于利福喷丁)会降低克拉霉素的血清药物浓度[1-2,4-6](表 49-3)。

表 49-3　NTM 药物治疗的不良反应和监测指标

| 药物 | 不良反应 | 监测 |
| --- | --- | --- |
| 阿奇霉素 | 胃肠道 | 临床常规监测 |
| | 耳鸣 / 听力损失 | 听力图 |
| | 肝毒性 | 肝功能检测 |
| | QT 间期延长 | 心电图 |
| 克拉霉素 | 胃肠道 | 临床常规监测 |
| | 耳鸣 / 听力损失 | 听力图 |
| | 肝毒性 | 肝功能检测 |
| | QT 间期延长 | 心电图 |
| 乙胺丁醇 | 眼部毒性神经病变 | 视力和辨色能力临床监测 |
| 异烟肼 | 肝炎周围神经病变 | 肝功能检测临床监测 |
| 利福喷丁 | 肝毒性 | 肝功能检测 |
| | 细胞减少症 | 全血细胞计数 |
| | 葡萄膜炎 | 视力 |
| | 过度敏感 | 临床常规监测 |
| | 分泌物呈橙色 | |
| 利福平 | 肝毒性 | 肝功能检测 |
| | 细胞减少症 | 全血细胞计数 |
| | 过度敏感 | 临床常规监测 |
| | 分泌物呈橙色 | |
| 阿米卡星、链霉素 | 前庭毒性 | 临床常规监测 |
| | 耳毒性 | 听力图 |
| | 肾毒性 | 尿素氮、肌酐 |
| | 电解质紊乱 | 钙、镁、钾 |
| 阿米卡星脂质体吸入悬浮剂 | 发声困难 | 临床常规监测 |
| | 前庭毒性 | 临床常规监测 |
| | 耳毒性 | 听力图 |
| | 肾毒性 | 尿素氮、肌酐 |
| | 咳嗽 | 临床常规监测 |
| | 呼吸困难 | 临床常规监测 |

**临床问题 10：肾移植患者 NTM 的治疗药物对肾脏功能有哪些影响？与免疫抑制剂有哪些相互影响？**

**推荐意见 24：**氨基糖苷类药物存在肾毒性的风险，建议密切关注肾移植术后肾功能（推荐强度 B，证据等级 2c）。

**推荐意见 25：**需要维持 CNI 类药物达到理想的浓度，不建议选择包含利福霉素类治疗方案作为 NTM 的治疗，以免影响 CNI 类药物浓度（推荐强度 B，证据等级 2c）。

**推荐意见说明：**

NTM 的治疗药物中，氨基糖苷类药物如阿米卡星、阿米卡星脂质体吸入悬浮剂、链霉素等存在肾毒性的风险，需要密切关注其对于肾移植术后肾功能的影响。

对于肾移植受者，NTM 的治疗药物中，利福霉素类抗生素包括利福平、利福喷丁等，属于细胞色素 P450 酶的诱导剂，与常用的免疫抑制剂（包括他克莫司和环孢素 A）存在显著的相互作用，会导致后者的浓度显著降低，因此，结合患者的临床情况，如果需要维持 CNI 类药物达到理想的浓度，不建议选择包含利福霉素类治疗方案作为 NTM 的治疗[5,43-47]。我们将常用 NTM 药物与免疫抑制剂的相互影响列为表格（表 49-4）。

表 49-4　部分药物对免疫抑制剂的影响

| 药物 | 异烟肼 | 利福平或利福喷丁 | 吡嗪酰胺 | 乙胺丁醇 | 链霉素 | 莫西沙星或左氧氟沙星 |
|---|---|---|---|---|---|---|
| 糖皮质激素 | 提高糖皮质激素水平，增加其不良反应（肝代谢抑制） | 降低糖皮质激素水平及效果（肝代谢诱导） | 无影响 | 无影响 | 无影响 | 增加肌腱相关的不良反应 |
| 环孢素 | 无影响 | 降低环孢素血药浓度及疗效（肝代谢诱导） | 无影响 | 无影响 | 增加肾毒性的风险 | 增加环孢素血药浓度（仅左氧氟沙星） |
| 他克莫司 | 无影响 | 降低他克莫司血药浓度及疗效（肝代谢诱导） | 无影响 | 无影响 | 增加肾毒性的风险 | 无影响 |
| 西罗莫司 | 无影响 | 降低西罗莫司血药浓度及疗效（肝代谢诱导） | 无影响 | 无影响 | 无影响 | 无影响 |
| 吗替麦考酚酯 | 无影响 | 使用替代或监测吗替麦考酚酯水平，与之联合使用可降低吗替麦考酚酯血药浓度及疗效（肠肝循环障碍） | 无影响 | 无影响 | 无影响 | 降低吗替麦考酚酯血药浓度 |

## 五、NTM 病的预防

**临床问题 11：NTM 病如何预防？**

**推荐意见 26：**建议严格对饮用水进行消毒处理，预防 NTM 从环境传播到人；减少与 NTM 病患者的接触，做好人际间传播防护（推荐强度 B，证据等级 2c）。

**推荐意见 27：**建议严格对医院用水和医疗器械进行消毒，防止院内感染（推荐强度 B，证据等级 2c）。

**推荐意见 28：**肾移植受者术前明确 NTM 病，经过严格治疗治愈的，术后可以加用抗 NTM 药物进行一段时间预防，以术后患者临床状态来决定疗程（推荐强度 B，证据等级 2c）。

**推荐意见说明：**

环境是 NTM 感染的重要来源。预防 NTM 病基本原则为：及时发现和治愈传染源，减少与 NTM 病患者的接触，做好人际间传播防护；防止院内 NTM 感染至关重要，抓好医院用水和医疗器械的消毒工作。应密切关注饮用水中 NTM 污染问题，严格对饮用水进行消毒处理，预防 NTM 从环境传播到人。对于高度疑似或高危人群可予以药物预防，首选阿奇霉素或克拉霉素[1-5]。

对于医源性 NTM 的预防，重点关注下面几个方面[48]：

1. 静脉导管　留置中心导管的患者，尤其是移植受者，应避免导管接触污染自来水。
2. 自动内镜清洗机和手工清洗均应避免使用自来水。器械应进行终端酒精冲洗。
3. 局部注射　避免使用苯扎氯铵作为皮肤消毒剂，以防导致脓肿霉菌等分枝杆菌的生长。
4. 在采集排痰标本前，不要让患者喝水或用自来水漱口。

NTM 患者住院治疗期间，应该予以单人病房隔离，防止传播给其他肾移植受者；患者呼吸道分泌物的处理，应该参照结核等传染病的管理措施实施。

肾移植受者术前明确 NTM 病，经过严格治疗治愈的，由于免疫抑制药物的使用，存在 NTM 复发的风险；因此，建议术后加用抗 NTM 药物进行一段时间预防，可根据患者术前病菌种类，术前治疗方案，术后免疫诱导方案和免疫维持方案来决定治疗时间长短，建议术后 3 月内监测 NTM 病菌。

## 六、小结

对于非结核分枝杆菌的研究尚缺乏大样本前瞻性的研究，特别是在肾移植术后的患者中更加明显。但是这部分人群却是非结核分枝杆菌高危患者，因此我们通过对文献系统性的回顾，针对非结核分枝杆菌在肾移植中的流行病学特点、诊疗进展等关键临床问题，基于当前可获得的最佳证据达成共识，为非结核分枝杆菌特别是在肾移植等实体器官移植患者中的临床实践提供治疗建议。

**执笔作者：** 孙其鹏（广东省人民医院），巨春蓉（广州医科大学附属第一医院），罗子寰（广东省人民医院），张伟杰（华中科技大学同济医学院附属同济医院），黄洪锋（浙江大学医学院附属第一医院）

**通信作者：** 孙启全（广东省人民医院）

**主审专家：** 薛武军（西安交通大学第一附属医院），门同义（内蒙古医科大学附属医院），陈刚（华中科技大学同济医学院附属同济医院），朱有华（中国人民解放军海军军医大学第一附属医院）

**审稿专家：** 丁小明（西安交通大学第一附属医院），马麟麟（首都医科大学附属北京友谊医院），王祥慧（上海交通大学医学院附属瑞金医院），王强（北京大学人民医院），丰贵文（郑州大学第一附属医院），付迎欣（深圳市第三人民医院），戎瑞明（复旦大学附属中山医院），李新长（江西省人民医院），陈劲松（中国人民解放军东部战区总医院），林俊（首都医科大学附属北京友谊医院），金海龙（中国人民解放军总医院第三医学中心），苗芸（南方医科大学南方医院），周洪澜（吉林大学第一医院），黄刚（中山大学附属第一医院）

**利益冲突：** 所有作者声明无利益冲突。

## 参考文献

[ 1 ] DALEY C L, IACCARINO J M, LANGE C, et al. Treatment of nontuberculous mycobacterial pulmonary disease: an official ATS/ERS/ESCMID/IDSA clinical practice guideline [J]. Eur Respir J, 2020, 56 (1): 200053.

［2］ HAWORTH C S, BANKS J, CAPSTICK T, et al. British Thoracic Society guidelines for the management of non-tuberculous mycobacterial pulmonary disease (NTM-PD)[J]. Thorax, 2017, 72 (Suppl 2): ii1.

［3］ GRIFFITH D E, AKSAMIT T, BROWN-ELLIOTT BA, et al. An official ATS/IDSA statement: diagnosis, treatment, and prevention of nontuberculous mycobacterial diseases [J]. Am J Respir Crit Care Med, 2007, 175 (4): 367-416.

［4］ 中华医学会结核病学分会,《中华结核和呼吸杂志》编辑委员会. 非结核分枝杆菌病诊断与治疗专家共识 [J]. 中华结核和呼吸杂志, 2020, 35 (10): 527.

［5］ 巨春蓉, 石炳毅, 中华医学会器官移植学分会. 器官移植受者非结核分枝杆菌病临床诊疗技术规范 (2019 版)[J]. 器官移植, 2019, 10 (4): 364-368.

［6］ 唐神结, 高文. 临床结核病学. 2 版 [M]. 北京, 人民卫生出版社, 2019: 1026.

［7］ FURUUCHI K, MORIMOTO K, YOSHIYAMA T, et al. Interrelational changes in the epidemiology and clinical features of nontuberculous mycobacterial pulmonary disease and tuberculosis in a referral hospital in Japan [J]. Respir Med, 2019, 152: 74-80.

［8］ PREVOTS D R, MARRAS T K. Epidemiology of human pulmonary infection with nontuberculous mycobacteria: a review [J]. Clin Chest Med, 2015, 36 (1): 13-34.

［9］ MEJIA-CHEW C, CARVER PL, RUTJANAWECH S, et al. Risk factors for nontuberculous mycobacteria infections in solid organ transplant recipients: a multinational case-control study [J]. Clin Infect Dis, 2023, 76 (3): e995-e1003.

［10］ WINTHROP K L, MARRAS T K, ADJEMIAN J, et al. Incidence and prevalence of nontuberculous mycobacterial lung disease in a large U. S. managed care health plan, 2008-2015 [J]. Ann Am Thorac Soc, 2020, 17 (2): 178-185.

［11］ ADJEMIAN J, OLIVIER K N, SEITZ A E, et al. Prevalence of nontuberculous mycobacterial lung disease in U. S. medicare beneficiaries [J]. Am J Respir Crit Care Med, 2012, 185 (8): 881-886.

［12］ JIE W U, YANGYI ZHANG, JING L I, et al. Increase in nontuberculous mycobacteria isolated in Shanghai, China: results from a population-based study [J]. PLoS One, 2014, 9 (10): e109736.

［13］ 张洁, 苏建荣, 丁北川, 等. 北京地区非结核分枝杆菌菌种分布及耐药性研究 [J]. 中华结核和呼吸杂志, 2017, 40 (3): 210-214.

［14］ 洪创跃, 李金莉, 赵广录, 等. 2013—2017 年深圳市非结核分枝杆菌流行状况分析 [J]. 中国防痨杂志, 2019, 41 (5): 529-533.

［15］ 陈忠南, 易松林, 胡培磊, 等. 2012—2017 年湖南省非结核分枝杆菌感染的特征分析 [J]. 中国防痨杂志, 2019, 41 (2): 217-221.

［16］ 余斐, 陈晓, 嵇仲康, 等. 杭州地区 2009—2014 年非结核分枝杆菌流行状况分析 [J]. 中国微生态学杂志, 2016, 28 (7): 808-810, 815.

［17］ SMITH G S, GHIO A J, STOUT J E, et al. Epidemiology of nontuberculous mycobacteria isolations among central North Carolina residents, 2006-2010 [J]. Infect, 2016, 72 (6): 678-686.

［18］ GEORGE I A, SANTOS C A, OLSEN M A, et al. Epidemiology and outcomes of nontuberculous mycobacterial infections in solid organ transplant recipients at a midwestern center [J]. Transplantation, 2016, 100 (5): 1073-1078.

［19］ SONG Y, ZHANG L, YANG H, et al. Nontuberculous mycobacterium infection in renal transplant recipients: a systematic review [J]. Infect Dis (Lond), 2018, 50 (6): 409-416.

［20］ FRIEDMAN DZP, CERVERA C, HALLORAN K, et al. Non-tuberculous mycobacteria in lung transplant recipients: prevalence, risk factors, and impact on survival and chronic lung allograft dysfunction [J]. Transpl Infect Dis, 2020, 22 (2): e13229.

［21］ HUANG H C, WEIGT S S, DERHOVANESSIAN A, et al. Non-tuberculous mycobacterium infection after lung transplantation is associated with increased mortality [J]. J Heart Lung Transplant, 2011, 30 (7): 790-798.

［22］ GEORGE I A, SANTOS C A, OLSEN M A, et al. Epidemiology and outcomes of nontuberculous mycobacterial infections in solid organ transplant recipients at a midwestern center [J]. Transplantation, 2016, 100 (5): 1073-1078.

［23］ BALIGA S, MURPHY C, SHARON L, et al. Rapid method for detecting and differentiating mycobacterium tuberculosis complex and non-tuberculous mycobacteria in sputum by fluorescence in situ hybridization with DNA probes [J]. Int J Infect Dis, 2018, 75: 1-7.

［24］ KUNDURACILAR H. Identification of mycobacteria species by molecular methods [J]. Int Wound J, 2020, 17 (2):

245-250.

[ 25 ] JU C R, LIAN Q Y, GUAN W J, et al. Metagenomic next-generation sequencing for diagnosing infections in lung transplant recipients: a retrospective study [J]. Transpl Int, 2022, 35: 10265.

[ 26 ] LIAN Q Y, CHEN A, ZHANG J H, et al. High-throughput next-generation sequencing for identifying pathogens during early-stage post-lung transplantation [J]. BMC Pulm Med, 2021, 21 (1): 348.

[ 27 ] ZHOU X, WU H, RUAN Q, et al. Clinical evaluation of diagnosis efficacy of active mycobacterium tuberculosis complex infection via metagenomics next-generation sequencing of direct clinical samples [J]. Front Cell Infect Microbiol, 2019, 9: 351.

[ 28 ] MUNSTER S, ZUSTIN J, DERLIN T. Atypical mycobacteriosis caused by Mycobacterium haemophilum in an immunocompromised patient: diagnosis by (18) F-FDG PET/CT [J]. Clin Nucl Med, 2013, 38: e194-e195.

[ 29 ] COPELAND N K, ARORA N S, FERGUSON TM. Mycobacterium haemophilum masquerading as leprosy in a renal transplant patient [J]. Case Rep Dermatol Med, 2013, 2013: 793127.

[ 30 ] SOMILY A M, AL-ANAZI A R, BABAY H A, et al. Mycobacterium chelonae complex bacteremia from a post-renal transplant patient: case report and literature review [J]. Jpn J Infect Dis, 2010, 63 (1): 61-64.

[ 31 ] NIGHTINGALE S D, BYRD L T, SOUTHERN P M, et al. Incidence of Mycobacterium avium-intracellulare complex bacteremia in human immunodeficiency virus-positive patients [J]. J Infect Dis, 1992, 165 (6): 1082-1085.

[ 32 ] MORIMOTO K, NAMKOONG H, HASEGAWA N, et al. Macrolide-resistant Mycobacterium avium complex lung disease: analysis of 102 consecutive cases [J]. Ann Am Thorac Soc, 2016, 13 (11): 1904-1911.

[ 33 ] RICHARD M, GUTIÉRREZ AV, KREMER L. Dissecting erm (41)-mediated macrolide-inducible resistance in Mycobacterium abscessus [J]. Antimicrob Agents Chemother, 2020, 27, 64 (2): e01879.

[ 34 ] CARVALHO N F, PAVAN F, SATO D N, et al. Genetic correlates of clarithromycin susceptibility among isolates of the Mycobacterium abscessus group and the potential clinical applicability of a PCR-based analysis of erm (41)[J]. J Antimicrob Chemother, 2018, 73 (4): 862-866.

[ 35 ] ZHANG Z, LU J, DU Y, et al. Comparison of in vitro synergistic effect between clarithromycin or azithromycin in combination with amikacin against Mycobacterium intracellulare [J]. J Glob Antimicrob Resist, 2019, 18: 183-186.

[ 36 ] HWANG J A, KIM S, JO K W, et al. Natural history of Mycobacterium avium complex lung disease in untreated patients with stable course[J]. Eur Respir J, 2017, 49 (3): 1600537.

[ 37 ] LEE G, LEE KS, MOON JW, et al. Nodular bronchiectatic Mycobacterium avium complex pulmonary disease. Natural course on serial computed tomographic scans [J]. Ann Am Thorac Soc, 2013, 10 (4): 299-306.

[ 38 ] GOCHI M, TAKAYANAGI N, KANAUCHI T, et al. Retrospective study of the predictors of mortality and radiographic deterioration in 782 patients with nodular/bronchiectatic Mycobacterium avium complex lung disease [J]. BMJ Open, 2015, 5 (8): e008058.

[ 39 ] HAYASHI M, TAKAYANAGI N, KANAUCHI T, et al. Prognostic factors of 634 HIV-negative patients with Mycobacterium avium complex lung disease [J]. Am J Respir Crit Care Med, 2012, 185 (5): 575-583.

[ 40 ] CHOI Y, JHUN B W, KIM J, et al. Clinical characteristics and outcomes of surgically resected solitary pulmonary nodules due to nontuberculous Mycobacterial infections [J]. J Clin Med, 2019, 8 (11): 1898.

[ 41 ] SHULHA J A, ESCALANTE P, WILSON J W. Pharmacotherapy approaches in nontuberculous Mycobacteria infections [J]. Mayo Clin Proc, 2019, 94 (8): 1567-1581.

[ 42 ] SWENSON C, DEL PARIGI A. Amikacin liposome inhalation suspension as a treatment option for refractory nontuberculous Mycobacterial lung disease caused by Mycobacterium avium complex [J]. Mayo Clin Proc, 2020, 95 (1): 201-202.

[ 43 ] HENKLE E, WINTHROP KL. Nontuberculous mycobacteria infections in immunosuppressed hosts [J]. Clin Chest Med, 2015, 36 (1): 91-99.

[ 44 ] YOO JW, JO KW, KIM SH, et al. Incidence, characteristics, and treatment outcomes of Mycobacterial diseases in transplant recipients [J]. Transpl Int, 2016, 29 (5): 549-558.

[ 45 ] JANKOVIC MAKEK M, PAVLISA G, JAKOPOVIC M, et al. Early onset of nontuberculous mycobacterial pulmonary disease contributes to the lethal outcome in lung transplant recipients: report of two cases and review of the litera-

ture [J]. Transpl Infect Dis, 2016, 18 (1): 112-119.

［46］ SCHLOSSBERG D. Nontuberculous mycobacteria-overview. in: tuberculosis and nontuberculous Mycobacterial infections. 7th ed [M]. Washington, 2017, 655.

［47］ 中华医学会器官移植学分会. 器官移植术后结核病临床诊疗技术规范 (2019 版)[J]. 器官移植, 2019, 10 (4): 359-363.

［48］ YAMADA K, SEKI Y, NAKAGAWA T, et al. Outcomes and risk factors after adjuvant surgical treatments for Mycobacterium avium complex lung disease [J]. Gen Thorac Cardiovasc Surg, 2019, 67 (4): 363-369.

# 50　肾移植受者侵袭性念珠菌病临床诊疗指南

　　侵袭性真菌病（invasivefungaldisease，IFD）是指真菌侵入人体组织、器官或血液，并在其中生长繁殖导致组织损伤、器官功能障碍和炎症反应的疾病。念珠菌属是导致移植受者发生 IFD 最常见的病原体，约占一半。美国多个实体器官移植（solid organ transplantation，SOT）中心的统计数据提示，侵袭性念珠菌病（invasive candidiasis，IC）的发病率约为 2%[1]。西班牙一项针对移植受者血行感染的研究发现，全球念珠菌血症的发病率为 4%[2]。不同 SOT 之间的 IC 发生率不尽相同，腹部 SOT 术后最高，如小肠移植、胰腺移植以及肝移植[1]，肾移植术后较少见，心脏移植术后极其罕见[3]。大多数 IC 发生在术后最初几个月，病原体主要来源于胃肠道，其次是血管内导管和泌尿道。供体来源的 IC 最常导致真菌性动脉炎，并且往往与移植器官获取过程中污染有关[4]。IC 可表现为腹膜炎、脓胸、念珠菌血症、泌尿道感染、食管炎、伤口和血管吻合口感染。念珠菌血症是 IC 最常见的临床表现，其病原体的最常见来源为血管内导管[1,5]。据报道，移植术后 12 个月内发生 IC 受者的全因死亡率约为 34%[1,6]。近年来，随着新型抗真菌药物的临床应用，以及宏基因组二代测序（metagenomics next generation sequencing，mNGS）被用于临床诊断，SOT 受者的 IFD 预防、诊断及治疗均取得较大进步。然而由于新型免疫抑制剂及抗真菌药物的应用，SOT 术后 IFD 临床特点已发生变化[7]，其特征表现为真菌耐药率升高、常规抗真菌药物疗效降低等，导致治疗周期延长、费用增加，降低人 / 肾存活率[8]。

　　基于目前肾移植术后 IFD 现状以及临床进展，中华医学会器官移植学分会组织器官移植专家，感染病学等专家，在《器官移植受者侵袭性真菌病临床诊疗技术规范》(2019 版) 的基础上，参考国内外新近研究结果及相关指南包括：中国 IFD 工作组的《血液病 / 恶性肿瘤患者侵袭性真菌病的诊断标准与治疗原则(第四次修订版)》[9]、2021 年美国感染学会 (Infectious Diseases Society of America，IDSA)《念珠菌感染临床实践指南》[10]、2021 年欧洲临床微生物与感染性疾病学会《实体器官移植受者中侵袭性真菌病》[11]、2021 年欧洲癌症研究和治疗组织侵袭性真菌病协作组 / 美国国立变态反应和感染病研究院真菌病研究组 (EORTC/MSG)《侵袭性真菌病修订定义》[12]、2021 年版《实体器官移植患者侵袭性真菌病的诊断和治疗指南》，制订《肾移植受者侵袭性念珠菌病临床诊疗指南》(以下简称 "指南")。

## 一、指南形成方法

　　本指南已在国际实践指南注册与透明化平台 (Practice Guide Registration for TransPAREncy，PREPARE) 上以中英双语注册 (注册号：PREPARE2023CN838)。

　　临床问题的遴选及确定：工作组对国内外相关指南和共识进行分析和总结，针对既往指南中没有涉及和有研究进展的内容以及临床医师重点关注的内容,初步形成 15 个临床问题。经过问卷调查和专家组会议讨论,对临床关注的问题进行讨论,最终形成本指南覆盖的 13 个临床问题。

证据检索与筛选:证据评价组按照人群、干预、对照、结局(population,intervention,comparison,outcome,PICO)的原则对纳入的临床问题进行检索,检索 MEDLINE(PubMed)、WebofScience、万方知识数据服务平台和中国知网数据库,纳入指南、共识、规范、系统评价和 meta 分析、队列研究、病例对照研究等观察性研究;检索词包括:"肾移植""侵袭性念珠菌病""侵袭性念珠菌感染""念珠菌血症""肾移植长期存活"等。文献检索截止时间为 2023 年 10 月。

证据分级和推荐强度分级:本指南使用 2009 版牛津大学循证医学中心的证据分级与推荐强度标准对每个临床问题证据质量和推荐强度进行分级。

推荐意见的形成:综合考虑证据、干预措施的成本和利弊等因素后,指南工作组提出了符合我国临床诊疗实践的 15 条推荐意见。推荐意见达成共识后,工作组完成初稿的撰写,经中华医学会器官移植学分会组织全国器官移植与相关学科专家两轮会议集体讨论,根据其反馈意见对初稿进行修改,最终形成指南终稿。

## 二、肾移植受者 IC 的流行病学特点

关于肾移植术后 IC 流行病学变迁的信息有限,但其流行病学变迁趋势与念珠菌种属总体感染率、死亡率、耐药率大体相当;肾移植受者 IC 发病率在所有 SOT 受者中最低,白念珠菌感染占念珠菌属的首位。但白念珠菌感染率较前下降,非白念珠菌感染率较前升高。随着新型抗真菌药物的使用,住院 30d IC 总体死亡率有所下降。随着真菌感染治疗方面的发展,IC 在发病率、致病真菌构成及其药物敏感性、临床特点等方面发生了变化。

我国 1998—2007 年间的单中心研究显示念珠菌血症的院内发生率为 0.28‰[13],IC 发生率为 0.13‰~0.74‰[13-14];2007—2014 年间的研究中,各中心院内念珠菌血症的发生率为 0.29‰~0.54‰[15-16],也有研究发现 2013 年之后其院内 IC 发病率为 0.41‰[17]。2019 年一项研究发现,1997—2016 年肾移植受者 IC 的发病率有所下降,从早期(1997—2002 年)的 3.6% 下降到近期(2011—2016 年)的 1.5%。然而,重症 IC 的发病率呈现上升趋势[18]。有研究指出重症患者的念珠菌血症发生率为 1.24‰[19],IC 发生率为 3.19‰[20],且 52.6% 的念珠菌血症发生于重症监护病房(intensive care unit,ICU)住院患者中[15]。白念珠菌感染是肾移植术后 IC 的最常见原因,约占念珠菌总体发生率的 42.3%,但近年来非白念珠菌导致的 IC 比例有所升高[21-22]。2019 年发表的一项研究发现,非白念珠菌引起的 IC 比例逐渐增加,从 33% 上升至 68%[18]。另据西班牙 2010~2011 年和 2016~2018 年 2 个阶段的 IC 前瞻性研究数据显示,光滑念珠菌所占 IC 的比例在前后 2 个阶段分别为 18.8% 和 30.4%[23]。此外,对免疫抑制人群而言,多重耐药耳念珠菌病具有治疗难度大、病死率高等特点,应予高度重视[24-25]。一项药敏试验结果显示,对氟康唑或棘白菌素类药物耐药的菌株仍然少见,而光滑念珠菌和热带念珠菌对氟康唑和棘白菌素类药物的耐药率有所增加[26]。我国针对 ICU 患者的研究结果显示,白念珠菌对氟康唑的耐药率为 9.6%,热带念珠菌、近平滑念珠菌、光滑念珠菌对氟康唑的耐药率分别为 19.3%、6.0%、4.0%,而白念珠菌、热带念珠菌、近平滑念珠菌、光滑念珠菌对卡泊芬净和两性霉素 B 均无耐药[27]。虽然这些研究数据(表 50-1)可能并不直接适用于肾移植术后 IC,但仍具有一定参考意义。

表 50-1　IC 的流行病学变迁

| 真菌种类 | 总体发生率 /% | 过去感染率 /% | 现在感染率 /% | 过去 30d 死亡率 /% | 现在 30d 死亡率 /% | 氟康唑耐药率 /% |
|---|---|---|---|---|---|---|
| 白念珠菌 | 42.3[a] | 61.0[a] | 47.0[a] | | | 9.6[b] |
| 光滑念珠菌 | 15.4[a] | 0~16.0[a] | 29.0[a] | | | 4.0[b] |
| 近平滑念珠菌 | 11.5[a] | 12.0[a] | 12.0[a] | 48.0[a] | 27.3~33[a] | 6.0[b] |
| 热带念珠菌 | | Null | 6.0[a]~17.6[b] | | | 19.3[b] |
| 克柔念珠菌 | | Null | 0 | | | Null |

注：a 表示国外数据，b 表示国内数据，Null 表示空缺

## 三、肾移植受者 IC 的定义、危险因素及其风险评估

临床问题 1：肾移植受者 IC 如何定义？

推荐意见 1：肾移植受者 IC 是指因肾移植供 / 受者各种易感因素导致的侵袭性念珠菌感染，包括念珠菌血症、播散性念珠菌病以及累及深部器官念珠菌病（推荐强度 B，证据等级 2b）。

推荐意见说明：

肾移植受者 IC 是指因各种易感因素导致的肾移植受者侵袭性念珠菌感染，包括念珠菌血症、播散性念珠菌病以及累及深部器官念珠菌病[28-29]。据西班牙 2010—2011 年和 2016—2018 年 2 个阶段的 IC 前瞻性研究数据[23]显示，肾移植受者是 IC 易感人群之一，发病率约为 38.2%，感染后 30d 死亡率为 27.3%。有研究发现罹患 IFD 后 3 年内大部分肾移植受者会出现移植肾失功[30]。

临床问题 2：肾移植受者 IC 的危险因素包括哪些？

推荐意见 2：肾移植受者 IC 的危险因素包括供者因素、受者因素、免疫抑制剂的应用等（推荐强度 B，证据等级 2b）。

推荐意见说明：

遗体捐献（deceased donation，DD）器官移植术后受者感染发生率显著高于活体器官移植受者。生命体征不平稳、广谱抗菌药物应用、ICU 住院时间长、长时间机械通气以及误吸等高危因素导致 DD 供者真菌感染风险增加[31]。气管插管、留置胃管、深静脉置管及留置导尿管等侵入性操作也增加了 DD 供者真菌感染的风险。念珠菌是口咽部最常见的定植真菌，念珠菌沿呼吸道向下扩散至肺泡并侵犯肺实质，机械通气时间越长，念珠菌定植率越高，易引起血行播散，出现白念珠菌血症[32]。另外，DD 供者容易发生机体免疫系统抑制、肠道菌群移位、多器官功能衰竭等，增加了条件致病真菌感染的风险[33-35]。器官获取过程中的不当操作如供者消化管道切取过程中破损等，也可能增加移植器官真菌污染的风险[36]。

供肾保存液或灌注液培养阳性受者的感染发生率为 45%，而阴性受者的感染发生率仅为 20%[37]。真菌在供肾保存液或灌洗液中比较少见。多项研究显示 DD 供肾或肾 - 胰来源的微生物（标本取自血、灌洗液和动脉组织）阳性率为 5%~23%，其中真菌仅占 0.8%~10%[38-40]，但绝大部分为白念珠菌（占真菌的 99.1%）[37,41]。供者来源的真菌感染以区域性感染或手术部位感染常见，如移植部位感染、移植肾动脉吻合口处以及伤口感染，形成念珠菌性动脉炎或动脉吻合口处的动脉瘤，这与念珠菌嗜血管性有关，它能够穿透血管内皮细胞导致血管结构的破坏[42-46]。因此，多项研究建议供肾保

存液或灌注液培养真菌阳性受者需进行系统抗真菌治疗,以降低手术部位感染风险[44,47]。

肾移植受者 IC 占真菌感染性疾病的 76%~95%,但播散性感染的发生率不到 5%[48]。IC 的主要危险因素包括念珠菌定植、接受广谱抗菌药治疗大于 2 周、使用中心静脉导管(central venouscatheter,CVC)、全胃肠外营养(total parenteral nutrition,TPN)、胃肠道或心脏外科手术、住院时间延长、入住 ICU、烧伤、早产、中性粒细胞减少、全身应用糖皮质激素、HIV 感染、糖尿病、移植前长时间透析和排斥反应等[48-50]。此外,肾移植受者术前吸烟史、长期贫血、低蛋白血症、糖尿病、高龄、有真菌或巨细胞病毒感染史及透析导管留置;手术创伤、全麻插管、输血以及中心静脉置管等侵袭性操作;移植肾功能延迟恢复(delayed graft function,DGF)预防性使用广谱抗生素导致菌群失调等[10-12,51-53]均构成移植受者 IC 的易感因素。值得注意的是,慢性阻塞性肺病(chronic obstructive pulmonary disease,COPD)也可能是 IC 的高危因素[54-56]。由于术后需要持续使用免疫抑制剂,术后各阶段均有念珠菌感染的风险[57]。"免疫抑制的净状态"在感染易感性中发挥着重要作用;然而,尚无特定免疫抑制剂或免疫抑制水平相关标志可以确定地预示风险[58]。如前所述,IC 在腹部 SOT 受者中更常见,可能与念珠菌在胃肠道定植有关[1,59]。因此,长期免疫抑制使肠道屏障功能减退,容易发生定植真菌异位,从而引起感染[50,60]。免疫诱导或肾移植术后的多种免疫细胞清除和大剂量糖皮质激素冲击治疗,致使受者免疫功能更加低下,容易增加各种感染风险[61],但也有研究认为这些治疗可能不增加 IC 风险[62,63];肾移植术后不同免疫抑制维持方案中,使用"环孢素 + 吗替麦考酚酯 + 强的松"免疫抑制治疗的肾移植受者较使用"他克莫司 + 吗替麦考酚酯 + 强的松"免疫抑制治疗的受者感染更严重,这可能与前者需要使用更大剂量才能达到相同免疫抑制程度有关[64]。肾移植受者 IC 的危险因素见表 50-2。

表 50-2 肾移植受者 IC 的危险因素

| 推荐强度及证据等级 | 供者来源 | 受者来源 | 免疫抑制剂应用 |
|---|---|---|---|
| B;2b | 供者捐献前住院时间长;多器官功能衰竭;供者来源的感染 | 广谱抗菌药治疗>2 周 | |
| B;2c | 长时间机械通气;误吸;留置深静脉置管、导尿管;供者免疫抑制状态;念珠菌移位 | | |
| B;3a | | 术前吸烟史;长期贫血;低蛋白血症;糖尿病;高龄;营养差;移植肾功能延迟恢复 | 免疫抑制剂较长时间应用 |
| B;3b | | 透析置管及长时间透析治疗;免疫力低下;术前有真菌或巨细胞病毒感染史;慢性阻塞性肺病 | |

临床问题 3:肾移植受者如何进行 IC 风险评估?

推荐意见 3:建议肾移植受者术后 IC 的发病风险结合定植指数、校正定植指数、念珠菌病评分预测模型等综合评估(推荐强度 B,证据等级 2b)。

推荐意见说明:

IC 是一个由定植、感染到发病的连续过程,念珠菌定植是发生 IC 的重要前提,临床有数种方法辅助判断定植或感染。念珠菌定植指数和校正定植指数是指收集痰液(气道分泌物)、尿液、胃液、粪便(直肠拭子)、口咽拭子等部位标本进行念珠菌定量培养,当培养念珠菌阳性数 / 培养部位总数(定植指数)≥ 0.5 时判定为感染可能；为进一步提高其特异性,可将感染可能的标准定义为定植指数 × 重度定植部位数 / 总定植部位数 ≥ 0.4,即校正定植指数[65],但校正后特异性降低。另一种方法根据 TPN(1 分)、腹部外科手术(1 分)、多部位定植(1 分)、严重脓毒症(2 分)建立的念珠菌评分预测模型,总分 ≥ 3 分时患者 IC 发病的相对危险度为 6.83(95%*CI*: 3.81~12.45),敏感性为 78%,特异性为 66%[66-68]。此外,有研究将机械通气、使用广谱抗菌药物、留置 CVC,联合下列任何一项危险因素: TPN、透析、腹部大手术、胰腺炎、糖皮质激素或其他免疫抑制剂的使用,作为 IC 发病的预测指标,敏感性为 34%,但其特异性达 90%,阴性预测值高达 97%[69]。也有研究将主要危险因素归为 TPN、留置 CVC、广谱抗菌药物暴露、使用糖皮质激素、腹部大手术,其敏感性为 84%,特异性为 60%,其阴性预测值高达 99%[70]。Playford 等将 ICU 患者分为低风险、中度风险和高风险,低风险者无须做特异性真菌生物标志物检测[71]。上述危险因素在肾移植受者术后 IC 的应用方面,需进一步临床验证,但其对早期诊断和及时治疗有指导意义。

## 四、肾移植受者 IC 的诊断

**临床问题 4：肾移植受者 IC 如何分层诊断？**

**推荐意见 4**：肾移植受者 IC 的分层诊断包括拟诊、临床诊断、确诊,应根据宿主高危因素、临床特征、病原学检查结果等进行分层诊断(推荐强度 B,证据等级 2b)。

**推荐意见说明：**

IC 的分层诊断依据宿主高危因素、临床特征、病原学检查结果等分为：拟诊(possible),临床诊断(probable),确诊(proven)[72-76](表 50-3)。肾移植受者 IC 没有特异的临床体征或症状,常见的临床表现为不明原因发热。血培养是诊断 IC 的金标准,但它是一种不敏感的工具[77-79]。在尸检证实的 IC 患者中,仅有 21%~71% 的患者血培养结果呈阳性[80]。频繁采样、较大的血培养量、使用带有选择培养基的专用真菌血培养瓶以及开始抗真菌治疗前采样可提高血培养的敏感性[81]。病原学非培养检测方法的结果对于 IC 的临床诊断非常重要。在结合风险因素及临床感染症状的基础上,推荐依据培养和 / 或非培养检测以及活检的念珠菌感染病原学证据诊断。

表 50-3　IC 分层诊断标准

| 分层诊断层次 | 诊断证据级别 |
| --- | --- |
| 拟诊 | 临床特征符合 IC(不明原因发热且抗细菌治疗无反应) |
| 临床诊断 | 临床特征符合 IC,病原学检查示非培养结果阳性 |
| 确诊 | 具有宿主高危因素且临床特征符合 IC,病原学检查示体液及组织标本真菌培养结果阳性和 / 或组织病理活检示 IC 表现 |

**临床问题 5：肾移植受者 IC 诊断如何选择标本？**

**推荐意见 5**：应根据不同感染部位选择不同类型标本,建议选择血液、痰液(和 / 或支气管肺泡灌洗液)、尿液以及伤口分泌物标本行 IC 病原学检查(推荐强度 B,证据等级 2b)。

**推荐意见说明：**

用于 IC 病原学检测的标本包括血液、痰液(和 / 或支气管肺泡灌洗液)、尿液、粪便、分泌物、脓液以及组织标本。血液和尿液标本是运用最普遍的无创生物标本,用于多种血清学、分子生物学及 mNGS 等病原学检查[77,80,82]。对于肝移植术后患者,胆汁中念珠菌的检出率最高,达 72%(31/42);而对于普通患者,导尿管中的尿液念珠菌检出率最高(43%),其次是血液和伤口分泌物(6.66%)[83-85]。对于念珠菌血症的患者,当推测 CVC 是病原体来源时,同时获得导管和外周血的培养结果有助于确定来源[86]。导管拔除和源头控制后血培养持续阳性,应寻找其他感染部位。也有研究显示,住院患者痰液中念珠菌的检出率为 8.7%,而支气管肺泡灌洗液为 1.97%[87]。考虑到不同标本的念珠菌检出率,对于肾移植受者推荐选择血液、痰液(和 / 或支气管肺泡灌洗液)、尿液以及伤口分泌物作为病原学检查标本。

临床问题 6:肾移植受者 IC 诊断的病原学非培养检测方法有哪些?

推荐意见 6:肾移植受者 IC 诊断的病原学非培养检测方法包括直接镜检、血清学检测、分子生物学检测以及组织学检查等(推荐强度 B,证据等级 2b)。

推荐意见说明:

IC 的病原学非培养检测方法包括直接镜检、血清学检测、分子生物学检测以及组织学检查等不同类别;血清学检测方法有 β-D- 葡聚糖(β-D-glucan,BDG)、白念珠菌胚管抗原(candida albicans germ tube antigen,CAGTA)、念珠菌属甘露聚糖抗原和抗甘露聚糖抗体等[78,80]。分子生物学检测方法有 T2 磁共振(T2 magnetic resonance,T2MR)、PCR 检测、mNGS 等[88,89]。BDG 是 IFD 的泛真菌标志物,无法区分 IC 和其他 IFD。多项前瞻性研究证实了 BDG 与 IC 之间存在相关性,BDG 在 IC 检测中的敏感性普遍较高,其中一半研究显示其敏感度高于 0.85[77,90-92]。BDG 在诊断 IC 方面具有高阴性预测值,当 BDG 检测结果为阴性时,患者不太可能出现 IC。CAGTA 最初是在白念珠菌属感染中发现,也可以检测其他念珠菌属。CAGTA 诊断 IC 的敏感度为 0.533~0.741,特异度为 0.565~0.920[93-94]。念珠菌属甘露聚糖抗原和抗甘露聚糖抗体检测是念珠菌感染的检测方法之一,前瞻性研究表明甘露聚糖抗原和抗甘露聚糖抗体联合检测的敏感度仅为 0.55,特异度仅为 0.60,目前念珠菌属甘露聚糖抗原和抗甘露聚糖抗体检测方法主要被欧洲的医疗机构采用[89,95]。T2MR 于 2014 年被美国 FDA 批准用于 IC 的诊断,其可测定全血中的念珠菌 DNA[88]。T2MR 的多中心临床研究发现 T2MR 诊断 IC 的特异度为 0.994(95%$CI$:0.991~0.996),敏感度为 0.911(95%$CI$:0.869~0.942)[96]。T2MR 这一 IC 快速诊断工具有利于降低患者医疗费用和死亡率,有研究显示 T2MR 的使用促使 IC 患者的人均医疗费用降低 1149 美元,同时避免 60.6% 的念珠菌血症相关死亡[97]。对于累及组织和或器官的肾移植受者 IC 诊断,组织学活检具有重要意义[98]。

## 五、肾移植受者 IC 治疗

临床问题 7:肾移植受者 IC 如何治疗?

推荐意见 7:建议根据分层诊断尽早给予有效的抗念珠菌治疗,包括抢先治疗和目标治疗(推荐等级 B,证据等级 2b)。

推荐意见说明:

与肝移植、肺移植等其他实体器官移植比较,肾移植受者术后 IC 的风险和发病率均较低[99]。此外,有研究认为器官移植以及免疫抑制剂的应用并不是发生念珠菌血症的风险因素[100]。因此,美国移植学会传染病实践委员会(American Society of Transplantation Infectious Diseases Community of Practice,AST IDCOP)指出,肾移植受者一般不需要预防性抗念珠菌病治疗,且该意见被广泛采纳[101-105]。但鉴于 IC 是肾移植术后最常见的 IFD 类型之一,且肾移植受者术后常伴有中性粒细胞减少症、中心静脉导管留置、多种广谱抗菌药物使用、黏膜念珠菌属定植以及 DGF 需要透析治疗过渡等,故围手术期仍建议预防性抗念珠菌病治疗[99,106]。有研究提示,卡泊芬净预防 IC 的效能可达 94.96%,对于存在念珠菌血症的高危肾移植受者,棘白菌素类预防性治疗可提高该类受者的人 / 肾存活率[107-108]。此外,应充分考虑预防性用药的利与弊,抗真菌药物可能导致机体菌群失调、耐药菌产生以及病原体检测假阴性等[102]。当拟诊或确诊 IC 时,应结合感染部位及药物敏感试验结果尽早给予有效的抗念珠菌药物进行抢先治疗或目标治疗[109]。尤其是对于有念珠菌病高危因素的危重患者推荐棘白菌素类药物治疗;病情相对稳定、近期未使用过唑类药物或已知氟康唑敏感菌株,可予以足量氟康唑治疗;如为耐药菌株,可选用伏立康唑或两性霉素 B 治疗;抗真菌治疗 5d 左右应进行初步疗效评估[105]。

目前,供 / 受者以及移植肾标本的真菌检测已成为真菌感染诊治的重要依据,其中以供肾保存液或灌洗液最为重要。供肾保存液或灌洗液的念珠菌阳性率为 0.86%~8.60%,体外培养 24h 可见真菌菌落,48h 可识别是否存在念珠菌感染[35,43,110-113]。当发现供肾保存液或灌注液念珠菌病原学检查阳性,应给予受者经验性抗念珠菌治疗;与此同时,应积极进行受者的血和伤口引流液培养、移植肾血管的影像学监测,以评估 IC 的进程以及移植肾血管是否发生血管炎或动脉瘤[43,110-111]。移植肾血管破裂是 IC 严重的并发症,而伤口引流液真菌培养是发现手术部位 IC 的重要手段。对于供肾保存液且伤口引流液念珠菌病原学检查阳性的受者,可给予氟康唑联合氟胞嘧啶治疗,并利用彩超序贯性监测移植肾血管,必要时手术探查以明确移植肾血管是否存在破裂风险[112]。供者尿培养结果对受者抗真菌治疗的指导作用有限,但也有研究认为根据供者尿培养结果制订的抗感染方案可能对供者来源的感染发生以及临床预后具有一定意义[114]。

**临床问题 8:肾移植受者 IC 的治疗药物如何选择及注意事项?**

**推荐意见 8:**经验性治疗推荐首选棘白菌素类药物,根据药物敏感试验、感染部位、抗真菌药物血药浓度等调整用药方案(推荐等级 B,证据等级 2a)。

**推荐意见说明:**

目前,临床治疗 IFD 的药物有多烯类(两性霉素 B 及其脂质制剂)、三唑类(氟康唑、伏立康唑、泊沙康唑)、棘白菌素类(卡泊芬净、米卡芬净)和氟胞嘧啶(5- 氟胞嘧啶)等[103,105,115-116]。抗真菌药物的选择应充分考虑所感染的菌种及药物敏感性、受者对药物是否耐受以及感染部位等因素。

治疗 IC 时,应选择静脉给药,且首选棘白菌素类药物[10,101,103]。对于念珠菌血症和 IC,AST IDCOP 对各种念珠菌的药物敏感性进行了总结(表 50-4),其指导性意见包括:①起始治疗:首选棘白菌素类药物(卡泊芬净,首次剂量 70mg 负荷剂量,其后剂量为 50mg/d;米卡芬净 100mg/d;阿尼芬净,首次剂量 200mg 负荷剂量,其后剂量为 100mg/d);②替代疗法:如果不存在耐药,选择氟康唑进行治疗(首次剂量 12mg/kg 负荷剂量,然后改用口服或静脉用药 6mg/(kg·d))[101]。

不同的念珠菌菌种在致病性、对药物的敏感性、流行病学特征等方面存在一定差异[10]。有研究表明国内 IC 以白念珠菌(49.36%)、热带念珠菌(21.89%)、近平滑念珠菌(13.92%)和光滑念珠菌(11.37%)感染最多见;此外,白念珠菌感染约占 IFD 的 37.81%[121]。国内 IC 病例在药物敏感性方面存在差异[116],此外,有研究认为在治疗非白念珠菌的抗菌谱和效能方面,米卡芬净优于氟康唑[117]。其他的研究也证实氟康唑对某些 IC 的效果有限,如光滑念珠菌和克柔念珠菌[99]。

AST IDCOP 指出应对所有的 IC 受者进行抗真菌药物敏感性试验,特别对于有棘白菌素用药史受者以及光滑念珠菌、近平滑念珠菌或耳念珠菌感染的受者,应进行棘白菌素耐药试验[101]。感染的部位也是在选择抗真菌药物时需考虑的因素。60%~80% 的氟康唑通过尿液排出,并且氟康唑尿浓度可达到血浓度的 20 倍。因此,氟康唑可作为治疗念珠菌尿症的首选[118-119]。此外,伏立康唑和泊沙康唑能很好地聚集于肾脏,故可作为治疗肾实质感染的首选;两性霉素 B 脂质体在尿液中浓度不足,故不建议用于治疗下尿路 IC[118-119]。

表 50-4　AST IDCOP 发表的念珠菌药物敏感性

| 菌种 | 氟康唑 | 伊曲康唑 | 伏立康唑 | 泊沙康唑 | 艾沙康唑 | 氟胞嘧啶 | 两性霉素 B | 棘白菌素 |
| --- | --- | --- | --- | --- | --- | --- | --- | --- |
| 白念珠菌 | + | + | + | + | + | + | + | + |
| 热带念珠菌 | + | + | + | + | + | + | + | + |
| 近平滑念珠菌 | + | + | + | + | + | + | + | +/- |
| 光滑念珠菌 | +/- | +/- | +/- | +/- | +/- | + | + | + |
| 克柔念珠菌 | - | +/- | + | + | + | +/- | + | + |
| 葡萄牙念珠菌 | + | + | + | + | + | + | +/- | + |
| 耳念珠菌 | - | - | - | - | Null | + | +/- | +/- |

注:+ 表示敏感,- 表示耐受,Null 表示空缺。

众多因素可以影响抗真菌药物的血药浓度,包括消化吸收功能、体重、基因多态性、机体代谢和清除能力、药物之间的相互作用等[107,120]。一项前瞻性研究发现,即使按照标准剂量使用抗真菌药物,约有 64.3% 的患者体内抗真菌药物浓度并未达标[120]。另一项研究也证实约 8% 的患者体内卡泊芬净浓度不达标[107]。治疗不同种类真菌感染时所需抗真菌药物的浓度不同。有研究显示艾沙康唑治疗曲霉菌感染的 MIC ≤ 0.5μg/ml,但这种浓度并不适用于白念珠菌和光滑念珠菌,艾沙康唑治疗白念珠菌和光滑念珠菌感染的 MIC50 分别是 0.008 和 0.016μg/ml,而 MIC90 分别是 0.5 和 2μg/ml[121]。同一抗真菌药物的不同品牌其药代动力学也可能存在差异,因此在应用不同品牌的抗真菌药物时有必要根据抗真菌药物的血药浓度调整用药剂量[122]。此外,监测抗真菌药物浓度也是有效避免其副作用的方法,例如伏立康唑高浓度容易引起肝损伤和致幻作用[123]。

此外,药物的肝、肾毒性、易感因素的处理在治疗真菌感染过程中也需要考虑。有研究认为对于急性肾损伤和慢性移植肾肾病的受者,不建议使用氟康唑和两性霉素 B 脂质体[99]。若怀疑 CVC 是念珠菌的感染源,在充分考虑受者安全的前提下应尽早拔除 CVC[10,112]。

一项对 13 个临床试验(n=3 632)比较几种抗真菌药物的疗效评估显示无显著差异;然而,卡泊芬净(50~150mg)、雷扎芬净(200~400mg)和米卡芬净(100~150mg)对真菌敏感率较高(优选概率排名曲线总体反应>60%),被认为是最有前途的治疗方法。氟康唑(400mg)的总体反应最差(17%)。雷扎芬净(200~400mg)和米卡芬净(100mg)与较低的停药率(<40%)相关。由于肝功能损伤率高(87%),传统两性霉素 B(0.6~0.7mg/kg)更有可能不作为首选(OR:0.08;95%CI:0.00~0.95 与卡泊芬净 150mg 相比)。因此,棘白菌素被推荐作为侵袭性念珠菌病的一线治疗药物,优先顺序为卡泊芬净,其次是米卡芬净。雷扎芬净是一种正在开发的棘白菌素,是一种值得进一步研究的潜在选择。三唑类和两性霉素 B 脂质体可用作念珠菌耐药或出现棘白菌素过敏的二线治疗[124]。

临床问题 9:如何评估肾移植受者 IC 治疗的疗效?

推荐意见 9:肾移植受者 IC 治疗的疗效评估需要结合临床表现、真菌培养结果以及病原学非培养检测结果等进行综合评估(推荐强度 B,证据等级 2b)。

**推荐意见说明：**

对于念珠菌血症受者,除临床表现外,每天连续性血培养是评估治疗效果的重要手段,也是确定后续治疗疗程的重要依据,但国内往往忽视了其作用[103,112,115]。对于供肾保存液和/或灌注液念珠菌病原学检查阳性或手术部位 IC 的受者,可以在抗真菌治疗的同时,定期对移植肾及吻合血管进行影像学检查[43,111]。肾移植术后 IC 主要发生在移植术后 30d 内[125],并且多数 IC 导致的血管炎或血管破裂发生在移植术后 20d 内[126],这也是评估防治 IC 疗效的重要时间依据。

**临床问题 10：免疫抑制剂与抗真菌药物合并用药时有哪些注意事项？**

**推荐意见 10：**免疫抑制剂和抗真菌药物合并用药时,应注意两种药物的相互作用,建议动态监测两者的血药浓度并调整用药剂量(推荐强度 B,证据等级 3b)。

**推荐意见说明：**

他克莫司是细胞色素 CYP450(cytochrome P450,CYP)3A 酶和 P- 糖蛋白的作用底物,任何能够影响 CYP3A 和 P- 糖蛋白的药物均可导致其血药浓度发生改变[127]。伏立康唑和氟康唑等三唑类药物可通过抑制 CYP3A 酶从而增加他克莫司血药浓度[127]。有研究发现伏立康唑和氟康唑可以引起他克莫司的血药浓度升高,分别达到 87% 和 25%,故他克莫司的用量应分别减少 2/3 和 1/3 后方可维持目标血药浓度[127]。有研究也提示伏立康唑和他克莫司合并用药时,他克莫司的日剂量调整标准浓度(standard concentration adjusted by daily dose,C/D)和体重调整标准浓度(standard concentration adjusted by weight,CDW)均升高 6 倍;并且伴随伏立康唑浓度的升高,他克莫司浓度的升高更加显著;此外,具有 CYP3A5*3/*3 和 CYP2C19*2/*2 或 *2/*3 基因型受者的他克莫司浓度波动幅度更大[128]。艾沙康唑停药后,为维持他克莫司治疗血药浓度,他克莫司的剂量需要增加 1.3 倍[129]。此外,伊曲康唑可以抑制 CYP3A4 和 P- 糖蛋白,泊沙康唑可以抑制 P- 糖蛋白进而影响他克莫司的血药浓度[130](表 50-5)。阿尼芬净缺乏与细胞色素 P450 系统的相互作用,因此药物间相互作用较低(表50-5)[131]。虽然环孢素主要通过 CYP3A4 和 CYP3A5 代谢,但目前对于环孢素和抗真菌药物之间关系的研究较少[132]。美国食品药品监督管理局(food and drug administration,FDA)的数据提示三唑类药物能够增加环孢素的血药浓度[132]。此外,有研究发现环孢素能够提升卡泊芬净的谷浓度[107]。

表 50-5　抗真菌药物对他克莫司血药浓度及用药的影响

| 药物 | 血药浓度提升程度 | 用药量变动 |
| --- | --- | --- |
| 伏立康唑 | +64%[129],+87%[126] | −64%[126],−64%[129] |
| 氟康唑 | +25%[126] | −34%[129] |
| 艾莎康唑 | +30%[128] | −30%[128] |
| 伊曲康唑 | — | −76%[129] |
| 卡泊芬净 | −24%[126] | +1.4%[126] |
| 米卡芬净 | −8.5%[126] | 无须调整 |
| 阿尼芬净 | 无明显影响[130] | 无须调整[130] |

注：+ 表示增加,− 表示降低

**临床问题 11：肾移植受者念珠菌血症的抗真菌疗程应持续多久？**

**推荐意见 11：**念珠菌血症症状消失且至少两次血培养无念珠菌后,建议抗真菌治疗至少再持续2 周(推荐强度 B,证据等级 3b)。

推荐意见说明：

IDSA 指南和 AST IDCOP 以及其他相关研究均认为念珠菌血症及相应感染症状消失后,IC 治疗延续至少 2 周[10,43,101,103,105]。对于存在念珠菌血症的患者,应在治疗的第一周内进行眼底镜检查,并建议每天进行血培养,以此明确念珠菌血症消失的时间并指导治疗[101]。需要指出的是念珠菌血症累及眼部的患者通常需要在前 48h 内接受足够的抗真菌治疗[100(13/13) vs. 67.7%(105/155),$P=0.01$],并且抗真菌治疗时间较长(平均天数 22.2 vs. 39.6,$P=0.047$)。在多变量分析中,眼部受累的独立危险条件是念珠菌血症后需要进行血液透析($OR$: 19.4,95%$CI$: 1.7~218.4)和眼部以外的器官受累($OR$: 5.4,95%$CI$: 1.1~25.7)[133]。另外,需要强调的是若肾移植术后出现中性粒细胞减少的念珠菌血症患者,需在中性粒细胞恢复正常后,抗念珠菌的推荐治疗持续时间应在相应体征和症状消失以及血念珠菌培养阴性后 2 周;当持续存在中性粒细胞减少症时,应继续使用抗念珠菌药物直至念珠菌定植。该建议基于前瞻性随机试验的有限数据,显示以上治疗策略出现较少并发症,降低念珠菌血症复发风险[134,135]。

临床问题 12: **肾移植受者 IC 治疗疗程调整的根据是什么?**

推荐意见 12: 建议根据临床症状、病原学指标转阴时间、感染部位、病原学证据等调整 IC 治疗疗程(推荐强度 B,证据等级 2b)。

推荐意见说明：

有研究指出,对于供肾保存液或灌注液念珠菌培养阳性的受者,在缺乏明显的感染症状时,应接受至少 2 周的抗真菌治疗;但出现感染证据时,抗真菌治疗应延长至 4~6 周;当感染部位涉及移植肾吻合血管时,抗真菌治疗至少持续 6 周[43]。有研究指出,对于供肾保存液念珠菌培养阳性的肾移植受者,建议术后给予 2 周~3 个月的抗真菌治疗[35]。一项针对法国境内移植中心的调查问卷显示,对于供肾保存液白念珠菌培养阳性的肾移植受者,大多数(90%)的医务人员会给予进行抗真菌治疗,并且常规治疗周期为 3 周[136]。

## 六、肾移植受者 IC 的特殊之处

临床问题 13: **肾移植受者 IC 的特殊之处有哪些?**

推荐意见 13: 免疫抑制过度是引起肾移植受者 IC 的高危因素之一(推荐强度 B,证据等级 3b)。

推荐意见 14: 儿童肾移植受者 IC 较少出现念珠菌血症,以非白念珠菌感染为主,建议使用两性霉素 B 治疗(推荐强度 B,证据等级 2b)。

推荐意见 15: 念珠菌尿症常见于肾移植受者,常为无症状感染,是预后不佳的标志。留置导尿管或输尿管支架时,无须抢先治疗;拔除导尿管或输尿管支架后,建议尽早对无症状念珠菌尿症进行至少 7d 的抢先治疗,以预防 IC(推荐强度 B,证据等级 2b)。

推荐意见说明：

长期服用糖皮质激素、免疫抑制过度是肾移植受者 IC 的高危因素。肾移植术后因免疫力低下,部分肾移植受者反复肺部细菌感染导致细支气管发生不同程度的破坏、黏膜纤毛的防御机制被削弱,为 IC 创造了条件[137]。肾移植受者肺部 IC 仅靠临床症状和 X 线表现与普通细菌性感染难以鉴别。因此,详细的临床病史以及痰、气道分泌物、肺泡灌洗液、胸腔积液等的涂片、培养、mNGS、组织病理学检查是诊断的重要依据[138,139]。多项研究显示肾移植受者泌尿道 IC 所占比例为 1.5%~2.0%,常为无症状感染,念珠菌尿症的独立危险因素包括女性($OR$: 12.5,95% $CI$: 6.7~23.0)、入住重症监护病房(*OR*:8.8,95% *CI*:2.3~35.0)、抗生素治疗超过 1 个月(*OR*:3.8,95% *CI*:1.7~8.3)、留置导尿管(*OR*:4.4,95% *CI*:2.1~9.4)、糖尿病(*OR*:2.2,95% *CI*:1.3~3.9)、神经源性膀胱(*OR*:7.6,95% *CI*:2.1~27)和营养不良(*OR*:2.4,95% *CI*:1.3~4.4)。Kaplan-Meier 生存曲线分析显示,病例组患者的 60d、90d 和累积生存率明显低于对照组患者,存在显著统计学差异,但念珠菌尿症的治疗与生存率的提高无关,且移植术后前 30d 内的存活率没有差异[140-142]。对于肾移植术后无症状念珠菌尿症受者,在留置输尿管支架时,不需要接受抢先治疗,但输尿管支架取出后,建议尽早对无症状念珠菌尿症肾移植受者进行至少 7d 的抢先治疗,以防止 IC。念珠菌尿症建议选择氟康唑治疗,若氟康唑耐药,建议静脉滴注两性霉素 B 脱氧胆酸盐,疗程至少 7d[143]。虽然儿童肾移植受者念珠菌血症的流行病学数据有限,但多项回顾性研究[144-146]表明,儿童念珠菌血症发生率相对较低,早于念珠菌尿症,死亡率低于成人,以非白念珠菌为主,未能拔除留置静脉导管通常会导致不良结果。儿童对两性霉素 B 的耐受性良好。另一项研究也得出类似结论,但仅调查了移植后 180d 的 IFD 情况,并没有移植后期的数据[147]。据报道,大多数 IC 为内源性,因此肝脏和肾移植受者之间念珠菌血症的发生率差异可能是由于念珠菌定植在肠道的频率比泌尿道更高所致[148]。另一原因可能是尿路黏膜与肠道、阴道相比对念珠菌反应弱,且可能与尚未阐明的局部黏液免疫机制不同有关[149,150]。

## 七、小结

本指南基于我国肾移植的临床实践,结合国内外研究报道,对肾移植受者 IC 的预防、诊断、治疗及与抗真菌药物的合并用药等方面,形成了推荐意见和推荐意见说明,并对重要临床问题进行了梳理总结,期待为肾移植受者 IC 的规范化临床诊疗提供理论与实践指导,进而提高患者的生存质量与长期存活。但本指南依然存在局限性与不足,有待未来提供更多的循证医学证据进行充实、完善;基于大样本评估肾移植受者中 IC 发病率的研究是必要的;由于 IC 后期病死率高,而真菌培养阳性率低,未来亟需探寻高敏感性及特异性的 IC 早期诊断方法及研发更为安全有效的抗真菌药物。

**执笔作者**:谢续标(中南大学湘雅二医院)

**通信作者**:门同义(内蒙古医科大学附属医院),王祥慧(上海交通大学医学院附属瑞金医院)

**主审专家**:薛武军(西安交通大学第一附属医院),门同义(内蒙古医科大学附属医院),朱有华(中国人民解放军海军军医大学第一附属医院),陈刚(华中科技大学同济医学院附属同济医院)

**审稿专家**:丁小明(西安交通大学第一附属医院),丁晨光(西安交通大学第一附属医院),王祥慧(上海交通大学医学院附属瑞金医院),王强(北京大学人民医院),丰贵文(郑州大学第一附属医院),冯钢(天津市第一中心医院),巨春蓉(广州医科大学第一附属医院),朱利平(复旦大学医学院附属华山医院),戎瑞明(复旦大学医学院附属中山医院),孙启全(广东省人民医院),李新长(江西省人民医院),李现铎(山东第一医科大学第一附属医院),宋文利(天津市第一中心医院),陈劲松(中国人民解放军东部战区总医院),苗芸(广州南方医科大学附属南方医院),张雷(中国人民解放军海军军医大学第一附属医院),黄刚(广州中山大学第一附属医院),周洪澜(吉林大学第一附属医院),金海龙(中国人民解放军第三医学中心),谢续标(中南大学湘雅二医院)

**利益冲突**:所有作者声明无利益冲突。

## 参考文献

[1] PAPPAS P G, ALEXANDER B D, ANDES D R, et al. Invasive fungal infections among organ transplant recipients: results of the Transplant-Associated Infection Surveillance Network (TRANSNET)[J]. Clin Infect Dis, 2010, 50 (8): 1101-1111.

[2] MORENO A, CERVERA C, GAVALDA J, et al. Bloodstream infections among transplant recipients: results of a nation-wide surveillance in Spain [J]. Am J Transplant, 2007, 7 (11): 2579-2586.

[3] RODRIGUEZ C, MUNOZ P, RODRIGUEZ-CREIXEMS M, et al. Bloodstream infections among heart transplant recipients [J]. Transplantation, 2006, 81 (3): 384-391.

[4] ALBANO L, BRETAGNE S, MAMZER-BRUNEEL M F, et al. Evidence that graft-site candidiasis after kidney transplantation is acquired during organ recovery: a multicenter study in France [J]. Clin Infect Dis, 2009, 48 (2): 194-202.

[5] ZICKER M, COLOMBO A L, FERRAZ-NETO B H, et al. Epidemiology of fungal infections in liver transplant recipients: a six-year study of a large Brazilian liver transplantation centre [J]. Mem Inst Oswaldo Cruz, 2011, 106 (3): 339-345.

[6] PUIG-ASENSIO M, PADILLA B, GARNACHO-MONTERO J, et al. Epidemiology and predictive factors for early and late mortality in Candida bloodstream infections: a population-based surveillance in Spain [J]. Clin Microbiol Infect, 2014, 20 (4): 245-254.

[7] GROSSI P A, GASPERINA D D, BARCHIESI F, et al. Italian guidelines for diagnosis, prevention, and treatment of invasive fungal infections in solid organ transplant recipients [J]. Transplant Proc, 2011, 43 (6): 2463-2471.

[8] CASTANHEIRA M, MESSER S A, RHOMBERG P R, et al. Antifungal susceptibility patterns of a global collection of fungal isolates: results of the SENTRY antifungal surveillance program (2013)[J]. Diagn Microbiol Infect Dis, 2016, 85 (2): 200-204.

[9] The Chinese guidelines for the diagnosis and treatment of invasive fungal disease in patients with hematological disorders and cancers (the 6th revision)[J]. Zhonghua Nei Ke Za Zhi, 2020, 59 (10): 754-763.

[10] PAPPAS P G, KAUFFMAN C A, ANDES D R, et al. Clinical practice guideline for the management of candidiasis: 2016 update by the Infectious Diseases Society of America [J]. Clin Infect Dis, 2016, 62 (4): e1-50.

[11] GAVALDÀ J, MEIJE Y, FORTÚN J, et al. Invasive fungal infections in solid organ transplant recipients [J]. Clin Microbiol Infect, 2014, 20 Suppl 7: 27-48.

[12] DE PAUW B, WALSH T J, DONNELLY J P, et al. Revised definitions of invasive fungal disease from the European Organization for Research and Treatment of Cancer/Invasive Fungal Infections Cooperative Group and the National Institute of Allergy and Infectious Diseases Mycoses Study Group (EORTC/MSG) Consensus Group [J]. Clin Infect Dis, 2008, 46 (12): 1813-1821.

[13] WU J, LU A D, ZHANG L P, et al. Study of clinical outcome and prognosis in pediatric core binding factor-acute myeloid leukemia [J]. Zhonghua Xue Ye Xue Za Zhi, 2019, 40 (1): 52-57.

[14] WANG L, TONG Z, WANG Z, et al. Single-center retrospective study of the incidence of, and risk factors for, non-C. albicans invasive candidiasis in hospitalized patients in China [J]. Med Mycol, 2014, 52 (2): 115-122.

[15] LI Y, DU M, CHEN L A, et al. Nosocomial bloodstream infection due to Candida spp. in China: species distribution, clinical features, and outcomes [J]. Mycopathologia, 2016, 181 (7-8): 485-495.

[16] YE X R, HU B J, GAO X D, et al. Analysis of clinical characteristics and risk factors associated with prognosis of patients with candidemia [J]. Zhonghua Yi Xue Za Zhi, 2013, 93 (40): 3193-3196.

[17] ZENG Z R, TIAN G, DING Y H, et al. Surveillance study of the prevalence, species distribution, antifungal susceptibility, risk factors and mortality of invasive candidiasis in a tertiary teaching hospital in Southwest China [J]. BMC Infect Dis, 2019, 19 (1): 939.

[18] SHEKAR M, ELUMALAI R, ELAYAPERUMAL I, et al. Prevalence and outcome of systemic fungal infections in renal transplant recipients-a tertiary care experience [J]. Saudi J Kidney Dis Transpl, 2019, 30 (5): 1137-1143.

[19] YIN Q Q, ZHANG Y T, FANG Q. Study on the morbidity and pathogens of patients with candidemia at the intensive care unit [J]. Zhonghua Liu Xing Bing Xue Za Zhi, 2008, 29 (5): 464-468.

[20] LIU W, TAN J, SUN J, et al. Invasive candidiasis in intensive care units in China: in vitro antifungal susceptibility in the China-SCAN study [J]. J Antimicrob Chemother, 2014, 69 (1): 162-167.

[21] XIAO M, FAN X, CHEN S C, et al. Antifungal susceptibilities of Candida glabrata species complex, Candida krusei, Candida parapsilosis species complex and Candida tropicalis causing invasive candidiasis in China: 3 year national surveillance [J]. J Antimicrob Chemother, 2015, 70 (3): 802-810.

[22] MCCARTY T P, WHITE C M, PAPPAS P G. Candidemia and invasive candidiasis [J]. Infect Dis Clin North Am, 2021, 35 (2): 389-413.

[23] FERNÁNDEZ-RUIZ M, CARDOZO C, SALAVERT M, et al. Candidemia in solid organ transplant recipients in Spain: epidemiological trends and determinants of outcome [J]. Transpl Infect Dis, 2019, 21 (6): e13195.

[24] PAN L, LYU Z, ADAM B, et al. Polyomavirus BK nephropathy-associated transcriptomic signatures: a critical reevaluation [J]. Transplant Direct, 2018 Feb 2, 4 (2): e339.

[25] TIAN S, RONG C, NIAN H, et al. First cases and risk factors of super yeast Candida auris infection or colonization from Shenyang, China [J]. Emerg Microbes Infect, 2018 Jul 11, 7 (1): 128.

[26] PFALLER MA, DIEKEMA DJ, TURNIDGE JD, et al. Twenty years of the sentry antifungal surveillance program: results for Candida species from 1997-2016 [J]. Open Forum Infect Dis, 2019, 6 (Suppl 1): S79-S94.

[27] LIU W, TAN J, SUN J, et al. Invasive candidiasis in intensive care units in China: in vitro antifungal susceptibility in the China-SCAN study [J]. J Antimicrob Chemother, 2014, 69 (1): 162-167.

[28] CUENCA-ESTRELLA M, VERWEIJ PE, ARENDRUP MC, et al. ESCMID*guideline for the diagnosis and management of Candida diseases 2012: diagnostic procedures [J]. Clin Microbiol Infect, 2012, 18 Suppl 7: 9-18.

[29] LEROY O, GANGNEUX J P, MONTRAVERS P, et al. Epidemiology, management, and risk factors for death of invasive Candida infections in critical care: a multicenter, prospective, observational study in France (2005-2006)[J]. Crit Care Med, 2009, 37 (5): 1612-1618.

[30] PARAJULI S, WICK A, PANDEYA S, et al. The feared five fungal infections in kidney transplant recipients: a single-center 20-year experience [J]. Clin Transplant, 2018, 32 (7): e13289.

[31] CERUTTI E, STRATTA C, ROMAGNOLI R, et al. Bacterial-and fungal-positive cultures in organ donors: clinical impact in liver transplantation [J]. Liver Transpl, 2006, 12 (8): 1253-1259.

[32] AZOULAY E, TIMSIT JF, TAFFLET M, et al. Candida colonization of the respiratory tract and subsequent pseudomonas ventilator-associated pneumonia [J]. Chest, 2006, 129 (1): 110-117.

[33] GRIFFIN G D. The injured brain: TBI, mTBI, the immune system, and infection: connecting the dots [J]. Mil Med, 2011, 176 (4): 364-368.

[34] WOLACH B, SAZBON L, GAVRIELI R, et al. Early immunological defects in comatose patients after acute brain injury [J]. J Neurosurg, 2001, 94 (5): 706-711.

[35] MATIGNON M, BOTTEREL F, AUDARD V, et al. Outcome of renal transplantation in eight patients with Candida sp. contamination of preservation fluid [J]. Am J Transplant, 2008, 8 (3): 697-700.

[36] SILVEIRA F P, KUSNE S. Candida infections in solid organ transplantation [J]. Am J Transplant, 2013, 13 Suppl 4: 220-227.

[37] YU X, WANG R, PENG W, et al. Incidence, distribution and clinical relevance of microbial contamination of preservation solution in deceased kidney transplant recipients: a retrospective cohort study from China [J]. Clin Microbiol Infect, 2019, 25 (5): 595-600.

[38] Gottesdiener K M. Transplanted infections: donor-to-host transmission with the allograft [J]. Annals of Internal Medicine, 1989, 110 (12): 1001-1016.

[39] COTTER M P, SMYTH E, O'GORMAN J, et al. Low predictive value of positive transplant perfusion fluid cultures for diagnosing postoperative infections in kidney and kidney-pancreas transplantation [J]. J Clin Pathol, 2012, 65 (12): 1132-1135.

[40] AUDET M, PIARDI T, PANARO F, et al. Incidence and clinical significance of bacterial and fungal contamination of

the preservation solution in liver transplantation [J]. Transpl Infect Dis, 2011, 13 (1): 84-88.

［41］LEN O, GARZONI C, LUMBRERAS C, et al. Recommendations for screening of donor and recipient prior to solid organ transplantation and to minimize transmission of donor-derived infections [J]. Clin Microbiol Infect, 2014, 20 Suppl 7: 10-18.

［42］ADDEO P, SAOULI A C, WOEHL-JAEGLE M L, et al. Candida albicans arteritis transmitted by preservation fluid after liver transplantation [J]. Ann Transplant, 2014, 19: 64-67.

［43］STERN S, BEZINOVER D, RATH P M, et al. Candida contamination in kidney and liver organ preservation solution: Does it matter？[J]. J Clin Med, 2021, 10 (9): 2022.

［44］WAKELIN S J, CASEY J, ROBERTSON A, et al. The incidence and importance of bacterial contaminants of cadaveric renal perfusion fluid [J]. Transpl Int, 2005, 17 (11): 680-686.

［45］REN Z, LITOVSKY S, ECKHOFF D E, et al. Hemorrhagic shock one month following uncomplicated liver transplantation [J]. Am J Transplant, 2014, 14 (6): 1461-1463.

［46］SANCHEZ A A, JOHNSTON D A, MYERS C, et al. Relationship between Candida albicans virulence during experimental hematogenously disseminated infection and endothelial cell damage in vitro [J]. Infect Immun, 2004, 72 (1): 598-601.

［47］ISON M G, GROSSI P. Donor-derived infections in solid organ transplantation [J]. Am J Transplant, 2013, 13 Suppl 4: 22-30.

［48］PRACTICE IDCO. Fungal infections [J]. Am J Transplant, 2004, 4 Suppl 10: 110-134.

［49］GUPTA K L, BAGAI S, RAMACHANDRAN R, et al. Fungal infection in post-renal transplant patient: single-center experience [J]. Indian J Pathol Microbiol, 2020, 63 (4): 587-592.

［50］SPELLBERG B J, FILLER S G, EDWARDS J E, et al. Current treatment strategies for disseminated candidiasis [J]. Clin Infect Dis, 2006, 42 (2): 244-251.

［51］HOHMANN F B, CHAVES RCF, OLIVATO G B, et al. Characteristics, risk factors, and outcomes of bloodstream Candida infections in the intensive care unit: a retrospective cohort study [J]. J Int Med Res, 2023, 51 (1): 3000605221131122.

［52］PATEL M H, PATEL R D, VANIKAR A V, et al. Invasive fungal infections in renal transplant patients: a single center study [J]. Ren Fail, 2017, 39 (1): 294-298.

［53］蔡文利, 苗书斋, 邢利, 等. 供者来源侵袭性移植肾真菌感染 12 例报告 [J]. 中华器官移植杂志, 2016, 37 (6): 353-356.

［54］MEERSSEMAN W, LAGROU K, MAERTENS J, et al. Invasive aspergillosis in the intensive care unit [J]. Clin Infect Dis, 2007, 45 (2): 205-216.

［55］GUINEA J, TORRES-NARBONA M, P GIJÓN, et al. Pulmonary aspergillosis in patients with chronic obstructive pulmonary disease: incidence, risk factors, and outcome [J]. Clin Microbiol Infect, 2010, 16 (7): 879-877.

［56］PAGANO L, AKOVA M, DIMOPOULOS G, et al. Risk assessment and prognostic factors for mould-related diseases in immunocompromised patients [J]. J Antimicrob Chemother, 2011, 66 Suppl 1: i5-i14.

［57］PISKORSKA K, SIKORA M, GOŁAŚ M, et al. Invasive candidiasis serological diagnosis in solid organ transplant recipients [J]. Cent Eur J Immunol, 2014, 39 (2): 187-192.

［58］FISHMAN JA. Infection in solid-organ transplant recipients [J]. N Engl J Med, 2007, 357 (25): 2601-2614.

［59］NEOFYTOS D, FISHMAN J A, HORN D, et al. Epidemiology and outcome of invasive fungal infections in solid organ transplant recipients [J]. Transpl Infect Dis, 2010, 12 (3): 220-229.

［60］KULLBERG B J, ARENDRUP M C. Invasive candidiasis [J]. N Engl J Med, 2015, 373 (15): 1445-1456.

［61］CHEN G D, LAI X Q, KO D S, et al. Comparison of efficacy and safety between rabbit anti-thymocyte globulin and anti-T lymphocyte globulin in kidney transplantation from donation after cardiac death: a retrospective cohort study [J]. Nephrology (Carlton), 2015, 20 (8): 539-543.

［62］刘敏雪, 程凤瑞, 李梦娇, 等. 肾移植后不同免疫抑制剂维持治疗期间病原菌感染患者的特点分析 [J]. 现代预防医学, 2018, 45 (17): 3253-3258.

［63］尚文俊, 王志刚, 索敬钧, 等. 公民逝世后器官捐献供肾移植术后应用卡泊芬净预防真菌感染的前瞻性研究 [J].

中国组织工程研究, 2017, 21 (32): 5189-5196.

［64］ 袁铭, 石炳毅, 钱叶勇, 等. 米卡芬净预防及治疗肾移植围手术期侵袭性真菌感染的应用研究 [J]. 中华医院感染学杂志, 2011, 21 (2): 339-340.

［65］ EGGIMANN P, PITTET D. Candida colonization index and subsequent infection in critically ill surgical patients: 20 years later [J]. Intensive Care Med, 2014, 40 (10): 1429-1448.

［66］ LEÓN C, RUIZ-SANTANA S, SAAVEDRA P, et al. Usefulness of the "Candida score" for discriminating between Candida colonization and invasive candidiasis in non-neutropenic critically ill patients: a prospective multicenter study [J]. Crit Care Med, 2009, 37 (5): 1624-1633.

［67］ POSTERARO B, DE PASCALE G, TUMBARELLO M, et al. Early diagnosis of candidemia in intensive care unit patients with sepsis: a prospective comparison of $(1 \rightarrow 3)$-β-D-glucan assay, Candida score, and colonization index [J]. Crit Care, 2011, 15 (5): R249.

［68］ LEROY G, LAMBIOTTE F, THÉVENIN D, et al. Evaluation of "Candida score" in critically ill patients: a prospective, multicenter, observational, cohort study [J]. Ann Intensive Care, 2011, 1 (1): 50.

［69］ OSTROSKY-ZEICHNER L, SABLE C, SOBEL J, et al. Multicenter retrospective development and validation of a clinical prediction rule for nosocomial invasive candidiasis in the intensive care setting [J]. Eur J Clin Microbiol Infect Dis, 2007, 26 (4): 271-276.

［70］ HERMSEN ED, ZAPAPAS MK, MAIEFSKI M, et al. Validation and comparison of clinical prediction rules for invasive candidiasis in intensive care unit patients: a matched case-control study [J]. Crit Care, 2011, 15 (4): R198.

［71］ PLAYFORD E G, LIPMAN J, JONES M, et al. Problematic dichotomization of risk for Intensive Care Unit (ICU)-acquired invasive candidiasis: results using a risk-predictive model to categorize 3 levels of risk from a multicenter prospective cohort of Australian ICU patients [J]. Clin Infect Dis, 2016, 63 (11): 1463-1469.

［72］ SCUDELLER L, BASSETTI M, CONCIA E, et al. MEDical wards invasive candidiasis ALgorithms (MEDICAL): consensus proposal for management [J]. Eur J Intern Med, 2016, 34: 45-53.

［73］ TISSOT F, AGRAWAL S, PAGANO L, et al. ECIL-6 guidelines for the treatment of invasive candidiasis, aspergillosis and mucormycosis in leukemia and hematopoietic stem cell transplant patients [J]. Haematologica, 2017, 102 (3): 433-444.

［74］ MARTIN-LOECHES I, ANTONELLI M, CUENCA-ESTRELLA M, et al. ESICM/ESCMID task force on practical management of invasive candidiasis in critically ill patients [J]. Intensive Care Med, 2019, 45 (6): 789-805.

［75］ ASLAM S, ROTSTEIN C, PRACTICE ASTIDCO. Candida infections in solid organ transplantation: guidelines from the American society of Transplantation Infectious Diseases Community of Practice [J]. Clin Transplant, 2019, 33 (9): e13623.

［76］ ULLMANN A J, AKOVA M, HERBRECHT R, et al. ESCMID*guideline for the diagnosis and management of Candida diseases 2012: adults with haematological malignancies and after haematopoietic stem cell transplantation (HCT)[J]. Clin Microbiol Infect, 2012, 18 Suppl 7: 53-67.

［77］ SILVEIRA F P, KUSNE S, PRACTICE ASTIDCO. Candida infections in solid organ transplantation [J]. Am J Transplant, 2013, 13 Suppl 4: 220-227.

［78］ MCCARTHY M W, WALSH T J. Candidemia in the cancer patient: diagnosis, treatment, and future directions [J]. Expert Rev Anti Infect Ther, 2018, 16 (11): 849-854.

［79］ GAVALDA J, MEIJE Y, FORTUN J, et al. Invasive fungal infections in solid organ transplant recipients [J]. Clin Microbiol Infect, 2014, 20 Suppl 7: 27-48.

［80］ FANG W, WU J, CHENG M, et al. Diagnosis of invasive fungal infections: challenges and recent developments [J]. J Biomed Sci, 2023, 30 (1): 42.

［81］ ARENDRUP M C, SULIM S, HOLM A, et al. Diagnostic issues, clinical characteristics, and outcomes for patients with fungemia [J]. J Clin Microbiol, 2011, 49 (9): 3300-3308.

［82］ EPPERSON K, CRANE C, INGULLI E. Prevention, diagnosis, and management of donor derived infections in pediatric kidney transplant recipients [J]. Front Pediatr, 2023, 11: 1167069.

［83］ KLINGSPOR L, JALAL S. Molecular detection and identification of Candida and aspergillus spp. from clinical samples using real-time PCR [J]. Clin Microbiol Infect, 2006, 12 (8): 745-753.

［84］ MARAK M B, DHANASHREE B. Antifungal susceptibility and biofilm production of Candida spp. isolated from clinical samples [J]. Int J Microbiol, 2018, 2018: 7495218.

［85］ KIM G Y, JEON J S, KIM J K. Isolation frequency characteristics of Candida species from clinical specimens [J]. Mycobiology, 2016, 44 (2): 99-104.

［86］ LASS-FLÖRL C, KANJ S S, GOVENDER N P, et al. Invasive candidiasis [J]. Nat Rev Dis Primers, 2024, 10 (1): 20.

［87］ NG K P, KUAN C S, KAUR H, et al. Candida species epidemiology 2000-2013: a laboratory-based report [J]. Trop Med Int Health, 2015, 20 (11): 1447-1453.

［88］ MONDAY LM, PARRAGA ACOSTA T, ALANGADEN G. T2Candida for the diagnosis and management of invasive Candida infections [J]. J Fungi (Basel), 2021, 7 (3): 178.

［89］ LEON C, RUIZ-SANTANA S, SAAVEDRA P, et al. Contribution of Candida biomarkers and DNA detection for the diagnosis of invasive candidiasis in ICU patients with severe abdominal conditions [J]. Crit Care, 2016, 20 (1): 149.

［90］ HANSON K E, PFEIFFER C D, LEASE E D, et al. β-D-glucan surveillance with preemptive anidulafungin for invasive candidiasis in intensive care unit patients: a randomized pilot study [J]. PLoS One, 2012, 7 (8): e42282.

［91］ MOHR J F, SIMS C, PAETZNICK V, et al. Prospective survey of (1 → 3)-beta-D-glucan and its relationship to invasive candidiasis in the surgical intensive care unit setting [J]. J Clin Microbiol, 2011, 49 (1): 58-61.

［92］ GIACOBBE D R, MIKULSKA M, TUMBARELLO M, et al. Combined use of serum (1 → 3)-beta-D-glucan and procalcitonin for the early differential diagnosis between candidaemia and bacteraemia in intensive care units [J]. Crit Care, 2017, 21 (1): 176.

［93］ MARTINEZ-JIMENEZ M C, MUNOZ P, VALERIO M, et al. Combination of Candida biomarkers in patients receiving empirical antifungal therapy in a Spanish tertiary hospital: a potential role in reducing the duration of treatment [J]. J Antimicrob Chemother, 2015, 70 (11): 3107-3115.

［94］ PARRA-SANCHEZ M, ZAKARIYA-YOUSEF BREVAL I, CASTRO MENDEZ C, et al. Candida albicans germ-tube antibody: evaluation of a new automatic assay for diagnosing invasive candidiasis in ICU Patients [J]. Mycopathologia, 2017, 182 (7-8): 645-652.

［95］ WANG K, LUO Y, ZHANG W, et al. Diagnostic value of Candida mannan antigen and anti-mannan IgG and IgM antibodies for Candida infection [J]. Mycoses, 2020, 63 (2): 181-188.

［96］ MYLONAKIS E, CLANCY C J, OSTROSKY-ZEICHNER L, et al. T2 magnetic resonance assay for the rapid diagnosis of candidemia in whole blood: a clinical trial [J]. Clin Infect Dis, 2015, 60 (6): 892-899.

［97］ BILIR S P, FERRUFINO C P, PFALLER M A, et al. The economic impact of rapid Candida species identification by T2Candida among high-risk patients [J]. Future Microbiology, 2015, 10 (7): 1133-1144.

［98］ 中国医药教育协会真菌病专业委员会, 国家皮肤与免疫疾病临床医学研究中心 ( 北京大学第一医院),& 国家血液疾病临床医学研究中心 ( 北京大学人民医院). 侵袭性真菌病实验室诊断方法临床应用专家共识 [J]. 中华内科杂志, 2022, 61 (2), 8.

［99］ GIANNELLA M, HUSAIN S, SALIBA F, et al. Use of echinocandin prophylaxis in solid organ transplantation [J]. J Antimicrob Chemother, 2018, 73 (suppl_1): i51-i59.

［100］ POISSY J, DAMONTI L, BIGNON A, et al. Risk factors for candidemia: a prospective matched case-control study [J]. Crit Care, 2020, 24 (1): 109.

［101］ ASLAM S, ROTSTEIN C. Candida infections in solid organ transplantation: guidelines from the American Society of Transplantation Infectious Diseases Community of Practice [J]. Clin Transplant, 2019, 33 (9): e13623.

［102］ KRIEGL L, BOYER J, EGGER M, et al. Antifungal stewardship in solid organ transplantation [J]. Transpl Infect Dis, 2022, 24 (5): e13855.

［103］ 中华医学会器官移植学分会. 器官移植受者侵袭性真菌病临床诊疗技术规范 (2019 版)[J]. 器官移植, 2019, 10 (3): 227-236.

［104］ MULARONI A, ADAMOLI L, POLIDORI P, et al. How can we optimise antifungal use in a solid organ transplant centre？ Local epidemiology and antifungal stewardship implementation: a single-centre study [J]. Mycoses, 2020, 63 (7): 746-754.

［105］ 中国成人念珠菌病诊断与治疗专家共识组. 中国成人念珠菌病诊断与治疗专家共识 [J]. 中华传染病杂志, 2020, 38 (1): 29-43.

［106］ RÜPING M J, VEHRESCHILD J J, CORNELY O A. Patients at high risk of invasive fungal infections: when and how to treat [J]. Drugs, 2008, 68 (14): 1941-1962.

［107］ YANG Q, ZHANG T, ZHAO D, et al. Factors influencing caspofungin plasma concentrations in kidney transplant patients with high incidence of invasive fungal infections [J]. J Clin Pharm Ther, 2020, 45 (1): 72-80.

［108］ PEÇANHA-PIETROBOM PM, TRUDA VSS, FERNÁNDEZ-RUIZ M, et al. Natural history and prognostic factors of candidemia in kidney transplant recipients: a retrospective, multinational study [J]. Mycoses, 2024, 67 (1): e13669.

［109］ SPRUTE R, NACOV JA, NEOFYTOS D, et al. Antifungal prophylaxis and pre-emptive therapy: When and how？ [J]. Mol Aspects Med, 2023, 92: 101190.

［110］ RODRIGUES B F, NATÁRIO A S, VIZINHO R S, et al. Candida species contamination of preservation fluid-outcome of renal transplantation in 6 patients [J]. Transplant Proc, 2013, 45 (6): 2215-2219.

［111］ CANAUD G, TIMSIT MO, ZUBER J, et al. Early conservative intervention for candida contamination of preservative fluid without allograft nephrectomy [J]. Nephrol Dial Transplant., 2009, 24 (4): 1325-1327.

［112］ 宁永忠. 2016 美国感染性疾病学会念珠菌病处置的临床实践指南解读 [J]. 中华临床实验室管理电子杂志, 2016, 4 (3): 148-152.

［113］ LI J, SU X, LI J, et al. The Association of organ preservation fluid pathogens with early infection-related events after kidney transplantation [J]. Diagnostics (Basel, Switzerland), 2022, 12 (9): 2248.

［114］ CABRERA P, CENTENO A, REVOLLO J, et al. The role of preemptive antimicrobial therapy in kidney recipients of urine-only positive donor cultures [J]. Transpl Infect Dis, 2019, 21 (5): e13150.

［115］ 中华医学会器官移植学分会肺移植学组. 中国肺移植受者侵袭性真菌病临床诊疗规范 [J]. 中华器官移植杂志, 2021, 42 (12): 705-711.

［116］ BILAL H, SHAFIQ M, HOU B, et al. Distribution and antifungal susceptibility pattern of Candida species from the mainland of China: a systematic analysis [J]. Virulence, 2022, 13 (1): 1573-1589.

［117］ LÓPEZ-MEDRANO F, MUÑOZ DE LA ESPADA M, PÉREZ-JACOISTE ASÍN MA, et al. Fluconazole versus micafungin for initial antifungal prophylaxis against Candida in pancreas transplant recipients: a comparative study of two consecutive periods [J]. Mycoses, 2022, 65 (5): 517-525.

［118］ RICARDO E, GRENOUILLET F, MIRANDA I M, et al. Mechanisms of acquired in vivo and in vitro resistance to voriconazole by Candida krusei following exposure to suboptimal drug concentration [J]. Antimicrob Agents Chemother, 2020, 64 (4): e01651-01619.

［119］ FISHER J F, SOBEL J D, KAUFFMAN C A, et al. Candida urinary tract infections-treatment [J]. Clin Infect Dis, 2011, 52 Suppl 6: S457-466.

［120］ VENA A, MUÑOZ P, MATEOS M, et al. Therapeutic drug monitoring of antifungal drugs: another tool to improve patient outcome？ [J]. Infect Dis Ther, 2020, 9 (1): 137-149.

［121］ WU X, VENKATARAMANAN R, RIVOSECCHI R M, et al. Population pharmacokinetics of intravenous isavuconazole in solid-organ transplant recipients [J]. Antimicrob Agents Chemother, 2020, 64 (2): e01728-01719.

［122］ BOONSTRA J M, MÄRTSON A G, SANDARADURA I, et al. Optimization of fluconazole dosing for the prevention and treatment of invasive Candidiasis based on the pharmacokinetics of fluconazole in critically ill patients [J]. Antimicrob Agents Chemother, 2021, 65 (3): e01554-01520.

［123］ LINDER K A, KAUFFMAN C A, PATEL T S, et al. Evaluation of targeted versus universal prophylaxis for the prevention of invasive fungal infections following lung transplantation [J]. Transpl Infect Dis, 2021, 23 (1): e13448.

［124］ DOMINGOS E L, VILHENA R O, SANTOS JMMF, et al. Comparative efficacy and safety of systemic antifungal agents for candidemia: a systematic review with network meta-analysis and multicriteria acceptability analyses [J]. Int J Antimicrob Agents, 2022, 60 (2): 106614.

［125］ SOMMERER C, SCHRÖTER I, GRUNEBERG K, et al. Incidences of infectious events in a renal transplant cohort of the German Center of Infectious Diseases (DZIF)[J]. Open Forum Infect Dis, 2022, 9 (7): ofac243.

［126］ DĘBSKA-ŚLIZIEŃ A, CHROBAK Ł, BZOMA B, et al. Candida arteritis in kidney transplant recipients: case report and review of the literature [J]. Transpl Infect Dis, 2015, 17 (3): 449-455.

［127］ CHENG S, TANG M, DU J, et al. Effects of antifungal drugs on the plasma concentrations and dosage of tacrolimus in kidney transplant patients [J]. Eur J Hosp Pharm, 2022, 29 (4): 202-206.

［128］ ZHAO Y C, XIAO C L, HOU J J, et al. The Effect of voriconazole on tacrolimus in kidney transplantation recipients: a real-world study [J]. Pharmaceutics, 2022, 14 (12): 2739.

［129］ RIVOSECCHI R M, CLANCY C J, SHIELDS R K, et al. Effects of isavuconazole on the plasma concentrations of tacrolimus among solid-organ transplant patients [J]. Antimicrob Agents Chemother, 2017, 61 (9): e00970-00917.

［130］ KRAMER M R, AMITAL A, FUKS L, et al. Voriconazole and itraconazole in lung transplant recipients receiving tacrolimus (FK 506): efficacy and drug interaction [J]. Clin Transplant, 2011, 25 (2): E163-167.

［131］ DOWELL J A, STOGNIEW M, KRAUSE D, et al. Lack of pharmacokinetic interaction between anidulafungin and tacrolimus [J]. J Clin Pharmacol, 2007 Mar; 47 (3): 305-314.

［132］ 普文申. 他克莫司、环孢素与三唑类抗真菌药的代谢及药物相互作用 [J]. 肾脏病与透析肾移植杂志, 2019, 28 (1): 63-67.

［133］ VENA A, MUÑOZ P, PADILLA B, et al. Is routine ophthalmoscopy really necessary in candidemic patients？ [J]. PLoS One, 2017, 12 (10): e0183485.

［134］ WALSH T J, FINBERG R W, ARNDT C, et al. Liposomal amphotericin B for empirical therapy in patients with persistent fever and neutropenia [J]. N Engl J Med, 1999, 340: 764-771.

［135］ WALSH T J, TEPPLER H, DONOWITZ G R, et al. Caspofungin versus liposomal amphotericin B for empirical antifungal therapy in patients with persistent fever and neutropenia [J]. N Engl J Med, 2004, 351: 1391-1402.

［136］ LE BERRE N, LADRIÈRE M, CORBEL A, et al. Antibiotic therapy in case of positive cultures of kidney transplant preservation fluid: a nationwide survey of prescribing practices [J]. Eur J Clin Microbiol Infect Dis, 2020, 39 (5): 915-921.

［137］ 周梅生, 闵志廉, 朱有华, 等. 肾移植术后肺部真菌感染的诊治 [J]. 中华器官移植杂志, 2004 (2): 59.

［138］ 赵国志, 刘阳, 赖永通, 等. 肾移植术后肺部真菌感染的诊治 [J]. 器官移植, 2013, 4 (6): 354-357.

［139］ 孙元亮, 陈正贤. 肾移植术后肺部感染的诊治探讨 [J]. 实用医学杂志, 2006 (24): 2892-2893.

［140］ DENIS B, CHOPIN D, PIRON P, et al. Candiduria in kidney transplant recipients: Is antifungal therapy useful？ [J]. Mycoses, 2018 May, 61 (5): 298-304.

［141］ ARIZA-HEREDIA E J, BEAM E N, LESNICK T G, et al. Impact of urinary tract infection on allograft function after kidney transplantation [J]. Clin Transplant, 2014, 28 (6): 683-690.

［142］ SAFDAR N, SLATTERY W R, KNASINSKI V, et al. Predictors and outcomes of candiduria in renal transplant recipients [J]. Clin Infect Dis, 2005, 40 (10): 1413-1421.

［143］ KAUFFMAN C A, VAZQUEZ J A, SOBEL J D, et al. Prospective multicenter surveillance study of funguria in hospitalized patients. The National Institute for Allergy and Infectious Diseases (NIAID) Mycoses Study Group [J]. Clin Infect Dis, 2000, 30 (1): 14-18.

［144］ STAMOS J K, ROWLEY A H. Candidemia in a pediatric population [J]. Clin Infect Dis, 1995, 20 (3): 571-575.

［145］ VOGIATZI L, ILIA S, SIDERI G, et al. Invasive candidiasis in pediatric intensive care in Greece: a nationwide study [J]. Intensive Care Med, 2013, 39 (12): 2188-2195.

［146］ MØLLER D L, SØRENSEN S S, WAREHAM N E, et al. Bacterial and fungal bloodstream infections in pediatric liver and kidney transplant recipients [J]. BMC Infect Dis, 2021, 21 (1): 541.

［147］ SAXENA S, GEE J, KLIEGER S, et al. Invasive fungal disease in pediatric solid organ transplant recipients [J]. J Pediatric Infect Dis Soc, 2018, 7 (3): 219-225.

［148］ SHOHAM S, MARR K A. Invasive fungal infections in solid organ transplant recipients [J]. Future Microbiol, 2012, 7 (5): 639-655.

［149］ ACHKAR J M, FRIES B C. Candida infections of the genitourinary tract [J]. Clin Microbiol Rev, 2010, 23 (2): 253-273.

［150］ POLONI J A T, ROTTA L N. Urine sediment findings and the immune response to pathologies in fungal urinary tract infections caused by Candida spp [J]. J Fungi (Basel), 2020, 6 (4): 245.

# 51 肾移植受者侵袭性曲霉病临床诊疗指南

曲霉属真菌可能对免疫力低下的宿主造成潜在的致命感染。通过呼吸系统吸入是曲霉孢子进入人体的最常见途径。肾移植受者在移植术后由于使用免疫抑制剂预防排斥反应,导致长期处于免疫抑制状态,从而大大增加了发生侵袭性曲霉病的风险。侵袭性曲霉病在实体器官移植受者中的发生率较低,但却能显著增加移植物丢失和受者死亡的风险。有报道[6]显示,肾移植受者的侵袭性曲霉病发病率为1.2%~4%,总死亡率为4%~25%。虽然发生率相对较低,但肾移植是全球进行最多的移植手术,因此肾移植受者发生侵袭性曲霉病造成的总体医疗负担是最高的。在中国,有多项单中心回顾性研究[7-9]显示,肾移植受者术后侵袭性曲霉感染的发生率为2.9%~5.3%。

近年来,国际多个相关学会发布了针对实体器官移植受者侵袭性真菌病的诊疗指南。参考中华医学会2016版《中国实体器官移植受者侵袭性真菌病临床诊治指南(2016版)》[1],2019年《器官移植受者侵袭性真菌病临床诊疗技术规范(2019版)》[2]和2019年美国移植学会(the American Society of Transplantation,AST)的感染性疾病组(Infectious Diseases Community of Practice)在 Clin Transplant 刊发的《实体器官移植受者侵袭性曲霉菌病实践指南》[3]等国际相关指南的更新内容,中华医学会器官移植学分会组织专家制订了《肾移植受者侵袭性曲霉病临床诊疗指南》,以期为我国肾移植受者术后侵袭性曲霉菌病的规范化防治提供参考。

## 一、指南形成方法

本指南已在国际实践指南注册平台(International Practice Guideline Registry Platform)上以中英双语注册(注册号:PREPARE2023CN838)[4]。

指南范围及临床问题的确定:共发出调查问卷96份,收回92份,构建问题14个,经三轮讨论将问题合并整理为11个。

证据检索与筛选:按照人群、干预、对照、结局(population,intervention,comparison,outcome,PICO)的原则对纳入的临床问题进行解构和检索,检索MEDLINE(PubMed)、Web of Science、The Cochrane Library、中国生物医学文献服务系统(CBM)、万方知识数据服务平台和中国知网数据库(CNKI),纳入指南、共识、系统评价和meta分析、随机对照试验(randomized controlled trial,RCT)、非RCT队列研究和病例对照研究等类型的证据;检索词包括:"肾移植""曲霉菌""感染"。

证据分级和推荐强度分级:本指南采用使用2009版牛津大学循证医学中心的证据分级与推荐强度标准[5]对每个临床问题的证据质量和推荐强度进行分级。

推荐意见的形成:综合考虑证据以及我国患者的偏好与价值观、干预措施的成本和利弊等因素后,指南工作组提出了符合我国临床诊疗实践的推荐意见。推荐意见达成共识后,工作组完成初稿的撰写,经中华医学会器官移植学分会组织全国器官移植与相关学科专家两轮会议集体讨论,根据其反馈意见对初稿进行修改,最终形成指南终稿。

## 二、危险因素

**临床问题 1: 肾移植受者侵袭性曲霉病高危因素有哪些?**

**推荐意见 1:** 肾移植受者侵袭性曲霉病的危险因素主要包括①高龄(≥60 岁),②慢性肺部疾病,③糖尿病肾病,④合并其他病原体感染,⑤因 DGF 需要血液透析治疗,⑥非计划的再返手术,⑦急性排斥反应,⑧抗体诱导及免疫抑制剂治疗(推荐强度 A,证据等级 1a)。

**推荐意见说明:** 肾移植受者侵袭性曲霉病(invasive aspergillosis,IA)的危险因素详见表 51-1。肾移植受者术后免疫抑制的状态是影响侵袭性曲霉菌感染发生风险的主要决定因素,可参考免疫抑制治疗的强度和持续时间来早期对肾移植受者 IA 发生的危险分层[3],此外发生 IA 的风险还包括移植相关的医疗技术、移植物质量,环境等因素,具体如下表:

表 51-1 肾移植受者发生 IA 的危险因素[10]

| 移植术前 | 危险因素 |
| --- | --- |
| | 供体类型:活体肾移植在术后任何时候发生 IA 的比例相比尸体移植显著降低($OR = 0.65$; 95%$CI$: 0.46~0.93; $P=0.02$)。一项大型病例对照研究[11]显示活体供肾比尸体供肾能缩短移植物肾的冷缺血时间,存活率更高,因移植物功能延迟或人类白细胞抗原(HLA)错配数量增加导致发生急性排斥反应的发生风险也较低,感染并发症的发生率也相对较少。 |
| | 受者年龄:受者年龄增加是发生 IFD 的诱发因素,有研究[12]年龄≥60 岁的老年患者,每增加 10 年,IA 发生风险增加 1.13 倍($OR=1.13$, 95%$CI$: 1.03~1.23, $P=0.007$)。 |
| | 慢性肺部疾病:多项研究结果显示 COPD 和 IA 显著相关,2015 年的研究显示受者患有任何慢性肺部疾病均会显著增加 IA 的发生风险。meta 分析[10]显示术前慢性肺部疾病和术后 IA 发生显著相关;一项大型病例对照研究[11]显示受者术前慢性肺部疾病增加 IA 发生风险 2.10 倍($OR=2.10$; 95%$CI$: 1.34~3.29; $P=0.001$)。 |
| | 糖尿病肾病:因糖尿病肾病进行肾移植的受者术后 IA 风险显著增加[10]($OR = 1.65$; 95%$CI$: 1.10~2.48; $P=0.01$)。 |
| 移植术后 | 合并其他病原体感染:细菌:细菌感染史和 IA 的发生显著相关($OR = 7.5$; 95%$CI$:4.37~12.91; $P<0.0001$);细菌性肺炎[13]($OR=5.18$,95%$CI$: 2.43-11.06)或菌血症[14]($OR = 8.96$,95%$CI$: 3.60~22.29)显著增加 IA 的发生风险。呼吸道病毒感染:主要包括流感病毒、呼吸道合胞病毒、新冠病毒等,病毒导致呼吸道上皮损伤和黏膜纤毛清除功能障碍可能促进曲霉菌的侵袭[15],meta 分析[10]显示呼吸道病毒感染和 IA 的发生显著相关($OR=7.75$; 95%$CI$: 1.60~37.57; $P<0.01$)。巨细胞病毒(cytomegalovirus,CMV)感染和 / 或病:CMV 再激活对受者的细胞免疫的损害,尤其是 T 细胞的免疫功能,从而增加了 IA 发生风险[16,17],CMV 感染和 / 或病与 IA 的发生显著相关[10]($OR=2.67$; 95%$CI$: 1.12~6.32; $P=0.03$)。 |
| | 血液透析:移植前血液透析的时间和术后移植肾衰竭或移植物功能延迟恢复而行血液透析是 IA 发生的危险因素[18],meta 分析[10]二者有显著相关性($OR = 3.69$; 95%$CI$: 2.13~6.37; $P<0.0001$)。 |
| | 再次外科手术治疗:一项回顾性分析[19]显示肾移植后再次手术发生率 4.6%,其原因包括医源性因素,即手术操作或特殊诊治造成严重并发症,以及非医源性因素,即由于患者病情发展或出现严重术后并发症。再次手术明显增加了移植物功能延迟恢复和感染风险,显著增加 IA 的发生风险[10]($OR=6.28$; 95%$CI$: 1.67~23.66; $P=0.007$)。 |
| | 急性排斥反应:meta 分析[10]显示术后任何时间发生急性排斥反应均显著增加后期 IA 发生的风险($OR=3.01$; 95%$CI$: 1.78~5.09; $P<0.0001$)。 |

## 三、临床表现

**临床问题 2: 肾移植受者 IA 的主要感染部位和临床症状?**

**推荐意见 2:** IA 主要感染部位是肺部,IA 的临床症状不典型,肾移植受者术后临床表现主要从无

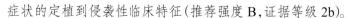

症状的定植到侵袭性临床特征(推荐强度 B,证据等级 2b)。

推荐意见说明:

侵袭性曲霉病(Invasive Aspergillosis,IA)的临床症状不典型,肾移植受者术后临床表现主要从无症状的定植到侵袭性临床特征,包括鼻窦炎、气管支气管炎、侵袭性肺曲霉病(invasive pulmonary aspergillosis,IPA)和脓胸[7,20]。在侵袭性曲霉菌病中,基于曲霉菌感染途径,首先累及肺部感染,但是在大多数 IPA 相关的研究中,临床症状表现不明显,主要表现为咳嗽,胸膜炎性胸痛或发热[6]。呼吸道以外的感染部位主要累及纵隔,骨骼系统,甲状腺,皮肤,鼻脑部,眼部,移植肾,心内膜,中枢神经系统和播散性侵袭性曲霉感染[21]。临床表现早期多表现为不规则发热,无明显咳嗽、咳痰,随着病情进展,患者可迅速出现发热(可达 39 ℃以上,呈弛张热或稽留热)、咳嗽、咳痰伴活动后胸闷、气促、呼吸困难甚至呼吸衰竭,多数患者肺部听诊可闻及散在干、湿性啰音。肾移植受者 IA 感染后可观察到曲霉菌经血扩散至脑部,导致出血性梗死和脓肿,出现占位性病变后表现出中风样症状或抽搐伴 / 不伴发热,其他器官系统也可能受到影响[20]。侵袭性曲霉菌感染一般在移植 2~3 个月后发病,中位发病时间为移植后 6 个月,43% 的 IPA 患者是在移植术后 6 个月内确诊[20]。一项单中心回顾性研究显示[22],肾移植术后肺部真菌感染,其中 13.04% 发生在移植后 1 个月内,47.83% 发生在第 2~3 个月内,39.13% 发生在 4~6 个月。

临床问题 3:IPA 有哪些典型的影像学特征?

推荐意见 3:肾移植受者典型 IPA 的影像学特征包括结节、晕征和浸润,大结节(超过 1cm)伴随毛玻璃样晕征和空洞是 IPA 的典型影像学改变(推荐强度 B,证据等级 2c)。

推荐意见说明:

IPA 患者表现为非特异性和不常见的 CT 改变,如实变、空洞性病变、胸腔积液、磨玻璃样混浊、树状浸润性病变和肺不张等,但非特异性 CT 可能会进展为特异性表现。IPA 的特征性影像:①大结节:>10mm,影像特点:一般双肺多发,形态不规则,边缘毛糙,可有分叶,倾向于中上肺野分布;病理基础:血管侵袭期形成炎性肉芽肿,中心凝固性坏死[43,44]。②晕征:影像特点为结节周围见模糊淡薄磨玻璃渗出,边界不清。病理基础:病变侵袭血管致血管出血,渗出至结节周围形成"晕征"。渗出短时间内吸收,因此"晕征"出现的时间也较短[30]。③空洞:影像特点为多态结节内出现空洞,部分空洞内见细网状分隔或结节(形成空气半月征)。病理基础:机体免疫力提高或抗真菌治疗有效,菌丝被切断,原本被菌丝抓住的凝固性坏死物质逐渐排出,当部分排出时,空洞内残留部分菌丝及坏死物质,即形成网状分隔;若空洞内残留菌丝及坏死物质形成结节,结节与空洞之间形成"空气半月征";若坏死物质全部排出即形成空洞[23]。一项多中心回顾性研究[45]观察了欧洲 112 例肾移植受者影像学特征,发现 IPA 患者最常见的是边界清晰的结节(70%)和晕征(25%),双肺受累是肾移植受者死亡的独立危险因素。一项单中心回顾性研究对 438 名 IPA 肾移植受者 CT 影像学进行观察发现最常见的是浸润[43],该研究显示相比于非 IPA 肾移植受者,IPA 肾移植受者更多是结节伴随浸润[43]。

2021 年 IDSA 美国感染协会更新发布了 IPA 和 IPM 影像学指南[23],表明 CT 影像学特征会受到免疫重建以及抗真菌药物治疗时间的影响,所以 CT 检查的结果是随时间变化而并非特异性,对于非血液恶性肿瘤的患者,首次诊断观察到 CT 影像学特征包括实变、肿块、结节、树芽征样结节合并支气管壁增厚,1 周后常见的是低密度灶影,≥2 周后常见的是空洞。结合患者的 IFD 危险因素,持续监测放射学特征表现有助于指导 IFD 诊断和治疗。

### 四、IA 的诊断

临床问题 4：IPA 实验室诊断方法有哪些？

推荐意见 4：① BALF 样本 GM 试验推荐用于诊断肾移植受者 IPA（推荐强度 A，证据等级 1a）；血清 GM 试验可用于 SOT 受者 IPA 治疗效果的监测（推荐强度 B，证据等级 2c）；② BALF 液样本 PCR 可联合其他诊断方法，例如胸部影像学，BALF 样本 GM 试验、β-D- 葡聚糖试验、PCR 检测、LFD 检测，曲霉培养等用于诊断 IA（推荐强度 B，证据等级 2c）；③ mNGS 检测结合其他临床证据可用于诊断 IPA（推荐强度 C，证据等级 4）。

推荐意见说明：

IPA 的诊断依靠不同层面的方法，包括受者的危险因素，当地的流行病学，临床实践中可使用诊断工具的诊断效能和局限性。鉴于 IPA 确诊的困难性，临床诊断 IPA 一般基于组织病理学，微生物学，血清学和影像学多方面的数据来综合判断[23]，目前 SOT 受者 IPA 诊断的数据有限，需要对目前临床可使用的诊断工具进行优化和分析来适用于 SOT 受者。

微生物学：传统的诊断方法包括染色 [乌洛托品银染或 PAS 染色法（periodicacid-schiff stain，PAS）] 和临床标本的真菌培养，传统诊断方法的敏感度 20%~70%，敏感度和阳性预测值基于样本的质量（例如痰液和肺泡灌洗液 BAL 的差异），感染的严重程度以及培养基类型不同而不同[20]；为了提高 IPA 的诊断效能，临床实践中会考虑使用非培养的诊断方法，包括半乳甘露聚糖检测（galactomannan enzyme immunoassay，GM），β-D- 葡聚糖（beta-D-glucan，G 试验）以及分子检测（polymerase chain reaction，PCR），和一些新的诊断技术[24-27]。

GM（血清半乳甘露聚糖酶免疫测定）：不同来源的标本 GM 检测的诊断效能不同，呼吸道分泌物的敏感性较低，只有在 IPA 感染的后期才能分离出曲霉菌病原体，呼吸道样本培养阳性的临床意义也因器官移植类型而异。血清样本的 GM 检测在 SOT 受者血清样本的诊断效能较低，敏感度 30%~50%[28]，一项 meta 分析[29]显示相比于 SOT 受者血清 GM 试验对于 HSCT 受者更实用，敏感度分别为 22% 和 84%，已发表的一些指南推荐 BALF 的 GM 作为 SOT 受者 IPA 的首选采样方法[3,30]；检测效能较高 67%~100%，2022 年一项 meta 分析[31]显示 BALF 样本进行 GM 试验诊断成人 IPA，当阈值为 1.0 时，合并灵敏度（the pooled sensitivity，SEN）0.78、合并特异度（the pooled specificity，SPE）0.92、阳性似然比 [positive likelihood ratio（PLR）]9.52，阴性似然比 [negative likelihood ratio（NLR）] 0.24，和诊断比值比（diagnostic odds ratio，DOR）40.43，ROC 曲线下面积（area under curve，AUC）是 0.93。

G 试验 [（1,3）-β-D-glucan，G 试验 ]，β-D- 葡聚糖（BDG）是真菌感染的一种非特异性标记物，可在致病真菌 [包括霉菌、酵母菌（如念珠菌）和肺孢子菌 ]的细胞壁中发现。G 试验由于缺乏曲霉菌属的特异性而诊断价值相对较差[32]。2019 年一项 meta 分析[33]显示 GM 试验联合 G 试验诊断 IA，GM 阈值为 5 OD [an optical density（OD）index ]，G 阈值为 80pg/ml 时，特异度为 0.98，阳性预测值是 31.68，诊断比值比是 61.23，但是灵敏度和阴性预测值较低（SEN–0.49，NLR–0.52），当同时阴性情况下，IA 的发生风险下降到 2%。

PCR：2023 年一项系统评价分析[34]PCR 诊断 IA 方面的诊断效能，BALF 样本 PCR 的 SEN=0.57~0.91，SPE=0.92~0.97，PLR=10.4~11.9，NLR=0.10~0.27，DOR=81.6~97.7，但研究间的异质性较大。血样本（全血或血清）PCR 检测单一阳性 SEN=0.79~0.84，SPE=0.79~1.0，在两项 IA 发病

率类似的研究中,分析了 *PLR*=0.38~0.42,*NLR*=0.96~0.95,*DOR*=15~17。PCR 检测 ≥2 次阳性的 *SEN*=0.57~0.59,*SPE*=0.93~0.95,*PLR*=0.67~0.70,*NLR*=0.93~0.94,*DOR*=30~34。当 PCR 和 GM 同时阳性的情况下,有较高的阳性预测价值。另一项 Meta 分析[35]显示在抗真菌药物使用期间血液样本进行 PCR 检测的敏感度不受影响,但是特异性显著下降。一项使用多联 qPCR 法诊断 SOT 术后病原体的有效性[36],结果表明相较于微生物培养法,多联 qPCR 法对临床器官移植术后常见病原体的检测灵敏度高、定量准确、用时短、成本低;多联 qPCR 法结合 mNGS 法、培养法有助于临床快速判断患者移植术后病原体感染状况。

新的诊断方法:侧向层析法(lateral flow immunoassay,LFD):BALF 样本 LFD 是一种快速、简便、经济的 IA 诊断方法,与定量 PCR 联合应用,可有效识别免疫抑制患者的 IPA 感染,其性能优于 GM 试验。但是 LFD 的敏感性受抗真菌药物的影响,且只能提供定性结果,而非定量结果[37]。一项多中心研究[38]表明 LFD 与 GM 检测在 IPA 的诊断性能上高度一致,敏感性为 74%,特异性为 83%;另一项研究[39]表明 IMMY LFA 在肾移植患者(*SEN*:100%,*SPE*:100%)中表现更好。mNGS 是一种快速、无创的诊断方法,可与肺部 CT 成像联合,用于诊断免疫抑制患者的 IPA;但对于免疫功能正常的患者,mNGS 诊断 IPA 的特异度不高,需结合其他临床证据[40]。一项回顾性研究[41]对比了 BALF 样本 mNGS 和常规微生物综合试验(conventional comprehensive microbial comprehensive test,CMT)评估器官移植受者肺部感染的诊断价值,CMT 在检测白色念珠菌及热带念珠菌方面显示出一定优势,而 mNGS 对曲霉菌属的检出率更高。一项前瞻性研究[42](混合样本,包括 ICU 患者和 SOT 受者)表明血清 JF5 的酶联免疫测定(galactomannoprotein,GP)的敏感性与 GM 没有显著差异。然而使用 BALF 样本,GP 的敏感性明显低于 GM 试验。

**临床问题 5:肾移植受者 IA 的诊断标准?**

**推荐意见 5:**肾移植受者侵袭性曲霉病的诊断标准分为确诊、临床诊断和拟诊三个级别,主要根据宿主因素,临床表现、影像学特征和实验室证据等进行诊断标准的确定(推荐强度 B,证据等级 2a)。

**推荐意见说明:**

肾移植受者 IA 的诊断标准分为确诊、临床诊断和拟诊三个级别。

IA 拟诊:至少需要存在 1 个宿主因素和 1 个临床特征;定义拟诊时需要明确区别宿主因素和高危因素;宿主因素定义为具有明显特异的宿主特征,而非简单是一种高危因素;例如胃肠道手术或疾病会破坏患者的胃肠道屏障,可增加感染念珠菌的风险,但是胃肠道手术或疾病不认为是宿主因素,再比如肺部树芽征样病变从临床表现的标准中移除,是因为很多致病菌都会导致肺部类似的病变,而非真菌特异。

IA 临床诊断包括:宿主因素、临床表现、影像学特征和实验室证据。

(1)宿主因素:①近期中性粒细胞减少(中性粒细胞<$0.5 \times 10^9$/L,持续 10d 以上),与侵袭性真菌病发病时间有相关性;②血液系统恶性疾病;③接受同种异体造血干细胞移植;④接受实体器官移植;⑤在过去 60d 内,以 ≥0.3mg/kg 治疗剂量长时间使用皮质类固醇 ≥3 周(不包括过敏性支气管肺曲霉菌病 ABPA 患者);⑥在过去 90d 内使用其他公认的 T 细胞免疫抑制剂,如钙调磷酸酶抑制剂、肿瘤坏死因子 α 阻滞剂、淋巴细胞特异性单克隆抗体、免疫抑制核苷类似物进行治疗;⑦使用识别 B 细胞免疫抑制剂治疗,例如 Bruton 酪氨酸激酶抑制剂,如伊布替尼;⑧遗传性严重免疫缺陷病(例如慢性肉芽肿病,STAT3 缺陷,或严重的联合免疫缺陷);⑨累及肠道、肺部或肝脏的急性移植物抗宿主病 III 级或 IV 级,用类固醇一线药物治疗无效。

（2）临床表现：①肺曲霉病：CT 上至少出现下列 4 种影像中的 1 种：致密的、边界清楚的病变，伴或不伴晕轮征；空气新月征；空洞；楔形、节段性或大叶性实变；②其他肺部丝状真菌病：和肺曲霉菌病类似，加反向晕轮征（即反晕征）；③支气管炎：支气管镜下可见气管支气管溃疡、结节、伪膜、斑块或焦痂；④鼻腔鼻窦疾病：急性局部疼痛（包括眼部放射痛）；鼻部溃疡伴黑色焦痂；从鼻窦延伸穿过骨屏障，包括进入眼眶；⑤中枢神经系统感染（至少出现两种特征中的一种）：影像学上的局灶性病变；MRI 或 CT 上的脑膜强化[46]。

（3）真菌学证据：①从痰液、BALF、支气管毛刷或抽吸物中培养检出任何霉菌，例如曲霉菌、镰刀菌、赛多孢霉属或毛霉菌；②显微镜镜检 BALF、支气管刷片或抽吸液，有真菌成分提示存在霉菌；③气管支气管炎：通过 BALF 或支气管毛刷培养检出曲霉菌；显微镜镜检 BALF 或支气管刷片，有真菌成分提示存在霉菌；④鼻腔鼻窦疾病：鼻窦吸出物培养检出霉菌；显微镜镜检鼻窦吸出物，有真菌成分提示存在霉菌；⑤以下仅对曲霉菌病：半乳甘露聚糖抗原（galactomannan，GM）（下列任何一项）：在血浆、血清、BALF 或 CSF 中检测到该抗原（单测血清或血浆：$\geq 1.0$，BALF：$\geq 1.0$；单测血清或血浆：$\geq 0.7$ 以及 BALF：$\geq 0.8$；CSF：$\geq 1.0$）。PCR 检测曲霉菌（下列任何一项）：血浆、血清或全血标本，2 次或多次以上连续 PCR 检测阳性；BALF，2 次或多次重复 PCR 检测阳性；血浆、血清或全血，至少 1 次 PCR 检测呈阳性，且 BALF，至少 1 次 PCR 检测呈阳性；⑥痰、BALF、支气管毛刷或抽吸物培养检出曲霉菌种。

IA 的确诊标准：无菌部位培养、组织核酸检测是确诊侵袭性曲霉病的标准。①无菌标本微生物分析：针吸或活检获得标本，进行组织病理学、细胞病理学或直接显微镜检，示菌丝或黑酵母样形态，同时伴随组织损伤证据；②无菌标本培养：从临床或影像学显示的病灶部位（正常无菌部位），通过无菌操作获取标本，示透明或着色的霉菌；③血：同时存在感染的过程中，血培养示霉菌；④组织核酸诊断：福尔马林固定石蜡包埋组织中发现霉菌时，PCR 和 DNA 测序检测到真菌 DNA。

## 五、侵袭性曲霉病的治疗

临床问题 6：**肾移植受者侵袭性曲霉病的治疗药物有哪些，如何选择以及疗程？**

推荐意见 6：在诊断 IA 期间建议及早开始对疑似 IA 感染的患者进行抗真菌治疗（推荐强度 A，证据等级 1a），伏立康唑、泊沙康唑新剂型、艾沙康唑推荐作为一线 IA 治疗药物（推荐强度 A，证据等级 1b）；脂质体两性霉素 B 可作为替代治疗但需要关注肾功能损伤（推荐强度 B，证据等级 2c）；棘白菌素类用于二线治疗药物（推荐强度 B，证据等级 2c）。

推荐意见 7：抗真菌药物治疗疗程在临床症状和影像学表现明显改善后继续治疗 6~12 周，但具体的疗程要根据临床表现、影像学表现和实验室检查的结果来综合评估（推荐强度 D，证据等级 5）。

推荐意见说明：

临床用于 IA 治疗的三大类药物，多烯类，三唑类和棘白菌素类，其中国内目前有 IA 治疗适应证的药物包括伏立康唑、泊沙康唑、艾沙康唑、脂质体两性霉素 B（liposomal amphotericin B，L-AMB），两性霉素 B 胆固醇硫酸酯复合物（表 51 2）。伏立康唑、泊沙康唑和艾沙康唑都是治疗 IA 有效且安全的药物，2021 年发表于 *Lancet* 上泊沙康唑对比伏立康唑一线治疗 IA 的随机双盲对照Ⅲ期临床非劣效研究[47]显示：泊沙康唑疗效非劣于伏立康唑，IA 拟诊人群泊沙康唑疗效优于伏立康唑；泊沙康唑组治疗相关不良事件发生率低于伏立康唑。艾沙康唑对比伏立康唑一线治疗 IA 的随机双盲对照三期临床研究[48]，同样显示两者疗效相当，安全性好于伏立康唑，药物相互作用更少。艾沙康唑和泊沙康唑都是 CYP3A4 抑制剂,最常用的免疫抑制剂如他克莫司,西罗莫司与三唑类药物有显著的药物相互作用,合用时需要关注肝功情况。伏立康唑是第一代三唑类用药治疗 IA[49],肾功能不全(肌酐清除率<50ml/min)的患者静脉应用伏立康唑,有可能出现 SBECD 的蓄积,建议口服给药。两性霉素 B 的不同剂型也是治疗 IA 的适应证,一项回顾性研究[51]显示 296 例肾移植受者适用 AMB 进行治疗,60% 的临床缓解率,脂质体 AMB 的肾损害程度最小,但是肾移植受者需要随时关注移植肾的功能损伤和免疫抑制剂停用或减停。棘白菌素类药物单药或联合用于 SOT 受者挽救性治疗,卡泊芬净是唯一一个被 FDA 批准用于挽救性治疗 IA 的棘白菌素类药物,也有研究显示卡泊芬净一线治疗 IA 也有疗效[54]。

肾移植受者 IA 治疗的最佳持续时间尚未确定,应根据疾病的程度、对治疗的反应以及是否需要调整免疫抑制来决定,有指南[3]建议抗真菌药物治疗疗程在临床症状和影像学表现明显改善后继续治疗 6~12 周[55~57]。

表 51-2　治疗 IA 的抗真菌药物

| 药物 | 剂型 | 适应证 | 用量 | 疗程 |
|---|---|---|---|---|
| 伏立康唑 | 片剂 50mg 200mg 干混悬剂 40mg/ml | 适用于治疗成人和 2 岁及 2 岁以上儿童患者的下列真菌感染:①侵袭性曲霉病。②非中性粒细胞减少患者的念珠菌血症。③对氟康唑耐药的念珠菌引起的严重侵袭性感染(包括克柔念珠菌)。④由足放线病菌属和镰刀菌属引起的严重感染 本品主要用于进展性、可能威胁生命的真菌感染患者的治疗。 | 负荷剂量(适用于第 1 个 24h): 患者体重 ≥40kg 每 12 小时给药 1 次,每次 400mg;患者体重<40kg,每 12 小时给药 1 次,每次 200mg 维持剂量(开始用药 24h 以后):每天给药 2 次,每次 200mg 患者体重<40kg,每天给药 2 次,每次 100mg | |
| | 注射用无菌粉末 200mg | 预防接受异基因造血干细胞移植(HSCT)的高危患者的侵袭性真菌感染 | 负荷剂量(适用于第 1 个 24h):每 12 小时给药 1 次,每次 6mg/kg 维持剂量(开始用药 24h 以后):每天给药 2 次,每次 4mg/kg | |
| 艾沙康唑 | 注射剂型 200mg | 本品适用于治疗成人患者下列感染:侵袭性曲霉病、侵袭性毛霉病 | 负荷剂量:前 48h 内,每 8 小时 1 瓶(相当于 200mg 的艾沙康唑),在复溶和稀释后给药,共给药 6 次 维持剂量:从末次负荷剂量给药后 12~24h 开始每天 1 次,每次 1 瓶(相当于 200mg 艾沙康唑),在复溶和稀释后给药 | |
| | 口服胶囊 100mg | | 负荷剂量:前 48h 内,每 8 小时两粒胶囊(相当于 200mg 的艾沙康唑),共给药 6 次 维持剂量:从末次负荷剂量给药后 12~24h 开始每天 1 次,每次两粒胶囊(相当于 200mg 艾沙康唑) | |
| 泊沙康唑 | 针剂 肠溶片 | 本品用于成人患者的侵袭性曲霉病的治疗 预防侵袭性曲霉菌和念珠菌感染 本品适用于预防 13 岁和 13 岁以上因重度免疫缺陷而导致侵袭性曲霉菌和念珠菌感染风险增加的患者,例如接受造血干细胞移植(HSCT)后发生移植物抗宿主病(GVHD)的患者或化疗导致长时间中性粒细胞减少症的血液系统恶性肿瘤患者 | 负荷剂量:第 1 天,每天 2 次,每次 300mg 维持剂量:第 2 天开始,每天 1 次,每次 300mg 负荷剂量:第 1 天,每天 2 次,每次 300mg(100mg 肠溶片 3 片) 维持剂量:第 2 天开始,每天 1 次,每次 300mg(100mg 肠溶片 3 片) | 治疗推荐总疗程 6~12 周 预防疗程根据中性粒细胞减少症或免疫抑制的恢复程度而定 泊沙康唑注射液和肠溶片间可进行剂型转换,剂型转换时不需采用负荷剂量 |

续表

| 药物 | 剂型 | 适应证 | 用量 | 疗程 |
|---|---|---|---|---|
| 泊沙康唑 | 口服混悬液 | 预防侵袭性曲霉菌和念珠菌感染本品适用于 13 岁和 13 岁以上因重度免疫缺陷而导致这些感染风险增加的患者,例如接受造血干细胞移植(HSCT)后发生移植物抗宿主病(GVHD)的患者或化疗导致长时间中性粒细胞减少症的血液系统恶性肿瘤患者治疗口咽念珠菌病,包括伊曲康唑和/或氟康唑难治性口咽念珠菌病本品适用于治疗口咽念珠菌病,包括伊曲康唑和/或氟康唑难治性口咽念珠菌病 | 1. 预防侵袭性曲霉菌和念珠菌感染:200mg(5ml),每天 3 次<br>2. 口咽念珠菌病:负荷剂量:第 1 天100mg(2.5ml),每天 2 次。维持剂量:100mg(2.5ml),每天 1 次,为期13d<br>3. 伊曲康唑和/或氟康唑难治性口咽念珠菌病:400mg(10ml),每天 2 次 | 预防:疗程根据中性粒细胞减少症或免疫抑制的恢复程度而定治疗:疗程根据患者基础疾病的严重程度和临床应答而定 |
| L-AMB | 注射剂型 | 本品适用于成人和 1 个月至 18 岁的儿童:治疗敏感真菌引起的系统性真菌感染,如隐球菌病、北美芽生菌病、播散性念珠菌病、球孢子菌病、曲霉病、组织胞浆菌病、毛霉病,也用于治疗美洲黏膜皮肤利什曼病治疗不明原因发热且高度提示存在系统性真菌感染的中性粒细胞减少症患者。在开始本品治疗前,应尽可能排除常见病毒、寄生虫或分枝杆菌感染导致不明原因发热的可能免疫功能正常的成人和儿童内脏利什曼病患者的主要治疗药物。也可作为免疫功能受损(如人类免疫缺陷病毒 HIV 阳性)的内脏利什曼病患者的主要治疗药物,但初次清除寄生虫后的复发率很高。仅皮肤或血清学检测结果呈阳性而临床表现不明显的真菌疾病,不应使用本品治疗 | 成人患者必须根据每位患者的具体情况调整给药剂量。治疗系统性真菌感染通常初始治疗的剂量为 1.0mg/(kg·d),根据需要逐步增加剂量至 3.0mg/(kg·d)。典型的累积剂量为:3~4 周内 1.0~3.0g。毛霉病:初始治疗剂量为 5mg/kg,每天 1 次。治疗持续时间应根据个体确定。治疗中性粒细胞减少症患者的不明原因发热初始治疗剂量为 1.0mg/(kg·d),如果有指征可将剂量增加至 3mg/(kg·d)治疗内脏利什曼病可使用 1.0~1.5mg/(kg·d)的剂量持续给药 21d,或者以 3.0mg/(kg·d)的剂量持续给药 10d。在免疫功能受损患者(如 HIV 阳性)中,可使用 1.0~1.5mg/(kg·d)的剂量持续给药 21d,由于存在复发风险,可能需要维持治疗或再诱导治疗 | |
| 两性霉素 B 胆固醇硫酸酯复合物 | 注射剂型 | 本品适用于患有深部真菌感染的患者;因肾损伤或药物毒性而不能使用有效剂量的两性霉素 B 的患者,或已经接受过两性霉素 B 治疗无效的患者均可使用 | 对于成年人和儿童,根据要求可 3.0~4.0mg/(kg·d)的剂量使用。若无改善或真菌感染恶化,剂量可增至 6mg/(kg·d) | |

**临床问题 7：如何评估肾移植受者侵袭性曲霉病治疗的疗效？**

推荐意见 8：IA 治疗疗效评价基于临床症状、影像学表现和曲霉菌实验室检测多方面指标来综合评估(推荐强度 D,证据等级 5);临床定期 CT 检查和 GM 动态监测可以来评估治疗效果(推荐强度 B,证据等级 2c)。

推荐意见说明：

IA 的诊断困难,所以目前缺乏有效的客观的临床指标来评估治疗疗效,2018 年最新欧洲医学真菌学联合会-欧洲呼吸学会指南中对于 IA 治疗的评价建议基于临床症状、影像学表现和曲霉菌实验室检测等多方面指标来综合评估[30],但是这些指南中专家建议均没有进行临床验证,而且主要考虑的是血液病患者,所以对于 SOT 受者参考有限。对于治疗失败或部分缓解的患者建议抗真菌药物的联合治疗,并考虑应用外科手术、免疫抑制剂的减量或停用、提高免疫力的药物等措施(表 51-3)。

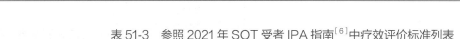

表 51-3　参照 2021 年 SOT 受者 IPA 指南[6]中疗效评价标准列表

| 治疗结局 | | 治疗成功 |
|---|---|---|
| 具体标准 | 完全缓解 | 部分缓解 |
| | ①存活且归因于疾病的症状和体征同时消除<br>②同时放射性病灶消退<br>③同时感染部位取样反复检测确认曲霉菌清除 | ①存活并可归因于疾病的症状和体征有所改善；<br>②同时放射性病灶有所改善(病变直径至少缩小 25%)<br>③同时感染部位取样反复检测确认曲霉菌清除；<br>如果放射性病灶稳定(定义为病变直径缩小 0~25%)情况下,归因于疾病的症状和体征同时消除或感染部位活检未发现菌丝,或标本培养阴性 |

| 治疗结局 | 治疗失败 | | |
|---|---|---|---|
| 具体标准 | 病情稳定 | 疾病进展 | 死亡 |
| | ①存活且可归因于疾病的症状和体征略有改善或无改善<br>②或放射性病灶稳定(定义为病变直径缩小 0~25%)<br>③或感染部位持续分离出菌丝或组织学培养阳性 | ①临床症状或体征恶化<br>②同时发现新的感染部位,或原有感染部位放射性显示恶化<br>③或感染部位持续检测到霉菌菌丝 | 无论是否归因于该疾病,在治疗期间死亡 |

　　IA 的临床症状不典型,患者随访主要基于影像学评估和血清 GM 检测,有研究显示在治疗期间当病变面积增加的时候可能提示有潜在治疗失败的风险,需要密切随访关注[6]。SOT 受者的 IPA 感染,影像学 CT 检查显示小结节($<3cm^2$)以及小空洞的出现可能预测有更好的预后,确诊后 7d SOT 受者肺部 CT 显示 83% 的受者肺部结节大小不改变或增加,治疗 21d 后 57% 的结节面积缩小,作者认为可以通过临床定期(每 7~10d 一次)CT 监测来评估患者的治疗效果[58]。在 SOT 患者中,GM≥2 预示着患者潜在的预后较差。GM 值不断增加可能提示临床疾病进展,需要重新评估治疗方案或用药剂量,GM 值连续下降说明患者疾病在好转,但需要结合其他检测方法综合判断[59]。也有研究显示 CRP 或细胞因子等非特异性指标可以评估预测 IA 治疗的临床反应,CRP 可以预测急性侵袭性鼻窦炎,但 CRP 也可以反映细菌感染的指标,所以无法特异性评估预测 SOT 受者侵袭性真菌病。

　　细胞因子[血清白细胞介素(IL)IL-6,IL-8,IL-10,IFN-γ][60]、C 反应蛋白(C-reactive protein, CRP)[61],以及结合珠蛋白(haptoglobin,Hp)和膜联蛋白 A1(annexin-A1,ANXA1)[62],已被提出作为潜在的免疫生物标志物来评估血液系统恶性肿瘤患者的治疗反应。但到目前为止,其在 SOT 患者中的价值尚未确定。

　　**临床问题 8:抗真菌药物治疗是否需要 TDM 和药敏检测?**

　　**推荐意见 9:**推荐三唑类药物进行 TDM 监测(推荐强度 A,证据等级 1a)。

　　**推荐意见 10:**不建议常规进行抗真菌药物的药敏检测,但当怀疑三唑类耐药或者对抗真菌药物疗效不佳的情况下可以考虑进行药敏检测(推荐强度 D,证据等级 5)。

　　**推荐意见说明:**

　　抗真菌药物标准化剂量下在一些特殊情况下肾移植受者可能无法达到有效或安全药物暴露量,例如严重感染或难治的真菌感染(例如中枢神经系统真菌病),较高 MIC 的曲霉菌属感染均需要较高的药物暴露量,治疗药物浓度监测(therapeutical drug monitoring,TDM)是最直观实验室方法了解患者治疗失败或过量的状态,从而指导临床调整抗真菌药物的用量以达到个性化治疗。

　　三唑类药物建议进行血药浓度监测,以及联用环孢素,他克莫司,西罗莫司也需要进行血药浓度监测,患者处于以下治疗状态建议进行 TDM:胃肠道吸收障碍,临床或实验室指标显示有药物毒副作用表现,口服治疗依从性差,开始或停止使用有明确 DDI 的药物,囊性纤维化;危重病人,如多器官功能衰竭或血流动力学不稳定需要血管升压药物或 ECMO,初始治疗失败换用二线治疗药物。

伏立康唑 MIC ≥ 2mg/ml,建议联合棘白菌素类药物或换用多烯类,棘白菌素类治疗;伊曲康唑治疗 IA 有效血药浓度 $C_{min}$=1~4mg/L,当血药浓度大于 17.1mg/L 伊曲康唑的毒性显著增加;两项荟萃分析显示伏立康唑有效血药浓度在第 2~5 天 $C_{min}$>1mg/L,对于播散性或 CNS 曲霉感染,Cmin>2mg/L(或甚至>3mg/L),一些研究建议 $C_{min}$/MIC=2~5 时接近最大临床有效浓度,$C_{min}$<5.5mg/L 是伏立康唑安全血药浓度,可以最大限度地减少伏立康唑相关的毒副作用。目前认为用药第 5 天泊沙康唑 $C_{min}$>1mg/L 是治疗 IA 的有效血药浓度,一项临床研究显示挽救性治疗使用泊沙康唑,平均血药浓度需要达到 1.25mg/L 可以获得最佳疗效;有动物研究显示艾沙康唑的剂量 - 反应和血药浓度 - 反应有相关性,但是艾沙康唑 TDM 的数据非常有限,有指南推荐用药第 5 天艾沙康唑血药浓度 $C_{min}$=2~4mg/L。一项真实世界研究对 50 例患者接受口服艾沙康唑治疗一线治疗 IA,结果表明 5 例(包括 2 名 SOT 受者)患者艾沙康唑血药浓度 $C_{min}$<2.0mg/L 显示治疗浓度不足[63-71]。

CLSI 和 EUCAST 发布了抗真菌药物的药敏折点,CLSI 制订流行病学折点(ECV),EUCAST 制订了流行病学界值(Epidemiological Cutoff,Ecoff)[72]。一项 SOT 受者流行病学研究显示唑类耐药的烟曲霉发生比例 1/181[73],一项全球大型流调数据显示唑类耐药的烟曲霉发生率 3.2%[74],除了烟曲霉,其他曲霉菌属对于唑类的 MIC 较高,例如 *Aspergillus lentulus* 是曲霉属烟曲霉组的新菌种,伏立康唑对 Aspergillus lentulus 的药敏 MIC ≥ 2mg/L[75],亮白曲霉(A calidoustus)对所有唑类的药敏 MIC ≥ 4mg/L[73,75],目前流调发现这些罕见曲霉菌属在移植受者中大约发生率 10%[75],有病例报道肺移植受者中检测出亮白曲霉[76]。土曲霉对多烯类天然耐药,SOT 受者感染土曲霉发生率 5%~6%[77],有报道黄曲霉、A lentulus、A calidoustus,洋葱曲霉 A alliaceus,构巢曲霉 A nidulans 对 AMB 的 MIC 值有上升趋势[78]。TRANSNET 研究中前瞻性对 288 株曲霉菌属进行棘白菌素类药敏检测,绝大多数的 MIC 值均低于卡泊芬净、米卡芬净和阿尼芬净的 ECV 以下[79]。

**临床问题 9**:针对难治性及播散性 IA 抗真菌药物是否考虑联合应用? 辅助治疗措施主要包括哪些?

推荐意见 11:播散型或难治部位(例如 CNS)IA 建议考虑抗真菌药物联合治疗(推荐强度 C,证据等级 4)。

推荐意见 12:外科手术和免疫抑制剂的减量或停用是治疗 IA 的主要辅助措施(推荐强度 B,证据等级 2c)。

推荐意见说明:

目前没有数据显示联合治疗优于单药治疗,联合治疗的疗效基本 28%~71%[15,80-82],一项大型回顾性研究显示肝移植受者一线联合用药 47%,挽救性联合治疗 80%[83],一项大型前瞻性多中心研究[77]显示 SOT 受者使用伏立康唑联合卡泊芬净挽救性治疗 IA,90d 总生存率 68%,而对照组 51%。一项 Meta 分析[84](包括 8 项 SOT 患者研究)结果显示三唑类或多烯类联合棘白菌素类联合治疗,对比三唑类或多烯类单药治疗,显示挽救性治疗中联合用药 12 周的生存率显著优于单药组。

外科手术切除或清创仍是治疗 IA 不可或缺的辅助措施[85,86],外科手术适用于经适当充分的治疗后,持续或危及生命的咯血,大血管或心包附近的病变,鼻腔感染,单发空洞型肺部病变,侵入心包、心内膜、骨骼、皮下或胸腔组织的病变。外科手术还适应于颅内脓肿,但需要考虑病变部位的可及性和对神经系统的损伤[53]。

免疫调节药物可以改善患者的免疫状态,有研究显示粒缺(<500cells/μl)患者 IA 感染和 12 周死亡率显著相关[87],集落刺激因子(granulocyte-macrophage colony stimulating factor,G-CSF or GM-CSF)可刺激髓系前体细胞的增殖和成熟,并增强中性粒细胞(和巨噬细胞)的功能[88,89],G-CSF 在SOT 受者中使用是安全的,但目前还没有研究对其作为抗真菌药物辅助治疗的疗效进行评估,有体外研究和病例报道显示干扰素 -γ(interferon-γ,IFN-γ)对曲霉菌抑制有效,但是 IFN-γ 在 SOT 受者使用可能有潜在排斥反应的发生风险,所以需要谨慎使用[90,91]。

### 六、侵袭性曲霉病预防

临床问题 10：IA 高危的肾移植受者有哪些预防策略?

推荐意见 13：IA 高危的肾移植受者主要预防策略包括：一级预防和二级预防(推荐强度 B,证据等级 2c)。

推荐意见说明：

在一级预防中,主要是尽量减少肾移植受者环境中的曲霉孢子暴露,避免直接接触有可能导致曲霉孢子污染的环境,以预防曲霉感染。根据风险评估[92],在出现任何 IPA 临床表现之前就开始使用抗真菌药物。典型的高危患者包括高龄( ≥ 60 岁)、慢性肺部疾病、糖尿病肾病、合并其他病原体感染、因 DGF 需要血液透析治疗、非计划的再返手术、急性排斥反应、抗体诱导及免疫抑制剂治疗、长期严重中性粒细胞减少症患者。在预防 IPA 方面,泊沙康唑比氟康唑或伊曲康唑更有效。伊曲康唑、伏立康唑、棘白菌素和气雾化脂质体 AmB(与氟康唑联合使用)是研究较少的替代药物。关于棘白菌素类和艾沙康唑用于一级预防在肾移植专家共识中多有体现,临床实践中,可根据受者的个体情况选择性使用预防措施。一项回顾性队列研究[93]显示使用卡泊芬净或米卡芬净预防高危 IA 的肾移植受者,术后 IPA 发生率无显著差异,但预防组术后 4 个月晚期感染发生率为 0,相比于对照组显著下降,另一项回顾性队列研究显示术后三个月使用卡泊芬净,与不预防组进行对比,结果显示使用卡泊芬净 IPA 的发生率 2.7%,对照组 12%,可降低肾移植受者术后早期的真菌感染率[94]。

在经验疗法中,对使用广谱抗生素后仍出现持续中性粒细胞减少性发热的高危患者启动抗真菌治疗。当无法采用诊断驱动的方法时,这一策略可降低发病率和死亡率。诊断驱动方法是指在先期预防方法中,对于未接受霉菌活性预防治疗的高危患者,根据生物标志物阳性或影像诊断结果启动抗真菌治疗,因为这意味着诊断出可能存在 IPA,应进行治疗。研究表明,这一策略在减少抗真菌药物用量的同时也很有效[95]。Cochrane 综述证实[96],与经验性方法相比,预防性方法不会增加全因死亡率,也不会增加与 IPA 相关的死亡率,而且可以减少抗真菌药物的使用时间和用量。最近的一项随机前瞻性试验显示,就第 42 天的总存活率而言,抢先抗真菌疗法对高危患者也是安全的(与经验疗法相比)。IPA 率没有差异,而且这种方法减少了抗真菌药物的使用。对未进行曲霉菌病预防的高危患者进行每两周一次的血清 GM 连续筛查通常是诊断驱动法的一部分。

二级预防是指对曾成功治疗过 IA 并随后进入免疫抑制危险期的患者开始或继续使用抗真菌药物,以防止 IA 复发。ESCMIDD-ECMM-ERS 指南建议使用以前证明有效的抗真菌药物进行二级预防。通常情况下,在特定患者身上取得成功的主要疗法将继续作为二级预防疗法。

## 七、总结与展望

侵袭性真菌病治疗领域近几年取得了很多重大进展,但仍有些领域需要进一步。Rezafungin (CD101- Ⅳ) 是一种新型棘白菌素类药物,具有独特的药代动力学特性,可以每周给药一次[97]。E1210/APX001 是一种广谱抗真菌药物,具有新的作用机制。Ibrexafungerp(SCY-078) 是另一种研究中的抗真菌药物,它是一类结构独特的新型葡聚糖合成酶抑制剂(三萜类化合物)[98]。

联合抗真菌药物在 IA 初始治疗中的作用仍存在争议,需要在这一领域开展进一步研究。还有仍需要在特殊患者人群,例如行 ECMO、肺纤维化、行肾脏替代治疗,进行抗真菌药物的药代动力学研究,以确定最佳抗真菌药物剂量。本指南推荐研究主要基于目前的临床实践和国内外循证医学证据,后期将随着越来越多临床研究的进行会对本指南进行不断地更新和完善。在今后的临床实践中将会对本指南中证据级别不高的临床问题进一步研究,助力提高临床水平,提高肾移植受者的生活质量。

**执笔专家:** 丁晨光(西安交通大学第一附属医院)

**通信作者:** 门同义(内蒙古医科大学附属医院),王祥慧(上海交通大学医学院附属瑞金医院)

**主审专家:** 薛武军(西安交通大学第一附属医院),门同义(内蒙古医科大学附属医院),朱有华(中国人民解放军海军军医大学第一附属医院),陈刚(华中科技大学同济医学院附属同济医院)

**审稿专家:** 丁小明(西安交通大学第一附属医院),丁晨光(西安交通大学第一附属医院),王祥慧(上海交通大学医学院附属瑞金医院),王强(北京大学人民医院),丰贵文(郑州大学第一附属医院),巨春蓉(广州医科大学第一附属医院),孙启全(广东省人民医院),冯钢(天津市第一中心医院),朱利平(复旦大学医学院附属华山医院),李新长(江西省人民医院),李现铎(山东第一医科大学第一附属医院),宋文利(天津市第一中心医院),陈劲松(中国人民解放军东部战区总医院),戎瑞明(复旦大学医学院附属中山医院),苗芸(广州南方医科大学附属南方医院),张雷(中国人民解放军海军军医大学第一附属医院),黄刚(中山大学第一附属医院),周洪澜(吉林大学第一附属医院),金海龙(中国人民解放军第三医学中心),谢续标(中南大学湘雅二医院)

**利益冲突:** 所有作者声明无利益冲突。

## 参考文献

[1] 中华医学会器官移植学分会, 中国医师协会器官移植医师分会. 中国实体器官移植受者侵袭性真菌病临床诊治指南 (2016 年版)[J]. 中华器官移植杂志, 2016, 37 (5): 300-305.

[2] 石炳毅, 巨春蓉. 器官移植受者侵袭性真菌病临床诊疗技术规范 (2019 版)[J]. 器官移植, 2019, 10 (3): 227-236.

[3] HUSANI S, CAMARGO J F. Invasive aspergillosis in solid-organ transplant recipients: guidelines from the American society of transplantation infectious diseases community of practice [J]. Clin Transplant, 2019, 33 (9): e13544.

[4] 陈耀龙, 杨克虎, 王小钦, 等. 中国制订/ 修订临床诊疗指南的指导原则 (2022 版)[J]. 中华医学杂志, 2022, 102 (10): 693-703.

[5] JEREMY HOWICK IC, PAUL GLASZIOU, TRISH GREENHALGH, et al. Explanation of the 2011 Oxford Centre for Evidence-Based Medicine (OCEBM) levels of evidence (background document)[EB/OL].[2023-11-20].

[6] NEOFYTOS D, GARCIA-VIDAL C, LAMOTH F, et al. Invasive aspergillosis in solid organ transplant patients: diagnosis, prophylaxis, treatment, and assessment of response [J]. BMC Infect Dis, 2021, 21 (1): 296.

[7] 姜雪, 许书添, 顾鹏, 等. 肾移植受者感染的流行病学特点和危险因素 [J]. 肾脏病与透析肾移植杂志, 2019, 28 (6):

501-506.

［8］ 沈雁冰, 冯芳, 谢迎春. 肾移植术后肺部真菌感染的临床分析 [J]. 中华医院感染学杂志, 2011, 21 (12): 2461.

［9］ 刘丁. 肾移植术后侵袭性肺部真菌感染的临床研究 [D]. 南方医科大学, 2011.

［10］ PÉREZ-JACOISTE ASÍN M A, LÓPEZ-MEDRANO F, FERNÁNDEZ-RUIZ M, et al. Risk factors for the development of invasive aspergillosis after kidney transplantation: systematic review and meta-analysis [J]. Am J Transplant, 2021, 21 (2): 703-716.

［11］ FRIEDMAN DZP, JOHNSON B K, BEAM E, et al. Risk factors and outcomes of invasive aspergillosis in kidney transplant recipients: a case-control study of United States Renal Data System data [J]. Clin Infect Dis, 2023, 76 (8): 1431-1439.

［12］ 刘炎忠, 柏宏伟, 石炳毅, 等. 老年肾移植受者肺部感染的危险因素分析 [J]. 中华器官移植杂志, 2020, 41 (4): 5.

［13］ LÓPEZ-MEDRANO F, SILVA J T, FERNÁNDEZ-RUIZ M, et al. Risk factors associated with early invasive pulmonary aspergillosis in kidney transplant recipients: results from a multinational matched case-control study [J]. Am J Transplant, 2016, 16 (7): 2148-2157.

［14］ LÓPEZ-MEDRANO F, FERNÁNDEZ-RUIZ M, SILVA JT, et al. Multinational case-control study of risk factors for the development of late invasive pulmonary aspergillosis following kidney transplantation [J]. Clin Microbiol Infect, 2018, 24 (2): 192-198.

［15］ NEOFYTOS D, CHATZIS O, NASIOUDIS D, et al. Epidemiology, risk factors and outcomes of invasive aspergillosis in solid organ transplant recipients in the Swiss Transplant Cohort Study [J]. Transpl Infect Dis, 2018, 20 (4): e12898.

［16］ FREEMAN R B JR. The 'indirect' effects of cytomegalovirus infection [J]. Am J Transplant, 2009, 9 (11): 2453-2458.

［17］ L'HUILLIER A G, FERREIRA V H, KU T, et al. Improving our mechanistic understanding of the indirect effects of CMV infection in transplant recipients [J]. Am J Transplant, 2019, 19 (9): 2495-2504.

［18］ PANACKAL A A, DAHLMAN A, KEIL K T, et al. Outbreak of invasive aspergillosis among renal transplant recipients [J]. Transplantation, 2003, 75 (7): 1050-1053.

［19］ 邱涛, 周江桥, 陈忠宝, 等. 肾移植术后再次手术的临床分析 [J]. 中华器官移植杂志, 2018, 39 (8): 4.

［20］ SIGERA LSM, DENNING D W. Invasive aspergillosis after renal transplantation [J]. J Fungi (Basel), 2023, 9 (2): 255.

［21］ FERNÁNDEZ-RUIZ M, SILVA J T, SAN-JUAN R, et al. Aspergillus tracheobronchitis: report of 8 cases and review of the literature [J]. Medicine (Baltimore), 2012, 91 (5): 261-273.

［22］ 谭可平, 李锦宏, 陆晖, 等. 肾移植术后肺部真菌感染的临床特征及危险因素分析 [J]. 实用器官移植电子杂志, 2021, 9 (5): 376-381.

［23］ ALEXANDER BD, LAMOTH F, HEUSSEL CP, et al. Guidance on imaging for invasive pulmonary aspergillosis and mucormycosis: from the imaging working group for the revision and update of the consensus definitions of fungal disease from the EORTC/MSGERC [J]. Clin Infect Dis, 2021, 72 (Suppl 2): S79-S88.

［24］ PATERSON D L, SINGH N. Invasive aspergillosis in transplant recipients [J]. Medicine (Baltimore), 1999, 78 (2): 123-138.

［25］ CAHILL B C, HIBBS J R, SAVIK K, et al. Aspergillus airway colonization and invasive disease after lung transplantation [J]. Chest, 1997, 112 (5): 1160-1164.

［26］ MEHRAD B, PACIOCCO G, MARTINEZ FJ, et al. 3rd. Spectrum of aspergillus infection in lung transplant recipients: case series and review of the literature [J]. Chest, 2001, 119 (1): 169-175.

［27］ MUÑOZ P, ALCALÁ L, SÁNCHEZ CONDE M, et al. The isolation of aspergillus fumigatus from respiratory tract specimens in heart transplant recipients is highly predictive of invasive aspergillosis [J]. Transplantation, 2003, 75 (3): 326-329.

［28］ HUSAIN S, KWAK E J, OBMAN A, et al. Prospective assessment of Platelia Aspergillus galactomannan antigen for the diagnosis of invasive aspergillosis in lung transplant recipients [J]. Am J Transplant, 2004, 4 (5): 796-802.

［29］ PFEIFFER C D, FINE J P, SAFDAR N. Diagnosis of invasive aspergillosis using a galactomannan assay: a meta-analysis [J]. Clin Infect Dis, 2006, 42 (10): 1417-1427.

［30］ ULLMANN A J, AGUADO J M, ARIKAN-AKDAGLI S, et al. Diagnosis and management of aspergillus diseases: executive summary of the 2017 ESCMID-ECMM-ERS guideline [J]. Clin Microbiol Infect, 2018, 24 Suppl 1: e1-e38.

［31］ LI C, SUN L, LIU Y, et al. Diagnostic value of bronchoalveolar lavage fluid galactomannan assay for invasive pulmonary aspergillosis in adults: a meta-analysis [J]. J Clin Pharm Ther, 2022, 47 (12): 1913-1922.

［32］ SINGH N, WINSTON D J, LIMAYE A P, et al. Performance characteristics of galactomannan and β-d-glucan in high-risk liver transplant recipients [J]. Transplantation, 2015, 99 (12): 2543-2550.

［33］ ZHANG L, GUO Z, XIE S, et al. The performance of galactomannan in combination with 1, 3-β-D-glucan or aspergillus-lateral flow device for the diagnosis of invasive aspergillosis: evidences from 13 studies [J]. Diagn Microbiol Infect Dis, 2019, 93 (1): 44-53.

［34］ HAN Y, WU X, JIANG G, et al. Bronchoalveolar lavage fluid polymerase chain reaction for invasive pulmonary aspergillosis among high-risk patients: a diagnostic meta-analysis [J]. BMC Pulm Med, 2023, 23 (1): 58.

［35］ CRUCIANI M, WHITE PL, MENGOLI C, et al. The impact of anti-mould prophylaxis on aspergillus PCR blood testing for the diagnosis of invasive aspergillosis [J]. J Antimicrob Chemother, 2021, 76 (3): 635-638.

［36］ 梁珊, 吴潇潇, 高瞻, 等. 移植术常见病原体检测的多联 qPCR 法的建立与初步应用 [J]. 中国输血杂志, 2022, 35 (5): 494-500.

［37］ LEDOUX MP, GUFFROY B, NIVOIX Y, et al. Invasive pulmonary aspergillosis [J]. Semin Respir Crit Care Med, 2020, 41 (1): 80-98.

［38］ JENKS J D, PRATTES J, FRANK J, et al. Performance of the bronchoalveolar lavage fluid aspergillus galactomannan lateral flow assay with cube reader for diagnosis of invasive pulmonary aspergillosis: a multicenter cohort study [J]. Clin Infect Dis, 2021, 73 (7): e1737-e1744.

［39］ ARKELL P, MAHBOOBANI S, WILSON R, et al. Bronchoalveolar lavage fluid IMMY sona aspergillus lateral-flow assay for the diagnosis of invasive pulmonary aspergillosis: a prospective, real life evaluation [J]. Med Mycol, 2021, 59 (4): 404-408.

［40］ MA X, ZHANG S, XING H, et al. Invasive pulmonary aspergillosis diagnosis via peripheral blood metagenomic next-generation sequencing [J]. Front Med (Lausanne), 2022, 9: 751617.

［41］ 孟现林, 张蕾, 范骁钦, 等. 宏基因组二代测序技术检测支气管肺泡灌洗液中病原体对器官移植患者肺部感染的诊断价值 [J]. 中华危重病急救医学, 2021, 33 (12): 7.

［42］ AERTS R, MERCIER T, HOUBEN E, et al. Performance of the JF5-based galactomannoprotein EIA compared to the lateral flow device and the galactomannan EIA in serum and bronchoalveolar lavage fluid [J]. J Clin Microbiol, 2022, 60 (11): e0094822.

［43］ BALCAN B, OZCELIK U, UGURLU AO, et al. Increased mortality among renal transplant patients with invasive pulmonary aspergillus infection [J]. Prog Transplant, 2018, 28 (4): 349-353.

［44］ TRABELSI H, NÉJI S, SELLAMI H, et al. Invasive fungal infections in renal transplant recipients: about 11 cases [J]. J Mycol Med, 2013, 23 (4): 255-260.

［45］ LÓPEZ-MEDRANO F, FERNÁNDEZ-RUIZ M, SILVA JT, et al. Clinical presentation and determinants of mortality of invasive pulmonary aspergillosis in kidney transplant recipients: a multinational cohort study [J]. Am J Transplant, 2016, 16 (11): 3220-3234.

［46］ RAHATLI FK, AGILDERE M, DONMEZ FY, et al. Brain computed tomography and magnetic resonance imaging in neurological complications of liver and kidney transplantation [J]. Transplantation, 2018, 102: S640.

［47］ MAERTENS J A, RAHAV G, LEE D G, et al. Posaconazole versus voriconazole for primary treatment of invasive aspergillosis: a phase 3, randomised, controlled, non-inferiority trial [J]. Lancet, 2021, 397 (10273): 499-509.

［48］ MAERTENS J A, RAAD, MARR K A, et al. Isavuconazole versus voriconazole for primary treatment of invasive mould disease caused by aspergillus and other filamentous fungi (SECURE): a phase 3, randomised-controlled, non-inferiority trial [J]. Lancet, 2016, 387 (10020): 760-769.

［49］ HERBRECHT R, DENNING DW, PATTERSON TF, et al. Voriconazole versus amphotericin B for primary therapy of invasive aspergillosis [J]. N Engl J Med, 2002; 347 (6): 408-415.

［50］ JEAN A, 周佩军. 实体器官移植受者侵袭性真菌病的临床治疗管理 [J]. 器官移植, 2024, 15 (1): 151-159.

［51］ ALTIPARMAK M R, APAYDIN S, TRABLUS S, et al. Systemic fungal infections after renal transplantation [J]. Scand J Infect Dis, 2002; 34 (4): 284-288.

［52］ 部实, 任海霞, 陈凡. 实体器官移植术后常见机会感染的用药管理 [J]. 实用器官移植电子杂志, 2020, 8 (1): 71-75.

［53］ PATTERSON T F, THOMPSON G R, DENNING D W, et al. Practice Guidelines for the diagnosis and management of aspergillosis: 2016 update by the Infectious Diseases Society of America [J]. Clin Infect Dis, 2016, 63 (4): e1-e60.

［54］ HEINZ W J, BUCHHEIDT D, ULLMANN A J. Clinical evidence for caspofungin monotherapy in the first-line and salvage therapy of invasive aspergillus infections [J]. Mycoses. 2016, 59 (8): 480-493.

［55］ SEGAL B H, HERBRECHT R, STEVENS D A, et al. Defining responses to therapy and study outcomes in clinical trials of invasive fungal diseases: Mycoses Study Group and European Organization for Research and Treatment of Cancer Consensus criteria [J]. Clin Infect Dis, 2008, 47 (5): 674-683.

［56］ CAILLOT D, COUAILLIER JF, BERNARD A, et al. Increasing volume and changing characteristics of invasive pulmonary aspergillosis on sequential thoracic computed tomography scans in patients with neutropenia [J]. J Clin Oncol, 2001, 19 (1): 253-259.

［57］ VEHRESCHILD JJ, HEUSSEL CP, GROLL AH, et al. Serial assessment of pulmonary lesion volume by computed tomography allows survival prediction in invasive pulmonary aspergillosis [J]. Eur Radiol. 2017, 27 (8): 3275-3282.

［58］ WELTE T, LEN O, MUÑOZ P, et al. Invasive mould infections in solid organ transplant patients: modifiers and indicators of disease and treatment response [J]. Infection, 2019, 47 (6): 919-927.

［59］ RUSSO A, GIULIANO S, VENA A, et al. Predictors of mortality in non-neutropenic patients with invasive pulmonary aspergillosis: Does galactomannan have a role？ [J]. Diagn Microbiol Infect Dis, 2014, 80 (1): 83-86.

［60］ CHAI L, NETEA M G, TEERENSTRA S, et al. Early proinflammatory cytokines and C-reactive protein trends as predictors of outcome in invasive aspergillosis [J]. J Infect Dis, 2010, 202 (9): 1454-1462.

［61］ CHO H J, JANG M S, HONG S D, et al. Prognostic factors for survival in patients with acute invasive fungal rhinosinusitis [J]. Am J Rhinol Allergy, 2015, 29 (1): 48-53.

［62］ KREL M, PETRAITIS V, PETRAITIENE R, et al. Host biomarkers of invasive pulmonary aspergillosis to monitor therapeutic response [J]. Antimicrob Agents Chemother, 2014, 58 (6): 3373-3378.

［63］ 苏丹, 陈露, 张蕾, 等. 环孢素与唑类抗真菌药物相互作用的研究进展 [J]. 广西医学, 2020, 42 (5): 622-624.

［64］ EMOTO C, VINKS A A, FUKUDA T. Risk assessment of drug-drug interactions of calcineurin inhibitors affecting sirolimus pharmacokinetics in renal transplant patients [J]. Ther Drug Monit, 2016, 38 (5): 607-613.

［65］ VANHOVE T, BOUWSMA H, HILBRANDS L, et al. Determinants of the magnitude of interaction between tacrolimus and voriconazole/posaconazole in solid organ recipients [J]. Am J Transplant, 2017, 17 (9): 2372-2380.

［66］ ZHU L E, HUANG H P, CAI Y P, et al. Effect of posaconazole on the concentration of intravenous and oral cyclosporine in patients undergoing hematopoietic stem cell transplantation [J]. Eur J Clin Pharmacol, 2022, 78 (10): 1677-1685.

［67］ 苏海滨, 胡瑾华, 李丽, 等. 重症肝病合并侵袭性真菌感染诊治专家共识 [J]. 临床肝胆病杂志, 2022, 38 (2): 311-317.

［68］ ROBINSON D H, HUGHES CFM, GRIGG A. Optimal oral cyclosporin dosing with concomitant posaconazole post allogeneic stem cell transplantation [J]. Leuk Lymphoma, 2020, 61 (10): 2448-2452.

［69］ 陈欣林. 艾沙康唑临床应用专家共识 (2023 版)[J]. 临床血液学杂志, 2023, 36 (5): 295-302.

［70］ SILVA J T, HUSAIN S, AGUADO J M. Isavuconazole for treating invasive mould disease in solid organ transplant recipients [J]. Transpl Int, 2023, 36: 11845.

［71］ FERNÁNDEZ-RUIZ M, BODRO M, GUTIÉRREZ MARTÍN I, et al. Isavuconazole for the treatment of invasive mold disease in solid organ transplant recipients: a multicenter study on efficacy and safety in real-life clinical practice [J]. Transplantation, 2023, 107 (3): 762-773.

［72］ ARENDRUP M C, CUENCA-ESTRELLA M, LASS-FLÖRL C, et al. Breakpoints for antifungal agents: an update from EUCAST focussing on echinocandins against Candida spp. and triazoles against Aspergillus spp [J]. Drug Resist Updat, 2013, 16 (6): 81-95.

［73］ BADDLEY JW, MARR KA, ANDES DR, et al. Patterns of susceptibility of Aspergillus isolates recovered from patients enrolled in the transplant-associated infection surveillance network [J]. J Clin Microbiol, 2009, 47 (10): 3271-3275.

［74］ VAN DER LINDEN JW, ARENDRUP MC, WARRIS A, et al. Prospective multicenter international surveillance of azole resistance in Aspergillus fumigatus [J]. Emerg Infect Dis, 2015, 21 (6): 1041-1044.

［75］ BALAJEE S A, KANO R, BADDLEY J W, et al. Molecular identification of Aspergillus species collected for the transplant-associated infection surveillance network [J]. J Clin Microbiol, 2009, 47 (10): 3138-3141.

［76］ EGLI A, FULLER J, HUMAR A, et al. Emergence of Aspergillus calidoustus infection in the era of posttransplantation azole prophylaxis [J]. Transplantation, 2012, 94 (4): 403-410.

［77］ SINGH N, LIMAYE A P, FORREST G, et al. Combination of voriconazole and caspofungin as primary therapy for invasive aspergillosis in solid organ transplant recipients: a prospective, multicenter, observational study [J]. Transplantation, 2006, 81 (3): 320-326.

［78］ SCHWARTZ I S, PATTERSON T F. The Emerging threat of antifungal resistance in transplant infectious diseases [J]. Curr Infect Dis Rep, 2018, 20 (3): 2.

［79］ LOCKHART S R, ZIMBECK A J, BADDLEY J W, et al. In vitro echinocandin susceptibility of Aspergillus isolates from patients enrolled in the transplant-associated infection surveillance network [J]. Antimicrob Agents Chemother, 2011, 55 (8): 3944-3946.

［80］ STEINBACH W J, MARR K A, ANAISSIE E J, et al. Clinical epidemiology of 960 patients with invasive aspergillosis from the PATH alliance registry [J]. J Infect, 2012, 65 (5): 453-464.

［81］ BARCHIESI F, MAZZOCATO S, MAZZANTI S, et al. Invasive aspergillosis in liver transplant recipients: epidemiology, clinical characteristics, treatment, and outcomes in 116 cases [J]. Liver Transpl, 2015, 21 (2): 204-212.

［82］ SEROY J, ANTIPORTA P, GRIM SA, et al. Aspergillus calidoustus case series and review of the literature [J]. Transpl Infect Dis, 2017, 19 (5): 10. 1111.

［83］ SINGH N, WAGENER M M, CACCIARELLI T V, et al. Antifungal management practices in liver transplant recipients [J]. Am J Transplant, 2008, 8 (2): 426-431.

［84］ PANACKAL A A, PARISINI E, PROSCHAN M. Salvage combination antifungal therapy for acute invasive aspergillosis may improve outcomes: a systematic review and meta-analysis [J]. Int J Infect Dis, 2014, 28: 80-94.

［85］ REA F, MARULLI G, LOY M, et al. Salvage right pneumonectomy in a patient with bronchial-pulmonary artery fistula after bilateral sequential lung transplantation [J]. J Heart Lung Transplant, 2006, 25 (11): 1383-1386.

［86］ SCHERER M, FIEGUTH HG, AYBEK T, et al. Disseminated aspergillus fumigatus infection with consecutive mitral valve endocarditis in a lung transplant recipient [J]. J Heart Lung Transplant, 2005, 24 (12): 2297-2300.

［87］ NIVOIX Y, VELTEN M, LETSCHER-BRU V, et al. Factors associated with overall and attributable mortality in invasive aspergillosis [J]. Clin Infect Dis, 2008, 47 (9): 1176-1184.

［88］ MU X, LIU K, LI H, et al. Granulocyte-macrophage colony-stimulating factor: an immunotarget for sepsis and COVID-19 [J]. Cellular&Molecular Immunology, 2021, 18 (8): 2057-2058.

［89］ DALE D C, LILES W C, SUMMER W R, et al. Review: granulocyte colony-stimulating factor-role and relationships in infectious diseases [J]. J Infect Dis, 1995, 172 (4): 1061-1075.

［90］ ROILIDES E, BLAKE C, HOLMES A, et al. Granulocyte-macrophage colony-stimulating factor and interferon-gamma prevent dexamethasone-induced immunosuppression of antifungal monocyte activity against Aspergillus fumigatus hyphae [J]. J Med Vet Mycol, 1996, 34 (1): 63-69.

［91］ GAVIRIA J M, VAN BURIK J A, DALE D C, et al. Comparison of interferon-gamma, granulocyte colony-stimulating factor, and granulocyte-macrophage colony-stimulating factor for priming leukocyte-mediated hyphal damage of opportunistic fungal pathogens [J]. J Infect Dis, 1999, 179 (4): 1038-1041.

［92］ 邓斐文. 实体器官移植术后真菌感染的防治 [J]. 器官移植, 2022, 13 (4): 448-454.

［93］ 李聪, 李永俊, 郭小军, 等. 肾移植围手术期预防真菌感染的临床效果分析 [J]. 实用器官移植电子杂志, 2022, 10 (6): 541.

［94］ 肖晶, 任志强. 卡泊芬净与米卡芬净预防肾移植术后侵袭性真菌感染的疗效和安全性 [J]. 临床合理应用杂志, 2022; 15 (19): 106-108.

［95］ HEYLEN J, VANBIERVLIET Y, MAERTENS J, et al. Acute invasive pulmonary Aspergillosis: clinical presentation and treatment [J]. Semin Respir Crit Care Med, 2024, 45 (1): 69-87.

［96］ CORDONNIER C, ROVIRA M, MAERTENS J, et al. Voriconazole for Secondary Prophylaxis of Invasive Fungal Infections in Patients With Allogeneic Stem Cell Transplants (VOSIFI) study group, Infectious Diseases Working

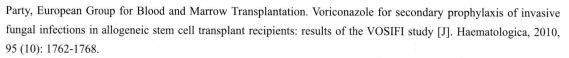

Party, European Group for Blood and Marrow Transplantation. Voriconazole for secondary prophylaxis of invasive fungal infections in allogeneic stem cell transplant recipients: results of the VOSIFI study [J]. Haematologica, 2010, 95 (10): 1762-1768.

［97］SANDISON T, ONG V, LEE J, THYE D. Safety and pharmacokinetics of CD101 IV, a novel echinocandin, in healthy adults [J]. Antimicrob Agents Chemother, 2017, 61 (2): e01627-e1716.

［98］GEBREMARIAM T, ALKHAZRAJI S, ALQARIHI A, et al. APX001 is effective in the treatment of murine invasive pulmonary aspergillosis [J]. Antimicrob Agents Chemother, 2019, 63 (2): e01713-e1718.

# 52  肾移植受者隐球菌病临床诊疗指南

隐球菌病是由新型隐球菌（cryptococcus neoformans）感染引起的一种亚急性或慢性真菌病，2种常见的主要临床类型有隐球菌性脑膜炎（cryptococcal meningitis，CM）和肺隐球菌病（pulmonary cryptococcosis，PC）。隐球菌病是实体器官移植（solid organ transplantation，SOT）受者中第三种常见的侵袭性真菌感染，而在肾移植受者中隐球菌病更为常见在 SOT 侵袭性真菌病中位居第 2 位[1-3]。隐球菌属中新型隐球菌最为常见，新型隐球菌包括两个变种，即新型隐球菌新生变种和格特变种；前者广泛分布于世界，后者主要分布于热带、亚热带地区。在免疫功能正常的人群中感染率约为十万分之一，在免疫抑制患者中的感染发病率约为 5%~10%，隐球菌可以感染人体的任何组织和脏器，常见的部位是中枢神经系统、肺部和皮肤，健康人对该真菌有免疫力，只有当机体免疫机制削弱、抵抗力降低时，病原菌才易于侵入人体致病。隐球菌病好发于艾滋病（acquired immune deficiency syndrome，AIDS）、糖尿病、晚期肿瘤、系统性红斑狼疮（systemic lupus erythematosus，SLE）等患者，肾移植受者可能合并这些疾病，或肾移植受者由于多种免疫抑制剂组合应用，尤其是一些移植受者反复进行抗排斥反应治疗，大剂量激素及多种抗 B 细胞和抗浆细胞抗体的应用，或长期维持性免疫抑制剂应用处于免疫抑制过度水平，都将使隐球菌病发病风险增加。

基于肾移植受者隐球病诊治的复杂性，需要建立规范的诊疗程序并提供更为优化的诊断与防治建议，为此，中华医学会器官移植学分会组织器官移植专家，感染病学等专家，在《器官移植受者侵袭性真菌病临床诊疗技术规范》（2019 版）的基础上，参考国内外新近研究结果及相关指南，并结合相关领域移植中心肾移植专家、感染病学专家的临床成熟经验，制订《肾移植受者隐球菌病临床诊疗指南》（以下简称"指南"），以促进和改善肾移植受者和移植肾长期存活。

## 一、指南形成方法

本指南已在国际实践指南注册与透明化平台（Practice Guide Registration for TransPAREncy，PREPARE）上以中英双语注册（注册号：PREPARE2023CN838）。

指南范围及临床问题的确定：首先通过指南专家会议对临床关注的问题进行讨论，最终选择出本指南拟解决的临床问题，并聚焦隐球菌病诊断和治疗应用两大主要方面。

证据检索与筛选：按照人群、干预、对照、结局（population，intervention，comparison，outcome，PICO）的原则对纳入的临床问题进行检索，检索 MEDLINE（PubMed）、Web of Science、万方知识数据服务平台和中国知网数据库，纳入指南、共识、规范、系统评价和 meta 分析，随机对照试验（randomized controlled trial, RCT)、非 RCT 队列研究和病例对照研究等类型的证据。检索词包括："器官移植""侵袭性真菌病""隐球菌病""风险因素""诊断""治疗""预防""免疫重建炎症综合征"等。

证据分级和推荐强度分级：本指南采用 2009 版牛津大学循证医学中心的证据分级与推荐强度标准对推荐意见的支持证据进行评级。

推荐意见的形成：综合考虑证据以及我国肾移植现状及临床可操作性和利弊等因素后，形成初稿经多轮专家组会议充分讨论，指南工作组确定了符合我国国情的肾移植受者隐球菌病临床诊疗的 19 条推荐意见。经中华医学会器官移植学分会组织全国器官移植与相关学科专家两轮会议集体讨论，根据其反馈意见对初稿进行修改，最终形成指南终稿。

## 二、流行病学

隐球菌是一种存在于土壤、树木和鸟粪中的环境真菌，它既能感染免疫正常的宿主，也能感染免疫抑制的宿主。在 SOT 受体中发生隐球菌病通常是"静止感染"的再激活。然而，流行病学调查显示，器官移植后也会发生原发性感染。实体器官移植受者中，隐球菌病的总体发生率为 0.2%~5%；在接受 SOT 的患者中，约 8% 的侵袭性真菌感染是由于隐球菌病引起[2]。隐球菌病发病的一个重要特点是表现为晚发感染，多见于移植 1 年后，发病的中位时间为移植后 16~21 个月。与肾移植受者相比，肝移植和肺移植受者发病时间通常更早（<12 个月）。隐球菌感染也可通过捐赠的器官或组织进行传播；当肾移植后 30d 内移植受者发生隐球菌感染，当一个供者的多个器官在多个移植受者中被诊断为隐球菌病，或者在手术或移植部位发现隐球菌病时，应考虑供者源性隐球菌病[2]。

免疫抑制是隐球菌病的重要危险因素。在所有非 HIV 感染的宿主中，糖皮质激素的应用与隐球菌病的风险增加相关。T 细胞耗竭性抗体，如阿仑单抗和抗胸腺细胞球蛋白，可引起淋巴细胞亚群 CD4+T 细胞的严重耗竭，并与隐球菌病的风险增加相关；未接受阿仑单抗或抗胸腺细胞球蛋白治疗的 SOT 受者隐球菌病累积发生率为 0.3%，接受单剂量治疗的为 1.2%，接受 ≥1 个剂量治疗的为 3.5%（P=0.04）；与诱导治疗相比，接受阿仑单抗抗排斥治疗的 SOT 受者更容易发生侵袭性真菌感染。钙调磷酸酶抑制剂（calcineurin inhibitor, CNI）似乎不影响发病率，且应用 CNI 治疗方案的患者发生感染后与较低的播散性疾病发生率相关[4]。一项对 42 634 名 SOT 患者中隐球菌病的危险因素进行的多变量分析显示：老年患者、糖尿病患者或经济情况较差患者隐球菌感染风险增加[2]。

## 三、临床特点及诊断

肾移植受者隐球菌病诊断的一个重要目的是确定疾病的部位和程度，因为这有助于确定抗真菌药物的选择和治疗时间。肾移植临床隐球菌病主要包括：①肺隐球菌病；②隐球菌脑膜炎；③其他部位隐球菌病（皮肤、软组织、骨、关节、腹部内脏器官等），具有不同临床特征。

### （一）肺隐球菌病

免疫功能低下的肾移植受者或合并有自身免疫性疾病、移植前长期免疫抑制剂治疗、HIV/AIDS、淋巴瘤、实体肿瘤化疗等风险因素，出现发热、咳嗽、呼吸急促、咯血等呼吸道症状，肺 CT 提示肺部病变，应高度怀疑是肺隐球菌病。

临床问题 1：肾移植受者肺隐球菌病应如何检查确诊，如何排除合并播散性感染及中枢神经系统隐球菌病？

推荐意见 1：对怀疑为肺隐球菌病的肾移植受者，推荐行隐球菌荚膜抗原（首选胶体金免疫层析

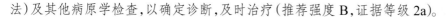

法)及其他病原学检查,以确定诊断,及时治疗(推荐强度 B,证据等级 2a)。

推荐意见2:肺隐球菌病肾移植受者如血液隐球菌荚膜抗原试验阳性,建议做血培养及腰椎穿刺病原学检查以尽快明确有无隐球菌血流播散性感染或中枢神经系统隐球菌病,以利精准治疗(推荐强度 B,证据等级 2b)。

推荐意见说明:

肾移植受者肺部隐球菌病表现多不典型,从无症状或症状不明显到明显临床表现[2,5-7]:发热、咳嗽、不适、盗汗、体重减轻和呼吸困难,以及伴有呼吸衰竭的严重肺炎;肺部隐球菌病的影像学常表现为单发(33% 的患者)或多发结节,不常见的影像学表现包括结节(可被误诊为肺肿瘤)、大叶实变或积液。因而,临床表现结合隐球菌病原学检查对确定诊断十分重要[7-9];痰、肺泡灌洗液(bronchoalveolar lavage fluid,BALF)、支气管刷片、细针抽吸物或肺活检切片的隐球菌染色、镜检和培养,血培养、组织病理等检查是病原学诊断的重要依据,BALF 及血液隐球菌荚膜抗原检测(cryptococcus antigen,CrAg)、宏基因组高通量测序(metagenomic next-generation sequencing,mNGS),具有快速简便诊断的优势,尤其是隐球菌荚膜抗原检测胶体金免疫层析法(侧流免疫层析法,lateral flow assay,LFA)具有很高的敏感性和特异性[10],有助快速诊断。由于不同部位的隐球菌病治疗方案不同,因而,如发现血隐球菌荚膜抗原试验阳性,应及时作血培养及腰椎穿刺病原学检查以尽快明确有无隐球菌血流播散性感染或中枢神经系统(central nervous system,CNS)隐球菌病,以利精准治疗。

### (二)隐球菌脑膜炎

隐球菌感染致中枢神经系统疾病通常表现为脑膜炎,患者表现头痛、发热、恶心、呕吐,精神错乱等中枢神经系统症状,可并发肺炎或有其他弥散性疾病的证据,或局灶性皮肤病变,但最常见的是孤立的中枢神经系统感染,无其他疾病表现。

临床问题2:疑似隐球菌脑膜炎的肾移植受者应如何做进一步检查确诊?

推荐意见3:对疑似隐球菌脑膜炎的肾移植受者,除进行颅脑影像学检查外,建议尽快进行有助于确定诊断的检查包括脑脊液、血液隐球菌荚膜抗原检测(首选 LFA)及其他病原学检查(推荐强度 B,证据等级 2a)。

推荐意见说明:

肾移植受者尤其处于免疫功能低水平状态时,出现头痛、发热、精神错乱、视力和听力障碍等中枢神经系统症状,要高度怀疑为隐球菌脑膜炎,对于脑部隐球菌病影像学检查 MRI 的灵敏度高于 CT,主要表现为肉芽肿性病变、囊肿样改变、脓肿性病变或血管炎性病变,确定诊断应进行特殊专项检查;包括腰椎穿刺脑脊液检查、脑脊液隐球菌培养、脑脊液墨汁染色、脑脊液隐球菌检测及脑脊液 mNGS 检测,尽快确定诊断及治疗[2,7,10-12]。目前常用的隐球菌抗原检测方法包括乳胶凝集试验、酶联免疫分析法和胶体金免疫层析法(LFA),常规检测的标本包括血清和脑脊液(cerebro-spinal fluid,CSF)。与培养、病理学检查相比,隐球菌抗原检测具有快速、简便的优势,同时具有很高的敏感性和特异性。meta 分析发现,LFA 诊断隐球菌感染的总体敏感性和特异性分别为 97.6% 和 98.1%[10]。对 CSF 样本进行抗原检测具有高敏感性和特异性(97% 和 93%~100%),当 CSF 不能检测时,可以用血清进行检测,敏感性为 87%[10-11]。LFA 成本低,简便,准确度高,可在血清和尿液样本量有限的情况下进行,是一种即时诊断方法。由于对这类人群快速隐球菌筛选试验可以及时诊断与治疗挽救生命,故具有很高的临床应用价值。临床现已将脑脊液、血液样本隐球菌荚膜抗原阳性作为隐球菌感染的确诊指标[2,12-13]。mNGS 技术是对标本中全部核酸进行高通量测序,并通过生物信息学分析以识别标本中病原体的检测方法,这种无须培养、无偏好性的病原检测技术目前在临床已普遍应用.mNGS 在侵袭性真菌病(invasis fungal disease,IFD)病原学诊断中具有重要临床价值,尤其是免疫功能低下或重症 IFD 患者、疑难 IFD、经验治疗和早期靶向治疗无效的 IFD 以及对侵入性手术不耐受的 IFD,mNGS检测可提高中枢神经系统感染性疾病中罕见、新发或特殊的病原体的检出率,缩短诊断时间,及时有效的为患者实现精准诊断与治疗提供科学依据[12-14]。

### (三) 其他部位隐球菌病

**临床问题3:** 隐球菌病其他常见感染部位有哪些? 应做哪些进一步检查?

**推荐意见4:** 隐球菌病肾移植受者,建议高度关注除肺部、CNS 以外,皮肤、软组织、骨骼、肝脏、肾脏等其他部位的隐球菌感染,同时作相关检查进行评估(推荐强度 B,证据等级 2b)。

**推荐意见说明:**

全身多个部位均可发生隐球菌感染;有研究数据表明[2,14-15],SOT 隐球菌病患者中,约 50%~75%有肺外或播散性疾病;因而,肾移植受者隐球菌病诊断过程中,应高度关注除肺部和 CNS 以外其他部位的隐球菌病,并进行相关检查评估,包括:血液、尿液、肺泡灌洗液、腰椎穿刺脑脊液、或其他组织培养,以及隐球菌荚膜抗原检测,体液及感染部位 mNGS、PCR 等检测。除中枢神经系统、肺部外,其他可能发生的常见隐球菌病感染部位包括:皮肤和软组织、肝脏、肾脏、骨骼和关节、前列腺等部位。皮肤隐球菌病可表现为蜂窝组织炎、丘疹、结节或溃疡性病变,大部分病变见于下肢,并与中枢神经系统疾病相关。虽然皮肤病变主要代表血行播散,但皮肤也可能是隐球菌的侵入门户,成为 SOT 受者播散性疾病的潜在来源。前列腺和肾脏隐球菌感染可能表现为尿液中的酵母菌,需要临床怀疑才能作出进一步明确诊断。

## 四、治疗

肾移植受者隐球菌病的治疗包括四个关键部分:①腰椎穿刺:获取脑脊液病原学检查,用以识别中枢神经系统疾病并评估和管理颅内压,以及协同治疗;②选择合适有效的抗真菌药物治疗;③辅助治疗;④调整免疫抑制状态。

### (一) 腰椎穿刺

**临床问题4:** 隐球菌脑膜炎肾移植受者进行腰椎穿刺的临床意义?

**推荐意见5:** 推荐腰椎穿刺获取脑脊液标本作隐球菌病原学检查,不仅有助于中枢神经系统隐球菌感染疾病诊断,且有助于协助治疗以及疗效和预后判断(推荐强度 A,证据等级 1b)。

**推荐意见说明:**

约 50%~70% 的隐球菌脑膜炎患者有颅内压升高(increased intracranial pressure,ICP)[2,14,16],腰椎穿刺应当用于确定中枢神经系统疾病和评估颅内压,以及抗隐球菌药物治疗效果和疾病预后评价。在 HIV 感染患者中,治疗性腰椎穿刺与 69% 患者的相对生存改善相关,若脑脊液压力 ≥25cmH$_2$O,抗隐球菌诱导治疗时出现颅内压增高症状,应根据需要进行腰椎穿刺减压,目标为把增高的脑脊液压力降低 50%,或致正常脑脊液压力(<20cmH$_2$O)[2,14,16]。抗隐球菌诱导治疗后 2 周重复脑脊液检查评估,有助于了解及明确抗真菌治疗的隐球菌清除率,指导临床治疗。

### (二) 抗真菌药物治疗选择

隐球菌病抗真菌药物治疗的选择取决于疾病的部位和程度、肾移植受者净免疫抑制状态和疾病

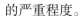

的严重程度。

**临床问题 5：肾移植受者不同类型的隐球菌病抗真菌药物应如何选择及应用？**

**推荐意见 6：**建议将两性霉素 B 脂质体联合氟胞嘧啶作为隐球菌脑膜炎、播散性疾病或重度肺部隐球菌病首选抗真菌药物治疗方案（推荐强度 B，证据等级 2a）。

**推荐意见 7：**隐球菌脑膜炎治疗包括诱导期、巩固期和维持期；建议诱导期应用两性霉素 B 脂质体＋氟胞嘧啶，疗程至少 2 周以上；巩固期（8 周）、维持期（6~12 个月）首选氟康唑治疗（推荐强度 B，证据等级 2b）。

**推荐意见 8：**建议氟康唑作为无症状或轻度到中度隐球菌感染致肺部疾病的首选抗真菌药物，采用口服 400~800mg/d，疗程 6~12 个月（推荐强度 B，证据等级 2b）。

**推荐意见 9：**当氟康唑不能使用或患者对氟康唑耐药时，建议选择泊沙康唑、艾沙康唑等作为替代药物治疗（推荐强度 B，证据等级 2b）。

**推荐意见说明：**

尚未见报道在肾移植受者中进行抗真菌治疗隐球菌病的随机对照试验。目前的治疗建议是根据 HIV 感染患者的临床试验和对 SOT 受者回顾性研究资料。隐球菌病抗真菌药物治疗的选择取决于疾病的部位和程度，患者净免疫抑制状态和疾病的严重程度（包括免疫抑制方案免疫抑制的强度、应用剂量多少、血药浓度高低、个体合并疾病情况：如糖尿病、肾功能不全、外科手术或营养缺乏程度、细胞免疫、体液免疫抑制程度，以及病毒复制载量等）。在开始治疗之前，区分患者是播散性隐球菌疾病还是局限性肺部和无症状疾病，有关药物选择和治疗方案[2,8,12,16]。基于强效免疫抑制剂应用下的肾移植受者发生隐球菌脑膜炎增加了疾病诊治的复杂性，因而，在治疗策略上应选取当时可用的更为有效及不良反应相对更小、患者可以耐受的抗真菌药物及其组合方案。隐球菌中枢神经系统疾病 / 隐球菌脑膜炎抗真菌治疗周期通常包含：诱导期（induction）、巩固期（consolidation）和维持期（maintenance）。诱导期首选治疗[17]：两性霉素 B 脂质体（AmBisome）3~4mg（kg·d）［次选两性霉素 B 脂质体复合物（ABLC）5mg/（kg·d）］＋氟胞嘧啶 25mg/kg，qid。诱导期疗程至少 2 周以上；巩固期：应用氟康唑（400~800mg/d）治疗 8 周，维持期治疗氟康唑口服（200~400mg/d）6~12 个月。

两性霉素 B（amphotericin B）是一种强效广谱杀菌剂，是目前抗菌谱最广的抗真菌药物，大多数念珠菌、隐球菌、曲霉、毛霉、镰刀菌、足放线菌属、组织胞浆菌、皮炎芽生菌、马尔尼菲蓝状菌等均对两性霉素 B 保持较高的敏感率。两性霉素 B 在 1955 年首次从结核链霉菌中分离出来，并于同年开始临床应用；两性霉素 B 与真菌细胞膜上的麦角固醇结合形成孔状的超分子结构，从而产生跨膜的离子通道，造成细胞膜通透性改变，最终导致真菌细胞死亡[18-20]。与传统两性霉素 B 相比，两性霉素 B 脂质体的表面荷电性有助于准确识别真菌细胞壁中的 β- 葡聚糖，使药物迅速聚集在感染部位；脂质体与真菌细胞接触后将两性霉素 B 单体转移至真菌细胞膜上，有活性的两性霉素 B 分子与麦角固醇结合，形成孔洞导致胞内物质外泄，从而达到杀灭真菌作用[18,21]。脂质体结构使其对真菌细胞膜的亲和力高于哺乳动物细胞，增强了药物的靶向杀真菌作用，从而有助于进一步提高临床疗效[22]。此外，脂质体结构通过增强中性粒细胞抗真菌杀伤的非氧化机制，有助于进一步产生更有利的抗真菌效应[23]。

两性霉素 B 脂质体能有效穿透血脑屏障，清除脑脊液中的隐球菌，多个国际专业学术机构及指南推荐其作为 IFD、中枢神经系统真菌感染的一线用药；但仍应注意药物不良反应包括贫血、电解质紊乱、肾功能和输液部位反应等监测。目前国内上市的两性霉素 B 脂质制剂主要包括脂质体和脂质复合物(两性霉素 B 胆固醇硫酸酯复合物)2 种;其中,通用名称为两性霉素 B 脂质体的有国产和进口(AmBisome)2 种,但说明书中相关信息如规格和适用人群等均有部分差异;两性霉素 B 脂质体国产与进口的初始剂量相差数倍,国产两性霉素 B 脂质体的剂量与两性霉素 B 普通制剂接近,包封状态和包封率的区别会影响给药剂量和药物疗效,在临床应用时应予注意区别。建议根据肾功能情况并参考不同产地的两性霉素 B 脂质体药物说明书进行应用。

氟胞嘧啶在 20 世纪 50 年代被发现,20 世纪 70 年代被用于抗真菌临床治疗,它抑制真菌 DNA 合成,在机制上具有抑菌作用,虽然其与两性霉素 B 联合作用可能是协同作用,但其效力不如两性霉素 B[24],因此只适合与其他抗真菌剂联合使用。主要的副作用是胃肠道不耐受,表现为腹痛,实验室检查异常,包括转氨酶升高,骨髓抑制:表现为贫血,白细胞减少和血小板减少。

氟康唑也是一种广谱抗真菌药物。于 1981 年获得专利,现在全球各地应用且价格便宜。氟康唑通过抑制细胞色素 P450(CYP)酶 14α- 去甲基化酶起作用,真菌细胞对其远比哺乳动物细胞敏感。该药通常耐受性良好,在隐球菌肺炎治疗中可单用氟康唑 400~800mg/d。在隐球菌脑膜炎两性霉素 B 脂质体不能使用或有严重肾功能不全时,可采用氟康唑 800~1 200mg/d 的应用方法。氟康唑可能引起皮疹和肝酶异常,特别是在治疗隐球菌脑膜炎所需的高剂量时。由于它是 CYP 同工酶的抑制剂,药物相互作用是常见的,并且经常使治疗复杂化;尤其是肾移植受者应用 CNI、mTOR 抑制剂时应注意这些免疫抑制剂药物浓度的监测并特别注意增加监测的频率。既往这三种药物以不同的组合用于治疗隐球菌病的不同疾病阶段取得了较好的临床效果。

近年来,隐球菌性脑膜炎应用两性霉素 B 脂质体"单次大剂量"治疗是一种新尝试,其疗效具有循证医学证据。WHO 根据近期发表的 AMBITION 试验的结果更新了 2018 年艾滋病感染患者隐球菌性脑膜炎治疗指南《2022 WHO 指南:成人、青少年、儿童 HIV 感染者隐球菌病的诊断、预防和管理》中,建议在治疗开始的前两周"诱导期"调整为首日单次高剂量(10mg/kg)两性霉素 B 脂质体联合 2 周的氟胞嘧啶[100mg/(kg·d),每天分 4 次应用]和氟康唑[成人 1 200mg/d,儿童和青少年 12mg/(kg·d),最大剂量为 800mg/d]作为治疗隐球菌性脑膜炎患者的首选诱导方案[25],以迅速杀灭脑脊液中隐球菌;在接下来的 8~10 周内采用大剂量氟康唑单药治疗"巩固";然后是低剂量氟康唑"维持"治疗,以防止复发;这种"两性霉素 B 脂质体单次大剂量联合治疗"策略,近期一些临床试验显示有效[26-27],并具有较好的成本 - 效益,但目前尚无中国隐球菌脑膜炎患者应用这一方案的报道,中国肾移植受者隐球菌脑膜炎是否适用,有待更多临床资料的积累及验证。

应用氟康唑治疗隐球菌病的患者,当氟康唑不能使用或患者对氟康唑耐药时,选择应用泊沙康唑或艾沙康唑已被一些临床研究证明有效,并使患者获益[1,15,18-19]。

**临床问题 6:隐球菌脑膜炎应用氟胞嘧啶治疗在肾功能不全时是否需要调整剂量?**

**推荐意见 10:**应用氟胞嘧啶治疗的肾移植受者如有肾功能不全应减少剂量,且暂时无其他药物可替代时建议监测氟胞嘧啶血药浓度指导用药(推荐强度 B,证据等级 2c)。

**推荐意见说明:**

隐球菌脑膜炎应用氟胞嘧啶治疗,在肾功能不全的情况下需要减少剂量。同时使用肾毒性药物(如两性霉素 B)引起的肾功能损害可进一步导致剂量相关的肾毒性,因而在肾功能不全而无其他药物可替代时建议作氟胞嘧啶血药浓度测定指导用药[2,24]。

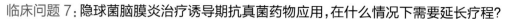

**临床问题 7：隐球菌脑膜炎治疗诱导期抗真菌药物应用，在什么情况下需要延长疗程？**

推荐意见 11：隐球菌脑膜炎在治疗诱导期如患者仍处于昏迷状态，且颅内压持续升高，抗真菌治疗 2 周后脑脊液培养结果仍然阳性，建议延长诱导期治疗时间（推荐强度 B，证据等级 2b）。

推荐意见说明：

诱导治疗的疗程取决于选用的方案、是否存在严重的免疫抑制状态、症状的严重程度及对治疗的反应、是否伴有隐球菌瘤以及脑脊液培养结果等[2,12,16]。理想情况下诱导治疗疗程应根据每 2 周的脑脊液培养结果，直到培养阴性时才过渡为巩固治疗。但经抗真菌治疗后的脑脊液培养可能需要数周较长时间才能出结果，难以及时确定疗程。过长的诱导期则可能因药物毒副作用抵消诱导期快速杀菌的获益。既往研究多在资源受限区域，通过腰椎穿刺确定脑脊液灭菌的比例较低，往往根据不同人群选择固定时长的诱导及巩固疗程来实施治疗。应用两性霉素 B+ 氟胞嘧啶的标准治疗，60%~90% 的 HIV 感染者在 2 周时脑脊液培养转为阴性，52.3% 的器官移植受者在 2 周时脑脊液培养转为阴性，针对这两类人群，推荐至少 2 周的诱导治疗。如果存在神经系统并发症（持续性头痛、癫痫发作、眼部及听觉异常表现等）或隐球菌瘤，或抗真菌治疗 2 周后脑脊液培养结果仍然阳性，则诱导治疗应持续至少 6 周[2]。

**临床问题 8：隐球菌脑膜炎治疗维持期氟康唑疗程如何确定？**

推荐意见 12：隐球菌脑膜炎治疗维持期氟康唑疗程为 6~12 个月，应根据患者临床病情进展情况及净免疫抑制状态综合评估确定具体治疗时间（推荐强度 B，证据等级 2b）。

推荐意见说明：

隐球菌脑膜炎维持治疗的目的主要是避免复发，应结合患者临床病情进展情况及净免疫抑制状态综合评估确定氟康唑治疗时间。隐球菌脑膜炎治疗维持期首选氟康唑 200~400mg/d，文献资料显示，HIV 感染者需要至少 12 个月疗程，非 HIV 感染者需要 6~12 个月疗程。长期服用高剂量免疫抑制剂者、存在隐球菌瘤者可能需要延长治疗。巩固和维持治疗后的复发率极低。HIV 感染者未经维持治疗的复发率为 15%~27%，完成维持治疗的复发率为 0~7%。器官移植受者完成 6~12 个月维持治疗，复发风险为 1.3%[2]。

**临床问题 9：严重肺部隐球菌病，唑类抗真菌药不能使用，可采用什么治疗方案？**

推荐意见 13：严重肺部隐球菌病，如唑类抗真菌药不能使用时，建议采用中枢神经系统隐球菌病抗真菌药物治疗方案（推荐强度 B，证据等级 2b）。

推荐意见说明：

对播散性隐球菌病和重症肺隐球菌病，国内外指南一致建议采用相同免疫背景下中枢神经系统隐球菌病同样的全身抗真菌治疗方案[17]，即：首选两性霉素 B 脂质体（AmBisome）3~4mg/（kg·d），次选两性霉素 B 脂质体复合物，ABLC 5mg/（kg·d）+ 氟胞嘧啶 25mg/kg，qid。诱导期疗程至少 2 周以上。

**（三）辅助治疗**

**临床问题 10：隐球菌脑膜炎应用糖皮质激素作为辅助治疗，是否有助于改善预后？**

推荐意见 14：糖皮质激素作为急性隐球菌脑膜炎的一种辅助治疗，对降低感染严重程度及死亡率影响有不同临床证据，应综合考虑患者是否治疗获益而应用，一般不建议糖皮质激素临床常规使用（推荐强度 B，证据等级 2c）。

推荐意见说明：

糖皮质激素（如地塞米松）作为治疗急性隐球菌性脑膜炎的辅助治疗效果有不同临床证据。在一项针对 HIV 感染的隐球菌脑膜炎患者的大型随机对照试验中,与安慰剂相比,在标准治疗中加入地塞米松导致脑脊液隐球菌清除速度减慢,严重感染增加,且对死亡率没有影响[28]。目前没有关于器官移植受者治疗获益的临床数据,一些临床研究数据表明[29]在隐球菌感染清除后应用糖皮质激素可能获得临床益处。

### (四) 调整免疫抑制

**临床问题 11:** 隐球菌病治疗期间,移植受者出现"免疫重建炎症综合征"的原因是什么?

**推荐意见 15:** 隐球菌病尤其是隐球菌脑膜炎治疗期间,免疫抑制剂的快速减量或停用,可能导致"免疫重建炎症综合征"或移植肾排斥反应,可引起误诊,建议引起移植临床特别关注(推荐强度 B,证据等级 2b)。

**推荐意见说明:**

免疫重建炎症综合征(immune reconstitution inflammatory syndrome,IRIS):临床证据显示,在抗真菌药物治疗期间,快速免疫抑制剂减量甚至撤除,致使宿主免疫力恢复,特别是快速突然的恢复,可能会产生不良后果,当达到一个阈值时,在 SOT 受者中可能因免疫重建而发生严重的症状性疾病,导致"免疫重建炎症综合征"的发展,其临床表现类似于隐球菌病的恶化[30-36];其生物学机制:被认为是在停止或快速减少免疫抑制剂时免疫内环境出现逆转,淋巴细胞 Th2 转变成 Th1、Th17 为主的促炎反应[2]。

**临床问题 12:** 隐球菌病治疗期间,如何预防 IRIS 发生?

**推荐意见 16:** 在抗真菌药物治疗同时调整免疫抑制剂用量,建议采用逐渐减少免疫抑制剂用量达到合适水平、避免停用 CNI,适量应用 CNI 对隐球菌病治疗具有协同作用,并有助于防止 IRIS 和移植肾排斥反应(推荐强度 B,证据等级 2c)。

**推荐意见说明:**

隐球菌病治疗的一个重要环节是注意降低免疫抑制的程度。在治疗期间应注意减轻患者的净免疫抑制状态。临床证据表明免疫抑制剂的快速减少尤其是钙调磷酸酶抑制剂大幅降低甚至停用,可能导致"免疫重建炎症综合征"或急性移植肾排斥反应的出现[2],使患者的病情变得复杂。在抗真菌药物治疗的同时逐渐减少免疫抑制剂用量[2,30-31]以达到临床理想的水平,有助于预防 IRIS 发生。

**临床问题 13:** 对疑似发生 IRIS 的患者,在治疗前应注意排除哪些病症?

**推荐意见 17:** 对疑似 IRIS 的患者,建议在治疗前结合临床表现、隐球菌荚膜抗原等病原学检查以及其他相关辅助检查,排除隐球菌病复发或隐球菌病进展恶化(推荐强度 B,证据等级 2b)。

**推荐意见说明:**

抗真菌治疗过程中如免疫抑制剂用量给予迅速减少或甚至停用,可能导致"免疫重建炎症综合征"的发展,其临床表现类似于隐球菌病的恶化[30-36];IRIS 可能表现为淋巴结炎、蜂窝织炎、无菌性脑膜炎、脑肿瘤性病变、脑积水或肺结节。临床上,中枢神经系统隐球菌病发生 IRIS 患者,腰椎穿刺的蛋白水平 $\leqslant 50\text{mg/dl}$、白细胞水平 $< 2.5 \times 10^6/\text{L}$,且病原学检查不支持隐球菌病复发或恶化。IRIS 的特点:①症状发生在接受适当的抗真菌治疗期间,不能用新获得性感染来解释;②在出现炎症表现的诊断过程中,新型隐球菌培养结果为阴性;③生物学机制:被认为是快速免疫抑制剂减量或撤除,导致免疫内环境紊乱,从免疫低反应/免疫耐受转向促炎反应为主的免疫活化状态[2]。

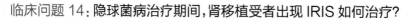

**临床问题 14：隐球菌病治疗期间，肾移植受者出现 IRIS 如何治疗？**

**推荐意见 18：**隐球菌病治疗期间，移植受者发生 IRIS，建议给予糖皮质激素短程治疗，及适量应用 CNI，有助于改善预后（推荐强度 B，证据等级 2c）。

**推荐意见说明：**

目前，没有实验室指标或临床标准可以明确地诊断 IRIS，但如果发生 IRIS，排除了隐球菌病感染加重或病情恶化，可酌情使用相当于 0.5~1mg/kg 强的松剂量的糖皮质激素，在 SOT 受者隐球菌病相关的 IRIS 治疗中糖皮质激素短程应用已有成功报道；此外适量应用 CNI，也有助于改善预后。但在治疗前排除隐球菌病复发或隐球菌感染恶化很重要[2,33,36]。

## 五、隐球菌病预防

**临床问题 15：肾移植受者是否需要应用抗真菌药物预防隐球菌病，或进行移植供、受者常规筛查？**

**推荐意见 19：**目前肾移植受者不建议常规应用抗真菌药物预防隐球菌病，也不建议在移植前对移植受者或供者进行常规筛查（推荐强度 B，证据等级 3a）。

**推荐意见说明：**

临床证据显示，由于没有确定特定的隐球菌病高危人群，目前不建议肾移植受者进行常规抗真菌药物应用预防隐球菌病，也不建议在移植前对肾移植受者或供者进行常规筛查[36]。对已经发生隐球菌病在维持期治疗的等待肾移植的患者，氟康唑的维持期治疗疗程通常需要至少 12 个月[2]。

## 六、小结

IFD 是肾移植术后移植受者常见的重要感染并发症，并严重威胁移植受者生命。器官移植受者免疫抑制剂的应用使真菌感染以及 IFD 疾病特点及病程变得多变、复杂，其危险因素、发病时间、临床表现和救治措施均与非免疫抑制人群存在明显区别。隐球菌病是肾移植受者中位居第 2 位的常见侵袭性真菌病。本指南结合国内外相关领域的专家共识、指南及部分临床成熟经验，概要介绍了肾移植受者隐球菌病流行病学特点、临床特征、病原学检查、诊断及治疗要点及原则，以期为肾移植术后隐球菌病的临床诊治提供循证医学依据和理论与实践指导，对加强多学科合作，提高我国肾移植整体诊疗水平具有促进意义。生物学、免疫学及医学科学等学科正在快速发展，致使现有的指南仍具有一定的局限性，难以解决不断出现的隐球菌病诊治的临床新问题，有待未来更多循证医学证据充实与完善。将"指南"的应用紧密结合不同个体的病情，以及借鉴最新医学科学发展相关的 IFD 有效诊治新技术、新方法，将使肾移植患者更多获益。

**执笔作者：**王祥慧（上海交通大学医学院附属瑞金医院）

**通信作者：**门同义（内蒙古医科大学附属医院），王祥慧（上海交通大学医学院附属瑞金医院）

**主审专家：**薛武军（西安交通大学第一附属医院），门同义（内蒙古医科大学附属医院），朱有华（中国人民解放军海军军医大学第一附属医院），陈刚（华中科技大学同济医学院附属同济医院）

**审稿专家：**丁小明（西安交通大学第一附属医院），丁晨光（西安交通大学第一附属医院），王祥慧（上海交通大学医学院附属瑞金医院），王强（北京大学人民医院），丰贵文（郑州大学第一附属医院），巨春蓉（广州医科大学第一附属医院），孙启全（广东省人民医院），冯刚（天津市第一中心医院），朱利平

（复旦大学医学院附属华山医院），李新长（江西省人民医院），李现铎（山东第一医科大学第一附属医院），宋文利（天津市第一中心医院），陈劲松（中国人民解放军东部战区总医院），戎瑞明（复旦大学医学院附属中山医院），苗芸（广州南方医科大学附属南方医院），张雷（中国人民解放军海军军医大学第一附属医院），黄刚（广州中山大学第一附属医院），周洪澜（吉林大学第一附属医院），金海龙（中国人民解放军第三医学中心），谢续标（中南大学湘雅二医院）

**利益冲突：**所有作者声明无利益冲突。

## 参考文献

［1］ 中华医学会器官移植学分会. 器官移植受者侵袭性真菌病临床诊疗技术规范 (2019 版)[J]. 器官移植, 2019, 10 (3): 227-236.

［2］ BADDLEY J W, FORREST G N. Cryptococcosis in solid organ transplantation-guidelines from the American Society of Transplantation Infectious Diseases Community of Practice [J]. Clin Transplant, 2019, 33 (9): e13543.

［3］ DADWAL S S, HOHL T M, FISHER C E, et al. American Society of Transplantation and Cellular Therapy series, 2: management and prevention of aspergillosis in hematopoietic cell transplantation recipients [J]. Transplant Cell Ther, 2021, 27 (3): 201-211.

［4］ PENNINGTON K M, MARTIN M J, MURAD M H, et al. Risk factors for early fungal disease in solid organ transplant recipients: a systematic review and meta-analysis [J]. Transplantation, 2024, 108 (4): 970-984.

［5］ LU Y, DING M, HUANG J, et al. Clinical characteristics and image features of pulmonary cryptococcosis: a retrospective analysis of 50 cases in a Chinese hospital [J]. BMC Pulm Med, 2022, 22 (1): 137.

［6］ HOENIGL M, SALMANTON-GARCIA J, WALSH T J, et al. Global guideline for the diagnosis and management of rare mould infections: an initiative of the European Confederation of Medical Mycology in cooperation with the International Society for Human and Animal Mycology and the American Society for Microbiology [J]. Lancet Infect Dis, 2021, 21 (8): e246-e257.

［7］ BRIDI CAVASSIN F, VIDAL J E, BAU-CARNEIRO J L, et al. Characteristics, mortality, associated variables with death, and therapeutic response among HIV-positive, solid organ transplant (SOT), and Non-HIV-Positive/Non-Transplant (NHNT) patients with cryptococcosis: first multicenter cohort study in Brazil [J]. Med Mycol, 2023, 3; 61 (2): myad011.

［8］ 谷雷, 文文, 赖国祥. 肺隐球菌病诊治进展 [J]. 中华医学杂志, 2020, 100 (4): 317-320.

［9］ CHENG K B, WU Z H, LIANG S, et al. Associations of serum cryptococcal antigen with different of clinical characteristics: a comprehensive analysis of 378 pulmonary cryptococcosis patients [J]. Ann Palliat Med, 2021, 10 (1): 681-693.

［10］ VIJAYAN T, CHILLER T, KLAUSNER J D. Sensitivity and specificity of a new cryptococcal antigen lateral flow assay in serum and cerebrospinal fluid [J]. MLO Med Lab Obs, 2013, 45 (3): 16-20.

［11］ KABANDA T, SIEDNER M J, KLAUSNER J D, et al. Point-of-care diagnosis and prognostication of cryptococcal meningitis with the cryptococcal antigen lateral flow assay on cerebrospinal fluid [J]. Clin Infect Dis, 2014, 58 (1): 113-116.

［12］ 中国医师协会血液科医师分会, 中国侵袭性真菌感染工作组. 血液病/ 恶性肿瘤患者侵袭性真菌病的诊断标准与治疗原则 ( 第六次修订版)[J]. 中华内科杂志, 2020, 59 (10): 754-763.

［13］ RAJASINGHAM R, WAKE R M, BEYENE T, et al. Cryptococcal meningitis diagnostics and screening in the era of point-of-care laboratory testing [J]. J Clin Microbiol, 2019, 57 (1): e01238-18.

［14］ TARDIEU L, DIVARD G, LORTHOLARY O, et al. Cryptococcal meningitis in kidney transplant recipients: a two-decade cohort study in France [J]. Pathogens, 2022, 11 (6): 699.

［15］ ZHANG F, ZHOU Y, TANG X, et al. Identification of risk factors for disseminated cryptococcosis in non-HIV patients: a retrospective analysis [J]. Eur J Med Res, 2023, 28 (1): 612.

［16］ SKIPPER C, ABASSI M, BOULWARE D R. Diagnosis and management of central nervous system cryptococcal infections in HIV-infected adults [J]. J Fungi (Basel), 2019, 5 (3): 65.

［17］ 中国医药教育协会真菌病专业委员会. 两性霉素 B 不同剂型临床合理应用多学科专家共识 (2024 版)[J]. 中华内科杂志, 2024, 63 (3): 230-257.

［18］ HOO LS. Fungal fatal attraction: a mechanistic review on targeting liposomal amphotericin B (AmBisome) to the fungal membrane [J]. J Liposome Res, 2017, 27 (3): 180-185.

［19］ FAUSTINO C, PINHEIRO L. Lipid systems for the delivery of amphotericin B in antifungal therapy [J]. Pharmaceutics, 2020, 12 (1): 29.

［20］ MESA-ARANGO A C, SCORZONIL, ZARAGOZA O. It only takes one to do many jobs: amphotericin B as antifungal and immunomodulatory drug [J]. Front Microbiol, 2012, 3: 286.

［21］ WALKER L, SOOD P, LENARDO MD et al. The viscoelastic properties of the fungal cell wall allow traffic of AmBisome as intact liposome vesicles [J]. mBio, 2018, 9 (1): e02383-17.

［22］ BRUGGEMANN R J, JENSEN G M, LASS-FLÖRL C. Liposomal amphotericin B—the past [J]. J Antimicrob Chemother, 2022, 77 Suppl 2: ii3-ii10.

［23］ ADLER-MOORE J, LEWIS R E, BRÜGGEMANN RJM et al. Preclinical safety, tolerability, pharmacokinetics, pharmacodynamics, and antifungal activity of liposomal amphotericin B [J]. Clin Infect Dis, 2019, 68 (S4): S244-259

［24］ SIGERA LSM, DENNING D W. Flucytosine and its clinical usage [J]. Ther Adv Infect Dis, 2023, 10: 20499361231161387.

［25］ World Health Organization. Guidelines for the diagnosis, prevention, and management of cryptococcal disease in HIV-infected adults, adolescents and children [EB/OL].(2022-10-25)[2023-10-22].

［26］ HARRISON T S, LAWRENCE D S, MWANDUMBA H C, et al. How applicable is the single-dose AMBITION regimen for human immunodeficiency virus-associated cryptococcal meningitis to high-income settings？[J]. Clin Infect Dis, 2023, 76 (5): 944-949.

［27］ KANG H, UY JP, HOCC, et al. Safety of Single High-Dose Liposomal amphotericin B for induction treatment of cryptococcal meningitis and histoplasmosis in people with HIV: a systematic review and meta-analysis [J]. Open Forum Infect Dis, 2023, 10 (10): ofad472.

［28］ BEARDSLEY J, WOLBERS M, KIBENGO FM, et al. Adjunctive dexamethasone in HIV-associated cryptococcal meningitis [J]. N Engl J Med, 2016, 374: 542-554.

［29］ BEARDSLEY J, WOLBERS M, DAY JN, et al. Dexamethasone in cryptococcal meningitis [J]. N Engl J Med, 2016, 375 (2): 189-190.

［30］ LANTERNIER F, ChANDESRIS MO, POIREE S, et al. Cellulitis revealing a cryptococcosis-related immune reconstitution inflammatory syndrome in a renal allograft recipient [J]. Am J Transplant, 2007, 7 (12): 2826-2828.

［31］ LEGRIS T, MASSAD M, PURGUS R, et al. Immune reconstitution inflammatory syndrome mimicking relapsing cryptococcal meningitis in a renal transplant recipient [J]. Transpl Infect Dis, 2011, 13 (3): 303-308.

［32］ BADDLEY J W, FORREST G N. Cryptococcosis in solid organ transplantation [J]. Am J Transplant, 2013, 13 (Suppl 4): 242-249.

［33］ CANFIELD GS, HENAO-MARTINEZ AF, FRANCO-PAREDES C, et al. Corticosteroids for posttransplant immune reconstitution syndrome in cryptococcus gattii Meningoencephalitis: case report and literature review [J]. Open Forum Infect Dis, 2019, 6 (11): ofz460.

［34］ SINGH N, ALEXANDER B D, LORTHOLARY O, et al. Pulmonary cryptococcosis in solid organ transplant recipients: clinical relevance of serum cryptococcal antigen [J]. Clin Infect Dis, 2008, 46 (2): e12-e18

［35］ SINGH N, WAGENER M M, CACCIARELLI T V, et al. Antifungal management practices in liver transplant recipients [J]. Am J Transplant, 2008, 8 (2): 426-431.

［36］GARCIA-VIDAL C, CARRATALA J, LORTHOLARY O, et al. Defining standards of CARE for invasive fungal diseases in solid organ transplant patients [J]. J Antimicrob Chemother, 2019, 74 (Suppl 2): ii16-ii20.

# 53　肾移植受者毛霉病临床诊疗指南

毛霉病（mucormycosis）是一种由毛霉目真菌感染引起的侵袭性真菌疾病，具有较高的发病率和病死率，人类主要通过吸入真菌孢子囊而获得感染，偶尔可通过摄入被污染的食物或皮肤创伤导致感染，在遗体捐献器官移植时期，供体来源的毛霉感染已有报道[1]。毛霉病好发于免疫功能低下的患者，肾移植受者是毛霉病感染的高危人群。该病诊断困难且常被延误，发病后往往迅速进展和具有破坏性，延迟治疗与死亡率增加有关。早期诊断和紧急外科手术和足量正规的抗真菌治疗有助于挽救生命；多学科参与的积极救治是提高肾移植受者生存率的重要环节。

基于肾移植受者毛霉病临床诊治的复杂性，需要建立规范的诊疗程序并提供更为优化的诊断与治疗建议，为此，中华医学会器官移植学分会组织器官移植专家，感染病学等专家，在《器官移植受者侵袭性真菌病临床诊疗技术规范》（2019 版）的基础上，参考国内外新近研究结果及相关指南，并结合相关领域移植中心肾移植专家、感染病学专家的临床成熟经验，制订《肾移植受者毛霉病临床诊疗指南》（以下简称"指南"），以促进和改善肾移植受者和移植肾长期存活。

## 一、指南形成方法

本指南已在国际实践指南注册与透明化平台（Practice Guide Registration for TransPAREncy，PREPARE）上以中英双语注册（注册号：PREPARE2023CN838）。

指南范围及临床问题的确定：首先通过指南专家会议对临床关注的问题进行讨论，最终选择出本指南拟解决的临床问题，并聚焦毛霉病诊断和治疗两大主要方面。

证据检索与筛选：按照人群、干预、对照、结局（population，intervention，comparison，outcome，PICO）的原则对纳入的临床问题进行检索，检索 MEDLINE（PubMed）、Web of Science、万方知识数据服务平台和中国知网数据库，纳入指南、共识、规范、系统评价和 meta 分析，随机对照试验（randomized controlled trial，RCT）、非 RCT 队列研究和病例对照研究等类型的证据。检索词包括："器官移植""侵袭性真菌病""肾移植""毛霉病""流行病学""风险因素""临床特征""诊断""治疗""预防"等。

证据分级和推荐强度分级：本指南采用 2009 版牛津大学循证医学中心的证据分级与推荐强度标准对推荐意见的支持证据进行评级。

推荐意见的形成：综合考虑证据以及我国肾移植现状及临床可操作性和利弊等因素后形成初稿，经多轮专家组会议充分讨论，指南工作组确定了符合我国国情的肾移植受者毛霉病临床诊疗总计 19 条推荐意见。经中华医学会器官移植学分会组织全国器官移植与相关学科专家两轮会议集体讨论，根据其反馈意见对初稿进行修改，最终形成指南终稿。

## 二、流行病学

既往毛霉病经常与接合菌病互换使用，随着真菌界的系统发育重新分析，接合菌病已不再与毛霉病名称互换[2]。毛霉病描述的是由毛霉门真菌引起的感染，在致病性毛霉目真菌中根霉属最常见，其次为横梗霉属、毛霉属、根毛霉属和小克银汉霉属等。这类真菌是环境真菌，广泛分布于空气、发霉食物和土壤中,其孢子可通过吸入、食入或外伤等途径感染人体引起毛霉病。毛霉病通常发生于患有严重基础疾病及免疫抑制的患者[3-4],医学治疗技术和药物应用的迅速发展,感染的高发问题随之伴随,毛霉病的高危人群在不断扩大及增加。在 20 世纪中期,糖尿病是毛霉病主要的风险因素[5],最近几年,恶性肿瘤成为毛霉病另一类重要的潜在危险因素,因为越来越多的患者接受化疗;此外,实体器官移植和造血干细胞移植更多的开展,自身免疫性疾病糖皮质激素使用增加,都使免疫抑制的人群在扩大和增加。供者来源的毛霉病感染也是遗体捐献器官移植时期不容忽视的感染途径。近年来新型冠状病毒感染患者中发生毛霉病感染的病例报道在增加[1,6-7],这一现象应引起肾移植临床重视。毛霉病的全因死亡率从 40%~80% 不等,根据患者潜在条件和感染部位的不同,死亡率有所不同。据报道,具有健康免疫状态和无合并症的患者生存率最高,恶性血液病患者和移植受者以及大面积烧伤患者的预后最差,播散性疾病,尤其是中枢神经系统的播散性疾病,死亡率可高达 80%;局部鼻窦或皮肤感染的死亡率较低,早期基于组织的诊断通常是可行的,手术清创可能导致治愈[4]。新生儿和其他患有胃肠道毛霉病的免疫功能低下患者的死亡率也很高,这可能与诊断延误和多种微生物感染致败血症有关。通常生存率的提高与早期诊断和早期多学科提供有效治疗方法有关[2,6,8]。近年来尽管对这种疾病的了解有所提高,并且有了更多的治疗选择,但毛霉病的存活率仍然无显著改善。

## 三、临床特征

毛霉病根据感染部位不同通常分为 6 种临床类型,即:肺毛霉病、鼻 - 眶 - 脑毛霉病、皮肤毛霉病、肾毛霉病、胃肠毛霉病以及播散性毛霉病等。

### (一)肺毛霉病

**临床问题 1:肺毛霉病肾移植受者有哪些临床特征?应做哪些重要检查?**

**推荐意见 1:**肺毛霉病典型临床表现为持续高热、呼吸道症状和体征、抗细菌治疗无效;肺部 CT 检查有"晕征""反晕征",CT 肺血管造影显示血管闭塞及肺血管破坏改变等"特征性表现",具有重要临床协助诊断意义,建议尽快行病原学检查,明确诊断(推荐强度 B,证据等级 2b)。

**推荐意见 2:**痰或支气管肺泡灌洗液标本或感染部位组织样本的 mNGS 等分子生物学检测,或直接涂片,若查到毛霉样菌丝,均有助于毛霉病诊断(推荐强度 B,证据等级 2a)。

**推荐意见说明:**

肺毛霉病是由于呼吸道吸入毛霉孢子所致。肺毛霉病临床表现缺乏特异性,感染者多为免疫抑制过度的肾移植受者、糖尿病酮症酸中毒患者;常伴有中性粒细胞缺乏,或发生在严重移植物抗宿主病的治疗过程中。特征性临床表现[1,2,8-10]:①持续高热、咳嗽、可伴咯血和胸痛;②抗细菌治疗无效,或应用伏立康唑患者出现突破性真菌感染时,应考虑毛霉等伏立康唑不敏感真菌致病的可能;③肺部 CT 可见到楔形实变、晕征(磨玻璃不透明区域周围的实变环)、反晕征(局灶性圆形弱毛玻璃区域由几乎完整的实性环包绕)、胸腔积液、多发结节或肿块(初次胸部 CT 检查即发现 10 个以上结节对侵袭性肺曲霉病的鉴别诊断有一定参考价值),但单纯依靠影像学表现往往难以与侵袭性肺曲霉病等其他侵袭性肺真菌感染鉴别。需进行病原学检查。痰或支气管肺泡灌洗液(bronchoalveolar lavage fluid,BALF)直接涂片,或感染部位组织样本的 mNGS 等分子生物学检测具有快速诊断优势,有利于及时诊断及临床干预。

### (二)鼻 - 眶 - 脑毛霉病

**临床问题 2:鼻 - 眶 - 脑毛霉病肾移植受者,有哪些临床特征?应做哪些重要检查?**

**推荐意见 3:**肾移植受者出现面部疼痛、鼻窦炎、眼球突出、眼球固定、眼睑下垂、新诊断的黑朦或两者合并等临床特征,以及头痛、发热,意识障碍等表现,建议行颅脑 CT 或 MRI 检查,以确定是否存在鼻窦炎症和骨质破坏,对鼻 - 眶 - 脑毛霉病诊断有重要提示意义(推荐强度 B,证据等级 2b)。

推荐意见 4:影像学检查有特征性表现、存在基础疾病、结合临床症状怀疑毛霉病时,建议尽快行鼻内镜检查、相应部位分泌物或鼻窦穿刺吸取物 mNGS 等病原学检测或组织活检病理检查明确诊断(推荐强度 B,证据等级 2a)。

推荐意见说明:

肾移植受者尤其是合并糖尿病患者更易发生鼻 - 眶 - 脑毛霉病,感染通常起源于副鼻窦,伴有骨质破坏,然后波及眼眶、面部、腭和 / 或脑,是一种急性、进展快速、病情凶险的感染,病死率高。早期症状如头痛、鼻塞等,随着病情发展,出现面部肿胀疼痛,鼻腔内可有暗红色血性分泌物流出,可伴发热。若感染波及眼眶,可引起眶周持续性肿胀及皮肤变色。面部皮肤出现坏死及黑色焦痂。还可出现眼球突出、眼肌麻痹、眼睑下垂、瞳孔扩大和固定,视力减退,甚至失明。感染可扩散至脑,导致脑组织坏死和脓肿形成[1,5,11-12]。诊断不明时,应尽早行鼻内镜检查,以及相应部位分泌物或鼻窦穿刺吸取物 mNGS 快速检测诊断及其他病原学检测或组织活检病理检查。

### (三) 皮肤毛霉病

临床问题 3:皮肤毛霉病肾移植受者,有哪些临床特征? 应做哪些重要检查?

推荐意见 5:具有宿主风险因素的肾移植受者,出现皮肤肿胀、脓肿、坏死、干溃疡和黑痂等皮肤感染,好发于面部和四肢暴露部位,是皮肤毛霉病特征性表现,明确诊断建议尽快作病原学检查(推荐强度 B,证据等级 2c)。

推荐意见说明:

皮肤毛霉病是毛霉病中的轻型,病死率较低[11-12]。主要分为两种临床类型,一种为急性坏死性,表现为红斑、肿胀、脓疱、溃疡、坏死和焦痂等;常发生于烧伤患者、糖尿病患者胰岛素注射处、免疫抑制患者的导管插管处以及使用过污染的外科敷料患者。另一种为亚急性或慢性皮肤毛霉病,主要发生在外伤性损伤,手术部位,虫咬后皮肤破损处;感染好发于面部和四肢暴露部位,皮肤肿胀、脓肿、坏死、干溃疡和黑痂是特征性表现。鼻部皮肤感染者可累及鼻窦,但一般不侵犯脑。严重者可出现毁容性损害,积极治疗预后较好[1,5,11]。皮肤毛霉病明确诊断需做病原学检查。

### (四) 肾毛霉病

临床问题 4:肾毛霉病肾移植受者有哪些临床特征? 应做哪些重要检查?

推荐意见 6:肾移植受者出现发热、移植肾区胀痛、血尿或无尿等临床表现,如疑似肾毛霉病,建议做病原学检查包括体液 mNGS 等快速分子诊断检测,尿液真菌涂片及培养,尽快明确诊断(推荐强度 B,证据等级 2b)。

推荐意见说明:

原发性肾毛霉病在我国和印度报道病例较多,多为单发肾脏毛霉感染,常发生在肾移植受者或免疫抑制状态下的患者,也可发生在无明显基础疾病者。患者临床表现为发热、移植肾区胀痛,压痛,血尿或无尿,CT 和超声检查有助诊断,移植后早期发生的移植肾毛霉菌感染多为供者来源的感染[1-2],肾毛霉病明确诊断建议做病原学相关检查包括 mNGS 等快速分子诊断检测,尿液真菌涂片及培养以利及时诊断尽早干预。

**（五）胃肠毛霉病**

**临床问题 5：胃肠毛霉病肾移植受者，有哪些临床特征？应做哪些重要检查？**

**推荐意见 7：**肾移植受者出现发热、上腹疼痛、腹胀、胃肠道出血症状或胃肠穿孔等表现，如疑似胃肠毛霉病，建议做胃肠镜及病原学检查明确诊断（推荐强度 B，证据等级 2b）。

**推荐意见说明：**

胃肠毛霉病[1,5]是由食入污染了真菌孢子的食物所致。原发胃肠毛霉病以婴幼儿多见，营养不良、早产是可能的高危因素。我国胃肠毛霉病主要继发于慢性消化道溃疡患者。国外一项回顾性研究显示，在胃肠道毛霉菌病中，肠道为最常见的感染部位（占 64.2%），其次为胃（占 33%）；成人常可表现出上腹疼痛，腹胀、发热或胃肠道出血、穿孔等症状；胃肠镜检查可帮助诊断，明确诊断建议做相关病原学检查[4,8]。

**（六）播散性毛霉病**

**临床问题 6：播散性毛霉病肾移植受者，有哪些临床特征？应做哪些重要检查？**

**推荐意见 8：**肾移植受者出现发热、免疫抑制过度状态、肺部或中枢神经系统感染同时累及 2 个或 2 个以上不相邻的脏器，疑似播散性毛霉病，建议及时做病原学检查包括 mNGS 等快速分子诊断检测，尽快明确诊断及时临床干预（推荐强度 B，证据等级 2a）。

**推荐意见说明：**

播散性毛霉病常见于器官移植免疫抑制过度或移植受者合并发生血液系统恶性疾病或伴有严重中性粒细胞缺乏，表现为毛霉感染同时累及 2 个或 2 个以上不相邻的脏器[1-4,8]。肺部是最常见的受累部位，其次是中枢神经系统、鼻窦、肝和肾。毛霉病的其他罕见表现形式包括心内膜炎、骨骼和关节感染、腹膜炎和肾盂肾炎等，播散性毛霉病病死率最高，可达 80%。建议及时进行包括 mNGS 等快速分子诊断方法检测及其他病原学检查，明确诊断以利临床及时干预。

## 四、诊断

毛霉病诊断应综合多项指标[1,2,8]：①患者存在感染的风险因素（宿主因素）；②临床特征性表现；③ CT、MRI 影像学特征性表现；④结合病原学证据：微生物、组织病理、分子生物学等检测。同时具备宿主因素、临床表现、微生物学证据及组织病理依据为确诊毛霉病。对于来自无菌部位取材的组织或其他标本，采用病原学或组织病理学诊断方法发现毛霉目真菌也可以确诊毛霉病。同时具备宿主因素、临床表现和微生物学证据为临床诊断毛霉病。只具备宿主因素和临床表现为拟诊毛霉病。

**临床问题 7：肾移植受者毛霉病病原学诊断包括哪些方面？采用哪些标本？**

**推荐意见 9：**毛霉病病原学诊断方法包括微生物学、组织病理学及分子生物学方法。建议对高危受者积极进行微生物学和组织病理学检查，活检组织或坏死组织是最有诊断意义的检测样本，对毛霉病诊断提供重要依据（推荐强度 B，证据等级 2a）。

**推荐意见 10：**建议对疑似毛霉病肾移植受者获取坏死组织或活检组织压片后进行荧光染色，如发现毛霉样菌丝可以作为毛霉病确诊证据（推荐强度 B，证据等级 2a）。

**推荐意见 11：**对无菌部位取材的组织或其他标本，采用病原学或组织病理学诊断方法发现毛霉目真菌可以确诊毛霉病（推荐强度 B，证据等级 2b）。

**推荐意见说明：**

毛霉病的不同临床类型虽然具有一定的特征性，但并非是毛霉病特异表现，毛霉病的确诊依赖于组织病理学和培养；此外，痰、BALF、支气管刷取物、鼻窦穿刺吸取物也有助于病原学诊断发现毛霉目真菌[1,2,13-14]。为明确感染病原体，组织标本可选择苏木精 - 伊红（hematoxylin-eosin,HE）染色、高碘酸 - 希夫（periodic acid-schiff,PAS）染色以及六胺银染色，其中六胺银染色是首选[1,8]；在组织标本切片中可显示为宽大、不规则，无分隔或极少分隔或直角分枝的菌丝。应当注意的是，一般组织病理即使有毛霉菌的特征性改变，组织培养也可能为阴性；同样血培养也很少呈阳性。临床应注意毛霉目真菌感染的血清学检测半乳甘露聚糖（GM 试验）和 1,3-β-D 葡聚糖检测（G 试验）均呈阴性。无菌部位取材的组织或其他标本如脑脊液、胸腔积液、关节液检查如发现毛霉目真菌有助诊断。

临床问题 8：毛霉病在急、慢性病变中具有哪些不同的重要特征？

推荐意见 12：毛霉病在急、慢性病变中可显示不同特征：急性病变中，出血性梗死，凝血性坏死，血管浸润，中性粒细胞浸润和神经周围浸润是特征性表现；但在慢性病变中，可表现为脓性肉芽肿性病变，建议临床注意区别，避免误诊（推荐强度 B，证据等级 2b）。

推荐意见说明：

毛霉目真菌容易侵犯血管、破坏受累器官的组织，导致血管血栓形成及组织坏死而出现黑色焦痂；急性病变中，出血性梗死、凝血性坏死、血管浸润、中性粒细胞浸润和神经周围浸润是特征性表现，但毛霉病慢性病变可表现为脓性肉芽肿性病变的特征，临床应注意鉴别避免误诊[1,8]。

临床问题 9：为提高毛霉病病原学诊断水平，除送检真菌涂片及疑似病变组织标本培养外还有哪些其他重要方法可以采用？

推荐意见 13：鉴于毛霉目真菌培养阳性率低、血清学 G 试验和 GM 试验均阴性等，对怀疑毛霉目真菌感染时，建议在送检真菌涂片和标本培养的同时，进行血液、分泌物、灌洗液或感染部位组织样本的 mNGS 等分子生物学方法检测，以利快速诊断及时治疗（推荐强度 B，证据等级 2a）。

推荐意见说明：

分子生物学诊断技术如 mNGS 等检测方法能在较短的时间内检测到含量很低的真菌 DNA，有利于真菌感染的早期诊断[1-2,8]；尤其对疑难复杂病例，常规检查无法诊断时具有重要的诊断与鉴别诊断作用。mNGS 无偏性的特点，在相对罕见的毛霉感染以及混合感染诊断层面具有优势，尤其通过 mNGS 检测将病原菌鉴定至种级别，可对临床用药起到指导作用。但对于 mNGS 检出的毛霉目真菌低序列（一般小于 10 条），尤其是非无菌部位，不能排除试剂污染、取材污染或环境来源污染等情况，需要结合患者临床表现、常规微生物学和组织病理学检查结果综合判断[1-2,8]。

## 五、治疗

临床问题 10：外科手术是否作为毛霉病治疗的重点环节？

推荐意见 14：除全身抗真菌药物治疗外，手术清除病灶是毛霉病治疗的关键环节之一，推荐在条件允许情况下尽早外科手术，必要时应重复切除病变组织、感染脏器或有效清创（推荐强度 A，证据等级 1a）。

推荐意见说明：

毛霉病单纯依靠全身抗真菌药物是治疗失败的原因之一，在积极抗真菌治疗的同时，条件允许情况下尽早外科手术，必要时重复切除病变组织、感染脏器或有效清创是有效提高治疗成功率的关键环节[1-2]。此外，毛霉病的治疗环节也要特别注意积极处理基础疾病，调整肾移植受者的免疫抑制状态，包括控制血糖、纠正酸中毒、提高粒细胞水平、尽可能减少糖皮质激素用量或下调整体免疫抑制药物剂量、停用去铁胺等处理。

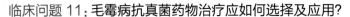

**临床问题 11：毛霉病抗真菌药物治疗应如何选择及应用？**

**推荐意见 15**：基于毛霉病较高的病死率，抗真菌药物治疗推荐首选两性霉素 B 脂质体（推荐强度 A，证据等级 1b）。

**推荐意见 16**：毛霉病抗真菌治疗推荐将两性霉素 B 脂质体作为一线治疗，剂量（AmBisome）一般不低于每天 5mg/kg，并根据肾移植受者对药物的耐受性和不良反应情况调整剂量（推荐强度 B，证据等级 2a）。

**推荐意见说明：**

诸多临床资料证实毛霉病抗真菌药物治疗首选两性霉素 B 脂质体[1-2,15-16]，国外指南推荐每天 5~10mg/kg（AmBisome），剂量不应在几天内缓慢增加，而应该从第一个治疗日起即给予足量的两性霉素 B 脂质体，通常剂量不低于 5mg/kg（AmBisome）。两性霉素 B 脂质体应用应注意不良反应，通常在治疗中出现的不良反应多为可逆性，及时停药后可以恢复。目前国内上市的两性霉素 B 脂质制剂主要包括脂质体和脂质复合物（两性霉素 B 胆固醇硫酸酯复合物）2 种；其中，通用名称为两性霉素 B 脂质体的有国产和进口（AmBisome）2 种，但说明书中相关信息如规格和适用人群等均有部分差异；两性霉素 B 脂质体国产与进口的初始剂量相差数倍，国产两性霉素 B 脂质体的剂量与两性霉素 B 普通制剂接近，包封状态和包封率的区别会影响给药剂量和药物疗效，在临床应用时应注意区别，应根据肾移植受者肾功能情况并参考不同产地的两性霉素 B 脂质体药物说明书进行应用。两性霉素 B 脂质体在国外上市及应用多年，多个国际、国内专业学术机构及指南均推荐将其作为侵袭性真菌病经验性和诊断驱动治疗的一线药物，且相较其他两性霉素 B 制剂推荐级别更高[1-3]。故对于肾移植受者毛霉病这一病死率很高的疾病，优选两性霉素 B 脂质体治疗将使患者更多获益。

**临床问题 12：两性霉素 B 脂质体治疗期间如存在严重肾功能不全或对两性霉素 B 脂质体不耐受时应如何进行治疗调整？**

**推荐意见 17**：两性霉素 B 脂质体治疗期间应注意监测不良反应，如患者有严重肾功能不全或对两性霉素 B 脂质体不耐受，建议应用泊沙康唑或艾沙康唑治疗（推荐强度 B，证据等级 2b）。

**推荐意见说明：**

在严重肾功能不全（肾小球滤过率 <15ml/min）或对两性霉素 B 脂质体不耐受的情况下，选择应用泊沙康唑或艾沙康唑已被一些临床研究证明有效，并使患者获益[1,15,17-19]。对于有基础肾脏疾病或肾功能不全、两性霉素 B 脂质体或脂质制剂 / 两性霉素 B 不耐受或药物不可及的患者，可将泊沙康唑作为首选治疗之一；优选泊沙康唑注射液 300mg，2 次 /d（第 1 天），后续 300mg，1 次 /d，病情稳定后可用泊沙康唑肠溶片 300mg，1 次 /d 序贯治疗；疾病稳定者初始治疗也可选用泊沙康唑肠溶片 300mg，2 次 /d（第 1 天），后续 300mg，1 次 /d；对于危重症患者，可以使用泊沙康唑注射液或肠溶片（优先考虑注射液）联合两性霉素 B 脂质体进行抗真菌治疗；临床治疗过程中同样也应注意：泊沙康唑注射液应根据移植肾功能情况选择是否继续应用还是更换艾沙康唑注射液[6,15,18,20-22]。

**临床问题 13：毛霉病抗真菌治疗时是否需要常规作药物敏感试验？**

**推荐意见 18**：毛霉病肾移植受者抗真菌药物治疗，不建议进行常规体外药敏试验，对治疗失败者可对分离真菌进行体外药敏检测（推荐强度 B，证据等级 2a）。

**推荐意见说明：**

毛霉目真菌对大多数抗真菌药物存在天然耐药或不敏感，因而通常不需要对其进行常规体外药敏试验。体外药敏结果也仅供临床参考。对于临床治疗失败的患者可对分离真菌进行体外药敏检测,以利临床指导用药[1,8]。

**临床问题 14:毛霉病治疗停药应考虑哪些因素?**

**推荐意见 19:**毛霉病治疗疗程的时间尚未确定,停药基本的要求为患者病情及免疫抑制过度等得到显著改善,以及实验室病原学等检查无异常(推荐强度 B,证据等级 2b)。

**推荐意见说明:**

毛霉病所需的治疗疗程时间尚无统一标准,通常的治疗时间为几周到几个月,应依据综合指标决定是否停止治疗,包括:感染的体征和症状、影像学检查、实验室检测指标、免疫抑制状态,以及糖尿病控制情况。文献报道[6,8-9]在泊沙康唑几项口服混悬液制剂研究中,治疗持续时间从 1 周~近 3 年不等,平均持续时间约为 6 个月;艾莎康唑一线治疗或挽救治疗的中位持续时间为 84d。长期幸存者的晚期复发有文献记载[6-9],提示充足的疗程对治疗毛霉病是需要的。毛霉病治疗同时应注意调整肾移植患者的免疫抑制状态,尽可能减少或必要时停用糖皮质激素或下调患者的免疫抑制剂水平、控制血糖[23]、纠正酸中毒、提高粒细胞水平、停用去铁胺等,这些将有助于临床病程改善。

## 六、小结

侵袭性真菌病(invasive fungal disease,IFD)是肾移植术后移植受者常见的重要感染并发症,并严重威胁移植受者的生命。器官移植受者免疫抑制剂的应用使 IFD 疾病特点及病程变得多变、复杂,其危险因素、发病时间、临床表现和救治措施均与非免疫抑制人群存在明显区别。在侵袭性真菌病肾移植受者中毛霉病虽然并不很常见,但临床病程凶险且病死率高。本指南的制订结合国内外相关领域的专家共识、指南及部分临床成熟经验,概要介绍了肾移植受者毛霉病流行病学特点、临床特征、病原学检查、诊断及治疗要点及原则,以期为肾移植受者毛霉病的临床诊疗提供循证医学依据以及理论和实践指导,对加强多学科合作,提高我国肾移植整体诊疗水平具有促进意义。生物学、免疫学及医学科学等学科正在快速发展,致使现有的"指南"仍具有一定的局限性,难以解决不断出现的毛霉病诊治的临床新问题,将"指南"的应用紧密结合不同患者的病情,以及参考与借鉴具有循证医学证据的最新医学科学发展相关的 IFD 诊治新技术、新方法,将使肾移植患者更多获益。

**执笔作者:**王祥慧(上海交通大学医学院附属瑞金医院)

**通信作者:**门同义(内蒙古医科大学附属医院),王祥慧(上海交通大学医学院附属瑞金医院)

**主审专家:**薛武军(西安交通大学第一附属医院),门同义(内蒙古医科大学附属医院),朱有华(中国人民解放军海军军医大学第一附属医院),陈刚(华中科技大学同济医学院附属同济医院)

**审稿专家:**丁小明(西安交通大学第一附属医院),丁晨光(西安交通大学第一附属医院),王祥慧(上海交通大学医学院附属瑞金医院),王强(北京大学人民医院),丰贵文(郑州大学第一附属医院),巨春蓉(广州医科大学第一附属医院),孙启全(广东省人民医院),冯钢(天津市第一中心医院),朱利平(复旦大学医学院附属华山医院),李新长(江西省人民医院),李现铎(山东第一医科大学第一附属医院),宋文利(天津市第一中心医院),陈劲松(中国人民解放军东部战区总医院),戎瑞明(复旦大学医学院附属中山医院),苗芸(广州南方医科大学附属南方医院),张雷(中国人民解放军海军军医大学第一附属医院),黄刚(广州中山大学第一附属医院),周洪澜(吉林大学第一附属医院),金海龙(中国人民解放军第三医学中心),谢续标(中南大学湘雅二医院)

**利益冲突:**所有作者声明无利益冲突。

## 参考文献

［1］ CORNELY O A, ALASTRUEY-IZQUIERDO A, ARENZ D, et al. Global guideline for the diagnosis and management of mucormycosis: an initiative of the European Confederation of medical mycology in cooperation with the mycoses study group education and research consortium [J]. Lancet Infect Dis, 2019, 19 (12): e405-e421.

［2］ 中国医药教育协会真菌病专业委员会, 中国毛霉病专家共识工作组. 中国毛霉病临床诊疗专家共识 (2022)[J], 中华内科杂志, 2023, 62 (6): 597-605.

［3］ CORNELY O A, LASS-FLORL C, LAGROU K, et al. Improving outcome of fungal diseases. guiding experts and patients towards excellence [J]. Mycoses, 2017, 60: 420-425.

［4］ PRAKASH H, GHOSH A K, RUDRAMURTHY S M, et al. A prospective multicenter study on mucormycosis in India: epidemiology, diagnosis, and treatment [J]. Med Mycol, 2019, 57: 395-402.

［5］ CORZO-LEON D E, CHORA-HERNANDEZ L D, RODRIGUEZ-ZULUETA A P, et al. Diabetes mellitus as the major risk factor for mucormycosis in Mexico: epidemiology, diagnosis, and outcomes of reported cases [J]. Med Mycol, 2018, 56: 29-43.

［6］ REID G, LYNCH J P 3rd, FISHBEIN M C, et al. Mucormycosis [J]. Semin Respir Crit Care Med, 2020, 41 (1): 99-114.

［7］ ABD El-BAKY R M, SHADY E R, YAHIA R, et al. COVID-19 associated mucormycosis among ICU patients: risk factors, control, and challenges [J]. AMB Express, 2023, 13 (1): 99.

［8］ LYNCH J P 3rd, FISHBEIN M C, ABTIN F, et al. Part 1: Mucormycosis: prevalence, risk factors, clinical features, and diagnosis [J]. Expert Rev Anti Infect Ther, 2023, 21 (7): 723-736.

［9］ HAMMER MM, MADAN R, HATABU H. Pulmonary mucormycosis: radiologic features at presentation and over time [J]. AJR Am J Roentgenol, 2018, 210: 742-747.

［10］ NAM B D, KIM T J, LEE K S, et al. Pulmonary mucormycosis: serial morphologic changes on computed tomography correlate with clinical and pathologic findings [J]. Eur Radiol, 2018, 28: 788-795.

［11］ VALLVERDU VIDAL M, IGLESIAS MOLES S, PALOMAR MARTINEZ M. Rhino-orbital-cerebral mucormycosis in a critically ill patient [J]. Med Intensiva, 2017, 41: 509-510.

［12］ GOH L C, SHAKRI E D, ONG H Y, et al. A seven-year retrospective analysis of the clinicopathological and mycological manifestations of fungal rhinosinusitis in a single-centre tropical climate hospital [J]. J Laryngol Otol, 2017, 131: 813-816.

［13］ KUNG V L, CHERNOCK R D, BURNHAM C D. Diagnostic accuracy of fungal identification in histopathology and cytopathology specimens [J]. Eur J Clin Microbiol Infect Dis, 2018, 37: 157-165.

［14］ ZAMAN K, RUDRAMURTHY SM, DAS A, et al. Molecular diagnosis of rhino-orbito-cerebral mucormycosis from fresh tissue samples [J]. J Med Microbiol, 2017, 66: 1124-1129.

［15］ LYNCH J P 3rd, ZHANEL G G. Part 2: mucormycosis: focus on therapy [J]. Expert Rev Anti Infect Ther, 2023, 21 (7): 737-748.

［16］ 中国医药教育协会真菌病专业委员会. 两性霉素 B 不同剂型临床合理应用多学科专家共识 (2024 版)[J]. 中华内科杂志, 2024, 63 (3): 230-257.

［17］ CORNELY O A, MULLANE K M, OSTROSKYZEICHNER L, et al. Isavuconazole for treatment of rare invasive fungal diseases [J]. Mycoses, 2018, 61: 518-533.

［18］ CORNELY O A, DUARTE R F, HAIDER S, et al. Phase 3 pharmacokinetics and safety study of a posaconazole tablet formulation in patients at risk for invasive fungal disease [J]. J Antimicrob Chemother, 2016, 71 (6): 1747.

［19］ MARTY F M, CORNELY O A, MULLANE K M, et al. Isavuconazole for treatment of invasive fungal diseases caused by more than one fungal species [J]. Mycoses, 2018, 61 (7): 485-497.

［20］ KIM J H, BENEFIELD R J, DITOLLA K. Utilization of posaconazole oral suspension or delayed-released tablet salvage treatment for invasive fungal infection [J]. Mycoses, 2016, 59 (11): 726-733.

［21］ LEE SO. Diagnosis and treatment of invasive mold diseases [J]. Infect Chemother, 2023, 55 (1): 10-21.

［22］ MUKHERJEE M, VERMA A K, BANDYOPADHYAY T, et al. Optimization of oral posaconazole step down therapy in management of Rhino-Orbital-Cerebral Mucormycosis (ROCM): outcome of an institutional protocol [J]. Indian J Otolaryngol Head Neck Surg, 2023, 75 (4): 1-7.

［23］ LI Y H, SUN P, GUO J C. Clinical analysis of diabetic combined pulmonary mucormycosis [J]. Mycopathologia, 2017, 182 (11-12): 1111-1117.

# 54  肾移植受者马尔尼菲篮状菌病临床诊疗指南

马尔尼菲篮状菌病(talaromycosis,TSM)是由马尔尼菲篮状菌(talaromyces marneffei,TM),感染引起的一种地方流行侵袭性真菌病。该菌是1956年巴斯德研究所Capponi等在一只死于网状内皮真菌病的中华竹鼠肝脏中首次分离发现的[1]。原名马尔尼菲青霉菌(penicillium marneffei,PM)。2011年,国际著名的真菌学家Robert A.Samson教授等人根据基因鉴定以及国际命名法规的优先级原则,重新界定了篮状菌属,更名为马尔尼菲篮状菌[2]。主要流行于东南亚国家和我国南方地区,多见于免疫缺陷或免疫功能抑制者,尤其是艾滋病患者,主要累及单核-巨噬细胞系统,常播散全身,若不及时诊治,病死率很高。2002年第一军医大学南方医院皮肤科报道了我国大陆首例肾移植受者马尔尼菲青霉菌感染病例[3]。近20年随着新型免疫抑制剂的广泛应用、器官移植受者增多,肾移植受者感染马尔尼菲篮状菌的报道也呈增多趋势[4-8]。因该病无特异性表现,尤其在无皮疹和非高发地区患者中确诊困难,如未能及时接受抗真菌治疗往往预后不良,甚至死亡[9]。我们需要建立规范的诊疗程序并提供最优化的治疗建议,合理制订肾移植受者马尔尼菲篮状菌感染治疗方案,提高诊疗水平,使肾移植受者和移植肾长期存活。目前尚无针对非HIV感染者,特别是器官移植受者感染马尔尼菲篮状菌的临床指南,也缺乏大规模的临床研究。为此,中华医学会器官移植学分会组织器官移植专家和真菌病学专家,以《器官移植受者侵袭性真菌病临床诊疗技术规范(2019版)》为基础,参考《艾滋病合并马尔尼菲篮状菌病临床诊疗的专家共识》和国内外最新研究结果共同制订《中国肾移植受者马尔尼菲篮状菌病临床诊疗指南》(以下简称"指南")。本指南按照"2009版牛津大学循证医学中心证据分级和推荐标准"[10]。对证据质量等级和推荐强度进行分级。

## 一、指南形成方法

临床问题的遴选及确定:指南工作组对国内外该领域发表的指南和共识进行比对,针对既往指南中涉及和有研究进展的内容及临床医师重点关注的内容,经过问卷调查和专家组会议讨论,最终形成指南覆盖的12个临床问题,主要涉及到肾移植受者马尔尼菲篮状菌病的诊断、鉴别诊断和治疗等方面。

证据检索与筛选:证据评价组按照人群、干预、对照、结局(population,intervention,comparison,outcome,PICO)的原则对纳入的临床问题进行解构和检索,检索MEDLINE(PubMed)、The Cochrane Library、万方知识数据服务平台和中国知网数据库(CNKI),纳入指南、共识、系统评价和meta分析、随机对照试验(randomized controlled trial,RCT)、非RCT队列研究和病例对照研究等类型的证据;检索词包括每个指南的"关键词":"肾移植""实体器官移植""马尔尼菲篮状菌病""诊断""治疗""指南"和"专家共识"。文献的检索时间主要为近20年:2003年01月至2023年12月。完成

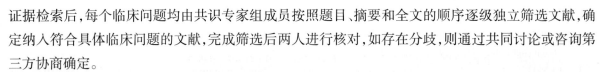

证据检索后,每个临床问题均由共识专家组成员按照题目、摘要和全文的顺序逐级独立筛选文献,确定纳入符合具体临床问题的文献,完成筛选后两人进行核对,如存在分歧,则通过共同讨论或咨询第三方协商确定。

证据分级和推荐强度分级:本指南使用 2009 版牛津大学循证医学中心的证据分级与推荐强度标准对每个临床问题的证据质量和推荐强度进行分级。

推荐意见的形成:综合考虑现有证据以及我国医患的偏好与价值观、干预措施的成本和利弊等因素后,指南工作组提出了符合我国临床诊疗实践的 19 条推荐意见。推荐意见达成共识后,工作组完成初稿的撰写,经中华医学会器官移植学分会组织全国器官移植与相关学科专家两轮会议集体讨论,根据其反馈意见对初稿进行修改,最终形成指南终稿。

## 二、流行病学特点

马尔尼菲篮状菌主要流行于东南亚国家和我国南方地区,其他区域报告的病例患者大多数都有上述地区旅行史。在我国,广西和广东报告的病例数最多。有研究显示马尔尼菲篮状菌病的发病率在雨季增加,湿度是马尔尼菲篮状菌病的环境预测因子[11]。马尔尼菲篮状菌主要见于免疫缺陷或免疫功能抑制者,如 AIDS、器官移植、使用糖皮质激素等免疫抑制剂、抗 IFN-γ 自身抗体综合征、血液系统恶性肿瘤及使用抗肿瘤靶向药物者等[8]。基于艾滋病患者的研究显示,大多数合并马尔尼菲篮状菌患者的 $CD4^+T$ 淋巴细胞计数少于 100 个 /μl。肾移植受者为避免排斥反应发生,常应用强效免疫抑制方案,使其达到并长期保持一个较低的免疫水平,也是马尔尼菲篮状菌的易感人群[12,13]。

## 三、病原学与发病机制

马尔尼菲篮状菌属于真菌门中的子囊菌亚门 - 不整囊菌纲 - 散囊菌目 - 散囊菌科 - 篮状菌属,为该属唯一温度依赖双相菌,在 25℃时呈菌丝相,通常具有蓝绿色和粉红色的颗粒表面,暗红色的背面带有红色扩散色素,显微镜检查显示该物种典型的带有双轮生分枝的"青霉菌"头。温度为 37℃ 时,典型的分裂酵母外观为通过中央隔膜分裂的酵母细胞,感染人或动物后以酵母相存在于宿主体内。菌丝相时,其分生孢子易通过空气播散,从而经呼吸道感染宿主。分生孢子因体积小可直接到达肺泡,与细胞外基质蛋白黏附及肺上皮细胞黏附。在免疫功能正常的宿主中,固有免疫细胞如巨噬细胞和中性粒细胞可识别分生孢子,通过产生活性氧及各种水解酶、限制营养物质以及启动吞噬溶酶体系统来破坏真菌细胞。但在免疫功能降低的宿主中,分生孢子能够存活并通过有丝分裂方式转变成酵母相,在人体内寄生。作为双相性真菌,马尔尼菲篮状菌的致病性与双相转换机制密切相关。在从菌丝相转变成酵母相的双相转换过程中,真菌细胞壁组分往往会发生改变,增加巨噬细胞的识别难度。巨噬细胞吞噬酵母相的马尔尼菲篮状菌后将真菌抗原呈递给致敏 T 淋巴细胞,然后由致敏 T 淋巴细胞释放淋巴因子活化巨噬细胞的酶系统发挥杀菌作用;同时,巨噬细胞释放的细胞因子也会引起局部组织坏死。马尔尼菲篮状菌主要侵犯单核 - 巨噬细胞网状内皮系统,因此,在富含单核 - 巨噬细胞的组织和器官中易发生病变。在酵母相,马尔尼菲篮状菌中过氧化氢酶、异柠檬酸裂解酶、HSP90、结合蛋白和细胞色素 P-450 的表达有所增加,可能也与马尔尼菲篮状菌的致病性相关[14]。此外,作为真菌的一种保护机制,黑色素的分泌可增强真菌毒力及抵御力。处在各期的马尔尼菲篮状菌均可产生黑色素,而黑色素化的马尔尼菲篮状菌酵母细胞可降低巨噬细胞的吞噬作用[15]。

### 四、肾移植受者马尔尼菲篮状菌病的诊断

**临床问题 1：肾移植受者患马尔尼菲篮状菌病后有哪些临床表现？**

**推荐意见 1：** 肾移植受者马尔尼菲篮状菌病临床表现多样，与器官受累情况有关，严重程度主要取决于患者的免疫状态和诊断的时机。发热、咳嗽、血红蛋白下降是多数肾移植术后马尔尼菲篮状菌病患者的共同临床表现，但不具有特异性（推荐强度 B，证据等级 2c）。

**推荐意见说明：**

人群对马尔尼菲篮状菌普遍易感。免疫力正常人群感染后表现为定植而后清除。免疫力低下人群定植后进一步感染或潜伏感染而后再活化。严重程度主要取决于机体的免疫状态以及诊断的时间。一般来说，当患者免疫功能正常时可表现为局限型，即病菌局限在入侵部位，引起个别器官损害。多见于皮肤及皮下组织感染，表现为局限性的皮下结节、皮下脓肿等[6]。播散型感染通常发生于 HIV/AIDS 患者或处于免疫抑制状态的患者（如器官移植受者、抗 IFN-γ 自身抗体综合征、血液系统恶性肿瘤及使用抗肿瘤靶向药物者）。患者早期主要表现为反复发热、皮疹、咳嗽、消瘦、贫血等不典型症状。皮肤及黏膜损害表现为脐凹样皮疹、丘疹、结节、毛囊炎和溃疡等，常累及颜面部及四肢，也可累及生殖器。呼吸系统损害可累及整个呼吸道，表现为咽喉部疼痛、吞咽困难、发热、咳嗽、胸痛及呼吸困难，可进展为呼吸衰竭。消化系统损害表现为腹痛、腹胀、肝脾肿大、肝功能异常，还可伴有贫血、消瘦等全身症状。淋巴系统可表现为浅表淋巴结肿大、肺门或纵隔淋巴结肿大、腹腔淋巴结肿大等。中枢神经系统受累可表现为急性发作的神志不清，躁动或抑郁等[16]。肾移植受者感染马尔尼菲篮状菌除上述表现外多伴有肾功能受损，累及移植肾者还会出现肾脏肿大[5]。

**临床问题 2：如何通过病原学方法诊断肾移植受者马尔尼菲篮状菌病？**

**推荐意见 2：** 推荐将皮损刮取物、血液、痰液、支气管肺泡灌洗液、骨髓和淋巴结活检组织进行真菌镜检和真菌培养。标本中分离培养出具有双相型的 TM 是诊断马尔尼菲篮状菌病的金标准（推荐强度 B，证据等级 2b）。

**推荐意见 3：** 血清标志物 1,3-β-D 葡聚糖试验（G 试验）、血清半乳甘露聚糖试验（GM 试验）、甘露聚糖蛋白（Mp1p）抗原、抗体检测对马尔尼菲篮状菌感染具有一定的诊断价值，建议结合应用（推荐强度 B，证据等级 2b）。

**推荐意见 4：** MALDI-TOF MS 强力支持蛋白质组学分析，被广泛应用于临床常见细菌、真菌的鉴定，具有速度快，准确度高，不受生长培养基影响，不受细菌生长状态影响的优势，可用于马尔尼菲篮状菌感染的快速诊断和药物敏感测定（推荐强度 B，证据等级 3a）。

**推荐意见 5：** 基于 PCR 的检测方法具有较高的特异性，建议应用巢式 PCR、mNGS 应用于播散性马尔尼菲篮状菌感染的诊断（推荐强度 C，证据等级 4）。

**推荐意见说明：**

对于临床疑似马尔尼菲篮状菌病的肾移植受者，建议将患者标本，包括皮肤涂片或活检，血液，痰液，淋巴结，脓液，骨髓，胸膜液，腹水以及脑脊液直接送镜检和真菌培养。由于孢子直径较小，直接镜检常需杰出特殊染色进行，包括瑞氏染色、吉姆萨染色、过碘酸-雪夫（pexiodic acid-schiff，PAS）染色及六铵银（periodic-acid silver methenamine，PASM）染色，涂片中可见细胞内和细胞外嗜碱性、圆形或类圆形酵母样微生物，部分菌体有界限明确的中央隔膜，呈腊肠状。在显微镜下识别横向隔膜可作为假定性诊断[17]。组织或体液的真菌学培养是诊断马尔尼菲篮状菌感染的金标准。不同组织进行培

养的灵敏度分别为：骨髓（100%）、皮肤组织（90%）和血液（76%）[18]。TM 的真菌学鉴定是基于菌落的形态、微生物的微观形态以及从 25~37℃时霉菌向酵母的转化[19]。但培养的时间较长（3~14d），故不利于及时的诊断以及制订治疗策略[20]。

1,3-β-D- 葡聚糖测定（G 试验）或半乳甘露聚糖曲霉抗原检测试验（GM 试验）可以作为一种有用的筛查工具和诊断辅助手段[21]，但需与曲霉菌鉴别。甘露聚糖蛋白（Mp1 protein，Mp1p）是马尔尼菲篮状菌细胞壁特异性多糖抗原，应用于马尔尼菲篮状菌感染诊断方面具有良好前景。以 Mp1p 为抗原，分别通过间接免疫荧光法和酶联免疫法检测相对应的抗体，可成功检测马尔尼菲篮状菌感染，且与其他病原菌无交叉反应[22~25]。

基质辅助激光解吸电离飞行时间质谱技术（matrix-assisted laser desorption ionization time of flight mass spectrometry，MALDI-TOF MS）是强力支持蛋白质组学分析的高性能设备。其优势在于简便、直观，对于大分子混合物可不经分离就直接对其进行测定，基本不产生碎片峰，可对蛋白进行大规模的鉴定及生物大分子的分子量测定。在临床感染诊断中，MALDI-TOF MS 被广泛应用于临床常见细菌的鉴定、样本直接检测、真菌鉴定、非结核分枝杆菌鉴定和病原菌耐药性检测等多个方面。检测马尔尼菲篮状菌也具有速度快，操作简单，结果准确的优点，且不受生长培养基和生长状态影响。同时可完成伊曲康唑、泊沙康唑、伏立康唑和两性霉素 B 等药物的敏感试验，指导药物治疗方案的选择[26~27]。

基于聚合酶链式反应（polymerase chain reaction，PCR）的检测方法如巢式 PCR、TaqMan 实时 PCR 等，已用于检测临床样本（包括全血、血浆或石蜡包埋组织）中的马尔尼菲篮状菌[28,29]。近些年，基于宏基因组测序（metagenomic next-generation sequencing，mNGS）已成功应用于播散性马尔尼菲篮状菌感染的诊断，它不依赖于医师的预先假设，为快速病因诊断提供了一种新技术[12,30-35]，可以达到甄别假阴性病例、减少漏诊的目的。

**临床问题 3：肾移植受者马尔尼菲篮状菌病有哪些影像学表现？**

**推荐意见 6：**影像学检查是肾移植受者感染性疾病的重要诊断手段，马尔尼菲篮状菌可侵犯全身多组织脏器，从而表现出多种不同的影像学表现，建议进行全身影像学检查（推荐强度 C，证据等级 4）。

**推荐意见说明：**

影像学检查具有重要的参考和补充诊断价值，马尔尼菲篮状菌感染肾移植受者后可侵犯全身多组织脏器，从而表现出多种不同的影像学表现。呼吸系统作为首先和最常受累系统，可有多种异常胸部影像表现，包括斑片浸润性病灶或局限性肺实变、结节、弥漫粟粒病变、磨玻璃样改变、并可合并纵隔淋巴结大、胸腔积液等。支气管镜下表现也各异，主要有炎症改变、支气管狭窄、支气管壁内结节或肿块等。常见的腹部 CT 表现有腹膜后及肠系膜淋巴结肿大、腹腔积液、肝和 / 或脾肿大，以腹膜后及肠系膜淋巴结肿大较为常见，轴位图像可见 "三明治" 样征。有骨关节受累者出现溶骨性病变，影像表现为虫蛀性骨破坏、骨膜增生、周围软组织肿胀，主要见于中轴骨和副骨，如颅骨、椎骨、肋骨等。中枢神经系统受累者主要影像表现为脑室扩张、脑积水、脑实质肿胀等[5,36]。累及移植肾者行超声检查时表现为肾脏体积增大，伴有不规则的高回声和低回声病变[5]。

**临床问题 4：肾移植受者马尔尼菲篮状菌病有哪些病理表现？**

**推荐意见 7：**肾移植受者马尔尼菲篮状菌病的病理表现多样，主要有弥漫型、肉芽肿型和混合型，可有坏死性病变（推荐强度 D，证据等级 5）。

推荐意见说明：

马尔尼菲篮状菌病的皮肤损害组织病理学改变主要有肉芽肿性病变和坏死性病变,在肉芽肿性病变的基础上可出现化脓性病变[37]。免疫功能低下肾移植受者,免疫细胞无法大量聚集形成肉芽肿,马尔尼菲篮状菌在组织中大量增殖,破坏表皮和真皮结缔组织,导致组织坏死性病变,故水肿性丘疹中央见坏死性黑痂或出血,呈脐凹样。马尔尼菲篮状菌侵袭肝脏,病灶有 3 种类型:弥漫型、肉芽肿型和混合型。弥漫型表现为含有大量马尔尼菲篮状菌的泡沫巨噬细胞弥漫性浸润;肉芽肿型表现为多发肉芽肿,伴有不同程度的炎性细胞浸润;混合型介于两者之间[38]。

累及移植肾者行经皮穿刺活组织检查表现为肾实质弥漫性肉芽肿反应,伴有坏死和多核巨细胞反应,大多数浸润细胞呈 CD3 阳性,符合淋巴细胞反应。电镜扫描可见到特征性的真菌和孢子[5]。

**临床问题 5:** 肾移植受者马尔尼菲篮状菌病诊断依据有哪些?

**推荐意见 8:** 建议有马尔尼菲篮状菌流行地区生活或旅游史的肾移植受者,出现发热、呼吸道症状或特征性皮损等,应考虑马尔尼菲篮状菌病的可能,进行针对性检查(推荐强度 B,证据等级 2b)。

推荐意见说明：

马尔尼菲篮状菌病的诊断主要根据宿主因素、个人史(旅行史、居住史)、临床表现及辅助检查确定。对于肾移植受者,特别是有流行地区生活或旅游史者,出现发热、皮疹、体重减轻、肝脾淋巴结肿大等临床表现时应考虑本病的可能。诊断依据包括:①皮肤多发脐凹样或炎性丘疹;②呼吸系统症状及发热、贫血等全身症状;③肝脾或淋巴结肿大;④腹部 CT 见典型"三明治"样征;⑤镜检发现马尔尼菲篮状菌,抗原检测或 PCR 检测阳性,或病原学培养检出马尔尼菲篮状菌。

**临床问题 6:** 肾移植受者罹患马尔尼菲篮状菌病时是否会合并其他病原体感染?

**推荐意见 9:** 肾移植受者罹患马尔尼菲篮状菌病时可合并结核分枝杆菌、非结核分枝杆菌、细菌、真菌、病毒等机会性感染。不同免疫状态马尔尼菲篮状菌病合并机会性感染的临床特征和病原体谱有所差异(推荐强度 B,证据等级 3b)。

推荐意见说明：

马尔尼菲篮状菌是东南亚以及中国南方地区 HIV 阳性宿主三大机会性感染之一,91.9%TSM 患者的 $CD4^+T$ 淋巴细胞计数<50/μl,合并结核分枝杆菌、非结核分枝杆菌、细菌、真菌、病毒等机会性感染的风险较高,显著增加马尔尼菲篮状菌病患者的病死率。肾移植受者罹患马尔尼菲篮状菌病也有类似风险。近年来陆续有合并哥伦比亚分枝杆菌、白色念珠菌、烟曲霉、肺孢子菌、肺炎克雷伯菌、粪肠球菌、巨细胞病毒等病原体感染的病例报道。由于宿主的免疫缺陷机制不同,其临床特征与合并感染的病原体谱有所差异,加强临床认识,提高病原体检出率,早期治疗是改善马尔尼菲篮状菌病预后的重要因素,除病原学培养、病理等传统检查方法外,mNGS 在免疫缺陷宿主感染中有重要的价值,特别是怀疑 TM 与 MTB、NTM、肺孢子菌、新型隐球菌、病毒等合并感染时,mNGS 可快速检出并确定菌种,为早期治疗争取时间[31,39,40]。

## 五、肾移植受者马尔尼菲篮状菌病的鉴别诊断

**临床问题 7:** 肾移植受者马尔尼菲篮状菌病累及皮肤及黏膜需与哪些疾病进行鉴别?

**推荐意见 10:** 肾移植受者罹患马尔尼菲篮状菌病存在皮肤及黏膜病变的患者与传染性软疣、皮肤隐球菌感染鉴别(推荐强度 B,证据等级 3b)。

推荐意见说明:

传染性软疣是由传染性软疣病毒(molluscum contagiosum virus,MCV),即 MCV 感染所致的常见良性病毒性传染病,以皮肤出现蜡样光泽的珍珠状小丘疹、顶端凹陷并能挤出乳酪样软疣小体为临床特征,可单独或成群地出现在身体的任何部位。尽管形状与马尔尼菲篮状菌病脐凹样皮疹相似,但根据皮疹大小、数量和分布,再综合流行病学及临床表现,不难鉴别,必要时可通过皮肤组织培养等加以明确。

皮肤隐球菌感染占隐球菌感染的 10%~15%,可见于肾移植受者,可能表现为溃疡、结节、脓疱、红斑、坏死以及蜂窝织炎等多种损害,也可出现脐凹样皮疹。可通过培养或涂片及隐球菌抗原检测等方法鉴别[41-43]。

**临床问题 8:肾移植受者马尔尼菲篮状菌病累及呼吸系统需与哪些疾病进行鉴别?**

**推荐意见 11:**肾移植受者罹患马尔尼菲篮状菌病累及咽喉部及支气管时,需与结核、淋巴瘤和喉癌等疾病相鉴别(推荐强度 B,证据等级 3b)。

**推荐意见 12:**肾移植受者罹患马尔尼菲篮状菌病累及肺部临床表现无特异性,胸部影像学表现复杂多变,易误诊为其他肺部感染,需与肺结核和肺组织胞浆菌病等疾病相鉴别,需明确是否存在混合感染(推荐强度 B,证据等级 2c)。

推荐意见说明:

当马尔尼菲篮状菌病累及咽喉部和气道时,气管镜下通常可见表面光滑的凸起结节,咽喉部组织及分泌物可经组织病理学检查以及培养予以明确。咽喉结核主要发病于咽喉后部的呼吸区和有较多黏膜皱襞的杓间区,病变主要为一处或多处的增生性病变,呈现肿瘤样结节性肿块或肉芽增生;支气管结核可发生在气管支气管黏膜、黏膜下层、平滑肌、软骨和外膜,可表现为双侧支气管多个肿瘤样病变。咽喉部和支气管淋巴瘤发病率较低,属于罕见的结外淋巴瘤;喉癌是呼吸系统最常见的肿瘤之一,表现为呼吸困难、声嘶、吞咽困难等。内镜检查组织活检培养可予以明确。肾移植受者并发肺结核时,发热、咳嗽、咳血等是常见的症状,皮肤损害症状不常见,而马尔尼菲篮状菌病常伴有皮肤损害。轻度肺结核患者胸部 CT 以双肺斑片、结节、条索影常见;重度肺结核患者、肺组织胞浆菌病患者与TSM 患者胸部 CT 具有相似性,很难通过影像学特点鉴别。最好的鉴别方式是通过特殊染色和/或培养或 mHGS 来鉴别[44-49]。

**临床问题 9:肾移植受者马尔尼菲篮状菌病累及消化系统需与哪些疾病进行鉴别?**

**推荐意见 13:**肾移植受者罹患马尔尼菲篮状菌病累及消化道者,需与肠道播散型荚膜组织胞浆菌病和肠结核等疾病相鉴别(推荐强度 B,证据等级 2c)。

**推荐意见 14:**马尔尼菲篮状菌侵袭肝脏,需与播散型荚膜组织胞浆菌病和黑热病等疾病相鉴别(推荐强度 B,证据等级 2c)。

推荐意见说明:

当马尔尼菲篮状菌累及胃肠道,消化道内镜下多呈浅表性溃疡,病变累及肠系膜淋巴结时可合并肠系膜淋巴结炎。肠道播散型荚膜组织胞浆菌病为荚膜组织胞浆菌所致的具有传染性的深部真菌病,其中胃肠受累率高达 90%,临床表现包括贫血、肠梗阻、肠道溃疡出血和穿孔等。与马尔尼菲篮状菌病不好区分,可通过病理诊断进行鉴别。肠结核是结核分枝杆菌侵犯肠道引起的慢性特异性感染,好发于回盲部,可导致溃疡型肠结核、增生型肠结核、溃疡增生型肠结核。起病缓,临床症状可表现为腹痛、腹胀、大便习惯改变、腹部肿块等。鉴别主要通过病理诊断。黑热病又称内脏利什曼病,是杜氏利什曼原虫（黑热病原虫）所引起的慢性地方性传染病。临床表现包括长期不规则发热、消瘦、进行性肝脾肿大和全血细胞减少症等，与马尔尼菲篮状菌病类似，实验室诊断主要依靠病原学涂片、培养等，骨髓涂片是目前首选，可通过病理诊断与马尔尼菲篮状菌病鉴别[34,50,51]。

临床问题 10：**肾移植受者马尔尼菲篮状菌病累及淋巴系统需与哪些疾病进行鉴别？**

推荐意见 15：马尔尼菲篮状菌累及淋巴结系统常导致浅表淋巴结、肺门或纵隔淋巴结或腹腔淋巴结肿大等，需与淋巴结核和淋巴瘤等疾病相鉴别（推荐强度 B，证据等级 2c）。

推荐意见说明：

当结核菌累及肺门或纵隔淋巴结时，患者纵隔淋巴结多出现不均匀强化，肿大淋巴结以直径大于 2cm 为主；而合并马尔尼菲篮状菌病患者则多为均匀强化，肿大淋巴结直径以 1~2cm 之间为主。累及腹腔淋巴结时，结核更倾向于累及肝门及腹膜后淋巴结，并常伴随钙化灶；马尔尼菲篮状菌病则倾向于累及肠系膜淋巴结。两种疾病最好的鉴别方式是通过特殊染色和 / 或培养来识别。淋巴瘤累及腹腔淋巴结时，可形成"血管包埋征"，表现为腹膜后多发肿大的淋巴结融呈肿块，包绕相邻血管。包绕的血管可离开原来的位置而似漂浮状，形成"漂浮征"，血管多不受侵犯。但马尔尼菲篮状菌病患者的肿大淋巴结强化不明显，且淋巴结间较少出现融合，两种疾病最好的鉴别方式是通过特殊染色和 / 或培养来识别[36,52,53]。

## 六、肾移植受者马尔尼菲篮状菌病的治疗

临床问题 11：**肾移植受者马尔尼菲篮状菌病可采用哪些治疗方案？**

推荐意见 16：肾移植受者马尔尼菲篮状菌病建议采用两性霉素 B 诱导治疗 + 伊曲康唑巩固治疗的序贯疗法作为首选治疗方案（推荐强度 B，证据等级 2b）。

推荐意见 17：如患者无法耐受两性霉素 B 诱导治疗，建议选择伏立康唑疗法（推荐强度 B，证据等级 2b）。

推荐意见说明：

马尔尼菲篮状菌病发病隐匿，病程进展快，若不及时治疗，病死率高，更令人遗憾的是，迄今为止该病的治疗方案尚无统一意见。目前尚无针对非 HIV 感染者，特别是移植受者感染马尔尼菲篮状菌的临床指南，也缺乏大规模的临床研究，故抗感染方案基本参照 HIV 感染者治疗指南。无论宿主状态如何，播散型马尔尼菲篮状菌病的死亡率与复发率均很高，甚至数年后依然有复发的病例，而且在长时间的治疗中会出现耐药现象，导致复发而治疗失败。多烯类抗真菌药两性霉素 B（AmB）和三唑类抗真菌药中的伊曲康唑、伏立康唑、泊沙康唑、艾莎康唑都对马尔尼菲篮状菌具有良好的抗菌活性；棘白菌素和氟康唑的 MIC 相对较高。

肾移植受者应根据感染严重程度和肾功能情况确定治疗方案。首选应用静脉滴注两性霉素 B 脂质体 3~5mg/（kg·d）或两性霉素 B 脱氧胆酸盐 0.5~0.7mg/（kg·d）诱导治疗，共 2 周，然后予口服伊曲康唑 200mg，q12h 巩固治疗，共 10 周[54~56]。

尽管两性霉素 B 脱氧胆酸盐与脂质制剂在目标剂量下的临床疗效总体相似，但脱氧胆酸盐因肾毒性、输液反应等不良反应较多造成患者耐受性较差，常导致经验性降低剂量，影响治疗效果。脂质制剂明显降低了肾毒性、输液反应、血液学毒性等不良反应的发生率。目前临床中使用的两性霉素 B 脂质制剂有 3 种：①两性霉素 B 脂质复合物（amphotericin B lipid complex，ABLC；简称脂质复合物）；②两性霉素 B 胆固醇硫酸酯（即两性霉素 B 胶状分散体，amphotericin B colloidal dispersion，ABCD；

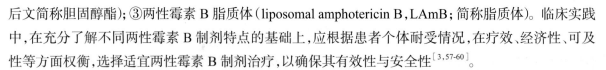

后文简称胆固醇酯);③两性霉素 B 脂质体(liposomal amphotericin B,LAmB;简称脂质体)。临床实践中,在充分了解不同两性霉素 B 制剂特点的基础上,应根据患者个体耐受情况,在疗效、经济性、可及性等方面权衡,选择适宜两性霉素 B 制剂治疗,以确保其有效性与安全性[3,57-60]。

对于不能耐受两性霉素 B 者,也可用伏立康唑疗法,推荐用法:诱导期伏立康唑第 1 天给予负荷剂量 6mg/kg 静脉滴注,q12h,然后 4mg/(kg·d),静脉滴注,q12h,至少 3 天(肾移植受者应根据肾功能情况权衡用法用量),之后可根据患者情况改为 200mg,口服,q12h;或首日 400mg,口服,q12h,然后 200mg,口服,q12h;诱导治疗 2 周后进入巩固治疗[61-63]。巩固期伏立康唑 200mg,口服,q12h;或伊曲康唑 200mg,口服,q12h。巩固治疗 10 周后开始二级预防。

**临床问题 12:肾移植受者马尔尼菲篮状菌病治疗期间应如何调整免疫抑制方案**

**推荐意见 18:**建议尽可能降低免疫抑制强度(推荐强度 D,证据等级 5)。

**推荐意见 19:**建议 CNI、mTORi 与三唑类抗真菌药物联用时需密切监测血药浓度,并及时调整剂量(推荐强度 B,证据等级 2c)。

**推荐意见说明:**

肾移植术后特别是术后早期合并感染是影响移植物和受者存活的重要影响因素,且起病时大多数受者都处于免疫低下或抑制状态,因此除了抗感染治疗外,免疫抑制剂的调整也至关重要。当高度怀疑感染时,若无明确的急性排异证据,应适当下调霉酚酸或抗增生类细胞毒药物的剂量;若是术后早期,还应适当下调糖皮质激素的剂量,从而使抗排异与抗感染治疗之间达到相对平衡[64]。

三唑类药物通过抑制 14-α- 去甲基化酶合成,从而抑制真菌细胞膜合成,达到抑菌作用。在体内的代谢主要是以其环上的氮原子与细胞色素 P450 系统的血红素铁结合,从而抑制 CYP3A4 酶活性,从而导致其与某些免疫抑制药之间存在显著的药物相互作用(drug-drug interaction,DDI),增加不良反应的发生风险。根据《器官移植受者侵袭性真菌病临床诊疗技术规范(2019 版)》建议,钙调磷酸酶抑制剂(calcineurin inhibitor,CNI)、哺乳动物雷帕霉素靶蛋白抑制剂(mammaliantarget of rapamycin inhibitor,mTORi)与三唑类抗真菌药物联用时需密切监测血药浓度,并及时调整剂量[65]。伊曲康唑与 CNI 类药物同用时,CNI 类药物浓度增加,并可能持续至伊曲康唑停药后一段时间。因此用药期间需监测 CNI 类药物血药浓度,观察其疗效及不良反应,必要时应当减量。伊曲康唑还可使 mTORi 血药浓度增加,故应谨慎合用。伏立康唑与他克莫司同用时,他克莫司的剂量应减至标准剂量的 1/3 左右,且在大多数患者中可减量更多[66];与环孢素同用时,环孢素剂量减半,并监测血药浓度;停用伏立康唑后,仍需监测 CNI 类药物浓度。若 CNI 类药物和伏立康唑同用时出现 CNI 类药物浓度急剧升高,应同时停用 CNI 类药物和伏立康唑。伏立康唑与 mTORi 同用时,mTORi 的 Cmax 和 AUC 均升高,需严密监测 mTORi 血药浓度[67]。泊沙康唑与他克莫司同用时,建议将他克莫司剂量减少 60%~75%;与环孢素同用时,建议将环孢素剂量减少 14%~29%[68]。与 mTORi 合用时,建议将西罗莫司剂量减少 55%~70%[69,70]。艾沙康唑作为最新一代三唑类抗真菌药物,抗菌谱广,对常见致病真菌包括霉菌、酵母菌和双相真菌均有活性,与其他三唑类药物相比,显著的 DDI 较少。《艾沙康唑临床应用专家共识(2023 版)》[71]建议:接受艾沙康唑治疗的患者无需调整 CNI 类药物(环孢素、他克莫司)和 mTORi(西罗莫司)的起始剂量,但需严密监测免疫抑制药的血药浓度变化,并及时调整剂量。目前仍缺乏用于治疗肾移植受者马尔尼菲篮状菌病的经验总结,有待进一步研究[72,73]。

## 七、小结

本指南基于我国肾移植受者马尔尼篮状菌病诊治的临床实践,结合并采纳国内外关于马尔尼菲篮状菌的文献报道结论,针对诊疗过程中的常见问题,参考艾滋病患者马尔尼篮状菌病诊治的专家共识形成推荐意见和推荐意见说明,对临床实践予以指导,供临床实际工作中根据病患的个体化作参考。但因目前报道的肾移植受者马尔尼菲篮状菌病的病例数不多,缺乏有力的循证医学证据,仍有临床问题有待进一步研究、探索和总结,本指南的推荐意见根据目前现有和有限的证据形成,存在一定的局限性,随着临床经验的不断积累、临床研究的不断深入,将对指南进行不断地补充、完善和更新。

**执笔作者:** 李现铎(山东第一医科大学第一附属医院),陈冬冬(山东第一医科大学第一附属医院),杨哲(山东第一医科大学第一附属医院),杜文智(山东第一医科大学第一附属医院),吴韶飞(山东第一医科大学第一附属医院)

**通信作者:** 门同义(内蒙古医科大学附属医院),王祥慧(上海交通大学医学院附属瑞金医院)

**主审专家:** 薛武军(西安交通大学第一附属医院),门同义(内蒙古医科大学附属医院),朱有华(中国人民解放军海军军医大学第一附属医院),陈刚(华中科技大学同济医学院附属同济医院)

**审稿专家:** 丁小明(西安交通大学第一附属医院),丁晨光(西安交通大学第一附属医院),王祥慧(上海交通大学医学院附属瑞金医院),王强(北京大学人民医院),丰贵文(郑州大学第一附属医院),冯钢(天津市第一中心医院),巨春蓉(广州医科大学第一附属医院),朱利平(复旦大学医学院附属华山医院),戎瑞明(复旦大学医学院附属中山医院),孙启全(广东省人民医院),李新长(江西省人民医院),李现铎(山东第一医科大学第一附属医院),宋文利(天津市第一中心医院),陈劲松(中国人民解放军东部战区总医院),苗芸(广州南方医科大学附属南方医院),张雷(中国人民解放军海军军医大学第一附属医院),黄刚(中山大学附属第一医院),周洪澜(吉林大学第一附属医院),金海龙(中国人民解放军第三医学中心),谢续标(中南大学湘雅二医院)。

**利益冲突:** 所有作者声明无利益冲突。

## 参考文献

[ 1 ] CAPPONI M, SEGRETAIN G, SUREAU P. Penicillosis from Rhizomys sinensis [J]. Bull Soc Pathol Exot Filiales, 1956, 49 (3): 418-421.

[ 2 ] SAMSON RA, YILMAZ N, HOUBRAKEN J, et al. Phylogeny and nomenclature of the genus Talaromyces and taxa accommodated in Penicillium subgenus Biverticillium [J]. Stud Mycol, 2011, 70 (1): 159-183.

[ 3 ] 周洗苢. 肾移植术后马内菲青霉菌感染一例 [J]. 中华医学杂志, 2002, 82 (6): 761-761.

[ 4 ] CHAN JFW, LAU SKP, YUEN KY, et al. Talaromyces (Penicillium) marneffei infection in non-HIV-infected patients [J]. Emerg Microbes Infect, 2016, 5 (3): e19.

[ 5 ] PENG J, CHEN Z, CAI R, et al. Recovery from Talaromyces marneffei involving the kidney in a renal transplant recipient: a case report and literature review [J]. Transpl Infect Dis, 2017, 19 (4): 10. 1111.

[ 6 ] "十三五" 国家科技重大专项艾滋病机会性感染课题组. 艾滋病合并 TSM 临床诊疗的专家共识 [J]. 西南大学学报 ( 自然科学版), 2020, 42 (7): 61-75.

[ 7 ] MAHAJAN M. Talaromyces marneffei [J]. Emerg Infect Dis, 2021, 27 (9): 2278.

[ 8 ] HU YX, ZHANG JM, LI XQ, et al. Penicillium marneffei infection: an emerging disease in mainland China [J]. Myco-

pathologia, 2013, 175 (1-2): 57-67.

［9］ CASTRO-LAINEZ M T, SIERRA-HOFFMAN M, LLOMPART-ZENO J, et al. Talaromyces marneffei infection in non-HIV non-endemic population [J]. IDCases, 2018, 3 (12): 21-24.

［10］ JEREMY HOWICK, IAIN CHALMERS, PAUL GLASZIOUS, et al. Explanation of the 2011 Oxford Centre for Evidence-Based Medicine (OCEBM) levels of evidence (background document)[EB/OL].[2023-11-20].

［11］ BULTERYS PL, LE T, QUANG VM, et al. Environmental predictors and incubation period of AIDS-associated Penicillium marneffei infection in Ho Chi Minh city [J]. Vietnam, 2013, 56 (9): 1273-1279.

［12］ XING S K, ZHANG H, QIU Y, et al. Clinical characteristics of transplant recipients infected with Talaromyces marneffei: 2 case reports and a literature review [J]. Infect Drug Resist, 2022, 3 (15): 2879-2890.

［13］ 李金珂, 王天于, 邱涛, 等. 肾移植术后马尔尼菲篮状菌感染的研究新进展 [J]. 实用器官移植电子杂志, 2022, 10 (2): 189-192.

［14］ XI L Y, XU X R, LIU W, et al. Differentially expressed proteins of pathogenic Penicillium marneffei in yeast and mycelial phases [J]. J Med Microbiol, 2007, 56 (Pt3): 298-304.

［15］ KAEWMALAKUL J, NOSANCHUK JD, VANITTANAKOM N, et, al. Melanization and morphological effects on antifungal susceptibility of Penicillium marneffei [J]. Antonie Van Leeuwenhoek, 2014, 106 (5): 1011-1020.

［16］ WANG Y, MO X, ZhANG J, et al. Clinical features of Talaromyces marneffei infection in HIV-positive and HIV-negative individuals: a retrospective study in southern China [J]. Med Mycol, 2023, 61 (8): myad083.

［17］ VANITTANAKOM N, COOPER CJ, FISHER MC, et al. Penicillium marneffei infection and recent advances in the epidemiology and molecular biology aspects [J]. Clin Microbiol Rev, 2006, 19 (1): 95-110.

［18］ SUPPARATPINYO K, KHAMWAN C, BAOSOUNG V, et al. Disseminated Penicillium marneffei infection in south-east Asia [J]. Lancet, 1994, 344 (8915): 110-113.

［19］ CAO C, LI R, WAN Z, et al. The effects of temperature, pH, and salinity on the growth and dimorphism of Penicillium marneffei [J]. Sabouraudia, 2007, 45 (5): 401-407.

［20］ LE T, WOLBERS M, CHI NH, et al. Epidemiology, seasonality, and predictors of outcome of AIDS-associated Penicillium marneffei infection in Ho Chi Minh city, Viet Nam [J]. Clin Infect Dis, 2011, 52 (7): 945-952.

［21］ YOSHIMURA Y, SAKAMOTO Y, LEE K, et al. Penicillium marneffei infection with b-D-glucan elevation: a case report and literature review [J]. Intern Med, 2016, 55 (17): 2503-2506.

［22］ 李凌华, 肖赛银, 何艳, 等. 血清 Mp1p 抗原检测对艾滋病合并马尔尼菲篮状菌病的诊断价值 [J]. 中华传染病杂志, 2017, 35 (3): 157-160.

［23］ THU NTM, CHAN JFW, LY VT, et, al. Superiority of a novel Mp1p antigen detection enzyme immunoassay compared to standard BACTEC blood culture in the diagnosis of talaromycosis [J]. Clin Infect Dis, 2021, 73 (2): e330-e336.

［24］ CHEN X, OU X, WANG H, et al. Talaromyces marneffei Mp1p antigen detection may play an important role in the early diagnosis of talaromycosis in patients with acquired immunodeficiency syndrome [J]. Mycopathologia, 2022, 187 (2-3): 205-215.

［25］ GONG DD, LIN WY, ZHANG HH et, al. An evaluation of Mp1p antigen screening for talaromycosis in HIV-infected antiretroviral therapy-naïve population in Guangdong, China [J]. PLoS Negl Trop Dis, 2023, 17 (11): e0011785.

［26］ 刘俞谷, 贺莹, 傅俊方, 等. MALDI-TOF MS 鉴定马尔尼菲篮状菌的实验条件优化 [J]. 国际检验医学杂志, 2022, 43 (2): 129-133+142.

［27］ FANG L, LIU M, HUANG C, et, al. MALDI-TOF MS-Based Clustering and antifungal susceptibility tests of Talaromyces marneffei isolates from Fujian and Guangxi (China)[J]. Infect Drug Resist, 2022, 15: 3449-3457.

［28］ HIEN HTA, THANH TT, THU NTM, et al. Development and evaluation of a real-time polymerase chain reaction assay for the rapid detection of Talaromyces marneffei MP1 gene in human plasma [J]. Mycoses, 2016, 59 (12): 773-780.

［29］ LI X, ZHENG Y, WU F, et al. Evaluation of quantitative real-time PCR and Platelia galactomannan assays for the diagnosis of disseminated Talaromyces marneffei infection [J]. Med Mycol, 2020, 58 (2): 181-186.

［30］ ZHANG JJ, ZHANG D, DU J, et al. Rapid diagnosis of Talaromyces marneffei infection assisted by metagenomic next-generation sequencing in a HIV-negative patient [J]. ID Cases, 2021, 23: e01055.

［31］宫一凡, 薛晓艳. 器官移植后合并马尔尼菲篮状菌感染 1 例 [J]. 中国合理用药探索, 2023, 20 (6): 20-24.

［32］石素倩, 叶嘉, 包振明, 等. 宏基因二代测序诊断肾移植术后肺马尔尼菲篮状菌病一例 [J]. 中国呼吸与危重监护杂志, 2023, 22 (3): 207-210.

［33］CAI DH, WANG J, FANG XL. Successful treatment of Talaromyces marneffei pneumonia in a HIV-negative renal transplantation recipient: a case report [J]. Medicine (Baltimore), 2022, 101 (40): e30958.

［34］XU L, CHEN X, YANG X, et al. Disseminated Talaromyces marneffei infection after renal transplantation: a case report and literature review [J]. Front Cell Infect Microbiol, 2023, 13 (2): 1115268.

［35］中华医学会检验医学分会. 高通量宏基因组测序技术检测病原微生物的临床应用规范化专家共识 [J]. 中华检验医学杂志, 2020, 43 (12): 1181-1195.

［36］LUO S, WANG X, REN X, et al. A case of TM infection with challenging differential diagnosis from lymphoma post-renal transplant [J]. BMC Infect Dis, 2023, 23 (1): 888.

［37］孙弦, 刘栋华, 罗虹. 马尔尼菲青霉病皮肤损害的临床与组织病理分析 [J]. 中国皮肤性病学杂志, 2013, 27 (2): 145-147.

［38］YOUSUKH A, JUTAVIJITTUM P, Pisetpongsa P, et al. Clinicopathologic study of hepatic Penicillium marneffei in Northern Thailand [J]. Arch Pathol Lab Med, 2004, 128 (2): 191-194.

［39］李喆, 王扬, 许书添, 等. 肾移植术后马尔尼菲篮状菌、烟曲霉、哥伦比亚分枝杆菌混合感染 1 例 [J]. 中华急诊医学杂志, 2023, 32 (11): 1545-1548.

［40］杨振铭, 黄捷, 陈香梅, 等. 马尔尼菲篮状菌病合并其他机会性感染的临床特征研究进展 [J]. 中华结核和呼吸杂志, 2023, 46 (5): 503-506.

［41］CHEN X, ANSTEY A V, BUGERT J J. Molluscum contagiosum virus infection [J]. Lancet Infect Dis, 2013, 13 (10): 877-888.

［42］GUPTA P, KAUR H, KENWAR D B, et al. First case of subcutaneous infection by Talaromyces marneffei in a renal transplant recipient from India and review of literature [J]. J Mycol Med, 2022, 32 (1): 101207.

［43］朱元杰, 温海. 原发性皮肤隐球菌病 [J]. 中国真菌学杂志, 2007, 2 (1): 43-44, 26.

［44］杨松, 严晓峰. 气管支气管结核的诊治进展 [J]. 结核该病与肺部健康杂志, 2017, 6 (3): 282-285.

［45］陈继川, 刘兆华, 姬长友, 等. 咽喉结核 32 例报告 [J]. 中华耳鼻咽喉科杂志, 2003, (2): 67-70+89.

［46］于刚, 崔潇, 王铮等. 咽喉部淋巴瘤的临床分析 [J]. 中国耳鼻咽喉颅底外科杂志, 2016, 22 (5): 388-392.

［47］冯剑, 周涵, 董伟达. 喉癌内镜诊断技术研究进展 [J]. 山东大学耳鼻喉眼学报, 2019, 33 (3): 129-133.

［48］于晓敏. 艾滋病合并肺结核的临床与 CT 表现分析及与其他肺部机会性感染的鉴别 [D]. 广州, 南方医科大学. 2019.

［49］AZAR M M, HAGE C A. CLINICAL Perspectives in the diagnosis and management of histoplasmosis [J]. Clin Chest Med, 2017, 38 (3): 403-415.

［50］林斌, 刘劲松. 肠道播散型荚膜组织胞浆菌病一例 [J]. 临床内科杂志, 2012, 29 (7): 483-484.

［51］王澎, 张辉, 邵春红, 等. 黑热病、组织胞浆菌病、马内菲青霉菌病病例比较及文献复习 [J]. 中华检验医学杂志, 2015, 38 (12): 874-876.

［52］崔涛, 李晶晶, 陈七一, 等. 艾滋病合并肺结核及马尔尼菲青霉菌病的纵隔淋巴结肿大 CT 影像特点研究 [J]. 临床放射学杂志, 2015, 34 (11): 1738-1741.

［53］赵强, 王杏, 孙君, 等. 艾滋病相关腹部淋巴瘤的 CT 表现及病理分析 [J]. 放射学实践, 2019, 34 (5): 535-539.

［54］LE T, KINH N V, CUC NTK, et al. A trial of itraconazole or amphotericin B for HIV-associated talaromycosis [J]. N Engl J Med, 2017, 376 (24): 2329-2340.

［55］KAPLAN JE, BENSON C, HOLMES KK, et al. Guidelines for prevention and treatment of opportunistic infections in HIV-infected adults and adolescents: recommendations from CDC, the National Institutes of Health, and the HIV Medicine Association of the Infectious Diseases Society of America [J]. MMWR Recomm Rep, 2009, 58 (RR-4): 1-207; quiz CE1-4.

［56］CAO C, XI L, CHATURVEDI V. Talaromycosis (Penicilliosis) due to Talaromyces (Penicillium) marneffei: insights into the clinical trends of a major fungal disease 60 years after the discovery of the pathogen [J]. Mycopathologia, 2019, 184 (6): 709-720.

［57］ RICHARD JH. Amphotericin B formulations: a comparative review of efficacy and toxicity [J]. Drugs, 2013, 73 (9): 919-934.

［58］ 孔旭东, 王晓星, 陈玥, 等. 两性霉素 B 不同制剂的药学特性和临床应用 [J]. 临床药物治疗杂志, 2022, 20 (7): 7-12.

［59］ ZHOU Y H, LU T, LI Y, et al. Severe anemia, severe leukopenia, and severe thrombocytopenia of amphotericin B deoxycholate-based induction therapy in patients with HIV-associated talaromycosis: a subgroup analysis of a prospective multicenter cohort study [J]. BMC Infect Dis, 2020, 23 (1): 707.

［60］ VERGIDIS P, RAO A, MOORE CB, et al. Talaromycosis in a renal transplant recipient returning from South China [J]. Transpl Infect Dis, 2021, 23 (1): e13447.

［61］ OUYANG Y, CAI S, LIANG H, et al. Administration of voriconazole in disseminated Talaromyces (penicillium) marneffei infection: a retrospective study [J]. Mycopathologia, 2017, 182 (5-6): 569-575.

［62］ SUPPARATPINYO K, SCHLAMM HT. Voriconazole as therapy for systemic Penicillium marneffei infections in AIDS patients [J]. Am J Trop Med Hyg, 2007, 77 (2): 350-353.

［63］ LI Y, TANG M, SUN S, et al. Successful treatment of Talaromyces marneffei infection in a kidney transplant recipient with voriconazole followed by itraconazole for the first time [J]. J Mycol Med, 2022, 32 (1): 101214.

［64］ 王祥慧. 肾移植术后早期肺部感染的预示及其预防策略 [J]. 肾脏病与透析肾移植杂志, 2011, 20 (5): 451-453.

［65］ 中华医学会器官移植学分会. 器官移植受者侵袭性真菌病临床诊疗技术规范 (2019 版)[J]. 器官移植, 2019, 10 (3): 227-236.

［66］ VANHOVE T, BOUWSMA H, HILBRANDS L, et al. Determinants of the magnitude of interaction between tacro-limus and voriconazole/posaconazole in solid organ recipients [J]. Am J Transplant, 2017, 17 (9): 2372-2380.

［67］ CHEN K, ZHANG X L, KE X Y, et al. Individualized medication of voriconazole: a practice guideline of the division of therapeutic drug monitoring, Chinese pharmacological society [J]. Ther Drug Monit, 2018, 40 (6): 663-674.

［68］ 中国研究型医院学会肝病专业委员会重症肝病学组, 中华医学会肝病学分会重型肝病与人工肝学组. 重症肝病合并侵袭性真菌感染诊治专家共识 [J]. 中华肝脏病杂志, 2022, 30 (2): 159-168.

［69］ ROBINSON DH, HUGHES CFM, GRIGG A. Optimal oral cyclosporin dosing with concomitant posaconazole post allogeneic stem cell transplantation [J]. Leuk Lymphoma, 2020, 61 (10): 2448-2452.

［70］ 泊沙康唑临床应用专家组. 泊沙康唑临床应用专家共识 (2022 版)[J]. 中华临床感染病杂志, 2022, 15 (5): 321-333.

［71］ 陈欣, 林韧. 艾沙康唑临床应用专家共识 (2023 版)[J]. 临床血液学杂志, 2023, 36 (5): 295-302.

［72］ 周佩军. 实体器官移植受者侵袭性真菌病的临床治疗管理 [J]. 器官移植, 2024, 15 (1): 151-159.

［73］ 陈婷婷, 吴水发, 张华堂. 马尔尼菲篮状菌感染肾移植患者伏立康唑与他克莫司相互作用 1 例 [J]. 国外医药 ( 抗生素分册), 2023, 44 (1): 70-72.

# 55　肾移植受者侵袭性镰刀菌病临床诊疗指南

　　镰刀菌广泛分布在自然界中, 可从空气、土壤和水体中分离[1]。镰刀菌是重要的植物病原体, 会导致各种植物疾病, 如谷物上的冠腐病、头枯病和结痂病, 它们偶尔会导致动物感染。在人类中镰刀菌属会引起广泛的感染, 包括浅表性感染 (如角膜炎和甲真菌病)、局部侵袭性感染和播散性感染[2]。播散性感染几乎只发生在免疫功能严重受损的患者身上, 感染主要累及皮肤、深部软组织、肺部和鼻窦。镰刀菌还可以导致免疫正常个体的过敏性疾病 (鼻窦炎), 以及人类和动物摄入被产生毒素的镰刀菌污染的食物后的真菌中毒。感染的主要途径是吸入空气中的孢子或通过创伤性损伤 (包括烧伤) 直接接种[12]。

镰刀菌属感染的发病率和流行率因患者基础疾病和地理区域的不同而存在差异。在巴西和美国,接受 HLA 不匹配的异基因造血干细胞移植的患者中,感染率可达 20/1 000。实体器官移植(solid organ transplantation,SOT)患者中,侵袭性镰刀菌感染占真菌感染的不足 1%[5]。目前可用的抗真菌药物对镰刀菌属物种的体外活性较差,抗真菌药敏试验可以用来帮助选择最合适的抗真菌药物,但体外活性和临床有效性之间并不存在明确的相关性。侵袭性镰刀菌病的预后在很大程度上取决于免疫抑制状态的恢复。

基于肾移植受者侵袭性镰刀菌病诊治的复杂性,需要建立规范的诊疗程序并提供更为优化的诊断与防治建议,为此,中华医学会器官移植学分会组织器官移植专家,感染病学等专家,在《器官移植受者侵袭性真菌病临床诊疗技术规范》(2019 版)的基础上,参考国内外相关指南,并结合相关领域移植中心肾移植专家、感染病学专家的临床成熟经验,制订《肾移植受者侵袭性镰刀菌病临床诊疗指南》(以下简称"指南"),以促进和改善肾移植受者和移植肾长期存活。

## 一、指南形成方法

本指南已在国际实践指南注册与透明化平台(Practice Guide Registration for TransPAREncy,PREPARE)上以中英双语注册(注册号: PREPARE-2023CN838)。

指南范围及临床问题的确定:首先通过指南专家会议对临床关注的问题进行讨论,最终选择出本指南拟解决的临床问题,IFD 诊断和治疗应用两大方面。

证据检索与筛选:按照人群、干预、对照、结局(population,intervention,comparison,outcome,PICO)的原则对纳入的临床问题进行检索,检索 MEDLINE(PubMed)、Web of Science、万方知识数据服务平台和中国知网数据库,纳入指南、共识、规范、系统评价和 meta 分析,随机对照试验(randomized controlled trial,RCT)、非 RCT 队列研究和病例对照研究等类型的证据。检索词包括:"肾移植""镰刀菌""流行病学""播散性感染""诊断""治疗""药物敏感性试验""预后"等。

推荐意见的形成:本指南采用 2009 版牛津大学循证医学中心的证据分级与推荐强度标准对推荐意见的支持证据体进行评级。综合考虑证据以及我国肾移植现状及临床可操作性和利弊等因素后,指南工作组提出了符合我国国情的肾移植受者侵袭性镰刀菌病临床诊疗 14 条推荐意见。推荐意见达成共识后,工作组完成初稿的撰写,经中华医学会器官移植学分会组织全国器官移植与相关学科专家两轮会议集体讨论,根据其反馈意见对初稿进行修改,最终形成指南终稿。

## 二、镰刀菌病的流行病学及临床表现

临床问题 1:肾移植受者镰刀菌感染的流行病学特点是什么?

推荐意见 1:镰刀菌属感染的发病率和流行率因移植受者基础疾病和地理区域的不同而存在差异(推荐强度 B,证据等级 2b)。

推荐意见说明:

文献报道中镰刀菌属 12 个菌种与感染有关:最常见的是茄病镰刀菌(50% 的病例),其次是尖孢镰刀菌(20%)、轮状镰刀菌和串珠镰刀菌各占 10%。其他感染菌种包括二聚镰刀菌、增殖镰刀菌(Fusarium *proliferum*)、糖霜镰孢(Fusarium *sacchari*)、尼加迈镰孢(Fusarium *nygamai*)、嗜内镰刀菌等。镰刀菌也是镰刀菌性角膜炎最常见的病原体[4]。镰刀菌感染是感染性关节炎的一种极不常见的原因。研究表明,镰刀菌感染约占非曲霉菌骨关节感染的 10%[6]。镰刀菌属感染的发病率和流行率因患者基础疾病和地理区域的不同而存在差异。在巴西和美国，接受 HLA 不匹配的异基因造血干细胞移植的患者中，感染率可达 20/1 000。

与包括 HCT 接受者在内的血液系统恶性肿瘤患者中侵袭性镰刀菌病的较高频率相反，侵袭性镰刀菌病在 SOT 接受者中并不常见，一般认为不超过 1%。例如，在一项对来自美国 15 个中心的 SOT 接受者 IFD 的前瞻性调查中，5 年内诊断出 1 208 例 IFD，其中只有 6 例为侵袭性镰刀菌病[5]。大多数肝移植受者的侵袭性镰刀菌病发生在再次移植后早期，或发生排斥反应接受免疫抑制治疗的情况下，并伴有播散性疾病。相比之下，肾移植受者的大多数病例发生在移植后数年，多表现为数周至数月内演变的皮肤和皮下的结节。据报道，侵袭性镰刀菌病在其他免疫抑制疾病中也有零星病例，包括实体瘤、慢性肉芽肿性疾病、艾滋病、噬血细胞性淋巴组织细胞增多症、慢性皮质类固醇暴露、终末期肾病、原发性免疫缺陷综合征和新冠肺炎。

**临床问题 2：肾移植受者侵袭性镰刀菌病的主要危险因素是什么？**

**推荐意见 2：**免疫功能低下，嗜中性粒细胞减少症，既往真菌感染病史是侵袭性镰刀菌病最重要的危险因素（推荐强度 B，证据等级 2b）。

**推荐意见说明：**

与侵袭性曲霉菌病一样，吸入镰刀菌分生孢子后，肺泡中形成菌丝，产生炎症，炎症沿支气管传播。随后，菌丝侵入血管，导致血栓形成和组织梗死。体外和体内实验研究均证实患者免疫状态在镰刀菌病发病机制中起重要作用[7-10]。天然免疫在防御真菌感染方面发挥着重要作用[11]。巨噬细胞和中性粒细胞损伤镰刀菌菌丝，在防止菌丝形成和血管侵袭方面发挥着重要作用。其作用由干扰素 γ、粒细胞集落刺激因子（G-CSF）、粒细胞 - 巨噬细胞集落刺激因素（GM-CSF）[7]和白细胞介素 -15[10]引发。白细胞介素 -15 的作用是通过释放白细胞介素蛋白 -8 和直接刺激菌丝损伤来介导的。嗜中性粒细胞减少症是侵袭性镰刀菌病或播散性镰刀菌病最重要的危险因素之一。

**临床问题 3：侵袭性镰刀菌病的常见临床表现是什么？**

**推荐意见 3：**侵袭性镰刀菌病有浅表局限性感染及播散性感染，播散性感染是肾移植受者最常见的感染方式（推荐强度 B，证据等级 2b）。

**推荐意见说明：**

镰刀菌是普遍存在的腐生霉菌，目前已经确定出 50 多种镰刀菌，包括植物和动物病原体，但也有少数会引起人类感染[1]。在人类中，镰刀菌属会引起多种感染，包括浅表性感染（如角膜炎和甲真菌病），局部侵袭性感染以及在免疫功能严重受损的患者身上产生的播散性感染（通常表现为真菌血症）。摄入被产生毒素的镰刀菌污染的食物后，还可能导致真菌中毒[2]。在免疫功能正常的个体上，感染镰刀菌还可能出现过敏性疾病（鼻窦炎）[3]。

播散性感染是镰刀菌病最常见和最具挑战性的临床形式，约占免疫功能受损的患者中所有镰刀菌病的 70%[13]。在有潜在血液系统疾病的患者中，感染最常见于患有急性白血病的中性粒细胞减少患者，尤其是急性髓细胞白血病[23]。播散性镰刀菌感染通常涉及皮肤、深部组织、肺部或鼻窦病变[24]。60%~80% 镰刀菌感染的患者中出现皮肤损伤，皮肤病变表现为红斑结节、黄斑，以及伴有进行性中心梗死的丘疹[27-28]。播散性感染最常见的模式是同时出现皮肤病变和血液真菌培养阳性，伴有或不伴有其他部位（鼻窦、肺部和其他部位）病变。典型的临床表现是长期（>10d）和严重（<100/mm³）的中性粒细胞减少症，持续发热，出现播散性和特征性皮肤病变，血液培养呈真菌阳性（有时报告为酵母样孢子形成）。播散性镰刀菌病患者的死亡率更高，免疫功能受损患者镰刀菌感染导致的死亡率在

50%~70% 之间[3,26,29-30]。重度持续性免疫抑制,尤其是中性粒细胞减少是播散性镰刀菌病患者预后不佳的最重要因素。

临床问题 4:**侵袭性镰刀菌病常见的感染途径是什么?**

推荐意见 4:吸入空气中的孢子或通过创伤性损伤(包括烧伤)直接接种是侵袭性镰刀菌病最常见的感染途径(推荐强度 B,证据等级 2b)。

推荐意见说明:

镰刀菌在自然界中无处不在,可从空气和土壤中分离。通过创伤性损伤直接种植和吸入空气中的孢子是镰刀菌最常见的感染途径[12]。镰刀菌病的临床表现在很大程度上取决于宿主的免疫状态和病毒感染进入的部位[13]。在免疫功能正常的患者中,角膜炎和甲真菌病是最常见的感染。此类感染发生较少,通常发生于皮肤破损后,如烧伤和创伤[14]或异物。隐形眼镜佩戴者可能会发生角膜炎[4],有时会导致镰刀菌性角膜炎的暴发[15]。接受持续非卧床腹膜透析患者的腹膜炎也有报道[16]。免疫功能正常的患者侵袭性镰刀菌病报道的相关感染包括鼻窦炎[17]、肺炎[18,19]、血栓性静脉炎[20]、伴有或不伴有器官受累的真菌血症[14,21]、眼内炎[22]、感染性关节炎和骨髓炎。

在免疫功能受损的患者中,镰刀菌属通常会通过血管导管或感染部位的血行扩散而引起播散性感染。甲真菌病也是一个可能的潜在入口。而在某些情况下,也可以经胃肠道或空气传播。

### 三、镰刀菌病的诊断

临床问题 5:**侵袭性镰刀菌病的影像学诊断首选检查方法?**

推荐意见 5:建议首选影像学检查方法为 CT 扫描(推荐强度 B,证据等级 2b)。

推荐意见说明:

对任何疑似肺部或鼻窦感染进行影像学检测。与其他侵袭性真菌感染一样,影像学检测有助于真菌感染鉴别,并可有助于获得感染组织或体液进行进一步分析。肺部镰刀菌病的放射学表现提示血管侵犯[31,32]。30% 的患者胸部影像检查显示有非特异性表现;结节或肿块在胸部 CT 中是最常见的表现,80% 的患者没有晕征[31,32]。CT 扫描比胸部 X 光检查更灵敏,因此是首选检查方法。但影像上特征尚不能可靠区分不同的霉菌感染。

临床问题 6:**侵袭性镰刀菌病的确诊标准是什么?**

推荐意见 6:侵袭性镰刀菌病最终诊断需要从感染部位(皮肤、鼻窦、肺部、血液或其他部位)分离培养出镰刀菌(推荐强度 B,证据等级 2b)。

推荐意见说明:

侵袭性镰刀菌病的诊断取决于该病的临床表现。因为临床表现相似,所以对角膜炎的诊断没有帮助。确定诊断通常需要角膜刮片(最常见)或活检组织的培养。从感染部位(皮肤、鼻窦、肺部、血液或其他部位)分离出镰刀菌属才可最终诊断为侵袭性镰刀菌病[33]。通常可从血液培养中分离出镰刀菌,分离率高达 40%~60%[25,26]。在组织中,菌丝与曲霉菌相似,具有透明丝和隔膜丝,通常为锐角和直角二分。组织中菌丝和酵母样结构的发现高度提示高危人群中存在镰刀菌病。在没有微生物生长的情况下,区分镰刀菌病和其他透明质球霉菌病可能很困难,需要在石蜡包埋的组织标本中应用原位杂交技术[34]。与侵袭性曲霉病不同,侵袭性镰刀菌病的血液培养经常呈阳性。这可能是由于镰刀菌产生酵母样结构,促进其传播以及血液中的生长。镰刀菌在大多数不含环己酰亚胺的培养基中生长容易且快速。推荐采集受感染的组织或体液,以进行组织学或细胞学评估和培养。同时使用培养和

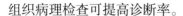

组织病理检查可提高诊断率。

临床问题 7：**侵袭性镰刀菌病的血清学和分子生物学检测有哪些？**

推荐意见 7：目前多种分子生物学技术被用于检测血液和组织中镰刀菌属物种。mNGS 对于肾移植术后侵袭性镰刀菌病的诊断有重要价值（推荐强度 B，证据等级 2c）。

推荐意见说明：

侵袭性镰刀菌病患者的 1,3-β-D- 葡聚糖测试通常呈阳性[35]。然而该检验无法将镰刀菌与许多其他真菌感染区分开来。在大约一半的镰刀菌病患者中半乳甘露聚糖测试也可能产生阳性结果[36]。

虽然镰刀菌属可以通过产生透明的、香蕉形状的、多细胞的、基部有足细胞的大孔菌来鉴定，但菌种鉴定很困难，可能需要分子生物学检测方法。目前多种 PCR 技术被用于检测血液和组织中镰刀菌属物种。在一项使用定量 PCR 检测真菌生物标志物的研究中，研究人员在 15 名侵袭性血源性镰刀菌病患者中的 14 名患者血液中检测到镰刀菌种类，而通过阳性培养物或活检确认诊断的中位时间为 6d。所有对照样本的检测结果均为阴性[56]。近年来，MALDI-TOF 质谱法已在实验室中应用，并已成为在物种水平上早期鉴定镰刀菌的有效方法。宏基因组高通量测序（metagenomic next-generation sequencing，mNGS）技术是对标本中全部核酸进行高通量测序，并通过生物信息学分析以识别标本中病原体的检测方法。这种无需培养、无偏好性的病原检测技术目前在临床已普遍应用，对于肾移植术后侵袭性镰刀菌病的诊断有重要价值。

## 四、侵袭性镰刀菌病的治疗

临床问题 8：**侵袭性镰刀菌病的一线治疗及挽救治疗方案是什么？**

推荐意见 8：建议伏立康唑或伏立康唑联合两性霉素 B 脂质体或两性霉素 B 脂质制剂作为侵袭性镰刀菌病的一线治疗（推荐强度 B，证据等级 2b）；对于病情进展且使用 AMB 的脂质体治疗失败的患者，建议应用泊沙康唑作为挽救疗法（推荐强度 B，证据等级 2c）。

推荐意见 9：建议治疗的重要环节包括尽可能降低免疫抑制强度（推荐强度 B，证据等级 2b）。

推荐意见说明：

由于缺乏临床试验观察，侵袭性镰刀菌病患者的最佳治疗策略尚不清楚。由于镰刀菌对抗真菌药物的治疗具有相对的耐药性，降低免疫抑制程度成为影响预后的最重要因素[37]。

在一项对 84 名血液系统疾病和侵袭性镰刀菌病患者的回顾性分析中，治疗包括两性霉素 B（69 名患者）和两性霉素 B 脂质体（13 名患者），2 名患者未接受治疗。27 名患者（32%）对治疗有反应，但只有 18 名患者（21%）在诊断后 90d 仍然生存。两性霉素 B 脂质体的应答率似乎优于两性霉素 B（分别为 46% 和 32%），但差异无统计学意义（P<0.36）[23]。在免疫功能受损的患者中，伏立康唑、两性霉素 B、两性霉素 B 脂质体均有治疗成功的报道。在一项回顾性研究中，26 名患有血液系统恶性肿瘤和镰刀菌病患者应用两性霉素 B 脂质复合物，作为对初级治疗不耐受或缺乏反应的补救治疗[41]，13 名患者（46%）为中性粒细胞减少。中位日剂量为 4.5mg/kg（总累积剂量为 5g）时，26 名患者的反应率（治愈或改善）为 46%。在另一项研究中，11 名镰刀菌病患者服用了伏立康唑，这些患者均对初级治疗不耐受或难治[42]；应答率（完全或部分应答）为 45%，90d 生存率为 71%。泊沙康唑也被用作 21 名已证实或可能患有侵袭性镰刀菌病患者的抢救治疗[43]。卡泊芬净联合两性霉素 B[44]、两性霉素 B 联合伏立康唑[45-47]、两性霉素 B 联合特比萘芬[48]和伏立康唑联合特比纳芬[49]已有成功治疗的报道。

根据现有数据，建议伏立康唑或伏立康唑联合两性霉素 B 脂质体制剂用侵袭性镰刀菌病治疗。与两性霉素 B 相比,两性霉素 B 脂质体制剂表现出较少的副作用。泊沙康唑被推荐为挽救疗法[23,50-52]。侵袭性镰刀菌病的联合治疗数据仅限于少数病例报告;除了抗真菌治疗外,侵袭性镰刀菌病患者的最佳治疗还包括感染组织的外科清创术。在确诊的导管相关镰刀菌病中应立即拔除静脉导管。粒细胞集落刺激因子或粒细胞 - 巨噬细胞集落刺激因子在镰刀菌病辅助治疗中的作用尚未确定。报告联合抗真菌和此类辅助治疗侵袭性镰刀菌病的成功病例很少。然而,鉴于镰刀菌病的预后不佳,特别是在持续中性粒细胞减少的患者中经常使用 G-CSF 和粒细胞输注作为支持。有个别病例报告称,通过药物治疗和辅助治疗相结合,成功治疗了侵袭性镰刀菌病[50-52]。

临床问题 9: 镰刀菌病是否需要外科治疗?

推荐意见 10: 早期治疗局部病灶,包括感染组织的外科清创术对于防止进展为更具侵袭性或传播性的镰刀菌感染非常重要(推荐强度 B,证据等级 2b)。

推荐意见说明:

早期治疗局部病灶对于防止进展为更具侵袭性或传播性的感染非常重要。这种治疗应包括外科清创术和全身抗真菌治疗。局部感染患者可能受益于外科清创术,而播散性感染需要使用全身药物和免疫疗法。角膜炎通常用局部抗真菌药物治疗,首选药物是纳他霉素[4]。也有局部应用和口服伏立康唑治疗成功的报道[38]。免疫功能受损患者的局部皮肤损伤值得特别关注。由于皮肤可能是播散性镰刀菌感染的来源,在开始免疫抑制治疗之前,应对破损的皮肤进行局部清创术,并使用局部抗真菌药物。

临床问题 10: 镰刀菌病是否需要做抗真菌药物敏感性检测?

推荐意见 11: 建议进行抗真菌药敏试验以指导抗真菌治疗(推荐强度 B,证据等级 2b)。

推荐意见说明:

镰刀菌通常对大多数抗真菌药物表现出较高的最低抑制浓度(minimum inhibitory concentration, MIC),与两性霉素 B 相比,对唑类药物如伏立康唑、泊沙康唑的 MIC 更高。然而,不同的菌种可能有不同的耐药特点。茄病镰刀菌和轮叶镰刀菌通常对三唑类化合物具有普遍耐药性,并且表现出比其他镰刀菌更高的两性霉素 B MIC[39,40]。相比之下,尖孢镰刀菌、串珠镰刀菌可能对伏立康唑和泊沙康唑敏感。

抗真菌药敏试验旨在帮助临床医师选择最合适的抗真菌药物治疗患者。在评估侵袭性镰刀菌病的抗真菌药敏试验结果时,一个重要的问题是体外数据和临床结果之间明显缺乏相关性。一项多中心研究评估了 88 名侵袭性镰刀菌病患者(74 名血液病患者)的 MIC 与预后之间的相关性。最常见的治疗是伏立康唑单药治疗(30.7%),其次是两性霉素 B 脂质体加伏立康唑治疗(26.1%)。未观察到 MIC 与结果(存活或死亡)之间的相关性[55]。

临床问题 11: 镰刀菌病治疗有效的标准是什么?

推荐意见 12: 治疗有效的标准包括由感染引起的发热和临床症状的消失,以及真菌血症和影像学异常改变的消退(推荐强度 B,证据等级 2b)。

推荐意见说明:

侵袭性镰刀菌病治疗有效的标准包括:由感染引起的发热和临床症状的消失,以及真菌血症和影像学异常改变的消退。对于镰刀菌病鼻窦炎患者,应重复进行鼻内镜检查,以确定没有出现新的坏死病变。可以使用检测炎症的成像方法,如正电子发射断层扫描(positron emission tomography, PET)[44]或独立标记的白细胞闪烁扫描。

## 五、镰刀菌病预防

**临床问题 12：侵袭性镰刀菌病需要初级预防吗？**

**推荐意见 13：**建议尽可能防止肾移植受者暴露于病原体（推荐强度 B，证据等级 2b）。

**推荐意见说明：**

侵袭性镰刀菌病预后不佳，预防感染仍然是管理的基石。对于免疫功能严重受损的患者，应尽可能防止患者暴露于病原体[54]。镰刀菌可以从周围物质、空气、自来水、洗涤槽、喷头中接触到。甲真菌病是免疫功能受损患者继发感染的重要来源。对于已知或可能免疫功能受损的患者，必须仔细评估甲真菌病并切除病灶。

目前通常推荐在出现皮肤感染且培养为镰刀菌属的血液病患者中使用三唑类药物用于初级预防。没有临床证据推荐在肾移植受者中进行药物预防。

**临床问题 13：侵袭性镰刀菌病是否需要进行二级预防？**

**推荐意见 14：**对既往有镰刀菌感染的免疫抑制患者，建议应用伏立康唑、泊沙康唑或两性霉素 B 脂质体作为二级预防（推荐强度 B，证据等级 2c）。

**推荐意见说明：**

由于既往有镰刀菌感染的免疫抑制患者有复发的风险[23]，应考虑二级预防（伏立康唑、泊沙康唑或两性霉素 B 脂质体）[53]；对此类移植受者应考虑选择非淋巴细胞清除剂作为诱导方案、推迟细胞毒性治疗或使用粒细胞集落刺激因子来缩短中性粒细胞减少症的周期。在进行免疫抑制治疗之前，应对皮肤损伤进行彻底的评估和治疗。应在有镰刀菌感染史的患者中尝试减少免疫抑制程度，必要时可以减少或停用免疫抑制剂。

## 六、小结

镰刀菌是一种普遍存在的真菌，在人类中，镰刀菌引起的最常见的疾病是浅表性的：甲真菌病和角膜炎。在免疫低下的个体，镰刀菌还可引起侵袭性疾病。本指南概要介绍了肾移植受者侵袭性镰刀菌病临床诊疗指南，包括：侵袭性镰刀菌病的流行病学特点、临床和实验室诊断标准、预防和治疗措施，将为肾移植术后镰刀菌病的防治提供循证医学依据和理论及实践指导，对加强多学科合作，提高我国肾移植整体诊疗水平具有重要意义。生物学、免疫学及医学科学等学科正在快速发展，而现有的指南具有一定的局限性，难以解决不断出现的镰刀菌病诊治的临床新问题。应将"指南"的应用紧密结合不同患者的病情，以及结合不断发展、具有循证医学证据的最新医学科学发展相关的 IFD 诊治新技术、新方法应用，将使肾移植患者更多获益。

**执笔作者：**冯钢（天津市第一中心医院）

**通信作者：**门同义（内蒙古医科大学附属医院），王祥慧（上海交通大学医学院附属瑞金医院）

**主审专家：**薛武军（西安交通大学第一附属医院），门同义（内蒙古医科大学附属医院），朱有华（中国人民解放军海军军医大学第一附属医院），陈刚（华中科技大学同济医学院附属同济医院）

**审稿专家：**丁小明（西安交通大学第一附属医院），丁晨光（西安交通大学第一附属医院），王祥慧（上海交通大学医学院附属瑞金医院），王强（北京大学人民医院），丰贵文（郑州大学第一附属医院），巨春蓉（广州医科大学第一附属医院），孙启全（广东省人民医院），冯钢（天津市第一中心医院），朱利平

（复旦大学医学院附属华山医院），李新长（江西省人民医院），李现铎（山东第一医科大学第一附属医院），宋文利（天津市第一中心医院），陈劲松（中国人民解放军东部战区总医院），戎瑞明（复旦大学医学院附属中山医院），苗芸（广州南方医科大学附属南方医院），张雷（中国人民解放军海军军医大学第一附属医院），黄刚（中山大学附属第一医院），周洪澜（吉林大学第一附属医院），金海龙（中国人民解放军第三医学中心），谢续标（中南大学湘雅二医院）

**利益冲突：**所有作者声明无利益冲突。

## 参考文献

[1] EVANS, J., D. LEVESQUE, L. A. DE, et al. Intracranial fusariosis: a novel cause of fungal meningoencephalitis in a dog [J]. Vet. Pathol, 2004, 41 (5): 510-514.

[2] NELSON, P. E., M. C. DIGNANI, et al.. Taxonomy, biology, and clinical aspects of Fusarium species [J]. Clin Microbiol Rev, 1994, 7 (4): 479-504.

[3] WICKEN, G. M. Fusarium allergic fungal sinusitis [J]. J. Allergy Clin. Immunol, 1993, 92 (4): 624-625.

[4] DOCZI I., T. GYETVAI L. KREDICS, et al. Involvement of Fusarium spp. in fungal keratitis [J]. Clin Microbiol Infect., 2004, 10 (9): 773-776.

[5] UEMURA EVG, BARBOSA M DOS S, SIMIANATTO S, et al. Onychomycosis caused by Fusarium species [J]. J Fungi (Basel), 2022, 8 (4): 360.

[6] KOEHLER P, TAKE D, CORNELY O A. Bone and joint infections by Mucorales, Scedosporium, Fusarium and even rarer fungi [J]. Crit Rev Microbiol 2016, 42 (1) 9: 158-171.

[7] GAVIRIA, J. M., J. A. VAN BURIK, D. C. DALE, et al. Comparison of interferon-gamma, granulocyte colony-stimulating factor, and granulocyte-macrophage colony-stimulating factor for priming leukocyte-mediated hyphal damage of opportunistic fungal pathogens [J]. J Infect Dis, 1999, 179 (4): 1038-1041.

[8] LEGRAND C., E. ANAISSIE, R. HASHEM, et al. Experimental fusarial hyalohyphomycosis in a murine model [J]. J Infect Dis, 1991, 164 (5): 944-948.

[9] ROMANI L.. Immunity to fungal infections [J]. Nat Rev Immunol, 2011, 11 (4): 275-288.

[10] WINN RM, Gil-LAMAIGNERE C, ROILIDES E, et al. Effects of interleukin-15 on antifungal responses of human polymorphonuclear leukocytes against Fusarium spp. and Scedosporium spp [J]. Cytokine, 2005, 31 (1): 1-8.

[11] SHOHAM S, LEVITZ SM. The immune response to fungal infections [J]. Br. J. Haematol, 2005, 129 (5): 569-582.

[12] RAAD I, TARRAND J, HANA H, et al. Epidemiology, molecular mycology, and environmental sources of Fusarium infection in patients with cancer [J]. Infect Control Hosp Epidemiol, 2002, 23 (9): 532-537.

[13] NUCCI M, ANASSIE E. Fusarium infections in immunocompromised patients [J]. Clin Microbiol Rev, 2007, 20 (4): 695-704.

[14] NUCCI M, ANASSIE E. Cutaneous infection by Fusarium species in healthy and immunocompromised hosts: implications for diagnosis and management [J]. Clin Infect Dis, 2002, 35 (8): 909-920.

[15] CENTERS FOR DISEASE CONTROL AND PREVENTION (CDC). Update: Fusarium keratitis-United States, 2005-2006 [J]. MMWR Morb Mortal Wkly Rep, 2006, 55 (20): 563-564.

[16] FLYNN J T, MEISLICH D, KAISER B A, et al. Fusarium peritonitis in a child on peritoneal dialysis: case report and review of the literature [J]. Perit Dial Int, 1996, 16 (1): 52-57.

[17] KUTIEN M, ANANDI V. RAMAN R, et al. Maxillary sinus fusariosis in immunocompetent hosts [J]. J Laryngol Otol, 1992, 106 (8): 733-736.

[18] MADHAVAN M, RATNAKAR C, VELIATH AJ, et al. Primary disseminated fusarial infection [J]. Postgrad Med J, 1992, 68 (796): 143-144.

[19] SANDER A, BEYER U, AMBERG R. Systemic Fusarium oxysporum infection in an immunocompetent patient with

an Adult Respiratory Distress Syndrome (ARDS) and Extracorporal Membrane Oxygenation (ECMO)[J]. Mycoses, 1998, 41 (3-4): 109-111.

[20] MURRAY C K, BECKIUS M L, MCAlllSTER K. Fusarium proliferatum superficial suppurative thrombophlebitis [J]. Mil Med, 2003, 168 (5): 426-427.

[21] STURM AW, GRAVE W, KWEE W S. Disseminated Fusarium oxysporum infection in patient with heatstroke [J]. Lancet, 1989, 1 (8644): 968.

[22] GABRIELE P, HUTCHINS RK. Fusarium endophthalmitis in an intravenous drug abuser [J]. Am. J. Ophthalmol, 1996, 122 (1): 119-121.

[23] NUCCI M, ANASSIE E J, QUERIOZ-TELLES F, et al. Outcome predictors of 84 patients with hematologic malignancies and Fusarium infection [J]. Cancer 2003, 98 (2): 315-319.

[24] BROZEK J L, AKL E A, COMPALATI E, et al. Grading quality of evidence and strength of recommendations in clinical practice guidelines part 3 of 3. The GRADE approach to developing recommendations [J]. Allergy, 2011, 66 (5): 588-595.

[25] NUCCI M, ANASSIE E. Emerging fungi [J]. Infect Dis Clin North Am, 2006, 20: 563-579.

[26] BOUTATI EI, ANAISSIE EJ. Fusarium, a significant emerging pathogen in patients with hematologic malignancy: ten years'experience at a cancer center and implications for management [J]. Blood, 1997, 90 (3): 999-1008.

[27] YILDIRAN S T, KOMURCU S, SARACLI MA, et al. Fusarium fungaemia in severely neutropenic patients [J]. Mycoses, 1998, 41 (11-12): 467-469.

[28] GANDHI BV, BAHADUR MM, DODEJA H, et al. Systemic fungal infections in renal diseases [J]. J Postgrad Med, 2005, 51 (suppl 1): S30-S36.

[29] CAMPO M, LEWIS R E, KONTOYIIANNIS D P. Invasive fusariosis in patients with hematologic malignancies at a cancer center: 1998-2009 [J]. J Infect, 2010, 60 (5): 331-337.

[30] LORTHOLARY O, OBENGA G, BISWAS P, et al. International retrospective analysis of 73 cases of invasive fusariosis treated with voriconazole [J]. Antimicrob Agents Chemother, 2010, 54 (10): 4446-4450.

[31] MAROM E M. "CT of the solitary pulmonary nodule" -a commentary [J]. AJR Am J Roentgenol, 2008, 190 (5): 1154-1155.

[32] MAROM E M, HMLMES A M, BRUZZI J F, et al. Imaging of pulmonary fusariosis in patients with hematologic malignancies [J]. AJR Am J Roentgenol, 2008, 190 (6): 1605-1609.

[33] NUCCI M, ANAISSIE E. Cutaneous infection by Fusarium species in healthy and immunocompromised hosts: implications for diagnosis and management [J]. Clin Infect Dis, 2002, 35 (8): 909-920.

[34] HAYDEN, R T, ISOTALO P A, PARRETT  T, et al. In situ hybridization for the differentiation of Aspergillus, Fusarium, and Pseudallescheria species in tissue section [J]. Diagn Mol Pathol, 2003, 12 (1): 21-26.

[35] LAU A, SIRRELL T C, CHEN S, et al. Multiplex tandem PCR: a novel platform for rapid detection and identification of fungal pathogens from blood culture specimens [J]. J Clin Microbiol, 2008, 46 (9): 3021-3027.

[36] TORTORANO A M, ESPOSTO M C, PRIGIANO A, et al. Cross-reactivity of Fusarium spp. in the Aspergillus galactomannan enzyme-linked immunosorbent assay [J]. J Clin Microbiol, 2012, 50 (3): 1051-1053.

[37] NUCCI M, GARNICA M, GLORIA A B, et al. Invasive fungal diseases in haematopoietic cell transplant recipients and in patients with acute myeloid leukaemia or myelodysplasia in Brazil [J]. Clin Microbiol Infect, 2013, 19 (8): 745-751.

[38] BUNYA VY, HAMMERSMITH KM, RAPUANO CJ, et al. Topical and oral voriconazole in the treatment of fungal keratitis [J]. Am J Ophthalmol, 2007, 143 (1): 151-153.

[39] CUENCA-ESTRELLA M, GOMEZ-LOPEZ A. MELLADO E, et al. Head-to-head comparison of the activities of currently available antifungal agents against 3378 Spanish clinical isolates of yeasts and filamentous fungi [J]. Antimicrob Agents Chemother, 2006, 50 (3): 917-921.

[40] CUENCA-ESTRELLA M, GOMEZ-LOPEZ A. MELLADO E, et al. In vitro activity of ravuconazole against 923 clinical isolates of nondermatophyte filamentous fungi [J]. Antimicrob Agents Chemother, 2005, 49 (12): 5136-5138.

[41] PERFECT J R. Treatment of non-Aspergillus moulds in immunocompromised patients, with amphotericin B lipid complex [J]. Clin Infect Dis, 2005, 40 (Suppl 6): S401-S408.

[42] PERFECT J R, MARR K A, WALSH T J, et al. Voriconazole treatment for less-common, emerging, or refractory

fungal infections [J]. Clin Infect Dis, 2003, 36 (9): 1122-1131.

［43］ RAAD II, HACHEM RY, HERBRECHT R, et al. Posaconazole as salvage treatment for invasive fusariosis in patients with underlying hematologic malignancy and other conditions [J]. Clin Infect Dis, 2006, 42 (10): 1398-1403.

［44］ MAHFOUZ T, MICELI M H, SAGhHAFIFAR F, et al. 18F-fluorodeoxyglucose positron emission tomography contributes to the diagnosis and management of infections in patients with multiple myeloma: a study of 165 infectious episodes [J]. J Clin Oncol, 2005, 23 (31): 7857-7863.

［45］ MAKOWSKY M J, WARKENTIN D I, SAVOIE M L. Caspofungin and amphotericin B for disseminated Fusarium verticillioides in leukemia [J]. Ann Pharmacother, 2005, 39 (7-8): 1365-1366.

［46］ MANSOORY D, ROOZBAHANY N A, MAZINANY H, et al. Chronic Fusarium infection in an adult patient with undiagnosed chronic granulomatous disease [J]. Clin Infect Dis, 2003, 37 (7): e107-e108.

［47］ MAYAYO E, PUJOL I, GUARRO J. Experimental pathogenicity of four opportunist Fusarium species in a murine model [J]. J Med Microbiol, 1999, 48 (4): 363-366.

［48］ MELEIADIS J, MEIS JF. MOUTON JW, et al. Comparison of NCCLS and 3-(4, 5-dimethyl-2-thiazyl)-2, 5-diphenyl-2H-tetrazolium bromide (MTT) methods of in vitro susceptibility testing of filamentous fungi and development of a new simplified method [J]. J Clin Microbiol, 2000, 38 (8): 2949-2954.

［49］ MOSCHOVI M, TRIMIS G, ANASTASOPOULOS J, et al. Subacute vertebral osteomyelitis in a child with diabetes mellitus associated with Fusarium [J]. Pediatr Int, 2004, 46 (6): 740-742.

［50］ MUSA MO, AL EISA A, HALIM M, et al. The spectrum of Fusarium infection in immunocompromised patients with haematological malignancies and in non-immunocompromised patients: a single institution experience over 10 years [J]. Br J Haematol, 2000, 108 (3): 544-548.

［51］ NAKAR C, LIVNY G, LEVY I, et al. Mycetoma of the renal pelvis caused by Fusarium species [J]. Pediatr Infect Dis J, 2001, 20 (12): 1182-1183.

［52］ NINETT B, JAN I, BONTEMS O, et al. Molecular identification of Fusarium species in onychomycoses [J]. Dermatology, 2005, 210 (1): 21-25.

［53］ MERZ WG, KARP JE, HOAGLAND M, et al. Diagnosis and successful treatment of fusariosis in the compromised host [J]. J Infect Dis, 1988, 158 (5): 1046-1055.

［54］ ANAISSIE EJ, STRATTON SL, DIGNANI MC, et al. Cleaning patient shower facilities: a novel approach to reducing patient exposure to aerosolized Aspergillus species and other opportunistic molds [J]. Clin Infect Dis, 2002, 35 (8): E86-E88.

［55］ NUCCI M, JENKS J, THOMPSON GR, et al. Do high MICs predict the outcome in invasive fusariosis？ [J]. J Antimicrob Chemother, 2021, 76 (4): 1063-1069.

［56］ DELLIÈRE S, GUITARD J, SABOU M, et al. Detection of circulating DNA for the diagnosis of invasive fusariosis: retrospective analysis of 15 proven cases [J]. Med Mycol, 2022, 60 (9): myac049.

# 56　肾移植供者来源性感染临床诊疗指南

随着国内遗体器官捐献（deceased organ donation，DD）工作的快速发展，DD 供肾已成为肾移植的主要器官来源之一。与此同时，供者来源性感染（donor-derived infection，DDI）的风险也随之出现。DDI 是指在器官捐献后，捐献者体内存在的病原体通过器官移植过程使受者罹患相同感染[1]。

DD 肾移植的器官捐献者绝大多数均有重症监护室（intensive care unit，ICU）治疗经历，接受过气管插管/气管切开、机械辅助通气、深静脉导管和导尿管留置等侵袭性操作。院内感染，特别是多重耐药菌（multidrug resistant bacteria，MDRB）感染的风险高。部分捐献者可能携带 MDRB 而未在捐献前

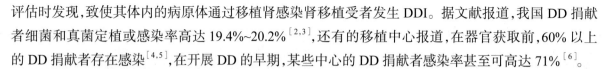

评估时发现,致使其体内的病原体通过移植肾感染肾移植受者发生 DDI。据文献报道,我国 DD 捐献者细菌和真菌定植或感染率高达 19.4%~20.2%[2,3],还有的移植中心报道,在器官获取前,60% 以上的 DD 捐献者存在感染[4,5],在开展 DD 的早期,某些中心的 DD 捐献者感染率甚至可高达 71%[6]。

美国、意大利等欧美国家已建立 DDI 的监测系统,发现 DDI 的病原体主要是细菌、真菌、寄生虫及病毒[7-9]。我国尚无 DDI 监测系统,中华医学会器官移植分会感染学组调查了全国范围内,自 2015 年 1 月 1 日~2016 年 12 月 31 日具有代表性的 11 家器官移植中心的数据,在 4 419 例肝肾移植受者中,因 DDI 而接受二次手术、移植物切除及受者死亡的严重不良事件共 45 例,发生率为 1.02%[10]。

鉴于严重的 DDI 在围手术期可导致包括受者死亡等严重后果,给 DD 来源肾移植工作带来极大挑战,中华医学会器官移植学分会组织专家,立足国内 DDI 现状,并参考国内外相关指南及文献报道,制订肾移植 DDI 诊疗指南。

## 一、指南形成方法

本指南已在国际实践指南注册与透明化平台(Practice Guide Registration for TransPAREncy,PREPARE)上以中英双语注册(注册号: PREPARE-2023CN852)。

自 2023 年 10 月开始,专家组在 2018 年版《中国实体器官移植供者来源感染防控专家共识》和 2019 年版《器官移植供者来源性感染诊疗技术规范》的基础上,对肾移植受者 DDI 的预防、诊断和治疗进行证据检索和评价,证据检索截止时间为 2023 年 12 月。证据来源: PubMed、Web of Science、Embase、Cochrane Library、万方、中国知网及中国生物医学文献数据库发表的英文和中文文献,根据 2009 版牛津大学循证医学中心的证据分级与推荐强度标准对每个临床问题的证据质量和推荐强度进行分级,将推荐意见的强度分为 A、B、C 和 D 4 个等级。指南编写专家组历时 3 个月,经过数轮讨论和修改,经中华医学会器官移植学分会组织全国器官移植与相关学科专家两轮会议集体讨论,最终形成目前的临床诊疗指南,共 15 个临床问题和 20 条推荐意见。本指南可供器官移植科、肾移植科、泌尿外科、肾脏病科和感染科等医师在临床实践中参考。

## 二、DDI 的定义和危险分层

**临床问题 1:** 本指南中,DDI 的定义,是特指肾移植围手术期对受者生命健康有重大威胁的急性感染? 还是也泛指包括来源于供者的乙型肝炎病毒(HBV)、丙型肝炎病毒(HCV)等病毒所导致的受者慢性感染?

**推荐意见 1:** 推荐本指南中 DDI 的定义,特指肾移植围手术期,来源于供者的对受者生命健康有重大威胁的急性感染(推荐强度 D,证据等级 5)。

**推荐意见说明:**

DDI 是指在器官捐献后,捐献者体内存在的病原体通过器官移植过程使受者罹患相同的感染[1]。在肾移植过程中,来源于捐献者的致病微生物可通过移植肾,传导到肾移植受者体内,激活并导致感染的发生。DD 和活体亲属器官捐献(living-related organ donation,LRD)的肾移植过程中,都存在 DDI 的可能。

虽然活体亲属供肾肾移植中,HBV(Hepatitis B Virus,HBV)、HCV(Hepatitis C Virus,HCV)、巨细胞病毒(cytomegalovirus,CMV)等病毒也可能通过移植肾传染给肾移植受者,但是这些感染目前已经有确切、有效的防治措施,而且在受者体内多为慢性感染,所以对移植肾及肾移植受者的危害性相对较小。

临床上 DDI 在 DD 肾移植中更为常见。既往国内外的相关指南中,涉及的 DDI 主要涵盖两大类:①围手术期对受者生命健康有重大威胁的急性感染,主要包括细菌感染和真菌感染,这类感染严重者可导致移植肾切除及肾移植受者的死亡;②来源于供者的 HBV、HCV、CMV 等病毒所导致的受者慢性感染,这类感染绝大多数都可防可控,对移植肾及肾移植患者危害相对较小[11]。

综上所述,考虑到来源于供者的细菌、真菌导致的围手术期急性感染对肾移植受者的危害较大,需要重点关注和防治,同时结合国内专家问卷调查结果,93% 以上的专家认同上述观点。因而推荐本指南中,DDI 的定义,特指肾移植围手术期,来源于供者且对受者生命健康有重大威胁的急性感染,包括细菌和真菌感染。

**临床问题 2:如何诊断肾移植受者的围手术期感染是 DDI?**

推荐意见 2:推荐结合供 / 受者的感染病史、感染病原菌的类型、实验室检测结果等因素,综合判断是否为 DDI(推荐强度 B,证据等级 2c)。

推荐意见 3:确切诊断 DDI 应包括以下几个方面:存在可疑的感染传播,受者有可疑病原菌的实验室检查证据,另一个受者也有相同病原菌的实验室检查证据,供者有相同病原菌的实验室检查证据,该受者在移植前的相关感染病原菌检查阴性(推荐强度 B,证据等级 2c)。

推荐意见说明:

肾移植受者在围手术期发生感染的原因较多,主要包括 DDI、院内获得性感染、自身驻留病原菌在免疫抑制状态下的激活等。如何判断受者在围手术期发生的急性感染是 DDI,需要综合考虑多种因素。国外发表的 DDI 相关文献中,结合供者和受者病史、感染病原菌类型等数据来判断 DDI 的可能性大小,将 DDI 归类为证实的 DDI、很可能的 DDI、可能的 DDI、排除 DDI 4 类[12]:

1. 证实的 DDI　必须同时满足以下所有条件:①存在可疑的感染传播事件;②受者有可疑病原菌的实验室检查证据;③另一个受者也有相同病原菌的实验室检查证据;④供者有相同病原菌的实验室检查证据;⑤如果存在移植前的实验室检查证据,该受者在移植前的相关感染病原菌是阴性。

2. 很可能的 DDI　存在可疑的感染传播事件,受者有可疑病原菌的实验室检查证据,而且需要满足以下条件之一:①另一个受者也有相同病原菌的实验室检查证据;②供者有相同病原菌的实验室检查证据。

3. 可能的 DDI　满足以下条件之一:①单个受者存在可疑的感染传播事件,而且受者有可疑病原菌的实验室检查证据;②对感染予以主动性预防或治疗的情况下,没有感染传播的证据;③存在强烈提示感染传播事件的数据,但这些数据难以证实此感染传播事件。

4. 排除 DDI　存在可疑的感染传播事件,而且至少存在以下条件之一:①有明确的可以解释感染的其他原因;②来自同一供者的其他受者,通过合适的检测,均无相同的感染病原菌;③受者有移植前就存在相关感染病原菌的实验室检查证据。

另有文献将 DDI 归类为证实的 DDI、很可能的 DDI、可能的 DDI、不大可能的 DDI、排除 DDI 等5 类[13],判断的标准与前文中相似。

(1)证实的 DDI:有明确证据表明,供者和至少一名受者患有相同的感染;

(2)很可能的 DDI:有强有力的证据表明,但不能证明感染的确切来源;

(3)可能的 DDI:数据显示感染可能是供者来源,但不足以满足确认感染来源(已证实的和 / 或很可能的),也不能正式排除供者来源的情况;

(4)不大可能的 DDI：可疑感染可能会从供者传染给至少一名受者，但现有数据显示不太可能是供者来源的；

(5)排除 DDI：有明确证据表明，受者感染的来源是非供者的。

虽然判断 DDI 存在相应的标准和条件[12]，但临床上诊断 DDI 仍然存在很多困难和限制，包括：①供者样本不足，在器官获取前没有或没有足够的供者标本，难以评估供者是否存在感染；②受者样本不足，大多数受者没有检测或保留移植前的相关标本，从而难以确定受者移植前是否存在感染；③为证实感染的相关性而进行的检测项目不完整，即使在受者和供者中都检测出了同种病原菌，现有的检测项目也可能无法最终确定这种病原菌是否有相关性。例如，如果病原菌是共同的（比如耐甲氧西林金黄色葡萄球菌，*methicillin-resistant staphylococcus aureu*，MRSA），检测结果（比如脉冲场凝胶电泳）也是相同的，但供者和受者在同一医院或地区接受过治疗，即使确定是相同的菌株，也可能无法确定病原体一定是来源于供者。

**临床问题 3：**需要关注的易导致 DDI 的供者危险因素有哪些？

**推荐意见 4：**推荐重点关注供者感染风险相关的病史以及供者体内多重耐药菌、真菌的检测结果（推荐强度 B，证据等级 2c）。

**推荐意见说明：**

潜在的器官捐献者在器官获取前需要接受一系列的评估和检测，供者感染状态的评估是其中重要环节。供者即使存在某些感染，肾移植受者通过围手术期相应抗感染药物的预防性和/或治疗性使用，也可以避免 DDI 的发生。因此，在目前移植器官来源严重短缺的现状下，既要降低受者 DDI 的发生率，又要尽可能避免移植器官的浪费，需要对容易导致 DDI 的供者危险因素进行重点关注。

有文献报道在器官移植中，即使围手术期使用了合适的抗菌药物预防性治疗，供者来源的细菌感染也可能发生[14]。常规抗菌药物预防性治疗方案难以预防多重耐药菌导致的 DDI。多重耐药菌引起的 DDI，包括 MRSA、耐甲氧西林表皮葡萄球菌（*methicillin-resistant staphylococcus epidermidis*，MRSE）、耐万古霉素肠球菌（*vancomycin-resistant enterococcus*，VRE）、产超广谱 β- 内酰胺酶（*extended-spectrum β-Lactamases*，ESBLs）细菌、耐碳青霉烯类肠杆菌（*carbapenem-resistant enterobacteriaceae*，CRE）中的耐碳青霉烯类克雷伯氏肺炎杆菌（*carbapenem-resistant klebsiella pneumoniae*，CRKP）、耐碳青霉烯类克铜绿假单胞菌（*carbapenem-resistant pseudomonas aeruginosa*，CRPA）、耐碳青霉烯类鲍曼不动杆菌（*carbapenem-resistant acinetobacter baumannii*，CRAB），其病死率可达 33%[15]。此外，部分供者可能感染的病原菌为广泛耐药菌（*extensively drug resistant bacteria*，XDRB）或全耐药菌（*pandrug resistant bacteria*，PDRB）。XDRB 指细菌对常用抗菌药物几乎全部耐药，革兰氏阴性杆菌仅对黏菌素和替加环素敏感，革兰氏阳性球菌仅对糖肽类和利奈唑胺敏感；PDRB 指对所有分类的常用抗菌药物全部耐药。

导致供者感染多重耐药菌的高危因素包括：手术史（尤其是开腹手术史）、气管插管机械通气史、深静脉置管史、ICU 治疗时间长、广谱抗菌药物使用史、血管活性药物使用史、心肺复苏史等[15,16]。

对多重耐药细菌 DDI 的评估和降低风险措施报道较少。以色列移植中心等机构关于多重耐药细菌 DDI 提出了一些专家意见，如多重耐药菌的供者筛查，已知多重耐药菌定植或感染的供者移植器官的选择，多重耐药菌预防性抗菌药物使用等[17]。

供者来源的真菌感染发病率相对较低[18]，但其常常导致受者发生严重的感染并发症，如真菌性动脉炎、霉菌性假性动脉瘤、真菌性吻合口感染、真菌球、移植部位脓肿、粗球孢子菌性心内膜炎等。

有以下情况的供者,是受者发生真菌性 DDI 的高危因素:患有隐球菌疾病的供者,包括那些患有未诊断明确的隐球菌性脑膜脑炎的供者;供者的活动性组织胞浆菌病或未确诊的、可能无症状的组织胞浆菌感染;来自有活动性或隐匿性真菌感染的流行地区的潜在供者,可传播球孢子菌病[19,20]。

**临床问题 4:** 需要关注的肾移植受者易感 DDI 的危险因素有哪些?

**推荐意见 5:** 推荐重点关注糖尿病、高龄、营养不良、肥胖、再次移植、受者术前感染史、免疫抑制剂高暴露、移植肾功能延迟恢复、原发性肾脏无功能、早期的排斥反应等(推荐强度 B,证据等级 3a)。

**推荐意见说明:**

对于肾移植受者,糖尿病、高龄、营养不良、肥胖、再次移植、受者术前感染史、免疫抑制剂高暴露(采用淋巴清除抗体诱导)、移植肾功能延迟恢复等都是 DDI 易感的危险因素[21]。受者的免疫系统因移植后免疫抑制剂的应用受到抑制,特别是高暴露状态下,使其更易受到感染[22]。较大的受者年龄,以及存在高血压、肥胖或移植后体重明显增加的情况下,DDI 的风险更高[23]。糖尿病、免疫抑制状态和伴随的细菌感染等会大大增加供者来源真菌感染的可能性[24]。

**临床问题 5:** 对于 DDI,如何根据病原菌的类型及检出病原菌的标本不同进行风险分层?

**推荐意见 6:** 推荐根据来源于供者的病原菌是广泛耐药菌、多重耐药菌、非耐药菌,依次将 DDI 风险分层为高、中、低(推荐强度 C,证据等级 4)。

**推荐意见 7:** 推荐根据检出的病原菌来源于供者的血液及供肾的保存液 / 灌注液、供者的引流液 / 胸水 / 腹水等、供者尿液 / 鼻咽拭子 / 痰液,依次将 DDI 风险分层为高、中、低(推荐强度 B,证据等级 2c)。

**推荐意见说明:**

由于我国遗体捐献者多有 ICU 治疗经历,病情复杂严重,接受过多项有创操作及置管,院内感染,尤其是 MDRB 感染的风险高[25]。因此,在肾移植过程中,为更好保障移植受者的安全,不仅需要在移植前对移植肾功能进行评估,还需要根据供者的感染情况进行相应的感染评估及危险分层。

《中国实体器官移植供者来源感染防控专家共识(2018 版)》中,将 DDI 的风险分为不可接受风险、高风险、低风险三个风险级别。筛选出禁止进行器官捐献的供者,如 CRE 菌血症供者,以降低移植受者的感染风险[10]。由于目前针对 CRE 新的有效抗生素上市并临床应用,既往认为风险层级为不可接受风险的供肾,目前的风险等级可以考虑下调为高风险。国外有多篇文献报道,在实体器官移植过程中通过对供者进行 CRE 检测 / 培养,对受者进行 CRE 检测和针对性防治、微生物学随访,供者即使有 CRE 定植也已非器官捐献绝对禁忌[26,27]。

1. 根据感染的病原菌类型,进行危险分层评估

根据来源于供者的病原菌是否为耐药菌,以及耐药菌的耐药程度,分为低、中、高危感染。

(1)低危:病原菌为非耐药菌感染,临床常用抗生素敏感有效。

(2)中危:病原菌为 MDRB,包括对三类(如氨基糖苷类、红霉素、β- 内酰胺类)或三类以上抗生素同时耐药(而不是同一类抗生素的三种药物),临床常见的耐药菌主要为 MRSA,VRE,产 ESBLs 细菌,CRE 中的 CRKP,CRPA,和 CRAB 等。

(3)高危:病原菌为 XDRB 或 PDRB。

供者来源的病原菌是否为耐药菌,以及耐药的程度,需要相关临床标本(痰液、尿液、供肾灌注液、引流液、血液等)的细菌培养和药物敏感试验来确认。尤其是 GeneXpert 检测技术,在病原菌快速检测及碳青霉烯耐药性检测方面发挥了重要作用。GeneXpert 检测技术是一种先进的全自动分子诊断平台,已在国内较多医院及器官移植中心使用,具有以下特点:①集成度高:一个检测试剂盒就能将样

品制备、核酸扩增、定量检测等分子操作步骤都集成到芯片内部完成；②检测范围全面：已上市了针对不同病原菌的检测试剂盒，而且样本来源可以是血液、尿液、痰液或灌注液等；③检测过程快捷：整个检测过程可在 2h 内完成，检测结果准确度高，可以明确耐药菌的基因型；④检测过程安全：试剂盒一次性使用，减少流出而导致传染，设备内部的安全性高，检测时试剂盒不会发生破裂而污染周围环境。

2. 根据感染的病原菌的来源部位，进行危险分层及评估项目

根据供者体内检测到病原菌的来源部位，分为低、中、高危感染。

(1)低危：供者的尿液、鼻咽拭子、痰液中(气管插管吸痰)培养出病原菌，首先不能除外样本污染的可能，因为供者会留置导尿管、气管插管等，取样时容易被污染；此外，即使不是样本的污染，确实可以培养出病原菌，这些病原菌如果未入血，随供肾带到受者体内的机会也很低，因而危险分层可归为低危；

(2)中危：供者引流液中培养出病原菌，污染的可能性较小，而且说明病原菌已经存在于供者的腹腔、盆腔、胸腔等深部组织，因而危险分层归为中危；

(3)高危：如果供者的血液标本中或供肾的保存液/灌注液中培养出病原菌，说明供肾携带病原菌的机会大，病原菌随供肾带到受者体内的机会也较大，容易导致DDI，因而危险分层为高危；

为了进行基于感染部位病原菌的危险分层，需要对潜在器官捐献者进行多部位、多时间点的临床标本的取样和检测，以尽可能避免及减少危险分层中的偏差。

临床问题 6：肾移植受者 DDI，需要重点关注的细菌感染有哪些类型？

推荐意见 8：肾移植受者 DDI，推荐重点关注革兰氏阴性菌中的 CRKP、CRPA、CRAB 和革兰氏阳性菌中的 VRE、MRSA、MRSE(推荐强度 B，证据等级 2a)。

推荐意见说明：

国内文献报道，器官捐献者感染的病原菌构成以革兰氏阴性菌为主(75%)，其次为革兰氏阳性菌(18.2%)[6]。此外，引发我国 DDI 严重不良事件的最主要病原菌是 MDRB，占感染例次的 85.4%，MDRB 中排在前三位的依次为 CRKP、VRE 和 CRPA[10]。

2022 年 2 月 11 日，复旦大学附属华山医院抗生素研究所整理的《CHINET 中国细菌耐药监测结果(2021 年 1~12 月)》在 www.chinets.com 发布。各类临床标本的病原菌中，排名前 5 位分离菌分别是：大肠埃希菌 18.96%、肺炎克雷伯菌 14.12%、金葡菌 8.93%、铜绿假单胞菌 7.96%、鲍曼不动杆菌 7.28%。CRE 中肺炎克雷伯菌对亚胺培南耐药率为 23.1%，对美罗培南耐药率为 24.4%。铜绿假单胞菌对亚胺培南的耐药率为 23%，对美罗培南耐药为 18.9%。鲍曼不动杆菌对亚胺培南耐药率为 71.5%，对美罗培南耐药率为 72.3%。耐甲氧西林的葡萄球菌中：MRSA 占 30%，MRSE 占 80.7%，其他耐甲氧西林凝固酶阴性葡萄球菌占 77.7%。

据国外文献报道，器官移植受者中 CRKP 感染的发生率为 3%~10%，感染后 30d 的死亡率为 37%[28]，比非 CRKP 感染的受者高出约 3~5 倍[29]。国内某中心报道的肾移植术后 CRKP 感染率为 8.6%，其中 DDI 的 CRKP 感染比例为 31.25%[30]，和国外文献报道的发生率相近。VRE、MRSA 是肾移植患者 DDI 中常见阳性球菌，VRE 感染的发生率为 0~13.6%，MRSA 感染的发生率为 1.25%~1.9%，术后 30d 相关死亡率为 10%，移植肾丢失率为 10%[31]。

综合国内的医疗机构病原菌检出情况，以及国内外器官移植受者感染的病原菌分布情况，CRE 及 MRSA、VRE、MRSE 等病原菌的感染发生率较高，导致的相关不良事件也较多且严重。因此，我们建议在国内肾移植的 DDI 防控中，需要对 CRE 中的 CRKP、CRAB、CRPA，以及 MRSA、VRE、MRSE 等

阳性菌予以重点关注和监测。

临床问题 7：**肾移植受者 DDI，需要重点关注的真菌感染有哪些类型？**

推荐意见 9：肾移植受者 DDI 推荐重点关注念珠菌、曲霉菌、毛霉菌、新型隐球菌（推荐强度 B，证据等级 2c）。

推荐意见说明：

国内文献报道，器官捐献者感染的病原菌构成以革兰氏阴性菌为主（75%），其次为革兰氏阳性菌（18.2%），真菌占比较低（6.8%）。真菌中分离的主要菌株为白假丝酵母菌和热带假丝酵母菌[6]。

如果潜在器官捐献者罹患假丝酵母菌、新型隐球菌、曲霉菌、毛霉菌和球孢子菌的活动性感染，应该成为器官捐献的禁忌。

但在临床工作中，很多情况下器官捐献者的生命体征极度不稳定，留给评估供者感染情况的时间窗有限，而且真菌感染早期诊断困难、表现隐匿，很多存在真菌感染的潜在器官捐献者并没有得到及时、准确的诊断，而已成为器官捐献者。此外，真菌性 DDI，尤其是侵袭性真菌 DDI，器官移植受者病死率高，有报道，并发侵袭性念珠菌感染受者相关病死率达 5%~77%，并发侵袭性曲霉菌感染受者相关病死率在 55% 以上[32]。因此，我们在 DDI 的防治工作中，特别是肾移植受者术后监护中需要对假丝酵母菌（念珠菌）、丝状真菌（曲霉菌、毛霉菌）、新型隐球菌等真菌感染予以重点关注和监测。

## 三、DDI 的评估与诊断

临床问题 8：**器官获取前，如何对潜在供肾捐献者进行感染相关的评估？**

推荐意见 10：对于潜在供肾捐献者，推荐收集捐献者的病史资料、生理指标及体征、影像学检查、标本的病原学检测以及供者所在 ICU 的病原菌监测报告（推荐强度 A，证据等级 1a）。

推荐意见说明：

1. 收集病史及基本概况资料 病史资料的收集尽可能详细，包括现病史、既往史、个人史、手术史、动物接触史、感染情况等，应特别关注有否感染性疾病史、血液制品的使用、疫苗的接种及职业暴露、地方性感染（如组织胞浆菌、芽生菌、球孢子菌、锥虫、线虫等）暴露等。如有明确的地方性感染暴露史，需要额外增加相关的筛查及检查手段。了解供者有否结核分枝杆菌、人类免疫缺陷病毒（human immunodeficiency virus，HIV）、HBV、HCV 感染或其他传染性疾病的接触史，非法药物的使用史、冶游史、有否监禁史以及与动物接触史等，为进一步的实验室筛查提供依据[16]。

询问病史时应注意：

（1）不明原因的脑死亡患者，或已知的致病因素不足以解释脑死亡时，建议放弃捐献。

（2）近期有狗、猫、蝙蝠、啮齿类等动物咬伤或抓伤史，需排除狂犬病等相关疾病。

（3）某些可能传播 HIV、HBV 和 HCV 风险的行为，包括母亲携带 HIV、HBV 或 HCV 的婴儿供者（≤2 岁）或在之前 12 个月内曾有如下行为的供者：①与已知或怀疑携带 HIV、HBV 或 HCV 者进行过性行为；②男男性行为；③女性供者与发生过男男性行为的男性进行性接触；④卖淫、嫖娼；⑤与静脉注射、肌肉注射、皮下注射毒品的人发生性关系；⑥静脉注射、肌内注射、皮下注射毒品药物；⑦进行过梅毒、淋病、衣原体感染等治疗，或发生过生殖器溃疡[33]。

2. 临床生理指标及各项体征 临床评估内容主要是供者的各项生理指标 / 生命体征，以及相应的体格检查等。前者主要包括体温、心率、血压、呼吸、血氧饱和度和尿量等。体格检查应重点关注供者体表有否脓肿、溃疡、淋巴结肿大、创伤部位或伤口，以及尿液、引流液等有无感染的表现，对于可疑

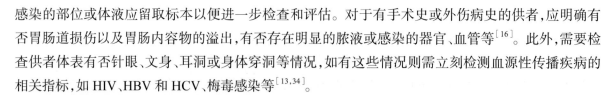

感染的部位或体液应留取标本以便进一步检查和评估。对于有手术史或外伤病史的供者,应明确有否胃肠道损伤以及胃肠内容物的溢出,有否存在明显的脓液或感染的器官、血管等[16]。此外,需要检查供者体表有否针眼、文身、耳洞或身体穿洞等情况,如有这些情况则需立刻检测血源性传播疾病的相关指标,如 HIV、HBV 和 HCV、梅毒感染等[13,34]。

3. 影像学检查　对可能发生感染的部位和/或捐献的器官进行相应的影像学检查,如 X 线胸片、肝肾等脏器的超声、心脏彩色多普勒超声(心超)、头颅/胸部/腹部/盆腔 CT 等,为进一步的病原学检查提供依据[16]。对于突发意识障碍、体温 ≥38℃ 或 ≤36℃、呼吸加快( ≥22 次/min)、血压下降(收缩压 ≤90mmHg、舒张压 ≤60mmHg 或平均动脉压 ≤65mmHg,10mmHg=1.33kPa)、血氧饱和度下降( ≤90%)、尿量减少[ ≤0.5~1.0ml/(kg·h)]的供者,应积极寻找可能的感染因素[35]。

X 线胸片和腹部超声检查通常是必不可少的影像学检查,关注肺部有否活动性结核、感染和腹部脏器是否存在脓肿,必要时增加胸部/腹部/盆腔 CT、心超、头颅 CT 或 MRI 等。

4. 实验室检查　对所有潜在供者都应进行感染相关的实验室检查,尤其是侧重于细菌、真菌感染的检测。

(1)常规检测项目:血常规、C 反应蛋白(C-reactive protein,CRP)。血常规中白细胞增多( ≥10.0×10⁹/L)或减少( ≤3.0×10⁹/L),粒细胞增多或者出现核左移时,提示有感染发生可能。CRP 是敏感但特异性不高的炎症指标。CRP ≥40mg/L 多提示感染的存在, ≥100mg/L 多提示脓毒症或侵袭性感染可能[36]。

(2)感染相关指标的检测:①降钙素原(procalcitonin,PCT):PCT ≥2ng/ml 多提示有脓毒症存在,PCT 水平与感染严重程度呈正相关;② 1,3-β-D- 葡聚糖试验(G 试验):适用于除新型隐球菌和接合菌(毛霉菌、根霉菌)外的所有深部真菌感染的早期诊断,但它只能提示有否侵袭性真菌感染,并不能确定为何种真菌;③半乳甘露聚糖试验(GM 试验):为侵袭性曲霉菌感染的早期诊断提供依据。常可在患者临床症状出现前 5~8d 获得阳性结果,临床上通常与 G 试验联合检测。④隐球菌荚膜多糖抗原测定:可取脑脊液或血液进行检测,是新型隐球菌检测的主要生物标记物,可早期、快速诊断隐球菌感染,其滴度高通常提示预后不良。⑤ γ- 干扰素释放试验(interferon gamma release assay,IGRA):对辅助诊断活动性结核病与潜伏结核感染(latent tuberculosis infection,LTBI)有一定参考价值,仅凭 IGRA 阳性不能区分活动性结核病与 LTBI[33,36]。

(3)病原微生物的检测:应常规留取供者的外周血、尿液、痰液或气道分泌物进行病原微生物检测,有条件时可采集组织、脑脊液、引流液、胸或腹腔积液或肺泡灌洗液等标本[16]。此外,供者器官保存液的细菌和真菌培养也可列为供者感染评估的常规检查,但应注意存在污染的可能。

(4)常用微生物检测方法如下:直接涂片染色镜检(仅适用于以下情况):革兰氏染色检查普通细菌、抗酸染色检查抗酸杆菌、弱抗酸染色检查奴卡菌、墨汁负染色检查新型隐球菌、六胺银染色检查肺孢子菌等,涂片检查能快速提供可能病原体的信息,但一般不能作为确诊依据。

细菌、真菌培养:尽可能采集供者无菌体液、组织或分泌物等进行细菌、真菌培养。对于可疑感染的供者出现以下任一体征时,均应行血培养:①发热( ≥38℃ )或低温( ≤36℃ );②寒战;③白细胞计数增加或减少;④皮肤黏膜出血;⑤突发意识障碍;⑥多器官功能衰竭;⑦血压下降;⑧呼吸增快;⑨ CRP、PCT 增高;⑩ G 试验和/或 GM 试验阳性。怀疑感染性心内膜炎时应重复做血培养。

基于分子技术学的病原菌检测:尤其是对于 CRE 的检测,主要有表型筛查、基因型检测和免疫层析技术等[37-39]。① Carba NP 试验:是 CRE 表型检测方法,简便快速,对检测 KPC、NDM 具有较好的敏感性(>90%)和特异性(>90%),但对 OXA-48 敏感性低,易漏检;②改良碳青霉烯灭活试验(modified carbapenem inactivation method,mCIM)和乙二胺四乙酸(EDTA)改良碳青霉烯灭活试验(EDTA-carbapenem inactivation method,eCIM):推荐 mCIM 用于筛选产 CRE,对 KPC、NDM、OXA-48 敏感性可达 99%。eCIM 在 mCIM 结果阳性的前提条件下,用于区分丝氨酸碳青霉烯酶和金属酶。eCIM 阳性提示产金属酶,阴性提示产丝氨酸碳青霉烯酶(不能排除产金属酶,存在丝氨酸碳青霉烯酶和金属酶并存的可能);③硼酸协同试验[40]:硼酸能抑制 KPC 酶活性,硼酸联合美罗培南或亚胺培南药敏纸片可以很好地检测产 KPC 酶肠杆菌科细菌,对高产 AmpC 酶合并外膜孔蛋白丢失的细菌也会产生假阳性,可利用 AmpC 酶活性对能被氯唑西林抑制的特性进行区分;④ EDTA 协同试验:主要用于筛选产金属酶菌株;⑤基因型检测:有相应的商品化试剂,GeneXpert Carba-R 能同时检测 KPC、NDM、VIM、IMP-1、OXA-48(包括 OXA-181/OXA-232);⑥免疫层析技术(胶体金法):目前已有商品化试剂胶体金检测条,可同时快速检测 KPC、NDM、VIM、IMP、OXA-48,20 分钟内即可获得检测结果,灵敏度和特异度均在 90% 以上[41]。

宏基因组新一代测序:宏基因组新一代测序(metagenomic next generation sequencing,mNGS)能够对检测标本中的所有核酸进行随机、无偏性的全部测序,结合病原微生物数据库及特定算法,检测标本中含有的可能病原微生物序列。mNGS 解决了需要提前预判、靶向检测的问题,且能覆盖较大范围的病原体,病毒、细菌、真菌、寄生虫都能被同时检测[42]。mNGS 技术不依赖病原微生物培养,对常见病原微生物检验阴性、疑难感染性疾病的病原学诊断以及新发突发传染病的病原体发现具有独特价值[43]。但是,mNGS 也有自身的局限性,并不能解决也并不适合全部感染诊断的问题。首先,诊断的敏感性过高,特异性相对较低。mNGS 阳性结果仅代表临床标本中检出某种病原体的核酸片段,无法确定该病原体与感染之间的关系,还需要应用其他方法或者感染相关的标志物进行相互验证[44];其次,受临床 mNGS 技术本身、测序成本及数据库等影响,常规 mNGS 无法获得检测标本中所有微生物的序列,临床标本中低浓度致病微生物可能会造成漏检,同时针对特定病原体的耐药或毒力基因的分析亦较难实现[42]。最后,mNGS 检测成本较高,标本外送检测周期较长。因此,mNGS 尚不宜作为器官捐献者的常规检测技术,需要严格掌握适应症,在有条件的中心或有特殊需求时可以选择性应用,而且需要选择合适的临床标本进行检测。此外,需要合理解读 mNGS 的结果,避免过于保守而导致潜在捐献器官的浪费。

5. 供者所在 ICU 病原菌监测报告 ICU 是细菌和真菌感染的重灾区,也是多重耐药菌院内感染最主要的流行区域。潜在的器官捐献者绝大多数都有 ICU 的驻留和治疗史,ICU 环境中存在的多种病原菌,通常为耐药菌甚至是多重耐药菌,容易导致患者之间的交叉感染,潜在供者也存在交叉感染的可能。因此根据潜在器官捐献者所在 ICU 的病原菌监测结果,可对潜在供者的感染风险评估进行补充和提供参考[10]。

由于本指南中重点关注的是细菌、真菌等导致的围手术期急性 DDI,其他潜在供者的病毒感染相关的评估内容,简单说明如下:HIV、HBV、HCV、CMV、BKV、EBV、人类嗜 T 细胞病毒(human T lymphotropic virus,HTLV)等病毒要依靠血清学检测发现,尤其是核酸检测(nucleic acid tests,NAT),可减少漏诊的可能[33]。

**临床问题 9:供肾获取后,如何对供肾可能携带的潜在病原菌进行评估及诊断?**

推荐意见 11:供肾获取后,推荐对供肾保存液、灌注流出液进行细菌、真菌培养 + 药敏检测(推荐强度 A,证据等级 1a)。

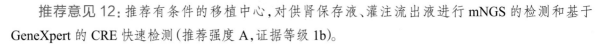

推荐意见 12：推荐有条件的移植中心，对供肾保存液、灌注流出液进行 mNGS 的检测和基于 GeneXpert 的 CRE 快速检测（推荐强度 A，证据等级 1b）。

推荐意见说明：

DD 供肾获取后，建议进一步对 DDI 的风险进行评估和诊断，主要是基于供肾保存液（preservation fluid，PF）、灌注液的病原体检测。

PF 及灌注液的感染原可能来自供者本身，也可能在器官获取或修整过程中发生污染。PF 的污染与 DDI 密切相关，国外有文章报道器官保存液的培养阳性率为 9.5%~98.4%[45]。国内某肾移植中心的回顾性研究显示，PF 的病原菌培养阳性率为 55.93%（349/624），DDI 的发生率为 7.21%（45/624）。保存液培养阳性组受者术后感染率为 26.36%（92/349），阴性组为 17.82%（49/275）。44.07%（275 例）的保存液中未检测出病原菌，在后续治疗中也未出现 DDI。此外，保存液中共分离病原菌株 497 株，其中细菌 398 株（80.08%），真菌 57 株（占 11.47%）[46]。

目前临床上使用 LifePort 对 DD 供肾进行低温机械灌注的中心越来越多，对于灌注液的病原菌检测和对于保存液的病原菌检测有同等价值。虽然保存液、灌注液培养出的病原菌，并不一定会导致 DDI，但有助于对术后 DDI 进行预警和预防。

对于 PF、灌注液的潜在病原菌检测，可以选择病原菌培养 + 药敏，但是培养结果的阳性率较低且培养出结果的时间会较久。针对目前临床上肾移植 DDI 中 CRE 发生率较高且危害性较大的现状，需要重点加强对于 CRE 的检测和监测。对于 CRE 的检测方法及技术，目前主要包括 Carba NP 试验、mCIM 和 eCIM、硼酸协同试验、EDTA 协同试验、基因型检测（GeneXpert Carba-R）、免疫层析技术（胶体金法）、mNGS 等方法[38-41]。鉴于各项检测技术的临床简便性、可操作性、时效性和检测费用等因素，综合下来推荐有条件的移植中心使用 GeneXpert 技术进行 CRE 的基因型检测，目前已有相应的商品化试剂。GeneXpert 能同时检测 KPC、NDM、VIM、IMP-1、OXA-48（包括 OXA-181/OXA-232）等基因型，而且 1~2h 内能够获得检测结果，有助于临床上尽早启动针对 DDI 更加精准、有效的抗感染预防和治疗方案。

临床问题 10：**如何对肾移植受者进行 DDI 相关的评估和诊断？**

推荐意见 13：推荐对肾移植受者引流液、尿液，以及必要时的血液等标本，进行病原菌的监测，并结合供者病原学检测结果判断是否为 DDI（推荐强度 B，证据等级 2a）。

推荐意见说明：

肾移植受者术中及术后使用大量免疫抑制剂，机体免疫水平明显下降，导致术后感染的发生率增加。

如果器官获取前供者评估时发现明确感染证据，或者在 PF、灌注液中检测出病原菌，受者术后需密切监测病原微生物。即使器官获取前供者评估时未发现明确感染证据，甚至在 PF、灌注液中也未检测出病原菌，受者移植后仍然有发生 DDI 的可能。因此，肾移植术后，需要对肾移植受者进行密切的 DDI 相关的检测及监测[13,33,34]。

1. 生理指标、体格检查　主要包括体温、血氧饱和度、伤口有无红肿及引流液的颜色、性状等，对于可疑感染的部位或体液应留取标本以便进一步检查和评估。

2. 常规实验室检查　主要检测指标是 PCT，PCT 呈进行性上升趋势，需要密切监测；PCT 超过正常参考值范围，高度提示细菌 / 真菌感染，需要进一步评估，包括引流液培养、血培养、G 试验、GM 试验。以及必要时胸部 CT 等部位的影像学检查[36,37,39]。

3. 病原微生物检测 每天常规留取受者的引流液、尿液进行细菌/真菌培养,对于怀疑血源性感染者,进行血培养＋药敏试验,筛选敏感抗生素,进行针对性治疗。临床实践中,有条件的肾移植中心,可酌情使用基于最新分子生物学技术的病原体快速检测方法,如基于巢式PCR技术的多重病原体检测、基于高通量测序技术的mNGS和基于质谱技术的病原微生物检测等[35,41,42]。

## 四、DDI的防控

**临床问题11**: 在器官获取前,对于已经有明确感染证据的供者,是否需要进行相应的抗感染处理?

**推荐意见14**: 对已经有明确感染证据的供者,推荐在器官获取前,对活动性细菌或真菌感染进行针对性抗感染治疗(推荐强度A,证据等级1b);不推荐对供者携带的慢性病毒或可接受的寄生虫感染(亲属供者除外),进行相应的治疗(推荐强度A,证据等级1a)。

**推荐意见说明**:

如果潜在供者存在活动性感染或疑似感染,应根据感染的具体类型、危险分层,以及肾移植受者的知情同意情况判断捐献是否可行,如果实施捐献需对潜在供者进行相应的抗感染处理。应仔细、谨慎评估供者的病史、体征和各项实验室检查、影像学检查结果、相关感染的所有可用数据,尤其是病原体的药敏试验、抗感染治疗方案及其治疗后的临床效果。

一般来说,存在任何活动性细菌或真菌感染的潜在供者,都应该在器官获取前,得到针对性的治疗和处理[34]。供者所有部位的感染,一旦明确,均应积极开始治疗,病原菌的感染治疗应结合药物敏感试验结果,依据药物代谢动力学/药物效应动力学合理选择抗菌药物。多重耐药细菌在临床感染中日益增加,给器官移植带来的新的挑战,如MRSA、VRE,以及近年来逐渐增多的CRE等。具体预防治疗方案请参考供者评估相关章节。

供者自身的病毒感染,大多数是慢性的病毒感染,包括HBV、HCV、CMV、BK病毒感染等。病因不明的脑炎供者捐献器官后,寄生虫等感染会传染给器官移植的受者。福氏奈格里阿米巴(*Naegleria fowlerii*)脑膜脑炎的感染通常局限于中枢神经系统,即使有分子学证据表明这种寄生虫也可存在于中枢神经系统之外,但并没有感染会传播的记录。只要告知受者以上风险并密切监测,患有福氏奈格里阿米巴脑膜脑炎的供者也可以捐献器官,供者不需要接受针对寄生虫的处理。某些寄生虫(如克氏锥虫、类圆线虫)为地方性疾病,只需针对特定人群的供者开展检测。在受者知情的情况下,克氏锥虫感染或检测阳性的供者捐献的肾脏可以用于移植,供者不需要预先接受针对寄生虫的治疗[47-50]。供者慢性病毒或者寄生虫感染的处理请参考供者评估相关章节。

**临床问题12**: 为降低DDI的风险,是否需要在移植前对供肾进行相应的处理?

**推荐意见15**: 建议在供肾联合灌注、修整手术、机械持续灌注等环节,对离体供肾进行体外除菌处理,以减少供肾携带病原菌的机会,从而降低DDI的发生风险(推荐强度C,证据等级4)。

**推荐意见说明**:

供者器官携带的病原体可导致保存液的污染,有研究采用抗菌药物体外应用的方式来对供肾进行除菌处理,其中报道较多的是抗菌药物鸡尾酒方案。此外,体外机械灌注(ex vivo machine perfusion,EVMP)为除菌处理提供了平台,可以减少感染供肾的微生物负荷[51]。

中国人民解放军海军军医大学第一附属医院团队采用体外灌注硫酸黏菌素对供肾进行除菌处理[52],以防止多重耐药革兰氏阴性菌导致的DDI。供肾修整手术操作时,使用高渗柠檬酸腺嘌呤溶液Ⅱ(HC-AⅡ)作为保存液,每500ml的HC-AⅡ中加入25万单位(0.25MIU)硫酸粘菌素或250mg头孢唑肟,移植肾充分浸泡在保存液中。在供肾修整手术结束前,在500ml的HC-AⅡ中再次加入0.25MIU硫酸粘菌素或250mg头孢唑肟,从中取100ml用于每个供肾的进一步灌注"去污染"。通过对916名接受DD肾移植受者的回顾性研究,收集培养的保存液样品864份,其中样本用头孢唑肟组624份,硫酸粘菌素组240份,显示总的保存液污染率为54.51%,其中MDR的革兰氏阴性菌(gram-negative bacteria,GNB)污染率为9.26%。所有的DDI均发生在头孢唑肟组(P<0.001),其中67.65%的DDI与MDR GNB相关。头孢唑肟组61例MDR GNB污染中有23例导致相关DDI,而硫酸粘菌素组未发生DDI(P= 0.002)[52]。另外英国的纽卡斯尔大学团队对来自18名被认为不能用于移植的供肺采用体外肺灌注(ex vivo lung perfusion,EVLP),灌注液中使用大剂量的广谱抗菌药物(美罗培南500mg+两性霉素B 50mg),在灌注前和灌注3~6h后,对供肺的支气管肺泡灌洗液进行细菌和真菌定量培养,结果显示18个肺中有13个培养阳性,EVLP后细菌载量明显下降。最终有6个肺被移植到患者体内,所有患者均存活出院[53]。

在一项针对供肾低温机械灌注加入抗菌药物除菌的体外研究中,采用大鼠肾移植模型,供者大鼠接种大肠杆菌或CRKP模拟供者感染,研究发现低温机械灌注(hypothermic machine perfusion,HMP)联合抗生素(头孢哌酮舒巴坦和替加环素),相较静态冷保存(static cold storage,SCS)联合抗生素(antibiotics,AB),在清除供肾携带的病原菌方面有明显优势。移植感染了CRKP的肾脏后,SCS+AB组大鼠发生严重感染,而HMP+AB组大鼠状态良好,提示低温机械持续灌注联合AB,是降低感染供肾细菌负荷的有效方法[54]。

现有关于同种异体移植物体外抗菌药物去污处理的研究主要集中在组织而非实体器官,包括皮肤、骨骼和纤维结缔组织等[55]。对于革兰氏阳性菌和阴性菌,也建议采用不同的抗生素。根据已发表的文献:β-内酰胺类(美罗培南、头孢哌酮舒巴坦等)、多黏菌素、替加环素、阿米卡星,万古霉素、妥布霉素和达托霉素等是目前抗菌药物鸡尾酒方案常用选择,也被认为均可以在低温环境下发挥抗菌活性[54-58]。

采用抗菌药物去污时需要考虑以下四点:①低温条件下,很多细菌不生长或生长缓慢,很多抗菌药物在这样的条件下无法发挥对病原菌的抑制作用;②选用的抗菌药物需对病原菌敏感,因此两种或以上抗菌药物联合的鸡尾酒方案可能更为有效;③选用的抗菌药物需在体外低温环境下具有稳定性;④使用抗菌药物除菌,可能导致保存液或灌注液培养假阴性,而延误临床诊疗。

临床问题13:对于DDI高风险的供肾,如何对肾移植受者可能发生的DDI进行预防?

推荐意见16:对细菌感染高风险的供肾,推荐在围手术期对受者进行经验性广谱的预防性抗细菌治疗(推荐强度C,证据等级4)。

推荐意见17:对于真菌感染高风险的供肾,推荐采用预防性抗真菌治疗(推荐强度A,证据等级1a);推荐首选棘白菌素类抗真菌药(推荐强度B,证据等级2a)。

推荐意见说明:

对于遗体器官捐献供肾获取前供者感染尚不明确的供肾,考虑到如果术后发生DDI,受者的风险较高而且治疗花费昂贵,建议围手术期常规予以预防性抗细菌药物,宜广谱针对革兰氏阴性和阳性菌。同时,根据供肾灌注液和受者相关标本的培养结果,结合药物敏感试验,及时调整抗感染药物方案[59]。

高度怀疑供者来源的真菌感染时,应考虑更积极甚至有创的诊断方法,包括真菌生物标志物如G

试验、GM 试验、影像学检查、移植物穿刺行组织真菌培养或病理诊断、早期外科手术探查等以明确是否感染[19,60]。考虑到抗真菌药物与免疫抑制剂的相互作用,推荐棘白菌素类抗真菌药,具体方案请参考《肾移植受者侵袭性真菌病临床诊治指南》的相关章节。

**临床问题 14：是否需要对肾移植术后 DDI 为多重耐药细菌的受者进行隔离？**

推荐意见 18：推荐对感染多重耐药菌肾移植受者进行隔离,遵从院内感染防控原则管理以避免交叉感染,同时进行相关标本定期培养监测(推荐强度 C,证据等级 4)。

推荐意见说明：

多重耐药细菌的水平传播已被报道,并强调了对多重耐药细菌感染患者加强接触预防的重要性。在临床实践中也发现,肾移植受者因存在伤口引流管、导尿管、深静脉留置管等,在 ICU 或移植病房传播到其他患者的机会较大,因此推荐对肾移植术后 DDI 为多重耐药细菌感染者进行隔离治疗,需严格遵从院内感染防控原则管理以避免交叉感染,同时进行相关标本定期培养监测[38]。

**临床问题 15：明确 DDI 的受者,抗感染治疗的方案如何选择？**

推荐意见 19：推荐参考《肾移植受者细菌感染诊疗指南》《肾移植受者耐药菌感染诊疗指南》和《肾移植受者侵袭性真菌病临床诊治指南》。需关注 DDI 患者的特殊性(推荐强度 B,证据等级 2a)。

推荐意见 20：推荐肾移植术后 DDI 治疗需要同时关注病原微生物的清除以及预防受者排斥反应(推荐强度 B,证据等级 2a)。

推荐意见说明：

肾移植术后受者发生 DDI 的主要病原菌包括多重耐药细菌(尤其是 CRE、CRAB 及 MRSA 等)、侵袭性真菌等,治疗药物的选择需要依据病原菌和药敏结果,在本指南系列,针对肾移植术后的细菌、真菌感染的治疗已另有专门指南可供参考,本指南不再赘述。需要注意的是肾移植受者 DDI 发生在肾移植术后早期,受者免疫抑制强度较大,使用大剂量激素、抗体诱导,而 DDI 的治疗可能需要降低免疫抑制强度,诱导早期排斥反应;同时肾功能尚未完全恢复,部分受者还可能存在移植肾功能延迟恢复(DGF),短期内还需要接受透析治疗,因此需更注意平衡排斥反应和感染之间的关系、注意依据肾功能状况调整抗菌药物的剂量、考虑透析对抗菌药物浓度的影响等治疗的特殊性[61,62]。

## 五、小结

DDI 防控重在源头,必须从供者的筛查和维护入手,重症医学、医院感染防控、微生物学、传染病学等多学科密切协作才能达到良好效果。对于潜在的 DDI,需要结合供者、受者的病史、临床表现和实验室检查等多方面的信息,综合进行快速评估和诊断。

目前,对于肾移植 DDI 多重耐药菌的防治,主要依赖的是抗菌药物,随着超级耐药细菌的出现,对新药物耐药性出现速度加快,对寻求新的防治策略提出更高要求。噬菌体是近年兴起的超级耐药菌防治新疗法,已有较多应用于实体器官移植受者多重耐药菌感染治疗的成功案例[63-65]。最近生物技术的进步使生物工程噬菌体能够对抗多耐药甚至泛耐药细菌。与抗生素相比,噬菌体往往具有物种和菌株特异性,因此筛选及制备敏感噬菌体的过程需时较长,影响临床治疗的及时性,限制了其应用[66]。但从近年发展来看,噬菌体治疗仍有望成为肾移植受者难治性 DDI 的潜在预防和治疗武器。

希望本指南能够指导我国肾移植 DDI 的规范化监测和管理流程优化,相关从业人员应在实践中不断积累循证医学证据,进一步完善 DDI 的防控策略,以保障肾移植受者的安全。

**执笔作者**:戎瑞明(复旦大学附属中山医院),丁小明(西安交通大学第一附属医院),胡小鹏(首都医科大学附属北京朝阳医院),王继纳(复旦大学附属中山医院),王宣传(复旦大学附属中山医院)

**通信作者**:戎瑞明(复旦大学附属中山医院)

**参编作者**:陈婷婷(复旦大学附属中山医院),梁厉飞(复旦大学附属中山医院)

**主审专家**:薛武军(西安交通大学第一附属医院),门同义(内蒙古大学附属医院),朱有华(中国人民解放军海军军医大学第一附属医院),陈刚(华中科技大学同济医学院附属同济医院)

**审稿专家(按姓氏笔画为序)**:丁晨光(西安交通大学第一附属医院),王彦峰(武汉大学中南医院),孙煦勇(广西医科大学第二附属医院),田野(首都医科大学附属北京友谊医院),叶啟发(武汉大学中南医院),许传屾(青岛大学附属医院),寿张飞[树兰(杭州)医院],张伟杰(华中科技大学同济医学院附属同济医院),尚文俊(郑州大学第一附属医院),武小桐(山西省第二人民医院),周江桥(武汉大学人民医院),秦科(广西医科大学第二附属医院),程颖(中国医科大学附属第一医院),彭龙开(中南大学湘雅二医院),蔡明(浙江大学医学院附属第二医院),霍枫(中国人民解放军南部战区总医院)

**利益冲突**:所有作者声明无利益冲突。

## 参考文献

［1］ZHANG L, ZENG L, GAO X, et al. Transformation of organ donation in China [J]. Transplant international, 2015, 28 (4): 410-415.

［2］YE Q F, ZHOU W, WAN Q Q. Donor-derived infections among Chinese donation after cardiac death liver recipients [J]. World J Gastroenterol, 2017, 23 (31): 5809-5816.

［3］YUAN X, CHEN C, ZHOU J, et al. Organ donation and transplantation from donors with systemic infection: a single-center experience [J]. Transplant Proc, 2016, 48 (7): 2454-2457.

［4］杨志坚, 张诗辰, 王彦峰, 等. 170 例供者感染流行病学分布及肾移植供者来源性感染危险因素分析 [J]. 中华器官移植杂志, 2019, 40 (9): 533-538.

［5］林正豪, 李金秀, 黄佳, 等. 脑死亡器官捐献者合并感染的回顾性分析 [J]. 中国医药指南, 2019, 17 (13): 18-20.

［6］范鹏飞, 王清平, 王洪海, 等. 公民逝世后器官捐献供者感染流行病学分布及主要病原菌耐药性分析 [J]. 器官移植, 2022, 13 (2): 225-231.

［7］MISHKIN A. Emerging fungal pathogens in solid organ transplantation [J]. Current opinion in organ transplantation, 2021, 26 (4): 440-444.

［8］KAUL D A-O, TLUSTY S M, MICHAELS M G, et al. Donor-derived hepatitis C in the era of increasing intravenous drug use: a report of the Disease Transmission Advisory Committee [J]. Clin Transplant, 2018, 32 (10): e13370.

［9］GROSSI P A, COSTA AN FAU-FEHILY D, FEHILY D FAU-BLUMBERG E A, et al. Infections and organ transplantation: new challenges for prevention and treatment-a colloquium [J]. Transplantation, 2012, 93 (5 Suppl): S4-S39.

［10］中华医学会器官移植学分会, 中华预防医学会医院感染控制学分会, 复旦大学华山医院抗生素研究所. 中国实体器官移植供者来源感染防控专家共识 (2018 版)[J]. 中华器官移植杂志, 2018, 39 (1): 41-52.

［11］王飞飞, 屠振华. 实体器官移植供者来源感染 [J]. 实用器官移植电子杂志, 2018, 6 (1): 65-69.

［12］ISON M G, HAGER J, BLUMBERG E, et al. Donor-derived disease transmission events in the United States: data reviewed by the OPTN/UNOS Disease Transmission Advisory Committee [J]. Am J Transplant, 2009, 9 (8): 1929-1935.

［13］GARZONI C FAU-ISON M G, ISON M G. Uniform definitions for donor-derived infectious disease transmissions in solid organ transplantation [J]. Transplantation, 2011, 92 (12): 1297-1300.

［14］ DOUCETTE K E, AL-SAIF M, KNETEMAN N, et al. Donor-derived bacteremia in liver transplant recipients despite antibiotic prophylaxis [J]. Am J Transplant, 2013. 13 (4): 1080-1083.

［15］ LEWIS J D, SIFRI C D. Multidrug-resistant bacterial donor-derived infections in solid organ transplantation [J]. Curr Infect Dis Rep, 2016, 18 (6): 18.

［16］ FISHMAN J A, GROSSI P A. Donor-derived infection-the challenge for transplant safety [J]. Nat Rev Nephrol, 2014, 10 (11): 663-672.

［17］ BISHARA J, GOLDBERG E, LEV S, et al. The utilization of solid organs for transplantation in the setting of infection with multidrug-resistant organisms: an expert opinion [J]. Clin Transplant, 2012, 26 (6): 811-815.

［18］ GREEN M, COVINGTON S, TARANTO S, et al. Donor-derived transmission events in 2013: a report of the Organ Procurement Transplant Network Ad Hoc Disease Transmission Advisory Committee [J]. Transplantation, 2015, 99 (2): 282-287.

［19］ SINGH N, HUPRIKAR S FAU-BURDETTE S D, BURDETTE SD FAU-MORRIS M I, et al. Donor-derived fungal infections in organ transplant recipients: guidelines of the American Society of Transplantation, Infectious Diseases Community of Practice [J]. Am J Transplant, 2012, 12 (9): 2414-2428.

［20］ NELSON J K, GIRALDEAU G, MONTOYA J G, et al. Donor-derived coccidioides immitis endocarditis and dissemi-nated infection in the setting of solid organ transplantation [J]. Open Forum Infect Dis, 2016, 3 (3): ofw086.

［21］ 中国医师协会器官移植医师分会, 中华医学会器官移植学分会. 中国实体器官移植手术部位感染管理专家共识 (2022 版)[J]. 器官移植, 2023, 14 (1): 11-23, 48.

［22］ EPPERSON K, CRANE C, INGULLI E. Prevention, diagnosis, and management of donor derived infections in pedi-atric kidney transplant recipients [J]. Front Pediatr, 2023, 11: 1167069.

［23］ DEVINE P A, COURTNEY A E, MAXWELL A P. Cardiovascular risk in renal transplant recipients [J]. J Nephrol, 2019, 32 (3): 389-399.

［24］ SEOK H, HUH K, CHO S Y, et al. Invasive fungal diseases in kidney transplant recipients: risk factors for mortality [J]. J Clin Med, 2020, 9 (6): 1824.

［25］ BERENGER B A-O, DOUCETTE K, SMITH S W. Epidemiology and risk factors for nosocomial bloodstream infec-tions in solid organ transplants over a 10-year period [J]. Transpl Infect Dis, 2016, 18 (2): 183-190.

［26］ ARIZA-HEREDIA E J, PATEL R FAU-BLUMBERG E A, BLUMBERG EA FAU-WALKER R C, et al. Outcomes of transplantation using organs from a donor infected with Klebsiella pneumoniae carbapenemase (KPC)-producing K. pneumoniae [J]. Transpl Infect Dis, 2012, 14 (3): 229-236.

［27］ GOLDBERG E, BISHARA J FAU-LEV S, LEV S FAU-SINGER P, et al. Organ transplantation from a donor colo-nized with a multidrug-resistant organism: a case report [J]. Transpl Infect Dis, 2012, 12 (3): 296-299.

［28］ SATLIN M J, JENKINS SG FAU-WALSH T J, WALSH T J. The global challenge of carbapenem-resistant Enterobac-teriaceae in transplant recipients and patients with hematologic malignancies [J]. Clin Infect Dis, 2014, 58 (9): 1274-1283.

［29］ POUCH S M, KUBIN C J, SATLIN M J, et al. Epidemiology and outcomes of carbapenem-resistant Klebsiella pneu-moniae bacteriuria in kidney transplant recipients [J]. Transpl Infect Dis, 2015, 17 (6): 800-809.

［30］ ZHENG M M, GUO M X, SHANG L M, et al. Effect of carbapenem-resistant Klebsiella pneumoniae infection on the clinical outcomes of kidney transplant recipients [J]. Infect Drug Resist, 2022, 15: 6471-6483.

［31］ GIANNELLA M, RINALDI M, VIALE P. Antimicrobial resistance in organ transplant recipients [J]. Infect Dis Clin North Am, 2023, 37 (3): 515-537.

［32］ GABARDI S, KUBIAK DW FAU-CHANDRAKER A K, CHANDRAKER AK FAU-TULLIUS S G, et al. Invasive fungal infections and antifungal therapies in solid organ transplant recipients [J]. Transpl Int, 2007, 20 (12): 993-1015.

［33］ 中华医学会器官移植学分会. 器官移植供者来源性感染诊疗技术规范 (2019 版)[J]. 器官移植, 2019, 10 (4): 369-375.

［34］ ISON M G, NALESNIK M A. An update on donor-derived disease transmission in organ transplantation [J]. Am J Transplant, 2011, 11 (6): 1123-1130.

［35］ KOTLOFF R M, BLOSSER S FAU-FULDA G J, FULDA GJ FAU-MALINOSKI D, et al. Management of the potential organ donor in the ICU: Society of Critical Care Medicine/American College of Chest Physicians/Association of Organ Procurement Organizations Consensus Statement [J]. Transplantation, 2015, 99 (9): 1743.

［36］ 中国医药教育协会感染疾病专业委员会. 感染相关生物标志物临床意义解读专家共识 [J]. 中华结核和呼吸杂志, 2017, 40 (4): 243-257.

［37］ 王辉, 马筱玲, 宁永忠, et al. 细菌与真菌涂片镜检和培养结果报告规范专家共识 [J]. 中华检验医学杂志, 2017, 40 (1): 17-30.

［38］ 中国碳青霉烯耐药肠杆菌科细菌感染诊治与防控专家共识编写组, 中国医药教育协会感染疾病专业委员会, 中华医学会细菌感染与耐药防控专业委员会. 中国碳青霉烯耐药肠杆菌科细菌感染诊治与防控专家共识 [J]. 中华医学杂志, 2021, 101 (36): 2850-2860.

［39］ CLSI. Performance standards for antimicrobial susceptibility testing [M]. 30th ed. Wayne PA: Clinical and Laboratory Standards Institute, 2020.

［40］ DOI Y, POTOSKI B A, ADAMS-HADUCH J M, et al. Simple disk-based method for detection of Klebsiella pneumoniae carbapenemase-type beta-lactamase by use of a boronic acid compound [J]. J Clin Microbiol, 2008, 46 (12): 4083-4086.

［41］ HOPKINS K L, MEUNIER D, NAAS T, et al. Evaluation of the NG-Test CARBA 5 multiplex immunochromatographic assay for the detection of KPC, OXA-48-like, NDM, VIM and IMP carbapenemases [J]. J Antimicrob Chemother, 2018, 73 (12): 3523-3526.

［42］ SIMNER P J, MILLER S, CARROLL K C. Understanding the promises and hurdles of metagenomic next-generation sequencing as a diagnostic tool for infectious diseases [J]. Clin Infect Dis, 2018, 66 (5): 778-788.

［43］ MIAO Q, MA Y, WANG Q, et al. Microbiological diagnostic performance of metagenomic next-generation sequencing when applied to clinical practice [J]. Clin Infect Dis, 2018, 67 (suppl_2): S231-240.

［44］ 中华医学会检验医学分会. 高通量宏基因组测序技术检测病原微生物的临床应用规范化专家共识 [J]. 中华检验医学杂志, 2020, 43 (12): 1181-1195.

［45］ RINALDI M A-O, BONAZZETTI C, GATTI M, et al. The impact of preservation fluid culture on graft site arteritis: a systematic review and meta-analysis [J]. Transplant Infectious Disease, 2022, 24 (6): e13979.

［46］ 濮世俊, 季美丽, 李雨虹, et al. 器官保存液微生物培养对于移植术后感染的预警作用: 单中心回顾性病例对照研究 [J]. 实用器官移植电子杂志, 2023, 11 (1): 14-18.

［47］ FISHMAN J A, GREENWALD MA FAU-GROSSI P A, GROSSI P A. Transmission of infection with human allografts: essential considerations in donor screening [J]. Clin Infect Dis, 2012, 55 (5): 720-727.

［48］ NGUYEN M, ESCHENAUER GA FAU-BRYAN M, BRYAN M FAU-O'NEIL K, et al. Carbapenem-resistant Klebsiella pneumoniae bacteremia: factors correlated with clinical and microbiologic outcomes [J]. Diagn Microbiol Infect Dis, 2010, 67 (2): 180-184.

［49］ CABALLERO F FAU-PUIG M, PUIG M FAU-SANTOS J A, SANTOS JA FAU-DEULOFEU R, et al. Successful transplantation of organs from a donor with postneurosurgical meningitis caused by Escherichia coli [J]. Transplantation, 2012, 93 (3): e11-e13.

［50］ BENNETT W M, NESPRAL JF FAU-ROSSON M W, ROSSON MW FAU-MCEVOY K M, et al. Use of organs for transplantation from a donor with primary meningoencephalitis due to Naegleria fowleri [J]. Am J Transplant, 2008, 8 (6): 1334-1335.

［51］ ISKE J, SCHROETER A, KNOEDLER S, et al. Pushing the boundaries of innovation: the potential of ex vivo organ perfusion from an interdisciplinary point of view [J]. Front Cardiovasc Med, 2023, 10: 1272945.

［52］ SUI M A-O X, ZHENG N, XU D, et al. Colistin sulfate for decontamination of preservation fluid in kidney transplantation to decrease the incidence of donor-derived infections caused by multidrug-resistant gram-negative bacteria [J]. Transpl Infect Dis, 2022, 24 (3): e13820.

［53］ ANDREASSON A, KARAMANOU D M, PERRY J D, et al. The effect of ex vivo lung perfusion on microbial load in human donor lungs [J]. J Heart Lung Transplant, 2014, 33 (9): 910-916.

［54］ LIANG H A-O, ZHANG P A-O, YU B A-O, et al. Machine perfusion combined with antibiotics prevents donor-derived infections caused by multidrug-resistant bacteria [J]. Am J Transplant, 2022, 22 (7): 1791-1803.

［55］ NAKAMINAMI H, TAJIMA M, KOISHIKAWA K, et al. Development of effective antimicrobial cocktails to prevent bacterial contamination of allograft tissues under low temperature conditions [J]. Interact Cardiovasc Thorac Surg, 2019, 28 (1): 128-136.

［56］ LAU N S, LY M, DENNIS C, et al. Microbial contamination during long-term ex vivo normothermic machine perfusion of human livers [J]. Transplantation, 2024, 108 (1): 198-203.

［57］ PITT T L, TIDEY K, ROY A, et al. Activity of four antimicrobial cocktails for tissue allograft decontamination against bacteria and Candida spp. of known susceptibility at different temperatures [J]. Cell Tissue Bank, 2014, 15 (1): 119-125.

［58］ PAOLIN A, MONTAGNER G, PETIT P, et al. Contamination profile in allografts retrieved from multitissue donors: longitudinal analysis [J]. Cell Tissue Bank, 2018, 19 (4): 809-817.

［59］ KDIGO clinical practice guideline for the care of kidney transplant recipients [J]. Am J Transplant, 2009, 9 Suppl 3: S1-155.

［60］ CHONG P P, RAZONABLE R R. Diagnostic and management strategies for donor-derived infections [J]. Infect Dis Clin North Am., 2013, 27 (2): 253-270.

［61］ 中国医药教育协会感染疾病专业委员会. 抗菌药物药代动力学/ 药效学理论临床应用专家共识 [J]. 中华结核和呼吸杂志, 2018, 41 (6): 409-446.

［62］ FISHMAN J A. From the classic concepts to modern practice [J]. Clin Microbiol Infect. 2014, 20 Suppl 7: 4-9.

［63］ 吴楠楠, 朱同玉. 噬菌体在实体器官移植中的应用 [J]. 器官移植, 2019, 10 (4): 410-415.

［64］ ASLAM S A-O. Phage Therapy in lung transplantation: current status and future possibilities [J]. Clin Infect Dis, 2023, 77 (Supplement_5): S416-S422.

［65］ ROSTKOWSKA O A-O, MIĘDZYBRODZKI R A-O, MISZEWSKA-SZYSZKOWSKA D A-O, et al. Treatment of recurrent urinary tract infections in a 60-year-old kidney transplant recipient. The use of phage therapy [J]. Transpl Infect Dis, 2021, 23 (1): e13391.

［66］ 中国噬菌体研究联盟, 中国生物工程学会噬菌体技术专业委员会, 中国微生物学会医学微生物学与免疫学专业委员会. 噬菌体治疗中国专家建议 [J]. 中华传染病杂志, 2023, 41 (10): 631-639.

# 57 肾移植受者巨细胞病毒感染临床诊疗指南

巨细胞病毒（cytomegalovirus, CMV）是一种全球传播广泛的 β- 疱疹病毒, 原发感染之后在体内会呈潜伏状态, 当人体的免疫功能下降时病毒会被再激活。巨细胞病毒感染是实体器官移植（solid organ transplantation, SOT）受者最常见的并发症之一, 可造成直接效应和间接效应。直接效应包括 CMV 综合征和 CMV 侵袭组织器官引发的疾病。间接效应则是由于 CMV 在宿主细胞内持续复制, 导致患者免疫应答受损、促进组织中炎症反应等机制而产生的, 包括急性和慢性排斥反应、动脉硬化和心血管疾病、机会性感染、恶性肿瘤和糖尿病[1]等。尽管目前移植后普遍预防或抢先治疗策略可降低 CMV 疾病的风险[2], 但 CMV 感染仍然是造成移植术后并发症以及死亡风险增加的重要原因之一[2,3]。

近年来, 国际多个相关学会发布了针对 SOT 受者 CMV 感染的诊疗指南[4,5], 参考中华医学会器官移植学分会《中国实体器官移植受者巨细胞病毒感染诊疗指南（2016 版）》[6],《器官移植受者巨细胞病毒感染临床诊疗规范（2019 版）》[7]和 2019 年美国移植学会（the American Society of Transplantation, AST）的感染疾病组（Infectious Diseases Community of Practice）在 *Clin*

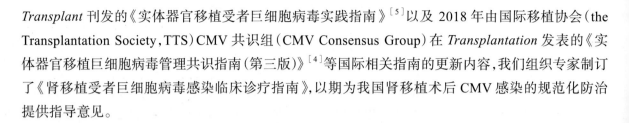

*Transplant* 刊发的《实体器官移植受者巨细胞病毒实践指南》[5]以及 2018 年由国际移植协会(the Transplantation Society, TTS)CMV 共识组(CMV Consensus Group)在 *Transplantation* 发表的《实体器官移植巨细胞病毒管理共识指南(第三版)》[4]等国际相关指南的更新内容,我们组织专家制订了《肾移植受者巨细胞病毒感染临床诊疗指南》,以期为我国肾移植术后 CMV 感染的规范化防治提供指导意见。

## 一、指南形成方法

参考《中国制订/修订临床诊疗指南的指导原则(2022 版)》[8],首先在中华医学会器官移植学分会的指导下,参考中华医学会器官移植学分会《中国实体器官移植受者巨细胞病毒感染诊疗指南(2016 版)》《器官移植受者巨细胞病毒感染临床诊疗规范(2019 版)》,检索自 2016 年 1 月至 2023 年 9 月间肾移植受者术后 CMV 感染领域已发表的最新文献数据并进行评估,确定制订指南标准。

本指南已在国际实践指南注册与透明化平台(Practice Guide Registration for TransPAREncy, PREPARE)上以中英双语注册(注册号:PREPARE-2023CN594)。

基于指南制订的需要分别组建了指南制订小组、指南审稿小组,由西安交通大学第一附属医院牵头来完成。采用三轮德尔菲法确定指南涵盖的临床问题,主要包括定义,流行病学,危险因素,实验室诊断,普遍性预防,抢先治疗,目前常用药物,CMV 病的治疗,难治和更昔洛韦耐药 CMV 感染/病的治疗,以及合并感染等十大版块。

根据临床问题进行证据检索和文献筛选,指南制订小组全面检索国内外数据库(包括但不限于 PUBMED、EMBASE、MEDLINE,万方知识数据服务平台和中国知网数据库),撰写小组基于关键问题对文献进行筛选,并基于 2009 版牛津大学循证医学中心的证据分级与推荐强度标准进行分级[9],之后形成推荐意见并达成共识,撰写指南,随后召开两轮审稿小组专家会议收集对该指南的意见反馈,根据反馈意见进一步完善指南的撰写。

## 二、定义

2017 年为了在临床试验中对 CMV 结果进行一致的报告,多学科专家提出了统一规范 CMV 相关的定义,制订了 CMV 感染和疾病的定义,该定义被多个指南所采用,也是目前各国进行相关研究的主要参考标准[10]。

CMV 感染:无论症状如何,组织、血液或其他体液中都存在 CMV 复制(该术语与"潜伏性 CMV"不同,应加以区分)。通过定量核酸检测(quantitative nucleic acid testing, QNAT)、抗原检测和病毒培养检测 CMV 复制。根据使用的检测方法不同,CMV 在血液中的复制可称为 CMV DNA 血症(NAT)[5]、CMV 抗原血症(抗原检测)和 CMV 病毒血症(病毒培养)。

CMV 病:伴有临床症状和体征的 CMV 感染。CMV 疾病分为:① CMV 综合征,通常表现为发热、不适、非典型淋巴细胞增多、白细胞减少或中性粒细胞减少、血小板减少和肝转氨酶升高;② CMV 疾病(例如,胃肠道疾病、肺炎、肝炎、肾炎、心肌炎、胰腺炎、脑炎、视网膜炎等)。

2019 年美国移植学会感染疾病组制订的《实体器官移植受者巨细胞病毒实践指南》和美国感染病学会(Infectious Diseases Society of America, IDSA)耐药定义工作组均对 CMV 感染/病进行了更加细化的定义(表 57-1)[5,11]。

表 57-1　CMV 感染 / 病的定义

| | 确诊 | 临床诊断 |
|---|---|---|
| CMV 综合征 | 未定义 | 经病毒分离、快速培养、抗原血症或 QNAT 检测到血液中的 CMV。<br>且至少有以下症状中的 2 项：<br>①发烧 ≥38℃ 至少 2d；②新或加重的不适或疲劳；③两次独立检测的白细胞减少或中性粒细胞减少；④ 5% 非典型淋巴细胞；⑤血小板减少症；⑥肝移植受者肝转氨酶增加至正常上限两倍（非肝移植受者除外） |
| 胃肠道 CMV 病 | 存在上消化道和 / 或下消化道症状,同时胃肠镜下可见的黏膜病变,以及组织病理学、病毒分离、快速培养、免疫组织化学或 DNA 杂交技术检测到胃肠道组织有 CMV | 存在上消化道和 / 或下消化道症状和组织中检测到 CMV,但胃肠镜下无可见的黏膜病变;仅通过核酸或 pp65 抗原血症在血液中检测到 CMV 不足以诊断 CMV 胃肠道疾病 |
| CMV 肺炎 | 存在肺炎的临床症状和 / 或体征,例如影像学上的新浸润、缺氧、呼吸急促和 / 或呼吸困难,同时病毒分离、快速培养、组织病理学、免疫组织化学或 DNA 杂交技术检测到肺组织中有 CMV | 肺炎的临床症状和 / 或体征,例如影像学上的新浸润、缺氧、呼吸急促和 / 或呼吸困难,及通过 BALF 的病毒分离和快速培养检测到 CMV,或 BALF 中的 CMV DNA 定量阳性 |
| CMV 肝炎 | 肝功能检查异常(胆红素和 / 或肝酶升高)同时组织病理学、免疫组织化学、病毒分离、快速培养或 DNA 杂交技术在肝组织中检测到 CMV,排除其他原因导致的肝炎 | 未定义 |
| CMV 视网膜炎 | 经眼科医师诊断有典型的 CMV 视网膜炎体征;<br>如果表现不典型或没有经验丰富的眼科医师参与,则应通过核酸检测在玻璃体液中检测到 CMV 来支持诊断 | 未定义 |
| CMV 脑炎 | 神经系统(CNS)症状,同时病毒分离、快速培养、免疫组化分析、原位杂交或核酸检测 CNS 组织中有 CMV | CNS 症状及脑脊液中 CMV 检测阳性,没有可见的血液污染("血液抽吸"),同时合并异常的影像学结果 |
| 难治性 CMV 感染 | 经适当剂量的抗病毒治疗至少 2 周后,全血或血浆中病毒载量持续增加(即第 2 周之后检测的病毒载量峰值相比于第 1 周增加>1log10) | 经适当剂量的抗病毒治疗至少 2 周后,病毒载量持续存在(即随后第 2 周之后检测的病毒载量峰值和第 1 周相同或更高,但增加<1log10) |
| 难治性 CMV 病 | 经适当剂量的抗病毒治疗至少 2 周后,临床体征和症状恶化或进展 | 经适当剂量的抗病毒治疗至少 2 周后,临床体征和症状没有改善 |
| 耐药 CMV 感染 | 由于 CMV 基因突变导致其对 1 种及以上抗病毒药物失去敏感性[12] | NA |

## 三、流行病学现状

CMV 血清阳性率因年龄、地理和社会经济状况而异,据报道不同地区和国家 CMV 血清阳性率为 30%~97%[13],而中国 CMV 血清阳性率为 80%~93.7%[14,15]。

不同移植类型的受者 CMV 感染率不同。一项自 2010 年以来报告的临床试验数据显示,在目前的预防措施下,不同类型器官移植的 CMV 感染率分别为肾移植 0~50%,肝移植 8%~40%,肺移植

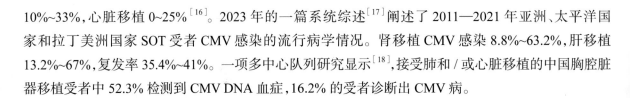

10%~33%，心脏移植 0~25%[16]。2023 年的一篇系统综述[17]阐述了 2011—2021 年亚洲、太平洋国家和拉丁美洲国家 SOT 受者 CMV 感染的流行病学情况。肾移植 CMV 感染 8.8%~63.2%，肝移植 13.2%~67%，复发率 35.4%~41%。一项多中心队列研究显示[18]，接受肺和 / 或心脏移植的中国胸腔脏器移植受者中 52.3% 检测到 CMV DNA 血症，16.2% 的受者诊断出 CMV 病。

## 四、CMV 感染的风险因素

**临床问题 1：肾移植受者 CMV 感染的风险因素主要包括哪些？**

**推荐意见 1：**依据供受者 CMV 血清学状况：CMV 供者阳性 / 受者阴性（D⁺/R⁻）的肾移植受者发生 CMV 病的风险最高，CMV R⁺ 受者是中度风险（推荐强度 B，证据等级 2b）；推荐所有肾移植供受者术前均进行 CMV 血清学检测，参考风险分层，指导制订预防策略，尽可能选择与受者 CMV 血清学一致的供者（推荐强度 B，证据等级 2b）。CMV 血清学检测首选 IgG（推荐强度 A，证据等级 1b），CMV 血清学检测为临界值或不确定时，应当按照阳性考虑（推荐强度 B，证据等级 2b）。

**推荐意见 2：**其他 CMV 风险因素：ABO 血型不相合肾移植受者（推荐强度 A，证据等级 1a）；接受淋巴细胞清除性抗体治疗的肾移植受者，如 ATG 和阿仑单抗（推荐强度 B，证据等级 2c）；术前存在人类免疫缺陷病毒感染（human immunodeficiency virus，HIV）（推荐强度 B，证据等级 2b）；使用霉酚酸酯、淋巴细胞缺乏、排斥反应、移植术后激素用量较大、合并糖尿病（推荐强度 B，证据等级 2a）。

**推荐意见说明：**

1. 供受者 CMV 血清学状况　肾移植术后导致 CMV 感染的主要风险因素是整体（非特异性）和 / 或 CMV 特异性免疫的定性（功能性）或定量缺陷。CMV 供者阳性 / 受者阴性（D⁺/R⁻）的移植受者发生 CMV 病的风险最高，CMV R⁺ 受者是中度风险，D⁻/R⁻ 受者风险最低[5]。中风险人群中，与 D⁻/R⁺ 相比，D⁺/R⁺ 受者发生风险更高[19]。最近一项中国发表的荟萃分析显示，在肾移植受者中，D⁺/R⁺ 和 D⁺/R⁻ 均为移植后 CMV 病的风险因素[20]。

2. 其他 CMV 风险因素　2018 年荟萃分析[21]显示 ABO 血型不合肾移植受者的 CMV 感染风险显著增加 [ $RR$=1.20（1.04~1.37），$P$=0.01 ]。2019 年荟萃分析[22]对 27 项 HIV 阳性的肾移植受者的临床研究分析显示 HIV 阳性会显著增加肾移植受者排异反应和机会感染的发生风险，尤其是受者 CD4⁺ T 细胞计数 <75~100cells/mm³，CMV 感染风险大大增加[23]。药物诱导的免疫抑制会耗尽 T 细胞数量（即严重的淋巴细胞减少症）并麻痹 T 细胞的功能（即淋巴细胞无反应性），增加术后 CMV 的发生风险。同种异体移植物排斥也是 CMV 的主要风险因素，特别是使用淋巴细胞耗竭剂（抗胸腺细胞免疫球蛋白和阿仑单抗）或维持高剂量免疫抑制药物治疗排斥反应[24-26]。除上述风险因素外，还包括供受者高龄（≥65 岁）、使用霉酚酸酯、泼尼松龙和受者合并糖尿病[20]。

## 五、实验室诊断

**临床问题 2：如何规范化建立肾移植术后 CMV 血症的诊断标准？**

**推荐意见 3：**推荐全血和血浆作为标本类型，全血中 CMV 病毒载量更高，每个受者的连续病毒学监测中应仅使用同一种标本类型进行 CMV 筛检，pp65 抗原检测可作为备选的实验室方法用于诊断 CMV 相关疾病（推荐强度 B，证据等级 2b）。

**推荐意见 4：**血 CMV DNA 水平与 CMV 病的发生有着较好的一致性，但因为方法学问题诊断折点目前尚未统一，建议各中心根据各自方法学进行规定，并建议尽可能参考世界卫生组织（WHO）校准的国际标准,采用 IU/ml 单位(推荐强度 B,证据等级 2b)。

推荐意见 5:建议使用 CMV PCR 检测方法来指导抢先治疗的时机以及评估抗病毒治疗的疗效,具体监测频次和时长请参考抢先治疗部分(推荐强度 B,证据等级 2c)。

推荐意见说明:

恰当的诊断方法对免疫功能低下受者 CMV 感染和 CMV 疾病的处理很重要。诊断方法包括血清学、定量 PCR、pp65 抗原血症检测、培养和组织病理学检查[27]。

已有许多研究支持使用 CMV 检测来为免疫功能低下受者管理 CMV 疾病,特别是全血或血浆定量 PCR 测定[3]。许多移植中心都已常规使用此类检测方法来诊断活动性 CMV 疾病、筛选适合抗病毒抢先治疗的受者以及监测抗病毒治疗的效果,所以定量核酸扩增试验是一种快速、灵敏的诊断 CMV 感染的方法,是 CMV 监测的首选方法。全血和血浆是常用的标本,与血浆相比,全血检测到病毒载量值更高[4],如果使用全血作为标本用于移植后 CMV 感染的监测,则后续的 CMV 感染监测也应使用同一种标本类型以确保结果的可比性[28]。而 pp65 测定法有局限性,包括缺乏标准化,实验室间存在显著室间差异,缺乏自动化,样本中需要足够的白细胞(白细胞减少受者可能产生假阴性结果而使用受限)[27],工作量大和主观的解读结果等不足[29]。根据世界卫生组织(world health organization,WHO)校准的国际标准[30]可以显著提高各种 CMV QNAT 检测方法之间病毒载量值的一致程度,但一种检测方法的结果因为检测平台,检测方法等差异无法等同于另一种检测方法的结果。移植后 CMV 特异性 T 细胞反应的免疫监测可以预测个体 CMV 疾病的发生风险,并且可能有助于指导普遍性预防和抢先治疗,国外有些免疫监测方法已经应用到临床,但我国目前尚未大范围使用,仍需要更大规模的前瞻性研究来评估[31-34]。

检测的频次和持续时间需要基于受者的临床症状缓解和病毒清除情况来确定,基于 CMV 感染/病治疗相关的研究显示[35,36]建议监测频率为至少每周一次,处于高度免疫抑制状态或 CMV 特异性 T 细胞缺陷的受者,监测的持续时间应考虑延长,肾移植受者一般推荐 3~6 个月[5]。

临床问题 3:哪些检测方法可用于诊断 CMV 病?

推荐意见 6:BALF 样本 CMV PCR 或 mNGS 检测对于 CMV 肺炎的诊断有一定的帮助(推荐强度 B,证据等级 2b)。推荐对怀疑 CMV 病(除视网膜炎)的受者进行局部活检,怀疑 CMV 视网膜炎受者建议行眼底镜检查以帮助诊断和排除(推荐强度 D,证据等级 5)。

推荐意见说明:

组织病理学仍然是 CMV 疾病明确诊断的金标准(CMV 视网膜炎除外)。对于活检样本进行组织学检查有助于确诊 CMV 病。诊断的依据是存在包涵体,通常为嗜碱性核内包涵体,但也可能见到嗜酸性细胞质包涵体,可通过免疫组织化学染色来确定组织切片中 CMV 感染[37]。

目前宏基因组二代测序(mNGS)技术已经广泛应用于感染性疾病的诊断,有大量应用 mNGS 技术检测肾移植受者术后肺部感染的病原学研究报道,我国研究显示 mNGS 对肾移植受者术后发生肺部感染的诊断相比于常规检测敏感度更高,可辅助临床诊断 CMV 感染[38],但未来仍需要大规模前瞻性研究来验证 mNGS 的临床价值。国外研究则更多报道应用 mNGS 检测 SOT 受者的 CMV 耐药突变[39,40],当怀疑耐药 CMV 感染时,应进行基因型耐药性检测,检测 UL97 和 UL54 基因的特异性突变[14]。病毒培养的诊断方法特异度高,但敏感度低,培养周期长,相比于 CMV QNAT 检测的临床实用性较低[41,42]。

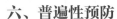

### 六、普遍性预防

**临床问题 4：肾移植术后哪些人群适用于普遍性预防？**

**推荐意见 7：**推荐肾移植术后存在 CMV 感染风险的受者均接受普遍性预防（推荐强度 A，证据等级 1a）。对于 D⁻/R⁻ 的低危肾移植受者（未接受输血或仅接受 CMV 阴性输血或去白细胞输血），不推荐进行 CMV 预防（推荐强度 B，证据等级 2b）。

**推荐意见说明：**

普遍性预防就是对所有受者或者有高危因素的受者给予抗病毒药物，从移植术后 10d 内开始持续一定时间[43]。一项系统评价[44]分析 11 项肾移植受者术后 CMV 感染的普遍性预防和抢先治疗两种策略的临床价值，普遍性预防可以显著降低肾移植受者 CMV 感染/病的发生率。基于早期研究[45]不同的 CMV 血清学状态发生 CMV 感染的风险不同，CMV 血清学状态 D⁻/R⁻ 肾移植受者发生 CMV 感染的风险小于 5%，属于 CMV 感染的低风险人群，但需要考虑使用阿昔洛韦、泛昔洛韦或伐昔洛韦预防其他病毒（尤其是播散性水痘和单纯疱疹病毒）。血液中潜在感染 CMV 的白细胞是输血传输 CMV 的主要途径，一项荟萃分析[46]显示对于 D-/R- 的低危肾移植受者，去白细胞输血或仅接受 CMV 阴性输血可以预防受者 CMV 感染，如果未接受输血或者仅接受 CMV 阴性输血或去白细胞输血，不推荐进行普遍性预防。

**临床问题 5：肾移植术后普遍性预防如何进行药物选择和确定用药疗程？**

**推荐意见 8：**缬更昔洛韦是成年肾移植受者普遍性预防优先药物（推荐强度 A，证据等级 1a），替代方案包括更昔洛韦（推荐强度 A，证据等级 1b），伐昔洛韦（仅用于肾移植）（推荐强度 B，证据等级 2b），静脉注射 CMV 特异性免疫球蛋白可用于高危肾移植受者辅助性预防（推荐强度 B，证据等级 2a）。国外数据显示高危肾移植受者采用来特莫韦进行 CMV 预防在安全性方面显著优于缬更昔洛韦，但现阶段仍需积累中国人群的数据（推荐强度 B，证据等级 2b）。

**推荐意见 9：**建议普遍性预防方案在移植后 10 日内进行（推荐强度 A，证据等级 1b），CMV 血清学状态为 D⁺/R⁻ 的肾移植受者推荐预防 6 个月（推荐强度 A，证据等级 1a），胰肾联合移植受者推荐预防 3~6 个月（推荐强度 B，证据等级 2c），CMV 血清学状态为 R⁺ 肾移植受者推荐预防 3 个月（推荐强度 A，证据等级 1a）。

**推荐意见说明：**

对于高危肾移植受者（特别是 CMV D⁺/R⁻），普遍性预防通常利大于弊。普遍性预防最常用的药物是静脉滴注两周更昔洛韦和口服缬更昔洛韦[43]，但使用缬更昔洛韦预防也有其局限性，例如长期接触所带来的骨髓抑制风险，有研究显示接受 24 周缬更昔洛韦治疗，白细胞减少的比例达到 63%（95%$CI$：36%~84%），同时普遍预防后导致的骨髓抑制可能引起迟发性 CMV 病的潜在发生风险[47]。有研究显示在肾移植受者中采用低剂量缬更昔洛韦（口服缬更昔洛韦 450mg，1 次/d）进行普遍性预防[48]，CMV 感染的发生率显著低于口服更昔洛韦预防组，同时机会性感染发生率显著降低，而骨髓抑制的发生率没有显著差异，但需要更大规模的前瞻性研究验证。口服更昔洛韦对比缬更昔洛韦的随机对照研究[43]虽然显示缬更昔洛韦组 CMV 病发生率显著降低，但 CMV 感染率、全因死亡率和安全性指标方面两组均无显著差异。此外一项随机安慰剂对照研究显示 CMV R- 肾移植受者选择伐昔洛韦预防相比于安慰剂能显著降低 CMV 病的发生率（试验组 vs 安慰组 =3% vs 45%，$P$<0.001），但伐昔洛韦的用药剂量负担较大，神经毒副作用发生风险也较高[49]。

针对上述问题，国内外也在积极开发和尝试新的预防用药。2023年5月 *The Journal of the American Medical Association*（JAMA）发表了关于新型抗CMV药物来特莫韦的一项随机对照双盲研究[50]，探讨该药物在高危成人肾移植受者CMV病预防的疗效及安全性，结果显示来特莫韦组CMV病发生率与缬更昔洛韦组相比达到非劣效，骨髓抑制不良反应显著降低，安全性更好。2023年6月美国FDA（U.S.Food and Drug Administration）批准了来特莫韦用于预防高危肾脏移植受者CMV病的适应症。也有研究尝试使用CMVIG预防CMV感染，2022年一项系统性综述纳入32项CMVIG预防SOT受者CMV感染的研究，结果显示静脉滴注CMVIG会显著降低SOT受者的CMV感染率[51]。但是目前对CMVIG的应用仍存在一些争议，例如CMVIG用药剂量没有统一标准，不同移植类型研究的结论不一[52]，目前对于CMVIG的预防仍然局限在心、肺和小肠移植受者的辅助治疗[53]。国内尚无CMVIG同类产品上市。

基于首个CMV普遍预防随机对照双盲研究[43]，移植术后10日内，即受者可以口服用药就启动普遍预防。CMV预防的疗程则需要根据受者CMV血清学状态和危险因素来考虑，一项关于 $D^+/R^-$ 肾移植受者使用缬更昔洛韦普遍预防的随机对照研究[54]显示，与预防100d相比，在200d普遍预防下CMV感染/病的发生率显著下降（16.1% vs 36.8%，$P<0.0001$）。

**临床问题6：迟发性CMV感染/病如何管理？**

**推荐意见10**：如果能进行定期病毒监测预警，建议预防结束后3个月内每周1次CMV DNA监测，一旦达到阈值即启动抢先治疗（推荐强度B，证据等级2c）。预防后建议监测淋巴细胞减少的情况（推荐强度B，证据等级2c），以及CMV特异性（非特异性）的T细胞反应以评估迟发性CMV感染/病的发生风险（推荐强度B，证据等级2b）。

**推荐意见说明：**

很多高危肾移植受者在CMV预防后3~6个月可能会出现CMV感染再激活[55]。迟发性CMV感染的高危因素包括 $D^+/R^-$ 血清学状态、急性排异反应、严重的粒缺、强化的免疫抑制治疗[25,55]。也有研究显示估算肾小球滤过率较低的肾移植受者发生迟发性CMV感染的风险较高，故建议预防用药结束1年内应加强上述受者的CMV病毒载量监测[56]，因为迟发性CMV感染同样和受者长期预后有关，可能需要进一步关注，包括在停止抗病毒预防后表现出CMV感染相似体征和症状、CMV DNA检测低于阈值的情况下也应考虑诊断为CMV感染。基于目前研究显示在结束CMV预防后3个月内每周一次CMV DNA定期监测可以显著降低高危SOT受者迟发性CMV病[4,57]。也可以考虑对一些高危受者延长CMV预防的疗程，但需要考虑长期使用药物的毒副作用[58]。

有研究显示淋巴细胞减少（淋巴细胞绝对计数、$CD4^+T$ 细胞计数）、CMV特异性（和非特异性）T细胞应答缺乏和预防后迟发性CMV疾病发生风险显著增加相关，但目前关于免疫细胞的阈值尚未确定[24,25,59]。

## 七、抢先治疗

**临床问题7：如何规范化建立抢先治疗管理监测流程？**

**推荐意见11**：当CMV DNA或CMV-pp65抗原检测达到抢先治疗阈值时，即使临床未出现发热等症状，也建议采取抢先治疗（推荐强度B，证据等级2a），每周监测CMV DNA或CMV-pp65，4周后如果连续两次为阴性，可以改为每2周监测1次，为期12周（推荐强度B，证据等级2b）。

推荐意见说明：

抢先治疗是在实验室检查结果阳性或临床迹象表明存在早期 CMV 复制（如特定的病毒载量）的情况下实施抗病毒治疗，其目的是防止无症状 CMV 感染向 CMV 病进展。采用抢先治疗方案需要定期进行实验室检查，监测 CMV 血症，在明确 CMV 复制时立即开始进行抗病毒治疗。抢先治疗的推荐流程如下（见图 57-1）[7]。

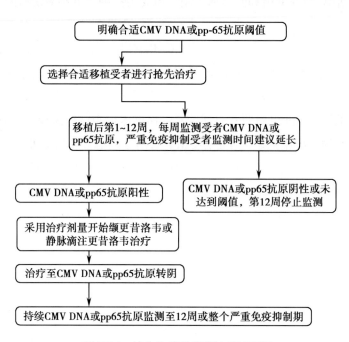

图 57-1　抢先治疗的推荐治疗流程图

### 临床问题 8：抢先治疗如何进行药物选择和确定用药疗程？

推荐意见 12：如果能建立规范的病毒监测预警标准，对 CMV 血清学状态 R+ 的肾移植受者，可选择抢先治疗（推荐强度 A，证据等级 1a），对 CMV 血清学状态 D+/R- 的肾移植受者仍然推荐使用普遍性预防（推荐强度 A，证据等级 1a）。

推荐意见 13：抢先治疗的推荐药物为口服缬更昔洛韦或静脉滴注更昔洛韦（推荐强度 A，证据等级 1b）。不推荐更昔洛韦（口服）、伐昔洛韦、膦甲酸钠与西多福韦等用于抢先治疗（推荐强度 A，证据等级 1a）。治疗持续至 CMV DNA 或 CMV-pp65 抗原至少连续两周阴性（推荐强度 B，证据等级 2b）。

推荐意见说明：

一项荟萃分析[60]显示，CMV 血清学 R+ 的肾移植受者抢先治疗（80% 受者行抢先治疗需要术后 4 个月内每周一次 CMV 监测）和普遍预防相比，CMV 感染 / 病的发生率没有显著差异，但相比于普遍预防，如果抢先治疗的监测频率较少（例如少于每周一次），CMV 病的发生率则显著增加，移植物长期存活率也较差[61]。

抢先治疗的启动时机在考虑到检测仪器不同、中心差异以及风险不同等因素，国内外最新指南均没有推荐统一阈值，建议参考各中心的阈值。一旦 CMV DNA 或 CMV-pp65 抗原检测达到阈值，即考虑开始口服缬更昔洛韦（900mg，每天两次）或静脉滴注更昔洛韦（5mg/kg，每天 2 次）进行治疗。一项临床研究显示[62]在抢先治疗中缬更昔洛韦和更昔洛韦对 CMV 的病毒衰减动力学相似。抢先治疗的疗程主要根据病毒载量负荷来确定，直至 CMV QNAT 达到实验室检测阈值以下。一项对照研究[35]

显示,每周监测 CMV QNAT,连续两次阴性可以有效降低病毒复发。

一项荟萃分析[63]显示,口服更昔洛韦(1 000mg T.I.D)对比安慰剂无法显著降低术后 1 年内 CMV 病的发生率。一项随机对照研究[64]显示,膦甲酸钠和静脉滴注更昔洛韦对造血干细胞移植(hematopoietic stem cell transplantation,HSCT)受者 CMV 感染的抢先治疗疗效相当。关于西多福韦用于抢先治疗的探索性病例报道[65]显示,受者耐受度较低,4 名受者中 3 名发生严重呕吐,1 名发生葡萄膜炎。目前伐昔洛韦、膦甲酸钠和西多福韦用于抢先治疗的数据都非常有限。

## 八、目前常用预防和治疗 CMV 药物

1. 缬更昔洛韦  缬更昔洛韦为预防 CMV 感染的一线用药,服用方便,主要不良反应为骨髓抑制,以白细胞或粒细胞减少最为常见。2023 年一项系统性综述显示,缬更昔洛韦预防是肾移植受者白细胞或粒细胞减少的独立危险因素[47],几乎 1/4 的白细胞或粒细胞减少的肾移植受者需要调整缬更昔洛韦的剂量。标准预防用药剂量为 900mg,每天 1 次。我国有文献报道,采用低剂量缬更昔洛韦(450mg/d)进行普遍性预防,CMV 感染的发生率显著低于口服更昔洛韦。也有荟萃分析显示,SOT 受者使用低剂量缬更昔洛韦和标准剂量相比,CMV 发生率相当,但低剂量缬更昔洛韦的使用骨髓抑制的发生率显著降低[48,66]。缬更昔洛韦进行 CMV 治疗的用量为 900mg,每天 2 次。成人剂量应根据肾功能状态[内生肌酐清除率(endogenous creatinine clearance rate,Ccr)]进行调整(见表 57-2)[67]:

表 57-2  不同肾功能状态下缬更昔洛韦剂量调整

| CrCl/(ml·min$^{-1}$) | 诱导剂量 | 维持剂量 / 预防剂量 |
| --- | --- | --- |
| ≥60 | 900mg 每天 2 次 | 900mg 每天 1 次 |
| 40~59 | 450mg 每天 2 次 | 450mg 每天 1 次 |
| 25~39 | 450mg 每天 1 次 | 450mg 每 2 天 1 次 |
| 10~24 | 450mg 每 2 天 1 次 | 450mg 每周 2 次 |
| <10 | 不推荐 | 不推荐 |

2. 口服更昔洛韦  口服更昔洛韦主要有胶囊和分散片剂型,是 CMV 预防用药,用药剂量 1g,每天 3 次。因其口服生物利用度低,服药负担重,也有骨髓抑制的风险及耐药风险等不良反应,不推荐用于 CMV 的抢先治疗和一线治疗[6,7,67]。

3. 静脉滴注更昔洛韦  静脉滴注更昔洛韦是治疗 CMV 感染 / 病的一线用药,也用于 CMV 预防。预防用药剂量为 5mg/kg,静脉输注 1h 以上,每天 1 次持续 2 周。治疗剂量为 5mg/kg,静脉输注 1h 以上,每天 2 次。主要不良反应为骨髓抑制[67]。

4. 伐昔洛韦  伐昔洛韦在预防肾移植受者 CMV 病的随机对照临床研究[49]中显示优于安慰剂对照组,但神经系统不良反应发生率较高,目前已发表数据仅说明在肾移植受者预防 CMV 有临床获益。剂量为 2.0g,口服,每天 4 次。伐昔洛韦因服药经济负担较重,且神经系统药物不良反应风险较高,不推荐应用于抢先治疗[67]。

5. 膦甲酸钠  膦甲酸钠是抗 CMV 的二线治疗药物,因其肾毒性大,不推荐用于预防和一线治疗。膦甲酸钠不依赖于 UL97 基因的三磷酸化过程,因而 UL97 基因的单独突变并不会引起该药的耐药,故可用于 UL97 突变型更昔洛韦耐药的 CMV 病治疗,剂量为 60mg/kg,每天 3 次,或 90mg/kg,每天 2 次,静脉滴注。药物不良反应较多,一般不作为 CMV 病治疗的首选[67]。

6. 西多福韦　西多福韦是抗 CMV 的三线治疗药物,批准用于获得性免疫缺陷综合征(AIDS)患者的巨细胞病毒(CMV)视网膜炎的治疗,因其肾毒性大,仅用于 *UL97* 和 / 或 *UL54* 突变型更昔洛韦耐药的 CMV 治疗。剂量为 5mg/kg,每周 1 次,2 个疗程之后改为每 2 周 1 次。西多福韦的三磷酸化过程不依赖于 *UL97* 基因编码的激酶,作用靶点也非 *UL54* 编码的 CMV DNA 聚合酶,故可用于对上述药物耐药的 CMV 的治疗。糖尿病患者不推荐使用[67]。

7. 来特莫韦　来特莫韦分别在 2017 年 FDA 和 2022 年我国国家药品监督管理局批准用于异基因 HSCT 后 100d 内 CMV 病的预防,2023 年 6 月美国 FDA 批准了来特莫韦用于预防高危肾移植受者 CMV 病的适应症。来特莫韦有口服片剂和针剂两种剂型,使用剂量为 480mg 每天 1 次,与环孢素合用,剂量减少至 240mg 每天一次。肾功能损害受者无须调整剂量,轻至中度肝功能损害受者无须调整剂量。来特莫韦最常见的不良反应是恶心、呕吐和腹痛,无骨髓抑制的不良反应[68]。2023 年发表的一项全球 94 家移植中心参与的随机双盲对照研究显示,来特莫韦预防肾移植受者 CMV 病疗效非劣效于缬更昔洛韦,同时来特莫韦比缬更昔洛韦更安全,不良反应发生率更少,尤其是白细胞或粒细胞减少症发生率均显著降低[50],但现阶段仍缺乏中国肾移植人群使用的数据。

8. 马立巴韦　马立巴韦于 2021 年 11 月 23 日被 FDA 批准,用于治疗患有移植后 CMV 感染 / 疾病,且对更昔洛韦、缬更昔洛韦、西多福韦或膦甲酸钠耐药或治疗无效的成人和儿童受者(12 岁及以上,体重至少 35kg)[68]。一项关于马立巴韦治疗难治性或耐药性 CMV 感染的多中心、随机、开放、阳性药物对照的 III 期研究显示,在治疗第 8 周接受马立巴韦片的受者 CMV 血症的清除率显著高于接受常规治疗的受者,但是马立巴韦和更昔洛韦具有拮抗作用,不可同服,治疗过程中需要监控耐药风险[69]。

9. 来氟米特　来氟米特具有免疫抑制作用,最初用于成人类风湿关节炎的治疗。随后发现来氟米特具有抗病毒特性,其机制主要通过干扰受感染细胞质中的病毒衣壳组装发挥抗病毒作用,与已上市药物可能不存在交叉耐药现象。来氟米特于 2004 年首次应用于肾移植受者 CMV 感染的治疗。文献报道主要用于耐药 CMV 感染的挽救性治疗,有单独或联合更昔洛韦或 CMVIG 等治疗成功的病例报道。但目前尚缺乏系统性的针对来氟米特单用或联用其他药物治疗 CMV 感染的效果评价[70,71]。

10. 青蒿琥酯　青蒿琥酯是一种抗疟疾药,同时对于疱疹病毒也具有较好的活性,目前发表的多数为体外活性研究和动物研究,临床应用数据较少。青蒿素及其衍生物抑制 CMV 作用机制可能是烷基化 p65 亚基的 DNA 结合域,以抑制 Sp1 和 NF-κB 的结合,从而减少 CMV 极早期的启动子的激活和相关基因的表达以减少病毒的复制[72]。

11. 布林西多福韦　布林西多福韦是西多福韦与脂质结合的前体药物,与西多福韦的磷酸基结合,是 CMV DNA 聚合酶抑制剂。相比于西多福韦,它的血药浓度较高,毒性较小。一项在 HSCT 受者中使用布林西多福韦预防 CMV 的 III 期安慰药对照研究发现,布林西多福韦组相比安慰剂组 CMV 血症的人数较少,但两组受者的 CMV 感染发生率相似,布林西多福韦组中的受者严重不良事件更常见,主要不良反应有急性 GVHD 和腹泻。目前注射用布林多福韦正在研发中,以期减少不良反应[68]。

12. CMV 特异性免疫球蛋白(CMVIG)　CMVIG 可以与 CMV 表面抗原结合从而使 CMV 丧失进入宿主细胞的能力。一项荟萃分析显示使用 CMVIG 可以显著降低 SOT 受者 CMV 感染率[51],目前 CytoGam 和 Cytotect 两款 CMVIG 获 FDA 批准用于预防器官移植受者相关的 CMV 感染,国内目前无同类产品上市。

## 九、CMV 病的治疗

**临床问题 9：目前 CMV 病的治疗方案有哪些？**

**推荐意见 14：**静脉滴注更昔洛韦或口服缬更昔洛韦，根据肾功能状态来调整用量（推荐强度 A，证据等级 1b）。严重或危及生命的 CMV 病，推荐静脉滴注更昔洛韦作为初始治疗方案（推荐强度 A，证据等级 1b）。轻、中度 CMV 病，也可推荐缬更昔洛韦作为初始治疗方案（推荐强度 A，证据等级 1b），不建议将阿昔洛韦和口服更昔洛韦用于 CMV 病的治疗（推荐强度 A，证据等级 1a），存在危及生命的 CMV 病，CMV 肺炎或其他严重疾病时，可考虑加用 CMV 特异性免疫球蛋白（推荐强度 A，证据等级 1a）。

**推荐意见 15：**静脉滴注更昔洛韦达到临床症状缓解和病毒复制得到控制，推荐改为口服缬更昔洛韦继续治疗（推荐强度 A，证据等级 1b）。

**推荐意见 16：**建议维持 CMV 病的治疗至少持续抗病毒治疗 2 周，直至达到以下标准：临床症状缓解，CMV DNA 或 CMV-pp65 抗原转阴（推荐强度 A，证据等级 1b）。

**推荐意见说明：**

CMV 病治疗的一线抗病毒药物为静脉滴注更昔洛韦，初始剂量为 5mg/kg，每天 2 次，治疗 2~3 周或 DNA 转阴、临床症状好转后，剂量减半或序贯给予口服缬更昔洛韦。中重度受者可酌情减少免疫抑制剂用量[73]。有随机对照研究[73]显示，口服缬更昔洛韦和静脉滴注更昔洛韦 3 周治疗轻到中度 CMV 病疗效相当。有荟萃分析[63,74]显示，阿昔洛韦和口服更昔洛韦在普遍预防和抢先治疗中 CMV 感染发生率均显著高于静脉滴注更昔洛韦或缬更昔洛韦，在治疗 CMV 病方面数据更加有限。有研究显示[75]大剂量口服更昔洛韦的暴露会增加更昔洛韦耐药风险。CMVIG 在 CMV 病一线治疗的数据较少，主要用于辅助治疗，基于目前有限的证据，CMVIG 适合治疗成人或儿童心、肺移植受者的更昔洛韦耐药 CMV 感染或严重 / 复杂病例[76]。

一项单臂开放性研究[77]分析静脉滴注更昔洛韦 5d，随后序贯缬更昔洛韦 16d 的方案治疗 CMV 病，结果显示该联合方案既保证了充足药物暴露和治疗疗效，又可缩短住院时间，从而降低成本并改善患者的舒适度。治疗疗程需要根据临床症状缓解和病毒清除情况来确定，每周一次 CMV QNAT 或 pp65 监测以评估病毒载量负荷，直至 CMV DNA 转阴，基于病毒清除动力学研究 CMV 治疗至少持续 2 周[5,36]。

CMV 特异性 T 细胞疗法在 SOT 受者中的数据较少。最近一项 I 期临床研究发现，体外扩增自体 CMV 特异性 T 细胞治疗 13 名 SOT 受者复发 /GCV 耐药 CMV 感染，其中有 11 名受者症状改善，CMV 血症消失或载量降低，并且不良反应少。2022 年英国移植协会发布的 SOT 受者 CMV 管理指南不推荐 CMV 特异性 T 细胞疗法用于 SOT 受者抢先治疗，仅推荐用于科学研究[78]。

1. 胃肠道 CMV 病　胃肠道 CMV 病是 SOT 受者确诊 CMV 病中最常见的临床疾病。超过 60% 的食管受累患者表现为吞咽痛[79]，CMV 胃炎的患者报告的唯一临床症状是仰卧位时上腹痛[79,80]，便血和腹泻是 CMV 结肠炎最常报告的临床表现。此外患者也可以表现为非特异性症状，包括发热、厌食、体重减轻、腹痛、恶心、呕吐和 / 或腹泻[81,82]。

在一项回顾性队列研究中[83]，对 CMV 肠炎 SOT 受者采用静脉滴注更昔洛韦初始治疗 6~23d，序贯口服缬更昔洛韦治疗 7~194d 的方案，51% 患者 CMV 清除痊愈，37% 患者死亡。另一项单中心回顾性研究[84]，对 20 名确诊胃肠道 CMV 病的肾移植和肝移植患者，均使用静脉滴注更昔洛韦治疗，术后一年内 21% 患者死亡,CMV 可能是死亡原因之一,79% 患者 CMV 清除痊愈。

2. CMV 肺炎　CMV 肺炎[85]是可能危及生命的并发症,尤其是肺移植受者。SOT 受者一旦被怀疑或确诊为 CMV 肺炎时,应适当减少免疫抑制剂的剂量。根据 SOT 受者的临床表现以及 CMV 病毒载量的清除程度进行个体化治疗。静脉滴注更昔洛韦持续 2~4 周,或持续至血液中 CMV-DNA 检测连续 2 次均为阴性后,考虑更昔洛韦剂量减半或改为缬更昔洛韦口服维持治疗 4 周。

治疗期间以及停药 2 个月内需每周检测 CMV DNA,停药 2 个月后,每 2~4 周检测 CMV DNA。对于伴有危及生命的 CMV 肺炎或伴有其他形式严重疾病的 SOT 受者,可以在现有抗病毒治疗方案的基础上加用丙种球蛋白或 CMVIG。对于 CMV R⁻ 的 SOT 受者,建议早期联合使用 CMVIG。

3. CMV 肝炎　CMV 肝炎常见于原位肝移植(orthotopic liver transplantation,OLT)受者。CMV 肝炎的发生,尤其是 OLT 后,取决于多种因素,包括供体 / 受体血清学状态、抗 CMV 药物的预防和免疫抑制程度。CMV 肝炎与 OLT 受者的丙型肝炎复发、胆管缺失综合征和排斥反应相关,引起慢性胆汁淤积,最终可导致同种异体移植失败和总生存率降低[86]。

CMV 肝炎确诊标准详见上文(二、CMV 病的定义),与其他 CMV 疾病不同,由于外部混杂因素(如急性或慢性同种异体移植物排斥)较多以及药物相关肝损的发生率较高,目前无拟诊的 CMV 肝炎诊断标准。

一项回顾性队列研究对 24 名确诊 CMV 肝炎的肝移植受者静脉滴注更昔洛韦 2~3 周,结果显示,患者临床症状显著好转,移植物均没有因 CMV 肝炎而失功[87]。2021 年发表的综述推荐静脉滴注更昔洛韦或口服缬更昔洛韦治疗,减少免疫抑制剂的用量,治疗的疗程要根据个体临床症状缓解和实验室检查来确定[88]。

4. CMV 视网膜炎　CMV 视网膜炎在获得性免疫缺陷综合征(acquired immune deficiency syndrome,AIDS)患者比较常见,近期的研究显示,SOT 受者 CMV 视网膜炎的发病率约 8.7%[89]。

国际 AIDS 学会[ the International AIDS Society(US)]2023 年 HIV 成人和青少年机会感染的预防和治疗指南中[90](Guidelines for the Prevention and Treatment of Opportunistic Infections in Adults and Adolescents with HIV)强烈推荐根据抗 CMV 药物的耐受程度、药物的暴露史以及可能的病变部位对 CMV 视网膜炎进行个性化治疗,同时积极邀请眼科医师参与会诊。

单独口服缬更昔洛韦,单独静脉滴注更昔洛韦或静脉滴注更昔洛韦初始治疗,口服缬更昔洛韦序贯治疗均推荐为 CMV 视网膜炎的一线治疗,初始治疗疗程最少 14~21d,随后序贯治疗疗程需根据视网膜检查来确定。静脉滴注膦甲酸钠和西多福韦可考虑为替代治疗方案,但需要警惕药物不良反应[90]。

5. CMV 脑炎　CMV 脑炎是一种罕见疾病,最常见于免疫功能严重受损的患者,临床主要表现为脑炎、脑膜脑炎、脑室脑炎和脊髓多神经根炎,通常和其他病毒感染引起的临床表现难以区分[91]。确诊 CMV 脑炎的标准详见上文(二、CMV 病的定义)。

截至目前 CMV 脑炎相关的治疗报道都是病例数有限的系列病例报道或单个病例报道,国际 AIDS 学会 2023 年 HIV 成人和青少年机会感染的预防和治疗指南[90]中勉强推荐神经系统 CMV 病一线治疗使用静脉滴注更昔洛韦联合膦甲酸钠,治疗疗程和口服缬更昔洛韦的使用目前没有相关数据。

临床问题 10:CMV 病二级预防和其他辅助治疗有哪些?

推荐意见 17:高危肾移植受者可以考虑进行二级预防,不推荐用于所有肾移植受者,二级预防的疗程主要基于受者 CMV 感染复发的风险来考虑(推荐强度 B,证据等级 2c)。

**推荐意见 18**:对中、重度 CMV 病受者,应考虑减少或停用免疫抑制剂(推荐强度 A,证据等级 1b)。咪唑立宾与更昔洛韦具有协同抗 CMV 作用,亦可将霉酚酸类药物转换为咪唑立宾(推荐强度 C,证据等级 4)。

**推荐意见说明**:

二级预防是指在完成 CMV 治疗疗程后,继续使用标准预防剂量的抗 CMV 药物进行长期 CMV 预防。研究显示高危 SOT 受者 CMV 病治疗复发比例高达 35%[92],为了避免 CMV 复发而进行 1~3 个月缬更昔洛韦二级预防[93],但目前这种干预尚未得到证实。一项回顾性队列观察研究显示,平均二级预防时间 60d 后 CMV 复发率仍高达 21.7%,和对照组相比,CMV 感染和无复发生存率均没有显著差异,但二级预防显著增加患者的生存率(5.8% vs 28.6%,$P = 0.003$)[94]。

免疫抑制强度会影响 CMV 病治疗效果,减少免疫抑制剂用量可以辅助 CMV 病的治疗[95,96]。较低的钙调磷酸酶抑制剂血药浓度和 CMV(CMV DNA)清除时间显著相关[96]。一项前瞻性队列研究显示,包含咪唑立宾的维持免疫抑制方案组 CMV 病的发生率较低[97]。同时体外研究显示[98],咪唑立宾抑制鸟苷酸合成,降低了 CMV 感染细胞中鸟苷数量,从而间接增加更昔洛韦在病毒细胞中的浓度而增强了其抗病毒作用。

## 十、难治和更昔洛韦耐药 CMV 感染 /CMV 病的治疗

**临床问题 11**:如何管理难治和更昔洛韦耐药的 CMV 感染 / 病?

**推荐意见 19**:有如下情况时应考虑耐药性的产生:①接受延长的抗病毒治疗,包括抗病毒预防性用药或抢先治疗;②接受全剂量更昔洛韦 / 缬更昔洛韦治疗 ≥ 2 周,CMV 病的临床症状及体征无明显改善,且病毒载量不减少,或者反而上升;③存在其他可致耐药性产生的危险因素(推荐强度 D,证据等级 5)。应对其进行 CMV 基因型检测,其准确性优于耐药表型检测(推荐强度 B,证据等级 2c),mNGS 检测可用于 CMV 的耐药检测(推荐强度 B,证据等级 2b)。

**推荐意见 20**:加大静脉滴注更昔洛韦剂量进行经验性治疗(增至 10mg/kg,每天 2 次),但需要关注骨髓抑制的副作用以及根据肾功调整用量,或联用全效剂量膦甲酸钠(推荐强度 B,证据等级 2c)。也可选择西多福韦(推荐强度 B,证据等级 2c)和马立巴韦,但仍需积累中国人群的数据(推荐强度 B,证据等级 2b)。如果可以进行 CMV 的耐药检测,具体参考 CMV 基因型检测结果进行更精准的治疗(推荐强度 B,证据等级 2c)。

**推荐意见 21**:辅助治疗措施,包括 CMV 特异性免疫球蛋白或免疫球蛋白(推荐强度 B,证据等级 2b),来氟米特或青蒿琥酯联合应用有助于抗病毒协同作用(推荐强度 C,证据等级 4),CMV 耐药的受者谨慎减少免疫抑制剂的用量(推荐强度 B,证据等级 2c),可将钙神经蛋白抑制剂(calcineurin inhibitor,CNI)类药物换为 mTOR 抑制剂(推荐强度 B,证据等级 2c),也可将霉酚酸类药物换为咪唑立宾(推荐强度 C,证据等级 4)。

**推荐意见说明**:

在适当剂量的抗病毒治疗至少 2 周后,体征和症状恶化或进展为终末器官疾病被认为是难治性 CMV 感染,当适当剂量的抗病毒治疗至少 2 周后,临床体征和症状没有改善认为是疑似难治性 CMV 感染。存在病毒基因改变,导致对一种或多种抗病毒药物的敏感性降低被认为是耐药 CMV 感染[11]。由于临床广泛长期采用更昔洛韦进行术后 CMV 感染的防治,很多体外耐药研究显示[99-104]更昔洛韦

耐药的 CMV 感染的发生风险有增加趋势。更昔洛韦的耐药指更昔洛韦发挥活性的基因(如 *UL97* 基因)或病毒复制的基因(如 *UL54* 基因)发生突变[99]。

CMV 耐药的危险因素包括 CMV D+/R−、口服并长期使用更昔洛韦( >3 个月)、高病毒载量( >$10^3$copies/ml)及高效免疫抑制剂的应用[75,100-102]。

常用于确定更昔洛韦耐药性的检测方法有 2 种,即病毒耐药表型和基因型检测。CMV 基因组突变是病毒耐药的基础机制。CMV 病毒 *UL97* 激酶和 *UL54* 聚合酶的基因突变是目前较为特异的检测位点。如果 *UL97* 基因发生突变,则病毒对更昔洛韦耐药而对西多福韦和膦甲酸钠较为敏感。*UL54* 基因和预先存在的 *UL97* 均突变则增加更昔洛韦抗药性,且常合并不同水平的其他抗 CMV 药物的交叉耐药[11]。

mNGS 检测目前可用于 CMV 的耐药检测。一项单中心前瞻性研究[39]评估 mNGS 对 *UL97* 和 *UL54* 基因突变的检测效能,结果显示,44 例 SOT 受者使用 Sanger 测序检出 14 个耐药突变基因(12 例),mNGS 则检出 20 个耐药突变基因(16 例),mNGS 证实了 Sanger 检测到的所有耐药突变基因,同时,mNGS 检测 SOT 受者 CMV 耐药突变基因显示出比 Sanger 测序更高的产量。在另一项回顾性研究中[103],通过 mNGS 检测确诊的 UL97-GCV- 耐药的 CMV 病 / 血症样本,21.8% 的样本检测出 ≥1 个 *UL97-GCV-R* 突变基因,其中 1/3 的样本有 2 个或 2 个以上诱导的 *UL97-GCV-R* 突变,研究认为早期 mNGS 检测可鉴定 *UL97* 基因密码子 595、594 和 603 的突变。

系列病例[104]报道了大剂量更昔洛韦治疗耐药 CMV 病有一定疗效,但骨髓抑制发生率较高。单中心回顾 10 年研究[105]评估膦甲酸钠治疗耐药或难治 CMV 病的疗效,33% 治疗失败,51% 发生肾脏损伤。两项单中心回顾研究[106,107]评估西多福韦治疗更昔洛韦耐药 CMV 病,其中一项研究[106]显示 50% 移植受者治疗无效,同时有 37.5% 受者发生肾毒性。另一项研究显示 9 名移植受者中有 7 名病毒清除,2 名部分缓解,但 4 名受者发生不同程度的肾损,其中 3 名发展为肾衰竭[107]。马立巴韦于 2021 年 11 月 23 日被 FDA 批准,在一项治疗难治性或耐药性 CMV 感染的多中心、随机、开放、阳性药物对照的 Ⅲ 期研究中,在治疗第 8 周接受马立巴韦的患者 CMV 血症的清除率显著高于接受常规治疗的患者,但是治疗过程中需要监控马立巴韦的耐药风险[68,69]。目前更昔洛韦耐药的治疗方案十分有限,包括降低免疫抑制剂用量、应用 CMV 特异性免疫球蛋白、加大更昔洛韦用量、换用或联合使用其他的抗病毒药物等。下图为具体推荐用于更昔洛韦耐药的监测和治疗路径(见图 57-2)[7,12]。

有限的病例报道显示来氟米特和青蒿琥酯可以治疗难治 / 耐药 CMV 感染 / 病[108,109],但其临床效果仍存在争议。有临床研究显示换用 mTOR 抑制剂显著降低 CMV 病的发生风险,可能是治疗肾移植受者难治和耐药 CMV 感染 / 病的有效辅助措施[110,111]。咪唑立宾抑制鸟苷酸合成,可以通过抑制免疫细胞 DNA 和 RNA 的合成而发挥免疫抑制作用,同时体外研究显示[98]其可以抑制 CMV DNA 而发挥直接抑制 CMV 复制的作用,作用机制不同于更昔洛韦、膦甲酸钠和马立巴韦。

## 十一、CMV 合并其他感染

**临床问题 12:** 如何防治肾移植受者 CMV 合并耶氏肺孢子菌肺炎(*pneumocystis jirovecii pneumonia*,PJP)感染?

**推荐意见 22:** CMV 预防可降低合并 PJP 感染的风险(推荐强度 B,证据等级 2b)。对于重症或初始治疗欠佳的受者,可联合应用棘白菌素类药物(如卡泊芬净)治疗(推荐强度 B,证据等级 2c),联合治疗时根据其病情严重程度可适当减少免疫抑制剂的用量(推荐强度 D,证据等级 5)。

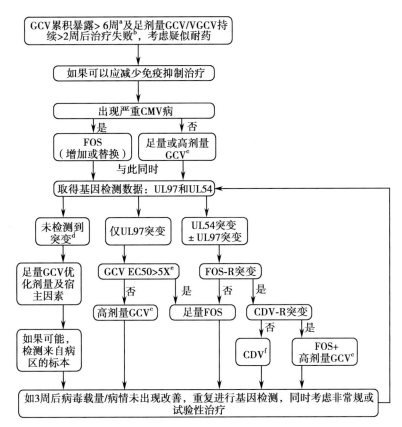

图 57-2　临床对于 SOT 受者耐药 CMV 的诊治流程

注：GCV 为更昔洛韦；VGCV 为缬更昔洛韦；CMV 为巨细胞病毒；FOS 为膦甲酸钠；CDV 为西多福韦；EC50 为半最大效应浓度；a. 6 周内少见；b. 症状无改善或病毒载量不降；c. 根据肾功能选择足量更昔洛韦（5mg/kg，静脉注射，一日 2 次）或高剂量更昔洛韦（10mg/kg，静脉注射，一日 2 次）；d. 包括导致 <2 倍 EC50 变化的序列变异；e. 根据高剂量更昔洛韦成功治疗病例报道，更昔洛韦浓度为 5~10 倍 EC50；f. 西多福韦有效性临床研究数据有限，高剂量更昔洛韦是部分突变类型的治疗选择。

推荐意见说明：

荟萃分析和多中心研究显示 CMV 感染和 PJP 感染的发生存在显著关联，研究表明 PCR 检测到血中 CMV DNA 阳性是 PJP 的发病风险因素[112-114]，机制包括 CMV 感染可引起免疫抑制状态，或通过触发同种异体移植排斥反应和免疫抑制剂的使用而增加 PJP 感染的风险[113]。有学者认为 CMV 预防可降低 PJP 发病风险[112]，对于有慢性 CMV 感染的受者，可延长 PJP 预防疗程[114]。

对于合并感染的诊断，有病例报道使用 mNGS 检测 BALF 样本可辅助诊断 CMV 合并 PJP 混合感染，治疗推荐口服或静脉 TMP-SMX 联合静脉滴注更昔洛韦的治疗方案[114]。对于重症或初始治疗欠佳的受者，可联合应用棘白菌素类药物（如卡泊芬净）治疗，联合治疗时，根据其病情严重程度可适当减少免疫抑制剂的用量[6]。

临床问题 13：如何防治肾移植受者 CMV 合并 BK 多瘤病毒（*BK polyomavirus*, BKPyV）感染？

推荐意见 23：CMV 合并 BKPyV 感染发生时机早于单一病毒感染，病毒载量峰值亦高于单一病毒感染（推荐强度 B，证据等级 3b）。肾移植术后应定期监测 CMV 及 BKPyV，尤其注意合并感染的情况，需在抗 CMV 药物治疗的同时尽早调整免疫抑制剂剂量进而改善预后（推荐强度 B，证据等级 2c）。

推荐意见说明：

两项回顾性研究显示 CMV 合并 BKPyV 感染在肾移植受者中的发生率分别为 8.2% 和

10.5%[115,116]。合并感染相对于单纯病毒感染发生时间更早,中位时间是移植后 3 到 6 个月。研究中相较于单纯病毒感染,合并感染组受者的 CMV、BKPyV 中位病毒载量峰值均高于单纯感染组受者,提示彼此之间可能存在相互促进的危险因素[117]。因此检测到任何一种病毒感染都强烈提示需要监测另一种病毒感染风险[118],肾移植术后两种病毒的监测均可参考各自指南的推荐。此外,合并感染组更容易发生急性排斥反应、eGFR 降低,BKPyVN(BKPyV 肾病),移植物功能不良和移植物丢失,但与受者生存率无显著相关。针对 CMV 感染临床上有明确有效的抗病毒药物治疗,但尚缺乏抗 BKV 的药物,降低免疫抑制强度是目前针对 BKV 感染的有效治疗手段。有报道显示适当减少甚至停用霉酚酸类药物(mycophenolic acid,MPA)对合并感染的受者可能有效[119,120]。mTOR 抑制剂可降低 BKPyV 和 CMV 复制,高他克莫司(TAC)浓度与 BKPyV 或 CMV DNA 血症显著相关[121],因此尽早从 TAC/MPA 转换为低剂量 TAC/mTOR 抑制剂可改善此类受者预后[122,123]。

**临床问题 14:** 如何防治肾移植受者 CMV 合并 COVID-19(coronavirus disease 2019)感染?

**推荐意见 24:** 监测和防治 CMV 感染可抑制肾移植合并 COVID-19 受者的炎症反应,改善受者预后(推荐强度 B,证据等级 3b)。

**推荐意见说明:**

在一项系统综述中,495 名 COVID-19 患者中活动性 CMV 感染率为 25%(95%*CI*: 1%~63%)[124],相较于单纯感染,合并感染患者 CMV DNA 载量峰值更高[125]。CMV 感染可加剧 COVID-19 患者临床病程和诱导细胞因子风暴。相关分析发现 SARS-CoV-2 的增殖可诱导细胞因子分泌增加,从而使肺损伤加重[126,127]。

监测和防治 CMV 感染可抑制肾移植合并 COVID-19 患者的炎症反应,改善患者预后[124,125]。研究显示淋巴细胞减少症是 COVID-19 患者不良结局的风险因素。可能的治疗措施包括中低危 COVID-19 患者中降低缬更昔洛韦剂量,或使用不具有骨髓抑制作用的抗 CMV 药物[126]。

## 十二、总结与展望

近几年 SOT 受者合并 CMV 感染领域新的临床研究结果发表以及新型抗 CMV 药物问世,对 CMV 感染的诊治产生了积极的影响,因此本指南在 2016 年版本基础上进行更新,以便为临床和科研提供与时俱进、更准确的建议。然而,有一些方面仍然在探索之中,比如各个移植中心的 CMV 载量阈值仍然无法统一,各家中心需要制订特定的阈值来指导风险分层、预防及治疗时机。

近几年除了抗 CMV 药物研发外,抗 CMV 疫苗研发取得了一定进展,痘病毒载体疫苗在 HSCT 受者的 Ⅱ 期试验中显示有效,并计划将研究扩展到实体器官移植受者。其他几种疫苗目前已经进入第二阶段(NCT03486834,NCT03629080 和 NCT02396134)[128]。

另外,CMV 特异性细胞介导免疫(CMI)监测在个体化 CMV 管理中表现出重要前景,研究表明 CMI 可用于指导 CMV 感染风险因素分层,预防和抢先治疗策略的实施以及抗 CMV 预防的最佳疗程的制订。目前已有一些商业检测试剂盒如 QuantiFERON-CMVVR,ELISPOT、细胞内染色和流式细胞术等,然而这些试剂盒在 SOT 受者中的有效性和实用性有待进一步的研究。相信随着 CMI 实验标准化的不断完善,CMI 免疫监测将逐步被整合到常规临床实践中,个体化 CMV 管理也会在不久的将来真正实现[29]。本指南指导意见基于目前的临床实践和国内外循证医学证据制订,随着临床经验的不断积累、临床研究的不断深入,将对指南进行不断地补充、完善和更新。一些证据级别不高的临床问题将成为未来研究的方向,需要在今后的临床研究与实践中进一步研究和完善,才更符合临床实际,助力提高临床水平,提高肾移植受者的生活质量。

**执笔作者**:丁小明(西安交通大学第一附属医院),林俊(首都医科大学附属北京友谊医院),胡小鹏(首都医科大学附属北京朝阳医院),戎瑞明(复旦大学附属中山医院),郑瑾(西安交通大学第一附属医院)

**通信作者**:丁小明(西安交通大学第一附属医院)

**主审专家**:薛武军(西安交通大学第一附属医院),门同义(内蒙古医科大学附属医院),朱有华(中国人民解放军海军军医大学第一附属医院),陈刚(华中科技大学同济医学院附属同济医院)

**审稿专家**:王长安(郑州市第七人民医院),王强(北京大学人民医院),巨春蓉(广州医科大学附属第一医院),孙启全(广东省人民医院),孙煦勇(广西医科大学第二附属医院),李新长(江西省人民医院),张伟杰(华中科技大学同济医学院附属同济医院),陈劲松(中国人民解放军东部战区总医院),苗芸(南方医科大学南方医院),金海龙(解放军总医院第三医学中心),周华(山西省第二人民医院),周洪澜(吉林大学第一医院),封卫毅(西安交通大学第一附属医院),赵亚玲(西安交通大学医学部),王晓宁(西安交通大学第一附属医院),黄刚(中山大学附属第一医院),黄洪锋(浙江大学医学院附属第一医院),董震(青岛大学第一附属医院),谢续标(中南大学湘雅二医院)

**利益冲突**:所有作者声明无利益冲突。

## 参考文献

［1］ KOTTON CN. CMV: prevention, diagnosis and therapy [J]. Am J Transplant, 2013, 13 Suppl 3: 24-40.

［2］ NATORI Y, ALGHAMDI A, TAZARI M, et al. Use of viral load as a surrogate marker in clinical studies of cytomegalovirus in solid organ transplantation: a systematic review and meta-analysis [J]. Clin Infect Dis, 2018, 66 (4): 617-631.

［3］ MEESING A, RAZONABLE R R. New developments in the management of cytomegalovirus infection after transplantation [J]. Drugs, 2018, 78 (11): 1085-1103.

［4］ KOTTON C N, KUMAR D, CALIENDO A M, et al. The third international consensus guidelines on the management of cytomegalovirus in solid-organ transplantation [J]. Transplantation, 2018, 102 (6): 900-931.

［5］ RAZONABLE R R, HUMAR A. Cytomegalovirus in solid organ transplant recipients-guidelines of the American society of Transplantation Infectious Diseases Community of Practice [J]. Clin Transplant, 2019, 33 (9): e13512.

［6］ 中华医学会器官移植学分会, 中国医师协会器官移植医师分会. 中国实体器官移植受者巨细胞病毒感染诊疗指南 (2016 版)[J]. 中华器官移植杂志, 2016,(9): 561-565.

［7］ 中华医学会器官移植学分会. 器官移植受者巨细胞病毒感染临床诊疗规范 (2019 版)[J]. 器官移植, 2019, 10 (2): 142-148.

［8］ 陈耀龙, 杨克虎, 王小钦, 等. 中国制订/ 修订临床诊疗指南的指导原则 (2022 版)[J]. 中华医学杂志, 2022, 102 (10): 697-703.

［9］ JEREMY HOWICK I C, PAUL GLASZIOU, TRISH GREENHALGH, et al. Explanation of the 2011 Oxford Centre for Evidence-Based Medicine (OCEBM) levels of evidence (background document)[EB/OL].[2023-11-20].

［10］ LJUNGMAN P, BOECKH M, HIRSCH H H, et al. Definitions of cytomegalovirus infection and disease in transplant patients for use in clinical trials [J]. Clin Infect Dis, 2017, 64 (1): 87-91.

［11］ CHEMALY R F, CHOU S, EINSELE H, et al. Definitions of resistant and refractory cytomegalovirus infection and disease in transplant recipients for use in clinical trials [J]. Clin Infect Dis, 2019, 68 (8): 1420-1426.

［12］ 陈荣昌, 钟南山, 巨春蓉, 等. 移植受者耐药巨细胞病毒感染的诊治 [J]. 中华器官移植杂志, 2023, 3 (44): 146-151.

［13］ CANNON M J, SCHMID D S, HYDE T B. Review of cytomegalovirus seroprevalence and demographic characteristics associated with infection [J]. Rev Med Virol, 2010, 20 (4): 202-213.

［14］ FANG F Q, FAN Q S, YANG Z J, et al. Incidence of cytomegalovirus infection in Shanghai, China [J]. Clin Vaccine Immunol, 2009, 16 (11): 1700-1703.

［15］ WEN L, QIU Y, CHENG S, et al. Serologic and viral genome prevalence of HSV, EBV, and HCMV among healthy adults in Wuhan, China [J]. J Med Virol, 2018, 90 (3): 571-581.

［16］ LIMAYE A P, BABU T M, BOECKH M. Progress and challenges in the prevention, diagnosis, and management of cytomegalovirus infection in transplantation [J]. Clin Microbiol Rev, 2020, 34 (1): e00043-19.

［17］ SILVA JUNIOR H T, TOKAT Y, CAI J, et al. Epidemiology, management, and burden of cytomegalovirus in solid organ transplant recipients in selected countries outside of Europe and North America: a systematic review [J]. Transpl Infect Dis, 2023, 25 (4): e14070.

［18］ JU C, WANG X, XU X, et al. Cytomegalovirus seroprevalence, infection, and disease in Chinese thoracic organ transplant recipients: a retrospective cohort study [J]. BMC Infect Dis, 2022, 22 (1): 872.

［19］ FERNANDEZ-RUIZ M, GIMENEZ E, VINUESA V, et al. Regular monitoring of cytomegalovirus-specific cell-mediated immunity in intermediate-risk kidney transplant recipients: predictive value of the immediate post-transplant assessment [J]. Clin Microbiol Infect, 2019, 25 (3): 381e1-e10.

［20］ TANG Y, GUO J, LI J, et al. Risk factors for cytomegalovirus infection and disease after kidney transplantation: a meta-analysis [J]. Transpl Immunol, 2022, 74: 101677.

［21］ DE WEERD A E, BETJES M G H. ABO-incompatible kidney transplant outcomes: a meta-Analysis [J]. Clin J Am Soc Nephrol, 2018, 13 (8): 1234-1243.

［22］ ZHENG X, GONG L, XUE W, et al. Kidney transplant outcomes in HIV-positive patients: a systematic review and meta-analysis [J]. AIDS Res Ther, 2019, 16 (1): 37.

［23］ MULLER E, BOTHA F C J, BARDAY Z A, et al. Kidney transplantation in HIV-positive patients: current practice and management strategies [J]. Transplantation, 2021, 105 (7): 1492-1501.

［24］ GARDINER B J, NIERENBERG N E, CHOW J K, et al. Absolute lymphocyte count: a predictor of recurrent cytomegalovirus disease in solid organ transplant recipients [J]. Clin Infect Dis, 2018, 67 (9): 1395-1402.

［25］ MEESING A, ABRAHAM R S, RAZONABLE R R. Clinical correlation of cytomegalovirus infection with CMV-specific CD8+ T-cell immune competence score and lymphocyte subsets in solid organ transplant recipients [J]. Transplantation, 2019, 103 (4): 832-838.

［26］ RAZONABLE R R, RIVERO A, RODRIGUEZ A, et al. Allograft rejection predicts the occurrence of late-onset Cytomegalovirus (CMV) disease among CMV-mismatched solid organ transplant patients receiving prophylaxis with oral ganciclovir [J]. J Infect Dis, 2001, 184 (11): 1461-1464.

［27］ RAZONABLE R R, HAYDEN R T. Clinical utility of viral load in management of cytomegalovirus infection after solid organ transplantation [J]. Clin Microbiol Rev, 2013, 26 (4): 703-727.

［28］ LAZZAROTTO T, CHIEREGHIN A, PIRALLA A, et al. Kinetics of cytomegalovirus and Epstein-Barr virus DNA in whole blood and plasma of kidney transplant recipients: implications on management strategies [J]. PLoS One, 2020, 15 (8): e0238062.

［29］ LEE H, OH E J. Laboratory diagnostic testing for cytomegalovirus infection in solid organ transplant patients [J]. Korean J Transplant, 2022, 36 (1): 15-28.

［30］ HIRSCH H H, LAUTENSCHLAGER I, PINSKY B A, et al. An international multicenter performance analysis of cytomegalovirus load tests [J]. Clin Infect Dis, 2013, 56 (3): 367-373.

［31］ PRAKASH K, CHANDORKAR A, SAHARIA K K. Utility of CMV-specific immune monitoring for the management of CMV in solid organ transplant recipients: a clinical update [J]. Diagnostics (Basel), 2021, 11 (5): 875.

［32］ KUMAR D, CHIN-HONG P, KAYLER L, et al. A prospective multicenter observational study of cell-mediated immunity as a predictor for cytomegalovirus infection in kidney transplant recipients [J]. Am J Transplant, 2019, 19 (9): 2505-2516.

［33］ WESTALL G P, CRISTIANO Y, LEVVEY B J, et al. A randomized study of quantiferon CMV-directed versus fixed-duration valganciclovir prophylaxis to reduce late CMV after lung transplantation [J]. Transplantation, 2019, 103 (5): 1005-1013.

［34］ RUAN Y, GUO W, LIANG S, et al. Diagnostic performance of cytomegalovirus (CMV) immune monitoring with ELISPOT and QuantiFERON-CMV assay in kidney transplantation: a PRISMA-compliant article [J]. Medicine (Baltimore), 2019, 98 (16): e15228.

［35］ DIOVERTI M V, LAHR B, RAZONABLE R R. Treatment of cytomegalovirus infection and disease pre-and post-quantitative nucleic acid test standardization: Does use of a more sensitive assay lead to longer treatment duration？ [J]. Clin Transplant, 2016, 30 (2): 154-160.

［36］ LISBOA L F, KUMAR D, WILSON L E, et al. Clinical utility of cytomegalovirus cell-mediated immunity in transplant recipients with cytomegalovirus viremia [J]. Transplantation, 2012, 93 (2): 195-200.

［37］ KOTTON C N, KUMAR D, CALIENDO A M, et al. Updated international consensus guidelines on the management of cytomegalovirus in solid-organ transplantation [J]. Transplantation, 2013, 96 (4): 333-360.

［38］ 张江伟, 燕航, 薛武军, 等. 基于宏基因组二代测序技术检测肾移植术后肺部感染的病原学研究 [J]. 中华器官移植杂志, 2021,(5): 260-264.

［39］ LóPEZ-ALADID R, GUIU A, MOSQUERA M M, et al. Improvement in detecting cytomegalovirus drug resistance mutations in solid organ transplant recipients with suspected resistance using next generation sequencing [J]. PLoS One, 2019, 14 (7): e0219701.

［40］ SAM S S, ROGERS R, GILLANI F S, et al. Evaluation of a next-generation sequencing metagenomics assay to detect and quantify DNA viruses in plasma from transplant recipients [J]. J Mol Diagn, 2021, 23 (6): 719-731.

［41］ BURTON C E, SESTER M, ROBINSON J L, et al. Assigning cytomegalovirus status in children awaiting organ transplant: viral shedding, CMV-specific T cells, and CD27⁻CD28⁻CD4⁺ T cells [J]. J Infect Dis, 2018, 218 (8): 1205-1209.

［42］ BURTON C E, DRAGAN T, MABILANGAN C A, et al. Assignment of cytomegalovirus infection status in infants awaiting solid organ transplant: viral detection methods as adjuncts to serology [J]. Pediatr Transplant, 2018, 22 (5): e13229.

［43］ PAYA C, HUMAR A, DOMINGUEZ E, et al. Efficacy and safety of valganciclovir vs. oral ganciclovir for prevention of cytomegalovirus disease in solid organ transplant recipients [J]. Am J Transplant, 2004, 4 (4): 611-620.

［44］ 王垒, 彭贵主, 叶啟发. 肾移植术后抢先治疗和普遍预防对预防巨细胞病毒感染的 meta 分析 [J]. 中华泌尿外科杂志, 2018, 39 (4): 294-299.

［45］ BALFOUR H H JR, CHACE B A, STAPLETON J T, et al. A randomized, placebo-controlled trial of oral acyclovir for the prevention of cytomegalovirus disease in recipients of renal allografts [J]. N Engl J Med, 1989, 320 (21): 1381-1387.

［46］ HEDDLE N M, BOECKH M, GROSSMAN B, et al. AABB committee report: reducing transfusion-transmitted cytomegalovirus infections [J]. Transfusion, 2016, 56 (6 Pt 2): 1581-1587.

［47］ RAVAL A D, KISTLER K D, TANG Y, et al. Burden of neutropenia and leukopenia among adult kidney transplant recipients: a systematic literature review of observational studies [J]. Transpl Infect Dis, 2023, 25 (1): e14000.

［48］ 刘凡, 李杨, 丁晨光, 等. 低剂量缬更昔洛韦预防肾移植术后巨细胞病毒感染的疗效观察 [J]. 中华器官移植杂志, 2020,(4): 227-231.

［49］ LOWANCE D, NEUMAYER H H, LEGENDRE C M, et al. Valacyclovir for the prevention of cytomegalovirus disease after renal transplantation. International valacyclovir cytomegalovirus prophylaxis transplantation study group [J]. N Engl J Med, 1999, 340 (19): 1462-1470.

［50］ LIMAYE A P, BUDDE K, HUMAR A, et al. Letermovir vs valganciclovir for prophylaxis of cytomegalovirus in high-risk kidney transplant recipients: a randomized clinical trial [J]. JAMA, 2023, 330 (1): 33-42.

［51］ BARTEN M J, BALDANTI F, STAUS A, et al. Effectiveness of prophylactic human cytomegalovirus hyperimmunoglobulin in preventing cytomegalovirus infection following transplantation: a systematic review and meta-analysis [J]. Life (Basel), 2022, 12 (3): 361.

［52］ HODSON E M, JONES C A, STRIPPOLI G F, et al. Immunoglobulins, vaccines or interferon for preventing cytomegalovirus disease in solid organ transplant recipients [J]. Cochrane Database Syst Rev, 2007,(2): Cd005129.

［53］ SNYDMAN D R, FALAGAS M E, AVERY R, et al. Use of combination cytomegalovirus immune globulin plus ganciclovir for prophylaxis in CMV-seronegative liver transplant recipients of a CMV-seropositive donor organ: a multicenter, open-label study [J]. Transplant Proc, 2001, 33 (4): 2571-2575.

［54］ HUMAR A, LEBRANCHU Y, VINCENTI F, et al. The efficacy and safety of 200 days valganciclovir cytomegalovirus prophylaxis in high-risk kidney transplant recipients [J]. Am J Transplant, 2010, 10 (5): 1228-1237.

［55］ RAZONABLE R R, BLUMBERG E A. It's not too late: a proposal to standardize the terminology of "late-onset" cytomegalovirus infection and disease in solid organ transplant recipients [J]. Transpl Infect Dis, 2015, 17 (6): 779-784.

［56］ LA ROSA C, LIMAYE A P, KRISHNAN A, et al. Primary response against cytomegalovirus during antiviral prophylaxis with valganciclovir, in solid organ transplant recipients [J]. Transpl Int, 2011, 24 (9): 920-931.

［57］ VAN DER BEEK M T, BERGER S P, VOSSEN A C, et al. Preemptive versus sequential prophylactic-preemptive treatment regimens for cytomegalovirus in renal transplantation: comparison of treatment failure and antiviral resistance [J]. Transplantation, 2010, 89 (3): 320-326.

［58］ WIITA A P, ROUBINIAN N, KHAN Y, et al. Cytomegalovirus disease and infection in lung transplant recipients in the setting of planned indefinite valganciclovir prophylaxis [J]. Transpl Infect Dis, 2012, 14 (3): 248-258.

［59］ MANUEL O, HUSAIN S, KUMAR D, et al. Assessment of cytomegalovirus-specific cell-mediated immunity for the prediction of cytomegalovirus disease in high-risk solid-organ transplant recipients: a multicenter cohort study [J]. Clin Infect Dis, 2013, 56 (6): 817-824.

［60］ RUENROENGBUN N, NUMTHAVAJ P, SAPANKAEW T, et al. Efficacy and safety of conventional antiviral agents in preventive strategies for cytomegalovirus infection after kidney transplantation: a systematic review and network meta-analysis [J]. Transpl Int, 2021, 34 (12): 2720-2734.

［61］ WITZKE O, HAUSER I A, BARTELS M, et al. Valganciclovir prophylaxis versus preemptive therapy in cytomegalovirus-positive renal allograft recipients: 1-year results of a randomized clinical trial [J]. Transplantation, 2012, 93 (1): 61-68.

［62］ MATTES F M, HAINSWORTH E G, HASSAN-WALKER A F, et al. Kinetics of cytomegalovirus load decrease in solid-organ transplant recipients after preemptive therapy with valganciclovir [J]. J Infect Dis, 2005, 191 (1): 89-92.

［63］ SAGEDAL S, NORDAL K P, HARTMANN A, et al. Pre-emptive therapy of CMVpp65 recipients with oral ganciclovir: a antigen positive renal transplant randomized, comparative study [J]. Nephrol Dial Transpl, 2003, 18 (9): 1899-908.

［64］ REUSSER P, EINSELE H, LEE J, et al. Randomized multicenter trial of foscarnet versus ganciclovir for preemptive therapy of cytomegalovirus infection after allogeneic stem cell transplantation [J]. Blood, 2002, 99 (4): 1159-1164.

［65］ CHAKRABARTI S, COLLINGHAM K E, OSMAN H, et al. Cidofovir as primary pre-emptive therapy for post-transplant cytomegalovirus infections [J]. Bone Marrow Transpl, 2001, 28 (9): 879-881.

［66］ LEE J H, LEE H, LEE S W, et al. Efficacy and safety according to the dose of valganciclovir for cytomegalovirus prophylaxis in transplantation: network meta-analysis using recent data [J]. Transplant Proc, 2021, 53 (6): 1945-1950.

［67］ 孙熙木, 王华光, 刘丽宏. 器官移植术后巨细胞病毒感染的药物治疗现状 [J]. 中国临床药理学杂志, 2021, 37 (15): 2088-2091.

［68］ 周迷, 朱玉莲, 杨勇. 新型抗病毒药物防治移植患者巨细胞病毒感染的研究进展 [J]. 医药导报, 2022, 41 (4): 458-461.

［69］ AVERY R K, ALAIN S, ALEXANDER B D, et al. Maribavir for refractory cytomegalovirus infections with or without resistance post-transplant: results from a phase 3 randomized clinical trial [J]. Clin Infect Dis, 2022, 75 (4): 690-701.

［70］ CHACKO B, JOHN G T. Leflunomide for cytomegalovirus: bench to bedside [J]. Transpl Infect Dis, 2012, 14 (2): 111-120.

［71］ SANTHANAKRISHNAN K, YONAN N, IYER K, et al. Management of ganciclovir resistance cytomegalovirus infection with CMV hyperimmune globulin and leflunomide in seven cardiothoracic transplant recipients and literature review [J]. Transpl Infect Dis, 2022, 24 (1): e13733.

[72] 蔡雪君, 关文达, 马钦海, 等. 青蒿素及其衍生物的抗病毒作用机制研究进展 [J]. 现代药物与临床, 37 (3): 653-658.

[73] ASBERG A, HUMAR A, ROLLAG H, et al. Oral valganciclovir is noninferior to intravenous ganciclovir for the treatment of cytomegalovirus disease in solid organ transplant recipients [J]. Am J Transplant, 2007, 7 (9): 2106-2113.

[74] LADHANI M. Antiviral medications for preventing cytomegalovirus disease (CMV) in solid organ transplant recipients [J]. Nephrology, 2013, 18 (3): 237-238.

[75] YOUNG P G, RUBIN J, ANGARONE M, et al. Ganciclovir-resistant cytomegalovirus infection in solid organ transplant recipients: a single-center retrospective cohort study [J]. Transpl Infect Dis, 2016, 18 (3): 390-395.

[76] SCHULZ U, SOLIDORO P, MüLLER V, et al. CMV Immunoglobulins for the treatment of CMV infections in thoracic transplant recipients [J]. Transplantation, 2016, 100 Suppl 3 (Suppl 3): S5-10.

[77] CALDéS A, GIL-VERNET S, ARMENDARIZ Y, et al. Sequential treatment of cytomegalovirus infection or disease with a short course of intravenous ganciclovir followed by oral valganciclovir: efficacy, safety, and pharmacokinetics [J]. Transpl Infect Dis, 2010, 12 (3): 204-212.

[78] OUELLETTE C P. Adoptive Immunotherapy for prophylaxis and treatment of cytomegalovirus infection [J]. Viruses, 2022, 14 (11): 2370.

[79] TAPAN U, KUTLUGUN A A, ARICI M, et al. Postural epigastric pain: a challenging symptom for cytomegalovirus (CMV) gastritis [J]. Ren Fail, 2012, 34 (2): 235-236.

[80] YERUSHALMY-FELER A, PADLIPSKY J, COHEN S. Diagnosis and management of CMV Colitis [J]. Curr Infect Dis Rep, 2019, 21 (2): 5.

[81] YEH P J, CHIU C T, LAI M W, et al. Clinical manifestations, risk factors, and prognostic factors of cytomegalovirus enteritis [J]. Gut Pathog, 2021, 13 (1): 53.

[82] ABBAS A, ZIMMER A J, FLORESCU D. Viral enteritis in solid-organ transplantation [J]. Viruses, 2021, 13 (10): 2019.

[83] FISHER A T, BESSOFF K E, NICHOLAS V, et al. Fatal case of perforated cytomegalovirus colitis: case report and systematic review [J]. Surg Infect (Larchmt), 2022, 23 (2): 127-134.

[84] DURAND C M, MARR K A, ARNOLD C A, et al. Detection of cytomegalovirus DNA in plasma as an adjunct diagnostic for gastrointestinal tract disease in kidney and liver transplant recipients [J]. Clin Infect Dis, 2013, 57 (11): 1550-1559.

[85] 巨春蓉, 韦兵, 练巧燕, 等. 实体器官移植术后巨细胞病毒肺炎的防治策略-ATS 巨细胞病毒肺炎的诊治指南解读 [J]. 器官移植, 2019, 10 (1): 88.

[86] CONTRERAS G, HO D. Human cytomegalovirus: a survey of end-organ diseases and diagnostic challenges in solid organ transplant recipients [J]. Curr Opin Organ Transplant, 2022, 27 (4): 243-249.

[87] SEEHOFER D, RAYES N, TULLIUS S G, et al. CMV hepatitis after liver transplantation: incidence, clinical course, and long-term follow-up [J]. Liver Transpl, 2002, 8 (12): 1138-1146.

[88] DA CUNHA T, WU G Y. Cytomegalovirus hepatitis in immunocompetent and immunocompromised hosts [J]. J Clin Transl Hepatol, 2021, 9 (1): 106-115.

[89] SON G, LEE J Y, KIM J G, et al. Clinical features of cytomegalovirus retinitis after solid organ transplantation versus hematopoietic stem cell transplantation [J]. Graefes Arch Clin Exp Ophthalmol, 2021, 259 (3): 585-591.

[90] Guidelines for the prevention and treatment of opportunistic infections in adults and adolescents with HIV [J].[Updated 2023 Sep 25].

[91] ROCHA MARUSSI V H, PEDROSO J L, FREITAS L F, et al. Teaching neuroimages: cytomegalovirus infection mimicking a brain tumor in a kidney transplant recipient [J]. Neurology, 2016, 87 (23): e281-e282.

[92] HUMAR A, KUMAR D, BOIVIN G, et al. Cytomegalovirus (CMV) virus load kinetics to predict recurrent disease in solid-organ transplant patients with CMV disease [J]. J Infect Dis, 2002, 186 (6): 829-833.

[93] SULLIVAN T, BRODGINSKI A, PATEL G, et al. The role of secondary cytomegalovirus prophylaxis for kidney and liver transplant recipients [J]. Transplantation, 2015, 99 (4): 855-859.

［94］ GARDINER B J, CHOW J K, PRICE L L, et al. Role of secondary prophylaxis with valganciclovir in the prevention of recurrent cytomegalovirus disease in solid organ transplant recipients [J]. Clin Infect Dis, 2017, 65 (12): 2000-2007.

［95］ ASBERG A, HUMAR A, ROLLAG H, et al. Lessons learned from a randomized study of oral valganciclovir versus parenteral ganciclovir treatment of cytomegalovirus disease in solid organ transplant recipients: the VICTOR trial [J]. Clin Infect Dis, 2016, 62 (9): 1154-1160.

［96］ HOSSEINI-MOGHADDAM S M, ROTSTEIN C, HUSAIN S. Effects of the intensity of immunosuppressive therapy on outcome of treatment for CMV disease in organ transplant recipients [J]. Am J Transplant, 2011, 11 (2): 407.

［97］ YOSHIMURA N, USHIGOME H, AKIOKA K, et al. The beneficial effect of high-dose mizoribine combined with cyclosporine, basiliximab, and corticosteroids on CMV infection in renal transplant recipients [J]. Clin Exp Nephrol, 2013, 17 (1): 127-133.

［98］ KURAMOTO T, DAIKOKU T, YOSHIDA Y, et al. Novel anticytomegalovirus activity of immunosuppressant mizoribine and its synergism with ganciclovir [J]. J Pharmacol Exp Ther, 2010, 333 (3): 816-821.

［99］ CHOU S, ERCOLANI R J, VANARSDALL A L. Differentiated levels of ganciclovir resistance conferred by mutations at codons 591 to 603 of the cytomegalovirus UL97 kinase gene [J]. J Clin Microbiol, 2017, 55 (7): 2098-2104.

［100］ LIMAYE A P, RAGHU G, KOELLE D M, et al. High incidence of ganciclovir-resistant cytomegalovirus infection among lung transplant recipients receiving preemptive therapy [J]. J Infect Dis, 2002, 185 (1): 20-27.

［101］ MYHRE H A, HAUG DORENBERG D, KRISTIANSEN K I, et al. Incidence and outcomes of ganciclovir-resistant cytomegalovirus infections in 1244 kidney transplant recipients [J]. Transplantation, 2011, 92 (2): 217-223.

［102］ BHORADE S M, LURAIN N S, JORDAN A, et al. Emergence of ganciclovir-resistant cytomegalovirus in lung transplant recipients [J]. J Heart Lung Transplant, 2002, 21 (12): 1274-1282.

［103］ LODDING I P, JøRGENSEN M, BENNEDBæK M, et al. Development and dynamics of cytomegalovirus UL97 ganciclovir resistance mutations in transplant recipients detected by next-generation sequencing [J]. Open Forum Infect Dis, 2021, 8 (10): ofab462.

［104］ GRACIA-AHUFINGER I, GUTIéRREZ-AROCA J, CORDERO E, et al. Use of high-dose ganciclovir for the treatment of cytomegalovirus replication in solid organ transplant patients with ganciclovir resistance-inducing mutations [J]. Transplantation, 2013, 95 (8): 1015-1020.

［105］ AVERY R K, ARAV-BOGER R, MARR K A, et al. Outcomes in transplant recipients treated with foscarnet for ganciclovir-resistant or refractory cytomegalovirus infection. transplantation [J], 2016, 100 (10): e74-80.

［106］ STEINKE S A M, ALFARES M, VALSAMAKIS A, et al. Outcomes of transplant recipients treated with cidofovir for resistant or refractory cytomegalovirus infection [J]. Transpl Infect Dis, 2021, 23 (3): e13521.

［107］ BONATTI H, SIFRI C D, LARCHER C, et al. Use of cidofovir for cytomegalovirus disease refractory to ganciclovir in solid organ recipients [J]. Surg Infect, 2017, 18 (2): 128-136.

［108］ AVERY R K, MOSSAD S B, POGGIO E, et al. Utility of leflunomide in the treatment of complex cytomegalovirus syndromes [J]. Transplantation, 2010, 90 (4): 419-426.

［109］ WOLF D G, SHIMONI A, RESNICK I B, et al. Human cytomegalovirus kinetics following institution of artesunate after hematopoietic stem cell transplantation [J]. Antiviral Res, 2011, 90 (3): 183-186.

［110］ NASHAN B. Induction therapy and mTOR inhibition: minimizing calcineurin inhibitor exposure in de novo renal transplant patients [J]. Clin Transplant, 2013, 27 Suppl 25: 16-29.

［111］ PASCUAL J, ROYUELA A, FERNANDEZ A M, et al. Role of mTOR inhibitors for the control of viral infection in solid organ transplant recipients [J]. Transpl Infect Dis, 2016, 18 (6): 819-831.

［112］ HOSSEINI-MOGHADDAM S M, SHOKOOHI M, SINGH G, et al. A multicenter case-control study of the effect of acute rejection and cytomegalovirus infection on pneumocystis pneumonia in solid organ transplant recipients [J]. Clin Infect Dis, 2019, 68 (8): 1320-1326.

［113］ PERMPALUNG N, KITTIPIBUL V, MEKRAKSAKIT P, et al. A Comprehensive evaluation of risk factors for Pneumocystis jirovecii pneumonia in adult solid organ transplant recipients: a systematic review and meta-analysis [J]. Transplantation, 2021, 105 (10): 2291-2306.

［114］ FISHMAN J A, GANS H. Pneumocystis jiroveci in solid organ transplantation: guidelines from the American society of Transplantation Infectious Diseases Community of Practice [J]. Clin Transplant, 2019, 33 (9): e13587.

[115] JEHN U, SCHüTTE-NüTGEN K, BAUTZ J, et al. Clinical features of BK-polyomavirus and cytomegalovirus co-infection after kidney transplantation [J]. Sci Rep, 2020, 10 (1): 22406.

[116] BLAZQUEZ-NAVARRO A, DANG-HEINE C, WITTENBRINK N, et al. BKV, CMV, and EBV interactions and their effect on graft function one year post-renal transplantation: results from a large multi-centre study [J]. EBio-Medicine, 2018, 34: 113-121.

[117] TOYODA M, PULIYANDA D P, AMET N, et al. Co-infection of polyomavirus-BK and cytomegalovirus in renal transplant recipients [J]. Transplantation, 2005, 80 (2): 198-205.

[118] HERRERA S, BERNAL-MAURANDI J, COFAN F, et al. BK virus and cytomegalovirus coinfections in kidney transplantation and their impact on allograft loss [J]. J Clin Med, 2021, 10 (17): 3779.

[119] DUBRAWKA C A, PROGAR K J, JANUARY S E, et al. Impact of antimetabolite discontinuation following cyto-megalovirus or BK polyoma virus infection in kidney transplant recipients [J]. Transpl Infect Dis, 2022, 24 (6): e13931.

[120] MAH D Y, AZLIN A, GNANASEGARAM H K, et al. Double trouble: concurrent cytomegalovirus and BK poly-omavirus infections in a patient who underwent kidney transplantation [J]. Korean J Transplant, 2020, 34 (2): 117-120.

[121] WU C Z, CHEN X Q, WANG Z Y, et al. Simultaneous monitoring of CMV and BKV by quantitative PCR in renal transplant recipients [J]. J Virol Methods, 2014, 210: 40-44.

[122] KNIGHT R J, GRAVISS E A, NGUYEN D T, et al. Conversion from tacrolimus-mycophenolate mofetil to tacro-limus-mTOR immunosuppression after kidney-pancreas transplantation reduces the incidence of both BK and CMV viremia [J]. Clin Transplant, 2018, 32 (6): e13265.

[123] YE C, LI J, LIU X, et al. The incidence of cytomegalovirus and BK polyomavirus infections in kidney transplant patients receiving mTOR inhibitors: a systematic review and meta-analysis [J]. Pharmacotherapy, 2023, 43 (6): 552-562.

[124] BANKO A, MILJANOVIC D, CIRKOVIC A. Systematic review with meta-analysis of active herpesvirus infections in patients with COVID-19: old players on the new field [J]. Int J Infect Dis, 2023, 130: 108-125.

[125] NAENDRUP J H, GARCIA BORREGA J, EICHENAUER D A, et al. Reactivation of EBV and CMV in severe COVID-19-epiphenomena or trigger of hyperinflammation in need of treatment？ A large case series of critically ill patients [J]. J Intensive Care Med, 2022, 37 (9): 1152-1158.

[126] CHEN L, SHEN L, WU W, et al. Co-infecting pathogens can contribute to inflammatory responses and severe symp-toms in COVID-19 [J]. J Thorac Dis, 2022, 14 (2): 355-370.

[127] JORGENSON M R, DESCOUROUEZ J L, WONG C, et al. Cytomegalovirus antiviral stewardship in the COVID-19 era: increasing complexity of prophylaxis and treatment and potential mitigation strategies [J]. Transpl Infect Dis, 2021, 23 (4): e13586.

[128] HELLEMANS R, ABRAMOWICZ D. Cytomegalovirus after kidney transplantation in 2020: moving towards personalized prevention [J]. Nephrol Dial Transplant, 2022, 37 (5): 810-816.

# 58 肾移植受者 EB 病毒感染和淋巴增殖性疾病临床诊疗指南

移植感染是实体器官移植（solid organ transplantation, SOT）受者重要的并发症之一，特别是与 EB 病毒（Epstein-Barr virus, EBV）相关的移植后淋巴增殖性疾病（post-transplant lymphoproliferative disease, PTLD）对肾移植患者构成严重威胁，其死亡率超过 50%，成为移植后主要致死原因之一[1-4]。PTLD 以异常淋巴细胞增殖为特征，可发生于淋巴结内或淋巴结外，限于移植器官或波及全身；其临

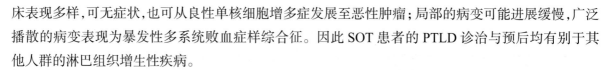

床表现多样,可无症状,也可从良性单核细胞增多症发展至恶性肿瘤;局部的病变可能进展缓慢,广泛播散的病变表现为暴发性多系统败血症样综合征。因此 SOT 患者的 PTLD 诊治与预后均有别于其他人群的淋巴组织增生性疾病。

近几年我们对 EBV 及其相关疾病的认识在不断提高,中华医学会器官移植学分会、中国医师协会器官移植医师分会、中国医疗保健国际交流促进会肾移植分会组织肾移植专家和血液病专家,以国内外临床证据为基础,组织专家制订了《肾移植受者 EB 病毒感染和淋巴增殖性疾病临床诊疗指南》,以期为我国肾移植术后 EBV 感染和 PTLD 的规范化防治提供指导意见。

## 一、指南形成方法

参考《中国制订 / 修订临床诊疗指南的指导原则(2022 版)》[5]、2019 年美国移植学会(the American Society of Transplantation,AST)的感染性疾病组(Infectious Diseases Community of Practice)在《Clin Transplant》刊发的《实体器官移植 EBV 及 PTLD 诊治指南》[6],在《器官移植受者 EBV 感染和 PTLD 临床诊疗指南(2019 版)》的基础上[7],检索自 2016 年 1 月 ~2023 年 10 月肾移植受者中 EBV 感染与 PTLD 相关的最新研究成果,检索词包括:"肾移植""EB 病毒""移植后淋巴增殖性疾病""感染""风险因素""抢先治疗""实验室检测""病理""诊断""治疗""长期存活"等,确立了高质量的指南标准。

本指南已在国际实践指南注册平台(PREPARE)进行了中英文注册(注册号:PREPARE-2023CN887)。江西省人民医院器官移植科负责协调指南制订小组和审稿小组。指南制订采用德尔菲法进行三轮共识,涉及 EBV 定义、流行病学、风险因素、临床表现、诊断、预防、EBV 治疗、PTLD 定义、流行病学、风险因素、PTLD 病理、PTLD 治疗等 22 个临床问题。

根据临床问题进行证据检索和文献筛选,指南制订小组全面检索国内外数据库(包括但不限于 PUBMED、EMBASE、MEDLINE,万方知识数据服务平台和中国知网数据库)撰写小组基于关键问题对文献进行筛选,并基于 2009 版牛津大学循证医学中心的证据分级与推荐强度标准进行分级[8],之后形成推荐意见并达成共识,撰写指南,经中华医学会器官移植学分会组织全国器官移植与相关学科专家两轮集体讨论,根据其反馈意见对初稿进行修改,最终形成指南终稿。

## 二、EBV 概述和流行病学特点

EBV 隶属于 γ 疱疹病毒亚家族,是一种嗜人类淋巴细胞的疱疹病毒,具有约 172Kb 的线性双链 DNA 基因组,编码包括衣壳抗原(viral capsid antigen,VCA)、早期抗原(early antigen,EA)和核抗原(nuclear antigen,NA)。人群普遍易感,据估计世界人口的 90% 感染过 EBV,无明显性别差异;EBV 感染的病人和潜伏感染者是主要传染源,主要通过唾液传播,也可经输血传播[7,9]。

原发性 EBV 感染通常表现为传染性单核细胞增多症(infectious mononucleosis,IM),儿童感染可无症状或呈不典型表现,病毒可在记忆 B 细胞中建立潜伏感染,使携带者成为终身携带者和传播源。EBV 原发感染的免疫响应初期,VCA-IgM 抗体出现持续约 1~2 个月,提示新近感染;VCA-IgG 随后出现,持续数年至终身;EA 的 IgG 抗体在病发后 3~4 周内达高峰,3~5 周后降低,提示近期感染或病毒活跃复制;NA-IgG 抗体提示既往感染,通常在感染后 3~4 周出现,持续终生[9]。EBV 再激活是指机体免疫功能受到抑制和某些因素触发下,潜伏感染的 EBV 被激活而产生病毒复制,引起病毒血症(外周血中能检测到高拷贝的病毒核酸),及引起相应的临床表现,也可为原有疾病的伴随症状。

器官移植时受者 EBV 血清学阳性率与年龄相关,约 90%~95% 的成人受者血清中可检测到 EBV 抗体[6]。供体传播的 EBV 原发性感染在 EBV 错配(供体血清阳性 / 受体血清阴性,D+/R-)患者中常见[4];EBV 血清学阴性肾移植受者还可能经由 EBV 血清学阳性的供者或输注未去除白细胞成分的血制品而发生原发性感染[10];器官移植受者因为接受免疫抑制治疗,容易发生 EBV 再激活。无论是原发性感染还是再激活,均可能导致体内淋巴细胞的过度增殖,少数情况下进展为 EBV 相关的 PTLD (EBV-PTLD)[11-15]。

### 三、EBV 原发性感染 / 再激活的风险因素

临床问题 1:肾移植受者术后 EBV 原发性感染的风险因素有哪些?

推荐意见 1:EBV 错配(D+/R-)和接受淋巴细胞清除剂治疗是肾移植受者术后 EBV 原发感染的危险因素(推荐强度 B,证据等级 2b)。

推荐意见说明:

EBV 血清阴性的肾移植受者术后 EBV 原发感染的概率显著升高,一项研究监测 383 名肾移植受者,发现 155 例(40%)在移植后第一年至少经历一次病毒血症,其中 91% 的病毒血症发生在术后 6 个月内,中位出现时间为 31d(范围 14~329d);在 EBV D+/R- 组中,受者更易出现原发性 EBV 感染(67% vs. 39%);接受淋巴细胞清除剂治疗的患者也更容易发生原发性 EBV 感染或再激活(54% vs. 35%),且与机会性感染和移植物丢失存在相关性[11]。儿童肾移植多中心研究进一步指出,EBV 血清状态错配和使用高剂量免疫抑制剂(如高浓度的钙调磷酸酶抑制剂和霉酚酸)也是原发性 EBV 感染的重要风险因素[16]。

临床问题 2:肾移植受者术后 EBV 再激活的风险因素?

推荐意见 2:应用淋巴细胞清除剂、持续使用免疫抑制剂、巨细胞病毒感染均可显著增加 EBV 再激活的风险(推荐强度 B,证据等级 2b)。

推荐意见说明:

持续的免疫抑制剂使用显著提高了 EBV 再激活风险。在上述 383 名受者的研究中,淋巴细胞清除剂显著增加了 EBV 原发性感染或再激活的风险(54% vs. 35%)[11];另一项单中心研究追踪了 499 名肾移植受者(纳入标准为年龄 >18 岁且移植肾功能正常)1 个月 ~33 年间的 EBV DNA 血症情况,发现 EBV 血清学阳性者的 EBV 病毒血症(再激活)发生率为 26%,且 EBV DNA 血症发生率随着移植时间延长而线性增加,直至移植后 25 年才开始下降[15]。此外,EBV 再激活与巨细胞病毒感染显著相关[17,18]。

### 四、EBV 感染临床表现

临床问题 3:EBV 感染的临床表现是什么?

推荐意见 3:EBV 感染可能影响全身多个器官系统,肾移植受者出现传染性单核细胞增多症、器官特异性疾病、或血液系统异常时应考虑 EBV 感染(推荐强度 B,证据等级 2a)。

推荐意见说明:

EBV 感染的临床表现多样,可涉及全身多个器官系统,常表现为传染性单核细胞增多症,如发热、乏力、渗出性咽炎、淋巴结肿大、肝脾肿大、非典型性淋巴细胞增多等;也可能表现为器官特异性疾病,如肝炎、肺炎、胃肠道症状,以及血液系统异常,包括白细胞减少、血小板减少、溶血性贫血和噬血

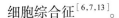

细胞综合征[6,7,13]。

### 五、EBV 相关检测

临床问题 4：EBV 的检测方法有哪些？

推荐意见 4：推荐使用血清学检测以测定 EBV 特异性抗体（VCA IgM、VCA IgG）、采用荧光定量聚合酶链反应方法检测 EBV DNA 载量（推荐强度 A，证据等级 1b）。

推荐意见说明：

血清学检测可评估供体和受体的 EBV 血清学状态，从而估计 PTLD 风险[6,7,18]，目前临床检测的 EBV 抗体包括 VCA IgM（提示新近感染）、VCA IgG（可持续数年或终身，提示既往或新近感染）和 NA IgG（提示既往感染）。监测 EBV DNA 载量在诊断 EBV 相关 PTLD、评估病情及治疗反应方面至关重要，通常通过荧光定量聚合酶链反应（quantitative PCR）方法进行[6,15]。原位杂交方法可以直接检查病变组织或细胞中 EBV 感染情况，具有较高的特异性和敏感性，EBV 编码的小 RNA 原位杂交检测 EBV 感染细胞更敏感[6]。有条件的单位也可采用流式细胞分选 B、T 和 NK 细胞，同时联合 PCR 技术检测 EBV DNA 载量或荧光原位杂交方法检测 EBV 感染的细胞亚型[19]。

临床问题 5：监测 EBV DNA 载量的标本类型有哪些？

推荐意见 5：推荐使用全血、外周血单个核细胞、血浆用于监测 EBV DNA 载量的标本（推荐强度 B，证据等级 2a）。

推荐意见说明：

目前全血、外周血单个核细胞（peripheral blood mononuclear cell，PBMC）和血浆是用于监测 EBV DNA 载量的常用标本，虽然最佳监测样本的选择存在争议[6,20]。在移植受者中，由于失去免疫监视，潜伏感染的 B 细胞增殖；在 EBV 血清学不匹配的移植受者，EBV DNA 血症是由于原发感染；在 EBV PTLD 患者，血浆中可检测到的 EBV DNA 的来源主要是凋亡的恶性肿瘤细胞；所以 EBV 感染早期，全血和 PBMC 更容易早发现和诊断 EBV DNA 血症[21]，而 EBV PTLD 确诊患者血浆 EBV DNA 更适合监测治疗效果和判定预后[22]。

临床问题 6：肾移植受者术后监测 EBV DNA 的频率应如何安排？

推荐意见 6：对于高风险的 EBV 感染肾移植受者，推荐术后第一年每月监测 EBV DNA 一次；对于低风险受者，推荐术后第一年每三个月监测一次（推荐强度 B，证据等级 2a）。

推荐意见说明：

对于 EBV 再激活或原发性感染高风险的肾移植受者，需定期检测外周血 EBV DNA 载量。在一项 106 名儿童肾移植受者的多中心前瞻性研究中，参与者在移植后第六周以及之后每三个月进行 EBV DNA 检测，结果显示 55 名受者发生 EBV DNA 血症，其中 27 例为原发感染，28 例为再激活，原发性感染受者较再激活患者出现更多症状，3 名受者最终诊断为 EBV-PTLD[16]。对于成人肾移植受者，超过半数在移植后 3 个月内出现 EBV DNA 血症，持续的 EBV DNA 血症升高与移植物丢失、机会性感染和迟发性 PTLD 风险增加相关[11,23]。一项涉及 383 名成人受者的研究中，每两周一次的 EBV DNA 监测，持续 3 个月，随后的 9 个月内每月监测一次，其中 150 人至少出现一次 EBV DNA 血症，其中 50% 在移植后第一个月发生，10% 发生在 6 个月后，该研究未发现 PTLD 案例[24]。

## 六、EBV 感染的预防

临床问题 7: 如何预防肾移植受者的 EBV 感染?

推荐意见 7: 对于 EBV 血清学阴性的受者,推荐优先选择 EBV 阴性供者;对于术后 EBV 感染 / 再激活高风险受者,推荐适当降低免疫抑制剂用量(推荐强度 B,证据等级 2a)。

推荐意见说明:

肾移植前应筛查供受者的 EBV 血清学状态和 DNA 载量,以识别 EBV 原发感染 / 再激活高风险人群,如 EBV 血清学错配(D⁺/R⁻)者,优先选择 EBV 阴性供者能减少 EBV 阴性受者的原发性感染风险[11,14,15]。对于移植后一年内高风险受者,适度减少免疫抑制剂剂量可能降低 EBV 原发感染 / 再激活的风险,但免疫抑制剂如何减少尚无固定方案;推荐逐步降低剂量钙调磷酸酶抑制剂和抗增值药物浓度,但不低于药物浓度治疗窗的下限,同时警惕排斥反应的发生,根据患者具体情况个性化调整[6,25,26]。

临床问题 8: 抗病毒药物预防 EBV 原发性感染 / 再激活是否有效?

推荐意见 8: 目前常用的抗病毒药物预防肾移植术后 EBV 原发性感染 / 病毒再激活的疗效尚不确定,应根据高风险受者的具体情况考虑是否使用(推荐强度 C,证据等级 4)。

推荐意见说明:

虽然抗病毒药物可抑制 EBV 的活性复制,可能对原发性感染有效,但对潜伏感染无效[6]。儿童肾移植后使用更昔洛韦 / 缬更昔洛韦预防原发性 EBV 感染在相关研究中显示减少了感染事件,但在成人肾或胰肾移植受者中未见同样效果[27]。尽管许多中心对 EBV 血清学错配(D⁺/R⁻)高风险受者使用抗病毒药物预防,此策略的有效性仍存争议[28,29];尤其是接受抗病毒治疗的高风险受者,EBV 载量可能升高,PTLD 风险依然存在[29-32]。输注免疫球蛋白(IVIG)预防 PTLD 的效果也不明确,尽管有研究显示肾移植受者接受 IVIG 后 PTLD 发生率降低,但在 EBV 血清阴性受者的前瞻性随机对照试验中,使用 IVIG 并未显著影响 EBV 载量变化和 EBV-PTLD 发生率[30,31]。

## 七、基于 EBV 监测的抢先治疗

临床问题 9: 肾移植术后出现 EBV 感染应何时开始抢先治疗?

推荐意见 9: 建议一周内两次不同日检测出外周血 EBV-DNA 阳性,且病毒拷贝数明显升高时,开始抢先治疗(推荐强度 B,证据等级 2a)。

推荐意见说明:

肾移植后抢先治疗 EBV 感染的目的是及时清除血循环中的 EBV,预防 EBV-PTLD 的发生,EBV 血清学阴性受体(特别是 EBV D⁺/R⁻)更可能从抢先治疗中获益[6,25]。尽管目前没有统一认可的启动抢先治疗的外周血 EBV-DNA 阈值,但对于检测出血 EBV-DNA 阳性的患者,应增加监测频率,并在一周内不同日两次检测结果均为阳性时考虑抢先治疗,对于 EBV-DNA 拷贝数急剧上升的患者,抢先治疗的临床意义更大[33]。

临床问题 10: 如何进行肾移植术后 EBV 感染或再激活的抢先治疗?

推荐意见 10: 建议减少免疫抑制剂用量作为 EBV 感染的抢先治疗方法,但目前无明确具体减量方案,建议根据个体病情决定(推荐强度 B,证据等级 2a)。

推荐意见说明：

肾移植后 EBV 感染的治疗策略包括减少免疫抑制剂用量、应用抗病毒药物、加用免疫球蛋白、利妥昔单抗及过继免疫治疗（EBV 特异性细胞毒性 T 细胞）等，但是减少免疫抑制剂用量是唯一得到广泛证据支持的治疗方法，尽管如何减少尚无具体方案，建议根据个体病情决定具体减少免疫抑制剂用量方案[6,25]；较为安全的方式是首先将抗增殖药物减半，直至停用，再减少 30%~50% 的钙调磷酸酶抑制剂剂量，如果 EBV DNA 载量下降，则考虑逐渐恢复正常免疫抑制剂剂量，治疗过程中需警惕排斥反应的发生[34-36]。尽管全球超过 60% 的儿科移植中心使用利妥昔单抗作为抢先治疗，但是在成人器官移植患者中的证据较少，并可能伴有严重副作用，因此利妥昔单抗通常用于持续 EBV DNA 血症且病毒载量升高的 B 细胞 EBV 感染患者，并且常与减少免疫抑制剂用量的措施联合使用[37]。

## 八、PTLD 概述和流行病学特点

EBV 相关的移植后淋巴增生病（EBV-PTLD）是指移植后患者由于免疫抑制而导致 EBV 感染或再激活后发生的一组表现为良性淋巴组织增殖或恶性肿瘤的异质性淋巴系统增殖性疾病[38]。在正常免疫状态下，EBV 感染后 B 细胞的克隆性增殖受到 EBV 特异性细胞毒 T 细胞的调控，而在器官移植受者中，这一过程由于免疫抑制受限，使得 EBV 诱发的 B 细胞增殖与免疫系统（增殖、凋亡）间的平衡被破坏，异常 B 细胞克隆性增生，可能发展为 PTLD，有时 EBV 也能感染 T 或 NK 细胞，引发 T/NK 细胞亚型 PTLD[12,13]。

2017 年，WHO 在 2008 版分类的基础上进行了更新[38,39]，将 PTLD 早期病变划分为浆细胞增生性、传染性单核细胞增多症样和旺炽性滤泡增生性 PTLD，而多形性、单形性以及经典霍奇金淋巴瘤型 PTLD 分类保持不变，共 6 大类。各种疾病形式具有不同的生物学和临床特征，恶性侵袭性淋巴瘤进展迅速，如未得到及时有效治疗，预后极差，病死率高。

2022 年第五版 WHO 将多种免疫缺陷 / 失调疾病或状态，包括原发性免疫缺陷、HIV 感染、移植后和其他医源性免疫缺陷等引起的淋巴增殖性疾病统称为免疫缺陷和失调相关淋巴细胞增生和淋巴瘤，其标准化命名法包括组织学诊断、关联病毒、临床环境 / 免疫缺陷背景等三部分（表 58-1）[39]。但由于目前免疫缺陷 / 失调引起淋巴细胞增生性疾病和淋巴瘤的发病机制各不相同、治疗策略也各有其特点和重点，且 2022 年国际共识分类（ICC）保留了 2017 年 PTLD 分类等因素[40]，为方便叙述起见，本文仍沿用 2017 年 WHO 分类的 PTLD 分型（表 58-2）。

表 58-1　2022WHO 第五版免疫缺陷和失调相关淋巴细胞增生性疾病和淋巴瘤的三部分命名法

| 组织学诊断 | 关联病毒 | 免疫缺陷 / 失调背景 |
| --- | --- | --- |
| 增生（包括非破坏性 PTLD 的三种组织学亚型） | EBV +/– | 先天性免疫错误（特指与胚系突变有关的原发性免疫缺陷） |
| 多形性淋巴细胞增生性疾病 | KSHV/HHV8 +/– | HIV 感染 |
| 黏膜溃疡 | | 移植后（特指实体器官 / 骨髓移植） |
| 淋巴瘤（依据类似的淋巴瘤分类） | | 医源性 / 治疗相关（包括多重化疗、免疫调节药物等） |
| | | 自身免疫性疾病 |
| | | 免疫衰老 |

表 58-2　2017 年 WHO 的 PTLD 组织学分类

| 类型 | 组织学分类 |
| --- | --- |
| 早期病变 | 浆细胞增生 |
| | 传染性单核细胞增多症 |
| | 旺炽性滤泡增生性 PTLD |
| 多形性 PTLD | |
| 单形性 PTLD（依据类似的淋巴瘤分类） | |
| B 细胞淋巴瘤 | 弥漫性大 B 细胞淋巴瘤 |
| | Burkitt 淋巴瘤 |
| | 浆细胞骨髓瘤 |
| | 浆细胞瘤 |
| | 其他 |
| T 细胞淋巴瘤 | 外周 T 细胞淋巴瘤,非特指型 |
| | 肝脾 T 细胞淋巴瘤 |
| | 其他 |
| 经典霍奇金淋巴瘤型 PTLD | |

　　PTLD 的发生率因移植器官类型而异：小肠移植受者风险最高（可高达 32%），而胰腺、心脏、肺和肝移植受者的风险中等（3%~12%），肾移植受者风险较低（1%~2%）[41]。PTLD 发病时间呈双峰特征，分别为移植术后一年和移植术后 7~10 年，早期 PTLD，即移植后一年内，90% 与 EBV 感染相关[39]；随着时间的推移，EBV 阴性的 PTLD 比例增多，特别是在移植后晚期[9]，EBV 阳性 T 细胞和 NK 细胞 PTLD 也主要发生在移植晚期[42]。PTLD 的累及部位也随移植后存活时间的延长而变化；成人肾移植受者在移植后早期主要累及移植部位，而原发性中枢神经系统淋巴瘤通常在移植后 2~7 年出现，胃肠道问题则多在 6~10 年后显现[43]。器官移植受者的 PTLD 通常源自受者自身的淋巴细胞[44]，但有研究表明移植后早期发生且局限于移植器官的 PTLD 多为供体细胞来源[45]。

## 九、肾移植受者发生 EBV-PTLD 的危险因素

　　临床问题 11：肾移植受者发生 EBV-PTLD 的主要危险因素有哪些？

　　推荐意见 11：移植后第一年内发生 PTLD 的主要危险因素包括：受者移植时的 EBV 血清学阴性状态（原发性 EBV 感染）（推荐强度 B，证据等级 2a），年龄<5 岁的儿童（推荐强度 B，证据等级 2a），以及接受淋巴细胞清除剂治疗（推荐强度 B，证据等级 2b）。对于移植后一年以上的受者，发生 PTLD 的危险因素包括：长时间进行免疫抑制治疗（推荐强度 B，证据等级 2b）和年龄>50 岁（推荐强度 B，证据等级 2b）。

　　推荐意见说明：

　　实体器官移植后 PTLD 总体发生率为 1%~20%，其中肾移植受者发生率为 0.8%~2.5%[1]。早期（移植后一年内）EBV 相关 PTLD 的发生率最高，肾移植受者发生早期和晚期（移植后 12 个月以上）PTLD 的危险因素（表 58-3）[4,6,43]。其他争议的 PTLD 危险因素包括他克莫司、特定的 HLA 表型、HLA 匹配程度、某些细胞因子基因多态性、既往慢性免疫刺激、丙型肝炎感染、巨细胞病毒感染等[46-49]。

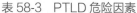

表 58-3　PTLD 危险因素

| 类型 | 危险因素 |
| --- | --- |
| 早期 PTLD | 移植时受者 EBV 血清学阴性（原发性 EBV 感染） |
| | 淋巴细胞清除剂 |
| | 年龄<5 岁的儿童 |
| 晚期 PTLD | 免疫抑制持续时间 |
| | 受者年龄>50 岁 |

## 十、EBV-PTLD 临床表现

临床问题 12：EBV-PTLD 的临床表现有哪些？

推荐意见 12：发热和局灶/全身淋巴结肿大是 EBV-PTLD 最常见的临床表现，常累及多系统、多器官，以及移植物自身（推荐强度 B，证据等级 2a）。

推荐意见说明：

肾移植术后成人 PTLD 的发病呈双峰模式，几乎任何器官都可能出现局灶病变，包括胃肠道、肺、皮肤、肝、中枢神经系统等，早期 PTLD 常累及移植肾，胃肠道是最常见的受累部位，中枢神经受累约占 4%~15%[49,50]。临床表现多样，常见非特异性症状包括无法解释的发热或盗汗、消瘦、乏力、厌食、嗜睡、咽痛等，移植肾受累常表现为肌酐清除率下降，阳性体征包括淋巴结肿大、肝脾肿大、扁桃腺肿大或炎症、皮下结节、局灶性神经系统体征或多发肿块等[45]。值得注意的是 EBV 相关移植后平滑肌肿瘤可发生于 PTLD 之后（初发或继发），中位发病时间是移植后 48 个月，累及部位不典型，当累及多个部位时呈现多发性而非转移性表现[51]。

## 十一、影像学评估

临床问题 13：哪些影像学检查有助于诊断 PTLD？

推荐意见 13：可采用淋巴结彩超、消化道内镜、CT、MRI、PET-CT 等作为 PTLD 的影像学评估方法（推荐强度 B，证据等级 2a）。

推荐意见说明：

淋巴结超声可快速评估浅表淋巴结的肿大和性质，CT 扫描有助于进一步明确病变范围及性质，并对临床分期至关重要。若患者出现消化道出血、持续性腹泻、原因不明腹痛或消瘦等症状，应考虑进行消化道内镜检查[20]。由于 EBV-PTLD 多为 18F- 氟代脱氧葡萄糖（FDG）亲和性淋巴瘤，正电子发射计算机体层显像仪（positron emission tomography and computed tomography，PET/CT）在诊断 PTLD 方面具有较高的敏感性（85%）和特异性（90%），阳性预测值为 83%，阴性预测值为 92%，且在检测结外病灶、分期和疗效评估中具有显著优势[52,53]。对于中枢神经系统的病变，由于其对治疗和预后的重要影响，建议常规进行头部 MRI 以检测早期无症状病变[54]。

## 十二、组织病理学

临床问题 14：EBV-PTLD 组织病理学的临床意义？

推荐意见 14：受累淋巴结或结外器官活检病理是 PTLD 的确诊依据，对复发性 PTLD 推荐重新活检,以排除 PTLD 病理进展和第二原发肿瘤(推荐强度 A,证据等级 1a)。

推荐意见说明:

确诊 PTLD 需进行受累淋巴结或结外器官的组织病理学检查[6]。在难以进行大块组织活检的情况下,例如同种异体器官移植或病灶位于身体深部如颅内、胸腔、腹腔时,可以进行空心针穿刺活检。PTLD 病灶内淋巴细胞和浆细胞增殖情况多变,甚至同一患者不同病灶的组织学特征可能不同,因此如果 PET/CT 显示多个病灶,应尽可能进行多点活检,同时需要充分利用免疫组织化学染色和 / 或流式细胞检测以评估肿瘤的免疫表型和相关治疗标志物(例如 CD20、CD30)的表达情况及 EBER 原位杂交检测。

在诊断 PTLD 前,必须排除由各种感染、排斥反应、恶性淋巴组织疾病复发等原因引起的特异性或非特异性淋巴增生疾病[55]。一旦组织学符合 PTLD 诊断标准,应根据 WHO 组织学分类标准进行诊断(表 3)[39,40]。在组织学亚型方面,儿童以多形性 PTLD 较为常见,而成人则以单形性 B 细胞淋巴瘤为主,最常见的为弥漫性大 B 细胞淋巴瘤[56]。霍奇金淋巴瘤样 PTLD 的诊断较为复杂,需要与经典霍奇金淋巴瘤型 PTLD 鉴别,后者不以黏膜相关淋巴组织受累为早期表现,而霍奇金淋巴瘤样 PTLD 常以此为首发表现。此外,复发性 PTLD 可能表现为与原发相同的病理特征,或演变为具有更高侵袭性的单形性 PTLD,或是第二原发性肿瘤,如 EBV 相关的移植后平滑肌肿瘤[6],因此在这些情况下需重复进行活检。

## 十三、PTLD 分期

**临床问题 15:如何对 PTLD 进行分期?**

推荐意见 15:PTLD 的病理诊断得到证实后,需要根据临床症状、PTLD 病变的精确位置、移植肾的受累情况和中枢神经系统的受累情况,进行临床分期(推荐强度 A,证据等级 1b)。

推荐意见说明:

肾移植后 PTLD 的临床分期是治疗规划的关键,常用的是根据淋巴结区受累部位或范围进行的 Ann Arbor 分期[57]或 Lugano 分期系统[52],PTLD 可以根据受累位置分为淋巴结型和结外型。治疗过程中,通过临床体检、实验室测试、影像学和病理学检查,可以将 PTLD 进一步分为持续性(治疗中病情未改善)、进展性(病变在原位点扩大或出现新的病变位点)、或复发性(治疗后病情再次出现)[6]。

## 十四、EBV-PTLD 治疗

由于缺乏干预性对照研究数据,EBV-PTLD 的最佳治疗方法尚未确定[6,7]。减少免疫抑制剂剂量作为所有 PTLD 的初始治疗方法,可使部分早期病变、病灶局限的病例获得完全缓解,但多数仍需要联合其他治疗方法,包括局部治疗手术切除、放射治疗(放疗)和多种系统的治疗手段[55-58]。一般采用循序渐进的策略,从减少免疫抑制剂剂量开始,根据治疗反应和 PTLD 的组织病理学特征逐步增加治疗强度。

**临床问题 16:肾移植受者确诊 PTLD 后如何减少免疫抑制剂剂量?**

推荐意见 16:推荐将免疫抑制剂减少至最低允许剂量作为 PTLD 的初始治疗,同时警惕排斥反应的发生(推荐强度 B,证据等级 2a)。

推荐意见说明:

虽然目前缺乏确切的最佳治疗策略,减少免疫抑制剂剂量是 PTLD 治疗的第一步,应尽早开始[6,7,13]。

研究表明,单独减少免疫抑制剂的治疗反应率波动较大(0~73%),预期仅约 10% 的患者会有持续反应。疗效可能与疾病类型、研究样本量大小及减量方法的不同相关,仅适用于早期非破坏性 PTLD 治疗,对大多数单形性和多形性 PTLD 疗效不佳[25]。一般策略包括减少约 30%~50% 的钙调磷酸酶抑制剂剂量,停用抗增殖药物,并维持或减少皮质类固醇药物[58,59]。将钙调磷酸酶抑制剂转换为 mTOR 抑制剂的治疗效果尚缺乏明确证据[60]。若病情进展迅速,除糖皮质激素外可考虑停用所有免疫抑制药物。治疗反应通常在减量后 2~4 周内出现,如无完全缓解,应考虑进一步治疗措施[3,61]。对于无法减量或病情迅速恶化的病例,需立即采取其他治疗手段,对减少免疫抑制反应不佳的预测指标可能包括年龄偏大、肿块较大、进展期病变、血清乳酸脱氢酶水平高、多器官功能异常、多器官受累等[6]。减少免疫抑制剂可能增加器官排斥风险,移植肾功能丧失可能会对患者生存质量和后续 PTLD 治疗药物的使用产生不利影响,所以治疗过程中需注意监测移植物功能。

临床问题 17:手术切除和放疗在肾移植后 PTLD 治疗中的作用是什么?

推荐意见 17:手术切除病灶以及局部放疗主要用作辅助治疗。针对局限期(单一病灶)多形性 PTLD 受者,在减少免疫抑制剂剂量前提下联合手术切除和 / 或放疗是一种有效的治疗方案(推荐强度 B,证据等级 2c)。

推荐意见说明:

手术切除和局部放疗通常用于辅助治疗[6,62],但对局限期(单一病灶)多形性 PTLD 的肾移植受者受者,减少免疫抑制剂剂量联合手术切除和 / 或放疗是一线治疗方案[25,63]。对于高度侵袭性的 PTLD 组织学类型,如 Burkitt PTLD,化疗仍然是首选。在某些情况下,例如存在危及生命的梗阻或压迫症状,对于特定部位(如眼部、中枢神经系统)或特定类型(如自然杀伤细胞或 T 细胞淋巴瘤)的 PTLD 患者,需要根据特定组织学亚型的标准方案进行累及野放疗[14]。

临床问题 18:抗 CD20 单抗在 EBV-PTLD 治疗中的应用?

推荐意见 18:抗 CD20 单抗(利妥昔单抗)是 B 细胞性 PTLD 患者初始减少免疫抑制剂后的首选治疗;对于经利妥昔单抗治疗后完全缓解的多形性和单形性 PTLD(B 细胞性)患者,推荐利妥昔单抗进行巩固治疗(推荐强度 B,证据等级 2a)。

推荐意见说明:

EBV-PTLD 多数来源于 B 细胞,并表达 CD20,为抗 B 细胞单克隆抗体的提供了治疗靶点[6]。利妥昔单抗是一种人源化的单克隆抗体,已成为对初始减少免疫抑制无效的 CD20+PTLD 患者的标准治疗方案[64-68]。既往采用利妥昔单抗单药(剂量 375mg/m², 每周 1 次,共 4 次)治疗 B 细胞来源的单形性 PTLD 和多形性 PTLD 的总缓解率估计为 44%~70%,完全缓解率为 28%~53%,疗效与标准 CHOP 方案(环磷酰胺 + 多柔比星 + 长春新碱 + 泼尼松)相似,然而利妥昔单抗单药治疗后容易复发,长期疗效不佳,57% 的患者在治疗后 12 个月出现疾病进展[69]。

PTLD-1 和 PTLD-1/3 临床试验采用序贯免疫化疗方案治疗 B 细胞来源的单形性和多形性 PTLD[6,64];对于利妥昔单抗单药治疗获得完全缓解者,可考虑使用 4 次利妥昔单抗进行巩固治疗(剂量 375mg/m²,每 3 周 1 次,共 4 个周期);而利妥昔单抗疗效不佳者(未获得完全缓解者)或者病情进展的患者,可考虑利妥昔单抗 +CHOP 方案(RCHOP-21)治疗 4 周期;与一线 CHOP 治疗相比,序贯免疫化疗延长了生存时间,降低了治疗相关死亡率(8% vs. 31%),因此为了提高利妥昔单抗单药治疗的长期有效性并减少不良反应,对于减少免疫抑制剂无效的 CD20 阳性的 B 细胞性 PTLD 患者,可考虑采用序贯免疫化疗治疗[69]。有条件的移植中心可进行 PTLD 细胞来源检测,非 B 细胞来源或不表达 CD20 的 PTLD 患者不推荐使用利妥昔单抗。

需注意,利妥昔单抗单药治疗在高肿瘤负荷、多个结外部位受累的 B 细胞性 PTLD 中疗效较差[14]。此外利妥昔单抗相关的潜在不良事件,包括肿瘤溶解综合征、B 细胞长期耗损(伴延续性低 γ-球蛋白血症)、肠穿孔、巨细胞病毒再激活和进行性多灶性白质脑病。

**临床问题 19:** 细胞毒性化疗在 EBV-PTLD 治疗中的应用?

**推荐意见 19:** 对抗 CD20 单抗单药治疗疗效不佳或高肿瘤负荷、多个结外部位受累的 B 细胞性 PTLD(包括 Burkitt 淋巴瘤),推荐抗 CD20 单抗联合化疗(推荐强度 A,证据等级 1b);对于病理类型为 T/NK 细胞淋巴瘤和霍奇金淋巴瘤的单形性 PTLD,建议根据组织学类型选择具体化疗方案(推荐强度 B,证据等级 2c)。

**推荐意见说明:**

细胞毒性化疗不仅可杀伤异常增殖的淋巴细胞,还具有免疫抑制作用,可预防移植物排斥反应,常用方案包括 CHOP 或 CHOP 样方案[6,59,65]。对高肿瘤负荷、多个结外部位受累的 B 细胞性多形性和单形性 PTLD(包括 Burkitt 淋巴瘤)或利妥昔单抗单药治疗疗效不佳(未获得完全缓解)均应积极考虑利妥昔单抗联合化疗(同步免疫化疗方案);对于病理类型为 T/NK 细胞淋巴瘤、霍奇金淋巴瘤的单形性 PTLD 和中枢神经系统 PTLD 患者,应根据组织学类型选择具体化疗方案,以获取最佳疗效[6,70-73]。

**临床问题 20:** PTLD 治疗中的 EBV 病毒载量监测和评估方法?

**推荐意见 20:** 对于 EBV 阳性的 PTLD 患者,推荐在治疗过程中监测血浆中的 EBV 病毒载量,但不建议仅使用 EBV 病毒载量来评估 PTLD 的治疗效果(推荐强度 B,证据等级 2a)。

**推荐意见说明:**

肾移植术后发生 PTLD 患者 EBV DNA 血症的比例约为 70%,明显高于未发生 PTLD 受者[15];早期 PTLD 患者 EBV DNA 血症的比例明显高于晚期 PTLD 患者[49]。在病情稳定后的前半年,建议每 1~2 周监测一次 EBV 病毒载量,随后可适当延长监测间隔。在 EBV 阳性 PTLD 患者中,血浆中检测到的 EBV DNA 主要来自凋亡的恶性肿瘤细胞,因此血浆 EBV DNA 更适合用于监测治疗效果和预后判断[22]。另有研究显示,虽然部分 EBV 阳性 PTLD 患者在治疗后短期内 EBV 病毒载量迅速下降,甚至在外周血中清除(EBV 血症转阴),但仍有患者出现临床和组织学的进展,这提示外周血 EBV 病毒载量下降与 PTLD 的治疗效果不一致,因此不能仅依靠 EBV 病毒载量来评估 PTLD 的治疗反应[6,74,75]。

**临床问题 21:** PTLD 治疗期间的支持治疗措施有哪些?

**推荐意见 21:** 对于化疗患者中发热性中性粒细胞减少症风险超过 20% 的 PTLD 患者,推荐使用 G-CSF 预防,所有 PTLD 患者治疗期间,推荐预防肺孢子菌肺炎感染(推荐强度 A,证据等级 1a)。

**推荐意见说明:**

联合免疫化疗的 PTLD 患者存在较高的治疗相关死亡率,其中感染是主要死亡原因之一,可达 50%[74,75]。对于化疗期间发热性中性粒细胞减少症风险超过 20% 的患者(参照《肿瘤化疗导致的中性粒细胞减少诊治专家共识(2019 年版)》[76]),应考虑预防性使用粒细胞集落刺激因子(G-CSF),尤其是将其作为化疗的初级预防药物[77,78]。在 PTLD 治疗期间,应根据免疫抑制程度考虑使用抗生素、抗真菌药物(如氟康唑)和抗病毒药物(如阿昔洛韦)进行预防,特别是在中性粒细胞减少时期。此外,所有患者都应考虑接受复方新诺明或等效药物的预防,尤其是曾经有过耶氏肺孢子菌肺炎病史的患者[65]。

### 十五、PTLD 疗效评估

临床问题 22：如何评估 PTLD 的治疗效果？

推荐意见 22：PTLD 治疗效果包括完全缓解、部分缓解、疾病稳定、疾病进展（推荐强度 B，证据等级 2a）。

推荐意见说明：

推荐采用 Lugano2014 版淋巴瘤疗效评估标准来评估 PTLD 疗效[57]；对于 FDG 亲和性的 PTLD，推荐采用 PET-CT（Deauville 标准）评价治疗效果，对于非 FDG 亲和性的 PTLD，推荐采用 CT 或磁共振检查评估治疗效果[57,62,79]。具体评估标准如下：

完全缓解：CT 评估显示所有靶病灶完全消失，淋巴结靶病灶长径 ≤ 1.5cm；PET-CT 扫描结果符合 Deauville 评分 1~3 分，且无新发病灶。

部分缓解：CT 评估显示最多 6 枚淋巴结和结外靶病灶垂直直径乘积之和降低 ≥ 50%；PET-CT 扫描结果符合 Deauville 评分 4~5 分，但代谢值低于基线，且无新发病灶。

疾病稳定：CT 评估显示最多 6 枚淋巴结和结外靶病灶长径与对应垂直直径乘积之和降低 <50%；PET-CT 扫描结果符合 Deauville 评分 4~5 分，但代谢较基线值相比无明显变化，且无新发病灶。

疾病进展：CT 评估显示 1 枚淋巴结和 / 或结外靶病灶长径 >1.5cm，且长径与对应垂直直径乘积之和较最小状态增加 ≥ 50%；PET-CT 扫描结果符合 Deauville 评分 4~5 分，且代谢值高于基线，且出现新发病灶。

### 十六、小结

随着 EBV 感染和 PTLD 的相关基础研究深入、临床新药的研发，以及 PET/CT 用于 PTLD 临床分期和疗效评估等方面的进展，PTLD 发病率较前有所下降，患者生存时间也较前明显好转[80-83]。本指南部分临床问题目前还缺乏有力的循证医学证据，临床实践中也存在一些问题：①预防移植后 EB 病毒感染的疫苗有效性和稳定性尚未确定，需要更科学的预防策略；②目前针对 EBV 感染或再激活缺乏有效治疗手段，需要新的治疗方法，如 EBV 免疫球蛋白和 EBV 特异性细胞毒性 T 细胞；③新型抗 PTLD 药物问世，包括抗 -CD30 单克隆抗体[84,85]，布鲁顿氏酪氨酸激酶抑制剂[86,87]，以及 PD-1 抑制剂[88]、嵌合抗原受体 T 细胞免疫疗法[89]等，虽然已成功用于个别 PTLD 患者的治疗，但尚需前瞻性临床试验评估其利弊，以及 PD-1 抑制剂和 CAR-T 免疫疗法可能引发的细胞因子风暴和增加同种异体器官移植排斥反应等问题；④第三方最佳 HLA 匹配的同种异体 EBV 特异性 CTL 治疗器官移植后 PTLD 的有效率约为 50%，是一种有前景的治疗手段，但在国内尚未上市。期待未来随着 PTLD 关注度增加，以及针对 PTLD 不同方面问题的国际合作研究进一步深入，将有助于我们对这一疾病认识的不断提高。

**执笔作者：**杨华（江西省人民医院），丁伟荣（江西省人民医院），张伟杰（华中科技大学同济医学院附属同济医院），戎瑞明（复旦大学附属中山医院），金成豪（江西省人民医院）

**通信作者：**李新长（江西省人民医院），薛武军（西安交通大学第一附属医院），门同义（内蒙古医科大学附属医院）

**主审专家：**薛武军（西安交通大学第一附属医院），门同义（内蒙古医科大学附属医院），朱有华（中

国人民解放军海军军医大学第一附属医院),陈刚(华中科技大学同济医学院附属同济医院)

**审稿专家:**丁小明(西安交通大学第一附属医院),丰贵文(郑州大学第一医院),宋文利(天津市第一中心医院),王祥慧(上海市交通大学医学院附属瑞金医院),陈劲松(中国人民解放军东部战区总医院),孙启全(广东省人民医院),戎瑞明(复旦大学附属中山医院),吴建永(浙江大学医学院附属第一医院),张伟杰(华中科技大学同济医学院附属同济医院),张雷(中国人民解放军海军军医大学第一附属医院),李新长(江西省人民医院,南昌医学院第一附属医院),苗芸(南方医科大学附属南方医院),周洪澜(吉林大学第一医院),金海龙(解放军总医院第八医学中心),金成豪(江西省人民医院),黄刚(中山大学附属第一医院)

**利益冲突:**所有作者声明无利益冲突。

## 参考文献

［1］ DIERICKX, HABERMANN. Post-transplantation lymphoproliferative disorders in adults [J]. N Engl J Med, 2018, 378 (6): 549-562.

［2］ DHARNIDHARKA. Comprehensive review of post-organ transplant hematologic cancers [J]. Am J Transplant, 2018, 18 (3): 537-549.

［3］ MARTIN-MORENO, PANIZO. Update on posttransplant lymphoproliferative disease [J]. Curr Opin Nephrol Hypertens, 2018, 27 (6): 440-444.

［4］ SAMPAIO, CHO, SHAH, et al. Impact of Epstein-Barr virus donor and recipient serostatus on the incidence of post-transplant lymphoproliferative disorder in kidney transplant recipients [J]. Nephrol Dial Transplant, 2012, 27 (7): 2971-2979.

［5］ 陈耀龙, 杨克虎, 王小钦, 等. 中国制订/修订临床诊疗指南的指导原则 (2022 版)[J]. 中华医学杂志, 2022, 102 (10): 697-703.

［6］ ALLEN, PREIKSAITIS, PRACTICE. Post-transplant lymphoproliferative disorders, Epstein-Barr virus infection, and disease in solid organ transplantation: guidelines from the American Society of Transplantation Infectious Diseases Community of Practice [J]. Clin Transplant, 2019, 33 (9): e13652.

［7］ 中华医学会器官移植学分会. 器官移植受者 EB 病毒感染和移植后淋巴组织增生性疾病临床诊疗规范 (2019 版)[J]. 器官移植, 2019, 10 (2): 149-157.

［8］ JEREMY HOWICK. Explanation of the 2011 Oxford Centre for Evidence-Based Medicine (OCEBM) levels of evidence (background document)[EB/OL].[2023-11-20].

［9］ LUSKIN, HEIL, TAN, et al. The impact of EBV status on characteristics and outcomes of posttransplantation lymphoproliferative disorder [J]. Am J Transplant, 2015, 15 (10): 2665-2673.

［10］ ODUMADE, HOGQUIST, BALFOUR. Progress and problems in understanding and managing primary Epstein-Barr virus infections [J]. Clin Microbiol Rev, 2011, 24 (1): 193-209.

［11］ BAMOULID, COURIVAUD, COAQUETTE, et al. Subclinical Epstein-Barr virus viremia among adult renal transplant recipients: incidence and consequences [J]. Am J Transplant, 2013, 13 (3): 656-662.

［12］ SHANNON-LOWE, RICKINSON, BELL. Epstein-Barr virus-associated lymphomas [J]. Philos Trans R Soc Lond B Biol Sci, 2017, 372 (1732): 20160271.

［13］ MORSCIO, TOUSSEYN. Recent insights in the pathogenesis of post-transplantation lymphoproliferative disorders [J]. World J Transplant, 2016, 6 (3): 505-516.

［14］ PARKER, BOWLES, BRADLEY, et al. Management of post-transplant lymphoproliferative disorder in adult solid organ transplant recipients-BCSH and BTS Guidelines [J]. Br J Haematol, 2010, 149 (5): 693-705.

［15］ MORTON, COUPES, ROBERTS, et al. Epstein-Barr virus infection in adult renal transplant recipients [J]. Am J

Transplant, 2014, 14 (7): 1619-1629.

［16］ HOCKER, FICKENSCHER, DELECLUSE, et al. Epidemiology and morbidity of Epstein-Barr virus infection in pediatric renal transplant recipients: a multicenter, prospective study [J]. Clin Infect Dis, 2013, 56 (1): 84-92.

［17］ HORNEF, BEIN, FRICKE, et al. Coincidence of Epstein-Barr virus reactivation, cytomegalovirus infection, and rejection episodes in renal transplant recipients [J]. Transplantation, 1995, 60 (5): 474-480.

［18］ KHAMENEH, SOIN, DURLIK, et al. Factors affecting reactivation of Epstein-Barr virus infection after kidney allograft transplantation [J]. Ann Transplant, 1999, 4 (2): 18-22.

［19］ SU, SHU, FU, et al. Application of flow cytometry combined fluorescence in situ hybridization to indentify the lymphocyte subtypies with Epstein-Barr virus infection [J]. Zhongguo Shi Yan Xue Ye Xue Za Zhi, 2022, 30 (3): 897-907.

［20］ EVENS, CHOQUET, KROLL-DESROSIERS, et al. Primary CNS posttransplant lymphoproliferative disease (PTLD): an international report of 84 cases in the modern era [J]. Am J Transplant, 2013, 13 (6): 1512-1522.

［21］ WAGNER, WESSEL, JABS, et al. Patients at risk for development of posttransplant lymphoproliferative disorder: plasma versus peripheral blood mononuclear cells as material for quantification of Epstein-Barr viral load by using real-time quantitative polymerase chain reaction [J]. Transplantation, 2001, 72 (6): 1012-1019.

［22］ TSAI, DOUGLAS, ANDREADIS, et al. EBV PCR in the diagnosis and monitoring of posttransplant lymphoproliferative disorder: results of a two-arm prospective trial [J]. Am J Transplant, 2008, 8 (5): 1016-1024.

［23］ MARTIN, DODSON, WHEELER, et al. Monitoring infection with Epstein-Barr virus among seromismatch adult renal transplant recipients [J]. Am J Transplant, 2011, 11 (5): 1058-1063.

［24］ BAMOULID, COURIVAUD, COAQUETTE, et al. Late persistent positive EBV viral load and risk of solid cancer in kidney transplant patients [J]. Transplantation, 2017, 101 (6): 1473-1478.

［25］ RESHEF, VARDHANABHUTI, LUSKIN, et al. Reduction of immunosuppression as initial therapy for posttransplantation lymphoproliferative disorder (bigstar)[J]. Am J Transplant, 2011, 11 (2): 336-347.

［26］ BIA, ADEY, BLOOM, et al. KDOQI US commentary on the 2009 KDIGO clinical practice guideline for the care of kidney transplant recipients [J]. Am J Kidney Dis, 2010, 56 (2): 189-218.

［27］ ALDABBAGH, GITMAN, KUMAR, et al. The role of antiviral prophylaxis for the prevention of Epstein-Barr virus-associated posttransplant lymphoproliferative disease in solid organ transplant recipients: a systematic review [J]. Am J Transplant, 2017, 17 (3): 770-781.

［28］ FUNCH, WALKER, SCHNEIDER, et al. Ganciclovir and acyclovir reduce the risk of post-transplant lymphoproliferative disorder in renal transplant recipients [J]. Am J Transplant, 2005, 5 (12): 2894-2900.

［29］ HOCKER, BOHM, FICKENSCHER, et al.(Val-) Ganciclovir prophylaxis reduces Epstein-Barr virus primary infection in pediatric renal transplantation [J]. Transpl Int, 2012, 25 (7): 723-731.

［30］ ALLEN. Epstein-barr virus vaccination of transplant candidates: Light at the end of the tunnel？ [J]. Transplantation, 2009, 88 (8): 976-977.

［31］ COHEN. Vaccine development for Epstein-Barr virus [J]. Adv Exp Med Biol, 2018, 1045: 477-493.

［32］ GREEN, KAUFMANN, WILSON, et al. Comparison of intravenous ganciclovir followed by oral acyclovir with intravenous ganciclovir alone for prevention of cytomegalovirus and Epstein-Barr virus disease after liver transplantation in children [J]. Clin Infect Dis, 1997, 25 (6): 1344-1349.

［33］ STYCZYNSKI, VAN DER VELDEN, FOX, et al. Management of Epstein-Barr Virus infections and post-transplant lymphoproliferative disorders in patients after allogeneic hematopoietic stem cell transplantation: Sixth European Conference on Infections in Leukemia (ECIL-6) guidelines [J]. Haematologica, 2016, 101 (7): 803-811.

［34］ TANAKA, SATO, ISHIHARA, et al. Asymptomatic high Epstein-Barr viral load carriage in pediatric renal transplant recipients [J]. Pediatr Transplant, 2011, 15 (3): 306-313.

［35］ MORAN, CARR, WATERS, et al. Epstein-Barr virus gene expression, human leukocyte antigen alleles and chronic high viral loads in pediatric renal transplant patients [J]. Transplantation, 2011, 92 (3): 328-333.

［36］ SAN-JUAN, MANUEL, HIRSCH, et al. Current preventive strategies and management of Epstein-Barr virus-related post-transplant lymphoproliferative disease in solid organ transplantation in Europe. Results of the ESGICH questionnaire-based cross-sectional survey [J]. Clin Microbiol Infect, 2015, 21 (6): e601-609.

[ 37 ] HYUN, PARK, CHO, et al. Post-transplant lymphoproliferative diseases in pediatric kidney allograft recipients with Epstein-Barr virus viremia [J]. J Korean Med Sci, 2019, 34 (30): e203.

[ 38 ] SWERDOW S H. WHO classification of haematopoietic and lymphoid tissues [M]. Lyon: IARC Press, 2008: 343-349.

[ 39 ] ALAGGIO, AMADOR, ANAGNOSTOPOULOS, et al. The 5th edition of the World Health Organization Classification of haematolymphoid tumours: lymphoid neoplasms [J]. Leukemia, 2022, 36 (7): 1720-1748.

[ 40 ] CAMPO, JAFFE, COOK, et al. The international consensus classification of mature lymphoid neoplasms: a report from the Clinical Advisory Committee [J]. Blood, 2022, 140 (11): 1229-1253.

[ 41 ] OPELZ, DOHLER. Lymphomas after solid organ transplantation: a collaborative transplant study report [J]. Am J Transplant, 2004, 4 (2): 222-230.

[ 42 ] SWERDLOW. T-cell and NK-cell posttransplantation lymphoproliferative disorders [J]. Am J Clin Pathol, 2007, 127 (6): 887-895.

[ 43 ] CAILLARD, LAMY, QUELEN, et al. Epidemiology of posttransplant lymphoproliferative disorders in adult kidney and kidney pancreas recipients: report of the French Registry and Analysis of Subgroups of Lymphomas [J]. Am J Transplant, 2012, 12 (3): 682-693.

[ 44 ] GULLEY, SWINNEN, PLAISANCE, et al. Tumor origin and CD20 expression in posttransplant lymphoproliferative disorder occurring in solid organ transplant recipients: implications for immune-based therapy [J]. Transplantation, 2003, 76 (6): 959-964.

[ 45 ] OLAGNE, CAILLARD, GAUB, et al. Post-transplant lymphoproliferative disorders: determination of donor/recipient origin in a large cohort of kidney recipients [J]. Am J Transplant, 2011, 11 (6): 1260-1269.

[ 46 ] CHAN, HWANG, GILL, et al. Post-transplant lymphoproliferative diseases in Asian solid organ transplant recipients: late onset and favorable response to treatment [J]. Clin Transplant, 2012, 26 (5): 679-683.

[ 47 ] COCKFIELD. Identifying the patient at risk for post-transplant lymphoproliferative disorder [J]. Transpl Infect Dis, 2001, 3 (2): 70-78.

[ 48 ] HALL, ENGELS, PFEIFFER, et al. Association of antibody induction immunosuppression with cancer after kidney transplantation [J]. Transplantation, 2015, 99 (5): 1051-1057.

[ 49 ] QUINLAN, PFEIFFER, MORTON, et al. Risk factors for early-onset and late-onset post-transplant lymphoproliferative disorder in kidney recipients in the United States [J]. Am J Hematol, 2011, 86 (2): 206-209.

[ 50 ] BUELL, GROSS, WOODLE. Malignancy after transplantation [J]. Transplantation, 2005, 80 (2 Suppl): S254-264.

[ 51 ] JONIGK, LAENGER, MAEGEL, et al. Molecular and clinicopathological analysis of Epstein-Barr virus-associated posttransplant smooth muscle tumors [J]. Am J Transplant, 2012, 12 (7): 1908-1917.

[ 52 ] MONTES DE JESUS, KWEE, KAHLE, et al. Diagnostic performance of FDG-PET/CT of post-transplant lymphoproliferative disorder and factors affecting diagnostic yield [J]. Eur J Nucl Med Mol Imaging, 2020, 47 (3): 529-536.

[ 53 ] SONG, GUJA, IAGARU.(18) F-FDG PET/CT for Evaluation of Post-Transplant Lymphoproliferative Disorder (PTLD) [J]. Semin Nucl Med, 2021, 51 (4): 392-403.

[ 54 ] SANDLUND, GUILLERMAN, PERKINS, et al. International pediatric Non-Hodgkin lymphoma response criteria [J]. J Clin Oncol, 2015, 33 (18): 2106-2111.

[ 55 ] DIERICKX, TOUSSEYN, GHEYSENS. How I treat posttransplant lymphoproliferative disorders [J]. Blood, 2015, 126 (20): 2274-2283.

[ 56 ] WEINSTEIN, O'HARE. Hemoptysis and Epstein-Barr virus infection [J]. Pediatr Infect Dis J, 2000, 19 (8): 759-760.

[ 57 ] CHESON, FISHER, BARRINGTON, et al. Recommendations for initial evaluation, staging, and response assessment of Hodgkin and non-Hodgkin lymphoma: the Lugano classification [J]. J Clin Oncol, 2014, 32 (27): 3059-3068.

[ 58 ] PARKER, BOWLES, BRADLEY, et al. Diagnosis of post-transplant lymphoproliferative disorder in solid organ transplant recipients-BCSH and BTS Guidelines [J]. Br J Haematol, 2010, 149 (5): 675-692.

[ 59 ] TRAPPE, OERTEL, LEBLOND, et al. Sequential treatment with rituximab followed by CHOP chemotherapy in adult B-cell post-transplant lymphoproliferative disorder (PTLD): the prospective international multicentre phase 2 PTLD-1 trial [J]. Lancet Oncol, 2012, 13 (2): 196-206.

［60］ SANG, MCPHERSON, IVISON, et al. Dual blockade of the PI3K/Akt/mTOR pathway inhibits posttransplant Epstein-Barr virus B cell lymphomas and promotes allograft survival [J]. Am J Transplant, 2019, 19 (5): 1305-1314.

［61］ ATALLAH-YUNES, SALMAN, ROBERTSON. Post-transplant lymphoproliferative disorder: update on treatment and novel therapies [J]. Br J Haematol, 2023, 201 (3): 383-395.

［62］ SHAH, EYRE, TUCKER, et al. Front-line management of post-transplantation lymphoproliferative disorder in adult solid organ recipient patients-a British Society for Haematology guideline [J]. Br J Haematol, 2021, 193 (4): 727-740.

［63］ DROR, GREENBERG, TAYLOR, et al. Lymphoproliferative disorders after organ transplantation in children [J]. Transplantation, 1999, 67 (7): 990-998.

［64］ TRAPPE, CHOQUET, DIERICKX, et al. International prognostic index, type of transplant and response to rituximab are key parameters to tailor treatment in adults with CD20-positive B cell PTLD: clues from the PTLD-1 trial [J]. Am J Transplant, 2015, 15 (4): 1091-1100.

［65］ TRAPPE, DIERICKX, ZIMMERMANN, et al. Response to Rituximab induction is a predictive marker in B-cell post-transplant lymphoproliferative disorder and allows successful stratification into rituximab or R-CHOP consolidation in an international, prospective, multicenter phase ii trial [J]. J Clin Oncol, 2017, 35 (5): 536-543.

［66］ OERTEL, VERSCHUUREN, REINKE, et al. Effect of anti-CD 20 antibody rituximab in patients with post-transplant lymphoproliferative disorder (PTLD)[J]. Am J Transplant, 2005, 5 (12): 2901-2906.

［67］ CHOQUET, LEBLOND, HERBRECHT, et al. Efficacy and safety of rituximab in B-cell post-transplantation lymphoproliferative disorders: results of a prospective multicenter phase 2 study [J]. Blood, 2006, 107 (8): 3053-3057.

［68］ GONZALEZ-BARCA, DOMINGO-DOMENECH, CAPOTE, et al. Prospective phase II trial of extended treatment with rituximab in patients with B-cell post-transplant lymphoproliferative disease [J]. Haematologica, 2007, 92 (11): 1489-1494.

［69］ CHOQUET, OERTEL, LEBLOND, et al. Rituximab in the management of post-transplantation lymphoproliferative disorder after solid organ transplantation: proceed with caution [J]. Ann Hematol, 2007, 86 (8): 599-607.

［70］ FERRERI, CWYNARSKI, PULCZYNSKI, et al. Chemoimmunotherapy with methotrexate, cytarabine, thiotepa, and rituximab (MATRix regimen) in patients with primary CNS lymphoma: results of the first randomisation of the International Extranodal Lymphoma Study Group-32 (IELSG32) phase 2 trial [J]. Lancet Haematol, 2016, 3 (5): e217-227.

［71］ HORWITZ, O'CONNOR, PRO, et al. Brentuximab vedotin with chemotherapy for CD30-positive peripheral T-cell lymphoma (ECHELON-2): a global, double-blind, randomised, phase 3 trial [J]. Lancet, 2019, 393 (10168): 229-240.

［72］ AMENGUAL, PRO. How I treat posttransplant lymphoproliferative disorder [J]. Blood, 2023, 142 (17): 1426-1437.

［73］ CHOI, FINK, PRASAD, et al. T Cell PTLD Successfully treated with single-agent brentuximab vedotin first-line therapy [J]. Transplantation, 2016, 100 (3): e8-e10.

［74］ DOTTI, FIOCCHI, MOTTA, et al. Lymphomas occurring late after solid-organ transplantation: influence of treatment on the clinical outcome [J]. Transplantation, 2002, 74 (8): 1095-1102.

［75］ KINCH, BAECKLUND, BACKLIN, et al. A population-based study of 135 lymphomas after solid organ transplantation: the role of Epstein-Barr virus, hepatitis C and diffuse large B-cell lymphoma subtype in clinical presentation and survival [J]. Acta Oncol, 2014, 53 (5): 669-679.

［76］ 中国抗癌协会肿瘤临床化疗专业委员会, 中国抗癌协会肿瘤支持治疗专业委员会. 肿瘤化疗导致的中性粒细胞减少诊治专家共识 (2019 年版)[J]. 中国肿瘤临床, 2019, 46 (17): 876-882.

［77］ KLASTERSKY, DE NAUROIS, ROLSTON, et al. Management of febrile neutropaenia: ESMO clinical practice guidelines [J]. Ann Oncol, 2016, 27 (suppl 5): v111-v118.

［78］ SMITH, BOHLKE, LYMAN, et al. Recommendations for the use of WBC Growth Factors: American society of Clinical Oncology Clinical Practice guideline update [J]. J Clin Oncol, 2015, 33 (28): 3199-3212.

［79］ KO, YEH, KUO, et al. Imaging biomarkers for evaluating tumor response: RECIST and beyond [J]. Biomark Res, 2021, 9 (1): 52.

［80］ HAQUE, WILKIE, JONES, et al. Allogeneic cytotoxic T-cell therapy for EBV-positive posttransplantation lymphoproliferative disease: results of a phase 2 multicenter clinical trial [J]. Blood, 2007, 110 (4): 1123-1131.

［81］ OERTEL, TRAPPE, ZEIDLER, et al. Epstein-Barr viral load in whole blood of adults with posttransplant lymphoproliferative disorder after solid organ transplantation does not correlate with clinical course [J]. Ann Hematol, 2006, 85 (7): 478-484.

[82] PROCKOP, DOUBROVINA, SUSER, et al. Off-the-shelf EBV-specific T cell immunotherapy for rituximab-refractory EBV-associated lymphoma following transplantation [J]. J Clin Invest, 2020, 130 (2): 733-747.

[83] KAZI, MATHUR, WILKIE, et al. Long-term follow up after third-party viral-specific cytotoxic lymphocytes for immunosuppression-and Epstein-Barr virus-associated lymphoproliferative disease [J]. Haematologica, 2019, 104 (8): e356-e359.

[84] VAKLAVAS, FORERO-TORRES. Safety and efficacy of brentuximab vedotin in patients with Hodgkin lymphoma or systemic anaplastic large cell lymphoma [J]. Ther Adv Hematol, 2012, 3 (4): 209-225.

[85] PEARSE, PETRICH, GORDON, et al. A phase Ⅰ/Ⅱ trial of brentuximab vedotin plus rituximab as frontline therapy for patients with immunosuppression-associated CD30+ and/or EBV + lymphomas [J]. Leuk Lymphoma, 2021, 62 (14): 3493-3500.

[86] LAW, HOANG, O'ROURKE, et al. Successful treatment of Epstein-Barr virus-associated primary central nervous system lymphoma due to post-transplantation lymphoproliferative disorder, with ibrutinib and third-party Epstein-Barr virus-specific T cells [J]. Am J Transplant, 2021, 21 (10): 3465-3471.

[87] KIM, WU, CHAI, et al. Ibrutinib suppresses alloantibody responses in a mouse model of allosensitization [J]. Transpl Immunol, 2017, 45: 59-64.

[88] FENG, LI, ZHU, et al. Safety and efficacy of Anti-CD19-Chimeric antigen receptor T cell combined with programmed cell death 1 inhibitor therapy in a patient with refractory post-transplant lymphoproliferative disease: case report and literature review [J]. Front Oncol, 2021, 11: 726134.

[89] NEELAPU, LOCKE, BARTLETT, et al. Axicabtagene ciloleucel CAR T-Cell therapy in refractory large B-cell lymphoma [J]. N Engl J Med, 2017, 377 (26): 2531-2544.

# 59 肾移植受者 BK 多瘤病毒感染临床诊疗指南

人类多瘤病毒目前包括多瘤病毒科多瘤病毒属的 14 个成员。其中,BK 多瘤病毒(BKPyV)是一种人群普遍易感的病毒,感染率可达 70%~80%。在正常人群中,BKPyV 仅表现为潜伏感染而不致病。但在肾移植受者中,由 BKPyV 感染引起的 BK 多瘤病毒肾病(BKPyV nephropathy,BKPyVN)已经成为导致移植肾功能受损和失功的主要原因之一。近年来,随着强效新型免疫抑制剂的应用,以及对 BKPyV 检测的重视,肾移植受者中 BKPyV 感染检出率不断升高。但由于早期感染临床表现隐匿,且容易与其他移植肾并发症,尤其是排斥反应相混淆,实现对 BKPyVN 的早期诊断和临床干预至关重要。建议在肾移植受者中常规定期筛查 BKPyV 的复制情况,常用的检测手段包括尿液脱落细胞、尿液和 / 或血浆病毒 DNA 载量检测,必要时行移植肾穿刺活检。由于仍然缺乏真正有效的抗 BKPyV 药物,对于可能患有或已证实患有 BKPyVN 的受者,只能通过降低免疫抑制强度以助于机体重建抗病毒免疫力,但治疗过程中排斥反应的发生风险随之增加,并且不容易被诊断。目前,关于肾移植受者 BKPyV 感染的检测、诊断与治疗等在国内外引起了高度重视。为了更好地指导器官移植医师规范地对肾移植受者 BKPyV 感染相关疾病进行诊断和治疗,中华医学会器官移植学分会组织了国内移植、病理、病毒、免疫、检验等相关领域专家,以国内外最新临床证据为基础,结合国内肾移植受者 BKPyV 感染相关疾病发生发展特点,并重点参考 2024 年国际移植学会(The Transplantation Society,TTS)BKPyV 共识组(BK Polyomavirus Consensus Group)在 *Transplantation* 发表的《肾移植受者

BKPyV 感染诊疗国际共识第二版》[1],2019 年美国移植学会 (American Society of Transplantation, AST) 组织编写的《实体器官移植受者 BK 多瘤病毒感染》[2]、2014 年欧洲临床微生物与感染性疾病学会 (European Society of Clinical Microbiology and Infectious Diseases, ESCMID) 组织编写的《实体器官移植受者人类多瘤病毒感染、复制及相关疾病的欧洲观点》[3] 及 2009 年全球肾脏病预后组织 (Kidney Disease: Improving Global Outcomes, KDIGO) 组织编写的《KDIGO 临床实践指南: 肾移植受者的诊治》[4] 等文件联合制订了本指南。

## 一、指南形成方法

本指南已在国际实践指南注册与透明化平台 (Practice Guide Registration for TransPAREncy, PREPARE) 上以中英双语注册 (注册号: PREPARE-2023CN899)。

指南工作组: 本指南成立了多学科指南制订工作组,主要涵盖了器官移植学、病理学、病毒学、免疫学、检验学、影像学等多学科专家。证据的检索和评价由中山大学附属第一医院牵头完成。所有工作组成员均已填写利益声明表,不存在与本指南直接的利益冲突。

指南使用者与应用目标人群: 本指南适用于各级医疗机构肾移植受者 BKPyV 感染的临床诊疗工作。指南的使用者为各级医疗机构相关学科的医务工作者。指南推荐意见的应用目标人群为有意向且适宜接受诊疗的肾移植 BKPyV 感染的受者。

指南范围及临床问题的确定: 通过系统检索肾移植受者 BKPyV 感染领域已发表的指南、共识、规范、系统评价和荟萃分析,随机对照试验 (randomized controlled trial, RCT)、非 RCT 队列研究和病例对照研究等类型文献以及部分专家访谈,工作组初拟了涉及病毒生物学、流行病学特点、临床表现、诊断、预防、治疗、随访、预后等方面关键问题,涵盖具体临床问题 21 个。

证据检索与筛选: 指南制订工作组成立了证据检索与评价小组,针对最终纳入的关键问题,按照人群、干预、对照和结局 (population, intervention, comparison, outcome, PICO) 原则进行文献检索,数据库包括 MEDLINE (PubMed)、Web of Science、万方知识数据服务平台和中国知网数据库。检索词包括:"肾移植""BKPyV""感染""肾病""危险因素""实验室检测""病理""诊断""无创诊断""肾移植长期存活"等。工作组对肾移植受者 BKPyV 感染相关综述、指南的参考文献进行滚雪球式检索。证据检索截止日期为 2023 年 7 月 30 日。

推荐意见的形成: 本指南采用 2009 版牛津大学循证医学中心的证据分级与推荐强度标准对推荐意见的支持证据体进行评级。综合考虑证据以及我国肾移植现状,实验室检测成本和利弊等因素后,指南工作组提出了符合我国肾移植受者 BKPyV 感染临床诊疗的推荐意见 46 条。工作组完成初稿的撰写,经中华医学会器官移植学分会组织全国器官移植与相关学科专家两轮会议集体讨论,根据其反馈意见对初稿进行修改,最终形成指南终稿。

## 二、病毒生物学特性及流行病学

BKPyV 是多瘤病毒科、多瘤病毒属的一员[5],属于无包膜环状双链 DNA 病毒,直径为 40~50nm。BKPyV 的 DNA 基因组包括 3 个功能区:①早期病毒基因区 (early viral gene region, EVGR):编码调节性大 T 抗原和小 T 抗原 (large tumor antigen, LTag; small tumor antigen, sTag);②晚期病毒基因区 (late viral gene region, LVGR):编码病毒衣壳蛋白 (virus capsid protein, VP) VP1、VP2、VP3、无名蛋白 (agnoprotein) 和生成 BKPyV-miR-B1-5p 和 -3p 的 pre-microRNA;③非编码控制区 (non-coding control region,NCCR):包含基因组复制起源 ori 和调控的序列。BKPyV 不编码任何 DNA 聚合酶,病毒复制依赖于宿主 DNA 复制原料[6,7]。在病毒复制周期中,LTag 产生一种类似解旋酶的多聚体蛋白促进晚期区域转录,在宿主细胞中,LTag 附着在 Rb、p53 等肿瘤抑制基因上,刺激细胞进入 S 期,参与病毒复制。根据 LVGR 编码的 VP1 的特定区域,BKPyV 被分为四种基因型,基因型 I 在全球范围内最为流行和广泛(约 80%),其次是主要分布在欧洲和东亚的基因型IV(约 15%),而基因型 II 和III 在所有地理区域都很罕见(<5%)[8,9]。结合部分 LTag 基因进行联合评估又可以鉴定出基因型 I 和IV的 10 个亚型(即 Ia、Ib-1、Ib-2、Ic;IVa-1、IVa-2、IVb-1、IVb-2、IVc-1 和IVc-2)[10]。

BKPyV 的原发感染多发生在幼儿期,传播机制尚不明确,可能经口腔、呼吸道或胃肠道黏膜传播[11,12]。健康成人中的感染率高达 82%[13]。潜伏在泌尿系上皮中的 BKPyV 在机体免疫功能正常时,不会引起明显的感染症状或体征。当机体免疫力低下时,如实体器官移植尤其是肾移植或造血干细胞移植后,妊娠期间,人免疫缺陷病毒感染期间等,BKPyV 可重新激活,首先在尿路上皮高水平复制,并从尿液中排泄,导致 BKPyV 尿症,严重时病毒入血可导致 BKPyV 血症。随着病程进展,BKPyV 逆行感染肾小管上皮细胞引起细胞裂解、坏死,同时伴有不同程度的炎性细胞浸润导致 BKPyVN,严重者可导致移植物失功。BKPyVN 最常见于肾移植受者,其他非肾实体器官移植受者罕见 BKPyV 血症和 BKPyVN。

## 三、危险因素

在规律监测下,肾移植术后发生 BKPyV 尿症、BKPyV DNA 血症和 BKPyVN 的比例分别为 20%~57%、7%~29% 和 1%~10%。不同的移植中心在上述情况的发生率上存在很大的差异,这可能与不同移植中心的免疫抑制方案、监测策略等有关。据统计,肾移植术后发生 BKPyV DNA 血症的中位时间大多是 3 个月,而确诊 BKPyVN 的中位时间大多是 6 个月[14]。BKPyVN 是移植肾失功的重要原因之一,据报道约 50% 的肾移植受者在发生 BKPyVN 后最终会进展至移植肾功能衰竭[15,16]。因此早发现、早诊断、早治疗是预防移植肾失功的重要手段。

导致 BKPyVN 发生的危险因素有很多,包括人口学特征、供受者术前情况、遗传、病毒生物学特征、肾移植相关因素、免疫抑制剂等[2,17,18]。根据证据强弱,我们对这些因素进行分级(表 59-1)。其中,免疫抑制剂是最主要且证据最明确的危险因素。

表 59-1　导致 BKPyV 复制的危险因素

| 导致 BKPyV 复制的危险因素 | | 证据等级 |
| --- | --- | --- |
| 人口学特征及供受者术前情况 | 受者为高龄成人,如大于 55~60 岁 | 2a |
| | 受者为男性 | 2a |
| | 遗体捐献 | 2a |
| | ABO 血型不相容 | 3b |
| | 供受者 HLA 错配数 ≥ 4 | 3b |
| | 供者 BKPyV 血清阳性且受者 BKPyV 血清阴性,或供受者特异性抗体水平不匹配 | 2b |
| 病毒因素 | NCCR 重排 | 3b |

| 导致 BKPyV 复制的危险因素 | | 证据等级 |
|---|---|---|
| 肾移植相关因素 | 输尿管支架植入、输尿管狭窄 | 2a |
| | 缺血 / 再灌注损伤[1] | 2b |
| | BKPyVN 导致移植物丢失后再次肾移植 | 4 |
| 免疫抑制因素 | 急性排斥反应抗排斥治疗后及增加免疫抑制剂 | 2a |
| | 类固醇激素暴露（高维持剂量或冲击剂量） | 2b |
| | 淋巴细胞清除多克隆抗体 | 3b |
| | 维持期高免疫抑制强度[2] | 2b |
| | 他克莫司联合霉酚酸维持治疗（相对环孢素联合霉酚酸或 mTOR 抑制剂） | 1a |

备注：1. 缺血 / 再灌注损伤涉及冷热缺血，其程度与 BKPyVN 的发生成正相关，但缺乏量化指标，与不同的研究目的和试验方案等有关；2. 免疫抑制强度受免疫抑制剂种类、剂量及受者本身因素等多方面影响，不同研究未给出"高免疫抑制强度"较统一的定义。

## 四、临床诊断和预防

临床问题 1：BKPyV 活动性感染可以引起哪些临床表现？

推荐意见 1：肾移植受者出现肾功能下降时，建议考虑 BKPyV 活动性感染的可能（推荐强度 C，证据等级 4）。

BKPyV 活动性感染的临床表现不典型，在免疫功能正常的人群，可出现如上呼吸道症状、发热等"流感样"原发性感染表现。10%~68% 的肾移植受者在 BKPyV 早期活化、复制时缺乏特征性的临床症状和体征[19]。当发生 BKPyVN 时，其症状主要与移植肾功能不全密切相关：早期血清肌酐可维持基线水平，进展期血清肌酐水平显著升高。活动性 BKPyV 感染有时可导致出血性膀胱炎、输尿管狭窄、尿路梗阻、淋巴管瘤、脑炎、肺炎、视网膜炎、结肠炎、毛细血管渗漏综合征、噬血细胞综合征以及尿路上皮癌等[20,21]。

临床问题 2：检测尿液和血浆中 BKPyV DNA 有何临床意义？

推荐意见 2：推荐对所有肾移植受者定期监测 BKPyV 复制程度，以识别出需要治疗的高危受者（推荐强度 A，证据等级 1a）。

推荐意见 3：推荐应用定量 PCR 的方法检测尿液和血浆中 BKPyV DNA 载量来评估 BKPyV 复制的程度（推荐强度 A，证据等级 1a）。

推荐意见说明：

应用定量聚合酶链反应（polymerase chain reaction，PCR）的方法检测尿液和血浆中 BKPyV DNA 载量具有广泛的实用性，是临床早期监测感染状态的重要方法。当检测出尿 BKPyV DNA 阳性时，并不能明确移植肾内病毒复制水平高低。事实上，即使在健康献血者中也发现了尿 BKPyV DNA 阳性。并且在一项国际多中心研究中，5%（19/378）术前存在低水平 BKPyV DNA 尿症（<$10^5$copies/ml）的肾移植受者在术后均未出现高水平的 BKPyV DNA 尿症[decoy 细胞、尿液 BKPyV DNA 载量 ≥$10^7$copies/ml、聚集型多瘤病毒颗粒（"haufen"小体）、高水平 VP1 mRNA]或 BKPyV DNA 血症[22]。相比血浆而言，尿液中的 BKPyV DNA 载量存在更高的变异性且可能超过检测范围，这可能与尿液成分的生理变化有关。同时有研究显示尿液 BKPyV DNA 载量与 BKPyVN 风险增加并无相

关性[23,24];定量检测血浆 BKPyV DNA 载量对确诊 BKPyVN 的阳性预测值高于高水平尿 BKPyV DNA 载量及尿细胞学检测,可达 30%~50%[25],并有 2~6 周窗口期。当存在高血浆 BKPyV DNA 载量、NCCR 重排或存在肾功能障碍时,其阳性预测值可增加至 90% 以上[26]。研究显示,BKPyVN 的发生风险与血浆中 BKPyV DNA 载量呈正相关[23,27]。在缺乏临床疾病证据的情况下,如果 BKPyV DNA 载量 > $10^4$copies/ml,预测进展为 BKPyVN 风险的阳性预测值升高[23,27]。在免疫抑制减少后,血浆 BKPyV DNA 载量处于 $10^3$~$10^4$copies/ml 的肾移植受者比载量持续 > $10^4$copies/ml 或活检证实为 BKPyVN 的受者更容易清除病毒 DNA 血症[28-31]。由于移植肾内 BKPyV 感染分布具有局灶性,且移植肾穿刺活检取材受限等原因,临床研究中的治疗目标不仅包括 SV40 LTag 免疫组织化学染色转阴,而且应该包括血 BKPyV DNA 的持久清除。综上,多项国际指南均提出优先使用定量 PCR 法监测肾移植受者血浆 BKPyV DNA 载量更具有筛查和评价预后的临床意义。

临床问题 3：**筛查尿液 BKPyV DNA 载量有何临床意义?**

推荐意见 4：可考虑对难以接受常规监测血浆 BKPyV DNA 载量的肾移植受者进行尿液 BKPyV DNA 的监测(与血浆监测时间点相同,见下文),如果阳性则检测血浆病毒载量(推荐强度 D,证据等级 5)。

推荐意见 5：建议尿液 BKPyV DNA 阴性时排除 BKPyVN 的诊断(推荐强度 B,证据等级 2a)。

推荐意见 6：在大规模筛查时,建议使用尿液进行 BKPyV DNA 监测(推荐强度 B,证据等级 2b)。

推荐意见说明：

尿液取样作为无创操作更便捷,高水平病毒 DNA 尿症通常比病毒 DNA 血症提前 4~12 周发生[32],并且病毒 DNA 尿症对于预测 BKPyVN 具有接近 100% 的阴性预测值[23],因此可以帮助临床医师及时有效排除 BKPyVN。但是检测尿液 BKPyV DNA 载量仍有以下不足：①预测 BKPyVN 的阳性预测值低；②尿液 BKPyV DNA 有一定的生理波动,需要大于 100 倍结果差异才有显著意义；③相对于血浆,减少免疫抑制剂治疗后尿液 BKPyV DNA 载量的下降有延迟性(甚至不能被清除),这可能导致过度减少免疫抑制剂而增加排斥的危险；④高水平病毒尿症持续大于 2 月其预测 PyVAN 的阳性值增加,但是同样会增加延迟诊断及不可逆 PyVAN 的风险；⑤目前尚缺乏仅根据 BKPyV DNA 尿症而非血症来指导受者减少免疫抑制的风险和益处相关的独立研究。这些局限性均限制了其在指导临床治疗干预中的应用。但是国内多中心的问卷调查也显示,约 5%~30% 经活检证实的 BKPyVN 受者在整个病程中仅表现为单纯 BKPyV DNA 尿症,血浆 BKPyV DNA 呈阴性。因此,综合国内各中心经验以及检测尿液中 BKPyV DNA 载量的优势,尿液检测在指导临床决策方面仍有一定意义,尤其是对于血浆 BKPyV DNA 呈阴性的持续性高水平 BKPyV DNA 尿症受者,需要进行密切监测。若仅监测尿液,频次应与血浆相似,且阳性时应立即转为血浆监测。但对于单纯 BKPyV DNA 尿症受者,具体达到何阈值及持续多长时间后进行移植肾穿刺活检及治疗干预,仍需要进行大量的前瞻性试验来验证。

临床问题 4：**哪些肾移植受者需要进行血浆 BKPyV DNA 载量检测?**

推荐意见 7：推荐对所有可接受定期血浆 BKPyV DNA 载量检测的肾移植受者进行监测,以识别需要治疗的疑似 / 拟诊 / 活检证实的 BKPyVN 受者(推荐强度 A,证据等级 1a)。

推荐意见 8：建议对尿液 BKPyV DNA 阳性、急性排斥反应治疗后或不明原因血清肌酐水平升高以及接受移植肾穿刺活检的受者进行血浆 BKPyV DNA 载量检测(推荐强度 B,证据等级 2b)。

推荐意见说明：

肾移植后 BKPyV 再激活经历病毒尿症、病毒血症最后发展到 BKPyVN,是一个递进式的发展过程,适时通过降低免疫抑制强度阻断这一进程可以预防 BKPyVN 的发生和进展。血浆 BKPyV DNA 是预测 BKPyVN 较好的生物学标志物,定量检测血浆 BKPyV DNA 载量对确诊 BKPyVN 的阳性预测值高达 90%[26]。当首次检测到 BKPyV DNA 血症时,应在 1~3 周内重复检测,以确认 BKPyV DNA 血症是否自发清除、持续存在或已达到需要干预的阈值。有些中心会使用病毒尿症作为筛查工具,但尿液 BKPyV DNA 载量与 BKPyVN 风险增加并无相关性[23],所以当出现病毒尿症时,应进行血浆 BKPyV DNA 载量检测,以识别需要治疗的疑似 / 拟诊 / 活检证实的 BKPyVN 受者。BKPyVN 也可能发生在抗排斥治疗后,其风险取决于抗排斥治疗的强度和药物类型,加强对此类受者血浆 BKPyV DNA 载量的监测有助于早期发现 BKPyVN。此外,由于移植肾穿刺活检仍有一些局限性(见下文),进行血浆 BKPyV DNA 载量的检测有助于临床医师进行诊断与治疗。

**临床问题 5:肾移植受者血浆 BKPyV DNA 载量应该多长时间筛查一次?**

**推荐意见 9**:建议对所有肾移植受者在术后 9 个月内每月检测一次血浆 BKPyV DNA 载量;术后 9 个月~2 年内,每隔 3 个月检测一次(推荐强度 B,证据等级 2b);术后 2~5 年内至少每年检测一次(推荐强度 D,证据等级 5)。

**推荐意见 10**:建议对首次血浆 BKPyV DNA 阳性的受者 1~3 周内再次检测,以区分持续性和一过性 BKPyV DNA 血症,获得病毒复制动态信息并指导临床干预(推荐强度 B,证据等级 2b)。

推荐意见说明:

BKPyV DNA 血症多发生在肾移植后 6 个月内,虽然有研究显示 20%~30% 发生在 6 个月之后[31,33,34],但这部分受者大多可以通过将每个月的筛查延长至第 9 个月来避免延误诊治。随着时间延长,频率可以逐渐降低。移植后 1 年以上的筛查可以发现 18% 的迟发 BKPyVN[35],因此 2 年后筛查频率可以减少到每年至少一次,直到术后 5 年。上述筛查频率可以根据本中心免疫抑制剂的诱导方案、维持方案和 BKPyV 复制的发生率等做个性化调整。

基于实验室检测及移植肾穿刺活检的组织病理学,肾移植受者 BKPyV 感染、复制和疾病定义如下:

1. BKPyV 感染

可以检测到 BKPyV 的特定抗原 / 核酸或者机体的特异性免疫反应(病毒特异性抗体 /T 细胞)。但潜伏感染或低水平复制时可能难以通过上述检测确认。

2. BKPyV 复制

连续检测到 BKPyV 抗原或分离培养时病毒载量增加。

3. 可能 BKPyVN(possible BKPyVN)

仅有"高水平病毒尿症"(decoy 细胞、尿液 BKPyV DNA 载量 $\geq 10^7$copies/ml、聚集型多瘤病毒颗粒("haufen"小体)、高水平 VP1 mRNA),病毒 DNA 血症及移植肾组织活检病理学为阴性。

4. 疑似 BKPyVN(probable BKPyVN)

有"高水平病毒尿症"和病毒载量在 $10^3$~$10^4$copies/ml 超过 2 周的持续性 BKPyV DNA 血症,移植肾组织活检病理学为阴性。

5. 拟诊 BKPyVN(presumptive BKPyVN)

有"高水平病毒尿症"和单次病毒载量大于 $10^4$copies/ml 的持续性 BKPyV DNA 血症,移植肾组织活检病理学为阴性。

6. 病理证实 BKPyVN（biopsy-proven BKPyVN）

特征性的病理表现以及 SV40T 免疫组化阳性，病毒学特异性检测确定为 BKPyV 感染而非 JCPyV（*JC polyomavirus*，JCPyV），或针对 BKPyV 基因组原位杂交阳性。

**临床问题 6：对于 BKPyV DNA 定量检测标准化有何要求？**

**推荐意见 11：**推荐针对 BKPyV 基因组高度保守区域设计扩增序列并且长度小于 150bp（推荐强度 A，证据等级 1b）。

**推荐意见 12：**推荐检测体系溯源到 WHO 的国际标准品，报告以 IU/ml 为单位（推荐强度 A，证据等级 1b）。

**推荐意见 13：**建议使用自动化的流程或者方法，减少手工操作的影响（推荐强度 D，证据等级 5）。

**推荐意见说明：**

PCR 定量不准或出现假阴性的原因包括病毒靶序列变异导致的与引物或探针错配。出现假阳性结果的原因主要是交叉检测到其他多瘤病毒（如 JCPyV）基因组中的保守序列。建议在设计扩增序列时，应针对编码 sTag 或 LTag 以及 VP1、VP2 或 VP3 基因区中的高度保守性序列进行选择[36,37]。扩增片段的长度应小于 150bp，以确保血浆中的 BKPyV DNA 载量可以被准确定量[37]。此外，过长时间的运输、储存、冷冻和解冻也会显著降低 BKPyV DNA 载量的测定结果。使用国际认可的校准品有望提高 BKPyV DNA 载量结果的可比性。使用自动化的流程，可以减少手工操作对结果的影响。

## 五、病理

**临床问题 7：尿细胞学对诊断多瘤病毒感染有何意义？**

**推荐意见 14：**decoy 细胞检测可用于筛查多瘤病毒感染，但不建议根据结果进行干预治疗（推荐强度 B，证据等级 2a）。

通过对尿沉渣巴氏染色或直接涂片相差显微镜下观察，可以看到脱落的 PyV 感染的尿路上皮和肾小管上皮细胞内出现嗜碱性核内包涵体，这些细胞被称为"诱饵细胞"（decoy 细胞）[38]。检测 decoy 细胞可以作为筛查 PyV 感染或治疗转归的一种方法，但是需要有经验的专科医师对尿液进行正确处理和观察。如果 decoy 细胞检测结果阳性，通常意味着存在中高水平的 PyV DNA 尿症，但对于 PyVN 的阳性预测值却非常低，仅约为 25%~30%[23,27]，因此仅基于尿细胞学结果来进行治疗是不合适的。此外，由于尿液容易受外界因素及治疗方案的影响，对于怀疑 PyV 感染者应进行多次检测以免漏诊。需注意的是仅凭 decoy 细胞的形态无法区分 BKPyV 还是 JCPyV 感染。

**临床问题 8：BKPyV 感染受者进行移植肾穿刺活检的指征是什么？**

**推荐意见 15：**推荐对肾功能受损（如血清肌酐较基线升高>15%、蛋白尿、血尿等）的 BKPyV DNA 血症受者进行移植肾穿刺活检（推荐强度 A，证据等级 1a）。

**推荐意见 16：**肾功能稳定但免疫高风险的 BKPyV DNA 血症受者可考虑进行移植肾活检（推荐强度 C，证据等级 4）。

**推荐意见 17：**无 BKPyV DNA 血症而肾功能受损的高水平 BKPyV DNA 尿症受者可考虑进行移植肾穿刺活检（推荐强度 D，证据等级 5）。

**推荐意见说明：**

具有以下情况的 BKPyV DNA 血症或高水平 BKPyV DNA 尿症受者需要考虑移植肾穿刺活检，包括血清肌酐较基线升高超过 15%，合并蛋白尿、血尿，群体反应性抗体升高、供者特异性抗体阳性、血型不相容肾移植、多次移植或既往出现急性排斥反应[2]，因为活检病理结果可能会导致治疗方案的改变。

**临床问题9：BKPyVN 有何病理学特征及需要与哪些疾病相鉴别？**

**推荐意见18：**BKPyVN 病理特征主要表现为光镜下典型的病毒包涵体及对应 SV40 LTag 组化染色阳性；电镜下可见直径 40~50nm 的病毒颗粒（推荐强度 B，证据等级 3a）。建议 BKPyVN 与排斥反应（推荐强度 B，证据等级 2b）和其他病原体感染（推荐强度 B，证据等级 3a）进行鉴别。

BKPyVN 特征性的病理表现为受感染的肾小管上皮细胞核显著增大、深染，核内出现无定形、嗜碱性、毛玻璃样病毒包涵体，免疫组化可以进一步确认。BKPyV 感染由髓质区肾小管向皮质区发展并且逐渐扩大，晚期可进展至肾小球壁层上皮细胞[39]甚至足细胞[40]。病变程度通常从轻微的、局部的病毒复制迹象逐渐进展至严重的肾小管损伤、间质炎和小管炎，甚至明显的小管萎缩及间质纤维化。电镜下可见肾小管上皮细胞核或胞浆中密集呈晶格状排列整齐的或分散存在的直径 40~50nm 的均一病毒颗粒。BKPyVN 需要与急性排斥反应，包括 JC 多瘤病毒、巨细胞病毒、腺病毒在内的其他病毒相关肾病和移植肾细菌感染进行鉴别[2,3,41-43]。详见《中国肾移植的移植肾脏病理学临床诊疗指南》相关内容。

**临床问题10：BKPyVN 应该如何进行分期？**

**推荐意见19：**AST 分期建议根据炎症浸润和间质纤维化/肾小管萎缩程度，将 BKPyVN 分为 A、B1、B2、B3 和 C 五期（推荐强度 B，证据等级 3a）。

**推荐意见20：**建议根据组织内多瘤病毒载量水平（polyomavirusloadlevel，pvl）和间质纤维化程度，将 BKPyVN 分为 1,2,3 期（推荐强度 B，证据等级 2b）。

**推荐意见说明：**

目前主要采用 AST 和 Banff 两种病理学分期方法，对指导 BKPyVN 的临床决策和治疗预后意义重大。第一种由 AST 提出，基于对小管炎、间质炎和小管萎缩以及间质纤维化程度的半定量评估将 BKPyVN 分为 A、B1、B2、B3 和 C 五期（表 59-2）[44]。另一种是 Banff 工作组建议基于对组织中 BKPyV 载量（pvl）和间质纤维化程度的半定量评分进行分期（表 59-3）[45]。这两种分期方法都与移植肾丢失风险相关，其中间质纤维化是一个共同的重要预后因素。通常建议将两种分期方法结合起来以获得更全面的预后信息进而指导临床决策，并且可以实现不同医疗中心间的比较。

表 59-2　PyVN 的 AST- 传染病实践协会组织学分期及预后情况

| PyVN 分期 | 病理学表现 | 病变程度 | 病变范围 | 移植物功能 | 移植器官功能衰竭风险 |
| --- | --- | --- | --- | --- | --- |
| A 期 | 病毒导致的细胞病理学改变 | 轻微 | ≤25% | 大多在基线 | <10% |
| | 间质炎症 | 较轻 | ≤10% | | |
| | 肾小管萎缩 | 较轻 | ≤10% | | |
| | 间质纤维化 | 较轻 | ≤10% | | |
| B 期 | 病毒导致的细胞病理学改变 | 多样 | 11%~50% | 大多有受损 | 50% |
| | 间质炎症 | 明显 | 11%~50% | | |
| | 肾小管萎缩 | 中等 | <50% | | |
| | 间质纤维化 | 中等 | <50% | | |

续表

| PyVN<br>分期 | 病理学表现 | 病变程度 | 病变范围 | 移植物功能 | 移植器官功能<br>衰竭风险 |
|---|---|---|---|---|---|
| B1 期 | 间质炎症 | 中等 | 11%~25% | 略高于基线 | 25% |
| B2 期 | 间质炎症 | 明显 | 26%~50% | 明显受损 | 50% |
| B3 期 | 间质炎症 | 广泛 | >50% | 明显受损 | 50% |
| C 期 | 病毒导致的细胞病理学改变 | 多样 | 多样 | 明显受损,进展<br>至功能衰竭 | >80% |
| | 间质炎症 | 多样 | 多样 | | |
| | 肾小管萎缩 | 广泛 | >50% | | |
| | 间质纤维化 | 广泛 | >50% | | |

表 59-3　PyVN 的 Banff 组织学分期

| PyVN 1 期 | | PyVN 2 期 | | PyVN 3 期 | |
|---|---|---|---|---|---|
| pvl | ci | pvl | ci | pvl | ci |
| 1 | 0~1 | 1 | 2~3 | — | — |
| — | — | 2 | 0~3 | — | — |
| — | — | 3 | 0~1 | 3 | 2~3 |

pvl(polyomavirus replication/load level):肾内多瘤病毒载量水平,整个活检组织(皮质和髓质)中阳性小管的所占的比例,评分为 0 分(无),1 分(轻度,阳性细胞占比 ≤ 1%),2 分(中度,阳性小管占比在 1%~10%),3 分(重度,阳性小管占比 ≥ 10%)。光镜下至少有一个上皮细胞含有病毒包涵体或 SV40 T 免疫组化阳性的肾小管定义为一个阳性肾小管。

ci(interstitial fibrosis):皮质间质纤维化,评分为 0 分(轻微, ≤ 5%),1 分(轻度 6%~25%),2 分(中度,26%~50%),3 分(重度, >50%)。不应对包膜下皮质进行评分。

**临床问题 11:移植肾穿刺活检诊断 BKPyVN 有哪些注意事项?**

推荐意见 21:建议对于临床怀疑的早期 BKPyVN 受者活检取材时至少要有两条组织标本,其中一条应深达髓质(推荐强度 B,证据等级 3b)。

推荐意见 22:推荐使用免疫组织化学(针对 SV40 LTag 的抗体,PAb 416)染色法来确诊活检证实的 PyVN(推荐强度 A,证据等级 1a)。病毒学特异性检测确定为 BKPyV 感染而非 JCPyV,或针对 BKPyV 基因组原位杂交阳性,方可诊断为 BKPyVN(推荐强度 B,证据等级 3a)。

推荐意见说明:

一项研究显示,对血浆 BKPyV DNA 阳性受者同时穿刺的多条肾组织进行 SV40 LTag 免疫组化染色,约 30% 受者出现免疫组化染色结果不一致的情况,该部分受者同时具有阳性和阴性的组织标本[46]。另有多项研究报道,约 10%~30% 的 BKPyV DNA 血症受者可出现肾活检组织假阴性[2,46-48],可能的原因包括 BKPyV 在肾脏中呈局灶性分布、未获取到早期病变的肾髓质甚至深部髓质,必要时可考虑重复活检。

使用针对 SV40 LTag 的免疫组化染色对证实 PyVN 十分重要,结果解读及结论总结于表 59-4。免疫组化的阳性结果解读时应注意:①不同实验室免疫组化的结果可能差异很大,但对于定性诊断并无影响[49];②早期感染未形成病毒包涵体,组织病理学改变不明显或经治疗后缓解的病例中也可出现阳性结果；③间质炎症浸润区域的邻近肾小管不一定存在病毒感染[50-53]；④当小管炎与小管周围的炎症细胞同时存在时，小管炎的程度可能与周围炎症浸润的程度不匹配。另一方面，免疫组化结果阴性时的小管间质炎应结合临床相关检查结果合理解读：①持续血浆 BKPyV DNA 阳性的受者，无论血清肌酐是否升高，活检的特征可表现为间质炎和小管炎[47,54,55]，且在血 BKPyV DNA 转阴后，间质炎和小管炎的持续时间可以延长；② BKPyV DNA 血症阴性但有高水平病毒尿症（如 decoy 细胞脱落或尿液 BKPyV DNA>10$^7$copies/ml）的肾移植受者活检组织也可能出现炎症细胞的浸润[56,57]。此时活检结果不能简单的用单纯的临界排斥反应、Ⅰa 或 Ⅰb 级的 T 细胞介导的排斥反应（TCMR）来解释，建议回顾既往活检并进行详细描述，临床医师需要结合临床、实验室数据及活检的结果来进行综合判断，必要时可考虑经验性治疗后重复活检。

表 59-4　病理表现为小管间质炎时免疫组化结果的解读

| | 抗 SV40 LTag 免疫组化阳性 | 抗 SV40 LTag 免疫组化阴性 |
|---|---|---|
| 需注意的情况 | ①不同实验室免疫组化的结果差异大 | ①持续性 BKPyV DNA 血症，无论血清肌酐是否升高 |
| | ②无包涵体的早期或治疗后缓解受者 | |
| | ③间质炎症浸润区域的邻近肾小管不一定受病毒感染 | ②仅高水平病毒尿症（如 decoy 细胞脱落或尿液 BKPyV DNA>10$^7$copies/ml） |
| | ④小管炎的程度可能与周围炎症浸润程度不匹配 | |
| 结论 | 符合 BKPyVN 病理改变 | 不能单纯解释为临界排斥反应、TCMR（Ⅰa 或 Ⅰb 级）不能排除 BKPyV 的影响 |

## 六、其他辅助检测

临床问题 12：免疫学监测对 BKPyV 感染程度的判断有何意义？

推荐意见 23：暂不建议对肾移植受者常规检测 BKPyV 特异性抗体或细胞免疫（推荐强度 C，证据等级 4）。

有研究显示供者中检测到的 BKPyV 特异性抗体与肾移植受者 BKPyVDNA 血症和活检证实的 BKPyVN 风险增加有关[58,59]，尤其是在供者的 BKPyV IgG 水平较高或受者的 BKPyV IgG 水平较低或检测不到的情况下[58,60]。但肾移植受者术前的 BKPyV 抗体阳性并不能预防高水平病毒尿症或病毒 DNA 血症[32,61]。且大多数肾移植受者术前 BKPyV 抗体阳性，术后仍可能发展为高水平的 BKPyV 尿症、BKPyV DNA 血症和 BKPyVN[62]。这表明针对 BKPyV 的特异性抗体并不能阻止疾病进展。目前可用的 BKPyV 特异性抗体测定是在血浆或血清中使用基于衣壳蛋白 VP1 的 ELISA 方法，根据酶标二抗可以区分总 Ig、IgG、IgM 或 IgA，但无法区分结合抗体的功能活性，如调理和/或中和活性。利用特定病毒抗原表位刺激后，使用酶联免疫斑点分析、细胞内细胞因子染色和流式细胞术等功能分析技术可以量化产生细胞因子的 T 细胞，即 BKPyV 特异性 T 细胞。研究表明外周血中的病毒特异性 T 细胞与限制病毒复制和疾病进展有关[63,64]，但其数量有限且阴性预测较低限制了临床大规模应用。因此，在使用 BKPyV 体液免疫或细胞免疫检测进行供受者感染风险分层、器官分配、筛查或指导治疗前，仍需完善相关检测技术并进行前瞻性随机对照研究进行验证。

**临床问题 13：BKPyV 感染还有哪些辅助检测手段？**

**推荐意见 24：**目前不建议使用 BKPyV 基因分型、NCCR 重排或其他生物标志物等作为诊断或监测的方法来指导临床诊治（推荐强度 C，证据等级 4）。

**推荐意见说明：**

除了使用 PCR 检测血浆和尿液样本中 BKPyV DNA 载量外，还有许多新的检测方法，包括利用逆转录检测 VP1 mRNA 或 microRNA；使用电子显微镜检测尿液中的 PyV 病毒颗粒和病毒粒子聚集体；使用下一代测序技术评估供者和受者中病毒的血清型和基因型，使用下一代测序技术捕获 NCCR 重排；尿沉渣细胞学[65]等。此外，有多种生物标记物可用来预测 BKPyV 血症，包括淋巴细胞计数[64]、非特异性 IgG 水平、供者来源细胞游离 DNA[66]、细胞因子、趋化因子及其配体[67,68]、血浆中的细环病毒载量，以及 HLA 或 KIR 多态性[69,70]等。同时有研究表明高频超声对诊断 BKPyVN 和区分排斥也具有重要价值[71]。尽管这些方法具有无创的潜在优势，但现有的研究数据不足以支持其指导临床应用，在进一步的开发和验证之前仅作辅助参考。

## 七、BKPyV 相关性肿瘤

**临床问题 14：检测 BKPyV 对其相关的肿瘤性病变有何指导意义？**

**推荐意见 25：**建议将血浆 BKPyV DNA 载量检测联合泌尿系彩超用于筛查肾移植受者 BKPyV 相关尿路上皮癌（推荐强度 C，证据等级 4）。

肾移植受者 BKPyV 感染与尿路上皮癌之间可能存在联系。长期高水平 BKPyV 复制不仅与 NCCR 的重排有关[26]，还会增加 BKPyV 基因组和尿路上皮癌整合的风险[72-76]。有研究报道，在持续性 BKPyV DNA 血症和确诊 BKPyVN 后，肾移植受者尿路上皮癌的发病率增加（[基于性别、年龄、移植时间和基线诱导免疫抑制方案]调整的发病率比 $IRR$ 2.2，95%$CI$：0.9~5.4；$n=89$ 例），表明了 BKPyV 与尿路上皮癌变之间可能存在关联[73]。其诊断需要通过膀胱镜检查或手术切除获得病理组织，尚无 BKPyV 相关性尿路上皮癌特异性的筛查方法。

## 八、治疗

**临床问题 15：什么情况下需要对 BKPyV 感染受者进行临床干预？**

**推荐意见 26：**当 2~3 周内 2 次测定血浆 BKPyV DNA 载量在 $10^3$~$10^4$copies/ml（或同等值）时，建议降低免疫抑制强度（推荐强度 B，证据等级 2b）。

**推荐意见 27：**当单次测定血浆 BKPyV DNA 载量大于 $10^4$copies/ml（或同等值）或活检证实有 BKPyVN 时，建议降低免疫抑制强度（推荐强度 B，证据等级 2b）。

**推荐意见 28：**当尿液 BKPyV DNA 载量大于 $10^7$copies/ml 时，建议检测血浆 BKPyV DNA 载量，如果阳性则按照 BKPyV DNA 血症进一步处理（推荐强度 D，证据等级 5）。如果血浆 BKPyV DNA 持续阴性，但出现移植肾功能受损，则考虑进行移植肾穿刺明确是否存在 BKPyVN，排除中至重度的排斥反应后，建议启动干预措施（推荐强度 D，证据等级 5）；如果肾功能稳定，则继续动态监测血、尿 BKPyV DNA 及免疫抑制剂浓度，建议根据受者免疫状态及排斥风险酌情调整免疫抑制强度，避免过分积极治疗导致免疫高风险和排斥反应的发生（推荐强度 C，证据等级 4）。

**推荐意见说明：**

如果肾移植受者出现持续性 BKPyV DNA 血症或 BKPyVN，而同时没有出现排斥风险增加或确诊活动性排斥反应的情况下,降低免疫抑制强度是首选的治疗方案。为了有效控制肾移植受者体内 BKPyV 复制水平,适时调整免疫抑制剂方案尤为关键。通过下调免疫抑制剂剂量,可有效减少 BKPyV 复制,从而降低发生 BKPyVN 的风险,这一策略能显著提高血浆 BKPyV DNA 清除的成功率并改善移植肾长期存活率。单纯 BKPyV DNA 尿症是否需要进行积极干预目前尚存在争议,因其发展为 BKPyVN 的风险并不高,根据国内专家经验约 5%~30% 的受者需要接受干预,过早地降低免疫强度需平衡其带来的排斥风险。Masutani 等人报道,与无 BKPyV 尿症相比,持续性病毒尿症组的 TCMR 的发生率明显增高(0.62 vs. 0.33/ 人,P=0.006),耐激素的 TCMR 更高(36.2% vs. 19.6%,P=0.002)[57]。其实可以理解的是在 BKPyV 感染的情况下,病毒复制可同时激活抗病毒免疫以及针对移植物的同种异体免疫,所以在治疗过程中要注意免疫高风险和排斥反应的发生。

临床问题 16:针对上述需要干预的 BKPyV 感染受者的主要干预原则是什么?

推荐意见 29:针对没有高免疫风险或并发急性排斥反应的持续性 BKPyV DNA 血症或 BKPyVN 受者,建议逐步降低免疫抑制强度作为主要的治疗方法(推荐强度 B,证据等级 2a)。

推荐意见说明:

由于目前没有有效的抗 BKPyV 药物,对于需要干预的 BKPyV 感染受者,主要治疗措施是适当降低免疫抑制强度,以重建 BKPyV 特异性免疫[2,77]。疗效评估主要通过监测血浆 BKPyV 复制水平,因为其下降程度与肾移植物中 BKPyV 清除密切相关[2,31]。

临床问题 17:对于需要干预的 BKPyV 感染受者,应如何降低免疫抑制强度?

推荐意见 30:优先减少 CNI(推荐强度 B,证据等级 2a)。首先将 CNI 剂量减少 25%~50%,达到他克莫司目标谷浓度 3~5ng/ml 或环孢素目标谷浓度 75~125ng/ml。如果血 BKPyV DNA 载量在减药 4 周后仍未降低 10 倍,考虑进一步减少免疫抑制剂,如下:①将抗代谢药物减少 50%,皮质类固醇如泼尼松维持至 5~10mg/d 或其他皮质类固醇药物维持至该等效剂量;②停用抗代谢药物。未用皮质类固醇的受者考虑使用泼尼松维持至 5~10mg/d 或其他皮质类固醇药物维持至该等效剂量,避免 CNI 单药方案。

推荐意见说明:

肾移植受者出现 BKPyV DNA 血症或 BKPyVN 时,主要的治疗方案是减少免疫抑制剂剂量,包括两种策略。这些策略在荟萃分析[78]以及多个大型前瞻性观察研究(非 RCT 研究)[28,30,31,79,80]中得到了较好的验证,即血浆 BKPyV DNA 清除率可达 80%~100%。首先减少钙调神经磷酸酶抑制剂(calcineurin inhibitor,CNI)以促进抗病毒 T 细胞激活是一种策略,据一项针对 644 例肾移植受者的大型回顾性研究,105 名受者中 96% 的血浆 BKPyV DNA 被清除,其中 39% 在逐步减少他克莫司剂量后被清除,43% 在进一步减少霉酚酸酯后被清除[31]。

推荐意见 31:优先减少抗代谢药物(推荐强度 B,证据等级 2a)。首先将抗代谢药物剂量减少至少 50%。如果受者的血 BKPyV DNA 载量在减药 4 周后仍未降低 10 倍,考虑进一步降低免疫抑制剂,如下:①逐步减少 CNI 剂量(他克莫司目标谷浓度 3~5ng/ml 或环孢素目标谷浓度 75~125ng/ml);②停用抗代谢药物,皮质类固醇如泼尼松维持至 5~10mg/d 或其他皮质类固醇药物维持至该等效剂量。未使用皮质类固醇的受者考虑使用泼尼松维持至 5~10mg/d 或其他皮质类固醇药物维持至该等效剂量,避免 CNI 单药方案。对于高水平 BKPyV DNA 血症(>10^5copies/ml)的受者,可考虑直接停用抗代谢药物,酌情递减 CNI 剂量(推荐强度 D,证据等级 5)。

推荐意见说明:

使用首先减少抗代谢药物以提高病毒特异性淋巴细胞的扩增,这一减药策略其依据主要来自对霉酚酸类药物(mycophenolic acid,MPA)初始剂量减少或停药的证据。一项前瞻性研究表明,对于持续 BKPyV DNA 血症的肾移植受者(未行同种异体移植物活检),停用 MPA 对于清除 BKPyV DNA 血症是安全有效的[28]。值得注意的是,这些受者接受了淋巴细胞耗竭诱导治疗,23 名受者中有 8 名(35%)进一步减少了 CNI 剂量,最终达到了病毒清除的效果[28]。另外,对于高水平病毒 DNA 血症受者,如血浆 BKPyV DNA 载量$>10^5$copies/ml,需要更加积极的干预措施来加快病毒清除速度避免移植肾形成更多的慢性损伤,临床医师可以综合评估受者免疫状态,体内病毒动力学,排斥风险,肾功能及免疫抑制剂种类和水平后可直接停用抗代谢药物。

推荐意见 32:更换免疫抑制剂策略:建议将他克莫司更换为低剂量环孢素(目标谷浓度 75~125ng/ml)(推荐强度 B,证据等级 2b);或将 CNI 更换为低剂量西罗莫司(谷浓度 <6ng/ml)(推荐强度 C,证据等级 4);或将 MPA 更换为咪唑立宾或低剂量西罗莫司(谷浓度 <6ng/ml)(推荐强度 C,证据等级 4)。

推荐意见说明:

体外研究证明了环孢素、咪唑立宾和西罗莫司对 BKPyV 复制的抑制作用和机理;相反,他克莫司具有激活 BKPyV 的作用[81-84]。一项前瞻性非 RCT 临床研究显示,从他克莫司转换为低剂量环孢素是治疗早期 BKPyVN 的有效方法[85]。荟萃分析显示,以西罗莫司为基础的抗排斥方案可以降低 BKPyV DNA 血症和或 BKPyVN 的发病率,提示转换为西罗莫司可能适用于治疗 BKPyV DNA 血症或 BKPyVN[84]。有研究发现在 BKPyV 活化时将 MMF 转换为咪唑立宾可有效降低肾移植受者血、尿中的 BKPyV DNA 载量[86-89]。以上这些策略主要集中在小型病例系列研究中,尚缺乏大型临床随机对照研究证据。

临床问题 18:调整药物后应该如何进行监测?

推荐意见 33:调整药物后建议每周监测 CNI 药物浓度指导药物剂量的进一步调整(推荐强度 C,证据等级 4)。

推荐意见 34:调整药物后建议每周监测移植肾功能(推荐强度 C,证据等级 4)。

推荐意见 35:建议每 2~4 周检测血浆 BKPyV DNA 载量,直至病毒清除(推荐强度 B,证据等级 2b)或血 BKPyV DNA 载量稳定在 $\leqslant 10^3$copies/ml(推荐强度 C,证据等级 4)。

推荐意见 36:在 BKPyV DNA 血症转阴后,随着免疫抑制的增加,建议继续监测血浆 BKPyV DNA 载量。在没有复发的情况下,可以开始恢复常规频率定期监测(推荐强度 C,证据等级 4)。

推荐意见 37:如果观察到血浆 BKPyV DNA 载量无明显下降趋势,4 周后建议根据检测结果进一步降低免疫抑制强度,最终实现 BKPyV DNA 血症转阴(推荐强度 C,证据等级 4)。

推荐意见说明:

降低免疫抑制强度后,应每 2~4 周监测一次血浆 BKPyV DNA 载量以评估疗效,从而更好地指导免疫抑制剂的调整。血浆 BKPyV DNA 转阴后,监测的最佳频率尚不明确,应根据病毒动力学、免疫风险、肾功能和免疫抑制剂水平制订个体化监测方案,以防排斥反应发生和供者特异性 HLA 抗体形成[90,91]。

**临床问题 19：对于需要干预的 BKPyV 感染受者有哪些辅助治疗手段？**

**推荐意见 38：**对于需要干预的 BKPyV 感染受者，在降低免疫抑制强度的同时，建议使用 IVIG 作为辅助治疗（推荐强度 C，证据等级 4）。

**推荐意见 39：**对于高免疫风险受者，建议同时使用 IVIG 预防急性排斥反应（推荐强度 C，证据等级 4）。

**推荐意见说明：**

静脉注射免疫球蛋白（intravenous immunogloblin，IVIG）可能含有高滴度的 BKPyV 中和抗体。两项回顾性及一项荟萃分析研究结果显示与仅接受降低免疫抑制强度的受者相比，接受辅助 IVIG 的受者血浆 BKPyV DNA 的清除率有改善趋势[92-94]。对于高免疫风险的受者，辅助 IVIG 治疗可减少或预防免疫抑制强度降低后的排斥反应。IVIG 的使用剂量为 0.1~2.0g/kg[95]，使用大剂量 IVIG 时需要注意其不良反应。

**推荐意见 40：**暂不建议使用来氟米特（推荐强度 B，证据等级 2a）、西多福韦（推荐强度 B，证据等级 2a）以及氟喹诺酮类抗生素（推荐强度 A，证据等级 1a）治疗需要干预的 BKPyV 感染受者。

**推荐意见说明：**

来氟米特的活性代谢产物特立氟胺可抑制 T 淋巴细胞和 B 淋巴细胞增殖，并可能抑制体外培养的 BKPyV 复制[77]。来氟米特的毒副作用包括易引起肝炎、溶血、血栓性微血管病、骨髓抑制和真菌性肺炎等。截至目前尚无临床研究证实其对 BKPyV 感染的有效性[96]。

西多福韦可用于治疗巨细胞病毒性视网膜炎，但具有较强的眼毒性和肾毒性，目前尚无临床随机对照研究证明西多福韦可用于 BKPyV DNA 血症和 BKPyVN 的辅助治疗[78,97]。

氟喹诺酮类药物是抑制细菌旋转酶/拓扑异构酶的抗生素，在体外对 BKPyV 复制具有抑制活性。然而，在临床上的使用结果并不理想[98,99]。一项随机、双盲、安慰剂对照临床研究显示：与安慰剂相比，给予 500mg/d 左氧氟沙星 3 个月，并没有降低 BKPyV DNA 尿症或 BKPyV DNA 血症的发生率[100]。另一项随机对照研究结果表明，使用 3 个月的环丙沙星并未降低 BKPyV DNA 血症的发生率，同时还增加了氟喹诺酮类耐药菌感染的发生率[101]。

**临床问题 20：如何预防和治疗降低免疫抑制强度过程中出现的活动性排斥反应？**

**推荐意见 41：**对确认 BKPyV DNA 血症清除后的受者，建议根据个体免疫风险酌情增加维持期免疫抑制剂，并持续监测血浆 BKPyV DNA 载量和移植肾功能，预防排斥反应（推荐强度 C，证据等级 4）。

**推荐意见 42：**过快降低免疫抑制强度而出现排斥反应的受者建议根据标准方案进行抗排斥治疗（推荐强度 C，证据等级 4）。

**推荐意见 43：**当出现进一步肾功能损伤及临床怀疑排斥反应的可能性时，建议重复活检明确诊断（推荐强度 D，证据等级 5）。

**推荐意见 44：**对于单纯 BKPyV DNA 尿症的 PyVN 受者，仅监测病毒尿症水平不足以指导免疫抑制剂调整，建议必要时应重复活检明确诊断后再考虑加强还是降低免疫抑制强度（推荐强度 D，证据等级 5）。

**推荐意见说明：**

BKPyVN 受者降低免疫抑制强度后，移植肾活检结果变得更加复杂，炎症浸润的性质和病理生理学可能多种多样，包括对感染性抗原的反应（称为免疫重建炎症综合征）[102]、对同种异体移植物抗原的反应等。BKPyVN 缓解期和 T 细胞介导的排斥反应(尤其是 Ib 级以前的)病理形态学上难以区分,对血清肌酐水平和血、尿病毒载量的连续变化趋势的分析结合病理形态学变化可以协助鉴别诊断[47,103]。

据报道,BKPyV DNA 血症或 BKPyVN 受者治疗后,随访期间 T 细胞介导的排斥反应发生率为 4.3% 至 50%[28,30,31,48,79,84]。14% 的受者产生了抗供者特异性抗体,其中 50% 受者出现了 ABMR[104]。目前尚无法确定重新增加免疫抑制剂的时机、剂量及目标浓度。

如果诊断为活动性排斥反应,可在密切监测血浆 BKPyV DNA 载量的情况下考虑增加维持期免疫抑制剂。在活检证实符合 Banff 急性排斥反应标准的病例中,仅不足 50% 的病例对类固醇激素治疗有反应[56,105],此时可考虑使用淋巴细胞清除多克隆抗体治疗。如果出现活动性 ABMR,需要 IVIG、利妥昔单抗和血浆置换。必要时启动多学科讨论。

此外抗排斥治疗后可能引起 BKPyV DNA 血症的复发,其风险取决于抗排斥治疗的方式和强度,应加强对血浆病毒载量的监测及时干预。

**临床问题 21:**对于因 BKPyVN 导致移植肾失功需要接受再次肾移植的受者,应当注意哪些问题?

**推荐意见 45:**建议 BKPyV DNA 血症转阴或 BKPyV 复制水平下降 100 倍以后行再次肾移植,且建议术后密切监测 BKPyV 复制(推荐强度 B,证据等级 2b)。

**推荐意见 46:**不建议在再次移植前进行移植肾切除术(推荐强度 B,证据等级 2b)。

**推荐意见说明:**

一项包括 118 例受者的回顾性临床研究显示:首次移植肾因 BKPyVN 失功的受者再次肾移植后,其 3 年移植物存活率为 93%[106]。在大多数此类受者中,术前已检测不到 BKPyV DNA 血症[107]。约 50% 受者虽进行了原有移植物切除,但仍不能阻止 BKPyV 的复制和 BKPyVN 的发生[108]。诱导治疗在 BKPyV DNA 血症清除后不是禁忌,维持期免疫抑制方案尚缺乏可推荐的证据。

## 九、儿童肾移植受者 BKPyV 相关疾病的诊疗

血清流行病学研究表明,原发性 BKPyV 感染通常发生在婴幼儿时期。在儿童肾移植群体中,缺乏针对 BKPyV 特异性细胞和体液免疫的受者较为普遍[109,110],这增加了他们在移植后病毒复制风险及其严重程度和持续时间[109,111]。此外,梗阻性尿路疾病等先天性泌尿系统异常是儿童终末期肾病的常见原因之一[112],回顾性研究提示梗阻性尿路疾病是儿童受者发生 BKPyV 复制的一个独立风险因素[111,113]。目前关于两者之间联系的数据有限,需要进一步研究来阐明这一关联。另外,儿童肾移植受者免疫系统存在一定的特点。综上所述,儿童肾移植受者因其独特的个体特性,在筛查、诊断和治疗方面与成人存在一定差异,详见《儿童肾移植感染管理临床实践指南》。

## 十、总结与展望

本指南全面回顾并强调了 BKPyV 感染相关疾病对移植肾功能的影响以及该领域的重大进展,同时确定了有力的推荐意见和专家共识,为当前国内肾移植受者 BKPyV 感染相关疾病的临床诊疗提供帮助。在未来,临床医师应当积极探索,开展多中心、多学科、前瞻性的随机对照研究,从而为

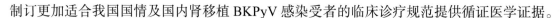

制订更加适合我国国情及国内肾移植 BKPyV 感染受者的临床诊疗规范提供循证医学证据。

**执笔作者：**黄刚(中山大学附属第一医院)，戎瑞明(复旦大学附属中山医院)，苗芸(南方医科大学南方医院)，王仁定(浙江大学医学院附属第一医院)，郭晖(华中科技大学同济医学院附属同济医院)。

**通信作者：**黄刚(中山大学附属第一医院)

**参编作者：**石运莹(四川大学华西医院)，刘永光(南方医科大学珠江医院)，杨橙(复旦大学附属中山医院)，吴成林(中山大学附属第一医院)，邱涛(武汉大学人民医院)，张磊(中山大学附属第三医院)，陈徐涛(中山大学孙逸仙纪念医院)，陈培松(中山大学附属第一医院)，郑瑾(西安交通大学第一附属医院)，赵杰(天津市第一中心医院)，徐小松(中国人民解放军陆军军医大学第一附属医院)，高伊昉(中山大学附属第一医院)，彭风华(中南大学湘雅二医院)，程东瑞(中国人民解放军东部战区总医院)

**主审专家：**薛武军(西安交通大学第一附属医院)，门同义(内蒙古医科大学附属医院)，陈刚(华中科技大学同济医学院附属同济医院)，朱有华(中国人民解放军海军军医大学长海医院)，朱同玉(复旦大学附属中山医院)

**审稿专家：**丁小明(西安交通大学第一附属医院)，王强(北京大学人民医院)，孙启全(广东省人民医院)，李新长(江西省人民医院)，宋文利(天津市第一中心医院)，张伟杰(华中科技大学同济医学院附属同济医院)，张雷(中国人民解放军海军军医大学第一附属医院)，陈劲松(中国人民解放军东部战区总医院)，林俊(首都医科大学附属北京友谊医院)，林涛(四川大学华西医院)，金海龙(解放军总医院第三医学中心)，周洪澜(吉林大学第一医院)，胡小鹏(首都医科大学附属北京朝阳医院)，黄洪锋(浙江大学医学院附属第一医院)。

**利益冲突：**所有作者声明无利益冲突。

## 参考文献

［1］ KOTTON C N, KAMAR N, WOJCIECHOWSKI D, et al. The second international consensus guidelines on the management of BK polyomavirus in kidney transplantation [J]. Transplantation, 2024. In press.

［2］ HIRSCH H H, RANDHAWA P S. BK polyomavirus in solid organ transplantation-Guidelines from the American Society of Transplantation Infectious Diseases Community of Practice [J]. Clin Transplant, 2019, 33 (9): e13528.

［3］ HIRSCH H H, BABEL N, COMOLI P, et al. European perspective on human polyomavirus infection, replication and disease in solid organ transplantation [J]. Clin Microbiol Infect, 2014, 20 Suppl 7: 74-88.

［4］ KDIGO clinical practice guideline for the care of kidney transplant recipients [J]. Am J Transplant, 2009, 9 Suppl 3: S1-155.

［5］ CALVIGNAC-SPENCER S, FELTKAMP M C, DAUGHERTY M D, et al. A taxonomy update for the family polyomaviridae [J]. Arch Virol, 2016, 161 (6): 1739-1750.

［6］ JIANG M, ZHAO L, GAMEZ M, IMPERIALE M J. Roles of ATM and ATR-mediated DNA damage responses during lytic BK polyomavirus infection [J]. PLoS Pathog, 2012, 8 (8): e1002898.

［7］ VERHALEN B, JUSTICE J L, IMPERIALE M J, et al. Viral DNA replication-dependent DNA damage response activation during BK polyomavirus infection [J]. J Virol, 2015, 89 (9): 5032-5039.

［8］ TAKASAKA T, GOYA N, TOKUMOTO T, et al. Subtypes of BK virus prevalent in Japan and variation in their transcriptional control region [J]. J Gen Virol, 2004, 85 (Pt 10): 2821-2827.

［9］ WUNDERINK H F, DE BROUWER C S, GARD L, et al. Source and relevance of the BK polyomavirus genotype for infection after kidney transplantation [J]. Open Forum Infect Dis, 2019, 6 (3): ofz078.

［10］ LUO C, BUENO M, KANT J, et al. Genotyping schemes for polyomavirus BK, using gene-specific phylogenetic trees and single nucleotide polymorphism analysis [J]. J Virol, 2009, 83 (5): 2285-2297.

［11］ HIRSCH H H, RANDHAWA P. BK polyomavirus in solid organ transplantation [J]. Am J Transplant, 2013, 13 Suppl 4: 179-188.

［12］ HUANG G, ZENG G, HUANG Y, et al. Evaluation of the gastrointestinal tract as potential route of primary polyomavirus infection in mice [J]. PLoS One, 2016, 11 (3): e0150786.

［13］ EGLI A, INFANTI L, DUMOULIN A, et al. Prevalence of polyomavirus BK and JC infection and replication in 400 healthy blood donors [J]. J Infect Dis, 2009, 199 (6): 837-846.

［14］ BABEL N, FENDT J, KARAIVANOV S, et al. Sustained BK viruria as an early marker for the development of BKV-associated nephropathy: analysis of 4128 urine and serum samples [J]. Transplantation, 2009, 88 (1): 89-95.

［15］ CANNON R M, OUSEPH R, JONES C M, et al. BK viral disease in renal transplantation [J]. Curr Opin Organ Transplant, 2011, 16 (6): 576-579.

［16］ CHEN X T, YANG S C, LI J, et al. Prognosis of BK polyomavirus nephropathy: 10-year analysis of 133 renal transplant recipients at a single center [J]. Chin Med J (Engl), 2019, 132 (4): 388-394.

［17］ HUANG G, ZHANG L, LIANG X, et al. Risk factors for BK virus infection and BK virus-associated nephropathy under the impact of intensive monitoring and pre-emptive immunosuppression reduction [J]. Transplant Proc, 2014, 46 (10): 3448-3454.

［18］ CHEN X T, HUANG Y, WANG J, et al. Ischemia-reperfusion injury and immunosuppressants promote polyomavirus replication through common molecular mechanisms [J]. Front Immunol, 2022, 13: 835584.

［19］ 石炳毅, 范宇. 中国实体器官移植受者 BK 病毒感染临床诊疗指南 (2016 版)[J]. 中华移植杂志 ( 电子版 ), 2017, 02: 6-10.

［20］ GREENLEE J E, HIRSCH H H. Polyomaviruses [M]. Clinical Virology. 2016: 599-623.

［21］ WANG Y, FANG Y, YAN Z, et al. Fatal BK polyomavirus-associated pneumonia: report of two cases with literature review [J]. BMC Infect Dis, 2023, 23 (1): 592.

［22］ HIRSCH H H, VINCENTI F, FRIMAN S, et al. Polyomavirus BK replication in de novo kidney transplant patients receiving tacrolimus or cyclosporine: a prospective, randomized, multicenter study [J]. Am J Transplant, 2013, 13 (1): 136-145.

［23］ HIRSCH H H, BRENNAN D C, DRACHENBERG C B, et al. Polyomavirus-associated nephropathy in renal transplantation: interdisciplinary analyses and recommendations [J]. Transplantation, 2005, 79 (10): 1277-1286.

［24］ HUANG G, CHEN W F, WANG C X, et al. Noninvasive tool for the diagnosis of polyomavirus BK-associated nephropathy in renal transplant recipients [J]. Diagn Microbiol Infect Dis, 2013, 75 (3): 292-297.

［25］ VISCOUNT H B, EID A J, ESPY M J, et al. Polyomavirus polymerase chain reaction as a surrogate marker of polyomavirus-associated nephropathy [J]. Transplantation, 2007, 84 (3): 340-345.

［26］ GOSERT R, RINALDO C H, FUNK G A, et al. Polyomavirus BK with rearranged noncoding control region emerge in vivo in renal transplant patients and increase viral replication and cytopathology [J]. J Exp Med, 2008, 205 (4): 841-852.

［27］ RANDHAWA P, BRENNAN D C. BK virus infection in transplant recipients: an overview and update [J]. Am J Transplant, 2006, 6 (9): 2000-2005.

［28］ BRENNAN D C, AGHA I, BOHL D L, et al. Incidence of BK with tacrolimus versus cyclosporine and impact of preemptive immunosuppression reduction [J]. Am J Transplant, 2005, 5 (3): 582-594.

［29］ GINEVRI F, AZZI A, HIRSCH H H, et al. Prospective monitoring of polyomavirus BK replication and impact of pre-emptive intervention in pediatric kidney recipients [J]. Am J Transplant, 2007, 7 (12): 2727-2735.

［30］ SCHAUB S, HIRSCH H H, DICKENMANN M, et al. Reducing immunosuppression preserves allograft function in presumptive and definitive polyomavirus-associated nephropathy [J]. Am J Transplant, 2010, 10 (12): 2615-2623.

［31］ BISCHOF N, HIRSCH H H, WEHMEIER C, et al. Reducing calcineurin inhibitor first for treating BK polyomavirus replication after kidney transplantation: long-term outcomes [J]. Nephrol Dial Transplant, 2019, 34 (7): 1240-1250.

［32］ HIRSCH H H, KNOWLES W, DICKENMANN M, et al. Prospective study of polyomavirus type BK replication and nephropathy in renal-transplant recipients [J]. N Engl J Med, 2002, 347 (7): 488-496.

［33］ SCHACHTNER T, BABEL N, REINKE P. Different risk factor profiles distinguish early-onset from late-onset BKV-replication [J]. Transpl Int, 2015, 28 (9): 1081-1091.

［34］ LEBOEUF C, WILK S, ACHERMANN R, et al. BK polyomavirus-specific 9mer CD8 T cell responses correlate with clearance of BK viremia in kidney transplant recipients: first report from the swiss transplant cohort study [J]. Am J Transplant, 2017, 17 (10): 2591-2600.

［35］ IMLAY H, WHITAKER K, FISHER C E, et al. Clinical characteristics and outcomes of late-onset BK virus nephropathy in kidney and kidney-pancreas transplant recipients [J]. Transpl Infect Dis, 2018, 20 (4): e12928.

［36］ DUMOULIN A, HIRSCH H H. Reevaluating and optimizing polyomavirus BK and JC real-time PCR assays to detect rare sequence polymorphisms [J]. J Clin Microbiol, 2011, 49 (4): 1382-1388.

［37］ LEUZINGER K, NAEGELE K, SCHAUB S, HIRSCH H H. Quantification of plasma BK polyomavirus loads is affected by sequence variability, amplicon length, and non-encapsidated viral DNA genome fragments [J]. J Clin Virol, 2019, 121: 104210.

［38］ CHEN X T, CHEN W F, HOU X T, et al. Non-invasive urinary sediment double-immunostaining predicts BK polyomavirus associated-nephropathy in kidney transplant recipients [J]. Ann Transl Med, 2020, 8 (5): 235.

［39］ CHEN X T, YANG S C, CHEN W F, et al. Glomerular parietal epithelial cells infection is associated with poor graft outcome in kidney transplant recipients with BK polyomavirus-associated nephropathy [J]. J Infect Dis, 2019, 219 (12): 1879-1886.

［40］ CHEN X T, DENG R H, YANG S C, et al. Pathological characteristics of BK polyomavirus-associated nephropathy with glomerular involvement [J]. Ann Transl Med, 2020, 8 (15): 923.

［41］ ZHANG H, LUO J Q, ZHAO G D, et al. Concurrent JCPyV-DNAemia is correlated with poor graft outcome in kidney transplant recipients with polyomavirus-associated nephropathy [J]. Transplantation, 2024, 3 (19).

［42］ JAGANNATHAN G, WEINS A, DANIEL E, et al. The pathologic spectrum of adenovirus nephritis in the kidney allograft [J]. Kidney Int, 2023, 103 (2): 378-390.

［43］ EGLI A, BINGGELI S, BODAGHI S, et al. Cytomegalovirus and polyomavirus BK posttransplant [J]. Nephrol Dial Transplant, 2007, 22 Suppl 8: viii72-viii82.

［44］ SAR A, WORAWICHAWONG S, BENEDIKTSSON H, et al. Interobserver agreement for polyomavirus nephropathy grading in renal allografts using the working proposal from the 10th Banff Conference on Allograft Pathology [J]. Hum Pathol, 2011, 42 (12): 2018-2024.

［45］ NICKELEIT V, SINGH H K, RANDHAWA P, et al. The Banff working group classification of definitive polyomavirus nephropathy: morphologic definitions and clinical correlations [J]. J Am Soc Nephrol, 2018, 29 (2): 680-693.

［46］ DRACHENBERG C B, PAPADIMITRIOU J C, HIRSCH H H, et al. Histological patterns of polyomavirus nephropathy: correlation with graft outcome and viral load [J]. Am J Transplant, 2004, 4 (12): 2082-2092.

［47］ MENTER T, MAYR M, SCHAUB S, et al. Pathology of resolving polyomavirus-associated nephropathy [J]. Am J Transplant, 2013, 13 (6): 1474-83.

［48］ DRACHENBERG C B, PAPADIMITRIOU J C, CHAUDHRY M R, et al. Histological evolution of BK virus-associated nephropathy: importance of integrating clinical and pathological findings [J]. Am J Transplant, 2017, 17 (8): 2078-2091.

［49］ ADAM B, RANDHAWA P, CHAN S, et al. Banff Initiative for Quality Assurance in Transplantation (BIFQUIT): reproducibility of polyomavirus immunohistochemistry in kidney allografts [J]. Am J Transplant, 2014, 14 (9): 2137-47.

［50］ DRACHENBERG C B, BESKOW C O, CANGRO C B, et al. Human polyoma virus in renal allograft biopsies: morphological findings and correlation with urine cytology [J]. Hum Pathol, 1999, 30 (8): 970-977.

［51］ HOWELL D N, SMITH S R, BUTTERLY D W, et al. Diagnosis and management of BK polyomavirus interstitial nephritis in renal transplant recipients [J]. Transplantation, 1999, 68 (9): 1279-1288.

［52］ NICKELEIT V, HIRSCH H H, BINET I F, et al. Polyomavirus infection of renal allograft recipients: from latent infection to manifest disease [J]. J Am Soc Nephrol, 1999, 10 (5): 1080-1089.

［53］ RANDHAWA P S, FINKELSTEIN S, SCANTLEBURY V, et al. Human polyoma virus-associated interstitial nephritis in the allograft kidney [J]. Transplantation, 1999, 67 (1): 103-109.

［54］ NANKIVELL B J, RENTHAWA J, SHARMA R N, et al. BK virus nephropathy: histological evolution by sequential pathology [J]. Am J Transplant, 2017, 17 (8): 2065-2077.

［55］ NANKIVELL B J, RENTHAWA J, SHINGDE M, et al. The importance of kidney medullary tissue for the accurate diagnosis of BK virus allograft nephropathy [J]. Clin J Am Soc Nephrol, 2020, 15 (7): 1015-1023.

［56］ BATAL I, FRANCO Z M, SHAPIRO R, et al. Clinicopathologic analysis of patients with BK viruria and rejection-like graft dysfunction [J]. Hum Pathol, 2009, 40 (9): 1312-1319.

［57］ MASUTANI K, SHAPIRO R, BASU A, et al. Putative episodes of T-cell-mediated rejection in patients with sustained BK viruria but no viremia [J]. Transplantation, 2012, 94 (1): 43-9.

［58］ BOHL D L, STORCH G A, RYSCHKEWITSCH C, et al. Donor origin of BK virus in renal transplantation and role of HLA C7 in susceptibility to sustained BK viremia [J]. Am J Transplant, 2005, 5 (9): 2213-2221.

［59］ ABEND J R, CHANGALA M, SATHE A, et al. Correlation of BK virus neutralizing serostatus with the incidence of BK viremia in kidney transplant recipients [J]. Transplantation, 2017, 101 (6): 1495-1505.

［60］ WUNDERINK H F, VAN DER MEIJDEN E, VAN DER BLIJ-DE BROUWER C S, et al. Pretransplantation donor-recipient pair seroreactivity against BK polyomavirus predicts viremia and nephropathy after kidney transplantation [J]. Am J Transplant, 2017, 17 (1): 161-172.

［61］ BOHL D L, BRENNAN D C, RYSCHKEWITSCH C, et al. BK virus antibody titers and intensity of infections after renal transplantation [J]. J Clin Virol, 2008, 43 (2): 184-189.

［62］ CLEENDERS E, KOSHY P, VAN LOON E, et al. An observational cohort study of histological screening for BK polyomavirus nephropathy following viral replication in plasma [J]. Kidney Int, 2023, 104 (5): 1018-1034.

［63］ COMOLI P, BASSO S, AZZI A, et al. Dendritic cells pulsed with polyomavirus BK antigen induce ex vivo polyoma BK virus-specific cytotoxic T-cell lines in seropositive healthy individuals and renal transplant recipients [J]. J Am Soc Nephrol, 2003, 14 (12): 3197-3204.

［64］ SCHACHTNER T, STEIN M, BABEL N, REINKE P. The loss of BKV-specific immunity from pretransplantation to posttransplantation identifies kidney transplant recipients at increased risk of BKV replication [J]. Am J Transplant, 2015, 15 (8): 2159-2169.

［65］ HUANG Y, CHEN X T, YANG S C, et al. Detection of proximal tubule involvement by BK polyomavirus in kidney transplant recipients with urinary sediment double-immunostaining [J]. Front Immunol, 2020, 11: 582678.

［66］ CHEN X T, QIU J, WU Z X, et al. Using both plasma and urine donor-derived cell-free DNA to identify various renal allograft injuries [J]. Clin Chem, 2022, 68 (6): 814-825.

［67］ HU H, AIZENSTEIN B D, PUCHALSKI A, et al. Elevation of CXCR3-binding chemokines in urine indicates acute renal-allograft dysfunction [J]. Am J Transplant, 2004, 4 (3): 432-437.

［68］ JACKSON J A, KIM E J, BEGLEY B, et al. Urinary chemokines CXCL9 and CXCL10 are noninvasive markers of renal allograft rejection and BK viral infection [J]. Am J Transplant, 2011, 11 (10): 2228-2234.

［69］ WILLHELM M, WILK S, KAUR A, et al. Can HLA-B51 protect against BKPyV-DNAemia？[J]. Transplantation, 2019, 103 (11): e384-e385.

［70］ BUREK KAMENARIC M, IVKOVIC V, KOVACEVIC VOJTUSEK I, et al. The role of HLA and KIR immunogenetics in BK virus infection after kidney transplantation [J]. Viruses, 2020, 12 (12): 1417.

［71］ YANG D, ZHUANG B, WANG Y, et al. High-frequency US for BK polyomavirus-associated nephropathy after kidney transplant [J]. Radiology, 2022, 304 (2): 333-341.

［72］ KENAN D J, MIECZKOWSKI P A, BURGER-CALDERON R, et al. The oncogenic potential of BK-polyomavirus is linked to viral integration into the human genome [J]. J Pathol, 2015, 237 (3): 379-389.

［73］ GUPTA G, KUPPACHI S, KALIL R S, et al. Treatment for presumed BK polyomavirus nephropathy and risk of urinary tract cancers among kidney transplant recipients in the United States [J]. Am J Transplant, 2018, 18 (1):

245-252.

［74］ QUERIDO S, FERNANDES I, WEIGERT A, et al. High-grade urothelial carcinoma in a kidney transplant recipient after JC virus nephropathy: the first evidence of JC virus as a potential oncovirus in bladder cancer [J]. Am J Transplant, 2020, 20 (4): 1188-1191.

［75］ JIN Y, ZHOU Y, DENG W, et al. Genome-wide profiling of BK polyomavirus integration in bladder cancer of kidney transplant recipients reveals mechanisms of the integration at the nucleotide level [J]. Oncogene, 2021, 40 (1): 46-54.

［76］ WANG Y, YAN S, LIU Y, et al. Dynamic viral integration patterns actively participate in the progression of BK polyomavirus-associated diseases after renal transplantation [J]. Am J Transplant, 2023, 23 (11): 1694-1708.

［77］ KAUR A, WILHELM M, WILK S, HIRSCH H H. BK polyomavirus-specific antibody and T-cell responses in kidney transplantation: update [J]. Curr Opin Infect Dis, 2019, 32 (6): 575-583.

［78］ JOHNSTON O, JASWAL D, GILL J S, et al. Treatment of polyomavirus infection in kidney transplant recipients: a systematic review [J]. Transplantation, 2010, 89 (9): 1057-1070.

［79］ HARDINGER K L, KOCH M J, BOHL D J, et al. BK-virus and the impact of pre-emptive immunosuppression reduction: 5-year results [J]. Am J Transplant, 2010, 10 (2): 407-415.

［80］ SOOD P, SENANAYAKE S, SUJEET K, et al. Management and outcome of BK viremia in renal transplant recipients: a prospective single-center study [J]. Transplantation, 2012, 94 (8): 814-821.

［81］ ACOTT P D, O'REGAN P A, LEE S H, et al. In vitro effect of cyclosporin A on primary and chronic BK polyoma virus infection in Vero E6 cells [J]. Transpl Infect Dis, 2008, 10 (6): 3853-90.

［82］ LI Y J, WENG C H, LAI W C, et al. A suppressive effect of cyclosporine A on replication and noncoding control region activation of polyomavirus BK virus [J]. Transplantation, 2010, 89 (3): 299-306.

［83］ LIACINI A, SEAMONE M E, MURUVE D A, TIBBLES L A. Anti-BK virus mechanisms of sirolimus and leflunomide alone and in combination: toward a new therapy for BK virus infection [J]. Transplantation, 2010, 90 (12): 1450-1457.

［84］ HIRSCH H H, YAKHONTOVA K, LU M, et al. BK Polyomavirus replication in renal tubular epithelial cells is inhibited by sirolimus, but activated by tacrolimus through a pathway involving FKBP-12 [J]. Am J Transplant, 2016, 16 (3): 821-832.

［85］ CHEN X T, LI J, DENG R H, et al. The therapeutic effect of switching from tacrolimus to low-dose cyclosporine A in renal transplant recipients with BK virus nephropathy [J]. Biosci Rep, 2019, 39 (2): BSR20182058.

［86］ FUNAHASHI Y, HATTORI R, KINUKAWA T, et al. Conversion from mycophenolate mofetil to mizoribine for patients with positive polyomavirus type BK in urine [J]. Transplant Proc, 2008, 40 (7): 2268-2270.

［87］ YUAN X, CHEN C, ZHENG Y, WANG C. Conversion from mycophenolates to mizoribine is associated with lower BK virus load in kidney transplant recipients: a prospective study [J]. Transplant Proc, 2018, 50 (10): 3356-3360.

［88］ 石业静, 吴楠楠, 戎瑞明, 等. 免疫抑制剂咪唑立宾的体外抗 BK 病毒作用研究 [J]. 中华器官移植杂志, 2020, 41 (4): 5.

［89］ LI P, CHENG D, WEN J, et al. Conversion from mycophenolate mofetil to mizoribine in the early stages of BK polyomavirus infection could improve kidney allograft prognosis: a single-center study from China [J]. BMC Nephrol, 2021, 22 (1): 328.

［90］ HUANG G, CHEN L Z, QIU J, et al. Prospective study of polyomavirus BK replication and nephropathy in renal transplant recipients in China: a single-center analysis of incidence, reduction in immunosuppression and clinical course [J]. Clin Transplant, 2010, 24 (5): 599-609.

［91］ HUANG G, WANG C X, ZHANG L, et al. Monitoring of polyomavirus BK replication and impact of preemptive immunosuppression reduction in renal-transplant recipients in China: a 5-year single-center analysis [J]. Diagn Microbiol Infect Dis, 2015, 81 (1): 21-26.

［92］ MOON J, CHANG Y, SHAH T, MIN D I. Effects of intravenous immunoglobulin therapy and Fc gamma receptor polymorphisms on BK virus nephropathy in kidney transplant recipients [J]. Transpl Infect Dis, 2020, 22 (4): e13300.

［93］ BENOTMANE I, SOLIS M, VELAY A, et al. Intravenous immunoglobulin as a preventive strategy against BK virus viremia and BKV-associated nephropathy in kidney transplant recipients-results from a proof-of-concept study [J].

Am J Transplant, 2021, 21 (1): 329-337.

［94］ ZHONG C, CHEN J, YAN Z, et al. Therapeutic strategies against BK polyomavirus infection in kidney transplant recipients: systematic review and meta-analysis [J]. Transpl Immunol, 2023, 81: 101953.

［95］ VELAY A, SOLIS M, BENOTMANE I, et al. Intravenous immunoglobulin administration significantly increases BKPyV genotype-specific neutralizing antibody titers in kidney transplant recipients [J]. Antimicrob Agents Chemother, 2019, 63 (8): e00393-19.

［96］ BERNHOFF E, TYLDEN G D, KJERPESETH L J, et al. Leflunomide inhibition of BK virus replication in renal tubular epithelial cells [J]. J Virol, 2010, 84 (4): 2150-2156.

［97］ FUNK G A, GOSERT R, COMOLI P, et al. Polyomavirus BK replication dynamics in vivo and in silico to predict cytopathology and viral clearance in kidney transplants [J]. Am J Transplant, 2008, 8 (11): 2368-2377.

［98］ ALI S H, CHANDRAKER A, DECAPRIO J A. Inhibition of Simian virus 40 large T antigen helicase activity by fluoroquinolones [J]. Antivir Ther, 2007, 12 (1): 1-6.

［99］ SHARMA B N, LI R, BERNHOFF E, et al. Fluoroquinolones inhibit human polyomavirus BK (BKV) replication in primary human kidney cells [J]. Antiviral Res, 2011, 92 (1): 115-123.

［100］ KNOLL G A, HUMAR A, FERGUSSON D, et al. Levofloxacin for BK virus prophylaxis following kidney transplantation: a randomized clinical trial [J]. Jama, 2014, 312 (20): 2106-2114.

［101］ PATEL S J, KNIGHT R J, KUTEN S A, et al. Ciprofloxacin for BK viremia prophylaxis in kidney transplant recipients: results of a prospective, double-blind, randomized, placebo-controlled trial [J]. Am J Transplant, 2019, 19 (6): 1831-1837.

［102］ HIRSCH H H, STEIGER J. Polyomavirus BK [J]. Lancet Infect Dis, 2003, 3 (10): 611-623.

［103］ RANDHAWA P. Incorporation of pathology and laboratory findings into management algorithms for polyomavirus nephropathy [J]. Am J Transplant, 2013, 13 (6): 1379-1381.

［104］ CHEUNGPASITPORN W, KREMERS W K, LORENZ E, et al. De novo donor-specific antibody following BK nephropathy: the incidence and association with antibody-mediated rejection [J]. Clin Transplant, 2018, 32 (3): e13194.

［105］ KAYLER L K, BATAL I, MOHANKA R, et al. Antirejection treatment in kidney transplant patients with BK viruria [J]. Transplantation, 2008, 86 (6): 797-803.

［106］ DHARNIDHARKA V R, CHERIKH W S, NEFF R, et al. Retransplantation after BK virus nephropathy in prior kidney transplant: an OPTN database analysis [J]. Am J Transplant, 2010, 10 (5): 1312-1315.

［107］ GEETHA D, SOZIO S M, GHANTA M, et al. Results of repeat renal transplantation after graft loss from BK virus nephropathy [J]. Transplantation, 2011, 92 (7): 781-786.

［108］ HIRSCH H H, RAMOS E. Retransplantation after polyomavirus-associated nephropathy: Just do it？ [J]. Am J Transplant, 2006, 6 (1): 7-9.

［109］ GINEVRI F, DE SANTIS R, COMOLI P, et al. Polyomavirus BK infection in pediatric kidney-allograft recipients: a single-center analysis of incidence, risk factors, and novel therapeutic approaches [J]. Transplantation, 2003, 75 (8): 1266-1270.

［110］ SCHMIDT T, ADAM C, HIRSCH H H, et al. BK polyomavirus-specific cellular immune responses are age-dependent and strongly correlate with phases of virus replication [J]. Am J Transplant, 2014, 14 (6): 1334-1345.

［111］ HöCKER B, SCHNEBLE L, MURER L, et al. Epidemiology of and risk factors for BK polyomavirus replication and nephropathy in pediatric renal transplant recipients: an international certain registry study [J]. Transplantation, 2019, 103 (6): 1224-1233.

［112］ HARADA R, HAMASAKI Y, OKUDA Y, et al. Epidemiology of pediatric chronic kidney disease/kidney failure: learning from registries and cohort studies [J]. Pediatr Nephrol, 2022, 37 (6): 1215-1229.

［113］ MATOSSIAN D, LANGMAN C B, COHN R A, et al. Obstructive uropathy is associated with polyomavirus viremia in pediatric kidney transplantation [J]. Pediatr Transplant, 2012, 16 (7): 729-734.

# 60  肾移植受者乙型肝炎病毒感染临床诊疗指南

据世界卫生组织报道,2019 年全球一般人群中乙型肝炎病毒(hepatitis B virus,HBV)感染率为 3.8%,大约有 2.96 亿慢性 HBV 感染者,约 150 万新发 HBV 感染者;其中西太平洋地区为 HBV 流行区域,2019 年一般人群中 HBV 感染率为 5.9%,约 1.16 亿慢性 HBV 感染者,约 14 万新发 HBV 感染者[1]。根据推算,2016 年我国一般人群 HBsAg 流行率约为 6.1%,慢性 HBV 感染者为 8 600 万例[2]。血液透析患者的 HBV 感染率明显高于普通人群,这与终末期肾病患者自身免疫力低下以及多次输血和常年透析有关[3]。报道显示全球透析患者中 HBV 感染率为 7.3%,亚洲地区为 7.4%[4]。在我国,肾移植受者中 HBV 多为术前感染,有关报道显示,在因终末期肾病而规律透析患者中,合并 HBV 感染率为 11.9%[3]。HBV 可通过移植器官传播,肾移植术后,当患者处于免疫抑制状态时,HBV 的复制也可能发生再激活,再激活率约为 2%~9.6%,增加了移植肾损伤、慢性肝炎进展和肝细胞癌发生的风险,影响移植肾和受者的长期存活[5-8]。因此,为更好地规范肾移植受者 HBV 感染的诊断和治疗,中华医学会器官移植学分会组织国内有关专家,在总结肾移植受者 HBV 感染的相关研究成果及临床实践的基础上,经多次认真讨论,最终制订了本指南,以帮助临床医师更好地预防、诊断和治疗肾移植术后 HBV 感染。

## 一、指南形成方法

本指南已在国际实践指南注册与透明化平台(Practice Guideline Registration for transPAREncy,PREPARE)上以中英双语注册(注册号:PREPARE-2023CN835)。

临床问题的遴选及确定:工作组对国内外该领域发表的指南和共识进行对比,针对既往指南中没有涉及和有研究进展的内容及临床医师重点关注的内容,经过问卷调查和专家组会议讨论,最终形成本指南覆盖的 16 个临床问题,主要涉及肾移植供受者 HBV 筛查、匹配、预防和治疗等方面。

证据检索与筛选:按照人群、干预、对照、结局(population,intervention,comparison,outcome,PICO)的原则对纳入的临床问题进行检索,检索 MEDLINE(PubMed)、Web of Science、万方知识数据服务平台和中国知网数据库,纳入指南、共识、规范、系统评价和 meta 分析,随机对照试验(randomized controlled trial,RCT)、非 RCT 队列研究和病例对照研究等类型的证据;检索词包括:"乙型肝炎病毒""肾移植""肝纤维化""肝硬化""肝细胞癌"等。所有类型文献检索时间为 1978 年 1 月至 2023 年 7 月,主要为近 5 年文献,发表语言限定中文或英文。完成证据检索后,每个临床问题均由共识专家组成员按照题目、摘要和全文的顺序逐级独立筛选文献,确定纳入符合具体临床问题的文献,完成筛选后两人进行核对,如存在分歧,则通过共同讨论或咨询第三方协商确定。

证据分级和推荐强度分级:本指南采用 2009 版牛津大学循证医学中心的证据分级与推荐强度标准对推荐意见的支持证据体进行评级,对部分无证据支持的临床问题,则依据专家临床经验,形成基于专家共识的推荐意见。

推荐意见的形成:综合考虑证据以及我国肾移植和 HBV 感染现状等因素后,指南工作组提出了我国肾移植受者 HBV 感染诊疗方案的 19 条推荐意见。推荐意见达成共识后,工作组完成初稿的撰写,经中华医学会器官移植学分会组织全国器官移植与相关学科专家两轮会议集体讨论,根据其反馈意见对初稿进行修改,最终形成指南终稿。

## 二、HBV 的病毒结构和感染途径

HBV 是一种嗜肝双链环状 DNA 病毒。在电镜下,HBV 感染者的血清中可见三种不同形态的病毒颗粒,分别为大球形颗粒、小球形颗粒和管形颗粒。其中仅大球形颗粒具有感染性,是完整的 HBV 颗粒,也称为 Dane 颗粒,直径为 42nm,由包膜与核心两部分构成。包膜由脂质双层和病毒编码的包膜蛋白组成,其中包膜蛋白包括 HBV 表面抗原(HBsAg);病毒核心包括核心表面的衣壳蛋白 HBV 核心抗原(HBcAg)和 e 抗原(HBeAg),以及核心内部的双链 DNA 和 DNA 多聚酶等。

在我国,肾移植受者 HBV 多为术前感染。HBV 经母婴、血液(包括皮肤和黏膜微小创伤)和性接触传播。成人主要经血液和性接触传播,包括输注未经严格筛查和检测的血液及血制品、不规范的医源性有创操作和无防护的性行为等。

肾移植术后 HBV 再激活的潜在危险因素包括:①免疫诱导使用抗 CD20 单克隆抗体(利妥昔单抗)或抗胸腺细胞球蛋白;②抗 -HBs 阴性状态;③急性排斥反应史;④ ABO 血型不相容移植[9]等。HBV 的新发感染主要与供肾携带 HBV、输血或血液制品存在病毒感染有关[10]。

## 三、肾移植受者 HBV 感染的诊断

临床问题 1:如何筛查肾移植等待者和肾移植受者的 HBV 感染情况?

推荐意见 1:推荐对肾移植等待者和肾移植受者进行 HBsAg、抗 -HBs、HBeAg、抗 -HBe 和抗 -HBc 筛查,除单纯抗 -HBs 阳性者外应进一步检测 HBV-DNA(推荐强度 A,证据等级 1a)。

推荐意见说明:

HBV 病毒学标志物对诊断 HBV 感染有重要价值,包括:HBsAg、抗 -HBs、HBeAg、抗 -HBe、抗 -HBc 和 HBV-DNA。

HBV 的感染状态可分为:慢性 HBV 携带状态、HBeAg 阳性慢性乙型肝炎(活动性慢性乙型肝炎)、非活动性 HBsAg 携带状态、HBeAg 阴性慢性乙型肝炎、隐匿性 HBV 感染、肝硬化代偿期、再代偿期等,诊断标准和分类依据参见《慢性乙型肝炎防治指南(2022 年版)》[11]。

血清 HBsAg 大量存在于感染者的血液中,是机体感染 HBV 后最先出现的血清学指标,可见于急性肝炎、慢性肝炎或无症状携带者。抗 -HBs 是 HBV 的特异性中和抗体,表示机体对 HBV 具有免疫力,见于乙型肝炎恢复期、既往 HBV 感染或接种 HBV 疫苗后。

HBeAg 是由前 C 蛋白翻译加工后分泌至细胞外,其消长与病毒颗粒以及病毒 DNA 多聚酶的消长基本一致,因此 HBeAg 阳性提示 HBV 在体内复制活跃,有强传染性,当其转阴时,则提示病毒复制减弱或停止。抗 -HBe 阳性表示机体已获得一定的免疫力,HBV 复制能力减弱、传染性降低。

抗 -HBc 是 HBcAg 的特异性抗体。HBcAg 是 HBV 的衣壳蛋白,存在于 Dane 颗粒核心部位表面,为 HBsAg 所覆盖,一般不游离于血液循环中,不易在血清中检出,故不作常规监测;而抗 -HBc 产生早,滴度高,持续时间长。抗 -HBc IgM 阳性通常出现在感染早期,提示 HBV 处于复制阶段,具有较强的感染性,而抗 -HBc IgG 阳性提示既往 HBV 感染,通常终身阳性。

HBV-DNA 可早期在感染者血清中出现,而慢性感染者可持续阳性,一般可以通过聚合酶链式反应(polymerase chain reaction,PCR)或实时荧光定量聚合酶链式反应(real-time quantitative polymerase chain reaction, qPCR) 法检测, 检出 HBV-DNA 阳性是 HBV 复制和传染性最可靠的指标。虽然 HBsAg 检测可以筛查出绝大多数 HBV 感染者, 但隐匿性感染者(HBsAg 阴性但 HBV-DNA 阳性)仍需要高灵敏度 HBV-DNA 进行检测。另外, 对于筛查出的 HBsAg 阳性患者采用高灵敏的实时定量 PCR 方法进行 HBV-DNA 检测有助于检出低病毒载量的患者, 以便及时开始抗病毒治疗或调整方案。

未来 10 年内实施的针对 18~70 岁人群 HBsAg、抗 -HBs、HBeAg、抗 -HBe 和抗 -HBc 的全民筛查策略, 是中国最具成本 - 效益比的 HBV 筛查策略[12]。

## 四、HBV 感染者肾移植适应证

临床问题 2: HBV 感染者或乙型肝炎患者是否可以接受肾移植?

推荐意见 2: 推荐 HBsAg 和 / 或 HBV-DNA 阳性的等待者在肝硬化失代偿期前且抗病毒治疗稳定的情况下接受肾移植(推荐强度 A, 证据等级 1b)。

推荐意见说明:

慢性乙型肝炎稳定期患者可以安全地接受肾移植。随着核苷(酸)类似物(nucleos(t)ide analogues, NAs)的广泛应用, 目前认为慢性 HBV 感染不会影响移植肾和受者的 10 年生存率[13]。若等待者 HBsAg 和 / 或 HBV-DNA 阳性, 在决定肾移植后应立即开始服用强效、低耐药 NAs [ 恩替卡韦(entecavir, ETV)或富马酸丙酚替诺福韦(tenofovir alafenamide fumarate, TAF)], 定期监测 HBV-DNA 定量和 HBV 血清病毒学标志物。同时应定期评估患者的慢性肝病, 行肝脏超声或腹部 CT 以排除肝细胞癌。

HBV 感染活动期(HBsAg 阳性, 伴 HBeAg 阳性或 HBV-DNA 阳性)病毒复制活跃, 传染性强, 近期应禁止移植。在这种情况下, 应咨询肝病专家以确定移植前的抗病毒治疗, 待病毒复制降低且肝功能稳定后再择期行肾移植。

终末期肾病合并 HBV 相关终末期肝病的患者, 在仔细评估风险和获益后, 可考虑进行肝肾联合移植。

## 五、肾移植术后 HBV 感染的预防

### (一) 供者 HBV 感染的评估和 HBsAg 阳性供肾的利用

临床问题 3: 如何对供者的 HBV 感染情况进行筛查?

推荐意见 3: 推荐供者进行血清 HBsAg、抗 -HBs、HBeAg、抗 -HBe、抗 -HBc 检测, 除单纯抗 -HBs 阳性者外应进行 HBV-DNA 检测以评估 HBV 感染情况(推荐强度 A, 证据等级 1a)。

推荐意见说明:

肾移植术前应明确供者 HBV 感染状态并进行 HBV 病毒学检测, 为供者评估提供依据。HBV 血清病毒学标志物和 HBV-DNA 是评估供者 HBV 感染状态的主要指标。当上述指标全阴性或仅抗 -HBs 阳性时, 供肾传播 HBV 的可能性极低, 其他情况下则存在不同程度的传播风险[14-15]。针对 HBsAg、抗 -HBs、HBeAg、抗 -HBe 和抗 -HBc 的检测是最具成本 - 效益比的 HBV 筛查策略[12]。

临床问题 4: HBsAg 和 / 或 HBV-DNA 阳性肾脏是否存在 HBV 传播风险? 是否可以利用此类供肾?

推荐意见 4: HBsAg 和 / 或 HBV-DNA 阳性肾脏存在一定的 HBV 传播风险, 建议综合评估供受者情况, 充分告知, 慎重选择(推荐强度 B, 证据等级 2c)。

推荐意见 5：推荐在充分评估风险和获益并获得等待者知情同意后，考虑使用 HBsAg 和 / 或 HBV-DNA 阳性的供肾；术后需长期使用 ETV 或 TAF，术后早期推荐使用 HBV 免疫球蛋白（推荐强度 B，证据等级 2c）。

推荐意见说明：

HBsAg 阳性供肾有一定的 HBV 传播风险，通常此类供肾主要分配给 HBsAg 阳性等待者，很少移植给 HBsAg 阴性的受者[14]。然而，在充分知情同意和恰当的预防策略下（应用 HBIG 和 / 或抗病毒药物），HBsAg 阴性等待者接受 HBsAg 阳性供肾也能获得良好结果。对于抗 -HBs 滴度<100IU/L 的等待者，美国移植协会和加拿大移植学会建议至少在移植术后前 6~12 个月内使用强效 NAs 并考虑应用 HBV 免疫球蛋白（hepatitis B immune globulin，HBIG）[10]。

国内一项大样本单中心研究显示[16]：83 例 HBsAg 阴性患者接受了 HBsAg 阳性的活体供肾，预防措施根据供体移植前 HBsAg 和 HBV-DNA 水平以及受者移植前抗 -HBs 滴度水平来决定；HBIG 在移植前单次给予 2 000IU，抗病毒药物在术后第 1 天开始使用。在中位随访 36 个月后，只有 2 例（2.41%）受者 HBsAg 阳性（HBV-DNA 阴性），这 2 例受者术前抗 -HBs 阴性。

另一项研究显示，65 例接受 HBsAg 阳性供肾的抗 -HBs 阴性受者，在手术当天和术后 1 个月给予 HBIG，其中 7 例接受 HBV-DNA 阳性供肾的受者每周给予 HBIG，维持 3 个月，同时维持拉米夫定（lamivudine，LAM）口服 6 个月；平均随访 30 个月后，只有 1 名受者 HBsAg 转阳，但没有肝损伤或检测到 HBV-DNA[17]。尽管应用 HBIG 和抗病毒预防在肾移植受者中取得令人满意的结果[16-18]，但最佳预防方案仍然有待探讨。

临床问题 5：HBsAg 阴性等待者是否可以接受抗 HBc 阳性但 HBsAg 阴性的供肾？

推荐意见 6：抗 -HBc 阳性且 HBsAg 阴性供肾发生 HBV 传播的风险较低，推荐在对风险和获益进行个体化评估并获得等待者知情同意后，考虑为 HBsAg 阴性成年受者移植（推荐强度 B，证据等级 2a）。可考虑最长 1 年的 ETV 或 TAF 预防性用药，抗 -HBs 滴度<10IU/L 者建议在术后早期应用 HBIG（推荐强度 C，证据等级 4）。

推荐意见说明：

若供者血清抗 -HBc 阳性而 HBsAg 阴性，可能代表供者既往感染 HBV 并已康复，或是隐匿性 HBV 感染，或者是假阳性，此类供者器官传播 HBV 的风险较低。一篇包含 9 项既往研究的系统综述[15]显示，在 1 385 例接受抗 -HBc 阳性供肾的 HBsAg 阴性移植受者中，仅 45 例（3.2%）受者出现新的 HBV 血清病毒学标志物。尽管该研究没有探讨受者抗 -HBs 状态和预防措施的影响，但 HBsAg 阳转率只有 0.29%，且不伴有肝炎的临床表现。在 HBsAg 转阳的受者中，移植物和受者的临床结局并无显著恶化。一项大型单中心研究显示[19]，与接受抗 -HBc 阴性供肾的受者相比，接受抗 -HBc 阳性供肾受者的抗 -HBc 血清学转换发生率更高（P<0.002），但两组受者的 HBsAg 阳转率相似。目前关于接受抗 -HBc 阳性供肾的受者应用 HBIG 的数据有限，尚不清楚对已有抗 -HBs 的受者是否有益，特别是在供体 HBsAg 阴性和 HBV-DNA 阴性的情况下[11,17,20-22]。由于我国属 HBV 中高风险流行区，在一般人群中 HBV 感染率高，部分地区透析患者抗 -HBc 阳性率达 20%~30%，同时有调查发现捐献者抗 -HBc 阳性率达 18.5%[3,23]。因此，应用 HBIG 可能使未接受抗病毒预防且对 HBV 未产生免疫的肾移植受者获益[20-21]。

（二）肾移植受者术后 HBV 新发感染 / 再激活的预防方案

临床问题 6：HBsAg 阴性受者如何进行主动 HBV 免疫？

推荐意见 7：推荐抗 -HBs 阴性和 HBsAg 阴性的肾移植等待者在术前接种 HBV 疫苗；接种后定

期检测抗 -HBs 滴度,如果发生疫苗应答不佳或抗体滴度衰减(滴度<10IU/L),则重复接种 / 加强接种以将滴度提高至 ≥100IU/L(推荐强度 B,证据等级 2b)。

推荐意见说明:

肾移植术后 HBV 感染的预防策略需根据受者 HBV 血清学情况制订。如果患者抗 -HBs 阴性和 HBsAg 阴性,应尽可能在术前完成 HBV 疫苗接种[24-26]。术后使用免疫抑制剂会导致疫苗应答率降低和抗 -HBs 滴度峰值下降。在疫苗常规方案接种后,只有约 50% 的血液透析患者和不到 20% 的肾移植受者出现保护性抗 -HBs 反应(>10IU/L)[26-27],因此建议使用 40μg 接种剂量,在 0、1 和 6 个月 3 个时间点加强给药[28-29],完成 HBV 疫苗接种 4~6 周后检测抗 -HBs 滴度。此后也应定期监测抗 -HBs 滴度,因为抗体滴度可能随着时间推移而下降。若抗体滴度 ≤10IU/L,可以重复接种 HBV 疫苗。尽管通常认为抗 -HBs 滴度>10IU/L 是具有保护性的,但免疫功能低下的肾移植受者的免疫记忆衰退会加快,当抗 -HBs 滴度<100IU/L 时,肾移植受者的抗体滴度往往会迅速下降,因此,欧洲 HBV 免疫共识小组建议在抗 -HBs 滴度低于 100IU/L 时即进行加强接种[30]。

临床问题 7:接受全阴性或仅抗 -HBs 阳性供肾的抗 -HBc 阳性且 HBsAg/HBV-DNA 阴性等待者术后是否存在 HBV 再激活风险?

推荐意见 8:抗 -HBc 阳性且 HBsAg/HBV-DNA 阴性等待者肾移植术后病毒再激活风险较低,一般可不接受抗病毒预防用药,但至少在术后 1 年内监测 HBsAg 和 HBV-DNA(推荐强度 B,证据等级 3b)。

推荐意见说明:

肾移植术后 HBV 新发感染指除抗 -HBs 外其余血清病毒学标志物阴性且 HBV-DNA 阴性患者在肾移植术后 HBV-DNA 由阴性转为阳性,或 HBsAg 由阴性转为阳性。肾移植术后 HBV 再激活指 HBsAg 阴性且抗 -HBc 阳性患者在肾移植术后 HBV-DNA 较基线升高 ≥$10^2$IU/ml,或基线 HBV-DNA 阴性者转为阳性,或 HBsAg 由阴性转为阳性[11]。

抗 -HBc 阳性且 HBsAg 阴性可能是既往感染的证据。回顾性研究显示,单独抗 -HBc 阳性的患者(伴或不伴抗 -HBV 预防治疗)肾移植后病毒再激活风险较低(<5%)[31-32],可以安全接受肾移植,一般可不接受抗病毒预防用药,但建议肾移植术后定期监测 HBsAg 和 HBV-DNA,直至移植后 1 年。

临床问题 8:HBsAg 阴性但抗 -HBc 阳性受者接受免疫抑制治疗是否会增加 HBV 再激活的风险?

推荐意见 9:HBsAg 阴性但抗 -HBc 阳性受者接受抗 CD20 单克隆抗体、持续大剂量糖皮质激素、抗胸腺细胞球蛋白等治疗会显著增加 HBV 再激活的风险(推荐强度 A,证据等级 1a)。

推荐意见 10:既往 HBV 感染患者在接受上述治疗时应同时予以抗 HBV 治疗,在上述免疫抑制治疗结束后应继续维持抗 HBV 治疗至少 6 个月,其中应用抗 CD20 单克隆抗体者应维持抗 HBV 治疗至少 12 个月,抗病毒治疗期间每 3 个月检测 1 次肝功能、HBV 血清病毒学标记物和 HBV-DNA(推荐强度 A,证据等级 1b)。

推荐意见说明:

抗 CD20 单克隆抗体[33-34]、持续中高剂量糖皮质激素(中剂量为等效剂量泼尼松>10mg/d,持续时间 ≥4 周;高剂量为等效剂量泼尼松>20mg/d,持续时间 ≥4 周)[35-36]和抗胸腺细胞球蛋白[9]等均会显著增加 HBV 再激活的风险并不利于活动性病毒感染的控制。抢先或同时使用 NAs 治疗能显著

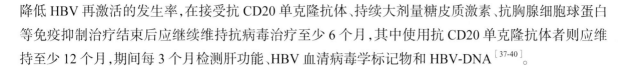

降低 HBV 再激活的发生率,在接受抗 CD20 单克隆抗体、持续大剂量糖皮质激素、抗胸腺细胞球蛋白等免疫抑制治疗结束后应继续维持抗病毒治疗至少 6 个月,其中使用抗 CD20 单克隆抗体者则应维持至少 12 个月,期间每 3 个月检测肝功能、HBV 血清病毒学标记物和 HBV-DNA[37-40]。

## 六、肾移植术后 HBV 感染的管理

### (一) 肾移植术后 HBV 新发感染 / 再激活的监测和治疗

临床问题 9：如何监测肾移植术后 HBV 的再激活或新发感染？

推荐意见 11：建议所有受者在移植后 1 年内每 3 个月检测 1 次 HBsAg 和 HBV-DNA,此后每 6 个月检测 1 次(推荐强度 D,证据等级 5)。

推荐意见说明：

HBV 感染增加了肾移植受者死亡的风险,最常见的原因是肝脏疾病和移植肾失功。肾移植术后定期检测 HBV 的再激活或新发感染状况,及时启动抗病毒治疗,可以有效抑制 HBV 复制,减轻肝细胞炎性坏死和肝纤维化,延缓和减少肝硬化、肝衰竭、肝细胞癌以及其他并发症的发生,从而改善肾移植受者的生活质量并延长其生存时间。

临床问题 10：HBsAg 和 / 或 HBV-DNA 阳性肾移植受者抗 HBV 治疗的持续时间？

推荐意见 12：推荐 HBsAg 和 / 或 HBV-DNA 阳性肾移植受者长期抗病毒治疗(推荐强度 A,证据等级 1a)。

推荐意见说明：

一项在一般人群中开展的系统综述纳入了中位随访时间 ≥ 12 个月的慢性乙型肝炎患者,他们均于 HBeAg 转阴后停用 NAs,荟萃分析显示慢性乙型肝炎的病毒学复发和临床复发的累积发生率分别为 6 个月时的 44% 和 17%,和 12 个月时的 63% 和 35%[41]。肾移植受者因长期处于免疫抑制状态,合并 HBsAg 和 / 或 HBV-DNA 阳性患者术后需长期使用 NAs 以维持 HBV 的清除状态并防止慢性乙型肝炎的进展。

临床问题 11：肾移植受者发生 HBV 新发感染 / 再激活应如何调整免疫抑制药物？

推荐意见 13：建议在保证移植肾功能的前提下尽可能降低免疫抑制强度以及减少糖皮质激素的用量,在 HBV 活动性感染期间避免使用抗 CD20 单克隆抗体、持续中高剂量糖皮质激素和抗胸腺细胞球蛋白等(推荐强度 C,证据等级 4)。

推荐意见说明：

常用的免疫抑制维持药物钙调神经磷酸酶抑制剂、抗细胞增殖类药物、哺乳动物雷帕霉素靶蛋白抑制剂和维持剂量的糖皮质激素等均可应用于 HBV 感染的肾移植受者,由于 HBV 复制取决于免疫抑制的总体程度而不是单个药物,因此应在不影响移植结果的情况下尽可能减少免疫抑制药物的剂量,其中包括使用低剂量的糖皮质激素[40,42]。

临床问题 12：HBsAg 和 / 或 HBV-DNA 阳性的肾移植受者如何选择抗病毒药物？

推荐意见 14：推荐 HBsAg 和 / 或 HBV-DNA 阳性的肾移植等待者尽早应用 ETV 或 TAF 进行抗病毒治疗；推荐肾移植术后 HBV 再感染或新发感染患者应用 ETV 或 TAF 抗病毒治疗,避免使用干扰素和 LAM(推荐强度 A,证据等级 1b)。

推荐意见 15：已应用阿德福韦酯或富马酸替诺福韦酯抗病毒治疗的患者,当发生肾功能减退或骨骼疾病,或存在其他高危风险时,建议改用 ETV 或 TAF(推荐强度 B,证据等级 2b)。

推荐意见说明:

HBV 感染等待者的治疗遵循一般人群的 HBV 管理指南[11]。HBsAg 阳性(无论 HBV-DNA 水平高低)等待者在决定行肾移植时就开始进行抗病毒治疗,建议使用强效、低耐药 NAs,如 ETV 和 TAF。在肾功能不全患者中,ETV 和 TAF 优于富马酸替诺福韦酯(tenofovir disoproxil fumarate,TDF)[43-44]。

目前,推荐 HBsAg 阳性肾移植受者使用强效、低耐药的 NAs(如 ETV 和 TAF)进行治疗,其结局显著改善,生存率与 HBsAg 阴性受者相似[45]。

ETV 可强效抑制病毒复制,改善肝脏炎症。在初治慢性乙型肝炎患者中,ETV 5 年累计耐药发生率为 1.2%[46]。ETV 安全性较好,在随访 10 年的全球多中心队列研究中,仅 0.2% 应用 ETV 的患者出现严重不良反应[47]。一项研究以 ETV 治疗 8 例对阿德福韦酯(adefovir dipivoxil,ADV)和 LAM 耐药的肾移植受者,平均随访时间 16.5 个月,HBV-DNA 病毒载量显著降低,无明显不良反应[48]。另一项研究报道了以 ETV 治疗 30 例初治和对 LAM 耐药的 HBsAg 阳性肾移植受者的长期疗效,平均随访时间 63.2 个月,结果显示两组患者 HBV-DNA 病毒载量均显著降低,但初治患者组的 HBV-DNA 清除率更高,达到 HBV-DNA 清除的时间更短[49]。

TDF 也是一种强效 NAs。双盲、Ⅲ 期临床试验显示,TDF 在非慢性肾脏病(chronic kidney diseases,CKD)患者中实现 HBV 病毒血症和肝脏组织学评分的缓解方面优于 ADV,并且治疗 48 周后未产生耐药性[50]。TDF 在伴有慢性 HBV 的透析和肾移植受者中也显示出较好的疗效和安全性[51]。病例报告显示,一名对 ETV 耐药的 HBV 感染肾移植受者,先 TDF 联合 ETV 治疗 3 个月,随后单用 TDF 治疗 13 个月,实现了病毒复制完全缓解[52]。但慢性肾脏病患者、肾功能不全或接受肾脏替代治疗的患者不建议应用 TDF,TDF 会增加 CKD 进展的风险[53],估算肾小球滤过率 ≤50ml/(min·1.73m$^2$)时应根据说明书调整剂量。

TAF 可强效抑制病毒复制。与 TDF 相比,长期应用 TAF 的病毒学应答率相似,而生物化学应答率更优[43,54-55]。在非移植人群中的数据显示[43,56-57],TAF 抗病毒活性不劣于 TDF,并且展示出更好的骨代谢和肾脏安全性。几项来自肝移植的数据也显示[58-61],单独使用 TAF 或从 TDF 转换成 TAF 来预防和治疗 HBV 感染的患者,在随访期间肾功能受影响程度最小,具有更好的肾脏安全性,但可能有影响脂质代谢的风险[54]。TAF 用于估算肾小球滤过率 ≥15ml/(min·1.73m$^2$)且不合并 HIV 感染的患者时不需要调整剂量。

干扰素治疗肾移植受者 HBV 感染与排斥反应导致的移植肾丢失率升高相关。在一项包含 31 例 HBsAg 阳性肾移植受者的临床试验中[62],使用重组干扰素 -α(300 万国际单位)每周 3 次,治疗 6 个月,47% 患者的丙氨酸氨基转移酶长期正常化,13% 患者 HBeAg 清除。然而,17 例患者中有 5 例在治疗期间发生移植物丢失,另有 4 例患者在治疗完成后发生移植肾失功。因此,不推荐肾移植受者使用干扰素治疗乙型肝炎[63]。

LAM 的使用受到其高耐药率的限制。肾移植和透析患者在中位治疗时间 16.5(4~31)个月后观察到 LAM 耐药[64]。以 LAM 作为初治方案的肾移植受者,4 年耐药率达到 62%,并且 LAM 耐药还与慢性肝炎的高发病率相关[65]。因此,不推荐肾移植受者使用 LAM 治疗乙型肝炎。

长期使用 ADV 可能导致近端肾小管功能障碍(范可尼综合征)和钙磷代谢异常,诱发骨痛、骨软化、骨质疏松等骨骼疾病[66-67]。

（二）抗 HBV 疗效监测

**临床问题 13：如何监测抗 HBV 治疗的效果？**

**推荐意见 16：** HBsAg 和 / 或 HBV-DNA 阳性受者活动性 HBV 感染治疗期间，建议每 3~6 个月检测一次 HBV 血清病毒学标志物和 HBV-DNA 评估抗病毒疗效（推荐强度 C，证据等级 4）。

推荐意见说明：

肾移植术后 HBV 感染治疗期间应进行定期随访，其目的是监测抗病毒治疗的疗效、用药依从性、耐药情况和不良反应，以及肝硬化和肝细胞癌发生。治疗前应检测相关指标的基线值，包括：血常规、肝功能、肾功能、HBV-DNA 和 HBV 血清学标志物，以及肝脏超声等。治疗过程中应密切关注患者依从性问题，包括：用药剂量、使用方法、是否有漏服 / 错服药物或自行停药等情况，确保患者已经了解随意停药可能导致的风险，提高患者依从性。使用 NAs 抗病毒的患者，应每 3~6 个月随访一次，随访内容包括血常规、肝功能、肾功能、HBV-DNA 和 HBV 血清学标志物，应尽可能采用高灵敏且检测线性范围大的 HBV-DNA 检测方法（定量下限为 10~20IU/ml）；腹部超声检查和 AFP 检测等，无肝硬化患者每 6 个月 1 次，肝硬化患者每 3 个月 1 次，必要时做增强 CT 或增强磁共振以早期发现肝细胞癌[45]。

**临床问题 14：何时应进行 HBV 耐药性监测？**

**推荐意见 17：** 当出现对抗病毒药物应答不佳、病毒学突破或持续低病毒血症时，推荐进行 HBV 耐药性检测，并尽早予以挽救性治疗（推荐强度 A，证据等级 1b）。

推荐意见说明：

治疗过程中若出现对抗病毒药物应答不佳（治疗 48 周以上，HBV-DNA>2 000IU/ml）、病毒学突破（HBV-DNA 定量较治疗中最低值升高>1 000IU/ml）或持续低病毒血症（治疗 48 周以上，HBV-DNA 阳性，但低于 2 000IU/ml），复查确认并排除依从性问题后，须及时给予挽救治疗，并进行耐药性检测。

目前本指南推荐的药物耐药率较低，但仍应定期监测 HBV-DNA 定量，以便及时发现病毒学突破、低病毒血症及应答不佳者。及时检测血清 HBV 耐药基因，根据患者 HBV 耐药情况针对性选择肾移植术前后抗 -HBV 感染的药物[68]。耐药基因的筛查分型主要依赖于 DNA 测序或杂交，包括焦磷酸测序、小 DNA 片段质谱分析和 DNA 芯片技术等[69]。

挽救性治疗指当前核苷（酸）类似物发生耐药时更换或加用其他有效的抗病毒药物。出现 NAs 耐药时要尽早给予挽救性治疗：LAM 耐药者可换用 TAF，ADV 耐药者可换用 ETV（之前未使用过 LAM）或 TAF（同时对 LAM 耐药），ETV 耐药者可换用 TAF 或者 ETV 联合 TAF[11]。

（三）肾移植受者 HBV 感染相关并发症的管理

**临床问题 15：存在 HBV 感染的肾移植受者如何保护肝功能？**

**推荐意见 18：** 在抗病毒治疗的基础上，伴有明显肝纤维化和肝功能异常的肾移植受者建议在专科指导下进行管理，辅以抗炎、抗氧化、保肝和抗纤维化等治疗，避免使用具有明显肝毒性和肾毒性的药物（推荐强度 C，证据等级 4）。

推荐意见说明：

慢性 HBV 感染可导致肝硬化和肝细胞癌。HBV 感染后导致肝细胞炎症坏死是疾病进展的重要病理生理过程。根据《慢性乙型肝炎防治指南（2022 年版）》推荐：甘草酸制剂、水飞蓟素制剂、多不饱和卵磷脂制剂和双环醇等具有抗炎、抗氧化和保护肝细胞等作用，有望减轻肝脏炎症损伤。对肝组织

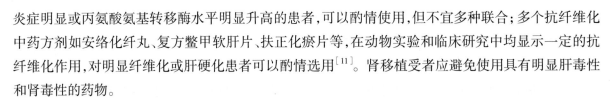

炎症明显或丙氨酸氨基转移酶水平明显升高的患者,可以酌情使用,但不宜多种联合;多个抗纤维化中药方剂如安络化纤丸、复方鳖甲软肝片、扶正化瘀片等,在动物实验和临床研究中均显示一定的抗纤维化作用,对明显纤维化或肝硬化患者可以酌情选用[11]。肾移植受者应避免使用具有明显肝毒性和肾毒性的药物。

临床问题 16:HBV 相关性肾炎有何种临床表现?

推荐意见 19:HBV 相关性肾炎通常表现为蛋白尿和肾病综合征,存在慢性 HBV 感染的肾移植受者出现不明原因的蛋白尿时推荐进行移植肾穿刺病理活检,病理提示肾小球结构中沉积的 HBV 抗原抗体复合物可以协助诊断 HBV 相关性肾炎(推荐强度 B,证据等级 3b)。

推荐意见说明:

HBV 感染引起的肾脏疾病有膜性肾小球肾炎、膜增生性肾小球肾炎、结节性多动脉炎、系膜增生性肾小球肾炎、IgA 肾病和淀粉样变性等,多表现为蛋白尿和肾病综合征[70]。据推测,由于分子量较小,HBeAg 能穿过肾小球基底膜,从而形成上皮下免疫沉积物[71]。患者体内活跃的 HBV 复制和移植肾活检中的 HBV 抗原抗体复合物可以协助诊断 HBV 相关性肾炎[72]。

HBV 相关性肾炎治疗的数据有限,主要基于小样本病例和非随机对照试验。抗病毒治疗是首选的治疗方式,糖皮质激素或细胞毒药物的免疫抑制治疗以及血浆置换术的疗效尚不确定[72-74]。

其他可能的 HBV 肝外并发症包括系统性血管炎、皮肤异常、血液系统恶性肿瘤和神经系统疾病等[75],应按照现有指南进行管理。

## 七、小结

我国的 HBV 的流行率高于全球平均水平,而肾移植受者是 HBV 的易感人群。一方面,肾移植术后可能发生供者源性或外源性的新发 HBV 感染;另一方面,也存在既往 HBV 感染再激活的可能,增加了移植肾损伤、慢性肝炎进展和肝细胞癌发生的风险,影响移植肾和受者的长期存活。本指南基于我国肾移植的临床实践,结合国内外文献报道,针对目前肾移植受者 HBV 感染的筛查、预防、诊断、供受者匹配和治疗等方面,形成推荐意见和推荐意见说明,并对重要临床问题进行分级推荐,旨在对临床实践予以指导、规范肾移植受者 HBV 感染的管理和提高受者的生存质量与长期存活。

**执笔作者:**苗芸(南方医科大学南方医院),徐健(南方医科大学南方医院),王於尘(南方医科大学南方医院),樊蓉(南方医科大学南方医院),陈征(南方医科大学公共卫生学院)

**通信作者:**苗芸(南方医科大学南方医院)

**参编作者:**金海龙(中国人民解放军总医院第三医学中心),黄刚(中山大学附属第一医院),郑瑾(西安交通大学第一附属医院),宫念樵(华中科技大学同济医学院附属同济医院),王彦峰(武汉大学中南医院),张雷(中国人民解放军海军军医大学第一附属医院),寿张飞[树兰(杭州)医院],陈刚(华中科技大学同济医学院附属同济医院),黄洪锋(浙江大学医学院附属第一医院)

**主审专家:**薛武军(西安交通大学第一附属医院),门同义(内蒙古医科大学附属医院),朱有华(中国人民解放军海军军医大学第一附属医院),陈刚(华中科技大学同济医学院附属同济医院)

**审稿专家:**丁小明(西安交通大学第一附属医院),丰贵文(郑州大学第一附属医院),王祥慧(上海交通大学医学院附属瑞金医院),王强(北京大学人民医院),戎瑞明(复旦大学附属中山医院),孙启全(南方医科大学附属广东省人民医院),寿张飞[树兰(杭州)医院],李新长(江西省人民医院),宋文利

（天津市第一中心医院），陈劲松（中国人民解放军东部战区总医院），张雷（中国人民解放军海军军医大学第一附属医院），金海龙（中国人民解放军总医院第三医学中心），周洪澜（吉林大学第一医院），曾力（中国人民解放军海军军医大学第一附属医院）

**利益冲突：** 所有作者声明无利益冲突。

## 参考文献

［1］ WORLD HEALTH ORGANIZATION. Global progress report on HIV, viral hepatitis and sexually transmitted infections, 2021 [EB/OL].(2021-07-21)[2023-12-31].

［2］ POLARIS OBSERVATORY COLLABORATORS. Global prevalence, treatment, and prevention of hepatitis B virus infection in 2016: a modelling study [J]. Lancet Gastroenterol Hepatol, 2018, 3 (6): 383-403.

［3］ WANG C, SUN J, ZHU B, et al. Hepatitis B virus infection and related factors in hemodialysis patients in China-systematic review and meta-analysis [J]. Ren Fail, 2010, 32 (10): 1255-1264.

［4］ KHALESI Z, RAZIZADEH M H, JAVADI M, et al. Global epidemiology of HBV infection among hemodialysis patients: a systematic review and meta-analysis [J]. Microb Pathog, 2023, 179: 106080.

［5］ TSAI H J, WU M J, CHEN C H, et al. Risk stratification for hepatitis B virus reactivation in kidney transplant recipients with resolved HBV infection [J]. Transpl Int, 2023, 36: 11122.

［6］ KHEMICHIAN S, KAHN J, TERRAULT NA. Use of hepatitis B virus-positive organs in organ transplantation [J]. Clin Liver Dis, 2021, 25 (4): 841-857.

［7］ LOOMBA R, LIANG T J. Hepatitis B reactivation associated with immune suppressive and biological modifier therapies: current concepts, management strategies, and future directions [J]. Gastroenterology, 2017, 152 (6): 1297-1309.

［8］ PIPILI C L, PAPATHEODORIDIS G V, CHOLONGITAS E C. Treatment of hepatitis B in patients with chronic kidney disease [J]. Kidney Int, 2013, 84 (5): 880-885.

［9］ YIN S, ZHANG F, WU J, et al. Incidence, risk factors, and clinical outcomes of HBV reactivation in non-liver solid organ transplant recipients with resolved HBV infection: a systematic review and meta-analysis [J]. Plos Med, 2023, 20 (3): e1004196.

［10］ HUPRIKAR S, DANZIGER-ISAKOV L, AHN J, et al. Solid organ transplantation from hepatitis B virus-positive donors: consensus guidelines for recipient management [J]. Am J Transplant, 2015, 15 (5): 1162-1172.

［11］ 中华医学会肝病学分会, 中华医学会感染病学分会. 慢性乙型肝炎防治指南 (2022 年版)[J]. 中华传染病杂志, 2023, 41 (1): 3-28.

［12］ SU S, WONG W C, ZOU Z, et al. Cost-effectiveness of universal screening for chronic hepatitis B virus infection in China: an economic evaluation [J]. Lancet Glob Health, 2022, 10 (2): e278-e287.

［13］ FONTAINE H, ALRIC L, LABREUCHE J, et al. Control of replication of hepatitis B and C virus core-positive donors: a quantitative review of the literature [J]. Transpl Infect Dis, 2012, 14 (5): 445-451.

［14］ WACHS M E, AMEND W J, ASCHER N L, et al. The risk of transmission of hepatitis B from HBsAg (–), HBcAb (+), HBIgM (–) organ donors [J]. Transplantation. 1995, 59 (2): 230-234.

［15］ MAHBOOBI N, TABATABAEI S V, BLUM H E, et al. Renal grafts from anti-hepatitis B core-positive donors: a quantitative review of the literature [J]. Transpl Infect Dis. 2012, 14 (5): 445-451.

［16］ WANG X D, LIU J P, SONG T R, et al. Kidney transplantation from hepatitis B surface antigen (HBsAg)-positive living donors to HBsAg-negative recipients: clinical outcomes at a high-volume center in China [J]. Clin Infect Dis, 2021, 72 (6): 1016-1023.

［17］ JIANG H, WU J, ZHANG X, et al. Kidney transplantation from hepatitis B surface antigen positive donors into hepatitis B surface antibody positive recipients: a prospective nonrandomized controlled study from a single center [J]. Am J Transplant, 2009, 9 (8): 1853-1858.

［18］ CHANCHAROENTHANA W, TOWNAMCHAI N, PONGPIRUL K, et al. The outcomes of kidney transplantation in hepatitis B surface antigen (HBsAg)-negative recipients receiving graft from HBsAg-positive donors: a retrospective, propensity score-matched study [J]. Am J Transplant, 2014, 14 (12): 2814-2820.

[19] FONG TL, BUNNAPRADIST S, JORDAN SC, et al. Impact of hepatitis B core antibody status on outcomes of cadaveric renal transplantation: analysis of United Network Of Organ Sharing database between 1994 and 1999 [J]. Transplantation, 2002, 73 (1): 85-89.

[20] VEROUX M, CORONA D, EKSER B, et al. Kidney transplantation from hepatitis B virus core antibody-positive donors: prophylaxis with hepatitis B immunoglobulin [J]. Transplant Proc, 2011, 43 (4): 967-970.

[21] VEROUX M, PULIATTI C, GAGLIANO M, et al. Use of hepatitis B core antibody-positive donor kidneys in hepatitis B surface antibody-positive and-negative recipients [J]. Transplant Proc, 2005, 37 (6): 2574-2575.

[22] CHUNG R T, FENG S, DELMONICO F L. Approach to the management of allograft recipients following the detection of hepatitis B virus in the prospective organ donor [J]. Am J Transplant, 2001, 1 (2): 185-191.

[23] WANG H, MEN P, XIAO Y, et al. Hepatitis B infection in the general population of China: a systematic review and meta-analysis [J]. Bmc Infect Dis, 2019, 19 (1): 811.

[24] DANZIGER-ISAKOV L, KUMAR D. Vaccination in solid organ transplantation [J]. Am J Transplant, 2013, 13 Suppl 4: 311-317.

[25] RUBIN L G, LEVIN M J, LJUNGMAN P, et al. 2013 IDSA clinical practice guideline for vaccination of the immuno-compromised host [J]. Clin Infect Dis, 2014, 58 (3): 309-318.

[26] STEVENS C E, ALTER H J, TAYLOR P E, et al. Hepatitis B vaccine in patients receiving hemodialysis. immunogenicity and efficacy [J]. N Engl J Med, 1984, 311 (8): 496-501.

[27] JACOBSON I M, JAFFERS G, DIENSTAG J L, et al. Immunogenicity of hepatitis B vaccine in renal transplant recipients [J]. Transplantation, 1985, 39 (4): 393-395.

[28] CHOW K M, LO S H, SZETO C C, et al. Extra-high-dose hepatitis B vaccination does not confer longer serological protection in peritoneal dialysis patients: a randomized controlled trial [J]. Nephrol Dial Transplant, 2010, 25 (7): 2303-2309.

[29] POTSANGBAM G, YADAV A, CHANDEL N, et al. Challenges in containing the burden of hepatitis B infection in dialysis and transplant patients in India [J]. Nephrology (Carlton), 2011, 16 (4): 383-388.

[30] EUROPEAN CONSENSUS GROUP ON HEPATITIS B IMMUNITY. Are booster immunisations needed for lifelong hepatitis B immunity？European consensus group on hepatitis B immunity [J]. Lancet, 2000, 355 (9203): 561-565.

[31] KNÖLL A, PIETRZYK M, LOSS M, et al. Solid-organ transplantation in HBsAg-negative patients with antibodies to HBV core antigen: low risk of HBV reactivation [J]. Transplantation, 2005, 79 (11): 1631-1633.

[32] QUERIDO S, WEIGERT A, ADRAGÃO T, et al. Risk of hepatitis B reactivation in hepatitis B surface antigen seronegative and core antibody seropositive kidney transplant recipients [J]. Transpl Infect Dis, 2019, 21 (1): e13009.

[33] PAUL S, DICKSTEIN A, SAXENA A, et al. Role of surface antibody in hepatitis B reactivation in patients with resolved infection and hematologic malignancy: ameta-analysis [J]. Hepatology, 2017, 66 (2): 379-388.

[34] EVENS A M, JOVANOVIC B D, SU Y C, et al. Rituximab-associated hepatitis B virus (HBV) reactivation in lympho-proliferative diseases: meta-analysis and examination of FDA safety reports [J]. Ann Oncol, 2011, 22 (5): 1170-1180.

[35] WONG G L, WONG V W, YUEN B W, et al. Risk of hepatitis B surface antigen seroreversion after corticosteroid treatment in patients with previous hepatitis B virus exposure [J]. J Hepatol, 2020, 72 (1): 57-66.

[36] CHENG A L, HSIUNG C A, SU IJ, et al. Steroid-free chemotherapy decreases risk of hepatitis B virus (HBV) reactivation in HBV-carriers with lymphoma [J]. Hepatology, 2003, 37 (6): 1320-1328.

[37] BUTI M, MANZANO M L, MORILLAS R M, et al. Randomized prospective study evaluating tenofovir disoproxil fumarate prophylaxis against hepatitis B virus reactivation in anti-HBc-positive patients with rituximab-based regimens to treat hematologic malignancies: the Preblin study [J]. Plos One, 2017, 12 (9): e184550.

[38] HUANG H, LI X, ZHU J, et al. Entecavir vs lamivudine for prevention of hepatitis B virus reactivation among patients with untreated diffuse large B-cell lymphoma receiving R-CHOP chemotherapy: a randomized clinical trial [J]. JAMA, 2014, 312 (23): 2521-2530.

[39] LAU G, YU ML, WONG G, et al. APASL clinical practice guideline on hepatitis B reactivation related to the use of immunosuppressive therapy [J]. Hepatol Int, 2021, 15 (5): 1031-1048.

［40］ REDDY KR, BEAVERS KL, HAMMOND SP, et al. American gastroenterological association institute guideline on the prevention and treatment of hepatitis B virus reactivation during immunosuppressive drug therapy [J]. Gastroenterology, 2015, 148 (1): 215-219.

［41］ HALL S, VOGRIN S, WAWRYK O, et al. Discontinuation of nucleot (s) ide analogue therapy in HBeAg-negative chronic hepatitis B: a meta-analysis [J]. Gut, 2022, 71 (8): 1629-1641.

［42］ KDIGO clinical practice guideline for the care of kidney transplant recipients [J]. Am J Transplant, 2009, 9 Suppl 3: S1-S155.

［43］ AGARWAL K, BRUNETTO M, SETO WK, et al. 96 weeks treatment of tenofovir alafenamide vs. tenofovir disoproxil fumarate for hepatitis B virus infection [J]. J Hepatol, 2018, 68 (4): 672-681.

［44］ GROSSI G, LOGLIO A, FACCHETTI F, et al. Tenofovir alafenamide as a rescue therapy in a patient with HBV-cirrhosis with a history of Fanconi syndrome and multidrug resistance [J]. J Hepatol, 2018, 68 (1): 195-198.

［45］ TE H, DOUCETTE K. Viral hepatitis: guidelines by the American Society of Transplantation Infectious Disease Community of Practice [J]. Clin Transplant, 2019, 33 (9): e13514.

［46］ TENNEY D J, ROSE R E, BALDICK C J, et al. Long-term monitoring shows hepatitis B virus resistance to entecavir in nucleoside-naïve patients is rare through 5 years of therapy [J]. Hepatology, 2009, 49 (5): 1503-1514.

［47］ HOU J L, ZHAO W, LEE C, et al. Outcomes of long-term treatment of chronic HBV infection with entecavir or other agents from a randomized trial in 24 countries [J]. Clin Gastroenterol Hepatol, 2020, 18 (2): 457-467.

［48］ KAMAR N, MILIOTO O, ALRIC L, et al. Entecavir therapy for adefovir-resistant hepatitis B virus infection in kidney and liver allograft recipients [J]. Transplantation, 2008, 86 (4): 611-614.

［49］ YAP D, TANG C, FUNG J, et al. Long-term data on entecavir treatment for treatment-naive or lamivudine-resistant chronic hepatitis B infection in kidney transplant recipients [J]. Transpl Infect Dis, 2019, 21 (5): e13143.

［50］ MARCELLIN P, HEATHCOTE EJ, BUTI M, et al. Tenofovir disoproxil fumarate versus adefovir dipivoxil for chronic hepatitis B [J]. N Engl J Med, 2008, 359 (23): 2442-2455.

［51］ AKYÜZ F, ÇAVUŞ B, NIZAM N, et al. Evaluation of safety and efficacy of tenofovir disoproxil in hemodialysis and renal transplant patients monoinfected with hepatitis B virus based on real life data [J]. Clin Exp Hepatol, 2022, 8 (1): 7-13.

［52］ BATTAGLIA Y, COJOCARU E, FORCELLINI S, et al. Tenofovir and kidney transplantation: case report [J]. Clin Nephrol Case Stud, 2016, 4: 18-23.

［53］ HONG H, CHO M, LIM C, et al. Longitudinal changes in renal function in patients with chronic hepatitis B on antiviral treatment [J]. Aliment Pharmacol Ther, 2024, 59: 515-525.

［54］ BYUN KS, CHOI J, KIM JH, et al. Tenofovir alafenamide for drug-resistant hepatitis B: a randomized trial for switching from tenofovir disoproxil fumarate [J]. Clin Gastroenterol Hepatol, 2022, 20 (2): 427-437.

［55］ OGAWA E, NAKAMUTA M, KOYANAGI T, et al. Switching to tenofovir alafenamide for nucleos (t) ide analogue-experienced patients with chronic hepatitis B: week 144 results from a real-world, multi-centre cohort study [J]. Aliment Pharmacol Ther, 2022, 56 (4): 713-722.

［56］ CHAN HL, FUNG S, SETO WK, et al. Tenofovir alafenamide versus tenofovir disoproxil fumarate for the treatment of HBeAg-positive chronic hepatitis B virus infection: a randomised, double-blind, phase 3, non-inferiority trial [J]. Lancet Gastroenterol Hepatol, 2016, 1 (3): 185-195.

［57］ BUTI M, GANE E, SETO WK, et al. Tenofovir alafenamide versus tenofovir disoproxil fumarate for the treatment of patients with HBeAg-negative chronic hepatitis B virus infection: a randomised, double-blind, phase 3, non-inferiority trial [J]. Lancet Gastroenterol Hepatol, 2016, 1 (3): 196-206.

［58］ LIU JK, VUTIEN P, HUANG DQ, et al. Renal outcomes with tenofovir alafenamide in liver transplant recipients [J]. Clin Gastroenterol Hepatol, 2023, 21 (2): 538-540.

［59］ RASHIDI-ALAVIJEH J, STRAUB K, ACHTERFELD A, et al. Safety and efficacy of tenofovir alafenamide in liver transplant recipients: a single center experience [J]. Transpl Infect Dis, 2021, 23 (3): e13522.

［60］ SRIPONGPUN P, MANNALITHARA A, KWO PY, et al. Potential benefits of switching liver transplant recipients to tenofovir alafenamide prophylaxis [J]. Clin Gastroenterol Hepatol, 2020, 18 (3): 747-749.

［61］ SAAB S, SONG D, CHALLITA YP, et al. Long-term outcomes with oral therapy in liver transplant recipients with hepatitis B [J]. Clin Transplant, 2019, 33 (12): e13740.

［62］ DURLIK M, GACIONG Z, ROWIŃSKA D, et al. Long-term results of treatment of chronic hepatitis B, C and D with interferon-alpha in renal allograft recipients [J]. Transpl Int, 1998, 11 Suppl 1: S135-S139.

［63］ BARCLAY S, POL S, MUTIMER D, et al. Erratum to 'the management of chronic hepatitis B in the immunocompromised patient: recommendations from a single topic meeting [J]. J Clin Virol, 2008, 42 (1): 104-115.

［64］ FONTAINE H, THIERS V, CHRÉTIEN Y, et al. HBV genotypic resistance to lamivudine in kidney recipients and hemodialyzed patients [J]. Transplantation, 2000, 69 (10): 2090-2094.

［65］ YAP DY, TANG CS, YUNG S, et al. Long-term outcome of renal transplant recipients with chronic hepatitis B infection-impact of antiviral treatments [J]. Transplantation, 2010, 90 (3): 325-330.

［66］ KIM D H, SUNG D H, MIN Y K. Hypophosphatemic osteomalacia induced by low-dose adefovir therapy: focus on manifestations in the skeletal system and literature review [J]. J Bone Miner metab, 2013, 31 (2): 240-246.

［67］ CHO J, CHEUNG P P. Osteomalacia due to drug-induced fanconi syndrome [J]. Arthritis Rheumatol, 2018, 70 (7): 1168.

［68］ SHIRVANI-DASTGERDI E, WINER B Y, CELIÀ-TERRASSA T, et al. Selection of the highly replicative and partially multidrug resistant rtS78T HBV polymerase mutation during TDF-ETV combination therapy [J]. J Hepatol, 2017, 67 (2): 246-254.

［69］ ZOULIM F, LOCARNINI S. Hepatitis B virus resistance to nucleos (t) ide analogues [J]. Gastroenterology, 2009, 137 (5): 1593-1608.

［70］ LAI KN, LI PK, LUI SF, et al. Membranous nephropathy related to hepatitis B virus in adults [J]. N Engl J Med, 1991; 324 (21): 1457-1463.

［71］ CHAN TM. Hepatitis B and renal disease [J]. Curr Hepat Rep, 2010, 9 (2): 99-105.

［72］ SHAH AS, AMARAPURKAR DN. Spectrum of hepatitis B and renal involvement [J]. Liver Int, 2018, 38 (1): 23-32.

［73］ ZHENG X Y, WEI RB, TANG L, et al. Meta-analysis of combined therapy for adult hepatitis B virus-associated glomerulonephritis [J]. World J Gastroenterol, 2012, 18 (8): 821-832.

［74］ ZHANG Y, ZHOU J H, YIN X L, et al. Treatment of hepatitis B virus-associated glomerulonephritis: a meta-analysis [J]. World J Gastroenterol, 2010; 16 (6): 770-777.

［75］ CACOUB P, ASSELAH T. Hepatitis B virus infection and extra-hepatic manifestations: a systemic disease [J]. Am J Gastroenterol, 2022, 117 (2): 253-263.

# 61 肾移植受者丙型肝炎病毒感染临床诊疗指南

丙型肝炎病毒(hepatitis C virus,HCV)感染是一个全球健康问题。肾移植受者 HCV 感染的发生率显著高于一般人群。在以往相当长的时间内,由于缺乏安全有效的抗病毒治疗方案,HCV 感染严重影响肾移植受者的人、肾存活。随着直接抗病毒药物(direct-acting antivirals,DAAs)的出现,肾移植受者 HCV 感染的预后得到极大改善。虽然如此,由于免疫抑制剂的长期使用,DAAs 本身的多样性及其与免疫抑制剂相互代谢干扰等因素,肾移植受者 HCV 感染诊治的复杂性明显增加。基于此,我们需要建立规范的诊疗程序并提供最优化的治疗建议,合理制订肾移植受者 HCV 感染的诊疗方案,改善肾移植受者和移植肾的预后。为此,中华医学会器官移植学分会组织器官移植专家和传染病学专家,以《器官移植术后丙型肝炎病毒感染诊疗规范(2019 版)》和《丙型肝炎防治指南(2022 年版)》为基础,参考国内外最新研究共同制订《中国肾移植受者丙型肝炎病毒感染临床诊疗指南》(以下简称"指南")。

## 一、指南形成方法

本指南已在国际实践指南注册与透明化平台（Practice Guide Registration for TransPAREncy, PREPARE）上以中英双语注册（注册号：PREPARE-2023CN833）。

指南使用者与目标人群：本指南供各级医疗机构中感染病学、器官移植学和肾脏病学等多学科相关的专业人员使用。推荐意见的目标人群为存在 HCV 感染风险的肾移植受者。

临床问题遴选及确定：首先通过指南专家会议对临床关注的问题进行讨论，最终选择出本指南拟解决的 16 个临床问题，涉及肾移植等待者、供肾捐献者、肾移植受者等方面。

证据检索与筛选：证据评价组按照人群、干预、对照、结局（population, intervention, comparison, outcome, PICO）的原则对纳入的临床问题进行解构和检索，检索 MEDLINE（PubMed）、The Cochrane Library、中国生物医学文献服务系统（CBM）、万方知识数据服务平台和中国知网数据库（CNKI），纳入指南、共识、系统评价和 meta 分析、随机对照试验（randomized controlled trial, RCT）、非 RCT 队列研究和病例对照研究等类型的证据；检索词包括："丙型肝炎病毒""器官移植""肾移植""诊断""检测""治疗"和"预防"。

文献筛选：完成证据检索后，每个临床问题均由指南专家组成员按照题目、摘要和全文的顺序逐级独立筛选文献，确定纳入符合具体临床问题的文献，完成筛选后两人进行核对，如存在分歧，则通过共同讨论或咨询第三方协商确定。

证据分级和推荐强度分级：本指南使用 2009 版牛津大学循证医学中心的证据分级与推荐强度标准对每个临床问题的证据质量和推荐强度进行分级[1]。

推荐意见的形成：综合考虑证据以及我国患者的偏好与价值观、干预措施的成本和利弊等因素后，指南工作组提出了符合我国临床诊疗实践的 33 条推荐意见。

指南的撰写与外审：推荐意见达成共识后，工作组参考国际指南的报告规范 RIGHT 完成初稿的撰写[2]，并提交外审组专家进行审阅，根据其反馈意见对初稿进行修改，经中华医学会器官移植学分会组织全国器官移植与相关学科专家两轮会议集体讨论定稿。

## 二、推荐意见及说明

临床问题 1：**怎样诊断 HCV 感染？**

推荐意见 1：实验室检查抗 -HCV 和 / 或 HCV RNA 检测阳性，伴或不伴有临床表现，均可诊断为 HCV 感染。HCV RNA 检测阳性为 HCV 现症感染。若患者 HCV RNA 阳性且就诊前 6 个月以内有明确的流行病学史常诊断为急性 HCV 感染；若患者 HCV 感染超过 6 个月、抗 -HCV 及 HCV RNA 阳性则诊断为慢性 HCV 感染（推荐强度 A，证据等级 1b）。

推荐意见说明：

HCV 感染的诊断需要考虑以下 3 个方面：①流行病学史：有输血、接触或使用血制品、血液透析治疗、共用注射器等血液暴露史者；或存在母婴传播、性传播、接受 HCV 阳性患者器官移植等情形者；②临床表现：多数患者起病隐匿，无明显症状，也可有全身乏力、食欲减退、恶心和右侧季肋部疼痛，偶有低热、肝脾肿大、黄疸等临床表现；③实验室检查：血清 HCV 抗体（抗 -HCV）和 / 或 HCV RNA 检测阳性，部分患者可出现肝功能异常。

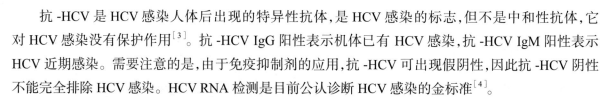

抗 -HCV 是 HCV 感染人体后出现的特异性抗体,是 HCV 感染的标志,但不是中和性抗体,它对 HCV 感染没有保护作用[3]。抗 -HCV IgG 阳性表示机体已有 HCV 感染,抗 -HCV IgM 阳性表示 HCV 近期感染。需要注意的是,由于免疫抑制剂的应用,抗 -HCV 可出现假阴性,因此抗 -HCV 阴性不能完全排除 HCV 感染。HCV RNA 检测是目前公认诊断 HCV 感染的金标准[4]。

**临床问题 2:肾移植等待者如何评估存在 HCV 感染?**

**推荐意见 2:**推荐所有诊断慢性肾脏病(chronic kidney disease,CKD)的肾移植等待者监测 HCV 感染。HCV 感染的筛查首选抗 -HCV,抗 -HCV 阳性者建议进一步行 HCV RNA 检测。抗 -HCV 可能存在假阴性,要引起重视(推荐强度 B,证据等级 2a)。

**推荐意见说明:**

CKD 患者免疫功能低下,易受细菌、病毒和其他病原体感染,丙型肝炎病毒(HCV)感染在 CKD 人群中更为高发,血液透析等高危因素进一步增加了 HCV 感染的风险[5]。长期慢性 HCV 感染可进一步导致肝硬化与肝癌[6]。因此,建议肾移植等待者在术前评估及移植手术前进行 HCV 检测。抗 -HCV 检测可用于 CKD 患者合并 HCV 感染的筛查[4]。但是,一些自身免疫性疾病患者可能出现抗 -HCV 假阳性;血液透析和免疫功能缺陷或抑制者可能出现抗 -HCV 假阴性;急性丙型肝炎患者可因为处于窗口期出现抗 -HCV 阴性,要引起重视[4]。

**临床问题 3:HCV RNA 阳性的肾移植等待者是否需要抗病毒治疗?**

**推荐意见 3:**推荐所有 HCV RNA 阳性的肾移植等待者均尽早接受抗病毒治疗;推荐使用直接抗病毒药物(DAAs);DAAs 的选择应基于 GFR 水平、肝脏纤维化程度及合并疾病或用药等因素,有条件时行 HCV 病毒基因(亚)型检测以选择治疗方案(推荐强度 A,证据等级 1a)。

**推荐意见说明:**

伴随 HCV 感染的肾移植等待者死亡率要明显增高,因此对于感染 HCV 的肾移植等待者需尽早接受抗病毒治疗[7-9];由于口服 DAAs 的安全性和有效性令人满意,因此抗病毒方案中无需使用干扰素[10]。而 DAAs 方案的制订需考虑 HCV 基因(亚)型,肾小球滤过率(glomerular filtration rate,GFR)水平以及肝脏硬化程度等因素。

**临床问题 4:HCV 感染的肾移植等待者何种情况可单独接受肾移植? 何种情况需要肝肾联合移植?**

**推荐意见 4:**HCV 感染的肾移植等待者移植前需要评估肝脏损伤程度以及是否存在门脉高压,如处肝硬化代偿期可考虑单独接受肾移植,如处肝硬化失代偿期可考虑接受肝肾联合移植(推荐强度 B,证据等级 2c)。

**推荐意见说明:**

一系列的研究证实 HCV 感染的肾移植等待者和持续透析相比,接受肾移植会带来明显的生存获益[11,12]。伴随 HCV 感染的肾移植等待者在移植前评估肝脏损伤的程度对于评估手术风险、抗病毒治疗措施都有重要意义。目前对于 HCV 感染的肾移植等待者肝组织活检组织病变程度对于肾移植后效果的影响尚无相关研究,但肾移植等待者仍需评估肝脏纤维化程度。对于 HCV 感染的普通患者无创评估已经很大程度上替代了肝活检。但由于肝脏的硬度受中心静脉压及容量的影响,因此对于高血容量透析患者而言,弹性超声会高估肝脏纤维化程度[13]。存在肝硬化的患者应进一步测定中心静脉压以评估手术风险,对于已经肝硬化失代偿期的肾移植等待者,我们建议接受肝肾联合移植。

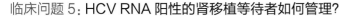

**临床问题5：HCV RNA 阳性的肾移植等待者如何管理？**

**推荐意见5**：对于所有 HCV RNA 阳性的肾移植等待者推荐通过 DAAs 治疗来清除 HCV 获得治愈（推荐强度 A，证据等级 1a）。

**推荐意见6**：建议通过基因型选择无利巴韦林的 DAAs 方案，首选格拉瑞韦/艾尔巴韦（基因1、4型），索磷布韦/维帕他韦（泛基因型），次选来迪派韦/索磷布韦（基因1、4、5、6型）（推荐强度 B，证据等级 2a）。

**推荐意见7**：推荐治疗前、治疗后4周、治疗结束时、治疗结束后12周监测 HCV RNA（推荐强度 A，证据等级 1a）。

**推荐意见8**：推荐治疗前、治疗后4周、12周、24周或出现临床症状时监测 ALT 水平（推荐强度 B，证据等级 2a）。

**推荐意见说明：**

考虑到 HCV 治愈后会明显增加肝脏、肾脏、心血管的益处，延缓阻断肝病进展，所以所有合并慢性肾功能不全的患者，包括正在透析的尿毒症患者，均应该积极治疗 HCV。在我国 2022 版丙肝防治指南中，提出合并慢性肾脏病者的 HCV RNA 阳性患者，同样应该积极治疗 HCV[14]。索磷布韦/维帕他韦治疗 HCV 基因型 1~6 型接受透析的患者，持续病毒应答（sustained viral response，SVR）率达 95%；来迪派韦/索磷布韦治疗 HCV 基因1、2、4至6型接受透析的患者，SVR 率达 94%[15]；Ethan M.Balk 等人总结文献发现，格拉瑞韦/艾尔巴韦治疗 CKD5 期患者的 SVR 率平均 96.5%，严重不良事件发生率平均 0.6%，不良事件而中止用药率平均 2.5%，索磷布韦/维帕他韦治疗 CKD5 期患者的 SVR 率平均 93%，严重不良事件发生率平均 0，不良事件而中止用药率平均 0，来迪派韦/索磷布韦治疗 CKD5 期患者的 SVR 率平均 95.9%，严重不良事件发生率平均 0，不良事件而中止用药率平均 0[16]。总之，在既往报道中，格拉瑞韦/艾尔巴韦（基因1、4型），索磷布韦/维帕他韦（泛基因型），来迪派韦/索磷布韦（基因1、4、5、6型）都有相当不错的疗效及安全性，且耐受性良好[17]。同时随着我国 HCV 治疗成本的下降，无论透析患者是否有肾移植的计划，有效治疗 HCV 对其都会存在益处[18]。对于透析的尿毒症患者，HCV RNA 与丙氨酸氨基转移酶（alanine aminotransferase，ALT）的监测和普通人群的推荐意见一致，治疗期间，ALT 出现10倍升高，需提前终止治疗；ALT 升高但小于10倍，伴有疲乏、恶心、呕吐、黄疸或胆红素、碱性磷酸酶、国际标准化比值（international normalized ratio，INR）显著升高，需提前终止治疗；ALT 升高小于10倍，且无症状者，密切监测，每2周复查1次，如果 ALT 水平持续升高，需提前终止治疗[14]。血液透析患者获得 SVR 后的透析厅管理参照《国家卫生健康委办公厅关于印发丙型肝炎病毒（HCV RNA）检测结果转阴患者血液透析管理方案的通知（国卫办医函〔2018〕1000号）》执行。

**临床问题6：捐献者 HCV 如何筛查？**

**推荐意见9**：推荐对所有捐献者进行抗-HCV 筛查，若抗-HCV 阳性，应进行 HCV RNA 检测（推荐强度 A，证据等级 1b）。

**推荐意见10**：建议对有静脉注射毒品、男-男无保护措施性行为等 HCV 高危因素的捐献者，同时行抗-HCV 和 HCV RNA 筛查（推荐强度 D，证据等级 5）。

**推荐意见说明：**

丙型病毒性肝炎会通过器官移植传播[19]，推荐对所有器官捐献者进行 HCV 筛查[20]。酶联免疫吸附法能快速筛查抗-HCV，若供者抗 HCV 阳性，应在器官获取前行 HCV RNA 检测，抗 HCV 阳性而 HCV RNA 阴性的供者,不增加受者感染的风险[21,22]。HCV 感染活体供者,应参考普通人群的 HCV 治疗方案进行治疗,若没有严重肝纤维化和肾脏病证据,治疗转阴后仍可以捐献肾脏。遗体供者,应在器官获取前进行抗 -HCV 筛查,若紧急情况下无法进行,对有静脉注射毒品、男 - 男无保护措施性行为等 HCV 高危因素的供者,术后对受者进行 HCV RNA 检测,同时采取预防性干预措施。若供者抗 HCV 阴性,而 HCV RNA 阳性,说明处于血清窗口期,则应加强移植后受者 HCV 的检测,受者出现肝功能异常时,需要检测抗 HCV 和 HCV RNA。

**临床问题 7：如何使用 HCV 感染捐献者的供肾？**

**推荐意见 11**：建议 HCV 感染者的供肾可用于肾移植(推荐强度 B,证据等级 2b)。

**推荐意见 12**：建议对接受 HCV 感染者供肾的未感染受者(D⁺/R⁻),告知 HCV 感染风险及移植后需要 DAAs 治疗(推荐强度 D,证据等级 5)。

**推荐意见 13**：建议对于接受 HCV 感染者供肾的受者,术后尽早启动完整疗程的 DAAs 治疗(推荐强度 B,证据等级 2b)。

**推荐意见 14**：建议对于接受 HCV 感染者供肾的受者,治疗达到 SVR 后 12 周或肝功能异常时进行 HCV RNA 检测(推荐强度 D,证据等级 5)。

**推荐意见说明：**

DAAs 治疗时代之前,接受 HCV 感染者肾脏的 HCV 阳性受者(D⁺/R⁺),死亡率和移植肾失功率增加,但其生存率仍高于 HCV 阳性维持性血透患者[12,23,24]。在 DAAs 时代,HCV 感染供肾移植给 HCV 阴性受者(D⁺/R⁻),DAAs 治疗三月以上,SVR 率大于 95%,且移植肾功能与 D⁻/R⁻ 没有差异,排斥反应发生率也无增加[11,25,26],尽管肾移植后需要使用免疫抑制剂,HCV 受者一旦达到 SVR,HCV 很少复发[27]。HCV 感染活体供者,应该在肾脏获取前治疗 HCV,治疗期间和治疗后监测肾功能和蛋白尿,如果没有严重肝纤维化或肾脏疾病的证据,活体捐献仍然可以进行。使用 HCV 感染者的供肾可以缩短受者等待移植时间,提高器官利用,但应向受者说明感染 HCV 的相关风险及需要 DAAs 治疗[28]。HCV 感染者供肾移植给 HCV 阴性受者(D⁺/R⁻),DAAs 治疗时机尚无统一的方案,THINKER 研究中,移植后第 3 天开始 DAAs 治疗,EXPANDER 研究中,移植手术前开始 DAAs 治疗,患者均被治愈,受者及移植物 1 年存活率均大于 98%。因此,移植后尽早接受完整疗程使用 DAAs 治疗,以便快速根除 HCV,并预防持续性 HCV 病毒血症带来的各种后遗症[29-31]。

**临床问题 8：HCV RNA 阳性供受者是否有必要查 HCV 基因型？**

**推荐意见 15**：供者 HCV 基因型可指导受者抗 HCV 药物选择,有条件的单位可进行 HCV 基因型检查(推荐强度 D,证据等级 5)。

**推荐意见 16**：建议对 HCV RNA 阳性受者进行 HCV 基因型检测(推荐强度 D,证据等级 5)。

**推荐意见说明：**

HCV 可通过器官移植传播,所以供者 HCV RNA 及抗 -HCV 是推荐进行检测的,对于供者基因型的检测,暂没有相关研究。尽管泛基因型的 DAAs 药物(如索磷布韦 / 维帕他韦)可作为肾移植受者的首选药物,但不可否认的是供者基因型检测具有一定的临床意义,因为对于有 HCV 选择性耐药相关基因突变的情况,可以根据基因型结果早期调整 DAAs。

HCV 可分为 6 个基因型和不同亚型,不同基因型间的序列差异约 30%~35%,不同基因亚型间序列的差异为 20%~25%,不同分离株间的序列差异为 5%~9%,不同准种间序列的差异为 1%~5%[14]。其中基因 1 型占 70% 以上,在我国最主要亦基因 1b 型(66%),其次为 2a 型(14%)[14]。同时,由于

HCV RNA 依赖的 RNA 聚合酶保真度低,缺乏校正活性,并且 HCV 自身高复制活性。所以 HCV 在感染过程中易出现耐药相关突变基因。出现耐药相关突变可减弱 DAAs 疗效,从而影响受者的结局。所以即使存在泛基因型的 DAAs,我们仍推荐对受者进行 HCV 基因检测。

**临床问题 9:** 对于既往感染过 HCV 但在移植前已经达到 SVR 的肾移植受者,肾移植术后应如何进行 HCV 的监测?

**推荐意见 17:** 对于既往感染过 HCV 但在移植前达到 SVR 的肾移植受者,建议在移植后 3 个月及之后每半年或出现肝功能异常时进行血清或血浆 HCV RNA 定量检测(推荐强度 D,证据等级 5)。

**推荐意见说明:**

在移植前治疗成功的非广泛纤维化的丙型肝炎受者的预后与未感染 HCV 的受者相当。随着 SVR 的实现,除非高风险 HCV 感染者(包括目前或既往注射毒品或男男性行为者及 HIV/HCV 合并感染者),普通 HCV 感染者丙型肝炎复发的可能性极低[10,32]。对于既往感染过 HCV 但在移植前达到 SVR 的肾移植受者,不建议在免疫抑制治疗期间预防性给予抗病毒药物,建议在移植后 3 个月及之后每半年或出现肝功能异常时进行血清或血浆 HCV RNA 定量检测,以排除 HCV 再次感染;同时行肝脏超声检查和甲胎蛋白等检测,以排除肝脏肿瘤的发生。

**临床问题 10:** 肾移植受者 HCV 现症感染如何治疗?

**推荐意见 18:** 对于 HCV RNA 阳性的肾移植受者,积极治疗 HCV 是安全有效的,推荐使用 DAAs 治疗 12 周(推荐强度 A,证据等级 1a)。

**推荐意见 19:** 推荐根据基因型优先选用与免疫抑制剂无药物 - 药物相互作用的治疗方案(推荐强度 A,证据等级 1a)。

**推荐意见 20:** 推荐抗病毒治疗终点为治疗结束后 12 周,采用敏感检测方法检测不到血清或血浆中 HCV RNA(SVR)(推荐强度 A,证据等级 1a)。

**推荐意见说明:**

HCV RNA 阳性的肾移植受者面临慢性肝病、肝硬化、肝细胞癌等风险,在既往研究中 HCV 的肾移植受者常存在不良预后,HCV 感染是肾移植术后肝硬化、肝癌、死亡的高危因素,是移植肾失功的独立危险因素[5]。所以治疗 HCV 对提高患者生存率及移植肾存活率都有极大的临床意义。在 Hélène Fontaine 等人的系统综述中表明,未感染 HCV 的肾移植受者与积极抑制 HCV 病毒的肾移植受者有相似的临床结局[33]。目前报道的各类低、中、高质量证据研究中,DAAs 治疗 HCV 肾移植受者都取得了不错的临床结局,HCV 肾移植受者经过 1 个或 1 个以上的治疗周期后,治愈率接近 100%,所以任何无干扰素、利巴韦林的 DAAs 治疗方案都是有效的,不同 DAAs 之间的 SVR 没有显著差异性[34],同时积极治疗后的 ≥ 1 年的移植肾存活率为 97.6%(95% 可信区间,95.7%~98.9%)[31,35-41];至于 DAAs 的安全性研究,严重不良事件发生率极低,约 0.4%,与安慰剂组相似[34]。鉴于不同 DDAs 的治疗都能取得不错的治愈率和极少的不良反应发生率,所以 DAAs 的选择取决于 DDAs 与免疫抑制剂的相互作用、所在地区和医院常见的 DAAs 种类以及 HCV 患者的基因型,我们优先选用不会影响免疫抑制剂药物浓度的方案。在治疗 12 周后,大部分患者都可以取得治愈[42],尽管目前有少量研究通过 4~8 周治疗也得到了较高的治愈率[43],但证据等级低,研究数量少,故我们仍推荐 12 周的治疗周期。SVR 是 HCV 治愈的可靠替代终点[10],SVR12 或 SVR24 是指在抗病毒治疗结束后 12 周或 24 周,采用敏感检测方法检测不到 HCV RNA。SVR12 和 SVR24 的一致性高达 99% 以上[44]。

**临床问题 11：在 DAAs 治疗期间，是否需要调整免疫抑制药物用药方案？**

**推荐意见 21：**推荐免疫抑制药物与来迪派韦/索磷布韦（基因 1、2、4、5、6 型），或者索磷布韦/维帕他韦（泛基因型）合用不需要调整初始剂量（推荐强度 A，证据等级 1a）。

**推荐意见 22：**建议与来迪派韦/索磷布韦、索磷布韦/维帕他韦、可洛派韦/索磷布韦合用时，定期监测他克莫司、环孢素、西罗莫司的药物浓度（推荐强度 B，证据等级 2a）。

**推荐意见 23：**不建议格拉瑞韦/艾尔巴韦与钙调神经磷酸酶抑制剂（calcineurin inhibitor，CNI）合用（推荐强度 B，证据等级 2a）。

在肾移植患者中使用 DAAs 的主要问题是与钙调磷酸酶和雷帕霉素抑制剂等免疫抑制剂同时使用可能发生药物-药物相互作用的可能性。但需要明确的是，在目前我国种类繁多的 DDAs 中，关于 SVR、严重不良反应事件发生率的临床结局都是良好的，没有显著性差异[45]。在既往的报道中，来迪派韦/索磷布韦、索磷布韦/维帕他韦的有效性及安全性得以证实，来迪派韦/索磷布韦、索磷布韦/维帕他韦是两种国内已上市并且医疗保险报销药物方案，利物浦大学肝炎药物相互作用网站（https：//www.hep-druginteractions.org/checker）中提出，索磷布韦/维帕他韦与环孢素、他克莫司的相关研究中并未发现有临床意义的药物-药物相互作用。西罗莫司由 CYP3A4 代谢，而 CYP3A4 不受索磷布韦/维帕他韦的影响。格拉瑞韦/艾尔巴韦不推荐与环孢素共同使用，因为环孢素可能导致艾尔巴韦药物浓度曲线面积增加 2 倍，使格拉瑞韦增加 15 倍，格拉瑞韦/艾尔巴韦使他克莫司药物浓度增加 43%，其他的类似蛋白酶抑制剂也存在与免疫抑制剂相互作用的风险[46]。吗替麦考酚酯与蛋白酶抑制剂无相互作用[46]。所以根据我国现状，推荐根据基因型首选来迪派韦/索磷布韦或索磷布韦/维帕他韦。2020 年 7 月在索磷布韦/来迪派韦、索磷布韦/维帕他韦药品说明书中对肾功能不全患者的用法用量已更新为"对于任何程度的肾功能损害患者，建议无须调整剂量"。需要注意的是，在使用初期并不需要调整免疫抑制剂药物剂量，但这两种经肝功能代谢的免疫抑制剂（他克莫司、西罗莫司、环孢素等）可能受 DAAs 治疗时肝功能不全的影响，所以仍然建议在使用后定期监测药物浓度，以确保安全有效用药。

**临床问题 12：HCV 感染受者 12 周治疗失败或 HCV RNA 转阴后复阳应如何处理？**

**推荐意见 24：**对于治疗失败或 HCV RNA 复阳的肾移植受者，建议延长疗程至 24 周或更换覆盖更多靶点药物的 DAAs（推荐强度 C，证据等级 4）。

**推荐意见说明：**

对于绝大部分 HCV RNA 阳性的肾移植受者，DAAs 治疗后，可取得极高的 SVR，并取得长期的 SVR，复发率及治疗失败率很低[47]。有少数患者出现 HCV RNA 复阳或治疗失败，据文献报道多见于耐药突变基因[36,48,49]；在目前已发表的学术文章中，报道复阳 HCV、治疗失败的案例极少，均为病例报告或病例系列报告，在他们的再次治疗中，使用了不同的抗病毒方案进行补救性治疗亦取得了 SVR[36,48]。所以对于复阳或治疗失败的患者，处理原则需根据药物可及性及 DAAs 不同靶点来选择治疗方案。

**临床问题 13：HCV 感染合并 HBV 感染如何处理？**

**推荐意见 25：**在开始 DAAs 治疗前，患者均应通过 HBsAg 检测评估是否合并 HBV 感染，对于 HBsAg 阳性的患者，推荐进行 HBV DNA 检测（推荐强度 A，证据等级 1a）。

**推荐意见 26：**对于血清 HBV DNA 阳性患者，无论其 HBV DNA 水平高低，推荐 DAAs 规范治疗并行长期抗 HBV 治疗（推荐强度 A，证据等级 1a）。

推荐意见 27：对于 HBsAg 阳性而 HBV DNA 阴性患者，建议 DAAs 规范治疗并行长期抗 HBV 治疗（推荐强度 B，证据等级 2c）。

推荐意见说明：

DAAs 的问世，改变了治疗 HCV 感染的有效性和安全性。然而，快速有效的消除 HCV RNA 会增加慢性潜伏感染再次活化的风险，特别是 HBV 再次活化的风险明显增加[50,51]。HBV 感染是世界主要的健康问题之一，其中非洲和亚洲的感染率最高。亚太肝病研究学会（Asian Pacific Association for the Study of the Liver，APASL）收集了 14 项关于接受 DAAs 治疗的 HBV 合并 HCV 感染者 HBV 再激活的研究数据[52]。HBsAg 阳性患者 162 例，平均观察时间为 HCV 治疗结束后 12 周，其中 67 例（41.4%）患者 HBV DNA 增高超过 1 log10IU/mL 或 HBV DNA 复阳。因此，在 HBsAg 阳性患者中，HBV DNA 再激活是 HCV 治疗结束后的常见事件，对于 HBsAg 阳性患者，建议 DAAs 治疗期间及治疗结束后长期行抗 HBV 治疗，以防 HBV 再次激活。

一般来说，合并感染者在 HBV 和 HCV 抗病毒治疗方面与单一感染者没有区别。不建议 TDF 和索非布韦合用，其他方案之间发生药物相互作用的风险很低。

临床问题 14：移植肾功能不全时，DAAs 是否需要调整药物剂量？

推荐意见 28：对于移植肾功能不全的患者，使用以来迪派韦为代表的肝脏代谢的 DAAs 和以索磷布韦为代表的肾脏代谢 DAAs 时均可不调整药物剂量（推荐强度 B，证据等级 2c）。

推荐意见说明：

DAAs 中，NS3/4A 蛋白酶抑制剂、NS5A 抑制剂和 NS5B 非核苷聚合酶抑制剂，这三类中大部分药物主要经过肝脏代谢，可根据基因型、药物-药物相互作用、药物可及性来用于移植肾功能恢复中的患者，如艾尔巴韦/格拉瑞韦、格卡瑞韦/哌仑他韦。NS5B 核苷聚合酶抑制剂（索磷布韦）主要代谢产物 GS331007 的主要消除途径是肾脏。肝脏代谢的 DAAs 可不调整剂量。索磷布韦在前期研究中，大部分都认为仅能用于 GFR>30ml/min·1.73m$^2$ 的患者，但最新的指南及研究中发现索磷布韦并非急性肾损伤的独立危险因素，在部分研究中指出含索磷布韦的治疗方案可以安全有效治疗 GFR≤30ml/min·1.73m$^2$ 的患者。同时在 2020 年 7 月索磷布韦/维帕他韦、来迪派韦/索磷布韦这类药物的说明书中对肾功能不全患者的用法用量更改为"对于任何程度的肾功能损害患者，建议无须调整剂量"[54]。

临床问题 15：肾移植术后 HCV 感染相关肾小球疾病怎样早期诊断？如何治疗？

推荐意见 29：对于供者抗 -HCV 阳性或肾移植术后 HCV 感染的受者，建议监测尿蛋白情况，必要时行移植肾穿刺活检病理检查（推荐强度 D，证据等级 5）。

推荐意见 30：肾移植术后 HCV 感染相关肾小球疾病患者均推荐接受 DAAs 治疗（推荐强度 A，证据等级 1a）。

推荐意见说明：

HCV 感染是肾移植术后蛋白尿的重要原因[53,54]，与多种肾小球疾病有关，包括复发或新发的混合型冷球蛋白血症肾小球肾炎和非冷球蛋白血症肾小球肾炎，前者病理主要表现为免疫复合物介导的膜增生性肾小球肾炎，后者主要包括膜性肾病[55]、血栓性微血管病[56]和移植肾肾小球病[57,58]。HCV 感染相关肾小球疾病主要的临床表现为蛋白尿和镜下血尿，伴或不伴有 GFR 下降，因此，对于肾移植术后 HCV 感染的患者，建议至少每半年行尿蛋白定量检查。由于肾移植术后蛋白尿成因复杂，如果至少两次尿蛋白肌酐比值>1g/g 或者 24h 尿蛋白定量>1g，建议行移植肾穿刺活检明确诊断。

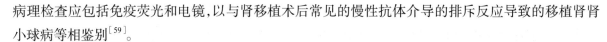

病理检查应包括免疫荧光和电镜,以与肾移植术后常见的慢性抗体介导的排斥反应导致的移植肾肾小球病等相鉴别[59]。

肾移植术后 HCV 感染相关肾小球疾病患者均应接受 DAAs 治疗;对于肾功能稳定和/或伴有非肾病性蛋白尿的患者,采用 DAAs 方案进行初始治疗可缓解血尿和蛋白尿,并改善 GFR[60,61]。对于重度冷球蛋白血症或快速进展肾衰竭的患者,推荐 DAAs 治疗的同时应用利妥昔单抗和/或血浆置换治疗[62-64]。但应注意利妥昔单抗与严重感染并发症有关,包括 HBV 再激活的风险增加。

**临床问题 16:肾移植术后育龄期女性感染 HCV 如何管理?**

**推荐意见 31:**对于育龄期且有怀孕计划的肾移植术后的女性受者,如果在准备怀孕期间发现 HCV RNA 阳性,建议尽快治疗后,再考虑怀孕(推荐强度 B,证据等级 2c)。

**推荐意见 32:**在妊娠期间发现 HCV RNA 阳性,可以考虑继续妊娠,在分娩后再进行丙型肝炎的抗病毒治疗(推荐强度 B,证据等级 2a)。

**推荐意见 33:**不建议 HCV RNA 阳性受者进行母乳喂养(推荐强度 D,证据等级 5)。

**推荐意见说明:**

肾移植术后的育龄期女性应当在怀孕前进行丙型肝炎病毒感染的孕前筛查,若 HCV RNA 阳性,患者应在妊娠前完成治疗,治疗方案依照一般 HCV 感染的肾移植受者。患者应在治疗完成后等待 6 个月才能怀孕[65]。孕前未诊断 HCV 感染的孕妇应在妊娠的第一次产前检查时进行丙型肝炎病毒感染筛查,如果在妊娠期间发现 HCV RNA 阳性,可以考虑继续妊娠[14]。HCV 感染(无肝硬化、门脉高压等严重病变)虽然会导致妊娠风险稍增加,但通常不会出现肝病加重(肝功能可有波动)和其他母体或胎儿造成严重的不良反应。目前对于妊娠期间诊断出的丙型肝炎病毒感染,尚无治疗选择。DAAs 为患有丙型肝炎的肾移植患者提供了安全、有效、可耐受和治愈效果的治疗方案。使其成为 HCV 阳性的肾移植患者围产期治疗的潜在方法。尽管部分研究报道了可靠的安全性和有效性,然而,由于药代动力学和安全性数据有限,缺乏涉及 DAAs 的大型随机临床试验或前瞻性队列研究,目前仍不建议在怀孕期间使用 DAAs[66]。

## 三、小结

HCV 在肾移植受者脏中感染率较高,是影响移植肾存活率及受者预后生存的重要因素。近年来的研究表明,DAAs 的出现使肾移植受者 HCV 感染的预后得到极大改善。虽然如此,由于免疫抑制剂的长期使用,DAAs 本身的多样性及其与免疫抑制剂相互代谢干扰等因素,肾移植受者 HCV 感染诊治的复杂性明显增加;另外,肾移植术后可能发生供者源性或外源性的新发 HCV 感染。本指南基于我国肾移植的临床实践,结合国内外文献报道,针对目前肾移植受者 HCV 感染的诊治的各个方面,形成推荐意见和推荐意见说明,并对重要临床问题进行分级推荐,旨在对临床实践予以指导、规范肾移植受者 HCV 感染的管理和提高受者的生存质量与长期存活。本指南是基于现有研究证据和临床经验总结而来,存在一定的局限性。随着临床经验的不断积累,临床研究的不断深入,将对指南进行不断的补充、完善和更新,一些证据级别不高的临床问题,将成为未来研究的方向。

**执笔作者:**陈劲松(中国人民解放军东部战区总医院),程东瑞(中国人民解放军东部战区总医院),李雪(中国人民解放军东部战区总医院),徐小松(中国人民解放军陆军军医大学第一附属医院),胡林昆(苏州大学附属第一医院)

**通信作者:**陈劲松(中国人民解放军东部战区总医院)

**主审专家:** 薛武军(西安交通大学第一附属医院),门同义(内蒙古医科大学附属医院),陈刚(华中科技大学同济医学院附属同济医院),朱有华(中国人民解放军海军军医大学第一附属医院)

**参编作者:** 朱海涛(徐州医科大学附属医院),阮钧(无锡市人民医院),杨猛(中国人民解放军陆军军医大学第一附属医院),张伟杰(华中科技大学同济医学院附属同济医院),张峰(南京医科大学第一附属医院),晏泽辉(中国人民解放军陆军军医大学第一附属医院),曹红娣(南京医科大学第二附属医院),梁国标(遵义医科大学附属医院),韩志坚(南京医科大学第一附属医院),廖贵益(安徽医科大学第一附属医院),薛冬(常州市第一人民医院)

**审稿专家:** 丁小明(西安交通大学第一附属医院),丰贵文(郑州大学第一附属医院),王祥慧(上海交通大学医学院附属瑞金医院),王强(北京大学人民医院),戎瑞明(复旦大学附属中山医院),孙启全(广东省人民医院),李新长(江西省人民医院),吴建永(浙江大学医学院附属第一医院),宋文利(天津市第一中心医院),张雷(中国人民解放军海军军医大学第一附属医院),苗芸(南方医科大学南方医院),金海龙(解放军总医院第三医学中心),周洪澜(吉林大学第一医院),高蕾(中国人民解放军东部战区总医院),黄刚(中山大学附属第一医院)

**利益冲突:** 所有作者声明无利益冲突。

## 参考文献

[1] BALSHEM H, HELFAND M, SCHÜNEMANN H J, et al. GRADE guidelines: 3. rating the quality of evidence [J]. J Clin Epidemiol, 2011, 64 (4): 401-406.

[2] CHEN Y, YANG K, MARUŠIC A, et al. A reporting tool for practice guidelines in health care: the RIGHT statement [J]. Ann Intern Med, 2016, 166 (2).

[3] COREY K E, MENDEZ-NAVARRO J, GOROSPE E C, et al. Early treatment improves outcomes in acute hepatitis C virus infection: a meta-analysis [J]. J Viral Hepat, 2010, 17 (3): 201-207.

[4] BHATTACHARYA D, ARONSOHN A, PRICE J, et al. Hepatitis C guidance 2023 update: American association for the study of liver diseases-infectious diseases society of America recommendations for testing, managing, and treating hepatitis C virus infection [J]. Clin Infect Dis, 2023.

[5] KIDNEY DISEASE: IMPROVING GLOBAL OUTCOMES HEPATITIS C W G. KDIGO 2022 clinical practice guideline for the prevention, diagnosis, evaluation, and treatment of hepatitis C in chronic kidney disease [J]. Kidney Int, 2022, 102 (6S): S129-S205.

[6] CHEN Y-C, CHIOU W-Y, HUNG S-K, et al. Hepatitis C virus itself is a causal risk factor for chronic kidney disease beyond traditional risk factors: a 6-year nationwide cohort study across Taiwan [J]. BMC Nephrology, 2013, 14: 187.

[7] DESHPANDE R, STEPANOVA M, GOLABI P, et al. Prevalence, mortality and healthcare utilization among medicare beneficiaries with hepatitis C in haemodialysis units [J]. J Viral Hepat, 2019, 26 (11): 1293-1300.

[8] LAZO M, NWANKWO C, DAYA N R, et al. Confluence of epidemics of hepatitis C, diabetes, obesity, and chronic kidney disease in the united states population [J]. Clin Gastroenterol Hepatol, 2017, 15 (12): 1957-1964. e7.

[9] SIMMONS B, SALEEM J, HEATH K, et al. Long-term treatment outcomes of patients infected with hepatitis C virus: a systematic review and meta-analysis of the survival benefit of achieving a sustained virological response [J]. Clin Infect Dis, 2015, 61 (5): 730-740.

[10] SIMMONS B, SALEEM J, HILL A, et al. Risk of late relapse or reinfection with hepatitis C virus after achieving a sustained virological response: a systematic review and meta-analysis [J]. Clin Infect Dis, 2016, 62 (6): 683-694.

[11] SAWINSKI D, FORDE K A, LO RE V, et al. Mortality and kidney transplantation outcomes among hepatitis C virus-seropositive maintenance dialysis patients: a retrospective cohort study [J]. Am J Kidney Dis, 2019, 73 (6): 815-826.

［12］ PEREIRA B J G, NATOV S N, BOUTHOT B A, et al. Effect of hepatitis C infection and renal transplantation on survival in end-stage renal disease [J]. Kidney Int, 1998, 53 (5): 1374-1381.

［13］ MUñOZ R, RAMíREZ E, FERNANDEZ I, et al. Correlation between fibroscan, liver biopsy, and clinical liver function in patients with hepatitis C virus infection after renal transplantation [J]. Transplant Proc, 2009, 41 (6): 2425-2426.

［14］ 中华医学会肝病学分会, 中华医学会感染病学分会. 丙型肝炎防治指南 (2022 年版)[J]. 中华传染病杂志, 2023, 41 (1): 29-46.

［15］ CHEN R, LI D, ZHANG M, et al. Sofosbuvir/velpatasvir prophylaxis for 12 weeks in hepatitis C virus (HCV)-negative recipients receiving kidney transplantation from HCV-positive donors [J]. Ann Transplant, 2021, 7, 26: e933313.

［16］ BALK E M, ADAM G P, JADOUL M, et al. A systematic review of direct-acting antivirals for hepatitis C in advanced CKD [J]. Kidney Int Rep, 2023, 8 (2): 240-253.

［17］ 梅长林, 张文宏, 戴兵. 慢性肾脏病合并丙型肝炎病毒感染诊断、治疗和预防的临床实践指南 (2023 年版)[J]. 中国感染控制杂志, 2023, 22 (4): 369-382.

［18］ LIU C-H, KAO J-H. Pan-genotypic direct-acting antivirals for patients with hepatitis C virus infection and chronic kidney disease stage 4 or 5 [J]. Kidney Int, 2022, 16 (5): 1001-1019.

［19］ PEREIRA B J G, MILFORD E L, KIRKMAN R L, et al. Transmission of hepatitis C virus by organ transplantation [J]. N Engl J Med, 1991, 325 (7): 454-460.

［20］ JADOUL M, AWAN A A, BERENGUER M C, et al. KDIGO 2022 clinical practice guideline for the prevention, diagnosis, evaluation, and treatment of hepatitis C in chronic kidney disease [J]. Kidney Int, 2022, 102 (6): S129-S205.

［21］ DAO A, CUFFY M, KAISER T E, et al. Use of HCV Ab+/NAT– donors in HCV naïve renal transplant recipients to expand the kidney donor pool [J]. Clin Transplant, 2019, 33 (7): e13598.

［22］ FRANCO A, MORESO F, MERINO E, et al. Renal transplantation from seropositive hepatitis C virus donors to seronegative recipients in Spain: a prospective study [J]. Transpl Int, 2019, 32 (7): 710-716.

［23］ BLOOM R D, SAYER G, FA K, et al. Outcome of hepatitis C virus-infected kidney transplant candidates who remain on the waiting list [J]. Am J Transplant, 2005, 5 (1): 139-144.

［24］ KUCIRKA L M, SINGER A L, ROS R L, et al. Underutilization of hepatitis C-positive kidneys for hepatitis C-positive recipients [J]. Am J Transplant, 2010, 10 (5): 1238-1246.

［25］ MOLNAR M Z, AZHAR A, TSUJITA M, et al. Transplantation of kidneys from hepatitis C virus-infected donors to hepatitis C virus-negative recipients: one-year kidney allograft outcomes [J]. Am J Kidney Dis, 2021, 77 (5): 739-747. e1.

［26］ FENG Z, ZHANG J, TAN W, et al. Efficacy and safety of direct-acting antivirals in kidney transplantation from HCV-viremic donors to negative recipients: a meta-analysis [J]. Front Med (Lausanne), 2022, 9: 802686.

［27］ KAMAR N, TOUPANCE O, BUCHLER M, et al. Evidence that clearance of hepatitis C virus RNA after α-interferon therapy in dialysis patients is sustained after renal transplantation [J]. J Am Soc Nephrol, 2003, 14 (8): 2092-2098.

［28］ GHANY M G, MORGAN T R. Hepatitis C guidance 2019 update: American Association for the Study of liver Diseases-Infectious Diseases Society of America recommendations for testing, managing, and treating hepatitis C virus infection [J]. Hepatology, 2020, 71 (2): 686-721.

［29］ GOLDBERG D S, ABT P L, BLUMBERG E A, et al. Trial of transplantation of HCV-infected kidneys into uninfected recipients [J]. N Engl J Med, 2017, 376 (24): 2394-2395.

［30］ DURAND C M, BOWRING M G, BROWN D M, et al. Direct-acting antiviral prophylaxis in kidney transplantation from hepatitis C virus-infected donors to noninfected recipients [J]. Ann Intern Med, 2018, 168 (8): 533-540.

［31］ REESE P P, ABT P L, BLUMBERG E A, et al. Twelve-month outcomes after transplant of hepatitis C-infected kidneys into uninfected recipients [J]. Ann Intern Med, 2018, 169 (5): 273-281.

［32］ SARRAZIN C, ISAKOV V, SVAROVSKAIA E S, et al. Late relapse versus hepatitis C virus reinfection in patients with sustained virologic response after sofosbuvir-based therapies [J]. Clin Infect Dis, 2017, 64 (1): 44-52.

［33］ FONTAINE H, ALRIC L, LABREUCHE J, et al. Control of replication of hepatitis B and C virus improves patient and graft survival in kidney transplantation [J]. J Hepatol, 2019, 70 (5): 831-838.

［34］GORDON C E, ADAM G P, JADOUL M, et al. Kidney transplantation from hepatitis C virus-infected donors to uninfected recipients: a systematic review for the KDIGO 2022 hepatitis C clinical practice guideline update [J]. Am J Kidney Dis, 2023, 82 (4): 410-418.

［35］TORABI J, ROCCA J P, AJAIMY M, et al. Commercial insurance delays direct-acting antiviral treatment for hepatitis C kidney transplantation into uninfected recipients [J]. Transpl Infect Dis, 2021, 23 (1): e13449.

［36］DALOUL R, ANTHONY M, WASHBURN K, et al. A real-world, single-center experience of the utilization of hepatitis C-viremic kidneys for hepatitis C-negative recipients [J]. Clin Nephrol, 2021, 96 (4): 216-225.

［37］DURAND C M, BARNABA B, YU S, et al. Four-week direct-acting antiviral prophylaxis for kidney transplantation from hepatitis C-viremic donors to hepatitis C-negative recipients: an open-label nonrandomized study [J]. Ann Intern Med, 2021, 174 (1): 137-138.

［38］GUPTA G, YAKUBU I, ZHANG Y, et al. Outcomes of short-duration antiviral prophylaxis for hepatitis C positive donor kidney transplants [J]. Am J Transplant, 2021, 21 (11): 3734-3742.

［39］SISE M E, GOLDBERG D S, KORT J J, et al. Multicenter study to transplant hepatitis C-infected kidneys (MYTHIC): an open-label study of combined glecaprevir and pibrentasvir to treat recipients of transplanted kidneys from deceased donors with hepatitis C virus infection [J]. Am Soc Nephrol, 2020, 31 (11): 2678-2687.

［40］JANDOVITZ N, NAIR V, GRODSTEIN E, et al. Hepatitis C-positive donor to negative recipient kidney transplantation: a real-world experience [J]. Transpl Infect Dis, 2021, 23 (3): e13540.

［41］MOLNAR M Z, NAIR S, CSEPREKAL O, et al. Transplantation of kidneys from hepatitis C-infected donors to hepatitis C-negative recipients: single center experience [J]. Am J Transplant, 2019, 19 (11): 3046-3057.

［42］唐茂芝, 张克勤. HCV 阴性受者接受 HCV 阳性供肾肾移植临床研究现状 [J]. 器官移植, 2023, 14 (2): 235-240.

［43］DOHERTY D T, ATHWAL V, MOINUDDIN Z, et al. Kidney transplantation from hepatitis-C viraemic donors: considerations for practice in the United Kingdom [J]. Transpl Int, 2022, 3; 35: 10277.

［44］MARTINOT-PEIGNOUX M, STERN C, MAYLIN S, et al. Twelve weeks posttreatment follow-up is as relevant as 24 weeks to determine the sustained virologic response in patients with hepatitis C virus receiving pegylated interferon and ribavirin [J]. Hepatology, 2010, 51 (4): 1122-1126.

［45］DALOUL R, PESAVENTO T E, GOLDBERG D S, et al. A review of kidney transplantation from HCV-viremic donors into HCV-negative recipients [J]. Kidney Int, 2021, 100 (6): 1190-1198.

［46］AWAN A A, JADOUL M, MARTIN P. Hepatitis C in chronic kidney disease: an overview of the KDIGO guideline [J]. Clin Gastroenterol Hepatol, 2020, 18 (10): 2158-2167.

［47］LIU C-H, CHEN Y-S, TSAI M-K, et al. Long-term durability of sustained virologic response for hepatitis C virus infection in solid organ transplant recipients receiving direct-acting antivirals [J]. J Formos Med Assoc, 2023, 122 (8): 800-804.

［48］DUERR M, SCHREZENMEIER E V, LEHNER L J, et al. A prospective study of daclatasvir and sofosbuvir in chronic HCV-infected kidney transplant recipients [J]. BMC Nephrology, 2019, 20 (1): 36.

［49］伍菲菲, 苏明华, 江建宁, 阳光. 广西地区基因 1 型丙型肝炎患者 NS5A 抑制剂天然耐药突变的研究 [J]. 广西医科大学学报, 2018, 35 (4): 472-475.

［50］OH J H, PARK D A, KO M J, et al. Direct-acting antivirals and the risk of hepatitis B reactivation in hepatitis B and C co-infected patients: a systematic review and meta-analysis [J]. J Pers Med, 2022, 26; 12 (12): 1957.

［51］CHEN G, WANG C, CHEN J, et al. Hepatitis B reactivation in hepatitis B and C coinfected patients treated with antiviral agents: a systematic review and meta-analysis [J]. Hepatology, 2017, 66 (1): 13-26.

［52］KANDA T, LAU G K K, WEI L, et al. APASL HCV guidelines of virus-eradicated patients by DAA on how to monitor HCC occurrence and HBV reactivation [J]. Hepatology Int, 2019, 13 (6): 649-661.

［53］HESTIN D, GUILLEMIN F, CASTIN N, et al. Pretransplant hepatitis C virus infection: a predictor of proteinuria after renal transplantation [J]. Transplantation, 1998, 65 (5): 741-744.

［54］黄霞, 吉英杰, 程勇前. 肾移植前后丙型肝炎病毒感染的管理 [J]. 实用器官移植电子杂志, 2021, 9 (1): 80-84.

［55］MORALES J M, PASCUAL-CAPDEVILA J, CAMPISTOL J M, et al. Membranous glomerulonephritis associated with hepatitis C virus infection in renal transplant patients [J]. Transplantation, 1997, 63 (11): 1634-1639.

［56］ BAID S, PASCUAL M, WILLIAMS W W, JR., et al. Renal thrombotic microangiopathy associated with anticardio-lipin antibodies in hepatitis C-positive renal allograft recipients [J]. J Am Soc Nephrol, 1999, 10 (1): 146-153.

［57］ HUSAIN S, SIS B. Advances in the understanding of transplant glomerulopathy [J]. Am J Kidney Dis, 2013, 62 (2): 352-363.

［58］ LI X, CHEN J, CHENG D, et al. Histopathologic features that predict transplant glomerulopathy progression in a Chinese cohort [J]. Am J Nephrol, 2019, 49 (6): 425-434.

［59］ MORALES J M, FABRIZI F. Hepatitis C and its impact on renal transplantation [J]. Nat Rev Nephrol, 2015, 11 (3): 172-182.

［60］ 慢性肾脏病合并丙型肝炎病毒感染诊断、治疗和预防专家组. 慢性肾脏病合并丙型肝炎病毒感染诊断、治疗和预防的临床实践指南 (2023 年版)[J]. 中国感染控制杂志, 2023, 22 (4): 369-382.

［61］ BONACCI M, LENS S, LONDONO M C, et al. Virologic, clinical, and immune response outcomes of patients with hepatitis C virus-associated cryoglobulinemia treated with direct-acting antivirals [J]. Clin Gastroenterol Hepatol, 2017, 15 (4): 575-583 e1.

［62］ DE VITA S, QUARTUCCIO L, ISOLA M, et al. A randomized controlled trial of rituximab for the treatment of severe cryoglobulinemic vasculitis [J]. Arthritis Rheum, 2012, 64 (3): 843-853.

［63］ SNELLER M C, HU Z, LANGFORD C A. A randomized controlled trial of rituximab following failure of antiviral therapy for hepatitis C virus-associated cryoglobulinemic vasculitis [J]. Arthritis Rheum, 2012, 64 (3): 835-842.

［64］ ROCCATELLO D, SCIASCIA S, BALDOVINO S, et al. Improved (4 Plus 2) rituximab protocol for severe cases of mixed cryoglobulinemia: a 6-year observational study [J]. Am J Nephrol, 2016, 43 (4): 251-260.

［65］ Viral hepatitis in pregnancy: ACOG clinical practice guideline No. 6 [J]. Obstet Gynecol, 2023, 142 (3): 745-759.

［66］ ABDUL MASSIH S, EKE A C. Direct antiviral agents (DAAs) and their use in pregnant women with hepatitis C (HCV) [J]. Expert Rev Anti Infect Ther, 2022, 20 (11): 1413-1424.

# 62　肾移植术后耶氏肺孢子菌肺炎临床诊疗指南

耶氏肺孢子菌肺炎 (pneumocystis jirovecii pneumonia, PJP), 是由耶氏肺孢子菌引起的机会性肺部感染性疾病。肺孢子菌既往被归为原虫, 基于 mRNA 序列的研究证实该病原菌是一种真菌, 进而把能够引起人类感染的肺孢子菌重新命名为耶氏肺孢子菌[1]。未接受有效预防的实体器官、干细胞移植受者和获得性免疫缺陷综合征 (acquired immunodeficiency syndrome, AIDS) 患者是 PJP 感染的高发人群[2-5]。PJP 是严重影响实体器官移植受者生存质量的重要风险因素之一[6]。有效预防、及时诊断、可靠治疗可有效控制 PJP 的发生, 降低死亡率。

## 一、指南形成方法

近年来, 国际多个相关学会发布了针对实体器官移植 (solid organ transplantation, SOT) 受者 PJP 的诊疗指南。肾移植受者是 PJP 的高危人群之一, 目前我国尚未发布针对肾移植受者 PJP 的临床诊疗指南。在此背景下, 中华医学会器官移植分会组织国内多家肾移植单位共同制订该指南, 经过专家座谈、会议, 总结并提出 16 个临床问题。

按照人群、干预、对照、结局 (population, intervention, comparison, outcome, PICO) 的原则对纳入的临床问题进行检索。通过检索词 "耶氏肺孢子菌" "耶氏肺孢子菌肺炎" "肾移植" "免疫抑制" "免疫缺陷" 等, 在 MEDLINE (PubMed)、Web of Science、万方知识数据服务平台和中国知网数据库, 纳入指南、共识、规范、系统评价和 meta 分析、随机对照试验(randomized controlled trial,RCT)、非 RCT 队列研究和病例对照研究等类型的证据。综合考虑证据以及我国肾移植受者的心理与价值观、干预措施的成本和利弊等因素后,指南工作组提出了符合我国临床诊疗实践的推荐意见。采用 2009 版牛津大学循证医学中心的证据分级与推荐强度标准对每个临床问题的推荐意见证据质量和推荐强度进行分级。中华医学会器官移植学分会组织全国器官移植与相关学科专家经过两轮会议集体讨论,根据其反馈意见对初稿进行补充及修改,最终形成指南终稿。本指南旨在为临床医师提供明确的诊断依据,指导肾移植术后 PJP 的临床综合治疗。

本指南已在国际实践指南注册与透明化平台(Practice Guide Registration for TransPAREncy,PREPARE)上以中英双语注册(注册号:PREPARE-2023CN835)。

## 二、流行病学及高危因素

耶氏肺孢子菌广泛存在于环境中,但尚未明确导致人类感染的环境因素。耶氏肺孢子菌有三种形态:滋养体、包囊和孢子体(或囊内体)。肺孢子菌的生命周期尚不完全清楚,一般认为是孢子体从包囊中出来,发育成滋养体,这些滋养体成熟形成包囊。耶氏肺孢子菌主要通过空气传播或体内潜伏状态肺孢子菌重新激活[7-11]。在严重感染患者肺内常有大量滋养体,而包囊较少。血清学研究表明,病原菌暴露通常发生在儿童时期[12]。有研究显示,PJP 可能通过空气传播或既往体内定殖和 / 或治疗不足的感染重新激活而发生,但有症状的 PJP 几乎完全局限于确定有免疫缺陷的个体。

临床问题 1:肾移植术后 PJP 的流行病学特点及高危因素有哪些?

推荐意见 1:肾移植术后 6 个月内是 PJP 的高发时期(推荐强度 B,证据等级 2c)。

推荐意见 2:肾移植受者强化免疫抑制治疗后发生肺部感染时,需高度警惕 PJP(推荐强度 B,证据等级 2c)。

推荐意见说明:

在没有普遍预防的情况下,肾移植术后 PJP 感染风险约为 5%~15%;在广泛预防治疗后发病率可下降至 0.3%~2.6%[13]。发病率因不同移植器官、地域、预防和免疫抑制方案的不同而有差异。肾移植术后 PJP 发生的危险因素包括糖皮质激素、CD4+T 淋巴细胞计数减低(<200/μl)、中性粒细胞减少症、巨细胞病毒感染、低丙种球蛋白血症、抗排斥反应治疗包括激素冲击和抗淋巴细胞抗体治疗等。在肾移植患者中,也可发现院内爆发性感染[7,9,10],提示耶氏肺孢子菌可以在医院环境中形成人际传播,但目前尚无更明确证据支持 PJP 存在直接人际传播以及与环境污染有关。

## 三、诊断

### (一)临床表现

临床问题 2:肾移植术后 PJP 有哪些临床症状和体征?

推荐意见 3:肾移植术后 PJP 无特异性临床症状和体征,发热、干咳、进行性呼吸困难和低氧血症是常见临床表现,自觉症状重而肺部体征少,且进展较快(推荐强度 B,证据等级 2c)。

推荐意见说明:

PJP 常见的临床表现为发热(81%~87%)、干咳(71%~81%)、进行性呼吸困难(66%~68%)和低氧血症(78%~91%),自觉症状重而肺部体征少。由于免疫抑制药物的影响,移植术后患者可能没有发热[14-15]。静息时可能不存在缺氧症状,但可通过动态血氧饱和度监测发现低氧血症。与 AIDS 患者相比,实体器官移植术后受者(solid organ transplant recipients,SOTRs)PJP 的进展通常是急性到亚急性的,进展快慢可能与疾病严重程度有关[16-17]。严重的 PJP 可导致弥漫性肺泡损害、通气/换气功能受损和呼吸衰竭,甚至死亡。肺外感染很少(1%),可发生于胸膜、血管系统、肝脏、脾脏、眼、耳、淋巴结、皮肤、乳突、腹膜、网膜和胃肠道、肾脏、骨髓、胰腺和肾上腺[18]。

## (二) 影像学检查

**临床问题 3:肾移植术后 PJP 影像学表现有何特征?**

**推荐意见 4:**肾移植术后 PJP 首选高分辨胸部 CT 进行影像学诊断。PJP 早期、进展期及转归期的肺部 CT 表现不同,最后可发展为弥漫性间质性肺病(推荐强度 B,证据等级 2c)。

**推荐意见说明:**

高分辨 CT(high-resolution computed tomography,HRCT)对 PJP 病灶检出的敏感度高,可清楚显示病灶的形态、分布、范围及密度特点,能起到良好的诊断与鉴别诊断作用。PJP 早期为渗出期,影像学表现为肺内粟粒样的浸润阴影,以两肺中下叶分布为主[19-20]。进展期为浸润期,粟粒及斑片状阴影融合扩大为均匀致密的浸润阴影,呈弥漫性磨玻璃阴影,以对称性弥漫性分布为主。病变趋向于向心性分布,多位于肺门周围的内中带,由中肺向下肺发展,一般无小叶或沿支气管血管束分布,病变区与正常肺组织交错存在,有融合倾向,磨玻璃阴影也可表现为补丁状。少数患者可出现"月弓征",即胸膜下"新月形"或"柳叶形"的肺实质未受累。转归期为修复增殖期,肺内病变以间质纤维化为主,见大片状高密度影及索条状、网织状改变,可形成"碎石路"征,最后可发展为弥漫性间质性肺病。

肺气囊可出现在感染的任何阶段,发生在磨玻璃阴影中央或周边,以两肺上叶为主,壁厚程度不一,气囊常常多发,也可相互融合。少数患者还可合并气胸和/或纵隔、颈胸部皮下气肿。PJP 肺外表现可出现纵隔、肺门淋巴结肿大,胸腔积液等征象。有研究显示,在确诊 PJP 的情况下,放射性核素检查可观察到双侧肺野异常摄取,提示 FDG-PET(fluorodeoxyglucose positron emission tomography)可能有助于早期诊断[21-23]。

## (三) 实验室检查

肾移植术后 PJP 缺乏特异性的临床症状、体征及影像学表现。病原学检测是肾移植术后 PJP 诊断的最准确标准。但目前仍无法体外培养肺孢子菌。

**临床问题 4:肾移植术后 PJP 病原学检查方法有哪些?**

**推荐意见 5:**痰液、咽洗液、支气管肺泡灌洗液或肺活检标本经特殊染色(吉姆萨、哥氏银染甲苯胺蓝等)或分子生物学技术明确耶氏肺孢子菌可诊断 PJP(推荐强度 B,证据等级 2b)。

**推荐意见说明:**

病原学诊断的标准方法是自发或诱导痰液、咽洗液、支气管肺泡灌洗液(bronchoalveolar lavage fluid,BALF)或经支气管/皮穿刺肺活检获取的标本经特殊染色(吉姆萨、哥氏银染甲苯胺蓝等)镜检寻找病原体。常用的实验室检测和样本获取方法见表 62-1。检测的敏感性和特异性根据样本和检测的类型、样本收集的充分性、特定的宿主免疫功能低下状况、使用预防性治疗或最近的治疗而有很大差异。样本选择的考虑因素包括诊断敏感性和样本获取的侵入性。诱导痰的获取侵入性较小[24-25],首选诱导痰检查结合直接免疫荧光染色检测病原菌,然后进行有创性检测。对于不能进行诱导痰检查的儿童,应进行 BALF 检查。目前诊断 PJP 的优质样本是 BALF,这被认为是质量最高的呼吸道样本[26-30]。然而,缺乏标准化的采样技术会影响检测结果。因无须支气管镜,非定向支气管肺泡灌洗可能值得进一步研究。经支气管或经皮穿刺肺活检是侵入性操作,存在出血、血行感染等风险,很少开展。任何单一呼吸道样本的阴性涂片不能用于排除 PJP。

表 62-1　肾移植术后 PJP 的实验室诊断方法

| 样本 / 技术 | 推荐用法 | 推荐强度 | 证据等级 |
|---|---|---|---|
| 诊断样本 | | | |
| 支气管肺泡灌洗（BAL） | 可检测多种病因，检出率>80% | B | 2b |
| 经支气管（肺）活组织检查 | 增加 BAL 和其他肺部病理的产率 | B | 2b |
| 开放肺活检或视频辅助胸腔镜检查（VATS） | 诊断的金标准，一般不需要 | C | 4 |
| 诱导痰 | BAL 的替代标本，检出率>50% | B | 2b |
| 其他呼吸道样本 | 微生物载量低，检出率低 | B | 2c |
| 诊断技术 | | | |
| 免疫荧光检测 | 最灵敏的显微诊断法，检出率高于其他方法 | B | 2b |
| 实时定量 PCR，核酸检测 | BAL 的量化，不能区分感染和定殖 | B | 2b |
| 银、彩或荧光染色 | 仅用阴性 BAL 排除 PJP | B | 2b |
| 血清学 | | | |
| 乳酸脱氢酶（LDH） | 不特异，PJP 一般呈阳性 | B | 3b |
| 血清(1 → 3)β-d- 葡聚糖测定（BDG） | 不特异，可作为辅助诊断指标，β-1,3- 葡聚糖是 PJP 细胞壁的组成部分 | B | 3a |
| 基因分型，测序 | 怀疑疫情调查 | C | 4 |

### 临床问题 5：分子生物学技术在 PJP 诊断中是否更有优势？

推荐意见 6：宏基因组二代测序或 PCR 技术对 PJP 的诊断具有较快的诊断速度和较高的准确性，但无法区分感染和定殖，需结合 PJP 其他临床特征进行诊断（推荐强度 B，证据等级 3a）。

推荐意见说明：

宏基因组二代测序（metagenomic next-generation sequencing，mNGS）近年来在医学感染检测致病菌中应用广泛。检测样本可选择痰液、BALF、肺组织活检标本或血液样本。近期一项荟萃分析显示 mNGS 诊断 PJP 的敏感性高达 97.4%，特异性 94.3%，结合临床表现及影像学检查，其诊断具有较高准确性。回顾性分析显示，在免疫低下人群中（包括血液系统疾病、器官移植、HIV 感染等），mNGS 用于诊断 PJP 显示出更快速、全面、准确的特点，具有较高的应用价值，可作为 PJP 的诊断方法之一[31-34]。

早期核酸扩增（nucleic acid amplification testing，NAT）技术对肺炎的检测具有很高的敏感性，NAT 依赖于多拷贝基因靶向（例如，线粒体 rRNA 或 Msg）或巢式 PCR，这需要两轮扩增 PCR 检测[35]。可应用于诱导痰、口腔洗液、BALF 液或肺活检标本。

PCR 检测法的分析灵敏度允许检测低微生物负荷，应结合临床情况进行判断，如临床特点符合 PJP 可确定诊断，如无临床表现可能认为是亚临床感染或病原携带者，对疾病的阳性预测值较低[36]，对定殖和感染的区分有限[37]，但提示该类患者需要进行 PJP 预防。肺孢子菌 PCR 阳性和血清 BDG 阳性的结合可用于区分感染和定殖，较高的定量结果与侵袭性疾病的发生相关[38-39]。

游离 DNA（cell-free DNA，cfDNA）检测通过检测循环微生物 DNA 诊断播散性或局部感染。在确诊 PJP 患者中，血清耶氏肺孢子菌 cfDNA 的敏感性为 100%，在疑似患者中敏感性较低，但仍有超

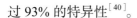 

过 93% 的特异性[40]。

流式细胞法可以检测肺孢子菌抗体并评价抗真菌药物的敏感性[41]。与免疫荧光染色相比,该方法检测 BALF 和支气管样本中的耶氏肺孢子菌的敏感性和特异性均为 100%。虽然应用广泛,但数据有限,目前不推荐将其作为一种诊断方法。

**临床问题 6:其他有助于 PJP 诊断的实验室检查有哪些?**

**推荐意见 7:** 血清(1→3)β-D- 葡聚糖测定、血气分析、血清乳酸脱氢酶等非特异性指标对 PJP 诊断具有辅助诊断价值(推荐强度 B,证据等级 2c)。

**推荐意见说明:**

耶氏肺孢子菌细胞壁含有碳水化合物、胆固醇,但不含麦角固醇,不能重新合成甾醇类。β-1,3-葡聚糖是细胞壁的主要成分,是肺巨噬细胞吞噬的主要靶点,因此成为诊断和治疗的重要靶点。血清(1→3)β-D- 葡聚糖测定(β-D-glucan,BDG)具有高灵敏度(>90%),低特异性(<80%),对疾病消退的跟踪较差[42-46],但具有较高的阴性预测价值。血清 BDG 升高可能有助于 PJP 早期诊断,尤其对无法通过有创操作获取呼吸道样本的 PJP 患者更为有益。细菌性肺炎或使用 β- 内酰胺类抗生素(特别是哌拉西林 - 他唑巴坦)时可能出现假阳性结果[47]。通常,PJP 患者伴有低氧血症和呼吸性碱中毒。几乎所有 PJP 患者血清乳酸脱氢酶(lactate dehydrogenase,LDH)都会升高(超过 300IU/ml)[45],肺泡 -动脉 $PAO_2$-$PaO_2$ 梯度升高,且治疗开始时梯度超过 30mmHg 与较高死亡率相关[48]。治疗成功后,LDH 和动脉血氧分压梯度将恢复正常。

PJP 患者血清中血管紧张素转换酶(angiotensin converting enzyme,ACE)水平升高可能反映了 PJP 患者的巨噬细胞功能障碍[49-50]。有研究发现,PJP 患者血清涎液化糖链抗原 -6(krebs von den lungen 6,KL-6)升高[51],然而在一项前瞻性研究中显示,PJP 患者血清 KL-6 水平并不高于其他类型间质性肺炎患者[52]。血清 BDG/KL-6 联合试验是诊断 PJP 最准确的血清学方法,敏感性为 94.3%,特异性为 89.6%[53]。虽然这些实验室检查缺乏特异性,但可能支持 PJP 的诊断。

## 四、治疗

**临床问题 7:PJP 的首选治疗药物是什么?**

**推荐意见 8:** 推荐甲氧苄啶 - 磺胺甲噁唑作为 PJP 的一线治疗药物和首选药物(推荐强度 B,证据等级 2b)。

**推荐意见说明:**

甲氧苄啶 - 磺胺甲噁唑(TMP-SMX)是治疗 PJP 的首选药物,可通过静脉注射或口服给药[54-56]。TMP-SMX 的标准剂量在成人或青少年为 15mg/kg TMP 成分,根据肾功能每 6~8h 分次给药[54-55]。儿童患者中,TMP-SMX 使用剂量为 3.75~5mg/kgTMP 成分和 19~25mg/kg SMX 成分[54]。TMP-SMX 的重要优点包括其广泛的可获得性、较好的耐受性、良好的口服生物利用度以及静脉注射和口服制剂。不良反应从轻微到严重不等,轻微的毒性包括胃肠功能紊乱、皮疹(轻 ~ 重度)、高钾血症、药物热和血清肌酐升高。可能限制继续使用的严重不良反应包括严重过敏反应、显著血细胞减少、肾炎、胰腺炎、肺炎、肝炎和中枢神经系统影响等。

**临床问题 8:肾功能不全 PJP 患者 TMP-SMX 是否需要调整剂量?**

**推荐意见 9:** 建议 TMP-SMX 应在高剂量或根据肾小球滤过率适当调整剂量(推荐强度 C,证据等级 4)。

推荐意见说明：

磺胺甲噁唑在高剂量或未根据肾小球滤过率（glomerular filtration rate, GFR）适当调整剂量时具有肾毒性[57]。如果肌酐清除率低于15~30ml/min，建议每24h总剂量减半[58-59]。然而，甲氧苄啶和/或磺胺甲噁唑的潜在肾毒性一直受到质疑，在大多数患者中这种肾毒性是可逆的，停止治疗后血清肌酐恢复到基线。即使在推荐剂量下，甲氧苄氨嘧啶成分也会抑制肾小管肌酐分泌，导致血清肌酐快速但最终可逆的升高，但这与GFR的变化无关。当使用基于肌酐的GFR计算公式时，就会导致估测的GFR偏低[57]。新的GFR生物标志物可能对使用TMP-SMX治疗患者的肾功能监测有意义，例如，血浆胱抑素C通过肾小球自由过滤，然后被肾小管细胞重吸收，并被完全代谢[60]。因此，甲氧苄氨嘧啶理论上不应影响血浆胱抑素C浓度。

临床问题9：棘白菌素类抗真菌药是否可用于PJP治疗？

推荐意见10：因肾功能受损限制磺胺药物足量使用时，建议使用棘白菌素类抗真菌药联合适当剂量的磺胺作为二线治疗（推荐强度B，证据等级3a）。

推荐意见11：因药物过敏、不耐受或存在磺胺耐药时，建议使用棘白菌素类抗真菌药联合其他二线药物作为替代治疗（推荐强度C，证据等级4）。

推荐意见说明：

棘白菌素类抗真菌药（如卡泊芬净、米卡芬净）通过非竞争性抑制BDG合成酶，破坏肺孢子菌细胞壁的合成，从而起到杀菌的作用。因肾功能受损限制磺胺药物的足量使用，或存在磺胺耐药时，肾移植受者可使用棘白菌素类抗真菌药联合磺胺或其他二线药物作为PJP的替代治疗，虽有报道可达到治疗效果，但尚缺乏随机对照研究的循证医学证据[54,61,62]。注射用卡泊芬净的使用剂量为首剂70mg，维持剂量50mg，共14d。常见的不良反应为注射部位瘙痒、疼痛、发热、寒战、恶心呕吐和腹泻，均与输液相关。卡泊芬净经肝脏代谢，中~重度肝功能受损时应减量至35mg。

临床问题10：PJP其他药物治疗有哪些？

推荐意见12：TMP-SMX过敏、不耐受或因肾功能不全限制TMP-SMX使用时，可选择的替代药物治疗包括静脉注射异硫代喷他脒、阿托伐醌、伯氨喹和克林霉素（推荐强度B，证据等级3a）。

推荐意见说明：

TMP-SMX过敏、不耐受或因肾功能不全限制TMP-SMX使用时，可选择的替代药物治疗见表62-2。喷他脒对PJP的疗效已得到充分证实，但其严重毒性的发生率高达80%[63-65]，目前应用有限。其作用机制涉及破坏核酸和蛋白质合成，不良反应包括肾毒性、肝炎、胰腺炎、血糖异常（涉及胰腺β细胞损伤）、电解质紊乱（低钾血症、低镁血症）和循环紊乱（包括低血压、心动过速和心律失常）。此外，喷他脒的半衰期较长，增加了长期毒性的风险，甚至超出治疗疗程。

克林霉素联合伯氨喹是治疗轻~中度PJP的替代方案，同时也是治疗难治性PJP的首选挽救方案[66,67]。治疗效果优于静脉注射喷他脒，且不良反应较轻。该方案也被发现具有与TMP-SMX和氨苯砜相当的临床疗效，但毒性较大。推测的作用机制包括克林霉素对线粒体活性的影响和伯氨喹对核酸合成的影响。但在葡萄糖-6-磷酸脱氢酶（G6PD）缺乏时，伯氨喹与严重溶血相关，因此在启动治疗前应检测G6PD水平。G6PD缺乏者应避免使用伯氨喹。

阿托伐醌是治疗轻~中度PJP的另一种选择方案。阿托伐醌可通过抑制细胞色素B干扰微生物电子传递链，与TMP-SMX相比，阿托伐醌治疗PJP的疗效较差，但不良反应较少[68]。与静脉注射喷他脒相比，阿托伐醌对轻~中度PJP同样有效，副作用更少[69]。不良反应包括药物热、皮疹和胃肠道

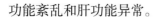 

功能紊乱和肝功能异常。

氨苯砜和甲氧苄啶联合使用是轻～中度 PJP 的替代治疗选择,临床疗效与 TMP-SMX 和克林霉素联合伯氨喹相当。氨苯砜可抑制叶酸合成,可诱导溶血。主要不良反应为血液学毒性,如高铁血红蛋白血症和贫血。

表 62-2　肾移植术后 PJP 治疗方案

| 药物 | 剂量 | 注解 |
| --- | --- | --- |
| 甲氧苄啶 - 磺胺甲噁唑（TMP-SMX） | 成人 / 青少年:15~20mg/（kg·d）,每 6~8 小时分次给药;根据病情适当调整剂量<br>儿童:3.75~5mg/kg/ 剂的 TMP 成分和 19~25mg/kg/ 剂的 SMX 成分,每 6 小时给药 | 治疗 PJP 最有效药物,可考虑辅助糖皮质激素。<br>(推荐强度 B,证据等级 2b) |
| 戊烷脒 | 静脉注射 4mg/（kg·d）,根据病情可减量至 2~3mg/（kg·d） | 每天 1 次,每次 1~2 小时;副作用包括胰腺炎、低血糖、高血糖、骨髓抑制、肾功能衰竭和电解质紊乱。因半衰期较长可能导致停止治疗后副作用复杂化;避免在胰腺移植手术中使用。<br>(推荐强度 B,证据等级 3a) |
| 阿托喹酮 | 成人 / 青少年:750mg,口服,每天 2 次(高剂量至 1 500mg,每天 2 次)<br>儿童:1~3 个月、24 个月 ~12 岁:30~40mg/kg(最大 1 500mg)口服,每天 1 次,或者分成每天 2 次服用<br>4~24 个月:45mg/kg(最大 1 500mg)口服,每天 1 次或者分成每天 2 次服用 | 阿托伐醌口服混悬液,口服吸收变化大,适用于轻～中度 PJP。<br>(推荐强度 B,证据等级 3a) |
| 伯氨喹和克林霉素 | 伯氨喹 15~30mg,每天 1 次,联合克林霉素 600~900mg,静脉注射,或每 6~8h 口服 1 次 | 长期使用克林霉素可增加艰难梭菌感染的风险。G6PD 缺乏时应避免使用伯氨喹<br>(推荐强度 B,证据等级 3a) |
| 氨苯砜和甲氧苄啶 | 氨苯砜 100mg/d,口服,每天 1 次,联合甲氧苄氨嘧啶 15mg/（kg·d）,口服,分 3 次服用。<br>儿童:氨苯砜:2mg/kg/ 剂,口服,每天 1 次和甲氧苄啶 5mg/（kg·d）,口服,每天 3 次 | 研究数据有限,尤其儿童患者中研究数据不充分;需补充叶酸 10mg,口服,每天 1 次,以减少毒性<br>(推荐强度 B,证据等级 3a) |
| 大环内酯和 SMX | 大环内酯类药物如克拉霉素或阿奇霉素与磺胺甲噁唑联合使用可能在体内具有协同作用 | 数据支持较少。<br>(推荐强度 C,证据等级 4) |
| 卡泊芬净和 TMP-SMX | 成人 / 青少年:第 1 天静脉给药 70mg 负荷剂量,与 TMP-SMX 联合用药后,静脉注射 50mg,每天 1 次(中～重度肝功能不全时需减少剂量);<br>儿童:卡泊芬净:0~3 个月,25mg/m²,静脉给药,每天 1 次;3 个月 ~17 岁,第 1 天 70mg/m²(最大 70mg/ 剂);之后 50mg/m²(最大 50mg/ 剂)静脉给药,每天 1 次联合 TMP-SMX(中～重度肝功能不全时需减少剂量) | 棘白菌素在动物模型中具有抗肺孢子菌活性作用。联合 TMP-SMX 治疗 PJP 在实体器官和骨髓移植患者中有病例报告。但与 TMP-SMX 比较临床疗效未知。<br>(推荐强度 B,证据等级 3a) |
| 三甲氨蝶呤和叶酸 | 三甲氨蝶呤 45mg/（m²·d）静脉给药[<50kg 患者 1.5mg/（kg·d）静脉给药]与叶酸 20mg/m² 口服或每 6h 静脉给药 1 次(每天总剂量 80mg/m²)联合使用;叶酸治疗应在三甲氨蝶呤停药后延长至少 3 天 | 因严重骨髓抑制不推荐;与 TMP-SMX 相比,疗效较差。<br>(推荐强度 C,证据等级 4) |

续表

| 药物 | 剂量 | 注解 |
|---|---|---|
| | 辅助治疗 | |
| 激素 | 成人 / 青少年：0.75~1mg/（kg·d）甲强龙（或同等剂量），静脉给药，每天 1~2 次，5~7d 后逐渐减少，持续 1~2 周。<br>儿童：1mg/kg，口服，每天两次，共 5d，之后 0.5mg/kg，口服，每天 2 次，共 5d，再之后 0.5mg/kg，口服，每天 1 次，连用 10d | 患者出现缺氧（$PaO_2$<70mmHg 或肺泡 - 动脉 $PAO_2$-$PaO_2$ 梯度 >35mmHg）时，糖皮质激素最好在患者出现后 72h 内使用。（推荐强度 B，证据等级 2c） |

**临床问题 11：TMP-SMX 药物过敏的 PJP 患者，是否可行脱敏治疗？**

推荐意见 13：不建议肾移植术后 PJP 患者进行磺胺药物脱敏治疗（推荐强度 D，证据等级 5）。

推荐意见说明：

磺胺药物过敏的肾移植术后 PJP 患者，因病情需要而无更好的替代药物治疗时，是否可行脱敏治疗，目前尚无充足证据表明其安全性和有效性。同时，考虑肾移植术后 PJP 病情进展迅速、致死率高，经专家讨论，不推荐肾移植术后确诊 PJP 患者进行磺胺药物脱敏治疗。

**临床问题 12：肾移植术后 PJP 患者，如何调整免疫抑制剂？**

推荐意见 14：确诊 PJP 的肾移植受者，推荐减少或停用免疫抑制剂（推荐强度 B，证据等级 2b）。

推荐意见说明：

肾移植术后患者 PJP 的首要危险因素是使用大量免疫抑制剂（钙调神经磷酸酶抑制剂、吗替麦考酚酯、西罗莫司、糖皮质激素联合应用），减少免疫抑制剂是 PJP 治疗的常见初始方法[4,55,70,71]。但减少免疫抑制剂的最佳策略尚不确定。可将抗代谢药 MPA 停用 14~21d，并辅以皮质类固醇。重症 PJP 患者需要挽救生命时，可停用 MPA 和 CNIs，同时使用皮质类固醇治疗。

**临床问题 13：PJP 患者如何使用糖皮质激素？**

推荐意见 15：对中~重度 PJP 肾移植受者，$PaO_2$<70mmHg 或肺泡 - 动脉 $PAO_2$-$PaO_2$ 梯度>35mmHg 时，推荐在 72h 内使用糖皮质激素（推荐强度 B，证据等级 2c）。

推荐意见说明：

糖皮质激素在中~重度 PJP 的治疗中起着重要的辅助作用。随机对照研究表明，在 HIV 感染患者 PJP 治疗的前 72h 内使用糖皮质激素可降低低氧血症早期进展、呼吸衰竭、机械通气需求和死亡风险[72-74]。虽然有研究显示，非 HIV 感染 PJP 患者中，糖皮质激素辅助治疗对死亡率、器官丢失率、ICU 住院时长或机械通气需求等结果没有影响[75-77]。但在最近的一项系统综述中，纳入了 16 项观察性研究，经分析发现糖皮质激素可降低出现缺氧和呼吸衰竭的非 HIV 感染 PJP 患者的死亡率[78]。

尽管缺乏 HIV 感染人群以外的证据，但在出现进行性低氧血症（无吸氧状态下 $PaO_2$<70mmHg）时，仍应开始糖皮质激素辅助治疗，且最好在开始抗菌治疗后 72h 内进行，以减轻大量肺孢子菌被破坏引起的炎性反应。目前尚未确定糖皮质激素的最佳剂量，糖皮质激素可通过口服或者静脉给药[72]，通常建议根据疾病严重程度给予 0.75~1mg/（kg·d）甲强龙（或同等剂量），每天 1~2 次，持续 5~7d，然后在 10~14d 内逐渐减少，以避免肺炎反弹。

## 五、预防

**临床问题14：肾移植术后PJP应如何预防？**

**推荐意见16**：肾移植受者在移植后推荐至少6个月内进行TMP-SMX预防PJP（推荐强度B，证据等级2c）。

**推荐意见17**：首次预防结束后合并新发高危因素或PJP治愈的肾移植受者推荐进行再次TMP-SMX预防（推荐强度B，证据等级2c）。

**推荐意见说明：**

PJP通常在肾移植术后的前6个月发病率最高。对于移植前已接受免疫抑制药物治疗的患者，PJP可能更早发生。有效的预防措施可显著降低移植后PJP的发病率和病死率[79]。预防的最终持续时间取决于器官移植的类型和免疫抑制的程度。对于实体器官移植受者，多个指南建议在移植后至少6~12个月内进行预防[54]，对于存在新发高危因素的患者需进行额外预防。这些高危因素包括应用皮质激素（每天20mg泼尼松或等效应用时间大于2周）、巨细胞病毒感染、排斥反应免疫抑制治疗后，淋巴细胞减少症（通常<500cells/µl）等[80-81]。为预防再次感染，肾移植术后PJP治愈患者需要进行再次预防，尤其是在初次感染后免疫抑制强度不能降低的情况下。

**临床问题15：肾移植术后PJP预防药物及剂量如何选择？**

**推荐意见18**：TMP-SMX是PJP预防的首选药物，建议结合肾脏功能、免疫抑制状态、药物不良反应、移植医师经验等因素选择合适的预防剂量（推荐强度B，证据等级2c）。

**推荐意见说明：**

预防PJP的首选药物TMP-SMX。美国移植协会推荐预防剂量为每天1片TMP-SMX（80mg TMP+400mg SMX）或每周3次，每次双倍剂量（160mg TMP+80mg SMX）[54]。KDIGO指南建议肾移植患者在移植术后3~6个月以及抗排斥治疗后6周内每天使用TMP-SMX预防[82]。欧洲肾脏协会建议在肾移植后3~4个月内每天使用TMP-SMX预防[83]。近年来也有越来越多关于减剂量TMP-SMX预防PJP的报道。在一项为期12个月的回顾性研究中，纳入了438例肾移植受者，233例（53%）应用常规单剂量每天1片TMP-SMX预防，205例（47%）至少减少1次剂量预防，两组患者均无PJP发生。研究建议尝试每周3次的单剂量预防[84]。2022年的一项荟萃分析研究同样表明低剂量的TMP-SMX预防效果令人满意，同时降低了死亡率和PJP相关的不良事件。这种预防策略减轻了疾病带来的经济负担，提高了患者依从性[85]。国内也有中心应用减剂量或极小剂量TMP-SMX预防PJP（每天0.5~1片TMP-SMX，口服，每周1~3次），多出于对药物副作用及肾脏功能的考虑。

阿托伐醌、伯氨喹联合克林霉素、吸入式喷他脒和氨苯砜由于其耐受性、成本和疗效均不如TMP-SMX，均作为二线药物使用[54]。氨苯砜作用机制与SMX类似。氨苯砜可与TMP联用，每周1次，每次25~50mg。尽管通常耐受性良好，但不建议对SMX不耐受的患者使用。此外，G6PD酶缺乏症患者禁用。阿托伐醌在HIV人群中进行了广泛的研究，在实体器官移植受者中仅有小型前瞻性试验研究。阿托伐醌预防PJP的口服剂量为每天1 500mg[86]。但有研究显示，每天1 000mg或更少剂量会导致突破性感染。喷他脒确切作用机制尚不清楚，在TMP-SMX之前，是PJP的一线治疗药物。雾化和本体形式均有生物活性，雾化用于预防，静脉形式通常用于治疗。雾化喷他脒已被证明在PJP预防中与氨苯砜和阿托伐醌同等有效。克林霉素和乙胺嘧啶的疗效不如TMP-SMX、氨苯砜或喷他脒，并且主要在HIV感染患者中进行了研究。预防失败率高于雾化喷他脒[87]。克林霉素的长期使用可能会增加艰难梭菌感染的风险。

**临床问题 16**：TMP-SMX 药物过敏肾移植受者，PJP 预防时，是否可行脱敏处理？

**推荐意见 19**：TMP-SMX 药物过敏肾移植受者，PJP 预防时，建议进行脱敏处理，但需严密监测过敏反应（推荐强度 D，证据等级 5）。

**推荐意见说明：**

如前所述，肾移植术后 PJP 治疗中不推荐进行磺胺药物脱敏治疗。但在 PJP 预防中，结合患者 TMP-SMX 过敏症状及严重程度，综合考量后，可尝试进行脱敏处理。在一项综述研究中[88]，总结比较了三种不同策略，包括①再挑战治疗（监测不良反应持续治疗）；②不良反应恢复后再全剂量给药治疗；③极低剂量的脱敏处理随后增加剂量治疗。结果发现，通过脱敏或再挑战，可成功引入 TMP-SMX 治疗。在三个研究中，44.4%~79.4% 的患者在 6 个月后仍持续 TMP-SMX 治疗。与再挑战治疗相比，先前对 TMP-SMX 有轻度或中度过敏反应的 HIV 成年患者经过脱敏治疗后，TMP-SMX 治疗的停药率、总体超敏率和发热率显著降低。目前可采用的脱敏方案为：首次 TMP-SMX 1/20 000（TMP 0.004mg+SMX 0.02mg），第 1 个小时 1/2 000（TMP 0.04mg+SMX 0.2mg），第 2 个小时 1/200（TMP 0.4mg+SMX 2mg），第 3 个小时 1/20（TMP 4mg+SMX 20mg），第 4 个小时 1/2（TMP 40mg+SMX 200mg），第 5 个小时 2 片（TMP 160mg+SMX 800mg）。脱敏期间勿用皮质激素和抗组胺药[89]。脱敏期间需严密监测过敏反应，必要时终止脱敏。

## 六、小结

PJP 是肾移植术后的严重的感染性疾病，病死率较高，TMP-SMX 可有效预防和治疗 PJP。本指南针对肾移植术后 PJP 的临床问题进行了总结并给予相应推荐意见及说明，期望能够推动我国肾移植术后 PJP 的诊断与治疗工作规范、有效、安全地开展。

**执笔作者**：王振（天津市第一中心医院），史晓峰（天津市第一中心医院），郑建明（天津市第一中心医院），冯钢（天津市第一中心医院），赵杰（天津市第一中心医院）

**参编作者**：杜青（天津市第一中心医院），窦古枫（天津市第一中心医院），郭丽萍（天津市第一中心医院），粘烨琦（天津市第一中心医院），魏江浩（天津市第一中心医院），王辉（天津市第一中心医院），许洋（天津市第一中心医院）

**通信作者**：宋文利（天津市第一中心医院）

**主审专家**：薛武军（西安交通大学附属第一医院），门同义（内蒙古医科大学附属医院），陈刚（华中科技大学同济医学院附属同济医院），朱有华（中国人民解放军海军军医大学第一附属医院）

**审稿专家**：丁小明（西安交通大学附属第一医院），门同义（内蒙古医科大学附属医院），丰贵文（郑州大学附属第一医院），王强（北京大学人民医院），巨春蓉（广州医科大学附属第一医院），戎瑞明（复旦大学附属中山医院），李宁（山西省第二人民医院），李新长（江西省人民医院），宋文利（天津市第一中心医院），张雷（中国人民解放军海军军医大学第一附属医院），陈劲松（中国人民解放军东部战区总医院），苗芸（南方医科大学南方医院），金海龙（中国人民解放军总医院第八医学中心），周洪澜（吉林大学附属第一医院），赵杰（天津市第一中心医院），黄刚（中山大学附属第一医院），程颖（中国医科大学附属第一医院），曾力（中国人民解放军海军军医大学第一附属医院）

**利益冲突**：所有作者声明无利益冲突。

## 参考文献

［1］ STRINGER J R, CUSHION M T, WAKEFIELD A E. New nomenclature for the genus Pneumocystis [J]. J Eukaryot Microbiol, 2001 (Suppl. 1): 48.

［2］ CORDONNIER, CATHERINE, CESARO, et al. Pneumocystis jirovecii pneumonia: still a concern in patients with haematological malignancies and stem cell transplant recipients [J]. J Antimicrob Chemother, 2016, 71 (9): 2379-2385.

［3］ GRYZAN S, PARADIS I L, ZEEVI A, et al. Unexpectedly high incidence of Pneumocystis carinii infection after lung-heart transplantation. Implications for lung defense and allograft surviva [J]. Am Rev Respir Dis, 1988, 137 (6): 1268-1274.

［4］ LUFFT V, KLIEM V, BEHREND M, et al. Incidence of Pneumocystis carinii pneumonia after renal transplantation. Impact of immunosuppression [J]. Transplantation, 1996, 62 (3): 421-423.

［5］ MAINI, RISHMA, HENDERSON, et al. Increasing Pneumocystis pneumonia, England, UK, 2000-2010 [J]. Emerg Infect Dis, 2013, 19 (3): 386-392.

［6］ RODRIGUEZ M, FISHMAN J A. Prevention of infection due to Pneumocystis spp. in human immunodeficiency virus-negative immunocompromised patients [J]. Clin Microbiol Rev, 2004, 17 (4): 770-782.

［7］ DE B M G J, BRUIJNESTEIJN V C L E S, ANDRE G, et al. An outbreak of Pneumocystis jiroveci pneumonia with 1 predominant genotype among renal transplant recipients: interhuman transmission or a common environmental source？[J]. Clin Infect Dis, 2007, 44 (9): 1143-1149.

［8］ KOVACS J A, GILL V J, MESHNICK S, et al. New insights into transmission, diagnosis, and drug treatment of Pneumocystis carinii pneumonia [J]. JAMA, 2001, 286 (19): 2450-2460.

［9］ SABINE, SCHMOLDT, REGINA, et al. Molecular evidence of nosocomial Pneumocystis jirovecii transmission among 16 patients after kidney transplantation [J]. J Clin Microbiol, 2008, 46 (3): 966-971.

［10］ B. HÖCKER et al. Molecular evidence of Pneumocystis transmission inpediatric transplant unit [J]. Emerg Infect Dis, 2005, 11 (2): 330-332.

［11］ CHOUKRI F, MENOTTI J, SARFATI C, et al. Quantification and spread of Pneumocystis jirovecii in the surrounding air of patients with Pneumocystis pneumonia [J]. Clin Infect Dis, 2010, 51 (3): 259-265.

［12］ PIFER L L W, HUGHES W T, STAGNO S, et al. Pneumocystis carinii infection: evidence for high prevalence in normal and immunosuppressed children [J]. Pediatrics, 1978, 61 (1): 35-41.

［13］ FISHMAN JA. Prevention of infection due to Pneumocystis carinii.[J], Antimicrob Agents Chemother, 1998, 42 (5): 995-1004.

［14］ FISHMAN JA. Pneumocystis jiroveci [J]. Semin Respir Crit Care Med, 2020, 41 (1): 141-157.

［15］ MARTIN SI, FISHMAN JA; AST infectious diseases community of practice. Pneumocystis pneumonia in solid organ transplantation [J]. Am J Transplant, 2013, 13 Suppl 4: 272-279.

［16］ RUSSIAN DA, LEVINE SJ. Pneumocystis carinii pneumonia in patients without HIV infection [J]. Am J Med Sci, 2001, 321 (1): 56-65.

［17］ EWIG S, BAUER T T, SCHNEIDER C, et al. Clinical characteristics and outcome of Pneumocystis carinii pneumonia in HIV-infected and otherwise immunosuppressed patients [J]. Eur Respir J, 1995, 8 (9): 1548-1553.

［18］ NG V L, YAJKO D M, HADLEY W K. Extrapulmonary pneumocystosis [J]. Clin Microbiol Rev, 1997, 10 (3): 401-418.

［19］ HARDAK E, BROOK O, YIGLA M. Radiological features of Pneumocystis jirovecii pneumonia in immunocompromised patients with and without AIDS [J]. Lung, 2010, 188 (2): 159-163.

［20］ 中国研究型医院学会感染与炎症放射专业委员会, 中华医学会放射学分会传染病学组, 北京影像诊疗技术创新联盟. 获得性免疫缺陷综合征相关耶氏肺孢子菌肺炎影像学诊断专家共识 [J]. 医学新知, 2021, 31 (6): 5.

［21］ NAKAZATO T, MIHARA A, SANADA Y, et al. Pneumocystis jiroveci pneumonia detected by FDG-PET [J]. Ann Hematol, 2010, 89 (8): 839-840.

［22］ KONO M, YAMASHITA H, KUBOTA K, KANO T, MIMORI A. FDG PET imaging in Pneumocystis pneumonia [J]. Clin Nucl Med, 2015, 40 (8): 679-681.

［23］ SOJAN SM, CHEW G. Pneumocystis carinii pneumonia on F-18 FDG PET [J]. Clin Nucl Med, 2005, 30 (11): 763-764.

［24］ IRIART X, CHALLAN BELVAL T, FILLAUX J, et al. Risk factors of Pneumocystis pneumonia in solid organ recipients in the era of the common use of posttransplantation prophylaxis [J]. Am J Transplant, 2015, 15 (1): 190-199.

［25］ VERONESE G, AMMIRATI E, MOIOLI MC, et al. Single-center outbreak of Pneumocystis jirovecii pneumonia in heart transplant recipients [J]. Transpl Infect Dis, 2018, 20 (3): e12880.

［26］ TANG F F, ZHAO X S, XU L P, et al. Utility of flexible bronchoscopy with polymerase chain reaction in the diagnosis and management of pulmonary infiltrates in allogeneic HSCT patients [J]. Clin Transplant, 2017: e13146.

［27］ LU Y, LING G, QIANG C, et al. PCR diagnosis of Pneumocystis pneumonia: a bivariate meta-analysis. J Clin Microbiol, 2011, 49 (12): 4361-4363.

［28］ LI-CHAO F, HAI-WEN L, KE-BIN C, et al. Evaluation of PCR in bronchoalveolar lavage fluid for diagnosis of Pneumocystis jirovecii pneumonia: a bivariate meta-analysis and systematic review [J]. Plos One, 2013, 8 (9): e73099.

［29］ SUMMAH H, YING-GANG Z, FALAGAS M E, et al. Use of real-time polymerase chain reaction for the diagnosis of Pneumocystis pneumonia in immunocompromised patients: a meta-analysis [J]. Chin Med J (Engl), 2013, 126 (10): 1965-1973.

［30］ MCTAGGART L R, WENGENACK N L, RICHARDSON S E. Validation of the MycAssay Pneumocystis kit for detection of Pneumocystis jirovecii in bronchoalveolar lavage specimens by comparison to a laboratory standard of direct immunofluorescence microscopy, real-time PCR, or conventional PCR [J]. J Clin Microbiol, 2012, 50 (6): 1856-1859.

［31］ 蒋娟, 李园园. 宏基因组学二代测序技术在肺孢子菌肺炎中的诊断价值 [J]. 中华结核和呼吸杂志, 2021, 44 (9): 2.

［32］ 顾鹏, 许书添, 姜雪, et al. 外周血宏基因组二代测序对肺孢子菌肺炎的诊断价值 [J]. 肾脏病与透析肾移植杂志, 2020, 29 (1): 6.

［33］ 沈泽, 田洋洋, 周政, 等. 肾移植受者耶氏肺孢子菌肺炎的临床及流行病学特征分析 [J]. 器官移植, 2023, 14 (4): 570-577.

［34］ 孙禾, 吴晓东, 韩蕙泽, 等. 免疫功能低下患者肺孢子菌肺炎的临床特点 [J]. 中华传染病杂志, 2020, 38 (7): 4.

［35］ REID A B, CHEN C A, WORTH L J. Pneumocystis jirovecii pneumonia in non-HIV-infected patients: new risks and diagnostic tools [J]. Curr Opin Infect Dis, 2011, 24 (6): 534.

［36］ MORRIS A, NORRIS K A. Colonization by Pneumocystis jirovecii and its role in disease [J]. Clin Microbiol Rev, 2012, 25 (2): 297-317.

［37］ MILÈNE, SASSO, ELSA, et al. Performances of four real-time PCR assays for diagnosis of Pneumocystis jirovecii pneumonia [J]. J Clin Microbiol, 2016, 54 (3): 625-630.

［38］ SEJAL MORJARIA, JOHN, et al. Clinical performance of (1, 3) beta-D-glucan for the diagnosis of Pneumocystis pneumonia in cancer patients tested with PCP polymerase chain reaction [J]. Clin Infect Dis, 2019, 69 (8): 1303-1309.

［39］ DAMIANI, GAL, S. L., et al. Combined quantification of pulmonary Pneumocystis jirovecii DNA and serum (1 → 3)-β-D-glucan for differential diagnosis of pneumocystis pneumonia and pneumocystis colonization [J]. J Clin Microbiol, 2013, 51 (10): 3380-3388.

［40］ FOONG KS, MABAYOJE M, ALMAJALI A. Clinical impact of noninvasive plasma microbial cell-free deoxyribonucleic acid sequencing for the diagnosis and management of Pneumocystis jirovecii pneumonia: a single-center retrospective study [J]. Open Forum Infect Dis, 2022, 9 (12): ofac652.

［41］ ALVAREZ-BARRIENTOS A, ARROYO J, CANTON R, et al. Applications of flow cytometry to clinical microbiology [J]. Clin Microbiol Rev, 2000, 13 (2): 167-195.

［42］ NAKAMURA H, TATEYAMA M, TASATO D, et al. Clinical utility of serum beta-D-glucan and KL-6 levels in Pneumocystis jirovecii pneumonia [J]. Intern Med, 2009, 48 (4): 195-202.

［43］ PERSAT F, STÉPHANE RANQUE, DEROUIN F, et al. Contribution of the (1 → 3)-β-d-glucan assay for diagnosis of invasive fungal infections [J]. J Clin Microbiol, 2008, 46 (3): 1009-1013.

［44］ TASAKA S, HASEGAWA N, KOBAYASHI S, et al. Serum indicators for the diagnosis of Pneumocystis pneumonia [J]. Chest, 2007, 131 (4): 1173-1180.

［45］ MARY L, PISCULLI, PAUL E, et al. Use of a serum beta-glucan assay for diagnosis of HIV-related Pneumocystis jiroveci pneumonia in patients with negative microscopic examination results [J]. Clin Infect Dis, 2008, 46 (12): 1928-1930.

［46］ DE BOER M G, GELINCK L B, VAN ZELST B D, et al. Beta-D-glucan and S-adenosylmethionine serum levels for the diagnosis of Pneumocystis pneumonia in HIV-negative patients: a prospective study [J]. J Infect, 2011,(1): 62.

［47］ SULAHIAN A, TOURATIER S, RIBAUD P. False positive test for aspergillus antigenemia related to concomitant administration of piperacillin and tazobactam [J]. N Engl J Med, 2003, 349 (24): 2366-2367.

［48］ MARTY FM, KOO S, BRYAR J, et al.(1->3) beta-D-glucan assay positivity in patients with Pneumocystis (carinii) jiroveci pneumonia [J]. Ann Intern Med, 2007, 147 (1): 70-72.

［49］ SINGER F, TALAVERA W, ZUMOFF B. Elevated levels of angiotensin-converting enzyme in pneumocystis carinhi pneumonia [J]. Chest, 1989, 95 (4): 803-806.

［50］ PEREZ-ARELLANO J L, BARRIOS M N, MARTIN T, et al. Hydrolytic enzyme of the alveolar macrophage in diffuse pulmonary interstitial disease [J]. Respir Med, 1996, 90 (3): p. 159-166.

［51］ HAMADA H, KOHNO N, YOKOYAMA A, et al. KL-6 as a serologic indicator of Pneumocystis carinii pneumonia in immunocompromised hosts [J]. Intern Med, 1998, 37 (3): 307-310.

［52］ SHIMIZU Y, SUNAGA N, DOBASHI K, et al. Serum markers in interstitial pneumonia with and without Pneumocystis jirovecii colonization: a prospective study [J]. BMC Infect Dis, 2009, 9 (1): 47-47.

［53］ ESTEVES F, CALÉ SS, BADURA R, et al. Diagnosis of Pneumocystis pneumonia: evaluation of four serologic biomarkers [J]. Clin Microbiol Infect, 2015, 21 (4): 379. e1-10.

［54］ FISHMAN J A, GANS H. Pneumocystis jiroveci in solid organ transplantation guidelines from the American Society of Transplantation Infectious Diseases Community of Practice [J]. Clin Transplant, 2019, 33 (9): e13587.

［55］ TRUBIN PA, AZAR MM. Current concepts in the diagnosis and management of Pneumocystis pneumonia in solid organ transplantation [J]. Infect Dis Clin North Am, 2023, 37 (3): 617-640.

［56］ Kidney Disease: Improving Global Outcomes (KDIGO) Transplant Work Group. KDIGO clinical practice guideline for the care of kidney transplant recipients [J]. Am J Transplant, 2009, Suppl 3: S1-155.

［57］ DELANAYE P, MARIAT C, CAVALIER E, et al. Trimethoprim, creatinine and creatinine-based equations [J]. Nephron Clin Pract, 2011, 119 (3): 187-194.

［58］ COCKERILL FR, EDSON RS. Trimethoprim-sulfamethoxazole [J]. Mayo Clin Proc, 1991, 66 (12): 1260-1269.

［59］ VAN SCOY RE, WILSON WR. Antimicrobial agents in adult patients with renal insufficiency: initial dosage and general recommendations [J]. Mayo Clin Proc, 1987, 62 (12): 1142-1145.

［60］ SOPHIE, SÉRONIE-VIVIEN, PIERRE, et al. Cystatin C: current position and future prospects [J]. Clin Chem Lab Med, 2008, 46 (12): 1664-1686.

［61］ ANNALORO C, VOLPE A D, USARDI P, et al. Caspofungin treatment of Pneumocystis pneumonia during conditioning for bone marrow transplantation [J]. Eur J Clin Microbiol Infect Dis, 2006, 25 (1): 52-54.

［62］ UTILI R, DURANTE-MANGONI E, BASILICO C, et al. Efficacy of caspofungin addition to trimethoprim-sulfamethoxazole treatment for severe pneumocystis pneumonia in solid organ transplant recipients [J]. Transplantation, 2007, 84 (6): 685-688.

［63］ YOUNG LS. Trimethoprim-sulfamethoxazole in the treatment of adults with pneumonia due to Pneumocystis carinii [J]. Rev Infect Dis, 1982, 4 (2): 608-613.

［64］ SATTLER F R, COWAN R, NIELSEN D M, et al. Trimethoprim-sulfamethoxazole compared with pentamidine for treatment of Pneumocystis carinii pneumonia in the acquired immunodeficiency syndrome: a prospective, noncrossover study [J]. Ann Intern Med, 1988, 109 (4): 280-287.

［65］ KLEIN N C, DUNCANSON F P, LENOX T H, et al. Trimethoprim-sulfamethoxazole versus pentamidine for Pneumocystis carinii pneumonia in AIDS patients: results of a large prospective randomized treatment trial [J]. Aids, 1992, 6 (3): 301.

［66］ SMEGO, RAYMOND A, NAGAR, et al. A meta-analysis of salvage therapy for Pneumocystis carinii pneumonia [J]. Arch Intern Med, 2001, 161 (12): 1529-1533.

［67］ BENFIELD T, ATZORI C, MILLER R F, et al. Second-line salvage treatment of AIDS-associated Pneumocystis jirovecii pneumonia: a case series and systematic review [J]. J Acquir Immune Defic Syndr, 2008, 48 (1): 63-67.

［68］ GELLER N L. Comparison of atovaquone (566C80) with trimethoprim-sulfamethoxazole to treat Pneumocystis carinii pneumonia in patients with AIDS [J]. N Engl J Med, 1993, 328 (21): 1521-1527.

［69］ DOHN M N, WEINBERG W G, TORRES R A, et al. Oral atovaquone compared with intravenous pentamidine for Pneumocystis carinii pneumonia in patients with AIDS. Atovaquone Study Group [J]. Ann Intern Med, 1994, 121 (3): 174-180.

［70］ GOTO N, FUTAMURA K, OKADA M, et al. Management of Pneumocystis jirovecii pneumonia in kidney transplantation to prevent further outbreak [J]. Clin Med Insights Circ Respir Pulm Med, 2015, 9 (Suppl 1): 81-90.

［71］ ORLANDO G, TARICIOTTI L, MANZIA TM, et al. Ab initio calcineurin inhibitor-based monotherapy immunosuppression after liver transplantation reduces the risk for Pneumocystis jirovecii pneumonia [J]. Transpl Infect Dis, 2010, 12 (1): 11-15.

［72］ BOZZETTE S A, SATTLER F R, CHIU J, et al. A controlled trial of early adjunctive treatment with corticosteroids for Pneumocystis carinii pneumonia in the acquired immunodeficiency syndrome [J]. N Engl J Med, 1990, 323 (21): 1451-1457.

［73］ GAGNON S, BOOTA A M, FISCHL M A, et al. Corticosteroids as adjunctive therapy for severe Pneumocystis carinii pneumonia in the acquired immunodeficiency syndrome: a double-blind, placebo-controlled trial [J]. N Engl J Med, 1990, 323 (21): 1444-1450.

［74］ MOTTIN. Consensus statement on the use of corticosteroids as adjunctive therapy for Pneumocystis pneumonia in the acquired immunodeficiency syndrome [J]. N Engl J Med, 1990, 323 (21): 1500.

［75］ WIERUSZEWSKI P M, BARRETO J N, FRAZEE E, et al. Early corticosteroids for Pneumocystis pneumonia in adults without HIV are not associated with better outcome [J]. Chest, 2018, 154 (3): 636-644.

［76］ LEMIALE V, DEBRUMETZ A, DELANNOY A, et al. Adjunctive steroid in HIV-negative patients with severe Pneumocystis pneumonia [J]. Respir Res, 2013, 14 (1): 87.

［77］ FUJIKURA Y, MANABE T, KAWANA A, et al. Adjunctive corticosteroids for Pneumocystis jirovecii pneumonia in non-HIV-infected patients: a systematic review and meta-analysis of observational studies [J]. Arch Bronconeumol, 2017, 53 (2): 55-61.

［78］ DING L, HUANG H, WANG H, et al. Adjunctive corticosteroids may be associated with better outcome for non-HIV Pneumocystis pneumonia with respiratory failure: a systemic review and meta-analysis of observational studies [J]. Ann Intensive Care, 2020, 10 (1): 1-15.

［79］ GREEN H, PAUL M, VIDAL L, et al. Prophylaxis of Pneumocystis pneumonia in immunocompromised non-HIV-infected patients: systematic review and meta-analysis of randomized controlled trials [J]. Mayo Clin Proc, 2007, 82 (9): 1052-1059.

［80］ HOSSEINI-MOGHADDAM SM, SHOKOOHI M, SINGH G, et al. A multicenter case-control study of the effect of acute rejection and cytomegalovirus infection on Pneumocystis pneumonia in solid organ transplant recipients [J]. Clin Infect Dis, 2019, 68 (8): 1320-1326.

［81］ CARLOS C, MARYNA Y, DIMA K. Targeted prophylaxis to prevent late-onset Pneumocystis jirovecii pneumonia in kidney transplantation: Are we there yet？ [J]. Clin Infect Dis, 2021, 5; 73 (7).

［82］ KASISKE B L, ZEIER M G, CHAPMAN J R, et al. KDIGO clinical practice guideline for the care of kidney transplant recipients: a summary [J]. Kidney Int, 2010, 9 (4): S1-S155.

［83］ EBPG EXPERT GROUP ON RENAL TRANSPLANTATION. European best practice guidelines for renal transplantation. Section IV: long-term management of the transplant recipient. IV. 7.1 Late infections. Pneumocystis carinii pneumonia [J]. Nephrol Dial Transplant, 2002, 17 Suppl 4: 36-39.

［84］ PRASAD G V R, BECKLEY J, MATHUR M, et al. Safety and efficacy of prophylaxis for Pneumocystis jirovecii pneumonia involving trimethoprim-sulfamethoxazole dose reduction in kidney transplantation [J]. BMC Infect Dis,

2019, 19 (1): 311.

［85］ HASEEB A, ABOUREHAB M A S, ALMALKI W A, et al. Trimethoprim-sulfamethoxazole (bactrim) dose optimization in Pneumocystis jirovecii pneumonia (PCP) management: a systematic review [J]. Int J Environ Res Public Health, 2022, 19 (5): 2833.

［86］ FISHMAN JA. Prevention of infection caused by Pneumocystis carinii in transplant recipients [J]. Clin Infect Dis, 2001, 33 (8): 1397-1405.

［87］ BARBER B A, SAMUEL P P, HIGH K P. Clindamycin/primaquine as prophylaxis for Pneumocystis carinii pneumonia [J]. Clin Infect Dis, 1996 (4): 718-722.

［88］ WK L, MJ R. Cotrimoxazole for prophylaxis or treatment of opportunistic infections of HIV/AIDS in patients with previous history of hypersensitivity to cotrimoxazole [J]. Cochrane Database of Syst Rev, 2007, 18 (2): CD005646.

［89］ 张小东. 肾移植临床用药 [M]. 北京: 人民卫生出版社, 2018.

# 63　肾移植受者微小病毒 B19 感染临床诊疗指南

人类微小病毒 B19（human parvovirus B19, HPV-B19）作为引起多种人类疾病的病原体已受到广泛重视。B19 属于微小病毒科红细胞病毒属，是目前已知该病毒属中唯一能引起人类疾病的成员。1985 年由国际病毒学分类委员会将其归为微小病毒科，并命名为 B19。现已证实，HPV-B19 对人体红系祖细胞具有特殊倾向性或嗜性，可导致贫血，以纯红细胞再生障碍性贫血（pure red cell aplasia, PRCA）为多见[1]。HPV-B19 具有传染性，主要经呼吸道、密切接触、血液制品、胎盘及器官移植等途径传播[2]。在实体器官移植（solid organ transplant, SOT）受者中，肾移植受者是 HPV-B19 的较易感人群[2]。既往关于肾移植术后 HPV-B19 感染的报道不多。近年来随着 HPV-B19 感染的检测技术发展和肾移植手术数量的逐年增加，有关肾移植受者 HPV-B19 感染的报道日益增多。但由于缺乏监测，肾移植术后 HPV-B19 感染的发生率尚不确定。HPV-B19 感染是导致肾移植术后 PRCA 的重要原因之一，多表现为严重急性或持续性发病过程[2]，还可引起移植肾脏病变等疾病，若不能及时的诊断和治疗，会影响移植肾功能恢复，甚至导致移植肾损伤或预后不良[3]，并可能发生传播性的院内感染。

由于缺乏对 HPV-B19 感染的认识及防控措施，临床尚无安全有效的特异性抗 B19 病毒药物，并且监测 HPV-B19 尚未作为术前筛查及术后随访的常规检查项目，这导致在临床中可能低估了肾移植受者 HPV-B19 感染的发生率以及严重程度。目前针对肾移植术后 HPV-B19 感染，国内尚无统一、标准的临床诊断、治疗和防控策略。因此，中华医学会器官移植学分会组织了相关领域专家，基于当前可以获得的最佳证据，明确证据质量和推荐强度，并参考《实体器官移植中的人类微小病毒 B19：美国移植学会的指南（2019 版）》[2]、《肾移植受者人类微小病毒 B19 感染临床诊疗技术规范（2022 版）》[4]，以指导临床实践和应用为导向，开展《肾移植受者微小病毒 B19 感染临床诊疗指南》制订工作。

## 一、指南形成方法

本指南已在国际实践指南注册与透明化平台（Practice Guide Registration for TransPAREncy, PREPARE）上以中英双语注册（注册号：PREPARE-2023CN822），制订过程遵循 2014 年《世界卫生组织指南制订手册》及 2016 年中华医学会《制订 / 修订的基本方法及程序》。

临床问题的遴选及确定：成立了多学科指南制订工作组，主要涵盖了器官移植学、病毒学、血液学、检验学、病理学、生殖医学等多学科专家。工作组对国内外该领域发表的指南和共识进行比对，针对既往指南中没有涉及和有研究进展的内容及临床医师重点关注的内容，经过问卷调查和多轮专家组会议讨论，最终形成 19 个临床问题，主要涉及流行病学特点、临床表现、诊断、治疗和预防等方面。证据检索与筛选：证据评价组按照人群、干预、对照、结局（population，intervention，comparison，outcome，PICO）的原则对纳入的临床问题进行检索。纳入 "human parvovirus B 19；Pure red cell aplasia；intravenous immunoglobulin；post-transplant infection；viral infection；solid organ transplantation；Kidney/Renal Transplantation；Antiviral Agents；adverse effects；diagnosis；drug therapy；etiology；prevention" 和 "人微小病毒 B19；贫血；纯红细胞再生障碍性贫血；静脉注射免疫球蛋白；实体器官移植；肾移植；移植后感染；病毒感染；诊断；流行病学；实验室检测；病理；治疗；预防" 等关键词 / 主题词进行文献检索。采用系统检索的数据库包括 PubMed、MEDLINE、Cochrane Library、Web of Science、Wiley Online Library、万方知识数据服务平台、中国生物医学文献服务系统和中国知网数据库等，纳入国外相关指南、meta 分析、系统评价、随机对照试验、观察研究和病例报告等。证据检索截止日期为 2023 年 9 月 30 日。完成证据检索后，每个临床问题均由指南工作组成员按照题目、摘要和全文的顺序逐级独立筛选文献，确定纳入符合具体临床问题的文献，完成筛选后安排两人以上进行核对，如存在分歧，则通过组内共同讨论或咨询第三方协商确定。

证据分级和推荐强度分级：本指南采用 2009 版牛津大学循证医学中心制订的证据分级和推荐强度标准对每个临床问题的证据质量和推荐强度进行评级。

推荐意见的形成：结合相关的国外指南、国内共识和我国肾移植术后 HPV-B19 感染现状，以及实验室检测、防治成本及分析利弊等因素后，经过多轮专家意见调研和讨论修改，指南工作组提出了符合我国肾移植受者微小病毒 B19 感染临床诊疗的推荐意见 27 条。推荐意见达成共识后，工作组完成初稿的撰写，经中华医学会器官移植学分会组织全国器官移植与相关学科专家两轮会议集体讨论，根据其反馈意见对初稿进行修改，最终形成指南终稿。

## 二、病毒学

HPV-B19 属于微小病毒科红细胞病毒属，人是其唯一宿主。该病毒直径约 25nm，无包膜，由一条单链线性 DNA 和衣壳蛋白组成，其中单链 DNA 长度约为 5.6kb[1]。HPV-B19 基因组主要编码非结构蛋白 NS1，结构蛋白 VP1 和 VP2，其中 NS1 是一种 DNA 结合蛋白，参与病毒复制，对宿主细胞具有细胞毒性[2]，VP1 存在于病毒外部衣壳，可与抗体结合[5]。HPV-B19 分为三种基因型（Ⅰ型、Ⅱ型和Ⅲ型），我国以 Ⅰ型流行为主[6]。在普通人群中 HPV-B19 基因型特异性与临床表现之间没有明确关联性[1]。目前不同基因型对肾移植受体贫血发生的风险和影响尚不清楚。

1974 年，Cossart 首次在健康献血者的血清中检测到 HPV-B19，随后发现其与多种疾病（如PRCA）有关。现已证实，HPV-B19 对人体红系祖细胞具有特殊倾向性或嗜性。HPV-B19 的受体为红细胞糖苷脂（也称为红细胞 P 抗原），主要存在于人红系祖细胞的细胞表面，其次也表达在胎盘、心肌等组织以及肝细胞、巨核细胞和肾内皮细胞等细胞上，其可与 HPV-B19 结合[1]。最近的研究发现酪氨酸蛋白激酶受体 UFO（AXL）是 B19 病毒感染人红系祖细胞上的共同受体[7]。HPV-B19 进入宿主细胞后，在细胞核内复制，形成核内包涵体。由于病毒的直接作用或病毒蛋白介导的细胞毒性反应，可引起感染细胞凋亡或溶解，导致人体红细胞生成减少、贫血以及心、肝和肾等器官损伤[8]。有研究发现缺乏红细胞 P 抗原的人群对 HPV-B19 感染具有抵抗力[9]。此外,在非红系细胞表面,病毒可通过内吞作用进入细胞,引起细胞凋亡或炎性反应,但 DNA 不可复制。HPV-B19 DNA 可持续存在于人体许多脏器和组织中,如心、肝、肾、脑、肺、骨髓、滑膜及尿液等[8],但 HPV-B19 可持续存在的具体原因尚不清楚。有研究表明,免疫力低下或有免疫缺陷的患者存在 HPV-B19 持续感染,可能与其不能产生足够水平的病毒特异性 IgG 抗体有关[10]。

## 三、流行病学

临床问题 1：肾移植术后 HPV-B19 感染的流行病学特点有哪些？

推荐意见 1：肾移植受者是 HPV-B19 的易感人群,伴有贫血的受者中 HPV-B19 感染的发病率较高；感染高峰多发生在肾移植术后 3 个月内,但术后 1 年以上仍会发生 B19 感染(推荐强度 B,证据等级 2a)。

推荐意见 2：HPV-B19 感染多呈持续性状态且易复发,其传染性通常发生在潜伏期或病毒血症早期,可经呼吸道分泌物、输血或血液制品、胎盘及器官移植等途径传播(推荐强度 B,证据等级 2a)。

推荐意见说明：

HPV-B19 感染呈全球性,以冬春季常见,每隔几年会暴发感染流行[1]。HPV-B19 可感染各年龄组人群,尤其以 5~15 岁儿童高发。多数成人在儿童期已受到 HPV-B19 感染,获得终生免疫。据报道,超过 70% 的成年人包括成年肾移植受者,HPV-B19 IgG 抗体呈阳性[11]。此外,孕妇、造血功能障碍、免疫力低下或免疫缺陷者易发生 HPV-B19 感染[1]。在 SOT 受者中,肾移植受者是 HPV-B19 的较易感人群[2,12]。近年来肾移植受者 HPV-B19 感染的发病率呈升高趋势[3]。然而,肾移植受者 HPV-B19 感染的流行病学特征仍不十分清楚。据报道,超过 70% 的 HPV-B19 感染发生在肾移植术后 3 个月内[3,13-15]。此外,一些研究表明肾移植术后 1 年以上还会出现 HPV-B19 感染的二次高峰,说明肾移植术后远期感染可能为免疫抑制受者的机会性感染,与长期免疫抑制有关[3]。据国外的 meta 分析报道[16],肾移植受者术后第 1 年 HPV-B19 感染的总体发病率为 10.3%。国内一项 114 例样本的单中心调查显示肾移植术后 HPV-B19 感染发生率为 18.75%,明显高于正常人群对照组(2.24%)[3]；另有国内单中心研究显示在 368 例肾移植受者中 HPV-B19 感染发生率为 10.60%[12]。目前由于国内缺少多中心的大数据统计以及缺乏对肾移植受者的监测和筛查,肾移植受者中 HPV-B19 感染的确切发病率难以准确统计。

SOT 受者 HPV-B19 感染后易复发。据文献报道,SOT 术后 HPV-B19 感染的复发率为 17.5%~35%[17-18],其中肾移植受者 HPV-B19 复发感染的发生率较高[16,19]。据报道,肾移植受者在第一次感染发作后的四个月内,高达 30% 的受者出现病毒血症阳性复发,且伴有或没有临床症状[14]。有研究表明,接受过抗 T 淋巴细胞免疫球蛋白多克隆抗体诱导治疗的肾移植受者,HPV-B19 复发性感染的风险更高[20]。

此外,据国外研究报道,在伴有贫血的肾移植受者中,HPV-B19 感染的发生率为 27.4%,明显高于无贫血的肾移植受者[16]。一项单中心研究显示 12% 伴有严重贫血的肾移植受者血中检测到 HPV-B19 DNA[21]。国内的研究显示肾移植受者在应用免疫抑制方案无统计学差异的情况下,HPV-B19 感染者出现贫血和肾功能异常的发生率显著高于未感染者[3,22]。

HPV-B19 具有较高传染性,潜伏期为 4~14d,其传染性通常发生在潜伏期、病毒血症早期或症状出现前。在 HPV-B19 病毒血症早期,患者血液中病毒含量较高,具有传播性,当患者出现症状后病毒传染性降低。HPV-B19 在易感家庭接触者中的感染率高达 50%[1]。

目前认为 HPV-B19 血清学或 HPV-B19 DNA 阳性的供者是肾移植受者感染的传染源之一[23]。有研究表明,术后 1 个月内肾移植受者感染 HPV-B19 与供者来源感染有关[24]。若肾移植受者术前为隐性 HPV-B19 感染者,术中诱导治疗和术后免疫抑制剂的应用也可引发受者体内潜伏 B19 病毒的激活导致病毒血症。已有研究显示 HPV-B19 感染与较高的他克莫司血药浓度相关[25]。长期服用免疫抑制剂的肾移植受者,若不能产生有效的抗病毒免疫应答,则可能发生持续性的 HPV-B19 病毒血症。

现已证实,HPV-B19 可以通过呼吸道、密切接触、输血或血液制品、胎盘以及器官移植等途径感染肾移植受者[2,11,16]。

1. 经呼吸道传播　通过飞沫或分泌物传播是感染的主要途径之一。

2. 经密切接触传播　HPV-B19 可经破损的皮肤或黏膜而感染。

3. 经输血和血液制品传播　已发现健康献血者外周血中存在 HPV-B19 DNA[26]。据统计,约 0.003%~0.6% 献血者检测到 HPV-B19 DNA 阳性[27]。国内的一项研究采用宏基因组高通量测序技术调查健康献血者的微生物组,从国内不同城市的七个血液中心收集了 10 720 份献血者的血浆样本,结果显示 HPV-B19 阳性的检出率为 0.149%[28]。此外,在脐带血捐献者中也可检测到 HPV-B19 DNA[29]。据研究报道[30],血浆制品中 HPV-B19 的污染率约为 21%,其中凝血因子Ⅷ、凝血酶原复合物、纤维蛋白原的污染率可高达 50%。国内一项单中心研究显示输注血液制品是肾移植术后近期感染 HPV-B19 的危险因素之一[12]。已证实,HPV-B19 可通过健康献血者来源的血液或血液制品感染受者[2,31-32]。

4. 器官移植传播　HPV-B19 可由感染供者的移植物通过器官移植传播给受者[1,2,33]。HPV-B19 可以在免疫功能正常的供者器官内潜伏,由于移植后受体的免疫抑制状态改变以及供受者的病毒血清学不一致(HPV-B19 血清学供者阳性 / 受者阴性: D+/R-),HPV-B19 可在免疫力低下的移植受者体内重新激活,特别是儿童移植受者对 HPV-B19 感染几乎没有免疫力[34]。有证据表明[23]:儿童肾移植(D+/R-)受者移植术后出现 HPV-B19 DNA 阳性与供肾活检组织、保存液或灌洗液中检测到 HPV-B19 DNA 相关。供者 HPV-B19 血清学或 HPV-B19 DNA 阳性是肾移植受者术后早期感染的危险因素之一。

5. 经胎盘传播　HPV-B19 能通过胎盘宫内垂直传播使胎儿感染,引起流产甚至胎儿死亡。怀孕的肾移植受者和医护人员应避免感染 HPV-B19[35]。

肾移植受者 HPV-B19 感染发生的风险因素与供者、受者及免疫抑制治疗等因素相关[1-36],见(表 63-1)。

综上,应重视 HPV-B19 感染的发生及其传染性、传播规律和高发人群,有助于早期发现和尽早防控。

表 63-1　肾移植受者 HPV-B19 感染的主要风险因素

| 分类 | 风险因素 |
| --- | --- |
| 供者因素 | HPV-B19 血清学或 HPV-B19 DNA 阳性 |
|  | 流行区域的遗体供肾或心脏死亡器官捐献供者 |
|  | 儿童 / 高龄供者 |

| 分类 | 风险因素 |
|---|---|
| 受者因素 | 术前隐性 HPV-B19 感染 |
| | 流行区域的受者 |
| | 儿童受者 |
| | 移植术后 3 个月内 |
| | HLA 高度不匹配（≥ 4 个不匹配） |
| | 激素冲击治疗后免疫力低下状态 |
| | 他克莫司浓度（>8ng/ml） |
| | 抗 T 淋巴细胞免疫球蛋白多克隆抗体 / 巴利昔单抗等诱导治疗 |
| | 输血或血液制品（凝血因子Ⅷ、凝血酶原复合物、纤维蛋白原、冷沉淀等） |
| | 贫血，或发病前 3 个月内 Hb 水平下降 |
| | 全血细胞减少 |
| | 肾功能异常 |

注：HLA：人类白细胞抗原（human leukocyte antigen），Hb：血红蛋白（hemoglobin）。

临床问题 2：**肾移植受者治疗用的血液制品是否需要检测 HPV-B19？**

推荐意见 3：鉴于受者通过输注血液制品感染 HPV-B19 的发生率很低，目前不推荐对用于治疗的血液制品进行 HPV-B19 检测（推荐强度 C，证据等级 4）。

推荐意见说明：

HPV-B19 是血液和血浆来源的药物中常见污染物之一。然而，目前我国尚无监测 HPV-B19 的相关指南和技术指导规范。尽管 HPV-B19 可通过血液或血液制品进行传播，但关于受者通过输血或血液制品感染 HPV-B19 的病例报道很少[2]。国外一项研究对献血者和输血者人群进行 HPV-B19 DNA 筛查，结果显示仅在 11/9 568 个异基因单位（0.1%）中检测到 HPV-B19 DNA，并且在输注 HPV-B19 DNA（+）血液成分的患者中感染病毒的发病率较低，考虑可能是由于供者和 / 或受者体内存在中和性抗体[36]。另一项研究显示来自献血者 HPV-B19 DNA（+）血液成分的传播率约在 0~11.7% 的范围内，这与感染率超过 50% 的其他经输血传播病毒（如 HIV、HCV）相比，B19 病毒经血液传播感染是一种相对罕见的事件；并且 24 名易感者（HPV-B19 IgG 阴性）输注 HPV-B19 DNA（+）血液成分（HPV-B19 DNA 载量<106IU/ml）后未出现传播性感染[37]，表明献血者 HPV-B19 DNA 低水平的血液或血液制品较少发生传播感染。此外，研究还显示受者大多在输血后 6~12 个月才被诊断为 HPV-B19 感染性疾病，输血后感染间隔时间较长[37]。目前我国尚未在献血人群中开展 HPV-B19 特异性抗体和核酸筛查，肾移植受者通过输血或血液制品而感染 HPV-B19 的潜在风险和发生率尚不清楚。

## 四、临床表现

临床问题 3：**肾移植受者 HPV-B19 感染有哪些临床表现？**

推荐意见 4：受者 HPV-B19 感染的最常见表现是贫血，以纯红细胞再生障碍性贫血（PRCA）多见（推荐强度 A，证据等级 1a），其次是发热、关节病变、皮疹等，还可导致全身多脏器的慢性或严重疾病（推荐强度 B，证据等级 2b）。受者若出现不明原因的贫血、发热、关节或肌肉痛、皮疹或全血细胞减少等症状,建议排查 HPV-B19 感染(推荐强度 B,证据等级 2c)。

推荐意见说明:

HPV-B19 感染可引起人类多种疾病见(表 63-2)[38-39],临床表现多种多样,与宿主的年龄、血液学状态及免疫状态有关。在普通人群中,HPV-B19 感染具有自限性,预后较好。在免疫功能正常的成人,HPV-B19 感染最常见的症状是躯体网状皮疹和外周关节病,约 20% 的感染者无症状,或仅表现为发热、乏力、头痛等类似感冒样症状,预后良好,多呈自限性。儿童患者常见的症状有发烧、头痛、传染性红斑及贫血。HPV-B19 感染是儿童急性心肌炎最常见的原因之一[40],通常表现为急性心力衰竭或心源性休克[41]。在免疫抑制的肾移植受者中,HPV-B19 感染的临床表现多不典型,但可导致全身多脏器的慢性或严重疾病[42]。这可能与受者长期处于免疫抑制状态,致使抗体介导的免疫反应不足或延迟而无法产生有效的免疫应答,引起病毒持续复制且不易清除有关。此外,有研究显示肾移植受者感染 HPV-B19 会对 T 淋巴细胞产生影响,引起辅助性 T 细胞(Th)1 和细胞毒性 T 细胞(Tc)1 明显减少。HPV-B19 感染的主要临床表现如下:

1. 贫血 /PRCA 贫血是肾移植受者 HPV-B19 感染的最常见表现[43],以持续性或严重 PRCA 多见[16,37]。对于血液系统异常的患者可能会出现短暂的再生障碍性危象,可表现为贫血症状恶化。HPV-B19 感染也可导致部分患者全血细胞减少(白细胞减少、血小板减少等)。

2. 器官侵袭性疾病 可发生于器官移植受者。HPV-B19 感染可损害人体多种脏器,如肾脏疾病(急性肾小球肾炎、肾病综合征等)、肝脏疾病(急性肝炎、暴发性肝衰竭和纤维化胆汁淤积性肝炎等)、呼吸系统疾病(间质性肺病、肺炎和急性呼吸窘迫综合征等)、心脏疾病(心肌炎、心力衰竭等)及神经系统疾病(脑膜脑炎、血管炎及格林巴利综合征等)等[13]。

3. 关节病 多见于成年女性患者,肾移植受者较少发生。该病表现为急性关节痛、关节炎或肌肉痛,可伴有发热或皮疹。典型的症状多累及手腕、手和膝关节,呈对称性的,类似于类风湿性关节炎。多数患者的症状和体征会在几周内缓解[5]。

4. 皮肤感染 有少数 HPV-B19 感染者会出现表现为皮疹、紫癜、红斑(儿童为脸颊蝶形水肿性红斑)、网状青斑、水肿等症状[2-3]。

5. 胎儿水肿 肾移植受者妊娠期感染 HPV-B19 可穿过胎盘屏障感染胎儿,引起胎儿水肿[5]。在胎儿发育过程中,病毒可以感染肝脏和 / 或骨髓中的红系祖细胞,并诱导红细胞生成受损。妊娠早期感染可导致流产和胎儿死亡,当妊娠中期和晚期感染致胎儿水肿时,胎儿死亡的风险高达 10%[44-45]。

表 63-2 HPV-B19 感染相关的几种疾病

| 疾病类别 | 常见发病人群 |
| --- | --- |
| 慢性纯红细胞再生障碍性贫血 | 免疫抑制患者 |
| 器官侵袭性疾病 | 免疫抑制患者 |
| 噬血细胞性淋巴组织细胞增多症 | 免疫抑制患者 |
| 关节病 | 免疫力正常成人 |
| 感染性红斑 | 免疫力正常儿童 |
| 心肌炎 | 免疫力正常儿童 |

续表

| 疾病类别 | 常见发病人群 |
|---|---|
| 胎儿水肿 / 胎儿死亡 | 胎儿 / 妊娠期女性 |
| 短暂再生障碍性贫血危象 | 溶血性贫血患者 |
| 特发性血小板减少性紫癜 | 免疫力正常儿童 |
| 血管性紫癜 | 儿童或成人 |
| 血管炎 | 儿童或成人 |
| 血栓性微血管病变 | 儿童或成人 |

**临床问题 4：肾移植受者 HPV-B19 感染是否会导致移植肾脏损害？**

推荐意见 5：HPV-B19 感染可引起移植肾功能异常，导致移植肾脏病变或功能障碍，应警惕 HPV-B19 感染相关性移植肾脏疾病（推荐强度 B，证据等级 2a）。

推荐意见 6：受者移植肾脏内 HPV-B19 感染可能与抗体介导的排斥反应（ABMR）有关，建议在感染期间监测供体特异性抗体（DSA）（推荐强度 C，证据等级 4）；在 DSA 抗体水平显著升高以及移植肾功能出现异常时，及时进行移植肾脏活检予以鉴别诊断（推荐强度 B，证据等级 3b）。

推荐意见说明：

HPV-B19 感染可导致移植肾脏病变[13,46-47]，如局灶性节段性肾小球硬化、塌陷性肾小球病变、毛细血管内增殖性肾小球肾炎等肾小球病以及血栓性微血管病[14,34]等。这些病变可发展为慢性移植肾损伤，甚至肾功能障碍。研究报道，肾移植术后 HPV-B19 感染者中约 10% 受者会出现肌酐升高[2]，且感染者的蛋白尿水平显著高于无感染者[47]。肾小球损伤通常在 HPV-B19 感染后的几天甚至几周内出现。HPV-B19 是一种对肾内皮细胞具有嗜性的病毒，其引起移植肾脏损害的免疫学机制可能为 B19 病毒介导的免疫复合物损伤以及病毒直接引起对肾血管内皮细胞 P 抗原的特异性损伤[2,48]。此外，HPV-B19 的非结构蛋白 NS1 修饰的 dsDNA 可诱导细胞凋亡，并可诱导抗 dsDNA 自身抗体和免疫介导的器官损伤[49-50]。

HPV-B19 感染可能与术后排斥反应有关。最近的研究发现儿童受者移植肾脏内 HPV-B19 感染与移植后的抗体介导排斥反应（antibody-mediated rejection，ABMR）有关，推测其发生原因可能为血管内皮是 HPV-B19 的作用靶点，在感染期间其可以作为抗原呈递细胞，过度暴露于 MHC Ⅱ 和激活获得性免疫，导致体液反应和供体特异性抗 HLA 抗体的产生，最终引起 ABMR[34]。因此，建议在肾移植受者 HPV-B19 感染期间监测其体内 HPV-B19 DNA 及供体特异性抗体（donor specific antibody，DSA），必要时及时予以移植肾脏穿刺活检，以协助与抗体介导性排斥反应等类型的并发症相鉴别。

**临床问题 5：肾移植受者 HPV-B19 感染相关性贫血有哪些特征？**

推荐意见 7：HPV-B19 感染相关性贫血主要为持续性或严重 PRCA，具有以下特征：

1. 不明原因的严重或持续性正细胞正色素性贫血（推荐强度 A，证据等级 1a）；

2. 血红蛋白（Hb）水平进行性下降，且伴有网织红细胞（RET）减少症，伴或不伴有全血细胞减少症（推荐强度 A，证据等级 1b）；

3. 对促红细胞生成素（EPO）缺乏反应，需要多次输血纠正贫血（推荐强度 B，证据等级 2a）；

4. 在他克莫司、霉酚酸类等免疫抑制剂减量和 / 或停药后仍持续贫血（推荐强度 B，证据等级 3a）。

推荐意见说明：

现已证实：肾移植受者 HPV-B19 感染以持续性或严重 PRCA 多见[16,38]。由于 HPV-B19 的受体 P 抗原主要存在于人红系祖细胞的细胞表面，HPV-B19 感染人红系祖细胞可引起红细胞前体溶解和红细胞生成减弱。除了 P 抗原外，促红细胞生成素（erythropoietin，EPO）受体也扮演着重要的角色。因为 HPV-B19 DNA 的复制依赖于 pSTAT5，而 EPO 与红系祖细胞表面的 EPO 受体结合后可以激活 JAK2-STAT5 通路，产生磷酸化的 STAT5，开启 HPV-B19 DNA 的复制[51]。红系祖细胞中的病毒复制诱导受感染细胞的裂解并可下调 EPO 受体的表达[2]。大量研究表明[1-6,14,16]：肾移植受者 HPV-B19 感染时，多表现为正细胞正色素性持续性或重度急性贫血、血红蛋白（Hb）水平呈进行性下降，且伴有网织红细胞（reticulocyte，RET）减少症和对 EPO 缺乏反应，需要多次输血纠正贫血。此外，有报道表明免疫抑制剂如他克莫司（tacrolimus，FK506）和吗替麦考酚酯（mycophenolate mofetil，MMF）也是肾移植术后导致慢性贫血及 PRCA 的原因之一[3]。对于他克莫司等免疫抑制剂减量和 / 或停药后仍持续贫血的受者也需要排除 HPV-B19 感染。因此，当肾移植受者出现以上不明原因的贫血时，应怀疑 HPV-B19 感染。

临床问题 6：肾移植受者 HPV-B19 感染时可能伴有其他病毒感染，是否需要筛查？

推荐意见 8：建议对 HPV-B19 感染受者进行巨细胞病毒（CMV）、EB 病毒（EBV）、多瘤病毒（BKV）、人类疱疹病毒 6 型（HHV-6）以及支原体 / 衣原体等病原体感染的排查和监测（推荐强度 B，证据等级 2b）。

推荐意见说明：

据研究报道，肾移植受者 HPV-B19 感染时免疫力低下，可能会伴随其他病毒感染，如巨细胞病毒（CMV）、EB 病毒（EBV）、多瘤病毒（BKV）、人类疱疹病毒 6 型（HHV-6）以及支原体 / 衣原体感染等，其中以 CMV 感染最为常见[14,18]。因此，对确诊 HPV-B19 感染的受者，建议排查和监测 CMV 等病原体。

## 五、诊断标准

临床问题 7：如何诊断肾移植受者 HPV-B19 感染？

推荐意见 9：肾移植受者 HPV-B19 感染的诊断需依据风险因素、临床表现和实验室检查进行综合判断。其中实验室检查是确诊的重要依据，主要包括：HPV-B19 血清学、HPV-B19 DNA 载量、骨髓细胞学（推荐强度 B，证据等级 2a），以及宏基因组高通量测序技术（mNGS）检测（推荐强度 B，证据等级 3b）。

推荐意见 10：联合使用不同的检测技术优于单一的检测方法，建议首选 HPV-B19 血清学和 HPV-B19 DNA 载量同时检测，若两者均为阴性，可以联合骨髓细胞学和 / 或 mNGS 检测（推荐强度 B，证据等级 2a）。

推荐意见说明：

结合感染风险因素，肾移植受者 HPV-B19 感染的诊断主要依据临床表现和实验室检查见（表 63-3），其中实验室检查在诊断中具有重要意义。HPV-B19 的检测方法包括[2,5]：①血清学（IgM、IgG）；②病毒核酸（HPV-B19 DNA）；③骨髓细胞学；④宏基因组高通量测序技术。

表 63-3　肾移植受者中 HPV-B19 感染的临床诊断

| 诊断依据 |
| --- |
| **1. 怀疑 HPV-B19 感染的临床表现：符合表中（1）+（2）+（3），伴或不伴（4）** |
| （1）贫血：持续性或严重正色素性正细胞性贫血（Hb<60g/L），且伴网织红细胞减少症和对促红细胞生成素缺乏反应；可伴或不伴发热、关节痛、皮疹、全血细胞减少等 |
| （2）排除免疫抑制剂等药物性因素或其他原因导致的贫血（如骨髓抑制、失血、肿瘤、营养缺乏、肾功能不全或其他病毒感染等因素） |
| （3）实验室检查：Hb 呈进行性下降，红细胞明显减少，网织红细胞显著减少（RET%<0.5%），部分患者可伴有白细胞减少和血小板减少 |
| （4）器官侵袭性疾病：如移植肾功能损伤或障碍（肾小球疾病等）、肝炎、心肌炎、肺炎、血管炎及神经系统疾病等，且排除其他原因导致这些疾病的因素 |
| **2. 疑似 HPV-B19 感染的初步检查：** |
| （1）HPV-B19 血清学（IgG 和 IgM）：HPV-B19 IgM 阳性 |
| （2）血清 / 全血定量 PCR：HPV-B19 DNA 阳性 |
| （3）高通量测序技术（mNGS）：检出高序列数的 HPV-B19 |
| **3. 当高度怀疑 HPV-B19 感染，血清学和 PCR 呈阴性时：** |
| （1）进行骨髓穿刺活检及原位杂交或免疫组织化学染色 |
| （2）骨髓表现：符合 HPV-B19 相关 PRCA 的特点 |

1. 血清学检测　血清学检测方法主要用来检测 HPV-B19 感染受者体内 IgM 抗体和 IgG 抗体。血清学 HPV-B19 IgM 阳性是近期病毒感染的标志，可持续存在 1 月到数月。若 IgM 阴性、IgG 阳性则提示既往有 HPV-B19 感染，已具有免疫力，而产生的 IgG 抗体可以终生存在。据国外统计，高达 60% 的 6~18 岁儿童以及超过 85% 的老年人体内存在 HPV-B19 IgG 抗体[52]。孕龄妇女 HPV-B19 血清学阳性率高达 50%。但是肾移植受者由于抗体介导的免疫反应不足或延迟，HPV-B19 血清学诊断可能不可靠，会出现假阴性。据统计，肾移植术后 75% 感染受者在发病时可检测到 HPV-B19 IgM 阳性[5]；而在 IgM 阴性受者中，仅约 7% 检测到 HPV-B19 IgG 阳性[9]。此外，在 HPV-B19 急性感染后检测到高病毒载量的受者中，由于存在免疫抑制或低丙种球蛋白血症等情况，病毒血清学 IgM 和 IgG 检测可能出现假阴性[53]。

2. 核酸检测　采用聚合酶链反应（polymerase chain reaction，PCR）技术进行病毒核酸检测是一种常见的方法。PCR 检测方法可直接在体液（血液、脑脊液、肺泡灌洗液等）、骨髓和其他器官（如心、肾、肝和肺）的临床标本中进行 HPV-B19 DNA 的定性或定量检测。该方法适用于免疫力低下或免疫缺陷患者，尤其对于血清学 IgM 出现假阴性的受者，显著提高了 HPV-B19 的检出率，可为肾移植受者 HPV-B19 感染的诊断提供可靠依据[5,15]。PCR 方法也适用于对移植供体的检测。据报道，高龄供体 HPV-B19 DNA 检测的阳性率较高[3,14]。HPV-B19 DNA 的定量检测主要采用实时荧光定量 PCR 方法，该方法对于 HPV-B19 感染患者具有较高的诊断价值。研究表明，HPV-B19 高病毒载量水平可能与急性感染及其症状的严重程度有关[2,54]。采用 HPV-B19 DNA 定量检测出现假阴性的报道较少[55]。国内一项 194 例样本的临床研究表明 HPV-B19 DNA 高病毒载量水平有助于诊断和制订更合理的治疗策略[18]。然而，HPV-B19 DNA 定性检测的阳性结果并不能确诊为急性感染。此外，在无症状感染者体内也可以检测到 HPV-B19 DNA 阳性，并且在急性感染 1 年后复查仍可检测到 HPV-B19 DNA 阳性[13]。对于急性期后病情缓解三年的患者也同样可检测到 HPV-B19 DNA 阳性[5]。有研究表明，急性感染早期可检测到致病性 B19 病毒，感染后期检测到的可能为 B19 残余病毒 DNA 片段，而非致病性病毒，其可以在组织中保留数十年甚至终生[56-57]。因此，HPV-B19 DNA 定量检测的临床价值要高于定性检测。但值得注意的是在感染后期受者血中的 HPV-B19 DNA 低载量水平可能没有临床意义[57]。目前 PCR 方法多针对基因型 Ⅰ 型,无法同时检测 HPV-B19 的基因型 Ⅱ 型和 Ⅲ 型。PCR 检测方法作为 HPV-B19 活动性感染或评估治疗方案效果的临床监测价值尚有局限性。

3. 骨髓细胞学 骨髓细胞学检测有助于诊断 PRCA。HPV-B19 相关 PRCA 的骨髓特点:红系成熟障碍,幼红细胞数目明显减少,甚至找不到,而粒细胞系、巨核细胞系正常,同时可见巨大原始红细胞及其胞内的病毒包涵体。骨髓中的巨大前体细胞,胞质细颗粒状,核内玻璃状包涵体,中央有清晰透明的光晕(灯笼细胞),没有或几乎没有来自正常骨髓的红细胞(骨髓中有<1% 的红细胞)等表现有助于 HPV-B19 感染的诊断[5,58-59]。

4. 宏基因组高通量测序技术 宏基因组高通量测序技术(metagenome next-generation sequencing technology,mNGS)通过对临床样本的 DNA 或 RNA 进行鸟枪法测序,可以无偏倚地检测多种病原微生物[60],已用于临床检测患者体液或组织中 HPV-B19[28,61-62]。据报道 mNGS 用于肾移植受者血液中 HPV B19 病毒载量的病因诊断和动态半定量监测。同时通过动态监测 HPV-B19 载量可以协助评估治疗效果。有研究显示,mNGS 读数的减少与患者血红蛋白水平和网织红细胞计数的改善相关[63]。mNGS 检测技术具有高敏感性、病原全覆盖及快速同步分析等优点,但检测成本较高,限制了其作为普查手段的可能性。

此外,最近有研究发现血清补体(C3、C4 和 CH50)消耗可能是早期诊断 HPV-B19 感染的生物标志物[64],但其有效性还需进一步临床验证。

总之,采用单一检测技术尚不能对 HPV B19 感染进行精确诊断,建议联合使用不同检测技术,以提高 HPV B19 检测结果的准确性。

临床问题 8:什么情况下需要行骨髓穿刺活检诊断受者 HPV-B19 感染?

推荐意见 11:对于临床贫血表现怀疑为 HPV-B19 感染相关性 PRCA,血清学 HPV-B19 IgM 和 HPV-B19 DNA 均为阴性的受者,建议行骨髓穿刺活检,采用骨髓细胞学、原位杂交或免疫组织化学染色技术协助诊断 HPV-B19 活动性感染(推荐强度 B,证据等级 3a)。

推荐意见说明:

骨髓细胞学检测可以明确诊断 PRCA[58]。现已证实,骨髓穿刺活检及原位杂交或免疫组织化学染色检查有助于诊断 HPV-B19 活动性感染[2,5]。研究表明,4%~5% HPV-B19 感染受者的 IgM 血清学和 HPV-B19 DNA 均呈阴性[15]。因此,结合临床表现,排除药物或其他因素导致的贫血,即使病毒血清学和 HPV-B19 DNA 均呈阴性,临床上仍不能排除 HPV-B19 感染导致的贫血或 PRCA 时,建议进一步行骨髓穿刺活检协助诊断。

## 六、治疗

临床问题 9:肾移植受者 HPV-B19 感染有哪些干预措施?

推荐意见 12:受者 HPV-B19 感染的主要干预措施是采用 IVIg 联合调整免疫抑制强度治疗(减量免疫抑制剂或转换免疫抑制剂),联合疗效优于单用 IVIg 方案(推荐强度 B,证据等级 2a)。

推荐意见说明:

目前尚无有效治疗 HPV-B19 感染的抗病毒药物。研究证实,静脉注射用人免疫球蛋白(intravenous immunoglobulin,IVIg)可有效治疗受者 HPV-B19 感染[2,43,65],其作用机制可能与其含有特异性 HPV-B19 抗体有关[15]。IVIg 治疗对低丙种球蛋白血症患者尤其有益,其目的是产生抗 HPV-B19 的被动免疫[4]。调整免疫抑制剂方案,主要包括减少免疫抑制剂的剂量和转换为低强度的免疫抑制剂。肾移植受者 HPV-B19 感染与其免疫抑制状态有关,降低免疫抑制强度可有效干预 HPV-B19 感染[2,43]。在监测免疫状态控制移植物排斥反应的情况下,减少免疫抑制强度的治疗是合理的。一些研究显示,在 HPV-B19 感染相关 PRCA 的治疗中仅单用 IVIg 的疗效不理想,治疗后易复发,但在随后的治疗中采取 IVIg 联合调整免疫抑制剂方案后,可达到临床症状长期缓解[63,66]。因此,采用 IVIg 联合调整免疫抑制治疗强度的疗效优于单一的 IVIg 方案[3,18],该联合干预措施可有效治疗肾移植受者 HPV-B19 感染[2,5]。

临床问题 10: IVIg 用于受者 HPV-B19 初次感染和复发性感染的治疗方案?

推荐意见 13:IVIg 用于 HPV-B19 初次感染的治疗方案:

1. 初次感染剂量:200~400mg/(kg·d),连续应用,每个疗程总剂量达到 2g/kg 左右(推荐强度 B,证据等级 2a);若一个疗程未达到目标疗效,可以补加疗程,继续应用初始剂量或酌情增加每天剂量(推荐强度 B,证据等级 2a),但不建议 IVIg 每天剂量≥1g/kg(推荐强度 B,证据等级 3a);

2. 对于移植肾功能不全者,可酌情降低 IVIg 的每天常规剂量,增加治疗持续时间或疗程(推荐强度 D,证据等级 5)。

推荐意见 14:IVIg 用于 HPV-B19 复发性感染的治疗建议采用初次感染的治疗方案或者酌情增加 IVIg 每天剂量,并补加疗程,直至达到目标疗效(推荐强度 B,证据等级 3b)。

推荐意见说明:

应用 IVIg 是目前治疗肾移植受者 HPV-B19 初次感染和复发性感染的首选干预手段[2,5,16,18]。结合文献、国外指南和临床实践经验,IVIg 治疗的给药方案如下:

1. 初次感染的治疗　IVIg 给药剂量:200~400mg/(kg·d),连续应用 5~10d 为一个疗程,总剂量达到 2g/kg 左右[2,67]。有研究表明,IVIg 总剂量为 2g/kg,每天高剂量的较短疗程(连续 2~4d)与 400mg/(kg·d)连续 5d 的疗效相当[3,65,68]。但考虑到每天高剂量 IVIg 方案的不良反应,不建议 IVIg 每天剂量≥1g/kg,需谨慎采用。对于移植肾功能不全者,可适当降低每天 IVIg 给药剂量、增加治疗持续时间或疗程。对于 HPV-B19 感染相关移植肾病伴 DSA 阳性的受者,即使在缺乏移植肾脏活检病理诊断 ABMR 的情况下,也应进行 IVIg 治疗。

若 IVIg 治疗一个疗程未达到目标疗效,可给予补加疗程,继续应用相同剂量 IVIg 或酌情增加 IVIg 的每天剂量[2,3,5]。IVIg 经静脉注射后,血浆中 IgG 水平迅速达到峰值(15min),半衰期 3~4 周。此外,建议根据患者 HPV-B19 DNA 载量、Hb 水平和对 IVIg 的应答效果决定治疗的持续时间。

2. 复发性感染的治疗　据研究报道,对于 HPV-B19 感染治疗后复发的肾移植受者,继续给予 IVIg 初次治疗剂量或增加每天剂量,并延长/增加治疗疗程,可以达到临床治愈[1,17,69]。当病毒血症严重时,可以给予相比初次治疗的更高剂量 IVIg 和更长的治疗持续时间[14]。此外,一些研究表明对复发性感染受者每月给予 IVIg 一个疗程,经重复多次治疗后受者 Hb 水平可恢复正常,血清 HPV-B19 DNA 载量水平下降,且未再复发[17,70]。因此,适当延长 IVIg 治疗疗程可能有助于临床治愈,避免再次复发。然而,目前对于 HPV-B19 复发性感染受者的治疗剂量和持续时间还没有标准化方案。

临床问题 11: 采用 IVIg 治疗 HPV-B19 感染会出现移植肾损伤等不良反应吗?

推荐意见 15:采用较高剂量的 IVIg 治疗会增加肾毒性的发生风险,可导致移植肾功能不全或衰竭(推荐强度 B,证据等级 2a)。

**推荐意见 16**:含有蔗糖成分的 IVIg 会导致急性肾功能不全甚至衰竭,HPV-B19 感染的肾移植受者应避免使用(推荐强度 B,证据等级 2a)。

推荐意见说明:

在 IVIg 的应用中应警惕其不良反应[71]。常见和轻微副作用包括:发热、头痛、寒战、胸闷、恶心、呕吐、腹泻、荨麻疹高血压、疲劳、关节痛和肌痛等,但严重且可能致命的副作用包括:过敏反应、无菌性脑膜炎、急性肾功能衰竭、中风、心肌梗死和其他血栓性并发症[65,72-73]。使用 IVIg 产品的剂量和浓度越高,发生输液相关不良反应的发生率较高。据报道,IVIg 每天剂量 ≥ 1g/kg 可能增加其不良反应,其中肾毒性发生率较高[65,74]。但是在血液透析期间输注高剂量 IVIg 是安全的[73]。IVIg 相关的肾损伤主要发生在肾小管近端,具有典型的肾小管病变[71,75]。此外,据研究表明:各种 IVIg 产品相关的不良事件与其渗透压、pH 及辅料(糖和钠)含量的不同有关(表 63-4)[76,77]。其中辅料的差异是发生不良反应最主要的原因。有研究显示,大约 90% 接受 IVIg 治疗出现肾功能障碍的受者采用了含有蔗糖作为稳定剂的 IVIg 产品[71]。已证实,静脉注射蔗糖可导致肾脏损害[78],其发生机制可能是由于蔗糖的高渗负荷导致肾小管细胞肿胀及空泡化[73,77]。含有蔗糖基的 IVIg 会引起急性肾损伤,甚至急性肾功能衰竭[75-76],虽然少见,但很严重。因此,在肾移植受者中应避免使用,建议对肾移植受者采用含有非蔗糖基的 IVIg 产品进行治疗。

表 63-4　各种类型 IVIg 产品影响耐受性的特征和不良反应[76]

| 类型 | 浓度 | 糖含量 | 钠含量 | 渗透压 | pH | 渗透性肾病 | 头痛 | 血栓并发症 | 溶血 |
|---|---|---|---|---|---|---|---|---|---|
| Cytogam®液体 | | 蔗糖 | 1~1.5mEq/50mL | 206~222mOsm/kg | 5.5 | 有 | 有 | 无 | 无 |
| Carimune® NF 冻干 | 3%,6%,9%,12% | 蔗糖,每克蛋白质含1.67mg | 每克蛋白质<20mg | mOsm/kg:无菌水:576(9%),768(12%)在 0.9% NaCl: 882(9%),1 074(12%)在 5% 葡萄糖: 828(9%),1 020(12%) | 6.6 ± 0.2 | 有 | 有 | 无 | 无 |
| Flebogamma®液体 | 5% | D-山梨醇,50mg/mL | <3.2mEq/L(<0.02%) | 240~350mOsm/L | 5~6 | 无 | 有 | 无 | 无 |
| Gammagard®液体 | 10% | 甘氨酸 | 无 | 240~300 mOsm/kg | 4.6~5.1 | 无 | 有 | 无 | 有 |
| Gammagard® S/D 冻干 | 5% 或10% | 葡萄糖:20mg/mL(5% 浓度) | 8.5mg/ml | 5% 636mOsm/L 10% 1 250mOsm/L | 6.8 ± 0.4(5% 浓度) | 无 | 有 | 无 | 无 |
| Gamunex®液体 | 10% | 甘氨酸 | 查出 | 258mOsm/kg | 4.0~4.3 | 无 | 有 | 无 | 有 |
| Octagam®液体 | 5% | 麦芽糖,100mg/mL | ≤30mmol/L | 310~380mOsm/kg | 5.1~6.0 | 无 | 有 | 无 | 无 |
| Privigen®液体 | 10% | 脯氨酸 | 查出 | 240~440mOsm/kg | 4.6~5.0 | 无 | 有 | 无 | 有 |

据研究表明,IVIg 导致肾功能障碍的风险因素主要有患者治疗前的肾功能不全状态、糖尿病或高龄(大于 65 岁)患者等[71]。IVIg 相关性肾损伤多发生于 IVIg 输注开始后几天内,并可持续至 1~2 周[76],建议高风险患者在给予 IVIg 治疗期间及治疗后应定期监测血清肌酐水平。

此外,有研究报道,IVIg 治疗一个疗程后,移植受者可能会产生抗 HLA 抗体[79-80]。在减少免疫抑制强度的治疗期间,发生排斥反应的风险增加。建议在 IVIg 治疗后及时检测抗 HLA 抗体。

**临床问题 12:对于确诊 HPV-B19 感染的受者,何时进行调整免疫抑制治疗方案?**

**推荐意见 17:调整免疫抑制治疗强度的时机:一旦确诊 HPV-B19 感染,酌情减少免疫抑制强度,同时联合 IVIg 治疗(推荐强度 C,证据等级 4)。**

推荐意见说明:

对于明确诊断 HPV-B19 感染的肾移植受者,尤其当 HPV-B19 载量水平增加时,早期调整免疫抑制治疗有助于防止贫血恶化和复发,但关于调整免疫抑制治疗的时机目前尚未明确。据研究报道,对 HPV-B19 感染的肾移植受者单用调整免疫抑制治疗强度方案,受者的临床症状改善不佳且易复发,随后给予 IVIg 治疗同时减少其免疫抑制强度,受者的 Hb 水平等血液学指标恢复正常,并未再复发[81-82]。此外,国内有研究表明,对 HPV-B19 感染的肾移植受者采取早期转换免疫抑制剂治疗,其应用 IVIg 的总剂量低于延迟转换免疫抑制剂的 IVIg 总剂量,故建议应用 IVIg 治疗时,宜尽早减量或转换免疫抑制剂,不仅有助于提高 IVIg 疗效,还可减少 IVIg 用量,减轻受者经济负担[83]。

**临床问题 13:对于 HPV-B19 感染的受者,如何调整免疫抑制治疗方案?**

**推荐意见 18:调整免疫抑制治疗强度的方案主要包括:减少免疫抑制剂的剂量和转换为低强度的免疫抑制剂(推荐强度 B,证据等级 2a)。**

1. 减少免疫抑制剂的剂量 首选减量霉酚酸类药物(MMF 或麦考酚钠),或者根据受者病情及免疫风险酌情减量钙调磷酸酶抑制剂(CNI)类药物(推荐强度 B,证据等级 2a)。

2. 转换为低强度的免疫抑制剂 首选他克莫司转换为环孢素(CsA)和 / 或 m-TOR 抑制剂(西罗莫司),或将霉酚酸类药物(MMF 或麦考酚钠)转换为咪唑立宾等抗增殖类药物(推荐强度 B,证据等级 3b)。

推荐意见说明:

器官移植受者使用免疫抑制剂会增加机会性感染的发生。肾移植受者由于使用了较强的免疫抑制药物,如他克莫司、霉酚酸酯和抗胸腺细胞球蛋白等抗排斥治疗,会导致 HPV-B19 等感染的发生[84-85]。已证实,减少免疫抑制强度可能有助于控制感染、提高疗效和治愈率[2,5,86]。调整免疫抑制剂方案主要包括减少免疫抑制剂的剂量和转换为低强度的免疫抑制剂。

1. 减少免疫抑制剂的剂量 建议首选减量霉酚酸类药物(MMF 或麦考酚钠),根据病情可以将霉酚酸类剂量减少至 50% 或以上[14]。若病情允许,根据免疫风险可酌情减量钙调磷酸酶抑制剂(calcineurin inhibitor,CNI)类药物,注意监测 CNI 类药物的血药浓度及淋巴细胞亚群等指标。据文献报道,对 HPV-B19 感染的受者必须根据免疫风险给予治疗,FK506 谷浓度可降低至 5mg/ml,如果 HPV-B19 病毒血症持续存在,可考虑将 FK506 谷浓度降至 3~4mg/ml[14]。

2. 转换为低强度的免疫抑制剂 建议首选将他克莫司转换为环孢素(cyclosporin A,CsA),和 / 或 mTOR 抑制剂;其次,可选择将霉酚酸类药物转换为咪唑立宾等抗增殖类药物。有研究表明,CsA 是治疗 PRCA 最有效的免疫抑制剂[58-87]。因此,在 HPV-B19 感染受者的治疗中,调整免疫抑制剂的最佳方案是用 CsA 代替他克莫司,并减少或停用 MMF。一些研究显示,对肾移植术后 PRCA 患者将他克莫司置换为 CsA 后,可长期维持正常的 Hb 水平和移植肾功能的稳定性[88]。对于采用依维莫司治疗的患者,有报道因其不良事件导致停药率高,可以考虑采用个体化方案。

但值得注意是,在降低免疫抑制强度的过程中,会增加排斥反应风险。因此,在降低免疫抑制治疗强度期间,需密切监测免疫抑制剂的药物浓度及移植物功能状态,防止移植物的排斥反应和功能障碍。

临床问题 14:**如何判断肾移植受者 HPV-B19 感染相关 PRCA 的治疗效果?**

推荐意见 19:建议监测患者外周血中 Hb 和 RET 水平来评估治疗效果(推荐强度 B,证据等级 2a);但当 PRCA 复发或 Hb 水平下降时,建议监测 HPV-B19 DNA 载量水平评价疗效(推荐强度 B,证据等级 3b)。

推荐意见说明:

大量研究表明,通过监测患者外周血中 RET 和 Hb 水平可以评估 PRCA 的治疗效果或是否存在 PRCA 复发[5,17,38]。根据感染受者 IVIg 治疗过程中监测的 Hb 水平、HPV-B19 DNA 载量水平的变化以及受者临床症状的缓解情况进行综合评估,有助于制订和调整治疗方案及治疗疗程[14-16]。不建议采用监测 HPV-B19 DNA 载量水平进行疗效评价。因为在持续低水平 HPV-B19 DNA 血症时,PCR 检测对 IVIg 治疗反应的监测价值尚不确定,并且在 HPV-B19 感染后期或恢复期受者血中的 HPV-B19 DNA 多呈低载量水平,可能没有临床评价意义[55]。但是如果出现 PRCA 复发或 Hb 水平下降时,可以采用监测 HPV-B19 DNA 来评估 IVIg 的治疗效果[89]。此外,在 HPV-B19 感染治疗期间,应重视初次感染治疗后受者免疫抑制状态的监测。国内一项单中心研究显示肾移植受者 HPV-B19 感染治疗后 IFN-γ⁺CD4⁺T 淋巴细胞的百分比显著增高,IFN-γ 分泌水平的增加可显著预测复发性感染,认为对于 HPV-B19 急性感染及其复发的高危受者应进行基于 IFN-γ 分泌的免疫监测[90]。

临床问题 15:**目前是否有治疗 HPV-B19 感染的抗病毒药物?**

推荐意见 20:目前尚无被批准用于治疗 HPV-B19 感染的抗病毒药物(推荐强度 B,证据等级 2a)。

推荐意见说明:

目前尚无批准用于治疗 HPV-B19 感染的特定抗病毒药物,而开发具有抗 HPV-B19 感染的药物尚处于临床探索阶段。西多福韦(cidofovir,CDV)是一种具有抗巨细胞病毒活性的无环核苷磷酸衍生物。据体外实验表明,西多福韦可能抑制 HPV-B19 病毒复制和病毒感染性[91]。但也发现西多福韦只有在高浓度和长时间暴露下的细胞环境中才对 HPV-B19 具有明显的抑制作用,并且其可引起相应的肾毒性等副作用,因而还需要进一步研究评估其临床疗效和安全性。羟基脲是唯一被批准用于镰状细胞疾病的药物,主要抑制细胞增殖,包括参与 HPV-B19 感染发病机制的造血细胞。有研究表明,羟基脲可能抑制 HPV-B19 的复制活性,但临床疗效不确切[92]。此外,有个别病案报道,膦甲酸钠作为非核苷类广谱抗病毒药物在 HPV-B19 感染治疗中有一定疗效,可能机制为膦甲酸钠可直接抑制病毒特异性 DNA 多聚酶和逆转录酶[19],但其疗效尚无临床大样本的验证,并且其肾毒性值得注意。

临床问题 16:**肾移植受者症状相关的 HPV-B19 感染有哪些辅助治疗?**

推荐意见 21:受者 HPV-B19 感染一旦确诊,在感染治疗期间避免采用 EPO 或罗沙司他治疗贫血(推荐强度 B,证据等级 2a);当出现严重贫血和 PRCA 时,建议输血治疗纠正贫血(推荐强度 B,证据等级 3a)。

推荐意见说明:

肾移植受者 HPV-B19 感染的辅助治疗主要包括:

1. 输血　对于有严重贫血或 PRCA 的 HPV-B19 感染受者,建议输血治疗纠正贫血[93]。由于对

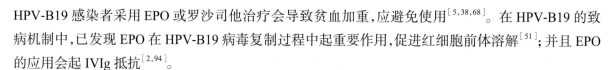

HPV-B19 感染者采用 EPO 或罗沙司他治疗会导致贫血加重,应避免使用[5,38,68]。在 HPV-B19 的致病机制中,已发现 EPO 在 HPV-B19 病毒复制过程中起重要作用,促进红细胞前体溶解[51];并且 EPO 的应用会起 IVIg 抵抗[2,94]。

2. 对症治疗　发热患者给予降温处理。关节或肌肉痛者,限制活动,可适当服用布洛芬等非甾体消炎药,减轻症状;关节穿刺术也可以有效减轻成人关节炎引起的疼痛[5],但其对儿童患者的有效性需要进一步研究。此外,妊娠期 HPV-B19 感染引起的胎儿水肿可进行宫内输血[44]。

## 七、预防

临床问题 17:肾移植受者术前是否需要进行 HPV-B19 的常规筛查? 肾移植术后应对哪些高危人群进行筛查或检测?

推荐意见 22:不建议肾移植术前对受者及移植物保存液或灌注液进行常规筛查 HPV-B19(推荐强度 B,证据等级 3a)。

推荐意见 23:建议对具有感染高风险的受者可以在肾移植术后早期进行 HPV-B19 监测(推荐强度 B,证据等级 3b)。

推荐意见 24:建议对肾移植术后伴发持续性贫血,且 RET 计数下降或对 EPO 无效的受者进行筛查或检测(推荐强度 B,证据等级 2a)。

推荐意见说明:

目前尚无针对实体器官移植后 HPV-B19 感染的有效预防策略[2]。尽管有研究报道,筛查移植肾脏组织、保存液或灌注液中的 HPV-B19 DNA 有助于预测肾移植术后 HPV-B19 病毒血症的风险[23]。但一项大样本研究通过对 823 例活体和 1 225 例遗体供肾肾移植中发生供体来源 HPV-B19 感染的调查显示:活体肾移植和遗体肾移植受者 HPV-B19 感染的发生率分别为 0.4% 和 1.5%,提出术前对供体进行常规筛查似乎没有必要[24]。由于供体来源 HPV-B19 感染的发生率较低,HPV-B19 DNA 检测成本偏高,术前进行核酸筛查难以推广;因此,目前不建议对肾移植受者术前进行 HPV-B19 血清学或 DNA 载量的常规筛查[2]。但是对具有感染高风险因素的受者,如供者阳性/受者阴性(D+/R-)、贫血、儿童、过度免疫抑制治疗或 HPV-B19 流行区域的受者等,可以考虑在肾移植术后早期行 HPV-B19 监测或筛查。其中,伴有持续性或严重贫血的肾移植受者是 HPV-B19 感染的高发人群。HPV-B19 感染可导致慢性或复发性贫血伴网织红细胞减少症[2,14]。此外,一项对 212 名肾移植受者的前瞻性研究显示,在伴有贫血(Hb<10mg/dl)且对 EPO 无效的受者中,HPV-B19 感染的发生率高达 38%,建议对这一人群进行前瞻性风险分层及 PCR 检测[68]。

临床问题 18:HPV-B19 感染的防控措施有哪些?

推荐意见 25:应重视预防 HPV-B19 感染的医院内传播,建议对感染受者按照医院感染源管理措施进行防控,防止院内交叉感染(推荐强度 A,证据等级 1a)。

推荐意见 26:HPV-B19 感染的防控措施主要包括:采取飞沫隔离等防护措施,加强手卫生和消毒及通风(推荐强度 A,证据等级 1a)。

推荐意见说明:

当肾移植受者出现 HPV-B19 活动性感染时,应对感染者实施标准化的感染控制措施[2],加强感染源管理,以防止医院内感染传播。HPV-B19 感染的控制措施包括:

1. 采取标准化的飞沫隔离等防护措施　建议佩戴口罩防护,所在移植病区应安排单间病房隔离,患者的呼吸道分泌物和排泄物应按照感控标准作消毒或妥善处理,避免院内交叉感染。若患者在住院期间检测出 HPV-B19 感染,则与其同病房的患者也应安排隔离,并进行 HPV-B19 感染的排查[95]。

2. 加强手卫生 感染的移植受者应在居家和住院期间勤洗手。病房的医务工作人员因接触 HPV-B19 感染患者,感染风险增加,需要加强洗手。

3. 消毒及通风:可有效防止社区/医院内的 HPV-B19 感染扩散。HPV-B19 对卤素敏感,如氯释放剂,可用于病房地板和设施表面的消毒。研究发现 HPV-B19 可能通过空气传播附着于环境表面[96],层流系统装置无法完全净化空气,需要等离子空气消毒机清除病毒。

临床问题 19: IVIg 能否预防肾移植受者 HPV-B19 感染?

推荐意见 27: 不推荐采用 IVIg 预防肾移植受者 HPV-B19 感染(推荐强度 B,证据等级 3a)。

推荐意见说明:

目前仅有较少的研究报道采用 IVIg 可以预防肾移植受者 HPV-B19 感染[76],但是由于症状性的 HPV-B19 感染发生率相对较低,IVIg 的高成本及其潜在的毒副反应,因此目前不推荐 IVIg 的预防性应用[2]。

## 八、小结

本文从 HPV-B19 病原学、流行病学特点、临床表现、诊断、预防、治疗等方面,依据牛津循证分级与推荐强度,为肾移植受者 HPV-B19 感染的规范化临床诊疗提供理论指导,但是仍存在局限性和不足,有待进一步深入研究。例如:基于大样本评估肾移植受者中 HPV-B19 发病率的研究是必要的;由于缺乏多中心、前瞻性及随机对照研究,使用 IVIg 与调整免疫抑制剂的合理治疗方案尚无统一标准,如首次感染治疗或复发性感染治疗采用 IVIg 的最佳用药剂量、持续时间和疗程以及如何安全合理的调整免疫抑制剂等。未来的研究应旨在确定具有成本效益的监测和治疗策略,确定对具有风险因素的肾移植供者和受者行 HPV-B19 筛查或监测对预防术后感染的临床价值,开发高灵敏度、高特异性及低成本的早期诊断试剂盒,以及制订具有成本效益比的抗 HPV-B19 感染治疗策略等。此外,还需要更多的研究来开发安全和有效的 HPV-B19 疫苗及抗病毒药物。重组 HPV-B19 疫苗的开发可能有助于优化预防策略[97]。一些 HPV-B19 候选疫苗已在研发,但其安全性、有效性及在肾移植人群中的应用价值有待进一步的研究和验证。

**执笔作者:** 张庆(中国人民解放军总医院第三医学中心),邱爽(中国人民解放军总医院第三医学中心),刘杰(中国人民解放军总医院第三医学中心),范阳(中国人民解放军总医院第三医学中心),丁晨光(西安交通大学第一附属医院)

**通信作者:** 金海龙(中国人民解放军总医院第三医学中心)

**主审专家:** 薛武军(西安交通大学第一附属医院),门同义(内蒙古医科大学附属医院),朱有华(中国人民解放军海军军医大学第一附属医院),陈刚(华中科技大学同济医学院附属同济医院)

**审稿专家:** 于涛(中国人民解放军总医院第八医学中心),丰贵文(郑州大学第一附属医院),王长希(中山大学附属第一医院),王立明(大连医科大学附属第二医院),王祥慧(上海市交通大学医学院附属瑞金医院),户义(中国人民解放军军事科学院军事医学研究院),戎瑞明(复旦大学附属中山医院),孙启全(广东省人民医院),杨怡卓(中国人民解放军总医院第一医学中心),杨晓莉(中国人民解放军总医院第三医学中心),肖漓(中国人民解放军总医院第八医学中心),张雷(中国人民解放军海军军医大学第一附属医院),陈莉萍(中国人民解放军总医院第八医学中心),苗芸(南方医科大学南方医院),周江桥(武汉大学人民医院),郭晖(华中科技大学同济医学院附属同济医院),韩永(中国人民解放军总医院第八医学中心),路保赛(河北医科大学第二医院),窦立萍(中国人民解放军总医院第一医学中心)

**利益冲突:** 所有作者声明无利益冲突。

## 参考文献

［1］ EID A J, CHEN S F. Human parvovirus B19 in solid organ transplantation [J]. Am J Transplant, 2013, 13 (4): 201-205.

［2］ EID A J, ARDURA M I. Human parvovirus B19 in solid organ transplantation: guidelines from the American Society of Transplantation Infectious Diseases Community of Practice [J]. Clin Transplant, 2019, 33 (9): e13535.

［3］ XIAO C, WANG CX, LIU LS, et al. Clinical investigation of human parvovirus B19 infection after renal transplantation in China [J]. Transplant Proc, 2013, 45 (4): 1593-1599.

［4］ 金海龙, 张庆, 丁晨光. 肾移植受者人类微小病毒 B19 感染临床诊疗技术规范 (2022 版)[J]. 器官移植, 2022, 13 (2): 135-143.

［5］ MA Y, MAN J, NIU J, et al. Progress of research on human parvovirus B19 infection after renal transplantation [J]. Transplantation Reviews (Orlando, Fla.), 2022, 36 (4): 100730.

［6］ 涂金鹏. 实体器官移植术后人微小病毒 B19 感染研究进展 [J]. 泌尿外科杂志 ( 电子版), 2021, 2: 15-18.

［7］ NING K, ZOU W, XU P, et al. Identification of AXL as a co-receptor for human parvovirus B19 infection of human erythroid progenitors [J]. Science Advances, 2023, 9 (2): eade0869.

［8］ 邵惠训. 人类微小病毒 B19 感染的最新研究进展 [J]. 医学综述, 2011, 17 (20): 3063-3066.

［9］ BROWN KE, HIBBS JR, GALLINELLA G, et al. Resistance to parvovirus B19 infection due to lack of virus receptor (erythrocyte P antigen)[J]. N Engl J Med, 1994, 330: 1192-1196.

［10］ SIMPSON K E, STORCH G A, LEE C K, et al. High frequency of detection by PCR of viral nucleic acid in the blood of infants presenting with clinical myocarditis [J]. Pediatr Cardiol, 2016, 37 (2): 399-404.

［11］ RAZONABLE R R. Not the usual viral suspects: parvovirus B19, west nile virus, and human T-Cell lymphotrophic virus infections after kidney transplantation [J]. Seminars in Nephrology, 2016, 36 (5): 428-434.

［12］ 代林睿, 王晓辉, 陈松, 等. 肾移植受者术后人类微小病毒 B19 感染 39 例的流行病学分析及防控 [J]. 中华器官移植杂志, 2022, 43 (10): 603-610.

［13］ PORIGNAUX B, VUIBLET V, BARBE C, et al. Frequent occurrence of parvovirus B19 DNAemia in the first year after kidney transplantation [J]. J Med Virol, 2013, 85 (6): 1115-1121.

［14］ BENTATA Y. Parvovirus B19 in kidney transplantation: key points and essential pitfalls to know [J]. Infectious Diseases, 2021, 53 (6): 404-408.

［15］ EID A J, BROWN R A, PATEL R, et al. Parvovirus B19 infection after transplantation: a review of 98 cases [J]. Clin Infect Dis, 2006, 43 (1): 40-48.

［16］ THONGPRAYOON C, KHOURY N, BATHINI T, et al. Epidemiology of parvovirus B19 and anemia among kidney transplant recipients: a meta-analysis [J]. Urol Ann, 2020, 12 (3): 241-247.

［17］ GOSSET C, VIGLIETTI D, HUE K, et al. How many times can parvovirus B19-related anemia recur in solid organ transplant recipients [J]. Transpl Infect Dis, 2012, 14 (5): E64-E70.

［18］ ZHONG Q, ZENG J, LIN T, et al. The detection, treatment of parvovirus B19 infection induced anemia in solid organ transplants: a case series and literature review of 194 patients [J]. Transfus Clin Biol, 2022, 29 (2): 168-174.

［19］ 张欢, 肖霞, 李玉明, 等. 实体器官移植后细小病毒 B19 感染导致单纯红细胞再生障碍性贫血 3 例并文献复习 [J]. 中华实验和临床病毒学志, 2020, 34 (5): 543-546.

［20］ BECKHOFF A, STEFFEN I, SANDOZ P, et al. Relapsing severe anaemia due to primary parvovirus B19 infection after renal transplantation: a case report and review of the literature [J]. Nephrol Dial Transplant, 2007, 22: 3660-3663.

［21］ KI C S, KIM I S, KIM J W, et al. Incidence and clinical significance of human parvovirus B19 infection in kidney transplant recipients [J]. Clin Transplant, 2005, 19: 751-755.

［22］ HUANG Q, WANG Y, CHEN R, et al. Parvovirus B19 infection in kidney transplant recipients: a prospective study in a teaching hospital in Shanghai, China [J]. Transpl Immunol, 2022, 74: 101667.

［23］ BARZON L, MURER L, PACENTI M, et al. Detection of viral DNA in kidney graft preservation and washing solutions is predictive of posttransplant infections in pediatric recipients [J]. J Infect Dis, 2009, 200: 1425-1433.

［24］ YU Y, WEI C, LYU J, et al. Donor-derived human parvovirus B19 infection in kidney transplantation [J]. Front Cell Infect Microbiol, 2021, 11: 753970.

［25］ BAEK C H, KIM H, YANG W S, et al. Risk factors and long-term outcomes of parvovirus B19 infection in kidney transplant patients [J]. Transpl Infect Dis, 2017, 19 (5).

［26］ KOOISTRA K, MESMAN HL, DE WAAL M, et al. Epidemiology of high-level parvovirus B19 viraemia among Dutch blood donors, 2003-2009 [J]. Vox Sang, 2011, 100: 261-266.

［27］ 耿彦生, 张印法. 血液、血制品与人类微小病毒 B19 的传播 [J]. 疾病控制杂志, 2007, 5: 516-519.

［28］ MENGYI Z, YUHUI L, ZHAN G, et al. Plasma metagenomics reveals regional variations of emerging and re-emerging pathogens in Chinese blood donors with an emphasis on human parvovirus B19 [J]. One Health, 2023, 17: 100602.

［29］ RAMEZANY H, KHEIRANDISH M, SAMIEE S, et al. Investigation of human parvovirus B19 prevalence in a large healthy umbilical cord blood donors [J]. Iran J Microbiol, 2022, 14 (1): 119-124.

［30］ ZHANG W, KE L, CHANGQING L, et al. Parvovirus B19V DNA contamination in Chinese plasma and plasma derivatives [J]. J Transl Med, 2012, 10 (1): 194-201.

［31］ SUN P, JIANG P, LIU Q, et al. Parvovirus B19 DNA and antibodies in Chinese plasma donors, plasma pools and plasma derivatives [J]. Peer J, 2023, 11: e15698.

［32］ PARSYAN A, CANDOTTI D. Human erythrovirus B19 and blood transfusion-an update [J]. Transfus Med, 2007, 17: 263-278.

［33］ MORTIMER P P, LUBAN N L, KELLEHER J F, et al. Transmission of serum parvovirus-like virus by clotting-factor concentrates [J]. Lancet, 1983, 2 (8348): 482-484.

［34］ BERTAZZA P N, NEGRISOLO S, CARRARO A, et al. Pre-existing intrarenal parvovirus B19 infection may relate to antibody-mediated rejection in pediatric kidney transplant patients [J]. Int J Mol Sci, 2023, 24 (11).

［35］ American College of Obstetricians and Gynecologists. Practice bulletin No. 151: cytomegalovirus, parvovirus B19, varicella zoster, and toxoplasmosis in pregnanc [J]. Obstet Gynecol, 2015, 125 (1): 1510-1525.

［36］ JORDAN J, TIANGCO B, KISS J, et al. Human parvovirus B19: prevalence of viral DNA in volunteer blood donors and clinical outcomes of transfusion recipients [J]. Vox Sang, 1998, 75: 97-102.

［37］ KLEINMAN S H, GLYNN S A, LEE T H, et al. A linked donor-recipient study to evaluate parvovirus B19 transmission by blood component transfusion [J]. BLOOD, 2009, 114 (17): 3677-3683.

［38］ 熊睿, 丁利民, 柳祝菁, 等. 肾移植后细小病毒 B19 感染所致贫血的诊疗策略 [J]. 实用器官移植电子杂志, 2021, 9 (3): 249-252.

［39］ ARDALAN M R, SHOJA M M, TUBBS R S, et al. Postrenal transplant hemophagocytic lymphohistiocytosis and thrombotic microangiopathy associated with parvovirus B19 infection [J]. Am J Transplant, 2008, 8: 1340-1344.

［40］ MOULIK M, BREINHOLT J P, DREYER W J, et al. Viral endomyocardial infection is an independent predictor and potentially treatable risk factor for graft loss and coronary vasculopathy in pediatric cardiac transplant recipients [J]. J Am Coll Cardiol, 2010, 56 (7): 582-592.

［41］ ESMEL-VILOMARA R, DOLADER P, LZQUIERDO-BLASCO J, et al. Parvovirus B19 myocarditis in children: a diagnostic and therapeutic approach [J]. Eur J Pediatr, 2022, 181 (5): 2045-2053.

［42］ KRISHNAN P, RAMADAS P, RAJENDRAN PP, et al. Effects of parvovirus B19 infection in renal transplant recipients: a retrospective review of three cases [J]. Int J Angiol, 2015, 24: 8792.

［43］ LANDRY M L. Parvovirus B19 [J]. Microbiol Spectr, 2016, 4 (3): 1128.

［44］ GIGI C E, ANUMBA DOC. Parvovirus B19 infection in pregnancy-a review [J]. Eur J Obstet Gynecol Reprod Biol, 2021, 264: 358-362.

［45］ BONVICINI F, BUA G, GALLINELLA G. Parvovirus B19 infection in pregnancy-awareness and opportunities [J]. Curr Opin Virol, 2017, 27: 8-14.

［46］ DIAZ F, COLLAZOS J. Glomemlonephritis and Henoch-Schoenlein putpura associated with acute parvovirus B19 infection [J]. Clin Nephnl, 2000, 53 (3): 237-238.

［47］ BARZON L, MURER L, PACENTI M, et al. Investigation of intrarenal viral infections in kidney transplant recipients unveils an association between parvovirus B19 and chronic allograft injury [J]. J Infect Dis, 2009, 199: 372-380.

［48］ HAI AN HP, DIEM HT, CUONG NT. Parvovirus B19-associated anemia in kidney transplant recipients: a single-center experience [J]. Transplant Proc, 2019, 51 (8): 2693-2696.

［49］ PUTTARAKSA K, PIRTTINEN H, KARVONEN K, et al. Parvovirus B19V nonstructural protein NS1 induces double-stranded deoxyribonucleic acid autoantibodies and end-organ damage in nonautoimmune mice [J]. J Infect Dis, 2019, 219: 1418-1429.

［50］ KIVOVICH V, GILBERT L, VUENTO M, et al. Parvovirus B19 genotype specific amino acid substitution in NS1 reduces the protein's cytotoxicity in culture [J]. Int J Med Sci, 2010, 7: 110-119.

［51］ GANAIE S, AFDER S, JIANMING QIU. Recent advances in replication and infection of human parvovirus B19 [J]. Front Cell Infect Microbiol, 2018, 8: 166.

［52］ 刘晨薇, 汤永民. 血液肿瘤儿童微小病毒 B19 感染的研究 [J]. 医学信息, 2021, 34 (19): 47-50.

［53］ BREDL S, PLENTZ A, WENZEL J J, et al. False-negative serology in patients with acute parvovirus B19 infection [J]. J Clin Virol, 2011, 51 (2): 115-120.

［54］ PARK J B, KIM DJ, WOO SY, et al. Clinical implications of quantitative real time-polymerase chain reaction of parvovirus B19 in kidney transplant recipients-a prospective study [J]. Transplant International, 2009, 22 (4): 455-462.

［55］ GRABARCZYK P, KALINSKA A, SULKOWSKA E, et al. False negative results in high viremia parvovirus B19-samples tested with real-time PCR [J]. Pol J Microbiol, 2010, 59: 129-132.

［56］ JIANG H, QIU Q, ZHOU Y, et al. The epidemiological and genetic characteristics of human parvovirus B19 in patients with febrile rash illnesses in China [J]. Sci Rep, 2023, 13 (1): 15913.

［57］ RUSSCHER A, MOLENNAAR-DE BACKER M, DE BROUWER C, et al. Transient parvovirus B19 DNAemia after kidney transplantation: a 2-sided story [J]. Open Forum Infect Dis, 2023, 10 (3): 79.

［58］ MEANS RT JR. Pure red cell aplasia [J]. Blood, 2016, 128 (21): 2504-2509.

［59］ ALVES A, LANGELLA BB, LIMA M, et al. Evaluation of molecular test for the discrimination of "naked" DNA from infectious parvovirus B19 particles in serum and bone marrow samples [J]. Viruses, 2022, 14 (4): 843.

［60］ 王辉. 宏基因组高通量测序技术应用于感染性疾病病原检测中国专家共识 [J]. 中华检验医学杂志, 2021, 44 (2): 107-119.

［61］ HASTON J C, ROSTAD C A, JERRIS R C, et al. Prospective cohort study of next-generation sequencing as a diagnostic modality for unexplained encephalitis in children [J]. J Pediatric Infect Dis Soc, 2020, 9 (3): 326-333.

［62］ SOMASEKAR S, LEE D, RULE J, et al. Viral surveillance in serum samples from patients with acute liver failure by metagenomic next-generation sequencing [J]. Clin Infect Dis, 2017, 65 (9): 1477-1485.

［63］ WANG H, FU YX, SONG WL, et al. Human parvovirus B19-associated early postoperative acquired pure red cell aplasia in simultaneous pancreas-kidney transplantation: a case report [J]. World J Clin Cases, 2021, 9 (8): 1968-1975.

［64］ HASHIZUME H, KAGEYAMA R. Hypocomplementemia is a diagnostic clue for parvovirus B19 infection in adults [J]. J Dermatol, 2017, 44 (3): e27.

［65］ CRABOL Y, TERRIER B, ROZENBERG F, et al. Intravenous immunoglobulin therapy for pure red cell aplasia related to human parvovirus B19 infection: a retrospective study of 10 patients and review of the literature [J]. Clin Infect Dis, 2013, 56 (7): 968-977.

［66］ INOUE D, ODA T, IWAMA S, et al. Development of pure red cell aplasia by transmission and persistent infection of parvovirus B19 through a kidney allograft [J]. Transpl Infect Dis, 2021, 23 (1): e13462.

［67］ ROSADO-CANTO R, CARRILLO-PéREZ D L, JIMéNEZ J V, et al. Treatment strategies and outcome of parvovirus B19 infection in kidney transplant recipients: a case series and literature review of 128 patients [J]. Rev Invest Cli, 2019, 71 (4): 265-274.

［68］ EGBUNA O, ZAND M S, ARBINI A, et al. A cluster of parvovirus B19 infections in renal transplant recipients: a prospective case series and review of the literature [J]. Am J Transplant, 2006, 6 (1): 225-231.

［69］ KODURI PR, KUMAPLEY R, KHOKHA ND, et al. Red cell aplasia caused by parvovirus B19 in AIDS: use of i. v.

immunoglobulin [J]. Ann Hematol, 1997, 75 (1-2): 67-68.

［70］ SHEN Q, XU H, CAO Q, et al. Long-term remission of recurrent severe anemia as a result of parvovirus B19 infection in a pediatric renal transplant recipient [J]. Pediat Transplant, 2011, 15 (4): E76-79.

［71］ HAMROCK D J. Adverse events associated with intravenous immunoglobulin therapy [J]. Int Immunopharmacol, 2006, 6 (4): 535-542.

［72］ VO AA, CAM V, TOYODA M, et al. Safety and adverse events profiles of intravenous gammaglobulin products used for immunomodulation: a single-center experience [J]. Clin J Am Soc Nephrol, 2006, 1 (4): 844-852.

［73］ ORBACH H, KATZ U, SHERER Y, et al. Intravenous immunoglobulin: adverse effects and safe administration [J]. Clin Rev Allergy Immunol, 2005, 29 (3): 173-184.

［74］ BOLLéE G, ANGLICHEAU D, LOUPY A, et al. High-dosage intravenous immunoglobulin-associated macrovacuoles are associated with chronic tubulointerstitial lesion worsening in renal transplant recipients [J]. Clin J Am Soc Nephrol, 2008, 3 (5): 1461-1468.

［75］ CAYCO AV, PERAZELLA MA, HAYSLETT JP. Renal insufficiency after intravenous immune globulin therapy [J]. J Am Soc Nephrol, 1997, 8 (11): 1788-1794.

［76］ JORDAN S C, TOYODA M, KAHWAJI J, et al. Clinical aspects of intravenous immunoglobulin use in solid organ transplant recipients [J]. Am J Transplant, 2011 Feb, 11 (2): 196-202.

［77］ SERRA A, MARZO N, PONS B, et al. Characterization of antibodies in human immunoglobulin products from different regions worldwide [J]. Int J Infect Dis, 2021, 104: 610-616.

［78］ ANDERSON W, BETHEA W. Renal lesions following administration of hypertonic solutions of sucrose [J]. JAMA, 1940, 114: 1983-1987.

［79］ LOCKE J E, ZACHARY A A, WARREN D S, et al. Proinflammatory events are associated with significant increases in breadth and strength of HLA-specific antibody [J]. Am J Transplant, 2009, 9 (9): 2136-2139.

［80］ RAVINDRANATH M H, TRRASAKI P I, PHAM T, et al. Therapeutic preparations of IVIg contain naturally occurring anti-HLA-E antibodies that react with HLA-Ia (HLA-A/-B/-Cw) alleles [J]. Blood, 2013, 121 (11): 2013-2028.

［81］ ALTHEABY A, ALOTAIBI M, ALAJLAN N, et al. Parvovirus B19 infection due to over immunosuppression in kidney transplant recipients: case reports and literature review [J]. Case Rep Transplant, 2021: 7651488.

［82］ PABISIAK K, STęPNIEWSKA J, CIECHANOWSKI K. Pure red cell aplasia after kidney transplantation: parvovirus B19 culprit or coincidence [J]. Ann Transplant, 2019, 24: 123-131.

［83］ 张晓伟, 张雷, 赵闻雨, 等. 肾移植术后微小病毒 B19 感染 22 例临床治疗经验 [J]. 中华器官移植杂志, 2019, 40 (6): 323-327.

［84］ VINOD PB, SHARMA RK. Opportunistic infections (non-cytomegalovirus) in live related renal transplant recipients [J]. Indian J Urol, 2009, 25 (2): 161-168.

［85］ LOBBES H, MAH′EVAS M, ALVISET S, et al. Pure red cell aplasia in systemic lupus erythematosus, a nationwide retrospective cohort and review of the literature [J]. Rheumatology (Oxford) 2021, 61: 355-366.

［86］ KUMAR J, SHAVER M J, ABUL-EZZ S. Long-term remission of recurrent parvovirus-B associated anemia in a renal transplant recipient induced by treatment with immunoglobulin and positive seroconversion [J]. Transpl Infect Dis, 2005, 7 (1): 30-33.

［87］ YILDIRIM R, BILEN Y, KELES M, et al. Treatment of pure red-cell aplasia with cyclosporine in a renal transplant patient [J]. Exp Clin Transplant, 2013, 11 (1): 63-65.

［88］ PATIL MR, CHOUDHURY AR, CHOHWANGLIM M, et al. Post renal transplant pure red cell aplasia-is tacrolimus a culprit？ [J]. Clin Kidney J, 2016, 9: 603-605.

［89］ CAVALLO R, MERLINO C, RE D, et al. B19 virus infection in renal transplant recipients [J]. J Clin Virol, 2003, 26 (3): 361-368.

［90］ ZHANG QQ, ZHANG WJ, WANG F, et al. Clinical utility of immune function based on IFN-γ monitoring of lymphocyte subsets for parvovirus B19 infection in renal recipients [J]. Infect Genet Evol, 2022, 103: 105307.

［91］ BONVICINI F, BUA G, MANARESI E, et al. Antiviral effect of cidofovir on parvovirus B19 replication [J]. Antiviral Res, 2015, 113: 11-18.

［92］ ELISABETTA MANARESI AND GIORFIO GALLINELLA. Advances in the development of antiviral strategies against parvovirus B19 [J]. Viruses, 2019, 11 (7): 659.

［93］ MENDE M, SOCKEL K. Parvovirus B19 infection [J]. N Engl J Med, 2018, 379 (24): 2361.

［94］ BARAL A, POUDEL B, K AGRAWAL R, et al. Pure red cell aplasia caused by parvo B19 virus in a kidney transplant recipient [J]. JNMA J Nepal Med Assoc, 2012, 52 (186): 75-78.

［95］ BELL L M, NAIDES S J, STOFFMAN P, et al. Human parvovirus B19 infection among hospital staff members after contact with infected patients [J]. N Engl J Med, 1989, 24, 321 (8): 485-491.

［96］ WANG F, ZHAN Q. Environmental monitoring of parvovirus B19 in the kidney transplantation ward of a Chinese teaching hospital [J]. Infect Drug Resist, 2022, 15: 19031910.

［97］ DAS P, CHATTERJEE K, CHATTOPADHYAY NR, et al. Evolutionary aspects of parvovirus B-19V associated diseases and their pathogenesis patterns with an emphasison vaccine development [J]. Virus Disease, 2019, 30 (1): 32-42.

# 64　肾移植等待者及受者疫苗接种指南

肾移植受者由于长期处于免疫抑制状态,相较于一般人群更容易罹患传染性疾病,这也是导致受者死亡的重要原因[1]。目前,疫苗接种是公认的预防传染性疾病的有效方式。对于肾移植等待者及受者,疫苗接种对疫苗可预防传染病(vaccine-preventable infections,VPIs)的防控具有重大意义,可能降低感染风险,从而提高移植肾及受者存活率。然而,由于肾移植受者接种疫苗的免疫应答率降低[2]、移植前免疫不足[3]、对接种疫苗的犹豫[4]以及医疗保险覆盖范围不足[5],可能导致受者的疫苗接种覆盖率欠佳、效力减低。因此,肾移植受者可能面临着更高的感染 VPIs 的风险。为此,中华医学会器官移植学分会组织在《实体器官移植等待者和接受者的疫苗接种:美国移植学会传染性疾病实践团体指南》[6](以下简称 AST IDCOP 指南)的基础上,结合我国器官移植后传染性疾病和疫苗接种的临床现状,并参考近年国内外相关推荐,从流行病学、疫苗种类、接种原则、接种对象、特定疫苗接种等方面,编写《中国肾移植等待者及受者疫苗接种指南》,为中国肾移植领域医务工作者在肾移植等待者及受者疫苗接种方面提供理论借鉴和参考,以期更好地指导肾移植等待者及受者进行疫苗接种,降低术后感染风险,从而提高移植肾及受者存活。

## 一、指南形成方法

本指南已在国际实践指南注册与透明化平台(Practice guideline REgistration for TransPAREncy,PREPARE)上以中英双语注册(注册号: PREPARE2024CN569)。

指南问题的遴选及确定:工作组对国内外该领域发表的指南和共识进行比对,针对既往指南中没有涉及和有研究进展的内容及临床医师重点关注的内容,初步形成 20 个临床问题。经过问卷调查和专家组会议讨论,最终形成本指南覆盖的 18 个临床问题,主要涉及肾移植等待者及受者疫苗接种原则、接种对象和特定疫苗接种等方面。

证据检索与筛选:证据评价组按照人群、干预、对照、结局(population,intervention,comparison,outcome,PICO)的原则对纳入的临床问题进行解构和检索,检索 MEDLINE(PubMed)、The Cochrane Library、Web of Science、万方数据知识服务平台和中国知网(CNKI),纳入指南、共识、规范、系统评价和 meta 分析,随机对照试验(randomized controlled trial,RCT),非 RCT 队列研究和病例对照研究等类型的证据;检索词包括"肾移植""免疫抑制""传染性疾病""疫苗可预防传染病""预防""疫苗""不良事件""抗体滴度"等;检索时间为 1993 年 1 月至 2023 年 12 月,主要为近 10 年文献,发表语言限定为中文或英文。完成证据检索后,每个临床问题均由指南工作组成员按照题目、摘要和全文的顺序逐级独立筛选相关文献。待符合具体临床问题的文献确定纳入并完成筛选后进行双人核对;如存在分歧,则通过共同讨论或咨询第三方协商确定。

证据分级和推荐强度分级:本指南使用 2009 版牛津大学循证医学中心的证据分级与推荐强度标准对每个临床问题的证据质量和推荐强度进行分级。

推荐意见的形成:综合考虑证据以及我国肾移植现状、疫苗接种的成本、疫苗接种的效果和风险等因素后,本指南工作组提出了符合我国肾移植等待者及受者疫苗接种的 51 条推荐意见。推荐意见达成共识后,工作组完成初稿的撰写,经中华医学会器官移植学分会组织全国器官移植与相关学科专家两轮会议集体讨论,根据其反馈意见对初稿进行修改,最终形成指南终稿。

## 二、流行病学

VPIs 是导致肾移植受者发病和死亡的重要原因[7]。研究显示,15% 的实体器官移植(solid organ transplant,SOT)受者在移植后前 5 年内发生过 VPIs[8]。一项来自澳洲的队列研究显示,SOT 术后 VPIs 的 10 年累积发病率达 12%,其中,流行性感冒(简称流感)是移植术后最常见的传染病,在术后 3 个月内发病率最高;与一般人群相比,SOT 受者中流感和侵袭性肺炎球菌病(invasive pneumococcal disease,IPD)的发病率显著升高[9]。而另一项来自瑞士的队列研究显示,SOT 受者的 VPIs 总发病率是一般人群的 27 倍,这主要归因于该人群中流感、IPD 和侵袭性流感嗜血杆菌感染发生率较高;其中,流感和水痘 - 带状疱疹病毒(varicella zoster virus,VZV)感染是移植术后最常见的 VPIs,且 VPIs 与移植物功能丧失及受者死亡风险增加有关[10]。脑膜炎球菌病,虽然在 SOT 受者中发病较为罕见,但是在接受补体抑制剂依库珠单抗的受者中发病风险显著增加[11]。此外,随着移植后寿命的延长以及生活质量的提高,部分受者可能会去热带地区旅游,其暴露于 VPIs 的风险也更高[12]。

值得注意的是,尽管免疫抑制剂的使用会影响疫苗的效力,导致 SOT 受者接种后血清抗体阳转率和抗体滴度低于一般人群,但研究显示疫苗接种仍可有效预防 SOT 受者 VPIs 和感染相关并发症的发生[2,6,13]。

## 三、疫苗的种类

疫苗可分为六类:①减毒活疫苗;②灭活疫苗;③类毒素疫苗;④亚单位疫苗与多肽疫苗;⑤载体疫苗;⑥核酸疫苗。其中,灭活疫苗和类毒素疫苗主要诱导特异性抗体产生,而不能诱导细胞免疫反应,因此免疫效果具有一定局限性,但同时也不太影响器官移植受者的免疫状态。减毒活疫苗则既可诱导体液免疫,又可诱导细胞免疫,还可刺激黏膜产生局部免疫,使机体获得较广泛的免疫保护,但在传代过程中可能会有毒株毒力恢复的风险,故器官移植受者不宜使用。亚单位疫苗和核酸疫苗针对的是特异性人类白细胞抗原表位和基因编码,诱导特异性免疫,安全性较高[6]。

## 四、疫苗接种原则

### (一)疫苗选择

临床问题 1:肾移植受者应当如何选择疫苗?

推荐意见 1:推荐肾移植受者选择接种灭活疫苗、亚单位疫苗或核酸疫苗(推荐强度 A,证据等级 1b)。

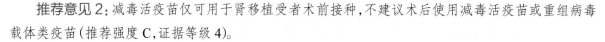

推荐意见 2：减毒活疫苗仅可用于肾移植受者术前接种，不建议术后使用减毒活疫苗或重组病毒载体类疫苗（推荐强度 C，证据等级 4）。

推荐意见说明：

鉴于灭活疫苗在一般人群和 SOT 人群中的有效性和安全性[14-18]，国外相关指南及推荐意见[6,19,20]均建议其用于移植前或移植后接种。此外，研究显示亚单位带状疱疹疫苗在肾移植受者中的应用是安全有效的[21,22]。近年来，随着基因工程技术的发展，核酸疫苗逐渐投入使用。目前已有多项研究显示，在移植受者疫苗接种中，核酸疫苗具有很好的免疫原性和安全性[23-26]。

由于肾移植受者在免疫抑制情况下存在病毒持续复制的风险，因此通常不建议在移植后接种麻腮风三联（measles，mumps and rubella vaccine，MMR）、水痘、带状疱疹和黄热病等活疫苗。对于在儿童移植前未充分接种疫苗的情况下，在移植后接种 MMR 或水痘疫苗的经验十分有限，仅有少量研究显示出其有效性和安全性，并且需要注意的是，这些研究均存在不同的局限性，包括样本量小、免疫抑制强度或移植后时间的异质性等[27,28]。因此，本指南仍然不推荐术后使用减毒活疫苗。同样，重组病毒载体类疫苗也不推荐术后使用。

## （二）接种时机

临床问题 2：如果肾移植受者需要接种疫苗，应在何时接种？

推荐意见 3：建议肾移植等待者至少在术前 4 周完成减毒活疫苗接种（推荐强度 B，证据等级 3b）。

推荐意见 4：建议肾移植等待者至少在术前 2 周完成灭活疫苗接种（推荐强度 B，证据等级 3b）。

推荐意见 5：肾移植受者疫苗接种时间应根据疫苗种类而定，术后 1 个月内不建议接种任何疫苗，最早于术后 1 个月可接种流感疫苗，术后 3~6 个月可接种其他灭活疫苗（推荐强度 B，证据等级 2b）。

推荐意见说明：

移植前未接种或未完全接种疫苗的患者，建议咨询传染病专家。根据 AST IDCOP 指南[6]推荐，理想的情况是，在移植前至少 4 周完成减毒活疫苗接种，以确保移植前疫苗相关病毒复制已消除，或移植前至少 2 周完成灭活疫苗接种，以获得充足的免疫应答。

尽管目前尚无充分的证据评估移植后疫苗接种的最佳时机，但大多数中心在移植后约 3~6 个月开始接种疫苗，此时免疫抑制达到基线水平。然而，对于流感疫苗，数据显示最早可于移植后 1 个月接种[29,30]。

## （三）特殊情况

临床问题 3：如何处理肾移植受者在移植前开始接种灭活疫苗但未完成完整周期接种的情况？

推荐意见 6：如果肾移植受者在移植前开始接种灭活疫苗但未完成完整周期的接种，建议在移植后的阶段继续接种（推荐强度 D，证据等级 5）。

推荐意见说明：

根据 AST IDCOP 指南[6]推荐，如果在移植前开始接种疫苗但尚未完成完整周期接种，则可以在移植后继续接种。目前尚无充分的证据评估移植后恢复疫苗接种的最佳时机，但大多数中心在移植后约 3~6 个月重启疫苗接种，此时免疫抑制达到基线水平。

临床问题 4：接受强化抗排斥治疗的受者何时接种疫苗？

推荐意见 7：建议在强化抗排斥治疗的过程中应避免接种疫苗（推荐强度 B，证据等级 2a）。

推荐意见 8：建议在强化抗排斥治疗 3~6 个月后可进行疫苗接种（推荐强度 D，证据等级 5）。

推荐意见说明：

一项关于实体器官移植术后疫苗接种血清学应答的系统评价和 meta 分析结果显示，接受抗

CD20 单克隆抗体的患者血清学应答率下降[31]。而应用包括抗胸腺球蛋白和阿仑单抗等强效免疫抑制剂时,问题变得更加复杂[32]。因此,在应用上述免疫抑制剂进行强化抗排斥治疗过程中,预期应答率降低,应避免接种疫苗。待治疗后 3~6 个月免疫抑制恢复基线水平后,可以进行疫苗接种。

## 五、疫苗接种对象

临床问题 5：**推荐哪些肾移植相关人群进行疫苗接种？**

推荐意见 9：建议疫苗接种对象包括肾移植等待者、肾移植受者、医务人员及移植受者密切接触人员(推荐强度 D,证据等级 5)。

推荐意见说明：

各阶段慢性肾脏病(chronic kidney disease,CKD)患者,包括肾移植等待者,应根据其年龄组和相关危险因素接受所有常规推荐疫苗的接种[19]。医务人员以及肾移植受者密切接触人员(如家庭成员)均应定期接种疫苗,尤其是流感疫苗,建议每年定期接种[6]。一般来说,家庭成员接种疫苗应优先考虑灭活疫苗。值得注意的是,流感疫苗接种十分重要。医务人员和移植受者密切接触人员优先接种灭活流感疫苗,但是若流感减毒活疫苗是唯一选择,则可在接种疫苗后两周内施行感染预防措施。除了牛痘疫苗和口服脊髓灰质炎疫苗外,家庭成员或移植受者密切接触人员接种活疫苗对肾移植受者的风险很小或几乎无风险。实际上,家庭成员和移植受者密切接触人员推荐接种麻疹、腮腺炎、风疹和水痘疫苗,以降低受者接触野生型病毒的风险。此外,宠物也应接种疫苗。宠物接种活疫苗后,传播风险很小或几乎无风险。

## 六、特定疫苗(非新型冠状病毒疫苗)的接种

根据《中华人民共和国疫苗管理法》,我国儿童在入托、入学前须完成接种国家免疫规划内的疫苗,包括乙肝疫苗、卡介苗、脊髓灰质炎疫苗、百白破疫苗、流行性脑脊髓膜炎(流脑)疫苗、麻疹疫苗、流行性乙型脑炎(乙脑)疫苗、甲肝疫苗和 MMR 疫苗等。这些计划内疫苗属于免费疫苗,是我国公民出生后必须陆续完成接种的疫苗,故除了部分儿童受者外,肾移植受者的疫苗接种主要包括流感疫苗、肺炎球菌疫苗、乙肝疫苗、甲肝疫苗、狂犬病疫苗、破伤风疫苗和人乳头瘤病毒(human papillomavirus,HPV)疫苗等。肾移植等待者常见接种的疫苗可部分参考 CKD 人群疫苗接种指南[19]。

### (一) 流感疫苗

临床问题 6：**肾移植等待者和受者是否推荐接种流感疫苗？**

推荐意见 10：推荐所有肾移植等待者(推荐强度 B,证据等级 2a)和受者(推荐强度 A,证据等级 1b)均接种流感疫苗。

推荐意见说明：

流感是肾移植后常见的病毒感染,相较于一般人群,移植受者具有更高的流感患病率和死亡率[33]。研究显示,罹患流感可能增加肾移植术后急性排斥反应的发生风险[34]。尽管由于使用免疫抑制剂导致的低免疫状态会使接种疫苗后的血清学转换率和免疫应答率低于一般人群,但接种流感疫苗仍是肾移植受者安全有效的预防流感的措施[18,30,33-35]。相关研究显示,移植后 6 个月或 1 年内接种疫苗并不增加急性排斥反应的风险[30,34]。因此,推荐所有肾移植受者接种流感疫苗。而对于肾移植等待者,也建议定期接种流感疫苗,以保证在移植手术前获得充足的免疫应答。此外,研究显示,终末期肾病患者接种流感疫苗可以降低住院和全因死亡风险[36]。

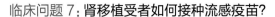

**临床问题 7：肾移植受者如何接种流感疫苗？**

**推荐意见 11：**推荐肾移植受者每年定期接种流感疫苗(推荐强度 A，证据等级 1b)。

**推荐意见 12：**推荐肾移植等待者接种流感灭活疫苗或减毒活疫苗，肾移植受者接种流感灭活疫苗(推荐强度 A，证据等级 1b)。

**推荐意见 13：**若肾移植等待者拟接种流感减毒活疫苗，建议在移植前至少 2 周进行接种(推荐强度 B，证据等级 3b)。

**推荐意见 14：**建议肾移植受者术后至少 1 个月后方可接种流感疫苗(推荐强度 B，证据等级 2b)。

**推荐意见 15：**推荐肾移植受者使用强化策略或者高剂量流感灭活疫苗，以获得更强的免疫反应性(推荐强度 A，证据等级 1b)。

**推荐意见 16：**肾移植受者若意外接种流感减毒活疫苗，建议在抗病毒治疗后重新接种流感灭活疫苗(推荐强度 D，证据等级 5)。

**推荐意见说明：**

由于推荐肾移植受者每年接种流感疫苗，选择流感疫苗的种类、剂量和接种时机十分重要。目前有四种流感疫苗的剂型可供选择，包括标准剂量(每株 15μg)、高剂量(每株 60μg)、MF59 佐剂和减毒活疫苗[37]。流感灭活疫苗(inactivated influenza vaccine，IIV)为首选疫苗，并且在移植前后均可接种。现有的免疫原性和安全性数据大多与标准剂量三价疫苗有关，其抗体应答差异很大，在 15%~90% 之间，但通常都低于健康对照。既往研究显示，SOT 移植后接种高剂量 IIV 比标准剂量 IIV 具有更强的血清阳性率，因此高剂量可能优于标准剂量[38]。一项 RCT 研究结果显示，在肾移植受者中，接种加强剂量三价 IIV 能获得相较于标准剂量更强的免疫原性[18]。另一项关于 SOT 受者中流感疫苗免疫原性的 RCT 研究结果显示，使用 MF59 佐剂或高剂量流感疫苗不仅安全，而且能获得更高的免疫应答率[39]。也就是说，在移植受者中，同一季节的高剂量或加强剂量与标准剂量相比具有更高的免疫原性，高剂量或加强剂量可能是比标准剂量更好的选择。根据 AST IDCOP 指南[6]推荐，建议移植受者尽可能使用强化策略或者高剂量 IIV，以获得更强的免疫反应性。流感减毒活疫苗适应低温环境，一般在正常体温下应该不会复制。但是，由于理论上存在较小的复制风险，流感减毒活疫苗不建议移植后接种[37]。如果受者不慎接种流感减毒活疫苗，可在抗病毒治疗后重新接种灭活疫苗。等待移植的患者，可以接种流感减毒活疫苗，然而应在移植前至少 2 周进行接种，以确保移植前疫苗相关病毒复制已消除。

一项多中心前瞻性队列研究显示，SOT 术后 6 个月内和 6 个月以上接种流感疫苗产生的抗体平均几何滴度无显著差异，即术后接种流感疫苗的时间不影响疫苗的免疫效应，移植后前 6 个月接种疫苗的受者未出现排斥或严重不良事件，因此移植后前 6 个月接种流感疫苗与之后接种同样安全有效，流感疫苗可以推荐在移植后 1 个月接种[30]。此外，AST IDCOP 指南[6]以及改善全球肾脏病预后组织(Kidney Disease：Improving Global Outcomes，KDIGO)发布的指南[29]均建议移植后 1~2 个月尽早接种疫苗，以更早地保护受者免于感染。

**临床问题 8：医务人员和肾移植受者密切接触人员如何接种流感疫苗？**

**推荐意见 17：**建议医务人员和肾移植受者密切接触人员接种流感灭活疫苗，若流感减毒活疫苗是唯一选择，则可以在接种疫苗后两周内，施行感染预防措施(推荐强度 D，证据等级 5)。

**推荐意见说明：**

参考 AST IDCOP 指南[6]的推荐意见，建议医务人员和肾移植受者密切接触人员(如家庭成员)每年定期接种流感疫苗。一般来说，建议优先考虑灭活疫苗，对移植受者无传播风险。但是若流感减毒活疫苗是唯一选择，则可以在接种疫苗后两周内，施行感染预防措施，以防止传染受者。

### （二）乙肝疫苗

**临床问题 9：肾移植等待者及受者如何选择和接种乙肝疫苗？**

**推荐意见 18：**建议 HBsAb 滴度<10mIU/ml 的肾移植等待者尽早接种乙肝疫苗（推荐强度 B，证据等级 2b）。

**推荐意见 19：**建议乙肝疫苗在肾移植前完成 3 剂方案的接种，如未完成可在移植后接种（推荐强度 D，证据等级 5）。

**推荐意见 20：**在 HBsAb 滴度<10mIU/ml 时，肾移植术后 3~6 个月即可接受 3 剂乙肝疫苗接种方案，并对 HBsAb 滴度进行常规监测（推荐强度 D，证据等级 5）。

**推荐意见 21：**对于 HBsAb 滴度<10mIU/ml 的肾移植受者，应及时进行疫苗复种（推荐强度 B，证据等级 2b）。

**推荐意见 22：**建议肾移植受者接种高剂量乙肝疫苗（推荐强度 B，证据等级 2b）。

**推荐意见 23：**推荐肾移植受者在接种结束 4 周后检测 HBsAb 滴度，对于无应答或者免疫力减弱者建议增加疫苗接种剂量和次数（推荐强度 B，证据等级 2b）。

**推荐意见 24：**如果肾移植受者持续暴露于乙型肝炎或拟前往高风险地区，建议定期连续评估 HBsAb 滴度（推荐强度 D，证据等级 5）。

**推荐意见说明：**

肾移植受者由于免疫抑制状态可出现乙肝病毒再激活[40]，而通过乙肝疫苗接种产生足够的保护性抗体则可以有效预防乙肝。乙肝疫苗属于亚单位疫苗，根据表面抗原数量的不同分为多种剂型。此外，一种含佐剂的乙肝疫苗（HepB-CpG）最近也适用于年龄 18 岁及以上人群[41]。但目前尚缺乏在肾移植人群中应用的相关研究。

接种乙肝疫苗后可以诱导机体产生乙型肝炎表面抗体（hepatitis B surface antibody，HBsAb），当 HBsAb 滴度达到 10mIU/ml 以上才具有预防效应。研究显示，肾移植前接种疫苗产生的 HBsAb 滴度达到保护水平的占比明显高于移植后接种人群[42]。结合我国乙肝疫苗接种现状，并参考《慢性乙型肝炎防治指南（2022 年版）》[43]和 AST IDCOP 指南[6]，建议抗 HBsAb 滴度低于 10mIU/ml 的肾移植等待者尽早完成 3 剂疫苗接种（0、1、6 个月程序），如未完成可在移植后接种。加速接种程序（0、1、2 个月程序）也可以考虑，但是可能导致免疫原性较差[44,45]。高剂量乙肝疫苗（40μg）被推荐用于终末期肾病患者[46-48]。而尽管应答率可能较低，但是移植受者也可能从高剂量疫苗接种中获益[49]。接种最后一剂疫苗后约 4 周应检测 HBsAb 滴度，以记录保护性抗体滴度。如果受者的乙型肝炎暴露风险持续存在，或拟前往高风险地区，应定期连续评估 HBsAb 滴度[50]。对于无应答或者免疫力减弱者（HBsAb<10mIU/ml），国内外指南[6,43]的推荐存在差异，建议增加疫苗接种剂量和次数，可以再次接种 3 剂完整周期的高剂量疫苗（如 40μg），或者接种一剂高剂量疫苗（如 60μg）后 4 周检测 HBsAb 滴度，若仍无应答，可再接种一剂高剂量疫苗（如 60μg）。需要注意的是，以上推荐剂量均针对成人肾移植等待者或受者。

近期，有关乙肝疫苗作用持久性的研究显示，移植前接种乙肝疫苗并获得免疫的小儿肾移植受者中，只有 62% 可在移植后 5 年维持免疫状态，这表明接种乙肝疫苗产生的特异性免疫在肾移植术后存在衰减情况[51]。另一项回顾性研究结果显示，在肾移植术后 1 年时，25% 的受者 HBsAb 滴度低于保护水平，提示 HBsAb 滴度应定期监测[52]。指南[6]建议对于抗体滴度低于 10mIU/ml 的受者，应及时进行疫苗复种。

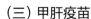 

### （三）甲肝疫苗

**临床问题 10：肾移植受者如何接种甲肝疫苗？**

**推荐意见 25：**有特殊需要且在保护性抗体过低的情况下，肾移植受者可以接种 2 剂的甲肝灭活疫苗，间隔时间为 6~10 个月（推荐强度 B，证据等级 2b）。

**推荐意见说明：**

甲肝疫苗主要分为减毒活疫苗和灭活疫苗，其中减毒活疫苗在我国的使用时间最长，免疫效果良好，接种后可获得 4 年以上的持续保护。但肾移植受者不建议接种减毒活疫苗，可选择灭活疫苗进行接种。研究显示，肾移植受者接种 2 剂的甲肝疫苗耐受性良好，虽然免疫应答低于健康对照，但仍有一定效果[53]。与乙肝疫苗类似，接种甲肝疫苗后产生的保护性抗体也会随时间的延长出现衰减，且在肾移植受者中衰减更快[54]。故推荐肾移植受者如有特殊需要，可检测甲型肝炎病毒 IgG 抗体，若 IgG 抗体水平过低，可以接种 2 剂的甲肝灭活疫苗，间隔时间为 6~10 个月。

### （四）狂犬病疫苗

**临床问题 11：肾移植受者如何接种狂犬病疫苗？**

**推荐意见 26：**推荐肾移植受者在被犬、猫、蝙蝠等动物咬伤后，立即开始"5 针法"的狂犬病疫苗接种方案以及其他暴露后预防措施（推荐强度 A，证据等级 1b）。

**推荐意见 27：**如需接种其他疫苗，推荐在狂犬病疫苗全程接种完成至少 2 周后方可进行（推荐强度 A，证据等级 1b）。

**推荐意见说明：**

狂犬病是致死率达 100% 的烈性传染病，及时、全程接种疫苗是最重要的预防措施之一。目前在我国上市的狂犬病疫苗种类有 Vero 细胞、纯化疫苗、人二倍体细胞疫苗、原代地鼠肾细胞纯化疫苗和原代鸡胚细胞纯化疫苗，均属于灭活疫苗。参考我国《狂犬病预防控制技术指南（2016 版）》[55]，建议器官移植受者在被犬、猫、蝙蝠等动物咬伤后，应立即开始"5 针法"的狂犬病疫苗接种方案以及其他暴露后预防措施。其他疫苗的接种应在狂犬病疫苗全程接种完成至少 2 周后进行。另外，该指南中指出免疫缺陷者不建议进行暴露前免疫，如处在狂犬病高暴露风险中，亦可进行暴露前免疫，但完成免疫接种程序后需进行中和抗体检测。

### （五）破伤风疫苗

**临床问题 12：肾移植受者如何接种破伤风疫苗？**

**推荐意见 28：**肾移植受者术后 1 年以上可以安全接种破伤风疫苗（推荐强度 C，证据等级 4）。

**推荐意见 29：**监测破伤风抗体水平的同时，建议将加强免疫的时间间隔缩短至 5 年（推荐强度 D，证据等级 5）。

**推荐意见说明：**

破伤风疫苗属于类毒素疫苗，肾移植受者术后 1 年以上可以安全使用[6,56,57]。但是，肾移植受者接种疫苗后抗体滴度衰减较正常人群快，因此在监测破伤风抗体水平的同时，可考虑将加强免疫的时间间隔缩短至 5 年[56,58]。若患者确诊破伤风，应寻找感染部位进行彻底清创处理，同时需进行免疫处置，包括使用被动免疫制剂和完成破伤风疫苗主动免疫，具体可参照《外伤后破伤风疫苗和被动免疫制剂使用指南》[56]。

### （六）肺炎球菌疫苗

**临床问题 13：肾移植受者是否推荐接种肺炎球菌疫苗？如何接种？**

推荐意见 30：推荐所有肾移植等待者和受者均接种肺炎球菌疫苗（推荐强度 B，证据等级 2b）。

推荐意见 31：对于从未接种过肺炎球菌疫苗的成人肾移植受者，建议在移植术后 3~6 个月接种单剂 13 价肺炎球菌结合疫苗，间隔 8 周后再接种第 1 剂 23 价肺炎球菌多糖疫苗，5 年后可重复接种第 2 剂 23 价肺炎球菌多糖疫苗（推荐强度 B，证据等级 2b）。

推荐意见说明：

SOT 人群中侵袭性肺炎球菌疾病（invasive pneumococcal disease，IPD）的发病率是一般人群的 45 倍，且病死率更高[27]。为预防 SOT 术后 IPD 的发生，指南建议 SOT 受者接种肺炎球菌疫苗[5,14]目前有两种主要的肺炎球菌疫苗制剂，一种是 23 价肺炎球菌多糖疫苗（pneumococcal polysaccharide vaccine 23，PPSV 23），另一种是 13 价肺炎球菌结合疫苗（pneumococcal conjugate vaccine 13，PCV 13），两者均属于亚单位疫苗。由于抗原表位不同，PCV 13 可诱导 T 细胞依赖性反应，可能产生具有更高亲和力的抗体，并导致记忆 B 细胞形成，而 PPSV 23 则引发 T 细胞非依赖性反应。因此，PCV 13 被推荐用于常规的儿童免疫接种计划，包括小儿移植受者。

关于肾移植术后肺炎球菌疫苗接种方案存在较大分歧。在一项纳入肾移植受者的研究中，相较于 PPSV 23，7 价肺炎球菌结合疫苗（pneumococcal conjugate vaccine 7，PCV 7）显示出更高的血清型特异性抗体产生趋势[59]。但是，在一项纳入肝移植受者的 RCT 研究中，使用 PCV 7 进行初始加强免疫 8 周，之后接种 PPSV23，结果显示，与单一接种 PPSV 23 相比，PCV 7 初始加强免疫并没有增加免疫原性[60]。而在小儿 SOT 受者的研究中，对于 PCV 7 初始加强免疫后接种 PPSV 23 方案的有效性的报道也存在矛盾[61,62]。尽管如此，多糖疫苗确实涵盖了结合疫苗中未包含的另外 10 种肺炎球菌血清型。

参考 AST IDCOP 指南[6]的推荐意见，对免疫缺陷成人进行肺炎球菌疫苗接种，仍建议单剂 PCV 13，8 周后再接种 PPSV 23。第一次接种后 5 年应重复第二次 PPSV 23 接种。对于 5 岁以上的儿童，应接种 PPSV 23。小于 2 岁的儿童应根据国家指南接受 PCV 13。2~6 岁的儿童按表 64-1 所述接种肺炎球菌疫苗。需要注意的是，PCV 13 和 MenACWY-D（Menactra）如果同时使用，应至少间隔 4 周，因为可能会降低肺炎球菌滴度。

表 64-1　移植受者肺炎球菌疫苗接种建议 *[6]

| 先前剂量 | 建议 | 注意事项 |
| --- | --- | --- |
| 从未接种或不完全接种（<3 剂） | 2 剂 PCV 13 | 第 1 剂距最近一次接种 ≥8 周；第 2 剂距第 1 剂 ≥8 周 |
| 任何未按时完成的 3 剂接种 | 1 剂 PCV 13 | 距最近 1 次接种 ≥8 周 |
| 4 剂 PCV 7 接种或其他适龄的完整 PCV 7 接种 | 1 剂 PCV 13 | 距最近 1 次接种 ≥8 周 |

*：一旦 PCV 13 接种完成后，应在最后一剂 PCV 13 接种后 8 周开始接种 PPSV 23，5 年后应再次接种 PPSV 23。

### （七）脑膜炎球菌疫苗

临床问题 14：肾移植受者是否推荐接种脑膜炎球菌疫苗？

推荐意见 32：如条件允许，建议应用依库珠单抗前至少 2 周接种 ACYW135 群脑膜炎球菌多糖疫苗和 B 群脑膜炎球菌疫苗，以产生充分的免疫反应（推荐强度 B，证据等级 2b）。

推荐意见 33：对于高风险受者，建议每 5 年接种强化疫苗（推荐强度 D，证据等级 5）。

推荐意见说明：

脑膜炎球菌疫苗接种针对的是 B 群或 A、C、Y 和 W 群血清群。接种建议与一般人群一致，可以在移植前后对存在高危因素的成人肾移植受者接种 ACYW135 群脑膜炎球菌多糖疫苗(MenACYW)和 B 群脑膜炎球菌疫苗(MenB)[6]。肾移植受者使用依库珠单抗明显增加脑膜炎球菌感染风险[63]。因此,AST IDCOP 指南[6]建议使用依库珠单抗前至少 2 周接种 MenACYW 和 MenB 疫苗,以产生充分的免疫反应[6,63]。对于高风险受者,建议每 5 年接种强化疫苗[64]。然而,Wyplosz 等[65]研究发现,SOT 受者接种 MenACYW 后的血清转化率不理想。因此,对于使用依库珠单抗的高风险受者,除了接种疫苗,还应针对脑膜炎球菌进行抗生素预防。目前尚缺乏关于受者接种 MenB 效果的研究。

### (八)人乳头瘤病毒疫苗

**临床问题 15:肾移植受者是否推荐接种人乳头瘤病毒疫苗?**

**推荐意见 34:** 建议 45 岁以下适合接种的肾移植女性受者在移植前或移植后 3~6 个月开始接种 3 剂人乳头瘤病毒疫苗方案,如果移植前未能完成完整接种,可在移植后 3~6 个月恢复接种(推荐强度 B,证据等级 2b)。

**推荐意见说明:**

肾移植受者感染 HPV 和罹患相关恶性肿瘤的风险较一般人群明显增加[66-68]。临床上 HPV 疫苗有两种,分别是 HPV 四价疫苗和 HPV 九价疫苗,其中后者在临床上使用得更为广泛[69]。然而,目前尚无移植受者接种 HPV 九价疫苗的安全性和有效性的相关研究。移植术前接种 HPV 四价疫苗可发挥疫苗的最佳免疫效应。Nelson 等[70]研究发现,HPV 四价疫苗的抗体反应在 CKD 和透析的 9~21 岁女性中是稳定和持续的,但在肾移植受者中观察到的疫苗反应较 CKD 和透析患者低。Nailescu 等[71]在一项前瞻性队列研究中发现,接受免疫抑制治疗的肾移植受者在接种 HPV 四价疫苗 4 周后的抗体平均几何滴度和血清阳性率较接种前有明显提高,但仍低于一般人群,并且术前接种组的上述指标均高于术后接种组。Kumar 等[72]探究了 HPV 四价疫苗在 18~35 岁成年移植受者中的免疫原性,结果显示,接种 3 剂 HPV 四价疫苗后,超过 70% 的受者至少对一种 HPV 类型有反应,反应取决于移植时间和移植类型。

参考 AST IDCOP 指南[6],推荐 45 岁以下适合接种的肾移植女性受者在移植前或移植后 3~6 个月开始接种 3 剂 HPV 疫苗方案,如果移植前未能完成完整接种,剩余剂量可在移植后 3~6 个月恢复接种。

### (九)麻腮风三联疫苗

**临床问题 16:肾移植受者是否推荐接种麻腮风三联疫苗?**

**推荐意见 35:** 建议儿童肾移植等待者最早于出生后 8 个月接种麻腮风三联疫苗(推荐强度 D,证据等级 5)。

**推荐意见 36:** 若等待者满 1 岁时仍未进行移植且 4 周内无移植计划,建议重复麻腮风三联疫苗接种(推荐强度 D,证据等级 5)。

**推荐意见 37:** 两次麻腮风三联疫苗接种之间至少间隔 4 周(推荐强度 D,证据等级 5)。

**推荐意见 38:** 建议所有 4~18 岁儿童肾移植等待者在移植前完成 2 剂的麻腮风三联疫苗接种(推荐强度 D,证据等级 5)。

**推荐意见 39:** 建议成人肾移植等待者进行麻腮风血清学检测,血清学阴性者接种单剂麻腮风三联疫苗后复测,仍为阴性者若时间允许可重复接种一次(推荐强度 D,证据等级 5)。

**推荐意见 40:** 肾移植术后建议尽量避免接种麻腮风三联疫苗(推荐强度 C,证据等级 4)。

**推荐意见 41:** 未接种过麻腮风三联疫苗的肾移植受者家庭成员或密切接触人员建议接种麻腮风三联疫苗,以防止受者接触野生型病毒(推荐强度 D,证据等级 5)。

推荐意见说明：

由于 MMR 疫苗含有减毒活疫苗，尽管文献中累积安全性数据表明它有可能在特定人群中使用，但通常还是被列为移植后禁忌[73]。为避免移植后接种，移植前应检查 MMR 血清学并对移植等待者进行免疫。血液制品可能会干扰对 MMR 疫苗的反应，因此输注血液制品和 MMR 疫苗接种之间应间隔足够时间。如果需要接种两种活疫苗，应同时接种或间隔 4 周接种。年幼婴儿中的母源抗体会干扰活疫苗的反应。因此，MMR 疫苗最有效的接种时间是在 1 岁后，此时母源抗体已经衰退。但对于可能需要移植的儿童等待者，AST IDCOP 指南[6]建议 MMR 疫苗可在出生后 6 个月接种，由于我国将 MMR 疫苗初次接种年龄定为 8 月龄，因此本指南建议儿童肾移植等待者最早于出生后 8 个月接种 MMR 疫苗。如果在婴儿满 1 岁时仍未进行移植，并且预计 4 周内不会进行移植，则应重复 MMR 疫苗接种。第 2 剂 MMR 疫苗可在第 1 剂 MMR 疫苗接种后 4 周进行接种。如果可能，所有 4~18 岁儿童均应在移植前完成 2 剂的 MMR 疫苗接种，两剂之间至少间隔 4 周。血清学阴性的成人应接受单剂 MMR 疫苗接种并在接种后进行血清学检测。如果没有发生血清学转换，可在时间允许的情况下重复接种一次。尽管移植后禁忌接种 MMR 疫苗，但是在疾病暴发地区，一些高危移植受者也可选择接种，但需要适当教育以及严密随访[74]。

### （十）水痘疫苗

**临床问题 17：肾移植受者是否推荐接种水痘疫苗？**

推荐意见 42：建议儿童肾移植等待者最早于出生后 9 个月接种水痘疫苗（推荐强度 D，证据等级 5）。

推荐意见 43：两次水痘疫苗接种之间至少间隔 4 周（推荐强度 D，证据等级 5）。

推荐意见 44：建议成人肾移植等待者进行血清学检测，血清学阴性者接种单剂水痘疫苗后复测，仍为阴性者若时间允许可重复接种一次（推荐强度 D，证据等级 5）。

推荐意见 45：肾移植术后应尽量避免接种水痘疫苗（推荐强度 C，证据等级 4）。

推荐意见 46：肾移植受者家庭成员或密切接触人员建议检测水痘 - 带状疱疹病毒 IgG 抗体，并根据抗体水平必要时接种水痘疫苗，以防止受者接触野生型病毒（推荐强度 D，证据等级 5）。

推荐意见说明：

移植后并发水痘会导致严重并发症[6,73]。目前接种水痘疫苗是有效的预防方式。水痘疫苗与血液制品以及两种活疫苗接种的间隔时间可参考 MMR 疫苗接种。母源抗体可能会干扰对水痘疫苗的反应，因此水痘疫苗最有效的接种时间是在 1 岁后。但对于需要移植的儿童等待者，水痘疫苗可在出生后 9 个月接种。AST IDCOP 指南[6]建议对血清学阴性的成人移植等待者进行单剂水痘疫苗接种并在接种后进行血清学检测，仍为阴性者，时间允许可以重复接种一次，两剂间隔至少 4 周。如果已进行移植，术后血清学仍为阴性者可采取暴露后预防。但是需要注意，SOT 术后接种活疫苗可导致播散性水痘的发生。然而，也有研究显示了移植后接种水痘疫苗的安全性，但仅限于特定人群，且相关研究样本量较小，有待进一步大样本研究确证[75]。由于缺乏充分的安全性及有效性相关数据，指南建议除一些满足特殊条件的高危移植受者以外，SOT 受者不接种水痘疫[6,76]。由于水痘传染率高，肾移植受者家庭成员或密切接触人员建议检测 VZV-IgG 抗体，并根据抗体水平必要时接种水痘疫苗，以防止受者接触野生型病毒。

### （十一）带状疱疹疫苗

**临床问题 18：肾移植受者是否推荐接种带状疱疹疫苗？**

**推荐意见 47**：推荐 50 岁及以上的肾移植等待者接种带状疱疹疫苗(推荐强度 A，证据等级 1b)。

**推荐意见 48**：建议肾移植等待者优先选择重组亚型带状疱疹疫苗以避免手术推迟(推荐强度 D，证据等级 5)。

**推荐意见 49**：建议 50 岁及以上的肾移植受者可以选择重组亚型带状疱疹疫苗接种(推荐强度 B，证据等级 2b)。

**推荐意见 50**：建议 50 岁以下的肾移植等待者及受者也可以考虑接种带状疱疹疫苗(推荐强度 D，证据等级 5)。

**推荐意见 51**：肾移植术后应避免接种带状疱疹减毒活疫苗(推荐强度 A，证据等级 1b)。

**推荐意见说明**：

在一项包括 26 个国家进行的 130 项研究的系统回顾中，北美、欧洲和亚太地区的带状疱疹发病率为 3~5/1 000 人年，其中 50 岁以上发病率显著上升，80 岁时达到 8~12/1 000 人年[77]。老年人和免疫功能低下者易感染 VZV，特别是 SOT 受者，VZV 的感染率明显增加[6]。目前，预防 VZV 感染的疫苗有两种剂型，分别是带状疱疹减毒活疫苗(live zoster vaccine，LZV)和重组亚型带状疱疹疫苗(recombinant zoster vaccine，RZV)。多项研究显示，两种疫苗均能有效预防 50 岁及以上成人带状疱疹及疱疹后神经痛。而鉴于 RZV 在该年龄组显示出极好的效果，目前 RZV 优于 LZV 被推荐用于预防带状疱疹[78]。

移植前后应用 LZV 或 RZV 的数据有限。一项纳入 26 例年龄在 26~72 岁的肾移植等待者的研究显示，LZV 具有免疫原性和安全性[79]。目前尚缺乏 RZV 在移植前接种的研究。然而，在指定年龄组，移植前使用 RZV 疫苗可以避免移植前 4 周的等待期。一般来说，无论移植受者 VZV 血清学是否阳性，LZV 应避免在移植后使用。这是由于针对病毒的细胞免疫较差，可能会发生播散性感染。一项关于 2 剂的 RZV 在 18 岁及以上成人肾移植受者中应用的安全性和有效性的 RCT 研究显示，与安慰剂组相比，疫苗组中抗糖蛋白 E 滴度显著升高，且排斥发生率与安慰剂组无显著差异[22]。2019 年 AST IDCOP 指南[6]推荐，50 岁及以上的移植等待者应接种带状疱疹疫苗，可以优先选择 RZV 以避免手术推迟。50 岁及以上的移植受者也可以选择 RZV 接种。同时，指南还建议 50 岁以下的移植等待者和受者也可以考虑接种带状疱疹疫苗，但这一策略的长期益处尚不明确。

## 七、小结

疫苗接种是肾移植受者预防感染的有效手段，可能降低感染风险，从而提高移植物及受者存活率。由于肾移植受者持续处于低免疫状态，其疫苗接种原则、接种方案选择和免疫应答等均有别于一般人群，临床中需要根据实际情况制订个体化接种计划。本指南是基于现有研究证据和临床经验总结而来，存在一定局限性。随着临床经验的不断积累、临床研究的不断深入，将对指南进行不断地补充、完善和更新。一些证据级别不高或缺乏基于肾移植人群数据的临床问题将成为未来研究的方向，比如在肾移植人群中不同疫苗接种方案的有效性和安全性、肾移植受者对疫苗的免疫应答、新疫苗在肾移植人群中的应用等。

**执笔作者**：张健(首都医科大学附属北京友谊医院)，林俊(首都医科大学附属北京友谊医院)，张伟杰(华中科技大学同济医学院附属同济医院)，丁小明(西安交通大学第一附属医院)，胡小鹏(首都医科大学附属北京朝阳医院)

**通信作者：** 林俊（首都医科大学附属北京友谊医院），薛武军（西安交通大学第一附属医院）

**参编作者：** 朱一辰（首都医科大学附属北京友谊医院），杨洋（首都医科大学附属北京友谊医院），王志鹏（首都医科大学附属北京友谊医院），丁光璞（首都医科大学附属北京友谊医院），杜春恺（首都医科大学附属北京友谊医院）

**主审专家：** 薛武军（西安交通大学第一附属医院），田野（首都医科大学附属北京友谊医院）

**审稿专家：** 门同义（内蒙古医科大学附属医院），王毅（海南医学院第二附属医院），王长希（中山大学附属第一医院），王建宁（山东第一医科大学第一附属医院），王钢（吉林大学第一医院），王祥慧（上海交通大学医学院附属瑞金医院），丰贵文（郑州大学第一附属医院），李宁（山西省第二人民医院），戎瑞明（复旦大学附属中山医院），寿张飞［树兰（杭州）医院］，李新长（江西省人民医院），李杨（西安交通大学第一附属医院），陈劲松（中国人民解放军东部战区总医院），苗芸（南方医科大学南方医院），林涛（四川大学华西医院），周华（山西省第二人民医院），周江桥（武汉大学人民医院），周洪澜（吉林大学第一医院），黄洪锋（浙江大学医学院附属第一医院），蒋荣猛（首都医科大学附属北京地坛医院），谢续标（中南大学湘雅二医院）

**利益冲突：** 所有作者声明无利益冲突。

## 参考文献

［1］ VAN DELDEN C, STAMPF S, HIRSCH HH, et al. Burden and timeline of infectious diseases in the first year after solid organ transplantation in the swiss transplant cohort study [J]. Clin Infect Dis, 2020, 71 (7): e159-e169.

［2］ CHONG P P, AVERY R K. A comprehensive review of immunization practices in solid organ transplant and hematopoietic stem cell transplant recipients [J]. Clin Ther, 2017, 39 (8): 1581-1598.

［3］ FELDMAN AG, ATKINSON K, WILSON K, et al. Underimmunization of the solid organ transplant population: an urgent problem with potential digital health solutions [J]. Am J Transplant, 2020, 20 (1): 34-39.

［4］ EDER M, OMIC H, GORGES J, et al. Influenza vaccination uptake and factors influencing vaccination decision among patients with chronic kidney or liver disease [J]. PLoS One, 2021, 16 (4): e0249785.

［5］ CROSSON FJ. Medicare coverage of vaccines-a work in progress [J]. JAMA Intern Med, 2022, 182 (6): 585-586.

［6］ DANZIGER-ISAKOV L, KUMAR D, PRACTICE AICO. Vaccination of solid organ transplant candidates and recipients: guidelines from the American Society of Transplantation Infectious Diseases Community of Practice [J]. Clin Transplant, 2019, 33 (9): e13563.

［7］ KARUTHU S, BLUMBERG EA. Common infections in kidney transplant recipients [J]. Clin J Am Soc Nephrol, 2012, 7 (12): 2058-2070.

［8］ FELDMAN AG, BEATY BL, CURTIS D, et al. Incidence of hospitalization for vaccine-preventable infections in children following solid organ transplant and associated morbidity, mortality, and costs [J]. JAMA Pediatr, 2019, 173 (3): 260-268.

［9］ WALLER KMJ, DE LA MATA NL, WYBURN KR, et al. Notifiable infectious diseases among organ transplant recipients: a data-linked cohort study, 2000-2015 [J]. Open Forum Infect Dis, 2022, 9 (8): ofac337.

［10］ WALTI LN, MUGGLIN C, MOMBELLI M, et al. Vaccine-preventable infections among solid organ transplant recipients in switzerland [J]. JAMA Netw Open, 2023, 6 (4): e2310687.

［11］ STRUIJK GH, BOUTS AH, RIJKERS GT, et al. Meningococcal sepsis complicating eculizumab treatment despite prior vaccination [J]. Am J Transplant, 2013, 13 (3): 819-820.

［12］ BOGGILD AK, SANO M, HUMAR A, et al. Travel patterns and risk behavior in solid organ transplant recipients [J]. J Travel Med, 2004, 11 (1): 37-43.

［13］ DANZIGER-ISAKOV L, CHERKASSKY L, SIEGEL H, et al. Effects of influenza immunization on humoral and cellular alloreactivity in humans [J]. Transplantation, 2010, 89 (7): 838-844.

［14］ LIANG Y, JING-XIA G, MA L, et al. Immunogenicity and safety levels of inactivated quadrivalent influenza vaccine in healthy adults via meta-analysis [J]. Hum Vaccin Immunother, 2021, 17 (10): 3652-3661.

［15］ WEI X, TAN X, GUAN Q, et al. Immunogenicity and safety of quadrivalent inactivated influenza vaccine in children aged 6 to 35 months: a systematic review and meta-analysis [J]. Hum Vaccin Immunother, 2023, 19 (2): 2256510.

［16］ CORDERO E, ROCA-OPORTO C, BULNES-RAMOS A, et al. Two doses of inactivated influenza vaccine improve immune response in solid organ transplant recipients: results of transgripe 1-2, a randomized controlled clinical trial [J]. Clin Infect Dis, 2017, 64 (7): 829-838.

［17］ GIAQUINTA S, MICHAELS MG, MCCULLERS JA, et al. Randomized, double-blind comparison of standard-dose vs. high-dose trivalent inactivated influenza vaccine in pediatric solid organ transplant patients [J]. Pediatr Transplant, 2015, 19 (2): 219-228.

［18］ ODONGO FCA, BRAGA P E, PALACIOS R, et al. An open-label randomized controlled parallel-group pilot study comparing the immunogenicity of a standard-, double-, and booster-dose regimens of the 2014 seasonal trivalent inactivated influenza vaccine in kidney transplant recipients [J]. Transplantation, 2022, 106 (1): 210-220.

［19］ KRUEGER KM, ISON MG, GHOSSEIN C. Practical guide to vaccination in all stages of CKD, including patients treated by dialysis or kidney transplantation [J]. Am J Kidney Dis, 2020, 75 (3): 417-425.

［20］ VIGANO M, BERETTA M, LEPORE M, et al. Vaccination recommendations in solid organ transplant adult candidates and recipients [J]. Vaccines (Basel), 2023, 11 (10): 1611.

［21］ KWON D E, LEE H S, LEE K H, et al. Incidence of herpes zoster in adult solid organ transplant recipients: a meta-analysis and comprehensive review [J]. Transpl Infect Dis, 2021, 23 (4): e13674.

［22］ VINK P, RAMON TORRELL JM, SANCHEZ FRUCTUOSO A, et al. Immunogenicity and safety of the adjuvanted recombinant zoster vaccine in chronically immunosuppressed adults following renal transplant: a phase 3, randomized clinical trial [J]. Clin Infect Dis, 2020, 70 (2): 181-190.

［23］ BAILEY AJM, MAGANTI HB, CHENG W, et al. Humoral and cellular response of transplant recipients to a third dose of mRNA SARS-CoV-2 vaccine: a systematic review and meta-analysis [J]. Transplantation, 2023, 107 (1): 204-215.

［24］ DRENKO P, KACER M, KIELBERGER L, et al. Safety and efficacy of one and two booster doses of SARS-CoV-2 mRNA vaccines in kidney transplant recipients: a randomized clinical trial [J]. Transpl Infect Dis, 2023, 25 (5): e14150.

［25］ HALL VG, FERREIRA VH, KU T, et al. Randomized trial of a third dose of mRNA-1273 vaccine in transplant recipients [J]. N Engl J Med, 2021, 385 (13): 1244-1246.

［26］ MEHRABI NEJAD MM, SHOBEIRI P, DEHGHANBANADAKI H, et al. Seroconversion following the first, second, and third dose of SARS-CoV-2 vaccines in immunocompromised population: a systematic review and meta-analysis [J]. Virol J, 2022, 19 (1): 132.

［27］ FELDMAN AG, BEATY BL, FERROLINO JA, et al. Safety and immunogenicity of live viral vaccines in a multicenter cohort of pediatric transplant recipients [J]. JAMA Netw Open, 2023, 6 (10): e2337602.

［28］ CROCE E, HATZ C, JONKER EF, et al. Safety of live vaccinations on immunosuppressive therapy in patients with immune-mediated inflammatory diseases, solid organ transplantation or after bone-marrow transplantation-a systematic review of randomized trials, observational studies and case reports [J]. Vaccine, 2017, 35 (9): 1216-1226.

［29］ KIDNEY DISEASE: IMPROVING GLOBAL OUTCOMES TRANSPLANT WORK G. KDIGO clinical practice guideline for the care of kidney transplant recipients [J]. Am J Transplant, 2009, 9 Suppl 3: S1-155.

［30］ PEREZ-ROMERO P, BULNES-RAMOS A, TORRE-CISNEROS J, et al. Influenza vaccination during the first 6 months after solid organ transplantation is efficacious and safe [J]. Clin Microbiol Infect, 2015, 21 (11): 1040 e1011-1048.

［31］ ECKERLE I, ROSENBERGER K D, ZWAHLEN M, et al. Serologic vaccination response after solid organ transplantation: a systematic review [J]. PLoS One, 2013, 8 (2): e56974.

［32］ ARORA S, KIPP G, BHANOT N, et al. Vaccinations in kidney transplant recipients: clearing the muddy waters [J]. World J Transplant, 2019, 9 (1): 1-13.

［33］ KUNISAKI K M, JANOFF E N. Influenza in immunosuppressed populations: a review of infection frequency, morbidity, mortality, and vaccine responses [J]. Lancet Infect Dis, 2009, 9 (8): 493-504.

［34］ HURST F P, LEE J J, JINDAL R M, et al. Outcomes associated with influenza vaccination in the first year after kidney transplantation [J]. Clin J Am Soc Nephrol, 2011, 6 (5): 1192-1197.

［35］ BALUCH A, HUMAR A, EURICH D, et al. Randomized controlled trial of high-dose intradermal versus standard-dose intramuscular influenza vaccine in organ transplant recipients [J]. Am J Transplant, 2013, 13 (4): 1026-1033.

［36］ REMSCHMIDT C, WICHMANN O, HARDER T. Influenza vaccination in patients with end-stage renal disease: systematic review and assessment of quality of evidence related to vaccine efficacy, effectiveness, and safety [J]. BMC Med, 2014, 12: 244.

［37］ KUMAR D, BLUMBERG E A, DANZIGER-ISAKOV L, et al. Influenza vaccination in the organ transplant recipient: review and summary recommendations [J]. Am J Transplant, 2011, 11 (10): 2020-2030.

［38］ NATORI Y, SHIOTSUKA M, SLOMOVIC J, et al. A double-blind, randomized trial of high-dose vs standard-dose influenza vaccine in adult solid-organ transplant recipients [J]. Clin Infect Dis, 2018, 66 (11): 1698-1704.

［39］ MOMBELLI M, NEOFYTOS D, HUYNH-DO U, et al. Immunogenicity of high-dose versus mf59-adjuvanted versus standard influenza vaccine in solid organ transplant recipients: the Swiss/Spanish trial in solid organ transplantation on prevention of influenza (stop-flu trial)[J]. Clin Infect Dis, 2024, 78 (1): 48-56.

［40］ KANAAN N, KABAMBA B, MARECHAL C, et al. Significant rate of hepatitis B reactivation following kidney transplantation in patients with resolved infection [J]. J Clin Virol, 2012, 55 (3): 233-238.

［41］ SCHILLIE S, HARRIS A, LINK-GELLES R, et al. Recommendations of the advisory committee on immunization practices for use of a hepatitis B vaccine with a novel adjuvant [J]. MMWR Morb Mortal Wkly Rep, 2018, 67 (15): 455-458.

［42］ WATKINS SL, ALEXANDER SR, BREWER ED, et al. Response to recombinant hepatitis B vaccine in children and adolescents with chronic renal failure [J]. Am J Kidney Dis, 2002, 40 (2): 365-372.

［43］ 尤红, 王福生, 李太生, 等. 慢性乙型肝炎防治指南 (2022 年版)[J]. 实用肝脏病杂志, 2023, 26 (3): 457-478.

［44］ ARSLAN M, WIESNER RH, SIEVERS C, et al. Double-dose accelerated hepatitis B vaccine in patients with end-stage liver disease [J]. Liver Transpl, 2001, 7 (4): 314-320.

［45］ ENGLER SH, SAUER PW, GOLLING M, et al. Immunogenicity of two accelerated hepatitis B vaccination protocols in liver transplant candidates [J]. Eur J Gastroenterol Hepatol, 2001, 13 (4): 363-367.

［46］ MAST E E, MARGOLIS H S, FIORE AE, et al. A comprehensive immunization strategy to eliminate transmission of hepatitis B virus infection in the united states: recommendations of the Advisory Committee on Immunization Practices (ACIP) part 1: immunization of infants, children, and adolescents [J]. MMWR Recomm Rep, 2005, 54 (RR-16): 1-31.

［47］ MAST E E, WEINBAUM C M, FIORE A E, et al. A comprehensive immunization strategy to eliminate transmission of hepatitis B virus infection in the united states: recommendations of the Advisory Committee on Immunization Practices (ACIP) part ii: immunization of adults [J]. MMWR Recomm Rep, 2006, 55 (RR-16): 1-33; quiz CE31-34.

［48］ STEVENS C E, ALTER H J, TAYLOR P E, et al. Hepatitis B vaccine in patients receiving hemodialysis. Immunogenicity and efficacy [J]. N Engl J Med, 1984, 311 (8): 496-501.

［49］ CAREY W, PIMENTEL R, WESTVEER MK, et al. Failure of hepatitis B immunization in liver transplant recipients: results of a prospective trial [J]. Am J Gastroenterol, 1990, 85 (12): 1590-1592.

［50］ Are booster immunisations needed for lifelong hepatitis B immunity？ European Consensus Group on Hepatitis B Immunity [J]. Lancet, 2000, 355 (9203): 561-565.

［51］ MILLER-HANDLEY H, PAULSEN G, HOOPER DK, et al. Durability of the hepatitis B vaccination in pediatric renal transplant recipients [J]. Clin Transplant, 2018, 32 (5): e13247.

［52］ MOAL V, MOTTE A, VACHER-COPONAT H, et al. Considerable decrease in antibodies against hepatitis B surface antigen following kidney transplantation [J]. J Clin Virol, 2015, 68: 32-36.

［53］ STARK K, GUNTHER M, NEUHAUS R, et al. Immunogenicity and safety of hepatitis A vaccine in liver and renal transplant recipients [J]. J Infect Dis, 1999, 180 (6): 2014-2017.

［54］ GUNTHER M, STARK K, NEUHAUS R, et al. Rapid decline of antibodies after hepatitis A immunization in liver and renal transplant recipients [J]. Transplantation, 2001, 71 (3): 477-479.

［55］ 中国疾病预防控制中心. 狂犬病预防控制技术指南 (2016 版)[J]. 中国病毒病杂志, 2016, 6 (3): 161-188.

［56］ 王传林, 刘斯, 邵祝军, 等. 外伤后破伤风疫苗和被动免疫制剂使用指南 [J]. 中国疫苗和免疫, 2020, 26 (1): 111-115, 127.

［57］ ENKE BU, BOKENKAMP A, OFFNER G, et al. Response to diphtheria and tetanus booster vaccination in pediatric renal transplant recipients [J]. Transplantation, 1997, 64 (2): 237-241.

[ 58 ] PEDRAZZI C, GHIO L, BALLONI A, et al. Duration of immunity to diphtheria and tetanus in young kidney transplant patients [J]. Pediatr Transplant, 1999, 3 (2): 109-114.

[ 59 ] KUMAR D, ROTSTEIN C, MIYATA G, et al. Randomized, double-blind, controlled trial of pneumococcal vaccination in renal transplant recipients [J]. J Infect Dis, 2003, 187 (10): 1639-1645.

[ 60 ] KUMAR D, CHEN MH, WONG G, et al. A randomized, double-blind, placebo-controlled trial to evaluate the prime-boost strategy for pneumococcal vaccination in adult liver transplant recipients [J]. Clin Infect Dis, 2008, 47 (7): 885-892.

[ 61 ] BARTON M, WASFY S, DIPCHAND AI, et al. Seven-valent pneumococcal conjugate vaccine in pediatric solid organ transplant recipients: a prospective study of safety and immunogenicity [J]. Pediatr Infect Dis J, 2009, 28 (8): 688-692.

[ 62 ] LIN P L, MICHAELS M G, GREEN M, et al. Safety and immunogenicity of the American Academyof Pediatrics-recommended sequential pneumococcal conjugate and polysaccharide vaccine schedule in pediatric solid organ transplant recipients [J]. Pediatrics, 2005, 116 (1): 160-167.

[ 63 ] MCNAMARA L A, TOPAZ N, WANG X, et al. High risk for invasive meningococcal disease among patients receiving eculizumab (soliris) despite receipt of meningococcal vaccine [J]. MMWR Morb Mortal Wkly Rep, 2017, 66 (27): 734-737.

[ 64 ] COMMITTEE ON INFECTIOUS D. Meningococcal conjugate vaccines policy update: booster dose recommendations [J]. Pediatrics, 2011, 128 (6): 1213-1218.

[ 65 ] WYPLOSZ B, DERRADJI O, HONG E, et al. Low immunogenicity of quadrivalent meningococcal vaccines in solid organ transplant recipients [J]. Transpl Infect Dis, 2015, 17 (2): 322-327.

[ 66 ] MEEUWIS KA, MELCHERS WJ, BOUTEN H, et al. Anogenital malignancies in women after renal transplantation over 40 years in a single center [J]. Transplantation, 2012, 93 (9): 914-922.

[ 67 ] PATEL H S, SILVER A R, LEVINE T, et al. Human papillomavirus infection and anal dysplasia in renal transplant recipients [J]. Br J Surg, 2010, 97 (11): 1716-1721.

[ 68 ] LARSEN H K, THOMSEN L T, HAEDERSDAL M, et al. Risk of genital warts in renal transplant recipients-a registry-based, prospective cohort study [J]. Am J Transplant, 2019, 19 (1): 156-165.

[ 69 ] MEITES E, KEMPE A, MARKOWITZ LE. Use of a 2-dose schedule for human papillomavirus vaccination-updated recommendations of the Advisory Committee on Immunization Practices [J]. MMWR Morb Mortal Wkly Rep, 2016, 65 (49): 1405-1408.

[ 70 ] NELSON D R, NEU A M, ABRAHAM A, et al. Immunogenicity of human papillomavirus recombinant vaccine in children with CKD [J]. Clin J Am Soc Nephrol, 2016, 11 (5): 776-784.

[ 71 ] NAILESCU C, NELSON RD, VERGHESE PS, et al. Human papillomavirus vaccination in male and female adolescents before and after kidney transplantation: a Pediatric Nephrology Research Consortium study [J]. Front Pediatr, 2020, 8: 46.

[ 72 ] KUMAR D, UNGER E R, PANICKER G, et al. Immunogenicity of quadrivalent human papillomavirus vaccine in organ transplant recipients [J]. Am J Transplant, 2013, 13 (9): 2411-2417.

[ 73 ] DANERSEAU A M, ROBINSON J L. Efficacy and safety of measles, mumps, rubella and varicella live viral vaccines in transplant recipients receiving immunosuppressive drugs [J]. World J Pediatr, 2008, 4 (4): 254-258.

[ 74 ] PITTET L F, VEROLET C M, MCLIN V A, et al. Multimodal safety assessment of measles-mumps-rubella vaccination after pediatric liver transplantation [J]. Am J Transplant, 2019, 19 (3): 844-854.

[ 75 ] KAWANO Y, SUZUKI M, KAWADA J, et al. Effectiveness and safety of immunization with live-attenuated and inactivated vaccines for pediatric liver transplantation recipients [J]. Vaccine, 2015, 33 (12): 1440-1445.

[ 76 ] RUBIN LG, LEVIN MJ, LJUNGMAN P, et al. 2013 IDSA clinical practice guideline for vaccination of the immunocompromised host [J]. Clin Infect Dis, 2014, 58 (3): 309-318.

[ 77 ] KAWAI K, GEBREMESKEL B G, ACOSTA C J. Systematic review of incidence and complications of herpes zoster: towards a global perspective [J]. BMJ Open, 2014, 4 (6): e004833.

[ 78 ] LAL H, CUNNINGHAM A L, GODEAUX O, et al. Efficacy of an adjuvanted herpes zoster subunit vaccine in older adults [J]. N Engl J Med, 2015, 372 (22): 2087-2096.

[ 79 ] MILLER G, SCHAEFER H, YODER S, et al. A randomized, placebo-controlled phase I trial of live, attenuated herpes zoster vaccine in subjects with end-stage renal disease immunized prior to renal transplantation [J]. Transpl Infect Dis, 2018, 20 (3): e12874.

# 第十一部分

## 移植肾慢性损害

## 65 移植肾慢性损害临床诊疗指南

在移植后的中长期过程中,移植肾慢性损害(chronic allograft injury,CAI)逐渐出现[1]。CAI 在临床上表现为肾功能下降乃至丧失,受者出现血肌酐升高、蛋白尿、高血压等,移植肾脏活检组织中出现慢性移植物动脉血管病、肾小球硬化、间质纤维化及肾小管萎缩、慢性小动脉管壁硬化及管腔狭窄等病理学改变。导致 CAI 的致病因素是多方面的,包括免疫学因素和非免疫学因素,例如:急/慢性细胞/抗体介导的排斥反应、供者年龄及基础疾病所致的供肾预存性病变、缺血再灌注损伤、钙调磷酸酶抑制剂(calcineurin inhibitors,CNI)肾脏毒性、原发性肾小球疾病复发、病毒感染、代谢性疾病、移植后高血压等。除了以上内科相关病因外,外科因素也可能导致 CAI,如移植肾动脉狭窄等。在临床实践中,内科因素是导致 CAI 最为常见的原因,影响也更为复杂,本指南聚焦讨论内科性的免疫学因素和非免疫学因素。由于 CAI 病因复杂多样,且各种损伤可以相互交织,具体表现既存在差异又可能相同,因此针对 CAI 的诊断和治疗难以设立统一标准[1,2]。本指南旨在通过总结 CAI 的病因、临床特征和病理学改变,在明确诊断的基础上,基于 CAI 的病因,提出相应的诊疗方案和预防措施,以期更好地维持移植肾功能、提高移植肾的长期存活率。

### 一、指南形成方法

本指南已在国际实践指南注册与透明化平台(Practice Guide Registration for TransPAREncy,PREPARE)上以中英双语注册(注册号:PREPARE-2023CN898)。

临床问题的遴选及确定:工作组对国内外该领域发表的指南和共识进行比对,针对既往指南中没有涉及和有研究进展的内容及临床医师重点关注的内容,形成临床问题。经过问卷调查和专家组会议讨论,最终形成本指南覆盖的 17 个临床问题和 21 条推荐意见,主要涉及病因、临床诊断、病理学、肾移植术后排斥反应、免疫抑制剂调整、原发性肾小球疾病复发、病毒感染、代谢性疾病、移植后高血压、术后随访等方面。

证据检索与筛选:证据评价组按照人群、干预、对照、结局(population,intervention,comparison,outcome,PICO)的原则对纳入的临床问题进行解构和检索,检索 MEDLINE(PubMed)、The Cochrane Library、中国生物医学文献服务系统(CBM)、万方知识数据服务平台和中国知网数据库(CNKI),纳入指南、共识、系统评价和 meta 分析、随机对照试验(randomized controlled trial,RCT)、非 RCT 队列研究和病例对照研究等类型的证据;检索词包括:"肾移植""慢性损害""排斥反应""高血压""糖尿病"和"随访"等。文献的检索时间为1980年1月到2024年1月。完成证据检索后,每个临床问题均由共识专家组成员按照题目、摘要和全文的顺序逐级独立筛选文献,确定纳入符合具体临床问题的文献,完成筛选后两人进行核对,如存在分歧,则通过共同讨论或咨询第三方协商确定。

证据分级和推荐强度分级:本指南使用2009版牛津大学循证医学中心的证据分级与推荐强度标准对每个临床问题的证据质量和推荐强度进行分级。

推荐意见的形成:综合考虑证据以及我国患者的偏好与价值观、干预措施的成本和利弊等因素后,指南工作组提出了符合我国临床诊疗实践的21条推荐意见。推荐意见达成共识后,工作组完成初稿的撰写,经中华医学会器官移植学分会组织全国器官移植与相关学科专家两轮会议集体讨论,根据其反馈意见对初稿进行修改,最终形成指南终稿。

## 二、CAI 的病因

临床问题1:CAI的致病因素有哪些?

推荐意见1:肾移植受者术后发生CAI的原因复杂,在判断病因时,推荐参考两大类因素,包括免疫学因素和非免疫学因素(推荐强度D,证据等级5)。

推荐意见说明:

CAI的原因包括免疫学因素和非免疫学因素两大类。免疫学因素涉及细胞介导的排斥反应和抗体介导的排斥反应两大类,包含反复发生的急性(活动性)排斥反应损伤的远期影响、慢性活动性或慢性排斥反应的损伤。非免疫学因素包括供者年龄及基础疾病所致的供肾预存性病变、缺血再灌注损伤、CNI肾脏毒性、原发性肾小球疾病复发、病毒感染(BK病毒、EB病毒、巨细胞病毒、乙肝病毒等)、代谢性疾病(糖尿病、高脂血症、高尿酸血症等)、移植后高血压等多种因素[1]。

临床问题2:哪些供者因素可以导致CAI的发生?

推荐意见2:年龄、基础疾病、病毒感染、获取前肾功能及缺血时间等供者因素可导致CAI的发生,建议临床重点关注(推荐强度C,证据等级4)。

推荐意见说明:

据美国2011年OPTN(Organ Procurement and Transplantation Network,OPTN)年报统计,65岁以上尸体供者的供肾,在移植后随访期间失功率最高[3]。供者高血压和心血管疾病降低移植物存活率[4,5]。2020年OPTN/SRTR注册研究结果显示:急性肾损伤(acute kidney injury,AKI)供肾肾移植受者的移植肾功能延迟恢复(delayed graft function,DGF)发生率较无AKI供肾移植受者更高[6]。与非糖尿病(diabetes mellitus,DM)供者相比,DM供者供肾肾移植的DGF发生率显著增加[7]。与非DM供者相比,DM供者供肾肾移植的移植物存活率和受者存活率均显著降低[8]。供者DM病程越长,死亡删失的移植肾存活率越低[9]。巨细胞病毒和EB病毒感染(供者阳性,受者阴性),将导致术后移植肾丢失率增加[10]。器官获取前终点血肌酐≥1.5mg/dl是影响DGF发生的独立风险因素,而发生DGF的病人,1年和3年移植物存活率显著降低[11]。供肾冷缺血和热缺血时间越长,术后发生DGF风险越高,移植肾功能和远期存活率越差。

## 三、CAI 的诊断和鉴别诊断

临床问题3:CAI的临床诊断要点有哪些?

**推荐意见 3**：建议参考以下 5 个临床诊断要点，包含病史、临床表现、实验室检查、影像学检查及移植肾脏活检病理学（推荐强度 D，证据等级 5）。

**推荐意见说明**：出现 CAI 的移植受者的病史包括术后时间、移植后病情的变化过程等；临床表现主要包括尿量减少、体重增加、水肿等；CAI 的实验室检查结果可包括：血肌酐水平（爬行性升高 / 快速升高）、蛋白尿、病原学检查、无创检测［群体反应性抗体（panel reactive antibody，PRA）、供者特异性抗体（donor specific antibody，DSA）、肾小球肾炎相关抗体、细胞游离 DNA、多种体液 / 尿液中相关分子 / 基因组合等］等；影像学检查以移植肾脏彩色多普勒超声检查为主，可表现为肾脏血流减少、灌注不良等，也可包含其他系统和器官（心脏、肝脏等）的影像学检查；CAI 的病理学特征主要是间质纤维化和肾小管萎缩，严重时出现慢性移植物动脉血管病、肾小球硬化、慢性小动脉管壁硬化及管腔狭窄等，不同病因所致的病理学改变各有特点。以上各种表现可以单独出现，也可能序贯或协同出现；程度可能隐匿、轻微，也可能严重。在诊断和鉴别诊断时，需要在活检病理学特征的基础上，密切结合各项临床检查结果进行细致分析。CAI 的病因复杂，临床和病理表现多样且轻重程度不一，给 CAI 的诊断和治疗带来挑战[12]。

## 临床问题 4：CAI 包含哪些鉴别诊断？ 需要使用哪些诊断方法？

**推荐意见 4**：建议以导致 CAI 的病因诊断作为鉴别诊断的要点，诊断方法应结合临床表现、实验室检查、影像学检查及活检病理学诊断（推荐强度 B，证据等级 2b）。

**推荐意见说明**：

CAI 的病因复杂，已在临床问题 1 和 2 中详细讨论。鉴别诊断主要是不同病因之间的判断，具体包括免疫学和非免疫学因素两大类。以上不同原因所致 CAI 的鉴别诊断方法包括临床表现、实验室检查、影像学和病理学。需要注意的是部分不同病因所致 CAI 的实验室检查和影像学可能会呈现相同的结果，因此活检病理学检查在诊断和鉴别诊断中是不可缺少的。通过移植肾脏病理学改变的特征，有助于区分不同病因[2,12]。因此，在对 CAI 进行诊断和鉴别诊断时，应该将临床诊断和病理学诊断相结合。

## 临床问题 5：如何鉴别 CAI 和移植肾脏急性损伤？

**推荐意见 5**：建议结合病史、临床表现、治疗效果和病理学分析进行鉴别诊断（推荐强度 D，证据等级 5）。

**推荐意见 6**：活检病理学诊断可以为 CAI 和急性损伤的性质及病变程度提供直接依据，推荐行移植肾穿刺活检鉴别 CAI 和移植肾脏急性损伤（推荐强度 B，证据等级 2b）。

**推荐意见说明**：

CAI 和移植肾脏急性损伤（包括急性 T 细胞介导的排斥反应、活动性抗体介导的排斥反应和缺血再灌注损伤所致的急性肾小管损伤）的临床表现可能相似，都可以出现血肌酐升高、蛋白尿等。反复发生的急性损伤将导致慢性损伤，急性损伤和慢性损伤可能合并存在，二者在发病时间上也可能存在重叠。因此，鉴别 CAI 和急性损伤需要综合考虑多种因素。一般情况下，急性损伤可能存在诱因，细致询问病史有助于诊断。急性损伤导致的肾功能减退可能进展更快，在接受相应治疗后，恢复时间可能更短，恢复程度也可能更好[2]。

在结合临床资料的基础上，病理学诊断对鉴别 CAI 和移植肾脏急性损伤具有重要价值。一般而言，CAI 的病理学主要表现为：慢性移植物动脉血管病、肾小球硬化、间质纤维化及肾小管萎缩、慢性小动脉管壁硬化及狭窄等。同时，不同病因也可表现出各自的病理学特征。急性损伤的病理学表现主要包括：急性 T 细胞介导的排斥反应(间质炎症浸润、肾小管炎和动脉内膜炎)和活动性抗体介导的排斥反应(微血管炎、动脉内膜炎和部分病例 C4d 阳性)，以及缺血再灌注损伤(如有效血容量下降导致的肾前性损伤)所致的急性肾小管损伤。因此，通过病理学诊断可以明确病变的性质和程度，以更准确地鉴别 CAI 和急性损伤，从而进一步指导后续治疗和评估预后[13]。

**临床问题 6**：CAI 是否必须进行活检病理学诊断？是否应该开展程序性活检？

**推荐意见 7**：在诊断 CAI 时，推荐进行活检病理学诊断(推荐强度 B，证据等级 2b)。

**推荐意见 8**：有条件的情况下，推荐进行程序性活检，如实施程序性活检存在困难，推荐实施监视性活检，监视性活检在临床上的可操作性相对更好(推荐强度 B，证据等级 2b)。

**推荐意见说明**：

CAI 病因复杂，仅依据病史和临床资料，难以准确判断其病因及其损伤持续的时间和程度。因此，对各种因素所致的 CAI，均推荐及时进行活检病理学诊断。肾脏活检病理学诊断有助于早期发现及明确致病因素，有助于判断慢性病变的程度，以指导临床医师对受者进行针对性的治疗，并协助评估预后[2,12]。

由于受者的依从性和接受程度有限，以及程序性活检固有的有创性、增加受者各类风险和增加医疗费用等缺点，在临床实践中，普遍实施程序性活检尚存在困难。但是，对高度怀疑存在 CAI 的受者，在出现相应的临床表现时，实施监视性活检既是必要的，也是可行的。这种监视性活检，可以依据病情，在 CAI 的诊断和治疗前后的短期内实施，以达到明确诊断和指导治疗的效果，有利于避免多次程序性活检的不足[14-16]。

**临床问题 7**：不同病因导致的 CAI 是否具有不同的病理学特征？

**推荐意见 9**：在诊断 CAI 时，各种免疫学因素和非免疫学因素所致的 CAI 在活检病理学改变上存在差异，建议关注不同病因所呈现出的不同病理学特点(推荐强度 C，证据等级 4)。

**推荐意见说明**：

免疫学因素所致的 CAI，在活检中可见慢性活动性 T 细胞介导的排斥反应、慢性活动性抗体介导的排斥反应、慢性抗体介导的排斥反应等相应病理学特征。慢性活动性 T 细胞介导的排斥反应的主要病理学特征包括慢性移植物动脉血管病和不同程度的肾间质纤维化及其肾小管萎缩(interstitial fibrosis/tubular atrophy，IF/TA)，以及在 IF/TA 区域内持续存在的单个核炎症细胞浸润；慢性活动性或慢性抗体介导的排斥反应的病理学特征主要表现为微血管的慢性损伤，包括以肾小球基底膜增厚及双轨为特征的慢性肾小球病和肾小管周毛细血管基膜多层，同时部分病例也可见慢性移植物动脉血管病改变。对免疫因素所致的 CAI，推荐在活检病理学诊断中依据 Banff 2019 标准对排斥反应相关的慢性病变予以评分，以便更精确地指导临床治疗和预后评估[12]。

非免疫学因素病因多样，包括缺血再灌注损伤、CNI 肾脏毒性、各种复发和新发的肾小球疾病、病毒感染、代谢性疾病(糖尿病肾病等)和移植后高血压等。部分非免疫学因素损伤可能缺乏特异的组织病理学表现，因此，需要在活检的基础上，紧密结合临床相应的检查结果，细致分析和明确病因。对于缺血再灌注损伤，其病理学特征为肾小管上皮细胞水肿和细胞核消失，严重者可导致肾小管上皮坏死脱落及肾小管基膜裸露。细微动脉管壁的结节样透明样变提示可能存在 CNI 肾脏慢性毒性损伤，需要结合受者血药浓度水平，予以综合分析。对于复发性/新发性肾小球疾病，移植肾活检是不可缺少的，需要结合光镜、免疫荧光病理和电镜进行全面分析，以对特定肾病类型予以诊断和鉴别诊断。对于多瘤病毒感染者，需要在活检组织中予以 SV40T 免疫组化染色，结合受者血、尿多瘤病毒检测予以综合诊断。对于糖尿病肾病受者,病理学特征表现为细小动脉硬化和肾小球结节样硬化。对于肾移植术后高血压受者,活检中往往可见小动脉管壁全周透明样变(硬化),需要结合术后血压情况予以分析[17]。

总体而言,虽然导致 CAI 的病因是多方面的,但结合临床表现和组织活检的发现,一般能够对致病因素予以及时和明确的诊断,有利于及时采取相应的治疗措施,从而在最大程度上延缓慢性病变的进程,并有助于更准确地判断预后。

## 四、CAI 的治疗策略

临床问题 8:与排斥反应相关的 CAI 可以采用哪些治疗策略?

推荐意见 10:排斥反应包括细胞介导的排斥反应和抗体介导的排斥反应两大类,推荐在活检病理学诊断的基础上,根据具体排斥反应的类型选择相应的治疗方案(推荐强度 B,证据等级 2b)。

推荐意见说明:

反复发生的急性排斥反应或者各类慢性排斥反应均会导致 CAI。慢性排斥反应包括细胞介导的和抗体介导的两大类。前者为慢性活动性 T 细胞介导排斥反应;后者为慢性活动性抗体介导排斥反应和慢性抗体介导排斥反应。以上不同排斥反应的治疗策略,是在活检明确诊断的前提下,依据其致病机制予以针对性治疗。在本系列指南《肾移植排斥反应临床诊疗指南》中有详细解释和说明[12,18-24]。

临床问题 9:CNI 肾脏毒性相关的 CAI 可以采用哪些治疗策略?

推荐意见 11:推荐减少 CNI 药物剂量,或者停用 CNI 药物,替换为其他类型免疫抑制剂(推荐强度 A,证据等级 1b)。

推荐意见说明:

降低 CNI 药物用量,调整至相对较低的目标水平,有助于减轻 CNI 药物肾毒性,但要注意可能增加排斥反应的风险[25,26]。对于环孢素肾毒性引起的 CAI,可以考虑将环孢素转换为肾毒性相对较小的他克莫司。

如果需要停用 CNI 药物,对于 eGFR>40ml/(min·1.73m$^2$)同时尿蛋白肌酐比<500mg/g 的受者,可使用 mTORi 替换 CNI 药物,在术后 2 年时 mTORi 组受者和移植物存活率均优于 CNI 组[27]。然而,另一项研究发现,从他克莫司转换为 mTORi,在术后 18 个月时,mTORi 组移植肾功能并无显著优势,同时排斥反应和感染的发生率更高[28]。此外,一项多中心、随机对照研究发现以贝拉西普为基础的免疫维持方案和以环孢素为基础的免疫维持方案比较,在肾移植术后 1 年内,贝拉西普组受者移植肾脏功能优于环孢素组,同时,CAI 的发生率低于环孢素组[29]。在另两项 BENEFIT 和 BENEFIT-EXT 临床试验中,研究者也发现贝拉西普组术后远期移植肾脏的功能优于环孢素组,其降低新生 DSA 和移植前预存 DSA 的水平也要优于环孢素组,但要注意术后急性排斥发生率贝拉西普组更高[30-35]。一项单中心回顾性研究发现,比较肾移植术后贝拉西普和他克莫司免疫维持方案的疗效差异,术后 4 年贝拉西普组移植肾脏功能优于他克莫司组,但贝拉西普组急性排斥反应发生率更高[36]。

除了以上提到的免疫抑制剂切换方案外,还有很多相关的临床研究已经发表或正在进行。在本系列指南中有专门针对免疫抑制剂的指南《肾移植免疫抑制治疗指南》,可以进一步参考。

临床问题 10:如何制订原发性肾小球疾病复发导致 CAI 的治疗方案?

推荐意见 12:肾移植后原发性肾小球疾病复发将导致 CAI,具体包括:IgA 肾病、局灶节段肾小球硬化、膜性肾病及 C3 肾小球病等,推荐根据原发性肾小球疾病的类型制订治疗方案(推荐强度 B,

证据等级 2b)。

肾移植后原发性肾小球疾病复发将导致 CAI,影响移植肾的长期存活。具体原发性肾小球疾病的类型包括：IgA 肾病、局灶节段肾小球硬化、膜性肾病、C3 肾小球病等。不同原发肾病的治疗方案在本系列指南《移植肾原发性肾小球疾病复发临床诊疗指南》中有详细解释和说明,在本指南中不再重复讨论[2,37,38]。

**临床问题 11：如何制订常见的病毒感染导致 CAI 的治疗方案？**

**推荐意见 13：**肾移植术后的病毒感染可能导致 CAI,具体病毒种类包括 BK 病毒、巨细胞病毒、肝炎病毒及 EB 病毒等,推荐根据所感染病毒的类型确定治疗方案（推荐强度 A,证据等级 1b）。

**推荐意见说明：**

肾移植术后多种病毒感染都可能导致 CAI,最终影响移植肾的长期存活。具体病毒感染的类型包括 BK 病毒、巨细胞病毒、肝炎病毒及 EB 病毒等。不同病毒感染的治疗方案在本系列指南《肾移植受者 BK 病毒感染和 BK 病毒性肾病临床诊疗指南》《肾移植受者巨细胞病毒感染临床诊疗指南》《肾移植受者乙型肝炎病毒感染临床诊疗指南》《肾移植受者丙型肝炎病毒感染临床诊疗指南》和《肾移植受者 EB 病毒感染和淋巴增殖性疾病临床诊疗指南》中有详细解释和说明,在本指南中不再重复讨论[39-44]。

**临床问题 12：如何制订代谢性疾病导致 CAI 的治疗方案？**

**推荐意见 14：**肾移植受者糖代谢异常或原发/新发糖尿病、高脂血症和高尿酸血症都可能导致 CAI 的发生,推荐根据代谢性疾病的类型确定治疗方案（推荐强度 A,证据等级 1a）。

**推荐意见说明：**

肾移植受者糖代谢异常或原发/新发糖尿病、高脂血症和高尿酸血症都可能导致 CAI。不同代谢性疾病的治疗方案在本系列指南《肾移植受者糖尿病临床诊疗指南》《肾移植受者血脂异常临床诊疗指南》和《肾移植受者高尿酸血症临床诊疗指南》中有详细解释和说明,在本指南中不再重复讨论[45-50]。

**临床问题 13：如何设定肾移植受者血压管控目标？**

**推荐意见 15：**对于 ≥18 岁受者,建议将血压维持在 <130/80mmHg 的水平；对于 <18 岁受者,建议将血压维持在小于与相同年龄人群第 90 百分位的水平（推荐强度 B,证据等级 2b）。

**推荐意见说明：**

研究发现,亲属肾移植术后一年内,受者血压水平与移植肾存活情况密切相关[51,52]。但肾移植后血压控制的具体标准目前尚无定论。考虑到高危人群,比如：慢性肾脏疾病患者,其血压控制水平更加严格。因此,对于肾移植后高血压的控制水平可参考高危人群的控制标准[2]。此外,本系列指南中有关于移植术后高血压的指南《肾移植受者高血压临床诊疗指南》,可以进一步参考。

**临床问题 14：治疗 CAI 是否可以选择辅助性药物？**

**推荐意见 16：**在治疗 CAI 过程中,建议可以适当选择使用辅助性药物,以期获得一定程度的肾脏保护效果（推荐强度 D,证据等级 5）。

**推荐意见说明：**

肾移植术后可以选择辅助性药物进行治疗,可能有助于改善移植肾脏功能,提高移植肾脏远期存活率。辅助性药物包括：治疗蛋白尿类药物、改善微循环类药物、调整凝血机制或血小板功能药物等。同时,要注意减少或避免使用可能存在肾毒性的药物。需要注意的是,不同的药物可能会以个体化的方式影响 CNI 类药物的血药浓度,也可能具有其他副作用。因此,建议针对不同的病因选择不同的、合适的药物。

临床问题 15: 如何判断 CAI 的进展程度和预后?

推荐意见 17: 建议监测临床指标的变化趋势(推荐强度 D,证据等级 5)。

推荐意见 18: 建议同时进行移植肾脏活检,结合病理改变以综合判断(推荐强度 B,证据等级 2b)。

推荐意见说明:

临床上对于 CAI 轻度、中度和重度的界定目前并无统一标准。在 CAI 的治疗过程中,对于受者血肌酐持续升高、eGFR 持续下降或者蛋白尿持续增加未见明显好转者,需要结合活检病理学的量化评分,以进一步明确判断病变程度。

CAI 的临床表现程度与病变程度往往不一致,因此在完善 CAI 诊断时,除了临床表现和常规的检验检查项目以外,推荐进行移植肾脏活检,一方面明确致病因素,另一方面协助判断 CAI 的活动性病变及其慢性病变的程度。CAI 本身是多种因素的共同结局,目前对 CAI 病理学特征的系统分级尚未建立统一标准,但在活检基础上,结合不同病因所致的 CAI 各自的病理学特点,参考现有的国际肾病分级与分期标准,有助于对 CAI 病理学表现进行病变程度分级。比如:排斥反应所致的 CAI 可依据 Banff 标准中的相应病变评分予以明确的轻、中或重的程度分级[12];对非免疫性因素所致的非特异性间质纤维化和肾小管萎缩,也可以依据 Banff 的慢性病变评分予以分级;IgA 肾病牛津分型采用的 MEST 分型标准可以用来预测疾病进展的风险程度[53]等。此外,不是所有病因所致 CAI 的病理学表现都能够进行分级。对于 CAI 病理学特征的系统分级,仍然需要在今后的医学实践过程中不断探索。

临床问题 16: 如何制订适宜的治疗策略以预防 CAI 进展到中重度阶段?

推荐意见 19: 建议移植后关注 CAI 的危险因素,做到早发现、早诊断、早治疗和精准治疗,阻止或延缓其进展到中重度阶段(推荐强度 D,证据等级 5)。

推荐意见说明:

临床上对于中重度 CAI 并无明确的分级标准。在治疗后,如果 CAI 未缓解,则需要结合活检和病理学分析来判断疾病的进展程度,这在临床问题 15 中已有明确阐述。

由于 CAI 病因复杂,因此,对于移植肾脏组织损伤比较轻的 CAI,可以根据不同病因实施相应的治疗方案。但对于组织损伤比较重的 CAI,组织的慢性损伤往往难以逆转,能够得到有效治疗的仅是急性和活动性病变,过于积极的治疗并不能增加受者的临床获益。因此,对于移植肾脏损伤,要根据不同病因导致组织损伤的特点和程度,制订适宜的治疗方案。争取做到早发现、早诊断、早治疗、精准治疗,阻止或延缓其进展到中重度 CAI。

## 五、CAI 的随访

临床问题 17: 发生 CAI 以后,如何加强随访措施?

推荐意见 20: 推荐受者在肾移植术后进行规律复查,在出现肾功能不稳定时,酌情增加随访频率(推荐强度 B,证据等级 2b)。

推荐意见 21: 建议在发现 CAI 后,除常规随访项目外,应针对相应病因进行相关检查(推荐强度 D,证据等级 5)。

推荐意见说明:

肾移植患者术后通过规律复查,严密监测移植肾脏情况和受者全身情况,有利于移植肾功能的稳定和长期存活。在术后早期,移植肾功能易受多种因素影响。而随着术后时间延长,移植肾功能趋于稳定,随访间隔时间可适当延长。但是,当移植肾功能出现不稳定,或出现各种并发症及其他临床事件时,需要提高复查频率,而不能仅根据术后时间确定复查间隔[31-32]。具体复查频率建议如下:肾移植术后 1~3 个月,每周复查 1 次;术后 4~6 个月,每 2~3 周复查 1 次;术后 7~12 个月,每 3~4 周复查一次;术后 12~24 个月,每月复查 1 次或每季度复查 2 次;术后 3~5 年每 1~2 个月复查 1 次,术后 5 年以上至少每个季度复查 1 次。对于术后移植肾功能不稳定的患者,根据病情变化及时调整复查频率[54-56]。

肾移植术后常规随访内容包括以下三个方面:

1. 病史采集 结合病因,了解生命征、尿量、体重、药物使用情况(包括免疫抑制剂、降压药等)、移植肾情况、其他全身和局部相关症状(眼睑或脚踝水肿等)。

2. 实验室检查 结合病因,检查血常规、尿常规、肝功能、肾功能、电解质、血糖、血脂、免疫抑制剂浓度、病原学(EB 病毒、BK 病毒、巨细胞病毒、肝炎病毒等)、肿瘤标志物等,必要时行尿白蛋白/肌酐比值或者 24h 尿蛋白定量检测。

3. 其他检查 根据受者检验和检查结果的情况,结合病因,选择相应的复查项目,例如:移植肾活检穿刺、移植肾脏彩超、自体肾脏彩超、CT/PET-CT/MRI、心脏彩超、ECG、心功能检测、呼吸系统检测、消化系统检测、血液系统检测等[2,56,57]。

当出现 CAI 后,在常规随访内容基础上,都应该实施移植肾脏穿刺活检和病理学分析。此外,建议根据不同病因实施相应的检查,具体随访方案见下(表 65-1)。

表 65-1　不同病因所致 CAI 的相应随访项目

| 病因 | 相应随访项目 |
| --- | --- |
| 排斥反应 | PRA、DSA、非 HLA 抗体、移植肾脏彩超、移植肾脏穿刺活检病理、电镜及多种体液/尿液中的生物标志物(细胞游离 DNA、生物分子/基因组合等)等 |
| 缺血再灌注损伤 | 移植肾脏穿刺活检病理、多种体液/尿液/灌注液中的生物标志物等 |
| CNI 肾毒性 | 免疫抑制剂浓度、移植肾脏穿刺活检病理等 |
| 原发/新发肾小球疾病 | 移植肾脏穿刺活检病理、电镜、特异性抗体(如:血磷脂酶 A2 受体抗体等)等 |
| BK 病毒感染 | 血、尿 BK 病毒抗原/抗体/核酸,移植肾脏穿刺活检病理等 |
| 巨细胞病毒感染 | 血巨细胞病毒抗原/抗体/核酸、移植肾脏穿刺活检病理等 |
| 乙型肝炎病毒感染 | 乙肝五项、乙肝核酸、基因组变异、肝功能、肝脏影像学检查,肝脏穿刺活检病理等 |
| EB 病毒感染 | 血 EB 病毒抗原/抗体/核酸、移植肾脏穿刺活检病理、相关影像学检查等 |
| 糖代谢异常或原发/新发糖尿病 | 糖化血红蛋白、血糖、C 肽、胰岛素、OGTT、BMI、移植肾脏穿刺活检病理等 |
| 高脂血症 | 血脂六项、血管超声、血脂相关遗传基因等 |
| 高尿酸血症 | 血尿酸等 |
| 移植后高血压 | 24h 动态血压监测、超声心动图、移植肾脏穿刺活检病理等 |

## 六、小结

CAI 与移植肾脏的功能稳定和长期存活密切相关。本指南通过总结最常见的导致 CAI 的因素,提出系统的诊断、治疗和预防方案,制订推荐强度,以期为临床实践提供一定的参考,从而降低 CAI 发生率,促进移植肾脏的长期存活。本指南是基于现有研究证据和临床经验总结而来,存在一定局限性,随着临床经验的不断积累、临床研究的不断深入,将对指南进行不断地补充、完善和更新,一些证据等级不高的临床问题将成为未来研究的方向。

**执笔作者:**张利民(华中科技大学同济医学院附属同济医院),郭晖(华中科技大学同济医学院附属同济医院),宫念樵(华中科技大学同济医学院附属同济医院)

**通信作者:**宫念樵(华中科技大学同济医学院附属同济医院)

**主审专家:**薛武军(西安交通大学第一附属医院),田野(首都医科大学北京友谊医院),周华(山西省第二人民医院)

**审稿专家:**文吉秋(广西医科大学第二附属医院),王彦峰(武汉大学中南医院),王振兴(山西白求恩医院),王祥慧(上海交通大学医学院附属瑞金医院),寿张飞[树兰(杭州)医院],张伟杰(华中科技大学同济医学院附属同济医院),张更(中国人民解放军空军军医大学第二附属医院),张明(上海交通大学医学院附属仁济医院),李宁(山西省第二人民医院),肖建生(南昌大学第一附属医院),苗芸(南方医科大学南方医院),林俊(首都医科大学附属北京友谊医院),尚文俊(郑州大学第一附属医院),赵洪雯(中国人民解放军陆军军医大学第一附属医院),胡小鹏(首都医科大学附属北京朝阳医院),郭晖(华中科技大学同济医学院附属同济医院),傅耀文(吉林大学第一医院),廖贵益(安徽医科大学第一附属医院)

**利益冲突:**所有作者声明无利益冲突。

## 参考文献

［1］LANGEWISCH E, MANNON R B. Chronic allograft injury [J]. Clin J Am Soc Nephrol, 2021, 16 (11): 1723-1729.

［2］GROUP KDIGOTW. KDIGO clinical practice guideline for the care of kidney transplant recipients [J]. Am J Transplant, 2009, 9 Suppl 3: S1-155.

［3］MATAS A J, SMITH J M, SKEANS M A, et al. OPTN/SRTR 2011 Annual data report: kidney [J]. Am J Transplant, 2013, 13 Suppl 1: 11-46.

［4］SINGHAL A K, SHENG X, DRAKOS S G, et al. Impact of donor cause of death on transplant outcomes: UNOS Registry analysis [J]. Transplant Proc, 2009, 41 (9): 3539-3544.

［5］LEE S, SHIN M, KIM E, et al. Donor characteristics associated with reduced survival of transplanted kidney grafts in Korea [J]. Transplant Proc, 2010, 42 (3): 778-781.

［6］LENTINE K L, SMITH J M, HART A, et al. OPTN/SRTR 2020 Annual data report: kidney [J]. Am J Transplant, 2022, 22 Suppl 2: 21-136.

［7］COHEN J B, EDDINGER K C, LOCKE J E, et al. Survival benefit of transplantation with a deceased diabetic donor kidney compared with remaining on the waitlist [J]. Clin J Am Soc Nephrol, 2017, 12 (6): 974-982.

［8］COHEN J B, BLOOM R D, REESE P P, et al. National outcomes of kidney transplantation from deceased diabetic donors [J]. Kidney Int, 2015.

［9］MOHAN S, TANRIOVER B, ALI N, et al. Availability, utilization and outcomes of deceased diabetic donor kidneys; analysis based on the UNOS Registry [J]. Am J Transplant, 2012, 12 (8): 2098-2105.

［10］KOTTON C N, KUMAR D, CALIENDO A M, et al. Updated international consensus guidelines on the management of cytomegalovirus in solid-organ transplantation [J]. Transplantation, 2013, 96 (4): 333-360.

［11］JUNG G O, YOON M R, KIM S J, et al. The risk factors of delayed graft function and comparison of clinical outcomes after deceased donor kidney transplantation: single-center study [J]. Transplant Proc, 2010, 42 (3): 705-709.

［12］ LOUPY A, HAAS M, ROUFOSSE C, et al. The Banff 2019 kidney meeting report（Ⅰ）: updates on and clarification of criteria for T cell- and antibody-mediated rejection [J]. Am J Transplant, 2020, 20 (9): 2318-2331.

［13］ SLABIAK-BLAZ N, KUJAWA-SZEWIECZEK A, KOLONKO A, et al. Association between kidney donor risk index, kidney graft function and histological changes in early post-transplant graft biopsy [J]. Clin Kidney J, 2023, 16 (11): 2226-2234.

［14］ MEHTA R, CHERIKH W, SOOD P, et al. Kidney allograft surveillance biopsy practices across US transplant centers: a UNOS survey. Clin Transplant, 2017, 31 (5).

［15］ LEE D M, ABECASSIS M M, FRIEDEWALD J J, et al. Kidney graft surveillance biopsy utilization and trends: results from a survey of high-volume transplant centers [J]. Transplant Proc, 2020, 52 (10): 3085-3089.

［16］ Montero C, Torres R, Reina M, et al. Glomerular disease after renal transplantation: a multi-center surveillance biopsy study in a Latin American population [J]. J Nephrol, 2023, 36 (7): 2159-2162.

［17］ Bashir S, Hussain M, Ali Khan A, et al. Renal transplant pathology: demographic features and histopathological analysis of the causes of graft dysfunction [J]. Int J Nephrol, 2020, 2020: 7289701.

［18］ Gaber AO, First MR, Tesi RJ, et al. Results of the double-blind, randomized, multicenter, phase Ⅲ clinical trial of Thymoglobulin versus Atgam in the treatment of acute graft rejection episodes after renal transplantation [J]. Transplantation, 1998, 66 (1): 29-37.

［19］ Puttarajappa C, Shapiro R, Tan HP. Antibody-mediated rejection in kidney transplantation: a review [J]. J Transplant, 2012, 2012: 193724.

［20］ Kim M, Martin ST, Townsend KR, et al. Antibody-mediated rejection in kidney transplantation: a review of pathophysiology, diagnosis, and treatment options [J]. Pharmacotherapy, 2014, 34 (7): 733-744.

［21］ Tan EK, Bentall A, Dean PG, et al. Use of eculizumab for active antibody-mediated rejection that occurs early post-kidney transplantation: a consecutive series of 15 cases [J]. Transplantation, 2019, 103 (11): 2397-2404.

［22］ Cabezas L, Jouve T, Malvezzi P, et al. Tocilizumab and active antibody-mediated rejection in kidney transplantation: a literature review [J]. Front Immunol, 2022, 13: 839380.

［23］ Heemann U, Lutz J. Pathophysiology and treatment options of chronic renal allograft damage [J]. Nephrol Dial Transplant, 2013, 28 (10): 2438-2446.

［24］ Choi J, Aubert O, Vo A, et al. Assessment of tocilizumab (anti-interleukin-6 receptor monoclonal) as a potential treatment for chronic antibody-mediated rejection and transplant glomerulopathy in HLA-sensitized renal allograft recipients [J]. Am J Transplant, 2017, 17 (9): 2381-2389.

［25］ Stegall MD, Cornell LD, Park WD, et al. Renal allograft histology at 10 years after transplantation in the tacrolimus era: evidence of pervasive chronic injury [J]. Am J Transplant, 2018, 18 (1): 180-188.

［26］ Gaston RS. Chronic calcineurin inhibitor nephrotoxicity: reflections on an evolving paradigm [J]. Clin J Am Soc Nephrol 2009, 4 (12): 2029-2034.

［27］ Schena FP, Pascoe MD, Alberu J, et al. Conversion from calcineurin inhibitors to sirolimus maintenance therapy in renal allograft recipients: 24-month efficacy and safety results from the CONVERT trial [J]. Transplantation, 2009, 87 (2): 233-242.

［28］ Group CSC. Campath, calcineurin inhibitor reduction, and chronic allograft nephropathy (the 3C Study)-results of a randomized controlled clinical trial [J]. Am J Transplant [J], 2018, 18 (6): 1424-1434.

［29］ Vincenti F, Larsen C, Durrbach A, et al. Costimulation blockade with belatacept in renal transplantation [J]. N Engl J Med, 2005, 353 (8): 770-781.

［30］ Vincenti F, Charpentier B, Vanrenterghem Y, et al. A phase Ⅲ study of belatacept-based immunosuppression regimens versus cyclosporine in renal transplant recipients (BENEFIT study)[J]. Am J Transplant, 2010, 10 (3): 535-546.

［31］ Vincenti F, Larsen CP, Alberu J, et al. Three-year outcomes from BENEFIT, a randomized, active-controlled, parallel-group study in adult kidney transplant recipients [J]. Am J Transplant, 2012, 12 (1): 210-217.

［32］ Durrbach A, Pestana JM, Pearson T, et al. A phase Ⅲ study of belatacept versus cyclosporine in kidney transplants from extended criteria donors (BENEFIT-EXT study)[J]. Am J Transplant, 2010, 10 (3): 547-557.

［33］ Pestana JO, Grinyo JM, Vanrenterghem Y, et al. Three-year outcomes from BENEFIT-EXT: a phase Ⅲ study of belatacept versus cyclosporine in recipients of extended criteria donor kidneys [J]. Am J Transplant, 2012, 12 (3): 630-639.

［34］ Durrbach A, Pestana JM, Florman S, et al. Long-term outcomes in belatacept- versus cyclosporine-treated recipients of extended criteria donor kidneys: final results from BENEFIT-EXT, a phase Ⅲ randomized study [J]. Am J Transplant, 2016, 16 (11): 3192-3201.

［35］ Bray RA, Gebel HM, Townsend R, et al. De novo donor-specific antibodies in belatacept-treated vs cyclosporine-treated kidney-transplant recipients: post hoc analyses of the randomized phase Ⅲ BENEFIT and BENEFIT-EXT studies [J]. Am J Transplant, 2018, 18 (7): 1783-1789.

［36］ Adams AB, Goldstein J, Garrett C, et al. Belatacept combined with transient calcineurin inhibitor therapy prevents rejection and promotes improved long-term renal allograft function [J]. Am J Transplant, 2017, 17 (11): 2922-2936.

［37］ 中华医学会器官移植学分会. 慢性移植肾功能不全诊疗技术规范 (2019 版)[J]. 器官移植, 2019, 10 (5): 526-532, 539.

［38］ 伍倩倩, 文吉秋. 移植受者原发性肾小球疾病复发诊治进展 [J]. 肾脏病与透析肾移植杂志, 2020, 29 (6): 577-582.

［39］ Hirsch HH, Brennan DC, Drachenberg CB, et al. Polyomavirus-associated nephropathy in renal transplantation: inter-disciplinary analyses and recommendations [J]. Transplantation, 2005, 79 (10): 1277-1286.

［40］ Hirsch HH, Randhawa P, Practice ASTIDCo. BK polyomavirus in solid organ transplantation [J]. Am J Transplant, 2013, 13 Suppl 4: 179-188.

［41］ Hirsch HH, Steiger J. Polyomavirus BK [J]. Lancet Infect Dis, 2003, 3 (10): 611-623.

［42］ Johnston O, Jaswal D, Gill JS, et al. Treatment of polyomavirus infection in kidney transplant recipients: a systematic review [J]. Transplantation, 2010, 89 (9): 1057-1070.

［43］ Hirsch HH, Babel N, Comoli P, et al. European perspective on human polyomavirus infection, replication and disease in solid organ transplantation [J]. Clin Microbiol Infect, 2014, 20 Suppl 7: 74-88.

［44］ 石炳毅, 范宇. 器官移植受者 BK 病毒感染和 BK 病毒性肾病临床诊疗规范 (2019 版)[J]. 器官移植, 2019, 10 (3): 237-242.

［45］ Oetjen E, Baun D, Beimesche S, et al. Inhibition of human insulin gene transcription by the immunosuppressive drugs cyclosporin A and tacrolimus in primary, mature islets of transgenic mice [J]. Mol Pharmacol, 2003, 63 (6): 1289-1295.

［46］ HERNANDEZ-FISAC I, PIZARRO-DELGADO J, CALLE C, et al. Tacrolimus-induced diabetes in rats courses with suppressed insulin gene expression in pancreatic islets [J]. Am J Transplant, 2007, 7 (11): 2455-2462.

［47］ VINCENTI F, FRIMAN S, SCHEUERMANN E, et al. Results of an international, randomized trial comparing glucose metabolism disorders and outcome with cyclosporine versus tacrolimus [J]. Am J Transplant, 2007, 7 (6): 1506-1514.

［48］ BUSSIERE C T, LAKEY J R, SHAPIRO A M, et al. The impact of the mTOR inhibitor sirolimus on the proliferation and function of pancreatic islets and ductal cells [J]. Diabetologia, 2006, 49 (10): 2341-2349.

［49］ JOHNSTON O, ROSE C L, WEBSTER A C, et al. Sirolimus is associated with new-onset diabetes in kidney transplant recipients [J]. J Am Soc Nephrol, 2008, 19 (7): 1411-1418.

［50］ 中华医学会糖尿病学分会. 中国 2 型糖尿病防治指南 (2020 年版)[J]. 中华糖尿病杂志, 2021, 13 (4): 315-409.

［51］ MANGE K C, FELDMAN H I, JOFFE M M, et al. Blood pressure and the survival of renal allografts from living donors [J]. J Am Soc Nephrol, 2004, 15 (1): 187-193.

［52］ PAGONAS N, BAUER F, SEIBERT F S, et al. Intensive blood pressure control is associated with improved patient and graft survival after renal transplantation [J]. Sci Rep, 2019, 9 (1): 10507.

［53］ Working Group of the International Ig ANN, the Renal Pathology S, Cattran DC, et al. The Oxford classification of IgA nephropathy: rationale, clinicopathological correlations, and classification [J]. Kidney Int, 2009, 76 (5): 534-545.

［54］ BAKER R J, MARK P B, PATEL R K, et al. Renal association clinical practice guideline in post-operative care in the kidney transplant recipient [J]. BMC Nephrol, 2017, 18 (1): 174.

［55］ RODRIGUEZ FABA O, BOISSIER R, BUDDE K, et al. European Association of Urology guidelines on renal transplantation: update 2018 [J]. Eur Urol Focus, 2018, 4 (2): 208-215.

［56］ 中华医学会器官移植学分会. 肾移植术后随访规范 (2019 版)[J]. 器官移植, 2019, 10 (6): 667-671.

[57] HARIHARAN S. Recommendations for outpatient monitoring of kidney transplant recipients [J]. Am J Kidney Dis, 2006, 47 (4 Suppl 2): S22-S36.

# 66 移植肾原发性肾小球疾病复发临床诊疗指南

肾移植是终末期肾病最有效的治疗方法,大量临床研究证明影响移植肾长期存活的主要因素包括抗体介导的排斥反应、移植肾带功死亡和原发病复发等。随着外科技术的进步、新型配型技术和新型免疫抑制剂的广泛使用,因外科因素、超急性排斥反应导致的移植肾围手术期失功明显减少,而一些特殊类型移植肾原发病早期复发可导致移植肾失功,给移植医师带来了新的挑战。移植肾原发病晚期复发可有蛋白尿、血尿和血肌酐升高等临床表现,伴有不同类型和程度的移植肾组织学损伤,损伤移植肾功能。

综合国内外文献报道,最常见的原发性肾小球肾炎 IgA 肾病(immunoglobulin A nephropathy, IgAN)在肾移植术后复发率为 9%~66%,局灶性节段性肾小球硬化(focal segmental glomerulosclerosis, FSGS)复发率为 20%~100%,膜性肾病(membranous nephropathy, MN)复发率为 30%~50%,伴单克隆 IgG 沉积的增生性肾小球肾炎(proliferative glomerulonephritis with monoclonal IgG deposit, PGNMID)临床复发率为 30%~35%,组织学复发率 89%,C3 肾小球肾炎(C3 glomerulonephritis, C3GN)复发率为 67%,而致密物沉积病(dense deposit disease, DDD)复发率为 80%~100%,其中 PGNMID、DDD 和 FSGS 复发对移植肾预后有重要影响[1,2]。

为提升肾移植成功率,需要从术前评估开始,尽可能明确原发病,评估其术后复发的复发率及危害程度,判断是否需要根据复发率高低采用预防措施。国内由于自体肾活组织检查(以下简称"活检")的普及率整体偏低,等待肾移植的名单中绝大部分是属于原发病未知人群,这部分人群在术前评估同样需要注意评估移植肾复发性肾小球疾病复发的复发率。对术后复发高危的肾移植受者,术后需采取严密的监测措施,以尽早识别复发并及时治疗。

综上所述,需要制订《移植肾原发性肾小球疾病复发临床诊疗指南》来指导和规范移植医师的医疗实践,以提升移植肾存活率。

## 一、指南形成方法

本指南已在国际实践指南注册与透明化平台(Practice Guide Registration for TransPAREncy, PREPARE)上以中英双语注册(注册号:PREPARE-2023CN831)。

临床问题的遴选及确定:工作组对国内外该领域发表的指南和共识进行比对,针对既往指南中没有涉及和有研究进展的内容及临床医师重点关注的内容,初步形成 19 个临床问题。经过问卷调查和专家组会议讨论,最终形成本指南覆盖的 30 个临床问题,主要涉及原发病复发率、预防措施、治疗措施和预后等方面。

证据检索与筛选:证据评价组按照人群、干预、对照、结局(population, intervention, comparison, outcome, PICO)的原则对纳入的临床问题进行解构和检索,检索 MEDLINE(PubMed)、The Cochrane Library、中国生物医学文献服务系统(CBM)、万方知识数据服务平台和中国知网数据库(CNKI),纳入指南、共识、系统评价和 meta 分析、随机对照试验（randomized controlled trial，RCT）、非 RCT 队列研究和病例对照研究等类型的证据。检索词包括："肾移植""原发病复发""基因检测""IgA 肾病""FSGS""膜性肾病""C3 肾小球肾炎""致密物沉积病"和"PGNMID"等。文献的检索时间为 1992 年 1 月到 2024 年 1 月，对其中部分综述中提及的关键文献力争找到原文引用。完成证据检索后，每个临床问题均由共识专家组成员按照题目、摘要和全文的顺序逐级独立筛选文献，确定纳入符合具体临床问题的文献，完成筛选后两人进行核对，如存在分歧，则通过共同讨论或咨询第三方协商确定。

证据分级和推荐强度分级：本指南使用 2009 版牛津大学循证医学中心的证据分级与推荐强度标准对每个临床问题的证据质量和推荐强度进行分级。

推荐意见的形成：综合考虑证据以及我国患者的偏好与价值观、干预措施的成本和利弊等因素后，指南工作组提出了符合我国临床诊疗实践的 40 条推荐意见。推荐意见达成共识后，工作组完成初稿的撰写，经中华医学会器官移植学分会组织全国器官移植与相关学科专家两轮会议集体讨论定稿。

## 二、原发病复发概述

### （一）原发病未明的肾移植受者术前评估和复发风险

临床问题 1：原发病未明的肾移植受者，是否需要做全面的检查以进一步明确原发病？

推荐意见 1：原发病未明的肾移植受者行详细术前评估以尽可能明确原发病（推荐强度 B，证据等级 2a）。

推荐意见说明：

多项研究显示有相当比例的肾移植受者为原发病未明的终末期肾病（unknown end-stage renal disease，uESRD）。在 1998 年至 2003 年期间，约 58% 的波兰肾移植受者原发病不明[3]。一项包含了 438 例于 2005 年至 2012 年进行肾移植手术的白种成人患者的研究显示有多达 41% 的患者原发病未明[4]。在中国，绝大多数肾移植受者原发病未明。一项纳入了中国 27 个省份的横断面研究显示 ESRD 最常见的病因是肾小球肾炎（45%），而 20% 的患者原发病未明[5]。国内单中心的数据表明肾移植术前仅有 15.3% 受者原发病明确。这部分原发病未明患者，原发病可能就是肾小球肾炎，在肾移植术后均可能复发，需要尽可能明确原发病。

临床问题 2：原发病未明的等待肾移植患者应常规做哪些血液学检查以协助明确原发病？

推荐意见 2：建议原发病未明的等待肾移植患者进行肾小球疾病指标的检查，如自身抗体、抗 GBM 抗体、ANCA、C3、C4、血清免疫固定电泳和抗 PLA2R 抗体等指标（推荐强度 B，证据等级 2a）。

推荐意见说明：

移植肾肾小球或肾小管疾病均可影响肾移植受者的长期预后，如 IgAN、FSGS、特发性 MN、免疫复合物介导的膜增生性肾小球肾炎、C3 肾小球病、狼疮性肾炎、抗中性粒细胞胞浆抗体相关血管炎（antineutrophil cytoplasmic antibody-associated vasculitis，AAV）肾损害，抗肾小球基底膜（anti-glomerular basement membrane，Anti-GBM）肾炎等，均可损害移植肾，影响受者的存活率和生活质量。肾移植术前评估时，血液检查应包含以下检测项目：自身抗体、C3、C4、MPO-ANCA（anti-neutrophil cytoplasmic antibodies）、PR3-ANCA、抗磷脂酶 A2 受体（phospholipase A2 receptor，PLA2R）抗体、免疫固定电泳等检测项目。而目前用于科研的血清 Gd-IgA1（galactose-deficient IgA1）、可溶性尿激酶型纤溶酶原激活受体(soluble urokinase-type plasminogen activator receptor, suPAR)等生物标志物有利于评估移植肾 IgAN 和移植肾 FSGS 复发的风险[2,6]，有条件的单位可以开展这些项目检测。

**临床问题 3：原发病未明的肾移植受者是否需要行基因检测？**

**推荐意见 3：**建议所有原发病未明的等待肾移植患者行基因检测，基因检测方法包括全外显子组测序或者肾病基因测序(推荐强度 B，证据等级 2b)。

**推荐意见说明：**

在临床实践中，uESRD 患者并没有接受系统调查以明确罕见的遗传病因，无系统性表现的遗传性肾病往往不可能仅凭临床表现进行诊断。在缺乏肾脏组织学检查结果或存在非特异性组织学检查结果的情况下，基因检测结果有助于提供一个可靠和特异性的肾脏诊断，优化肾移植术前及术后的管理[7]。在多达 30% 的成人慢性肾脏病患者和 12%~56% 的原发未明的慢性肾脏病(chronic kidney disease, CKD)和 ESRD 患者中都发现了单基因病因[7-13]。全外显子组测序(whole exome sequencing, WES)在不同类别的肾脏疾病中有一定的诊断效用，一项对 3 315 例慢性肾脏病患者进行全外显子组测序发现其中 307 例(9.3%)存在诊断修正，包括 66 种不同的单基因疾病，其中 89% 对临床管理具有一定意义[10]，基因检测可准确引导患者进行相关的临床试验及相应的靶向治疗。除此之外，一项前瞻性、多中心、单臂干预临床研究通过对慢性肾脏病患者进行 385 个慢性肾脏病基因 panel 检测(the Renasight™ test)，评估基因检测对慢性肾脏病的诊断及管理的影响，研究发现对于 48.8% 的患者，阳性基因检测结果提供了新的诊断或新的分类，改变了 90.7% 的阳性基因检测患者的临床管理，提示基因检测大大改进了临床诊断及治疗策略，预测疾病预后，增加肾外表现的评估，并量化肾移植后的疾病复发风险。一项单中心队列研究对肾移植等待名单中的 142 例受者进行了基因检测，该队列分为 85 例原发病明确的受者及 57 例原发病未明的受者，通过进行肾脏相关 panel 的检测对 12% 的原发病未明受者确定了病因，降低了原发病未明的受者比例，因此基因检测可协助明确原发病未明受者的病因，为肾移植术后精准管理提供重要信息[7]。

**临床问题 4：原发病未明的肾移植受者发生移植肾肾小球疾病的风险如何？**

**推荐意见 4：**原发病未明的肾移植受者发生移植肾肾小球疾病的风险与活检明确的原发性肾小球肾炎的风险相当，建议肾移植术后严密监测，必要时行移植肾活检，以尽早明确诊断(推荐强度 B，证据等级 2b)。

**推荐意见说明：**

来自澳大利亚和新西兰透析和移植(ANZDATA)登记处的数据显示与原发病肾小球肾炎(glomerulonephritis, GN)的受者相比，uESRD 受者术后发生移植肾 GN 所致移植肾失功比率较低，死亡删失的移植肾失功率较低[14]。既往也有研究报道原发病未明的受者术后 5 年移植肾生存率并不低于原发病为 IgAN 的肾移植受者，且优于原发病为糖尿病肾病的受者[15]。需要指出的是，与原发性 GN 的受者相比，原发病未明的受者发生移植肾 GN 所致的移植肾失功发生率低得多(1% vs. 5%)，5 年及 10 年整体移植肾失功发生率也较低(分别为 79% 和 63% vs. 84% 和 67%)，死亡删失的移植肾失功发生率较低，但原发病未明受者发生移植肾带功死亡及 5 年全因死亡率较高(86% vs. 94%)[14]。Kim 等研究发现原发病未明的受者术后移植肾 GN 累计发病率明显低于原发病为 IgAN 的受者，但与原发病为糖尿病肾病的受者类似，且 IgAN 是原发病未明受者术后最常见的移植肾 GN[15]。最近，国内一项回顾性观察性研究发现原发病不明的肾移植受者与原发病为肾小球肾炎的受者相比，移植肾肾小球肾炎的累积发生率和死亡删失的移植肾失功发生率相似。男性、移植时年龄小、移植前抗内皮

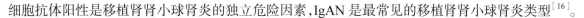

细胞抗体阳性是移植肾肾小球肾炎的独立危险因素，IgAN 是最常见的移植肾肾小球肾炎类型[16]。

### （二）基因检测在辅助诊断肾脏疾病的应用

**临床问题 5：基因检测是否有助于终末期肾病患者的原发病诊断?**

推荐意见 5：推荐终末期肾病患者行基因检测，以提升原发病诊断的阳性率和准确率，特定人群行基因检测价值更大（推荐强度 B，证据等级 2b）。

推荐意见说明：

已知大部分早期发生的 CKD 是由单基因引起的。迄今为止，已知有 450 个单基因（与单基因疾病同义）一旦发生突变，就会导致 CKD，在儿童群体中占 30% 的病例，在成人群体中占 5%~30% 的病例[9,10]。检测 CKD 的单基因，可以提供分子遗传诊断，并为终末期肾病患者的肾移植相关管理提供帮助[17-19]。全外显子组测序有助于明确基因诊断，也有助于修正临床诊断，或者对于已明确的临床诊断进行更精细的基因诊断，有助于精准治疗。一项单中心研究纳入 104 例儿童肾移植受者，进行全外显子组测序，其中 32.7% 受者发现了单基因突变。不同疾病谱中 WES 结果阳性率不同，依次是肾结石 100%，肾囊肿和纤毛病 68%，耐糖皮质激素肾病综合征 43%，先天性肾脏和尿路异常（congenital anomalies of the kidney and urinary tract，CAKUT）18%，慢性肾小球肾炎 14%，ESRD 原发病未明 44%，特别是 9 名原发病未明的患者，4 例通过 WES 明确了病因诊断[17]。在另外一项研究中，共纳入 142 例等待肾移植患者，其中原发病明确 85 例，原发病未明 57 例，57 例患者采用二代测序（next generation sequencing，NGS）目标基因组合测序检测，12% 明确了病因诊断，均与肾小球滤过屏障的编码基因有关[7]。在一项单臂、干预性、前瞻性、多中心研究，纳入 1 623 例 CKD 成人患者，其中 20.8% 基因检测结果阳性，涉及 54 个基因。其中 48.8% 基因检测结果提供了新诊断或者对既有诊断重新分类[20]。更重要的是，临床医师根据基因检测报告调整了管理方案，其中 32.9% 改变治疗方案[20]，该项研究提示采用 NGS 目标基因组合测序能够修正临床诊断，并对临床管理产生影响。基因检测阴性结果也能提供临床帮助。在局灶节段性肾小球硬化症患者中，如果肾小球基底膜结构成分出现基因突变，则表明该病是由后天免疫因素引起的，并支持使用免疫抑制剂[21]。有研究表明，在 50 岁之前因任何原因导致 ESRD 的肾移植受者中，单基因疾病的发病率在 21% 至 51% 之间[22]。早期基因检测可提供非侵入性诊断，影响预后和治疗，并避免侵入性活检。对于预计在 50 岁之前进入 ESRD 的患者，应考虑将基因检测作为优先诊断方法[22]。

**临床问题 6：哪些肾脏病人群适合行基因检测?**

推荐意见 6：推荐耐糖皮质激素肾病综合征、局灶性节段性肾小球硬化、膜性肾病、非典型溶血尿毒综合征、血栓性微血管病、原发性高草酸尿症等疾病患者行基因检测，其结果在评估移植后复发风险及决定是否实施防治措施中发挥重要作用（推荐强度 B，证据等级 2b）。

推荐意见 7：推荐综合基因检测的阳性率及对临床诊疗的必要性和重要性，以下情况行基因检测：儿童发病、家族史、家族近亲婚育史、合并肾外疾病表现、临床可疑遗传性肾病、推荐意见 2 中的疾病以及 uESRD 肾移植受者（推荐强度 B，证据等级 2b）。

推荐意见说明：

一些肾小球疾病移植后复发率高，如局灶节段性肾小球硬化、膜增生性肾小球肾炎、不典型溶血尿毒综合征等。基因检测结果有助于提高原发病诊断准确率，有助于判断不同类型肾小球肾炎术后复发率，有助于指导移植受者选择及围手术期管理，以减少早期移植肾失功[23-25]。来自波士顿儿童医院的一项研究对 104 例移植受者行 WES 检测，其中 34 例（32.7%）确定了 CKD 的遗传原因[17]。在该研究中,明确基因诊断的可能性最高的是患有泌尿结石疾病的患者(3/3),其次是肾囊性纤毛病(7/9),耐糖皮质激素肾病综合征(9/21),CAKUT(10/55),和慢性肾小球肾炎(1/7),由此可见,基因检测在不同原发病中的诊断效力不同。基于对目前已报道的遗传性肾脏病的认识,如出现以下情况,可考虑行基因检测:①起病年龄早,尤其是在婴儿期、胎儿期即出现症状,如1岁以内发生的肾病综合征、CAKUT、多囊肾等;②伴有肾外表现的肾脏病,如合并其他系统的发育畸形、眼部病变、耳部病变等;③对糖皮质激素、免疫抑制剂耐药的肾病综合征;④不明原因尤其是有肾脏病家族史的血尿和/或蛋白尿,不明原因的肾功能损害;⑤不明原因的低钾血症、高钾血症、高血压、糖尿、肾结石等;⑥其他肾活检或影像学检查提示可疑遗传性肾脏病者;⑦提供遗传咨询,如对于单基因遗传病,明确致病基因变异,结合遗传方式,可为遗传性肾脏病家庭提供遗传咨询[25,26]。由于遗传因素约占成人终末期肾病病因的10%~30%,占儿童终末期肾病的原因30%~65%,相比于成人,遗传因素在儿童终末期肾病的病因中占有更加重要的地位,使得儿童终末期肾病患者中基因检测的诊断效率更高。

**临床问题7:肾脏疾病的基因检测有哪些检测方法?**

**推荐意见8:** 推荐综合病史、临床表现、家族史和病因诊断的疑难程度等选择相应的基因检测技术,包括Sanger或NGS的目标基因组合测序、NGS全外显子组测序、全基因组测序及基因拷贝数变异等(推荐强度B,证据等级2b)。

**推荐意见说明:**

基因检测技术包括PCR(polymerase chain reaction)靶向基因检测和基因测序等,基因测序包括Sanger法测序以及NGS,目前应用较多的是NGS目标基因组合(panel)测序和WES,有时采用全基因组测序(whole genome sequencing,WGS),基因拷贝数变异(copy number variation,CNV)则能提供其他额外信息[24,27]。不同测序技术覆盖检测范围不同、成本不同,经济效益比不同,适用于不同人群[28,29]。对于成人CKD患者,常见的致病突变基因包括PKD1、PKD2、COL4A3、COL4A4、COL4A5以及UMOD等,儿童的致病突变基因则更为广泛[7,9,30]。全外显子组测序可评估单基因或表型驱动的全基因组检测可能无法评估的基因。一项涉及所有307名通过全外显子组测序发现诊断变异的患者的分析显示,目标基因组合测序最多可协助136个病例确诊(44.3%)[30]。在实际应用中,可根据临床表现、影像学检查、肾脏病理和家族史等选择相应的基因检测技术。对于遗传异质性不高、临床表型较明确、家族史较明确的遗传性肾病,可使用目标基因检测(如Sanger法测序或NGS目标基因组合测序)。对于遗传异质性、临床表型不明确或目标基因检测无明确结果,可采用全外显子组测序甚至是全基因组测序,以提高诊断率。基因检测的解释需要专业知识,且可能受限于当前的基因知识库和检测技术。临床变异结果的判读需依据相应的指南共识。由肾脏病专家、遗传学家和移植医师等组成的跨学科团队,能更准确的综合评估基因检测结果,并提供与肾移植相关的咨询意见。

**临床问题8:移植肾原发病复发的诊断是否需要移植肾活检?**

**推荐意见9:** 肾移植受者怀疑移植肾原发病复发时,行抗PLA2R抗体检测有助于部分膜性肾病的诊断,推荐行移植肾活检,以明确诊断;对复发高危患者行程序性移植肾活检(推荐强度A,证据等级1b)。

**推荐意见说明:**

抗PLA2R抗体检测对于肾移植术后无创诊断移植肾膜性肾病具有一定的价值。经活检证实的移植肾特发性膜性肾病患者中有70%~80%的患者血清中可检测到抗PLA2R抗体[31]。然而,大部分移植肾原发病复发最终需要移植肾活检进行病理诊断方可明确。完整的移植肾病理诊断包括光镜、免疫荧光或免疫组织化学染色和电镜检查三个方面,是诊断移植肾原发病复发的"金标准",是移植肾和受者长期存活的重要保障。

临床问题9:**肾移植受者用于监测常见移植肾原发病复发的生物标志物有哪些?**

推荐意见10:原发病为膜性肾病的患者推荐血清抗 PLA2R 抗体监测以评估复发风险(推荐强度A,证据等级 1b)。其他肾小球疾病目前尚无统一的用于移植肾原发病复发监测的血清学生物标志物(推荐强度 B,证据等级 2b)。

推荐意见说明:

目前用于移植肾原发病复发的生物学标志物多局限于科研,应用到临床中的较少。血清抗PLA2R 抗体是目前临床用于膜性肾病诊断、疗效监测以及复发风险监测的常用标志物。Kattah 等在18 例复发性膜性肾病和 8 例膜性肾病无复发性患者中发现,术前 PLA2R 抗体水平预测肾移植后膜性肾病复发的阳性预测值为83%,阴性预测值为 42%,肾移植术后抗 PLA2R 抗体持续阳性或复阳与患者蛋白尿有关[32]。文献中 IgA 肾病监测的生物学标志物包括血清 Gd-IgA1、血清 IgA-IgG 复合物、血清 IgA-sCD89 复合物、血清 Gd-IgA1 自身抗体和血清 APRIL(a proliferation-inducing ligand)[33]。Gong 等对 8 项研究、共计 515 例患者的荟萃分析表明,肾移植术后 Gd-IgA1 与移植肾 IgAN 复发有关[34]。Martín-Penagos 团队发现,肾移植术后 6 月时血清 APRIL 水平预测移植肾 IgAN 复发的曲线下面积为 0.753[35]。FSGS 生物学标志物包括血清 suPAR、尿 suPAR、血清 CD40 抗体和血清 AT1R(anti-angiotensin Ⅱ type 1 receptor)抗体等[36]。Wei 团队首次证实,肾移植术前 suPAR 高的 FSGS 患者肾移植术后更容易复发[37]。需要指出的是,目前这些生物学标志物多局限于科研,尚未在临床常规开展。

### 三、移植肾原发性肾小球疾病复发

#### (一) 移植肾 FSGS 复发

临床问题10:**移植肾 FSGS 复发的高风险因素有哪些?**

推荐意见 11:建议关注以下移植肾 FSGS 复发的高风险因素:儿童期发病、活体捐献移植、自体肾病理有系膜增生、迅速发展为 ESRD、移植前蛋白尿水平高、既往移植肾 FSGS 复发等(推荐强度 C,证据等级 4)。

推荐意见说明:

FSGS 是一种肾组织损伤的病理类型,可由不同的病因导致,如遗传疾病、感染、毒素、肥胖,以及先前的损伤导致残存肾小球的过度滤过,是最严重的肾小球疾病之一,常进展为终末期肾病,在肾移植术后复发率高(30%~50%)[38,39]。临床上,根据病因的不同,FSGS 主要分为以下 4 种类型:原发性FSGS、继发性 FSGS、遗传性 FSGS 以及原因未明的 FSGS(FSGS of undetermined cause,FSGS-UC)。其中,原因未明的 FSGS 主要指这些患者的肾活检结果显示有 FSGS 病变,但没有可确定的 FSGS 潜在病因,也没有原发性 FSGS 的临床病理特征[40]。

不同类型 FSGS 肾移植后复发的风险不相同。遗传性 FSGS 肾移植术后复发风险较低。1999年美国杜克大学医学院报道了 41 例诊断为遗传性 FSGS 并成功进行了肾移植手术,仅 1 例术后出现移植肾 FSGS 复发[41,42]。原发性 FSGS 的具体发病机制尚不明确,通常认为是由循环因子导致,循环因子可引起移植肾肾小球滤过屏障通透性增加及产生蛋白尿,可能是肾移植术后 FSGS 复发的重要原因。研究提出 suPAR、心肌营养素样细胞因子 1（cardiotrophin-like cytokine factor 1，CLCF-1）、ApolipoproteinA-I（ApoA1b）、抗 CD-40 抗体、肿瘤坏死因子 α（tumor necrosis factor alpha，TNF-α）、血管紧张素 Ⅱ 1 型受体（angiotensin Ⅱ type 1 receptor，AT1R）抗体、miRNA-30 等与原发性 FSGS 相关[43-48]。suPAR 是目前研究较多的可能引起 FSGS 的致病因子。suPAR 主要通过激活足细胞整合素 αVβ3 进而造成足细胞损伤，而后者对维持正常足突结构和足细胞与肾小球基底膜的黏附起重要作用。Wei 等在 2/3 的 FSGS 患者血清中发现 suPAR 含量高于正常人群或其他类型肾小球疾病患者，动物实验中也观察到 suPAR 可导致实验小鼠足细胞足突融合而产生蛋白尿和 FSGS 样肾小球病变。从而提出血清 suPAR 是一种可能导致 FSGS 的循环因子[37]。但目前 suPAR 的作用仍存在争议[49]。3 项大型队列研究共纳入 1 151 例患者（包括 212 例肾活组织检查证实为 FSGS 的患者），结果发现 suPAR 水平不能区分原发性 FSGS 与其他肾小球疾病，如微小病变型肾病、膜性肾病和 IgA 肾病，suPAR 水平与肾小球滤过率（glomerular filtration rate，GFR）呈负相关[50-52]。因此，suPAR 在 FSGS 中的致病性仍需进一步证实。

原发性 FSGS 术后复发的风险、复发后对治疗的反应性以及临床预后也不相同。在众多对 FSGS 复发的风险因素的研究中，发现与复发风险较高的因素常包括发病年龄较早（尤其是儿童期发病）、自体肾活检有肾小球系膜增生、原发病快速进展至 ESRD（尤其是在发病后 3 年内）、移植前双肾切除、移植时体重指数较低、移植前大量蛋白尿以及既往因复发导致移植肾失功等[38-39,53-54]。尽管在不同的研究中结果不尽相同，但儿童期发病、系膜增生、原发病快速进展为 ESRD、既往因复发导致移植肾失功、移植前大量蛋白尿等常被认作 FSGS 复发的高危因素。其中年龄在 6~15 岁之间的年轻患者复发率 40%[55-59]；自体肾活检中肾小球系膜细胞过多，特别是快速进展至 ESRD（尤其是在发病后 3 年内）与较高的复发率相关[58,59]；既往因复发导致移植肾失功的患者再次移植后复发风险非常高，第二次移植的复发率 80%，第三次及后续移植的复发率大于 90%[56,60-61]。因此对于具有高复发风险患者的移植前评估尤为重要，尽可能与这些患者交代病情及可能面临的治疗方案及临床预后。

临床问题 11：术前预处理能否降低肾移植受者 FSGS 复发的风险？

推荐意见 12：FSGS 复发风险较高的肾移植受者行术前血浆置换，可能有助于降低移植后 FSGS 复发风险；使用抗 CD20 单抗预处理，可能有助于降低移植后 FSGS 复发风险（推荐强度 C，证据等级 4）。

推荐意见说明：

原发性 FSGS 患者在移植前是否需要预处理，目前尚无明确的结论。临床上，对于评估为复发风险较高的 FSGS 患者，许多移植中心常采用血浆置换（plasma-pheresis，PP）或抗 CD20 单克隆抗体抗 CD20 单克隆抗体等治疗。PP 可以有效清除循环因子，Gohh 等将 PP 用于复发高风险患者的预防治疗中，围手术期对 10 例高风险患者进行 8 次 PP，7 例患者在随访末均未复发，其中包括 3 例在上次肾移植后因 FSGS 复发而导致移植肾失功的患者[62]。Elsa Gonzalez 等通过对 34 例在 1996 年至 2007 年期间接受肾移植并经活检证实的移植前 FSGS 的儿童患者（平均年龄 13 岁 ±5 岁）进行了回顾性研究。在 15 例接受活体捐献的肾移植受者中，13 例接受了先行 PP（1~10 次），7 例患者（47%）随后出现 FSGS 复发。在 19 例接受遗体捐献的肾移植患者中，4 例接受了先行 PP，12 例（63%）FSGS 复发。从而表明，活体来源的肾移植受者，移植前进行 PP 10 次，有助于降低复发率；而遗体捐献来源的肾移植受者，患者平均每周接受一次 PP 治疗，直到移植。移植前 24h 给予最后一次治疗，移植后继续进行血浆置换也有助于降低复发率[63]。虽然来自病例报告和小病例系列的数据最初表明，在复发风险较高的患者中,预先 PP 可降低 FSGS 复发的风险[62,64],但目前尚未有大型研究证实这些发现。同时也有研究报道,PP 对降低 FSGS 肾移植术后复发率效果不佳。例如,在一项对 66 例原发性 FSGS 患者进行的观察性研究中,37 例接受围手术期血浆置换联合或不联合抗 CD20 单克隆抗体抗 CD20 单克隆抗体治疗的患者中,有 23 例(62%)FSGS 复发,而 27 例未接受任何预防治疗的患者中有 14 例(51%)复发 FSGS[65]。

随着抗 CD20 单克隆抗体抗 CD20 单克隆抗体治疗原肾 FSGS 效果,许多研究发现对 FSGS 患者移植前给予抗 CD20 单克隆抗体,也有助于降低复发率[65-67]。例如 Vincent Audard 等通过回顾性分析四名因 FSGS 复发而接受第二次肾移植的患者,在长达 12 到 54 个月的随访期间都没有 FSGS 复发,从而表明抗 CD20 单克隆抗体可能是因首次移植肾复发 FSGS 而考虑进行第二次肾移植患者的预防策略[66]。但也有病例表明效果不佳。Hamza Naciri Bennani 等通过回顾性分析研究表明移植前使用抗 CD20 单克隆抗体进行预防似乎并不能降低原发性 FSGS 在移植物上复发的风险,但可以在复发时缓解病情[68]。此外有报道新的抗 CD20 单抗 ofatumumab 能够有效诱导对利妥昔单抗治疗耐药患者的自体肾 FSGS 或 FSGS 复发缓解[69]。Boonphipho pBoonpheng 等荟萃分析和系统性评价评估使用预防性抗 CD20 单克隆抗体联合或不联合血浆置换术,以及仅使用血浆置换术与不使用预防性疗法的标准治疗组相比,移植后 FSGS 复发的风险。有 11 项研究评估了抗 CD20 单克隆抗体与或非血浆置换术的使用情况,共有 399 名肾移植受者患有 FSGS;有 13 项研究评估了单用血浆置换术的使用情况,共有 571 名肾移植受者患有 FSGS。移植后 FSGS 复发相对较早。接受抗 CD20 单克隆抗体(无论是否进行浆膜穿刺)治疗组与标准治疗组的复发率无明显差异,总风险比为 0.82(95%CI:0.47~1.45,$I^2$=65%)。同样,与不进行血浆置换相比,仅进行血浆置换与 FSGS 复发无显著差异;汇总风险比为 0.85(95%CI:0.60~1.21,$I^2$=23%)。儿科组和成人组的亚组分析并未发现复发风险的显著差异。我们还回顾并分析了移植后的结果,包括复发时间和移植物存活率[70]。总体而言,使用抗 CD20 单克隆抗体联合或不联合浆细胞清除疗法,或单独使用浆细胞清除疗法,与降低肾移植后 FSGS 复发风险无关。总体上,由于各个研究小样本、回顾性、异质性等特点,目前尚无明确的治疗方案以降低高危 FSGS 复发患者的肾移植术后复发风险。但由于这些人群一旦复发将导致影响移植肾效果甚至失功等,目前仍需更多进一步相关研究以优化或明确预处理的方案。

临床问题 12:移植肾 FSGS 复发选择哪些治疗措施?

推荐意见 13:移植肾 FSGS 复发在肾移植早期的患者,推荐首选血浆置换治疗(推荐强度 A,证据等级 1b)。

推荐意见 14:建议根据移植后时间和感染风险等综合判断是否给予糖皮质激素(简称激素)冲击治疗;给予肾素血管紧张素系统抑制剂治疗,调整钙调磷酸酶抑制剂,包括适当提高他克莫司浓度,或将他克莫司更换为高剂量环孢素(推荐强度 C,证据等级 4)。

推荐意见 15:建议在血浆置换和激素冲击治疗的基础上,加用抗 CD20 单克隆抗体治疗(推荐强度 C,证据等级 4)。

推荐意见说明:

大多数移植肾原发性 FSGS 复发患者在移植后早期(前 3 个月内)出现。肾移植术后短期内复发的 FSGS 主要是由受体血清中存在循环因子所致,而 PP 可以有效清除循环因子。在过去的二十年中,多位研究者报告了多个使用 PP 的病例系列,尽管缓解程度各不相同,但众多研究均表明 PP 已成为应用最为广泛的移植术后 FSGS 复发的防治手段[59,71-75]。Hansrivjit 等人进行了一项 meta 分析,一项分析显示,PP 和抗 CD20 单克隆抗体联合治疗在 72.7% 的患者(n=85)中实现了缓解,因此表明其在治疗 rFSGS(recurrent FSGS)患者方面取得了成功[76]。儿童患者对 PP 的反应似乎更好,缓解率为 60%~80%[74-75,77]。Ponticelli 回顾总结 PP 对儿童和成人肾移植术后复发 FSGS 的缓解率分别达到 70% 和 63%[78]。不同研究中达到缓解所需的治疗次数不同,需要考虑的细节包括待置换的血浆体积(1 与 1.5 血浆体积)、置换液的选择(白蛋白与新鲜冷冻血浆)和治疗频率。常规推荐的方案是每次 1~2 倍血浆量置换,每周进行 3~4 次治疗,总治疗次数 8~12 次,直至疾病缓解。根据评估的治疗反应确定是否需要进一步血浆置换。

抗 CD20 单克隆抗体作为辅助血浆置换已被广泛用于 FSGS 复发。其对移植后 FSGS 复发的有益作用最初于 2006 年报道[79]。随后,相关回顾性病例系列评估了抗 CD20 单克隆抗体预防和治疗 FSGS 复发的疗效,并表明 PP 对诱导缓解具有积极作用[66,74,80-81]。LiseAllard 等纳入了 2011 年 1 月至 2014 年 6 月期间在法国因肾移植后早期 FSGS 复发而接受免疫吸附(immunoadsorption,IA)治疗的所有患儿。来自 6 个儿科肾移植单位的 12 名患者在肾移植术后 0~21d 出现 FSGS 复发,他们接受了 IA 治疗。12 名儿童中有 10 名应答者:2 名获得部分缓解,8 名获得完全缓解。在开始 IA 治疗的前 10 个疗程中,蛋白尿迅速减少。IA 治疗 3 个月后,2 名患者在未接受 IA 治疗的情况下保持了缓解,8 名患者开始依赖 IA 治疗,没有严重副作用的报告。Raina 等通过对 23 项研究的 58 例患者进行了 meta 分析,发现总缓解率为 63.8%,完全缓解率为 48.3%,部分缓解率为 15.5%[82]。对于使用抗 CD20 单克隆抗体的最佳时机和剂量,目前尚不清楚。通常在 PP 后立即给予,并在第 2 天应避免进行 PP,以防止大量抗 CD20 单克隆抗体被清除[83]。由于未有相关研究数据直接比较 PP 与其他疗法,目前尚不清楚 PP 加抗 CD20 单克隆抗体的组合是否比单用 PP 更有效。在一项对 148 例复发性原发性 FSGS 成人患者的回顾性研究中,接受抗 CD20 单克隆抗体加标准治疗(包括 PP、糖皮质激素和钙调磷酸酶抑制剂)的患者与仅接受标准治疗的患者之间的完全或部分缓解率无显著差异[84]。然而,对于仅用 PP 初始治疗无应答的患者,添加抗 CD20 单克隆抗体可能有益[84,85]。Canaud 等国外采用静脉注射环孢素 +PP+ 糖皮质激素冲击联合治疗成人 FSGS 复发取得较好的疗效[86]。

**临床问题 13:难治性移植肾 FSGS 复发有哪些治疗措施?**

**推荐意见 16:** 在 PP 和抗 CD20 单克隆抗体治疗无效时,在评估机体耐受的情况下给予促肾上腺皮质糖皮质激素或者阿巴西普治疗(推荐强度 C,证据等级 4)。

**推荐意见说明:**

促肾上腺皮质糖皮质激素(adrenocorticotropin hormone,ACTH)是脊椎动物脑垂体分泌的一种多肽类糖皮质激素,可通过糖皮质激素和非糖皮质激素作用降低尿蛋白。最早,在儿童肾病综合征队列中发现 ACTH 具有一定作用,随后研究推荐 ACTH 运用到糖皮质激素抵抗性肾病综合征的治疗中。Mittal 等人发表了一例肾移植后发生肾病综合征的患者的病例报告。该病例对抗 CD20 单克隆抗体和 PP 均耐药。患者随后接受 ACTHar 凝胶治疗,并完全缓解。随访 10 个月,无 FSGS 复发[87]。另一项回顾性研究,观察了 14 例接受 ACTHar 凝胶治疗的肾移植后复发性 FSGS 患者。14 例中 5 例治疗有效或部分有效。从而提示 ACTHar 凝胶的早期治疗可导致 FSGS 缓解[88]。此外,一项研究回顾了 ACHTar 凝胶在 20 名移植肾复发或新发 FSGS 的患者中的使用,该患者与 PP 和抗 CD20 单克隆抗体一起给予 ACHTar 凝胶。通过蛋白尿的程度监测反应。50% 的患者完全或部分缓解。从而表明 ACTHar 凝胶可能是难治性移植肾 FSGS 复发的潜在治疗方法[89]。Tarek Alhamad 研究糖皮质激素 ACTH 类似物凝胶在对 PP 和 / 或抗 CD20 单克隆抗体耐药的新发或复发性 FSGS 肾移植受者中的应用。发现了 20 例对 PP 和抗 CD20 单克隆抗体常规治疗耐药的移植后复发和新发 FSGS 病例。平均（±SD）年龄为 49±15.5 岁，14 例（70%）为男性，13 例（65%）为白人，8 例（38%）曾接受过肾移植。复发和新发 FSGS 的中位数（四分位数间距）为移植后 3（0.75~7.5）个月。大多数患者（15 人，占 75%）在确诊时接受了 PP 治疗，10 人（占 50%）在使用 ACTH 凝胶前接受了抗 CD20 单克隆抗体治疗。尿蛋白与肌酐比值有了明显改善，从使用 ACTH 凝胶前的平均值（±SD）为 8.6±7.6g/g，降至使用 ACTH 凝胶后的 3.3±2.3g/g（P=0.004）。10 名患者（50%）的病情得到完全或部分缓解。虽然不同受者的反应各不相同，但 ACTH 凝胶可能是治疗对 PP 和抗 CD20 单克隆抗体无效的移植肾 FSGS 病例的有效疗法。

阿巴西普是一种 CD80（B7-1）共刺激因子抑制剂，是 FSGS 复发的一种可能的治疗选择。Yu 等人对 5 名耐药 FSGS 患者的初步研究。4 例患者在移植后复发 FSGS，并且对抗 CD20 单克隆抗体耐药。第 5 例患者的自体肾中存在 FSGS，对糖皮质激素具有耐药性。患者接受阿巴西普，诱导蛋白尿部分或完全缓解[90]。虽然这项初步研究的结果是有希望的，但随后的报告并没有显示阿巴西普治疗 FSGS 的多大益处。2015 年发表了一项前瞻性研究。该研究包括 9 名移植后患有耐药 FSGS 的患者，他们接受了阿巴西普或贝拉西普，未能显示蛋白尿的改善。基于上述数据，阿巴西普和贝拉西普不常用于治疗复发性 FSGS[91]。

### （二）移植肾 IgAN 复发

临床问题 14：**移植肾 IgAN 复发的影响因素有哪些？**

推荐意见 17：移植肾 IgAN 复发的危险因素包括年轻受者、自体肾 IgAN 快速进展、自体肾活检有新月体、抢先肾移植、预存供者特异性抗体、移植后新生供者特异性抗体、免疫相容性更强的亲属活体肾移植（推荐强度 B，证据等级 2c）。

推荐意见 18：人类白细胞抗原 -B 位点不匹配是移植肾 IgAN 复发的保护因素（推荐强度 B，证据等级 2c）。

推荐意见说明：

Nijim 等回顾性分析 1993 年至 2014 年期间 104 名 IgAN 接受肾移植的受者，结果显示，IgAN 复发的中位时间为 6.75 年，年龄较小的受者复发风险更高[92]，可能因为年轻 IgAN 者异常免疫复合物的形成与沉积较高龄者多[93,94]。移植时年龄每增加一年，IgAN 复发风险降低 2%[95]。Avesare 等评估了 62 名 IgAN 肾移植受者的临床特征，发现自体肾活检中存在新月体是预测移植后复发的因素[96]。

一项纳入 504 例因 IgAN 导致 ESRD 的肾移植受者的多中心回顾性研究显示，接受抢先肾移植的受者 IgAN 复发风险较高，但透析时间长短对复发没有影响[97]；该研究还发现，有预存供者特异性抗体（donor specific antibody，DSA）和移植后新生 DSA 的受者 IgAN 复发风险较高[97]。与活体相关或免疫相容性更强的供体的移植与疾病复发的风险增加有关，表明可能存在共享的遗传易感性[98]。

Rodas 等针对 86 例 IgAN 肾移植受者的回顾性研究显示，供受者在人类白细胞抗原（human leukocyte antigen，HLA）-B 位点的完全不匹配降低了 IgAN 复发的风险[99]。

临床问题 15：**移植肾 IgAN 复发的预测因子有哪些？**

推荐意见 19：关注移植肾 IgAN 复发的预测因子，分泌型 IgA 可能是有价值的预测性生物标志物（推荐强度 B，证据等级 2b）。

推荐意见说明：

既往研究显示，移植前循环中血清半乳糖缺乏型 IgA1（Gd-IgA1）和 IgA-IgG 复合物水平较高，循环中 IgA 可溶性 CD89 复合物水平较低与 IgAN 复发有关[100,101]，移植时血清 Gd-IgA1 特异性 IgG 自身抗体的正常化水平与 IgAN 复发风险相关[33]。近年来一项 161 例 IgAN 肾移植受者的队列研究发现，移植后第 1 年内，总 IgA、总 IgG、Gd-IgA1 和 IgA-IgG 免疫复合物的血清浓度对 IgAN 复发没有显著影响[102]。Garnier 等人的回顾性队列研究发现，肾移植后第 6 个月和第 12 个月的分泌型 IgA（secretory IgA，sIgA）与 IgAN 复发显著相关（$AUC=0.771$，$P=0.004$ 和 $AUC=0.767$，$P=0.016$），sIgA 可能是肾移植受者 IgAN 复发有价值的预测性生物标志物[103]。

临床问题 16：移植肾 IgAN 复发的预防措施有哪些？

推荐意见 20：糖皮质激素的使用可降低移植肾 IgAN 复发的风险，IgAN 肾移植受者避免停用糖皮质激素（推荐强度 B，证据等级 2c）。

推荐意见说明：

UNOS/OPTN 数据分析了 2000 年至 2014 年 9 690 名 IgAN 所致 ESRD 的首次肾移植受者，早期糖皮质激素撤退组 2 831 名，糖皮质激素使用组 6 859 名，在多变量分析显示，糖皮质激素使用与复发风险降低相关[104]。Visger 等报道，在接受无糖皮质激素维持治疗的受者中，IgAN 复发率显著高于接受基于糖皮质激素的免疫抑制剂维持治疗的受者[105]。来自澳大利亚和新西兰透析和移植登记处（ANZDATA）的数据对 1988 年至 2007 年间 1 521 例 IgAN 首次肾移植的成年受者进行的生存分析显示，在调整年龄、性别、HLA 不匹配、透析持续时间和移植时期后，糖皮质激素使用与复发风险降低密切相关（亚危险比 0.50，95% CI 0.30~0.84）[106]。

一项纳入 116 例 IgAN 肾移植受者的回顾性研究发现，使用抗人胸腺细胞免疫球蛋白（antihuman thymocyte globulin，ATG）作为诱导治疗的患者中，使 IgAN 复发的相对风险降低了 80%，但缺乏前瞻性研究证实，因此，ATG 诱导治疗可能降低 IgAN 复发风险[107]。

一项单中心回顾性队列研究评估了扁桃体切除对 IgAN 复发的影响，纳入 27 名活检证实 IgAN 的肾移植受者，结果显示，9 名患者在肾移植后 1 年行扁桃体切除，其 IgAN 组织学复发率明显低于扁桃体未切除组，但这需要在前瞻性随机对照试验中得到验证[108]。

口腔细菌感染，如牙周细菌、与龋齿有关的细菌与 IgAN 之间的关系一直被怀疑。最近的基础研究表明变形链球菌[cnm-(+)S.mutans]诱导严重龋齿的大鼠，喂食高糖饮食 32 周，发现 IgAN[109]；国外的队列研究提示口腔微生物与 IgAN 之间的关系[110]。尽管慢性口腔细菌感染引起 IgAN 的机制尚不清楚，且缺乏肾移植相关研究，但应建议 IgAN 肾移植受者进行口腔护理，预防黏膜炎症。

临床问题 17：移植肾 IgAN 复发的治疗措施有哪些？

推荐意见 21：移植肾 IgAN 复发时，启动最大耐受剂量的肾素-血管紧张素-醛固酮阻滞剂的治疗并控制血压在理想范围（推荐强度 A，证据等级 1a）。

推荐意见 22：移植肾 IgAN 复发时可采用糖皮质激素冲击治疗方案；移植肾新月体 IgAN 复发可采用糖皮质激素联合环磷酰胺（Cyclophosphamide，CTX）的治疗方案（推荐强度 B，证据等级 2b）；可将钙调磷酸酶抑制剂作为基础免疫抑制剂（推荐强度 B，证据等级 3a）；可使用抗 CD20 单克隆抗体延缓疾病进展（推荐强度 B，证据等级 3a）。

推荐意见 23：移植肾 IgAN 复发时建议酌情行扁桃体切除术（推荐强度 B，证据等级 2c）。

推荐意见说明：

肾素 - 血管紧张素 - 醛固酮（renin-angiotensin-aldosterone system，RAAS）阻滞剂和控制血压：多中心队列研究发现，在移植肾 IgAN 复发受者中使用血管紧张素转换酶抑制剂（angiotensin converting enzyme inhibitor，ACEI），血压和尿蛋白均显著改善（$P<0.001$），ACEI 可能会增加移植物存活率[111-113]。根据一些研究的结果，推荐在蛋白尿高于 0.5g/d 的受者中，给予 RAAS 阻滞剂治疗[114]，并应严格控制血压，特别是在尿蛋白>1.0g/d 的受者中（建议蛋白尿<1g/d 控制血压<130/80mmHg；蛋白尿>1g/d 控制血压<125/75mmHg[40]），对维持移植物功能很重要，但需考虑到在肾移植受者使用该类药物可能会导致 GFR 和红细胞比容降低[115]。

免疫抑制剂治疗：Messina 等人[116]对 29 名经活检证实的肾移植后新发和复发 IgAN 患者进行了一项回顾性单中心研究显示，给予第 1、3 和 5 个月的开始连续 3d 每天静脉注射甲基泼尼松龙500mg，加上口服泼尼松 0.5mg/kg，每隔 1 天服用 6 个月较接受支持性治疗可改善肾功能。Zagkotisis等[117]研究表明，对移植肾 IgAN 复发肾移植受者使用糖皮质激素冲击联合静脉 CTX 治疗可维持肾功能稳定。有研究报道，对移植肾复发性新月体 lgAN 受者联合使用静脉 CTX 和糖皮质激素治疗，不仅可以显著降低尿蛋白水平，还可减缓 GFR 的下降[117,118]。在少数复发性 IgAN 并发快速进行性肾功能不全和活检中出现新月体的情况下，可以尝试高剂量的糖皮质激素与 CTX 或血浆置换的救援治疗，尽管结果通常不佳[119]。1 项纳入 20 例病例对照研究的 meta 分析提示他克莫司（tacrolimus，Tac）（$OR$：0.71（$95\%CI$：0.52~0.98）；$P$=0.035）和抗 CD20 单克隆抗体（rituximab，RTX）（$OR$：0.39（$95\%CI$：0.27~0.55）；$P<0.001$）是肾移植后复发 IgAN 的保护因素[120]。Chancharoenthana 等人报告了 3 名经活检证实的肾移植后复发性 IgAN 受者接受了 375mg/1.73m$^2$ 的 RTX 治疗，连续 4 个月，无糖皮质激素，治疗中位随访 20 个月，3 名受者均表现出蛋白尿严重程度下降，疾病进展缓慢，且耐受情况良好，这种治疗效果最可能是通过 B 细胞减少介导的。无论是否有新月体形成，通过每月四次 RTX 方案治疗，可以将复发性 IgAN 的疾病严重程度最小化[121]。

靶向肠黏膜药物：靶向肠黏膜药物（如：布地奈德缓释制剂）在肾移植受者中并未取得令人满意的效果。Fellström 等人报道称，在 IgAN 患者中，布地奈德缓释制剂（TR-budesonide）治疗后蛋白尿减少，肾功能稳定[122]，但令人失望的是，Barratt 等人的一项单中心回顾性研究，观察了 2015 年 1 月至2022 年 1 月期间接受 TR-budesonide 治疗的 10 名成人肾移植受者，发现在没有证据表明尿蛋白 / 肌酐比值降低或 eGFR 稳定，可能与肾移植受者已经接受糖皮质激素治疗并可能同时发生了免疫介导损伤有关[123]。

扁桃体切除术：日本多项研究发现，在 IgAN 复发的肾移植受者中，扁桃体切除是有利的[124-126]，可能是轻症 IgAN 病例的有效治疗方法[108]。我国邓荣海等研究表明，扁桃体切除可帮助移植肾IgAN 复发受者维持肾功能稳定，但病理表现较重者效果可能欠佳[127]。

针对肠道炎症和肠道微生物组的改变的靶向治疗似乎对治疗 IgAN 很有前景。一项纳入 11 项横断面研究提示肠道菌群失调可能与 IgAN 的发病机制有关[127]。一项队列研究发现，IgAN 患者的肠道微生物双歧杆菌数量较低，链球菌的存在较高，使用益生元和 / 或益生菌的饮食实施可能是恢复微生物平衡（例如乳酸杆菌和双歧杆菌）的有用工具[128]。动物实验提示粪菌移植调节肠道微生物群可影响 IgAN 表型，为 IgAN 的治疗方法开辟了新的途径[129]。但是此治疗缺乏临床相关研究。

钠葡萄糖共转运体 2 抑制剂（sodium-glucose co-transporter 2 inhibitor，SGLT-2i）：最近的达格列净和慢性肾脏疾病不良结局预防试验的子分析，包括 270 名 IgAN 患者，证实 SGLT-2i 达格列净可能是

IgAN 中当前标准护理的良好补充,因为它可以相对于安慰剂减少 eGFR 和蛋白尿。目前没有有关在肾移植物中使用达格列净治疗 IgAN 复发的研究数据,仅有 2 名肾移植受者相关使用经验报道[130]。

**临床问题 18:移植肾 IgAN 复发的预后如何?**

**推荐意见 24:**重视移植肾 IgAN 复发导致移植肾功能丧失的危险因素,包括尿蛋白>1.0/d、未控制的高血压、较高的 BMI、男性、组织学表现为新月体及显著的间质纤维化等(推荐强度 B,证据等级 2a)。

**推荐意见 25:**复发性 IgAN 的第二次肾移植长期预后良好,因 IgAN 复发导致移植肾功能丧失后可行二次肾移植(推荐强度 B,证据等级 2c)。

**推荐意见说明:**

我国针对肾移植受者的研究显示,与非 IgAN 复发组比较,IgAN 复发组术后 5 年的肾功能明显较差、慢性排斥反应发生率和 C4d 沉积阳性发生率均较高[131]。

蛋白尿>1.0/d 和未控制的高血压是 IgAN 复发进展到 ESRD 的风险因素[112]。一项纳入 313 名移植肾 IgAN 复发受者的回顾性、多中心、观察性队列研究显示,较高的 BMI(>26kg/m²)、男性、蛋白尿、红细胞尿以及包括新月体和显著的间质纤维化是导致 IgAN 复发移植肾功能逐渐丧失的风险因素[111]。

一项纳入因 IgAN 复发导致移植肾丢失而行二次肾移植的 28 例受者的回顾性研究显示,复发性 IgAN 的第二次肾移植显示了相当好的长期结果[132]。Kim 等研究,对 1990 年 2 月至 2016 年 2 月经活检证实的 IgAN 的 88 名首次肾移植的受者进行回顾性研究,结果显示,尽管 IgAN 复发是移植物失败的重要风险因素,但接受再次移植的受者显示出良好的结果。在 IgAN 复发后失去第一次移植物的受者应考虑再次移植[133]。

**(三) 移植肾特发性 MN 复发**

**临床问题 19:移植肾特发性 MN 复发的危险因素有哪些?**

**推荐意见 26:**肾移植前或移植时将 PLA2 受体抗体阳性作为移植肾特发性 MN 复发可能的危险因素(推荐强度 B,证据等级 2a)。

**推荐意见 27:**免疫抑制方案与移植肾特发性 MN 复发无关(推荐强度 B,证据等级 2c)。

**推荐意见说明:**

Tomas 等队列研究结果显示,肾移植前抗 PLA2R 抗体阳性的受者移植后特发性 MN 复发的风险预测值为 83%,对于非抗 PLA2R 抗体相关的特发性 MN 患者移植后复发的风险仍未知[134]。国内倪雪峰等回顾性研究显示,抗 PLA2R 抗体在移植肾 MN 复发发挥了具有重要作用[135]。Quintana 等发现,移植前或移植时抗 PLA2R 抗体阳性可能与肾移植术后 MN 复发有关,且当使用较低的 ELISA 阈值(45RU/ml)时,抗 PLA2R 抗体滴度可能很重要,阴性预测值高达 92%[136]。然而,有研究并没有证实这种相关性[137];Grupper 等的研究中发现,移植前抗 PLA2R 抗体阴性的 MN 患者有三分之一移植后复发[138];Kattah 等的研究发现,移植前抗 PLA2R 抗体的阴性预测值仅为 42%[32]。

Buxeda 等回顾性分析了 1991~2019 年间多中心接受肾移植的受者,其中,原发病为 MN 的受者 71 例,结果显示,未观察到维持免疫抑制方案与 MN 复发之间的相关性[139]。

Berchtold 等人调查了 105 对供受体和 40 对重复队列中的特发性 MN 风险位点是否与复发有关,结果发现 HLA-DRB1 和 HLA-DQA1 之间的供体单核苷酸多态性以及 PLA2R1 中的三个单核苷酸多态性与移植后膜性肾病有关,在复制队列中,最强与复发相关的 HLA-D 区域的两个 SNP (rs9271705 和 rs9271550)得到了证实,结果表明,移植物通过自身免疫环境中的 HLA-D 和 PLA2R1

SNPs 的疾病易感性, 与特发性 MN 的复发有关[140]。

**临床问题 20: 移植肾特发性 MN 复发的预测因子有哪些?**

**推荐意见 28:** 移植肾特发性 MN 复发的预测因子包括抗 PLA2R 抗体阳性较强(推荐强度 B, 证据等级 2c)、术后 3 个月蛋白尿(推荐强度 B, 证据等级 2a)。

**推荐意见说明:**

在肾移植受者中, 移植前的抗 PLA2R 抗体水平可能有助于预测复发, 移植后的滴度可预测复发和进展的风险, 并且是治疗启动和监测治疗反应的良好指标[139]。Christopher P. 等针对肾移植受者复发和新发 MN 的对照研究显示, 复发性 MN 与抗 PLA2R 阳性强相关, 敏感性为 83%, 特异性为 92%[141]。Kattah 和 Quintana 等得到同样的研究结果[32,136]。

Buxeda 等多中心、队列研究发现, 术后 3 个月的蛋白尿是移植肾 MN 复发的预测因子($HR$ 4.28; $P$=0.008)[139]。

**临床问题 21: 移植肾特发性 MN 复发的预防措施有哪些?**

**推荐意见 29:** 肾移植前抗 PLA2R 抗体阳性并非肾移植的禁忌证, 肾移植前抗 PLA2R 抗体水平较高时, 给予包括抗 CD20 单克隆抗体的诱导治疗和更强的免疫抑制维持治疗预防移植肾特发性 MN 复发(推荐强度 B, 证据等级 2a)。

**推荐意见 30:** 推荐肾移植前抗 PLA2R 抗体阳性的受者移植后密切监测 MN 复发(推荐强度 B, 证据等级 2a)。

**推荐意见说明:**

对于大多数 MN 患者, 移植前抗体耗竭策略(即抗 B 细胞疗法和血浆置换)可能不是必要的, 因为复发性 MN 通常缓慢进展并对治疗反应良好[142]。在移植时抗 PLA2R 抗体水平较高的遗体供肾肾移植中, 可能需要基于 RTX 的诱导治疗和更强烈的维持免疫抑制[143]。目前还没有关于循环抗 PLA2R 抗体水平高的特发性 MN 患者肾移植前预防性使用 RTX 的足够证据, 但对于特发性 MN 或移植后抗 PLA2R 抗体持续高或逐渐升高的受者, 可考虑在移植后早期使用 RTX[144]。

移植后定期(第 1 年内, 1 年后每年)或蛋白尿增加时, 可通过连续测定抗 PLA2R 抗体水平来指导是否使用 RTX 治疗[145]。术前抗 PLA2R 阳性的肾移植受者应密切监测复发性 MN[32,144], 对于移植后稳定的抗 PLA2R 相关 MN 受者, 每 3~6 个月跟踪抗 PLA2R 抗体水平, 根据趋势指导进一步监测[143]。

**临床问题 22: 移植肾特发性 MN 复发的治疗措施有哪些?**

**推荐意见 31:** 推荐移植肾特发性 MN 复发后给予 RAAS 阻滞剂, 并在肾功能恶化、肾病综合征、血栓栓塞并发症时加强免疫抑制剂的维持治疗, 除非禁忌证(推荐强度 A, 证据等级 1a)。

**推荐意见 32:** 移植肾特发性 MN 复发后, 当抗 PLA2R 抗体水平持续升高, 尤其是蛋白尿增加时可使用抗 CD20 单克隆抗体治疗; 移植肾特发性 MN 复发早期使用抗 CD20 单克隆抗体(推荐强度 B, 证据等级 2a)。

**推荐意见说明:**

移植肾特发性 MN 复发的治疗通常是基于普通人群的治疗方法, 包括抗蛋白尿药物、糖皮质激素、烷化剂、CNI(calcineurin inhibitor)和 RTX 的组合[144]。

对于移植肾特发性 MN 复发的受者, 应该给予 RAAS 阻滞剂, 并在肾功能恶化, 明显的肾病综合征和 / 或肾病综合征的血栓栓塞并发症的情况下加强免疫抑制剂治疗, 除非禁忌证[143]。

由于肾移植受者大多会维持糖皮质激素和 CNI, 当特发性 MN 复发时可考虑增加 RTX, 而不是引入烷化剂,以避免过度免疫抑制导致严重的感染并发症,抗 CD20 单克隆抗体在大多数复发性 MN 受者中可获得完全或部分缓解[144]。一项回顾性研究评估了 2002 年至 2007 年间特发性 MN 肾移植受者的临床和病理资料,结果显示,使用 RTX 治疗移植肾早期 MN 复发完全或部分缓解比例高达 100%,RTX 是治疗移植肾复发性 MN 的有效方法[146]。我国临床研究也得出相同的结论[135]。RTX 用于移植肾复发性 MN 治疗的最佳剂量尚未确定,合理的剂量是两次 1 000mg,间隔 2 周[97]。RTX 治疗后应进行常规实验室监测,包括 CD19 计数和抗 PLA2R 抗体水平(在 PLA2R 相关 MN 受者中)。对于抗 PLA2R 抗体仍可检测、未达到免疫缓解的受者中可能需要重复 RTX 的使用。

其他治疗:靶向浆细胞的硼替佐米已在移植后耐药性 MN 的病例报告中报道,肾移植后早期复发的 MN,尽管在数月内进行了联合 RTX 的治疗,且 CD20 阳性细胞被完全清除,但蛋白尿仍然持续存在,给予硼替佐米治疗后蛋白尿在 2 个月内显著下降并在几个月后消失。结果表明,移植后复发性 MN 在一定程度上与 B 细胞介导的免疫过程有关,可能涉及 CD20 阳性和浆细胞[147]。

**临床问题 23:影响移植肾特发性 MN 复发的预后因素有哪些?**

**推荐意见 33:**推荐重视移植肾特发性 MN 复发导致移植肾功能丧失的危险因素,包括蛋白尿的严重程度(>1.0/24h)、复发治疗后 eGFR(<30ml/min)(推荐强度 B,证据等级 2a)、术后抗 PLA2R 抗体的持续或再现(推荐强度 B,证据等级 2b)。

**推荐意见说明:**

Buxeda 等的研究显示,复发性 MN 肾移植受者的蛋白尿更高[1.0(0.5~2.5) vs 0.3(0.1~0.5) g/24h],复发治疗后 eGFR<30ml/min 则移植物存活率较差[139]。Kattah 等研究显示,术后抗 PLA2R 抗体的持续或再现可能表明疾病更难治疗[32]。特发性 MN 复发后的自发缓解与复发前 Tac 更高暴露有关(谷底浓度/剂量比:2.86 vs. 1.18;P=0.028)[139]。

研究显示,MN 肾移植受者急性排斥反应的发生率更高,但 10 年移植物存活率相似[148]。B.J.Lim 等研究显示,移植肾 MN 受者管周毛细血管 C4d 阳性率更高,表明慢性抗体介导排斥反应参与了移植后 MN 的演变[149]。

**(四) 移植肾 PGNMID 复发**

**临床问题 24:移植肾 PGNMID 复发高危因素有哪些? 术前预处理是否可以减少移植肾 PGNMID 复发?**

**推荐意见 34:**目前移植肾 PGNMID 复发高危因素不明确,也没有减少复发的有效预处理方案;使用抗 CD20 单克隆抗体预处理,可减少复发时血肌酐及尿蛋白水平(推荐强度 D,证据等级 5)。

**推荐意见说明:**

移植肾 PGNMID 术后复发率较高,研究报道移植肾 PGNMID 术后复发率高达 89%~90%[150-151],由于研究样本量小,目前移植肾 PGNMID 复发高危因素仍不明确。有小样本研究使用抗 CD20 单克隆抗体预处理是否可以降低移植肾 PGNMID 复发的风险和/或提高移植物的存活率,4 例术前使用抗 CD20 单克隆抗体预防治疗的受者术后 3 例患者有轻微复发(75%)。然而,值得注意的是,经抗 CD20 单克隆抗体预处理的受者复发时估计的肾小球滤过率更高(无预处理,(35.8±16.8)ml/(min·1.73m²)与预处理,(60.3±5.5)ml/(min·1.73m²),P=0.026),蛋白尿水平较低(中位数:无预处理 284mg/24h,无预处理 130mg/24h,P=0.648)[151]。

**临床问题 25:移植肾 PGNMID 复发的治疗措施有哪些?**

**推荐意见 35:**移植肾 PGNMID 复发患者使用抗 CD20 单克隆抗体,可改善部分患者肾功能及蛋白尿水平(推荐强度 B,证据等级 2b);其他方案包括硼替佐米、人免疫球蛋白、达雷妥尤单克隆抗体、血浆置换及高剂量甲泼尼龙联合或不联合 CTX(推荐强度 C,证据等级 4)。

推荐意见说明:

目前对于移植肾 PGNMID 并没有证明完全有效的治疗方案,目前报道的方案包括肾素血管紧张素系统阻断剂、大剂量糖皮质激素、抗 CD20 单克隆抗体联合或不联合糖皮质激素、硼替佐米,甚至血浆置换。与其他方案相比,抗 CD20 单克隆抗体治疗的患者疗效更好,改善移植肾功能,但其报道的患者数量非常有限,其有效性需要进一步证实[152-157]。

一项小样本队列研究(n=20 例) 显示复发 PGNMID 受者单独使用抗 CD20 单克隆抗体治疗后可改善估算的肾小球滤过率(31.5 ± 16 vs 38.8 ± 13.3ml/(min·1.73m$^2$),P=0.011) 和蛋白尿(1 280 (117~3 752) vs. 168(83~1 613) mg/24h,P=0.012),而完全临床缓解很罕见[151]。来自 Mayo 的研究发现 60% 的移植肾 PGNMID 对治疗有最初的反应效果,其中大多数患者接受了抗 CD20 单克隆抗体和糖皮质激素治疗[150]。一篇小样本病例报道[158]发现 5 例移植肾 PGNMID 复发受者使用抗 CD20 单克隆抗体和硼替佐米,4 例的蛋白尿得到有效缓解,2 例患者的血清肌酐降低,而单纯血浆置换不能降低肌酐水平。有研究提出 PGNMID 复发可能对早期积极的免疫抑制治疗有反应,包括大剂量糖皮质激素和抗 CD20 单克隆抗体,其中两名患者联合高剂量糖皮质激素和抗 CD20 单克隆抗体,一名患者联合大剂量糖皮质激素和 CTX 治疗,导致蛋白尿从平均 4.7 减少到 0.302g/d,血清肌酐从平均 3.8 减少到 1.6mg/dl[153]。病例报道发现移植肾 PGNMID 复发者采用高剂量泼尼松龙治疗,可降低蛋白尿、血尿和血清肌酐水平[159];血浆置换联合静脉注射免疫球蛋白和霉酚酸酯可将血清肌酐和蛋白尿分别从 2mg/dl 和 3.3g/24h 降低到 1.1mg/dl 和 0.2g/24h[152];有个案报道显示硼替佐米可明显降低移植肾 PGNMID 蛋白尿水平,延缓疾病进展[158,160]。

临床问题 26:移植肾 PGNMID 复发影响预后的因素有哪些?

推荐意见 36:关注影响移植肾 PGNMID 预后因素,包括术后最高蛋白尿水平、未及时明确诊断、确诊时血清肌酐水平、原发病为 MPGN、移植肾病理表现为 MPGN 样改变(推荐强度 B,证据等级 2b)。

推荐意见说明:

Said SM 等[150]回顾性总结了 26 例移植肾 PGNMID 复发的肾移植受者,多因素分析表明影响移植肾预后的危险因素包括:术后最高蛋白尿水平(HR: 1.330,95%CI: 1.091~1.622,P=0.005),确诊时间延迟(HR: 1.041,95%CI: 1.010~1.073,P=0.017)。在对一项小样本移植肾单克隆免疫球蛋白相关肾脏疾病研究中(数量 =26 例,其中 PGNMID=13 例)[161]发现,确诊时血清肌酐的水平是死亡删失的移植肾存活率的独立预测因素。患者年龄增加是预测患者死亡率的独立危险因素。在中国人群中的回顾性多中心队列研究发现移植肾 PGNMID 预后较差,自移植后移植肾中位生存期为 49 个月,自诊断后仅 17 个月。原发病为 MPGN(P=0.014)及移植肾 PGNMID 诊断性活检表现为膜性增生性肾小球性肾炎(membrano-proliferative glomerulonephritis,MPGN)样改变(P<0.001)是移植肾失功的危险因素[162]。

### (五) 移植肾 C3 肾小球病复发

临床问题 27:C3GN 和 DDD 患者移植后复发危险因素包括哪些?

推荐意见 37:C3GN 和 DDD 肾移植术后复发比例高,目前术后复发的危险因素尚不十分明确。低补体血症可能是术后复发高危因素,建议术前评估时关注(推荐强度 B,证据等级 2b)。

推荐意见说明:

C3 肾小球病包括 C3GN 和 DDD,在肾移植术后极易复发。Regunathan-Shenk 等[163]开展的单中心登记研究显示,中位随访 76 个月,12 例 C3GN 和 7 例 DDD 中分别有 10 例(83.33%)和 6 例(85.71%)患者出现复发,复发时中位移植肾年龄为 42 个月。Zang 等报道 21 例 C3GN 肾移植受者中 14 例(66.7%)出现复发,中位移植肾年龄为 28 个月,从肾移植至移植肾失功中位移植肾生存期为 77 个月,其中 C3 持续偏低是移植肾 C3GN 复发的高危因素[164]。

临床问题 28:C3 肾小球病肾移植受者术前预处理是否可以减少复发?

推荐意见 38:目前无术前处理减少术后复发的证据,供受者均存在 C3 肾小球病相关基因突变并非亲属活体肾移植绝对禁忌证(推荐强度 D,证据等级 5)。

推荐意见说明:

虽然目前自体肾及移植肾 C3 肾小球病相关基因突变已有诸多报道,包括 CFH、CD46、CFI、C3、CFB、THBD、CFHR1、CFHR5 以及 DGKE 等[165],但目前并不清楚这些 C3 肾小球病相关基因突变是否能够增加肾移植术后 C3 肾小球病复发风险。有个案报道[166]在亲属肾移植中,由于供受者均含有 C3 肾小球病相关基因突变导致术后早期复发。目前专家共识认为 C3 肾小球病虽然不是肾移植禁忌证,但仍建议此类患者行亲属肾移植时需仔细、个性化评估复发风险[167]。

临床问题 29:移植肾 C3 肾小球病的治疗方案包括哪些?

推荐意见 39:目前移植肾 C3 肾小球病并无统一推荐治疗方案。抗 CD20 单克隆抗体、C5 单克隆抗体(依库珠单克隆抗体)以及血浆置换可能改善部分患者的肾功能,但具体疗效不确切(推荐强度 B,证据等级 2b)。

推荐意见说明:

目前移植肾 C3 肾小球病并无统一治疗方案。Gonzalez 等对 12 项研究(7 项 RCT、5 项系列报道)、共计 122 例 C3 肾小球病患者的荟萃分析发现,66 例(52.38%)的患者并未接受治疗,而使用依库珠单抗、抗 CD20 单克隆抗体和血浆置换治疗患者移植肾失功风险分别为 33%、81% 和 42%[168]。Wong 等开展的多中心、开放标签、单臂临床试验[169]证实,新药补体 B 因子抑制剂 Iptacopan 在 11 例移植肾复发性 C3 肾小球病中能够显著减少移植肾 C3 沉积,患者耐受性良好,但治疗前后患者肾功能及蛋白尿水平并无显著变化。

(六)原发病病理诊断为 MPGN 受者注意事项

临床问题 30:原发病病理诊断为 MPGN 患者,术前评估需要注意什么?

推荐意见 40:原发病诊断为 MPGN 的患者,其自体肾活检和移植肾活检重点关注免疫荧光 C3 和 IgG 沉积情况。若免疫荧光以 C3 沉积为主,则需考虑 C3 肾小球病可能;如以 IgG 沉积为主,则需要做 IgG 亚型和 Kappa 和 Lambda 染色,以明确是否为 PGNMID;有条件的尽量明确电镜病理改变(推荐强度 D,证据等级 5)。

推荐意见说明:

C3 肾小球病传统上被笼统称之为 MPGN,其病因较为混杂,常包括多种具体疾病。学者 Sethi 等根据免疫荧光结果将 MPGN 分为免疫复合物介导的 MPGN(免疫荧光以 IgG 沉积为主)和补体介导的 MPGN(免疫荧光以 C3 沉积为主)。针对免疫复合物介导的 MPGN,病理诊断应加做 IgG 亚型及 Kappa 和 Lambda 染色,明确是否存在轻/重链限制性。若存在限制性,则需考虑 PGNMID 可能。补体介导的 MPGN 包括 C3 肾小球肾炎和致密物沉积病[170]。专家共识认为,C3 肾小球病虽然免疫荧光以 C3 沉积为主,但其光镜下表现多样,包括系膜增生型、膜增生型或内皮增生型等[171]。开展基因检测,发现 CFH、CD46、CFI、C3、CFB、THBD、CFHR1、CFHR5 以及 DGKE 等相关基因突变有助于 C3

肾小球病诊断[167]。

## 四、小结

本章指南根据国内外研究成果对原发性肾小球疾病在移植以后复发的危险因素、预防措施、治疗措施以及预后等四个方面做了全面的梳理和汇总,根据已有的资料制订指南,为移植肾原发病复发的预防和诊疗提供科学依据,期待这个指南能够指导和规范临床医师的诊疗实践,协助肾内科和肾移植医师提升对移植肾原发病复发的认识,从全面仔细术前评估做起,尽最大可能明确原发病的病因,术后严密监测,及早行移植肾活检明确诊断,制订精准治疗方案,提升移植肾和肾移植受者存活率。同时我们也注意到这个指南大部分文献是来自国外的研究,国内的资料非常少。也期待未来移植同行一起努力,开展更多的多中心前瞻性研究,为我们未来的指南更新增加新的证据。

本指南基于现有研究证据和临床经验总结而来,存在一定局限性,随着临床经验的不断积累、临床研究的不断深入,将对指南进行不断地补充、完善和更新。

**执笔作者**:文吉秋(广西医科大学第二附属医院),刘龙山(中山大学附属第一医院),李宁(山西省第二人民医院),王维(同济大学附属上海市第十人民医院),伍倩倩(东南大学附属中大医院)

**通信作者**:文吉秋(广西医科大学第二附属医院)

**参编作者**:陈文芳(中山大学附属第一医院),谢轲楠(中国人民解放军东部战区总医院)

**主审专家**:薛武军(西安交通大学第一附属医院),田野(首都医科大学附属友谊医院),周华(山西省第二人民医院)

**审稿专家**:王长希(中山大学附属第一医院),王仁定(浙江大学医学院附属第一医院),王钢(吉林大学第一医院),王锁刚(河南中医药大学附属第一医院),刘航(首都医科大学附属朝阳医院),朱兰(华中科技大学同济医学院附属同济医院),朱有华(中国人民解放军海军军医大学第一附属医院),林涛(四川大学华西医院),苏华(华中科技大学同济医学院附属协和医院),尚文俊(郑州大学附属第一医院),张明(上海交通大学附属仁济医院),姜鸿(新疆维吾尔自治区人民医院)

**利益冲突**:所有作者声明无利益冲突。

## 参考文献

［1］文吉秋. 慢性移植肾功能不全诊疗技术规范 (2019 版)[J]. 器官移植, 2019, 10 (5): 526-532, 539.

［2］伍倩倩, 文吉秋. 移植受者原发性肾小球疾病复发诊治进展 [J]. 肾脏病与透析肾移植杂志, 2020, 29 (6): 577-582.

［3］FORONCEWICZ B, MUCHA K, FLORCZAK M, et al. Long-term outcome of renal transplantation: a 10-year follow-up of 765 recipients [J]. Pol Arch Intern Med, 2019, 129 (7-8): 476-483.

［4］SZYMANSKA A, MUCHA K, KOSIERADZKI M, et al. Organization of post-transplant care and the 5-year outcomes of kidney transplantation [J]. Int J Environ Res Public Health, 2022, 19 (4).

［5］ZUO L, WANG M. Current burden and probable increasing incidence of ESRD in China [J]. Clin Nephrol, 2010, 74 Suppl 1: S20-22.

［6］文吉秋, 伍倩倩, 倪雪峰. 移植肾继发和新发肾小球疾病诊治新进展 [J]. 临床外科杂志, 2020, 28 (11): 1090-1094.

［7］OTTLEWSKI I, MUNCH J, WAGNER T, et al. Value of renal gene panel diagnostics in adults waiting for kidney transplantation due to undetermined end-stage renal disease [J]. Kidney Int, 2019, 96 (1): 222-230.

［8］LATA S, MARASA M, LI Y, et al. Whole-exome sequencing in adults with chronic kidney disease: a pilot study [J].

Ann Intern Med, 2018, 168 (2): 100-109.

［9］ CONNAUGHTON D M, KENNEDY C, SHRIL S, et al. Monogenic causes of chronic kidney disease in adults [J]. Kidney Int, 2019, 95 (4): 914-928.

［10］ GROOPMAN E E, MARASA M, CAMERON-CHRISTIE S, et al. Diagnostic utility of exome sequencing for kidney disease [J]. N Engl J Med, 2019, 380 (2): 142-151.

［11］ MANSILLA M A, SOMPALLAE R R, NISHIMURA C J, et al. Targeted broad-based genetic testing by next-generation sequencing informs diagnosis and facilitates management in patients with kidney diseases [J]. Nephrol Dial Transplant, 2021, 36 (2): 295-305.

［12］ MURRAY S L, DORMAN A, BENSON K A, et al. Utility of genomic testing after renal biopsy [J]. Am J Nephrol, 2020, 51 (1): 43-53.

［13］ JAYASINGHE K, STARK Z, KERR P G, et al. Clinical impact of genomic testing in patients with suspected monogenic kidney disease [J]. Genet Med, 2021, 23 (1): 183-191.

［14］ LIM W H, WONG G, MCDONALD S P, et al. Long-term outcomes of kidney transplant recipients with end-stage kidney disease attributed to presumed/advanced glomerulonephritis or unknown cause [J]. Sci Rep, 2018, 8 (1): 9021.

［15］ KIM H J, KIM H, CHO H S, et al. Outcomes of kidney allograft in recipients with kidney disease of unknown etiology [J]. Clin Transplant, 2013, 27 (6): 866-874.

［16］ WU Q, NI X, CHEN J, et al. Similar incidence of graft glomerulonephritis in recipients with definitively diagnosed glomerulonephritis and those with unknown etiology: a retrospective observational study [J]. Ren Fail, 2024, 46 (1): 2325644.

［17］ MANN N, BRAUN D A, AMANN K, et al. Whole-exome sequencing enables a precision medicine approach for kidney transplant recipients [J]. J Am Soc Nephrol, 2019, 30 (2): 201-215.

［18］ CONNAUGHTON D M, HILDEBRANDT F. Personalized medicine in chronic kidney disease by detection of monogenic mutations [J]. Nephrol Dial Transplant, 2020, 35 (3): 390-397.

［19］ DE HAAN A, EIJGELSHEIM M, VOGT L, et al. Diagnostic yield of massively parallel sequencing in patients with chronic kidney disease of unknown etiology: rationale and design of a national prospective cohort study [J]. BMJ Open, 2022, 12 (4): e057829.

［20］ DAHL N K, BLOOM M S, CHEBIB F T, et al. The clinical utility of genetic testing in the diagnosis and management of adults with chronic kidney disease [J]. J Am Soc Nephrol, 2023, 34 (12): 2039-2050.

［21］ BENSON K A, MURRAY S L, DOYLE R, et al. Diagnostic utility of genetic testing in patients undergoing renal biopsy [J]. Cold Spring Harb Mol Case Stud, 2020, 6 (5).

［22］ ROBERT T, RAYMOND L, DANCER M, et al. Beyond the kidney biopsy: genomic approach to undetermined kidney diseases [J]. Clin Kidney J, 2024, 17 (1): d99.

［23］ AGHAMIR S M K, ROUDGARI H, HEIDARI H, et al. Whole exome sequencing to find candidate variants for the prediction of kidney transplantation efficacy [J]. Genes (Basel), 2023, 14 (6).

［24］ REINDL-SCHWAIGHOFER R, HEINZEL A, KAINZ A, et al. Contribution of non-HLA incompatibility between donor and recipient to kidney allograft survival: genome-wide analysis in a prospective cohort [J]. Lancet, 2019, 393 (10174): 910-917.

［25］ LEE B K, THOMAS C P. Genetic testing in the evaluation of recipient candidates and living kidney donors [J]. Curr Opin Nephrol Hypertens, 2024, 33 (1): 4-12.

［26］ DURAND A, WINKLER C A, VINCE N, et al. Identification of novel genetic risk factors for focal segmental glomerulosclerosis in children: results from the Chronic Kidney Disease in Children (CKiD) cohort [J]. Am J Kidney Dis, 2023, 81 (6): 635-646.

［27］ GUPTA J, KANETSKY P A, WUTTKE M, et al. Genome-wide association studies in pediatric chronic kidney disease [J]. Pediatr Nephrol, 2016, 31 (8): 1241-1252.

［28］ BLEYER A J, WESTEMEYER M, XIE J, et al. Genetic etiologies for chronic kidney disease revealed through next-generation renal gene panel [J]. Am J Nephrol, 2022, 53 (4): 297-306.

［29］ VAISITTI T, SORBINI M, CALLEGARI M, et al. Clinical exome sequencing is a powerful tool in the diagnostic flow of monogenic kidney diseases: an Italian experience [J]. J Nephrol, 2021, 34 (5): 1767-1781.

［30］SCHREZENMEIER E, KREMERSKOTHEN E, HALLECK F, et al. The underestimated burden of monogenic kidney disease in adults waitlisted for kidney transplantation [J]. Genet Med, 2021, 23 (7): 1219-1224.

［31］PASSERINI P, MALVICA S, TRIPODI F, et al. Membranous Nephropathy (MN) recurrence after renal transplantation [J]. Front Immunol, 2019, 10: 1326.

［32］KATTAH A, AYALON R, BECK L H, JR., et al. Anti-phospholipase A (2) receptor antibodies in recurrent membranous nephropathy [J]. Am J Transplant, 2015, 15 (5): 1349-1359.

［33］BERTHOUX F, SUZUKI H, MOHEY H, et al. Prognostic value of serum biomarkers of autoimmunity for recurrence of IgA nephropathy after kidney transplantation [J]. J Am Soc Nephrol, 2017, 28 (6): 1943-1950.

［34］GONG Z, TANG J, HU W, et al. Serum galactose-deficient immunoglobulin A1 in recurrent immunoglobulin a nephropathy after kidney transplantation: a meta-analysis [J]. Transpl Immunol, 2023, 79: 101850.

［35］MARTIN-PENAGOS L, BENITO-HERNANDEZ A, SAN SEGUNDO D, et al. A proliferation-inducing ligand increase precedes IgA nephropathy recurrence in kidney transplant recipients [J]. Clin Transplant, 2019, 33 (4): e13502.

［36］SHOJI J, MII A, TERASAKI M, et al. Update on recurrent focal segmental glomerulosclerosis in kidney transplantation [J]. Nephron, 2020, 144 Suppl 1: 65-70.

［37］WEI C, EL HINDI S, LI J, et al. Circulating urokinase receptor as a cause of focal segmental glomerulosclerosis [J]. Nat Med, 2011, 17 (8): 952-960.

［38］MESSINA M, GALLO E, MELLA A, et al. Update on the treatment of focal segmental glomerulosclerosis in renal transplantation [J]. World J Transplant, 2016, 6 (1): 54-68.

［39］ROSENBERG A Z, KOPP J B. Focal segmental glomerulosclerosis [J]. Clin J Am Soc Nephrol, 2017, 12 (3): 502-517.

［40］ROVIN B H, ADLER S G, BARRATT J, et al. Executive summary of the KDIGO 2021 guideline for the management of glomerular diseases [J]. Kidney Int, 2021, 100 (4): 753-779.

［41］孙启全, 刘莉莉. 肾移植术后局灶节段性肾小球硬化复发的研究进展 [J]. 器官移植, 2018, 9 (4): 322-324.

［42］SHABAKA A, TATO RIBERA A, FERNANDEZ-JUAREZ G. Focal segmental glomerulosclerosis: state-of-the-art and clinical perspective [J]. Nephron, 2020, 144 (9): 413-427.

［43］SAVIN V J, SHARMA M, ZHOU J, et al. Renal and hematological effects of CLCF-1, a B-cell-stimulating cytokine of the IL-6 family [J]. J Immunol Res, 2015, 2015: 714964.

［44］LOPEZ-HELLIN J, CANTARELL C, JIMENO L, et al. A form of apolipoprotein A-I is found specifically in relapses of focal segmental glomerulosclerosis following transplantation [J]. Am J Transplant, 2013, 13 (2): 493-500.

［45］DELVILLE M, SIGDEL T K, WEI C, et al. A circulating antibody panel for pretransplant prediction of FSGS recurrence after kidney transplantation [J]. Sci Transl Med, 2014, 6 (256): 256ra136.

［46］LEROY S, GUIGONIS V, BRUCKNER D, et al. Successful anti-TNFalpha treatment in a child with posttransplant recurrent focal segmental glomerulosclerosis [J]. Am J Transplant, 2009, 9 (4): 858-861.

［47］ALACHKAR N, GUPTA G, MONTGOMERY R A. Angiotensin antibodies and focal segmental glomerulosclerosis [J]. N Engl J Med, 2013, 368 (10): 971-973.

［48］WU J, ZHENG C, WANG X, et al. MicroRNA-30 family members regulate calcium/calcineurin signaling in podocytes [J]. J Clin Invest, 2015, 125 (11): 4091-4106.

［49］MAAS R J, DEEGENS J K, WETZELS J F. Serum suPAR in patients with FSGS: trash or treasure？[J]. Pediatr Nephrol, 2013, 28 (7): 1041-1048.

［50］SINHA A, BAJPAI J, SAINI S, et al. Serum-soluble urokinase receptor levels do not distinguish focal segmental glomerulosclerosis from other causes of nephrotic syndrome in children [J]. Kidney Int, 2014, 85 (3): 649-658.

［51］WADA T, NANGAKU M, MARUYAMA S, et al. A multicenter cross-sectional study of circulating soluble urokinase receptor in Japanese patients with glomerular disease [J]. Kidney Int, 2014, 85 (3): 641-648.

［52］MEIJERS B, MAAS R J, SPRANGERS B, et al. The soluble urokinase receptor is not a clinical marker for focal segmental glomerulosclerosis [J]. Kidney Int, 2014, 85 (3): 636-640.

［53］FUENTES G M, MESEGUER C G, CARRION A P, et al. Long-term outcome of focal segmental glomerulosclerosis after pediatric renal transplantation [J]. Pediatr Nephrol, 2010, 25 (3): 529-534.

［54］ VINAI M, WABER P, SEIKALY M G. Recurrence of focal segmental glomerulosclerosis in renal allograft: an in-depth review [J]. Pediatr Transplant, 2010, 14 (3): 314-325.

［55］ SENER A, BELLA A J, NGUAN C, et al. Focal segmental glomerular sclerosis in renal transplant recipients: predicting early disease recurrence may prolong allograft function [J]. Clin Transplant, 2009, 23 (1): 96-100.

［56］ TEJANI A, STABLEIN D H. Recurrence of focal segmental glomerulosclerosis posttransplantation: a special report of the North American Pediatric Renal Transplant Cooperative Study [J]. J Am Soc Nephrol, 1992, 2 (12 Suppl): S258-263.

［57］ DALL'AMICO R, GHIGGERI G, CARRARO M, et al. Prediction and treatment of recurrent focal segmental glomerulosclerosis after renal transplantation in children [J]. Am J Kidney Dis, 1999, 34 (6): 1048-1055.

［58］ KIM S J, HA J, JUNG I M, et al. Recurrent focal segmental glomerulosclerosis following renal transplantation in Korean pediatric patients [J]. Pediatr Transplant, 2001, 5 (2): 105-111.

［59］ CHEONG H I, HAN H W, PARK H W, et al. Early recurrent nephrotic syndrome after renal transplantation in children with focal segmental glomerulosclerosis [J]. Nephrol Dial Transplant, 2000, 15 (1): 78-81.

［60］ NEWSTEAD C G. Recurrent disease in renal transplants [J]. Nephrol Dial Transplant, 2003, 18 Suppl 6: vi68-74.

［61］ FUJISAWA M, IIJIMA K, ISHIMURA T, et al. Long-term outcome of focal segmental glomerulosclerosis after Japanese pediatric renal transplantation [J]. Pediatr Nephrol, 2002, 17 (3): 165-168.

［62］ GOHH R Y, YANGO A F, MORRISSEY P E, et al. Preemptive plasmapheresis and recurrence of FSGS in high-risk renal transplant recipients [J]. Am J Transplant, 2005, 5 (12): 2907-2912.

［63］ GONZALEZ E, ETTENGER R, RIANTHAVORN P, et al. Preemptive plasmapheresis and recurrence of focal segmental glomerulosclerosis in pediatric renal transplantation [J]. Pediatr Transplant, 2011, 15 (5): 495-501.

［64］ MEYER T N, THAISS F, STAHL R A. Immunoadsorbtion and rituximab therapy in a second living-related kidney transplant patient with recurrent focal segmental glomerulosclerosis [J]. Transpl Int, 2007, 20 (12): 1066-1071.

［65］ ALASFAR S, MATAR D, MONTGOMERY R A, et al. Rituximab and therapeutic plasma exchange in recurrent focal segmental glomerulosclerosis postkidney transplantation [J]. Transplantation, 2018, 102 (3): e115-e120.

［66］ AUDARD V, KAMAR N, SAHALI D, et al. Rituximab therapy prevents focal and segmental glomerulosclerosis recurrence after a second renal transplantation [J]. Transpl Int, 2012, 25 (5): e62-66.

［67］ KOLONKO A, PIECHA G, WIECEK A. Successful preemptive lidney transplantation with rituximab induction in a patient with focal segmental glomerulosclerosis and massive nephrotic syndrome: a case report [J]. Transplant Proc, 2016, 48 (9): 3092-3094.

［68］ HARSHMAN L A, BARTOSH S, ENGEN R M. Focal segmental glomerulosclerosis: risk for recurrence and interventions to optimize outcomes following recurrence [J]. Pediatr Transplant, 2022, 26 (6): e14307.

［69］ KIENZL-WAGNER K, ROSALES A, SCHEIDL S, et al. Successful management of recurrent focal segmental glomerulosclerosis [J]. Am J Transplant, 2018, 18 (11): 2818-2822.

［70］ BOONPHENG B, HANSRIVIJIT P, THONGPRAYOON C, et al. Rituximab or plasmapheresis for prevention of recurrent focal segmental glomerulosclerosis after kidney transplantation: a systematic review and meta-analysis [J]. World J Transplant, 2021, 11 (7): 303-319.

［71］ ARTERO M L, SHARMA R, SAVIN V J, et al. Plasmapheresis reduces proteinuria and serum capacity to injure glomeruli in patients with recurrent focal glomerulosclerosis [J]. Am J Kidney Dis, 1994, 23 (4): 574-581.

［72］ GREENSTEIN S M, DELRIO M, ONG E, et al. Plasmapheresis treatment for recurrent focal sclerosis in pediatric renal allografts [J]. Pediatr Nephrol, 2000, 14 (12): 1061-1065.

［73］ PRADHAN M, PETRO J, PALMER J, et al. Early use of plasmapheresis for recurrent post-transplant FSGS [J]. Pediatr Nephrol, 2003, 18 (9): 934-938.

［74］ HICKSON L J, GERA M, AMER H, et al. Kidney transplantation for primary focal segmental glomerulosclerosis: outcomes and response to therapy for recurrence [J]. Transplantation, 2009, 87 (8): 1232-1239.

［75］ HUBSCH H, MONTANE B, ABITBOL C, et al. Recurrent focal glomerulosclerosis in pediatric renal allografts: the Miami experience.[J] Pediatr Nephrol, 2005, 20 (2): 210-216.

［76］ HANSRIVIJIT P, GHAHRAMANI N. Combined rituximab and plasmapheresis or plasma exchange for focal segmental glomerulosclerosis in adult kidney transplant recipients: a meta-analysis [J]. Int Urol Nephrol, 2020, 52 (7): 1377-1387.

［77］ MATALON A, MARKOWITZ G S, JOSEPH R E, et al. Plasmapheresis treatment of recurrent FSGS in adult renal transplant recipients [J]. Clin Nephrol, 2001, 56 (4): 271-278.

［78］ PONTICELLI C. Recurrence of focal segmental glomerular sclerosis (FSGS) after renal transplantation [J]. Nephrol Dial Transplant, 2010, 25 (1): 25-31.

［79］ PESCOVITZ M D, BOOK B K, SIDNER R A. Resolution of recurrent focal segmental glomerulosclerosis proteinuria after rituximab treatment [J]. N Engl J Med, 2006, 354 (18): 1961-1963.

［80］ FORNONI A, SAGESHIMA J, WEI C, et al. Rituximab targets podocytes in recurrent focal segmental glomerulosclerosis [J]. Sci Transl Med, 2011, 3 (85): 85ra46.

［81］ PARK H S, HONG Y, SUN I O, et al. Effects of pretransplant plasmapheresis and rituximab on recurrence of focal segmental glomerulosclerosis in adult renal transplant recipients [J]. Korean J Intern Med, 2014, 29 (4): 482-488.

［82］ RAINA R, JOTHI S, HAFFNER D, et al. Post-transplant recurrence of focal segmental glomerular sclerosis: consensus statements [J]. Kidney Int, 2024, 105 (3): 450-463.

［83］ DARABI K, BERG A H. Rituximab can be combined with daily plasma exchange to achieve effective B-cell depletion and clinical improvement in acute autoimmune TTP [J]. Am J Clin Pathol, 2006, 125 (4): 592-597.

［84］ LANARET C, ANGLICHEAU D, AUDARD V, et al. Rituximab for recurrence of primary focal segmental glomerulosclerosis after kidney transplantation: results of a nationwide study [J]. Am J Transplant, 2021, 21 (9): 3021-3033.

［85］ DELLO STROLOGO L, GUZZO I, LAURENZI C, et al. Use of rituximab in focal glomerulosclerosis relapses after renal transplantation [J]. Transplantation, 2009, 88 (3): 417-420.

［86］ 吴建永, 王美芳, 崔瑜, 等. 移植肾局灶性节段性肾小球硬化复发危险因素分析及治疗经验总结 [J]. 中华移植杂志 ( 电子版 ), 2017, 11 (2): 80-84.

［87］ MITTAL T, DEDHIA P, ROY-CHAUDHURY P, et al. Complete remission of post-transplantation recurrence of focal segmental glomerulosclerosis with the use of adrenocorticotrophic hormone gel: case report [J]. Transplant Proc, 2015, 47 (7): 2219-2222.

［88］ GRAFALS M, SHARFUDDIN A. Adrenocorticotropic hormone in the treatment of focal segmental glomerulosclerosis following kidney transplantation [J]. Transplant Proc, 2019, 51 (6): 1831-1837.

［89］ ALHAMAD T, MANLLO DIECK J, YOUNUS U, et al. ACTH gel in resistant focal segmental glomerulosclerosis after kidney transplantation [J]. Transplantation, 2019, 103 (1): 202-209.

［90］ GREKA A, WEINS A, MUNDEL P. Abatacept in B7-1-positive proteinuric kidney disease [J]. N Engl J Med, 2014, 370 (13): 1263-1266.

［91］ DELVILLE M, BAYE E, DURRBACH A, et al. B7-1 blockade does not improve post-transplant nephrotic syndrome caused by recurrent FSGS [J]. J Am Soc Nephrol, 2016, 27 (8): 2520-2527.

［92］ NIJIM S, VUJJINI V, ALASFAR S, et al. Recurrent IgA nephropathy after kidney transplantation [J]. Transplant Proc, 2016, 48 (8): 2689-2694.

［93］ AHN S, MIN S I, MIN S K, et al. Different recurrence rates between pediatric and adult renal transplant for immunoglobulin a nephropathy: predictors of posttransplant recurrence [J]. Exp Clin Transplant, 2015, 13 (3): 227-232.

［94］ 曲青山, 王一喆, 王凯, 等. 肾移植术后 IgA 肾病复发危险因素分析 [J]. 实用器官移植电子杂志, 2021, 9 (2): 126-130.

［95］ ALLEN P J, CHADBAN S J, CRAIG J C, et al. Recurrent glomerulonephritis after kidney transplantation: risk factors and allograft outcomes [J]. Kidney Int, 2017, 92 (2): 461-469.

［96］ AVASARE R S, ROSENSTIEL P E, ZAKY Z S, et al. Predicting post-transplant recurrence of IgA nephropathy: the importance of crescents [J]. Am J Nephrol, 2017, 45 (2): 99-106.

［97］ UFFING A, PEREZ-SAEZ M J, JOUVE T, et al. Recurrence of IgA nephropathy after kidney transplantation in adults [J]. Clin J Am Soc Nephrol, 2021, 16 (8): 1247-1255.

［98］ DE SOUZA L, PRUNSTER J, CHAN D, et al. Recurrent glomerulonephritis after kidney transplantation: a practical approach [J]. Curr Opin Organ Transplant, 2021, 26 (4): 360-380.

［99］ RODAS L M, RUIZ-ORTIZ E, GARCIA-HERRERA A, et al. IgA nephropathy recurrence after kidney transplantation: role of recipient age and human leukocyte antigen-B mismatch [J]. Am J Nephrol, 2020, 51 (5): 357-365.

［100］ BERTHELOT L, ROBERT T, VUIBLET V, et al. Recurrent IgA nephropathy is predicted by altered glycosylated IgA, autoantibodies and soluble CD89 complexes [J]. Kidney Int, 2015, 88 (4): 815-822.

［101］ ROBERT T, BERTHELOT L, CAMBIER A, et al. Molecular insights into the pathogenesis of IgA nephropathy [J]. Trends Mol Med, 2015, 21 (12): 762-775.

［102］ JäGER C, STAMPF S, MOLYNEUX K, et al. Recurrence of IgA nephropathy after kidney transplantation: experience from the Swiss transplant cohort study [J]. BMC Nephrol, 2022, 23 (1): 178.

［103］ GARNIER A S, DUVEAU A, DEMISELLE J, et al. Early post-transplant serum IgA level is associated with IgA nephropathy recurrence after kidney transplantation [J]. PLoS One, 2018, 13 (4): e0196101.

［104］ LEEAPHORN N, GARG N, KHANKIN E V, et al. Recurrence of IgA nephropathy after kidney transplantation in steroid continuation versus early steroid-withdrawal regimens: a retrospective analysis of the UNOS/OPTN database [J]. Transpl Int, 2018, 31 (2): 175-186.

［105］ VON VISGER J R, GUNAY Y, ANDREONI K A, et al. The risk of recurrent IgA nephropathy in a steroid-free protocol and other modifying immunosuppression [J]. Clin Transplant, 2014, 28 (8): 845-854.

［106］ CLAYTON P, MCDONALD S, CHADBAN S. Steroids and recurrent IgA nephropathy after kidney transplantation [J]. Am J Transplant, 2011, 11 (8): 1645-1649.

［107］ BERTHOUX F, EL DEEB S, MARIAT C, et al. Antithymocyte globulin (ATG) induction therapy and disease recurrence in renal transplant recipients with primary IgA nephropathy [J]. Transplantation, 2008, 85 (10): 1505-1507.

［108］ KAWABE M, YAMAMOTO I, YAMAKAWA T, et al. Association between galactose-deficient IgA1 derived from the tonsils and recurrence of IgA nephropathy in patients who underwent kidney transplantation [J]. Front Immunol, 2020, 11: 2068.

［109］ NAKA S, WATO K, MISAKI T, et al. Streptococcus mutans induces IgA nephropathy-like glomerulonephritis in rats with severe dental caries [J]. Sci Rep, 2021, 11 (1): 5784.

［110］ KHASNOBISH A, TAKAYASU L, WATANABE K I, et al. Dysbiosis in the salivary microbiome associated with IgA nephropathy-a Japanese cohort study [J]. Microbes Environ, 2021, 36 (2).

［111］ MAIXNEROVA D, HRUBA P, NEPRASOVA M, et al. Outcome of 313 czech patients with IgA nephropathy after Renal transplantation [J]. Front Immunol, 2021, 12: 726215.

［112］ WYLD M L, CHADBAN S J. Recurrent IgA nephropathy after kidney transplantation [J]. Transplantation, 2016, 100 (9): 1827-1832.

［113］ OKA K, IMAI E, MORIYAMA T, et al. A clinicopathological study of IgA nephropathy in renal transplant recipients: beneficial effect of angiotensin-converting enzyme inhibitor [J]. Nephrol Dial Transplant, 2000, 15 (5): 689-695.

［114］ COURTNEY A E, MCNAMEE P T, NELSON W E, et al. Does angiotensin blockade influence graft outcome in renal transplant recipients with IgA nephropathy ? [J]. Nephrol Dial Transplant, 2006, 21 (12): 3550-3554.

［115］ HIREMATH S, FERGUSSON D, DOUCETTE S, et al. Renin angiotensin system blockade in kidney transplantation: a systematic review of the evidence [J]. Am J Transplant, 2007, 7 (10): 2350-2360.

［116］ MESSINA M, DI VICO M C, ARIAUDO C, et al. Treatment protocol with pulse and oral steroids for IgA Nephropathy after kidney transplantation [J]. J Nephrol, 2016, 29 (4): 575-583.

［117］ ZAGKOTSIS G, VOURLAKOU C, PARASKEVOPOULOS A, et al. Recurrence of crescentic IgA nephropathy after renal transplantation [J]. CEN Case Rep, 2018, 7 (2): 268-273.

［118］ MALHOTRA P S, JORNA T, BHANDARI S. Treatment of immunoglobulin a nephropathy recurrence post-renal transplant [J]. Transplant Proc, 2018, 50 (1): 165-167.

［119］ MORONI G, BELINGHERI M, FRONTINI G, et al. Immunoglobulin a nephropathy. Recurrence after Renal transplantation [J]. Front Immunol, 2019, 10: 1332.

［120］ BAI J, WU Q, CHEN J, et al. Risk factors for recurrent IgA nephropathy after renal transplantation: a meta-analysis [J]. Biomol Biomed, 2023, 23 (3): 364-375.

[121] CHANCHAROENTHANA W, TOWNAMCHAI N, LEELAHAVANICHKUL A, et al. Rituximab for recurrent IgA nephropathy in kidney transplantation: a report of three cases and proposed mechanisms [J]. Nephrology (Carlton), 2017, 22 (1): 65-71.

[122] FELLSTROM B C, BARRATT J, COOK H, et al. Targeted-release budesonide versus placebo in patients with IgA nephropathy (NEFIGAN): a double-blind, randomised, placebo-controlled phase 2b trial [J]. Lancet, 2017, 389 (10084): 2117-2127.

[123] GANDOLFINI I, ALIBRANDI S, GENTILE M, et al. Targeted-release budesonide in recurrent IgA nephropathy after kidney transplantation [J]. Kidney Int, 2023, 103 (5): 995-996.

[124] KENNOKI T, ISHIDA H, YAMAGUCHI Y, et al. Proteinuria-reducing effects of tonsillectomy alone in IgA nephropathy recurring after kidney transplantation [J]. Transplantation, 2009, 88 (7): 935-941.

[125] HOTTA K, FUKASAWA Y, AKIMOTO M, et al. Tonsillectomy ameliorates histological damage of recurrent immunoglobulin a nephropathy after kidney transplantation [J]. Nephrology (Carlton), 2013, 18 (12): 808-812.

[126] USHIGOME H, SUZUKI T, FUJIKI M, et al. Efficacy of tonsillectomy for patients with recurrence of IgA nephropathy after kidney transplantation [J]. Clin Transplant, 2009, 23 Suppl 20: 17-22.

[127] 邓荣海, 李健, 张桓熙, 等. 扁桃体切除术对肾移植术后 IgA 肾病的治疗效果 [J]. 中华医学杂志, 2020,(30): 2378-2382.

[128] DE ANGELIS M, MONTEMURNO E, PICCOLO M, et al. Microbiota and metabolome associated with immunoglobulin A nephropathy (IgAN)[J]. PLoS One, 2014, 9 (6): e99006.

[129] LAURIERO G, ABBAD L, VACCA M, et al. Fecal microbiota transplantation modulates renal phenotype in the humanized mouse model of IgA nephropathy [J]. Front Immunol, 2021, 12: 694787.

[130] BASIC-JUKIC N, JURIC I, FURIC-CUNKO V, et al. The first experience with the use of dapagliflozin in combination with ACEI for treatment of IgA nephropathy after kidney transplantation [J]. Int Urol Nephrol, 2024, 56 (2): 811-812.

[131] 陈劲松, 季曙明, 倪雪峰, 等. 肾移植术后 IgA 肾病复发并非总是良性预后 [J]. 器官移植, 2016, 7 (2): 94-99.

[132] BAEK C H, LEE J G, PARK J H, et al. The clinical outcomes of second kidney transplantation in IgA nephropathy: a multicenter retrospective study [J]. Clin Nephrol, 2016, 86 (2): 87-93.

[133] KIM Y, YEO S M, KANG S S, et al. Long-term clinical outcomes of first and second kidney transplantation in patients with biopsy-proven IgA nephropathy [J]. Transplant Proc, 2017, 49 (5): 992-996.

[134] TOMAS N M, BECK L H, JR., MEYER-SCHWESINGER C, et al. Thrombospondin type-1 domain-containing 7A in idiopathic membranous nephropathy [J]. N Engl J Med, 2014, 371 (24): 2277-2287.

[135] 倪雪峰, 黄晓, 陈劲松, 等. 移植肾膜性肾病的临床病理及预后 [J]. 中华器官移植杂志, 2020, 41 (2): 79-83.

[136] QUINTANA L F, BLASCO M, SERAS M, et al. Antiphospholipase A2 receptor antibody levels predict the risk of posttransplantation recurrence of membranous nephropathy [J]. Transplantation, 2015, 99 (8): 1709-1714.

[137] SEITZ-POLSKI B, PAYRE C, AMBROSETTI D, et al. Prediction of membranous nephropathy recurrence after transplantation by monitoring of anti-PLA2R1 (M-type phospholipase A2 receptor) autoantibodies: a case series of 15 patients [J]. Nephrol Dial Transplant, 2014, 29 (12): 2334-2342.

[138] GRUPPER A, CORNELL L D, FERVENZA F C, et al. Recurrent membranous nephropathy after kidney transplantation: treatment and long-term implications [J]. Transplantation, 2016, 100 (12): 2710-2716.

[139] BUXEDA A, CARAVACA-FONTáN F, VIGARA L A, et al. High exposure to tacrolimus is associated with spontaneous remission of recurrent membranous nephropathy after kidney transplantation [J]. Clin Kidney J, 2023, 16 (10): 1644-1655.

[140] BERCHTOLD L, LETOUZé E, ALEXANDER M P, et al. HLA-D and PLA2R1 risk alleles associate with recurrent primary membranous nephropathy in kidney transplant recipients [J]. Kidney Int, 2021, 99 (3): 671-685.

[141] LARSEN C P, WALKER P D. Phospholipase A2 receptor (PLA2R) staining is useful in the determination of de novo versus recurrent membranous glomerulopathy [J]. Transplantation, 2013, 95 (10): 1259-1262.

[142] COSIO F G, CATTRAN D C. Recent advances in our understanding of recurrent primary glomerulonephritis after kidney transplantation [J]. Kidney Int, 2017, 91 (2): 304-314.

［143］UFFING A, HULLEKES F, RIELLA L V, et al. Recurrent glomerular disease after kidney transplantation: diagnostic and management dilemmas [J]. Clin J Am Soc Nephrol, 2021, 16 (11): 1730-1742.

［144］LIM W H, SHINGDE M, WONG G. Recurrent and de novo glomerulonephritis after kidney transplantation [J]. Front Immunol, 2019, 10: 1944.

［145］XIPELL M, RODAS L M, VILLARREAL J, et al. The utility of phospholipase A2 receptor autoantibody in membranous nephropathy after kidney transplantation [J]. Clin Kidney J, 2018, 11 (3): 422-428.

［146］EL-ZOGHBY Z M, GRANDE J P, FRAILE M G, et al. Recurrent idiopathic membranous nephropathy: early diagnosis by protocol biopsies and treatment with anti-CD20 monoclonal antibodies [J]. Am J Transplant, 2009, 9 (12): 2800-2807.

［147］BARBARI A, CHEHADI R, KFOURY ASSOUF H, et al. Bortezomib as a novel approach to early recurrent membranous glomerulonephritis after kidney transplant refractory to combined conventional rituximab therapy [J]. Exp Clin Transplant, 2017, 15 (3): 350-354.

［148］SINGH T, ASTOR B, ZHONG W, et al. Kidney transplant recipients with primary membranous glomerulonephritis have a higher risk of acute rejection compared with other primary glomerulonephritides [J]. Transplant Direct, 2017, 3 (11): e223.

［149］LIM B J, KIM M S, KIM Y S, et al. C4d deposition and multilayering of peritubular capillary basement membrane in posttransplantation membranous nephropathy indicate its association with antibody-mediated injury [J]. Transplant Proc, 2012, 44 (3): 619-620.

［150］SAID S M, COSIO F G, VALERI A M, et al. Proliferative glomerulonephritis with monoclonal immunoglobulin G deposits is associated with high rate of early recurrence in the allograft [J]. Kidney Int, 2018, 94 (1): 159-169.

［151］BUXEDA A, SAID S M, NASR S H, et al. Recurrent proliferative glomerulonephritis with monoclonal immunoglobulin deposits in kidney allografts treated with anti-CD20 antibodies [J]. Transplantation, 2019, 103 (7): 1477-1485.

［152］RANGHINO A, TAMAGNONE M, MESSINA M, et al. A case of recurrent proliferative glomerulonephritis with monoclonal IgG deposits after kidney transplant treated with plasmapheresis [J]. Case Rep Nephrol Urol, 2012, 2 (1): 46-52.

［153］NASR S H, SETHI S, CORNELL L D, et al. Proliferative glomerulonephritis with monoclonal IgG deposits recurs in the allograft [J]. Clin J Am Soc Nephrol, 2011, 6 (1): 122-132.

［154］MERHI B, PATEL N, BAYLISS G, et al. Proliferative glomerulonephritis with monoclonal IgG deposits in two kidney allografts successfully treated with rituximab [J]. Clin Kidney J, 2017, 10 (3): 405-410.

［155］AL-RABADI L, FRANCIS J M, HENDERSON J, et al. Proliferative glomerulonephritis with monoclonal immunoglobulin in renal allografts [J]. Clin Kidney J, 2015, 8 (6): 722-728.

［156］ALBAWARDI A, SATOSKAR A, VON VISGER J, et al. Proliferative glomerulonephritis with monoclonal IgG deposits recurs or may develop de novo in kidney allografts [J]. Am J Kidney Dis, 2011, 58 (2): 276-281.

［157］TSUJI T, MIURA M, YANAI M, et al. De novo proliferative glomerulonephritis with monoclonal IgG deposits of the IgG1kappa subtype in a kidney allograft [J]. Nephrology (Carlton), 2016, 21 Suppl 1: 44-47.

［158］WEN J, WANG W, XU F, et al. Clinicopathological analysis of proliferative glomerulonephritis with monoclonal IgG deposits in 5 renal allografts [J]. BMC Nephrol, 2018, 19 (1): 173.

［159］SUMIDA K, UBARA Y, MARUI Y, et al. Recurrent proliferative glomerulonephritis with monoclonal IgG deposits of IgG2 lambda subtype in a transplanted kidney: a case report [J]. Am J Kidney Dis, 2013, 62 (3): 587-590.

［160］OKI R, UNAGAMI K, TANEDA S, et al. Treatment with bortezomib for recurrent proliferative glomerulonephritis with monoclonal IgG deposits in kidney allograft. Case report and review of the literature [J]. J Nephrol, 2022, 35 (4): 1289-1293.

［161］KAMAL J, KHAIRALLAH P, CREW R J, et al. Clinicopathologic assessment of monoclonal immunoglobulin-associated renal disease in the kidney allograft: a retrospective study and review of the literature [J]. Transplantation, 2020, 104 (7): 1341-1349.

［162］WU Q, LIANG D, SONG T, et al. Poor outcomes of proliferative glomerulonephritis with monoclonal IgG deposits in renal allografts: a retrospective multicenter study [J]. J Nephrol, 2023, 36 (1): 93-101.

［163］REGUNATHAN-SHENK R, AVASARE R S, AHN W, et al. Kidney transplantation in C3 glomerulopathy: a case series [J]. Am J Kidney Dis, 2019, 73 (3): 316-323.

［164］ZAND L, LORENZ E C, COSIO F G, et al. Clinical findings, pathology, and outcomes of C3GN after kidney transplantation [J]. J Am Soc Nephrol, 2014, 25 (5): 1110-1117.

［165］ SMITH R J H, APPEL G B, BLOM A M, et al. C3 glomerulopathy-understanding a rare complement-driven renal disease [J]. Nat Rev Nephrol, 2019, 15 (3): 129-143.

［166］ WONG L, MORAN S, LAVIN P J, et al. Kidney transplant outcomes in familial C3 glomerulopathy [J]. Clin Kidney J, 2016, 9 (3): 403-407.

［167］ GOODSHIP T H, COOK H T, FAKHOURI F, et al. Atypical hemolytic uremic syndrome and C3 glomerulopathy: conclusions from a "Kidney Disease: Improving Global Outcomes" (KDIGO) controversies conference [J]. Kidney Int, 2017, 91 (3): 539-551.

［168］ GONZALEZ SUAREZ M L, THONGPRAYOON C, HANSRIVIJIT P, et al. Treatment of C3 glomerulopathy in adult kidney transplant recipients: a systematic review [J]. Med Sci (Basel), 2020, 8 (4): 44.

［169］ WONG E, NESTER C, CAVERO T, et al. Efficacy and safety of iptacopan in patients with C3 glomerulopathy [J]. Kidney Int Rep, 2023, 8 (12): 2754-2764.

［170］ SETHI S, FERVENZA F C. Membranoproliferative glomerulonephritis-a new look at an old entity [J]. N Engl J Med, 2012, 366 (12): 1119-1131.

［171］ PICKERING M C, D'AGATI V D, NESTER C M, et al. C3 glomerulopathy: consensus report [J]. Kidney Int, 2013, 84 (6): 1079-1089.

# 67　移植肾系统性疾病肾损害复发临床诊疗指南

肾移植是终末期肾病最有效的治疗方法,大量临床研究证明移植肾长期存活的主要影响因素包括抗体介导排斥反应、移植肾带功死亡和原发病复发等。随着外科技术的进步、新型配型技术和新型免疫抑制剂的广泛使用,因外科因素、超急性排斥反应导致的移植肾短期失功事件明显减少,而一些特殊类型的原发病在移植早期即可复发并导致移植肾失功,给移植医师带来了新的挑战。在移植肾远期,原发病复发可引起血肌酐升高、蛋白尿和血尿等临床表现,以及不同类型和程度的移植肾组织学损伤,严重影响移植肾远期预后。

系统性疾病肾损害在肾移植后均有不同程度复发率,狼疮性肾炎(lupus nephritis,LN)复发率为2.44%~25%,ANCA 相关性血管炎(ANCA-associated vasculitis,AAV)肾损害复发率为11.5%~36.8%,肾外复发率为10%;抗肾小球基底膜(glomerular basement membrane,GBM)肾炎受者如果在移植时存在抗 GBM 抗体,则复发率为50%,如果在抗 GBM 抗体转阴后6个月移植则为5%~15%,如果在抗GBM 抗体转阴1年后移植则小于5%;AL 淀粉样变性复发率为21.7%,原发性高草酸尿症(primary hyperoxaluria,PH)肾移植后复发率接近100%,这些系统性疾病肾损害的肾移植术后复发对移植肾近期和远期功能有重大影响[1]。需要制订《移植肾系统性疾病肾损害复发临床诊疗指南》来丰富移植医师相关知识,指导肾内科和移植医师的医疗实践,以提升移植肾长期存活率。

## 一、指南形成方法

本指南已在国际实践指南注册与透明化平台(Practice Guide Registration for TransPAREncy,PREPARE)上以中英双语注册(注册号:PREPARE2023CN831)。

临床问题的遴选及确定:工作组对国内外该领域发表的指南和共识进行比对,针对既往指南中没有涉及和有研究进展的内容及临床医师重点关注的内容,初步形成19个临床问题。经过问卷调查和专家组会议讨论,最终形成本指南覆盖的 25 个临床问题,主要涉及原发病术前风险评估,术后监测,预防措施和治疗手段等方面。

证据检索与筛选:证据评价组按照人群、干预、对照、结局(population,intervention,comparison,outcome,PICO)的原则对纳入的临床问题进行解构和检索,检索 MEDLINE(PubMed)、The Cochrane Library、中国生物医学文献服务系统(CBM)、万方知识数据服务平台和中国知网数据库(CNKI),纳入指南、共识、系统评价和 meta 分析、随机对照试验(randomized controlled trial,RCT)、非 RCT 队列研究和病例对照研究等类型的证据;检索词包括:"肾移植""原发病复发""系统性红斑狼疮""狼疮性肾炎""AAV""抗 GBM 肾炎""淀粉样变性""轻链沉积病""原发性高草酸尿症 Ⅰ 型""原发性高草酸尿症 Ⅱ 型"和"非典型溶血尿毒综合征"等。文献的检索时间为 1973 年 1 月到 2023 年 6 月。完成证据检索后,每个临床问题均由共识专家组成员按照题目、摘要和全文的顺序逐级独立筛选文献,确定纳入符合具体临床问题的文献,完成筛选后两人进行核对,如存在分歧,则通过共同讨论或咨询第三方协商确定。

证据分级和推荐强度分级:本指南使用 2009 版牛津大学循证医学中心的证据分级与推荐强度标准对每个临床问题的证据质量和推荐强度进行分级。

推荐意见的形成:综合考虑证据以及我国患者的偏好与价值观、干预措施的成本和利弊等因素后,指南工作组提出了符合我国临床诊疗实践的 30 条推荐意见。推荐意见达成共识后,工作组完成初稿的撰写,经中华医学会器官移植学分会组织全国器官移植与相关学科专家两轮会议集体讨论,根据其反馈意见对初稿进行修改,最终形成指南终稿。

## 二、移植肾系统性疾病肾损害复发

### (一)移植肾 AAV 肾损害复发

临床问题 1:移植肾 AAV 肾损害复发的高危因素包括哪些?

推荐意见 1:移植肾 AAV 肾损害复发的高危因素有:AAV 尚处于活动期未达完全缓解、肾移植时临床完全缓解时间少于 1 年、肉芽肿性多血管炎受者等(推荐强度 C,证据等级 4)。

推荐意见说明:

抗中性粒细胞胞质自身抗体(antineutrophil cytoplasmic autoantibody,ANCA)相关性血管炎(ANCA-associated vasculitis,AAV)是一组异质性小血管炎,包括全身性小血管炎,如肉芽肿性多血管炎(granulomatosis with polyangiitis,GPA)、显微镜下多血管炎(microscopic polyangiitis,MPA)和嗜酸性肉芽肿性多血管炎(eosinophilic granulomatous polyangiitis,EGPA)或 Churg-Strauss 综合征及肾局限性血管炎(renal-limited vasculitis,RLVs)。镜下血尿、蛋白尿、肌酐较基线升高是移植肾复发的临床表现[2]。肾移植受者 AAV 肾损害复发率较低,为 0.003~0.076/ 年[3],从移植到复发的平均时间为 30.9 个月[2]。在一项研究中,分析了来自 12 个欧洲国家肾脏登记处的数据,并评估了 558 名 AAV 的肾移植受者远期预后,10 年患者和移植物存活率分别高达 74.8% 和 63.7%。采取多个 Cox 回归模型,并对时间段和国家进行调整后,发现 AAV 肾移植受者与原发性肾小球肾炎或其他肾脏疾病的匹配对照组之间,未发现死亡率存在显著差异[4]。

研究显示选择肾移植时机很重要,虽然有小样本病例报告活动状态下行肾移植[5],但普遍认为移植前应达到 AAV 疾病完全缓解(即无活动性临床表现)[2,6-7]。一项纳入英国 107 例肾移植受者的回顾性研究分析发现,在疾病达到完全缓解后 1 年内进行肾移植其 AAV 复发率明显增加[5]。在复发因素方面,GPA 受者比 MPA 受者更容易出现复发[8-9]。对于移植时血清 ANCA 阳性与移植后复发相关性,一项研究显示移植时 ANCA 阳性患者的复发率更高[8]。然而,也有研究显示在移植时血清 ANCA 阳性和阴性的患者之间,或不同血清 ANCA 亚型的受者之间,复发率方面没有显著差异[10]。

**临床问题 2:移植肾 AAV 肾损害复发的预防措施包括哪些?**

**推荐意见 2:** AAV 完全缓解 1 年以上再行肾移植,移植后定期监测并评估 AAV 活动状态(推荐强度 C,证据等级 4)。

推荐意见说明:

为预防 AAV 肾移植受者疾病复发,应尽量避免在疾病活动期患者中进行肾移植。同时建议采取谨慎和个体化的方法,包括积极的临床随访和移植前后的常规疾病活动度监测[2]。

**临床问题 3:移植肾 AAV 肾损害复发的治疗措施有哪些?**

**推荐意见 3:** 移植肾 AAV 肾损害复发的治疗原则同非移植人群,根据病情给予糖皮质激素(以下简称"激素")冲击、环磷酰胺、抗 CD20 单克隆抗体、血浆置换等治疗(推荐强度 C,证据等级 4)。

推荐意见说明:

移植肾 AAV 肾损害复发的预后尚待观察。Briganti 等学者评估了澳大利亚和新西兰透析和移植登记处的数据发现,移植肾 AAV 肾损害复发病人的 10 年移植肾失功率为 7.7%[11],其他研究结局也不乐观,超过 30% 受者早期移植肾失功[12-13]。

移植肾 AAV 肾损害的治疗缺乏随机对照研究,最大病例数为 13 例[2-3]。对于疾病复发,常规采用激素冲击、环磷酰胺(cyclophosphamide,CTX)、血浆置换等治疗,与移植前治疗无差异[11,13]。抗 CD20 单克隆抗体的治疗方案已成功使用。虽然环磷酰胺应用更为普遍,但最近的一些病例报告和小型研究显示,使用抗 CD20 单克隆抗体取得了良好的效果[2,14]。尽管 CTX 仍然是 AAV 肾损害诱导治疗的标准药物,抗 CD20 单克隆抗体成为一种新的治疗选择,因为移植环境下存在更高的骨髓抑制、感染和恶性肿瘤风险,因此与 CTX 相比,抗 CD20 单克隆抗体具有一定的优势。

**(二) 移植肾抗 GBM 肾炎复发**

**临床问题 4:移植肾抗 GBM 肾炎复发的高危因素包括哪些?**

**推荐意见 4:** 建议高度重视移植肾抗 GBM 肾炎复发的高危因素,包括移植前血清抗 GBM 抗体阳性、移植后停止使用免疫抑制药物(推荐强度 C,证据等级 4)。

推荐意见说明:

抗肾小球基底膜(glomerular basement membrane,GBM)病是一种小血管炎,其特征是机体产生抗体靶向攻击 GBM 和肺泡基底膜的Ⅳ型胶原 α3 链非胶原结构域,从而导致急进性肾小球肾炎和/或肺泡出血[15-16]。抗 GBM 肾炎并非导致终末期肾病的常见原因,在一项澳大利亚和新西兰的研究中,抗 GBM 肾炎患者仅占所有终末期肾病患者的 0.8%[17]。但抗 GBM 肾炎若不及时诊治可能迅速进展为终末期肾病,需进行透析或肾移植。抗 GBM 肾炎患者在肾移植后临床复发的发病率相对较低,最新研究为 2021 年来自美国的一项单中心队列研究,报告临床复发率为 3.9%[18],目前缺乏多中心、大样本研究。

抗 GBM 肾炎在肾移植后复发的高危因素主要包括肾移植前血清抗 GBM 抗体阳性、肾移植后停止使用免疫抑制药物。如果肾移植受者在血清抗 GBM 抗体存在的情况下进行肾移植,移植肾抗 GBM 肾炎复发受者移植肾 IgG 线样沉积高达 50%[16,19],但大多数没有症状。基于此,建议在肾移植前至少 12 个月血清抗 GBM 抗体阴性[20],这可使复发率降低至 5% 以下[20]。

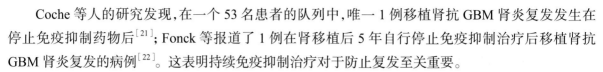

Coche 等人的研究发现,在一个 53 名患者的队列中,唯一 1 例移植肾抗 GBM 肾炎复发发生在停止免疫抑制药物后[21];Fonck 等报道了 1 例在肾移植后 5 年自行停止免疫抑制治疗后移植肾抗 GBM 肾炎复发的病例[22]。这表明持续免疫抑制治疗对于防止复发至关重要。

**临床问题 5:移植肾抗 GBM 肾炎复发的预处理措施包括哪些?**

**推荐意见 5:**尚未明确移植术前预处理措施可以减少抗 GBM 肾炎复发,建议肾移植前抗 GBM 抗体转阴 12 个月(推荐强度 C,证据等级 4)。

**推荐意见说明:**

研究显示,如果肾移植是在血清抗 GBM 抗体存在的情况下进行的,组织学上的复发约 50%[23]。因此建议在肾移植前至少 12 个月血清抗 GBM 抗体阴性,这可使抗 GBM 肾炎的复发风险降至 5% 以下[20],暂无研究显示其他术前预处理可减少抗 GBM 肾炎患者肾移植后复发。

**临床问题 6:移植肾抗 GBM 肾炎复发治疗方案及预后的影响因素有哪些?**

**推荐意见 6:**移植肾抗 GBM 肾炎复发需借鉴自体肾抗 GBM 肾炎的治疗方案,包括血浆置换、环磷酰胺、激素冲击等(推荐强度 C,证据等级 4)。

**推荐意见 7:**移植肾抗 GBM 肾炎复发时移植肾预后极差,尚未明确肾移植受者抗 GBM 肾炎复发预后的影响因素(推荐强度 C,证据等级 4)。

**推荐意见说明:**

抗 GBM 肾炎治疗的主要目标是迅速清除循环中的致病性自身抗体、抑制肾脏炎症、抑制自身抗体形成,通常使用血浆置换,结合激素和细胞毒药物。由于移植肾抗 GBM 肾炎复发并不常见,因此大多数移植中心治疗该疾病的经验非常有限。目前尚未进行高质量研究来明确最佳治疗,现有数据来自少量病例报道[24-27]。治疗方案均参照自体肾抗 GBM 肾炎治疗的临床经验,包括血浆置换、CTX、激素冲击等,但移植肾预后均较差,Mukesh 等人报道了第一例通过免疫抑制治疗和血浆置换成功挽救移植肾抗 GBM 肾炎复发的病例[28]。

肾移植受者抗 GBM 肾炎复发并不常见,仅有少量病例报道,但预后均较差,目前缺乏高质量研究探讨预后的影响因素。

**(三) 移植肾狼疮性肾炎复发**

**临床问题 7:移植肾狼疮性肾炎复发的高危因素包括哪些?**

**推荐意见 8:**移植肾狼疮性肾炎可能复发,复发的高危因素包括:女性、移植时年龄小于 33 岁、活体供肾、移植前狼疮抗凝物阳性等(推荐强度 B,证据等级 2b)。

**推荐意见说明:**

1987~2006 年美国共进行了 6 850 例狼疮性肾炎受者肾移植,狼疮性肾炎复发率 2.44%(n=167),非西班牙裔黑人、女性和移植时年龄小于 33 岁都独立增加狼疮性肾炎复发概率。狼疮性肾炎受者肾移植大多接受遗体肾移植,HLA-A 和 HLA-B 位点错配,群体反应性抗体大于 50%,与术后复发相关[29]。挪威一项横断面研究发现,在 1979~2005 年共 5 346 例肾移植中,对 2008 年 41 例仍有功能的系统性红斑狼疮患者的移植肾进行了穿刺活检,其中 22 例(54%)经活检证实为移植肾狼疮性肾炎复发,复发与接受活体供者(P=0.049)、狼疮抗凝物有关[30]。

**临床问题 8:移植肾狼疮性肾炎复发的预处理措施包括哪些?**

**推荐意见 9:**狼疮性肾炎临床表现稳定后 3~6 个月再行肾移植;有静脉血栓病史受者、狼疮抗凝物阳性或者抗磷脂抗体阳性受者,在围手术期调整抗凝方案;如有遗传因素,建议行遗体供肾肾移植,不宜亲属活体供肾肾移植(推荐强度 C,证据等级 4)。

推荐意见说明:

狼疮活动对复发的影响是有争议的。需积极治疗移植术前的狼疮活动,狼疮性肾炎患者肾功能衰竭后 44% 患者会继续出现狼疮临床表现。一些研究建议,在系统性红斑狼疮患者接受移植之前等待 3 个月到 2 年不等[31]。Lochead 发现移植前透析时间大于 25 周会降低移植肾存活率[32]。一项台湾 1984~2012 年回顾性研究发现(n=31)移植前透析时间(移植前平均透析时间 3.3 年)和狼疮活动性对移植物失败无影响。更长的移植前透析时间与更多的急性排斥反应相关,需要对移植后狼疮活动进行监测[33]。但是该研究病例数量较少,且无活动性系统性红斑狼疮受者肾移植经验。手术时的抗核抗体和补体水平并不是预测狼疮性肾炎复发或移植后结果的可靠生物标志物[34]。

Winchester 等[35]认为,由于人类白细胞抗原系统存在家族遗传的可能性,来自亲属的移植肾携带相同的易感基因,亲属活体供肾可能增加狼疮性肾炎复发的可能性,Cats 等[36]发现,亲属活体供肾肾移植受者的 1 年移植肾存活率显著降低,遗体供肾可能是更好的选择。

临床问题 9:移植肾狼疮性肾炎复发的治疗方案有哪些?

推荐意见 10:狼疮性肾炎导致终末期肾病行肾移植的受者,术后规律监测以尽早发现移植肾狼疮性肾炎复发,及时行移植肾活检明确病理诊断(推荐强度 B,证据等级 2c);根据临床表现和移植肾病理诊断,给予个体化治疗(推荐强度 A,证据等级 1a)。

推荐意见 11:移植肾病理为局灶、弥漫性或者膜性病变(Ⅲ、Ⅳ及 Ⅴ型狼疮性肾炎)时,使用激素冲击联合 CTX 冲击治疗,同时适当增加吗替麦考酚酯剂量,注意预防感染(推荐强度 C,证据等级 4)。

推荐意见说明:

狼疮性肾炎导致终末期肾病而行肾移植的受者,术后应定期监测,一旦发现蛋白尿、血肌酐增高或者新发血尿,应尽快行移植肾活检,以明确移植肾病理诊断,目前尚无血清学生物标志物能够准确预测移植肾狼疮性肾炎复发[37]。一项研究纳入 177 例狼疮性肾炎导致终末期肾病而行肾移植的受者,随访 30 年发现 20 例(11%)出现移植肾狼疮性肾炎复发。移植肾病理为 Ⅱ 型狼疮性肾炎 12 例,增生性肾小球肾炎 3 例(Ⅲ型狼疮性肾炎 2 例,Ⅳ型狼疮性肾炎 1 例),膜性狼疮性肾炎(Ⅴ型)5 例,而自体肾的主要病理为增生性肾小球肾炎(Ⅲ型或Ⅳ型,n=10)或膜性肾病(Ⅴ型,n=6)。狼疮性肾炎导致终末期肾病而行肾移植的受者,术后移植肾狼疮性肾炎复发的病理较自体肾减轻[38]。

目前尚无文献研究比较不同免疫抑制剂对移植肾狼疮性肾炎复发的影响,早期的病例报告使用激素冲击、CTX[39]、将环孢素切换为他克莫司以及血浆置换治疗。部分肾移植受者使用激素冲击治疗,同时将硫唑嘌呤改为吗替麦考酚酯(1g,口服,每天 2 次),注意预防感染,同时联合血管紧张素转换酶抑制剂降低蛋白尿[40-41]。一项 meta 分析发现:吗替麦考酚酯维持治疗狼疮性肾炎的疗效优于硫唑嘌呤,且发生白细胞减少的风险小于硫唑嘌呤[42]。如既往接受过环磷酰胺治疗,需计算终生暴露量。女性需注意卵巢功能衰竭与年龄和环磷酰胺累积剂量相关,环磷酰胺累积剂量达到 36g 后,患者罹患恶性肿瘤的机会增加[43-44]。Romero Karam 等报道一例肾移植受者术后 15d 移植肾狼疮性肾炎复发同时合并 T 细胞介导的排斥反应,经抗淋巴细胞多克隆抗体、甲泼尼龙、抗 CD20 单克隆抗体治疗后缓解[45]。Jiyuan Li 等报道使用他克莫司转换为环孢素 + 硫酸羟氯喹 + 吗替麦考酚酯(环孢素谷浓度 >200ng/ml,吗替麦考酚酯浓度为 50~60μg·h/ml),随访 2 年,病情稳定[46]。如果移植肾活检结果有血栓性微血管病,建议参照《2024 年改善全球肾脏疾病预后组织(Kidney Disease:Improving Global Outcomes,KDIGO)临床实践指南:狼疮性肾炎的管理》使用血浆置换、抗 CD20 单克隆抗体、C5 单克隆抗体、抗凝等治疗。

中药单体如雷公藤具有显著的抗炎和免疫抑制特性,可用于治疗系统性红斑狼疮[47];雷公藤甲素是雷公藤提取物,通过调节细胞自噬、凋亡、抗氧化等多种途径发挥抗炎、免疫抑制作用,目前用于治疗狼疮性肾炎[48],但是在移植肾狼疮性肾炎复发的使用经验有限。

**临床问题 10**:移植肾狼疮性肾炎复发预后的影响因素有哪些?

**推荐意见 12**:移植肾狼疮性肾炎复发预后的影响因素有:复发时间早、移植肾病理诊断、狼疮抗凝物阳性、治疗过程中有并发症、合并排斥反应等(推荐强度 B,证据等级 2b)。

**推荐意见说明**:

移植肾狼疮性肾炎复发时间从肾移植术后数天至术后 10 余年不等,复发时间越早、合并急性或者慢性排斥反应[29]、移植肾功能不全、合并感染者,受者及移植肾存活率均较低[39];移植肾活检结果提示肾小球硬化比例高、肾小管萎缩较重者,预后较差[49]。一项回顾性队列研究发现静脉血栓形成($P=0.017$)、狼疮抗凝物阳性及抗磷脂抗体阳性[50-51]($P=0.036$)是移植肾失功的重要预测因子。高血压、抽烟、丙肝病毒抗体阳性、巨细胞病毒感染、BK 病毒感染、活体供肾虽与预后相关,但无统计学差异。移植时血栓形成、抗磷脂抗体阳性受者均接受抗凝治疗(在移植前 7d 内用低分子量肝素替代口服抗凝剂)。术前 24h 停用肝素类药物,术后 6~8h 重新开始抗凝治疗。华法林可在移植后 24h 重新开始使用[50]。

### (四)移植肾 AL 淀粉样变性复发

**临床问题 11**:移植肾 AL 淀粉样变性复发的影响因素有哪些?

**推荐意见 13**:移植肾 AL 淀粉样变性复发与肾移植前血液学反应有关,VGPR 或以上反应者复发率较低(推荐强度 B,证据等级 2b)。

**推荐意见说明**:

免疫球蛋白轻链型淀粉样变性(immunoglobulin light chain amyloidosis,AL)是一种系统性疾病,由单克隆浆细胞产生过量免疫球蛋白引起。免疫球蛋白轻链成分错误折叠成 β 折叠片、聚合,形成不溶性淀粉样原纤维,沉积在各种组织中。淀粉样纤维沉积破坏组织结构,最终可能导致器官衰竭和病人死亡。最显著存在于肾脏、心脏、肝脏和神经系统。肾脏受累占所有病例的 70%。肾脏内淀粉样蛋白几乎总是影响肾小球和血管,肾间质受影响较小。肾淀粉样变性最常见表现为肾病范围内蛋白尿,伴有肾功能损害,可发展为终末期肾病,15%~30% 的患者需要肾脏替代治疗[52]。

20 世纪 90 年代中期之前,AL 淀粉样变性治疗仅限于美法仑(苯丙氨酸氮芥)和泼尼松,治疗后血液学反应不显著且延迟,导致自诊断起总生存期仅为 12.2 至 18 个月。近 20 年针对浆细胞克隆的新治疗方案问世,包括高剂量美法仑联合自体造血干细胞移植(high-dose melphalan with autologous stem cell transplantation,HDM/ASCT)、新的化疗药物和单克隆抗体的治疗,从而出现更高的血液学完全反应(complete response,CR)或非常好的部分血液学反应(very good partial response,VGPR),AL 淀粉样变性患者预后显著改善。造血干细胞移植(stem cell transplantation,SCT)和美法仑/地塞米松独立治疗的总生存期增加到>4 年。SCT 后获得 CR 患者的中位生存期为 13.2 年,而未获得 CR 的中位生存期为 5.9 年[53-54]。

患者生存率提高,受影响器官的慢性病发病率也增加,肾移植成了 AL 淀粉样变性 ESRD 患者更现实的选择。AL 淀粉样变性患者肾移植之前,需要持续至少 6~12 个月的血液学反应期[53]。血液学反应间隔时间短,可能增加移植肾 AL 淀粉样变性复发率。

AL 淀粉样变性患者肾移植后常规进行程序性移植肾活检、有临床表现时及时接受指征性移植肾活检,有助于检测早期复发。活检基于光镜、免疫荧光和电子显微镜检查,活检标本中特征性电子显微镜病变和刚果红染色阳性诊断为淀粉样变性。

移植肾 AL 淀粉样变性复发的文献很少,目前认为,肾移植前浆细胞定向治疗达到 CR 或 VGPR,可降低移植肾 AL 淀粉样变性复发率。有研究报道患者在肾移植后接受 HDM/ASCT 也能获得相同结果。波士顿大学研究也发现,69% 的血液学部分反应(partial response,PR)或以下反应患者复发,而 85% 的 VGPR 或以上反应患者没有复发[53,55]。Heybeli 等研究中,13 名患者(21.7%)移植肾 AL 淀粉样变性复发,中位复发时间为 122 个月。3 年和 5 年无复发生存率无反应(no response,NR)组为 100.0% 和 0,部分反应(PR)组为 66.7% 和 0、VGPR 组为 80.0% 和 53.3%,CR 组为 96.3% 和 96.3%,未接受治疗(treat naïve,TN)组为 100.0% 和 85.7%。CR 和 VGPR 组淀粉样变性复发中位时间分别为 181 和 81 个月($P$=0.023)。移植特征(死亡与活体供体、受体与供体的年龄和性别、诱导免疫抑制)与淀粉样变性复发之间没有显著关联[54]。

**临床问题 12:移植肾 AL 淀粉样变性复发高危受者是否需要预处理?**

**推荐意见 14:** 移植肾 AL 淀粉样变性复发高危受者可能不需要在肾移植前接受浆细胞靶向治疗等预处理,预处理和非预处理组肾移植后复发接受 ASCT 治疗能获得同样的移植肾存活(推荐强度 C,证据等级 4)。

**推荐意见说明:**

大多数认为 AL 淀粉样变性患者深度血液学反应(CR 或 VGPR)是肾移植的先决条件。肾移植前浆细胞靶向治疗可以阻止"有毒"游离轻链产生、避免移植肾复发。随着 AL 淀粉样变性更多有效治疗的出现,可能没有必要在肾移植前先处理[53]。Leung 等报道一个先行活体肾移植、随后 ASCT 的 8 名患者病例系列中,两名肾移植后出现意外并发症,2 名亚临床急性排斥反应、1 名临床细胞排斥反应,均在糖皮质激素治疗后逆转;6 名患者成功采集干细胞,5 名接受 ASCT,4 名在 ASCT 后肾功能稳定,1 名患者因输液和出血并发症恶化,另 1 名选择不接受 ASCT 的患者活检证实有肾淀粉样变性复发[56]。2011 年,梅奥诊所发表另一 19 名 AL 淀粉样变性患者系列,他们在硼替佐米时代之前接受肾移植(18 名来自活体捐赠者)。该队列包括 8 名在 ASCT 前肾移植患者,与 6 名 ASCT 后肾移植患者以及另 5 名非清髓治疗完全反应(CR)后肾移植患者比较发现,3 组存活率没有差异,1 名肾移植前 ASCT 患者和另一名肾移植但血液学完全反应、无 ASCT 患者活检证实复发性淀粉样变性,所以患者是接受 HDM/SCT 还是单纯化疗不影响移植结果,HDM/SCT 是在肾移植术前还是术后进行也不影响患者总体生存和移植肾结果[57-58]。

**临床问题 13:移植肾 AL 淀粉样变性复发的治疗措施有哪些?**

**推荐意见 15:** 移植肾 AL 型淀粉样变性复发没有标准治疗方法,建议移植科医师和血液科医师共同讨论,参考 AL 淀粉样变性治疗方案,选择以下合适治疗策略:HDM/SCT、新的化疗药物和单克隆抗体等(推荐强度 C,证据等级 4)。

**推荐意见说明:**

移植肾 AL 淀粉样变性复发治疗研究报道很少,主要参考 AL 淀粉样变性治疗方案。AL 淀粉样变性的治疗是根据患者特点进行风险调整和量身定制,高剂量美法仑加自体干细胞移植(HDM/ASCT)可使特定患者取得良好结果[59],新的治疗方案,包括蛋白酶体抑制剂(硼替佐米、伊沙佐米和卡非佐米)、免疫调节剂(来那度胺和泊马度胺)、抗 CD38 单克隆抗体(Daratumumab,达雷妥尤单抗),

它们组合治疗提高了血液学反应。移植肾 AL 淀粉样变性复发没有标准治疗,需要移植科医师和血液科医师共同讨论、选择合适治疗策略,HDM/SCT、新的化疗药物和单克隆抗体可能治疗移植肾复发[57]。这些治疗完全反应(CR)率或非常好的部分血液学反应(VGPR)率更高。美法仑 / 地塞米松和 SCT 的总生存率没有差异,但几项回顾性研究表明,与单独化疗患者相比,干细胞移植患者的 OS 和生活质量有提高。梅奥单中心长期研究显示,13 名(21.7%)移植肾淀粉样变性复发患者,8 名患者接受了硼替佐米为基础的治疗,6 例 CR、1 例 VGPR 和 1 例 PR;1 名患者使用美法仑获得 CR,但发展为骨髓增生异常综合征,随后发展为急性髓系白血病,患者在淀粉样变性复发 3 年后死亡;一名患者接受了自体干细胞移植治疗并获得 CR;一名患者未接受治疗,因为淀粉样蛋白仅为局灶性、血管性沉积,随后 3 年没有出现器官进展或血液学复发;一名患者淀粉样变性复发后没有随访;一名患者复发数月开始治疗前死亡。两名患者需要二线治疗,一名患者需要三线治疗。淀粉样变性复发患者没有一例发生移植肾功能衰竭。13 例淀粉样变性复发患者中,6 例肾移植后中位随访 104 个月,淀粉样变性再次复发后中位随访 38 个月时观察到死亡,6 名患者中 2 人死亡[54]。

临床问题 14:移植肾 AL 淀粉样变性复发预后的影响因素有哪些?

推荐意见 16:移植肾 AL 淀粉样变性复发预后的影响因素的研究很少,肾移植前受者的治疗反应、移植肾复发诊断时间、移植后游离轻链免疫球蛋白水平以及移植后是否进一步改善血液学反应治疗等可能影响预后(推荐强度 C,证据等级 4)。

推荐意见说明:

移植肾 AL 淀粉样变性复发预后的影响因素的研究很少,移植前选择合适肾移植受者(如孤立性肾 AL 淀粉样变性或没有其他器官严重功能障碍且至少获得 VGPR 的患者)、移植肾复发诊断时间、移植后游离轻链免疫球蛋白水平以及移植后进一步改善血液学反应的治疗如 ASCT 等可能影响移植肾预后[57-58]。

### (五)移植肾原发性高草酸尿症复发

临床问题 15:移植肾 PH1 复发的影响因素有哪些?

推荐意见 17:移植肾 PH1 复发的影响因素有:移植方式的选择、血草酸水平、是否接受减少草酸沉积等原发病治疗等(推荐强度 C,证据等级 4)。

推荐意见说明:

原发性高草酸尿症(primary hyperoxaluria,PH)是一组罕见的常染色体隐性遗传的乙醛酸代谢障碍,内源性草酸过量产生,主要通过肾脏排出。高浓度时在肾小管与钙形成结晶,导致肾结石、肾钙化或两者兼而有之。超过 70% 的 PH 患者因肾小管和间质草酸钙沉积、慢性肾小管间质炎症和结石引起肾梗阻而导致肾功能衰竭。一旦肾小球滤过率(glomerular filtration rate,GFR)降至 30~40ml/(min·1.73m²)以下,肝脏产生的草酸就会超过肾脏清除能力,草酸在多种组织包括骨骼、心脏、血管、神经和眼睛蓄积,导致危及生命的多器官疾病,称为系统性草酸中毒。PH1 型由丙氨酸乙醛酸氨基转移酶(alanine-glyoxylate aminotransferase,AGXT)致病性变异引起,是最常见和最严重的一种,通常 30 岁前出现肾衰竭[60]。PH1 尿毒症患者移植方式根据患者病情、当地设施以及是否有合适供体可选择肝肾联合移植(combined liver and kidney transplantation,CLKT)或序贯肝肾移植(sequential liver and kidney transplantation,SLKT),维生素 B₆ 治疗有反应者可选择单独肾移植(kidney transplantation,KT)[61]。单独肾移植后部分患者会出现移植肾 PH1 复发,应密切监测。

有作者提出,KT 前血清草酸水平应 <20mmol/L 以防止复发,但可能难实现,无法适用于大量草

酸蓄积患者。RNA 干扰（RNA interference，RNAi）药物鲁马西兰（lumasiran）可以使草酸合成正常，显著降低移植肾对草酸的滤过负荷[62]。另有报道一例 51 岁单独肾移植后活检证实草酸肾病复发的患者接受司替利朋妥（stiripentol）和鲁马西兰治疗。移植 14 个月移植肾功能、血清和尿液草酸水平保持稳定，肾活检显示草酸结晶完全消退，提示鲁马西兰和 / 或司替利朋妥治疗可降低 PH1 单独肾移植患者的血草酸水平，减少移植肾复发，但长期效果有待继续观察[63]。

移植后接受并维持合适有效的保守预防治疗，包括大量水分摄入（>3.5L/d）、口服柠檬酸钾、维生素 B6 治疗、限制高草酸饮食和 / 或 RNAi 治疗等，可能防止草酸肾病复发[62]。

**临床问题 16：移植肾 PH1 复发高危肾移植受者怎样选择移植方式？**

**推荐意见 18：**移植肾 PH1 复发高危肾移植受者的移植方式主要考虑肝肾联合移植或序贯肝肾移植；维生素 $B_6$ 治疗有反应患者，可考虑单独肾移植（推荐强度 B，证据等级 2b）。

**推荐意见说明：**

由于疾病罕见、高质量证据缺乏，移植肾 PH1 复发高危肾移植受者的最佳移植方式仍然参考 PH1 导致终末期肾病患者移植方式选择。肾衰竭是 PH1 常见结果，考虑草酸肾病复发风险，通常需要肝移植纠正潜在代谢缺陷。肝肾联合移植（CLKT）、序贯肝肾移植（SLKT）、单独肾移植（KT）和抢先肝移植（pre-emptive liver transplantation，PLT），一直是争论的主题。由于证据有限，往往基于病例报道和当地偏好。Metry 等研究发现肝脏移植（SLKT、CLKT 或 PLT）受者短期死亡率都接近 20%。SLKT 和 CLKT 移植肾预后相似，可以根据中心经验和患者情况个性化选择。抢先肝移植的短期风险大，不作为首选，建议推迟到患者接近或达到肾衰竭再移植。选择 CLKT 还是单独 KT 根据患者对维生素 $B_6$ 治疗反应，维生素 $B_6$ 不反应患者，CLKT 治疗同时替代患者肝脏和肾脏，有生存和无事件生存优势；维生素 $B_6$ 有反应患者，单独接受 KT 患者生存率略好，可以考虑单独 KT[64]。

RNA 干扰（RNA interference，RNAi）药物鲁马西兰和奈多西兰可以通过干扰草酸盐代谢途径关键酶减少内源性草酸盐产生，可能改变 PH1 患者治疗方式，但与维生素 $B_6$ 治疗相比，长期效果和副作用还有待观察，它们能多大程度替代肝移植也有待研究[64-65]。

**临床问题 17：移植肾 PH1 复发的治疗措施有哪些？**

**推荐意见 19：**移植肾 PH1 复发的治疗原则与原发病的相同，推荐大量饮水稀释尿液（推荐强度 A，证据等级 1a）、口服柠檬酸盐（推荐强度 B，证据等级 2c）、限制摄入含有大量草酸食品（推荐强度 C，证据等级 4）。

**推荐意见 20：**补充维生素 $B_6$（推荐强度 B，证据等级 2a）、鲁马西兰等 RNAi 治疗短期内可降低血、尿草酸水平，改善 PH1 患者预后（推荐强度 B，证据等级 2b）。

**推荐意见 21：**慢性肾脏病 4-5 期 PH1 患者需要透析治疗，建议有条件的使用高通量透析器、每天血液透析结合夜间腹膜透析（推荐强度 D，证据等级 5）。

**推荐意见 22：**尿毒症患者肝肾联合移植比单独肾移植的移植肾存活率更好，尤其是维生素 $B_6$ 治疗不敏感患者，维生素 $B_6$ 治疗有反应患者可以单独肾移植（推荐强度 B，证据等级 2b）。

**推荐意见说明：**

移植肾 PH1 复发的治疗原则与原发病相仿[61]，尿液稀释是预防 PH 患者草酸钙肾结石形成的关键。欧洲泌尿外科学会（European Association of Urology，EAU）建议成人每天摄入 3.5~4L 的液体，儿童每天摄入 1.5L/m² 体表面积，以达到每 24h 至少 2.5L 的尿量。液体管理通过晨尿液分析优化尿草酸排泄。对晶体尿的评估也有助于监测液体管理效果。尽管只有一项小型队列研究证明，口服 0.1~0.15g/kg 柠檬酸钾对 PH 患者有益。其他研究发现,尿液碱化剂,包括柠檬酸盐,与 PH 儿童肾脏预后改善无关。基于柠檬酸盐与钙结合可能减少草酸钙晶体形成,建议将柠檬酸盐纳入 PH 患者治疗。

限制草酸饮食影响的研究也有争议。2018 年的一个病例系列报告称,两名 PH 患者在限制饮食草酸后,尿草酸排泄量减少了 30%~40%,而另一项研究未能显示低草酸饮食的有益效果。考虑限制草酸饮食影响生活质量,不建议低草酸饮食,但建议限制摄入含有大量草酸食品,如菠菜、大黄、巧克力和坚果。

5′- 磷酸吡哆醛(维生素 $B_6$ 的一种形式)是丙氨酸乙醛酸氨基转移酶(alanine-glyoxylate aminotransferase,AGT)的辅因子,维生素 $B_6$ 作为伴侣蛋白稳定调节疗法可有效降低 PH1 患者尿草酸排泄。维生素 $B_6$ 治疗有反应,定义为最佳剂量维生素 $B_6$ 治疗至少 3 个月后,尿草酸排泄减少 >30%,最常见 p.Gly170Arg 和 p.Phe125Ile 突变患者;其他非截短基因型患者,如 p.Gly41Arg 突变,也可能(部分)有反应。因此建议所有怀疑 PH 的患者和所有经基因证实 PH1 患者补充维生素 $B_6$。长期、高剂量维生素 $B_6$ 具有潜在神经毒性,建议最大剂量为 5mg/kg,仅在特定患者使用更高剂量并密切监测。还建议对所有 PH1 患者测试维生素 $B_6$ 反应:服用维生素 $B_6$ 至少 2 周后,至少重复两次测定尿草酸,评估维生素 $B_6$ 反应,两个样本之间平均下降 >30% 定义为有反应。如果有反应,维生素 $B_6$ 剂量应逐渐减少到最低剂量,以保持尿草酸的最佳降低。对维生素 $B_6$ 无反应且未接受 RNAi 治疗的患者不需要频繁评估尿草酸水平。对维生素 $B_6$ 有反应的患者,应经常检查尿草酸直到确定足够剂量。以后可以每年检查两次尿草酸水平[61]。

RNAi 治疗至少短期内减少 PH1 患者草酸生成,可能彻底改变 PH1 的管理。目前两种 RNAi 疗法可用于 PH1 患者或正在试验中。鲁马西兰(lumasiran; oxlumo; alnylam)已获得欧洲药品管理局(European Medicines Agency,EMA)和美国食品药品监督管理局(Food and Drug Administration,FDA)的上市授权,作为治疗 PH1 的孤儿药。Lumasiran 旨在沉默编码乙醇酸氧化酶的基因,乙醇酸氧化酶催化乙醇酸转化为乙醛酸。Illuminate A 随机对照试验中,年龄 >6 岁的患者服用鲁马西兰后,尿草酸排泄量平均减少 65%,而安慰剂组为 11%($P<0.001$)。扩展研究显示,随访 12 个月鲁马西多有持续反应。Illuminate B 开放标签研究中,鲁马西兰治疗 6 个月随意尿草酸与肌酐比率的最小二乘法降低 72%,50% 的患者尿草酸与肌酸酐比率在正常上限的 1.5 倍以内。Illuminate C 中,透析患者($n=15$)治疗 6 个月后,血浆草酸水平平均下降 42%(95%$CI$: 34%~51%),在未接受透析的病人中,平均下降 33%(95%$CI$: 15%~82%)。所有试验的不良反应都很轻微(注射部位反应)[62,66-67]。奈多西兰(nedosiran, dicerna/novo-nordisk)是另一种 RNAi 药物,旨在抑制 1- 乳酸脱氢酶 A(1-lactate dehydrogenase A,LDHA)产生,而 LDHA 是胞浆内乙醛酸转化为草酸盐必需的酶。PH1 或 PH2 患者开放标签 I 期 PHYOX1 研究中,67% 的患者尿草酸平均降低 55%,尿草酸排泄量降至正常上限 <1.5。PHYOX 2 随机对照试验[包括 PH1 或 PH2 且 eGFR>30ml/(min·1.73m$^2$)的患者]报告,PH1 患者经奈多西兰治疗可使尿草酸降低 59%。目前尚不清楚这些药物在多大程度上可以取代肝移植。

司替利朋妥(stiripentol)是一种 LDHA 靶向口服药物,可以降低尿草酸排泄量。有病例报道一例 51 岁单独肾移植后活检证实草酸肾病复发患者,接受司替利朋妥和鲁马西兰治疗。移植 14 个月后,移植肾功能、血清和尿液草酸水平保持稳定,肾活检显示草酸结晶完全消退[63]。

减少草酸盐及其底物的新方法,如 CRISPR-Cas9 诱导的乙醇酸氧化酶和 LDHA 的敲除,或目前 I 期试验的 LDHA 口服抑制剂 CHK-336,可能在不久的将来作为新的 PH 治疗方法。伴侣酮

(chaperone)疗法是恢复酶功能和降低草酸水平的另一种有前景的方法,其中一些药物如磷酸吡哆醛或氯化克菌定(dequalinium chloride,DECA),可能对 PH1 患者有益。在以 *AGXT* 中 pro11G170Arg 突变为特征的 PH1 细胞模型,DECA 促进 AGT 过氧化物酶体重定(retargeting),协同增强维生素 $B_6$ 的效果。

慢性肾脏病 4~5 期 PH 患者可能需要透析治疗,减少系统性草酸中毒潜在风险。早期透析临床指征是,经过降草酸治疗(RNAi 或维生素 $B_6$)血浆草酸水平仍很高,有全身草酸中毒迹象。作为肝脏移植过渡治疗,可能需要强化透析减少草酸蓄积。强化血液透析而非腹膜透析,最好使用最大流量高通量透析器。如果耐受,每天行血液透析、联合夜间腹膜透析治疗,注意双重透析增加感染并发症、加重患者和护理人员负担。根据腹膜平衡试验,调整留腹时间和留腹量优化腹膜透析治疗。增加每天腹膜透析循环次数和交换次数,同时优化停留时间,使草酸清除率更高。同时注意强化透析患者的磷酸盐水平,低磷酸盐血症可能会进一步恶化 PH 患者的骨病和矿化缺陷。

肝脏移植仍是 PH1 患者有效治疗方法,它可以逆转 PH1 患者的高草酸尿,并防止草酸相关疾病进一步发展。肝脏移植时应切除原发性肝脏,辅助性肝脏移植不能充分减少草酸过量产生。欧洲高草酸尿联盟(European Hyperoxaluria Consortium,OxalEurope)注册中心的 267 名 PH1 移植患者数据证实,PH1 尿毒症患者肝肾联合移植(CLKT)比单独肾移植的移植肾存活率更好(15 年时为 87% vs. 14%,$P<0.001$),移植肾衰竭的校正 HR 0.14(95%$CI$: 0.05~0.41)。对维生素 $B_6$ 治疗不敏感患者,CLKT 的无事件生存率高于单独肾移植($P<0.001$),维生素 $B_6$ 敏感患者没有差异($P=0.411$)。这支持对尿草酸排泄正常或接近正常、维生素 $B_6$ 治疗有反应患者行单独肾移植[64]。

**临床问题 18:移植肾 PH1 复发影响移植肾预后的因素有哪些?**

**推荐意见 23:**移植肾 PH1 复发影响移植肾预后的因素有肾移植后血尿草酸水平、移植肾复发诊断时间、肾移植后原发病控制等(推荐强度 C,证据等级 4)。

推荐意见说明:

移植肾 PH1 复发影响移植肾预后的因素研究较少。PH1 患者肾移植后应定期密切监测血尿草酸水平、移植肾影像,有条件者行程序性或临床指征性移植肾活检明确有无 PH1 移植肾复发,早期诊断、早期治疗可明显改善移植肾 PH1 复发预后。有作者建议 KT 之前血清草酸水平<20mmol/L 可有效防止复发,但可能难实现,无法适用于大量系统草酸蓄积患者。移植后综合对症预防治疗措施,包括大量饮水稀释尿液、口服柠檬酸盐碱化尿液、限制摄入含有大量草酸食品、维生素 $B_6$、RNAi 等治疗控制血草酸水平、需要透析的患者使用高通量透析器每天血液透析治疗结合夜间腹膜透析治疗、尿毒症患者选择合适的移植方式等,都有助于提高移植肾 PH1 复发患者的预后[62,63]。

**临床问题 19:PH2 终末期肾病患者移植方式选择及预后?**

**推荐意见 24:**PH2 终末期肾病患者合适移植方式还需大样本数据观察研究,全肝移植联合肾移植可能更好地防止 PH2 移植肾复发(推荐强度 C,证据等级 4)。

推荐意见说明:

原发性高草酸尿症 2 型(primary hyperoxaluria type 2,PH2)由乙醛酸还原酶 - 羟基丙酮酸还原酶(glyoxylate reductase-hydroxypyruvate reductase,GRHPR)致病性变异引起。GRHPR 广泛分布于全身,但它在各组织相对丰度和活性尚不清楚,大多数酶活性可能存在于肝脏[68]。PH2 是一种非常罕见的疾病,病理生理机制知之甚少,病程通常不如 PH1 严重,也有证据表明 PH2 不如之前认为是良性的。

PH2 特定治疗较少,奈多西兰 RNAi 理论上对所有类型 PH 有效。PH1 或 PH2 患者开放标签 Ⅰ 期 PHYOX1 研究中,PH2 患者亚组分析没有效果。PHYOX 2 随机对照试验[包括 PH1 或 PH2 且 eGFR>30ml/(min·1.73m$^2$)的患者]报告,PH2 患者经奈多西兰治疗尿草酸无显著反应。

PH2 肾移植文献很少。PH2 导致 ESRD 患者通常认为可以单独肾移植。2019 年一项 101 名 PH2 患者研究发现,22 名患者在中位年龄 40(34~48)岁时达到 CKD5 期。22 名患者中,10 名单独肾移植,1 年和 5 年移植肾存活率分别为 43% 和 29%。其中 1 名患者 2 年内两次遗体肾移植,3 名患者分别在第一次移植 5 年、6 年和 22 年接受第二次肾移植,其中 2 名在二次肾移植 3 年和 5 年死亡;一名患者接受 CLKT,移植肝原发无功能,患者 1 年后死于脓毒症。一例 PH2 晚期 CKD 儿科患者单独肾移植结果不佳[61,68]。有多个病例报道发现,PH2 患者单独肾移植后草酸盐肾病迅速严重复发,肝肾联合移植可以防止疾病在移植肾早期复发[69-70]。还有报告 PH2 患者肾移植后再行肝脏移植不能减少草酸排泄,也不能防止草酸肾病导致的移植肾丢失。PH2 终末期肾病患者是单独肾移植还是 CLKT 还有待大样本数据观察研究,可能 CLKT 能防止移植肾 PH2 复发。

### 三、罕见肾小球疾病

#### (一)移植肾轻链沉积病复发

临床问题 20:轻链沉积病是否可以接受肾移植?

推荐意见 25:由于轻链沉积病导致 ESRD 肾移植后复发率高,目前缺乏有效治疗手段,建议将血清中轻链阳性的患者列为肾移植禁忌证(推荐强度 B,证据等级 2b)。

推荐意见说明:

轻链沉积病(light chain deposit disease,LCDD)是一种副球蛋白相关肾脏病,肾脏是常见的受累器官。病人在肾移植后可以出现单克隆链或者轻链在移植肾沉积,肾移植术后移植肾 LCDD 非常少见,且肾移植术后 LCDD 容易复发,因此目前 LCDD 病人为肾移植术相对禁忌。LCDD 多发于中年男性,临床表现高血压、蛋白尿、肾功能不全、贫血[71]。LCDD 病人复发后预后较差,有研究报道,5 例复发病人有 4 例死亡,1 例进入血液透析,另有个案报道 1 例死于多发性骨髓瘤,仅 1 例在移植后 13 年还在存活[13]。由于 LCDD 受者易复发且易导致死亡,对于血清中轻链没有减少至阴性的病人,不主张接受肾移植手术。

临床问题 21:移植肾轻链沉积病复发如何治疗?

推荐意见 26:使用蛋白酶体抑制剂硼替佐米和抗 CD38 单抗可以延迟 LCDD 复发,提高 LCDD 病人移植肾存活率(推荐强度 C,证据等级 4)。

推荐意见说明:

目前,针对 LCDD 的无统一治疗方案。有资料显示,使用蛋白酶抑制剂硼替佐米和抗 CD20 单克隆抗体可以延迟 LCDD 复发,提高 LCDD 病人移植肾存活率[13,72]。有个案报道,2 例肾移植术后复发 LCDD 的病例,均给予硼替佐米合并地塞米松治疗,1 例血肌酐下降,血尿游离轻链比值正常,肾功能较前好转;1 例治疗后合并感染和脓毒症,目前肾透析维持治疗,预后不佳[73]。因此,硼替佐米对肾移植术后 LCDD 复发的治疗效果有待验证。

#### (二)移植肾纤维样肾小球病复发

临床问题 22:移植肾纤维样肾小球病复发情况及治疗措施?

推荐意见 27:纤维样肾小球病极为罕见,其导致的 ESRD 行肾移植是可行的,建议关注其复发风险。建议移植肾纤维样肾小球病复发的治疗同自体肾的治疗措施,其疗效较差(推荐强度 C,证据等级 4)。

推荐意见说明:

梅奥诊所报道的 14 例纤维样肾小球病(fibrillary glomerulonephritis,FGN)的 ESRD 患者接受了肾移植,其中 5 例接受了抢先移植[74]。平均 51 个月的随访中,5 例患者(36%)经活检证实 FGN 复发,包括 2 例因 FGN 复发而出现移植肾失功的患者。在 4 年和 8 年的随访中,均未出现临床复发,但均未进行移植肾活检[75]。澳大利亚和新西兰报告了 13 名由 FGN 引起的 ESRD 患者并接受同种异体肾移植治疗的结果。13 例患者中只有 1 例 FGN 复发,最终导致复发 4.6 年后移植肾失功[76]。FGN 移植的结果在 10 年患者和移植肾肾生存率方面与整体移植人群相似[7]。FGN 预后较差。移植受者出现 FGN 复发治疗参考移植前免疫抑制剂使用,包括激素、环磷酰胺及抗 CD20 单克隆抗体[7]。

### (三) 移植肾非典型溶血尿毒综合征(atypical hemolytic-uremic syndrome,aHUS)复发

临床问题 23:移植肾 aHUS 复发的高危因素有哪些?

推荐意见 28:建议关注移植肾 aHUS 复发的高危因素有:补体相关基因的异常(尤其是致病性突变和功能获得性突变)、早期复发病史和年龄等因素(推荐强度 B,证据等级 2a)。

推荐意见说明:

既往文献报道,成人 aHUS 患者接受肾移植后的复发率约为 25%~50%[77-78]。移植肾 aHUS 复发是外在因素和遗传易感性相互作用的结果。外在的因素(免疫抑制药物、抗体介导的排斥反应、病毒感染等)[79-83]作为"二次打击",作用于携带有补体相关基因的突变的易感者[81-83],导致肾移植后发生不受控制的补体激活和内皮损伤,引起 aHUS,从而增加移植物丢失的风险。移植后的任何时间可出现 aHUS 复发,但移植后的前 3 个月较易发生 aHUS,这一时期存在较多的补体激活事件(如缺血再灌注损伤、高免疫抑制药物水平、抗体介导的排斥反应、病毒感染),这些可成为 aHUS 的触发因素[84]。更重要的是,aHUS 患者的移植后复发受补体遗传学异常的影响,因基因突变导致补体及其相关蛋白异常在肾移植后仍然存在,因此疾病容易复发[85]。肾移植后 aHUS 复发的风险因不同的补体突变基因而异:膜辅因子蛋白(membrane cofactor protein,MCP)突变的风险较低(约 15%~20%),编码循环补体蛋白和调节因子(CFH、CFI、CFB 和 C3 等)的基因异常的患者复发风险较高(40%~90%)[85,86]。其中携带 CFH 突变的患者复发率最高,在有 CFH 基因异常的移植患者中,64% 的患者发生 aHUS 复发,82% 的复发导致移植物丢失[87]。CFI 突变患者的肾移植也与高复发率(45%~80%)和不良预后相关[85-86]。携带单一 MCP 突变的移植患者中 aHUS 复发的情况很少见,因为同种异体肾移植物内的内皮细胞表达正常的 MCP[85]。因此,移植前应对补体相关基因进行全面筛查,以便患者和临床医师根据复发风险就移植和移植后预防做出决策[88]。

临床问题 24:移植肾 aHUS 复发高危受者预处理措施有哪些?

推荐意见 29:在具有中高复发风险的肾移植 aHUS 受者中,推荐尽早启动预处理措施。风险定义如下:①高风险:有致病的补体遗传学变异,或功能获得性突变(即抗 CFH 自身抗体),或有早期复发病史;②中风险:未发现基因变异,或该变异为 CFI 基因变异,或持续低滴度的 CFH 自身抗体;③低风险:孤立的 MCP 基因变异,或 CFH 自身抗体持续阴性。推荐中风险选择使用 C5 单克隆抗体或血浆置换预防,推荐高风险需在肾移植手术当日进行 C5 单克隆抗体预防治疗(推荐强度 B,证据等级 2a)。

推荐意见说明:

除了复发的 aHUS 患者应立即启动治疗,在具有中高复发风险的肾移植 aHUS 患者中,应尽早启

动预处理措施。KDIGO 给出了相关建议指出：低风险无需预防治疗，中风险可选择使用补体 C5 抑制剂或血浆置换预防，高风险需要在肾移植手术当日进行补体 C5 抑制剂预防治疗[89]。如何区分高、中、低复发风险，主要基于补体遗传学、早期复发等情况：如果患者有致病的补体遗传学变异、或功能获得性突变（即抗 CFH 自身抗体），或有早期复发病史，则为高风险；如果患者未发现基因变异，或该变异为 CFI 基因变异，或持续低滴度的 CFH 自身抗体，则为中风险；如果患者是孤立的 MCP 基因变异，或 CFH 自身抗体持续阴性，则为低风险。

最近的数据提供了关于补体 C5 抑制剂在预防和治疗移植后 aHUS 复发方面的功效的证据。一项巴西多中心回顾性队列研究，结果显示依库珠单抗预防组和治疗组的移植物丢失风险明显低于不使用依库珠单抗，其中预防组的发生率最低；使用依库珠单抗可观察到较低的死亡率：预防组 1 000d 的累积生存率为 100%，治疗组为 70%，无依库珠单抗组为 40%[90]。另一项来自法国的登记注册研究回顾性地分析了 116 名进行过 126 次肾移植手术的 aHUS 患者的生存情况（部分患者进行了多次肾移植手术），根据患者的实际情况分为，预防性治疗组和无预防性治疗组。结果显示，预防性使用依库珠单抗，较无预防、移植之后使用的组别来说，可以显著降低肾移植后的复发风险，移植物的存活率也显著提高[91]。研究提示肾移植的 aHUS 患者在移植之前就启动依库珠单抗预防性治疗的重要性。2012 年启动的全球多中心大型 aHUS 登记注册研究针对其中 188 名进行了 ≥1 次肾移植且接受依库珠单抗治疗的 aHUS 患者进行了回顾性分析，根据接受依库珠单抗治疗的情况分为：第 1 组，在移植前已经确诊为 aHUS，并在手术当天（术后第 0 天）或者术中接受依库珠单抗治疗；第 2 组，包括在移植后才启动依库珠单抗治疗的患者。研究结果显示与肾移植后接受依库珠单抗治疗的 aHUS 患者相比，aHUS 肾移植患者的透析风险减少与肾移植术前或术中接受依库珠单抗治疗相关，提示在移植前就启动治疗的重要性，及时给予依库珠单抗的治疗，可以对患者的肾功能结局有所改善[92]。依库珠单抗治疗 aHUS 肾移植患者的系统评价和荟萃分析评估了依库珠单抗在预防和治疗肾移植术后 aHUS 复发中的作用，来自 18 项研究（13 项队列研究和 5 项病例系列）的 380 名成年肾移植 aHUS 患者接受依库珠单抗预防和治疗移植后 aHUS 复发，结果显示补体 C5 抑制剂治疗在预防和治疗复发性 aHUS 方面可能具有有利作用。在移植前后开始预防性使用依库珠单抗的患者中，只有不到 6% 的患者出现 aHUS 复发[93]。因此，补体 C5 抑制剂依库珠单抗在预防肾移植后的复发风险、移植物的存活率和肾功能结局等方面的有着显著的功效。

**临床问题 25：移植肾 aHUS 复发的治疗方案？**

**推荐意见 30：**推荐将补体 C5 抑制剂作为移植肾 aHUS 复发的一线治疗药物（推荐强度 B，证据等级 2a）。

**推荐意见说明：**

肾移植后发生 aHUS 后，应启动依库珠单抗治疗，无须等待补体检测及基因突变结果[85,94]。一项法国的研究回顾了 28 份病例报告和 37 名患者使用依库珠单抗治疗移植肾 aHUS 复发的前瞻性试验，结果显示当 aHUS 诊断明确时，依库珠单抗可被视为最佳一线治疗，并且在疾病早期给药，该治疗有可能挽救肾功能[83]。一项巴西多中心回顾性队列研究，纳入 2007~2019 年期间巴西 118 个移植中心中诊断为 aHUS 的肾移植患者，根据依库珠单抗使用情况分为不使用依库珠单抗（n=11），在诊断移植后血栓性微血管病时接受依库珠单抗治疗（治疗组，n=17），在移植手术当天接受依库珠单抗治疗（预防组，n=10），结果显示，治疗组、预防组和无依库珠单抗组 1 000d 因血栓性微血管病导致移植物丢失的发生率分别为：7.6%、10% 和 86.4%，依库珠单抗预防组和治疗组的移植物丢失风险明显低于不使用依库珠单抗，其中预防组的发生率最低；使用依库珠单抗可观察到较低的死亡率：预防组 1 000d 的累积生存率为 100%，治疗组为 70%，无依库珠单抗组为 40%[90]。因此，移植肾 aHUS 复发应考虑将依库珠单抗治疗作为一线治疗，立即启动治疗。

临床问题 26：移植肾 aHUS 复发的预后如何？

推荐意见 31：移植肾 aHUS 复发预后较差，推荐关注受者补体遗传学变异（推荐强度 B，证据等级 2a）。

推荐意见说明：

肾移植后，aHUS 仍存在较高的复发风险和移植物丢失风险，aHUS 患者的肾移植与不良预后有关，长期以来 aHUS 被认为不适合肾移植手术[95]。一项回顾性研究纳入了 57 名共接受 71 次肾移植的 aHUS 患者，结果显示，遗体供体移植肾的 1 年存活率为 76%，5 年存活率为 51%，这与肾移植的总体移植物存活率相差较大，情况较差[87]。患者补体相关基因变异不仅与移植后复发相关也和预后相关[96]。但是目前已知的补体遗传学变异也比较有限，因此补体遗传学检测也不是 aHUS 确诊所必需的，且无法作为诊断的标准，完善补体遗传学的检测对于明确病因，补体遗传学异常可作为疾病预后判断的参考[96]。确诊后可完善补体血清学检查，可以帮助后期疾病的随访和监测，作为病情的严重程度和治疗效果进行判断的标志物之一[97]。

## 四、小结

本章指南综合国内外最新文献，对移植肾系统性疾病肾损害复发的危险因素、预防措施、治疗措施以及预后等四个方面做了全面的梳理和汇总，根据已有的文献结合国内实际情况制订指南，为移植肾系统性疾病肾损害复发的术前评估、预防和诊疗提供科学依据，这个指南将规范和指导临床医师的诊疗实践，协助肾内科和肾移植医师提升对这部分疾病的认识。从全面仔细术前评估做起，尽最大可能明确原发病病因，肾移植术后严密监测，及早行移植肾活检明确诊断，制订精准治疗方案，提升移植肾和肾移植受者存活率。同时我们也注意到这个指南大部分文献是来自于国外的研究，国内的资料非常少。也期待未来移植同行一起努力，开展更多的全国多中心前瞻性研究，为我们的指南在将来增加新的证据。

执笔作者：文吉秋（广西医科大学第二附属医院），于峰（北京大学国际医院），赵洪雯（中国人民解放军陆军军医大学第一附属医院），廖贵益（安徽医科大学附属第一医院），秦燕（上海交通大学附属上海市第一人民医院）

通信作者：文吉秋（广西医科大学第二附属医院）

参编作者：丁影（北京大学国际医院），王卫黎（中国人民解放军陆军军医大学第一附属医院），王明君（山西省第二人民医院），朱龙银（中国人民解放军陆军军医大学第一附属医院），周强（中国人民解放军陆军军医大学第一附属医院），郭晓红（山西省第二人民医院）

主审专家：薛武军（西安交通大学第一附属医院），田野（首都医科大学附属友谊医院），周华（山西省第二人民医院）

审稿专家：王长希（中山大学附属第一医院），王仁定（浙江大学医学院附属第一医院），王钢（吉林大学附属第一医院），王锁刚（河南中医药大学附属第一医院），刘航（首都医科大学附属朝阳医院），朱兰（华中科技大学同济医学院附属同济医院），姜鸿（新疆维吾尔自治区人民医院），朱有华（中国人民解放军海军军医大学第一附属医院），林涛（四川大学华西医院），苏华（华中科技大学同济医学院附属协

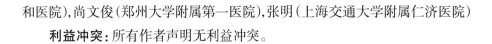

和医院), 尚文俊(郑州大学附属第一医院), 张明(上海交通大学附属仁济医院)

**利益冲突:** 所有作者声明无利益冲突。

## 参考文献

[ 1 ] 文吉秋, 伍倩倩, 倪雪峰. 移植肾继发和新发肾小球疾病诊治新进展 [J]. 临床外科杂志, 2020, 28 (11): 1090-1094.

[ 2 ] BINDA V, FAVI E, CALATRONI M, et al. Anti-neutrophil cytoplasmic antibody-associated vasculitis in kidney transplantation [J]. Medicina (Kaunas), 2021, 57 (12): 1325.

[ 3 ] ROMEU M, COUCHOUD C, DELAROZIERE J C, et al. Survival of patients with ANCA-associated vasculitis on chronic dialysis: data from the French REIN Registry from 2002 to 2011 [J]. QJM, 2014, 107 (7): 545-555.

[ 4 ] HRUSKOVA Z, STEL V S, JAYNE D, et al. Characteristics and outcomes of granulomatosis with polyangiitis (wegener) and microscopic polyangiitis requiring renal replacement therapy: results from the European Renal Association-European Dialysis and Transplant Association Registry [J]. Am J Kidney Dis, 2015, 66 (4): 613-620.

[ 5 ] LITTLE M A, HASSAN B, JACQUES S, et al. Renal transplantation in systemic vasculitis: When is it safe? [J]. Nephrol Dial Transplant, 2009, 24 (10): 3219-3225.

[ 6 ] HRUSKOVA Z, TESAR V, GEETHA D. Renal transplantation in antineutrophil cytoplasmic antibody-associated vasculitis: current perspectives [J]. Kidney Blood Press Res, 2020, 45 (2): 157-165.

[ 7 ] ROSENSTOCK J L, MARKOWITZ G S. Fibrillary glomerulonephritis: an update [J]. Kidney Int Rep, 2019, 4 (7): 917-922.

[ 8 ] ALLEN A, PUSEY C, GASKIN G. Outcome of renal replacement therapy in antineutrophil cytoplasmic antibody-associated systemic vasculitis [J]. J Am Soc Nephrol, 1998, 9 (7): 1258-1263.

[ 9 ] MARCO H, MIRAPEIX E, ARCOS E, et al. Long-term outcome of antineutrophil cytoplasmic antibody-associated small vessel vasculitis after renal transplantation [J]. Clin Transplant, 2013, 27 (3): 338-347.

[ 10 ] NACHMAN P H, SEGELMARK M, WESTMAN K, et al. Recurrent ANCA-associated small vessel vasculitis after transplantation: a pooled analysis [J]. Kidney Int, 1999, 56 (4): 1544-1550.

[ 11 ] BRIGANTI E M, RUSS G R, MCNEIL J J, et al. Risk of renal allograft loss from recurrent glomerulonephritis [J]. N Engl J Med, 2002, 347 (2): 103-109.

[ 12 ] MORONI G, TORRI A, GALLELLI B, et al. The long-term prognosis of renal transplant in patients with systemic vasculitis [J]. Am J Transplant, 2007, 7 (9): 2133-2139.

[ 13 ] PONTICELLI C, MORONI G, GLASSOCK R J. Recurrence of secondary glomerular disease after renal transplantation [J]. Clin J Am Soc Nephrol, 2011, 6 (5): 1214-1221.

[ 14 ] MORAN S, LITTLE M A. Renal transplantation in antineutrophil cytoplasmic antibody-associated vasculitis [J]. Curr Opin Rheumatol, 2014, 26 (1): 37-41.

[ 15 ] GRECO A, RIZZO M I, DE VIRGILIO A, et al. Goodpasture's syndrome: a clinical update [J]. Autoimmun Rev, 2015, 14 (3): 246-253.

[ 16 ] GULATI K, MCADOO S P. Anti-glomerular basement membrane disease [J]. Rheum Dis Clin North Am, 2018, 44 (4): 651-673.

[ 17 ] TANG W, MCDONALD S P, HAWLEY C M, et al. Anti-glomerular basement membrane antibody disease is an uncommon cause of end-stage renal disease [J]. Kidney Int, 2013, 83 (3): 503-510.

[ 18 ] SINGH T, KHARADJIAN T B, ASTOR B C, et al. Long-term outcomes in kidney transplant recipients with end-stage kidney disease due to anti-glomerular basement membrane disease [J]. Clin Transplant, 2021, 35 (2): e14179.

[ 19 ] KOTANKO P, PUSEY C D, LEVY J B. Recurrent glomerulonephritis following renal transplantation [J]. Transplantation, 1997, 63 (8): 1045-1052.

[ 20 ] FLOEGE J. Recurrent glomerulonephritis following renal transplantation: an update [J]. Nephrol Dial Transplant, 2003, 18 (7): 1260-1265.

［21］COCHE S, SPRANGERS B, VAN LAECKE S, et al. Recurrence and outcome of anti-glomerular basement membrane glomerulonephritis after kidney transplantation [J]. Kidney Int Rep, 2021, 6 (7): 1888-1894.

［22］FONCK C, LOUTE G, COSYNS J P, et al. Recurrent fulminant anti-glomerular basement membrane nephritis at a 7-year interval [J]. Am J Kidney Dis, 1998, 32 (2): 323-327.

［23］KIDNEY DISEASE: IMPROVING GLOBAL OUTCOMES TRANSPLANT WORK G. KDIGO clinical practice guideline for the care of kidney transplant recipients [J]. Am J Transplant, 2009, 9 Suppl 3: S1-155.

［24］SAUTER M, SCHMID H, ANDERS H J, et al. Loss of a renal graft due to recurrence of anti-GBM disease despite rituximab therapy [J]. Clin Transplant, 2009, 23 (1): 132-136.

［25］BELEIL O M, COBURN J W, SHINABERGER J H, et al. Recurrent glomerulonephritis due to anti-glomerular basement membrane-antibodies in two successive allografts [J]. Clin Nephrol, 1973, 1 (6): 377-380.

［26］ALMKUIST R D, BUCKALEW V M, JR., HIRSZEL P, et al. Recurrence of anti-glomerular basement membrane antibody mediated glomerulonephritis in an isograft [J]. Clin Immunol Immunopathol, 1981, 18 (1): 54-60.

［27］TRPKOV K, ABDULKAREEM F, JIM K, et al. Recurrence of anti-GBM antibody disease twelve years after transplantation associated with de novo IgA nephropathy [J]. Clin Nephrol, 1998, 49 (2): 124-128.

［28］KHANDELWAL M, MCCORMICK B B, LAJOIE G, et al. Recurrence of anti-GBM disease 8 years after renal transplantation [J]. Nephrol Dial Transplant, 2004, 19 (2): 491-494.

［29］CONTRERAS G, MATTIAZZI A, GUERRA G, et al. Recurrence of lupus nephritis after kidney transplantation [J]. J Am Soc Nephrol, 2010, 21 (7): 1200-1207.

［30］NORBY G E, STROM E H, MIDTVEDT K, et al. Recurrent lupus nephritis after kidney transplantation: a surveillance biopsy study [J]. Ann Rheum Dis, 2010, 69 (8): 1484-1487.

［31］ROTH D, MILGROM M, ESQUENAZI V, et al. Renal transplantation in systemic lupus erythematosus: one center's experience [J]. Am J Nephrol, 1987, 7 (5): 367-374.

［32］LOCHHEAD K M, PIRSCH J D, D'ALESSANDRO A M, et al. Risk factors for renal allograft loss in patients with systemic lupus erythematosus [J]. Kidney Int, 1996, 49 (2): 512-517.

［33］CHUNG M C, YU T M, SHU K H, et al. Influence of pretransplantation dialysis time and lupus activity on outcome of kidney transplantation in systemic lupus erythematosus [J]. Transplant Proc, 2014, 46 (2): 336-338.

［34］MAGEE J C, LEICHTMAN A B, MERION R M. Renal transplantation for systemic lupus erythematosis: excellent long-term results with both living and cadaveric donors [J]. Transplant Proc, 1998, 30 (5): 1798-1799.

［35］WINCHESTER R J, NUNEZ-ROLDAN A. Some genetic aspects of systemic lupus erythematosus [J]. Arthritis Rheum, 1982, 25 (7): 833-783.

［36］CATS S, TERASAKI P I, PERDUE S, et al. Increased vulnerability of the donor organ in related kidney transplants for certain diseases [J]. Transplantation, 1984, 37 (6): 575-579.

［37］WONG T, GORAL S. Lupus nephritis and kidney transplantation: Where are we today? [J]. Adv Chronic Kidney Dis, 2019, 26 (5): 313-322.

［38］BURGOS P I, PERKINS E L, PONS-ESTEL G J, et al. Risk factors and impact of recurrent lupus nephritis in patients with systemic lupus erythematosus undergoing renal transplantation: data from a single US institution [J]. Arthritis Rheum, 2009, 60 (9): 2757-2766.

［39］VALE P, QUININO R, COSTA K, et al. Post-transplant lupus nephritis recurrence: a case report and review of the literature [J]. Transplant Proc, 2019, 51 (5): 1614-1617.

［40］GORAL S, YNARES C, SHAPPELL S B, et al. Recurrent lupus nephritis in renal transplant recipients revisited: it is not rare [J]. Transplantation, 2003, 75 (5): 651-656.

［41］PATTANAIK D, GREEN J, TALWAR M, et al. Relapse and outcome of lupus nephritis after renal transplantation in the modern immunosuppressive era [J]. Cureus, 2022, 14 (1): e20863.

［42］DENG J, XIE H, ZHU L, et al. Maintenance therapy for lupus nephritis with mycophenolate mofetil or azathioprine: a meta-analysis [J]. Clin Nephrol, 2019, 91 (3): 172-179.

［43］IOANNIDIS J P, KATSIFIS G E, TZIOUFAS A G, et al. Predictors of sustained amenorrhea from pulsed intravenous cyclophosphamide in premenopausal women with systemic lupus erythematosus [J]. J Rheumatol, 2002, 29 (10):

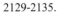

2129-2135.

［44］KATSIFIS G E, TZIOUFAS A G. Ovarian failure in systemic lupus erythematosus patients treated with pulsed intravenous cyclophosphamide [J]. Lupus, 2004, 13 (9): 673-678.

［45］ROMERO KARAM L A, PATEL A M, TRUONG L, et al. A case report of recurrent lupus nephritis 15 days after renal transplantation [J]. Transplant Proc, 2020, 52 (2): 614-618.

［46］LI J, GAO C, ZHU X, et al. Hemophagocytic lymphohistiocytosis secondary to virus infection and followed by lupus nephritis recurrence in a renal transplantation pediatric recipient: a case report [J]. BMC Nephrol, 2023, 24 (1): 200.

［47］CHEN F, LIU J, ZHAO Z, et al. Tripterygium and its plant extraction for systemic lupus erythematosus: a protocol for systematic review and meta analysis [J]. Medicine (Baltimore), 2020, 99 (34): e21909.

［48］LIU L, ZHANG L, LI M. Application of herbal traditional Chinese medicine in the treatment of lupus nephritis [J]. Front Pharmacol, 2022, 13: 981063.

［49］SHINZATO T, SHIMIZU T, IWAMI D, et al. Recurrent lupus nephritis in renal allograft triggered by pregnancy [J]. CEN Case Rep, 2022, 11 (2): 237-241.

［50］ALBUQUERQUE B C, SALLES V B, TAJRA R D P, et al. Outcome and prognosis of patients with lupus nephritis submitted to renal transplantation [J]. Sci Rep, 2019, 9 (1): 11611.

［51］STONE J H, AMEND W J, CRISWELL L A. Antiphospholipid antibody syndrome in renal transplantation: occurrence of clinical events in 96 consecutive patients with systemic lupus erythematosus [J]. Am J Kidney Dis, 1999, 34 (6): 1040-1047.

［52］NUVOLONE M, MERLINI G. Improved outcomes for kidney transplantation in AL amyloidosis: impact on practice [J]. Kidney Int, 2019, 95 (2): 258-260.

［53］ANGEL-KORMAN A, STERN L, SAROSIEK S, et al. Long-term outcome of kidney transplantation in AL amyloidosis [J]. Kidney Int, 2019, 95 (2): 405-411.

［54］HEYBELI C, BENTALL A, WEN J, et al. A study from the Mayo Clinic evaluated long-term outcomes of kidney transplantation in patients with immunoglobulin light chain amyloidosis [J]. Kidney Int, 2021, 99 (3): 707-715.

［55］PINNEY J H, LACHMANN H J, SATTIANAYAGAM P T, et al. Renal transplantation in systemic amyloidosis-importance of amyloid fibril type and precursor protein abundance [J]. Am J Transplant, 2013, 13 (2): 433-441.

［56］LEUNG N, GRIFFIN M D, DISPENZIERI A, et al. Living donor kidney and autologous stem cell transplantation for primary systemic amyloidosis (AL) with predominant renal involvement [J]. Am J Transplant, 2005, 5 (7): 1660-1670.

［57］THEODORAKAKOU F, FOTIOU D, DIMOPOULOS M A, et al. Solid organ transplantation in amyloidosis [J]. Acta Haematol, 2020, 143 (4): 352-364.

［58］HAVASI A, HEYBELI C, LEUNG N, et al. Outcomes of renal transplantation in patients with AL amyloidosis: an international collaboration through the International Kidney and Monoclonal Gammopathy Research Group [J]. Blood Cancer J, 2022, 12 (8): 119.

［59］BATALINI F, ECONIMO L, QUILLEN K, et al. High-dose melphalan and stem cell transplantation in patients on dialysis due to immunoglobulin light-chain amyloidosis and monoclonal immunoglobulin deposition disease [J]. Biol Blood Marrow Transplant, 2018; 24 (1): 127-132.

［60］DEMOULIN N, AYDIN S, GILLION V, et al. Pathophysiology and management of hyperoxaluria and oxalate nephropathy: a review [J]. Am J Kidney Dis, 2022, 79 (5): 717-727.

［61］GROOTHOFF J W, METRY E, DEESKER L, et al. Clinical practice recommendations for primary hyperoxaluria: an expert consensus statement from ERKNet and OxalEurope [J]. Nat Rev Nephrol, 2023, 19 (3): 194-211.

［62］JOHER N, MOKTEFI A, GRIMBERT P, et al. Early post-transplant recurrence of oxalate nephropathy in a patient with primary hyperoxaluria type 1, despite pretransplant lumasiran therapy [J]. Kidney Int, 2022, 101 (1): 185-186.

［63］LOMBARDI Y, ISNARD P, CHAVAROT N, et al. Stiripentol and lumasiran as a rescue therapy for oxalate nephropathy recurrence after kidney transplantation in an adult patient with primary hyperoxaluria type 1 [J]. Am J Kidney Dis, 2023, 82 (1): 113-116.

［64］METRY E L, GARRELFS S F, PETERS-SENGERS H, et al. Long-term transplantation outcomes in patients with primary hyperoxaluria type 1 included in the European Hyperoxaluria Consortium (OxalEurope) Registry [J]. Kidney

Int Rep, 2022, 7 (2): 210-220.

［65］ SAS D J, LIESKE J C. New Insights regarding organ transplantation in primary hyperoxaluria type 1 [J]. Kidney Int Rep, 2022, 7 (2): 146-148.

［66］ GARRELFS S F, FRISHBERG Y, HULTON S A, et al. Lumasiran, an RNAi therapeutic for primary hyperoxaluria type 1 [J]. N Engl J Med, 2021, 384 (13): 1216-1226.

［67］ MICHAEL M, GROOTHOFF J W, SHASHA-LAVSKY H, et al. Lumasiran for advanced primary hyperoxaluria type 1: Phase 3 ILLUMINATE-C trial [J]. Am J Kidney Dis, 2023, 81 (2): 145-155 e1.

［68］ COCHAT P, RUMSBY G. Primary hyperoxaluria. N Engl J Med, 2013, 369 (7): 649-58.

［69］ DHONDUP T, LORENZ E C, MILLINER D S, et al. Combined liver-kidney transplantation for primary hyperoxaluria type 2: a case report [J]. Am J Transplant, 2018, 18 (1): 253-257.

［70］ DEL BELLO A, COINTAULT O, DELAS A, et al. Primary hyperoxaluria type 2 successfully treated with combined liver-kidney transplantation after failure of isolated kidney transplantation [J]. Am J Transplant, 2020, 20 (6): 1752-1753.

［71］ 李晓梅, 谌达程, 梁丹丹, 等. 轻链沉积病患者临床病理特征 [J]. 肾脏病与透析肾移植杂志, 2016, 25 (1): 1-7.

［72］ WADA Y, IYODA M, SAITO T, et al. Light-chain deposition disease successfully treated with bortezomib in an elderly patient: a case report and review of the literature [J]. Intern Med, 2015, 54 (22): 2893-2898.

［73］ 焦晨峰, 徐峰, 倪雪峰, 等. 移植肾轻链沉积病二例并文献复习 [J]. 中华器官移植杂志, 2020,(1): 37-41.

［74］ NASR S H, VALERI A M, CORNELL L D, et al. Fibrillary glomerulonephritis: a report of 66 cases from a single institution [J]. Clin J Am Soc Nephrol, 2011, 6 (4): 775-784.

［75］ ROSENSTOCK J L, MARKOWITZ G S, VALERI A M, et al. Fibrillary and immunotactoid glomerulonephritis: distinct entities with different clinical and pathologic features [J]. Kidney Int, 2003, 63 (4): 1450-1461.

［76］ MALLETT A, TANG W, HART G, et al. End-stage kidney disease due to fibrillary glomerulonephritis and immunotactoid glomerulopathy-outcomes in 66 consecutive ANZDATA registry cases [J]. Am J Nephrol, 2015, 42 (3): 177-184.

［77］ AGARWAL A, MAUER S M, MATAS A J, et al. Recurrent hemolytic uremic syndrome in an adult renal allograft recipient: current concepts and management [J]. J Am Soc Nephrol, 1995, 6 (4): 1160-1169.

［78］ ARTZ M A, STEENBERGEN E J, HOITSMA A J, et al. Renal transplantation in patients with hemolytic uremic syndrome: high rate of recurrence and increased incidence of acute rejections [J]. Transplantation, 2003, 76 (5): 821-826.

［79］ WATERS A M, LICHT C. aHUS caused by complement dysregulation: new therapies on the horizon [J]. Pediatr Nephrol, 2011, 26 (1): 41-57.

［80］ ZUBER J, LE QUINTREC M, MORRIS H, et al. Targeted strategies in the prevention and management of atypical HUS recurrence after kidney transplantation [J]. Transplant Rev (Orlando), 2013, 27 (4): 117-125.

［81］ NORIS M, REMUZZI G. Cardiovascular complications in atypical haemolytic uraemic syndrome [J]. Nat Rev Nephrol, 2014, 10 (3): 174-180.

［82］ BRESIN E, DAINA E, NORIS M, et al. Outcome of renal transplantation in patients with non-Shiga toxin-associated hemolytic uremic syndrome: prognostic significance of genetic background [J]. Clin J Am Soc Nephrol, 2006, 1 (1): 88-99.

［83］ ZUBER J, FAKHOURI F, ROUMENINA L T, et al. Use of eculizumab for atypical haemolytic uraemic syndrome and C3 glomerulopathies [J]. Nat Rev Nephrol, 2012, 8 (11): 643-657.

［84］ AVILA A, GAVELA E, SANCHO A. Thrombotic microangiopathy after kidney transplantation: an underdiagnosed and potentially reversible entity [J]. Front Med (Lausanne), 2021, 8: 642864.

［85］ NORIS M, REMUZZI G. Thrombotic microangiopathy after kidney transplantation [J]. Am J Transplant, 2010, 10 (7): 1517-1523.

［86］ ZUBER J, LE QUINTREC M, SBERRO-SOUSSAN R, et al. New insights into postrenal transplant hemolytic uremic syndrome [J]. Nat Rev Nephrol, 2011, 7 (1): 23-35.

［87］ LE QUINTREC M, ZUBER J, MOULIN B, et al. Complement genes strongly predict recurrence and graft outcome in adult renal transplant recipients with atypical hemolytic and uremic syndrome [J]. Am J Transplant, 2013, 13 (3): 663-675.

［88］ NORIS M, REMUZZI G. Managing and preventing atypical hemolytic uremic syndrome recurrence after kidney transplantation [J]. Curr Opin Nephrol Hypertens, 2013, 22 (6): 704-712.

［89］ GOODSHIP T H, COOK H T, FAKHOURI F, et al. Atypical hemolytic uremic syndrome and C3 glomerulopathy: conclusions from a "Kidney Disease: Improving Global Outcomes" (KDIGO) controversies conference [J]. Kidney Int, 2017, 91 (3): 539-551.

［90］ NGA H S, PALMA L M P, ERNANDES NETO M, et al. Thrombotic microangiopathy after kidney transplantation: analysis of the brazilian atypical hemolytic uremic syndrome cohort [J]. PLoS One, 2021, 16 (11): e0258319.

［91］ ZUBER J, FRIMAT M, CAILLARD S, et al. Use of highly individualized complement blockade has revolutionized clinical outcomes after kidney transplantation and renal epidemiology of atypical hemolytic uremic syndrome [J]. J Am Soc Nephrol, 2019, 30 (12): 2449-2463.

［92］ SIEDLECKI A M, ISBEL N, VANDE WALLE J, et al. Eculizumab use for kidney transplantation in patients with a diagnosis of atypical hemolytic uremic syndrome [J]. Kidney Int Rep, 2019, 4 (3): 434-446.

［93］ GONZALEZ SUAREZ M L, THONGPRAYOON C, MAO M A, et al. Outcomes of kidney transplant patients with atypical hemolytic uremic syndrome treated with eculizumab: a systematic review and meta-analysis [J]. J Clin Med, 2019, 8 (7): 919.

［94］ AZOULAY E, KNOEBL P, GARNACHO-MONTERO J, et al. Expert statements on the standard of care in critically ill adult patients with atypical hemolytic uremic syndrome.[J] Chest, 2017, 152 (2): 424-434.

［95］ ARDISSINO G, CRESSERI D, TEL F, et al. Kidney transplant in patients with atypical hemolytic uremic syndrome in the anti-C5 era: single-center experience with tailored Eculizumab [J]. J Nephrol, 2021, 34 (6): 2027-2036.

［96］ GOICOECHEA DE JORGE E, PICKERING M C. Atypical hemolytic uremic syndrome: telling the difference between H and Y [J]. Kidney Int, 2010, 78 (8): 721-723.

［97］ GO R S, WINTERS J L, LEUNG N, et al. Thrombotic microangiopathy care pathway: a consensus statement for the Mayo Clinic complement alternative pathway-thrombotic microangiopathy (CAP-TMA) disease-oriented group [J]. Mayo Clin Proc, 2016, 91 (9): 1189-1211.

# 第十二部分

# 供肾与移植肾病理

## 68　肾移植病理学临床诊疗指南

自 J.Murray 博士 1954 年成功实施首例临床肾移植以来,肾移植已成为治疗终末期肾脏疾病(end stage renal disease,ESRD)的最佳方法[1,2]。近 10 年来,得益于包括移植前的供者风险指数(kidney donor risk index,KDPI)等供肾评估方案的临床应用、良好的免疫诱导及维持性免疫抑制方案的应用和对并发症的诊断水平日益提高等多方面因素的共同促进,移植肾脏的中位生存期在 2012—2021 年的 10 年间,由 12.4 年提高到 14.76 年[3]。但肾移植后所面临的并发症依然存在,即移植后由免疫学因素和非免疫学因素所致的、移植肾脏多种不同类型的并发症,进而导致移植肾脏失功。对这些并发症予以及时、明确诊断和针对性治疗,成为保障移植肾脏和受者长期存活的关键。对移植肾脏及时的活检及病理学观察,进而与临床各项检查密切结合而建立的病理学诊断,是对移植肾脏多种并发症予以明确诊断和鉴别诊断的最佳方法。

人体临床移植肾脏活检于 1952 年由法国 Necker 医院的 J.Hamburger 博士在一例亲属活体肾移植中率先实施[4,5],也使得肾移植术后活检病理学诊断的理念得以建立。借助现代影像学的精确引导、安全快速的肾脏穿刺活检器械的应用和活检技术及经验的提高,使得穿刺活检成为移植肾脏并发症诊断的最佳途径,也使得移植肾脏多种并发症的病理学特征得以逐渐明确,活检病理学诊断成为国际公认的移植肾脏并发症诊断的最佳方法。

肾移植是一项系统的治疗工程,活检病理学诊断不仅应用于移植术前对供肾的组织病理学评估,而且尤其在术后对包括缺血/再灌注损伤、T 细胞介导性排斥反应、抗体介导性排斥反应、免疫抑制剂毒性损伤、感染、复发性/新发性肾病和移植肾脏肿瘤等多种并发症的明确诊断中都是不可缺少的。在肾移植术后的长期管理中,及时和准确的移植肾脏活检诊断可以纠正 30%~42% 的临床诊断和38%~83% 的临床治疗;并且可以使约 19% 的肾移植受者避免不合理的免疫抑制剂治疗[6-10]。

### 一、指南形成方法

本指南在国际实践指南注册与透明化平台(Practice Guide Registration for TransPAREncy,PREPARE)上以中、英双语进行申请和正式注册(注册号:PREPARE2023CN829)。

临床问题的遴选及确定:工作组对国、内外该领域发表的指南和共识进行比对,针对既往指南中没有涉及和有新的研究进展的内容及临床医师重点关注的内容,经编写工作组通过共同讨论和集中审议,最终选择和确定本指南包括 3 个方面的内容,即移植肾脏病理学检查的总体原则、移植前遗体捐献供肾的活检病理学评估、移植后移植肾脏并发症的活检病理学诊断,建立相应的 45 个临床问题。

证据检索与筛选:成立了包括多学科在内的指南编写工作组,涵盖了肾移植外科学、肾脏内科学、外科病理学、肾脏病理学、超微病理学和移植免疫学在内的多学科专家。通过指南编写工作组系统检索国、内外相关的肾移植、外科病理学、肾脏病理学、移植肾脏病理学、遗体捐献供肾的组织病理学评估、移植肾脏并发症和移植肾脏 Banff 诊断与分级标准在内的、相关病理学指南和共识文献。

证据检索与筛选:按照人群、干预、对照、结局(population,intervention,comparison,outcome,PICO)的原则,对纳入的临床问题进行检索,检索 MEDLINE(PubMed)、Web of Science、万方知识数据服务平台和中国知网数据库,纳入指南、共识、规范、系统评价和 Meta 分析,随机对照试验(randomized controlled trial,RCT)、队列研究和病例对照研究等观察性研究;检索词包括:"肾移植""活检""移植肾脏活检""移植肾脏并发症""病理学""遗体捐献供肾""心脏死亡捐献供肾""移植肾脏缺血 / 再灌注损伤""排斥反应""T 细胞介导性排斥反应""抗体介导性排斥反应""移植肾脏感染""移植肾脏复发性肾病""移植肾脏新发性肾病"和"移植肾脏肿瘤"。所有类型文献的检索时间为 1991 年 1 月—2023 年 12 月,主要文献为近 10 年文献,发表语言选定为中文和英文。证据分级和推荐强度分级:本指南使用 2009 版牛津大学循证医学中心的证据分级与推荐强度标准,对每个临床问题的证据质量和推荐强度进行分级。

推荐意见的形成:综合考虑证据以及我国肾移植的临床实际,并重点参考 2009 年全球改善肾脏病预后组织(Kidney Disease:Improving Global Outcomes,KDIGO)发布的《KDIGO 肾移植受者的临床诊治及管理指南》[11](KDIGO clinical practice guideline for the care of kidney transplant recipients)、2021 年 KDIGO 发布的《KDIGO 2021 年肾小球疾病管理的临床实践指南》[12](2021 Clinical Practice Guideline for the Management of Glomerular Diseases)和 Banff 移植肾脏病理学诊断及分类标准(Banff Schema and Classification of Renal Allograft Pathology)等文件联合制订本指南。指南编写工作组提出了符合我国肾移植的移植肾脏病理学临床诊疗指南的推荐意见 56 条。鉴于目前国际移植肾脏活检及其病理学诊断主要依据 Banff 移植肾脏活检诊断与分类标准(以下简称"Banff 标准"),本指南主要依据 2019 年更新的"Banff 标准"中对移植肾脏的并发症类别的划分和界定、特定病变的定义及其程度评分;同时也参考历届 Banff 移植病理学会议对"Banff 标准"的历次更新和进展的内容予以阐述[13-17]。

## 二、移植肾脏病理学诊断的总体原则

移植肾脏病理学诊断的内容包括:移植前对供者肾脏的组织病理学评估、移植后对移植肾脏多种不同类型的并发症予以活检病理学诊断和对失功移植肾脏进行解剖病理学诊断 3 个方面。其一,在移植前借助对供者肾脏予以活检及其组织病理学的观察,并且与各项临床评估密切结合以准确判断供肾的质量,帮助临床确定供者肾脏的取舍,以及是否采用单肾移植或者双肾移植的不同类型移植方式,不仅可以科学合理地利用好宝贵的供者肾脏资源和保障术后移植肾脏有功能存活,同时也可以保留供肾的组织病理学基线资料,为移植术后并发症的病理学诊断提供参考。其二,肾移植术后对移植肾脏的多种并发症予以活检病理学诊断,是移植肾脏病理学诊断的主要内容。借助对移植肾脏的活检,可以对术后移植肾脏出现的多种并发症进行明确的诊断和鉴别诊断。这些移植肾脏的并发症包括:缺血 / 再灌注损伤(ischemia/reperfusion injury,IRI)所致的急性肾损伤(acute kidney injury，AKI）及急性肾小管坏死（acute tubular necrosis，ATN）、T 细胞介导性排斥反应（T cell-mediated rejection，TCMR）、抗体介导性排斥反应（antibody-meidated rejection，ABMR）、钙调磷酸酶抑制剂（calcineurin inhibitor，CNI）类免疫抑制剂毒性损伤、移植肾脏感染、不同类型的复发性肾病或新发性肾病（recurrent/*de novo* disease）和移植肾脏肿瘤。借助活检可以对这些并发症予以明确的诊断和鉴别诊断，及时指导临床予以针对性的治疗以及合理地调整免疫抑制剂方案，以更好地保障移植肾脏和移植受者的长期存活。其三，对因失功而切除的移植肾脏进行解剖病理学诊断也是非常必要的，以明了导致移植肾脏的失功原因，进而供再次肾移植时参考。

在本章中，就移植肾脏病理学诊断的基本原则、移植肾脏穿刺活检病理学诊断中对穿刺活检标本合格性的基本要求、移植肾脏穿刺活检标本组织病理学制片的基本方法和基本染色类型、移植肾脏活检病理学诊断报告的内容及其报告格式，进行系统的阐述，以指导临床移植肾脏活检及其病理学诊断。

**临床问题 1：移植肾脏病理学诊断的基本原则是什么？**

**推荐意见 1：**建议在移植肾脏病理学诊断中遵循病理检查与临床检查及检测密切结合以建立诊断的原则（推荐强度 D，证据级别 5）。

**推荐意见 2：**推荐在移植肾脏病理学诊断中遵循完整的病理学观察的原则，即：光镜、免疫病理（包括免疫荧光和 / 或免疫酶组织化学）和电镜三个方面的染色及其组织病理学观察（推荐强度 A，证据级别 1b）。

**推荐意见说明：**

移植病理学诊断既往被国际文献公认为移植肾脏并发症诊断的"金标准"。但是，随着活检病理学诊断经验的积累、对移植肾脏的多种并发症的发病机制及其组织病理学特征的逐渐明了，也明确认识到，移植肾脏的并发症在组织病理学上均缺乏诊断的特异性和病变在分布上存在不均一性，加之移植肾脏的穿刺活检取材所固有的局限性，这些因素都使得组织病理学的诊断虽然是诊断中不可缺少的基石，但是单纯依赖镜下的组织病理学诊断往往具有局限性。孤立的、脱离临床的移植肾脏病理学诊断是不可取的。因此，在详尽的病理学观察的基础上，进一步密切结合临床相应的各项检查及检测，获得更全面的移植肾脏并发症的致病机制的线索，对把握并发症的全貌、进而建立准确的病理学诊断是极其必要的，也是移植肾脏病理学诊断的基本原则，即：活检病理学观察与临床各项检查及检测密切结合，才是移植肾脏病理学诊断的最佳标准[7-9]。这一原则应贯彻于每一例移植肾脏活检的病理学诊断中，由此才能在病理学观察的基础上建立更准确的诊断。为此，也必须高度重视在移植肾脏病理学诊断中建立病理医师和临床医师的双向沟通（pathologist-clinician communication）机制[10,18-20]，这一点也早在 1983 年 Silverberg 等[21]所著的《外科病理学：原理与实践》中明确表述："临床与病理之间沟通的重要性往往是被双方所低估了的"；进而他建议在病理住院医师临床培训中加强病理医师与临床医师之间有效沟通能力的培训教育；也明确建议对病理医师而言，应在其与临床医师的沟通中提供关于病理学诊断的相关解读和参考意见。

移植肾脏病理学诊断的第二个基本原则是完整的病理学观察的原则。即移植肾脏的病理学诊断必须是建立在包括光镜（light microscopy，LM）、免疫病理［包括免疫荧光（immunofluorescence microscopy，IF）和 / 或免疫酶组织化学（immunohistochemistry，IHC）］和电镜（electron microscopy，EM）在内的、三个层面的全面观察[22]，借此建立完整的病理学诊断，三者缺一不可。肾移植术后不同的发病机制可以导致不同类别的、病理学特征各异的并发症。这些并发症的活检病理学诊断必须借助包括光镜、免疫病理和电镜在内的全面观察,以建立准确的病理学诊断思路。首先通过光镜观察对移植肾脏的基本病变特征予以整体把握,判断出病变是否为急性病变或慢性病变、病变的主要部位、病变分布的范围及其轻重程度;再结合免疫荧光等免疫病理染色的表现,判断是否有免疫复合物或补体介导的肾小球病变;借助电镜对光镜和免疫病理染色中的病理观察予以进一步的印证,以及发现内皮损伤病变、足突病变、基底膜病变和是否有特殊成分或亚结构沉积等。这样依次从光镜的组织病理学层面、到免疫荧光和/或免疫酶组织化学的免疫病理层面、再递进到电镜的超微病理层面的多层面观察,并将三个层面的病变特征予以整合分析,同时与前述的临床检查及检测相结合,得出基于病因学及其发病机制的病理学诊断,才能为移植肾脏并发症的明确诊断、治疗和预后提供最有价值的信息。在移植肾脏并发症的病理学诊断中,在重视光镜和免疫病理观察的同时,也应同样重视电镜的诊断价值,其不仅对于复发性或新发性肾病的诊断、而且对于活动性 ABMR 或血栓性微血管病(thrombotic microangiopathy, TMA)等急性病变也是具有很高的诊断价值,这三个层面的病理学观察是层层递进、相互印证和相辅相成的,将光镜、免疫病理和电镜三者有机结合[23,24],是避免诊断遗漏进而建立准确的病理学诊断的必备条件。

在肾移植的多学科团队中,病理医师应该是不可缺少的重要成员之一[23,24],其通过病理学诊断并与移植团队的密切协作与沟通而发挥独特的作用。其工作职责包括对供肾活检的组织病理学评估,以协助了解供肾是否适于移植,以及协助临床选择是否采取单肾移植或双肾移植等移植方式;对肾移植术后发生的多种并发症进行活检后的病理学诊断;对失功而切除的移植肾脏予以解剖病理学诊断及其致病机制的阐述及解释。在这一过程中,准确而详细地了解移植受者的临床信息,将活检病理学观察与临床各项检查予以有机结合,同时及时与临床医师沟通和讨论这些结果,是建立准确诊断的保障。

**临床问题 2:哪些情况下需要进行移植肾脏活检及其病理学诊断?**

**推荐意见 3:**推荐对肾移植术后、出现不明原因所致的移植肾脏功能指标异常者(血清肌酐值升高和/或 24h 尿蛋白定量检测>0.5g/24h)时,及时进行移植肾脏的指征性活检及病理学诊断,以对导致移植肾脏功能减退的原因予以明确诊断(推荐强度 B,证据等级 2c)。

**推荐意见 4:**推荐在肾移植术后 1 年时、移植肾脏功能稳定但为高致敏受者、检测到新生 DSA 的受者或者有多瘤病毒感染史的受者,可考虑在术后 1 年时进行程序性活检(或称"监视性活检"),对移植肾脏内潜在的并发症包括亚临床排斥反应、多瘤病毒感染或 CNI 毒性损伤等予以及时诊断和干预治疗,以预防移植肾脏进展为不可逆转的慢性移植肾脏损伤(CAI)(推荐强度 B,证据等级 2a)。

**推荐意见说明:**

活检病理学诊断可以直接观察移植肾脏内的组织病理学改变,进而明确其病变性质及其病变程度,是移植肾脏并发症诊断的最佳方法[25,26]。虽然近年来有许多借助受者血清和/或尿液中的生物标记物,如游离 DNA、microRNA、炎症趋化因子、损伤表达的分化簇或肾小管上皮损伤标记物等,但这些标记物的检测目前仍需要借助昂贵的设备平台、检测费用高昂且耗时较长,而且所获得的生物信息学结果往往在鉴别诊断上具有不确定性[27-29],因此,截至目前,移植肾脏活检及其病理学诊断仍是移植肾脏并发症诊断的最佳方法。

通过移植肾脏活检可以对移植肾脏的多种并发症进行明确诊断,这些并发症包括[28-31]:供肾预存性病变、IRI、TCMR、ABMR、CNI 类免疫抑制剂的毒性损伤、移植肾脏感染、移植肾脏复发性/新发性肾病和移植肾脏肿瘤。活检较之血生化检查、影像学检查等间接性的检查,能更直接地、精确地反映移植肾脏病变的性质及其病变程度,对不明原因所致的移植肾脏功能减退者,均应及时进行活检病理学诊断,进而在其并发症尚处于可逆的阶段及时予以干预治疗,避免贻误最佳的治疗时机和进展至不可逆转的慢性移植肾脏损伤(chronic allograft injury,CAI)阶段。同时在诊断中也必须注意,由于肾移植术后导致移植肾脏并发症的因素众多,在一次活检中往往有不同的并发症共存,必须首先基于对移植肾脏活检组织详细的病理学观察,然后密切结合临床各项检查及检测予以综合分析和诊断。对于有前后两次或多次的活检者,必须将前后多次的活检予以系统观察,以便动态掌握移植肾脏并发症的转归与变化,更有利于对其并发症的发病机制予以综合分析及诊断,以便客观、准确地建立其并发症类型的一元论或多元论的诊断思路,从而更全面地反映移植肾脏损伤病变的全貌和更好地协助指导临床予以精确治疗。

移植肾脏活检依据其活检的时机和目的,分为指征性活检(indication biopsy,IB)和程序性活检(protocol biopsy,PB)两种类型[30-32]。指征性活检是指在移植肾脏功能指标出现异常时及时进行活检及其病理学诊断,推荐对所有移植肾脏在功能指标出现异常时,均及时进行指征性活检以明确诊断。程序性活检又称计划性活检或称为监视性活检(surveillance biopsy,SB),是在肾移植术后依据既定的时间点(通常为移植术后的3、6、12、24个月)对移植肾脏进行活检[33,34],而不依据移植肾脏功能指标的异常与否。其可以帮助早期发现隐匿的、轻微的并发症如亚临床的排斥反应、轻微的感染或免疫抑制剂毒性损伤等,并及时采取干预治疗,预防其进展至不可逆的CAI阶段,但有增加受者穿刺活检的疼痛不适、增加医疗费用和部分活检中未能发现明确的病理信息等缺点。为了避免程序性活检的缺点并发挥其对移植肾脏并发症的监视性功能,建议对高致敏受者、术后检测到DSA的受者、排斥反应治疗过程中或免疫抑制剂方案调整过程中的受者、既往有多瘤病毒感染的受者等特定受者[35-38],在肾移植术后1年时进行监视性活检[39-42],以便及早诊断轻微的、隐匿的并发症并予以及时治疗、也有助于评估治疗效果和更精确地调整免疫抑制方案。

**临床问题3:如何进行移植肾脏的穿刺活检?**

推荐意见5:推荐移植肾脏在实时多普勒超声等影像学引导下、采用16G或18G活检穿刺针进行穿刺活检及其病理学诊断(推荐强度B,证据等级2a)。

推荐意见说明:

移植肾脏活检病理学诊断是移植肾脏并发症诊断的最佳方法。"活检"的全称为活组织检查,是指应用局部切除、钳取、穿刺以及摘取等手术方法,由患者活体取得病变组织进行病理组织学检查并确定诊断的方法。活检是临床外科病理学诊断中最常用的检查诊断方法。其主要优点为活检组织保持了病变的原貌,不仅有助于及时、准确地对疾病做出诊断和鉴别诊断,且可进行疗效评估,便于指导治疗和判断预后,而且也便于开展相应的各种组织化学、免疫组织化学、超微结构和病原学等辅助诊断。移植肾脏活检(renal allograft biopsy,RAB)是指在肾移植术前、术中尤其是术后,对移植肾脏进行活检及其病理学诊断,其不仅可以在移植前对供者肾脏进行质量评估、而且更是肾移植后并发症诊断所必需的。其较之血生化检查、影像学检查等间接性检查,更能直接反映移植肾脏的病变性质及其病变程度。

活检的方法包括经皮穿刺活检(percutaneous biopsy)、剖腹切口后的开放式活检(open biopsy)和借助各种内窥镜(endoscopy)或腹腔镜(laparoscopy)的活检。移植肾脏活检(RAB)中主要采用B超等影像学的引导下经皮穿刺活检(percutaneous transplant renal biopsy),其已被证明是具有良好临床实用性、快速且安全的活检方法[43-45]。对于有穿刺活检的高出血风险受者,也可以采用经颈静脉活检

(transjugular biopsy)或经股静脉活检(transfemoral vein biopsy),但在临床实际中极少采用。

活检依据穿刺针的粗细分为粗针穿刺活检(core needle biopsy,CNB)和细针抽吸活检(fine needle aspiration biopsy,FNAB),前者可以取得保持固有组织结构完整性和连续性的实芯组织条,便于对各种病变予以明确诊断。临床常规的移植肾脏穿刺活检,均采用经皮粗针穿刺活检(CNB)。合格的移植肾脏粗针穿刺活检标本,对移植肾脏并发症诊断的敏感性和特异性分别可以达到95%和90%以上[46,47];而后者(FNAB)仅为含有散落细胞的组织液,不具备组织结构的完整性和连续性,仅能进行细胞学观察,不适于移植肾脏活检的病理学诊断。

临床问题4:移植肾脏穿刺活检标本的合格性的要求是什么?

推荐意见6:合格的移植肾脏活检标本应含有≥10个肾小球和≥2支小动脉分支;为保证充足及准确的电镜、免疫病理和光镜观察,建议穿刺2条移植肾脏活检组织标本(推荐强度B,证据等级2a)。

推荐意见说明:

移植肾脏穿刺活检的安全性和获取到足以满足诊断需要的活检标本的合格性/充足性,是两个极为重要又密切关联的临床问题,始终伴随移植肾脏穿刺活检的临床应用而受到关注。根据国际放射学会(International Society of Radiology,ISR)的统计,移植肾脏活检仍然是超声引导活检中具有高出血风险的操作之一[48],早期研究中所报道的穿刺出血并发症的发生率差异很大,从1.8%~14%,活检所致受者死亡或移植肾脏丢失的发生率极低,分别为0~0.3%和0~0.6%[49-57]。移植肾脏的指征性活检(IB)和程序性活检(PB)中出血并发症的发生率分别为0~3.4%和0~2.8%[62]。而随着安全、快捷的自动弹簧式活检穿刺枪[49,50,58,59]和超声影像学引导[43,45,67-68]在移植肾脏活检中的广泛应用,其活检的安全性已较既往的研究结果有显著的提高,但严重的出血并发症仍然是必须给予高度重视和加以缜密研究的问题。Ho等[60,61]收集来自PubMed、Embase、Cochrane对照试验注册中心、世界卫生组织国际临床试验注册中心和ClinicalTrials.gov网站的,2000年1月至2020年12月的20年间,与移植肾脏穿刺活检并发症相关的,包括随机对照试验、队列研究和病例研究在内的72份国际研究文献。其中包含了来自3个多中心的队列研究、4个单中心随机对照试验和65个单中心的队列研究在内的、共计40 082例次移植肾脏活检的病例,进行了系统评价和荟萃分析。在其中的65项研究共计36 707例次(91%)活检,均采用了超声引导下的穿刺活检;在56项研究共计34 125例次(85%)活检,使用自动弹簧式穿刺枪;由影像科医师实施活检为15 634例次、由肾科医师实施活检为6 316例次,而由移植外科医师实施活检仅为1项单中心研究的100例次。穿刺活检并发症的观察类型为肉眼血尿、需要输血、需要影像学干预或外科干预治疗在内的严重并发症。也系统比较分析了采用超声引导、现代自动弹簧式针穿活检枪与手动穿刺针、肾脏科医师操作与影像科医师操作、指征性活检(IB)与程序性活检(PB)、成人移植肾脏穿刺与儿童移植肾脏穿刺并发症的发生情况。其结果显示移植肾脏穿刺活检后肉眼血尿、需要输血、需要影像学干预或外科干预治疗的严重并发症的3种情况的发生率分别为3.2%、0.3%和0.9%。肾周血肿、动静脉瘘和出血所致输尿管梗阻的发生率分别为1.63%、1.50%和0.49%。活检所致移植肾脏丢失和受者死亡的发生率极为罕见,纳入分析的38 369名受者中有9例受者报告了移植肾脏丢失和5名受者死亡,两者的合并事件发生率<0.01%。肉眼血尿的发生率在程序性活检低于指征性活检,且由影像科医师实施者低于肾脏科医师;穿刺活检后需要输血治疗的发生率在程序性活检(PB)中也低于指征性活检(IB)。Jeeraruensak等[62]最新的比较研究发现,应用彩色多普勒超声引导移植肾脏穿刺活检与常规超声引导相比,由于前者可以更精确地定位和避开血管结构,不仅可减少67%的镜下血尿的发生率,而且由于定位更加精确,也可以获取到更稳定

数量的肾小球结构。

移植肾脏穿刺活检针的直径不同,不仅是易于导致上述出血并发症的直接因素,也是能否取得合格的肾脏组织标本的关键因素。虽然国际上有多项研究对 16G 和 18G 的不同肾脏穿刺活检针的直径所获得的肾脏组织标本的充足性和穿刺并发症进行了比较研究,但仍缺乏可推荐的、统一的肾脏穿刺活检针直径的共识意见[63,64]。目前肾脏穿刺活检中应用最多的是 16G(直径为 1.65mm,长度 22mm 或 15mm)和 18G(直径 1.27mm,长度 22mm 或 15mm)的穿刺针[65]。对于有肾功能不全、机体凝血功能障碍或肾脏体积小(长度 ≤ 9cm)等相对禁忌证的移植受者,通常首选较小的 18G 针[66,67]。

为准确、全面地诊断肾脏病变,包括其局灶和弥漫性病变,能获得 20 个肾小球的肾脏活检标本是最佳的,以最大限度地减少病理漏诊及误诊的风险[68-71],而单次活检中取得 20 个肾小球则需要进行 2 针穿刺。多数研究结果显示采用 16G 的穿刺活检针是能兼顾安全性和良好标本合格性的最佳选择,且为达到足够合格的活检标本,需要的穿刺次数和活检操作的时间均少于 18G 的活检穿刺针[50,72]。Arora 等[66]比较了 16G 和 18G 的自动活检针,两者在主要并发症方面没有差异,16G 的组织获取量显著提高及肾小球数量较多,标本挤压变形情况较少,但受者中的穿刺疼痛更多。Nicholson 等[50]研究也证明,使用 18G 针与使用 16G 或 14G 针进行的活检相比,不仅单次活检取得的肾小球数量明显较少(9 vs. 11 vs. 15 个肾小球),而且诊断的成功率较低(53% vs. 76% vs. 85%)。为此,Sousannieh 等[65]2002—2019 年间对 592 例自体肾脏和 1 023 例移植肾脏采用 14G、16G 和 18G 穿刺针所获取的肾小球数量和穿刺并发症的差异进行了系统的比较研究。结果显示 18G 与 16G 活检针相比,无论在能够取得 20 只肾小球的总体比率,还是在单次活检能够取得的肾小球数量方面,18G 均显著低于 16G 活检针,两者分别为 46% 及 9.6 个 ±5.0 个和 85% 及 12.7 个 ±6.4 个肾小球;而活检术后 1h 的血肿、输血和严重并发症的发生率,在不同直径的穿刺针三者之间没有显著差异。可见采用 16G 活检针能够获得更满意的穿刺活检标本。其也特别分析到,近年来采用 18G 活检针的比例逐渐增多的部分原因,是穿刺活检的操作者逐渐由肾脏科医师转为影像科医师,后者更倾向于采用他们认为安全性更高的 18G 活检针。在此必须对活检操作建立综合认知,即活检的最终目标是在保障安全性的前提下,建立明确的病理诊断和明确指导临床的治疗与管理。<10 个肾小球将有可能使病变诊断的遗漏率为 35%,而 ≥20 个肾小球将显著使这一病变遗漏率降低为 12% 以下。由此,该研究推荐移植肾脏活检应采用 16G 活检针以使肾小球数量至少应达到 20 个。对于移植肾脏的穿刺活检,由于移植肾脏部位表浅,易于穿刺后压迫止血,采用 16G 的穿刺针以取得更充足合格的肾脏组织标本更有利于明确诊断。1999 年以来 Banff 标准[14,47,65]中建议移植肾脏穿刺 2 条活检组织,其中应包含 ≥10 个肾小球结构和含有 2 支小动脉血管以保障诊断的准确性。对于 Banff 标准中未明确表述的、单纯的光镜检查而言是基本满足的,但如果常规将标本分割为 3 份以进行全面的电镜、免疫荧光和光镜检查,则也推荐采用 16G 活检针及 2 针穿刺取材。

临床问题 5:如何进行移植肾脏穿刺活检组织标本的分割?

推荐意见 7:对移植肾脏穿刺活检的组织标本分割为电镜、免疫荧光和光镜标本,以进行全面的病理学诊断;电镜标本中含有 1~2 个未硬化的肾小球,免疫荧光染色标本中含有 2~3 个未硬化的肾小球;光镜标本中含有 10 个肾小球和 2 支小动脉分支;如果电镜标本后续观察中未见肾小球,可用石蜡标本转制电镜(推荐强度 A,证据等级 1b)。

推荐意见说明:

移植肾脏穿刺活检的病理学诊断必须遵循全面的病理学观察及诊断的原则。活检取得的移植肾脏穿刺组织标本,及时分割为 3 份且 3 份组织标本中均应包含有肾小球,分别供电镜、免疫荧光和光镜制片及染色。对于 16G 穿刺取得的 2 条移植肾脏组织,分割的电镜标本中应含有 1~2 个未硬化的肾小球、免疫荧光标本中应含有 2~3 个肾小球和光镜标本中有 7~10 个肾小球结构和至少应含有 2 条小动脉。

B 超引导下经皮移植肾脏穿刺活检组织取出后,立即置 2~8℃生理盐水预冷的、浸湿而拧干的纱布上,予以肉眼初步观察,判断是否为肾实质组织。穿刺移植肾脏组织可包含肾皮质和少许肾髓质,其中皮质组织颜色略浅,髓质组织血供丰富而颜色略红。移植肾脏实质组织比重略大,置于固定液内后组织下沉;而肾脏被膜的纤维脂肪组织则呈显著的亮白色且比重较轻,置入固定液后不下沉。未取得肾脏皮质组织时,经此判断后考虑是否再次穿刺取材。

移植肾脏穿刺组织标本离体后应快速处理和分割[73-75]。在肉眼初步判断为肾皮质组织后,立即置解剖显微镜或放大镜下,可以由有经验的病理技术人员判断肾小球的位置并快速、依次分割供电镜、免疫荧光和光镜检查的标本。在标本分割中注意轻柔、快速和果断,以避免对组织挤压牵拉形成人为的“病变假相”。可以依据实际穿刺取得的肾脏组织标本的大小予以合理分割(图 68-1),以充分满足三个方面的观察。移植肾脏穿刺组织标本离体后应首先分割电镜标本,应在离体后 1min 内快速完成分割并置入 2.5%~3.0% 戊二醛固定液中固定,及时的固定是保证其超微结构清晰的关键;后续再依次分割留取免疫荧光和光镜标本;免疫荧光标本可以立即冷冻切片,或者用 OCT 胶包埋后冻存于便携式液氮罐内送检,也可置 Michel 或 Zeus 保存液内长途寄送;光镜标本可以甲醛固定液或 Bouin 固定液快速固定。

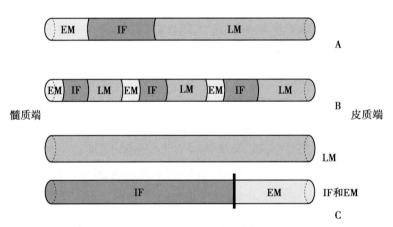

图 68-1 移植肾脏穿刺活检标本的分割方法
LM 为光镜标本,IF 为免疫荧光标本,EM 为电镜标本。A. 图示自皮质端取 2mm 作电镜标本,4mm 作免疫荧光标本,其余部分用作光镜标本;B. 图示自皮质端依次分割为 1、2、4mm 的数段,然后依次隔段分作三份以分别供电镜、免疫荧光及光镜检查,这种分割法可以保证各种检查的标本中均可能包含肾小球;C. 图示为取得充足的 2 条肾脏组织标本时的分割方法,将其中 1 条完整的作光镜检查,将第二条活检组织分为荧光和电镜标本。

**临床问题 6:移植肾脏穿刺活检标本切片及染色的种类有哪些?**

推荐意见 8:推荐对移植肾脏穿刺活检组织予以厚度为 2~3μm 的连续切片和连续载片,以便在连续的、多层面上观察病变(推荐强度 B,证据等级 2a)。

推荐意见 9:推荐对移植肾脏穿刺活检组织同时予以光镜、免疫荧光/免疫病理和电镜的特定染色检查。光镜染色包括：HE 染色、PAS 染色、Masson 三色染色、PASM- 六胺银染色；必要时增加刚果红染色；必需的免疫荧光 / 免疫病理染色包括：IgA、IgG、IgM、C3、C1q、κ 轻链、λ 轻链、C4d 和 SV40T 染色。必要时增加 C4、Alb、Fibrinogen 和 IgG 亚型（IgG1、IgG2、IgG3 和 IgG4）染色（推荐强度 B，证据等级 2a）。

推荐意见说明：

良好的组织学切片和染色技术是病理学诊断的基础。在移植肾脏病理学诊断中要高度重视、不断提高和持续保持优良的组织病理学技术。由于穿刺活检取材的局限性和移植肾脏病变分布的不均一性，应尽可能充分利用好宝贵的肾脏活检组织标本，借助连续切片以最大程度地呈现病变，并有助于在不同层面上对病变予以连续观察和相互印证。因此，推荐对移植肾脏活检组织予以厚度为 2~3μm 的连续切片 8~10 张，以及每张切片上捞取 3~5 条连续切片，以供后续的各种光镜染色。

光镜常规染色包括 4 种[22,73]，即苏木精 - 伊红（hematoxylin-eosin，HE）染色、过碘酸 - 希夫（periodic acid Schiff，PAS）染色、Masson 三色（Masson trichrome）染色和六铵银（periodic acid-silver metheramine，PASM）染色。其中 HE 染色是全面观察移植肾脏组织内各种实质细胞和炎症细胞类型的基础，不仅对判断排斥反应中浸润的炎症细胞类型、部位及其范围、急性肾小管损伤中的细胞变性及坏死改变、多瘤病毒感染所致的肾小管上皮细胞胞体及核型异常等不同类型的急性病变，而且对判断移植肾脏间质纤维化和肾小管萎缩（intestitial fibrosis and tubular atrophy，IF/TA）和移植肾脏动脉血管病变即慢性移植肾动脉血管病（chronic allograft vasculopathy，CAV）等慢性病变，均是不可缺少的，也有助于观察肾小管内的结晶或管型，必要时结合偏振光显微镜观察，进一步明确判断结晶的性质，如草酸盐结晶具有明显的折光性等。PAS 染色有助于对移植肾脏组织内的膜性结构和细胞内的糖蛋白予以识别，包括移植肾脏的肾小球基底膜（glomerular basement membrance，GBM）和肾小管基膜（tubular basement membrance，TBM）病变、急性 TCMR 中的肾小管炎病变、细胞外基质增生，以及鉴别肾脏组织内的沉积物是否富含糖链等都很有帮助；Masson 染色有助于识别移植肾脏组织内的胶原纤维沉积即慢性纤维化改变，也有助于识别肾小球毛细血管襻内是否有嗜复红的免疫复合物沉积，也有助于显示纤维素即微血栓成分；PASM 染色可清晰地显示移植肾脏的肾小球毛细血管襻基底膜是否有增厚及双轨征改变，便于发现是否有慢性 ABMR 因素所致的慢性移植肾脏肾小球病（chronic transplant glomerulopathy，TG）改变。此外，根据临床需要，可切片 6~8μm 行碱性刚果红染色以诊断移植肾脏淀粉样变性；von Kossa 染色显示磷酸钙沉积；PAS 或 PASM 染色也可协助真菌的观察、抗酸染色观察结核杆菌等。

免疫病理染色包括冷冻切片免疫荧光染色（immunofluorescence stain，IF）和石蜡切片免疫组织化学（immunohistochemistry stain，IHC）染色 2 个方面。免疫荧光染色对于自体肾病的病理学诊断是不可缺少的。虽然在 "Banff 标准" 中除 C4d 染色以外，没有明确要求对移植肾脏活检组织予以全套的免疫荧光染色，但对于建立完整的移植肾脏活检病理学诊断而言，尤其是对于复发性 / 新发性肾病的鉴别诊断，免疫荧光染色同样也是不可缺少的。免疫荧光染色采用厚度为 3~4μm 的冷冻切片及直接法免疫荧光染色。移植肾脏活检组织的免疫荧光染色的类别包括：IgA、IgG、IgM、C3、C1q、FRA、ALB、κ 轻链、λ 轻链和 C4[13,15,17]，以及 IgG 亚型中的 IgG1、IgG2、IgG3 和 IgG4；补体片段 C4d 也可采用免疫荧光染色。对于疑为特定肾病者，考虑增加抗磷脂酶 A2 受体（PLA2R）抗体、1 型血小板反应蛋白 7A（THSD7A）、重链 α、γ、乙型肝炎病毒相关抗原、纤维连接蛋白（fibronectin）和脂蛋白 ApoE 和 ApoB 染色。由石蜡切片进行免疫荧光染色对于诊断单克隆免疫球蛋白相关肾损害，较冷冻切片的免疫荧光染色更有诊断价值。免疫荧光染色的强度主要依据 Pirani 的判定标准予以 4 个级别的半定量评分,即 0(阴性,未见着色)、轻度(+)、中度(++)和重度(+++)。由于不同观察者对同一份标本染色的判断存在偏差,因此最好由专人观察免疫荧光染色以保证实验室观察结果的一致性。移植肾脏活检组织如果没有进行 C4d 的免疫荧光染色,则必须进行包括 C4d 和 SV40T 染色在内的免疫组化染色,这是所有的移植肾脏活检的免疫病理染色中不可缺少的。必要时可以增加淋巴细胞及炎症细胞表型的染色如 T 细胞、B 细胞、浆细胞或巨噬细胞等。

透射电镜(EM)检查既往并未作为移植肾脏活检病理学诊断的必备检查,但随着 ABMR 致病机制及其病变特征的明确,在 2013 年"Banff 标准"[76-81]中明确将电镜检查纳入诊断。电镜检查不仅对于慢性活动性 ABMR(chronic active antibody-mediated rejection,caABMR)所致的 TG 和肾小管周毛细血管基膜多层(peritubular capillary basement membrane multilayering,PTCML)等特征性的慢性病变,而且对于活动性 ABMR(active antibody-mediated rejection,aABMR)所致的内皮损伤等急性病变,都具有良好的诊断价值,同样,电镜检查对移植肾脏的复发性/新发性肾病诊断是不可缺少的。因此,应充分重视和推荐在每一例移植肾脏活检中进行电镜检查。

**临床问题 7:** 儿童肾移植后是否需要进行移植肾脏穿刺活检及其病理学诊断? 其穿刺活检的注意事项有哪些?

**推荐意见 10:** 推荐在儿童肾移植术后、出现不明原因的移植肾脏功能减退、怀疑排斥反应需进一步明确排斥反应的类型及其病变程度的受者、怀疑有原发性肾病复发或新发性肾病的受者,及时进行移植肾脏活检及其病理学诊断(推荐强度 B,证据级别 2c)。

**推荐意见 11:** 部分儿童肾移植受者术后服用抗血小板类药物,推荐在穿刺前需停用抗血小板类药物并评估凝血功能;儿童依从性差,穿刺术后如果不能做到绝对卧床或可能有出血风险者,建议在全麻下进行穿刺活检;其他穿刺活检风险及其注意事项同成人(推荐强度 B,证据级别 2c)。

**推荐意见说明:**

儿童移植肾脏穿刺活检的适应证与成人基本相同,但是儿童移植受者有其自身特点[82],包括:①儿童肾移植的外科并发症尤其是血管并发症较多:我国儿童肾移植中导致移植肾脏丢失的首要原因为移植肾脏血栓栓塞(占 33.7%),其次为急性和慢性排斥反应(占 28.9%)和复发性肾病(占 10.8%)[83];②儿童移植肾脏易于发生排斥反应:由于儿童年龄小,免疫功能处于发育阶段;且儿童心智尚未发育成熟,对免疫抑制剂医嘱及服药的依从性较差,容易出现漏服、减药或停药,易于出现较为严重的急性排斥反应,导致移植肾脏功能减退甚至移植肾脏失功;③儿童移植肾脏的肾病复发率高:导致儿童 ESRD 而需要实施肾移植等替代治疗的原发性疾病谱也与成人明显不同。儿童的原发性肾病的最大特点是常罹患先天性泌尿系统发育异常和遗传性肾病,成人 ESRD 中常见的高血压和糖尿病肾病,在 ESRD 患儿极少;儿童肾小球肾炎中较常见的为膜性肾病、IgA 肾病和紫癜性肾炎[84]。另一方面,一些特殊的原发性肾脏疾病,在儿童肾移植后可快速复发,包括原发性高草酸尿症(primary hyperoxaluria,PH),原发性局灶节段性肾小球硬化(focal segmental glomurular sclerosis,FSGS),非典型性溶血性尿毒症(atypical haemolytic uraemic syndrome,aHUS)等,术后早期高度怀疑原发肾病复发的儿童受者,应及时进行移植肾脏穿刺活检及病理学诊断。

儿童肾移植受者穿刺活检的风险与肾脏的大小密切相关,体积越小则皮质越薄,穿刺的风险越大。风险同时也与儿童受者的配合度有关,易哭闹的儿童风险更大,穿刺前可给予适当的镇静剂甚至全麻后再进行移植肾脏穿刺活检;同时停用所有抗血小板药物。值得强调的是,患儿较小或肾脏较小并不是穿刺活检的绝对禁忌证,在超声引导下进行的穿刺活检、发生出血或动静脉瘘的风险相对较低[85]。

临床问题 8：移植肾脏活检病理学诊断中,是否有必要完整收集相关的临床信息?

推荐意见 12：建议在移植肾脏活检病理学诊断前,详细、全面地了解移植受者的临床信息,以便将活检病理学诊断与临床信息有机结合,建立准确的病理学诊断(推荐强度 D,证据等级 5)。

推荐意见说明：

活检病理学观察与临床信息及临床检查密切结合,是移植肾脏活检病理学诊断的最佳标准。临床信息的了解是移植肾脏病理学诊断的前提[86,87]。临床信息可以通过移植肾脏活检病理申请单的形式予以记录。活检病理学申请单是临床医师向病理医师提供移植受者的基本临床信息和申请肾脏病理诊断的书面文件。内容详尽的病理申请单可以帮助病理医师及时、准确地完成病理诊断,为临床医师尽早对移植受者的并发症实施精准治疗提供有力的支持。建议移植肾脏活检病理学申请单中应记录移植受者的基本信息和临床资料如下：

1. 移植受者的个人信息包括：姓名、性别、年龄、民族、籍贯、身份证号、家庭住址、联系方式;

2. 移植受者的住院信息包括：住院科室、住院号、管床 / 送检医师;

3. 移植肾脏穿刺申请时间、穿刺活检时间、标本送检时间;

4. 活检的类型包括：指征性活检或程序性活检;包括指征性活检的指征;

5. 移植受者目前的病情。

①现病史。②身体质量指数和专科查体情况。③实验室检查：血常规、尿常规、尿沉渣镜检、24h 尿蛋白定量、尿蛋白 / 肌酐比值、尿白蛋白 / 肌酐比值、生化指标、血药物浓度监测、供者特异性抗体(donor specific antibody,DSA)检测、病毒学检查、免疫学检查和肿瘤标志物等检测的结果。④其他辅助检查：移植肾脏 B 超、移植肾脏 ECT、胸片 / 肺部 CT、心电图等。⑤临床初步诊断。

6. 既往病情

①自体肾脏病方面：自体肾脏病有无活检及其病理学诊断结论。②移植肾脏方面：肾移植的次数、供肾类型(亲属活体捐献供肾或遗体捐献供肾)和供肾质量评估情况;移植手术时间;移植肾脏植入后的恢复情况、是否出现移植肾脏功能延迟恢复(delayed graft function,DGF)情况,如有需详细注明;术后抗排斥反应的免疫抑制剂维持方案;既往是否有移植肾脏的活检、活检时间和病理学诊断。③其他疾病史、手术史、输血史和家族史。④既往相关的实验室检查：血型、交叉配型、DSA 检测、血药物浓度监测和病毒学检测结果和其他异常情况的记录。

7. 其他注意事项包括要求加做其他的免疫组化染色等,应在申请单中注明。

临床问题 9：移植肾脏活检病理学诊断的内容有哪些?

推荐意见 13：移植肾脏活检病理诊断的内容包括光镜、免疫病理和电镜 3 方面的病变描述和诊断结论;依据 Banff 标准对移植肾脏排斥反应的病变类别及其分型予以明确诊断,并对移植肾脏排斥反应的急性和 / 或慢性病变程度予以量化评分,以便准确反映其病变性质及病变程度,协助指导临床治疗和评估预后(推荐强度 D,证据等级 5)。

推荐意见说明：

移植肾脏活检病理学诊断的基本内容应包括大体标本描述、光镜内容描述、免疫病理内容描述、电镜内容描述、病理诊断及其病变评分和注解 / 评述 6 个部分[87-89]。

病理信息的描述应全面和规范,病理诊断应标准化,避免简单的形态描述。病理描述的内容

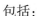 

包括:

1. 大体描述　内容包括标本的来源、数目和大小,分别用于光镜、免疫病理和电镜检查的组织块数目、大小和所用固定液。发现组织干涸、结冰等异常情况应予以注明。

2. 光镜内容描述　光镜组织病理学观察能够反映移植肾脏整体的病理改变特点。在光镜描述中应首先对取材制片和染色状况加以说明,包括肾脏皮质和髓质的比例、染色种类(HE、PAS、PASM-Masson/PASM-HE、刚果红染色)、观察切面数、最大切面内肾小球的数目和动脉血管的数目;其次对各个肾脏结构的急性病变和慢性病变所致的组织病理学改变予以定性判断及对其病变程度逐一依据Banff标准予以量化评分,以及对沉积的免疫复合物的类型及其分布范围进行描述和依据免疫荧光的半定量评分予以判定。

(1)肾小球:首先对肾小球病变进行整体评估,包括球性硬化肾小球的数目、缺血肾小球的数目;肾小球体积和肾小球细胞数。然后对肾小球各结构部位的病变进行详细描述及病变程度判定:①肾小球系膜病变:急性病变常表现为系膜纤维素样坏死或系膜溶解;慢性病变可呈现不同程度的系膜细胞增多、系膜基质增生(mm),致系膜区增宽、结节状硬化甚至肾小球呈分叶状改变等;②肾小球毛细血管袢腔内病变:急性病变呈毛细血管袢腔内出现不同类型、不等数量的炎症细胞淤滞浸润致肾小球炎(g)改变,提示活动性ABMR、急性感染后肾小球肾炎、原发性或复发性肾小球肾炎的活动期病变等,需要结合肾小球和肾脏其他部位的特征性病变和临床相应的DSA抗体检测或病原学检测等予以鉴别;毛细血管袢腔内是否有微血栓栓塞或为特定免疫球蛋白等成分所致的假性微血栓,是判断移植肾是否出现TMA的重要依据;③肾小球毛细血管壁病变:急性病变可见内皮细胞肿大、泡沫样变,提示活动性ABMR等免疫因素所致的内皮损伤或TMA样改变。慢性病变表现为多种损伤因素反复修复增生所致的内皮细胞增生、基底膜皱缩、基底膜钉突样改变、链环样改变、"白金耳"改变、基底膜增厚甚至双轨征(cg)改变、基底膜断裂和基底膜多层化改变等;④肾小球毛细血管袢病变:急性病变可见毛细血管袢纤维素样坏死或溶解坏死;慢性病变呈节段性或局灶性硬化、球囊粘连如局灶节段性肾小球硬化样改变(FSGS样改变)等;⑤肾小球毛细血管外病变:新月体形成(类型包括细胞性新月体、纤维性新月体和纤维细胞性新月体、是累及肾小球内局部的小新月体抑或累及肾小球大部的大新月体、是累及了单个或是多个肾小球等);基底膜外侧的足细胞有无增生、足突有无广泛融合及其足突融合的范围等;⑥鲍曼囊壁病变:球囊滴状变性、囊壁增厚、断裂、囊周纤维化等。描述嗜复红物质沉积情况(包括沉积部位和形态)。对所观察到的病变应描述其分布范围和程度,如病变是局灶或弥漫,节段或球性。

(2)肾小管:急性病变包括肾小管上皮层内有无炎症细胞浸润所致的肾小管炎(t),以及浸润细胞的类型及其程度分级,是提示移植肾是否有急性TCMR、多瘤病毒感染或细菌感染的重要依据;肾小管上皮细胞胞浆内有无颗粒变性、空泡变性(细小空泡变性、大空泡变性或等立方空泡变性)、玻璃滴状变性等表现,可提示移植肾CNI类免疫抑制剂的急性毒性损伤、渗透性利尿剂效应、肾小管对漏出性蛋白的重吸收等;肾小管上皮细胞的刷状缘脱落、细胞核消失和细胞崩解坏死以及基底膜裸露和肾小管上皮细胞再生是提示急性肾小管损伤及修复的重要依据。慢性病变表现为肾小管上皮细胞萎缩(ct)及肾小管基膜增厚皱缩;肾小管上皮细胞胞体增大、胞核增大以及核染色质呈偏嗜酸性等核型异型改变甚至出现核内或胞质内的病毒包涵体,是提示移植肾多瘤病毒感染、巨细胞病毒感染等,需要进一步结合免疫组化染色、电镜观察和临床病原学检测予以进一步明确诊断;肾小管管腔内有无显著的、巨大的蛋白管型、或者大量肾小管腔内特定结晶堵塞、对提示异常免疫球蛋白沉积病或结晶性肾病具有重要的意义。对于肾间质纤维化/肾小管萎缩(IF/TA)区域内的、轻度萎缩的肾小管上的炎症细胞浸润(t-IF/TA),需要高度注意是否是急性TCMR或多瘤病毒感染仍在持续进展。

(3)肾脏间质:在移植肾脏内的非纤维化区域,其急性病变表现为间质水肿、出血、梗死、有无炎症细胞浸润(i)及其浸润细胞的程度分级、是否有肾小管周毛细血管炎(peritubular capillaritis,ptc),是提示移植肾急性TCMR和/或活动性ABMR,甚至移植肾多瘤病毒感染的重要依据,需详细描述浸润细胞的类型及其分布情况,如炎症细胞浸润分布于皮质和/或髓质。慢性病变表现为肾脏间质纤维化(ci)并依据其累及范围予以分级。如果在慢性病变中可见在间质纤维化/肾小管萎缩(IF/TA)区域内依然可见炎性细胞浸润(i-IF/TA),则需要注意是否是急性TCMR或多瘤病毒等感染依然持续存在并进展。

(4)肾脏动脉血管:急性病变包括动脉内膜炎(v)甚至动脉管壁全层的纤维素样坏死改变,提示中度至重度的急性TCMR和/或活动性ABMR损伤;有无血栓栓塞或TMA样改变;有无肾小管周毛细血管炎(ptc)及其程度分级。慢性病变可见慢性排斥反应等因素所致的小叶间动脉内膜纤维化增厚、管腔狭窄(cv)及其程度分级,有无高血压、钙调磷酸酶类免疫抑制剂慢性毒性损伤等因素所致的小动脉玻璃样变性(ah)及其分级。

3. 免疫病理内容描述

基本染色种类包括:C4d、SV40T、IgA、IgG、IgM、C3、C1q、Alb、Fibrinogen和轻链(κ,λ)等染色[14,81-83];可供选择的染色种类包括:C4、IgG1、IgG2、IgG3、IgG4、PLA2R、HBsAg、HBcAg、Ⅳ胶原α3链/α5链、载脂蛋白APOA/APOB、PCNA、CD3、CD20、CD38、CD68、血红蛋白和肌红蛋白染色。主要观察及描述的内容包括:硬化及节段硬化肾小球的数目、毛细血管祥坏死及含新月体的肾小球数目;阳性染色的染色强度及分布方式(线状、颗粒状或团块状等)、分布部位(系膜区内或毛细血管祥)、分布范围(局灶性/弥漫性、节段性/球性)。

4. 电镜内容描述

移植肾脏活检电镜观察的内容包括[77-90]:

(1)肾小球病变:包括系膜病变、基底膜内皮下间隙增宽、基底膜双轨征等形态,有无电子致密物沉积和沉积部位及形态、肾小球固有细胞的变化及足突变化,有无特殊有形结构形成,有无炎症细胞浸润、炎症细胞的数量及类型等;上皮足突融合程度等。

(2)肾小管病变:包括肾小管上皮细胞及其细胞器如线粒体等形态改变,微绒毛有无脱落、有无管型、小管炎、核内及胞质内病毒颗粒及病毒包涵体、结晶等;肾小管基膜有无电子致密物沉积等。

(3)肾脏间质病变:包括有无肾小管周毛细血管炎、炎症细胞的数量和类型,管周毛细血管基膜有无多层化及具体层数;间质胶原纤维增生、淀粉样变、特殊纤维成分沉积等;间质内小动脉改变等。

移植肾脏活检电镜报告应包括以下内容:肾间质有无胶原纤维沉积,有无炎症细胞浸润。肾小管上皮细胞有无肿胀,有无空泡变,有无坏死、脱落;管腔内有无管型。有无肾小管炎;肾小管基膜有无增厚及分层。肾小管周毛细血管的数量,有无扩张,有无管周毛细血管炎,基膜有无多层化(PTCML)及层数。肾小球数目,肾小球内白细胞有无增多;内皮细胞有无体积增大、肿胀或增生,有无坏死、脱落。毛细血管基底膜厚度,有无卷曲,有无内皮下间隙增宽(节段性或弥漫性),有无新基底膜形成(连续或间断),有无系膜插入(节段性、广泛性),有无电子致密物沉积(上皮下、基底膜内、内皮下)。足细胞有无肿胀,有无空泡变,足突融合程度(少量、部分、大部或广泛)。系膜细胞增生和系膜基质增多情况(节段性轻度、轻度、中度或重度),有无系膜溶解,系膜区有无炎症细胞浸润及电子致密物沉积。

5. 病理诊断

理想的移植肾脏活检病理诊断应是基于病因和发病机制。肾移植过程中不可避免地会发生缺血/再灌注损伤、术后可能会出现排斥反应、药物毒性损伤、机会性感染、复发性或新发性肾病或移植后肿瘤等。这些病变常共存或交替存在,因此在病理诊断过程中需将光镜、免疫病理和电镜检查的病理特点整合分析,并结合临床和实验室检查,厘清病因及其病变主次,得出最终的病理学诊断。

移植肾脏活检的病理学诊断报告应包括:

(1)主要诊断:需明确疾病的名称,以准确反映病因及其发病机制,若不能明确病因和发病机制、无法确定疾病名称,则直接给予病理学类型的诊断,并在后续注解/评述部分进行讨论分析,以便为临床进一步诊疗提供线索。

(2)病理学类型诊断:概括移植肾脏损伤的形态模式。

(3)病理分型、分级或病变程度的评分:推荐对排斥反应依据最新的"Banff标准"(表68-1)[15-17,87]予以诊断,并明确区分排斥反应的类别,以及明确就其病变程度予以评分(表68-2)[15,17]。对移植肾脏复发性/新发性肾小球病的诊断,则与自身肾病的诊断相同,参考国际指南或共识的病理分型、疾病分级评分并准确记录,以协助临床选择治疗方案和判断预后,如IgA肾病牛津分型、狼疮性肾炎ISN/RPS分型和糖尿病肾病分级等。

(4)次要诊断:同时并存的其他移植肾脏病变的诊断。

6. 注解/评述

病理报告最后的注解/评述部分往往是最容易被忽视的单元,但简要而精确的述评却是与临床沟通、帮助临床理解病理学诊断结论的最有效渠道。在病理报告的最后,病理医师应对移植肾脏病理学诊断的形态学依据进行简明分析评述,对肾单位结构内各部分的损伤类型、病变范围、急慢性病变特点及严重程度进行简明概述;阐述其临床与病理的相关性;展现与治疗和预后有关的信息。若移植肾脏活检病理学检查无法给出确切的诊断,病理医师应在对移植肾脏的病理改变进行描述总结后,提出可能的病因以及需完善的检查,包括血清学DSA抗体检测、病原学检查或基因检测等,以辅助临床进行诊断与鉴别诊断。罕见病例可附上最新的参考文献。病理医师应重视对每一例移植肾脏活检进行述评,临床医师也应重视详细阅读述评以更好地理解病理学诊断。

表 68-1　Banff 2019 移植肾脏活检病理学诊断与分类标准

| 类别 1 活检组织正常或仅为非特异性改变 | | 未见排斥反应特征性病变 |
| --- | --- | --- |
| 类别 2 抗体介导性排斥反应改变 | 活动性抗体介导性排斥反应(aAMR)诊断要求以下三项特征均具备: | 1. 急性组织损伤的组织学证据,包括以下一项或多项:<br>• 微血管炎症(g>0 和/或 ptc>0),除外复发性或新发性肾小球肾炎。如果存在急性 TCMR、临界性变化或感染,单独的 ptc ≥ 1 不足以诊断微血管炎症,必须具备肾小球炎计分 g ≥ 1<br>• 动脉内膜炎或透壁性动脉炎(v>0)[1]<br>• 无其他病因的急性血栓性微血管病 无其他病因的急性肾小管损伤 |

| | | |
|---|---|---|
| 类别 2<br>抗体介导<br>性排斥反<br>应改变 | | 2. 目前 / 近期抗体作用于血管内皮的证据,包括以下一项或多项:<br>• 肾小管周毛细血管的线性 C4d 染色阳性(冷冻切片免疫荧光染色计分 C4d2 或 C4d3,或石蜡切片免疫组织化学染色计分 C4d>0)<br>• 至少有中度微血管炎[(g+ptc)≥2],除外复发性或新发性球肾炎。如果存在急性 TCMR、临界性变化或感染,单独的 ptc≥2 不足以诊断中度微血管炎症,必须具备肾小球炎症计分 g≥1<br>通过彻底验证,活检组织中提示与 ABMR 强相关的内皮细胞损伤的基因转录 / 分类表达增强;<br>3. 供者特异性抗体(DSA)的血清学证据(抗 HLA 抗原或其他移植抗原)<br>上述标准 2 中提到的 C4d 染色或经验证的基因转录 / 分类表达增强可以替代 DSA;无论标准 1 和 2 是否符合,均强烈建议进行全面的 DSA 检测,包括检测非 HLA 抗体(如果 HLA 抗体检测为阴性) |
| | 慢性活动性抗体介导性排斥反应(caAMR)诊断要求具备以下 3 项特征: | 1. 慢性组织损伤的形态学依据,包括以下 1 项或多项:<br>• 移植肾小球病(cg>0),包括必须电镜观察到的 GBM 双轨(cg1a),无慢性血栓性微血管病或慢性复发性 / 新发性肾小球肾炎的证据<br>• 电镜提示严重的肾小管周毛细血管基膜多层化(ptcml1)<br>新近形成的动脉内膜纤维性增厚,除外其他因素;在无 TCMR 病史及其相应病理学特征的情况下,纤维增生的动脉内膜中有炎性细胞浸润,有助于诊断慢性活动性 ABMR,但不是必需条件<br>2. 与上述活动性 ABMR 的标准 2 相同<br>3. 与上述活动性 ABMR 的标准 3 相同。无论标准 1 和 2 是否符合,均强烈建议进行全面的 DSA 检测;符合标准 1 但不符合标准 2 且有当前或既往 DSA(移植后)证据的活检可能被认为是慢性 ABMR,但既往 DSA 不应被认为可以诊断慢性活动性或活动性 ABMR |
| | 慢性抗体介导性排斥反应(cAMR)(非活动性慢性 AMR) | 1. cg>0 和 / 或重度 ptcml(ptcml1)<br>2. 缺乏标准 2:目前 / 近期抗体与内皮细胞相互作用的证据<br>3. 既往有记录的活动性或慢性活动性 ABMR 的诊断和 / 或既往有 DSA 证据 |
| | 无排斥反应证据的 C4d 染色诊断必须具有以下所有四项特征[2] | 1. 肾小管周毛细血管线性 C4d 染色阳性(冷冻切片免疫荧光染色计分 C4d2 或 C4d3,或石蜡切片免疫组织化学染色计分 C4d>0)<br>2. 不满足活动性或慢性活动性 ABMR 中的标准 1<br>3. 活动性或慢性活动性 ABMR 的标准 2 中无 ABMR 的分子学证据<br>4. 无急性或慢性活动性 TCMR 或临界性变化 |
| 类别 3<br>临界性变化 | 疑为(临界性变化)急性 T 细胞介导排斥反应 | • 局灶性肾小管炎(t>0)伴轻微间质炎症(i0/i1),或中 - 重度间质炎症(i2/i3)伴轻微肾小管炎(t1),允许保留诊断阈值为 i1、t0 的临界性变化,但在报告中必须明示这一点<br>• 无动脉内膜炎或透壁性动脉炎(v=0) |

| 类别 4<br>T 细胞介导性排斥反应 | 急性 T 细胞介导性排斥反应 | ⅠA：间质炎症累及 >25% 非硬化的肾脏皮质(i2 或 i3)伴累及 1 个及以上肾小管的中度肾小管炎(t2)，严重萎缩的肾小管除外<br>ⅠB：间质炎症累及 >25% 无硬化的肾皮质(i2 或 i3)伴累及 1 个及以上肾小管的重度肾小管炎(t3)，严重萎缩的肾小管除外 [3]<br>ⅡA：轻 - 中度动脉内膜炎(v1)，伴有或无间质炎和 / 或肾小管炎<br>ⅡB：严重的动脉内膜炎(v2)，伴有或无间质炎和 / 或肾小管炎<br>Ⅲ：透壁性动脉炎和 / 或动脉中层平滑肌细胞纤维素样坏死伴单个核细胞浸润(v3)，伴有或无间质炎和 / 或肾小管炎 |
| | 慢性活动性 T 细胞介导性排斥反应 [4] | ⅠA 级：间质炎症累及 >25% 总皮质区(ti2 或 ti3)及 >25% 纤维化皮质区(i-IFTA2 或 i-IFTA3)伴累及 1 个及以上肾小管的中度肾小管炎(t2 或 t-IFTA2)，严重萎缩肾小管除外 [3]；除外其他因素引起的 i-IFTA<br>ⅠB 级：间质炎症累及 >25% 总皮质区(ti2 或 ti3)及 >25% 纤维化皮质区(i-IFTA2 或 i-IFTA3)伴累及 1 个及以上肾小管的重度肾小管炎(t3 或 t-IFTA3)，严重萎缩的肾小管除外 [3]；除外其他因素引起的 i-IFTA<br>Ⅱ 级：慢性移植肾动脉血管病(动脉内膜纤维化伴新生内膜内单个核细胞浸润)，这也可能是慢性活动性 ABMR 或慢性 ABMR 或混合 TCMR/ABMR 的共同表现 |
| 类别 5<br>多瘤病毒肾病 [5] | PVN 1 级 | pvl 1 伴 c i 0~1 |
| | PVN 2 级 | pvl 1 伴 c i 2~3 或 pvl 2 伴 c i 0~3 或 pvl 3 伴 c i 0~1 |
| | PVN 3 级 | pvl 3 伴 c i 2~3 |

cg，Banff 慢性移植肾肾小球病评分(Banff chronic glomerulopathy score)；EM，电子显微镜(electron microscopy)；ENDAT，血管内皮细胞活化及损伤基因转录表达(endothelial activation and injury transcript)；g，Banff 肾小球炎评分(Banff glomerulitis score)；GBM，肾小球毛细血管基底膜(glomerular basement membrane)；IF，免疫荧光(immunofluorescence)；IHC，免疫组织化学(immunohistochemistry)；PTC，肾小管周毛细血管(peritubular capillary)；TCMR，T 细胞介导性排斥反应(T cell-mediated rejection)；ABMR，抗体介导性排斥反应(antibody-mediated rejection)。

注：

1. 这里需要注意的是该动脉血管损伤病变可以是 ABMR、TCMR 或 ABMR/TCMR 的混合性排斥反应；"v" 病变及慢性移植肾动脉血管病仅适用于 2 层平滑肌层的动脉分支的评分。

2. 这些发现的临床意义在暴露于抗血型抗体(ABO 血型不相容异体移植物)的移植肾脏中，可能有很大的不同，它们似乎不会对移植肾脏造成损伤，可能代表 "免疫适应"。然而，随着 HLA 抗体的出现，这种病变可能进展为慢性 ABMR，需要更多的临床研究数据验证。

3. 严重萎缩的肾小管的定义为具有以下 3 个特征：直径小于同一活检中未受影响或最小受累的肾小管的 25%；上皮细胞呈类似未分化的、小立方状或扁平状；肾小管的基膜明显皱缩和 / 或增厚。

4. 2019 年 Banff 会议的大多数与会者认为，当两种诊断标准都满足时，报告慢性活动性 TCMR 应同时伴有临界性变化即急性 TCMR 或急性 TCMR(有适当分级)的二级诊断。

Pvl 评分：评分分别为 0(无)；1(轻度)，小管阳性细胞 ≤1%；2(中度)，1%<小管阳性细胞<10%；3(重度，小管阳性细胞 ≥10%)。足够的样本应该包括含有髓质的肾脏的 2 条活检组织。PVN 可与 ABMR 或 TCMR 2 级或 3 级共存。

表 68-2　Banff 标准中移植肾脏病变的量化评分

| 急性病变评分 |
| --- |
| 非瘢痕皮质区间质炎症细胞浸润(i) |
| i0：无炎症细胞浸润或炎症细胞浸润<10% 非瘢痕皮质区 |
| i1：炎症细胞浸润累及 10%~25% 非瘢痕皮质区 |
| i2：炎症细胞浸润累及 26%~50% 非瘢痕皮质区 |

续表

| 急性病变评分 |
| --- |

i3：炎症细胞浸润累及>50%非瘢痕皮质区

注：不包括肾被膜下皮质区

非瘢痕皮质区肾小管炎(t)

t0：非瘢痕皮质区肾小管内无炎症细胞浸润

t1：非瘢痕皮质区病变最严重的1个肾小管切面或10个肾小管上皮细胞内有1~4个单个核细胞浸润

t2：非瘢痕皮质区病变最严重的1个肾小管切面或10个肾小管上皮细胞内有5~10个单个核细胞浸润

t3：非瘢痕皮质区病变最严重的1个肾小管切面或10个肾小管上皮细胞内有>10个单个核细胞浸润

注：肾小管炎评分(1~3)是基于单个病变最严重的肾小管,但必须至少2处局灶肾皮质存在轻度肾小管炎,才能给予t评分>0。严重萎缩的肾小管不计入评分

动脉内膜炎(v)

v0：无动脉内膜炎

v1：至少1个小动脉横断面的内皮下可见至少1个白细胞,常伴内皮细胞增大、内皮下水肿,管腔狭窄<25%

v2：至少1个小动脉横断面的内皮下可见至少1个白细胞,常伴内皮细胞增大、内皮下水肿,管腔狭窄≥25%

v3：动脉纤维素样坏死或透壁性动脉炎

注：只有动脉(至少2层平滑肌)计入评分

肾小球炎(g)

g0：无肾小球炎

g1：<25%的肾小球有至少1个白细胞合并内皮肿胀导致至少1个毛细血管祥堵塞超过50%

g2：25%~75%的肾小球有至少1个白细胞合并内皮肿胀导致至少1个毛细血管祥堵塞超过50%

g3：>75%的肾小球有至少1个白细胞合并内皮肿胀导致至少1个毛细血管祥堵塞超过50%

注：缺血、塌陷以及硬化>50%的肾小球不计入评分

肾小管周毛细血管炎(ptc)

ptc0：<10%的肾皮质管周毛细血管有白细胞和(或)病变最严重的肾皮质管周毛细血管有<3个白细胞

ptc1：≥10%的肾皮质管周毛细血管有至少1白细胞且病变最严重的肾皮质管周毛细血管有3~4个白细胞

ptc2：≥10%的肾皮质管周毛细血管有至少1白细胞且病变最严重的肾皮质管周毛细血管有5~10个白细胞

ptc3：≥10%的肾皮质管周毛细血管有至少1白细胞且病变最严重的肾皮质管周毛细血管有≥10个白细胞

注：管周毛细血管炎应记录局灶性(10%~50%的肾皮质管周毛细血管)或弥漫性(>50%);髓质管周毛细血管不计入评分

C4d免疫染色

C4d0：C4d阴性

C4d1：<10%的管周毛细血管C4d阳性

C4d2：10%~50%的管周毛细血管C4d阳性

C4d3：>50%的管周毛细血管C4d阳性

注：新鲜组织冰冻切片进行免疫荧光(IF)或福尔马林固定石蜡包埋组织进行免疫组化(IHC)染色,管周毛细血管或髓质直小血管C4d呈线性染色

| 急性病变评分 |
| --- |

慢性病变评分

肾皮质间质纤维化(ci)

ci0：肾皮质间质纤维化区域占肾皮质≤5%

ci1：肾皮质间质纤维化区域占肾皮质6%~25%

ci2：肾皮质间质纤维化区域占肾皮质26%~50%

ci3：肾皮质间质纤维化区域占肾皮质>50%

注：不包括肾被膜下皮质区

肾皮质肾小管萎缩(ct)

ct0：无肾小管萎缩

ct1：肾皮质肾小管萎缩区域占肾皮质1%~25%

ct2：肾皮质肾小管萎缩区域占肾皮质26%~50%

ct3：肾皮质肾小管萎缩区域占肾皮质>50%

注：不包括肾被膜下皮质区

动脉内膜纤维化(cv)

cv0：无动脉内膜纤维化

cv1：动脉内膜纤维样增厚，病变最严重的动脉管腔狭窄≤25%

cv2：动脉内膜纤维样增厚，病变最严重的动脉管腔狭窄26%~50%

cv3：动脉内膜纤维样增厚，病变最严重的动脉管腔狭窄>50%

注：不包括肾被膜下皮质区

慢性移植肾肾小球病(cg)

cg0：光镜和电镜下无肾小球基底膜双轨征

cg1a：光镜下无肾小球基底膜双轨征，电镜见≥3个肾小球毛细血管袢内皮下新基底膜形成，伴有内皮细胞增大和/或内皮下间隙增宽

cg1b：光镜下病变最严重的肾小球中1%~25%的毛细血管袢呈双轨征

cg2：光镜下病变最严重的肾小球中26%~50%的毛细血管袢呈双轨征

cg3：光镜下病变最严重的肾小球中>50%的毛细血管袢呈双轨征

注：缺血、塌陷以及硬化>50%的肾小球不计入评分

肾小球系膜基质增多(mm)　其定义为"肾小球系膜区基质增多超过平均2个肾小球系膜细胞的宽度；用于评估非硬化肾小球中具有中度肾小球膜基质增多的肾小球所占的百分比

mm0：肾小球内无系膜基质增生

mm1：非硬化肾小球中有25%肾小球呈系膜基质中度增生

mm2：非硬化肾小球中有26%~50%肾小球呈系膜基质中度增生

mm3：非硬化肾小球中>50%肾小球呈系膜基质中度增生

小动脉管壁透明样变(ah)　其定义为小动脉管壁呈PAS染阳性的透明样变及增厚

ah0：PAS染色无动脉壁玻璃样变和增厚

ah1：PAS染色至少1支细小动脉管壁轻~中度玻璃样变伴增厚

ah2：PAS染色1支以上细小动脉管壁中~重度玻璃样变伴增厚

ah3：PAS染色多支细小动脉管壁重度玻璃样变伴增厚

续表

| 急性病变评分 |
|---|

管周毛细血管基膜多层化（ptcml）

ptcml1：病变最严重的管周毛细血管基膜 ≥7 层，并另外 2 个管周毛细血管基膜 ≥5 层

ptcml0：不符合上述标准

NA：未做电镜检查

急性病变及其慢性病变的评分

肾皮质总体炎性细胞浸润（ti）

ti0：无炎症细胞浸润或炎细胞浸润<10% 皮质区

ti1：炎症细胞浸润累及 10%~25% 皮质区

ti2：炎症细胞浸润累及 25%~50% 皮质区

ti3：炎症细胞浸润累及 >50% 皮质区

瘢痕皮质区内的间质炎症细胞浸润（i-IFTA）

i-IFTA0：无炎症细胞浸润或炎症细胞浸润<10% 瘢痕皮质区，或肾皮质内间质纤维化 / 肾小管萎缩范围<10%

i-IFTA1：炎症细胞浸润累及 10%~25% 瘢痕皮质区

i-IFTA2：炎症细胞浸润累及 26%~50% 瘢痕皮质区

i-IFTA3：炎症细胞浸润累及 >50% 瘢痕皮质区

注：不包括肾被膜下皮质区

瘢痕皮质区内的肾小管炎（t-IFTA）

t-IFTA0：瘢痕皮质区肾小管内无炎症细胞浸润

t-IFTA1：瘢痕皮质区病变最严重的 1 个肾小管切面或 10 个肾小管上皮细胞内有 1~4 个单核细胞浸润

t-IFTA2：瘢痕皮质区病变最严重的 1 个肾小管切面或 10 个肾小管上皮细胞内有 5~10 个单核细胞浸润

t-IFTA3：瘢痕皮质区病变最严重的 1 个肾小管切面或 10 个肾小管上皮细胞内有 >10 个单核细胞浸润

注：严重萎缩的肾小管不计入评分

肾脏多瘤病毒载量水平（pvl）

pvl0：光镜下肾小管上皮细胞无病毒包涵体、SV40（IHC）核染色阴性

pvl1：<1% 肾小管中有至少 1 个上皮细胞内可见病毒包涵体或 SV40 阳性

pvl2：1%~10% 肾小管中有至少 1 个上皮细胞内可见病毒包涵体或 SV40 阳性

pvl3：≥10% 肾小管中有至少 1 个上皮细胞内可见病毒包涵体或 SV40 阳性

**临床问题 10：移植肾脏活检病理学诊断中包括哪些技术和诊断方面的质量控制内容？**

推荐意见 14：建议移植肾脏活检的病理学技术质量控制内容包括：标本量和标本固定的质量控制、切片制作、染色项目、制片时限的质量控制。移植肾脏活检组织病理学诊断的质量控制包括：大体标本检查规范和镜下诊断正确性质量控制（推荐强度 D，证据等级 5）。

推荐意见说明：

1. 移植肾脏活检的组织病理学技术的质量控制

正确的病理诊断需要有充足的标本量及高质量的切片。

（1）合格标本要求：

①标本量：要求在同一标本中包含足够的肾小球（10 个以上）及肾小管、肾脏间质和肾脏血管。满意的穿刺标本和解剖切取标本均应包括肾脏皮质和皮髓交界部位的肾脏组织。建议使用 16G 或

18G 穿刺针,标本长度 1.0~1.2cm;②标本固定:肾脏穿刺标本快速切取分割成三份,自皮质端开始切取 1~2mm 置入电镜固定液供电镜(EM)检查,依次再切取 3~4mm 置冰冻切片机内冷冻或置 -80℃低温冰箱内或液氮罐内保存,供冷冻切片及其荧光(IF)检查,剩余投入足量 10% 中性缓冲福尔马林等固定液供光镜(LM)的检查。

(2)制片质量要求:

1)切片制作:①石蜡切片:切片完整、厚薄均匀、平整无皱褶、无刀痕、无污染,染色色彩鲜艳清晰,封胶均匀无气泡;②冷冻切片(或快速石蜡):切片完整,厚薄均匀,厚度 2~3μm;无褶痕、无刀痕;组织内无冰晶产生;胞核、胞浆染色分明,红蓝适度;③免疫组化染色:阳性显色及其细胞内定位准确、背景对比清晰明确;④电镜切片:切片完整、厚薄均匀、无褶痕、无刀痕、染色对比清晰。

2)染色项目:①光镜染色:HE、PAS、Masson 三色染色和 PASM 六胺银染色,必要时刚果红染色;②免疫荧光染色:IgG、IgM、IgA、C3、C1q、C4d 等;③免疫组化染色:在没有荧光 C4d 染色时,则必须进行 C4d 和 SV40T 的免疫组化染色;需要时选择 CD3、CD4、CD8、CD20、CD38 和 CD68 等免疫组化染色;④ PCR 或分子原位杂交技术:检测 SV40T、CMV、EBV 和 BKV;⑤免疫电镜(需要时考虑使用)。

3)制片时限标准:常规制片工作要求在 24~48h 内完成(不包括有特殊制片染色要求的病例);冷冻切片制作要求 20~25min 内完成(快速石蜡制片要求在 2~3h 内完成)。

2. 移植肾脏活检组织病理学诊断的质量控制

(1)大体标本检查规范:病理解剖的大体标本检查和取材必须按照《临床技术操作规范·病理学分册》[91] 和各省市的质控标准要求进行操作。

(2)诊断正确性:病理报告应对临床诊治起指导性作用。冷冻切片或快速石蜡切片与常规石蜡切片诊断的符合率 ≥95%。病理报告的专业术语原则上按照 Banff 标准中的并发症分类和命名。诊断的总准确率>90%,假阴性<10%,假阳性率 ≤1%。

### 三、遗体捐献供肾活检组织病理学诊断

遗体捐献供者的供肾,是我国 ESRD 患者实施肾移植的主要器官来源,但供肾短缺问题依然十分严峻。为救治更多的 ESRD 患者,供肾的选择标准不断扩展,越来越多的扩大标准供者(expanded criteria donor,ECD)或称边缘供者(marginal donor)供肾应用于肾移植。其一方面显著增加了供肾的资源以挽救更多的 ESRD 患者,另一方面也带来相应的不确定性因素,尤其是供肾质量是否适于移植和移植后的长期存活效果,需要予以高度重视和展开更深入的研究。供肾质量受多种因素的影响,包括供者年龄及其器官退行性变化、供者的全身系统性疾病累及肾脏、免疫性或遗传性等多种特定致病因素所致的供肾原发性肾病、供肾捐献及获取前后的缺血损伤、药物损伤、感染或供者及其供肾肿瘤等。这些因素均可不同程度地影响供肾质量。在肾移植前临床评估的基础上,通过供肾活检组织病理学评估以协助临床更全面地了解供肾质量,一方面避免盲目弃用质量良好的供肾,以保障充分利用好宝贵的供肾资源,另一方面协助临床科学合理地选择合适的肾移植方式或供肾取舍,以保障移植肾脏的长期存活,是肾移植病理学中的一项重要而独特的工作内容。

遗体捐献供肾的质量评估是一项综合评估,是临床评估与组织病理学评估的密切结合。其中临床评估包括供者的临床信息评估、供肾获取后的大体肉眼观察评估和供肾维护阶段的机械灌注参数评估。供肾的组织病理学评估是通过供肾活检以观察和判断供肾的组织病理学病变及其程度,

进而与临床评估密切结合,以协助临床综合判定供肾质量,是供肾质量评估中不可缺少的重要内容,是对临床评估的有效补充。同时,由于供肾病变的多样性和病理活检的局限性,组织病理学评估不能单独作为判定供肾质量和决定供肾取舍的唯一依据,必须与临床评估密切结合以综合判断。必须强调的是,目前的研究显示,供肾的组织病理学评估是具有局限性的,单纯的组织病理学指标尚难以直接预测术后移植肾脏的功能,临床评估与组织病理学评估相结合才是最有效的供肾质量评估方法[92,93]。

**临床问题 11:遗体捐献供肾移植前为何要进行供肾活检组织病理学评估?**

**推荐意见 15:**影响遗体捐献供肾质量的因素包括供肾预存性的慢性病变、缺血及药物损伤所致的急性肾小管损伤病变、供肾的感染和供肾肿瘤 4 个主要方面。推荐对遗体捐献供肾在移植前进行活检及组织病理学评估,以对供肾质量和供肾病变的性质及其程度予以明确判断(推荐强度 B,证据等级 2a)。

**推荐意见说明:**

影响遗体捐献供肾质量的因素[94,95]包括:

1. 供肾预存性的慢性病变　包括供者年龄因素所致的退行性病变、供者全身系统性疾病累及肾脏所致的病变和供肾原发性疾病病变 3 个方面,三者最终均导致肾小球硬化废弃、肾动脉血管硬化及管腔狭窄、肾间质纤维化和肾小管萎缩病变,最终使得供肾的肾单位数量减少和功能减退[96,97]。

2. 供肾缺血损伤　遗体捐献供肾在获取前多数伴有低血压状态甚至心搏骤停及心肺复苏过程,使得肾脏在捐献前已有不同程度的缺血、缺氧损伤,加之捐献前后的热缺血和冷缺血损伤,导致不同程度的 AKI 甚至 ATN,而影响供肾的质量。

3. 药物损伤因素　药物损伤为部分供者在捐献前的心脑血管意外或颅脑损伤及其在 ICU 救治期间,各种治疗药物所致的 AKI。供者在遭受严重心脑血管意外或颅脑损伤后的 ICU 抢救期间,可能会应用多种药物以维持心肺功能、稳定血容量和预防感染。供肾药物损伤的机制包括:药物的直接肾毒性、免疫反应性肾损伤和药物代谢结晶的机械阻塞损伤。供者在抢救和维护阶段中最常见的感染有血源性感染、肺部感染、尿路感染和导管相关性感染,为此常会应用多种抗生素以预防和治疗感染,这些抗生素主要包括、氨基糖苷类、β- 内酰胺类、多肽类和喹诺酮类,其他药物还有抗结核药物、抗真菌药物和抗病毒药物。药物毒性损伤中多见于以静脉给药为主。其中药物的直接肾毒性可导致ATN;免疫反应性肾损伤的机制为药物分子作为半抗原,经与肾小管上皮细胞结合后作为完全抗原,引发肾脏小管 - 间质的变态反应性炎症损伤即急性间质性肾炎(acute interstitial nephritis,AIN);药物代谢产物结晶广泛堵塞肾小管而导致肾脏机械性损伤,如磺胺类和某些喹诺酮类药物易于形成结晶及肾小管堵塞。

4. 供肾的感染　供肾的感染是由于遗体捐献供者在抢救性治疗和维护过程中可能合并细菌、真菌、病毒和原虫等感染,常造成供者肺部感染、尿路感染和导管相关性感染并可波及肾脏。作为捐献禁忌证的感染性疾病包括:

(1)细菌感染:包括结核感染、腹腔内脓毒症等;

(2)真菌感染:包括曲霉菌、念珠菌、隐球菌或酵母菌等活动性真菌感染;

(3)病毒感染:包括狂犬病毒、逆转录病毒、活动性单纯疱疹病毒或 EB 病毒等;

(4)原虫感染:包括克鲁斯锥虫、利什曼原虫或疟原虫等;

(5)朊蛋白感染。

5. 供者及供肾的肿瘤

供者传播的肿瘤虽罕见但有明确的证据证明恶性肿瘤可通过供者器官传播。Kauffman 等[98]根据 UNOS 的资料统计发现,供者来源恶性肿瘤的发生率大约为 3%,经移植器官传播肿瘤的危险性大约在 0.01%。除一些特殊情况外,恶性肿瘤的患者不能成为移植器官的供者。同时,肿瘤的级别也是重要的危险因素,肿瘤分化程度越低、传播性越高。但另一方面,即使供者有明确的恶性肿瘤病史,也不一定均排除作为供者。依据欧洲和美国 UNOS 的资料显示,不同国家和地区对曾患肿瘤的供者用于器官移植的应用指南和规定中,会根据供者肿瘤的具体情况而选择标准不同。其中供者患有低度恶性肿瘤但已治愈多年(如除黑色素瘤以外的皮肤癌)、低度中枢神经系统肿瘤或播散危险性特别低的肿瘤,可以考虑作为供者。大多数原发性中枢神经系统肿瘤患者并不作为捐献移植器官的禁忌证,因生理性血脑屏障的原因,绝大多数中枢神经系统肿瘤不会发生转移,但在具体选用时应考虑高度恶性原发脑瘤如侵袭性星形细胞瘤、成神经管细胞瘤或多形性成胶质细胞瘤等应高度谨慎,仅适于在特定情况下使用,且必须得到肿瘤没有发生转移的组织学证据。除原发性、无转移的中枢神经系统肿瘤以外,供者具有其他部位的恶性肿瘤者禁用。

术前供者未查出恶性肿瘤的供肾,术后易形成肿瘤扩散[99,100],其中肾癌的转移播散率约为 63%、黑色素瘤为 77%、绒毛膜上皮癌为 93%、肺癌为 41%、结肠癌为 19% 和前列腺癌为 29%,可见一旦盲目移植带有恶性肿瘤的器官,将对受者生命具有极大的威胁。任何转移性恶性肿瘤都不应作为供者。为避免和减少恶性肿瘤经供肾传播的风险,应注意:①详细询问供者病史,特别要注意任何可疑的全身或器官内的新生物,肝脏和肾脏超声、胸片、人类绒毛膜促性腺激素的测定结果等;②遗体捐献供肾获取后,任何可疑的肉眼小肿瘤应切除并进行快速病理检查;③在获取供者肾脏时,如发现其他脏器或部位的恶性肿瘤,禁止使用该供者肾脏。

**临床问题 12:遗体捐献供肾质量评估的基本原则是什么?**

**推荐意见 16:**遗体捐献供肾质量评估的基本原则是综合评估。主要包括供者及供肾的临床信息评估、供肾获取时的大体肉眼观察评估、机械灌注参数评估和供肾活检组织病理学评估(推荐强度 B,证据等级 2c)。

**推荐意见说明:**

供者的临床信息包括供者死亡及捐献原因和供者原发性疾病 2 个主要方面。对于潜在的捐献者,也应进行详尽的肾脏功能检查。供肾的肾功能检查包括血清肌酐、尿素氮、eGFR 和电解质等主要肾脏功能指标。其中血清肌酐水平及其变化是评估的一项重要依据,并且其重点应集中在动态变化的观察上,要明确了解供者捐献前的基础血清肌酐水平(反映肾脏的基础状态)和获取时的血清肌酐水平(叠加了发病时的损伤因素)。若供肾获取时血清肌酐值<200μmol/L,提示供肾的肾脏功能基本良好,供肾适于移植。而在器官维护阶段,可能会出现血清肌酐值的急剧上升,甚至需要辅助血液透析等治疗的情况,此时则需要仔细分析导致血清肌酐值升高的原因。供者及其供肾的床边超声检查也是不可缺少的,可明确排除有无肾内结石、肿瘤或先天畸形。

供者的死亡及捐献原因主要包括脑外伤和脑血管意外。如果供者死亡和捐献的原因是脑外伤则对供者肾脏功能的影响相对较小,供肾质量较好;而如果供者的死亡原因为脑血管意外,则供者往往具有高血压和动脉粥样硬化等全身系统性疾病而累及肾脏,其对供肾的功能和质量会产生较为严重的影响。供者是否存在高血压及其高血压病史是影响供肾质量的重要危险因素之一。糖尿病供肾的使用也是临床器官捐献中无法回避的问题,但如果供者肾功能正常、无蛋白尿、无显著的动脉粥样硬化者,在经过仔细筛选后可以考虑作为供肾移植。

供肾获取时的肉眼评估是直观判断供肾质量的重要方法,也是供肾组织病理学评估的前提。通常可以在供肾获取手术过程中、获取后的灌注保存中和移植手术之前的肾脏修整过程中,进行供肾大体的肉眼评估以及针对性活检。其主要由获取供肾的手术医师或移植手术医师根据肾脏外观,包括肾脏大小、颜色和质地予以判断,并根据外观表现是否异常而决定是否需要进一步活检及快速组织病理学检查。肉眼评估中可见的肾脏外观异常包括:左、右两侧肾脏大小不一、肾脏被膜下散在分布的、大小不一的出血瘀点或瘀斑、肾脏表面萎缩瘢痕及结节样改变、感染病灶和占位性病变等。这一观察和判断是经验性和主观性的,且肉眼观察与镜下诊断有时有很大差异,在部分病例中并不能准确判断病变性质尤其是肿瘤样病变,必须进一步进行活检及其快速病理学诊断,予以明确判断及确定取舍。

机械灌注(machine perfusion,MP)维护以及借助 MP 指标评估供肾质量是目前逐渐广泛采用的重要评估手段之一[101,102],越来越多的临床研究显示其有助于评估供肾功能和判断供肾质量。在持续低温 MP 的同时,利用相应的灌注参数来评估肾脏质量,这是 MP 用于供肾评估上很有实际意义的方面。质量良好的供肾具有良好的流量参数和阻力指数。依据 2016 年公布的《中国公民遗体器官捐献供肾体外低温机械灌注保存专家共识》[103],推荐在正常情况下设置灌注压力为 30~35mmHg。供肾质量评估的推荐标准为:肾脏灌注阻力指数<0.3mmHg/(ml·min),灌注流量>100ml/min 者为供肾良好;阻力指数<0.4mmHg/(ml·min),灌注流量>80ml/min 者,可以用于移植;阻力指数>0.6~0.8mmHg/(ml·min),灌注流量<50~80ml/min 者,需要结合临床资料综合判断;阻力指数>0.6mmHg/(ml·min),灌注流量<50ml/min 者建议摒弃供肾。

供肾在上述临床评估的基础上,再进一步结合活检组织病理学评估,是全面而完善的评估体系中的重要组成部分[98]。

临床问题 13:**遗体捐献供肾活检组织病理学评估前,需要收集哪些基本的临床信息?**

推荐意见 17:建议在遗体捐献供肾活检组织病理学评估前,收集供者及供肾的基本临床信息包括:供者年龄、性别、供者原发性疾病、供者死亡/捐献原因、是否有弥漫性血管内凝血(DIC)、是否有低血压及心肺复苏过程、捐献前的血清肌酐值和蛋白尿情况;低温机械灌注参数。并建议以遗体捐献供者临床信息表的形式予以记录和供组织病理学评估时参考(推荐强度 A,证据等级 1b)。

推荐意见说明:

在遗体捐献供肾组织病理学评估前,首先应了解供者临床评估的基本信息,这对后续的组织病理学评估是不可缺少的。建议器官获取组织(organ procurement organization,OPO)以《遗体捐献供者临床信息表》(表 68-3)的形式,向病理医师提供供者及供肾的基本临床信息,病理医师也应主动向 OPO 了解相应的临床信息。

供者及供肾的主要临床信息包括:供者年龄、性别;供者原发性疾病(是否有恶性高血压、糖尿病、严重感染或肿瘤);供者死亡/捐献原因(是否为脑血管意外或严重颅脑损伤等);是否有弥漫性血管内凝血(disseminated intravascular coagulation,DIC);是否有低血压及心肺复苏过程;捐献前血清肌酐和蛋白尿情况;对于采用了低温机械灌注(MP)者,其机械灌注压力、流量和阻力指数等。机械灌注的相关数据可参考 2016 年公布的《中国公民遗体器官捐献供肾体外低温机械灌注保存专家共识》[103]。

表 68-3  遗体捐献供者临床信息表

| 供肾信息 | | 性别 | 年龄 | 身高 | | 体重 | |
|---|---|---|---|---|---|---|---|
| 原发疾病 / 捐献原因 | | | | 血清肌酐 μmol/L | | | |
| 高血压病史 | | 无□有□_____年 | | 糖尿病史 | | 无□有□_____年 | |
| 蛋白尿 | | 无□有□____ | | 定量 | | _____g/24h | |
| 特殊抗生素或药物 | | | | 心肺复苏 | | 无□有□ | |
| 获取前尿量 | | _____ml/24h 或____ml/h | | 低血压 | | 无□有□ | |
| 冷缺血时间(min) | | | | 热缺血时间(h) | | | |
| 机械灌注参数 | | 压力_____mmHg  流速_____ml/min  阻力指数_____mmHg/(ml·min) | | | | | |
| 左肾 | 瘢痕 | 无□ 有□ | | 颜色 | | 白□ 花□ 黑□ | |
| | 大小 | __cm×__cm×__cm | | 质地 | | 软□ 韧□ 硬□ | |
| 右肾 | 瘢痕 | 无□ 有□ | | 颜色 | | 白□ 花□ 黑□ | |
| | 大小 | __cm×__cm×__cm | | 质地 | | 韧□ 软□ 硬□ | |
| 获取时间 | | _____年____月___日___ 时___分 | | | | | |
| 活检时间 | | _____年____月___日___ 时___分 | | | | | |
| 获取标本 | | 穿刺活检□  一条□ 两条□ 三条□ | | 楔形活检□ | | | |
| 特殊情况说明 | | 有无肿瘤( )囊肿( )血管异常( )畸形( ) | | | | | |
| 申请人:联系电话: | | | | | | | |

**临床问题 14:遗体捐献供肾活检组织病理学评估的基本流程、活检时机、活检方法是什么?**

推荐意见 18:建议遗体捐献供肾活检组织病理学评估的基本流程包括:了解供者及供肾的基本临床信息;在活检时机上,采用移植前活检或获取时活检;分别对左、右侧两侧供肾的两个部位进行活检;在活检方法上采用穿刺活检,即左、右两侧供肾均分别实施两个部位的穿刺活检取材,或左、右侧供肾均实施楔形活检。在活检标本的组织病理学处理技术上,建议采用快速石蜡切片;建议在供肾活检标本中保留电镜标本,以备后续针对供肾原发性肾小球疾病予以诊断(推荐强度 D,证据等级 5)。

推荐意见 19:建议对遗体捐献供肾活检时机上采用移植前活检或者获取时活检,以协助临床明确供肾质量和决定供肾取舍(推荐强度 B,证据等级 2c)。

推荐意见 20:推荐对成人遗体捐献供肾的活检方法是左、右两侧供肾、分别采用 16G 穿刺针进行两点不同部位的穿刺活检,或者左、右两侧供肾均于任一部位进行楔形活检(推荐强度 B,证据等级 2c)。

推荐意见说明:

1. 遗体捐献供肾组织病理学评估的基本流程(图 68-2),包括:

(1)了解供者及供肾的临床信息;

(2)推荐在供肾活检时机上采用移植前活检或获取时活检(图 68-3);OPO 组织应告知病理医师供肾活检的时间;

(3)推荐对左、右两侧供肾在肾脏的上极和下极、上极或下极与肾脏外缘的任意部位或者肾脏外缘的两个不同部位分别予以穿刺活检;也可对左、右两侧供肾分别选取一个部位进行楔形活检;

(4)建议在活检标本的组织病理学处理技术上首选采用快速石蜡切片,也可以采用冷冻切片;

(5)推荐在供肾活检标本中分切保留电镜标本,以备后续针对供肾的原发性肾小球疾病予以诊断；

(6)建议参考相应的国际供肾组织病理学评估标准，予以评估及病变程度评分；

(7)建议采用"Banff供肾病理评估共识"[104,105]中的报告模式予以报告，以便临床全面掌握供肾病变及其程度，也有助于供肾分配中，及时有效地在不同移植中心间分享供肾活检的病理结果。

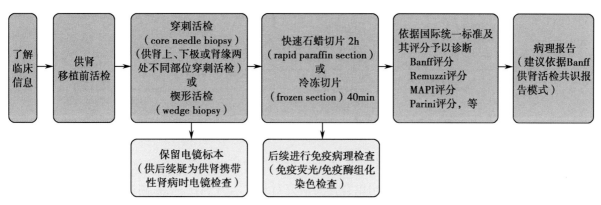

图68-2　遗体捐献供肾活检组织病理学评估的流程示意图

2. 遗体捐献供肾活检的时机　遗体捐献供者肾脏的活检时机[94,95]包括移植前活检(pre-implantation biopsy)和移植术中零点活检(zero-time biopsy)。移植前活检是在供肾获取后及冷保存过程中、低温机械灌注过程中或移植手术前的供肾修整过程中，对供肾活检及组织病理学观察。其目的是了解供肾有无预存性的慢性病变和供肾缺血损伤所致的急性病变(AKI/ATN)，并与临床评估信息密切结合，以综合判断供肾质量以及是否适合移植。其中在供肾获取及灌注液冷保存开始时，可以对获取手术过程中发现的供肾肉眼观异常者，如供肾大小、颜色、质地异常或存在高度怀疑感染灶或占位病变等异常时，立即进行活检即获取时活检(procurement/harvest biopsy)。推荐在遗体捐献供肾质量评估中采用移植前活检或者获取时活检[92,95,106]，以在移植前明确供肾质量，尤其对于供者年龄大于60岁或ECD供者供肾，予以移植前活检或者获取时活检。零点活检又称零点植入活检(zero-time implantation biopsy)，通常是在移植手术中、完成了动脉血管吻合，在开放血流前或开放血流后实施，开放血流后实施者，文献中称为再灌注后活检(post-reperfusion biopsy)。由于这时已经完成了肾移植的血管吻合手术，无法帮助在移植前了解供肾质量及确定供肾取舍，因此不推荐用于遗体捐献供肾的活检，可适用于亲属活体供肾移植中进行活检，以保留供肾的组织学基线资料，为移植术后并发症时的活检病理学诊断提供参考。

3. 遗体捐献供肾活检的部位与方法　对于遗体捐献供肾活检的部位，推荐对左、右两侧供肾均实施活检组织病理学观察，以避免两侧供肾的组织病理学表现及其病变程度的不一致。在活检部位上可以选择：①供肾上极和下极分别活检；②供肾上极或下极、与肾脏外侧缘某一部位活检；③肾脏外侧缘两处部位的活检。以保证对两侧供肾均具有良好的代表性(图68-3)。

供肾活检的方法包括穿刺活检(core needle biopsy)和楔形活检(wedge biopsy)。穿刺活检即借助自动弹簧式活检穿刺枪/穿刺针，直接对供肾以一定角度穿刺进入肾脏皮质部位，取材肾脏皮质组织予以组织病理学观察。穿刺活检肾脏组织为长条形，长约1~2cm、直径0.5~1mm。其取得的肾组织量少于楔形活检，但其取材部位较深，避开了肾被膜下浅层肾组织，对肾小球硬化和小动脉血管病变的判断更为准确。楔形活检是借助手术尖刀，在肾脏表面浅层切取大小为边长3~5mm的等边三角形、厚度为 2~3mm 的楔形组织标本。楔形活检取得的肾脏组织量比较充足,可供观察的范围较大且其中的肾小球数量较多,但由于取材部位比较表浅,位于肾被膜下部位,由于该部位处于动脉血供的末梢,尤其是老年供者(ECD 供者)均存在不同程度的动脉血管硬化,容易加重该部位的小动脉硬化和硬化肾小球比例,因此容易高估肾小球硬化的程度[107,67]。

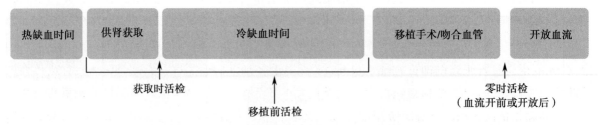

图 68-3　遗体捐献供肾活检时机示意图

这两种供肾活检的方法均可选择采用,两种活检方法的优劣始终存在争议。为了比较两种取材方式对病理诊断的影响,我们选取弃用供肾作为研究对象[108],分别在左、右侧供肾外侧缘上、下极和外侧缘等距离的、多部位选取活检部位,同时实施模拟临床的 16G 穿刺活检和边长为 3~5mm、厚度约为 1~2mm 的楔形活检,以比较两种活检方法获得的肾脏皮质组织中的肾小球数量。研究结果显示楔形活检获得的肾小球平均数量为 19.7 个 / 次,单针穿刺活检取得的肾小球平均数量为 7.3 个 / 次($P<0.000\ 1$)。通过比较每个活检点所取到的肾小球数量,发现楔形活检取得的肾小球数量相对较为稳定,且能保证肾小球数量在 15 个 / 次;而由于进针角度及位置的不确定性,穿刺活检获取的肾小球数量波动性较大。如果进针角度不够准确,获得 <5 个肾小球甚至无法获得肾小球的概率较大。而能否观察到足够的肾小球,在供肾的组织病理学评估中至关重要。鉴于 Banff 标准建议活检组织中应含有 ≥10 个肾小球和 ≥2 支小动脉血管,Remuzzi 评分系统中建议肾小球数量 ≥25 个。这时,虽然采用楔形活检能取到更多的肾小球数量,但考虑到楔形活检为保证取材到 ≥25 个肾小球需要楔形活检的深度大于 5mm,有增大供肾创伤及移植肾脏血流开放后出血风险,因此,为保证肾小球数量充足,推荐在供肾活检中分别对左、右供肾进行两针的穿刺活检,以便在穿刺活检操作的便利性及安全性和获取充足的肾小球数量上取得一个相对好的平衡[109]。

虽然完整的供肾活检病理学检查也应包括光镜(LM)、免疫荧光(IF)和电镜(EM)检查 3 个部分,但在实际工作中,由于遗体捐献供肾及其评估常常在非工作日的深夜或节假日,基于评估的紧迫性及其与常规肾脏病理学诊断的侧重点不同,对于经临床评估排除糖尿病等原发性肾脏病的供肾,一般不需要急诊做免疫病理和电镜检查;建议供肾活检组织中保留免疫病理和电镜标本,便于移植后协助诊断是否有供肾预存性的、原发性肾小球疾病如 IgA 肾病、糖尿病肾病等,有利于移植后复发性 / 新发性肾小球病的鉴别[92,96]。

**临床问题 15:儿童遗体捐献供肾是否需要进行移植前活检组织病理学评估?**

**推荐意见 21:**影响儿童遗体捐献供肾质量的因素主要是供肾感染、缺血及药物损伤所致的急性肾小管损伤、局灶性梗死或肿瘤。对供肾长径 ≥8cm、获取时肾脏大体检查存在异常或病史存在肾病因素者,考虑行移植前活检组织病理学评估;供肾长径 6~8cm 者,供肾穿刺活检风险增加;长径 <6cm但特定原因必须活检者,应谨慎考虑并尽量控制出血风险(推荐强度 C,证据级别 4)。

**推荐意见说明:**

遗体捐献儿童供肾与成人供肾不同,往往不存在显著的慢性病变,大部分供肾常规不需要进行活检及其组织病理学评估。但对供肾肉眼大体检查有颜色、质地、占位病变、感染灶或梗死灶等异常时，可考虑进行移植前活检组织病理学评估。

儿童供肾的大小因身体发育情况不同而差异较大，其与穿刺活检的风险大小密切相关。低龄（年龄＜5岁，体重＜20kg）供肾或长径≤6cm的供肾，穿刺活检虽非绝对的禁忌，但存在较大的出血风险[82,85]。如确有特殊原因必须活检，穿刺活检或楔形活检时，均应减少穿刺深度、控制穿刺角度和减小楔形活检范围。儿童供肾活检和成人供肾活检的目的不同，儿童供肾极少出现肾小球硬化和动脉纤维化等慢性病变；另因儿童供肾的肾小球较成人密集且儿童供肾活检中不要求肾小球数量≥10个，因此取得少量肾脏组织即可完成诊断目的。儿童遗体捐献供肾中一般采用18G活检针进行移植前活检组织病理学评估，活检组织长度根据肾脏大小和活检目的酌情留取。鉴于目前儿童移植肾脏穿刺活检和儿童遗体捐献供肾活检，尚缺乏大样本的随机对照研究数据，仅能参考儿童自体肾病的活检经验，因此在儿童遗体捐献供肾活检中需要依据实际情况酌情谨慎考虑活检。

对可疑存在原发性肾病（如有原发性肾病病史或24h蛋白尿定量＞500mg/24h）的儿童供肾，留取活检标本的原则可参考成人供肾，即保留荧光和电镜标本。对有导致严重出血风险而不易活检且难以明确供肾病变的儿童供肾，应谨慎使用。儿童供肾的再生修复能力较成人供肾更强且血管条件更优，对病理表现为急性肾小管损伤和肾小球内微血栓的供肾，可适当放宽组织病理学的取舍标准。

**临床问题16：遗体捐献供肾活检标本的组织病理学处理技术方案有哪些？**

**推荐意见22：** 推荐遗体捐献供肾活检标本的组织病理学处理方法为快速石蜡切片及其HE染色和PAS染色，以便准确评估其慢性病变和急性病变（推荐强度B，证据等级2a）。

**推荐意见23：** 建议对遗体捐献供肾活检标本采取冷冻切片及其HE染色和PAS染色，以评估其组织病理学改变（推荐强度B，证据等级2c）。

**推荐意见说明：**

供肾活检标本的组织病理学处理技术方法主要有冷冻切片（frozen section, FS）和快速石蜡切片（rapid paraffin section, RPS），两种方法的操作技术和所得结果是不同的。其中冷冻切片（FS）是将活检组织标本直接置恒冷切片机内冷冻切片，随后立即进行后续的染色，整个过程可在25~30min内完成。其优点是快速，其缺点一方面来自技术本身固有因素，即由于组织内水分所致的冰晶形成或技术操作不当等因素，使组织和细胞的形态欠佳甚至产生人为假象；另一方面是供肾均经历了不同程度的缺血、缺氧损伤，已经使得其组织细胞存在水变性（水肿），加之技术操作的因素，更使得组织细胞的水肿及其坏死病变在冷冻切片中难以准确判断。快速石蜡切片（RPS）是将活检标本经甲醛固定液固定后，借助自动化的、微波快速处理仪或手工操作，予以短时间内的快速组织处理及切片染色，其组织和细胞结构的形态等同于常规石蜡切片而保存完好，不仅便于肾小球、肾小管、肾间质和血管的慢性病变判断，也有利于急性肾小管损伤病变及其程度的准确判断，但耗时略长约为2h，且对非工作时间内值班的病理技术人员较为辛苦。目前对于遗体捐献供肾中上述两种病理学技术方案的比较研究仍有限，在冷冻切片中，不同的诊断者之间的诊断一致性在肾小球病变方面明显优于血管病变和肾小管-间质病变。就组织病理学方面而言，快速石蜡切片是供肾活检准确的组织病理学评估的最佳标本处理技术方案[110]，但也有待于认识的转变、快速标本处理专业设备的普及、病理技术人员操作经验水平的提高、对承担供肾活检病理诊断的病理医师的专业肾脏病理培训及其诊断经验的提高。采用快速石蜡切片可以保证供肾的组织和细胞结构良好，避免冷冻切片中出现的冰晶形成和技术操作因素所

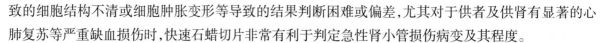

致的细胞结构不清或细胞肿胀变形等导致的结果判断困难或偏差,尤其对于供者及供肾有显著的心肺复苏等严重缺血损伤时,快速石蜡切片非常有利于判定急性肾小管损伤病变及其程度。

对于既往具有良好的楔形活检及冷冻切片经验的肾移植中心,并不排斥继续采用这些活检方法及技术方案,但推荐所有肾移植中心掌握供肾活检的快速石蜡切片的技术方案,以备需要时运用。

**临床问题 17:遗体捐献供肾活检组织病理学评估的主要参考标准有哪些?**

**推荐意见 24:**遗体捐献供肾活检组织病理学评估的参考标准主要包括:Banff 慢性病变评分、Remuzzi 评分系统、马里兰病理汇总指数(MAPI)、Pirani 评分和慢性移植肾损伤指数(CADI)计分。每种评估标准中的评估内容相近且评估结果具有相似性。目前较常用的评分系统为 Banff 慢性病变评分、Remuzzi 评分系统和 MAPI 指数。各肾移植中心可依据自身实际选择采用。建议可参考 Banff 慢性病变评分或 MAPI 评分系统等,协助判断肾移植后的肾功能预后;参考 Remuzzi 评分系统,协助判断供肾采用单肾移植或双肾移植(推荐强度 B,证据等级 3a)。

**推荐意见说明:**

截至目前,对于供肾的组织病理学评估,国际上已提出 15 种基于半定量评分的复合性组织病理学评分系统(comprehensive histological scoring system)。所有这些评分系统均主要依据 Banff 诊断标准中的慢性病变及其评分,对肾小球硬化、小动脉硬化及内膜增厚、肾间质纤维化和肾小管萎缩进行评估,此外也有少数评分系统中对供肾的肾小球病、肾小球毛细血管袢系膜基质增生、肾小球毛细血管微血栓栓塞、肾脏间质炎症和急性肾小管坏死也予以评分。这些复合性的组织病理学评分标准主要有:Banff 慢性病变评分(Banff chronic score)[14](表 68-4)或 Banff 慢性病变总体评分[111]、Remuzzi 评分系统(Remuzzi score)(表 68-5)[97]、慢性移植肾损伤指数(chronic allograft damage index,CADI)[112]、马里兰病理汇总指数即 Maryland 评分(Maryland Aggregate Pathology Index,MAPI)(表 68-6)[113]、Pirani 评分(表 68-7)[114]、2016Banff 供肾病理共识[105]等。这些评分标准均可采用,目前的比较研究显示尚无一项最佳的、或统一的标准可采用[93,115],而是各肾移植中心依情况而选用。结合目前主要的国际文献和参与本指南制订的国内肾移植中心的经验,主要推荐 Banff 慢性病变总体评分系统、Remuzzi 评分,也有部分肾移植中心采用 MAPI 评分。

表 68-4　Banff 慢性病变评分

**肾脏组织的肾小球硬的量化评分(cg)**

| | |
|---|---|
| cg 0 | 无肾小球病,在多数病变的肾小球内其肾小球血管襻外周毛细血管基底膜呈双轨状变化的<10% |
| cg 1 | 在多数非硬化肾小球内,肾小球血管襻外周毛细血管基底膜呈双轨状变化的接近 25% |
| cg 2 | 在多数非硬化肾小球内,肾小球血管襻外周毛细血管基底膜呈双轨状变化的达到 26%~50% |
| cg 3 | 在多数非硬化肾小球内,肾小球血管襻外周毛细血管基底膜呈双轨状变化的超过 50% |

**肾组织间质纤维化的量化评分(ci)**

| | |
|---|---|
| ci 0 | 间质纤维化累及肾皮质组织的 5% |
| ci 1 | 间质纤维化累及肾皮质组织的 6%~25% |
| ci 2 | 间质纤维化累及肾皮质组织的 26%~50% |
| ci 3 | 间质纤维化累及肾皮质组织的 50% 以上 |

**肾小管萎缩的量化评分（ct）**

ct 0　　无肾小管萎缩

ct 1　　肾皮质组织内 25% 的肾小管萎缩

ct 2　　肾皮质组织内 26%~50% 的肾小管萎缩

ct 3　　肾皮质组织内 50% 以上的肾小管萎缩

**动脉内膜增厚的量化评分（cv）**

cv 0　　动脉血管无慢性血管病变

cv 1　　动脉内膜增生导致 25% 的管腔狭窄，± 动脉内弹力膜的损伤或内膜泡沫细胞形成以及炎性细胞浸润

cv 2　　cv1 的病变进一步进展，动脉内膜增生导致 26%~50% 的管腔狭窄

cv 3　　严重的慢性动脉血管病变导致 50% 以上的管腔狭窄

**肾小球毛细血管系膜基质增生（mm）**

mm 0　　肾小球内无系膜基质增生

mm 1　　25% 的非硬化的肾小球内出现系膜基质增生（至少为中度增生）

mm 2　　26%~50% 的非硬化的肾小球内出现系膜基质增生（至少为中度增生）

mm 3　　50% 以上的非硬化的肾小球出现系膜基质增生（至少为中度增生）

表 68-5　Remuzzi 供肾活检组织病理学评分

| 肾小球的球性硬化病变<br>（基于连续切片的前、中、后 3 个连续切片断面的观察，且计数呈全小球硬化的肾小球的百分比） | 0　无全小球性肾小球硬化<br>1+　<20% 的全小球性肾小球硬化<br>2+　20%~50% 的全小球性肾小球硬化<br>3+　>50% 的全小球性肾小球硬化 |
|---|---|
| 肾小管萎缩病变 | 0　无肾小管萎缩<br>1+　<20% 的肾小管出现萎缩<br>2+　20%~50% 的肾小管出现萎缩<br>3+　>50% 的肾小管出现萎缩 |
| 肾间质的纤维化病变 | 0　无肾组织间质的纤维化<br>1+　<20% 的肾组织被纤维组织取代<br>2+　20%~50% 的肾组织被纤维组织取代<br>3+　>50% 的肾组织被纤维组织取代 |
| 小动脉和细小动脉管腔狭窄病变<br>（如果病变为局灶性则应以病变最为严重的部位最为计分依据） | 0　无动脉管腔的狭窄<br>1+　轻度动脉管壁增厚，增厚内膜未超过固有管腔的半径<br>2+　中度动脉管壁增厚，增厚内膜接近或略微超过固有管腔的半径<br>3+　重度动脉管壁增厚，致动脉管腔近乎完全狭窄和闭塞 |
| **总积分及其移植建议（总积分 0~12）** | |
| 0~3　轻度病变 | OK 适用于单肾移植 |

续表

| | |
|---|---|
| 4~6　中度病变 | OK 适用于双肾移植 |
| 7~12　重度病变 | 不适于移植 |

注：活检肾组织中至少因含有 25 只肾小球才适合予以评估；活检组织内具有急性肾小管坏死表现者不适于进行双肾移植；活检组织总分为 0~3 者表示病变为轻度且提示其任一病变类型中的计分均小于 3；活检组织总分为 4~6 者表示病变为中度且提示其病变类型中仅能有一项的计分为 3。

表 68-6　MAPI 供肾活检组织病理学评分

| 评估项目 | 病变程度 | 计分 |
|---|---|---|
| 小动脉管壁透明样变 -AH<br>（arteriolar hyalinosis，AH） | 有<br>（无论任何程度） | 4 |
| 肾小球囊周纤维化 -PGF<br>（peri-glomerular fibrosis，PGF） | 有<br>（无论任何程度） | 4 |
| 肾间质纤维化及瘢痕 -Scar | 有<br>（无论任何程度） | 3 |
| 肾小球硬化<br>（glomerular sclerosis，GS） | ≥15% | 2 |
| 动脉管壁厚度与管腔直径比 -WLR<br>（arterial well to lumen ratio，WLR） | ≥0.5 | 2 |

MAPI 总分 15 分

MAPI<7 分者供肾质量级别为良好、移植后为低风险（low risk）

MAPI 8~12 分为供肾质量级别为中等，移植中度风险（intermediate risk）

MAPI 12~15 分为供肾质量差，移植后高风险（high risk）

表 68-7　Pirani 供肾组织病理学评分

| | | |
|---|---|---|
| 肾小球硬化病变计分 | 0 | 无全小球性肾小球硬化 |
| | 1+ | <20% 的全小球性肾小球硬化 |
| | 2+ | 20%~50% 的全小球性肾小球硬化 |
| | 3+ | >50% 的全小球性肾小球硬化 |
| 肾小管萎缩病变计分 | 0 | 无肾小管萎缩 |
| | 1+ | <20% 的肾小管出现萎缩 |
| | 2+ | 20%~50% 的肾小管出现萎缩 |
| | 3+ | >50% 的肾小管出现萎缩 |
| 肾间质的纤维化病变计分 | 0 | 无肾组织间质的纤维化 |
| | 1+ | <20% 的肾组织被纤维组织取代 |
| | 2+ | 20%~50% 的肾组织被纤维组织取代 |
| | 3+ | >50% 的肾组织被纤维组织取代 |
| 血管病变计分<br>（小动脉血管狭窄或透明样硬化） | 0 | 无动脉管腔的狭窄 |
| | 1+ | 轻度动脉管壁增厚,增厚内膜未超过固有管腔的半径 |
| | 2+ | 中度动脉管壁增厚,增厚内膜接近或略微超过固有管腔的半径 |
| | 3+ | 重度动脉管壁增厚,致动脉管腔近乎完全狭窄和闭塞 |

续表

| 动脉硬化 | 0 | 无动脉硬化 |
|---|---|---|
| （动脉内膜纤维性增生增厚） | 1+ | 轻度动脉管壁增厚,增厚内膜未超过固有管腔的半径 |
| | 2+ | 中度动脉管壁增厚,增厚内膜接近或略微超过固有管腔的半径 |
| | 3+ | 重度动脉管壁增厚,致动脉管腔近乎完全狭窄和闭塞 |
| 总积分及其移植建议（总积分 0~12） | | |
| 0~3　轻度病变 | OK | 适用于单肾移植 |
| 4~6　中度病变 | OK | 适用于双肾移植 |
| 7~12　重度病变 | | 不适于移植 |

注:对于血管病变,动脉和小动脉分支病变应予以分别评估计分;且两者中的最严重部位的病变将共同决定整体的血管病变程度。

根据 Banff 评分系统的要求,合格的活检标本应 ≥10 个肾小球和 ≥1 支小动脉分支。Banff 慢性病变评分分别对肾小球硬化、肾小球系膜基质增多、动脉血管壁透明样变、肾小管萎缩和肾间质纤维化依据病变程度计 0~3 分。其中肾小球硬化 0~3 分以分别对应于 0、1%~10%、11%~20% 和 21%~30% 的肾小球出现球性硬化表现。Banff 慢性病变总体计分(total chronic Banff score)在 2008 年提出[111],其 Banff 慢性病变总体评分 =cg+mm+ct+ci+cv+ah+(非硬化肾小球数目 ×3 的分数)。依据该评分系统的研究结果发现,供肾肾小球硬化和肾间质纤维化是预示移植肾脏功能的独立因素,随着两者积分的升高,移植术后 6 个月和 12 个月时移植肾脏功能明显不良。研究中也发现 57% 的 60~75 岁的供肾中硬化肾小球 <10%,而 29% 的 30~39 岁的年轻供肾中存在动脉硬化表现。提示单纯依据供者年龄决定取舍是不恰当的,活检则可以提供准确的供肾病变信息。Banff 慢性病变评分和 Banff 慢性病变总体评分,与移植术后移植肾脏活检的 Banff 标准在相应病变评分上是一致的,便于在移植后的指征性活检或程序性活检中,与移植术前的供肾活检组织病理学评分相互对比。

Remuzzi 评分系统在 1999 年提出[97],其最初是供双肾移植参考。评估方法为分别观察肾小球硬化、肾小管萎缩、肾间质纤维化和动脉血管狭窄情况,各项指标依据病变程度计 0~3 分,最后依据 4 项指标的总分值决定是否行单肾移植、双肾移植或弃用供肾。总分 ≤3 分者可分别实施单肾移植,当双肾评分均达到 4~6 分者实施双肾移植,≥6 分者则考虑放弃供肾。

2008 年马里兰大学 Munivenkatappa 等[113]结合其当时国际最大例数、基于楔形活检的移植前活检,应用病理图像分析技术及其相应的病理指标,与移植术后肾脏功能相关性分析的基础上,提出了马里兰病理汇总指数评分(MAPI)。该评分系统中主要评估硬化肾小球(glomerular sclerosis,GS)、小动脉管壁透明样变(arteriolar hyalinosis,AH)、动脉管壁厚度与管腔直径比值(arterial well to lumen ratio,WLR)和肾小球囊周纤维化(peri-glomerular fibrosis,PGF)、肾间质纤维化及瘢痕(Scar)5 个方面的肾脏形态学指标,同时针对这 5 项指标也结合前瞻性临床研究,确定了其与肾移植术后的预后有显著相关性。MAPI 计分总分为 15 分,其中依据具体计分而划分为 3 个评分层级即相应的供肾质量以及移植预后的级别,分别为 <7 分、8~12 分和 12~15 分,其中 <7 分者提示供肾质量佳、移植后为低风险(low risk),移植后移植肾脏 5 年存活率达到 90%;8~12 分为质量中等,移植后中度风险(intermediate risk);12~15 分为供肾质量差,移植后高风险(high risk),后两者的移植肾 5 年存活率分别为 63% 和 53%。

MAPI 评分中对供肾特定病变的研究结论显示,为保证移植术后良好的移植肾脏功能,供肾硬化肾小球的比例应 <15%,其供肾硬化肾小球的比例 <15% 者和 >15% 者、移植后 5 年移植肾脏的存活率分别为 64% 和 46%；同时认为动脉血管管壁与管腔的直径比（WLR）应 <0.5，其 WLR<0.5 或 WLR>0.5 的供肾移植后 5 年的存活率分别为 73% 和 52%，且进一步明确，中等口径和小动脉血管病变（尤其是依照 Banff 标准评定为 cv3 病变）在决定移植肾脏预后方面与肾小球硬化指标具有同等权重；肾脏间质纤维化指标（scar）包括了间质纤维化、肾小管萎缩和 PGF 3 个病变，较之单纯的间质纤维化评分能更好地提示移植肾脏预后，其供肾有间质纤维化和无间质纤维化者，术后移植肾脏 5 年存活率分别为 79% 和 54%，有 PGF 和无 PGF 者比较，移植肾脏 5 年的存活率分别为 82% 和 54%。

**临床问题 18：遗体捐献供肾中局灶性感染病变或占位病变是否需要活检组织病理学评估？**

**推荐意见 25：**推荐对遗体捐献供肾获取时肉眼观察中疑为局灶性感染病灶或占位病变进行活检及冷冻切片或快速石蜡切片组织病理学评估（推荐强度 B，证据等级 2a）。

**推荐意见说明：**

供者来源性感染和供者来源性肿瘤的发生率极低，但对受者危害却极高。供者来源性感染（donor derived infection，DDI）是指器官捐献供者体内的感染通过供者器官传播给受者使受者罹患感染，这些病原菌包括病毒、细菌、真菌和寄生虫。由于供者生命体征极度不稳定，使得在捐献及获取（经常需要在 24h 内完成）过程中，检测这些潜在感染的时间窗很短。依据中华医学会器官移植学分会《中国实体器官移植供者来源感染防控专家共识（2018 版）》[116]中的推荐意见，这些感染主要通过详细了解供者病史、供者全面体格检查、对可能发生感染的器官和／或捐献器官进行胸部 X 线片、肝肾 B 型超声、心脏彩色超声、头颅及胸、腹部 CT 等影像学检查和包括血常规和 C 反应蛋白在内的实验室检测予以筛查。供肾活检并不作为 DDI 感染的常规检查手段，但对于在供肾获取时大体肉眼评估中发现的疑似感染灶，即高度怀疑供肾传播感染（donor transmitted infection，DTI）时，应及时进行活检及冷冻切片或快速石蜡切片的快速病理检查，可以对特征性的感染灶如结核肉芽肿或真菌感染等予以及时诊断。

恶性肿瘤传播是器官移植中的严重不良事件[117,118]。恶性肿瘤传播的风险发生在既往有恶性肿瘤史的供者，或在供者捐献以及获取时被诊断有恶性肿瘤者[119]。就供肾活检的组织病理学评估而言，潜在的供者源性恶性肿瘤的诊断重心应在供肾获取之前，即通过供者临床病史的全面筛查尤其是其既往的肿瘤病史，以及供者体格检查、影像学检查和实验室检查予以筛查。对于既往有肿瘤病史的潜在供者，应依据其既往肿瘤诊断的病理学结论，详细了解其肿瘤类型、分级与分期；手术、化学药物治疗或放射治疗效果；规律复查随访的证据；无瘤时间及肿瘤复发记录；影像学检查和肿瘤标志物检测等。在获取时详细体格检查、或获取后对供肾大体检查中发现的疑似肿瘤占位病变，应立即进行活检及快速病理检查予以明确诊断，以判断是否为活动性恶性肿瘤及其肿瘤类型、肿瘤分期及分级，以评估供肾传播性肿瘤的风险。

欧盟对供者疾病传播给受者的风险多依据 ALLIANCE-O（The Alliance for clinical Trial in Oncology）的风险评估[120]，其基于疾病传播风险水平（risk level，RL）（该评估不涉及器官功能），对器官移植受者被传播疾病的风险将供者风险分为：不可接受风险（RL1）、可接受风险（RL2）、预料到的风险（RL3）、不可评估风险（RL4）4 个等级。对于有活动性恶性肿瘤者即肿瘤风险为"不可接受风险者（PL1）"是绝对禁忌证，其他风险类别者，依据其病理结果对肿瘤传播风险与受者受益予以综合评估和决策。Sens 等[121]报道在 7% 的尸体供者器官获取中发现有未预知的肿瘤。Feng 等[122]报道供肾的肿瘤传播率为 0.006%。Eccher 等[123]报道最常见供肾传播的恶性肿瘤依次为：淋巴瘤（20.5%）、肾癌（17.9%）、黑色素瘤（17.1%）、非小细胞肺癌（5.6%），包括小细胞肺癌在内的神经内分泌肿瘤（4.7%）和绒毛膜上皮癌(4.3%)。但仍缺乏获取时活检病理学研究的结果。针对供者传播肿瘤,虽然已经提出了一些国际指南及推荐意见,但均仅是基于不同时期、在不同供者管理策略下个例报道和少数系列病例研究[124],包括西班牙国家移植组织(Organización Nacional de Trasplantes,ONT)、美国联合器官分配网络(*United Network for Organ Sharing*,UNOS)及其器官获取与移植网络(Organ Procurement and Transplantation Network,OPTN)、意大利国家移植中心(Centro Nazionale Trapianti,CNT)和 Israel Penn 国际移植肿瘤登记处(Israel Penn International Transplant Tumor Registry,IPITTR)在内的、国际权威移植分配和登记网络一致确定需要建立一项指南,以便在世界范围内对既往有恶性肿瘤的供者、捐献时新发现的恶性肿瘤予以明确定义,以及评估受者对该肿瘤供者器官的可接受风险。

　　**临床问题 19**:遗体捐献供肾活检组织病理学评估的报告内容有哪些?

　　**推荐意见 26**:遗体捐献供肾活检组织病理学评估的报告内容包括:供者简要信息;左侧或右侧供肾;活检方法;标本处理技术方案;急性病变和慢性病变及其程度(推荐强度 B,证据等级 3a)。

　　**推荐意见说明**:

　　2016Banff 会议提出了"2016Banff 供肾病理共识"[105]及其供肾活检组织病理学评估的病变量化评分内容及表格,建议依据此评估内容和表格予以报告(表 68-8),以供 OPO 组织和移植医师参考。

表 68-8　遗体捐献供肾活检组织病理学评估内容及其病变量化评分报告表(左肾、右肾分别报告)

| 供者基本信息:性别　　　;年龄　　　;死亡/捐献原因　　　　　　;血型　　　; | | | |
| --- | --- | --- | --- |
| 标本编号: | | | |
| | 楔形活检: | 穿刺活检: | |
| 标本处理的技术方式 | 快速石蜡切片: | 冷冻切片: | |
| 切片染色方法 | HE 染色(勾选): PAS 染色(勾选): | Masson 染色(勾选): | |
| 肾小球总数:　个 | 硬化肾小球总数:　个 | 硬化肾小球比例:　% | |
| 细小动脉总数:　支 | 玻璃样变动脉数量:　支 | 玻璃样变小动脉比例:　% | |
| | 内膜增厚动脉数量:　支 | 内膜增厚小动脉比例:　% | |
| 肾间质纤维化(ci)<br>(以皮质内间质纤维化的<br>范围为依据) | 无(<5%)<br>(勾选) | 轻度(5%~25%)<br>(勾选) | 中度(26%~50%)<br>(勾选) | 重度(>50%)<br>(勾选) |
| 肾小管萎缩(ct)<br>(以皮质内肾小管被累及<br>的范围为依据) | 无(<5%)<br>(勾选) | 轻度(5%~25%)<br>(勾选) | 中度(26%~50%)<br>(勾选) | 重度(>50%)<br>(勾选) |
| 肾间质炎症(i)<br>(以肾皮质部分被累及的<br>范围为依据) | 无(<5%)<br>(勾选) | 轻度(5%~25%)<br>(勾选) | 中度(26%~50%)<br>(勾选) | 重度(>50%)<br>(勾选) |
| 小动脉内膜纤维化<br>增厚(cv)<br>(以小动脉内膜增厚致管<br>腔狭窄的程度为依据) | 无<br>(<5%)<br>(勾选) | 轻度<br>(5%~25%)<br>(勾选) | 中度<br>(26%~50%)<br>(勾选) | 重度<br>(>50%)<br>(勾选) |
| 动脉透明样变(ah)<br>(以出现全周透明样变的<br>小动脉的数量为依据) | 无<br>(<5%)<br>(勾选) | 轻度<br>(至少 1 支小动脉分支)<br>(勾选) | 中度<br>(1 支以上小动脉分<br>支被累及)(勾选) | 重度<br>(多支小动脉全周呈<br>透明样变)(勾选) |
| 肾小球内微血栓(gt) | 无<br>(勾选) | 轻度<br>(<10% 的毛细血管袢)<br>(勾选) | 中度<br>(10%~25% 的毛细血<br>管袢)(勾选) | 重度<br>(>25% 的毛细血管<br>袢)(勾选) |

续表

| 急性肾小管损伤/坏死（ATI/ATN） | 无（勾选） | 轻度（肾小管上皮肿胀、核脱失、刷状缘消失）（勾选） | 中度（局灶性肾小管上皮细胞凝固性坏死）（勾选） | 重度（大片缺血性坏死）（勾选） |
|---|---|---|---|---|
| 其他病变： | FSGS 改变（　）、结节样肾小球硬化（　）、肿瘤（　）、感染（　） | | | |

病变描述和相应的评分：
1、病变及评分内容描述及小结；
2、Remuzzi 评分和/或 Banff 慢性病变评分。

**临床问题 20：亲属活体捐献供肾是否需要进行活检组织病理学评估？活检方法是什么？**

推荐意见 27：建议对亲属活体捐献供肾,在供肾修整时采取移植前活检或在移植术中采取零点活检,了解供肾质量和为移植术后并发症的诊断留取供肾基线标本（推荐强度 B,证据等级 3a）。

推荐意见说明：

亲属活体捐献供肾活检病理学观察中可见约 53.4% 供者存在轻度慢性病变[125]。这些病变包括肾小球毛细血管袢系膜基质增多和肾小球硬化、小动脉硬化、间质纤维化和肾小管萎缩。其中初步的研究发现,间质纤维化、小动脉硬化和肾小球硬化与供者年龄、移植后 eGFR 和移植肾脏长期存活相关;而肾小管萎缩、肾小球毛细血管袢系膜基质增多,未见与移植术后肾脏功能有显著相关性。

## 四、移植肾脏活检病理学诊断

移植肾脏活检病理学诊断中的并发症类型,依据其病变的发病机制分为免疫学因素［又称抗原依赖性因素(antigen-dependent factor)］所致病变和非免疫学因素［非抗原依赖性因素(antigen-independent factor)］所致病变 2 大方面[36,141]。免疫学因素所致的病变即排斥反应。通过活检病理学诊断可以将移植肾脏的排斥反应明确区分为 TCMR 和 ABMR。非免疫因素中的病因及其致病机制复杂多样,因此病变众多,包括供肾的携带性病变、移植肾脏 IRI、CNI 类免疫抑制剂毒性损伤、移植肾脏感染、移植肾脏复发性/新发性肾病和移植肾脏肿瘤。由于许多并发症的临床表现类似、而且常常交替发生甚至同时并存,给临床诊断带来很大挑战。为此,在对移植肾脏功能的血生化检查、影像学检查和病原学检查等临床检查的基础上,及时进行移植肾脏活检及其病理学检查,是对这些并发症予以明确诊断与鉴别诊断的最佳方法。这一方面是得益于影像学的精确引导和采用了更安全、快速的自动化穿刺活检器械,使得移植肾脏穿刺活检的安全性和穿刺成功率显著提高,穿刺活检已经成为移植肾脏并发症的最佳诊断手段;另一方面,随着病理组织学方法的提高,可以利用包括常规染色、免疫病理染色、电镜、原位杂交和分子生物学方法等在内的、多种病理学技术方法,对移植肾脏的多种并发症予以明确诊断。因此,在肾移植中应充分利用活检及其病理学诊断,及时准确地对不同并发症予以明确诊断,以精准指导临床予以及时的、针对性的治疗。

**临床问题 21：移植肾脏排斥反应的病理类型是什么？**

推荐意见 28：在移植肾脏活检病理学诊断中,依据 Banff 标准,将移植肾脏排斥反应明确区分为 T 细胞介导性排斥反应和抗体介导性排斥反应 2 个类型;其中 T 细胞介导性排斥反应依据其病变分期分为急性 T 细胞介导性排斥反应和慢性活动性 T 细胞介导性排斥反应;抗体介导性排斥反应依据其病变分期分为活动性抗体介导性排斥反应、慢性活动性抗体介导性排斥反应和慢性抗体介导性排斥反应(推荐强度 A,证据等级 1b)。

推荐意见说明:

既往"经典的排斥反应分类"是依据其发生时间、临床表现和病理学特征将排斥反应分为超急性排斥反应(hyperacute rejection,HAR)、加速性急性排斥反应(acclerated acute rejection,AAR)、急性排斥反应(acute rejection,AR)和慢性排斥反应(chronic rejection,CR)4 个类型[127,128]。这一分类无法明确区分排斥反应的细胞免疫和体液免疫致病机制,因此无法指导临床对排斥反应予以针对性的治疗。近年来,基于排斥反应的致病机制及其相应的组织病理学特征已经得以明确,进而依据其免疫损伤机制,提出了排斥反应新分类[14-15,91,128],即将排斥反应明确区分为:TCMR 和 ABMR 两个类型(图 68-4)。进而依据其免疫反应性炎症病变是表现为急性的渗出性炎症,或是慢性的增生性炎症的特征,进一步将 TCMR 分为急性 TCMR(acute TCMR,aTCMR)和慢性活动性 TCMR(chronic active TCMR,caTCMR)两个分期。2005 年 Banff 标准[143-145]首次提出了移植肾脏抗体介导性排斥反应(ABMR)这一独立的并发症类别。基于对 ABMR 的致病机制及其相应病变认识的深入,2017 年和 2019 年 Banff标准[15-16]对 ABMR 的诊断类别及其命名上做了更新,取消了"急性(acute)"的冠名,而采用"活动性(active)"这一命名,即"活动性抗体介导性排斥反应 ABMR(active antibody-mediated rejection,aABMR)"。这样将 ABMR 依据其病变进展的不同阶段,明确划分为"活动性抗体介导性排斥反应(aABMR)、慢性活动性抗体介导性排斥反应(chronic active antibody-mediated rejection,caABMR)"和慢性(非活动性)抗体介导性排斥反应即慢性抗体介导性排斥反应(chronic inactive antibody-medaited rejection 或 chronic antibody-mediated rejection,cABMR)3 个分期。

这一更新的目的更主要是面向临床,即提醒临床关注到 ABMR 的发生及其进展没有严格的时间界限,是一个持续进展的免疫损伤过程,可见于移植术后任何阶段,其明确诊断需要活检病理学观察,并结合临床 DSA 等抗体检测予以综合诊断。aABMR 和 caABMR 在治疗和预后上,均应密切结合活检病理学诊断及病变评分,予以早期发现、早期干预和积极治疗,预防其进展到终末的、不可逆转的慢性 ABMR(cABMR)阶段。就 2019 年 Banff 标准中增加的慢性(非活动性)抗体介导性排斥反应类别即慢性 ABMR(cABMR)而言,其病变已经进展到终末阶段,其活动性 ABMR 的病理学特征基本消失,仅遗留下广泛的慢性病变。

在 Banff 标准中,不仅明确区分了这两个排斥反应类型及其不同分期,而且对其相应的病变程度予以量化评分,明确地报告排斥反应病变类型、病变阶段及其病变程度,以便更好地指导临床治疗和协助判断预后。因此,推荐在移植肾脏活检病理学诊断中,对移植肾脏排斥反应采用明确的新分类和对病变予以明确的量化评分,而摒弃排斥反应机制不明且病变程度不清的经典排斥反应分类。

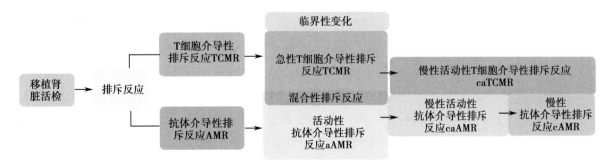

图 68-4　移植肾脏排斥反应的类别及其相应病变分期,注意在排斥反应的急性阶段,急性 T 细胞介导性排斥反应和活动性抗体介导性排斥反应有时可以合并存在即混合性排斥反应,且在慢性排斥反应的病变中往往也有两种排斥反应合并存在的病理学表现

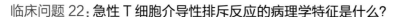

**临床问题 22：急性 T 细胞介导性排斥反应的病理学特征是什么？**

**推荐意见 29：**移植肾脏活检中急性 T 细胞介导性排斥反应的病理学特征包括间质内单个核炎症细胞浸润、肾小管炎和动脉内膜炎病变；并推荐对这些病变依据 Banff 标准予以诊断并对其病变予以量化评分（推荐强度 A，证据等级 1b）。

**推荐意见说明：**

aTCMR 是移植肾脏最常见的排斥反应类型。其主要的病理学特征包括：移植肾脏间质内不等数量的单个核细胞（mononuclear cell）浸润，进而可见浸润的炎症细胞损伤移植肾脏实质形成 3 个基本的病变，即移植肾脏组织间质炎症细胞浸润、肾小管炎和动脉内膜炎[16,31]。

1. 移植肾脏的间质炎症

（1）定义：间质炎症（interstitial inflammation，以字母"i"表示）是指移植肾脏皮质部位内、非纤维化/非瘢痕化区域内、以单个核细胞为主的、炎症细胞浸润，进而导致肾小管炎，是诊断急性 T 细胞介导性排斥反应（aTCMR）的依据之一[16,31]。对于非瘢痕化区域内、结节状的单个核炎症细胞浸润，可以计入"i"病变的评分，但需要注意的是，在移植肾脏皮质的纤维化/瘢痕化区域内、肾被膜下区域、大的静脉和淋巴管外膜周围常见有炎症细胞浸润，其不能作为"i"病变判定的部位。如果在炎症细胞浸润中包含有 >5%~10% 的嗜酸性粒细胞、中性粒细胞或浆细胞，则应在"i"病变上加上"*"号，即"i*"。

（2）病变程度及其量化评分：其病变程度/病变量化评分依据活检的移植肾脏皮质被炎症细胞浸润所累及的范围，分别为：

i0（无炎症细胞浸润），无或仅有零星的炎症细胞浸润（<10% 的非纤维化肾脏实质）；

i1（轻度），炎症细胞浸润累及 10%~25% 的非纤维化肾脏实质；

i2（中度），炎症细胞浸润累及 26%~50% 的非纤维化肾脏实质；

i3（重度），炎症细胞浸润累及 >50% 的非纤维化肾脏实质。

（3）鉴别诊断：主要的鉴别诊断包括：浸润的炎症细胞中混合有大量中性粒细胞（急性间质性肾炎或 aABMR 和局部梗死灶的边缘部位）、富于嗜酸性粒细胞的小管间质性炎症（过敏反应性药物因素所致）、富于浆细胞的小管间质性炎症（多瘤病毒肾病、EBV 感染、CMV 感染或腺病毒感染等）、炎性肉芽肿（细菌、病毒或真菌感染）、大量 CD20+ 浆细胞及其 EBER+ 的移植后淋巴组织异常增生（post-transplantation lymphoproliferative disorders，PTLD）。

2. 肾小管炎

（1）定义：肾小管炎（tubulitis，以字母"t"表示）是指移植肾脏皮质部位内、炎症细胞浸润进入非萎缩的肾小管上皮层内，形成肾小管上皮层内不同数量/程度的炎症浸润及细胞损伤表现[16,31]。如果肾小管炎中浸润的炎症细胞主要为单个核炎症细胞者，通常是 aTCMR 的诊断依据之一，即便其病变并非具有诊断的特异性。其机制是因为肾小管上皮细胞是表达移植抗原的主要部位，进而引发特异性的细胞免疫效应，形成肾小管上皮内 CD8 淋巴细胞、巨噬细胞或 NK 细胞的炎症浸润。肾小管炎的判定应避开萎缩的肾小管，萎缩肾小管是指因萎缩而管径较之正常管径 <25% 者，另肾小管上皮消失、肾小管基膜（TBM）增厚、皱缩和腺瘤样扩张的肾小管均不适于作为"t"评分的依据。

（2）病变程度及其量化评分：肾小管炎的判定需要移植肾脏皮质内、至少在两处局灶炎症细胞浸润中存在肾小管炎表现；并依据病变最重的一支肾小管为准，对其予以评分，分别为：

t0(无肾小管炎),肾小管上皮内无单个核炎症细胞浸润;

t1(轻度),局部 1 个肾小管横截面内(或 10 个肾小管上皮细胞内)有 1~4 个炎症细胞浸润;

t2(中度),局部的 1 个肾小管横截面内(或 10 个肾小管上皮细胞内)有 5~10 个炎症细胞浸润;

t3(重度),局部的 1 个肾小管横截面内(或 10 个肾小管上皮细胞内)有>10 个炎症细胞浸润,或在肾皮质内的任意部位有至少 2 个区域内有肾小管基膜(TBM)破坏伴 i2/i3 和 t2。

(3)鉴别诊断:其鉴别诊断主要包括药物、细菌或病毒感染或 PTLD 等多种因素所致的肾小管 - 间质性炎症中的肾小管炎改变。

3. 动脉内膜炎

(1)定义:动脉内膜炎(intimal arteritis/endarteritis,以字母 "v" 表示)是指动脉血管内皮及内膜上出现了单个核炎症细胞浸润(包括淋巴细胞和单核细胞),严重者可以导致透壁性动脉炎甚至动脉管壁纤维素样坏死。其不仅是 aTCMR 的特征性病变,近来确认也可见于 aABMR 中[16,31]。在 aTCMR 中出现时提示其排斥反应程度较重,往往为中度甚至在纤维素样坏死时为重度 aTCMR 所致。其发病机制为移植肾脏的动脉内皮细胞表达 HLA 抗原和内皮细胞抗原,被受者免疫系统识别而产生的细胞免疫和 / 或体液免疫损伤。是病理学上诊断急性 TCMR 或活动性 ABMR,并与其他并发症相鉴别的关键病变。对于动脉内膜深部甚至中膜内单个核炎症细胞浸润者,要考虑其并非单纯的急性病变 "v",而可能是慢性活动性 TCMR 病变[143],要结合是否有内膜增生予以判断。对于活检移植肾脏组织内有肾实质出血或梗死者,在 "v" 病变上加 "*" 号即 "v*" 表示。

(2)病变程度及其量化评分:用于 "v" 评分的动脉,应为中膜至少含有 2 层平滑肌。在移植肾脏活检组织内仅 1 支动脉出现内膜炎时即可确立诊断。其病变程度及其量化评分依据活检移植肾脏组织内病变最重的一支动脉的病变程度为准,分别为:

v0,无动脉内膜炎;

v1(轻度),至少在 1 支小动脉的横断面见内膜上有轻 ~ 中度的动脉内膜炎;

v2(中度),至少在 1 支小动脉横断面见有明显的动脉内膜炎,伴内膜水肿增厚导致 25% 的管腔狭窄;

v3(重度),出现透壁性动脉炎和 / 或动脉管壁纤维素样坏死、中膜平滑肌坏死伴淋巴细胞浸润。

(3)鉴别诊断:在诊断动脉内膜炎时,应明确计数活检移植肾脏组织动脉数量以及其中多少支出现了动脉内膜炎改变。移植肾脏活检中的动脉内膜炎,不仅见于 aTCMR,也可见于严重的 aABMR,因此需要借助两者的病理学特征,尤其是借助 ABMR 的特征以及完善其 C4d 染色和 DSA 检测予以明确鉴别,甚至明确是否是混合性排斥反应(mixed rejection)。在急性 TCMR 时,动脉内膜炎的出现,往往伴有显著的实质内炎症细胞浸润和肾小管炎。但近来已确定有单纯的动脉内膜炎即 "孤立性血管炎病变(isolated v-lesion)",其可以见于 aTCMR、aABMR 或混合性排斥反应。与移植肝或移植胰腺的病理学诊断不同,移植肾的 "v" 病变中未包括小静脉炎(venulitis),其不能作为 "v" 评分的内容。

**临床问题 23:慢性活动性 T 细胞介导性排斥反应有哪些病理学特征?**

*推荐意见 30*:推荐移植肾脏活检中的慢性活动性 T 细胞介导性排斥反应的病理学特征包括:间质炎症细胞浸润及其肾小管炎病变、间质纤维化和肾小管萎缩(IF/TA)区域内的炎症细胞浸润(i-IF/TA)以及萎缩肾小管炎(t-IF/TA)病变和慢性移植物动脉血管病(CAV),以及包括非特异性的间质纤维化(ci)和肾小管萎缩(ct)病变。并依据 Banff 标准予以诊断并对其病变予以量化评分(推荐强度 A,证据等级 1b)。

推荐意见说明：

1. 移植肾脏实质内的总体炎症细胞浸润

（1）定义：肾脏实质内的总体炎症细胞浸润（total inflammation，以"Ti"表示）是指移植肾脏活检组织、整体皮质内的炎症细胞浸润，不仅包括非纤维化区域即前述的"i"评分区域，也包括移植肾脏被膜下部位和肾脏皮质内纤维化/瘢痕化（IF/TA）区域，以区别于既往、仅仅观察非纤维化/瘢痕化区域内炎症细胞浸润。因为随着对慢性活动性TCMR认识的深入，明确移植肾脏活检组织IF/TA区域内的炎症细胞浸润及其肾小管炎，是由持续进展的、细胞免疫损伤或病毒感染等炎症因素所致纤维化的结果，需要予以重视并对其病变程度予以量化评分和对其致病机制予以进一步的鉴别诊断，以便指导临床及时干预治疗[16,31]。

（2）病变程度及其量化评分：依据活检移植肾脏组织内的、总体炎性细胞浸润累及的范围，分别为：

Ti0（无），总体肾皮质实质内无炎性细胞浸润或炎症细胞浸润范围<10%；

Ti1（轻度），炎症细胞浸润范围累及肾实质10%~25%；

Ti2（中度），炎症细胞浸润范围累及肾实质26%~50%；

Ti3（重度），炎症细胞浸润范围累及肾实质>50%。

（3）鉴别诊断：鉴别诊断中首先需要与IF/TA区域内无炎症细胞浸润，即非免疫因素所致的相应改变相鉴别。对于IF/TA区域内有显著炎症细胞浸润者，则需要考虑慢性活动性TCMR、慢性活动性ABMR或多瘤病毒感染等炎症因素，借助其相应的组织病理学特征、C4d染色、SV40T染色、受者DSA等抗体检测、受者血和尿多瘤病毒检测等予以鉴别诊断。

2. 间质纤维化及肾小管萎缩区域内的炎症和间质纤维化及肾小管萎缩区域内的肾小管炎

（1）定义：肾脏皮质的间质纤维化及肾小管萎缩区域内的炎症（inflammation in the area of IF/TA，以"i-IF/TA"表示）是指移植肾脏皮质内、纤维化/瘢痕化区域内存在的炎症细胞浸润。自Banff标准建立之初，对间质炎症细胞浸润的诊断及其量化评分仅限于皮质的非纤维化/非瘢痕化区域，但基于程序性活检（PB）的研究，在2015年Banff会议及其2017年发表的更新的Banff标准中[14]，重新认识到了i-IF/TA在慢性活动性TCMR中的特定致病机制，因此对这一病变予以了重新定义，并在2017年和2019年Banff标准[16,36]中将间质纤维化/瘢痕化区域内的炎症细胞浸润（i-IF/TA），即该区域内、轻度萎缩的肾小管上出现的肾小管炎，作为诊断caTCMR的病变依据。

肾脏皮质内的纤维化/瘢痕化及肾小管萎缩区域内的肾小管炎（tubulitis in areas of interstitial fibrosis and tubular atrophy，以"t-IF/TA"表示）是指在肾脏皮质的纤维化/瘢痕区域内存在的、轻度萎缩的肾小管上皮内、由单个核炎症细胞浸润形成的肾小管炎。与"i-IF/TA"相结合，用于判断慢性活动性TCMR（caTCMR）。其致病机制是基于临床程序性活检（PB）的前瞻性研究和损伤基因表达谱的研究结果，而得以明确提示：移植肾脏皮质内、局部的IF/TA是由持续存在的、活动性细胞免疫损伤引发的炎症细胞浸润所致，且这一炎症依然在持续进展。其是与术后1年时移植肾脏功能以及移植肾脏长期存活预后有明确相关性的危险因素，i-IF/TA和t-IF/TA病变较之非纤维化及非肾小管萎缩区域内的炎症细胞浸润病变，更能预示移植肾脏的慢性失功。其致病机制很大程度上体现了移植肾脏处于低免疫抑制状态，需要予以及时地明确诊断、干预治疗和免疫抑制方案的调整，以预防其进展为终末的慢性纤维化阶段。同时需要注意，其诊断中需要排除病毒感染等其他因素所致的慢性间质-小管病变。

(2)i-IF/TA 和 t-IF/TA 病变程度及其量化评分：i-IF/TA 的病变程度及其量化评分是依据皮质内纤维化/瘢痕化区域内，炎症细胞浸润程度予以评分，必须≥2 分才能考虑慢性活动性 TCMR 诊断中的 IA 级或 IB 级。其评分分别为：

i-IF/TA0(无)，无炎症细胞浸润或<10% 的肾皮质瘢痕区有炎症细胞浸润；

i-IF/TA1(轻度)，10%~25% 的肾皮质瘢痕区有炎症细胞浸润；

i-IF/TA2(中度)，26%~50% 的肾皮质瘢痕区有炎症细胞浸润；

i-IF/TA3(重度)，>50% 的肾皮质瘢痕区有炎症细胞浸润。

t-IF/TA 的病变程度及其量化评分是依据皮质内纤维化/瘢痕化以及肾小管萎缩区域内、轻度萎缩的肾小管上皮、炎症细胞浸润的程度予以评分，必须≥2 分才能考虑慢性活动性 TCMR 诊断的 IA 级或 IB 级。其评分分别为：

t-IF/TA0(无轻度萎缩的肾小管炎)，IF/TA 内轻度萎缩的肾小管上皮内无单个核炎症细胞的浸润；

t-IF/TA1(轻度)，IF/TA 内 1 个轻度萎缩的肾小管横截面内(或 10 个肾小管上皮细胞内)有 1~4 个炎症细胞浸润；

t-IF/TA2(中度)，IF/TA 内的 1 个肾小管横截面内(或 10 个肾小管上皮细胞内)有 5~10 个炎症细胞浸润；

t-IFTA3(重度)，IF/TA 内的 1 个肾小管横截面内(或 10 个肾小管上皮细胞内)有>10 个炎症细胞浸润。

(3)鉴别诊断：i-IF/TA 及 t-IF/TA 的鉴别诊断主要是与其他因素所致的 IF/TA 相鉴别，这一点对病理学诊断而言是极具挑战的。需要注意与 ABMR、多瘤病毒感染和多种非免疫因素所致的 IF/TA 相鉴别，借助其相应的组织病理学特征、C4d 染色、SV40T 染色、受者 DSA 等抗体检测、受者血和尿多瘤病毒检测等予以鉴别诊断。

3. 慢性移植肾脏动脉血管病

(1)定义：动脉内膜纤维性增厚/慢性移植肾脏动脉血管病(chronic allograft vasculopathy，CAV，以 "cv" 表示)是指移植肾脏的动脉(而非小动脉)由免疫因素(排斥反应)所致、反复损伤及修复增生，导致动脉内膜增生、增厚及管腔狭窄甚至完全闭塞。内膜增厚显著者形成所谓的 "第二中膜"，而动脉内弹力膜相对完整，或仅有局部断裂。CAV 导致移植肾脏实质持续缺血、纤维组织增生甚至广泛纤维化。排斥反应活动阶段，可见增厚的动脉内膜有单个核炎症细胞浸润、内皮细胞水肿或呈泡沫样细胞。目前已认识到 CAV 不仅是慢性活动性 TCMR 的特征性病变，而且也见于慢性活动性 ABMR[16,31]。

(2)病变程度及其量化评分：其病变程度及其量化评分依据内膜增厚导致动脉管腔狭窄或动脉截面丧失的程度，分别为：

cv0(无)，动脉无慢性病变及内膜增厚；

cv1(轻度)，动脉内膜纤维性增生及增厚导致管腔狭窄<25%；

cv2(中度)，动脉内膜纤维性增生及增厚导致管腔狭窄 26%~50%；

cv3(重度)，动脉内膜纤维性增生及增厚导致管腔狭窄>50%。

(3)鉴别诊断：需要注意与严重高血压等非免疫因素所致的动脉内膜硬化及其纤维性增厚相鉴别，弹力纤维染色有助于鉴别诊断。严重高血压所致动脉内膜增厚者可见内弹力膜破坏，以及弹力纤维显著增生，而排斥反应所致移植肾脏 CAV 时，可见显著内膜纤维性增厚及内膜内炎症细胞浸润等细胞成分增多，但内弹力膜则相对完好。另也需注意与供肾中预存性/携带性动脉硬化及内膜增厚病变相鉴别。

4. 移植肾脏间质纤维化

(1)定义:移植肾脏间质纤维化(insterstitial fibrosis,以"ci"表示)是指肾脏皮质内的间质出现纤维化改变。"ci"是导致移植肾脏慢性失功最常见、但缺乏特异性的改变。其致病机制是多方面的,包括免疫学因素和非免疫学因素。前者包括 TCMR、ABMR;后者包括缺血损伤、严重的急性肾小管坏死、免疫抑制药物毒性损伤、多瘤病毒感染或梗阻性肾病等。最好借助 Masson 染色予以观察。其常与肾小管萎缩合并存在。

(2)病变程度及其量化评分

其程度划分或病变评分依据活检移植肾脏皮质内间质纤维化的范围[16,31,128],分别为:

ci0(无),肾间质纤维化区域占肾皮质实质<5%;

ci1(轻度),肾间质纤维化区域占肾皮质实质 6%~25%;

ci2(中度),肾间质纤维化区域占肾皮质实质 26%~50%;

ci3(重度),肾间质纤维化区域占肾皮质实质>50%(间质重度纤维化)。

(3)鉴别诊断:需要注意其缺乏病因学诊断的特异性,需要结合其他病变和相应的临床信息予以综合分析。尤其要注意当间质纤维化区域内存在单个核炎症细胞浸润,以及其中可见轻度萎缩的肾小管存在肾小管炎时,需要关注慢性活动性 TCMR 或多瘤病毒感染等因素,并结合相应的病理学特征和临床检测予以鉴别。肾组织间质内显著的条带状纤维化则提示 CNI 类免疫抑制剂的毒性损伤。

5. 肾小管萎缩

(1)定义:肾小管萎缩(tubular atrophy,以"ct"表示)是指肾脏皮质内的肾小管萎缩,表现为肾小管直径缩小、肾小管上皮细胞数量减少和伴有肾小管基膜(TMB)增厚及皱缩。其病变缺乏病因学诊断的特异性,但"ct"与"ci"一起,是导致移植肾脏慢性失功的重要因素。导致"ct"病变的致病因素是多方面的,包括免疫学因素和非免疫学因素,前者包括 TCMR、ABMR;后者包括缺血损伤、严重的急性肾小管坏死、CNI 类免疫抑制药物毒性损伤、多瘤病毒感染或梗阻性肾病等。需要借助 PAS 或 PASM 银染色予以观察。其常与肾间质纤维化合并存在。

(2)病变程度及其量化评分

其病变程度及其病变量化评分依据活检移植肾脏皮质内萎缩肾小管比例[16,31,128],分别为:

ct0,无肾小管萎缩;

ct1(轻度),肾小管萎缩区域累及到肾皮质 25%;

ct2(中度),肾小管萎缩区域累及到肾皮质实质 26%~50%;

ct3(重度),肾小管萎缩区域累及到肾皮质实质>50%。

(3)鉴别诊断

需要注意其病变缺乏病因诊断的特异性,可由任何致病机制的损伤进展所致,需要结合其他病变和相应的临床检查予以综合分析。尤其要注意当轻度萎缩的肾小管上皮内存在炎症细胞浸润所致萎缩肾小管炎时,需要关注慢性活动性 TCMR 或多瘤病毒感染等因素,并结合相应的病理学特征以及检测予以鉴别。

临床问题 24:移植肾脏活动性抗体介导性排斥反应的病理学诊断原则是什么?

推荐意见 31:推荐对活动性抗体介导性排斥反应的病理学诊断,遵循病理学观察与临床相关抗体检测密切结合的原则,并且依据移植肾脏活检组织中微血管炎和补体片段 C4d 的免疫病理染色予以诊断并依据 Banff 标准对病变予以量化评分(推荐强度 B,证据等级 2b)。

推荐意见说明:

移植肾脏活动性抗体介导性排斥反应(aABMR)的诊断是综合诊断,包括活检组织病理学诊断、特异性组织标志物 C4d 的免疫病理染色和供者特异性抗体(DSA)检测 3 个方面[14-15]。由于受者体内 DSA 水平的波动、DSA 检测手段敏感性的差异和部分人类白细胞抗原(human leukocyte antigen, HLA)的抗体(HLA 抗体)以外的、非 HLA 抗体(non-HLA antibody)尚难以检测和部分 ABMR 病例的活检 C4d 染色呈阴性,因此在 ABMR 的诊断中,更需要牢牢把握住抗体对移植肾脏微血管内皮细胞损伤即微血管炎特征,也进一步突出了活检病理学诊断是 ABMR 诊断的核心。

ABMR 损伤的主要靶部位为移植肾脏内广泛的、微血管床内皮细胞,导致微血管炎症(microvascular injury,MVI 或 microcirculation inflammation,MI)。MVI 病变包括肾小球炎(g)和肾小管周毛细血管炎(ptc)2 个方面。在移植肾脏活检病理学诊断中,应详细观察肾小球炎和肾小管周毛细血管炎并对病变程度予以评分,病变评分不仅有助于活动性 ABMR 的诊断,也有助于与 TCMR、感染等所致、轻微的微血管炎相鉴别。同时,必须对每一例移植肾脏的活检组织切片进行 C4d 免疫病理染色并予以评分,以印证微血管炎的发病机制和体现其活动性 ABMR 的病变程度。

1. 肾小球炎

(1)定义:肾小球炎(glomerulitis,以字母 "g" 表示)也称急性肾小球炎或急性移植肾脏肾小球炎(acute glomerulitis/acute transplant glomerulitis)。是指非硬化肾小球的毛细血管袢内出现了炎症细胞淤滞浸润,并导致肾小球内、1 个或多个毛细血管袢因内皮细胞水肿和炎症细胞淤滞浸润,致管腔狭窄甚至阻塞[81]。浸润的炎症细胞包括中性粒细胞、淋巴细胞和 / 或单核 - 巨噬细胞[90]。肾小球炎的出现并不排除急性 TCMR 所致,但显著肾小球炎往往是活动性 ABMR 所致 MVI 损伤的表现之一,尤其在出现中性粒细胞和巨噬细胞淤滞浸润时,需要结合肾小管周毛细血管炎(ptc),即移植肾脏整体的 MVI 表现建立活动性 ABMR 的诊断[16,31]。

(2)病变程度及其量化评分:依据移植肾脏活检组织内被累及肾小球的数量予以评分,分别为:

g0,无肾小球炎;

g1(轻度),<25% 的肾小球有肾小球炎;

g2(中度),25%~75% 的肾小球有节段性和球性肾小球炎;

g3(重度),>75% 的肾小球有肾小球炎[103]。

(3)鉴别诊断:鉴于移植肾脏活动性 ABMR 的损伤效应是动态、持续的过程,因此肾小球炎也可以见于慢性活动性 ABMR 及其 TG 中。另也可出现于活动性 TCMR,或急性感染后肾小球肾炎、膜增生性肾小球肾炎或狼疮性肾炎等肾小球病中,需要结合移植肾脏免疫荧光染色、C4d 免疫病理染色、受者 DSA 抗体检测、多瘤病毒检测和电镜检查等予以鉴别。

2. 肾小管周毛细血管炎

(1)定义:ptc 是指移植肾脏皮质内的肾小管周毛细血管腔内出现炎症细胞淤滞浸润。浸润的炎症细胞包括淋巴细胞、单核 - 巨噬细胞和 / 或中性粒细胞,提示移植肾脏内的活动性炎症。当肾小管周毛细血管管腔扩张以及炎症细胞淤滞增多,尤其是出现了中性粒细胞淤滞浸润和 C4d 阳性时,提示活动性 ABMR,进而与肾小球炎(g)病变及其评分相结合以体现活动性 ABMR 的 MVI 损伤[16,31]。病变判断是要避开急性间质性炎症、坏死或肾脏被膜下区域;PAS 染色和 PASM 银染色有助于该病变的判断和评分;应以肾脏皮质内肾小管周毛细血管的横断面而非其长轴,作为判定其量化评分的依

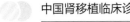

据,小静脉或肾脏髓质内毛细血管部位不能作为评分的依据。

(2)病变程度及其量化评分:病变程度的划分及其量化评分在 2003 年 Banff 会议提出。在 2017 年 Banff 标准[14,16,128]中,依据活检移植肾脏皮质组织内出现肾小管周毛细血管炎的范围,并结合其最严重的一支肾小管周毛细血管病变的程度予以评分。在肾小管周毛细血管内仅为单个核炎症细胞淤滞浸润时在"ptc"上标注"*"号即"ptc*"。肾小管周毛细血管炎的量化评分,分别为:

ptc0(无),<10% 的肾脏皮质 ptc 炎,ptc 腔内仅 1 个或 ≤3 个炎症细胞浸润;

ptc1(轻度),≥10% 的肾脏皮质 ptc 管腔内至少有 1 个炎症细胞浸润,且明显 ptc 炎的管腔内有 ≤4 个炎症细胞淤积浸润;

ptc2(中度),≥10% 的肾脏皮质 ptc 管腔内至少有 1 个炎症细胞浸润,且最明显的 ptc 炎的管腔内有 5~10 个炎症细胞淤积浸润;

ptc3(重度),≥10% 的肾脏皮质 ptc 管腔内至少有 1 个炎症细胞浸润,且最明显的 ptc 炎的管腔内>10 个炎症细胞淤积浸润。

(3)鉴别诊断:ptc 的判定部位应避开移植肾脏被膜下以及纤维瘢痕区、皮质内坏死区和急性肾盂肾炎区域。在肾脏组织梗死、急性肾小管坏死、急性间质性肾炎、急性肾盂肾炎、急性 TCMR 时均也可出现 ptc 表现,需要借助 C4d 染色、电镜观察和受者 DSA 抗体检测予以鉴别[130]。

3. 补体片段 C4d 的免疫病理染色

(1)定义:补体片段 4d(complement component 4d,简称 C4d)是活动性 ABMR 重要的组织病理学标志物。是受者体内产生的 DSA 抗体与移植抗原结合后,主要通过补体的经典激活途径及少数情况下通过补体凝集素激活途径激活后,产生的 C4b 片段裂解为 C4c 和 C4d,前者为可溶性,后者分子量较大并借助共价键与血管内皮细胞表面和基膜结合,得以稳定保持数天至数周,可以为免疫病理染色所显示。Feucht 等[131,132]1993 年最早报道 C4d 在移植肾脏毛细血管内皮细胞表面沉积并与移植肾脏失功相关,推荐可以作为 ABMR 的组织病理学诊断标志物。随后其染色方法经过多个移植中心改进并进一步确定了对 ABMR 诊断的临床意义。这一进展不仅迅速改变了长期以来,单纯以 TCMR 作为免疫损伤效应机制的片面观念,也改变了长期以来一直缺乏可视化的、特异性的诊断标志物,而使得 ABMR 的诊断停滞不前的局面。经大量的临床研究显示,DSA 是导致 ABMR 的致病因素,而 C4d 则成为其诊断的重要标志物[16,31]。移植肾脏活检组织中 C4d 的检测方法包括冰冻切片免疫荧光染色(IF)和石蜡切片免疫组化染色(IHC)两种方法。C4d 染色对于 ABMR 的诊断是不可缺少的。有研究报道,如果未行 C4d 染色,约有 25% 的活动性 ABMR 病例难以诊断,其中 15% 的病例在病理学上仅表现为急性 TCMR;另 10% 表现为肾小管上皮损伤。推荐必须对每一例移植肾脏活检组织实施 C4d 免疫病理染色。

(2)量化评分:C4d 阳性结果的判断标准在 2007 年 Banff 会议予以提出[133]。其诊断依据为,在 5 个高倍视野下的、非瘢痕化或梗死的移植肾脏皮质和 / 或髓质内、肾小管周毛细血管沿内皮环状的、细线样的 C4d 阳性着色。在免疫荧光染色中,其阳性阈值为 ≥2+,而在免疫组化染色(IHC)中 C4d ≥1 则为阳性。依据其着色的肾小管周毛细血管的范围比例予以量化评分,分别为:

C4d0(无),无 PTC 阳性;

C4d1(轻微阳性),>0 但<10% 的 PTC 阳性;

C4d2(局灶性阳性),10%~50% 的 PTC 阳性;

C4d3(弥漫性阳性),>50% 的 PTCs 阳性。

(3)鉴别诊断:C4d 在正常肾脏组织肾小球毛细血管祥、小动脉、小静脉血管内皮表面和肾小管基膜部位呈微弱阳性。在部分肾脏自身免疫性疾病中,随着免疫复合物的沉积以及补体的激活,在肾小球毛细血管袢内皮可见 C4d 沉积,这些部位及其阳性表达不能判定为 C4d 阳性,尤其是当此时 PTC 为 C4d 阴性时。通常只有在移植肾脏的活动性 ABMR 时,在 PTC 上才会出现明显的、较为弥漫性 C4d 阳性沉积。

4. 动脉内膜炎:2013 年 Banff 标准中明确提出将动脉内膜炎(v1 或 v2)纳入活动性 ABMR 的病理学诊断标准[94]。虽然动脉内膜炎病变最初认为是严重急性 TCMR 病变,但研究发现其同样可见于活动性 ABMR 和混合性排斥反应中,且与 aABMR 的预后也有明确的相关性。

5. 急性血栓性微血管病:部分活动性 ABMR 尤其是严重者,形态学上可以出现急性 TMA 样改变。光镜下,见肾小球毛细血管内皮细胞肿胀,袢腔内炎症细胞淤滞浸润,有时肿胀的内皮细胞填塞毛细血管腔;有时可见微血栓形成和系膜溶解。细小动脉内皮细胞肿胀、内膜不同程度黏液变性及增厚、细小动脉内可伴有血栓形成。电镜下,典型急性 TMA 可见肾小球毛细血管袢内皮细胞水肿肿胀和肾小球基底膜内疏松层弥漫性水肿增厚,致毛细血管内皮细胞下间隙增宽,毛细血管袢腔内可见破碎红细胞、纤维素和血小板成分。由于移植后能引起急性 TMA 样改变的因素众多,在考虑 aABMR 因素引起 TMA 病变时,要鉴别和排除能引起 TMA 样病变的其他因素。

临床问题 25:移植肾脏活检中 ptc 内皮 C4d 阳性而缺乏排斥反应的病理学改变时如何诊断?

推荐意见 32:建议对移植肾脏活检组织中 ptc 内皮 C4d 染色阳性而缺乏排斥反应病变者,诊断为 C4d 阳性而缺乏排斥反应的特征性病变(推荐强度 B,证据等级 3a)。

推荐意见说明:

"C4d 阳性而缺乏排斥反应的特征性病变"这一独特类别的活检病理学特征为:C4d 免疫病理染色呈管周毛细血管(ptc)阳性,但未见包括 MVI 在内的 aABMR 或 caABMR 的病理学改变,亦未见 TCMR 的病理学改变[16,36]。其诊断标准包括 3 个方面:①肾小管周毛细血管(ptc)内皮 C4d 阳性(冷冻切片免疫荧光染色的阳性评分 C4d2 分或 C4d3 分,或者石蜡切片免疫组化染色的阳性评分 C4d>0 分);②肾小球炎评分(g)为 0 分,肾小管周毛细血管炎评分(ptc)为 0 分,TG 的病变评分(cg)为 0 分(建议有条件的情况下电镜观察),动脉内膜炎评分(v)为 0 分;无 TMA,无肾小管周毛细血管基膜多层(PTCML),无急性肾小管坏死(无其他显著的原因所致);③无 1997 年 Banff 标准中的 IA 级别急性 TCMR 或临界性变化。这一类别在肾移植中主要见于 ABO 血型不合肾移植,初步考虑为"免疫适应"因素所致,但其致病机制和临床意义仍未明确。

临床问题 26:移植肾脏活检组织中具备抗体介导性排斥反应特征性 MVI 病变,而 DSA 检测呈阴性者,可否诊断为抗体介导性排斥反应?

推荐意见 33:建议对移植肾脏活检组织中具备抗体介导性排斥反应特征性 MVI 病变、而 DSA 检测阴性者,病理学上诊断为抗体介导性排斥反应;同时建议临床监测 DSA 抗体水平并进行非 HLA 抗体检测(推荐强度 B,证据等级 3a)。

推荐意见说明:

在 ABMR 的诊断中必须重视和加强对 DSA 抗体的研究和监测,在监测 HLA 抗体的同时也需要高度关注非 HLA 抗体[134-136]。同时也需要注意基于不同抗体的类型及其与移植肾脏血管内皮结合力的差异、免疫抑制方案、受者免疫功能状态等因素所致抗体滴度水平的波动,可以使得并非所有 DSA 抗体均与移植肾脏活检病理及其临床表现平行出现[137]。因此在移植肾脏活检中、具备了包括肾小球炎(g)、肾小管周毛细血管炎(ptc)在内的 MVI 病理学特征、C4d 染色呈阳性(C4d+)或阴性(C4d-),而

DSA 检测呈阴性时,亦可从活检病理学上诊断 ABMR,但需要与临床及时和充分沟通,建议临床监测 HLA 抗体和非 HLA 抗体及其滴度水平变化,并可参考其内皮损伤基因转录检测予以印证。

**临床问题 27:C4d 阴性抗体介导性排斥反应的病理学特征是什么?**

**推荐意见 34:**C4d 阴性抗体介导性排斥反应的病理学特征包括:具备抗体介导性排斥反应特征性的微血管炎(MVI)病变而 C4d 染色呈阴性,但 DSA 检测呈阳性,且其内皮损伤基因转录的检测表达增高(推荐强度 A,证据等级 1b)。

**推荐意见说明:**

C4d 阴性抗体介导性排斥反应(C4d negative antibody-mediated rejection)的定义为:移植肾脏活检组织内具备了包括肾小球炎(g)和肾小管周细血管炎(ptc)在内的微血管炎(MVI)的病理学特征,即具备了中度的微血管炎(MVI=g+ptc≥2),以及内皮损伤基因转录表达的检测呈显著增高,即提示"目前或近期抗体与血管内皮细胞反应及损伤"的证据,但 C4d 染色呈阴性,即可诊断 C4d 阴性 ABMR。其诊断标准[16,31,138,139]为出现了肾小管周毛细血管炎和肾小球炎,其中必须具备肾小球炎的评分 g1,g+ptc 合计≥2 分[16,31]甚至出现 TMA 样病变,内皮损伤基因转录水平显著增高,并能检测出 DSA 抗体。

可见,并非所有 ABMR 均伴有 C4d 染色阳性。虽然 C4d 染色是 ABMR 诊断中不可缺少的,但不能将 C4d 阳性作为 ABMR 诊断的必备条件。对诊断 ABMR 更具特异性的依据,是受者 DSA 等抗体对移植肾脏血管内皮细胞损伤的证据,包括 MVI 病变和分子病理中抗体对内皮细胞损伤所致的内皮损伤转录增高的证据,或者电镜中内皮细胞损伤的证据,因此在 2013 年 Banff 标准中,确立了 C4d 阴性抗体介导性排斥反应这一类别[94]。可见 C4d 阴性的情况下,移植肾脏包括肾小球炎(g)和 ptc 在内的 MVI 病变,是病理学上诊断 ABMR 的重要特征性病变[139,140]。这一 ABMR 诊断类别的出现,改变了既往单一依赖 C4d 染色结果的片面观念,进而需要获得移植肾脏新近的、微血管内皮细胞免疫损伤的证据。同时,这里也加强了电镜在诊断中的权重,明确规定对于预致敏受者、移植术后检测出 DSA 者、既往活检中 C4d 染色阳性者和具有 MVI 者均须进行电镜诊断[141-144,77-80]。

**临床问题 28:慢性活动性抗体介导性排斥反应的病理学特征是什么?**

**推荐意见 35:**慢性活动性抗体介导性排斥反应的病理学特征包括活动性抗体介导性排斥反应的病理学特征,同时可见 TG、PTCML 和 / 或 CAV 的特征性慢性病变(推荐强度 A,证据等级 1b)。

**推荐意见说明:**

这一类型,一方面是指活动性 ABMR 对微血管内皮损伤仍持续存在,另一方面已逐渐出现了特征性的慢性病变,即 TG、PTCML 甚至 CAV。为便于临床医师理解,2019 年 Banff 标准[16,31]中建议对这一病理类型的诊断报告模式为:慢性活动性 ABMR:具有 ABMR 的活动性病变和具有 ABMR 的慢性病变;并准确提供活动性病变和慢性病变的量化评分(包括 g,ptc,cg,PTCML 和 C4d 染色),以向临床医师准确提供其病变所处阶段及其病变程度。

1. 慢性移植肾脏肾小球病

(1)定义:慢性移植肾脏肾小球病(TG,以 "cg" 表示)。是指移植肾脏肾小球毛细血管袢的基底膜增厚及双轨征或多层化改变。其发病机制为活动性 ABMR 损伤持续存在,并且已经对微血管造成了慢性损伤病变,因此也常常被视为是诊断慢性活动性 ABMR 或慢性 ABMR 的重要病理学特征之一。肾小球毛细血管袢的基底膜双轨征,是诊断 ABMR 所致 TG 相对特征性的病变[16,31]。推荐在 PAS 染色和 PASM 六胺银染色中予以观察和判断;也推荐在移植肾脏活检尤其是 "cg" 的诊断中,采用电镜予以超微病理诊断,以便对基底膜双轨征(cg)和 PTCML 病变予以精确诊断和对病变程度予以准确的量化评分。当"cg"评分>1(包括 cg1a 和 cg1b)时,即可诊断 TG。

(2)病变程度及其量化评分:其病变程度及其量化评分依据在非硬化的、病变最重的肾小球中、出现毛细血管袢基底膜双轨征的比例,分别为:

cg0(无),无或仅有<10% 外周袢的毛细血管基底膜双轨征;

cg1(轻度),分为 cg1a 和 cg1b;

cg1a:光镜下未见肾小球基底膜双轨征,但电镜下可见 ≥3 个肾小球基底膜有不完整的双轨征出现;

cg1b:光镜下病变最重的肾小球中出现 1%~25% 的毛细血管袢呈双轨征;

cg2(中度),光镜下病变最重的肾小球中出现 26%~50% 的毛细血管袢呈双轨征;

cg3(重度),光镜下病变最重的肾小球中>50% 的毛细血管袢呈双轨征。

(3)鉴别诊断:鉴别诊断需要排除膜增生性肾小球肾炎(membranoproliferative glomerulonephritis,MPGN)等免疫复合物性肾小球肾炎、TMA 或 HUS、慢性 CNI 类免疫抑制剂毒性损伤、严重高血压等所致慢性肾小球病变或丙型肝炎所致肾小球病。鉴别诊断需要通过对光镜下 ABMR 微血管炎病变、免疫荧光染色、C4d 染色、电镜观察和受者 DSA 等抗体检测予以综合分析。电镜在慢性活动性 ABMR 的慢性肾小球病变(cg)诊断中具有独特作用,推荐对预致敏受者、检测到 DSA 的受者、既往活检中 C4d 染色阳性受者、术后 6 月后指征性活检受者和移植后出现了蛋白尿的受者的活检中,均予以电镜检查。

2. 肾小管周毛细血管基膜多层

(1)定义:PTCML 是指肾小管周毛细血管的基膜,由正常单层在持续反复 ABMR 损伤后增生为多层。其出现强烈提示 ABMR 损伤,是诊断慢性活动性 ABMR 或慢性 ABMR、并与其他慢性病变相鉴别的重要形态学依据之一。这一诊断必须借助电镜的超微病理诊断。2013 年 Banff 移植病理学会议明确规定必须通过电镜观察 PTCML,以诊断慢性活动性 ABMR 或慢性 ABMR[81]。其诊断标准为,在移植肾脏活检组织的电镜切片中,观察移植肾脏皮质内 15~20 支肾小管周毛细血管(PTC),并依据其中病变最显著的部位建立诊断,要求 1 支肾小管周毛细血管的基膜达到 ≥7 层和邻近的 2 支或更多的肾小管周毛细血管基膜层数 ≥5 层[16,31]。

(2)鉴别诊断:虽然有学者报道 PTCML 也可见于急性感染后肾小球肾炎(acute post-infectious glomerulonephritis,APIGN)、狼疮性肾炎(lupus nephritis,LN)、环孢素肾毒性和尿路梗阻性肾脏病等非 ABMR 损伤病变中,但非 ABMR 病变的基膜多层通常<2~3 层且出现几率不足 1%,进一步深刻体现出移植肾脏微血管床是 ABMR 免疫损伤的主要靶部位。

3. 慢性移植肾脏动脉血管病

即与慢性活动性 TCMR 一样,移植肾脏慢性活动性 ABMR 时也可形成慢性移植肾脏动脉血管病(CAV)。

临床问题 29:慢性抗体介导性排斥反应的病理学特征是什么?

推荐意见 36:慢性抗体介导性排斥反应的病理特征包括:移植肾脏显著的慢性移植肾脏肾小球病(TG)和肾小管周毛细血管基膜多层(PTCML)的慢性病变,而活动性病变基本消失;且既往经活检证实存在抗体介导性排斥反应或者既往检测到 DSA 抗体者,可诊断为慢性抗体介导性排斥反应(推荐强度 A,证据等级 1b)。

推荐意见说明:

慢性抗体介导性排斥反应(cABMR)又称为慢性(非活动性)抗体介导性排斥反应(chronic inactive

ABMR),是 2019 年 Banff 标准中确立的一个 ABMR 的新类别[16,31]。其诊断标准为：先前经活检诊断为 ABMR 或经检测证实有 DSA 等抗体者，而目前移植肾脏活检中已经为显著的慢性病变（包括 cg>0 分和 / 或 PTCML1 分），并且无新近的、内皮细胞损伤即活动性 ABMR 的病理学证据（无 g+ptc>1 和 / 或 C4d 阳性）。这一类别体现 ABMR 已进入慢性病变阶段甚至终末阶段。结合 Wiebe 等[145]提出的、DSA 引发的 ABMR 导致移植肾脏慢性失功的 4 阶段模式，显而易见，应在 aABMR 或 caABMR 阶段，及时活检以明确诊断 ABMR 并及时采取针对性的干预治疗，预防其进展到 cABMR 这一终末阶段。

临床问题 30：电镜在抗体介导性排斥反应诊断中的重要作用是什么？

推荐意见 37：推荐对肾移植术后 3 个月的指征性活检、肾移植术后 6 个月的监视性活检的受者；预致敏受者、移植术后检测到 DSA 的受者、既往移植肾脏活检中检测到 C4d 阳性以及微血管炎的受者、术后出现蛋白尿的受者，在移植肾脏活检中均进行电镜超微病理诊断。借助电镜观察 MVI 病变、TG 和 PTCML 病变，并与 C4d 染色、DSA 检测密切结合，以诊断抗体介导性排斥反应（推荐强度 B，证据等级 2a）。

推荐意见说明：

电镜在对移植肾脏的超微病理观察中，可见以肾小球毛细血管袢内皮细胞肿胀和内皮下间隙增宽为特征的 MVI 损伤，这些改变与后续逐渐形成的、慢性 ABMR 的肾小球基底膜双轨征密切相关，因此认为这种改变是早期 ABMR 的表现。这些超微病理特征提示活动性 ABMR 并需要临床给予及时干预。经过 2003 年 Banff 会议的研讨，在 2005 年 Banff 标准中首次提出建议对移植肾脏的活检进行电镜观察[128,146,147]，以及关注到 TG 与 PTCML 协同发生并密切相关。2009 年 Banff 会议已开始建议，对移植肾脏活检均应进行电镜诊断，尤其对疑为 ABMR 者应尽早活检并予以电镜诊断[147,90]。2013 年 Banff 会议提倡有条件的移植中心，应采用电镜对光镜下无法确认的、早期 TG 进行诊断，并明确规定对预致敏受者、移植术后检测到 DSA 的受者、既往活检中 C4d 染色阳性者和具有 MVI 者均须进行电镜诊断[143,144,77-80,147]。既往肾小球病变的 cg 评分单纯依靠光镜下的诊断，2013 年 Banff 会议强调了电镜观察的重要性，建议在条件许可的情况下，将电镜检查列入常规移植肾脏活检病理诊断内容中，尤其是 DSA 阳性受者，应在肾移植后 3 个月或 6 个月时进行活检[147,148]，以便早期诊断 TG 并及时给予干预治疗。2015 年 Banff 会议成立了 Banff 电镜工作组（electron microscopy Banff Working Group，EM-BWG）[148]。在 2019 年 Banff 移植病理学会议上，EM-BWG 制订了电镜标本取样及电镜对 cg1a 和 PTCML 诊断的详细指南[16]，建议所有的移植肾脏活检尽可能做电镜取材，特别是怀疑存在肾小球疾病的活检；EM-BWG 也建议对光镜和电镜下的肾小球病变诊断和病变描述术语中尽可能使用在自体肾脏病理上形成共识的特定术语（表 68-9）[16,147,148]。

表 68-9　Banff2019 标准对移植肾活检中电镜检查的指南建议

**推荐以下情况进行超微结构检查：**

1. 临床、光镜和 / 或免疫病理观察中怀疑存在可用 EM 协助诊断的肾小球疾病或其他疾病；

2. 有 ABMR 风险的移植受者：高致敏受者、移植后任何时间出现 DSA 阳性的受者，和 / 或既往活检发现有 ABMR 病变的受者（有 C4d 染色阳性，肾小球炎和 / 或管周毛细血管炎）

3. 电镜检查还可用于

a. 诊断造成自体肾功能衰竭的肾小球疾病在移植肾的早期复发

b. 在肾移植后 ≥3 个月的指征性活检和移植后 ≥6 个月的程序性活检中，确定是否存在移植肾肾小球病的早期变化（cg1a）并早期检测 DSA

c. 类似自体肾病的肾活检，对所有病例均应进行肾小球疾病的评估

续表

**电镜标本的取材：**

1. 如果条件允许，建议所有的活检组织都做电镜(EM)取材、固定和树脂包埋，特别是怀疑存在肾小球疾病的活检

2. 虽然采用石蜡标本或冷冻组织样品可以检测电子致密物沉积，以及评估一定程度的足突融合，但不推荐用此类标本检测肾小球基底膜(GBM)厚度、cg1a 或 PTCML

3. 在所有情况下，均推荐进行半薄切片染色及其光学显微镜检查

**电镜包埋块及切片制备的建议：**

1. 选择非坏死皮质区，优先观察肾小管萎缩及间质纤维化较少的部位

2. 应观察 ≥2 个(至少 1 个)完整的肾小球

3. 避免切除肾小球周围的皮质组织，避免将树脂块切成仅有肾小球结构的"锥形"或"金字塔形"，应至少保留肾小球结构周围 10 个 PTC 结构

**移植肾小球病早期病变的定义**

| | |
|---|---|
| 内皮细胞增大 | 肾小球内皮细胞体增大伴有胞质增加、毛细血管管腔面积减小和内皮细胞窗孔消失。不要使用"内皮细胞肿胀""反应性内皮改变""内皮激活""内皮损伤"或"内皮细胞变性"这样不准确或不正确的术语 |
| 内皮下间隙增宽 | 指低电子密度的物质使肾小球内皮细胞和肾小球基底膜致密层之间间隙扩大，不应使用"内疏松层增宽"或"内皮下疏松"的表述 |
| 肾小球内皮下新生致密基底膜 | 与原肾小球基底膜明显不同的、环状或不连续的单层或多层基底膜 |

**临床问题 31：移植肾脏临界性变化的鉴别诊断是什么？**

**推荐意见 38：** 依据 Banff 标准诊断移植肾脏的临界性变化时，应注意结合临床检查与多瘤病毒感染、抗体介导性排斥反应或肾小球疾病等因素所致的间质 - 小管炎症相鉴别(推荐强度 B，证据等级 3a)。

**推进意见说明：**

临界性变化(borderline change，BLC)是指移植肾脏活检组织内轻度的间质 - 小管炎症。2019 年 Banff 标准[16] 中的诊断标准为：①肾脏皮质非硬化区域内、轻微的间质炎症细胞浸润(i1)伴有肾小管炎(t1，t2 或 t3)；或者轻度肾小管炎(t1)伴中度至重度间质炎症细胞浸润(i2 或 i3)，即最基本的诊断标准为至少有 i1 和 t1；②无动脉内膜炎或透壁性动脉炎(v0)。BLC 仍缺乏明确的临床意义，其首先考虑轻微的、急性 TCMR，包括亚临床排斥反应因素所致的轻度的间质 - 小管炎症；但也必须注意鉴别多瘤病毒感染因素或活动性 ABMR 因素，甚至复发性 / 新发性肾病因素伴发的肾间质 - 小管炎症，需要结合活检组织病理学观察和相应的临床检查予以鉴别[16-17,36]。

**临床问题 32：活检病理学诊断在移植肾脏外科并发症诊断中的作用是什么？**

**推荐意见 39：** 移植肾脏外科并发症主要依据影像学检查予以明确诊断，移植肾脏活检病理学诊断可作为与其他并发症的鉴别诊断方法(推荐强度 B，证据等级 2c)。

**推荐意见说明：**

移植肾脏常见的外科并发症主要为移植肾脏血管、输尿管并发症及其肾周病变。血管病变包括移植肾动脉血栓形成或栓塞、移植肾静脉血栓或移植肾动脉狭窄。输尿管病变包括移植肾脏输尿管狭窄、反流性肾病、尿漏等，移植肾周病变如淋巴囊肿等。外科并发症的病理表现并不具有特异性，主要依据影像学检查以明确诊断[169-170]。

1. 移植肾脏动脉血栓形成或栓塞　通常发生在术后 30d 内，晚期可继发移植肾静脉血栓。其大体表现为移植肾脏呈灰白色缺血及梗死外观。其发生与吻合技术欠佳、多支动脉、血液高凝状态、外

部血肿或淋巴囊肿压迫等有关。镜下可见动脉内血栓形成或栓塞。血栓以血小板和纤维素为主要成分,导致管腔闭塞及肾实质凝固性坏死。肾小球血管袢塌陷及开放不良,肾小管上皮细胞坏死及上皮细胞脱落,间质内无明显炎症细胞浸润,管周毛细血管内可见少数中性粒细胞浸润。肾内局部的动脉血栓形成时,可见其梗死区域与正常肾脏组织交接部位以中性粒细胞浸润为主的反应性炎症。其鉴别诊断包括与严重活动性 ABMR 或 TMA 相鉴别。前者有微血管炎病变、C4d 染色阳性和 DSA 检测阳性,但通常没有大的动脉分支内血栓。TMA 时一般累及小动脉或细微动脉,表现为细微动脉内膜黏液性水肿、管腔狭窄和管壁纤维素样坏死,一般无明显中性粒细胞浸润。

2. 移植肾脏静脉血栓形成　移植肾脏静脉血栓形成时,肾脏大体上可见体积增大、肿胀呈紫红或紫黑色,可扪及移植肾脏静脉内条索状物,剖开静脉可见腔内有血栓。晚期则合并移植肾动脉血栓形成。活检病理学诊断的价值很有限。可见静脉及小静脉、肾小球内血栓,肾小球及管周毛细血管扩张及淤血,其内中性粒细胞稀疏聚集,间质有明显水肿和局灶性出血,伴有急性肾小管损伤。广泛的静脉血栓可继发移植肾小动脉血栓形成及肾实质出血性坏死。移植肾静脉血栓的病理鉴别诊断包括TMA、移植肾动脉血栓栓塞或移植肾积水,TMA 往往不会累及静脉或小静脉;动脉血栓表现为梗死;移植肾积水则常表现为远曲小管和集合管节段性的扩张。

3. 移植肾脏动脉狭窄　移植肾脏动脉狭窄的病因包括:供肾为多支血管、异位血管、血管吻合技术缺陷、双肾整块移植、吻合口处动脉夹层或内膜活瓣,动脉血管扭曲、成角、外在血肿或尿性囊肿压迫等。狭窄通常发生在吻合口或附近,移植肾脏与髂外动脉吻合中更常见。活检病理改变无特异性,包括肾小球毛细血管袢缺血皱缩、肾小管管腔缩小导致肾小管有聚集倾向,但移植肾动脉狭窄导致的肾小管基底膜增厚不明显,其间质纤维化程度呈轻度,与平常常见的肾小管萎缩表现有所不同。如果为急性或间歇性狭窄,可出现急性肾小管损伤。其明确诊断依赖影像学检查。其鉴别诊断包括出现急性肾小管损伤时,需与 CNI 类抑制剂毒性相鉴别,后者表现为肾小管近曲小管的上皮细胞细小等大空泡变性,慢性 CNI 病变可见细微动脉管壁中层或外膜层结节状透明样变。输尿管梗阻者,活检中可见集合管和淋巴管扩张,Tamm-Horsfall 蛋白渗入间质。

4. 移植肾脏输尿管梗阻或积水　病理表现无特异性,主要为间质炎症和小管损伤。肾小球呈局灶节段性或球性硬化,其余肾小球、肾小管代偿性肥大;肾小管萎缩呈甲状腺化并有扩张的集合管;间质纤维化,特别是在肾小管破裂区域,合并有节段性或弥漫性瘢痕间质炎症、纤维化和肾小管萎缩。

**临床问题 33:移植肾脏中预存性病变的意义是什么?**

推荐意见 40:通过观察移植肾脏中预存性病变,可以协助移植术后并发症的诊断及鉴别诊断,推荐在移植肾脏活检中对遗体捐献供肾或亲属活体供肾的预存病变进行评估(推荐强度 B,证据等级 3a)。

推荐意见说明:

供肾预存性病变(pre-existing disease)又称为携带性病变。是指遗体捐献供肾或亲属活体供肾在移植前已经存在的病变。这一概念随着 ECD 供肾的使用和供肾活检比例的提高逐渐受到关注。其包括供者全身系统性疾病累及肾脏或者肾脏原发性疾病。前者主要是高血压肾病和 / 或糖尿病肾病导致供肾小动脉硬化及肾小球硬化;后者为各种类型的肾小球肾炎、感染或肿瘤病变。移植肾脏预存性病变的诊断,主要依靠供肾移植前活检或移植术中零点活检。虽然目前尚未形成供肾活检及其病理学诊断的共识,但推荐参考移植肾脏活检 Banff 标准和自体肾病的活检病理学诊断标准[16,31]。对于未能进行移植前活检或零点活检的供肾,术后活检的病理学诊断则难以明确是否为预存性病变。

**临床问题 34：移植肾脏缺血 / 再灌注损伤的病理特征是什么？**

**推荐意见 41：**移植肾脏缺血 / 再灌注损伤的病理特征包括近端肾小管上皮细胞刷状缘消失，部分病例表现为细胞低平、或表现为细胞明显水变性、肿胀致细胞大小及高矮不一、部分细胞核消失，严重者可见近端肾小管上皮细胞坏死、崩解脱落于管腔内呈颗粒管型、肾小管基膜裸露（推荐强度 B，证据等级 3a）。

**推荐意见说明：**

移植肾脏在获取时血供中断以及在冷保存及运送过程中，始终处于缺血、缺氧状态，肾脏组织细胞发生缺血、缺氧损伤。表现为细胞代谢功能紊乱、正常结构消失、细胞凋亡甚至坏死。在此基础上，随着移植手术中血管吻合及血供恢复，血液再灌注进入肾脏导致组织中大量氧自由基形成、血液内中性粒细胞、多种炎症因子、趋化因子等进入移植肾脏内进一步加重缺血损伤，导致移植肾脏实质细胞广泛水变性甚至坏死，即移植肾脏的 IRI。IRI 是肾移植手术过程中不可避免的，是导致移植肾脏原发性无功能（primary non-function，PNF）或 DGF 甚至慢性移植肾功能障碍的重要因素[31]。

病理表现轻者，镜下仅表现为近端肾小管上皮细胞刷状缘消失、肾小管上皮细胞明显水变性、肿胀和细胞大小及高矮不一和少数细胞核消失，严重者可见肾小管上皮细胞坏死甚至细胞崩解脱落于肾小管管腔内、呈明显的颗粒管型，肾小管基膜裸露，部分病例表现为肾小管上皮低平。

其鉴别诊断需注意除 IRI 引起 ATN 导致移植肾脏 PNF 或 DGF 以外，严重活动性 ABMR、肾脏梗死或严重的免疫抑制剂毒性损伤等均可导致急性肾小管损伤，需要通过临床检查、影像学检查和活检予以鉴别诊断。

**临床问题 35：移植肾脏 CNI 类免疫抑制剂毒性损伤的病理特征是什么？**

**推荐意见 42：**CNI 类免疫抑制剂的急性毒性损伤特征包括肾小管上皮细胞胞浆内细小等大的空泡变；CNI 类免疫抑制剂的慢性毒性损伤主要特征包括细微动脉管壁结节样透明样变、肾小球缺血改变和肾脏组织间质呈条带状纤维化（推荐强度 A，证据等级 1b）。

**推荐意见说明：**

CNI 类免疫抑制剂包括环孢素（ciclosporin，CsA）和他克莫司（tacrolimus，FK506）。CNI 类免疫抑制剂毒性损伤分为急性和慢性毒性损伤 2 种类型。其毒性损伤的诊断除了病理学检查外，必须结合临床免疫抑制剂剂量及其血药物浓度水平检测予以综合诊断。对于部分疑难病例，需要在经活检排除急性排斥反应等因素后，通过降低免疫抑制剂剂量的诊断性治疗后予以明确。

1. CNI 类免疫抑制剂的急性毒性损伤　CNI 类免疫抑制剂的显著急性毒性损伤时，表现为肾小管尤其是近曲小管直部上皮细胞胞浆内出现细小、大小均匀的空泡。电镜显示主要为大量扩张的线粒体结构。其鉴别诊断包括大量应用利尿药即渗透性利尿所致的、类似的肾小管上皮细胞内空泡变，必要时需停用利尿药、减少免疫抑制剂剂量或转换其他类型免疫抑制剂后再次活检观察。部分病例可见肾小球入球微动脉管壁平滑肌细胞空泡变。

2. CNI 类免疫抑制剂的慢性毒性损伤　CNI 类免疫抑制剂的慢性毒性损伤的特征为肾小球入球微动脉等细微动脉管壁结节样透明样变[16,31]甚至管腔阻塞、肾组织间质条带状纤维化甚至弥漫性纤维化，肾小球因持续缺血而呈毛细血管袢皱缩甚至肾小球硬化。

**临床问题 36：移植肾脏多瘤病毒肾病的病理学特征是什么？**

**推荐意见 43：**移植肾脏多瘤病毒肾病的病理学特征包括：受感染的肾小管上皮细胞核显著增大、深染，核内出现无定形、嗜碱性、毛玻璃样病毒包涵体；肾小球壁层上皮细胞、足细胞和移行上皮细胞中都可观察到多瘤病毒 SV40T 组化染色阳性细胞核；电镜下可见肾小管上皮细胞核或胞浆中有密集呈晶格状整齐排列或分散排列的、直径 40~50nm 的病毒颗粒（推荐强度 B，证据等级 2a）。

推荐意见说明：

移植肾脏多瘤病毒肾病大多数是由 BK 多瘤病毒（BK Polyomavirus，BKPyV）感染导致的。多瘤病毒感染由髓质区肾小管向皮质区扩展，晚期可扩展至肾小球壁层上皮细胞甚至足细胞[149,150]。病变通常从轻微的、局部的发展到严重的、广泛的小管间质炎症性损伤，最后进展至肾小管萎缩和间质纤维化，导致移植肾脏失功[151]。其特征性的病理学表现包括受感染的肾小管上皮细胞核显著增大、深染，核内出现无定形、嗜碱性、毛玻璃样病毒包涵体，感染的肾小管上皮细胞常坏死脱落入管腔内。肾脏间质可见单个核细胞或混合有中性粒细胞的炎症细胞浸润及肾小管炎。主要特征也可因病程进展和治疗方案而发生变化。电镜下可见肾小管上皮细胞中密集呈晶格状整齐排列的、或分散存在的直径 40~50nm 的病毒颗粒，多分布于核内，也可存在胞质中。多瘤病毒 SV40T 组化染色可见肾小管上皮细胞、肾小球壁层上皮细胞、足细胞和移行上皮细胞的胞核呈阳性[152-154]。

在尿沉渣细胞学涂片光学显微镜观察下，可见多瘤病毒感染的、脱落的尿路上皮细胞和肾小管上皮细胞，其中有嗜碱性核内包涵体的细胞被称为"诱饵细胞"（decoy 细胞）[151]。检验 decoy 细胞可作为多瘤病毒感染早期或治疗后的一种筛查方法，具有高阴性预测值。

临床问题 37：移植肾脏多瘤病毒肾病（PyVN）的分期及其临床意义如何？

推荐意见 44：推荐在移植肾脏活检病理学诊断的多瘤病毒肾病分期中，同时采用 AST-IDCOP2013 的分期标准和 Banff 多瘤病毒肾病工作组的分期标准，对多瘤病毒肾病予以分期，供临床诊断和治疗中参考。两项分期与移植肾脏慢性失功和预后均显著相关（推荐强度 B，证据等级 2b）。

推荐意见说明：

对多瘤病毒肾病（PyVN）及时予以活检病理学诊断，并对其病变予以标准化的分期，是诊治及判断预后的关键。多瘤病毒肾病（PyVN）目前主要有两种分期方法可以采用。一种是 AST-IDCOP 2013 分期，推荐根据炎症细胞浸润和肾小管萎缩及间质纤维化（IF/TA）的程度，将 PyVN 分为 A、B1、B2、B3 和 C 五期（表 68-10）。包括：A 期（急性肾小管损伤）、B 期（间质性肾炎）和 C 期（广泛间质纤维化）；其中 B 期又可按照炎症细胞浸润及损伤程度分为 B1 期（病变范围 ≤ 25%）、B2 期（病变范围 26%~50%）、B3 期（病变范围 > 50%）[155]。有研究发现该分期与移植肾脏失功显著相关[153,156]。另一种是 Banff 2017 分期（表 68-11），主要根据多瘤病毒载量的半定量评分（PyVL）和间质纤维化评分（ci）进行形态学分期，将 PyVN 分为 1、2、3 期。两项评分均与移植肾脏预后独立相关[157]。AST 分期和 Banff 分期中，都显示移植肾脏纤维化是一个重要的预后因素。目前仍缺少关于两种分期相关性的比较研究。因此，通常建议将两种分期方法结合起来，以获得更全面的预后信息进而指导临床决策，并且可以实现不同医疗中心之间的比较。

表 68-10　移植肾脏多瘤病毒肾病（PyVN）AST-IDCOP 组织学分期及预后情况表

| PyVN 分期 | 病理学表现 | 病变程度 | 病变范围 | 移植物功能 | 移植器官功能衰竭风险 |
|---|---|---|---|---|---|
| A 期 | 病毒导致的细胞病理学改变 | 轻微 | ≤ 25% | 大多保持在基线 | < 10% |
|  | 间质炎症 | 较轻 | ≤ 10% |  |  |
|  | 肾小管萎缩 | 较轻 | ≤ 10% |  |  |
|  | 间质纤维化 | 较轻 | ≤ 10% |  |  |

续表

| PyVN 分期 | 病理学表现 | 病变程度 | 病变范围 | 移植物功能 | 移植器官功能衰竭风险 |
|---|---|---|---|---|---|
| B 期 | 病毒导致的细胞病理学改变 | 多样 | 11%~50% | 大多有受损 | 50% |
| | 间质炎症 | 明显 | 11%~50% | | |
| | 肾小管萎缩 | 中等 | <50% | | |
| | 间质纤维化 | 中等 | <50% | | |
| B1 期 | 间质炎症 | 中等 | 11%~25% | 略高于基线 | 25% |
| B2 期 | 间质炎症 | 明显 | 26%~50% | 明显受损 | 50% |
| B3 期 | 间质炎症 | 广泛 | >50% | 明显受损 | 50% |
| C 期 | 病毒导致的细胞病理学改变:间质炎症、肾小管萎缩、间质纤维化 | 多样 | 多样 | 明显受损,进展至功能衰竭 | >80% |
| | | 多样 | 多样 | | |
| | | 广泛 | >50% | | |
| | | 广泛 | >50% | | |

表 68-11 移植肾脏多瘤病毒肾病(PyVN)的 Banff 组织学分期

| PyVN 1 期 | | PyVN 2 期 | | PyVN 3 期 | |
|---|---|---|---|---|---|
| PyVL | ci | PyVL | ci | PyVL | ci |
| 1 | 0~1 | 1 | 2~3 | – | – |
| – | – | 2 | 0~3 | – | – |
| – | – | 3 | 0~1 | 3 | 2~3 |

注: PyVL: 肾内多瘤病毒载量水平,由整个活检组织(皮质和髓质)中小管的总比例定义,光镜下至少有一个上皮细胞含有病毒包涵体或免疫组化阳性。评分为 0 分(无),1 分(轻度,阳性细胞占比 ≤ 1%),2 分(中度,阳性细胞占比在 1%~10%),3 分(重度,阳性细胞占比 ≥ 10%)。

ci: 皮质间质纤维化,评分为 0 分(轻微,≤ 5%),1 分(轻度,6%~25%),2 分(中度,26%~50%),3 分(重度,>50%)。不应对包膜下皮质进行评分。

**临床问题 38:移植肾脏穿刺活检诊断多瘤病毒肾病(PyVN)的注意事项有哪些?**

推荐意见 45:推荐对于临床怀疑的早期病例,活检取材至少要有 2 条活检组织标本,其中一条应深达髓质;推荐使用免疫组化染色(针对 SV40 LTag 的抗体,PAb416)确诊 PyVN;病毒学特异性检测确定为 BKPyV 感染而非 JCPyV 感染,或针对 BKPyV 基因组原位杂交阳性,方可诊断为 BKPyVN(推荐强度 A,证据等级 1b)。

推荐意见 46:建议结合移植肾脏相关功能指标、病毒学数据、临床治疗经过及先前活检的结果对本次病理表现进行诊断和解释(推荐强度 B,证据等级 2c)。

推荐意见说明:

一项研究显示,对 BKPyV DNA 血症受者同时穿刺的多条肾脏组织进行 SV40 LTag 免疫组化染色,约 30% 的受者出现免疫组化染色结果不一致,即同时具有阳性和阴性的组织条[153]。另一项研究显示,约 10%~30% 的持续性 BKPyV DNA 血症受者出现肾脏活检组织假阴性,可能的原因包括 BKPyV 在肾脏中呈局灶性分布、早期病变时未获取到肾脏髓质甚至深部髓质的病变组织,必要时可考虑重复活检以进一步明确。

使用针对 SV40 LTag 的免疫组化染色（PAb 416）对证实 PyVN 十分重要。免疫组化染色的阳性结果解读时应注意：①不同实验室的免疫组化染色结果可能差异很大，但对于定性诊断并无影响；②细胞病理改变不明显、无病毒包涵体的早期感染，或经治疗后缓解的病例中也可出现阳性结果；③间质炎症细胞浸润灶的邻近肾小管不一定存在病毒感染[158-161]；④当肾小管炎与肾小管腔内炎症细胞同时存在时，肾小管炎的程度可能与周围炎症细胞浸润的密度不匹配。另一方面，免疫组化染色结果阴性时，应结合临床相关检查合理解读，包括：①持续性 BKPyV DNA 血症的受者，无论血清肌酐值是否升高，活检的特征可表现为间质炎症细胞浸润和肾小管炎[162-164]，且在 BKPyV DNA 血症转阴后，间质炎和小管炎的持续时间可以延长约 25%[162,165,166]；② BKPyV DNA 血症阴性但有高水平病毒尿症（如 decoy 细胞脱落或尿液 BKPyV DNA>$10^7$ 拷贝 /ml）的肾移植受者，活检组织也可能出现炎症细胞浸润[167,168]。此时活检结果无法用单纯临界性变化、TCMR 或 ABMR 来明确解释，建议应采用描述性报告，需要临床医师整合临床、实验室检测数据及先前活检的结果来进行综合判断，必要时可考虑经验性治疗后重复活检得以明确。

**临床问题 39：如何在移植肾脏活检中进行多瘤病毒肾病（BKPyN）的鉴别诊断？**

**推荐意见 47：**推荐对符合 Banff 标准中的抗体介导性排斥反应（ABMR）者，在合并 BKPyV DNA 血症或肾病的受者中，可以诊断 ABMR（推荐强度 A，证据等级 1b）。

**推荐意见 48：**推荐在 BKPyV 复制活跃或已确诊为肾病的前提下，诊断合并 TCMR（Banff IA/B 级）时，不应只根据间质炎症浸润和肾小管炎，而应给出解释性评论（推荐强度 A，证据等级 1b）。

**推荐意见说明：**

多瘤病毒肾病和排斥反应的病理表现特征有一定的相似性，并且在某些情况下可以同时并存。目前可用的分子检测无法明确鉴别炎症细胞反应是针对病毒或移植物抗原，两者合并存在更是造成了诊断的困惑，而且目前无法对两者同时进行治疗。2019 年 Banff 标准中根据发病机制将排斥反应分为 3 种类型，即 ABMR、TCMR 和混合型排斥反应[170]。当满足组织损伤、抗体与血管内皮相互作用和 DSA 抗体阳性 3 个条件时，可以确诊活动性或慢性活动性 ABMR[170]。活动性 ABMR 会引发肾小球炎和管周毛细血管炎，严重时可导致动脉内膜炎伴纤维素样坏死。活动性 ABMR 可发生在 BKPyV DNA 血症或肾病受者的免疫抑制剂减量之前、减量期间或之后[165,171,172]。除了管周毛细血管炎外，活动性 ABMR 与 PyVN 的病理特征不重叠[14]。

BKPyV 复制活跃的受者（BKPyV DNA 尿症>$10^7$copies/ml 或 BKPyV DNA 血症阳性），病理仅表现为小管 - 间质炎症而没有动脉内膜炎时，不能诊断为 Banff ⅠA/ⅠB 级的轻度急性 TCMR，因为此时即使 SV40 LTag 免疫组化染色阴性，也不能排除 BKPyV 因素，并且难以通过形态学、免疫组化或分子学特征与 PyVN 鉴别[161,162,173,174]。因此诊断 TCMR 的ⅠA/ⅠB 级的 Banff 标准，不适用于 BKPyV 复制活跃的受者[190,196]。此时建议使用描述性的结论来规避"排斥反应"一词，包括病理在内的多学科讨论，可能会帮助临床分析和进一步明确[175]。慢性活动性 TCMR 的ⅠA/ⅠB 级同样存在组织学特征重叠的问题，因此无法确诊。然而，当 ABMR 和 TCMR 中发现动脉内膜炎和慢性移植物动脉血管病（CAV）时[176]，可报告为可能伴随排斥反应。

**临床问题 40：移植肾脏其他的病毒相关性肾病有哪些？**

**推荐意见 49：**移植肾脏其他的病毒相关肾病主要包括 JC 多瘤病毒、人类腺病毒、巨细胞病毒，建议结合移植肾脏活检、免疫组化染色和病原学检测予以诊断（推荐强度 B，证据等级 2c）。

推荐意见说明：

移植肾脏其他的病毒感染相关性肾病包括：JC 多瘤病毒（JCPyV）、人类腺病毒（HAdV）、巨细胞病毒（CMV）和单纯疱疹病毒（HSV）[177-179]等。

1. JCPyV　针对 SV40 LTag 的抗体不能区分 BKPyV 和 JCPyV。电镜很少检测到 PyV 颗粒且同样无法区分。因此 BKPyV 即使是最常见的病原体，但是在缺乏特异性 BKPyV 复制的证据下，仍建议使用多瘤病毒肾病这一通用术语。在 BKPyV DNA 血症阴性或非高水平 BKPyV 尿症的肾移植受者中，抗 SV40 LTag 阳性者应考虑 JCPyV 致病的可能。此时需要借助原位杂交、特异性抗体或 PCR 技术来鉴别诊断。

2. HAdV　HAdV 在肾移植受者中少见，主要表现为出血性膀胱炎及急性肾损伤。其细胞病变与多瘤病毒感染非常相似，同样可见深染、嗜碱性的核内包涵体，但可见更广泛的肾小管坏死[177-179]，肾小管周围的坏死性肉芽肿是其特征性表现。电镜下细胞核可见 60~80nm 的病毒颗粒。

3. CMV　在积极的病毒预防和监测下，巨细胞病毒肾炎极为罕见。其病理学特征是肾小管上皮细胞内典型"枭眼样"包涵体，表现为感染细胞显著增大、肿胀，胞浆或核内嗜酸性包涵体，伴有间质内不同程度的淋巴细胞和中性粒细胞浸润。但主要影响肾小球毛细血管襻和管周毛细血管的内皮细胞，而非肾小管上皮细胞。电镜下可见细胞核和细胞质中 150~200nm 的病毒颗粒及被厚包膜包裹的致密核心。

虽然上述病毒直径大小有着明显的差异，但电镜需要在最佳固定条件和高分辨率下才可以通过病毒颗粒大小来区分各种病毒，如巨细胞病毒（150~200nm）、细小病毒（18~26nm）、乳头瘤病毒（52~55nm）、腺病毒（70nm）或疱疹病毒（100nm）。

临床问题 41：如何在移植肾脏活检中诊断细菌感染和真菌感染？

推荐意见 50：移植肾脏的细菌感染以肾脏活检组织内大量中性粒细胞浸润及中性粒细胞管型为诊断依据；移植肾脏的真菌感染以肾脏活检组织间质内肉芽肿性炎症伴特定真菌结构为诊断依据。同时在细菌和真菌感染的诊断中，需要密切结合受者病史、临床表现和实验室病原学检测，并注意与 TCMR 或 ABMR 鉴别诊断（推荐强度 B，证据等级 2c）。

推荐意见说明：

免疫抑制状态下，细菌更容易通过上行性感染或血行感染方式侵袭移植肾脏。大肠埃希菌和金黄色葡萄球菌是最常见的致病菌。细菌感染的移植肾脏，肾脏大体观呈肿胀、充血及表面散在大小不一的微脓肿，周围可见出血点。移植肾脏穿刺活检组织中，可见肾实质内以大量中性粒细胞为主的炎症细胞浸润，可形成肾小管炎，肾小管管腔中常有中性粒细胞管型，后者是细菌感染性、急性间质性肾炎的特征表现[180]，但需与严重的 ABMR 相鉴别。严重者可出现肾小管损伤、脓肿形成及肾乳头坏死，有时可在肾小管腔内或脓栓中直接检见细菌菌落。通过革兰染色可以鉴别革兰氏阳性菌或阴性菌。

移植肾脏发生真菌感染虽不常见，但却是导致移植肾脏失功或受者死亡的重要原因之一。其多为混合性感染，其中主要以白色念珠菌为主[181]。真菌感染的移植肾脏，大体观呈肾乳头坏死、肾皮质或肾周的脓肿以及肾盂肾炎，念珠菌感染还可引起假性动脉瘤和移植肾动脉闭塞。镜下可见间质内以多核巨细胞为主的肉芽肿性炎症为典型特征，其中具鉴别特征的菌体、菌丝、荚膜以及芽孢，黏液卡红、PAS 和甲基六胺银染色可鉴别真菌。需要注意的是，单靠形态学往往难以区分真菌种类，真菌培养和病原微生物分子检测有助于明确诊断。另需要指出的是，移植肾脏细菌感染或真菌感染的形态学改变与多瘤病毒肾病、急性 TCMR 和 ABMR 有部分重叠并且可以并存,诊断时需予以考虑并借助相应的组织病理学特征和各项临床及实验室检测协助鉴别,电镜对细菌或真菌感染的诊断意义不大。

**临床问题 42:如何诊断移植肾脏的复发性 / 新生性肾病?**

**推荐意见 51:**推荐在疑为移植肾脏复发性 / 新发性肾病时,及时活检病理学诊断(推荐强度 B,证据等级 2c)。

**推荐意见 52:**推荐对移植肾脏原发性 / 复发性肾病的病理学诊断中进行包括光镜、免疫病理和电镜的全面诊断(推荐强度 B,证据等级 2c)。

**推荐意见 53:**推荐在移植肾脏复发性 / 新发性肾病的病理学诊断中密切结合自体肾病的活检病理学诊断结果予以对比分析和诊断(推荐强度 B,证据等级 3a)。

**推荐意见说明:**

移植肾脏复发性肾小球肾炎(glomerulonephritis,GN)是指肾移植术后,移植肾脏出现的肾小球肾炎,其病理改变与自体肾脏病理类型相同。移植肾脏出现的病理类型与自体肾病或供肾的病理改变不相同时,则称为移植肾脏新生性 GN。诊断的关键是要有自体病肾和供肾活检的资料。移植肾脏复发 / 新发性 GN 是导致移植肾脏失功的重要原因之一,所有 GN 类型在移植后都可能复发,发生率与 GN 的类型和移植后时间有关。常见的复发 / 新生性 GN 包括:局灶节段性肾小球硬化、IgA 肾病、膜性肾病和膜增生性肾小球肾炎等,下面将对这几种疾病进行简要概述。

1. 移植肾脏局灶节段性肾小球硬化　特发性的局灶节段性肾小球硬化(FSGS)在移植后的复发率高达约 30%(17%~55%),并最终可导致移植肾脏失功。成人移植肾脏 FSGS 复发的时间平均约 7.5 个月,儿童平均约 2 周,少数病例术中或术后数天即出现显著的蛋白尿。部分受者也可发生移植肾脏新发性 FSGS,但由于自体肾脏及供肾的病理资料缺失,往往难以区分移植肾脏的复发性、新发性或少数供肾携带性的 FSGS。复发可能由未知的循环因子介导,包括可溶性尿激酶 B 纤溶酶原激活物受体(suPAR)、抗 CD40 抗体和心营养素因子样细胞因子等[212],从而引起足细胞损伤。临床通常表现为肾病范围蛋白尿或肾病综合征,随着时间推移会伴有不同程度的移植肾脏功能下降。移植肾脏活检中,病变早期光镜下可完全正常,不一定出现节段硬化病变,但电镜下可能存在足细胞损伤表现,比如足突弥漫性融合、胞浆微绒毛化,疾病后期甚至可能出现足细胞从基底膜剥脱。

复发的危险因素包括移植时受者年龄、原发 FSGS 的发病年龄、从诊断 FSGS 进展为肾脏功能衰竭的时间、移植前蛋白尿检测水平等。移植时年龄较小和发病年龄较大被认为是复发性 FSGS 最可靠的预测因素。移植前蛋白尿水平越高,即受者 FSGS 病情越严重,复发风险越高[183]。因此,在移植后立即密切监测蛋白尿是很重要的。

2. 移植肾脏 IgA 肾病　IgA 肾病(IgA nephropathy,IgAN)是肾移植后最常见的复发性肾小球肾炎之一,多在肾移植后早期复发,并且复发的风险会随着时间的推移而增加,组织病理学的复发率为 50%~60%,临床复发率为 7%~30%[184],但对移植肾脏的存活率影响较小。移植肾脏复发性 IgAN 的临床表现具有高度异质性,多以无症状的镜下血尿、蛋白尿和移植肾脏功能进行性减退为主要特征。复发后的组织病理学诊断与自体肾病原则一致。光镜下表现为肾小球系膜增生性病变,或者增生性病变不明显,可伴新月体形成;免疫荧光染色为肾小球系膜区 IgA 团块状沉积;电镜下可见肾小球系膜区电子致密物沉积。

与 IgAN 复发相关的危险因素仍不明确,可能包括:①移植时年龄较小;②移植后停用类固醇激素;③血清 IgA 浓度高;④供、受者之间的人类白细胞抗原(HLA)匹配良好等。移植前后血清半乳糖缺乏 IgA1(Gd-IgA1)、抗 Gd-IgA1 自身抗体、IgA-IgG 复合体、IgA- 可溶性 CD89 复合体水平,已被证实可预测移植后复发[185]。导致复发性 IgAN 加速进展至终末期肾脏病(end stage kidney disease,ESKD)的危险因素与自体肾脏相似,包括:重度蛋白尿、明显的系膜增生、肾小球硬化数量较多及难以控制的高血压。

3. 移植肾脏膜性肾病　膜性肾病(membranous nephropathy,MN)是自体肾病综合征最常见的原因之一,近年发病率呈上升趋势[186]。特发性 MN 患者在肾移植后的复发率为 30%~50%[187]。复发性 MN 通常发生在移植后第 2~3 年之间,而新发 MN 通常发生在移植后期[188]。继 2009 年发现 M 型磷脂酶 A2 受体(PLA2R)是特发性 MN 最主要的致病抗原后,又陆续发现 I 型血小板反应蛋白 7A 域(THSD7A)、神经表皮生长因子样蛋白 1(NELL-1)等多种 MN 相关的致病抗原。MN 的组织学复发也先于临床复发,移植肾脏常规活检有助于早期诊断移植肾脏复发性 MN,特别是对于术前血中抗 PLA2R 抗体阳性的受者。移植肾脏活检中免疫荧光示 IgG、C3 等沿肾小球毛细血管襻颗粒状沉积,其中复发性 MN 中 IgG 亚型以 IgG4 为主,PLA2R 染色阳性,而新发性 MN 以 IgG1 为主,PLA2R 染色阴性[189,190]。光镜下肾小球毛细血管襻略显僵硬,病变早期的免疫复合物沉积和"钉突"可不明显,电镜下仅见肾小球基底膜(GBM)上皮侧少量电子致密物沉积,随着疾病进展,可表现为典型的 MN。研究发现对于最常见的 PLA2R 阳性的 MN 患者,移植前尿蛋白和抗 PLA2R 抗体水平较高的受者复发风险较高,移植前抗 PLA2R 抗体水平超过 29RU/ml(正常 <14RU/ml)是移植肾脏 MN 复发的强预测因子[182,191]。尽管血中抗 PLA2R 抗体在移植后趋于下降,但其滴度与移植后 MN 复发的风险直接相关,移植后抗 PLA2R 抗体滴度越高,复发时间越短,而无抗 PLA2R 抗体的受者复发更晚。移植后新发性 MN 的受者大部分血中抗 PLA2R 抗体阴性,提示致病机制可能不同[192,193]。

4. 移植肾膜增生性肾小球肾炎　MPGN 移植后复发也相对常见,且超过 50% 的复发发生在移植后的前 24 个月内[187]。MPGN 分为免疫球蛋白相关 MPGN 和补体相关 MPGN[187,188]。免疫球蛋白相关 MPGN 的特征是多克隆或单克隆免疫球蛋白及补体沉积于肾小球。其中单克隆免疫球蛋白相关 MPGN 主要包括增生性肾小球肾炎伴单克隆免疫球蛋白沉积(*proliferative glomerulonephritis with monoclonal immunoglobulin deposits*,PGNMID)和单克隆免疫球蛋白沉积病(*monoclonal imm-unoglobulin deposition disease*,MIDD)。PGNMID 移植后复发率高达 90%,中位复发时间是 5.5~7 个月,移植肾脏的中位生存时间是 92 个月[194,195]。其中轻链沉积病(light chain deposition disease,LCDD)复发中位时间 33.3 个月,最短复发时间是 2 个月,移植肾脏的中位生存时间是 37.3 个月。临床表现为蛋白尿、镜下血尿伴高血压和肾功能不全[196]。

补体相关 MPGN 主要指 C3 肾小球病(*C3 glomerulopathy*),包括 C3 肾小球肾炎(C3 glomerul-onephritis,C3GN)和致密沉积病(dense deposit disease,DDD)。它的特征是肾小球在没有免疫球蛋白沉积的情况下,仅见补体沉积。C3GN 复发率为 70%,且往往发生在移植后早期,复发性 C3GN 的临床表现包括蛋白尿、血尿和血清肌酐升高。DDD 的复发率为 80%~90%,复发时间通常比 C3GN 晚,往往仅表现为移植肾脏功能不全,血清 C3 水平下降和 C3 肾炎因子(C3NeF)阳性比例更高。部分 C3GN 的移植受者伴单克隆免疫球蛋白血症,且与不伴单克隆免疫球蛋白病的受者相比,这些受者移植后疾病复发时间更早,中位时间不到 6 个月[187,191,193]。

移植肾脏 MPGN 的形态学表现与自体肾脏相似,光镜下表现为肾小球增生呈分叶状,系膜细胞增多,毛细血管内皮增生,GBM 呈"双轨"样,可伴新月体形成。免疫荧光显示免疫球蛋白及补体成分沉积于肾小球系膜区及血管襻。电镜下肾小球系膜区、GBM 内皮下电子致密物沉积,部分病例伴

GBM 上皮侧电子致密物沉积,同时可见 MPGN 典型的系膜插入。需注意的是在复发早期,尤其是在程序性活检中可能病理改变相对较轻,肾小球可能仅表现为系膜增生性病变。MPGN 形态学表现需与 TG、TMA 等鉴别,而免疫荧光、电镜检查、管周毛细血管 C4d 染色是否阳性以及是否存在 DSA 有助于鉴别。研究发现移植后持续的单克隆免疫球蛋白血症和低补体血症能预测 MPGN 的复发[191]。

5. 其他移植肾脏的肾小球肾炎　其他移植肾脏 GN 还包括溶血尿毒综合征(heomlytic uremic syndrome,HUS)、糖尿病性肾病(diabetic kidney disease,DKD)、抗 GBM 病(anti-glomerular basement membrane disease)和 LN 等。HUS 分为典型 HUS 和 aHUS。肾移植后 aHUS 复发率高达 75%~80%。多种环境因素可能影响肾移植后 aHUS 的复发,比如感染,包括巨细胞病毒、流感病毒、细小病毒 B19、BK 病毒等。与非移植的患者相似,移植受者 aHUS 的临床表现为微血管病性溶血性贫血、血小板减少和急性肾损伤。肾脏活检表现为肾小球外周祥分层、内皮细胞增生及肿胀致祥腔堵塞、肾小球缺血性改变以及间质动脉黏液样增厚和"葱皮"样改变,肾小球祥腔及间质血管管腔可见血栓形成[197,198]。

DKD 是许多国家 ESKD 的主要原因[191]。移植后 DKD 复发率为 40%,复发 DKD 的肾脏病理学表现从动脉透明变性开始,随后在移植后 6 个月出现肾小球肥大和系膜增生,2~3 年内出现肾小球 GBM 增厚,移植后复发 DKD 治疗的重点在于控制血糖[191,199]。

对于抗 GBM 肾病、ANCA 相关性血管炎(antineutrophil cytoplasmic antibody associated vasculitis,AAV)及 LN 患者,如果移植前疾病得到有效控制,则复发风险降低。因此,建议在控制疾病活动或抗体滴度下降 6~12 个月后再进行肾移植,治疗方法与自体肾疾病类似[193,184]。

移植肾脏的复发/新生性肾小球病仍然是移植肾脏失功的重要原因之一。对于肾移植受者,移植前非常有必要对自体肾脏疾病予以活检明确诊断。同时在移植后密切监测受者的复发风险,也需告知受者其复发风险、治疗方案及其局限性。

**临床问题 43:肾移植后移植肾脏肿瘤如何诊断?**

**推荐意见 54**:推荐对移植肾脏活检中的肿瘤病变依据肿瘤诊断标准予以明确诊断(推荐强度 B,证据等级 2c)。

**推荐意见说明:**

肾移植术后恶性肿瘤是受者严重的远期不良并发症,是受者免疫抑制状态下,致瘤病毒感染、高龄、遗传易感性、环境暴露、抗排斥药物毒性作用等多种因素共同作用的结果[200]。我国肾移植受者肿瘤的发病率为 0.60%~5.17%[201],其中移植后淋巴组织异常增生(PTLD)、卡波西肉瘤(Kaposis sarcoma)等与致瘤病毒感染相关的肿瘤具有更高的标准化发病率(standardized incidence ratio,SIR)和全因死亡率。肾移植术后恶性肿瘤谱系具有地理、人种差异,西方国家常见为皮肤癌、PTLD、泌尿系肿瘤等;我国常见为尿路上皮癌、消化系统肿瘤、肾细胞癌、PTLD、肺癌、乳腺癌和皮肤癌等。

除肾移植受者机体的肿瘤以外,移植术后移植肾脏原位发生的新发性肿瘤的发生率极低。我国目前尚无系统的、较大例数的移植肾肿瘤的研究报道,仅有来自少数移植中心的、零星的报道。这些研究中移植肾脏肿瘤的类型主要为肾细胞癌,近年也有罕见的原始神经外胚层肿瘤、移植肾癌肉瘤肿瘤和个别移植肾淋巴组织异常增生,其发生时间介于术后 2~15 年间。

由于移植后肿瘤在发病机制和组织病理学类型等方面与普通人群有显著不同,多数文献和研究学者没有依照经典的肿瘤分类中以机体解剖为主线的肿瘤分类方法,而是突出了肾移植及其恶性肿瘤的特性,将移植肾脏恶性肿瘤依据其来源分为 3 种类型,即:①移植后新发肿瘤(de novo malignancy):即移植术后在移植肾脏新发的肿瘤,此种情况占移植后恶性肿瘤绝大部分;②预存性肿瘤(pre-transplant malignancy):或称移植前肿瘤。因肾脏恶性肿瘤而行肾移植者极少,因此预存性的、移植前的肾脏肿瘤在术后移植肾脏复发非常罕见;③供肾传播肿瘤(donor-transmitted malignancy):是指通过供肾携带进入受者、而导致术后移植肾脏出现肿瘤,随着目前供者器官严重短缺,遗体捐献肾脏尤其是边缘供肾的广泛应用,供者来源的肿瘤风险逐渐增加,需要予以高度的重视。

移植肾脏新发肿瘤是移植肾脏肿瘤的主要类型,目前的临床研究以及结合既往的病例报道,其主要是肾细胞癌(renal cell carcinoma,RCC)。依据1988年至2009年期间,全法国32个移植中心的41 806例肾移植受者中肾细胞癌(RCC)的发病情况,肿瘤的病理组织学类型中最多的是乳头状肾细胞癌(占55.7%)、其次为透明细胞癌(占38.3%)、第三位为乳头状细胞和透明细胞的混合性肾细胞癌,而且其中多数肿瘤分级为G1或G2低级别,因此治疗后预后相对较好。截至2017年最大例数的、由Griffith等[202]借助PubMed医学文献网络平台回顾收集和分析了1988年至2016年间发表的56篇相关文献,其中包括1项多中性研究、19项单中性研究和36项个例报道。总共囊括了163例肾移植受者的移植肾脏中发现的174个实体肿瘤,其中164份肿瘤组织具备病理学明确诊断。这些病例中肾细胞癌的平均发病率为0.23%;病理组织学类型上,45.7%为透明细胞样肾细胞癌,42.1%为乳头状肾细胞癌,嫌色肾细胞癌占3%,余下约9%为包括血管平滑肌脂肪瘤、嗜酸细胞瘤和良性纤维瘤等不同类型的肿瘤。

移植肾脏肿瘤的病理报告[203-205]应明确体现肿瘤的分级、分期等信息,建议根据肿瘤发生部位、组织起源进行相关分子检测,为靶向治疗或免疫治疗提供指导。建议对致瘤病毒感染相关肿瘤组织利用原位杂交、免疫组织化学等技术进行相关病毒检测,协助病理明确诊断。移植后肿瘤具有更高的肿瘤突变负荷,恶性程度高,对术后具有高危因素受者的筛查极为关键,建议对筛查过程中收集到的尿液[206]、宫颈刷检[207]等细胞学标本采用相应的规范化病理报告。

**临床问题44：如何对因失功切除的移植肾脏进行解剖病理学检查？**

**推荐意见55：**对失功切除的移植肾脏,其解剖病理学检查包括大体检查和镜下检查;推荐依据Banff标准予以明确诊断及其病变评分(推荐强度A,证据等级1b)。

**推荐意见说明：**

对因失功而切除移植肾脏,应进行详细的解剖病理学检查[208],以明确致病原因并为再次肾移植提供参考。检查内容包括肾脏标本大体检查和镜下检查2个方面。

大体标本的检查内容和方法包括:①检查移植肾脏外观:观察移植肾脏标本,依据输尿管走向分辨肾脏的上、下极及左右;观察肾脏的颜色和质地、大体标本称重、测量肾脏的大小(长度、宽度和厚度)和摄影;②观察肾门处肾动脉、肾静脉和输尿管主干断面内是否有血栓栓塞、出血等异常;③移植肾脏对着肾门、沿肾脏长轴做最大剖面剖开,对剖面进行肉眼检查:包括肾脏皮、髓质的颜色,测量皮质厚度,肾脏剖面内有无出血、梗死,肾盏及肾盂内有无出血、脓液或结石等异常;④对肾脏皮质部位、髓质部位、肾盂部位和肾动脉、肾静脉和输尿管断端分别取材,也对肉眼检查中所见异常或病灶部位针对性取材;⑤皮质部位取材中,遵循移植肾脏活检标本分割原则,保留电镜、免疫病理和光镜标本;⑥对移植肾脏肾肿瘤病变者,检查肿块、肿块周围及是否浸润破坏肾被膜累及肾周组织;肿块与肾实质、肾盂、肾盏及输尿管的解剖关系;肿瘤大小、形状、颜色、质地等。对肿块及邻近肾脏实质、肾盂、肾动脉、肾静脉断端和输尿管取材;⑦病理检查的内容、病变评分和报告报告:对切除移植肾脏诊断为排斥反应病变者,可参考移植肾脏活检的Banff标准诊断内容予以诊断和病变评分;对肿瘤病变者,参考肿瘤的诊断、分级和分期标准予以诊断。

**临床问题 45：分子病理诊断系统在移植肾脏病理学诊断中的作用？**

**推荐意见 56：**目前比较成熟的分子病理诊断系统包括分子显微镜诊断系统和 Banff 人类器官移植基因集。分子病理诊断系统在区分排斥反应和非排斥反应，预测移植肾脏丢失等方面，比传统组织学具有更好的预测价值（推荐强度 B，证据等级 2b）。

**推荐意见说明：**

受者对移植肾脏的免疫反应复杂多样，能否利用分子生物学标志物，解释移植肾脏免疫反应的复杂性和疾病损伤程度是至关重要的。尽管血液和/或尿液生物标志物在很多方面都占有更大的优势，一些新的分子病理诊断工具作为组织病理学诊断的补充，也表现了突出的优势作用。

1. 分子显微镜诊断系统　国际前瞻性 INTERCOM 研究描述了一项基于微阵列的肾脏活检组织的分子评估，比较 ABMR 诊断中传统的组织病理学评估与组织分子评估之间的差异，使用多达 100 个预定义的、机器学习衍生算法（分类器）的集合，定义了分子排斥和损伤的表型，分析移植后肾脏疾病的状况及其严重程度。组织分子评分阳性的移植受者早期移植肾脏丢失的风险更高，比传统组织病理学有更好的预测价值[209]。该测试已被临床应用于分子显微镜诊断系统（Molecular Microscope Diagnostic System，MMDx）。

2. Banff 人类器官移植基因集　Banff 人类器官移植（Banff human Organ Transplant，B-HOT）基因集，是根据 2019 年 Banff 分子诊断工作组（Molecular Diagnostics Working Group，MDWG）的专家共识所建立。包含有 770 个基因的 B-HOT 囊括了与排斥、免疫耐受、病毒感染、先天性免疫和适应性免疫反应最相关的基因[16]。最近一项研究使用计算机网络和档案数据库对其进行了测试。该研究确认了 B-HOT 应用于同种异体移植诊断的实用性，与微阵列相似。B-HOT 小组将加速和扩展转录本分析，并将对纵向和结果研究有用[210]。

为了深入了解 caABMR 的发病机制，研究者利用 B-HOT，对 326 份存档的同种异体移植肾脏活检样本的转录本进行定量分析。该系统允许将转录本与来自同一组织标本块的 Banff 病理评分相关联，并与长期结果相关联。研究发现管周围毛细血管炎（ptc）和 DSA 是 aABMR 转录物升高的主要始动因素。转录本显示了 aABMR 的亚病理证据，这通常先于 caABMR 的组织病理学改变出现，而 TCMR 的亚病理证据预测了 caABMR 中的移植物丢失[211]。希望在不久的将来，这些分子病理的诊断平台可以应用于移植肾脏并发症的诊断和鉴别诊断中。

## 五、小结

《肾移植病理学临床诊疗指南》（注册号：PREPARE2023CN829）的编写工作组，涵盖了肾移植外科学、肾脏内科学、外科病理学、肾脏病理学、超微病理学和移植免疫学在内的多学科专家。由指南编写工作组检索国、内外相关领域指南和共识、针对肾移植病理医师和临床医师重点关注的内容，经编写工作组共同讨论和集中审议，最终选择和确定本指南包括的 3 个方面的内容，即：移植肾脏病理学检查的总体原则、移植前的遗体捐献供肾活检病理学评估和移植后的移植肾脏并发症的活检病理学诊断，共计 45 个临床问题。依据我国肾移植临床实际，通过指南编写工作组系统检索国、内外相关的肾移植、外科病理学、肾脏病理学、移植肾脏病理学、遗体捐献供肾的组织病理学评估、移植肾脏并发症和移植肾脏 Banff 诊断与分级标准在内的相关病理学指南和共识文献。所有类型文献的检索时间为 1991 年 1 月至 2023 年 12 月，主要文献为近 10 年发表、语言选定为中文和英文文献。并重点参考 2009 年全球改善肾脏病预后组织（Kidney Disease：Improving Global Outcomes，KDIGO）发布的《KDIGO 肾移植受者的临床诊治及管理指南》(KDIGO clinical practice guideline for the care of kidney transplant recipients)、2021 年 KDIGO 发布的《KDIGO 2021 年肾小球疾病管理的临床实践指南》(2021 Clinical Practice Guideline for the Management of Glomerular Diseases)和 Banff 移植肾脏病理学诊断及分类标准(Banff Schema and Classification of Renal Allograft Pathology)等文件,联合编写和制订本指南。指南编写工作组提出了符合我国肾移植的移植肾脏病理学临床诊疗指南的推荐意见56 条。全面涵盖了肾移植中活检病理学检查及其诊断内容,以期为临床肾移植术前和术后的医疗管理,以及移植肾脏多种并发症的诊断和治疗提供依据,以更好地促进移植肾脏和受者的长期存活。

**执笔作者:** 郭晖(华中科技大学同济医学院附属同济医院),郑瑾(西安交通大学第一附属医院),曾彩虹(中国人民解放军东部战区总医院),苏华(华中科技大学同济医学院附属协和医院),黄刚(中山大学附属第一医院)

**通信作者:** 郭晖(华中科技大学同济医学院附属同济医院)

**参编作者:** 黄亚冰(武汉大学人民医院),彭风华(中南大学湘雅二医院),刘磊(郑州大学第一附属医院),杨晓庆(山东第一医科大学第一附属医院),官阳(武汉大学人民医院),邓红(浙江大学医学院附属邵逸夫医院),初令(中南大学湘雅三医院),朱一辰(首都医科大学附属北京友谊医院),韩永(中国人民解放军总医院第八医学中心),石韶华(山西省第二人民医院),李敛(武汉大学人民医院),耿舰(南方医科大学南方医院)

**主审专家:** 薛武军(西安交通大学第一附属医院),蔡明(浙江大学医学院附属第二医院),郭晖(华中科技大学同济医学院附属同济医院)

**审稿专家(按姓氏笔画顺序):** 丁翔(中南大学湘雅医院),门同义(内蒙古医科大学附属医院),文吉秋(广西医科大学第二附属医院),马俊杰(广州医科大学附属第二医院),马麟麟(首都医科大学附属北京友谊医院),王慧萍(浙江大学附属第一医院),刘柳(华中科技大学同济医学院附属同济医院),张伟杰(华中科技大学同济医学院附属同济医院),张雷(中国人民解放军海军军医大学第一附属医院),陈刚(华中科技大学同济医学院附属同济医院),陈文芳(中山大学附属第一医院),吴珊(吉林大学第一医院),尚文俊(郑州大学第一附属医院),苗芸(南方医科大学南方医院),熊艳(武汉大学中南医院)

**利益冲突:** 所有作者声明无利益冲突。

## 参考文献

[ 1 ] MURRAY G, HOLDEN R. Transplantation of kidneys, experimentally and in human cases [J]. Am J Surg, 1954, 87: 508-515.

[ 2 ] BARRY J M, MURRAY J E. The first human renal transplants [J]. J Urol, 2006, 176 (3): 888-890.

[ 3 ] FERREIRA L D, GOF C, KAMEPALLI S, et al. Survival beneft of solidorgan transplantation: 10-year update [J]. Dig Dis Sci, 2023, 68: 3810-3817.

[ 4 ] LEGENDRE C, KREIS H. A tribute to Jean Hamburger's contribution to organ transplantation [J]. Am J Transplant, 2010; 10: 2392-2395.

[ 5 ] MICHON L, HAMBURGER J, OECONOMOS N, et al. An attempted kidney transplantation in man: medical and biological aspects [J]. Presse Med, 1953, 61: 1419-1423.

[ 6 ] AL-AWWAIA, HARIHARANS, FIRSTMR, et al. Importance of allograft biopsy in renal transplant recipients: correla-

tion between clinical and histological diagnosis [J]. Am J Kidney Dis, 1998, 31: S15-S18.

［7］ KISS D, LANDMAN J, MIHATSCH M, et al. Risks and benefits of graft biopsy in renal transplantation under cyclosporin-A [J]. Clin Nephrol, 1992, 38 (3): 132-134.

［8］ KON S P, TEMPLAR J, DODD S M, et al. Diagnostic contribution of renal allograft biopsies at various intervals after transplantation [J]. Transplantation, 1997, 63 (4): 547-550.

［9］ PASCUAL M, VALLHONRAT H, COSIMI A B, et al. The clinical usefulness of the renal allograft biopsy in the cyclosporine era: a prospective study [J]. Transplantation, 1999, 67 (5): 737-741.

［10］ WILLIAMS W W, TAHERI D, TOLKOFF-RUBIN N, et al. Clinical role of the renal transplant biopsy [J]. Nat Rev Nephrol, 2012, 8 (2): 110-121.

［11］ Kidney Disease: Improving Global Outcomes (KDIGO) Transplant Work Group. KDIGO clinical practice guideline for the care of kidney transplant recipients [J]. Am J Transplant, 2009, 9 (Suppl 3): S1-S157.

［12］ KASISKE B L, ZEIER M G, CHAPMAN J R, et al. KDIGO clinical practice guideline for the care of kidney transplant recipients: a summary [J]. Kidney International, 2010, 77: 299-311.

［13］ Kidney Disease: Improving Global Outcomes (KDIGO) Transplant Work Group. KDIGO 2021 clinical practice guideline for the management of glomerular diseases [J]. Kidney Int, 2021, 100: S1-S276.

［14］ SOLEZ K, AXELSEN R A, BENEDIKTSSON H, et al. International standardization of criteria for the histologic diagnosis of renal allograft rejection: the Banff working classification of kidney transplant pathology [J]. Kidney Int, 1993, 44: 411-422.

［15］ HAAS M, LOUPY A, LEFAUCHEUR C, et al. The Banff 2017 kidney meeting report: revised diagnostic criteria for chronic active T cell-mediated rejection, antibody-mediated rejection, and prospects for integrative endpoints for next-generation clinical trials [J]. Am J Transplant, 2018, 18: 293-307.

［16］ LOUPY L, HAAS M, ROUFOSSE C, et al. The Banff 2019 kidney meeting report (I): updates on and clarification of criteria for T cell- and antibody-mediated rejection [J]. Am J Transplant, 2020, 20: 1-14.

［17］ ROUFOSSE C, SIMMONDS N, CLAHSEN-VAN GRONINGEN M, et al. A 2018 reference guide to the Banff classification of renal allograft pathology [J]. Transplantation, 2018, 102 (11): 1795-1814.

［18］ ALLEN T C. Critical values in anatomic pathology? [J]. Arch Pathol Lab Med, 2007, 131 (5): 684-687.

［19］ ASSOCIATION OF DIRECTORS OF ANATOMIC AND SURGICAL PATHOLOGY. Curriculum content and evaluation of resident competency in anatomic pathology: a proposal [J]. Hum Pathol, 2003, 34: 1083-1091.

［20］ SMITH B R, WELLS A, ALEXANDER C B, et al. Curriculum content and evaluation of resident competency in clinical pathology (laboratory medicine): a proposal [J]. Clin Chem, 2006, 52: 917-949.

［21］ SILVERBERG S G. General philosophy and principles of surgical pathology. In: Silverberg SG, ed. Principles and practice of surgical pathology.[M] 2nd ed. New York, NY: Churchill livingstone, 1990, p: 1-12.

［22］ 肾活检病理规范化诊断共识专家组. 肾活检病理规范化诊断的专家共识 [J]. 中华肾脏病杂志, 2018, 34 (12): 941-946.

［23］ BROECKER V, MENGEL M. The significance of histological diagnosis in renal allograft biopsies in 2014 [J]. Transpl Int, 2015, 28 (2): 136-143.

［24］ NICKELEIT V, MENGEL M, COLVIN RB. Renal transplant pathology. In: Jennette JC, Silva FG, Olson JL, D'Agati VD, editors. Heptinstall's pathology of the kidney.[M] 2. 7th ed. Philadelphia: Wolters Kluwer; 2015, p: 1321-1460.

［25］ WALTZERWC, MILLERF, ARNOLDA, et al. Value of percutaneous core needle biopsy in the differential diagnosis of renal transplant dysfunction [J]. J Urol, 1987, 137: 1117-1121.

［26］ DELANEY V, LING BN, CAMPBELL WG, et al. Comparison of fine-needle aspiration biopsy, Doppler ultrasound, and radionuclide scintigraphy in the diagnosis of acute allograft dysfunction in renal transplant recipients: sensitivity, specificity, and cost analysis [J]. Nephron, 1993, 63: 263-272.

［27］ HOLLIS E, SHEHATA M, KHALIFA F, et al. Towards non-invasive diagnostic techniques for early detection of acute renal transplant rejection: a review [J]. Egypt J RadiolNucl Med, 2017, 48: 257-269.

［28］ THOLKING G, SCHUETTE-NUETGEN K, KENTRUP D, et al. Imaging-based diagnosis of acute renal allograft rejection [J]. World J Transplant, 2016, 6: 174-182.

［29］ EIKMANS M, GIELIS EM, LEDEGANCK KJ, et al. Non-invasive biomarkers of acute rejection in kidney transplantation: novel targets and strategies [J]. Front Med, 2019, 5 (358): 1-7.

［30］ 陈实, 郭晖. 移植病理科学 [M]. 北京: 人民卫生出版社, 2009.

［31］ 朱有华, 石炳毅. 肾移植手册 [M]. 2 版. 北京: 人民卫生出版社, 2023.

［32］ 陈实. 中华医学百科全书·器官移植外科学 [M]. 北京: 协和医科大学出版社, 2020.

［33］ RUSH, D, NICKERSON P, GOUGH J, et al. Beneficial effects of treatment of early subclinical rejection: a randomized study [J]. J Am Soc Nephrol, 1998, 9: 2129-2134.

［34］ RUSH, D, JEFFERY JR, GOUGH J. Sequential protocol biopsies in renal transplant patients: repeated inflammation is associated with impaired graft function at 1 year [J]. Transplant Proc, 1995, 27: 1017-1018.

［35］ 郑瑾, 郭晖. 程序性活检在肾移植中的应用及其新认识 [J]. 中华器官移植杂志, 2023, 44 (6): 334-338.

［36］ ARNAU A, BENITO-HERNÁNDEZ A, RAMOS-BARRÓN MA, et al. Urinary C-X-C motif chemokine 10 is related to acute graft lesions secondary to T cell- and antibody-mediated damage [J]. Ann Transplant, 2021, 26: e929491.

［37］ ZANOTTO E, ALLESINA A, BARRECA A, et al. Renal allograft biopsies with polyomavirus BK nephropathy: Turin transplant center, 2015-19 [J]. Viruses, 2020, 12 (9): 1047-1052.

［38］ WOOD-TRAGESER M A, XU Q Y, ZEEVI A, et al. Precision transplant pathology [J]. Curr Opin Organ Transplant, 2020, 25 (4): 412-419.

［39］ COSIO F G, GRANDE J P, WADEIH, et al. Predicting subsequent decline in kidney allograft function from early surveillance biopsies [J]. Am J Transplant, 2005, 5 (10): 2464-2472.

［40］ STEGALL M D, PARK W D, LARSONTS, et al. The histology of solitary renal allografts at 1 and 5 years after transplantation. Am J Transplant, 2011, 11 (4): 698-707.

［41］ COSIO F G, EL TERS M, CORNELL LD, et al. Changing kidney allograft histology early posttransplant: prognostic implications of 1-year protocol biopsies [J]. Am J Transplant, 2016, 16 (1): 194-203.

［42］ COUZI L, MALVEZZI P, AMROUCHE L, et al. Imlifidase for kidney transplantation of highly sensitized patients with a positive crossmatch: the French consensus guidelines [J]. Transplant International, 2023, 36: 1-10.

［43］ NYMAN R S, CAPPELEN-SMITH J, AL SUHAIBANI H, et al. Yield and complications in percutaneous renal biopsy: a comparison between ultrasound-guided gun-biopsy and manual techniques in native and transplant kidneys [J]. Acta Radiol, 1997, 38 (3): 431-436.

［44］ MAYA I D, MADDELA P, BARKER J, et al. Percutaneous renal biopsy: comparison of blind and real-time ultrasound-guided technique [J]. Semin Dial, 2007, 20: 355-358.

［45］ MAHONEY M C, RACADIO J M, MERHAR G L, et al. Safety and efficacy of kidney transplant biopsy: Tru-Cut needle vs sonographically guided biopsy gun [J]. Am J Roentgenol, 1993, 160 (2): 325-326.

［46］ GRAY D W, RICHARDSON A, HUGHES D, et al. A prospective, randomized, blind comparison of three biopsy techniques in the management of patients after renal transplantation [J]. Transplantation, 1992, 53: 1226-1232.

［47］ COLVIN R B, COHEN A H, SAIONTZ C, et al. Evaluation of pathologic criteria for acute renal allograft rejection: reproducibility, sensitivity, and clinical correlation [J]. J Am Soc Nephrol, 1997, 8: 1930-1941.

［48］ COZENS N J, MURCHISON J T, ALLAN P L, et al. Conventional 15G needle technique for renal biopsy compared with ultrasound-guided spring-loaded 18G needle biopsy [J]. Br J Radiol, 1992, 65 (775): 594-597.

［49］ KIM D, KIM H, SHIN G, et al. A randomized, prospective, comparative study of manual and automated renal biopsies [J]. Am J Kidney Dis, 1998, 32: 426-431.

［50］ NICHOLSON M L, WHEATLEY T J, DOUGHMAN T M, et al. A prospective randomized trial of three different sizes of core-cutting needle for renal transplant biopsy [J]. Kidney Int, 2000, 58 (1): 390-395.

［51］ ERTURK E, RUBENS D J, PANNER B J, et al. Automated core biopsy of renal allografts using ultrasonic guidance [J]. Transplantation, 1991, 51 (6): 1311-1312.

［52］ AGARWAL SK, SETHI S, DINDA AK. Basics of kidney biopsy: a nephrologist's perspective [J]. Indian J Nephrol, 2013, 23 (4): 243-252.

［53］ PATEL I J, DAVIDSON J C, NIKOLIC B, et al. Consensus guidelines for periprocedural management of coagulation status and hemostasis risk in percutaneous image-guided interventions [J]. J VascInterv Radiol, 2012, 23: 727-736.

［54］ PREDA A, VAN DIJK L C, VAN OOSTAIJEN J A, et al. Complication rate and diagnostic yield of 515 consecutive ultrasound-guided biopsies of renal allografts and native kidneys using a 14-gauge biopty gun [J]. Eur Radiol, 2003, 13: 527-530.

［55］ REDfiELD R R, MCCUNE K R, RAO A, et al. Nature, timing, and severity of complications from ultrasound-guided percutaneous renal transplant biopsy [J]. Transpl Int, 2016, 29: 167-172.

［56］ MORGAN T A, CHANDRAN S, BÜRGER I M, et al. Complications of ultrasound-guided renal transplant biopsies [J]. Am. J. Transplant, 2016, 16: 1298-1305.

［57］ PATEL A G, KRIEGSHAUSER J S, YOUNG S W, et al. Detection of bleeding complications after renal transplant biopsy [J]. Am J Roentgenol, 2021, 216: 428-435.

［58］ HALIMI J M, GATAULT P, LONGUET H, et al. Major bleeding and risk of death after percutaneous native kidney biopsies.; a French nationwide cohort study [J]. Clin J Am Soc Nephrol, 2020, 15: 1587-1594.

［59］ FANG J, LI G, XU L, et al. Complications and clinical management of ultrasound-guided renal allograft biopsies [J]. Transl Androl Urol, 2019, 8 (4): 292-296.

［60］ HO Q Y, LIM C C, TAN H Z, et al. Complications of percutaneous kidney allograft biopsy: systematic review and meta-analysis [J]. Transplantation, 2022, 106 (7): 1497-1506.

［61］ KACZMAREK M, HALIMI J H, DE FRÉMINVILLE J B, et al. A universal bleeding risk score in native and allograft kidney biopsies: a French nationwide cohort study [J]. J Clin Med, 2023, 12: 3527-3537.

［62］ JEERARARUENSAK W, TAWEEMONKONGSAP T, LARPPARISUTH N, et al. Color Doppler guided in early renal allograft biopsy: a safer and non-inferior technique [J]. Transplantation Proceedings, 2023, 55: 2385-2391.

［63］ PETERS B, MÖLNE J, HADIMERI H, et al. Sixteen Gauge biopsy needles are better and safer than 18 Gauge in native and transplant kidney biopsies [J]. Acta Radiol, 2017, 58 (2): 240-248.

［64］ ANTUNES PRB, PRADO FFM, DE SOUZA FTA, et al. Clinical complications in renal biopsy using two different needle gauges: the impact of large hematomas, a random clinical trial study [J]. Int J Urol, 2018, 25 (6): 544-548.

［65］ SOUSANIEH G, WHITTIER WW, RODBY RA, et al. Percutaneous renal biopsy using an 18-Gauge automated needle is not optimal [J]. Am J Nephrol, 2020, 51 (12): 982-987.

［66］ ARORA K, PUNIA RS, D'CRUZ S. Comparison of diagnostic quality of kidney biopsy obtained using 16G and 18G needles in patients with difuse renal disease [J]. Saudi J Kidney Dis Transpl, 2012, 23: 88-92.

［67］ WANG H J, KJELLSTRAND C M, COCKFIELD S M, et al. On the influence of sample size on the prognostic accuracy and reproducibility of renal transplant biopsy [J]. Nephrol Dial Transplant, 1998, 13 (1): 165-172.

［68］ OBERHOLZER M, TORHORST J, PERRET E, et al. Minimum sample size of kidney biopsies for semiquantitative and quantitative evaluation [J]. Nephron, 1983, 34 (3): 192-195.

［69］ CORWIN H L, SCHWARTZ M M, LEWIS E J. The importance of sample size in the interpretation of the renal biopsy [J]. Am J Nephrol, 1988, 8 (2): 85-89.

［70］ LUCIANO R L, MOECKEL G W. Update on the native kidney biopsy: core curriculum [J]. 2019, Am J Kidney Dis, 2019, 73 (3): 404-415.

［71］ DHAUN N, BELLAMY CO, CATTRAN DC, et al. Utility of renal biopsy in the clinical management of renal disease [J]. Kidney Int, 2014, 85: 1039-1048.

［72］ MAI J, YONG J, DIXSON H, et al. Is bigger better？ A retrospective analysis of native renal biopsies with 16 Gauge versus 18 Gauge automatic needles [J]. Nephrology (Carlton), 2013, 18: 525-30.

［73］ RACUSEN LC, SOLEZ K, COLVIN RB, et al. The Banff 97 working classification of renal allograft pathology [J]. Kidney Int, 1999, 55 (2): 713-723.

［74］ 梅长林, 陈惠萍, 周新津. 临床肾脏病理学 [M]. 北京: 人民卫生出版社, 2021.

［75］ FURNESS P N. Renal biopsy specimens [J]. J Clin Pathol, 2000, 53: 433-438.

［76］ WALKER P D, CAVALLO T, BONSIB T M, et al. Practice guidelines for the renal biopsy [J]. Modern Pathology, 2004, 17: 1555-1563.

［77］ HAAS M. Pathology of C4d-negative antibody-mediated rejection in renal allografts [J]. Curr Opin Organ Transplant, 2013, 18: 319-326.

［78］ HAAS M, MIROCHA J. Early ultrastructural changes in renal allografts: correlation with antibody-mediated rejection and transplant glomerulopathy [J]. Am J Transplant, 2011, 11: 2123-2131.

［79］ STEGALL M, DIWAN T, RAGHAVAIAH S, et al. Terminal complement inhibition decreases antibody-mediated rejection in sensitized renal transplant recipients [J]. Am J Transplant, 2011, 11: 2405-2413.

［80］ PAPADIMITRIOU J, DRACHENBERG CB, RAMOS E, et al. Antibody mediated allograft rejection: morphologic spectrum and serologic correlations in surveillance and for cause biopsies [J]. Transplantation, 2013, 95: 128-136.

［81］ HASS M, SIS B, RACUSEN L C, et al. Banff 2013 meeting report: inclusion of C4d-negative antibody-mediated rejection and antibody-associated arterial lesions [J]. Am J transpl, 2014, 14: 272-283.

［82］ LI Y, YANG Y, ZHOU L, et al. Epidemiology of biopsy-proved glomerular diseases in Chinese children: a scoping review [J]. Chronic Dis Transpl Med, 2022, 8 (4): 271-280.

［83］ HE G, TAO L, LI C, et al. The spectrum and changes of biopsy-proven kidney disease in Chinese children [J]. J Nephrol, 2023, 36 (2): 417-427.

［84］ HU R, QUAN S, WANG Y, et al. Spectrum of biopsy-proven renal diseases in central China: a 10-year restrospective study based on 34, 630 cases [J]. Sci Rep, 2020, 10 (1): 10994.

［85］ FUNG K F, CHENG K K, CHAN E Y, et al. Percutaneous ultrasound-guided biopsies in a pediatric population: comparison of coaxial and non-coaxial technique using 18G-guage core biopsy needles [J]. Pediatric radiology, 2022, 52 (12): 2431-2437.

［86］ SETHI S, HASS M, MARKOWITZ G S, et al. Mayo Clinic/Renal Pathology Society consensus report on pathologic classification, diagnosis, and reporting of GN [J]. J Am Soc Nephrol, 2016, 27 (5): 1278-1287.

［87］ JENNETTE J C, OLSEN J L, SILVA F G, et al. Heptinstall's pathology of the kidney [M]. 7$^{th}$ ed. Philadelphia: Lipincott Williams & Wilkins, 2015

［88］ 邹万忠. 肾活检病理学 [M]. 4 版. 北京: 北京大学医学出版社, 2017.

［89］ 王素霞, 章友康, 邹万忠. 电镜检查在肾活检病理诊断中的作用 [J]. 中华医学杂志, 1998, 78 (10): 62-64.

［90］ LOUPYA, HAAS M, SOLEZ K, et al. The Banff 2015 kidney meeting report: current challenges in rejection classification and prospects for adopting molecular pathology [J]. Am J Transplant, 2017, 17: 28-41.

［91］ 中华医学会. 临床技术操作规范. 病理学分册 [M]. 北京: 人民军医出版社, 2004.

［92］ JADAV P, MOHAN S, HUSAIN SA. Role of deceased donor kidney procurement biopsies in organ allocation [J]. Curr Opin Nephrol Hypertens, 2021, 30: 571-576.

［93］ WANG C J, WETMORE J B, CRARY GS, et al. The donor kidney biopsy and its implications in predicting graft outcomes: a systematic review [J]. Am J Transplant, 2015, 15: 1903-1914.

［94］ 周江桥, 陈刚. 临床 DCD 肾移植实践 [M]. 北京: 科学技术文献出版社, 1998.

［95］ 郭晖, 陈知水, 陈实. 公民逝世后器官捐献供肾的病理学评估 [J]. 器官移植, 2018, 9 (1): 1-8.

［96］ REMUZZI G, RUGGENENTI P. Renal transplantation: single or dual for donors aging > or = 60 years? [J]. Transplantation, 2000, 27, 69 (10): 2000-2001.

［97］ REMUZZI G, CRAVEDI P, PERNA A, et al. Long-term outcome of renal transplantation from older donors [J]. N Engl J Med, 2006, 354 (4): 343-352.

［98］ KAUFFMAN H M, MCBRIDE M A, DELMONICO F L. First report of the united network for organ sharing transplant tumor registry: donors with a history of cancer [J]. Transplantation, 2000, 70: 1747-1751.

［99］ ESTEVE T A, AURORA NAVARRO M C, ANNA V S, et al. Tissue donor selection and evaluation. In: Ricard Valero [J]. Transplant coordination manual. 2nd ed. TPM. Barcelona, 2007: 46-62.

［100］ GROVER S, ADHIKARY S D, KEKRE N. Transplantation of kidneys with small renal tumors: a novel idea? [J]. India J Urology, 2009, 25 (2): 278-279.

［101］ JOCHMANS I, MOERS C, SMITS JM, et al. The prognostic value of renal resistance during hypothermic machine perfusion of deceased donor kidneys [J]. Am J Transplant, 2011, 11: 2214-2220.

［102］ PARIKH C R, HALL I E, BHANGOO R S, et al. Associations of perfusate biomarkers and pump parameters with delayed graft function and deceased donor kidney allograft function [J]. Am J Transplant, 2016, 16: 1526-1539.

［103］ 中国医师协会器官移植医师分会. 中国公民逝世后器官捐献供肾体外低温机械灌注保存专家共识 (2016 版)[J].

中华移植杂志 ( 电子版), 2016, 4: 23-27.

［104］ HAAS M. Donor kidney biopsies: pathology matters, and so does the pathologist [J]. Kidney Int, 2014, 85: 1016-1019.

［105］ LIAPIS H, GAUT JP, KLEIN C, et al. Banff histopathological consensus criteria for preimplantation kidney biopsies [J]. Am J Transplant, 2017, 17 (1): 140-150.

［106］ SALVADORI M, TSALOUCHOS A. Histological and clinical evaluation of marginal donor kidneys before transplantation: Which is best？ [J]. World J Transplant, 2019, 26; 9 (4): 62-80.

［107］ MURUVE N A, STEINBECKER K M, LUGER A M. Are wedge biopsies of cadaveric kidneys obtained at procurement reliable？ [J]. Transplantation, 2000, 69: 2384-2388.

［108］ 陈剑霖, 王心强, 蒋继贫, 等. 不同活检方式在供肾组织病理学评估中的比较研究 [J]. 中华器官移植杂志, 2018, 39 (9): 522-526.

［109］ KARPINSKI J, LAJOIE G, CATTRAN D et al. Outcome of kidney transplantation from high-risk donors is determined by both structure and function [J]. Transplantation, 1999, 67: 1162-1167.

［110］ 陈剑霖, 王心强, 徐晶, 等. 快速石蜡切片与冷冻切片在供器官组织病理学评估中的比较研究 [J]. 中华器官移植杂志, 2021, 42 (11): 641-645.

［111］ SNOEIJS M G, BUURMAN W A, CHRISTIAANS M H, et al. Histological assessment of preimplantation biopsies may improve selection of kidneys from old donors after cardiac death [J]. Am J Transplant, 2008, 8: 1844-1851.

［112］ ISONIEMI H, TASKINEN E, HÄYRY P. Histological chronic allograft damage index accurately predicts chronic allograft rejection [J]. Transplantation, 1994, 58 (11): 1195-1198.

［113］ MUNIVENKATAPPA R B, SCHWEITZER E J, PAPADIMITRIOU J C, et al. The Maryland aggregate pathology index: a deceased donor kidneybiopsy scoring system for predicting graft failure [J]. Am J Transplant, 2008, 8: 2316-2324.

［114］ PIRANI C L, SALINAS-MADRIGAL L. Evaluation of percutaneous renal biopsy [M]//Sommers S C. Kidney pathology decennial, 1966-1975. New York: AppletonCentury-Crofts, 1975.

［115］ GIROLAMI I, GAMBARO G, GHIMENTON C, et al. Pre-implantation kidney biopsy: value of the expertise in determining histological score and comparison with the whole organ on a series of discarded kidneys [J]. J Nephrol, 2020, 33 (1): 167-176.

［116］ 中华医学会器官移植学分会, 中华预防医学会医院感染控制学分会, 复旦大学华山医院抗生素研究所. 中国实体器官移植供者来源感染防控专家共识 (2018 版)[J]. 中华器官移植杂志, 2018, 39 (1): 41-52.

［117］ ISON M G, NALESNIK M A. An update on donor-derived disease transmission in organ transplantation [J]. Am J Transplant, 2011, 11 (6): 1123-1130.

［118］ DESAI R, COLLETT D, WATSON C J, et al. Cancer transmission from organ donors-unavoidable but low risk [J]. Transplantation, 2012, 94 (12): 1200-1207.

［119］ ENGELS E A, CASTENSON D, PFEIFFER R M, et al. Cancers among US organ donors: a comparison of transplant and cancer registry diagnoses [J]. Am J Transplant, 2014, 14: 1376-1382.

［120］ COSTA A N, GROSSIP, CSTIGLIONE A G, et al. Quality and safety in the Italian donor evaluation process [J]. Transplantation, 2008, 85 (8 Suppl): S52-S56.

［121］ SENS M A, ZHOU X, WEILAND T, et al. Unexpected neoplasia in autopsies: potential implications for tissue and organ safety [J]. Arch Pathol Lab Med, 2009, 133: 1923-1931.

［122］ FENG S, BUELL J F, CHARI R S, et al. Tumors and transplantation: the 2003 Third Annual ASTS State-of-the-Art Winter Symposium [J]. Am J Transplant, 2003, 3: 1481-1487.

［123］ ECCHER A, GIROLAMI I, MOTTER J D, et al. Donor-transmitted cancer in kidney transplant recipients: a systematic review [J]. J Nephrol, 2020, 33: 1321-1332.

［124］ NALESNIK M A, WOODLE E S, DIMAIO J M, et al. Donor-transmitted malignancies in organ transplantation: assessment of clinical risk [J]. Am J Transplant, 2011, 11: 1140-1147.

［125］ MANCILLA E, AVILA-CASADO C, URIBE-URIBE N, et al. Time-zero renal biopsy in living kidney transplantation: a valuable opportunity to correlate predonation clinical data with histological abnormalities [J]. Transplantation,

2008, 86 (12): 1684-1688.

［126］ 陈实. 移植学 [M]. 北京: 人民卫生出版社, 2011.

［127］ NANKIVELL B J, ALEXANDER S I. Rejection of kidney allograft [J]. N Engl J Med, 2010, 363 (15): 1451-62.

［128］ NICKELEIT V, MENGEL M, COLVIN RB. Renal transplant pathology. In: Jennette JC, Olson JL, Silva FG, D'Agati VD. Heptinstall's Pathology of the Kidney [M]. 7th ed. Philadelphia, PA: Wolters Kluwer, 2015: 1321-1459.

［129］ SOLEZ K, COLVIN RB, RACUSEN LC, et al. Banff'05 meeting report: differential diagnosis of chronic allograft injury and elimination of chronic allograft nephropathy ('CAN')[J]. Am J Transpl, 2007, 7: 518-526.

［130］ RACUSEN LC, HALLORAN PF, SOLEZ K. Banff 2003 meeting report: new diagnostic insights and standards [J]. Am J Transplant, 2004, 4: 1562-1566.

［131］ FEUCHT H E, FELBER E, GOKEL MJ, et al. Vascular deposition of complement-split products in kidney allografts with cell-mediated rejection [J]. Clin Exp Immunol, 1991, 86: 464-470.

［132］ FEUCHT H E, SCHNEEBERGER H, HILLEBRAND G et al. Capillary deposition of C4d complement fragment and early renal graft loss [J]. Kidney Int, 1993, 43: 1333-1338.

［133］ SOLEZ K, CLOVIN RB, RACUSEN L C, et al. Banff 2007 classification of renal allograft pathology: update and future direction [J]. Am JTransplant, 2008, 8: 753-760.

［134］ DRAGUN D, MULLER D N, BRASEN J H, et al. Angiotensin II type 1-receptor activating antibodies in renal-allograft rejection [J]. N Engl J Med, 2005, 352: 558-569.

［135］ REINSMOEN N L, LAI C H, MIROCHA J, et al. Increased negative impact of donor HLA-specific together with non-HLA-specific antibodies on graft outcome [J]. Transplantation, 2014, 97: 595-601.

［136］ ZHANG Q, REED E F. The importance of non-HLA antibodies in transplantation [J]. Nat Rev Nephrol, 2016, 12: 484-495.

［137］ CHEN G, SEQUEIRA F, TYAN DB. Novel C1q assay reveals a clinically relevant subset of human leukocyte antigen antibodies independent of immunoglobulin G strength on single antigen beads [J]. Hum Immunol, 2011, 72: 849-858.

［138］ MENGEL M, SIS B, HASS M, et al. Banff 2011 meeting report: new concepts in antibody-mediated rejection [J]. Am J Transplant, 2012, 12: 563-570.

［139］ LEFAUCHEUR C, LOUPY A, VERNEREY D, et al. Antibody-mediated vascular rejection of kidney allografts: a population-based study [J]. Lancet, 2013, 381: 313-319.

［140］ LOUPY A, SUBERBIELLE-BOISSEL C, HILL GS, et al. Outcome of subclinical antibody-mediated rejection in kidney transplant recipients with preformed donor-specific antibodies [J]. Am J Transplant, 2009, 9: 2561-2570.

［141］ LOUPY A, HILL G S, SUBERBIELLE C, et al. Significance of C4d Banff scores in early protocol biopsies of kidney transplant recipients with preformed donor-specific antibodies (DSA)[J]. Am J Transplant, 2011, 11: 56-65.

［142］ COSIO F G, LAGER D J, LORENZ E C, et al. Significance and implications of capillaritis during acute rejection of kidney allografts [J]. Transplantation, 2010, 89: 1088-1094.

［143］ COSIO F G, GLOOR J M, SETHI S, et al. Transplant glomerulopathy [J]. Am J Transplant, 2008, 8: 492-496.

［144］ GUPTA A, O'BROIN P, BAO Y, et al. Clinical and molecular significance of microvascular inflammation in transplant kidney biopsies [J]. Kidney Int, 2016, 89: 217-225.

［145］ WIEBE C, GIBSON IW, BLYDT-HANSEN TD. Evolution and clinical pathologic correlations of de novo donor-specific HLA antibody post kidney transplant [J]. Am J Transplant, 2012, 12: 1157-1167.

［146］ WAVAMUNNO MD, O'CONNELL PJ, VITALONE M, et al. Transplant glomerulopathy: ultrastructural abnormalities occur early in longitudinal analysis of protocol biopsies [J]. Am J Transplant, 2007, 7: 2757-2768.

［147］ HAAS M. The revised (2013) Banff classification for antibody-mediated rejection of renal allografts: update, difficulties, and future considerations [J]. Am J Transplant, 2016, 16 (5): 1352-1357.

［148］ 黄亚冰, 郭晖, 官阳, 等. Banff 移植肾病理电子显微镜诊断标准及其进展 [J]. 器官移植, 2021, 12 (4): 391-396.

［149］ COLVIN C. Diagnostic pathology: kidney disease [M]. 2 Edition. Elsevier. 2015, 1003-1011.

［150］ 刘楠, 王力宁. 血管性疾病// 梅长林, 陈慧萍, 周新津. 临床肾脏病理学 [M]. 北京: 人民卫生出版社, 2022: 544-548.

［151］ NICKELEIT V, MENGEL M, COLVIN RB. Renal transplant pathology. In: Jennette JC, Silva FG, Olson JL, D'Agati VD. Heptinstall's pathology of the kidney.[M] 7th ed. Philadelphia: Wolters Kluwer, 2015: 1321-460.

［152］ NICKELEIT V, SINGH HK. Polyomaviruses and disease: Is there more to know than viremia and viruria ？ [J]. Curr Opin Organ Transplant, 2015, 20 (3): 348-358.

［153］ HIRSCH H H, BRENNAN D C, DRACHENBERG C B, et al. Polyomavirus associated nephropathy in renal transplantation: interdisciplinary analyses and recommendations [J]. Transplantation, 2005, 79 (10): 1277-1286.

［154］ ADAM B, RANDHAWA P, CHAN S, et al. Banff initiative for quality assurance in transplantation (BIFQUIT): reproducibility of polyomavirus immunohistochemistry in kidney allografts [J]. Am J Transplant, 2014, 14 (9): 2137-2147.

［155］ SAR A, WORAWICHAWONG S, BENDIKTSSON H, et al. Interobserver agreement for polyomavirus nephropathy grading in renal allografts using the working proposal from the 10th Banff conference on allograft pathology [J]. Hum Pathol, 2011, 42 (12): 2018-2024.

［156］ DRACHENBERG C B, BESKOW C O, CANRGO C B, et al. Human polyoma virus in renal allograft biopsies: morphological findings and correlation with urine cytology [J]. Hum Pathol, 1999, 30 (8): 970-977.

［157］ DRACHERENGERG C B, PARADIMITRIOU J C, HIRSCH H H, et al. Histological patterns of polyomavirus nephropathy: correlation with graft outcome and viral load [J]. Am J Transplant, 2004, 4 (12): 2082-2092.

［158］ SHEN CL, WU BS, LIEN TJ, et al. BK polyomavirus nephropathy in kidney transplantation: balancing rejection and infection [J]. Viruses, 2021, 13: 487-508.

［159］ NICKELEIT V, SINGH H K, RANDHAWA P, et al. The Banff working group classification of definitive polyomavirus nephropathy: morphologic definitions and clinical correlations [J]. J Am Soc Nephrol, 2018, 29 (2): 680-693.

［160］ HOWELL D N, SMITH S R, BUTTERLY D W, et al. Diagnosis and management of BK polyomavirus interstitial nephritis in renal transplant recipients [J]. Transplantation, 1999, 68 (9): 1279-1288.

［161］ NICKELEIT V, HIRSCH H H, BINET I F, et al. Polyomavirus infection of renal allograft recipients: from latent infection to manifest disease [J]. J Am Soc Nephrol, 1999, 10 (5): 1080-1089.

［162］ RANDHAWA P, FINKELSTEIN S, SCANTLEBURY V, et al. Human polyoma virus-associated interstitial nephritis in the allograft kidney [J]. Transplantation, 1999, 67 (1): 103-109.

［163］ MENTER T, MAYR M, SCHAUB S, et al. Pathology of resolving polyoma virus-associated nephropathy [J]. Am J Transplant, 2013, 13 (6): 1474-1483.

［164］ NANKIVELL B J, RENTHAWA J, SHARMA R N, et al. BK virus nephropathy: histological evolution by sequential pathology [J]. Am J Transplant, 2017, 17 (8): 2065-2077.

［165］ NANKIVELL B J, RENTHAWA J, SHINGDE M, et al. The importance of kidney medullary tissue for the accurate diagnosis of BK virus allograft nephropathy [J]. Clin J Am Soc Nephrol, 2020, 15 (7): 1015-1023.

［166］ DRACHENBERG C B, PARADIMITRIOUJC, CHAUDHRY M R, et al. Histological evolution of BK virus-associated nephropathy: importance of integrating clinical and pathological findings [J]. Am J Transplant, 2017, 17 (8): 2078-2091.

［167］ KABLE K, DAVIES C D, O'CONNELL P J, et al. Clearance of BK virus nephropathy by combination antiviral therapy with intravenous immunoglobulin [J]. Transplant Direct, 2017, 3 (4): e142.

［168］ BATAL I, FRANCO Z M, SHAPIRO R, et al. Clinicopathologic analysis of patients with BK viruria and rejection-like graft dysfunction [J]. Hum Pathol, 2009, 40 (9): 1312-1319.

［169］ MASUTANI K, SHAPIRO R, BASU A, et al. Putative episodes of T-cell-mediated rejection in patients with sustained BK viruria but no viremia [J]. Transplantation, 2012, 94 (1): 43-49.

［170］ BATAL I, ZAINAH H, STOCKHAUSEN S, et al. The significance of renal C4d staining in patients with BK viruria, viremia, and nephropathy [J]. Mod Pathol, 2009, 22 (11): 1468-1476.

［171］ ATSUMI H, ASAKA M, KIMURA S, et al. A case of second renal transplantation with acute antibody-mediated rejection complicated with BK virus nephropathy [J]. Clin Transplant, 2010, 24 Suppl 22: 35-38.

［172］ MOHAMED M, PARAJULI S, MUTH B, et al. In kidney transplant recipients with BK polyomavirus infection, early BK nephropathy, microvascular inflammation, and serum creatinine are risk factors for graft loss [J]. Transpl

Infect Dis, 2016, 18 (3): 361-371.

［173］ ZENG G, HUANG Y, HUANG Y, et al. Antigen-specificity of t cell infiltrates in biopsies with t cell-mediated rejection and BK polyomavirus viremia: analysis by next generation sequencing [J]. Am J Transplant, 2016, 16 (11): 3131-3138.

［174］ ADAM BA, KIHIC CZ, WAGNER S, et al. Intragraft gene expression in native kidney BK virus nephropathy versus T cell-mediated rejection: prospects for molecular diagnosis and risk prediction [J]. Am J Transplant, 2020, 20 (12): 3486-3501.

［175］ MCGREGOR SM, CHON WJ, KIM L, et al. Clinical and pathological features of kidney transplant patients with concurrent polyomavirus nephropathy and rejection-associated endarteritis [J]. World J Transplant, 2015, 5 (4): 292-299.

［176］ ASIM M, CHONG-LOPEZ A, NICKELEIT V. Adenovirus infection of a renal allograft [J]. Am J Kidney Dis, 2003, 41 (3): 696-701.

［177］ KOZLOWSKI T, NICKELEIT V, ANDREONI K. Donor-transmitted adenovirus infection causing kidney allograft nephritis and graft loss [J]. Transpl Infect Dis, 2011, 13 (2): 168-173.

［178］ NNAMOKU K, ISHIKAWA N, KUROSAWA A, et al. Clinical characteristics and outcomes of adenovirus infection of the urinary tract after renal transplantation [J]. Transpl Infect Dis, 2016, 18 (2): 234-239.

［179］ HEMMERSBACH-MILLER M, DURONVILLE J, SETHI S, et al. Hemorrhagic herpes simplex virus type 1 nephritis: an unusual cause of acute allograft dysfunction [J]. Am J Transplant, 2017, 17 (1): 287-291.

［180］ LIAPIS H, KOCH M J, MENGEL M. In: Liapis H, Wang HL. Pathology of solid organ transplantation [M]. Heidelberg: Springer-Verlag, 2011: 140-144.

［181］ PAPPAS P G, ALEXANDER B D, ANDES D R, et al. Invasive fungal infections among organ transplant recipients: results of the Transplant-Associated Infection Surveillance Network (TRANSNET)[J]. Clin Infect Dis, 2010, 50 (8): 1101-1111.

［182］ CHUKWU C A, MIDDLETON R, KALRA P A. Recurrent glomerulonephritis after renal transplantation [J]. Curr Opin Nephrol Hypertens, 2020, 29 (6): 636-644.

［183］ BAI J, ZHANG T, WANG Y, et al. Incidence and risk factors for recurrent focal segmental glomerulosclerosis after kidney transplantation: a meta-analysis [J]. Ren Fail, 2023, 45 (1): 2201341.

［184］ ALAWIEH R, BOONPHENG B, BLOSSER C D. Recurrence of glomerulonephritis after kidney transplant [J]. Nephrology Dialysis Transplantation, 2022, 37 (11): 2090-2092.

［185］ DE SOUZA L, PRUNSTER J, CHAN D, et al. Recurrent glomerulonephritis after kidney transplantation: a practical approach [J]. Curr Opin Organ Transplant, 2021, 26 (4): 360-380.

［186］ HOU JH, ZHU HX, ZHOU ML, et al. Changes in the spectrum of kidney diseases: an analysis of 40, 759 biopsy-proven cases from 2003 to 2014 in China [J]. kidney Dis, 2018, 4 (1): 10-19.

［187］ LIM WH, SHINGDE M, WONG G. Recurrent and de novo glomerulonephritis after kidney transplantation [J]. Front Immunol, 2019, 10: 1944.

［188］ AZIZ F, GARG N, SINGH T, et al. Kidney transplantation for primary glomerulonephritis: recurrence risk and graft outcomes with related versus unrelated donors [J]. Transplant Rev (Orlando), 2021, 35 (2): 100584.

［189］ KEARNEY N, PODOLAK J, MATSUMURA L, et al. Patterns of IgG subclass deposits in membranous glomerulonephritis in renal allografts [J]. Transplant Proc, 2011, 43 (10): 3743-3746.

［190］ WEN J, XIE K, ZHANG M, et al. HLA-DR, and not PLA2R, is expressed on the podocytes in kidney allografts in de novo membranous nephropathy [J]. Medicine (Baltimore), 2016, 95 (37): e4809.

［191］ YAMAMOTO I, YAMAKAWA T, KATSUMA A, et al. Recurrence of native kidney disease after kidney transplantation [J]. Nephrology (Carlton), 2018, 23 Suppl 2: 27-30.

［192］ UFFING A, HULLEKES F, RIELLA L V, et al. Recurrent glomerular disease after kidney transplantation: diagnostic and management dilemmas [J]. Clin J Am Soc Nephrol, 2021, 16 (11): 1730-1742.

［193］ INFANTE B, ROSSINI M, LEO S, et al. Recurrent glomerulonephritis after renal transplantation: the clinical problem [J]. Int J Mol Sci, 2020, 21 (17).

［194］ SAID SM, COSIO FG, VALERI AM, et al. Proliferative glomerulonephritis with monoclonal immunoglobulin G deposits is associated with high rate of early recurrence in the allograft [J]. Kidney International, 2018; 94 (1): 159-69.

［195］ BUXEDA A, SAID S M, NASR S H, et al. Recurrent proliferative glomerulonephritis with monoclonal immuno-globulin deposits in kidney allografts treated with anti-CD20 antibodies [J]. Transplantation, 2019, 103 (7): 1477-1485.

［196］ LARSEN T, HAMMER A, JORGENSEN K A. Recurrence of light-chain deposition disease after renal transplantation [J]. Scand J Urol Nephrol, 2008, 42 (2): 187-8.

［197］ GIORDANO M, CASTELLANO G, MESSINA G, et al. Preservation of renal function in atypical hemolytic uremic syndrome by eculizumab: a case report [J]. Pediatrics, 2012, 130 (5): e1385-1388.

［198］ GIORDANO P, NETTI G S, SANTANGELO L, et al. A pediatric neurologic assessment score may drive the eculi-zumab-based treatment of Escherichia coli-related hemolytic uremic syndrome with neurological involvement [J]. Pediatr Nephrol, 2019, 34 (3): 517-527.

［199］ OKUMI M, UNAGAMI K, HIRAI T, et al. Diabetes mellitus after kidney transplantation in Japanese patients: the Japan academic consortium of kidney transplantation study [J]. Int J Urol, 2017, 24 (3): 197-204.

［200］ VAJDIC C M, MCDONALD S P, MCCREDIE M R, et al. Cancer incidence before and after kidney transplantation [J]. JAMA, 2006, 296 (23): 2823-2831.

［201］ RAMA I, GRINYO J M. Malignancy after renal transplantation: the role of immunosuppression [J]. Nat Rev Nephrol, 2010, 6 (9): 511-519.

［202］ GRIFFITH J, AMIN K, WAINGANKAR N, et al. Solid renal masses in transplanted allograft kidneys: a closer look at the epidemiology and management [J]. Am J Transplant., 2017, 17: 2775-2781.

［203］ 中华医学会器官移植学分会, 器官移植病理学临床技术操作规范 (2019 版)- 总论与肾移植 [J]. 2019, 10 (2): 128-141.

［204］ ENGELS EA, PFEIFFER RM, FRAUMENI JF, et al. Spectrum of cancer risk among US solid organ transplant recipients [J]. JAMA, 2011, 306 (17): 1891-1901.

［205］ ZHANG J, M A L, XIE Z, et al. Epidemiology of post-transplant malignancy in Chinese renal transplant recipients: a single-center experience and literature review [J]. Med Oncol, 2014, 31 (7): 32.

［206］ WOJCIK E M, KURTYCZ D F, ROSENTHAL D L. In: The Paris System for Reporting Urinary Cytology [M]. 2nd ed. Cham: Springer Nature Switzerland AG, 2022.

［207］ NAYAR R, WILBUR D C. The Bethesda System for Reporting Cervical Cytology-definitions, Criteria and Explana-tory Notes.[M]. 3rd ed. Switzerland: Springer International Publishing, 2015.

［208］ WESTRA W H, HRUBAN R H, PHELPS T H, et al. Surgical pathology dissection: all ilustrated guide [M]. 2nd Edition. New York, Berlin, Heidelberg: Springer-Velag, 2002.

［209］ HALLORAN P F, PEREIRA A B, CHANG J, et al. Microarray diagnosis of antibody mediated rejection in kidney transplant biopsies: an international prospective study (INTERCOM)[J]. Am J Transplant, 2013, 13 (11): 2865-2874.

［210］ SMITH R N, ROSALES I A, TOMASZEWSKI K, et al. Utility of Banff human organ transplant gene panel in human kidney transplant biopsies [J]. Transplantation, 2023, 107 (5): 1188-1199.

［211］ ROSALES I A, MAHOWALD G K, TOMASZEWSKI K, et al. Banff human organ transplant transcripts correlate with renal allograft pathology and outcome: importance of capillaritis and subpathologic rejection [J]. J Am Soc Nephrol, 2022, 33 (12): 2306-2319.

# 第十三部分

## 肾移植长期健康与生育管理

### 69  肾移植长期健康管理指南

肾移植是终末期肾病(end-stage renal disease, ESRD)的理想治疗手段。虽然在大多数中心肾移植受者1年存活率可达到90%以上,但5年及10年全因移植物衰竭率也分别达21.7%和47.8%[1],改善受者及移植物的长期存活仍是目前面临的极大挑战。移植受者由于终生服用免疫抑制剂,容易出现排斥、感染、心血管疾病、肿瘤、原发病复发等并发症,故需要接受密切随访。肾移植后的前3~6个月一般由移植专科医师负责随访,此后也可能由内科医师或所在社区医师协助完成随访项目。为更好地对肾移植受者进行长期健康管理,特制订本指南。

本指南是由中华医学会器官移植学分会组织器官移植专家,以国内外临床证据为基础,参考"2009年改善全球肾脏病预后组织(Kidney Disease: Improving Global Outcomes, KDIGO)的临床实践指南"[2]和中华医学会器官移植学分会的《肾移植术后随访规范(2019版)》[3]制订,以帮助器官移植工作者规范和优化肾移植受者的长期健康管理。

#### 一、指南形成方法

本指南已在国际实践指南注册与透明化平台(Practice Guide Registration for TransPAREncy, PREPARE)上以中英双语注册(注册号:PREPARE-2023CN901)。

指南范围及临床问题的确定:首先通过指南专家会议对临床关注的问题进行讨论,最终选择出关注的18个临床问题,涉及肾移植受者随访频率、随访内容、依从性、疫苗接种、饮食、运动、心理推荐等方面,提出了39条推荐意见。

证据检索与筛选:按照人群、干预、对照、结局(population, intervention, comparison, outcome, PICO)的原则对纳入的临床问题进行检索,检索MEDLINE(PubMed)、Web of Science、万方知识数据服务平台和中国知网数据库,纳入指南、共识、规范、系统评价和meta分析,随机对照试验(randomized controlled trial, RCT)、非RCT队列研究和病例对照研究等类型的证据;检索词包括:"肾移植""健康管理""随访""依从性""疫苗接种""免疫抑制剂""排斥反应""矿物质和骨代谢异常""精神""心理"等。所有类型文献检索时间为1990年1月~2023年12月,主要文献为近10年文献,发表语言限定中文或英文。

证据分级和推荐强度分级:本指南采用2009版牛津大学证据分级与推荐意见强度分级体系对推

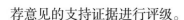

荐意见的支持证据进行评级。

推荐意见的形成：综合考虑证据以及我国肾移植现状，指南工作组围绕每一个临床问题提出了符合我国肾移植受者长期健康管理的推荐意见。推荐意见达成共识后，工作组完成初稿的撰写，并提交中华医学会器官移植分会组织专家进行两轮审阅，根据其反馈意见对初稿进行修改，最终形成指南终稿。

## 二、肾移植长期健康管理

临床问题1：**肾移植受者的随访频率是多少？**

推荐意见1：随访是移植物长期存活的重要保障。一般情况下建议肾移植术后第1个月内每周随访1~2次；术后1~3个月每1~2周1次；术后3~12个月每3~4周1次；术后1年以上每1~2个月1次，术后5年以上至少每个季度随访1次。对于不稳定的受者或须更改免疫抑制方案的受者，应酌情增加随访频率（推荐强度B，证据等级2c）。

推荐意见说明：

肾移植受者需终生服用免疫抑制剂，受者可能出现排斥、感染、肿瘤、心血管疾病等并发症。由经验丰富的医师对受者进行定期的长期随访，对于及早发现并发症或移植物功能障碍以及确保受者免疫抑制剂依从性至关重要。随访频率视术后时间长短而定，原则上先密后疏[2-4]。不同的肾移植受者因肾功能恢复的情况、药物毒副作用和并发症发生的不同随访频率有所差异。移植后由于受者开始服用免疫抑制剂，尤其移植后早期3~6个月内免疫抑制剂的用量较大，各种药物副作用发生的风险较高，故在此期间监测应较为频繁；之后随着时间的推移而减少。对于不稳定的肾移植受者或须更改免疫抑制方案的受者如并发肿瘤等，需酌情增加随访频率[2,4]。

临床问题2：**肾移植受者随访方式有哪些？**

推荐意见2：肾移植受者随访方式包括门诊随访、网络随访、电话随访、短信随访、信件随访、家访等，建议受者定期进行线下门诊随访（推荐强度B，证据等级2c）。

推荐意见说明：

在众多随访方式中，最传统且最常见的是门诊随访，通过定期门诊就诊进行术后规律复查，随访医师可以和移植受者直接进行面对面沟通，根据病情及检查检验结果指导用药并提出注意事项。网络随访是未来主流趋势之一，随着各中心医疗网络的建立，图文咨询、微信公众号等网络随访方式得以普及，远程医疗可以逐步实现。随访流程的简化可以提升工作效率并且可以永久保存随访资料，降低了经济成本，医患沟通也更为便捷。但网络随访不能代替门诊随访，仍建议移植受者需定期进行线下随访，长期存活者每年进行一次全面健康体检并至少一次线下门诊随访。电话随访及短信随访主要用以随访医院了解受者情况并记录在随访档案中，可以提醒受者定期随访并给予健康教育及指导。对于目前失联而保留家庭地址的受者可以采用信件随访；特殊类型受者，如术后行动不便者可以采取家访[3]。

临床问题3：**肾移植受者随访内容有哪些？**

推荐意见3：随访内容包括移植肾功能的监测、免疫抑制药物浓度监测及移植后相关并发症的筛查（推荐强度B，证据等级2c）。

推荐意见说明：

肾移植长期随访的内容会根据移植时间的长短及受者病情变化而有所差异，主要包括移植肾功能的监测、免疫抑制药物浓度监测及相关并发症的筛查。移植受者不同时期并发症的发生风险不一，实验室检查的项目和频率也因移植中心而异，常规监测方案通常符合 2009 年 KDIGO 的临床实践指南[2]。

每次就诊时推荐常规进行血常规、尿常规、基础生化（肝肾功能）及免疫抑制剂药物浓度（包括他克莫司、环孢素、西罗莫司、依维莫司）检测，尿蛋白阳性者需行尿白蛋白/肌酐比值或 24h 尿蛋白检测[3]。此外需定期监测移植肾脏超声、心功能、内分泌与代谢疾病（包括糖代谢、脂代谢、骨代谢等）及病毒感染情况［包括 BK 病毒（BKV）、巨细胞病毒（cytomegalovirus，CMV）、EB 病毒、JC 病毒、乙型肝炎病毒（HBV）、丙型肝炎病毒（HCV）等］，必要时行淋巴细胞亚群检测、免疫球蛋白系列检测、群体反应性抗体（panel reactive antibody，PRA）、供体特异性抗体（donor specific antibody，DSA）检测及移植肾脏穿刺活检等检查。远期受者还应行肿瘤筛查，包括影像学检查如甲状腺、腹部、泌尿系超声或胸腹部 CT，肿瘤标志物检查如癌胚抗原、甲胎蛋白等特殊项目检查。应根据性别不同进行相应的跟踪检查，女性需进行乳腺和妇科方面体检，男性需进行前列腺特异性抗原检测[3]。常规推荐检查项目及频次见表 69-1。

表 69-1 肾移植受者建议常规筛查项目及频率

| 筛查项目 | 筛查频率 |
| --- | --- |
| 血压、脉搏、BMI | 每次随访 |
| 基础生化（肝肾功能） | 每次随访 |
| 血常规 | 每次随访 |
| 尿常规 | 每次随访 |
| 免疫抑制药物浓度 | 每次随访 |
| 尿蛋白/肌酐比值或 24h 尿蛋白 | 术后 1 个月确定基线水平，之后每 3 个月 1 次至术后 1 年，1 年后每年 1 次 |
| 血糖 | 术后 1 个月内每周 1 次，之后每月 1 次至术后 1 年，1 年后每 3 个月 1 次 |
| 血脂 | 术后半年内每月 1 次，之后每 3 个月 1 次至术后 1 年，1 年后每年 1 次（根据临床指征每 3~12 个月复查） |
| 甲状旁腺激素和 25- 羟维生素 D 水平 | 每 6~12 个月检测 1 次 |
| 血 CMV 核酸检测 | 术后 3 个月内每周 1 次 |
| 血尿 BKV 核酸检测 | 术后前 9 个月每月 1 次，之后每 3 个月 1 次至术后 2 年 |
| HIV/HBV/HCV 核酸检测 | 术后 4~6 周检测 1 次 |

**临床问题 4：早期随访重点有哪些？**

推荐意见 4：推荐重点关注移植肾功能，监测免疫抑制剂血药浓度，预防急性排斥反应的发生并观察免疫抑制剂的不良反应（推荐强度 B，证据等级 2b）。

推荐意见 5：推荐积极预防 CMV 感染（推荐强度 B，证据等级 2b）。

推荐意见 6：建议评估移植受者的药物依从性、心理状况，并进行健康管理教育（推荐强度 B，证据等级 2c）。

推荐意见说明：

早期随访是指肾移植术后 3 个月内的随访；此阶段患者移植肾功能可能还未完全恢复或处于不稳定期。移植医师一方面要继续观察移植物的功能变化，另一方面要及时调整他克莫司、环孢素血药浓度预防排斥反应，同时密切观察免疫抑制剂的毒副作用，包括肝肾毒性、腹痛、腹泻、白细胞或血红蛋白下降等。移植受者应按时按量服用抗排斥药物及其他辅助用药，熟知药物的名称、剂量、目的及其不良反应，特别是钙神经蛋白抑制剂（如环孢素、他克莫司）；每天观察尿量和移植肾区状态、监测体重、体温、血压、脉搏等，并做好记录；注意肾移植术后合理的饮食和感染的预防等[2-3]。

肾移植后由于使用免疫抑制剂受者免疫力比较低下，容易产生各种感染。CMV 感染是最常见的病毒感染之一，可侵袭肺部、肝脏、胃肠道、中枢神经系统和骨髓等多个脏器并引起相应症状，称为 CMV 病。鉴于 CMV 感染的多重危害，推荐移植后早期积极预防 CMV 感染。一般预防策略有两种[5-7]：普遍预防和抢先治疗。普遍预防就是对所有受者或者有高危因素的受者给予抗病毒药物，从移植术后 7~10d 或肾功能恢复正常后开始持续 3~6 个月；抢先治疗是在实验室检查结果阳性或临床迹象表明存在早期 CMV 复制（如特定的病毒载量）的情况下实施抗病毒治疗，其目的是防止无症状 CMV 感染向 CMV 病进展。

随访医师应与受者充分沟通交流，提供健康信息、医保信息等，并给予各种生活指导。同时要对移植受者的药物依从性进行初步评估，详见临床问题 7。有些患者可能存在经济压力大或因术后并发症、单身等问题从而引起一系列的心理变化，包括焦虑、抑郁、自闭等，应及时进行心理干预。

临床问题 5：**中期随访重点有哪些？**

推荐意见 7：推荐及时发现和处理急性排斥反应，预防各种机会性感染尤其是肺部 CMV、肺孢子病感染（推荐强度 B，证据等级 2b）。

推荐意见 8：建议加强对免疫抑制剂不良反应的监测，优化免疫抑制方案（推荐强度 B，证据等级 2c）。

推荐意见说明：

中期随访是指移植术后 3~12 个月的随访，此阶段免疫抑制剂血药浓度已基本稳定，药物毒副作用已开始或已经出现，需继续加强对免疫抑制剂血药浓度的监测，及时调整药物剂量，制订个体化用药方案，平衡排斥反应、感染及药物毒副作用间的关系。移植术后各种并发症的出现常与免疫抑制剂的合理使用相关，针对不同受者采用个体化免疫抑制方案是随访的重要内容[2-3]。

此阶段移植受者免疫力比较低下，随访需重点预防各种机会性感染，尤其是肺部感染，包括 CMV、肺孢子病等；严重的肺部感染是肾移植术后最常见的死亡原因。须告知受者要加强自我监测、注射适宜的疫苗等，通过加强个人防护和培养良好的生活习惯预防感染的发生[8]。

大多数受者身体状况和生活质量较术前有明显的提高，故要鼓励受者 6 个月后根据自己身体的恢复情况回归正常生活和工作，加强运动，提高体质。预防感染和排斥反应是移植术后永恒的话题，要反复交代移植受者按时服药、自我监测、按时随访、及时就诊等。

临床问题 6：**远期随访重点有哪些？**

推荐意见 9：推荐关注肾功能的变化，及时发现并处理急慢性排斥反应和移植肾肾小球肾炎复发或新发等（推荐强度 B，证据等级 2b）。

推荐意见 10：积极处理高血压、高血脂、高尿酸、高血糖等代谢性指标异常，预防心脑血管疾病、糖尿病等远期并发症的发生（推荐强度 B，证据等级 2b）。

推荐意见 11：定期筛查肿瘤相关指标，对于有肿瘤发生风险的高危受者要严密监测，做到早期诊断、早期治疗(推荐强度 B,证据等级 2c)。

推荐意见说明:

远期随访是指移植术后>12 个月的随访。慢性排斥反应(chronic rejection,CR)和移植物带功能死亡仍然是影响移植肾长期存活的主要原因。现阶段对于慢性活动性抗体介导的排斥反应尚无理想的治疗手段,重点仍在于预防。远期随访要定期进行 HLA 抗体(PRA、DSA)检测,抑制移植后新生 DSA(de-novo DSA,dnDSA)的产生。复发性肾小球肾炎是肾移植术后 10 年移植物丢失的第三大常见原因,主要包括 IgA 肾病、局灶性节段性肾小球硬化、膜性肾病和膜增生性肾小球肾炎[9]。肌酐上升而原因不明时,可以进行移植肾穿刺病理学诊断。诊治目标是稳定肾小球滤过率(glomerular filtration rate,GFR)、控制尿蛋白、降低 DSA 滴度和组织学损伤[2-3]。

高血压、高血脂及高血糖"三高"是动脉粥样硬化和心血管疾病死亡的传统危险因素,而移植受者因为免疫抑制剂的副作用使得"三高"问题更普遍存在。肾移植受者心血管疾病(CVD)发生风险与死亡风险分别是普通人的 3.32 倍和 1.48 倍[10],是造成受者死亡的主要原因,移植术后糖尿病(PTDM)使 CVD 死亡风险增加。对移植受者肥胖、高血压、高血糖、高血脂、高尿酸血症、高同型半胱氨酸血症、矿物质和骨代谢异常以及不良生活习惯如吸烟、酗酒等进行临床干预,有助于降低受者的 CVD 不良临床结局。虽然钙神经蛋白抑制剂(calcineurin inhibitor,CNI)为基础的免疫维持方案在预防排斥反应方面效果良好,但长期使用(特别是血药浓度偏高)会带来明显的副作用,尤其是代谢异常及慢性肾毒性,因此对免疫抑制方案进行适当优化,如低 CNI 联合足量霉酚酸(mycophenolic acid,MPA)类药物的策略等,也是远期随访的重要内容。具体内容可详见相关指南。

肾移植受者肿瘤的发生率较正常人群高[11-12],我国肾移植术后新发恶性肿瘤以泌尿系统、胃肠道系统及血液系统恶性肿瘤较常见,包括肾癌、尿路癌和甲状腺癌、胃癌、肝癌、非霍奇金淋巴瘤、宫颈癌和非黑色素瘤皮肤癌等[13]。在肾移植受者长期管理中,应定期评估其免疫状态,并进行相关肿瘤筛查,尤其是高龄、移植年限较长、术前有肿瘤史和致癌病毒感染等肿瘤高危受者,做到早期诊断早期治疗。

此外,随访医师在此阶段要消除移植受者常见的麻痹大意思想,进一步进行依从性教育,要求受者定期来门诊随访,强调严格执行服药医嘱,严禁自行减药或停药。

**临床问题 7:如何评估肾移植受者的依从性?**

推荐意见 12:依从性评估可以通过直接或间接方法,直接法包括直接观察治疗、无线观察治疗及治疗药物监测;间接法包括药丸计数、电子监测和自我报告的问卷。建议通过不同的组合方法客观地评估依从性,如问卷调查联合药物浓度测定(推荐强度 B,证据等级 2b)。

推荐意见 13:对移植受者推荐进行基线依从性评估,包括既往药物依从性及对透析方案依从性评估,对于存在危险因素的受者进行依从性教育(推荐强度 B,证据等级 2b)。

推荐意见 14:建议在就诊时常规评估受者药物依从性,早期识别不依从受者并进行个体化干预(推荐强度 B,证据等级 2c)。

推荐意见说明:

移植术后不依从免疫抑制方案是临床结局不良的独立危险因素[14-15]。KDIGO 将不依从性定义为"偏离处方用药方案,足以对方案的预期效果产生不利影响"[2]。根据"确定遵医障碍"(Ascertaining Barriers to Compliance,ABC)分类法的定义,遵医嘱用药是指患者遵医嘱服药的过程,并进一步分为三个可量化的阶段：开始、实施和停止[16]。不依从免疫抑制方案会增加免疫抑制药物浓度的患者个体内变异度（intra-patient variability，IPV），从而可能导致受者体内产生 dnDSA，并增加远期移植物排斥和丢失的风险。据报道，15%~60% 的晚期急性排斥反应和 35%~45% 的移植物丢失与用药依从性有关[17]。在肾移植受者中不依从率高达 36%~55%，高于其他实体器官移植受者（7%~15%）[18-19]。早期发现并减少不依从性有可能改善肾移植的中长期结局。

依从性可通过直接或间接方法进行评估。直接方法旨在直接测量患者的药物摄入，包括直接观察治疗、无线观察治疗及治疗药物监测[20]。直接观察治疗是由医护人员或护理人员监督的药物给药，此方法耗时费力，代价高昂且不便于临床实施；无线观察治疗基于嵌入药丸或胶囊中的可摄入传感器系统，其应用受限于其适用性与高成本；治疗药物监测用于直接评估药物摄入量，通常用他克莫司（tacrolimus，Tac）谷浓度 IPV 评估依从性，可以通过计算药物水平变异指数（MLVI）、标准差（Tac SD）、变异系数（CV）和 Tac 剂量浓度比表示[21]，此方法虽然便于临床实施，但并非每种免疫抑制剂都会进行药物浓度监测。

间接方法包括药丸计数、电子监测和自我报告的问卷。电子监测基于使用昂贵的微处理器，这些微处理器嵌入在药物容器中，记录药物摄入的时间和日期，同样受限于其高成本不利于广泛使用；自我报告问卷是较为廉价便捷且易于实施的依从性评估方式，巴塞尔免疫抑制药物依从性评估（BAASIS）问卷是最常用的一种，其余包括免疫抑制剂治疗依从性量表（ITAS），简化药物依从性问卷（SMAQ），药物依从性障碍识别问卷（IMAB-Q）和其他经过验证的自我报告问卷。尽管问卷可能会低估受者的不依从性，但可以作为不依从的初步筛查，不同方法的组合可以更客观地评估受者的药物依从性[20]。

肾移植受者在移植前的药物依从性及对透析方案的依从性是移植术后依从性的预测指标，移植前报告的不依从也被认为是急性排斥反应的预测因素，因此建议在移植前评估受者的依从性作为基线水平，并在以后的随访中常规进行依从性评估以便及早发现并干预不依从[14]。

**临床问题 8：肾移植受者依从性差的危险因素有哪些？**

**推荐意见 15：**肾移植受者依从性差的主要危险因素包括：患者相关、家庭相关、治疗相关、疾病相关以及医疗保健相关和社会经济相关因素（推荐强度 B，证据等级 2a）。

**推荐意见说明：**

了解不依从性的可改变相关危险因素对于制订干预措施至关重要。不依从性是多层次危险因素相互作用的结果，世界卫生组织定义了五个主要危险因素领域：患者相关、治疗相关、疾病相关以及医疗保健相关和社会经济相关因素（详见表 69-2）[20]。不依从的危险因素也可分为可改变和不可改变因素，患者的身体特征和疾病因素是不可改变的，而治疗的复杂性和医疗保健相关问题等可以通过干预措施来改变。年龄和移植时间是患者相关因素，移植术后年龄较小是不依从的危险因素，可能与青春期相关问题有关；也有研究显示老年患者不依从治疗的发生率更高，通常是无意的，与健忘、复杂的用药方案、副作用和需要护理人员等因素有关。移植时间越长，不坚持用药的风险越大，不坚持用药的受者比例会越来越高。治疗相关因素包括日常用药的数量和复杂性、剂量的频繁变化和药物相关副作用。疾病相关因素如抑郁症以及心脑血管慢性病等。抑郁、焦虑或认知障碍已部分证明与肾移植受者依从性差有关，其他合并症也是不依从性的风险因素。此外，医疗保健相关因素如未及时获得就诊及咨询、社会经济相关因素如医保范围及收入低下等均与不依从相关[15,17-20,22]。

表 69-2　肾移植受者不依从相关多层次危险因素摘要

| 分类 | 内容 |
| --- | --- |
| 患者相关因素 | 年龄及性别 |
| | 移植时间 |
| | 学习能力 |
| | 认知能力 |
| | 用药意识 |
| | 生活方式 |
| | 既往不依从 |
| 治疗相关因素 | 日常用药的数量及复杂性 |
| | 频繁的剂量变化 |
| | 药物相关副作用 |
| 疾病相关因素 | 抑郁症 |
| | 脑血管疾病 |
| | 透析年份 |
| | 家族遗传病史 |
| 医疗保健相关因素 | 当地医疗机构条件 |
| | 医疗机构距离及时间因素 |
| | 医疗机构缺乏对依从性的评估及干预 |
| 社会经济相关因素 | 文化水平 |
| | 经济水平 |
| | 工作情况 |
| | 医保覆盖范围 |

临床问题 9：如何改善移植受者免疫抑制剂药物依从性？

推荐意见 16：建议早期识别受者与不依从相关的因素,确定依从性障碍,并制订个体化的干预措施;干预后须重新评估依从性结果,如有残余不依从时,持续加强对移植受者进行依从性教育,调整干预策略(推荐强度 B,证据等级 2b)。

推荐意见 17：建议通过简化免疫抑制方案改善受者的药物依从性,优化免疫抑制方案(推荐强度 B,证据等级 2b)。

推荐意见说明：

早期识别有不依从风险的肾移植受者,并对这些受者制订个体化的干预措施是改善依从性的主要方法,如药物提醒干预、患者教育、心理/行为支持[14,20]。针对可改变的不依从相关风险因素的干预措施被证明是有效的,主要包括教育/行为干预及医疗/心理干预。信息—动机—行为技能模型(IMB skills model)是一个经过验证的理论框架,包括参与和保持健康行为的三个基本要素:信息、动机和行为技能。干预措施包括心理教育、消除障碍、促进动机、电子提醒等。这些方法可以明显改善其他慢性病患者的服药依从性。教育/行为干预包括住院期间及随访期间对患者及患者家属的健康教育及行为指导,对肾移植受者及家属的健康教育及依从性提醒可以短期改善肾移植受者的依从性,而长期的依从性改善可能需要持续的患者教育。药物复杂性是药物依从性的障碍,因此治疗方案应尽可能简单,并应适应患者的习惯和生活方式[23-25]。一项前瞻性队列研究比较了稳定期肾移植受者转换为每天一次的简化免疫方案前后的服药依从性,结果显示转换为每天一次免疫抑制方案后药物依从性显著改善[ITBS 总分转换前 19.5±4.0 vs. 转换后 6 个月 16.6±3.6 分($P<0.001$)][24]。另外一项 RCT 显示 Tac 单药治疗较 Tac/吗替麦考酚酯(mycophenolate,MMF)治疗依从性显著提高($\chi^2=4.582,P=0.03$)[25]。

有研究表明在新冠期间远程监控及远程医疗可以用于治疗药物监测。使用远程监控和远程医疗可以提高患者的生活质量和独立性,但其在日常临床实践中的作用需要进一步验证。药物提醒干预包括电子药物分配器、智能手机设置和应用程序提醒,以正确的剂量和时间服用药物也可以改善患者药物依从性。建立随访网络系统,定期向患者发送随访及依从性提醒也是干预措施的一种。此外肾移植受者心理因素导致的不依从应进行心理干预治疗[14,20,22]。改善肾移植受者依从性的患者水平干预措施摘要见表 69-3。

表 69-3　改善肾移植受者依从性的患者水平干预措施摘要

| 分类 | 内容 |
| --- | --- |
| 教育 / 行为干预 | 住院期间对患者及家属进行健康教育,确保患者了解用药类型、时机及用药方法,并强调不依从相关风险 |
| | 门诊随访时为每次药物剂量或频率的变化提供书面说明,并为患者提供依从性提醒,进行健康教育 |
| | 定期或持续为患者及家属提供健康咨询及健康教育 |
| | 教育患者完善自我管理,记录就诊情况及依从性情况 |
| | 加强患者家庭教育及管理 |
| 医疗 / 心理干预 | 简化治疗方案,如减少药物数量及频率 |
| | 远程监控及远程医疗,如互联网医疗、电话、短信等 |
| | 药物提醒干预,如用电子药提醒提示、电子药盒等 |
| | 建立随访网络系统,定期对患者发送依从性提醒 |
| | 治疗抑郁、焦虑等心理问题 |

**临床问题 10:如何监测移植肾功能?**

**推荐意见 18:**移植肾功能的常规监测推荐包括血清肌酐水平、胱抑素 C、eGFR 及蛋白尿的监测(推荐强度 A,证据等级 1b)。

**推荐意见 19:**建议将移植肾超声作为评估移植肾功能障碍的重要手段(推荐强度 B,证据等级 2c)。

**推荐意见 20:**当有一定证据提示移植肾功能明显减退或丧失时,如血清肌酐显著升高、尿量明显减少、蛋白尿阳性或加重,推荐行移植肾活检以明确原因(推荐强度 A,证据等级 1b)。

**推荐意见说明:**

尽早发现移植肾功能障碍可以及时诊断和治疗,从而改善移植肾的结局。血清肌酐易于检测且可用于估计肾小球滤过率(eGFR),可以反映肾功能的急性变化[26]。急性排斥反应、尿路梗阻、血管狭窄以及局灶性节段性肾小球硬化(FSGS)肾病复发等原因会导致血清肌酐快速升高,需要尽早进行处理才能挽救移植肾功能。原肾病复发和慢性移植肾损伤包括 CNI 药物毒性、慢性排斥等原因也可能导致血清肌酐逐渐升高。

胱抑素 C(CysC)是一种小分子蛋白,可经肾小球自由滤过并在近端小管被完全重吸收,尿中几乎不能检出,因此尿 CysC 可以反映肾小管损伤。尿 CysC 受炎症、年龄、性别、肌肉质量、种族和体重等影响较小,在早期急性肾损伤(acute kidney injury,AKI)中的上升也不存在滞后期,因此在预警急性肾损伤的时效性更有意义。

蛋白尿是移植肾损伤的早期和敏感标志物[27]。一般在肾移植术后第 1 个月时确定蛋白尿基线水平。移植后蛋白尿能预测远期移植物功能下降,并且与患者死亡相关[28-30]。蛋白尿可能还提示移植肾急性排斥反应、移植肾肾小球病及新发或复发性疾病。肾移植受者应常规行尿常规检测,尿蛋白阳性者需监测尿白蛋白 / 肌酐比值及 24h 尿蛋白定量。有蛋白尿性肾病病史的患者可能需要更频繁地检查随机尿蛋白 / 肌酐比值,以监测原有肾小球疾病的复发情况;通常还需要原肾活检来确定蛋白尿的原因。蛋白尿在适当治疗后可能是可逆的,因此检测蛋白尿有助于改善移植物结局[31-32]。

尿微量白蛋白(mALB)的检测是早期发现肾病敏感、可靠的指标,定期对高血压及糖尿病患者进行尿微量白蛋白的检测,对发现早期肾损伤有重要的诊断价值[33]。然而单独检测微量白蛋白尿(mALB)的影响因素较多,易受尿路感染、经期等病理和尿液 pH 变化等生理因素的影响,在正常情况或肾轻度受损时,肌酐(creatinine,Cr)与 mALB 的排出量均受相同因素的影响而产生波动,所以,将 mALB/Cr 比值作为评价糖尿病早期肾损伤的指标,可以保持相对恒定,能更准确地反映早期肾损伤。

尿 $\beta_2$- 微球蛋白(MG)在人体免疫应答机制中发挥着重要作用,该物质极易通过肾小球滤过膜,且正常情况下人体尿 $\beta_2$-MG 的分泌、合成速度恒定,因此尿 $\beta_2$- 微球蛋白水平长期保持在稳定状态。一旦肾损伤发生,会导致尿 $\beta_2$- 微球蛋白水平显著增加,且该指标越高,则表明人体的肾功能损伤越严重,因此尿 $\beta_2$-MG 的检测对早期肾损伤也具有较大的诊断价值。

移植肾超声检查简便易行且无创,移植肾功能障碍的许多常见原因都可以通过超声诊断,包括动脉狭窄 / 闭塞、静脉血栓形成、尿路梗阻、尿漏、肾周血肿和动静脉瘘。超声也可用于指导移植肾活检[2]。

当有证据提示移植肾功能受损时,如血清肌酐升高、尿量减少或蛋白尿加重,则通常会进行移植肾活检,以明确移植肾功能受损的原因。一些中心会定期对移植肾进行"程序性活检",即在移植后按预定时间间隔进行的活检,与肾功能无关。而一些中心则以"指示活检"为主,指在受者的临床状况和 / 或实验室参数发生变化后再进行活检,如肌酐升高、蛋白尿加重、血 BKV DNA 滴度增高等[34-35]。

此外,供者来源游离 DNA(donor-derived cell-free DNA,dd-cfDNA)检测以及基因表达谱也可以辅助监测移植肾功能。移植肾功能损伤的评估和诊断详见其他专题。(参见《肾移植排斥反应临床诊疗指南》《移植肾慢性损害临床诊疗指南》《移植肾复发性肾病临床诊疗指南》)。

**临床问题 11:维持期肾移植受者如何选择免疫抑制方案?**

推荐意见 21:推荐使用标准三联免疫抑制方案作为维持期治疗方案,包括 CNI 联合抗增殖药物和糖皮质激素(推荐强度 A,证据等级 1b)。

推荐意见 22:使用他克莫司出现严重不良反应时推荐使用环孢素、西罗莫司、依维莫司或贝拉西普等药物(推荐强度 B,证据等级 2a)。

推荐意见 23:推荐 MPA 优先于硫唑嘌呤作为一线抗增殖药物(推荐强度 A,证据等级 1b)。

推荐意见 24:对于原发病为糖尿病、多囊肾和高血压等的肾移植受者可以在移植医师指导下进行早期糖皮质激素减量,必要时撤除(推荐强度 B,证据等级 2c)。

推荐意见说明：

肾移植受者需要接受长期维持免疫抑制药物治疗以预防排斥反应。维持期免疫抑制药物包括糖皮质激素、CNI［他克莫司或环孢素（Cyclosporin A,CsA）］、抗增殖药物（吗替麦考酚酯、肠溶麦考酚钠、咪唑立宾或硫唑嘌呤）、哺乳动物雷帕霉素靶点抑制剂（mammalian target of rapamycin,mTORi）（西罗莫司或依维莫司）以及共刺激阻断剂（贝拉西普）。为最大限度地减少单个药物的毒副作用，推荐联合使用免疫抑制药物[2,36]。

CNI 联合抗增殖剂和皮质类固醇的三联免疫抑制方案是肾移植的标准免疫抑制方案。早期达到目标 CNI 水平可将急性排斥反应的风险降至最低。建议 Tac 初始剂量为 0.05~0.25mg/(kg·d)，速释制剂分 2 次口服，缓释制剂每天口服 1 次；CsA 推荐起始剂量为 6~8mg/(kg·d)，分 2 次口服，随后根据血药浓度调整药物剂量[36]。高、中、低他克莫司 $C_0$ 水平分别为>10、5~10 和<5ng/ml；相应可比的环孢素 $C_0$ 分别为>200、100~200 和<100ng/ml[37]。合作移植研究（CTS）的长期随访数据显示，维持他克莫司 $C_0 \geqslant 5$ng/ml 的受者 5 年移植肾功能较他克莫司 $C_0 <5$ng/ml 受者更好。移植中可改变风险的管理共识（the Consensus on Managing Modifiable Risk in Transplantation,COMMIT）建议高免疫风险肾移植受者移植后第 1 年将 Tac 目标谷浓度设定为 5~10ng/ml[14]。对于 dnDSA 阳性且肾功能稳定的肾移植受者，建议维持他克莫司血药谷浓度大于 6ng/ml[36]。钙调磷酸酶抑制剂的副作用包括多毛症和牙龈增生（CsA）、脱发（Tac）、神经功能障碍、失眠、高血压、急性和慢性肾功能障碍、电解质紊乱、移植后新发糖尿病、高脂血症、恶性肿瘤和贫血等。一些较轻副作用可通过减少剂量或使用他克莫司缓释制剂来改善，如果出现严重不良反应，通常需要改用其他药物，如 CsA、mTORi 或贝拉西普[37]。

此外还需注意 CNI 与其他药物及食物的相互作用，常见升高 CNI 药物浓度的包括钙通道阻滞剂（维拉帕米、地尔硫䓬、尼卡地平和氨氯地平）、抗真菌药物（酮康唑、氟康唑、伊曲康唑）、抗生素（红霉素、克拉霉素）、护肝中成药（五酯胶囊、五酯滴丸）、葡萄柚汁；常见降低 CNI 药物浓度的包括抗癫痫药（巴比妥类、苯妥英、卡马西平）、抗结核药（异烟肼、利福平）。

抗增殖药物中最常用的是 MPA。RCT 研究表明，MPA 在预防急性排斥反应方面优于安慰剂和硫唑嘌呤[37-38]，建议将 MPA 作为一线抗代谢药物[39]。MPA 副作用包括骨髓抑制、感染、腹泻等。由于胃肠道副作用而接受减量 MMF 的肾移植患者在转换为麦考酚钠肠溶片（EC-MPS）后可以耐受 MPA 剂量的显著增加。如果患者不能耐受 MMF，则可以转换为 EC-MPS[40]。建议于术前 12h 或术后 24h 内开始口服 MPA，EC-MPS 推荐起始剂量为 360~720mg,q12h；MMF 推荐起始剂量为 0.5~1.0g,q12h；目标浓度 $AUC_{0-12h}$ 为 30~60μg·h/ml。硫唑嘌呤的常用维持剂量为 1.5mg/(kg·d)。

霉酚酸类药物有明显的致畸性，而硫唑嘌呤对生育和妊娠未见不利影响，建议对有生育要求的肾移植受者在计划受孕前 3 个月将霉酚酸类药物转换为硫唑嘌呤[37]。对于不能耐受 MPA 的受者，或者出现 HCV 复制活跃或 CMV、BKV 感染等情况时推荐使用咪唑立宾、mTORi 等药物[36]。

长期服用糖皮质激素可能导致高血压、移植后新发糖尿病（new-onset diabetes after transplantation,NODAT）、骨质疏松症和血脂异常等不良反应，一些移植中心尝试减少糖皮质激素用量或者撤除糖皮质激素的方案，而研究显示撤除糖皮质激素会导致急性排斥反应增加，IgA 肾病复发[41]，且不含糖皮质激素的方案可能会增加慢性排斥反应的风险，对改善患者或移植物结局没有明显益处[42-44]。因此，糖皮质激素撤除需谨慎，建议对大部分患者长期使用小剂量糖皮质激素，推荐维持剂量为 5~10mg/d。

目前不常规将 mTORi 和贝拉西普作为初始免疫抑制方案的一部分,由于 mTORi 会延迟伤口愈合,因此推荐在移植肾功能完全恢复、手术伤口愈合之后开始使用。对于出现活检证实的 CNI 毒性或者血栓性微血管病(thrombotic microangiopathy,TMA)的患者,考虑减量或停用 CNI,对于 eGFR>40ml/(min·1.73m$^2$)和尿蛋白肌酐比值<500mg/g(或其他指标的等效蛋白尿)的受者,建议用 mTORi 代替 CNI。当把钙调磷酸酶抑制剂换为 mTORi 时,西罗莫司的初始剂量为 2mg/d,目标浓度为 4~6ng/ml[36]。

在本系列指南中有专门针对免疫抑制剂的指南《中国肾移植受者免疫抑制治疗指南(2023 版)》,可以进一步参考。

**临床问题 12：肾移植受者如何接种疫苗？**

推荐意见 25：推荐移植 6 个月后根据健康人群要求接种灭活疫苗,移植受者不应接种活疫苗、减毒活疫苗(推荐强度 B,证据等级 2b)。

推荐意见说明：

疫苗接种在降低某些感染的风险方面起着重要作用[45]。肾移植受者及其家庭成员应尽量在移植前完成疫苗接种;建议在接种疫苗和移植手术之间至少间隔 4 周。移植后疫苗接种应该在术后至少 3 个月后进行,最好在术后 6 个月之后进行,因为肾移植受者术后 6 个月内往往需要使用较高剂量的免疫抑制剂,此时接种疫苗后免疫应答率较低。但在流感暴发期间,可在移植后 1 个月时接种灭活流感疫苗。受者在肾移植后接种灭活疫苗是安全的,但应避免接种减毒活疫苗(表 69-4)。移植受者的医护人员和家庭成员等近距离接触者,应接受充分免疫[2,45]。移植受者特定疫苗的接种详见其他专题。(参见《肾移植受者疫苗接种指南》《肾移植受者新型冠状病毒诊疗指南》)

表 69-4　灭活疫苗及减毒活疫苗

| 灭活疫苗 | 减毒活疫苗 |
| --- | --- |
| 灭活流感 | 水痘带状疱疹 |
| 甲型肝炎 | 腮腺炎 |
| 乙型肝炎 | 风疹 |
| 灭活脊髓灰质炎 | 麻疹 |
| 白喉 - 百日咳 - 破伤风 | 卡介苗 |
| 脑膜炎球菌 | 天花 |
| 肺炎球菌 | 黄热病 |
| 人瘤病毒 | 口服沙门氏菌 |
| 狂犬病 | 口服脊髓灰质炎 |
| 炭疽 | 日本乙型脑炎活疫苗 |
| 肌注沙门氏菌 | |
| 日本脑炎 | |
| 静脉注射霍乱灭活疫苗 | |

**临床问题 13：肾移植受者如何治疗血液系统并发症？**

推荐意见 26：中性粒细胞减少症和血小板减少症的治疗包括免疫抑制药物的调整、升白药物 / 升血小板药物及刺激骨髓增生(推荐强度 B,证据等级 3a)。

推荐意见 27：治疗贫血建议消除病因并使用适用于慢性肾脏病的标准治疗措施(推荐强度 B,证据等级 3a)。

推荐意见 28：对移植后红细胞增多症建议使用 ACEI 或 ARB 进行初始治疗(推荐强度 C,证据等级 4)。

推荐意见说明：

肾移植术后血液系统并发症较为常见,包括白细胞减少症、贫血、红细胞增多症和血小板减少症。移植受者贫血可能与不良预后有关,白细胞减少与感染有关,血小板减少与出血有关;建议移植受者每次就诊时复查血常规以尽早发现血液系统并发症,确定潜在病因并进行治疗,降低贫血、中性粒细胞减少症和血小板减少症的发病率和死亡率[2]。

白细胞减少和血小板减少在移植后较常见,大多由骨髓抑制引起,可伴随贫血。研究表明大约 20%~60% 的患者出现至少 1 次白细胞减少或中性粒细胞减少[46],一般出现于移植后首年内;血小板减少在肾移植后第 1 年中常见,尤其是移植后 3 个月内。白细胞减少和血小板减少通常与药物治疗有关,如淋巴细胞耗竭剂、抗代谢药物、抗病毒药物、CNIs 和复方新诺明。病毒感染也可导致白细胞减少和血小板减少,如感染 CMV、细小病毒 B19、人疱疹病毒 6 型和流感病毒[47-48]。此外,复发性或新发血栓性微血管病,可导致肾功能障碍、溶血性贫血和血小板减少[49]。特发性血小板减少很少在移植后出现,可能与供体转移的自身免疫有关[50]。肾移植受者出现白细胞减少和 / 或血小板减少时,通常会减量或停用可能导致这种情况的药物,并使用升白细胞和 / 或升血小板药物,刺激骨髓增生,同时防治感染、出血等并发症。

贫血通常定义为女性血红蛋白(Hb)<12g/dl,男性<13g/dl。肾移植受者贫血的发生率为 30%~40%,重度贫血的发生率为 8%~10%[51-52]。贫血可能与移植物功能欠佳导致的促红细胞生成素相对缺乏有关,手术导致的血红蛋白减少、造血原材料的缺乏、免疫抑制剂导致的骨髓抑制、感染以及抗病毒药物等也是贫血的原因。如果移植肾功能良好,一般在移植后 3 个月内血红蛋白会逐渐升高; 3 个月后出现贫血则可能是与药物、感染或移植肾功能障碍及排斥反应有关。建议在移植前评估受者的铁储备,包括血清铁、总铁结合能力、血清铁蛋白、转铁蛋白饱和度(TSAT)百分比。移植 3 个月后持续贫血或新发贫血的受者应进一步完善诊断性评估。肾移植受者贫血的治疗应尽可能消除病因,并应用适用于慢性肾脏病(CKD)的标准治疗措施,包括治疗已明确的贫血基础病因、治疗铁缺乏、使用促红细胞生成素(EPO)和罗沙司他及以减少输血需求[53-54]。此外调整免疫抑制剂(包括减少或停用抗增殖药物)及其他药物[ 减少或停用血管紧张素转换酶抑制剂(ACEI)、血管紧张素 Ⅱ 受体拮抗剂(ARB)、更昔洛韦 ]可能会对贫血有所改善。对于细小病毒 B19 感染的受者,使用静脉注射丙种球蛋白(intravenous immunoglobulin,IVIg)及减少免疫抑制,促进清除病毒、纠正贫血[55]。

移植后红细胞增多症(posttransplant erythrocytosis,PTE)是指肾移植后血红蛋白(>17g/dl)或血细胞比容(>51%)持续升高 6 个月以上,但没有血小板增多、白细胞增多且无红细胞增多的其他原因。 PTE 在肾移植受者中的发生率高达 22%,通常在移植后 8~24 个月发生,超过 20% 的患者红细胞增多症可自行恢复。PTE 很可能会增加血栓事件的风险。研究表明,ACEIs 和 ARBs 与肾移植受者血细胞比容下降有关,可以作为 PTE 的初始治疗。对于难治性的 PTE 可以考虑静脉切开放血治疗[56]。 (详见《肾移植远期系统并发症临床诊疗指南》)

临床问题 14：肾移植受者如何防治矿物质和骨代谢异常？

推荐意见 29：推荐移植后早期监测血清钙、磷每周 1 次直至稳定,之后监测血清钙、磷和 PTH 的频率应根据是否存在异常、异常程度而定(推荐强度 B,证据等级 2c)。

推荐意见 30：移植前患有骨质疏松症或有高潜在风险的肾移植受者建议在移植医师指导下糖皮质激素减量或撤除（推荐强度 B，证据等级 2b）。

推荐意见 31：移植受者甲状旁腺功能亢进症出现临床症状时建议及时进行相关治疗（推荐强度 B，证据等级 2b）。

推荐意见说明：

骨病在慢性肾脏病患者中较常见，并且往往在肾移植后仍持续存在。促发移植后骨病的因素包括移植前肾性骨营养不良、糖皮质激素、CNI、持续性甲状旁腺功能亢进症，以及钙和维生素 D 缺乏[2,57]。持续性甲状旁腺功能亢进症在肾移植受者中的发生率高达 50%，且与死亡率升高和移植物存活率降低有关。移植后持续性甲状旁腺功能亢进症的主要表现包括高钙血症和低磷血症，一些患者可能仅有甲状旁腺激素（parathyroid hormone，PTH）浓度升高而没有实验室异常，建议肾移植受者应定期监测 PTH、维生素 D 缺乏以及钙磷异常。肾移植术后早期应每周 1 次监测血清钙、磷直至稳定，之后监测血清钙、磷和 PTH 以及 25- 羟维生素 D 的频率应根据是否存在异常、异常的程度来确定。一般建议 PTH 以及 25- 羟维生素 D 每 6~12 个月监测 1 次；必要时肾移植受者还应接受骨密度检测，以筛查骨质疏松。

患有骨质疏松症或有高潜在风险的肾移植受者应考虑糖皮质激素减量或撤除。有证据表明，使用钙和维生素 D 衍生物治疗可减轻移植后骨质流失并维持骨矿物质密度，同时不会出现过多的高钙血症[58-59]。移植后甲状旁腺功能亢进症也可能是导致骨质疏松症的原因之一，使用西那卡塞进行治疗可以纠正高钙血症和 PTH 水平升高，有可能改善骨矿物质密度[60]。对于药物治疗无效的甲状旁腺功能亢进症患者可以考虑甲状旁腺切除术。（详见《肾移植远期系统并发症临床诊疗指南》）

临床问题 15：肾移植受者饮食如何推荐？

推荐意见 32：建议肾移植受者定期进行营养评估与筛查，对于 eGFR ≥ 60ml/(min·1.73m²) 的肾移植受者可遵循一般人群的膳食推荐，包括特定健康饮食模式如地中海饮食、控制高血压的饮食方法（DASH）；对于 eGFR<60ml/(min·1.73m²) 的受者建议遵循 KDOQI CKD 营养临床实践指南（推荐强度 B，证据等级 2c）。

推荐意见 33：推荐肾移植受者根据年龄、性别、体力活动水平、体重、所处移植后阶段以及并发疾病的情况每天 25~35 kcal/kg 的能量摄入，以维持正常的营养状态（推荐强度 B，证据等级 2c）。

推荐意见 34：肾移植受者应避免食用影响免疫抑制剂浓度的食物（推荐强度 C，证据等级 4）。

推荐意见说明：

肾移植受者的膳食可能对肾脏病的进展及其并发症具有一定影响；健康的生活方式包括健康的饮食习惯、运动习惯等，是纠正血脂异常、高血压、糖尿病等代谢性疾病的重要基础。应根据受者肾功能情况、个人需求、营养状况和合并症制订个体的最佳膳食。对于 eGFR ≥ 60ml/(min·1.73m²) 的受者可遵循一般人群的膳食推荐[61-62]，特定健康饮食模式包括地中海饮食、控制高血压的饮食方法（DASH）、植物性饮食、低脂饮食、低胆固醇饮食。地中海饮食是以蔬菜水果、鱼类、五谷杂粮、豆类和橄榄油为主，可以改善血脂情况。控制高血压的饮食方法是指低钠且富含水果、蔬菜、豆类、鱼类、家禽类及全谷物的膳食。有健康益处的饮食成分包括水果蔬菜、全谷物、纤维、减脂乳制品、富含蛋白质的食物及健康脂肪。由于患心血管疾病是移植后死亡的主要原因，建议患者在饮食上尽量减少饱和脂肪、糖和盐的摄入。

对于 eGFR<60ml/(min·1.73m²) 的受者的饮食可以基本遵循美国国家肾脏基金会肾脏病预后

质量倡议(KDOQI)CKD 营养临床实践指南[63],建议限制蛋白质摄入,将每天蛋白质摄入量限制为 0.8g/kg。更严格的蛋白质限制伴有显著的健康风险,轻度限制蛋白质的耐受性一般良好,不会引起营养不良,且能避免代谢性酸中毒。对于限制蛋白质摄入的肾移植受者需要维持充足的热量摄入,建议根据年龄、性别、体力活动水平、身体成分、体重控制目标、所处阶段以及并发疾病或炎症的存在每天 25~35kcal/kg 的能量摄入,以维持正常的营养状态;摄入的蛋白质中至少 60% 的蛋白质为高生物价蛋白或者含有高比例的必需氨基酸;最大脂肪摄入量应小于每天热量摄入量的 30%,其中饱和脂肪摄入量小于热量的 10%。钠摄入量因患者个体的临床特征而异。对于有高血压、容量超负荷或蛋白尿的患者,建议钠摄入量小于 2g/d〔即,盐(NaCl)5g/d〕。对于无高血压、容量超负荷或蛋白尿的患者,将钠摄入量限制至 2.3g/d(盐 5.75g/d)或许是有益的。钾的摄入量应根据血清钾水平决定。磷的摄入量应根据血清磷水平决定。建议钙摄入总量为 800~1 000mg/d(包括膳食钙,钙补充剂和钙基磷酸盐结合剂)以维持钙平衡。

肾移植受者应避免食用存在感染风险的食物,如饮用未经巴氏消毒的牛奶、水果或蔬菜汁/苹果酒,避免食用生的或未煮熟的鸡蛋以及含生鸡蛋的食物等。准备食物时应避免交叉污染,应将熟食和生食分开,使用清洁的或分开的切菜板,两次使用之间用热肥皂水清洗。

应避免使用西柚、葡萄柚、绿豆、杨桃、柠檬等食物或饮料,因为肠道 CYP34A 基因可能干扰免疫抑制剂药物(Tac,CsA)的代谢,导致药物水平升高或降低。

临床问题 16:肾移植受者可以进行什么运动?

推荐意见 35:移植术后早期(术后 3 个月内)建议根据伤口愈合和合并症的情况开始运动锻炼,限制可能导致伤口裂开或疝气风险的体力活动,但鼓励有氧运动(推荐强度 B,证据等级 2c)。

推荐意见 36:建议移植术后中远期合并高血压、高脂血症和糖尿病的受者每周有氧运动 150min 以上(推荐强度 C,证据等级 4)。

推荐意见说明:

肾移植受者移植前在透析期间运动能力往往受限,体力活动水平较低,移植后早期大多数受者仍然达不到各种体育锻炼指南的要求[64-65]。心血管疾病是移植受者带功能死亡的主要原因,普遍认为缺乏运动是导致心血管疾病的重要可改变的风险因素之一。移植受者参加体育锻炼的潜在益处包括预防移植后糖尿病,减少体重增加和肥胖发生率,减少骨质疏松症,改善高血压,改善心血管疾病(CVD),降低死亡率。以运动为基础的干预措施已被证明对肾移植受者的生活质量和有氧能力有积极影响[66-69]。

在移植手术后的头 3 个月内,应指导肾移植受者根据伤口愈合和合并症的情况增加体育锻炼;限制进行可能导致伤口裂开或疝气风险的体力活动,如举重和弯腰,但鼓励有氧运动。肾移植术后中远期建议参与的身体活动水平与年龄匹配的普通人群相似[70-71]。合并高血压的受者可以遵循中国高血压临床实践指南每周进行 5~7d、每次 30~60min 的中等或高强度有氧运动,且每周进行 2~3 次抗阻力量练习[72-74]。

由于移植器官的位置较表浅,不建议参加可能直接打击异体移植物的运动(如跆拳道),运动项目可选择太极、游泳、健步走、跑步、羽毛球、乒乓球、健身操、团体类运动等有氧运动项目,以及哑铃、小沙袋和弹力带等抗阻力量练习。

临床问题 17:肾移植受者如何控制体重?

推荐意见 37:推荐肾移植受者体重指数控制在 18.5~23.9 kg/m²(推荐强度 B,证据等级 2a)。

推荐意见 38：超重及肥胖的肾移植受者应减低体重,减重策略建议首先采用综合生活方式干预(推荐强度 B,证据等级 2b)。

推荐意见说明：

对普通人群的研究表明,肥胖是心血管疾病的一个独立危险因素,并且与心血管疾病的一系列危险因素有关,包括高血压、血脂异常和糖尿病[75]。建议肾移植受者体重指数(BMI)控制在 18.5~23.9kg/m²[76]。超重及肥胖的肾移植受者应减重,减重策略应首先采用综合生活方式干预,包括健康教育、饮食控制、增加运动和行为干预。减重药物干预在肾移植受者中的应用尚不明确,并且可能会影响免疫抑制剂的代谢和吸收。BMI ≥ 35.0kg/m² 的肾移植受者在非手术方式体重控制不佳时,结合患者意愿可考虑行代谢手术治疗[63]。减少皮质类固醇的剂量或停用皮质类固醇有助于减轻体重,但在改变剂量时需考虑排斥的风险,须加强移植肾功能监测。

临床问题 18：**肾移植受者如何关注心理健康?**

推荐意见 39：建议将抑郁和焦虑作为肾移植后常规随访的一部分,并对有相关危险因素的移植受者进行心理干预和药物治疗(推荐强度 B,证据等级 2a)。

推荐意见说明：

肾移植在改善尿毒症患者临床结局和生活质量方面具有多种优势,但大约 25% 的患者仍然存在抑郁症状,与血液透析人群相当。与普通人相比,肾移植受者中抑郁和焦虑更为常见[77-82]。一项以 180 例中国肾移植受者为研究对象的问卷调查显示：术后 1 个月、6 个月及 1 年焦虑发生率分别为28.9%、29.4%、33.9%,抑郁发生率分别为 39.4%、36.3%、37.8%[83]。免疫抑制药物(CNI、糖皮质激素)的应用在一定程度上也与欣快、谵妄、广泛性焦虑障碍和幻觉等精神障碍有关。

抑郁症的相关因素包括婚姻状况、经济收入、移植肾功能尤其是移植肾切除、情感疾病史、营养不良和炎症等。抑郁症还与肾移植后的不良结局有关,包括不依从免疫抑制剂药物、移植失败和全因死亡率。因此诊断和治疗抑郁和焦虑对于改善移植受者的治疗依从性、生活质量和结局非常重要,建议将直接询问抑郁和焦虑作为肾移植后常规随访的一部分。

健康抑郁问卷(Patient Health Questionnaire-9,PHQ-9)是一种简洁的抑郁自评问卷,2001 年由Kroenke 等根据抑郁发作诊断标准编制而成(表 69-5)。国内外的研究已证实具有良好的信度和效度,常被推荐作为患者抑郁筛查工具。该问卷总分为 0~27 分,得分越高,筛查为抑郁障碍可能性越大[84]。

推荐患者陶冶情操,增进人文交流,多参加尤其是肾友组织的各项文体、联谊活动。对于抑郁的受者可选择 5- 羟色胺再摄取抑制剂药物治疗,但其可能与 CNI 相互作用并升高 CNI 浓度,因此用药期间需监测 CNI 药物浓度。

表 69-5　PHQ-9 抑郁症筛查量表

在过去的两周里,你生活中以下症状出现的频率有多少? 把相应的数字总和加起来。

| | 没有(0) | 有几天(1) | 一半以上时间(2) | 几乎天天(3) |
| --- | --- | --- | --- | --- |
| 做什么事都没兴趣,没意思 | | | | |
| 感到心情低落,抑郁,没希望 | | | | |
| 入睡困难,总是醒着,或睡得太多嗜睡 | | | | |

续表

| | 没有<br>(0) | 有几天<br>(1) | 一半以上时间<br>(2) | 几乎天天<br>(3) |
|---|---|---|---|---|
| 常感到很疲倦,没劲 | | | | |
| 口味不好,或吃的太多 | | | | |
| 自己对自己不满,觉得自己是个失败者,或让家人丢脸了 | | | | |
| 无法集中精力,即便是读报纸或看电视时,记忆力下降 | | | | |
| 行动或说话缓慢到引起人们的注意,或刚好相反,坐卧不<br>安,烦躁易怒,到处走动 | | | | |
| 有不如一死了之的念头,或想怎样伤害自己一下 | | | | |
| 总分: | | | | |

总分分类:0~4,没有抑郁症,注意自我保重;5~9,可能有轻微抑郁症,建议咨询心理医师或心理医学工作者;10~14,可能有中度抑郁症,最好咨询心理医师或心理医学工作者;15~19,可能有中重度抑郁症,建议咨询心理医师或精神科医师;20~27,可能有重度抑郁症,一定要看心理医师或精神科医师。

## 三、小结

长期健康管理对改善肾移植受者及移植物长期存活有重要作用。本指南就部分临床问题依据现有的国内外经验提出推荐意见,仍需积累临床经验,不断探索提高移植物长期存活的措施,进一步完善管理指南。本指南外其他未尽问题可参考相应章节。

**执笔作者:**张伟杰(华中科技大学同济医学院附属同济医院),邹志宇(华中科技大学同济医学院附属同济医院),付迎欣(深圳市第三人民医院),田野(首都医科大学附属北京友谊医院)

**通信作者:**张伟杰(华中科技大学同济医学院附属同济医院),薛武军(西安交通大学第一附属医院)

**主审专家:**薛武军(西安交通大学第一附属医院),田野(首都医科大学附属北京友谊医院),傅耀文(吉林大学第一医院)

**审稿专家:**王长希(中山大学附属第一医院),田普训(西安交通大学第一附属医院),戎瑞明(复旦大学附属中山医院),李宁(山西省第二人民医院),李新长(江西省人民医院),林俊(首都医科大学附属北京友谊医院),尚文俊(郑州大学第一附属医院),寿张飞[树兰(杭州)医院],吴建永(浙江大学医学院附属第一医院),周洪澜(吉林大学第一医院),周华(山西省第二人民医院),赵洪雯(中国人民解放军陆军军医大学第一附属医院),宫念樵(华中科技大学同济医学院附属同济医院),张更(中国人民解放军空军军医大学第二附属医院),张雷(中国人民解放军海军军医大学第一附属医院),彭龙开(中南大学湘雅二医院)。

**利益冲突:**所有作者声明无利益冲突。

## 参考文献

[1] LENTINE K L, SMITH J M, HART A, et al. OPTN/SRTR 2020 annual data report: kidney [J]. Am J Transplant, 2022, 22 Suppl 2: 21-136.

［2］ KDIGO clinical practice guideline for the care of kidney transplant recipients [J]. Am J Transplant, 2009, 9 Suppl 3: S1-S155.

［3］ 中华医学会器官移植学分会. 肾移植术后随访规范 (2019 版)[J]. 器官移植, 2019, 10 (6): 667-671.

［4］ HARIHARAN S. Recommendations for outpatient monitoring of kidney transplant recipients [J]. Am J Kidney Dis, 2006, 47 (4 Suppl 2): S22-36.

［5］ PAYA C, HUMAR A, DOMINGUEZ E, et al. Efficacy and safety of valganciclovir vs. oral ganciclovir for prevention of cytomegalovirus disease in solid organ transplant recipients [J]. Am J Transplant, 2004, 4 (4): 611-620.

［6］ MEESING A, RAZONABLE R R. New developments in the management of cytomegalovirus infection after transplantation [J]. Drugs, 2018, 78 (11): 1085-1103.

［7］ 王垒, 彭贵主, 叶啟发. 肾移植术后抢先治疗和普遍预防对预防巨细胞病毒感染的 meta 分析 [J]. 中华泌尿外科杂志, 2018,(4): 294-299.

［8］ 张江伟, 燕航, 薛武军, 等. 基于宏基因组二代测序技术检测肾移植术后肺部感染的病原学研究 [J]. 中华器官移植杂志, 2021,(5): 260-264.

［9］ BRIGANTI E M, RUSS G R, MCNEIL J J, et al. Risk of renal allograft loss from recurrent glomerulonephritis [J]. N Engl J Med, 2002, 347 (2): 103-109.

［10］ TSAI H I, LIU F C, LEE C W, et al. Cardiovascular disease risk in patients receiving organ transplantation: a national cohort study [J]. Transpl Int, 2017, 30 (11): 1161-1171.

［11］ HERNáNDEZ-GAYTáN C A, RODRíGUEZ-COVARRUBIAS F, CASTILLEJOS-MOLINA R A, et al. Urological cancers and kidney transplantation: a literature review [J]. Curr Urol Rep, 2021, 22 (12): 62.

［12］ YAN L, CHEN P, CHEN E Z, et al. Risk of bladder cancer in renal transplant recipients: a meta-analysis [J]. Br J Cancer, 2014, 110 (7): 1871-1877.

［13］ ZHANG J, MA L, XIE Z, et al. Epidemiology of post-transplant malignancy in Chinese renal transplant recipients: a single-center experience and literature review [J]. Med Oncol, 2014, 31 (7): 32.

［14］ NEUBERGER J M, BECHSTEIN W O, KUYPERS D R, et al. Practical recommendations for long-term management of modifiable risks in kidney and liver transplant recipients: a guidance report and clinical checklist by the consensus on Managing Modifiable Risk in Transplantation (COMMIT) group [J]. Transplantation, 2017, 101 (4S Suppl 2): S1-S56.

［15］ FINE R N, BECKER Y, DE GEEST S, et al. Nonadherence consensus conference summary report [J]. Am J Transplant, 2009, 9 (1): 35-41.

［16］ VRIJENS B, DE GEEST S, HUGHES D A, et al. A new taxonomy for describing and defining adherence to medications [J]. Br J Clin Pharmacol, 2012, 73 (5): 691-705.

［17］ SANDERS-PINHEIRO H, COLUGNATI F A B, DENHAERYNCK K, et al. Multilevel correlates of immunosuppressive nonadherence in kidney transplant patients: the multicenter ADHERE Brazil study [J]. Transplantation, 2021, 105 (1): 255-266.

［18］ DEW M A, DIMARTINI A F, DE VITO DABBS A, et al. Rates and risk factors for nonadherence to the medical regimen after adult solid organ transplantation [J]. Transplantation, 2007, 83 (7): 858-873.

［19］ GOKOEL S R M, GOMBERT-HANDOKO K B, ZWART T C, et al. Medication non-adherence after kidney transplantation: a critical appraisal and systematic review [J]. Transplant Rev (Orlando), 2020, 34 (1): 100511.

［20］ GANDOLFINI I, PALMISANO A, FIACCADORI E, ct al. Detecting, preventing and treating non-adherence to immunosuppression after kidney transplantation [J]. Clin Kidney J, 2022, 15 (7): 1253-1274.

［21］ LEINO A D, KING E C, JIANG W, et al. Assessment of tacrolimus intrapatient variability in stable adherent transplant recipients: establishing baseline values [J]. Am J Transplant, 2019, 19 (5): 1410-1420.

［22］ NEVINS T E, NICKERSON P W, DEW M A. Understanding medication nonadherence after kidney transplant [J]. J Am Soc Nephrol, 2017, 28 (8): 2290-2301.

［23］ ZOU Z Y, DAI L R, HOU Y B, et al. Sirolimus in combination with low-dose extended-release tacrolimus in kidney transplant recipients [J]. Front Med (Lausanne), 2023, 10: 1281939.

［24］ OH C K, BANG J B, KIM S J, et al. Improvement of medication adherence with simplified once-daily immunosuppressive regimen in stable kidney transplant recipients: a prospective cohort study [J]. Asian J Surg, 2020, 43 (6): 660-667.

[25] VAN ZANTEN R, DE WEERD A, BETJES M, et al. Is simplification of immunosuppressive medication a way to promote medication adherence of kidney transplant recipients? Findings from a randomized controlled trial [J]. Transpl Int, 2021, 34 (9): 1703-1711.

[26] PERRONE R D, MADIAS N E, LEVEY A S. Serum creatinine as an index of renal function: new insights into old concepts [J]. Clin Chem, 1992, 38 (10): 1933-1953.

[27] TSAMPALIEROS A, KNOLL G A. Evaluation and management of proteinuria after kidney transplantatio [J]. Transplantation, 2015, 99 (10): 2049-2060.

[28] REICHEL H, ZEIER M, RITZ E. Proteinuria after renal transplantation: pathogenesis and management [J]. Nephrol Dial Transplant, 2004, 19 (2): 301-305.

[29] MCLAREN A J, FUGGLE S V, WELSH K I, et al. Chronic allograft failure in human renal transplantation: a multivariate risk factor analysis [J]. Ann Surg, 2000, 232 (1): 98-103.

[30] HALIMI J M, MATTHIAS B, AL-NAJJAR A, et al. Respective predictive role of urinary albumin excretion and nonalbumin proteinuria on graft loss and death in renal transplant recipients [J]. Am J Transplant, 2007, 7 (12): 2775-2781.

[31] ROODNAT J I, MULDER P G, RISCHEN-VOS J, et al. Proteinuria after renal transplantation affects not only graft survival but also patient survival [J]. Transplantation, 2001, 72 (3): 438-444.

[32] BARAMA A A. Mechanisms and management of proteinuria in kidney transplant patients [J]. Drugs, 2008, 68 Suppl 1: 33-39.

[33] HALIMI J M. Low-grade proteinuria and microalbuminuria in renal transplantation [J]. Transplantation, 2013, 96 (2): 121-130.

[34] ROUFOSSE C, SIMMONDS N, CLAHSEN-VAN GRONINGEN M, et al. A 2018 reference guide to the Banff classification of renal allograft pathology [J]. Transplantation, 2018, 102 (11): 1795-1814.

[35] LOUPY A, HAAS M, ROUFOSSE C, et al. The Banff 2019 kidney meeting report (I): updates on and clarification of criteria for T cell-and antibody-mediated rejection [J]. Am J Transplant, 2020, 20 (9): 2318-2331.

[36] 石炳毅, 袁铭. 中国肾移植受者免疫抑制治疗指南 (2016 版)[J]. 器官移植, 2016, 7 (5): 327-331.

[37] BAKER R J, MARK P B, PATEL R K, et al. Renal association clinical practice guideline in post-operative care in the kidney transplant recipient [J]. BMC Nephrol, 2017, 18 (1): 174.

[38] Mycophenolate mofetil for the treatment of a first acute renal allograft rejection: three-year follow-up. The mycophenolate mofetil acute renal rejection study group [J]. Transplantation, 2001, 71 (8): 1091-1097.

[39] WAGNER M, EARLEY A K, WEBSTER A C, et al. Mycophenolic acid versus azathioprine as primary immunosuppression for kidney transplant recipients [J]. Cochrane Database Syst Rev, 2015,(12): Cd007746.

[40] SHEHATA M, BHANDARI S, VENKAT-RAMAN G, et al. Effect of conversion from mycophenolate mofetil to enteric-coated mycophenolate sodium on maximum tolerated dose and gastrointestinal symptoms following kidney transplantation [J]. Transpl Int, 2009, 22 (8): 821-830.

[41] DI VICO M C, MESSINA M, FOP F, et al. Recurrent IgA nephropathy after renal transplantation and steroid withdrawal [J]. Clin Transplant, 2018, 32 (4): e13207.

[42] MATAS A J, KANDASWAMY R, GILLINGHAM K J, et al. Prednisone-free maintenance immunosuppression-a 5-year experience [J]. Am J Transplant, 2005, 5 (10): 2473-2478.

[43] MATAS A J, GILLINGHAM K, KANDASWAMY R, et al. Kidney transplant half-life (t [1/2]) after rapid discontinuation of prednisone [J]. Transplantation, 2009, 87 (1): 100-102.

[44] WOODLE E S, FIRST M R, PIRSCH J, et al. A prospective, randomized, double-blind, placebo-controlled multicenter trial comparing early (7 day) corticosteroid cessation versus long-term, low-dose corticosteroid therapy [J]. Ann Surg, 2008, 248 (4): 564-577.

[45] VIGANò M, BERETTA M, LEPORE M, et al. Vaccination recommendations in solid organ transplant adult candidates and recipients [J]. Vaccines (Basel), 2023, 11 (10):

［46］HARTMANN E L, GATESMAN M, ROSKOPF-SOMERVILLE J, et al. Management of leukopenia in kidney and pancreas transplant recipients [J]. Clin Transplant, 2008, 22 (6): 822-828.

［47］KOTTON C N, FISHMAN J A. Viral infection in the renal transplant recipient [J]. J Am Soc Nephrol, 2005, 16 (6): 1758-1774.

［48］ZAFRANI L, TRUFFAUT L, KREIS H, et al. Incidence, risk factors and clinical consequences of neutropenia following kidney transplantation: a retrospective study [J]. Am J Transplant, 2009, 9 (8): 1816-1825.

［49］BAYER G, VON TOKARSKI F, THOREAU B, et al. Etiology and outcomes of thrombotic microangiopathies [J]. Clin J Am Soc Nephrol, 2019, 14 (4): 557-566.

［50］WEST K A, ANDERSON D R, MCALISTER V C, et al. Alloimmune thrombocytopenia after organ transplantation [J]. N Engl J Med, 1999, 341 (20): 1504-1507.

［51］YABU J M, WINKELMAYER W C. Posttransplantation anemia: mechanisms and management [J]. Clin J Am Soc Nephrol, 2011, 6 (7): 1794-1801.

［52］VANRENTERGHEM Y, PONTICELLI C, MORALES J M, et al. Prevalence and management of anemia in renal transplant recipients: a European survey [J]. Am J Transplant, 2003, 3 (7): 835-845.

［53］IV. Clinical practice recommendations for anemia in chronic kidney disease in transplant recipients [J]. Am J Kidney Dis, 2006, 47 (5 Suppl 3): S109-S116.

［54］KDOQI clinical practice guidelines and clinical practice recommendations for anemia in chronic kidney disease [J]. Am J Kidney Dis, 2006, 47 (5 Suppl 3): S11-S145.

［55］MEEUS G, MESSIAEN T, VERHOEF G, et al. New-onset anaemia following kidney transplantation [J]. Nephrol Dial Transplant, 2000, 15 (12): 2059-2061.

［56］中华医学会器官移植学分会. 肾移植远期并发症诊疗技术规范 (2019 版)[J]. 器官移植, 2019, 10 (6): 661-666, 671.

［57］KETTELER M, BLOCK G A, EVENEPOEL P, et al. Diagnosis, evaluation, prevention, and treatment of chronic kidney disease-mineral and bone disorder: synopsis of the kidney disease: improving global outcomes 2017 clinical practice guideline update [J]. Ann Intern Med, 2018, 168 (6): 422-430.

［58］JOSEPHSON M A, SCHUMM L P, CHIU M Y, et al. Calcium and calcitriol prophylaxis attenuates posttransplant bone loss [J]. Transplantation, 2004, 78 (8): 1233-1236.

［59］RIZZOLI R, BIVER E. Glucocorticoid-induced osteoporosis: who to treat with what agent? [J]. Nat Rev Rheumatol, 2015, 11 (2): 98-109.

［60］BERGUA C, TORREGROSA J V, FUSTER D, et al. Effect of cinacalcet on hypercalcemia and bone mineral density in renal transplanted patients with secondary hyperparathyroidism [J]. Transplantation, 2008, 86 (3): 413-417.

［61］YEUNG S S Y, KWAN M, WOO J. Healthy diet for healthy aging [J]. Nutrients, 2021, 13 (12): 4310.

［62］CENA H, CALDER P C. Defining a healthy diet: evidence for the role of contemporary dietary patterns in health and disease [J]. Nutrients, 2020, 12 (2): 334.

［63］IKIZLER T A, BURROWES J D, BYHAM-GRAY L D, et al. KDOQI clinical practice guideline for nutrition in CKD: 2020 update [J]. Am J Kidney Dis, 2020, 76 (3 Suppl 1): S1-S107.

［64］LIM K, TING S M S, HAMBORG T, et al. Cardiovascular functional reserve before and after kidney transplant [J]. JAMA Cardiol, 2020, 5 (4): 420-429.

［65］DONTJE M L, DE GREEF M H, KRIJNEN W P, et al. Longitudinal measurement of physical activity following kidney transplantation [J]. Clin Transplant, 2014, 28 (4): 394-402.

［66］ROI G S, MOSCONI G, TOTTI V, et al. Renal function and physical fitness after 12-mo supervised training in kidney transplant recipients [J]. World J Transplant, 2018, 8 (1): 13-22.

［67］TAKAHASHI A, HU S L, BOSTOM A. Physical activity in kidney transplant recipients: a review [J]. Am J Kidney Dis, 2018, 72 (3): 433-443.

［68］JANAUDIS-FERREIRA T, TANSEY C M, MATHUR S, et al. The effects of exercise training in adult solid organ transplant recipients: a systematic review and meta-analysis [J]. Transpl Int, 2021, 34 (5): 801-824.

［69］DIDSBURY M, MCGEE R G, TONG A, et al. Exercise training in solid organ transplant recipients: a systematic review and meta-analysis [J]. Transplantation, 2013, 95 (5): 679-687.

[70] BULL F C, AL-ANSARI S S, BIDDLE S, et al. World Health Organization 2020 guidelines on physical activity and sedentary behaviour [J]. Br J Sports Med, 2020, 54 (24): 1451-1462.

[71] IZQUIERDO M, MERCHANT R A, MORLEY J E, et al. International exercise recommendations in older adults (ICFSR): expert consensus guidelines [J]. J Nutr Health Aging, 2021, 25 (7): 824-853.

[72] BARONE GIBBS B, HIVERT M F, JEROME G J, et al. Physical activity as a critical component of first-line treatment for elevated blood pressure or cholesterol: Who, what, and how？: a scientific statement from the american heart association [J]. Hypertension, 2021, 78 (2): e26-e37.

[73] PELLICCIA A, SHARMA S, GATI S, et al. 2020 ESC Guidelines on sports cardiology and exercise in patients with cardiovascular disease [J]. Eur Heart J, 2021, 42 (1): 17-96.

[74] 中国老年医学会高血压分会, 北京高血压防治协会, 国家老年疾病临床医学研究中心, 等. 中国老年高血压管理指南 2023 [J]. 中华高血压杂志, 2023, 31 (6): 508-538.

[75] GLOBAL B M I M C, DI ANGELANTONIO E, BHUPATHIRAJU SH N, et al. Body-mass index and all-cause mortality: individual-participant-data meta-analysis of 239 prospective studies in four continents [J]. Lancet, 2016, 388 (10046): 776-786.

[76] 中华医学会内分泌学分会肥胖学组. 中国成人肥胖症防治专家共识 [J]. 中华内分泌代谢杂志, 2011, 27 (9): 711-717.

[77] CUKOR D, COHEN S D, PETERSON R A, et al. Psychosocial aspects of chronic disease: ESRD as a paradigmatic illness [J]. J Am Soc Nephrol, 2007, 18 (12): 3042-3055.

[78] BOULWARE L E, LIU Y, FINK N E, et al. Temporal relation among depression symptoms, cardiovascular disease events, and mortality in end-stage renal disease: contribution of reverse causality [J]. Clin J Am Soc Nephrol, 2006, 1 (3): 496-504.

[79] MUCSI I, BANSAL A, JEANNETTE M, et al. Mental health and behavioral barriers in access to kidney transplantation: a Canadian cohort study [J]. Transplantation, 2017, 101 (6): 1182-1190.

[80] ZHANG R, JIA J, ZHANG D, et al. Association between fatigue and depressive symptoms among kidney transplantation recipients: the mediating role of rumination [J]. J Adv Nurs, 2019, 75 (12): 3602-3608.

[81] DE PASQUALE C, PISTORIO M L, VEROUX M, et al. Psychological and psychopathological aspects of kidney transplantation: a systematic review [J]. Front Psychiatry, 2020, 11: 106.

[82] MüLLER H H, ENGLBRECHT M, WIESENER M S, et al. Depression, anxiety, resilience and coping pre and post kidney transplantation-initial findings from the psychiatric impairments in kidney transplantation (PI-KT)-study [J]. PLoS One, 2015, 10 (11): e0140706.

[83] 张荣梅, 杨蓓. 肾移植术后患者焦虑、抑郁及疲乏对其健康影响的纵向研究 [J]. 中华护理杂志, 2019, 54 (12): 1771-1776.

[84] LICHTMAN J H, BIGGER J T, JR., BLUMENTHAL J A, et al. Depression and coronary heart disease: recommendations for screening, referral, and treatment: a science advisory from the American Heart Association Prevention Committee of the Council on Cardiovascular Nursing, Council on Clinical Cardiology, Council on Epidemiology and Prevention, and Interdisciplinary Council on Quality of Care and Outcomes research: endorsed by the American Psychiatric Association [J]. Circulation, 2008, 118 (17): 1768-1775.

# 70 肾移植受者生育管理指南

随着肾移植受者的存活率及生存质量不断提高,女性受者的妊娠、男性受者的生育以及移植受者生育胎儿的健康问题日益得到关注。女性肾移植受者肾功能恢复后下丘脑 - 垂体 - 卵巢轴功能改善,排卵周期趋于正常,受孕机会增加,同时随着辅助生殖技术的进步,肾移植术后女性妊娠的成功率亦逐渐升高。

肾移植受者妊娠属于高危妊娠,其健康活产率和流产率与普通人群相似,但早产、胎儿生长受限和低出生体重等胎儿并发症的发生率高于一般产科人群,此类问题可能与妊娠期高血压、妊娠期糖尿病及移植肾功能下降等母体妊娠期并发症相关[1-2]。1958年美国Joseph E.Murray教授首次报告了女性肾移植受者成功妊娠并足月分娩[3],黄剑刚等于1983年报道了国内的首例肾移植术后妊娠并足月分娩病例[4]。全球至今已超过1.5万例女性肾移植受者妊娠并成功生育[5],虽然肾移植受者妊娠的可行性及安全性得到移植及产科医师的认可,但需要强调,移植受者的妊娠仍然属于高危妊娠,长期服用免疫抑制剂及肾功能变化可能对妊娠过程及胎儿发育造成不良影响,妊娠过程也可能影响孕妇健康和移植肾功能[6-8]。因此,对肾移植受者妊娠过程的规范管理至关重要。

男性肾移植受者的生育问题受到关注较少,普遍认为免疫抑制剂及相关辅助药物对男性生育影响不大,但研究表明,男性肾移植受者生育相关问题仍高于普通人群,需规范管理与密切随访[9]。

为了指导泌尿外科和肾移植专业医师对有妊娠计划的女性肾移植受者和有生育计划的男性肾移植受者规范化管理,实现对肾移植受者的生育及妊娠管理的标准化,保障移植肾脏、移植受者、妊娠过程及胎儿的安全,减少肾移植受者子代发育异常以及移植肾失功的发生,在中华医学会器官移植分会的组织下,综合泌尿外科、器官移植科、妇产科、新生儿科领域专家的意见制订了本指南。

## 一、指南形成方法

本指南根据世界卫生组织推荐的流程撰写,文献证据检索数据库包括:PubMed、The Cochrane Library、中国生物医学文献服务系统、万方知识数据服务平台和中国知网数据库。纳入指南、共识、系统评价、meta分析、随机对照试验(randomized controlled trial,RCT)、队列研究和病例对照研究等多种类型的证据。对每个具体的临床问题按照人群、干预、对照、结局(population,intervention,comparison,outcome,PICO)的原则进行独立的证据检索。完成证据检索后,文献证据指南制订工作组成员按照题目、摘要和全文的顺序逐级独立筛选,确定纳入符合具体临床问题的文献后由两人进行核对,如存在分歧,则通过共同讨论或咨询第三名专家协商确定。

推荐意见的形成:本指南采用2009版牛津循证医学中心(Oxford Centre for Evidence-Based Medicine,OCEBM)证据分级与推荐意见强度分级标准[10]。针对肾移植术后女性、男性受者生育及胎儿优生优育领域有关诊断、评估和治疗的24个临床问题,参照母婴健康学会(Society for Maternal-Fetal Medicine,SMFM)、美国移植学会(American Society of Transplantation,AST)、欧洲最佳实践指南(European Best Practice Guidelines,EBPG)肾移植专家组所发布的指南及专家建议[11-13],综合考虑证据以及我国患者的特征与价值观、干预措施的成本和利弊等因素后[14-16],指南制订工作组专家提出了符合我国肾移植临床诊疗实践的38条推荐意见,经中华医学会器官移植学分会组织全国器官移植与相关学科专家进行两轮会议集体讨论及德尔菲推荐意见调查,参考反馈建议对推荐意见做进一步修改,最终对所有临床问题的推荐意见均达成共识。

本指南已在国际实践指南注册与透明化平台(Practice Guide Registration for TransPAREncy,PREPARE)上以中英双语注册,国际实践指南注册号:PREPARE-2023CN877。

### 二、肾移植后女性生育健康

**临床问题 1**：对于育龄期女性肾移植受者，与常规避孕措施相比，哪种避孕方式更为安全？

**推荐意见 1**：建议育龄期女性肾移植受者首选屏障避孕法（推荐强度 D，证据等级 5）。

**推荐意见 2**：口服激素类避孕药与肾移植受者常用的钙调磷酸酶抑制剂存在相互作用，尽量避免使用（推荐强度 C，证据等级 4）。

**推荐意见 3**：在屏障避孕法失败的情况下，建议在专业医师的指导下选择使用口服紧急避孕药（推荐强度 D，证据等级 5）。

**推荐意见说明**：

肾移植术后的育龄期女性避孕的主要目的是避免意外怀孕对肾移植受者和移植肾功能的不利影响。普通人群应用的常规避孕方法大都适用于肾移植受者[17]。输卵管结扎术虽然避孕成功率高，但由于是不可逆的侵入性手术，不适用于有生育计划的人。口服激素类避孕药效果好，但其存在血栓性静脉炎及肝功能损害等风险[18]，同时此类避孕药主要通过细胞色素 P450 代谢，应注意其与钙调磷酸酶抑制剂（calcineurin inhibitors，CNI）的相互作用[19]。紧急避孕是女性在未采取任何避孕措施或者避孕失败（如避孕套破裂、滑落等）情况下进行性生活，为避免非计划妊娠而采取的补救性措施。常用的口服紧急避孕药物有米非司酮、左炔诺孕酮、复方左炔诺孕酮，应在性行为后 72h 内服用，24h 内服用可提高避孕成功率[20]。这些药物对肾移植受者安全性未见评估报道，但国内外研究均显示左炔诺孕酮宫内缓释系统在治疗肾移植受者月经过多是安全的[19,21]。因此，在紧急情况下可在专业医师指导下使用。功能节育器、阴道环等侵入性避孕方法应考虑到其可能增加感染的风险。屏障避孕法主要包括避孕套、杀精剂、隔膜、宫颈帽等，正确使用时成功率可达 97%。其优点为方便且易于使用，避孕效果明确，还可避免潜在的药物间相互作用，可作为肾移植术后避孕的首选方式。孕前咨询、计划生育和避孕咨询对于所有育龄妇女（无论是移植前还是移植后）都是必要的。

**临床问题 2**：对于有生育需求的女性肾移植受者，在备孕期间，除常规产检外，还应进行哪些咨询和评估？

**推荐意见 4**：备孕期间的女性肾移植受者，除了常规产检外，建议接受产前咨询、风险评估、心理评估、遗传学咨询及临床药师指导（推荐强度 D，证据等级 5）。

**推荐意见说明**：

根据 AST 针对生殖和移植问题的建议，对于有生育需求的移植受者，需要在移植前进行妊娠相关风险的咨询及评估，并应在移植后对其本人及配偶继续进行咨询及评估[13]。咨询评估的主要内容应包括：妊娠后胎儿和母亲风险、产科并发症的风险、妊娠对移植肾功能的影响及妊娠结局，并进行遗传学评估等。同时应讨论受者妊娠的最佳时机，并建议进行避孕咨询和管理，以帮助移植受者选择合适的妊娠时机[22]。对于备孕的移植受者，应建立基于泌尿外科、移植科、肾脏内科、妇科、产科、新生儿科和其他个体需求和风险评估的医学专科医师进行多学科会诊的机制，根据移植后病史确定前一年的移植相关临床事件，对拟妊娠者应进行包括产科检查在内的体格检查，评估急性排斥反应、潜在感染风险（如巨细胞病毒、风疹病毒、单纯疱疹病毒、人类免疫缺陷病毒、乙肝病毒、丙肝病毒、梅毒螺旋体、弓形虫等）、免疫抑制方案是否合理、药物的致畸风险、血压、移植肾妊娠前基线功能的评估、心磷脂抗体、狼疮抗凝物筛查，评估社会心理状况，并在需要时由心理医师提供心理和社会支持[11,23]。同时，临床药师参与的多学科评估也可为肾移植后女性妊娠提供更加科学的个体化用药方案[24]。

对于有生育计划的肾移植受者,应接受遗传学咨询。慢性肾脏疾病(chronic kidney disease,CKD)及终末期肾病(end stage renal disease,ESRD)具有遗传倾向性,其机制可能涉及多个因素,包括基因突变、染色体异常等[25-26],基因诊断及遗传学分析有益于优化肾移植前后的管理[27]。因此,在生育前,无论是男性还是女性肾移植受者,应该充分了解其导致 ESRD 的原发疾病在家族中的遗传情况,评估其可能对子代的影响。

**临床问题 3:对于育龄期肾移植受者,妊娠前应完成哪些疫苗接种?**

推荐意见 5:如在移植前未接种疫苗,建议肾移植受者在妊娠前完成流感、肺炎球菌、乙型肝炎、破伤风疫苗接种(推荐强度 D,证据等级 5)。

推荐意见说明:

由于免疫抑制剂的作用,肾移植受者接种疫苗效果会减弱,理想情况下,对于有生育计划的女性移植受者应在移植前接种疫苗[28]。SMFM 推荐所有接受实体器官移植受者都应接种甲型肝炎和乙型肝炎、肺炎球菌病、破伤风 - 白喉 - 百日咳(tetanus diphtheria pertussis,TDaP)、脊髓灰质炎、季节性灭活流感和乙型流感嗜血杆菌(Haemophilus influenzae type B,Hib)、人乳头瘤病毒、麻疹 - 腮腺炎 - 风疹、脑膜炎球菌、水痘 - 带状疱疹病毒和严重急性呼吸综合征冠状病毒 2(severe acute respiratory syndrome coronavirus 2,SARS-CoV-2)疫苗[29-31]。在移植前可以接种减毒活疫苗(鼻流感疫苗、麻疹 - 腮腺炎 - 风疹疫苗、口服脊髓灰质炎疫苗和水痘 - 带状疱疹疫苗),但移植后及怀孕期间不宜接种减毒活疫苗。AST 推荐在妊娠前完成流感、肺炎球菌、乙型肝炎、破伤风疫苗的接种[13]。可以在妊娠期间接种甲型肝炎和乙型肝炎、季节性流感、肺炎球菌、脑膜炎球菌和 SARS-CoV-2 疫苗。建议在妊娠 27 至 36 周之间接种 TDaP 疫苗,以保护新生儿[11]。

**临床问题 4:对于育龄期女性肾移植受者,满足哪些条件可以开始备孕?**

推荐意见 6:推荐育龄期女性肾移植受者术后 2 年以上开始备孕(推荐强度 B,证据等级 2c)。

推荐意见 7:建议计划妊娠前 1 年内未发生不可逆的急性排斥反应、移植肾功能良好、无急性感染且免疫抑制剂用量稳定的女性肾移植受者可以备孕(推荐强度 D,证据等级 5)。

推荐意见 8:推荐肾移植受者在 35 周岁前妊娠(推荐强度 B,证据等级 2a)。

推荐意见说明:

一项观察性研究收集了美国肾脏数据系统(United States Renal Data System,USRDS)1990 年至 2010 年期间 21 814 名年龄在 15~45 岁、接受了首次肾移植的女性,评估了移植后 3 年内怀孕的女性移植肾失功的风险。结果表明,妊娠后 1、3 和 5 年的因任何原因(包括死亡)导致移植肾失功的概率分别为 9.6%、25.9% 和 36.6%,移植后 1 年内妊娠与死亡(HR:1.25,95% CI 1.04~1.50)及移植肾失功(HR:1.18,95% CI 1.00~1.40)风险增加相关,而移植后第 2 年妊娠与死亡(HR:1.26,95% CI 1.06~1.50)的发生风险增加相关。移植后第 3 年妊娠与死亡及移植肾失功风险增加无关[32],表明移植术后 2 年内妊娠会增加死亡及移植肾失功的风险。EBPG 肾移植专家组推荐:对于肾功能良好、无蛋白尿、无高血压、无持续排斥反应证据并且移植肾超声正常的女性,在移植后约 2 年妊娠是相对安全的[12]。AST 建议在妊娠前 1 年内,受者应达到未发生急性排斥反应、移植肾功能良好且稳定、无蛋白尿、无血清肌酐异常、无急性感染,且免疫抑制剂剂量稳定[33-34]。关于育龄期女性肾移植受者的最佳生育年龄,目前尚无相关数据报道,但超过 30 周岁妊娠的受者流产率高于年龄低于 30 周岁的受者[35]。一项纳入 4 174 例肾移植受者(6 712 次妊娠)的 meta 分析显示新生儿死亡率与肾移植术后妊娠时间相关,流产率则与肾移植受者妊娠年龄大于 35 岁相关[36]。因此,肾移植受者在 35 周岁以下妊娠更为安全。

临床问题 5：对于备孕期间的肾移植受者，如何调整免疫抑制剂有利于受者且最大限度减少免疫抑制剂对胎儿的潜在影响？

推荐意见 9：CNI 及糖皮质激素可以维持应用（推荐强度 B，证据等级 3a）。

推荐意见 10：备孕前停用霉酚酸类药物至少 6 周并转换为硫唑嘌呤（推荐强度 B，证据等级 2c）。

推荐意见 11：有条件的医疗机构在使用硫唑嘌呤前可进行巯嘌呤甲基转移酶和 *NUDT15* 基因型检查，以预防严重骨髓抑制的发生（推荐强度 B，证据等级 2c）。

推荐意见 12：备孕期间应停用西罗莫司（推荐强度 D，证据等级 5）。

推荐意见说明：

免疫抑制剂对肾移植受者及移植肾功能的维护至关重要，必须在整个妊娠期间持续应用，以防止急性排斥反应的发生。美国食品药物监督管理局（Food and Drug Administration，FDA）将妊娠期用药分为 A、B、C、D 及 X 五个等级。其中，糖皮质激素类为 B 类，CNI 为 C 类，西罗莫司、霉酚酸类（mycophenolic acid，MPA）及硫唑嘌呤（azathioprine，Aza）为 D 类[6]。肾移植受者目前最常用的免疫抑制方案是 CNI 和 MPA 联合或不联合口服糖皮质激素。虽然目前所有的免疫抑制剂对母体和胎儿都存在一定的风险，但风险程度有所不同。国内的研究表明应用他克莫司（FK506）和环孢素 A（Cyclosporin A，CsA）的妊娠期高血压发病率分别为 18.8% 和 34.4%，先兆子痫的发病率分别为 9.4% 和 25.0%，表明在妊娠期高血压的相关风险因素中，FK506 相较于 CsA 更加安全[37]。MPA 是一种已知的致畸剂，暴露于 MPA 会增加胚胎病变和早期妊娠流产的风险，并降低活产率[38-41]。MPA 半衰期较长，应在准备怀孕前 6 周停用[39]。与 MPA 相比，Aza、CNI 和口服糖皮质激素并未显著增加出生缺陷或流产增加的风险，这些药物在肾移植受者妊娠期间使用是相对安全的[42]。虽然有个案报道了使用西罗莫司成功分娩正常婴儿的受者[43]，但在动物实验中发现西罗莫司具有潜在的胚胎和胎儿致畸风险[44]，因此有妊娠计划的肾移植受者应停用西罗莫司。此外，有单中心研究报道在备孕期使用咪唑立宾替代 MPA 并在妊娠期维持的方案，移植肾功能稳定，且不影响妊娠成功率[23]。

亚洲人群巯嘌呤甲基转移酶（thiopurine S-methyltransferase，TPMT）和 *NUDT15*（nudix hydrolase 15）基因多态性与 Aza 所致白细胞减少明显相关，亚洲人群中有 15%~30% 的人存在变异[45]，国内已有多个指南认为，TPMT 和 *NUDT15* 基因型检查可用于预测骨髓抑制的发生[46-48]，推荐有条件的单位使用 Aza 前可进行检测。

在妊娠期间，由于生理变化（如血容量和药物分布容积增加、蛋白质结合力改变、细胞色素 P450 活性增加、胃排空延迟、肠蠕动减慢、肾小球滤过率增加等），通常导致免疫抑制剂血药浓度相对不足，在妊娠期间所需的治疗剂量将增加 20%~25%[49]。国内观察性研究发现妊娠晚期血药浓度变化超过 50% 的肾移植受者更容易发生早产及移植肾功能不全[50]，药物相对治疗剂量不足会增加急性排斥反应的风险，因此，建议在妊娠期间密切监测所应用的免疫抑制剂的血药浓度，以指导免疫抑制剂的使用剂量，同时监测血常规、肝肾功、电解质及尿常规等以评估患者的健康状况。

一般情况下，妊娠期间应至少每 4 周检测 FK506 或 CsA 血药浓度，在妊娠 32 周至准备分娩时每 1~2 周检测一次，产后 1 周内开始检测血药浓度，并根据具体情况及时调整药物和检测频率。

临床问题 6：相比于普通人群，肾移植受者妊娠期间应进行哪些特殊检查？

推荐意见 13：除常规产检外，建议肾移植受者在妊娠早期及妊娠晚期每 1~2 周评估移植肾功能，妊娠中期每 3~4 周评估移植肾功能（推荐强度 D，证据等级 5）。

推荐意见说明：

移植肾功能与妊娠结局直接相关。研究表明妊娠早期血清肌酐>125μmol/L、妊娠中期晚期舒张压>90mmHg的肾移植受者发生胎儿不良结局(胎儿死亡、流产、新生儿死亡、妊娠32周前生产和先天异常)的风险较普通人群升高6倍[51]。肾移植受者不良妊娠结局的相关因素包括未控制的高血压、妊娠前肌酐≥125μmol/L、蛋白尿(>500mg/24h)及多次移植[52]。肾移植受者妊娠期发生急性排斥反应,可增加先兆子痫、早产和移植肾失功的风险[53]。

关于肾移植受者妊娠期间评估肾功能的频率目前尚无相关的高质量研究,SMFM推荐肾移植术后妊娠的受者除进行常规产检外,建议每4~8周评估移植肾功能,包括血清肌酐、估算肾小球滤过率(estimated glomerular filtration rate,eGFR)、尿蛋白/肌酐比值或24h尿蛋白定量。监测CsA或FK506血药浓度,确保免疫抑制强度合理。出现任何临床怀疑急性排斥反应的表现应尽快进行实验室评估和辅助检查(必要时穿刺活检),以便评估妊娠状态与移植肾功能[11]。在妊娠早期,激素、妊娠反应、饮食、情绪等因素对孕妇的生理状态会产生较大的影响,在这一阶段应提高对移植肾功能评估的频率。在妊娠晚期,随着胎儿的不断增大,移植肾有被压迫的风险,同时伴随着胎儿可能随时分娩,也建议提高对移植肾功能评估的频率。因此,我们建议在妊娠早期(1~12周)及妊娠晚期(≥28周)每1~2周评估移植肾功能,在妊娠中期(13~27周),每3~4周评估移植肾功能。

临床问题7：肾移植受者妊娠期间的血压控制的目标范围为多少?

推荐意见14：推荐肾移植受者妊娠期间的血压控制目标为诊室血压110~130/80~85 mmHg(推荐强度D,证据等级5)。

推荐意见说明：

肾移植术后80%~90%的受者患有高血压[54-55]。高血压不利于移植肾的长期存活,并增加受者心血管疾病和死亡的风险,尤其是在血压控制不理想的受者中更加明显[56]。因此,肾移植术后合理的血压控制对受者及移植肾的存活至关重要。改善全球肾脏病预后组织(The Kidney Disease：Improving Global Outcomes,KDIGO)临床实践指南建议肾移植受者的血压控制目标为130/80mmHg[57]。关于肾移植受者妊娠期间血压目标值目前尚无研究数据,基于有限的证据,英国国家卫生医疗质量标准署(National Institute for Health and Clinical Excellence,NICE)推荐ESRD的孕妇的血压目标为140/90mmHg[58]。SMFM建议在器官移植受者的孕前评估与妊娠管理中,推荐肾移植受者妊娠期间的血压控制参考肾移植受者的血压控制目标[11]。中华医学会妇产科学分会《妊娠期高血压疾病诊治指南(2020)》提出妊娠期血压控制目标为：当孕妇未并发器官功能损伤时,收缩压控制在130~155mmHg,舒张压控制在80~105mmHg；孕妇并发器官功能损伤,收缩压应控制在130~139mmHg,舒张压应控制在80~89mmHg；血压不可低于130/80mmHg,以保证子宫胎盘血流灌注[59]。中华医学会妇产科学分会《妊娠期血压管理中国专家共识(2021)》建议当慢性高血压患者妊娠期的诊室血压≥140/90mmHg时,应启动降压治疗,降压目标值为诊室血压不低于110~130/80~85mmHg[60]。结合临床经验及专家共识,我们推荐肾移植受者妊娠期间的血压控制目标为诊室血压110~130/80~85mmHg。

临床问题8：对于备孕和妊娠期间的肾移植受者,使用哪些降压药物是安全的? 哪些降压药物是禁止使用的?

推荐意见15：对于备孕和妊娠期间的肾移植受者,治疗高血压的降压药物推荐首选拉贝洛尔和/或硝苯地平(推荐强度B,证据等级2a)。

推荐意见16：妊娠期间禁止使用血管紧张素转化酶抑制剂和血管紧张素Ⅱ受体拮抗剂(推荐强

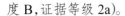

度 B,证据等级 2a)。

推荐意见说明:

对于肾移植受者在妊娠备孕及妊娠期间降压药物的选择目前缺乏高质量数据。参考国内外妊娠期间的高血压用药选择,推荐备孕和妊娠期间的肾移植受者首选降压药物为拉贝洛尔(B 类)和 / 或硝苯地平(C 类)[59-61]。拉贝洛尔能够降低围产期死亡率,减少蛋白尿的发生率,口服的常用剂量为50~200mg,每天 2~3 次[62];硝苯地平常选择控释片,从最低有效剂量起始给药,根据血压情况逐渐调整为 30~60mg,每天 1 次[60]。上述两种药物单用效果不佳时可选择联合使用,在联合使用效果不佳时,可考虑选择中央 α 受体激动剂甲基多巴片(C 类),250~500mg,每天 2~3 次。如果口服药物血压控制仍然不理想,可以选择静脉用药,包括拉贝洛尔(B 类)、尼卡地平(C 类)、尼莫地平(C 类)、酚妥拉明(C 类)、硝酸甘油(C 类)、硝普钠(C 类)等[59-60]。利尿剂可能会引发血液浓缩,降低有效循环血量,并增加高凝风险。所以,只有当孕妇全身水肿、肺水肿、脑水肿、肾功能不全、急性心功能衰竭等状况出现时,才可以斟酌使用呋塞米(C 类)等速效利尿剂。螺内酯(D 类)能够穿过胎盘,对胎儿产生抗雄性激素的影响,怀孕期间应避免使用。血管紧张素转化酶抑制剂(angiotensin converting enzyme inhibitors,ACEI)(D 类)和血管紧张素 Ⅱ 受体拮抗剂(angiotensin Ⅱ receptor blockers,ARB)(D 类)会增加胎儿先天缺陷、羊水减少、肺部发育不良以及提高新生儿死亡率的风险,妊娠期间禁止 ACEI 和 ARB 类药物[12,63]。

临床问题 9:与常规人群相比,肾移植受者妊娠期间泌尿系感染风险是否升高? 出现无症状菌尿是否需要积极治疗?

推荐意见 17:肾移植受者妊娠期间泌尿系感染发生率升高,推荐出现无症状菌尿时积极治疗(推荐强度 B,证据等级 2c)。

推荐意见说明:

肾移植受者妊娠期间尿路感染的风险会增加。有单中心研究报道,肾移植受者妊娠期间尿路感染的发生率高达 34%(18/53)~42%(22/52)[64-65]。因为妊娠生理的变化,孕妇是尿路感染的高危人群,胎儿的压迫、免疫抑制状态和移植尿路的解剖结构改变增加了肾移植孕妇泌尿系感染的风险。在正常人群中,2%~7% 的孕妇会受到无症状菌尿(asymptomatic bacteriuria,ASB)的影响,而肾移植后妊娠的受者中未见数据报道。目前,尚无高质量的证据证明未经治疗的 ASB 与急性肾盂肾炎之间的关联,有低至中等质量的证据表明,治疗 ASB 可降低新生儿低体重和早产的发生率[66]。SMFM 建议每月进行尿液培养,以筛查 ASB,如果阳性则进行治疗,以保护肾移植的孕妇[11]。美国妇产科医师协会(American College of Obstetricians and Gynecologists,ACOG)推荐对妊娠合并 ASB 进行积极治疗,并针对培养结果使用抗菌药物 5~7d[67]。在药物选择上,首选 FDA 分类中的 B 类药物(无 A 类药物),如短疗程的 β- 内酰胺类药物(B 类)、磷霉素(B 类)等。关于妊娠期膀胱炎的研究有限,ACOG 建议使用敏感抗生素 5~7d,在经验用药中,应避免使用阿莫西林或氨苄西林,因为大多数尿路感染的病原体对上述抗生素耐药[67]。急性肾盂肾炎已被证明与孕妇并发症增加相关,在一些研究中还与早产和胎儿低体重相关。治疗肾盂肾炎的首选抗生素是第三代头孢菌素类(B 类)或碳青霉烯类(B 类)[66],ACOG 建议肾盂肾炎疗程为 14d[67]。

临床问题 10:肾移植受者妊娠期间发生的急性排斥反应,该如何治疗?

推荐意见 18:T 细胞介导排斥反应推荐首选静脉注射类固醇治疗(推荐强度 D,证据等级 5)。

推荐意见 19:抗体介导排斥反应推荐首选血浆置换,必要时联用静脉注射免疫球蛋白治疗(推荐强度 B,证据等级 2b)。

推荐意见说明:

移植肾可以适应妊娠期间的生理变化,在妊娠早期肌酐清除率增加近 30%,在妊娠中期略有下降,在妊娠晚期恢复至孕前水平[22],由于恢复到孕前的免疫状态,产后发生急性排斥反应的发生风险更高[12]。风险因素包括妊娠前的亚临床排斥反应和免疫抑制方案的调整等[68]。妊娠期的急性排斥反应会增加肾移植受者先兆子痫外、早产和移植肾失功的风险[53]。

肾移植受者妊娠期间排斥反应的诊断很困难,必要时可以实施超声引导下的移植肾活检以进行诊断和鉴别诊断[69]。

对于 T 细胞介导的排斥反应,KDIGO 指南的建议初始治疗通常应包括每天 250~500mg 甲基强的松龙冲击治疗 3~5d,该方案对大多数 Banff 1 级病变有效[70]。同时,使用高剂量类固醇治疗妊娠期间的同种异体移植肾排斥反应是成功的,仍然是一线治疗方法[71]。T 细胞介导的排斥反应涉及脉管系统的淋巴细胞浸润时(Banff Ⅱ 和 Ⅲ 病变),最常见的方案是兔抗胸腺细胞球蛋白(Rabbit antithymocyte globulin,rATG),剂量为 1.5mg/kg,持续 5~7 剂。国外的一项双盲、随机、多中心、Ⅲ 期临床试验报道 rATG 治疗 T 细胞介导的排斥反应的逆转率高达 88%[72]。目前关于使用抗胸腺细胞球蛋白、利妥昔单抗、巴利昔单抗等药物治疗妊娠期急性排斥反应的数据有限,也没有具体的建议[71,73-75]。有研究报道使用抗 CD8 和抗 CD4 治疗显示小鼠妊娠期胎盘增殖减少[76]。

对于抗体介导的排斥反应的治疗,血浆置换和静脉注射免疫球蛋白(intravenous immunoglobulin,IVIg),联合或者不联合利妥昔单抗,是目前的标准方案(典型的治疗方案包括每天或每隔 1 天进行血浆置换,每次治疗去除 1.5 倍血浆体积,然后静滴 100~200mg/kg 的 IVIg,联合或不联合单剂量 3.75mg/m² 的利妥昔单抗)[77]。也有多项研究表明,IVIg 在无实体器官移植的孕妇中是可以使用的,未发现对孕妇或胎儿的副作用[78]。

对于妊娠期间的肾移植受者发生排斥反应,治疗过程需要综合考虑孕妇和胎儿的安全,必要时应考虑终止妊娠。医师将评估风险和益处,并与患者共同决定最合适的治疗方案。

临床问题 11:**肾移植受者能否生育多胎? 能否多次妊娠?**

推荐意见 20:肾移植受者可以生育多胎,但在孕期需严密监测(推荐强度 C,证据等级 4)。

推荐意见 21:肾移植受者可以多次妊娠,每次妊娠前均需严格评估,并在严密监测下进行(推荐强度 B,证据等级 2b)。

推荐意见说明:

一项来自巴西的单中心观察性研究评估了 52 例孕妇分娩的 54 例胎儿,其中 2 例为多胎妊娠,随访 5 年未发现异常[65]。另一项来自伊朗单中心观察性研究报道 53 例孕妇中 6 例为多胎妊娠[64]。一项来自以色列的单中心观察性研究报道肾移植术后 30 例单胎妊娠和 22 例多胎妊娠,中位随访 5.6 年,与单次妊娠相比,多胎妊娠并没有增加移植肾丢失率。第一次妊娠和第二次妊娠在胎龄、出生体重、移植肾功能和蛋白尿率方面没有显著差异[79]。国内也有少量的观察性研究报道了多次妊娠并成功生育,随访多年未见子代异常[80-81]。一项来自荷兰的多中心队列研究观察了 109 例妊娠 1 次,78 例妊娠 2 次及 10 例妊娠 3 次受者的 eGFR 变化,发现第 1 次、第 2 次和第 3 次妊娠后的 eGFR 与妊娠前相比没有明显降低[82]。目前,没有高质量的数据评估多胎妊娠相对于单胎妊娠对于肾移植受者的风险系数,我们建议多胎妊娠受者应进行更加严密的随访检测。

临床问题 12:**肾移植受者怀孕后,如何对胎儿进行监测?**

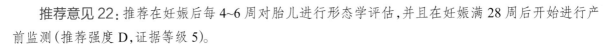

推荐意见 22：推荐在妊娠后每4~6周对胎儿进行形态学评估，并且在妊娠满28周后开始进行产前监测（推荐强度 D，证据等级5）。

推荐意见说明：

考虑到肾移植受者妊娠产科并发症（如妊娠期高血压疾病、胎儿生长受限和死产）的风险增加[83]，需要对孕妇和胎儿进行更为密切的监测，建议整个妊娠期间每4至6周对胎儿生长情况进行评估。目前尚缺乏指导肾移植受者产前监测的循证医学数据。我们在针对这一高危产科人群建议中纳入以下考虑因素：鉴于肾移植受者早期妊娠流产、早产和胎儿生长障碍的发生率高，及时和准确的妊娠日期推算至关重要；超声检查是检测妊娠期间胎儿形态学异常的主要手段，推荐使用超声检查评估胎龄[84]；建议对妊娠的肾移植受者进行围生期遗传风险的咨询和非整倍体筛查，由于器官捐献者和移植受者之间的性别可能不一致，理论上可能影响胎儿性染色体分析，因此在这类人群中进行胎儿游离 DNA 筛查（cell-free fetal DNA）存在争议，应考虑不进行性染色体评估的常染色体三体（21、13和18）筛查方法[85]；对妊娠期肾移植受者进行羊膜穿刺术和绒毛膜绒毛取样没有禁忌证，可以在出现临床指征和适当的情况下进行；考虑到肾移植受者使用的药物存在致畸风险，以及围产期感染（如巨细胞病毒）的可能性，建议对所有肾移植受者妊娠期进行胎儿超声心动图检查及详细的胎儿形态学评估[86]。肾移植术后妊娠属于高危妊娠，ACOG 推荐高危妊娠孕妇从妊娠32周开始产前胎儿监测，对于出现围生期并发症的孕妇（如高血压、胎儿生长受限等），建议将产前胎儿监测的时间提前[87]。结合肾移植术后妊娠早产高发的实际情况，推荐肾移植术后妊娠满28周后开始进行产检监测，并根据胎儿和孕妇的相关情况，为肾移植术后妊娠女性制订个体化的胎儿监测方法。

临床问题 13：对于妊娠期肾移植受者，使用阿司匹林能否降低妊娠期先兆子痫发生的风险？

推荐意见 23：推荐每天使用低剂量阿司匹林同时监测凝血功能，降低先兆子痫和移植肾功能下降的风险（推荐强度 A，证据等级 1a）。

推荐意见说明：

器官移植受者的妊娠过程中，高血压及先兆子痫的发病率明显提升[88-89]。在接受肾移植的受者中，50%~80% 存在高血压[90]。两项 meta 分析研究显示，肾移植受者妊娠总体先兆子痫发生率为21%~29%[1,36]，比一般人群的发生率高出6倍[91]。巴西的一项回顾性单中心病例对照研究中，78 名接受肾移植的孕妇妊娠至少20周时，先兆子痫的发生率高达42%[92]。国内观察56例肾移植受者妊娠期高血压发病21例（37.5%），先兆子痫16例（28.57%）[93]。妊娠期高血压可能会增加胎儿生长受限和早产的发生率，也可导致孕妇围产期疾病发病率、胎儿和新生儿死亡率的增加[94]。

研究表明，低剂量的阿司匹林摄入能够使受者获益。一项对纳入830例肾移植受者的回顾性研究表明，接受低剂量阿司匹林（100mg/d）后移植肾功能和移植肾存活得到改善，对肾功能未产生负面影响[95]。一项 meta 分析对9项研究进行了比较，其中接受不同剂量的阿司匹林组与未接受阿司匹林的治疗组相比，肾移植受者服用阿司匹林与移植肾失功、移植肾血栓形成、主要心血管不良事件及死亡率的风险降低相关[96]。妊娠16周前使用低剂量阿司匹林可降低高危妊娠孕妇先兆子痫的发生率，被推荐用于预防有先兆子痫前期危险因素的女性[97-98]。一项纳入了23项 RCT 的 meta 分析提示妊娠期每天低剂量阿司匹林与先兆子痫及个体发生严重围产期结局的风险降低相关，且无明显危害[99]。基于以上数据，SMFM 推荐每天低剂量阿司匹林预防方案，以降低接受肾移植的孕妇发生先兆子痫的风险，并降低肾移植受者发生移植肾功能不全及排斥反应的风险[11,100]。我们参考 SMFM 的推荐意见，并推荐在使用低剂量阿司匹林时密切监测肾移植的受者的血凝情况。

临床问题 14：**针对肾移植受者,如何选择分娩的时机?**

推荐意见 24：接受肾移植受者的分娩时机应结合个体情况综合分析,在没有其他特殊临床指征的情况下,建议在妊娠 37 周 $^{+0/7}$~39 周 $^{+6/7}$ 之间分娩(推荐强度 D,证据等级 5)。

推荐意见说明：

目前对于接受肾移植的孕妇的分娩时间选择尚缺乏循证医学数据,但对于肾移植受者的妊娠,早产发生的比例是增高的。对于接受肾移植,没有其他胎儿或母体提前分娩指征且状态稳定的孕妇,可以在妊娠满 39 周后分娩。由于潜在的产科合并症和妊娠高血压疾病的风险增加[1,36,52,91],接受肾移植的妊娠女性选择早期分娩,可能会降低胎儿和孕妇不良结局的风险。在我国,接受肾移植的妊娠女性早产率为 66.6%~82.14%,活产率 82.76%[93,101,102]。肾移植受者妊娠虽属于高危妊娠,但总体风险仍可控,建议在妊娠满 28 周后应对孕妇及胎儿密切监测,实时监测整个妊娠过程患者相关指标,尽早干预,适时终止妊娠,改善母婴结局。

临床问题 15：**肾移植受者妊娠期间,因肾移植因素而终止妊娠的临床指征有哪些?**

推荐意见 25：对于持续有尿蛋白或尿蛋白明显增加者、妊娠初中期血肌酐明显上升等肾功能明显异常的肾移植受者,建议在综合评估后决定是否终止妊娠(推荐强度 D,证据等级 5)。

推荐意见 26：出现急性排斥反应经积极处理无法逆转,血清肌酐持续升高的肾移植受者,建议经综合评估后决定是否终止妊娠(推荐强度 D,证据等级 5)。

推荐意见说明：

何时终止妊娠是处理妊娠并发症和合并症时面临的常见问题。过早终止妊娠可能导致不必要的早产,而过晚终止妊娠又可能增加母婴风险,甚至发生孕妇或胎儿死亡。规范终止妊娠时机有助于改善妊娠结局、提高产科质量、减少医疗纠纷。

2020 年我国发布的《妊娠并发症和合并症终止妊娠时机的专家共识》[103],重点关注需要终止妊娠的常见疾病,包括母亲、胎儿、胎盘、脐带、羊水和子宫各个环节,共形成了 42 条专家共识,A 级推荐包括:①对于妊娠期高血压和无严重表现的子痫前期孕妇,在 37 周或之后应及时终止妊娠。②胎膜早破发生在 37 周及以上者,建议尽快终止妊娠。③对于晚期足月妊娠,建议在 41~41 周 $^+$ 终止妊娠。

对于肾功能不全的产妇,发生以下情况时,应及时终止妊娠:妊娠 32 周前孕妇或胎儿情况出现严重恶化,或妊娠 32 周后孕妇或胎儿情况出现不太严重的恶化均应终止妊娠。此外,出现典型的肺栓塞或 HELLP 综合征,孕妇情况逐渐恶化,包括严重且不能控制的高血压,肾病综合征伴迅速增加的蛋白尿和(或)血肌酐迅速增加;胎儿情况逐渐恶化,包括任何孕周的胎心率异常,≥32 周超声多普勒检查脐动脉舒张期血流缺失,孕晚期超过两周胎儿没有生长[104]。

对于肾移植妊娠,终止妊娠要全面考虑受者全身情况和产科情况,无异常者可等待足月妊娠,若出现以下指征可考虑终止妊娠:移植肾 eGFR 降至 50ml/min 以下;持续有尿蛋白或尿蛋白增加者;妊娠初、中期血肌酐明显上升者;泌尿生殖系统严重疾病者;发生无法逆转的排斥反应;重度妊娠高血压综合征、胎儿宫内窘迫、胎膜早破、胎儿畸形及胎儿死亡等[105]。

产科情况极其复杂,个体孕妇何时终止妊娠应根据临床情况和孕妇意愿决定。当孕妇和胎儿面临生命危险时,应及时果断终止妊娠。

临床问题 16：**对于肾移植受者,相比于剖宫产,经阴道分娩是否会增加产妇及胎儿的不良结局?**

推荐意见 27：经阴道分娩不会增加产妇及胎儿的不良结局,推荐肾移植受者在决定剖宫产之前可尝试经阴道分娩(推荐强度 B,证据等级 2b)。

推荐意见说明:

一项来自英国的研究报道,肾移植受者中超过 3/4 的分娩是剖宫产,但只有 3% 是由于肾移植的因素而进行的[106]。大多数受者髂窝的移植肾不会阻塞产道,肾移植受者的阴道分娩不会受到影响,也不会挤压到移植肾脏[52]。肾移植受者中如此高的剖宫产率可能出于对胎儿和产妇并发症的担忧[36]。接受肾移植女性发生孕产妇和胎儿并发症的风险较高:大约 1/4 女性出现先兆子痫,发生率是普通人群的近 6 倍(21.5% vs. 3.8%)[107];此外,在一项包含了 52 名接受肾移植受者的国际多中心回顾性队列中,先兆子痫发生率高达 38%,慢性高血压发生率高达 27%[108]。对于出现并发症(先兆子痫、高血压等)的肾移植受者,剖宫产是更合理的选择。虽然肾移植后的剖宫产是安全的,但是依然存在损伤移植肾的风险,且一旦发生后果较为严重。在一项大样本量($n=1\ 435$)的回顾性队列研究中,尝试阴道分娩与孕产妇或新生儿不良结局的风险增加无关,并且尝试阴道分娩与直接计划的剖宫产相比,新生儿期综合发病率降低[109]。鉴于经阴道分娩成功率高、新生儿并发症发病率低,且不会增加孕产妇并发症的发病率或损害移植物存活率,我们建议肾移植受者在决定剖宫产之前尝试经阴道分娩。

**临床问题 17:** 肾移植受者生育后可以母乳喂养吗?针对哺乳有哪些推荐意见?

**推荐意见 28:** 推荐以 CNI、Aza 及口服糖皮质激素为免疫抑制方案且用药剂量方案稳定的肾移植受者生育后可以母乳喂养(推荐强度 C,证据等级 4)。

推荐意见说明:

肾移植受者妊娠后早产儿及低体重儿发生率高,母乳喂养可降低早产儿感染和坏死性小肠炎和结肠炎的风险,并可促进早产儿精神、运动和行为发育[110,111]。美国儿科学会(American Academy of Pediatrics,AAP)推荐新生儿应接受 6 个月的母乳喂养后逐渐过渡到辅食[112]。肾移植受者在哺乳期间不应停止免疫抑制剂,因为免疫抑制剂对婴儿有潜在的不利影响,过去的观念一般习惯性建议肾移植术后产妇避免母乳喂养[113-114]。研究表明,并非所有的药物暴露都会对婴儿造成风险,相对于母乳暴露,子宫内的暴露对胎儿危害更大。脐血中的 FK506 浓度可达到母体全血浓度的 71%,但母乳中的 FK506 浓度仅为母体全血浓度的 8%~10%,母乳喂养婴儿体内的剂量低于产妇口服剂量的 1%[115]。同样,通过母乳暴露的泼尼松(prednisone,Pred)仅为母体浓度的 0.1%,小于婴儿内源性皮质类固醇产量的 10%[116],在使用这些药物时新生儿从母乳中的暴露量可忽略不计[75],并且在母亲服用 CNI、Aza 及皮质类固醇期间进行母乳喂养的婴儿中,未发现母乳喂养的残留效应及不良结局报道[116]。因此,推荐以 CNI、Aza 及皮质类固醇为免疫抑制剂方案且用药剂量稳定的肾移植受者生育后母乳喂养。

MPA 类是已知的致畸类药物,如果肾移植受者产后需要使用 MPA 类药物,通常不鼓励母乳喂养。尽管有低等级证据的报告表明母乳喂养的婴儿接触 MPA 后并不会产生不良影响[117],但由于 MPA 在母乳中含量不低,西罗莫司亦是如此,因此对于服用 MPA 和西罗莫司的肾移植受者,EBPG 不推荐母乳喂养[12]。关于 T 细胞和 B 细胞抑制剂的哺乳期数据有限,因此在母乳喂养期间需谨慎使用此类药物。

**临床问题 18:** 对于肾移植受者,从备孕到产后,是否有必要提供心理支持?

**推荐意见 29:** 推荐肾移植受者在备孕、妊娠和产后接受心理健康专家的帮助并进行心理健康评估(推荐强度 B,证据等级 3a)。

推荐意见说明：

肾移植受者通常对自己的整体健康状况和移植肾功能过分敏感,从而导致焦虑和抑郁的发生率增加[118]。抑郁症与移植后死亡风险增加相关[119]。怀孕会增加个体对健康的过分担心从而导致焦虑,并可能导致移植肾功能丧失。应在怀孕早期并经常在整个怀孕期间提供心理社会支持。此外,考虑到焦虑和抑郁的基线患病率,肾移植受者发生产后抑郁的风险可能增加,建议尽早进行心理健康状态评估[120]。

**临床问题 19：肾移植受者产褥期除常规的产后护理以外还有哪些特殊的注意事项?**

推荐意见 30：建议肾移植受者产褥期密切监测免疫抑制剂血药浓度,评估移植肾功能及移植肾形态(推荐强度 D,证据等级 5)。

推荐意见 31：建议有母乳喂养计划的产妇维持 CNI+Aza 及糖皮质激素方案,无母乳喂养计划的产妇可将 Aza 调整为 MPA(推荐强度 D,证据等级 5)。

推荐意见说明：

产褥期女性由于激素水平的变化及生理状态的改变可能会诱发急性排斥反应,产褥期急性排斥反应的发生率未见文献报道,仅见一些个案报道[121],一旦发生将对肾移植受者及移植肾脏功能产生严重不良影响。因此,产褥期关注患者的移植肾功能及免疫抑制剂血药浓度非常重要。EBPG 建议产褥期应密切监测肾功能、尿蛋白、血压、免疫抑制剂血药浓度及电解质[12]。我们建议在分娩后的 24~48h 进行一次全面的移植肾功能评估,包括移植肾形态、血清肌酐、eGFR、尿蛋白 / 肌酐比值及 24h 尿蛋白,同时评估免疫抑制剂血药浓度,产褥期内每 1~2 周进行一次评估。此外,EBPG 指出产褥期急性排斥反应虽然不常见,但发生后预后较差。因此,建议分娩后应立即重新调整免疫抑制方案[12]。建议计划母乳喂养的产妇维持 CNI、Aza 及口服糖皮质激素方案,无母乳喂养计划的产妇可将 Aza 调整为 MPA。

### 三、肾移植后男性生育健康

**临床问题 20：肾移植能否改善男性 ESRD 患者的生育能力? 对于有生育需求的男性 ESRD 患者,接受肾移植的时机如何选择?**

推荐意见 32：肾移植能够改善男性 ESRD 患者的生育能力(推荐强度 B,证据等级 2a)。

推荐意见 33：男性 ESRD 患者在青春期前接受肾移植,可以减轻因 ESRD 导致的睾丸在分泌精子、性欲发生以及维持男性的第二性征等功能的不足(推荐强度 C,证据等级 4)。

推荐意见 34：青春期后确诊的男性 ESRD 患建议者尽早接受肾移植,有利于生育能力的恢复(推荐强度 C,证据等级 4)。

推荐意见说明：

研究表明,男性 ESRD 患者血清睾酮水平、射精量、总精子数、精子浓度、总精子活力、运动精子活力及精子形态均显著低于同年龄健康人群,ESRD 显著影响男性的生殖能力[122]。肾移植后精子形态和密度虽然没有明显改善,但精子活力及激素水平在移植后可恢复到接近正常水平[123]。一项纳入来自中国、印度、芬兰、伊朗的 5 项前瞻性研究共包含 151 例肾移植术后男性受者的 meta 分析表明,男性肾移植受者的精液质量虽然仍低于普通人群,但相比移植前精子密度和精子活力均显著提高[124]。国内的一项观察性研究纳入 10 例男性肾移植受者及 12 例正常人群作为对照,观察移植术前、术后受者及对照组的精液,发现肾移植术后,男性的精子活动力、存活率明显优于术前,并且与正常对照组相比无显著性差异,而肾移植前后精子正常形态率无显著差异[125]。另一项纳入 15 例男性肾移植受者及 12 例健康对照的研究发现,男性接受肾移植后精子运动能力明显改善,但精子形态及密度的改善并不明显[126]。以上多项研究表明,成功的肾移植能够提高男性精液质量。此外,多项研究表明男性 ESRD 患者肾移植后勃起功能也能得到明显改善[9,123,127]。

在一项纳入 7 例青春期前 ESRD 男性患者(初次发病年龄 12~18 岁)的观察性研究中,接受肾移植的年龄为 18~25 岁,中位随访时间为 51(23~134)个月,仅 1 例(14.2%)患者精子质量恢复到正常水平[128],这项研究表明,与成年患者相比,当患者在青春期前或青春期间罹患尿毒症时,精液质量将受到严重影响,因此,在青春期前接受肾移植以恢复睾丸正常生精能力非常重要。一项研究对无生育史的成年男性肾移植患者随访观察 3 年,49 例患者(61.25%)成功生育子女[129]。对于青春期后发生 ESRD 的男性,其睾丸生精功能发育正常,有条件的情况下,应尽快减轻 ESRD 对激素水平、总精子数、精子浓度、总精子活力、运动精子活力及精子形态以及性功能的影响,尽早接受肾移植是最有效的方案。

临床问题 21:**对于适龄男性肾移植受者,移植后多久准备生育最为合适?**

推荐意见 35:推荐肾功能稳定的适龄男性肾移植受者任何时候都可以选择生育,在移植满 2 年后选择生育,其配偶妊娠成功率高(推荐强度 B,证据等级 2b)。

推荐意见说明:

精子从诞生到成熟需要 3 个月时间。精子在睾丸里产生需要 64~74d,在附睾内发育、成熟的时间约 16d。肾移植术后 6 个月左右的成熟精子是在移植后 3 个月左右开始生成的。一项来自我国 8 个中心的观察性研究对 212 例男性肾移植受者生育特点进行分析,其配偶妊娠发生的时间为移植术后 15~204 个月,其中肾移植术后 15~24 个月,配偶共生育婴儿 20 例,平均体重(3 115 ± 517)g,其中早产 3 例(15.0%)。在肾移植后 25~204 个月配偶怀孕并生下 196 个婴儿,平均体重为(3 384 ± 438)g,早产 6 例(3.1%)[130]。另一项来自国内的观察性研究纳入 88 例男性肾移植受者,配偶妊娠距肾移植的时间最短 16 个月,最长为 204 个月,其中 6 例移植受者的配偶于术后 2 年妊娠(6.8%),其余 93.2%(82/88)的成功妊娠均在肾移植 2 年后[131]。还有观察性研究发现,与肾移植后 2 年相比,移植后 6 个月内男性受者的精子活动力低、精子头部缺陷增加[132]。因此,从妊娠成功率及胎儿健康分娩的角度出发,男性肾移植受者应在术后 2 年考虑生育。移植 2 年后,绝大多数受者的精液质量也能够恢复到通过自然或辅助生殖实现生育的水平[9,133]。

临床问题 22:**男性肾移植受者在准备生育期间需要做哪些检验和检查?**

推荐意见 36:建议男性肾移植受者在准备生育期间对全身健康状况、精液质量、移植肾功能进行评估,并进行遗传性疾病咨询(推荐强度 D,证据等级 5)。

推荐意见说明:

AST 关于生殖问题和移植的共识会议建议:对于有生育需求的移植受者,与妊娠风险相关的咨询及评估需要在移植前进行,并应在移植后对本人及其配偶继续进行咨询及评估[13]。男性肾移植受者作为生育的共同完成者,需参与生育全过程的健康管理。精液质量与男性受者配偶妊娠成功率相关,而移植肾功能正常是男性精液质量恢复的前提[124]。因此,推荐男性受者在备孕期间对精液质量(总精子数、精子浓度、总精子活力、运动精子活力及精子形态)、移植肾功能(血清肌酐、eGFR、尿蛋白/肌酐比值或 24h 尿蛋白)进行评估,同时进行其他男性生育检查(性激素检查、性传播疾病筛查、生殖系超声检查)、男性外生殖器发育情况检查(有无畸形、包皮过长、包茎、睾丸大小质地是否正常等)以及全身健康状况检查(血常规、尿常规、肝肾功能、腹部 B 超、泌尿系 B 超、心电图、心脏超声及男性肿瘤标志物等）。若本人或家人有家族遗传史,孕前还需要做遗传咨询。

临床问题 23：**男性肾移植受者备育前是否需要调整免疫抑制方案?**

推荐意见 37：推荐男性肾移植受者在生育准备过程中维持原免疫抑制方案(推荐强度 B,证据等级 3b)。

推荐意见说明:

男性的生殖能力与精子质量有关。CsA 和 FK506 是肾移植后免疫抑制的基础方案,但它们可导致男性肾移植受者的精子质量下降[134]。一项观察性研究对 9 例接受 CsA(3mg/(kg·d))治疗年轻男性肾移植受者的生育能力进行了评价。8 例受者精液分析显示大部分指标正常,且其睾酮水平正常。其中 4 例备育的男性中,3 例成功,CsA 对肾移植男性受者生育能力影响不大[135]。但国内的一项观察性研究认为 CsA 对男性肾移植受者的精子形态有一定的影响[136]。一项多中心观察研究报道了 212 例男性肾移植受者免疫抑制剂剂量及方案为: CsA［1.2~3.0mg/(kg·d)］、FK506［0.03~0.1mg/(kg·d)］、Aza(50~75mg/d)、Pred(5~10mg/d)和 MMF(1.0~1.5g/d),其中 164 例选择 CsA + Aza + Pred,29 例为 CsA + MMF + Pred,14 例为 FK506 + MMF + Pred,2 例为 FK506 + MMF,1 例为 Aza + Pred[130],该研究未明确生育期间最佳的免疫抑制剂方案,但在安全剂量范围内,这些方案都能够成功生育。国内另一项以 15 例正常男性作为对照组的观察性研究中,研究组分别为免疫抑制方案 20 例服用 FK506+MMF+ Pred 和 17 例服用 CsA+Aza+Pred 的男性肾移植受者,结果显示 3 组人群的精子在成活率、曲线速度、平均路径速度等指标上无差异,他克莫司组在前向运动百分率、直线速度均显著高于环孢素组,畸形率则低于环孢素 A 组[137]。虽然,免疫抑制剂对男性的精液质量有一定的影响,但稳定的免疫抑制剂方案对男性生育能力影响较小,因此,推荐男性肾移植受者备孕过程中可以维持原免疫抑制方案。

个案报道西罗莫司能够导致男性肾移植受者无精症,在调整为 FK506 后受者的精液质量有所提高[138]。一项观察 40 年的队列研究报道了 923 例生育的男性肾移植受者,其中 MPA 暴露组报告了 1 例胎儿形态异常,非暴露组报告 7 例异常。结果表明,MPA 暴露与胎儿畸形、活产率、胎龄及出生体重无关[139]。通过精液转移至妊娠伴侣中的 MPA 类药物浓度是动物实验中非致畸浓度的 1/30,是最低致畸浓度的 1/200;在暴露量为人体治疗剂量 2.5 倍的动物实验中,MPA 类具有遗传毒性效应,因此,并不能完全排除 MPA 类药物潜在的精子毒性及遗传毒性[140]。男性肾移植受者在备育过程中可在专科医师的指导下将 MPA 类药物调整为 Aza。

临床问题 24：**对于准备生育的男性肾移植受者,与常规生活方式相比,如何通过药物干预来提高精子质量?**

推荐意见 38：推荐准备生育的男性肾移植受者,在医师指导下补充维生素 E 及左卡尼汀提高精子质量(推荐强度 B,证据等级 2b)。

推荐意见说明:

中华医学会男科分会《男性不育诊疗指南》推荐维生素 E 及左卡尼汀等药物用于提高男性精子质量[141]。参考该指南意见,推荐准备生育的男性肾移植受者,在医师指导下补充维生素 E 及左卡尼汀提高精子质量。目前,尚无数据证实维生素 E 能否使男性肾移植受者受益,但有研究表明以维生素 E 为代表的抗氧化剂治疗能够延缓透析的慢性肾病患者发展为 ESRD[142]。左卡尼汀又名左旋肉碱,研究发现补充左卡尼汀 3 个月能够降低移植肾失功的发生率[143],另一项研究报道了肾移植受者血清游离左旋肉碱水平与外周动脉硬化程度呈负相关[144]。

维生素 D 在钙磷稳态和骨矿化方面有显著作用,有研究提示,维生素 D 与男性血清雄激素水平相关[145],一项随机双盲临床试验于 2021 年至 2022 年期间对 70 名 ESRD 男性(21~48 岁)进行评估,研究组补充维生素 D(5 万单位 / 周,持续 3 个月),对照组未进行干预,在肾移植术前 3 个月及术后 6 个月对患者维生素 D 水平、黄体生成素(luteinizing hormone,LH)、促卵泡激素(follicle-stimulating hormone,FSH)、血清肌酐、肾小球滤过率(glomerular filtration rate,GFR)、钙、总睾酮和游离睾酮、甲状旁腺激素、性功能和精液质量进行评估。结果显示,与对照组相比较,研究组血清维生素 D 水平显著上升,但其他结果未见明显改善,两组间精子数量、形态、体积、活动力等精液参数无统计学差异($P > 0.05$)[146]。

## 四、小结

随着医学技术的不断发展,肾移植受者的生育问题受到了越来越多的关注。为了更好地指导这一人群的生育决策,中华医学会器官移植分会制订了《中国肾移植受者生育管理指南》。该指南是我国在肾移植领域的一项重要探索,作为我国第一部针对肾移植受者生育管理的指南,其产生具有里程碑意义。然而,与任何新生事物一样,这部指南在实践中仍面临诸多问题和挑战,亟待我们深入研究和完善。首先,肾移植受者在生育方面的特殊需求和挑战是该指南的核心关注点。肾移植术后,患者的生育能力受到多种因素的影响,如药物使用、身体状况和心理、社会压力等。因此,如何为这些患者提供科学、合理的生育建议,是该指南着重解决的主要课题。这份指南的制订,是基于现有的研究数据,由于肾移植受者的生育问题涉及多个学科和领域,包括医学、伦理、法律等,因此,目前的研究还存在部分非确定的结论,这些结果的证据级别在一定程度上影响了指南的全面性和准确性,也一定程度地制约了其在临床实践中的推广和应用。面对这些问题和挑战,我们需要持续开展深入研究,不断完善和更新这部指南,包括开展更大规模的临床研究,以深入了解肾移植受者的生育能力、生育风险和最佳指导策略。同时,也需要关注患者的长期随访和心理支持,以确保患者在生育过程中的安全和健康。通过加强与国内外同行的交流与合作,借鉴先进的理念和技术,我们可以提高这部指南的科学性和实用性。此外,我们也需要关注患者的实际需求,了解其实际需求,使这部指南更加贴近临床实际,更好地服务于患者。该指南的制订也凝聚了相关领域专家的智慧和指导,包括医学专家、伦理学家、法律专家和社会工作者,以确保该指南的科学性、实用性和可持续性。展望未来,随着医学研究的不断进步和临床实践的深入开展,我们有理由相信,《中国肾移植受者生育管理指南》将会更加完善,为患者提供更加全面、科学的生育管理建议。在这个过程中,我们期待每一位医学工作者都能积极参与,共同推动我国肾移植领域的发展,为更多的患者带来福音。

**执笔作者:**张更(中国人民解放军空军军医大学第二附属医院),阮东丽(陕西省人民医院),李智斌(陕西省人民医院),郑昱(空军军医大学西京医院),侯广东(中国人民解放军空军军医大学第一附属医院)

**通信作者:**张更(中国人民解放军空军军医大学第二附属医院)

**主审专家:**薛武军(西安交通大学第一附属医院),田野(首都医科大学附属北京友谊医院),傅耀文(吉林大学第一医院)

**审稿专家:**王长希(中山大学附属第一医院),王晓红(中国人民解放军空军军医大学第二附属医院),王振兴(山西白求恩医院),付迎欣(深圳市第三人民医院),田普训(西安交通大学第一附属医院),朱兰(华中科技大学同济医学院附属同济医院),陈长生(中国人民解放军空军军医大学卫生统计学教研室),陈刚(华中科技大学同济医学院附属同济医院),李宁(山西省第二人民医院),寿张飞［树兰(杭州)医院],吴建永(浙江大学医学院附属第一医院),张伟杰(华中科技大学同济医学院附属同济医院),张明(上海交通大学医学院附属仁济医院),张雷(中国人民解放军海军军医大学第一附属医院),林俊(首都医科大学附属北京友谊医院),林涛(四川大学华西医院),苗芸(南方医科大学南方医院),尚文俊(郑州大学第一附属医院),郑瑾(西安交通大学第一附属医院),宫念樵(华中科技大学同济医学院附属同济医院),赵洪雯(中国人民解放军陆军军医大学第一附属医院),敖建华(中国人民解放军总医院),黄洪锋(浙江大学医学院附属第一医院),魏莉(中国人民解放军空军军医大学第一附属医院)

**利益冲突:** 所有作者声明无利益冲突。

## 参考文献

［1］DESHPANDE N A, JAMES N T, KUCIRKA L M, et al. Pregnancy outcomes in kidney transplant recipients: a systematic review and meta-analysis [J]. Am J Transplant, 2011, 11 (11): 2388-2404.

［2］蒋丽琼, 袁珂, 许照洁, 等. 肾移植术后妊娠受者34周前分娩危险因素分析 [J]. 中华移植杂志 (电子版), 2022, 16 (1): 38-42.

［3］MURRAY J E, REID D E, HARRISON J H, et al. Successful pregnancies after human renal transplantation [J]. N Engl J Med, 1963, 269: 341-343.

［4］黄剑刚, 陈椿, 高春章, 等. 同种异体肾移植术后妊娠的若干问题 (附1例足月分娩报告)[J]. 中华器官移植杂志, 1983, 04 (1): 26-27.

［5］阮东丽, 张更, 薛武军. 国际移植妊娠登记的发展现状及对我国的启示 [J]. 中华器官移植杂志, 2023, 44 (4): 237-242.

［6］陈小燕, 诸葛依依, 林开清. 肾移植后妊娠相关研究进展 [J]. 现代妇产科进展, 2016, 25 (5): 381-383, 386.

［7］解玥, 宋智慧, 张弨. 肾移植术后妇女妊娠期的药物治疗 [J]. 临床药物治疗杂志, 2019, 17 (12): 15-19.

［8］CHITTKA D, HUTCHINSON J A. Pregnancy after renal transplantation [J]. Transplantation, 2017, 101 (4): 675-678.

［9］LUNDY S D, VIJ S C. Male infertility in renal failure and transplantation [J]. Transl Androl Urol, 2019, 8 (2): 173-181.

［10］OXFORD CENTRE OF EVIDENCE BASED MEDICINE (OCEBM). Ox-ford centre of evidence based medicine level of evidence tool 2009 [J]. Oxford: OCEBM; 2009.

［11］IRANI R A, COSCIA L A, CHANG E, et al. Society for maternal-fetal medicine consult series#66: prepregnancy evaluation and pregnancy management of patients with solid organ transplants [J]. Am J Obstet Gynecol, 2023, 229 (2): B10-B32.

［12］European best practice guidelines for renal transplantation. Section Ⅳ: long-term management of the transplant recipient. Ⅳ. 10. pregnancy in renal transplant recipients [J]. Nephrol Dial Transplant, 2002, 17 Suppl 4: 50-55.

［13］MCKAY D B, JOSEPHSON M A, ARMENTI V T, et al. Reproduction and transplantation: report on the AST Consensus Conference on reproductive issues and transplantation [J]. Am J Transplant, 2005, 5 (7): 1592-1599.

［14］汪逊. 女性肾移植患者术后妊娠的相关问题思考 [J]. 疑难病杂志, 2019, 18 (10): 1077-1080.

［15］许龙根. 女性肾移植受者的妊娠与生育问题 [J]. 中华移植杂志 (电子版), 2015, 9 (1): 6-12.

［16］刘瑞红, 张霞, 万晶晶, 等. 肾移植术后妊娠风险评估研究进展 [J]. 护理学报, 2018, 25 (2): 33-36.

［17］WATNICK S, RUEDA J. Reproduction and contraception after kidney transplantation [J]. Curr Opin Obstet Gynecol, 2008, 20 (3): 308-312.

［18］PIETRZAK B, BOBROWSKA K, JABIRY-ZIENIEWICZ Z, et al. Oral and transdermal hormonal contraception in women after kidney transplantation [J]. Transplant Proc, 2007, 39 (9): 2759-2762.

［19］YOUSIF M E, BRIDSON J M, HALAWA A. Contraception after kidney transplantation, from myth to reality: a comprehensive review of the current evidence [J]. Exp Clin Transplant, 2016, 14 (3): 252-258.

［20］朱允娟. 4种不同方法用于紧急避孕的临床效果分析 [J]. 中国医药指南, 2017, 15 (11): 24-25.

［21］ 林丽莎, 宋岩峰, 何晓宇, 等. 左炔诺孕酮宫内缓释系统治疗肾移植术后月经过多 3 例分析 [J]. 实用妇产科杂志, 2011, 27 (11): 877-879.

［22］ KIM H W, SEOK H J, KIM T H, et al. The experience of pregnancy after renal transplantation: pregnancies even within postoperative 1 year may be tolerable [J]. Transplantation, 2008, 85 (10): 1412-1419.

［23］ 艾亮, 张盛, 刘炼, 等. 肾移植术后妊娠受者全程健康管理单中心经验 [J]. 中华移植杂志 ( 电子版 ), 2021, 15 (2): 105-107.

［24］ 李聪, 周玉涛, 刘慧敏, 等. 临床药师参与肾移植术后妊娠患者的药物治疗实践探讨 [J]. 中国药业, 2021, 30 (16): 125-128.

［25］ DAHL N K, BLOOM M S, CHEBIB F T, et al. The clinical utility of genetic testing in the diagnosis and management of adults with chronic kidney disease [J]. J Am Soc Nephrol, 2023, 34 (12): 2039-2050.

［26］ GROOPMAN E E, MARASA M, CAMERON-CHRISTIE S, et al. Diagnostic utility of exome sequencing for kidney disease [J]. N Engl J Med, 2019, 380 (2): 142-151.

［27］ OTTLEWSKI I, MÜNCH J, WAGNER T, et al. Value of renal gene panel diagnostics in adults waiting for kidney transplantation due to undetermined end-stage renal disease [J]. Kidney Int, 2019, 96 (1): 222-230.

［28］ BLANCHARD-ROHNER G, ENRIQUEZ N, LEMAÎTRE B, et al. Usefulness of a systematic approach at listing for vaccine prevention in solid organ transplant candidates [J]. Am J Transplant, 2019, 19 (2): 512-521.

［29］ DUCHINI A, GOSS J A, KARPEN S, et al. Vaccinations for adult solid-organ transplant recipients: current recommendations and protocols [J]. Clin Microbiol Rev, 2003, 16 (3): 357-364.

［30］ STUCCHI R, LOPES M H, KUMAR D, et al. Vaccine recommendations for solid-organ transplant recipients and donors [J]. Transplantation, 2018, 102 (2S Suppl 2): S72-S80.

［31］ KAMAR N, ABRAVANEL F, MARION O, et al. Three doses of an mRNA Covid-19 vaccine in solid-organ transplant recipients [J]. N Engl J Med, 2021, 385 (7): 661-662.

［32］ ROSE C, GILL J, ZALUNARDO N, et al. Timing of pregnancy after kidney transplantation and risk of allograft failure [J]. Am J Transplant, 2016, 16 (8): 2360-2367.

［33］ DESHPANDE N A, COSCIA L A, GOMEZ-LOBO V, et al. Pregnancy after solid organ transplantation: a guide for obstetric management [J]. Rev Obstet Gynecol, 2013, 6 (3-4): 116-125.

［34］ WEBSTER P, LIGHTSTONE L, MCKAY D B, et al. Pregnancy in chronic kidney disease and kidney transplantation [J]. Kidney Int, 2017, 91 (5): 1047-1056.

［35］ 周朝霞, 谭其玲, 赵上萍, 等. 肾移植女性受者妊娠管理的研究进展 [J]. 护理学杂志, 2022, 37 (14): 19-22.

［36］ SHAH S, VENKATESAN R L, GUPTA A, et al. Pregnancy outcomes in women with kidney transplant: meta-analysis and systematic review [J]. BMC Nephrol, 2019, 20 (1): 24.

［37］ 吴玉仙, 周洋, 张夕, 等. 不同免疫抑制剂对肾移植术后孕妇发生妊娠期高血压的临床分析 [J]. 中华生殖与避孕杂志, 2016, 36 (12): 992-998.

［38］ THAI T N, SARAYANI A, WANG X, et al. Risk of pregnancy loss in patients exposed to mycophenolate compared to azathioprine: a retrospective cohort study [J]. Pharmacoepidemiol Drug Saf, 2020, 29 (6): 716-724.

［39］ PEREZ-AYTES A, MARIN-REINA P, BOSO V, et al. Mycophenolate mofetil embryopathy: a newly recognized teratogenic syndrome [J]. Eur J Med Genet, 2017, 60 (1): 16-21.

［40］ COSCIA L A, ARMENTI D P, KING R W, et al. Update on the teratogenicity of maternal mycophenolate mofetil [J]. J Pediatr Genet, 2015, 4 (2): 42-55.

［41］ SIFONTIS N M, COSCIA L A, CONSTANTINESCU S, et al. Pregnancy outcomes in solid organ transplant recipients with exposure to mycophenolate mofetil or sirolimus [J]. Transplantation, 2006, 82 (12): 1698-1702.

［42］ COSCIA L A, CONSTANTINESCU S, DAVISON J M, et al. Immunosuppressive drugs and fetal outcome [J]. Best Pract Res Clin Obstet Gynaecol, 2014, 28 (8): 1174-1187.

［43］ CHAI P Y, LIN C, KAO C C, et al. Use of everolimus following kidney transplantation during pregnancy: a case report and systematic review [J]. Taiwan J Obstet Gynecol, 2023, 62 (5): 774-778.

［44］ CABIDDU G, SPOTTI D, GERNONE G, et al. A best-practice position statement on pregnancy after kidney transplantation: focusing on the unsolved questions. the kidney and pregnancy study group of the Italian society of nephrology [J]. J Nephrol, 2018, 31 (5): 665-681.

［45］ YANG S K, HONG M, BAEK J, et al. A common missense variant in NUDT15 confers susceptibility to thiopurine-induced leukopenia [J]. Nat Genet, 2014, 46 (9): 1017-1020.

［46］ 中华医学会肝病学分会. 自身免疫性肝炎诊断和治疗指南 (2021)[J]. 临床肝胆病杂志, 2022, 38 (1): 42-49.

［47］ 中国免疫学会神经免疫分会. 中国重症肌无力诊断和治疗指南 (2020 版)[J]. 中国神经免疫学和神经病学杂志, 2021, 28 (1): 1-12.

［48］ 中国医师协会皮肤科医师分会自身免疫病专业委员会. 硫唑嘌呤治疗免疫相关性皮肤病专家建议 [J]. 中华皮肤科杂志, 2021, 54 (2): 116-121.

［49］ KIM H, JEONG J C, YANG J, et al. The optimal therapy of calcineurin inhibitors for pregnancy in kidney transplantation [J]. Clin Transplant, 2015, 29 (2): 142-148.

［50］ 倪晓洁, 蔡勇, 王瑾珺, 等. 肾移植受者妊娠期 CNI 血药浓度变异性对移植肾功能及妊娠和胎儿的影响 [J]. 中华移植杂志 ( 电子版), 2020, 14 (3): 159-163.

［51］ BRAMHAM K, NELSON-PIERCY C, GAO H, et al. Pregnancy in renal transplant recipients: a UK national cohort study [J]. Clin J Am Soc Nephrol, 2013, 8 (2): 290-298.

［52］ SHAH S, VERMA P. Overview of pregnancy in renal transplant patients [J]. Int J Nephrol, 2016, 2016: 4539342.

［53］ YIN O, KALLAPUR A, COSCIA L, et al. Differentiating acute rejection from preeclampsia after kidney transplantation [J]. Obstet Gynecol, 2021, 137 (6): 1023-1031.

［54］ MANGRAY M, VELLA J P. Hypertension after kidney transplant [J]. Am J Kidney Dis, 2011, 57 (2): 331-341.

［55］ PAOLETTI E, GHERZI M, AMIDONE M, et al. Association of arterial hypertension with renal target organ damage in kidney transplant recipients: the predictive role of ambulatory blood pressure monitoring [J]. Transplantation, 2009, 87 (12): 1864-1869.

［56］ MANGE K C, CIZMAN B, JOFFE M, et al. Arterial hypertension and renal allograft survival [J]. JAMA, 2000, 283 (5): 633-638.

［57］ ECKARDT K U, KASISKE B L. Kidney disease: improving global outcomes [J]. Nat Rev Nephrol, 2009, 5 (11): 650-657.

［58］ REDMAN C W. Hypertension in pregnancy: the NICE guidelines [J]. Heart, 2011, 97 (23): 1967-1969.

［59］ 中华医学会妇产科学分会妊娠期高血压疾病学组. 妊娠期高血压疾病诊治指南 (2020)[J]. 中华妇产科杂志, 2020, 55 (4): 227-238.

［60］ 中华医学会妇产科学分会妊娠期高血压疾病学组. 妊娠期血压管理中国专家共识 (2021)[J]. 中华妇产科杂志, 2021, 56 (11): 737-745.

［61］ SCOTT G, GILLON T E, PELS A, et al. Guidelines-similarities and dissimilarities: a systematic review of international clinical practice guidelines for pregnancy hypertension [J]. Am J Obstet Gynecol, 2022, 226 (2S): S1222-S1236.

［62］ BONE J N, SANDHU A, ABALOS E D, et al. Oral antihypertensives for nonsevere pregnancy hypertension: systematic review, network meta-and trial sequential analyses [J]. Hypertension, 2022, 79 (3): 614-628.

［63］ 柳宛璐, 李宇琪, 乔福元, 等. 4 例肾移植术后妊娠的临床病例分析 [J]. 现代妇产科进展, 2019, 28 (4): 293-295.

［64］ GHAFARI A, SANADGOL H. Pregnancy after renal transplantation: ten-year single-center experience [J]. Transplant Proc, 2008, 40 (1): 251-252.

［65］ OLIVEIRA L G, SASS N, SATO J L, et al. Pregnancy after renal transplantation-a five-yr single-center experience [J]. Clin Transplant, 2007, 21 (3): 301-304.

［66］ ANSALDI Y, MARTINEZ D T W B. Urinary tract infections in pregnancy [J]. Clin Microbiol Infect, 2023, 29 (10): 1249-1253.

［67］ Urinary tract infections in pregnant individuals [J]. Obstet Gynecol, 2023, 142 (2): 435-445.

［68］ ARMENTI V T, MCGRORY C H, CATER J R, et al. Pregnancy outcomes in female renal transplant recipients [J]. Transplant Proc, 1998, 30 (5): 1732-1734.

［69］ JM D, MD. L. Maternal-fetal medicine: principles and practice [M]. Philadelphia, PA, USA: Saunders, 2002.

［70］ KDIGO clinical practice guideline for the care of kidney transplant recipients [J]. Am J Transplant, 2009, 9 Suppl 3: S1-S155.

［71］ARMENTI V T, MORITZ M J, CARDONICK E H, et al. Immunosuppression in pregnancy: choices for infant and maternal health [J]. Drugs, 2002, 62 (16): 2361-2375.

［72］GABER A O, FIRST M R, TESI R J, et al. Results of the double-blind, randomized, multicenter, phase Ⅲ clinical trial of thymoglobulin versus atgam in the treatment of acute graft rejection episodes after renal transplantation [J]. Transplantation, 1998, 66 (1): 29-37.

［73］BALAHA M, AL-OTAIBI T, GHEITH O A, et al. Thymoglobulin-resistant T-cell-mediated acute rejection in a pregnant renal transplant recipient: case report and review of the literature [J]. Exp Clin Transplant, 2019, 17 (Suppl 1): 159-163.

［74］KUTZLER H L, YE X, ROCHON C, et al. Administration of antithymocyte globulin (rabbit) to treat a severe, mixed rejection episode in a pregnant renal transplant recipient [J]. Pharmacotherapy, 2016, 36 (4): e18-e22.

［75］CHANDRA A, MIDTVEDT K, ÅSBERG A, et al. Immunosuppression and reproductive health after kidney transplantation [J]. Transplantation, 2019, 103 (11): e325-e333.

［76］ATHANASSAKIS I, CHAOUAT G, WEGMANN T G. The effects of anti-CD4 and anti-CD8 antibody treatment on placental growth and function in allogeneic and syngeneic murine pregnancy [J]. Cell Immunol, 1990, 129 (1): 13-21.

［77］COOPER J E. Evaluation and treatment of acute rejection in kidney allografts [J]. Clin J Am Soc Nephrol, 2020, 15 (3): 430-438.

［78］MCKAY D B, JOSEPHSON M A. Pregnancy after kidney transplantation [J]. Clin J Am Soc Nephrol, 2008, 3 Suppl 2 (Suppl 2): S117-S125.

［79］LICHTENBERG S, FREILICH R D, ASPITZ H Z, et al. Second pregnancy following kidney transplantation is not associated with an increased risk of graft loss in a single center retrospective cohort study [J]. Clin Transplant, 2022, 36 (8): e14741.

［80］张丹波, 倪晓洁, 杨亦荣, 等. 肾移植术后妊娠九例十次临床分析 [J]. 中华移植杂志 ( 电子版 ), 2017, 11 (4): 206-210.

［81］李晓琳, 余剑琴, 万晓洁, 等. 肾移植术后 6 例 7 次妊娠病例分析 [J]. 全科医学临床与教育, 2016, 14 (6): 690-692.

［82］VAN BUREN M C, GOSSELINK M, GROEN H, et al. Effect of pregnancy on egfr after kidney transplantation: a national cohort study [J]. Transplantation, 2022, 106 (6): 1262-1270.

［83］GHANEM M E, EL-BAGHDADI L A, BADAWY A M, et al. Pregnancy outcome after renal allograft transplantation: 15 years experience [J]. Eur J Obstet Gynecol Reprod Biol, 2005, 121 (2): 178-181.

［84］TONNI G, CASTIGLIEGO A P, GRISOLIA G, et al. Three-dimensional ultrasonography by means of HDlive rendering in the first trimester of pregnancy: a pictorial review [J]. J Turk Ger Gynecol Assoc, 2016, 17 (2): 110-119.

［85］Screening for fetal chromosomal abnormalities: ACOG practice bulletin [J]. Number 226. Obstet Gynecol, 2020, 136 (4): e48-e69.

［86］Indications for outpatient antenatal fetal surveillance: ACOG Committee Opinion, number 828 [J]. Obstet Gynecol, 2021, 137 (6): e177-e197.

［87］中华医学会围产医学分会. 电子胎心监护应用专家共识 [J]. 中华围产医学杂志, 2015,(7): 486-490.

［88］BUTWICK A J, DRUZIN M L, SHAW G M, et al. Evaluation of US state-level variation in hypertensive disorders of pregnancy [J]. JAMA Netw Open, 2020, 3 (10): e2018741.

［89］KALLAPUR A, JANG C, YIN O, et al. Pregnancy care in solid organ transplant recipients [J]. Int J Gynaecol Obstet, 2022, 157 (3): 502-513.

［90］WEIR M R, BURGESS E D, COOPER J E, et al. Assessment and management of hypertension in transplant patients [J]. J Am Soc Nephrol, 2015, 26 (6): 1248-1260.

［91］WYLD M L, CLAYTON P A, JESUDASON S, et al. Pregnancy outcomes for kidney transplant recipients [J]. Am J Transplant, 2013, 13 (12): 3173-3182.

［92］RADAELLI E, MEINERZ G, JACOBINA L P, et al. Pregnancy after kidney transplantation: 40 years single-center experience [M]. J Bras Nefrol, 2023.

［93］张莉莉, 张焱, 金爱云. 肾移植受者术后妊娠 56 例母婴结局的现况调查 [J]. 中华危重症医学杂志 ( 电子版 ), 2022, 15 (5): 389-393.

［94］ EASTERLING T, MUNDLE S, BRACKEN H, et al. Oral antihypertensive regimens (nifedipine retard, labetalol, and methyldopa) for management of severe hypertension in pregnancy: an open-label, randomised controlled trial [J]. Lancet, 2019, 394 (10203): 1011-1021.

［95］ GROTZ W, SIEBIG S, OLSCHEWSKI M, et al. Low-dose aspirin therapy is associated with improved allograft function and prolonged allograft survival after kidney transplantation [J]. Transplantation, 2004, 77 (12): 1848-1853.

［96］ CHEUNGPASITPORN W, THONGPRAYOON C, MITEMA D G, et al. The effect of aspirin on kidney allograft outcomes; a short review to current studies [J]. J Nephropathol, 2017, 6 (3): 110-117.

［97］ MONE F, MULCAHY C, MCPARLAND P, et al. Trial of feasibility and acceptability of routine low-dose aspirin versus early screening test indicated aspirin for pre-eclampsia prevention (TEST study): a multicentre randomised controlled trial [J]. BMJ Open, 2018, 8 (7): e22056.

［98］ CLUVER C, NOVIKOVA N, KOOPMANS C M, et al. Planned early delivery versus expectant management for hypertensive disorders from 34 weeks gestation to term [J]. Cochrane Database Syst Rev, 2017, 1 (1): D9273.

［99］ HENDERSON J T, VESCO K K, SENGER C A, et al. Aspirin use to prevent preeclampsia and related morbidity and mortality: updated evidence report and systematic review for the us preventive services task force [J]. JAMA, 2021, 326 (12): 1192-1206.

［100］ YANG Q, SHI M, SHEN Y, et al. COX-1-derived thromboxane A2 plays an essential role in early B-cell development via regulation of JAK/STAT5 signaling in mouse [J]. Blood, 2014, 124 (10): 1610-1621.

［101］ 祝彩霞, 王马列, 杨娟, 等. 妊娠合并肾移植术后的妊娠结局分析 [J]. 中山大学学报 ( 医学科学版), 2021, 42 (6): 900-905.

［102］ 王琪琳, 周容. 肾移植受者术后妊娠结局分析 [J]. 实用妇产科杂志, 2020, 36 (9): 690-694.

［103］ 中华医学会围产医学分会, 中华医学会妇产科学分会产科学组. 妊娠并发症和合并症终止妊娠时机的专家共识 [J]. 中华围产医学杂志, 2020, 23 (11): 721-732.

［104］ PICCOLI G B, ATTINI R, VASARIO E, et al. Pregnancy and chronic kidney disease: a challenge in all CKD stages [J]. Clin J Am Soc Nephrol, 2010, 5 (5): 844-855.

［105］ STRATTA P, CANAVESE C, GIACCHINO F, et al. Pregnancy in kidney transplantation: satisfactory outcomes and harsh realities [J]. J Nephrol, 2003, 16 (6): 792-806.

［106］ BRAMHAM K, NELSON-PIERCY C, GAO H, et al. Pregnancy in renal transplant recipients: a UK national cohort study [J]. Clin J Am Soc Nephrol, 2013, 8 (2): 290-298.

［107］ ANANTH C V, KEYES K M, WAPNER R J. Pre-eclampsia rates in the United States, 1980-2010: age-period-cohort analysis [J]. BMJ, 2013, 7; 347: f6564.

［108］ VANNEVEL V, CLAES K, BAUD D, et al. Preeclampsia and long-term renal function in women who underwent kidney transplantation [J]. Obstet Gynecol, 2018, 131 (1): 57-62.

［109］ YIN O, KALLAPUR A, COSCIA L, et al. Mode of obstetric delivery in kidney and liver transplant recipients and associated maternal, neonatal, and graft morbidity during 5 decades of clinical practice [J]. JAMA Netw Open, 2021, 4 (10): e2127378.

［110］ SULLIVAN S, SCHANLER R J, KIM J H, et al. An exclusively human milk-based diet is associated with a lower rate of necrotizing enterocolitis than a diet of human milk and bovine milk-based products [J]. J Pediatr, 2010, 156 (4): 562-567.

［111］ VOHR B R, POINDEXTER B B, DUSICK A M, et al. Persistent beneficial effects of breast milk ingested in the neonatal intensive care unit on outcomes of extremely low birth weight infants at 30 months of age [J]. Pediatrics, 2007, 120 (4): e953-e959.

［112］ AGARWAL K A, PAVLAKIS M. Sexuality, contraception, and pregnancy in kidney transplantation [J]. Kidney Med, 2021, 3 (5): 837-847.

［113］ GHAZIZADEH S, LESSAN-PEZESHKI M. Reproduction in women with end-stage renal disease and effect of kidney transplantation [J]. Iran J Kidney Dis, 2007, 1 (1): 12-15.

［114］ 王慧英, 衡宗华. 肾移植术后成功妊娠二例 [J]. 中华围产医学杂志, 2007, 10 (4): 282.

［115］ 唐霄, 张翠欣, 王伟霞. 他克莫司的药代动力学特点及其影响因素新进展 [J]. 天津药学, 2019, 31 (3): 63-68.

［116］ CONSTANTINESCU S, PAI A, COSCIA L A, et al. Breast-feeding after transplantation [J]. Best Pract Res Clin Obstet Gynaecol, 2014, 28 (8): 1163-1173.

［117］ THIAGARAJAN K M, ARAKALI S R, MEALEY K J, et al. Safety considerations: breastfeeding after transplant [J]. Prog Transplant, 2013, 23 (2): 137-146.

［118］ KUNTZ K, WEINLAND S R, BUTT Z. Psychosocial challenges in solid organ transplantation [J]. J Clin Psychol Med Settings, 2015, 22 (2-3): 122-135.

［119］ DEW M A, ROSENBERGER E M, MYASKOVSKY L, et al. Depression and anxiety as risk factors for morbidity and mortality after organ transplantation: a systematic review and meta-analysis [J]. Transplantation, 2015, 100 (5): 988-1003.

［120］ ACOG committee opinion no. 736: optimizing postpartum care [J]. Obstet Gynecol, 2018, 131 (5): e140-e150.

［121］ CASCIANI C U, PASETTO N, PICCIONE E, et al. Pregnancy in renal transplantation. Clinical aspects [J]. Clin Exp Obstet Gynecol, 1984, 11 (4): 136-140.

［122］ ACHOVAL R, JARABAK J, SLATINSKA J, et al. Dynamics of fertility in patients on waiting list for kidney transplantation [J]. Bratisl Lek Listy, 2013, 114 (12): 711-715.

［123］ AKBARI F, ALAVI M, ESTEGHAMATI A, et al. Effect of renal transplantation on sperm quality and sex hormone levels [J]. BJU Int, 2003, 92 (3): 281-283.

［124］ ZHANG Y, ZHANG F, ZHANG W, et al. Kidney transplantation improve semen quality in patients with dialysis: a systematic review and meta-analysis [J]. Andrologia, 2021, 53 (9): e14158.

［125］ 许龙根, 徐惠明, 宋启哲, 等. 肾移植前后男性精液质量变化的对比分析 [J]. 中华泌尿外科杂志, 2004, 25 (6): 392-394.

［126］ 徐惠明, 许龙根, 张军荣, 等. 肾移植对精子形态及运动参数的影响 [J]. 现代泌尿外科杂志, 2006, 11 (3): 134-137.

［127］ LESSAN-PEZESHKI M, GHAZIZADEH S. Sexual and reproductive function in end-stage renal disease and effect of kidney transplantation [J]. Asian J Androl, 2008, 10 (3): 441-446.

［128］ INCI K, DUZOVA A, AKI F T, et al. Semen variables and hormone profiles after kidney transplantation during adolescence [J]. Transplant Proc, 2006, 38 (2): 541-542.

［129］ WANG G C, ZHENG J H, XU L G, et al. Measurements of serum pituitary-gonadal hormones and investigation of sexual and reproductive functions in kidney transplant recipients [J]. Int J Nephrol, 2010, 2010: 612126.

［130］ XU L G, YANG Y R, WANG H W, et al. Characteristics of male fertility after renal transplantation [J]. Andrologia, 2011, 43 (3): 203-207.

［131］ 许龙根, 杨亦荣, 王洪伟, 等. 肾移植受者术后生育的临床特点 [J]. 中华男科学杂志, 2009, 15 (1): 73-74.

［132］ 许龙根, 朱晓峰, 金丽明, 等. 从术后时间及环孢霉素 A 剂量探讨男性肾移植患者的授孕时机 [J]. 中华男科学杂志, 2008, 14 (5): 448-450.

［133］ 孙祥阳, 李健, 仕治达. 肾移植与男性生育力的研究进展 [J]. 中国性科学, 2023, 32 (6): 20-24.

［134］ GEORGIOU G K, DOUNOUSI E, HARISSIS H V. Calcineurin inhibitors and male fertility after renal transplantation-a review [J]. Andrologia, 2016, 48 (5): 483-490.

［135］ HABERMAN J, KARWA G, GREENSTEIN S M, et al. Male fertility in cyclosporine-treated renal transplant patients [J]. J Urol, 1991, 145 (2): 294-296.

［136］ 许龙根, 徐惠明, 张军荣, 等. 不同剂量环孢素 A 对肾移植病人精液质量的影响 [J]. 中华男科学, 2003, 9 (9): 679-680, 683.

［137］ 曹正国, 刘继红, 诸禹平, 等. 不同免疫抑制剂对肾移植患者精子参数的影响 [J]. 中华男科学杂志, 2006, 12 (5): 405-407.

［138］ SKRZYPEK J, KRAUSE W. Azoospermia in a renal transplant recipient during sirolimus (rapamycin) treatment [J]. Andrologia, 2007, 39 (5): 198-199.

［139］ JESUDASON S, FITZPATRICK A, GULYANI A, et al. Fatherhood and kidney replacement therapy: analysis of the Australian and New Zealand dialysis and transplant (ANZDATA) registry [J]. Am J Kidney Dis, 2020, 76 (3): 444-446.

［140］ JENSEN N B, JUSTESEN S D, LARSEN A, et al. A systematic overview of the spermatotoxic and genotoxic effects of methotrexate, ganciclovir and mycophenolate mofetil [J]. Acta Obstet Gynecol Scand, 2021, 100 (9): 1557-1580.

［141］ 中华医学会男科学分会, 男性不育诊疗指南编写组 [J]. 男性不育诊疗指南. 中华男科学杂志, 2022, 28 (1): 66-76.

［142］ JUN M, VENKATARAMAN V, RAZAVIAN M, et al. Antioxidants for chronic kidney disease [J]. Cochrane Database Syst Rev, 2012, 10 (10): D8176.

［143］ JAFARI A, KHATAMI M R, DASHTI-KHAVIDAKI S, et al. Protective effects of l-carnitine against delayed graft function in kidney transplant recipients: a pilot, randomized, double-blinded, placebo-controlled clinical trial [J]. J Ren Nutr, 2017, 27 (2): 113-126.

［144］ LAI Y H, LEE M C, HO G J, et al. Association of low serum l-carnitine levels with peripheral arterial stiffness in patients who undergo kidney transplantation [J]. Nutrients, 2019, 11 (9): 2000.

［145］ BLOMBERG J M. Vitamin D metabolism, sex hormones, and male reproductive function [J]. Reproduction, 2012, 144 (2): 135-152.

［146］ DIALAMEH H, NIKOOBAKHT M, MENBARI O I, et al. Assessment of the relationship between vitamin D with semen analysis parameters and reproductive hormones levels before and after kidney transplantation: an Iranian randomized and double-blinded study [J]. Urologia, 2023, 90 (2): 272-277.

# 第十四部分

# 多器官联合移植

## 71 胰肾联合移植临床诊疗指南

糖尿病是全球性疾病,我国成人糖尿病患者已超过 1.4 亿人,数量位居世界第一[1]。糖尿病人群中 20%~40% 的患者诊断有糖尿病肾病(diabetic kidney disease,DKD),其中约 35%~50% 的患者将发展为终末期肾病(end stage renal disease,ESRD)。在我国,DKD 已成为 ESRD 的首位病因[2]。

胰肾联合移植(combined pancreas and kidney transplantation)作为 1 型和部分 2 型糖尿病合并终末期肾病最有效的治疗方法,使患者术后能有效摆脱外源性胰岛素依赖,其 10 年存活率显著高于单独接受肾移植的糖尿病合并终末期肾病的患者[3]。世界第 1 例胰肾联合移植于 1966 年在明尼苏达大学成功实施以来,胰肾联合移植发展至今已超过 50 年。

近些年,由于胰腺外分泌处理的复杂性和胰肾联合移植外科并发症发生率高等因素,限制了我国胰肾联合移植的广泛开展。随着国内外胰肾联合移植的持续开展,临床证据的不断增加,许多国家和地区相继制订或更新了胰肾联合移植指南[4-6]。我国亟待修订相关临床诊疗指南,指导、促进全国胰肾联合移植工作更规范、安全、有效地开展。中华医学会器官移植学分会组织器官移植学专家,制订《胰肾联合移植临床诊疗指南》,指南采用 2009 版牛津大学循证医学中心的证据分级与推荐强度标准,以临床实践和应用为导向,针对胰肾联合移植类型、适应证和禁忌证、供器官及受者评估、器官获取及修整、术式选择、并发症的诊治、受者随访等方面的 32 个关键临床问题,给出了较为详细的循证推荐,旨在通过循证指导临床实践,全面提升我国胰肾联合移植诊治水平。

### 一、指南形成方法

本指南已在国际实践指南注册与透明化平台(Practice Guide Registration for TransPAREncy,PREPARE)上以中英双语注册(注册号:PREPARE-2023CN914)。

指南发起机构与专家组成员:本指南由中华医学会器官移植分会组织全国移植学科专家及多学科专家,包括:流行病学、影像诊断科、泌尿外科、内分泌科、检验科和病理科等制订。

指南工作组:本指南成立了指南制订工作组,涵盖了临床医学、影像学、病理学、流行病学、护理学、临床药学等多学科领域专家。所有专家组成员均填写了利益声明表,不存在与本指南直接的利益冲突。利益冲突声明表可联系工作组获取。

临床问题的遴选和确定:本指南制订工作组通过系统查阅国内外胰肾联合移植领域已发表的系

统评价和指南,以及对全国各大型胰肾联合移植单位调研,初步拟定了 33 个临床问题,并通过指南指导委员会线上及线下会议,最终遴选出本指南拟解决的 32 个临床问题。

证据的检索:本指南制订工作组成立了证据检索与评价小组,针对最终纳入的关键临床问题,按照适用人群、干预措施、对照和结局(population,intervention,comparison,outcome,PICO)原则对其进行中英文多数据库检索,具体检索数据库包括 Clinicaltrial.org、Cochrane Library、Embase、PubMed、Web ofscience、中国知网、中国生物医学文献服务系统、万方数据库和维普资讯网。纳入指南、共识、规范、系统评价和 meta 分析、队列研究、病例对照研究等观察性研究;检索词包括:"胰肾联合移植""适应证""禁忌证""糖尿病肾病""2 型糖尿病""供者年龄""功能评估""超声""并发症""心血管疾病""引流""诱导""活检""排斥反应""感染""代谢性酸中毒"和"移植物抗宿主病"等。文献检索时间为 1985 年 1 月至 2023 年 10 月。完成证据检索后,每个临床问题均由指南专家组成员按照题目、摘要和全文的顺序逐级独立筛选文献,确定纳入符合具体临床问题的文献,完成筛选后两人进行核对,如存在分歧,则通过共同讨论或咨询第三方协商确定。

推荐意见的形成:本指南使用 2009 版牛津大学循证医学中心的证据分级与推荐强度标准对每个临床问题的证据质量和推荐强度进行分级。

综合考虑证据以及我国患者的特点,偏好与价值观、干预措施的成本和利弊等因素后,指南工作组提出了符合我国临床诊疗实践的推荐意见,于 2023 年 12 月 4 日针对指南制订组专家进行第 1 轮德尔菲推荐意见调查,初步形成推荐等级,并提出修改意见。经中华医学会器官移植学分会组织全国器官移植与相关学科专家两轮会议集体讨论,根据其反馈意见对初稿进行修改,最终形成指南终稿。

指南的推广应用:指南发布后,指南制订工作组将主要通过以下方式对指南进行推广:①在相关学术会议中对指南进行解读;②有计划地在中国部分省份组织指南推广专场会议,确保各移植单位充分了解并正确应用本指南;③在学术期刊和书籍出版社公开发表本指南。

指南制订工作组将综合临床实践的需求与证据产生的进展,及时对本指南进行更新。

## 二、推荐意见及说明

临床问题 1:胰肾联合移植的手术类型有哪些?

推荐意见 1:胰肾联合移植手术类型可分为 SPK 和分期胰肾联合移植,SPK 包括同侧 SPK 和分侧 SPK,分期胰肾联合移植包括 PAK 及 KAP(推荐强度 A,证据等级 1b)。

推荐意见说明:

胰肾联合移植是治疗糖尿病合并终末期肾病的有效手段,能有效地防止糖尿病并发症的恶化[7-9]。同期胰肾联合移植(simultaneous pancreas kidney transplantation,SPK)是当前主流的移植方式[10]。SPK 主要适用于糖尿病合并终末期肾病,移植物通常来源于同一供者,少部分来自不同供者。同期胰肾联合移植根据胰腺静脉回流及胰液外分泌引流方式可分为以下四种手术方式:①胰腺静脉体循环回流(systemic circulation enteric,SE);②胰腺静脉经门静脉回流(portal enteric,PE);③胰腺外分泌经膀胱引流(bladder drainage,BD);④胰腺外分泌经肠道引流(enteric drainage,ED)。同侧胰肾联合移植目前选择较多的手术方式是在获取供者器官的同时取一侧的髂内、髂外及髂总动脉,修整为"Y"型髂动脉,利用此动脉搭桥供血肾脏及胰腺。胰肾分侧移植通常采用术式是将移植胰腺置于右侧髂窝,移植肾脏异位移植于左侧髂窝[11]。

肾移植后胰腺移植(pancreas after kidney transplant,PAK)适用于糖尿病合并终末期肾功能衰竭,在接受遗体捐献供肾或活体肾移植后肾功能恢复满意后再接受另一供者胰腺移植[11]。也适用于完成肾移植后新发糖尿病患者。胰腺移植后肾移植(kidney after pancreas transplant,KAP)适用于胰腺移植后并发终末期肾病患者。

**临床问题 2**：胰肾联合移植的适应证有哪些?

**推荐意见 2**：胰肾联合移植适应证包含：①1 型糖尿病并发慢性肾脏病 4 期及以上；②接受胰岛素治疗的 2 型糖尿病并发慢性肾脏病 4 期及以上；③各种原因导致的终末期肾病,合并 1 型或 2 型糖尿病；④需胰岛素治疗的肾移植后糖尿病或胰腺移植后并发终末期肾病可行分期胰肾联合移植(推荐强度 A,证据等级 1b)。

**推荐意见说明**：

胰肾联合移植是特定患者的重要治疗选择,包括 1 型糖尿病伴随肾功能衰竭或 1 型糖尿病患者肾移植后发生移植肾功能衰竭[12]。临床上 2 型糖尿病患者的胰肾联合移植适应证标准存在争议,我们提出以下建议：①年龄<65 岁；②身体质量指数(body mass index,BMI)<30kg/m²；③胰岛素治疗有效；④空腹 C 肽水平不宜过高；⑤肾衰竭(已透析或肾小球滤过率[glomerular filtration rate,GFR)≤30ml/(min·1.73m²)][12-14]。对年龄和 BMI 的限制旨在确保患者具备良好的器官功能和低并发症风险。术前良好的胰岛素反应和适度的 C 肽水平有助于提高手术疗效。非糖尿病终末期肾病合并 1 型或 2 型糖尿病的患者,采用胰肾联合移植治疗可降低心血管疾病和酮症酸中毒等致死性并发症的风险[15]。对于肾移植后糖尿病或胰腺移植后并发终末期肾病,确定移植物功能良好者可考虑分期胰肾移植治疗[16]。

**临床问题 3**：胰肾联合移植的绝对禁忌证有哪些?

**推荐意见 3**：胰肾联合移植的绝对禁忌证包括：①全身活动性感染；②合并严重的心、肺、脑等重要器官的器质性病变；③一般情况差,不能耐受移植手术；④存在较严重的活动性溃疡病；⑤活动性肝炎；⑥恶性肿瘤未达到临床治愈；⑦严重胃肠功能紊乱、不能服用免疫抑制剂；⑧伴有严重的精神病或心理异常或依从性差；⑨酗酒或有药物滥用史(推荐强度 B,证据等级 2a)。

**推荐意见说明**：

器官移植通常是终末期器官衰竭患者的最佳治疗选择,但与受者相关的全身活动性感染可显著增加移植失败和受者死亡的风险。重要器官的器质性病变,尤其是重度冠脉病变,是移植后最常见的死亡原因之一,严重心功能不全或近期(<6 个月)大面积心肌梗死,应视为行胰肾联合移植的高危因素[17]。严重的呼吸系统功能不全,增加围手术期死亡风险,应避免手术。对未治愈的溃疡病患者进行移植可能会促进溃疡病的发展,诱发致命性的出血或穿孔。活动性肝炎病人不仅会因手术应激而加剧肝脏纤维化和组织学恶化,其高免疫激活状态还会增加术后移植物排斥反应的风险[18]。恶性肿瘤未治愈患者进行胰肾联合移植会导致肿瘤远处转移和复发的风险增加。胃肠道功能严重紊乱可以导致患者吸收障碍和营养不良,同时会影响免疫抑制药物的疗效。高度不依从性和酗酒等不良习惯会导致药物的不遵医嘱服用、诱发排斥反应和移植物的丢失,甚至危及患者生命[19]。

**临床问题 4**：胰肾联合移植的相对禁忌证有哪些?

**推荐意见 4**：胰肾联合移植的相对禁忌证包括：①过度肥胖(BMI>30kg/m²)；②有症状的脑血管或外周血管病变；③严重主动脉、髂动脉和/或外周血管病变；④癌前病变；⑤高致敏受者(推荐强度 B,证据等级 2c)。

推荐意见说明：

胰肾联合移植对受者年龄应存在一定限制，一般而言年龄<16岁或>65岁不建议移植，具体应根据整体健康状况和手术耐受性实施个体化的决策。BMI过高是移植胰腺丢失的重要危险因素，尚需更多研究来评估术前BMI的最佳上限。血管疾病是影响胰肾联合移植受者预后的重要因素之一。研究显示，术前诊断为外周血管疾病的受者的术后死亡、移植物丢失、肢体缺血坏疽的风险增加[20]。癌前病变的存在不是移植手术的绝对禁忌，将癌前病变列为移植手术的相对禁忌更为妥当[21]。虽然高致敏受者术后排斥反应发生率高于普通受者，但是经过血浆置换、静脉注射免疫球蛋白及利妥昔单抗等脱敏疗法后，受者移植物的累计存活率及有效生存期可得到显著提高[22]，因此，将高致敏受者纳入相对禁忌证[12,20-21,23-25]。

临床问题5：遗体胰腺捐献者的合适年龄是多少？

推荐意见5：建议遗体胰腺捐献者的合适年龄在10~45岁（推荐强度B，证据等级2b）。

推荐意见说明：

胰肾联合移植的捐献者选择标准较其他器官移植更为严格。年龄是影响胰腺存活率的重要危险因素[26]，研究显示，年轻捐献者的器官用于胰肾联合移植，受者术后并发症更少，恢复快，疗效更好[27]。在老年捐献者组中，患者/移植物存活率略低于年轻组，主要影响因素为内、外科并发症，包括移植物早期血栓形成、出血、吻合口漏、移植胰胰腺炎及感染等。然而目前高质量的胰肾联合移植供者资源严重紧缺，迫切需要使用所有可用的供胰进行移植。也有许多报道，使用年龄>45岁捐献者的供胰在胰肾联合移植后可获得总体良好的结果，有可能扩大器官捐献者库[28-29]。

胰腺捐献者的年龄下限尚未明确。儿童供胰需关注供胰的体积及血管并发症发生的风险。供胰体积过小，胰岛功能相对不足，影响移植胰腺功能恢复；血管过细、吻合技术欠佳，增加血栓等血管并发症风险，降低移植胰腺存活率。有研究指出，2~10岁儿童的供肾、供胰，也可以取得良好的早期移植物功能及长期移植物存活率[30]，体重在15kg以上的捐献者胰腺移植的疗效及安全性更佳。

临床问题6：胰腺捐献者的绝对禁忌证有哪些？

推荐意见6：胰腺捐献者的绝对禁忌证包括：①有明确糖尿病史；②既往胰腺手术史；③胰腺严重外伤史；④广泛腹腔感染及腹腔脓肿；⑤恶性肿瘤；⑥未治愈的全身性感染；⑦急性、慢性胰腺炎（推荐强度B，证据等级2b）。

推荐意见说明：

由于在普通人群中糖尿病发病率较高，其与遗传、年龄、肥胖等众多因素相关。胰腺供者的选择较其他实体器官供者更为严格。对于存在绝对捐献禁忌证的遗体胰腺捐献者，应予以弃用。其具体剔除标准如下[31]：①有明确糖尿病史或糖耐量检查异常；②既往胰腺手术史；③严重动脉粥样硬化；④胰腺中、重度外伤或胰腺严重水肿；⑤腹腔脓肿；⑥胰腺实质严重脂肪浸润；⑦恶性肿瘤（未转移的皮肤基底细胞癌、脑胶质瘤者除外）；⑧未治愈的严重全身性细菌、病毒或者真菌感染；⑨HIV阳性；⑩慢性胰腺炎；⑪十二指肠段既往有较大手术史或严重溃疡、穿孔病史。

理想胰腺捐献者的排除标准还包括：年龄>55岁或<5岁、慢性酒精滥用史、慢性感染、近期静脉注射药物滥用、长期低血压发作、使用大剂量血管加压剂、急性全身感染未控制等[32]。

菌血症或细菌性脑膜炎不是胰腺获取的禁忌证。存在局部感染的潜在捐献者，只要胰腺未感染、不靠近或直接接触感染灶，胰腺可用于移植。由于胰腺是腹膜后器官，腹腔内感染并不一定是胰腺获取的禁忌证。但原因不明的败血症、病毒血症或原因不明的感染（如无菌性脑膜炎）仍被认为是禁忌证。来自病毒性肝炎和艾滋病毒捐献者的器官已有移植给相应感染受者的报道。然而,由于胰腺移植不是以挽救生命为目的,建议等待血清阴性捐献者。

除了非黑色素瘤皮肤癌和一些原发性脑肿瘤外,活动性恶性肿瘤被认为是器官捐赠的绝对禁忌证,但接受过确切治疗且长期无癌生存的捐献者,存在捐献者传播恶性肿瘤的风险较小。已知有早期和/或晚期复发率高的癌症史(黑色素瘤、乳腺癌、淋巴瘤)或高级别脑肿瘤,特别是那些接受过分流手术或开颅手术的肿瘤患者,极有可能发生捐献者传播恶性肿瘤,应避免使用[33]。

确诊为急性或慢性胰腺炎的供胰也应视为禁忌证。

**临床问题 7:供胰及供十二指肠的评估内容有哪些?**

**推荐意见 7:**建议胰腺获取前需完成严格的功能学评估和影像学评估(推荐强度 B,证据等级 2c)。

功能学评估包括:①血糖、OGTT、空腹 C 肽、胰岛素、胰岛素释放试验;②糖化血红蛋白;③动态监测血淀粉酶、脂肪酶、尿淀粉酶(推荐强度 B,证据等级 2c)。

影像学评估包括:①彩色多普勒超声或超声造影是评估供体胰腺的形态、血流和质地重要的检查方法(推荐强度 B,证据等级 2c);②如需进一步评估胰腺的血管条件,建议行 CT/CTA 或 MR/MRA(推荐强度 B,证据等级 3a)。

**推荐意见 8:**建议获取后对胰腺及十二指肠进行评估,必要时行病理检查(推荐强度 B,证据等级 3a)。

**推荐意见说明:**

供胰评估包括获取前的功能学和影像学评估,以及获取后对胰腺和十二指肠外观和质地的评估。功能学评估包括血糖、葡萄糖耐量试验(oral glucose tolerance test,OGTT)、糖化血红蛋白(HbA1c)、空腹 C 肽、血清胰岛素、血清淀粉酶和脂肪酶等指标。影像学评估包括 B 超或 CT。

利用空腹血糖和空腹胰岛素来评价胰岛素抵抗和胰岛 β 细胞功能的 Homa 公式[34]简单方便,已广泛用于临床和科研中。OGTT 是临床常用的了解患者糖耐量和胰岛功能的方法,具有较高的敏感性,用于诊断糖尿病并指导临床用药,但是在遗体器官捐献者中的应用有限。血清 C 肽可反映内源性胰岛素水平,临床上血清 C 肽可代替胰岛素来评价胰岛 β 细胞功能[35]。有研究认为空腹 C 肽可代替 Homa 公式中的胰岛素来评价糖尿病和健康者的胰岛素抵抗和胰岛功能[36]。临床上常以胰岛素释放试验(insulin release test,IRT)评估糖尿病患者的 β 细胞功能状态、协助诊断、分型及判断治疗效果和预测预后等都有较重要的价值。应激性高血糖患者和糖尿病患者均可表现为高血糖症。导致应激性高血糖的因素包括与脑损伤相关的交感神经活动增加及药物的使用(如类固醇、葡萄糖)。HbA1c 在体内平均寿命约 120d,是反映糖尿病患者长期血糖控制水平的最佳检验指标之一,可用于鉴别应激性高血糖和糖尿病[37]。高淀粉酶血症发生通常与脑外伤或唾液腺损伤有关,也可能继发于胰腺炎、肿瘤转移和慢性肾病[38]。研究表明,单纯高淀粉酶血症不会影响胰腺移植物的功能[39-41]。目前,高血糖症和高淀粉酶血症均不被认为是胰腺移植的绝对禁忌证。动态监测血淀粉酶、脂肪酶、尿淀粉酶有助于鉴别急性胰腺损伤、胰腺炎与高淀粉酶血症。

临床可应用使用彩色多普勒超声(color doppler flow imaging,CDFI)或超声造影(contrast-enhanced ultrasound,CEUS)来对捐献者胰腺的形态、血流和质地进行评估[42]。CDFI 也可对胰腺血管结构和血流进行评估,可以对胰腺从动脉早期到静脉晚期的实质微循环进行连续、动态地评估,是评估各种恶性或良性病变的既定方法[43]。可以选择 CT/CTA 或 MR/MRA 系统评估供胰的血管条件[44-46]。

供胰是否适合用于移植的另一重要指标是获取时的外观和质地。获取胰腺后需仔细观察胰腺大小、形态、色泽、质地和血管条件;灌注是否充分;有无淤血或外伤等情况。对于外观上难以判断的胰腺,可行穿刺活检或切取活检,行快速冰冻切片或快速石蜡病理检查,协助判定是否适合用于移植。捐献者十二指肠存在降部和球部损伤、溃疡、瘢痕化等情况,影响胰液排出或手术吻合,建议弃用。有十二指肠活动性出血的供胰不建议使用。

临床问题 8:供胰缺血时间的标准是多少?

推荐意见 9:建议供胰热缺血时间<10min,冷缺血时间<12h 可用于移植(推荐强度 B,证据等级 2b)。

推荐意见说明:

供胰热缺血时间应<10min,冷缺血时间<12h[47-48],大于上述时间,供胰不建议用于移植。胰腺捐献者风险指数(pancreas donor risk index,PDRI)包含缺血时间变量[39],可用于评估器官质量对胰腺移植结果的不同影响。研究发现,PDRI 的增加与胰腺移植物 1 年存活率的降低显著相关[39]。英国胰腺移植指南建议,如果功能性热缺血时间(定义为供体收缩压<50mmHg)超过 30min,则放弃胰腺获取[49],但该阈值的证据基础有限。

临床问题 9:需要对 SPK 受者进行哪些血管的评估?

推荐意见 10:建议对存在心血管疾病高危因素的受者行冠脉 CTA 和 / 或冠脉造影(推荐强度 B,证据等级 2b)。

推荐意见 11:建议对受者行外周动脉超声多普勒和 / 或 CTA 评估;采用体静脉回流术式时对下腔静脉和髂外静脉彩色多普勒和 / 或 CTV 评估,以明确受者是否存在下腔静脉变异及病变;建议采用门静脉回流术式时对肠系膜上静脉行彩色多普勒和 / 或 CTV 评估(推荐强度 B,证据等级 3a)。

推荐意见说明:

糖尿病是多种血管疾病的主要原因,临床表现为心肌梗死、脑血管意外和外周动脉闭塞性疾病[50-51]。心血管疾病仍然是糖尿病患者胰腺移植后最常见的死亡原因之一[52]。既往有心肌梗死、冠状动脉搭桥术或经皮冠状动脉血管成形术,增加 SPK 和 PAK 移植受者的 1 年死亡率约为 20%(与年龄无关),是无心肌梗死和 / 或血运重建史的糖尿病受者的 4 倍[51],CTA 和冠状动脉造影具有最佳预测价值。需对存在一个或多个以下危险因素者进行冠脉 CTA 和 / 或 MRA:①年龄>45 岁;②既往有心绞痛、心肌梗死、中风病史;③外周血管病史;④吸烟>20 支 /d 或>10 年;⑤心电图提示心肌缺血,或心脏彩色超声提示 EF<50%;⑥代谢综合征[52-53]。

SPK 术后的抗凝治疗会增加脑血管事件的发生率,糖尿病患者术前应行超声多普勒评估外周动脉和颈动脉,必要时行 CTA、MRA 甚至动脉造影[54]。外周动脉闭塞性疾病存在动脉粥样硬化和钙化,导致血管弹性减退,影响动脉压,可导致移植物供血不足和功能不全[51-53]。故建议对 45 岁以上的糖尿病、长期高血压、股动脉搏动不良或有血管疾病证据(如冠心病或脑血管疾病)的患者进行腹部和盆腔超声多普勒检查,必要时行 CTA 评估。

目前尚无明确证据证明 SPK 的体静脉引流和门静脉引流的优势,不论是外科技术方面,移植物 /人生存率,还是代谢以及免疫学方面[55-56]。如选择体静脉回流术式,需要在术前对下腔静脉和髂静脉进行影像学评估(彩色多普勒和 / 或 CTV),明确有无变异和 / 或病变。如选择门静脉回流,术前应对肠系膜上静脉进行影像学评估。由于肠道蠕动和肠道内的气体,导致超声显像困难和彩色多普勒测量血流不够精确,必要时行 CTV 进行评估[4,57]。

临床问题 10:需要对 SPK 受者进行膀胱评估吗?

推荐意见 12:建议对选择膀胱外引流术式的受者进行膀胱形态和功能评估(推荐强度 B,证据等

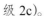

级 2c)。

推荐意见说明：

膀胱外引流术式并发症较多(尿路感染、高氯血症性代谢性酸中毒、脱水、尿反流引起的移植胰腺炎和延长住院时间等)及后期的肠道转流率高，并不是目前的主流手术方式[9,58]。但是膀胱引流仍有一定优势，如避免肠切开术引起的腹部污染风险、术后便于通过尿淀粉酶监控急性排斥反应、通过膀胱镜便于对移植十二指肠活检等。尤其是少数患者由于肠道疾病不能进行肠道外引流的情况下，膀胱外引流仍然是选择之一[59]。因此建议对选择膀胱外引流术式的受者进行膀胱形态和功能评估，评估项目可包括：尿液培养、膀胱容量及膀胱残余尿检测和尿动力学检测，必要时行膀胱造影及膀胱镜检查。

**临床问题 11：供胰切取与修整的注意事项有哪些？**

**推荐意见 13：**建议供胰的切取采用腹腔脏器整块灌注与切取的方式，并注意十二指肠的清洁(推荐强度 B，证据等级 2c)。注意保留适宜长度的供十二指肠(推荐强度 C，证据等级 4)。进行肾脏、肝脏和胰腺(包括脾脏)的分离时避免损伤毗邻的组织器官和血管(推荐强度 B，证据等级 3a)。

**推荐意见 14：**需关注肝动脉的各型变异，确保胰十二指肠前后动脉弓的完整性(推荐强度 B，证据等级 2c)。

推荐意见说明：

供胰的获取目前多采用原位灌注法进行腹部多器官联合切取方式，整块获取供者肝脏、肾脏、胰腺、十二指肠及部分空肠，并用 4℃ 生理盐水及甲硝唑冲洗肠道以减少肠道内容物残存，降低肠道污染几率[60-63]。将获取腹腔器官簇置于 4℃ UW 液中，分离过程中注意对器官组织和各种管道的标记，避免损伤[60-63]。

分离肝脏和胰腺时，保留胰腺侧门静脉适宜长度，注意肝总动脉、肝固有动脉和胃十二指肠动脉解剖是否存在变异，必要时行血管重建，确保胰十二指肠前后动脉弓的完整性，保证胰腺和供十二指肠段的血液供应[64-66]。

胰腺修整后，4℃ 5% 碘伏溶液、生理盐水和 HCA 液依次冲洗供胰十二指肠祥，保留适宜长度的供十二指肠(通常 6~8cm)，残端可予以包埋。过长容易引起食物嵌顿和残留，易诱发十二指肠残端炎[62-63]。

**临床问题 12：胰肾联合移植手术入路如何选择？**

**推荐意见 15：**建议同期同侧胰肾联合移植依据下腔静脉有无变异和髂动脉状态选择右 / 左腹直肌旁或经腹直肌切口(推荐强度 B，证据等级 3a)。同期不同侧胰肾联合移植依据髂血管状态选择两侧下腹部切口(推荐强度 B，证据等级 3b)。分期胰肾联合移植可选择对侧 / 同侧下腹部切口(推荐强度 B，证据等级 3b)。

推荐意见说明：

胰肾联合移植包括同期胰肾联合移植和分期胰肾联合移植。SPK 是最常见的胰肾联合移植类型，SPK 可分为同期同侧胰肾联合移植和同期不同侧胰肾联合移植。同期同侧胰肾联合移植一般取腹直肌旁 / 经腹直肌切口，移植前利用供者"Y"形髂动脉对移植肾动脉的重建，供者髂总动脉与受者髂外动脉端侧吻合，移植胰腺肠系膜上动脉和腹腔干动脉的 Carrel 片与供者髂外动脉端端吻合[9,60,62,65,67-68]。结合术者操作习惯和熟练程度选择内分泌回流和外分泌引流方式。同期不同侧胰肾联合移植一般取下腹部弧形切口，左侧髂窝肾移植同单独肾移植。移植胰腺置入右侧下腹部，移植胰腺肠系膜上动脉和腹腔动脉的 Carrel 片与受者髂外动脉端侧吻合[9,60,67]。结合术者操作习惯和熟练程度选择内分泌回流和外分泌引流方式。

分期胰肾联合移植,因其一侧已经接受肾脏/胰腺移植手术,故胰腺或肾移植的切口选择对侧下腹部,也有部分术者选择同侧进行胰腺或肾脏的序贯移植。

**临床问题 13: 供胰外分泌引流术式如何选择?**

**推荐意见 16:** 肠道引流术式已成为主流术式,建议选择供十二指肠与空肠或回肠侧侧吻合(推荐强度 B,证据等级 2b)。受者若不适于肠道引流,可考虑选择膀胱引流术式(推荐强度 B,证据等级 2c)。受者若有膀胱功能障碍或严重尿路感染,不宜选择膀胱引流术式(推荐强度 B,证据等级 3b)。

**推荐意见说明:**

胰腺移植外引流术式经历了不断的改进与变迁,外分泌肠道引流术式更符合生理,且不存在膀胱引流的特有并发症,已成为目前的主流术式,可选择供十二指肠与空肠或回肠侧侧吻合。多项研究均显示肠道引流与膀胱引流特有的长期代谢和泌尿系统并发症无关,且两者的移植胰腺存活率相似[69],此外,约 10%~40% 的膀胱引流患者因难治性并发症最终需要行肠道转换,研究发现即使在 SPK 术后数年进行肠道转换,也可获得良好收益[70]。膀胱引流术式存在特有的代谢、尿路感染和其他并发症[70]。对于患有神经源性膀胱的糖尿病患者,容易并发反流性胰腺炎和复发性尿路感染。因此,对于有膀胱功能障碍或严重尿路感染的受者,不宜选择膀胱引流术式。

尽管膀胱外引流术式存在泌尿系统并发症及肠道转换风险,但大多数并发症可通过保守治疗进行控制,对于有严重的胃肠道功能障碍的患者,仍宜选择膀胱引流术式。

**临床问题 14: 供胰内分泌回流方式如何选择?**

**推荐意见 17:** 供胰内分泌回流方式可选择经体静脉或经门静脉回流(推荐强度 B,证据等级 2b)。

**推荐意见说明:**

供胰静脉经体静脉回流和经门静脉回流是目前最主要的内分泌回流方式。目前尚无明确证据证明两者在外科并发症[71]、移植物/人生存率、代谢以及免疫学方面具有差异性[4]。

患者若有较高的血管并发症风险或既往手术出现类似血管并发症,则更倾向于选择供胰静脉经体静脉回流方式。有报道指出,体静脉回流方式在降低血管并发症方面具有优势[72]。有研究指出,体静脉回流可能对脂质代谢产生影响,但缺乏临床数据支持。

相比于体静脉回流方式,门静脉回流可能降低与胰岛素过量或不均匀分布相关的并发症风险[73]。门静脉回流方式在改善胰岛素分泌和血糖控制方面表现出潜在的优势,可减少代谢并发症,有助于患者的快速恢复和长期稳定。目前没有证据证明门静脉回流方式具有免疫[71]和代谢的优势[4]。

因此在选择胰肾联合移植中的供胰内分泌回流方式时,需综合评估患者个体状况、手术条件及医疗机构的技术能力,以达到最佳的临床效果。

**临床问题 15: 胰肾联合移植免疫诱导方案如何选择?**

**推荐意见 18:** 建议在胰肾联合移植术前和/或术中开始应用生物制剂进行免疫诱导治疗(推荐强度 A,证据等级 1b)。建议胰肾联合移植的免疫诱导治疗以多克隆抗体为主(推荐强度 B,证据等级 2b)。免疫低危受者可单独应用单克隆抗体进行免疫诱导治疗(推荐强度 B,证据等级 3a)。

**推荐意见说明:**

胰肾联合移植术前及术中免疫诱导方案的使用是为了减少移植后急性排斥反应和提高移植器官的存活率。根据器官资源共享网络(United Network for Organ Sharing,UNOS)数据报道,超过 80% 的胰腺移植使用免疫诱导[74]。如何选择合适的方案需要综合考虑受者的特定情况。

在胰肾联合移植术前和术中开始应用生物制剂进行免疫诱导治疗，尤其是以多克隆抗体为主的方案。对于高免疫反应风险的受者，更推荐使用多克隆抗体，在降低急性排斥和提高移植后存活率方面显示出显著优势[75]。根据患者的免疫风险等级选择合适的免疫诱导方案至关重要。免疫风险等级的判定基于多个因素，包括患者的移植史、高致敏情况［如有预存的供体特异性抗体（donor specific antibody，DSA）］或其他自身免疫疾病等。

针对免疫低危受者，单独应用单克隆抗体是一种安全有效的免疫诱导治疗方案。单克隆抗体，通过特异性靶向免疫系统的关键组成部分（例如 IL-2 受体）提供免疫抑制[76]单克隆抗体可减少急性排斥反应，同时可降低多克隆抗体可能带来的感染风险[77]。另外，与抗胸腺细胞球蛋白相比，使用抗 IL-2 受体抗体可能导致对 β 细胞自身抗原的选择性不应答，有助于保护移植后的胰腺 β 细胞免受自身免疫攻击，从而提高移植胰腺的长期存活和效能[78]。

临床问题 16：维持期免疫抑制治疗方案如何选择？

推荐意见 19：建议胰肾联合移植术后采用 CNI+MPA+ 激素的三联用药方案（推荐强度 A，证据等级 1b）。

推荐意见 20：CNI 是胰肾联合移植的基础免疫抑制剂（推荐强度 A，证据等级 1b）。抗细胞增殖类药物建议首选霉酚酸类，可监测 MPA 的 AUC（推荐强度 B，证据等级 2b）。

推荐意见 21：受者为终末期糖尿病肾病可考虑早期撤减糖皮质激素（推荐强度 B，证据等级 2c）。

推荐意见说明：

由于糖尿病病变的特殊性、移植胰腺排斥反应发生率和移植物功能丧失率高等因素，胰肾联合移植术后维持期免疫抑制剂的选择与应用比单纯肾移植更为复杂。SPK 术后维持期多采用钙神经蛋白抑制剂（calcineurin inhibitor，CNI）+ 霉酚酸（mycophenolic acid，MPA）+ 激素的三联用药方案，这也是全球胰腺移植术后占比超过 80% 的免疫抑制方案[5,79]。

CNI 是胰肾联合移植的基础免疫抑制剂，建议首选他克莫司。CNI 中他克莫司（FK506）的免疫抑制效果更佳，血栓发生等不良反应更少，移植胰腺存活率更高[80]，密切监测 FK506 血药浓度有助于及时调整药物用量。SPK 术后远期患者，在移植物功能稳定情况下，可更换 FK506 缓释剂型[81]且与良好的患者和移植物存活相关。细胞色素 P450 3A5 基因型检测有助于了解受者 FK506 药物代谢情况，指导个体化免疫抑制剂的使用。

抗细胞增殖类药物首选霉酚酸酯类。MPA 较硫唑嘌呤（azathioprine，AZA）可显著降低急性排斥反应发生率及移植物丢失率，同时不增加感染风险和代谢负担[82]。如出现骨髓抑制、胃肠道反应等不良反应，可减少 MPA 用量、转换为咪唑立宾或西罗莫司等。建议监测 MPA 的曲线下面积（AUC），其治疗窗为 30~60μg/（h·ml）。

受者为终末期糖尿病肾病可考虑早期撤减糖皮质激素，撤除激素后可改善远期代谢指标，同时不增加排斥反应风险[83]。但曾发生过急性排斥反应、胃肠道不能耐受 MPA 或因严重感染等原因已停用 MPA 者，不宜撤除激素。

维持期免疫抑制方案的选择应根据患者的年龄、药代动力学、血药浓度、致敏状态、HLA 配型、并发症及全身情况等多种因素制订个体化方案。

临床问题 17：移植胰腺的急性排斥反应如何诊断？

推荐意见 22：移植胰腺的急性排斥反应可依据临床表现、实验室检查及影像学检查进行诊断（推荐强度 B,证据等级 2c)。明确诊断需行移植胰腺组织学检查(推荐强度 B,证据等级 2a)。

推荐意见说明:

急性排斥反应是导致早期移植胰腺失功的主要因素之一,移植胰腺急性排斥反应常发生在术后 1 周~3 个月[84],早期诊断和干预尤为重要。

移植胰腺的急性排斥反应可依据临床表现、实验室及影像学检查进行诊断。其临床表现隐匿或缺乏特异性,可表现为发热、腹胀等,与移植胰腺炎难以鉴别[6]。实验室检测可表现为血 / 尿淀粉酶升高,血清脂肪酶升高,胰岛素和 / 或 C 肽水平下降,血糖升高;膀胱引流术式者,尿淀粉酶下降至基线的 50% 以上可作为诊断依据[85]。移植胰腺急性排斥反应的影像学诊断方法中彩色多普勒和超声造影最为常用,表现为胰腺体积增大,阻力指数增高,血流分布改变等[86],移植胰腺阻力指数>0.70 提示可能出现排斥反应。超声造影能清晰地显示移植器官实质及各级血管的灌注并可进行定量分析,有一定优势。

SPK 中移植肾脏和移植胰腺的排斥反应缺乏一致性,移植胰腺与移植肾脏的排斥反应仅 20% 同一性,因此移植胰腺的组织学检查是明确诊断排斥反应的"金标准"[87]。及时的活检及干预有助于提高移植胰腺和受者的长期存活,程序性活检可评估急性排斥反应的治疗效果和预后[88]。

临床问题 18:移植胰腺活检的方式有哪些? 如何选择?

推荐意见 23:移植胰腺活检的方式包括经皮穿刺活检、腹腔镜活检、膀胱镜活检(膀胱引流术式)、消化内镜活检和开放式活检(推荐强度 B,证据等级 2b)。

推荐意见 24:移植胰腺活检建议首选经皮穿刺活检,其次是腹腔镜、膀胱镜及消化内镜活检,开放式活检是最后的选择(推荐强度 B,证据等级 3a)。选择何种活检方式,建议均应在术前综合评估胰腺解剖位置及血管走行(推荐强度 B,证据等级 2c)。

推荐意见说明:

移植胰腺活检的方式包括经皮穿刺活检、腹腔镜活检、膀胱镜活检(膀胱引流术式)、消化内镜活检和开放式活检[89-92]。2008 年 Banff 标准中明确提出了经皮穿刺方式获取胰腺标本合格的标准:3 个胰腺小叶结构及包含微血管和末梢胰腺导管的小叶间隔,如果未能获取到小动脉分支需予以注明[93]。

移植胰腺活检首先考虑经皮穿刺活检,其次是腹腔镜活检、膀胱镜活检及消化内镜活检,开腹活检是最后的选择。行移植胰腺活检时需考虑胰头、体、尾的血管走行,不同的活检方式应选择不同的活检部位。

移植胰腺经皮穿刺活检是在超声或 CT 引导下,使用 16G 或 18G 活检针经皮穿刺移植胰腺。优点是手术操作简单,对患者的损伤最小,术后恢复快,但对于腹壁与移植胰腺活检部位之间有肠道或其他脏器间隔的情况,穿刺活检难以实施。膀胱镜活检适用于外分泌经膀胱引流的受者,膀胱镜下通过移植十二指肠与受者膀胱的吻合口,对移植十二指肠以及胰管壶腹周围的胰腺组织进行活检,不仅有助于明确诊断移植胰腺排斥反应,同时还可以观察移植胰腺排斥反应和移植十二指肠排斥反应的相关性。消化内镜活检适用于外分泌经肠道引流的受者,需依赖技术成熟的消化内镜医师。腹腔镜活检不仅可通过穿刺或者切取方式精准获取胰腺组织,了解移植胰腺外观及其与周围组织的关系,并在活检后可对活检部位进行缝合,可有效预防出血及胰漏等并发症的发生,该活检方式更加安全、有效。开放式活检目前已极少应用,仅在以上活检方式都失败情况下选择,手术创伤大,且不适宜多次应用。移植胰腺活检的并发症包括出血、胰漏、胰腺炎等,但并发症的发生率低于 10%。

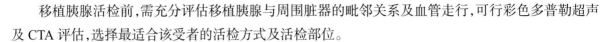

移植胰腺活检前,需充分评估移植胰腺与周围脏器的毗邻关系及血管走行,可行彩色多普勒超声及 CTA 评估,选择最适合该受者的活检方式及活检部位。

临床问题 19:SPK 移植病理的诊断标准有哪些?

推荐意见 25:移植肾脏病理诊断推荐参照 Banff2019 移植肾脏病理学诊断及分级标准;移植胰腺病理诊断推荐参照 Banff2019 移植胰腺病理学诊断及分级标准(推荐强度 A,证据等级 1b)。

推荐意见说明:

目前全世界绝大多数器官移植中心常规依据 Banff 标准进行移植肾活检病理学诊断。2019 年 Banff 标准将 T 细胞介导性排斥反应(TCMR)分为急性 TCMR 和慢性活动性 TCMR。其中移植肾急性 TCMR 的基本病变包括肾间质炎、肾小管炎及动脉内膜炎;慢性活动性 TCMR 的基本病变包括慢性移植物血管病(CAV)、纤维化肾皮质区域的间质炎(i-IFTA)和萎缩肾小管炎(t-IFTA)。将抗体介导性排斥反应(AMR)分为活动性 AMR、慢性活动性 AMR 和慢性 AMR,慢性 AMR 指微血管炎(肾小球炎及肾小管周毛细血管炎)已基本消失,出现了慢性移植肾肾小球病(TG)和 / 或肾小管周毛细血管基膜多层(PTCML),在既往的活检病理学诊断中曾经出现过活动性 AMR 或慢性活动性 AMR 以及 DSA 阳性[94]。

相比其他实体移植器官病理学诊断,移植胰腺病理诊断发展相对较晚,且研究进展较缓[95]。1997 年美国马里兰大学的 Drachenberg 等经过对 77 例患者进行了 183 例次移植胰腺活检病理学研究的基础上,提出了移植胰腺急性排斥反应的分级标准(分为 0~ Ⅴ 6 个级别),病理学分级是基于炎症细胞(主要为单核淋巴细胞,其次为 B 细胞和巨噬细胞等)浸润于胰腺外分泌部各间隙和血管内皮[96]。近年来,随着移植胰腺活检的愈加广泛开展,Banff 会议对移植胰病理诊断进行不断完善,诊断移植胰腺排斥反应的基本组织学特征包括:炎症细胞浸润部位主要位于胰腺外分泌部的胰腺小叶间隔(纤维组织、动脉、静脉及神经束)、腺泡间、腺泡间毛细血管内和腺泡上皮内,以及各级胰腺导管上皮,少数情况也累及胰岛。2019 年 Banff 移植胰病理诊断标准增加了慢性活动性 TCMR 的诊断;提出 AMR 的诊断需同时满足以下 3 个条件:①腺泡间隔毛细血管炎和 / 或小动脉和 / 或静脉炎,伴有腺泡细胞不同程度的急性损伤;②明确的外周血 DSA 阳性;③ C4d 免疫组化染色阳性,而只满足其中 2 个条件则诊断为可疑 AMR,同时相对应提出慢性活动性 AMR 诊断中组织学表现为:具有以上活动性组织学损伤同时伴有慢性损伤,即胰腺实质纤维增生和 / 或慢性移植动脉血管病[97]。

临床问题 20:SPK 移植病理有哪些特殊性?

推荐意见 26:SPK 受者的移植肾脏与移植胰腺发生排斥反应的时间可不一致,排斥反应的类型与程度可不一致(推荐强度 B,证据等级 2b)。

推荐意见说明:

SPK 受者的供肾和供胰腺绝大多数情况下是来自同一捐献者,两者具有相同的抗原性,既往认为绝大多数排斥反应常同时累及移植胰腺和肾脏。Uva 等在对 70 例 SPK 的 101 例次移植胰腺和移植肾脏的共同活检研究中发现,移植胰腺和移植肾脏协同发生急性排斥反应的发生率仅为 40.0%,而单独的移植肾急性排斥反应发生率为 33.5%,单独的移植胰腺急性排斥反应发生率为 26.5%,协同发生急性排斥反应的病例中,56.5% 的病例其急性排斥反应的程度和类型是不同的[98]。其他研究者也陆续有类似的研究,可见 SPK 受者的移植肾脏与移植胰腺发生排斥反应的时间可不一致,排斥反应的类型与程度可以不一致。

**临床问题 21：移植胰腺急性排斥反应的治疗方案如何选择？**

**推荐意见 27：**建议对诊断为亚临床及急性排斥反应进行抗排斥治疗（推荐强度 A，证据等级 1b）。建议对于 T 细胞介导的排斥反应（TCMR）选用糖皮质激素冲击治疗和 / 或使用 T 淋巴细胞清除性抗体，酌情增加免疫抑制剂维持用药的剂量，依据病理诊断制订最佳的抗排斥治疗方案（推荐强度 B，证据等级 2c）。建议对于 AMR 可酌情选择以下 1 个或多个治疗措施：血浆置换，免疫吸附，IVIg，T 淋巴细胞清除性抗体，抗 CD20 抗体等（推荐强度 B，证据等级 2c）。

**推荐意见说明：**

目前尚没有前瞻性和随机性的研究对比糖皮质激素与 T 淋巴细胞清除性抗体治疗胰腺移植患者的排斥反应，但大多数学者建议，初次或者轻微的排斥反应（临床诊断的排斥反应及病理证实的 1 级排斥反应）首选糖皮质激素治疗。T 淋巴细胞清除性抗体应该在二次出现排斥反应或者病理证实更高级别排斥反应的患者当中使用，或者根据病史及免疫学资料进行选择[4,99-100]。最新的研究表明，初次或者轻微的移植胰腺排斥反应患者使用 T 淋巴细胞清除性抗体没有明显受益，但出现中等强度及严重排斥反应的患者获益显著[101]。

目前可用的治疗 AMR 的策略基本上来自肾移植，尚未将这些方案在胰腺移植中的疗效进行相关比较研究。治疗方案包括单独使用血浆置换、双重血液滤过或免疫吸附（后两者并不被推荐）和静脉注射免疫球蛋白（intravenous immunoglobulin，IVIg，抑制抗体）[102-103]或与 T 淋巴细胞清除性抗体、抗 CD20 抗体联合使用[104]。由于缺乏具体的数据，目前专家无法提出具体的建议，建议根据患者临床病史和免疫学资料对胰腺移植抗体介导排斥反应进行个体化治疗[101]。

因此，建议对移植胰腺急性排斥反应的治疗，可根据病理评分及分级进行如下选择：①调整免疫抑制方案，如转换其他免疫抑制剂或加大剂量；②甲泼尼龙总量 500~1 000mg 冲击治疗连用 3~4d；③激素冲击治疗效果不佳或严重急性 T 细胞介导的排斥反应可采用 T 淋巴细胞清除性抗体治疗；④明确诊断的 AMR 治疗方案包括单独 / 联合应用血浆置换、双重血液滤过、免疫吸附、静脉注射免疫球蛋白、T 淋巴细胞清除性抗体及抗 CD20 抗体等措施。

**临床问题 22：SPK 术后血栓形成的高危因素、诊断及防治是什么？**

**推荐意见 28：**SPK 术后移植胰腺血栓形成包括动脉血栓和静脉血栓，高危因素包括：糖尿病受者高凝状态、供者因素、供胰组织水肿、缺血再灌注损伤及切除脾脏后胰腺血流动力学改变等（推荐强度 B，证据等级 2c）。

**推荐意见 29：**临床表现为腹痛或隐匿，实验室检查可出现血糖升高、血淀粉酶 / 脂肪酶急剧下降，彩色多普勒及超声造影可明确诊断，CTA/CTV 及 MRA/MRV 可明确血栓的部位及长度（推荐强度 B，证据等级 2c）。

**推荐意见 30：**建议存在血栓形成的高危受者应在 SPK 术后行抗凝和 / 或抗血小板治疗。需严密监测凝血功能变化，决定抗凝治疗的强度和维持时间（推荐强度 B，证据等级 2c）。

**推荐意见 31：**建议非完全闭塞性血栓可酌情选择溶栓治疗、介入取栓或手术取栓。移植胰腺完全闭塞性血栓易发生缺血坏死，建议尽早切除胰腺（推荐强度 B，证据等级 3b）。

**推荐意见说明：**

移植胰腺血栓形成是胰肾联合移植术后的严重并发症，是早期移植胰腺功能丢失的主要原因，严重影响了移植受者的手术效果和长期存活。不同移植中心报告的胰腺移植术后血栓发生率有所差异，发生率为 10%~20%，多发生在移植术后半年内。SPK 术后需明确受者是否存在血栓形成的危险因素,严密监测凝血功能变化,根据受者存在的危险因素和凝血功能变化,决定是否应用抗凝治疗及使用强度和使用时间。如果存在高凝状态、严重血管病变、缺血再灌注损伤较重、移植胰腺胰腺炎、脾静脉血流动力学改变以及排斥反应等高危因素,常需要抗凝治疗[105]。

移植胰腺发生血栓形成时可缺乏明显的临床特征,实验室检查表现为血糖突然升高,血清和尿淀粉酶下降。静脉血栓形成早期,因移植胰腺淤血、肿胀,可伴有移植胰腺局部疼痛和压痛。而完全闭塞性静脉血栓则血清淀粉酶降低或正常。膀胱引流术式胰腺移植受者,尿淀粉酶可迅速降低。

彩色多普勒是评价移植胰腺血栓的首选方法。超声造影技术能够观察移植胰腺血管及实质灌注情况,用客观数据评价胰腺组织微循环血流灌注,是明确诊断移植胰腺并发症的有效方法。血管造影或增强 CT、磁共振血管成像等检查有助于明确血栓发生的部位及长度。

目前国内外并没有统一的胰肾联合移植术后抗凝的指南或规范,尚无足够的证据来确定一个最优血栓预防方案,但目前普遍认为应给予所有受者个体化的抗血栓治疗[106]。对于高危受者术后建议行肝素治疗,可选择普通肝素或低分子肝素,持续使用一周,序贯以阿司匹林和 / 或利伐沙班或氯吡格雷口服,抗凝治疗期间应严密监测患者凝血功能和临床上有无出血征象,及时调整抗凝治疗方案[6,107-108]。

当疑有移植胰腺血管主干血栓即应尽快干预,对于早期部分血栓形成,尽快紧急处理有可能挽救移植胰腺,可酌情选择溶栓治疗、介入取栓或者手术取栓,术后辅以抗凝和溶栓治疗,严密监测凝血功能。移植胰腺动脉和 / 或静脉完全闭塞性血栓,已导致移植胰腺及十二指肠缺血改变者,应尽早手术切除移植胰腺和十二指肠[6,105,107]。

**临床问题 23:SPK 术后腹腔内出血的原因及处理原则是什么?**

**推荐意见 32:** 术后腹腔内出血的原因包括外科技术相关因素、凝血功能障碍、移植胰胰腺炎及感染等(推荐强度 B,证据等级 2c)。

**推荐意见 33:** 建议首先考虑保守治疗,保守治疗失败、出血量大或活动性出血应及时选择介入治疗或手术止血(推荐强度 B,证据等级 2c)。

**推荐意见说明:**

在所有器官移植手术中,胰肾联合移植的手术并发症发生率最高。出血是胰腺移植后常见外科并发症之一,发生率约 7%~13%[109]。研究表明,术后 1d 内出血多为肠系膜上动脉或脾动脉区域的移植胰腺实质、血管小分支等的出血,数天后的出血多与抗凝治疗、胰腺炎或局部感染等因素有关[110-112]。手术过程中,由于操作不当可能导致血管损伤、肾脏、胰腺周围组织以及十二指肠肠道受损,或止血不彻底、血管未结扎或结扎线脱落等,引发术后出血。除此之外,凝血功能障碍或抗凝治疗不当也可能导致术后出血。术后发生感染(包括供者来源感染)可能引起炎症反应,导致血管损伤和出血。移植胰腺炎同样可以导致术后出血。另外,剧烈咳嗽或便秘及用力排便,导致腹压增高,也可能导致肾脏或胰腺受到过度挤压,从而引发出血。

一旦确诊出血,应采取积极的治疗措施。建议首先考虑保守治疗,治疗措施包括:输血及血浆、输液、停用抗凝药物、控制血压、使用鱼精蛋白中和肝素、使用生长抑素、止血药物及抗菌药物等。出血量大或出血速度快,怀疑有活动性出血或经输血等保守治疗无效,应及时选择介入治疗或急诊手术探查止血[113-114]。

**临床问题 24:SPK 术后下消化道出血如何诊治?**

**推荐意见 34:** 肠道外引流 SPK 术式,术后下消化道出血常见的原因是吻合口出血、十二指肠排斥反应及凝血功能障碍(推荐强度 B,证据等级 2c)。内镜检查有助于明确病因,必要时可行移植十二指肠活检(推荐强度 B,证据等级 2c)。

推荐意见 35:建议首选保守治疗,必要时行介入或手术止血。临床或病理诊断的移植十二指肠排斥反应,应行抗排斥治疗(推荐强度 B,证据等级 2c)。

推荐意见说明:

目前,胰腺移植外分泌肠道引流方式已经成为主流的手术方式[63,115],下消化道出血是继感染之后的第二大内科并发症,是肠道引流方式比较常见的并发症之一。

下消化道出血常见的原因是吻合口出血、凝血功能障碍及十二指肠排斥反应。考虑与术后抗凝、消化液或胰液致空肠回肠黏膜出血有关,也可能与移植十二指肠的急性排斥反应导致十二指肠黏膜出血有关。消化内镜检查有助于明确病因,必要时可行十二指肠活检。

出现下消化道出血时,应密切观察受者的生命体征变化,监测血色素及凝血功能变化等,及时判断出血原因、出血部位、出血速度,尽早明确诊断,积极处理。移植十二指肠具有丰富的淋巴组织,是高度免疫原性器官,因此发生急性排斥反应的风险较高,因急性排斥引起的下消化道出血,需行抗排斥治疗,包括使用甲泼尼龙冲击治疗或生物制剂治疗等。下消化道出血的治疗措施包括:立即调整或停用抗凝剂,必要时可用等量鱼精蛋白中和肝素;及时输血、补充新鲜血浆;控制高血压等。出血量大、出血速度快或经保守治疗无效时,应及时选择介入治疗或急诊手术探查止血[113-114]。

临床问题 25:移植胰胰腺炎诊治要点有哪些?

推荐意见 36:临床可表现为移植胰腺部位胀痛或隐匿痛,实验室检查提示胰酶水平的上升,胰腺影像学检查有助于明确诊断(推荐强度 B,证据等级 2b)。移植胰腺活检可明确诊断(推荐强度 B,证据等级 2a)。

推荐意见 37:建议禁食、全胃肠外营养、应用生长抑素或联用蛋白酶抑制剂,必要时行手术治疗或移植胰腺切除(推荐强度 B,证据等级 2c)。

推荐意见 38:膀胱引流术式的反流性胰腺炎建议置入导尿管引流,并防治尿路感染。对于反复出现的反流性胰腺炎应尽早考虑转换为肠引流术式(推荐强度 B,证据等级 3a)。

推荐意见说明:

移植胰胰腺炎是胰腺移植术后最常见的并发症之一,需与移植后高淀粉酶血症相鉴别,移植后早期高淀粉酶血症发生率可高达 35%[116]。严重的移植胰胰腺炎与移植物血栓形成、出血、胰周积液(假性囊肿)、胰漏和腹腔感染相关[117],应予以重视。

移植术后早期移植胰胰腺炎的危险因素包括供胰质量(年龄较大,大量液体复苏,血流动力学不稳定,胰腺脂肪浸润)、手术因素(过度手术操作或损伤,保存液特别 HTK 液过度灌注)、热缺血/冷缺血时间长、存在早期血管并发症[116-118]等。高淀粉酶血症或高脂酶血症可能是移植胰胰腺炎的初始表现,临床可出现肠梗阻、腹胀、恶心、呕吐、压痛和/或由于影响邻近器官而引起的全身不适等。超声和 CT 是移植胰胰腺炎的重要诊断手段,可观察到移植胰腺的炎症、坏死、脂肪浸润等。移植胰腺活检可明确胰腺炎的诊断,按病理分型分为水肿性胰腺炎和急性出血坏死性胰腺炎。治疗措施包括禁食、全胃肠外营养、应用生长抑素或联用蛋白酶抑制剂等,同时积极预防感染[119]。对于重症移植胰胰腺炎,尽早手术治疗,必要时考虑行移植胰腺切除。

移植 1 个月以后发生的胰腺炎,在膀胱引流术式胰腺移植病人中更为常见,多为反流性胰腺炎,应膀胱内置入 Foley 导尿管引流,并防治尿路感染。如果反复出现反流性胰腺炎,应尽早考虑转换为肠引流术式,特别是排除了尿道流出道梗阻和尿路感染的情况下,更应积极转换[59]。

临床问题 26：胰漏的诊治要点有哪些？

**推荐意见 39**：胰漏的诊断包括：临床表现为腹痛、发热等，胰周积液及穿刺液中胰酶水平明显升高或引流量增加且引流液中胰酶水平明显升高（推荐强度 A，证据等级 1b）。

**推荐意见 40**：早期胰漏应充分引流，予禁食、全胃肠外营养并加用生长抑素。严重的胰漏应及时手术探查，必要时切除胰腺并控制感染（推荐强度 B，证据等级 2c）。晚期胰瘘，应作瘘道的根治性切除及瘘口修补，必要时行肠转流（推荐强度 B，证据等级 2c）。

**推荐意见说明：**

胰漏是胰腺或胰肾联合移植中较严重的并发症之一，在全胰腺移植中发生率小于 5%[120]。临床可表现为腹痛、发热等，引流量增加及性状改变且引流液中胰酶水平明显升高或影像学提示胰周积液且穿刺液中胰酶水平明显升高，则可明确诊断。发生在移植术后 4 周内的早期胰漏，常见原因是胰腺实质的损伤、吻合口张力过高、移植胰胰腺炎、排斥反应、血液供应障碍导致的胰腺组织坏死移植胰腺周围感染、输出道梗阻或狭窄、供胰修整胰旁组织漏扎等。

早期胰漏发生后，应予充分引流，受者应禁食、全胃肠外营养、应用胰液分泌抑制剂、积极控制局部感染[121]。因排斥反应及血液供应障碍所致胰漏，应尽早对因处理。膀胱引流术式术后早期胰漏通常可以通过延长膀胱内 Foley 导管留置时间、经皮穿刺腹腔内积液引流、应用抗生素预防感染等措施治愈。如果保守治疗失败，应积极手术治疗或改用肠引流[122]。肠引流术式术后发生胰漏应积极手术治疗，包括经皮穿刺或手术清除脓腔留置引流管，充分引流。同时应禁食、胃肠减压、全肠外营养、使用生长抑素等。大部分胰漏可在几周后自行闭合，胰漏局限后亦可形成瘘道或假性胰腺囊肿。当合并脓毒血症或严重的腹膜炎时，应考虑移植胰腺切除术。

对于晚期胰瘘，应行瘘道造影以显示瘘的解剖特点，可以显示是否与胰管相通，有助于排除主胰管梗阻。CT 或 MR 有助于明确诊断[121]。根据胰瘘的解剖位置及原因行瘘口修补或再吻合，并做瘘道的根治性切除。对于膀胱引流术式者，必要时行肠转流。

临床问题 27：SPK 术后肠漏的诊治要点有哪些？

**推荐意见 41**：肠漏以急腹症为首要临床表现，严重者可出现腹膜炎和脓毒血症，腹腔引流液增加及性状改变或腹腔积液为常见表现（推荐强度 B，证据等级 2b）。建议行腹部超声或 CT 协助诊断，必要时行肠道造影或逆行膀胱造影（膀胱引流术式）（推荐强度 B，证据等级 2b）。

**推荐意见 42**：局限性肠漏建议可保守治疗，膀胱引流术式者需留置导尿管减压。单纯的吻合口漏可考虑行漏口修补或再吻合，移植十二指肠缺血坏死所致的肠漏，则应行移植胰腺切除（推荐强度 B，证据等级 2c）。

**推荐意见说明：**

移植胰腺外分泌经肠道引流术式的肠道并发症发生率明显减少（2%~10%）[111,123-125]。肠道引流术式式术后 3 个月内的肠漏通常是由于缺血或吻合技术问题等引起，术后 3 个月后的肠漏通常因感染或急性排斥反应等引起[125]。肠漏常具有肠穿孔的特征和症状，以急腹症为首要表现，其他包括腹痛、发烧、恶心呕吐、心动过速、白细胞增多、腹膜炎和脓毒血症等。腹腔引流液增加及性状改变，也可表现为腹腔积液，引流液或穿刺液中胰酶水平升高或涂片中见食物残渣则可明确诊断。腹部 CT 扫描和口服造影剂最有诊断价值[126]，可以发现腹腔积气和积液以及造影剂外漏等。局限性肠漏可考虑保守治疗，包括置管充分引流并预防感染等。非局限性肠漏多需要开腹探查，对于瘘口较小且腹腔污染较轻的肠漏，可行瘘口修补。如果供体十二指肠部分受损，可切除受损的十二指肠后采用 Roux-en-Y 方法再次与受体空肠—回肠吻合。在供体十二指肠缺血、有脓毒血症或严重腹膜炎的情况下,则应切除移植胰腺及十二指肠。

膀胱引流式的 SPK 患者肠漏和腹腔感染的发生率较低,临床症状也较轻[123]。腹部 CT 平扫可见腹腔积液和移植十二指肠周围炎症[126],逆行膀胱造影可确诊肠漏发生的位置。腹腔引流液生化检查可发现胰酶升高。早期肠漏多数在留置导尿管减压后,经抗感染、抑制胰酶等保守治疗后可治愈。漏口较大或是晚期肠漏则需开腹探查,术中切除坏死组织并修补瘘口,部分患者可改为经肠道引流[111,123]。

临床问题 28:SPK 术后腹腔感染的诊治要点有哪些?

推荐意见 43:建议首先明确腹腔感染的原因(推荐强度 B,证据等级 2a),积极治疗原发病,充分引流(推荐强度 B,证据等级 2c)。初始选用广谱抗菌药物,依据病原体检测结果及时调整抗感染方案(推荐强度 B,证据等级 2c)。必要时行手术探查(推荐强度 B,证据等级 2c)。

推荐意见说明:

胰肾联合移植术后,由于免疫抑制剂用量较大、术后易并发移植胰胰腺炎、肠漏、胰漏等,易引发腹腔感染。受者出现发热、腹胀或腹痛、腹膜刺激征阳性及 B 超或腹部 CT 发现腹腔积液或脓肿时可诊断腹腔感染(intra-abdominal infections,IAIs)[127-130]。明确原因以及有效、及时地控制感染源是治疗的关键所在[128]。

IAIs 多为混合感染[128],经验性广谱抗生素治疗应针对病原体、药物副作用、药物间相互作用、既往抗生素使用情况等进行个体化治疗[127]。初始经验性广谱抗生素治疗尤为重要,随后需根据培养和药敏结果及时调整抗生素治疗方案[127,129]。

积极治疗原发病如胰腺炎、胰漏及肠漏,充分引流腹腔积液至关重要[128]。若治疗效果差或感染持续存在,则需手术探查清除感染灶[128]。是否行移植胰腺切除则需根据感染的原因、感染的范围、病原体种类来综合考虑[127-129,131]。获得最佳转归需要多学科的积极参与协作[128-129]。

临床问题 29:SPK 膀胱引流术式常见的并发症有哪些?

推荐意见 44:代谢性酸中毒是胰腺移植膀胱引流术式常见的并发症(推荐强度 B,证据等级 2a)。膀胱引流术式的远期并发症包括化学性膀胱炎、泌尿道感染、移植胰腺反流性胰腺炎等(推荐强度 B,证据等级 2b)。

推荐意见说明:

胰腺移植膀胱引流术式最常见的并发症是代谢性酸中毒,发生率大于60%。主要原因是胰管细胞和十二指肠分泌的 $HCO_3^-$、$Na^+$、$Cl^-$ 和水不断从膀胱丢失,可引起代谢性酸中毒、脱水和电解质紊乱。远期并发症包括化脓性膀胱炎、泌尿道感染及反流性胰腺炎等。约 25% 接受膀胱引流式的受者在术后 10 年内因尿路并发症而被迫重新转换为肠内引流式[8]。

临床问题 30:SPK 术后代谢性酸中毒如何诊治?

推荐意见 45:代谢性酸中毒常见于胰腺移植膀胱引流术式,分为急性和慢性两种类型(推荐强度 B,证据等级 2a)。

推荐意见 46:SPK 术后代谢性酸中毒需依据病史、临床表现及实验室检查进行诊断(推荐强度 B,证据等级 2b)。SPK 术后代谢性酸中毒的治疗,包括病因治疗、药物治疗及对症治疗(推荐强度 B,证据等级 2c)。

推荐意见说明:

代谢性酸中毒是胰腺移植膀胱引流术式常见的并发症,分为急性代谢性酸中毒和慢性代谢性酸中毒。诊断代谢性酸中毒需依据动脉血气和血生化指标的测定,判断呼吸代偿系统是否反应恰当以及计算阴离子间隙等。

治疗要点:发生急性代谢性酸中毒,若酸血症严重(pH<7.1),有心血管损害的证据,不能快速改善者,给予补碱治疗,同时需密切监测患者酸碱平衡状态。对于移植肾功能不全或容量超负荷的患者,可使用血液滤过或透析。慢性代谢性酸中毒,给予补碱治疗可改善或减缓骨病的进展。

全面的病史采集和体格检查有助于提示潜在的酸碱平衡紊乱。如发生细胞内外 pH 值急剧变化、酸血症严重以及有心血管损害的证据,首选碱治疗[105,107,132-134]。对于 SPK 术后失血/缺血性乳酸性酸中毒患者,改善组织灌注至关重要,对于术后感染所致脓毒症相关的乳酸性酸中毒患者,治疗感染至关重要[105,107,132-134]。对于反复出现较严重代谢性酸中毒的受者可考虑将膀胱引流术式改为肠道引流术式。

**临床问题 31:SPK 术后 GVHD 的诊治要点有哪些?**

**推荐意见 47:** GVHD 是 SPK 术后严重的并发症之一,分为急性 GVHD 和慢性 GVHD,主要表现为皮肤病变、肝肾功能异常、骨髓抑制和胃肠道症状等,可累及多个器官系统,诊断依据包括临床表现、实验室检查和组织病理学等(推荐强度 B,证据等级 2c)。

**推荐意见 48:** 建议急性 GVHD 的治疗首选糖皮质激素,对于糖皮质激素无效或耐受性差的患者,可使用其他免疫抑制药物,也可采用体外光疗、血浆置换等;慢性 GVHD 的治疗应依据病情个体化调整免疫抑制方案,可采用体外光疗和全身照射等(推荐强度 B,证据等级 3a)。

**推荐意见说明:**

移植物抗宿主病(graft versus host disease,GVHD)是实体器官移植后罕见的致命并发症。迄今为止只有少数文献有关于 SPK 术后发生 GVHD 的报道[107,135-138]。文献中关于 GVHD 治疗的指南也较少,再次胰腺移植或使用正在进行的临床试验药物,疗效有限[107,135,137-138]。因此实体器官移植后 GVHD 的最佳治疗仍不清楚,部分患者在 GVHD 病程早期行移植胰腺切除治疗,但未见明显的临床症状改善[107,135-138]。根据现有的对此类病例的诊治经验,早期诊断,及时进行免疫治疗和支持性治疗似乎是改善临床预后的较好方法。

总之,移植医师应该意识到 GVHD 可能在 SPK 术后发生。时刻警惕、高度怀疑、早期诊断至关重要。

**临床问题 32:胰肾联合移植受者术后随访的内容有哪些? 随诊频率是什么?**

**推荐意见 49:** 建议胰肾联合移植术后随访内容包括病史采集、常规检查和胰肾联合移植的特殊检查。随访频次需要根据术后时间进行相应调整(推荐强度 D,证据等级 5)。

**推荐意见说明:**

1. 胰肾联合移植术后随访内容

(1)病史采集:体重、尿量、血压、药物使用情况、有无脚踝或眼睑浮肿。

(2)常规检查:血常规、尿常规、空腹/餐后血糖、血脂、肝功能、肾功能、免疫抑制剂浓度、血淀粉酶和脂肪酶、尿淀粉酶、糖化血红蛋白、C 肽。

(3)其他检查:群体反应性抗体、供者特异性抗体、胰岛素抗体、病毒(包括:CMV、EBV、BKV、JCV、肝炎病毒等)、心功能检测、移植胰腺 CT/CTA、移植肾脏或移植胰腺活检、肿瘤筛查[5,108]。

2. 胰肾联合移植术后随访时间 术后 3 个月内每周复查 1 次,4~6 个月每 2 周复查 1 次,7~12 个月每 2~3 周复查 1 次,1 年后每月复查 1 次[5,105]。

## 三、小结

本指南部分临床问题目前还缺乏强有力的循证医学证据,同时临床实践中也存在一些待回答的问题,汇总如下,为未来胰肾联合移植的研究及经验积累提供方向,也希望得到不断改善及修订。

1. 器官捐献　供者的年龄若超过 50 岁,是否仍可捐献胰腺?

既往有胰腺炎病史的供者,康复后捐献的胰腺可否用于胰肾联合移植?

2. 移植胰腺活检　移植胰腺活检风险高,国内尚未广泛开展。如何进一步推广移植胰腺活检,积累更多的移植胰腺活检经验及病理规范,增加循证医学数据?

如何确定最佳的移植胰腺活检方式及策略?

3. 并发症　如何进一步改进并提高移植外科技术及手术成功率,减少外科并发症发生率需要探索?

血栓形成和出血仍是临床上比较难处理的一对矛盾。术后如何个体化抗凝? 如何进一步降低血栓形成和出血的发生概率? 需要进一步探索与改进。

移植术后不明原因发热的诊断和抗生素使用指征?

4. 移植相关并发症的多学科协作诊疗。

5. 临床实践中推广胰肾联合移植的可行性、资源和成本效益评估。

**执笔作者:** 王立明(大连医科大学第二附属医院),陈正(广州医科大学附属第二医院),陈知水(华中科技大学同济医学院附属同济医院),莫春柏(天津市第一中心医院),程颖(中国医科大学附属第一医院)

**通信作者:** 陈正(广州医科大学附属第二医院)

**参编作者:** 万娇(广州医科大学附属第二医院),马俊杰(广州医科大学附属第二医院),王伟刚(吉林大学第一医院),方佳丽(广州医科大学附属第二医院),尹威(广州医科大学附属第二医院),刘路浩(广州医科大学附属第二医院),李立(广州医科大学附属第二医院),李光辉(广州医科大学附属第二医院),吴佳林(广州医科大学附属第二医院),陈荣鑫(广州医科大学附属第二医院),张鹏(广州医科大学附属第二医院),宫念樵(华中科技大学同济医学院附属同济医院),郭予和(广州医科大学附属第二医院),徐璐(广州医科大学附属第二医院),赖兴强(广州医科大学附属第二医院),熊韫祎(广州医科大学附属第二医院)

**主审专家:** 薛武军(西安交通大学第一附属医院),蔡明(浙江大学医学院附属第二医院),陈知水(华中科技大学同济医学院附属同济医院),陈正(广州医科大学附属第二医院),孙煦勇(广西医科大学第二附属医院)

**审稿专家:** 丁小明(西安交通大学第一附属医院),马俊杰(广州医科大学附属第二医院),方佳丽(广州医科大学附属第二医院),王彦峰(武汉大学中南医院),王毅(海南医学院第二附属医院),付迎欣(深圳市第三人民医院),刘致中(内蒙古包钢医院),宋文利(天津市第一中心医院),张伟杰(华中科技大学同济医学院附属同济医院),杨洪吉(四川省人民医院),李新长(江西省人民医院),明长生(华中科技大学同济医学院附属同济医院),周洪澜(吉林大学第一医院),林涛(四川大学华西医院),宫念樵(华中科技大学同济医学院附属同济医院),莫春柏(天津市第一中心医院),曾凡军(华中科技大学同济医学院附属同济医院),程颖(中国医科大学附属第一医院)

**利益冲突:** 所有作者声明无利益冲突。

## 参考文献

［1］ MAGLIANO DJ, BOYKO EJ. IDF Diabetes Atlas 10th edition scientific committee. IDF DIABETES ATLAS [Internet] [M]. 10th ed. Brussels: International Diabetes Federation, 2021.

［2］ RUIZ-ORTEGA M, RODRIGUES-DIEZ RR, LAVOZ, et al. Special issue "Diabetic nephropathy: diagnosis, prevention and treatment" [J]. J Clin Med, 2020, 9 (3): 813.

［3］ MONTAGUD-MARRAHI E, CUADRADO-PAYAN E, HERMIDA E, et al. Preemptive simultaneous pancreas kidney transplantation has survival benefit to patients [J]. Kidney Int, 2022, 102 (2): 421-430.

［4］ BOGGI U, VISTOLI F, ANDRES A, et al. First World Consensus Conference on pancreas transplantation: Part Ⅱ-recommendations [J]. Am J Transplant, 2021, 21 Suppl 3 (Suppl 3): 17-59.

［5］ 中华医学会器官移植学分会. 胰肾联合移植临床技术规范 (2020 版)[J]. 器官移植, 2020, 11 (3): 332-343.

［6］ 中华医学会器官移植学分会, 中国医师协会器官移植医师分会. 中国胰腺移植诊疗指南 (2016 版)[J]. 中华器官移植杂志, 2016, 37 (10): 627-634.

［7］ DHOLAKIA S, OSKROCHI Y, EASTON G, et al. Advances in pancreas transplantation [J]. J R Soc Med, 2016, 109 (4): 141-146.

［8］ DEAN PG, KUKLA A, STEGALL MD, et al. Pancreas transplantation [J]. BMJ, 2017, 3; 357: j1321.

［9］ SAMOYLOVA ML, BORLE D, RAVINDRA KV. Pancreas transplantation: indications, techniques, and outcomes [J]. Surg Clin North Am, 2019, 99 (1): 87-101.

［10］ KOBAYASHI T, GRUESSNER AC, WAKAI T, et al. Three types of simultaneous pancreas and kidney transplantation [J]. Transplant Proc, 2014, 46 (3): 948-953.

［11］ 于立新, 姚冰, 邓文锋, 等. 改良式胰液肠腔引流胰十二指肠及肾一期联合移植 ( 附二例报告)[J]. 中华泌尿外科杂志, 2003 (11): 17-20.

［12］ MEIRELLES RF, SALVALAGGIO P, PACHECO-SILVA A. Pancreas transplantation: review [J]. Einstein (Sao Paulo), 2015, 13 (2): 305-309.

［13］ HAU HM, JAHN N, BRUNOTTE M, et al. Short and long-term metabolic outcomes in patients with type 1 and type 2 diabetes receiving a simultaneous pancreas kidney allograft [J]. BMC Endocr Disord, 2020, 20 (1): 30.

［14］ WEEMS P, COOPER M. Pancreas transplantation in type Ⅱ diabetes mellitus [J]. World J Transplant, 2014, 4 (4): 216-221.

［15］ BRAUN MM, KHAYAT M. Kidney disease: end-stage renal disease [J]. FP Essent, 2021, 509: 26-32.

［16］ LOMBARDO C, PERRONE VG, AMORESE G, et al. Update on pancreatic transplantation on the management of diabetes [J]. Minerva Med, 2017, 108 (5): 405-418.

［17］ PLOTKIN JS, SCOTT VL, PINNA A, et al. Morbidity and mortality in patients with coronary artery disease undergoing orthotopic liver transplantation [J]. Liver Transpl Surg, 1996, 2 (6): 426-430.

［18］ VALLET-PICHARD A, FONTAINE H, MALLET V, et al. Viral hepatitis in solid organ transplantation other than liver [J]. J Hepatol, 2011, 55 (2): 474-478.

［19］ LADIN K, DANIELS A, OSANI M, et al. Is social support associated with post-transplant medication adherence and outcomes? A systematic review and meta-analysis [J]. Transplant Rev (Orlando), 2018, 32 (1): 16-28.

［20］ HAU HM, JAHN N, BRUNOTTE M, et al. Pre-operative ankle-brachial index for cardiovascular risk assessment in simultaneous pancreas-kidney transplant recipients: a simple and elegant strategy! [J]. BMC Surg, 2021, 21 (1): 156.

［21］ BABU BI, SHAPIRO AMJ. Current evidence in the management of premalignant cystic lesions of the pancreas in patients undergoing liver transplantation [J]. Pancreas, 2022, 51 (2): 117-120.

［22］ MATTIAZZI AD, CENTENO A, AMADOR A, et al. Highly sensitized patients: miami transplant institute experience [J]. Clin Transpl, 2014: 171-178.

［23］ CIANCIO G, BURKE GW. Type 2 diabetes: Is pancreas transplantation an option? [J]. Curr Diab Rep, 2014, 14 (11): 542.

［24］ KERR H R, HATIPOGLU B, KRISHNAMURTHI V. Pancreas transplant for diabetes mellitus [J]. Cleve Clin J Med, 2015, 82 (11): 738-744.

［25］ DE KORT H, ROUFOSSE C, BAJEMA IM, et al. Pancreas transplantation, antibodies and rejection: Where do we stand? [J]. Curr Opin Organ Transplant, 2013, 18 (3): 337-344.

［26］ CHEN J W, MIKHAIL D M, SHARMA H, et al. Donor age is the most important predictor of long term graft function in donation after cardiac death simultaneous pancreas-kidney transplantation: a retrospective study [J]. Am J Surg, 2019, 218 (5): 978-987.

［27］ GRUESSNER A C, LAFTAVI M R, PANKEWYCZ O, et al. Simultaneous pancreas and kidney transplantation-is it a treatment option for patients with type 2 diabetes mellitus? An analysis of the international pancreas transplant registry [J]. Curr Diab Rep, 2017, 17 (6): 44.

［28］ KRIEGER N R, ODORICO J S, HEISEY D M, et al. Underutilization of pancreas donors [J]. Transplantation, 2003, 75 (8): 1271-1276.

［29］ SCHENKER P, WUNSCH A, ERTAS N, et al. Long-term results after simultaneous pancreas-kidney transplantation using donors aged 45 years or older [J]. Transplant Proc, 2008, 40 (4): 923-926.

［30］ VANDERWERF WJ, ODORICO J, DALESSANDRO AM, et al. Utilization of pediatric donors for pancreas transplantation [J]. Transplant Proc, 1999, 31: 610-611.

［31］ 石炳毅, 薛武军. 中国器官移植临床诊疗技术规范 (2020 版)[M]. 北京: 人民卫生出版社, 2017.

［32］ WHITE S A, SHAW J A, SUTHERLAND D E. Pancreas transplantation [J]. Lancet, 2009, 373 (9677): 1808-1817.

［33］ FRIDELL J A, ROGERS J, STRATTA R J. The pancreas allograft donor: current status, controversies, and challenges for the future [J]. Clin Transplant, 2010, 24 (4): 433-449.

［34］ MATTHEWS D R, HOSKER J P, RUDENSKI A S, et al. Homeostasis model assessment: insulin resistance and beta-cell function from fasting plasma glucose and insulin concentrations in man [J]. Diabetologia, 1985, 28 (7): 412-419.

［35］ TORN C, LANDINOLSSON M, LERNMARK A, et al. Prognostic factors for the course of beta cell function in autoimmune diabetes [J]. J Clin Endocrinol metab, 2000, 85 (12): 4619-4623.

［36］ 李霞, 周智广, 亓海英, 等. 用空腹 C 肽代替胰岛素改良 Homa 公式评价胰岛素抵抗和胰岛 β 细胞功能 [J]. 中南大学学报 ( 医学版), 2004,(4): 419-423.

［37］ SHERWANI S I, KHAN H A, EKHZAIMY A, et al. Significance of HbA1c test in diagnosis and prognosis of diabetic patients [J]. Biomark Insights, 2016, 11: 95-104.

［38］ MUNOZ-BELLVIS L, LOPEZ-SANCHEZ J. Donor risk factors in pancreas transplantation [J]. World J Transplant, 2020, 10 (12): 372-380.

［39］ AXELROD D A, SUNG R S, MEYER K H, et al. Systematic evaluation of pancreas allograft quality, outcomes and geographic variation in utilization [J]. Am J Transplant, 2010, 10 (4): 837-845.

［40］ HESSE UJ, SUTHERLAND DE. Influence of serum amylase and plasma glucose levels in pancreas cadaver donors on graft function in recipients [J]. Diabetes, 1989, 38 Suppl 1: 1-3.

［41］ VINKERS MT, Rahmel AO, SLOT MC, et al. How to recognize a suitable pancreas donor: a Eurotransplant study of preprocurement factors [J]. Transplant Proc, 2008, 40 (5): 1275-1278.

［42］ BERTOLOTTO M, D'ONOFRIO M, MARTONE E, et al. Ultrasonography of the pancreas. 3. Doppler imaging [J]. Abdom Imaging, 2007, 32 (2): 161-170.

［43］ CLEVERT D A, D'ANASTASI M, JUNG E M. Contrast-enhanced ultrasound and microcirculation: efficiency through dynamics-current developments [J]. Clin Hemorheol Microcirc, 2013, 53 (1-2): 171-186.

［44］ D'ALESSANDRO C, TODISCO M, DI BELLA C, et al. Surgical complications after pancreatic transplantation: a computed tomography imaging pictorial review [J]. World J Gastroenterol, 2023, 29 (46): 6049-6059.

［45］ HAGSPIEL K D, NANDALUR K, BURKHOLDER B, et al. Contrast-enhanced MR angiography after pancreas transplantation: normal appearance and vascular complications [J]. AJR Am J Roentgenol, 2005, 184 (2): 465-473.

［46］ 晋云, 陈刚, 张绍祥, 等. 胰腺及其周围结构的三维重建研究 [J]. 中华消化外科杂志, 2008,(5): 369-371.

［47］ RUDOLPH EN, DUNN TB, SUTHERLAND D, et al. Optimizing outcomes in pancreas transplantation: impact of organ preservation time [J]. Clin Transplant, 2017, 31 (9): e13035.

［48］HUMAR A, KANDASWAMY R, DRANGSTVEIT M B, et al. Prolonged preservation increases surgical complications after pancreas transplants [J]. Surgery, 2000, 127 (5): 545-551.

［49］CALLAGHAN C J, QURESHI M S, BRADLEY J A, et al. Pancreas transplantation from controlled donation after circulatory death donors [J]. Am J Transplant, 2013, 13 (3): 823.

［50］GO A S, CHERTOW G M, FAN D, et al. Chronic kidney disease and the risks of death, cardiovascular events, and hospitalization [J]. N Engl J Med, 2004, 351: 1296-1305.

［51］Diabetes mellitus: a major risk factor for cardiovascular disease. A joint editorial statement by the American Diabetes Association; the National Heart, Lung, and Blood Institute; the Juvenile Diabetes Foundation International; the National Institute of Diabetes and Digestive and Kidney Diseases; and the American Heart Association [J]. Circulation, 1999, 100 (10): 1132-1133.

［52］YIANNOULLOU P, SUMMERS A, GOH S C, et al. Major adverse cardiovascular events following simultaneous pancreas and kidney transplantation in the United Kingdom [J]. Diabetes Care, 2019, 42 (4): 665-673.

［53］SUCHER R, RADEMACHER S, JAHN N, et al. Effects of simultaneous pancreas-kidney transplantation and kidney transplantation alone on the outcome of peripheral vascular diseases [J]. BMC Nephrol, 2019, 20 (1): 453.

［54］MANGUS RS, POWELSON J, KINSELLA SB, et al. Pretransplant coronary artery disease associated with worse clinical outcomes in pancreas transplantation [J]. Clin Transplant, 2013, 27 (4): E442-E447.

［55］RIJKSE E, DAM J L, ROODNAT J I, et al. The prognosis of kidney transplant recipients with aorto-iliac calcification: a systematic review and meta-analysis [J]. Transpl Int, 2020, 33 (5): 483-496.

［56］LEWIS JR, WONG G, TAVERNITI A, et al. Association between aortic calcification, cardiovascular events, and mortality in kidney and pancreas-kidney transplant recipients [J]. Am J Nephrol, 2019, 50 (3): 177-186.

［57］COHEN DJ, RATNER LE. Type 2 diabetes: the best transplant option is still uncertain [J]. Clin J Am Soc Nephrol, 2012, 7 (4): 530-532.

［58］BAZERBACHI F, SELZNER M, MARQUEZ M A, et al. Portal venous versus systemic venous drainage of pancreas grafts: impact on long-term results [J]. Am J Transplant, 2012, 12 (1): 226-232.

［59］RIAD SM, KEYS DO, JACKSON S, et al. Enteric conversion of bladder drained pancreas as a predictor of outcomes in almost 600 recipients at a single center [J]. Transplant Direct, 2020, 6 (5): e550.

［60］LAM VW, PLEASS HC, HAWTHORNE W, et al. Evolution of pancreas transplant surgery [J]. ANZ J Surg, 2010, 80 (6): 411-418.

［61］FRIDELL I, POWELSON I A, SANDERS CE, et al. Preparation of the pancreas allograft for transplantation [J]. Clin Transplant, 2011, 25 (2): E103-E112.

［62］方佳丽, 郭予和, 马俊杰, 等. 不同年龄组供者胰肾联合移植安全性和有效性分析 [J]. 中华器官移植杂志, 2020, 41 (9): 516-521.

［63］方佳丽, 郭予和, 马俊杰, 等. 同侧胰肾联合移植 146 例临床效果分析 [J]. 中华医学杂志, 2020, 100 (48): 1-7.

［64］WITTE B, FROBER R, LINSS W. Unusual blood supply to the pancreas by a dorsal pancreatic artery [J]. Surg Radiol Anat, 2001, 23 (3): 197-200.

［65］NGHIEM DD. Revascularization of the gastroepiploic artery in pancreas transplantl [J]. Transpl Int, 2008, 21 (8): 774-777.

［66］罗鲜樟, 王心强, 陈艳, 等. 胰肾联合移植中胃十二指肠动脉的重建 [J]. 中华器官移植杂志, 2014, 35 (8): 496-500.

［67］KNECHTLE SJ, MARSON LP, MORRIS PJ. Kidney transplantation-principles and practice [M]. Maryland Heights, MO: Elsevier; 2019.

［68］付迎欣, 王辉, 冯钢, 等. 胰肾联合移植 145 例单中心回顾分析 [J]. 中华器官移植杂志, 2019, 40 (5): 260-265.

［69］FRIEDRICH J, CHARPENTIER K, MARSH CL, et al. Outcomes with the selective use of enteric exocrine drainage in pancreas transplantation [J]. Transplant Proc, 2004, 36 (10): 3101-3104.

［70］CIANCIO G, SAGESHIMA J, CHEN L, et al. Advantage of rapamycin over mycophenolate mofetil when used with tacrolimus for simultaneous pancreas kidney transplants: randomized, single-center trial at 10 years [J]. Am J Transplant, 2012, 12 (12): 3363-3376.

［71］OLLINGER R, MARGREITER C, BOSMULLER C, et al. Evolution of pancreas transplantation: long-term results and perspectives from a high volume center [J]. Ann Surg. 2012, 256 (5): 780-786.

［72］ FRYSTYK J, RITZEL RA, MAUBACH J, et al. Comparison of pancreas-transplanted type 1 diabetic patients with portal-venous versus systemic-venous graft drainage: impact on glucose regulatory hormones and the growth hormone/insulin-like growth factor-I axis [J]. J Clin Endocrinol metab, 2008, 93 (5): 1758-1766.

［73］ ALONSO A, FERNANDEZ C, CILLERO S, et al. Effects of portal versus systemic venous drainage in pancreas and kidney-pancreas transplantation [J]. Transplant Proc, 2007, 39 (7): 2335-2337.

［74］ KANDASWAMY R, STOCK PG, MILLER J, et al. OPTN/SRTR 2020 annual data report: pancreas [J]. Am J Transplant, 2022, 22 (Suppl 2): 137-203.

［75］ FARNEY AC, DOARES W, ROGERS J, et al. A randomized trial of alemtuzumab versus antithymocyte globulin induction in renal and pancreas transplantation [J]. Transplantation, 2009, 88 (6): 810-819.

［76］ AZIZ F, PARAJULI S, KAUFMAN D, et al. Induction in pancreas transplantation: T-cell depletion versus IL-2 receptor blockade [J]. Transplant Direct, 2022, 8 (12): e1402.

［77］ FATEH B, MARKUS S, MARKUS U, et al. Thymoglobulin versus basiliximab induction therapy for simultaneous kidney-pancreas transplantation: impact on rejection, graft function, and long-term outcome [J]. Transplantation, 2011, 92 (9): 1039-1043.

［78］ KAUFMAN DB, BURKE GW III, BRUCE DS, et al. Prospective, randomized, multi-center trial of antibody induction therapy in simultaneous pancreas-kidney transplantation [J]. Am J Transplant, 2003, 3 (7): 855-864.

［79］ GRUESSNER AC. 2011 update on pancreas transplantation: comprehensive trend analysis of 25, 000 cases followed up over the course of twenty-four years at the International Pancreas Transplant Registry (IPTR)[J]. Rev Diabet Stud, 2011, 8 (1): 6-16.

［80］ MALAISE J, SAUDEK F, BOUCEK P, et al. Tacrolimus compared with cyclosporine microemulsion in primary simultaneous pancreas-kidney transplantation: the EURO-SPK 3-year results [J]. Transplant Proc, 2005, 37 (6): 2843-2845.

［81］ FALCONER SJ, JANSEN C, ONISCU GC. Conversion from twice-daily to once-daily tacrolimus in simultaneous pancreas-kidney transplant patients [J]. Transplant Proc, 2014, 46 (5): 1458-1462.

［82］ MERION RM, HENRY ML, MELZER JS, et al. Randomized, prospective trial of mycophenolate mofetil versus azathioprine for prevention of acute renal allograft rejection after simultaneous kidney-pancreas transplantation [J]. Transplantation, 2000, 70 (1): 105-111.

［83］ CANTAROVICH D, KARAM G, HOURMANT M, et al. Steroid avoidance versus steroid withdrawal after simultaneous pancreas-kidney transplantation [J]. Am J Transplant, 2005, 5 (6): 1332-1338.

［84］ GRUESSNER AC, GRUESSNER RW. P. 135: Better long-term patient and kidney graft outcome for simultaneous pancreas/kidney (SPK) versus kidney transplant alone (KTA) recipients [J]. Transplantation, 2021, 105 (12 Supp 1): S53.

［85］ REDFIELD RR, KAUFMAN DB, ODORICO JS. Diagnosis and treatment of pancreas rejection [J]. Curr Transplant Rep, 2015, 2 (2): 169-175.

［86］ 中华医学会器官移植学分会. 中国器官移植超声影像学诊疗技术规范 (2019 版)[J]. 器官移植, 2019, 10 (1): 16-31.

［87］ BRANCH OF ORGAN TRANSPLANTATION OF CHINESE MEDICAL ASSOCIATION. Clinical operation specification for pancreas allograft pathology (2019 edition)[J]. Organ Transplant, 2019, 10 (6): 628-637.

［88］ DRACHENBERG C B, TORREALBA J R, NANKIVELL B J, et al. Guidelines for the diagnosis of antibody-mediated rejection in pancreas allografts-updated Banff grading schema [J]. Am J Transplant, 2011, 11 (9): 1792-802.

［89］ UVA PD, ODORICO JS, GIUNIPPERO A, et al. Laparoscopic biopsies in pancreas transplantation [J]. Am J Transplant, 2017, 17: 2173-2177.

［90］ SANDESH P, EMRE A, BRAD CA, et al. Concurrent biopsies of both grafts in recipients of simultaneous pancreas and kidney demonstrate high rates of discordance for rejection as well as discordance in type of rejection-a retrospective study [J]. Transpl Int, 2018, 31 (1): 32-37.

［91］ HORNELAND R, PAULSEN V, LINDAHL JP, et al. Pancreas transplantation with enteroanastomosis to native duodenum poses technical challenges-but offers improved endoscopic access for scheduled biopsies and therapeutic interventions [J]. Am J Transplant, 2015, 15 (1): 242-250.

［92］ DAVID KK, MATTHEW RR, CHARLES BC, et al. Pancreas allograft biopsy: safety of percutaneous biopsy-results of a large experience [J]. Transplantation, 2002, 73 (4): 553-555.

［93］ DRACHENBERG CB, ODORICO J, DEMETRIS AJ, et al. Banff schema for grading pancreas allograft rejection: working proposal by a multi-disciplinary international consensus panel [J]. Am J Transplant, 2008, 8 (6): 1237-1249.

［94］ ALEXANDRE L, MARK H, CANDICE R, et al. The Banff 2019 kidney meeting report (i): updates on and clarification of criteria for t cell-and antibody-mediated rejection [J]. Am J Transplant, 2020, 20 (9): 2318-2331.

［95］ DRACHENBERG C B, TORREALBA J R, NANKIVELL B J, et al. Guidelines for the diagnosis of antibody-mediated rejection in pancreas allografts-updated Banff grading schema [J]. Am J Transplant, 2011, 11 (9): 1792-802.

［96］ DRACHENBERG CB, PAPADIMITRIOU JC, KLASSEN DK, et al. Evaluation of pancreas transplant needle biopsy: reproducibility and revision of histologic grading system [J]. Transplantation, 1997, 63 (11): 1579-1586.

［97］ CINTHIA BD, MAIKE BH, PEDRO VA, et al. Banff 2022 pancreas transplantation multidisciplinary report: refinement of guidelines for T cell-mediated rejection, antibody-mediated rejection and islet pathology. Assessment of duodenal cuff biopsies and noninvasive diagnostic methods [J]. Am J Transplant, 2023 21: S1600-6135 (23) 00801-8.

［98］ PABLO DU, JOHN CP, CINTHIA BD, et al. Graft dysfunction in simultaneous pancreas kidney transplantation (SPK): results of concurrent kidney and pancreas allograft biopsies [J]. Am J Transplant, 2019, 19 (2): 466-474.

［99］ DONG M, PARSAIK AK, KREMERS W, et al. Acute pancreas allograft rejection is associated with increased risk of graft failure in pancreas transplantation [J]. Am J Transplant, 2013, 13 (4): 1019-1025.

［100］ MOINUDDIN I, YAQUB MS, TABER T, et al. Isolated pancreas rejections do not have an adverse impact on kidney graft survival whereas kidney rejections are associated with adverse pancreas graft survival in simultaneous pancreas kidney transplantation [J]. J Nephrol, 2018, 31 (2): 307-315.

［101］ AZIZ F, PARAJULI S, UDDIN S, et al. How should pancreas transplant rejection be treated？ [J]. Transplantation, 2019, 103 (9): 1928-1934.

［102］ DEKORT H, MUNIVENKATAPPA RB, BERGER SP, et al. Pancreas allograft biopsies with positive C4d staining and anti-donor antibodies related to worse outcome for patients [J]. Am J Transplant, 2010, 10 (7): 1660-1667.

［103］ RANGEL ÉB, MALHEIROS DMAC, DECASTRO MCR, et al. Antibody mediated rejection (AMR) after pancreas and pancreas-kidney transplantation [J]. Transpl Int, 2010, 23 (6): 602-610.

［104］ NIEDERHAUS SV, LEVERSON GE, LORENTZEN DF, et al. Acute cellular and antibody-mediated rejection of the pancreas allograft: incidence, risk factors and outcomes [J]. Am J Transplant, 2013, 13 (11): 2945-2955.

［105］ 中华医学会器官移植学分会. 胰腺移植临床技术操作规范 [J]. 中华器官移植杂志, 2019, 40: 643-659.

［106］ FARNEY AC, ROGERS J, STRATTA R J. Pancreas graft thrombosis: causes, prevention, diagnosis, and intervention [J]. Curr Opin Organ Transplant, 2012, 17 (1): 87-92.

［107］ 郑建明, 曹玉, 宋文利. 第一届胰腺移植国际共识大会胰腺移植临床实践指南解读 [J]. 中华器官移植杂志, 2022, 43: 577-584.

［108］ 刘路浩, 方佳丽, 李光辉, 等. 胰肾联合移植术后抗凝治疗方案的回顾性队列研究 [J]. 中华器官移植杂志, 2021, 42 (11): 663-668.

［109］ KHUBUTIA MS, PINCHUK AV, DMITRIEV IV, et al. Surgical complications after simultaneous pancreas-kidney transplantation: a single-center experience [J]. Asian J Surg, 2016, 39 (4): 232-237.

［110］ HUMAR A, RAMCHARAN T, KANDASWAMY R, et al. Technical failures after pancreas transplants: why grafts fail and the risk factors-a multivariate analysis [J]. Transplantation, 2004, 78 (8): 1188-1192.

［111］ SOLLINGER HW, ODORICO JS, BECKER YT, et al. One thousand simultaneous pancreas-kidney transplants at a single center with 22-year follow-up [J]. Ann Surg, 2009, 250 (4): 618-630.

［112］ TROPPMANN C. Complications after pancreas transplantation [J]. Curr Opin Organ Transplant, 2010, 15 (1): 112-118.

［113］ BOGGI U, VISTOLI F, DEL CM, et al. Total duodenectomy with enteric duct drainage: a rescue operation for duodenal complications occurring after pancreas transplantation. Am J Transplant, 2010, 10 (3): 692-697.

［114］ PIERONI E, NAPOLI N, LOMBARDO C, et al. Duodenal graft complications requiring duodenectomy after pancreas and pancreas-kidney transplantation [J]. Am J Transplant, 2018, 18 (6): 1388-1396.

［115］ HUMMEL R, LANGER M, WOLTERS HH, et al. Exocrine drainage into the duodenum: a novel technique for pancreas transplantation [J]. Transpl Int, 2008, 21 (2): 178-181.

［116］ DELLEN D, SUMMERS A, TREVELYAN S, et al. Incidence and histologic features of transplant graft pancreatitis: a single center experience [J]. Exp Clin Transplant, 2015, 13 (5): 449-452.

［117］ FINGER EB, RADOSEVICH DM, DUNN TB, et al. A composite risk model for predicting technical failure in pancreas transplantation [J]. Am J Transplant, 2013, 13 (7): 1840-1849.

［118］ SCHNEEBERGER S, BIEBL M, STEURER W, et al. A prospective randomized multicenter trial comparing histidine-tryptophane-ketoglutarate versus University of Wisconsin perfusion solution in clinical pancreas transplantation [J]. Transplant Int, 2009, 22 (2): 217-224.

［119］ HESSE UJ, MEESTER D, TROISI R, et al. The use of low dose octreotide prophylaxis in pancreatic transplants with enteric drainage. Results of a prospective randomized single center trial [J]. Clin Transplant, 2005, 19 (3): 299-303.

［120］ FERRER FJ, CANO VB, VENTURA AP, et al. Early intestinal complications following pancreas transplantation: lessons learned from over 300 cases-a retrospective single-center study [J]. Transpl Int, 2021, 34 (1): 139-152.

［121］ VAN MA, GILLARD P, JOCHMANS I, et al. Delayed bleeding of the transplant duodenum after simultaneous kidney-pancreas transplantation: case series [J]. Transplantation, 2020, 104 (1): 184-189.

［122］ CHOI JY, JUNG JH, KWON HW, et al. Does enteric conversion affect graft survival after pancreas transplantation with bladder drainage？ [J]. Ann Transplant, 2018, 2; 23: 89-97.

［123］ MOYA HA, MUNOZ BL, FERRER FJ, et al. Cooperative Study of the Spanish Pancreas Transplant Group (GETP): surgical complications [J]. CirEsp, 2015, 93 (5): 300-306.

［124］ SHARDA B, JAY CL, GURUNG K, et al. Improved surgical outcomes following simultaneous pancreas-kidney transplantation in the contemporary era [J]. Clin Transplant, 2022, 36 (11): e14792.

［125］ SPETZLER VN, GOLDARACENA N, MARQUEZ MA, et al. Duodenal leaks after pancreas transplantation with enteric drainage-characteristics and risk factors [J]. Transpl Int, 2015, 28 (6): 720-728.

［126］ LALL CG, SANDRASEGARAN K, MAGLINTE DT, et al. Bowel complications seen on CT after pancreas transplantation with enteric drainage [J]. AJRAm J Roentgenol, 2006, 187 (5): 1288-1295.

［127］ BASSETTI M, ECKMANN C, GIACOBBE DR, et al. Post-operative abdominal infections: epidemiology, operational definitions, and outcomes [J]. Intensive Care Med, 2020, 46 (2): 163-172.

［128］ HAIDAR G, GREEN M, American Society of Transplantation Infectious Diseases Community of Practice. Intra-abdominal infections in solid organ transplant recipients: guidelines from the American Society of Transplantation Infectious Diseases Community of Practice [J]. Clin Transplant, 2019, 33 (9): e13595.

［129］ ZIAJA J, KROl R, CHUDEK J, et al. Intra-abdominal infections after simultaneous pancreas-kidney transplantation [J]. Ann Transplant, 2011, 16 (3): 36-43.

［130］ STEURER W, BONATTI H, OBRIST P, et al. Incidence of intraabdominal infection in a consecutive series of 40 enteric-drained pancreas transplants with FK506 and MMF immunosuppression [J]. Transpl Int, 2000, 13 Suppl 1: S195-S198.

［131］ FLATEAU C, AIT AN, ANGEBAULT C, et al. Risk factors for intra-abdominal fungal infection after simultaneous pancreas-kidney transplantation: a single-center retrospective experience [J]. Transpl Infect Dis, 2021, 23 (2): e13486.

［132］ LIM S. Metabolic Acidosis [J]. Acta Med Indones, 2007, 39 (3): 145-150.

［133］ KRAUT JA, KURTZ I. Metabolic acidosis of CKD: diagnosis, clinical characteristics, and treatment [J]. Am J Kidney Dis, 2005, 45, 978-993.

［134］ RITTER A, MOHEBBI N. Causes and consequences of metabolic acidosis in patients after kidney transplantation [J]. Kidney Blood Press Res, 2020, 45 (6): 792-801.

［135］ ROSSI AP, BONE BA, EDWARDS AR, et al. Graft-versus-host disease after simultaneous pancreas-kidney transplantation: a case report and review of the literature [J]. Am J Transplant, 2014, 14 (11): 2651-2656.

[136] HARRIS AC, YOUNG R, DEVINE S, et al. International, multicenter standardization of acute graft-versus-host disease clinical data collection: a report from the mount sinai acute GVHD international consortium [J]. Biol Blood Marrow Transplant, 2016, 22 (1): 4-10.

[137] SINGH P, RAZONABLE RR, Lorenz EC, et al. Chronic graft-versus-host disease in pancreas after kidney transplant recipients-an unrecognized entity [J]. Am J Transplant, 2021, 21 (2): 883-888.

[138] GUY S, POTLURI A, XIAO G, et al. Successful treatment of acute severe graft-versus-host-disease in a pancreas-after-kidney transplant recipient: case report [J]. Transplant Proc, 2014, 46 (7): 2446-2449.

# 72 肝肾联合移植临床诊疗指南

肝肾联合移植（combined liver and kidney transplantation, CLKT）是终末期肝病和肾功能不全患者的一种有效治疗方式[1-3]。自终末期肝病模型（model for end-stage liver disease, MELD）应用以来，CLKT 的数量快速增加[4]。CLKT 是目前手术数量仅次于胰肾联合移植的腹部实体器官联合移植。随着对肝肾联合移植病理生理学了解增加，外科技术不断发展，新型免疫抑制剂的增加，抗感染及移植麻醉学进步，围手术期快速康复方案的应用，以及并发症防治水平的提高和科学规范的长期随访，我国 CLKT 受者的术后生存率正在逐步提高。然而，CLKT 的临床诊疗及长期预后仍存在较多需要解决的问题。

为使 CLKT 临床诊疗更为规范，我们组织专家制订了《肝肾联合移植临床诊疗指南》，以期为相关临床科室的工作规范化开展提供指引。

## 一、指南形成方法

临床问题的遴选及确定：工作组对国内外该领域发表的指南和共识进行比对，针对既往指南中没有涉及和有研究进展的内容，初步形成 18 个临床问题。经过专家组会议对临床关注的问题进行讨论，最终形成本指南覆盖的 14 个临床问题，涉及 CLKT 手术的指征和禁忌证、术前准备和评估、在终末期肝病和肾病中移植的时机、手术方法的选择以及术后随访、联合移植患者的独特病理生理学、外科技术、并发症管理和免疫抑制治疗的选择八大版块。

参考《中国制订/修订临床诊疗指南的指导原则（2022 版）》[5]，首先在中华医学会器官移植学分会的指导下，参考《肝肾联合移植技术操作规范（2019 版）》，检索自 1990 年 1 月至 2023 年 1 月间 CLKT 领域已发表的最新文献数据并进行评估，确定制订指南标准。

根据确定临床问题进行证据检索和文献筛选，指南制订小组全面检索国内外数据库（包括但不限于 PUBMED、EMBASE、MEDLINE，万方知识数据服务平台和中国知网数据库），撰写小组基于关键问题对文献进行筛选，并基于 2009 版牛津大学循证医学中心的证据分级与推荐强度标准进行分级[6]，之后形成推荐意见并达成共识，撰写指南，随后召开两轮审稿小组专家会议收集对该指南的意见反馈，根据反馈意见进一步完善指南的撰写。

证据分级和推荐强度分级：本指南按照"推荐分级的评估、制订与评价（牛津标准）"系统对每个临床问题的证据质量和推荐强度进行分级。

推荐意见的形成：为进一步规范肝肾联合移植临床诊疗管理，提高肝肾联合移植患者生存率，降低肝肾联合移植的手术风险,指南工作组提出了符合我国临床诊疗实践的 22 条推荐意见。推荐意见达成共识后,工作组完成初稿的撰写,经中华医学会器官移植学分会组织全国器官移植与相关学科专家两轮会议集体讨论,根据其反馈意见对初稿进行修改,最终形成指南终稿。

## 二、肝肾联合移植术前评估

### 临床问题 1:CLKT 手术的适应证和禁忌证是什么?

推荐意见 1:推荐在肝、肾两者中出现其中一个器官衰竭,而另一个器官功能存在一定程度受损或不全时行 CLKT,包括先天性或遗传性疾病、终末期肝病合并肾损害或终末期肾病合并肝损害、肝肾综合征等(推荐强度 B,证据等级 3a)。

推荐意见 2:在终末期肝病患者中,建议综合 Scr、eGFR、蛋白尿等指标判断肾脏功能(推荐强度 C,证据等级 4)。

推荐意见 3:CLKT 的相对禁忌证:人类免疫缺陷病毒感染,肝癌伴门静脉癌栓,存在重要脏器病变。绝对禁忌证:全身情况较差不能耐受手术,难以根治肝肾以外的恶性肿瘤,存在难以控制的感染或严重精神疾病等(推荐强度 C,证据等级 4)。

推荐意见说明:

目前临床上对于移植前伴有肾功能不全的终末期肝病患者是否施行肝肾联合移植尚无统一标准。移植前伴有肾功能不全或肾功能衰竭的终末期肝病患者,并非都需行肝肾联合移植。肝肾联合移植适应证主要分为以下五大类[6-7]:①先天性或遗传性疾病,以常染色体显性遗传性多囊肝、多囊肾疾病(autosomal dominant polycystic liver and kidney disease,ADPLKD)和常染色体隐性遗传多囊肾伴肝纤维化(autosomal recessive polycystic kidney disease and hepatic fibrous,ARPKD)两类为主;②遗传性代谢疾病导致肾脏损害,如原发性高草酸盐尿症 I 型(PH1)等;③各种原因导致肝肾功能同时受损,如各种病毒性肝炎、酒精性或免疫性肝硬化合并终末期肾病,尤其是肾小球肾炎及免疫性肾病,肾衰竭原因包括慢性肾小球肾炎、糖尿病肾病、各种免疫性肾病、移植肾慢性失功、间质性肾炎、慢性肾盂肾炎等合并终末期肝病[8];④肝脏移植或肾移植后应用免疫抑制剂如环孢素 A 等药物使另一器官受损;⑤其他罕见病种:糖原累积症 I 型(glycogen storage disease type I,GSD I)、α₁ 抗胰蛋白酶缺乏症(alpah1-anti trypsin deficiency,α₁-ATD)、家族性溶血尿毒综合征(familial haemolytic uraemic syndrome,FHUS)、家族性淀粉样变性(familial amyloidosis,FA)[8]及其他遗传性疾病(包括布加综合征、甲基丙二酸血症[9]、半乳糖酶 A 缺乏症、卵磷脂胆固醇酯酰转移酶缺乏症等)。

PH1:推荐同时行肝肾联合移植,同时切除原有病肝及病肾。PH1 是一种少见的常染色体隐性遗传性疾病,由于肝脏特异的过氧化物酶中丙氨酸转氨酶缺陷导致大量草酸盐沉积于肾、骨、心等脏器,以尿草酸钙排泄增加、反复尿石形成、肾钙质沉着和全身不溶性草酸盐的沉积为特征。产生过多的草酸盐是 PH1 发病的中心环节,通过肝组织中丙氨酸转氨酶活性的检测来诊断。大多数患者在短期内发展为终末期肾衰竭,至 20 岁时,90% 患者因广泛肾结石导致尿毒症,需血液透析以维持生命。常规治疗甚至肾移植均不能有效清除体内不断蓄积的草酸盐。由于肝脏仍存在生化缺陷,不能减少草酸的过量产生,因此建议行肝肾联合移植[10-11]。

肝肾综合征(hepatorenalsyndrome,HRS)是门静脉高压和肝衰竭所致的一过性肾功能损害。随着肝脏移植术后肝功能逐渐恢复,肾功能多可恢复正常。近年来有研究显示,HRS 有时可以在病理学上发现肾脏器质性病变,如免疫复合物的沉积、肾脏间质性改变等,因此对 HRS 患者选择 CLKT 还是肝、肾分次移植存在较大的争议,尚无定论。目前推荐对于肾功能受损时间少于四周的 I 型 HRS 候选者,应仅进行肝脏移植,对于肾功能可能无法恢复的患者,应进行 CLKT[12]。术前应结合血清学[血清肌酐(Scr)、血尿素氮等]、影像学(超声、肾图或 MRI)等指标,必要时行肾穿刺活检,全面评估患者肾实质病变的进程,预计术后肾功能恢复的可能性和患者的预后,以决定是否行 CLKT[8]。

高致敏性尿毒症可以作为 CLKT 或辅助性 CLKT 的一个少见适应证。高致敏性尿毒症是由于群体反应性抗体(panel reactive antibodies,PRA)水平显著高于正常人群的患者,行肾移植术后极易出现超急性排斥反应,最终导致移植物功能丧失。因同源性移植物的肝脏对肾脏具有免疫保护作用,可以减少高致敏性患者肾移植术后超急性排斥反应的发生率,故推荐行 CLKT[13-14]。

终末期肝病合并急性肾脏损伤(acute kidney injury,AKI)推荐参照如下指标:在发生 AKI 的肝脏移植受者中,透析时间是判断 CLKT 候选的主要标准。然而,对于肝硬化患者何时开始透析,目前尚无公认的指南,很大程度上是一种主观决策,具有中心经验化。改良 RIFLE 标准在已超过 50 万的 AKI 患者中得到验证,并被证明可以预测临床结果,随着 RIFLE 分级的恶化,死亡率逐渐增加(表 72-1)。目前认为符合以下条件可加入 CLKT 等候:持续 AKI ≥ 4 周的器官移植等候者有以下之一:①根据改良 RIFLE 定义的 3 期 AKI,即 Scr 较基线增加 3 倍,Scr ≥ 240μmol/L 且急性增加 ≥ 30μmol/L 或肾脏替代治疗时;②估计肾小球滤过率(eGFR)≤ 35ml/min(MDRD-6 方程)或肾小球滤过率(GFR)≤ 25ml/min(碘酞酸盐清除率)。慢性肾脏病器官移植等候者,符合以下之一超过 3 个月:① eGFR ≤ 40ml/min(MDRD-6 方程)或 GFR ≤ 30ml/min(碘酞酸盐清除),②蛋白尿 ≥ 2g/d,③肾活检示肾小球球性硬化>30% 或间质纤维化>30%,④代谢性疾病[15]。

表 72-1 采用改良 RIFLE/ 急性肾损伤网络(AKIN)标准对 AKI 进行定义和分类

| AKI 分级 | 血清肌酐标准 | 尿量标准 |
| --- | --- | --- |
| 1(危险) | 48h 内增加肌酐 ≥ 18μmol/L 或较基线升高 1.5~2 倍 | <0.5ml/(kg·h)持续时间>6h |
| 2(损伤) | 较基线升高 1.5~2 倍 | <0.5ml/(kg·h)持续时间>12h |
| 3(衰竭) | 较基线升高 1.5~2 倍或肌酐 ≥ 240μmol/L 伴肌酐急性升高 ≥ 30μmol/L,或开始肾脏替代治疗 | <0.3ml/(kg·h)持续 24 h,或无尿 12h |

RIFLE:危险、损伤、衰竭、肾功能丧失、终末期肾病。

当肝、肾两者中出现其中一个器官衰竭,而另一个器官功能存在一定程度受损或不全时可行 CLKT。①可减少手术次数及术后免疫抑制剂的使用;②避免免疫抑制剂加重肝、肾代偿器官功能的恶化,进而需再次移植;③降低非同源器官移植可能引起的复杂排斥反应,增加移植风险及费用[16]。随着 2002 年 MELD 捐献者分配制度的实施,显著增加了 Scr 的权重,扩大了 CLKT 受者的范围,肝脏也优先分配给肾功能最差的受者。

综上,同时累及肝肾两个脏器的先天性或遗传性疾病、终末期肝病合并肾损害或终末期肾病合并肝损害、肝肾综合征是 CLKT 的常见适应证。另外,因同源肝对肾的免疫保护作用,CLKT 也可适用于高致敏性尿毒症,肝脏通过肝窦吸收抗供者特异性抗体(donor specific antibody,DSA),降低可能因为免疫反应引起的肾功能障碍,减轻超急性排斥反应发生率[17-19]。

CLKT 的绝对禁忌证与相对禁忌证:

绝对禁忌证:①全身情况极差,不能耐受手术,如严重的心肺疾病、严重的肝性脑病;②难以根治肝肾以外的恶性肿瘤;③存在难以控制的感染,包括细菌、真菌、病毒感染或活动性结核。

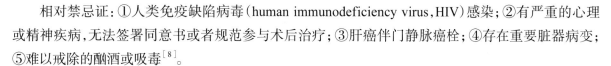

相对禁忌证：①人类免疫缺陷病毒（human immunodeficiency virus，HIV）感染；②有严重的心理或精神疾病，无法签署同意书或者规范参与术后治疗；③肝癌伴门静脉癌栓；④存在重要脏器病变；⑤难以戒除的酗酒或吸毒[8]。

临床问题2：CLKT 受者术前评估内容？

推荐意见4：重点评估等待移植患者肾功能，必要时可行肾脏活检病理检查，评估肾脏原发病类型，决定是否行同期 CLKT（推荐强度 B，证据等级 2c）。

推荐意见5：推荐明确先天性遗传病，染色体疾病诊断，高致敏状态评估，肝、肾移植术前的综合项目评估检查，重点心肺功能评估，进行凝血功能及容量负荷评估。同时关注受者感染风险评估，加强受者病原体筛查，对于筛查明确的感染进行精准抗感染治疗，同时术前积极抗感染治疗（推荐强度 B，证据等级 2c）。

推荐意见6：推荐术前完善影像学检查：重点完善 CT 及超声检查，评估肝脏及血管情况（推荐强度 B，证据等级 2c）。

推荐意见说明：

移植前需了解肾脏疾病的病因及目前肾功能不全所处阶段，同时了解移植对肾脏的打击及移植后免疫抑制剂对肾脏的毒性作用。移植前对肾功能评估的手段包括：彩色多普勒超声检查、24h 尿蛋白排泄量、Scr 清除率，必要时可行肾脏活检。对于移植前 eGFR<30ml/min 或原发性肾病快速进展期，或经活检证实肾小球硬化率>35%~40%，或肾小管硬化率>30% 的患者均应施行肝肾联合移植[20]。

CLKT 受者的术前准备基于单纯肝脏移植、肾移植基础上，除全身麻醉及术前常规（血常规、电解质、肝肾功能、心肺功能等）准备外[21]，又有其特殊性。由于终末期肝、肾衰竭者凝血功能均较差，可输注新鲜冰冻血浆、冷沉淀、纤维蛋白原、凝血酶原复合物、血小板及凝血因子，进行凝血功能的调整，同时由于肝、肾功能的衰竭，CLKT 受者术前多伴有严重的水、电解质、酸碱平衡紊乱[22]，如高血钾、低血钠、水中毒、心力衰竭，常规的补液、利尿等措施常难以纠正，血液透析能在短期内迅速改善上述症状，必要时可行连续性肾脏替代治疗（continuous renal replacement therapy，CRRT）、人工肝等治疗[23]。另外，推荐提高受者术前血浆白蛋白水平，增加血浆胶体渗透压，以减轻腹腔积液及组织水肿，可利于术后组织愈合[8]。

终末期肝、肾衰竭受者常伴有不同程度的感染，注意受者潜在感染风险评估，加强感染病原体筛查，必要时可行宏基因组二代测序（meta genomics next-generation sequencing，mNGS），此外，供者在器官获取前通常有 ICU 入住史，加上各种器官及生命体征维护手段，如：气管插管、血液透析以及体外膜肺氧合（extracorporeal membrane oxygen-ation，ECMO）应用，供者来源性感染（donor-derived infection，DDI）风险高[24]。因此，受者术前及供者捐献器官前应接受有效的预防或抗感染治疗。推荐术前对供者进行病原微生物检查，有条件者行纤维支气管镜留取标本进行 mNGS 检测，根据病原微生物检查结果使用抗菌药物[25]。如暂无药敏结果可根据经验用药。感染治疗应包括抗细菌、抗真菌及抗病毒治疗[26]。

影像学方面，推荐术前完善 CT 对肝脏病变的评估，供肝及受者的计算机断层扫描血管成像（computed tomography angiography，CTA）及超声评估。CT 可了解肝脏有无病变、病变的部位、性质、大小、数目等，确定肝硬化严重程度及并发症，同时能较好观察邻近组织器官情况。CTA 可直观观察肝脏血管解剖，分析其血管管径变化，并可直接测量肝脏血管管径或狭窄部位，清晰显示狭窄程度、部位、是否存在栓子和血管细小分支，在肝移植术前为临床医师提供肝脏血管解剖结构、变异和病变方面的准确信息,对提高手术成功率至关重要[27-28]。同时可评估供者器官脉管系统条件、供肝体积,肝动脉变异非常多见,CTA 可较好显示左右肝动脉及肝动脉小分支走行,为供肝利用提供依据。同时评估受者冠脉病变情况。暂不推荐数字减影血管成像,虽能实现实时动态成像,清晰绘制血管路线图,且可直接对血管狭窄进行介入治疗,但其属有创检查,操作难度较大,且存在电离辐射危害、血管破裂、动脉夹层、附壁血栓等严重并发症发生风险。对比增强磁共振血管成像受扫描时间的影响,往往需屏气扫描,可重复性较差,老年和危重患者难以顺利实施检查[29-30]。

常规二维超声可清晰观察肝脏回声和有无肝脏占位性病变或肝硬化,清晰显示肝脏血管解剖结构和变异情况,而彩色多普勒超声可在任意方位、多切面、实时动态显示血流动力学情况,清晰观察肝动脉、门静脉、肝静脉和下腔静脉肝后段情况,在肝脏血管病变门诊筛查和随访过程中发挥着重要的作用[31]。

## 三、CLKT 手术方式选择及围手术期管理?

### 临床问题 3:CLKT 手术方式如何选择?

**推荐意见 7:**推荐先行肝移植再行肾移植,如出现在肾移植之后进行分期肝移植的情况,尽量采用背驮式肝移植。如供肾存在高风险因素或肾脏病变未达到同期肝肾联合移植标准,可选择先行肝移植,分期再行肾移植(推荐强度 B,证据等级 3a)。

**推荐意见说明:**

CLKT 手术大部分采用与单纯的肝移植和肾移植相同的技术方法,先行肝移植后行肾移植的手术顺序,待肝脏恢复血液供应后再将肾移植于髂窝。手术先后顺序的设置原因包括:①肝脏对冷缺血时间更加敏感,冷缺血时间不能过长;②移植肝对移植肾有免疫保护作用[32];③为了防止供肝缺血时间过长和肝移植手术中出血引起的低血压对于移植肾的影响;④肾移植时,常常难以耐受腔静脉阻断引起的淤血损伤;⑤肝移植后再进行肾移植可以稳定肝移植后患者的血流动力学和凝血功能,压缩静脉曲张以减少肾移植期间的失血,改善肾移植的结果[8]。

CLKT 受者大多数病情严重、全身情况差,因此较单纯的肝移植和肾移植,手术技术要求高、难度大。早期曾有人提出为解决肝移植过程中的肾功能不全、水电解质紊乱等问题,可先行肾移植,但是肝移植肝脏流出道的建立时需阻断腔静脉回流;此外,因重建腔静脉时出现狭窄可导致肝脏流出道狭窄或梗阻并发症,则会造成移植肾回流受阻,导致移植肾衰竭。如肝移植在肾移植之后进行,尽量采用背驮式肝移植,以减少移植肾的血流动力学紊乱[31-34]。故暂不推荐同期肝肾移植时先行肾移植再行肝移植。

另一方面,研究结果表明,对于术后可能出现急性肾功能衰竭(acute renal failure,ARF)高风险的 CLKT 受者,肾移植可采用非同期移植或序贯肾移植[34-35],ARF 的重要预测因素包括移植前供者透析持续时间、肾脏冷热缺血时间和供肾风险指数等。

### 临床问题 4:CLKT 的肝移植手术方式如何选择?

**推荐意见 8:**推荐根据受者不同情况采用不同的移植方式:经典式肝移植适用于病肝较大或存在恶性肿瘤的情况,背驮式肝移植适用于良性终末期肝病,但不适用于肝脏恶性肿瘤(推荐强度 B,证据等级 2c)。

**推荐意见说明:**

传统 CLKT 供者肝肾进行分离,分别进行移植手术。病肝切除后,移植肝置于原位,肝移植术式可采用经典式、背驮式或腔静脉成型式,这 3 种手术方式各有优、缺点[36]。

经典式肝移植其优点是病肝切取相对简单,不必分离第三肝门,尤其是病肝巨大时切除较背驮式容易,病肝存在恶性肿瘤时切除更彻底。缺点包括:下腔静脉阻断时回心血量骤减 50% 以上进而出现严重血流动力学紊乱,导致多脏器有效血流灌注减少,因胃肠道及其他内脏和下肢血液回流受阻,易发生严重内脏及下肢淤血引起细菌易位,增加感染机会,门静脉阻断使门静脉高压进一步加重,术中出血常难以控制,无肝期结束后,新肝恢复血流时,大量留在内脏及下肢的酸性代谢产物及大量钾离子回流导致血流动力学紊乱,水、电解质、酸碱失衡,复流后的液体超载,肺水肿及出血倾向,导致围手术期病死率增加[30]。

背驮式肝移植作为原位肝移植的一种方法,在某些方面较上述传统标准式肝移植有一定的优越性。背驮式肝移植不阻断下腔静脉,不引起患者内脏及双下肢严重淤血,对血流动力学干扰小,简化了手术操作。此术式适宜于各种良性终末期肝病,因为病肝切除不够彻底,不适于肝脏恶性肿瘤者。术中行下腔静脉阻断试验如血流动力学不稳定者,不适合行经典式肝移植则应采用背驮式。采用背驮式肝移植时,病肝的切除及肝短静脉的处理可能较耗时,且出血不少,尤其是病肝巨大时增加了切肝难度。对于尾状叶肥大、包裹下腔静脉及难以解剖第三肝门者,也建议采用经典式肝移植术式。常规背驮式肝移植时,肝静脉吻合口过小,处理不当则易狭窄,肝脏悬挂在下腔静脉上不易固定,故易发生肝静脉流出道梗阻。因此,在某些情况下背驮式肝移植的应用受到一定的限制[8,37]。

改良背驮式原位肝移植将供、受者肝后下腔静脉进行整形,行端侧或侧侧吻合,阻断或不阻断下腔静脉。这些改良应用得当,同样可取得良好效果。

移植肾常置于髂窝,应注意植入位置的选择,选择血管条件合适的血管进行吻合,避免血管损伤,输尿管植入膀胱。

目前,极少数中心探索行原位 CLKT 手术:移植肾置于移植肝下,供肾动脉与供肝脾动脉开口吻合,供肾静脉与受体下腔静脉吻合的方式等。供肾输尿管与受体输尿管端端吻合。与传统肝肾不同切口移植相比,同切口移植具有更短移植肾缺血时间和手术时间,患者康复更快[38]。

临床问题 5:CLKT 受者病肾切除的适应证是什么?

推荐意见 9:建议肝肾代谢性疾病、PCLD、PCKD、肾肿瘤、大量血尿、多发性或铸型结石并顽固性感染、肾结核等原发病可行病肾切除(推荐强度 D,证据等级 5)。

推荐意见说明:

肝脏采用原位移植,需切除病肝,肾移植通常保留病肾,采用异位移植。但对于一些特殊类型的疾病,推荐切除病肾:①肝肾代谢性疾病:某些肝肾代谢性疾病,如高草酸尿症,受累肾脏建议切除,因为病肾会继续释放过量草酸,在移植后继续形成高草酸血症,影响移植肝、肾的存活;②多囊性肝病(polycystic liver diseases,PCLD)、多囊性肾病(polycystic kidney disease,PCKD):PCLD、PCKD 患者在CLKT 术后容易并发各类感染,原因可能在于未去除的 PCKD 囊泡里有残余病原体,同时切除病肾可为移植肾创造空间;③其他:肾肿瘤、大量血尿、多发性或铸型结石并顽固性感染、严重肾结核[39]。

临床问题 6:供肝、供肾应如何修整?

推荐意见 10:推荐供肝的修整包括对肝上、肝下下腔静脉的修整,肝动脉的准备、门静脉的准备、胆总管的准备和试漏。供肾的修整涉及分离左右肾、处理肾动脉、处理肾静脉,并将修整后的供肾备用(推荐强度 B,证据等级 2c)。

推荐意见说明：

1. 供肝修整

(1)肝上、肝下下腔静脉的修整：将肝上下腔静脉周围附着的多余膈肌组织剪除,适当保留少许腔静脉周围组织,牢固缝扎膈静脉,将肝上下腔静脉外膜去除,保留约 2cm 的静脉长度,将肝下下腔静脉修剪,确保右肾上腺静脉开口牢固缝扎[8,37]。

(2)肝动脉的准备：肝动脉的修剪是供肝修整过程中的最重要环节,特别注意有否副、替代肝动脉的存在。仔细辨认腹腔动脉至肝固有动脉的主干分支,避免损伤肝脏重要动脉分支,在确认无动脉异常后,可将脾动脉、胃左动脉、胃十二指肠动脉及胃右动脉结扎。将腹腔动脉起始部整形为喇叭口状,以备吻合。肝动脉的解剖变异较为多见,如果有异常起源的肝动脉,必须将这些肝动脉分类保留在同一主干上或采用喇叭口状末端与受者肝动脉吻合。变异肝动脉的重建方式应根据动脉变异的类型和解剖学特点来决定。临床实践中肝动脉变异率高,供肝切取和修整术中应准确辨认,避免术中误伤,一旦确认变异肝动脉的存在,必要时进行植入前血管重建[8,40]。

(3)门静脉的准备：门静脉应首先排净气泡,尽量保留足够的长度,修整后将内径 35mm 的硅胶管置于门静脉内并固定,以备肝复流前冲洗肝内含高钾的器官灌注液。另外,所有分支均应仔细结扎,避免开放后门静脉渗血[8]。

(4)胆总管的准备：与上述管道一样,修整肝时亦应尽量保留足够的胆总管长度,由于胆管独特的供血特点,故应避免过分游离胆总管,尤其是靠近肝门部,防止肝外胆管供血系统遭破坏致胆管缺血(术后胆管并发症在一定程度上与肝外胆管游离过多有关)[37]。

(5)试漏：供肝修整后,应使用灌注液进行供肝门静脉、肝动脉和腔静脉的试漏,以减少供肝复流时的出血,并将其重新置入 4℃ 威斯康星大学保存液(university of wisconsin solution,UW 液)中保存等待移植用。

2. 供肾的修整

(1)分离左右肾：将左肾静脉与下腔静脉交界处横断,然后将双肾翻转,切开腹主动脉后壁,注意避免损伤双侧肾动脉。看清两侧肾动脉开口位置后,切开腹主动脉前壁,双肾被分开后分别修整[41]。

(2)处理肾动脉：必须辨认出肾动脉,观察是否有多支血管,然后向肾门方向分离出肾动脉 2.0~2.5cm,遇供应肾上腺或肾外小分支应结扎。注意血管分支与血管变异,不管单支或多条动脉均在其主动脉壁开口处保留 2mm 主动脉壁切开分出,多支相邻者则联合成块状,供进一步处理,弃除多余主动脉壁。肾多支动脉或取肾时损伤动脉,多先在工作台上做成形术[41]。

(3)处理肾静脉：保留肾门区脂肪及肾下极与输尿管上段毗邻组织(输尿管肾三角区),以免影响输尿管血供,其余肾周脂肪切除。肾静脉亦向着肾门区分离 3cm 左右,肾上腺静脉和性腺静脉予以结扎切除,个别左肾静脉接受腰部静脉、奇静脉和半奇静脉,均需结扎切断。右肾静脉较短,常用下腔静脉延长肾静脉,根据肾静脉开口的位置,用不同的方法延长。多支肾静脉少见,双支肾静脉时保留部分下腔静脉壁呈袖口状供吻合,非主支可结扎,因肾内静脉存在侧支循环[41]。

(4)修整后等待植入：两个肾修整完后分别冷保存于无菌塑料袋中备用。

临床问题 7：CLKT 术中维持血流动力学稳定监测指标?

推荐意见 11：建议通过桡动脉置管持续监测有创血压及 Swan-Ganz 导管监测心脏指数(CI)、心排血量(CO)、平均动脉压(MPAP)、肺动脉楔压(PAWP)、中心静脉压(CVP)、全身血管阻力(SVR)、肺血管阻力(PVR)、氧供(DO$_2$)、氧耗(VO$_2$)、动脉血乳酸水平、混合静脉血氧饱和度(SvO$_2$)及电解质分析,同时密切监测受者凝血功能,给予合适的容量治疗并维持受者血流动力学稳定(推荐强度 C,证据等级 4)。

推荐意见说明:

大多数终末期肝病患者伴有高血流动力循环状态,易导致冠状动脉病变、门静脉高压、心包积液及腹水。肺动脉压力代表右心室后负荷,而右心室功能是肝移植手术成功的关键影响因素之一。充分评估患者肺功能和动脉血气分析,合并严重肝肺综合征(hepatopulmonary syndrome,HPS)患者可优先手术,术后肺功能可改善。合并较重的肝性脑病患者可先行气管插管保护气道,但需鉴别肝性脑病及脑水肿。肝移植受者可能因利尿治疗而出现血容量降低、低钠和低钾血症。高钾血症可见于肾功能衰竭患者,常需要透析治疗。消化液引流可导致代谢性碱中毒,重症患者由于微循环灌注不良可发生代谢性酸中毒。术前应积极纠正水电解质紊乱及酸碱平衡失调。同时需要了解每天液体出入量,是否行肾脏替代治疗及其方式和频率,每次治疗的脱水量及治疗效果。详细评估在肝移植阶段行连续性肾脏替代治疗的必要性并制订相应对策。术中应加强凝血功能监测并进行精确调控[42],尽可能减少血液制品的使用,如确实需要输注,巨细胞病毒(CMV)血清学检查阴性患者应使用洗涤红细胞或去白细胞悬浮红细胞[8,43]。同时在无肝期给予多巴胺或去甲肾上腺素持续泵入,开放即刻给予去甲肾上腺素或肾上腺素,调整潮气量维持呼气末 $CO_2$。当出现持续的无法解释的低血压、肺动脉压或右心室充盈压增高,无预期或严重的心输出量下降以及突发和持续的血流动力学参数改变时,可行经食道心脏超声(transesophageal echocardiography,TEE)监测并进行调整。

**临床问题 8:CLKT 围手术期 CRRT、人工肝及 ECMO 支持时机?**

推荐意见 12:推荐 CLKT 采用 CRRT 治疗时机包括:术前不宜行常规血液透析、术中大量失血需大量补液、内环境紊乱时(推荐强度 B,证据等级 2c)。

推荐意见 13:建议严重心肺功能衰竭、严重肝肾综合征及内环境严重紊乱受者经评估可使用ECMO,术中可联合超滤、CRRT 或人工肝等血液净化技术,有效保证机体内环境的稳定(推荐强度 C,证据等级 4)。

推荐意见说明:

为短期纠正终末期肝、肾衰竭者移植手术前存在的严重的水、电解质、酸碱平衡紊乱,如高血钾、低血钠、水中毒、心力衰竭,推荐术前 24h 内应至少做 1 次充分透析,脱水量视血压、心功能、水肿和残余肾功能等情况而定。脱水过量不仅会造成术中低血压,血管开放后会延迟肾功能恢复。术前不宜行常规血液透析者,可采用 CRRT。另外,应做好容量、水电解质平衡准备,推荐术前已接受血液透析的患者加强血液透析的强度和频率在保证循环稳定的前提下增加透析脱水量,为术中容量治疗腾出空间,同时在手术室内准备好 CRRT 设备及前期准备[43]。术中血液透析对 MELD 评分高的受者预后具有改善作用[44]。

人工肝支持治疗不仅可以改善患者全身情况、改善肝功能与肾功能、纠正凝血功能异常、纠正高胆红素血症、降低 MELD 评分,还可以有效降低患者内毒素及其他多种炎症因子的水平,并纠正水、电解质、酸碱紊乱,减轻肝性脑病患者脑水肿程度,从而增强患者手术耐受力,使手术的综合准备工作更加完善,降低手术风险[45]。所以,人工肝支持治疗是为重症肝病患者与肝移植之间架起的桥梁,可以为肝移植术创造有利的支持条件。

ECMO 在有效而迅速改善低氧血症和低灌注方面有明显的优越性,为实体器官的功能保护提供了技术保障——氧供和灌注,可联合超滤、CRRT、人工肝等血液净化技术,有效保证机体内环境的稳定[46]，用于出现严重心肺功能衰竭、严重肝肾综合征及内环境严重紊乱患者的支持治疗[47]。ECMO 在 CLKT 中的应用还处于研究和临床试验阶段，其使用可能与术后出血、感染和血栓形成风险增高相关。在肝移植术中进行静脉到动脉体外膜肺氧合（VA-ECMO）支持可将下半身回流的静脉血液经过氧合后通过动力泵经股动脉置管回流至动脉系统，支持术中心肺功能，加强血液氧合，缓解无肝期阶段静脉回流受阻引起肾脏后负荷增加所导致的压力性灌注不足。由于术前患者肾功能不全，肝移植过程中易出现受体液体负荷过多、电解质紊乱、血流动力学不稳定等情况，因此，应在静脉转流中附加一个血液超滤装置达到术中人工肾替代的目的，以解决肾功能衰竭受体的术中出入量管理支持问题。同时在 ECMO 支持下的手术过程血流动力学可保持稳定，在阻断和开放腔静脉时心脏血液回流受影响相对较小，不容易出现低血压等现象，开放门静脉结束无肝期时，通过持续灌注支持，避免大量的代谢产物及低温血液回流至心脏而可能引起的心律失常或心脏停搏，为心脑及其他脏器提供有效灌注。

## 四、CLKT 术后的管理

临床问题 9：CLKT 术后的病理生理有何特点？

推荐意见 14：在 CLKT 术后，病理生理特点包括：移植肝缺血再灌注损伤，表现为转氨酶、胆红素升高等，另外可能出现急性排斥反应导致肝功能异常，移植肾可能出现急性肾小管损伤，表现为少尿或无尿，以及高胆红素血症增加急性肾损伤风险（推荐强度 B，证据等级 2b）。

推荐意见 15：在 CLKT 术后早期，机械通气损伤、全身炎症反应、手术创伤、心功能不全、移植物功能延迟恢复及输血输液等因素，会导致肺水肿等呼吸系统并发症风险及心律失常、心衰等循环系统并发症，需严密监测及处理（推荐强度 B，证据等级 3a）。

推荐意见说明：

移植肝在术后早期由于缺血再灌注损伤，肝细胞处于炎症水肿状态[48]，肝细胞功能需逐渐恢复。早期肝脏合成代谢功能的异常表现为转氨酶、胆红素、血氨、乳酸水平升高和凝血时间延长、白蛋白水平下降等。另外，部分患者可于术后早期出现急性排斥反应，导致胆管上皮细胞、动脉内皮细胞、肝细胞的免疫炎症损伤，出现肝功能的异常。

移植肾开放后，肾脏经历缺血再灌注损伤，可能出现急性肾小管损伤，出现少尿、无尿等情况[49]。移植肾功能恢复的多尿期可导致较大的机体体液排出，易引起低血容量导致的肾前性肾损伤。对于高胆红素血症的患者，肾小管中胆红素结晶增加 AKI 的风险，以及进一步的移植肾功能障碍[33]。

术后早期由于意识障碍、循环功能紊乱、腹压过高、膈肌运动障碍、胸腔积液、肺膨胀不全、疼痛、呼吸肌无力等不良因素，或术前合并肺部炎症，部分患者仍需持续呼吸机辅助通气治疗。由于机械通气的损伤，以及术后全身炎症反应、心功能不全及输血输液等因素的影响，会导致肺水肿。因此术中术后均须适度控制液体输入量及速度，预防肺水肿。术后由于患者长时间机械通气、咳痰能力差，免疫力低下，容易并发肺部感染、肺不张等情况。

手术当中，新肝植入、下腔静脉及门静脉血流开放后，回心血量瞬间增加，加之含有高钾的低温灌注液及大量炎症因子和酸性代谢产物的门静脉血流进入心脏，加上长期肾功能不全或衰竭导致的内环境紊乱，可诱发心律失常、血压下降甚至心搏骤停。肝肾移植术后早期体循环阻力偏低，有时需使用血管活性药物维持血压。此后，随着组织间液回流入体循环，如果患者心肾功能不能代偿，则可能出现中心静脉压持续升高。另外电解质紊乱、血管活性药、心肌缺血和心功能不全、术前高胆红素心肌病等各种原因综合导致的心律失常,部分患者因术前存在基础心脏疾病,或因术中、术后补液过快过量,或因肾功能不全或衰竭,导致循环负荷过重而出现心功能不全表现。因此,肝肾联合移植患者术后应适当控制补液速度,维持低水平中心静脉压。

CLKT 由于各种原因易引发心律失常:术中麻醉、血流动力学变化、手术应激、器官再灌注阶段易引发心律失常,术后肝、肾功能延迟恢复,导致体内胆红素蓄积、高钾血症等,易引发高胆红素心肌病及其他心律失常,甚至心脏停搏,术后长期服用免疫抑制剂和其他药物,可影响心脏的电生理特性,导致 QT 间期延长或其他心律失常[50]。CLKT 术后心律失常的发生,会影响移植物的存活率[51]。因此,CLKT 术后应密切关注患者生命体征变化情况,定期监测患者水电解质,评估移植肝、肾功能恢复情况。

肝硬化失代偿期及肝衰竭的患者由于术前血小板低,凝血因子合成下降,加之术中消耗,术后多可出现凝血时间延长,出血倾向。随着肝功能的恢复,贫血状态及凝血功能多可自我改善及纠正。部分患者因输血、术中脾切除或脾动脉结扎及术后移植物功能恢复快,凝血因子得以很快合成补充,抗凝血酶 III 缺乏导致肝素抵抗等,可出现高凝状态[52]。此类患者需注意肝动脉血栓及下肢深静脉血栓形成的发生,需适当抗凝治疗[53]。

临床问题 10:CLKT 术后监测指标?

推荐意见 16:除常规监测以外,建议术后重点关注与原发病相关指标进行监测,同时重点关注血常规、肝肾功能、凝血功能、感染指标、病原学检测(细菌、真菌、病毒等)、HLA 抗体检测,免疫功能、免疫抑制剂药物浓度及原发疾病监测指标等,定期移植肾、移植肝超声或 CT 检查,警惕移植物功能损伤(推荐强度 D,证据等级 5)。

推荐意见说明:

先天性遗传病检查需要染色体疾病和基因疾病检测。可以通过染色体核型分析、芯片检测和荧光原位杂交等手段对先天性与遗传性行相关遗传检测。

肝移植手术复杂程度较高,手术时间长,创伤大,术后极易出现感染、出血、排异反应、骨质疏松等并发症[54]。急慢性并发症的发生、肿瘤复发、术后管理等因素影响肝移植患者的预后。据统计,全国肝移植术后 1 周内的院内死亡率为 2.2%~3.7%,一些研究发现可高达 14.8%[55],而死亡的原因主要是术后早期的并发症。患者移植术后感染是移植后早期死亡的主要原因,其发生率为 80%[56]。胆漏、胆管吻合口狭窄、胆管缺血性改变等胆道并发症的发生率为 5%~50%,严重影响患者的术后康复与生活质量[37]。

监测血常规、肝功能、肾功能、电解质、凝血功能、乳酸、血氨、感染指标(C- 反应蛋白、降钙素原、细胞因子等)、引流物生化检测、病原学检测(各管道引流液)培养、药敏及 NGS 等、人类白细胞抗原(human leukocyte antigen,HLA)抗体、PRA 检测、免疫功能(T/B/NK 细胞亚群检测等)及免疫抑制剂血药浓度监测,乙肝病毒 DNA 测定、乙肝两对半以及肝脏恶性肿瘤患者术后须定期复查肿瘤标志物(如甲胎蛋白、异常凝血酶原、CA19-9)等检查[57]。

术后超声严密监测肝动脉、门静脉、肝静脉、腔静脉、肾动脉、肾静脉管径大小、流速、阻力指数等。监测肝周、肾周是否有积液、血肿,胆道、移植肾输尿管是否有梗阻、狭窄及尿漏等情况。定期行胸腹部 CT、CTA/CTV 和肝脏磁共振增强等了解器官情况,随着患者病情恢复逐渐简化。

临床问题 11:CLKT 免疫诱导及维持方案的选择?

推荐意见 17:推荐应根据免疫风险情况可选择生物制剂进行免疫诱导(推荐强度 B,证据等级 2c)。

推荐意见 18：免疫维持方案以 CNI 为主的三联免疫抑制剂联合用药,对于肝恶性肿瘤受者,推荐术后尽快转换为 mTORi+ 霉酚酸类 + 低剂量 CNI,激素撤除 / 无激素方案(推荐强度 B,证据等级 2c)。

推荐意见说明：

术前及术后近期基本上采用免疫诱导疗法,使用抗 CD25 单克隆抗体,术后采用联合用药。持续监测免疫抑制剂血药浓度,根据血药浓度和临床反应调整用药方案,免疫抑制剂需终身服用,不得随意停药或者终止用药。

免疫诱导治疗采用联合或单独应用抗 CD25 单克隆抗体巴利昔单抗或兔抗人胸腺细胞免疫球蛋白(rabbit anti human thymocyte immunoglobulin,ATG)诱导治疗,ATG 用法为术后连续静脉滴注 5~7d(100mg/d),巴利昔单抗用法为手术开放肝循环前 10min 与术后第 4 日静脉滴注 20mg。巴利昔单抗或 ATG 作为诱导治疗有效降低了排斥反应发生率,且并未增加机会性感染的发生率[58]。

术后维持治疗推荐采用钙神经蛋白抑制剂(calcium neuroprotein inhibitors,CNI)+ 霉酚酸类 + 泼尼松三联方案。由于免疫诱导治疗及他克莫司(tacrolimus,FK506)的良好效果,激素的使用有逐步减少的趋势,如用量减半、术后早期停用,对于严重感染、消化性溃疡等患者则完全不用激素,未见排斥反应明显增加[8,53]。FK506 的剂量根据血药浓度调节,术前进行 FK506 基因分型预测对用量具有指导性作用。FK506 的抗排斥效果优于环孢素(cyclosporinA,CsA),并且对血压、血脂的影响以及肝脏毒性较 CsA 小。

对于肝良性肿瘤受者,如无 FK506 药物相关不良反应,术后可维持 FK506+ 霉酚酸类 + 泼尼松三联方案。FK506 血药浓度维持在 5~15ng/ml 之间。联合移植术后早期 FK506 血药浓度可偏高,术后第 1 个月维持血药浓度在 8~12ng/ml 左右,术后 1~3 个月维持血药浓度在 8~10ng/ml,术后 6 个月至 1 年维持血药浓度在 6~8ng/ml,1 年后维持 5ng/ml 左右即可[8,59]。

原发性肝癌受者移植术后约半数死于肿瘤复发,术后肿瘤高复发率的原因之一是免疫抑制治疗。因此,在不增加急性排斥反应的同时尽可能减少免疫抑制剂的用量,有助于延长肿瘤患者的生存期。对于糖皮质激素早期撤除或无糖皮质激素方案,建议白介素 -2 受体阻滞剂免疫诱导治疗,并延迟使用和减少 CNI 剂量,尽早撤除激素。也可在术后 4~6 周转换为以雷帕霉素靶蛋白抑制剂(mammalian target of rapamycin inhibitors,mTORi)［如西罗莫司(sirolimus,SRL)］为基础的免疫抑制方案,并联合霉酚酸类或低剂量 CNI。对肝移植术后肝癌复发的受者,推荐使用以 mTORi 为基础的免疫抑制方案[60]。

CLKT 患者免疫抑制剂早期的应用参考单纯肝移植患者即可达到满意的治疗效果,CLKT 患者激素和霉酚酸酯用量亦明显低于单纯肾移植患者[39,58]。

临床问题 12：CLKT 术后重点关注的并发症有哪些?

推荐意见 19：术后并发症是移植物丢失的重要原因,推荐 CLKT 术后重点关注手术相关并发症(出血及血栓形成、胆道并发症、尿漏及尿路梗阻等)、移植物功能恢复延迟、感染性并发症、移植物抗宿主病等(推荐强度 B,证据等级 2c)。

推荐意见说明：

1. 手术相关并发症

(1)出血及血栓形成:包括肝动脉血栓(hepatic artery thrombosis,HAT)、肝动脉狭窄(hepatic artery stenosis,HAS)、肝动脉破裂出血(hepatic ertery rupture,HER)、门静脉血栓形成(portal vein thrombosis,PVT)、门静脉狭窄(portal vein stenosis,PVS)。CLKT 手术创伤大、血管吻合多,加之抗凝药物应用,术

后患者腹腔内大量渗血,移植肾动、静脉吻合口和伤口、激素的大量应用等都可能引起出血。因此,术后在持续监测生命体征的同时需注意患者神志、腹部、引流液性质及量的改变。应结合临床表现、实验室及超声检查等综合分析,如明确出血给予相应止血措施,必要时再次手术止血。术后2周内是血栓形成的高危期,此时恰当的抗凝治疗是防止血栓形成、保证移植成功的重要手段,同时也要注意伤口出血的情况。一旦发现血管并发症,必要时需再次手术或介入手术处理。

(2)胆道并发症:由于胆管血供不良或排斥反应,可引起胆管狭窄、胆漏或胆管坏死,术中确保胆管吻合的质量和胆管的血供。术后需定期影像学检查(如MRCP监测胆道系统,如发生胆道并发症,可行ERCP诊治或手术治疗[61]。

(3)尿漏:常见的临床表现为伤口引流量增加,伴或不伴尿量减少。切口引流管拔除后发生尿漏,会出现局部皮肤水肿和压痛、包块。如尿液引流不畅,可出现发热、血清肌酐升高。收集切口引流液或穿刺抽吸积液,根据尿液和引流液的生化检查结果判断是否存在尿漏。肾功能正常时也可行CT尿路造影明确尿漏部位。可通过保守治疗、留置输尿管支架管、移植肾穿刺造瘘及手术修补等手术治疗。

2. 移植物延迟恢复相关并发症

(1)原发性移植物功能不全(primary graft dysfunction,PGD):在CLKT过程中,由于器官保存过程中的损伤、缺血再灌注损伤、移植物灌注不足等原因,常引起PGD,PGD一旦发生,只能通过血透支持或再次移植。因此,早期预防PGD十分重要。目前尚无成熟的监测PGD发生的指标,通过监测炎症指标、凝血机制相关的细胞因子、趋化因子已被研究证实可以用于监测PGD。另外,可通过PGD发生的危险因素入手,通过抗氧化剂的使用,可起到一定预防作用。

(2)早期同种异体移植功能障碍(early allograft dysfunction,EAD):国内报道EAD发生率为32.69%[62],国外报道[63]肝移植术后EAD的发生率为39.5%。EAD与供者因素、受者因素、手术相关因素均有密切关系。供者因素主要包括冷缺血时间、高龄供者、供肝脂肪变性、DCD供肝、供者最后一次化验指标(ALT和TB升高)等,受者因素主要包括受体术前MELD评分及受体是否合并肝癌,此外,手术过程对肝移植术后EAD的发生也有显著影响。因此可通过减少危险因素降低EAD的发生率。

(3)肝移植后肝功衰竭:包括原发性移植肝功能低下(primary disfunction,PDF)和原发性移植肝无功能(primary nonfunction,PNF)。前者是可逆性的过程,经过一系列的抢救措施肝功能可好转。后者只能急诊再次肝移植。由于尚没有特异和准确的预测和判断指标来区别PDF和PNF,往往错过再次移植的机会。移植后3d是关键,如果是可逆性的PDF,肝功能可向好的方向回转,如果是PNF,则没有好转的迹象或者继续向坏的方向发展,直至死亡。肝移植后PNF和PDF可通过监测肝细胞的溶解和破坏,转氨酶迅速升高,胆汁减少或没有,肝源性凝血因子严重缺乏,高乳酸血症,难以脱离呼吸机,需要儿茶酚胺维持循环,低血糖和肾衰等来判断。目前由于监测手段的不断进步,移植后肝功能衰竭已较少发生。

(4)移植物功能延迟:移植物功能恢复延迟常因缺血再灌注损伤、术后排斥反应、感染、血栓等因素引起,常以移植肾功能延迟(delayed renal graft function,DGF)多见,在CLKT中,DGF与较差的移植后结局以及较低的移植物和患者生存率有关[64],可通过受者尿量变化、监测血肌酐、移植肾彩色多普勒超声检查、移植肾活检识别。常规防治措施包括:透析治疗以维持内环境稳定、免疫抑制剂调整、使用利尿剂或改善微循环药物及预防感染等。

3. 感染性并发症　CLKT术后由于大量使用免疫抑制剂及术前全身状况差,体液和细胞免疫反应较低,使机体抗感染能力下降,肝移植受者易发生围手术期感染。感染类型包括:细菌感染、真菌感染、卡氏肺孢子感染、病毒感染等。因此移植受者选择适当抗生素预防感染,包括抗真菌。术后围手术期常用三代头孢+棘白菌素类预防感染,如感染风险高的受者,及时行微生物培养+药敏试验,必要时行mNGS检查,根据微生物种属及时调整抗生素方案,及时使用抗病毒协同治疗。

**临床问题 13: 术后排斥反应如何诊断及治疗?**

**推荐意见 20:** 由于免疫保护机制,与单独肾移植、肝移植相比,CLKT的肝急性排斥反应发生率无明显差别,但肾急性排斥反应发生率降低。建议通过临床表现、辅助检查和活检来综合诊治,治疗上包括预防性使用免疫抑制剂、免疫诱导治疗、及时调整治疗方案及在必要时进行激素冲击治疗,如激素冲击治疗无效,则可采用单克隆或多克隆抗体治疗(推荐强度D,证据等级5)。

**推荐意见说明:**

移植肝的排斥反应类型分为体液性排斥反应、急性细胞性排斥反应、慢性排斥反应。移植肾的排斥反应类型分为超急性排斥反应、急性排斥反应、体液性排斥反应、慢性移植性肾病。

急性排斥反应多发生在术后2周内,移植肝排斥反应表现为患者全身不适、烦躁不安、肝区胀痛、丙氨酸转氨酶和血清胆红素增高。移植肾排斥反应表现为尿量减少,移植肾肿大、压痛、变硬,体质量增加及体温升高等。

CLKT移植肝对移植肾会产生免疫保护作用,肝肾联合移植的移植肾急性排斥反应发生率降低,即使发生了急性排斥反应,临床表现也不剧烈,糖皮质激素(激素)冲击治疗常可有效逆转。

目前监测移植物排斥反应的方法主要基于临床观察、功能指标检测、穿刺活检等,但总体而言无创、高特异性指标很少。一旦出现上述排斥反应,应立即进行超声检查、胆红素、转氨酶、血尿素氮、尿蛋白、Scr及内生肌酐清除率和免疫抑制剂的血药浓度、抗-HLA抗体、淋巴细胞亚群分析等辅助检查协助诊断。在超声定位的情况下穿刺标本,进行病理诊断是诊断排斥反应的金标准[16]。

处理:早期应用免疫抑制剂可以预防排斥反应,免疫抑制方案以钙神经蛋白抑制剂类(CsA或FK506)为基础,联合硫唑嘌呤和/或吗替麦考酚酯(mycophenolate mofetil,MMF)以及激素。移植前2h及移植后第4日应用20mg巴利昔单抗(舒莱)进行免疫诱导治疗。在怀疑排斥反应发生的早期,可以根据免疫抑制剂血药浓度调整药物用量或者药物类型,以期抑制、逆转排斥反应。确认发生排斥反应的情况下,可以采用甲泼尼龙或泼尼松冲击治疗,随后每天用量减半递减。效果不显著的情况下,可以重复激素冲击方案[22-23]。如果发生耐皮质类固醇的排斥反应,或在使用皮质类固醇治疗的同时肾功能仍未改善,建议改用单克隆或多克隆抗体治疗。目前常用的主要有抗淋巴细胞球蛋白(ALG)、抗胸腺细胞球蛋白(ATG)和抗CD3单克隆抗体(OKT3)、利妥昔单抗等。

**临床问题 14: 术后随访频率及术后随访事项有哪些?**

**推荐意见 21:** 建议随访频率:CLKT术后1个月内,术后1个月内建议每周随访1~2次,术后1~3个月每周1次,术后3~12个月每3~4周1次,术后1年以上每1~2个月1次,术后5年以上至少每个季度随访1次(推荐强度D,证据等级5)。

**推荐意见 22:** 建议随访内容:随访复查血常规、尿常规、肝肾功能、凝血功能、电解质、血糖、血脂、免疫抑制药物浓度、免疫功能、HLA抗体、乙型肝炎病毒/BK病毒等中长期感染病原体检测及原发疾病指标检测、影像学(彩色多普勒/CT/磁共振)监测等(推荐强度D,证据等级5)。

推荐意见说明：

肝肾联合移植手术与其他外科手术不同，须长期服药并可能存在多种风险，所以肝肾联合移植术后随访非常重要，直接关系到患者的长期健康生存。肝肾联合移植受者在术后经过重症监护室和普通病房治疗 2~3 周左右，肝肾功能及身体各项指标恢复正常或接近正常时，即可建议出院。患者出院应遵医嘱按时、规律服用抗排异药物及抗病毒、保肝利胆、护肾、抗凝等药物，根据肿瘤负荷及病理分级、微血管侵犯（microvascular invasion，MVI）等情况服用抗肿瘤复发药物。出院 1 周复查血常规、尿常规、肝功能、肾功能、电解质、血糖、血脂、CsA/FK506/mTORi 血药浓度、免疫功能及是否病毒感染等。若未发现异常，之后每 2 个月复查 1 次。其间出现发热、寒战、腹胀、腹痛、呕吐，移植肝区、肾区、腹部胀痛，皮肤巩膜有黄染或加深，尿少等症状时应及时随诊[65]。

门诊随访内容包括：患者目前心理生理状态，服药情况，近期检查结果和原发病情况。门诊随访频率：术后出院 1 个月内，每周门诊随访一次，免疫抑制药物浓度、血常规、尿常规、肝肾功能、凝血功能、血糖、血脂、乙肝抗体、乙肝病毒 DNA 水平、CMV、BK 病毒及原发疾病指标检测等，术后 1 个月内建议每周随访 1~2 次，术后 1~3 月每周 1 次，术后 3~12 个月每 3~4 周 1 次；术后 1 年以上每 1~2 个月 1 次，术后 5 年以上至少每个季度随访 1 次。良性肝病患者术后须定期复查移植肝超声检查（包括肝脏质地、血流、胆管情况等），肝脏恶性肿瘤患者术后须定期复查肿瘤标志物（如甲胎蛋白、异常凝血酶原、CA199 等）以及胸腹部 CT/CTA 和肝脏增强磁共振检查。为防治移植术后代谢综合征，受者须定期检测血糖、糖化血红蛋白、血压、心率、血脂、体重指数、尿酸等。当怀疑异常的肝功能是由于肝实质性损伤时，应该进行肝穿组织学病理检查。对于先天性疾病应检测相应指标，如原发性高草酸尿症 I 型患者，需要定期监测尿酸水平，注意水分和枸橼酸钾补充[66]。

## 五、小结

本指南就 CLKT 手术指征和禁忌证、术前准备和评估、在终末期肝病和肾病中移植的时机、手术方法的选择以及术后随访、CLKT 受者的独特病理生理学、外科技术、并发症管理和免疫抑制治疗的选择等临床问题提出推荐意见，从而更好地指导 CLKT 的临床实施，提高人 / 移植物的长期生存率。目前我国器官移植中心根据具体情况决定受者是否接受肝肾联合移植或单独肝移植、序贯肾移植。对于 CLKT 受者来说，选择肾功能不全哪一期进行手术、存在 DSA 患者的手术时机及 DSA 阈值范围、ECMO 在 CLKT 的介入时机、并发症的相关危险因素、器官免疫保护的详细机制、CLKT 的手术方式等方面仍待大型的前瞻性、多中心、观察性 / 流行病学研究及相关基础研究证据支持，才能更好的改善 CLKT 受者的预后。

**执笔作者**：孙煦勇（广西医科大学第二附属医院），蓝柳根（广西医科大学第二附属医院），文宁（广西医科大学第二附属医院），董建辉（广西医科大学第二附属医院），吴基华（广西医科大学第二附属医院）

**主审专家**：薛武军（西安交通大学第一附属医院），蔡明（浙江大学医学院附属第二医院），陈正（广州医科大学附属第二医院），孙煦勇（广西医科大学第二附属医院）

**审稿专家**：丁小明（西安交通大学第一附属医院），田野（首都医科大学附属北京友谊医院），王长希（中山大学附属第一医院），丰贵文（郑州大学第一附属医院），付迎欣（深圳市第三人民医院），朱有华（中国人民解放军海军军医大学第一附属医院），朱志军（首都医科大学附属北京友谊医院），陈刚（华中科技大学同济医学院附属同济医院),陈知水(华中科技大学同济医学院附属同济医院),何晓顺(中山大学附属第一医院),吴建永(浙江大学医学院附属第一医院),杨洪吉(四川省医学科学院·四川省人民医院),林涛(四川大学华西医院),易述红(中山大学附属第三医院),徐健(南方医科大学附属南方医院),蔡金贞(青岛大学附属医院)

## 参考文献

［1］ TANRIOVER B, MEJIA A, WEINSTEIN J, et al. Analysis of kidney function and biopsy results in liver failure patients with renal dysfunction: a new look to combined liver kidney allocation in the post-MELD era [J]. Transplantation, 2008, 86 (11): 1548-53.

［2］ DAVID H A, MODANLOU K, WONG E, et al. Older liver recipients with renal dysfunction benefit from combined liver-kidney transplant vs. liver transplant [C]. Am J Transplant, 2015, 15: 93-4.

［3］ DAVIS C L, GONWA T A, WILKINSON A H. Identification of patients best suited for combined liver-kidney transplantation: part II [J]. Liver Transplant, 2002, 8 (3): 193-211.

［4］ NADIM M K, SUNG R S, DAVIS C L, et al. Simultaneous liver-kidney transplantation summit: current status and future directions [J]. Am J Transplan, 2012, 12 (11): 2901-2908.

［5］ 陈耀龙, 杨克虎, 王小钦, 等. 中国制订/修订临床诊疗指南的指导原则 (2022 版)[J]. 中华医学杂志, 2022, 102 (10): 697-703.

［6］ GIRALT G, MADRID Á, GARRIDO M, et al. Reversal of hyperoxaluric cardiomyopathy with severe cardiac dysfunction after combined liver and kidney transplantation [J]. Revista espanola de cardiologia, 2013, 66 (3): 224-225.

［7］ SHARMA P, SCHAUBEL D E, MESSERSMITH E E, et al. Factors that affect deceased donor liver transplantation rates in the United States in addition to the Model for End-stage Liver Disease score [J]. Liver Transpl, 2012, 18 (12): 1456-1463.

［8］ 何晓顺, 鞠卫强, 陈茂根, 等. 肝肾联合移植技术操作规范 (2019 版 [J]). 器官移植, 2020, 11 (1): 30-40.

［9］ NIEMI A K, KIM I K, KRUEGER C E, et al. Treatment of methylmalonic acidemia by liver or combined liver-kidney transplantation [J]. J Pediatr. 2015, 66 (6): 1455-61.

［10］ 吴渊文, 朱有华. 肝、肾联合移植治疗 I 型原发性高草酸盐尿症一例 [J]. 中华器官移植杂志, 2004, 25 (5): 282.

［11］ CHEN G Y, WEI S D, ZOU Z W, et al. Left lateral sectionectomy of the native liver and combined living-related liver-kidney transplantation for primary hyperoxaluria type 1v. Medicine (Baltimore), 2015, 94 (31): e1267.

［12］ NADIM M K, KELLUM J A, DAVENPORT A, et al. Hepatorenal syndrome: the 8th international consensus conference of the Acute Dialysis Quality Initiative (ADQI) Group [J]. Crit Care, 2012, 16 (1): R23.

［13］ 滕大洪, 郑虹. 肝肾联合移植进展. 实用器官移植电子杂志, 2014, 2 (6): 378-382.

［14］ MCALISTER C C, GAO Z H, MCALISTER V C, et al. Protective anti-donor IgM production after crossmatch positive liver-kidney transplantation [J]. Liver Transpl, 2004, 10 (2): 315-319.

［15］ NADIM M K, SUNG R S, DAVIS C L, et al. Simultaneous liver-kidney transplantation summit: current state and future directions [J]. Am J Transplant, 2012, 12 (11): 2901-2908.

［16］ CIMSIT B, SCHILSKY M, MOINI M, et al. Combined liver kidney transplantation: critical analysis of a single-center experience [J]. Transplant Proc, 2011, 43 (3): 901-904.

［17］ TANER T, HEIMBACH J K, ROSEN C B, et al. Decreased chronic cellular and antibody-mediated injury in the kidney following simulta-neous liver-kidney transplantation [J]. Kidney Int, 2016, 89: 909-917.

［18］ RANA A, ROBLES S, RUSSO M J, et al. The combined organ effect: protection against rejection? [J]. Ann Surg, 2008, 248 (5): 871-879.

［19］ EKSER B, CHEN A M, KUBAL C A, et al. Delayed kidney transplantation after 83 hours of cold ischemia time in combined liver-kidney transplant [J]. Transplantation, 2019, 103 (11): 382-383.

［20］ YANG C H, HE X S, CHEN J, et al. Fungal infection in patients after liver transplantation in years 2003 to 2012 [J].

Ann Transplant, 2012, 17 (4): 59-63.

［21］ 陈栋. 中国肝脏移植受者选择与术前评估技术规范 (2019 版)[J]. 临床肝胆病杂志, 2020, 36 (1): 40-43.

［22］ JIMÉNEZ J V, CARRILLO-PÉREZ D L, ROSADO-CANTO R, et al. Electrolyte and acid-base disturbances in end-stage liver disease: a physiopathological approach [J]. Dig Dis Sci, 2017, 62 (8): 1855-1871.

［23］ VIGUERA L, BLASI A, REVERTER E, et al. Baseline haemoglobin and thromboelastometry are predictive of red blood cell requirements and one-year mortality in liver transplantation [J]. Transfus Apher Sci, 2021, 60 (6): 103259.

［24］ 徐智高, 薛承彪, 熊艳, 等. 器官移植供体感染状态评估研究进展 [J]. 武汉大学学报 ( 医学版), 2021, 42 (2): 193-198.

［25］ 李钢, 石炳毅, 巨春蓉, 等. 实体器官移植术后感染诊疗技术规范 (2019 版): 总论与细菌性肺炎 [J]. 器官移植, 2019, 10 (4): 343-351.

［26］ RIGHI E. Management of bacterial and fungal infections in end stage liver disease and liver transplantation: current options and future directions [J]. World J Gastroenterol, 2018, 24 (38): 4311-4329.

［27］ CANITO B I R, DE ARAUJO I F, ARAUJO L A A L, et al. Computed tomography angiography study of variations of the celiac trunk and hepatic artery in 100 patients [J]. Radiol Bras, 2018, 51 (1): 32-36.

［28］ URADE T, FUKUMOTO T, KIDO M, et al. Contrast-enhanced intraoperative ultrasonic cholangiography in living donor hepatectomy [J]. Liver Transpl, 2016, 22 (10): 1437-1442.

［29］ SCHUBERT T, TAKES M, ASCHWANDEN M, et al. Non-enhanced, ECG-gated MR angiography of the pedal vasculature: comparison with contrast-enhanced MR angiography and digital subtraction an giography in peripheral arterial occlusive disease [J]. Eur Radiol, 2016, 26 (8): 2705-2713.

［30］ PIERO B, MARIA C D P, FRANCESCAMARIA D, et al. Graft complications following orthotopic liver transplantation: Role of non-invasive cross-sectional imaging techniques [J]. Eur J Radiol, 2016, 85 (7): 1271-1283.

［31］ 王建红, 范宁, 郭源, 等. 超声对原位劈离式肝移植术前供肝评估价值初探 [J]. 中华移植杂志 ( 电子版), 2018, 12 (1): 24-27.

［32］ SIMPSON N, CHO Y W, CICCIARELLI J C, et al. Comparison of renal allograft outcomes in combined liver-kidney transplantation versus subsequent kidney transplantation in liver transplant recipients: analySis of UNOS database [J]. Transplantation, 2006, 82 (10): 1298-1303.

［33］ EKSER B, MANGUS R S, FRIDELL W, et al. A novel approach in combined liver and kidney transplantation with long-term outcomes [J]. Ann Surg, 2017, 265 (5): 1000-1008.

［34］ 谢闰鹏, 谷明旗, 张凤博, 等. 肝移植手术技术的现状和展望 [J]. 器官移植, 2022, 13 (1): 105-110.

［35］ LUNSFORD K E, BODZIN A S, MARKOVIC D, et al. Avoiding futility in simultaneous liver-kidney transplantation: analysis of 331 consecutive patients listed for dual organ replacement [J]. Ann Surg, 2017, 265 (5): 1016-1024.

［36］ CHEN Z, JU W, CHEN C, et al. Application of various surgical techniques in liver transplantation: a retrospective study [J]. Ann Transl Med, 2021, 9 (17): 1367.

［37］ 陶开山, 陈栋, 杨诏旭, 等. 中国肝移植术操作规范 (2019 版)[J]. 临床肝胆病杂志, 2020, 36 (1): 36-39.

［38］ LEE T C, CORTEZ A R, KASSAM A F, et al. Outcomes of en bloc simultaneous liver-kidney transplantation compared to the traditional technique [J]. Am J Transplant, 2020, 20 (4): 1181-1187.

［39］ 郑树森. 肝肾联合移植的移植部位和布局 [J]. 中国现代手术学杂志, 2001, 5 (1): 5-6.

［40］ JEON H, BHATI C, TZVETANOV I, et al. Calibrated extra-anatomic hepatic arterial reconstruction in living donor liver transplantation [J]. Transpl Int, 2012, 25 (1): E16-E18.

［41］ BENEDETTI E, FRYER J, MATAS A J, et al. Kidney transplant outcome with and without right renal vein extension [J]. Clin Transplant, 1994, 8 (4): 416-417.

［42］ KOUNY A, HARBI M, ISMAIL H, et al. Anesthetic management during combine liver and kidney transplantation [J]. Middle East J Anaesthesiol, 2016, 23 (5): 549-555.

［43］ 杨璐. 中国肝肾联合移植麻醉技术操作规范 (2019 版)[J]. 中华移植杂志 ( 电子版), 2020, 14 (1): 21-23.

［44］ NADIM M K, ANNANTHAPANYASUT W, MATSUOKA L, et al. Intraoperative hemodialysis during liver transplantation: a decade of experience [J]. Liver Transpl, 2014, 20 (7): 756-764.

［45］ LI M R, HUANG Z Y, CAI C J, et al. Effect of artificial liver support system on the survival rate of high risk patients after liver transplantation [J]. Zhongguo Wei Zhong Bing Ji Jiu Yi Xue, 2010, 22 (1): 12-15.

[46] QIN K, SUN X Y, DONG J H, et al. Extra corporeal membrane oxygenation (ECMO) in deceased donors after brain death with severe hemodynamic instability allows to optimize the viability of livers and kidneys procured for transplantation [J]. Chinese Journal of Organ Transplantation, 2020, 38: 525-530.

[47] BRAUN H J, PULCRANO M E, WEBER D J, et al. The Utility of ECMO after liver transplantation: experience at a high-volume transplant center and review of the literature [J]. Transplantation, 2019, 103 (8): 1568-1573.

[48] ZHAI Y, PETROWSKY H, HONG J, et al. Ischaemia-reperfusion injury in liver transplantation from bench to bedside [J]. Nat Rev Gastroenterol Hepatol, 2013, 10: 79-89.

[49] SALVADORI M, ROSSO G, BERTONI E. Update on ischemia-reperfusion injury in kidney transplantation: pathogenesis and treatment [J]. World J Transplant, 2015, 5 (2): 52-67.

[50] IKITIMUR B, COŞANSU K, KARADAĞ B, et al. Long-term impact of different immunosuppressive drugs on QT and PR intervals in renal transplant patients [J]. Ann Noninvasive Electrocardiol, 2015, 20 (5): 426-432.

[51] MICHELE M, PUNEET S, PATRICK B S, et al. Atrial fibrillation in renal or liver transplant recipients: a systematic review and meta-analysis [J]. Transplantation Reviews, 2019, 33 (1): 29-38.

[52] 陈晨, 杨润, 冯俊琦, 等. 成人肝移植术后急性肾损伤的发生与术后凝血功能变化的关系 [J]. 器官移植, 2022, 13 (2): 219-224.

[53] 王卓强, 徐震, 王恒林. 失代偿期肝硬化和急性肝衰竭患者肝移植术中的凝血功能比较与调控 [J]. 中国急救医学, 2013, 33 (9): 821-825.

[54] 卢芳燕. 肝移植加速康复实施方案的构建与应用研究 [D]. 杭州: 浙江大学, 2018.

[55] AZEVEDO L, STUCCHI R, ATAÍDE E, et al. Assessment of causes of early death after twenty years of liver transplantation [J]. Transplantation Proceedings, 2013, 45 (3): 1116-1118.

[56] BERTACCO A, BARBIERI S, GUASTALLA G, et al. Risk factors for early mortality in liver transplant patients [J]. Transplant Proc, 2018, 51 (1): 179-183.

[57] 吕海金, 郑海清, 刘剑戎, 等. 慢加急性肝衰竭肝移植围手术期康复评估与干预专家共识 [J]. 器官移植, 2022, 13 (5): 543-554.

[58] 秦科, 孙煦勇, 陈伯承, 等. 肝肾联合移植术的麻醉和围手术期处 [J]. 广西医科大学学报, 2010, 27 (1): 76-78.

[59] 张启瑜, 吴存造, 廖毅, 等. 不同血药浓度 FK506 在肝移植术后应用的比较 [J]. 肝胆胰外科杂志, 2010, 22 (2): 92-93.

[60] LI B C W, CHIU J, SHING K, et al. The Outcomes of systemic treatment in recurrent hepatocellular carcinomas following liver transplants [J]. Adv Ther, 2021, 38 (7): 3900-3910.

[61] BALDERRAMO D, NAVASA M, CARDENAS A. Current management of biliary complications after liver transplantation: emphasis on endoscopic therapy [J]. Gastroenterol Hepatol, 2011, 34 (2): 107-115.

[62] 郭宏伟. 肝移植术后早期移植物功能不全的危险因素分析 [D]. 太原: 山西医科大学, 2022: 1-41.

[63] LEE D D, SINGH A, BURNS J M, et al. Early allograft dysfunction in liver transplantation with donation after cardiac death donors results in inferior survival [J]. Liver Transpl, 2014, 20 (12): 1447-1453.

[64] VINCENZI P, GAYNOR J J, VIANNA R, et al. Predictors of kidney delayed graft function and its prognostic impact following combined liver-kidney transplantation: a recent single-center experience [J]. Clin Med, 2022, 11 (10): 2724.

[65] TONIUTTO P, GERMANI G, FERRARESE A, et al. An essential guide for managing post-liver transplant patients: what primary care physicians should know [J]. Am J Med, 2022, 135 (2): 157-166.

[66] FRANCESCO T, DAVIDE C, LICIA P, et al. Combined liver kidney transplantation for primary hyperoxaluria type 1: Will there still be a future? Current transplantation strategies and monocentric experience [J]. Pediatr Transplant, 2021, 25 (4): e14003.